中藥針灸治療學

A Prática da Medicina Chinesa

Tratamento das Doenças com Acupuntura e Ervas Chinesas

Segunda Edição

NOTAS

O conhecimento e a prática nesta área estão em constante mudança. Devem ser sempre adotadas medidas de segurança padronizadas e, à medida que novas pesquisas e experiências clínicas expandem nossos conhecimentos, pode haver necessidade de mudanças ou de adequação no protocolo terapêutico e no uso de medicamentos. Aconselha-se aos leitores pesquisar as mais recentes informações fornecidas pelo fabricante da droga a ser utilizada, a fim de verificar a dose recomendada, o método e a duração do tratamento e as contraindicações. É responsabilidade do médico, com base em sua experiência e no conhecimento do paciente, determinar a posologia e o melhor tratamento para cada paciente, individualmente. O Editor e o Autor não assumem qualquer responsabilidade em relação a qualquer dano e/ou prejuízo às pessoas, decorrente desta publicação.

O texto desta edição em língua portuguesa é divergente em relação ao original em língua inglesa em virtude de a revisão científica ter alterado alguns tópicos com a aprovação do autor da obra.

A Editora

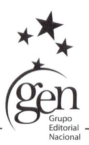

O GEN | Grupo Editorial Nacional – maior plataforma editorial brasileira no segmento científico, técnico e profissional – publica conteúdos nas áreas de ciências da saúde, exatas, humanas, jurídicas e sociais aplicadas, além de prover serviços direcionados à educação continuada e à preparação para concursos.

As editoras que integram o GEN, das mais respeitadas no mercado editorial, construíram catálogos inigualáveis, com obras decisivas para a formação acadêmica e o aperfeiçoamento de várias gerações de profissionais e estudantes, tendo se tornado sinônimo de qualidade e seriedade.

A missão do GEN e dos núcleos de conteúdo que o compõem é prover a melhor informação científica e distribuí-la de maneira flexível e conveniente, a preços justos, gerando benefícios e servindo a autores, docentes, livreiros, funcionários, colaboradores e acionistas.

Nosso comportamento ético incondicional e nossa responsabilidade social e ambiental são reforçados pela natureza educacional de nossa atividade e dão sustentabilidade ao crescimento contínuo e à rentabilidade do grupo.

A Prática da Medicina Chinesa

Tratamento das Doenças com Acupuntura e Ervas Chinesas

Segunda Edição

Giovanni Maciocia CAc (Nanjing)

Acupuncturist and Medical Herbalist, UK
Visiting Associated Professor, Nanjing University of Traditional Chinese Medicine

Prefácio de
Steven Clavey, Ph.D., B.Ac., M.B.Ac.C.

Ilustradores
Michael Courtney e Richard Morris

Tradução
DRA. EDNÉA IARA DE SOUZA MARTINS
Especialista em Acupuntura Tradicional pelo Conselho Brasileiro de Acupuntura (CONBRAC).
Curso Superior de Auriculoterapia (Havana, Cuba).

MARINA HELENA GONÇALVES MACRAE
Professora Doutora em Língua e Literatura Inglesa pela Universidade de São Paulo (USP).
Técnica em Acupuntura pela Escola de Terapias Orientais de São Paulo (ETOSP).

CARLOS MAGNO SANTOS ESCOUTO
Fisioterapeuta pela Universidade Federal de Santa Maria (UFSM) – Rio Grande do Sul.
Especialista em Acupuntura e Fitoterapia Ocidental e Chinesa.

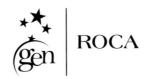

- O autor deste livro e a editora empenharam seus melhores esforços para assegurar que as informações e os procedimentos apresentados no texto estejam em acordo com os padrões aceitos à época da publicação, *e todos os dados foram atualizados pelo autor até a data da entrega dos originais à editora.* Entretanto, tendo em conta a evolução das ciências, as atualizações legislativas, as mudanças regulamentares governamentais e o constante fluxo de novas informações sobre os temas que constam do livro, recomendamos enfaticamente que os leitores consultem sempre outras fontes fidedignas, de modo a se certificarem de que as informações contidas no texto estão corretas e de que não houve alterações nas recomendações ou na legislação regulamentadora

- O autor e a editora se empenharam para citar adequadamente e dar o devido crédito a todos os detentores de direitos autorais de qualquer material utilizado neste livro, dispondo-se a possíveis acertos posteriores caso, inadvertida e involuntariamente, a identificação de algum deles tenha sido omitida.

- **Atendimento ao cliente: (11) 5080-0751 | faleconosco@grupogen.com.br**

- Traduzido de
The Practice of Chinese Medicine – The Treatment of Diseases with Acupuncture and Chinese Herbs – 2nd edition
Copyright © 2008 by Giovanni Maciocia
All rights reserved.
This edition of *The Practice of Chinese Medicine – The Treatment of Diseases with Acupuncture and Chinese Herbs – 2nd edition* by Giovanni Maciocia is published by arrangement with Elsevier Limited
ISBN 978-0-443-07490-5
Esta edição de *The Practice of Chinese Medicine – The Treatment of Diseases with Acupuncture and Chinese Herbs – 2nd edition*, de Giovanni Maciocia, é publicada por acordo com a Elsevier Limited, Oxford, United Kingdom.

- Direitos exclusivos para a língua portuguesa
Copyright © 2010, 2021 (3ª impressão) by
EDITORA ROCA LTDA.
Uma editora integrante do GEN | Grupo Editorial Nacional
Travessa do Ouvidor, 11
Rio de Janeiro – RJ – CEP 20040-040
www.grupogen.com.br

  Reservados todos os direitos. É proibida a duplicação ou reprodução deste volume, no todo ou em parte, em quaisquer formas ou por quaisquer meios (eletrônico, mecânico, gravação, fotocópia, distribuição pela Internet ou outros), sem permissão, por escrito, da Editora Guanabara Koogan Ltda.

CIP-BRASIL. CATALOGAÇÃO-NA-FONTE
SINDICATO NACIONAL DOS EDITORES DE LIVROS, RJ.

M14p

Maciocia, Giovanni
   A prática da medicina chinesa : tratamento das doenças com acupuntura e ervas chinesas / Giovanni Maciocia ; prefácio de Steven Clavey ; ilustradores Michael Courtney e Richard Morris ; [tradução Ednéa Iara de Souza Martins, Marina Helena Gonçalves MacRae, Carlos Magno Santos Escouto]. – [Reimpr.]. – São Paulo : Roca, 2021.
   il. ;

   Tradução de: The practice of chinese medicine : the treatment of diseases with acupuncture and chinese herbs, 2nd ed.
   Inclui bibliografia e índice
   ISBN 978-85-7241-817-1

   1. Medicina chinesa. 2. Acupuntura. 3. Ervas – Uso terapêutico. I. Título.

09-2254.   CDD: 616.0472
                                             CDU: 616.8-009.7

Agradecimentos

A minha primeira viagem à China, onde participei de meu primeiro curso de Acupuntura na Nanjing University of Traditional Chinese Medicine, em 1980, foi um marco importante em meu desenvolvimento profissional. Meu primeiro professor lá foi o Dr. Su Xin Ming, que teve um papel importante no desenvolvimento de minhas habilidades acupunturísticas. Agradeço a ele pela maneira paciente com a qual comunicou suas habilidades a mim.

Agradeço ao Dr. Zhou Zhong Ying, da Nanjing University of Chinese Medicine, por ter me ensinado sua teoria e suas habilidades no diagnóstico e na medicina fitoterápica.

Agradeço também a Fi Lyburn, por sua excepcional atenção aos detalhes quando corrigiu a consistência do manuscrito e pela ajuda na edição.

Sylvie Perera me deu uma valiosa ajuda checando o manuscrito e sou-lhe muito agradecido. Beck Clarke me ajudou compilando com grande habilidade as estatísticas de pacientes da minha clínica.

Também agradeço à Suzanne Turner por sua ajuda com a pesquisa e a edição. Dr. J. D. Van Buren foi meu primeiro professor, há 35 anos, com ele aprendi a importância do diagnóstico e, especialmente, do diagnóstico de pulso. Agradeço por ter sido minha primeira fonte de inspiração em medicina chinesa.

Finalmente, gostaria de agradecer a Karen Morley, Kerry McGechie e Claire Wilson, da Elsevier, pelo profissionalismo e apoio.

Giovanni Maciocia
Amersham, 2006

Para Sammi

Prefácio para a Segunda Edição

Faz 12 anos que a primeira edição de *A Prática da Medicina Chinesa* foi publicada. A primeira edição tinha a intenção de ser o par de *Os Fundamentos da Medicina Chinesa*, mostrando as aplicações da teoria da medicina chinesa no tratamento de doenças específicas, tanto em acupuntura como em fitoterapia.

A teoria sobre asma alérgica e rinite alérgica apresentada neste livro é totalmente nova. É evidente que ela está longe de ser perfeita e necessitará de revisão constante de acordo com nossa experiência clínica e pesquisa; além disso, novas referências foram adicionadas às da primeira edição. A teoria da síndrome de fadiga crônica, também nova, é baseada em minha experiência clínica, apesar de os conceitos do fator patogênico residual e do calor latente, nos quais ela é baseada, serem muito antigos.

Nova também é a teoria da esclerose múltipla, mas esta é, em sua maior parte, baseada na patologia e na sintomatologia da síndrome da atrofia.

O capítulo sobre cansaço é baseado no antigo sintoma de *Xu-Lao*, que quer dizer "exaustão", mas me distanciei do enfoque tradicional quando incluí todas as causas do cansaço, o que não é feito na discussão chinesa de *Xu-Lao*.

Estas são as maiores mudanças ou acréscimos desta segunda edição:

- O texto foi inteiramente revisado, ampliando-se as fontes chinesas.
- Muitos padrões novos foram adicionados a cada doença.
- Fórmulas novas foram adicionadas a muitos padrões.
- Em muitos capítulos, acrescentei uma seção de literatura chinesa quando aplicável.
- Acrescentei novos casos clínicos.
- Acrescentei novos experimentos clínicos.
- Sempre que possível, acrescentei estatísticas dos meus próprios pacientes.
- A discussão de problemas mentais e emocionais foi muito ampliada (de um para oito capítulos).
- Acrescentei a discussão de doenças que não haviam sido previamente discutidas.
- As novas doenças acrescentadas a esta segunda edição são:
  - Depressão (Cap. 13).
  - Ansiedade (Cap. 14).
  - Bócio (Cap. 18).
  - Hipertensão (Cap. 19).
  - Náusea e vômito (Cap. 23).
  - Doença do refluxo gastroesofágico (Cap. 24).
  - Úlceras bucais (Cap. 25).
  - Retenção urinária (Cap. 33).
  - Cistite intersticial (Cap. 34).
  - Hiperplasia benigna da próstata (Cap. 35).
  - Prostatite e prostatodinia (Cap. 36).
  - Fibromialgia (Cap. 40).
  - Disfunção erétil (Cap. 47).

Assim como na primeira edição deste livro, a maior parte das "doenças" discutidas são doenças apenas no contexto da medicina chinesa. Por exemplo, dor epigástrica não é uma "doença", mas um sintoma na medicina ocidental; na medicina chinesa, ela é uma doença (*bing*) da medicina interna. No entanto, em alguns casos, discuto o tratamento de doenças assim definidas no ocidente (por exemplo, doença de Parkinson ou esclerose múltipla).

Embora a medicina chinesa trate cada indivíduo como um todo, em vez de tratar as "doenças" que afetam o paciente, e explore os padrões de desarmonia, estilo de vida, ambiente, situação familiar, vida emocional, dieta, hábitos sexuais, rotina de trabalho e exercício, é importante ainda discutir o tratamento das doenças individuais, pois as técnicas de tratamento variam muito; por exemplo, o tratamento de acidente vascular cerebral (golpe de Vento) exige técnicas específicas e abordagens que são muito diferentes daquelas usadas, por exemplo, para insônia. A utilização dessas técnicas não está em contradição com qualquer outra abordagem ou filosofia que um profissional específico possa usar, e espero, portanto,

VIII Prefácio para a Segunda Edição

que este livro possa ser útil para profissionais de diferentes orientações.

Outras razões importantes para discutir doenças individuais são sua patologia e sua etiologia particulares específicas: somente compreendendo a etiologia e a patologia distintas é que podemos aconselhar o paciente sobre estilo de vida, trabalho, vida emocional, hábitos sexuais, dieta e exercícios. A educação do paciente nestas áreas é tão importante quanto o tratamento administrado, pois fornece a ele a responsabilidade por sua própria saúde e pode prevenir a recorrência do problema.

Um acréscimo nesta segunda edição, se comparada com a primeira, foram os extratos de artigos de revistas de medicina chinesa moderna. Alguns destes são puramente teóricos, discutindo aspectos interessantes da teoria da medicina chinesa; alguns são informes de experimentos clínicos. Muitos deles não foram controlados e muitos não atingiram os níveis de controle próprios randomizados para experimentos clínicos. No entanto, não relato esses artigos tanto pelo valor de seus experimentos clínicos, mas para ganhar com a experiência dos médicos no tratamento de várias condições.

Em outras palavras, apesar de alguns experimentos poderem estar comprometidos, em muitos casos é interessante aprender sobre o princípio dos tratamentos e as fórmulas adotadas. Muitos artigos falam da experiência de médicos modernos chineses famosos (*lao zhong yi*).

Retirei todas as referências aos modernos remédios chineses patenteados em virtude da preocupação com os controles de qualidade aplicados, com a presença de substâncias proibidas ou tóxicas e, às vezes, com a inclusão de drogas ocidentais nos fitoterápicos.

O leitor deve observar que algumas prescrições fitoterápicas podem conter substâncias que são ilegais em alguns países. Isto pode ocorrer pelo fato de elas serem tóxicas (como *Zhu Sha Cinnabaris*) ou por serem de origem animal de espécies protegidas; em alguns países, todos as substâncias de origem animal ou mineral são banidas.

A menção a tais fórmulas fitoterápicas neste livro não significa que endosse o uso destas substâncias proibidas, e sugiro enfaticamente que os leitores devem se informar sobre as leis que governem o uso de certas ervas ou substâncias em seus países. Cada praticante deve, portanto, decidir por si mesmo acerca da adequabilidade de cada prescrição específica.

No momento em que escrevi, todos os produtos animais e minerais eram ilegais na União Europeia, embora cada país aplique a lei de forma diferente. Decidi deixar as fórmulas tradicionais como elas são, a fim de dar ao leitor uma ideia da ação de cada fórmula. Apenas quando conhecemos os ingredientes originais de uma fórmula podemos fazer as substituições adequadas com base na ação daquela erva ou substância que pretendemos repor. Por exemplo, se queremos repor *Gui Ban* (*Plastrium Testudinis*) dentro de uma fórmula, sabemos que podemos aproximar sua ação usando a combinação de *Huang Jing* (*Rhizoma Polygonati*) e *Gou Qi Zi* (*Fructus Lycii chinensis*). Fiz uma lista de substituições fitoterápicas no *Apêndice 6*.

Com relação aos nomes das ervas, as mudei seguindo a nomenclatura utilizada na *Materia Medica*, de Bensky, Clavey e Stöger (terceira edição).

Os pontos de acupuntura indicados para cada padrão *não* são fórmulas, mas apenas pontos possíveis que o acupunturista pode escolher quando estiver administrando o tratamento. Há algumas exceções, as quais estão assinaladas como "prescrição geral" ou "prescrição antiga".

A fitoterapia de cada doença está baseada em vários livros chineses modernos e integrada ao tratamento encontrado nos clássicos antigos (ver *Bibliografia*). O livro principal seguido foi aquele usado em todas as escolas de medicina chinesa na China, ou seja, *Internal Medicine in Chinese Medicine* (*Zhong Yi Nei Ke Xue*), de Zhang Bo Yu (1986).

Tecerei alguns comentários sobre as dosagens das prescrições fitoterápicas. A maior parte das dosagens mostradas vem de livros chineses modernos. Em minha prática, uso dosagens muito menores, as quais estão refletidas nos casos clínicos, sendo que a média para cada erva é de 4g (ervas secas). Descobri que tais doses reduzidas funcionam muito bem. Quanto ao modo de administração das ervas, uso tanto decocções como pós concentrados; geralmente, uso decocções para tratar alguns problemas ginecológicos, tais como endometriose, e doenças de pele.

Na minha prática clínica na Inglaterra, a aceitação das decocções pelos pacientes é de fato muito alta (mais ou menos 95%), e até a maior parte das crianças consegue tomar tais decocções (ainda que disfarçadas em uma variedade de formas). Para crianças de menos de três anos, a decocção pode ser substancialmente diluída e administrada durante o dia. Para crianças com idade superior a três anos, mel pode ser acrescentado à decocção. Para ser mais específico, a adição de mel altera o gosto da decocção e acrescenta propriedades específicas do mel, mas na prática considero que é melhor para a criança tomar a erva do que não tomá-la.

Outra maneira de conseguir que crianças tomem essas decocções seria oferecer a elas um biscoito ou uma bebida que adoram assim que tiverem engolido a mistura. No entanto, acho que uma das melhores formas de conseguir que crianças com idade superior aos três anos bebam a decocção é envolvê-la na preparação das ervas: as crianças ficam fascinadas pelos diferentes formatos, texturas e cheiros das ervas e adoram ajudar a colocar as ervas dentro de saquinhos. Fazer com que jovens pacientes se envolvam desta maneira garante que, quando a criança beba a infusão, esta não seja uma preparação estranha, mas alguma coisa com que a criança se relaciona – as próprias ervas que ajudaram a preparar. Claro que este método consome muito tempo do praticante, mas pode também ser divertido.

Todos os casos clínicos foram tirados da minha própria prática e o leitor está convidado a estudá-los à medida que aparecem, a observar como as prescrições são adaptadas para os distúrbios particulares de cada indivíduo e a ver também como os pontos de acupuntura são escolhidos e combinados.

Cada capítulo inclui a diferenciação ocidental dos sintomas discutidos (por exemplo, as possíveis causas de dores de cabeça de acordo com a medicina ocidental). É evidente que não tenho a intenção de substituir um bom livro de medicina clínica ocidental (alguns são mencionados na bibliografia); a intenção é simplesmente oferecer ao praticante em um ambiente clínico uma rápida lista de checagem das possíveis causas ocidentais daquele sintoma específico. Isto é importante porque a gente deve saber quando indicar um paciente a um médico ocidental ou um especialista para um outro diagnóstico. Por exemplo, um paciente pode reclamar de dificuldades urinárias e devemos saber quando suspeitar de carcinoma de próstata.

A segunda razão para nos familiarizarmos com a diferenciação ocidental de sintomas é o prognóstico. Apesar de a medicina chinesa ser excelente em providenciar não só diagnósticos, mas também prognósticos razoáveis baseados no cuidadoso exame dos sintomas, sinais, língua e pulso, em muitos casos o prognóstico depende também do diagnóstico ocidental. Por exemplo, faz uma grande diferença para o diagnóstico descobrir se a ardência em um membro é causada por simples deficiência do Sangue do Fígado ou pelo começo de esclerose múltipla.

Retirei as três doenças ginecológicas de menstruação dolorosa, menorragia e síndrome pré-menstrual, pois atualmente elas estão discutidas no meu livro de ginecologia.

Finalmente, eliminei o apêndice das principais combinações de pontos de acupuntura, pois atualmente elas estão em meu livro *Canais de Acupuntura* (2006). Acrescentei um apêndice (*Apêndice 5*) listando os pontos comumente usados para problemas mentais e emocionais de acordo com minha experiência.

Quanto à terminologia e aos nomes de doenças, mudei dois nomes comparados com a primeira edição. Agora chamo a doença *Lin* de "síndrome urinária", em vez de "síndrome dolorosa urinária", pois esta condição nem sempre envolve dor. Mudei o nome de encefalomielite miálgica para síndrome de fadiga crônica.

Giovanni Maciocia
Amersham, 2006

Introdução

Sinto-me particularmente honrado de ter sido convidado a escrever o prefácio da segunda edição do trabalho inovador de Giovanni Maciocia, *A Prática da Medicina Chinesa*, porque – há mais de 30 anos – foi o próprio Giovanni quem me encorajou a começar a estudar medicina chinesa. Seis anos mais tarde, depois de sair de Taiwan, novamente foi Giovanni quem me possibilitou estudar na China continental.

Ele não se recorda de nenhum destes fatos, os quais, para mim, tiveram impactos que mudaram minha vida; eles foram simplesmente parte de sua rotina: fazer levantamento, cultivar e propagar. O que faz seu trabalho ser tão popular? Sua clareza e seu sistema. Eles são fáceis de ler, usam um inglês corriqueiro e claro, e estão postos de tal forma que um estudante ocupado ou até um clínico ainda mais ocupado possa achar respostas de forma rápida e eficiente. Outro fator em sua popularidade é a reflexão do contexto cultural que nós todos fora da China partilhamos, isto é, trabalhar em sociedades moldadas por um paradigma dominante advindo da medicina ocidental, de forma que a queixa inicial *não* é o que os próprios pacientes estão sentindo, mas o rótulo aplicado por aquele paradigma. É aqui que *A Prática da Medicina Chinesa* se distingue, proporcionando uma interface clara entre o entendimento da medicina ocidental de uma doença, o ponto de vista da medicina chinesa e a maneira como eles tratam o mesmo paciente.

Nesta segunda edição, há mais de 14 novos capítulos, incluindo uma discussão acerca da psique na medicina chinesa, com novos capítulos completos sobre ansiedade, depressão, fadiga crônica, náusea-vômito, doença do refluxo gastroesofágico, úlceras bucais, hipertensão, hipertrofia prostática, cistite intersticial, condições da tireoide, disfunção erétil e outros. Há também uma notável ampliação dos capítulos existentes, tais como a diferenciação e o tratamento de pólipos nasais no capítulo sobre sinusite. Os capítulos sobre ginecologia que estavam na primeira edição não estão mais incluídos nesta; agora estão descritos num livro especializado.

Este livro é sobre *Nei Ke* – medicina interna – que é a base de qualquer prática geral. De Zhang Zhong-Jing a Xu Shu-Wei, de Li Gao a Cheng Guo Peng – apenas para mencionar algumas das mais altas árvores da nossa floresta – houve muitas maneiras diferentes de organizar a discussão do que acontece depois que um paciente se senta à sua frente e diz: "Eu não me sinto bem". Giovanni se deu ao trabalho de desenvolver um modo útil e possível para os ocidentais acessarem o entendimento da medicina chinesa corrente acerca do que funciona melhor em cada condição. Nos pontos em que aquela compreensão é insuficiente, ele usou sua extensiva experiência clínica como base para preencher as lacunas e nos apresentar suas conclusões.

A medicina chinesa como uma disciplina clínica dá as boas-vindas à inovação, à criatividade; na verdade, ela demanda essa inovação. Como estudante, talvez você precise memorizar coisas para seus exames. Quando começar a clinicar, você poderá necessitar ainda começar a memorizar uma lista de padrões e seus tratamentos para cada condição. Mas apesar de poder começar com uma lista, você não deveria terminar dessa maneira, mas aprender a ser capaz de entrar num entendimento vivo dos mecanismos patológicos que operam em seus pacientes, no ambiente e na sociedade que circunda a ambos.

Novas teorias, portanto, não deveriam ser uma grande surpresa – todos nós as deveríamos estar produzindo. Giovanni investiu seu coração e sua alma clínica nas páginas deste livro, e o leitor que realmente quer fazer com que este livro viva, vai encontrá-lo no meio do caminho. Trabalhe para entender os mecanismos que criam as várias condições nos seus pacientes em seu contexto e experimente as ferramentas que lhes são oferecidas nesta segunda edição de *A Prática da Medicina Chinesa*.

Steven Clavey
Solstício de Inverno de 2007
Melbourne

Notas sobre a Tradução dos Termos Médicos Chineses

A terminologia utilizada neste livro geralmente segue aquela usada na segunda edição de *Os Fundamentos da Medicina Chinesa*, *Obstetrícia e Ginecologia em Medicina Chinesa* e *Diagnóstico na Medicina Chinesa – Um Guia Geral*. Como naqueles livros, optei por traduzir todos os termos médicos chineses, com exceção de *Yin*, *Yang*, *Qi* e *cun* (uma unidade de medida).

Também continuo usando letras maiúsculas para termos que são específicos da medicina chinesa. Por exemplo: "Sangue" indica uma das substâncias vitais da medicina chinesa, ao passo que "sangue" denota o líquido que flui em nossa corrente sanguínea (por exemplo: "Na deficiência de Sangue, o sangue menstrual pode ser claro"). Uso letras maiúsculas no começo da palavra também para todas as qualidades do pulso e para cores e formas patológicas do corpo da língua.

Esse sistema serviu bem para os leitores de meus livros anteriores. Como a maior parte dos professores (incluindo eu mesmo) usa termos chineses quando dá aula (por exemplo, *Yuan Qi*, em vez de *Qi* Original), utilizo o termo em *pinyin* cada vez que ele for introduzido pela primeira vez. Uma mudança que introduzi neste livro (como na segunda edição de *Os Fundamentos da Medicina Chinesa*) é o uso de termos em *pinyin* mais frequentemente no texto, pelo menos uma vez em cada capítulo, quando o termo chinês é introduzido pela primeira vez. Fiz dessa forma para reduzir a frequência com que o leitor precisa consultar o glossário.

Fiz essa escolha de traduzir todos os termos chineses (com exceção daqueles indicados anteriormente) mais por uma razão de estilo; acredito que um texto bem escrito se lê melhor do que um cheio de palavras em *pinyin*. Deixar os termos chineses em *pinyin* é provavelmente a opção mais fácil, mas isto não é ideal também, pois uma palavra específica em *pinyin* pode, às vezes, ter mais de um significado; por exemplo, *jing* pode querer dizer "canais", "períodos", "Essência" ou

"choque", ao passo que *shen* pode significar "Rim", "Mente" ou "Espírito".

Estou consciente do fato de que não há uma tradução "correta" de um termo médico chinês e minha terminologia não tem este sentido; na verdade, termos de medicina chinesa são essencialmente impossíveis de traduzir. A maior dificuldade de traduzir esses termos chineses ocorre provavelmente porque um termo tem muitas facetas e diferentes significados em diferentes contextos; dessa forma, seria impossível que uma tradução fosse "correta" em cada situação e em cada contexto. Por exemplo, o termo *Jue* (厥) tem muitos significados diferentes; uma tradução pode ilustrar só um aspecto de um termo multifacetado. De fato, *Jue* pode significar um estado de colapso com inconsciência, frio em mãos e pés ou uma situação crítica de retenção de urina. Em outros contextos, ele pode ter outros significados, por exemplo, *Jue qi* (厥气), uma condição de *Qi* caótico: *Jue Xin Tong* (厥心痛), uma condição de dor violenta no peito com mãos frias; e *Jue Yin Zheng* (厥阴证), o padrão do *Yin* Terminal na identificação de padrões de acordo com os Seis Estágios caracterizados por Calor acima e Frio abaixo.

Muitos sinólogos concordam que termos filosóficos chineses são essencialmente impossíveis de traduzir e, no momento em que os traduzimos, os distorcemos com uma visão de mundo que não é chinesa. Ames é particularmente claro sobre a distorção intrínseca de conceitos chineses quando são traduzidos. Ele dá exemplos de termos chineses que são distorcidos quando traduzidos, tais como *Tian* (天), "Céu"; *You-Wu* (有无), "Ser" e "Não Ser"; *Tao* (道), "Caminho"; *Xing* (性), "natureza humana"; *Ren* (仁), "benevolência"; *Li* (理), "Princípio") e *Qi* (气), "substância primeva"[1].

Ames é particularmente enfático quando rejeita uma tradução literal de um termo chinês para o ocidental na introdução do seu livro *Focusing the Familiar* (uma tradução do texto confuciano *Zhong Yong*)[2]. Ames diz[3]:

Nossa linguagem ocidental é orientada para a substância e é, portanto, mais relevante para a descrição de um mundo definido por descontinuidade, objetividade e permanência. Tal linguagem está mal disposta para descrever e interpretar o mundo tal qual o chinês, que é primordialmente caracterizado por continuidade, processo e vir-a-ser.

Ames, então, fornece exemplos do que considera traduções errôneas de termos filosóficos chineses. O mais importante é que elas não são "traduções erradas" porque os termos estão "errados", mas em razão da diferença intrínseca entre o pensamento chinês e o ocidental e, portanto, em razão da inabilidade inerente dos termos ocidentais em transmitir ideias filosóficas chinesas. Ames diz[4]:

Por exemplo, You (有) *e* Wu (無) *têm sido traduzidos como "Ser" e "Não Ser" sem nenhuma crítica. Tradutores influentes, até recentemente, traduziram* wu xing (五行) *como "Cinco Elementos".* Xing (性) *é traduzido mais frequentemente como "natureza". Todas estas traduções promovem caracterizações fixas e inequívocas de objetos ou essências emergentes de uma língua que é baseada em uma perspectiva substancial [a nossa linguagem ocidental].*

Ames continua dizendo que o uso da "linguagem substancial" (por exemplo, uma língua ocidental) na tradução de *insights* chineses para um mundo de processos e mudanças levou a interpretações inadequadas da sensibilidade chinesa. Ames afirma que é a própria diferença entre as filosofias chinesa e ocidental que faz a tradução de termos chineses virtualmente impossíveis. Ele diz[5]:

Nas tradições clássicas do ocidente, ser toma precedência sobre vir-a-ser e assim o vir-a-ser é, em última análise, não real. Aquilo que se torna é conseguido atingindo seu fim – quer dizer, vindo a ser. No mundo chinês, vir-a-ser toma precedência sobre ser. "Ser" é interpretado como um estado transitório marcado por uma transição futura.

Ames então diz[6]:

O mundo chinês é um mundo fenomenal de continuidade, vir-a-ser e mudança. Em tal mundo, não há discrição final. As coisas não podem ser compreendidas como objetos. Sem esta noção de objetividade, só pode haver um fluxo de circunstâncias que passam, no qual as coisas se dissolvem em um curso e fluxo. Uma língua que processa exclui a ideia que objetos servem como referência de expressões linguísticas. A linguagem referencial exata de denotação e descrição deve ser substituída por uma linguagem de "deferência", na qual os significados aludem e deferem mutuamente num campo de significado em transformação. Uma linguagem referencial [linguagem ocidental] caracteriza um evento, um objeto ou um estado por intermédio da denominação significativa com intenção de indicar uma coisa específica. Por outro lado, a linguagem de deferência [chinesa] não utiliza nomes próprios simplesmente como indicadores de indivíduos ou de coisas específicas, mas invoca dicas, sugestões ou alusões para indicar foco num campo de significado.

Como exemplo dessa impossibilidade de tradução intrínseca de um termo filosófico chinês para uma linguagem ocidental, Ames cita depois a relutância de Steve Owen para traduzir *shi* (诗) como poema. Owen diz[7]:

Se traduzirmos shi *como "poema" será meramente por conveniência. Shi não é "poema": shi não é uma coisa feita da mesma maneira que a gente faz a cama ou faz uma pintura ou um sapato. Podemos trabalhar em cima de um* shi, *poli-lo e manufaturá-lo; mas isto não tem nada a ver com o que fundamentalmente é* shi... Shi *não é o "objeto" deste escritor: ele é o escritor, o lado de fora de um lado de dentro.*

Ames diz que nos textos filosóficos chineses é mais valorizada a linguagem ricamente alusiva e conotativa do que a clareza, a precisão e o rigor argumentativo. Esse contraste meio dramático entre as linguagens ocidental e chinesa com respeito ao problema da clareza apresenta ao tradutor de textos filosóficos chineses uma carga peculiar.

Para o chinês, o oposto da clareza não é confusão, mas algo como *imprecisão*. Ideias vagas são, na verdade, determináveis na medida em que uma *variedade* de significados é associada a elas. Cada termo chinês constitui um campo de sentidos que pode ser focado por um número de significados. Ames diz que na tradução de textos chineses devemos evitar o que Whitehead chamou de "a Falácia do Dicionário Perfeito". Assim, ele diz que há uma aceitação da existência de uma semântica repositória completa de termos, com os quais podemos caracterizar adequadamente a variedade e a profundidade de nossas experiências e que, idealmente, podemos procurar uma correspondência singular entre uma palavra e seu significado.

Essas ideias não poderiam ser mais aptas para ilustrar os problemas em traduzir os termos médicos chineses. Claro que devemos trabalhar para a precisão e a consistência, mas pensar que há uma correspondência "correta" entre uma ideia de medicina chinesa e um termo ocidental é uma incompreensão da essência da medicina chinesa.

Por exemplo, dizer que a única tradução "correta" de *Chong Mai* é "Vaso de Passagem" nos faz cair na armadilha que Whitehead chama de "Falácia do Dicionário Perfeito". É evidente que *Chong Mai* pode ser traduzido como "Vaso de Passagem", mas este é só um dos seus significados, sendo absolutamente impossível que um termo específico ocidental possa manter a riqueza de ideias da palavra *Chong Mai* (que traduzo como "Vaso Penetrador"); pensar que podemos reduzir a uma linguagem ocidental uma ideia rica da medicina chinesa em um único termo, em minha opinião, revela falta de compreensão da essência da medicina chinesa.

Ames explicita isso de forma enfática. Ele diz[8]:

A Falácia do Dicionário Perfeito é basicamente uma consequência do nosso viés analítico na direção do que é unívoco. Sugeriria que esse viés não serve quando olhamos textos chineses. Não só há uma contínua possibilidade de experiências novas que requerem o apelo a novas terminologias, como também raramente acontece, se é que acontece, uma tradução direta de termos chineses para línguas ocidentais. O caráter alusivo da língua chinesa clássica não conduz a traduções unívocas. Diríamos que, ao traduzir textos chineses para línguas ocidentais é muito improdutivo procurar um único equivalente para um caractere chinês. De fato, em vez de tentar evitar a ambiguidade através do uso de termos estipulados formalmente, o tradutor pode ter que admitir que ideogramas geralmente requerem um conjunto de palavras para fazer justiça ao espectro de seus sentidos e todos estão sugeridos em qualquer apresentação desses caracteres. De fato, qualquer tentativa de usar traduções unívocas de termos chineses com a justificativa do apelo ao critério da clareza ou univocidade geralmente reduz insights *filosóficos à bobagem e poesia a rimas baratas. Essa abordagem à tradução serve apenas para não deixar os leitores sentirem o significado provocativo na linguagem ricamente vaga e alusiva dos textos chineses.*

Como exemplo da multiplicidade de significados de um termo chinês e, portanto, do fato que é perfeitamente legítimo traduzir uma ideia chinesa em mais de um termo de acordo com os diferentes contextos, Ames diz que ele traduz o termo *zhong* ("centro" ou "central") no título do texto confuciano às vezes como "foco", às vezes como "focando" e, outras vezes, como "equilíbrio". Outras vezes, ele o traduz como "centro" ou "imparcialidade". Ele diz enfaticamente[9]:

A linguagem chinesa não é logocêntrica. Palavras chinesas não denominam essências. Melhor dizendo, elas indicam processos e eventos que são sempre transitórios. É importante, portanto, enfatizar o caráter gerundial da língua. A língua de processo é vaga, alusiva e sugestiva.

De acordo com Ames, no campo da filosofia, dois termos particularmente se sobressaem como sendo influenciados pelo pensamento ocidental quando traduzidos, isto é, *Tian* ("Céu") e *Ren* ("benevolência"). Ames diz[10]:

Quando traduzimos Tian *como "Céu", querendo ou não, invocamos no leitor ocidental a noção de uma divindade de criador transcendente, junto com a língua da alma, do pecado e da vida depois da morte... Quando traduzimos* Ren *como "benevolência", tornamos psicológico e altruístico um termo que originalmente tinha um espectro de conotações sociológicas radicalmente diferentes. Ser altruístico, por exemplo, implica em não ser interesseiro, a serviço dos outros. Mas este "autossacrifício" implica uma noção de* self *que existe independentemente de outros e que pode ser rendida – uma noção de* self *que acreditamos ser estranha ao mundo dos Analectos* [de Confúcio]*: na verdade tal leitura* [do termo Ren] *transforma o que é fundamentalmente uma estratégia para autorrealização em uma de autoabnegação*[10].

Com referência à medicina chinesa, o termo *Xue* (血) "Sangue", é um bom exemplo do problema anteriormen-

te mencionado reportado por Ames. Quando traduzimos a palavra *Xue* como "Sangue", imediatamente alteramos seu caráter essencial e damos uma conotação médica ocidental a ela; de fato, na medicina chinesa, *Xue* é uma forma de *Qi* e está muito próxima do *Qi* Nutritivo (*Ying Qi*). Realmente, o termo *mai* (脉) que aparece no *Clássico de Medicina Interna do Imperador Amarelo* (*Nei Jing*) é muitas vezes ambíguo, porque, às vezes, refere-se claramente aos canais de acupuntura e outras, aos vasos sanguíneos.

Depois de enfatizar os problemas de traduções dos termos chineses, Ames confirma que um simples termo chinês pode ter diferentes significados em diferentes contextos. Por exemplo, o termo *shen* (神) em alguns casos significa "espiritualidade humana" e, em outros, quer dizer "divindade"[11]. Como ele considerava apenas os significados filosóficos da palavra *shen*, poderíamos adicionar muitos outros no contexto da medicina chinesa, por exemplo "mente", "espírito" e "brilho" (no contexto do diagnóstico).

Ames faz um levantamento das opções que estão à disposição do tradutor e parece dar preferência à transliteração de termos chineses e os deixa sem traduzir. Ele diz[12]:

Para alguns, esta abordagem pode parecer simplesmente a mais preguiçosa para se sair de um problema difícil. Mas, em inglês, a palavra "ritual" tem uma gama circunscrita de significados e Li*, uma gama diferente e menos circunscrita. Assim como nenhum estudioso indológico procuraria um equivalente em inglês para* karma, dharma *e assim por diante, talvez seja a hora de fazer o mesmo com o chinês clássico, apesar da homonímia da língua.*

Hall confirma que um simples termo em chinês pode ter uma pluralidade de sentidos. Ele diz[13]:

Tradicionalmente, os chineses afirmam que a base de sua harmonia intelectual e institucional é o reconhecimento da copresença da pluralidade de significados que qualquer termo pode facilmente ter.

Finalmente, outro sinólogo, Yung Sik Kim, discute a dificuldade apresentada pela pluralidade de significados de um termo simples. Ele diz[14]:

Adotei a política de me fixar a uma tradução em inglês para uma palavra específica chinesa sempre que possível... Claro que não podemos evitar completamente exceções. Já precisei buscar traduções diferentes para xin *(心), que significa tanto "coração" como "mente";* tian *(天), que significa tanto "paraíso" como "céu".*

Em outra passagem, Yung Sik Kim afirma que a transliteração de termos em chinês com uma pluralidade de significados é a única alternativa[15]:

O termo li (理) *é difícil de definir. É difícil até porque não há uma única palavra na linguagem ocidental que inclua todas as facetas que* li *significa para a mente chinesa. A existência de muitas traduções para o termo demonstra o problema, o que nos deixa geralmente como saída apenas utilizar a transliteração.*

XVI Notas sobre a Tradução dos Termos Médicos Chineses

Apesar da diversidade de traduções do chinês apresentar seus problemas, eles são facilmente sobrepujados se um autor explicar sua tradução num glossário e, mais ainda, explicar o significado de um termo específico em seu contexto (no nosso caso, o da medicina chinesa).

Em meus livros, puramente por razões de estilo, escolhi traduzir todos os termos da medicina chinesa, em vez de usar *pinyin*, pois uma sentença escrita metade em inglês e metade em *pinyin* é muito estranha. Ademais, se escrevermos os termos em *pinyin*, poder-se-ia dizer que deveríamos ser coerentes e usar *pinyin* para todos os termos de medicina chinesa, o que dificultaria a clareza do texto. Consideremos a seguinte sentença: "Para tratar *Pi-Yang Xu*, adotamos o *zhifa* de *bu pi* e *wen Yang*" (*Para tratar deficiência de* Yang *do Baço, adotamos o princípio de tratamento de tonificar o Baço aquecendo o* Yang).

Além disso, o problema só surge na forma escrita porque, de acordo com minha experiência, a maior parte dos professores nas faculdades do mundo ocidental prefere usar os termos em *pinyin* no lugar da versão inglesa (ou qualquer outra língua ocidental). Assim, um professor se referirá ao *Jing* do Rim, em vez de se referir à Essência do Rim. De fato, quando dou aulas, geralmente uso termos em *pinyin* e não suas traduções em inglês. Outrossim, a maior parte dos professores tem uma abordagem pragmática e traduz alguns termos para o inglês (tal como "princípio de tratamento", em vez de *zhi fa*) e deixam outros em *pinyin*, como *Yuan Qi* ou *Chong Mai*.

Quando ministro aulas, sempre tento dar aos participantes uma ideia do sentido de um ideograma particular e seu significado e aplicação na medicina chinesa. Realmente, o uso do *pinyin* nas aulas de medicina chinesa as torna verdadeiramente internacional, pois posso dar aulas na República Tcheca e mencionar *Jing, Yang Qiao, Wei Qi*, etc., sabendo que serei entendido por todos. Uma diversidade de traduções dos termos chineses pode até ter um aspecto positivo, pois cada autor pode enfatizar uma faceta específica de um termo, fazendo com que a diversidade enriqueça nossa compreensão da medicina chinesa. Se alguém traduz *Zong Qi* (宗气) como "*Qi* Inicial", por exemplo, aprendemos algo sobre o ponto de vista do autor e sua compreensão do *Zong Qi*; a tradução não pode ser considerada "errada" (o traduzo como "*Qi* da Reunião"). Outro exemplo: se alguém traduz *yang qiao mai* como "Vaso *Yang* da Motilidade", a tradução captura um aspecto da natureza desse vaso; é evidente que essa tradução não pode ser considerada errada (traduzo o nome desse vaso como "Vaso *Yang* do Caminhar").

Tentar impor uma tradução padrão, "correta", de termos da medicina chinesa pode levar à supressão de um debate saudável; portanto, espero que os leitores continuem a desfrutar da diversidade de traduções dos termos médicos chineses e se inspirem com a rica herança da medicina chinesa que elas representam.

Acredito firmemente que o futuro não esteja na tentativa de estabelecer uma terminologia rígida, embalsamada, fossilizada, "correta", das ideias chinesas, com base

em traduções limitadas de um termo a apenas um significado na outra língua. De fato, acredito que isso seja uma tendência potencialmente perigosa, pois, em minha opinião, ela afastaria os estudantes e os clínicos da riqueza da língua chinesa e da riqueza de sentidos das ideias da medicina chinesa. A adoção de uma terminologia padronizada, "aprovada", de termos de médicos chineses pode, realmente, com o tempo, divorciar estudantes e clínicos da essência da medicina chinesa. Se uma tradução "oficial" padronizada de termos chineses fosse amplamente usada, estudantes não tenderiam a estudar tanto o que poderiam significar os termos chineses.

Além disso, ao impor uma terminologia "aprovada" em inglês estamos traindo a visão de mundo anglocêntrico; para ser consistente, deveríamos ter uma terminologia "aprovada" em cada grande língua do mundo. Acredito ser melhor tentar entender o espírito e a essência da medicina chinesa por meio do estudo dos ideogramas e de seu significado *clínico* e usar a transliteração *pinyin*, quando for possível.

A tentativa de fossilizar os termos da medicina chinesa numa terminologia imposta vai contra a essência da língua chinesa que, como diz Ames, não é logocêntrica, e nela as palavras não denominam essências; em vez disso, indicam processos e eventos sempre transitórios. A linguagem de processo é vaga, alusiva e sugestiva.

Devido ao fato do chinês ser uma língua de processo, outra questão se apresenta: será que a prática da medicina chinesa realmente ajuda no entendimento da terminologia médica chinesa; na minha opinião, em muitos casos, a resposta é sim. Por exemplo, considero que a experiência clínica nos ajuda a compreender a natureza do *Chong Mai* (Vaso Penetrador) e, portanto, nos ajuda a entender o termo *Chong* de acordo com uma "sabedoria prática" (como Farquhar a define), mais do que de um modo teórico[16].

É evidente que um tradutor de livros chineses deve procurar precisão e consistência, mas precisamos aceitar que há uma rica multiplicidade de significados para qualquer ideia na medicina chinesa. *Chong Mai* é um bom exemplo dessa multiplicidade, já que o termo *Chong* poderia ser traduzido como "via de passagem", "encruzilhada estratégica", "penetrar", "correr", "correr para cima", "carregar", "atividade", "movimento" e "passagem livre". Qual destas traduções é "correta"? Elas são todas corretas, porque todas incluem a ideia da natureza e da função do *Chong Mai*.

Portanto, considero que o futuro do ensino da medicina chinesa não se apresenta na tentativa de impor uma terminologia rígida das ricas ideias da medicina chinesa, mas no ensino cada vez mais aumentado de ideogramas chineses aos estudantes, explicando a riqueza de sentidos associada a eles no contexto da medicina chinesa. Eu mesmo não gostaria que minha terminologia fosse "adotada" como a "correta" ou a "oficial"; preferiria ver meus colegas ensinando mais chinês para seus alunos e ilustrando os ricos significados dos termos médicos chineses. Como mencionei anteriormente, o motivo principal para traduzir todos os termos num livro em língua inglesa é puramente por razões de estilo;

quando ministro aulas, geralmente utilizo os termos em *pinyin*, mas principalmente mostro aos alunos os ideogramas chineses e tento passar seus significados no contexto da medicina chinesa.

Finalmente, gostaria de explicar minha tradução continuada do *Wu Xing* como "Cinco Elementos". O termo "Cinco Elementos" tem sido por muito tempo usado pela maior parte dos clínicos ocidentais de medicina chinesa (também em francês e em outras línguas europeias). Alguns autores consideram essa tradução uma falta de compreensão do sentido do termo chinês *Wu Xing* que foi perpetuado durante anos. *Wu* significa "cinco" e *Xing* significa "movimento", "processos", "ir", "conduzir" ou "comportamento". A maior parte dos autores, portanto, considera que a palavra *Xing* não pode indicar "elemento" como um constituinte básico da Natureza, como era supostamente a intenção na filosofia grega antiga.

Em minha opinião, esse fato é apenas parcialmente verdadeiro, porque os elementos, como eles foram concebidos por vários filósofos gregos durante os séculos, não eram sempre considerados "constituintes básicos" da Natureza ou "substâncias fundamentais passivas e imóveis"[17]. Alguns filósofos gregos imaginavam os elementos como qualidades dinâmicas da natureza de uma maneira similar à filosofia chinesa.

Por exemplo, Aristóteles forneceu uma interpretação definitiva e dinâmica dos quatro elementos e os chamou de "forma primária" (*prota somata*). Ele disse[18]:

Terra e Fogo são também opostos em decorrência da oposição das respectivas qualidades com as quais elas são reveladas aos nossos sentidos: o Fogo é quente, a Terra é fria. Além da oposição fundamental entre calor e frio, há outra oposição, isto é, entre secura e umidade: portanto, as quatro possíveis combinações de calor-frio (Fogo), calor-umidade (Ar), frio-secura (Terra) e frio-umidade (Água)... os elementos podem se misturar e podem até se transformar um no outro... portanto, a Terra, que é fria e seca, pode gerar Água se a umidade repor a secura.

Para Aristóteles, portanto, os quatro elementos se tornaram as quatro qualidades básicas dos fenômenos naturais, classificados como combinações de quatro qualidades: calor, frio, secura e umidade. Como pode ser visto na sentença anterior, os elementos aristotélicos poderiam até se transformar em outros e se gerarem mutuamente.

Essa interpretação é muito similar à chinesa, em que os elementos são qualidades da Natureza. Além disso, é interessante observar a similaridade com a teoria chinesa do *Yin-Yang*: os quatro elementos aristotélicos derivam da interação das qualidades básicas do *Yin-Yang*, de frio-calor e secura-umidade.

Dessa forma, não é inteiramente verdadeiro dizer que os elementos gregos foram concebidos apenas como constituintes básicos da matéria, os "tijolinhos da construção" da Natureza, podendo-se utilizar a palavra "elemento" erroneamente para indicar *xing*. Além do mais, a palavra "elementos" não implicaria necessaria-

mente essa interpretação; isso só ocorre em sua interpretação na química moderna.

Para concluir, pelas razões anteriores, mantive a palavra "elemento" como uma tradução da palavra chinesa *xing*. De acordo com Wang, o termo "Cinco Elementos" poderia ser traduzido de várias formas, por exemplo, "agentes", "entidades", "acontecimentos", "condução", "fazeres", "forças", "atividades" e "fases de mudança"[19].

Recentemente, o termo "Cinco Fases" está ganhando aceitação, porém alguns sinólogos discordam dessa tradução e propõem o retorno aos "Cinco Elementos"; Friedrich e Lackner, por exemplo, sugerem a restauração do termo "elementos"[20]. Graham usa o termo "Cinco Processos"[21]. Concordo que "processos" é provavelmente a melhor tradução do *Wu Xing*. De fato, o livro *Shang Shu*, escrito durante a dinastia ocidental Zhou (1000 a 771 a. C.), diz[22]:

Os Cinco Elementos são Água, Fogo, Madeira, Metal e Terra. A Água umedece em direção descendente; o Fogo flameja ascendentemente; a Madeira pode ser dobrada; e esticada; o Metal pode ser moldado e pode endurecer a Terra permite semear, crescer e colher.

Alguns sinólogos (por exemplo, Needham e Fung Yu Lan) ainda usam o termo "elemento". Fung Yu Lan sugere que uma possível tradução de *wu xing* poderia ser "Cinco Atividades" ou "Cinco Agentes"[23]. Embora o termo "cinco fases" tenha alguma aceitação como a tradução de *wu xing*, acho que esse termo é restritivo, pois ele claramente se refere a apenas um aspecto dos Cinco Elementos, isto é, fases de um ciclo (sazonal).

Um glossário com os termos *pinyin*, caracteres chineses e a tradução do português aparece no final do livro. Incluí um glossário tanto em *pinyin*-português como em português-*pinyin*.

Notas Finais

1. Ames RT, Rosemont H 1998 The Analects of Confucius – a Philosophical Translation. Ballantine Publishing Group, New York, p. 311.
2. Ames RT, Hall DL 2001 Focusing the Familiar – a Translation and Philosophical Interpretation of the *Zhong Yong*. University of Hawai'i Press, Honolulu, pp. 6-16.
3. Ibid., p. 6.
4. Ibid., p. 6.
5. Ibid., p. 10.
6. Ibid., p. 10.
7. Ibid., p. 13.
8. Ibid., p. 16.
9. Ibid., p. 16.
10. Ames RT. Analects of Confucius, p. 312.
11. Ibid., p. 313.
12. Ibid., p. 314.
13. Hall DL, Ames RT 1998 Thinking from the Han. State University of New York Press, New York, p. 4.
14. Yung Sik Kim 2000 The Natural Philosophy of Chu Hsi, American Philosophical Society, Philadelphia, p. 11.
15. Ibid., p. 19.
16. Farquhar J 1994 Knowing Practice – the Clinical Encounter of Chinese Medicine. Westview Press, Boulder, USA.
17. Needham J 1977 Science and Civilization in China, vol. 2. Cambridge University Press, Cambridge, p. 244.

XVIII Notas sobre a Tradução dos Termos Médicos Chineses

18. Lamanna EP 1967 Storia della Filosofia [História da Filosofia], vol. 1, Le Monnier, Florence, pp. 220-221.
19. Wang Ai He 1999 Cosmology and Political Culture in Early China. Cambridge University Press, Cambridge, p. 3.
20. Friedrich M, Lackner M 1983-1985. Once again: the concept of Wu Xing. Early China 9-10: 218-219.
21. Graham AC 1986 Yin-Yang and the Nature of Correlative Thinking. Institute of East Asian Philosophies, Singapore, pp. 42-66 e 70-92.

22. Shang Shu (c. 659 a.C.) citado em 1975 Shi Yong Zhong Yi Xue 实用中医学 [Practical Chinese Medicine], Beijing Publishing House, Beijing, p. 32. O livro *Shang Shu* é visto por alguns autores como sendo do começo da dinastia Zhou (cerca de 1000 a.C.), mas a opinião prevalente é de que foi escrito em alguma época entre 659 e 627 a.C.
23. Fung Yu Lan 1966 A Short History of Chinese Philosophy. Free Press, New York, p. 131.

Índice

Agradecimentos   *V*

Prefácio para a Segunda Edição   *VII*

Introdução   *XI*

Notas sobre a Tradução dos Termos
Médicos Chineses   *XIII*

CAPÍTULO   1 – CEFALEIAS   *1*

Cefaleias   2

Etiologia   2

Deficiência Constitucional   *2*

Estresse Emocional   *3*

Sobrecarga de Trabalho   *4*

Atividade Sexual Excessiva   *4*

Dieta Irregular   *4*

Trauma   *5*

Partos   *5*

Fatores Patogênicos Externos   *5*

Canais de Energia   6

Patologia   9

Excesso de *Yang*   *9*

Deficiência de *Yang*   *9*

Excesso de *Yin*   *10*

Deficiência de *Yin*   *10*

Diagnóstico   10

Diagnóstico de acordo com os Canais de Energia   *10*

Diagnóstico de acordo com o Tipo de Dor   *13*

Diagnóstico de acordo com Melhora e Piora   *13*

Estratégias de Tratamento e Princípio de Seleção de Pontos   14

Tratamento da Raiz ou da Manifestação   *15*

Seleção de Pontos   *15*

Identificação de Padrões e Tratamento   16

Vento-Frio   *17*

Vento-Calor   *18*

Vento-Umidade   *18*

Subida do *Yang* do Fígado   *19*

Fogo do Fígado   *26*

Vento do Fígado   *28*

Estagnação do *Qi* do Fígado   *29*

Estagnação de Frio no Canal do Fígado   *30*

Umidade   *31*

Fleuma Turva   *33*

Vento-Fleuma Turvo   *34*

Subida do *Yang* do Fígado com Fleuma na Cabeça   *35*

Retenção de Alimento   *36*

Estagnação de Sangue   *37*

Calor do Estômago   *39*

Deficiência de *Qi*   *39*

Deficiência de Sangue   *40*

Deficiência do Rim   *41*

Literatura Chinesa Moderna   43

Experiências Clínicas   46

Acupuntura   *46*

Fitoterapia   *48*

Estatísticas de Pacientes   49

Diagnóstico Diferencial de Cefaleias na Medicina Ocidental   49

Intracraniana   *49*

Craniana   *51*

Extracraniana   *52*

Prognóstico e Prevenção   53

CAPÍTULO   2 – TONTURA   *55*

Tontura   55

Etiologia   56

Tensão Emocional   *56*

XX Índice

Sobrecarga de Trabalho ou Atividade Sexual Excessiva *56*

Dieta Irregular *56*

Patologia 56

Identificação de Padrões e Tratamento 57

Subida do *Yang* do Fígado, do Fogo do Fígado ou do Vento do Fígado *57*

Fleuma Turva na Cabeça *58*

Subida do *Yang* do Fígado com Fleuma na Cabeça *59*

Deficiência de *Qi* e de Sangue *60*

Deficiência da Essência do Rim *60*

Literatura Chinesa Moderna 61

Diferenciação Ocidental 63

Orelha *63*

Oitavo Nervo Craniano *63*

Tronco Cerebral *63*

CAPÍTULO 3 – FALTA DE AR (*CHUAN*) 65

Falta de Ar 65

Etiologia 66

Fatores Patogênicos Externos *66*

Dieta Irregular *66*

Problemas Emocionais *67*

Sobrecarga de Trabalho, Doença Crônica *67*

Patologia 67

Identificação de Padrões e Tratamento 68

Vento-Frio Invadindo Pulmão *69*

Vento-Frio no Exterior, Fleuma Fluida no Interior *70*

Frio no Exterior, Calor no Interior *70*

Fleuma-Calor no Pulmão *71*

Fleuma Turva no Pulmão *71*

Obstrução do *Qi* do Pulmão *72*

Fogo do Fígado Invadindo Pulmão *73*

Deficiência do *Qi* do Pulmão *74*

Deficiência do *Yin* do Pulmão *74*

Deficiência do Pulmão e do Rim *75*

Deficiência do *Yin* do Pulmão e do Rim *77*

Deficiência do *Yang* do Pulmão e do Rim, Transbordamento de Fluidos para Coração e Pulmão *78*

Deficiência do *Yang* do Pulmão, do Rim e do Coração, Transbordamento de Fluidos para o Coração *79*

Prognóstico e Prevenção 80

Dieta *81*

Hábitos de Vida *81*

Tratamento Preventivo *81*

Diagnóstico Diferencial Ocidental 81

Causas Pulmonares *82*

Causas Cardíacas *82*

Causas Gerais *82*

CAPÍTULO 4 – SIBILAÇÃO (*XIAO*) 85

Sibilação (*Xiao*) 85

Etiologia 86

Fatores Patogênicos Externos *86*

Dieta Irregular *86*

Condição de Fraqueza do Corpo *86*

Patologia 86

Identificação de Padrões e Tratamento 86

Fleuma-Frio *87*

Fleuma-Calor *87*

Deficiência do Pulmão *89*

Deficiência do Baço *89*

Deficiência do Rim *91*

Literatura Chinesa Moderna 92

Prognóstico e Prevenção 92

Diferenciação Ocidental 93

Bronquite Aguda *94*

Bronquite Crônica *94*

Asma *94*

CAPÍTULO 5 – ASMA ALÉRGICA (ECZEMA ATÓPICO) 95

Asma Alérgica (Eczema Atópico) 96

Asma Alérgica na Medicina Ocidental 97

Patologia *97*

Etiologia *100*

Características Clínicas *103*

Diagnóstico Diferencial *103*

Associações e Diferenças entre Asma Alérgica de Início Precoce e Xiao-Chuan 104

Etiologia *104*

Patologia *105*

Identificação de Padrões e Tratamento *108*

Asma de Início Tardio, Não Alérgica *108*

Nova Teoria sobre a Asma 108

Etiologia e Patologia *109*

Identificação de Padrões e Tratamento *115*

Fígado e Asma 120

Qi do Fígado Estagnado Insultando Pulmão *121*

Fogo do Fígado Insultando Pulmão *121*

Deficiência do *Yin* do Fígado *122*

Índice **XXI**

Eczema Atópico **122**

Eczema Agudo *124*

Eczema Crônico *126*

Tratamento Externo *127*

Literatura Chinesa Moderna **127**

Experiências Clínicas **133**

Acupuntura *133*

Fitoterapia *134*

Estatísticas de Pacientes **142**

Prognóstico e Prevenção **142**

Uso de Drogas Ocidentais **143**

Drogas Antialérgicas (Estabilizadoras de Mastócitos) *143*

Broncodilatadores *143*

Corticosteroides *144*

Antagonistas de Leucotrienos *144*

CAPÍTULO 6 – RINITE ALÉRGICA 147

Rinite Alérgica 147

Rinite Alérgica na Medicina Ocidental **147**

Etiologia *148*

Patologia *148*

Teoria Chinesa do Bi Yuan **149**

Etiologia *149*

Patologia *149*

Diferenças entre Rinite Alérgica e Bi Yuan **150**

Diferenças entre Rinite Alérgica e *Bi Yuan* *150*

A Teoria Chinesa de *Bi Qiu* ("Obstrução Nasal") *150*

Uma Nova Teoria de Rinite Alérgica **151**

Etiologia *151*

Patologia *151*

Tratamento de Rinite Alérgica **153**

Rinite Alérgica Sazonal *153*

Rinite Alérgica Perene *156*

Literatura Chinesa Moderna **158**

Experiências Clínicas **159**

Acupuntura *159*

Acupuntura e Fitoterapia *161*

Fitoterapia *161*

CAPÍTULO 7 – SINUSITE (PÓLIPOS NASAIS) 167

Sinusite (Pólipos Nasais) 167

Sinusite 168

Etiologia e Patologia **168**

Invasões Repetidas de Vento *168*

Dieta *169*

Identificação de Padrões e Tratamento **169**

Vento-Calor *170*

Calor do Pulmão *171*

Fogo do Fígado e da Vesícula Biliar *171*

Calor-Umidade no Estômago e no Baço *172*

Estagnação de *Qi* e Sangue *172*

Deficiência do *Qi* do Baço e do Pulmão *173*

Deficiência do *Yin* do Fígado e do Rim *174*

Literatura Chinesa Moderna **174**

Experiência Clínicas **174**

Acupuntura *174*

Prognóstico **175**

Pólipos Nasais 175

Tratamento pela Medicina Chinesa **176**

Calor do Pulmão com Estagnação **176**

Fleuma-Umidade com Estagnação *176*

Deficiência do *Qi* do Baço e do Pulmão com Fleuma-Umidade *177*

CAPÍTULO 8 – TOSSE 179

Tosse 180

Etiologia **180**

Fatores Patogênicos Externos *180*

Tensão Emocional *180*

Dieta *181*

Doença Crônica *181*

Patologia **181**

Acupuntura na Tosse **182**

Diagnóstico **183**

Som *184*

Período do Dia *184*

Escarro *184*

Identificação de Padrões e Tratamento **184**

Aguda **184**

Aguda Exterior **185**

Invasão de Vento-Frio *185*

Invasão de Vento-Calor *186*

Invasão de Vento-Secura *187*

Aguda Interior **188**

Calor do Pulmão *188*

Fleuma-Calor no Pulmão *189*

Crônica **190**

XXII Índice

Crônica por Excesso 191

Fleuma-Umidade no Pulmão *191*

Fleuma-Calor no Pulmão *191*

Fleuma Fluida no Pulmão *193*

Fogo do Fígado Insultando Pulmão *193*

Crônica por Deficiência 194

Deficiência do *Qi* do Pulmão *194*

Deficiência do *Yin* do Pulmão *194*

Secura do Pulmão *195*

Literatura Chinesa Moderna 196

Experiência Clínica 199

Fitoterapia *199*

Prognóstico 200

Diferenciação Ocidental 200

Traqueíte *200*

Bronquite Aguda *200*

Bronquite Crônica *200*

Coqueluche *200*

Pleurisia *200*

Pneumonia *200*

Carcinoma dos Brônquios *201*

Tuberculose dos Pulmões *201*

Bronquiectasia *201*

Doença de Coração *201*

CAPÍTULO 9 – A PSIQUE NA MEDICINA CHINESA 203

A Psique na Medicina Chinesa 203

A Natureza da Mente (Shen) na Medicina Chinesa 203

Cinco Aspectos Mentais e Espirituais 207

Alma Etérea (*Hun*) *208*

Alma Corpórea (*Po*) *220*

Intelecto (*Yi*) *227*

Força de Vontade (*Zhi*) *228*

CAPÍTULO 10 – EMOÇÕES 231

Emoções 231

Emoções 235

Raiva *236*

Alegria *238*

Preocupação *239*

Excesso de Pensamento *241*

Tristeza e Aflição *242*

Medo *243*

Choque *244*

Amor *245*

Desejo *245*

Culpa *246*

Vergonha *248*

Patologia do Qi e do Fogo Ministerial nos Problemas Emocionais 249

Efeito das Emoções no *Qi* do Corpo *249*

Patologia do Fogo Ministerial nos Problemas Emocionais *253*

CAPÍTULO 11 – ETIOLOGIA DOS PROBLEMAS MENTAIS E EMOCIONAIS 261

Etiologia dos Problemas Mentais e Emocionais 261

Constituição 262

Tipo Madeira *262*

Tipo Fogo *262*

Tipo Terra *263*

Tipo Metal *264*

Tipo Água *264*

Dieta 266

Consumo Excessivo de Alimentos de Energia Quente *266*

Consumo Excessivo de Alimentos Produtores de Umidade *266*

Consumo Excessivo de Alimentos de Energia Fria *266*

Hábitos Irregulares de Alimentação *266*

Alimentação Insuficiente *266*

Sobrecarga de Trabalho 266

Atividade Sexual Excessiva 266

Drogas 267

Prevenção dos Problemas Mentais e Emocionais 268

CAPÍTULO 12 – DIAGNÓSTICO DOS PROBLEMAS MENTAIS E EMOCIONAIS 271

Diagnóstico dos Problemas Mentais e Emocionais 271

Compleição 271

Olhos 272

Pulso 273

Pulso e Emoções *273*

Pulso do Coração *274*

Qualidades Gerais do Pulso e Emoções *275*

Língua 276

Ponta Vermelha *276*

Fissura do Coração *276*

Laterais da Língua *277*

Forma do Corpo 277

Combinação das Fissuras do Estômago
e do Coração 278

CAPÍTULO 13 – DEPRESSÃO 281

Depressão 282

Definição e Visão da Medicina Ocidental 282

Síndrome de Depressão Maior 283

Patologia da Depressão na Medicina Chinesa 283

Yu como Estagnação 283

Yu como Depressão Mental 284

Depressão e Relação entre Mente (*Shen*) e Alma
Etérea (*Hun*) 284

Força de Vontade (*Zhi*) do Rim na Depressão 284

Distinção entre Depressão na Síndrome *Yu* e na
Síndrome *Dian* 285

Síndrome de Lilium (*Bai He Bing*) 285

Agitação (*Zang Zao*) 286

Síndrome do Caroço de Ameixa (*Mei He Qi*) 286

Etiologia 287

Estresse Emocional 287

Características Constitucionais 288

Dieta Irregular 288

Sobrecarga de Trabalho 288

Identificação de Padrões e Tratamento 288

Estagnação do *Qi* do Fígado 288

Estagnação do *Qi* do Coração e do Pulmão 291

Qi do Fígado Estagnado Transformando-se
em Calor 292

Fleuma-Calor Perturbando a Mente 293

Estagnação do Sangue Obstruindo a Mente 294

Estagnação do *Qi* com Fleuma 295

Calor no Diafragma 296

Preocupação Prejudicando a Mente 297

Deficiência do Coração e do Baço 298

Deficiência do *Yang* do Coração 299

Deficiência do *Yin* do Rim e do Coração
Agitando Calor por Deficiência 300

Deficiência do *Yang* do Rim 300

Pontos de Acupuntura para Tratar Depressão 301

Ervas para Tratar Depressão 306

Literatura Chinesa Moderna 308

Experiências Clínicas 311

Acupuntura 311

Fitoterapia 314

Estatísticas de Pacientes 321

CAPÍTULO 14 – ANSIEDADE 323

Ansiedade 323

Ansiedade na Medicina Ocidental 324

Ansiedade na Medicina Chinesa 324

Entidades das Doenças Chinesas Correspondentes
à Ansiedade 325

Qi Rebelde do Vaso Penetrador (*Chong Mai*) 325

Palpitações nos Diagnósticos Chineses 327

Diferença entre Mente Desalojada e Mente
Obstruída na Ansiedade 327

Etiologia 327

Estresse Emocional 327

Constituição 328

Dieta Irregular 328

Perda de Sangue 328

Sobrecarga de Trabalho 328

Patologia e Princípios de Tratamento 328

Coração 329

Pulmão 329

Rim 330

Baço 330

Fígado 331

Tratamento da Ansiedade por Acupuntura 331

Pontos Distais de acordo com o Canal 331

Pontos da Cabeça 332

Identificação dos Padrões e Tratamento 333

Deficiência do Coração e da Vesícula Biliar 333

Deficiência do Sangue do Coração 334

Deficiência de *Yin* do Rim e do Coração com Calor
por Deficiência 334

Deficiência do *Yang* do Coração 335

Deficiência do *Qi* do Pulmão e do Coração 335

Estagnação do *Qi* do Pulmão e do Coração 336

Deficiência de *Yin* do Pulmão e do Coração 336

Estagnação do Sangue do Coração 337

Fleuma-Calor Perturbando o Coração 337

Literatura Chinesa Moderna 338

CAPÍTULO 15 – INSÔNIA (SONOLÊNCIA, MEMÓRIA DEBILITADA) 341

Insônia (Sonolência, Memória Debilitada) 342

Etiologia 343

Preocupação 343

Raiva 343

Sobrecarga de Trabalho 343

"Timidez da Vesícula Biliar" 344

Dieta Irregular 344

XXIV Índice

Parto *344*

Calor Residual *344*

Atividade Sexual Excessiva *344*

Patologia 344

Diagnóstico 346

Sono *346*

Sonhos *346*

Posições ao Dormir *346*

Ronco *347*

Identificação de Padrões e Tratamento 347

Agitação do Fogo do Fígado *347*

Agitação do Fogo do Coração *348*

Fleuma-Calor Perturbando a Mente *349*

Estagnação do *Qi* do Coração *350*

Estagnação do Sangue do Coração *351*

Calor Residual no Diafragma *351*

Retenção de Alimento *352*

Deficiência do Sangue do Coração e do Baço *352*

Deficiência do *Yin* do Coração *354*

Coração e Rim Não Harmonizados *354*

Deficiência do Coração e da Vesícula Biliar *355*

Deficiência do *Yin* do Fígado *356*

Literatura Chinesa Moderna 357

Experiências Clínicas 360

Acupuntura *360*

Fitoterapia *361*

Estatísticas de Pacientes 362

Apêndice 1 do Capítulo: Sonolência 363

Identificação de Padrões e Tratamento 363

Umidade obstruindo o Cérebro *363*

Fleuma Obscurecendo o Cérebro *363*

Deficiência do Baço *364*

Deficiência do *Yang* do Rim (Deficiência do Mar da Medula) *364*

Apêndice 2 do Capítulo: Memória Debilitada 365

Etiologia 365

Preocupação e Excesso de Pensamento *365*

Sobrecarga de Trabalho e Atividade Sexual Excessiva *365*

Parto *365*

Tristeza *365*

Drogas "Recreativas" *366*

Identificação de Padrões e Tratamento 366

Deficiência de Baço *366*

Deficiência da Essência do Rim *366*

Deficiência do Coração *367*

CAPÍTULO 16 – PADRÕES NOS PROBLEMAS MENTAIS E EMOCIONAIS E SEU TRATAMENTO COM FITOTERAPIA E ACUPUNTURA 369

Padrões nos Problemas Mentais e Emocionais e seus Tratamentos com Fitoterapia e Acupuntura 370

Efeito dos Problemas Mentais e Emocionais em Qi, Sangue, Yin e Fatores Patogênicos 370

Efeitos no *Qi* 370

Efeitos no Sangue 371

Efeitos no *Yin* 372

Fatores Patogênicos nos Problemas Mentais e Emocionais 373

Mente Obstruída, Mente Desalojada, Mente Enfraquecida 374

Mente Obstruída 374

Mente Desalojada 374

Mente Enfraquecida 375

Métodos Fitoterápicos para Tratar Mente Obstruída, Mente Desalojada ou Mente Enfraquecida 375

Princípios de Tratamento 376

Mente Obstruída 376

Estagnação de *Qi* 377

Estagnação de Sangue 381

Fleuma Obscurecendo a Mente 383

Mente Desalojada 386

Deficiência de Sangue 386

Deficiência de *Yin* 387

Deficiência de *Yin* com Calor por Deficiência 390

Deficiência do *Yin* do Fígado com Calor por Deficiência 392

Estagnação de *Qi* 394

Estagnação de Sangue 394

Fogo 394

Fleuma-Fogo 397

Mente Enfraquecida 399

Deficiência de *Qi* e Sangue 399

Deficiência de *Yang* 402

Deficiência Sangue 404

Deficiência de *Yin* 404

Observação 409

CAPÍTULO 17 – TINIDO 411

Tinido 411

Etiologia 411

Tensão Emocional 411

Sobrecarga de Trabalho 412

Senilidade   *412*

Dieta   *412*

Atividade Sexual Excessiva   *412*

Exposição a Sons Altos   *412*

Patologia   412

Identificação de Padrões e Tratamento   414

Excesso   *414*

Subida do *Yang* do Fígado   *414*

Subida do Fogo do Fígado e da Vesícula Biliar   *415*

Vento do Fígado   *416*

Agitação Ascendente de Fleuma-Fogo   *416*

Deficiência   *418*

Deficiência da Essência do Rim   *418*

Fraqueza do *Qi* do Aquecedor Superior   *419*

Deficiência de Sangue do Coração   *420*

Literatura Chinesa Moderna   420

Prognóstico   420

CAPÍTULO   18 – BÓCIO (HIPOTIREOIDISMO, HIPERTIREOIDISMO)   423

Bócio (Hipotireoidismo, Hipertireoidismo)   424

Etiologia   425

Tensão Emocional   *425*

Dieta   *425*

Meio Ambiente   *425*

Constituição   *425*

Patologia   425

Diagnóstico   427

Indicações Gerais de Tratamento   427

Acupuntura   *427*

Fitoterapia de Massas   *428*

Identificação de Padrões e Tratamento   429

Estagnação do *Qi* e Fleuma (Também Chamada de Bócio de *Qi*)   *429*

Estagnação do *Qi* do Fígado, Deficiência do *Qi* do Baço e Fleuma   *430*

Fleuma e Estagnação de Sangue   *430*

Agitação do Fogo do Fígado com Fleuma-Calor   *431*

Deficiência do *Yin* do Coração e do Fígado com Fleuma   *432*

Prognóstico e Prevenção   433

Bócio na Medicina Ocidental   433

Hipotireoidismo   435

Patologia   435

Manifestações Clínicas   435

Identificação de Padrões e Tratamento   436

Deficiência do *Yang* do Baço e do Rim   *437*

Deficiência de *Qi* e Sangue   *437*

Deficiência do *Yin* do Fígado e do Rim   *438*

Hipertireoidismo   439

Patologia   439

Manifestações Clínicas   439

Hipertireoidismo na Medicina Chinesa: Revisão da Literatura Chinesa   440

Identificação de Padrões e Tratamento   444

Estagnação do *Qi* do Fígado   *445*

Calor em Fígado, Coração e Estômago   *445*

Deficiência do *Yin* do Fígado e do Rim com Calor por Deficiência   *446*

Fleuma-Calor no Fígado   *446*

Literatura Chinesa Moderna   449

CAPÍTULO   19 – HIPERTENSÃO   451

Hipertensão   451

Hipertensão na Medicina Ocidental   451

Causas de Hipertensão   *452*

Patologia da Hipertensão Essencial   *453*

Complicações   *454*

Avaliação   *454*

Tratamento   *454*

Hipertensão na Medicina Chinesa   456

Patologia da Hipertensão na Medicina Chinesa   *456*

Etiologia da Hipertensão na Medicina Chinesa   *460*

Pensamentos sobre a Hipertensão na Medicina Chinesa   *460*

Efeitos da Medicação de Hipertensão no Pulso   *463*

Identificação de Padrões e Tratamento   464

Subida do *Yang* do Fígado   *465*

Vento do Fígado   *466*

Fogo do Fígado   *467*

Estagnação do *Qi* do Fígado, Sangue se Rebelando para Cima   *468*

Fígado Invadindo Baço   *468*

Fleuma Obstruindo Orifícios e Vasos Sanguíneos   *469*

Estagnação de Sangue nos Canais de Conexão (*Luo*)   *470*

Deficiência do *Yin* do Fígado e do Rim   *470*

Deficiência de *Qi* e de *Yin*   *471*

Deficiência de *Yang* do Baço e do Rim   *472*

Desarmonia dos Vasos Penetrador e Concepção (*Chong* e *Ren Mai*)   *473*

XXVI Índice

Literatura Chinesa Moderna **473**

Estatística de Pacientes **476**

Experiências Clínicas **477**

　Acupuntura **477**

　Fitoterapia **478**

CAPÍTULO 20 – FADIGA **483**

Fadiga **484**

Etiologia **485**

　Constituição Fraca **485**

　Sobrecarga de Trabalho **485**

　Esforço Físico Excessivo **486**

　Dieta **486**

　Doença Grave **486**

　Atividade Sexual Excessiva **487**

　Parto **487**

　Drogas "Recreativas" **487**

Patologia **487**

Identificação de Padrões e Tratamento **489**

Deficiência 490
Deficiência de *Qi* 490
　Deficiência do *Qi* do Pulmão 490
　Deficiência do *Qi* do Baço 490
　Deficiência do *Qi* do Coração 491
Deficiência de *Yang* 492
　Deficiência do *Yang* do Coração 492
　Deficiência do *Yang* do Baço 493
　Deficiência do *Yang* do Rim 493
Deficiência de Sangue 496
　Deficiência de Sangue do Coração 496
　Deficiência de Sangue do Fígado 496
　Deficiência de Sangue do Baço 497
Deficiência de *Yin* 498
　Deficiência do *Yin* do Pulmão 498
　Deficiência do *Yin* do Coração 499
　Deficiência do *Yin* do Estômago e do Baço 499
　Deficiência do *Yin* do Fígado 501
　Deficiência do *Yin* do Rim 501

Excesso 503
　Estagnação de *Qi* do Fígado 503
　Estagnação de Sangue do Fígado 507
　Subida do *Yang* do Fígado 507
　Agitação do Fogo do Fígado 508
　Vento do Fígado 509
　Fleuma 509
　Umidade 511

Estatísticas de Pacientes **513**

Diagnóstico Diferencial Ocidental **514**

　Nefrite Crônica **514**

　Febre Glandular (Mononucleose) **514**

　Síndrome de Fadiga Crônica **514**

　Carcinoma **515**

　Doença de Addison **515**

　Hipotireoidismo **515**

　Diabetes mellitus **515**

CAPÍTULO 21 – SÍNDROME DOLOROSA OBSTRUTIVA DO TÓRAX **517**

Síndrome Dolorosa Obstrutiva do Tórax **517**

Etiologia **518**

　Fatores Patogênicos Externos **518**

　Dieta **519**

　Problemas Emocionais **519**

　Senilidade **519**

Patologia **519**

Diagnóstico Diferencial **521**

　Fleuma Fluida em Tórax/Hipocôndrio (*Xuan Yin*) **521**

　Dor Epigástrica **521**

　Dor Autêntica do Coração **522**

Estratégias de Tratamento **522**

Identificação de Padrões e Tratamento **522**

Excesso 522
　Estagnação de *Qi* no Tórax 522
　Estagnação do Sangue do Coração 523
　Fleuma Turva Estagnando-se no Tórax 525
　Estagnação de Frio no Tórax 528
　Fogo do Fígado Perturbando Coração no Tórax 530

Deficiência 531
　Deficiência do *Yang* do Baço e do Coração 531
　Deficiência do *Qi* e do *Yin* 532
　Acupuntura 532
　Deficiência do *Yin* do Coração e do Rim 532

Prognóstico e Prevenção **533**

Literatura Chinesa Moderna **534**

Experiências Clínicas **544**

　Acupuntura **544**

　Fitoterapia **544**

Diagnóstico Diferencial Ocidental **548**

　Pleurisia **548**

　Embolia Pulmonar **548**

　Carcinoma de Brônquios **548**

　Doença Cardíaca Isquêmica **548**

　Angina do Peito **548**

　Infarto do Miocárdio **549**

　Hérnia de Hiato **549**

　Carcinoma de Esôfago **549**

CAPÍTULO 22 – DOR EPIGÁSTRICA 551

Dor Epigástrica 552

Etiologia 552
Fatores Patogênicos Externos 552
Dieta 552
Problemas Emocionais 555
Excesso de Exercício 555
Sobrecarga de Trabalho 555
Fraqueza Constitucional 555
Tratamento Inadequado 555

Patologia 555

Diagnóstico 556
Natureza da Dor 556
Hora da Dor 556
Melhora ou Agravação da Dor 556
Sede 557
Paladar 557
Eructação 557
Regurgitação 557
Náusea e Vômito 557
Distensão, Opressão, Entupimento e Plenitude 557
Palpação do Epigástrio 558

Identificação de Padrões e Tratamento 558

Excesso 558
Frio Invadindo Estômago 558
Retenção de Alimento 559
Qi do Fígado invadindo Estômago 561
Calor do Estômago 564
Fogo do Estômago 564
Fleuma-Fogo do Estômago 566
Umidade em Estômago e Baço 566
Umidade-Calor no Estômago e no Baço 567
Calor do Fígado e do Estômago 568
Estagnação de Sangue no Estômago 569
Fleuma Fluida no Estômago 571

Deficiência 572
Estômago e Baço Deficientes e Frios 572
Deficiência do *Yin* do Estômago 573

Prognóstico e Prevenção 575

Literatura Chinesa Moderna 575

Experiências Clínicas 578
Acupuntura 578
Fitoterapia 579

Diagnóstico Diferencial Ocidental 581
Esôfago 581

Estômago 581
Duodeno 581
Pâncreas 582
Intestino Grosso 582
Vesícula Biliar 582

CAPÍTULO 23 – NÁUSEA E VÔMITO 583

Náusea e Vômito 583

Etiologia 584
Fatores Patogênicos Externos 584
Dieta Irregular 584
Tensão Emocional 584
Sobrecarga de Trabalho 585

Patologia 585

Diagnóstico 586

Identificação de Padrões e Tratamento 586
Invasão de Frio Externo no Estômago 587
Qi do Fígado Invadindo Estômago 587
Frio no Estômago 588
Frio-Umidade no Estômago 588
Calor do Estômago 588
Fleuma Obstruindo Estômago 589
Calor em Fígado e Vesícula Biliar 589
Fogo do Estômago e do Fígado 590
Retenção de Alimento 590
Estagnação do *Qi* do Coração 591
Deficiência do *Qi* do Estômago 591
Estômago Deficiente e Frio 591
Deficiência do *Yin* do Estômago 592

Experiências Clínicas 592
Acupuntura 592
Fitoterapia 593

CAPÍTULO 24 – DOENÇA DO REFLUXO GASTROESOFÁGICO 595

Doença do Refluxo Gastroesofágico 595

Doença do Refluxo Gastroesofágico na Medicina Ocidental 596

Doença do Refluxo Gastroesofágico na Medicina Chinesa 596
Cao Za: Fome de Corroer 596
Fan Wei: Regurgitação de Alimento 597
Ye Ge: Disfagia e Bloqueio 597
E Ni: Soluço 597
Tun Suan: Regurgitação Ácida 597
Tu Suan: Vômito Ácido 597

Etiologia da Doença do Refluxo Gastroesofágico 598

XXVIII Índice

Tensão Emocional   *598*

Dieta Irregular   *598*

Sobrecarga de Trabalho   *598*

Patologia da Doença do Refluxo Gastroesofágica   598

Identificação de Padrões e Tratamento   600

Estagnação de *Qi* com Fleuma   *600*

Calor do Estômago e do Fígado   *600*

Estagnação de Sangue   *601*

Deficiência do *Yin* do Estômago com Calor
  por Deficiência   *601*

Deficiência de *Yang* do Estômago e do Baço   *602*

Deficiência do *Yang* do Rim   *603*

Literatura Chinesa Moderna   603

CAPÍTULO   25 – ÚLCERAS BUCAIS   605

Úlceras Bucais   605

Úlceras Bucais na Medicina Chinesa   606

Patologia   *606*

Diagnóstico   *606*

Fogo *Yin*   *607*

Identificação de Padrões e Tratamento   610

Calor em Coração e Baço   *611*

Calor no Estômago   *611*

Calor Tóxico   *612*

Deficiência do *Yin* do Estômago com Calor
  por Deficiência   *612*

Deficiência do *Yin* do Coração e do Rim com Calor
  por Deficiência   *613*

Deficiência do Estômago e do Baço com
  Fogo *Yin*   *613*

Estômago Deficiente e Frio   *614*

Literatura Chinesa Moderna   614

CAPÍTULO   26 – DOR NA REGIÃO DO HIPOCÔNDRIO (CÁLCULOS BILIARES)   617

**Dor na Região do Hipocôndrio
(Cálculos Biliares)   617**

Dor na Região do Hipocôndrio   618

Etiologia e Patologia   618

Tensão Emocional   *618*

Umidade Externa   *618*

Dieta   *618*

Sobrecarga de Trabalho e Atividade
  Sexual Excessiva   *618*

Identificação de Padrões e Tratamento   618

Excesso   619

Estagnação do *Qi* do Fígado   *619*

Estagnação do Sangue do Fígado   *619*

Umidade-Calor em Fígado e Vesícula Biliar   *620*

Deficiência   620

Deficiência do Sangue do Fígado   *620*

Deficiência do *Yin* do Fígado   *621*

Diferenciação Ocidental   622

Dor no Lado Direito do Hipocôndrio   *622*

Dor no Hipocôndrio Esquerdo   *622*

Apêndice do Capítulo: Cálculos Biliares   622

Identificação de Padrões   622

Estagnação do *Qi* do Fígado   *622*

Umidade-Calor em Fígado e Vesícula Biliar   *622*

Tratamento   623

Estagnação do *Qi* do Fígado   *623*

Umidade-Calor em Fígado e Vesícula Biliar   *623*

Observações sobre Tratamento por Acupuntura   623

Literatura Chinesa Moderna   624

CAPÍTULO   27 – DOR ABDOMINAL   627

Dor Abdominal   628

Etiologia e Patologia   628

Fatores Patogênicos Externos   *628*

Tensão Emocional   *629*

Dieta Inadequada   *629*

Diagnóstico   629

Natureza da Dor   *629*

Reação à Pressão   *630*

Reação ao Alimento ou à Bebida   *630*

Reação ao Movimento Intestinal   *630*

Reação à Atividade ou ao Descanso   *630*

Reação ao Calor   *630*

Sinais da Língua   *630*

Sinais do Pulso   *631*

Palpação do Abdômen   *631*

Identificação de Padrões e Tratamento   631

Excesso   632

Frio nos Intestinos   *632*

Umidade-Frio nos Intestinos   *632*

Umidade-Calor nos Intestinos   *633*

Retenção de Alimento   *634*

Estagnação de *Qi*   *634*

Estagnação de *Qi* com Umidade   *638*

Estagnação de *Qi*, Umidade, Deficiência de *Qi*   *638*

Estagnação de Sangue   *639*

Deficiência   640

Qi do Baço Deficiente e Afundamento *640*

Deficiência do *Yang* do Baço com Frio
  por Deficiência no Abdômen *641*

Deficiência do *Qi* do Baço com Umidade *641*

Deficiência do *Yang* do Baço e do Rim *642*

Literatura Chinesa Moderna 642

Estatísticas de Pacientes 643

Prognóstico e Prevenção 643

Diferenciação Ocidental 644

Rim *644*

Apêndice *644*

Intestino Grosso *644*

Intestino Delgado *645*

CAPÍTULO 28 – MASSAS ABDOMINAIS 647

Massas Abdominais 647

Etiologia 648

Tensão Emocional *648*

Dieta Irregular *648*

Fatores Patogênicos Externos *648*

Patologia 648

Identificação de Padrões e Tratamento 649

Massas de Qi *651*

Estagnação do *Qi* do Fígado *651*

Retenção de Alimento e Fleuma *652*

Massas de Sangue 653

Estagnação de *Qi* e Sangue *653*

Estagnação de Sangue Emaranhada no Interior *654*

Deficiência de *Qi* Correto e Estagnação
  de Sangue *656*

Literatura Chinesa Moderna 656

Prognóstico e Prevenção 660

Diferenciação Ocidental 661

CAPÍTULO 29 – DIARREIA 663

Diarreia 663

Etiologia e Patologia 663

Invasão de Fatores Patogênicos Externos *663*

Dieta Irregular *664*

Tensão Emocional *664*

Sobrecarga de Trabalho, Doença Crônica *664*

Sobrecarga de Trabalho, Atividade Sexual
  Excessiva *664*

Diagnóstico 664

Identificação de Padrões e Tratamento 665

Excesso 665

Retenção de Umidade-Frio *665*

Retenção de Umidade-Calor *666*

Retenção de Alimento *669*

Estagnação do *Qi* do Fígado *669*

Estagnação de Sangue nos Intestinos *670*

Deficiência 670

Deficiência do Baço e do Estômago *670*

Deficiência do *Yang* do Baço e do Rim *671*

Literatura Chinesa Moderna 672

Prognóstico 675

Diferenciação Ocidental 676

Causas Inflamatórias de Diarreia Crônica *676*

Causas Não Inflamatórias de Diarreia Crônica *676*

CAPÍTULO 30 – OBSTIPAÇÃO 677

Obstipação 678

Etiologia 678

Dieta Irregular *678*

Tensão Emocional *678*

Falta de Exercício *678*

Sobrecarga de Trabalho e Parto *678*

Doença Febril *679*

Patologia 679

Estômago *679*

Intestino Grosso *679*

Baço *680*

Fígado *680*

Rim *680*

Pulmão *680*

Diagnóstico 680

Formato das Fezes *680*

Hidratação das Fezes *680*

Dor *681*

Esforço na Defecação *681*

Coloração *681*

Identificação de Padrões e Tratamento 681

Calor Interior Crônico 681

Calor em Estômago e Intestino Grosso *681*

Calor no Fígado *682*

Calor Agudo em Doença Febril 684

Fogo Agudo do Estômago e do Intestino
  Grosso *684*

Qi 685

Estagnação do *Qi* do Fígado *685*

XXX Índice

Deficiência 685

Deficiência de *Qi* 685

Deficiência de *Yang* 686

Deficiência de Sangue 687

Deficiência de *Yin* 688

Frio 689

Deficiência do *Yang* do Baço e do Rim com Frio 689

Prognóstico e Prevenção 690

Literatura Chinesa Moderna 690

Diferenciação Ocidental 691

Apendicite Aguda 691

Obstrução Intestinal 691

CAPÍTULO 31 – SÍNDROME URINÁRIA (CÁLCULOS RENAIS) 693

Síndrome Urinária (Cálculos Renais) 694

Patologia 694

Umidade 695

Estagnação de *Qi* 695

Deficiência de *Qi* 695

Deficiência de Rim 695

Avaliação de Padrões 697

Síndrome Urinária por Calor 697

Síndrome Urinária por Cálculo 697

Síndrome Urinária por *Qi* 697

Síndrome Urinária por Sangue 697

Síndrome Urinária por Turbidez 698

Síndrome Urinária por Fadiga 698

Etiologia 699

Umidade Externa 699

Dieta 699

Atividade Sexual Excessiva 699

Senilidade e Doença Crônica 699

Tensão Emocional 700

Carregar Excesso de Peso ou Ficar Muito Tempo em Pé 700

Diagnóstico 700

Frequência de Micção 700

Facilidade ou Dificuldade na Micção 700

Coloração da Urina 700

Dor 700

Sensações no Hipogástrio 700

Língua 701

Pulso 701

Identificação de Padrões e Tratamento 701

Síndrome Urinária por Calor 702

Síndrome Urinária por Cálculo 706

Síndrome Urinária por *Qi* 707

Síndrome Urinária por Sangue 710

Síndrome Urinária por Turbidez 711

Síndrome Urinária por Fadiga 713

Literatura Chinesa Moderna 714

Prognóstico e Prevenção 717

Estatísticas de Pacientes 718

Diferenciação Ocidental 718

Cistite 718

Uretrite 718

Prostatite e Hipertrofia Prostática 718

Cálculo Renal 719

Tuberculose dos Rins 719

Experiências Clínicas 719

Acupuntura 719

Fitoterapia 720

Apêndice do Capítulo: Cálculos Renais 720

Etiologia 720

Atividade Sexual Excessiva 720

Dieta 720

Falta de Exercício 721

Perda de Fluidos 721

Patologia 721

Fase Aguda 721

Fase Crônica 722

Tratamento 721

Fase Aguda 721

Fase Crônica 722

Prognóstico 723

Localização 723

Forma e Tamanho 723

Momento do Tratamento 723

Condição do Corpo 723

CAPÍTULO 32 – ENURESE E INCONTINÊNCIA (SANGUE NA URINA) 725

Enurese e Incontinência (Sangue na Urina) 725

Etiologia 726

Constituição Debilitada 726

Trauma 726

Senilidade 726

Atividade Sexual Excessiva 726

Tosse Crônica 726

Parto 726

Patologia 726

Identificação de Padrões e Tratamento 727

Deficiência 727

Deficiência do *Qi* do Pulmão 727

Deficiência do *Qi* do Baço 727

Deficiência do *Yang* do Rim 728

Deficiência do *Yin* do Rim 729

Excesso 731

Fogo do Fígado Infundindo-se Descendentemente 731

Fogo do Coração 732

Umidade-Calor na Bexiga 732

Prognóstico 733

Literatura Chinesa Moderna 733

Apêndice do Capítulo: Sangue na Urina 735

CAPÍTULO 33 – RETENÇÃO URINÁRIA 737

Retenção Urinária 737

Patologia 738

Umidade ou Umidade-Calor 738

Calor no Pulmão 738

Qi do Baço Não Ascendendo 738

Deficiência do *Yang* do Rim 738

Deficiência do *Yin* do Rim 738

Estagnação do *Qi* do Fígado 738

Estagnação de Sangue 739

Identificação de Padrões e Tratamento 739

Umidade-Calor na Bexiga 739

Calor no Pulmão 739

Estagnação do *Qi* do Fígado 740

Estagnação de Sangue 740

Afundamento do *Qi* do Baço 740

Deficiência do *Yang* do Rim 741

Literatura Chinesa Moderna 741

CAPÍTULO 34 – CISTITE INTERSTICIAL 743

Cistite Intersticial 743

Cistite Intersticial na Medicina Chinesa 744

Identificação de Padrões e Tratamento 745

Deficiência do *Qi* do Baço e do *Yang* do Rim com Fogo *Yin* 745

Deficiência do *Qi* do Baço e do *Yang* do Rim com Umidade 745

Deficiência do *Qi* do Baço e do *Yang* do Rim com Estagnação do *Qi* 746

Deficiência do *Qi* do Baço e do *Yang* do Rim com Estagnação de Sangue 747

Deficiência de *Yin* do Rim com Calor por Deficiência 747

Prognóstico e Prevenção 748

CAPÍTULO 35 – HIPERPLASIA BENIGNA DA PRÓSTATA 749

Hiperplasia Benigna da Próstata 749

Próstata e Hiperplasia Benigna da Próstata na Medicina Ocidental 749

Próstata na Medicina Chinesa 750

Patologia da Hiperplasia Benigna da Próstata na Medicina Chinesa 752

Deficiência de Rim, Baço e Pulmão 752

Umidade e Fleuma 752

Estagnação da Essência (*Jing*) 752

Estagnação de Sangue 754

Estratégias de Tratamento 754

Estratégia Fitoterápica 754

Acupuntura 755

Identificação dos Padrões e Tratamento 756

Estagnação de Sangue 756

Fleuma-Umidade 757

Deficiência do *Yang* do Rim e do Baço 757

Deficiência do *Yin* do Fígado e do Rim 758

Estagnação da Essência (*Jing*) 758

Estagnação do *Qi* do Fígado com Fleuma-Umidade 759

Literatura Chinesa Moderna 759

Medicina Ocidental 762

CAPÍTULO 36 – PROSTATITE E PROSTATODINIA 765

Prostatite e Prostatodinia 765

Prostatite Crônica na Medicina Ocidental 765

Prostatite Crônica na Medicina Chinesa 767

Identificação de Padrões e Tratamento 769

Umidade-Calor no Aquecedor Inferior 769

Umidade-Calor com Calor Tóxico no Aquecedor Inferior 770

Estagnação do *Qi*, Estagnação de Sangue, Estagnação da Essência, Estagnação nos Canais de Conexão do Sangue 770

Deficiência do *Qi* do Rim com Umidade 771

Deficiência do *Yang* do Rim e do Sangue do Fígado 772

Deficiência do *Yin* do Rim 773

Umidade-Calor e Turbidez no Aquecedor Inferior, Deficiência da Essência do Rim 773

Deficiência do Coração e do Rim 774

Literatura Chinesa Moderna 774

XXXII Índice

Experiências Clínicas 777

   Acupuntura 777

   Fitoterapia 778

CAPÍTULO 37 – EDEMA (NEFRITE) 781

Edema (Nefrite) 782

Etiologia 782

   Vento Exterior 782

   Umidade Exterior 782

   Dieta Irregular 782

   Sobrecarga de Trabalho e Atividade
   Sexual Excessiva 782

   Calor Tóxico Proveniente de Feridas
   ou Carbúnculo 783

Patologia 783

Identificação de Padrões e Tratamento 785

Edema Yang 786

   Vento-Água Invadindo a Porção do *Qi*
   Defensivo 786

   Calor Tóxico 787

   Umidade 788

   Umidade-Calor 789

Edema Yin 790

   Deficiência do *Yang* do Baço 790

   Deficiência do *Yang* do Coração 791

   Deficiência do *Yang* do Rim 791

Edema de Qi 793

   Estagnação do *Qi* 793

Literatura Chinesa Moderna 793

Prognóstico 794

Diferenciação Ocidental 794

Apêndice 1 do Capítulo: Nefrite Aguda 794

Etiologia e Patologia 795

   Invasão de Vento Exterior 795

   Infecção 795

   Umidade Externa 795

Identificação de Padrões e Tratamento 795

   Invasão de Vento-Água Externo 795

   Umidade 796

   Calor Tóxico 796

Apêndice 2 do Capítulo: Nefrite Crônica 797

Identificação de Padrões e Tratamento 798

   Deficiência do *Yang* do Baço e do Rim 799

   Deficiência do *Yang* do Baço e do Rim
   com Transbordamento da Água 800

   Deficiência do *Yang* do Baço e do Rim,
   Yin Rebelando-se Ascendentemente 800

   Deficiência do *Yang* do Baço e do Rim
   com Perda de Essência 801

   Deficiência do *Yang* do Rim e do Coração,
   Estagnação do *Qi* e do Sangue 801

Prevenção 802

   Dieta 802

   Repouso 802

CAPÍTULO 38 – SÍNDROME DOLOROSA OBSTRUTIVA (ARTRITE REUMATOIDE) 803

**Síndrome Dolorosa Obstrutiva
(Artrite Reumatoide) 804**

   Canais 805

Pontos 806

Espaço entre Pele e Músculos (Cou Li) 807

Etiologia 807

   Fatores Patogênicos Externos 807

   Exercício Físico Excessivo 807

   Sobrecarga de Trabalho 808

   Parto 808

   Trauma 808

   Tensão Emocional 808

Patologia 808

Identificação de Padrões 809

   Síndrome Dolorosa Obstrutiva
   do Tipo Vento (ou Síndrome Dolorosa
   Obstrutiva do Tipo Móvel) 810

   Síndrome Dolorosa Obstrutiva do
   Tipo Umidade (ou Síndrome Dolorosa
   Obstrutiva do Tipo Fixa) 810

   Síndrome Dolorosa Obstrutiva do Tipo Frio
   (ou Síndrome Dolorosa Obstrutiva do Tipo
   Contínua e Localizada) 810

   Síndrome Dolorosa Obstrutiva do Tipo Calor 810

   Síndrome Dolorosa Obstrutiva do Tipo Óssea 810

Princípios de Tratamento 811

Tratamento por Acupuntura 813

   Pontos Distais 813

   Pontos Adjacentes 815

   Pontos de acordo com o Padrão 816

Fitoterapia 819

   Síndrome Dolorosa Obstrutiva do Tipo Vento 821

   Síndrome Dolorosa Obstrutiva do Tipo Frio 822

   Síndrome Dolorosa Obstrutiva do Tipo Umidade 822

   Síndrome Dolorosa Obstrutiva do Tipo Calor 823

   Síndrome Dolorosa Obstrutiva Crônica 825

Síndrome Dolorosa Obstrutiva Crônica de Tendões e Ossos *826*

Tratamento de Partes Específicas do Corpo **829**

Pescoço e Parte Superior dos Ombros *830*

Articulação do Ombro *832*

Cotovelo *835*

Punho *836*

Dedos da Mão *837*

Quadril *839*

Joelho *839*

Tornozelo *842*

Dedos do Pé *842*

Prognóstico e Prevenção **842**

Exercício *843*

Dieta *843*

Acupuntura *844*

Literatura Chinesa Moderna **844**

Experiências Clínicas **850**

Acupuntura *850*

Fitoterapia *852*

Diferenciação Ocidental **853**

Osteoartrite *853*

Artrite Reumatoide *853*

Lúpus Eritematoso Sistêmico *854*

Artrite Psoriática *855*

Fibrosite *855*

Bursite *855*

Tendinite *855*

Síndrome de Reiter *856*

Colite Ulcerativa *856*

Espondilite Anquilosante *857*

Apêndice do Capítulo: Artrite Reumatoide **857**

Etiologia **858**

Invasão de Fatores Patogênicos Externos *858*

Deficiência de Rim, Deficiência do *Qi* Original (*Yuan Qi*) *858*

Calor Latente *858*

Imunizações *858*

Dieta Irregular *858*

Patologia e Princípios de Tratamento **859**

Patologia *859*

Princípios de Tratamento *859*

Identificação de Padrões e Tratamento **860**

Umidade-Calor Aguda *860*

Umidade-Calor Crônica *861*

Vento-Frio-Umidade *862*

Vento-Umidade-Calor *863*

Frio e Calor Combinados *863*

Fleuma e Estagnação de Sangue *864*

Umidade-Frio *864*

Vento-Umidade *865*

Deficiência do *Yin* do Fígado e do Rim *865*

Experiências Clínicas **866**

Acupuntura *866*

Fitoterapia *867*

CAPÍTULO 39 – DOR NA PARTE INFERIOR DAS COSTAS E CIÁTICA *869*

Dor na Parte Inferior das Costas e Ciática **870**

Etiologia **871**

Trabalho Físico Excessivo *871*

Atividade Sexual Excessiva *872*

Gravidez e Parto *872*

Invasão Externa de Frio e Umidade *872*

Sobrecarga de Trabalho *872*

Exercício Inadequado *872*

Patologia **873**

Retenção de Umidade-Frio *873*

Estagnação de *Qi* e Sangue *873*

Deficiência do Rim *873*

Estagnação do *Qi* do Fígado *873*

Diagnóstico **874**

Observação *874*

Interrogatório *874*

Palpação *874*

Pulso *875*

Identificação de Padrões e Tratamento Fitoterápico **876**

Invasão de Frio e Umidade *876*

Estagnação de *Qi* e Sangue *877*

Deficiência do Rim *877*

Estagnação do *Qi* do Fígado *878*

Tratamento por Acupuntura de Dor na Parte Inferior das Costas **879**

Quadros Agudos *879*

Quadros Crônicos *882*

Tratamento de Ciática **885**

Acupuntura *885*

Fitoterapia *886*

Umidade-Frio Invadindo os Canais das Costas *886*

Umidade-Calor Invadindo os Canais das Costas *886*

Estagnação de *Qi* e Sangue *887*

Deficiência do Rim *887*

Estatísticas de Pacientes **887**

XXXIV Índice

Prognóstico e Prevenção 888

Literatura Chinesa Moderna 889

Experiências Clínicas 889

Acupuntura 889

Diferenciação Ocidental 894

Tensão Crônica dos Ligamentos Lombares Inferiores 894

Espondilose 895

Osteoartrite Espinal 895

Prolapso do Disco Lombar 895

CAPÍTULO 40 – FIBROMIALGIA 899

Fibromialgia 900

Fibromialgia na Medicina Ocidental 900

Manifestações Clínicas 900

Diagnóstico de Fibromialgia 901

Causas da Fibromialgia 902

Tratamento de Fibromialgia 902

O Trabalho de Janet Travell nos Pontos-gatilho 902

Fibromialgia na Medicina Chinesa 905

Espaço entre Pele e Músculos (*Cou Li*) 905

Canais de Conexão (*Luo*) 906

Canais Musculares 909

Etiologia da Fibromialgia na Medicina Chinesa 910

Invasão de Fatores Patogênicos Externos 910

Tensão Emocional 911

Dieta Irregular 911

Trabalho Físico Excessivo 911

Patologia da Fibromialgia na Medicina Chinesa 911

Excesso 911

Umidade 911

Estagnação do *Qi* 911

Estagnação de Sangue 911

Deficiência 912

Deficiência do *Qi* do Baço ou do *Yang* do Baço 912

Deficiência do *Yang* do Baço e do Rim 912

Deficiência do Sangue do Fígado 912

Deficiência do *Yin* do Fígado e do Rim 912

Princípios de Tratamento e Estratégias 912

Resolver a Umidade 912

Mover o *Qi* e Eliminar Estagnação 913

Revigorar Sangue e Eliminar Estagnação 913

Tonificar *Qi* e Sangue 914

Acalmar a Mente 914

Acupuntura no Tratamento de Fibromialgia 915

Pontos Locais 915

Pontos Adjacentes 915

Pontos Distais 917

Condição Subjacente 917

Identificação dos Padrões e Tratamento 918

Umidade por Excesso 918

Umidade com Deficiência Subjacente de *Qi* do Baço 919

Umidade, Estagnação de *Qi*, Deficiência do *Qi* do Baço 919

Umidade com Deficiência do Sangue do Fígado 920

Umidade com Deficiência do *Yin* do Fígado e do Rim 920

Estagnação de *Qi*, Estagnação de Sangue com Umidade 921

Tratamento Regional de Acupuntura para Fibromialgia 921

Região Dorsal Superior 921

Pescoço 921

Região Dorsal Média 922

Região Dorsal Inferior 922

Braços 922

Pernas 923

Experiências Clínicas 924

Acupuntura 924

Comparação entre Síndrome da Dor Miofascial, Fibromialgia e Síndrome da Fadiga Pós-viral 925

CAPÍTULO 41 – SÍNDROME DE FADIGA CRÔNICA 927

Síndrome de Fadiga Crônica 928

Síndrome de Fadiga Crônica na Medicina Ocidental 928

Síndrome de Fadiga Crônica na Medicina Chinesa 932

Fator Patogênico Residual 932

Calor Latente 935

Padrão *Yang* Menor 937

Fogo *Yin* 938

Deficiência 941

Etiologia 942

Sobrecarga de Trabalho 942

Dieta Irregular 942

Atividade Sexual Excessiva (em Homens) 942

Tensão Emocional 943

Trabalho Físico e Esporte Excessivos 943

Antibióticos (em Caso de Fator Patogênico Residual) 943

Imunizações (em Caso do Calor Latente) 943

Índice **XXXV**

Patologia e Princípios de Tratamento **943**

Identificação de Padrões e Tratamento **944**

Excesso 945
  Umidade nos Músculos 945
  Calor Espreitando no Interior 951
  Padrão *Yang* Menor 952
  Fogo *Yin* 954

Deficiência 955
  Deficiência do *Qi* de Pulmão e Baço 955
  Deficiência de *Yang* do Baço e do Rim 957
  Deficiência do Sangue do Fígado 957
  Deficiência de *Yin* 958

Literatura Chinesa Moderna **960**

Estatísticas de Pacientes **960**

CAPÍTULO 42 – DOENÇA DE PARKINSON 963

Doença de Parkinson 963

Etiologia 964
  Sobrecarga de Trabalho e Atividade Sexual Excessiva 964
  Dieta 964
  Tensão Emocional 964

Patologia 964

Acupuntura no Tratamento da Doença de Parkinson 965
  Acupuntura Somática 965
  Acupuntura Escalpeana 965

Identificação de Padrões e Tratamento 966
  Deficiência de Sangue do Fígado Gerando Vento 966
  Subida do *Yang* do Fígado Gerando Vento 967
  Fogo do Fígado Gerando Vento 969
  Fleuma-Calor Agitando Vento 969
  Estagnação do *Qi* e do Sangue, Estagnação nos Canais de Conexão do Sangue 971
  Deficiência do *Yin* do Fígado e do Rim 971

Prognóstico e Prevenção 972

Literatura Chinesa Moderna 972

Experiências Clínicas 976
  Acupuntura 976
  Fitoterapia 977

CAPÍTULO 43 – GOLPE DE VENTO 979

Golpe de Vento 980

Etiologia 980
  Sobrecarga de Trabalho e Tensão Emocional 980

  Dieta Irregular e Exercício Físico Excessivo 980
  Atividade Sexual Excessiva e Repouso Inadequado 980
  Esforço Físico Excessivo e Repouso Inadequado 980

Patologia **981**

Identificação de Padrões **981**

Acometimento dos Órgãos Internos (Tipo Grave) **982**
  Tipo Tenso (ou Fechado) 982
  Tipo Flácido (ou Aberto) 983
  Sequelas do Acometimento dos Órgãos Internos 983

Acometimento Exclusivo dos Canais (Tipo Brando) **984**
  Acometimento dos Canais Principais 984
  Acometimento Exclusivo dos Canais de Conexão (*Luo*) 984

Tratamento **984**
  Acometimento dos Órgãos Internos 984
  Tipo Tenso 984
  Tipo Flácido 985

Acometimento Exclusivo dos Canais **985**
  Hemiplegia 986
  Afasia (ou Fala Inarticulada) 987
  Hipertensão 988
  Paralisia Facial 988
  Incontinências Urinária e Fecal 990
  Tontura 991
  Rigidez e Contração Musculares 991

Padrões de Sequelas por Estágio **992**
  Fleuma-Vento 992
  Fleuma-Umidade 992
  Estagnação de *Qi* e Sangue 993
  Deficiência de *Yin* com Calor por Deficiência 993

Outros Métodos de Tratamento **994**
  Eletroacupuntura 994
  Acupuntura Escalpeana 994
  Terapia por Injeção do Ponto 994
  Fisioterapia 994

Prognóstico, Frequência de Tratamento e Prevenção **994**

Literatura Chinesa Moderna **995**

CAPÍTULO 44 – SÍNDROME ATRÓFICA 1001

Síndrome Atrófica 1001

Etiologia 1001
  Vento-Calor Proveniente de Doença do Calor 1002
  Umidade Externa 1002

XXXVI Índice

Dieta Irregular   *1002*

Atividade Sexual Excessiva e Sobrecarga
de Trabalho   *1002*

Traumas   *1002*

Choque   *1002*

Patologia   *1002*

Identificação de Padrões e Tratamento   *1004*

Calor no Pulmão Prejudicando
os Fluidos *Yin*   *1005*

Invasão de Umidade-Calor   *1006*

Invasão de Umidade-Frio   *1007*

Deficiência do Estômago e do Baço   *1007*

Colapso do Baço e do Coração   *1008*

Deficiência do *Yin* do Fígado e do Rim   *1009*

Estagnação de Sangue nos Canais   *1009*

Literatura Chinesa Moderna   *1010*

Prognóstico e Diferenciação Ocidental   *1012*

Poliomielite   *1013*

Miastenia Grave   *1013*

Doença Neuromotora   *1013*

Esclerose Múltipla   *1013*

Distrofia Muscular   *1013*

CAPÍTULO   45 – ESCLEROSE MÚLTIPLA   *1015*

Esclerose Múltipla   *1015*

Etiologia   *1017*

Invasão de Umidade Externa   *1017*

Dieta Irregular   *1017*

Atividade Sexual Excessiva   *1017*

Choque   *1017*

Patologia   *1017*

Tratamento por Acupuntura   *1018*

Manipulação da Inserção da Agulha   *1018*

Pontos Locais   *1018*

Pontos do Vaso Governador (*Du Mai*)   *1019*

Outros Vasos Extraordinários   *1020*

Acupuntura Escalpeana   *1020*

Identificação de Padrões e Tratamento   *1020*

Umidade nos Canais   *1020*

Umidade-Fleuma com Deficiência do Baço   *1021*

Deficiência do Estômago e do Baço   *1023*

Deficiência do Fígado e do Rim   *1023*

Deficiência do *Yin* do Fígado e do Rim com Vento
do Fígado   *1024*

Estagnação de Sangue   *1025*

Prognóstico   *1025*

Literatura Chinesa Moderna   *1025*

CAPÍTULO   46 – SANGRAMENTO   *1029*

Sangramento   *1030*

Etiologia   *1030*

Fatores Patogênicos Externos   *1030*

Dieta Irregular   *1030*

Tensão Emocional   *1030*

Sobrecarga de Trabalho   *1030*

Doença Crônica e Parto   *1030*

Consequência de Doença de Calor   *1030*

Patologia   *1030*

Deficiência de *Qi*   *1031*

Calor do Sangue   *1031*

Calor por Deficiência do Sangue   *1031*

Estagnação de Sangue   *1031*

Princípios de Tratamento   *1032*

Harmonizar o Sangue   *1033*

Tratar a Causa-Raiz do Sangramento   *1035*

Adstringir   *1035*

Tratar o *Qi*   *1036*

Tosse com Sangue   *1037*

Vento-Secura-Calor   *1037*

Fogo do Fígado Invadindo o Pulmão   *1038*

Deficiência do *Yin* do Pulmão com Calor
por Deficiência   *1038*

Qi do Baço e do Pulmão Deficiente Não
Segurando o Sangue   *1039*

Sangue nas Fezes   *1040*

Umidade-Calor nos Intestinos   *1040*

Estagnação de *Qi* e Sangue   *1041*

Deficiência do Estômago e do Baço   *1042*

Sangue na Urina   *1043*

Calor da Bexiga   *1043*

Deficiência do *Yin* do Rim com Calor
por Deficiência   *1044*

Baço Deficiente Não Controlando o Sangue   *1045*

Qi do Rim não Firme   *1045*

Estagnação de *Qi* e Sangue   *1046*

Sangramento sob a Pele   *1046*

Calor do Sangue   *1046*

Deficiência de *Yin* com Calor por Deficiência   *1047*

Qi Deficiente Não Segurando o Sangue   *1048*

Sangramento Gengival   *1048*

Calor do Estômago   *1048*

Deficiência do *Yin* do Estômago com Calor
por Deficiência   *1049*

Deficiência do Estômago e do Baço   *1049*

Prognóstico e Prevenção   *1050*

Literatura Chinesa Moderna   *1050*

Índice **XXXVII**

CAPÍTULO 47 – DISFUNÇÃO ERÉTIL 1053

Disfunção Erétil *1054*

Disfunção Erétil na Medicina Chinesa **1055**

Sistema Genital Masculino
na Medicina Chinesa *1055*

Músculo Ancestral, Vaso Penetrador e Pênis *1056*

Vaso Penetrador e Sistema Genital Masculino *1057*

Canais que Influenciam a Genitália nos Homens *1059*

Fatores que Afetam a Ereção *1060*

*Etiologia da Disfunção Erétil
na Medicina Chinesa* **1061**

Idade Avançada *1061*

Atividade Sexual Excessiva *1061*

Dieta Irregular *1061*

Tensão Emocional *1061*

Atividade Física Excessiva *1061*

Sobrecarga de Trabalho *1061*

*Patologia da Disfunção Erétil
na Medicina Chinesa* **1062**

Condições de Excesso e Deficiência na
Impotência *1062*

Fatores Patogênicos: Umidade, Estagnação
de Sangue, Estagnação de Essência, Fleuma *1063*

Identificação de Padrões e Tratamento **1063**

Deficiência do *Yang* do Rim *1064*

Deficiência do *Yin* do Rim *1065*

Deficiência do Sangue do Fígado *1065*

Deficiência do Sangue do Coração *1066*

Deficiência do *Qi* do Coração e da Vesícula Biliar *1066*

Coração e Rim não se Comunicando
(Deficiência de *Qi* do Coração e do Rim) *1067*

Coração e Rim não se Comunicando
(Deficiência de *Yin* do Coração e do Rim) *1067*

Estagnação do *Qi* do Fígado *1068*

Umidade-Calor no Aquecedor Inferior *1068*

Umidade-Calor no Canal do Fígado *1069*

Estagnação de Essência (*Jing*) e Fleuma *1070*

Literatura Chinesa Moderna **1070**

Experiências Clínicas **1073**

Acupuntura *1073*

Fitoterapia *1074*

CAPÍTULO 48 – RESFRIADO COMUM E GRIPE 1075

Resfriado Comum e Gripe *1075*

Introdução **1075**

Conceito de Vento na Medicina Chinesa *1075*

Conceito de Doença do Calor (*Wen Bing*) *1076*

Etiologia e Patologia **1078**

Os Seis Estágios *1078*

Os Quatro Níveis *1079*

Identificação de Padrões e Tratamento **1081**

Nível do Qi *Defensivo* *1082*

Vento-Frio com Predominância de Frio *1082*

Vento-Frio com Predominância de Vento *1083*

Vento-Calor *1084*

Vento-Umidade-Calor *1086*

Vento-Secura-Calor *1087*

Nível do Qi *1088*

Calor do Pulmão *1088*

Fleuma-Calor do Pulmão *1089*

Calor do Estômago *1090*

Calor-Secura do Estômago e dos Intestinos *1091*

Calor da Vesícula Biliar *1091*

Padrão *Yang* Menor *1092*

Umidade-Calor em Estômago e Baço *1092*

Prognóstico e Prevenção **1093**

APÊNDICE 1 – IDENTIFICAÇÃO DE PADRÕES DE ACORDO COM OS SEIS ESTÁGIOS 1095

Estágio do **Yang** *Maior* **1095**

Padrões do Canal *1095*

Padrões dos Órgãos *1095*

Estágio do **Yang** *Brilhante* **1096**

Padrão do Canal *Yang* Brilhante *1096*

Padrão do Órgão *Yang* Brilhante *1096*

Estágio do **Yang** *Menor* **1096**

Estágio do **Yin** *Maior* **1096**

Estágio do **Yin** *Menor* **1096**

Transformação do Frio *1096*

Transformação do Calor *1096*

Estágio do **Yin** *Terminal* **1097**

APÊNDICE 2 – IDENTIFICAÇÃO DE PADRÕES DE ACORDO COM OS QUATRO NÍVEIS 1099

Nível do **Qi** *Defensivo* **1099**

Vento-Calor *1099*

Calor de Verão *1099*

Umidade-Calor *1099*

Calor-Secura *1100*

Nível do **Qi** **1100**

Calor no Pulmão (Calor em Tórax e Diafragma) *1100*

Calor no Estômago *1100*

Calor-Secura nos Intestinos *1100*

XXXVIII Índice

Calor na Vesícula Biliar *1100*

Umidade-Calor no Estômago e no Baço *1100*

Nível do Qi *Nutritivo (*Ying*)* **1100**

Calor no Nível do *Qi* Nutritivo *1100*

Calor no Pericárdio *1101*

Nível do Sangue **1101**

Calor Vitorioso Movendo Sangue *1101*

Calor Vitorioso Estimulando Vento *1101*

Vento por Deficiência Agitando no Interior *1101*

Colapso do *Yin* *1101*

Colapso do *Yang* *1101*

APÊNDICE 3 – IDENTIFICAÇÃO DE PADRÕES DE ACORDO COM OS TRÊS AQUECEDORES *1103*

Aquecedor Superior **1103**

Vento-Calor na Porção do *Qi* Defensivo do Pulmão *1103*

Calor no Pulmão (Nível do *Qi*) *1103*

Calor no Pericárdio (Nível do *Qi* Nutritivo) *1103*

Aquecedor Médio **1104**

Calor no *Yang* Brilhante *1104*

Calor-Umidade no Baço *1104*

Aquecedor Inferior **1104**

Calor no Rim *1104*

Calor do Fígado Incitando Vento *1104*

Vento por Deficiência do Fígado *1104*

APÊNDICE 4 – PRESCRIÇÕES *1105*

Prescrições Empíricas *1167*

APÊNDICE 5 – PONTOS DE ACUPUNTURA PARA O TRATAMENTO DE PROBLEMAS MENTAIS E EMOCIONAIS *1177*

APÊNDICE 6 – SUBSTITUIÇÕES SUGERIDAS DE ERVAS CHINESAS *1185*

GLOSSÁRIO DE TERMOS CHINESES *1187*

Glossário Português-*Pinyin* *1187*

Glossário *Pinyin*-Português *1193*

BIBLIOGRAFIA *1201*

CRONOLOGIA DAS DINASTIAS CHINESAS *1205*

ÍNDICE REMISSIVO *1207*

ÍNDICE DE FÓRMULAS *1219*

As Pranchas Coloridas encontram-se entre as páginas 10 e 11.

Capítulo **1**

头痛

Cefaleias

CONTEÚDO DO CAPÍTULO

Cefaleias 2

Etiologia 2
  Deficiência Constitucional 2
  Estresse Emocional 3
  Sobrecarga de Trabalho 4
  Atividade Sexual Excessiva 4
  Dieta Irregular 4
  Trauma 5
  Partos 5
  Fatores Patogênicos Externos 5

Canais de Energia 6

Patologia 9
  Excesso de *Yang* 9
  Deficiência de *Yang* 9
  Excesso de *Yin* 10
  Deficiência de *Yin* 10

Diagnóstico 10
  Diagnóstico de acordo
    com os Canais de Energia 10
  Diagnóstico de acordo com o Tipo de Dor 13
  Diagnóstico de acordo com Melhora e Piora 13

*Estratégias de Tratamento e Princípio
de Seleção de Pontos 14*
  Tratamento da Raiz ou da Manifestação 15
  Seleção de Pontos 15

Identificação de Padrões e Tratamento 16
  Vento-Frio 17

Vento-Calor *18*
Vento-Umidade *18*
Subida do *Yang* do Fígado *19*
Fogo do Fígado *26*
Vento do Fígado *28*
Estagnação do *Qi* do Fígado *29*
Estagnação de Frio no Canal do Fígado *30*
Umidade *31*
Fleuma Turva *33*
Vento-Fleuma Turvo *34*
Subida do *Yang* do Fígado
  com Fleuma na Cabeça *35*
Retenção de Alimento *36*
Estagnação de Sangue *37*
Calor do Estômago *39*
Deficiência de *Qi* *39*
Deficiência de Sangue *40*
Deficiência do Rim *41*

Literatura Chinesa Moderna 43

Experiências Clínicas 46
  Acupuntura *46*
  Fitoterapia *48*

Estatísticas de Pacientes 49

*Diagnóstico Diferencial de
Cefaleias na Medicina Ocidental 49*
  Intracraniana *49*
  Craniana *51*
  Extracraniana *52*

Prognóstico e Prevenção 53

978-85-7241-817-1

Cefaleias

Exterior
- Vento-Frio
- Vento-Calor
- Vento-Umidade

Interior

Excesso
- Subida do *Yang* do Fígado
- Fogo do Fígado
- Vento do Fígado
- Estagnação do *Qi* do Fígado
- Estagnação de Frio no canal do Fígado
- Umidade
- Fleuma Turva
- Vento-Fleuma Turvo
- Subida do *Yang* do Fígado com Fleuma na cabeça
- Retenção de Alimento
- Estagnação de Sangue
- Calor do Estômago

Deficiência
- Deficiência de *Qi*
- Deficiência de Sangue
- Deficiência do Rim

Cefaleias

Cefaleia é um dos sintomas mais comuns encontrados na prática clínica. Raramente encontramos uma pessoa que não tenha experimentado este sintoma em algum momento de sua vida. A discussão do tratamento das cefaleias incluirá enxaqueca e se baseará nos seguintes tópicos:

- Etiologia.
- Canais de energia.
- Patologia.
- Diagnóstico.
- Estratégias de tratamento e princípio de seleção de pontos.
- Identificação de padrões e tratamento.
- Literatura chinesa moderna.
- Experiências clínicas.
- Estatísticas de pacientes.
- Diagnóstico diferencial de cefaleias na medicina ocidental.
- Prognóstico e prevenção.

Etiologia

Qualquer causa de doença normalmente considerada na medicina chinesa pode representar um papel na etiologia das dores de cabeça. Os principais fatores discutidos serão os seguintes:

- Deficiência constitucional.
- Estresse emocional:
  - Raiva.
  - Preocupação.
  - Tristeza e aflição.
  - Medo.
  - Choque.
  - Excesso de pensamento.
  - Culpa.
  - Vergonha.
- Sobrecarga de trabalho.
- Atividade sexual excessiva.
- Dieta irregular.
- Traumas.
- Partos.
- Fatores patogênicos externos.

Deficiência Constitucional

A constituição do corpo, herdada dos pais, depende de três aspectos:

- Da saúde geral dos pais.
- Da saúde dos pais no momento da concepção.
- Das condições da gravidez da mãe.

Quaisquer desses fatores podem afetar o estado do corpo e se tornar, mais tarde, uma causa de cefaleias. Dores de cabeça persistentes e recorrentes que começam na infância (normalmente entre 7 e 10 anos de idade) indicam forte presença de um fator constitucional da doença. Se o *Qi* e a Essência dos pais forem fracos, a Essência do Céu Anterior resultante na criança também será fraca, ocorrendo o mesmo quando os pais conceberem muito idosos. As duas situações podem gerar dores de cabeça que se iniciam durante a infância, provenientes de deficiência do Rim ou do Fígado. Uma fraqueza hereditária do Rim ou do Fígado manifesta-se com enurese ou micção frequente, perda da vitalidade, dor de cabeça do tipo surda e, frequentemente, miopia.

Mesmo que a saúde geral dos pais seja boa, se ela estiver fraca no momento da concepção (talvez por excesso de trabalho e de atividade sexual, por consumo excessivo de álcool ou uso de determinados remédios ou drogas, tais como, *cannabis* ou cocaína), isso resultará em uma criança de constituição fraca, que possivelmente sofrerá de dores de cabeça. Nesse caso, a fraqueza produzirá efeito não no Rim ou no Fígado, mas em quaisquer outros órgãos, isto é, no Baço, no Pulmão ou no Coração, dependendo da condição em particular que é negativamente afetada na saúde dos pais. Por exemplo, se a saúde dos pais for fraca no momento da concepção devido ao excesso de trabalho, isso pode ser a causa de fraqueza hereditária do Baço na criança.

Excessivo consumo de álcool, uso de drogas ou determinados remédios podem causar fraqueza hereditária do Coração ou do Pulmão da criança. A fraqueza hereditária do Baço da criança pode manifestar-se por tono muscular fraco, fraqueza física, problemas digestivos e, em casos graves, Desnutrição Infantil (*Gan*). Nesse caso, as dores ocorrerão na fronte, estando relacionadas à ingestão de alimentos.

A fraqueza hereditária do Pulmão na criança pode manifestar-se pela propensão a pegar resfriados e infecções respiratórias, coqueluche, asma, eczema, compleição pálida, tórax delgado e pulso em situação mais distal e medial (Fig. 1.1).

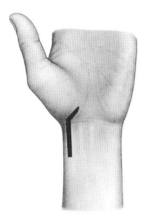

Figura 1.1 – Pulso na fraqueza hereditária de Pulmão.

A fraqueza hereditária do Coração na criança pode manifestar-se com distúrbio do sono, nervosismo e linha mediana relativamente profunda na língua. Crianças pequenas (abaixo de três anos de idade) podem acordar chorando à noite. Nesses casos, as dores geralmente serão na fronte ou em toda a cabeça.

A condição da mãe durante a gravidez pode afetar o feto. Por exemplo, um acidente com a mãe pode causar dores de cabeça na criança. Um choque durante a gravidez pode também fazer com que a criança sofra de dores de cabeça, provenientes da deficiência do Coração. Essa condição também se manifestará por intermédio de cor azulada na fronte e no queixo da criança.

Estresse Emocional

Fatores emocionais são causas extremamente frequentes de cefaleia.

Raiva

Diferentes emoções estão compreendidas sob o termo geral "raiva" na medicina chinesa. São elas: frustração, ressentimento e rancores reprimidos. Todas causam subida do *Yang* ou do Fogo do Fígado. Dentre as causas emocionais de cefaleias, a raiva, no sentido geral descrito anteriormente, é a mais comum delas. Ela dará origem a dores de cabeça provenientes da subida do *Yang* do Fígado ou da hiperatividade do Fogo do Fígado. Essas dores de cabeça estão tipicamente situadas no canal da Vesícula Biliar, na têmpora ou na lateral da cabeça.

Por favor, observe que a subida do *Yang* do Fígado nem sempre é resultante da raiva (ver adiante); ela pode ser também causada por preocupação.

Preocupação

A preocupação excessiva amarra o *Qi*, em particular o *Qi* do Pulmão e do Coração. Esta é frequentemente uma causa indireta de cefaleia, uma vez que a deficiência do *Qi* do Pulmão (Metal, no modelo dos Cinco Movimentos) pode permitir a subida do *Yang* do Fígado (Madeira, nos Cinco Movimentos), causando dores de cabeça.

Preocupação pode também ser causa direta de cefaleia situada normalmente na fronte ou no topo da cabeça, sendo caracteristicamente do tipo surda.

Observe que, como a raiva, a preocupação pode levar também à subida do *Yang* do Fígado e pode, portanto, ser causa direta de cefaleia.

Tristeza e Aflição

Tristeza e aflição exaurem o *Qi*; eventualmente, isso pode conduzir à depleção de Sangue e à deficiência de Sangue. Esse fator pode causar dores de cabeça decorrentes de uma natureza deficiente da deficiência de Sangue. Por sua vez, deficiência de Sangue pode, afinal de contas, conduzir à subida do *Yang* do Fígado, o que pode causar dores de cabeça. É mais provável que essa situação ocorra em mulheres.

Medo

Estado crônico de ansiedade e medo exaure o Rim e causa dores de cabeça tanto diretamente, pela deficiência do Rim (nesse caso, produzindo efeito na cabeça toda), quanto indiretamente, quando a deficiência do Rim provoca subida do *Yang* do Fígado.

Choque

O choque "suspende" o *Qi*, produzindo efeito no *Qi* de Coração, Pulmão e Baço, provocando geralmente dores em toda a cabeça.

Excesso de Pensamento

"Excesso de pensamento" envolve várias emoções, incluindo diferente meditação, pensar muito, pensamento nostálgico do passado e também trabalho mental excessivo. Excesso de atividade mental frequentemente é causa de cefaleias crônicas nas crianças. Embora possa parecer estranho à primeira vista, tal situação ocorre muitas vezes quando uma criança prodígio frequenta uma escola academicamente exigente com tais expectativas por parte dos pais. Isto gera um padrão precoce na vida de longas horas de trabalho mental e concentração combinada com a preocupação da necessidade para fazer o melhor, o que provoca dores de cabeça graves ou enxaqueca. Longas horas de leitura (e, hoje em dia, o trabalho em frente a um monitor de computador) forçam os olhos da criança e provocam dores de cabeça.

Culpa

Culpa é uma emoção difusa em pacientes ocidentais, a qual não é descrita nos livros de medicina chinesa.

Um sentimento de culpa pode ocorrer devido à transgressão de regras sociais ou tabus religiosos ou de se ter feito algo "errado", o que é posteriormente lamentado. Porém, um sentimento de culpa também pode ser inato e não se relacionar a qualquer ação específica. Esse último sentimento é realmente o mais destrutivo.

É importante distinguir o sentido subjetivo de culpa de suas contrapartes objetivas. Por exemplo, uma pessoa pode ser considerada culpada num tribunal, sem *se sentir* culpada; num contexto religioso, uma pessoa pode se julgar culpada frente a Deus, mas ainda não se *sentir* culpada; alguém pode ser culpado por fazer algo repreensível, mas assim mesmo pode não se *sentir* culpado. É, então, o *sentimento* de culpa que é o importante.

A culpa é uma emoção "sombria" sem redenção; é uma emoção muito mais "sombria" que a vergonha.

4 Cefaleias

A culpa pode ter efeitos diferentes em pessoas diferentes. Em primeiro lugar, pode provocar estagnação de *Qi*: produzir efeito em qualquer órgão, especialmente Pulmão, Coração, Fígado e Rim. Devido a seu caráter "sombrio", "estagnante", causa rápida e facilmente estagnação de Sangue. Essa estagnação de Sangue pode ocorrer em qualquer parte do corpo e em qualquer órgão, mas ocorre particularmente em Pulmão, Coração, Baço e Fígado.

Quando a estagnação de Sangue decorrente de culpa afeta o Aquecedor Superior (pelos canais do Coração e/ou Pulmão), ela pode causar cefaleias.

Vergonha

Vergonha é uma emoção comum em pacientes ocidentais. Ela pode ser causada em razão do indivíduo sentir-se envergonhado acerca de seu comportamento, mas, em geral, é um sentimento inato devido à educação recebida: um sentimento de inutilidade, a ausência de um sentimento de autoestima. A vergonha é direcionada para dentro; é autoacusação. O sentimento que alguém tem que *esconder* é um aspecto importante da vergonha. Sentir-se *julgado* o tempo todo.

A vergonha é direcionada para dentro e faz, então, o *Qi* estagnar; porém, também faz o *Qi*, possivelmente, afundar. Realmente, o afundamento do *Qi* é um resultado muito comum da vergonha; a Umidade também acompanha frequentemente a vergonha. Quando a pessoa sente vergonha, ela sente-se "suja", e a "sujeira" é uma característica da Umidade.

Quando a Umidade decorrente do sentimento de vergonha se instalar na cabeça, ela pode dar origem a dores de cabeça crônicas.

Sobrecarga de Trabalho

Trabalhar muitas horas sem o adequado descanso enfraquece o *Qi* do Baço e, em ultima análise, o *Yin* do Rim. Essa é a causa mais comum de deficiência de *Yin* nas sociedades industriais ocidentais. A deficiência do *Yin* do Rim provocará dores em toda a cabeça ou permitirá a subida do *Yang* do Fígado, o que causa cefaleias do tipo enxaqueca sobre o canal da Vesícula Biliar.

Atividade Sexual Excessiva

Esta é uma causa comum de dores de cabeça, particularmente nos homens. Sob circunstâncias normais, a perda temporária da Essência do Rim resultante da atividade sexual é rapidamente restabelecida, não causando a doença. Entretanto, quando a atividade sexual for muito frequente, não há tempo para a Essência do Rim ser restabelecida, resultando em deficiência da energia do Rim (*Yin* ou *Yang*, dependendo da constituição da pessoa). Como disse um velho mestre: "Dormir sozinho é melhor que tomar 100 tônicos!"

Os homens são mais afetados pelo excesso de atividade sexual que as mulheres. Muitos partos, em curto espaço de tempo, enfraquecem o útero e o Rim das mulheres. Esta é uma causa importante de depleção da Essência do Rim em mulheres, algo equivalente à atividade sexual excessiva nos homens (ver adiante). Igualmente, a excessiva perda de sangue decorrente de menorragia crônica por muitos anos também exaure o Rim.

Por intermédio da exaustão do Rim, a atividade sexual excessiva é uma causa frequente de cefaleias, tanto na região occipital como na cabeça toda. Ao contrário, caso alguém sinta cefaleia e tontura após uma relação sexual, este indivíduo certamente apresenta um nível excessivo de atividade sexual, devendo ser moderado.

É claro que é impossível definir o que é atividade sexual "excessiva", uma vez que isso é completamente relativo e depende da constituição da pessoa e da força da Essência[1].

978-85-7241-817-1

Dieta Irregular

A dieta exerce direta e profunda influência na etiologia das cefaleias. Irregularidades alimentares podem causar dores de cabeça, produzindo efeitos em diferentes órgãos. Em primeiro lugar, não comer o suficiente irá, obviamente, por si só, causar cefaleias pela deficiência geral de *Qi* e de Sangue, ocorrendo geralmente no topo da cabeça. Essa situação ocorre quando as pessoas seguem muito estritamente uma dieta, aderindo a "regras" rígidas e perdendo, consequentemente, a nutrição essencial.

Por outro lado, a superalimentação excessiva obstrui o *Qi* do Estômago e enfraquece o Baço, provocando dores de cabeça na fronte, as quais são caracteristicamente agudas.

O consumo excessivo de alimentos quentes, tais como *curries*, condimentos, pimenta (preta, branca ou vermelha), carne vermelha e álcool, causa Fogo no Fígado e/ou Calor no Estômago. O Fogo no Fígado resultará em dores na região lateral da cabeça e o Calor no Estômago em dores de cabeça frontais, ambas caracteristicamente agudas.

O consumo excessivo de alimentos que produzem Umidade afeta o Baço e provoca Umidade, o que pode causar dores surdas na fronte e sensação típica de peso na cabeça. Alimentos que produzem Umidade incluem todas as comidas gordurosas, alimentos fritos, leite, queijo, manteiga, creme, sorvete, bananas, amendoins, doces e açúcar branco.

Muito sal na dieta causará deficiência no Rim e poderá resultar em cefaleia tipo surda na cabeça toda ou na região occipital. Uma dieta baseada em produtos enlatados ou industrializados é, na maioria das vezes, pesada no sal, pois é enriquecida como muitos alimentos, tais como: *bacon*, salsichas, cereais, sopas prontas, peixe defumado e muitos outros.

Consumo excessivo de alimentos ácidos afeta o Fígado e também é causa frequente de dores de cabeça. Alimentos ácidos incluem iogurte, toranja e seu suco, maçãs cozidas, picles, vinagre, espinafre, ruibarbo, groselhas e *redcurrant*.

A maneira pela qual os alimentos são ingeridos também influencia a energia dos órgãos internos. Comer muito rápido ou durante uma discussão de trabalho leva à retenção de alimento no Estômago e a dores caracteristicamente agudas na região frontal da cabeça. Irregularidade alimentar ou comer muito tarde à noite produz deficiência do *Yin* do Estômago e pode causar dores surdas na fronte (ver também Cap. 22, *Dor Epigástrica*).

Deve ser lembrado que os princípios de dieta chinesa foram desenvolvidos há mais de 2.000 anos. Os chineses não levaram em conta os descobrimentos modernos sobre alimentação e, a maioria deles, não considerou o papel da química na alimentação. O alimento nunca tinha sido submetido a tanta manipulação química como nos últimos 30 anos. Da maneira como se entende as cefaleias, elas podem ser muito afetadas pela química no alimento. Por exemplo, é bem conhecido que o glutamato monossódico (encontrado em restaurantes chineses) pode causar cefaleias. A possibilidade de sensibilidade a certos produtos químicos deve, portanto, estar sempre em mente quando se investiga a etiologia das dores de cabeça.

Finalmente, alguns dos alimentos que consumimos não são encontrados na alimentação chinesa e, por essa razão, não são mencionados em livros de dieta. Chocolate e café são exemplos disso. Eles podem agravar as dores de cabeça ou precipitar uma crise de enxaqueca. Em particular, um consumo excessivo de café é causa frequente de dores de cabeça crônicas em nossa sociedade e, em minha experiência, qualquer sofredor de cefaleia crônica se beneficia grandemente não bebendo café[2].

Trauma

Acidentes graves e quedas que produzem efeitos na cabeça podem causar estagnação de Sangue numa determinada área da cabeça. Esta é uma causa frequente de cefaleias crônicas. Se um paciente sofre de dores de cabeça que ocorrem sempre na mesma região, geralmente em áreas pequenas, então, deve-se considerar a possibilidade de traumas antigos na cabeça. O paciente pode não se lembrar de alguma queda ou acidente antigo e não relacioná-lo à cefaleia. Uma mancha de cor púrpura extensa e isolada na ponta da língua pode indicar trauma antigo na região da cabeça.

Em particular, um trauma na cabeça pode não causar dores logo a seguir, mas os sintomas podem se iniciar anos mais tarde, quando ocorrer outra causa da doença. Por exemplo, uma criança pode bater a cabeça e ficar levemente contundida. Muitos anos depois, ela pode experimentar problemas emocionais relacionados à raiva ou à frustração, os quais causam a subida do *Yang* do Fígado. Nesse caso, a dor de cabeça proveniente da subida do *Yang* do Fígado se alojará na área da cabeça em que ocorreu o antigo trauma e irá sempre produzir efeito em tal área.

Partos

Um número grande de partos, muito próximos uns dos outros, enfraquece seriamente Fígado, Rim e Vaso Concepção (*Ren Mai*) da mulher. Deficiência do Fígado e do Rim podem gerar cefaleias por Deficiência, provenientes da Essência do Rim que não alcança a cabeça; a deficiência do Fígado e do Rim pode também provocar a subida do *Yang* do Fígado e, portanto, causar dores de cabeça desse tipo.

É importante lembrar que abortos também são considerados "partos" no que tange à causa de doenças. Um aborto é tão prejudicial quanto um parto: de fato, alguns médicos chineses chegam a dizer que os abortos são mais prejudiciais que o parto. Em primeiro lugar, porque pode haver perda sanguínea maior num aborto do que num parto; em segundo lugar, num aborto há uma alteração abrupta dos níveis hormonais; em terceiro lugar, um aborto (especialmente um tardio) é emocionalmente muito angustiante e a mãe, muitas vezes, apresenta sensação profunda de perda e fracasso.

978-85-7241-817-1

Fatores Patogênicos Externos

Os principais fatores patogênicos externos que causam cefaleias são Vento e Umidade.

O Vento afeta a região superior do corpo, sendo uma causa muito frequente de dores de cabeça, as quais podem ocorrer de forma independente, sem outros sintomas, ou em combinação com sintomas de invasão de Vento-Frio. Vento Externo também afeta os músculos do pescoço, causando rigidez bem definida. O Vento é normalmente causa de cefaleias agudas, porém invasões repetidas de Vento podem transformar-se em dores de cabeça crônicas e em rigidez cervical e dos ombros (chamadas de Vento-Calor).

Umidade Externa pode também produzir efeitos na cabeça, ainda que este fator patogênico, em especial, normalmente invada a parte inferior do corpo. Entretanto, invasões agudas de Umidade produzem facilmente efeitos no Aquecedor Médio; daí, a Umidade pode elevar-se, impedindo que o *Yang* límpido alcance a cabeça para desobstruir os orifícios.

Resumo

Etiologia
- Deficiência constitucional
- Estresse emocional
  - Raiva
  - Preocupação
  - Tristeza e aflição
  - Medo
  - Choque
  - Excesso de pensamento
  - Culpa
  - Vergonha
- Sobrecarga de trabalho
- Atividade sexual excessiva
- Dieta irregular
  - Não comer o suficiente
  - Excesso de alimentação
  - Consumo excessivo de alimentos de energia quentes (*curries*, condimentos, pimenta, carne vermelha e álcool)
  - Consumo excessivo de alimentos que produzem Umidade (comidas gordurosas, alimentos fritos, leite, queijo, manteiga, creme, sorvete, bananas, amendoins, doces e açúcar branco)
  - Muito sal
  - Consumo excessivo de alimentos ácidos (iogurte, toranja e seu suco, maçãs cozidas, picles, vinagre, espinafre, ruibarbo, groselhas e *redcurrant*)
  - Hábitos irregulares de alimentação
  - Química na alimentação
  - Chocolate e café
- Traumas
- Partos
- Fatores patogênicos externos

Canais de Energia

Um conhecimento meticuloso dos canais que fluem pela cabeça é essencial para o tratamento por acupuntura das cefaleias. Ao tratar cefaleias sempre precisamos observar sua patologia de diferentes perspectivas, ou seja, da perspectiva da desarmonia dos Órgãos Internos e dos canais de energia envolvidos.

Superficialmente, a cabeça contém apenas canais *Yang*, uma vez que os canais *Yang* do braço terminam na cabeça e os canais dos pés começam nessa parte do corpo. Isso significa que a cabeça é uma área de concentração de *Yang Qi*; por isso, antigamente foi comparada ao Céu e foi também muitas vezes chamada de o "Palácio do *Yang*".

A obra *Correct Seal of Medical Circles* diz[3]:

A cabeça é como o Céu [estando no topo]: *o* Qi *claro dos três canais* Yang [*Yang Maior, Yang Menor e Yang Brilhante*] *e os Seis Órgãos* Yang, *bem como o Sangue e a Essência dos três canais* Yin [*Yin Maior, Yin Menor e Yin Terminal*] *e os Cinco Órgãos* Yin, *todos alcançam o Céu. Ele é afetado pelos seis fatores climáticos patogênicos externos, bem como pelos fatores patogênicos internos.*

Como os canais *Yang* do braço terminam na face e fluem para os canais *Yang* da perna que começam na face, os canais *Yang* (do braço e da perna) poderiam realmente ser considerados como um canal em que não há nenhuma interrupção entre as seções do braço e da perna (isto é Intestino Grosso-Estômago, Intestino Delgado-Bexiga e Triplo Aquecedor-Vesícula Biliar). Essa é, realmente, uma maneira pela qual os canais são emparelhados, ou seja, *Yang* Brilhante (Intestino Grosso e Estômago), *Yang* Maior (Intestino Delgado e Bexiga) e *Yang* Menor (Triplo Aquecedor-Vesícula Biliar). Isso significa que frequentemente os pontos distais do braço e os canais da perna apresentam ações bem similares e são quase intercambiáveis, por exemplo, IG-4 (*Hegu*) e E-44 (*Neiting*), e TA-2 (*Yemen*) e VB-43 (*Xiaxi*). A Figura 1.2 mostra os canais do Intestino Grosso e do Estômago para ilustrar esse princípio.

Assim, a conexão entre os canais *Yang* na face é mais direta do que entre canais *Yin* no tórax (os canais *Yin* do braço começam no tórax e os canais da perna terminam no tórax).

> !
> - Os canais *Yang* se comunicam direta e superficialmente na face (por exemplo, IG-20 [*Yingxiang*] e E-1 [*Chengqi*], ID-19 [*Tinggong*] e B-1 [*Jingming*], TA-23 [*Sizhukong*] e VB-1 [*Tongziliao*]). Então, frequentemente, os pontos distais dos canais do braço e da perna apresentam ações bem similares e são quase intercambiáveis (por exemplo, IG-4 [*Hegu*] e E-44 [*Neiting*], ID-3 [*Houxi*] e B-65 [*Shugu*] e TA-2 [*Yemen*] e VB-43 [*Xiaxi*])

A cabeça é a parte mais alta do corpo, não apenas antômica, mas também energeticamente, de acordo com o fluxo de *Qi* nos doze canais. É, na verdade, a área de potencial máximo de energia na circulação de *Qi* nos canais. O *Qi* circula nos canais porque há uma diferença de energia potencial entre tórax e cabeça. Se considerarmos os quatro primeiros canais, por exemplo, veremos que o *Qi* começa na área do tórax, no canal do Pulmão: esta é a área de potencial mínimo de energia.

A fim de compreendermos melhor, visualizemos uma determinada quantidade de água na base de uma montanha, onde o potencial de produção de energia é mínimo. Se carregarmos vagarosamente essa água montanha acima, como sabemos, gradualmente seu potencial de

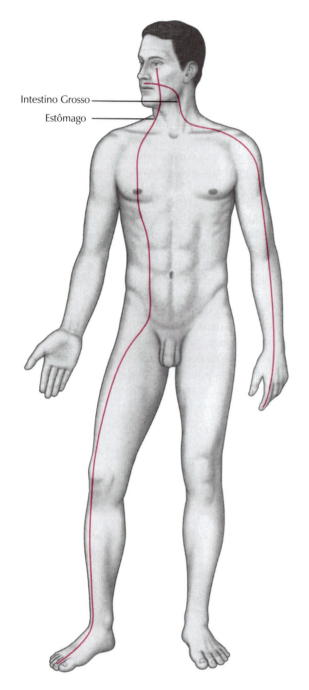

Figura 1.2 – Canais do Estômago e do Intestino Grosso como um canal contínuo.

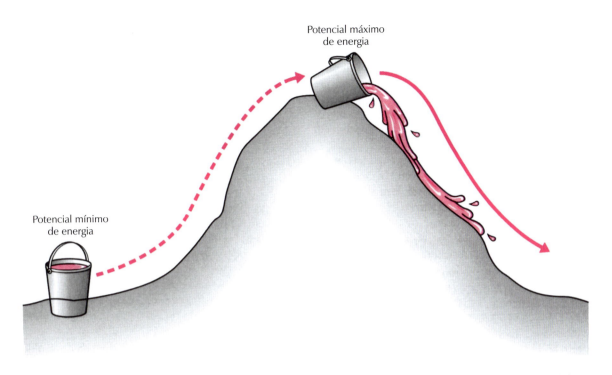

Figura 1.3 – Potencial de energia na circulação de *Qi* (De Maciocia G 2006 The Channels of Acupuncture. Churchil Livingstone, Edinburgh).

produção de energia irá aumentar. Quando a água atingir o topo da montanha, o potencial de produção de energia (hidrelétrica) será máximo (Fig. 1.3).

A base da montanha corresponde ao tórax, a metade do caminho corresponde às mãos (ou aos pés) e o topo da montanha corresponde à cabeça. Assim, a partir do canal do Pulmão no tórax, o *Qi* começa a se mover para cima, em direção à cabeça. Nas pontas dos dedos, o *Qi* troca de polaridade, isto é, flui do canal *Yin* do Pulmão para o canal *Yang* do Intestino Grosso, mas ainda está fluindo na direção da cabeça e seu potencial está aumentando. Quando o *Qi* alcança a cabeça, o potencial está no seu máximo e, então, começa a diminuir à medida que flui na direção dos pés. Nestes, o *Qi* troca de polaridade, isto é, flui do canal *Yang* do Estômago para o canal *Yin* do Baço, mas seu potencial ainda está *diminuindo* à medida que flui na direção da área do tórax, a área de potencial mínimo de energia.

As Figuras 1.4. e 1.5 ilustram o conceito de energia potencial no fluxo do *Qi* do tórax (área de potencial mínimo de energia) às mãos (área de potencial médio de energia), à cabeça (área de potencial máximo de

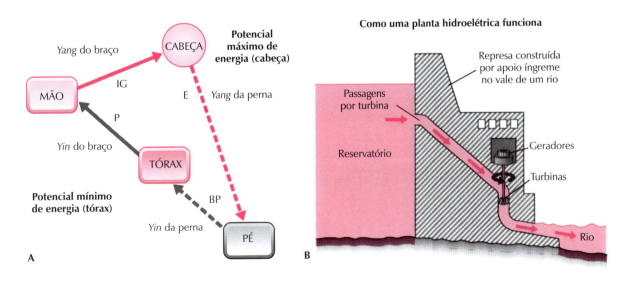

Figura 1.4 – (A–B) Potencial de energia e circulação de *Qi*. BP = Baço-Pâncreas; E = Estômago; IG = Intestino Grosso; P = Pulmão.

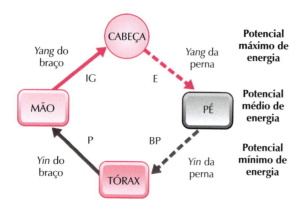

FIGURA 1.5 – Potencial de energia e circulação de *Qi*. BP = Baço-Pâncreas; E = Estômago; IG = Intestino Grosso; P = Pulmão.

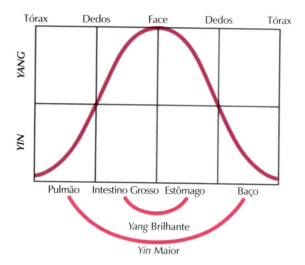

FIGURA 1.6 – Circulação do *Qi* nos quatro primeiros canais.

energia), aos pés (área de potencial médio de energia) e de volta ao tórax (área de potencial mínimo de energia).

Quando o *Qi* alcança o tórax, o potencial é mínimo (a água alcançou a base da montanha outra vez). O *Qi* do canal do Baço se conecta internamente com o canal do Coração e um ciclo de quatro novos canais inicia-se exatamente da mesma maneira. O ciclo do *Qi* nos quatro primeiros canais pode ser visto na Figura 1.6. A Figura 1.7 mostra a circulação do *Qi* nos doze canais.

A implicação disso tudo é que a cabeça é a área de potencial máximo de *Qi* e, portanto, está sujeita a sofrer as consequências da elevação de energia (ou fatores patogênicos), por exemplo, a subida do *Yang* do Fígado, do Fogo do Fígado, do Vento do Fígado ou do Calor do Coração. Por outro lado, uma falha na subida do *Yang Qi* puro pode causar obstrução da cabeça por Umidade ou Fleuma.

A cabeça é também a área de concentração de energia *Yang*, uma vez que todos os canais *Yang* encontram-se diretamente e juntam-se nessa área. Na verdade, desde que os canais superficiais foram descritos, apenas os canais *Yang* atingiam a cabeça. Por essa razão, a cabeça é muitas vezes chamada de "a confluência do *Yang*", "o Palácio do *Yang*" ou "o Palácio do *Yang* puro"[4].

Entretanto, o *Yin Qi* obviamente também alcança a cabeça, mas apenas internamente. Dos canais *Yin* apenas o do Coração e o do Fígado alcançam a cabeça por via interna (passagem profunda). Todos os outros canais *Yin* alcançam a cabeça indiretamente via seus canais divergentes, assim como cada canal divergente *Yin* emerge com seu correspondente canal divergente *Yang* na área do pescoço (Fig. 1.8). Dessa maneira, os canais divergentes são trajetos importantes nos quais o *Yin Qi* alcança a cabeça (assim como todo canal divergente *Yin* eventualmente emerge com seu correspondente canal divergente *Yang* na área do pescoço). A Figura 1.9 resume os canais atingindo a cabeça.

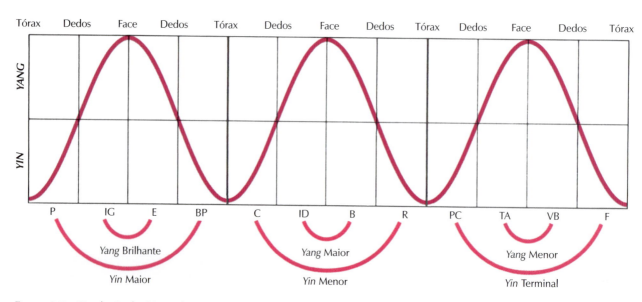

FIGURA 1.7 – Circulação do *Qi* nos doze canais. B = Bexiga; BP = Baço-Pâncreas; C = Coração; E = Estômago; F = Fígado; ID = Intestino Delgado; IG = Intestino Grosso; P = Pulmão; PC = Pericárdio; R = Rim; TA = Triplo Aquecedor; VB = Vesícula Biliar.

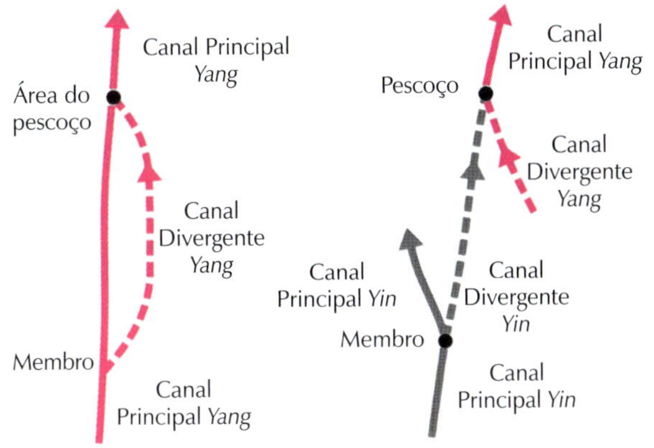

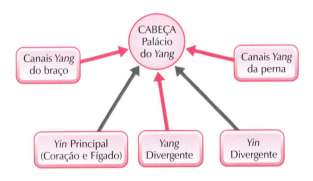

FIGURA 1.8 – Conexão entre canais Divergentes Yin e Yang.

FIGURA 1.9 – Canais que alcançam a cabeça.

Assim, tanto o *Yang* puro proveniente dos órgãos *Yang*, como a essência pura proveniente dos órgãos *Yin* alcançam a cabeça.

Nos relatos das dores de cabeça, os dois canais *Yang* envolvidos com mais frequência são o da Vesícula Biliar e o da Bexiga. Dos canais *Yin*, os dois envolvidos com mais frequência são o do Fígado e o do Rim.

Patologia

Como a cabeça é uma área de concentração de *Yang Qi*, a patologia das dores de cabeça pode ser reduzida a quatro condições muito simples e básicas de excesso de *Yang*, deficiência de *Yang*, excesso de *Yin* e deficiência de *Yin*.

Exemplos de excesso de *Yang* são a subida do *Yang* do Fígado e do Fogo do Fígado; exemplos de deficiência de *Yang* são deficiência do *Qi* do Estômago, deficiência do *Yang* do Rim e deficiência do *Qi* do Baço; exemplos de excesso de *Yin* são Umidade e Fleuma; e exemplos de deficiência de *Yin* são deficiência do Sangue do Fígado e deficiência do *Yin* do Rim.

Excesso de Yang

"Excesso de *Yang*" apresenta dois significados diferentes: pode indicar um excesso real de *Yang Qi* na cabeça (como no caso do Fogo do Fígado) ou subida excessiva do *Yang* para a cabeça (como no caso da subida do *Yang* do Fígado). É importante não confundir essas duas condições.

Na realidade, a diferença entre Fogo do Fígado e subida do *Yang* do Fígado é uma boa ilustração dessa diferença. Com Fogo do Fígado, há um excesso real de *Yang*, isto é Fogo (Calor por Excesso). Esse quadro se manifesta com face vermelha, sensação de calor na face, sede intensa, sabor amargo e irritabilidade. Essa é uma condição de Calor por Excesso que deve ser drenado com ervas frias e amargas. Fogo do Fígado é um tipo de Calor por Excesso e apresenta a tendência de secar os fluidos do corpo, podendo causar hemorragia e afetar fortemente a Mente.

A subida do *Yang* do Fígado, pelo contrário, não é uma condição de Calor por Excesso, mas simplesmente um desequilíbrio do *Qi* com *Qi* e *Yang* subindo excessivamente à cabeça. Embora haja alguns sintomas de Calor em decorrência da elevação do *Yang* à cabeça (face vermelha), não é uma condição de excesso nem uma condição de Calor por Excesso. Há uma diferença muito importante entre a fitoterapia do Fogo do Fígado e da subida do *Yang* do Fígado: ao passo que o primeiro é tratado por meio de drenagem do Fogo com ervas frias e amargas (por exemplo, *Huang Qin* [*Radix Scutellariae*] e *Long Dan Cao* [*Radix Gentianae*]), o último é tratado dominando o *Yang* por meio de ervas que afundam o *Qi* (por exemplo, *Shi Jue Ming* [Concha *Haliotidis*] e *Mu Li* [Concha *Ostreae*]).

> **Nota Clínica**
> - Fogo do Fígado é uma condição de Calor por Excesso (sede, sabor amargo, sensação de calor, face vermelha, olhos vermelhos, urina escura, fezes secas); a subida do *Yang* do Fígado é puramente um desequilíbrio entre *Yin* e *Yang* com subida excessiva de *Yang Qi* para a cabeça
> - As dores de cabeça provenientes do excesso de *Yang* são, então, decorrentes de estagnação de *Yang Qi* na cabeça: o *Qi* não pode circular e isso causa dor de cabeça. A cefaleia por excesso de *Yang* é por definição intensa e normalmente pulsante

Deficiência de Yang

Com a deficiência de *Yang* há a situação oposta, isto é, *Yang* puro não suficiente alcança a cabeça. Sob circunstâncias normais, o *Yang Qi* puro flui até a cabeça, desobstruindo os orifícios dela (orelhas, nariz, boca, olhos e Mente). A subida do *Yang* puro para a cabeça também é muito importante para remoção constante de potenciais fatores patogênicos *Yin* da cabeça.

A elevação fisiológica do *Yang* puro à cabeça é facilitada em virtude de, superficialmente, a cabeça conter apenas canais *Yang*. Os exemplos mais comuns de *Yang* deficiente que não sobe à cabeça são *Qi* do Estômago ou *Yang* do Rim não atingindo a cabeça. A deficiência do *Qi* do Estômago causará dor de cabeça frontal, ao passo que a do *Yang* do Rim causará dor de cabeça occipital.

A dor de cabeça decorrente de deficiência é por definição surda e moderada.

Excesso de Yin

Como vimos, embora o *Yin Qi* alcance a cabeça de forma indireta pelos canais divergentes, superficialmente só há canais *Yang* na cabeça. Isso não é coincidência, uma vez que o *Yang Qi* puro precisa subir à cabeça para clarear os orifícios. O acúmulo de Excesso de *Yin* na cabeça terá o efeito de impedir a subida do *Yang* puro e gerar, então, obscurecimento dos orifícios.

"Obscurecimento dos orifícios" resultará em visão turva, tontura, obstrução nasal, sabor pegajoso, tinido e sensação de atordoamento (entorpecimento) e peso na cabeça. Os dois fatores patogênicos mais de comuns que produzem excesso de *Yin* na cabeça são Umidade e Fleuma.

A dor de cabeça por excesso de *Yin* é surda, mas intensa.

Deficiência de Yin

Como a cabeça é uma área de confluência de canais *Yang*, necessariamente ocorre a subida do *Yang* puro à cabeça; por essa razão, a deficiência de *Yin* não é uma causa comum de dores de cabeça. Porém, como Sangue faz parte do *Yin*, a deficiência de Sangue que é uma causa relativamente comum de dores de cabeça também é um tipo de deficiência de *Yin*. A deficiência do Sangue do Fígado ou do Coração é uma causa comum de dores de cabeça.

Outros exemplos de deficiência de *Yin* provocando dores de cabeça são deficiência de *Yin* do Rim ou de Essência do Rim.

A dor de cabeça de deficiência de *Yin* é surda e moderada.

Resumo

Patologia
- Excesso de *Yang*
  - Subida do *Yang* do Fígado, Fogo do Fígado
  - Intensa e normalmente pulsante
- Deficiência de *Yang*
  - Deficiência de *Qi* do Estômago (frontal) ou do *Yang* do Rim (occipital)
  - Surda e moderada
- Excesso de *Yin*
  - Umidade e Fleuma
  - Surda, mas intensa
- Deficiência de *Yin*
  - Deficiência de Sangue do Fígado ou do Coração, deficiência do *Yin* ou da Essência do Rim
  - Surda e moderada

Diagnóstico

As cefaleias podem ser diagnosticadas a partir de duas perspectivas: do ponto de vista dos canais ou dos Órgãos Internos. Ambas são igualmente relevantes na prática clínica, particularmente sob a perspectiva do acupunturista. Discutirei os pontos diagnósticos principais a partir de três pontos de vista:

- Diagnóstico de acordo com os canais de energia.
- Diagnóstico de acordo com o tipo de dor.
- Diagnóstico de acordo com melhora e piora.

O diagnóstico de acordo com os Órgãos Internos será discutido no próximo tópico: "Identificação dos Padrões e Tratamento".

978-85-7241-817-1

Diagnóstico de acordo com os Canais de Energia

O livro *Medical Talks from the Deserted Cottage* diz[5]:

A dor de cabeça do tipo Yang *Maior produz efeito no occipital; a do tipo* Yang *Brilhante produz efeito na fronte; a do tipo* Yang *Menor produz efeito nas laterais da cabeça... a do tipo* Yin *Terminal produz efeito no topo da cabeça...* Yin *Maior e Menor não sobem à cabeça, mas a Fleuma pode impedir que o* Qi *desça e o* Yang *puro suba livremente para a cabeça.*

Essa classificação proporciona uma orientação útil na prática clínica para uma identificação rápida do canal envolvido em um dado tipo de cefaleia (Fig. 1.10).

Entretanto, esse é apenas um guia geral, que primeiramente precisa ser aprimorado e posteriormente integrado com a identificação dos padrões dos Órgãos Internos. Por exemplo, ao passo que uma dor no topo da cabeça frequentemente envolve o canal *Yin* Terminal, isto é, o canal do Fígado, tal dor pode ser atribuída tanto à subida do *Yang* do Fígado quanto à deficiência do Sangue do Fígado. Além disso, uma dor no topo da cabeça pode também ser atribuída à deficiência de *Qi* e/ou de Sangue, incapazes de alcançar a cabeça, e não necessariamente reflete um envolvimento exclusivo do canal do Fígado.

Uma análise posterior do canal afetando varias áreas da cabeça apresenta-se a seguir.

Topo da Cabeça

O canal do Fígado atinge o topo da cabeça internamente, sendo a causa mais frequente de dor nessa área (Fig. 1.11).

A dor no topo da cabeça é mais frequente devido ao Sangue no Fígado deficiente, o qual se revela incapaz de atingir essa área. Essa cefaleia será caracteristicamente do tipo surda e melhorará quando o paciente se deitar. Em alguns casos, uma dor nessa área pode ser atribuída à subida do *Yang* do Fígado; nesse caso, a dor será do tipo aguda.

Há também outras causas de dores de cabeça nessa área que não estão relacionadas ao canal do Fígado, tais como deficiência de *Qi* e de Sangue, os quais são incapazes de atingir o topo da cabeça, ou deficiência de Sangue no Coração.

Dor apenas no topo da cabeça não deve ser confundida com aquela que afeta essa região, mas inicia-se na base do occipital e caminha para cima. Esse tipo de dor é decorrente do canal da Bexiga.

Laterais da Cabeça

Essa área corresponde ao canal da Vesícula Biliar; a dor nessa região é atribuída com mais frequência à subida do *Yang*, do Fogo ou do Vento do Fígado (Fig. 1.12). Tal dor é aguda e do tipo latejante.

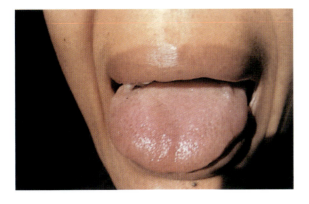

Prancha 3.1 – Língua de mulher de 48 anos de idade sofrendo de dispneia (deficiência do Yang do Pulmão e do Rim), p. 76.

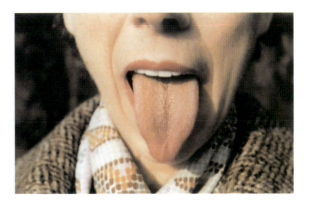

Prancha 3.2 – Língua de mulher de 42 anos de idade sofrendo de dispneia (deficiência do Yang do Pulmão e do Rim), p. 76.

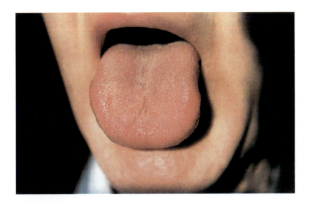

Prancha 4.1 – Língua de homem de 58 anos de idade sofrendo de asma (Fleuma-Calor contra fundo de deficiência do Baço), p. 88.

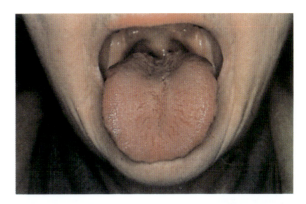

Prancha 4.2 – Língua de mulher de 45 anos de idade sofrendo de asma (retenção de Fleuma-Calor contra fundo de deficiência do Baço), p. 90.

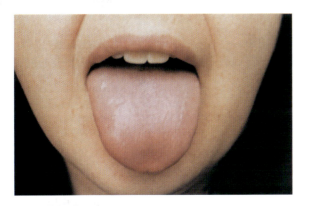

Prancha 5.1 – Língua de mulher de 35 anos de idade sofrendo de eczema (deficiência dos sistemas de Qi Defensivo do Pulmão e do Rim), p. 136.

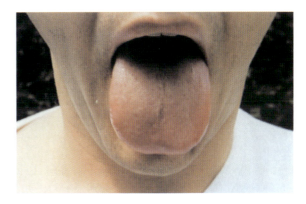

Prancha 5.2 – Língua de homem de 33 anos de idade sofrendo de asma (deficiência dos sistemas do Qi Defensivo do Pulmão e do Rim), p. 140.

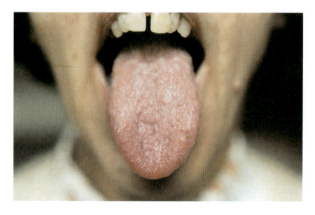

Prancha 8.1 – Língua de mulher de 80 anos de idade com tosse crônica (retenção de Fleuma-Calor no Pulmão contra fundo de deficiência do *Yin* do Pulmão), p. 192.

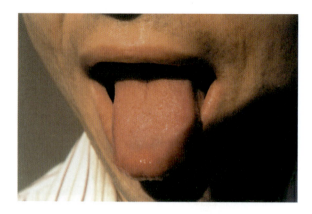

Prancha 12.1 – Ponta da língua Vermelha, indicando tensão mental e emocional, p. 276.

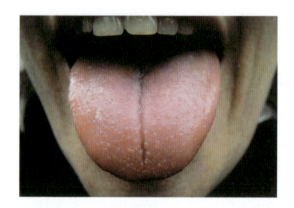

Prancha 12.2 – Fissura do Coração, p. 277.

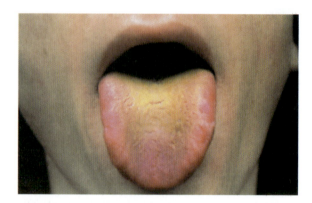

Prancha 12.3 – Laterais da língua Vermelhas relacionadas ao Calor do Fígado, p. 277.

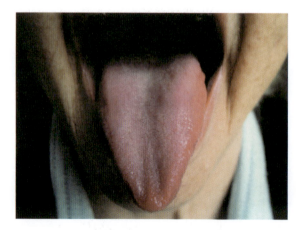

Prancha 12.4 – Laterais e ponta da língua Vermelhas relacionadas ao Calor do Fígado e do Coração, p. 277.

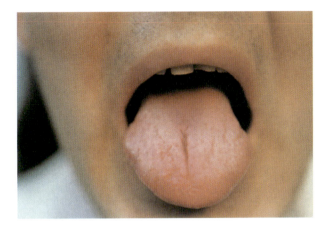

Prancha 12.5 – Inchaço anormal de terço anterior da língua, indicando problemas mentais graves, p. 277.

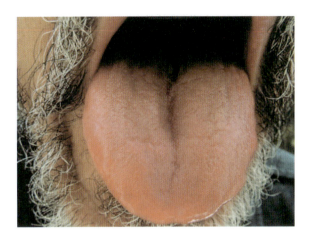

Prancha 12.6 – Fissura de Estômago-Coração combinada, p. 278.

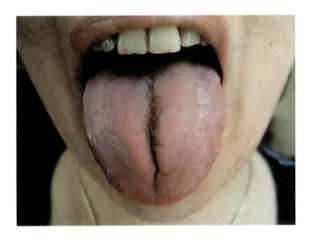

Prancha 12.7 – Fissura de Estômago-Coração combinada com revestimento áspero, pegajoso e amarelo na fissura, p. 278.

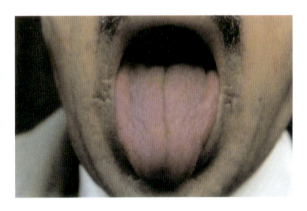

Prancha 15.1 – Língua de homem de 61 anos de idade com insônia (deficiência do *Yin* do Fígado), p. 357.

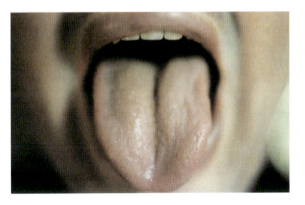

Prancha 16.1 – Fissura de Estômago-Coração (Fleuma obstruindo a Mente), p. 375.

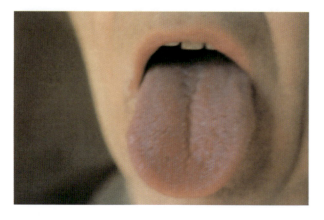

Prancha 16.2 – Língua Vermelha sem revestimento e com fissura de Coração (deficiência grave de *Yin* do Coração e do Rim e Fleuma-Calor obscurecendo a Mente), p. 384.

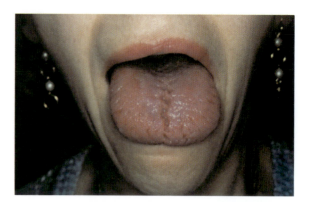

Prancha 16.3 – Língua ligeiramente Vermelha, inchada nas laterais, fissurada e com revestimento sem raiz, fissura de Coração no meio (deficiência de Baço, deficiência do *Yin* do Rim e deficiência de Coração), p. 391.

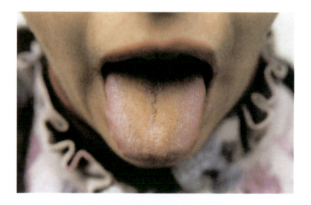

Prancha 16.4 – Língua Vermelha, mais vermelha nas laterais, com revestimento amarelo (estagnação do *Qi* do Fígado gerando Fogo do Fígado), p. 397.

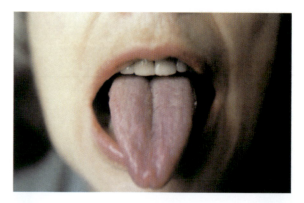

Prancha 16.5 – Língua Vermelho-púrpura, Rígida, Inchada, com fissura de Estômago no centro, revestimento espesso, pegajoso e amarelo (Fleuma-Fogo que afeta Estômago e Coração e estagnação de Sangue), p. 399.

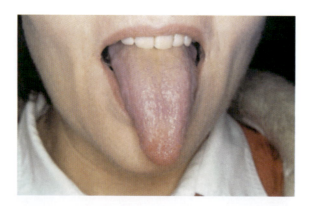

Prancha 16.6 – Língua ligeiramente Pálida com ponta Vermelha e pontos vermelhos (deficiência do *Yang* do Rim), p. 403.

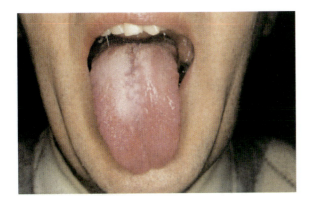

Prancha 16.7 – Língua Vermelha, com fissura do Coração e sem revestimento suficiente (deficiência do Yin do Coração), p. 405.

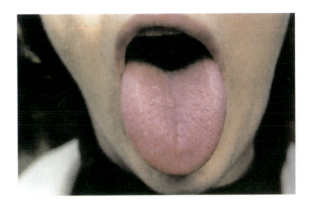

Prancha 16.8 – Língua Vermelha, com fissura do Coração, quase completamente sem revestimento (deficiência do Yin do Fígado), p. 407.

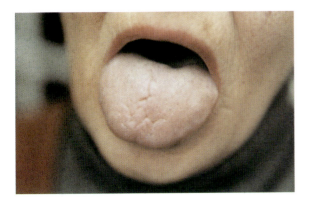

Prancha 20.1 – Língua de mulher de 61 anos de idade com fadiga (deficiência de Yang do Rim e de Yin do Rim), p. 494.

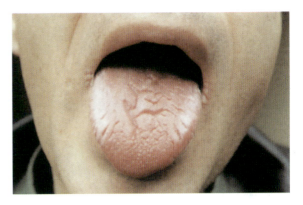

Prancha 20.2 – Língua de homem de 37 anos de idade com fadiga (deficiência de Yin do Estômago e do Baço), p. 500.

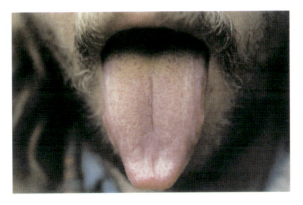

Prancha 20.3 – Língua de homem de 28 anos de idade com fadiga (estagnação do Qi do Fígado), p. 505.

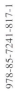

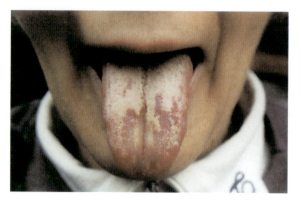

Prancha 20.4 – Língua de mulher de 42 anos de idade com fadiga (retenção de Calor-Umidade), p. 513.

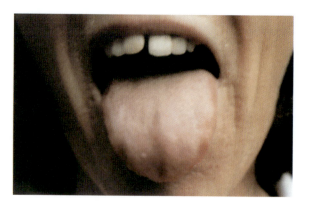

Prancha 21.1 – Língua de mulher de 59 anos de idade com Síndrome Dolorosa Obstrutiva do Tórax (Fleuma e Frio estagnados no tórax), p. 526.

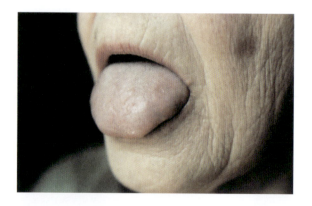

Prancha 21.2 – Língua de mulher de 70 anos de idade com Síndrome Dolorosa Obstrutiva do Tórax (estagnação de Frio no tórax), p. 530.

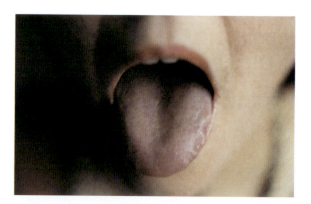

Prancha 22.1 – Língua de mulher de 45 anos de idade sofrendo de dor epigástrica (deficiência do *Qi* do Baço e excesso devido à Retenção de Alimento), p. 560.

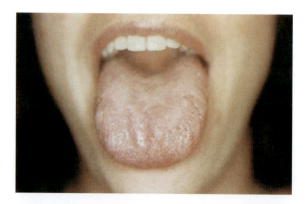

Prancha 22.2 – Língua de mulher de 47 anos de idade sofrendo de dor epigástrica (deficiência de Baço e de Estômago com Frio Interno), p. 573.

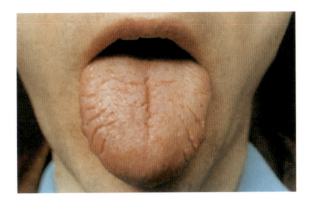

Prancha 22.3 – Língua de homem de 37 anos de idade sofrendo de dor epigástrica (deficiência de *Yin* do Estômago e do Baço), p. 574.

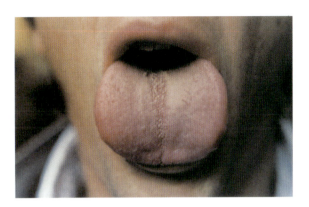

Prancha 27.1 – Língua de homem de 40 anos de idade sofrendo de dor abdominal (estagnação do *Qi* do Fígado), p. 637.

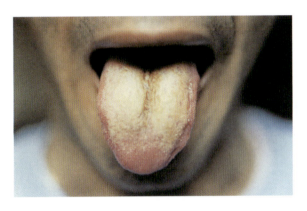

Prancha 29.1 – Língua de homem de 37 anos de idade sofrendo de diarreia (Calor-Umidade afetando os Intestinos), p. 667.

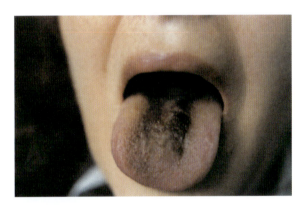

Prancha 30.1 – Língua de mulher de 62 anos de idade sofrendo de constipação (ver p. 683 para diagnóstico).

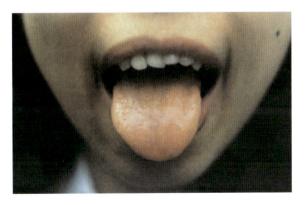

Prancha 30.2 – Língua de mulher de 39 anos de idade sofrendo de constipação (deficiência grave de Sangue), p. 688.

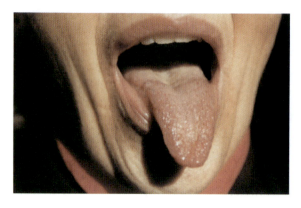

Prancha 31.1 – Língua de mulher de 30 anos de idade sofrendo de cistite recorrente (Síndrome Urinária de Calor decorrente do Fogo do Coração afetando Intestino Delgado e infundindo até a Bexiga), p. 703.

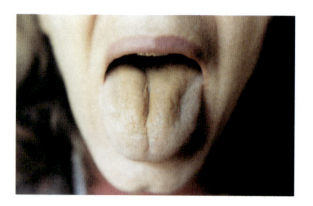

Prancha 31.2 – Caso clínico de Síndrome Urinária de Calor, mulher, p. 710.

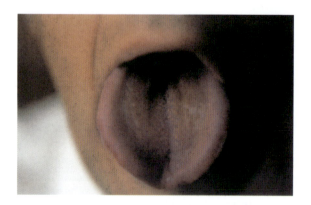

Prancha 41.1 – Caso clínico de Síndrome de Fadiga Crônica, homem, p. 947.

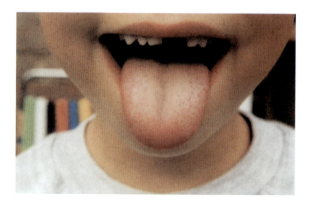

Prancha 48.1 – Língua de menino de 6 anos de idade sofrendo de infecção respiratória superior (invasão de Vento-Calor com alguns sintomas de Fogo Tóxico), p. 1085.

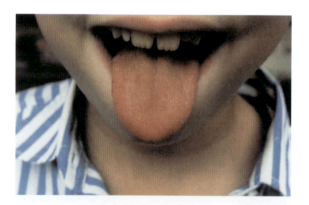

Prancha 48.2 – Língua de menino de 7 anos de idade sofrendo de resfriado (originalmente invasão de Vento-Calor; na hora de consulta, o fator patogênico havia passado ao nível do *Qi*), p. 1089.

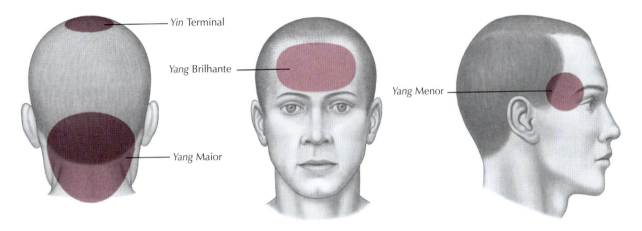

Figura 1.10 – Áreas de dor de cabeça.

Apenas um Lado
Essa área também corresponde ao canal da Vesícula Biliar; a dor nessa região também é atribuída à subida do *Yang* ou do Fogo do Fígado. É dito na medicina chinesa que dor no lado esquerdo da cabeça é mais comumente resultante de deficiência e, no lado direito, de excesso, mas isso não é uma regra segura.

Têmporas
Essa área também corresponde ao canal da Vesícula Biliar; a dor de cabeça afeta com mais frequência apenas um lado. Essa cefaleia possui como causa a subida do Fogo, do *Yang* ou do Vento do Fígado, sendo caracteristicamente do tipo latejante (Fig. 1.13).

Atrás dos Olhos
Essa é uma localização muito frequente para enxaqueca. Se a dor for surda, a cefaleia é atribuída à deficiência do Sangue do Fígado; se a dor for aguda e grave, é atribuída à subida do *Yang* do Fígado.

Região Frontal
Dores de cabeça nessa área estão relacionadas geralmente ao Estômago. Podem indicar deficiência do Estômago, se a dor for surda; Calor no Estômago, se a dor for aguda.

A retenção de Umidade ou Fleuma na cabeça é uma causa muito frequente de cefaleias frontais, impedindo o *Yang* puro de subir para desobstruir os orifícios dos

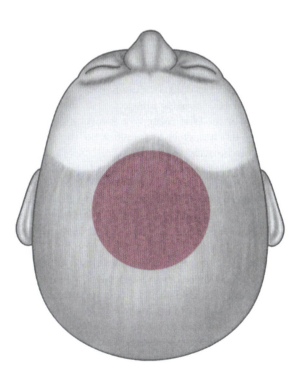

Figura 1.11 – Área de dor de cabeça do canal do Fígado.

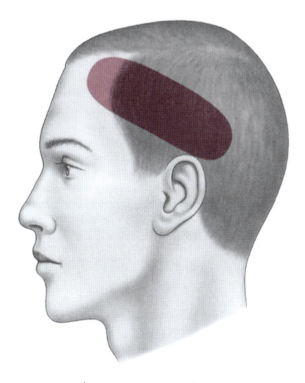

Figura 1.12 – Área das laterais da cabeça.

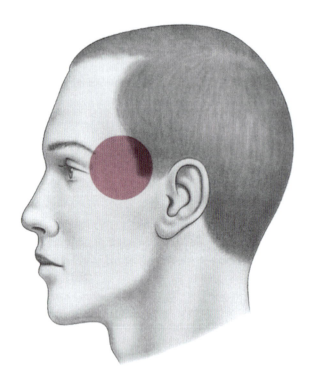

FIGURA 1.13 – Área temporal.

sentidos. Por essa razão, esse tipo de dor é associado à sensação de peso na cabeça, atordoamento (entorpecimento) e falta de concentração. Se a Fleuma estiver causando dor, a pessoa também irá sentir tontura e visão turva.

Em alguns casos, as dores de cabeça frontais podem ser atribuídas a um fator patogênico residual, tal como Vento externo que não foi expelido depois de invasão de Vento-Frio ou Vento-Calor exterior.

Região Posterior da Cabeça (Occipital)

Cefaleias crônicas nessa área são geralmente atribuídas à deficiência do Rim manifestando-se no canal da Bexiga.

Dores agudas nesta região são atribuídas à invasão de Vento externo (geralmente Vento-Frio) e determinam uma característica típica de padrão do *Yang* Maior na identificação de padrões de acordo com os Seis Estágios (ver *Apêndice 1*). Esse tipo de dor é acompanhado de grande rigidez nas costas e no pescoço.

Em alguns casos, dores no occipital podem ser associadas ao padrão da Bexiga, tal como Umidade-Calor na Bexiga, caso em que a dor será aguda.

Cabeça Inteira

Dores crônicas nessa área são atribuídas à deficiência do *Yin* do Rim ou da Essência do Rim. A Essência do Rim nutre o cérebro, sendo que, quando está deficiente, provoca má nutrição. Isso pode provocar dores surdas em toda a cabeça, acompanhadas por sensação de vazio na cabeça.

Dores agudas afetando a cabeça toda são atribuídas à invasão de Vento externo (Vento-Frio ou Vento-Calor). Essas dores são graves e agudas, algumas vezes acompanhadas de sensação de puxão.

Assim, há geralmente uma correlação entre o padrão relacionado a um tipo específico de dor de cabeça e o canal envolvido. Por exemplo, o padrão de subida do *Yang* do Fígado provocará dores no canal da Vesícula Biliar, ao passo que o padrão de deficiência do Rim causará dores no canal da Bexiga. Entretanto, podem ocorrer exceções. Isso acontece em situações em que mais de um padrão está envolvido. Por exemplo, uma pessoa pode sofrer de deficiência crônica do Rim gerando subida do *Yang* do Fígado. Se a deficiência do Rim for de permanência muito longa e o canal da Bexiga na cabeça estiver afetado, é possível que cefaleias do tipo *Yang* do Fígado (isto é, muito aguda e latejante) se manifestem no canal da Bexiga na região occipital.

Deve ser também lembrado que as cefaleias ocorrem com frequência em partes diferentes da cabeça em momentos diferentes. Isso não é incomum, sendo simplesmente devido à coexistência de dois padrões diferentes como causa. Por exemplo, deficiência do Sangue do Fígado pode provocar subida do *Yang* do Fígado. Nesse caso, uma pessoa pode sofrer de dores surdas no topo da cabeça, refletindo deficiência de Sangue do Fígado, mudando ocasionalmente para dores agudas e latejantes numa têmpora, refletindo subida do *Yang* do Fígado.

Se a área da dor mudar todo o tempo e for experimentada em diferentes partes da cabeça em momentos diferentes, isso indica presença de Vento do Fígado e a dor será acompanhada por sensação de distensão ou indica a presença de Fleuma e a dor será acompanhada por sensação de peso na cabeça.

Resumo

Diagnóstico de acordo com os Canais de Energia
- Topo da cabeça
  – Deficiência do Sangue do Fígado
  – Deficiência de *Qi* e de Sangue
  – Deficiência do Sangue do Coração
- Laterais da cabeça
  – Subida do *Yang* do Fígado
  – Fogo do Fígado
  – Vento do Fígado
- Apenas um lado
  – Subida do *Yang* do Fígado
  – Fogo do Fígado
- Têmporas
  – Subida do *Yang* do Fígado
  – Fogo do Fígado
  – Vento do Fígado
- Atrás dos olhos
  – Deficiência do Sangue do Fígado (surda)
  – Subida do *Yang* do Fígado (penetrante)
- Região frontal
  – Deficiência do Estômago (surda)
  – Calor do Estômago (penetrante)
  – Umidade ou Fleuma
  – Fator patogênico residual, tal como Vento externo
- Região posterior da cabeça (occipital)
  – Deficiência do Rim (crônica)
  – Invasão de Vento externo (agudo)
  – Padrão de Bexiga (por exemplo, Umidade-Calor na Bexiga)
- Cabeça inteira
  – Deficiência do *Yin* ou da Essência do Rim (crônica)
  – Invasão de Vento externo (penetrante)

Diagnóstico de acordo com o Tipo de Dor

A partir da perspectiva da identificação de padrões de acordo com os Oito Princípios, em geral, uma dor surda indica condição de deficiência, ao passo que uma dor penetrante indica uma condição de excesso. Um quadro de dor súbita tende a indicar invasão exterior, já um quadro de início gradual sugere causa interna. Condições de deficiência causando dores de cabeça do tipo surda incluem deficiência de *Qi* e/ou de Sangue, deficiência de Sangue no Fígado e deficiência do Rim. Condições de excesso incluem subida do *Yang* do Fígado, hiperatividade do Fogo do Fígado, Vento do Fígado, Fleuma, estagnação de Sangue e Calor no Estômago.

Surda

Dor surda é atribuída a uma das deficiências citadas anteriormente.

Sensação de Peso

Essa dor é característica de Umidade ou Fleuma causando obstrução e impedindo o *Yang Qi* puro de subir para a cabeça e o *Yin Qi* turvo de descer. A cabeça apresenta-se tipicamente pesada, atordoada e como se estivesse envolvida num pano. A pessoa também pode encontrar dificuldade de se concentrar e pensar, especialmente de manhã.

Umidade e Fleuma podem causar as sensações descritas anteriormente, mas a Fleuma é mais obstrutiva e obscurece os "orifícios" e órgãos dos sentidos, causando tontura e visão turva. Estes dois últimos sintomas diferenciam Umidade de Fleuma na cabeça.

Dor em Distensão

Essa é uma expressão típica chinesa que será raramente utilizada por pacientes ocidentais (ou ao menos de línguas anglo-saxônicas). As expressões recorrentes que mais frequentemente dizem respeito a esse tipo de dor são "latejante", "explosiva" e "pulsátil", que correspondem à "distensão". Essa sensação é típica de dor de cabeça relacionada ao Fígado, a qual pode ser proveniente do *Yang* ou do Fogo do Fígado.

Entretanto, dor em distensão pode ser resultante de Vento-Calor exterior, que, no caso, poderá afetar toda a cabeça, ao passo que *Yang* ou Fogo do Fígado irão provavelmente afetar um ou ambos os lados da cabeça.

Rigidez

Rigidez pronunciada na região occipital geralmente indica invasão de Vento-Frio exterior. Dor de cabeça crônica com rigidez na área dos ombros e do pescoço geralmente indica subida do *Yang* do Fígado.

Puxão

Uma sensação do tipo puxão indica Vento interno do Fígado.

Facada, Perfurante

Essa sensação é muito intensa e fixa em um lugar, indicando estagnação de Sangue. Ocorre somente em dores de cabeça crônicas. Uma descrição também usada nesse contexto é "dor de cabeça alucinante".

Sensação de Vazio

A sensação de vazio no cérebro indica deficiência de Rim (*Yin* ou *Yang*). Podemos resumir os diferentes tipos de dores de cabeça conforme os padrões:

- *Vento-Frio*: occipital grave com rigidez pronunciada.
- *Vento-Calor*: grave, com distensão e em toda a cabeça.
- *Vento-Umidade*: sensação de peso, como se a cabeça estivesse embrulhada em um pano.
- Yang *do Fígado, Fogo do Fígado*: em distensão.
- *Vento do Fígado*: puxão.
- *Estagnação de Sangue*: facada, alucinante, perfurante.
- *Fleuma*: sensação de peso, como se a cabeça estivesse embrulhada em um pano, tontura.
- *Umidade*: sensação de peso, como se a cabeça estivesse embrulhada em um pano.
- *Deficiência de* Qi *e Sangue*: surda.
- *Deficiência do Rim*: sensação de vazio.

Resumo

Diagnóstico de acordo com o Tipo de Dor
- *Surda*: deficiência
- *Sensação de peso*: Umidade ou Fleuma
- *Dor em distensão*: Yang ou Fogo do Fígado, mas também Vento-Calor
- *Rigidez*: Vento-Frio exterior; caso seja crônica, subida do Yang do Fígado
- *Puxão*: Vento interno do Fígado
- *Facada, perfurante*: estagnação de Sangue
- *Sensação de vazio*: deficiência de Rim (Yin ou Yang)
  - *Vento-Frio*: occipital grave, com rigidez pronunciada
  - *Vento-Calor*: grave, com distensão e em toda a cabeça
  - *Vento-Umidade*: sensação de peso, como se a cabeça estivesse embrulhada em um pano
  - Yang *do Fígado, Fogo do Fígado*: em distensão
  - *Vento do Fígado*: puxão
  - *Estagnação de Sangue*: facada, alucinante, perfurante
  - *Fleuma*: sensação de peso, como se a cabeça estivesse embrulhada num pano, tontura
  - *Umidade*: sensação de peso, como se a cabeça estivesse embrulhada num pano
  - *Deficiência de* Qi *e Sangue*: surda
  - *Deficiência do Rim*: sensação de vazio

Diagnóstico de acordo com Melhora e Piora

Os fatores de melhora ou piora da dor podem indicar a etiologia da dor de cabeça.

Hora do Dia

Dores de cabeça crônicas que pioram durante o dia indicam deficiência de *Qi/Yang* ou Umidade.

Dores de cabeça crônicas que pioram ao final da tarde ou à noite indicam deficiência de Sangue ou *Yin* (que podem gerar subida do *Yang*).

Atividade/Descanso

Dores de cabeça que pioram com atividade são atribuídas à deficiência de *Qi* ou de Sangue, ao passo que dores que melhoram com exercícios leves podem ser decorrentes de subida do *Yang* do Fígado ou Fleuma.

Dores que melhoram com descanso e ao deitar são atribuídas à deficiência de *Qi* ou Sangue, ao passo que dores que pioram deitando são atribuídas à Umidade ou Fleuma.

Clima

Dores de cabeça que pioram com calor podem ser atribuídas à subida do *Yang* ou Fogo do Fígado, ao passo que dores que pioram com o frio podem ser atribuídas à deficiência de *Yang*. Caso piorem com tempo úmido, isso indica claramente que são atribuídas à Umidade ou à Fleuma.

Dor de cabeça que melhora temporariamente com a aplicação de frio (por exemplo, água fria) pode ser resultante do *Yang* ou do Fogo do Fígado.

Emoções

Dores de cabeça que pioram com a raiva são atribuídas ao *Yang* ou ao Fogo do Fígado. Dores que pioram quando a pessoa subitamente relaxa (a típica dor de final de semana) são atribuídas à subida do *Yang* do Fígado. Dores que pioram com excitação repentina podem ser atribuídas à subida do *Yang* do Fígado.

Atividade Sexual

Dores de cabeça crônicas que se agravam após atividade sexual (culminando em ejaculação para o homem ou orgasmo para a mulher) indicam claramente deficiência do Rim.

Em casos raros, dores de cabeça podem melhorar com atividade sexual, o que indica Fogo do Fígado.

Alimento

Excetuando-se o vasto assunto de intolerância a certos alimentos, dores de cabeça que pioram após a refeição indicam Umidade, Fleuma, Retenção de Alimento ou Calor no Estômago.

Dores que melhoram com ingestão de alimento indicam deficiência de *Qi* ou de Sangue. Dores que se agravam pela ingestão de alimentos ácidos (tais como laranjas, toranjas, vinagre, etc.) são atribuídas à subida do *Yang* do Fígado.

Postura

Se a dor de cabeça melhorar quando o paciente se deitar, ela é decorrente de deficiência; se piorar quando se deitar (e melhorar quando se sentar), ela é resultante de excesso. Por exemplo, dores graves provenientes da subida do *Yang* do Fígado geralmente melhoram ao sentar e o paciente tem aversão a deitar-se.

Menstruação

Muitos tipos de dores de cabeça são intimamente afetados pela função menstrual. Dores que precedem o início do período menstrual são geralmente atribuídas à subida do *Yang* do Fígado ou estagnação do *Qi* do Fígado. Se piorarem durante o período, elas podem ser atribuídas ao Fogo do Fígado ou à estagnação de Sangue. Se ocorrerem no final do período, podem indicar deficiência de Sangue.

Pressão

Se uma pessoa sente aversão à pressão na parte da cabeça em que a dor ocorre, isso indica condição de excesso. Contrariamente, se a dor melhora com a pressão, indica condição de deficiência.

Resumo

Diagnóstico de acordo com Melhora e Piora

- Hora do dia
  - *Pior durante o dia*: deficiência de *Qi/Yang* ou Umidade
  - *Pior ao final da tarde ou à noite*: deficiência de Sangue ou de *Yin*
- Atividade/descanso
  - *Pior com atividade*: deficiência de *Qi* ou Sangue
  - *Melhor com exercícios leves*: subida do *Yang* do Fígado ou Fleuma
  - *Melhor com descanso e ao se deitar*: deficiência de *Qi* ou Sangue
  - *Pior deitando*: Umidade ou Fleuma
- Clima
  - *Pior com o calor*: subida do *Yang* ou Fogo do Fígado
  - *Pior com o frio*: deficiência de *Yang*
  - *Pior com o tempo úmido*: Umidade ou Fleuma
  - *Melhor com aplicação de frio*: *Yang* ou Fogo do Fígado
- Emoções
  - *Pior com a raiva*: *Yang* ou Fogo do Fígado
  - *Pior em repouso*: subida do *Yang* do Fígado
  - *Pior com excitação repentina*: subida do *Yang* do Fígado
- Atividade sexual
  - *Pior após atividade sexual*: deficiência do Rim
  - *Melhor com atividade sexual*: Fogo do Fígado
- Alimento
  - *Pior após a refeição*: Umidade, Fleuma, Retenção de Alimento ou Calor no Estômago
  - *Melhor com ingestão de alimento*: deficiência de *Qi* ou Sangue
  - *Pior com consumo de alimentos ácidos*: subida do *Yang* do Fígado
- Postura
  - *Melhor ao se deitar*: deficiência
  - *Pior ao se deitar*: excesso
- Menstruação
  - *Pior antes do período menstrual*: subida do *Yang* do Fígado ou estagnação do *Qi* do Fígado
  - *Pior durante o período menstrual*: Fogo do Fígado ou estagnação de Sangue
  - *Pior depois do período menstrual*: deficiência de Sangue
- Pressão
  - *Pior sob pressão*: condição de excesso
  - *Melhor sob pressão*: condição de deficiência

Estratégias de Tratamento e Princípio de Seleção de Pontos

Ao se identificar padrões para o tratamento de cefaleias, a primeira diferenciação a se fazer é entre dores exteriores e interiores. A partir da perspectiva da identificação de padrões de acordo com os Oito Princípios, dores de cabeça exteriores são, por definição, do tipo excesso. Dentre as dores interiores é importante diferenciar entre o tipo deficiência ou excesso. Zhang Jie Bin, no livro *Clássico das Categorias* diz que todas as cefaleias são simplesmente decorrentes de muita ou pouca quantidade de *Qi* na cabeça: se a quantidade de *Qi* for muita, a dor será do tipo excesso; se for pouca, a dor será do tipo deficiência. Ele diz: *"Quando a cabeça estiver dolorida, indica deficiência abaixo e excesso acima... Quando o* Qi *não puder subir, a cabeça doerá... quando o* Qi *não subir, o cérebro estará vazio"*[6].

Em muitos casos de dor de cabeça crônica há uma condição simultânea de deficiência e excesso. Por exemplo, a subida do *Yang* do Fígado (condição de excesso em si mesma) pode decorrer da deficiência do Sangue do Fígado (condição de deficiência); Fleuma (condição de excesso) pode derivar de deficiência do *Qi* do Baço (condição de deficiência).

O caráter de excesso ou deficiência de uma condição está também relacionado à questão da Raiz (*Ben*) e da Manifestação (*Biao*). Por exemplo, a deficiência do Sangue do Fígado pode ser a Raiz que provoca a subida do *Yang* do Fígado (a Manifestação) ou a deficiência do *Qi* do Baço pode ser a Raiz que causa Fleuma (a Manifestação).

Em tais casos, questiona-se se devemos tratar apenas a Raiz, somente a Manifestação ou ambas.

Tratamento da Raiz ou da Manifestação

A questão de tratar a Raiz ou a Manifestação é particularmente importante no caso de cefaleias. Há três possíveis cursos de ação.

Tratar Tanto a Raiz como a Manifestação

Esse é o procedimento mais comum. Na maioria dos casos é possível e necessário lidar com Raiz e Manifestação concomitantemente. Por exemplo, se a cefaleia acontecer devido à subida do *Yang* do Fígado resultante de deficiência de *Yin* do Rim, o curso de ação mais óbvio é tonificar o Rim e dominar o *Yang* do Fígado simultaneamente.

Entretanto, mesmo se Raiz e Manifestação forem tratadas ao mesmo tempo, muitas vezes é necessário identificar a importância de um e de outro. Se as dores forem muito graves, com crises muito frequentes, pode ser necessário concentrar maior atenção no tratamento da Manifestação do que no da Raiz. No exemplo citado anteriormente, se as dores causadas por subida do *Yang* do Fígado forem muito graves e frequentes, será importante primeiramente direcionar a atenção no tratamento da Manifestação, isto é, dominar o *Yang* do Fígado.

Por outro lado, se a Manifestação não estiver causando dores muito graves, será suficiente dar prioridade ao tratamento da Raiz. Por exemplo, se uma pessoa sofrer de dores de cabeça amenas, provenientes de deficiência de *Qi*, o tratamento deverá concentrar-se na Raiz, isto é, na tonificação do *Qi*.

Tratar Primeiramente a Manifestação e Depois a Raiz

Esse procedimento é necessário quando as cefaleias causadas pelas Manifestações forem extremamente graves e frequentes, impedindo qualquer forma de vida normal. Por exemplo, se as dores provenientes do *Yang* do Fígado forem de tal intensidade e frequência, a atenção deverá concentrar-se apenas no tratamento da Manifestação, isto é, dominar o *Yang* do Fígado. Uma vez reduzida a gravidade e a frequência das dores, pode-se, então, iniciar também o tratamento da Raiz.

Tratar Apenas a Raiz

Isso é possível quando as cefaleias forem brandas e não frequentes. Essas acontecem geralmente por Deficiência, como no caso de dores amenas provenientes de deficiência de *Qi* ou de Sangue. Nesses casos, deve ser suficiente concentrar-se simplesmente na tonificação do *Qi* ou do Sangue, a fim de que as dores desapareçam gradualmente.

978-85-7241-817-1

Seleção de Pontos

No tratamento das cefaleias é essencial combinar pontos locais e distais. Quanto mais crônica ou intensa a dor, maior a importância da utilização dos pontos locais. Os pontos locais também são especialmente necessários quando a cefaleia crônica acomete frequentemente uma mesma região. Isso indica estagnação local de Sangue, o que torna necessário o uso de pontos locais para dispersá-la.

De modo geral, os pontos distais são escolhidos de acordo com o padrão que caracteriza a cefaleia e com o canal envolvido. Contudo, o foco primário dos pontos distais é tratar o padrão, ao passo que o dos pontos locais é tratar o canal envolvido Por exemplo, uma dor provocada pelo *Yang* do Fígado quase sempre se manifesta no canal da Vesícula Biliar. Devemos, portanto, escolher pontos distais, como F-3 (*Taichong*), de acordo com o padrão, e VB-43 (*Xiaxi*), em conformidade com o canal.

Um modelo dos princípios que governam a seleção de pontos está ilustrado na Figura 1.14.

Pontos locais são, na maioria das vezes, escolhidos de acordo com o canal envolvido. Por exemplo, para dores de cabeça no canal da Vesícula Biliar, pode-se escolher VB-6 (*Xuanli*) como ponto local. Alguns pontos locais podem ser escolhidos de acordo com a localização da dor, independentemente do padrão. Por exemplo:

- *Cefaleia frontal*: DU-23 (*Shangxing*) e VB-14 (*Yangbai*).
- *Cefaleia no vértice*: DU-20 (*Baihui*) e DU-21 (*Qianding*).

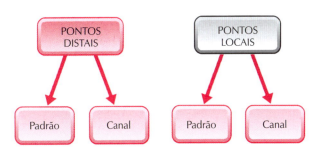

Figura 1.14 – Princípios que governam a seleção de pontos nas cefaleias.

- *Cefaleia occipital*: B-10 (*Tianzhu*) e DU-19 (*Houding*).
- *Cefaleia temporal*: VB-8 (*Shuaihu*) e *Taiyang*.

Entretanto, pontos locais podem também ser escolhidos de acordo com o padrão. No exemplo anterior, caso a cefaleia no canal da Vesícula Biliar seja causada por subida do *Yang* do Fígado, além dos pontos no canal da Vesícula Biliar, podemos também usar DU-20 (*Baihui*) como trajeto interno do canal do Fígado para atingir esse ponto. A Figura 1.15 ilustra, como exemplo, os princípios que governam a seleção de pontos para cefaleias utilizando o canal da Vesícula Biliar em dores de cabeça decorrentes da subida do *Yang* do Fígado.

Os principais pontos distais e locais de acordo com o canal envolvido são os citados a seguir.

Canal da Vesícula Biliar
Pode causar cefaleias em muitas partes diferentes da cabeça: laterais da cabeça, têmporas, testa unilateral (em VB-14 [*Yangbai*]) ou occipital lateral (em VB-20 [*Fengchi*]).

Pontos Distais
VB-43 (*Xiaxi*), TA-5 (*Waiguan*).

Pontos Locais
VB-4 (*Hanyan*), VB-5 (*Xuanlu*), VB-6 (*Xuanli*), VB-8 (*Shuaigu*), VB-9 (*Tianchong*), VB-14 (*Yangbai*) e VB-20 (*Fengchi*), de acordo com o local da dor de cabeça.

Canal da Bexiga
Pode causar cefaleias no occipúcio.

Pontos Distais
B-60 (*Kunlun*).

Pontos Locais
B-10 (*Tianzhu*).

Canal do Estômago
Causa cefaleias na fronte.

Pontos Distais
E-44 (*Neiting*), IG-4 (*Hegu*).

Pontos Locais
E-8 (*Touwei*).

Os mesmos princípios aplicam-se à fitoterapia. As ervas "locais", isto é, aquelas que afetam especificamente a cabeça, são escolhidas de acordo com o canal envolvido (mas até certo ponto, de acordo também com o padrão); e as ervas "distais", isto é, aquelas que tratam a condição que causa a dor, são escolhidas de acordo com o padrão. Por exemplo, em cefaleias frontais, provenientes de estagnação do *Qi* do Fígado e deficiência do Baço, *Bai Zhi* (*Radix Angelicae dahuricae*) pode ser escolhida como erva "local" para atingir a fronte, ao passo que *Xiao Yao San* (Pó do Caminhante Livre e Tranquilo) pode ser escolhido como prescrição principal para ocupar-se do padrão que provoca as dores, isto é, da estagnação do *Qi* do Fígado.

Ervas "locais" para tratar partes diferentes da cabeça são as seguintes:

- *Área do* Yang *Maior (occipúcio)*: Qiang Huo (*Rhizoma seu Radix Notopterygii*).
- *Área do* Yang *Menor (laterais da cabeça, canal da Vesícula Biliar)*: Chuan Xiong (*Rhizoma Chuanxiong*) e Chai Hu (*Radix Bupleuri*).
- *Área do* Yang *Brilhante (fronte)*: Bai Zhi Radix (*Angélica dahuricae*).
- *Área do* Yin *Terminal (vértice)*: Tian Ma (*Rhizoma Gastrodiae*) e Wu Zhu Yu (*Fructus Evodiae*).
- *Canais* Yin *Menor (dentro de cabeça)*: Xi Xin (*Herba Asari*).

Identificação de Padrões e Tratamento

Os padrões discutidos serão os seguintes.

Exterior
- Vento-Frio
- Vento-Calor
- Vento-Umidade

Interior

Excesso
- Subida do *Yang* do Fígado
- Fogo do Fígado
- Vento do Fígado
- Estagnação do *Qi* do Fígado
- Estagnação de Frio no canal do Fígado
- Umidade
- Fleuma turva
- Vento-Fleuma turvo
- *Yang* do Fígado subindo com Fleuma na cabeça
- Retenção de Alimento
- Estagnação de Sangue
- Calor do Estômago

Deficiência
- Deficiência de *Qi*
- Deficiência de Sangue
- Deficiência do Rim

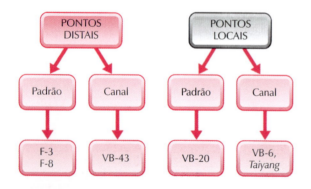

Figura 1.15 – Seleção de pontos para tratar dor de cabeça no canal da Vesícula Biliar (VB) na têmpora decorrente da subida do *Yang* do Fígado (F) e da deficiência de Sangue do Fígado.

Vento-Frio

Vento-Frio externo invade primeiramente os canais *Yang* Maior e manifesta-se com cefaleia e rigidez na região occipital, onde fluem esses canais. Frio causa contração, enrijece os tendões e reduz a circulação do *Qi* Defensivo, por isso a sensação típica de rigidez muscular na parte posterior do pescoço.

Essa dor é obviamente de início agudo e pode ser muito grave, mas terá duração restrita, isto é, permanecerá durante o período em que o Vento-Frio estiver no exterior. Assim que os fatores patogênicos penetrarem o interior, esse tipo de cefaleia desaparecerá. Entretanto, existem exceções, como em alguns casos em que o Vento-Frio externo não é expelido, alojando-se nos músculos e provocando cefaleias crônicas.

Em casos agudos, além de cefaleias, podem ocorrer dores generalizadas em todo o corpo, uma vez que o Vento-Frio externo obstrui a livre circulação do *Qi* Defensivo nos músculos.

Outros sintomas e sinais incluem: aversão ao frio, calafrios, possibilidade de febre, rigidez e dor nos ombros, ausência de sede, certa dificuldade respiratória, tosse, espirro, coriza nasal hialina ou obstrução nasal, urina clara e pulso Tenso e Flutuante.

Princípio de Tratamento

Aliviar o exterior, expelir Vento, dispersar Frio e remover a obstrução dos canais.

Acupuntura

Prescrição Geral

P-7 (*Lieque*), VB-20 (*Fengchi*), DU-16 (*Fengfu*), B-10 (*Tianzhu*). Todos com método de sedação.

EXPLICAÇÃO Os pontos mencionados foram selecionados por sua ação de expelir Vento-Frio, com referência especial a cefaleias que derivam dele. Vários outros pontos podem ser escolhidos para aliviar o exterior sem ação específica nas dores, tais como, B-12 (*Fengmen*) e B-13 (*Feishu*) (ver também Cap. 48, *Resfriado Comum e Gripe*).

- P-7 é o principal ponto para aliviar o wxterior e expelir Vento-Frio pela estimulação da difusão e da descendência do *Qi* do Pulmão. Além disso, afeta especialmente a cabeça e alivia as dores. Por essa razão, pode ser usado para tratar cefaleias provenientes de Vento-Frio, Vento-Calor e também Fleuma turva.
- VB-20 expele o Vento da cabeça.
- DU-16 expele o Vento da cabeça e trata a área do canal *Yang* Maior.
- B-10 é utilizado como ponto local pertencente à área do canal *Yang* Maior, que é geralmente afetado na invasão do Vento-Frio.

Outros Pontos

- DU-20 (*Baihui*) pode ser utilizado se a dor não for especificamente na região occipital, mas afetar a cabeça inteira.

- ID-3 (*Houxi*) elimina Vento e produz efeito na área do *Yang* Maior.
- ID-3 e B-62 (*Shenmai*), em combinação, abrem o *Du Mai* (Vaso Governador), eliminam Vento e produzem efeito na área do *Yang* Maior.
- B-67 (*Zhiyin*) e B-66 (*Tonggu*) podem ser escolhidos para produzir efeito na área do *Yang* Maior, caso a dor esteja na região occipital. Esses dois pontos são pontos Nascente e Manancial, respectivamente, e, como tais, são bons em padrões de excesso para eliminar fatores patogênicos. Além disso, por serem localizados na extremidade do pé, esses pontos irão afetar a cabeça, de acordo com o princípio de que os pontos situados em uma extremidade afetarão a extremidade oposta.
- B-60 (*Kunlun*) é utilizado se a dor afetar também a parte inferior do pescoço e a parte superior dos ombros.
- DU-8 (*Jinsuo*) elimina Vento interior e exterior e relaxa músculos e tendões da parte superior dos ombros, como seu próprio nome indica ("Espasmo do Tendão").

Fitoterapia

Prescrição

CHUAN XIONG CHA TIAO SAN – Pó Regulador de *Lingusticum* e Chá Verde.

EXPLICAÇÃO Esta prescrição visa tratar especificamente cefaleia proveniente de Vento-Frio, não tanto pelo alívio do exterior, embora ela também apresente esse efeito. O chá verde é parte integral da prescrição, que flui ascendentemente para os olhos pela cabeça, aliviando a cefaleia. Além disso, ele é refrescante e equilibrará a maioria das outras ervas, que são muito quentes.

MODIFICAÇÕES Se houver sintomas e sinais pronunciados de invasão da porção do *Qi* Defensivo pelo Vento-Frio (tais como espirro, tosse e dispneia), *Ma Huang Tang* (Decoção de *Ephedra*) pode ser usado como suplemento para afetar a dor.

Ervas

Várias ervas podem ser consideradas. Podemos classificá-las de acordo com a área afetada, isto é, *Yang* Maior, *Yang* Menor ou *Yang* Brilhante. As ervas são as seguintes:

- Yang *Maior*: Du Huo (*Radix Angelicae pubescentis*), Qiang Huo (*Radix et Rhizoma Notopteryggii*) e Gao Ben (*Rhizoma et Radix Ligustici sinensis*).
- Yang *Menor*: Chai Hu (*Radix Bupleuri*), Huang Qin (*Radix Scutellariae*) e Qing Hao (*Herba Artemisiae annuae*).
- Yang *Brilhante*: Sheng Ma (*Rhizoma Cimicifugae*), Ge Gen (*Radix Puerariae*) e Bai Zhi (*Radix Angelicae dahuricae*).

Remédio dos Três Tesouros

EXPELE VENTO-FRIO Liberta o exterior e expele Vento-Frio.

Resumo

Vento-Frio

■ *Prescrição geral*: P-7 (*Lieque*), VB-20 (*Fengchi*), DU-16 (*Fengfu*), B-10 (*Tianzhu*). Todos com método de sedação

Fitoterapia

Prescrição

■ *CHUAN XIONG CHA TIAO SAN* – Pó Regulador de *Lingusticum* e Chá Verde

Remédio dos Três Tesouros

■ Expele Vento-Frio

Vento-Calor

Vento-Calor obstrui os orifícios da cabeça e provoca cefaleia, a qual é sentida dentro da cabela e é do tipo distensão. Essa dor pode ser muito grave e causar a sensação de que a cabeça está "rachando".

Essa cefaleia, bem como aquela proveniente de Vento-Frio, também pode ter início agudo e durar apenas enquanto o fator patogênico estiver no exterior.

Outros sintomas e sinais incluem: aversão ao frio, calafrios, febre, sede moderada, coriza amarelada, dor de garganta, possibilidade de tonsilas inflamadas, olhos vermelhos, urina levemente escura, laterais ou ponta da língua levemente vermelhas e Pulso Flutuante e Rápido. A aversão ao frio e os calafrios são menos pronunciados que no caso do Vento-Frio, mas a febre é mais pronunciada.

Princípio de Tratamento

Aliviar exterior, remover Calor, expelir Vento e remover obstrução dos canais.

Acupuntura

Prescrição Geral

IG-4 (*Hegu*), VB-20 (*Fengchi*), DU-16 (*Fengfu*), DU-14 (*Dazhui*), TA-5 (*Waiguan*). Todos com método de sedação.

EXPLICAÇÃO

- IG-4 alivia Exterior, expele Vento-Calor e é um ponto especial para produzir efeito na cabeça e na face.
- VB-20 e DU-16 expelem Vento da cabeça.
- DU-14 expele Vento, remove Calor e alivia dor de cabeça.
- TA-5 expele Vento-Calor e alivia cefaleia.

Outros Pontos

- DU-20 (*Baihui*) expele Vento e alivia dor. É particularmente utilizado se a dor afetar a cabeça toda.
- IG-11 (*Quchi*) expele Vento-Calor e é usado se os sinais e sintomas de Calor forem pronunciados.
- TA-16 (*Tianyou*) expele Vento-Calor e, em especial, alivia dor.

Fitoterapia

Prescrição

SANG JU YIN – Decocção da *Morus-Chrysanthemum*.

EXPLICAÇÃO Essa é a principal prescrição para expelir Vento-Calor em casos moderados. Se a dor de cabeça for o sintoma predominante, a prescrição deve ser adaptada,

acrescentando-se algumas ervas específicas para cefaleias, independentemente daquelas listadas antes.

Prescrição

JU HUA CHA TIAO SAN – Pó Regulador de *Chrysanthemum* e Chá Verde.

EXPLICAÇÃO Essa prescrição combina *Chuan Xiong Cha Tiao San* (Pó Regulador de *Lingusticum* e Chá Verde) como um todo, o qual expele Vento-Frio, com duas ervas *Ju Hua* (*Flos Chrysanthemi*) e *Jiang Can* (*Bombyx batrycatus*), que expelem Vento-Calor e são específicas para cefaleias.

Ervas

- *Man Jing* (*Zi Fructus Viticis*) expele Vento-Calor e é específica para dores de cabeça.
- *Ge Gen* (*Radix Puerariae*), que expele Vento-Calor e liberta músculos e tendões, é específico para aliviar dor e rigidez em pescoço e ombros, em decorrência da invasão de Vento exterior.
- *Bo He* (*Herba Menthae haplocalycis*) e *Ju Hua* (*Flos Chrysanthemi*) expelem Vento-Calor. São leves e aromáticas e afetam especificamente a cabeça. Também aliviam dores de cabeça provenientes da subida do *Yang* do Fígado. *Ju Hua*, além disso, produz efeito especificamente nos olhos e pode, portanto, ser indicada quando a cefaleia se situar ao redor dos olhos ou se os estes estiverem vermelhos.

Remédio dos Três Tesouros

EXPELIR VENTO-CALOR Liberta exterior e expele Vento-Calor.

Resumo

Vento-Calor

■ *Prescrição geral*: IG-4 (*Hegu*), VB-20 (*Fengchi*), DU-16 (*Fengfu*), DU-14 (*Dazhui*), TA-5 (*Waiguan*). Todos com método de sedação

Fitoterapia

Prescrição

■ *SANG JU YIN* – Decocção de *Morus-Chrysanthemum*

Prescrição

■ *JU HUA CHA TIAO SAN* – Pó Regulador de *Chrysanthemum* e Chá Verde

Remédio dos Três Tesouros

■ Expelir Vento-Calor

Vento-Umidade

Este é um tipo de Vento-Frio combinado com Umidade. A Umidade externa obstrui orifícios da cabeça e provoca dores com sensação típica de peso. Sente-se atordoamento (entorpecimento), como se a cabeça estivesse coberta por um pano, e a sensação se agrava com clima úmido. A Umidade impede o *Yang* puro de atingir a cabeça e fazer brilhar os orifícios, impedindo ainda o *Yin* turvo de descer, fazendo o paciente sentir atordoamento, cabeça pesada, pouca concentração e olhos pesados.

Outros sintomas e sinais incluem: aversão ao frio, calafrios, possibilidade de febre, sensação de opressão em tórax e região epigástrica, sensação de corpo pesado, coriza clara, revestimento lingual pegajoso e pulso Flutuante e Deslizante.

Esse é um padrão agudo que dá origem a cefaleias agudas; entretanto, elas podem tornar-se crônicas, caso a Umidade se aloje na cabeça e não seja expelida. É relativamente frequente em crianças.

Princípio de Tratamento

Aliviar exterior, expelir Vento, eliminar Umidade e remover obstrução dos canais.

Acupuntura

Prescrição Geral

P-7 (*Lieque*), IG-6 (*Pianli*), BP-6 (*Sanyinjiao*), E-8 (*Touwei*), DU-23 (*Shangxing*). Todos os pontos com método de sedação.

EXPLICAÇÃO

- P-7 alivia exterior e estimula o Pulmão na dispersão e na descida dos fluidos. Expelirá, portanto, simultaneamente o Vento e eliminará a Umidade exterior. É ainda um ponto específico para tratar dores de cabeça.
- IG-6 alivia exterior e ainda estimula o Pulmão na descida dos fluidos do Aquecedor Superior. É um ponto de Conexão do canal do Intestino Grosso, que flui para a mandíbula e para a orelha, aliviando, portanto, qualquer cefaleia nesta região.
- BP-6 elimina Umidade.
- E-8 é o ponto local principal da cabeça para eliminar Umidade que afeta a cabeça, sendo específico para tratar dores surdas com sensação de cabeça coberta por pano.
- DU-23 alivia as dores da fronte e dos olhos.

Fitoterapia

Prescrição

Variação de *QIANG HUO SHENG SHI TANG* – Variação da Decoção de *Notopterygium* para Expelir Umidade.

EXPLICAÇÃO Esta fórmula é específica para expelir Vento-Umidade causando cefaleias.

Ervas

- *Bai Zhi* (*Radix Angelicae dahuricae*) expele Vento de cabeça e face, sendo específica para tratar dores desse tipo.
- *Huo Xiang* (*Herba Pogostemonis*) é uma erva perfumada que elimina Umidade exterior. É aromática e leve, portanto, produz efeito na cabeça.
- *Cang Zhu* (*Rhizoma Atractylodis*) é também uma erva perfumada que elimina Umidade, sendo particularmente indicada para tratar dores de cabeça.

Resumo

Vento-Umidade
- Prescrição geral: P-7 (*Lieque*), IG-6 (*Pianli*), BP-6 (*Sanyinjiao*), E-8 (*Touwei*), DU-23 (*Shangxing*). Todos os pontos com método de sedação

Fitoterapia
Prescrição
- Variação de *QIANG HUO SHENG SHI TANG* – Variação da Decoção de *Notopterygium* para Expelir Umidade

---

Os quatro órgãos que são mais diretamente envolvidos nas patogenias das dores de cabeça são Baço, Estômago, Fígado e Rim. Etiologia e patologia das cefaleias interiores estão representadas na Figura 1.16.

Subida do Yang do Fígado

Esta é provavelmente a mais comum de todas as cefaleias interiores. Ocorre quando o *Yang* do Fígado "rebela-se" e sobe, criando um excesso de *Yang* na cabeça. Embora seja da natureza do *Qi* do Fígado e do *Yang* do Fígado fluir livremente para cima, em circunstâncias patológicas esse movimento pode ser excessivo e provocar cefaleias. Como já foi visto, o canal principal Fígado é um dentre os dois canais (junto com o canal do Coração) que fluem internamente para a cabeça, uma vez que todos os outros canais *Yin* alcançam a cabeça via seus respectivos canais divergentes.

A causa mais frequente desse tipo de cefaleia é emocional. Raiva (manifestadas ou reprimidas), frustração ou ressentimento durante longo período podem causar subida excessiva do *Yang* do Fígado.

A subida do *Yang* do Fígado é geralmente atribuída a uma das quatro situações a seguir:

- Deficiência do Sangue do Fígado.
- Deficiência do *Yin* do Fígado.
- Deficiência do *Yin* do Fígado e do Rim.
- Deficiência do *Yin* do Fígado/Rim e deficiência do *Yang* do Rim (Fig. 1.17).

Deficiência do Sangue do Fígado é uma causa comum de subida do *Yang* do Fígado. O Sangue é parte do *Yin* e é armazenado no Fígado. O Sangue do Fígado prende e ancora o *Yang* do Fígado. Daí, se o Sangue do Fígado estiver deficiente, o *Yang* do Fígado pode "escapar" ascendentemente, perturbando a cabeça.

A deficiência do *Yin* do Fígado é praticamente igual à deficiência do Sangue do Fígado. Um dos principais sinais que diferencia as duas condições é o dos olhos secos na deficiência do *Yin* do Fígado.

Fígado e Rim compartilham uma raiz comum, e a deficiência em um deles frequentemente produz efeito no outro. A deficiência do Sangue do Fígado pode resultar em má nutrição da Essência do Rim, que, por sua vez, torna-se deficiente. Por outro lado, deficiência da Essência do Rim pode prejudicar a produção de Sangue, provocando deficiência do Sangue do Fígado. Tanto Sangue como Essência pertencem ao *Yin*; assim, deficiência do *Yin* do Fígado e do *Yin* do Rim gera excessiva elevação do *Yang* do Fígado.

Em alguns casos, a subida do *Yang* do Fígado pode também derivar de deficiência de *Yang* do Rim. Esse paradoxo é apenas aparente. O Rim é a fonte de todas as energias *Yin* e *Yang* no corpo humano. Há uma íntima interação entre *Yin* e *Yang* do Rim, e os dois não podem ser separados. Portanto, não é incomum deficiências do *Yin* do Rim e do *Yang* do Rim aparecerem simultaneamente.

É claro que deficiências de *Yin* e *Yang* do Rim nunca representam uma proporção de 50%/50%, existindo

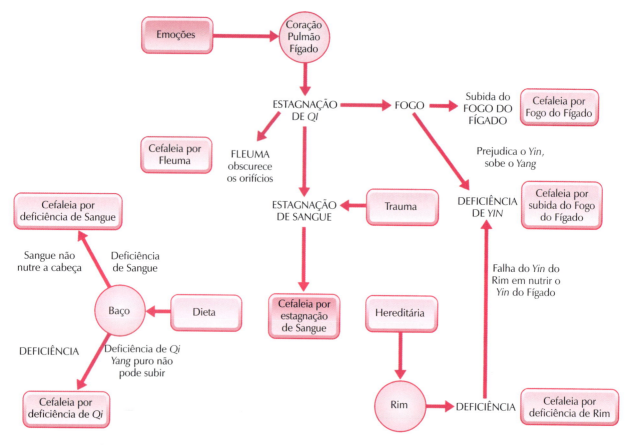

Figura 1.16 – Etiologia e patologia das cefaleias interiores.

sempre uma predominância. A cor do corpo da língua sempre mostra a deficiência predominante: se for Pálida, indica predominância de deficiência de *Yang* do Rim, e se for Vermelha, indica predominância de deficiência de *Yin* do Rim.

Quando o *Yang* do Rim permanecer deficiente durante um longo período, poderá causar deficiência secundária do *Yin* do Rim, que, por sua vez, provocará a subida do *Yang* do Fígado. Isso explica como uma pessoa pode apresentar vários sintomas e sinais de deficiência do *Yang* do Rim (tais como, micção pálida e frequente, frialdade, língua Inchada e Pálida e pulso Profundo e Lento), apenas um sintoma de deficiência de *Yin* do Rim (como transpiração noturna) e alguns sintomas de subida do *Yang* do Fígado (como dores de cabeça, irritabilidade e tontura).

A cefaleia proveniente de subida do *Yang* do Fígado é intensa, grave, latejante ou em distensão. Alguns pacientes também a. descrevem como dor "pulsátil", "triturante" ou "que explode". Essa dor geralmente produz efeito em um ou nos dois lados da cabeça, ao longo do canal da Vesícula Biliar, na têmpora ou na sobrancelha. Geralmente, ela é sentida atrás de um ou dos dois olhos (Fig. 1.18). Pode também ocorrer em uma pequena área ao redor do ponto VB-14 (*Yangbai*).

A cefaleia proveniente da subida do *Yang* do Fígado é frequentemente acompanhada por náusea ou vômito. Tais sintomas são atribuídos à invasão do *Qi* do Fígado no Estômago, impedindo o *Qi* do Estômago de descender. Em alguns casos, essa dor é também acompanhada por diarreia, devido à invasão do *Qi* do Fígado no Baço, prejudicando sua função de transporte e transformação.

A cefaleia proveniente do *Yang* do Fígado é, em geral, aliviada ao se sentar, e o paciente frequentemente preferirá ser escorado por vários travesseiros ao se deitar.

Outros sintomas comuns de dores de cabeça provenientes do *Yang* do Fígado são os distúrbios visuais. A

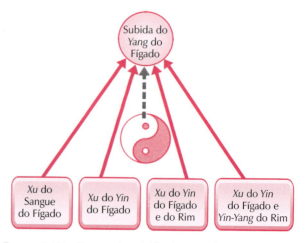

Figura 1.17 – Causas de subida do *Yang* do Fígado.

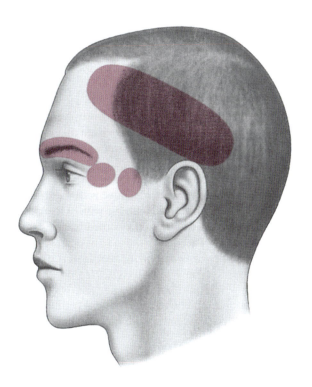

Figura 1.18 – Áreas da cefaleia do *Yang* do Fígado.

pessoa pode ver luzes ou auras piscando, ou, ainda, a visão pode apresentar-se turva.

Esse tipo de dor é muitas vezes chamado de "cefaleia de fim de semana". Essas cefaleias ocorrem em pessoas que trabalham excessivamente por longas horas e sob considerável tensão durante a semana, mascarando de algum modo a condição do *Yang* do Fígado. Uma vez que essas pessoas interrompam repentinamente o trabalho nos fins de semana, a inatividade faz com que o *Yang* do Fígado se agite ascendentemente causando dor de cabeça.

Outras manifestações da subida do *Yang* do Fígado são tontura, tinido, surdez, garganta seca, insônia, irritabilidade, corpo da língua Vermelho e pulso em Corda. O pulso pode apresentar-se em Corda apenas no lado esquerdo ou na posição Média esquerda.

É importante compreender que a aparência da língua varia dependendo da rigem da cefaleia, ou sehja, se é decorrente de deficiência do Sangue do Fígado ou de deficiência do *Yin* do Fígado e do Rim. Se a dor for proveniente de deficiência de Sangue do Fígado, o corpo da língua poderá ser Pálido e Fino; ao passo que, se a dor tiver origem na deficiência de *Yin* do Rim e do Fígado, o corpo da língua será Vermelho e sem revestimento. Finalmente, em alguns casos, quando a subida do *Yang* do Fígado derivar de deficiência do *Yang* do Rim, o corpo da língua será Pálido e Inchado e o pulso será Profundo e Lento.

Princípio de Tratamento

Pacificar o Fígado, conter a rebelião do *Yang*, nutrir Sangue do Fígado ou *Yin* do Fígado e/ou *Yin* do Rim, em conformidade com a etiologia.

Acupuntura

Prescrição Geral

F-3 (*Taichong*), F-8 (*Ququan*), BP-6 (*Saniyinjiao*), TA-5 (*Waiguan*), VB-20 (*Fengchi*), ponto extra *Taiyang*.

- Em caso de deficiência do *Yin* do Fígado e do Rim, acrescentar R-3 (*Taixi*).

Usar método de sedação nos pontos F-3, TA-5 e VB-20 e método de tonificação nos pontos F-8, BP-6 e R-3. Utilizar método neutro no ponto *Taiyang*. Se a condição for muito crônica, pode ser aplicado método neutro naqueles pontos em que normalmente é utilizado método de sedação.

Explicação

- F-3 é o principal ponto distal para pacificar o Fígado e dominar a subida do *Yang*. Ele é também o principal ponto distal para esse tipo de cefaleia. É necessário aplicar as agulhas numa profundidade adequada (no mínimo 0,5*cun*) e geralmente sedar. Em casos agudos, o paciente deve ser vigorosamente sedado ou, no mínimo, manipulado rapidamente em intervalos durante o tratamento, por exemplo, 4 a 5 vezes durante 20min. Para cefaleias agudas muito graves, quando o pulso estiver extremamente em Corda, as agulhas devem ser mantidas por longo período, isto é, mais que 20min, até 1h. Muitos dos pacientes com esse tipo de dor não gostam de deitar durante uma crise aguda, devendo, portanto, serem tratados apropriadamente em uma posição confortável.

Quanto mais crônica a condição, menos necessário será sedar este ponto e, em casos muito crônicos, é suficiente aplicar a manipulação com método neutro.

- F-3 produzirá efeito na cefaleia proveniente de *Yang* do Fígado, não importando onde a dor se situe.
- F-8 é tonificado para nutrir Sangue do Fígado e/ou *Yin* do Fígado. A subida do *Yang* do Fígado sempre deriva de deficiência do Sangue do Fígado (ou *Yin* do Fígado) e/ou de deficiência do *Yin* do Rim. É, portanto, necessário usar pontos para nutrir Sangue do Fígado e/ou tonificar *Yin* do Rim.
- BP-6 é tonificado para nutrir Sangue do Fígado. Sendo o ponto de encontro dos canais de Fígado, Baço e Rim, ele ajudará também a pacificar o Fígado. Esse ponto também acalma a Mente e ajuda a promover sono. Isso é importante em cefaleias crônicas, pois se a pessoa não dormir bem, será muito mais difícil ela ser curada das dores.
- TA-5 é sedado para conter o *Yang* do Fígado e produzir efeito na lateral da cabeça. O uso desse ponto é baseado na relação existente entre os canais do Triplo Aquecedor e da Vesícula Biliar, ambos pertencentes ao sistema do canal *Yang* Menor. A relação entre os canais *Yang* da mão e do pé é, na verdade, muito próxima, uma vez que se encontram superficialmente na região da cabeça e emergem para dentro um do outro. Por essa razão, na prática,

22 Cefaleias

são quase permutáveis. Nesse caso, TA-5 é escolhido para produzir efeito na área do *Yang* Menor (que inclui a área do canal da Vesícula Biliar) na cabeça, onde a dor proveniente de *Yang* do Fígado geralmente ocorre.

Mas, por que devemos escolher o canal Triplo Aquecedor em lugar do canal da Vesícula Biliar, e por que TA-5 em detrimento de outros pontos deste canal? Se existir uma opção entre os canais *Yang* da mão ou do pé (como normalmente se faz) para produzir efeito em suas áreas comuns de influencia, os pontos do canal da mão têm um efeito mais moderado que os pontos do canal do pé. Portanto, TA-5 tem um efeito mais brando que, por exemplo, VB-43. A escolha entre os pontos do canal *Yang* da mão ou do pé pode, portanto, ser orientada pela gravidade dos sintomas: em casos graves, serão usados pontos do canal *Yang* do pé. É claro que pontos do canal da mão e do pé podem ser usados simultaneamente para produzir um efeito até mais forte.

TA-5 é utilizado preferencialmente a outros pontos desse canal pelo fato de ser o ponto de Conexão (*Luo*) e, como tal, especialmente adequado para tratar problemas desse canal. Esse ponto é, portanto, não tão usado para conter o *Yang* do Fígado no nível do Órgao Interno, mas para pacificar a rebelião do *Yang* dentro da área do canal *Yang* Menor. Especificamente, TA-5 produzirá efeito em dores de cabeça na região temporal.

- VB-20 é utilizado como ponto adjacente para conter o *Yang* do Fígado. Modera *Yang* do Fígado e Vento do Fígado, sendo específico para tratar cefaleias provenientes dessas duas causas. Além disso, relaxa os músculos da parte superior do pescoço e clareia a visão, ações estas que auxiliarão no tratamento de cefaleias crônicas.

  Esse ponto é inserido por agulha com no mínimo 0,5*cun* de profundidade, com agulhas apontadas para o olho oposto. Essa direção pode, entretanto, ser invertida e a agulha direcionada para o olho do mesmo lado, a fim de tratar uma cefaleia unilateral. Esse ponto, contrariamente a outros pontos localizados em pescoço e crânio, pode ser manipulado com método de sedação. A agulha pode ser aplicada com o paciente deitado, sendo alcançado sem que o paciente tenha que sentar.

- *Taiyang* é um ponto extra na têmpora. É específico para conter o *Yang* do Fígado quando este causar cefaleias temporais. É utilizado somente se a dor se situar na têmpora, caso contrário, outros pontos são selecionados. É manipulado com método neutro.

Outros Pontos

Muitos outros pontos podem ser usados de acordo com a localização da dor.

PONTOS DISTAIS

- PC-6 (*Neiguan*) é utilizado como ponto distal por várias razões. Primeiramente, o canal do Pericárdio é conectado ao canal do Fígado no *Yin* Terminal.

PC-6, portanto, ajudará indiretamente a conter o *Yang* do Fígado e a acalmar a Mente (*Shen*) e a Alma Etérea (*Hun*) ao mesmo tempo. PC-6 é também o ponto de Conexão do canal do Pericárdio, conectando-se, portanto, ao canal do Triplo Aquecedor. Por essa razão, ele produz efeito no canal do Triplo Aquecedor na cabeça e pode contribuir contendo a subida do *Yang* do Fígado, afetando os canais *Yang* Menor. Por este efeito, PC-6 pode ser combinado com TA-4 (*Yangchi*). Essa combinação é muito efetiva para cefaleias na área do canal *Yang* Menor (isto é, têmporas, laterais da cabeça e lateral do pescoço), especialmente em mulheres. Finalmente, uma condição da subida do *Yang* do Fígado está frequentemente associada com estresse e muita tensão. PC-6 ajudará a harmonizar o Fígado e a acalmar a Mente e a Alma Etérea, especialmente nas mulheres.

- P-7 (*Lieque*) é um ponto especial para tratar cefaleias. Não é específico para cefaleias provenientes de *Yang* do Fígado, mas neste caso pode ser usado por três razões. Primeiramente, produzirá efeito em qualquer tipo de dor de cabeça e, em segundo lugar, tonificará o Pulmão quando a deficiência do *Qi* do Pulmão contribuir para a rebelião da subida do *Yang* do Fígado. Em termos dos Cinco Elementos, ele corresponde ao "Metal falhando em controlar a Madeira". Esta situação é muito comum, sendo refletida no pulso; na posição Anterior direita, o pulso é muito fraco e na posição Média esquerda, em Corda. Muitas vezes, podem não ocorrer outros sintomas ou sinais de deficiência do Pulmão além do pulso. Em terceiro lugar, P-7 estimula a descida do *Qi* da cabeça; ele, então, indiretamente ajudará a conter o *Yang* do Fígado.

- VB-43 (*Xiaxi*) é o ponto Riacho do canal da Vesícula Biliar. Como tal, ele é utilizado em padrões de Excesso para eliminar fatores patogênicos. Nesse caso, pode ser usado para conter o *Yang* do Fígado e remover obstruções do canal da Vesícula Biliar na cabeça. Por se localizar no pé, ele pode tratar a extremidade oposta, isto é, a cabeça. Especificamente, produzirá efeito na têmpora e na área dos olhos.

PONTOS LOCAIS

- VB-4 (*Hanyan*), VB-5 (*Xuanlu*) e VB-6 (*Xuanli*) são pontos locais muito importantes para tratar cefaleias no canal da Vesícula Biliar, na lateral da cabeça, proveniente da subida do *Yang* do Fígado. Eles são inseridos por agulhas horizontalmente (isto é, exatamente abaixo da pele, em um ângulo de aproximadamente 15°), apontando geralmente para trás. Esses pontos locais devem ser sempre usados durante algum tempo no curso do tratamento, em especial se a dor for muito crônica e sempre aparecer nessa área em particular (Fig. 1.19).

- VB-8 (*Shuaigu*) é um ponto local efetivo no tratamento de cefaleias ao redor da área das orelhas e na parte superior da lateral do pescoço. A agulha é aplicada horizontalmente para trás.

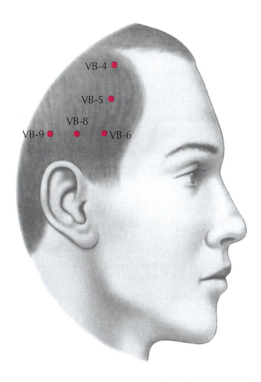

FIGURA 1.19 – Pontos locais da Vesícula Biliar (VB) na cabeça.

- VB-9 (*Tianchong*) é um ponto local muito importante para tratar cefaleias laterais. Além disso, possui também um efeito geral ao acalmar a Mente e a Alma Etérea e ao conter o *Yang* do Fígado. Esse ponto deverá ser escolhido quando o indivíduo estiver muito tenso e sofrendo de problemas emocionais por período prolongado.
- VB-13 (*Benshen*) é utilizado quando a cefaleia ocorrer em um lado da fronte, geralmente ao redor de VB-14. Além de conter o *Yang* do Fígado, VB-13 possui um efeito poderoso, acalmando a Mente e a Alma Etérea e ajudando a dormir. A diferença entre VB-9 e VB-13 é que o primeiro ponto é utilizado para problemas emocionais provenientes de sensações de ressentimento e frustração, ao passo que o segundo ponto é melhor para acalmar a Mente quando a pessoa estiver extremamente tensa e não conseguir dormir.
- VB-14 (*Yangbai*) é utilizado simplesmente quando a dor se situar ao redor desse ponto. Algumas cefaleias provenientes de subida do *Yang* do Fígado estão situadas unilateralmente na região frontal da cabeça, ao redor desse ponto, e tais dores produzem a sensação de unhas penetrando na cabeça.
- VB-21 (*Jianjing*) é utilizado como ponto adjuvante quando a parte superior dos ombros está muito tensa e rígida, como muitas vezes acontece em pessoas que sofrem de cefaleias crônicas. O uso repetido desse ponto é muito bom para relaxar os músculos do pescoço.
- B-2 (*Zanzhu*) é utilizado quando a dor ocorrer ao redor dos olhos ou na fronte, estendendo-se para o globo ocular.
- *Yuyao*, um ponto extra no meio da sobrancelha, pode ser usado quando a dor ocorrer ao redor ou atrás dos olhos, especialmente quando a subida do *Yang* do Fígado for proveniente de deficiência do Sangue do Fígado.
- VB-1 (*Tongziliao*) é utilizado quando a dor ocorrer ao redor das têmporas e no canto externo dos olhos.

Fórmula Antiga

- *Fórmula geral para cefaleias*: DU-20 (*Baihui*), DU-23 (*Shanxing*), DU-16 (*Fengfu*), VB-20 (*Fengchi*), B-2 (*Zanzhu*), (*Sizhukong*), ID-8 (*Xiaohai*), IG-5 (*Yangxi*), ID-3 (*Houxi*), IG-4 (*Hegu*), ID-4 (*Wangu*), P-9 (*Zhongchong*), TA-3 (*Zhongzhu*), B-60 (*Kunlun*), VB-34 (*Yanglinquan*) (*Great Compendium of Acupuncture*)[7].
- *Para cefaleias decorrentes de subida do* Yang *do Fígado*: DU-20 (*Baihui*), DU-21 (*Qianting*), DU-24 (*Shenting*), DU-23 (*Shangxing*), TA-23 (*Sizhukong*), VB-20 (*Fengchi*), IG-4 (*Hegu*), B-2 (*Zanzhu*), E-8 (*Touwet*) (*Great Compendium of Acupuncture*)[8].
- *Para cefaleias no vértice*: DU-23 (*Shangxing*), DU-20 (*Baihui*), IG-4 (*Hegu*)[9].

Fitoterapia

Prescrição

TIAN MA GOU TENG YIN – Decocção de *Gastrodia-Uncaria*.

EXPLICAÇÃO Esta prescrição é amplamente usada no tratamento de cefaleias provenientes da subida do *Yang* do Fígado. Ela coíbe o *Yang* do Fígado e tonifica Fígado e Rim.

Prescrição

ZHEN GAN XI FENG TANG – Decocção para Pacificar Fígado e Extinguir Vento.

EXPLICAÇÃO A principal diferença entre esta prescrição e a anterior é que esta nutre mais o *Yin*, sendo, portanto, adequada no caso de deficiência pronunciada de *Yin* do Fígado e *Yin* do Rim. Observe que *Dai Zhe Shi* não é apropriada para uso prolongado, sendo contra-indicada durante a gravidez. Nesses casos, pode ser eliminada da prescrição ou substituída por *Zhen Zhu Mu* (*Concha Margaritiferae usta*), que também é uma substância que domina o *Yang* do Fígado.

Prescrição

LING JIAO GOU TENG TANG – Decocção de *Cornu Saigae-Uncaria*.

EXPLICAÇÃO Essa fórmula domina *Yang* do Fígado, nutre *Yin* e resolve Fleuma. Seu efeito nutritivo do *Yin* é moderado.

MODIFICAÇÕES

- Se a subida do *Yang* do Fígado originar-se da deficiência de Sangue do Fígado, *Si Wu Tang* (Decocção das Quatro Substâncias) pode ser acrescentada a quaisquer das prescrições citadas anteriormente.
- Se tiver origem na deficiência do *Yin* do Fígado, adicionar *Yi Guan Jian* (Decocção de Uma União).

24 Cefaleias

- Se tiver origem na deficiência do *Yin* do Rim, acrescentar *Liu Wei Di Huang Wan* (Pílula *Rehmannia* dos Seis Ingredientes) ou *Zuo Gui Wan* (Pílula Restauradora do [Rim] Esquerdo).

Ervas

- *Tian Ma* (*Rhizoma Gastrodiae*) é a erva para cefaleia resultante do *Yang* do Fígado. Essa erva domina *Yang* do Fígado e Vento do Fígado e trata especificamente dores de cabeça.
- *Gou Teng* (*Ramulus cum Uncis Uncariae*) também domina *Yang* do Fígado e Vento do Fígado e trata cefaleias. Além disso, contrariamente a *Tian Ma*, é uma erva fresca e remove o Calor do Fígado.
- *Bai Ji Li* (*Fructus Tribuli*) domina *Yang* do Fígado e Vento do Fígado, sendo usada especificamente para tratar cefaleias, em especial as situadas ao redor dos olhos. É quente, amarga e picante; portanto, deve ser usada com precaução no tratamento da deficiência de *Yin*.
- *Ju Hua* (*Flos Chrysanthemi*) domina *Yang* do Fígado e é uma das ervas utilizadas com mais frequência para tratar esse tipo de cefaleia, especialmente se esta estiver localizada ao redor dos olhos. É muitas vezes acrescentada a outras prescrições de cefaleias resultantes de diferentes causas apenas para direcionar a prescrição para a cabeça.
- *Shi Jue Ming* (*Concha Haliotidis*) remove *Yang* e Vento do Fígado e é específica para tratar cefaleias. É também fria e, portanto, remove Fogo do Fígado.
- *Ling Yang Jiao* (*Cornu Antelopis*) domina Vento e *Yang* do Fígado e pode ser usada no tratamento de dores de cabeça crônicas.
- *Bai Shao* (*Radix Paeoniae alba*) harmoniza o Fígado, sendo uma erva muito importante para dor resultante de diferentes desarmonias do Fígado. Ela não só promove o fluxo uniforme do *Qi* do Fígado, mas domina o *Yang* do Fígado; por isso, ela pode ser usada para tratar dores de cabeça. Geralmente, acalma e harmoniza (uma vez que também nutre Sangue e *Yin*) e, portanto, cessa a dor, em especial em combinação com *Gan Cao*.
- *Gan Cao* (*Radix Glycyrrhizae uralensis*), além de outras funções, pode ser usada para tratar cefaleias crônicas resultantes do *Yang* do Fígado, pois é de natureza doce. O sabor doce harmoniza e pacifica o Fígado e, portanto, contribui para cessar a dor, especialmente em combinação com *Bai Shao*. O *Questões Simples* (*Su Wen*), no capítulo 22, diz: *"Para dor com origem no Fígado, ervas* [com sabor] *doce devem ser usadas para pacificar o Fígado"*[10].
- *Long Gu* (*Mastodi Ossis fossilia*) reduz *Yang* do Fígado, acalma Mente e assenta Alma Etérea.
- *Mu Li* (*Concha Ostreae*) reduz *Yang* do Fígado, acalma Mente, assenta Alma Etérea e é apropriada para tratar cefaleias provenientes do *Yang* do Fígado. Como *Long Gu*, ela também nutre o *Yin*.
- *Suan Zao Ren* (*Semen Ziziphi spinosae*) é um importante acréscimo à prescrição para cefaleias provenientes de *Yang* do Fígado. Esta erva domina o *Yang* do Fígado e é particularmente indicada para

tratar cefaleias resultantes do *Yang* do Fígado, uma vez que penetra nos canais do Fígado e da Vesícula Biliar. Ela também aquieta a irritabilidade típica da subida do *Yang* do Fígado, sendo excelente para acalmar a Mente e assentar a Alma Etérea. Além disso, se uma pessoa que sofre de dores de cabeça crônicas não consegue dormir bem, esse fato definitivamente retardará o tratamento. Essa erva é, portanto, importante, já que produz sono.

Remédio dos Três Tesouros

CURVAR O BAMBU Curvar o Bambu domina o *Yang* do Fígado e nutre o Sangue do Fígado. Foi formulado especificamente para tratar cefaleias crônicas, especialmente em mulheres.

Resumo

Subida do *Yang* do Fígado

- *Prescrição geral*: F-3 (*Taichong*), F-8 (*Ququan*), BP-6 (*Saniyinjiao*), TA-5 (*Waiguan*), VB-20 (*Fengchi*), *Taiyang* (ponto extra)
  - Em caso de deficiência do *Yin* do Fígado e do Rim, acrescentar R-3 (*Taixi*)
- Método de sedação nos pontos F-3, TA-5 e VB-20 e método de tonificação nos pontos F-8, BP-6 e R-3. Usar método neutro no ponto *Taiyang*. Se a condição for muito crônica, pode ser aplicado método neutro naqueles pontos em que normalmente se utiliza o método de sedação

Fitoterapia

Prescrição

- TIAN MA GOU TENG YIN – Decocção de *Gastrodia-Uncaria*

Prescrição

- ZHEN GAN XI FENG TANG – Decocção para Pacificar o Fígado e Extinguir o Vento

Prescrição

- LING JIAO GOU TENG TANG – Decocção de *Cornu Saigae-Uncaria*

Remédio dos Três Tesouros

- Curvar o Bambu

Caso Clínico

Uma mulher de 32 anos de idade sofria de enxaqueca há oito anos. As dores ocorriam no topo da cabeça e atrás dos olhos. Iniciavam com dor surda e aumentavam de intensidade para dor grave, acompanhada de náuseas, vômito e diarreia. As dores melhoravam ao deitar. Quando procurou tratamento, suas dores ocorriam quase todos os dias. A língua estava Pálida e Fina e o pulso Fraco no lado direito e levemente em Corda no lado esquerdo.

Diagnóstico Subida do *Yang* do Fígado proveniente de deficiência de Sangue do Fígado. A deficiência de Sangue do Fígado é visível a partir da língua Pálida e Fina e do pulso Fraco. Dores do tipo surda que melhoram ao deitar indicam sua atribuição à deficiência, nesse caso, deficiência de Sangue do Fígado. A localização das dores no topo da cabeça também indica deficiência de Sangue do Fígado. A subida do *Yang* do Fígado é responsável pelas dores mais graves, pelo vômito e pela diarreia, devido à invasão do *Qi* do Fígado no Estômago e no Baço, impedindo o *Qi* do Estômago de descender (vômito) e o *Qi* do Baço de ascender (diarreia).

Princípio de tratamento Nutrir Sangue do Fígado e dominar *Yang* do Fígado. Nesse caso, embora as dores graves sejam atribuídas à subida do *Yang* do Fígado, o padrão é primeiramente de deficiência, conforme evidenciado pela língua. Por essa razão, o tratamento visou inicialmente nutrir o Sangue do Fígado.

Acupuntura

Pontos

Os principais pontos usados foram: PC-6 (*Neiguan*), TA-4 (*Yangchi*), E-36 (*Zusanli*), F-8 (*Ququan*), BP-6 (*Sanyinjiao*) e F-3 (*Taichong*).

Os primeiros dois pontos foram usados com método neutro, F-3 foi sedado e todos os outros pontos foram tonificados. Foi aplicada agulha aquecida no E-36.

Explicação
- PC-6 foi usado para regular Sangue do Fígado, acalmar Mente e assentar Alma Etérea.
- TA-4 foi usado junto com PC-6 (*Neiguan*), como combinação de ponto de Conexão e ponto Fonte. Essa combinação fortalece o efeito do PC-6, regulando os canais *Yang* Menor. Além disso, TA-4 (*Yangchi*) tem efeito tonificante geral.
- E-36 e BP-6 foram usados para nutrir o Sangue.
- F-8 foi usado para nutrir o Sangue do Fígado.
- F-3 foi usado para reprimir o *Yang* do Fígado.

Fitoterapia

Prescrição

A prescrição usada foi uma variação de *Si Wu Tang* (*Decocção das Quatro Substâncias*) para nutrir Sangue do Fígado. Essa prescrição foi escolhida preferivelmente a outras para reprimir o *Yang* do Fígado, pois a hipótese diagnóstica foi de deficiência (de Sangue do Fígado). Foram acrescentadas ervas para dominar o *Yang* do Fígado. A prescrição usada foi:

- *Dang Gui* (*Radix Angelicae sinensis*): 9g.
- *Bai Shao* (*Radix Paeoniae albae*): 6g.
- *Chuan Xiong* (*Rhizoma Chuanxiong*): 6g.
- *Shu Di Huang* (*Radix Rehmanniae praeparata*): 6g.
- *Shi Jue Ming* (*Concha Haliotidis*): 9g.
- *Gou Teng* (*Ramulus cum Uncis Uncariae*): 6g.
- *Man Jing Zi* (*Fructus Viticis*): 4g
- *Ju Hua* (*Flos Chrysanthemi*): 3g.

Explicação
- As primeiras quatro ervas são as da *Si Wu Tang* (Decocção das Quatro Substâncias) para nutrir o Sangue do Fígado.
- *Shi Jue Ming*, *Ju Hua* e *Gou Teng* foram acrescentadas para restringir o *Yang* do Fígado.
- *Man Jing Zi* foi acrescentada para tratar as dores de cabeça.

Essa paciente apresentou uma melhora extraordinária após apenas um tratamento e a dor de cabeça cessou após mais ou menos três sessões de acupuntura e três séries de dez decocções cada uma.

Caso Clínico

Uma mulher de 35 anos de idade sofria de enxaqueca desde os 14 anos. As dores de cabeça pioraram muito quando ela fez 16 anos, depois melhoraram ligeiramente. A dor tinha piorado nos seis anos anteriores (ou seja, com aproximadamente 28 anos).

As dores de cabeça ocorriam uma vez por semana e, portanto, não estavam relacionadas a seu ciclo menstrual. Eram do tipo pulsante e acompanhadas por tontura, perturbação visual e imagens flutuantes no campo de visão. As dores do lado direito da cabeça eram de tipo diferente das dores do lado esquerdo. A do lado direito era mais intensa, mais em pontada, mais curta e provocava vômito. A dor no lado esquerdo era mais surda, mais longa, demorada e causava apenas náusea. Além desses dois tipos de dor de cabeça, ela também sentia a cabeça pesada e atordoada, como se estivesse cheia de algodão.

Seus períodos menstruais eram normais, e ela não reclamava de qualquer outra coisa, a não ser insônia. A língua apresentava-se Vermelha nas laterais, Inchada e tinha revestimento pegajoso. O pulso era em Corda e Deslizante.

Diagnóstico Esse caso clínico é uma ilustração interessante de vários princípios de medicina chinesa. Primeiramente, é uma boa ilustração dos ciclos de vida (sete anos para mulheres e oito anos para homens). Na realidade, suas dores de cabeça começaram quando ela tinha 14 anos, melhoraram quando ela tinha 21 anos e pioraram quando ela tinha 28 anos. Curiosamente, ela buscou tratamento quando chegou aos 35.

Sua dor de cabeça no lado direito era claramente decorrente da subida do *Yang* do Fígado: pulsante, intensa e envolvia perturbação visual e vômito. Embora ela não apresentasse nenhum sintoma deste padrão além de insônia, deduzi que a subida do *Yang* do Fígado se originou de deficiência de Sangue.

26 Cefaleias

A dor de cabeça no lado esquerdo era típica de Fleuma: surda, demorada, com náusea. Isso também era confirmado pela sensação de peso geral e entorpecimento da cabeça e o pulso Deslizante.

Esse contraste entre a dor de cabeça no lado direito e no lado esquerdo também é uma boa ilustração do princípio geral de medicina chinesa que diz que as cefaleias à direita refletem mais uma condição de excesso.

Realmente, este caso clínico é um exemplo muito bom de cefaleias crônicas decorrentes da combinação de subida do *Yang* do Fígado com Fleuma, a qual é muito comum na prática.

Finalmente, quando uma condição variar claramente com os ciclos da vida, frequentemente atribuo isso a uma deficiência do Rim, como achei que era o caso dessa paciente.

Princípio de tratamento   Adotei principalmente o princípio de tratamento de dominar o *Yang* do Fígado e eliminar Fleuma. Não me concentrei em nutrir o Sangue ou tonificar o Rim. Porém, essa paciente tinha sido recomendada por um colega, e lhe pedi que nutrisse Sangue e tonificasse o Rim com acupuntura. Prescrevi uma variação de *Ban Xia Bai Zhu Tian Ma Tang* (Decocção de *Pinellia-Atractylodes-Gastrodia*) (substituindo *Tian Ma* com *Gou Teng*).

Fitoterapia

Prescrição

- *Ban Xia* (*Rhizoma Pinelliae preparatum*): 9g.
- *Bai Zhu* (*Rhizoma Atractylodis macrocephalae*): 6g.
- *Gou Teng* (*Ramulus cum Uncis Uncariae*): 9g.
- *Fu Ling* (*Poria*): 6g.
- *Ju Hua* (*Flos Chrysanthemi*): 6g.
- *Bai Ji Li* (*Fructus Tribuli*): 6g.
- *Qiang Huo* (*Rhizoma seu Radix Notopterygii*): 3g.
- *Man Jing Zi* (*Fructus Viticis*): 4,5g.
- *Tu Si Zi* (*Semen Cuscutae*): 6g.
- *Dang Gui* (*Radix Angelicae sinensis*): 6g.
- *Yuan Zhi* (*Radix Polygalae*): 6g.
- *Shi Chang Pu* (*Rhizoma Acori tatarinowii*): 6g.
- *Suan Zao Ren* (*Semen spinosae de Ziziphi*): 6g.
- Explicação
- *Ban Xia*, *Bai Zhu* e *Fu Ling* resolvem Fleuma.
- *Gou Teng*, *Ju Hua*, *Bai Ji Li*, *Qiang Huo* e *Man Jing Zi* dominam *Yang* do Fígado.
- *Tu Si Zi* tonifica o Rim
- *Dang Gui* nutre o Sangue.
- *Yuan Zhi* e *Suan Zao Ren* acalmam a Mente e promovem sono.
- *Shi Chang Pu* abre os orifícios da Mente, que auxiliam na eliminação da Fleuma da cabeça.

A paciente foi tratada por aproximadamente seis meses com a forma prescrita anteriormente e suas variações. Ela está melhorando tanto no que concerne à frequência e quanto à intensidade das dores.

Caso Clínico

Uma mulher de 31 anos sofria de dores de cabeça desde seus 14 anos. As dores melhoraram durante uma gravidez e pioraram depois do parto. As dores ocorriam mais frequentemente no lado esquerdo e, em geral, eram surdas e ocasionalmente em pontada. Ela comentou que sentia "uma pressão na cabeça" e uma "pressão atordoante". Sua língua apresentava-se Inchada e tinha revestimento pegajoso. O pulso era Deslizante e ligeiramente em Corda à esquerda.

Diagnóstico   Esse caso clínico é uma ilustração muito boa do fato de que, em minha opinião, gravidez *não* é automaticamente uma causa de doença (como muitos livros chineses comentam); longe disso; frequentemente, a condição da mulher melhora durante gravidez. Nesse caso, suas cefaleias desapareceram durante gravidez e voltaram depois do parto. Quando isso acontece, atribuo isso à deficiência do Rim (que melhora durante gravidez, sendo agravada após o parto).

As dores de cabeça são claramente decorrentes de Fleuma (atordoamento, estagnação, pulso Deslizante, língua Inchada) e subida do *Yang* do Fígado (em pontada, pressão na cabeça, pulso em Corda).

Fitoterapia

Prescrição

Utilizei uma variação de *Ban Xia Bai Zhu Tian Ma Tang* (Decocção de *Pinellia-Atractylodes-Gastrodia*):

- *Ban Xia* (*Rhizoma Pinelliae preparatum*): 6g.
- *Bai Zhu* (*Rhizoma Atractylodis macrocephalae*): 6g.
- *Gou Teng* (*Ramulus cum Uncis Uncariae*): 6g.
- *Gua Lou* (*Fructus Trichosanthis*): 6g.
- *Fu Ling* (*Poria*): 9g.
- *Chen Pi* (*Pericarpium Citri reticulatae*): 3g.
- *Shi Chang Pu* (*Rhizoma Acori tatarinowii*): 6g.
- *Bai Zhi* (*Radix Angelicae dahuricae*): 3g.
- *Tu Si Zi* (*Semen Cuscutae*): 6g.
- *Gou Qi Zi* (*Fructus Lycii chinensis*): 6g.
- *Ju Hua* (*Flos Chrysanthemi*): 6g.
- *Man Jing Zi* (*Fructus Viticis*): 4,5g.

Explicação

- *Ban Xia*, *Bai Zhu*, *Gua Lou*, *Fu Ling* e *Chen Pi* eliminam Fleuma.
- *Shi Chang Pu* e *Bai Zhu* abrem os orifícios da Mente que ajudam eliminar Fleuma da cabeça.
- *Tu Si Zi* e *Gou Qi Zi* tonificam o Rim.
- *Gou Teng*, *Ju Hua* e *Man Jing Zi* dominam *Yang* do Fígado.

978-85-7241-817-1

Fogo do Fígado

O Fogo do Fígado difere do *Yang* do Fígado, uma vez que é caracterizado pela presença de um verdadeiro fator patogênico, isto é, o Fogo. O *Yang* do Fígado é caracterizado por um desequilíbrio entre *Yin* e *Yang*, sem qualquer fator patogênico real. Vários dos sintomas e sinais de subida do *Yang* do Fígado são vistos também no Fogo do Fígado. São eles tontura, tinido, surdez, irritabilidade, dor de cabeça, garganta seca, insônia e pulso em Corda. Além desses sintomas, o Fogo do Fígado é caracterizado por sede, sabor amargo, urina escassa e escura, obstipação com fezes secas, olhos vermelhos e língua Vermelha com revestimento amarelo. O Fogo do Fígado é um padrão puramente de excesso, ao passo que a subida do *Yang* do Fígado é uma combinação de excesso e deficiência.

A cefaleia proveniente do Fogo do Fígado é similar em natureza àquela proveniente do *Yang* do Fígado, sendo latejante, distendida, pulsátil ou em estouro. É, entretanto, muito mais intensa, tende a ser mais fixa em um lugar e com mais frequência é acompanhada por náusea ou vômito.

Esse padrão não é uma causa frequente de cefaleias crônicas, sendo mais comum em idosos e crianças.

Princípio de Tratamento

Pacificar Fígado, drenar Fogo, dominar rebelião do *Qi* e acalmar Mente.

Acupuntura

Prescrição Geral

F-2 (*Xingjian*), BP-6 (*Sanyinjiao*), TA-5 (*Waiguan*), VB-38 (*Yangfu*), VB-20 (*Fengchi*), *Taiyang* (ponto extra). Pontos distais com método de sedação, pontos locais com método neutro.

EXPLICAÇÃO
- F-2 é o principal ponto distal para remover Fogo do Fígado. Como ponto Manancial, remove Calor.
- BP-6 é utilizado para nutrir *Yin*, a fim de impedir o prejuízo ao *Yin* em decorrência do Fogo do Fígado.
- TA-5 é utilizado como ponto distal para produzir efeito nos canais *Yang* Menor. Veja a explicação dada a este ponto na subida do *Yang* do Fígado.
- VB-38 remove Fogo do Fígado e da Vesícula Biliar e trata dores de cabeça unilaterais, especialmente se estiverem situadas ao redor do olho. É particularmente eficaz para tratar enxaqueca crônica.
- VB-20 expele Vento da cabeça e domina Fogo do Fígado. Veja explicação na subida do *Yang* do Fígado.
- *Taiyang*, veja explicação na subida do *Yang* do Fígado.

Outros Pontos
- B-43 (*Xiaxi*): como ponto Riacho, remove Calor da Vesícula Biliar e é adequado caso a dor de cabeça esteja localizada ao redor ou atrás do olho.
- VB-44 (*Qiaoyin*) remove Calor da Vesícula Biliar e é apropriado se a dor estiver localizada de um lado da cabeça.
- IG-11 (*Quchi*) é utilizado se ocorrerem sinais pronunciados de Calor, tais como sede, sabor amargo, sensação de calor, língua Vermelho Intenso com revestimento amarelo e pulso Rápido.

- Todos os pontos locais mencionados no item subida do *Yang* do Fígado são igualmente aplicáveis ao tratamento de cefaleias resultantes do Fogo do Fígado.

Fitoterapia

Prescrição

LONG DAN XIE GAN TANG – Decocção da *Gentiana* para Drenar o Fígado.

EXPLICAÇÃO Esta fórmula é específica para drenar Fogo do Fígado. Observe que ela contém *Mu Tong*, a qual pode ser omitida, porque seu uso é ilegal.

Ervas
- *Long Dan Cao* (*Radix Gentianae*) é a principal erva para remover Fogo do Fígado. É especialmente indicada para o tratamento de cefaleias, uma vez que atua na área ao redor das orelhas e olhos.
- *Xia Ku Cao* (*Spica Prunellae*) remove Fogo do Fígado e produz efeito na cabeça.
- *Jue Ming Zi* (*Semen Cassiae*) remove Fogo do Fígado e produz efeito nos olhos. É, portanto, apropriada para tratar cefaleias em decorrência do Fogo do Fígado ao redor de um olho.

Remédio dos Três Tesouros

DRENAR O FOGO Drenar o Fogo é uma variação de *Long Dan Xie Gan Tang* e drena o Fogo do Fígado.

Resumo

Fogo do Fígado
- *Prescrição geral*: F-2 (*Xingjian*), BP-6 (*Sanyinjiao*), TA-5 (*Waiguan*), VB-38 (*Yangfu*), VB-20 (*Fengchi*), *Taiyang* (ponto extra). Tratar pontos distais com método de sedação e pontos locais com método neutro

Fitoterapia
Prescrição
- *LONG DAN XIE GAN TANG* – Decocção da *Gentiana* para Drenar o Fígado
Remédio dos Três Tesouros
- Drenar o Fogo

Caso Clínico

Uma mulher de 33 anos de idade sofria de enxaqueca crônica por vários anos. As dores eram frequentes e intensas e ocorriam acima do olho direito. Eram do tipo latejante e agravavam-se ao deitar. Eram acompanhadas por náusea, sensação de calor, sede e gosto amargo. As dores melhoraram durante a gravidez e pioraram após o parto.

Os períodos menstruais eram regulares e normais, porém ela sentia tensão pré-menstrual manifestada por irritabilidade, humor instável e choro.

Apresentou também quadro de alopecia aos 7, 14 e 21 anos de idade, quando o cabelo repen-

28 Cefaleias

tinamente caía em chumaços e depois tornava a crescer. No passado, sofria de depressão grave.

O pulso estava em Corda e a língua levemente Vermelha, seca, mais descascada no centro e com fissuras na área central.

Diagnóstico É uma condição de subida do Fogo do Fígado causando enxaqueca. Isso é evidenciado pela língua Vermelha e seca, pelo pulso em Corda e a sensação de calor, sede e gosto amargo. Se a língua não fosse seca e Vermelha e não houvesse sintoma de sede e gosto amargo, o diagnóstico seria de subida do *Yang* do Fígado. Nesse caso, o Fogo do Fígado estava começando a prejudicar o *Yin* do Estômago, uma vez que o centro da língua estava levemente pelado e rachado.

Ela devia estar sofrendo de estagnação do *Qi* do Fígado igualmente precedendo o desenvolvimento do Fogo do Fígado, tendo em vista o passado de depressão e a tensão pré-menstrual.

A alopecia era atribuída ao Vento do Fígado (que se desenvolve a partir do Fogo do Fígado). Quando o cabelo cai repentinamente em chumaços, isso indica Vento do Fígado. É interessante que a alopecia ocorreu regularmente em intervalos de sete anos (7, 14 e 21), coincidindo exatamente com o desenvolvimento dos ciclos da menina, descritos no primeiro capitulo do *Questões Simples* (*Su Wen*). O fato de a enxaqueca melhorar durante a gravidez e piorar depois do parto indica deficiência do Rim, mas este é apenas um sinal nesse caso.

Princípio de tratamento Remover Fogo do Fígado, dominar Vento do Fígado, nutrir *Yin* do Estômago e do Rim, acalmar Mente e assentar Alma Etérea.

Tratamento Essa paciente foi tratada apenas com acupuntura e os principais pontos usados foram: TA-5 (*Waiguan*), PC-6 (*Neiguan*), E-36 (*Zuzanll*), BP-6 (*Sanyinjiao*), R-3 (*Taixi*) e F-2 (*Xingjian*).

Outros pontos usados em diferentes ocasiões foram: REN-12 (*Zhongwan*), P-7 (*Lieque*) e R-6 (*Zhaohai*) em combinação, VB-43 (*Xiaxi*), R-9 (*Zhubin*), VB-20 (*Fengchi*), *Yuyao* e VB-1 (*Tongziliao*).

Explicação
- TA-5 foi empregado no lado direito como ponto distal para produzir efeito nos canais *Yang* Menor, onde as dores de cabeça se manifestavam.
- PC-6 foi usado no lado esquerdo (para equilibrar TA-5), com o propósito de regular o Fígado (em virtude da conexão entre Pericárdio e Fígado no *Yin* Terminal) e para acalmar a Mente e assentar a Alma Etérea. A combinação desses dois pontos para cefaleias crônicas provenientes do *Yang* do Fígado ou da subida do Fogo do Fígado nos canais *Yang* Menor é muito eficaz para produzir efeito na área da dor, regular o Fígado e acalmar a Mente. Além

disso, TA-5 regulará a Vesícula Biliar e PC-6 regulará o Fígado. Uma vez que o Triplo Aquecedor pertence ao *Yang* Menor, que é a "dobradiça" dos canais *Yang*, e o Pericárdio pertence ao *Yin* Terminal, que é a "dobradiça" dos canais *Yin*, esses dois pontos irão também regular *Yin* e *Yang*, *Qi* Defensivo e Nutritivo, exterior e interior e Vasos de Conexão *Yin* e *Yang*.
- E-36 e PC-6 foram usados para tonificar *Yin* do Estômago. Além disso, PC-6 irá também regular o Fígado e acalmar a Mente.
- R-3 foi usado para nutrir o *Yin* do Rim e do Fígado. Embora, nesse caso, o Fogo do Fígado esteja prejudicando o *Yin* (e não o outro caminho), é ainda importante nutrir o Rim, uma vez que Fígado e Rim possuem uma "fonte comum"; a tonificação dos pontos do Rim ajudará, portanto, a regular o Fígado.
- F-2 foi usado com método de sedação para remover Fogo do Fígado.
- REN-12 foi usado para nutrir *Yin* do Estômago.
- P-7 e R-6 combinados abrem o *Ren Mai* (Vaso Concepção). Esses pontos foram usados para nutrir o Rim e regular o Útero.
- VB-43 foi usado com método de sedação para desobstruir o canal da Vesícula Biliar, onde as dores ocorriam.
- R-9 foi usado para nutrir o Rim e acalmar a Mente. Este ponto tem poderosa ação calmante.
- VB-20 foi usado como ponto adjacente, a fim de remover Fogo e Vento do Fígado.
- *Yuyao* é o ponto extra localizado no meio da sobrancelha, e foi usado como ponto local.
- VB-1 foi também usado como ponto local, com a finalidade de desobstruir o canal da Vesícula.

Vento do Fígado

A cefaleia proveniente de Vento do Fígado é do tipo puxão e afeta toda a cabeça, em vez das laterais. É acompanhada por vertigem grave.

Outras manifestações possíveis incluem leve calafrio na cabeça, formigamento ou tremor de um membro. Pulso e língua variarão, dependendo do fato de o Vento do Fígado ser decorrente de Fogo do Fígado ou de deficiência do Sangue do Fígado ou do *Yin* do Fígado.

Este não é um padrão comum na cefaleia crônica e ocorre apenas nos idosos.

Princípio de Tratamento
Pacificar Fígado e extinguir Vento.

Acupuntura

Prescrição Geral

F-3 (*Taichong*), BP-6 (*Sanyinjiao*), VB-20 (*Fengchi*), DU-16 (*Fengfu*), DU-20 (*Bahui*). Todos os pontos com método de sedação, exceto BP-6, que deve ser tonificado.

EXPLICAÇÃO

- F-3 domina Vento do Fígado.
- BP-6 é tonificado para nutrir *Yin* e Sangue, o que é sempre necessário, a fim de dominar o Vento interno.

Cefaleias **29**

- VB-20 domina o Vento (tanto interno como externo).
- DU-16 e DU-20 dominam Vento interno e aliviam dor de cabeça.

Outros Pontos

- ID-3 (*Houxi*) e B-62 (*Shenmai*), em combinação, abrem o *Du Mai* (Vaso Governador) e dominam a agitação do Vento interno, que causa dores de cabeça. Nos homens, esses dois pontos podem ser usados sozinhos, ao passo que nas mulheres sua atuação será melhor se forem combinados com os pontos que abrem o *Ren Mai* (Vaso Concepção), isto é, P-7 (*Lieque*) e R-6 (*Zhaohai*).

Quaisquer dos pontos locais mencionados para cefaleia do tipo *Yang* do Fígado podem ser usados também para tratar dores do tipo Vento do Fígado.

Fitoterapia

Prescrição

TIAN MA GOU TENG YIN – Decocção de *Gastrodia-Uncaria*.

Prescrição

ZHEN GAN XI FENG TANG – Decocção para Pacificar o Fígado e Extinguir o Vento.

Ambas as prescriçõesforam discutidas sob o tópico "Subida do *Yang* do Fígado".

Ervas

- *Bai Ji Li* (*Fructus Tribuli*) extingue Vento interno e trata dores de cabeça, especialmente ao redor dos olhos.
- *Di Long* (*Pheretima*) domina Vento interno, sendo usada para tratar cefaleias crônicas deste tipo, em particular nas pessoas idosas.
- *Quan Xie* (*Scorpio*) é utilizada para tratar dores de cabeça graves e crônicas provenientes de Vento interno.

Resumo

Vento do Fígado

- *Prescrição geral*: F-3 (*Taichong*), BP-6 (*Sanyinjiao*), VB-20 (*Fengchi*), DU-16 (*Fengfu*), DU-20 (*Bahui*). Todos os pontos com método de sedação, exceto BP-6, que deve ser tonificado

Fitoterapia

Prescrição
- TIAN MA GOU TENG YIN – Decocção da *Gastrodia-Uncaria*

Prescrição
- ZHEN GAN XI FENG TANG – Decocção para Pacificar o Fígado e Extinguir o Vento

---

Estagnação do Qi do Fígado

Esse tipo de dor geralmente ocorre na fronte ou nas têmporas. É frequentemente associado à desarmonia do Estômago, tal como retenção de alimento nesse órgão. O tipo de dor assemelha-se aquele proveniente de deficiência do Estômago, porém é mais intensa. Entretanto, não é latejante como a dor proveniente da subida do *Yang* do Fígado. Outra característica é que essa dor se movimenta de um lado para outro.

A cefaleia proveniente de estagnação do *Qi* do Fígado é tipicamente causada por ansiedade e estresse, sendo um tipo comum de cefaleia em pacientes jovens e de meia-idade.

Outras manifestações incluem dor ou distensão na região do hipocôndrio, tensão nervosa, má digestão, eructação, flatulência, distensão abdominal, fezes em cíbalos e pulso em Corda.

Princípio de Tratamento

Pacificar Fígado, eliminar estagnação, acalmar Mente e assentar Alma Etérea.

Acupuntura

Prescrição Geral

F-3 (*Taichong*), VB-34 (*Yanglingquan*), IG-4 (*Hegu*), E-36 (*Zusanli*), DU-24 (*Shenting*), *Taiyang*. Os pontos F-3, VB-34 e IG-4 são aplicados com método de sedação, E-36 com método de tonificação e os pontos locais com método neutro.

EXPLICAÇÃO

- F-3 pacifica Fígado e elimina estagnação. Este ponto é escolhido dentre todos os outros pontos do canal do Fígado, pois é o melhor para produzir efeito na cabeça.
- VB-34 alivia a estagnação do *Qi* do Fígado. Em combinação com DU-24, elimina a estagnação do *Qi* do Fígado na cabeça.
- IG-4 é escolhido, pois será combinado com F-3 para eliminar a estagnação do *Qi* do Fígado na cabeça. Além disso, acalma Mente, o que é importante, pois a estagnação do *Qi* do Fígado é normalmente causada por problemas emocionais.
- E-36 é utilizado porque a dor é causada pela influência da estagnação do *Qi* do Fígado no canal do Estômago na cabeça.
- DU-24 e *Taiyang* combinados com VB-34 aliviam a estagnação do *Qi* do Fígado na cabeça. Além disso, DU-24 acalma a Mente.

Outros Pontos

- F-14 (*Qimen*) pode ser acrescentado para ajudar a eliminar a estagnação do *Qi* do Fígado.
- *Yintang* é um ponto extra que pode ser usado como ponto local para tratar dores na fronte. Também acalma Mente e produz sono.

978-85-7241-817-1

Fitoterapia

Prescrição

XIAO YAO SAN – Pó do Caminhante Livre e Tranquilo.

EXPLICAÇÃO Essa fórmula pacifica Fígado, move *Qi* e elimina estagnação. Para tratar dores de cabeça decorrentes da estagnação do *Qi* do Fígado, a fórmula deve ser modificada com a adição de ervas para dominar o *Yang* do Fígado, como *Gou Teng* (*Ramulus cum Uncis Uncariae*) e *Ju Hua* (*Flos Chrysanthemi*).

30 Cefaleias

Ervas

- *Mu Xiang* (*Radix Aucklandiae*) movimenta *Qi* em Estômago, Baço, Intestinos e Vesícula Biliar. Pelo fato de entrar na Vesícula Biliar, essa erva pode aliviar dores de cabeça provenientes da estagnação do *Qi* do Fígado.
- *Ju Hua* (*Flos Chrysanthemi*) domina *Yang* do Fígado e pode ser acrescentada como uma erva sintomática para aliviar a dor.
- *Sang Ye* (*Folium Mori*) tem a mesma função de *Ju Hua*.
- *Zhi Shi* (*Fructus Aurantii immaturus*) movimenta o *Qi* e o faz descender. Por essa razão, é um acréscimo adequado no tratamento de dores de cabeça provenientes da estagnação do *Qi* do Fígado.
- *Yan Hu Suo* (*Rhizoma Corydalis*) movimenta *Qi* e Sangue do Estômago e do Fígado, sendo particularmente eficaz para cessar dor.
- *Chen Xiang* (*Lignum Aquilariae*) movimenta *Qi* e tem forte efeitpo para dominar o *Qi* rebelde. Por essa razão, é uma erva adequada para tratar dores de cabeça.

Remédio do Tesouro das Mulheres

LIBERTAR A LUA   Libertar a Lua pacifica Fígado, move *Qi* e elimina estagnação, além de acalmar a Mente e nutrir o Sangue do Fígado. É uma variação do *Xiao Yao San*. Embora esteja na série Tesouro das Mulheres, ele pode ser prescrito para homens.

Resumo

Estagnação do *Qi* do Fígado
- *Prescrição geral*: F-3 (*Taichong*), VB-34 (*Yanglingquan*), IG-4 (*Hegu*), E-36 (*Zusanli*), DU-24 (*Shenting*), Taiyang. Os pontos F-3, VB-34 e IG-4 são aplicados com método de sedação, E-36 com método de tonificação e os pontos locais com método neutro

Fitoterapia
Prescrição
- XIAO YAO SAN – Pó do Caminhante Livre e Tranquilo
Remédio do Tesouro das Mulheres
- Libertar a Lua

Estagnação de Frio no Canal do Fígado

Este é um tipo muito raro de cefaleia. É causado por Frio no canal do Fígado rebelando-se para cima e atingindo a cabeça. Esta dor é chamada de cefaleia do *Yin* Terminal. A dor é intensa e sentida no topo da cabeça. A dor é associada à sensação de frio, vômito, membros frios e pulso em Corda.

Esse padrão é uma causa rara de cefaleia.

Princípio de Tratamento
Pacificar e aquecer Fígado, expelir Frio e dominar *Qi* rebelde.

Acupuntura
Prescrição Geral
F-3 (*Taichong*), DU-20 (*Baihui*). É utilizado método de sedação em F-3, seguido pela aplicação de moxabustão na agulha. Usa-se método neutro no ponto DU-20.

EXPLICAÇÃO
- F-3 pacifica Fígado, domina *Qi* rebelde do Fígado e é um ponto distal importante para tratar cefaleias provenientes de desarmonias do Fígado.
- DU-20 é inserido por agulha como ponto local para dispersar a estagnação do *Qi* do Fígado no vértice.

Fitoterapia   978-85-7241-817-1
Prescrição
WU ZHU YU TANG – Decocção de *Evodia*.

EXPLICAÇÃO   Essa fórmula é específica para expelir Frio do canal do Fígado.

Prescrição
CHEN XIANG JIANG QI SAN – Pó de *Aquilaria* para Dominar o *Qi*.

EXPLICAÇÃO   Essa fórmula domina o *Yang*, expele o Frio e penetra o canal do Fígado.

Ervas

- *Chuan Xiong* (*Rhizoma Chuanxiong*) penetra no Fígado e trata as cefaleias.
- *Dang Gui* (*Radix Angelicae sinensis*) penetra no canal do Fígado.
- *Rou Gui* (*Cortex Cinnamomi*) é muito quente e expele o Frio.
- *Gui Zhi* (*Ramulus Cinnamomi cassiae*) é quente e penetra nos canais e nos vasos sanguíneos.

Resumo

Estagnação de Frio no Canal do Fígado
- *Prescrição geral*: F-3 (*Taichong*), DU-20 (*Baihui*). É utilizado o método de sedação em F-3, seguido por aplicação de moxabustão na agulha. Emprega-se método neutro no ponto DU-20

Fitoterapia
Prescrição
- WU ZHU YU TANG – Decocção de *Evodia*
Prescrição
- CHEN XIANG JIANG QI SAN – Pó de *Aquilaria* para Dominar o *Qi*

Caso Clínico

Um homem de 38 anos de idade sofria de enxaqueca nos últimos cinco anos. As dores ocorriam na cabeça inteira e eram surdas, porém intensas. Melhoravam ao deitar e pioravam com o estresse e mediante exposição à luz. Eram acompanhadas por náusea e vômito pouco produtivo e por uma sensação de frio.

Sentia também dor na região do hipocôndrio, a qual se estendia para as costas, sendo provocada por ingestão de alimentos gordurosos. Apresentava também propensão à eructação e à obstipação.

A língua apresentava-se de coloração normal, estava Inchada e com revestimento sujo. O pulso estava em Corda e Lento.

Diagnóstico As dores de cabeça eram claramente atribuídas à estagnação de Frio no canal do Fígado, conforme evidenciado pela sensação de frio, localização da dor, vômito seco e pulso Lento e em Corda. Dor hipocondrial, eructação e obstipação eram atribuídas à estagnação de *Qi* do Fígado. Além disso, havia também deficiência de *Qi* do Baço com acúmulo de Fleuma indicada pela língua Inchada e pelo revestimento sujo.

Princípio de tratamento Nesse caso é necessário movimentar o *Qi* do Fígado e eliminar o Frio.

Acupuntura

Pontos

Os principais pontos usados foram: P-7 (*Lieque*), E-40 (*Fenglong*), VB-34 (*Yanglingquan*) e F-3 (*Taichong*). Os dois primeiros pontos foram inseridos com método neutro e os dois últimos com método de sedação. Foi aplicada moxa em F-3. Com o propósito de reduzir o número de agulhas e criar uma combinação de pontos equilibrada e dinâmica, P-7 foi aplicado no lado direito; E-40, no lado esquerdo; VB-34, no lado direito; e F-3, no lado esquerdo. Os lados escolhidos poderiam também ser invertidos, mas a maneira descrita anteriormente fez com que o ponto VB-34 pudesse ser aplicado no lado direito para tratar dor hipocondríaca que se localizava no lado direito.

Explicação
- P-7 foi usado para facilitar o fluxo do *Qi* puro para a cabeça.
- E-40 foi utilizado para tonificar Baço e eliminar Fleuma.
- VB-34 foi usado para movimentar *Qi* do Fígado e eliminar estagnação.
- F-3 foi utilizado para movimentar *Qi* do Fígado e a moxa foi aplicada neste ponto para expelir Frio do canal do Fígado.

Fitoterapia

Prescrição

A prescrição usada foi uma variação de *Wu Zhu Yu Tang* (Decocção de *Evodia*):

- *Wu Zhu Yu* (*Fructus Evodiae*): 3g.
- *Dang Shen* (*Radix Codonopsis*): 6g.
- *Sheng Jiang* (*Rhizoma Zingiberis recens*): 3 fatias.
- *Gan Cao* (*Radix Glycyrrhizae uralensis*): 3g.
- *Gui Zhi* (*Ramulus Cinnamomi cassiae*): 3g.
- *Chen Pi* (*Pericarpium Citri reticulatae*): 3g.
- *Yin Chen Hao* (*Herba Artemisia scoparae*): 3g.
- *Da Zao* (*Fructus Jujubae*): 3 tâmaras.

Explicação
- *Wu Zhu Yu, Dang Shen, Sheng Jiang* e *Da Zao* fazem parte de *Wu Zhu Yu Tang.*
- *Gui Zhi* foi acrescentada para ajudar a expelir o Frio. Essa erva também entra nos vasos sanguíneos e nos canais, auxiliando, portanto, nas dores de cabeça.
- *Chen Pi* foi adicionada para ajudar a eliminar a Fleuma.
- *Yin Chen Hao* foi acrescentada como erva mensageira, com o propósito de direcionar a prescrição para o canal do Fígado.
- *Gan Cao* foi acrescentada para harmonizar a prescrição.

A cefaleia deste paciente cessou completamente após três meses.

Umidade

Umidade interna é uma causa muito frequente de cefaleias, particularmente nos países úmidos, como no caso das Ilhas Britânicas. Embora a Umidade tenha tendência natural a se assentar no Aquecedor Inferior, porque é pesada por natureza, pode produzir efeito também na cabeça. Isso acontece em casos crônicos, quando a Umidade obstrui o Aquecedor Médio, impedindo o *Qi* do Estômago de descender e interferindo no movimento normal de *Qi* no Meio; essa longa permanência da estagnação de Umidade provoca a obstrução, a qual se propaga gradualmente e alcança a cabeça.

Uma vez na cabeça, a Umidade impede o *Yang* puro de ascender para fazer brilhar os orifícios dos sentidos e o *Yin* turvo de descender para fora da cabeça. O resultado é que os orifícios dos sentidos são obscurecidos pela Umidade. Essa situação causa cefaleia do tipo surda; sensações da cabeça envolvida em um pano ou cheia de algodão; também sensação de peso na cabeça; e dificuldade para pensar. Esses sintomas são piores no período da manhã. A dor pode afetar toda a cabeça ou pode se localizar apenas na fronte. Em alguns casos, a Umidade pode afetar o canal da Vesícula Biliar e, assim sendo, as dores podem ocorrer nas têmporas ou nas laterais da cabeça.

Outros sintomas incluem catarro persistente, algumas vezes sinusite, náusea, falta de apetite, sensação de plenitude no tórax e na região epigástrica, língua com revestimento espesso e pegajoso e pulso Deslizante. Se a Umidade for muito crônica e o Baço estiver muito deficiente, o pulso poderá apresentar-se Encharcado, ou seja, é sentido Deslizante, mas fraco e macio, e ligeiramente Flutuante, em especial na posição Média à direita.

Umidade interna origina-se de deficiência do *Qi* do Baço, que falha em transformar e transportar os fluidos, os quais se acumulam e transformam-se em Umidade. Pode também se originar da retenção de Umidade externa por longo período.

Princípio de Tratamento

Eliminar Umidade, estimular ascendência do *Yang* puro, tonificar Estômago e Baço.

32 Cefaleias

Acupuntura
Prescrição Geral
BP-3 (*Taibai*), IG-4 (*Hegu*), P-7 (*Lieque*), REN-12 (*Zhongwan*), B-20 (*Pishu*), E-8 (*Touwei*). É aplicado método de sedação em BP-3 e IG-4; método de tonificação em P-7, B-20 e REN-12; e método neutro em E-8.

EXPLICAÇÃO
- BP-3 é um ponto usual para eliminar Umidade em qualquer parte do corpo. Por se localizar na extremidade do canal, afeta especificamente na cabeça.
- IG-4 pode eliminar fatores patogênicos de face e fronte, e ele também regula subida e descida do *Qi*.
- P-7 é específico para tratar cefaleias, sendo usado para estimular a subida do *Yang* puro para a cabeça.
- REN-12 e B-20 são utilizados para tonificar o Baço, a fim de eliminar Umidade.
- E-8 é o principal ponto local para eliminar Umidade da cabeça, sendo específico para tratar esse tipo de cefaleia.

Outros Pontos
- DU-20 (*Bahui*) é utilizado se a dor for acompanhada por obscurecimento acentuado na cabeça. Estimula a subida do *Yang* puro para a cabeça.
- DU-24 (*Shenting*) pode ser usado como ponto local para eliminar Umidade da fronte.
- DU-23 (*Shangxing*) pode ser utilizado se a dor estiver localizada ao redor dos olhos.
- *Yintang* pode ser empregado como ponto local se a dor estiver localizada na fronte.
- BP-6 (*Sanyinjiao*) e BP-9 (*Yinlingquan*) podem ser usados como pontos distais para eliminar Umidade.
- B-21 (*Weishu*) pode ser acrescentado para fortalecer Estômago e Baço, a fim de eliminar Umidade. É especialmente eficaz se a pessoa sofrer de fadiga crônica.

Fitoterapia
Prescrição
QIANG HUO SHENG SHI TANG – Decocção de *Notopterygium* para Expelir Umidade.

EXPLICAÇÃO   Essa fórmula elimina Umidade da cabeça e da parte superior do corpo.

Prescrição
YIN CHEN WU LING SAN – Pó de Cinco *Ling* de *Artemisia scoparia*.

EXPLICAÇÃO   Essa é uma variação de *Wu Ling San* (Pó de Cinco *Ling*); essa fórmula é adequada para tratar cefaleias provenientes de Umidade que produzem efeito na Vesícula Biliar, em vez de produzir efeito em Estômago e Baço. É utilizada para tratar cefaleias mais intensas nas têmporas ou nas laterais da cabeça, em vez de na fronte, em que a fórmula anterior é destinada.

Deve-se observar que não há nada nessas duas prescrições no sentido de fortalecer o Baço. Para tratar cefaleias crônicas provenientes de Umidade, essas prescrições devem ser integradas com outra para tonificar Baço (por exemplo, *Si Jun Zi Tang* [Decocção dos Quatro Cavalheiros]). Em casos graves, as prescrições podem ser usadas primeiramente para eliminar Umidade e, então, adaptadas através do acréscimo de algumas ervas para tonificar o Baço (tais como, *Bai Zhu* [*Rhizoma Atractylodis macrocephalae*]).

> **Resumo**
>
> **Umidade**
> - *Prescrição geral*: BP-3 (*Taibai*), IG-4 (*Hegu*), P-7 (*Lieque*), REN-12 (*Zhongwan*), B-20 (*Pishu*), E-8 (*Touwei*). É aplicado método de sedação em BP-3 e IG-4, método neutro em E-8 e método de tonificação em P-7, B-20 e REN-12
>
> *Fitoterapia*
> *Prescrição*
> - QIANG HUO SHENG SHI TANG – Decocção de *Notopterygium* para Dispersar Umidade.
>
> *Prescrição*
> - YIN CHEN WU LING SAN – Pó de Cinco *Ling* de *Artemisia scopariae*

Caso Clínico

Uma mulher de 52 anos de idade sofria de cefaleia nos últimos três anos. Na maioria das vezes, as dores ocorriam na fronte e na face, embora também se manifestassem no topo da cabeça. Elas se iniciavam depois de um jejum e pioravam durante o dia. Eram acompanhadas por sensação de atordoamento. Não havia sintoma de tontura.

Também sofria de catarro crônico e rinite durante os últimos 25 anos. Apresentava dor crônica na parte inferior das costas e micção muito frequente. Sentia-se cansada. Os intestinos eram obstipados, sem evacuação diária. Quando tinha evacuação, as fezes eram algumas vezes amolecidas. Geralmente sentia frio. Em geral, o pulso era Profundo e Fraco e levemente em Corda no lado direito. A língua apresentava-se Pálida e Inchada, com revestimento pegajoso e amarelo.

O diagnóstico foi de deficiência de *Yang* do Baço e do Rim, acarretando a obstrução da cabeça pela Umidade. As dores tinham todas as características de Umidade: eram do tipo surda, com sensação de atordoamento e, em geral, ocorriam na fronte. A ausência de tontura faz o diagnóstico diferencial estar a favor de Umidade e contra Fleuma. A presença de Umidade é confirmada por catarro crônico e rinite, qualidade deslizante do pulso e revestimento pegajoso da língua.

A deficiência do *Yang* do Rim é indicada por dor na parte inferior das costas, micção frequente, sensação de frio e pulso Profundo; ao passo que a deficiência do *Yang* do Baço é indicada por cansaço, sensação de frio, pulso Fraco e pela língua Pálida. A obstipação é atribuída à deficiência do *Yang* do Rim, incapaz de mover as fezes: isso é confirmado pelo fato das fezes não estarem secas; na realidade, algumas vezes eram amolecidas.

É interessante o fato de as dores se iniciarem após um jejum. A paciente obviamente sofria de Umidade há muito tempo, conforme a evidência de catarro crônico e rinite. Num rápido final de semana, o Baço se tornava mais incapaz em sua função de transportar e transformar, gerando Umidade. Um indivíduo com deficiência do Baço deve apenas jejuar sob condições muito controladas e preparar o caminho para esse jejum por meio da redução gradual da quantidade de alimento ingerido. Da mesma forma, uma pessoa deve interromper o jejum bem gradualmente. Somente sob essas condições, um jejum poderá ser benéfico.

O tratamento foi baseado em acupuntura e fitoterapia.

Princípio de tratamento Tonificar *Yang* do Baço e do Rim e eliminar Umidade.

Acupuntura

Pontos

Os principais pontos empregados foram: P-7 (*Lieque*), IG-4 (*Hegu*), REN-12 (*Zhongwan*), E-36 (*Zusanli*), BP-3 (*Taibai*) e R-7 (*Fuliu*). Os pontos P-7, IG-4 e BP-3 foram inseridos por agulhas com método neutro, ao passo que os outros foram aplicados com método de tonificação. Foi usada moxa em E-36 e R-7.

Outros pontos utilizados: REN-9 (*Shuifen*), BP-6 (*Sanyinjiao*), B-20 (*Pishu*), B-23 (*Shenshu*), E-8 (*Touwei*).

Explicação
- P-7 e IG-4 foram usados para abrir os canais da cabeça e da face e remover as obstruções. Também estimulam a subida do *Yang* puro para a cabeça.
- REN-12, F-36 e B-20 foram empregados para tonificar o Baço.
- B-23 e R-7 foram utilizados para tonificar o Rim.
- BP-3, BP-6 e REN-9 foram usados para eliminar Umidade.
- E-8 foi empregado como ponto local. É o melhor ponto local para eliminar Umidade da cabeça.

Fitoterapia

Prescrição

A prescrição foi baseada em uma variação de *Qiang Huo Sheng Shi Tang*, com o acrescimo de:

- *Huo Xiang* (*Herba Pogostemonis*): 3g.
- *Pei Lan* (*Herba Eupatorii*): 3g.
- *Chen Pi* (*Pericarpium Citri reticulatae*): 3g.
- *Bai Zhu* (*Rhizoma Atractylodis macrocephalae*): 6g.
- *Du Zhong* (*Cortex Eucommiae ulmoidis*): 6g.
- *Cang Zhu* (*Rhizoma Atractylodis lanceae*): 3g.

Explicação
- *Huo Xiang* e *Pei Lan* foram acrescentadas como ervas aromáticas para eliminar Umidade. Sendo aromáticas e leves, essas ervas também produzem efeito na cabeça e na face e aliviam a cefaleia.

- *Cang Zhu* é outra erva aromática para eliminar Umidade, sendo frequentemente utilizada para tratar dores de cabeça.
- *Chen Pi* foi acrescentada para ajudar a eliminar a Umidade e movimentar o *Qi*. Mover o *Qi* é quase sempre necessário para auxiliar na eliminação da Umidade.
- *Bai Zhu* foi acrescentada para tonificar o Baço.
- *Du Zhong* foi usada para tonificar *Yang* do Rim. Sendo levemente picante, ela ajuda também a aliviar a dor nas costas.

Esta paciente curou-se das dores de cabeça depois de seis meses de tratamento.

978-85-7241-817-1

Fleuma Turva

A Fleuma é similar em natureza à Umidade e também deriva da deficiência de *Qi* do Baço. A cefaleia proveniente de Fleuma e similar àquela proveniente de Umidade, ou seja, é do tipo surda e acompanhada por sensação de peso e atordoamento (entorpecimento). Entretanto, a Fleuma é mais obstrutiva que a Umidade e obscurece mais os orifícios dos sentidos. Isso resulta em visão turva e tontura, sintomas que não estão presentes na Umidade.

Outras manifestações incluem catarro no peito, sensação de plenitude e opressão no tórax, língua Inchada com revestimento pegajoso e pulso Deslizante.

A Fleuma é uma causa comum de cefaleia crônica em pacientes jovens e de meia-idade.

Princípio de Tratamento

Eliminar Fleuma e harmonizar Aquecedor Médio.

Acupuntura

Prescrição Geral

E-40 (*Fenglong*), IG-4 (*Hegu*), P-7 (*Lieque*), E-8 (*Touwei*), DU-20 (*Baihui*). Nos pontos E-40 e IG-4 foram aplicados método de sedação; em P-7, método de tonificação; em E-8 e DU-20, método neutro.

EXPLICAÇÃO
- E-40 é o ponto principal para eliminar Fleuma.
- IG-4 é utilizado como ponto distal para eliminar os fatores patogênicos de face e cabeça. Também regula a ascendência e descendência do *Qi*.
- P-7 é utilizado como ponto distal para estimular a ascendência do *Yang* puro para a cabeça.
- E-8 é um ponto local para tratar dores de cabeça resultantes de Fleuma (ou Umidade).
- DU-20 é utilizado para estimular a ascendência do *Yang* puro para a cabeça.

Outros Pontos
- E-36 (*Zusanli*) pode ser acrescentado como ponto distal para tonificar Baço e eliminar Fleuma. É importante usá-lo se a pessoa se sentir muito cansada.
- BP-6 (*Sanyinjiao*) elimina Umidade e ajuda a eliminar Fleuma.
- BP-3 (*Taibai*) elimina Umidade e ajuda a eliminar Fleuma. Localizando-se na extremidade do canal, produz efeito na cabeça.

34 Cefaleias

- IG-11 (*Quchi*) pode ser empregado se a Fleuma estiver associada ao Calor.
- DU-23 (*Shangxing*) pode ser utilizado como ponto local, especialmente se os olhos estiverem afetados.
- *Yintang* pode ser usado como ponto local se a dor for na fronte.

Fitoterapia

Prescrição

BAN XIA BAI ZHU TIAN MA TANG – Decocção de Pinellia-Atractylodes-Gastrodia.

EXPLICAÇÃO   *Ban Xia* elimina Fleuma, faz o *Qi* descer e cessa vômito. *Tian Ma* extingue Vento interno e interrompe as dores de cabeça. Essas duas ervas são ervas imperadoras, uma para eliminar Fleuma e a outra para dominar Vento. Portanto, tratam Vento-Fleuma causador de cefaleia e tontura. Li Dong Yuan, no *Discussion on Stomach and Spleen*, diz: *"Dores de cabeça provenientes de Fleuma não podem ser tratadas sem* Ban Ma *e dores com tontura devido a Vento não podem ser tratadas sem* Tian Ma*"*[11].

Ainda que esta prescrição seja eficaz para tratar Vento-Fleuma, é uma prescrição alternativa, pois inclui *Tian Ma*, uma erva importante para tratar cefaleias.

Ervas

- *Dan Nan Xing* (*Rhizoma Arisaematis praeparatum*) é uma erva quente que elimina Fleuma e domina Vento interno, sendo, portanto, apropriada para tratar dores de cabeça desse tipo. É especialmente adequada se as dores se movimentarem de um lado para o outro.
- *Bai Fu Zi* (*Rhizoma Typhonii praeparatum*) é outra erva quente para eliminar Fleuma e pode ser acrescentada particularmente se a Fleuma estiver associada ao Frio e for difícil eliminá-la.
- *Jiang Can* (*Bombyx batryticatus*) domina Vento e trata cefaleias. É particularmente útil em casos muito crônicos de dores de cabeça provenientes de Vento-Fleuma em pessoas idosas.

Remédio dos Três Tesouros

PURIFICAR O *YANG*   Purificar *Yang* é variação de *Ban Xia Bai Zhu Tian Ma Tang* para tratar dores de cabeça decorrentes da combinação de Fleuma e subida do *Yang* do Fígado.

> **Resumo**
>
> **Fleuma Turva**
> - *Prescrição geral*: E-40 (*Fenglong*), IG-4 (*Hegu*), P-7 (*Lieque*), E-8 (*Touwei*), DU-20 (*Baihui*). Nos pontos E-40 e IG-4 foi aplicado método de sedação; em P-7, método de tonificação; em E-8 e DU-20, método neutro
>
> **Fitoterapia**
> *Prescrição*
> - *BAN XIA BAI ZHU TIAN MA TANG* – Decocção de Pinellia--Atractylodes-Gastrodia
> *Remédio dos Três Tesouros*
> - Purificar o *Yang*

Caso Clínico

Um homem de 48 anos de idade sofria de dores de cabeça há dez anos. As dores ocorriam ao redor da região frontal e eram do tipo surda. Eram acompanhadas por sensação de entorpecimento, peso e tontura. Também sofria de cansaço extremo e falta de energia sexual. Facilmente sentia frio. O pulso era Profundo e Deslizante e a língua apresentava-se Pálida, com as laterais inchadas e revestimento amarelo espesso e pegajoso.

Diagnóstico   As dores de cabeça eram claramente causadas por Fleuma turva obstruindo os orifícios da cabeça e impedindo o *Yang* puro de elevar-se. Isso gerava uma sensação típica de entorpecimento, peso e tontura. A tontura, em particular, distingue-se daquela proveniente de Umidade. A Fleuma originou-se de deficiência de *Yang* do Baço (língua Pálida com laterais inchadas, pulso Profundo, sensação de frio, cansaço e perda de energia sexual). A perda da energia sexual nem sempre é proveniente da deficiência do Rim; nesse caso, na verdade, era resultante da deficiência do Baço.

Princípio de tratamento   Neste caso, devido à cronicidade da condição, a atenção foi direcionada para tratar Raiz e Manifestação simultaneamente. Isso envolveu tonificação do *Qi* do corpo e eliminação dos fatores patogênicos (no caso, Fleuma). Esse paciente foi tratado apenas com acupuntura.

Acupuntura

Pontos

Os principais pontos empregados foram: REN-12 (*Zhongwan*), E-8 (*Touwei*), P-7 (*Lieque*), IG-4 (*Hegu*), E-36 (*Zusanili*), B-20 (*Pishu*), E-40 (*Fenglong*) e BP-3 (*Taibai*).

Nos pontos E-8 e E-40 aplicou-se método neutro, e nos demais, método de tonificação.

Explicação

- REN-12, E-36, B-20 e BP-3 foram reforçados para tonificar o Baço. Foi empregada moxa no ponto E-36 para tonificar *Yang* do Baço.
- P-7 e IG-4 foram usados para estimular a ascendência do *Yang* puro para a cabeça e para abrir seus orifícios.
- E-8 é o ponto principal para tratar cefaleias provenientes de Fleuma ou Umidade.
- E-40 foi aplicado com método neutro para eliminar Fleuma.

978-85-7241-817-1

Vento-Fleuma Turvo

Esse padrão é similar ao anterior e simplesmente corresponde a uma combinação de Fleuma e Vento interno. Só é visto em pessoas idosas e pode indicar probabilidade de acidente vascular cerebral.

Princípio de Tratamento

Eliminar Fleuma, extinguir Vento e pacificar Fígado.

Acupuntura

Prescrição Geral

E-40 (*Fenglong*), IG-4 (*Hegu*), F-3 (*Taichong*), ID-3 (*Houxi*), B-62 (*Shenmai*), E-8 (*Touwei*), DU-20 (*Baihui*), VB-20 (*Fengchi*). Nos pontos E-40, IG-4, F-3 e VB-20 aplica-se método de sedação, e nos pontos ID-3, B-62, E-8 e DU-20, aplica-se método neutro.

EXPLICAÇÃO

- E-40, IG-4, E-8 e DU-20: o uso desses pontos já foi explicado em cefaleia decorrente de Fleuma.
- F-3 extingue Vento, sendo um ponto importante para aliviar esse tipo de dor de cabeça. Em combinação com IG-4 (*Hegu*), extingue Vento de face e cabeça.
- ID-3 e B-62 combinados abrem *Du Mai* (Vaso Governador) e extingue Vento. Abrindo o *Du Mai* (Vaso Governador), alivia-se também a dor de cabeça.
- VB-20 extingue Vento e alivia as dores de cabeça.

Outros Pontos

- VB-39 (*Xuanzhong*) extingue Vento interno e alivia cefaleias desse tipo ao longo do canal da Vesícula Biliar.
- DU-16 (*Fengfu*) extingue Vento interno e remove obstruções do *Du Mai* (Vaso Governador).

Os demais pontos citados em cefaleia decorrente de Fleuma turva são aplicáveis também às cefaleias decorrentes de Vento-Fleuma turvo.

Fitoterapia

Prescrição

A mesma prescrição para dor de cabeça decorrente de Fleuma turva é aplicável, ou seja, *Ban Xia Bai Zhu Tian Ma Tang* (Decocção de *Pinellia-Atractylodes-Gastrodia*). Substâncias que extinguem Vento interno, tais como, *Quan Me* (*Scorpio*) e *Jiang Can* (*Bombyx batryticatus*), devem ser adicionadas à prescrição. Alternativamente, esta prescrição pode ser integrada com outra para dominar Vento do Fígado, tal como, *Tian Ma Gou Teng Yin* (Decocção de *Gastrodia-Uncaria*) ou *Zhen Gan Xi Feng Tang* (Decocção para Pacificar o Fígado e Extinguir o Vento).

Ervas

- *Di Long* (*Pheretima*) domina Vento e remove obstruções dos canais. É particularmente útil para tratar Vento-Fleuma crônico em pessoas idosas.

As demais ervas mencionadas em cefaleia decorrente de Fleuma turva também são indicadas.

Remédio dos Três Tesouros

PURIFICAR O *YANG*   Purificar *Yang* é variação de *Ban Xia Bai Zhu Tian Ma Tang* para tratar dores de cabeça decorrentes da combinação de Fleuma e subida do *Yang* do Fígado.

> **Resumo**
>
> **Vento-Fleuma Turvo**
> - *Prescrição geral*: E-40 (*Fenglong*), IG-4 (*Hegu*), F-3 (*Taichong*), ID-3 (*Houxi*), B-62 (*Shenmai*), E-8 (*Touwei*), DU-20 (*Baihui*), VB-20 (*Fengchi*). Nos pontos E-40, IG-4, F-3 e VB-20 aplica-se método de sedação; e nos pontos ID-3, B-62, E-8 e DU-20, aplica-se método neutro
>
> **Fitoterapia**
> *Prescrição*
> - *BAN XIA BAI ZHU TIAN MA TANG* – Decocção de *Pinellia-Atractylodes-Gastrodia*.
>
> *Remédio dos Três Tesouros*
> - Purificar o *Yang*

Subida do Yang do Fígado com Fleuma na Cabeça

Manifestações Clínicas

Dores de cabeça crônicas, "experiência" de cefaleia surda frequente com atordoamento, pontuadas por ataque ocasional grave de dores latejantes, tontura, vertigem, tinido, irritabilidade, propensão a acessos de raiva, dor de cabeça, sensação de peso e atordoamento (entorpecimento), como se a cabeça estivesse cheia de algodão, visão turva, dificuldade para pensar e se concentrar (especialmente pela manhã), sensação de opressão do tórax, náusea, pouco apetite, sabor pegajoso.

Língua: Inchada com revestimento pegajoso.

Pulso: Deslizante e em Corda.

Essa é uma combinação comum de padrões que causam dores de cabeça crônicas. O *Yang* do Fígado ao subir leva Fleuma consigo, agravando a sensação de tontura.

Princípio de Tratamento

Dominar *Yang* do Fígado, nutrir Rim, eliminar Fleuma, tonificar Baço e extinguir Vento, se necessário.

Acupuntura

Pontos

F-3 (*Taichong*), VB-20 (*Fengchi*), DU-16 (*Fengfu*), F-8 (*Ququan*), R-3 (*Taixi*), IG-4 (*Hegu*), E-40 (*Fenglong*), REN-9 (*Shuifen*), BP-9 (*Yinlingquan*), E-8 (*Touwei*), REN-12 (*Zhongwan*), B-20 (*Pishu*). Os pontos REN-12, B-20, F-8 e R-3 com método de tonificação, os outros pontos com método neutro.

EXPLICAÇÃO

- F-3, VB-20 e DU-16 dominam *Yang* do Fígado.
- F-8 e R-3 nutrem Fígado e Rim.
- IG-4 regula ascendência e descendência de *Qi* para e da cabeça.
- E-40, REN-9 e BP-9 eliminam Fleuma.
- E-8 elimina Fleuma da cabeça.
- REN-12 e B-20 tonificam Baço para eliminar Fleuma.

Fitoterapia

Prescrição

BAN XIA BAI ZHU TIAN MA TANG – Decocção de *Pinellia-Atractylodes-Gastrodia*.

36 Cefaleias

EXPLICAÇÃO Essa fórmula domina o *Yang* do Fígado, extingue Vento do Fígado e elimina Fleuma.

MODIFICAÇÕES

- Em casos de Vento do Fígado, acrescente *Di Long* (*Pheretima*), *Quan Xie* (*Scorpio*) ou *Jiang Can* (*Bombyx batryticatus*).

Remédio dos Três Tesouros

PURIFICAR O *YANG* Purificar o *Yang* é uma variação de *Ban Xia Bai Zhu Tian Ma Tang* para tratar dores de cabeça decorrentes da combinação de Fleuma e subida do *Yang* do Fígado.

Resumo

Subida do *Yang* do Fígado com Fleuma na Cabeça

Pontos

- F-3 (*Taichong*), VB-20 (*Fengchi*), DU-16 (*Fengfu*), F-8 (*Ququan*), R-3 (*Taixi*), IG-4 (*Hegu*), E-40 (*Fenglong*), REN-9 (*Shuifen*), BP-9 (*Yinlingquan*), E-8 (*Touwei*), REN-12 (*Zhongwan*), B-20 (*Pishu*). Nos pontos REN-12, B-20, F-8 e R-3, aplica-se método de tonificação; nos outros, método neutro

Fitoterapia

Prescrição

- BAN XIA BAI ZHU TIAN MA TANG – Decocção de Pinellia-Atractylodes-Gastrodia

Remédio dos Três Tesouros

- Purificar o *Yang*

Retenção de Alimento

Esse tipo de cefaleia é sentido na região frontal e pode ser intenso. É obviamente relacionado à ingestão de alimento e irá se agravar através da ingestão de alimentos. É frequentemente encontrado em cefaleia aguda após dieta imprudente.

Outras manifestações incluem: sensação de plenitude na região epigástrica, regurgitação ácida, eructação, respiração fétida, língua com revestimento espesso e pegajoso e pulso deslizante.

Esse não é um padrão comum observado em cefaleias crônicas. É mais comum em crianças

Princípio de Tratamento

Resolver a retenção de alimento, estimular a descendência do *Qi* do Estômago, promover a digestão, harmonizar o Aquecedor Médio.

Acupuntura

Prescrição Geral

REN-10 (*Xiawan*), E-21 (*Liangmen*), PC-6 (*Neiguan*), E-34 (*Liangqiu*), E-45 (*Lidui*), IG-4 (*Hegu*), E-8 (*Touwei*). Nos pontos REN-10, E-21 e E-8 aplica-se método neutro; nos demais, método de sedação.

EXPLICAÇÃO

- REN-10 estimula a descendência do *Qi* do Estômago e a movimentação do alimento para baixo.

- E-21 elimina estagnação de alimento e cessa dor epigástrica.
- PC-6 estimula a descendência do *Qi* do Estômago.
- E-34 alivia a retenção de alimento e interrompe a dor.
- E-45 alivia a retenção de alimento. Por se localizar na extremidade do canal, também é escolhido para produzir efeito na cabeça.
- IG-4 é escolhido para remover obstrução de face e cabeça.
- E-8 é escolhido como ponto local para tratar problemas no canal do Estômago manifestando-se na cabeça.

Outros Pontos

- E-44 (*Neiting*) pode ser escolhido como ponto distal para eliminar obstruções do Estômago, especialmente se a retenção de alimento for associada ao Calor. Por se localizar próximo à extremidade do canal, esse ponto também afetará a cabeça.
- BP-4 (*Gongsun*) alivia a retenção de alimento.
- REN-13 (*Shangwan*) é utilizado se ocorrerem sintomas acentuados de ascendência do *Qi* do Estômago, tais como eructação, regurgitação ácida, náusea ou vômito.
- E-36 (*Zusanli*) é utilizado se a retenção de alimento estiver associada a uma condição de deficiência do Estômago.
- E-40 (*Fenglong*) é utilizado se a retenção de alimento for grave, de longa permanência e se a língua se apresentar com revestimento muito espesso e pegajoso.

Fitoterapia

Prescrição

BAO HE WAN – Pílula para Preservar e Harmonizar.

EXPLICAÇÃO Essa fórmula promove a digestão e elimina a retenção de alimento. *Shan Zha* resolve retenção de carnes e alimentos gordurosos. *Shen Qu* resolve retenção de alimentos derivados de álcool e alimentos fermentados e *Lai Fu Zi*, de derivados de cereais.

Prescrição

XIANG SHA ZHI ZHU WAN – Pílula de *Aucklandia-Amomum-Citrus-Atractylodis*.

EXPLICAÇÃO Essa prescrição é usada em lugar da anterior caso haja sintomas pronunciados de rebelião do *Qi* do Estômago, como eructação, náusea ou vômito.

Ervas

- *Da Huang* (*Radix et Rhizoma Rhei*) é usada se a retenção de alimento for acompanhada por obstipação.
- *Huo Xiang* (*Herba Pagostemonis*) pode ser usada para transformar a Umidade no Meio. Por ser leve e aromática, essa erva ajudará no caso de cefaleias provenientes de retenção de alimento.
- *Cang Zhu* (*Rhizoma Atractylodis*) é uma erva aromática para transformar Umidade e aliviar dores de cabeça.

- *Zi Su Ye* (*Follium Perillae*) harmoniza o Meio. É uma erva flutuante e alivia dores de cabeça provenientes de Retenção de Alimento.
- *Fang Feng* (*Radix Saposhnikoviae*) expele Vento e Umidade, é uma erva flutuante e é usada para tratar cefaleias.
- *Bo He* (*Herba Menthae haplocalycis*) clareia a cabeça, é leve e aromática, ajudando, portanto, a aliviar esse tipo de dor, especialmente se a retenção de alimento for acompanhada por Calor.

Resumo

Retenção de Alimento
- *Prescrição geral*: REN-10 (*Xiawan*), E-21 (*Liangmen*), PC-6 (*Neiguan*), E-34 (*Liangqiu*), E-45 (*Lidui*), IG-4 (*Hegu*), E-8 (*Touwei*). Nos pontos REN-10, E-21 e E-8, aplica-se método neutro; nos demais, método de sedação

Fitoterapia
Prescrição
- *BAO HE WAN* – Pílula de Preservação e Harmonização

Prescrição
- *XIANG SHA ZHI ZHU WAN* – Pílula de *Aucklandia- -Amomum-Citrus-Atractylodes*

Estagnação de Sangue

Esse tipo de padrão é visto apenas em cefaleias muito crônicas. Estagnação de Sangue deriva da longa permanência de estagnação de *Qi* do Fígado. Cefaleias muitas vezes podem também derivar da estagnação local de Sangue na cabeça, causada por trauma. Esse trauma pode ser proveniente de queda ou acidentes antigos, os quais muitas vezes o indivíduo nem se lembra mais. Se a dor ocorrer sempre no mesmo local, deve-se suspeitar da estagnação de Sangue proveniente de trauma.

A cefaleia proveniente de estagnação de Sangue é muito grave e intensa. É do tipo facada ou perfurante e, muitas vezes, os pacientes a descrevem como uma "unha sendo cravada na cabeça". É fixa em sua localização. Essa cefaleia é mais comum em pessoas idosas ou em mulheres com estagnação de Sangue associada à deficiência e Secura de Sangue. Outras manifestações incluem: compleição escura, dor na região do hipocôndrio ou abdome e, nas mulheres, períodos menstruais doloridos com coágulos de sangue escuros. O pulso será Firme, em Corda ou Áspero e a língua será Púrpura.

No caso de um acidente na cabeça ocorrido no passado, o pulso poderá ser muito Fraco na posição Anterior, tanto do lado direito como do esquerdo, e a língua poderá ter uma mancha de cor púrpura na ponta, embora o restante do corpo da língua seja normal em sua coloração. Isso ocorre devido ao fato de que o corpo da língua reflete, além dos Órgãos Internos, as áreas do corpo. Portanto, a ponta da língua corresponde à cabeça e uma mancha púrpura isolada pode indicar trauma na cabeça ocorrido no passado, ao passo a cor normal no restante da língua indica que não há estagnação generalizada de Sangue.

Princípio de Tratamento

Revigorar Sangue e abrir orifícios.

Acupuntura

Prescrição Geral

IG-11 (*Quchi*), IG-4 (*Hegu*), BP-6 (*Sanyinjiao*), F-3 (*Taichong*), pontos *Ah Shi*. Todos os pontos devem ser aplicados com método de sedação ou neutro.

EXPLICAÇÃO
- IG-11, além de refrescar o Sangue, também o revigora e beneficia os tendões.
- IG-4, combinado com F-3, expele fatores patogênicos da cabeça e revigora o Sangue.
- BP-6 revigora o Sangue.
- F-3 revigora o Sangue e alivia as dores de cabeça.
- Pontos *Ah Shi* na cabeça constituem parte importante e essencial no tratamento. A escolha de pontos locais é feita simplesmente de acordo com a localização das dores de cabeça e com uma diferenciação clara do canal envolvido.

Outros Pontos
- TA-5 (*Waiguan*) revigora o *Qi*, sendo especialmente indicado para tratar dores na lateral da cabeça.
- BP-10 (*Xuehai*) é utilizado no caso de estagnação geral de Sangue.
- B-18 (*Ganshu*) é indicado se ocorrerem sintomas acentuados de estagnação de Sangue do Fígado.
- B-2 (*Zanzhu*) é indicado para tratar estagnação de Sangue no olho.
- *Taiyang* é indicado tratar estagnação de Sangue nas têmporas.
- TA-18 (*Qimai*) é indicado para tratar estagnação de Sangue na região occipital.
- *Sishencong*, ponto extra, é indicado para tratar estagnação de Sangue no vértice.

Deve ser enfatizado que a estagnação de Sangue não se manifesta de forma independente, mas pode se originar de várias condições, tais como estagnação de *Qi*, deficiência de Sangue, Calor no Sangue, Frio interno e deficiência de *Qi*. O tratamento deve obviamente visar tratar a causa básica da estagnação de Sangue.

Fitoterapia

Prescrição

TONG QIAO HUO XUE TANG – Decocção para Abrir os Orifícios e Revigorar Sangue.

EXPLICAÇÃO Essa fórmula revigora especificamente o Sangue na cabeça. Essa prescrição é específica para tara cefaleias provenientes de estagnação de Sangue, sendo aplicável em especial, porém não exclusivamente, para dores crônicas em pessoas idosas com compleição escura. É ainda apropriada para mulheres com Sangue deficiente, seco e estagnado e para crianças que sofrem de Desnutrição Infantil (Doença do *Gan*).

Prescrição

TAO HONG SI WU TANG – Decocção de *Persica- -Carthamus* de Quatro Substâncias.

38 Cefaleias

EXPLICAÇÃO Essa fórmula revigora o Sangue em geral. Para tratar cefaleias, ela deve ser modificada com a adição de ervas que alcancem a cabeça.

Ervas

- *Chuan Xiong (Rhizoma Chuanxiong)* revigora o Sangue e, mais especificamente, a porção do *Qi* do Sangue, sendo uma erva importante para tratar cefaleias.
- *Hong Hua (Flos Carthami)* revigora o Sangue; por ser uma flor e muito leve, tem um movimento flutuante que produz efeito na parte superior do corpo.
- *San Qi (Radix Notoginseng)* revigora o Sangue (além de interromper o sangramento), sendo frequentemente usada para tratar dores de cabeça crônicas, em especial em combinação com *Tian Ma (Rhizoma Gastrodiae)*.
- *Yan Hu Suo (Rhizoma Corydalis)* revigora *Qi* e Sangue, sendo uma erva importante para interromper a dor.

Remédio dos Três Tesouros

ANIMAR O VERMELHO *Animar o Vermelho* é uma variação de *Xue Fu Zhu Yu Tang* (Decocção para Eliminar Estagnação da Mansão do Sangue) que envigora o Sangue no Aquecedor Superior. Pode ser usado para tratar cefaleias derivadas da estagnação de Sangue.

Resumo

Estagnação de Sangue
- *Prescrição geral*: IG-11 *(Quchi)*, IG-4 *(Hegu)*, BP-6 *(Sanyinjiao)*, F-3 *(Taichong)*, pontos *Ah Shi*. Todos os pontos devem ser aplicados com método de sedação ou neutro

Prescrição
- TONG QIAO HUO XUE TANG – Decocção para Abrir os Orifícios e Revigorar Sangue

Prescrição
- TAO HONG SI WU TANG – Decocção de *Persica-Carthamus* de Quatro Substâncias

Remédio dos Três Tesouros
- Animar o Vermelho

Caso Clínico

Uma mulher de 31 anos de idade sofria de cefaleia crônica desde a infância. As dores ocorriam em um ou outro lado da cabeça (ao longo do canal da Vesícula Biliar) e se assentavam atrás de um dos globos oculares. A dor era grave, do tipo facada e acompanhada por vômito e diarreia. Os períodos menstruais eram escassos. A língua apresentava-se Pálida e levemente Púrpuro-azulada, com veias inchadas e escuras na face inferior. O pulso era Profundo e Mínimo.

Diagnóstico Este padrão apresenta uma combinação de subida de *Yang* do Fígado e estagnação de Sangue na cabeça. Dores de cabeça ocorrendo ao longo do canal da Vesícula Biliar são manifestações da subida de *Yang* do Fígado. Vômito e diarreia são provenientes de estagnação do *Qi* do Fígado invadindo Estômago e Baço, impedindo o primeiro de descender (causando o vômito) e o segundo de ascender (acarretando diarreia).

Nesse caso, a subida do *Yang* do Fígado deriva de deficiência de Sangue, tendo em vista os períodos menstruais escassos, a língua Pálida e o pulso Mínimo.

Além disso, a longa permanência das dores ocasionou estagnação de Sangue na cabeça; por isso, as dores do tipo facada e a língua Púrpuro-azulada, com veias escuras e dilatadas na região inferior.

Princípio de tratamento Nesse caso é possível tratar a Raiz (deficiência de Sangue no Fígado) e a Manifestação (estagnação de Sangue na cabeça e subida do *Yang* do Fígado), sendo necessário, portanto, nutrir o Sangue do Fígado, revigorar o Sangue e dominar o *Yang* do Fígado.

Acupuntura

Pontos

Os principais pontos usados foram: TA-5 *(Waiguan)*, PC-6 *(Neiguan)*, REN-4 *(Guanyuan)*, F-8 *(Ququan)*, F-3 *(Taichong)*, BP-6 *(Sanyinjiao)*, VB-1 *(Tongziliao)* e BP-10 *(Xuehai)*.

Os pontos REN-4, F-8 e BP-6 foram inseridos por agulhas com método de tonificação para nutrir o Sangue do Fígado. Os outros pontos foram inseridos por agulhas com método neutro, com o objetivo de revigorar o Sangue e dominar o *Yang* do Fígado.

Explicação

- REN-4, F-8 e BP-6 foram tonificados para nutrir o Sangue do Fígado.
- TA-5 foi escolhido como ponto distal para produzir efeito no canal da Vesícula Biliar na cabeça e dominar o *Yang* do Fígado.
- PC-6 foi escolhido para revigorar o Sangue na cabeça.
- VB-1 foi escolhido como ponto local para revigorar o Sangue na cabeça.
- F-3 domina o *Yang* do Fígado.
- BP-10 revigora o Sangue.

Fitoterapia

Prescrição

A prescrição escolhida foi uma variação de *Tao Hong Si Wu Tang* (Decocção de *Persica-Carthamus* das Quatro Substâncias), já mencionada anteriormente.

As únicas alterações feitas a esta prescrição foram: aumentar a dosagem de *Chuan Xiong (Rhizoma Chuanxiong)* e acrescentar *Tian Ma*

(*Rhizoma Gastrodiae*), a fim de dominar o *Yang* do Fígado.

Essa paciente ficou completamente curada das dores de cabeça em um ano. O tratamento por acupuntura foi administrado uma vez ao mês e a paciente tomou a decocção com ervas durante seis meses, embora com interrupções ocasionais durante esse tempo.

Calor do Estômago

Este tipo de dor ocorre na região frontal da cabeça, podendo ser aguda ou crônica. Aparece no curso de uma doença febril e corresponde ao estágio *Yang* Brilhante na identificação de padrões de acordo com os Seis Estágios das doenças causadas por Frio exterior. O estágio *Yang* Brilhante é caracterizado por Calor no Estômago, que, por sua vez, pode ocasionar cefaleia intensa na região frontal. Outros sintomas incluem transpiração profusa, sede intensa, febre e pulso Transbordante e Rápido.

Em casos crônicos, esse tipo de dor acontece devido à longa permanência de Calor no Estômago. Esse quadro é causado geralmente pelo consumo excessivo de energias alimentares quentes, tais como carne, condimentos, frituras e álcool. Esse tipo de dor é intenso, sendo sentido na região frontal. Essa cefaleia pode ser provocada pelo consumo de alimentos muito quentes ou simplesmente por excesso de alimentação. Outras manifestações incluem sede com desejo de beber água gelada, fezes secas, possibilidade de dor epigástrica, língua com revestimento espesso e amarelo e pulso Deslizante e Transbordante na posição média direita.

Esse não é um tipo comum de cefaleia.

Princípio de Tratamento

Remover Calor e desobstruir Estômago, dominar *Qi* rebelde.

Acupuntura

Prescrição Geral

E-44 (*Neiting*), IG-4 (*Hegu*), *Yintang* (ponto extra). Nos pontos E-44 e IG-4, aplica-se método de sedação e no ponto extra *Yintang*, método neutro.

EXPLICAÇÃO

- E-44 é o ponto principal para desobstruir Calor do Estômago. Além disso, por se localizar na extremidade inferior do canal, produzirá efeito na outra extremidade, isto é, na cabeça.
- IG-4 remove o Calor e produz efeito na cabeça e na região frontal.
- *Yintang* é utilizado como ponto local para tratar dores na região frontal.

Outros Pontos

- E-34 (*Liangqiu*) é o ponto de Acúmulo (*Xi*) do canal do Estômago e, como tal, interrompe a dor.
- DU-23 (*Shangxing*) pode ser usado como ponto local para produzir efeito na região frontal e nos olhos.
- E-8 (*Touwei*) pode ser usado como ponto local para tratar dores na região frontal.

Fitoterapia

Prescrição

QING WEI SAN – Pó para Desobstruir o Estômago.

EXPLICAÇÃO   Essa fórmula remove Calor do Estômago.

Ervas

- *Shi Gao* (*Gypsum fibrosum*) remove Calor do Estômago no nível do *Qi*.
- *Zhi Mu* (*Radix Anemarrhenae*) remove Calor do Estômago e nutre *Yin*.
- *Zhu Ye* (*Folium Phyllostachys*) remove Calor do Estômago, em especial quando manifestado na região da face.
- *Lu Gen* (*Rhizoma Phragmitis*) remove Calor do Estômago e promove fluidos. É especialmente indicada se a sede for pronunciada. É leve e flutuante, ajudando, portanto, a produzir efeito na cabeça.

> **Resumo**
>
> **Calor no Estômago**
> - *Prescrição geral*: E-44 (*Neiting*), IG-4 (*Hegu*), *Yintang* (ponto extra). Nos pontos E-44 e IG-4, aplica-se método de sedação e no ponto extra *Yintang*, método neutro
>
> **Fitoterapia**
> *Prescrição*
> - *QING WEI SAN* – Pó para Desobstruir o Estômago

Deficiência de Qi

Essa cefaleia é proveniente de deficiência de *Qi*, o qual falha em ascender para a cabeça e em fazer brilhar os orifícios. Pode ser proveniente de deficiência de *Qi* de Estômago, Baço, Pulmão ou Coração. A dor pode se manifestar na cabeça toda ou frequentemente apenas na região frontal, em especial quando for proveniente de deficiência de *Qi* do Estômago.

Essa cefaleia vem em crises, é do tipo surda, aliviada pelo descanso e agravada pelo trabalho excessivo. Melhora ao deitar e piora pela manhã.

Outras manifestações incluem: pouco apetite, cansaço, fezes amolecidas, dispneia leve e pulso Vazio. No caso de deficiência de *Qi* do Coração podem ocorrer também palpitações e dispneia leves mediante exercício físico. O *Questões Simples* (*Su Wen*), no capitulo 18, diz que em cefaleias provenientes de deficiência de *Qi* do Coração ou Pulmão, o pulso na posição Anterior (tanto direito, como esquerdo) pode ser sentido Curto, isto é, não inteiramente alcançando o topo da posição do pulso[12].

Esse não é um tipo comum de cefaleia crônica; normalmente, as dores resultantes de deficiência de *Yin* ou de Sangue são mais comuns.

Princípio de Tratamento

Tonificar e elevar o *Qi*.

Acupuntura

978-85-7241-817-1

Prescrição Geral

E-36 (*Zusanli*), REN-6 (*Qihai*), BP-6 (*Sanyinjiao*), DU-20 (*Baihui*). Aplica-se método de tonificação em todos os pontos. Aplica-se moxibustão direta em DU-20.

40 Cefaleias

EXPLICAÇÃO
- E-36 e BP-6 em combinação tonificam intensamente o *Qi*.
- REN-6 tonifica e eleva o *Qi*.
- DU-20 eleva o *Yang*.

Outros Pontos
- IG-4 (*Hegu*), quando reforçado em combinação com E-36, pode tonificar e elevar o *Qi*. Por essa razão, ele pode ser particularmente indicado se a dor se localizar na região frontal, visto que esta é a área afetada por esse ponto.
- B-7 (*Tongtian*) pode ser usado como ponto local para elevar o *Qi*, especialmente se houver certa deficiência do Rim.
- B-20 (*Pishu*) pode ser usado para tonificar e elevar o *Qi*, uma vez que esta é uma função do *Qi* do Baço.

Fitoterapia

Prescrição

BU ZHONG YI QI TANG – Decocção para Tonificar o Centro e Beneficiar o *Qi*.

EXPLICAÇÃO   Essa fórmula tonifica e eleva o *Qi*; como eleva o *Qi*, ela promove a ascendência do *Yang* puro à cabeça para fazer brilhar os orifícios.

Remédio dos Três Tesouros

TONIFICAR *QI* E ALIVIAR MÚSCULOS   Tonificar *Qi* e Aliviar Músculos tonifica e levanta o *Qi* e promove a ascendência do *Yang* puro à cabeça. Ele é, portanto, adequado para tratar cefaleias decorrentes da deficiência do *Qi*. É uma variação de *Bu Zhong Yi Qi Tang* (Decocção para Tonificar o Centro e Beneficiar o *Qi*).

Resumo

Deficiência de Qi
- *Prescrição geral*: E-36 (*Zusanli*), REN-6 (*Qihai*), BP-6 (*Sanyinjiao*), DU-20 (*Baihui*). Aplica-se método de tonificação em todos os pontos. Aplica-se moxibustão direta em DU-20

Fitoterapia
Prescrição
- *BU ZHONG YI QI TANG* – Decocção para Tonificar o Centro e Beneficiar o Qi
Remédio dos Três Tesouros
- Tonificar *Qi* e Aliviar Músculos

Deficiência de Sangue

Essa cefaleia é decorrente do Sangue deficiente falhando em atingir a cabeça e em nutrir o cérebro. É um pouco mais grave que a dor proveniente de deficiência de *Qi*. Tipicamente, ela produz efeito no topo da cabeça e é relacionada com deficiência de Sangue do Fígado ou do Coração. Ela, em geral, piora no período da tarde ou ao anoitecer, sendo acompanhada por memória fraca e

falta de concentração. Nas mulheres, muitas vezes se apresenta no final do período menstrual, pelo fato da perda temporária de sangue agravar a deficiência de Sangue. Esse tipo de cefaleia também melhora ao deitar.

Princípio de Tratamento

Nutrir Sangue, tonificar e elevar *Qi*.

Acupuntura

Prescrição Geral

E-36 (*Zusanli*), BP-6 (*Sanyinjiao*), B-20 (*Pishu*), F-8 (*Ququan.*), REN-4 (*Guanyuan*), DU-20 (*Baihui*), C-5 (*Tongli*). Aplica-se método de tonificação em todos os pontos.

EXPLICAÇÃO
- E-36, BP-6 e B-20 nutrem Sangue e tonificam *Qi*.
- F-8 nutre Sangue do Fígado.
- REN-4 nutre Sangue.
- DU-20 eleva o *Qi*.
- C-5 nutre o Sangue do Coração. É necessário tonificar o Sangue do Coração, uma vez que o Sangue deficiente do Coração não alcançando a cabeça é, muitas vezes, uma causa desse tipo de dor.

Outros Pontos
- B-20 (*Pishu*) e B-18 (*Ganshu*), em combinação, nutrem Sangue do Fígado.
- *Yuyao* é indicado como ponto local se a dor ocorrer atrás dos olhos.

978-85-7241-817-1

Fitoterapia

Prescrição

BA ZHEN TANG – Decocção das Oito Preciosidades.

EXPLICAÇÃO   Essa fórmula tonifica *Qi* e nutre Sangue.

Prescrição

SHI QUAN DA BU TANG – Decocção das Dez Grandes Tonificações Completas

EXPLICAÇÃO   Essa fórmula tonifica *Qi* e nutre Sangue. Ela também levanta o *Qi* e, portanto, promove a ascendência do *Yang* puro para a cabeça, a fim de iluminar os orifícios e aliviar as cefaleias.

Ervas
- *Sang Ji Sheng* (*Herba Taxilli*) nutre Sangue do Fígado.
- *Shou Wu* (*Radix Polygoni multiflori*) nutre Sangue e é particularmente indicada em casos crônicos de deficiência de Sangue com manifestações de secura (tais como, pele, cabelo e olhos secos).
- *Gou Qi Zi* (*Fructus Lycii chinensis*) nutre Sangue e beneficia olhos. É, portanto, particularmente indicada se as dores ocorrerem atrás dos olhos.
- *Long Yang* (*Arillus Longan*) nutre Sangue e promove sono. É, portanto, indicada se a deficiência de Sangue causar insônia.

Cefaleias **41**

- *Chuan Xiong* (*Radix Chuanxiong*) já está incluída nas duas prescrições citadas anteriormente, mas sua dosagem deverá ser aumentada, uma vez que é importante e específica para tratar cefaleias.

Remédio dos Três Tesouros

MAR PRECIOSO   Mar Precioso tonifica *Qi* e nutre Sangue; é uma variação de *Ba Zhen Tang* (Decocção das Oito Preciosidades).

Resumo

Deficiência de Sangue
- *Prescrição geral*: E-36 (*Zusanli*), BP-6 (*Sanyinjiao*), B-20 (*Pishu*), F-8 (*Ququan*), REN-4 (*Guanyuan*), DU-20 (*Baihui*), C-5 (*Tongli*). Aplica-se método de tonificação em todos os pontos

Fitoterapia
Prescrição
- *BA ZHEN TANG* – Decocção das Oito Preciosidades
Prescrição
- *SHI QUAN DA BU TANG* – Decocção das Dez Grandes Tonificações Completas
Remédio dos Três Tesouros
- Mar Precioso

Deficiência do Rim

Essa cefaleia é proveniente da Essência deficiente do Rim, que falha em alcançar a cabeça e em nutrir o cérebro. Pode se manifestar com deficiência de *Yin* ou de *Yang* do Rim, uma vez que a Essência possui um aspecto *Yin* e um *Yang*. A dor é sentida dentro do cérebro. Ela não ocorre em algum local específico, sendo acompanhada por tontura e sensação de vazio do cérebro. Quando a deficiência do Rim produz efeito no canal da Bexiga, a dor pode também se manifestar na região occipital.

A dor proveniente da deficiência do *Yang* do Rim é um pouco mais branda e mais similar àquela proveniente da deficiência do *Qi*, ao passo que a dor resultante da deficiência do *Yin* do Rim é mais grave e mais profunda na cabeça. Nos dois casos, a dor pode se manifestar após atividade sexual.

Outras manifestações vão depender da ocorrência de deficiência de *Yin* ou de *Yang* do Rim. No caso de deficiência de *Yin* do Rim ocorrerá transpiração noturna, micção escassa, tontura, tinido, dor na região dorsal inferior, obstipação leve, língua Vermelha sem revestimento e pulso Flutuante e Vazio.

No caso da deficiência do *Yang* do Rim ocorrerá sensação de frio, dor da parte inferior das costas e dos joelhos, urina pálida e abundante, língua Pálida e pulso Profundo e Fraco.

Princípio de Tratamento
Tonificar Rim, nutrir Medula.

Acupuntura
Prescrição Geral
R-3 (*Taixi*) E-36 (*Zusanli*), BP-6 (*Sanyinjiao*), DU-20 (*Baihui*), VB-19 (*Naokong*).

Para deficiência do *Yin* do Rim: REN-4 (*Guanyuan*).
Para deficiência do *Yang* do Rim: B-23 (*Shenshu*).

Todos os pontos devem ser tonificados. Pode ser usada moxa no ponto R-3, a menos que haja sintomas pronunciados de Calor por Deficiência. No caso de deficiência do *Yang* do Rim deve ser empregada moxa no ponto B-23. Moxa direta também pode ser aplicada no ponto DU-20.

EXPLICAÇÃO

- R-3 tonifica *Yin* do Rim, *Yang* do Rim e *Qi* Original.
- E-36 e BP-6 tonificam *Qi* e Sangue, o que ajudará na tonificação do *Yin*. BP-6 também tonifica o *Yin*.
- DU-20 atrai o *Qi* para cima, na direção da cabeça, e nutre a Medula.
- VB-19 atrai a Essência do Rim para o cérebro, preenche a Medula e é um ponto local específico para tratar cefaleia proveniente de deficiência do Rim. Seu nome significa "cérebro vazio".
- REN-4 nutre *Yin* do Rim.
- B-23 tonifica *Yang* do Rim.

Outros Pontos

- B-60 (*Kunlun*) pode ser usado como ponto distal para produzir efeito no canal da Bexiga, especificamente se a dor se localizar ao longo desse canal, na região occipital.
- B-10 (*Tianzhu*) pode ser empregado como ponto adjacente se as dores ocorrerem no canal da Bexiga, no occipúcio.
- B-7 (*Tongtian*) pode ser utilizado como ponto local.
- DU-17 (*Naohu*) pode ser usado como ponto adjacente para nutrir a Medula.

Fórmula Antiga

DU-23 (*Shangxing*), VB-20 (*Fengchi*), VB-19 (*Naokong*), B-10 (*Tianzhu*), C-3 (*Shaohai*) (*Great Compendium of Acupuncture*)[13].

Fitoterapia

A diferença no tratamento entre deficiência de *Yin* do Rim e de *Yang* do Rim é mais acentuada no uso das ervas medicinais do que na acupuntura.

Deficiência de *Yang* do Rim

Prescrição

YOU GUI WAN – Pílula Restauradora do [Rim] Direito.

EXPLICAÇÃO   Essa fórmula tonifica e aquece o *Yang* do Rim.

Prescrição

JIN GUI SHEN QI WAN – Pílula do Tórax Dourado do *Qi* do Rim.

EXPLICAÇÃO   Esta prescrição consiste em *Liu Wei Di Huang Wan* (Pílula *Rehmannia* dos Seis Ingredientes), que nutre o *Yin* do Rim, com o acréscimo de *Fu Zi* e

42 Cefaleias

Gui Zhi, que tonificam fortemente e aquecem o *Yang* do Rim e tonificam o Fogo da Porta da Vida.

Remédio dos Três Tesouros

FORTALECER A RAIZ   Fortalecer a Raiz tonifica *Yang* do Rim. É uma variação de *Gui Pi Wan* e tem menor função aquecedora que a prescrição original.

Deficiência do *Yin* do Rim

Prescrição

ZUO GUI WAN – Pílula Restauradora do [Rim] Esquerdo.

EXPLICAÇÃO   Essa fórmula nutre o *Yin* do Rim.

Prescrição

LIU WEI DI HUANG WAN – Pílula *Rehmannia* dos Seis Ingredientes.

EXPLICAÇÃO   Essa fórmula nutre o *Yin* do Rim.

Prescrição

QI JU DI HUANG WAN – Pílula de *Lycium-Chrysan-themum-Rehmannia*.

EXPLICAÇÃO   Essa fórmula é uma variação de *Liu Wei Di Huang Wan* especial para tratar cefaleias.

Ervas

- *Hei Zhi Ma* (*Semen Sesami negrum*) nutre *Yin* do Fígado e do Rim e extingue Vento. É específica para tratar dores provenientes da deficiência do *Yin* do Fígado e do Rim.
- *Du Huo* (*Radix Angelicae pubescentis*) expele Vento-Umidade e penetra no canal da Bexiga na região dorsal. É indicada para tratar dores provenientes de deficiência do *Yang* do Rim.
- *Qiang Huo* (*Rhizoma seu Radix Notopterygii*) expele Vento-Umidade e penetra no canal da Bexiga na região dos ombros e pescoço. É indicada para tratar dores provenientes da deficiência de *Yang* do Rim.
- *Du Zhong* (*Radix Eucommiae ulmoidis*) tonifica Rim e expele Vento-Umidade do canal da Bexiga. É indicada para tratar dores provenientes da deficiência do *Yang* do Rim.
- *Yu Zhu* (*Rhizoma Polygonati odorati*) nutre *Yin* do Estômago. Além disso, extingue Vento e amacia e relaxa os tendões. Ajudará, portanto, no tratamento de dores provenientes de deficiência do *Yin* do Rim.
- *Sang Ji Sheng* (*Herba Taxilli*) nutre Fígado e Rim e expele Umidade-Vento. É indicada para tratar dores provenientes de deficiência do *Yin* do Fígado e do Rim.

Remédio dos Três Tesouros

NUTRIR A RAIZ   Nutrir a Raiz nutre o *Yin* do Rim. É uma variação de *Zuo Gui Wan*.

Resumo

Deficiência do Rim
- *Prescrição geral:* R-3 (*Taixi*) E-36 (*Zusanli*), BP-6 (*Sanyinjiao*), DU-20 (*Baihui*), VB-19 (*Naokong*)
- *Para deficiência do Yin do Rim:* REN-4 (*Guanyuan*)
- *Para deficiência do Yang do Rim:* B-23 (*Shenshu*)
- Todos os pontos devem ser tonificados. Pode ser usada moxa no ponto R-3, a menos que haja sintomas pronunciados de Calor por Deficiência. No caso de deficiência de *Yang* do Rim, deve ser usada moxa no ponto B-23. Moxa direta também pode ser aplicada no ponto DU-20

Fitoterapia
- A diferença no tratamento entre deficiência de *Yin* do Rim e *Yang* do Rim é mais acentuada no uso das ervas medicinais que no de acupuntura.

Deficiência de Yang do Rim
Prescrição
- YOU GUI WAN – Pílula Restauradora do [Rim] Direito
Prescrição
- *JIN GUI SHEN QI WAN* – Pilula do Tórax Dourado do *Qi* do Rim
Remédio dos Três Tesouros
- Fortalecer a Raiz

Deficiência do Yin do Rim
Prescrição
- ZUO GUI WAN – Pílula Restauradora do [Rim] Esquerdo
Prescrição
- *LIU WEI DI HUANG WAN* – Pílula *Rehmannia* dos Seis Ingredientes
Prescrição
- *QI JU DI HUANG WAN* – Pílula de *Lycium-Chrysanthemum-Rehmannia*
Remédio dos Três Tesouros
- Nutrir a Raiz

Caso Clínico

Uma mulher de 45 anos de idade queixava-se de cefaleias persistentes na parte posterior do pescoço e da cabeça que se estendiam sobre o topo da última para os olhos. Também sofria de dor na parte inferior das costas. Ela vinha sentindo estes sintomas há dois anos, desde que teve uma infecção renal. Foi diagnosticada como tendo pielonefrite e tomou antibióticos. Apresentava também tendência à obstipação e a urina, às vezes, era escassa e escura. Apresentava transpiração noturna na maioria das noites. A língua apresentava-se levemente Vermelha com revestimento amarelo espesso na raiz e ausente no centro. O pulso era Fino e levemente em Corda em ambas as posições Posteriores.

Diagnóstico   As dores de cabeça eram decorrentes de deficiência, causadas por deficiência do *Yin* do Rim. Essas dores evidentemente ocorriam ao longo do canal da Bexiga. A principal condição etiológica era de deficiência do *Yin* do Rim (dor na parte inferior das costas, transpiração noturna, urina escassa e escura, obstipação, pulso Fino e língua Vermelha) com Umidade-Calor na Bexiga (revestimento amarelo e espesso na raiz da língua, pulso levemente em Corda em ambas as posições

Posteriores). Além disso, havia também certa deficiência do *Yin* do Estômago (revestimento da língua ausente no centro).

Princípio de tratamento Em primeiro lugar, eliminar Umidade-Calor da Bexiga e, então, nutrir *Yin* do Rim.

Acupuntura

Pontos
Inicialmente, os principais pontos usados foram: P-7 (*Lieque*) e R-6 (*Zhaohai*) (Vaso Diretor), BP-6 (*Sanyinjiao*) e BP-9 (*Yinlingquan*). Posteriormente (depois de poucas semanas), outros pontos foram acrescentados, tais como: REN-12 (*Zhongwan*), E-36 (*Zusanli*), B-10 (*Tianzhu*), B-60 (*Kunlun*) e R-3 (*Taixi*).

Explicação
- P-7 (*Lieque*) e R-6 (*Zhaohai*) abrem o *Ren Mai* (Vaso Governador) e nutrem *Yin* do Rim.
- BP-6 (*Sanyinjiao*) e BP-9 (*Yinlingquan*) eliminam Umidade-Calor no Aquecedor Inferior.
- REN-12 (*Zhongwan*) e E-36 (*Zusanli*) foram usados para nutrir o *Yin* do Estômago.
- B-10 (*Tianzhu*) foi empregado como ponto local para aliviar as dores de cabeça ao longo do canal da Bexiga.
- B-60 (*Kunlun*) foi utilizado como ponto distal para abrir o canal da Bexiga e aliviar as dores.
- R-3 (*Taixi*) foi usado para nutrir *Yin* do Rim.

Fitoterapia

Prescrição
Foram utilizadas duas prescrições. Aplicando, neste caso, o princípio de tratamento da Manifestação antes do tratamento da Raiz, uma variação de *Ba Zheng San* (Pó das Oito Retificações) foi empregada primeiramente por poucas semanas para eliminar a Umidade-Calor na Bexiga. Essa prescrição foi seguida por uma variação de *Zhi Bo Ba Wei Wan* (Pílula dos Oito Ingredientes de *Anemarrhena-Phellodendron*) para nutrir o *Yin* do Rim e eliminar a Umidade-Calor simultaneamente.

A variação de Pó das Oito Retificações utilizada foi:

- *Che Qian Zi* (*Semen Plantaginis*): 6g.
- *Shan Zhi Zi* (*Fructus Gardeniae*): 4g.
- *Da Huang* (*Radix et Rhizoma Rhei*): 3g.
- *Bian Xu* (*Herba Polygoni avicularis*): 4g.
- *Fu Ling* (*Poria*): 6g.
- *Zhu Ling* (*Polyporus*): 6g.
- *Gui Zhi* (*Ramulus Cinnamomi cassiae*): 2g.
- *Yi Yi Ren* (*Semen Coicis*): 6g.
- *Bai Zhu* (*Radix Atractylodis macrocephalae*): 4g.

A variação da Pílula dos Oito Ingredientes de *Anemarrhena-Phellodendron* usada foi:

- *Zhi Mu* (*Rhizoma Anemarrhenae*): 3g.
- *Huang Bo* (*Cortex Phellodendri*): 6g.

- *Shu Di Huang* (*Radix Rehmanniae praeparata*): 9g.
- *Ze Xie* (*Rhizoma Alismatis*): 3g.
- *Shan Yao* (*Radix Dioscoreae*): 6g.
- *Fu Ling* (*Poria*): 6g.
- *Shan Zhu Yu* (*Fructus Corni*): 4g.
- *Mu Dan Pi* (*Cortex Moutan*): 3g.
- *Bai Zhu* (*Radix Atractylodis macrocephalae*): 6g.
- *Dang Shen* (*Radix Codonopsis*): 6g.
- *Sang Ji* (*Sheng Herba Taxilli*): 6g.

Explicação
A primeira prescrição foi usada para eliminar Umidade-Calor no Aquecedor Inferior. *Qu Mai* (*Herba Dianthi*), *Hua Shi* (*Talcum*), *Deng Xin Cao* (*Medulla Junci*) e *Gan Cao* (*Radix Glycyrrhizae uralensis*) foram omitidas, uma vez que não havia ardência na micção. *Fu Ling* (*Poria*), *Zhu Ling* (*Polyporus*) e *Yi Yi Ren* (*Semen Coicis*) foram acrescentadas para ajudar a eliminar Umidade. *Bai Zhu* (*Rhizoma Atractylodis macrocephalae*) foi adicionada para tonificar Baço e ajudar a drenar Umidade.

A segunda prescrição foi usada para nutrir o *Yin* do Rim e eliminar Umidade-Calor do Aquecedor Inferior simultaneamente.

A ela foi acrescentada *Bai Zhu* (*Rhizoma Atractylodis macrocephalae*) e *Dang Shen* (*Radix Codonopsis*) para tonificar o Baço, e *Sang Ji Sheng* (*Herba Taxilli*) para nutrir Fígado e Rim e expelir Fleuma-Vento. Esta última erva ajuda também a cessar as dores nas costas.

Essa paciente alcançou uma melhora completa de sua condição após seis meses de tratamento.

978-85-7241-817-1

Literatura Chinesa Moderna

Journal of Chinese Medicine *(Zhong Yi Za Zhi), v. 23, n. 4, 1993, p. 214*

"Experience in the Treatment of Headaches" *de Wang Da Quan*

Nesse artigo, o Dr. Wang informa sua experiência clínica com casos de tratamento de dores de cabeça de cinco padrões, ou seja, Umidade, Calor retido no Fígado e na Vesícula Biliar, estagnação de *Qi* e de Sangue, deficiência de Rim e deficiência de Sangue com Calor.

Umidade
Um homem de 73 anos de idade sofria de dores de cabeça acompanhadas por sensação de plenitude e peso; ele sentia como se "suas cavidades cerebrais estivessem obstruídas". O pulso estava Profundo, Curto e em Corda; sua língua apresentava-se Pálida com revestimento espesso e pegajoso.

Dr. Wang diagnosticou obstrução da cabeça por Umidade e adotou o princípio de tratamento de tonificar Coração e Baço, resolver Umidade e eliminar obstruções dos canais de Conexão (*Luo*). A fórmula usada foi:

- *Tai Zi Shen* (*Radix Pseudostellariae*): 25g.
- *Mai Men Dong* (*Radix Ophiopogonis*): 15g.

Cefaleias

- *Wu Wei Zi (Fructus Schisandrae)*: 10g.
- *Dan Shen (Radix Salviae milthiorrizae)*: 15g.
- *Tan Xiang (Lignum Santali albi)*: 10g.
- *Sha Ren (Fructus Amomi)*: 10g.
- *Bing Lang (Semen Arecae catechu)*: 10g.
- *Cao Guo (Fructus Tsaoko)*: 10g.
- *Hou Po (Cortex Magnoliae officinalis)*: 10g.
- *Bai Shao (Radix Paeoniae alba)*: 25g.
- *Zhi Mu (Radix Anemarrhenae)*: 10g.
- *Tian Ma (Rhizoma Gastrodiae)*: 10g.
- *Shi Chang Pu (Rhizoma Acori tatarinowii)*: 10g.
- *Dan Nan Xing (Rhizoma Arisaematis preparatum)*: 10g.
- *Chi Shao (Radix Paeoniae rubra)*: 10g.
- *Chuan Xiong (Rhizoma Chuanxiong)*: 10g.
- *Bai Ji Li (Fructus Tribuli)*: 10g.

Calor Retido em Fígado e Vesícula Biliar

Uma mulher de 49 anos de idade sofria de cefaleias latejantes bilaterais. Ela também se queixava de insônia, tontura, sabor amargo e propensão a acessos de raiva. O pulso apresentava-se em Corda e Rápido, e sua língua estava Vermelha e sem revestimento.

Dr. Wang diagnosticou deficiência de Sangue com Calor em Fígado e Vesícula Biliar. Então, ele adotou o princípio de tratamento de nutrir o Sangue e remover o Calor em Fígado e Vesícula Biliar. A fórmula usada foi:

- *Dan Shen (Radix Salviae milthiorrizae)*: 30g.
- *Bai Shao (Radix Paeoniae alba)*: 15g.
- *Sheng Di Huang (Radix Rehmanniae)*: 15g.
- *Han Lian Cao (Herba Ecliptae)*: 15g.
- *Xia Ku Cao (Spica Prunellae)*: 25g.
- *Ju Hua (Flos Chrysanthemi)*: 15g.
- *Chuan Niu Xi (Radix Cyathulae)*: 15g.
- *Gou Teng (Ramulus cum Uncis Uncariae)*: 15g.
- *Shan Yao (Rhizoma Dioscoreae)*: 20g.
- *Long Gu (Mastodi Ossis fossilia)*: 15g.
- *Mu Li (Concha Ostreae)*: 15g.
- *Bai Zi Ren (Semen Biotae)*: 12g.
- *Ye Jiao Teng (Caulis Polygoni multiflori)*: 21g.
- *Tian Ma (Rhizoma Gastrodiae)*: 10g.
- *Bai Ji Li (Fructus Tribuli)*: 15g.

Estagnação de Qi e de Sangue

Uma mulher de 36 anos de idade sofria de dores de cabeça em punhaladas nas têmporas. Ela também se queixava de tontura e sangue menstrual escuro com coágulos. Seu pulso estava em Corda, mas Vazio, e a língua apresentava-se Vermelha.

Dr. Wang diagnosticou deficiência de *Qi* e estagnação de Sangue e adotou o princípio de tratamento de tonificar o *Qi* e revigorar o Sangue. A fórmula usada foi:

- *Tai Zi Shen (Radix Pseudostellariae)*: 25g.
- *Mai Men Dong (Radix Ophiopogonis)*: 15g.
- *Wu Wei Zi (Fructus Schisandrae)*: 10g.
- *Dang Gui (Radix Angelicae sinensis)*: 10g.
- *Sheng Di Huang (Radix Rehmanniae)*: 15g.
- *Tao Ren (Semen Persicae)*: 10g.
- *Hong Hua (Flos Carthami tinctorii)*: 10g.
- *Chi Shao (Radix Paeoniae rubra)*: 15g.

- *Chuan Niu Xi (Radix Cyathulae)*: 15g.
- *Chai Hu (Radix Bupleuri)*: 10g.
- *Chuan Xiong (Rhizoma Chuanxiong)*: 10g.
- *Jie Geng (Radix Platycodi)*: 10g.
- *Zhi Ke (Fructus Aurantii)*: 10g.
- *Mu Dan Pi (Cortex Moutan)*: 10g.
- *Bai He (Bulbus Lilii)*: 10g.
- *Ye Jiao Teng (Caulis Polygoni multiflori)*: 25g.
- *Gan Cao (Radix Glycyrrhizae uralensis)*: 10g.

Deficiência do Rim

Um menino de 9 anos de idade sofria de dores de cabeça surdas que se agravavam à noite. Também reclamava de inquietude e capacidade diminuída para o estudo. O pulso estava Curto e Áspero e sua língua apresentava-se escura com revestimento fino.

Dr. Wang diagnosticou deficiência congênita do Rim com invasão de Vento nos canais *Yang* Maior. Ele adotou o princípio de tratamento de tonificar o Rim, remover obstruções do *Du Mai* (Vaso Governador), expelir Vento e revigorar os canais de Conexão (*Luo*). A fórmula usada foi:

- *Rou Gui (Cortex Cinnamomi)*: 2g.
- *Fu Zi (Radix Aconiti lateralis preparata)*: 6g.
- *Shou Wu (Radix Polygoni multiflori preparata)*: 25g.
- *Shan Zhu Yu (Fructus Corni)*: 10g.
- *Shan Yao (Rhizoma Dioscoreae)*: 25g.
- *Fu Ling (Poria)*: 15g.
- *Mu Dan Pi (Cortex Moutan)*: 10g.
- *Ze Xie (Rhizoma Alismatis)*: 10g.
- *Tian Hua Fen (Radix Trichosanthis)*: 15g.
- *Gui Zhi (Ramulus Cinnamomi cassiae)*: 8g.
- *Gen Gen (Radix Puerariae)*: 15g.
- *Chen Pi (Pericarpium Citri reticulatae)*: 10g.
- *Fang Feng (Radix Saposhnikoviae)*: 10g.
- *Qiang Huo (Rhizoma seu Radix Notopterygii)*: 10g.
- *Bai Zhi (Radix Angelicae dahuricae)*: 10g.

Deficiência de Sangue com Calor Retido

Uma mulher de 52 anos de idade sofria de dores de cabeça com sensação de peso, distensão e tontura. O pulso estava em Corda e Fino e a língua apresentava-se Vermelho-escura e seca.

Dr. Wang diagnosticou deficiência de Sangue do Coração e do Fígado com agitação ascendente do Calor e obscurecimento dos orifícios da cabeça. A fórmula usada foi uma variação de *Si Wu Tang* (Decocção de Quatro Substâncias).

- *Dang Gui (Radix Angelicae sinensis)*: 10g.
- *Chuan Xiong (Rhizoma Chuanxiong)*: 12g.
- *Bai Shao (Radix Paeoniae alba)*: 25g.
- *Sheng Di Huang (Radix Rehmanniae)*: 15g.
- *Tai Zi Shen (Radix Pseudostellariae)*: 15g.
- *Wu Wei Zi (Fructus Schisandrae)*: 10g.
- *Mai Men Dong (Radix Ophiopogonis)*: 15g.
- *Shou Wu (Radix Polygoni multiflori preparata)*: 10g.
- *Chai Hu (Radix Bupleuri)*: 10g.
- *Huang Qin (Radix Scutellariae)*: 10g.
- *Mu Dan Pi (Cortex Moutan)*: 15g.

- *Shan Yao (Rhizoma Dioscoreae)*: 15g.
- *Shan Zhu Yu (Fructus Corni)*: 15g.
- *Long Gu (Mastodi Ossis fossilia)*: 15g.
- *Mu Li (Concha Ostreae)*: 15g.
- *Chuan Niu Xi (Radix Cyathulae)*: 15g.
- *Gan Cao (Radix Glycyrrhizae uralensis)*: 10g.

Journal of Chinese Medicine *(Zhong Yi Za Zhi), v. 37, n. 1, 1996, p. 57*

"The Use of Chuan Xiong in the Treatment of Headaches" *de Zhao Fu Guo*

De acordo com sua experiência clínica, o Dr. Zhao apresenta uma interessante avaliação do uso de *Chuan Xiong (Rhizoma Chuanxiong)* no tratamento de dores de cabeça.

Dr. Zhao diz que *Chuan Xiong* é picante, morna e dispersante; alcança a parte de topo do corpo, move o *Qi* e revigora o Sangue; sua fragrância abre os orifícios, expele Vento, interrompe dor e alcança cabeça e face. Adequadamente combinado com outras ervas, esta é a erva de escolha para tratar cefaleias.

Em combinação com *Jing Jie (Herba Schizonepetae)*, *Fang Feng (Radix Saposhnikoviae)*, *Qiang Huo (Rhizoma seu Radix Notopterygii)*, *Bai Zhi (Radix Angelicae dahuricae)*, *Xi Xin (Herba Asari)* e *Bo He (Herba Menthae haplocalycis)*, ela trata dores de cabeça decorrentes de Vento-Frio.

Em combinação com *Ju Hua (Flos Chrysanthemi)*, *Shi Gao (Gypsum fibrosum)* e *Jiang Can (Bombyx batryticatus)*, *Chuan Xiong* trata dores de cabeça decorrentes de Vento-Calor.

Em combinação com *Tao Ren (Semen Persicae)*, *Hong Hua (Flos Carthami tinctorii)* e *Chi Shao (Radix Paeoniae rubra)*, trata dores de cabeça decorrentes de estagnação de Sangue. Dr. Zhao declara que Zhu Dan Xi (1282-1358) diz "Em dores de cabeça deve-se usar *Chuan Xiong*" (esta declaração rima em chinês como "*Tou tong bi yong Chuan Xiong*").

Dr. Zhao ajusta a dosagem de *Chuan Xiong* de acordo com a condição tratada. Quando usado para expelir Vento do canal *Yang* Maior, a dosagem usada é pequena, ou seja, de 6 a 10g por dia. Ao se empregá-la para tratar dores de cabeça decorrente de estagnação de Sangue, Dr. Zhao usa de 30 a 40g por dia.

Curiosamente, Dr. Zhao desaconselha o uso de *Chuan Xiong* no tratamento de cefaleias decorrentes da subida do *Yang* do Fígado, Vento interno e Fleuma-Calor. Dr. Zhao também, como regra geral, prefere empregar *Chuan Xiong* em padrões de Frio e não em padrões de Calor.

Journal of Chinese Medicine *(Zhong Yi Za Zhi), vol. 35, n. 4, 1994, p. 222*

"Clinical Experience in the Treatment of Stubborn Headaches with Chuan Xiong and Dan Shen" *de Han Jin Cheng*

O artigo descreve como 68 pacientes que sofriam de cefaleias crônicas,persistentes foram tratados com fitoterapia. Eram 42 homens e 26 mulheres. O paciente mais idoso tinha 72 anos e o mais jovem, 30. A duração das dores de cabeça variava de 2 meses a 34 anos.

Os pacientes foram tratados com decocção que contém *Chuan Xiong (Rhizoma Chuanxiong)* e *Dan Shen (Radix Salviae miltiorrhizae)* em doses altas (30-50g e 40-60g, respectivamente). A decocção foi administrada diariamente por 14 dias.

A decocção foi modificada de acordo com o padrão e os canais envolvidos. Quando havia estagnação de Sangue foram acrescentadas *Tao Ren (Semen Persicae)*, *Hong Hua (Flos Carthami tinctorii)* e *Chi Shao (Radix Paeoniae rubra)*. Para dores de cabeça decorrentes da subida do *Yang* do Fígado foram acrescentadas *Tian Ma (Rhizoma Gastrodiae)*, *Gou Teng (Ramulus cum Uncis Uncariae)* e *Shi Jue Ming (Concha Haliodidis)*. Para tratar cefaleias decorrentes da deficiência de Rim foram acrescentadas *Shan Zhu Yu (Fructus Corni)*, *Gou Qi Zi (Fructus Lycii chinensis)* e *Gui Ban (Plastrium Testudinis)*.

Para tratar cefaleias resultantes de deficiência de Sangue foram acrescentadas *Dang Gui (Radix Angelicae sinensis)*, *Bai Shao (Radix Paeoniae alba)* e *Huang Qi (Radix Astragali)*. Para tratar cefaleias provenientes de Fleuma foram acrescentadas *Hou Po (Cortex Magnoliae officinalis)*, *Cang Zhu (Rhizoma Atractylodis)* e *Fu Ling (Poria)*.

De acordo com canal envolvido foram realizadas outras modificações, como a seguir:

- *Fronte, canais* Yang *Brilhante*: Bai Zhi *(Radix Angelicae dahuricae)*.
- *Laterais da cabeça, canais* Yang *Menor*: Chai Hu *(Radix Bupleuri)*.
- *Vértice, canais* Yin *Terminal*: Wu Zhu Yu *(Fructus Evodiae)*.
- *Região dorsal da cabeça, canais* Yang *Maior*: Qiang Huo *(Rhizoma seu Radix Notopterygii)*.
- *Canais* Yin *Maior*: Cang Zhu *(Rhizoma Atractylodis)*.
- *Canais* Yin *Menor*: Xi Xin *(Herba Asari)*.

Os resultados foram os seguintes:

- *Ataques de cefaleias reduzidos em frequência e que ficaram muito menos intensos*: 35 (51,4%).
- *Cefaleias reduzidas em frequência e intensidade*: 28 (41,1%).
- *Nenhuma melhora*: 5 (7,5%).

Journal of Chinese Medicine *(Zhong Yi Za Zhi), v. 27, n. 7, 1986, p. 41*

"The Treatment of Headaches from Trauma with Xue Fu Zhu Yu Tang Blood Mansion Eliminating Stasis Decoction" *de Wang Yi Quan*

Nesse artigo, Dr. Wang informa o uso de *Xue Fu Zhu Yu Tang* (Decocção para Eliminar Estagnação da Mansão do Sangue) no tratamento de cefaleias decorrentes de trauma físico. A razão desse uso está baseada no fato de que o trauma físico na cabeça provoca estagnação de Sangue local e esta decocção trata estagnação de Sangue no Aquecedor Superior.

Journal of Chinese Medicine (Zhong Yi Za Zhi), v. 32, n. 1, 1991, p. 13

"The Treatment of Infrequently Seen Liver Diseases" de Wang Shao Hua

Dr. Wang relata casos clínicos de problemas relacionados ao Fígado que não são vistos frequentemente. Um desses casos foi a ocorrência de cefaleia após atividade sexual em homem de 45 anos, seguindo-se hepatite. Além de reclamar de dores de cabeça que ocorriam após atividade sexual, esse homem sofria também de tontura, olhos secos, boca e garganta secas, gosto amargo, insônia, palmas das mãos quentes. A língua apresentava-se Vermelha e o pulso Fino e Rápido.

Dr. Wang diagnosticou subida do *Yang* do Fígado e seguiu o princípio de tratamento de dominar *Yang* e nutrir *Yin*. Ele usou uma variação de *Yi Yin Jian* (Uma Decocção de *Yin*), mais *Zuo Gui Yin* (Decocção Restauradora do [Rim] Esquerdo), como segue:

- *Sheng Di Huang* (*Radix Rehmanniae*): 15g.
- *Shu Di Huang* (*Radix Rehmanniae preparata*): 15g.
- *Shi Jue Ming* (*Concha Haliotidis*): 15g.
- *Bai Shao* (*Radix Paeoniae alba*): 12g.
- *Gou Qi Zi* (*Fructus Lycii chinensis*): 12g.
- *Shan Zhu Yu* (*Fructus Corni*): 10g.
- *Tu Si Zi* (*Semen Cuscutae*): 10g.
- *Xia Ku Cao* (*Spica Prunellae*): 10g.
- *Gou Teng* (*Ramulus cum Uncis Uncariae*: 10g.
- *Di Gu Pi* (*Cortex Lycii*): 10g.
- *Gan Cao* (*Radix Glycyrrhizae uralensis*): 3g.

Experiências Clínicas

Acupuntura

Comparison of Pharmacological Treatment versus Acupuncture Treatment for Migraine Without Aura

Journal of Traditional Chinese Medicine, 2000, Setembro, v. 20, n. 3, p. 231-240.
Liguori A, Petti F, Bangrazi A, Camaioni D, Guccione G, Pitari GM, Bianchi A, Nicoletti WE.
Istituto Paracelso, Italian Center for Non Conventional Medicines, Roma, Itália.

Objetivo

Determinar os efeitos do tratamento por acupuntura para enxaqueca *versus* terapia com droga convencional.

Método

Cento e vinte pacientes portadores de enxaqueca sem aura foram divididos aleatoriamente em grupo de acupuntura (GA) e grupo de terapia com droga convencional (GTDC) e tratados em quatro centros de saúde pública.
Para o GA, aplicou-se acupuntura nos seguintes pontos: E-8 (*Touwei*), VB-5 (*Xuanlu*), VB-20 (*Fengchi*), DU-14 (*Dazhui*) e P-7 (*Lieque*) (todos tratados com método sedação). Os resultados clínicos foram avaliados 6 e 12 meses depois do início do tratamento.

Resultados

No GA, a ocorrência de ataques de enxaqueca baixou de 9.823 dias (no período dos 12 meses anteriores ao tratamento) para 1.990 depois de 6 meses e 1.590 depois de um ano. O absenteísmo total de trabalho chegou a 1.120 dias úteis por ano, com custo total (privado e custos sociais) de 96.410 euros. No GTDC, a ocorrência de ataques de enxaqueca caiu de 8.405 dias anteriores ao tratamento para 3.927 depois de 6 meses e 3.084 depois de um ano. O absenteísmo total de trabalho chegou a 1.404 dias úteis por ano, com custo total de 137.694 euros.

978-85-7241-817-1

Conclusão

No tratamento de enxaqueca sem aura, a acupuntura provou ser mais efetiva que a terapia com droga convencional.

Acupuncture versus Placebo versus Sumatriptan for Early Treatment of Migraine Attacks: a Randomized Controlled Trial

Journal of International Medicine, 2003, Fevereiro, v. 253, n. 2, p. 181-188.
Melchart D, Thormaehlen J, Hager S, Liao J, Linde K, Weidenhammer W.

Objetivo

Investigar se acupuntura é melhor do que placebo e equivalente à sumatriptana para o tratamento inicial de um ataque agudo de enxaqueca.

Método

Uma experiência randomizada, em parte duplo-cega (sumatriptana *versus* placebo), foi realizada na Alemanha, em dois hospitais (um especializado em Medicina Tradicional Chinesa e um especializado no tratamento de cefaleia). Participaram, no total, 179 pacientes que apresentavam enxaqueca, os quais sentiam os primeiros sintomas de ataque de enxaqueca em desenvolvimento. As intervenções foram feitas com acupuntura tradicional chinesa, sumatriptana (6mg, via subcutânea) ou injeção de placebo.
A principal medida do resultado era o número de pacientes no quais se tivesse conseguido prevenir, em 48h, um ataque de enxaqueca completo (definido como enxaqueca grave). Nos pacientes que desenvolveram um ataque de enxaqueca apesar do tratamento inicial, aplicou-se acupuntura e sumatriptana uma segunda vez, ao passo que os pacientes inicialmente randomizados ao placebo receberam sumatriptana.

Resultados

Um ataque de enxaqueca completo foi prevenido em 21 de 60 (35%) pacientes que receberam acupuntura, 21 de 58 (36%) pacientes que receberam sumatriptana e 11 de 61 (18%) pacientes que receberam placebo. A resposta para a segunda intervenção em pacientes que desenvolveram ataque completo foi melhor com suma-triptana (17/31 pacientes que receberam sumatriptana duas vezes e 37/46 pacientes que tinham recebido placebo anteriormente) do que com acupuntura (4/31). Quatorze pacientes relataram efeitos colaterais no grupo tratado com acupuntura, 23 no grupo que foi tratado com sumatriptana e 10 no grupo que recebeu placebo.

Conclusão

Nessa experiência, no tratamento inicial de um ataque de enxaqueca agudo, a acupuntura e a sumatriptana foram mais efetivas que a injeção de placebo. Quando o ataque não pode ser prevenido, a sumatriptana foi mais efetiva que a acupuntura para aliviar a dor de cabeça.

Acupuncture versus Metoprolol in Migraine Prophylaxis: a Randomized Trial of Trigger Point Inactivation

Journal of Internal Medicine, 1994, Maio, v. 235, n. 5, p. 451-456.

Hesse J, Mogelvang B, Simonsen H.

Objetivo

Comparar os efeitos de inserção de agulha seca de pontos-gatilho miofasciais na região do pescoço em relação ao metoprolol na profilaxia da enxaqueca.

Método

Esse foi um grupo de estudo comparativo e randomizado. Pacientes, pesquisadores e estatística eram omitidos para o tratamento, igualmente os resultados eram omitidos para o terapeuta. Essa experiência foi realizada em uma clínica de dor de pacientes ambulatoriais, no norte de Copenhague. Os pacientes foram encaminhados por médicos generalistas ou responderam a anúncios de jornal. Foram incluídos pacientes com história de enxaqueca com ou sem aura durante pelo menos dois anos. Foram excluídos os indivíduos com contraindicações ao tratamento com betabloqueadores, síndromes de dor crônica, gravidez ou experiência anterior com acupuntura ou agentes betabloqueadores. Foram incluídos um total de 85 pacientes; 77 deles completaram o estudo.

Depois de quatro semanas de tratamento, os pacientes foram diariamente distribuídos a um regime de 17 semanas com acupuntura e comprimidos de placebo ou com estimulação de placebo e 100mg de metoprolol.

Resultados

Ambos os grupos mostraram redução significativa na frequência de ataque. Não foi encontrada nenhuma diferença relativa à frequência ou à duração dos ataques entre os grupos, mas havia uma diferença significativa na avaliação global de ataques em favor do metoprolol.

Conclusão

Inativação de ponto-gatilho por intermédio de inserção de agulha seca é um valioso suplemento à lista de ferramentas profiláticas da enxaqueca, sendo tão potente quanto o metoprolol na influência da frequência e da duração (mas não da gravidade) dos ataques e superior em termos de efeitos colaterais negativos.

Changes of Cerebrovascular Response to Visual Stimulation in Migraine Sufferers after Repetitive Sessions of Somatosensory Stimulation (Acupuncture): a Pilot Study

Headache, 2004, Janeiro, v. 44, n. 1, p. 95-101.

Backer M, Hammes M, Sander D, Funke D, Deppe M, Tolle TR, Dobos GJ.

Department of Internal Medicine V, Kliniken Essen Mille, Alemanha.

978-85-7241-817-1

Objetivo

Avaliar o efeito de estimulação somatossensorial repetitiva (acupuntura) na resposta cerebrovascular em portadores de enxaqueca por meio de Doppler funcional transcraniano.

Método

Participaram dez portadores de enxaqueca e dez pessoas-controle. As mudanças da velocidade de fluxo de sangue cerebral nas artérias cerebrais médias esquerdas e posteriores direitas foram medidas nos dez portadores antes e depois de dez sessões de acupuntura por intermédio de Doppler funcional transcraniano durante estimulação visual (oscilação de luz por 57s). O mesmo paradigma de estimulação foi executado nas dez pessoas do grupo-controle. Os dados de velocidade do fluxo sanguíneo cerebral foram analisados com uma técnica previamente validada baseada no cálculo da média de estímulo relacionado automatizado. Para avaliar o efeito clínico do tratamento, um diário de cefaleia monitorava a frequência e a intensidade dos ataques de enxaqueca. Um efeito positivo do tratamento ficou definido como redução de pelo menos 50% na frequência do ataque ou na baixa intensidade da dor de cabeça (ou em ambos).

Resultados

Antes do tratamento, os portadores de enxaqueca mostraram velocidade de fluxo de sangue cerebral excessiva, a qual mudava no princípio e no término da estimulação, e um declínio atrasado para linha de base comparado ao grupo-controle. Depois do tratamento, esse padrão de resposta ficou significativamente diminuído nos que foram beneficiados pelo tratamento (seis). Aqueles que não foram beneficiados pelo tratamento (quatro) mostraram alteração significativamente mais acentuada da velocidade do fluxo cerebral de sangue padrão.

Conclusão

Os dados indicam que a estimulação somatossensorial repetitiva (acupuntura) pode influenciar positivamente a resposta cerebrovascular anormal em portadores de enxaqueca. Porém, num subgrupo de portadores de enxaqueca, a disfunção do sistema cerebrovascular pode decair sob o tratamento.

Acupuncuture of Chronic Headache Disorders in Primary Care: Randomized Controlled Trial and Economic Analysis

Health Technology Assessment, 2004, Novembro, v. 8, n. 48, p. 1-35.

Vickers AJ, Rees RW, Zollman CE, McCarney R, Smith CM, Ellis N, Fisher P, Van Haselen R, Wonderling D, Grieve R.

Integrative Medicine Service, Biostatistics Service, Memorial Sloan-Kettering Cancer Center, New York, USA.

Objetivo

Determinar os efeitos do uso de acupuntura, comparado à evitação da acupuntura, no tratamento de cefaleia nos pacientes de cuidado primário com distúrbio de cefaleia crônica. Também foram examinados nessa população os efeitos da acupuntura no uso medicamentoso, na qualidade de vida, no uso de recurso e nos dias de absenteísmo no trabalho dos doentes, além da relação custo-efetividade da acupuntura.

Método

Essa foi uma experiência randomizada, controlada, que envolveu 401 pacientes com cefaleia crônica, predominantemente enxaqueca, nas práticas gerais na Inglaterra e no País de Gales.

Os pacientes foram selecionados aleatoriamente para receber até 12 tratamentos de acupuntura por cerca de três meses ou para receber a intervenção de controle normalmente oferecida.

O escore da cefaleia, medido por meio dos 36 itens da pesquisa em forma resumida do estado de saúde (SF-36, *36-Item Short-form Health Survey*), e o uso de medicamento foram avaliados em linha de base (início da experiência), aos três e aos 12 meses. O uso de recursos foi avaliado a cada três meses.

Resultados

Na contagem da dor de cabeça em 12 meses, a pontuação final primária foi mais baixa no grupo de acupuntura: 34% de redução de linha de base se comparada com ao grupo-controle, que teve 16% de redução de linha de base. Pacientes no grupo de acupuntura sentiram o equivalente de 22 dias a menos de dor de cabeça por ano. Os dados de SF-36 favoreceram a acupuntura, embora as diferenças tenham alcançado significado apenas para funcionamentos de papel físico, energia e mudança em saúde. Comparado com o grupo-controle, os pacientes de acupuntura usaram 15% menos medicamento, fizeram 25% menos visitas a profissionais em geral e apresentaram 15% menos dias de doença.

Conclusão

Acupuntura produz benefícios persistentes e clinicamente relevantes para pacientes de cuidado primários com dor de cabeça crônica, em especial enxaqueca. É relativamente de custo efetivo comparado com várias outras intervenções estabelecidas pelo Serviço de Saúde Nacional do Reino Unido.

Fitoterapia

Clinical and Experimental Study on Treatment of Migraine with Shu Tian Ning Granule Zhongguo Zong Xi Yi Jie He Za Zhi

Zhong Guo Zhong Xi Yi Jie He Za Zhi [*Chinese Journal of Integrated Traditional and Western Medicine*], 2002, Agosto, v. 8, p. 581-583.

Hu ZQ, Song LG, Mei T.

Department of Neurology, Affiliated Hospital of Shandong University of Traditional Chinese Medicine, Jinan.

978-85-7241-817-1

Objetivo

Explorar causa e patogênese da enxaqueca com base na teoria da Medicina Tradicional Chinesa e em pesquisas modernas para buscar novos pensamentos e drogas efetivas no tratamento de enxaqueca.

Método

Noventa pacientes com enxaqueca foram divididos em três grupos, o grupo tratado foi cuidado com 9g de grânulo *Shu Tian Ding*, três vezes ao dia; o grupo-controle A foi tratado com cápsula de composto de *Jiao Yang*, cinco cápsulas por vez, três vezes ao dia; e o grupo-controle B foi tratado com cápsula de 5g de hidrocloridrato de flunarizina, uma vez ao dia. O tratamento durou 28 dias para observarem grau, duração e frequência do ataque da dor; o índice de dor de cabeça foi calculado. Antes e depois do tratamento também foram executados exame de Doppler funcional transcraniano e a determinação do potencial evocado de soro beta (beta-EP, *serum beta-evocated potential*) e do neuropeptídeo Y (NPY). No estudo experimental, o efeito de tratamento de NPY cerebral e beta-EP foram testados em ratos Sprague Dawley com dor crônica, nos tratados ou nos grupos-controle.

Resultados

No grupo tratado, a taxa efetiva era notadamente de 56,67% e a taxa efetiva total era de 90%; diferença significativa foi mostrada em comparação com aqueles do grupo-controle B (P < 0,05), mas não havia diferença em comparação com aqueles do grupo-controle A. O nível cerebral de beta-EP foi elevado e o nível de plasma de NPY foi diminuído em todos os três grupos tratados. Comparados com o grupo salino normal, havia diferença significativa (P < 0,05 ou P < 0,01).

Conclusão

Grânulo de *Shu Tian Ning* pode melhorar efetivamente a função cerebrovascular, aumentar o nível do plasma beta-EP, diminuir o nível do plasma NPY e aliviar a tensão vascular nos pacientes com enxaqueca.

Effect of New Zheng Tian Pill on Expression of Whole Blood Platelet Membrane Adhesion Molecules in Patients of Migraine

Zhong Guo Zhong Xi Yi Jie He Za Zhi [*Chinese Journal of Integrated Traditional and Western Medicine*], 2001, Novembro, v. 21, n. 11, p. 822-824.

Zhu CQ, Xie W, Chan BT.

Objetivo

Investigar o efeito da Nova Pílula *Zheng Tian* (NPZT) na expressão de moléculas de adesão da membrana da plaqueta do sangue total (MAMP) em pacientes de enxaqueca.

Método

Sessenta e oito pacientes foram divididos em dois grupos, com um curso terapêutico de 30 dias para ambos os grupos; nos 35 pacientes do grupo tratado, administrou-se oralmente NPZT; e nos 33 pacientes do grupo-controle, administrou-se cápsula *Fuguiqin*. Foram observadas as mudanças da glicoproteína MAMP IIb/IIIa (CD41) e P-selectina (CD62P) por intermédio da citometria de fluxo e comparadas com as das pessoas saudáveis.

Resultados

A taxa acentuadamente efetiva e a taxa efetiva total no grupo tratado foram mais altas que aquelas do grupo-controle (P < 0,05 e P < 0,01, respectivamente). A expressão de MAMP também foi mais alta nos pacientes, tanto no estágio inicial como no estágio intermitente, do que nos indivíduos saudáveis (P < 0,01). O tratamento de NPTZ pode reduzir significativamente sua expressão aumentada (P < 0,01).

Conclusão

O NPTZ pode reduzir a expressão de MAMP e pode inibir a ativação de plaqueta.

Estatísticas de Pacientes

Compilei, de minha prática, algumas estatísticas em 171 pacientes portadores de cefaleias. Havia 130 mulheres (76%) e 41 homens (24%). Como a porcentagem global de mulheres em minha prática é de 67%, isso mostra que (em minha prática) mais mulheres do que homens sofrem de cefaleias.

A distribuição de idade era a seguinte:

- 1 a 10: 3 (2%).
- 11 a 20: 10 (6%).
- 21 a 30: 17 (10%).
- 31 a 40: 42 (24%).
- 41 a 50: 48 (28%).
- 51 a 60: 36 (21%).
- 61 a 70: 14 (8%).
- 71 a 80: 0 (0).
- 81 a 90: 1 (1%).

Isso mostra que a maioria dominante de pacientes tem entre 31 e 60 anos. No que diz respeito às condições de excesso e deficiência, a distribuição foi a seguinte:

- *Condição puramente de deficiência*: 18 (10%).
- *Condição puramente de excesso*: 37 (22%).
- *Condição mista excesso-deficiência*: 116 (68%).

Isso mostra que a maioria dominante dos pacientes sofria de condição mista de excesso-deficiência e também que mais pacientes sofriam de condição puramente de excesso do que puramente de deficiência. A conclusão lógica é que muito poucas cefaleias ocorrem devido à condição puramente de deficiência.

No que diz respeito aos padrões, uma porcentagem muito grande de pacientes sofria de subida do *Yang* do Fígado ou Fleuma. Na realidade, 88 pacientes (51%) sofriam de subida do *Yang* do Fígado e 35 (20%), de Fleuma. Então, a subida do *Yang* do Fígado é sem dúvida o padrão mais comum encontrado em pacientes que sofrem de cefaleias crônicas. A subida do *Yang* do Fígado em combinação com a Fleuma correspondia a 71% das cefaleias crônicas.

Também havia uma grande porcentagem de pacientes que sofria de condições de deficiência e especialmente de deficiência do Sangue do Fígado ou do Rim; esse fato faz sentido, já que uma deficiência do Sangue do Fígado ou do Rim, com muita frequência, é o *background* para a subida do *Yang* do Fígado. Na realidade, 51 pacientes (30%,) sofriam de deficiência do Sangue do Fígado e 74 pacientes (44%) sofriam de deficiência do Rim (que pode ser deficiência do *Yang* do Rim, do *Yin* do Rim ou uma mistura de deficiência do *Yin* e do *Yang* do Rim).

978-85-7241-817-1

Diagnóstico Diferencial de Cefaleias na Medicina Ocidental

As principais causas de cefaleia na medicina ocidental podem ser resumidas da seguinte maneira (Fig. 1.20):

- Intracraniana:
  - Inflamatória.
    - Meningite:
  - Não inflamatória.
    - Vascular: enxaqueca, hemorragia cerebral.
    - Neoplásica: tumor cerebral.
    - Hipertensiva: hipertensão essencial, hipertensão secundária (glomerulonefrite).
- Craniana:
  - Sinusite, otite média.
- Extracraniana:
  - Glaucoma, espondilose cervical, nevralgia do trigêmeo.

A Figura 1.21 ilustra as áreas influenciadas pelos nervos cranianos.

Intracraniana

As causas intracranianas de dores de cabeça podem ser inflamatórias ou não-inflamatórias. As últimas podem ser vascular, neoplásica ou hipertensiva.

Inflamatória

Meningite

Esta é uma inflamação das meninges, a qual ocorre durante doença febril. Acomete bebês, crianças ou adultos jovens. Dois terços dos casos ocorrem antes dos cinco anos.

Muitas vezes, a meningite inicia-se durante infecção viral (por exemplo, gripe) ou durante infecção bacteriana (por exemplo, infecção respiratória ou auricular).

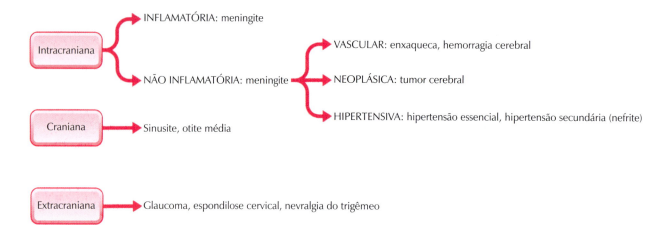

FIGURA 1.20 – Sinopse das causas de cefaleia.

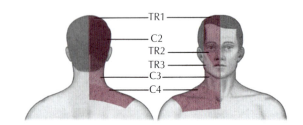

FIGURA 1.21 – Nervos cranianos.

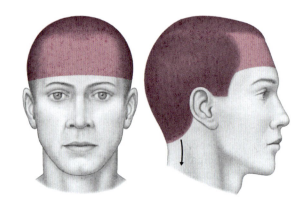

FIGURA 1.23 – Localização da cefaleia na meningite.

As principais manifestações são: dores de cabeça graves, febre, vômito, rigidez no pescoço e, em casos graves, confusão mental.

O sinal de Brudzinski é positivo: com o paciente em posição supina e o tórax apoiado firmemente na cama, tentar flexionar o pescoço. Na meningite, este procedimento causa flexão involuntária dos quadris (Fig. 1.22).

O diagnóstico de cefaleia proveniente de meningite é óbvio em razão de início agudo, idade do paciente, febre e rigidez do pescoço. A cefaleia é generalizada, irradiando-se para o pescoço (Fig. 1.23).

Não Inflamatória

Vascular

ENXAQUECA Essa é a causa mais frequente de dores de cabeça recorrentes. Consiste em constricção inicial das artérias da cabeça (originando-se de sintomas prodrômicos), seguida por vasodilatação e distensão dos vasos (o que causa dor latejante). As principais manifestações são: dor unilateral grave e latejante, fotofobia, náusea e possivelmente vômito.

Os ataques são precipitados por estresse, queijo, chocolate, vinho tinto e pílula anticoncepcional.

A dor localiza-se ao redor do olho, irradiando-se para o lado da cabeça; é uni ou bilateral (Fig. 1.24).

HEMORRAGIA CEREBRAL (SUBARACNÓIDEA) É mais frequente em homens com mais de 40 anos. As principais manifestações são: dor intensa na cabeça, rigidez no pescoço e vômito seguido por perda de consciência.

Neoplásica

TUMOR CEREBRAL Essa é uma causa incomum de cefaleia, mas se a pessoa desenvolver dores de cabeça que se tornam progressivamente piores em termos de frequência, duração e intensidade e elas forem acompanhadas por vertigem, vômito e prejuízo intelectual, deve-se suspeitar de tumor cerebral. A dor eventualmente torna-se contínua (Fig. 1.25).

O reflexo da apreensão deve ser observado: se um objeto for colocado na palma da mão entre os dedos

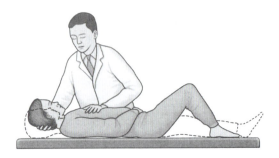

FIGURA 1.22 – Sinal de Brudzinski.

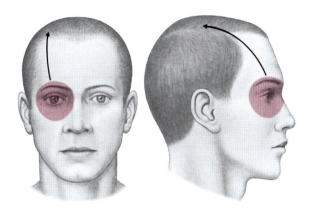

FIGURA 1.24 – Localização da cefaleia na enxaqueca.

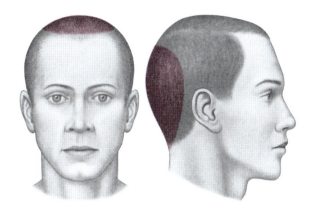

FIGURA 1.26 – Localização da cefaleia na hipertensão.

polegar e indicador, o paciente irá automaticamente agarrá-lo. Esta ação de reflexo só se apresenta no lado oposto à localização do tumor.

Hipertensiva

HIPERTENSÃO ESSENCIAL   Indica uma pressão sanguínea alta persistente, sem causa aparente. Ocorre em pessoas entre 40 e 70 anos.

As principais manifestações são: dor de cabeça vertical (no topo da cabeça) ou occipital, rigidez occipital, tontura, tinido, irritabilidade e, em alguns casos, epistaxe. O principal sinal, evidentemente, é uma elevação da pressão sanguínea diastólica e/ou sistólica. Entretanto, não é de todo incomum ver pacientes com elevação de pressão sem quaisquer dos sintomas anteriormente citados.

A cefaleia proveniente de hipertensão pode ocorrer no topo da cabeça ou no occipúcio, sendo acompanhada por rigidez pronunciada dos músculos do pescoço (Fig. 1.26).

HIPERTENSÃO SECUNDÁRIA   A elevação da pressão sanguínea secundária é representada na maioria das vezes pela glomerulonefrite crônica (ver Cap. 37, sobre edema).

As principais manifestações, além da elevação da pressão sanguínea e da cefaleia, são: dores nas partes pudendas, cansaço, edema e albuminúria.

Craniana

Sinusite

Essa é uma queixa comum em países industrializados. É caracterizada por inflamação dos seios da face.

A cefaleia proveniente de sinusite é facilmente distinguida daquela proveniente de outras causas, uma vez que é claramente localizada na face em correspondência com seios frontais, etmoidais ou maxilares (Fig. 1.27).

Outras manifestações incluem coriza nasal, secreção na rinofaringe e sensação de peso na face.

Otite Média

Essa pode ser uma causa de cefaleia em crianças pequenas. Muito frequentemente, a criança não é capaz de distinguir a origem da dor e queixar-se de "dor de cabeça" quando estiver com dor auditiva.

O diagnóstico é bem óbvio, uma vez que esse tipo de dor de cabeça ocorre em crianças pequenas durante doença febril e, nesse caso, deverá ocorrer secreção proveniente das orelhas (Fig. 1.28).

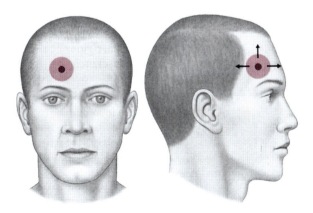

FIGURA 1.25 – Localização da cefaleia no tumor cerebral.

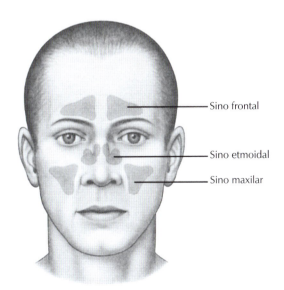

FIGURA 1.27 – Localização da cefaleia na sinusite.

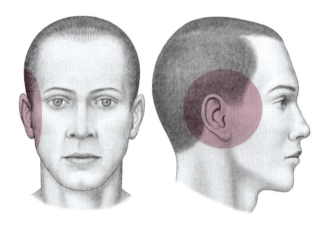

FIGURA 1.28 – Localização da cefaleia na otite média.

Extracraniana

Glaucoma

Consiste em elevação da pressão intraocular. É raro antes da meia-idade. Pode causar dor de cabeça ao redor ou atrás dos olhos, a qual é facilmente confundida com enxaqueca. Geralmente, fica pior ao anoitecer e apresenta-se acompanhado pelo aparecimento de "auréolas" em torno de luzes e visão embaçada (Fig. 1.29).

Espondilose Cervical

Este termo inclui artrite da coluna cervical ou degeneração do disco cervical. Causa cefaleia na região occipital, com dor que se estende para a parte superior de ombros e pescoço (Fig. 1.30). Há sensibilidade acentuada ao se pressionar os músculos de pescoço e ombros.

Raios X da coluna cervical normalmente mostram estreitamento dos espaços intervertebrais e formação de osteófitos.

Nevralgia do Trigêmeo

É uma inflamação de um ou mais dos três nervos trigêmeos (que fazem parte dos nervos cranianos). É geralmente observada em idosos. A dor é unilateral e geralmente muito intensa, permanecendo por pouco tempo. A dor pode ocorrer na região da fronte em olho, bochecha ou têmpora e mandíbula, de acordo com o nervo envolvido (Fig. 1.31).

Finalmente, algo deve ser dito sobre a medicação ocidental para dores de cabeça. Dentre as várias drogas usadas para enxaqueca, tartarato de ergotamina (Cafergot) é, em minha opinião, a mais prejudicial. Não somente produz efeitos colaterais como náusea e formigamento nos membros, assim como seu uso prolongado torna as dores de cabeça ainda mais frequentes. Isso ocorre por duas razões: primeiramente, tartarato de ergotamina (com uma estrutura química similar à dietilamida do

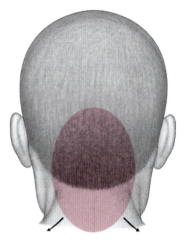

FIGURA 1.30 – Localização da cefaleia na espondilose cervical.

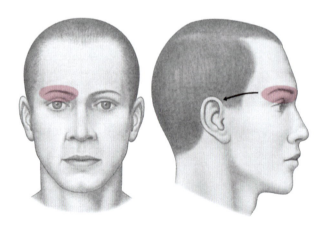

FIGURA 1.29 – Localização da cefaleia no glaucoma.

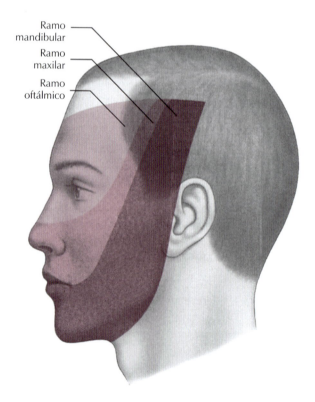

FIGURA 1.31 – Localização da nevralgia do trigêmeo.

ácido lisérgico [LSD, *lysergic acid diethylamide*]) é um potente vasoconstritor (interrompe a cefaleia aguda); vasoconstricção é, porém, inevitavelmente seguida por vasodilatação, a qual irá causar a próxima dor de cabeça. Em segundo lugar, a maioria das preparações de tartarato de ergotamina também contém cafeína, que, por sua vez, também é um vasoconstritor e, da mesma forma que a ergotamina, a vasoconstricção é apenas seguida por uma vasodilatação pior. O papel de cafeína em dores de cabeça já foi discutido neste capítulo (ver também nota 2). Por essas razões, sempre aconselho os pacientes que tomam esse medicamento a, se possível, parar de usá-lo. Não há perigo de interromper abruptamente a administração dessa droga.

Prognóstico e Prevenção

Tanto a acupuntura quanto a fitoterapia são extremamente eficazes no tratamento de cefaleias e enxaqueca. Os resultados, entretanto, nem sempre são obtidos com rapidez. Obviamente, quanto maior o período que um indivíduo sofre de dores de cabeça, mais irá demorar seu tratamento. Com frequência vemos pacientes que sofrem de dores de cabeça há 20 anos ou mais: nesses casos, o tratamento necessariamente levará vários meses ou mesmo mais de um ano.

Os três tipos de cefaleias mais difíceis de tratar são provenientes de Fleuma, Vento-Fleuma e estagnação de Sangue.

Quanto à prevenção, segue-se logicamente o que foi dito na etiologia. Uma pessoa propensa a cefaleias ou alguém que foi tratado das dores com sucesso deve abster-se de atividade sexual excessiva bem como de excesso de trabalho. Tais pessoas devem descansar e dormir o suficiente, evitar comer alimentos ácidos (como descrito anteriormente nesse capitulo) e beber café. Se sofrerem de deficiência deverão descansar o suficiente e especialmente deitar por pouco tempo depois do almoço.

Se um individuo foi tratado com sucesso de dores de cabeça provenientes de *Yang* do Fígado, Fogo do Fígado, estagnação do *Qi* do Fígado ou Vento-Calor, deverá prestar atenção ao seu estado emocional e evitar a raiva.

Notas Finais

1. Para uma discussão mais detalhada sobre esse assunto, ver Maciocia G 2007 Fundamentos da Medicina Chinesa, 2ª edição. Roca, São Paulo.
2. Harrie JR 1970 Caffeine and headache. Journal of the American Medical Association 213:628. Um artigo neste jornal afirma que a cafeina é uma das causas mais frequentes de cefaleias crônicas.
3. Wu Zhan Ren, Yu Zhi Gao 1987 Yi Lin Zheng Yin 医林正印 [The Correct Seal of Medical Circles]. Jiangsu Science Publishing House, Nanjing, p. 142. *The Correct Seal of Medical Circles* foi escrito por Ma Zhao Sheng e publicado pela primeira vez em 1605.
4. 1979 Huang Di Nei Jing So Wen 黄帝内经素问 [The Yellow Emperor's Classic of Internal Medicine – Simple Questions]. People's Health Publishing House, Beijing, Capítulo. 17, p. 98. Primeiramente pela primeira vez *c*. 100 a. C.
5. Lu Yi Hua 1897 Leng Hu Yi Hua [Medical Talk from the Deserted Cottage] citado em 1981 Nei Ke Bian Bing Yu Bian Zheng 内科辨病与辨证 [Differentiation of Diseases and Patterns in Internal Medicine]. Heilongjiang People's Publishing House, p. 331.
6. 1982 Lei Jing 类经 [Classic of Categories]. People's Health Publishing House, Beijing, p. 325. O *Classic of Categories* foi escrito por Zhang Jie Bin (também chamado Zhang Jing Yoe) e foi publicado pela primeira vez em 1624.
7. Heilongjiang Province National Medical Research Group 1984 Zhen Jiu Da Cheng Jiao Shi 针灸大成校释 [An Explanation of the Great Compendium of Acupuncture]. People's Health Publishing House. Beijing, p. 1091. The *Great Compendium of Acupuncture* foi escrito por Yang Ji Zhou e primeiramente publicado em 1601.
8. Ibid, p. 1091.
9. Ibid, p. 1091.
10. Simple Questions, p. 141.
11. 1976 Pi Wei Lun 脾胃论 [Discussion ou Stomach and Spleen]. People's Publishing House, Beijing, p. 362. O *Discussion ou Stomach and Spleen* foi escrito por Li Dong Yuan e publicado pela primeira vez em 1249.
12. Questões Simples, p. 111.
13. An Explanation of the Great Compendium of Acupuncture, p. 1091.

978-85-7241-817-1

Capítulo 2

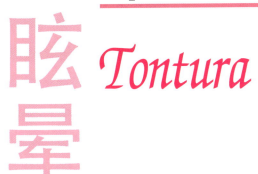

Tontura

CONTEÚDO DO CAPÍTULO

Tontura 55

Etiologia 56
- Tensão Emocional 56
- Sobrecarga de Trabalho ou Atividade Sexual Excessiva 56
- Dieta Irregular 56

Patologia 56

Identificação de Padrões e Tratamento 57
- Subida do Yang do Fígado, do Fogo do Fígado ou do Vento do Fígado 57
- Fleuma Turva na Cabeça 58
- Subida do Yang do Fígado com Fleuma na Cabeça 59
- Deficiência de Qi e de Sangue 60
- Deficiência da Essência do Rim 60

Literatura Chinesa Moderna 61

Diferenciação Ocidental 63
- Orelha 63
- Oitavo Nervo Craniano 63
- Tronco Cerebral 63

Interior

Excesso
- Subida do Yang do Fígado, do Fogo do Fígado ou do Vento do Fígado
- Fleuma turva na cabeça
- Subida do Yang do Fígado com Fleuma na cabeça

Deficiência
- Deficiência de Qi e de Sangue
- Deficiência da Essência do Rim

Tontura

A tontura em medicina chinesa é chamada *Xuan Yun*. *Xuan* significa "visão turva", ao passo que *Yun* quer dizer "tontura". Esse sintoma pode variar desde tontura branda, algumas vezes apenas pela mudança de posição, até vertigem grave com perda de equilíbrio, quando tudo ao redor do paciente parece girar. O termo "tontura" também inclui a sensação muito comum de "atordoamento" ou "entorpecimento", bem como sensação de peso, como se a cabeça estivesse cheia de algodão, e, combinado com esses sintomas, incapacidade para pensar corretamente e se concentrar.

Em português, chamarei o sintoma *Xuan Yun* de "tontura", e empregarei o termo "vertigem" para indicar uma sensação mais forte de tontura, a ponto de se perder o equilíbrio.

A primeira referência à tontura ocorreu no livro *Clássico de Medicina Interna do Imperador Amarelo* (*Nei Jing*), que liga a tontura a vários padrões. O *Questões Simples* (*Su Wen*), no capítulo 74, relaciona-a com Vento do Fígado: *"Vento causa tontura e pertence ao Fígado"*[1]. O *Eixo Espiritual* (*Ling Shu*), no capítulo 28, atribui a tontura ao Qi que não alcança a cabeça: *"Quando o Qi do Aquecedor Superior está deficiente, o cérebro não fica cheio, [isso causa] tontura e visão turva"*[2]. No capítulo 33, a tontura se relaciona com a deficiência do Mar da Medula: *"Quando o Mar da Medula está deficiente há tontura"*[3].

Zhu Dan Xi, no livro *Essential Methods of Dan Xi* (1347), relaciona tontura com Fleuma e vai mais longe, dizendo: *"Não há tontura sem Fleuma"*[4]. Defende ainda a tese da eliminação da Fleuma como método principal para tratamento de tontura. Como será visto, a Fleuma é uma causa muito comum de tontura em idosos.

Zhang Jing Yue, por outro lado, no livro *The Complete Book of Jing Yue* (1624), relaciona tontura à deficiência dizendo: *"Deficiência acima causa tontura"* e *"Não há tontura sem deficiência"*[5]. Ele recomendou ainda a tonificação como método principal no tratamento da tontura.

Diferenciação e tratamento da tontura, juntamente com a diferençõ e o tratamento cefaleias, podem ser usados como diretriz para tratar hipertensão.

A discussão acerca da tontura será conduzida de acordo com os seguintes tópicos:

- Etiologia.
- Patologia.
- Identificação de padrões e tratamento.
- Literatura chinesa moderna.
- Diferenciação ocidental.

Etiologia

Tensão Emocional

Raiva, frustração, ressentimento, rancor reprimido e qualquer outra emoção que afete o Fígado pode causar a subida do *Yang* do Fígado. Essa é uma causa comum de tontura por Excesso.

Por outro lado, a estagnação prolongada de *Qi* proveniente de tensão emocional com frequência gera Fogo; nesse caso, o Fogo do Fígado pode também causar tontura. Além disso, o Fogo do Fígado pode gerar Vento, o qual, por sua vez, causa tontura ainda mais intensa, até o ponto da perda de equilíbrio.

Sobrecarga de Trabalho ou Atividade Sexual Excessiva

Excesso de trabalho e/ou atividade sexual excessiva (em homens) durante muitos anos sem descanso adequado enfraquece o Rim. Este não gera Medula suficiente para nutrir o cérebro, resultando em tontura. Essa é a tontura por Deficiência.

Dieta Irregular

O consumo excessivo de alimentos gordurosos ou laticínios ou simplesmente alimentação irregular pode debilitar o Baço e causar Umidade e Fleuma. Quando houver associação com deficiência do *Qi* no Aquecedor Superior, o *Qi* puro não consegue subir para a cabeça e a Fleuma turva se estagna, dando origem à tontura, visão turva, sensação de atordoamento (entorpecimento) e peso da cabeça.

Resumo
Etiologia
■ Tensão emocional
■ Sobrecarga de trabalho ou atividade sexual excessiva
■ Dieta irregular

Patologia

A distinção patológica mais importante a ser feita em tontura é entre deficiência e excesso. A sensação de ton-

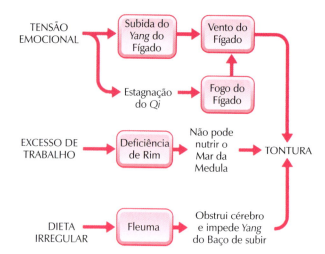

Figura 2.1 – Etiologia e patologia da tontura.

tura origina-se quase simplesmente porque não há *Qi* suficiente alcançando a cabeça (deficiência) ou porque um fator patogênico na cabeça impede o *Yang* puro de alcançá-la (excesso).

As principais deficiências que dão origem à tontura são as deficiências do *Qi* e do Sangue ou da Essência Rim. Os principais fatores patogênicos que causam tontura são *Yang* do Fígado, Fogo do Fígado, Vento do Fígado e Fleuma.

No idoso, a estagnação de Sangue pode também contribuir para causar tontura. Esse fato acontece especialmente em pessoas idosas que sofrem de arteriosclerose. Portanto, há algum sinal de estagnação de Sangue (como língua Púrpura ou veias sublinguais escuras e dilatadas), sendo importante modificar a prescrição, revigorar o Sangue e "penetrar" os vasos sanguíneos (ver segundo artigo de um periódico chinês moderno mencionado adiante).

A tontura decorrente de deficiência é leve e associada à visão turva. Pode ocorrer apenas em mudança de posição. Quando causada por condição de excesso, a tontura é mais grave, causando perda do equilíbrio nos casos mais graves. Quando a Fleuma for a causa da tontura, esta está associada à visão turva e sensação de peso e atordoamento (entorpecimento), acompanhada por incapacidade de concentração.

A Figura 2.1 sumariza a etiologia e a patologia da tontura.

Resumo
Patologia
■ Deficiência
– Deficiência de *Qi* e Sangue
– Deficiência de Essência do Rim
■ Excesso
– Subida do *Yang* do Fígado
– Fogo do Fígado
– Vento do Fígado
– Fleuma

Identificação de Padrões e Tratamento

Há cinco principais padrões que causam tontura:

Excesso
- Subida do *Yang* do Fígado, do Fogo do Fígado ou do Vento do Fígado.
- Fleuma turva na cabeça.
- Subida do *Yang* do Fígado com Fleuma na cabeça.

Deficiência
- Deficiência de *Qi* e de Sangue.
- Deficiência da Essência do Rim.

Subida do Yang do Fígado, do Fogo do Fígado ou do Vento do Fígado

Manifestações Clínicas

YANG DO FÍGADO   Tontura muito grave, tinido, face vermelha, irritabilidade, propensão a acessos de raiva, dor de cabeça.

Língua: laterais ligeiramente Vermelhas.
Pulso: em Corda.

FOGO DO FÍGADO   Face Vermelha, sede, sabor amargo, fezes secas, urina escassa e escura.

Língua: Vermelha com revestimento seco e amarelo.
Pulso: Rápido, Cheio e em Corda.

VENTO DO FÍGADO   Tontura mais grave, vertigem e perda de equilíbrio, tremores.

Pulso: em Corda.

O padrão de *Yang* do Fígado como causa de tontura é o mais comum dos três padrões anteriores. O Fogo do Fígado é o menos comum e o Vento do Fígado ocorre normalmente apenas no idoso.

Princípio de Tratamento

SUBIDA DO YANG DO FÍGADO   Dominar *Yang* do Fígado, nutrir *Yin* do Fígado ou Sangue do Fígado e *Yin* do Rim, se necessário.

FOGO DO FÍGADO   Drenar o Fogo do Fígado.

VENTO DO FÍGADO   Extinguir o Vento do Fígado.

Acupuntura

Pontos

F-3 (*Taichon g*), VB-20 (*Fengchi*), TA-5 (*Waiguan*), DU-16 (*Fengfu*), ID-3 (*Houxi*), F-2 (*Xingjian*), PC-6 (*Neiguan*), F-8 (*Ququan*), BP-6 (*Sanyinjiao*), R-3 (*Taixi*). Método de sedação em todos os pontos, exceto em F-8 e R-3 que devem ser tonificados.

EXPLICAÇÃO

- F-3 e VB-20 dominam *Yang* do Fígado e extinguem Vento do Fígado. VB-20 é específico para tratar tontura.
- TA-5 ajuda dominar *Yang* do Fígado.
- DU-16 e ID-3 extinguem Vento do Fígado.
- F-2 drena Fogo do Fígado.
- PC-6 ajuda indiretamente a dominar o *Yang* do Fígado, acalma Mente e assenta Alma Etérea.
- F-8 e BP-6 nutrem Sangue do Fígado.
- R-3 nutre *Yin* do Rim.

Fitoterapia

Prescrição

TIAN MA GOU TENG YIN – Decocção de *Gastrodia-Uncaria*.

EXPLICAÇÃO   Essa fórmula, já detalhada no capítulo sobre cefaleias (Cap. 1), domina *Yang* do Fígado e nutre Fígado e Rim. É largamente utilizada para tratar tontura proveniente da subida do *Yang* do Fígado ou do Vento do Fígado.

Prescrição

ZHEN GAN XI FENG TANG – Decocção para Pacificar o Fígado e Extinguir o Vento.

EXPLICAÇÃO   A diferença principal entre esta prescrição e a anterior é que a última nutre mais o *Yin*, sendo, portanto, apropriada quando houver deficiência acentuada de *Yin* do Fígado e do Rim. Observe que *Dai Zhe Shi* (*Haematitum*) não é adequado para uso prolongado e é contraindicado durante a gravidez. Poderia ser eliminada desta prescrição ou ser substituída por *Zhen Zhu Mu* (*Concha Margatiriferae usta*) que também é uma substância de fluxo descendente que domina o *Yang* do Fígado.

Essa fórmula também extingue Vento do Fígado.

Prescrição

LING JIAO GOU TENG TANG – Decocção de *Cornu Saigae-Uncaria*.

EXPLICAÇÃO   Essa fórmula domina *Yang* do Fígado, nutre *Yin* e resolve Fleuma. Seu efeito de nutrir o *Yin* é moderado.

Prescrição

LONG DAN XIE GAN TANG – Decocção de *Gentiana* para Drenar o Fígado.

EXPLICAÇÃO   Essa fórmula é específica para drenar Fogo do Fígado. Observe que a fórmula original aqui citada contém *Mu Tong*, que agora deve ser omitida, pois seu uso não é mais legal.

MODIFICAÇÕES

- Se há sintomas e sinais de Fogo do Fígado (indicados anteriormente), deve-se adicionar *Long Dan Cao* (*Radix Gentianae*) ou usar *Long Dan Xie Gan Tang* (Decocção de *Gentiana* para Drenar o Fígado) em substituição, acrescentando *Tian Ma* (*Rhizoma Gastrodiae*), *Gou Teng* (*Ramulus cum Uncis Uncariae*) e *Shi Jue Ming* (*Concha Haliotidis*).
- Se há Vento do Fígado, deve-se adicionar *Di Long* (*Pheretima*), *Zhen Zhu Mu* (*Concha Margatiriferae usta*) e *Mu Li* (*Concha Ostreae*).

58 Tontura

Remédio dos Três Tesouros

BAMBU CURVADO   Bambu Curvado domina o *Yang* do Fígado e nutre Sangue do Fígado.

Resumo

Subida do *Yang* do Fígado, do Fogo do Fígado ou do Vento do Fígado

Pontos

- F-3 (*Taichong*), VB-20 (*Fengchi*), TA-5 (*Waiguan*), DU-16 (*Fengfu*), ID-3 (*Houxi*), F-2 (*Xingjian*), PC-6 (*Neiguan*), F-8 (*Ququan*), BP-6 (*Sanyinjiao*), R-3 (*Taixi*). Método de sedação em todos os pontos, exceto em F-8 e R-3, que devem ser tonificados

Fitoterapia

Prescrição

- *TIAN MA GOU TENG YIN* – Decocção de *Gastrodia-Uncaria*

Prescrição

- *ZHEN GAN XI FENG TANG* – Decocção para Pacificar o Fígado e Extinguir o Vento

Prescrição

- *LING JIAO GOU TENG TANG* – Decocção de *Cornu Saigae-Uncaria*

Prescrição

- *LONG DAN XIE GAN TANG* – Decocção de *Gentiana* para Drenar o Fígado

Remédio dos Três Tesouros

- Bambu Curvado

Caso Clínico

Um homem 70 anos de idade sofria de vertigem há vários anos. Sentia muita insegurança nas pernas e frequentemente usava um andador para se apoiar enquanto caminhava. Sua pressão sanguínea era elevada e ocasionalmente apresentava visão turva. Suas unhas eram muito secas e murchas, sua compleição estava enegrecida e a pele era seca. A língua apresentava-se Vermelho-púrpura com revestimento amarelo fino no centro, mas sem revestimento no restante. A língua também estava Rígida e seca. O pulso estava muito Cheio e em Corda.

Diagnóstico   Sua condição era claramente decorrente da subida do *Yang* do Fígado com deficiência básica de *Yin* do Fígado. A vertigem era proveniente da subida do *Yang* do Fígado que também se refletia na qualidade do pulso; por outro lado, a deficiência do *Yin* do Fígado foi evidenciada pela visão turva, pela pele seca, pelas unhas secas e murchas e pela língua Rígida.

Princípio de tratamento   O princípio de tratamento adotado consistia, portanto, em nutrir o *Yin* do Fígado e dominar o *Yang* do Fígado.

Acupuntura

Pontos

Os principais pontos utilizados foram VB-20 (*Fengchi*), TA-5 (*Waiguan*), IG-4 (*Hegu*) e F-3

(*Taichong*) com método neutro, e F-8 (*Ququan*), BP-6 (*Sanyinjiao*) e R-3 (*Taixi*) com método de tonificação.

Explicação

- VB-20 domina o *Yang* do Fígado e alivia tontura.
- TA-5 domina o *Yang* do Fígado.
- IG-4 em combinação com F-3 dominam o *Yang* do Fígado da cabeça.
- F-3 domina o *Yang* do Fígado e o Vento do Fígado.
- F-8, BP-6 e R-3 nutrem o *Yin* do Fígado.

Fitoterapia   Nenhuma erva foi prescrita, apenas o remédio patenteado *Jiang Ya Wan* (Pílula da Pressão [Sangue] Baixa) que domina o *Yang* do Fígado, o Vento do Fígado e nutre o *Yin* do Fígado e do Rim.

Após seis tratamentos, a pressão sanguínea normalizou e a tontura foi muito aliviada.

Fleuma Turva na Cabeça

Manifestações Clínicas

Tontura, sensação de peso e atordoamento (entorpecimento) da cabeça como se estivesse cheia de algodão, visão turva, dificuldade de pensar e de se concentrar principalmente pela manhã, sensação de opressão do tórax, náusea, pouco apetite, sabor pegajoso.

Língua: Inchada com revestimento pegajoso.

Pulso: Deslizante.

Esta condição é decorrente da Fleuma obstruindo a cabeça impedindo o *Yang* puro de subir e o *Qi* turvo de descer. As manifestações descritas anteriormente são simplesmente provenientes da Fleuma. Obviamente, quanto mais crônica a condição, maiores serão as manifestações de deficiência de Baço.

Provavelmente, este padrão é o mais comum na causa da tontura crônica.

Princípio de Tratamento

Secar a Umidade, eliminar a Fleuma, fortalecer o Baço e harmonizar o Estômago.

Acupuntura

Pontos

REN-12 (*Zhongwan*), E-36 (*Zusanli*), BP-3 (*Taibai*), B-20 (*Pishu*), B-21 (*Weishu*), REN-9 (*Shuifen*), BP-9 (*Yinlingquan*), E-40 (*Fenglong*), E-41 (*Jiexi*), IG-4 (*Hegu*), E-8 (*Touwei*), DU-20 (*Baihui*). Utiliza-se método tonificação nos pontos REN-12, E-36, BP-3, B-20 e B-21. Método de sedação ou neutro é utilizado nos outros pontos.

EXPLICAÇÃO

- REN-12, E-36, BP-3, B-20 e B-21 tonificam Estômago e Baço para eliminar Fleuma.
- REN-9, BP-9, E-40 e E-41 eliminam Umidade e Fleuma.

- IG-4 é utilizado para produzir efeito no canal do Estômago na face para regular a subida do *Yang* puro e a descida de *Qi* turvo.
- E-8 é um ponto local específico para eliminar Fleuma da cabeça.
- DU-20 facilita a subida do *Yang* puro à cabeça.

Fitoterapia

Prescrição

BAN XIA BAI ZHU TIAN MA TANG – Decocção de *Pinellia-Atractylodes-Gastrodia*.

EXPLICAÇÃO   Essa fórmula, já detalhada no capítulo sobre cefaleias (Cap. 1), é específica para eliminar Fleuma da cabeça.

MODIFICAÇÕES
- Para intensificar o efeito dessa fórmula em eliminar Fleuma, acrescentar *Shi Chang Pu* (*Rhizoma Acori tatarinowii*), a fim de abrir os orifícios e auxiliar a descida do *Qi* turvo.
- Se houver sensação acentuada de náusea, adicionar *Zhu Ru* (*Caulis Bambusae in Taeniam*).
- Se houver sensação de plenitude no epigástrio, acrescentar *Bai Dou Kou* (*Fructus Amomi rotundus*) e *Sha Ren* (*Fructus Amomi*).
- Se houver Fleuma e Calor (inquietude mental, dor de cabeça, sabor amargo e pulso Rápido e em Corda), adicionar *Zhu Ru* (*Caulis Bambusae in Taeniam*), *Gua Lou* (*Fructus Trichosanthis*) e *Huang Qin* (*Radix Scutellariae*) e eliminar *Bai Zhu*. Alternativamente, utilizar *Wen Dan Tang* (Decocção para Aquecer a Vesícula Biliar), em especial se a língua apresentar fissura de Estômago no centro com revestimento áspero e amarelo e o corpo da língua estiver Vermelho. Caso essa fórmula seja usada, acrescentar a ela *Huang Qin* (*Radix Scutellariae*), *Huang Lian* (*Rhizoma Coptidis*) e *Shi Chang Pu* (*Rhizoma Acori tatarinowii*).

Resumo

Fleuma Turva na Cabeça

Pontos
- REN-12 (*Zhongwan*), E-36 (*Zusanli*), BP-3 (*Taibai*), B-20 (*Pishu*), B-21 (*Weishu*), REN-9 (*Shuifen*), BP-9 (*Yinlingquan*), E-40 (*Fenglong*), E-41 (*Jiexi*), IG-4 (*Hegu*), E-8 (*Touwei*), DU-20 (*Baihui*). Utiliza-se método tonificação nos pontos REN-12, E-36, BP-3, B-20 e B-21. Método de sedação ou neutro é utilizado nos outros pontos

Fitoterapia

Prescrição
- *BAN XIA BAI ZHU TIAN MA TANG* – Decocção de *Pinellia--Atractylodes-Gastrodia*

Subida do Yang *do Fígado com Fleuma na Cabeça*

Manifestações Clínicas

Tontura grave, vertigem, tinido, irritabilidade, propensão a acessos de raiva, dor de cabeça, sensação de peso e ator-

---

doamento (entorpecimento) da cabeça como se ela estivesse cheia de algodão, visão turva, dificuldade para pensar e de se concentrar (especialmente pela manhã), sensação de opressão do tórax, náusea, pouco apetite, gosto pegajoso.

Se houver Vento do Fígado: tremor de um membro.

Língua: Inchada com revestimento pegajoso.

Pulso: Deslizante em Corda.

Esta é uma combinação comum de padrões que causam tontura grave em idosos. Como o *Yang* do Fígado sobe, ele leva Fleuma consigo, agravando a sensação de tontura. Essa é também uma causa comum de dores de cabeça crônicas.

Princípio de Tratamento

Dominar *Yang* do Fígado, nutrir Rim, eliminar Fleuma, tonificar Baço, extinguir Vento, caso necessário.

Acupuntura

Pontos

F-3 (*Taichong*), VB-20 (*Fengchi*), DU-16 (*Fengfu*), F-8 (*Ququan*), R-3 (*Taixi*), IG-4 (*Hegu*), E-40 (*Fenglong*), REN-9 (*Shuifen*), BP-9 (*Yinlingquan*), E-8 (*Touwei*), REN-12 (*Zhongwan*), B-20 (*Pishu*), Os pontos REN-12, B-20, F-8 e R-3 com método de tonificação, os outros com método neutro.

EXPLICAÇÃO
- F-3, VB-20 e DU-16 dominam *Yang* do Fígado e extinguem Vento do Fígado.
- F-8 e R-3 nutrem Fígado e Rim.
- IG-4 regula subida e descida do *Qi* para e da cabeça.
- E-40, REN-9 e BP-9 eliminam a Fleuma.
- E-8 elimina a Fleuma da cabeça.
- REN-12 e B-20 tonificam o Baço para eliminar a Fleuma.

978-85-7241-817-1

Fitoterapia

Prescrição

BAN XIA BAI ZHU TIAN MA TANG – Decocção de *Pinellia-Atractylodes-Gastrodia*.

EXPLICAÇÃO   Essa fórmula domina *Yang* do Fígado, extingue Vento do Fígado e elimina Fleuma.

MODIFICAÇÕES   Em casos de Vento do Fígado, acrescentar *Di Long* (*Pheretima*), *Quan Xie* (*Scorpio*) ou *Jiang Can* (*Bombyx batrytkabs*).

Remédio dos Três Tesouros

PURIFICAR O *YANG*   Purificar o *Yang* é uma variação de *Ban Xia Bai Zhu Tian Ma Tang* para tratar dores de cabeça decorrentes de combinação de Fleuma e subida do *Yang* do Fígado.

Resumo

Subida do *Yang* do Fígado com Fleuma na Cabeça

Pontos
- F-3 (*Taichong*), VB-20 (*Fengchi*), DU-16 (*Fengfu*), F-8 (*Ququan*), R-3 (*Taixi*), IG-4 (*Hegu*), E-40 (*Fenglong*), REN-9 (*Shuifen*), BP-9 (*Yinlingquan*), E-8 (*Touwei*), REN-12

60 Tontura

(Zhongwan), B-20 (Pishu). Aplica-se método de tonificação nos pontos REN-12, B-20, F-8 e R-3 e método neutro nos outros pontos

Fitoterapia

Prescrição
- BAN XIA BAI ZHU TIAN MA TANG – *Decocção de Pinellia--Atractylodes-Gastrodia*

Remédio dos Três Tesouros
- Purificar o Yang

Deficiência de Qi e de Sangue

Manifestações Clínicas

Tontura moderada, ocorrendo algumas vezes apenas pela mudança de posição, fadiga, face pálida e embotada, memória fraca, insônia, palpitações, depressão, pouco apetite.

Língua: Pálida e Fina.

Pulso: Áspero ou Fino.

Essa é essencialmente uma deficiência do Baço e de Sangue do Coração. Essa é normalmente uma causa de tontura moderada em pacientes mais jovens e mais frequente em mulheres.

Princípio de Tratamento

Tonificar *Qi*, nutrir Sangue, fortalecer Estômago e Baço.

Acupuntura

Pontos

E-36 (*Zusanli*), BP-6 (*Sanyinjiao*), REN-12 (*Zhongwan*), B-20 (*Pishu*), B-21 (*Weishu*), DU-20 (*Baihui*), REN-6 (*Qihai*), B-15 (*Xinshu*). Utilizar método de tonificação e moxa.

EXPLICAÇÃO
- E-36, BP-6, REN-12, B-20 e B-21 fortalecem Estômago e Baço e nutrem Sangue.
- DU-20 facilita a subida de *Qi* puro à cabeça e alivia tontura.
- REN-6 tonifica o *Qi* em geral.
- B-15 nutre Sangue do Coração.

Fitoterapia

Prescrição

GUI PI TANG – Decocção para Tonificar o Baço.

EXPLICAÇÃO   Essa fórmula tonifica *Qi* e Sangue, fortalece Baço e Coração e nutre o cérebro.

MODIFICAÇÕES
- Se a deficiência de Estômago e Baço em produzir Sangue está mais pronunciada que a deficiência de Sangue do Fígado, deve-se reduzir a dose de *Dang Gui*, aumentar a de *Mu Xiang* e acrescentar *Fu Ling* (*Poria*), *Yi Yi Ren* (*Semen Coicis*) e *Sha Ren* (*Fructus Amomi*).
- Se houver sintomas de Frio e dor epigástrica, deve-se adicionar *Gui Zhi* (*Ramulus Cinnamomi cassiae*) e *Bai Shao* (*Radix Paeoniae alba*).
- Se a deficiência de Sangue estiver acentuada, deve-se acrescentar *Shu Di Huang* (*Radix Rehmanniae preparata*).

- Se a deficiência de *Qi* estiver mais acentuada, deve-se remover *Dang Gui* e *Long Yan Ro*n e aumentar a dose de *Huang Qi*. Alternativamente, usar em substituição *Bu Zhong Yi Qi Tang* (Decocção para tonificar o Centro e Beneficiar o *Qi*).

Resumo

Deficiência de Qi e de Sangue

Pontos
- E-36 (*Zusanli*), BP-6 (*Sanyinjiao*), REN-12 (*Zhongwan*), B-20 (*Pishu*), B-21 (*Weishu*), DU-20 (*Baihui*), REN-6 (*Qihai*), B-15 (*Xinshu*). Método de tonificação e moxa devem ser usados

Fitoterapia

Prescrição
- *GUI PI TANG* – Decocção para Tonificar o Baço

Deficiência da Essência do Rim

Manifestações Clínicas

Tontura persistente acompanhada de sensação de vazio no cérebro, tinido, depressão, esgotamento, acordar durante a noite, memória fraca, dor nas costas e nos joelhos.

Língua: Pálida quando houver deficiência de *Yang*, sem revestimento quando houver deficiência de *Yin*.

Pulso: Profundo e Fraco na deficiência de *Yang*, Flutuante e Vazio na deficiência de *Yin*.

Esse é essencialmente um padrão de deficiência da Essência do Rim; a Essência falha ao nutrir Medula e cérebro. Isso resulta em deficiência do Mar de Medula, cujo sintoma principal é a tontura. Como a Essência possui tanto um aspecto *Yin* como um aspecto *Yang*, sua deficiência pode manifestar-se com sintomas de deficiências do *Yang* do Rim ou do *Yin* do Rim.

Essa é uma causa comum de tontura moderada em pacientes de meia-idade e nos idosos.

Princípio de Tratamento

Tonificar o *Yang* do Rim ou nutrir *Yin* do Rim, fortalecer a Essência e nutrir o Mar da Medula.

Acupuntura

Pontos

REN-4 (*Guanyuan*), R-3 (*Taixi*), B-23 (*Shenshu*), B-52 (*Zhishi*), ID-3 (*Houxi*) e B-62 (*Shenmai*), DU-16 (*Fengfu*), DU-17 (*Naohu*), DU-20 (*Baihui*), VB-39 (*Xuanzhong*). Aplicar método de tonificação. Usar moxa em caso de deficiência do *Yang* do Rim.

EXPLICAÇÃO
- REN-4, R-3, B-23 e B-52 fortalecem *Yang* ou *Yin* do Rim (dependendo da utilização ou não da moxa) e nutre a Essência.
- ID-3 e B-62 (melhor para deficiência do *Yang* do Rim) fortalecem *Du Mai* (Vaso Governador) e nutrem Medula e cérebro.
- DU-16 e DU-20 são pontos do Mar de Medula, de acordo com capítulo 33 do *Eixo Espiritual* (*Ling Shu*)[6]. Eles estimulam a subida do *Qi* ao cérebro e nutrem a Medula.

- DU-17, chamado de "Janela do Cérebro", nutre a Medula e alivia a tontura.
- VB-39 é o ponto de Reunião (*Hui*) da Medula e, portanto, a nutre e alivia tontura proveniente da deficiência do Rim.

Fitoterapia

Prescrição

ZUO GUI WAN – Pílula Restauradora do [Rim] Esquerdo.

Explicação Essa fórmula que já foi detalhada no capítulo *Cefaleias* (Cap. 1) tonifica *Yin* do Rim e nutre Essência e Medula. Em particular, *Lu Jiao* e *Lu Jiao Jiao* (ver adiante) nutre Medula e cérebro. É especialmente adequada para mulheres.

Modificações

- Se ocorrerem sintomas de Calor por Deficiência, acrescentar *Zhi Mu* (*Radix Anemarrhenae*) e *Huang Bo* (*Cortex Phellodendri*).

Prescrição

YOU GUI WAN – Pílula Restauradora do [Rim] Direito.

Explicação Essa fórmula que já foi detalhada no capítulo *Cefaleias* (Cap. 1) tonifica *Yang* do Rim. Em particular, *Lu Jiao Jiao* nutre a Medula.

Remédio dos Três Tesouros

Nutrir a Raiz ou Fortalecer a Raiz Nutrir a Raiz nutre o *Yin* do Rim, ao passo que Fortalecer a Raiz tonifica *Yang* do Rim.

Resumo

Deficiência da Essência de Rim

Pontos

- REN-4 (*Guanyuan*), R-3 (*Taixi*), B-23 (*Shenshu*), B-52 (*Zhishi*), ID-3 (*Houxi*) e B-62 (*Shenmai*), DU-16 (*Fengfu*), DU-17 (*Naohu*), DU-20 (*Baihui*), VB-39 (*Xuanzhong*). Aplicar método de tonificação. Usar moxabustão em caso de deficiência do *Yang* do Rim

Fitoterapia

Prescrição

- ZUO GUI WAN – Pílula Restauradora do [Rim] Esquerdo

Prescrição

- YOU GUI WAN – *Pílula Restauradora do [Rim] Direito*

Remédio dos Três Tesouros

- Nutrir a Raiz ou Fortalecer a Raiz

Caso Clínico

Um homem de 31 anos de idade sofria de tontura grave, surdez e tinidos moderados há um ano. Seus sintomas foram diagnosticados como doença de Ménière. Às vezes, ele transpirava à noite e geralmente sentia-se exaurido. Há dez anos tinha apresentado crises de tontura. Sofria também de dores de cabeça do tipo latejante nas têmporas, com tremor dos olhos.

Sua língua apresentava-se ligeiramente Vermelha e o revestimento estava muito fino. O pulso estava Vazio e em Corda em ambas as posições Posteriores.

Diagnóstico Esse é um caso claro de deficiência do *Yin* do Rim (transpiração noturna, esgotamento, língua sem revestimento suficiente, pulso Vazio no nível profundo) e subida do *Yang* do Fígado (cefaleia do tipo latejante, olhos trêmulos, pulso em Corda). Assim, é uma condição combinada de Deficiência (de *Yin* do Rim) com Excesso (subida do *Yang* do Fígado). Tontura e tinido podem ser justificados tanto pela deficiência do *Yin* do Rim como pela subida do *Yang* do Fígado.

Princípio de tratamento Nutrir o Yin do Rim e dominar o *Yang* do Fígado.

Fitoterapia

Prescrição

Este paciente que me foi encaminhado por seu acupunturista foi submetido ao tratamento com ervas. A fórmula usada foi uma variação de Liu *Wei Di Huang Wan* (*Pílula Rehmannia dos Seis Ingredientes*):

- *Shu Di Huang (Radix Rehmanniae preparata)*: 9g.
- *Shan Yao (Rhizoma Dioscoreae)*: 6g.
- *Shan Zhu Yu (Fructus Corni)*: 4,5g.
- *Ze Xie (Rhizoma Alismatis)*: 4g.
- *Mu Dan Pi (Cortex Moutan)*: 4g.
- *Fu Ling (Poria)*: 4,5g.
- *Shi Jue Ming (Concha Haliotidis)*: 12g.
- *Gou Teng (Ramulus cum Uncis Uncariae)*: 6g.
- *Tian Ma (Rhizoma Gastrodiae)*: 6g.
- *Zhi Gan Cao (Radix Glycyrrhizae uralensis preparata)*: 3g.

Explicação

- As primeiras seis ervas constituem o *Liu Wei Di Huang Wan*, que nutre *Yin* do Rim.
- *Shi Jue Ming, Gou Teng* e *Tian Ma* dominam o *Yang* do Fígado.
- *Zhi Gan Cao* harmoniza.

Literatura Chinesa Moderna

Journal of Chinese Medicine (Zhong Yi Za Zhi), *v. 24, n. 7, 1983*

"Differentiation and Treatment of Dizziness" *de Liu Zhi Ming*

Dr. Liu considera que os três padrões principais que causam tontura são Vento e Calor do Fígado, *Qi* do Baço deficiente não subindo à cabeça e deficiência do Mar da Medula.

Subida do Yang do Fígado, Vento do Fígado e Calor

Dr. Liu diz que a subida do *Yang* do Fígado ou o Vento do Fígado podem causar tontura; em ambos os casos, originam-se de deficiência do *Yin* do Fígado e/ou do Rim. Um exemplo de prescrição que ele usa é a seguinte:

- *Gou Teng (Ramulus cum Uncis Uncariae)*: 9g.
- *Ju Hua (Flos Chrysanthemi)*: 9g.
- *Huang Qin (Radix Scutellariae)*: 9g.
- *Bai Shao (Radix Paeoniae alba)*: 9g.
- *Fu Ling (Poria)*: 12g.
- *Ze Xie (Rhizoma Alismatis)*: 12g.
- *Xuan Shen (Radix Scrophulariae)*: 12g.
- *Sheng Di Huang (Radix Rehmanniae)*: 15g.
- *Shi Chang Pu (Rhizoma Acori tatarinowii)*: 6g.
- *Yuan Zhi (Radix Polygalae)*: 4,5g.
- *Zhen Zhu Mu (Concha Margatiriferae usta)*: 24g.
- *Shi Jue Ming (Concha Haliotidis)*: 24g.

Em casos de Fogo do Fígado, o Dr. Liu usa uma variação de *Long Dan Xie Gan Tang* (Decocção de *Gentiana* para Drenar o Fígado), como segue:

- *Long Dan Cao (Radix Gentianae)*: 9g.
- *Huang Qin (Radix Scutellariae)*: 9g.
- *Shan Zhi Zi (Fructus Gardeniae)*: 9g.
- *Chai Hu (Radix Bupleuri)*: 9g.
- *Ju Hua (Flos Chrysanthemi)*: 9g.
- *Bai Shao (Radix Paeoniae alba)*: 9g.
- *Shi Chang Pu (Rhizoma Acori tatarinowii)*: 9g.
- *Yuan Zhi (Radix Polygalae)*: 6g.
- *Fu Ling (Poria)*: 12g.
- *Ze Xie (Rhizoma Alismatis)*: 12g.
- *Tai Zi Shen (Radix Pseudostellariae)*: 12g.
- *Ge Gen (Radix Puerariae)*: 12g.
- *Gan Cao (Radix Glycyrrhizae uralensis)*: 6g.

Qi Deficiente Não Subindo à Cabeça

Dr. Liu considera que o *Qi* deficiente não subindo à cabeça é uma causa importante de tontura, principalmente *Qi* do Baço deficiente. Dr. Liu cita o capítulo 28 do *Eixo Espiritual (Ling Shu)*: "*Quando o* Qi *ascendente está deficiente, o cérebro não pode ser preenchido e há tinido, sente-se como se a cabeça estivesse girando e há visão turva*"[7]. Um exemplo de prescrição usada pelo Dr. Liu é a seguinte:

- *Dang Shen (Radix Codonopsis)*: 12g.
- *Huang Qi (Radix Astragali)*: 12g.
- *Bai Zhu (Rhizoma Atractylodis macrocephalae)*: 6g.
- *Ge Gen (Radix Puerariae)*: 9g.
- *Dang Gui (Radix Angelicae sinensis)*: 9g.
- *Chen Pi (Pericarpium Citri reticulatae)*: 9g.
- *Suan Zao Ren (Semen Ziziphi spinosae)*: 9g.
- *Fu Shen (Sclerotium Poriae pararadicis)*: 9g.
- *Gan Cao (Radix Glycyrrhizae uralensis)*: 6g.

Deficiência do Mar da Medula

A Essência do Rim preenche o Mar da Medula, que forma o cérebro. O capítulo 33 do *Eixo Espiritual (Ling Shu)* menciona os sintomas causados por deficiência do Mar de Medula: "*Quando o Mar da Medula estiver deficiente, há tontura, tinido, visão turva, pernas fracas e vontade de se deitar*"[8].

Para tontura decorrente da deficiência do Rim e do Mar da Medula, o Dr. Liu recomenda a tonificação do Rim (*Yin* ou *Yang*). Um exemplo de prescrição usada é a seguinte:

- *Shu Di Huang (Radix Rehmanniae preparata)*: 15g.
- *Dang Gui (Radix Angelicae sinensis)*: 12g.
- *Bai Shao (Radix Paeoniae alba)*: 9g.
- *E Jiao (Colla Corii Asini)*: 12g.
- *Xu Duan (Radix Dipsaci)*: 12g.
- *Sang Ji Sheng (Herba Taxilli)*: 12g.
- *Dang Shen (Radix Codonopsis)*: 12g.
- *Huang Qi (Radix Astragali)*: 12g.
- *Suan Zao Ren (Semen Ziziphi spinosae)*: 9g.
- *Fu Ling (Poria)*: 12g.
- *Zhen Zhu Mu (Concha Margatiriferae usta)*: 24g.
- *Gan Cao (Radix Glycyrrhizae uralensis)*: 6g.

Em casos de deficiência do *Yang* do Rim, o Dr. Liu usa a seguinte prescrição:

- *Fu Zi (Radix Aconiti lateralis preparata)*: 9g.
- *Rou Gui (Cortex Cinnamomi)*: 4,5g.
- *Shu Di Huang (Radix Rehmanniae preparata)*: 18g.
- *Shan Zhu Yu (Fructus Corni)*: 15g.
- *Ba Ji Tian (Radix Morindae officinalis)*: 12g.
- *Fu Ling (Poria)*: 12g.
- *Yuan Zhi (Radix Polygalae)*: 6g.
- *Shi Chang Pu (Rhizoma Acori tatarinowii)*: 9g.
- *Huang Qi (Radix Astragali)*: 15g.
- *Dang Gui (Radix Angelicae sinensis)*: 9g.

Journal of Nanjing University of Traditional Chinese Medicine, v. 13, n. 3, 1997

"The Treatment of Dizziness from Arteriosclerosis with Invigorating Blood and Penetrating the Blood Vessels Decoction" *de Chai Xiao Kang*

Dr. Chai relata o tratamento de 32 pacientes que sofriam de tontura relacionada à arteriosclerose. Os pacientes eram 22 homens e 10 mulheres, cujas idades variavam entre 48 a 72 anos, com idade média de 63,5 anos.

Dr. Chai considera que revigorar de Sangue em idosos que sofrem de tontura é um importante princípio de tratamento. A fórmula usada foi a seguinte:

- *Tao Ren (Semen Persicae)*: 6g.
- *Hong Hua (Flos Carthami tinctorii)*: 6g.
- *Ban Xia (Rhizoma Pinelliae preparatum)*: 6g.
- *Chen Pi (Pericarpium Citri reticulatae)*: 6g.
- *Chuan Xiong (Rhizoma Chuanxiong)*: 9g.
- *Shi Chang Pu (Rhizoma Acori tatarinowii)*: 9g.
- *Dan Shen (Radix Salviae miltiorrhizae)*: 12g.

- *Chi Shao* (*Radix Paeoniae rubra*): 12g.
- *Chuan Niu Xi* (*Radix Cyathulae*): 12g.
- *Di Long* (*Pheretima*): 12g.
- *Bai Zhu* (*Rhizoma Atractylodis macrocephalae*): 12g.
- *Ji Xue Teng* (*Caulis Spatholobi*): 20g.

Os resultados do tratamento foram os seguintes:

- Cura: 15 casos (46,88%)
- Melhora: 14 casos (43,75%)
- Nenhum resultado: 3 casos (9,38%)

Esse artigo realça a importância de revigorar o Sangue em idosos para tratar tontura.

Diferenciação Ocidental

As causas de vertigem em medicina ocidental podem ser classificadas de acordo com sua localização. As localizações podem ser:

- Orelha.
- Oitavo nervo craniano.
- Tronco cerebral.

Orelha

Causas de vertigem relacionadas à orelha incluem presença de cera, otite média, labirintite aguda, a doença de Menière e vertigem postural.

As duas causas mais frequentes de vertigem grave são labirintite aguda e doença de Menière.

Labirintite Aguda

Ocorre durante doença febril aguda, como gripe. A sensação de estar girando tem um começo repentino. Podem ocorrer náusea e vômito. O paciente tem necessidade de deitar, e o movimento mais leve causa vertigem. Os sintomas diminuem gradualmente e desaparecem após 3 a 6 semanas. Não acompanha presença de tinido ou perda de audição.

Doença de Menière

Essa doença é caracterizada por crises recorrentes e repentinas de vertigem, tinido e surdez. Nos intervalos entre as crises, o paciente fica completamente livre da vertigem, mas o tinido e a surdez continuam.

Oitavo Nervo Craniano

Pode ser afetado por meningite aguda, trauma e tumores. Danos ao oitavo nervo produzem vertigem, nistagmo (movimento rápido involuntário do globo ocular) e perda de audição.

Tronco Cerebral

Pode ser afetado por infecções (encefalite, meningite), trauma, trombose da artéria cerebelar póstero-inferior e esclerose múltipla.

Danos ao tronco cerebral causam vertigem e nistagmo, mas não há perda de audição.

Vertigem passageira pode ser causada por espasmo vascular.

Notas Finais

1. 1979 Huang Ti Nei Jing Su Wen 黄帝内经素问 [The Yellow Emperor's Classic of Internal Medicine – Simple Questions]. People's Health Publishing House, Beijing, p. 538. Primeira publicação *c.* 100 a.C.
2. 1981 Ling Shu Jing 灵枢经 [Spiritual Axis]. People's Health Publishing House, Beijing, p. 68. Primeira publicação *c.* 100 a.C.
3. Ibid., p. 72.
4. Zhu Dan Xi 1347 Dan Xi Xin Fa [Essential Methods of Dan Xi] citado no Zhang Bo Yu 1986 Zhong Yi Nei Ke Xue 中医内科学 [Internal Medicine in Chinese Medicine]. Shanghai Science Publishing House, Shanghai, p. 204.
5. 1986 Jing Yue Quan Shu 景岳全书 [Complete Book of Jing Yue]. Shanghai Science Publishing House, Shanghai, p. 320. O *Complete Book of Jing Yue* foi escrito por Zhang Jing Yue e publicado pela primeira vez em 1624.
6. Spiritual Axis, p. 73.
7. Ibid., p. 68.
8. Ibid., p. 73.

978-85-7241-817-1

Capítulo 3

喘 Falta de Ar (Chuan)

CONTEÚDO DO CAPÍTULO

Falta de Ar (*Chuan*) 65

Etiologia 66
Fatores Patogênicos Externos 66
Dieta Irregular 66
Problemas Emocionais 67
Sobrecarga de Trabalho, Doença Crônica 67

Patologia 67

Identificação de Padrões e Tratamento 68
Vento-Frio Invadindo Pulmão 69
Vento-Frio no Exterior,
 Fleuma Fluida no Interior 70
Frio no Exterior, Calor no Interior 70
Fleuma-Calor no Pulmão 71
Fleuma Turva no Pulmão 71
Obstrução do *Qi* do Pulmão 72
Fogo do Fígado Invadindo Pulmão 73
Deficiência do *Qi* do Pulmão 74
Deficiência do *Yin* do Pulmão 74
Deficiência do Pulmão e do Rim 75
Deficiência do *Yin* do Pulmão e do Rim 77
Deficiência do *Yang* do Pulmão e do Rim,
 Transbordamento de Fluidos para
 Pulmão e Coração 78
Deficiência do *Yang* do Pulmão, do Rim
 e do Coração, Transbordamento
 de Fluidos para o Coração 79

Prognóstico e Prevenção 80
Dieta 81
Hábitos de Vida 81
Tratamento Preventivo 81

Diagnóstico Diferencial Ocidental 81
Causas Pulmonares 82
Causas Cardíacas 82
Causas Gerais 82

Excesso
- Vento-Frio invadindo Pulmão
- Vento-Frio no Exterior, Fleuma fluida no Interior
- Frio no Exterior, Calor no Interior
- Fleuma-Calor no Pulmão
- Fleuma turva no Pulmão
- Obstrução do *Qi* do Pulmão
- Fogo do Fígado invadindo Pulmão

Deficiência
- Deficiência do *Qi* do Pulmão
- Deficiência do *Yin* do Pulmão
- Deficiência do Pulmão e do Rim
- Deficiência do *Yin* do Pulmão e do Rim
- Deficiência do *Yang* do Pulmão e do Rim, transbordamento de fluidos para Pulmão e Coração
- Deficiência de *Yang* do Pulmão, do Coração e do Rim, transbordamento de fluidos para o Coração

---

Falta de Ar (Chuan)

A falta de ar foi chamada de *Chuan* em medicina chinesa. *Chuan* significa "ofegar". Sintomas e sinais de falta de ar foram descritos no *Clássico de Medicina Interna do Imperador Amarelo*. Na realidade, o *Questões Simples (Su Wen)*, no capítulo 22, diz: "*Quando o Pulmão está doente há respiração ofegante, tosse, falta de ar, dor nos ombros e nas costas e transpiração*"[1]. No capítulo 62, diz: "*Quando o Qi está em excesso [no tórax] há respiração ofegante, tosse e falta de ar; quando o Qi está deficiente, há dificuldade para respirar com respiração superficial*"[2]. O *Eixo Espiritual (Ling Shu)*, no capítulo 20, diz: "*Quando o fator patogênico está no Pulmão, a pele é dolorida, há sensações de calor e frio, respiração ofegante, transpiração, tosse e dor nos ombros*"[3]. O livro *Essential Prescriptions of the Golden Chest* (220 d. C.), no capítulo 7, indica "respiração ofegante" como falta de ar em repouso com incapacidade para deitar-se. Também incluiu "som na garganta, como galinha-d'água"[4].

Assim, o termo "ofegar" em medicina chinesa inclui dificuldade de respirar, respirar com a boca aberta, erguer os ombros ao respirar e incapacidade para deitar-se. Esse estado pode ser agudo ou crônico.

A discussão de falta de ar será feita de acordo com os seguintes tópicos:

- Etiologia.
- Patologia.
- Identificação de padrões e tratamento.
- Prognóstico e prevenção.
- Diagnóstico diferencial ocidental.

Etiologia

Fatores Patogênicos Externos

Invasão de Vento-Frio ou Vento-Calor é, de várias maneiras, um importante fator causativo da falta de ar. Primeiramente, ambos podem causar falta de ar aguda. O Vento externo obstrui o Pulmão e impede a difusão e a descida do *Qi*: isso resulta em acúmulo de *Qi* no tórax e causa falta de ar. Em segundo lugar, invasão de Vento-Frio ou Vento-Calor pode incitar ataque agudo em pacientes que sofrem de falta de ar crônica.

Em terceiro lugar, o Vento externo, por si só, é uma causa inicial frequente para o início do que eventualmente se tornará falta de ar crônica. Isso é especialmente verdadeiro em crianças. Se a criança sofrer invasão de Vento-Frio ou Vento-Calor (ou repetidas invasões) e tal fator patogênico não for expelido adequadamente (por falta de tratamento ou por tratamento repetido com antibióticos), o fator patogênico externo transforma-se em Fleuma (com ou sem Calor) e se aloja no Interior; aí, obstrui continuamente a descida do *Qi* do Pulmão, causando falta de ar crônica. Isto é chamado de fator patogênico residual, sendo causa muito comum de falta de ar crônica em adultos e crianças.

Fator patogênico residual pode ser formado no estágio exterior de invasão de Vento ou quando o Vento se tornou interior, transformando-se normalmente em Calor (Fig. 3.1). Quando o Vento exterior invade o corpo, ele frequentemente perturba a ascendência e descendência do *Qi* do Baço e do Estômago. Isso ocorre com maior probabilidade no estágio interior. Por isso, um fator patogênico residual, com muita frequência, manifesta-se com Umidade ou Fleuma (Fig. 3.2).

Uma consequência frequente de invasão do Vento é o Calor interior do Pulmão ou Fleuma-Calor. O Vento-Calor, por sua ação de secura, apresenta forte tendência a criar Calor interior nos estágios iniciais. O Vento-Frio, uma vez no interior, também pode transformar-se em Calor. Se houver condição preexistente de Calor do Pulmão, o Vento-Frio pode "reter" o Calor no Pulmão, dando origem à falta de ar. Como o *Qi* do Pulmão não desce, os fluidos não podem ser transformados e se acumulam sob a forma de Fleuma. Evidentemente, a Fleuma, por si só, torna-se causa de falta de ar, já que a seguir obstrui a descendência do *Qi* do Pulmão no tórax.

Fleuma-Calor no Interior também obstrui a ascendência do *Qi* do Baço e a descendência do *Qi* do Estômago, de tal forma que os fluidos não podem ser transformados

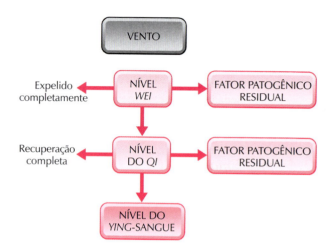

Figura 3.1 – Formação de fator patogênico residual.

devidamente. Tal fato contribui a seguir para a formação de Fleuma ou Umidade e para tornar a condição crônica. Por tais razões, Umidade ou Fleuma constituem-se num resultado muito comum de qualquer doença aguda que se torna prolongada.

A possibilidade do desenvolvimento de falta de ar a partir de invasões repetidas de Vento externo (as quais ocorrem em especial, mas não exclusivamente, em crianças) é uma razão adicional para tratar quaisquer invasões de formas séria e ativa, a fim de expelir o fator patogênico enquanto ele ainda estiver no exterior.

Dieta Irregular

O consumo excessivo de alimentos gordurosos, laticínios, doces, açúcar e comidas cruas e frias prejudica a transformação e o transporte das essências dos alimentos e

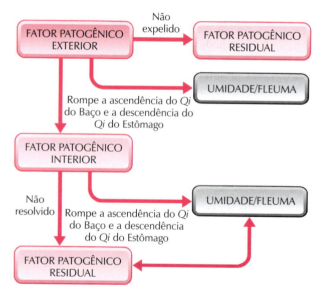

Figura 3.2 – Formação de Umidade e Fleuma no fator patogênico residual.

dos fluidos pelo Baço. Por não serem transformados, os fluidos eventualmente darão origem à formação de Fleuma, a qual se instalará no Pulmão. No Pulmão, a Fleuma obstrui a descendência do Qi, causando falta de ar.

Esse é um fator etiológico de falta de ar extremamente comum em sociedades ocidentais, principalmente devido ao consumo excessivo de laticínios, tais como leite, queijo, manteiga e nata.

Problemas Emocionais

Preocupação, excesso de pensamento ou ficar "remoendo" pensamentos durante longos períodos enfraquece Pulmão e Baço. O *Qi* do Pulmão torna-se obstruído e gera falta de ar. Se o *Qi* do Baço estiver debilitado, os fluidos não são transformados adequadamente, produzindo Fleuma, que, por sua vez, é um fator contribuinte para a falta de ar crônica.

Raiva, frustração, irritação ou ressentimento durante longos períodos causam a subida do *Yang* do Fígado ou do Fogo do Fígado. Essa subida pode invadir o Pulmão e obstruir a descendência do *Qi* do Pulmão. Em termos de Cinco Elementos, tal situação é chamada de "Madeira insultando Metal". Esta é uma causa muito comum de falta de ar, particularmente em jovens tensos ou em crianças que estão em situação familiar estressante.

Sobrecarga de Trabalho, Doença Crônica

Sobrecarga de trabalho durante longos períodos enfraquece o *Yin* do Rim. Uma deficiência do *Yin* do Rim gera prejuízo de várias funções do Rim; nesse caso, o prejuízo é na função de recepção do *Qi*. Assim, o Rim deficiente não pode receber e segurar o *Qi*, que, por sua vez, rebela-se para cima, obstruindo a função de descendência do *Qi* do Pulmão. Tal situação conduz à condição de excesso acima e deficiência abaixo e, por conseguinte, à falta de ar crônica.

Excesso de exercício físico durante longos períodos ou ficar de pé por muito tempo enfraquece o *Yang* do Rim, o qual não pode receber e segurar o *Qi*. Tal situação gera falta de ar crônica, exatamente pelo mesmo motivo descrito antes. Assim, deficiência de Rim (*Yin* ou *Yang*) está quase sempre presente na falta de ar crônica. Por essa razão, Ye Tian Shi (1667-1746) disse a respeito da falta de ar: *"Se o Pulmão for a causa, isso é decorrente de excesso; se o Rim for a causa, é decorrente de deficiência"*[5].

Deficiência crônica do *Qi* do Pulmão ou do *Yin* do Pulmão, acompanhada de invasão externa de Vento, impede a descendência do *Qi* do Pulmão, gerando tosse crônica e falta de ar.

Resumo

Etiologia
- Fatores patogênicos externos
- Dieta irregular
- Problemas emocionais
- Sobrecarga de trabalho, doença crônica

Patologia

Como esboçado anteriormente, as causas da falta de ar estão centradas principalmente em Pulmão, Baço e Rim. O Pulmão que governa o *Qi* está sempre envolvido, já que, na falta de ar, o *Qi* do Pulmão falha em descender. Esse fracasso para descender ocorre quando o *Qi* do Pulmão é obstruído por Vento exterior, por Fleuma ou quando estiver deficiente.

O Rim é a raiz do *Qi*; ele recebe e retém o *Qi*. Pulmão e Rim trabalham em coordenação para promover a respiração, já que o *Qi* do Pulmão descende ao Rim e o Rim tem a função de segurá-lo. O Pulmão controla a expiração e o Rim, a inspiração. Assim, em falta de ar crônica, uma dificuldade na inspiração indica deficiência do Rim, ao passo que uma dificuldade em termos de expiração indica deficiência do Pulmão. Embora o padrão do Rim em não receber o *Qi*, o que é característica típica da falta de ar crônica, seja um padrão de deficiência de *Yang*, tanto a deficiência do *Yin* do Rim como a deficiência do *Yang* do Rim podem causar falta de ar crônica.

Outros órgãos também estão envolvidos na falta de ar. Deficiência do Baço gera formação de Fleuma, que, por sua vez, obstrui a função de descendência do *Qi* do Pulmão. A Fleuma está com frequência presente, especialmente em falta de ar decorrente de bronquite (Fig. 3.3).

A subida do *Yang* do Fígado ou do Fogo do Fígado pode prejudicar a função de descendência do *Qi* do Pulmão, dando origem à falta de ar crônica. Isso ocorre também porque o *Qi* do Pulmão e o *Qi* do Fígado são coordenados: o *Qi* do Fígado ascende e o *Qi* do Pulmão descende, e a ascendência/descendência adequada é garantida pelos dois órgãos funcionando corretamente. Deve-se salientar que a ascendência do *Qi* do Fígado ao Pulmão é fisiológica (Fig. 3.4). Em patologia, quando o *Qi* do Fígado estiver excessivo e se rebelar para cima, ele pode impedir que o *Qi* do Pulmão descenda, causando falta de ar (Fig. 3.5).

Em casos muito crônicos, nos idosos, o Coração também pode ser envolvido sob dois aspectos. Inicialmente, os vasos do Coração inundam os pulmões e o *Qi* do Pul-

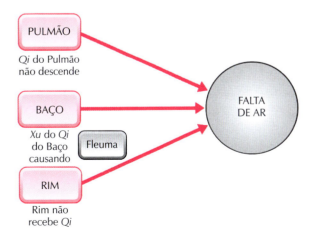

Figura 3.3 – Os papeis de Pulmão, Baço e Rim na patologia da falta de ar.

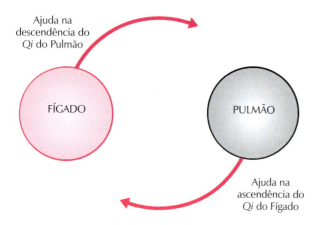

Figura 3.4 – Coordenação de Qi do Fígado e Qi do Pulmão.

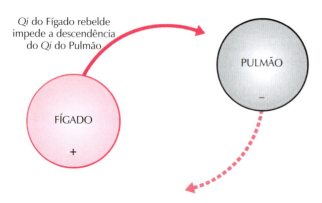

Figura 3.5 – Rebelião do Qi do Fígado afetando a descendência do Qi do Pulmão.

mão movimenta o Sangue. Se o *Qi* do Pulmão estiver deficiente, o Sangue não se movimenta, estagnando-se nos pulmões. Esta estagnação gera uma falha no coração direito em decorrência da retenção de fluidos nos pulmões.

Em segundo lugar, o *Yang* do Rim é a base do *Yang* do Coração. Quando *Yang* do Rim estiver deficiente, o Fogo da Porta da Vida (*Ming Men*) não aquece o Coração:

os fluidos não são transformados e se acumulam no Pulmão e no Coração. Tal situação é manifestada por expectoração profusa de escarro branco, aquoso, diluído e espumoso. Ocorrerá também sensação acentuada de opressão torácica e palpitações. Esse quadro é chamado de "*Yang* do Rim deficiente com transbordamento de Água para Pulmão e Coração". Em casos ainda mais crônicos, o *Yang* deficiente do Coração não move o Sangue no tórax e os fluidos estagnados no tórax obstruem ainda mais o Sangue. Tal situação gera estagnação de Sangue no tórax com sintomas de dor torácica, lábios cianóticos, unhas escurecidas e língua Púrpura.

Podemos, assim, resumir etiologia e patologia de falta de ar crônica com um diagrama (Fig. 3.6).

Resumo

Patologia
- As causas da falta de ar estão centradas principalmente em Pulmão, Baço e Rim
- Na falta de ar, o Qi do Pulmão não desce
- Na falta de ar crônica, dificuldade na inspiração indica deficiência de Rim
- Deficiência do Baço gera formação de Fleuma que obstrui a função de descendência do Qi do Pulmão
- A subida do Yang do Fígado ou do Fogo do Fígado pode prejudicar a função de descendência do Qi do Pulmão, dando origem à falta de ar crônica
- Se o Qi do Pulmão estiver deficiente, o Sangue não se movimenta, estagnando-se nos pulmões. Esta estagnação gera falha no coração direito, em decorrência da retenção de fluidos nos pulmões
- Quando Yang do Rim estiver deficiente, o Yang do Coração fica deficiente; os fluidos não são transformados e se acumulam no Pulmão e no Coração

---

Identificação de Padrões e Tratamento

Para o tratamento da falta de ar, é muito importante diferenciar excesso de deficiência. Na falta de ar por Excesso, a respiração é superficial e longa, a expiração é rápida com produção de sons intensos, há sibilação acentuada, pode ocorrer tosse e o pulso é Deslizante ou Tenso

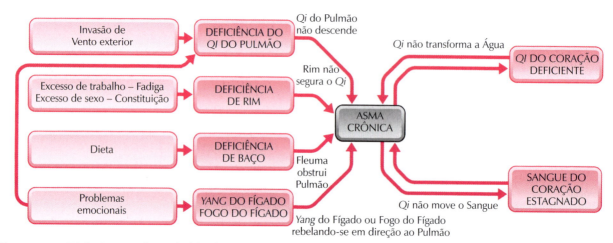

Figura 3.6 – Etiologia e patologia da falta de ar.

e Cheio. Na falta de ar por Deficiência, a respiração é curta e rápida, o indivíduo inspira rapidamente, com pouco ruído e o pulso é Fraco.

O *Complet Book of Jing Yue* (1624) diz[6]:

Na falta de ar por Excesso, a respiração é longa, há sensação de opressão torácica, os sons produzidos pela respiração são altos, o indivíduo não consegue manter o ar no interior e soltá-lo rápido. Na falta de ar por Deficiência, a respiração é curta, o indivíduo é agitado, o Qi *é fraco, os sons produzidos pela respiração são fracos, a respiração é interrompida e piora mediante exercício.*

Para o tratamento de padrões de excesso, deve-se concentrar no tratamento da Manifestação e na expulsão dos fatores patogênicos. Para o tratamento de deficiência, é necessário concentrar-se em tratar a Raiz e em tonificar o *Qi* do corpo. Por exemplo, na falta de ar decorrente de Fleuma-Calor (Manifestação), embora a condição seja de deficiência do Baço (Raiz) gerando Fleuma, a prioridade é eliminar Fleuma e remover o Calor, em lugar de tonificar o Baço.

Por outro lado, na falta de ar crônica decorrente de deficiência de Pulmão e Rim (Raiz), a tarefa inicial é tonificar Pulmão e Rim e só então aliviar a falta de ar e, possivelmente, eliminar a Fleuma (Manifestação).

Os padrões analisados serão:

Excesso
- Vento-Frio invadindo Pulmão.
- Vento-Frio no Exterior, Fleuma fluida no Interior.
- Frio no Exterior, Calor no Interior.
- Fleuma-Calor no Pulmão.
- Fleuma turva no Pulmão.
- Obstrução do *Qi* do Pulmão.
- Fogo do Fígado invadindo Pulmão.

Deficiência
- Deficiência do *Qi* do Pulmão.
- Deficiência do *Yin* do Pulmão.
- Deficiência do Pulmão e do Rim.
- Deficiência do *Yin* do Pulmão e do Rim.
- Deficiência do *Yang* do Pulmão e do Rim, transbordamento de fluidos para Coração e Pulmão.
- Deficiência do *Yang* do Pulmão, do Coração e do Rim, transbordamento de fluidos para o Coração.

Vento-Frio Invadindo Pulmão

Manifestações Clínicas
Aversão ao frio, calafrios, febre, tosse, falta de ar, sensação de opressão torácica, muco fino e branco, dor de cabeça, ausência de transpiração.

Pulso: Flutuante e Tenso.

Vento-Frio externo invade a camada energética do *Qi* Defensivo do Pulmão, prejudicando a função de difusão e descendência do *Qi* do Pulmão; esse quadro causa falta de ar e tosse.

Tal situação equivale a uma crise aguda de falta de ar ou a uma exacerbação aguda de falta de ar crônica. Nesse estágio agudo, o tratamento deve ser sempre direcionado em liberar o exterior e expelir Vento-Frio, mesmo no caso de falta de ar crônica.

Princípio de Tratamento
Liberar o Exterior, restabelecer as funções de difusão e descendência do *Qi* do Pulmão, expelir Vento-Frio.

Acupuntura

Pontos
P-7 (*Lieque*), P-6 (*Kongzui*), B-12 (*Fengmen*), B-13 (*Feishu*), *Dingchuan* (ponto extra), Todos os pontos são inseridos com método de sedação, sendo aplicada ventosa nos pontos B-12 e B-13. Moxa direta com cones é aplicada no ponto B-12 após inserção de agulha e ventosa.

EXPLICAÇÃO
- P-7 libera o Exterior, expele Vento-Frio e restabelece as funções de difusão e descendência do *Qi* do Pulmão.
- P-6, ponto de Acúmulo, é usado para tratar padrões agudos do Pulmão e interrompe falta de ar.
- B-12 e B-13 com ventosa liberam o exterior e restabelecem as funções de difusão e descendência do *Qi* do Pulmão. Pode ser aplicada moxa após inserção de agulha e ventosa, caso Frio seja predominante.
- *Dingchuan* (0,5 *cun* lateral a DU-14 [*Dazhui*]) interrompe a falta de ar aguda.

978-85-7241-817-1

Fitoterapia

Prescrição
MA HUANG TANG – Decocção de *Ephedra*.

EXPLICAÇÃO Essa é a decocção para liberar exterior e expelir Vento-Frio. Apresenta forte efeito de difusão, permitindo a difusão e a descendência do *Qi* do Pulmão. É particularmente indicada para tratar falta de ar aguda.

Essa prescrição possui energia morna definida e, ao usá-la, deve-se estar absolutamente certo de que se trata de fator patogênico Vento-Frio e não Vento-Calor.

MODIFICAÇÕES Em caso de Fleuma-Frio no Pulmão, acrescentar *Ban Xia* (*Rhizoma Pinelliae preparatum*), *Chen Pi* (*Pericarpium Citri reticulatae*), *Su Zi* (*Fructus Perillae*), *Zi Wan* (*Radix Asteris*) e *Bai Qian* (*Rhizoma Cynanchi stauntonii*).

Prescrição
GUI ZHI JIA HOU PO XING ZI TANG – Decocção de *Ramulus Cinnamomum* mais *Magnolia* e *Prunus*.

EXPLICAÇÃO Essa prescrição libera o exterior em razão da harmonização do *Qi* Defensivo e Nutritivo; alivia plenitude torácica e interrompe falta de ar. Deve-se utilizá-la se o paciente estiver transpirando (o que indica prevalência de Vento sobre o Frio nas invasões de Vento-Frio).

Remédio dos Três Tesouros

EXPELIR VENTO-FRIO Expelir Vento-Frio libera Exterior, expele Vento-Frio e restabelece a descida e a difusão do *Qi* do Pulmão.

70 Falta de Ar *(Chuan)*

> **Resumo**
>
> **Vento-Frio Invadindo Pulmão**
> *Pontos*
> - P-7 *(Lieque)*, P-6 *(Kongzui)*, B-12 *(Fengmen)*, B-13 *(Feishu)*, Dingchuan (ponto extra). Todos os pontos são inseridos com método de sedação, ventosa nos pontos B-12 e B-13. Moxa direta com cones é aplicável no ponto B-12 após inserção de agulha e ventosa
>
> *Fitoterapia*
> *Prescrição*
> - *MA HUANG TANG* – Decocção de *Ephedra*
>
> *Prescrição*
> - *GUI ZHI JIA HOU PO XING ZI TANG* – Decocção de *Ramulus Cinnamomum* mais *Magnolia* e *Prunus*
>
> *Remédio dos Três Tesouros*
> - Expelir Vento

Vento-Frio no Exterior, Fleuma Fluida no Interior

Manifestações Clínicas

Aversão ao frio, febre, calafrios, dor de cabeça, ausência de transpiração, falta de ar, tosse com escarro branco, aquoso e profuso, dificuldade em deitar, inchaço dos membros.

Língua: revestimento branco e pegajoso.
Pulso: Flutuante.

Esse padrão corresponde à invasão de Vento-Frio exterior em indivíduo que possui condição preexistente de Fleuma fluida no interior. É uma situação de exacerbação aguda de falta de ar crônica. A Fleuma fluida normalmente ocorre só nos idosos.

Além dos sinais e sintomas típicos de invasão exterior (aversão ao frio, febre, calafrios, dor de cabeça, ausência de transpiração e pulso Flutuante), ocorrem sintomas de retenção de Fleuma fluida no interior, ou seja, falta de ar, tosse com expectoração de escarro branco, aquoso e profuso e revestimento lingual pegajoso. O inchaço dos membros é proveniente de Fleuma fluida retida subcutaneamente. O indivíduo apresenta dificuldade em deitar-se em razão da Fleuma fluida estar estagnada no interior do tórax.

Princípio de Tratamento

Liberar o exterior, expelir Vento-Frio, restabelecer a função de descendência do *Qi* do Pulmão, resolver Fleuma.

Acupuntura

Pontos

P-7 *(Lieque)*, P-6 *(Kongzui)*, P-5 *(Chize)*, B-12 *(Fengmen)*, B-13 *(Feishu)*, Dingchuan (ponto extra), PC-6 *(Neiguan)*, E-40 *(Fenglong)*, REN-22 *(Tiantu)*. Em todos os pontos deve ser aplicado método de sedação ou neutro.

EXPLICAÇÃO
- P-7 libera exterior e expele Vento-Frio.
- P-6, ponto de Acúmulo, alivia falta de ar.
- P-5 resolve Fleuma do Pulmão.
- B-12 e B-13, com ventosa (com ou sem inserção de agulha), libera o exterior.

- *Dingchuan* interrompe falta de ar aguda.
- PC-6 abre o tórax, alivia sensação de opressão do tórax e auxilia respiração.
- E-40 resolve Fleuma e abre o tórax.
- REN-22 estimula a descendência do *Qi* do Pulmão e resolve a Fleuma.

978-85-7241-817-1

Fitoterapia

Prescrição

XIAO QING LONG TANG – Decocção do Pequeno Dragão Verde.

EXPLICAÇÃO   Essa decocção simultaneamente libera o exterior e resolve Fleuma fluida no interior.

> **Resumo**
>
> **Vento-Frio no Exterior, Fleuma Fluida no Interior**
> *Pontos*
> - P-7 *(Lieque)*, P-6 *(Kongzui)*, P-5 *(Chize)*, B-12 *(Fengmen)*, B-13 *(Feishu)*, Dingchuan (ponto extra), PC-6 *(Neiguan)*, E-40 *(Fenglong)*, REN-22 *(Tiantu)*. Em todos os pontos, aplica-se método de sedação ou neutro
>
> *Fitoterapia*
> *Prescrição*
> - *XIAO QING LONG TANG* – Decocção do Pequeno Dragão Verde

Frio no Exterior, Calor no Interior

Manifestações Clínicas

Falta de ar, distensão ou dor no tórax, respiração de qualidade áspera, corrimento nasal, tosse, vômito de muco pegajoso, sensação de calor, membros frios, irritabilidade, dores, sede.

Língua: Vermelha, revestimento branco ou amarelo.
Pulso: Deslizante-Rápido.

Esse quadro corresponde ao segundo estágio de invasão de Vento-Frio, quando o Vento-Frio ainda está no exterior, mas já formou Calor interior. Alternativamente, pode ocorrer na invasão de Vento-Frio em indivíduo com condição preexistente de Calor interior. Pode ser, portanto, tanto uma crise aguda de falta de ar como uma exacerbação aguda de falta de ar crônica precipitada por invasão de Vento-Frio em fundo de Calor interior do Pulmão.

Há alguns sintomas de Frio no exterior, como membros frios, dores e corrimento nasal, e alguns sintomas de Calor interior (do Pulmão), como irritabilidade, sede, sensação de calor, respiração de qualidade áspera, pulso Rápido e língua Vermelha.

Princípio de Tratamento

Remover Calor, restabelecer a função de descendência do *Qi* do Pulmão.

Acupuntura

Pontos

P-7 *(Lieque)*, P-6 *(Kongzui)*, P-10 *(Yuji)*, P-5 *(Chize)*, P-1 *(Zhongfu)*, IG-11 *(Quchi)*. Utiliza-se método de sedação ou neutro.

EXPLICAÇÃO
- P-7 restabelece a função de descendência do *Qi* do Pulmão.
- P-6 alivia falta de ar aguda.
- P-10 e P-5 removem Calor do Pulmão.
- P-1, ponto de Coleta Frontal, remove Calor do Pulmão, alivia plenitude torácica e interrompe a falta de ar.
- IG-11 remove Calor.

Fitoterapia

Prescrição

MA XING SHI GAN TANG – Decocção de *Ephedra-Armeniaca-Gypsum-Glycyrrhiza*.

EXPLICAÇÃO   Esta fórmula é específica para libertar o exterior, expelir Vento-Frio e eliminar Calor interior.

MODIFICAÇÕES
- Em caso de catarro profuso, acrescentar *Huang Qin* (*Radix Scutellariae*), *Sang Bai Pi* (*Cortex Mori*) e *Gua Lou* (*Fructus Trichosanthis*).

> **Resumo**
>
> **Frio no Exterior, Calor no Interior**
> *Pontos*
> - P-7 (*Lieque*), P-6 (*Kongzui*), P-10 (*Yuji*), P-5 (*Chize*), P-1 (*Zhongfu*), IG-11 (*Quchi*). Utiliza-se método de sedação ou neutro
> *Fitoterapia*
> *Prescrição*
> - MA XING SHI GAN TANG – Decocção de *Ephedra--Armeniaca-Gypsum-Glycyrrhiza*

Fleuma-Calor no Pulmão

Manifestações Clínicas

Tosse, falta de ar, dor torácica, escarro profuso, pegajoso e amarelo ou com raias de sangue, irritabilidade, sensação de opressão torácica, sensação de calor, transpiração, sede, face vermelha, garganta seca, urina escura, obstipação.

Língua: Vermelha com revestimento pegajoso e amarelo.
Pulso: Deslizante-Rápido.

Esse quadro corresponde ao estágio seguinte de invasão de Vento-Frio ou Vento-Calor, quando o fator patogênico se transforma em Calor e se aloja no Pulmão. Todos os sintomas indicam Calor do Pulmão. Esse padrão ocorre com frequência depois de invasão de Vento, quando o fator patogênico se transforma em Calor, penetra no interior e se combina com Fleuma. Em tal caso, esta é a causa de falta de ar aguda.

Fleuma-Calor no Pulmão é também um fator patogênico residual muito comum no Pulmão em falta de ar crônica. Ocorre em qualquer idade, desde a infância até a velhice.

Princípio de Tratamento

Remover Calor, resolver Fleuma, desobstruir Pulmão.

Acupuntura

Pontos

P-5 (*Chize*), P-1 (*Zhongfu*), IG-11 (*Quchi*), E-40 (*Fenglong*), DU-14 (*Dazhui*). Usar método de sedação, não usar moxa.

EXPLICAÇÃO
- P-5 remove Calor do Pulmão.
- P-1 remove Calor do Pulmão e alivia plenitude e dor no tórax.
- IG-11 remove Calor.
- E-40 resolve Fleuma.
- DU-14 remove Calor.

978-85-7241-817-1

Fitoterapia

Prescrição

SANG BAI PI TANG – Decocção de *Cortex Mori*.

EXPLICAÇÃO   Essa fórmula remove Calor do Pulmão, resolve Fleuma e restabelece a função de descendência do *Qi* do Pulmão.

MODIFICAÇÕES
- No caso de febre alta, adicionar *Shi Gao* (*Gypsum fibrosum*) e *Zhi Mu* (*Radix Anemarrhenae*).
- No caso de escarro profuso, acrescentar *Hai Ge Ke* (*Concha Meretricis seu Cyclinae*).
- No caso de sede intensa, acrescentar *Tian Hua Fen* (*Radix Trichosanthis*).
- No caso de falta de ar grave com incapacidade de deitar-se acompanhada de escarro pegajoso, acrescentar *Da Huang* (*Radix et Rhizoma Rhei*) e *Mang Xiao* (*Natrii Sulfas*).
- Se o escarro tiver gosto de bile, acrescentar *Yu Xing Cao* (*Herba Houttuniae*), *Deng Gua Zi* (*Semen Benincasae*), *Yi Yi Ren* (*Semen Coicis*) e *Lu Gen* (*Rhizoma Phragmitis*).

> **Resumo**
>
> **Fleuma-Calor no Pulmão**
> *Pontos*
> - P-5 (*Chize*), P-1 (*Zhongfu*), IG-11 (*Quchi*), E-40 (*Fenglong*), DU-14 (*Dazhui*). Usar método de sedação, não usar moxa
> *Fitoterapia*
> *Prescrição*
> - SANG BAI PI TANG – Decocção de *Cortex Mori*

Fleuma Turva no Pulmão

Manifestações Clínicas

Falta de ar, dificuldade em expirar, sensação de opressão e plenitude torácica, tosse com escarro profuso, branco e pegajoso, vômito ou náusea, gosto pegajoso, ausência de sede.

Língua: corpo Inchado, revestimento branco, espesso e pegajoso.
Pulso: Deslizante-Cheio.

Essa condição é caracterizada pela retenção de Fleuma-Umidade no Pulmão. Fleuma-Umidade obstrui gra-

72 Falta de Ar (*Chuan*)

vemente a descendência do *Qi* do Pulmão, resultando em tosse e falta de ar. A Fleuma também prejudica a circulação do *Qi* no tórax, causando sensação de opressão e plenitude torácica, além de náusea ou vômito (assim como também impede a descendência do *Qi* do Estômago).

Princípio de Tratamento

Resolver Fleuma, restabelecer a descendência do *Qi* do Pulmão.

Acupuntura

Pontos

P-5 (*Chize*), P-7 (*Lieque*), P-1 (*Zhongfu*), PC-6 (*Neiguan*), E-40 (*Fenglong*), BP-6 (*Sanyinjiao*), REN-9 (*Shuifen*), B-13 (*Feishu*), B-20 (*Pishu*). Utilizar método de sedação ou neutro, exceto no ponto B-20, que deve ser tonificado.

EXPLICAÇÃO

- P-5 e P-7 expelem Fleuma-Umidade do Pulmão e restabelecem a descendência do *Qi* do Pulmão.
- P-1 alivia sensação de opressão torácica.
- PC-6 alivia plenitude torácica, interrompe náusea ou vômito e abre tórax, facilitando a expulsão da Fleuma.
- E-40, BP-6 e REN-9 resolvem a Fleuma.
- B-13 estimula a descendência do *Qi* do Pulmão.
- B-20 tonifica o Baço para resolver a Fleuma.

Fitoterapia

Prescrição

ER CHEN TANG – Decocção de Duas Antigas – mais *SAN ZI YANG QIN TANG* – Decocção de Três Sementes para Nutrir os Pais.

EXPLICAÇÃO *Er Chen Tang* resolve Fleuma-Umidade. *San Zi Yang Qin Tang* foi formulada especialmente para tratar idosos que apresentam Fleuma-Umidade crônica no tórax (daí seu nome).

MODIFICAÇÕES

- No caso de falta de ar grave, devem ser acrescentadas outras ervas que promovem a descendência do *Qi* do Pulmão, tais como *Xing Ren* (*Semen Armeniacae*).
- No caso de escarro profuso, acrescentar *Cang Zu* (*Rhizoma Atractylodis*) e *Hou Po* (*Cortex Magnoliae officinalis*).

Resumo

Fleuma Turva no Pulmão

Pontos

- P-5 (*Chize*), P-7 (*Lieque*), P-1 (*Zhongfu*), PC-6 (*Neiguan*), E-40 (*Fenglong*), BP-6 (*Sanyinjiao*), REN-9 (*Shuifen*), B-13 (*Feishu*), B-20 (*Pishu*). Utilizar método de sedação ou neutro, exceto no ponto B-20, que deve ser tonificado

Fitoterapia

Prescrição

- *ER CHEN TANG* – Decocção de Duas Antigas – mais *SAN ZI YANG QIN TANG* – Decocção de Três Sementes para Nutrir os Pais

---

Obstrução do Qi do Pulmão

Manifestações Clínicas

Crises repentinas de falta de ar precipitadas por problemas emocionais, ausência de sibilos, sensação de sufocamento ou constrição na garganta, sensação de opressão ou dor no tórax, palpitações, sono inquieto.

Língua: laterais Vermelhas.
Pulso: em Corda.

Esse quadro é decorrente da estagnação do *Qi* do Fígado, o qual se rebela para cima em direção ao tórax. O *Qi* rebelde do Fígado prejudica a descendência do *Qi* do Pulmão, causando falta de ar. Essa situação é tipicamente causada por problemas emocionais, e as crises surgem a partir de alguma situação de estresse. A sensação de constrição ou sufocação na garganta é proveniente da estagnação do *Qi* do Fígado e da obstrução da garganta pelo *Qi* turvo, ou seja, um tipo muito rarefeito de Fleuma, a ponto de ser quase como o *Qi*.

Princípio de Tratamento

Acalmar Fígado, mover *Qi*, restabelecer a descendência do *Qi* do Pulmão, acalmar Mente, assentar Alma Etérea.

Acupuntura

978-85-7241-817-1

Pontos

F-3 (*Taichong*), F-14 (*Qimen*), BP-4 (*Gongsun*) e PC-6 (*Neiguan*), P-1 (*Zhongfu*), REN-17 (*Shanzhong*), P-7 (*Lieque*), C-7 (*Shenmen*), E-40 (*Fenglong*). Inserir todos os pontos com método neutro.

EXPLICAÇÃO

- F-3 e F-14 acalmam o Fígado e aliviam estagnação. F-14, em particular, aliviará estagnação de *Qi* no tórax.
- BP-4 e PC-6, em combinação, abrem o Vaso Penetrador (*Chong Mai*), liberam o tórax e dominam o *Qi* rebelde no tórax.
- P-1, REN-17 e P-7 restabelecem a descendência do *Qi* do Pulmão, liberam o tórax e aliviam plenitude.
- C-7 acalma Mente.
- E-40 é usado para resolver Fleuma-*Qi*.

Fitoterapia

Prescrição

WU MO YIN ZI – Decocção de Cinco Pós.

EXPLICAÇÃO Essa fórmula é específica para restabelecer a descendência do *Qi* do Pulmão quando este estiver obstruído pela rebelião do *Qi* do Fígado. Também acalma Mente.

Resumo

Obstrução do *Qi* do Pulmão

Pontos

- F-3 (*Taichong*), F-14 (*Qimen*), BP-4 (*Gongsun*) e PC-6 (*Neiguan*), P-1 (*Zhongfu*), REN-17 (*Shanzhong*), P-7 (*Lieque*), C-7 (*Shenmen*), E-40 (*Fenglong*). Inserir todos os pontos com método neutro

> **Fitoterapia**
> *Prescrição*
> - *WU MO YIN ZI* – Decocção de Cinco Pós

Fogo do Fígado Invadindo Pulmão

Manifestações Clínicas

Crises de falta de ar precipitadas por tensão emocional, sensação de opressão torácica, dor torácica, sono perturbado por sonhos, pouca paciência, sede, gosto amargo, urina escura, obstipação, dor de cabeça, olhos e face vermelhos.

Língua: Vermelha, com as laterais mais vermelhas e inchadas, revestimento amarelo.

Pulso: em Corda e Rápido.

Essa condição inclui aspectos do padrão anterior, ou seja, *Qi* rebelde do Fígado invadindo tórax e obstruindo a descendência do *Qi* do Pulmão. Nesse caso, entretanto, é o Fogo do Fígado que leva o *Qi* do Fígado para cima, em direção ao tórax. Sob o ponto de vista dos Cinco Elementos, esse quadro corresponde à Madeira "insultando" Metal (ou seja, o contrário do ciclo de Controle). Pelo fato de o Fogo secar os fluidos do corpo, há sede, urina escura e obstipação. Fogo produz efeitos também na Mente, motivo pelo qual provoca sono perturbado por sonhos.

Este tipo de falta de ar é mais comum e pode ser observado em crianças nervosas, altamente excitadas.

Princípio de Tratamento

Acalmar Fígado, drenar Fogo, restabelecer descendência do *Qi* do Pulmão, acalmar Mente, resolver Alma Etérea.

Acupuntura

Pontos

F-2 (*Xingjian*), F-14 (*Qimen*), P-7 (*Lieque*), REN-17 (*Shanzhong*), P-1 (*Zhongfu*), B-18 (*Ganshu*), B-13 (*Feishu*). Utiliza-se método de sedação ou neutro.

EXPLICAÇÃO
- F-2 drena Fogo do Fígado.
- F-14 acalma Fígado e alivia estagnação do *Qi* no tórax e nas costelas.
- P-7, REN-17 e B-13 restabelecem a descendência do *Qi* do Pulmão.
- P-1 alivia plenitude e dor no tórax.
- B-18 drena Fogo do Fígado.

Fitoterapia

Prescrição

Variação de *LONG DAN XIE GAN TANG* – Variação da Decocção de *Gentiana* para Drenar o Fígado.

EXPLICAÇÃO Essa é uma variação de *Long Dan Xie Gan Tang*. Utiliza-se *Sang Bai Pi* (*Cortex Mori*), *Di Gu Pi* (*Cortex Lycii*) e *Su Zi* (*Fructus Perillae*) para restabelecer a descendência do *Qi* do Pulmão e remover Calor no tórax.

Remédio dos Três Tesouros

DRENAR O FOGO Drenar o Fogo drena o Fogo do Fígado.

> **Resumo**
>
> **Fogo do Fígado Invadindo Pulmão**
> **Pontos**
> - F-2 (*Xingjian*), F-14 (*Qimen*), P-7 (*Lieque*), REN-17 (*Shanzhong*), P-1 (*Zhongfu*), B-18 (*Ganshu*), B-13 (*Feishu*). Utiliza-se método de sedação ou neutro
> **Fitoterapia**
> *Prescrição*
> - Variação de *LONG DAN XIE GAN TANG* – Variação da Decocção de *Gentiana* para Drenar o Fígado
> *Remédio dos Três Tesouros*
> - Drenar o Fogo

Caso Clínico

Uma mulher 33 anos de idade sofria de falta de ar há dois anos. Ela apresentava dificuldade de expirar, e suas crises eram iniciadas a partir de tensão emocional. Sentia sede e ocasionalmente experimentava também gosto amargo. Apresentava com frequência cefaleia temporal do tipo latejante e, em geral, sentia-se magoada e frustrada. Também se sentia facilmente quente e ocasionalmente tinha palpitações.

Seu pulso apresentava-se em Corda e sua língua estava Vermelha com a ponta e as laterais mais vermelhas, com fissura do Coração pouco profunda na linha média. As laterais também apresentavam pontos vermelhos.

Diagnóstico Esse era um caso muito claro de falta de ar proveniente da rebelião do Fogo do Fígado na direção do tórax, provocando obstrução do Pulmão. É também claramente proveniente de tensões emocionais geradas em especial pelo relacionamento da paciente com o pai. Embora o Fogo do Fígado seja o problema principal, também há um componente de Fogo do Coração, evidenciado pela fissura do Coração pouco profunda, ponta da língua vermelha e palpitações.

Tratamento Ela foi tratada apenas com ervas, utilizando-se a seguinte variação de *Dan Xie Gan Tang* (Decocção de *Gentiana* para Drenar o Fígado).

- *Long Dan Cao* (*Radix Gentianae*): 6g.
- *Huang Qin* (*Radix Scutellariae*): 4g.
- *Shan Zhi Zi* (*Fructus Gardeniae*): 4g.
- *Ze Xie* (*Rhizoma Alismatis*): 6g.
- *Sheng Di Huang* (*Radix Rehmanniae*): 6g.
- *Chai Hu* (*Radix Bupleuri*): 6g.
- *Suan Zao Ren* (*Semen Ziziphi spinosae*): 6g.
- *He Huan Pi* (*Cortex Albiziae*): 6g.
- *Hou Po* (*Cortex Magnoliae officinalis*): 3g.
- *Su Zi* (*Fructus Perillae*): 6g.
- *Zhi Gan Cao* (*Radix Glycyrrhizae uralensis preparata*): 3g.

Essa variação é quase igual à decocção original, com a adição de *Suan Zao Ren* (*Semen Ziziphi*

74 Falta de Ar *(Chuan)*

spinosae) e de *He Huan Pi* (*Cortex Albiziae*) para acalmar a Mente, e de *Hou Po* (*Cortex Magnoliae officinalis*) para aliviar plenitude torácica e também acalmar a Mente.

O tratamento interrompeu a falta de ar e a auxiliou a se acalmar, proporcionando-lhe uma vida emocional mais equilibrada.

Deficiência do Qi do Pulmão

Manifestações Clínicas

Encurtamento da respiração, som pulmonar fraco, leve ruído de gorgolejo na garganta, transpiração, calafrios, face pálida, voz fraca, expectoração escassa.

Língua: Pálida.

Pulso: Fraco, especialmente no lado direito, na posição Anterior.

Princípio de Tratamento

Tonificar Pulmão, fortalecer *Qi*, restabelecer a descendência do *Qi* do Pulmão.

Acupuntura

Pontos

P-7 (*Lieque*), P-9 (*Taiyuan*), B-13 (*Feishu*), DU-12 (*Shenzhu*), REN-12 (*Zhongwan*), REN-6 (*Qihai*), E-36 (*Zusanli*). Utiliza-se método de tonificação.

Explicação

- P-7 e P-9 tonificam Pulmão e restabelecem a descendência do *Qi* do Pulmão.
- B-13 e DU-12 tonificam o *Qi* do Pulmão. Neles, pode-se utilizar moxa direta.
- REN-12 e REN-6 tonificam o *Qi* em geral e também são pontos de concentração ao longo do canal do Pulmão, que se inicia acima do REN-12 e flui ao REN-6 antes de seguir para trás e para cima.
- E-36 tonifica Estômago e Baço, auxiliando o Pulmão de acordo com o princípio de "fortalecer a Terra para tonificar o Metal".

Fitoterapia

Prescrição

BU FEI TANG – Decocção para Tonificar o Pulmão.

Explicação Essa fórmula tonifica o *Qi* do Pulmão e restabelece a descendência do *Qi* do Pulmão.

Resumo

Deficiência do Qi do Pulmão
Pontos
- P-7 (*Lieque*), P-9 (*Taiyuan*), B-13 (*Feishu*), DU-12 (*Shenzhu*), REN-12 (*Zhongwan*), REN-6 (*Qihai*), E-36 (*Zusanli*). Método de tonificação

Fitoterapia
Prescrição
- *BU FEI TANG* – Decocção para Tonificar o Pulmão

Deficiência do Yin do Pulmão

Manifestações Clínicas

Encurtamento da respiração, falta de ar crônica, transpiração noturna, garganta seca, tosse seca com escarro escasso, rubor malar.

Língua: Seca e sem revestimento, corpo Vermelho caso haja Calor por Deficiência.

Pulso: Flutuante-Vazio ou Fino, Rápido e Fraco na posição Anterior direita.

A deficiência do *Yin* do Pulmão pode ocorrer em combinação com a deficiência do *Qi* do Pulmão. A deficiência de *Yin* é mais comum em pessoas idosas. Apenas em casos muito avançados, a língua pode apresentar-se completamente sem revestimento. Nos demais casos, a língua pode apresentar revestimento sem raiz ou ausência de revestimento apenas na parte da frente.

Princípio de Tratamento

Nutrir *Yin* do Pulmão e restabelecer a descendência do *Qi* do Pulmão.

Acupuntura

Pontos

P-9 (*Taiyuan*), P-7 (*Lieque*) e R-6 (*Zhaohai*) em combinação, B-43 (*Gaohuangshu*), REN-4 (*Guanyuan*), B-13 (*Feishu*), DU-12 (*Shenzhu*). Utiliza-se método de tonificação.

Explicação

- P-9 tonifica *Yin* do Pulmão.
- P-7 e R-6 abrem *Ren Mai* (Vaso Concepção), nutrem *Yin*, restabelecem a descendência do *Qi* do Pulmão e beneficiam a garganta. A combinação desses dois pontos é excelente em casos de falta de ar crônica proveniente de deficiência do *Yin* do Pulmão ou da deficiência do *Yin* do Pulmão e do Rim.
- B-43 nutre *Yin* do Pulmão e é particularmente eficaz no tratamento de doenças muito crônicas.
- REN-4 nutre *Yin* em geral e fortalece a retenção do *Qi* do Rim.
- B-13 e DU-12 tonificam *Qi* do Pulmão.

Fitoterapia

978-85-7241-817-1

Prescrição

SHENG MAI SAN – Pó para Gerar Pulso.

Explicação Essa é a melhor prescrição para tonificar o *Yin* do Pulmão. Entretanto, em casos de falta de ar crônica, devem ser acrescentadas ervas que restabelecem a descida do *Qi* do Pulmão, como *Xing Ren* (*Semen Armeniacae*) ou *Su Zi* (*Fructus Perillae*). Alternativamente, essa prescrição poderia ser simplesmente combinada com a prescrição anterior. As duas se combinariam particularmente bem também, pois ambas possuem duas ervas em comum (*Ren Shen* [*Radix Ginseng*] e *Wu Wei Zi* [*Fructus Schisandrae*]).

Falta de Ar (*Chuan*) **75**

> **Resumo**
>
> **Deficiência do *Yin* do Pulmão**
>
> *Pontos*
> - P-9 (*Taiyuan*), P-7 (*Lieque*) e R-6 (*Zhaohai*) em combinação, B-43 (*Gaohuangshu*), REN-4 (*Guanyuan*), B-13 (*Feishu*), DU-12 (*Shenzhu*). Utiliza-se método de tonificação
>
> *Fitoterapia*
> *Prescrição*
> - SHENG MAI SAN – Pó para Gerar Pulso

Deficiência do Pulmão e do Rim

Manifestações Clínicas

Falta de ar crônica, crises causadas por esforço físico, dificuldade em inspirar, perda de peso, depressão, edema de tornozelos, membros frios, dor na região dorsal inferior, tontura, fraqueza nos joelhos.

Língua: Pálida, Inchada.

Pulso: Profundo, Fraco, Lento.

Esse quadro corresponde à deficiência de *Yang* do Pulmão e do Rim, com o Rim sendo incapaz de receber o *Qi*. Tal situação resulta no que a medicina chinesa descreve como "Plenitude acima e Vazio abaixo", ou seja, deficiência do Rim com excesso relativo no Pulmão.

Esse padrão é decorrente da deficiência do *Yang* do Rim, daí o edema de tornozelos, membros frios, fraqueza nos joelhos, tontura, depressão, língua Pálida e Inchada, e pulso Profundo e Fraco. Uma vez que o Rim controla a inspiração, o paciente apresenta quadro típico de dificuldade em inspirar.

Princípio de Tratamento

Tonificar e aquecer o Rim, estimular a descendência do *Qi* do Pulmão.

Acupuntura

Pontos

B-23 (*Shenshu*), B-13 (*Feishu*), DU-4 (*Mingmen*), R-7 (*Fuliu*), R-25 (*Shencang*), R-3 (*Taixi*), P-7 (*Lieque*). Usar método de tonificação e moxa.

Explicação

- B-23 e R-7 tonificam *Yang* do Rim.
- DU-4 tonifica o Fogo da Porta da Vida (*Ming Men*). Aplicado com moxa, tonifica fortemente o *Yang*.
- R-25 é um ponto local importante para aliviar plenitude torácica e a falta de ar causada por deficiência de Rim.
- R-3, ponto fonte, tonifica o Rim.
- P-7 estimula a descendência do *Qi* do Pulmão.

Fitoterapia

Prescrição

JIN GUI SHEN QI WAN – Pílula do Tórax Dourado do *Qi* do Rim.

Explicação Essa é a fórmula clássica para tonificar e aquecer o *Yang* do Rim, proveniente do *Discussion of*

Cold-induced Diseases, de Zhang, da dinastia Han. Versões posteriores dessa fórmula substituíram *Gui Zhi* (*Ramulus Cinnamomi cassiae*) por *Rou Gui* (*Cortex Cinnamomi*).

Modificações Quando usada para tratar falta de ar crônica decorrente do Rim, devem-se acrescentar algumas ervas que promovem a descendência do *Qi* do Pulmão, tais como *Su Zi* (*Fructus Perillae*) ou *Xing Ren* (*Semen Armeniacae*).

978-85-7241-817-1

Prescrição

REN SHEN GE JIE SAN – Pó de *Ginseng-Gecko*.

Explicação Essa fórmula é específica para tonificar a recepção do *Qi* do Rim em casos de falta de ar crônica decorrente da deficiência do *Yang* do Rim. Pode ser usada quando os sintomas de deficiência de *Yang* não forem muito pronunciados.

Prescrição

SU ZI JIANG QI TANG – Decocção de Semente de *Perilla* para Abaixar o *Qi*.

Explicação Essa prescrição difere das duas anteriores, uma vez que lida com "Vazio abaixo" e "Plenitude acima". É, portanto, melhor indicada quando houver plenitude pronunciada do tórax com expectoração de escarro branco e tosse. Trata tanto a Manifestação (acúmulo de *Qi* no Pulmão) como a Raiz (deficiência do Rim).

Modificações

- Se o *Qi* se rebelar para cima e houver sensação de movimento abaixo do umbigo, acrescentar *Chen Xiang* (*Lignum Aquilariae resinatum*).

Remédio dos Três Tesouros

Purificar o *Qi* Purificar o *Qi* é uma variação de *Su Zi Jiang Qi Tang* e tonifica o *Yang* do Rim e restabelece a descendência do *Qi* do Pulmão em casos de falta de ar crônica.

> **Resumo**
>
> **Deficiência do Pulmão e do Rim**
>
> *Pontos*
> - B-23 (*Shenshu*), B-13 (*Feishu*), DU-4 (*Mingmen*), R-7 (*Fuliu*), R-25 (*Shencang*), R-3 (*Taixi*), P-7 (*Lieque*). Usar método tonificação e moxa
>
> *Fitoterapia*
> *Prescrição*
> - JIN GUI SHEN QI WAN – Pílula do Tórax Dourado do *Qi* do Rim
>
> *Prescrição*
> - REN SHEN GE JIE SAN – Pó de *Ginseng-Gecko*
>
> *Prescrição*
> - SU ZI JIANG QI TANG – Decocção de Semente de *Perilla* para Abaixar o *Qi*
>
> *Remédio dos Três Tesouros*
> - Purificar o *Qi*

Falta de Ar (*Chuan*)

Caso Clínico

Uma mulher 48 anos de idade sofria de falta de ar há dez anos. Apresentava dificuldade em inspirar e sua condição piorava à noite. A falta de ar aparentemente teve início após a paciente ter enfrentado uma tempestade de areia no Oriente Médio, quando contraiu broncopneumonia. Teve pneumonia anteriormente durante a infância. Apresentava também retenção de fluido no abdômen e nos tornozelos há dez anos. Com frequência, tinha obstipação e sentia frio, especialmente nas pernas.

O pulso estava Fino e Profundo e particularmente Fraco em ambas as posições Posteriores. A língua apresentava-se Pálida e Inchada, com revestimento pegajoso e branco (Prancha 3.1).

Diagnóstico   Esse é um caso evidente de falta de ar decorrente de deficiência do *Yang* do Pulmão e do Rim. Obviamente, a paciente vinha sofrendo de fraqueza no Pulmão desde a infância, originária da pneumonia, e posteriormente agravada pela broncopneumonia de dez anos anteriores. Em decorrência de sua idade, a energia do Rim começou a declinar, combinando-se com a deficiência do Pulmão, provocando o início de sua falta de ar. A deficiência do *Yang* do Rim é confirmada pela retenção de fluido, obstipação, sensação de frio nas pernas e pulso muito Fraco em ambas as posições Posteriores.

Tratamento   Essa senhora foi tratada com acupuntura e ervas. O tratamento de acupuntura foi muito simples, basicamente se centrou na tonificação do Pulmão e do Rim com E-6 (*Zusanli*), BP-6 (*Sanyinjiao*), B-13 (*Feishu*), DU-12 (*Shenzhu*) e B-23 (*Shenshu*). Acrescentados a esses pontos, em todas as sessões, foram usados os pontos de abertura do *Ren Mai* (Vaso Concepção), ou seja, P-7 (*Lieque*), no lado direito, e R-6 (*Zhaohai*), no lado esquerdo, para tonificar Pulmão e Rim.

A prescrição fitoterápica usada foi uma variação de *Su Zi Jiang Qi Tang* (Decocção de Semente de *Perilla* para Abaixar o *Qi*).

- *Su Zi* (*Semen Perillae*): 6g.
- *Fa Ban Xia* (*Rhizoma Pinelliae preparatum*): 6g.
- *Qian Hu* (*Radix Peucedani*): 4g.
- *Hou Po* (*Cortex Magnoliae officinalis*): 4g.
- *Rou Gui* (*Cortex Cinnamomi*): 1,5g.
- *Dang Gui* (*Radix Angelicae sinensis*): 6g.
- *Rou Cong Rong* (*Herba Cistanches*): 6g.
- *Zhi Gan Cao* (*Radix Glycyrrhizae uralensis preparata*): 3g.

A combinação de acupuntura e ervas chinesas produziu melhora imediata, permanecendo a paciente estável, até que após alguns meses a maioria dos sintomas foram aliviados.

Caso Clínico

Uma senhora de 42 anos sofria de falta de ar desde os sete anos. Seu quadro piorou quando se mudou há 13 anos para uma casa velha e empoeirada. Ela apresentava dificuldade em inspirar, e sua condição piorava à noite e mediante exposição ao frio ou à poeira. Também sofria de dor na região dorsal inferior e tontura. Durante as gravidezes de seus dois filhos, sua falta de ar tinha melhorado. Facilmente sentia frio e, com frequência, apresentava inchaço nos tornozelos.

Aos seis meses de idade, ela contraiu coqueluche, a qual durou muito tempo.

Seu pulso estava Profundo e Fraco, especialmente em ambas as posições Posteriores (Rim). A língua apresentava-se Vermelha, Rígida e tinha fissura de Estômago pouco profunda e revestimento amarelo (Prancha 3.2).

Diagnóstico   A falta de ar era proveniente de deficiência do *Yang* do Pulmão e do Rim. No início, a falta de ar originava-se apenas da deficiência do Pulmão, que se enfraqueceu a partir da coqueluche. Mais tarde, o início da deficiência do Rim contribuiu para a falta de ar. Os sintomas de dificuldade na inspiração, sensação frio, dor nas costas, tornozelos inchados, tontura e pulso Fraco nas posições Posteriores indicavam deficiência do Rim (*Yang*). O fato de a paciente ter apresentado melhora durante as gravidezes também apontava para deficiência do Rim. Porém, a língua mostrava a outra condição coexistente de Calor e Fleuma. Pulmão e Rim deficientes falhando na transformação dos fluidos davam origem à formação de Fleuma, que posteriormente agravou a falta de ar. Após longo período, a Fleuma facilmente dá origem à formação de Calor. Assim, esse caso mostra uma combinação evidente de deficiência (de Pulmão e Rim) e excesso (Fleuma-Calor no Pulmão), e de Frio (proveniente da deficiência do *Yang* do Rim) e Calor (no Pulmão). A Raiz é a deficiência do *Yang* do Pulmão e do Rim, ao passo que a Fleuma-Calor no Pulmão é a Manifestação.

Tratamento   Em virtude de essa ser uma condição interna, podemos tratar Raiz e Manifestação simultaneamente, ou seja, tonificar *Yang* do Pulmão e do Rim, restabelecendo a descendência do *Qi* do Pulmão, resolvendo Fleuma e purificando o Calor. Uma vez que o fator patogênico é interno, podemos tonificar simultaneamente o *Qi* do corpo (ou seja, o *Yang* do Pulmão e do Rim) e expelir o fator patogênico (ou seja, Fleuma-Calor).

A paciente foi tratada com acupuntura utilizando apenas os seguintes pontos, em várias sessões, durante 12 meses de tratamento:

- REN-12 (*Zhongwan*), REN-9 (*Shuifen*) e E-40 (*Fenglong*) foram usados para resolver Fleuma.

Além disso, E-40, em combinação com PC-6 (*Neiguan*), abre o tórax e auxilia a respiração.

- PC-6 (*Neiguan*) foi usado para abrir o tórax e aliviar a falta de ar.
- Os pontos correspondentes ao *Ren Mai* (Vaso Concepção) (ou seja, P-7 [*Lieque*], no lado direito, e R-6 [*Zhaohai*], no lado esquerdo) foram empregados várias vezes para restabelecer a descendência do *Qi* do Pulmão e estimular a retenção do *Qi* do Rim. Esse vaso extraordinário é muito importante para o tratamento de falta de ar crônica proveniente da deficiência do Pulmão e do Rim.
- B-13 (*Feishu*), B-20 (*Pishu*) e B-23 (*Shenshu*) foram utilizados para tonificar e aquecer Pulmão, Baço e Rim com uso de agulhas e de moxa.
- P-5 (*Chize*) foi usado para eliminar Calor e resolver Fleuma do Pulmão.
- R-7 (*Fuliu*) e BP-6 (*Sanyinjiao*) foram empregados para tonificar *Yang* do Baço e do Rim e resolver o edema. Foram usadas agulhas e moxa.

As crises de falta de ar da paciente diminuíram drasticamente em intensidade e frequência num período de 12 meses de tratamento.

Caso Clínico

Uma mulher 39 anos de idade sofria de falta de ar desde os quatro anos. Apresentava dificuldade em inspirar, transpirava com facilidade durante o dia e geralmente sentia frio. Sentia-se cansada com facilidade e também sofria do que foi diagnosticado como rinite alérgica. Apresentava constante corrimento nasal (muco branco) e espirrava muitas vezes ao ter contato com poeira, cachorros ou gatos. Seu útero apresentava-se com miomas que, ocasionalmente, causavam hemorragia entre os períodos menstruais. O sangue não era escuro e não apresentava coágulos.

Seu pulso estava Fraco no geral e a língua apresentava-se Pálida, com bordas inchadas (do tipo de Baço), o revestimento sujo por toda a superfície e duas fissuras transversais profundas na área do Pulmão.

Diagnóstico Essa falta de ar também é decorrente da deficiência do *Yang* do Pulmão e do Rim. A falta de ar teve início na infância com uma deficiência de Pulmão, mais provavelmente em decorrência de repetidas invasões de Vento não tratadas devidamente (visto as duas fissuras transversais na área lingual do Pulmão). Mais tarde, o Rim foi afetado, o qual também se tornou incapaz de reter o *Qi*. O Baço também se apresentava deficiente, evidenciado pelo cansaço, pelo inchaço nas bordas da língua e pelo pulso Fraco. Sintomas de deficiência do Pulmão são manifestados pela falta de ar e pela transpiração diurna. A dificuldade na inspiração é proveniente da deficiência do Rim. Além disso, há também

Fleuma proveniente de deficiência do Baço, do Pulmão e do Rim. A Fleuma pode ser observada no inchaço da língua, no revestimento sujo e nos miomas (esses sintomas poderiam ser também provenientes da estagnação de Sangue, porém não se trata do caso em questão, uma vez que, nesse exemplo, o sangue não era escuro, nem tampouco apresentava coágulos).

Tratamento Nesse caso, bem como no anterior, a condição é interna e podemos tratar tanto a Raiz (deficiência de *Yang* do Baço, do Pulmão e do Rim) como a Manifestação (Fleuma). Por um lado, pode-se tonificar o *Qi* do corpo e, por outro, resolver a Fleuma.

Esta senhora foi tratada apenas com acupuntura por um período de oito meses com a seguinte seleção de pontos:

- *Ren Mai* (Vaso Concepção) (ou seja, P-7 [*Lieque*], no lado direito, e R-6 [*Zhaohai*], no lado esquerdo). Essa combinação de pontos abre o Vaso Concepção, restabelece a descendência do *Qi* do Pulmão e estimula a retenção do *Qi* pelo Rim.
- REN-12 (*Zhongwan*), REN-9 (*Shuifen*) e E-40 (*Fenglong*) foram usados para resolver Fleuma.
- E-36 (*Zusanli*) e B-20 (*Pishu*) foram aplicados com agulhas e moxa para aquecer e tonificar o Baço.
- B-13 (*Feishu*) e DU-12 (*Shenzhu*) para tonificar e aquecer o Pulmão.
- B-23 (*Shenshu*) e R-7 (*Fuliu*) para tonificar e aquecer o Rim.
- IG-20 (*Yingxiang*) para expelir Vento e cessar espirros.

Deficiência do Yin *do Pulmão e do Rim*

Manifestações Clínicas

Falta de ar crônica, dificuldade na inspiração, garganta seca, tosse seca, transpiração noturna, rubor malar.

Língua: Seca, sem revestimento, fissuras na área do Pulmão. Corpo Vermelho caso haja Calor por Deficiência.

Pulso: Flutuante-Vazio.

De maneira geral, a retenção do *Qi* do Rim é uma função do *Yang*. Entretanto, quando *Yin* do Rim estiver deficiente, este também falha em conter o *Qi*, provocando falta de ar.

Princípio de Tratamento

Nutrir *Yin*, fortalecer Pulmão e Rim, restabelecer a descendência do *Qi* do Pulmão.

Acupuntura

978-85-7241-817-1

Pontos

P-9 (*Taiyuan*), REN-17 (*Shanzhong*), E-36 (*Zusanli*), BP-6 (*Sanyinjiao*), REN-12 (*Zhongwan*), REN-4 (*Guanyuan*), R-3 (*Taixi*), P-7 (*Lieque*) e R-6 (*Zhaohai*) em combinação, R-25 (*Shencang*). Todos os pontos devem ser utilizados com o método de tonificação, exceto R-25, que deve ser inserido por agulha com método neutro.

78 Falta de Ar (*Chuan*)

EXPLICAÇÃO

- P-9 e REN-17 tonificam o Pulmão e promovem a descendência do *Qi* do Pulmão.
- E-36 e REN-12 fortalecem a Terra para reforçar o Metal.
- BP-6 e REN-4 nutrem o *Yin*.
- R-3 nutre o Rim.
- P-7 e R-6 nutrem o *Yin* do Rim, restabelecem a descendência do *Qi* do Pulmão e beneficiam a garganta. Abrem o *Ren Mai* (Vaso Concepção) e são ideais para esse tipo de falta de ar.
- R-25 é um ponto local para estimular a retenção do *Qi* do Rim em casos de falta de ar crônica proveniente da deficiência do Rim.

Fitoterapia

Prescrição

BA XIAN CHANG SHOU WAN – Pílula da Longevidade dos Oito Imortais.

EXPLICAÇÃO Essa é a principal fórmula para tratar deficiência do *Yin* do Pulmão e do Rim. É uma variação de *Liu Wei Di Huang Wan* (Pilula de *Rehmannia* dos Seis Ingredientes), que nutre *Yin* do Fígado e do Rim, com acréscimo de *Mai Men Dong* (*Radix Ophiopogonis*) e *Wu Wei Zi* (*Fructus Schisandrae*) para nutrir *Yin* do Pulmão e absorver perdas (como transpiração noturna).

MODIFICAÇÕES

- Para tratar falta de ar crônica, uma ou duas ervas devem ser acrescentadas para estimular a descendência do *Qi* do Pulmão, como já descrito nas prescrições anteriores.
- Em caso de sintomas de subida do *Yang* (tais como tontura e dores de cabeça), acrescentar *Long Gu* (*Mastodi Ossis fossilia*) e *Mu Li* (*Concha Ostreae*).

Prescrição

PRESCRIÇÃO EMPÍRICA segundo Dr. Dong Jian Hua[7].

EXPLICAÇÃO Essa fórmula tonifica tanto *Yin* do Rim como *Yang* do Rim, bem como *Yin* do Pulmão, promove a descendência do *Qi* do Pulmão e interrompe a falta de ar.

Resumo

Deficiência do *Yin* do Pulmão e do Rim
Pontos
- P-9 (*Taiyuan*), REN-17 (*Shanzhong*), E-36 (*Zusanli*), BP-6 (*Sanyinjiao*), REN-12 (*Zhongwan*), REN-4 (*Guanyuan*), R-3 (*Taixi*), P-7 (*Lieque*) e R-6 (*Zhaohai*) em combinação, R-25 (*Shencang*). Em todos os pontos, aplica-se método de tonificação, exceto em R-25, que deve ser inserido por agulha com método neutro

Fitoterapia
Prescrição
- BA XIAN CHANG SHOU WAN – Pílula da Longevidade dos Oito Imortais
Prescrição
- PRESCRIÇÃO EMPÍRICA segundo Dr. Dong Jian Hua[8]

Caso Clínico

Um homem de 43 anos de idade reclamava de febre do feno e falta de ar durante os últimos 18 anos. Manifestava dificuldade de inspirar e frequentemente apresentava transpiração noturna. Sentia a região dorsal inferior dolorida e sofria de tinido moderado unilateral. A garganta estava seca. O pulso apresentava-se, em geral, ligeiramente Flutuante-Vazio e Fraco na posição Anterior direita. A língua estava ligeiramente Vermelha, com revestimento sem raiz e seco.

Diagnóstico A falta de ar desse senhor era decorrente da deficiência do *Yin* do Pulmão e do Rim. A deficiência do *Yin* do Pulmão fica evidenciada pela garganta seca e pelo revestimento lingual e sem raiz. A deficiência do *Yin* do Rim causava dor nas costas, tinido, dificuldade para inspirar, transpiração noturna e pulso Flutuante-Vazio.

Tratamento Uma variação de *Bai Xian Chang Shou Wan* (Pílula da Longevidade dos Oito Imortais) foi usada:

- *Shu Di Huang* (*Radix Rehmanniae preparata*): 12g.
- *Shan Zhu Yu* (*Fructus Corni*): 4g.
- *Shan Yao* (*Rhizoma Dioscoreae*): 6g.
- *Ze Xie* (*Rhizoma Alismatis*): 4g.
- *Mu Dan Pi* (*Cortex Moutan*): 4g.
- *Fu Ling* (*Poria*): 6g.
- *Mai Men Dong* (*Radix Ophiopogonis*): 6g.
- *Wu Wei Zi* (*Fructus Schisandrae*): 4g.
- *Xing Ren* (*Semen Armeniacae*): 4g.
- *Su Zi* (*Semen Perillae*): 6g.
- *Zhi Gan Cao* (*Radix Glycyrrhizae uralensis preparata*): 3g.

Deficiência do Yang do Pulmão e do Rim, Transbordamento de Fluidos para Pulmão e Coração

Manifestações Clínicas

Falta de ar crônica, tosse com expectoração de escarro branco e aquoso, sensação de opressão torácica, palpitações, edema, urina escassa, calafrios.

Língua: Pálida, Inchada e Úmida.

Pulso: Profundo, Fraco e Lento.

Essa condição é decorrente da deficiência do *Yang* do Pulmão e do Rim, originando acúmulo de Fleuma fluida no Pulmão e no Coração. A expectoração de escarro branco e aquoso é uma manifestação típica de Fleuma fluida.

Princípio de Tratamento

Tonificar o Pulmão aquecer o Rim, resolver Fleuma fluida, estimular a descendência do *Qi* do Pulmão.

Acupuntura

Pontos

P-7 (*Lieque*), IG-6 (*Pianli*), REN-17 (*Shanzhong*), REN-12 (*Zhongwan*), REN-9 (*Shuifen*), R-7 (*Fuliu*), REN-6 (*Qihai*), BP-6 (*Sanyinjiao*), E-40 (*Fenglong*), PC-6 (*Neiguan*), B-20 (*Pishu*), B-23 (*Shenshu*), B-22 (*Sanjiaoshu*), B-13 (*Feishu*), B-15 (*Xinshu*). Em todos os pontos aplica-se método de tonificação, exceto em P-7, IG-6 e REN-9, que devem ser inseridos por agulha com método neutro. Moxa é aplicável.

EXPLICAÇÃO

- P-7, IG-6 e REN-17 estimulam a descendência do *Qi* do Pulmão e abrem as passagens da Água do Pulmão, a fim de resolver edema.
- REN-12, REN-9 e REN-6 tonificam *Qi* e resolvem edema.
- R-7 e BP-6 tonificam Rim e resolvem edema.
- E-40 resolve Fleuma.
- PC-6 abre o tórax, aliviando, portanto, a sensação de opressão torácica e tonifica o *Yang* do Coração.
- B-20, B-23 e B-22 tonificam *Yang* do Baço e do Rim e estimulam a transformação dos fluidos no Aquecedor Inferior para resolver edema.
- B-13 e B-15 tonificam *Yang* do Pulmão e do Coração.

Fitoterapia

Prescrição

Variação de *ZHEN WU TANG* – Variação da Decocção do Verdadeiro Guerreiro.

EXPLICAÇÃO Essa fórmula tonifica e aquece o *Yang* do Baço e do Rim, restabelece a descendência do *Qi* do Pulmão e resolve Fleuma-Fluida.

MODIFICAÇÕES

- Em casos de deficiência do *Yang* do Coração com Fleuma fluida no Coração gerando estagnação de Sangue (face púrpura, lábios cianóticos, unhas escuras, língua Púrpura), acrescentar *Dan Shen* (*Radix Salviae miltiorrhizae*), *Hong Hua* (*Flos Carthami tinctorii*), *Tao Ren* (*Semen Persicae*) e *Chuan Xiong* (*Rhizoma Chuanxiong*).

Resumo

Deficiência do *Yang* do Pulmão e do Rim, Transbordamento de Fluidos para Coração e Pulmão

- P-7 (*Lieque*), IG-6 (*Pianli*), REN-17 (*Shanzhong*), REN-12 (*Zhongwan*), REN-9 (*Shuifen*), R-7 (*Fuliu*), REN-6 (*Qihai*), BP-6 (*Sanyinjiao*), E-40 (*Fenglong*), PC-6 (*Neiguan*), B-20 (*Pishu*), B-23 (*Shenshu*), B-22 (*Sanjiaoshu*), B-13 (*Feishu*), B-15 (*Xinshu*). Em todos os pontos, utiliza-se método de tonificação, exceto em P-7, IG-6 e REN-9, que devem ser inseridos por agulha com método neutro. Moxa é aplicável

Fitoterapia

Prescrição

- Variação de *ZHEN WU TANG* – Variação da Decocção do Verdadeiro Guerreiro

---

Deficiência do Yang do Pulmão, do Rim e do Coração, Transbordamento de Fluidos para o Coração

Manifestações Clínicas

Falta de ar crônica, sensação de opressão e dor no tórax, náusea, lábios cianóticos, face e unhas de coloração púrpura, expectoração de escarro branco e aquoso, dificuldade em deitar, edema, calafrios, dor na região dorsal inferior, fraqueza nos joelhos, urina escassa, porém pálida.

Língua: Púrpuro-azulada e Inchada.

Pulso: Profundo, Lento e Atado.

Essa condição ocorre apenas em idosos que sofrem de falta de ar crônica. É caracterizada por deficiência do *Yang* do Pulmão, do Rim e do Coração, gerando formação de Fleuma fluida (manifestada por expectoração branca e aquosa). Esta transborda ao Pulmão e ao Coração. No Pulmão, essa Fleuma avança e prejudica a descendência do *Qi* do Pulmão, agravando a falta de ar. No Coração, a Fleuma fluida obstrui a circulação de Sangue no tórax, provocando dor em tórax e face, além de unhas, lábios e língua de coloração cianótica. A deficiência de *Yang* do Rim causa dor nas costas, fraqueza dos joelhos e urina escassa.

Princípio de Tratamento

Tonificar e aquecer Pulmão, Coração e Rim; resolver a Fleuma; restabelecer a descendência do *Qi* do Pulmão; revigorar Sangue; e eliminar estagnação.

Acupuntura

Pontos

P-7 (*Lieque*), IG-6 (*Pianli*), REN-17 (*Shanzhong*), REN-12 (*Zhongwan*), REN-9 (*Shuifen*), R-7 (*Fuliu*), REN-6 (*Qihai*), BP-6 (*Sanyinjiao*), E-40 (*Fenglong*), PC-6 (*Neiguan*), B-20 (*Pishu*), B-23 (*Shenshu*), B-22 (*Sanjiaoshu*), B-13 (*Feishu*), B-15 (*Xinshu*), B-17 (*Geshu*), BP-10 (*Xuehai*). Aplica-se método de tonificação em todos os pontos, exceto em P-7, IG-6, REN-9, BP-6 e E-40, que devem ser inseridos por agulhas com método neutro. Moxa é aplicável.

EXPLICAÇÃO

- P-7, IG-6 e REN-17 estimulam a descendência do *Qi* do Pulmão e abrem a passagem da Água do Pulmão para resolver edema.
- REN-12, REN-9 e REN-6 tonificam o *Qi* e resolvem edema.
- R-7 e BP-6 tonificam o Rim e resolvem edema.
- E-40 resolve Fleuma.
- PC-6 abre o tórax, aliviando a sensação de opressão, e tonifica *Yang* do Coração.
- B-20, B-23 e B-22 tonificam *Yang* do Baço e do Rim, estimulando a transformação de fluidos no Aquecedor Inferior para resolver edema.
- B-13 e B-15 tonificam *Yang* do Pulmão e do Coração.
- B-17 e BP-10 movem o Sangue e eliminam estagnação.

80 Falta de Ar *(Chuan)*

Fitoterapia

Prescrição

Variação de *LING GUI ZHU GAN TANG, LING GAN WU WEI JIANG XIN TANG* e *ZHEN WU TANG* – Variação da Decocção de *Poria-Cinnamomum-Atractylodes-Glycyrrhiza*, Decocção de *Poria-Glycyrrhiza-Schisandra-Zingiber-Asarum* e Decocção do Verdadeiro Guerreiro.

EXPLICAÇÃO   Embora esta seja uma variação de três prescrições, há quase uma coincidência de ingredientes entre as três, de forma que, no total, os ingredientes não são muitos. A primeira prescrição, *Ling Gui Zhu Gan Tang* (Decocção de *Poria-Cinnamomum-Atractylodes-Glycyrrhiza*), tonifica *Yang* do Baço e resolve Fleuma fluida no tórax; além disso, alivia náusea, sensação de opressão torácica e falta de ar.

A segunda prescrição, *Ling Gan Wu Wei Jiang Xin Tang* (Decocção de *Poria-Glycyrrhiza-Schisandra-Zingiber-Asarum*) aquece Pulmão, resolve Fleuma fluida e alivia falta de ar e sensação de opressão torácica.

A terceira prescrição, usada no padrão anterior, tonifica *Yang* do Baço e do Rim e resolve edema. A essas três prescrições acrescenta-se *Chuan Xiong (Rhizoma Chuanxiong)* e *Dan Shen (Radix Salviae miltiorrhizae)* para mover Sangue no tórax e eliminar estagnação, e *Sang Bai Pi (Cortex Mori)* e *Su Zi (Fructus Perillae)* para restabelecer a descendência do *Qi* do Pulmão.

Resumo

Deficiência do *Yang* do Pulmão, do Rim e do Coração, Transbordamento de Fluidos para o Coração

Pontos

■ P-7 *(Lieque)*, IG-6 *(Pianli)*, REN-17 *(Shanzhong)*, REN-12 *(Zhongwan)*, REN-9 *(Shuifen)*, R-7 *(Fuliu)*, REN-6 *(Qihai)*, BP-6 *(Sanyinjiao)*, E-40 *(Fenglong)*, PC-6 *(Neiguan)*, B-20 *(Pishu)*, B-23 *(Shenshu)*, B-22 *(Sanjiaoshu)*, B-13 *(Feishu)*, B-15 *(Xinshu)*, B-17 *(Geshu)*, BP-10 *(Xuehai)*. Aplica-se método de tonificação em todos os pontos, exceto em P-7, IG-6, REN-9, BP-6 e E-40, que devem ser inseridos por agulhas com método neutro. Moxa é aplicável

Fitoterapia

Prescrição

■ Variação de *LING GUI ZHU GAN TANG, LING GAN WU WEI JIANG XIN TANG* e *ZHEN WU TANG* – Variação da Decocção de *Poria-Cinnamomum-Atractylodes-Glycyrrhiza*, Decocção de *Poria-Glycyrrhiza-Schisandra-Zingiber-Asarum* e Decocção do Verdadeiro Guerreiro

---

Caso Clínico

Uma mulher de 75 anos de idade sofria de falta de ar há 40 anos. A falta de ar iniciou-se após pneumonia bilateral e colapso de um pulmão. Ela foi tratada com prednisolona por vários anos. Apresentava dificuldade em inspirar ou expirar, sensação de opressão torácica e náusea branda. Os lábios estavam ligeiramente cianóticos e ela expectorava escarro branco e aquoso. Sentia frio com facilidade, além de dor em região dorsal e joelhos. Ocasionalmente, sentia palpitações.

Sua língua estava muito Pálida, mas também Azulada nas laterais (área do tórax) e muito Inchado. O pulso estava Profundo, Fraco e Lento. Apresentava-se particularmente Fraco em ambas as posições Posteriores.

Diagnóstico   Essa condição é decorrente da deficiência extrema do *Yang* de Pulmão, Coração, Baço e Rim, gerando Fleuma fluida em Pulmão e Coração.

Tratamento   Tendo em vista a idade da paciente e o uso prolongado de prednisolona, sua condição poderia apenas ser melhorada, não curada. Ela foi tratada com fitoterapia, utilizando variação de *Ling Gui Zhu Gan Tang, Ling Gan Wu Wei Jiang Xin Tang* e *Zhen Wu Tang* (Decocção de *Poria-Cinnamomum-Atractylodes-Glycyrrhiza*, Decocção de *Poria-Glycyrrhiza-Schisandra-Zingiber-Asarum* e Decocção do Verdadeiro Guerreiro).

- *Fu Ling (Poria)*: 10g.
- *Gui Zhi (Ramulus Cinnamomi cassiae)*: 3g.
- *Bai Zhu (Rhizoma Atractylodis macrocephalae)*: 9g.
- *Zhi Gan Cao (Radix Glycyrrhizae uralensis preparata)*: 3g.
- *Wu Wei Zi (Fructus Schisandrae)*: 4g.
- *Gan Jiang (Rhizoma Zingiberis)*: 1,5g.
- *Xi Xin (Herba Asari)*: 9g.
- *Fu Zi (Radix Aconiti lateralis preparata)*: 3g.
- *Bai Shao (Radix Paeoniae alba)*: 6g.
- *Dan Shen (Radix Salviae miltiorrhizae)*: 4g.
- *Chuan Xiong (Radix Chuanxiong)*: 4g.
- *Sang Bai Pi (Cortex Mori)*: 6g.
- *Su Zi (Fructus Perillae)*: 6g.
- *Xing Ren (Semen Armeniacae)*: 4g.

Prognóstico e Prevenção

Acupuntura e fitoterapia são eficazes no tratamento da falta de ar. O tipo de resultado obtido depende da duração da doença e do quadro do paciente. De forma geral, padrões agudos respondem muito rapidamente, ao passo que condições crônicas obviamente respondem de forma lenta.

Por exemplo, os primeiros três padrões descritos, ou seja, Vento-Frio invadindo Pulmão, Vento-Frio no Exterior, Fleuma fluida no Interior e Frio no Exterior, Calor no Interior, são condições agudas e devem, portanto, responder ao tratamento em algumas sessões, mediante combinação de acupuntura e ervas. Os demais padrões de Excesso, isto é, Fleuma-Calor no Pulmão, Fleuma turva no Pulmão, obstrução do *Qi* do Pulmão e Fogo do Fígado invadindo Pulmão, responderão ao tratamento mais demoradamente em algumas semanas ou alguns meses, dependendo da gravidade da condição. Dentre os quatro padrões, o mais difícil de tratar é a Fleuma turva no Pulmão.

Dentre os padrões por Deficiência, o mais difícil de tratar é a deficiência do *Yang* de Pulmão, Coração e Rim. Essa é uma condição muito crônica, a qual só ocorre em idosos e é caracterizada pela presença de Fleuma fluida afetando Coração e Pulmão. A Fleuma fluida é um tipo de Fleuma que é sempre muito difícil de tratar.

No tocante à proporcionalidade de importância entre acupuntura e ervas, as ervas são necessárias sempre que haja Fleuma, pois são melhores que a acupuntura na eliminação da Fleuma. A acupuntura em si proporciona bons resultados, particularmente em dois padrões relacionados ao Fígado, ou seja, obstrução do *Qi* do Pulmão e Fogo do Fígado insultando Pulmão.

No que diz respeito à prevenção, depois de um tratamento bem-sucedido, é importante que se tomem certas medidas preventivas, a fim de que a falta de ar não retorne periodicamente.

Dieta

Um indivíduo que obtve sucesso no tratamento da falta de ar deve abster-se de laticínios (leite, queijo, manteiga, nata, iogurte, sorvete), pois estes alimentos tendem a formar Fleuma, a qual facilmente se instala no Pulmão e obstrui a respiração.

Pela mesma razão, o consumo de alimentos gordurosos e frituras deve ser reduzido ao mínimo. Também deve-se aconselhar o paciente a não comer grandes quantidades de frutas frescas e legumes crus. Embora tais alimentos sejam benéficos quando ingeridos com moderação, em excesso, porém, propiciam também a formação de Fleuma e prejudicam o *Yang*. Este conselho é particularmente importante para aqueles pacientes cuja falta de ar é causada por deficiência de *Yang*.

Hábitos de Vida

Indivíduos que sofrem de falta de ar deveriam tomar muito cuidado em proteger-se adequadamente do vento e do frio. As pessoas de modo geral seguem à risca as determinações da moda, muitas vezes não utilizando roupas adequadas. Aqueles que sofrem de falta de ar devem tomar cuidado especial em proteger a região dorsal superior e o tórax.

Tratamento Preventivo

Moxa e ervas podem ser utilizadas para prevenir uma recaída da falta de ar. Moxabustão indireta com alho pode ser aplicada no verão, em intervalos de dez dias, nos três seguintes grupos de pontos:

- Primeiro grupo:
  - *Bai Lao* (ponto extra) (no occipúcio, 1*cun* abaixo da linha do cabelo e 1*cun* da linha média).
  - B-13 (*Feishu*).
  - B-43 (*Gaohuangshu*).
- Segundo grupo:
  - DU-14 (*Dazhui*).
  - B-12 (*Fengmen*).
  - B-20 (*Pishu*).
- Terceiro grupo:
  - B-11 (*Dashu*).
  - B-13 (*Feishu*).
  - B-23 (*Shenshu*).

Também pode ser aplicado um emplastro fitoterápico nos mesmos três grupos de pontos, no mesmo intervalo, durante o verão. As ervas utilizadas para o emplastro são:

- *Bai Jie Zi* (*Semen Sinapis albae*).
- *Xi Xin* (*Herba Asari*).
- *Gan Sui Radix* (*Euphorbiae Kansui*).
- *She Xiang* (*Moschus*).
- *Yan Hu Suo* (*Rhizoma Corydalis*).

Moer estas ervas (*She Xiang* pode ser excluída, pois é muito cara) em um moedor de café, transformando-as em pó, acrescentar suco de gengibre e mel, moldar em pedaços bem pequenos (aproximadamente do tamanho de um "O"), colocá-lo sobre o emplastro e aplicá-lo nos pontos de acupuntura. Manter o emplastro por *não* mais que 2h, já que as ervas são capazes de lesar a pele.

Pacientes propensos à deficiência do *Qi* do Pulmão devem tomar uma série de *Yu Ping Feng San* (Pó do Para-brisa de Jade) ao final do mês de agosto de cada ano.

Pacientes propensos à deficiência do Rim podem tomar o remédio patenteado *Jin Gui Shen Qi Wan* (Pílula do Tórax Dourado do *Qi* do Rim) (ou Fitoterápico Sentinela-*Yang*, na série dos Três Tesouros) durante os meses de inverno. No caso de deficiência do *Yin* do Rim, devem ser substituídos por *Liu Wei Di Huang* (Pílula *Rehmannia* dos Seis Ingredientes) (ou Fitoterápico Sentinela-*Yin*, na série dos Três Tesouros).

Diagnóstico Diferencial Ocidental

A dispneia (falta de ar) pode apresentar diferentes causas em medicina ocidental. Entretanto, com exceção das causas gerais, como anemia, todas são relacionadas aos pulmões ou ao coração.

De fato, a falta de ar pode originar-se de doença dos próprios pulmões (como asma, bronquite ou enfisema) ou de doença do coração que afeta os pulmões (como insuficiência do ventrículo esquerdo do coração).

As causas mais comuns de falta de ar crônica foram resumidas com um diagrama (Fig. 3.7).

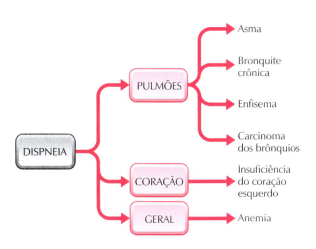

Figura 3.7 – Causas da falta de ar em medicina ocidental.

Causas Pulmonares

Asma

A asma consiste na constrição dos brônquios na expiração. Pode se iniciar durante a infância em indivíduos atópicos, ou seja, naqueles que formam com facilidade anticorpos para alérgenos geralmente encontrados em casas empoeiradas, nos pólens ou ácaros do pó de casa. Tais pacientes muitas vezes sofrem de outras doenças alérgicas como rinite alérgica ou eczema atópico. Tal quadro é chamado de asma de início precoce ou extrínseca, e o discutiremos em capítulo separado (Cap. 5). Nos demais casos, a asma em indivíduos não atópicos inicia-se mais tarde e é chamada de asma de início tardio ou intrínseca. Tal tipo de asma não é proveniente de reação alérgica.

Nos dois tipos, as manifestações principais são falta de ar mediante exercício, broncospasmo e tosse que pode piorar à noite.

Bronquite Crônica

É proveniente do estreitamento dos bronquíolos pela ação do muco e pelo edema das membranas mucosas dentro dos pulmões. É este estreitamento que causa falta de ar.

Esse quadro ocorre em pessoas de meia-idade ou idosas, e a presença de tosse crônica produtiva com expectoração abundante é o principal sinal para distingui-la da asma. Outra diferença é que a falta de ar na bronquite crônica piora pela manhã (ao passo que, na asma, o quadro piora à noite). Outra característica da bronquite crônica é a propensão a frequentes infecções torácicas.

Com o passar do tempo, a bronquite crônica pode gerar enfisema, ou seja, superdistensão dos alvéolos.

Enfisema

Essa condição é proveniente de uma permanente e irreversível hiperdistensão dos alvéolos. Desenvolve-se com frequência a partir de bronquite crônica, conforme explicado anteriormente. Após anos de hiperdistensão, um aumento alveolar contínuo provocará a desintegração da parede alveolar com progressiva obliteração da base vascular dos pulmões. Essa é a causa mais comum de insuficiência do ventrículo direito do coração que, por si mesmo, também causa falta de ar.

As principais características clínicas são, em primeiro lugar, falta de ar em esforço e, com o tempo, também em repouso. Em casos graves, a falta de ar é constante, os movimentos do tórax são limitados, os sons produzidos pela respiração são inaudíveis e pode ocorrer cianose.

O enfisema pode ser claramente diferenciado da asma, uma vez que a falta de ar no enfisema é constante e, na asma, a falta de ar apresenta-se em crises. Pode ser diferenciado de bronquite crônica, pois não há tosse nem tampouco escarro abundante.

A diferenciação entre asma, bronquite crônica e enfisema é importante para o prognóstico, uma vez que as duas primeiras reagem bem ao tratamento com acupuntura e erva, ao passo o enfisema não responde tão bem (Tabela 3.1).

Carcinoma Bronquial

Este é estatisticamente o mais comum de todos os carcinomas, respondendo por 40% de todas as mortes masculinas de doença maligna.

As principais manifestações clínicas são tosse com escarro escasso, o qual pode ser manchado de sangue, dor torácica e falta de ar, embora esta possa aparecer apenas em estágios mais tardios.

Causas Cardíacas

Insuficiência do Coração Esquerdo

Quando o ventrículo esquerdo do coração perder a força de contração, o sangue acumula-se atrás do ventrículo esquerdo, nas veias pulmonares e nos pulmões. A congestão pulmonar resultante disso reduz a fornecimento de oxigênio para os alvéolos, causando falta de ar.

Insuficiência ventricular esquerda pode ser causada por:

- Infarto cardíaco.
- Doença aórtica.
- Incompetência mitral.
- Hipertensão essencial.

O paciente fica gravemente ofegante mediante esforço físico e, ao deitar-se, apresenta a necessidade de sentar para respirar, ofegando para respirar. Pode acordar repentinamente e sentir calor. A falta de ar piora progressivamente até se tornar constante. Pode também ocorrer tosse à noite, com escarro aquoso e espumoso, palpitações, tontura, náusea, vômito, diarreia e dor abdominal. O fenômeno de pulso alternante pode ser percebido no esfigmomanômetro: no limite superior, apenas metade dos batimentos são audíveis; porém, quando a pressão é mais baixa que 10mmHg, todos os batimentos tornam-se audíveis. Por exemplo, a 180mmHg, a medida do pulso pode ser 50; ao passo que a 160mmHg, a medida é 100.

Causas Gerais

Anemia

Falta de ar mediante esforço físico é uma característica de anemia.

As causas de falta de ar são resumidas na Tabela 3.2.

Tabela 3.1 – Comparação entre asma, bronquite crônica e enfisema

	Asma	Bronquite crônica	Enfisema
Frequência	Crises de dispneia	Crises de dispneia com infecções torácicas	Dispneia constante
Tempo	Piora à noite	Piora pela manhã	Todo o tempo
Alergias	Sim	Não	Não
Escarro	Não	Sim	Sim

Tabela 3.2 – Sinopse das causas de falta de ar

Doença	Patologia	Sintomas	Sinais
Asma	Broncospasmo	Crises de dispneia	Broncospasmo
Bronquite crônica	Estreitamento dos brônquios pelo muco	Dispneia, plenitude do tórax	Tosse com escarro abundante
Enfisema	Distensão dos alvéolos	Dispneia constante	Tórax magro
Carcinoma brônquico	Tumor obstruindo os brônquios	Dor torácica, tosse, dispneia, cansaço, pouco apetite	Escarro com manchas de sangue, perda de peso
Insuficiência do coração esquerdo	Acúmulo de sangue em pulmões e veias pulmonares	Dispneia mediante exercício físico, ofegação para respirar, palpitações, tontura, náusea, vômito	Escarro aquoso-espumante, intervalos de apneia entre 20 e 30s, pulso alternante
Anemia	Redução das células vermelhas do sangue	Dispneia, cansaço	Palidez

Notas Finais

1. 1979 Huang Di Nei Jing Su Wen 黄帝内经素问 [The Yellow Emperor's Classic of Internal Medicine – Simple Questions]. People's Health Publishing House, Beijing, p. 147. Primeira publicação *c.* 100 a. C.
2. Ibid. p. 336.
3. 1981 *Ling Shu Jing* 灵枢经 [Spiritual Axis]. People's Health Publishing House, Beijing, p. 55. Primeira publicação *c.* 100 a.C.
4. He Ren 1979 Jin Gui Yao Lue Tong Su Jiang Hua 金匮要略通俗讲话 [A Popular Guide to the Essential Prescriptions of the Golden Chest]. Shanghai Science Publishing House, Shanghai, p. 46.

O *Essential Prescriptions of the Golden Chest* foi escrito por Zhang Zhong Jing e sua primeira publicação ocorreu *c.* 220 d. C.

5. Citado no Zhang Bo Yu 1986 Zhong Yi Nei Ke Xue 中医内科学 [Internal Medicine]. Shanghai Science Publishing House, Shanghai, p. 66.
6. 1986 Jing Yue Quan Shu 景岳全书 [Complete Book of Jing Yue]. Shanghai Science Publishing House, Shanghai, p. 345. O *Complete Book of Jing Yue* foi escrito por Zhang Jing Yue e publicado em 1624.
7. Tian Hai He 1990 [Dr Dong Jian Hua's Experience in Treating Asthma]. Journal of Traditional Chinese Medicine (Zhong Yi Za Zhi 中医杂志) 31 (6):18.
8. Ibid., p.18.

978-85-7241-817-1

Capítulo 4

哮 Sibilação (Xiao)

CONTEÚDO DO CAPÍTULO

Sibilação (Xiao)   85

Etiologia   86
  Fatores Patogênicos Externos   86
  Dieta Irregular   86
  Condição de Fraqueza do Corpo   86

Patologia   86

Identificação de Padrões e Tratamento   86
  Fleuma-Frio   87
  Fleuma-Calor   87
  Deficiência do Pulmão   89
  Deficiência do Baço   89
  Deficiência do Rim   91

Literatura Chinesa Moderna   92

Prognóstico e Prevenção   92

Diferenciação Ocidental   93
  Bronquite Aguda   94
  Bronquite Crônica   94
  Asma   94

Fase Aguda
- Fleuma-Frio
- Fleuma-Calor

Fase Crônica
- Deficiência do Pulmão
- Deficiência do Baço
- Deficiência do Rim

Sibilação (Xiao)

Xiao indica um som ofegante que pode se assemelhar ao som de assobio, ronco ou serra. É geralmente acompanhado por falta de ar e incapacidade para respirar ao deitar.

O *Essential Prescriptions of the Golden Chest*, escrito pelo Dr. Zhang Zhong Jing, foi o primeiro livro a referir-se à sibilação: "*Para tosse com som de galinha d'água na garganta, use Decocção de* Belamcanda-Ephedra"[1]. O som de "galinha d'água na garganta" é a sibilação. Mais tarde, a sibilação foi também descrita sob diversas maneiras, tais como "*Yin* oculto", "tosse em sorvo", "sibilação em uivo" e "sibilação em ronco".

Nas dinastias subsequentes, os sintomas de sibilação (*Xiao*) e de falta de ar (*Chuan*) não foram claramente diferenciados. O Dr. Zhu Dan Xi (1281-1358) foi o primeiro a usar o termo *Xiao-Chuan*, considerando-o proveniente de Fleuma. Sugeriu, então, que o princípio fundamental de tratamento consistia em tonificar o *Qi* do corpo e, em casos agudos, expelir os fatores patogênicos.

O livro *Ortodox Medical Record* (1515), escrito pelo Dr. Yu Tuan, distingue, pela primeira vez, sibilação (*Xiao*) de falta de ar (*Chuan*)[2]:

Sibilação é caracterizada pelo seu som. Falta de ar é caracterizada pela respiração. Se a respiração for rápida e houver um som como uma galinha d'água na garganta, trata-se de sibilação [Xiao]; se a respiração for contínua e rápida, trata-se de falta de ar, o que é chamado de falta de ar [Chuan].

O *Case Reports for Clinical Practice* (1766), escrito pelo Dr. Ye Gui, diferencia as duas condições dizendo[3]:

Se o fator patogênico for expelido, a falta de ar [Chuan] cessa e nunca mais volta. Na sibilação [Xiao], o fator patogênico fica escondido no interior e no Pulmão, fica às vezes ativo e às vezes quiescente, e ocorrem episódios frequentes durante muitos anos.

Médicos das dinastias subsequentes reverteram o conceito ao considerar sibilação e falta de ar uma única condição.

Na China moderna, os médicos também as consideram juntas, e os livros modernos geralmente descrevem que elas podem corresponder às duas condições separadas de "asma brônquica" ou "bronquite asmática" (bronquite crônica gerando falta de ar).

86 Sibilação (*Xiao*)

Há diferentes tipos de asma, os quais podem ser resumidos em três grupos:

- Asma alérgica (ou atópica) que inicia precocemente na infância e é, muitas vezes, associada com eczema, o qual será discutido em capítulo separado (Cap. 5).
- Asma que se inicia precocemente na infância, após repetidas invasões de Vento externo, gerando infecções torácicas. Essa é costumeiramente proveniente de retenção crônica de fator patogênico residual (geralmente Fleuma),
- Asma que inicia tardiamente, como consequência de invasões repetidas de Vento exterior, dieta irregular, tensão emocional, excesso de trabalho e atividade sexual excessiva. Tal condição pode ser proveniente de uma combinação de fatores, como retenção crônica de fator patogênico residual (geralmente Fleuma) junto com fatores de estilo de vida que geram Fleuma.

O sintoma de "sibilação" discutido neste capítulo corresponde aos dois últimos itens mencionados.

A discussão de sibilação será conduzida de acordo com os seguintes tópicos:

- Etiologia.
- Patologia.
- Identificação de padrões e tratamento.
- Literatura chinesa moderna.
- Prognóstico e prevenção.
- Diferenciação ocidental.

Etiologia

Fatores Patogênicos Externos

Vento-Frio ou Vento-Calor externo podem invadir o corpo, penetrar profundamente e se instalar no Pulmão. Nesse órgão, o fator patogênico obstrui o *Qi* do Pulmão, que não consegue transformar os fluidos, os quais se acumulam sob a forma de Fleuma.

Dieta Irregular

O consumo excessivo de alimentos frios, ácidos, gordurosos ou doces prejudica o Baço, que não consegue transformar e transportar devidamente as essências dos alimentos. Quando tal situação ocorre, forma-se Fleuma; esta se acumula no Pulmão, obstruindo o *Qi* do Pulmão e causando sibilação. Livros antigos diferenciam entre "sibilação alimentar", "sibilação do açúcar" e "sibilação ácida", de acordo com o tipo específico de alimento responsável.

Condição de Fraqueza do Corpo

Uma condição de fraqueza do corpo após longa permanência de uma doença (que pode ocorrer nas crianças depois do sarampo ou da coqueluche) pode esgotar o *Qi* do Pulmão e do Baço. Quando isso ocorre, os fluidos não são transformados devidamente, dando origem ao aparecimento de Fleuma.

Se o *Yin* do corpo estiver esgotado, haverá formação de Calor por Deficiência, o qual evapora e condensa fluidos sob forma de Fleuma.

Patologia

O principal fator patológico na sibilação é a "Fleuma escondida", armazenada no Pulmão. O movimento ascendente da Fleuma impulsionado pelo *Qi* rebelde causa estreitamento das vias aéreas, provocando sibilação. O *Supplement to Diagnosis and Treatament* (1687), de Li Yong Cui, diz[4]:

Sibilação e falta de ar crônicas são decorrentes de: 1) obstrução de Qi *no interior; 2) ataque de fator patogênico externo; 3) Fleuma pegajosa no diafragma. Esses três fatores combinam-se para obstruir a passagem do* Qi*, e quando a respiração é forçada, há som de sibilação.*

Fatores que podem ativar o movimento ascendente do *Qi* rebelde e a Fleuma são as mudanças de tempo, dieta, tensão emocional e excesso de trabalho.

A Fleuma pode ser fria ou quente. Fleuma-Frio pode derivar de exposição frequente ao frio, prejudicando o Pulmão, ou de consumo excessivo de alimentos frios que prejudicam o *Yang* do Baço. Fleuma-Frio é mais facilmente despertado por fatores patogênicos externos. Nos dois casos, deriva de e provoca deficiência de *Yang*.

Fleuma-Calor pode originar-se de consumo excessivo de alimentos ácidos, doces ou gordurosos. A deficiência de *Yin* pode contribuir para a formação de Fleuma-Calor.

Em casos crônicos, Fleuma-Frio prejudica o *Yang* do Baço, ao passo que Fleuma-Calor prejudica *Yin* do Pulmão. A doença é, então, caracterizada por uma combinação de Excesso (Fleuma) e Deficiência (do Pulmão, Baço ou Rim). Pulmão, Baço e Rim deficientes podem, por sua vez, gerar Fleuma. Em particular, se o *Yang* do Rim estiver deficiente haverá Fleuma-Frio; se o *Yin* do Rim estiver deficiente haverá Fleuma-Calor.

Em casos graves e prolongados, quando o Pulmão deficiente falha em controlar os vasos sanguíneos e harmonizar os canais, o Sangue do Coração não pode circular devidamente e o Fogo da Porta de Vida (*Ming Men*) não pode subir ao Coração, causando deficiência do *Yang* do Coração.

978-85-7241-817-1

Identificação de Padrões e Tratamento

Para aplicar o princípio correto de tratamento, deve-se fazer uma distinção clara entre as fases aguda e crônica. Em geral, segue-se o princípio de tratar a Manifestação durante a fase aguda e a Raiz durante a fase crônica. Isso significa que, na fase aguda, deve-se expelir fator patogênico, resolver Fleuma e restabelecer a descendência do *Qi* do Pulmão. Durante a fase crônica, deve-se direcionar a atenção para a tonificação do *Qi* do corpo, particularmente de Pulmão, Baço ou Rim.

Em alguns casos crônicos, pode ser necessário tratar a Manifestação e a Raiz simultaneamente.

Os padrões discutidos são os seguintes:

Fase aguda
- Fleuma-Frio.
- Fleuma-Calor.

Fase crônica
- Deficiência do Pulmão.
- Deficiência do Baço.
- Deficiência do Rim.

O tratamento da fase aguda não inclui apenas o tratamento durante a crise aguda real, mas também durante o período em que as crises forem frequentes. A principal diferenciação a ser feita é entre Fleuma-Frio e Fleuma-Calor, e o princípio fundamental de tratamento consiste em resolver a Fleuma e restabelecer a descendência do *Qi* do Pulmão.

Fleuma-Frio

Manifestações Clínicas

Respiração rápida, sibilação, sensação de plenitude e opressão torácicas, tosse, catarro escasso, compleição branco-azulada, ausência de sede ou desejo de beber líquidos quentes, sensação de frio, piora no clima frio.

Língua: Inchada com revestimento branco e pegajoso.
Pulso: Tenso e Deslizante.

Princípio de Tratamento

Aquecer o Pulmão, dispersar o Frio, resolver a Fleuma, aliviar a falta de ar.

Acupuntura

Pontos

P-7 (*Lieque*), B-13 (*Feishu*), P-1 (*Zhongfu*), P-6 (*Kongzui*), REN-22 (*Tiantu*), REN-17 (*Shanzhong*), E-40 (*Fenglong*), PC-6 (*Neiguan*). Aplica-se método de sedação ou neutro em todos os pontos. Moxa é utilizada.

EXPLICAÇÃO
- P-7, B-13 e P-1 restabelecem a descendência do *Qi* do Pulmão e cessam a sibilação.
- P-6, ponto de Acúmulo, cessa a sibilação e a falta de ar em casos agudos.
- REN-22 restabelece a descendência do *Qi* do Pulmão e resolve a Fleuma.
- REN-17 movimenta o *Qi* no tórax e produz efeito no canal do Pulmão. Aplicado com moxa direta, pode dispersar Frio do Pulmão.
- E-40 e PC-6 abrem o tórax, aliviam a falta de ar e resolvem Fleuma.

Fitoterapia

Prescrição

SHE GAN MA HUANG TANG – Decocção de *Belamcanda-Ephedra*.

EXPLICAÇÃO   Essa fórmula é específica para interromper sibilação e falta de ar decorrentes de Fleuma-Frio.

MODIFICAÇÕES
- Se ocorrerem sintomas de Frio exterior e Fleuma fluida interna, substituir por *Xiao Qing Long Tang* (Decocção do Pequeno Dragão Verde).
- Em caso crônico com deficiência de *Yang* e crises frequentes de sibilação que se assemelha a roncos baixos, respiração lenta, escarro aquoso, compleição embotado-pálida, suor frio, pulso Profundo e língua Pálida, deve-se tratar Manifestação e Raiz simultaneamente. Por um lado, deve-se resolver a Fleuma e restabelecer a descendência do *Qi* do Pulmão; por outro, deve-se tonificar o *Yang* do Rim. Esse propósito terapêutico pode ser alcançado utilizando *Su Zi Jiang Qi Tang* (Decocção de Semente de *Perilla* para Abaixar o *Qi*). Acrescentar a essa fórmula *Dang Shen* (*Radix Codonopsis*) e *Hu Tao Ron* (*Semen Juglandis*) para tonificar Baço e Rim, e *Chen Xiang* (*Lignum Aquilariae*) para restabelecer a descendência do *Qi* do Pulmão.
- Em casos de sintomas muito graves de deficiência de *Yang* (como frio intenso e língua muito Pálida e úmida), acrescentar *Fu Zi* (*Radix Aconiti carmichaeli preparata*).

Resumo

Fleuma-Frio

Pontos
- P-7 (*Lieque*), B-13 (*Feishu*), P-1 (*Zhongfu*), P-6 (*Kongzui*), REN-22 (*Tiantu*), REN-17 (*Shanzhong*), E-40 (*Fenglong*), PC-6 (*Neiguan*). Aplica-se método de sedação ou método neutro em todos os pontos. Moxa é utilizada

Fitoterapia

Prescrição
- SHE GAN MA HUANG TANG – Decocção de *Belamcanda-Ephedra*

Fleuma-Calor

Manifestações Clínicas

Sibilação com produção de som alto, falta de ar, tórax distendido, tosse, escarro amarelo e pegajoso, irritabilidade, transpiração, face vermelha, gosto amargo, sede, sensação de calor.

Língua: Vermelha com revestimento amarelo e pegajoso.
Pulso: Deslizante-Rápido.

Princípio de Tratamento

Remover Calor, restabelecer a descendência do *Qi* do Pulmão, resolver Fleuma, interromper sibilação.

Acupuntura

Pontos

P-5 (*Chize*), P-10 (*Yuji*), P-6 (*Kongzui*), P-1 (*Zhongfu*), B-13 (*Feishu*), IG-11 (*Quchi*), PC-5 (*Jianshi*), E-40

88 Sibilação (*Xiao*)

(*Fenglong*), REN-22 (*Tiantu*). Todos os pontos aplicados com método neutro ou de sedação.

EXPLICAÇÃO

- P-5 resolve Fleuma-Calor do Pulmão.
- P-10 remove Calor do Pulmão.
- P-6, ponto de Acúmulo, interrompe sibilação e falta de ar em casos agudos.
- P-1 e B-13, pontos de Coleta Frontal e Transporte Dorsal, respectivamente, removem Calor do Pulmão e restabelecem a descendência do *Qi* do Pulmão, especialmente em casos agudos.
- IG-11 remove Calor.
- PC-5 e E-40 resolvem Fleuma e abrem tórax.
- REN-22 resolve Fleuma, restabelece a descendência do *Qi* do Pulmão e beneficia a garganta.

Fitoterapia

Prescrição

DING CHUAN TANG – Decocção para Interromper a Falta de Ar.

EXPLICAÇÃO Essa fórmula é específica para tratar sibilação decorrente de Fleuma-Calor.

MODIFICAÇÕES

- Se ocorrerem sintomas simultâneos de Frio exterior e Fleuma-Calor, deve-se acrescentar *Gui Zhi* (*Ramulus Cinnamomi Cassiae*) e *Sheng Jiang* (*Rhizoma Zingiberis officinalis recens*).
- Se ocorrerem sintomas de Fogo (em vez de Calor), como obstipação, urina escura, fezes secas, boca seca e revestimento lingual seco e amarelo, acrescentar *Da Huang* (*Rhizoma Rhei*) e *Mang Xiao* (*Mirabilitum*).
- Se ocorrer vômito de catarro amarelo e pegajoso, adicionar *Zhi Mu* (*Radix Anemarrhenae*), *Hai Ge Ke* (*Concha Cyclinae Sinensis*) e *She Gan* (*Rhizoma Belamcandae*).
- Se Calor tiver prejudicado o *Yin*, acrescentar *Mai Men Dong Tang* (Decocção de *Ophiopogon*).
- Se o problema principal for a Fleuma, sem qualquer sintoma bem-definido de Calor ou Frio, usar *San Zi Yang Qin Tang* (Decocção das Três Sementes para Nutrir os Pais).

Resumo

Fleuma-Calor

Pontos

- P-5 (*Chize*), P-10 (*Yuji*), P-6 (*Kongzui*), P-1 (*Zhongfu*), B-13 (*Feishu*), IG-11 (*Quchi*), PC-5 (*Jianshi*), E-40 (*Fenglong*), REN-22 (*Tiantu*). Todos os pontos aplicados com método neutro ou de sedação

Fitoterapia

Prescrição

- DING CHUAN TANG – Decocção para Interromper a Falta de Ar

Caso Clínico

Um homem de 58 anos de idade sofria de asma há seis anos. No momento da consulta, a asma era muito grave, com crises frequentes e diárias. O paciente usava inalador Ventolin, Becloforte (corticosteroide) sob a forma de *spray* e corticosteroide por via oral. O tórax apresentava-se extremamente tenso e ele não conseguia deitar. Era propenso às infecções pulmonares, desenvolvendo expectoração de escarro amarelo. Sentia também plenitude e distensão epigástrica. Sua língua apresentava-se ligeiramente Vermelha, com bordas inchadas (tipo Baço) e revestimento pegajoso (Prancha 4.1); o pulso estava Rápido, Cheio e Deslizante.

Diagnóstico Esse é um caso de asma não alérgica de início tardio decorrente de Fleuma-Calor contra fundo de deficiência de Baço.

Princípio de tratamento Tendo em vista gravidade e frequências das crises, esse caso foi tratado como agudo, com a atenção sendo voltada para a Manifestação, isto é, resolver Fleuma, remover Calor e restabelecer a descendência do *Qi* do Pulmão.

Tratamento Esse paciente foi tratado apenas com acupuntura. No início do tratamento, ele teve que ser tratado a cada dois dias; gradualmente, as sessões foram espaçadas. Os principais pontos usados foram os seguintes:

- BP-4 (*Gongsun*) e PC-6 (*Neiguan*) abrem o Vaso Penetrador, relaxam o tórax e dominam o *Qi* rebelde do Estômago. Os canais do Pulmão e do Estômago estão intimamente conectados, de tal forma que o *Qi* rebelde do Estômago afetará adversamente o *Qi* do Pulmão.
- P-5 (*Chize*), P-7 (*Lieque*) e P-6 (*Kongzui*) restabelecem a descendência do *Qi* do Pulmão. P-6, ponto de Acúmulo, é específico para tratar casos agudos. P-5 também elimina Fleuma do Pulmão.
- P-1 (*Zhongfu*) e B-13 (*Feishu*), pontos de Coleta Frontal e de Transporte Dorsal, respectivamente, eliminam Calor do Pulmão e restabelecem a descendência do *Qi* do Pulmão.
- E-40 (*Fenglong*) e BP-6 (*Sanyinjiao*) resolvem Fleuma. E-40 também abre tórax e facilita respiração.
- *Dingchuan* (ponto extra), 0,5*cun* lateral de DU-14 (*Dazhui*), é um ponto empírico para tratar asma aguda.

O paciente apresentou melhora gradual com tratamento em dias alternados. O tratamento foi retardado pelo uso de corticosteroides. Porém, a droga foi gradualmente reduzida e interrompida após três meses. Tendo em vista a melhora do paciente, depois de três meses foi incluída no tratamento alguma tonificação do Baço (com REN-12 [*Zhongwan*], B-20 [*Pishu*] e E-36 [*Zusanli*]) e o uso do remédio patenteado *Ping Chuan Wan* (Pílula para Acalmar a Falta de Ar), que tonifica Baço e Rim e restabelece a descendência do *Qi* do Pulmão.

Durante a fase crônica, a principal prioridade era tonificar Pulmão, Baço ou Rim.

Deficiência do Pulmão

Manifestações Clínicas

Transpiração, calafrios, propensão a pegar resfriados, espirros, corrimento nasal, encurtamento da respiração, sibilação branda com som baixo, tosse amena.

Língua: Pálida.
Pulso: Fraco.

Princípio de Tratamento

Tonificar Pulmão e consolidar exterior.

Acupuntura

Pontos

P-9 (*Taiyuan*), E-36 (*Zusanli*), REN-6 (*Qihai*), B-13 (*Feishu*), DU-12 (*Shenzhu*), P-7 (*Lieque*). Todos os pontos são inseridos com método de tonificação.

EXPLICAÇÃO

- P-9, B-13 e DU-12 tonificam *Qi* do Pulmão e consolidam exterior.
- E-36 e REN-6 tonificam *Qi* em geral.
- P-7 restabelece a descendência do *Qi* do Pulmão e cessa sibilação e tosse.

Fitoterapia

Prescrição
YU PING FENG SAN – Pó do Para-brisa de Jade.

EXPLICAÇÃO Essa fórmula tonifica *Qi* do Pulmão e consolida exterior.

MODIFICAÇÕES

- Se ocorrerem sintomas de Frio, acrescentar *Gui Zhi* (*Ramulus Cinnamomi cassiae*), *Bai Shao* (*Radix Paeoniae alba*), *Sheng Jiang* (*Rhizoma Zingiberis officinalis recens*) e *Da Zao* (*Fructus Jujubae*).
- Se ocorrer deficiência de *Qi* e *Yin*, acrescentar *Sheng Mai San* (Pó para Gerar o Pulso).

Remédio dos Três Tesouros

FITOTERÁPICO SENTINELA Fitoterápico Sentinela tonifica *Qi* do Pulmão e do Rim e consolida exterior. Há duas versões: Fitoterápico Sentinela-*Yang*, para pacientes com propensão à deficiência de *Yang*, e Fitoterápico Sentinela-*Yin*, para aqueles com propensão à deficiência de *Yin*.

Resumo

Deficiência do Pulmão

Pontos
- P-9 (*Taiyuan*), E-36 (*Zusanli*), REN-6 (*Qihai*), B-13 (*Feishu*), DU-12 (*Shenzhu*), P-7 (*Lieque*). Todos os pontos são inseridos com método de tonificação

Fitoterapia
Prescrição
- *YU PING FENG SAN* – Pó do Para-brisa de Jade
Remédio dos Três Tesouros
- Fitoterápico Sentinela

Deficiência do Baço

Manifestações Clínicas

Sibilação moderada com som baixo, pouco apetite, distensão abdominal branda, intolerância a certos alimentos, fadiga, encurtamento da respiração, falta de vontade de falar, desejo de deitar, cansaço.

Língua: Pálida.
Pulso: Fraco.

Princípio de Tratamento

Tonificar Baço e resolver Fleuma.

Acupuntura

Pontos

E-36 (*Zusanli*), BP-3 (*Taibai*), B-20 (*Pishu*), B-21 (*Weishu*), REN-12 (*Zhongwan*), E-40 (*Fenglong*), P-7 (*Lieque*), P-9 (*Taiyuan*), B-13 (*Feishu*), REN-6 (*Qihai*). Todos os pontos são inseridos com método de tonificação. Moxa é utilizada.

EXPLICAÇÃO

- E-36, BP-3, B-20, B-21 e REN-12 tonificam Estômago e Baço.
- E-40 resolve Fleuma.
- P-7 restabelece a descendência do *Qi* do Pulmão.
- P-9 e B-13 tonificam *Qi* do Pulmão.
- REN-6 tonifica *Qi* em geral.

Fitoterapia

Prescrição
LIU JUN ZI TANG – Decocção dos Seis Cavalheiros.

EXPLICAÇÃO Essa fórmula tonifica o *Qi* do Baço e resolve ligeiramente a Umidade.

MODIFICAÇÕES

- Se ocorrerem sintomas acentuados de Frio, acrescentar *Gui Zhi* (*Ramulus Cinnamomi cassiae*) e *Gan Jiang* (*Rhizoma Zingiberis officinalis*).

Remédio dos Três Tesouros

TERRA PRÓSPERA Terra Próspera tonifica Baço e resolve ligeiramente a Umidade; é uma variação de *Liu Jun Zi Tang* (Decocção dos Seis Cavalheiros).

90 Sibilação (*Xiao*)

Resumo

Deficiência do Baço

Pontos

- E-36 (*Zusanli*), BP-3 (*Taibai*), B-20 (*Pishu*), B-21 (*Weishu*), REN-12 (*Zhongwan*), E-40 (*Fenglong*), P-7 (*Lieque*), P-9 (*Taiyuan*), B-13 (*Feishu*), REN-6 (*Qihai*). Aplica-se método de tonificação em todos os pontos. Moxa é utilizada

Fitoterapia

Prescrição

- *LIU JUN ZI TANG* – Decocção dos Seis Cavalheiros

Remédio dos Três Tesouros

- Terra Próspera

Caso Clínico

Uma mulher de 45 anos de idade sofria de asma há oito anos, desde que parou de fumar. Apresentava dificuldade de inspirar e constante secreção nasal. Com frequência sentia catarro na garganta e no tórax e, algumas vezes, expectorava um pouco de escarro pegajoso e amarelo. Muitas vezes, ela experimentava sensação de opressão torácica e náusea moderada. Apresentava leve surdez unilateral e a urina estava pálida. Com frequência, queixava-se de má digestão, sede moderada e regurgitação ácida. Muitas vezes, ela soluçava por longos períodos.

A paciente estava acima do peso normal, particularmente ao redor do estômago e do abdômen. O corpo de sua língua apresentava-se com coloração normal, embora ligeiramente Púrpura nas laterais (área torácica); além disso, estava muito Inchada e tinha uma fissura central do tipo Estômago, com revestimento áspero, amarelo-sujo (Prancha 4.2). Seu pulso era claramente Deslizante no geral e levemente Fraco no lado direito.

Diagnóstico   Esse é um caso claro de retenção de Fleuma-Calor com fundo de deficiência de Baço. Os sintomas de Fleuma-Calor são: expectoração de escarro pegajoso e amarelo, secreção nasal, sensação de opressão torácica, náusea, excesso de peso, língua Inchada e pulso Deslizante. Embora seja um caso de Fleuma-Calor, pois o muco é amarelo, o Calor é apenas ameno e o aspecto predominante é a Fleuma, em vez de Calor.

Há também deficiência moderada e secundária do *Yang* do Rim, a qual é evidenciada por surdez branda e urina pálida.

Uma terceira condição patológica é a retenção de Fleuma-Calor no Estômago, evidenciada por regurgitação ácida, má digestão e fissura de Estômago com revestimento áspero e amarelo. A presença de Fleuma-Calor induziu o *Qi* do Estômago a rebelar-se ascendentemente, causando soluços frequentes. *Qi* do Estômago rebelando-se ascendentemente contribuiu para asma.

O fato de a asma ter iniciado após a paciente parar de fumar é intrigante, mas interessante. Uma explicação possível seria que as condições causais da asma já estavam presentes, porém o

tabaco, que possui uma energia de aquecimento e secura, promovia a secagem constante da Fleuma, retardando o início da doença. A interrupção repentina no ato de fumar significou uma retração abrupta na ação de secagem do tabaco, fazendo com que a Fleuma transbordasse profusamente.

Princípio de tratamento   Por se tratar de condição crônica, o princípio de tratamento é tratar Raiz e Manifestação simultaneamente, isto é, tonificando o *Qi* do corpo e expelindo os fatores patogênicos. O tratamento da Raiz envolve primeiramente a tonificação do *Qi* do Baço e posteriormente a tonificação do *Yang* do Rim. O tratamento da Manifestação consiste em resolver a Fleuma do Pulmão, restabelecer a descendência do *Qi* do Pulmão, resolver a Fleuma-Calor do Estômago e dominar o *Qi* rebelde do Estômago.

Acupuntura   Essa paciente foi tratada com acupuntura e ervas. O tratamento de acupuntura concentrou-se na tonificação do Baço, no restabelecimento da descida do *Qi* do Pulmão e na dominação do *Qi* do Estômago.

Pontos   Os principais pontos usados durante várias sessões foram:

- BP-4 (*Gongsun*), no lado esquerdo, e PC-6 (*Neiguan*), no lado direito, para abrir Vaso Penetrador e dominar *Qi* rebelde do Estômago. Os canais de Pulmão e Estômago estão intimamente conectados, de tal forma que o *Qi* rebelando-se de forma ascendente em um canal produzirá facilmente efeito no outro. Nesse caso, era importante dominar o *Qi* do Estômago, bem como estimular a descendência do *Qi* do Pulmão. Vaso Penetrador é excelente na dominação do *Qi* Rebelde do Estômago, especialmente em pessoas obesas.
- E-40 (*Fenglong*) para resolver Fleuma e abrir tórax.
- REN-12 (*Zhongwan*), B-20 (*Pishu*) e REN-9 (*Shuifen*) para tonificar Baço e resolver Fleuma.
- P-7 (*Lieque*), REN-22 (*Tiantu*) e P-5 (*Chize*) para restabelecer a descida do *Qi* do Pulmão.
- B-23 (*Shenshu*) e R-7 (*Fuliu*) para tonificar *Yang* do Rim.

Fitoterapia

Prescrição

Uma vez que a acupuntura visou tratar a Raiz por intermédio da tonificação do Baço e do Rim, as ervas foram usadas principalmente para tratar a Manifestação, isto é, para resolver a Fleuma, pois são melhores que acupuntura nesse sentido. A principal fórmula usada foi uma variação de *Wen Dan Tang* (Decocção para Aquecer a Vesícula Biliar), que resolve Fleuma-Calor do Pulmão e do Estômago.

- *Zhu Ru* (*Caulis Bambusae em Taeniam*): 6g.
- *Zhi Shi* (*Fructus Aurantii immaturus*): 6g.
- *Ban Xia* (*Rhizoma Pinelliae preparatum*): 6g.
- *Fu Ling* (*Poria*): 6g.
- *Chen Pi* (*Pericarpium Citri reticulatae*): 4g.
- *Sheng Jiang* (*Rhizoma Zingiberis officinalis recens*): 3 fatias.
- *Da Zao* (*Fructus Jujubae*): 3 tâmaras.
- *Xing Ren* (*Semen Armeniacae*): 4g.
- *Su Zi* (*Fructus Perillae*): 6g.
- *Hou Po* (*Cortex Magnoliae officinalis*): 4g.

Explicação
- As sete primeiras ervas constituem o *Wen Dan Tang*, que resolve Fleuma-Calor.
- *Xing Ren* e *Su Zi* restabelecem a descendência do *Qi* do Pulmão.
- *Hou Po* movimenta o *Qi* e alivia plenitude e opressão torácica.

Como o tratamento evoluiu e mediante a melhora da paciente, acrescentou-se algumas ervas para fortalecer o Baço, tais como *Bai Zhu* (*Rhizoma Atractylodis macrocephalae*), e a dosagem de *Fu Ling* (*Poria*) foi aumentada.

Essa paciente apresentou grande melhora em noves meses de tratamento.

Deficiência do Rim

Manifestações Clínicas

Encurtamento da respiração, sibilação branda com som baixo, grande dificuldade em inspirar, falta de atenção, memória fraca, tinido, fraqueza e dor da região dorsal inferior, falta de ar mediante esforço físico.

Deficiência do *Yang* do Rim: calafrios, língua Pálida, pulso Profundo-Fraco.

Deficiência do *Yin* do Rim: sensação de calor, língua Vermelha sem revestimento, pulso Flutuante-Vazio.

Princípio de Tratamento

Tonificar Rim, fortalecer a recepção do *Qi* do Rim.

Acupuntura

Pontos

R-3 (*Taixi*), BP-6 (*Sanyinjiao*), REN-4 (*Guanyuan*), B-23 (*Shenshu*), B-13 (*Feishu*), DU-12 (*Shenzhu*), R-25 (*Shencang*). Todos os pontos são inseridos com método de tonificação. Usar moxa para tratar deficiência do *Yang* do Rim.

EXPLICAÇÃO
- R-3, BP-6, REN-4 e B-23 tonificam Rim.
- B-13 e DU-12 fortalecem Pulmão.
- R-25 é um ponto local importante para aliviar sibilação proveniente de deficiência do Rim.

Fitoterapia

Prescrição

Para deficiência do *Yang* do Rim: *JIN GUI SHEN QI WAN* – Pílula do Tórax Dourado do *Qi* do Rim.

EXPLICAÇÃO Essa fórmula tonifica e aquece *Yang* do Rim.

978-85-7241-817-1

MODIFICAÇÕES
- Para tratar deficiência grave de *Yang*, acrescentar *Bu Gu Zhi* (*Fructus Psoraleae*) e *Lu Jiao* (*Cornu Cervi*).
- Para fortalecer a recepção do *Qi* do Rim, acrescentar *Hu Tao Rou* (*Semen Juglandis*).

Remédio dos Três Tesouros

FITOTERÁPICO SENTINELA-*YANG* Fitoterápico Sentinela-*Yang* tonifica *Yang* do Pulmão e do Rim.

Prescrição

Deficiência do *Yin* do Rim: *MAI WEI DI HUANG WAN* (*BA XIAN CHANG SHOU WAN*) – Pílula de *Ophiopogon-Schisandra-Rehmannia* (Pílula da Longevidade dos Oito Imortais).

EXPLICAÇÃO Essa fórmula nutre *Yin* do Rim e do Pulmão.

MODIFICAÇÕES
- Para fortalecer a recepção do *Qi* do Rim, acrescentar *Hu Tao Rou* (*Semen Juglandis*).

Remédio dos Três Tesouros

FITOTERÁPICO SENTINELA-*YIN* Fitoterápico Sentinela-*Yin* tonifica Pulmão e Rim em pessoas com propensão à deficiência de *Yin*.

Resumo

Deficiência do Rim

Pontos
- R-3 (*Taixi*), BP-6 (*Sanyinjiao*), REN-4 (*Guanyuan*), B-23 (*Shenshu*), B-13 (*Feishu*), DU-12 (*Shenzhu*), R-25 (*Shencang*). Utilizar método de tonificação em todos os pontos. Usar moxa para tratar deficiência do *Yang* do Rim

Fitoterapia

Prescrição
- Deficiência do *Yang* do Rim: *JIN GUI SHEN QI WAN* – Pilula do Tórax Dourado do *Qi* do Rim

Remédio dos Três Tesouros
- Fitoterápico Sentinela-Yang

Prescrição
- Deficiência do *Yin* do Rim: *MAI WEI DI HUANG WAN* (*BA XIAN CHANG SHOU WAN*) – Pílula de *Ophiopogon-Schisandra-Rehmannia* (Pílula da Longevidade dos Oito Imortais)

Remédio dos Três Tesouros
- Fitoterápico Sentinela-Yin

Caso Clínico

Uma mulher de 42 anos de idade sofria de asma há dez anos. A asma teve seu início após o nascimento de seu segundo filho. A paciente experimentava sensação de opressão torácica e, algumas vezes, expectorava um pouco de catarro amarelo.

92 Sibilação (*Xiao*)

Sofria também de dor na região inferior das costas e, em geral, sentia-se atordoada. Ocasionalmente, apresentava tinido e a urina era pálida e frequente. Sentia-se muito cansada.

A língua apresentava-se ligeiramente Pálida, porém com revestimento amarelo, e o pulso estava Profundo e Fraco, especialmente nas duas posições do Rim.

Diagnóstico Esse é um caso claro de asma proveniente de deficiência do *Yang* do Rim, com Rim não recebendo *Qi*. Também há certa Fleuma-Calor, porém não é significante (escarro amarelo e revestimento da língua amarelo).

Princípio de tratamento O princípio de tratamento deve concentrar-se, primeiramente, no fortalecimento do *Yang* do Rim e, posteriormente, na tonificação do Baço e na resolução da Fleuma.

Acupuntura Essa paciente foi tratada apenas com acupuntura.

Pontos Os principais pontos usados foram:

- B-23 (*Shenshu*), REN-4 (*Guanyuan*) e R-3 (*Taixi*), com moxa, para tonificar *Yang* do Rim.
- P-7 (*Lieque*), no lado direito, e R-6 (*Zhaohai*), no lado esquerdo, para abrir *Ren Mai* (Vaso Concepção), tonificar Rim e restabelecer a descendência do *Qi* do Pulmão.
- P-5 (*Chize*) e REN-22 (*Tiantu*) para restabelecer a descendência do *Qi* do Pulmão.
- B-20 (*Pishu*) e REN-12 (*Zhongwan*) para tonificar Baço.
- E-40 (*Fenglong*) e BP-6 (*Sanyinjiao*) para resolver Fleuma.
- PC-6 (*Neiguan*) para abrir tórax e aliviar falta de ar.

Essa paciente foi tratada a cada duas semanas (uma vez que morava muito longe), durante 18 meses; após esse período, houve uma melhora de cerca de 80% e a paciente passou a apresentar falta de ar apenas ocasionalmente.

Literatura Chinesa Moderna

Journal of Chinese Medicine (Zhong Yi Za Zhi), *v. 25, n. 8, 1984, p. 8*

"Experience in the Differentiation and Treatment of Wheezing (Xiao)" *de Dong Shu Liu*

Dr. Dong considera a sibilação sempre como sendo proveniente de "Fleuma escondido" nos brônquios, os quais respondem pelo som da sibilação durante a expi-

ração. Ele considera a doença proveniente de repetidas invasões de fatores patogênicos externos que se tornaram interiores. A Fleuma obstrui as vias aéreas, causando tosse, sibilação e falta de ar. No tratamento, deve-se resolver Fleuma e restabelecer as funções de difusão e descendência do *Qi* do Pulmão.

Para tratar sibilação decorrente do Frio (proveniente de Fleuma-Frio), o Dr. Dong usa uma variação de *Xiao Qing Long Tang* (Decocção do Pequeno Dragão Verde):

- *Ma Huang* (*Herba Ephedrae*): 4,5g.
- *Gui Zhi* (*Ramulus Cinnamomi cassiae*): 3g.
- *Bai Shao* (*Radix Paeoniae alba*): 9g.
- *Gan Jiang* (*Rhizoma Zingiberis*): 2,4g.
- *Wu Wei Zi* (*Fructus Schisandrae*): 3g.
- *Xi Xin* (*Herba Asari*): 2,4g.
- *Ban Xia* (*Rhizoma Pinelliae preparatum*): 9g.
- *Chen Pi* (*Pericarpium Citri reticulatae*): 4,5g.
- *Xing Ren* (*Semen Armeniacae*): 9g.
- *Hou Po* (*Cortex Magnoliae officinalis*): 3g.
- *E Guan Shi* (*Balanophyllia*): 9g.

Para tratar sibilação decorrente do Calor (proveniente de Fleuma-Calor), Dr. Dong usa uma variação de *Ma Xing Shi Gan Tang* (Decocção de *Ephedra-Armeniaca-Gypsum-Glycyrrhiza*).

- *Ma Huang* (*Herba Ephedrae*): 4,5g.
- *Xing Ren* (*Semen Armeniacae*): 9g.
- *Shi Gao* (*Gypsum fibrosum*): 30g.
- *Zhi Gan Cao* (*Radix Glycyrrhizae uralensis preparata*): 6g.
- *Gua Lou* (*Fructus Trichosanthis*): 12g.
- *Huang Qin* (*Radix Scutellariae*): 9g.
- *Sang Bai Pi* (*Cortex Mori*): 9g.
- *Di Gu Pi* (*Cortex Lycii*): 12g.
- *Zhi Shi* (*Fructus Aurantii immaturus*): 6g.
- *Dan Nan Xing* (*Rhizoma Arisaematis preparatum*): 9g.
- *Chuan Bei Mu* (*Bulbus Fritillariae cirrhosae*): 9g.
- *Lu Gen* (*Rhizoma Phragmitis*): 30g.

Dr Dong considera *Ma Huang* (*Herba Ephedrae*) a erva mais importante no tratamento da sibilação. Ele a combina com *Gui Zhi* (*Ramulus Cinnamomi cassiae*) para tratar sibilação decorrente de Frio e com *Shi Gao* (*Gypsum fibrosum*) para tratar sibilação decorrente de Calor. Além dessa combinação básica, ele usa ervas para restabelecer a descendência do *Qi* do Pulmão e ervas que resolvem Fleuma (como nas duas fórmulas anteriores).

978-85-7241-817-1

Prognóstico e Prevenção

Exceção feita às referências óbvias de língua e pulso, o prognóstico de acordo com os sintomas de sibilação deve ser baseado na diferenciação ocidental. As principais condições que dão origem à sibilação são bronquites aguda e crônica e asma (ver adiante), sendo que o prognóstico varia consideravelmente em cada uma dessas doenças.

A *bronquite aguda* é a mais fácil de tratar e normalmente se manifesta com sintomas de Fleuma-Calor, descritos anteriormente. Corresponde ao nível de *Qi* (afetando o Pulmão) na identificação de padrões de acordo com os Quatro Níveis. O tratamento dessa condição é discutido com mais detalhes no capítulo sobre resfriado comum e gripe (Cap. 48). De modo geral, essa condição responde extremamente bem ao tratamento com acupuntura e ervas chinesas, o qual deve promover melhora em poucos dias, e geralmente não há necessidade da administração de antibióticos. Antibióticos prejudicam o *Yin* do Estômago e muitas vezes geram Calor residual no Pulmão, predispondo o paciente a futuras invasões de Vento. Quando um círculo vicioso de invasões de Vento exterior, infecções torácicas, antibióticos, Calor residual no Pulmão e invasões de Vento apoderam-se do indivíduo, a sibilação pode tornar-se crônica.

A *bronquite crônica* também responde muito bem à acupuntura e às ervas chinesas, mas é óbvio que o tempo de tratamento será maior. O tempo do tratamento dependerá da idade do paciente, da duração e da gravidade da doença; nesse caso, o tratamento, no entanto, certamente envolverá meses, em vez de semanas. A bronquite crônica deve ser tratada enfocando Raiz e Manifestação simultaneamente, isto é, tonificar o *Qi* do corpo e expelir os fatores patogênicos. A tonificação do *Qi* do corpo envolverá tonificar Pulmão, Baço e Rim ou a combinação desses órgãos, e expelir os fatores patogênicos envolverá resolver Fleuma e também dispersar Frio ou eliminar Calor, dependendo do caso de haver Fleuma-Calor ou Fleuma-Frio. A diferenciação e o tratamento dessa condição serão discutidos com mais detalhes nos capítulos sobre tosse (Cap. 8) e resfriado comum e gripe (Cap. 48).

O prognóstico da *asma* depende da idade do paciente e do tipo de asma. A asma alérgica de início precoce, que é associada ao eczema, é mais difícil de tratar, pois é proveniente de deficiência inata do sistema de *Qi* Defensivo do Pulmão e do Rim (ver Cap. 5). Sob o ponto de vista ocidental, ela é proveniente de um excessivo nível congênito de anticorpos de imunoglobulina E. O tratamento dessa condição demandará vários meses e, até mesmo, anos, dependendo da gravidade do caso.

A asma não alérgica de início precoce é mais fácil de tratar, especialmente nas crianças. Na maioria dos casos, o tratamento não deve tomar mais que algumas semanas. Essa condição é proveniente de repetidas invasões de Vento que, por sua vez, geram retenção de Fleuma no Pulmão, obstruindo descendência e dispersão do *Qi* do Pulmão. Em crianças, o princípio de tratamento, antes de tudo, é resolver Fleuma, restabelecer a descendência do *Qi* do Pulmão e aliviar a estagnação de alimento. A retenção de alimento é muito comum em crianças, e a estagnação no Aquecedor Médio predispõe à retenção de Fleuma no Aquecedor Superior. É benéfico, portanto, aliviar a estagnação de alimento pela administração de ervas digestivas como *Mai Ya* (*Fructus Hordei vulgaris germinatus*), *Gu Ya* (*Fructus Oryzae sativae germinatus*), *Lai Fu Zi* (*Semen Raphani sativi*), *Shan Zha* (*Fructus Crataegi*), *Shen Qu* (*Massa Fermentata Medicinalis*) e *Ji Nei Jin* (*Endothelium Corneurn gigeraiae galli*).

Em termos de prognóstico, a asma de início tardio em adultos situa-se um pouco entre os dois tipos anteriores: é mais fácil de tratar do que a asma alérgica, porém é mais difícil que a asma não alérgica de início precoce em crianças. A asma de início tardio em adultos é geralmente caracterizada por deficiência de Pulmão, Baço ou Rim ou uma combinação destes e retenção de Fleuma. O princípio de tratamento é baseado em tratar Raiz (tonificando o *Qi* do corpo) e Manifestação simultaneamente (resolvendo Fleuma e restabelecendo a descendência do *Qi* do Pulmão). O tratamento demandará, no mínimo, vários meses. Em alguns casos, a asma é causada por estagnação do *Qi* do Fígado ou Fogo do Fígado (proveniente de tensão emocional), obstruindo a descendência do *Qi* do Pulmão. Esse tipo de asma é geralmente mais fácil tratar e será discutido no Capítulo 5.

Em termos de prevenção, é necessário que se faça também uma diferenciação de acordo com o fator causal da sibilação.

Realmente, na *bronquite aguda* não é possível fazer prevenção, uma vez que ela é proveniente de invasão de Vento exterior.

A forma de prevenção mais importante na *bronquite crônica* consiste em evitar as circunstâncias geradoras do círculo vicioso descrito anteriormente. Isso significa que qualquer invasão aguda de Vento não pode jamais ser subestimada, devendo ser tratada de imediato, preferivelmente evitando-se antibióticos. O paciente deve ainda evitar o consumo de laticínios e alimentos gordurosos, que facilitam a formação da Fleuma. Também deve corrigir seus hábitos alimentares, de tal forma que as refeições sejam feitas em horários regulares.

No caso de *asma*, medidas preventivas para asma alérgica serão descritas no capítulo sobre asma (Cap. 5), e tais medidas se aplicam aos demais tipos de asma.

978-85-7241-817-1

Diferenciação Ocidental

Um som de sibilação é um sinal de estreitamento bronquiolar por meio espasmo, edema do epitélio, retenção de muco ou os três agindo juntos. Sibilos são, portanto, como sons musicais produzidos pela passagem rápida de ar por um brônquio estreitado.

Os sibilos aparecem nas doenças obstrutivas do pulmão. Geralmente ocorrem na expiração, porém também podem aparecer na inspiração. O estado de estreitamento bronquiolar na expiração pode ser diagnosticado medindo-se o volume máximo de ar soprado num segundo. Isso é chamado de volume expiratório forçado, sendo uma maneira de se avaliar a incapacidade respiratória em doenças, tais como asma, enfisema ou bronquite crônica. Caso a medida do pico do fluxo de cume não esteja disponível, um teste mais simples pode ser feito solicitando ao paciente que assopre um fósforo sem franzir os lábios. Se o paciente for incapaz de fazê-lo e mediante o esforço realizado houver produção de sibilos audíveis, ele estará sofrendo de doença obstrutiva da via aérea. Outra forma de detectar o sibilo é pressionar o esterno enquanto o paciente expira.

O sibilo é chamado de *polifônico* quando é composto de sons distintos, com diferentes graus de intensidade, todos iniciando e parando ao mesmo tempo, e de *monofônico* quando é formado por um único som, cada um com seu próprio grau.

Um sibilo monofônico, isolado e persistente, pode indicar obstrução de um brônquio pela presença de um tumor.

As principais condições que podem causar sibilação são bronquites aguda e crônica e asma.

Bronquite Aguda

É uma inflamação da traqueia e dos brônquios causada por vários organismos piogênicos, tais como *Streptococcus pneumoniae*, *Haemophilus influenzae* ou *Staphylococcus pyogenes*.

As principais manifestações clínicas incluem tosse de escarro produtivo, mucoso e viscoso no início, que depois se transforma em mais copioso e purulento, falta de ar, sibilação, sensação de aperto no tórax, febre e leucocitose.

Bronquite Crônica

Esta condição é caracterizada por crises repetidas de tosse durante inverno, a frequência das crises é gradualmente aumentada até a tosse se tornar quase constante. Outras manifestações incluem sibilação; sensação de aperto no tórax; escarro tenaz, mucoso e purulento; falta de ar.

Asma

A patologia e as manifestações clínicas dessa doença serão descritas em detalhes no capítulo sobre asma alérgica (Cap. 5).

Notas Finais

1. Duan Guang Zhou et al. 1986 Jin Gui Yao Lue Shou Ce 金匱要略手册 [A Manual of the Essential Prescriptions of the Golden Chest]. Science Publishing House, p. 21. O *Essential Prescriptions of the Golden Chest* foi escrito por Zhang Zhong Jing e publicado em *c.* 220 d.C.
2. Citado em Zhang Bo Yu 1986 Zhong Yi Nei Ke Xue 中医内科学 [Internal Medicine in Chinese Medicine]. Shanghai Science Publishing House, Shanghai, p. 59.
3. Ibid., p. 59.
4. Ibid., p. 59.

978-85-7241-817-1

Capítulo 5

哮喘

Asma Alérgica (Eczema Atópico)

CONTEÚDO DO CAPÍTULO

Asma Alérgica (Eczema Atópico) *96*

Asma Alérgica na Medicina Ocidental **97**

Patologia *97*

Etiologia *100*

Características Clínicas *103*

Diagnóstico Diferencial *103*

Associações e Diferenças entre Asma Alérgica de Início Precoce e **Xiao-Chuan** **104**

Etiologia *104*

Patologia *105*

Identificação de Padrões e Tratamento *108*

Asma de Início Tardio, Não Alérgica *108*

Nova Teoria sobre a Asma **108**

Etiologia e Patologia *109*

Identificação de Padrões e Tratamento *115*

Fígado e Asma **120**

Qi do Fígado Estagnado Insultando Pulmão *121*

Fogo do Fígado Insultando Pulmão *121*

Deficiência do *Yin* do Fígado *122*

Eczema Atópico **122**

Eczema Agudo *124*

Eczema Crônico *126*

Tratamento Externo *127*

Literatura Chinesa Moderna **127**

Experiências Clínicas **133**

Acupuntura *133*

Fitoterapia *134*

Estatísticas de Pacientes **142**

Prognóstico e Prevenção **142**

Uso de Drogas Ocidentais **143**

Drogas Antialérgicas (Estabilizadoras de Mastócitos) *143*

Broncodilatadores *143*

Corticosteroides *144*

Antagonistas de Leucotrienos *144*

Asma Alérgica

Durante as Crises

- Vento-Frio (sem transpiração)
- Vento-Frio (com transpiração)
- Vento-Calor

Entre as Crises

- Deficiência do *Qi* do Pulmão
- Deficiência do *Qi* e do *Yin* do Pulmão
- Deficiência do *Yang* do Rim e do *Qi* do Pulmão (com predominância do último)
- Deficiência do *Yang* do Rim e do *Qi* do Pulmão (com predominância do primeiro)
- Deficiência do *Yang* do Rim e do *Qi* do Pulmão com Frio pronunciado
- Deficiência do *Yin* do Estômago e do *Yin* do Pulmão com Secura e algum Calor por Deficiência
- Deficiência do *Yin* do Pulmão sem Secura e sem Calor por Deficiência
- Deficiência do *Yin* do Rim e do Pulmão
- Deficiência do *Yang* do Rim e do *Qi* do Pulmão, com Frio interno

Fígado e Asma

- *Qi* do Fígado estagnado insultando Pulmão
- Fogo do Fígado insultando Pulmão
- Deficiência do *Yin* do Fígado

> **Eczema Atópico**
> *Eczema Agudo*
> • Vento-Calor
> • Calor-Umidade
> *Eczema Crônico*
> • Vento-Calor (com deficiência de Sangue)
> • Calor-Umidade

Asma Alérgica (Eczema Atópico)

Este capítulo é dedicado à discussão da asma alérgica e, especialmente, da asma em crianças e jovens. *Asma* é um termo geral que pode referir-se a doenças muito diferentes e, em minha prática, faço uma distinção entre asma alérgica e asma não-alérgica. Faço essa distinção porque acredito que as teorias chinesas do *Xiao* (*Sibilação*, Cap. 4) e *Chuan* (*Falta de ar*, Cap. 3) podem ser usadas para tratar asma não alérgica, porém não podem ser usadas para tratar asma alérgica. Acredito que a etiologia e a patologia da asma alérgica são diferentes daquelas do *Xiao* e do *Chuan*. Também considero que as teorias do *Xiao* e do *Chuan* não explicam a patologia da atopia e a associação entre asma alérgica e eczema atópico. Nesse contexto, difiro de todos os livros chineses modernos que traduzem *Xiao-Chuan* como "asma" (sem especificarem se estão descrevendo asma alérgica ou não alérgica).

Um leitor que discorda de minha interpretação sobre asma alérgica pode recorrer aos Capítulos 3 e 4 sobre falta de ar e sibilação, em vez do tratamento de asma.

A discussão da asma alérgica será conduzida de acordo com os seguintes tópicos:

- Asma alérgica na medicina ocidental.
- Conexões e diferenças entre início precoce, asma alérgica e *Xiao-Chuan*.
- Nova teoria da asma.
- Fígado e asma.
- Eczema atópico.
- Literatura chinesa moderna.
- Experiências clínicas.
- Casos clínicos.
- Estatísticas de pacientes.
- Prognóstico e prevenção.
- Terapia com drogas ocidentais.

Neste capítulo, nos concentraremos no tratamento de asma alérgica (também chamada de asma de início precoce ou asma extrínseca) em indivíduos atópicos. A incidência da asma alérgica (e do eczema que lhe é associado) tem aumentado constantemente nas últimas décadas entre os países industrializados, e tanto a morbidez e como a mortalidade estão aumentando. No Reino Unido, 12% das crianças são diagnosticadas com asma. Não há dúvida de que a incidência da asma está aumentando. Por exemplo, no Reino Unido, em 1979, ela afetou de 2 a 4% das crianças e, em 1996, chegou a 12%; na região sul de Gales, a incidência da asma em crianças dobrou em 15 anos; em Aberdeen, entre 1964 e 1989, o diagnóstico de asma aumentou duas vezes e meia[1].

Nos Estados Unidos, calcula-se que 20 milhões de pessoas sofram de asma (das quais 5 milhões são crianças)[2]. Há 20 milhões de consultas de pacientes não internados e 500.000 hospitalizações por ano[3].

Em um estudo realizado na Escócia, verificou-se que de 1972 a 1976 as incidências de asma e de rinite alérgica em adultos eram respectivamente 3 e 5,8%; em 1996, eram respectivamente 8,2 e 19,9%. Portanto, em 20 anos, a incidência de asma quase triplicou e a incidência de rinite alérgica mais que triplicou[4].

> **!**
>
> - No Reino Unido, 12% das crianças são diagnosticadas com asma
> - No Reino Unido, a incidência de asma aumentou de 2 a 4% das crianças, em 1979, para 12%, em 1996
> - Na região sul de Gales, a incidência da asma em crianças dobrou em 15 anos
> - Em Aberdeen, entre 1964 e 1989, o diagnóstico de asma aumentou duas vezes e meia
> - Calcula-se que 20 milhões de pessoas sofram de asma (das quais 5 milhões são crianças)
> - Nos Estados Unidos, há 20 milhões de consultas de pacientes não internados e 500.000 hospitalizações por ano
> - Na Escócia, em 20 anos, a incidência de asma triplicou e a incidência de rinite alérgica mais que triplicou

Apesar da introdução de várias novas drogas para o tratamento da asma, a asma grave é ainda de longe a doença crônica debilitante mais comum na infância e seu índice de mortalidade não tem diminuído. Na verdade, alguns pesquisadores estão investigando a possibilidade do uso prolongado de algumas drogas antiasmáticas, como broncodilatadores, ser prejudicial, podendo mesmo aumentar o índice de mortalidade desta doença, que, nos Estados Unidos, aumentou 45% nos últimos dez anos. Todos os β_2-agonistas causam disritmia cardíaca.

No Reino Unido, nos anos 1960, seguindo a introdução de aerossóis pressurizados para alívio da asma, houve um aumento em mortes por asma em relação aos índices anteriores. Como as vendas subiram, ocorreram as mortes[5]. A Nova Zelândia sofreu um aumento de quatro vezes no número de mortes por asma nos anos 1980 por um período de cinco anos[6]. Esse fato também foi atribuído à introdução de β_2-agonistas. Nos Estados Unidos, o índice de mortalidade em decorrência da asma também teve um aumento constante a partir de 1979. De 1978 até 1989, a mortalidade decorrente de asma aumentou, aproximadamente, duas vezes nos índice de mortalidade em pessoas brancas e não brancas[7].

> **!**
>
> - A Nova Zelândia sofreu um aumento de quatro vezes no número de mortes por asma nos anos 1980 por um período de cinco anos
> - Nos Estados Unidos, de 1978 até 1989, a mortalidade em decorrência da asma teve aumento de, aproximadamente, duas vezes nos índice de mortalidade em pessoas brancas e não brancas

Em virtude de a asma alérgica ser uma doença moderna, ao formular a patologia e o tratamento da asma alérgica a pergunta surge: a qual categoria de doença chinesa corresponde a asma alérgica? A estrutura teórica da medicina chinesa e sua abordagem concentram o foco do tratamento sobre os sintomas, em vez de doenças. Por exemplo, os livros-textos de medicina interna chinesa discutem o tratamento de "dor epigástrica", "dor torácica", "obstipação", etc.; estas são "doenças" em medicina chinesa, embora sejam apenas sintomas em medicina ocidental. A medicina interna ocidental, ao contrário, discute o tratamento apenas de "doenças" reconhecidas como "úlcera do estômago", "doença coronária", "diverticulite", etc.

Geralmente, tratamos doenças ocidentais específicas pela referência a um sintoma chinês correspondente. Por exemplo, ao tratar um indivíduo com úlcera gástrica, podemos usar claramente a diferenciação e o tratamento de "dor epigástrica" na medicina chinesa; isso, em medicina chinesa, é chamado de "identificação da doença" (*Bian Bing*). Em alguns casos, a correspondência é menos óbvia. Por exemplo, para diferenciar e tratar hipertensão, geralmente é preciso referir à diferenciação e ao tratamento de "cefaleia" e "tontura" em medicina chinesa (Fig. 5.1).

A asma alérgica é uma doença bem-definida com etiologia e patologia muito específicas e características. Para diagnosticá-la e tratá-la devidamente pela medicina chinesa, precisamos identificar o sintoma que mais intimamente corresponde ao fundamento chinês. Todos os livros-textos de medicina chinesa, de origem chinesa ou ocidental, dizem que a asma corresponde ao sintoma de *Xiao-Chuan*, conforme definido na medicina chinesa. O argumento para esse fato é provavelmente também semântico, uma vez que a palavra chinesa para "asma" é *xiao-chuan* e, na terminologia, não há maneira de distinguir entre asma alérgica e falta de ar crônica de outras causas.

Proponho o seguinte:

- *Xiao* (sibilação) e *Chuan* (falta de ar) são dois sintomas em separado.

- Asma alérgica não corresponde a nenhum deles (embora se aproxime um pouco mais de *Xiao* do que de *Chuan*); a identificação de padrões e o tratamento aplicado a *Xiao* ou a *Chuan* não podem ser aplicados à asma alérgica.

Para averiguar a correspondência e as diferenças entre *Xiao-Chuan* e asma, discutiremos os três aspectos a seguir:

- Patologia e etiologia da asma alérgica em medicina ocidental.
- Associações e diferenças entre *Xiao-Chuan* e asma alérgica.
- Uma nova teoria de asma alérgica em medicina chinesa.

978-85-7241-817-1

Asma Alérgica na Medicina Ocidental

Patologia

Os sinais e sintomas da asma alérgica evoluem a partir de três características básicas subjacentes à doença e suas exacerbações: obstrução das vias aéreas, hiper-responsividade das vias aéreas e inflamação das vias aéreas.

A patologia da asma é caracterizada por obstrução parcial e temporária do fluxo de ar nas vias aéreas (Fig. 5.2). Na asma, o estreitamento brônquico pode ser causado por três fatores principais: muco nos brônquios, inflamação das camadas internas dos brônquios e contração da musculatura que ficam nas paredes dos brônquios, gerando constrição das passagens do ar ("broncospasmo")[8]. O estreitamento brônquico interfere na ventilação e aumenta a resistência para o fluxo de ar nos brônquios. Isso é mais acentuado na expiração, fazendo com que o ar seja capturado nos pulmões. Os brônquios estreitados já não podem ser efetivamente desobstruídos do muco pela tosse.

A contração da musculatura bronquial pode ser o fator exclusivo que causa estreitamento das vias aéreas

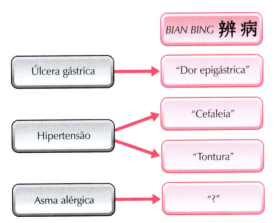

Figura 5.1 – Identificação da doença em medicina chinesa.

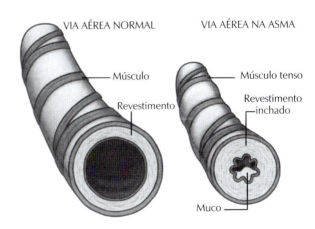

Figura 5.2 – Obstrução das vias aéreas na asma.

Asma Alérgica (Eczema Atópico)

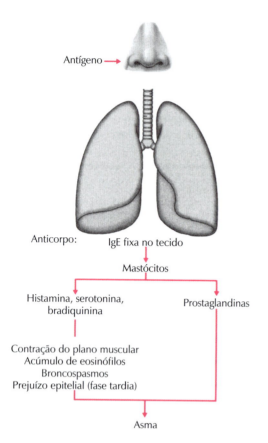

Figura 5.3 – Patologia da asma alérgica. IgE = imunoglobulina E.

na asma alérgica. Como veremos adiante, sob o ponto de vista chinês, a contração da musculatura bronquial é proveniente do Vento. Porém, o estreitamento das vias aéreas ocorre também com mais frequência devido a outros dois fatores citados anteriormente, isto é, produção de muco e inflamação das camadas internas[9].

Na asma alérgica, o broncospasmo é causado por reação alérgica proveniente de hipersensibilidade imune. Isso também é chamado de reação anafilática ou tipo 1. Apenas os anticorpos imunoglobulinas (Ig) E (reagínico) produzem reações tipo 1. Uma vez que esses anticorpos aderem fortemente aos tecidos (e, particularmente, aos mastócitos nos tecidos), eles são muitas vezes chamados de anticorpos sensibilizantes dos tecidos. Na asma, as crises anafiláticas são causadas por reação antígeno-anticorpo na superfície dos mastócitos nos brônquios. Isso ativa uma série de enzimas que geram a liberação de determinadas substâncias químicas dos mastócitos, como histamina, serotonina, bradiquinina e prostaglandinas. A liberação de IgE dependente de produtos dos mastócitos não só provoca broncospasmo agudo, como também contribui ao desenvolvimento da fase tardia da reação asmática (Fig. 5.3).

Os anticorpos IgG respondem por 73% de anticorpos Ig no soro, e podem impedir reações alérgicas mediadas por IgE; por outro lado, o nível de anticorpos IgE no soro está sob controle genético. Os anticorpos IgG são os únicos anticorpos que são transportados pela placenta para alcançar a circulação fetal. Este fator é muito significativo na explicação da etiologia da asma alérgica sob a perspectiva da medicina chinesa, conforme será discutido adiante.

Broncospasmo decorrente de reação alérgica, entretanto, é apenas um aspecto da patologia da asma, a inflamação crônica da mucosa brônquica é outro aspecto a ser considerado (Fig. 5.4).

A reação alérgica nos mastócitos dos brônquios causa inflamação das vias aéreas. A inflamação causa inchaço das camadas internas das vias aéreas, reduzindo seu lúmen. O revestimento inflamado produz muco, que, mais tarde, estreita as vias aéreas (Fig. 5.5). Podemos observar (como será enfatizado adiante) que o muco na asma alérgica é o resultado e não a causa da patologia.

Os mediadores químicos responsáveis pela inflamação alérgica na asma são histamina, prostaglandinas e leucotrienos fabricados pelos mastócitos. Os eosinófilos são células fagocitárias que são atraídas às vias aéreas na inflamação alérgica; eles se separam e liberam proteínas complexas e substâncias químicas que agravam a inflamação.

Podemos distinguir uma reação inflamatória inicial e uma tardia, e, no intervalo entre essas duas fases, os eosinófilos aglomeram-se nas vias aéreas; é nesse mo-

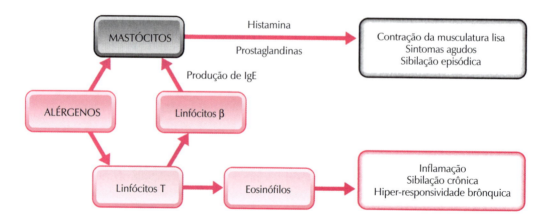

Figura 5.4 – Processos alérgicos e inflamatórios na asma alérgica. IgE = imunoglobulina E.

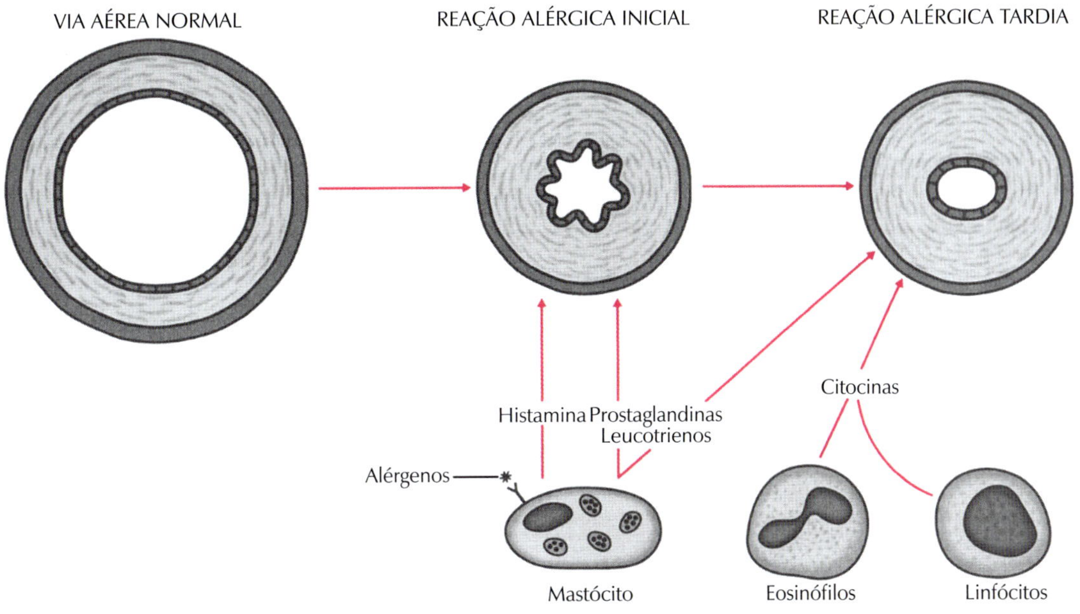

Asma Alérgica (Eczema Atópico)

VIA AÉREA NORMAL · REAÇÃO ALÉRGICA INICIAL · REAÇÃO ALÉRGICA TARDIA

Citocinas

Histamina Prostaglandinas Leucotrienos

Alérgenos

Mastócito · Eosinófilos · Linfócitos

FIGURA 5.5 – Estreitamento do lúmen das vias aéreas em decorrência da inflamação na asma.

mento que as vias aéreas ficam crescentemente irritáveis e reativas à histamina[10].

Os linfócitos também são ativados em uma reação inflamatória alérgica. Eles encorajam mais eosinófilos a passar às vias aéreas inflamadas e libertam substâncias químicas que agravam a inflamação; tais substâncias químicas são coletivamente conhecidas como citocinas[11].

A mucosa fica inflamada e edematosa, e ocorre infiltração de células inflamatórias. Há excesso de eosinófilos que geram a destruição de células epiteliais com consequente exposição de receptores irritantes na membrana basal. Isto, por sua vez, gera um aumento em responsividade brônquica decorrente da excitação alérgica[12].

Durante uma crise de asma, moléculas inflamatórias chamadas leucotrienos são uma das várias substâncias liberadas pelos mastócitos, e principalmente os leucotrienos são os responsáveis pela broncoconstrição. Em casos de asma crônica mais forte, a hiper-responsividade brônquica geral é grandemente causada pelos eosinófilos atraídos nos bronquíolos pelos leucotrienos; os próprios eosinófilos também produzem leucotrienos.

Assim, os leucotrieno parece ser crítico tanto na ativação das crises de asma aguda como para causar hipersensibilidade duradoura das vias aéreas na asma crônica. Na asma, o leucotrieno-cisteinil está relacionado principalmente à broncoconstrição induzida por eosinófilo e mastócito. Eles se ligam a receptores altamente seletivos na musculatura brônquica lisa e a outro tecido das vias aéreas.

- Estreitamento brônquico causado por três fatores principais: muco nos brônquios, inflamação das camadas internas dos brônquios e contração da musculatura que fica nas paredes dos brônquios, gerando constrição das passagens do ar ("broncospasmo")
- Na asma alérgica, o broncospasmo é causado por uma reação alérgica proveniente da hipersensibilidade imune. Isso também é chamado de reação anafilática ou reação de tipo 1 dos anticorpos imunoglobulinas E (IgE) (reagínico)
- Na asma, as crises anafiláticas são causadas por uma reação antígeno-anticorpo na superfície dos mastócito nos brônquios
- Isso ativa uma série de enzimas que geram a liberação de determinadas substâncias químicas dos mastócitos, como histamina, serotonina, bradiquinina e prostaglandinas
- A liberação de IgE dependente de produtos dos mastócitos não só provoca broncospasmo agudo, como também contribui ao desenvolvimento da fase tardia da reação asmática
- A reação alérgica nos mastócitos dos brônquios causa inflamação das vias aéreas. A inflamação causa inchaço das camadas internas das vias aéreas, reduzindo seu lúmen. O revestimento inflamado produz muco, que mais tarde estreita as vias aéreas
- Os mediadores químicos responsáveis pela inflamação alérgica na asma são histamina, prostaglandinas e leucotrienos fabricados pelos mastócitos
- Podemos distinguir uma reação inflamatória inicial e uma tardia, e, no intervalo entre essas duas fases, os eosinófilos aglomeram-se nas vias aéreas; nesse momento, as vias aéreas ficam crescentemente irritáveis e reativas à histamina
- A mucosa fica inflamada e edematosa, e ocorre infiltração de células inflamatórias. Há excesso de eosinófilos, que gera destruição de células epiteliais com consequente exposição de receptores irritantes na membrana basal. Isto, por sua vez, gera um aumento em responsividade brônquica decorrente da excitação alérgica
- Moléculas inflamatórias, chamadas de leucotrienos, são liberadas pelos mastócitos durante uma crise de asma, e os leucotrienos são os principais responsáveis pela broncoconstrição

---

Resumo

Patologia de Asma Alérgica na Medicina Ocidental
- Obstrução, hiper-responsividade e inflamação das vias aéreas
- Obstrução parcial e temporária do fluxo de ar nas vias aéreas

Etiologia

Há dois tipos de asma: o tipo de início precoce, que também é chamado de asma extrínseca ou alérgica, e a asma do tipo início tardio, também denominada asma intrínseca. Nossa discussão enfocará principalmente a asma de início precoce, a asma alérgica.

Asma de Início Precoce

Como os nomes sugerem, a asma de início precoce geralmente começa durante a infância, ao passo que a asma de início tardio começa mais tarde, durante a vida. Porém, é importante observar que nem todos os casos de asma de início precoce são provenientes de atopia. Por outro lado, nem todos os casos de asma de início tardio são intrínsecos, isto é, não alérgicos; embora não seja uma ocorrência comum, a asma alérgica pode ocasionalmente começar mais tarde.

Na verdade, em crianças, muitos casos de asma não alérgica são causados por retenção de fator patogênico residual (geralmente Fleuma) seguindo invasões repetidas de Vento externo. Além disso, frequentemente, muitas crianças são diagnosticadas de forma errônea como tendo asma quando apresentam, na verdade, bronquiolite (ver a seguir).

A asma de início precoce possui as seguintes características:

- Inicia precocemente durante infância.
- Manifesta-se de forma hereditária.
- É muitas vezes associada à eczema a partir do nascimento; indivíduos que sofrem deste tipo de asma possuem reações cutâneas a alérgenos comuns.
- Tais indivíduos também possuem anticorpos no soro, os quais podem ser transferidos à pele de pessoas não sensibilizadas, causando as mesmas reações cutâneas (Fig. 5.6).

Em pacientes com asma alérgica, a inalação de provocação com antígeno produz broncoconstrição imediata, alcançando intensidade máxima em 20min. A resposta asmática precoce é quase idêntica em tempo ao curso da reação de vergão na pele. Isso mostra que o fator etiológico primário da asma alérgica realmente é a reação alérgica, em lugar do processo de inflamação que segue a reação alérgica. O principal recurso da intervenção médica terapêutica é baseado no uso de drogas anti-inflamatórias (cortisona), e não se pode ajudar especulando quanto desta abordagem é resultante da pesquisa e quanto é resultante da droga.

Na verdade, há autores que enfatizam como a causa principal da asma a broncoconstrição, em vez da inflamação. Na realidade, os mediadores químicos da resposta inflamatória estão presentes no pulmão normal e não causam broncoconstrição; isto parece provar que a inflamação não é a causa primária da asma, ao passo que a alergia é[13]. Os mesmos autores também observam que indivíduos normais demonstram um platô de broncoconstrição seguindo provocação de histamina, não importa quão alta seja a dose. Ao contrário, os asmáticos não têm tal platô, e a eles falta obviamente o mecanismo protetor de indivíduos saudáveis, o qual impede excessiva broncoconstrição[14].

Macklem considera que a perda de platô com resultante broncoconstrição irrestrita não pode ser explicada pela excitação de musculatura lisa excessiva pelos me-

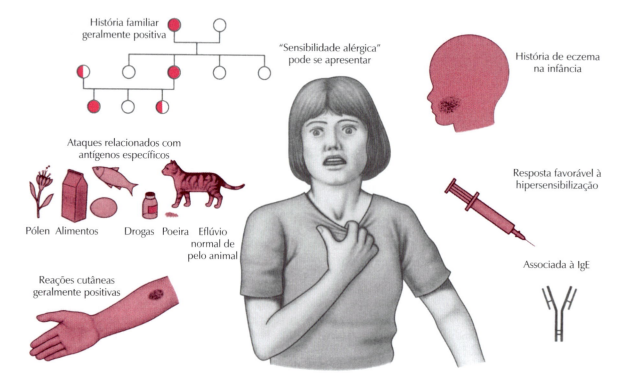

Figura 5.6 – Características da asma de início precoce, alérgica. IgE = imunoglobulina E.

diadores neurais ou humorais[15]. Ele acha, portanto, que o objetivo da terapia da asma deve restabelecer o platô; como veremos adiante, sob a perspectiva chinesa, acredito que isso significa tonificar Pulmão e Rim. Macklem também acha que a hipertrofia da musculatura lisa das vias aéreas é a principal culpada pela produção de broncoconstrição[16]. Como resultado, o autor expressa dúvidas sobre a terapia com esteroide, já que esta não apresenta efeito sobre a musculatura lisa das vias aéreas. Como veremos adiante, do ponto de vista da medicina chinesa, relaciono o espasmo da musculatura lisa ao "Vento".

Nota Clínica

- Alguns autores enfatizam a broncoconstrição como causa principal de asma, em vez da inflamação
- Mediadores químicos de resposta inflamatória estão presentes no pulmão normal e não causam broncoconstrição; isto parece provar que a inflamação não é a causa primária de asma, ao passo que a alergia o é
- Asmáticos não têm platô de broncoconstrição seguindo provocação de histamina
- Perda de platô com resultante broncoconstrição irrestrita não pode ser explicada pela excitação excessiva da musculatura lisa pelos mediadores neurais ou humorais
- Macklem considera que a perda de platô com resultante broncoconstrição irrestrita não pode ser explicada por excitação excessiva da musculatura lisa pelos mediadores neurais ou humorais
- Como resultado, Macklem expressa dúvidas sobre a terapia com esteroide, já que esta não apresenta efeito sobre a musculatura lisa das vias aéreas
- Indivíduos que sofrem de asma alérgica possuidora das características anteriormente descritas são denominados "atópicos"; tais indivíduos possuem níveis de imunoglobulinas E até seis vezes maiores que os pacientes acometidos por asma não atópica. Indivíduos atópicos apresentam predisposição hereditária a reações anafiláticas (ou tipo 1)

Diferentes tipos de alérgenos são envolvidos, porém os principais são as partículas fecais provenientes de ácaros de pó doméstico, pólen, esporos de fungos, penas, eflúvio normal de pelo animal e saliva de gatos. Uma vez que os mastócitos foram sensibilizados pela exposição a esses alérgenos, permitindo a aderência de altos níveis de IgE a eles, eles também ficam hipersensíveis a outros alérgenos não específicos, tais como fumaça, fumaça de tabaco, inalação de gasolina, poeira, poluentes atmosféricos e perfumes. Ocasionalmente, uma reação alérgica nos brônquios pode ser gerada pela ingestão de alérgenos provenientes de alimentos, tais como marisco, peixe, ovos, leite, fermento ou trigo, os quais alcançam os brônquios pela circulação sanguínea.

Os vírus também podem agir como alérgenos, e essa é a razão pela qual a crise de asma alérgica pode ser ativada por infecção virótica numa criança, sendo a mais comum o vírus sincicial respiratório e o vírus da gripe[17].

No que diz respeito à incidência aumentada de atopia, é difícil de definir uma ou duas de suas causas. Porém, várias hipóteses avançaram. Uma é a hipótese de higiene, isto é, que a incidência aumentada de atopia pode ocorrer em decorrência da *falta* de infecções infantis (em decorrência das imunizações)[18]. Ao nascer, as crianças destinadas a se tornarem alérgicas prejudicam a produção de interferon-γ pelos linfócitos T circulantes. Uma possível explicação dos efeitos protetores à exposição a bactérias no início da vida, quando a sensibilização ocorre, é sua ação na produção crescente de interferon-γ. Este conceito deu origem à hipótese de higiene, na qual mudança das dietas infantis, utilização precoce de antibióticos e exposição reduzida a produtos bacterianos predispõem à persistência de respostas de T_H2 na infância[19].

Essa hipótese parece ser confirmada por um estudo conduzido em crianças que frequentam escolas antroposóficas. Pais que geralmente seguem um estilo de vida antroposófico não vacinam seus filhos, eles tendem a minimizar o uso de antibióticos e consomem laticínios fermentados com lactobacilos.

Na Suécia, 295 crianças que frequentavam escolas antroposóficas foram comparadas com 380 crianças da mesma idade que frequentavam escolas normais. Nas escolas Steiner (Waldorf), 52% das crianças tinham tomado antibióticos no passado, comparado com 90% das crianças das escolas normais, respectivamente; 18 e 93% das crianças tinham combinado imunizações contra sarampo, caxumbas e rubéola (61% das crianças das escolas Steiner tiveram sarampo). Alimentos contendo lactobacilos foram consumidos por 63% das crianças nas escolas Steiner, comparado com 4,5% das crianças das escolas de controle. A prevalência de atopia foi inferior nas crianças das famílias antroposóficas do que nas crianças de outras famílias[20].

Um estudo conduzido em Guiné-Bissau concluiu que a exposição à infecção de sarampo protegia contra o desenvolvimento de atopia nas crianças africanas[21]. O estudo também concluiu que os que tinham sido amamentados por mais de um ano tinham menor probabilidade de apresentar reação cutânea positiva a ácaros da poeira doméstica.

A condição de limpeza do estilo de vida das sociedades ocidentais para reduzir incidência de infecção pode pesar no equilíbrio para o fenótipo de T_H2 e predispor à asma[22].

Outro estudo também mostrou uma possível correlação entre uso de antibióticos durante infância e desenvolvimento de asma no primeiro ano de vida. Esse estudo concluiu que a exposição a pelo menos um curso de antibióticos no primeiro ano de vida parece ser um fator de risco para o desenvolvimento da asma infantil. Também criou a hipótese que crescer em ambiente mais higiênico, com exposição microbiana menor, pode aumentar respostas imunes atópicas e o desenvolvimento de asma[23].

Embora esse estudo faça uma correlação entre uso de antibióticos na infância e asma atópica e, portanto, a denominada teoria da higiene, pessoalmente suspeito que alguns dos casos de "asma" infantil referidos no estudo sejam, provavelmente, não de "asma", mas casos de tosse decorrente de Fleuma retido no Pulmão e, portanto, não atópico.

Nesse ponto, deve-se observar que a asma de início precoce durante a infância não é necessariamente asma atópica. Em outras palavras, um início precoce não é o único critério para definir-se asma como "alérgica" ou "atópica". A incidência familiar, sua associação com eczema e as reações papulosas cutâneas típicas mediante inalação de alérgenos são outras importantes características, as quais são necessárias para diagnosticar asma atópica.

Há casos de asma que começam precocemente na infância sem base alérgica. Essa situação ocorre especialmente em crianças pequenas que apresentam infecção no trato respiratório superior (invasão de Vento-Frio ou Vento-Calor) sem tratamento apropriado ou tratadas com antibióticos. Se o Vento não for expelido devidamente, alojando-se no Pulmão e prejudicando as funções de difusão e descendência do Qi do Pulmão, isso resultará em falta de ar e Fleuma. Por outro lado, a presença de Vento e Fleuma no Pulmão predispõe a criança a futuras invasões de Vento externo, agravando ainda mais a situação. Assim, começa um ciclo vicioso: a criança fica progressivamente debilitada e mais propensa a invasões de Vento externo, fazendo com que a falta de ar fique gradualmente pior.

Portanto, muitos casos do que essencialmente é retenção de fator patogênico residual (como Fleuma) seguindo invasões repetidas de Vento em crianças pequenas são diagnosticados como "asma" e são tratados com inaladores de cortisona.

Em minha opinião, "asma" é também frequentemente diagnosticada de maneira errônea em crianças pequenas que, de fato, estão sofrendo de bronquiolite (ver adiante). Os sintomas de bronquiolite, uma infecção virótica, se assemelham intimamente com os da asma.

Caso Clínico

Um menino de dois anos de idade tinha desenvolvido febre, apresentava sibilação e falta de ar alguns dias após sofrer infecção aguda no trato respiratório superior. Ele também sofria de tosse com expectoração de escarro amarelo. Sob o ponto de vista tradicional chinês, esse é um caso claro de Fleuma-Calor no nível *Qi* seguindo invasão de Vento no nível do *Qi* Defensivo (*Wei*). Febre e aversão ao calor indicam presença de Calor interior no nível do *Qi*. Também, sob o ponto de vista ocidental, febre indica infecção (bacteriana ou virótica). De maneira surpreendente, a criança foi diagnosticada com "asma" e lhe foram prescritos inaladores de cortisona. Provavelmente, a criança teve bronquiolite ou infecção virótica de vírus sincicial.

Este capítulo, porém, se concentra principalmente em discutir a asma alérgica típica, uma vez que asma não alérgica pode ser diagnosticada e tratada, mormente de acordo com as diretrizes fornecidas no capítulo *Sibilação* (Xiao) (Cap. 4).

Asma de Início Tardio

A asma de início tardio, também chamada de asma intrínseca, inicia-se normalmente mais tarde, durante a vida, sendo proveniente de hiper-reatividade brônquica. Nesse caso, não há história familiar de asma e nem eczema. A asma de início tardio ocorre em indivíduos não atópicos e, embora em alguns casos possa ser pro-

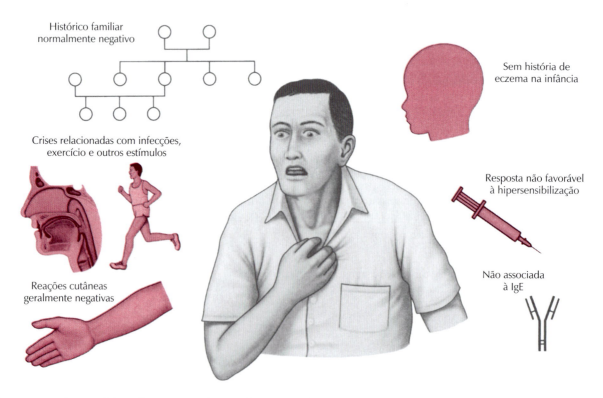

Figura 5.7 – Características da asma não alérgica de início tardio. IgE = imunoglobulina E.

vocada por determinados alérgenos, não apresenta todas as características típicas da asma atópica. Em outros casos, pode parecer que alérgenos externos não fazem parte da etiologia dessa doença (Fig. 5.7).

Alguns autores fornecem diretrizes gerais para diferenciar a asma extrínseca da intrínseca com base na idade do início da doença: quando a asma começa antes dos 30 anos, a causa é alérgica, a menos que se prove o contrário; quando começar após os 40 anos, a causa não é alérgica, a menos que se prove o contrário[24].

O diagnóstico de asma é determinado com base em teste de função pulmonar (volume expiratório forçado [VEF]), pico de fluxo expiratório (medida do pico de fluxo expiratório [PFE]), testes de esforço, testes de provocação de histamina e reações cutâneas (inalação de alérgeno que produz grandes vergões na pele também causa início da asma). Exames de escarro e sangue são feitos para excluir bronquite, uma vez que grande número de eosinófilos no escarro sugere bronquite. As radiografias não têm valor diagnóstico no caso da asma, pois não mostram nenhuma característica específica dessa doença.

Resumo

Etiologia da Asma Alérgica

- Dois tipos de asma: o tipo de início precoce, que é também chamado asma extrínseca ou alérgica, e o tipo de início tardio, que é denominado asma intrínseca
- Asma de início precoce apresenta as seguintes características:
  - Início precoce durante infância
  - Manifestação hereditária
  - É, muitas vezes, associada à eczema a partir do nascimento
  - Indivíduos que sofrem desse tipo de asma apresentam reações cutâneas papulosas a alérgenos comuns
- Em pacientes com asma alérgica, a inalação de provocação com antígeno produz broncoconstrição imediata, alcançando intensidade máxima em 20min
- Alguns enfatizam como principal causa de asma a broncoconstrição e não a inflamação
- Os indivíduos que sofrem de asma alérgica com as características anteriores são chamados "atópicos"; eles têm níveis de imunoglobulinas E até seis vezes mais altos que os níveis achados nos pacientes que sofrem de asma não atópica
- Diferentes tipos de alérgenos estão envolvidos, porém os principais são partículas fecais de ácaros de pó doméstico, pólen, esporos de fungos, penas, eflúvio normal de pelo animal e saliva de gatos
- Viroses também podem agir como alérgenos, essa é a razão pela qual a crise de asma alérgica pode ser ativada por infecção virótica numa criança, sendo as mais comuns o vírus sincicial respiratório e o vírus de gripe
- Um estudo mostrou uma possível correlação entre uso de antibióticos durante a infância e o desenvolvimento da asma no primeiro ano de vida. Esse estudo concluiu que a exposição a pelo menos um curso de antibióticos no primeiro ano de vida parece ser um fator de risco para o desenvolvimento de asma infantil
- Asma de início tardio, também chamada de asma intrínseca, normalmente começa mais tarde, durante a vida, sendo proveniente de hiper-reatividade brônquica. Nesse caso, não há história familiar de asma e nem eczema. Asma de início tardio ocorre em indivíduos não atópicos

---

Características Clínicas

A asma é caracterizada por crises de sibilos, acompanhadas por respiração curta, o que, em geral, piora à noite. Algumas vezes há presença de tosse seca que também piora à noite. O início do quadro é súbito e é precedido por aperto do tórax. Dispneia e sibilação ocorrem principalmente na expiração com fixação do ombro. O paciente prefere se sentar.

Apresenta a mesma natureza da asma que ocorre em paroxismo, isto é, vai e vem. Na verdade, alguns especialistas de tórax dizem que não é tanto pelos sintomas (aperto do tórax e sibilo) que se diagnostica a asma (esses sintomas estão presentes em outras doenças torácicas), mas o diagnóstico depende das circunstâncias sob as quais os sintomas ocorrem[25].

Diagnóstico Diferencial

Pacientes asmáticos podem apresentar sintomas semelhantes àqueles que sofrem de limitação do fluxo de ar proveniente da bronquite crônica e do enfisema. A Tabela 5.1 ilustra as características da asma, da bronquite crônica e do enfisema.

Bronquite Crônica

Essa doença é caracterizada por hipertrofia das glândulas secretoras de muco na árvore brônquica. Em casos avançados, os brônquios ficam inflamados e há infecção purulenta.

As características clínicas incluem falta de ar e tosse na maioria dos dias. Há ainda sibilação e tosse produtiva de escarro abundante. Este pode, com o tempo, tornar-se purulento, indicando infecção bacteriana que, em geral, pode sobrevir na bronquite crônica.

Alguns especialistas referem-se à "bronquite asmática" em crianças pequenas, isto é, bronquite decorrente de infecção virótica com sibilação simultânea. Sob a ótica da medicina chinesa, a bronquite provém de invasão de Vento externo que penetra depois no interior, dando origem à Fleuma-Calor no Pulmão. Há tendência entre os médicos e especialistas em tórax em tratar tais bronquites asmáticas como asma. Por exemplo, um texto declara: *"Há boas razões desenvolvidas pelas quais essas crianças devem ser chamadas de asmáticas, em vez de serem rotuladas como tendo bronquite asmática"*[26]. Do ponto de vista da medicina chinesa, esse fato é lamentável, já que condena as crianças jovens ao uso a longo prazo de inaladores de cortisona, quando suas bronquites poderiam ser curadas pelo uso de acupuntura e ervas chinesas.

Também há a tendência crescente pelos médicos e pacientes em considerar todos os casos de tosse noturna como asma. Por exemplo[27]:

Há a apresentação bastante comum de asma, especialmente em crianças em idade pré-escolar, como apenas tosse sem qualquer sibilação. Uma análise cuidadosa das circunstâncias sob as quais a tosse ocorre revelarão que elas seguem o mesmo padrão descrito para sibilação. Assim, a tosse será muito óbvia durante a noite, ao despertar pela manhã e após exercício. Há tendência

104 Asma Alérgica (Eczema Atópico)

Tabela 5.1 – Diferenciação entre asma, bronquite crônica e enfisema

	Asma	Bronquite crônica	Enfisema
Patologia	Broncospasmo	Estreitamento dos brônquios pelo muco	Distensão dos alvéolos e/ou bronquíolos
Sinais	Sibilação	Tosse produtiva com escarro profuso	Tórax magro
Sintomas	Crises de dispneia	Dispneia, aperto do tórax	Dispneia constante
Frequência	Crises de dispneia	Crises de dispneia com infecções no tórax	Dispneia constante
Tempo	Piora à noite	Piora pela manhã	Todo o tempo
Alergias	Sim	Não	Não
Escarro	Não	Sim, abundante	Sim
Eczema	Sim	Não	Não

infeliz a considerar essas crianças "bronquíticas" e a tratá-las com antibióticos. Esta abordagem está errada: elas são asmáticas e deveriam ser tratadas como tais.

Há apenas alguns defensores contra essa abordagem, e alguns médicos consideram a asma em crianças jovens superdiagnosticada. Por exemplo, Dr. M. Rudolph diz: *"Há claramente grupos de crianças e crianças jovens que desenvolvem sibilação em associação com infecções viróticas que ainda têm subsequentemente função do pulmão normal e não desenvolvem asma"*[28]. O superdiagnóstico de asma é uma desvantagem potencial importante do uso agressivo precoce de corticosteroides inaláveis em crianças pequenas.

Pode bem ser que algumas crianças com tosse noturna sejam asmáticas, mas, em minha experiência, a maioria delas sofre simplesmente de fator patogênico residual no Pulmão (geralmente Calor ou Fleuma-Calor) seguindo invasões repetidas de Vento externo.

Enfisema

Essa doença é caracterizada por distensão e destruição dos alvéolos e/ou bronquíolos. Há falta de ar mediante esforço, e a sibilação isso é quase constante.

Bronquiectasia

Essa doença é caracterizada por dilatação dos brônquios com produção de grandes quantidades de escarro. Há episódios periódicos de febre ou pneumonia.

Pode desenvolver-se a partir de pneumonia ou coqueluche.

Bronquiolite

O vírus sincicial respiratório é provavelmente o mais próspero de todos os vírus, no sentido de causar epidemias anuais de doença respiratória pelo mundo[29]. Em climas temperados, essas epidemias duram de 3 a 5 meses, aumentando no solstício do inverno. As epidemias anuais são notavelmente consistentes em agir de forma oportuna por continentes de ano a ano. O vírus foi primeiramente isolado de chimpanzés há quase 50 anos atrás, porém ficou rapidamente visível que era o vírus largamente responsável pelas epidemias anuais das doenças respiratórias observadas em crianças pequenas.

Entre 0,5 e 2% de todas as crianças são internadas em hospitais com obstrução das vias aéreas provenien-te de infecção por vírus sincicial respiratório, sendo a razão mais comum de hospitalização na infância[30]. A maioria dos que são internados em hospitais é diagnosticada como tendo "bronquiolite aguda", e se sabe a muitas décadas que tais crianças passam por níveis aumentados de sintomas respiratórios periódicos nos anos subsequentes[31].

A forma mais comum de doença do trato respiratório inferior observada em crianças é "bronquiolite aguda"[32]. A maioria dos pediatras no Reino Unido, Austrália e parte da Europa usará este termo para se referir a pacientes que mostram sinais de infecção virótica no trato respiratório superior em combinação com inflamação do trato respiratório inferior caracterizada por crepitações difundidas. Essas crianças podem ofegar até certo ponto durante a doença aguda. O termo "bronquiolite aguda" na América do Norte e outras regiões da Europa é frequentemente utilizado para descrever crianças com o primeiro episódio de sibilação associado com infecção virótica do trato respiratório superior.

Os principais sintomas de bronquiolite são chiado, hiperexpansão pulmonar e hipóxia. Nos Estados Unidos, um estudo que durou 17 anos concluiu que havia 1,65 milhões de hospitalizações em decorrência de bronquiolite[33].

É virtualmente impossível distinguir entre sintomas de bronquiolite e asma em crianças menores de um ano[34].

Associações e Diferenças entre Asma Alérgica de Início Precoce e Xiao-Chuan

Iniciaremos analisando as divergências entre *Xiao-Chuan* e asma de início precoce, alérgica, sob a perspectiva da medicina chinesa. Examinaremos as três áreas: etiologia, patologia e diferenciação/tratamento.

978-85-7241-817-1

Etiologia

Relembremos que os principais fatores etiológicos mencionados na teoria da sibilação (*Xiao*) e da falta de ar (*Chuan*) são:

• Fatores patogênicos externos.

- Dieta.
- Problemas emocionais.
- Fadiga, doença crônica e atividade sexual excessiva.

Examinaremos agora cada um dos fatores etiológicos em relação à asma alérgica e ainda qualquer divergência na etiologia tradicional do *Xiao-Chuan*.

Atopia

Uma divergência fundamental na teoria tradicional de *Xiao-Chuan* é que não há conceito de alergia e atopia como um fator etiológico em asma, embora a asma de início precoce seja muito claramente relacionada à hipersensibilidade alérgica e imunológica. Alguns livros chineses modernos referem-se de forma sucinta à natureza alérgica da asma, porém ainda aplicam a teoria de *Xiao-Chuan* para seu tratamento.

Fatores Patogênicos Externos

A maioria dos livros afirma que as crises de asma são geradas pela invasão de fatores patogênicos externos, tais como Vento-Frio ou Vento-Calor. Tal afirmação não é verdadeira para todos os casos.

Dieta

A teoria do *Xiao-Chuan* menciona o consumo excessivo de alimentos ácidos, gordurosos ou frios como fator etiológico. Enquanto essa teria é certamente verdadeira para asma de início tardio, ela não corresponde à realidade quando a asma inicia-se precocemente na infância. Muito poucas crianças, talvez nenhuma, ingerem tais alimentos em quantidade excessiva.

Os laticínios que certamente constituem-se num possível fator etiológico da asma não são mencionados na etiologia do *Xiao-Chuan* simplesmente porque não são ingeridos na China. A intolerância ao leite é um fator etiológico importante na asma alérgica.

Sobrecarga de Trabalho e Atividade Sexual Excessiva

Sobrecarga de trabalho e atividade sexual excessiva, mencionadas na teoria de *Xiao-Chuan*, certamente não são fatores etiológicos nas crianças com asma, embora possam ter influência na asma de início tardio dos adultos.

Tensão Emocional

Tensão emocional, tais como preocupação, remoer pensamentos e excesso de pensamento, mencionada na teoria do *Xiao-Chuan*, certamente não constitui um fator etiológico nas crianças muito jovens com asma de início precoce. É claro que as crianças podem ficar sujeitas à tensão emocional desde cedo, porém não da mesma maneira que os adultos.

Condição de Fraqueza do Corpo

Um dos fatores etiológicos do *Xiao-Chuan* que se aplica à asma de início precoce, alérgica, é a condição de fraqueza corpo. Em crianças pequenas, essa fraqueza pode ser causada por crise grave de sarampo, coqueluche ou pneumonia.

Resumo

Diferenças entre Asma Alérgica de Início Precoce e *Xiao-Chuan*

Etiologia

- Na teoria de *Xiao-Chuan* não há conceito de alergia e atopia como fator etiológico na asma
- A maioria dos livros afirma que as crises de asma são geradas pela invasão de fatores patogênicos externos, tais como Vento-Frio ou Vento-Calor. Tal afirmação não é verdadeira para todos os casos
- A teoria do *Xiao-Chuan* menciona o consumo excessivo de alimentos ácidos, gordurosos ou frios como fator etiológico. Essa afirmação não pode ser verdadeira quando a asma se iniciar precocemente na infância
- Os laticínios, que certamente constituem-se num possível fator etiológico da asma, não são mencionados na etiologia do *Xiao-Chuan* simplesmente porque não são ingeridos na China. A intolerância ao leite é um fator etiológico importante na asma alérgica
- Excesso de trabalho e atividade sexual excessiva, mencionados na teoria do *Xiao-Chuan*, certamente não são fatores etiológicos nas crianças com asma
- Tensão emocional, tais como preocupação, remoer pensamentos e excesso de pensamento, mencionada na teoria do *Xiao-Chuan*, certamente não constitui um fator etiológico nas crianças muito jovens com asma de início precoce

---

Patologia

A seguir coloco o que percebo ser as divergências na patologia tradicional de *Xiao-Chuan* em relação à asma alérgica.

978-85-7241-817-1

Fleuma não como Principal Fator Patogênico na Asma Alérgica

A Fleuma é fundamental tanto na patologia do *Xiao* como no *Chuan*. Em ambas as condições, sibilação e falta de ar são causadas por Fleuma obstruindo as vias aéreas. O som da sibilação é proveniente da ascendência do *Qi* rebelde ao longo das vias aéreas obstruídas por Fleuma.

Porém, em minha opinião e de acordo com minha experiência, a Fleuma não representa o principal fator patogênico na asma alérgica. Nessa doença, sibilação e falta de ar são provenientes do estreitamento das vias aéreas decorrente de broncospasmo em consequência de reação alérgica. O estreitamento dos brônquios não pode ser adequadamente desobstruído do muco por meio da tosse. Baseando-se nesse ponto de vista, a Fleuma é, portanto, o resultado, em vez de a causa da condição (também ver adiante).

!

- Fleuma não representa o fator patogênico principal na asma alérgica; sibilação e falta de ar são provenientes do broncospasmo que segue reação alérgica do tipo 1

Os antigos médicos Chineses atribuíram o estreitamento das vias aéreas à Fleuma, uma vez que não conheciam o mecanismo da broncoconstrição, proveniente da estimulação parassimpática. Curiosamente, a medicina ocidental antiga também atribuiu a asma à obstrução das vias aéreas pelo muco. John Miller escreveu em 1769: *"O soro supérfluo que deve ser jogado fora pela expiração é acumulado e os órgãos da respiração ficam enfraquecidos"*[35]. Robert Bree (1807) viu a asma como *"um esforço extraordinário para livrar-se de algumas substâncias mórbidas ou irritantes existentes nos tubos de ar"*[36]. Já em 1868, outros médicos, entretanto, entendiam que, na asma, sibilação e falta de ar eram provenientes de broncospasmos, em vez de obstrução de muco, e que este muco era o resultado e não a causa da asma.

Na realidade, o Dr. Henry Hyde Salter disse: *"O fato é que Dr. Bree confundiu o efeito* [isto é, o muco] *com a causa"*[37]. Já em 1786, alguns médicos perceberam a natureza alérgica da asma, embora não pudessem explicá-la completamente. O Dr. William Withering (pioneiro no uso de extratos digitais para tratar insuficiência cardíaca congestiva) escreveu, em 1786, que a asma poderia ser curada com a moradia do paciente em quartos grandes, dos quais se devia remover cortinas e camas de penas[38].

Língua e pulso são dois outros elementos não consistentes com o fato de a Fleuma ser o fator patogênico principal na asma. Se a Fleuma fosse o principal fator patológico na asma, a língua deveria se apresentar Inchada com revestimento pegajoso e o pulso, Deslizante. No caso, isso não é muito frequente. Na asma de início precoce, a língua em geral não se apresenta Inchada (frequentemente mostra-se Fina) e o pulso não fica Deslizante (apresenta-se, com frequência, Tenso).

De forma interessante, um estudo na China com crianças atópicas encontrou uma correlação entre língua geográfica (indicando deficiência de *Yin*) com constituição atópica e níveis elevados de IgE[39]. Além disso, o autor desse estudo relacionou a constituição atópica à deficiência de Rim.

Beaven também informa correlação entre língua geográfica e história de rinite alérgica, asma alérgica e eczema atópico[40].

Outro fator que exclui a Fleuma como fator patogênico na asma é o fato de que, entre crises, um indivíduo asmático apresenta-se muitas vezes quase normal. Na verdade, há alguns atletas que são asmáticos. Se, entretanto, a Fleuma obstrui o Pulmão, sibilação e falta de ar são constantes e persistem até que a Fleuma seja completamente eliminada. Então, o Dr. Ye Gui, no *Case Reports for Clinical Practice* (1766), afirma corretamente[41]:

Se o fator patogênico for expelido, a falta de ar [Chuan] cessa e nunca volta. Na sibilação [Xiao], o fator patogênico fica escondido no Interior e no Pulmão, é algumas vezes ativo e algumas vezes inativo, e ocorrem episódios frequentes durante muitos anos.

Isso confirma que a Fleuma é o principal fator causal na falta de ar (*Chuan*): uma vez que a Fleuma é eliminada, a falta de ar cessa completamente. Na sibilação (*Xiao*), que é mais próxima da asma, o fator patogênico fica escondido no Pulmão e se torna ativo nas crises, causando ataques de asma.

> **Nota Clínica**
>
> - Embora não considere a Fleuma como principal fator patogênico na asma alérgica, utilizo frequentemente E-40 (*Fenglong*) para tratar esta doença, não em razão de sua ação para resolver a Fleuma, mas por suas outras ações.
>   Na realidade, E-40:
>   – Domina o *Qi* rebelde
>   – Abre e relaxa o tórax
>   – Em combinação com P-7 (*Lieque*) e PC-6 (*Neiguan*), estimula a descendência do *Qi* do Pulmão

"Vento" como Principal Fator Patogênico na Asma Alérgica

É interessante que Dr. Gui declara que os fatores patogênicos na sibilação (*Xiao*) são *"algumas vezes ativos e algumas vezes inativos"*. Em minha opinião, a natureza intermitente do fator patogênico confirma que, na asma alérgica, o principal fator patogênico é o Vento e não a Fleuma, uma vez que está na natureza do Vento ir e vir e mudar rapidamente (ver adiante), ao passo que a Fleuma não tem essa natureza intermitente.

A contração dos músculos bronquiais por si só pode ser a causa exclusiva do estreitamento das vias aéreas; em medicina chinesa, tal contração pode ser atribuída ao "Vento", já que se manifesta com os sintomas de Vento, isto é, o Vento contrai, pode ir e vir e mudar rapidamente. Isto explica por que um asmático respira bem entre crises.

A verdadeira natureza da asma é que ela ocorre em paroxismos, isto é, vem e vai. Na verdade, alguns especialistas em tórax dizem que não são tanto os próprios sintomas (aperto do tórax e sibilação) que nos permitem diagnosticar a asma (esses sintomas ocorrem em outras doenças torácicas), mas as circunstâncias sob as quais tais sintomas ocorrem[42]. Na asma, a característica é que ela ocorre em paroxismos; isso ocorre devido à natureza do Vento, que vem e vai.

Outra característica da asma alérgica que sugere Vento como causa da doença é o fato de que, embora o asmático fique ofegante durante esforço, muito mais importante, o indivíduo fica mais ofegante até mesmo depois que o exercício termina. O paroxismo progressivo de tensão, tosse e sibilação seguindo exercício alcança um pico em alguns minutos e pode permanecer por meia hora. Virtualmente, nenhum outro tipo de doença torácica está associada a sintomas que pioram imediatamente após exercício[43].

É evidente que, na asma crônica, outros fatores devem ser considerados para o estreitamento das vias aéreas, isto é, uma inflamação do revestimento das vias aéreas e a presença de muco; quanto mais crônica a asma, mais esses dois fatores desempenham uma função no estreitamento das vias aéreas.

Porém, o muco que se forma nas vias aéreas na asma alérgica é uma consequência da reação inflamatória, que é uma consequência da reação alérgica. Portanto, podemos dizer que o muco é mais o resultado do que a causa da asma alérgica.

É também interessante observar que há uma diferença entre o tipo de muco produzido na bronquite crônica e aquele produzido na asma. Na bronquite crônica, há uma redução do seroso acinar; na asma, a quantidade de muco seroso acinar normal está intacta. O tampão na asma tem um componente não mucoso.

Então, qual é o fator patogênico na asma alérgica? Basicamente, é o Vento: não Vento exterior que invade a porção do *Qi* Defensivo do Pulmão, nem Vento interior (que pertence ao Fígado), mas um tipo de Vento crônico (exterior) alojado nos brônquios e gerando periodicamente broncospasmo. As crises são iniciadas por exposição a alérgenos, vírus ou clima frio, ou mediante tensão emocional. A natureza desse "Vento" como fator patogênico na asma será detalhada brevemente.

> **!**
> - "Vento" nos brônquios é o principal fator patogênico de asma, já que ele:
>   - Contrai (causando broncospasmo)
>   - Vai e vem (respondendo pela natureza paroxísmica da asma)
>   - É não substancial (não aparece em radiografias)
>   - Muda rapidamente (respondendo pela normalidade entre as crises)

É também interessante o fato dos exames radiográficos não possuírem valor diagnóstico na asma. Isso parece confirmar que o Vento, e não a Fleuma, é o principal fator patogênico na asma. O Vento é um fator patogênico não substancial e, como tal, naturalmente não poderia ser visto nos raios X; por outro lado, a Fleuma, por ser um fator patogênico substancial, poderia.

É evidente que num indivíduo com asma de início precoce, com o passar dos anos, na fase adulta, a patologia se torna mais complicada, e outros fatores, incluindo a Fleuma, podem desempenhar sua função. Isso ocorre sob a influência de vários fatores etiológicos, tais como excesso de trabalho, tensão emocional, atividade sexual excessiva e dieta irregular, fatores que não estão presentes na infância. Quanto mais crônica a asma, mais Fleuma há.

Caso Clínico

Uma mulher de 42 anos de idade sofria de asma alérgica desde a infância. A asma melhorou durante a adolescência, mas piorou quando ela tinha quase 32 anos. Naquele momento, a asma se iniciou depois de um episódio de gripe, o qual se transformou em bronquite. Ela tomou três cursos de antibióticos, mas como resultado desenvolveu tosse produtiva de escarro profuso, sibilação e falta de ar. Prescreveram-lhe inaladores de esteroides (Pulmicort) e β_2-agonistas (Bricanyl),

Todos esses sintomas parecem apontar claramente para asma de início tardio, tipo intrínseco, não alérgico. Porém, havia outros fatores que também indicavam asma de início precoce, tipo extrínseco, alérgico, isto é, o período de asma alérgica durante a infância, o início das crises de asma mediante exposição à poeira, níveis altos de IgE e o fato de ela também sofrer de rinite alérgica.

Esse caso clínico é dado aqui como um claro exemplo de caso de asma que é mistura da alérgica e da não alérgica: no caso dela, embora a asma fosse originalmente do tipo alérgico, ela *tinha* também Fleuma. Esse caso foi descrito para ilustrar essa combinação; o tratamento administrado está descrito a seguir, nos "Casos Clínicos".

Eczema Atópico Não Discutido com Asma Alérgica na Teoria de Xiao-Chuan

A patologia do *Xiao-Chuan* não contempla eczema infantil, que, muitas vezes, acompanha ou precede asma de início precoce. Todavia, a associação entre eczema de início precoce e asma alérgica é muito íntima e extremamente frequente na clínica. A teoria médica chinesa pode facilmente explicar esta associação, via Pulmão, que está envolvido na respiração e controla a pele. Estranhamente, essa associação entre Pulmão e pele não parece ser usada no diagnóstico e no tratamento de eczema infantil.

A associação entre asma e eczema é também facilmente observada na reação de vergões que ocorre na pele de indivíduos atópicos decorrentes da inalação de alérgenos.

> **Resumo**
>
> **Diferenças entre Asma Alérgica de Início Precoce e Patologia do *Xiao-Chuan***
> - Fleuma é fundamental tanto na patologia do *Xiao* como no *Chuan*
> - Fleuma não representa o fator patogênico principal na asma alérgica
> - Na asma alérgica de início precoce, sibilação e falta de ar são provenientes do estreitamento das vias aéreas decorrente de broncospasmo em consequência de reação alérgica. O estreitamento dos brônquios não permite a adequada eliminação do muco por meio da tosse. Fleuma é, portanto, o resultado em vez da causa da condição
> - Na asma alérgica de início precoce, a língua normalmente não se apresenta Inchada (frequentemente mostra-se Fina) e o pulso não fica Deslizante (apresenta-se frequentemente Tenso), portanto língua e pulso não demonstram Fleuma
> - Outro fator que exclui a Fleuma como patogênico na asma é o fato de que, entre crises, um indivíduo asmático apresenta-se muitas vezes quase normal. Na verdade, há alguns atletas asmáticos. Se, entretanto, a Fleuma obstrui o Pulmão, sibilação e falta de ar são constantes e persistem até que a Fleuma seja completamente eliminada
> - A natureza intermitente do fator patogênico confirma que este é o Vento e não a Fleuma, uma vez que está na natureza do Vento ir e vir e mudar rapidamente (ver adiante), ao passo que a Fleuma não tem esta natureza intermitente
> - Na asma crônica, outros fatores devem ser considerados para o estreitamento das vias aéreas, isto é, inflamação do revestimento das vias aéreas e a presença de muco; quanto mais crônica a asma, mais esses dois fatores desempenham uma função no estreitamento das vias aéreas
> - O muco que se forma nas vias aéreas na asma alérgica é uma consequência da reação inflamatória, que é uma consequência da reação alérgica. Portanto, podemos dizer que o muco é mais o resultado do que a causa da asma alérgica

108 Asma Alérgica (Eczema Atópico)

> ■ O fator patogênico na asma alérgica é o Vento: não o Vento exterior invadindo os Pulmões, nem o Vento interior, mas um tipo de Vento crônico (exterior) alojado nos brônquios e que, periodicamente, causa broncospasmo. Os ataques são desencadeados por exposição a alérgenos, tempo frio ou estresse emocional
>
> ■ A patologia do *Xiao-Chuan* não contempla eczema infantil que muitas vezes acompanha ou precede asma de início precoce. Todavia, a associação entre eczema e de início precoce, asma alérgica é muito íntima e extremamente frequente na clínica

Identificação de Padrões e Tratamento

Para discutir as diferenças e associações entre asma e *Xiao-Chuan*, é melhor separar *Xiao* de *Chuan*.

Xiao

Relembremos que os principais padrões no *Xiao* são os seguintes:

Durante as crises
- Fleuma-Frio.
- Fleuma-Calor.

Entre as crises
- Deficiência do Pulmão.
- Deficiência de Baço.
- Deficiência de Rim.

Os pontos a se observar são os seguintes:

- A diferenciação do tratamento durante ou entre as crises é importante e é utilizada no tratamento de asma.
- A distinção entre Fleuma-Frio e Fleuma-Calor é útil no tratamento da asma alérgica para se diferenciar entre dois tipos básicos com Frio ou Calor, embora não haja Fleuma.

Chuan

Relembremos que os principais padrões no *Chuan* são os seguintes:

Excesso
- Invasão de Vento-Frio.
- Vento-Frio no Exterior, Fleuma fluida no Interior.
- Frio no Exterior, Calor no Interior.
- Fleuma-Calor no Pulmão.
- Fleuma turva no Pulmão.
- Obstrução do *Qi* do Pulmão.

Deficiência
- Deficiência do Pulmão.
- Deficiência do Rim.

Os pontos a se observar são os seguintes:

- O Vento-Frio externo pode provocar crise aguda de asma. Também, sob o ponto de vista ocidental, é sabido que infecções viróticas podem gerar asma alérgica em indivíduos sensíveis[44]. Além disso, a ativação dos mastócitos causa broncoconstrição, podendo ser desencadeada não somente pelos alérgenos, mas também por exercício físico, ar frio e hiperventilação[45].

Invasão de Vento externo que não seja devidamente expelida ou completamente eliminada com administração de antibióticos pode também causar início de asma em crianças não atópicas.

- Vento-Frio exterior com Fleuma fluida interior ocorre geralmente apenas em adultos, uma vez que Fleuma fluida é uma condição crônica que só se desenvolve com o passar dos anos. Não pode, portanto, explicar a asma alérgica em crianças.
- O padrão de Frio no exterior e Calor no interior não está relacionado à asma, mas à infecção torácica aguda.
- O padrão de Fleuma-Calor no Pulmão não corresponde à asma, mas à bronquite aguda, pneumonia ou epsódios febris de bronquiectasia.
- O padrão de Fleuma turva não está associado à asma, mas à infecção torácica grave com sepse.
- O padrão obstrução do *Qi* do Pulmão está relacionado à crise aguda de asma nos adultos proveniente de tensão emocional afetando o Fígado. Não corresponde à asma de início precoce.
- *Chuan* proveniente de deficiência do Pulmão corresponde à asma crônica.
- *Chuan* proveniente de deficiência do Rim corresponde à asma ou enfisema nos idosos, não correspondendo à asma de início precoce.

Asma de Início Tardio, Não Alérgica

A asma de início tardio não é alérgica e ocorre sem eczema. Conforme o próprio nome sugere, inicia-se mais tarde, durante a vida, geralmente entre os 30 e 40 anos.

A teoria de *Xiao-Chuan* pode ser aplicada para o tratamento dessa doença. A asma de início tardio é caracterizada mais frequentemente por deficiência de Baço, a qual é manifestada por uma língua Inchada.

978-85-7241-817-1

Nova Teoria sobre a Asma

Conforme já foi visto, a teoria do *Xiao-Chuan* não é adequada para diagnóstico e tratamento de asma alérgica (e eczema); portanto, devemos nos empenhar no desenvolvimento de uma nova teoria sobre asma alérgica na medicina chinesa. Deve-se enfatizar que não se trata de uma nova teoria definitiva sobre a asma, e será necessário muito aperfeiçoamento e revisão de acordo com a experiência clínica.

Essa discussão se concentrará no diagnóstico e no tratamento da asma de início precoce, também denominada asma extrínseca ou alérgica; a discussão também se centrará principalmente nas manifestações clínicas da asma alérgica em crianças e não em adultos. Uma das razões da teoria de *Xiao-Chuan* não se aplicar completamente à asma é apenas porque a asma alérgica provavelmente não existia na China antiga. Mesmo em tempos modernos, ela é relativamente rara no extremo oriente da China, e sua incidência é muito mais alta nos países ocidentais. O desenvolvimento da asma alérgica obviamente deve estar relacionado ao estilo de vida no ocidente, pois os indivíduos chineses que vivem no ocidente e adotam nosso estilo de vida apresentam a mesma incidência de asma alérgica que os ocidentais[46].

Etiologia e Patologia

Dois fatores principais desempenham papel na patogênese da asma: um é a deficiência dos sistemas do *Qi* Defensivo do Pulmão e do Rim, e o outro é o Vento. O primeiro é responsável pela Raiz da doença e o segundo, por sua Manifestação.

Deficiência dos Sistemas do Qi Defensivo do Pulmão e do Rim

Rim e Qi *Defensivo*

O Pulmão difunde o *Qi* Defensivo (*Wei Qi*) para pele e músculos, e o Rim é a raiz do *Qi* Defensivo. O *Qi* Defensivo é de natureza *Yang*, aquecendo pele e músculos. O *Yang* do Rim é a fonte de todas as energias *Yang* do corpo; é nesse sentido que o Rim é a raiz do *Qi* Defensivo. O capítulo 18 do *Eixo Espiritual (Ling Shu)* diz: *"O* Qi *Nutritivo emerge do Aquecedor Médio e o* Qi *Defensivo, do Aquecedor Inferior"*[47].

O Rim é acoplado à Bexiga, e o *Yang* do Rim fornece *Qi* à Bexiga para a transformação dos fluidos. No processo de transformação, uma parte límpida dos fluidos sobe ao longo do canal de Bexiga, na região dorsal, para pele e músculos, de forma a interagir com o *Qi* Defensivo. Essa é outra maneira indireta do *Yang* do Rim ser a raiz do *Qi* Defensivo (Fig. 5.8).

Além disso, canal da Bexiga e Vaso Governador (*Du Mai*), que difundem o *Qi* Defensivo por toda a região dorsal na área do *Yang* Maior, são conectados ao Rim. Relembremos que *Du Mai* (Vaso Governador) se inicia no Rim. Além disso, o *Eixo Espiritual* (*Ling Shu*), no capítulo 71, diz[48]:

O Qi *Defensivo flui no* Yang *durante o dia e no* Yin *à noite, partindo da porção dos músculos do canal do Rim, fluindo para os cinco órgãos* Yin *e seis órgãos* Yang.

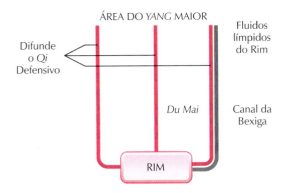

FIGURA 5.8 – Rim, canal da Bexiga, *Du Mai* (Vaso Governador) e *Qi* Defensivo.

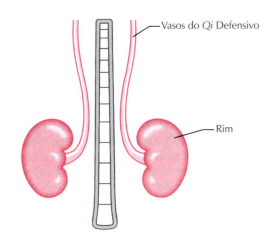

FIGURA 5.9 – Vasos do *Qi* Defensivo que surgem fora do Rim, de acordo com Wang Qing Ren.

Curiosamente, o *Correction of Errors in Medicine* (1831), de Wang Qing Ren, contém diagramas mostrando "*Qi* Defensivo-vasos conectantes" que emergem do Rim[49]. Portanto, a resistência ao fator patogênico (que inclui alérgenos) é dependente não apenas do Pulmão, mas em grande parte também do Rim (Fig. 5.9).

Deficiência do Rim e Asma Alérgica

O tipo de deficiência envolvido na asma alérgica é uma deficiência de apenas um aspecto das funções do Rim, isto é, na associação com *Qi* Defensivo. Poderia ser chamada de deficiência do sistema do *Qi* Defensivo do Rim, similar ao sistema do *Qi* Defensivo do Pulmão. Essa deficiência de Rim envolve apenas esse aspecto de suas funções e, portanto, não está presente em muitos outros sintomas e sinais. Por exemplo, uma criança ou adolescente com asma alérgica não apresentaria tontura, surdez, tinido, dor nas costas, fraqueza nos joelhos ou transpiração noturna.

> !
> - O tipo de deficiência envolvido na asma alérgica é uma deficiência de apenas um aspecto das funções do Rim, isto é, na associação com o *Qi* Defensivo. Poderia ser chamada de deficiência do sistema do *Qi* Defensivo do Rim, similar ao sistema do *Qi* Defensivo do Pulmão

As teorias tradicionais de sibilação (*Xiao*) e falta de ar (*Chuan*) contemplam uma deficiência de Rim como fator na asma, mas somente para seus estágios tardios nos casos crônicos. Na asma alérgica, ao contrário, desde o início há deficiência do sistema do *Qi* Defensivo do Rim. Na criança, sibilação e tosse prolongadas também podem induzir à deficiência do Rim, que é, portanto, a consequência de uma patologia do Pulmão; na asma atópica, entretanto, deficiência de Rim é a *causa* da condição e está presente desde o início da doença – ela é também a causa para Vento crônico se alojar no tórax.

É interessante observar que a asma atópica muitas vezes melhora durante gravidez[50]. Durante a gravidez, a asma alérgica melhora em um terço das mulheres, agrava em outro terço e não é afetada no restante[51]. Relaciono a melhora e a agravação de um sintoma durante gravidez à deficiência do Rim: em primeiro lugar, a deficiência do Rim, de fato, melhora durante a gravidez e, posteriormente, é agravada. O fato de a gravidez melhorar ou agravar a asma alérgica em dois terços das mulheres parece mostrar que a deficiência do Rim é a raiz de asma alérgica. Isso confirma o envolvimento do Rim na asma atópica, já que deficiência do Rim às vezes melhora durante gravidez.

Nos Estados Unidos, um estudo longitudinal de um grupo de 1.861 crianças nascidas de mulheres recrutadas durante a gravidez e acompanhadas por cinco anos mostrou que a baixa ingestão materna de vitamina E durante gravidez está associada ao risco aumentado de desenvolver asma alérgica[52]. Isso confirmaria que a etiologia da asma alérgica é decorrente de deficiência inata do Rim.

Rim e Sistema Imunológico

Assim, a hiper-reatividade imunológica que é a base da asma alérgica é proveniente de deficiência dos sistemas do *Qi* Defensivo do Pulmão e do Rim. O Rim não apenas influencia o sistema imunológico por meio da conexão entre *Yang* do Rim e *Qi* Defensivo, mas também porque a Essência do Rim é parcialmente responsável pela proteção aos fatores patogênicos externos por intermédio dos Vasos Governador (*Du*), Penetrador (*Chong*) e Concepção (ou Diretor) (*Ren*).

Curiosamente, Li Shi Zhen diz em seu livro *Study of the Eight Extraordinary Vessels*[53]:

Quando o Qi *dos canais transborda, ele flui nos Vasos Extraordinários, onde se transforma em irrigação, aquecendo os órgãos internamente e irrigando o espaço entre pele e músculos externamente.*

O fato de o *Qi* dos canais transbordar nos Vasos Extraordinários que vão irrigar o espaço entre pele e músculos confirma que o Rim (pelos Vasos Extraordinários) desempenha um papel na proteção contra fatores patogênicos e na circulação do *Qi* Defensivo nesse espaço.

A fisiologia ocidental confirma esse papel do Rim nas defesas imunes, uma vez que todas as células envolvidas na resposta imunológica são originadas de uma célula-tronco comum na medula (que é um produto da Essência do Rim). Isto está ilustrado na Figura 5.10.

Baixos níveis de cortisol (secretados pelo córtex adrenal) também alteram a função imunológica para permitir uma resposta alérgica exagerada.

Um estudo chinês que compara o efeito de *Xiao Qing Long Tang* (Decocção do Pequeno Dragão Verde) *versus* tônicos do Rim para tratar asma atópica mostrou que os tônicos do Rim obtiveram melhor efeito e que reduziram os níveis de IgE[54].

Há alguns médicos chineses modernos que enfatizam a tonificação do Rim para tratar asma. Por exemplo, Dr. Zhang Jing Lei acredita que para tratar o processo de inflamação, a atopia e a broncoconstrição, é necessário nutrir *Yin* do Rim[55].

Dr. Shen Zi Yin considera que a tonificação do Rim é necessária não só sob a perspectiva da medicina chinesa, mas também do ponto de vista da medicina ocidental. Curiosamente, ele diz que utilizando ervas com sabor doce e ácido estabiliza-se as membranas celulares e, portanto, havendo um efeito estabilizador nos mastócitos nos brônquios[56].

Dr. Shen também diz que a tonificação do Rim (especialmente o *Yang* do Rim) para tratar asma tem efeito regulador da imunidade na regulação das células T e na redução dos níveis de IgE.

Etiologia da Deficiência dos Sistemas do Qi *Defensivo do Pulmão e do Rim na Asma Alérgica*

Como ocorre deficiência do sistema do *Qi* Defensivo do Rim? Pode derivar de:

- Fraqueza constitucional hereditária.
- Problemas com a mãe durante gravidez, tais como choque, fumo, bebidas alcoólicas ou uso de drogas.
- Problemas no parto, tais como sofrimento e indução fetal, e corte prematuro do cordão umbilical.
- Imunizações.

Os pontos a se observar são os seguintes:

- A hiper-reatividade brônquica é hereditária, uma vez que estudos com gêmeos mostraram que a hiper-reatividade é mais alta em gêmeos monozigóticos que em dizigóticos[57]. Alguns autores acreditam que hereditariedade é o fator mais importante na hiper-reatividade brônquica apresentada por asmáticos[58].
- Foi demonstrado que o fumo materno durante a gravidez pode resultar em aumento dos níveis de anticorpos IgE no sangue do cordão umbilical dos recém-nascidos[59]. Algumas drogas ingeridas durante a gravidez também mostraram predisposição

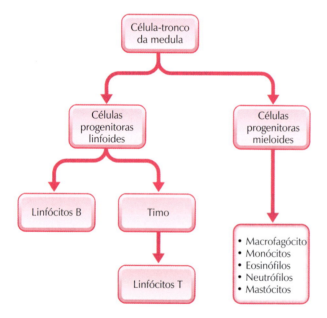

Figura 5.10 – Células do sistema imunológico e do tronco da medula.

à doença atópica infantil. Por exemplo, um estudo comparativo duplo-cego de placebo mostrou que, no útero, as crianças expostas a drogas bloqueadoras de receptores β-adrenérgicos consideradas para toxicose gravídica apresentam níveis elevados de IgE no sangue do cordão umbilical e desenvolvem alergia clínica durante os primeiros quatro anos de vida – significativamente com mais frequência do que em crianças de mães do grupo-controle tratadas com placebo[60].

- Além da fraqueza constitucional do sistema do *Qi* Defensivo do Rim, que pode ser hereditária ou desenvolvida no útero, conforme descrito nos itens anteriores, o período neonatal influi no desenvolvimento dos sistemas do *Qi* Defensivo do Pulmão e do Rim. Estudos têm mostrado que o estresse durante o período neonatal pode aumentar o risco de desenvolvimento de alergia tardia na vida[61].
- Em particular, cortar o cordão umbilical prematuramente pode interromper o fluxo vital de hormônios e células imunológicas da placenta ao bebê e a excreção de produtos desprezíveis do bebê para a placenta. Como já mencionado anteriormente, as imunoglobulinas G (IgG), que previnem reações alérgicas mediadas pelo IgE, são as únicas imunoglobulinas transportadas pela placenta para alcançar a circulação fetal. É possível, portanto, que um corte prematuro do cordão umbilical possa levar à deficiência de imunoglobulinas IgG no bebê e, por conseguinte, posteriormente à predisposição a reações alérgicas mediadas por IgE. Na verdade, os níveis de anticorpos IgE já são mais altos ao nascimento em crianças que mais tarde desenvolvem doença de atópica[62]. Como anticorpos IgE não atravessam a barreira placentária, sua origem devem ser fetal. Seus níveis elevados sugerem formação espontânea de anticorpos, que não são, portanto, eficientemente eliminados pelas IgG (Fig. 5.11).

O sangue do cordão umbilical é rico em algum tipo de célula-tronco encontrado na medula óssea, sendo utilizado, em vez de transplante de medula óssea[63].

Há uma conexão interessante com o uso de placenta e cordão umbilical na medicina tradicional chinesa para o tratamento da asma em crianças.

Na China moderna, alguns médicos injetam extrato de placenta nos pontos P-6 (*Kongzui*), E-40 (*Fenglong*) e B-23 (*Shenshu*) para tratar asma alérgica. Isso parece confirmar que uma interrupção no fluxo materno-fetal de hormônios, células imunológicas e excessos entre placenta e bebê durante parto é uma das causas de deficiência do sistema do *Qi* Defensivo do Rim. O Dr. Kiiko Matsumoto também atribui alergias e asma ao corte prematuro do cordão umbilical[64]. Finalmente, o desenvolvimento final dos pulmões e dos rins ocorre no canal de parto, e nos bebês nascidos por cesariana há maior incidência de asma alérgica.

Não é surpreendente que o tempo no útero desempenhe papel tão importante em nossa constituição. Na verdade, na China antiga, a vida de um indivíduo foi dividida ou em "Nove Estrelas" ou em "Doze Ramos".

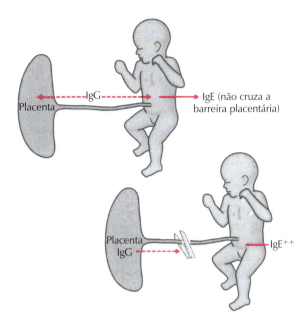

Figura 5.11 – Efeito do corte prematuro do cordão umbilical. IgE e IgG = imunoglobulinas E e G.

Em primeiro lugar, o tempo no útero responde por Três Estrelas e, em segundo lugar, por Quatro Ramos. Em ambos os casos, o tempo no útero responde por um terço de nossa vida; isso mostra a importância do tempo de formação no útero para nossa constituição (Fig. 5.12).

- As imunizações podem, algumas vezes, provocar asma atópica e/ou eczema em indivíduos suscetíveis. Estudos em animais demonstraram que bactérias da coqueluche podem induzir à formação de anticorpos IgE. É possível, portanto, que imunizações à coqueluche possam induzir à formação em níveis excessivos de anticorpos IgE; esse efeito seria intensificado se a imunização fosse feita durante a estação de pólen[65].

Alguns estudiosos sugeriram que a incidência crescente de asma possa ser proveniente de vacinações, principalmente a vacina de coqueluche de célula inteira.

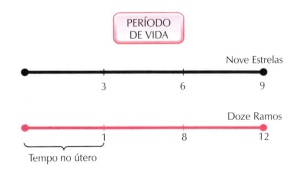

Figura 5.12 – Importância do tempo no útero na vida de um indivíduo.

Alguns criaram a hipótese de que as vacinas podem mudar o equilíbrio da imunidade a respostas alérgicas direta (ou seja, causadas pelas respostas imunológicas à vacina) ou indiretamente (alterando o equilíbrio de respostas imunológicas às infecções na infância).

O primeiro estudo sugerindo uma possível associação entre vacinação e asma foi realizado em crianças nascidas em 1977, em Christchurch, Nova Zelândia[66]. Nesse estudo, não havia evidência de asma durante 5 a 10 anos de seguimento entre 23 crianças que não receberam vacinas contra coqueluche nem vacina de pólio oral, ao passo que a asma se desenvolveu em mais de 20% das 1.184 crianças que tinham sido vacinadas.

Um estudo com 1.934 pacientes observados do nascimento até os 12 anos numa prática médica geral no Reino Unido demonstrou que as crianças que receberam uma forma mais antiga de vacina de coqueluche (vacina de célula inteira) ficavam 40% mais suscetíveis a desenvolver asma do que as crianças não vacinadas[67]. Um mecanismo indireto pelo qual as vacinas podem afetar a propensão a desenvolver alergias, incluindo talvez a asma, seria o de prevenir infecções na infância, causando um desequilíbrio posterior nas respostas imunológicas durante a vida.

Dados mais recentes, porém, não apoiam a teoria que vacinas específicas ou o número de vacinas administradas levam a um risco aumentado de asma infantil. Por exemplo, um grande estudo envolvendo 167.240 crianças de quatro grandes organizações de manutenção de saúde em Washington, Oregon e Califórnia não encontrou risco aumentado de desenvolvimento de asma infantil associado com vacinas contra difteria, tétano, coqueluche de célula inteira, sarampo, caxumba ou rubéola e com vacina oral de pólio[68].

Foi também relatado que a aplicação de anestesia geral em crianças pode estar associada com o posterior desenvolvimento de alergia de trato respiratório[69].

Crianças ao serem amamentadas podem também ficar sensibilizadas por momentâneas quantidades de proteínas estranhas (tais como as provenientes de leite de vaca, ovos e peixes) presentes no leite materno. Estudos mostram que a dermatite atópica apresentou significante diminuição em bebês de mães que evitaram o consumo de tais alimentos durante os seis primeiros meses de amamentação[70]. Outros estudos também mostraram que a incidência de asma em crianças abaixo de seis anos é mais alta em crianças que antes dos quatro meses de idade foram amamentadas com outros leites e não leite materno[71].

Deficiência dos Sistemas do Qi Defensivo do Pulmão e do Rim e Eczema Atópico

A deficiência dos sistemas do *Qi* Defensivo do Pulmão e do Rim pode também desempenhar um papel na patogênese do eczema em bebês e crianças muito pequenos. A relação entre Pulmão e pele é bem conhecida na medicina chinesa e, como comentado anteriormente, raramente é utilizada para explicar o elo entre asma e eczema atópico em crianças.

O Rim também influencia a pele. O Pulmão influencia a pele à medida que difunde o *Qi* Defensivo e os fluidos para a pele e controla os poros. O Rim controla a condição e o brilho da pele. A mesma deficiência do sistema do *Qi* Defensivo do Rim que gera asma alérgica mediada por IgE causa as lesões do eczema na pele. Sob a perspectiva da medicina chinesa, o Rim falha em nutrir a pele, gerando Vento-Calor ou Calor-Umidade.

Além disso, há uma relação íntima entre Essência do Rim e Alma Corpórea do Pulmão (*Po*). A Alma Corpórea é intimamente ligada à Essência e é descrita no capítulo 8 do *Eixo Espiritual (Ling Shu)* como a *"a saída e a entrada da Essência"*[72]. A Alma Corpórea deriva da mãe e surge logo após a formação a Essência Pré-natal do recém-concebido. Poderia ser descrita como manifestação da Essência na esfera de sensações e sentimentos. A Alma Corpórea proporciona movimento à Essência, isto é, traz a Essência para a participação de todos os processos fisiológicos do corpo. A Alma Corpórea é a mais próxima da Essência e, como tal, é responsável pelos primeiros processos fisiológicos após o nascimento (Fig. 5.13).

Zhang Jie Bin disse: *"No começo da vida, ouvidos, olhos e Coração percebem, mãos e pés movem-se e a*

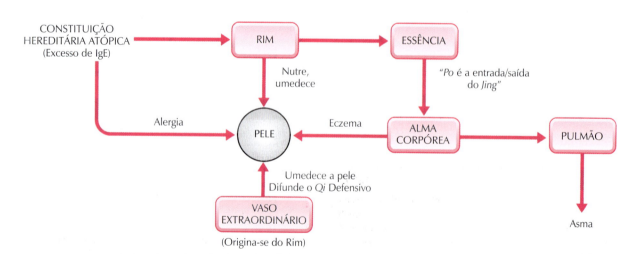

Figura 5.13 – Relação entre Rim e pele. IgE = imunoglobulina E.

respiração se inicia: tudo isso é decorrente da sutileza da Alma Corpórea"[73]. Ele também afirmou: "*A Alma Corpórea pode mover-se e fazer coisas* [e, quando estiver ativa], *dor e prurido podem ser sentidos*". Isso mostra que a Alma Corpórea é responsável pelas sensações e pelo prurido e está intimamente relacionada à pele, por meio da qual tais sensações são experimentadas. Isso explica a somatização sobre a pele de tensões emocionais que afetam a Alma Corpórea por intermédio da Mente e a conexão entre Alma Corpórea, Pulmão e pele.

A relação entre Alma Corpórea e Essência pode, portanto, explicar a erupção de eczema atópico e asma nos bebês. Sob o ponto de vista da medicina chinesa, o eczema dos bebês é proveniente da superficialização do Calor Tóxico vindo do útero; ele é intimamente ligado à Essência Pré-natal do bebê. Como a Essência é relacionada à Alma Corpórea, manifestando-se na pele (prurido e dor), o Calor Tóxico vindo do útero gera erupções na pele do bebê sob a forma de eczema. A asma pode ser explicada da mesma maneira, uma vez que a Essência deficiente do bebê falha em enraizar a Alma Corpórea e, consequentemente, o Pulmão.

Resumo

Deficiência dos Sistemas do *Qi* Defensivo do Pulmão e do Rim

- O Pulmão difunde o *Qi* Defensivo (*Wei Qi*) para pele e músculos, e o Rim é a raiz do *Qi* Defensivo
- O Rim é acoplado à Bexiga, e o *Yang* do Rim fornece *Qi* à Bexiga para a transformação dos fluidos. No processo de transformação, uma parte límpida dos fluidos sobe ao longo do canal da Bexiga, na região dorsal, para pele e músculos, de forma a interagir com o *Qi* Defensivo
- Canal da Bexiga e Vaso Governador (*Du Mai*), que difundem o *Qi* Defensivo por toda a região dorsal na área do *Yang* Maior, estão conectados com o Rim.
- O tipo de deficiência envolvida na asma alérgica é uma deficiência de apenas um aspecto das funções do Rim, isto é, na função de conexão com o *Qi* Defensivo. Poderia ser chamada de deficiência do sistema do *Qi* Defensivo do Rim, similar ao sistema do *Qi* Defensivo do Pulmão. Essa deficiência de Rim envolve apenas esse aspecto de suas funções e, portanto, muitos outros sintomas e sinais não estão presentes
- A hiper-reatividade imunológica, que é a base da asma alérgica, é proveniente de deficiência dos sistemas do *Qi* Defensivo do Pulmão e do Rim. O Rim não apenas influencia o sistema imunológico por meio da conexão entre *Yang* do Rim e *Qi* Defensivo, mas também a Essência do Rim é parcialmente responsável pela proteção contra os fatores patogênicos externos por intermédio dos Vasos Governador (*Du*), Penetrador (*Chong*) e Concepção (*Ren*).
- Deficiência do sistema do *Qi* Defensivo do Rim deriva de:
  - Fraqueza constitucional hereditária
  - Problemas com a mãe durante a gravidez, tais como choque, fumo, bebidas alcoólicas ou uso de drogas
  - Problemas no parto, tais como sofrimento e indução fetal, e corte prematuro do cordão umbilical
  - Imunizações
- Deficiência dos sistemas do *Qi* Defensivo do Pulmão e do Rim pode também desempenhar um papel na patogênese de eczema em bebês e crianças muito pequenos

---

Vento como Principal Fator Patogênico na Asma

Discutido o papel dos sistemas do *Qi* Defensivo do Pulmão e do Rim como Raiz na asma, podemos direcionar nossa atenção agora para o Vento como principal Manifestação dessa doença.

Algumas das características do Vento explicam seu efeito nos brônquios e na asma. Na realidade, o Vento contrai, vai e vem em turnos e causa espasmo. Um médico contemporâneo, Dr. Hu Lie, do Departamento de Farmacologia da Universidade de Medicina Chinesa de Nanjing, chama a asma alérgica de "Vento do tórax" (*Xiong Feng*).

O Vento é o principal fator patogênico na asma, não no sentido de uma invasão de Vento externo, mas como um tipo de Vento externo crônico alojado nos brônquios. O Pulmão é o mais exterior dos órgãos *Yin*, uma vez que controla pele. A mucosa brônquica poderia ser vista como uma extensão da pele. Então, assim como o Vento invade a pele, ele pode invadir os brônquios, alojando-se aí e causando broncospasmo (Fig. 5.14). Mesmo sob o ponto de vista da medicina ocidental, estudos em animais sugerem que as características patológicas da pele e as ações pulmonares são muito similares[74].

De acordo com alguns autores, sibilação, falta de ar, tosse, expectoração e aperto no tórax não são sinais diagnósticos típicos da asma. Eles acreditam que o sintoma mais importante é o histórico de crises periódicas de asma, frequentemente disparadas por fatores exógenos, tais como alérgenos, irritantes, esforço físico ou infecções viróticas. Como os sintomas da asma são tipicamente episódicos, o exame físico é muitas vezes normal não apenas quando o paciente está assintomático, mas às vezes mesmo durante um período de crises frequentes[75]. Esse fato parece mostrar que o fator patogênico principal na asma é algo não substancial, como Vento; se fosse Fleuma, o exame físico não seria normal.

Isso pode ocorrer apenas contra um fundo de deficiência dos sistemas do *Qi* Defensivo do Pulmão e do Rim, permitindo que o Vento se aloje nos brônquios por longo período. Assim, asma é caracterizada por Vento, um fator patogênico não substancial. Esse fato pode

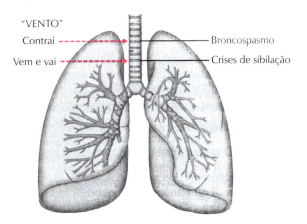

FIGURA 5.14 – Efeito do Vento nos brônquios.

explicar como as radiografias não possuem valor diagnóstico na asma, uma vez que podem mostrar catarro, mas não "Vento"; explica ainda como a língua apresenta-se quase sempre não Inchada e o pulso não Deslizante em crianças ou jovens asmáticos, como seria esperado caso a Fleuma fosse o principal fator patogênico; pelo contrário, a língua apresenta-se muitas vezes Fina e o pulso, Tenso.

O pensamento da medicina chinesa sobre o Vento pode ser comparado ao conceito ocidental de alérgenos. A inalação de poeira, matérias fecais de ácaros de pó doméstico, pólen e eflúvio normal de pelo animal podem ser comparados à invasão de "Vento" como conceito da medicina chinesa (Fig. 5.15). De fato, o caractere chinês para Vento inclui o radical para "inseto" ou "verme", ou seja, é comparável a alérgenos e germes levados pelo vento.

Assim, o problema principal na asma é uma deficiência dos sistemas do *Qi* Defensivo do Pulmão e do Rim, que permite que o Vento penetre e se aloje nos brônquios, causando crises de broncospasmo. Quando o Dr. Ye Gui (1766) disse, como mencionado anteriormente, que:

Na falta de ar [*Chuan*], se o fator patogênico [Fleuma] é expelido, ele nunca mais volta. Na sibilação [*Xiao*], o fator patogênico é mantido no interior e no Pulmão, e há frequentes epsódios com o passar dos anos.

Ele realçou de forma correta a diferença entre a sibilação (*Xiao*) e falta de ar (*Chuan*).

A falta de ar é proveniente de Fleuma; uma vez eliminada, a condição patológica é permanentemente curada. A asma alérgica é proveniente do Vento nos brônquios, causando crises periódicas de sibilação. A razão da dificuldade em expeli-lo não é pelo fato de ele estar particularmente profundo no interior, mas de estar ligado à deficiência dos sistemas do *Qi* Defensivo do Pulmão e do Rim. Até que essa deficiência seja resolvida, o Vento não pode ser expelido.

Outro fenômeno que aponta mais para Vento que para Fleuma como principal fator patogênico na asma é a eficiência extraordinária da acupuntura em interromper a crise aguda de asma. Isso ocorre porque o Vento é um fator patogênico não substancial e, como tal, responde melhor ao tratamento de acupuntura. Quando a Fleuma é o fator patogênico principal, como na bronquite crônica, a acupuntura possui apenas uma eficácia limitada no alívio da falta de ar a curto prazo, já que obviamente se despende muito tempo para resolver a Fleuma.

Outro detalhe interessante que aponta para o Vento como principal fator patogênico na asma alérgica é que as crises de asma são muitas vezes precedidas por prurido no pescoço e/ou na região dorsal superior: frequentemente, o prurido é proveniente de Vento, mais ainda quando fica limitado à parte superior do corpo[76].

Curiosamente, existem alguns médicos chineses contemporâneos que apresentam ideias similares sobre asma alérgica, isto é, que sua Raiz é uma deficiência do Rim e sua Manifestação é proveniente de Vento. Por exemplo, Dr. Chen Jin tratou 106 crianças asmáticas com decocção de ervas chinesas que tonifica o Pulmão, expele o Vento e restabelece a descendência do *Qi* do Pulmão (*Ma Huang* [*Herba Ephedrae*], *Xing Ren* [*Semen Armeniacae*], *Ban Xia* [*Rhizoma Pinelliae preparatum*], *Chen Pi* [*Pericarpium Citri reticulatae*], *Fu Ling* [*Poria*], *Bai Zhu* [*Rhizoma Atractylodis macrocephalae*], *Fang Feng* [*Radix Saposhnikoviae*], *Wu Wei Zi* [*Fructus Schisandrae*], *Tai Zi Shen* [*Radix Pseudostellariae*], *Dang Gui* [*Radix Angelicae sinensis*], *Shu Di Huang* [*Radix Rehmanniae preparata*], *Zi He Che* [*Placenta homini*]. *Dong Chong Xia Cao* [*Cordyceps*])[77].

Na discussão do tratamento, o Dr. Chen explica que uma deficiência do Rim é a Raiz da asma em crianças; ele também observa que essa interpretação é contrária à teoria tradicional, de acordo com a qual a deficiência do Rim desempenha apenas um papel na asma crônica em adultos. Na opinião do Dr. Chen, a deficiência do Rim em crianças desempenha uma função desde o início da asma. Comenta também que asma infantil é disparada pelo Vento (daí a presença, em sua fórmula, de *Fang Feng* [*Radix Saposhnikoviae*]).

Outro médico chinês contemporâneo, Dr. He Shu Huai, sustenta (como eu) que o principal fator patogênico na asma alérgica não é a Fleuma, mas o "Vento". O Dr. He diz que a asma ocorre em decorrência da invasão de alérgenos, e ele os compara com o conceito chinês de "Vento". Curiosamente, em contradição com a maioria dos outros médicos chineses modernos, o Dr. He entende a correlação entre rinite alérgica e asma alérgica como sendo duas manifestações da mesma doença. Ele diz que quando alérgenos se instalam no nariz causam rinite alérgica (com espirros e prurido nasal), e quando eles se instalam nos brônquios causam asma alérgica.

Dr. He também diz que a natureza episódica da asma alérgica reflete a característica do Vento de prontamente ir e vir e ter início rápido. Além disso, Dr. He também considera (como eu) que o broncospasmo causador do estreitamento das vias aéreas na asma também é uma manifestação de Vento, uma vez que este contrai[78].

Dr. Wu Ying He recomenda o uso de substâncias de inseto para o tratamento de asma aguda. Esse raciocínio está baseado no princípio de que insetos eliminam o Vento. Os insetos que ele acrescenta à fórmula de acordo com a identificação de padrão são *Jiang Can* (*Bombyx batryticatuse*), *Chan Tui* (*Periostracum Cicadae*), *Di Long* (*Pheretima*) e *Quan Xie* (*Scorpio*)[79].

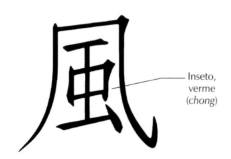

Figura 5.15 – Caractere chinês para "Vento".

> **Resumo**
>
> **Vento como Principal Fator Patogênico na Asma**
> - Vento contrai, vai e vem em turnos e causa espasmo
> - Vento é o principal fator patogênico na asma, não no sentido de uma invasão de Vento externo, mas como um tipo de Vento externo crônico, alojado nos brônquios
> - O pensamento da medicina chinesa sobre o Vento pode ser comparado ao conceito ocidental de alérgenos. A inalação de poeira, matérias fecais de ácaros de pó doméstico, pólen e eflúvio normal de pelo animal podem ser comparados à invasão de "Vento" como conceito da medicina chinesa
> - A asma alérgica é proveniente de Vento nos brônquios, causando crises periódicas de sibilação
> - Muitas vezes, as crises de asma são precedidas por prurido no pescoço e/ou na região dorsal superior: frequentemente, o prurido é proveniente de Vento, ainda mais quando fica limitado à parte superior do corpo

Igualmente para *asma de início tardio*, embora geralmente não alérgica, sua patologia é similar, com a Raiz na deficiência de Pulmão e Rim, mas a Manifestação sendo Fleuma no Pulmão. A etiologia é diferente, pois a deficiência do Rim é induzida por excesso de trabalho, atividade sexual excessiva e declínio natural do *Qi* do Rim na meia-idade, em vez de uma etiologia congênita. Dessa maneira, o Rim não é afetado a partir do nascimento, mas pelo estilo de vida. Muitos pacientes com asma de início tardio, especialmente homens, apresentam muitas vezes piora do quadro após atividade sexual. Na asma de início tardio, muitas vezes está presente uma deficiência de Baço, causada por alimentação irregular, a qual responde pela presença de Fleuma que se manifesta com língua Inchada.

Na patogênese da condição, a asma de início tardio também é caracterizada por envolvimento mais frequente do Fígado, causado por tensão emocional.

A Tabela 5.2 resume as diferenças entre asma de início precoce e asma de início tardio.

Identificação de Padrões e Tratamento

A diferenciação feita na sibilação (Cap. 4) entre o tratamento durante as crises e o tratamento entre as crises é aplicada à asma. A diferenciação feita na falta de ar (Cap. 3) entre condições de deficiência e excesso não é aplicável à asma, uma vez que essa doença é sempre caracterizada tanto por deficiência (dos sistemas do *Qi* Defensivo do Pulmão e do Rim) quanto por excesso (Vento).

Os principais padrões vistos na asma alérgica são os seguintes:

- Durante as crises:
  - Vento-Frio.
  - Vento-Calor.
- Entre as crises:
  - Deficiência dos sistemas do *Qi* Defensivo do Pulmão e do Rim e Vento no Pulmão.

Há três abordagens ao princípio de tratamento da asma, são as seguintes:

- *Durante a crise vigente*: tratar apenas a Manifestação (*Biao*), isto é, expelir Vento e restabelecer a descendência do *Qi* do Pulmão.
- *Num período de tempo em que as crises são frequentes*: tratar principalmente a Manifestação, isto é, expelir Vento e restabelecer a descendência do *Qi* do Pulmão, mas tratar também a Raiz (*Ben*), isto é, tonificar os sistemas do *Qi* Defensivo do Pulmão e do Rim.
- *Num período de tempo em que as crises são inconstantes*: tratar principalmente a Raiz, isto é, tonificar o Pulmão e o sistema do *Qi* Defensivo do Rim, mas, como foco secundário, também expelir Vento e restabelecer a descendência do *Qi* do Pulmão.

No tratamento da asma, especialmente nos casos agudos, é importante também acalmar a Mente. Esse é um princípio de tratamento vantajoso, uma vez que a asma aguda é proveniente de broncospasmo de hiperestimulação do sistema nervoso parassimpático. Ervas e pontos de acupuntura que "acalmam a Mente" também possuem efeito regulador no sistema nervoso. Por exemplo, o ponto DU-24 (*Shenting*), que acalma a Mente, é muito usado para acalmar a asma.

DURANTE AS CRISES

Os tratamentos discutidos adiante não se aplicam apenas à crise aguda vigente, mas também ao período em que as crises forem frequentes.

Os dois padrões de Vento-Frio e Vento-Calor podem corresponder a uma crise de asma provocada por uma invasão verdadeira de Vento, com todos seus sintomas relevantes ou a partir de um quadro de sintomas e sinais provenientes da preexistência de Vento nos brônquios,

Tabela 5.2 – Comparação entre asma de início precoce e asma de início tardio

	Asma de início precoce, alérgica, extrínseca	Asma de início tardio, não alérgica, intrínseca
Raiz	Deficiência dos sistemas do *Qi* Defensivo do Pulmão e do Rim	Deficiência de Pulmão, Baço e Rim
Manifestação	Vento	Fleuma
Etiologia	Congênita	Sobrecarga de trabalho, atividade sexual excessiva, alimentação irregular, idade avançada
Padrão	–	Padrões de Fígado muitas vezes envolvidos

116 Asma Alérgica (Eczema Atópico)

que é mascarada numa invasão de Vento. No caso de uma invasão verdadeira de Vento, haverá aversão ao frio, tremor e possivelmente febre. O pulso se apresentará Flutuante. Os padrões descritos a seguir, entretanto, presumem uma crise aguda de asma, manifestados por determinados sintomas de Vento, porém sem uma invasão verdadeira de Vento externo.

Mesmo que não haja uma invasão verdadeira de Vento externo, o princípio de tratamento consiste em "libertar o exterior", uma vez que as ervas que libertam o exterior também expelem Vento do Pulmão na asma alérgica.

Os padrões que ocorrem durante as crises discutidas serão:

- Vento-Frio (sem transpiração).
- Vento-Frio (com transpiração).
- Vento-Calor.

Vento-Frio (sem Transpiração)

MANIFESTAÇÕES CLÍNICAS Sibilação e falta de ar repentina com dificuldade em expirar, ausência de transpiração, aperto no tórax, face pálida, sensação de frio, espirros, tosse, ausência de sede, crise iniciada por ação de clima frio, rigidez em ombros e pescoço.

Pulso: Tenso.

PRINCÍPIO DE TRATAMENTO Liberar o exterior, expelir Vento-Frio, restabelecer a descendência do *Qi* do Pulmão, acalmar a Mente.

Acupuntura

PONTOS *Dingchuan* (ponto extra), B-12 (*Fengmen*), B-13 (*Feishu*), REN-22 (*Tiantu*), P-7 (*Lieque*), P-6 (*Kongzui*), C-7 (*Shenmen*), REN-15 (*Jiuwei*), VB-20 (*Fengchi*), VB-21 (*Jianjing*). Todos os pontos são inseridos com método de sedação. A ventosa é aplicada nos pontos B-12 e B-13.

EXPLICAÇÃO

- *Dingchuan* interrompe a asma aguda.
- B-12 expele Vento.
- B-13, REN-22 e P-7 restabelecem a descendência do *Qi* do Pulmão.
- P-6, ponto de Acúmulo, interrompe a asma aguda.
- C-7 e REN-15 acalmam a Mente. C-7 também promove a descendência do *Qi* e REN-15 alivia plenitude no tórax.
- VB-20 e VB-21 relaxam pescoço e ombros, o que é importante para soltar o ombro e ajudar na respiração. VB-21 também promove a descendência do *Qi*.

Fitoterapia

PRESCRIÇÃO *MA HUANG TANG* – Decocção de *Ephedra*.

EXPLICAÇÃO Esta é a fórmula básica para Vento-Frio e para o estágio do *Yang* Maior na diferenciação de padrões de acordo com os Seis Estágios do *Discussion of Cold-induced Disease*.

PRESCRIÇÃO *HUA GAI SAN* – Pó do Tampo Glorioso.

EXPLICAÇÃO Essa fórmula é melhor para tratar asma, pois possui um efeito forte na descendência do *Qi*.

MODIFICAÇÕES

- Para tratar asma aguda, aumentar a dosagem de *Su Zi* (*Fructus Perillae*) e acrescentar *Xuan Fu Hua* (*Flos Inulae*) para restabelecer a descendência do *Qi* do Pulmão.
- Se houver invasão verdadeira de Vento-Frio exterior, acrescentar *Fang Feng* (*Radix Saposhnikoviae*) e *Jing Jie* (*Herba Schizonepetae*).

Resumo

Vento-Frio (sem Transpiração)

Pontos

- *Dingchuan* (ponto extra), B-12 (*Fengmen*), B-13 (*Feishu*), REN-22 (*Tiantu*), P-7 (*Lieque*), P-6 (*Kongzui*), C-7 (*Shenmen*), REN-15 (*Jiuwei*), VB-20 (*Fengchi*), VB-21 (*Jianjing*). Todos os pontos são inseridos com método de sedação. A ventosa é aplicada nos pontos B-12 e B-13

Fitoterapia

Prescrição

- *MA HUANG TANG* – Decocção de *Ephedra*

Prescrição

- *HUA GAI SAN* – Pó do Tampo Glorioso

Vento-Frio (com Transpiração)

MANIFESTAÇÕES CLÍNICAS Transpiração leve, crise de asma com falta de ar e sibilação, menos ruidosa do que o caso anterior, não muito calafrio, sensação de aperto no tórax, face pálida.

Pulso: Tenso-Lento.

PRINCÍPIO DE TRATAMENTO Liberar o exterior, harmonizar *Qi* Nutritivo e Defensivo, restabelecer a descendência do *Qi* do Pulmão, acalmar a Mente.

Acupuntura

PONTOS *Dingchuan* (ponto extra), B-12 (*Fengmen*), B-13 (*Feishu*), REN-22 (*Tiantu*), P-6 (*Kongzui*), E-36 (*Zusanli*), BP-6 (*Sanyinjiao*), C-7 (*Shenmen*), REN-15 (*Jiuwei*). Todos os pontos com método sedação, exceto E-36 e BP-6, que devem ser inseridos com agulhas com método neutro para harmonizar *Qi* Nutritivo e Defensivo. A ventosa é aplicada no ponto B-12.

EXPLICAÇÃO

- *Dingchuan* interrompe asma aguda.
- B-12 e B-13 expelem Vento e restabelecem difusão e descendência do *Qi* do Pulmão.
- REN-22 restabelece a descendência do *Qi* do Pulmão e interrompe a asma.
- P-6, ponto de Acúmulo, interrompe asma aguda.
- E-36 e BP-6 harmoniza *Qi* Nutritivo e Defensivo.
- C-7 e REN-15 acalmam a Mente. C-7 também restabelece a descendência de *Qi*, já que o *Qi* do Coração, da mesma maneira que o *Qi* do Pulmão, também tem movimento descendente. A descida de *Qi* do Coração também ajudará a respiração. REN-15 também alivia plenitude no tórax.

Fitoterapia

Prescrição *GUI ZHI JIA HOU PO XING ZI TANG* – Decocção de *Ramulus Cinnamomum* mais *Magnolia* e *Prunus*.

Explicação As primeiras cinco ervas constituem o *Gui Zhi Tang* (Decocção de *Ramulus Cinnamomi*), que é a decocção básica para expelir Vento-Frio pela harmonização do *Qi* Nutritivo e Defensivo. É utilizada em lugar de *Ma Huang Tang* (Decocção de *Ephedra*) quando o paciente apresentar transpiração leve, o que indica deficiência do *Qi* Nutritivo.

Modificações
- Se ocorrer invasão aguda de Vento-Frio externo, acrescentar *Fang Feng* (*Radix Saposhnikoviae*) e *Jing Jie* (*Herba Schizonepetae*).
- Para fortalecer a descendência do *Qi* do Pulmão, acrescentar *Su Zi* (*Fructus Perillae*) e *Xuan Fu Hua* (*Flos Inulae*).
- Se ocorrerem alguns sintomas de Calor interior no início, acrescentar *Shi Gao* (*Gypsum fibrosum*).

Resumo

Vento-Frio (com Transpiração)
Pontos
- *Dingchuan* (ponto extra), B-12 (*Fengmen*), B-13 (*Feishu*), REN-22 (*Tiantu*), P-6 (*Kongzui*), E-36 (*Zusanli*), BP-6 (*Sanyinjiao*), C-7 (*Shenmen*), REN-15 (*Jiuwei*). Todos os pontos com método de sedação, exceto E-36 e BP-6, que devem ser inseridos com método neutro para harmonizar *Qi* Nutritivo e Defensivo. Ventosa é aplicada no ponto B-12

Fitoterapia
Prescrição
- *GUI ZHI JIA HOU PO XING ZI TANG* – Decocção de *Ramulus Cinnamomum* mais *Magnolia* e *Prunus*

Vento-Calor

Manifestações Clínicas Febre e aversão ao frio (se houver invasão exterior verdadeira; caso contrário, sensação de calor), dor de cabeça, aperto no tórax, sibilação com ruído alto, tosse em latido, asma, sede leve.

Língua: Vermelha nas laterais em direção à região anterior.

Pulso: Rápido.

Princípio de Tratamento Liberar Exterior, restabelecer descendência do *Qi* do Pulmão, expelir Vento-Calor, acalmar a asma, acalmar a Mente.

Acupuntura

Pontos P-5 (*Chize*), P-7 (*Lieque*), P-1 (*Zhongfu*), B-13 (*Feishu*), P-6 (*Kongzui*), P-11 (*Shaoshang*), *Dingchuan*, C-7 (*Shenmen*), REN-15 (*Jiuwei*). Utilizar método de sedação, não utilizar moxa.

Explicação
- P-5 remove Calor do Pulmão.
- P-7, P-1 e B-13 restabelecem a descendência do *Qi* do Pulmão.
- P-6, ponto de Acúmulo, interrompe asma aguda.
- P-11 expele Vento-Calor e alivia garganta.
- *Dingchuan* interrompe a asma aguda.
- C-7 e REN-15 acalmam a Mente e abrem o tórax.

Fitoterapia

Prescrição *SANG JU YIN* – Decocção de *Morus-Chrysanthemum*.

Explicação Essa fórmula expele Vento-Calor e restabelece a descendência do *Qi* do Pulmão.

Prescrição *DING CHUAN TANG* – Decocção para Interromper a Falta de Ar.

Explicação Essa fórmula é mais forte que a anterior, sendo usada quando o Calor prevalece. Possui também um efeito intenso para acalmar a asma.

Modificações
- Uma dose pequena de *Ma Huang* pode ser acrescentada, mesmo se houver calor, para acalmar a asma.
- Se houver sintoma pronunciado de irritabilidade, aumentar a dosagem de *Huang Qin* (*Radix Scutellariae*) e acrescentar *Dan Dou Chi* (*Semen Sojae preparatum*).
- Caso sintomas de Calor interior se iniciem, acrescentar *Shi Gao* (*Gypsum fibrosum*).

Resumo

Vento-Calor
Pontos
- P-5 (*Chize*), P-7 (*Lieque*), P-1 (*Zhongfu*), B-13 (*Feishu*), P-6 (*Kongzui*), P-11 (*Shaoshang*), *Dingchuan*, C-7 (*Shenmen*), REN-15 (*Jiuwei*). Utilizar método de sedação, não utilizar moxa

Fitoterapia
Prescrição
- *SANG JU YIN* – Decocção de *Morus-Chrysanthemum*

Prescrição
- *DING CHUAN TANG* – Decocção para Interromper a Falta de Ar

---

Nota Clínica

- A acupuntura é importante nas crises agudas de asma, já que, em geral, é muito eficaz. Na fitoterapia, alguns médicos utilizam uma dose pequena de *Ma Huang* (*Herba Ephedrae*) por suas propriedades adrenérgicas, mesmo se houver alguns sinais de Calor
- *Ma Huang* produz vários e diferentes alcaloides, entre os quais estão efedrina e ψ-efedrina. A efedrina é α-adrenérgica e ψ-efedrina é β-adrenérgica. Um efeito α-adrenérgico produz vasoconstrição e aumenta a pressão sanguínea, ao passo que um efeito β-adrenérgico induz à dilatação dos brônquios e aumenta as frequências respiratórias e o débito cardíaco
- O equilíbrio dos alcaloides na planta natural é tal que nenhum dos efeitos indesejáveis dos alcaloides isolados é observado na administração da *Ephedra*
- Por essa razão, muitos médicos usam uma dose pequena de *Ma Huang* em qualquer crise de aguda de asma. *Ma Huang* pode ser combinado com várias ervas diferentes para diferentes situações. Algumas dessas ervas com as quais se pode combinar *Ma Huang* são listadas a seguir:
  – Frio: *Gui Zhi* (*Ramulus Cinnamomi cassiae*)
  – Calor: *Shi Gao* (*Gypsum fibrosum*)
  – Calor do Pulmão: *Sang Bai Pi* (*Cortex Mori*)

118 Asma Alérgica (Eczema Atópico)

> – Rebelião do *Qi*: *Xing Ren* (*Semen Armeniacae*)
> – Fleuma: *She Gan* (*Rhizoma Belamcandae*)
> – Estagnação de *Qi* no tórax: *Hou Po* (*Cortex Magnoliae officinalis*)
> – Deficiência de *Qi*: *Dang Shen* (*Radix Codonopsis*)
> – Deficiência de Rim: *Shu Di Huang* (*Radix Rehmanniae preparata*)
> – Deficiência do *Yin* do Pulmão: *Bei Sha Shen* (*Radix Glehniae*) ou *Wu Wei Zi* (*Fructus Schisandrae*)
> – Deficiência do *Yang* do Rim: *Fu Zi* (*Radix Aconiti lateralis preparata*)

ENTRE AS CRISES

Refere-se aos períodos em que as crises de asma forem muito inconstantes e frequentes ou em que a asma tiver sido controlada pelo uso ocasional de inaladores. Nesse estágio, algumas crises de asma são geradas tipicamente pelo contato com gatos, cachorros, pólen ou pó, causando sibilação, falta de ar e aperto no tórax.

O uso simultâneo de inaladores durante o tratamento com acupuntura ou ervas chinesas não provoca conflitos. Na verdade, a frequência com que o paciente necessita utilizar tais inaladores podem ser um ponto de referência muito útil para avaliar a eficácia do tratamento.

A prioridade de tratamento entre as crises é direcionar o tratamento para a Raiz, isto é, tonificar os sistemas do *Qi* Defensivo do Pulmão e do Rim. Concomitantemente, a Manifestação (isto é, Vento nos brônquios obstruindo a descendência do *Qi* do Pulmão) não deve ser negligenciada, de tal maneira que cada fórmula prescrita deve sempre incluir algumas ervas para expelir Vento e fazer com que o *Qi* do Pulmão descenda.

No contexto de deficiência do Pulmão e do Rim, podem ocorrer diversas variações, com diferentes graus de deficiência entre Pulmão e Rim e, nas deficiências do Rim, entre *Yang* ou *Yin*.

Alguns médicos chineses tratam asma crônica no período entre crises simplesmente tonificando Pulmão, Baço ou Rim ou a combinação dos três com a adição de doses pequenas de *Ma Huang* (*Erva Ephedrae*) e *Xing Ren* (*Semen* Armeniacae)[80]. Essa conduta foge da teoria tradicional, em que *Ma Huang* deve ser utilizada estritamente para tratar condições de excesso, uma vez que possui efeito de difusão. Entretanto, em pequenas doses (3g) e combinada com tônicos, ela pode ser utilizada no tratamento de asma crônica por deficiência pelo fato de conter fortes propriedades adrenérgicas. Além disso, a fim de diminuir seu efeito dispersivo, pode-se usar melaço de *Ma Huang*.

Alguns médicos também utilizam *Dan Shen* (*Radix Salviae miltiorrhizae*) em casos crônicos de asma para revigorar o Sangue no tórax. Curiosamente, as pesquisas modernas demonstram que *Dan Shen* reduz os níveis de IgE, a qual é responsável pela reação de antígeno-anticorpo que ativa uma crise de asma[81].

As fórmulas a seguir visam tonificar os sistemas do *Qi* Defensivo do Pulmão e do Rim, com diversas variações para diversificar o envolvimento do Pulmão ou do Rim e a deficiência de *Yin* ou de *Yang*. Todas as fórmulas sem exceção devem ser modificadas, mantendo três propósitos em mente:

- Tonificar o sistema do *Qi* Defensivo do Rim com ervas, tais como: *Tu Si Zi* (*Semen Cuscutae*), *Xu Duan* (*Radix Dipsaci*), *Du Zhong* (*Cortex Eucommiae ulmoidis*), *Bu Gu Zhi* (*Fructus Psoraleae*), *Hu Tao Rou* (*Semen Juglandis*) ou *Shu Di Huang* (*Radix Rehmanniae preparata*). Pode ser acrescentada uma pequena dose de uma erva tônica do *Yang* do Rim, mesmo no caso de deficiência de *Yin*, a fim de proteger o sistema do *Qi* Defensivo do Rim.
- Estimular a descendência do *Qi* do Pulmão e expelir o Vento com ervas, tais como: *Xing Ren* (*Semen Armeniacae*), *Su Zi* (*Fructus Perillae*), *Xuan Fu Hua* (*Flos Inulae*) e *Fang Feng* (*Radix Saposhnikoviae*).
- Utilizar ervas que possuam efeito antialérgico, tais como: *Dan Shen* (*Radix Salviae rniltiorrhizae*), *Wu Wei Zi* (*Fructus Schisandrae*) e *Wu Mei* (*Fructus Mume*).

As modificações anteriores aplicam-se a todas as fórmulas e, portanto, não irão se repetir em cada caso.

Para cada fórmula serão fornecidos padrão e manifestações clínicas. Esses dados são adicionais ao padrão e às manifestações clínicas presentes em todos os casos de deficiência dos sistemas do *Qi* Defensivo do Pulmão e do Rim, e que sejam essencialmente asma, sibilação, aperto no tórax e, em alguns casos, eczema.

Acupuntura

Os quatro focos de tratamento com acupuntura são:

- Tonificar os sistemas do *Qi* Defensivo do Pulmão e do Rim.
- Restabelecer a descendência do *Qi* do Pulmão.
- Acalmar a Mente.
- Na asma de início tardio, há também a necessidade de fortalecer o Baço.

Os pontos utilizados para os objetivos anteriormente citados são:

- B-23 (*Shenshu*), REN-4 (*Guanyuan*), R-13 (*Qixue*), B-52 (*Zhishi*), REN-8 (*Shenque*) com cones de moxa aplicados sobre sal, R-16 (*Huangshu*), P-9 (*Taiyuan*), DU-12 (*Shenzhu*) e B-13 (*Feishu*) para tonificar os sistemas do *Qi* Defensivo do Pulmão e do Rim.
- P-7 (*Lieque*), P-5 (*Chize*), REN-17 (*Shanzhong*) e B-13 (*Feishu*) para restabelecer a descendência do *Qi* do Pulmão.
- DU-24 (*Shenting*), C-7 (*Shenmen*), DU-19 (*Houding*) e REN-15 (*Jiuwei*) para acalmar a Mente.
- E-36 (*Zusanli*), E-40 (*Fenglong*), REN-12 (*Zhongwan*), B-20 (*Pishu*) e B-21 (*Weishu*) para tonificar o Baço.

Os padrões a serem discutidos nas várias fórmulas nesta seção são:

- Deficiência do *Qi* do Pulmão.
- Deficiência do *Qi* e do *Yin* do Pulmão.

- Deficiência do *Yang* do Rim e do *Qi* do Pulmão (com predominância do último).
- Deficiência do *Yang* do Rim e do *Qi* do Pulmão (com predominância do primeiro).
- Deficiência do *Yang* do Rim e do *Qi* do Pulmão com Frio pronunciado.
- Deficiência do *Yin* do Estômago e do *Yin* do Pulmão com Secura e algum Calor por Deficiência.
- Deficiência do *Yin* do Pulmão sem Secura e sem Calor por Deficiência.
- Deficiência do *Yin* do Rim e do Pulmão.
- Deficiência do *Yang* do Rim e do *Qi* do Pulmão com Frio interno.

Deficiência do **Qi** *do Pulmão*

Manifestações Clínicas

Transpiração, face pálida, voz fraca, propensão a pegar resfriados, espirros, corrimento nasal, encurtamento da respiração, crises de asma geradas por pólen ou poeira, rinite alérgica.

Pulso: Vazio.

Prescrição

YU PING FENG SAN – Pó do Para-brisa de Jade.

Deficiência do **Qi** *e do* **Yin** *do Pulmão*

Manifestações Clínicas

Crises de asma à noite, aperto no tórax, sibilação, tosse seca, garganta seca, voz fraca, transpiração noturna, cansaço, propensão a pegar resfriados, face pálida, palpitações.

Língua: Seca, ligeiramente Vermelha na área do Pulmão.
Pulso: Flutuante-vazio.

Prescrição

SHENG MAI SAN – Pó para Gerar o Pulso.

Deficiência do **Yang** *do Rim e do* **Qi** *do Pulmão (com Predominância do Último)*

Manifestações Clínicas

Crises de asma que pioram à noite, aperto no tórax, frio, edema da face, cansaço, dor nas costas, depressão, voz rouca.

Língua: Pálida.
Pulso: Fraco-Profundo-Lento.

Prescrição

REN SHEN GE JIE SAN – Pó de *Ginseng-Gecko*.

Deficiência do **Yang** *do Rim e do* **Qi** *do Pulmão (com Predominância do Primeiro)*

Manifestações Clínicas

Transpiração diurna, crises inconstantes de asma, calafrios, dor nas costas, micção frequente, urina pálida, face pálida, cansaço.

Língua: Pálido.
Pulso: Profundo-Fraco.

Prescrição

REN SHEN HU TAO TANG – Decocção de *Ginseng-Juglans*.

Deficiência do **Yang** *do Rim e do* **Qi** *do Pulmão com Frio Pronunciado*

Manifestações Clínicas

Ataques inconstantes de asma iniciados por exposição ao frio, sibilação, calafrios, micção frequente, urina pálida, cansaço, depressão.

Língua: Pálida, úmida.
Pulso: Profundo-Fraco-Lento.

Prescrição

DING CHUAN SAN – Pó para Interromper a Falta de Ar.

Deficiência do **Yin** *do Estômago e do* **Yin** *do Pulmão com Secura e Algum Calor por Deficiência*

Manifestações Clínicas

Crises moderados de asma à noite, tosse seca, garganta seca, falta de ar em esforço, transpiração noturna leve.

Língua: Vermelha, sem revestimento na parte da frente.
Pulso: Flutuante-Vazio na posição Anterior direita.

Prescrição

SHA SHEN MAI DONG TANG – Decocção de *Glehnia-Ophiopogon*.

Essa fórmula é também adequada no tratamento de qualquer asma de início tardio com deficiência do *Yin* do Pulmão ou crises de asma decorrentes da lesão do *Yin* do Pulmão em crianças após doença febril decorrente de Calor.

Deficiência do **Yin** *do Pulmão sem Secura e sem Calor por Deficiência*

Manifestações Clínicas

As mesmas descritas anteriormente, com menos sintomas de Secura.

Prescrição

MAI MEN DONG TANG – Decocção de *Ophiopogon*.

MODIFICAÇÕES

- Se os as crises de asma forem relativamente frequentes, adicionar *Xuan Fu Hua* (*Flos Inulae*) e *Sang Bai Pi* (*Cortex Mori*) para restabelecer a descendência do *Qi* do Pulmão.

Deficiência do **Yin** *do Rim e do Pulmão*

Manifestações Clínicas

Asma crônica com crises infrequentes, as quais geralmente ocorrem à noite, sibilação, falta de ar mediante esforço físico, garganta seca, transpiração noturna, dor nas costas, tinido, tosse seca, calor dos cinco palmos.

Língua: Vermelha e sem revestimento na parte da frente.
Pulso: Flutuante-Vazio.

Prescrição
BAI HE GU JIN TANG – Decocção de *Lilium* para Consolidar Metal.

Deficiência do Yang do Rim e do Qi do Pulmão com Frio Interno

Manifestações Clínicas

Asma crônica com crises infrequentes ocorrendo principalmente durante o dia, calafrios, sibilação, dor nas costas, micção frequente, urina pálida, edema nos tornozelos.
   Língua: Pálida, úmida.
   Pulso: Profundo-Fraco-Lento.

Prescrição
SU ZI JIANG QI TANG – Decocção de Semente de *Perilla* para Abaixar o *Qi*.

Resumo

Tonificar os Sistemas do *Qi* Defensivo do Pulmão e do Rim

Acupuntura
- B-23 (*Shenshu*), REN-4 (*Guanyuan*), R-13 (*Qixue*), B-52 (*Zhishi*), REN-8 (*Shenque*) com cones de moxa aplicadas sobre sal, R-16 (*Huangshu*), P-9 (*Taiyuan*), DU-12 (*Shenzhu*) e B-13 (*Feishu*) para tonificar os sistemas do *Qi* Defensivo do Pulmão e do Rim
- P-7 (*Lieque*), P-5 (*Chize*), REN-17 (*Shanzhong*) e B-13 (*Feishu*) para restabelecer a descendência do *Qi* do Pulmão
- DU-24 (*Shenting*), C-7 (*Shenmen*), DU-19 (*Houding*) e REN-15 (*Jiuwei*) para acalmar a Mente
- E-36 (*Zusanli*), E-40 (*Fenglong*), REN-12 (*Zhongwan*), B-20 (*Pishu*) e B-21 (*Weishu*) para tonificar o Baço

Fitoterapia
Deficiência do *Qi* do Pulmão
Prescrição
- YU PING FENG SAN – Pó do Para-brisa de Jade

Deficiência do *Qi* e do *Yin* do Pulmão
Prescrição
- SHENG MAI SAN – Pó para Gerar o Pulso

Deficiência do Yang do Rim e do Qi do Pulmão (com Predominância do Último)
Prescrição
- REN SHEN GE JIE SAN – Pó de *Ginseng-Gecko*

Deficiência do Yang do Rim e do Qi do Pulmão (com Predominância do Primeiro)
Prescrição
- SHEN HU TAO TANG – Decocção de *Ginseng-Juglans*

Deficiência do Yang do Rim e do Qi do Pulmão com Frio Pronunciado
Prescrição
- DING CHUAN SAN – Pó para Interromper Falta de Ar

Deficiência Yin do Estômago e do Yin do Pulmão com Secura e Algum Calor por Deficiência
Prescrição
- SHA SHEN MAI DONG TANG – Decocção de *Glehnia-Ophiopogon*

Deficiência do Yin do Pulmão sem Secura e sem Calor por Deficiência
Prescrição
- MAI MEN DONG TANG – Decocção de *Ophiopogon*

Deficiência do Yin do Rim e do Pulmão
Prescrição
- BAI HE GU JIN TANG – Decocção de *Lilium* para Consolidar Metal

Deficiência do Yang do Rim e do Qi do Pulmão com Frio Interno
Prescrição
- SU ZI JIANG QI TANG – Decocção de Semente de *Perilla* para Abaixar o *Qi*

Fígado e Asma

O Fígado também está envolvido na patogênese da asma, especialmente na asma de início tardio. Na asma de início precoce, a tensão emocional que afeta o Fígado pode, muitas vezes, constituir-se num fator causal para uma crise.

O Fígado pode tomar parte na patologia da asma a partir de três possibilidades:

- A estagnação do *Qi* do Fígado pode rebelar-se ascendentemente ao tórax, obstruindo a descendência do *Qi* do Pulmão. Sob a perspectiva dos Cinco Elementos, isso é chamado de "Madeira insultando Metal".
- O Fogo do Fígado pode também rebelar-se ascendentemente ao tórax e, da mesma forma, obstruir a descendência do *Qi* do Pulmão. Isso também é chamado de "Madeira insultando Metal". Além disso, o Fogo do Fígado pode secar os fluidos do Pulmão.
- O *Yin* do Fígado deficiente pode falhar em nutrir o Rim, fazendo com que este não o capte. Além disso, deficiência de *Yin* do Rim pode gerar secura no Pulmão (Fig. 5.16).

O *Qi* do Fígado estagnado ocorre devido a problemas emocionais, como raiva reprimida, frustração e ressentimento durante período prolongado. Após alguns anos, a estagnação do *Qi* do Fígado pode facilmente transformar-se em Fogo do Fígado. A deficiência do *Yin* do Fígado pode também derivar de problemas emocionais, como tristeza. Além disso, nas mulheres, ela pode ser induzida por parto e excesso de trabalho.

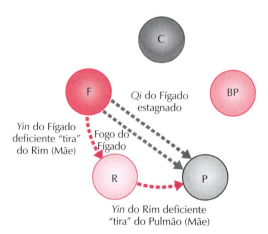

Figura 5.16 – O Fígado na asma. BP = Baço-Pâncreas; C = Coração; F = Fígado; P = pulmão; R = Rim.

Portanto, os três principais padrões do Fígado que afetam a asma são:

- *Qi* do Fígado estagnado insultando Pulmão.
- Fogo do Fígado insultando Pulmão.
- Deficiência do *Yin* do Fígado.

Qi *do Fígado Estagnado Insultando Pulmão*

Manifestações Clínicas

Crises de asma a partir de tensão emocional, sensação de opressão e distensão em tórax e hipocôndrio.

Língua: o corpo pode não apresentar alteração na coloração, exceto em casos de longa permanência, nos quais as laterais podem ficar Vermelhas.

Pulso: em Corda.

Princípio de Tratamento

Suavizar o Fígado, regular o *Qi*, restabelecer a descendência do *Qi* do Pulmão, acalmar a Mente.

Acupuntura

Pontos

BP-4 (*Gongsun*), PC-6 (*Neiguan*), F-14 (*Qimen*), VB-34 (*Yanglingquan*), REN-17 (*Shanzhong*), B-18 (*Ganshu*) com método de sedação ou neutro. Esses pontos são acrescentados àqueles mencionados para tratar os vários tipos de deficiência dos sistemas do *Qi* Defensivo do Pulmão e do Rim.

EXPLICAÇÃO

- BP-4 e PC-6, em combinação, abrem Vaso Penetrador (*Chong Mai*), aliviam plenitude no tórax e dominam *Qi* rebelde no tórax. Além disso, PC-6 acalma Mente e indiretamente movimenta o *Qi* do Fígado, uma vez que os canais do Pericárdio e do Fígado estão conectados nos canais *Yin* Terminal.
- F-14 e B-18, respectivamente como ponto de Coleta Frontal e de Transporte Dorsal do Fígado, movimentam *Qi* do Fígado.
- VB-34 movimenta *Qi* do Fígado.
- REN-17 movimenta *Qi* no tórax e restabelece a descendência do *Qi* do Pulmão.

Fitoterapia

Prescrição

CHEN XIANG JIANG QI SAN – Pó de *Aquilaria* para Dominar o *Qi*.

EXPLICAÇÃO   Essa fórmula acalma Fígado, movimenta o *Qi* e restabelece a descendência do *Qi* do Pulmão.

MODIFICAÇÕES

- Nos casos em que a estagnação do *Qi* do Fígado faz parte da asma, quaisquer das fórmulas mencionadas anteriormente para tratar deficiência dos sistemas do *Qi* Defensivo do Pulmão e do Rim

podem ser modificadas com a adição de ervas como *Qing Pi* (*Pericarpium Citri reticulatae viride*), *Mu Xiang* (*Radix Aucklandiae*), *Yu Jin* (*Radix Curcumae*), *Zhi Ke* (*Fructus Aurantii*) e *He Huan Pi* (*Cortex Albiziae*).

Resumo

Qi do Fígado Estagnado Insultando Pulmão

Pontos

- BP-4 (*Gongsun*), PC-6 (*Neiguan*), F-14 (*Qimen*), VB-34 (*Yanglingquan*), REN-17 (*Shanzhong*), B-18 (*Ganshu*) com método de sedação ou neutro. Esses pontos são acrescentados àqueles mencionados para tratar os vários tipos de deficiência dos sistemas do *Qi* Defensivo do Pulmão e do Rim

Fitoterapia

Prescrição

- CHEN XIANG JIANG QI SAN – Pó de *Aquilaria* para Dominar o *Qi*

Fogo do Fígado Insultando Pulmão

Manifestações Clínicas

Sibilação com ruído alto, crises de asma geradas por tensão emocional, irritabilidade, propensão a acessos de raiva, plenitude e distensão no hipocôndrio e no tórax, sabor amargo, sede.

Língua: Vermelha com laterais mais vermelhas e revestimento amarelo.

Pulso: em Corda-Rápido.

Princípio de Tratamento

Limpar o Fígado, drenar o Fogo, dominar o *Qi* rebelde, restabelecer a descendência do *Qi* do Pulmão e acalmar a Mente.

Acupuntura

Pontos

F-2 (*Xingjian*), F-14 (*Qimen*), B-18 (*Ganshu*), PC-6 (*Neiguan*), P-7 (*Lieque*). Usar método de sedação ou neutro. Esses pontos podem ser acrescentados àqueles já mencionados para tratar os vários padrões de asma.

EXPLICAÇÃO

- F-2 é o principal ponto para drenar Fogo do Fígado.
- F-14 e B-18 removem Calor do Fígado e movimentam *Qi* do Fígado.
- PC-6 regula o Fígado, abre o tórax, facilita a respiração e acalma a Mente.
- P-7 restabelece a descendência do *Qi* do Pulmão.

Fitoterapia

Prescrição

LONG DAN XIE GAN TANG – Decocção de *Gentiana* para Drenar o Fígado.

EXPLICAÇÃO   Essa é a fórmula mais importante para drenar Fogo do Fígado.

Asma Alérgica (Eczema Atópico)

MODIFICAÇÕES Na asma, quando essa fórmula for utilizada para tratar Fogo do Fígado insultando Pulmão, é necessário acrescentar algumas ervas que restabelecem a descendência do *Qi* do Pulmão, tais como *Xuan Fu Hua* (*Flos Inulae*), *Xing Ren* (*Semen Armeniacae*) e *Su Zi* (*Fructus Perillae*).

Prescrição

PRESCRIÇÃO EMPÍRICA[82].

MODIFICAÇÕES Ao se utilizar uma das fórmulas para tratar deficiência dos sistemas do *Qi* Defensivo do Pulmão e do Rim citadas anteriormente, deve-se acrescentar ervas para eliminar o Fogo do Fígado (por exemplo, *Long Dan Cao* [*Radix Gentianae*])

Resumo

Fogo do Fígado Insultando Pulmão

Pontos

- F-2 (*Xingjian*), F-14 (*Qimen*), B-18 (*Ganshu*), PC-6 (*Neiguan*), P-7 (*Lieque*). Usar método de sedação ou neutro. Esses pontos podem ser acrescentados àqueles já mencionados para tratar os vários padrões de asma

Fitoterapia

Prescrição

- *LONG DAN XIE GAN TANG* – Decocção de *Gentiana* para Drenar o Fígado

Prescrição

- PRESCRIÇÃO EMPÍRICA

Deficiência do Yin do Fígado

Manifestações Clínicas

Crise de asma infrequente à noite, garganta seca, tosse seca, visão turva, olhos secos, distensão de hipocôndrio e tórax.

Pulso: Flutuante-Vazio.
Língua: Vermelha sem revestimento.

Princípio de Tratamento

Nutrir *Yin* do Fígado, mover *Qi* do Fígado, restabelecer a descendência do *Qi* do Pulmão e acalmar a Mente.

Acupuntura

Pontos

F-8 (*Ququan*), BP-6 (*Sanyinjiao*), R-3 (*Taixi*), REN-4 (*Guanyuan*), PC-6 (*Neiguan*) e BP-4 (*Gongsun*). Usar método de tonificação. Esses pontos são acrescentados àqueles já mencionados para tratar deficiência dos sistemas do *Qi* Defensivo do Pulmão e do Rim.

EXPLICAÇÃO

- F-8 e REN-4 nutrem *Yin* do Fígado.
- BP-6 e R-3 nutrem *Yin* do Rim, o que ajuda a nutrir o *Yin* do Fígado.
- PC-6 e BP-4 abrem o Vaso *Yin* de Conexão (*Yin Wei Mai*), nutrem o Sangue do Fígado, abrem o tórax e acalmam a Mente.

Fitoterapia

Prescrição

YI GUAN TIAN – Decocção de Uma Ligação.

EXPLICAÇÃO Essa fórmula nutre o *Yin* do Fígado.

MODIFICAÇÕES

- Quando essa fórmula for usada para tratar asma crônica, devem ser acrescentadas ervas para restabelecer a descendência do *Qi* do Pulmão, como *Xuan Fu Hua* (*Flos Inulae*), *Xing Ren* (*Semen Armeniacae*) e *Su Zi* (*Fructus Perillae*).
- Caso se use uma das fórmulas para tratar deficiência dos sistemas do *Qi* Defensivo do Pulmão e do Rim, deve-se acrescentar algumas ervas para nutrir *Yin* do Fígado, como *Sheng Di Huang* (*Radix Rehmanniae*), *Gou Qi Zi* (*Fructus Lycii chinensis*), *Nu Zhen Zi* (*Fructus Ligustri lucidi*) e *Sang Ji Sheng* (*Herba Taxilli*).

Resumo

Deficiência do *Yin* do Fígado

Pontos

- F-8 (*Ququan*), BP-6 (*Sanyinjiao*), R-3 (*Taixi*), REN-4 (*Guanyuan*), PC-6 (*Neiguan*) e BP-4 (*Gongsun*). Usar método de tonificação. Esses pontos são acrescentados àqueles já mencionados para tratar deficiência dos sistemas do *Qi* Defensivo do Pulmão e do Rim

Fitoterapia

Prescrição

- *YI GUAN TIAN* – Decocção de Uma Ligação

Eczema Atópico

Eczema desde a infância ou mesmo desde o nascimento muitas vezes acompanha ou precede o desenvolvimento de asma alérgica. As duas manifestações, do eczema e da asma, possuem a mesma raiz alérgica, o que é facilmente demonstrado pelas reações de vergões cutâneos que ocorrem mediante a inalação de alérgenos em indivíduos que sofrem de asma extrínseca.

Sob o ponto de vista da patologia chinesa, a patologia do eczema é também proveniente de deficiência congênita dos sistemas do *Qi* Defensivo do Pulmão e do Rim. A relação entre Pulmão e pele é bem conhecida e, todavia, na discussão da patologia de doenças cutâneas, os livros chineses sempre parecem dar mais ênfase ao papel do Sangue (e do Fígado) na conexão com a pele. No caso de eczema atópico e asma, a conexão entre Pulmão e pele não poderia ser mais evidente. Esses dois sintomas estão intimamente relacionados, e, com frequência, o surgimento de um faz o outro melhorar. Por exemplo, muitas vezes, o eczema aparece primeiro, desde muito cedo ou mesmo desde o nascimento, para ser seguido, mais tarde, pela asma, quando a criança tiver cerca de 4 ou 5 anos de idade. Esse padrão ocorre ainda mais facilmente se o eczema for eliminado mediante aplicação de cremes de cortisona. A situação contrária também é possível, quando primeiro aparece a asma, a qual, depois, aparentemente melhora apenas para ser seguida de eczema.

A relação entre doenças cutâneas e Pulmão pode também ser observada na ação de várias ervas que são usadas para expelir Vento nas doenças cutâneas. As mesmas ervas que expelem Vento da pele no eczema ou nos exantemas também estimulam a difusão e a descendência do *Qi* do Pulmão em condições exteriores. A seguir, apresenta-se alguns exemplos de ervas, cujas ações na pele são descritas após os dois pontos:

- *Fang Feng* (*Radix Saposhnikoviae*): expele Vento-Umidade.
- *Jing Jie* (*Herba Schizonepetae*): expele Vento.
- *Chan Tui* (*Periostracum Cicadae*): expele Vento-Calor.
- *Ge Gen* (*Radix Puerariae*): drena exantemas.
- *Ma Huang* (*Herba Ephedrae*): expele Vento-Frio.
- *Bai Zhi* (*Radix Angelicae dahuricae*): drena pus da pele.
- *Cang Er Zi* (*Fructus Xanthii*): expele Vento.
- *Bo He* (*Herba Menthae haplocalycis*): emite erupções cutâneas.
- *Niu Bang Zi* (*Fructus Arctii*): drena exantemas, reduz eritema.
- *Fu Ping* (*Herba Spirodelae*): drena exantemas.
- *Sheng Ma* (*Rhizoma Cimicifugae*): drena exantemas.

Existem ainda outras ervas que agem no Pulmão e afetam a pele:

- *Bei Sha Shen* (*Radix Glehniae*), que tonifica *Yin* do Pulmão, é muito utilizada para tratar doenças cutâneas crônicas, especialmente se houver Secura.
- *Wu Wei Zi* (*Fructus Sehisandrae*), que tonifica *Yin* do Pulmão e promove os fluidos do Pulmão, também é muito utilizada para tratar doenças cutâneas crônicas com Secura.
- *Sang Bai Pi* (*Cortex Mori*), que restabelece a descendência do *Qi* do Pulmão e resolve Fleuma-Calor do Pulmão, é utilizada para tratar doenças cutâneas crônicas com Calor-Umidade.

Portanto, há uma relação muito íntima entre Pulmão, em particular, o sistema do *Qi* Defensivo do Pulmão, e pele.

O Rim também desempenha um papel na patogênese do eczema. Em primeiro lugar, enquanto o Pulmão controlar a pele no sentido de ser ligado aos poros, o Rim nutre e umedece a pele. Em segundo lugar, conforme já mencionado, a Essência do Rim está intimamente ligada à Alma Corpórea (*Po*) do Pulmão, que se manifesta na pele e que é responsável por sensações de prurido e dor na pele. Um defeito congênito da Essência do Rim, que ocorre na asma atópica e no eczema, pode afetar a Alma Corpórea e, portanto, a pele. Em terceiro lugar, os Vasos Extraordinários, especialmente os Vasos Penetrador (*Chong*) e Concepção (*Ren*), nutrem a pele por intermédio de uma rede de vasos secundários no corpo inteiro. Pelo fato desses dois vasos se originarem

no Rim e difundirem a Essência do Rim à pele, eles promovem um elo adicional entre Rim e pele.

Li Shi Zhen, em seu trabalho *A Study of the Eight Extraordinary Vessels* (1578), diz: *"quando o Qi dos canais transborda, deságua para os Vasos Extraordinários, onde se transforma em irrigação, aquecendo internamente os órgãos e irrigando externamente o espaço entre pele e músculos"*[83]. O Vaso Penetrador também umedece a pele. O *Eixo Espiritual* (*Ling Shu*), no capítulo 65, diz: *"se o Sangue [do Vaso Penetrador] for abundante, a pele fica umedecida"*[84]. A pigmentação da pele também depende dos Vasos Extraordinários. Esse fato ocorre porque a pigmentação mais escura fica concentrada ao longo do trajeto dos Vasos Extraordinários [Vasos Concepção (*Ren Mai*) e Penetrador (*Chong Mai*)], tais como os órgãos genitais e a linha média entre púbis, umbigo e mamilos. De fato, a pigmentação na linha média entre púbis e umbigo (Vaso Concepção) com frequência se torna mais escura durante a gravidez[85].

Outro exemplo da relação existente entre Rim e pele é o desenvolvimento de nefrite a partir de infecção sanguínea decorrente de doença cutânea.

> **Nota Clínica**
>
> **Rim e Pele**
> - Rim nutre e umedece a pele.
> - A Essência do Rim está intimamente ligada à Alma Corpórea (*Po*) do Pulmão, que se manifesta na pele e é responsável por sensações de prurido e dor na pele
> - Um defeito congênito da Essência do Rim, como ocorre em asma atópica e eczema, pode afetar a Alma Corpórea e, portanto, a pele
> - Os Vasos Extraordinários (originando-se no Rim e difundindo a Essência do Rim à pele), especialmente os Vasos Penetrador (*Chong*) e Concepção (*Ren*), nutrem a pele por intermédio de uma rede de vasos secundários no corpo inteiro
> - Li Shi Zhen: "quando o *Qi* dos canais transborda, deságua para os Vasos Extraordinários, onde se transforma em irrigação, aquecendo internamente os órgãos e irrigando externamente o espaço entre pele e músculos"
> - O Vaso Penetrador umedece a pele
> - A pigmentação da pele depende dos Vasos Extraordinários
> - Nefrite a partir de infecção sanguínea pode ser decorrente de doença cutânea

Há dois tipos básicos de eczema em bebês, um caracterizado por Vento-Calor (chamado de "feto seco") e outro caracterizado por Calor-Umidade (chamado de "feto úmido"). Ambos são provenientes de deficiência dos sistemas do *Qi* Defensivo do Pulmão e do Rim, porém com diferentes graus de envolvimento do Pulmão ou do Rim. O tipo Vento-Calor é mais atribuível ao Pulmão, ao passo que o tipo de Calor-Umidade é mais relacionado ao Rim.

Igualmente para o tratamento, o objetivo depende da predominância da asma ou do eczema. Se a asma for o problema predominante, simplesmente utiliza-se das fórmulas indicadas anteriormente e acrescenta-se algumas ervas para tratar o eczema de acordo com tipo.

- Vento-Calor:
  - *Jing Jie* (*Herba Schizonepetae*).

Asma Alérgica (Eczema Atópico)

— *Chan Tui* (*Periostracum Cicadae*).
— *Bo He* (*Herba Menthae haplocalycis*).
— *Bai Xian Pi* (*Cortex Dictamni*).
- Calor-Umidade:
  — *Fang Feng* (*Radix Saposhnikoviae*).
  — *Bai Xian Pi* (*Cortex Dictamni*).
  — *Ge Gen* (*Radix Puerariae*).
  — *Bai Zhi* (*Radix Angelicae dahuricae*).
  — *Niu Bang Zi* (*Fructus Arctii*).
  — *Sheng Ma* (*Rhizoma Cimicifugae*).

Todas essas ervas são adequadas para tratar bebês ou crianças pequenas. O eczema proveniente de Vento-Calor é caracterizado por lesões cutâneas muito secas, vermelhas e acompanhadas de prurido, sendo que o prurido difunde-se pelo corpo inteiro e se move de um lugar a outro.

O eczema decorrente de Calor-Umidade é caracterizado por lesões cutâneas úmidas, vermelhas, acompanhada de exsudato e prurido; no prurido, as lesões são mais confinadas a partes específicas do corpo, geralmente antebraço e parte inferior da perna. Observe, porém, que no eczema há sempre Umidade, mesmo no tipo "seco"; na realidade, a inflamação cutânea típica vista no eczema é uma manifestação de Umidade.

Nota Clínica

Eczema Decorrente de Vento-Calor
- Lesões cutâneas muito secas, vermelhas e acompanhadas de prurido, sendo que o prurido difunde-se pelo corpo inteiro e se move de um lugar a outro

Eczema Decorrente de Calor-Umidade
- Lesões cutâneas úmidas, vermelhas, acompanhadas de exsudato e prurido; no prurido, as lesões são mais confinadas a partes específicas do corpo, geralmente antebraço e parte inferior da perna

---

!
- Lembre-se de que no eczema há sempre Umidade, mesmo no tipo "seco"; na realidade, a inflamação cutânea típica observada no eczema é uma manifestação de Umidade

---

A Tabela 5.3 resume as diferenças entre Vento-Calor e Calor-Umidade no eczema.

Caso o eczema seja o problema principal, porém o paciente também sofra de asma, deve-se utilizar uma das fórmulas a seguir e modificá-las com a adição de ervas que restabeleçam a descendência do *Qi* do Pulmão, como *Su Zi* (*Fructus Perillae*), *Xing Ren* (*Semen Armeniacae*), *Sang Bai Pi* (*Cortex Mori*), *Pi Pa Ye* (*Folium Eriobotryae*) ou *Xuan Fu Hua* (*Flos Inulae*). Em particular, *Pi Pa Ye* e *Sang Bai Pi* são adequados para restabelecer a descendência do *Qi* do Pulmão e também eliminam Calor-Umidade da pele.

Em bebês e crianças pequenas, utilizo frequentemente uma variação de *Chu Shi Wei Ling Tang* (Decocção "Ling" para Eliminar Umidade do Estômago), que é indicada principalmente para eliminar Umidade. Modifico-a com o acréscimo de ervas com os seguintes objetivos:

- Para expelir Vento: *Jing Jie* (*Herba Schizonepetae*) ou *Chan Tui* (*Periostracum Cicadae*).
- Para tonificar o sistema do *Qi* Defensivo do Pulmão: *Bei Sha* (*Shen Radix Glehniae*) e *Mai Men Dong* (*Radix Ophiopogonis*).
- Para tonificar o sistema do *Qi* Defensivo do Rim: *Tu Si Zi* (*Semen Cuscutae*).
- Ervas antialérgicas: *Dan Shen* (*Radix Salviae miltiorrhizae*), *Wu Wei Zi* (*Fructus Schisandrae*).

978-85-7241-817-1

Eczema Agudo

Vento-Calor

Acupuntura

PONTOS TA-6 (*Zhigou*), VB-31 (*Fengshi*), B-12 (*Fengmen*), IG-11 (*Quchi*), IG-4 (*Hegu*), DU-14 (*Dazhui*), BP-10 (*Xuehai*), BP-6 (*Sanyinjiao*), F-2 (*Xingjian*), C-8 (*Shaofu*), C-7 (*Shenmen*), *Zhiyangxue* (ponto extra), P-7 (*Lieque*) e R-6 (*Zhaohai*), P-9 (*Taiyuan*), R-3 (*Taixi*), *Sifeng*. Utilizar método de sedação em todos os pontos, exceto em BP-6, P-7, R-6, P-9 e R-3, que devem ser tonificados. Não utilizar moxa.

EXPLICAÇÃO

- TA-6 e VB-31 são os pontos principais para expelir Vento-Calor da pele.
- B-12 ajuda a expelir Vento.
- IG-11 e IG-4 expelem Vento-Calor e refrescam Sangue.
- DU-14 é usado se o Calor for pronunciado.
- BP-10 e BP-6 refrescam e nutrem o Sangue. Isso é necessário de acordo com o princípio de "harmonizar o Sangue para expelir o Vento".
- F-2 é usado se houver sinais de Calor no Fígado. Também ajuda a expelir o Vento.
- C-8 e C-7 eliminam o prurido; deve-se utilizar um desses pontos se este sintoma for pronunciado.
- *Zhiyangxue*, ponto extra, elimina o prurido. Está situado 2*cun* diretamente acima de IG-11 (*Quchi*), no canal de Intestino Grosso.

Tabela 5.3 – Comparação entre eczema dos tipos Vento-Calor e Calor-Umidade

	Vento-Calor (feto seco)	Calor-Umidade (feto úmido)
Órgão	Pulmão	Rim
Manifestações clínicas	Lesões cutâneas secas, vermelhas, acompanhadas de prurido difundido pelo corpo inteiro e se movendo de um lugar a outro	Lesões cutâneas úmidas, vermelhas, exsudato, prurido, lesões confinadas a partes específicas (geralmente membros)
Ervas	*Jing Jie, Chan Tui, Bo He, Bai Xian Pi*	*Fang Feng, Bai Xian Pi, Ge Gen, Bai Zhi, Niu Bang Zi, Sheng Ma*

Asma Alérgica (Eczema Atópico) **125**

- P-7 e R-6, em combinação, abrem o Vaso Concepção (*Ren Mai*), tonificam os sistemas do *Qi* Defensivo do Pulmão e do Rim, nutrem a Essência e beneficiam a pele. Esses pontos são usados em mulheres. Em homens, utilizar P-9 e R-3 para tonificar os sistemas do *Qi* Defensivo do Pulmão e do Rim e beneficiar a pele.
- *Sifeng*, ponto extra, pode ser inserido em crianças para tratar Vento-Calor agudo. Fica situado nas pregas transversais dos dedos.

Fitoterapia

PRESCRIÇÃO   *XIAO FENG SAN* – Pó para Desobstruir o Vento.

EXPLICAÇÃO   Essa fórmula expele Vento-Calor, remove Calor, refresca e nutre Sangue. É específica para tratar doenças agudas da pele decorrentes de Vento-Calor.

MODIFICAÇÕES

- Em condições muito crônicas, podem ocorrer deficiência pronunciada e secura do Sangue. Nesses casos, as ervas que resolvem a Umidade (*Ku Shen, Cang Zhu*) podem ser eliminadas ou ter suas dosagens reduzidas, e as ervas que nutrem o Sangue (*Sheng Di Huang* [*Radix Rehmanniae*] e *Dang Gui* [*Radix Angelicae sinensis*]) devem ter suas dosagens aumentadas. Além disso, deve-se acrescentar *Shou Wu* (*Radix Polygoni multiflori preparata*).

Resumo

Eczema Agudo – Vento-Calor
Pontos
- TA-6 (*Zhigou*), VB-31 (*Fengshi*), B-12 (*Fengmen*), IG-11 (*Quchi*), IG-4 (*Hegu*), DU-14 (*Dazhui*), BP-10 (*Xuehai*), BP-6 (*Sanyinjiao*), F-2 (*Xingjian*), C-8 (*Shaofu*), C-7 (*Shenmen*), Zhiyangxue (ponto extra), P-7 (*Lieque*) e R-6 (*Zhaohai*), P-9 (*Taiyuan*), R-3 (*Taixi*), *Sifeng*. Utilizar método de sedação em todos os pontos, exceto em BP-6, P-7, R-6, P-9 e R-3, que devem ser tonificados. Não utilizar moxa

Fitoterapia
Prescrição
- *XIAO FENG SAN* – Pó para Desobstruir o Vento

Calor-Umidade

Acupuntura

PONTOS   IG-11 (*Quchi*), BP-9 (*Yinlingquan*), BP-6 (*Sanyinjiao*), DU-14 (*Dazhui*). BP-10 (*Xuehai*), REN-12 (*Zhongwan*), B-20 (*Pishu*), P-7 (*Lieque*) e R-6 (*Zhaohai*), P-9 (*Taiyuan*), R-3 (*Taixi*), *Sifeng*. Utilizar método de sedação, exceto em REN-12, B-20, P-7, R-6, P-9 e R-3, que devem ser tonificados. Não utilizar moxa.

EXPLICAÇÃO

- IG-11, BP-9 e BP-6 resolvem Calor-Umidade.
- DU-14 e BP-10 removem Calor e refrescam Sangue.
- REN-12 e B-20 tonificam Baço para resolver Umidade.
- P-7 e R-6, em combinação, são usados em mulheres para abrir o Vaso Concepção (*Ren Mai*), tonificar os sistemas do *Qi* Defensivo do Pulmão e do Rim, nutrir Essência e beneficiar pele. Em homens, utilizar P-9 e R-3 para tonificar os sistemas do *Qi* Defensivo do Pulmão e do Rim e beneficiar pele.
- *Sifeng*, em crianças, expele Calor-Umidade.

978-85-7241-817-1

Fitoterapia

PRESCRIÇÃO   *BI XIE SHEN SHI TANG* – Decocção de *Dioscorea* para Drenar Umidade.

EXPLICAÇÃO   Essa fórmula drena Calor-Umidade do Aquecedor Inferior e da pele.

PRESCRIÇÃO   *CHU SHI WEI LING TANG* – Decocção "*Ling*" para Eliminar Umidade do Estômago.

EXPLICAÇÃO   Essa fórmula drena Calor-Umidade e remove Calor. Comparado com a fórmula anterior, a ênfase é ligeiramente maior no Calor e na Umidade.

PRESCRIÇÃO   *QING RE SHEN SHI TANG* – Decocção para Eliminar Calor e Drenar Umidade.

EXPLICAÇÃO   Essa fórmula drena Calor-Umidade, remove Calor, refresca Sangue e expele Calor Tóxico.

Essas três fórmulas para tratar eczema agudo podem ser diferenciadas na Tabela 5.4.

Resumo

Eczema Agudo – Calor-Umidade
Pontos
- IG-11 (*Quchi*), BP-9 (*Yinlingquan*), BP-6 (*Sanyinjiao*), DU-14 (*Dazhui*), BP-10 (*Xuehai*), REN-12 (*Zhongwan*), B-20 (*Pishu*), P-7 (*Lieque*) e R-6 (*Zhaohai*), P-9 (*Taiyuan*), R-3 (*Taixi*), *Sifeng*. Utilizar método de sedação, exceto em REN-12, B-20, P-7, R-6. P-9 e R-3, que devem ser tonificados. Não utilizar moxa

Fitoterapia
Prescrição
- *BI XIE SHEN SHI TANG* – Decocção de *Dioscorea* para Drenar Umidade

Prescrição
- *CHU SHI WEI LING TANG* – Decocção "*Ling*" para Eliminar Umidade do Estômago

Prescrição
- *QING RE SHEN SHI TANG* – Decocção para Desobstruir Calor e Drenar Umidade

---

Tabela 5.4 – Diferenciação das fórmulas de tratamento de eczema agudo

	Bi Xie Shen Shi Tang	**Chu Shi Wei Ling Tang**	**Qing Re Shen Shi Tang**
Ação	Drena Calor-Umidade via urina	Drena Calor-Umidade via urina e alivia plenitude epigástrica	Drena Calor-Umidade e resolve Calor Tóxico
Pele	Lesões cutâneas úmidas e vermelhas	Lesões cutâneas úmidas e vermelhas, presença de eczema mais nas pernas	Lesões cutâneas pustulares vermelhas

Eczema Crônico

Vento-Calor (com Deficiência de Sangue)

Acupuntura

PONTOS TA-6 (*Zhigou*), VB-31 (*Fengshi*), B-12 (*Fengmen*), IG-11 (*Quchi*), IG-4 (*Hegu*), DU-14 (*Dazhui*), BP-10 (*Xuehai*), BP-6 (*Sanyinjiao*), F-2 (*Xingjian*), C-8 (*Shaofu*), Zhiyangxue (ponto extra), P-7 (*Lieque*) e R-6 (*Zhaohai*), P-9 (*Taiyuan*), R-3 (*Taixi*), E-36 (*Zusanli*), B-17 (*Geshu*), F-8 (*Ququan*), REN-4 (*Guanyuan*). Usar método neutro em todos os pontos, exceto BP-6, P-7, R-6, P-9, R-3, E-36, B-17, F-8 e REN-4, que devem ser tonificados. Não utilizar moxa.

EXPLICAÇÃO

- TA-6 e VB-31 são os principais pontos para expelir Vento-Calor da pele.
- B-12 ajuda expelir Vento.
- IG-11 e IG-4 expelem Vento-Calor e refrescam Sangue.
- DU-14 é usado se o Calor for pronunciado.
- BP-10 e BP-6 refrescam e nutrem Sangue. Isso é necessário de acordo com o princípio de "harmonizar o Sangue, a fim de expelir o Vento".
- F-2 é usado se houver sinais de Calor no Fígado. Também ajuda a expelir Vento.
- C-8 elimina prurido e é usado se o prurido for pronunciado.
- *Zhiyangxue*, ponto extra, elimina prurido. Localiza-se 2*cun* diretamente acima de IG-11, no canal de Intestino Grosso.
- P-7 e R-6, em combinação, são usados em mulheres para abrir o Vaso Concepção (*Ren Mai*), tonificar os sistemas do *Qi* Defensivo do Pulmão e do Rim, nutrir Essência e beneficiar pele. Em homens, usar P-9 e R-3 para tonificar os sistemas do *Qi* Defensivo do Pulmão e do Rim e beneficiar pele.
- E-36 e B-17 nutrem Sangue.
- F-8 e REN-4 são tonificados se ocorrerem sintomas de deficiência de Sangue do Fígado.

Fitoterapia

PRESCRIÇÃO *YANG XUE DING FENG TANG* – Decocção para Nutrir Sangue e Desobstruir Vento.

EXPLICAÇÃO Essa fórmula é utilizada para tratar eczema crônico proveniente de Vento-Calor no Sangue, que afeta a pele contra um fundo de deficiência de Sangue. As lesões cutâneas não são muito vermelhas e a pele é muito seca e acompanhada de prurido.

PRESCRIÇÃO *XIAO FENG CHONG JI* – Decocção para Desobstruir o Vento.

EXPLICAÇÃO Essa fórmula é utilizada em um quadro mais complexo que o anterior. Ela é recomendada para tratar eczema crônico de Vento-Calor e um pouco de Umidade-Calor contra um fundo de deficiência de Sangue com algum Calor no Sangue. As lesões cutâneas são muito vermelhas, não apresentam muitos pruridos, são secas, porém se tornam úmidas com frequência.

Resumo

Eczema Crônico – Vento-Calor (com Deficiência de Sangue)
Pontos
- TA-6 (*Zhigou*), VB-31 (*Fengshi*), B-12 (*Fengmen*), IG-11 (*Quchi*), IG-4 (*Hegu*), DU-14 (*Dazhui*), BP-10 (*Xuehai*), BP-6 (*Sanyinjiao*), F-2 (*Xingjian*), C-8 (*Shaofu*), Zhiyangxue (ponto extra), P-7 (*Lieque*) e R-6 (*Zhaohai*), P-9 (*Taiyuan*), R-3 (*Taixi*), E-36 (*Zusanli*), B-17 (*Geshu*), F-8 (*Ququan*), REN-4 (*Guanyuan*). Usar método neutro em todos os pontos, exceto em BP-6, P-7, R-6, P-9, R-3, E-36, B-17, F-8 e REN-4, que devem ser tonificados. Não utilizar moxa

Fitoterapia
Prescrição
- *YANG XUE DING FENG TANG* – Decocção para Nutrir Sangue e Desobstruir Vento

Prescrição
- *XIAO FENG CHONG JI* – Decocção para Desobstruir o Vento

Calor-Umidade

Acupuntura

PONTOS IG-11 (*Quchi*), BP-9 (*Yinlingquan*), BP-6 (*Sanyinjiao*), DU-14 (*Dazhui*), BP-10 (*Xuehai*), *Zhiyangxue*, REN-12 (*Zhongwan*), B-20 (*Pishu*), P-7 (*Lieque*) e R-6 (*Zhaohai*), P-9 (*Taiyuan*), R-3 (*Taixi*). Usar método de sedação, exceto nos pontos REN-12, B-20, P-7, R-6, P-9 e R-3, que devem ser tonificados. Não utilizar moxa.

EXPLICAÇÃO

- IG-11, BP-9 e BP-6 resolvem Calor-Umidade.
- DU-14 e BP-10 removem Calor e refrescam Sangue.
- *Zhiyangxue*, ponto extra, localizado 2*cun* acima do IG-11, elimina prurido.
- REN-12 e B-20 tonificam Baço para resolver Umidade.
- P-7 e R-6, em combinação, são usados em mulheres para abrir Vaso Concepção (*Ren Mai*), tonificar os sistemas do *Qi* Defensivo do Pulmão e do Rim, nutrir Essência e beneficiar pele. Em homens, utilizar P-9 e R-3 para tonificar os sistemas do *Qi* Defensivo do Pulmão e do Rim e beneficiar pele.

Fitoterapia

PRESCRIÇÃO *SAN FENG CHU SHI TANG* – Decocção para Eliminar Umidade e Dispersar Vento.

EXPLICAÇÃO Essa fórmula é indicada para tratar eczema crônico proveniente de Calor-Umidade com lesões escuras, geralmente em área limitada acompanhada de secreção, com pele espessa e áspera.

Resumo

Eczema Crônico – Calor-Umidade
Pontos
- IG-11 (*Quchi*), BP-9 (*Yinlingquan*), BP-6 (*Sanyinjiao*), DU-14 (*Dazhui*), BP-10 (*Xuehai*), Zhiyangxue, REN-12 (*Zhongwan*), B-20 (*Pishu*), P-7 (*Lieque*) e R-6 (*Zhaohai*), P-9 (*Taiyuan*), R-3 (*Taixi*). Usar método de sedação, exceto nos pontos REN-12, B-20, P-7, R-6, P-9 e R-3, que devem ser tonificados. Não utilizar moxa

> **Fitoterapia**
> *Prescrição*
> ■ *SAN FENG CHU SHI TANG* – Decocção para Eliminar Umidade e Dispersar Vento

Tratamento Externo

A aplicação de ervas externamente é muito benéfica para tratar eczema crônico. As ervas podem ser fervidas de maneira usual, exceto com quantidades bem maiores de água, e, então, filtradas. O líquido resultante pode ser despejado em uma banheira rasa. O paciente deve se banhar nessa água.

Uma fórmula comum para uso externo é composta pelas seguintes ervas:

- *Da Huang (Radix et Rhizoma Rhei)*.
- *Huang Qin (Radix Scutellariae)*.
- *Huang Bo (Cortex Phellodendri)*.
- *Ku Shen (Radix Sophorae flavescentis)*.
- *Ju Hua (Flos Chrysanthemi)*.
- *Zi Hua Di Ding (Herba Violae)*.

Literatura Chinesa Moderna

Journal of Chinese Medicine *(Zhong Yi Za Zhi), v. 36, n. 11, 1995, p. 666*

"The Treatment of Paediatric Asthma by Simultaneously Tonifying and Expelling"
de Chen Jin e Luo Guan Liang

Os autores trataram 156 crianças com asma, das quais 106 receberam tratamento com ervas chinesas e 50 faziam parte do grupo-controle tratado com medicamento ocidental. Das 106 crianças do grupo de tratamento, 81% tinham menos que três anos idade.

A asma foi iniciada pela invasão de Vento externo em 86% dos casos; por alimentação, em 26%; por esforço físico, em 19%; e por angústia, em 7,4%. Em 71,7% dos casos havia deficiência de *Qi* Pré-natal.

Cem pacientes apresentavam sibilação, falta de ar e tosse, 96% das crianças apresentava Fleuma; 64% tinha deficiência de Rim; 70% tinha deficiência de *Yin* do Pulmão: 63%, deficiência de Baço: 9%, estagnação de Sangue: e 7%, deficiência de *Yang* do Pulmão.

A fórmula usada era a seguinte:

- *Ma Huang (Herba Ephedrae)*.
- *Xing Ren (Semen Armeniacae)*.
- *Ban Xia (Rhizoma Pinelliae preparatum)*.
- *Chen Pi (Pericarpium Citri reticulatae)*.
- *Fu Ling (Poria)*.
- *Bai Zhu (Rhizoma Atractylodis macrocephalae)*.
- *Fang Feng (Radix Saposhnikoviae)*.
- *Wu Wei Zi (Fructus Schisandrae)*.
- *Tai Zi Shen (Radix Pseudostellariae)*.
- *Dang Gui (Radix Angelicae sinensis)*.
- *Shu Di Huang (Radix Rehmanniae preparata)*.

- *Zi He Che (Placenta hominis)*.
- *Dong Chong Xia Cao (Cordyceps)*.

As crianças no grupo-controle foram tratadas com Tranilast, um medicamento antialérgico. O total de resultados positivos no grupo de tratamento foi 90,6%, e o do grupo-controle 66,7%.

Na discussão, os autores dizem que Vento externo pode iniciar crises de asma apenas quando houver Fleuma no Pulmão e deficiência do Rim. Ao contrário da teoria tradicional, de acordo com a qual deficiência do Rim é um fator da asma crônica em adultos nos estágios tardios da doença, eles dizem que, nas crianças, deficiência do Rim está presente desde o início, sendo a raiz da doença. Eles fazem uma correlação entre deficiência do Rim e insuficiência do córtex adrenal.

Journal of Chinese Medicine *(Zhong Yi Za Zhi), v. 29, n. 1, 1988, p. 5-11*

"Patterns and Treatment of Asthma"
de He Shu Huai

Esse artigo é uma coleção de experiências clínicas de médicos chineses modernos. O Dr. He Shu Huai destaca-se com uma teoria de asma que é diferente da teoria tradicional.

De fato, o Dr. He mantém (como eu) que o principal fator patogênico da asma não é a Fleuma, mas o "Vento". O Dr. He usa aspas para "Vento", pois ele diz (como eu) que em tipo ela difere ligeiramente do Vento como considerado normalmente na medicina chinesa.

O Dr. He diz que a asma alérgica ocorre em decorrência da invasão de alérgenos, e ele os compara ao conceito chinês de "Vento". Curiosamente, em contraste com a maioria dos outros médicos chineses modernos, o Dr. He entende a correlação entre rinite alérgica e asma alérgica como duas manifestações da mesma doença. Ele diz que quando os alérgenos se instalam no nariz causam rinite alérgica (com espirros e prurido) e, quando se instalam nos brônquios, causam asma alérgica.

Além disso, o Dr. He diz que a natureza episódica da asma alérgica reflete a característica de Vento de ir e vir rapidamente e tem início súbito. Além disso, o Dr. He também pensa (como eu) que o broncospasmo, o qual causa estreitamento das vias aéreas na asma, também é uma manifestação de Vento, uma vez que este contrai. O Dr. He recomenda usar dois pontos principais para expelir Vento na asma: VB-20 (*Fengchi*) e P-7 (*Lieque*).

No mesmo artigo, Dr. Shao Jing Ming diz que os três pontos mais importantes para tratar asma são B-12 (*Fengmen*), B-13 (*Feishu*) e DU-14 (*Dazhui*). Os outros pontos que ele utiliza de acordo com as manifestações clínicas são os seguintes:

- Tosse com escarro: P-5 (*Chize*), P-9 (*Taiyuan*).
- Muco profuso: REN-12 (*Zhongwan*), E-36 (*Zusanli*).
- Fleuma na garganta: REN-22 (*Tiantu*), REN-I7 (*Shanzhong*).
- Melhor com descanso e pior com esforço físico: REN-4 (*Guanyuan*), B-23 (*Shenshu*) e R-3 (*Taixi*).
- Palpitações: B-14 (*Jueyinshu*) e B-15 (*Xinshu*).

Journal of Chinese Medicine (Zhong Yi Za Zhi), v. 26, n. 5, 1985, p. 47

"Clinical Observation on Treatment of 111 Cases of Asthma with Acupuncture" de Shao Jing Ming

Dr. Shao Jing Ming tratou com acupuntura 111 casos de asma. Os três pontos principais utilizados foram B-12 (*Fengmen*), B-13 (*Feishu*) e DU-14 (*Dazhui*). De acordo com as manifestações clínicas, outros pontos usados foram os seguintes:

- Tosse com escarro: P-5 (*Chize*), P-9 (*Taiyuan*).
- Muco profuso: REN-12 (*Zhongwan*), E-36 (*Zusanli*).
- Fleuma na garganta: REN-22 (*Tiantu*), REN-17 (*Shanzhong*).

Dos 111 pacientes, 48 (43,2%) informaram grande melhora dos sintomas; 61 deles (54,9%), melhora notável; e 2 (1,8%), nenhuma melhora.

Journal of Chinese Medicine (Zhong Yi Za Zhi), v. 39, n. 2, 1998, p. 99-100

"The Treatment of Bronchial Asthma with Chinese Medicine" de Zhang Jing Lei

Dr. Zhang Jing Lei tratou 764 pacientes com asma brônquica, dos quais 600 estavam no grupo de tratamento (com ervas chinesas) e 164 no grupo-controle tratado com medicamento ocidental (broncodilatadores, cortisona e histamina).

Eram 410 homens e 354 mulheres. O paciente mais jovem tinha 18 anos e o mais velho, 65, tendo o grupo idade média de 42 anos. A prescrição usada não foi completamente descrita no artigo, mas é baseada na tonificação do Rim, com os principais ingredientes sendo descritos a seguir:

- *Sheng Di Huang* (*Radix Rehmanniae*).
- *Shu Di Huang* (*Radix Rehmanniae preparata*).
- *Mai Men Dong* (*Radix Ophiopogonis*).
- *Ren Shen* (*Radix Ginseng*).
- *Wu Wei Zi* (*Fructus Schisandrae*).
- *Ci Shi* (*Magnetitum*).

Dr. Zhang acredita que para tratar processo de inflamação, atopia e broncoconstrição, é necessário nutrir *Yin* do Rim.

Journal of Chinese Medicine (Zhong Yi Za Zhi), v. 40, n. 3, 1999, p. 139-140

"The Experience of Dr. Shen Zi Yin in the Treatment of Asthma" de Wang Xing Juan

Dr. Wang Xing Juan relata a experiência de Dr. Shen Zi Yin no tratamento da asma. Dr. Wang considera que os dois principais métodos de tratamento para asma são restabelecer a descendência e a difusão do *Qi* do Pulmão e tonificar o Rim.

Para restabelecer a descendência e a difusão do *Qi* do Pulmão, Dr. *Shen* usa fórmulas como *Ma Huang Tang* (Decocção de *Ephedra*), *San Ao Tang* (Decocção de Três Quebras), *Xiao Qing Long Tang* (Decocção do Pequeno Dragão Verde) ou *Ma Xing Shi Gan Tang* (Decocção de *Ephedra-Armeniaca-Gypsum-Glycyrrhiza*).

Dr. Shen considera que a tonificação do Rim não é apenas necessária sob a perspectiva da medicina chinesa, mas também sob a perspectiva da medicina ocidental. Curiosamente, ele diz que, utilizando ervas com sabor doce e ácido, estabiliza as membranas celulares e, portanto, isso tem um efeito estabilizador nos mastócitos nos brônquios.

Dr. Shen também declara que, na asma, a tonificação do Rim (e, especialmente, do *Yang* do Rim) tem efeito de regular a imunidade pela regulação das células T e pela redução dos níveis de IgE.

Journal of Chinese Medicine (Zhong Yi Za Zhi), v. 31, n. 1, 1990, p. 57

"Needle Manipulation for Asthma" de Hu Jin Sheng

Dr. Hu Jin Sheng discute a manipulação da agulha nos pontos para interromper a asma. Para *Dingquan* (ponto extra), ele recomenda inserir a agulha obliquamente; para o ponto DU-14 (*Dazhui*), a profundidade de 1,5*cun*. A sensação da inserção da agulha deve se irradiar ao tórax e ficar retida durante 30min. Deve-se sedar com técnica de rotação.

O ponto P-10 (*Yuji*) deve ser inserido perpendicularmente com agulhas, à profundidade de 0,7*cun*, e a agulha deve ser retida por 30min. Usar técnica de rotação para sedação.

O ponto DU-14 (*Dazhui*) deve ser inserido com agulhas a uma profundidade de 1,3*cun*, e o paciente deve experimentar sensação de expansão e peso.

Journal of Chinese Medicine (Zhong Yi Za Zhi), v. 42, n. 3, 2001, p. 185

"Differences Between Cough and Asthma" de Cui Hong Sheng

Dr. Cui Hong Sheng discute as diferenças entre as entidades das doença chinesas de "tosse" e "asma". Dr. Cui apresenta uma teoria de asma alérgica que difere da tradicional e que está próxima da minha teoria de asma.

Ele diz que, na asma alérgica, há deficiência de Sangue do Fígado e Secura do Sangue, o que gera Vento. O Vento viaja ascendentemente e causa sibilação. Dr. Cui diz que o princípio de tratamento para asma alérgica é acalmar Fígado e restabelecer a descendência do *Qi* do Pulmão, junto à administração de ervas que têm efeito antialérgico. A fórmula que ele usa é a seguinte:

- *Wu Mei* (*Fructus Mume*): 15g – efeito antialérgico.
- *Wu Wei Zi* (*Fructus Schisandrae*): 6g – efeito antialérgico.

- *Chai Hu (Radix Bupleuri)*: 10g.
- *Fang Feng (Radix Saposhnikoviae)*: 6g.
- *Bai Shao (Radix Paeoniae alba)*: 10g.
- *Bei Sha Shen (Radix Glehniae)*: 10g.
- *Sang Ye (Folium Mori)*: 10g.
- *Sang Bai Pi (Cortex Mori)*: 10g.
- *Zhi Gan Cao (Radix Glycyrrhizae uralensis preparata)*: 6g.

Journal of Chinese Medicine (Zhong Yi Za Zhi), v. 36, n. 4, 1995, p. 242

"Research on the Treatment of Asthma by Invigorating Blood and Eliminating Stasis" de Wang Zhi Ying

O pensamento do Dr. Wang Zhi Ying no tratamento da asma difere do tradicional. Para tratar asma, de fato, ele usa o método de revigorar o Sangue. Ele baseia sua visão em dois fatores. Em primeiro lugar, ele diz que, na asma, o fracasso do *Qi* do Pulmão em descender também causa alguma estagnação do *Qi*. Como o *Qi* é a mãe do Sangue, essa estagnação do *Qi* gera, com frequência, estagnação de Sangue.

Em segundo lugar, como na asma há Fleuma, a Fleuma frequentemente promove estagnação do Sangue por causa da interação entre fluidos e Sangue: na realidade, Fleuma e estagnação de Sangue são dois fatores patogênicos que agravam um ao outro.

As fórmulas que Dr. Wang utiliza são *Tao Hong Si Wu Tang* (Decocção de *Persica-Carthamus* das Quatro Substâncias), *Fu Yuan Huo Xue* (Decocção para Restaurar Fonte e Revigorar Sangue) e *Xue Fu Zhu Yu Tang* (Decocção para Eliminar Estagnação da Mansão do Sangue).

Journal of Chinese Medicine (Zhong Yi Za Zhi), v. 39, n. 7, 1998, p. 398

"A Case of Asthma Treated with Large Doses of Shu Di Huang (Radix Rehmanniae Preparata)" de Zhang Cheng

Dr. Zhang Cheng informa o tratamento da asma em uma prescrição utilizando doses grandes de *Shu Di Huang (Radix Rehmanniae preparata)* (30 a 60g). Ele diz que *Shu Di Huang* nutre *Yin* do Rim, tonifica *Qi* Original e fortalece o Rim na recepção do *Qi*. A fórmula que ele usa é a seguinte:

- *Shu Di Huang (Radix Rehmanniae preparata)*.
- *Dang Gui (Radix Angelicae sinensis)*.
- *Yin Yang Huo (Herba Ephnidii)*.
- *Bu Gu Zhi (Fructus Psoraleae)*.
- *Wu Wei Zi (Fructus Schisandrae)*.
- *Bai Zhu (Rhizoma Atractylodis macrocephalae)*.
- *Qian Shi (Semen Euryales)*.
- *Xing Ren (Semen Armeniacae)*.
- *Zi Wan (Radix Asteris)*.
- *Sang Bai Pi (Cortex Mori)*.
- *Dan Shen (Radix Salviae miltiorrhizae)*.
- *Tao Ren (Semen Persicae)*.

Journal of Chinese Medicine (Zhong Yi Za Zhi), v. 39, n. 7, 1998, p. 396

"The Treatment of Acute Bronchial Asthma According to Pattern Identification and with the Addition of Insect Substances to Extinguish Wind" de Wu Ying He

Dr. Wu Ying He recomenda o uso de substâncias de inseto para o tratamento da asma aguda. Esse fato está baseado no princípio que insetos extinguem Vento. Os insetos que ele acrescenta a uma fórmula de acordo com a identificação de padrões são *Jiang Can (Bombyx batryticatus)*, *Chan Tui (Periostracum Cicadae)*, *Di Long (Pheretima)* e *Quan Xie (Scorpio)*.

Journal of Chinese Medicine (Zhong Yi Za Zhi), v. 28, n. 12, 1987, p. 37

"Dr. Shao Jing Ming's Experience on the Acupunture Treatment of Asthma" de Shi Guang Yu

Dr. Shao Jing Ming é um especialista no tratamento da asma com acupuntura. Os três principais pontos que ele utiliza são B-12 *(Fengmen)*, B-13 *(Feishu)* e DU-14 *(Dazhui)*. A combinação destes três pontos para asma é descrita como os "três pontos, cinco agulhas, uma ventosa" (porque a ventosa é aplicada no ponto DU-14 [*Dazhui*]).

Ele insere a agulha no ponto DU-14 à profundidade de 1*cun* e a gira para obter *deqi*; ele insere B-12 e B-13 à profundidade de 5 a 8*fen*. Usa rotação para uma manipulação neutra. Retém as agulhas durante 20min nos adultos, mas apenas de 2 a 3min nas crianças.

Outros pontos que ele usa de acordo com as manifestações clínicas são:

- Invasão externa de Vento: IG-4 *(Hegu)* e P-7 *(Lieque)*.
- Tosse com escarro: P-5 *(Chize)*, P-9 *(Taiyuan)*.
- Muco profuso: REN-12 *(Zhongwan)*, E-36 *(Zusanli)*.
- Fleuma na garganta: REN-22 *(Tiantu)*, REN-17 *(Shanzhong)*.
- Melhora com descanso e piora com esforço físico: REN-4 *(Guanyuan)*, B-23 *(Shenshu)* e R-3 *(Taixi)*.

Journal of Nanjing University of Traditional Chinese Medicine (Nan Jing Zhong Yi Yao Da Xue Xue Bao), v. 12, n. 2, 1996, p. 53

"The Treatment of Children's Allergic Asthma with the Method of Expelling Wind and Penetrating the Connecting Channels" de Qiu Li Sheng

O Dr. Qiu Li Sheng informa o tratamento de 38 crianças que sofrem de asma alérgica. Em um dos vários artigos chineses que discutem especificamente asma alérgica, o Dr. Qiu adotou o método de expelir Vento e remover as obstruções dos canais de Conexão com ervas como

Fang Feng (Radix Saposhnikoviae), Chan Tui (Periostracum Cicadae), Gou Teng (Ramulus cum Uncis Uncariae), Wu Shao She (Zaocys) e Si Gua Luo (Fructus Retinervus Luffae).

Os outros métodos de tratamento usados além do anterior incluiam o restabelecimento da descendência do *Qi* do Pulmão, a eliminação da Fleuma e nutrição do *Yin* do Pulmão.

Journal of Chinese Medicine (Zhong Yi Za Zhi), v. 38, n. 6, 1997, p. 340

"The Treatment of Allergic Asthma with Acupuncture" *de Hu Jin Sheng*

O Dr. Hu Jin Sheng discute o tratamento da asma alérgica com acupuntura. Ele distingue dois padrões principais na asma alérgica: deficiência do *Qi* com estagnação de Sangue e deficiência do Pulmão e do Rim.

Os principais pontos que ele utiliza entram em dois grupos. Eles são divididos da seguinte maneira:

* DU-20 (*Baihui*), DU-23 (*Shangxing*), *Yintang*, B-7 (*Tongtian*), IG-20 (*Yingxiang*), P-1 (*Zhongfu*), IG-4 (*Hegu*), REN-17 (*Shanzhong*), PC-6 (*Neiguan*), E-36 (*Zusanli*), BP-6 (*Sanyinjiao*).
* DU-14 (*Dazhui*), *Dingchuan*, *Chuanxi*, VB-20 (*Fengchi*), B-13 (*Feishu*), B-17 (*Geshu*), B-20 (*Pishu*), B-23 (*Shenshu*), B-25 (*Dachangshu*).

Os pontos usados pelo Dr. Hu são interessantes, já que são muito diferentes dos usados por outros médicos modernos. O primeiro grupo inclui muitos pontos do Vaso Governador (*Du Mai*) e, surpreendentemente, B-7 (*Tongtian*) (na cabeça). A inclusão de DU-20 (*Baihui*) também é surpreendente, uma vez que esse ponto ergue o *Qi* (algo que não se deseja fazer na asma, já que o *Qi* precisa descer).

O segundo grupo inclui pontos que expelem Vento e que tonificam Pulmão e Rim. Em minha opinião, isso é interessante, já que confirmaria minha teoria de Vento como principal fator patogênico e uma deficiência do Pulmão e do Rim como condição subjacente na asma alérgica.

A explicação de Dr. Hu acerca dos pontos é a seguinte:

* DU-20 eleva *Qi* deficiente.
* DU-23, *Yintang* e IG-20 abrem os orifícios do Pulmão para fazer o *Qi* descender.
* B-7, como o nome *Tongtian* sugere (de acordo com Dr. Hu), "faz *Qi* do Pulmão penetrar (*Tong*) ao Céu (*Tian*)" e promove troca e comunicação entre *Qi* do Pulmão e ar.
* P-1, ponto de Coleta Frontal do Pulmão, regula Pulmão e promove descendência do *Qi* do Pulmão.
* IG-4, ponto Fonte (*Yuan*) do Intestino Grosso, ajuda o *Qi* do Pulmão a descender graças à relação exterior-interior entre os canais do Intestino Grosso e do Pulmão.
* REN-17 e PC-6 regulam o Mecanismo do *Qi* (*Qi Ji*).

* E-36 e BP-6 tonificam Estômago e Baço, os quais ajudarão a tonificar o Pulmão (Terra sendo mãe de Metal).
* DU-14 é o ponto de reunião de todos os canais de *Yang* (Dr. Hu não diz como exatamente ele ajuda no tratamento da asma).
* *Dingchuan* (0,5*cun* lateral a DU-14) e *Chuanxi* (1*cun* lateral a DU-14) são pontos empíricos para asma.
* VB-20 expele Vento.
* B-13, B-20 e B-23 tonificam Pulmão, Baço e Rim.
* B-17 regula Sangue, revigora Sangue e ajuda a mover *Qi*.

O Dr. Hu acrescenta outros pontos de acordo com as manifestações clínicas da seguinte maneira:

* Deficiência de *Qi*: REN-6 (*Qihai*) e BP-10 (*Xuehai*) para tonificar *Qi* e Sangue.
* Deficiência do Pulmão e do Rim: R-3 (*Taixi*), P-9 (*Taiyuan*).
* Tosse, dor torácica: R-26 (*Yuzhong*) e R-27 (*Shufu*).
* Fleuma profusa, prurido na garganta: E-40 (*Fenglong*), REN-22 (*Tiantu*), *Zengyin* (literalmente "aumenta a voz", 1*cun* lateral à ponta da proeminência da laringe).
* Sintomas digestivos: REN-12 (*Zhongwan*), E-25 (*Tianshu*).
* Edema de membros superiores: IG-6 (*Pianli*) e P-7 (*Lieque*).
* Edema de membros inferiores: BP-9 (*Yinlingquan*), BP-6 (*Sanyinjiao*), BP-5 (*Shangqiu*).

Dr. Hu recomenda usar os dois grupos de pontos anteriores inicialmente quatro vezes por semana, duas vezes para cada grupo. Depois de três semanas, reduzir o tratamento a três vezes por semana usando o primeiro grupo duas vezes e o segundo grupo, uma vez. Depois de quatro semanas, reduzir a frequência duas vezes por semana, uma vez para cada grupo.

Usar método neutro depois de obter a sensação de inserção da agulha e inserir agulha no ponto *Dingquan* a uma profundidade de 1 a 1,2*cun*.

Journal of Chinese Medicine (Zhong Yi Za Zhi), v. 29, n. 2, 1988, p. 38-39

"Clinical Observation of 39 Cases of Allergic Asthma Treated with Acupuncture and Chinese Herbs" *de Hu Wen Hao*

Dr. Hu Wen Hao discute o tratamento de 39 casos de asma alérgica com acupuntura e ervas chinesas. A fórmula usada foi *Er Ma Si Ren Tang* (Decocção de Quatro Sementes de Dois Linhos).

Os principais pontos de acupuntura utilizados foram *Dingchuan*, E-40 (*Fenglong*), B-23 (*Shenshu*), P-6 (*Kongzui*), E-36 (*Zusanli*). Dr. Hu explica que se a Fleuma predominar, *Dingchuan* e P-6 deveriam ser os principais pontos; se existir Fleuma e deficiência do Rim, E-40, E-36 e B-23 devem ser os principais pontos.

Journal of Chinese Medicine *(Zhong Yi Za Zhi), v. 33, n. 8, 1992, p. 55*

"The Treatment of Wheezing (*Xiao*) by restoring the Diffusing and Descending of Qi, by Rectifying Qi and Benefiting Qi" *de Shen Zhuang Fa*

Dr. Shen Zhuang Fa discute os princípios de tratamento para asma (*Xiao*), Ele diz que na asma há estagnação do *Qi* no interior, invasão de Vento externo (provocando crises agudas) e acúmulo de Fleuma no diafragma. Os órgãos envolvidos são Pulmão, Baço e Rim.

Dr. Shen explica que na asma há falha na difusão e na descendência do *Qi* do Pulmão, levando à formação de Fleuma; o Baço fica deficiente e não pode transformar e transportar; dessa maneira, os fluidos se acumulam em Umidade e Fleuma; o Rim deficiente não segura e recebe o *Qi*, o qual se rebela para cima, em direção ao Pulmão.

Portanto, os métodos de tratamento devem se basear em estimular a difusão do *Qi* do Pulmão e a descendência do *Qi* do Pulmão (que ajudará a resolver Fleuma) e a retificar o *Qi* (isto é, promover seu fluxo na direção correta). Entre as crises, deve-se tonificar o *Qi* de Pulmão, Baço e Rim.

As fórmulas usadas pelo Dr. Shen são as seguintes:

- Estimular a difusão do *Qi* do Pulmão (para Fleuma no Pulmão): *She Gan Ma Huang Tang* (Decocção de *Belamcanda-Ephedra*).
- Estimular a descida do *Qi* do Pulmão (para Fleuma-Calor no Pulmão): *Ding Chuan Tang* (Decocção para Interromper a Falta de Ar).
- Para retificar o *Qi* (para Fleuma e deficiência de *Qi*): *Su Zi Jiang Qi Tang* (Decocção de Semente de *Perilla* para Abaixar o *Qi*).
- Para beneficiar o *Qi* (para fase crônica com deficiência de Pulmão e Baço): *Yu Ping Feng San* (Pó do Para-brisa de Jade).
- Para estimular a recepção de *Qi* (para Rim deficiente que não capta o *Qi*): *You Gui Wan* (Pílula Restauradora do [Rim] Direito) mais *Ren Shen Ge Jie San* (Pó de *Ginseng-Gecko*).

Journal of Chinese Medicine *(Zhong Yi Za Zhi), v. 24, n. 5, 1983, p. 33*

"The Effect of Tonifying the Kidneys in Asthma on Serum Levels of IgE and T Cells" *de Huo Guo Shang*

Dr. Hu Guo Shang conduziu um estudo para testar o efeito da tonificação do Rim nos níveis de IgE e células T do soro em pacientes que sofrem de asma alérgica. Curiosamente, em vez de testar a medicina chinesa contra a medicina ocidental ou um placebo, o estudo testou o efeito de ervas que tonificam o Rim contra a fórmula *Xiao Qing Long Tang* (Decocção do Pequeno Dragão Verde), que elimina Fleuma-Frio do Pulmão.

No grupo de tratamento (tomando tônicos de Rim), havia 60 pacientes, 38 homens e 22 mulheres, com média de idade de 32 anos, e a duração da doença era de 22 anos. No grupo-controle (tomando *Xiao Qing Long Tang*), havia 36 pacientes, 21 homens e 15 mulheres, com média de idade de 29 anos, e a duração da doença era de 26 anos.

A prescrição de tônico do Rim tonifica o *Yang* do Rim e inclui as seguintes ervas:

- *Fu Zi* (*Radix Aconiti lateralis preparata*).
- *Sheng Di Huang* (*Radix Rehmanniae*).
- *Shu Di Huang* (*Radix Rehmanniae preparata*).
- *Shan Yao* (*Rhizoma Dioscoreae*).
- *Xian Ling Pi* (*Herba Epimidii*).
- *Bu Gu Zhi* (*Fructus Psoraleae*).
- *Tu Si Zi* (*Semen Cuscutae*).

O grupo-controle tomou *Xiao Qing Long Tang*. Depois de um ano de terapia, a taxa efetiva no grupo que tomou tônicos do Rim era de 75%, ao passo que no grupo-controle foi de 19,5%. Os níveis de IgE no soro dos indivíduos do grupo de tratamento diminuíram de 97,74 a 94,99, ao passo que os do grupo-controle aumentaram de 115,15 a 147,43. O estudo também concluiu que a tonificação do Rim não tratará a Manifestação (*Biao*) na asma, mas o tratamento funciona melhor se for administrado no verão para prevenir as crises no inverno.

Este artigo é particularmente interessante se for levada em conta minha teoria de asma alérgica, já que confirma que os altos níveis de IgE em indivíduos atópicos estão ligados à deficiência do Rim e que a tonificação do Rim induzirá a diminuição nos níveis de IgE (e, portanto, trata a causa subjacente da atopia). Na visão de minha teoria, é também significativo que a tonificação do Rim seja comparada à resolução da Fleuma (com *Xiao Qing Long Tang*), e que este método de tratamento tenha produzido resultados piores.

Chinese Acupuncture and Moxibustion *(Zhong Guo Zhen Jiu), v. 3, n. 5, 1983, p. 7*

"Preliminary Research on Effect of Relieving Asthma by Needling B-13, B-12 e DU-14" *de Ding Yi Dan*

Dr. Ding Yi Dan tratou 124 pacientes que sofriam de asma com acupuntura nos pontos B-13 (*Feishu*), B-12 (*Fengmen*) e DU-14 (*Dazhui*). Os resultados foram comparados com os de um grupo-controle que não tinha recebido tratamento.

Volume expiratório forçado (VEF), capacidade vital forçada e pico de fluxo expiratório (PFE) foram monitorados antes e após de tratamento, e os resultados no grupo-controle mostraram que a função pulmonar foi melhorada por acupuntura (P < 0,001),

Curiosamente, o estudo também comparou o efeito da acupuntura com moxabustão ao de acupuntura com aplicação de ventosa, e os resultados mostraram que o primeiro método obteve melhores resultados.

Os pontos empregados foram B-13 (*Feishu*), B-12 (*Fengmen*) e DU-14 (*Dazhui*), os dois primeiros inseridos com agulhas a uma profundidade de 0,8*fen* e o terceiro, a uma profundidade de 1,3*cun*; as agulhas foram retidas durante 20min.

Chinese Acupuncture and Moxibustion (Zhong Guo Zhen Jiu), v. 2, n. 5, 1982, p. 13

"Observations on the Treatment of 182 Cases of Asthma with Scarring Moxibustion" *de Li Zhi Ming*

Dr. Li Zhi Ming tratou 182 pacientes asmáticos com moxabustão direta com cicatriz. Este artigo é aqui relatado, embora seja improvável que pudéssemos usar tal método em pacientes ocidentais. No entanto, a moxabustão comum também promoveria efeito.

Os seguintes pontos utilizados foram selecionados de acordo com os órgãos envolvidos:

- Pulmão: DU-14 (*Dazhui*), 5 a 7 cones; B-13 (*Feishu*), 5 a 7 cones; REN-17 (*Shanzhong*), 3 a 5 cones.
- Baço: DU-14 (*Dazhui*), 5 a 7 cones; B-13 (*Feishu*), 5 a 7 cones; B-43 (*Gaohuangshu*), 5 a 7 cones; REN-12 (*Zhongwan*), 7 a 9 cones.
- Rim: DU-14 (*Dazhui*), 5 a 7 cones; B-13 (*Feishu*), 5 a 7 cones; B-43 (*Gaohuangshu*), 5 a 7 cones; REN-6 (*Qihai*), 5 a 9 cones; B-23 (*Shenshu*), 5 a 9 cones.

Dr. Li relata que 12,1% dos pacientes ficaram curados, 8,2% informaram melhora evidente, 56,6% relataram uma melhora e 23,1% informaram nenhuma melhora.

Chinese Acupuncture and Moxibustion (Zhong Guo Zhen Jiu), v. 20, n. 3, 2000, p. 155

"Preliminary Study on the Relationship Between Acupuncture in Different Solar Terms and Changes in Pulmonary Function in Asthma" *de Chen Ming*

Dr. Chen Ming tratou 43 pacientes com asma administrando-lhes acupuntura durante condições solares específicas e comparou os resultados com os de 24 pacientes que não foram tratados de acordo com as condições solares.

As condições solares são 24 períodos por ano, de duas semanas cada um, começando do primeiro dia do Ano Novo Chinês (que não coincide com o calendário ocidental).

As condições solares durante as quais o tratamento foi administrado foram as seguintes:

- Equinócio da primavera (4ª condição solar).
- Solstício do verão (10ª condição solar).
- Equinócio do outono (16ª condição solar).
- Solstício do inverno (22ª condição solar).

Os pontos empregados foram DU-14 (*Dazhui*) e B-13 (*Feishu*), com moxabustão sobre suco de gengibre. Um pequeno emplastro com ervas chinesas também foi aplicado nos pontos durante a condição solar. As ervas foram *Bai Jie Zi* (*Semen Sinapis albae*), *Gan Sui* (*Radix Euphorbiae Kansui*), *Xi Xin* (*Herba Asari*) e *Yan Hu Suo* (*Rhizoma Corydalis*).

O VEF foi medido em cada paciente de cada grupo, e os pacientes tratados de acordo com as condições solares registraram melhora maior que os que não tratados de acordo com essas condições.

Journal of Chinese Medicine (Zhong Yi Za Zhi), v. 30, n. 5, 1989, p. 35-36

"Clinical Observation on the Prevention of Cough and Breathlessness in Children with Massage in the Summer" *de Zhu Sheng Chao*

Dr. Zhu recomenda tratamento de massagem, administrado no verão, para crianças que sofrem de asma. Esse tratamento consiste em três técnicas de massagem:

- Massagear 100 vezes o dedo anular da base à ponta.
- Massagear 50 vezes, amassando, o P-5 (*Chize*).
- Massagear 100 vezes, amassando, o P-10 (*Yuji*).

Chinese Acupuncture and Moxibustion (Zhong Guo Zhen Jiu), v. 20, n. 2, 2000, p. 75

"Research on the Treatment of 260 Cases of Allergic Asthma with Moxibustion" *de Wu Jian Ming*

Dr. Wu tratou 260 pacientes com asma alérgica, 148 homens e 112 mulheres, com idades que variavam de 6 a 75 anos. A duração mais curta da doença era de seis meses e a mais longa, de 60 anos.

Os pacientes foram divididos em dois grupos de padrões, um com manifestações de Frio, o outro com manifestações de Calor.

O tratamento consistiu na aplicação de moxabustão indireta nos pontos DU-14 (*Dazhui*), B-13 (*Feishu*), B-17 (*Geshu*), B-23 (*Shenshu*), REN-22 (*Tiantu*), REN-17 (*Shanzhong*) e R-1 (*Yongquan*). O tratamento foi aplicado no verão com aplicação de moxabustão a cada dez dias, sendo que a aplicação por três vezes constituía um curso.

Moxabustão foi aplicada com cones de moxa após ser colocada cataplasma fitoterápica nos pontos de acupuntura, A prescrição fitoterápica para aplicação externa com moxabustão incluiu *Yan Hu Suo* (*Rhizoma Corydalis*), *Xi Xin* (*Herba Asari*), *Gan Sui* (*Radix Euphorbiae Kansui*), *Bai Jie Zi* (*Semen Sinapis albae*) e *Fang Feng* (*Radix Saposhnikoviae*).

Os resultados foram diferenciados de acordo com o grupo de Frio e Calor, como mostrado na Tabela 5.5.

De maneira previsível, os resultados foram melhores no grupo de Frio.

Tabela 5.5

Padrão	Nº de pacientes	Cura	Bom	Resultado satisfatório	Nenhum	Taxa de cura (%)
Frio	144	28 (19,5%)	56 (38,9%)	46 (31,9%)	14 (9,7%)	90,3
Calor	60	5 (8,3%)	12 (20%)	30 (50%)	13 (21,7%)	78,3
Não determinado	56	11 (19,7%)	18 (32,1%)	18 (32,1%)	9 (16,1%)	83,9

Chinese Acupuncture and Moxibustion (Zhong Guo Zhen Jiu), v. 20, n. 2, 2000, p. 109

"Experience on the Treatment of Asthma with Plum-blossom Tapping and Cupping in Algeria" de Zhang Zhi Guo et al.

Dr. Zhang e colaboradores trataram 125 casos de asma com interessante combinação de tratamento. Eles usaram batidas nos pontos do tórax com martelo "flor de ameixa" e aplicação de ventosa nos pontos da região dorsal superior.

As áreas batidas com martelo "flor de ameixa" foram as do REN-22 (*Tiantu*) e do REN-15 (*Jiuwei*), ao longo do Vaso Concepção (*Ren Mai*). A área da região dorsal que foi tratada com aplicação de ventosa ficava ao longo do Vaso Governador (*Du Mai*), do DU-14 (*Dazhui*) ao DU-8 (*Jinsuo*).

Experiências Clínicas

Acupuntura

Immunomodulatory Effects of Acupuncture in the Treatment of Allergic Asthma: a Randomized Controlled Study

Journal of Alternative and Complementary Medicine, 2000, Dezembro, v. 6, n. 6, p. 519-525.

Joos S, Schott C, Zou H, Daniel V, Martin E, Brinkhaus B.

Department of Anesthetics, University of Heidelberg, Alemanha.

Objetivo

Investigar os efeitos imunológicos da acupuntura chinesa num estudo randomizado controlado de pacientes com asma alérgica.

Método

Os efeitos do tratamento de acupuntura administrados de acordo com as regras de medicina tradicional chinesa (MTC) (grupo de MTC, n = 20) foram comparados com os do tratamento de acupuntura utilizando pontos não específicos para asma (grupo de controle, n = 18), Todos os pacientes foram tratados 12 vezes, por 30min, por aproximadamente quatro semanas. Além da documentação do bem-estar geral dos pacientes, vários parâmetros imunológicos foram calculados no sangue periférico antes e depois do tratamento de acupuntura (eosinófilos, subpopulação de linfócito, citocinas, proliferação de linfócito *in vitro*).

Resultados

Depois do tratamento de acupuntura, no grupo de MTC, maior número de pacientes significativamente indicou melhora no bem-estar geral (79% no grupo de MTC contra 47% no grupo-controle). Além disso, no grupo de MTC, as células $CD3^+$ e $CD4^+$ aumentaram significativamente após acupuntura. Também havia mudanças significativas nas concentrações de citocina: interleucinas (IL) 6 e 10 caíram, enquanto IL-8 subiu significativamente. Adicionalmente, a taxa de proliferação de linfócito *in vitro* aumentou significativamente, e os eosinófilos diminuíram de 4,4 a 3,3% depois da acupuntura. No grupo-controle, estas variáveis não mostraram nenhuma mudança significativa aparte de um aumento nas células de $CD4^+$.

Conclusão

Os resultados sugerem que os pacientes asmáticos se beneficiam mais do tratamento de acupuntura administrado juntamente com a terapia convencional. Além disso, acupuntura efetuada conforme os princípios da MTC mostrou efeitos imunomodulatórios significativos.

Effect of Acupuncture or Acupressure on Quality of Life of Patients with Cronic Obstrutive Asthma: a Pilot Study

Journal of Alternative and Complementary Medicine, 2003, Outubro, v. 9, n. 5, p. 659-670.

Maa SH, Sun MF, Hsu KH, Hung TJ, Chen HC, Yu CT, Wang CH, Lin HC.

School of Nursing, Chang Gung University, Tao-Yuan, Taiwan.

Objetivo

Determinar a contribuição da acupuntura ou da acupressura à melhora de qualidade de vida de adultos com asma obstrutiva crônica.

Método

Esse estudo randomizado envolveu oito semanas de tratamento no Hospital Chang Gung (Tao-Yuan, Taiwan), e foi administrado entre março de 1997 a setembro de 1998. Foram arrolados 41 pacientes com asma obstrutiva crônica. Os pacientes foram distribuídos aleatoriamente para receber cuidado padronizado e acupuntura

134 Asma Alérgica (Eczema Atópico)

(n = 11), cuidado padronizado e acupressura (n = 17) ou apenas cuidado padronizado (n = 13). Durante oito semanas, vinte tratamentos de acupuntura foram administrados, e foi executada autoadministração diária de acupressura. No princípio e no fim das oito semanas de tratamento foram empregados teste de caminhada de seis minutos, Escala de Borg modificada, Escala Análogo-visual aplicada em pacientes com dispneia, Questionário do Hospital Saint George na Doença Respiratória (SGRQ, St. George's Respiratory Questionnaire) e Catalogação dos Sintomas de Bronquites e Enfisema (BESC, Bronchitis Emphysema Symptom Checklist).

Resultados

A contagem total SGRQ dos pacientes tratados com acupuntura mostrou melhora de 18,5-dobra (18,5-*fold Cross-Validation*); a melhora dos pacientes tratados com acupressura era 6,57-dobra (6,57-*fold Cross-Validation*). Adicionalmente, para pacientes que receberam acupressura, a contagem de domínio de irritabilidade determinada pelo BESC exibiu melhora de 11,8-dobra (11,8-*fold Cross-Validation*) após ajuste para covariáveis. As outras variáveis não diferiram das dos pacientes do grupo-controle.

Conclusão

Os pacientes com asma obstrutiva crônica clinicamente estáveis experimentaram melhora clinicamente significativa na qualidade de vida quando seu cuidado padronizado foi complementado com acupuntura ou acupressura.

Fitoterapia

Effect of Yi Qi Bu Shen Huo Xue (Benefiting Qi, Tonifying the Kidneys and Invigorating Blood) Herbs in Treating Childhood Asthma and on Levels of Nitric Oxide, Endothelin-1 and Serum Endothelial Cells

Chinese Journal of Integrated Traditional and Western Medicine, 2001, Setembro, v. 21, n. 9, p. 667-669.
Kong LF, Guo LH, Zheng XY.

Objetivo

Observar o efeito terapêutico das ervas *Yi Qi Bu Shen Huo Xue* (YQBSHX, ervas chinesas para suplementar o *Qi*, tonificar o Rim e ativar a circulação do sangue) na asma infantil, olhando particularmente para seu efeito no nível de óxido nítrico do soro (NO, *nitric oxid*), endotelina 1 (ET-1) e células endoteliais circulantes (CEC).

Método

Duzentas crianças com asma foram divididas em dois grupos, o grupo YQBSHX e o grupo-controle, e foram detectados, respectivamente, o nível de NO, ET-1 e CEC do soro no estágio agudo e de remissão dos sintomas. Vinte pacientes em cada grupo foram acompanhados por um período de um ano, a fim de se observar a frequência das crises de asma e as mudanças nos níveis de ET-1, NO e CEC.

Resultados

Obviamente, os níveis de soro de ET-1, NO e CEC ficaram elevados nos pacientes do estágio agudo. Depois do tratamento, os critérios citados anteriormente no grupo de YQBSHX baixaram significativamente em relação as do grupo-controle. A frequência de ataque no grupo de YQBSHX foi notadamente reduzida.

Conclusão

As ervas de YQBSHX puderam reduzir os níveis de ET-1, NO e CEC em crianças com asma, minorando a frequência de crises, e, portanto, elevando a taxa de cura da asma infantil.

Evaluation of Efficacy of Traditional Chinese Medicines in the Treatment of Childhood Bronchial Asthma: Clinical Trial, Immunological Tests and Animal Study

Paediatric Allergy and Immunology, 1996, v. 7, n. 3, p. 130-140.
Hsieh KH, Chuang CY, Cheng CH, Hsiao WC, Chou CC, Su KC, Wang JY, Yang CH, Liu WJ, Wang JS, Chou CT, Kao ST, Lue KH, Shen JJ, Tsay JJ, Huang MT, Tang RB, Chang BT, Lan JL, Chang CK, Lin JG, Shih TY.

Objetivo

Avaliar a eficácia da drogas tradicionais chinesas no tratamento de asma brônquica infantil.

Método

Um estudo multicêntrico duplo-cego controlado por placebo foi administrado para avaliar a eficácia clínica em termos de contagem de sintoma, contagem de medicamentos, taxa de pico de fluxo expiratório pela manhã e durante à noite, e mudanças de função imunorregulatória, como a distribuição de subconjuntos de linfócito e a produção de linfocinas *in vivo* e *in vitro* (interferon Y e interleucina-4) e mediadores inflamatórios (histamina, prostaglandina E_2 [PGE2] e leucotrienos C_4 [LTC4]). Além disso, foi avaliado o efeito protetor de medicamentos tradicionais chineses na reação asmática tardia utilizando cobaias asmáticas. Trezentos e três crianças asmáticas foram classificadas por médicos chineses, de acordo com um questionário padronizado projetado com base nos fundamentos lógicos da medicina chinesa, em três grupos de constituição específica (grupos A, B e C). O grupo A consistia de 32 pacientes tratados com ervas A e 34 tratados com placebo; o grupo B, 74 pacientes tratados com ervas B e 64 tratados com placebo; e grupo C, 55 pacientes tratados com ervas C e 44 tratados com placebo. O período de estudo foi de seis meses.

Resultados

- Tanto o grupo de tratamento como o grupo de placebo mostrou melhora em todos os parâmetros clínicos, demonstrando um efeito placebo. Porém, normalmente, a melhora foi maior no primeiro grupo do que no último, embora apenas a diferença no PFE fosse significante.
- A erva A podia aumentar as células T totais e diminuir as células B.

- As ervas A e B aumentaram a produção de PGE2, mas não de LTC4, interferon Y e interleucina 4.
- *In vivo* e *in vitro* havia uma tendência geral para diminuir a produção de histamina ao término do estudo nos dois grupos, o grupo de tratamento e o de placebo; porém, a diminuição era significativamente maior no primeiro grupo do que no último.
- Nas cobaias asmáticas, nos 10 dias de tratamento com ervas chinesas, podia-se inverter a diminuição da condutância específica das vias aéreas (sGaw, *specific airway conductance*), eliminar a eosinofilia no fluido resultante da lavagem broncoalveolar, prevenir a infiltração de eosinófilos nas vias aéreas, aumentar a produção de PGE2 e diminuir a produção de LTC4 no soro e no fluido resultante da lavagem broncoalveolar. A produção diminuída de histamina e LTC4 e a produção aumentada de PGE2 que foi encontrada tanto nas crianças asmáticas como nas cobaias asmáticas, bem como a prevenção de ocorrência da reação asmática tardia pela supressão da infiltração de eosinófilos das vias aéreas e a preservação da condutância das vias aéreas que foi observada nas cobaias asmáticas após provocação de alérgeno poderiam ser usadas para responder, em parte, pela efetividade.

Conclusão

Assim, as drogas tradicionais chinesas mostraram um determinado grau de eficácia clínica.

The Potential Use of Chinese Herbal Medicines in Treating Allergic Asthma

Annals of Allergy, Asthma and Immunology, 2004, agosto, v. 93, n. 2, suppl. l, p. 35-44.

Li XM, Zhang TF, Sampson H, Zou ZM, Beyer K, Wen MC, Schofield B.

Department of Paediatrics, Mount Sinai School of Medicine, Nova Iorque, Estados Unidos.

Objetivo

Discutir o uso potencial da fórmula fitoterápica chinesa MSSM-002 no tratamento de asma com base em seus efeitos no modelo de asma alérgica de murinos, ações imunorregulatórias em células de T_H2 *in vitro* e meios de padronização para controle de qualidade de fórmula fitoterápica.

Fontes de Dados

Informações apresentadas em 2002 no Simpósio Internacional de Medicina Alternativa Complementar da Reunião Científica Anual da American College of Allergy, Asthma and Immunology (ACAAI), em San Antonio, Texas.

Seleção de Estudos

Todas as apresentações da reunião do ACAAI que discutiram MSSM-002 foram consideradas neste artigo.

Resultados

A fórmula fitoterápica chinesa MSSM-002 suprimiu a hiper-reatividade das vias aéreas e a inflamação eosinofílica em um modelo de asma alérgica de murinos.

Esses efeitos eram comparáveis aos da dexametasona, mas não foram acompanhados pela supressão de respostas de T_H1 vista com o uso de dexametasona. Estudos *in vitro* demonstraram que a MSSM-002 diminuiu significativamente a secreção de citocina T_H2 induzida por antígeno pelos esplenócitos de murinos polarizados pelo T_H2 e linhas de células T_H2 de mucosa humana, que, em contraste com dexametasona, não causavam apoptose e não eram citotóxicas, mas estava associada à baixa expressão de GATA-3. As impressões digitais cromatográficas da MSSM-002 e a avaliação das ações *in vivo* mostraram que a qualidade de vários grupos de MSSM-002 era consistente.

Conclusão

MSSM-002 apresenta efeito terapêutico na asma alérgica e ações imunorregulatórias nas células de T_H2 estabelecidas e pode provar ser de benefício clínico potencial a pacientes de asma.

Experimental Study on Prevention and Treatment of Bronchial Asthma by Compound Chinese Herbal Monomer Recipe

Zhong Guo Zhong Xi Yi Jie He Za Zhi [*Chinese Journal of Integrated Traditional and Western Medicine*], 2004, Agosto, v. 24, n. 8, p. 717-721.

Dong JC, Ni J, Gongo ZH.

Institute of Pulmonary and Atopic Diseases pela Integrative Chinese and Western Medicine, Huashan Hospital, Fudan University, Shanghai.

Objetivo

Observar o efeito da receita do composto de monômero fitoterápico chinês (CHM, *Chinese herbal monomer*), consistindo em ligustrazin (3,75mg/kg/dia), baicalina (7,5mg/kg/dia) e Ginkgolide (2mg/kg/dia), na inflamação atópica das vias aéreas e hiper-responsividade na asma.

Método

Cobaias-modelo com asma foram divididas aleatoriamente em três grupos: o grupo-modelo, o grupo CHM e o grupo cromolina sódica (CS). Elas foram tratadas por atomização mediante inalação com solução salina normal, CHM e CS, respectivamente. Foram medidas e comparadas a contagem de eosinófilo e proteína do cátion do eosinófilo no sangue, bem como de fluido resultante da lavagem alveolar brônquica (BALF, *bronchial alveolar lavage fluid*) e a contagem de célula total no BALF. Também foi comparado o efeito do tratamento na hiper-responsabilidade de via aérea e a patologia entre grupos.

Resultados

O CHM mostrou inibição significante da contagem de eosinófilo do sangue, do BALF e da contagem celular total no BALF, mostrando diferenças significantes se comparada com aquelas no grupo-modelo. O nível de proteína do cátion do eosinófilo não se apresentou diferente nos vários grupos. A determinação da responsividade das vias aéreas mostrou que o CHM apresentou ação inibitória significante. E a patologia da inflamação das vias aéreas no grupo de CHM foi significativamente mais moderada do que no grupo-modelo.

136 Asma Alérgica (Eczema Atópico)

Conclusão

A inalação do composto líquido de ligustrazina, baicalina e ginkgolide afeta a inflamação atópica antiasmática das vias aéreas e diminui a hiper-responsividade das vias aéreas, sugerindo que componentes da receita do composto CHM podem inibir a múltipla inflamação asmática patogenética de diferentes ângulos e em múltiplos objetivos para curar a asma efetivamente.

Casos Clínicos

Caso Clínico

Uma mulher de 35 anos de idade sofria de eczema desde os três meses de idade. Durante anos, empregou todos os tipos de cremes esteroides. Teve três filhos e durante cada gestação o eczema sempre piorava nos primeiros três meses de gravidez, melhorava nos últimos seis meses e voltava a piorar após o parto. O eczema localizava-se principalmente nos membros e na face (ao redor da boca), consistia de pápulas (manchas vermelhas) acompanhadas de prurido. Estes se transformaram, então, em pústulas com exsudato.

Ela também sofria de asma desde os três anos de idade, após uma pneumonia. Suas crises de sibilação eram ativadas por poeira, ácaros de pó doméstico, pelos de animais, laticínios e moluscos. Ela também sofria de febre do feno (rinite alérgica sazonal).

Ocasionalmente, apresentava tinido moderado. O pulso estava descaracterizado, apenas ligeiramente Fraco nas posições Anterior direita e Posterior esquerda. A língua apresentava-se também sem características, com as laterais levemente Inchadas (Prancha 5.1), Esse é um bom exemplo de como a língua é, muitas vezes, descaracterizada em pacientes com asma atópica, confirmando aparentemente que o Vento e não a Fleuma é a principal característica patológica da asma.

Diagnóstico Asma, rinite alérgica sazonal e eczema resultantes da deficiência dos sistemas do *Qi* Defensivo do Pulmão e do Rim desde o nascimento. Essência do Rim afetando Alma Corpórea do Pulmão que, por sua vez, afetou a pele. A deficiência de Rim é também claramente mostrada pela agravação do eczema durante os três primeiros meses de gravidez, a melhora nos últimos seis meses e novamente o agravamento após o parto. Pulso e língua relativamente normais mostram que a deficiência de Rim envolve apenas a do sistema do *Qi* Defensivo do Rim e não outros aspectos das funções deste órgão. O eczema é decorrente de Calor-Umidade crônico. O início das crises de asma a partir da ingestão de certos alimentos aponta para Calor no Intestino Grosso.

Princípio de tratamento No momento da consulta, o eczema era o principal problema da paciente, pois as crises de asma não eram muito frequentes. O princípio de tratamento adotado foi, então, eliminar o Vento na pele, resolver Calor-Umidade, refrescar o Sangue, tonificar os sistemas do *Qi* Defensivo do Pulmão e do Rim e estimular a descendência do *Qi* do Pulmão.

Fitoterapia

Prescrição

As prescrições escolhidas foram aquelas para tratar Calor-Umidade crônico, com algumas variações para tonificar o sistema do *Qi* Defensivo do Rim. A fórmula foi uma variação de *San Feng Chu Shi Tang* (Decocção para Eliminar Umidade e Dispersar Vento) e *Chu Shi Wei Ling Tang* (Decocção "Ling" para Eliminar Umidade do Estômago), com o acréscimo de ervas para tonificar os sistemas do *Qi* Defensivo do Pulmão e do Rim e estimular a descendência do *Qi* do Pulmão.

- *Huang Bo (Cortex Phellodendri)*: 4g.
- *Cang Zhu (Rhizoma Atractylodis)*: 4g.
- *Fang Feng (Radix Saposhnikoviae)*: 4g.
- *Bai Xian Pi (Cortex Dictamni)*: 6g.
- *She Chuang Zi (Semen Cnidii)*: 4g.
- *Zhu Ling (Polyporus)*: 4g.
- *Fu Ling (Poria)*: 6g.
- *Yi Yi Ren (Semen Coicis)*: 9g.
- *Chen Pi (Pericarpium Citri reticulatae)*: 3g.
- *Ze Xie (Rhizoma Alismatis)*: 4g.
- *Shou Wu (Radix Polygoni multiflori preparata)*: 9g.
- *Sheng Di Huang (Radix Rehmanniae)*: 9g.
- *Tu Si Zi (Semen Cuscutae)*: 6g.
- *Bu Gu Zhi (Fructus Psoraleae)*: 4g.
- *Mai Men Dong (Radix Ophiopogonis)*: 6g.
- *Bai He (Bulbus Lilii)*: 6g.
- *Sang Bai Pi (Cortex Mori)*: 4g.
- *Gan Cao (Radix Glycyrrhizae uralensis)*: 3g.

Explicação

- *Huang Bo* e *Cang Zhu* resolvem Calor-Umidade.
- *Fang Feng* resolve Umidade e expele Vento.
- *Bai Xian Pi* e *She Chuang Zi* expelem Vento e resolvem Umidade e Calor Tóxico. Elas são duas ervas muito importantes para tratar doenças cutâneas.
- *Zhu Ling, Fu Ling, Yi Yi Ren, Chen Pi* e *Ze Xie* drenam Umidade por meio da micção.
- *Shou Wu* e *Sheng Di* nutrem e refrescam Sangue.
- *Tu Si Zi* e *Bu Gu Zhi* tonificam o sistema do *Qi* Defensivo do Rim.
- *Mai Dong* e *Bai He* tonificam o sistema do *Qi* Defensivo do Pulmão e também ajudam a regenerar a nova pele.
- *Sang Bai Pi* restabelece a descendência do *Qi* do Pulmão e também ajuda a pele.
- *Gan Cao* harmoniza.

Acupuntura

Pontos

P-7 (*Lieque*) e R-6 (*Zhaohai*), R-16 (*Huangshu*), R-3 (*Taixi*), B-23 (*Shenshu*), IG-11 (*Quchi*), BP-10 (*Xuehai*), BP-9 (*Yinlingquan*), B-13 (*Feishu*), DU-12 (*Shenzhu*).

Explicação

- P-7 e R-6 tonificam Pulmão e Rim, beneficiam Essência e Alma Corpórea, nutrem a pele e estimulam a descendência do *Qi* do Pulmão.
- R-16, R-3 e B-23 tonificam o sistema do *Qi* Defensivo do Rim. Em especial, R-16 também beneficia a Essência e, então, atua em nível profundo para corrigir a deficiência congênita do sistema do *Qi* Defensivo do Rim. De certo modo, a acupuntura é equivalente ao uso fitoterápico de placenta e cordão umbilical para tratar asma.
- IG-11 e BP-10 refrescam Sangue e removem Calor da pele.
- BP-9 resolve Calor-Umidade.
- B-13 e DU-12 tonificam o sistema do *Qi* Defensivo do Pulmão.

O eczema dessa paciente desapareceu quase completamente após nove meses de tratamento, a maior parte com fitoterapia e sessões não frequentes de tratamento de acupuntura.

Caso Clínico

Uma mulher 19 anos de idade sofria de eczema e asma desde os dois anos. No momento da consulta, tanto o eczema como a asma apresentavam-se ainda em atividade. Para a asma, ela utilizava diariamente Ventolin e Becotide; no passado tinha usado cremes esteroides sobre o eczema. As crises de asma eram geradas pela exposição a gatos e ácaros de pó doméstico. Apresentava também transpiração noturna, e movimentos intestinais em dias alternados. Além disso, ela não apresentava outros sintomas. Era muito magra e tímida. A pele dela estava muito seca, vermelha e acompanhada de prurido. Pulso e língua não apresentavam características, o que é um quadro comum na asma atópica.

Diagnóstico Esse era um caso muito típico de asma atópica e eczema resultante da deficiência dos sistemas do *Qi* Defensivo do Pulmão e do Rim, com alta sensibilidade alérgica. Há alguma deficiência do *Yin* do Pulmão evidenciada pelo transpiração noturna e obstipação.

Princípio de tratamento Tonificar os sistemas do *Qi* Defensivo do Pulmão e do Rim, nutrir *Yin* do Pulmão, nutrir Sangue, umedecer pele, eliminar Vento da pele e expelir Vento do tórax. A paciente foi tratada apenas com Fitoterapia e a fórmula usada inicialmente foi a seguinte.

Fitoterapia

Prescrição

- *Mai Men Dong* (*Radix Ophiopogonis*): 6g.
- *Bai He* (*Bulbus Lilii*): 6g.
- *Su Zi* (*Fructus Perillae*): 4g.
- *Xing Ren* (*Semen Armeniacae*): 4g.
- *Fang Feng* (*Radix Saposhnikoviae*): 4g.
- *Tu Si Zi* (*Semen Cuscutae*): 6g.
- *Du Zhong* (*Cortex Eucommiae ulmoidis*): 4g.
- *Nu Zhen Zi* (*Fructus Ligustri lucidi*): 4g.
- *Shou Wu* (*Radix Polygoni multiflori preparata*): 9g.
- *Dang Gui* (*Radix Angelicae sinensis*): 6g.
- *Bai Xian Pi* (*Cortex Dictamni*): 6g.
- *Chan Tui* (*Periostracum Cicadae*): 4g.
- *Nan Sha Shen* (*Radix Adenophorae*): 4g.
- *Huo Ma Ren* (*Semen Cannabis*): 4g.
- *Hei Zhi Ma* (*Semen Sesami negrum*): 6g.
- *Hong Hua* (*Flos Carthami tinctorii*): 3g.
- *Gan Cao* (*Radix Glycyrrhizae uralensis*): 3g.

Explicação

- *Mai Dong* e *Bai He* nutrem *Yin* do Pulmão e tonificam o sistema do *Qi* Defensivo do Pulmão.
- *Su Zi* e *Xing Ren* restabelecem a descendência do *Yin* do Pulmão.
- *Fang Feng* expele Vento do tórax.
- *Tu Si Zi* e *Du Zhong* tonificam o sistema do *Qi* Defensivo do Rim.
- *Nu Zhen Zi*, *Shou Wu* e *Dang Gui* nutrem Sangue e pele.
- *Bai Xian Pi* e *Chan Tui* eliminam Vento-Calor da pele.
- *Nan Sha Shen*, *Huo Ma Ren* e *Hei Zhi Ma* umedecem a pele e promovem os movimentos intestinais.
- *Hong Hua* movimenta o Sangue e, por ser uma pétala leve, possui movimento flutuante, carregando as outras ervas para a superfície, isto é, para a pele.
- *Gan Cao* harmoniza e desintoxica.

Esta paciente ainda está sendo tratada, eczema e asma estão melhorando gradualmente.

Caso Clínico

Uma mulher de 23 anos de idade sofria de asma desde que ela tinha quatro anos. Usava Ventolin e Becotide. As crises de asma eram iniciadas mediante contato com cachorros, gatos e ácaro de pó doméstico. Sofria também de eczema moderado apenas quando exposta a alérgenos inalados ou ingeridos. Sentia-se geralmente cansada, apresentando dor na região dorsal inferior e movimentos intestinais a cada dois ou três dias. Apresentava ainda sono intranquilo e acordava muitas vezes durante a noite. Os períodos menstruais duravam de 7 a 8 dias e ela sofria de tensão pré-menstrual. O pulso era levemente Fraco na posição Posterior esquerda e ligeiramente em Corda na posição Média esquerda. A língua apresentava-se Vermelha nas laterais e na ponta.

138 Asma Alérgica (Eczema Atópico)

Diagnóstico   Esse é novamente um caso evidente de deficiência dos sistemas do *Qi* Defensivo do Pulmão e do Rim desde o nascimento. Há, entretanto, outros fatores patogênicos e, notavelmente, alguma subida do *Yang* do Fígado (laterais vermelhas da língua e tensão pré-menstrual) e alguma deficiência do *Yin* do Rim (obstipação, dor nas costas e insônia).

Princípio de tratamento   O princípio de tratamento consistiu em tonificar os sistemas do *Qi* Defensivo do Pulmão e do Rim, nutrir Yin do Rim, restabelecer a descendência do *Qi* do Pulmão, expelir Vento e dominar *Yang* do Fígado.

Fitoterapia

Prescrição

A fórmula utilizada foi uma variação de *Bai He Gu Jin Tang* (Decocção de *Lilium* para Consolidar Metal):

- *Bai He* (*Bulbus Lilii*): 15g.
- *Mai Men Dong* (*Radix Ophiopogonis*): 9g.
- *Shu Di Huang* (*Radix Rehmanniae preparata*): 9g.
- *Dang Gui* (*Radix Angelicae sinensis*): 6g.
- *Bai Shao* (*Radix Paeoniae alba*): 9g.
- *Jie Geng* (*Radix Platycodi*): 6g.
- *Chuan Bei Mu* (*Bulbus Fritillariae cirrhosae*): 6g.
- *Fang Feng* (*Radix Saposhnikoviae*): 4g.
- *Tu Si Zi* (*Semen Cuscutae*): 6g.
- *Bu Gu Zhi* (*Fructus Psoraleae*): 4g.
- *Xing Ren* (*Semen Armeniacae*): 3g.
- *Su Zi* (*Fructus Perillae*): 4g.
- *Suan Zao Ren* (*Semen Ziziphi spinosaei*): 4g.
- *Gan Cao* (*Radix Glycyrrhizae uralensis*): 3g.

Explicação
- *Bai He* e *Dong Mai* nutrem *Yin* do Pulmão e tonificam o sistema do *Qi* Defensivo do Pulmão.
- *Shu Di* tonifica a função de recepção do *Qi* do Rim.
- *Dang Gui, Bai Shao* e *Suan Zao Ren* harmonizam Fígado, dominam *Yang* do Fígado e acalmam Mente.
- *Jie Geng, Chuan Bei Mu, Xing Ren* e *Su Zi* restabelecem a descendência do *Qi* do Pulmão e acalmam a asma.
- *Fang Feng* expele Vento.
- *Tu Si Zi* e *Bu Gu Zhi* tonificam o sistema do *Qi* Defensivo do Rim.
- *Gan Cao* harmoniza.

Caso Clínico

Uma mulher de 30 anos de idade sofria de eczema e asma desde o nascimento. Ela utilizava diariamente inaladores Ventolin e Becloforte e tomava também comprimidos de *Phyllocontin* (aminofilina). Quando recém-nascida, administraram-lhe esteroides para asma, mas essa medicação fez com que o eczema piorasse. Utilizou cremes de cortisona para tratar eczema desde os sete anos. O eczema apresentou melhora durante os anos escolares, porém retornou violentamente por volta dos 20 anos. No momento da consulta, o quadro era grave. Cobria praticamente o corpo inteiro e mais intensamente face, tórax e membros. A pele estava muito vermelha, muito seca, espessa, áspera e acompanhada de prurido. Embora a pele estivesse seca, ocasionalmente as lesões do eczema apresentavam exsudato. Sofria também de rinite alérgica sazonal (febre do feno) e, frequentemente, a boca apresentava-se seca. Não havia outros sintoma e sinais óbvios, e urina e fezes estavam normais. A língua apresentava-se ligeiramente Pálida, Fina e seca. O pulso estava Fraco, Áspero e, nas duas posições Posteriores (Rins), estava particularmente Fraco.

Diagnóstico   Esse também é um caso evidente de deficiência congênita dos sistemas do *Qi* Defensivo do Pulmão e do Rim. As características do pulso confirmam a fraqueza do Rim. Mediante a longa duração da doença, havia também alguma deficiência de Sangue (uma vez que o Rim também contribui para a produção do Sangue), a qual, gerando desenvolvimento de Vento-Calor na pele, agrava o eczema. A deficiência de Sangue é claramente evidenciada pela língua Pálida, Fina e seca. O eczema é primariamente decorrente de Vento-Calor, embora haja também algum Calor-Umidade, pois às vezes aparece exsudato.

Princípio de tratamento   Como o eczema era sem dúvida o problema mais grave na ocasião da consulta, o objetivo era tratá-lo em primeiro lugar. O foco do tratamento consistiu em tonificar os sistemas do *Qi* Defensivo do Pulmão e do Rim, expelir Vento do tórax, nutrir Sangue, remover Vento-Calor da pele e restabelecer a descendência do *Qi* do Pulmão. A fórmula usada era uma variação de *Yang Xue Ding Feng Tang* (Decocção para Nutrir Sangue e Desobstruir Vento).

Fitoterapia

Prescrição
- *Sheng Di Huang* (*Radix Rehmanniae*): 12g.
- *Dang Gui* (*Radix Angelicae sinensis*): 9g.
- *Shou Wu* (*Radix Polygoni multiflori preparata*): 9g.
- *Tian Men Dong* (*Radix Asparagi*): 9g.
- *Mai Men Dong* (*Radix Ophiopogonis*): 6g.
- *Chi Shao* (*Radix Paeoniae rubra*): 6g.
- *Mu Dan Pi* (*Cortex Moutan*): 4g.
- *Shan Zhi Zi* (*Fructus Gardeniae*): 4g.
- *Chan Tui* (*Periostracum Cicadae*): 6g.
- *Jing Jie* (*Herba Schizonepetae*): 4g.
- *Fang Feng* (*Radix Saposhnikoviae*): 4g.
- *Tu Si Zi* (*Semen Cuscutae*): 6g.
- *Bu Gu Zhi* (*Fructus Psoraleae*): 4g.
- *Xing Ren* (*Semen Armeniacae*): 4g.
- *Su Zi* (*Fructus Perillae*): 4g.
- *Gan Cao* (*Radix Glycyrrhizae uralensis*): 4g.

Explicação
- *Sheng Di Huang, Dang Gui* e *Shou Wu* nutrem Sangue. *Sheng Di* também refresca o Sangue.
- *Tian Dong* e *Mai Dong* nutrem *Yin* para ajudar a nutrir Sangue e proporcionam umedecimento; *Mai Dong* também tonifica o Pulmão. Eles também tonificam o sistema do *Qi* Defensivo do Pulmão.
- *Chi Shao, Dan Pi* e *Zhi Zi* removem Calor e refrescam Sangue para ajudar a remover o Calor da pele.
- *Chan Tui* e *Jing Jie* removem Vento-Calor da pele.
- *Fang Feng* expele Vento do tórax.
- *Tu Si Zi* e *Bu Gu Zhi* tonificam o sistema do *Qi* Defensivo do Rim.
- *Xing Ren* e *Su Zi* restabelecem a descendência do *Qi* do Pulmão.
- *Gan Cao* harmoniza e desintoxica.

Essa paciente está apresentando melhora gradual e o tratamento ainda encontra-se em andamento.

Caso Clínico

Uma mulher de 28 anos de idade sofria de asma desde os sete anos. As crises eram piores à noite e desencadeadas por exposição ao frio, cachorros, gatos ou cavalos. Ela recorreu ao uso de inalador Ventolin diariamente. Sofria também de rinite alérgica sazonal (febre do feno). Geralmente, ela sentia frio e suas mãos e pés ficavam muito frios. A língua apresentava-se levemente Pálida e o pulso estava Lento e Fraco, especialmente na posição Posterior direita.

Diagnóstico   Esse é ainda outro caso de deficiência dos sistemas do *Qi* Defensivo do Pulmão e do Rim em fundo de deficiência do *Yang* do Rim, a qual é claramente evidenciada por sensação generalizada de frio, língua Pálida e pulso Fraco na posição Posterior direita.

Princípio de tratamento   O princípio de tratamento consistiu em tonificar os sistemas do *Qi* Defensivo do Pulmão e do Rim, fortalecer *Yang* do Rim, expelir Vento e restabelecer a descendência do *Qi* do Pulmão. A fórmula empregada foi uma variação de *Su Zi Jiang Qi Tang* (Decocção de Semente de *Perilla* para Abaixar o *Qi*).

Fitoterapia
Prescrição
- *Su Zi* (*Fructus Perillae*): 9g.
- *Zi Su Ye* (*Folium Perillae*): 5 folhas.
- *Ban Xia* (*Rhizoma Pineliae preparatum*): 9g.
- *Hou Po* (*Cortex Magnoliae officinalis*): 6g.
- *Fang Feng* (*Radix Saposhnikoviae*): 4g.

- *Rou Gui* (*Cortex Cinnamomi*): 3g.
- *Dang Gui* (*Radix Angelicae sinensis*): 6g.
- *Tu Si Zi* (*Semen Cuscutae*): 6g.
- *Xu Duan* (*Radix Dipsaci*): 4g.
- *Sheng Jiang* (*Rhizoma Zingiberis recens*): 2 fatias.
- *Zhi Gan Cao* (*Radix Glycyrrhizae uralensis preparata*): 6g.
- *Da Zao* (*Fructus Jujubae*): 1 tâmara.

Explicação
- *Su Zi* e *Su Ye* restabelecem a descendência do *Qi* do Pulmão.
- *Ban Xia* e *Hou Po* dominam o *Qi* rebelde e aliviam a plenitude no tórax.
- *Fang Feng* expele Vento do tórax.
- *Rou Gui* e *Dang Gui* tonificam *Yang* do Rim e do Fígado para fortalecer Aquecedor Inferior.
- *Tu Si Zi* e *Xu Duan* tonifica o sistema do *Qi* Defensivo do Rim e fortalece *Yang* do Rim.
- *Sheng Jiang, Gan Cao* e *Da Zao* harmonizam.

Caso Clínico

Uma mulher de 40 anos de idade sofria de asma desde antes dos vinte anos. As crises se iniciaram após um trauma emocional profundo. Utilizava inaladores Ventolin e Becotide quatro vezes por dia. No momento da consulta, fazia uso também corticosteroide via oral (prednisolona). Não parecia alérgica a qualquer substância, nem tampouco sofrer de rinite alérgica.

Além da asma, apresentava grande quantidade de catarro com secreção nasal profusa, amarela e pegajosa.

Sob tensão emocional, tornava-se muito tensa e fraca, as mãos esfriavam a ponto de não suportá-las. Queixava-se também de tensão pré-menstrual e distensão do abdômen e do hipocôndrio.

A língua apresentava-se Vermelha, mais vermelha nas laterais e na ponta, com revestimento amarelo. O pulso estava em Corda no lado esquerdo.

Diagnóstico   Essa asma não é de fundo alérgico, mas de início tardio, sendo claramente relacionada à desarmonia do Fígado. A estagnação do *Qi* do Fígado durante longo período transformou-se em Fogo do Fígado, que obstruiu a descendência do *Qi* do Pulmão no tórax, originando asma. A presença do Fogo do Fígado é claramente manifestada por corpo da língua Vermelho com as laterais mais vermelhas.

A secreção nasal espessa e amarela é um caso de rinorreia (*Bi Yuan*) proveniente da subida do Fogo do Fígado e da Vesícula Biliar para o nariz.

Princípio de tratamento   Mover *Qi* do Fígado, remover Fogo do Fígado, restabelecer a descendência do *Qi* do Pulmão, acalmar Mente e assentar Alma Etérea.

Fitoterapia

Prescrição

Essa paciente foi tratada apenas com ervas. A fórmula escolhida foi uma variação de *Si Ni San* (Pó de Quatro Rebeliões), que movimenta *Qi* do Fígado, e *Xie Bai San* (Pó para Drenar o Branco), que remove o Calor do Pulmão e restabelece a descendência do *Qi* do Pulmão. *Si Ni San* foi escolhida tendo em vista que era um caso de estagnação do *Qi* do Fígado gerando Fogo do Fígado. O método adotado foi, então, não drenar o Fogo do Fígado com ervas amargas e frias, mas remover o Fogo do Fígado com ervas picantes que abrissem o *Qi* e ervas amargas que drenassem. Uma razão adicional para a escolha de *Si Ni San* reside no fato da paciente apresentar mãos frias sob tensão emocional, que é um dos sintomas para a utilização dessa fórmula.

A fórmula usada foi a seguinte:

- *Chai Hu* (*Radix Bupleuri*): 6g.
- *Bai Shao* (*Radix Paeoniae alba*): 9g.
- *Gan Cao* (*Radix Glycyrrhizae uralensis*): 4,5g.
- *Zhi Shi* (*Fructus Aurantii immaturus*): 6g.
- *Hou Po* (*Cortex Magnoliae officinalis*): 4,5g.
- *Shan Zhi Zi* (*Fructus Gardeniae*): 4g.
- *Sang Bai Pi* (*Cortex Mori*): 6g.
- *Di Gu Pi* (*Cortex Lycii*): 4g.
- *Su Zi* (*Fructus Perillae*): 6g.
- *Xing Ren* (*Semen Armeniacae*): 6g.
- *Suan Zao Ren* (*Semen Ziziphi spinosaei*): 4g.
- *Yuan Zhi* (*Radix Polygalae*): 4g.

Explicação

- *Chai Hu, Bai Shao, Gan Cao* e *Zhi Shi* constituem *Si Ni San*, que movimenta *Qi* do Fígado e acalma Mente.
- *Hou Po*, uma erva picante, foi acrescentada para ajudar a mover o *Qi* e a abrir o tórax. Ajudará, portanto, na respiração, além de possuir também bom efeito calmante sobre a Mente.
- *Shan Zhi Zi*, uma erva amarga foi adicionada para remover o Fogo do Fígado.
- *Sang Bai Pi* e *Di Gu Pi* constituem *Xie Bai San*, que remove Calor do Pulmão e restabelece a descendência do *Qi* do Pulmão.
- *Su Zi* e *Xing Ren* restabelecem a descendência do *Qi* do Pulmão e aliviam asma.
- *Suan Zao Ren* e *Yuan Zhi* acalmam a Mente e assentam a Alma Etérea.

Essa paciente foi tratada com esta fórmula básica, acompanhada de algumas variações durante o tratamento, e reagiu muito bem, alcançando a cura quase completa após nove meses.

Caso Clínico

Um homem de 33 anos de idade sofria de asma desde um ano de idade. O quadro apresentou melhora durante a adolescência e voltou a piorar novamente dos 20 anos em diante. As crises de asma eram desencadeadas mediante exposição à poeira, ácaro de pó doméstico e gatos. Ele recorria ao uso diário de um inalador Ventolin. Além da asma, não apresentava quaisquer outros sintomas. Sentia necessidade de urinar à noite.

A coloração do corpo da língua estava quase normal e apenas muito ligeiramente Pálida, seu corpo estava Inchado e havia fissura de Estômago (Prancha 5.2), o pulso apresentava-se levemente Fraco no lado direito.

Diagnóstico Esse é outro caso de deficiência dos sistemas do *Qi* Defensivo do Pulmão e do Rim, especialmente do Pulmão. Além disso, havia deficiência do Estômago e do Baço, evidenciada por pulso Fraco no lado direito, corpo da língua Inchado e fissura de Estômago.

Princípio de tratamento Tonificar o sistema do *Qi* Defensivo do Pulmão e do Rim e fortalecer Baço.

Fitoterapia

Prescrição

Esse paciente foi tratado apenas com ervas, e a fórmula usada foi uma variação de *Ren Shen Ge Jie San* (Pó de *Ginseng-Gecko*):

- *Ge Jie* (*Gecko*): 4g – na forma de pó.
- *Zhi Gan Cao* (*Radix Glycyrrhizae uralensis preparata*): 4g.
- *Ren Shen* (*Radix Ginseng*): 6g.
- *Fu Ling* (*Poria*): 6g.
- *Chuan Bei Mu* (*Bulbus Fritillariae cirrhosae*): 6g.
- *Sang Bai Pi* (*Cortex Mori*): 6g.
- *Xing Ren* (*Semen Armeniacae*): 9g.
- *Huang Qi* (*Radix Astragalus*): 6g.
- *Mai Men Dong* (*Radix Ophiopogonis*): 3g.

Explicação

Essa fórmula tonifica os sistemas do *Qi* Defensivo do Pulmão e do Rim, fortalece o Baço e restabelece a descendência do *Qi* do Pulmão.

- As sete primeiras ervas constituem a prescrição original.
- *Zhi Mu* foi eliminado da fórmula original, uma vez que o quadro não apresentava sinal de Calor.
- *Huang Qi* e *Mai Dong* foram acrescentados para tonificar o sistema do *Qi* Defensivo do Pulmão mais adiante.

Esse paciente ainda se encontra em tratamento e, gradualmente, está reduzindo o uso do inalador.

Asma Alérgica (Eczema Atópico)   **141**

Caso Clínico

Uma mulher de 42 anos de idade sofria de asma alérgica desde a infância. A asma melhorou durante a adolescência, mas piorou depois, quando ela tinha quase 32 anos. Naquela época, a asma foi desencadeada após um episódio de gripe que se transformou em bronquite. Ela teve três cursos de antibióticos, mas eles foram interrompidos com tosse produtiva de escarro profuso, sibilação e falta de ar. Prescreveram-lhe inalador de esteroides (Pulmicort) e β_2-agonistas (Bricanyl).

Todos esses sintomas parecem apontar claramente para asma de início tardio, tipo intrínseco, não alérgico. Porém, havia outros fatores que sugeriam também asma de início precoce, tipo extrínseco, alérgico, isto é, o período de asma alérgica durante a infância, o início das crises de asma em exposição à poeira, níveis altos de IgE e o fato de ela também sofrer de rinite alérgica.

Esse caso clínico é um claro exemplo de um caso de asma que é uma mistura de asma alérgica e não alérgica; no caso dela, embora a asma originalmente fosse do tipo alérgico, ela também *tinha* Fleuma.

O pulso estava, em geral, Tenso e Fraco na posição Posterior esquerda; a língua apresentava-se levemente Pálida e Púrpuro-azulada.

Diagnóstico   Esse é um exemplo claro de asma que começou como início precoce, alérgica, e se combinou com asma de início tardio. A patologia principal era Fleuma no Pulmão (língua Inchada, pulso Deslizante e expectoração de muco), deficiência dos sistemas do *Qi* Defensivo do Pulmão e do Rim com Vento e Fleuma no Pulmão. Também havia deficiência do Baço, a qual contribuía à formação de Fleuma.

Princípio de tratamento   Tratar a Raiz pela tonificação dos sistemas do *Qi* Defensivo do Pulmão e do Rim e do Baço, expelir Vento dos brônquios, resolver Fleuma.
Ela foi tratada apenas com acupuntura. Embora se beneficiasse de tratamento fitoterápico, ela especificamente o recusou.

Acupuntura
Pontos
O tratamento foi realizado durante vários anos e ainda continua sendo feito. Os pontos de acupuntura selecionados foram os seguintes: P-7 (*Lieque*) e R-6 (*Zhaohai*) (pontos de abertura do *Ren Mai* [Vaso Concepção]), REN-4 (*Guanyuan*), R-13 (*Qixue*), BP-6 (*Sanyinjiao*), R-7 (*Fuliu*), B-23 (*Shenshu*), REN-12 (*Zhongwan*), B-20 (*Pishu*), B-13 (*Feishu*), P-5 (*Chize*) e E-40 (*Fenglong*),

Explicação
- P-7 e R-6 abrem o *Ren Mai* (Vaso Concepção), que tonifica Pulmão e Rim.
- REN-4, R-13, BP-6, R-7 e B-23 tonificam Rim.
- REN-12 e B-20 tonificam Baço.

- B-13 tonifica o Pulmão.
- P-5 e E-40 restabelecem a descendência do *Qi* do Pulmão, abrem tórax e resolvem Fleuma do Pulmão.

Caso Clínico

Um homem de 65 anos de idade sofria de asma desde o início da infância, após um acesso de bronquite. A asma melhorou quando ele completou 17 anos. Não existia alergia, incidência familiar, eczema e rinite alérgica.

Três anos antes de ele se consultar comigo, teve um resfriado que se instalou no tórax e causou bronquite. Foi tratado com antibióticos. Depois disso, a asma piorou consideravelmente e lhe prescreveram um inalador de esteroide e um inalador broncodilator. Ele ofegava, apresentava falta de ar e tosse acompanhada de expectoração de muco.

A pressão sanguínea estava elevada, motivo pelo qual tomava diurético. O pulso estava Cheio, Deslizante e em Corda. A língua apresentava-se Vermelha, Inchada e sem revestimento.

Diagnóstico   Esse é um exemplo claro de asma que teve início precoce, porém não era alérgica. A patologia principal era Fleuma no Pulmão (língua Inchada, pulso Deslizante, expectoração de muco) e deficiência do *Yin* do Pulmão e do Rim (língua sem revestimento) com Calor por Deficiência (língua Vermelha).

Princípio de tratamento   Resolver Fleuma, nutrir *Yin* do Pulmão e do Rim, restabelecer a descendência do *Qi* do Pulmão.

Fitoterapia
Prescrição
Esse paciente foi tratado apenas com ervas, e a fórmula usada foi uma variação de *Wen Dan Tang* (Decocção para Aquecer a Vesícula Biliar).

- *Zhu Ru* (*Caulis Bambusae in Taeniam*).
- *Ban Xia* (*Rhizoma Pineliae preparatum*).
- *Chen Pi* (*Pericarpium Citri reticulatae*).
- *Fu Ling* (*Poria*).
- *Zhi Shi* (*Fructus Aurantii immaturus*).
- *Su Zi* (*Fructus Perillae*).
- *Sang Bai Pi* (*Cortex Mori*).
- *Xing Ren* (*Semen Armeniacae*).
- *Kuan Dong Hua* (*Flos Farfarae*).
- *Mai Men Dong* (*Radix Ophiopogonis*).
- *Xi Yang Shen* (*Radix Panacis quinquefolii*).
- *Huang Qin* (*Radix Scutellariae*).

Esses sintomas do paciente melhoraram notavelmente após apenas três semanas de terapia. Sua respiração ficou muito mais fácil e pôde reduzir o uso do medicamento. Enquanto escrevia este texto, ele ainda continuava sob tratamento e melhorava continuamente.

Estatísticas de Pacientes

Essas estatísticas são baseadas em uma população de 93 pacientes de minha prática. A distribuição de idade foi a seguinte.

- 0 a 10: 10 (11%).
- 11 a 20: 11 (12%).
- 21 a 30: 17 (18%).
- 31 a 40: 23 (25%).
- 41 a 50: 18 (19%).
- 51 a 60: 7 (8%).
- 61 a 70: 3 (3%).
- 71 a 80: 3 (3%).
- 81 a 90: 1 (1%).

Havia 41 pacientes do sexo masculino e 52 do sexo feminino. Observe que, embora à primeira vista essa estatística pareça mostrar que mais mulheres do que homens sofrem de asma, isso não ocorre dessa maneira. Na verdade, a porcentagem total de mulheres em minha prática é de 66% contra 34% de homens. Como nas estatísticas feitas no país anteriormente, as mulheres compõem 55% dos casos; essa média geral está abaixo da minha, que é de 67%. Isso indicaria, no geral, que o número de homens que sofrem de asma é maior do que o encontrado em minha clínica. Evidentemente, a estatística de minha prática reflete condições no Reino Unido e a situação em outros países pode ser bem diferente.

Dos 93 pacientes com asma, um terço (31) também apresentava eczema, o que demonstra a forte associação entre asma alérgica e eczema. Como os leitores perceberão ao ler este capítulo, relaciono asma alérgica à deficiência dos sistemas do *Qi* Defensivo do Pulmão e do Rim. Nessa estatística, 62% dos pacientes tinham tal deficiência, o que indica que 62% dos pacientes de asma sofrem de asma de início precoce, alérgica.

Relaciono a patologia da asma de início tardio, não alérgica, à Fleuma, como o faz a teoria tradicional de asma (*Xiao-Chuan*). Trinta e nove por cento de pacientes tinham Fleuma, o que significa que aproximadamente aquela porcentagem de pacientes sofria de asma de início tardio, não alérgica. Digo "aproximadamente", porque alguns pacientes de meia-idade ou idosos com asma alérgica também podem desenvolver Fleuma.

A porcentagem de pacientes com Fleuma (39%) correlacionava-se quase exatamente com as de pacientes com pulso Deslizante (30%). Pelas características, as qualidades do pulso eram as seguintes:

- *Em Corda*: 14 (16%).
- *Deslizante*: 26 (30%).
- *Tenso*: 8 (9%).
- *Vazio*: 12 (14%).
- *Fraco*: 46 (52%).
- *Profundo*: 14 (16%).
- *Lento*: 4 (5%).
- *Rápido*: 4 (5%).

Se considerarmos os pulsos Vazios e Fracos juntos, a porcentagem de pacientes com pulso de tipo fraco (66%) corresponde quase exatamente à porcentagem de pacientes que sofrem de deficiência dos sistemas do *Qi* Defensivo do Pulmão e do Rim (62%).

Prognóstico e Prevenção

A asma alérgica demandará necessariamente um período prolongado de tratamento, pois a doença, como vimos, é sempre baseada em deficiência congênita dos sistemas do *Qi* Defensivo do Pulmão e do Rim. Na maioria dos casos, o tratamento pode demandar muitos meses, ou até anos, para produzir resultados permanentes. Tanto a acupuntura como a fitoterapia chinesas são igualmente eficazes quando utilizadas em combinação ou independentemente. Se a criança puder ser tratada logo no início da manifestação da doença, o curso de tratamento será muito menor. Caso o paciente use inaladores broncodilatores (como Ventolin), não é necessário interromper sua utilização, já que a necessidade de usá-los diminuirá automaticamente mediante o progresso do tratamento. Já no caso dos esteroides orais, tão logo possível o paciente deverá reduzi-los gradualmente, uma vez que apresentam muitos efeitos colaterais, sendo o principal o de, a longo prazo, induzir deficiência do Rim. Como a asma alérgica é baseada em deficiência do sistema do *Qi* Defensivo do Rim, os esteroides por via oral, embora proporcionem alívio imediato, podem, a longo prazo, apenas piorar o quadro.

Se a asma for acompanhada de eczema e o paciente estiver utilizando esteroide na forma de creme, o uso destes deveria ser interrompido. O paciente deve ser avisado que o eczema poderá piorar temporariamente. Essa agravação do quadro deve ser, entretanto, neutralizada pelo uso externo de ervas como descrito anteriormente. É importante que se proceda dessa maneira, a fim de que o paciente adquira confiança no tratamento.

Para tratar com sucesso um paciente com asma é necessário que se tomem algumas medidas preventivas para evitar a recorrência da doença.

Os adultos devem ser aconselhados a descansar o suficiente e a evitar atividade sexual excessiva. As crianças (ou seus pais) devem ser aconselhadas a evitar o consumo excessivo de laticínios, doces e alimentos fritos e gordurosos. Devem também evitar a exposição ao frio e ao vento sem o uso de roupas adequadas.

Tanto adultos como crianças devem ser tratados imediatamente aos primeiros sinais de invasão de Vento externo, pois tal invasão pode facilmente desencadear uma crise de asma em indivíduos suscetíveis.

Se houver eczema, tais indivíduos nunca deverão comer moluscos, tais como camarões, caranguejo e lagosta. Devem evitar também o consumo de espinafre e cogumelos, laticínios, alimentos fritos e gordurosos, alimentos condimentados e álcool.

Fitoterapia

Determinadas fórmulas fitoterápicas podem também ser prescritas, especialmente durante o início do outono. O "outono" a que nos referimos trata-se do outono de acordo com o calendário chinês, em que os equinócios e solstícios não marcam o início, mas aproximadamente o meio de cada estação. Portanto, o início do outono deveria ser entendido como o final de agosto.

A seguir estão algumas das fórmulas empregadas:

Prescrição

- *Ren Shen* (*Radix Ginseng*): 60g.
- *Ge Jie* (*Gecko*): 2 geckos.
- *Ma Huang* (*Herba Ephdrae*): 30g.
- *Xing Ren* (*Semen Armeniacae*): 100g.
- *Gan Cao* (*Radix Glycyrrhizae uralensis*): 50g.
- *Sheng Jiang* (*Rhizoma Zingiberis recens*): 60g.
- *Hong Zao* (*Fructus Jujubae*): 120g.

Essas proporções servem para fazer 500g de pó. Deve-se moer os ingredientes anteriores num moedor de café, transformando-os em um pó fino, e prescrever uma colher de chá cheia por dia diluída com água quente, a qual deve ser ingerida após a refeição. Existe outra maneira que pode ser ainda melhor, esta seria comprar os pós concentrados das ervas anteriores (em partes iguais), misturá-los e tomar uma colher de chá cheia por dia dissolvida em água quente.

Prescrição (Para Uso Externo)

- *Bai Jie Zi* (*Semen Sinapsis albae*): 12g.
- *Yan Hu Suo* (*Rhizoma Corydalis*): 12g.
- *Xi Xin* (*Herba Asari*): 21g.
- *Gan Sui* (*Radix Euphorbiae Karrsui*): 12g.
- *She Xiang* (*Moschus*): 0,15g.

Moer as ervas anteriores transformando-as em pó fino, misturar com suco de gengibre fresco, moldar em pequenos cones e aplicar com emplastro nos seguintes pontos: B-13 (*Feishu*), B-43 (*Gaohuangshu*) e DU-14 (*Dazhui*). Remover o emplastro após 2h. Aplicar duas ou três vezes durante o mês de Agosto pelas razões descritas anteriormente. *She Xiang* pode ser retirada da fórmula anterior, já que ela é ilegal e cara.

Acupuntura

Pontos

Tonificar os seguintes pontos com moxa (a menos que haja deficiência de *Yin*):

- B-13 (*Feishu*), DU-12 (*Shenzhu*) e B-43 (*Gaohuangshu*) para fortalecer o sistema do *Qi* Defensivo do Pulmão. Utilizar esses pontos no final de agosto.
- B-23 (*Shenshu*), REN-4 (*Guanyuan*) e R-16 (*Huangshu*) para fortalecer o sistema do *Qi* Defensivo do Rim. Utilizar esses pontos no final de outubro.

Uso de Drogas Ocidentais

Como a maioria dos pacientes asmáticos que tratamos utiliza algum tipo de medicação, é importante compreendermos seu modo de ação e como essas drogas interferem no tratamento da medicina chinesa.

As quatro principais abordagens de drogas no tratamento ocidental da asma são:

- Drogas antialérgicas.
- Broncodilatadores.
- Corticosteroides.
- Antagonistas de leucotrienos.

Cada uma delas atua em um determinado estágio do processo patológico que gera asma.

978-85-7241-817-1

Drogas Antialérgicas (Estabilizadoras de Mastócitos)

Atuam pela estabilização dos mastócitos nos brônquios, reduzindo sua sensibilidade à estimulação de alérgeno. São usadas apenas profilaticamente como prevenção e não no tratamento da asma. Parecem ser mais eficazes nas crianças do que nos adultos.

Não afetam o tratamento com acupuntura ou com ervas e não produzem qualquer alteração perceptível no pulso ou na língua. As marcas mais comuns dessa classe de droga nos Estados Unidos e no Reino Unido é o inalador de cromolina (inalador Intal) e a inalação oral de nedocromil (Tilade).

Broncodilatadores

Atuam através da estimulação dos receptores adrenérgicos nos nervos simpáticos para os brônquios, causando broncodilatação. Os mais utilizados são os estimulantes β_2-adrenoceptores, pois são mais seletivos e produzem menos efeitos colaterais que adrenalina (epinefrina) ou teofilina (que estimulam os α e β-adrenoceptores). Apesar disso, entretanto, possuem efeitos colaterais e, em particular, podem estimular o coração, produzindo taquicardia.

Alguns autores chamam atenção para o fato de que a hiper-reatividade brônquica não é diminuída com o uso de β_2 agonistas, e que o efeito dessas drogas desaparece em 3 a 4 semanas depois de interrompido seu uso. De acordo com esses autores, quando se consideram os efeitos colaterais, os estabilizadores dos mastócitos são terapeuticamente superiores aos β_2-agonistas ou aos agentes anti-inflamatórios[86].

Sob o ponto de vista do diagnóstico da medicina chinesa, broncodilatadores seletivos, tais como salbutamol (Ventolin), não produzem efeito sobre a língua, embora possam tornar o pulso do Coração levemente Transbordante. Outros broncodilatadores, como isoprenalina (Iso-Autohaler) e orciprenalina (Alupent) apresentam mais efeitos colaterais no coração e, além de tornar o pulso do Coração Transbordante, eles também podem tornar a ponta da língua vermelha.

O uso de inaladores broncodilatadores pode ser integrado com acupuntura e fitoterapia. Na verdade, eles podem proporcionar um ponto de referência útil da eficácia do tratamento da medicina tradicional chinesa, uma vez que o paciente gradualmente reduz a frequência de uso de inaladores.

144 Asma Alérgica (Eczema Atópico)

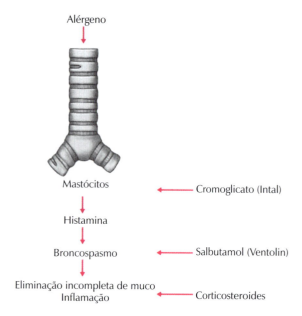

FIGURA 5.17 – Localização e modo de ação dos agentes antialérgicos, broncodilatadores e corticosteroides.

As marcas mais comuns desse tipo de droga (nos Estados Unidos e no Reino Unido) são:

- Salmeterol (Serevent).
- Albuterol (Ventolin, Proventil).
- Salbutamol (Ventolin).

Corticosteroides

Atuam reduzindo a inflamação da mucosa brônquica e a hipersecreção de muco. São prescritos oralmente, como a prednisolona, ou por meio de inalação, como beclometasona. Quando ministrados oralmente, produzem muito mais efeitos colaterais.

A partir de uma perspectiva da medicina chinesa, produzem Calor e enfraquecem o Rim. Seguramente, eles afetam a língua tornando-a Vermelha e Inchada. Afetam também o pulso, uma vez que a posição do Rim se torna Fraca e o pulso apresenta-se geralmente mais Rápido que o normal. Embora possam ser combinados com acupuntura e fitoterapia, os corticosteroides diminuem um pouco os efeitos do tratamento. No curso do tratamento, é necessário tonificar o Rim ainda mais, utilizando pontos como B-23 (*Shenshu*) e ervas como *Shu Di Huang* (*Radix Rehmanniae preparata*) e *Sheng Di Huang* (*Radix Rehmanniae*).

A localização e o modo de ação das três drogas anteriores podem ser resumidos em dois diagramas (Figs. 5.17 e 5.18).

978-85-7241-817-1

Antagonistas de Leucotrienos

Moléculas inflamatórias chamadas de leucotrienos são uma das várias substâncias liberadas pelos mastócitos durante uma crise de asma, e os leucotrienos são primariamente responsáveis pela broncoconstrição.

Uma classe nova de drogas antiasmáticas foi desenhada para interferir na atividade dos leucotrienos. Tanto os inibidores da síntese de leucotrieno como os antagonistas de receptores para cisteinil-leucotrienos têm recentemente mostrado ação protetora aos pacientes asmáticos contra as crises de asma; entretanto, eles não são úteis como remédios "salvadores" quando uma crise já se iniciou.

Essas drogas agem prevenindo a liberação de leucotrienos pelos mastócitos ou bloqueando os receptores de leucotrienos específicos em tecidos bronquiais, prevenindo, assim, broncoconstrição, secreção de muco e edema. Essas drogas também reduzem a afluência de eosinófilos, limitando, portanto, dano inflamatório nas vias aéreas. Essas drogas anti-inflamatórias não esteroides, de administração oral, quando tomadas regularmente, reduzem a incidência de crise de asma aguda.

No Reino Unido e nos Estados Unidos, as marcas mais comuns dessa classe de droga são montelucaste (Singulair) e zafirlucaste (Accolate).

Notas Finais

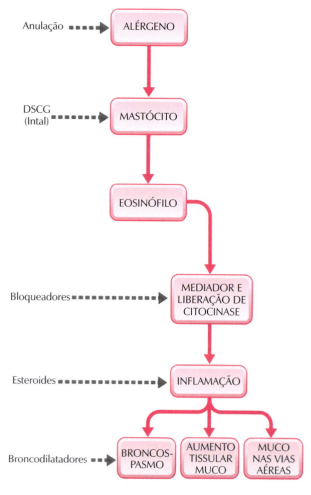

FIGURA 5.18 – Localização e modo de ação dos agentes antialérgicos, broncodilatadores e corticosteroides. DSCG = cromoglicato dissódico.

1. Lane DJ 1996 Asthma: the Facts, 3rd edn. Oxford University Press, Oxford, p. 123.

2. National Institutes of Health. Who is at risk for asthma? Online. Disponível em: http://www.nhlbi.nih.gov/health/dci/Diseases/Asthma/Asthma_WhoIsAtRisk.html

3. Centers for Disease Control and Prevention. Online. Disponível em: http://www.cdc.gov

4. Upton MN et al. 2000 Intergenerational 20-year trends in the prevalence of asthma and hay fever in adults. British Medical Journal 321: 88-92.

5. Ibid., p. 131.

6. Ibid., pp. 131-132.

7. Arrighi HM 1995 US asthma mortality: 1941 a 1989. Annals of Allergy, Asthma and Immunology 74(4): 321-326.

8. Asthma: the Facts, p. 26.

9. Ibid., p. 27.

10. Ibid., p. 68.

11. Ibid., p. 68.

12. Kay AB 1989 Allergy and Asthma. Blackwell Scientific Publications, Oxford, p. 153.

13. Macklem PT 1992 The importance of excessive bronchoconstriction in asthma. Giornale Italiano di Allergologia e Immunologia Clinica 2(5): 276.

14. Ibid. p. 276.

15. Ibid., p. 279.

16. Ibid., p. 280.

17. Middleton E et al. 1991 Treatise of Allergology, Italian edition. Momento Medico, Salerno, p. 205.

18. Voelker R 2000 The hygiene hypothesis. JAMA 283(10):1282.

19. Hotgate ST 2000 Allergic disorders. British Medical Journal 320: 231-234.

20. Alm JS et al. 1999 Atopy in children of families with an anthroposophic lifestyle. The Lancet 353(9163): 1485-1488.

21. Shaheen SO et al. 1996 Measles and atopy in Guinea-Bissau. The Lancet 347(9018): 1792-1796.

22. William OCM, Moffatt M 1997 Asthma – an epidemic in the absence of infection? Science 275(5296): 41.

23. Marra F et al. 2006 Does antibiotic exposure during infancy lead to development of asthma? A systematic review and metaanalysis. Chest 129: 610-618.

24. Asthma: the Facts, p. 94.

25. Ibid., p. 32.

26. Ibid., p. 77.

27. Ibid., p. 96.

28. Strube G, Rudolph M 2000 Should steroids be the first line treatment for asthma? British Medical Journal 320: 47-49.

29. Gilchrist S, Torok TJ, Gary HE Jr et al. 1994 National surveillance for respiratory syncytial virus, United States, 1985–1990. Journal of Infectious Diseases 170: 986-990.

30. Everard ML 1998 Respiratory syncytial virus bronchiolitis and pneumonia. In: Taussig L, Landau L (eds) Textbook of Paediatric Respiratory Medicine. Mosby, St Louis, pp. 580-595.

31. Wittig HJ, Glaser J 1959 The relationship between bronchiolitis and childhood asthma: a follow-up study of 100 cases of bronchiolitis. Journal of Allergy 30: 19-23.

32. Johnston SL 1998 Viruses and asthma. Allergy 53: 922-932.

33. Shay DK et al. 1999 Bronchiolitis-associated hospitalizations among US children, 1980–1996. JAMA 282(15):1440-1446.

34. Treatise of Allergology, p. 207.

35. Mygind N et al. 1990 Rhinitis and Asthma. Munksgaard, Lund, p. 10.

36. Ibid., p. 10.

37. Ibid., p. 10.

38. Ibid., p. 14. Dr. Withering defendeu também "café muito forte" como o principal atenuante da asma. Esse fato está de acordo com o uso moderno de agentes simpatomiméticos para promover broncodilatação. Cafeína é uma xantina com efeitos simpatomiméticos.

39. Bao Jing 1992 [Patterns and treatment of children with geographic tongue]. Journal of Chinese Medicine (Zhong Yi Za Zhi 中医杂志) 33 (4): 40-41.

40. Beaven DW, Brooks SE 1988 Colour Atlas of the Tongue in Clinical Diagnosis. Wolfe, London, p. 117.

41. Citado em Zhang Bo Yu 1986 Zhong Yi Nei Ke Xue 中医内科学 [Internal Medicine in Internal Medicine]. Shanghai Science Publishing House, Shanghai, p. 59.

42. Asthma: the Facts, p. 32.

43. Ibid., p. 33.

44. Allergy and Asthma, p. 104.

45. Ibid., p. 159.

46. Kumar PJ, Clark ML 1987 Clinical Medicine. Baillière Tindall, London, p. 586.

47. 1981 Ling Shu Jing 灵枢经 [Spiritual Axis]. People's Health Publishing House, Beijing, p. 52. Primeira publicação c.100 a.C.

48. Ibid., p. 126.

49. Andrews BJ 1991 Wang Qingren and the history of Chinese anatomy. Journal of Chinese Medicine 36: 31.

50. Rhinitis and Asthma, p. 252.

51. National Heart, Lung, and Blood Institute, National Institutes of Health 1992 International report on the diagnosis and treatment of asthma. Giornale Italiano di Allergologia erectile dysfunction Immunologia Clinica 2: 260.

52. Devereux G, Turner SW, Craig LCA et al. 2006 Low maternal vitamin E intake during pregnancy is associated with asthma in 5-year-old children. American Journal of Respiratory and Critical Care Medicine 174: 499-507.

53. Wang Luo Zhen 1985 Qi Jing Ba Mai Kao Jiao Zhu 奇经八脉考校注 [A Compilation of the Study of the Eight Extraordinary Vessels]. Shanghai Science Publishing House, Shanghai, p. 1. O Study of the Eight Extraordinary Vessels foi escrito por Li Shi Zhen e primeiramente publicado em 1578.

54. Hu Goo Rang et al. 1983 [The influence of the method of tonifying the kidneys on serum IgE and T-cell levels in patients with asthma]. Journal of Chinese Medicine 5: 33.

55. Zhang Jing Lei 1985 Clinical observation on the treatment of 111 cases of asthma with acupuncture. Journal of Chinese Medicine 26(5): 47.

56. Wang Xing Juan 1999 The experience of Dr Shen Zi Yin in the treatment of asthma. Journal of Chinese Medicine 40(3): 139-140.

57. Treatise of Allergology, p. 205.

58. Ibid., p. 205.

59. Ibid., p. 113.

60. Allergy and Asthma, p. 107.

61. Ibid., p. 114.

62. Rhinitis and Asthma, p. 102.

63. Kline RM, Bertolone S 1998 Umbilical cord blood transplantation: providing a donor for everyone needing a bone marrow transplant? Southern Medical journal 91(9): 821-828.

64. Kiiko Matsumoto 1990 Presentation at Pacific Symposium of Oriental Medicine.

65. Rhinitis and Asthma, p. 112.

66. Kemp T, Pearce N, Fitzharris P et al. 1997 Is infant immunization a risk factor for childhood asthma or allergy? Epidemiology 8: 678-680.

67. Farooqi IS, Hopkin JM 1998 Early childhood infection and atopic disorder. Thorax 53: 927-932.

68. DeStefano F, Gu D, Kramarz P et al. 2002 Childhood vaccinations and risk of asthma. Pediatric Infectious Disease Journal 21(6): 498-504.

69. Allergy and Asthma, p. 107.

70. Ibid., p. 108.

71. Oddy W et al. 1999 Association between breast feeding and asthma in 6-year-old children: findings of a prospective birth cohort study. British Medical journal 319: 815-819.

72. Spiritual Axis, p. 23.

73. 1982 Lei Jing 类经 [Classic of Categories]. People's Health Publishing House, Beijing, p. 63. O Classic of Categories foi escrito por Zhang Jie Bin e primeiramente publicado em 1624.

74. Allergy and Asthma, p. 162.

75. National Heart, Lung, and Blood Institute, National Institutes of Health 1992 International report on the diagnosis and treatment of asthma. Giornale Italiano di Allergologia erectile dysfunction Immunologia Clinica 2: 215-216.

76. Treatise of Allergology, p. 208.

77. Chen Jin 1995 [The treatment of paediatric asthma with combined tonifying and eliminating method]. Journal of Chinese Medicine 36(11): 666-667.

78. He Shu Huai 1988 [Patterns and treatment of asthma]. Journal of Chinese Medicine 29(1): 5-11.

146 Asma Alérgica (Eczema Atópico)

79. Wu Ying He 1998 [The treatment of acute bronchial asthma according to pattern identification and with the addition of insect substances to extinguish wind]. Journal of Chinese Medicine 39(7): 396.
80. Shi Zi Guang 1988 Dang Dai Ming Yi Lin Zhang Jing Hua 当代名医临证精华 [Essential Clinical Experience of Famous Modern Doctors – Asthma]. Ancient Chinese Medical Texts Publishing House, p. 96.
81. Journal of Chinese Medicine 32(12): 4.
82. Essential Clinical Experience of Famous Modern Doctors, p. 180.
83. A Compilation of the Study of the Eight Extraordinary Vessels, p. 1.
84. Spiritual Axis, p. 120.
85. De Giacomo E 1991 Rivista Italiana di Medicina Tradizionale Cinese (Italian Journal of Chinese Medicine) 3: 10.
86. Novembre E et al. 1994 Terapia Antinflammatoria dell'Asma: quale Farmaco prima? In: Proceedings of the International Meeting of Allergology and Clinical Immunology Paediatric Perspectives, February 1994, pp. 207-208.

978-85-7241-817-1

Capítulo **6**

过敏性
鼻炎

Rinite Alérgica

CONTEÚDO DO CAPÍTULO

Rinite Alérgica *147*

Rinite Alérgica na Medicina Ocidental *147*

  Etiologia *148*
  Patologia *148*

Teoria Chinesa do **Bi Yuan** *149*

  Etiologia *149*
  Patologia *149*

Diferenças entre Rinite Alérgica e **Bi Yuan** *150*

  Diferenças entre Rinite Alérgica e *Bi Yuan* *150*
  A Teoria Chinesa de *Bi Qiu* ("Obstrução Nasal") *150*

Uma Nova Teoria de Rinite Alérgica *151*

  Etiologia *151*
  Patologia *151*

Tratamento de Rinite Alérgica *153*

  Rinite Alérgica Sazonal *153*
  Rinite Alérgica Perene *156*

Literatura Chinesa Moderna *158*

Experiências Clínicas *159*

  Acupuntura *159*
  Acupuntura e Fitoterapia *161*
  Fitoterapia *161*

Rinite Alérgica Sazonal
Tratamento da Manifestação
- Vento-Frio
- Vento-Calor

Tratamento da Raiz
- Deficiência dos sistemas do *Qi* Defensivo do Pulmão e do Rim e do Vaso Governador

Rinite Alérgica Perene
- Tratamento simultâneo da Manifestação e da Raiz

Rinite Alérgica

A abordagem para diagnóstico e tratamento da rinite alérgica apresenta problemas similares ao da asma. Como a "rinite alérgica" é uma doença definida de acordo com a medicina ocidental, necessitamos estabelecer quais sintomas poderiam corresponder à literatura médica chinesa. A maioria dos livros nas línguas chinesa e inglesa correlaciona a rinite alérgica ao sintoma chinês de *Bi Yuan*, que literalmente significa "nariz empoçado". Precisamos primeiramente determinar qual é essa correspondência e como a teoria de *Bi Yuan* (鼻渊) pode ser usada para diferenciar e diagnosticar a rinite alérgica. Da mesma forma que fizemos no capítulo sobre asma, discutiremos os seguintes tópicos:

- Rinite alérgica na medicina ocidental.
- Teoria de *Bi Yuan* na medicina chinesa.
- Diferenças entre rinite alérgica e *Bi Yuan*.
- Uma nova teoria de rinite alérgica na medicina chinesa.

A rinite alérgica será discutida de acordo com os seguintes tópicos:

- Rinite alérgica na medicina ocidental.
- A teoria chinesa de *Bi Yuan*.
- Diferenças entre rinite alérgica e *Bi Yuan*.
- Uma nova teoria de rinite alérgica.
- Tratamento da rinite alérgica.
- Literatura chinesa moderna.
- Experiências clínicas.
- Casos clínicos.

978-85-7241-817-1

Rinite Alérgica na Medicina Ocidental

As principais manifestações clínicas da rinite alérgica são congestão nasal, secreção nasal aquosa e espirros. Em alguns casos, a rinite afeta os olhos e a conjuntiva pode se tornar vermelha e acompanhada por prurido. Em 20% dos casos, há ainda a presença de asma em associação com a rinite.

Etiologia

A rinite alérgica é proveniente de uma reação antígeno-anticorpo na mucosa nasal. Se os antígenos responsáveis são apenas partículas de pólen, a doença é chamada de rinite alérgica sazonal (febre do feno). Se os antígenos são poeira, resíduos fecais de ácaros da poeira doméstica, esporos de fungos e eflúvio normal de pelo animal, a doença é denominada rinite alérgica perene. Nos animais peludos como cães e gatos, a maioria das substâncias alérgenas são as proteínas provenientes de pele, urina e saliva. Em rinite perene, o nariz torna-se mais reativo a estímulos não específicos, tais como fumaça de cigarro, cheiro de gasolina, perfumes e, no caso de acupunturistas, a fumaça de moxa.

Patologia

A rinite alérgica desenvolve-se a partir do resultado de interações entre alérgeno inalado e moléculas adjacentes de anticorpos da imunoglobulina (Ig) E. Estes aderem à superfície dos mastócitos que revestem o epitélio nasal mediante a primeira exposição à agressão alérgena (Fig. 6.1). Depois da primeira exposição, os mastócitos são "sensibilizados", isto é, níveis altos de anticorpos IgE aderem à sua superfície. Com subsequente exposição à alérgenos, os anticorpos IgE provocam uma "explosão" nos mastócitos com a liberação maciça de histamina. A própria histamina, por sua vez, causa um aumento na permeabilidade do epitélio, permitindo que os alérgenos alcancem os mastócitos IgE sensibilizados. O espirro resulta da hiperestimulação dos nervos terminais aferentes, iniciando-se em minutos a partir do momento em que os alérgenos entram no nariz. Isso é seguido por um grande aumento da secreção e, eventualmente, obstrução nasal por volta de 15 a 20min após o contato com os alérgenos.

Esse processo patológico é semelhante ao da asma, a diferença fundamental reside no fato da histamina desempenhar um papel mais importante no desenvolvimento da rinite alérgica do que da asma. De fato, os anti-histamínicos são efetivos para tratar rinite alérgica, mas são de pouco valor para tratar asma.

Um número maior de mastócitos está presente na mucosa nasal de indivíduos com rinite, e esse número provavelmente aumenta mediante estimulação alérgica contínua. Isso responde pelo aumento da responsividade do nariz para abaixar a quantidade de alérgenos.

O edema excessivo da mucosa na rinite alérgica pode obstruir a drenagem dos seios paranasais, causando sinusite em metade dos pacientes. Assim, uma infecção dos seios paranasais é uma complicação e uma consequência frequente da rinite alérgica (Fig. 6.2). Este é um ponto importante para ser lembrado quando discutimos as diferenças entre rinite alérgica e *Bi Yuan*. Alguns indivíduos também podem perder paladar e olfato.

A Figura 6.1 ilustra a reação antígeno-anticorpo, em que o alérgeno em questão são grãos de pólen.

O tratamento ocidental da rinite alérgica conta principalmente com a utilização de agentes anti-histamínicos. Esses agentes trabalham impedindo a histamina de alcançar seu local de ação, isto é, os receptores H_1 e, por isso,

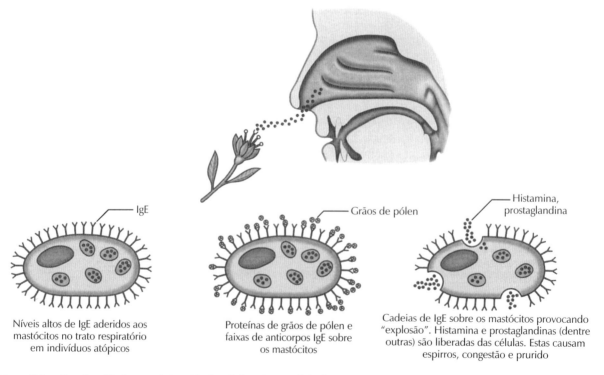

FIGURA 6.1 – Reação alérgica na rinite alérgica. IgE = imunoglobulina E.

Rinite Alérgica

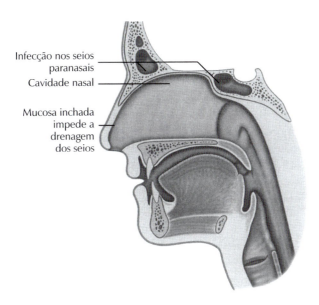

FIGURA 6.2 – Sinusite secundária à rinite alérgica.

são chamados de bloqueadores de receptores H_1. Efeitos colaterais incluem sedação, tontura, cansaço, insônia, nervosismo e distúrbios gastrintestinais. Uma falha à resposta a anti-histamínicos é resultante do fato de outras substâncias ativas diferentes da histamina serem liberadas nos estados alérgicos.

Esteroides por inalação nasal são também usados para tratar rinite alérgica; esses não parecem ter os mesmos efeitos gerais sistêmicos dos esteroides orais.

Resumo

Rinite Alérgica na Medicina Ocidental

Etiologia
- A rinite alérgica é proveniente de reação antígeno-anticorpo na mucosa nasal
- Se os antígenos responsáveis são apenas partículas de pólen, a doença é chamada de rinite alérgica sazonal (febre do feno)
- Se os antígenos são poeira, resíduos fecais de ácaros da poeira doméstica, esporos de fungos e eflúvio normal de pelo animal, a doença é denominada rinite alérgica perene

Patologia
- A rinite alérgica desenvolve-se a partir do resultado de interações entre alérgeno inalado e moléculas adjacentes de anticorpos da imunoglobulina (Ig) E
- Depois da primeira exposição, os mastócitos são "sensibilizados", isto é, níveis altos de anticorpos IgE aderem à sua superfície
- Com subsequente exposição à alérgenos, os anticorpos IgE provocam "explosão" nos mastócitos com a liberação maciça de histamina
- O espirro resulta da hiperestimulação dos nervos terminais aferentes, iniciando-se em minutos a partir do momento em que os alérgenos entram no nariz
- O edema exagerado da mucosa na rinite alérgica pode obstruir a drenagem dos seios paranasais, causando sinusite em 50% dos pacientes
- O tratamento ocidental da rinite alérgica conta principalmente com a utilização de agentes de anti-histamínicos

---

Teoria Chinesa do Bi Yuan

As principais manifestações clínicas geralmente mencionadas com relação ao *Bi Yuan* são secreção nasal purulenta com odor fétido, obstrução nasal, corrimento nasal, cefaleia e espirro.

Etiologia

Bi Yuan é proveniente de invasões repetidas de Vento-Frio no canal do Pulmão não tratadas adequadamente. Depois de algum tempo, o Frio transforma-se em Calor, o Pulmão não consegue difundir e descender o *Qi* e se desenvolve no nariz uma estagnação local de *Qi* e Sangue. Todos esses fatores geram secreção nasal. O canal da Vesícula Biliar carrega o Calor para cima, em direção ao cérebro; como o Vaso Governador (*Du Mai*) também flui ao cérebro e ao nariz, o Calor causa formação de secreção nasal amarela e purulenta. Na medicina chinesa, esta condição foi de fato também denominada "cérebro inundado" ou "secreção no cérebro".

Patologia

Assim, dois canais e órgãos estão envolvidos no *Bi Yuan*: Pulmão e Vesícula Biliar. Após alguns anos, em geral, o Baço também será envolvido, e uma deficiência de Baço gerando Umidade posteriormente agravará a condição.

A Manifestação dessa condição consiste em sintomas de Vento-Frio ou Vento-Calor. A Raiz da condição é uma deficiência do Pulmão na difusão e descendência do *Qi* e, em alguns casos, Calor na Vesícula Biliar.

O tratamento é focado, de maneira variada, em expelir Vento-Frio, remover Calor da Vesícula Biliar ou remover Calor do Baço, de acordo com o padrão envolvido.

Os principais padrões encontrados no *Bi Yuan* são:

- Pulmão invadido por Vento-Frio.
- Pulmão invadido por Vento-Calor.
- Calor do Fígado e da Vesícula Biliar.
- Calor do Pulmão.
- Calor do Estômago e do Baço.

Em condições crônicas, podem haver quaisquer dos padrões anteriores de Calor mais um dos seguintes padrões:

- Estagnação de *Qi* e de Sangue.
- Deficiência do *Yin* do Rim e do Fígado.
- Deficiência do *Qi* do Baço e do Pulmão.

Pulmão Invadido por Vento-Frio

Obstrução nasal, corrimento nasal com muco claro, dor de cabeça moderada, espirro.

Pulmão Invadido por Vento-Calor

Espirro, obstrução nasal, corrimento nasal com secreção amarela e espessa, prurido no nariz e na garganta, vermelhidão e inchaço ao redor do nariz, prurido nos olhos.

Calor do Fígado e da Vesícula Biliar

Nariz seco; corrimento nasal com secreção amarela, pegajosa, purulenta e com odor fétido; diminuição do olfato; sabor amargo; garganta seca; dor de cabeça.

Calor do Pulmão

Obstrução nasal; corrimento nasal com secreção amarela e odor fétido, o qual pode conter sangue; boca seca; sensação de calor.

Calor do Estômago e do Baço

Obstrução nasal, corrimento nasal com secreção amarela e odor fétido, diminuição do olfato, sensação de cabeça pesada, dor de cabeça, sabor amargo e gorduroso.

Estagnação de Qi e de Sangue

Secreção nasal branca ou amarela, purulenta e pegajosa; dores de cabeça; mucosa nasal inchada e vermelha; hipertrofia de mucosa nasal; língua Púrpura; pulso em Corda ou Áspero.

Deficiência do Yin do Rim e do Fígado

Corrimento nasal, mas com secreção escassa; diminuição do olfato; cefaleia sentida dentro do crânio; tontura; tinido; transpiração noturna; memória fraca; dor na região inferior das costas; atrofia da mucosa nasal; língua sem revestimento; pulso Flutuante-Vazio.

Deficiência do Qi do Pulmão e do Baço

Secreção nasal branca e aquosa sem cheiro, variando em quantidade; obstrução nasal; diminuição do olfato; sensação de cabeça pesada; dor de cabeça; mucosa nasal inflamada; hipertrofia da mucosa nasal; cansaço; pouco apetite; fezes amolecidas; transpiração espontânea; voz fraca; língua Pálida; pulso Fraco.

Resumo

Teoria Chinesa do *Bi Yuan*
- Manifestações clínicas: secreção nasal purulenta com odor fétido, obstrução nasal, corrimento nasal, cefaleia e espirro

Etiologia e Patologia
- *Bi Yuan* é proveniente de invasões repetidas de Vento-Frio no canal do Pulmão
- Frio transforma-se em Calor, o Pulmão não pode difundir e descender o *Qi* e desenvolve-se estagnação local de *Qi* e Sangue no nariz
- O canal da Vesícula Biliar carrega o Calor para cima, em direção ao cérebro; isso causa secreção nasal amarela e purulenta
- A Manifestação consiste em sintomas de Vento-Frio ou Vento-Calor
- A Raiz da condição é uma deficiência do Pulmão na difusão e descendência do *Qi* e, em alguns casos, Calor na Vesícula Biliar
- Os principais padrões encontrados no *Bi Yuan* são:
  – Pulmão invadido por Vento-Frio
  – Pulmão invadido por Vento-Calor
  – Calor do Fígado e da Vesícula Biliar
  – Calor do Pulmão
  – Calor do Estômago e do Baço

Diferenças entre Rinite Alérgica e Bi Yuan

Em primeiro lugar explorarei as diferenças entre rinite alérgica e *Bi Yuan* e, depois, a teoria chinesa de *Bi Qiu* ("obstrução nasal").

Diferenças entre Rinite Alérgica e Bi Yuan

A utilização da teoria de *Bi Yuan* para tratar rinite alérgica apresenta vários problemas.

A teoria de *Bi Yuan* não apresenta uma explicação clara da natureza alérgica da rinite e nenhuma explicação de sua etiologia.

Alguns dos padrões descritos no *Bi Yuan* não são de rinite alérgica, mas de sinusite. De fato, todos eles, exceto o de Pulmão invadido por Vento-Frio, incluem corrimento nasal com secreção amarela, pegajosa, purulenta e com odor fétido. Esse são sintomas muito claros de sinusite, não de rinite, pois a infecção dos seios, não a rinite, produz secreção amarela e purulenta.

A Teoria Chinesa de Bi Qiu *("Obstrução Nasal")*

Todos os livros chineses modernos comparam rinite alérgica a *Bi Yuan*, mas esta doença corresponde mais à sinusite do que à rinite alérgica. Na verdade, há uma categoria de doença chinesa antiga chamada de *Bi Qiu* (鼻鼽), a qual, de fato, corresponde mais proximamente à rinite alérgica. *Bi Qiu* quer dizer "obstrução nasal", sendo caracterizada por secreção nasal clara, profusa e fina, obstrução nasal e espirro. Outra categoria de doença chinesa que pode corresponder à rinite alérgica é chamada de *Qiu Ti* (鼽嚏), que pode ser traduzida como "obstrução nasal" e espirro (Fig. 6.3).

A única exceção é o livro moderno *A New General Outline of Chinese Medicine*, do Guangzhou Army Health Department, que atribui a patologia de rinite alérgica à deficiência de Rim e deficiência do Vaso Governador (*Du Mai*) (como eu considero). O livro também diz especificamente[1]:

O Rim controla os espirros. O Vaso Governador (Du Mai) flui para o lábio superior. Espirro, obstrução nasal, corrimento nasal com secreção nasal aquosa e clara são provenientes de deficiência do Rim e do Vaso Governador (Du Mai). Prurido no nariz é proveniente de Vento.

Esse livro menciona quatro padrões para tratar rinite alérgica, dois deles foram claramente "emprestados" da teoria de *Bi Yuan* e dois padrões diferentes são a deficiência do Rim e do Vaso Governador (*Du Mai*) e a deficiência do Baço com Umidade.

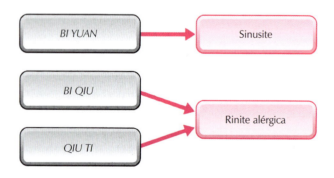

Figura 6.3 – Sinusite e rinite alérgica em medicina chinesa.

Bi Qiu ("obstrução nasal") é caracterizado por prurido no nariz, espirros, secreção nasal profusa, branca e aquosa e obstrução nasal. No exame, a mucosa nasal encontra-se inchada, mas não inflamada.

Os padrões de *Bi Qiu* são:

- Deficiência do *Qi* do Pulmão e fraqueza do *Qi* Defensivo.
- Deficiência do *Qi* do Baço.
- Deficiência do *Yang* do Rim e fraqueza do Vaso Governador (*Du Mai*).
- Deficiência de *Qi* e estagnação de Sangue.

Deficiência do Qi *do Pulmão* e Fraqueza do Qi *Defensivo*

Prurido nasal, espirros, secreção nasal branca e aquosa, mucosa nasal inchada, prurido na garganta, tosse desencadeada por Vento, propensão a pegar resfriado, transpiração espontânea, língua Pálida, pulso Vazio.

Prescrição

WEN FEI ZHI LIU DAN mais *GUI ZHI TANG* – Pílula para Aquecer o Pulmão e Interromper a Secreção mais Decocção de *Ramulus Cinnamomi*.

Deficiência do Qi *do Baço*

Crises crônicas, espirros, secreção nasal branca e aquosa, obstrução nasal, mucosa nasal branca, sensação de cabeça pesada, cansaço, pouco apetite, fezes amolecidas, língua Pálida, pulso Fraco.

Prescrição

BU ZHONG YI QI TANG mais *QIANG HUO SHENG SHI TANG* – Decocção para Tonificar o Centro e Beneficiar o *Qi* mais Decocção de *Notopterygium* para Expelir Umidade.

Deficiência do Yang *do Rim e Fraqueza do Vaso Governador* (Du Mai)

Condição crônica, espirros, secreção nasal branca e aquosa, piora no inverno, obstrução nasal, diminuição do olfato, mucosa nasal branca, tontura, tinido, dor na região dorsal inferior, calafrios, pés frios, língua Pálida, pulso Fraco e Profundo.

Prescrição

JIN GUI SHEN QI WAN mais *MA HUANG FU ZI XI XIN TANG* – Pílula do Tórax Dourado do *Qi* do Rim mais Decocção de *Ephedra-Aconitum-Asarum*.

Deficiência de Qi *e Estagnação de Sangue*

Condição crônica, espirros, secreção nasal branca e aquosa, mucosa nasal branca, nariz inchado, pólipos, dor de cabeça, língua Púrpura, pulso em Corda ou Áspero.

Prescrição

WEN FEI HUA YU TANG – Decocção para Aquecer o Pulmão e Eliminar Estagnação.

Resumo

Diferenças entre Rinite Alérgica e *Bi Yuan*

- A teoria de *Bi Yuan* não apresenta explicação clara da natureza alérgica da rinite e nenhuma explicação de sua etiologia
- Todos os padrões descritos no *Bi Yuan* (exceto Pulmão invadido por Vento-Frio) não são de rinite alérgica, mas de sinusite
- A categoria de doença chinesa antiga chamada de *Bi Qiu* corresponde mais proximamente à rinite alérgica

---

Uma Nova Teoria de Rinite Alérgica

A rinite alérgica é proveniente de hiper-reatividade do sistema imunológico a determinados alérgenos. Sob o ponto de vista da medicina chinesa, como discutido no caso da asma, a rinite alérgica é resultante de deficiência dos sistemas do *Qi* Defensivo do Pulmão e do Rim, deficiência do Vaso Governador (*Du Mai*) combinada com retenção de Vento crônico no nariz.

Etiologia

A deficiência dos sistemas do *Qi* Defensivo do Pulmão e do Rim é tanto de origem hereditária como proveniente de problemas durante gravidez ou parto. Os fatores etiológicos são exatamente os mesmos que os da asma (ver Cap. 5).

Invasões repetidas de Vento não tratadas adequadamente combinam-se com deficiência preexistente dos sistemas do *Qi* Defensivo do Pulmão e do Rim, gerando retenção do que poderia ser descrito como Vento crônico no nariz, similar ao que ocorre na asma quando o Vento é retido no tórax.

Patologia

A rinite alérgica é, portanto, caracterizada por dois fatores: deficiência dos sistemas do *Qi* Defensivo do Pulmão e do Rim e retenção de Vento no nariz. Conforme mencionado na asma, deficiência do sistema do *Qi* Defensivo do Rim envolve apenas este aspecto particular da função do Rim e não outros aspectos. Não se deve esperar, portanto, sintomas como tinido, tontura, transpiração noturna e fraqueza na região dorsal e pernas.

A rinite alérgica é ainda mais proveniente de deficiência do Rim do que a asma. Isso porque, na rinite alérgica, o Rim está envolvido não apenas na Raiz da doença, mas também na Manifestação via Vaso Governador (*Du Mai*) (Fig. 6.4). O Vaso Governador emerge da região entre os Rins e flui pela espinha para o topo da cabeça, descendo para nariz e lábios. É, portanto, o canal de conexão entre Rim e nariz. Por essa razão, o Rim é responsável não apenas pela respiração, em virtude de sua função de reter o *Qi*, mas também pelos espirros. Os espirros também estão ligados diretamente ao Rim e não necessariamente em decorrência apenas do Vento. O capítulo 23 do *Questões Simples* (*Su Wen*) diz: "*O Rim controla os espirros*"[2]. O capítulo 64 do *Questões Simples* discute as consequências da inserção de agulha num órgão e,

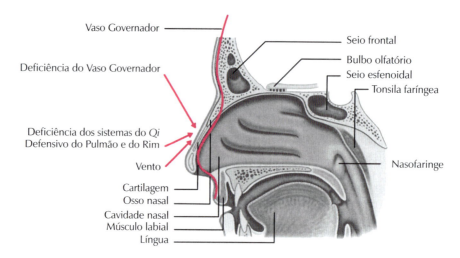

Figura 6.4 – Influência do Vaso Governador (*Du Mai*) no nariz na rinite alérgica.

para o Rim, declara: *"Se perfurarmos o Rim, isto causará espirros e resultará em morte em seis dias"*[3].

Assim a hiper-reatividade da resposta imunológica da rinite alérgica é proveniente de deficiência dos sistemas do *Qi* Defensivo do Rim e do Vaso Governador (*Du Mai*). A respeito do papel do Vaso Governador na rinite alérgica é interessante que várias das ervas que Li Shi Zhen associou a esse vaso sejam ervas que expelem Vento e agem sobre o nariz. Essas ervas são *Fang Feng* (*Radix Saposhnikoviae*), *Cang Er Zi* (*Fructus Xanthii*), *Jing Jie* (*Herba Schizonepetae*), *Qiang Huo* (*Rhizoma seu Radix Notopterygii*), *Xi Xin* (*Herba Asari*) e *Gao Ben* (*Rhizoma Ligustici*)[4].

Os sinais e sintomas da rinite alérgica são aqueles de Vento-Frio, uma vez que a secreção nasal é sempre branca e aquosa. Isso indica deficiência do *Qi* Defensivo que é difundido pelo Pulmão, mas tem sua raiz no Rim[5]. Assim, embora alguns livros façam referência à deficiência de Rim como Raiz da rinite alérgica, o Rim é responsável não apenas pela Raiz dessa doença (pela deficiência do sistema do *Qi* Defensivo do Rim), mas também pela Manifestação, por intermédio de sua associação direta com *Qi* Defensivo, espirros e Vaso Governador (*Du Mai*) (que flui pelo nariz).

A rinite alérgica muitas vezes se inicia na infância precoce, mas também pode começar mais tarde, com o declínio progressivo de *Qi* do Rim ou, talvez, com o declínio de *Qi* do Rim ligado ao início da atividade sexual. De fato, homens acima de 40 anos que sofrem de rinite alérgica apresentam muitas vezes uma associação direta entre atividade sexual e crise de rinite. Assim sendo, embora a rinite seja obviamente uma doença muito menos grave do que a asma, em termos de comparação, ela indica uma deficiência mais grave do Rim.

Em relação à diferença entre rinite alérgica sazonal e perene (febre do feno), a última apenas ocorre quando houver deficiência mais grave do Rim.

Obviamente, em pacientes com 50 anos de idade ou mais, a patologia irá se complicar por outros fatores, sendo o mais comum deles a deficiência do Baço, que produz maior quantidade de muco e, daí, corrimento nasal. Também, a rinite alérgica causa congestão da mucosa nasal, que pode impedir a drenagem adequada dos seios; esse fato pode gerar infecção secundária do seio complicando as manifestações clínicas, já que o paciente apresentará os sintomas de rinite alérgica e sinusite.

No caso da Manifestação, o fator patogênico principal é o Vento invadindo o canal do Pulmão no nariz. Entretanto, esse fato é proveniente não apenas de invasões repetidas de Vento, como na teoria de *Bi Yuan*, mas primordialmente da deficiência inerente do sistema do *Qi* Defensivo do Rim e do Vaso Governador (*Du Mai*) no nariz, que apresenta sintomas similares aos da invasão de Vento-Frio. Como mencionado anteriormente, os espirros também são provenientes diretamente do Rim e não necessariamente apenas do Vento.

Resumo

Uma Nova Teoria da Rinite Alérgica

Etiologia
- Deficiência dos sistemas do *Qi* Defensivo do Pulmão e do Rim
- "Vento" crônico no nariz

Patologia
- Deficiência dos sistemas do *Qi* Defensivo do Pulmão e do Rim (*Ben*) e retenção de Vento no nariz (*Biao*)
- O Rim está envolvido não apenas na Raiz da doença, mas também na Manifestação pelo Vaso Governador (*Du Mai*)
- Espirros estão ligados ao Rim
- Sinais e sintomas da rinite alérgica são aqueles de Vento-Frio, uma vez que a secreção nasal é sempre branca e aquosa
- Deficiência do *Qi* Defensivo
- O Rim é responsável não apenas pela Raiz dessa doença, mas também pela Manifestação por intermédio de sua associação direta com *Qi* Defensivo, espirros e Vaso Governador (*Du Mai*)
- A rinite alérgica causa congestão da mucosa nasal, que pode gerar infecção secundária
- A Manifestação de Vento invadindo o canal do Pulmão no nariz é resultante não apenas de invasões repetidas de Vento, mas primordialmente de deficiência inerente do sistema do *Qi* Defensivo do Rim e do Vaso Governador (*Du Mai*)

Tratamento de Rinite Alérgica

Também para o tratamento, é importante se distinguir rinite sazonal de rinite perene. Na rinite sazonal, devemos aplicar diferentes princípios de tratamento de acordo com a estação. Na rinite perene, o princípio de tratamento é independente da estação.

A discussão do tratamento será estruturada nos seguintes aspectos:

Rinite alérgica sazonal:

- Tratamento da Manifestação:
  - Vento-Frio.
  - Vento-Calor.
- Tratamento da Raiz:
  - Deficiência dos sistemas do *Qi* Defensivo do Pulmão e do Rim e do Vaso Governador.

Rinite alérgica perene:

- Tratamento simultâneo da Manifestação e da Raiz.

Rinite Alérgica Sazonal

Na rinite sazonal, deve-se adaptar o tratamento de acordo com a estação. Durante a estação de pólen, a atenção é direcionada ao tratamento da Manifestação, isto é, expelindo-se Vento-Frio ou Vento-Calor. Exceto no verão, a atenção é direcionada ao tratamento da Raiz, isto é, tonificando-se os sistemas do *Qi* Defensivo do Pulmão e do Rim e fortalecendo o Vaso Governador.

TRATAMENTO DA MANIFESTAÇÃO

Vento-Frio

MANIFESTAÇÕES CLÍNICAS   Espirro, corrimento nasal profuso com secreção branca e aquosa, compleição pálida, obstrução nasal, cefaleia moderada, ausência de sede.

PRINCÍPIO DE TRATAMENTO   Expelir Vento-Frio e restabelecer difusão e descendência do *Qi* do Pulmão.

Acupuntura

PONTOS   B-12 (*Fengmen*), B-13 (*Feishu*), P-7 (*Lieque*). IG-20 (*Yingxiang*), *Bitong*, DU-23 (*Shangxing*), VB-20 (*Fengchi*), *Yintang*. Usar método de sedação ou método neutro. Ventosa é aplicável nos pontos B-12 e B-13.

EXPLICAÇÃO

- B-12, B-13 e P-7 restabelecem difusão e descendência do *Qi* do Pulmão e expelem Vento. B-12 é particularmente eficaz com aplicação de ventosa.
- IG-20, *Bitong* e *Yintang* são pontos locais para expelir Vento do nariz e interromper prurido e espirros.
- DU-23 e VB-20 são pontos adjacentes para expelir Vento da cabeça. DU-23, em particular, expele Vento do nariz e interrompe secreção nasal.

Fitoterapia

PRESCRIÇÃO   *XIAO QING LONG TANG* – Decocção do Pequeno Dragão Verde.

MODIFICAÇÕES

- No caso de muito prurido e corrimento nasal, acrescentar *Xin Yi Hua* (*Flos Magnoliae*), *Cang Er Zi* (*Fructus Xanthii*) e *Bai Zhi* (*Radix Angelicae dahuricae*).

PRESCRIÇÃO   *CANG ER ZI SAN* – Pó de *Xanthium*.

EXPLICAÇÃO   Essa fórmula é aplicável caso os espirros, e não o corrimento nasal, sejam o problema principal, sendo composta apenas por quatro ervas. Ela também pode ser acrescentada como uma unidade a outras fórmulas quando os espirros forem o problema predominante.

PRESCRIÇÃO   *MA HUANG TANG* – Decocção de *Ephedra*.

EXPLICAÇÃO   Essa fórmula é utilizada caso ocorram sintomas pronunciados de Vento-Frio, tais como calafrios, ausência de transpiração e pulso Flutuante-Tenso.

PRESCRIÇÃO   *GUI ZHI TANG* – Decocção de *Ramulus Cinnamomi*.

EXPLICAÇÃO   Essa fórmula é usada caso ocorram sintomas de Vento-Frio com leve transpiração.

PRESCRIÇÃO   *TONG XUAN LI FEI TANG* – Decocção para Penetrar, Difundir e Regular o Pulmão.

EXPLICAÇÃO   Essa fórmula é utilizada caso haja secreção nasal profusa, espirros, tosse e possibilidade de dor de cabeça.

PRESCRIÇÃO   *JIA WEI XIANG SU SAN* – Pó da Nova *Cyperus-Perilla*.

EXPLICAÇÃO   Esta prescrição é usada caso haja rigidez dos ombros, cefaleia e espirros. É adequada para tratar condição mais crônica que tenha gerado estagnação de *Qi* e Sangue em cabeça e ombros.

Resumo

Vento-Frio

Pontos

- B-12 (*Fengmen*), B-13 (*Feishu*), P-7 (*Lieque*), IG-20 (*Yingxiang*), *Bitong*, DU-23 (*Shangxing*), VB-20 (*Fengchi*), *Yintang*. Usar método de sedação ou neutro. Ventosa é aplicável nos pontos B-12 e B-13

Fitoterapia

Prescrição

- *XIAO QING LONG TANG* – Decocção do Pequeno Dragão Verde

Prescrição

- *CANG ER ZI SAN* – Pó de *Xanthium*

Prescrição

- *MA HUANG TANG* – Decocção de *Ephedra*

Prescrição

- *GUI ZHI TANG* – Decocção de *Ramulus Cinnamomi*

Prescrição

- *TONG XUAN LI FEI TANG* – Decocção para Penetrar, Difundir e Regular o Pulmão

Prescrição

- *JIA WEI XIANG SU SAN* – Pó da Nova *Cyperus-Perilla*

Vento-Calor

MANIFESTAÇÃO CLÍNICAS   Espirros, corrimento nasal com secreção branca e aquosa, prurido na garganta, olhos vermelhos e pruriginosos, sede leve.

PRINCÍPIO DE TRATAMENTO   Expelir Vento, remover Calor, restabelecer dispersão e descendência do *Qi* do Pulmão.

Acupuntura

Pontos

B-12 (*Fengmen*), B-13 (*Feishu*), IG-4 (*Hegu*), IG-11 (*Quchi*), IG-20 (*Yingxiang*), *Bitong, Yintang*, VB-20 (*Fengchi*). Usar método de sedação ou neutro. Ventosa é aplicada nos pontos B-12 e B-13.

EXPLICAÇÃO

- B-12 e B-13 restabelecem dispersão e descendência do *Qi* do Pulmão.
- IG-4 e IG-11 expelem Vento e removem Calor.
- IG-20, *Bitong* e *Yintang* são pontos locais para expelir Vento do nariz.
- VB-20 expele Vento.

Fitoterapia

PRESCRIÇÃO   *SANG JU YIN* – Decocção de *Morus-Chrysanthemum*.

EXPLICAÇÃO   Esta é uma fórmula geral para tratar Vento-Calor, afetando especialmente a garganta e causando prurido na garganta e tosse.

MODIFICAÇÕES

- Se o sintoma de espirros for pronunciado, acrescentar *Cang Er Zi* (*Fructus Xanthii*), *Xin Yi Hua* (*Flos Magnoliae*) e *Bai Zhi* (*Radix Angelicae dahuricae*).

PRESCRIÇÃO   *CHAI GE JIE JI TANG* – Decocção de *Bupleurum-Pueraria* para Relaxar os Tendões.

EXPLICAÇÃO   Essa fórmula é usada para tratar espirros com sintomas de Vento-Calor e algum Calor interior.

REMÉDIO DOS TRÊS TESOUROS   Para tratar a Manifestação da rinite alérgica, utilizo o remédio Tela de Jade. No caso da rinite alérgica sazonal, uso Tela de Jade durante a estação de febre do feno numa dose relativamente alta, isto é, 9 comprimidos por dia ou mais (para adultos).

Tela de Jade pode ser tomado tanto para tratar manifestações de Vento-Frio como de Vento-Calor.

Resumo

Vento-Calor

Pontos

- B-12 (*Fengmen*), B-13 (*Feishu*), IG-4 (*Hegu*), IG-11 (*Quchi*), IG-20 (*Yingxiang*), *Bitong, Yintang*. Usar método de sedação ou método neutro. Ventosa é aplicada nos pontos B-12 e B-13

Fitoterapia

Prescrição

- *SANG JU YIN* – Decocção de *Morus-Chrysanthemum*

Prescrição

- *CHAI GE JIE JI TANG* – Decocção de *Bupleurum-Pueraria* para Relaxar os Tendões

Remédio dos Três Tesouros

- Tela de Jade

TRATAMENTO DA RAIZ

Na rinite sazonal, a atenção deve ser direcionada para o tratamento da Raiz da doença em qualquer época do ano, exceto na estação de pólen. O melhor momento para tratar a Raiz é no final do verão e início do outono, isto é, agosto, setembro e outubro.

No tratamento da Raiz, o objetivo é tonificar os sistemas do *Qi* Defensivo do Pulmão e do Rim e fortalecer Vaso Governador (*Du Mai*). Como a rinite é sazonal, há necessidade de tratar a Manifestação.

As ervas que fortalecem o Vaso Governador incluem *Lu Rong* (*Cornu Cervi pantotrichum*), *Lu Jiao* (*Cornu Cervi*), *Lu Jiao Jiao* (*Gelatinum Cornu Cervi*) e *Gui Ban* (*Plastrum Testudinis*). *Lu Rong*, *Lu Jiao* e *Lu Jiao Jiao* são particularmente importantes para tratar rinite alérgica, pois tonificam *Yang* do Rim sem criar muito Calor, fortalecem Vaso Governador e sustentam os sistemas do *Qi* Defensivo do Pulmão e do Rim. Pelo fato de entrarem no Vaso Governador e tonificarem o Rim, tratam tanto Raiz como Manifestação da doença.

Lu Jiao Jiao é particularmente aplicável nas mulheres, uma vez que, adicionalmente, nutre o Sangue. *Lu Rong*, em particular, fortalece Vaso Governador, tonifica *Yang* sem causar Secura, nutre Essência e Medula e fortalece tendões e ossos. Em outras palavras, fortalece os aspectos *Yin* e *Yang* de (Vaso Governador e) Essência.

Gui Ban nutre Vaso Concepção (*Ren Mai*), sendo particularmente usado em mulheres, em combinação com *Lu Jiao* ou *Lu Jiao Jiao*, a fim de fortalecer os dois Vasos, Governador e Concepção. Nas mulheres, tal propósito é alcançado com acupuntura, pela utilização dos pontos de abertura e acoplado dos Vasos Governador e Concepção. Assim, nas mulheres, deve-se inserir agulha em ID-3 (*Houxi*) no lado direito, B-62 (*Shenmai*) no lado esquerdo, P-7 (*Lieque*) no lado esquerdo e R-6 (*Zhaohai*) no lado direito, nessa ordem.

Li Shi Zhen indica as seguintes ervas para o Vaso Governador[6]:

- *Rou Gui* (*Cortex Cinnamomi*).
- *Gui Zhi* (*Ramulus Cinnamomi cassiae*).
- *Fu Zi* (*Radix Aconiti lateralis preparata*).
- *Du Huo* (*Radix Angelicae pubescentis*).
- *Qiang Huo* (*Rhizoma seu Radix Notopterygii*).
- *Fang Feng* (*Radix Saposhnikoviae*).
- *Jing Jie* (*Herba Schizonepetae*).
- *Xi Xin* (*Herba Asari*).
- *Gao Ben* (*Rhizoma Ligustici*).
- *Cang Er Zi* (*Fructus Xanthii*).

As três primeiras ervas tonificam o *Qi* Original (*Yuan Qi*), de onde o Vaso Governador se origina, e fortalecem o Fogo da Porta de Vida. *Du Huo* fortalece a região dorsal e expele Vento-Umidade da região dorsal inferior. As demais ervas afetam o Vaso Governador em sua parte superior ao longo do nariz. Na verdade, todas essas ervas expelem Vento do nariz e restabelecem a dispersão do *Qi* do Pulmão.

Deficiência dos Sistemas do Qi Defensivo do Pulmão e do Rim e do Vaso Governador (Du Mai)

MANIFESTAÇÕES CLÍNICAS   Compleição pálida, fraqueza nas costas, propensão a pegar resfriado, língua Pálida, pulso Fraco e Profundo.

PRINCÍPIO DE TRATAMENTO   Tonificar os sistemas do Qi Defensivo do Pulmão e do Rim e fortalecer Vaso Governador.

Acupuntura

PONTOS   DU-4 (Mingmen), REN-4 (Guanyuan) com moxa, B-23 (Shenshu), R-3 (Taixi), B-13 (Feishu), DU-12 (Shenzhu), DU-24 (Shenting), DU-23 (Shangxing), VB-20 (Fengchi), DU-14 (Dazhui) com moxa, ID-3 (Houxi) e B-62 (Shenmai) (nas mulheres, P-7 [Lieque] em combinação com R-6 [Zhaohai]). Utilizar método de tonificação, exceto nos pontos da cabeça, os quais devem ser inseridos com método neutro.

EXPLICAÇÃO

- DU-4 e REN-4, em combinação com moxa, fortalecem Vaso Governador. REN-4 é usado porque, na verdade, o trajeto interno do Vaso Governador corre ao longo da linha média frontal do corpo abaixo do Vaso Concepção. A utilização dos pontos DU-4 e REN-4 tonificam, então, os aspectos Yang e Yin do Vaso Governador.
- B-23, R-3, B-13 e DU-12 tonificam os sistemas do Qi Defensivo do Pulmão e do Rim.
- DU-24 e DU-23 expelem Vento do nariz, fortalecem localmente o Vaso Governador e interrompem a secreção nasal.
- VB-20 é um ponto adjacente para expelir Vento. Para apresentar efeito no nariz, deve ser inserido com a ponta da agulha em direção à narina do mesmo lado.
- DU-14 com moxa fortalece Vaso Governador em sua parte superior.
- ID-3 e B-62 abrem Vaso Governador. Os pontos são cruzados, com ID-3 no lado esquerdo para os homens e no lado direito para as mulheres, e B-62 no lado direito para os homens e no lado esquerdo para as mulheres. Em mulheres, é preferível combinar Vaso Governador com Vaso Concepção; deve-se, então, inserir agulha em ID-3 no lado direito, B-62 no lado esquerdo, P-7 no lado esquerdo e R-6 no lado direito.

Fitoterapia

PRESCRIÇÃO   YI DU YANG YUAN TANG – Decocção para Beneficiar Vaso Governador e Nutrir Qi Original.

MODIFICAÇÕES

- Se ocorrerem sintomas pronunciados de Frio e deficiência do Yang do Rim, acrescentar Rou Gui (Cortex Cinnamomi).
- Se houver propensão a pegar resfriados, acrescentar Huang Qi (Radix Astragalus), Bai Zhu (Rhizoma Atractylodis macrocephalae) e Fang Feng (Radix Saposhnikoviae).

- Se houver secreção nasal e revestimento lingual pegajoso, acrescentar Bai Zhu (Rhizoma Atractylodis macrocephalae), Ban Xia (Rhizoma Pineliae preparatum) e Fu Ling (Poria).

A fórmula anterior é particularmente adequada para tratar rinite alérgica, pois tonifica os sistemas do Qi Defensivo do Pulmão e do Rim, fortalece Vaso Governador e nutre Essência. Entretanto, quaisquer fórmulas que promovam a tonificação do Yang do Rim podem ser utilizadas se forem modificadas com o acréscimo dos seguintes ingredientes:

- Ervas que fortalecem o Vaso Governador: Lu Rong (Cornu Cervi pantotrichum), Lu Jiao (Cornu Cervi) ou Lu Jiao Jiao (Gelatinum Cornu Cervi) nas mulheres.
- Ervas que nutrem Essência e Medula: Gui Ban (Plastrum Testudinis), Tu Si Zi (Semen Cuscutae), Gou Qi Zi (Fructus Lycii chinensis) ou Wu Wei Zi (Fructus Schisandrae).
- Ervas que tonificam o sistema do Qi Defensivo do Pulmão: Huang Qi (Radix Astragalus), Mai Men Dong (Radix Ophiopogonis) e Bei Sha Shen (Radix Glehniae).

Se necessário, acrescentar uma ou duas ervas frias em pequenas doses para impedir excesso de calor proveniente das ervas quentes que tonificam Yang do Rim, por exemplo, Zhi Mu (Radix Anemarrhenae) e Huang Bo (Cortex Phellodendri).

Nas mulheres, é necessário fortalecer tanto Vaso Concepção como Vaso Governador, com ervas como Sheng Di Huang (Radix Rehmanniae), Gui Ban (Plastrum Testudinis), Bie Jia (Carapax Trionycis) ou E Jiao (Colla Corii Asini).

Embora a rinite alérgica, por si, indique deficiência dos sistemas do Qi Defensivo do Pulmão e do Rim, especialmente em indivíduos acima de 40 anos, essa deficiência pode ser combinada com a deficiência do Yin do Rim. Em tais casos, é melhor que se inicie com uma prescrição para nutrir o Yin do Rim como Liu Wei Di Huang Wan (Pílula Rehmannia dos Seis Ingredientes) e a modifique com acréscimo de ervas que tonifiquem os sistemas do Qi Defensivo do Pulmão e do Rim e fortaleçam Vaso Governador, como indicado anteriormente.

Finalmente, caso ocorram sinais e sintomas de deficiência de Baço, acrescentar simplesmente Bai Zhu (Rhizoma Atractylodis macrocephalae), Huang Qi (Radix Astragalus) e Fu Ling (Poria).

Várias outras fórmulas podem ser utilizadas de acordo com a condição do corpo do paciente, e tais fórmulas estão ilustradas adiante, na discussão sobre tratamento de rinite perene.

REMÉDIO DOS TRÊS TESOUROS   Para tratar a Raiz na rinite alérgica sazonal, utilizo o remédio Fitoterápico Sentinela, do qual há duas variantes: Fitoterápico Sentinela-Yang, para pacientes com propensão à deficiência do Yang, e Fitoterápico Sentinela-Yin, para pacientes com propensão à deficiência de Yin.

Geralmente, prescrevo a Fitoterápico Sentinela durante o outono e o inverno, com a dosagem de 4-6 comprimidos por dia (para adultos).

Resumo

Deficiência dos Sistemas do *Qi* Defensivo do Pulmão e do Rim e do Vaso Governador

Pontos

■ DU-4 (*Mingmen*), REN-4 (*Guanyuan*) com moxa, B-23 (*Shenshu*), R-3 (*Taixi*), B-13 (*Feishu*), DU-12 (*Shenzhu*), DU-24 (*Shenting*), DU-23 (*Shangxing*), VB-20 (*Fengchi*), DU-14 (*Dazhui*) com moxa, ID-3 (*Houxi*) e B-62 (*Shenmai*) (nas mulheres, P-7 [*Lieque*] combinado com R-6 [*Zhaohai*]). Utilizar método de tonificação, exceto nos pontos da cabeça, que devem ser inseridos com método neutro

Fitoterapia

Prescrição

■ *YI DU YANG YUAN TANG* – Decocção para Beneficiar Vaso Governador e Nutrir *Qi* Original

Remédio dos Três Tesouros

■ Fitoterápico Sentinela

Rinite Alérgica Perene

Tratamento Simultâneo da Manifestação e da Raiz

Para tratar rinite perene, deve-se tratar a Raiz e a Manifestação simultaneamente, pois os sintomas são evidentes durante o ano inteiro.

Princípio de Tratamento

Tonificar os sistemas do *Qi* Defensivo do Pulmão e do Rim, fortalecer Vaso Governador (*Du Mai*), consolidar Exterior e expelir Vento.

Acupuntura

Pontos

- B-13 (*Feishu*), DU-12 (*Shenzhu*), REN-12 (*Zhongwan*), E-36 (*Zusanli*), P-7 (*Lieque*), P-9 (*Taiyuan*), com método de tonificação, para tonificar o sistema do *Qi* Defensivo do Pulmão.
- IG-4 (*Hegu*), IG-20 (*Yingxiang*), *Bitong*, DU-23 (*Shangxing*), com método neutro, para expelir Vento do nariz.
- Todos os outros pontos do Rim e do Vaso Governador indicados anteriormente para o tratamento da Raiz da rinite sazonal.

Fitoterapia

Existem diversas fórmulas adequadas, as quais devem ser modificadas com o acréscimo dos seguintes tipos de ervas:

- Ervas para tonificar os sistemas do *Qi* Defensivo do Pulmão e do Rim: *Du Zhong* (*Cortex Eucommiae ulmoidis*), *Xu Duan* (*Radix Dipsaci*) ou *Bu Gu Zhi* (*Fructus Psoraleae*).
- Ervas que fortalecem Vaso Governador: *Lu Rong* (*Cornu Cervi pantotrichum*), *Lu Jiao* (*Cornu*

Cervi) ou *Lu Jiao Jiao* (*Gelatinum Cornu Cervi*) nas mulheres.
- Ervas para tonificar o sistema do *Qi* Defensivo do Pulmão: *Huang Qi* (*Radix Astragalus*), *Mai Men Dong* (*Radix Ophiopogonis*) e *Bei Sha Shen* (*Radix Glehniae*).
- Ervas que expelem Vento do nariz e interrompem secreção nasal: *Fang Feng* (*Radix Saposhnikoviae*), *Jing Jie* (*Herba Schizonepetae*), *Cang Er Zi* (*Fructus Xanthii*), *Xin Yi Hua* (*Flos Magnoliae*) e *Xi Xin* (*Herba Asari*).
- Ervas que nutrem Essência e Medula: *Gui Ban* (*Plastrum Testudinis*), *Tu Si Zi* (*Semen Cuscutae*), *Gou Qi Zi* (*Fructus Lycii chinensis*) ou *Wu Wei Zi* (*Fructus Schisandrae*).

Se for necessário, deve-se acrescentar uma ou duas ervas frias, em pequenas doses, para impedir o aquecimento exagerado proveniente das ervas quentes que tonificam o *Yang* do Rim, por exemplo, *Zhi Mu* (*Radix Anemarrhenae*) e *Huang Bo* (*Cortex Phellodendri*).

Os comentários descritos anteriormente no tratamento da Raiz da rinite alérgica sazonal aplicam-se também ao tratamento da rinite perene.

- Nas mulheres, é necessário fortalecer Vaso Concepção e Vaso Governador com ervas como *Sheng Di Huang* (*Radix Rehmanniae*), *Gui Ban* (*Plastrum Testudinis*), *Bie Jia* (*Carapax Trionycis*) ou *E Jiao* (*Colla Corii Asini*).
- Se houver um fundo de deficiência do *Yin* do Rim ou deficiência de *Yang* e *Yin* do Rim é melhor que se inicie o tratamento a partir de uma prescrição para nutrir o *Yin* do Rim, como *Liu Wei Di Huang Wan* (Pílula *Rehmannia* dos Seis Ingredientes) ou *Zuo Gui Wan* (Pílula Restauradora do [Rim] Esquerdo), e que sejam modificadas com a adição de ervas que tonifiquem os sistemas do *Qi* Defensivo do Pulmão e do Rim e fortaleçam Vaso Governador, como indicado anteriormente.
- Se ocorrerem sinais e sintomas de deficiência do Baço, simplesmente acrescentar *Bai Zhu* (*Rhizoma Atractylodis macrocophalae*), *Huang Qi* (*Radix Astragali*) e *Fu Ling* (*Poria*).

Prescrição

YU PING FENG SAN – Pó do Para-brisa de Jade.

EXPLICAÇÃO   Essa é uma fórmula muito simples e eficaz para tonificar o *Qi* do Pulmão e consolidar o Exterior.

Prescrição

SHEN SU YIN – Decocção de *Ginseng-Perilla*.

EXPLICAÇÃO   Essa fórmula é adequada caso haja também certa deficiência do Baço e Fleuma com secreção nasal profusa.

Prescrição

REN SHEN BAI DU SAN – Pó de *Ginseng* para Expelir Veneno.

EXPLICAÇÃO Essa prescrição é adequada caso haja certa deficiência de Baço acompanhada de Fleuma e rigidez pronunciada dos músculos da parte superior dos ombros e pescoço.

Prescrição

JIA JIAN YU ZHU TANG – Variação da Decocção de Polygonatum.

EXPLICAÇÃO Essa fórmula é utilizada caso haja fundo de deficiência do *Yin* do Estômago.

Prescrição

WU JI SAN – Pó das Cinco Acumulações.

EXPLICAÇÃO Essa fórmula é adequada para tratar rinite alérgica muito crônica com deficiência de *Yang* do Baço e do Estômago e com alguma estagnação do Sangue. É particularmente apropriada para mulheres.

Prescrição

GUI ZHI REN SHEN TANG – Decocção de *Ramulus Cinnamomi-Ginseng*.

EXPLICAÇÃO Essa prescrição é para tratar deficiência do *Yang* do Pulmão e do Baço com Fleuma e corrimento nasal profuso com secreção muito aquosa e branca.

Prescrição

MA HUANG FU ZI XI XIN TANG – Decocção de *Ephedra-Aconitum-Asarum*.

EXPLICAÇÃO Essa fórmula é adequada caso haja deficiência grave do *Yang* do Rim e Frio interno com secreção nasal profusa, aquosa e branca. Pode ser utilizada como um todo, acrescentando-a a outras prescrições para tratar deficiência do *Yang*. Nesse caso, devem ser usadas em doses bem menores; por exemplo, reduzidas a dois terços.

Prescrição

ZAI ZAO SAN – Pó da Renovação.

EXPLICAÇÃO Essa fórmula é usada para tratar deficiência de *Yang* do Baço, Pulmão e Rim com secreção nasal profusa e transpiração.

Prescrição

YI DU YANG YUAN TANG – Decocção para Beneficiar Vaso Governador e Nutrir *Qi* Original.

EXPLICAÇÃO Essa fórmula fortalece Vaso Governador e tonifica o sistema do *Qi* Defensivo do Rim. Já foi discutido anteriormente, quando se relatou o tratamento da Raiz da rinite sazonal.

MODIFICAÇÕES Essas modificações aplicam-se a todas as fórmulas anteriores.

- Se houver sintomas intensos de espirros e secreção nasal, acrescentar *Fang Feng* (*Radix Saposhniko-*

viae), *Cang Er Zi* (*Fructus Xanthii*) e *Xi Xin* (*Herba Asari*). Esta última erva é utilizada em doses pequenas de 1,5g.
- Se houver secreção nasal profusa, acrescentar *Bai Zhi* (*Radix Angelicae dahuricae*), *Xi Xin* (*Herba Asari*) e *Gan Jiang* (*Rhizoma Zingiberis*).
- Se ocorrerem sintomas de Vento-Calor, usar *Ju Hua* (*Flos Chrisanthemi*) e *Chan Tui* (*Periostracum Cicadae*).
- Se houver cefaleia, acrescentar *Ju Hua* (*Flos Chrysanthemi*), *Ge Gen* (*Radix Puerariae*) e *Man Jing Zi* (*Fructus Viticis*).
- Se houver transpiração, empregar *Gui Zhi Tang* (Decocção de *Ramulus Cinnamomi*).
- Se houver deficiência de Baço e Fleuma, acrescentar *Bai Zhu* (*Rhizoma Atractylodis macrocephalae*), *Fu Ling* (*Poria*) e *Ban Xia* (*Rhizoma Pinelliae preparatum*).

Remédio dos Três Tesouros

Na rinite alérgica perene, trato Raiz e Manifestação simultaneamente. Para tratar a Raiz, prescrevo Fitoterápico Sentinela (Fitoterápico Sentinela-*Yang* para aqueles com propensão à deficiência de *Yang* e Herbário Sentinela-*Yin* para aqueles com propensão à deficiência de *Yin*).

Para tratar Manifestação, prescrevo Tela de Jade. Em geral, quando utilizo os dois remédios, recomendo ao paciente que os tome em horários diferentes do dia. Assim, se estivesse utilizando Fitoterápico Sentinela-*Yang*, prescrevo-o para ser tomado pela manhã e a Tela de Jade, pela tarde. Se estivesse utilizando Fitoterápico Sentinela-*Yin*, prescrevo-o para ser tomado à tarde e Tela de Jade, pela manhã.

Resumo

Tratamento Simultâneo de Manifestação e da Raiz

Pontos

- B-13 (*Feishu*), DU-12 (*Shenzhu*), REN-12 (*Zhongwan*), E-36 (*Zusanli*), P-7 (*Lieque*), P-9 (*Taiyuan*), com método de tonificação, para tonificar o sistema do *Qi* Defensivo do Pulmão. IG-4 (*Hegu*), IG-20 (*Yingxiang*), *Bitong*, DU-23 (*Shangxing*), com método neutro, para expelir Vento do nariz. Todos os outros pontos do Rim e do Vaso Governador indicados anteriormente para o tratamento da Raiz da rinite sazonal

Fitoterapia

Prescrição
- YU PING FENG SAN – Pó do Para-brisa de Jade

Prescrição
- SHEN SU YIN – Decocção de *Ginseng-Perilla*

Prescrição
- REN SHEN BAI DU SAN – Pó de *Ginseng* para Expelir Veneno

Prescrição
- JIA JIAN YU ZHU TANG – Variação da Decocção de *Polygonatum*

Prescrição
- WU JI SAN – Pó das Cinco Acumulações

Prescrição
- GUI ZHI REN SHEN TANG – Decocção de *Ramulus Cinnamomi-Ginseng*

Prescrição
- MA HUANG FU ZI XI XIN TANG – Decocção de *Ephedra--Aconitum-Asarum*

Prescrição
- ZAI ZAO SAN – Pó da Renovação

Prescrição
- YI DU YANG YUAN TANG – Decocção para Beneficiar Vaso Governador e Nutrir *Qi* Original

Remédios dos Três Tesouros
- Fitoterápico Sentinela e Tela de Jade

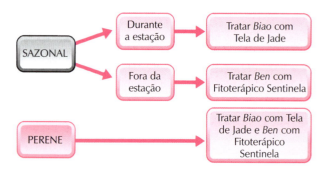

Figura 6.5 – Protocolo para tratamento de rinite alérgica com remédios dos Três Tesouros.

A Figura 6.5 resume o protocolo para uso dos remédios dos Três Tesouros para tratar rinite alérgica.

Literatura Chinesa Moderna

Chinese Acupuncture and Moxibustion (Zhong Guo Zhen Jiu), v. 18, n. 9, 1998, p. 533

"Treatment of 36 Cases of Rhinitis Perennial Allergic with Scarring Moxibustion" *de Wei Xia Ri*

Dr. Wei tratou 51 casos de rinite alérgica perene, dos quais o grupo de tratamento composto por 36 pacientes foi tratado com moxabustão direta com cicatriz e o grupo-controle composto por 15 pacientes foi tratado com fitoterapia. Para o grupo de tratamento, ele usou quatro grupos de pontos:

- DU-14 (*Dazhui*), DU-23 (*Shangxing*), Naohu.
- B-13 (*Feishu*), B-20 (*Pishu*).
- REN-4 (*Guanyuan*), DU-4 (*Mingmen*).
- B-58 (*Feiyang*), B-67 (*Zhiyin*).

Cada grupo foi tratado com os pontos citados em sucessão e intervalos de quatro dias. Os pacientes do grupo-controle foram tratados com a fórmula *Xiao Qing Long Tang* (Decocção do Pequeno Dragão Verde).

Os resultados foram apresentados na Tabela 6.1.

Chinese Acupuncture and Moxibustion (Zhong Guo Zhen Jiu), v. 18, n. 8, 1998, p. 453

"Clinical Study on Bleeding Therapy for 31 Cases of Allergic Rhinitis" *de Chen Yong Hong*

Este estudo comparou o efeito da terapia por sangramento sobre o soro IgE em pacientes com rinite alérgica comparados a um grupo-controle que fez uso de fitoterapia chinesa, um grupo-controle de placebo e um grupo-controle saudável.

A terapia por sangramento foi aplicada a IG-20 (*Yingxiang*), *Bitong*, *Yintang*, IG-4 (*Hegu*) e IG-11 (*Quchi*).

Os resultados mostraram que o sangramento dos pontos de acupuntura reduziu níveis de IgE no soro.

Chinese Acupuncture and Moxibustion (Zhong Guo Zhen Jiu), v. 18, n. 8, 1998, p. 477

"Clinical Observation on the Treatment of 152 Cases of Allergic Rhinitis with Application of Herbal Paste on Acupuncture Points" *de Wang Jia Tai*

Esse estudo tratou 188 pacientes que sofriam de rinite alérgica, 152 pacientes no grupo de tratamento e 36 no grupo-controle. O grupo de tratamento recebeu acupuntura (com a aplicação de pasta fitoterápica nos pontos de acupuntura) e o grupo-controle recebeu anti-histamínico.

No grupo de tratamento, havia 66 homens e 86 mulheres; o paciente mais jovem tinha três anos de idade e o mais velho, 72. A duração mais curta da doença era de uma semana e a mais longa, de 26 anos.

Foram utilizadas duas pastas fitoterápicas, uma para tratar padrões de Frio e outra para tratar padrões de Calor. A pasta para padrões de Frio consistia em *Bai Jie Zi* (*Semen Sinapis albae*), *Xi Xin* (*Herba Asari*), *Yan Hu Suo* (*Rhizoma Corydalis*) e *Rou Gui* (*Cortex Cinnamomi*). A pasta para o grupo com padrão de Calor consistia em *Xu Chang Qing* (*Radix Cynachi paniculati*), *Xin Yi Hua* (*Flos Magnoliae*), *Cang Er Zi* (*Fructus Xanthii*), *Chen Xiang* (*Lignum Aquilariae resinatum*) e *Huang Qin* (*Radix Scutellariae*).

Os pontos para os quais a pasta foi aplicada estão no abdômen, e eles são encontrados desenhando um círculo imaginário com seu centro no umbigo e um raio de 5cm. Há quatro pontos ao Norte, Sul, Leste e Oeste e mais quatro em Noroeste, Nordeste, Sudeste e Sudoeste. A pasta foi deixada no lugar durante 24h, se a pele do paciente não mostrar reação alérgica; caso o paciente

Tabela 6.1

Grupo	Nº	Cura	Resultado marcado	Alguns resultados	Nenhum resultado
Moxabustão	36	19 (52,8%)	6 (16,7%)	8 (22,2%)	3 (8,3%)
Controle	15	3 (20%)	4 (26,7%)	3 (20%)	5 (33,3%)

Tabela 6.2

Grupo	Nº	Resultado marcado	Alguns resultados	Nenhum resultado	Porcentagem
Tratamento	152	121 (79,6%)	21 (13,8%)	10 (6,6%)	93,4
Controle	36	8 (22,2%)	24 (66,7%)	4 (11,1%)	88,9

apresentar reação alérgica, foi deixada no lugar durante 8h. Esse procedimento foi realizado uma vez a cada 10 dias, no total de três vezes.

Os pontos B-13 (*Feishu*), B-15 (*Xinshu*) e B-17 (*Geshu*) foram inseridos com agulhas antes da aplicação da pasta. Os resultados foram apresentados na Tabela 6.2.

Chinese Acupuncture and Moxibustion (Zhong Guo Zhen Jiu*), v. 18, n. 12, 1998, p. 739*

"Clinical Observation on Treatment of 52 Cases Allergic Rhinitis with Acupuncture" *do Acupuncture Department of Zhejiang Province Hospital*

Cinquenta e dois pacientes que sofriam de rinite alérgica foram tratados com acupuntura. Havia 29 homens e 23 mulheres; o paciente mais jovem tinha 11 anos de idade e o mais velho, 59.

Os principais pontos utilizados foram IG-20 (*Yingxiang*), *Yintang*, IG-4 (*Hegu*) e E-36 (*Zusanli*). Outros pontos foram selecionados de acordo com os padrões.

- Vento-Frio: B-12 (*Fengmen*), VB-20 (*Fengchi*).
- Deficiência de Baço: B-13 (*Feishu*) e B-20 (*Pishu*).
- Deficiência de Rim: B-23 (*Shenshu*), DU-23 (*Shangxing*).

Os autores relatam que 41 pacientes (78,8%) mostraram melhora marcada, 9 (17,3%) relataram alguma melhora e 2 (3,9%) obtiveram nenhuma melhora.

Experiências Clínicas

Acupuntura

A Double-Blind, Randomized, Placebo-controlled Trial of Acupuncture for the Treatment of Childhood Persistent Allergic Rhinitis

Paediatrics, 2004, Novembro, v. 5, n. 114, p. 1242-1247.
Ng DK, Chow PY, Ming SP, Hong SH, Lau S, Tse D, Kwong WK, Wong MF, Wong WH, Fu YM, Kwok KL, Li H, Ho JC.
Department of Paediatrics, Kwong Wah Hospital, Kowloon, Hong Kong.

Objetivo

Comparar acupuntura ativa (verdadeira) com acupuntura falsa para o tratamento de rinite alérgica persistente entre crianças.

Método

Indivíduos com rinite alérgica persistente foram recrutados da clínica externa de pacientes de pediatria. Eles foram randomizados para receber acupuntura ativa ou acupuntura falsa. As principais medidas de resultado incluíram: registro diário da rinite, dias livres de sintoma, medida de escala visual analógica para efeitos imediatos de acupuntura, medida diária de auxílio por medicamento, contagem de eosinófilo do sangue, nível de IgE do soro, contagem de eosinófilo nasal, preferências dos pacientes e dos pais para modalidades de tratamento e efeitos adversos. Oitenta e cinco pacientes da clínica externa de pacientes de pediatria foram recrutados no Hospital Kwong Wah, em Hong Kong. Treze pacientes desistiram antes da randomização, 35 pacientes (idade média de 11,7 ± 3,2 anos) foram randomizados para receber acupuntura ativa durante oito semanas, e 37 pacientes (idade média de 11 ± 3,8 anos) foi randomizados para receber acupuntura falsa durante oito semanas. A acupuntura foi executada duas vezes por semana para ambos os grupos. Tanto os pediatras como os pacientes avaliados não sabiam o que estavam recebendo.

Resultados

Durante o tratamento e os períodos de acompanhamento houve marca de rinite diária significativamente mais baixa e mais dias livres de sintoma para o grupo que recebeu acupuntura ativa. As medidas de escala visual analógica para melhora imediata após a acupuntura também foram significativamente melhores para o grupo de acupuntura ativa. Não houve diferença significativa nas seguintes medidas de resultado entre os grupos de acupunturas ativa e falsa: medida diária de auxílio por medicamento, contagem de eosinófilo do sangue, nível de IgE do soro e contagem de eosinófilo nasal, com exceção dos níveis de IgE antes de e dois meses depois da acupuntura no grupo de acupuntura falsa. Nenhum efeito adverso grave foi encontrado. Entorpecimento, cefaleia e tontura foram averiguadas tanto no grupo da acupuntura ativa como na falsa, sem diferença na incidência, e os efeitos foram autolimitantes.

Conclusão

Esse estudo mostrou que a acupuntura ativa foi mais efetiva que a acupuntura falsa na diminuição das medidas dos sintomas para rinite alérgica persistente e aumentou os dias livres de sintoma. Não foi identificado efeito adverso grave. É importante um amplo estudo para confirmar a segurança da acupuntura para crianças.

Study on Cytocines IL-2, IL-6, IL-10 in Patients of Chronic Allergic Rhinitis Treated with Acupuncture

Journal of Traditional Chinese Medicine, 2002, Junho, v. 22, n. 2, p. 104-111.

Petti FB, Liguori A, Ippoliti F.

Paracelso Institute, Body Corporate of Italian Ministry of Heath, Chair of Social Medicine, School of Medicine, La Sapienza University, Roma, Itália.

Objetivo

Observar a concentração plasmática de interleucinas (IL-) 6, 10 e 2 em pacientes que sofrem de rinite alérgica crônica antes e depois de terapia de acupuntura.

Método

Os níveis de citocina foram determinados antes e depois do tratamento em 30 voluntários saudáveis (grupo A) e 90 pacientes com rinite alérgica crônica (grupo B) com nível plasmático aumentado de IL-10. O grupo B foi dividido em três subgrupos: 30 pacientes foram tratados com acupuntura verdadeira (grupo B1); 30 pacientes, com acupuntura falsa (grupo B2); e 30 pacientes não foram tratados (grupo B3).

Resultados

Os indivíduos alérgicos do grupo B1, comparados com o grupo-controle, mostraram uma redução significativa de IL-10 após tratamento específico com acupuntura. Por outro lado, naqueles pacientes tratados com acupuntura falsa (grupo B2) e nos pacientes não tratados (grupo B3), o valores de IL-10 permaneceram altos e inalterados. Houve mudança estatisticamente significativa nos valores de IL-2 24h depois da acupuntura verdadeira (grupos A e B1); porém, os valores permaneceram dentro dos limites normais. O valor de IL-6 não mudou depois da terapia.

Conclusão

O tratamento por acupuntura pode reduzir o nível plasmático de IL-10 na rinite alérgica crônica.

The Effect of Acupuncture on Allergic Rhinitis: a Randomized Controlled Clinical Trial

American Journal of Chinese Medicine, 2004, v. 32, n. 1, p. 105-115.

Magnusson AL, Svensson RE, Leirvik C, Gunnarsson RK.

Bollebygd's Primary Health Care Centre, Bollebygd, Suécia.

Objetivo

Avaliar o efeito da acupuntura na rinite alérgica.

Método

Esse estudo comparou acupuntura verdadeira contra acupuntura falsa em 40 pacientes consecutivos com história de rinite alérgica e reação cutânea positiva. Os pacientes foram randomizados e avaliados antes do tratamento e, então, reavaliados após 12 meses. Para comparar o efeito de tratamento foram utilizados os seguintes critérios: melhora nos sintomas com escala visual analógica, redução nos teste de reação cutânea e níveis de IgE específica.

Resultados

Foi observada maior redução em níveis de IgE específica (P = 0,019; 0,039) e reação cutânea (P = 0,004) para o alérgeno flor-de-diana no grupo que recebeu acupuntura ativa (verdadeira) comparado com o grupo que recebeu acupuntura falsa. Porém, esse achado poderia ser considerado um artefato. Não foi observada nenhuma diferença nos sintomas clínicos entre acupunturas ativa e falsa.

Conclusão

978-85-7241-817-1

O efeito da acupuntura na rinite alérgica deve posteriormente ser avaliado em estudos randomizados adicionais.

Effect of Acupuncture in the Treatment of Seasonal Allergic Rhinitis: a Randomized Controlled Clinical Trial

American Journal of Chinese Medicine, 2002, v. 30, n. 1, p. 1-11.

Xue CC, R English, Zhang JJ, Da Costa C, Li CG.

The Chinese Medicine Unity, RMIT University, Victoria, Austrália.

Objetivo

Avaliar eficácia e segurança da acupuntura no tratamento de rinite alérgica sazonal.

Método

Foi adotada uma experiência clínica bifásica cruzada monocega. Trinta indivíduos foram randomizados aleatoriamente em dois grupos com respectivamente 17 e 13 indivíduos. Eles foram tratados por acupuntura verdadeira e falsa, três vezes por semana, durante quatro semanas sucessivas, e foi feito um tratamento cruzado durante as quatro semanas posteriores sem um período limitado. A administração do tratamento de acupuntura verdadeira foi guiada por uma diferenciação de síndrome de acordo com teoria da medicina chinesa. Os indivíduos foram avaliados por vários critérios antes, durante e depois dos tratamentos. As avaliações do resultado incluíram medidas de sintomas subjetivos utilizando escala de cinco pontos, diminuição de medicamento e registros dos efeitos adversos. Vinte e seis indivíduos completaram o estudo.

Resultados

Houve melhora significativa na escala de cinco pontos (sintomas nasais e não nasais) no grupo de acupuntura verdadeira comparado com o grupo de acupuntura falsa. Nenhuma diferença significativa foi observada na diminuição de contagem de medicamento entre o grupo de tratamento de acupuntura verdadeira e o grupo de tratamento de acupuntura falsa. Nenhum efeito colateral foi observado em ambos os grupos.

Conclusão

Os resultados indicam que a acupuntura é um tratamento alternativo eficaz e seguro para o controle da rinite alérgica sazonal.

Acupuntura e Fitoterapia

Acupuncture and Chinese Herbal Medicine in the Treatment of Patients with Seasonal Allergic Rhinitis: a Randomized Controlled Clinical Trial

Allergy, 2004, Setembro, v. 59, n. 9, p. 953-960.

Brinkhaus B, Hummelsberger J, Kohnen R, Seufert J, Hempen CH, Leonhardy H, Nogel R, Joos S, Hahn E, Schuppan D.

Department of Medicine I, Friedrich-Alexander University of Erlagen-Nuremberg, Erlangen, Alemanha.

Objetivo

O objetivo desse estudo foi o de determinar se terapia tradicional chinesa é eficaz em pacientes que sofrem de rinite alérgica sazonal.

Método

Cinquenta e dois pacientes com idades entre 20 e 58 anos com sintomas típicos de rinite alérgica sazonal foram escolhidos aleatoriamente e de maneira cega:

- Um grupo de tratamento ativo recebeu um tratamento semipadronizado de acupuntura e fitoterapia.
- Um grupo-controle recebeu acupuntura aplicada em pontos que não pertencem ao sistema de acupuntura, além de fórmula fitoterápica chinesa não específica.

Todos os pacientes receberam tratamento de acupuntura, uma vez por semana, e a fórmula fitoterápica chinesa respectiva, sob a forma de decocção, três vezes por dia, por um total de seis semanas. As avaliações foram feitas antes, durante e uma semana depois do tratamento. A mudança na gravidade dos sintomas da febre do feno foi o resultado primário medido em escala visual analógica.

Cada paciente recebeu um total de seis sessões de acupuntura, uma vez por semana. Fitoterapia chinesa foi tomada três vezes por dia, por um período de seis semanas. O protocolo usado é mostrado na Tabela 6.3.

Resultados

Comparado com pacientes do grupo-controle, os pacientes do grupo de tratamento ativo mostraram um melhora significativa depois do tratamento na escala visual analógica e no Questionário de Qualidade de Vida na Rinite. A melhora na Avaliação Global da Escala de Mudança foi notável em 85% dos participantes do grupo de tratamento ativo contra 40% dos pacientes do grupo-controle. Nenhuma diferença entre os dois grupos pôde ser detectada com o Questionário de Sintoma da Rinite Alérgica. Os dois tratamentos foram bem-tolerados.

Conclusão

Os resultados deste estudo sugerem que a terapia chinesa tradicional pode ser uma opção de tratamento eficaz e segura para pacientes com rinite alérgica sazonal.

978-85-7241-817-1

Fitoterapia

The Chinese Herbal Formulation Bi Min in Management of Perennial Allergic Rhinitis: a Randomized Double-blind Placebo-controlled, 12 Weeks Clinical Trial

Annals of Allergy, Asthma and Immunology, 2002, Maio, v. 88, n. 5, p. 478-487.

Hu G, Walls RS, Bass D, Ramon B, Grayson D, Jones M, Gebski V.

Department of Medicine, University of Sydney, Austrália.

Objetivo

O objetivo deste estudo era testar os efeitos da formulação fitoterápica chinesa *Bi Min* em pacientes com rinite alérgica perene de moderada a grave.

Método

Em uma experiência clínica randomizada, duplo-cega, controlada por placebo, foram randomizados 58 pacientes para receber cápsulas de *Bi Min* (n = 26) ou placebo (n = 32) em doses de cinco cápsulas, duas vezes por dia,

Tabela 6.3 – Protocolo para estudo sobre rinite alérgica

	Pontos	Fórmula fitoterápica
Todos os pacientes	IG-4 (*Hegu*), IG-20 (*Yingxiang*). VB-20 (*Fengchi*), P-7 (*Lieque*), F-3 (*Taichong*)	*Jing Jie* (Herba Schizonepetae), *Ju Hua* (Flos Chrysanthemi), *Jue Ming Zi* (Semen Cassiae), *Che Qian Zi* (Semen Plantaginis), *Bai Ji Li* (Fructus Tribuli)
Vento-Calor no Pulmão	IG-11 (*Quchi*)	*Bo He* (Herba Menthae haplocalycis), *Sang Ye* (Folium Mori), *Fu Ping* (Herba Spirodelae), *Bai Shao* (Radix Paeoniae alba)
Calor do Fígado e Fogo do Fígado	IG-11 (*Quchi*), VB-37 (*Guangming*), VB-42 (*Diwuhui*), TA-5 (*Waiguan*)	*Lian Qiao* (Fructus Forsythiae), *Shan Zhi Zi* (Fructus Gardeniae), *Chi Shao* (Radix Paeoniae rubra), *Sheng Di Huang* (Radix Rehmanniae)
Deficiência do *Yin* do Pulmão	P-5 (*Chize*)	*Mai Men Dong* (Radix Ophiopogonis), *Bei Sha Shen* (Radix Glehniae)
Frio no Pulmão	B-12 (*Fengmen*), B-13 (*Feishu*)	*Xi Xin* (Herba Asari), *Bai Zhi* (Radix Angelicae dahuricae)
Deficiência do *Qi* do Baço	E-36 (*Zusanli*), TA-6 (*Zhigou*), P-9 (*Taiyuan*), Yintang	*Huang Qi* (Radix Astragali), *Fu Ling* (Poria), *Dang Shen* (Radix Codonopsis), *Bai Zhu* (Rhizoma Atractylodis macrocephalae), *Gan Cao* (Radix Glycyrrhizae uralensis)

B = Bexiga; E = Estômago; F = Fígado; IG = Intestino Grosso; P = Pulmão; TA = Triplo Aquecedor; VB = Vesícula Biliar.

durante 12 semanas. Os principais resultados foram avaliados pelas mudanças nos sintomas diários, medidas de qualidade de vida, avaliações da melhoria dos pacientes na escala visual analógica e avaliação global dos médicos. Em todos os pacientes foi medido o soro total IgE sem o conhecimento de a qual grupo eles pertenciam. Depois de um ano, executou-se um estudo randomizado, duplo-cego, de resposta à dose, com 22 pacientes que previamente tinham recebido placebo.

Resultado

Os resultados das experiências avaliadas pelos quatro instrumentos mostraram melhoria estatisticamente significativa em alguns dos sintomas de rinite alérgica, ao passo que outros mostraram tendência positiva que não alcançou significação estatística. Um acompanhamento de um ano após a conclusão da experiência sugeriu que o benefício do tratamento persistiu. Um estudo-piloto de resposta à dose mostrou que tanto a metade como a potência completa eram efetivas. Soro total IgE ficou reduzido depois do tratamento fitoterápico.

Conclusão

Os resultados sugerem que a formulação de *Bi Min* é efetiva no tratamento de rinite alérgica perene. Seu modo de ação é desconhecido.

Clinical and Experimental Study for Allergic Rhinitis with Treatment of Bi Min Kang Mixture

Chinese Journal of Integrated Traditional and Western Medicine, 1997, Fevereiro, v. 17, n. 2, p. 70-72.
Bao L. Sun QW, Hu L.

Objetivo

Observar a eficácia de *Bi Min Kang* no tratamento da rinite alérgica.

Método

Cento e sessenta e quatro casos de rinite alérgica foram tratados com o medicamento chinês mistura de *Bi Min Kang*, o qual consiste principalmente da erva popular de Kazak, *Artemisia rupestris L.* Cinquenta e dois casos de rinite alérgica foram tratados como grupo-controle com o medicamento registrado *Bi Yan Kang*.

Resultados

As taxas efetivas totais em ambos os grupos foram respectivamente 93,9% e 69,2%. Depois de interromper os medicamentos, as taxas de recorrência foram de 46,8% e 87,1%). Em resumo, *Bi Min Kang* foi melhor que *Bi Yan Kang* em curto ou longo prazo de efetividade. O estudo farmacológico demonstrou que *Bi Min Kang* desempenha papel significativo em resistir à histamina, inibindo reação alérgica tipo 1 e estabilizando a membrana celular dos mastócitos.

Conclusão

A mistura *Bi Min Kang* é uma droga eficaz no tratamento da rinite alérgica.

Decreased Serum IgE Level, Decreased IFN-gama and IL-5, But Increased IL-10 Production, and Suppressed Ciclooxygenase 2 mRNA Expression in Patients with Perennial Allergic Rhinitis after Treatment with a New Mixed Formula of Chinese Herbs

International Immunopharmacology, 2001, Junho, v. l, n. 6, p. 1173-1182.
Yang SH, Hong CY, Yu CL.
Institute of Clinical Medicine, National Yang-Ming University School of Medicine, Taipei, Taiwan.

Objetivo

Avaliar os efeitos de ervas chinesas em pacientes com rinite alérgica perene.

Método

Uma nova fórmula de ervas Chinesas misturadas contendo *Xin Yi San* (Pó de Magnólia) mais *Xiao Qing Long Tang* (Decocção do Pequeno Dragão Verde) mais *Xiang Sha Liu Jun Zi Tang* (Decocção dos Seis Cavalheiros de Aucklandia-Amomum), no peso de 9 mais 3 mais 3g/dia, foi prescrita para o tratamento de pacientes com rinite alérgica perene durante três meses. Os pacientes foram classificados em grupos de IgE altos e baixos, de acordo com o título do soro IgE total (> 200KIU/L no IgE alto e < 200KIU/L no IgE baixo) e a presença de IgE específico de ácaros da poeira doméstica.

Resultados

A contagem sintomática nasal no grupo de IgE alto foi significativamente melhorada de $7,19 \pm 0,18$ antes do tratamento para $2,67 \pm 0,37$ depois do tratamento. Além disso, os níveis de IgE específica do soro total e de ácaros de poeira doméstica também diminuíram após o tratamento. Para elucidar o mecanismo de funcionamento da fórmula misturada, a produção de citocinas T_H1 (interferon-γ) e T_H2 (IL-4, IL-5, IL-10 e IL-13) pelas células mononucleares induzidas por fitoemaglutinina (2×106 células/mL) e a expressão de cicloxigenase tipo 2 (COX-2) do ácido ribonucleico mensageiro (mRNA, *messenger ribonucleic acid*) nos leucócitos polimorfonucleares (PMN) induzidos por lipopolissacarídeos (LPS) ou IL-13 foi comparada antes e depois de três meses de tratamento. Observou-se que o tratamento com a fórmula misturada aumentou significativamente a IL-10, mas diminuiu a produção de interferon-γ e IL-5 pelas células mononucleares induzidas por fitoemaglutinina. A produção de IL-5 também ficou diminuída pelo linfócito induzido por fitoemaglutinina. Além disso, a expressão de COX-2 mRNA nos PMN induzidos foi suprimido significativamente após de tratamento.

Conclusão

Esses resultados sugerem que o tratamento da nova fórmula misturada é benéfico aos pacientes com rinite alérgica perene por modular a função de linfócitos e neutrófilos.

Treatment for Seasonal Allergic Rhinitis with Chinese Herbal Medicine: a Randomized Placebo Controlled Trial

Alternative Terapies Health Medicine, 2003, Setembro-Outubro, v. 9, n. 5, p. 80-87.

Xue CC, Thien FC, Zhang JJ, Da Costa C, Li CG.

RMIT Chinese Medicine Research Group, RMIT University, Bundoora West Campus, Bundoora, Austrália.

Objetivo

Avaliar a eficácia de formulação fitoterápica chinesa no tratamento de rinite alérgica sazonal.

Método

Uma experiência randomizada, duplo-cega e controlada por placebo foi adotada na RMIT Chinese Medicine Clinic. Fizeram parte da experiência cinquenta e cinco pacientes com rinite alérgica sazonal (ativos 28, placebo 27), Uma cápsula de extrato de fitoterapia chinesa contendo 18 ervas ou um placebo foi administrado diariamente durante oito semanas. A medida preliminar da eficácia foi uma mudança na gravidade dos sintomas nasais e não nasais usando uma escala de medidas de cinco pontos para os pacientes e para o médico. A medida secundária foi a mudança na contagem no campo de medidas no Questionário de Qualidade de Vida em Rinoconjuntivite e Rinite (RRQLQ, *Rhinoconjunctivitis and Rhinitis Quality of Life Questionnaire*) avaliado pelos pacientes.

Resultados

Quarenta e nove pacientes completaram o estudo (ativos 24, placebo 25). Depois de oito semanas, a gravidade dos sintomas nasais e não-nasais foi significativamente menor no grupo de tratamento ativo do que no grupo-controle para as medidas feitas pelos pacientes e pelo médico. As contagens RRQLQ de comparação do grupo de tratamento ativo e do grupo-placebo também indicaram efeitos benéficos significantes no tratamento. Intenção para tratar análises de itens categóricos mostrou que taxas de melhora moderada eram de 60,7% e 29,6% para o grupo ativo e o grupo-placebo, respectivamente. Onze pacientes informaram eventos adversos moderados, incluindo uma desistência.

Conclusão

Essa formulação de fitoterapia chinesa parece oferecer alívio sintomático e melhora da qualidade de vida para alguns pacientes com rinite alérgica sazonal.

Casos Clínicos

Casos Clínicos

Uma mulher de 33 anos de idade sofria de rinite alérgica desde seus 18 anos. Apresentava espirros e corrimento nasal (secreção branca e aquosa) quando entrava em contato com poeira, gatos e cachorros. Também espirrava e "ficava com a pele coberta por lesões pigmentadas" ao beber chá, café, vinho, bebidas alcoólicas ou ingerir certos alimentos (como queijo, manteiga, chocolate, gorduras e temperos),

Sofria de micção frequente e, algumas vezes, apresentava urgência urinária. A paciente descrevia tais sintomas como "cistite", porém não apresentava queimação e a urina era de coloração pálida. Esses sintomas haviam se iniciado há apenas alguns meses.

Ela também sofria de dor nas costas há seis anos.

O pulso apresentava-se Fraco e Profundo, e as duas posições Posteriores estavam Fracas. A língua estava Pálida e ligeiramente azulada, com marcas de dentes e revestimento amarelo na raiz.

Diagnóstico   Rinite perene resultante de deficiência dos sistemas do *Qi* Defensivo do Pulmão e do Rim, particularmente do Rim e especificamente do *Yang* do Rim (daí decorrem dor nas costas, micção frequente e urgente e língua Pálida azulada). O fato de a paciente também espirrar mediante consumo de determinados alimentos indica que havia algum Calor no Intestino Grosso (daí decorre o revestimento amarelo na raiz da língua).

Obviamente, ela apresentava deficiência dos sistemas do *Qi* Defensivo do Pulmão e do Rim desde o nascimento; dor nas costas e micção frequente apareceram mais tarde com o declínio fisiológico do *Qi* do Rim.

Tratamento   Pelo fato de se tratar de rinite perene, deve-se tratar Raiz e Manifestação simultaneamente com uma fórmula que tonifique o *Yang* do Rim. Entretanto, essa paciente foi tratada principalmente com acupuntura, empregando-se:

- P-7 (*Lieque*) e R-6 (*Zhaohai*) para abrir o Vaso Concepção (*Ren Mai*) e para tonificar Pulmão e Rim.
- E-36 (*Zusanli*) e BP-6 (*Sanyinjiao*) para tonificar o *Qi* em geral.
- B-23 (*Shenshu*), R-7 (*Fuliu*), REN-4 (*Guanyuan*) e R-16 (*Huangshu*) para tonificar *Yang* do Rim e Essência do Rim.
- B-13 (*Feishu*) e DU-12 (*Shenzhu*) para tonificar o sistema do *Qi* Defensivo do Pulmão.
- BP-9 (*Yinlingquan*) e B-25 (*Dachangshu*) para remover Calor do Intestino Grosso.
- DU-23 (*Shangxing*) e IG-20 (*Yingxiang*) para expelir Vento do nariz.

Adicionalmente, foi prescrito à paciente o remédio patenteado *Quan Lu Wan* (Pílula do Cervo Inteiro). A combinação da acupuntura e esse remédio patenteado proporcionou-lhe uma cura completa.

Caso Clínico

Uma mulher de 25 anos de idade sofria de febre do feno (rinite alérgica sazonal) há tanto tempo que não conseguia mais se lembrar do início. Durante a estação de verão, apresentava espirros e pruridos nos olhos e na garganta.

Sofria também de eczema nas laterais do nariz e sobre o queixo. As erupções eram inicialmente do tipo pápula (manchas vermelhas) e, então, após algumas semanas tornavam-se secas e descamadas. As manchas eram vermelhas, acompanhadas por prurido e tornavam-se piores mediante exposição ao sol.

O pulso apresentava-se apenas ligeiramente Fraco e, na posição Posterior esquerda, estava ainda mais fraco. A língua apresentava uma coloração normal com revestimento levemente pegajoso.

Diagnóstico Rinite sazonal proveniente da deficiência dos sistemas do *Qi* Defensivo do Pulmão e do Rim. Eczema proveniente da mesma causa.

Tratamento O objetivo do tratamento consistia em tonificar os sistemas do *Qi* Defensivo do Pulmão e do Rim e remover Vento-Calor do sistema do *Qi* Defensivo do Pulmão (pele), A fórmula escolhida foi uma variação de *Yi Du Yang Yuan Tang* (Decocção para Beneficiar Vaso Governador [*Du Mai*] e Nutrir *Qi* Original):

- *Gui Ban* (*Plastrum Testudinis*): 15g.
- *Shu Di Huang* (*Radix Rehmanniae preparata*): 9g.
- *Bu Gu Zhi* (*Fructus Psoralelae*): 6g.
- *Lu Jiao Jiao* (*Gelatinum Cornu Cervi*): 4g.
- *Wu Wei Zi* (*Fructus Schisandrae*): 3g.
- *Zhi Mu* (*Radix Anemarrhenae*): 3g.
- *Fang Feng* (*Radix Saposhnikoviae*): 4g.
- *Chan Tui* (*Periostracum Cicadae*): 4g.
- *Bai Xian Pi* (*Cortex Dictamni*): 6g.

Explicação
- *Gui Ban* e *Shu Di Huang* nutrem Essência do Rim e fortalecem Vaso Concepção (*Ren Mai*).
- *Bu Gu Zhi* e *Lu Jiao Jiao* tonificam o sistema do *Qi* Defensivo do Rim e fortalecem o Vaso Governador (*Du Mai*).
- *Wu Wei Zi* tonifica o sistema do *Qi* Defensivo do Pulmão.
- *Zhi Mu* remove Calor.
- *Fang Feng*, *Chan Tui* e *Bai Xian Pi* removem Vento-Calor da pele.

Essa fórmula acompanhada por subsequentes variações proporcionou considerável melhora do quadro em seis meses.

Caso Clínico

Um homem de 44 anos de idade sofria de rinite sazonal desde os 22 anos. As principais manifestações eram espirros, sensibilidade nos olhos, corrimento nasal com secreção branca e aquosa (exceto pela manhã, quando a secreção apresentava-se amarela e espessa).

O pulso apresentava-se apenas ligeiramente Fraco e, na posição Posterior esquerda, ele era mais fraco. A língua estava Pálida e Inchada.

Diagnóstico Rinite sazonal resultante de deficiência dos sistemas do *Qi* Defensivo do Pulmão e do Rim. A língua Pálida e Inchada também indica deficiência do *Yang* do Baço, a qual frequentemente ocorre nos casos de pacientes com mais de 40 anos. A secreção amarela e pegajosa pela manhã indica que os seios paranasais foram afetados em decorrência do inchaço da mucosa nasal, que impede a drenagem adequada.

Tratamento O objetivo principal (fora da estação) consiste em tonificar os sistemas do *Qi* Defensivo do Pulmão e do Rim e o *Yang* do Baço. A fórmula utilizada foi uma variação de *Yi Du Yang Yuan Tang* (Decocção para Beneficiar Vaso Governador [*Du Mai*] e Nutrir *Qi* Original).

- *Gui Ban* (*Plastrum Testudinis*): 15g.
- *Shu Di Huang* (*Radix Rehmanniae preparata*): 9g.
- *Bu Gu Zhi* (*Fructus Psoraleae*): 6g.
- *Lu Jiao* (*Cornu Cervi*): 9g.
- *Wu Wei Zi* (*Fructus Schisandrae*): 3g.
- *Zhi Mu* (*Radix Anemarrhenae*): 3g.
- *Huang Qi* (*Radix Astragalus*): 9g.
- *Fang Feng* (*Radix Saposhnikoviae*): 4g.
- *Bai Zhu* (*Rhizoma Atractylodis macrocephalae*): 6g.
- *Fu Ling* (*Poria*): 6g.

Explicação
- *Gui Ban* e *Shu Di Huang* nutrem Essência do Rim.
- *Bu Gu Zhi* e *Lu Jiao* tonificam o sistema do *Qi* Defensivo do Rim e fortalecem o Vaso Governador (*Du Mai*).
- *Wu Wei Zi* e *Huang Qi* tonificam o sistema do *Qi* Defensivo do Pulmão.
- *Zhi Mu* remove Calor.
- *Fang Feng* expele Vento do nariz.
- *Bai Zhu* e *Fu Ling* tonificam Baço e drenam Umidade.

Essa fórmula proporcionou melhora do quadro em curto espaço de tempo. O paciente ainda encontra-se em tratamento.

Caso Clínico

Uma mulher de 37 anos de idade sofria de rinite alérgica sazonal (febre do feno) há 11 anos. O problema iniciou-se depois do nascimento de seu primeiro filho. Ela era chinesa e veio de Cingapura para a Inglaterra três anos antes do nascimento de seu primeiro filho. Ela teve um segundo filho dois anos depois do primeiro, e a rinite alérgica melhorava durante a gravidez.

Os sintomas eram os habituais: espirros, corrimento nasal com secreção aquosa, olhos pruriginosos. Ocasionalmente, também se sentia levemente ofegante. Também sofria de dor na região dorsal inferior e tinido.

A língua dela estava Pálida, Inchada e com revestimento pegajoso. O pulso estava Encharcado, isto é, Fraco, mas ligeiramente Deslizante. Apresentava-se particularmente Fraco nas posições do Rim.

Diagnóstico Como explicado anteriormente, relaciono a Raiz da rinite alérgica à deficiência dos sistemas do *Qi* Defensivo do Pulmão e do Rim. Os sintomas de deficiência do *Yang* do Rim são dor na região dorsal inferior, tinido, língua Pálida e pulso Fraco. O início da rinite alérgica após o parto também está relacionado à deficiência do Rim; o fato da rinite também melhorar durante a segunda gravidez confirma essa dedução.

Acho que o Rim não apenas pode ficar mais fraco durante a gravidez, como também mais forte, por isso relaciono à deficiência do Rim tanto a agravação como a melhora dos sintomas durante a gravidez.

No caso dela, entretanto, a rinite alérgica tem uma patologia ligeiramente diferente e mais complexa que as esboçadas neste capítulo. A língua e o pulso também mostravam deficiência de Baço e Fleuma; neste caso, a Fleuma desempenhava um papel na patologia da rinite alérgica. Considero que a mudança de dieta chinesa para uma dieta ocidental quando ela se mudou de Cingapura para a Inglaterra contribuiu para a formação de Fleuma.

Informo esse caso clínico principalmente por seu aspecto interessante de início de rinite alérgica após o parto e melhora durante a gravidez.

É muito prematuro informar qualquer reação, já que o tratamento foi apenas iniciado no momento em que esse capítulo foi escrito.

Notas Finais

1. Guangzhou Army Health Department 1974 Xin Bian Zhong Yi Xue Gai Yao 新编中医学概要 [A New General Outline of Chinese Medicine]. People's Health Publishing House, Beijing, p. 676.
2. 1979 Huang Di Nei Jing Su Wen 黄帝内经素问 [The Yellow Emperor's Classic of Internal Medicine – Simple Question]. People's Health Publishing House, Beijing, p. 150. Primeiramente publicado *c.* 100 a.C.
3. Ibid., p. 355.
4. Wang Luo Zhen 1985 Qi Jing Ba Mai Kao Jiao Zhu 奇经八脉考校注 [A Compilation of the Study of the Eight Extraordinary Vessels]. Shanghai Science Publishing House, Shanghai, p. 89. O *Study of the Eight Extraordinary Vessels* foi escrito por Li Shi Zhen e primeiramente publicado em 1578.
5. Outra associação interessante entre Rim e rinite pode ser observada na utilização de injeção de cortisona no ponto B-12 (*Fengmen*) por alguns médicos chineses, o que apresenta menos efeitos colaterais do que uma administração sistêmica de cortisona. Se considerarmos a cortisona como um tipo de "tônico do Rim", faria sentido injetá-la no ponto B-12, o qual expele Vento e dispersa *Qi* Defensivo no Exterior.
6. A Compilation of the Study of the Eight Extraordinary Vessels, p. 89.

978-85-7241-817-1

Capítulo 7

Sinusite (Pólipos Nasais)

CONTEÚDO DO CAPÍTULO

Sinusite (Pólipos Nasais) 167

Etiologia e Patologia 168
   Invasões Repetidas de Vento 168
   Dieta 169

Identificação de Padrões e Tratamento 169
   Vento-Calor 170
   Calor do Pulmão 171
   Fogo do Fígado e da Vesícula Biliar 171
   Calor-Umidade no Estômago e no Baço 172
   Estagnação de Qi e Sangue 172
   Deficiência do Qi do Baço e do Pulmão 173
   Deficiência do Yin do Fígado e do Rim 174

Literatura Chinesa Moderna 174

Experiência Clínicas 174
   Acupuntura 174

Prognóstico 175

Pólipos Nasais 175

Tratamento pela Medicina Chinesa 176

Calor do Pulmão com Estagnação 176
   Fleuma-Umidade com Estagnação 176
   Deficiência do Qi do Baço e do Pulmão com Fleuma-Umidade 177

Sinusite
Excesso
- Vento-Calor
- Calor do Pulmão
- Fogo do Fígado e da Vesícula Biliar
- Calor-Umidade no Baço e no Estômago
- Estagnação de Qi e Sangue

Deficiência
- Deficiência de Qi do Baço e do Pulmão
- Deficiência de Yin do Fígado e do Rim

Pólipos Nasais
- Calor do Pulmão com estagnação
- Fleuma-Umidade com estagnação
- Deficiência de Qi do Baço e do Pulmão com Fleuma-Umidade

Sinusite (Pólipos Nasais)

Os seios paranasais são cavidades forradas por uma membrana mucosa situada no crânio e por comunicantes com as cavidades nasais. Há quatro pares de seios paranasais: etmoidal, frontal, maxilar e esfenoidal. Os seios frontais e maxilares, especialmente os últimos, são mais propensos à infecção e inflamação. As Figuras 7.1 e 7.2 mostram a localização dos seios frontais e maxilares em relação às cavidades nasais e a Figura 7.3 mostra as áreas em que estão localizados os seios frontais e maxilares para exame clínico.

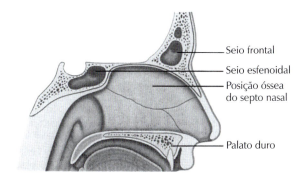

Figura 7.1 – Seios frontal e esfenoidal.

168 Sinusite (Pólipos Nasais)

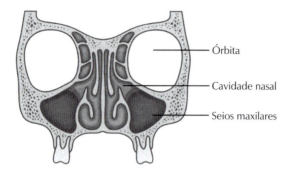

Figura 7.2 – Seios maxilares (corte transversal, visão anterior).

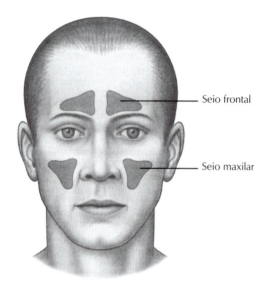

Figura 7.3 – Localização dos seios frontal e maxilar.

A condição de sinusite corresponde amplamente à antiga categoria médica chinesa do *Bi Yuan*, que literalmente significa "nariz empoçado". Como já vimos no capítulo sobre rinite alérgica, a diferenciação e o tratamento do *Bi Yuan* são muitas vezes utilizados para diagnosticar e tratar rinite alérgica, o que é um erro, pois *Bi Yuan* corresponde mais proximamente à sinusite.

Bi Yuan é também denominado algumas vezes *Nao Lou*, que significa "secreção do cérebro", pois a secreção nasal profusa e purulenta era, no passado, considerada proveniente do cérebro. Curiosamente, Hipócrates e seus discípulos também consideravam o humor maligno (da sinusite) como sendo proveniente do cérebro, o qual descia para as cavidades nasais[1]. Somente após 1672, Richard Lower demonstrou em seu livro, *De Catarrhis*, que era anatomicamente impossível o catarro respiratório originar-se no cérebro[2]:

Considerando que geralmente a opinião entre os médicos sábios de toda parte tem persistido, que o catarro... vem do cérebro, devo... esforçar-me para provar o contrário. Os indivíduos pretendem que o fluido coletado nos ventrículos do cérebro exsude para dentro das narinas apenas pela placa cribriforme e ao palato pela glândula pituitária; mas eu provo que a estrutura dessas partes é tal que nada disso é possível.

É interessante observar que, do ponto de vista da medicina chinesa, a suposição de que as secreções nasais originam-se do cérebro é com certeza anatomicamente errada, porém fisiologicamente possível, uma vez que o canal da Vesícula Biliar flui através do cérebro. Na visão da medicina chinesa, o Calor no cérebro afeta o Vaso Governador e flui até nariz e seios paranasais.

Os principais sintomas de sinusite são: secreção nasal amarela e purulenta proveniente das regiões frontal e dorsal do nariz (na garganta), obstrução nasal, cefaleia frontal, dor facial e sensação de atordoamento (entorpecimento) e peso da cabeça. Pode ocorrer sensibilidade local sobre os seios maxilar ou frontal.

A discussão sobre a sinusite será feita de acordo com os seguintes tópicos:

- Sinusite:
  - Etiologia e patologia.
  - Identificação de padrões e tratamento.
  - Literatura chinesa moderna.
  - Experiências clínicas.
  - Prognóstico.
- Pólipos nasais:
  - Tratamento da medicina chinesa.

978-85-7241-817-1

Sinusite

Etiologia e Patologia

Invasões Repetidas de Vento

Invasões repetidas de Vento externo, Vento-Calor ou Vento-Frio (porém, mais frequentemente de Vento-Calor) prejudicam a difusão e a descendência do *Qi* do Pulmão nas vias nasais, de tal forma que os fluidos estagnam no nariz e nos seios paranasais. A estagnação de fluidos por longo período dá origem à Fleuma e ao Calor, que se manifestam por secreção nasal amarela e purulenta.

As invasões repetidas de Vento externo são a principal causa de sinusite, especialmente quando o indivíduo não toma cuidado adequado ou não faz repouso adicional durante tais invasões.

Sob a perspectiva médica ocidental, infecções provenientes de resfriado comum ou por vírus da gripe causam muitas vezes infecções secundárias nos seios paranasais, especialmente nos seios maxilares. Por razões anatômicas, infecção dos seios paranasais apresenta propensão a tornar-se crônica. De fato, as aberturas pelas quais os seios maxilares se comunicam com as cavidades nasais são estreitas e o edema inflamatório da mucosa que os reveste muitas vezes impede a drenagem adequada dos seios paranasais infectados. Como resultado, a resolução da infecção dos seios paranasais é com frequência lenta e incompleta, de tal forma que, quando a próxima infecção virótica proveniente de resfriados comuns ou gripe ocorrer, os seios paranasais já infectados e inflamados serão afetados novamente. Assim, infecções repetidas por resfriado comum ou vírus da gripe irão gerar sinusite crônica.

Dieta

O consumo excessivo de alimentos gordurosos e quentes gerando Fleuma e Calor pode predispor à sinusite. Esses tipos de alimento podem gerar a formação de Calor-Umidade em Estômago e Baço, que pode ser levado para cima, aos seios paranasais, via canal de Estômago.

Entretanto, este pode ser apenas um fator predisponente ao desenvolvimento da sinusite; as invasões repetidas de Vento são a condição necessária.

É importante entender claramente a diferença entre as manifestações clínicas da rinite alérgica e da sinusite. Na rinite alérgica, a secreção nasal é clara, gotejante e profusa. Na sinusite, a secreção nasal é espessa, pegajosa e amarela.

Nota Clínica

- Na rinite alérgica, a secreção nasal é clara, gotejante e profusa. Na sinusite, a secreção nasal é espessa, pegajosa e amarela
- Em alguns casos, a congestão da mucosa nasal que ocorre na rinite alérgica pode impedir a drenagem adequada dos seios paranasais e conduzir à sinusite *secundária*. Se o paciente tem história clara de reação a alérgenos (espirros e corrimento nasal) e a secreção nasal às vezes está clara e gotejante e às vezes espessa e amarela, sabemos que a sinusite é secundária à rinite alérgica

Resumo

Etiologia e Patologia
Invasões Repetidas de Vento
- Invasões repetidas de Vento externo prejudicam a difusão e a descendência do Qi do Pulmão nas vias nasais, de tal forma que os fluidos estagnam no nariz e nos seios paranasais
- Infecções por resfriado comum ou vírus de gripe frequentemente causam infecções secundárias nos seios paranasais, especialmente nos seios maxilares
- Infecções repetidas por resfriado comum ou vírus da gripe gerarão sinusite crônica

Dieta
- Consumo excessivo de alimentos gordurosos e quentes gera Fleuma e Calor

Identificação de Padrões e Tratamento

Os padrões discutidos serão:

- Vento-Calor.
- Calor do Pulmão.
- Fogo do Fígado e da Vesícula Biliar.
- Calor-Umidade do Baço e do Estômago.
- Estagnação de *Qi* e Sangue.
- Deficiência de *Qi* do Baço e do Pulmão.
- Deficiência de *Yin* do Rim e do Fígado.

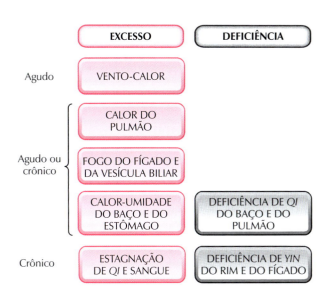

Figura 7.4 – Classificação de padrões de sinusite em excesso/deficiência e agudo/crônico.

É necessário lembrar-se de que os cinco primeiros padrões anteriores são do tipo Excesso, e, para tais casos, as fórmulas utilizadas têm o objetivo de expelir os fatores patogênicos. Entretanto, nos casos crônicos, sempre há deficiência subjacente, especialmente do Baço, a qual precisa ser tratada. Em tais casos, todas as fórmulas indicadas adiante devem ser modificadas com o acréscimo de ervas tônicas de *Qi* do Baço, tais como *Bai Zhu* (*Rhizoma Atractylodis macrocephalae*), *Dang Shen* (*Radix Codonopsis*) ou *Huang Qi* (*Radix Astragali*).

No tratamento com acupuntura, os pontos indicados adiante deverão ser integrados pelo acréscimo de pontos para tonificar o Baço, como E-36 (*Zusanli*) e B-20 (*Pishu*).

Os padrões anteriores devem ser claramente classificados de acordo com as condições de excesso/deficiência e condições agudas/crônicas.

Os padrões de deficiência aparecem apenas nas condições crônicas, ao passo que alguns dos padrões de Excesso podem aparecer nas condições agudas ou crônicas. A classificação dos padrões anteriores de acordo com excesso e deficiência é a seguinte:

Excesso
- Vento-Calor.
- Calor do Pulmão.
- Fogo do Fígado e da Vesícula Biliar.
- Calor-Umidade do Baço e do Estômago.
- Estagnação de *Qi* e Sangue.

Deficiência
- Deficiência de *Qi* do Baço e do Pulmão.
- Deficiência de *Yin* do Rim e do Fígado.

A classificação dos padrões anteriores de acordo com condições aguda e crônica é a seguinte (Fig. 7.4 e Tabela 7.1):

Sinusite (Pólipos Nasais)

Tabela 7.1 – Classificação de padrões de sinusite em excesso/deficiência e agudo/crônico

	Excesso	Deficiência
Agudo	Vento-Calor Calor do Pulmão Fogo do Fígado e da Vesícula Biliar Calor-Umidade do Baço e do Estômago	–
Crônico	Calor do Pulmão Fogo do Fígado e da Vesícula Biliar Calor-Umidade do Baço e do Estômago Estagnação de Qi e de Sangue	Deficiência de Qi do Baço e do Pulmão Deficiência de Yin do Rim e do Fígado

Aguda
- Vento-Calor.
- Calor do Pulmão.
- Fogo do Fígado e da Vesícula Biliar.
- Calor-Umidade no Baço e no Estômago.

Crônica
- Deficiência de Qi do Baço e do Pulmão.
- Deficiência de Yin do Fígado e do Rim.
- Estagnação de Qi e Sangue.

Aguda e crônica
- Calor do Pulmão.
- Fogo do Fígado e da Vesícula Biliar.
- Calor-Umidade do Baço e do Estômago.

Para tratamento, embora não "oficialmente" sejam um dos quatro orifícios da face, os seios paranasais deveriam ser considerados um "orifício" (assimilado ao do nariz). Na sinusite há sempre obstrução dos orifícios do nariz e dos seios paranasais. A implicação disso no tratamento é que devemos utilizar o método de "abrir os orifícios" pelo uso de algumas ervas da categoria com o mesmo nome. A principal erva dessa categoria para ser utilizada é a *Shi Chang Pu* (*Rhizoma Acori tatarinowii*).

Entretanto, há ervas de outras categorias que também abrem nariz e orifícios dos seios paranasais, que são:

- *Bai Zhi* (*Radix Angelicae dahuricae*).
- *Xin Yi Hua* (*Flos Magnoliae*).
- *Cang Er Zi* (*Fructus Xanthii*).
- *Xi Xin* (*Herba Asari*).
- *Cong Bai* (*Bulbus Allii fistulosi*).

No tocante aos pontos de acupuntura, os principais pontos que agem nos seios paranasais são os que seguem (Fig. 7.5):

- E-8 (*Touwei*).
- DU-23 (*Shangxing*).
- B-2 (*Zanzhu*).
- Yintang.
- Bitong.
- IG-20 (*Yingxiang*).

Pontos distais:

- P-7 (*Lieque*).
- IG-4 (*Hegu*).
- E-44 (*Neiting*).

Vento-Calor

Manifestações Clínicas

Obstrução nasal, secreção nasal amarela e pegajosa ou purulenta, dor de cabeça, diminuição do olfato, aversão ao frio e febre.
Língua: Laterais Vermelhas e/ou frente.
Pulso: Flutuante-Rápido.

Essas manifestações correspondem à crise aguda de sinusite após invasão de Vento-Calor.

Princípio de Tratamento

Libertar Exterior, expelir Vento-Calor e restabelecer dispersão e descendência do Qi do Pulmão.

Acupuntura

Pontos

IG-11 (*Quchi*), IG-4 (*Hegu*), IG-20 (*Yingxiang*), B-2 (*Zanzhu*), Bitong, DU-23 (*Shangxing*), B-12 (*Fengmen*). Utilizar método de sedação.

EXPLICAÇÃO

- IG-11 expele Vento-Calor e remove Calor.
- IG-4 expele Vento-Calor e desobstrui o nariz.
- IG-20, B-2 e *Bitong* (ponto extra) expelem Vento e desobstruem nariz e seios paranasais.
- DU-23 abre o nariz e expele Vento. Deve ser inserido horizontalmente com agulhas para frente.
- B-12, com aplicação de ventosa, expele Vento.

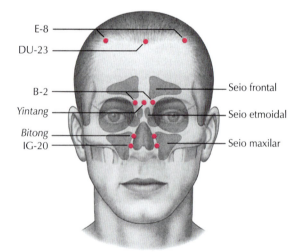

Pontos distais: P-7, IG-4, E-44

FIGURA 7.5 – Pontos para tratar sinusite. B = Bexiga; DU = Du Mai; E = Estômago; IG = Intestino Grosso; P = Pulmão.

Fitoterapia

Prescrição

PRESCRIÇÃO EMPÍRICA (nº 1).

EXPLICAÇÃO Essa fórmula expele Vento-Calor, abre orifício nasal, separa o turvo do claro e restabelece a descendência do *Qi* do Pulmão.

Prescrição

PRESCRIÇÃO EMPÍRICA (nº 2).

EXPLICAÇÃO Essa fórmula tem efeito mais forte que a anterior para remover Calor-Umidade e Calor Tóxico, sendo usada quando há secreção nasal profusa, pegajosa e amarela ou purulenta.

Resumo

Vento-Calor

Pontos

■ IG-11 (*Quchi*), IG-4 (*Hegu*), IG-20 (*Yingxiang*), B-2 (*Zanzhu*), *Bitong*, DU-23 (*Shangxing*), B-12 (*Fengmen*). Utilizar método de sedação

Fitoterapia

Prescrição

■ PRESCRIÇÃO EMPÍRICA (nº 1)

Prescrição

■ PRESCRIÇÃO EMPÍRICA (nº 2)

Calor do Pulmão

Manifestações Clínicas

Secreção nasal amarela e pegajosa ou purulenta, sensibilidade sobre os seios maxilares, rubor malar, sensação de calor, sede, dor de cabeça.

Língua: Vermelha com revestimento amarelo e pegajoso.

Pulso: Deslizante e Cheio, embora possivelmente apenas no lado direito, na posição Anterior.

Essa é uma condição de sinusite crônica quando invasões repetidas de Vento-Calor prejudicaram a função de difusão e descendência do Pulmão, de tal forma que os fluidos se estagnam nos seios paranasais e originam Fleuma-Calor.

Princípio de Tratamento

Restabelecer difusão e descendência do *Qi* do Pulmão, remover Calor do Pulmão.

Acupuntura

Pontos

IG-11 (*Quchi*), IG-4 (*Hegu*), P-10 (*Yuji*), P-7 (*Lieque*), IG-20 (*Yingxiang*), B-2 (*Zanzhu*), *Bitong*, DU-14 (*Dazhui*). Utilizar método de sedação.

EXPLICAÇÃO

- IG-11 remove Calor.
- IG-4 abre o nariz.
- P-10 remove Calor do Pulmão e abre o nariz.

- P-7 restabelece dispersão e descendência do *Qi* do Pulmão.
- IG-20, B-2 e *Bitong* abrem o nariz e expelem Vento.
- DU-14 é acrescentado se os sintomas de Calor forem pronunciados.

Fitoterapia

Prescrição

XIN YI QING FEI YIN – Decocção de Magnólia para Desobstruir o Pulmão.

EXPLICAÇÃO Essa fórmula remove Calor do Pulmão e resolve Calor Tóxico.

Resumo

Calor do Pulmão

Pontos

■ IG-11 (*Quchi*), IG-4 (*Hegu*), P-10 (*Yuji*), P-7 (*Lieque*), IG-20 (*Yingxiang*), B-2 (*Zanzhu*), *Bitong*, DU-14 (*Dazhui*). Utilizar método de sedação

Fitoterapia

Prescrição

■ *XIN YI QING FEI YIN* – Decocção de Magnólia para Desobstruir o Pulmão

---

Fogo do Fígado e da Vesícula Biliar

Manifestações Clínicas

Secreção nasal amarela e purulenta, olhos injetados, face vermelha, cefaleia em têmporas e face, tontura, sabor amargo, fezes secas, irritabilidade.

Língua: Vermelha com as laterais mais vermelhas, revestimento amarelo e pegajoso.

Pulso: em Corda, Deslizante e Rápido.

Essa condição é proveniente do Fogo do Fígado e da Vesícula Biliar que sobe ao nariz e ao cérebro. O Fogo condensa os fluidos no nariz, gerando Fleuma-Calor. O canal da Vesícula Biliar flui pelo cérebro, e o Fogo da Vesícula Biliar causa o que se julgava ser secreção de fluido purulento do cérebro.

Embora esse padrão seja sempre mencionado nos livros chineses, em minha experiência, esta não é uma causa comum de sinusite.

Princípio de Tratamento

Drenar Fogo do Fígado e da Vesícula Biliar, restabelecer descendência do *Qi* do Pulmão.

Acupuntura

Pontos

F-2 (*Xingjian*), VB-43 (*Xiaxi*), P-7 (*Lieque*), IG-4 (*Hegu*), *Bitong*, B-2 (*Zanzhu*), VB-15 (*Toulinqi*). Todos os pontos são inseridos com método de sedação.

EXPLICAÇÃO

- F-2 drena Fogo do Fígado.
- VB-43 drena Fogo da Vesícula Biliar.
- P-7 restabelece a descendência do *Qi* do Pulmão.
- IG-4 e *Bitong* abrem nariz e seios paranasais.

172 Sinusite (Pólipos Nasais)

- B-2 abre os seios frontais.
- VB-15 é um ponto local para desobstruir o canal de Vesícula Biliar. Afeta olhos e seios paranasais.

Fitoterapia

Prescrição

QING GAN TOU DING TANG – Decocção para Desobstruir Fígado e Penetrar a Coroa (da Cabeça).

EXPLICAÇÃO Essa fórmula domina *Yang* do Fígado, drena Fogo do Fígado e refresca Sangue.

Prescrição

LONG DAN BI YUAN FANG – Fórmula de *Gentiana* do "Nariz Empoçado".

EXPLICAÇÃO Essa fórmula drena Fogo do Fígado, resolve Calor Tóxico e abre seios paranasais.

Resumo

Fogo do Fígado e da Vesícula Biliar

Pontos

- F-2 (*Xingjian*), VB-43 (*Xiaxi*), P-7 (*Lieque*), IG-4 (*Hegu*), *Bitong*, B-2 (*Zanzhu*), VB-15 (*Toulinqi*). Todos os pontos são inseridos com método de sedação

Fitoterapia

Prescrição

- *QING GAN TOU DING TANG* – Decocção para Desobstruir Fígado e Penetrar a Coroa (da Cabeça)

Prescrição

- *LONG DAN BI YUAN FANG* – Fórmula de *Gentiana* do "Nariz Empoçado"

Calor-Umidade no Estômago e no Baço

Manifestações Clínicas

Secreção nasal amarela e pegajosa, bochechas vermelhas, sede, lábios secos, olfato prejudicado, sensação de peso e atordoamento da cabeça, cefaleia frontal, sabor pegajoso, sensação de opressão nas regiões torácica e epigástrica.

Língua: revestimento amarelo e pegajoso no centro.
Pulso: Deslizante.

Esse padrão é causa comum de sinusite crônica. É comum também em crianças.

Princípio de Tratamento

Remover Calor, resolver Umidade, harmonizar Estômago, tonificar Baço.

Acupuntura

Pontos

REN-12 (*Zhongwan*), B-20 (*Pishu*), REN-9 (*Shuifen*), BP-9 (*Yinlingquan*), B-22 (*Sanjiaoshu*), IG-11 (*Quchi*), IG-4 (*Hegu*), REN-13 (*Shangwan*), *Bitong*, B-2 (*Zanzhu*). Utilizar método neutro, exceto nos dois primeiros pontos, que devem ser tonificados.

EXPLICAÇÃO

- REN-12 e B-20 tonificam Baço para resolver Umidade.
- REN-9, BP-9 e B-22 resolvem Umidade.
- IG-11 resolve Calor-Umidade.
- IG-4 abre o nariz e harmoniza Estômago.
- REN-13 harmoniza Estômago e regula Aquecedor Superior.
- *Bitong* e B-2 abrem nariz e seios paranasais.

Fitoterapia

Prescrição

CANG ER BI DOU YAN FANG – Fórmula de *Xanthium* para Sinusite.

EXPLICAÇÃO Essa fórmula resolve Umidade, remove Calor, harmoniza Estômago e abre seios paranasais. É específica para tratar sinusite.

978-85-7241-817-1

MODIFICAÇÕES

- Se houver Fogo do Estômago com obstipação ou fezes secas, acrescentar *Da Huang* (*Rhizoma Rhei*).

Remédio dos Três Tesouros

FRAGRÂNCIA BEM-VINDA Fragrância Bem-vinda é uma variação da fórmula anterior, resolve Umidade e remove Calor dos seios paranasais. É específica para tratar sinusite aguda ou crônica.

Resumo

Calor-Umidade no Estômago e no Baço

Pontos

- REN-12 (*Zhongwan*), B-20 (*Pishu*), REN-9 (*Shuifen*), BP-9 (*Yinlingquan*), B-22 (*Sanjiaoshu*), IG-11 (*Quchi*), IG-4 (*Hegu*), REN-13 (*Shangwan*), *Bitong*, B-2 (*Zanzhu*). Utilizar método neutro, exceto nos dois primeiros pontos, que devem ser tonificados

Fitoterapia

Prescrição

- *CANG ER BI DOU YAN FANG* – Fórmula de *Xanthium* para Sinusite

Remédio dos Três Tesouros

- Fragrância Bem-vinda

Estagnação de Qi e Sangue

Manifestações Clínicas

Secreção nasal pegajosa, branca ou amarela, dor de cabeça, dor facial que pode piorar à noite, mucosa nasal inflamada e hipertrofiada, pólipos.

Língua: Púrpura.
Pulso: em Corda ou Firme.

Esse padrão é visto apenas nas sinusites de condições muito crônicas em indivíduos de meia-idade.

Princípio de Tratamento

Revigorar Sangue, eliminar estagnação, mover *Qi*.

Acupuntura

Pontos

P-7 (*Lieque*), IG-4 (*Hegu*), IG-20 (*Yingxiang*), B-2 (*Zanzhu*), *Yintang*, E-8 (*Touwei*), PC-6 (*Neiguan*), F-3 (*Taichong*), BP-10 (*Xuehai*). Todos os pontos foram inseridos com método neutro.

EXPLICAÇÃO

- P-7 e IG-4 regulam ascendência e descendência do *Qi* na cabeça e ajudam a abrir orifícios.
- IG-20, B-2 e *Yintang* são pontos locais para abrir seios paranasais e aliviar inflamação.
- E-8 é um ponto local para abrir orifícios da cabeça.
- PC-6 revigora Sangue e elimina estagnação no Aquecedor Superior.
- F-3 e BP-10 revigoram Sangue e eliminam estagnação.

Fitoterapia

Prescrição

TONG QIAO HUO XUE TANG – Decocção para Abrir os Orifícios e Revigorar Sangue – mais *CANG ER ZI SAN* – Pó de *Xanthium*.

EXPLICAÇÃO

Essas duas fórmulas juntas revigoram Sangue, eliminam estagnação e abrem especificamente os orifícios da cabeça e, então, também os seios paranasais.

Repare que a primeira fórmula contém *She Xiang* (*Moschus*) que deveria ser omitida (uma vez que seu uso é ilegal) e substituída por *Shi Chang Pu* (*Rhizoma Acori tatarinowii*).

Resumo

Estagnação de *Qi* e Sangue

Pontos

- P-7 (*Lieque*), IG-4 (*Hegu*), IG-20 (*Yingxiang*), B-2 (*Zanzhu*), *Yintang*, E-8 (*Touwei*), PC-6 (*Neiguan*), F-3 (*Taichong*), BP-10 (*Xuehai*). Todos os pontos inseridos com método neutro

Fitoterapia

Prescrição

- *TONG QIAO HUO XUE TANG* – Decocção para Abrir os Orifícios e Revigorar Sangue – mais *CANG ER ZI SAN* – Pó de *Xanthium*

Deficiência do Qi do Baço e do Pulmão

Manifestações Clínicas

Secreção nasal branca e pegajosa sem cheiro, obstrução nasal, olfato diminuído, sensação de peso da cabeça, dor facial, mucosa nasal inflamada e hipertrofiada, pólipos, cansaço, pouco apetite, fezes amolecidas, voz fraca, propensão a pegar resfriado.

Língua: Pálida.
Pulso: Fraco.

Princípio de Tratamento

Tonificar *Qi* do Baço e do Pulmão, resolver Umidade, abrir os seios paranasais.

Acupuntura

Pontos

P-7 (*Lieque*), IG-4 (*Hegu*), IG-20 (*Yingxiang*), B-2 (*Zanzhu*), *Yintang*, E-8 (*Touwei*), E-36 (*Zusanli*), BP-6 (*Sanyinjiao*), REN-12 (*Zhongwan*), B-20 (*Pishu*), B-13 (*Feishu*). Os primeiros seis pontos com método neutro, os demais com método de tonificação.

EXPLICAÇÃO

- P-7 e IG-4 regulam ascendência e descendência do *Qi* na cabeça e ajudam a abrir os orifícios.
- G-20, B-2 e *Yintang* são pontos locais para abrir os seios paranasais e aliviar a inflamação.
- E-8 é um ponto local para abrir os orifícios da cabeça.
- E-36, BP-6, REN-12 e B-20 tonificam *Qi* do Baço. REN-12 tonifica também *Qi* do Pulmão.
- B-13 tonifica *Qi* do Pulmão.

978-85-7241-817-1

Fitoterapia

Prescrição

SHEN LING BAI ZHU SAN – Pó de *Ginseng-Poria-Atractylodes*.

EXPLICAÇÃO   Essa fórmula tonifica *Qi* do Baço e do Pulmão e resolve Umidade. Para tratar sinusite crônica, ela deve ser adaptada de acordo com as modificações listadas adiante:

MODIFICAÇÕES

- Obstrução nasal: *Bai Zhi* (*Radix Angelicae dahuricae*) e *Xin Yi Hua* (*Flos Magnoliae*).
- Sensação de peso da cabeça, dor facial: *Ge Gen* (*Radix Puerariae*) e *Xi Xin* (*Herba Asari*).
- Mucosa inflamada: *Dang Gui* (*Radix Angelicae sinensis*) e *Chuan Xiong* (*Rhizoma Chuanxiong*).
- Tendência a pegar resfriado, sinusite por exposição ao Vento: *Huang Qi* (*Radix Astragalus*) e *Fang Feng* (*Radix Saposhnikoviae*).
- Calor-Umidade, secreção nasal amarela e pegajosa: *Che Qian Zi* (*Semen Plantaginis*) e *Huang Lian* (*Rhizoma Coptidis*).

Remédios dos Três Tesouros

MANSÃO CENTRAL MAIS FRAGRÂNCIA BEM-VINDA   A Mansão Central tonifica *Qi* do Baço e do Pulmão e resolve Umidade; é uma variação de *Shen Ling Bai Zhu San* (Pó de *Ginseng-Poria-Atractylodes*).

A Fragrância Bem-vinda resolve Calor-Umidade dos seios paranasais.

Resumo

Deficiência do *Qi* do Baço e do Pulmão

Pontos

- P-7 (*Lieque*), IG-4 (*Hegu*), IG-20 (*Yingxiang*), B-2 (*Zanzhu*), *Yintang*, E-8 (*Touwei*), E-36 (*Zusanli*), BP-6 (*Sanyinjiao*), REN-12 (*Zhongwan*), B-20 (*Pishu*), B-13 (*Feishu*). Os primeiros seis pontos são inseridos com método neutro e os demais, com método de tonificação

174 Sinusite (Pólipos Nasais)

Fitoterapia

Prescrição

■ *SHEN LING BAI ZHU SAN* – Pó de *Ginseng-Poria-Atractylodes*

Remédios dos Três Tesouros

■ Mansão Central mais Fragrância Bem-vinda

Deficiência do Yin *do Fígado e do Rim*

Manifestações Clínicas

Corrimento nasal com secreção escassa, diminuição do olfato, dores de cabeça sentidas dentro do crânio, tontura, tinido, dor na região dorsal inferior, transpiração noturna e mucosa nasal inflamada, porém não hipertrofiada.

Língua: sem revestimento.
Pulso: Flutuante-Vazio.

Princípio de Tratamento

Nutrir o *Yin* do Fígado e do Rim, abrir os seios paranasais.

Acupuntura

Pontos

P-7 (*Lieque*), IG-4 (*Hegu*), IG-20 (*Yingxiang*), B-2 (*Zanzhu*), *Yintang*, E-8 (*Touwei*), REN-4 (*Guanyuan*), BP-6 (*Sanyinjiao*), F-8 (*Ququan*), R-3 (*Taixi*). Inserir todos os pontos com método neutro, exceto os últimos quatro pontos que devem ser tonificados.

EXPLICAÇÃO

- P-7 e IG-4 regulam ascendência e descendência de *Qi* na cabeça e ajudam a abrir os orifícios.
- IG-20, B-2 e *Yintang* são pontos locais para abrir os seios paranasais e aliviar inflamação.
- E-8 é um ponto local para abrir os orifícios da cabeça.
- REN-4, BP-6, F-8 e R-3 nutrem *Yin* do Fígado e do Rim.

Fitoterapia

Prescrição

Variação de *QI JU DI HUANG WAN* – Variação da Pílula de *Lycium-Chrysanthemum-Rehmannia*.

EXPLICAÇÃO Essa fórmula nutre o *Yin* do Fígado e do Rim e abre os seios paranasais.

Resumo

Deficiência do Yin do Fígado e do Rim

Pontos

■ P-7 (*Lieque*), IG-4 (*Hegu*), IG-20 (*Yingxiang*), B-2 (*Zanzhu*), *Yintang*, E-8 (*Touwei*), REN-4 (*Guanyuan*), BP-6 (*Sanyinjiao*), F-8 (*Ququan*), R-3 (*Taixi*). Inserir todos os pontos com método neutro, exceto os últimos quatro pontos, que devem ser tonificados

Fitoterapia

Prescrição

■ Variação de *QI JU DI HUANG WAN* – Variação da *Pílula de Lycium-Chrysanthemum-Rehmannia*

Literatura Chinesa Moderna

Journal of Chinese Medicine (Zhong Yi Za Zhi), *v. 27, n. 6, 1986, p. 34-35*

"Clinical Analysis of 100 Cases of Chronic Sinusitis Treated with Chinese Herbs" *de Tan Hui Zhen*

Dr. Tan Hui Zhen tratou 100 pacientes que sofriam de sinusite crônica; eram 57 homens e 43 mulheres. O paciente mais jovem tinha 12 anos e o mais velho, 56.

A fórmula usada foi a seguinte:

- *Pu Gong Ying* (*Herba Taraxaci*): 12g.
- *Ju Hua* (*Flos Chrysanthemi*) : 12g.
- *Huang Qin* (*Radix Scutellariae*): 15g.
- *Yu Xing Cao* (*Herba Houttuniae*): 15g.
- *Bai Jiang Cao* (*Herba Patriniae*): 15g.
- *Ban Lan Gen* (*Radix Isatis seu Baphicacanthis*): 10g.
- *Bai Zhi* (*Radix Angehcae dahuricae*): 15g.
- *Xin Yi Hua* (*Flos Magnoliae*): 15g.
- *Cang Er Zi* (*Fructus Xanthii*): 10g.
- *Man Jing Zi* (*Fructus Viticis*): 10g.
- *Chi Shao* (*Radix Paeoniae rubra*): 10g.
- *Chuan Xiong* (*Rhizoma Chuanxiong*): 6g.
- *Jie Geng* (*Radix Platycodi*): 10g.
- *Gao Ben* (*Rhizoma Ligustici*): 6g.
- *Gan Cao* (*Radix Glycyrrhizae uralensis*): 3g.

O princípio de tratamento por trás dessa fórmula é resolver Calor Tóxico, revigorar Sangue e abrir orifícios nasais e sinusais.

Os resultados foram os seguintes:

- *Bons resultados*: 71 casos (71%).
- *Algum resultado*: 23 casos (23%).
- *Nenhum resultado*: 6 casos (6%).

978-85-7241-817-1

Experiência Clínicas

Acupuntura

Comparison of Traditional Chinese Acupuncture, Minimal Acupuncture at non-Acupoints and Conventional Treatment for Chronic Sinusitis

Complementary Therapies in Medicine, 2005, Março, v. 13, n. 1, p. 4-10.

Rossberg E, Larsson PG, Birkeflet O, Soholt LE, Stavem K.

Balder-Klinikken, Oslo, Noruega.

Objetivo

Comparar acupuntura chinesa tradicional, acupuntura mínima em locais que não são pontos de acupuntura e tratamento convencional para sinusite crônica.

Método

Um estudo de três grupos, monocego, controlado e randomizado foi adotado em pacientes externos de clínica especializada. Sessenta e cinco pacientes com sintomas de sinusite por mais de três meses e sinais de sinusite em tomografia computadorizada foram recrutados. Os pacientes foram randomizados a um dos três grupos de experiências:

- Duas a quatro semanas de medicação com antibióticos, corticosteroides, 0,9% de solução de cloreto de sódio e descongestionantes locais (n = 21).
- Dez tratamentos com acupuntura chinesa tradicional (n = 25).
- Dez tratamentos com acupuntura mínima em locais que não são pontos de acupuntura (n = 19).

Foram observadas as mudanças no inchaço do tecido mole do seio paranasal em tomografia computadorizada, sintomas de sinusite e qualidade de vida relacionada à saúde, utilizando os dois componentes da escala resumida de Forma Curta-36 e uma escala de pontuação.

Resultados

No grupo de tratamento convencional, o inchaço do tecido mole do seio paranasal foi reduzido por mais de quatro semanas e a qualidade de vida relacionada à saúde melhorou por mais de 12 semanas. Comparações com a relação combinada das mudanças na contagem dos sintomas totais entre os grupos mostraram sinais de diferença entre medicamento convencional e acupuntura falsa por mais de quatro semanas.

Conclusão

O inchaço do tecido mole do seio paranasal foi reduzido no grupo de tratamento convencional por mais de quatro semanas e a qualidade de vida relacionada à saúde melhorou por mais de 12 semanas. Apenas uma diferença não significante na mudança na contagem dos sintomas durante 4 e 12 semanas foi observada entre a medicação convencional e a acupuntura tradicional chinesa.

The Effects of Acupuncture on Thermal Sensitivity and the Clinical Perception of Pain in Patients with Sinusitis

Ear, Nose, and Throat Journal, 1988, v. 67, n. 8, p. 565-566, 571-572.

Lundeberg T, Laurell G, Thomas M.

Objetivo

Esse estudo foi realizado para determinar os efeitos da acupuntura na sensibilidade térmica e na percepção clínica da dor em pacientes com sinusite.

Método

Fizeram parte do estudo trinta e cinco pacientes com sinusite e 12 indivíduos saudáveis. Os pacientes receberam acupuntura com estímulos manual, eletroacupuntura de 2Hz, eletroacupuntura de 80Hz ou duas maneiras diferentes de placebo.

Resultados

A intensidade de dor foi reduzida em 13 dos 21 pacientes que recebem estímulos ativos, porém em apenas 4 dos 14 pacientes que receberam tratamentos de placebo. Os limiares para percepções e sensações de frio, morno e calor não diferiram significativamente entre as áreas da pele dolorosas e não dolorosas nos pacientes em tratamento ou entre os pacientes de controle saudáveis. Apesar do achado de que 17 dos 35 pacientes tiveram redução definida na intensidade da dor do seio paranasal, nenhuma mudança significante na sensibilidade térmica ficou observável em quaisquer desses grupos de teste.

Conclusão

Esses resultados indicam que a acupuntura pode ser efetiva para redução da dor sentida por pacientes que sofrem de sinusite, entretanto são necessárias experiências adicionais.

978-85-7241-817-1

Prognóstico

Sinusite é uma doença crônica persistente, que requer tratamento a longo prazo. Quanto mais evidentes os sinais de Calor Tóxico, mais longo será o tratamento. É importante que se dê atenção à qualquer deficiência subjacente, bem como à eliminação do Calor, à resolução do Calor-Umidade ou do Calor Tóxico. As deficiências mais prováveis são aquelas do *Qi* do Pulmão e do Estômago e do *Qi* do Baço. Se forem usadas acupuntura e fitoterapia, é possível utilizar a acupuntura para tonificar qualquer deficiência subjacente e fitoterapia para eliminar o fator patogênico (Calor, Calor-Umidade ou Calor Tóxico).

Pólipos Nasais

Pólipos nasais pequenos normalmente causam poucos problemas, porém os maiores podem afetar a respiração e diminuir o olfato. Às vezes, eles podem causar dores de cabeça surdas ou ronco (Fig. 7.6).

Os pólipos nasais são resultado da inflamação da mucosa nasal. Os sinais e sintomas incluem:

- Corrimento nasal.
- Obstrução persistente.

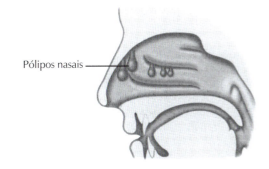

Figura 7.6 – Pólipos nasais.

176 Sinusite (Pólipos Nasais)

- Infecções crônicas do seio paranasal.
- Diminuição do olfato.
- Dores de cabeça surdas.
- Ronco.

Os pólipos são tratados com *sprays* nasais de corticosteroide ou com cirurgia; porém, quando extirpados, eles muitas vezes se formam novamente.

Tratamento pela Medicina Chinesa

Na medicina chinesa, os pólipos normalmente são associados à condição do *Bi Yuan*. Os padrões que aparecem nos pólipos são:

- Calor do Pulmão com estagnação.
- Fleuma-Umidade com estagnação.
- Deficiência do *Qi* do Baço e do Pulmão com Fleuma-Umidade.

Calor do Pulmão com Estagnação

Manifestações Clínicas

Pólipos vermelhos, brilhantes, moles e escorregadios, diminuição do olfato, secreção nasal amarela e pegajosa, dor de cabeça.
Língua: Vermelha com revestimento amarelo.
Pulso: Transbordante-Rápido.

Princípio de Tratamento

Eliminar Calor do Pulmão, revigorar Sangue, abrir nariz e seios paranasais.

Acupuntura

Pontos

P-7 (*Lieque*), IG-4 (*Hegu*), P-5 (*Chize*), IG-11 (*Quchi*), B-2 (*Zanzhu*), E-8 (*Touwei*), *Bitong*, PC-6 (*Neiguan*). Todos os pontos devem ser inseridos com método neutro.

EXPLICAÇÃO
- P-7 e IG-4 abrem nariz e seios paranasais.
- P-5 remove Calor do Pulmão.
- IG-11 remove Calor.
- B-2, E-8 e *Bitong* são pontos locais para abrir nariz e seios paranasais.
- PC-6 revigora o Sangue no Aquecedor Superior.

Fitoterapia

Prescrição

HUANG QIN QING FEI YIN – Decocção de *Scutellaria* para Desobstruir o Pulmão – mais *CANG ER ZI SAN* – Pó de *Xanthium*.

EXPLICAÇÃO Essas duas fórmulas juntas eliminam Calor do Pulmão, abrem nariz e seios paranasais e revigoram o Sangue.

Resumo

Calor do Pulmão com Estagnação
Pontos
- P-7 (*Lieque*), IG-4 (*Hegu*), P-5 (*Chize*), IG-11 (*Quchi*), B-2 (*Zanzhu*), E-8 (*Touwei*), *Bitong*, PC-6 (*Neiguan*). Todos os pontos devem ser inseridos com método neutro

Fitoterapia
Prescrição
- *HUANG QIN QING FEI YIN* – Decocção de *Scutellaria* para Desobstruir o Pulmão – mais *CANG ER ZI SAN* – Pó de *Xanthium*

Fleuma-Umidade com Estagnação

Manifestações Clínicas

Pólipos brancos pegajosos, brilhantes e moles; diminuição do olfato; secreção nasal branca, pegajosa ou gotejamento; dor de cabeça; sensação de peso na cabeça; sensação de opressão do tórax; expectoração de escarro.
Língua: Inchada, revestimento pegajoso.
Pulso: Deslizante.

Princípio de Tratamento

Resolver Fleuma, amolecer a dureza, dissolver nódulos.

Acupuntura

Pontos

P-7 (*Lieque*), IG-4 (*Hegu*), B-2 (*Zanzhu*), E-8 (*Touwei*), *Bitong*, REN-12 (*Zhongwan*), REN-9 (*Shuifen*), BP-6 (*Sanyinjiao*), BP-9 (*Yinlingquan*), E-40 (*Fenglong*). Todos os pontos são inseridos com método neutro.

EXPLICAÇÃO
- P-7 e IG-4 abrem nariz e seios paranasais.
- B-2, E-8 e *Bitong* são pontos locais para abrir nariz e seios paranasais.
- REN-12, REN-9. BP-6, BP-9 e E-40 resolvem Fleuma.

978-85-7241-817-1

Fitoterapia

Prescrição

DAO TAN TANG – Decocção para Conduzir Fleuma – mais *CANG ER ZI SAN* – Pó de *Xanthium*.

EXPLICAÇÃO Estas duas fórmulas juntas resolvem Fleuma e dissolvem nódulos de nariz e seios paranasais.

Resumo

Fleuma-Umidade com Estagnação
Pontos
- P-7 (*Lieque*), IG-4 (*Hegu*), B-2 (*Zanzhu*), E-8 (*Touwei*), *Bitong*, REN-12 (*Zhongwan*), REN-9 (*Shuifen*), BP-6 (*Sanyinjiao*), BP-9 (*Yinlingquan*), E-40 (*Fenglong*). Todos os pontos são inseridos com método neutro

Fitoterapia
Prescrição
- *DAO TAN TANG* – Decocção para Conduzir Fleuma – mais *CANG ER ZI SAN* – Pó de *Xanthium*

Deficiência do Qi do Baço e do Pulmão com Fleuma-Umidade

Manifestações Clínicas

Pólipos brancos, brilhantes e que retornam depois de cirurgia; diminuição do olfato; secreção nasal pegajosa ou gotejamento; sensação de opressão torácica; expectoração de escarro; cansaço; fezes amolecidas; pouco apetite; voz fraca; propensão a pegar resfriado.

Língua: Pálida, Inchada, revestimento pegajoso.
Pulso: Fraco e ligeiramente Deslizante ou Encharcado.

Princípio de Tratamento

Tonificar *Qi* do Baço e do Pulmão, resolver Fleuma, dissolver nódulos.

Acupuntura

Pontos

P-7 (*Lieque*), IG-4 (*Hegu*), B-2 (*Zanzhu*), E-8 (*Touwei*), *Bitong*, REN-9 (*Shuifen*), BP-6 (*Sanyinjiao*), BP-9 (*Yinlingquan*), E-40 (*Fenglong*), REN-12 (*Zhongwan*), E-36 (*Zusanli*), B-20 (*Pishu*), P-9 (*Taiyuan*), B-13 (*Feishu*). Todos os pontos com método neutro, exceto os últimos cinco pontos, que devem ser inseridos com agulhas com método de tonificação.

EXPLICAÇÃO

- P-7 e IG-4 abrem nariz e seios paranasais.
- B-2, E-8 e *Bitong* são pontos locais para abrir nariz e seios paranasais.
- REN-9, BP-6, BP-9 e E-40 para resolver Fleuma.
- REN-12, E-36 e B-20 tonificam *Qi* do Baço.
- P-9 (*Taiyuan*) e B-13 (*Feishu*) tonificam *Qi* do Pulmão.

Fitoterapia

Prescrição

BU ZHONG YI QI TANG – Decocção para Tonificar o Centro e Beneficiar o *Qi* – mais *ER CHEN TANG* – Decocção das Duas Antigas.

MODIFICAÇÕES

- Obstrução nasal, diminuição do olfato: *Bai Zhi (Radix Angelicae dahuricae)*, *Xin Yi Hua (Flos Magnoliae)*, *Shi Chang Pu (Rhizoma Acori tatarinowii)*.
- Pólipos persistentes resistentes ao tratamento: *Jiang Can (Bombyx batryticatus)*.

Resumo

Deficiência do *Qi* do Baço e do Pulmão com Fleuma-Umidade
Pontos

- P-7 (*Lieque*), IG-4 (*Hegu*), B-2 (*Zanzhu*), E-8 (*Touwei*), Bitong, REN-9 (*Shuifen*), BP-6 (*Sanyinjiao*), BP-9 (*Yinlingquan*), E-40 (*Fenglong*), REN-12 (*Zhongwan*), E-36 (*Zusanli*), B-20 (*Pishu*), P-9 (*Taiyuan*), B-13 (*Feishu*). Todos os pontos são inseridos com método neutro, exceto os últimos cinco pontos, que devem ser inserido com agulhas com método de tonificação

Fitoterapia
Prescrição

- BU ZHONG YI QI TANG – Decocção para Tonificar o Centro e Beneficiar o *Qi* –mais ER CHEN TANG – Decocção das Duas Antigas

---

Notas Finais

1. Mygind N et al. 1990 Rhinitis and Asthma: Similarities and Differences. Munksgaard, Lund, p. 10.
2. Ibid., p. 10.

978-85-7241-817-1

Capítulo 8

咳嗽 *Tosse*

CONTEÚDO DO CAPÍTULO

Tosse *180*

Etiologia *180*
Fatores Patogênicos Externos *180*
Tensão Emocional *180*
Dieta *181*
Doença Crônica *181*

Patologia *181*

Acupuntura na Tosse *182*

Diagnóstico *183*
Som *184*
Período do Dia *184*
Escarro *184*

Identificação de Padrões e Tratamento *184*

Aguda *184*

Aguda Exterior *185*
Invasão de Vento-Frio *185*
Invasão de Vento-Calor *186*
Invasão de Vento-Secura *187*

Aguda Interior *188*
Calor do Pulmão *188*
Fleuma-Calor no Pulmão *189*

Crônica *190*

Crônica por Excesso *191*
Fleuma-Umidade no Pulmão *191*
Fleuma-Calor no Pulmão *191*
Fleuma Fluida no Pulmão *193*
Fogo do Fígado Insultando Pulmão *193*

Crônica por Deficiência *194*
Deficiência do *Qi* do Pulmão *194*
Deficiência do *Yin* do Pulmão *194*
Secura do Pulmão *195*

Literatura Chinesa Moderna *196*

Experiência Clínica *199*
Fitoterapia *199*

Prognóstico *200*

Diferenciação Ocidental *200*
Traqueíte *200*
Bronquite Aguda *200*
Bronquite Crônica *200*
Coqueluche *200*
Pleurisia *200*
Pneumonia *200*
Carcinoma dos Brônquios *201*
Tuberculose dos Pulmões *201*
Bronquiectasia *201*
Doença de Coração *201*

Aguda
Exterior
- Invasão de Vento-Frio
- Invasão de Vento-Calor
- Invasão de Vento-Secura

Interior
- Calor do Pulmão
- Fleuma-Calor do Pulmão

Crônica
Excesso
- Umidade-Fleuma no Pulmão
- Fleuma-Calor no Pulmão
- Fleuma fluida no Pulmão
- Fogo do Fígado insultando Pulmão

Deficiência
- Deficiência de *Qi* do Pulmão
- Deficiência de *Yin* do Pulmão
- Secura do Pulmão

Tosse

A tosse é mencionada no *Clássico do Imperador Amarelo* (*Nei Jing*), que lhe dedica um capítulo inteiro. Os dois caracteres do nome chinês, *Ke Sou*, originalmente referem-se a dois tipos diferentes de tosse. *Ke* (咳) designa tosse com som, mas sem catarro, indicando lesão do Pulmão. *Sou* designa tosse com catarro, mas sem fazer som, indicando que o Baço está obstruído por Fleuma. *Ke-Sou* (嗽) significa tosse que é tanto sonora como com catarro proveniente da lesão do Pulmão e do Baço resultante de Fleuma.

Nota Clínica

- *Ke*: tosse com som, mas sem catarro
- *Sou*: tosse com catarro, mas sem fazer som

O capítulo 23 do *Questões Simples* (*Su Wen*) relata sons distintos para diferentes órgãos e diz: "*As doenças do* Qi *manifestam-se... no Pulmão com tosse*"[1].

O capítulo 38 do *Questões Simples*, inteiramente dedicado à tosse, diz que ela não depende apenas do Pulmão, mas pode ser causada por cada um dos cinco órgãos *Yin*[2]:

A tosse do Pulmão [é acompanhada por] *falta de ar e escarro de sangue; a tosse do Coração, por dor na região cardíaca e sensação de obstrução na garganta; a tosse do Fígado, por plenitude e dor no hipocôndrio...; a tosse do Rim, por dor nas costas...; a tosse do Baço, por dor no hipocôndrio direito...*

Vai ainda mais longe ao dizer que quando a tosse é prolongada, ela pode ser transmitida dos órgãos *Yin* aos órgãos *Yang* correspondentes[3]:

Quando a tosse dos cinco órgãos Yin *persistir por longo período, ela será transmitida aos seis órgãos* Yang. *Se a tosse do Baço persistir por longo período, será transmitida ao Estômago... [causando] vômito ao tossir... Se a tosse do Fígado persistir por longo período, será transmitida para a Vesícula Biliar... [causando] tosse de bile. Se a tosse do Pulmão persistir por longo período, será transmitida ao Intestino Grosso... [causando] incontinência fecal ao tossir. Se a tosse do Coração persistir por longo período, ela será transmitida ao Intestino Delgado... [causando] flatulência ao tossir. Se a tosse do Rim persistir por longo período, será transmitida à Bexiga... [causando] incontinência urinária ao tossir. Qualquer tosse crônica irá afetar o Triplo Aquecedor... [causando] tosse com plenitude abdominal e ausência de desejo de comer ou beber.*

O mesmo capítulo atribui, de forma clara, a tosse a uma combinação de invasão de fator patogênico externo e alimentação inadequada[4]:

A pele está ligada ao Pulmão; quando um fator patogênico externo [Vento-Frio] *invade a pele, ele avança para o Pulmão. Quando bebidas e alimentos frios entram no Estômago, dirigem-se ascendentemente na direção do Pulmão, via canal do Pulmão* [que se inicia no Aquecedor Médio], *e dá origem a Frio no Pulmão. A combinação de Frio exterior e interior causa tosse no Pulmão.*

O capítulo sobre tosse finaliza fornecendo indicações para tratamento[5]:

Para tosse dos órgãos Yin, *inserir agulhas nos pontos* (Shu) *de Transporte* [Dorsais]; *para tosse dos órgãos* Yang, *inserir agulhas nos pontos Mar* (He); *para tosse com edema, inserir agulhas nos pontos Rio* (Jing).

O *Complet Book of Jing Yue* (1624) distingue entre tosse causada por invasão de fator patogênico externo e tosse proveniente de desarmonia interna[6].

A discussão sobre a tosse será conduzida de acordo com os seguintes tópicos:

- Etiologia.
- Patologia.
- Diagnóstico.
- Identificação de padrões e tratamento.
- Literatura chinesa moderna.
- Experiência clínica.
- Prognóstico.
- Diferenciação ocidental.

Etiologia

978-85-7241-817-1

Fatores Patogênicos Externos

O Vento externo é a principal causa de tosses exteriores. O Vento penetra a pele e a porção do *Qi* Defensivo, que é controlado pelo Pulmão. Prejudica, portanto, a descendência do *Qi* do Pulmão e causa tosse. Esse é um tipo exterior de tosse que, devidamente tratado, desaparece de forma rápida sem causar outras consequências.

Vento combina-se com outros fatores patogênicos e os mais prováveis de causar tosse são Vento-Frio, Vento-Calor e Vento-Secura.

Vento-Frio invade a pele e a porção do *Qi* Defensivo, prejudicando a descendência do *Qi* do Pulmão, causando, em consequência, tosse, normalmente com secreção nasal branca.

Vento-Calor penetra por nariz e boca e afeta a garganta. Causa tosse pela invasão do canal do Pulmão na garganta, impedindo a descendência do *Qi* do Pulmão. A tosse causada por Vento-Calor é de tipo mais seco que aquela causada por Vento-Frio.

Vento-Secura, raro nas Ilhas Britânicas, mas bastante predominante no sudoeste americano, também invade o canal do Pulmão na garganta, causando tosse muito seca e coceira. Além de prejudicar a descendência do *Qi* do Pulmão, Vento-Secura também seca os fluidos do Pulmão, resultando em tosse mais persistente que aquela causada por Vento-Frio ou Vento-Calor.

Tensão Emocional

A preocupação é uma causa emocional frequente da tosse. Afeta diretamente o Pulmão e prende o *Qi*, impedindo a descendência do *Qi* do Pulmão. O tipo de tosse resultante é seco e irritante.

Tristeza e aflição esvaziam o *Qi* do Pulmão, podendo causar tosse por Deficiência, como deficiente *Qi* do Pulmão, que falha em descender.

Raiva prolongada, frustração ou ressentimento geram estagnação do *Qi* do Fígado e, se permanecerem por longo período, transformam-se em Fogo do Fígado. Este pode invadir o Pulmão, impedindo a descendência do *Qi* do Pulmão e causando tosse.

Dieta

O consumo excessivo de doces, alimentos gordurosos e laticínios podem provocar formação de Fleuma, a qual se instala no Pulmão e impede o *Qi* do Pulmão de descender. Esse quadro causa tosse com expectoração profusa.

O consumo excessivo de alimentos quentes, álcool e alimentos fritos e gordurosos pode provocar a formação de Calor e Fleuma. A Fleuma se aloja no Pulmão, prejudicando a descendência do *Qi* do Pulmão, ao passo que o Calor seca os fluidos do Pulmão. Os dois processos causam tosse.

O consumo excessivo de alimentos frios e crus, como saladas e frutas, prejudica a transformação de fluidos e pode gerar Fleuma, que se assenta no Pulmão.

Doença Crônica

Doença crônica que afeta o Pulmão enfraquece o *Qi* do Pulmão e/ou o *Yin* do Pulmão. O *Qi* deficiente do Pulmão falha em descender, causando tosse crônica por Deficiência.

Resumo

Etiologia
- Fatores patogênicos externos
- Tensão emocional
  - Preocupação
  - Tristeza e aflição
  - Raiva, frustração ou ressentimento
- Dieta
  - Consumo excessivo de doces, alimentos gordurosos e laticínios, gerando Fleuma
  - Consumo excessivo de alimentos quentes, álcool e alimentos fritos e gordurosos, gerando Calor e Fleuma
  - Consumo excessivo de alimentos frios e crus, gerando Fleuma
- Doença crônica

Patologia

Como indicado anteriormente, o termo chinês para "tosse", *Ke Sou*, é composto de duas partes, cada uma delas apresentando sintomas distintos. O *Su Wen Bing Ji Qi Zu Bao Ming Ji* declara[7]:

Ke refere-se à tosse sem catarro; em tal caso, utilizam-se ervas picante-doces para umedecer o Pulmão. Sou refere-se à tosse com catarro; em tal caso, deve-se resolver a Fleuma e restabelecer a descendência do Qi *do Pulmão.*

O *Jin Gui Gou Xuan* fornece os princípios de tratamento para vários tipos de tosse[8]:

Para tratar Vento-Frio, abra o espaço entre pele e músculos e utilize Er Chen Tang *mais* Ma Huang, Xing Ren *e* Jie Geng; *para tratar Fogo, drene o Fogo, desobstrua o Pulmão e resolva a Fleuma; para tratar deficiência, utilize* Si Wu Tang *mais* Zhu Li *e* Jiang Ye [suco de gengibre]. *Tosse que piora durante o dia é proveniente do Fogo do Estômago: utilize* Zhe Bei Mu *e* Shi Gao *para drenar Fogo do Estômago. Tosse que piora à noite é proveniente de deficiência de* Yin: *utilize* Si Wu Tang *mais* Zhi Mu *e* Huang Bo.

A patologia da tosse é sempre caracterizada por falha do *Qi* do Pulmão em descender. Esse fato ocorre caso o Pulmão fique obstruído por um fator patogênico exterior ou interior (tipo excesso), ou quando o *Qi* do Pulmão (ou o *Yin* do Pulmão) está deficiente e falha em descender corretamente (tipo deficiência). Os fatores patogênicos do Pulmão que prejudicam a descendência do *Qi* incluem Vento externo, Calor, Fleuma, estagnação do *Qi* e Fogo do Fígado. Em tais casos, quando o *Qi* falha em descender em razão de um fator patogênico, dá-se o nome de "rebelião ascendente".

Todos os clássicos antigos transmitem a ideia de tosse causada por *Qi* rebelde. O *Questões Simples* (*Su Wen*), no capítulo 10, relata: "*A tosse consiste em* Qi *rebelando-se ascendentemente*"[9]. O *Essential Prescriptions of the Golden Chest*, de Zhang Zhong Jing, relata: "*A tosse é proveniente do* Qi *rebelando-se ascendentemente*"[10].

A implicação desse fato é que para tratar tosse, deve-se restabelecer a descendência do *Qi* do Pulmão e dominar o *Qi* rebelde. Na medicina chinesa, dominar a rebelião do *Qi* e fazer o *Qi* fluir na direção correta é denominado *shun*, um termo utilizado em oposição a *ni*, que significa "rebelde". O *Yi Xue Zheng Chuan* declara: "*Para tratar a tosse, deve-se primeiro resolver a Fleuma; para resolver a Fleuma, deve-se retificar* [shun] *o* Qi"[11]. O *Yi Tong Zheng Mai Quan Shu* confirma esse fato quando declara "*Para tratar a tosse, deve-se resolver a Fleuma; para resolver a Fleuma, deve-se descer o* Qi"[12].

As tosses externas são por definição decorrentes de excesso. As tosses interiores podem ser decorrentes de deficiência ou excesso, e a principal patologia nas decorrentes de excesso é a Fleuma. A Fleuma combina-se com Calor ou Frio, e o Fogo pode ser decorrente de excesso e deficiência.

Portanto, as tosses podem ser classificadas de várias maneiras. Usando parâmetros de excesso e deficiência, podemos classificá-las da seguinte maneira (Fig. 8.1):

Excesso
Exterior
- Vento-Frio.
- Vento-Calor.
- Vento-Secura.

Interior
- Umidade-Fleuma.
- Fleuma-Calor.
- Fogo.
- Fleuma fluida.

Deficiência
- Deficiência do *Qi* do Pulmão.
- Deficiência do *Yin* do Pulmão.

Usando parâmetros de exterior e interior, podemos classificar as tosses da seguinte maneira (Fig. 8.2):

Exterior
- Vento-Frio.
- Vento-Calor.
- Vento-Secura.

Interior
Excesso
- Umidade-Fleuma.
- Fleuma-Calor.
- Fogo.
- Fleuma fluida.

Deficiência
- Deficiência do *Qi* do Pulmão.
- Deficiência do *Yin* do Pulmão.

Entretanto, prefiro classificar as tosses como aguda ou crônica, uma vez que este fator é clinicamente mais significativo. De fato, na entrevista de um paciente com tosse, o primeiro passo será verificar se a tosse é aguda ou crônica. Após essa primeira avaliação, será necessário determinar se a tosse é externa ou interna. Tosses agudas podem ser externas ou internas, porém são sempre decorrentes de excesso, ao passo que as tosses crônicas são sempre internas e podem ser decorrentes de excesso ou deficiência.

Muitos clássicos antigos também dão ênfase à classificação da tosse de acordo com o critério de aguda e crônica. Por exemplo, o *Yi Xue Ru Men* classifica a tosse de acordo com a categoria aguda e crônica, cada uma delas com ou sem Fleuma[13]:

Se uma tosse aguda manifesta-se com Fleuma, ela é proveniente da invasão exterior e o princípio de tratamento é libertar o exterior e eliminar o fator patogênico. Se uma tosse aguda manifesta-se sem Fleuma, ela é proveniente do Fogo e o princípio de tratamento é drenar o Fogo.

O *Ming Yi Za Zhu* também recomenda distinguir entre tosses aguda e crônica. Diz[14]:

Tosse aguda pode ser proveniente de invasão de Vento-Frio; em tal caso, deve-se dispersar o fator patogênico. Pode ser proveniente de Fogo; em tal caso, deve-se drenar o Fogo. Ou pode ser decorrente de Calor-Umidade; em tal caso, deve-se resolver Umidade. A tosse crônica pode ser proveniente de deficiência ou estagnação: na deficiência, deve-se tonificar Qi ou nutrir Sangue; na estagnação, deve-se eliminar estagnação.

O *Za Bing Yuan Liu* afirma[15]:

A tosse pode ser classificada de acordo com as categorias aguda/crônica e excesso/deficiência. Na tosse aguda, o Pulmão fica obstruído por um fator patogênico. Este pode ser o Vento; em tal caso, deve-se libertar Exterior. Pode ser o Frio; em tal caso, deve-se dispersá-lo. Pode ser o Calor; em tal caso, deve-se eliminá-lo. Pode ser o Fogo; em tal caso, deve-se drená-lo. Pode ser a Umidade; em tal caso, deve-se resolvê-la. Pode ser a Fleuma; em tal caso, deve-se resolvê-la.

O fio de pensamento e a diretriz para o interrogatório do paciente podem ser representados com um diagrama (Fig. 8.3).

978-85-7241-817-1

Acupuntura na Tosse

Como podemos observar, a maioria dos livros de medicina chinesa enfatiza a resolução da Fleuma como método de tratamento para a tosse. É importante entender que todos esses livros fazem essa recomendação primordialmente sob a perspectiva da fitoterapia. Ao utilizar apenas acupuntura, deve-se modificar um pouco esse raciocínio.

É evidente que podemos resolver a Fleuma com acupuntura, mas é importante entender que a maneira da acupuntura alcançar esse efeito difere daquela da fitoterapia. A fitoterapia resolve Fleuma com drogas fitoterápicas que habitualmente secam completamente a Fleuma; ervas que resolvem a Fleuma são geralmente

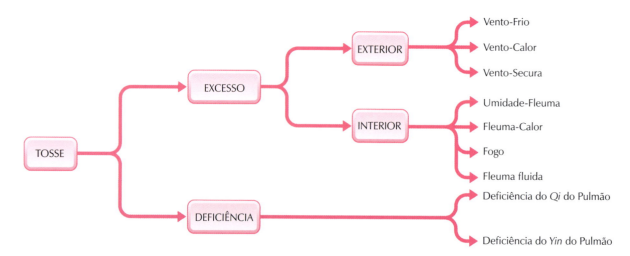

FIGURA 8.1 – Classificação da tosse de acordo com padrões de excesso e deficiência.

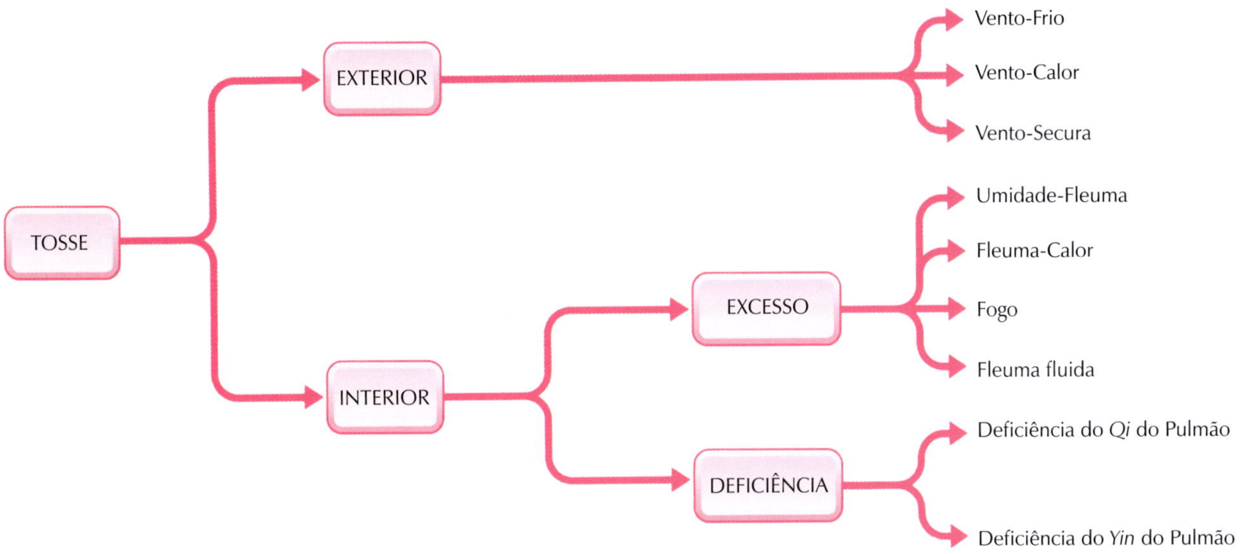

Tosse 183

[Figura 8.2 diagrama]

FIGURA 8.2 – Classificação da tosse de acordo com padrões de exterior e interior.

picantes e secantes (por exemplo, *Ban Xia* [*Rhizoma Pineliae preparatum*], *Dan Nan Xing* [*Rhizoma Arisaematis preparatum*]).

Como a acupuntura pode resolver a Fleuma? A acupuntura pode alcançar tal objetivo tão apenas pela regulação do *Qi*, isto é, restabelecendo a correta ascendência/descendência e entrada/saída do *Qi* no Mecanismo do *Qi*. Segue-se que, ao administrar acupuntura, deve-se ficar atento em regular o fluxo do *Qi*, e não em buscar uma ação de "resolução da Fleuma" em pontos específicos (por exemplo, E-40 [*Fenglong*]); em outras palavras, como acupunturista, deve-se pensar mais no fluxo de *Qi* do que nas "ações" de um ponto em especial (por exemplo, "E-40 resolve a Fleuma").

Na verdade, como E-40 "resolve Fleuma"? Esse ponto domina especificamente o *Qi* rebelde no tórax e faz o *Qi* descender. Além disso, pela regulação da ascendência/descendência do *Qi* do Estômago, ele também afeta *Qi* do Baço: a regulação do fluxo de *Qi* nesses dois órgãos oferece como resultado a maneira correta de sua função de transporte e transformação dos fluidos e, então, indiretamente "resolve Fleuma".

978-85-7241-817-1

Diagnóstico

A tosse pode ser diagnosticada de acordo com seu som, o período do dia em que ocorre e a característica do escarro.

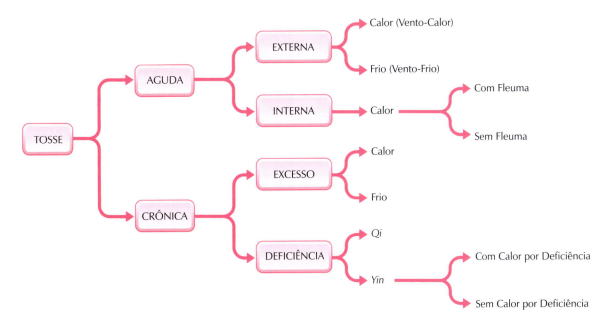

FIGURA 8.3 – Classificação da tosse e diretriz para o interrogatório.

Som

Como regra geral, tosse de som fraco indica deficiência, ao passo que tosse de som alto indica Excesso.

Tosse em latido significa Calor; tosse em som de chocalho, solta, indica presença de Fleuma.

Período do Dia

Tosse que ocorre apenas no final da tarde ou à noite indica deficiência de *Yin*.

Tosse que piora pela manhã é geralmente proveniente de Fleuma.

Escarro

Tosse sem escarro indica deficiência ou Calor. Se houver escarro abundante, ela é proveniente de Fleuma. Escarro amarelo significa Calor, ao passo que escarro branco indica Frio. Escarro branco pode ser pegajoso ou diluído: se estiver pegajoso, indica predominância de Umidade e Fleuma sobre Frio; se estiver diluído indica predominância de Frio sobre Umidade ou Fleuma (Fig. 8.4).

Escarro com raias de sangue indica Calor por Excesso ou por Deficiência. Escarro esverdeado indica Calor; escarro branco, muito aquoso e espumoso indica Fleuma fluida.

Identificação de Padrões e Tratamento

Como já mencionado anteriormente, classificarei a tosse em aguda ou crônica. Os casos agudos são geralmente caracterizados por excesso, ao passo que os casos crônicos podem ser decorrentes de excesso ou deficiência.

Excesso e deficiência, entretanto, frequentemente se combinam. Zhang Jing Yue diz no Livro *Complete Book of Jing Yue* (1624)[16]:

Tosses de origem externa são muito frequentes [e são caracterizadas por] alguma Deficiência dentro do Excesso; daí, deve-se tonificar um pouco como também expelir [o fator patogênico]. Nas tosses de origem interna, há um pouco de excesso dentro de deficiência; daí, deve-se desobstruir e umedecer simultaneamente.

Os padrões discutidos são os seguintes:

Agudo
Exterior
- Invasão de Vento-Frio.
- Invasão de Vento-Calor.
- Invasão de Vento-Secura.

Interior
- Calor do Pulmão.
- Fleuma-Calor do Pulmão.

Crônico
Excesso
- Umidade-Fleuma no Pulmão.
- Fleuma-Calor no Pulmão.
- Fleuma fluida no Pulmão.
- Fogo do Fígado insultando Pulmão.

Deficiência
- Deficiência do *Qi* do Pulmão.
- Deficiência do *Yin* do Pulmão.
- Secura do Pulmão.

AGUDA

Por aguda é entendida uma tosse que tem duração de alguns dias ou, no máximo, de algumas semanas. O mais importante na inspeção de um paciente com tosse aguda

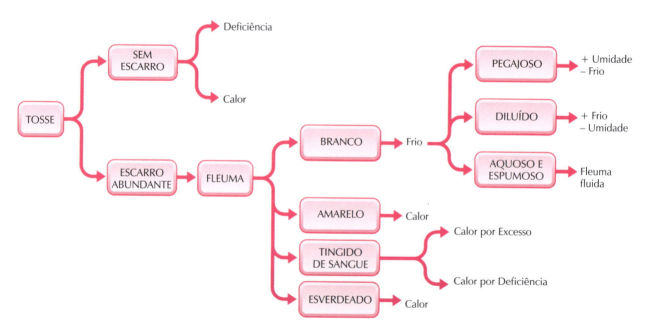

FIGURA 8.4 – Diagnóstico da tosse.

é estabelecer se ela é de origem externa ou interna. Todas as tosses agudas são originariamente provenientes de invasão de Vento externo; porém, o fator patogênico externo pode se tornar interno em apenas alguns dias, enquanto a tosse ainda estiver na fase aguda.

A identificação de padrões de acordo com os Quatro Níveis oferece estrutura clínica para a sintomatologia de invasões de Vento externo transformando-se em Calor interior. Por exemplo, na identificação de padrões de acordo com os Quatro Níveis, a invasão de Vento-Calor exterior pode causar tosse (associada a calafrios, febre, aversão ao frio, dores pelo corpo e pulso Flutuante--Rápido). Se o Vento exterior penetrar no Interior, dará origem ao padrão de Calor do Pulmão com tosse em latido (associada com febre alta, sede, transpiração e pulso Grande).

Embora os padrões dos Quatro Níveis inicialmente comecem com invasão de Vento-Calor, o Vento-Frio pode também se transformar em Calor interior no Pulmão, de tal forma que, nesse estágio, também é possível utilizar a identificação de padrões de acordo com os Quatro Níveis por invasões de Vento-Frio. O Calor agudo do Pulmão com tosse no curso de doença febril pode derivar de Vento-Calor ou Vento-Frio, embora o primeiro seja mais provável (Fig. 8.5).

Assim, diante de um paciente com tosse aguda, a distinção crucial a ser feita é entre tosse exterior ou interior. Além de muitos outros sintomas, esta diferenciação pode ser feita simplesmente a partir das sensações de frio ou de calor do paciente.

Se o paciente sente calafrios e aversão ao frio e esta sensação não for aliviada agasalhando-se, isso indica padrão exterior, isto é, o fator patogênico ainda está no exterior.

Se o paciente apresenta aversão ao calor sentindo-se geralmente quente, com muita sede e inquietação, esse fato indica padrão interior de Calor, ou seja, o fator patogênico está no interior e se transformou em Calor. Em tal caso, a presença de tosse, falta de ar, um pouco de dor no tórax e possivelmente queimação das asas do nariz indica a localização do Calor no Pulmão.

Depois de estabelecer as características de exterior ou interior da tosse, deve-se diferenciar o padrão em cada caso. Se for exterior, deve-se verificar se é decorrente de Vento-Frio ou Vento-Calor. Se for interior, é proveniente de Calor do Pulmão e deve-se averiguar se há apenas Calor do Pulmão ou Fleuma-Calor do Pulmão (Fig. 8.6).

Para uma descrição dos padrões pelos Seis Estágios e pelos Quatro Níveis, ver Apêndices 1 e 2.

Os padrões agudos a ser discutidos são os seguintes:

Exterior
- Invasão de Vento-Frio.
- Invasão de Vento-Calor.
- Invasão de Vento-Secura.

Interior
- Calor do Pulmão.
- Fleuma-Calor do Pulmão.

AGUDA EXTERIOR

Invasão de Vento-Frio

Manifestações Clínicas

Tosse, leve falta de ar, espirros, corrimento nasal com secreção branca, aversão ao frio, calafrios, nenhuma temperatura ou temperatura levemente elevada, ausência de transpiração, dores pelo corpo, rigidez cervical, cefaleia e urina pálida.

Língua: sem alteração evidente.
Pulso: Flutuante-Tenso.

Este é o padrão típico de invasão de Vento-Frio com predominância de Frio. Corresponde ao padrão *Yang Maior* com predominância do Frio na identificação de padrões dos Seis Estágios (ver *Apêndice 1*).

É um padrão comum na tosse aguda.

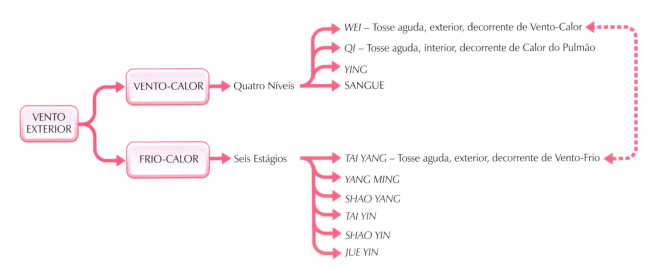

FIGURA 8.5 – Invasões de Vento nos padrões dos Quatro Níveis.

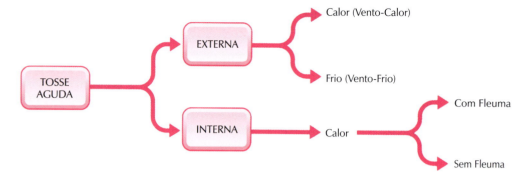

Figura 8.6 – Padrões na tosse aguda.

Princípio de Tratamento

Libertar exterior, restabelecer difusão e descendência do *Qi* do Pulmão, expelir Vento, dispersar Frio (promovendo transpiração) e interromper tosse.

Acupuntura

Pontos

P-7 (*Lieque*), B-12 (*Fengmen*), B-13 (*Feishu*), IG-4 (*Hegu*), R-7 (*Fuliu*), P-6 (*Kongzui*), Usar método de sedação; ventosa é aplicada no ponto B-12 e B-13.

Explicação

- P-7 liberta exterior, restabelece a descendência do *Qi* do Pulmão e interrompe tosse.
- B-12 expele Vento exterior e liberta exterior. É muito efetivo com aplicação de ventosa.
- B-13 liberta exterior, restabelece a descendência do *Qi* do Pulmão e interrompe tosse. É também aplicado com ventosa.
- IG-4 (com sedação) e R-7 (com tonificação), em combinação, promovem transpiração para libertar exterior.
- P-6, ponto de Acúmulo, interrompe tosse aguda.

Fitoterapia

Prescrição

MA HUANG TANG – Decocção de *Ephedra*.

Explicação Essa fórmula expele Vento, dispersa Frio, promove transpiração, liberta Exterior, restabelece difusão e descendência do *Qi* do Pulmão e interrompe tosse e falta de ar.

Modificações Para intensificar o efeito antitussígeno, acrescente *Kuan Dong Hua* (*Flos Farfarae*), especialmente tratada com mel, e aumente a dosagem de *Xing Ren*.

Prescrição

SAN AO TANG – Decocção de Três Desataduras – e ZHI SOU SAN – Pó para Interromper a Tosse.

Explicação Essas duas fórmulas combinadas libertam exterior, expelem Vento, dispersam Frio, restabelecem a descendência do *Qi* do Pulmão e interrompem a tosse.

Modificações

- Caso haja muito escarro, plenitude do tórax e revestimento lingual pegajoso (sinais de Fleuma), acrescentar *Ban Xia* (*Rhizoma Pinelliae preparatum*), *Hou Po* (*Cortex Magnoliae officinalis*) e *Fu Ling* (*Poria*).
- Se ocorrerem sinais de Calor, tais como sede e laterais da língua vermelhas, acrescentar *Shi Gao* (*Gypsum fibrosum*), *San Bai Pi* (*Cortex Mori*) e *Huang Qin* (*Radix Scutellariae*).

Prescrição

Variação de XING SU SAN – Variação do Pó de folha de *Armeniaca-Perilla*.

Explicação Essa fórmula liberta exterior, expele Vento-Frio, restabelece a descendência do *Qi* do Pulmão e interrompe a tosse.

Resumo

Invasão de Vento-Frio

Pontos

- P-7 (*Lieque*), B-12 (*Fengmen*), B-13 (*Feishu*), IG-4 (*Hegu*), R-7 (*Fuliu*), P-6 (*Kongzui*). Usar método de sedação; ventosa é aplicada nos pontos B-12 e B-13

Fitoterapia

Prescrição
- MA HUANG TANG – Decocção de *Ephedra*

Prescrição
- SAN AO TANG – Decocção de Três Desataduras – e ZHI SOU SAN – Pó para Interromper a Tosse

Prescrição
- Variação de XING SU SAN – Variação do Pó de folha de *Armeniaca-Perilla*

Invasão de Vento-Calor

Manifestações Clínicas

Tosse seca com sensação de cócegas na garganta, aversão ao frio, calafrios, febre, dor de garganta, transpiração moderada, dores pelo corpo, dor de cabeça, corrimento nasal com secreção amarelo, espirros, sede moderada e urina levemente escura.

Língua: levemente Vermelha nas laterais e/ou parte da frente.

Pulso: Flutuante-Rápido.

Esse é um padrão comum na tosse aguda, especialmente em crianças.

Princípio de Tratamento

Libertar exterior, expelir Vento, remover Calor, restabelecer descendência do *Qi* do Pulmão e interromper a tosse.

Acupuntura

Pontos

P-7 (*Lieque*), IG-4 (*Hegu*), B-12 (*Fengmen*), B-13 (*Feishu*), IG-11 (*Quchi*), P-11 (*Shaoshang*), DU-14 (*Dazhui*), P-6 (*Kongzui*). Todos os pontos com método de sedação; ventosa é aplicada nos pontos B-12 e B-13.

EXPLICAÇÃO

- P-7 e B-13 libertam exterior, expelem Vento, restabelecem descendência do *Qi* do Pulmão e interrompem a tosse.
- IG-4 expele Vento-Calor.
- B-12 liberta exterior.
- IG-11 expele Vento-Calor.
- P-11 expele Vento-Calor, sendo utilizado caso haja dor de garganta e tonsilas inchadas.
- DU-14 é usado se sintomas de Calor são pronunciados.
- P-6, ponto de Acúmulo, interrompe tosse aguda.

Fitoterapia

Prescrição

SANG JU YIN – Decocção de *Morus-Chrysanthemum*.

EXPLICAÇÃO Essa fórmula liberta exterior e expele Vento-Calor. *Sang Ye* e *Xing Ren*, em particular, restabelecem a descendência do *Qi* do Pulmão e interrompem a tosse.

MODIFICAÇÕES

- No caso de sinais pronunciados de Calor, acrescentar *Huang Qin* (*Radix Scutellariae*) e *Zhi Mu* (*Radix Anemarrhenae*).
- No caso de muita dor de garganta e voz rouca, acrescentar *She Gan* (*Rhizoma Belamcandae*) e *Chi Shao* (*Radix Paeoniae rubra*).
- Caso o Calor tenha começado a prejudicar os fluidos do Pulmão, causando secura em boca e garganta, acrescentar *Nan Sha* (*Shen Radix Adenophorae*) e *Tian Hua Fen* (*Radix Trichosanthis*).

Prescrição

Variação de *SANG JU YIN* – Variação da Decocção de *Morus-Chrysanthemum*.

EXPLICAÇÃO Essa fórmula liberta o exterior, expele Vento-Calor, restabelece a descendência do *Qi* do Pulmão, interrompe tosse e resolve Fleuma. Comparado com a fórmula anterior, esta tem um efeito mais marcado para resolver a Fleuma.

> **Resumo**
>
> **Invasão de Vento-Calor**
>
> *Pontos*
> - P-7 (*Lieque*), IG-4 (*Hegu*), B-12 (*Fengmen*), B-13 (*Feishu*), IG-11 (*Quchi*), P-11 (*Shaoshang*), DU-14 (*Dazhui*), P-6 (*Kongzui*). Todos os pontos com método de sedação; ventosa é aplicada nos pontos B-12 e B-13
>
> *Fitoterapia*
> *Prescrição*
> - *SANG JU YIN* – Decocção de *Morus-Chrysanthemum*
> *Prescrição*
> - Variação de *SANG JU YIN* – Variação da Decocção de *Morus-Chrysanthemum*

Invasão de Vento-Secura

Manifestações Clínicas

Tosse seca com cócega, prurido seco e dor de garganta, sensação de dor na região superior do tórax (traqueia), lábios secos, boca seca, obstrução nasal, dor de cabeça, aversão moderada ao frio, calafrios amenos.

Língua: levemente Vermelha nas laterais e/ou na parte da frente.

Pulso: Flutuante.

Princípio de Tratamento

Libertar o exterior, restabelecer descendência do *Qi* do Pulmão, promover fluidos e interromper a tosse.

Acupuntura

Pontos

P-7 (*Lieque*), P-9 (*Taiyuan*), REN-12 (*Zhongwan*), R-6 (*Zhaohai*), BP-6 (*Sanyinjiao*), Todos os pontos são inseridos com método de tonificação, com exceção de P-7, que deveria ser inserido com método de sedação.

EXPLICAÇÃO

- P-7 liberta o exterior e restabelece a descendência do *Qi* do Pulmão para interromper a tosse.
- P-9 nutre os fluidos do Pulmão.
- REN-12, o ponto que marca o início do trajeto interno do canal do Pulmão, promove fluidos.
- R-6 promove os fluidos e beneficia e umedece a garganta.
- BP-6 promove os fluidos.

Fitoterapia

Prescrição

SANG XING TANG – Decocção de *Morus-Prunus*.

EXPLICAÇÃO Essa fórmula restabelece a descendência do *Qi* do Pulmão, interrompe tosse e promove fluidos.

MODIFICAÇÕES

- Caso os fluidos estejam gravemente prejudicados, acrescentar *Mai Men Dong* (*Radix Ophiopogonis*) e *Yu Zhu* (*Rhizoma Polygonati odorati*).
- Caso os sintomas de Calor sejam pronunciados, acrescentar *Shi Gao* (*Gypsum fibrosum*) e *Zhi Mu* (*Radix Anemarrhenae*).

188 Tosse

- Caso haja tosse acompanhada de escarro escasso com raias de sangue, acrescentar *Bai Mao Gen* (*Rhizoma Imperatae*).

PRESCRIÇÃO   *XING SU SAN* – Pó de folha de *Armeniaca--Perilla*.

EXPLICAÇÃO   Essa fórmula é usada se a Secura estiver acompanhada por sintomas de Vento-Frio (geralmente é acompanhada de sintomas de Vento-Calor). Ela restabelece a descendência do *Qi* do Pulmão, interrompe tosse, expele Vento-Frio e promove fluidos.

Resumo

Invasão de Vento-Secura

Pontos

■ P-7 (*Lieque*), P-9 (*Taiyuan*), REN-12 (*Zhongwan*), R-6 (*Zhaohai*), BP-6 (*Sanyinjiao*). Todos os pontos são inseridos com método de tonificação, com exceção de P-7, que deve ser inserido com agulhas com método de sedação

Fitoterapia

Prescrição

■ *SANG XING TANG* – Decocção de *Morus-Prunus*

Prescrição

■ *XING SU SAN* – Pó de folha de *Armeniaca-Perilla*

Caso Clínico

Um homem 41 anos de idade contraiu uma infecção das vias respiratórias superiores quando passava as férias de verão nas Montanhas Rochosas. Na época, a infecção manifestou-se com sintomas de Vento-Calor e Secura, isto é, aversão ao frio, temperatura moderada, tosse seca, garganta seca acompanhada de prurido e cefaleia. No retorno das férias, quando procurou tratamento, a tosse ainda era seca, persistente e com cócegas, sintomas estes que mantinham o paciente acordado durante a noite.

Diagnóstico   Originalmente, tratava-se de crise de Vento-Calor-Secura, o qual tinha secado completamente os fluidos do Pulmão, deixando o paciente com alguma Secura.

Tratamento   O princípio de tratamento adotado foi umedecer o Pulmão, promover fluidos e restabelecer a descendência do *Qi* do Pulmão. Embora não se tratasse de padrão exterior, utilizei uma variação de *Sang Xing Tang* (Decocção de *Morus-Prunus*) pelo fato dessa prescrição não conter muitas ervas que libertam o exterior. A variação usada foi a seguinte:

- *Sang Ye* (*Folium Mori*): 6g.
- *Xing Ren* (*Semen Armeniacae*): 6g.
- *Dan Dou Chi* (*Semen Sojae preparatum*): 4g.
- *Shan Zhi Zi* (*Fructus Gardeniae*): 3g.
- *Zhe Bei Mu* (*Bulbus Fritillariae thunbergii*): 6g.
- *Nan Sha Shen* (*Radix Adenophorae*): 6g.

- *Li Pi* (*Pericarpium Fructi Pyri*): 6g.
- *Tian Hua Fen* (*Radix Trichosanthis*): 6g.
- *Yu Zhu* (*Rhizoma Polygonati odorati*): 6g.
- *Kuan Dong Hua* (*Flos Farfarae*) – tratada com mel: 9g.

Explicação

- *Sang Ye* e *Xing Ren* são as duas ervas principais para restabelecer a descendência do *Qi* do Pulmão.
- *Dan Dou Chi* e *Zhi Zi* clareiam qualquer Calor residual. A dosagem dessas ervas foi reduzida, pois não havia grande quantidade de Calor; elas foram prescritas, entretanto, para impedir qualquer formação de Calor residual.
- *Zhe Bei Mu* ajuda a restabelecer a descendência do *Qi* do Pulmão e a interromper a tosse.
- *Sha Shen*, *Li Pi*, *Tian Hua Fen* e *Yu Zhu* promovem fluidos e umedecem Pulmão e garganta.
- *Kuan Dong Hua* restabelece a descendência do *Qi* do Pulmão e interrompe a tosse. Seu efeito antitussígeno é intensificado tostando-a com mel.
- Apenas três doses desta decocção foram suficientes para interromper completamente a tosse.

AGUDA INTERIOR

Calor do Pulmão

Manifestações Clínicas

Tosse em latido, dor torácica, falta de ar, febre, sede, transpiração, queimação das asas do nariz, inquietação e sensação de calor.

Língua: Vermelha com revestimento amarelo.

Pulso: Rápido e Transbordante.

Esses sintomas correspondem ao padrão "Calor no diafragma" no Nível do *Qi* na identificação de padrões de acordo com os Quatro Níveis. Esse padrão é visto apenas em tosses agudas resultantes da invasão de Vento, quando o fator patogênico se transformou em Calor e penetrou no interior.

Princípio de Tratamento

Eliminar Calor do Pulmão, restabelecer a descendência do *Qi* do Pulmão e interromper a tosse.

Acupuntura

Pontos

P-5 (*Chize*), P-1 (*Zhongfu*), DU-14 (*Dazhui*), P-6 (*Kongzui*) e IG-11 (*Quchi*). Todos os pontos são inseridos com método de sedação.

EXPLICAÇÃO

- P-5 remove Calor do Pulmão e restabelece a descendência do *Qi* do Pulmão.
- P-1 remove Calor do Pulmão e trata padrões agudos do Pulmão.
- DU-14 remove Calor.

- P-6, ponto de Acúmulo, trata padrões agudos do Pulmão e interrompe a tosse.
- IG-11 remove Calor.

Fitoterapia

Prescrição

MA XING SHI GAN TANG – Decocção de *Ephedra--Armeniaca-Gypsum-Glycyrrhiza*.

EXPLICAÇÃO Essa fórmula restabelece a descendência do *Qi* do Pulmão, interrompe tosse, remove Calor e interrompe a falta de ar.

MODIFICAÇÕES

- Para aumentar o efeito antitussígeno da fórmula, acrescentar *Sang Bai Pi* (*Cortex Mori*), *Pi Pa Ye* (*Folium Eriobotryae*) e *Kuan Dong Hua* (*Flos Farfarae*).
- Para intensificar o efeito de desobstrução do Pulmão, acrescentar *Huang Qin* (*Radix Scutellariae*).

Resumo

Calor do Pulmão

Pontos

- P-5 (*Chize*), P-1 (*Zhongfu*), DU-14 (*Dazhui*), P-6 (*Kongzui*) e IG-11 (*Quchi*). Todos os pontos são inseridos com método de sedação

Fitoterapia

Prescrição

- MA XING SHI GAN TANG – Decocção de *Ephedra--Armeniaca-Gypsum-Glycyrrhiza*

Fleuma-Calor no Pulmão

Manifestações Clínicas

Tosse em latido com expectoração de escarro profuso, pegajoso e amarelo; febre; inquietação; sede; sensação de calor; e sensação de opressão no tórax.

Língua: Vermelha com revestimento pegajoso e amarelo.

Pulso: Rápido e Deslizante.

Este quadro corresponde ao Calor no Pulmão no Nível do *Qi* na identificação de padrões de acordo com os Quatro Níveis, porém com presença de Fleuma, além de Calor. Vento-Calor gera Fleuma com facilidade, uma vez que seca os fluidos do corpo que se condensam rapidamente, formando Fleuma.

Este é um padrão muito comum na tosse aguda. Ocorre quando um fator patogênico externo se transforma em Calor, penetra o interior e se combina com Fleuma.

Princípio de Tratamento

Remover Calor do Pulmão, resolver Fleuma, restabelecer a descendência do *Qi* do Pulmão e interromper a tosse.

Acupuntura

Pontos

P-5 (*Chize*), P-1 (*Zhongfu*), REN-12 (*Zhongwan*), REN-9 (*Shuifen*), E-40 (*Fenglong*), BP-6 (*Sanyinjiao*), P-6 (*Kongzui*), DU-14 (*Dazhui*), IG-11 (*Quchi*), TA-6 (*Sanyangluo*) e BP-15 (*Daheng*), Todos os pontos são inseridos com método de sedação, menos REN-12, que deve ser tonificado.

EXPLICAÇÃO

- P-5 expele Fleuma e remove Calor do Pulmão.
- P-1 e P-6, pontos de Coleta Frontal e de Acúmulo, respectivamente, são usados para tratar casos agudos; eles eliminam Calor do Pulmão e interrompem a tosse.
- REN-12, REN-9, E-40 e BP-6 resolvem Fleuma.
- DU-14 e IG-11 removem Calor.
- TA-6 e BP-15 removem Calor e movimentam para baixo.

978-85-7241-817-1

Fitoterapia

Prescrição

QING QI HUA TAN TANG – Decocção para Clarear o *Qi* e Desfazer a Fleuma.

EXPLICAÇÃO Essa fórmula resolve Fleuma, remove Calor do Pulmão, restabelece a descendência do *Qi* do Pulmão, interrompe a tosse.

Prescrição

XIAO XIAN XIONG TANG – Pequena Decocção para o Afundamento [do *Qi*] Torácico.

EXPLICAÇÃO Essa fórmula remove Calor, faz o *Qi* descender e interrompe tosse.

A diferença principal entre estas duas fórmulas é que a primeira é melhor para resolver a Fleuma (e, portanto, é utilizada para tratar expectoração profusa), ao passo que a segunda é melhor para fazer o *Qi* descender no tórax (e, portanto, é utilizada para tratar sensação de opressão no tórax).

Prescrição

GUN TAN WAN – Pílula para Afugentar a Fleuma.

EXPLICAÇÃO Essa fórmula drena o Fogo pela movimentação descendente, resolve Fleuma e interrompe a tosse. Essa é uma fórmula forte para tratar Fogo do Pulmão contrariamente ao Calor do Pulmão. Embora Calor e Fogo sejam da mesma natureza, existem diferenças entre eles, a principal delas é que o Calor é mais superficial e menos intenso que o Fogo. Essa distinção não é muito significativa ou importante na acupuntura, porém é crucial quando a fitoterapia é empregada. Para tratar Calor, usam-se ervas frias e picantes (como *Shi Gao* [*Gypsum fibrosum*]), a fim de eliminar o Calor empurrando-o para fora. O Fogo é mais intenso, sendo bem amarrado profundamente no interior do corpo; deve-se, portanto, dená-lo com ervas amargas e frias (como *Huang Qin* [*Radix Scutellariae*] ou *Long Dan Cao* [*Radix Gentianae*]) e, se as fezes estiverem secas, com ervas de movimento descendente, tais como *Da Huang* [*Radix et Rhizoma Rhei*]. Algumas das manifestações clínicas de Calor e Fogo são

190 Tosse

coincidentes, como sensação de calor, sede, transpiração, face vermelha, língua Vermelha e pulso Rápido. O Fogo, entretanto, é mais secante, afeta mais a Mente e pode causar sangramento. Portanto, além das manifestações anteriores, o Fogo causa também inquietação mental, urina escura, fezes secas, revestimento lingual muito seco, sabor amargo, boca seca e pulso mais profundo.

Neste caso, há Fogo do Pulmão contrário ao Calor do Pulmão. As manifestações seriam tosse em latido com expectoração profusa, amarela e purulenta ou tingida de sangue; febre; obstipação ou fezes secas; urina escura; face vermelha; boca seca; inquietação mental; língua Vermelha com revestimento espesso, seco, amarelo ou marrom-escuro ou mesmo preto; e pulso Profundo, Cheio e Rápido. Em tal caso, não é suficiente eliminar o Calor; é necessário drenar o Fogo pelo movimento descendente, que é o que a fórmula em questão faz.

MODIFICAÇÕES

- Para aumentar o efeito antitussígeno, acrescentar *Kuan Dong Hua* (*Flos Farfarae*), *Sang Bai Pi* (*Cortex Mori*) e *Xing Ren* (*Semen Armeniacae*).

Resumo

Fleuma-Calor no Pulmão

Pontos

- P-5 (*Chize*), P-1 (*Zhongfu*), REN-12 (*Zhongwan*), REN-9 (*Shuifen*), E-40 (*Fenglong*), BP-6 (*Sanyinjiao*), P-6 (*Kongzui*), DU-14 (*Dazhui*), IG-11 (*Quchi*), TA-6 (*Sanyangluo*) e BP-15 (*Daheng*). Todos os pontos são inseridos com método de sedação, menos REN-12, que deve ser tonificado

Fitoterapia

Prescrição

- QING QI HUA TAN TANG – Decocção para Clarear o *Qi* e Desfazer a Fleuma

Prescrição

- XIAO XIAN XIONG TANG – Pequena Decocção para o Afundamento [do *Qi*] Torácico

Prescrição

- GUN TAN WAN – Pílula para Afugentar a Fleuma

Caso Clínico

Uma menina de dois anos de idade contraiu infecção das vias respiratórias superiores, a qual foi tratada com antibióticos. Após uma semana de tratamento com antibiótico, ela não apresentou melhoras; então. sua mãe veio ao meu consultório. Embora a temperatura inicial tivesse cessado, ela apresentava tosse em latido com produção de escarro amarelo, sibilação moderada, inquietação e queixa de dormir mal. A língua tinha revestimento pegajoso e amarelo e estava Vermelha na parte da frente.

Diagnóstico   Este é um exemplo típico de progressão de um fator patogênico externo para o interior proveniente de tratamento com antibióticos (ver também Cap. 48). O fator patogênico é agora Fleuma-Calor interior que obstrui o Pulmão.

Tratamento   O objetivo do tratamento consistia em resolver Fleuma, remover Calor do Pulmão, restabelecer a descendência do *Qi* do Pulmão e interromper tosse e sibilação. Ela foi tratada apenas com decocções fitoterápicas, e a prescrição utilizada foi uma variação de *Qing Qi Hua Tan Tang* (Decocção para Clarear o *Qi* e Desfazer a Fleuma).

- *Dan Nan* (Xing *Rhizoma Arisaematis preparatum*): 3g.
- *Gua Lou* (*Fructus Trichosanthis*): 6g.
- *Huang Qin* (*Radix Scutellariae*): 4g.
- *Shan Zhi Shi* (*Fructus Aurantii immaturus*): 3g.
- *Chen Pi* (*Pericarpium Citri reticulatae*): 3g.
- *Fu Ling* (*Poria*): 6g.
- *Xing Ren* (*Semen Armeniacae*): 4g.
- *Ban Xia* (*Rhizoma Pineliae preparatum*): 6g.
- *Su Zi* (*Fructus Perillae*): 4g.
- *Sang Bai Pi* (*Cortex Mori Radicis albae*): 4g.
- *Kuan Dong Hua* (*Flos Farfarae*) – tratada com mel: 6g.

Explicação

- As primeiras oito ervas constituem o *Qing Qi Hua Tan Tang*, que resolve Fleuma e remove Calor do Pulmão.
- *Su Zi* e *Sang Bai Pi* foram acrescentadas para restabelecer a descendência do *Qi* do Pulmão.
- *Kuan Dong Hua*, particularmente eficaz quando tratada com mel, restabelece a descendência do *Qi* do Pulmão e interrompe a tosse.

A decocção foi dada bem diluída em água misturada com um pouco de mel, sendo ministrada em pequenas quantidades durante o dia. A pequena paciente apresentou melhora completa após uma semana. O tratamento foi acompanhado de uma decocção para tonificar o Baço e resolver a Fleuma (*Liu Jun Zi Tang* [Decocção dos Seis Cavalheiros]), a fim de impedir qualquer recorrência.

CRÔNICA

A tosse crônica pode ser decorrente de excesso ou deficiência. Os padrões principais são os seguintes:

Excesso

- Fleuma-Umidade.
- Fleuma-Calor.
- Fleuma fluida.
- Fogo do Fígado.

Deficiência

- Deficiência do *Qi* do Pulmão.
- Deficiência do *Yin* do Pulmão.
- Secura do Pulmão.

A patologia das tosses crônicas é caracterizada pelo envolvimento de outros órgãos além do Pulmão. Os órgãos envolvidos para cada padrão são os seguintes:

Tosse **191**

- Fleuma-Umidade: deficiência do *Qi* do Baço ou do *Yang* do Baço, deficiência do *Yang* do Rim.
- Fleuma-Calor: deficiência do *Qi* do Baço.
- Fleuma fluida: deficiência do *Yang* do Baço e do Rim.
- Fogo do Fígado insultando Pulmão: Fogo do Fígado.
- Deficiência *Qi* do Pulmão: deficiência do *Qi* do Baço.
- Deficiência do *Yin* do Pulmão: deficiência do *Yin* do Rim.
- Secura do Pulmão: deficiência do *Yin* do Estômago.

Assim, o padrão da deficiência do *Qi* do Pulmão será quase sempre acompanhado por deficiência do *Qi* do Baço; enquanto isso, a deficiência do *Yin* do Pulmão será quase sempre acompanhada por deficiência do *Yin* do Rim e/ou do Estômago.

CRÔNICA POR EXCESSO

Fleuma-Umidade no Pulmão

Manifestações Clínicas

Crises repetidas de tosse; expectoração profusa de escarro branco e pegajoso; falta de ar, pior pelas manhãs e após as refeições; sensação de opressão no tórax; sensação de plenitude do epigástrio; náusea; pouco apetite; cansaço; sensação de peso; fezes amolecidas.

Língua: Pálida ou normal, Inchada, com revestimento branco, espesso e pegajoso.

Pulso: Deslizante.

Esse é um padrão comum visto na tosse crônica, especialmente em pacientes de meia-idade e idosos.

Princípio de Tratamento

Secar Umidade, resolver Fleuma, tonificar Baço, restabelecer a descendência do *Qi* do Pulmão e interromper a tosse.

Acupuntura

Pontos

P-5 (*Chize*), P-1 (*Zhongfu*), REN-12 (*Zhongwan*), REN-9 (*Shuifen*), E-40 (*Fenglong*), BP-6 (*Sanyinjiao*), B-20 (*Pishu*), E-36 (*Zusanli*), B-13 (*Feishu*). Usar o método de tonificação nos pontos E-36, REN-12 e B-20, método de sedação ou neutro nos outros. A moxa é utilizada.

EXPLICAÇÃO

- P-5 resolve Fleuma do Pulmão e restabelece a descendência do *Qi* do Pulmão.
- P-1 restabelece a descendência do *Qi* do Pulmão.
- REN-12, B-20 e E-36 tonificam Baço para resolver Fleuma.
- REN-9, E-40 e BP-6 resolvem Umidade e Fleuma.
- B-13, ponto de Transporte Dorsal, é usado para tratar padrões crônicos e restabelece a descendência do *Qi* do Pulmão.

Fitoterapia

Prescrição

ER CHEN TANG – Decocção das Duas Antigas – e *SAN ZI YANG QIN TANG* – Decocção de Três Sementes para Nutrir os Pais.

EXPLICAÇÃO Estas duas fórmulas combinadas resolvem Fleuma-Umidade ou Fleuma-Frio, restabelecem a descendência do *Qi* do Pulmão e interrompem a tosse.

Esse padrão quase sempre ocorre contra um fundo de deficiência do *Qi* do Baço ou do *Yang* do Baço. Em tal caso, é necessário acrescentar um pouco de tônicos do Baço como *Bai Zhu* (*Rhizoma Atractylodis macrocephalae*) e, se há deficiência do *Yang* do Baço, *Gan Jiang* (*Rhizoma Zingiberis*).

978-85-7241-817-1

MODIFICAÇÕES

- Para intensificar o efeito antitussígeno da prescrição, acrescentar *Kuan Dong Hua* (*Flos Farfarae*) e *Xing Ren* (*Semen Armeniacae*).
- Nos casos de Umidade pronunciada, acrescentar *Cang Zhu* (*Rhizoma Atractylodis*) e *Hou Po* (*Cortex Magnoliae officinalis*).
- Se ocorrerem sintomas de Fleuma-Frio (ver anteriormente), acrescentar *Gan Jiang* (*Rhizoma Zingiberis*) e *Xi Xin* (*Herba Asari*).
- Se houver deficiência pronunciada do Baço, acrescentar *Bai Zhu* (*Rhizoma Atractylodis macrocephalae*) e *Dang Shen* (*Radix Codonopsis*).
- Após a Fleuma ter sido eliminada com sucesso, usar *Liu Jun Zi Tang* (Decocção dos Seis Cavalheiros) para consolidar os resultados pelo fortalecimento do Baço.
- Se as crises de tosse forem geradas por resfriados frequentes, acrescentar *Huang Qi* (*Radix Astragalus*) e *Fang Feng* (*Radix Saposhnikoviae*).

Resumo

Fleuma-Umidade no Pulmão

Pontos

- P-5 (*Chize*), P-1 (*Zhongfu*), REN-12 (*Zhongwan*), REN-9 (*Shuifen*), E-40 (*Fenglong*), BP-6 (*Sanyinjiao*), B-20 (*Pishu*), E-36 (*Zusanli*), B-13 (*Feishu*). Usar método de tonificação nos pontos E-36, REN-12 e B-20, método de sedação ou neutro nos outros. Moxa é utilizada

Fitoterapia

Prescrição

- *ER CHEN TANG* – Decocção das Duas Antigas – e *SAN ZI YANG QIN TANG* – Decocção das Três Sementes para Nutrir os Pais

---

Fleuma-Calor no Pulmão

Manifestações Clínicas

Crises frequentes de tosse em latido com expectoração profusa de escarro amarelo ou purulento com raias de sangue, falta de ar, som de chocalho na garganta, sen-

192 Tosse

sação de opressão no tórax, face vermelha, sensação de calor, boca seca, sede, cansaço, fezes amolecidas.

Língua: Vermelha, Inchada, com revestimento pegajoso e amarelo.

Pulso: Deslizante e Rápido.

Essa condição é semelhante à tosse decorrente de Fleuma-Calor no estágio agudo. Difere na medida em que é uma condição crônica que ocorre contra um fundo de deficiência de Baço (consequentemente, cansaço e fezes amolecidas).

Em casos crônicos, essa condição ocorre quando há Fleuma-Calor residual no Pulmão, que é uma causa muito comum de tosse crônica em todas as idades, da infância à velhice.

Princípio de Tratamento

Remover Calor, resolver Fleuma, restabelecer a descendência do *Qi* do Pulmão, interromper a tosse, tonificar o Baço.

Acupuntura

Pontos

P-5 (*Chize*), P-1 (*Zhongfu*), REN-12 (*Zhongwan*), REN-9 (*Shuifen*), E-40 (*Fenglong*), BP-6 (*Sanyinjiao*), B-20 (*Pishu*), E-36 (*Zusanli*), B-13 (*Feishu*), DU-14 (*Dazhui*) e IG-11 (*Quchi*). Usar método de tonificação nos pontos REN-12, B-20 e E-36, método de sedação nos outros. Não utilizar moxa.

EXPLICAÇÃO

- DU-14 e IG-11 removem Calor.
- Todos os outros pontos são os mesmos utilizados para tratar Fleuma-Umidade e já foram explicados.

Fitoterapia

Prescrição

QING JIN HUA TAN TANG – Decocção para Desobstruir Metal e Resolver Fleuma.

EXPLICAÇÃO   Essa fórmula remove Calor do Pulmão, resolve Fleuma-Calor no Pulmão e restabelece a descendência do *Qi* do Pulmão.

MODIFICAÇÕES

- Como quase sempre é uma deficiência de Baço que produz Fleuma, acrescentar *Bai Zhu* (*Rhizoma Atractylodis macrocephalae*) e *Dang Shen* (*Radix Codonopsis*).
- Se houver escarro purulento acrescentar *Dan Nan Xing* (*Rhizoma Arisaematis preparatum*), *Yi Yi Ren* (*Semen Coicis*) e *Dong Gua Ren* (*Semen Benincasae*).
- Se houver sensação pronunciada de opressão torácica e obstipação, acrescentar *Da Huang* (*Radix et Rhizoma Rhei*).
- Se o Calor que parte da Fleuma-Calor começar a prejudicar os fluidos, acrescentar *Nan Sha Shen* (*Radix Adenophorae*), *Tian Men Dong* (*Radix Asparagi*) e *Tian Hua Fen* (*Radix Trichosanthis*).

> **Resumo**
>
> **Fleuma-Calor no Pulmão**
>
> **Pontos**
>
> - P-5 (*Chize*), P-1 (*Zhongfu*), REN-12 (*Zhongwan*), REN-9 (*Shuifen*), E-40 (*Fenglong*), BP-6 (*Sanyinjiao*), B-20 (*Pishu*), E-36 (*Zusanli*), B-13 (*Feishu*), DU-14 (*Dazhui*) e IG-11 (*Quchi*). Usar método de tonificação nos pontos REN-12, B-20 e E-36, método de sedação nos outros. Não utilizar moxa
>
> **Fitoterapia**
>
> *Prescrição*
>
> - *QING JIN HUA TAN TANG* – Decocção para Desobstruir Metal e Resolver Fleuma

Caso Clínico

Uma mulher 80 anos sofria de tosse persistente há cinco anos. A tosse produzia escarro escasso, amarelo e pegajoso; ela também sentia sensação de opressão torácica. A saúde da paciente, em outros aspectos, era muito boa; era uma entusiasmada praticante e professora de ioga. Seu corpo era magro e a pele, seca. O pulso apresentava-se ligeiramente Flutuante e Vazio no geral, e ligeiramente Deslizante na posição do Pulmão. A língua apresentava-se Vermelha, seca e sem revestimento na parte Anterior (Prancha 8.1).

Diagnóstico   Esse é um caso de retenção de Fleuma-Calor no Pulmão, que ocorre contra fundo de deficiência do *Yin* do Pulmão. A Fleuma-Calor manifesta-se pelo escarro pegajoso e amarelo, bem como pelo pulso de qualidade Escorregadia na posição do Pulmão; ao passo que a deficiência do *Yin* do Pulmão é evidenciada por corpo magro, pele seca, pulso Flutuante-Vazio e língua Vermelha sem revestimento na parte Anterior (área do Pulmão).

Tratamento   O princípio de tratamento adotado foi resolver Fleuma, remover Calor, nutrir *Yin* do Pulmão e eliminar Calor por Deficiência do Pulmão. Foi tratada apenas com ervas, e a decocção empregada foi uma variação de *Qing Jin Hua Tan Tang* (Decocção para Desobstruir o Metal e Resolver Fleuma).

- *Huang Qin* (*Radix Scutellariae*): 6g.
- *Shan Zhi Zi* (*Fructus Gardeniae*): 4g.
- *Zhi Mu* (*Radix Anemarrhenae*): 6g.
- *Zhe Bei Mu* (*Bulbus Fritillariae thunbergii*): 6g.
- *Gua Lou* (*Fructus Trichosanthis*): 9g.
- *Sang Bai Pi* (*Cortex Mori*): 4g.
- *Chen Pi* (*Pericarpium Citri reticulatae*): 4,5g.
- *Fu Ling* (*Poria*): 6g.
- *Jie Geng* (*Radix Platycodi*): 5g.
- *Mai Men Dong* (*Radix Ophiopogonis*): 6g.
- *Gan Cao* (*Radix Glycyrrhizae uralensis*): 3g.
- *Tian Men Dong* (*Radix Asparagi*): 6g.
- *Kuan Dong Hua* (*Flos Farfarae*) – tratado com mel: 9g.
- *Di Gu Pi* (*Cortex Lycii*): 4g.

978-85-7241-817-1

Explicação

A fórmula original foi utilizada em sua totalidade, uma vez que corresponde bem ao objetivo do tratamento de resolver Fleuma, remover Calor e restabelecer a descendência do Qi do Pulmão.

- *Tian Men Dong foi acrescentada para nutrir Yin do Pulmão.*
- *Kuan Dong Hua foi acrescentada para restabelecer a descendência do Qi do Pulmão e interromper a tosse.*
- *Di Gu Pi foi acrescentada para remover Calor por Deficiência do Pulmão.*

Esta paciente obteve completa recuperação após de três meses de tratamento com decocções fitoterápicas de linhas similares a anterior.

Fleuma Fluida no Pulmão

Manifestações Clínicas

Tosse com produção de som baixo e expectoração de escarro branco, aquoso e diluído, sensação de frio, sensação de opressão no tórax, cansaço, pouco apetite e pouca disposição.

Língua: Pálida, Inchada, com revestimento pegajoso e branco.

Pulso: Encharcado.

Este não é um padrão comum visto em tosse crônica; ele geralmente ocorre apenas no idoso.

Princípio de Tratamento

Drenar Umidade, resolver Fleuma, dispersar Frio, tonificar Baço e Rim e interromper tosse.

Acupuntura

Pontos

P-5 (*Chize*), P-1 (*Zhongfu*), REN-12 (*Zhongwan*), REN-9 (*Shuifen*), E-40 (*Fenglong*), BP-6 (*Sanyinjiao*), BP-9 (*Yinlingquan*), R-7 (*Fuliu*), B-20 (*Pishu*), E-36 (*Zusanli*), B-13 (*Feishu*), DU-4 (*Mingmen*), B-23 (*Shenshu*), B-22 (*Sanjiaoshu*). Usar método de tonificação nos pontos E-36, REN-12, B-20, DU-4 e B-23, método de sedação ou neutro nos demais pontos. Moxa é utilizada.

EXPLICAÇÃO O tratamento de Fleuma fluida com acupuntura não é muito diferente daquele utilizado para tratar Fleuma-Umidade, descrito anteriormente.

- DU-4 e B-23 são tonificados com moxa, se houver deficiência do *Yang* do Rim.
- B-22 é sedado para promover a transformação dos fluidos e, portanto, resolver Fleuma.
- Os demais pontos foram explicados na descrição do padrão Fleuma-Umidade.

Fitoterapia

Prescrição

LING GAN WU WEI JIANG XIN TANG – Decocção de *Poria-Ghycyrrhiza-Schisandra-Zingiber-Asarum.*

EXPLICAÇÃO Essa fórmula resolve Fleuma-Frio e Fleuma fluida.

MODIFICAÇÕES

- Esta condição é muito crônica e ocorre contra fundo de deficiência do *Yang* do Baço e, muitas vezes, de deficiência do *Yang* do Rim. Nesses casos, devem-se acrescentar ervas que tonifiquem *Yang* do Baço e do Rim, como *Bai Zhu (Rhizoma Atractylodis macrocephalae)*, *Huang Qi (Radix Astragalus)*, *Yin Yang Huo (Herba Epimedii)* e *Du Zhong (Cortex Eucommiae ulmoidis)*.
- Se ocorrerem sintomas muito pronunciados de Frio, acrescentar *Fu Zi (Radix Aconiti lateralis preparata)*. Porém, em tal caso, deve-se estar absolutamente seguro de que não há Calor em qualquer lugar no corpo, já que as três ervas, *Gan Jiang*, *Xi Xin* e *Fu Zi*, são muito quentes, picantes e dispersivas. Cuidado, pois o uso de *Fu Zi* é ilegal na Europa.
- Para intensificar o efeito antitussígeno, acrescentar *Su Zi (Fructus Perillae)*, *Xuan Fu Hua (Flos Inulae)* e *Xing Ren (Semen Armeniacae)*.

Resumo

Fleuma Fluida no Pulmão

Pontos

- P-5 (*Chize*), P-1 (*Zhongfu*), REN-12 (*Zhongwan*), REN-9 (*Shuifen*), E-40 (*Fenglong*), BP-6 (*Sanyinjiao*), BP-9 (*Yinlingquan*), R-7 (*Fuliu*), B-20 (*Pishu*), E-36 (*Zusanli*), B-13 (*Feishu*), DU-4 (*Mingmen*), B-23 (*Shenshu*), B-22 (*Sanjiaoshu*). Usar método de tonificação nos pontos E-36, REN-12, B-20, DU-4 e B-23; método de sedação ou neutro deve ser usado nos demais pontos. Moxa é utilizada

Fitoterapia

Prescrição

- *LING GAN WU WEI JIANG XIN TANG* – Decocção de Poria-Ghycyrrhiza-Schisandra-Zingiber-Asarum

---

Fogo do Fígado Insultando Pulmão

Manifestações Clínicas

Crises repentinas de tosse, face vermelha provocada frequentemente por tensão emocional, garganta seca, sensação de catarro na garganta, expectoração com pouco catarro, dor e distensão na região do hipocôndrio, dor ao tossir, sabor amargo, urina escura, fezes secas, irritabilidade e boca seca.

Língua: Vermelha com laterais mais vermelhas, revestimento seco e amarelo.

Pulso: em Corda e Rápido.

Este padrão não é muito comum na tosse crônica.

Princípio de Tratamento

Desobstruir Pulmão, drenar Fogo do Fígado, restabelecer a descendência do *Qi* do Pulmão e interromper tosse.

Acupuntura

Pontos

F-2 (*Xingjian*), VB-34 (*Yanglingquan*), IG-11 (*Quchi*), P-5 (*Chize*), P-1 (*Zhongfu*), REN-17 (*Shanzhong*), VB-21 (*Jianjing*). Inserir todos os pontos com método de redução ou neutro.

194 Tosse

Explicação

- F-2 drena Fogo do Fígado.
- VB-34 pacifica Fígado e elimina estagnação da região do hipocôndrio e do tórax.
- IG-11 remove Calor.
- P-5 e P-1 removem Calor do Pulmão e restabelecem a descendência do *Qi* do Pulmão.
- REN-17 domina a rebelião do *Qi* no tórax e restabelece a descendência do *Qi* do Pulmão.
- VB-21 domina a rebelião do *Qi* e faz o *Qi* descender.

Fitoterapia

Prescrição

XIE BAI SAN – Pó para Drenar o Branco – e *DAI GE SAN* – Pó de *Indigo-Concha Cyclinae*.

Explicação Estas duas fórmulas combinadas removem Calor do Pulmão, drenam Fogo do Fígado, restabelecem a descendência do *Qi* do Pulmão e interrompem a tosse.

Modificações

- Se sintomas de Calor forem pronunciados, acrescentar *Shan Zhi Zi* (*Fructus Gardeniae*) e *Mu Dan Pi* (*Cortex Moutan*).
- Caso haja muita Fleuma e tosse grave, acrescentar *Zhu Ru* (*Caulis Bambusae in Taeniam*), *Su Zi* (*Fructus Perillae*) e *Pi Pa Ye* (*Folium Eriobotryae*).
- Caso haja tosse grave e outros sintomas de *Qi* rebelde (como plenitude do tórax), acrescentar *Zhi Shi* (*Fructus Aurantii immaturus*) e *Xuan Fu Hua* (*Flos Inulae*).
- Se houver dor torácica, acrescentar *Yu Jin* (*Radix Curcumae*).
- Caso o Fogo tenha começado a prejudicar os fluidos, acrescentar *Nan Sha Shen* (*Radix Adenophorae*), *Mai Men Dong* (*Radix Ophiopogonis*) e *Tian Hua Fen* (*Radix Trichosanthis*).

Resumo

Fogo do Fígado Insultando Pulmão

Pontos

■ F-2 (*Xingjian*), VB-34 (*Yanglingquan*), IG-11 (*Quchi*), P-5 (*Chize*), P-1 (*Zhongfu*), REN-17 (*Shanzhong*), VB-21 (*Jianjing*). Inserir todos os pontos com método de redução ou neutro

Prescrição

■ *XIE BAI SAN* – Pó para Drenar o Branco – e *DAI GE SAN* – Pó de *Indigo-Concha Cyclinae*

CRÔNICA POR DEFICIÊNCIA

Deficiência do Qi *do Pulmão*

Manifestações Clínicas

Tosse moderada com produção de som baixo, ausência de catarro, transpiração espontânea, propensão a pegar resfriado, voz fraca, cansaço e face pálida.

Língua: Pálida.
Pulso: Vazio.

Princípio de Tratamento

Tonificar o *Qi* do Pulmão e restabelecer a descendência do *Qi* do Pulmão.

978-85-7241-817-1

Acupuntura

Pontos

P-9 (*Taiyuan*), B-13 (*Feishu*), P-7 (*Lieque*), B-43 (*Gaohuangshu*), REN-12 (*Zhongwan*), E-36 (*Zusanli*), BP-6 (*Sanyinjiao*). Utilizar método de tonificação; moxa é aplicável.

Explicação

- P-9 e B-13 tonificam *Qi* do Pulmão e interrompem a tosse.
- P-7 restabelece a descendência do *Qi* do Pulmão.
- B-43 nutre *Yin* do Pulmão, sendo específico para tratar problemas crônicos do Pulmão.
- REN-12, E-36 e BP-6 tonificam Baço e Pulmão (uma vez que o canal do Pulmão começa no Aquecedor Médio).

Fitoterapia

Prescrição

BU FEI TANG – Decocção para Tonificar o Pulmão.

Explicação Essa fórmula tonifica *Qi* do Pulmão, restabelece a descendência do *Qi* do Pulmão e interrompe a tosse.

Modificações

- Caso haja deficiência do *Qi* do Baço, acrescentar *Bai Zhu* (*Rhizoma Atractylodis macrocephalae*).
- Caso haja deficiência do *Yang* do Rim, acrescentar *Xu Duan* (*Radix Dipsaci*) e *Hu Tao Rou* (*Semen Juglandis*).

Resumo

Deficiência do *Qi* **do Pulmão**

Pontos

■ P-9 (*Taiyuan*), B-13 (*Feishu*), P-7 (*Lieque*), B-43 (*Gaohuangshu*), REN-12 (*Zhongwan*), E-36 (*Zusanli*), BP-6 (*Sanyinjiao*). Utilizar método de tonificação; moxa é utilizada

Fitoterapia

Prescrição

■ *BU FEI TANG* – Decocção para Tonificar o Pulmão

Deficiência do Yin *do Pulmão*

Manifestações Clínicas

Tosse seca com crises breves e produção de som baixo, pouco ou ausência de catarro, escarro com raias de sangue, garganta seca, sensação de calor à noite, transpiração noturna, corpo magro, cansaço extremo.

Língua: sem revestimento, seca, com fissura do Pulmão. Se houver Calor por Deficiência, o corpo apresenta-se Vermelho.

Pulso: Flutuante-Vazio.

Princípio de Tratamento

Nutrir *Yin* do Pulmão; umedecer Pulmão; remover Calor por Deficiência, se necessário; restabelecer a descendência do *Qi* do Pulmão; e interromper tosse.

Acupuntura

Pontos

P-9 (*Taiyuan*), P-10 (*Yuji*), REN-12 (*Zhongwan*), P-1 (*Zhongfu*), E-36 (*Zusanli*), BP-6 (*Sanyinjiao*), P-7 (*Lieque*) e R-6 (*Zhaohai*). Inserir todos os pontos com método de tonificação, com exceção de P-10, que deve ser sedado. Não utilizar moxa.

EXPLICAÇÃO

- P-9 e P-1 nutrem *Yin* do Pulmão.
- P-10 elimina Calor por Deficiência do Pulmão.
- REN-12, E-36 e BP-6 tonificam Baço para nutrir Pulmão.
- P-7 e R-6, em combinação, abrem Vaso Diretor (*Ren Mai*), beneficiam garganta, nutrem *Yin* do Pulmão, restabelecem a descendência do *Qi* do Pulmão e interrompem a tosse resultante da deficiência do *Yin* do Pulmão.

Fitoterapia

Prescrição

SHA SHEN MAI DONG TANG – Decocção de *Glehnia--Ophiopogon*.

EXPLICAÇÃO   Essa fórmula nutre *Yin* do Pulmão, remove Calor por Deficiência, restabelece a descendência do *Qi* do Pulmão e interrompe a tosse.

MODIFICAÇÕES

- Para intensificar o efeito antitussígeno, acrescentar *Zhe Bei Mu* (*Bulbus Fritillariae thunbergii*) e *Xing Ren* (*Semen Armeniacae*).
- Se ocorrerem sintomas pronunciados de Calor por Deficiência no Pulmão, acrescentar *Di Gu Pi* (*Cortex Lycii*) e *Qing Hao* (*Herba Artemisiae annuae*).
- Caso haja transpiração noturna, acrescentar *Wu Mei* (*Fructus Mume*) e *Fu Xiao Mai* (*Fructus Tritici levis*).
- Caso haja um pouco de escarro amarelo escasso, acrescentar *Hai Ge Ke* (*Concha Meretricis seu Cyclinae*) e *Huang Qin* (*Radix Scutellariae*).
- Caso haja sangue no escarro, acrescentar *Shan Zhi Zi* (*Fructus Gardeniae*) carbonizado, *Mu Dan Pi* (*Cortex Moutan*) e *Bai Mao Gen* (*Rhizoma Imperatae*).

Resumo

Deficiência do *Yin* do Pulmão
Pontos
- P-9 (*Taiyuan*), P-10 (*Yuji*), REN-12 (*Zhongwan*), P-1 (*Zhongfu*), E-36 (*Zusanli*), BP-6 (*Sanyinjiao*), P-7 (*Lieque*) e R-6 (*Zhaohai*). Inserir todos os pontos com método de tonificação, com exceção de P-10, que deveria ser sedado. Não utilizar moxa

---

Fitoterapia
Prescrição
- *SHA SHEN MAI DONG TANG* – Decocção de Glehnia-Ophiopogon

Secura do Pulmão

Manifestações Clínicas

Tosse seca com produção de som baixo, garganta e boca secas.

Língua: Seca.

Pulso: Flutuante-Vazio.

Esse é um padrão de Secura do Pulmão que, embora não mostre todos os sintomas de deficiência de *Yin*, é um estado que frequentemente precede deficiência de *Yin*. Muitas vezes ocorre em indivíduos com predisposição à deficiência do Pulmão, os quais, por conta de seu trabalho, necessitem utilizar muito a voz (como professores). Nesses casos, é normalmente associado à deficiência do *Yin* do Estômago, por ser esta a origem de fluidos.

Esse padrão pode ocorrer após invasão de Vento-Calor, quando os fluidos do Pulmão secam, gerando Secura acompanhada de algum Calor residual ou Fleuma-Calor no Pulmão. Manifesta-se com tosse muito seca e cócegas imediatamente após a invasão de Vento-Calor. A tosse é muito persistente e piora à noite.

Princípio de Tratamento

Umedecer Pulmão, restabelecer a descendência do *Qi* do Pulmão e interromper tosse.

Acupuntura

Pontos

P-9 (*Taiyuan*), P-10 (*Yuji*), REN-12 (*Zhongwan*), P-1 (*Zhongfu*), E-36 (*Zusanli*), BP-6 (*Sanyinjiao*), P-7 (*Lieque*) e R-6 (*Zhaohai*). Inserir todos os pontos com método de tonificação, com exceção de P-10, que deveria ser sedado. Não utilizar moxa.

EXPLICAÇÃO   Estes pontos são os mesmos utilizados para tratar deficiência do *Yin* do Pulmão e já foram explicados anteriormente.

Fitoterapia

Prescrição

SHA SHEN MAI DONG TANG – Decocção de *Glehnia--Ophiopogon*.

EXPLICAÇÃO   Essa fórmula já foi explicada anteriormente.

Prescrição

SHENG MAI SAN – Pó para Gerar o Pulso.

EXPLICAÇÃO   Essa fórmula tonifica *Qi* do Pulmão, gera fluido e nutre *Yin* do Pulmão.

MODIFICAÇÕES

- Para intensificar o efeito antitussígeno, acrescentar *Sang Bai Pi* (*Cortex Mori*) e *Zi Wan* (*Radix Asteris*).

Prescrição

QING ZAO JIU FEI TANG – Decocção para Liberar Secura e Resgatar Pulmão.

EXPLICAÇÃO Essa fórmula é adequada para tratar Secura e Calor residual no Pulmão após invasão de Vento-Calor, restabelece a descendência do *Qi* do Pulmão, interrompe a tosse, remove Calor do Pulmão e nutre e umedece *Yin* do Pulmão. A tosse é normalmente seca e sem catarro, embora possa ser seca com expectoração difícil e ocasional de pouco catarro.

Prescrição

BEI MU GUA LOU SAN – Pó de *Fritillaria-Trichosanthes*.

EXPLICAÇÃO Essa fórmula restabelece a descendência do *Qi* do Pulmão, cessa tosse e resolve Fleuma-Calor.

Também é indicada para tratar Secura e Calor residual no Pulmão após invasão de Vento-Calor, mas com presença de um pouco de Fleuma. A tosse é seca, porém com um pouco de catarro pegajoso, difícil de ser expectorado. Esse quadro aparece por causa de Vento--Calor que, por um lado, seca os fluidos, o que gera Secura, e, por outro lado, condensa os fluidos sob a forma de Fleuma.

Resumo

Secura do Pulmão

Pontos

- P-9 (*Taiyuan*), P-10 (*Yuji*), REN-12 (*Zhongwan*), P-1 (*Zhongfu*), E-36 (*Zusanli*), BP-6 (*Sanyinjiao*), P-7 (*Lieque*) e R-6 (*Zhaohai*). Inserir todos os pontos com método de tonificação, com exceção de P-10, que deveria ser sedado. Não utilizar moxa

Fitoterapia
Prescrição
- SHA SHEN MAI DONG TANG – Decocção de Glehnia-Ophiopogon

Prescrição
- SHENG MAI SAN – Pó para Gerar o Pulso

Prescrição
- QING ZAO JIU FEI TANG – Decocção para Liberar Secura e Resgatar Pulmão

Prescrição
- BEI MU GUA LOU SAN – Pó de *Fritillaria-Trichosanthes*

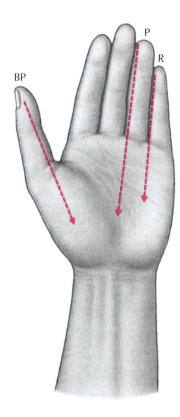

FIGURA 8.7 – Massagem pediátrica para prevenir tosse no inverno. BP = Baço-Pâncreas; P = Pulmão; R = Rim.

Literatura Chinesa Moderna

Journal of Chinese Medicine (Zhong Yi Za Zhi), v. 30, n. 5, 1999, p. 35-36

"Clinical Observation on the Prevention of Cough and Breathlessness in Children with Massage in Summer" *de Zhu Sheng Chao*

Esse artigo explora o efeito clínico de tratar preventivamente crianças durante o verão para prevenir tosse e falta de ar no inverno.

Dr. Zhu tratou 112 crianças (73 meninos e 39 meninas), das quais 35 tinham idade entre 1 e 3 anos, 59 entre 3 e 7 anos, e 18 entre 7 e 12 anos.

O tratamento com base nas técnicas das "Três Tonificações", "Duas Amassaduras" e "Uma Pressão" era administrado durante o verão, com a finalidade de prevenir o desenvolvimento da tosse de origem externa durante o inverno.

As "Três Tonificações" são tonificações de Baço, Pulmão e Rim. Esses três órgãos são tonificados massageando dedo polegar, quarto e quinto dedos.

Para tonificar Baço, o dedo polegar é massageado com um movimento de deslizamento suave, no lado radial, da ponta para o pulso.

Para tonificar Pulmão, o dedo anular é massageado com um movimento de deslizamento suave, no lado radial, da ponta para a palma.

Para tonificar Rim, o dedo mindinho é massageado com um movimento de deslizamento suave, no lado radial, da ponta para a palma (Fig. 8.7). Cada um dos dedos é acariciado 100 vezes.

A técnica das "Duas Amassaduras" consiste em massagear com o dedo REN-17 (*Shanzhong*) por 50 vezes e B-13 (*Feishu*) por 100 vezes. A técnica "Uma Pressão" consiste em beliscar e puxar a coluna vertebral do cóccix ao DU-14 (*Dazhui*) e massagear B-13 (*Feishu*), B-20 (*Pishu*) e B-21 (*Weishu*) por dez vezes cada um.

Para tratar tosse crônica em crianças, Dr. Zhu recomenda três técnicas:

Journal of Chinese Medicine (Zhong Yi Za Zhi), v. 41, n. 10, 2000, p. 637

"Treat Stasis for Night Cough"
de Hong Hai Zhou

Dr.Hong declara que a tosse noturna é proveniente de *Yang* deficiente e excesso de *Yin*. Mais especificamente, ela é proveniente do *Qi* do Pulmão não descendendo, do *Qi* e do Sangue não sendo regulados, do Frio se estagnando no Interior e da estagnação de Sangue.

Dr. Hong defende o revigoramento do Sangue e a eliminação da estagnação para tratar tosse noturna. Ele considera *Dang Gui* (*Radix Angelicae sinensis*) a principal erva para alcançar tal objetivo, combinada com *Hong Hua* (*Flos Carthami tinctorii*) e *Tao Ren* (*Semen Persicae*).

Journal of Chinese Medicine (Zhong Yi Za Zhi), v. 36, n. 7, 1995, p. 409

"284 Cases of Cough from Lung-Heat Treated with Qing Jin Zhi Ke Tang"
de Shi Xin De e An Bao Hua

Dr. Shi e Dr. An relatam o tratamento de 284 pacientes com tosse aguda proveniente de Calor do Pulmão. Havia 161 homens e 123 mulheres; o paciente mais jovem tinha 2 anos e meio e o mais velho, 42.

A fórmula utilizada foi *Qing Jin Zhi Ke Tang* (Decocção para Desobstruir Metal e Interromper Tosse).

- *Jin Yin Hua* (*Flos Lonicerae japonicae*): 10g.
- *Chai Hu* (*Radix Bupleuri*): 10g.
- *Huang Qin* (*Radix Scutellariae*): 12g.
- *Shi Gao* (*Gypsum fibrosum*): 20g.
- *Da Huang* (*Radix et Rhizoma Rhei*): 6g.
- *Sang Bai Pi* (*Cortex Mori*): 12g.
- *Xing Ren* (*Semen Armeniacae*): 10g.
- *Jie Geng* (*Radix Platycodi*): 10g.
- *Ma Huang* (*Herba Ephedrae*) – frito com mel: 3g.
- *Lu Gen* (*Rhizoma Phragmitis*): 12g.
- *Mai Men Dong* (*Radix Ophiopogonis*): 10g.
- *Sheng Di Huang* (*Radix Rehmanniae*): 10g.
- *Ju Hua* (*Flos Chrysanthemi*): 10g.
- *Bo He* (*Herba Menthae haplocalycis*): 6g.
- *Gan Cao* (*Radix Glycyrrhizae uralensis*): 6g.

Essa fórmula deve ser modificada de acordo com as manifestações clínicas.

- Dor de cabeça, obstrução nasal, dor de garganta: acrescentar *Ban Lan Gen* (*Radix Isatis seu Baphicacanthis*), *Ma Bo* (*Lasiosphaera/Calvatia*), *Shan Don Gen* (*Radix Sophorae tonkinensis*).
- Aversão ao frio, sibilação: acrescentar *Xuan Shen* (*Radix Scrophulariae*), *Ma Bo* (*Lasiosphaera/Calvatia*), *Zhe Bei Mu* (*Bulbus Fritillariae thunbergii*).
- Garganta seca, ausência ou pouco catarro: acrescentar *Bei Sha Shen* (*Radix Glehniae*), *Li Pi* (pele de pêra), *Shan Zhi Zi* (*Fructus Gardeniae*), *Zhe Bei Mu* (*Bulbus Fritillariae thunbergii*).

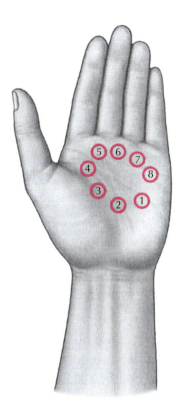

Figura 8.8 – Massagem nos "Oito Trigramas" para crianças.

- Massagear 50 vezes as áreas dos "Oito Trigramas" na palma da mão (Fig. 8.8).
- Massagear 100 vezes o lado radial do dedo polegar no sentido de P-10 (*Yuji*) para P-11 (*Shaoshang*) (Fig. 8.9). A última técnica é denominada "Três Portas".
- Massagear B-23 (*Shenshu*).

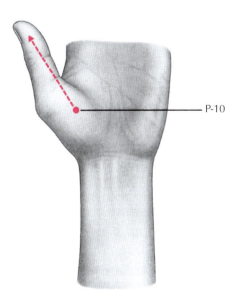

Figura 8.9 – Massagem das "Três Portas" para crianças. P = Pulmão.

- Sede, catarro amarelo profuso: acrescentar *Chi Shao* (*Radix Paeoniae rubra*), *Gua Lou* (*Fructus Trichosanthis*), *Yu Jin* (*Radix Curcumae*), *Xuan Shen* (*Radix Scrophulariae*).
- Inquietude mental, sede: acrescentar *Bei Sha Shen* (*Radix Glehniae*), *Xuan Shen* (*Radix Scrophulariae*), *Tian Hua Fen* (*Radix Trichosanthis*).
- Padrão *Yang* Menor: acrescentar *Shi Gao* (*Gypsum fibrosum*), *Ban Xia* (*Rhizoma Pineliae preparatum*), *Bai Bu* (*Radix Stemonae*).

Journal of Chinese Medicine (Zhong Yi Za Zhi), *v. 42, n. 9, 2001, p. 568*

"The Treatment of Cough of External Origin in Children with the Method of Restoring the Diffusing of Lung-Qi and Penetrating the Yang Organs" *de Bo Li Ye* et al.

Esse é um artigo interessante que relata experiência clínica que não envolveu a comparação de medicina chinesa com placebo ou droga ocidental, mas de dois métodos de tratamento chineses diferentes.

Os autores explicam que, no tratamento de tosse de origem externa, usa-se normalmente o método de restabelecer a difusão do *Qi* do Pulmão com ervas picantes e purificadoras, as quais fazem o *Qi* se difundir e descender. Eles consideram que, em crianças, é também necessário "penetrar os órgãos *Yang*", o que significa mover o *Qi* para baixo, estimulando a evacuação com *Da Huang* (*Radix et Rhizoma Rhei*).

A razão subjacente do uso de *Da Huang* para estimular a evacuação e "penetrar os órgãos *Yang*" é baseado na relação exterior-interior entre Intestino Grosso e Pulmão. O desbloqueamento do Intestino Grosso significa que o *Qi* do Pulmão pode descender e, portanto, aliviar a tosse.

Os autores trataram 130 crianças que sofriam de tosse de origem externa e um grupo-controle de 70 crianças. No grupo de tratamento, havia 62 meninos e 68 meninas; 99 delas tinham idade entre 2 e 10 anos, e 31 delas, entre 11 e 15 anos.

A fórmula usada para os grupos de tratamento e controle era a mesma, isto é, *Ma Xing Shi Gan Tang* (Decocção de *Ephedra-Armeniaca-Gypsum-Glycyrrhiza*), salvo pelo fato de a decocção do grupo de tratamento conter *Da Huang* (*Radix et Rhizoma Rhei*) e a decocção do grupo-controle não conter essa erva.

Caso as crianças sofressem de obstipação, *Da Huang* era acrescentada no final da fervura da decocção (esse processo aumenta o movimento descendente e estimula mais o movimento intestinal); se elas não sofressem de obstipação, *Da Huang* era fervido junto com as outras ervas.

Os resultados no grupo de tratamento foram os seguintes:

- *Curadas em 1 a 3 dias*: 118 (90,8%).
- *Curadas em 4 a 6 dias*: 10 (7,7%).
- *Curadas em mais de 7 dias*: 2 (1,5%).

No grupo-controle, os resultados foram os seguintes:

- *Curadas em 1-3 dias*: 48 (69,1%).
- *Curadas em 4 a 6 dias*: 19 (27,1%).
- *Curadas em mais de 7 dias*: 3 (3,8%).

Estatisticamente, p < 0,01.

Journal of Chinese Medicine (Zhong Yi Za Zhi), *v. 42, n. 9, 1994, p. 524*

"The Experience of Dr. Jiang Shi Ying in the Treatment of Cough from Autumn Dryness with the Method of Moistening" *de Su Yun Fang*

Em um informe sobre a experiência de um famoso médico contemporâneo no tratamento da tosse seca causada por secura do outono, Dr. Su informa três fórmulas diferentes: uma para tratar Secura afetando Pulmão e Aquecedor Superior, uma para tratar Secura afetando Pulmão e uma para tratar Secura afetando Pulmão com deficiência do *Qi* do Pulmão.

A fórmula para tratar Secura afetando Pulmão e Aquecedor Superior (olhos e boca secos) era a seguinte:

- *Sang Ye* (*Folium Mori*): 10g.
- *Ju Hua* (*Flos Chrysanthemi*): 12g.
- *Lian Qiao* (*Fructus Forsythiae*): 10g.
- *Chan Tui* (*Periostracum Cicadae*): 6g.
- *Jie Geng* (*Radix Platycodi*): 12g.
- *Zhu Ye* (*Folium Phyllostachys nigrae*): 10g.
- *Ku Ding Cha* (*Folium Ilecis cornutae*): 10g.
- *Lai Fu Zi* (*Semen Raphani*): 10g.

A fórmula para tratar Secura no Pulmão era a seguinte:

- *Sang Ye* (*Folium Mori*): 12g.
- *Bei Sha Shen* (*Radix Glehniae*): 12g.
- *Mai Men Dong* (*Radix Ophiopogonis*): 10g.
- *Xing Ren* (*Semen Armeniacae*): 10g.
- *Zi Wan* (*Radix Asteris*): 10g.
- *Kuan Dong Hua* (*Flos Farfarae*): 10g.
- *Pi Pa Ye* (*Folium Eriobotryae*): 10g.
- *Bai Bu* (*Radix Stemonae*): 12g.
- *Chen Pi* (*Pericarpium Citri reticulatae*): 6g.
- *Jie Geng* (*Radix Platycodi*): 6g.

A fórmula para tratar Secura do Pulmão com deficiência do *Qi* do Pulmão era a seguinte:

- *Xi Yang Shen* (*Radix Panacis quinquefolii*): 12g.
- *Bei Sha Shen* (*Radix Glehniae*): 10g.
- *Mai Men Dong* (*Radix Ophiopogonis*): 12g.
- *Lu Gen* (*Rhizoma Phragmitis*): 10g.
- *Xing Ren* (*Semen Armeniacae*): 6g.
- *Zi Wan* (*Radix Asteris*): 10g.
- *Kuan Dong Hua* (*Flos Farfarae*): 10g.
- *Bai Bu* (*Radix Stemonae*): 10g.
- *Sang Ye* (*Folium Mori*): 10g.

Experiência Clínica

Fitoterapia

The Effects of Bakumondo-to (Mai Men Dong Tang Ophiopogon Decoction) on Asthmatic and Non-asthmatics Patients with Increased Cough Sensitivity

Nihon Kokyuki Gakkai Zasshi [Japanese Respiratory Journal], 2004, Janeiro, v. 42, n. 1, p. 49-55.

Watanabe N, Gang C, Fukuda T.

Department of Pulmonary Medicine and Clinical Immunology, Dokkyo University School of Medicine, Tochigi, Japão.

Objetivo

Esse estudo foi realizado para investigar o efeito de Bakumondo-to (*Mai Men Dong Tang*) sobre a sensibilidade da tosse em pacientes com condições de asma brônquica e pacientes não-asmáticos (asma não brônquica). Também foi examinado o efeito na inflamação do trato respiratório.

Método

Vinte e um indivíduos asmáticos com asma brônquica e 22 com asma não-brônquica cujo limiar de tosse para capsaicina era menor que 3,9μM foram examinados. Soluções de 1.000; 500; 250; 125; 62,5; 31,2; 15,6; 7,80; 3,90; 1,95; 0,98; e 0,49μM foram preparadas. Os limiares de tosse para concentração de solução de capsaicina inalada causando cinco ou mais tosses foram medidos antes do tratamento e após de dois meses ou mais de tratamento com Bakumondo-to (9g/dia, TJ-29). Também o número de eosinófilos no sangue periférico, a relação de eosinófilos do escarro e o nível de proteína catiônica de eosinófilos no soro foram medidos antes e após o tratamento.

Resultados

O Bakumondo-to melhorou significativamente o valor do limiar da tosse em 76% dos pacientes com condições de asma brônquica e em 82% dos pacientes com asma não-brônquica. O Bakumondo-to foi mais efetivo na redução da sensibilidade da tosse à capsaicina nas condições de asma brônquica do que nas de asma não-brônquica. Apesar do Bakumondo-to não reduzir significativamente a contagem dos eosinófilos do escarro, sua efetividade na supressão da tosse foi maior nos pacientes cuja contagem de eosinófilos do escarro era menor ou igual a 2%. Resta estabelecer se o Bakumondo-to inibe a ativação dos eosinófilos.

Conclusão

Os resultados sugerem que o Bakumondo-to é uma preparação terapêutica efetiva para tratar hipersensibilidade à tosse que acompanha doença de tosse crônica, especialmente em casos de inflamação alérgica grave.

Treatment of acute Bronchiolitis with Chinese Herbs

Archieve of Disease in Childhood, 1993, Abril, v. 68, n. 4, p. 468-471.

Kong XT, Fang HT, Jiang GO, Zhai SZ, O'Connell DL, Brewster DR.

978-85-7241-817-1

Objetivo

Avaliar o efeito da erva chinesa *Huang Lian* (*Rhizoma Coptidis*) na bronquiolite aguda.

Método

Em uma experiência monocega randomizada, crianças com bronquiolite aguda e evidência sorológica de infecção recente pelo vírus sincicial respiratório foram estudadas em hospital terciário, em Harbin, China. As 96 crianças foram randomizadas em três grupos de tratamento: ervas, ervas com antibióticos e apenas antibióticos. As ervas foram preparadas pela farmácia da escola de medicina e administradas diariamente por infusão intravenosa durante sete dias.

Resultados

Os resultados principais, avaliados cegamente, foram melhora sintomática da tosse, febre, sibilação, sinais torácicos e tempo de permanência no hospital. O tempo médio de sintomas desde o início do tratamento foi de 6,2 (variando de 5,6 a 6,9) dias nos dois grupos tratados com ervas, comparado com 8,6 (variando de 7,5 a 9,8) dias no grupo tratado apenas com antibióticos. As reduções médias no tempo de manifestações clínicas para o tratamento com antibióticos comparado apenas com ervas foi de 3,1 a 1,5 dias para febre, 9,1 a 6,1 dias para tosse, 6,5 a 4,1 dias para sibilação e 7,2 a 4,9 dias para crepitações torácicas. Não se detectou nenhum efeito adverso do tratamento fitoterápico de *Huang Lian*.

Conclusão

Concluindo, esse estudo confirma que *Huang Lian* é seguro e eficaz, justificando estudos adicionais.

Cochrane Database Systemic Review 2005

Wu T, Chen X, Duan X, Juan N, Liu G, Qiao J, Wang Q, Wei J, Zhen J, Zhou L.

Chinese Cochrane Centre, Chinese Evidence-based Medicine Centre and Regional Clinical Epidemiology Resource and Training Centre, China.

Objetivo

Essa revista visou resumir a evidência existente em efetividade e segurança comparativa de ervas medicinais chinesas para tratar bronquite aguda simples.

Estratégia de Pesquisa

A pesquisa incluiu o Cochrane Central Register of Controlled Trials (o *Cochrane Library Issue 1*, 2005), que inclui o registro especializado do Cochrane Acute Respiratory Infections Group; o Chinese Cochrane Centre's Controlled Trials Register (até dezembro de 2004); a base de dados Medline (de 1966 à primeira semana de março de 2005); a base de dados Embase (de 1988 a dezembro de 2004); e o Chinese Biomedical Database (de 1980 a dezembro de 2004).

Critérios de Seleção

Experiências controladas randomizadas que comparam ervas medicinais chinesas com placebo, antibióticos ou outras drogas ocidentais para o tratamento de bronquite aguda simples.

Coleção de Dados e Análise

Pelo menos dois autores extraíram dados e avaliaram a qualidade das experiências.

Resultados Principais

Quatro experiências informaram o tempo para melhora da tosse, febre e crepitação associadas com bronquite e mostraram que os pacientes tratados com ervas chinesas apresentaram um tempo mais curto de sinais e sintomas. Duas experiências informaram a proporção de pacientes com sinais e sintomas melhorados durante o acompanhamento e mostraram que as ervas chinesas eram benéficas quanto ao alívio dos sinais e sintomas. Os dados de avaliação médico geral de melhora e acompanhamento de treze experiências foram analisados. Nove das 13 experiências mostraram que as ervas chinesas eram superiores ao tratamento rotineiro, e as outras quatro experiências mostraram um efeito similar ao tratamento rotineiro. De forma geral, as ervas chinesas parecem benéficas. Apenas uma experiência relatada apresentou efeitos adversos durante tratamento.

Prognóstico

A acupuntura e as ervas chinesas proporcionam excelentes resultados no tratamento da tosse. Obviamente, a tosse aguda, externa ou interna, é mais fácil e rápida de tratar. Tosses resultantes de infecções respiratórias agudas no nível do *Qi* Defensivo ou no nível do *Qi* podem ser sanadas em poucos dias, não sendo necessária a utilização de antibióticos que, com frequência, apenas geram Calor residual ou Fleuma-Calor.

Tosses crônicas também são relativamente fáceis de tratar; a mais difícil é a tosse decorrente da deficiência de *Yin* do Pulmão, que pode levar alguns meses para curar. De todos os padrões que aparecem na tosse crônica, as ervas chinesas proporcionam melhores resultados nos padrões de Fleuma-Umidade, Fleuma-Calor, Fleuma fluida e deficiência de *Yin* do Pulmão.

Diferenciação Ocidental

A seguir estão as principais causas de tosse sob a perspectiva da medicina ocidental.

Traqueíte

Ocorre geralmente após invasão de Vento-Calor (infecção respiratória das vias superiores). A tosse é intensa e dolorosa, e a garganta e a traqueia apresentam-se muito irritadas e doloridas. Normalmente, piora à noite. Sob a perspectiva chinesa, de modo geral, corresponde à Secura do Pulmão após invasão de Vento-Calor.

Bronquite Aguda

Geralmente ocorre após infecção das vias respiratória superiores, e a tosse é solta com expectoração de escarro amarelo, verde ou purulento. Temperatura e pulso são elevados.

Sob o ponto de vista da medicina chinesa, de modo geral, corresponde à Fleuma-Calor no Pulmão no nível do *Qi*.

Bronquite Crônica

É normalmente a consequência de crises repetidas de bronquite aguda. É mais frequente em fumantes após os 40 anos.

A tosse é produtiva, com escarro branco, amarelo ou com raias de sangue.

Sob a perspectiva chinesa, corresponde à Umidade-Fleuma ou Fleuma-Calor no Pulmão em fundo de deficiência de Baço.

Coqueluche

Ocorre em crianças, geralmente abaixo de cinco anos. Começa como um simples resfriado acompanhado de tosse. Após uma semana, o paciente apresenta "respiração ruidosa" característica. A tosse vem em crises que pioram à noite e são muito aflitivas. As crises de tosse muitas vezes terminam em vômito. A criança fica corada ou cianótica e parece amedrontada.

A medicina Chinesa pode aliviar os sintomas e diminuir o curso da doença, porém requer tratamentos intenso todos os dias.

No estágio inicial, corresponde à invasão de Vento-Calor; na fase intermediária, corresponde ao Calor no Pulmão; e na fase de recuperação, corresponde à deficiência do *Yin* do Pulmão e do Estômago, possivelmente com algum Calor residual.

Pleurisia

Consiste em inflamação da pleura, que ocorre geralmente após infecção respiratória das vias superiores. A tosse é improdutiva e produz dor desagradável. Há ainda dor no tórax e a temperatura é elevada.

Sob o ponto de vista da medicina chinesa, corresponde à Fleuma-Calor do Pulmão no nível do *Qi*.

Pneumonia

Consiste na inflamação dos alvéolos pulmonares. Pode iniciar-se abruptamente com sintomas de calafrios, dor de cabeça, temperatura alta e falta de ar. A tosse é inicialmente curta e improdutiva. Posteriormente, desenvolve-se escarro escasso, viscoso, cor de ferrugem e com raias de sangue. A pneumonia quase sempre é acompanhada por pleurisia, que causa dor torácica. A temperatura é alta, o paciente fica corado, pulso e respiração são rápidos. Pode ocorrer também movimento das asas nasais.

Do ponto de vista da medicina chinesa, corresponde a Calor no Pulmão no nível do *Qi*.

Carcinoma dos Brônquios

É o mais comum de todos os cânceres, ocorre com frequência em homens entre 40 e 55 anos. É caracterizado por tosse seca, falta de ar e dor torácica profunda. Pode ocorrer escarro escasso com raias de sangue. O paciente fica fraco, debilitado e apresenta falta de apetite.

Sob o ponto de vista da medicina chinesa, corresponde, em sua fase inicial, à deficiência de *Yin* do Pulmão.

Tuberculose dos Pulmões

Esta é uma doença incomum, porém está em ascensão no Reino Unido e nos Estados Unidos. É mais frequente entre os 15 e 45 anos. A tosse é seca ou com escarro escasso, acompanhado de raias de sangue. Há também dor no tórax, falta de ar e transpiração noturna. O paciente apresenta-se muito cansado e debilitado, podendo manifestar febre baixa à tarde.

Sob o ponto de vista da medicina chinesa, esta é uma condição típica de deficiência do *Yin* do Pulmão com Calor por Deficiência.

Bronquiectasia

Consiste na dilatação permanente dos brônquios e/ou bronquíolos. Os alvéolos se tornam distendidos e cheios de muco.

A tosse ocorre principalmente de manhã, sendo produtiva com grandes quantidades de escarro purulento e com odor de fruta. A respiração é ofegante depois de uma crise de tosse. Durante episódios agudos há temperatura.

Sob o ponto de vista da medicina chinesa, em linhas gerais, corresponde ao padrão de Fleuma turva no Pulmão na falta de ar (*Chuan*).

Doença de Coração

Nos idosos, a tosse pode ocorrer também na doença cardíaca. Tosse produtiva que se manifesta à noite com escarro muito aquoso, branco e espumoso pode indicar falha ventricular esquerda iminente. Por outro lado, a falha ventricular esquerda também pode gerar embolia pulmonar, manifestando-se com dor intensa e repentina no tórax, com dispneia após quadro de tosse com escarro manchado de sangue.

Notas Finais

1. 1979 Huang Di Nei Jing Su Wen 黄帝内经素问 [The Yellow Emperor's Classic of Internal Medicine – Simple Question]. People's Health Publishing House, Beijing, p. 150. Primeiramente publicado *c.*100 a.C.
2. Ibid. p. 215.
3. Ibid., pp. 215-216.
4. Ibid., p. 214.
5. Ibid., p. 216.
6. 1986 Jing Yue Quan Shu 京岳全书 [Complete Book of Jing Yue]. Shanghai Science Publishing House, Shanghai, p. 336. O *Complete Book of Jing Yue* foi escrito por Zhang Jing Yue e primeiramente publicado em 1624.
7. Zhou Chao Fan 2000 Li Dai Zhong Yi Zhi Ze Jing Hua 历代中医治则精华 [Essential Chinese Medicine Treatment Principles in Successive Dynasties]. Chinese Herbal Medicine Publishing House, Beijing, p. 285.
8. Ibid., p. 285.
9. Simple Questions. p. 74.
10. 1981 Jin Gui Yao Lue Fang Xin Jie 金匮要略方新解 [A New Explanation of the Essential Prescriptions of the Golden Chest]. Zhejiang Scientific Publishing House, Zhejiang, p. 56. O *Essential Prescriptions of the Golden Chest* foi escrito por Zhang Zhong Jing e primeiramente publicado *c.* 220 d.C.
11. Ibid., p. 285.
12. Ibid., p. 287.
13. Essential Chinese Medicine Treatment Principles in Successive Dynasties, p. 286.
14. Ibid., p. 286.
15. Ibid. p. 291.
16. Complete Book of Jing Yue, p. 336.

978-85-7241-817-1

Capítulo 9

神魂魄
意志

A Psique na Medicina Chinesa

CONTEÚDO DO CAPÍTULO

A Psique na Medicina Chinesa   *203*

A Natureza da Mente (Shen) na Medicina Chinesa   *203*

Cinco Aspectos Mentais e Espirituais   *207*

Alma Etérea (*Hun*)   *208*
Alma Corpórea (*Po*)   *220*
Intelecto (*Yi*)   *227*
Força de Vontade (*Zhi*)   *228*

A Psique na Medicina Chinesa

Não é possível a discussão do tratamento dos problemas mentais e emocionais sem primeiramente explorar o conceito de mente e espírito na medicina chinesa. Somente por intermédio do entendimento dos conceitos de mente e espírito na cultura chinesa poderemos compreender exatamente como tratar os problemas psicológicos e emocionais com acupuntura e ervas chinesas. Devemos ter cuidado para não interpretar os conceitos chineses de "mente" e "espírito" como os conceitos ocidentais (e, frequentemente, cristãos) de "mente" e "espírito". A discussão do tratamento dos problemas mentais e emocionais será centrada nos seguintes aspectos:

* A natureza da psique na medicina chinesa (Cap. 9).
* Os cinco aspectos mentais e espirituais do ser humano (Cap. 9).
* Efeito das emoções na Mente e no Espírito (Cap. 10).
* Etiologia dos problemas mentais e emocionais (Cap. 11).
* Sinais diagnósticos nos problemas mentais e emocionais (Cap. 12).

* Acupuntura no tratamento de problemas mentais e emocionais (Apêndice 5).
* Patologia e tratamento da depressão (Cap. 13).
* Patologia e tratamento da ansiedade (Cap. 14).
* Patologia e tratamento da insônia (Cap. 15).
* Padrões dos problemas mentais e emocionais e seus tratamentos com fitoterapia e acupuntura (Cap. 16).

A discussão da psique na medicina chinesa no presente capítulo será feita de acordo com os seguintes tópicos:

* A natureza da Mente (*Shen*) na medicina chinesa.
* Os cinco aspectos mentais e espirituais.

978-85-7241-817-1

A Natureza da Mente (Shen) na Medicina Chinesa

A Mente (*Shen*) é uma das substâncias vitais do corpo. É o mais sutil e não substancial tipo de *Qi*. A maioria dos autores traduz a palavra *Shen* como "espírito"; por razões que serão esclarecidas à medida que a discussão progredir, prefiro traduzir o *Shen* do Coração como "Mente", em vez de "Espírito". Traduzi como "Espírito" o complexo de todos os cinco aspectos mentais e espirituais de um ser humano, isto é, Alma Etérea (*Hun*), Alma Corpórea (*Po*), Intelecto (*Yi*), Força de Vontade (*Zhi*) e a própria Mente (*Shen*). Todos os sinólogos que escrevem sobre os filósofos confucianos e neo-confucianos das dinastias Ming e Song traduzem "escola do *Xin*" como "escola da Mente", isto é, eles traduzem a palavra "*Xin*" (que significa Coração) como "Mente".

A palavra *Shen* é utilizada no *Clássico de Medicina Interna do Imperador Amarelo* (*Nei Jing*) com vários significados diferentes. Os dois principais que nos interessam são os seguintes:

- *Shen* indica atividade do pensamento, consciência, autoidentidade, *insight* e memória; todos dependem do Coração. Traduzi como "Mente".
- *Shen* indica o complexo de todos os cinco aspectos mentais e espirituais de um ser humano, isto é, a Mente propriamente dita do Coração, Alma Etérea (*Hun*) do Fígado, Alma Corpórea (*Po*) do Pulmão, Intelecto (*Yi*) do Baço e Força de Vontade (*Zhi*) do Rim. Traduzi como "Espírito".

Há outro significado para a palavra *Shen*, o qual muitas vezes é mencionado em relação ao diagnóstico. Nesse contexto, a palavra *shen* indica qualidade indefinível e sutil de "vida", "florescimento" ou "brilho", que pode ser observada na saúde. Essa qualidade pode ser observada na compleição, nos olhos, na língua e no pulso, conforme será explicado no Capítulo 12.

A Mente (Shen)

O caractere chinês para *Shen* (神) é composto por duas partes. A porção do caractere no lado esquerdo, chamada de *shi* (示), indica "afluência do céu, sinais auspiciosos ou desfavoráveis pelos quais a vontade do Céu é conhecida pelo gênero humano"; este caractere é composto de duas linhas horizontais na parte superior, indicando que o que está acima é alto e, portanto, o Céu, e três linhas verticais representando o que está suspenso no Céu, isto é, o sol, a lua e as estrelas, as mutações que revelam coisas transcendentes às pessoas.

A porção direita do caractere é a palavra *shen* (申), que significa "declarar, expressar, explicar, estirar, estender". Como veremos posteriormente, a qualidade de "estender" tem implicação psicológica importante na vida da Mente (*Shen*). Essa parte do caractere, chamada de *shen*, é também fonética, isto é, fornece seu som à palavra ("*shen*").

O símbolo gráfico mostra duas mãos esticando uma corda e, consequentemente, a ideia de estirar, expandir (Fig. 9.1). A combinação é provavelmente fonética, mas a ideia de espírito pode ter alguma conexão com uma revelação espiritual aumentada ou estendida.

> ■ O caractere chinês para *Shen* (Mente) transmite duas ideias: "manifestação espiritual" e "estender", "estirar". É, portanto uma substância vital pura e sutil que "estende" para fora, para o ambiente, e medeia a relação entre indivíduo e ambiente

Qual é então a visão chinesa da Mente? Como mencionamos anteriormente, a Mente, como outras substâncias vitais, é uma forma de *Qi*; de fato, é o mais sutil e não-substancial tipo de *Qi*. Uma das mais importantes características da medicina chinesa é a integração íntima entre corpo e Mente, que é realçada pela integração das três substâncias vitais de Essência (*Jing*), *Qi* e Mente (*Shen*), o que denominam os "Três Tesouros".

A Essência é a origem e a base biológica da Mente. O *Eixo Espiritual* (*Ling Shu*), no capítulo 8, diz: "*A vida surge através da Essência; quando as duas Essências [da mãe e do pai] se unem, formam a Mente*"[1]. Zhang Jie Bin diz: "*As duas Essências, uma Yin, outra Yang, unem-se... para formar a vida; as Essências da mãe e do pai se unem para formar a Mente*"[2] (Fig. 9.2).

Portanto, a Mente de um ser recém-concebido vem das Essências Pré-natais de sua mãe e seu pai. Após o nascimento, a Essência Pré-natal é armazenada no Rim e proporciona a base biológica da Mente. Vida e Mente de um recém-nascido, entretanto, também dependem da nutrição proveniente de sua própria Essência Pós-natal. O *Eixo Espiritual* (*Ling Shu*), no capítulo 30, declara[3]:

Quando Estômago e Intestinos estão coordenados, os cinco órgãos Yin estão em paz, o Sangue é harmonioso e a atividade mental é estável. A Mente deriva da essência refinada da água e do alimento.

Assim, a Mente extrai sua base biológica e sua nutrição da Essência Pré-natal armazenada no Rim e da Essência Pós-natal produzida por Pulmão, Estômago e Baço. Daí, os Três Tesouros (Fig. 9.3):

Mente (*Shen*) = Coração
Qi = Pulmão-Estômago-Baço
Essência (*Jing*) = Rim

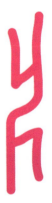

FIGURA 9.1 – Manuscrito chinês antigo para *shi*.

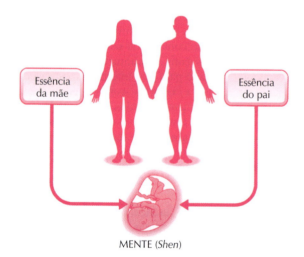

FIGURA 9.2 – União das Essências para formar a Mente.

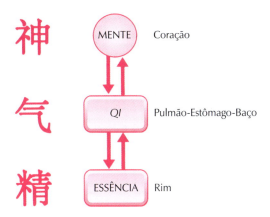

FIGURA 9.3 – Os Três Tesouros (Essência, *Qi*, Mente).

Esses Três Tesouros representam três diferentes estados de condensação ou agregação do *Qi*: a Essência é o mais denso; o *Qi*, o mais rarefeito; e a Mente, o mais sutil e não substancial. A atividade da Mente conta com a Essência e o *Qi* como suas bases fundamentais. Daí, a Essência ser chamada de "base do corpo e raiz da Mente".

Assim, se Essência e *Qi* estiverem fortes e prósperos, a Mente será feliz, equilibrada e alerta. Se Essência e *Qi* estiverem esgotados, a Mente irá sofrer e pode se tornar infeliz, deprimida, ansiosa ou obscurecida. Zhang Jie Bin declarou: *"Se a Essência é forte, o Qi é próspero; se o Qi floresce, a Mente está completa"*[4].

Entretanto, o estado da Mente também afeta *Qi* e Essência. Se a Mente estiver perturbada por tensão emocional, tornando-se infeliz, deprimida, ansiosa ou instável, ela irá definitivamente afetar o *Qi* e/ou a Essência. Na maioria dos casos, irá afetar primeiramente o *Qi*, uma vez que a tensão emocional perturba o funcionamento normal do *Qi*. A tensão emocional tenderá a enfraquecer a Essência quando combinada com trabalho excessivo e/ou excesso de atividade sexual, ou quando o Fogo gerado pelas tensões emocionais, a longo prazo, prejudicar *Yin* e Essência.

> **Nota Clínica**
>
> **Os Três Tesouros**
> ■ Essência (*Jing*), *Qi* e Mente (*Shen*) interagem e se influenciam em ambas as direções, isto é, da Essência ao *Qi* e à Mente, e da Mente ao *Qi* e à Essência

De todos os órgãos, a Mente é mais intimamente relacionada ao Coração, que é chamado de "residência da Mente". O *Questões Simples* (*Su Wen*), no capítulo 8, diz: *"O Coração é o Monarca e governa a Mente"*[5]. O *Eixo Espiritual* (*Ling Shu*), no capítulo 71, declara: *"O Coração é o Monarca dos cinco órgãos Yin e dos seis órgãos Yang, e é a residência da Mente"*[6].

A "Mente" residindo no Coração ou no Coração-Mente é responsável por várias atividades mentais diferentes, incluindo:

- Pensamento.
- Memória.
- Consciência.
- *Insight*.
- Vida emocional.
- Cognição.
- Sono.
- Inteligência.
- Sabedoria.
- Ideias.

Além dessas atividades mentais, a Mente do Coração é também responsável por audição, visão, tato, paladar e olfato. É evidente que várias das atividades anteriormente descritas também são realizadas por outros órgãos e, muitas vezes, há coincidência entre as funções de vários órgãos. Por exemplo, embora a Mente seja a principal responsável pela memória, Baço e Rim (e, portanto, Intelecto e Força de Vontade) também desempenham papel importante.

> **Nota Clínica**
>
> ■ Para estimular a função do pensamento que está associada ao Coração, utilizo os pontos C-5 (*Tongli*) e B-15 (*Xinshu*)

Observemos agora brevemente e de forma mais detalhada as funções anteriormente citadas.

Pensamento depende da Mente. Se a Mente estiver forte, o pensamento será claro. Se a Mente estiver fraca ou perturbada, o pensamento será lento e embotado. Os caracteres chineses para "pensamento" (*yi*), "pensar" (*xiang*) e "excesso de pensamento" (*si*) contêm o caractere "coração" como radical.

Memória possui dois significados diferentes. Por um lado, indica a capacidade de memorização quando o indivíduo está estudando ou trabalhando. Por outro lado, refere-se à capacidade de lembrar acontecimentos passados. Os dois dependem da Mente e, portanto, do Coração, embora também dependam do Baço e do Rim.

Consciência indica a totalidade de pensamentos e percepções, bem como do estado de ser consciente. Em um primeiro sentido, a Mente é responsável pelo reconhecimento de pensamentos, percepções e sentimentos. Em outro sentido, quando a Mente é clara, somos conscientes; se a Mente é ofuscada ou repentinamente esgotada, perdemos a consciência.

Insight indica nossa capacidade de autoconhecimento, autorreconhecimento e autoidentidade. A Mente do Coração é responsável por nossa identidade de *self* como indivíduos. Este aspecto está perdido nas doenças mentais graves, como a esquizofrenia.

Vida emocional refere-se à percepção e à sensação dos estímulos emocionais. Com respeito às emoções, apenas a Mente (e, portanto, o Coração) pode senti-las. É claro que as emoções definitivamente afetam também os demais órgãos, mas é apenas a Mente que realmente as identifica, as sente e as avalia. Por exemplo, a raiva afeta o Fígado; entretanto, o Fígado não pode senti-la, pois não armazena a Mente. Apenas o Coração pode senti-la, pois armazena a Mente, que é responsável pelo *insight*. Quando o indivíduo se sentir triste, bravo ou preocupado, a Mente do Coração é que sente essas emoções.

É por essa razão que todas as emoções afetam eventualmente o Coração (além de outros órgãos específicos); é nesse sentido que o Coração é o "imperador" de todos os outros órgãos.

Nota Clínica

- Apenas a Mente (e, portanto, o Coração) pode sentir as emoções. Cada emoção afeta um ou mais órgãos, mas é apenas a Mente que, de fato, as reconhece, as sente e as avalia
- É por essa razão que todas as emoções eventualmente afetam o Coração (além de outros órgãos específicos), sendo nesse sentido que o Coração é o "imperador" de todos os outros órgãos
- Em geral, as emoções tendem a causar algum Calor; por isso, uma ponta vermelha da língua é um sinal comum, uma vez que todas as emoções afetam o Coração
- O melhor ponto a se empregar quando o Coração está afetado por tensão emocional é C-7 (*Shenmen*)

Cognição indica a atividade da Mente em perceber e compreender com relação à reação aos estímulos.

Sono é dependente do estado da Mente. Se a Mente estiver calma e equilibrada, o indivíduo dorme bem. Se a Mente estiver inquieta, o indivíduo dorme mal. Entretanto, a Alma Etérea também é responsável pelo sono.

Inteligência também depende do Coração e da Mente. Coração e Mente fortes deixarão o indivíduo inteligente e brilhante. Coração e Mente fracos tornarão o indivíduo lento e embotado. Deve-se relembrar, entretanto, que a Essência e, portanto, a hereditariedade desempenham um papel na determinação da inteligência de um indivíduo.

Sabedoria é proveniente de Coração forte e Mente saudável. Como a Mente é responsável pelo conhecimento e pela percepção, ela também nos proporciona a sagacidade de aplicar esse conhecimento de forma crítica e sábia.

Ideias constituem outra função da Mente. Coração e Mente são responsáveis por nossas ideias, nossos projetos e nossos sonhos, proporcionando-nos objetivos de vida.

Portanto, se o Coração está forte e a Mente saudável, o indivíduo pode pensar com clareza, a memória é boa, o estado de consciência e o *insight* são nítidos, a cognição é clara, o sono é saudável, a inteligência é brilhante, a vida emocional é equilibrada, as ideias fluem facilmente e ele age com sabedoria. Se o Coração estiver afetado e a Mente estiver fraca ou perturbada, o indivíduo é incapaz de pensar com clareza, a memória é debilitada, a consciência é obscurecida, o discernimento é fraco, o sono fica inquieto, a vida emocional torna-se desequilibrada, a inteligência fica deficiente, as ideias são confusas e ele age insensatamente.

Finalmente, a Mente do Coração executa a função muito importante de coordenar e integrar as várias partes de nossa vida mental e emocional em um todo individual; essa é provavelmente sua característica e função mais importante. De fato, nesse sentido, o Coração é o "imperador" ou "monarca" dos outros órgãos.

Na medicina ocidental, a maior parte das funções da Mente anteriormente descritas é atribuída ao cérebro. Também, durante o desenvolvimento da medicina chinesa, alguns médicos atribuíram funções mentais ao cérebro, em vez de ao Coração; em particular, Sun Si Miao, da dinastia Tang; Zhao You Qin, da dinastia Yuan; Li Shi Zhen, da dinastia Ming; e, especialmente, Wang Qing Ren, da dinastia Qing.

Como o Coração controla todas as atividades mentais da Mente, sendo responsável por *insight* e cognição, características as quais outros órgãos não possuem, essa é outra razão para que ele seja considerado o "imperador" de todos os outros órgãos. Por esse motivo, o Coração também é chamado de "raiz da vida", como no capítulo 9 do *Questões Simples* (*Su Wen*): *"O Coração é a raiz da vida e a origem da vida mental..."*[7]. Além das funções mentais anteriormente descritas, a Mente também desempenha um papel nos sentidos de visão, audição, olfato, paladar e tato.

Olhos e visão são obviamente relacionados ao Fígado, especialmente ao Sangue do Fígado, e à Alma Etérea. O livro *The Essence of Medical Classics on the Convergence of Chinese and Western Medicine* (1892) diz: *"Quando a Alma Etérea flui para os olhos, eles podem ver"*[8]. Entretanto, embora os olhos dependam da nutrição proveniente do Sangue do Fígado, o sangue flui para os olhos por intermédio dos vasos sanguíneos, que, por sua vez, estão sob o controle do Coração. Por outro lado, a Mente "apreende" a Alma Etérea e, sob esse aspecto, possui influência na visão.

O *Questões Simples*, no capítulo 10, declara: *"Os vasos sanguíneos influenciam os olhos"*[9]. De fato, o *Questões Simples* também lista o uso excessivo dos olhos como sendo prejudicial aos vasos sanguíneos e ao Coração. Relata no capítulo 23: *"o uso excessivo dos olhos prejudica o Sangue* [isto é, o Coração]"[10]. Ren Ying Qiu, no *Teories of Chinese Medicine Doctors*, afirma: *"O Coração governa a Mente... a visão é uma manifestação da atividade da Mente"*[11]. Wang Ken Tang, no *Standards of Diagnosis and Treatment* (1602), diz: *"O olho é um orifício do Fígado..., porém uma função do Coração"*[12].

Do ponto de vista dos canais, os Canais Principal e de Conexão (*Luo*) do Coração fluem para o olho.

A *audição* depende do Rim, mas o Coração também influencia a audição à medida que traz *Qi* e Sangue às orelhas. O *Questões Simples*, no capítulo 4, declara: *"A cor da direção Sul é vermelha: é relacionada ao Coração, que se abre nas orelhas..."*[13]. Alguns tipos de tinido são provenientes do *Qi* do Coração deficiente e não alcançando as orelhas.

O sentido do *olfato* também é dependente do Coração e da Mente, além do Pulmão. O *Questões Simples*, no capítulo 11, diz: *"Os cinco odores penetram no nariz e são armazenados em Pulmão e Coração; se Pulmão e Coração estiverem doentes, o nariz não poderá sentir cheiro"*[14].

O sentido do *paladar* naturalmente depende do Coração e da Mente, uma vez que a língua é uma ramificação do Coração.

O sentido do *tato* é também dependente do Coração e da Mente, uma vez que eles são responsáveis pela cognição e organização de sensações aos estímulos externos.

Em suma, todos os sentidos, visão, audição, olfato, paladar e tato, dependem da Mente da mesma forma que dependem do cérebro na medicina ocidental.

Portanto, a Mente do Coração (*Shen*) é o *Qi* que:

- Forma a vida a partir da união da Essência dos pais (porém, a vida necessita também das Almas Corpórea e Etérea).
- Permite ao indivíduo ser consciente de seu *self*.
- Oferece a oportunidade da coesão de várias partes de nossa psique e emoções.
- Define-nos como indivíduos.
- Sente e avalia as emoções.
- É responsável pelas percepções e pelos sentidos.
- É responsável por pensamento, memória, inteligência, sabedoria, ideias.
- Determina a consciência.
- Permite *insight* e identidade do *self*.
- É responsável por percepção e cognição.
- Determina o sono.
- Governa os cinco sentidos (visão, audição, olfato, paladar, tato).

Resumo

A Mente (*Shen*)
- A Mente é a mais sutil e refinada substância vital dos Três Tesouros, isto é, Essência (*Jing*), *Qi* e Mente (*Shen*)
- Essência, *Qi* e Mente interagem e se influenciam
- A Mente é responsável por pensamento, memória, consciência, *insight*, vida emocional, cognição, sono, inteligência, sabedoria e ideação
- A Mente é responsável pela autoconsciência e pela integração de várias partes de nossa psique

---

Cinco Aspectos Mentais e Espirituais

Como acabamos de ver, a Mente e, portanto, o Coração desempenham um papel pivô e principal em todas as atividades mentais. Yu Chang, no *Principles of Medical Pratice* (1658), afirma de forma clara: *"A Mente [Shen] do Coração apreende e une a Alma Etérea [Hun] e a Alma Corpórea [Po], combina-se com o Intelecto [Yi] e com a Força de Vontade [Zhi]"*[15]. Entretanto, todos os outros órgãos também desempenham papéis nas atividades mentais, emocionais e espirituais, muitas vezes coincidentes com as do Coração. Em particular, os órgãos *Yin* são mais diretamente responsáveis pelas atividades mentais. Cada órgão *Yin* "abriga" um aspecto mental e espiritual particular de um ser humano. São eles:

- Mente (*Shen*) – Coração.
- Alma Etérea (*Hun*) – Fígado.
- Alma Corpórea (*Po*) – Pulmão.
- Intelecto (*Yi*) – Baço.
- Força de Vontade (*Zhi*) – Rim.

O *Questões Simples* (*Su Wen*), no capítulo 23, afirma: *"O Coração abriga Mente, o Pulmão abriga Alma Corpórea, o Fígado abriga Alma Etérea, o Baço abriga Intelecto e o Rim abriga Força de Vontade"*[16].

No capítulo 9, diz[17]:

O Coração é a raiz da vida e a origem da Mente... o Pulmão é a raiz do Qi e a residência da Alma Corpórea... o Rim é a raiz do armazenamento lacrado [Essência] e a residência da Força de Vontade... o Fígado é a raiz da harmonização e a residência da Alma Etérea.

O comentário do capítulo 23 do *Questões Simples*, também baseado na passagem do *Eixo Espiritual* (*Ling Shu*), afirma[18]:

A Mente é uma transformação da Essência e do Qi; ambas as Essências [isto é, as Essências Pré-natal e Pós-natal] contribuem para a formação da Mente. A Alma Corpórea é a assistente da Essência e do Qi; é próxima à Essência, porém move-se para dentro e para fora. A Alma Etérea complementa Mente e Qi; é próxima à Mente, porém vem e vai. O Intelecto corresponde à memória; é a memória que depende do Coração. A Força de Vontade é como uma mente determinada e focada: o Rim armazena a Essência... e, por intermédio da Força de Vontade, pode-se cumprir nosso destino.

Esses cinco aspectos reunidos formam o "Espírito", que é também chamado de *Shen* ou, às vezes, de "cinco *Shen*" nos clássicos antigos. Os cinco órgãos *Yin* são as residências do *Shen*, isto é, do Espírito, e são, algumas vezes, também chamados de "cinco residências do *Shen*", como no capítulo 9 do *Questões Simples*[19].

Como já comentado anteriormente, uso o termo "Mente" para indicar o *Shen* que reside no Coração, sendo responsável por pensamento, consciência, autoidentidade, *insight* e memória, e o termo "Espírito" para denotar o *Shen* como o complexo de todos os cinco aspectos mentais e espirituais de um ser humano, isto é, a própria Mente do Coração, a Alma Etérea (*Hun*) do Fígado, a Alma Corpórea (*Po*) do Pulmão, o Intelecto (*Yi*) do Baço e a Força de Vontade (*Zhi*) do Rim (Fig. 9.4).

Os cinco órgãos *Yin* são a base fisiológica do Espírito. A relação indissolúvel entre eles é bem conhecida por qualquer médico de medicina chinesa. O estado do *Qi* e do Sangue de cada órgão pode influenciar Mente ou

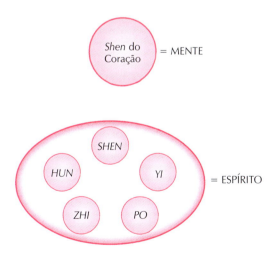

Figura 9.4 – Os dois significados de *Shen*.

Espírito e, contrariamente, alterações da Mente ou do Espírito afetarão um ou mais dos órgãos internos.

Agora discutiremos isoladamente cada um dos cinco aspectos mentais e espirituais.

Alma Etérea (Hun)

De modo geral, a Alma Etérea corresponde a nosso conceito ocidental de "alma". De acordo com antigas crenças chinesas, a Alma Etérea entra no corpo logo após o nascimento. De natureza etérea, após a morte, a Alma Etérea sobrevive ao corpo e flui de volta ao "Céu" (*Tian*); esse é o conceito antigo chinês de "Céu", isto é, um estado de energias e seres sutis e não substanciais, que, portanto, nada tem a ver com o conceito ocidental e cristão de "céu". A Alma Etérea pode ser descrita como *"aquela parte da Alma [contrária à Alma Corpórea] que na morte deixa o corpo, levando com ela uma aparência de forma física"*[20].

O caractere chinês para Alma Etérea é:

魂

Esse caractere é composto das seguintes partes:

云 = nuvens
鬼 = espírito, fantasma

A forma antiga desse último radical é mostrada na Figura 9.5; ela retrata a cabeça sem corpo. Essa forma é composta de duas partes (Fig. 9.6), significando um movimento giratório.

Esse radical antigo descreve, portanto, a cabeça sem corpo de um indivíduo morto subindo ao Céu em um movimento giratório ou em espiral, flutuando no reino dos espíritos e dos fantasmas.

A combinação dos dois caracteres, "nuvem" e "espírito", nos caracteres de Alma Etérea transmitem a ideia de sua natureza; ela é como um "fantasma" ou o espírito de uma pessoa morta, porém é *Yang*, de natureza etérea e essencialmente inofensiva, ou seja, não é um dos espíritos malignos (daí a presença do radical "nuvem").

> ❗
> - O caractere chinês para Alma Etérea (*Hun*) contém o radical *gui*, isto é "fantasma, espírito, demônio". Esse fato transmite imediatamente a ideia de que a Alma Etérea é "escuridão", a parte subterrânea de nossa psique com sua própria existência independente

Há três tipos de Alma Etérea: uma vegetativa (denominada *Shuang Ling* ou "Espírito Claro"), comum para plantas, animais e seres humanos; uma animal (denominada *Tai Guang* ou "Luz Brilhante"), comum aos animais e seres humanos; e uma humana (denominada *You Jing* ou "Essência Escura"), que se encontra presente apenas nos seres humanos (Fig. 9.7).

Zhang Jie Bin, no *Classic of Categories*, declara: *"Mente e Alma Etérea são Yang... a Alma Etérea segue a Mente; se a Mente estiver inconsciente, a Alma Etérea é levada para fora"*[21]. Ele afirma ainda: *"A Mente corresponde ao Yang dentro Yang, a Alma Etérea corresponde ao Yin dentro Yang"*[22]. O *Eixo Espiritual* (*Ling Shu*), no capítulo 8, diz: *"A Alma Etérea é o vai e vem da Mente"*[23] (Fig. 9.8).

O conceito de Alma Etérea está intimamente relacionado às crenças chinesas antigas no tocante a espíritos, fantasmas e demônios. De acordo com tais crenças, espíritos, fantasmas e demônios são criaturas do tipo espírito que, após a morte, preservam a aparência física e vagueiam no mundo dos espíritos. Alguns são bons, outros são maus. Nos tempos antigos do período dos Estados Combatentes (476-221 a. C.), esses espíritos eram considerados as causas principais de doenças. A partir do período dos Estados Combatentes, a crença nas causas naturalistas da doença (como o clima) passou gradualmente ao primeiro plano; entretanto, as crenças nos espíritos realmente nunca desapareceu, mesmo nos dias de hoje.

Então, o que é a Alma Etérea e o que ela faz? Uma análise do caractere chinês que descreve a Alma Etérea é essencial para adquirir compreensão e percepção do que ela é. A presença do radical *gui* em seu caractere revela imediatamente que a Alma Etérea tem uma natureza um pouco "obscura"; em filosofia grega antiga,

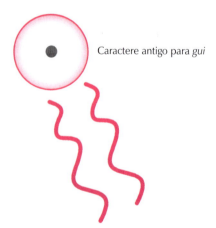

FIGURA 9.5 – Caractere chinês antigo para *gui*.

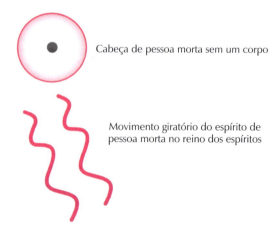

FIGURA 9.6 – Partes do caractere chinês antigo para *gui*.

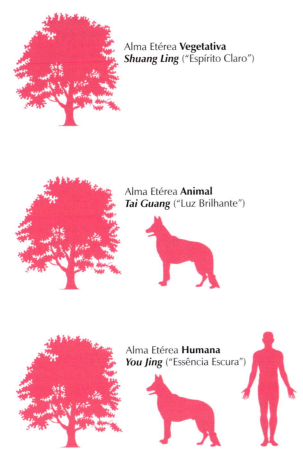

FIGURA 9.7 – As três Almas Etéreas.

diríamos que tem uma natureza "dionisíaca". Pertence a um mundo "subterrâneo", que é diferente do mundo da Mente.

A Alma Etérea é *gui*, isto é, a "escuridão", lado intuitivo, não racional da natureza humana; de caráter *Yang*, ela entra e sai pelo nariz e se comunica com o Céu. O *gui* no caractere *hun* da "Alma Etérea" tem ainda outro significado importante. O fato de a Alma Etérea ter natureza *gui* significa que ela tem uma existência *independente* da Mente (*Shen*). A Alma Etérea tem sua própria vida e uma "agenda" sobre a qual a Mente não tem participação; interação e integração de Mente e Alma Etérea são a base para nossa rica vida psíquica.

Diferentemente da Alma Etérea, os outros dois aspectos mentais e espirituais do Intelecto (*Yi* do Baço) e da Força de Vontade (*Zhi* do Rim) não têm existência independente, até se poderia dizer que fazem parte da Mente do Coração (*Shen*).

Como veremos adiante, o caractere para "Alma Corpórea" (*Po*) também contém o caractere *gui*; como ocorre com a Alma Etérea, a Alma Corpórea também tem sua própria existência independente, embora no nível físico. Assim, a Alma Etérea tem sua própria existência separada da Mente no nível psíquico e a Alma Corpórea, no nível físico.

O caractere chinês para Alma Etérea deveria ser comparado e contrastado com o da Mente (*Shen*). O radical *gui* no caractere para "Alma Etérea" é um fantasma ou espírito; ele é "obscuro" e gera sua própria existência independente daquela da Mente. O caractere *shen*, ao contrário, indica a afluência do Céu – algo puro, espiritual.

A Alma Etérea pode ser descrita como a parte da alma (ao contrário da Alma Corpórea) que, no momento da morte, deixa o corpo, carregando consigo a aparência da forma física. Sob esse ponto de vista, portanto, a alma tem uma existência independente exatamente como se acreditava durante a civilização greco-romana antiga e a Idade Média.

Após a morte, a Alma Etérea sobrevive ao corpo e retorna ao "Céu"; a Alma Corpórea morre com o corpo e retorna à Terra, e a Mente é simplesmente extinguida. É interessante observar que, ao descrever as mudanças que ocorrem na morte, os livros chineses dizem que a Alma Etérea e não a Mente (*Shen*) retorna ao "Céu"; isto parece confirmar que o *Shen* tem realmente a natureza da Mente, em vez de "Espírito".

A Figura 9.9 usa a imagem de um cigarro para representar os diferentes destinos de Alma Etérea, Alma Corpórea e Mente na morte: o próprio cigarro é a Mente (*Shen*); a fumaça é a Alma Etérea; as cinzas, a Alma Corpórea; e o tabaco, a Essência (*Jing*).

Quando o cigarro se consome, a Alma Etérea sobrevive e entra no "Céu" sob a forma de fumaça; a Alma Corpórea morre com o corpo e retorna à Terra sob a forma de cinzas; a Mente é extinguida (o próprio cigarro); e a Essência é esgotada (sob a forma de tabaco).

> ❗
> ■ Na morte, a Alma Etérea sobrevive ao corpo e retorna ao "Céu"; a Alma Corpórea morre com o corpo e retorna à Terra; e a Mente é simplesmente extinguida

De acordo com as crenças chinesas antigas, a Alma Etérea é dada pelo pai três dias após o nascimento durante uma cerimônia de nomeação, isto é, foi ofertado um nome ao bebê e o pai lhe "deu" a Alma Etérea.

O fato de a Alma Etérea ser dada pelo pai após o nascimento é significativo, já que é simbólico da reunião social da natureza relacional da Alma Etérea (diferentemente da Alma Corpórea). A Alma Etérea é responsável pelas relações e por nosso relacionamento com outras pessoas na família e na sociedade. A cerimônia durante a qual o pai ofertou a Alma Etérea e o nome ao bebê três dias após o nascimento é, portanto, simbólica do fato de que, por meio dessa cerimônia, foi atribuído um nome ao bebê e um lugar na família e na

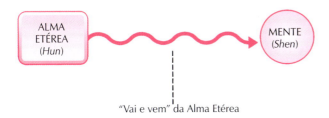

FIGURA 9.8 – Relação entre Alma Etérea e Mente.

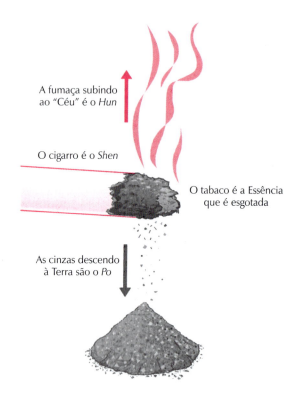

FIGURA 9.9 – Comparação entre Alma Etérea, Mente, Alma Corpórea e Essência, representadas por um cigarro.

sociedade. A Alma Etérea corresponde à nossa individualidade, porém uma individualidade dentro da família e da sociedade.

Ao descrever a Alma Etérea, o tema de "movimento", "giratório", "vagar" já está presente. Como vimos anteriormente, a forma antiga do radical chinês na palavra *Hun* descreve o movimento giratório da alma de uma pessoa morta no reino dos espíritos. A Alma Etérea proporciona à psique vários movimentos: movimento da alma fora do corpo, como nos sonho; movimento fora da vida cotidiana da pessoa, como nos sonhos de vida e das ideias; movimento em direção aos outros nos relacionamentos humanos; e movimentos em termos de planos e projetos.

> **Nota Clínica**
> - A Alma Etérea proporciona à psique vários movimentos: movimento da alma fora do corpo, como nos sonhos; movimento fora da vida cotidiana da pessoa, como nos sonhos de vida e nas ideias; movimento em direção aos outros nos relacionamentos humanos; e movimentos em termos de planos e projetos, ideias, sonhos de vida, inspiração e criatividade
> - O melhor ponto a se estimular no vai e vem da Alma Etérea é VB-40 (*Qiuxu*), em combinação com B-47 (*Hunmen*)

Em suma, a Alma Etérea é basicamente outro nível de consciência, diferente da Mente, mas intimamente relacionada a ela. É uma parte da psique que não é racional como a Mente (*Shen*), mas é responsável por intuição, inspiração, ideias, sonhos de vida, inspiração artística; também é responsável pelo "movimento" de nossa psique para o ambiente e para outras pessoas nos relacionamentos.

> **Nota Clínica**
> - A Alma Etérea é outro nível de consciência, diferente da Mente, mas intimamente relacionada a ela. É uma parte da psique que não é racional como a Mente (*Shen*), mas é responsável por intuição, inspiração, ideias, sonhos de vida, inspiração artística; também é responsável pelo "movimento" de nossa psique para o ambiente e para outras pessoas nos relacionamentos
> - O ponto B-47 (*Hunmen*) regula o movimento da Alma Etérea

A Alma Etérea é enraizada no Fígado e, em particular, no *Yin* do Fígado (que inclui o Sangue do Fígado). Se o *Yin* do Fígado ou o Sangue do Fígado estiver esgotado, a Alma Etérea será despejada de sua residência e ficará sem raiz. Esse fato pode resultar em insônia. A Alma Etérea, despejada de sua residência, vaga sem objetivo.

Após a morte, a Alma Etérea sobrevive e vai para o "Céu", ao passo que a Alma Corpórea morre e retorna à Terra.

A natureza e as funções da Alma Etérea podem ser resumidas em sete tópicos:

- Sono e sonho.
- Atividades mentais.
- Equilíbrio das emoções.
- Olhos e visão.
- Coragem.
- Planejamento.
- Relação com a Mente.

Sono e Sonho

Alma Etérea influencia sono e sonho. Quantidade e qualidade do sono estão relacionadas ao estado da Alma Etérea. Se a Alma Etérea estiver bem-enraizada no Fígado (Sangue do Fígado ou *Yin* do Fígado), o sono será normal, profundo e sem muitos sonhos. Se o *Yin* do Fígado ou o Sangue do Fígado estiver deficiente, a Alma Etérea será despejada de sua residência e irá vaguear à noite, causando sono inquieto com muitos sonhos exaustivos (Fig. 9.10).

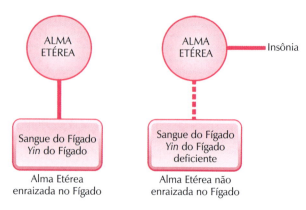

FIGURA 9.10 – Alma Etérea e sono.

As perturbações do sono relacionadas com sonhos excessivos são particularmente referidas à Alma Etérea. Como é da natureza da Alma Etérea "vagar", à noite ela vagueia, dando origem a sonhos. Tang Zong Hai diz: *"À noite, durante sono, a Alma Etérea retorna ao Fígado; se a Alma Etérea não está em paz, ocorrem muitos sonhos"*[24].

O *Secret of the Golden Flower*, no capítulo 2, declara[25]:

Durante o dia, a Alma Etérea está nos olhos e, à noite, no Fígado. Quando estiver nos olhos, podemos ver; quando estiver no Fígado, sonhamos.

Também diz[26]:

Os sonhos constituem a vagação da Alma Etérea nos Nove Céus e nas Nove Terras. Quando o indivíduo desperta, sente-se obscuro e confuso, [porque] está restringido pela Alma Corpórea.

Os livros chineses não definem "sonho excessivo". Em minha experiência, sonhos podem ser definidos como excessivos quando forem pesadelos ou quando a pessoa tem sonhos desagradáveis ou causadores de ansiedade durante toda a noite, acordando exausta.

Em tais casos, é necessário nutrir *Yin* do Fígado com ervas ácidas e absorventes como *Mu Li* (*Concha Ostreae*), *Long Chi* (*Fossilia Dentis Mastodi*), *Suan Zao Ren* (*Semen Ziziphi spinosae*) ou *Bai Shao* (*Radix Paeoniae alba*). Há uma correlação interessante entre as qualidades adstringente e absorvente de tais ervas no nível físico e seu uso em acalmar a Mente e "absorver" a Alma Etérea para ancorá-la no Fígado.

Nota Clínica

- Para nutrir o Sangue do Fígado e ancorar a Alma Etérea no Fígado, emprego F-8 (*Ququan*), REN-4 (*Guanyuan*) e BP-6 (*Sanyinjiao*), com método de tonificação

---

Se o *Yin* do Fígado estiver muito esgotado, algumas vezes a Alma Etérea pode até mesmo deixar temporariamente o corpo durante a noite ou um pouco antes do sono. Aqueles que sofrem de deficiência grave de *Yin* podem sentir uma sensação de flutuação poucos momentos antes de adormecer; diz-se que esse fato é proveniente da "flutuação" da Alma Etérea não enraizada no *Yin*.

É evidente que quantidade e qualidade do sono dependem também do estado do Sangue do Coração e, no sono, há sobreposição entre a influência do Sangue do Coração e do Sangue do Fígado.

Além dos sonhos à noite, a Alma Etérea influencia o sonho em sentido geral, isto é, sonhos, objetivos e projetos de vida. Quando a pessoa tem um "sonho" de vida, esse é dependente da atividade da Alma Etérea. A Alma Etérea é, portanto, responsável também por ter "sonho" no sentido positivo, isto é, ter um sentido de propósito na vida e "sonhos" no sentido de metas. Como veremos a seguir, a falta de um sentido de direção e propósito e a ausência de sonhos e metas na vida do indivíduo é uma característica importante da depressão, sendo proveniente da falta de "movimento" da Alma Etérea.

Assim, a Alma Etérea influencia os sonhos à noite e os "sonhos de vida" no estado de vigília. Quando a Alma Etérea estiver nos olhos, temos visualização externa; quando estiver no Fígado, temos visualização interna, como nos sonhos ou nos sonhos de vida.

Finalmente, a Alma Etérea também é responsável pelos devaneios. Zhang Jie Bin comenta no *Classic of Categories*: *"Ausência da Mente, como que em transe, é proveniente da Alma Etérea vagueando fora de sua residência"*[27]. Portanto, se o Sangue do Fígado ou o *Yin* do Fígado estiver deficiente, a Alma Etérea se perderá em devaneio e o indivíduo passará a não ter sentido claro de direção na vida.

A Alma Etérea pode até mesmo deixar temporariamente o corpo; algumas expressões idiomáticas chinesas confirmam essa declaração. Por exemplo, *fan hun* (literalmente "*Hun* retornando") significa "voltar à vida", como após um transe durante o qual a alma deixa o corpo. *Hun fei po san* (literalmente "*hun* voando, *po* se dispersando") significa "estar fora de si" ou também "cair como pateta", por exemplo, por amor.

Resumo

Alma Etérea, Sono e Sonho
- Alma Etérea é responsável por sono profundo e quantidade normal de sonhos
- Quando a Alma Etérea fluir aos olhos durante o dia, podemos ver; quando fluir aos olhos à noite, sonhamos
- Se a Alma Etérea não estiver enraizada no Sangue do Fígado e no *Yin* do Fígado, ela pode vagar muito e temos muitos sonhos ou sonhos desagradáveis

---

Atividades Mentais

A Alma Etérea ajuda a Mente em suas atividades mentais. O *Five-Channel Righteousness*, um texto da dinastia Tang, diz: *"O conhecimento é dependente da sutileza da Alma Etérea"*[28]. A Alma Etérea proporciona à Mente, que é responsável pelo pensamento racional, intuição e inspiração. A Alma Etérea também fornece o "movimento" à Mente no sentido em que lhe concede a capacidade de autodiscernimento e introspecção, bem como a habilidade de se colocar e se relacionar com outras pessoas. Essa capacidade de movimento e projeção externa está intimamente relacionada à qualidade do *Qi* do Fígado de movimento rápido e livre.

Relembremos que as palavras "movimento", "vai-e-vem" e "flutuar" são muitas vezes utilizadas em relação à Alma Etérea. Por exemplo, conforme mencionado anteriormente, a Alma Etérea é o "vai e vem" da Mente ou "quando a Alma Etérea flui para os olhos, eles podem ver". É interessante comparar essa qualidade da Alma Etérea, no nível etéreo, com o movimento giratório de um espírito descrito no seu caractere antigo e, no nível físico, com o fluxo uniforme do *Qi* do Fígado.

A Alma Etérea sempre é descrita como o "vai e vem da Mente (*Shen*)" (*sui Shen wang lai wei zhi Hun*) ou, colocando de forma diferente, "o que segue a Mente em sua ida e vinda é a Alma Etérea". No nível psíquico, significa que a Alma Etérea proporciona à Mente "movimento" no sentido de intuição, inspiração, de movimento em direção aos outros nos relacionamentos, de criatividade, de sonho (no sentido de sonhos de vida), de planejamento, de imaginação, de projetos, de símbolos e de arquétipos. A Alma Etérea fornece à Mente a necessária tensão psíquica da Madeira. A Mente sem a Alma Etérea seria como um computador poderoso sem *software*.

> **Nota Clínica**
>
> - No nível psíquico, a Alma Etérea proporciona à Mente "movimento" no sentido de intuição, inspiração, movimento em direção aos outros nos relacionamentos, criatividade, sonho (no sentido de sonhos de vida), planejamento, imaginação, projetos, símbolos e arquétipos. A Alma Etérea fornece à Mente a necessária tensão psíquica da Madeira. Para estimular o movimento da Alma Etérea, utilizo B-47 (*Hunmen*) e VB-40 (*Qiuxu*)

A relação entre Mente, responsável pelo pensamento racional (bem como por nossa vida emocional), e Alma Etérea, responsável por intuição e inspiração, é um pouco similar à relação entre Atena e Dionísio na mitologia grega. De fato, Atena é a deusa da razão e da sabedoria, ao passo que Dionísio é o deus das religiões, do mistério, do êxtase, da entrega pessoal ao mundo cotidiano por intoxicação espiritual e da iniciação nos ritos secretos. Uma ilustração encantadora em um vaso grego antigo descreve Dionísio empurrando Atena, que está sentada num balanço (Fig. 9.11). Essa representação ilustra coordenação e integração necessárias do lado racional da psique (simbolizado por Atena) com a "obscuridade" inspiradora e o lado não racional (simbolizado por Dionísio).

Essa pintura Grega é uma boa ilustração do "movimento" que a Alma Etérea proporciona à Mente, simbolizada pelo movimento de empurrar o balanço por Dionísio.

> **Resumo**
>
> **Atividades Mentais da Alma Etérea**
> - Alma Etérea contribui para as atividades mentais da Mente (*Shen*), proporcionando-lhe ideias, intuição, imagens e criatividade
> - Essa atividade da Alma Etérea depende de seu "vai e vem"

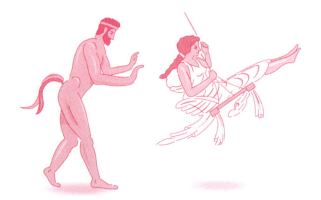

Figura 9.11 – Comparação da relação entre Alma Etérea e Mente com a relação existente entre Dionísio e Atena.

Equilíbrio das Emoções

A Alma Etérea é responsável pela manutenção do equilíbrio normal entre excitação e repressão da vida emocional, sob o comando do Coração e da Mente. As emoções são uma parte normal de nossa vida mental: todos nós experimentamos raiva, tristeza, preocupação ou medo em alguns momentos de nossa vida, o que normalmente não causa doença. A Alma Etérea, sendo responsável pela parte mais intuitiva e subconsciente da Mente, desempenha o papel de manutenção do equilíbrio emocional e, principalmente, impede que as emoções se tornem excessivas e, portanto, se transformem em causas de doença.

Essa função reguladora da Alma Etérea é intimamente relacionada ao equilíbrio entre Sangue do Fígado (a parte *Yin* do Fígado) e *Qi* do Fígado (a parte *Yang* do Fígado). O Sangue do Fígado e o *Qi* do Fígado devem ser harmônicos, e o Sangue do Fígado deve enraizar o *Qi* do Fígado para impedi-lo de se tornar estagnado ou de se rebelar. No nível mental e emocional, o Sangue do Fígado precisa enraizar a Alma Etérea, proporcionando uma vida emocional equilibrada e feliz. Este é um dos significados, no nível mental, do Fígado como órgão "regulador e harmonizador" (Fig. 9.12).

O capítulo 9 do *Questões Simples* (*Su Wen*) declara: *"O Fígado possui uma função reguladora [literalmente, a raiz em impedir os extremos], abriga a Alma Etérea..."*[29]. Se o Sangue do Fígado estiver deficiente, haverá medo e ansiedade; se o *Yang* do Fígado estiver em excesso, haverá raiva. O *Eixo Espiritual (Ling Shu)*, no capítulo 8, afirma: *"Se o Fígado estiver deficiente, haverá medo; se estiver em excesso, haverá raiva"*[30]. Tang Zong Hai, no *Discussion on Blood Patterns*, diz: *"Se o Sangue do Fígado estiver deficiente, o Fogo agita a Alma Etérea, resultando em emissões noturnas com sonhos"*[31].

O livre fluxo do *Qi* do Fígado é a contraparte física do "vai e vem" da Alma Etérea; esse "vai e vem" deveria ser regulado e equilibrado. Se estiver deficiente (como ocorre na estagnação do *Qi* do Fígado), o indivíduo ficará deprimido e sem contato com suas emoções; se estiver excessivo (como na subida do *Yang* do Fígado ou no Fogo do Fígado), o indivíduo poderá ficar agitado, irritado, muito emotivo ou ligeiramente maníaco (Fig. 9.13).

> **Nota Clínica**
>
> - O livre fluxo do *Qi* do Fígado é a contraparte física do "vai e vem" da Alma Etérea; esse "vai e vem" deveria ser regulado e equilibrado. Se estiver deficiente (como ocorre na estagnação do *Qi* do Fígado), o indivíduo fica deprimido e sem contato com suas emoções; se estiver excessivo (como na subida do *Yang* do Fígado ou no Fogo do Fígado), o indivíduo pode ficar agitado, irritado, muito emotivo ou ligeiramente maníaco. Os melhores pontos para regular e equilibrar o vai e vem da Alma Etérea são F-3 (*Taichong*) e B-47 (*Hunmen*)

Esses dois estados emocionais opostos caracterizados pelo *Qi* do Fígado hiperativo (com "vai e vem" excessivo da Alma Etérea) ou pelo *Qi* do Fígado estagnado

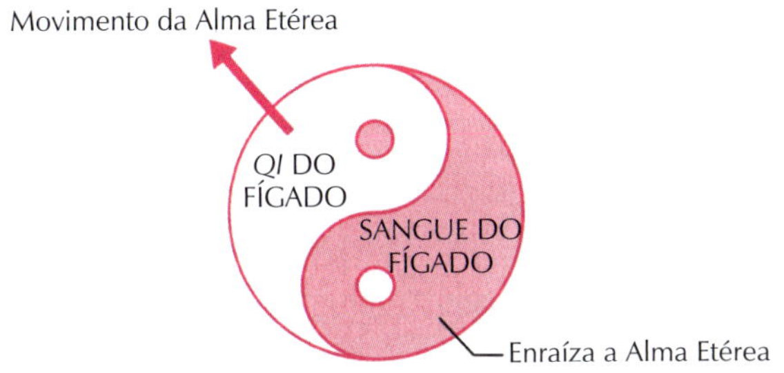

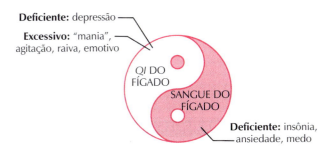

FIGURA 9.12 – Relação entre Qi do Fígado, Sangue do Fígado e Alma Etérea.

FIGURA 9.13 – Estados patológicos da relação entre Qi do Fígado e Sangue do Fígado.

(com "vai e vem" insuficiente da Alma Etérea) é descrito no *Questões Simples* (*Su Wen*) como "plenitude" e "vazio" da Mente (*Shen*). O capítulo 62 do *Questões Simples* diz[32]:

Quais são os sintomas de plenitude e vazio da Mente [Shen]? Quando a Mente estiver em excesso, o indivíduo ri incontrolavelmente; quando a Mente estiver deficiente, o indivíduo fica triste.

Resumo

Equilíbrio das Emoções da Alma Etérea
- Alma Etérea é responsável pela manutenção do equilíbrio normal entre excitação e repressão da vida emocional, sob o comando do Coração e da Mente
- No nível emocional, o Sangue do Fígado precisa enraizar a Alma Etérea, proporcionando uma vida emocional equilibrada e feliz
- O livre fluxo do Qi do Fígado é a contraparte física do "vai e vem" da Alma Etérea; esse "vai e vem" deveria ser regulado e equilibrado. Se estiver deficiente (como ocorre na estagnação do Qi do Fígado), o indivíduo ficará deprimido e sem contato com suas emoções; se estiver excessivo (como na subida do Yang do Fígado ou no Fogo do Fígado), o indivíduo poderá ficar agitado, irritado, muito emotivo ou ligeiramente maníaco

Olhos e Visão

A Alma Etérea relaciona-se com os olhos e a visão. Tang Zong Hai declara: *"Quando a Alma Etérea flui para os olhos, eles podem ver"*[33].

O *Secret of the Golden Flower*, no capítulo 2, comenta[34]:

De dia, a Alma Etérea está nos olhos e, à noite, no Fígado. Quando está nos olhos, podemos ver; quando está no Fígado, sonhamos.

Além da visão física, a Alma Etérea nos fornece também "visão" de vida, isto é, a capacidade para ter sonhos de vida, projetos e criatividade.

Nota Clínica
- Os melhores pontos para influenciar a Alma Etérea e a visão são VB-37 (*Guangming*), F-2 (*Xingjian*) e B-18 (*Ganshu*)

Essa conexão com os olhos pode ser facilmente relacionada com o enraizamento da Alma Etérea no Sangue do Fígado, uma vez que este nutre os olhos.

No nível psíquico, a Alma Etérea nos proporciona "visão" e *insight*. À noite, a Alma Etérea nos faz "ver" quando sonhamos. Assim, a Alma Etérea é responsável pela visão de três maneiras: visão física, "visão" à noite sob a forma de sonhos e "visão" de vida (Fig. 9.14).

Resumo

Alma Etérea, Olhos e Visão
- Alma Etérea relaciona-se com olhos e visão
- Durante o dia, a Alma Etérea está nos olhos e, à noite, no Fígado. Quando está nos olhos, podemos ver; quando está no Fígado, sonhamos
- No nível psíquico, a Alma Etérea proporciona "visão" e *insight*

Coragem

A Alma Etérea está relacionada à coragem ou à covardia, e, por essa razão, o Fígado é algumas vezes chamado de "órgão da decisão". Tang Zong Hai diz: *"Quando a Alma Etérea não está forte, o indivíduo fica tímido"*[35]. A "força" da Alma Etérea nessa conexão deriva principalmente do Sangue do Fígado. Se o Sangue do Fígado estiver abundante, o indivíduo ficará destemido e capaz de enfrentar corajosamente as dificuldades da vida sem ficar facilmente desanimado.

Assim como nas doenças, o Yang do Fígado facilmente inflama-se, causando raiva; na saúde, o mesmo tipo de energia mental resultante do Sangue do Fígado pode proporcionar ao indivíduo vigor criativo e determinação. Se o Sangue do Fígado ficar deficiente e a Alma Etérea ficar agitada, o indivíduo perde coragem e determinação, não é capaz de enfrentar as dificuldades ou tomar decisões, além de ficar facilmente desanimado. Uma sensação vaga de medo à noite, antes de adormecer, é também proveniente da falta de enraizamento da Alma Etérea.

Nota Clínica
- Para estimular a "coragem" da Alma Etérea, utilizo o ponto VB-40 (*Qiuxu*)

A qualidade de coragem e resolução é também dependente da força do Qi da Vesícula Biliar.

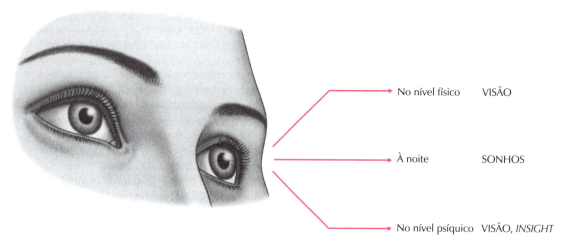

Figura 9.14 – As três influências da Alma Etérea na "visão".

> **Resumo**
>
> **Alma Etérea e Coragem**
> - Alma Etérea está relacionada à coragem ou à covardia, e, por essa razão, o Fígado é algumas vezes chamado de "órgão da decisão"
> - Se Sangue do Fígado estiver abundante, o indivíduo será destemido e capaz de enfrentar as dificuldades da vida com espírito indomável. Se Sangue do Fígado estiver deficiente e a Alma Etérea ficar agitada, o indivíduo perderá coragem e determinação, não será capaz de enfrentar as dificuldades ou tomar decisões e ficará facilmente desanimado

Planejamento

A Alma Etérea influencia nossa capacidade de planejar a vida e dar-lhe um sentido de direção. A falta de direção na vida e o sentido de confusão espiritual podem ser comparados ao vaguear sem propósito da Alma Etérea; tal sentido de falta de direção e planos é decorrente do "vai e vem" insuficiente da Alma Etérea.

Se o Fígado estiver florescente, a Alma Etérea ficará firmemente enraizada e nos ajudará a planejar a vida com visão, sabedoria e criatividade. Se o Sangue do Fígado e o *Qi* do Fígado estiverem deficientes, a Alma Etérea não "vai e vem" o suficiente e nos falta um sentido de direção e de visão na vida.

> **Resumo**
>
> **Alma Etérea e Planejamento**
> - Alma Etérea influencia nossa capacidade de planejar nossa vida e dar-lhe um sentido de direção
> - Se o Fígado estiver florescente, a Alma Etérea ficará firmemente enraizada e nos ajudará a planejar a vida com visão, sabedoria e criatividade. Se o Sangue do Fígado e *Qi* do Fígado estiverem deficientes, a Alma Etérea não "vai e vem" o suficiente e nos falta um sentido de direção e de visão na vida

Relação com a Mente

É importante considerar a relação entre Mente (*Shen*) e Alma Etérea (*Hun*). De natureza *Yang*, ambas estão intimamente interligadas e participam de todas as atividades mentais do ser humano. Já vimos que a Alma Etérea é descrita como o "vai e vem" da Mente. Isso significa que, por intermédio da Alma Etérea, a Mente pode projetar-se para o mundo exterior e para outras pessoas e também pode interiorizar-se para receber intuição, inspiração, sonhos e imagens provenientes do inconsciente.

Assim, se o Sangue do Fígado estiver abundante e a Alma Etérea estiver firme, haverá um fluxo saudável dela para a Mente, proporcionando-lhe inspiração, criatividade e planos. A relação perfeita entre Mente e Alma Etérea é tal que a última provê a primeira com "movimento", manifestado por objetivos, intuição, criatividade, ideias, sonhos de vida, planos, etc.; por outro lado, a Mente proporciona controle e integração à Alma Etérea. Isso significa que a Mente tem que exercitar de alguma maneira "controle" sobre o material vindo da Alma Etérea. A Figura 9.15 ilustra a relação ideal entre Mente e Alma Etérea, em que o movimento da Alma Etérea é normal e o controle e a integração da Mente também são normais.

Sendo a fonte das ideias e dos sonhos de vida para a Mente, a Alma Etérea pode ser comparada ao mar; o mundo da Alma Etérea é um mundo subterrâneo, um mar indiferenciado, e também é o mundo do *gui*. A Alma Etérea é o *gui* da vida emocional e espiritual da Mente.

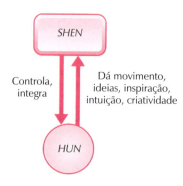

Figura 9.15 – Relação normal entre Alma Etérea e Mente.

A Psique na Medicina Chinesa   215

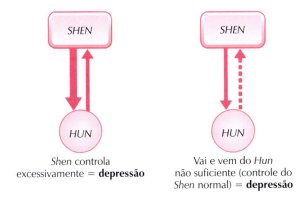

FIGURA 9.16 – Movimento deficiente da Alma Etérea.

A Mente pode apenas competir com uma ideia por vez, a qual se origina da Alma Etérea, e deve, portanto, exercitar alguma forma de controle sobre o material que vem da Alma Etérea. Também deve integrar o material resultante da Alma Etérea na vida psíquica geral. Se a Mente estiver forte e a Alma Etérea for "apreendida" de maneira adequada, haverá harmonia entre as duas e o indivíduo adquirirá visão tranquila, perspicácia e sabedoria.

Se o "vai e vem" da Alma Etérea não for suficiente, poderá faltar movimento e inspiração, e o indivíduo poderá se tornar deprimido, sem objetivos ou sem sonhos de vida. A Alma Etérea pode ser restringida em seu movimento apenas por si mesma ou porque a Mente a está controlando excessivamente. Isso ocorre, por exemplo, em indivíduos que são rígidos em suas visões e reprimidos. A Figura 9.16 ilustra as duas situações em que o "vai e vem" da Alma Etérea é contido apenas por si (no lado direito) ou em virtude de a Mente a estar controlando excessivamente (no lado esquerdo).

Se a Mente estiver fraca e falhar em restringir e controlar a Alma Etérea, esta poderá se tornar muito inquieta e seu "movimento", excessivo, trazendo somente confusão e caos à Mente, tornando o indivíduo dispersivo, indeciso e um pouco maníaco. Esse fato pode ser observado em alguns indivíduos que estão sempre cheios de ideias, sonhos e projetos, porém nenhum deles se torna

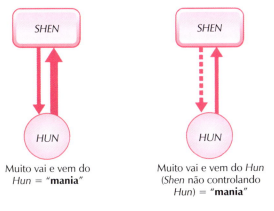

FIGURA 9.17 – Movimento excessivo da Alma Etérea.

realidade, em vista do estado caótico da Mente que é incapaz, portanto, de refrear a Alma Etérea. A Figura 9.17 ilustra as duas situações em que o "vai e vem" da Alma Etérea fica excessivo apenas por si (no lado esquerdo) ou pelo fato de a Mente não controlá-la o suficiente (no lado direito).

Se a Mente estiver fraca ou se o "vai e vem" da Alma Etérea estiver excessivo, os conteúdos que brotam da Alma Etérea não podem ser integrados pela Mente. A Mente deveria integrar a Alma Etérea de maneira que imagens, símbolos e sonhos que vêm da Alma Etérea pudessem ser assimilados. Para a Mente consciente, isso significa reunir duas maneiras discrepantes de ver o mundo: o consciente e o racional (da Mente) e a maneira completamente diferente em que a Alma Etérea segura o balanço. Caso contrário, a Mente pode ser inundada pelos conteúdos da Alma Etérea com risco da obstrução da Mente e, em casos graves, psicose.

> ■ As palavras-chave que descrevem a função da Mente em relação à Alma Etérea são *controle* e *integração*

Como mencionei algumas vezes os termos "maníaco" e "mania" com relação à situação em que a Alma Etérea não é contida pela Mente e seu "vai e vem" fica excessivo, devo definir o que pretendo dizer com esses termos.

Em condições psiquiátricas, sinais e sintomas de *mania* (ou *episódio maníaco*) incluem[36]:

- Energia aumentada, atividade e inquietação.
- Humor eufórico, excessivamente "alto", bom demais.
- Irritabilidade extrema.
- Torrente de pensamentos e fala muito rápida, saltando de uma ideia a outra.
- Perturbação, incapacidade de se concentrar bem.
- Necessidade de pouco sono.
- Convicções irreais em suas próprias habilidades e poderes.
- Julgamento pobre.
- Passar tempo em farras.
- Período duradouro de comportamento que é diferente do habitual.
- Comportamento sexual aumentado.
- Abuso de drogas, em particular cocaína, álcool e calmantes.
- Comportamento provocativo, invasivo ou agressivo.
- Negar que qualquer coisa esteja errada.

A coisa importante para se observar é que mania e comportamento maníaco podem ocorrer em vários graus de gravidade, isto é, o limite entre "doença mental" e "normalidade" não apresenta uma separação clara, porém há uma ampla área de comportamentos que, embora não sejam normais, não constituem "doença mental". Em outras palavras, em suas formas mais moderadas, "mania" e "comportamento maníaco" são relativamente comuns. Sempre que o "vai e vem" da Alma Etérea estiver excessivo, haverá possibilidade de comportamento "maníaco".

Nota Clínica

■ Mania e comportamento maníaco podem ocorrer em vários graus de gravidade, isto é, o limite entre "doença mental" e "normalidade" não apresenta uma separação clara entre as duas, porém há uma ampla área de comportamentos que, embora não sejam normais, não constituem "doença mental". Em outras palavras, em suas formas mais moderadas, "mania" e "comportamento maníaco" são relativamente comuns. Sempre que o "vai e vem" da Alma Etérea estiver excessivo, haverá possibilidade de comportamento "maníaco".

Meus próprios critérios para diagnosticar "mania" moderada (isto é, em indivíduos normais que não estão mentalmente doentes) são os seguintes:

- Inquietação mental, agitação.
- Hiperatividade.
- Trabalhar e estar ativo à noite.
- Gastar muito.
- Ter muitos projetos simultaneamente sem realizar nenhum.
- Confusão mental.
- Pensamentos obsessivos.
- Rir muito.
- Falar muito.
- Ter propensão a correr riscos.
- Frequentemente, ser artístico.

Para dar ao leitor um sentido para as ações da Alma Etérea, listei seis itens (Fig. 9.18):

- Crianças.
- Inspiração artística.
- Sonhos.
- Sonambulismo.
- Fantasias guiadas.
- Coma.

Crianças são um bom exemplo da atividade da Alma Etérea. Em crianças pequenas, a Mente (*Shen*) é "imatura" e, portanto, não controla e não restringe a Alma Etérea, uma situação que, apesar de patológica nos adultos, é perfeitamente normal nas crianças. O resultado é que, dos 2 aos 7 anos, as crianças habitam o mundo da Alma Etérea, um mundo de imaginação selvagem e de fantasia, em que os objetos inanimados vêm à vida. Os comportamentos que são normais nas crianças são considerados doença mental nos adultos. Depois dos 7 anos, a Mente (*Shen*) fica mais madura e começa a controlar e conter a Alma Etérea.

Inspiração artística é outro bom exemplo da atividade da Alma Etérea. A inspiração artística (pelo menos na arte ocidental) deriva da Alma Etérea, não da Mente. A Alma Etérea é a fonte da qual brota criatividade e inspiração. A mesma energia psíquica que, em condições patológicas, conduz a comportamento maníaco também é responsável pela inspiração artística. Na verdade, esse é o resultado do "vai e vem" da Alma Etérea; é a Alma Etérea que é a fonte das imagens artísticas que vem para um artista. É interessante observar que, entre a comunidade artística, há uma incidência desproporcional de distúrbio bipolar comparado à população geral[37].

Sonhos derivam do vagar da Alma Etérea à noite: quando a Alma Etérea vai para os olhos durante o dia, vemos: quando for à noite para os olhos, sonhamos. É curioso que a maior parte dos sonhos ocorre durante os períodos do sono de movimento rápido dos olhos (REM, *rapid eye movement*). Pode-se argumentar que o REM é decorrente da Alma Etérea, que vai à noite para os olhos!

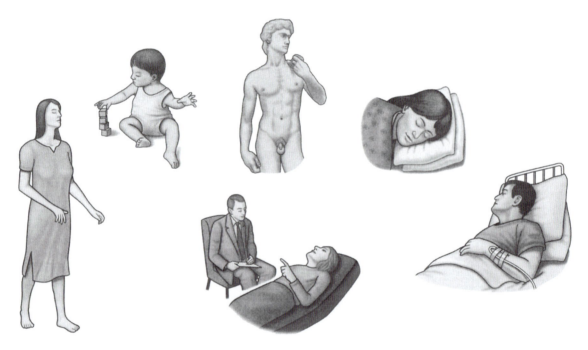

FIGURA 9.18 – Seis ilustrações da atividade da Alma Etérea.

É interessante também observar que sofremos mais de sonhos do que de privação do sono.

No *sonambulismo*, a Mente está inativa, porém a Alma Etérea está ativa: a Alma Etérea vagueia à noite e conduz ao sonambulismo. De fato, o ponto B-47 (*Hunmen*) (Porta do *Hun*) era usado para tratar sonambulismo.

Fantasias guiadas constitui-se em uma técnica utilizada em psicoterapia em que o terapeuta estabelece uma determinada cena para o cliente, que é orientado a se imaginar naquela cena e proceder como se estivesse em um sonho. O propósito desse exercício é evitar a análise crítica da Mente e produzir material psicológico da Alma Etérea como ocorre nos sonhos. Jung descreveu essa técnica[38]:

Aprendemos a sentar e simplesmente observar um fragmento de um sonho sem qualquer tentativa de guiar, controlar ou interferir nele. O objetivo é permitir que a imagem nasça a partir de sua própria energia psíquica autônoma [= Alma Etérea], deixando nosso ego [= Mente] livre de todas as expectativas, pressuposições ou interpretações. Depois de um determinado período de prática e treinamento inicial pelo terapeuta, essa imagem interna começará a se mover de algum modo e nosso ego, que observa [Mente], aprende a participar muito na história, como um sonho.

No *coma*, a Mente é completamente destituída de residência e fica, portanto, totalmente incapacitada de funcionar, mas o indivíduo ainda não está morto. Isso significa que existem outros aspectos mentais presentes, estes são Alma Etérea e Alma Corpórea. De fato, para a morte ocorrer, não somente a Mente deve morrer, porém a Alma Etérea deve deixar o corpo e a Alma Corpórea deve retornar à Terra.

Finalmente, a partir das ideias budistas e junguianas, a Mente pode ser entendida como Mente individual, e a Alma Etérea, como o elo entre Mente individual e Mente universal. Isso pode ser representado por meio de um diagrama (Fig. 9.19).

Na psicologia junguiana, a Mente universal é o repositório de imagens, arquétipos, símbolos e ideias pertencentes ao inconsciente coletivo. Muitas vezes, manifesta-se para nossa Mente como nos mitos, símbolos e sonhos. Associa-se ao nosso consciente (Mente individual) via Alma Etérea, uma vez que essa pertence ao mundo da imagem e das ideias. Assim, a Alma Etérea é o veículo em que imagens, ideias e símbolos provenientes da Mente universal (ou inconsciente coletivo) emergem para nossa Mente individual (consciente).

Isso mostra a importância vital da Alma Etérea para nossa vida mental e espiritual. Sem a Alma Etérea, nossa vida mental e espiritual seria muito estéril e desprovida de imagens, ideias e sonhos. Se o Fígado estiver forte e a Alma Etérea estiver firme, fluindo harmoniosamente, ideias e imagens provenientes da Mente universal irão fluir livremente e o estado mental e espiritual será feliz, criativo e frutífero. Se o "vai e vem" da Alma Etérea estiver insuficiente, a Mente individual será desligada da Mente universal e será infeliz, confusa, isolada, sem objetivo, estéril e sem sonhos (Fig. 9.20).

Por outro lado, se a Mente estiver ofuscada e não puder exercer seu controle adequado sobre a Alma Etérea, os conteúdos que brotam pela Alma Etérea não podem ser integrados por esta (Fig. 9.21). É importante à Mente assumir uma posição integradora com a Alma Etérea, de tal forma que imagens, símbolos e sonhos que vêm

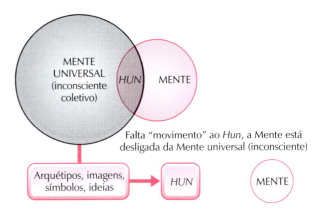

Figura 9.20 – Movimento deficiente da Alma Etérea e sua relação com o inconsciente universal.

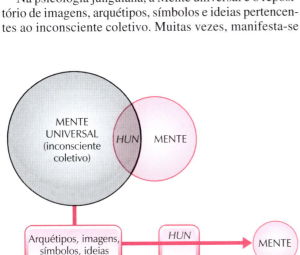

Figura 9.19 – Relação entre Alma Etérea e Mente sob o ponto de vista budista e junguiano.

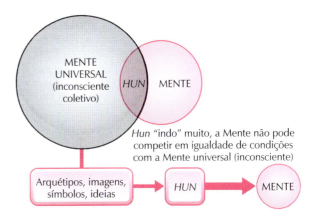

Figura 9.21 – Movimento excessivo da Alma Etérea e sua relação com o inconsciente universal.

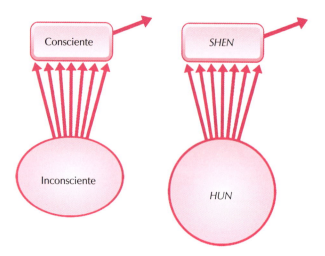

FIGURA 9.22 – Comparação da relação entre Alma Etérea e Mente com a comparação entre inconsciente e consciente.

desta possam ser assimilados. Caso contrário, a Mente pode ser inundada pelos conteúdos da Alma Etérea com risco de obstrução da Mente e, em casos graves, psicose.

De acordo com Jung, o inconsciente é compensatório à consciência. Ele disse: *"A psique é um sistema autorregulador que mantém a pessoa em equilíbrio. Cada processo que vai muito profundo, imediata e inevitavelmente requer uma atividade compensatória"*[39]. Essa relação compensatória entre inconsciente e consciente assemelha-se à relação de equilíbrio entre Alma Etérea e Mente.

A Mente discrimina e diferencia, ao passo que a Alma Etérea é como um mar indiferenciado que flui ao redor, abaixo e acima da Mente, corroendo determinadas partes e sedimentando outras. A psique como um todo, isto é, o total da soma da Mente, da Alma Etérea, da Alma Corpórea, do Intelecto e da Força de Vontade, contém todas as possibilidades, ao passo que a Mente pode trabalhar apenas uma possibilidade de cada vez (Fig. 9.22). A Figura 9.22 mostra muitas setas da Alma Etérea para a Mente (indicando o material sob a forma de ideias que vêm da Alma Etérea), porém apenas uma seta sai da Mente.

Não é de se espantar que nos mitos e contos de fadas o inconsciente é muitas vezes simbolizado pelo mar. A Alma Etérea é um mundo subaquático, e a total imersão da Mente nesse mundo significa loucura (Fig. 9.23). Na Figura 9.23, a Mente está totalmente inclusa pela Alma Etérea: essa imagem é usada para descrever doença mental.

Nos mitos e contos de fadas, o inconsciente é muitas vezes simbolizado pelo mar; também na mitologia cristã, batismo e divisão das águas por Deus utilizam a água e o mar como símbolo espiritual. A Alma Etérea é um mundo subaquático, e a total imersão da Mente nesse mundo significa loucura. A Alma Etérea é como um oceano que é a fonte de arquétipos, símbolos, ideias, imagens: a Mente sorve desse mar por meio da Alma Etérea. O desabrochar material é controlado e integrado pela Mente, um de cada vez (daí as palavras-chave "controle" e "integração", que expressam a função da Mente em relação à Alma Etérea).

A relação entre Mente e Alma Etérea é toda sobre expansão (estimulação do "vai e vem" do *Hun*) e contração (restrição do "vai e vem" da Alma Etérea) em nossa vida psíquica. *Shen* e *gui* podem ser interpretados como os dois estados opostos da expansão (*shen*) e contração (*gui*) em nossa vida psíquica (Figs. 9.24 e 9.25).

Em nossa vida psíquica, expansão e contração são dois estados fisiológicos normais que se alternam naturalmente. Quando nos sentimos "para cima", estamos com humor extrovertido, sentimo-nos vivos e ficamos ativos; estamos, então, num estado de expansão e a Alma Etérea está com seu "vai e vem" normal. Quando nos sentimos "para baixo", estamos com humor introvertido, não temos vontade de sair e nos sentimos passivos; estamos, então, num estado de contração e a Alma Etérea está com seu "vai e vem" restringido[40].

A alternância adequada de expansão (estimulação do vai e vem da Alma Etérea) e contração (restrição do vai-e-vem da Alma Etérea) em nossa vida psíquica permite uma vida psíquica saudável e normal.

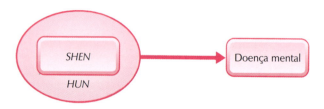

FIGURA 9.23 – Absorção total da Mente dentro da Alma Etérea na doença mental.

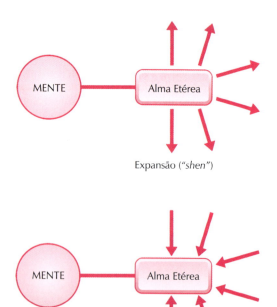

FIGURA 9.24 – Expansão e contração da Alma Etérea.

A fitoterapia chinesa reflete essa polaridade da expansão e da contração em nossa vida psíquica, uma vez que, na categoria das ervas calmantes da Mente, algumas são picantes e estimulam a expansão (e, portanto, o vai-e-vem da Alma Etérea), ao passo que outras são ácidas e adstringentes e estimulam a contração (e, portanto, restrigem o vai e vem da Alma Etérea).

As duas ervas importantes *Yuan Zhi* (*Radix Polygalae*) e *Suan Zao Ren* (*Semen Ziziphi spinosae*) são representativas dessa polaridade de expansão e contração. As ações dessas duas ervas são descritas a seguir:

- *Yuan Zhi* (*Radix Polygalae*): picante, amarga, morna, dispersante e drenadora, resolve a Fleuma, abre os orifícios do Coração = estimula expansão, isto é, o vai e vem da Alma Etérea.
- *Suan Zao Ren* (*Semen Ziziphi spinosae*): ácida, doce, adstringente, promove o sono, ancora a Alma Etérea = estimula a contração, isto é, restringe o vai e vem da Alma Etérea.

Em termos de padrões, quais são os padrões que surgem, "vai e vem" excessivo ou insuficiente da Alma Etérea? O vai e vem da Alma Etérea pode ficar excessivo nas condições de excesso de Calor ou Fogo ou nas condições de deficiência com deficiência do Sangue do Fígado e/ou do *Yin* do Fígado. No caso das condições de excesso com Calor ou Fogo, estes fatores agitam a Alma Etérea e estimulam excessivamente seu vai e vem; no caso de deficiência do Sangue do Fígado e/ou do *Yin* do Fígado, estes fatores não ancoram a Alma Etérea, de forma que esta se agita e seu vai e vem fica excessivo. Embora o resultado final seja o mesmo, sinais e sintomas do vai e vem excessivo da Alma Etérea nas condições de excesso ou deficiência serão diferentes. O vai e vem excessivo da Alma Etérea resulta em "comportamento maníaco", como descrito anteriormente.

O vai e vem da Alma Etérea pode ficar deficiente sob três condições: estagnação do *Qi* do Fígado, deficiência do Sangue do Fígado e do *Qi* do Fígado, e deficiência do *Yang* do Baço e do Rim; todos podem prejudicar o vai-e-vem da Alma Etérea, resultando em depressão.

Devo explicar o padrão de deficiência do *Qi* do Fígado com mais detalhe. Embora frequentemente nos informem que o "*Qi* do Fígado não pode ficar deficiente", isto não é totalmente verdadeiro. A deficiência do *Qi* do Fígado existe e se manifesta principalmente na esfera psíquica com depressão.

Como sabemos, o *Qi* de todos os órgãos deve fluir em uma direção apropriada, correta; por exemplo, o *Qi* do Estômago desce e o *Qi* do Baço sobe. *Qi* do Fígado deve fluir em todas as direções: essa é a manifestação do fluxo livre do *Qi* do Fígado. Entretanto, o fluxo correto normal do *Qi* do Fígado também é ascendente; seu movimento ascendente é coordenado com a descendência do *Qi* do Pulmão.

Para onde o *Qi* do Fígado ascende? Um aspecto importante de seu movimento ascendente é a ascendência do *Qi* do Fígado para Coração e Mente (*Shen*). A ascendência do *Qi* do Fígado para a Mente é uma maneira importante pela qual a Alma Etérea estimula o "vai-e-vem" da Mente (Fig. 9.26). Uma deficiência do *Qi* do Fígado sempre sugere um fracasso do *Qi* do Fígado em ascender à Mente, acarretando depressão.

Quais são os sintomas da deficiência do *Qi* do Fígado? Em primeiro lugar, incluem todos os sintomas de deficiência de Sangue do Fígado (visão turva, formigamento dos membros, pele e cabelos secos); em segundo lugar, incluem sintomas como suspiro, cansaço e depressão.

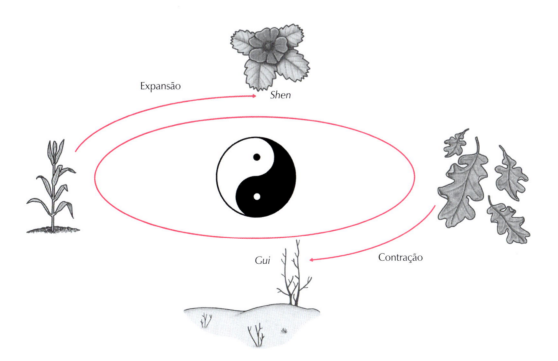

Figura 9.25 – *Shen* e *gui* como expansão e contração.

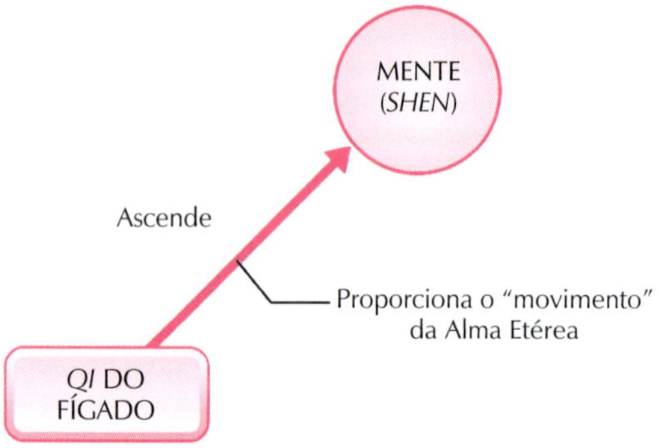

A Psique na Medicina Chinesa

FIGURA 9.26 – Movimento ascendente do *Qi* do Fígado em relação ao movimento da Alma Etérea.

Os padrões que manifestam movimento excessivo ou insuficiente da Alma Etérea são listados adiante.

Vai e vem excessivo da Alma Etérea (comportamento "maníaco"):

- Calor ou Fogo.
- Fleuma-Fogo.
- Deficiência do Sangue do Fígado e/ou do *Yin* do Fígado.

Vai e vem insuficiente da Alma Etérea (depressão):

- Estagnação do *Qi* do Fígado.
- Deficiência do Sangue do Fígado e do *Qi* do Fígado.
- Deficiência do *Yang* do Baço e do Rim.

Resumo

Relação entre Mente e Alma Etérea

- Alma Etérea é o "vai e vem" da Mente
- Pela Alma Etérea, a Mente pode projetar-se para o mundo exterior e para outras pessoas e também pode interiorizar-se para receber intuição, inspiração, sonhos e imagens provenientes do inconsciente
- A Alma Etérea provê a Mente com "movimento", manifestado com objetivos, intuição, criatividade, ideias, sonhos de vida, planos, etc.; por outro lado, a Mente proporciona controle e integração à Alma Etérea
- Se o "vai e vem" da Alma Etérea não for suficiente, pode faltar movimento e inspiração e o indivíduo pode se tornar deprimido, sem objetivos ou sem sonhos de vida
- Se a Mente estiver fraca e falhar em restringir e controlar a Alma Etérea, esta pode se tornar muito inquieta e seu "movimento" pode se tornar excessivo, trazendo somente confusão e caos para a Mente, tornando o indivíduo dispersivo, indeciso e um pouco maníaco
- Natureza e atividade da Alma Etérea podem ser observadas em seis áreas, ou seja, fantasia das crianças, inspiração artística, sonhos, sonambulismo, fantasias guiadas e coma
- Os padrões que surgem do excessivo "vai e vem" da Alma Etérea são condições de excesso de Calor ou Fogo ou condições de deficiência com deficiência do Sangue do Fígado e/ou do *Yin* do Fígado; os padrões que surgem da insuficiência do vai e vem da Alma Etérea são estagnação do *Qi* do Fígado, deficiência do Sangue do Fígado e do *Qi* do Fígado e deficiência de *Yang* do Baço e do Rim

---

Resumo

Alma Etérea

- Alma Etérea entra no corpo três dias depois do nascimento; na morte, ela sobrevive ao corpo e retorna ao "Céu"
- Reside no Fígado, sendo ancorado no Sangue do Fígado e no *Yin* do Fígado
- É responsável por:
  - Sono e sonho
  - Atividades mentais em associação com a Mente (*Shen*)
  - Equilíbrio emocional
  - Visão
  - Coragem
  - Planejamento
  - Fornecer "movimento" à Mente no sentido de ideias, visão, planos, sonhos de vida, intuição, criatividade

Alma Corpórea (Po)

A Alma Corpórea (*Po*) reside no Pulmão e é a contraparte física da Alma Etérea. Seu caractere chinês é composto por duas partes: uma (à direita) é o *gui*, radical que significa "espírito" ou "fantasma"; a outra (à esquerda) é o radical para *bai* (ou *bo*), que significa "branco".

O caractere para Alma Corpórea é *Po*:

魄

É composto pelo radical *gui* para "espírito" ou "fantasma":

鬼

e pelo caractere para "branco":

白

O radical para "branco" no caractere para *Po* pode ter várias interpretações. O *bai* (ou *bo*) significando "branco" no caractere é relacionado à luz da lua cheia, porém também é fonético, isto é, fornece ao caractere o som do *po*. A associação com a lua cheia (*Yin*) está de acordo com a associação da Alma Corpórea com o *Yin* (em oposição à Alma Etérea, que é *Yang*) e com as forças escuras do *gui*. A conexão entre Alma Corpórea e lua é também relacionada ao fato de que essa alma física surge no terceiro dia da concepção, em analogia ao pequeno filete de luz no terceiro dia do quarto crescente.

Finalmente, a associação com a cor branca tempera um pouco o radical escuro *gui* e carrega a ideia de que a Alma Corpórea, embora relacionada ao *gui*, é uma alma humana, física (Fig. 9.27).

Consequentemente há uma conexão entre Alma Corpórea e luz lunar embrionária (*Yin*), em oposição à luz de sol quente (*Yang*) da Alma Etérea. De fato, antigamente a Alma Corpórea era chamada também de "Lua-*Po*". Uma vez que a lua cheia apresenta-se no oeste, pode-se construir a seguinte correspondência:

OESTE – BRANCO – METAL – ALMA
CORPÓREA – PULMÃO

A Alma Corpórea pode ser definida como *"aquela parte da Alma* [contrária à Alma Etérea] *que está indissoluvelmente atada ao corpo e vai para a Terra,*

A Psique na Medicina Chinesa   221

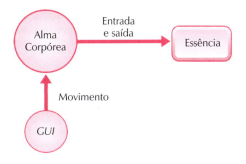

FIGURA 9.27 – *Gui* na Alma Corpórea.

juntamente com ele na morte"[41]. Está intimamente ligada ao corpo e pode ser descrita como a expressão somática da Alma ou, contrariamente, o princípio organizacional do corpo.

A Alma Corpórea é operante a partir da concepção e ela forma o corpo. Também poderia ser descrita como a organização do organismo e a força coordenadora de todos os processos fisiológicos. Zhang Jie Bin diz[42]:

No começo da vida de um indivíduo, o corpo é formado; o espírito do corpo é a Alma Corpórea. Quando a Alma Corpórea estiver no Interior, há Yang Qi [suficiente].

Na ocasião da morte, de maneira diferente da Alma Etérea, a Alma Corpórea morre com o corpo, porém considera-se que ela adere ao cadáver durante algum tempo, especialmente aos ossos, antes de voltar à Terra. Esse aspecto explica a importância, na cultura chinesa antiga, de cuidar dos ossos do falecido. Alguns anos depois da morte, os parentes do falecido limpavam cuidadosamente os ossos do esqueleto e os colocavam em pacotes limpos.

Há sete tipos de Alma Corpórea: os cinco sentidos, os membros e a Alma Corpórea como um todo. O elo entre os cinco sentidos e a Alma Corpórea será brevemente explicado.

Como vimos para a Alma Etérea, o caractere antigo para *gui* carrega a ideia de movimento, uma expressão do movimento giratório da cabeça imaterial de uma pessoa morta no reino dos espíritos. A Alma Etérea é responsável pelo movimento no sentido psíquico.

O movimento relacionado à Alma Corpórea é um movimento físico desta alma em todos os processos fisiológicos do corpo. Também, a Alma Corpórea proporciona para o corpo a capacidade de movimento, agilidade, equilíbrio e coordenação dos movimentos.

A Alma Etérea é descrita como o "vai e vem" da Mente, ao passo que a Alma Corpórea é descrita como a "entrada e saída" da Essência (ver adiante).

Como veremos a seguir, a Alma Corpórea apresenta relação com o *gui*. Confúcio declarou: "*O Qi é a abundância do Shen; a Alma Corpórea é abundância do gui*"[43]. He Shang Gong afirmou[44]:

Os cinco sabores turvos e úmidos formam os ossos, a carne, o sangue, os vasos e as seis paixões.. esses gui são chamados de Alma Corpórea. Esta é Yin em caráter, entra e sai pela boca e se comunica com Terra.

A discussão da Alma Corpórea será feita de acordo com os seguintes tópicos:

- Alma Corpórea e Essência (*Jing*).
- Infância.
- Sentidos.
- Emoções.
- Atividade fisiológica.
- Respiração.
- Alma corpórea e vida individual.
- Alma Corpórea e *gui*.
- Alma Corpórea e ânus.
- Relação entre Alma Corpórea e Alma Etérea.

Alma Corpórea e Essência (**Jing**)

A Alma Corpórea está intimamente relacionada à Essência (*Jing*), sendo descrita no capítulo 8 do *Eixo Espiritual* (*Ling Shu*) como "*entrada e saída da Essência*"[45]. A Alma Corpórea deriva da mãe e surge na concepção (teoricamente três dias depois de concepção), logo após a Essência Pré-natal do recém-concebido ser formada. Assim, a Alma Corpórea está intimamente ligada à Essência, é a primeira a surgir depois da concepção. Essência e Alma Corpórea representam os princípios organizacionais da vida que forma o corpo a partir da concepção (Vasos Extraordinários são os canais pelos quais esse processo ocorre).

"Entrada e saída" sugerem interior e exterior, isto é, uma separação entre indivíduo e ambiente. Também sugerem um movimento vertical, já que *ru* (入), entrar, evoca "raízes" e *chu* (出), sair, evoca "ramos". Assim, a força centrípeta, separada e materializada da Alma Corpórea (ver a seguir) também depende da saída e entrada vertical da Essência (Fig. 9.28).

A Alma Corpórea pode ser descrita como a manifestação da Essência na esfera das sensações e dos sentimentos. Da mesma maneira que a Alma Etérea proporciona movimento psíquico à Mente ("vai e vem da Mente"), a Alma Corpórea proporciona o movimento físico à Essência, isto é, traz a Essência para tomar parte em todos os processos fisiológicos do corpo. Sem a Alma Corpórea, a Essência seria inerte, embora uma substân-

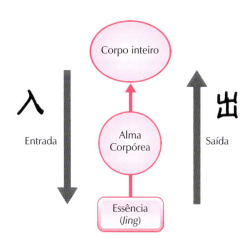

FIGURA 9.28 – Entrada e saída da Essência.

cia preciosa, vital. A Alma Corpórea é a mais próxima da Essência, sendo a intermediária entre esta e as demais substâncias vitais do corpo. De fato, Zhang Jie Bin, no *Classic of Categories*, diz: *"Se a Essência estiver exaurida, a Alma Corpórea declina, o Qi é disperso e a Alma Etérea flutua sem uma residência"*[46].

> **Nota Clínica**
>
> - Pela Alma Corpórea, a Essência do Rim (*Jing*) toma parte em todos os processos fisiológicos. Esta é a confirmação adicional que a Essência, embora preciosa, em parte herdada e Essência constitucional, simplesmente não reside no *Dan Tian* inferior. Pela Alma Corpórea, "entra e sai" em todas as partes do corpo, tomando parte em todas as atividades fisiológicas. A implicação desse fato é que, quando se nutre a Essência (pela tonificação do Rim), é melhor também fortalecer a Alma Corpórea (pela tonificação do Pulmão). Essa pode ser uma explicação do por quê os pontos de abertura do Vaso Concepção (*Ren Mai*), o melhor vaso para nutrir a Essência, estão um no canal do Pulmão e outro no canal do Rim (P-7 [*Lieque*] e R-6 [*Zhaohai*])

A relação entre Alma Corpórea e Essência também explica a erupção de eczema atópico e asma nos bebês. Do ponto de vista da medicina chinesa, o eczema dos bebês é proveniente do Calor Tóxico do útero que vem à superfície; é, portanto, relacionado intimamente à Essência Pré-natal do bebê (Fig. 9.29). Uma vez que a Essência é relacionada à Alma Corpórea, que se manifesta na pele (com prurido e dor), o Calor Tóxico proveniente do Útero irrompe na pele do bebê sob a forma de eczema.

> **Nota Clínica**
>
> - Como interpreto a patologia do eczema atópico como sendo decorrente da deficiência dos sistemas do Qi Defensivo do Pulmão e do Rim, ao utilizar a fitoterapia em crianças, modifico as fórmulas clássicas com o acréscimo de *Tu Si Zi* (*Semen Cuscutae*) e *Mai Men Dong* (*Radix Ophiopogonis*) para tonificar respectivamente Rim e Pulmão (e, portanto, Essência e Alma Corpórea)

A asma pode ser explicada da mesma maneira, já que a Essência deficiente do bebê falha ao enraizar sua Alma Corpórea e, portanto, seu Pulmão.

Durante a gestação, o feto é "todo Alma Corpórea e Essência", sendo nutrido pela Alma Corpórea da mãe (Fig. 9.30). Esse fato é de importância clínica, uma vez que somos inclinados a pensar que é o Rim da mãe que nutre o feto; isto realmente ocorre, porém Pulmão e Alma Corpórea da mãe também desempenham um papel importante na nutrição do feto.

A conexão entre Alma Corpórea e vida fetal é muito antiga: Granet chama a Alma Corpórea de "alma de sangue". Para sua nutrição, o feto depende da Alma Corpórea da mãe, do Sangue e da Essência.

Ao dar origem à forma humana durante a gestação, a Alma Corpórea apresenta um movimento centrípeto, de separação, de materialização, de agregação. Igualmente separa, agrega e materializa em uma existência separada no feto. Como essa separação é expressa pela pele (que separa o ser do mundo), há conexão adicional entre Alma Corpórea, pele e Pulmão.

Esse poder de separação da Alma Corpórea se alia às forças centrípetas do *gui*, que constantemente está se fragmentando, ainda que, eventualmente, se tornem o germe da morte. Com respeito à fragmentação da Alma Corpórea e do *gui*, há uma ressonância entre a palavra *gui* (鬼) e *kuai* (塊), formada pelo radical *gui* com "terra" na frente que significa "pedaços".

A Alma Corpórea está ligada, portanto, a uma "sede de viver", força de vida materializadora, centrípeta, agregando-se em existência separada.

Infância

A Alma Corpórea, sendo a mais próxima à Essência, é responsável pelos primeiros processos fisiológicos após o nascimento. Zhang Jie Bin afirma: *"No começo da vida, orelhas, olhos e Coração percebem, mãos e pés se movem e a respiração se inicia; tudo isso é decorrente da vivacidade da Alma Corpórea"*[47].

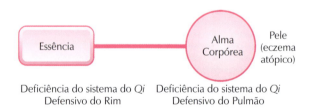

FIGURA 9.29 – Alma Corpórea e eczema atópico.

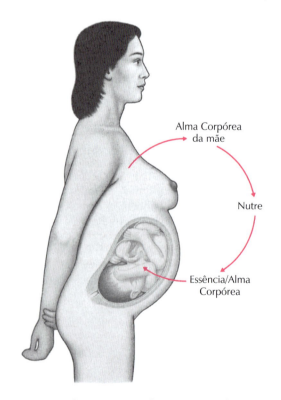

FIGURA 9.30 – Alma Corpórea durante a gravidez.

Diz-se que, especialmente, no primeiro mês de vida, o bebê é "todo Alma Corpórea". Como reside no Pulmão, a Alma Corpórea é responsável por tato e sensações cutâneas, sendo nutrida pela Alma Corpórea da mãe por amamentação e toque.

> **Nota Clínica**
> - No primeiro mês de vida, o bebê é "todo Alma Corpórea", ou seja, sua vida gira em torno de sua Alma Corpórea (amamentação, toque da mãe) e sua Alma Corpórea é nutrida pela Alma Corpórea da mãe

Sentidos

Durante a vida, a Alma Corpórea nos dá a capacidade de sensação, sentimento, audição e visão. Quando a Alma Corpórea estiver florescente, orelhas e olhos são aguçados e podem registrar. O declínio de audição e visão nos idosos é decorrente de enfraquecimento da Alma Corpórea. Atribuímos com frequência o declínio da acuidade sensorial no idoso ao declínio do Rim e da Essência; esse fato certamente ocorre dessa maneira; porém, nesse declínio, não se deve subestimar a influência da Alma Corpórea.

Zhang Jie Bin afirma: *"A Alma Corpórea pode mover e fazer coisas e* [quando está ativa] *dor e prurido podem ser sentidos"*[48]. Essa declaração mostra que a Alma Corpórea é responsável pelas sensações e pelo prurido e está, portanto, intimamente relacionada à pele, por intermédio da qual tais sensações são experimentadas.

Isso explica a expressão somática sobre a pele proveniente de tensão emocional que afeta a Alma Corpórea e a conexão entre Alma Corpórea, Pulmão e pele (Fig. 9.31). A Alma Corpórea, sendo intimamente relacionada ao corpo, é a primeira a ser afetada quando as agulhas são inseridas; a sensação quase imediata de relaxamento que segue a inserção das agulhas é decorrente do desembaraçar da Alma Corpórea. Através dela, Mente, Alma Etérea, Intelecto e Força de Vontade são afetados.

Emoções

A Alma Corpórea é também relacionada ao lamento e ao choro. Da mesma maneira que a Alma Corpórea, no nível físico, nos faz sentir dor, também nos faz chorar e lamentar quando nos sujeitamos à aflição e à tristeza.

Especialmente, a aflição reprimida constringe a Alma Corpórea e dá origem a acumulações. Tensão emocional (especialmente preocupação, excesso de pensamento, aflição e tristeza) "constringe" a Alma Corpórea e causa estagnação do *Qi* do Pulmão no tórax. A estagnação do *Qi* do Pulmão afeta os seios e pode dar origem à formação de nódulos.

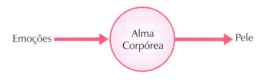

Figura 9.31 – Alma Corpórea, emoções e pele.

Atividade Fisiológica

Alguns médicos modernos consideram a Alma Corpórea a *"atividade reguladora básica de todas as funções fisiológicas do corpo"*[49]. Nesse sentido, é a manifestação da função do Pulmão de regular todas as atividades fisiológicas.

O capítulo 8 do *Questões Simples* (*Su Wen*) diz: *"O Pulmão é como um Primeiro-ministro encarregado da regulação"*[50]. Essa descrição da função do Pulmão no *Questões Simples* deveria ser vista no contexto todo. Na realidade, a oração que precede a anterior relativa à função do Coração declara: *"O Coração é como o Imperador, encarregado do Espírito (*Shen Ming*)"*[51].

Assim, o Coração é comparado a um Imperador e o Pulmão a um Primeiro-ministro que ajuda o Imperador[52]. Essa relação é uma expressão da íntima relação entre *Qi* e Sangue. O Pulmão governa *Qi* e o Coração governa Sangue; o *Qi* é o "comandante do Sangue" (move o Sangue) e o Sangue é a "mãe do *Qi*". *Qi* e Sangue ajudam e depende um do outro, daí a comparação da relação entre Coração e Pulmão ao de um Imperador e seu Primeiro-ministro.

Depois de dizer que o Pulmão é como um Primeiro-ministro, o *Questões Simples* diz que o Pulmão está encarregado da "regulação". Isso significa que, da mesma maneira que o Primeiro-ministro regula todas as funções administrativas, o Pulmão ajuda a regular todas as atividades fisiológicas em todos os órgãos e em todas as partes do corpo, da mesma forma que o escritório do Primeiro-ministro controla e dirige as funções administrativas de todos os departamentos do governo. O Pulmão regula todas as atividades fisiológicas de vários modos:

- Governa o *Qi*.
- Controla todos os canais e vasos sanguíneos.
- Governa a respiração.

Como o *Qi* é a base para todas as atividades fisiológicas, o Pulmão, por governar o *Qi*, fica naturalmente encarregado de todas as atividades fisiológicas. Essa função de regulação também é dependente da ação do Pulmão em mover o *Qi* ao redor do corpo.

Assim, a Alma Corpórea é a expressão da função reguladora do Pulmão em todos os processos fisiológicos; a Alma Corpórea é a alma física que torna essa regulação possível.

Respiração

Residindo no Pulmão, a Alma Corpórea está intimamente relacionada à respiração. A respiração pode ser considerada como o pulsar da Alma Corpórea. A meditação faz uso da ligação entre respiração e Alma Corpórea. Pela concentração ao respirar, aquele que estiver meditando aquieta a Alma Corpórea, a Mente se torna sossegada e vazia e, com isso, a Alma Etérea se torna aberta e se comunica com a Mente universal.

Alma Corpórea e Vida Individual

A Alma Corpórea é relacionada à nossa vida como indivíduos, ao passo que a Alma Etérea é responsável por nossas relações com outras pessoas e com o mundo.

Desse ponto de vista, há uma diferença importante entre Alma Etérea e Alma Corpórea.

Como vimos, a Alma Etérea é dada pelo pai três dias após o nascimento; isso mostra que é uma alma que é construída socialmente, uma alma que nos deixa encontrar e identificar nosso lugar na família e na sociedade. Como sabemos, a Alma Etérea é, em geral, responsável pelo "movimento" de nossa psique para outras pessoas e para o mundo.

Ao contrário, a Alma Corpórea é uma alma física, individual, que é formada em seguida à concepção; é a força "cega" de uma alma, cuja única função é regular a atividade física e a própria força da vida. Porém, evidentemente, isso não quer dizer que a Alma Corpórea não seja afetada por nossa vida emocional. Tensão emocional com certeza afeta a Alma Corpórea; porém, a Alma Corpórea não controla nossa vida emocional da mesma maneira que a Mente e a Alma Etérea o fazem.

Alma Corpórea e Gui

Além de sua natureza de "espírito" ou "fantasma", *gui* pode ter uma interpretação psicológica muito interessante. *Gui* é como uma força "escura" da psique que proporciona sua impressão às Almas Etérea e Corpórea; na realidade, como vimos, os caracteres chineses para essas duas almas contêm o radical *gui*. Além de outras implicações, esse fato nos fala que essas duas almas têm suas próprias existências independentes da Mente; elas são forças "escuras" da psique, uma no nível psíquico, a outra no nível físico (Fig. 9.32).

O *gui* na Alma Etérea dá seu movimento no nível psíquico (vai e vem da Mente), o qual, como vimos, gera ideias, intuição, criatividade; o *gui* na Alma Corpórea dá seu movimento no nível físico (entrada e saída da Essência) nos processos fisiológicos do corpo todo.

Assim, o *gui* na Alma Corpórea é a força "obscura" que a anima realizando sua função de promover todos os processos fisiológicos e de trazer a Essência para participar em todas as regiões do corpo. Há uma íntima conexão entre Alma Corpórea e *gui* projetado no sentido de força de contração centrípeta, fragmentação, materialização (Fig. 9.33).

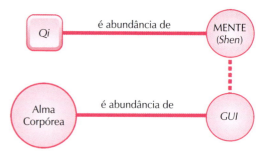

Figura 9.33 – *Qi*, Mente, Alma Corpórea e *gui*.

Como mencionado anteriormente, He Shang Gong diz: *"Os cinco sabores turvos e úmidos formam os ossos, os músculos, os vasos e as seis paixões... esses gui são chamados de Alma Corpórea"*[53]. Em outras palavras, pode-se dizer que a Alma Corpórea representa as forças do *gui* na esfera humana.

Alma Corpórea e Ânus

Em virtude da relação entre Alma Corpórea e Pulmão e entre este e Intestino Grosso, o ânus é chamado algumas vezes de *po men*, a "Porta do *Po*", como no capítulo 11 do *Questões Simples*: *"A porta do Po [ânus] é a mensageira das cinco vísceras e esgota água e alimento sem armazená-los por muito tempo"*[54]. De fato, o ponto B-42 (*Pohu*) (a "Janela do *Po*") foi indicado para tratar incontinências urinária e fecal decorrentes de pavor.

Relação entre Alma Corpórea e Alma Etérea

Uma vez que Alma Etérea e Alma Corpórea são dois aspectos da alma, é interessante comparar e contrastar suas várias características e funções (Tabela 9.1). A maioria dessas comparações aparece na obra de Zhang Jie Bin, *Classic of Categories*[55].

Conforme pode ser observado na Tabela 9.1, a Alma Etérea é envolvida em problemas que ocorrem à noite (embora não exclusivamente), e a Alma Corpórea em problemas que ocorrem durante o dia. O *Discussion on Blood Patterns* (1884), de Tang Zong Hai, relata[56]:

Inquietação à noite com sonhos excessivos é decorrente da Alma Etérea insegura; esta é Yang e, se à noite não tiver lugar para descansar, o indivíduo fica inquieto e sonha muito. A inquietação durante o dia e a Mente ofuscada é decorrente da Alma Corpórea insegura; esta é Yin e, se o Yin estiver deficiente durante o dia, isso resulta em inquietação e confusão mental.

A Alma Etérea pertence à esfera da imagem e a Alma Corpórea, à esfera da forma. Isso pode ser representado com um diagrama (Fig. 9.34).

A Alma Etérea é etérea, sendo a última a chegar (depois do nascimento) e a primeira a sair (depois da morte); a Alma Corpórea é física, sendo a primeira a chegar (à concepção) e a última a sair depois da morte (permanece nos ossos). De acordo com Granet, a Alma Etérea corresponde ao aspecto mais elevado da personalidade, ao nome pessoal que cada pessoa possui ou

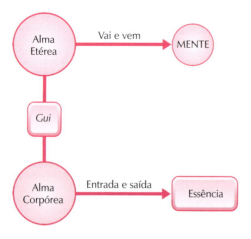

Figura 9.32 – *Gui*, Alma Etérea e Alma Corpórea.

Tabela 9.1 – Comparação entre Alma Etérea e Alma Corpórea

Alma Etérea	Alma Corpórea
É o "vai e vem" da Mente	É a "entrada e saída" da Essência
Pertence à Mente	Pertence ao corpo
É o Qi da Mente	É o espírito do corpo
Segue as mudanças do Qi	Segue as mudanças do corpo
É Yang e se move	É Yin e imóvel
Cria ação com movimento	Cria ação sem movimento
É relacionada à Mente: quando o Qi se junta, a Alma Etérea se concentra	É relacionada à Essência: quando a Essência se junta, a Alma Corpórea faz o mesmo
No nascimento, a Alma Etérea se une à Alma Corpórea	No nascimento, a Alma Corpórea restringe a Alma Etérea
Na morte, a Alma Etérea flutua e sobe ao Céu	Na morte, ela se dissolve e retorna à Terra
É brilhante e ilumina a Alma Corpórea	É escura e enraíza a Alma Etérea
É como o fogo: quanto mais coisas se acrescentam, mais queima	É como um espelho: brilha, porém segura apenas um reflexo (da Alma Etérea)
Representa o movimento da Mente para fora	Representa o movimento da Essência para dentro
É enraizada no Sangue e no Yin	É ligada ao Qi e ao Yang
A desarmonia causa problemas com o sono à noite	A desarmonia causa problemas durante o dia
A desarmonia causa falta de direção e inspiração, confusão	A desarmonia causa perda de vigor e vitalidade
É o elo com a Mente universal	É puramente individual
Corresponde à lua cheia	Corresponde à lua nova

ao seu lugar social e familiar; a Alma Etérea confere individualidade da pessoa.

Huai Nan Zi declara: *"A Alma Etérea deriva do Qi Celestial, a Alma Corpórea, do Qi Terrestre"*[57]. Wu Xing Da Yi relata: *"A Alma Corpórea é como um invólucro, a Alma Etérea é a fonte do Qi da Vida"*[58]. Essas declarações realçam a natureza da Alma Corpórea como força centrípeta, materializadora e separadora que produz a forma e o corpo, sendo como um "envelope" que separa o corpo do mundo. Por isso, a Alma Corpórea é contrátil, estreitadora e centrípeta; esse movimento de repressão, separação e fragmentação eventualmente termina em morte.

Ao contrário, a Alma Etérea é expansiva, está constantemente se movendo para o mundo; por isso é expansiva, centrífuga. A Alma Etérea é a fonte do Qi da Vida, é centrífuga, tem um movimento externo e vai em direção à vida. A Alma Etérea é chamada de "Essência do Qi da Vida" e a Alma Corpórea, de "Moradia do Qi da Morte". A associação da Alma Corpórea com a morte é decorrente do fato de ela ser separadora, contrátil, fragmentadora, estreitadora e morrer com o corpo (Fig. 9.35). O *Secret of the Golden Flower* afirma: *"A Alma Corpórea participa da natureza da obscuridade. Tem energia pesada e turva. A Alma Etérea ama a vida: a Alma Corpórea busca a morte"*[59].

Wu Xing Da Yi diz[60]:

O Qi da Alma Etérea é a abundância [perfeição] do Shen, o Qi da Alma Corpórea é a abundância [perfeição] do Gui. A vida humana inclui a morte. Com a morte, retorna-se à Terra, que é chamada de Gui.

Zhu Xi disse:

O Qi pertence à Alma Etérea, e o corpo é governado pela Alma Corpórea. A Alma Etérea é o espírito do Yang, e a Alma Corpórea é o espírito do Yin. Quando uma pessoa está a ponto de morrer, o Qi tépido a abandona e se eleva. Isso é chamado de Alma Etérea subindo. A parte mais inferior do corpo torna-se gradualmente fria. Isto é chamado de Alma Corpórea descendo.

Ver Figuras 9.36 a 9.40.

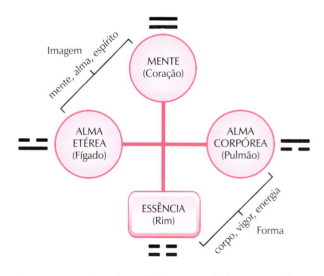

FIGURA 9.34 – As esferas da imagem e da forma e as Almas Etérea e Corpórea.

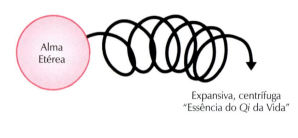

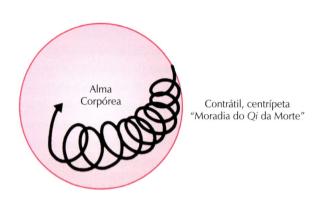

Figura 9.35 – Movimentos expansivo e contrátil da Alma Etérea e da Alma Corpórea.

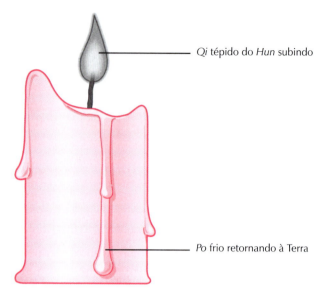

Figura 9.37 – Alma Etérea subindo e Alma Corpórea tombando à morte.

Na China antiga, o morto era temporariamente enterrado no canto da casa, onde se conservavam sementes. Isso permitia que a essência do morto penetrasse a Terra na casa. O corpo do morto decomposto no canto onde foram conservadas as sementes era mantido para simbolizar o brotamento da nova vida das sementes. No mesmo lugar ficava a cama matrimonial, onde novas vidas são concebidas. Como depois da morte a Alma Corpórea voltava à Terra, isso permitia que as pessoas imaginassem que uma nova vida brotava da Terra na casa e dos antepassados mortos, como se o bebê recebesse a essência dos antepassados.

O *gui* sem corpo ficava pairando ao redor da cama matrimonial esperando por uma nova encarnação. Essa continuidade entre morto e vivo permitia com que as pessoas acreditassem numa linhagem familiar irrompível, numa essência familiar eterna, como a Terra. A morte não diminuía essa essência familiar e um nascimento não a aumentava. A família era formada de duas comunidades paralelas: os vivos (com suas individualidades na Alma Corpórea) e os mortos.

O "vai e vem" da Alma Etérea proporciona "horizontalidade" à vida; entrada e saída da Alma Corpórea proporcionam "verticalidade" à vida (Fig. 9.41).

"Horizontalidade" significa que a Alma Etérea está constantemente explorando os saltos da consciência no mundo das ideias, criatividade, arte, exploração, sonhos, etc. "Verticalidade" significa que a Alma Corpórea está constantemente se materializando no corpo nas esferas dos sentidos, sentimentos, etc.

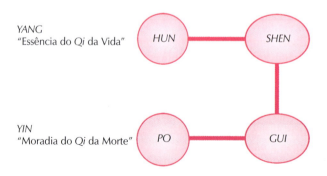

Figura 9.36 – Alma Etérea, Alma Corpórea, Mente e *Gui*.

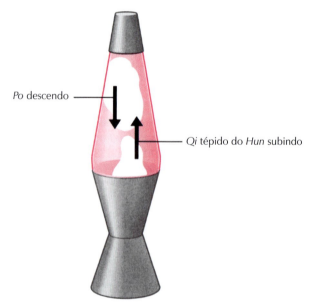

Figura 9.38 – Alma Etérea subindo e Alma Corpórea tombando.

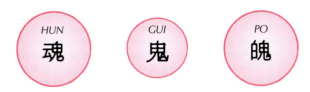

Figura 9.39 – *Gui* na Alma Etérea e na Alma Corpórea.

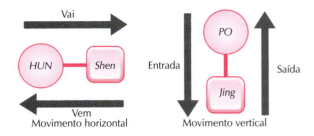

Figura 9.41 – Verticalidade da Alma Corpórea e horizontalidade da Alma Etérea.

Do que dissemos sobre Alma Etérea e Alma Corpórea, podemos construir os seguintes conjuntos de correspondências:

ALMA ETÉREA – *YANG* – MENTE
(*SHEN*) – CENTRÍFUGA – "ESSÊNCIA
DO *QI* DA VIDA"

ALMA CORPÓREA – *YIN* – *GUI* –
CENTRÍPETA – "DOMICÍLIO
DO *QI* DA MORTE"

Nota Clínica

- Em virtude da conexão entre Alma Corpórea e morte, é interessante observar a associação com morte entre as indicações de três pontos relacionados ao Pulmão (e, portanto, à Alma Corpórea):
  – B-13 (*Feishu*): "suicida"
  – DU-12 (*Shenzhu*): "desejo de matar as pessoas"
  – B-42 (*Pohu*): "três cadáveres fluindo"

Resumo

Alma Corpórea
- É uma alma física que reside no Pulmão
- É formada três dias depois da concepção
- É intimamente relacionada à Essência (*Jing*)
- É a "entrada e saída" da Essência, fazendo-a participar de todos os processos fisiológicos
- Durante infância, a vida do bebê gira completamente em torno da Alma Corpórea
- É responsável pela acuidade dos órgãos dos sentidos.
- É afetada por todas as emoções, especialmente por excesso de pensamento, preocupação, aflição e tristeza
- É responsável por todos os processos fisiológicos; é a "alma" que anima todas as atividades fisiológicas
- É responsável pela respiração
- É intimamente ligada ao *gui* como força centrípeta, materializadora, fragmentadora
- O ânus está relacionado à Alma Corpórea

Intelecto (Yi)

O caractere chinês para Intelecto é *Yi* (意), que pode significar "ideia". Escolhi traduzi-lo como "Intelecto", uma vez que é muito próximo da Mente (*Shen*) do Coração. O Intelecto (*Yi*) reside no Baço, sendo responsável por pensamento aplicado, estudo, memorização, focalização, concentração e produção de ideias.

Qi Pós-natal e Sangue são as bases fisiológicas do Intelecto. Portanto, se o Baço estiver forte, o pensamento será claro, a memória será boa e capacidades de concentração, estudo e produção de ideias também serão boas. Se o Baço estiver fraco, Intelecto será embotado, pensamento será lento, memória será fraca e capacidades de estudo, concentração e focalização serão fracos.

Nas esferas de pensamento, lembrança e memorização, há considerável interligação entre Intelecto (*Yi* do Baço), Mente (*Shen* do Coração) e Força de Vontade (*Zhi* do Rim). O principal fator de diferenciação consiste no fato de o Baço ser especificamente responsável pela memorização de dados durante trabalho ou estudo (Fig. 9.42). Por exemplo, não é raro um indivíduo qualquer apresentar memória brilhante no campo do estudo ou da pesquisa (uma função do Baço) e ainda ser muito esquecido na vida diária (uma função do Coração e do Rim).

Coração e Rim também contribuem naturalmente para essa função, porém também são responsáveis pela memória de eventos passados, seja de um passado recente

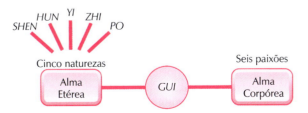

Figura 9.40 – Alma Etérea e Alma Corpórea como *gui* das cinco naturezas e das seis paixões.

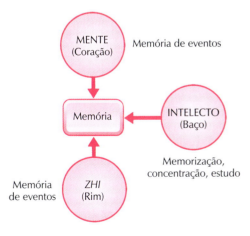

Figura 9.42 – Relação de Mente, Intelecto e Força de Vontade com a memória.

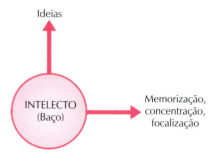

FIGURA 9.43 – Intelecto como fonte de memorização e ideias.

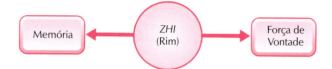

FIGURA 9.44 – *Zhi* como "memória" e "força de vontade".

ou distante. Em especial, a sobreposição entre Intelecto e Mente na atividade do pensamento é tão íntima que o *Eixo Espiritual* (*Ling Shu*), no capítulo 8, declara: *"A função do Coração de lembrar é chamada de Intelecto"*[61]. Por sua vez, a função de memorização do Intelecto está tão intimamente relacionada à Força de Vontade (*Zhi* do Rim) que o mesmo capítulo continua dizendo: *"O armazenamento [de dados] do Intelecto é chamado de Força Vontade [Zhi]"*[62]. Deve-se observar, neste caso, que traduzi o aspecto mental do Rim (*Zhi*) como Força de Vontade, embora também tenha o significado de "memória" ou "mente".

Outro aspecto do Intelecto do Baço é a produção de ideias (Fig. 9.43). Vimos anteriormente que a Alma Etérea também gera ideias, planos, projetos, etc. As "ideias" geradas pelo Baço diferem daquelas resultantes da Alma Etérea. A Alma Etérea é responsável pelas "ideias" mais no sentido de intuição, inspiração e criatividade; estas são também ideias amplas no sentido da visão. O Intelecto é responsável pelas "ideias" mais no sentido de ideias específicas num determinado campo. Por exemplo, a "ideia" que nos permite realizar prosperamente um trabalho de conserto é resultante do Intelecto do Baço; ao contrário, a "ideia" que nos dá visão e criatividade é proveniente da Alma Etérea do Fígado.

> **Resumo**
>
> **Intelecto (*Yi*)**
> - O Intelecto (*Yi*) reside no Baço, sendo responsável por pensamento aplicado, estudo, memorização, focalização, concentração e produção de ideias
> - *Qi* Pós-natal e Sangue são as bases fisiológicas do Intelecto
> - Nas esferas de pensamento, lembrança e memorização, há considerável interligação entre Intelecto (*Yi* do Baço), Mente (*Shen* do Coração) e Força de Vontade (*Zhi* do Rim). O principal fator de diferenciação é que o Baço é especificamente responsável pela memorização de dados durante trabalho ou estudo
> - O Intelecto do Baço é também responsável pela geração de ideias

Força de Vontade (*Zhi*)

A palavra *Zhi* (志) possui no mínimo três significados:

- Indica "memória".
- Significa "força de vontade" (Fig. 9.44).
- É algumas vezes utilizada para indicar os "cinco *Zhi*", isto é, os cinco aspectos mentais de Mente, Alma Etérea, Alma Corpórea, Intelecto e Força de Vontade propriamente dita.

Com a finalidade de evitar confusão entre "Mente" (do Coração), "Intelecto" (do Baço) e "Memória" (do Rim), traduzi "*Zhi*" como Força de Vontade; deve-se ter em mente que também inclui o significado de "memória" e capacidade de memorizar e recordar.

Nesse sentido, o Rim influencia nossa capacidade de memorização e armazenamento de dados. Alguns médicos antigos chegaram a dizer que Intelecto (do Baço) e memória (do Rim) são quase a mesma coisa, mas o Intelecto é responsável pela memorização durante o estudo e a memória do Rim é responsável pelo armazenamento de dados a longo prazo. Tang Zong Hai afirma: *"A memória [Zhi] indica intelecto com capacidade de armazenar [dados]"*[63].

Em um segundo sentido e clinicamente mais importante, o Rim abriga a Força de Vontade que indica direção, determinação, um único propósito na busca de objetivos, entusiasmo e motivação. Zhang Jie Bin diz no *Classic of Categories*: *"Quando alguém pensa em alguma coisa, decide sobre ela e age sobre ela, isso se chama Força de Vontade [Zhi]"*[64]. A implicação dessa passagem é que o pensamento (uma "ideia") é proveniente da Alma Etérea ou do Intelecto, dependendo do tipo de ideia; tomar uma decisão depende do Fígado e da Vesícula Biliar (e da Alma Etérea); e agir nela depende da direção oferecida pela Força de Vontade (*Zhi*) do Rim.

Assim, se o Rim estiver forte, a Força de Vontade será forte e o indivíduo terá direção, entusiasmo, motivação e determinação na busca de objetivos. Se o Rim estiver esgotado e a Força de Vontade, enfraquecida, o indivíduo perderá a direção e a iniciativa, será facilmente desencorajado e desviado de seus objetivos. Uma deficiência do Rim e da Força de Vontade é um aspecto importante da depressão crônica.

> **Nota Clínica**
>
> - Na depressão, sempre tonifico o Rim para fortalecer a Força de Vontade, mesmo na ausência de um padrão específico do Rim. Para fazê-lo, tonifico B-23 (*Shenshu*) e B-52 (*Zhishi*)

A Força de Vontade (*Zhi*) deve estar coordenada com a Mente (*Shen*), exatamente da mesma maneira que, no nível fisiológico, Rim e Coração devem comunicar-se (Fig. 9.45). A Força de Vontade proporciona direção e determinação na busca dos objetivos à Mente, e a Mente dirige e atrela a Força de Vontade. Se a Mente estiver

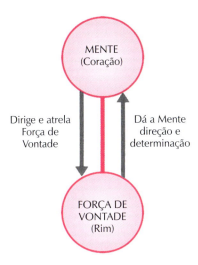

FIGURA 9.45 – Relação entre Força de Vontade (*Zhi*) e Mente.

clara em seus objetivos e planos e a Força de Vontade estiver forte, o indivíduo terá direção ao perseguir os objetivos. Assim, é necessário que ambas, Força de Vontade e Mente, sejam fortes.

A Mente pode estar clara em seus objetivos; porém, se a Força de Vontade estiver fraca, o indivíduo não terá direção para realizar tais objetivos. Contrariamente, a Força de Vontade pode ser forte; porém, se a Mente estiver confusa, a força de Força de Vontade se tornará destrutiva. Embora não seja uma patologia, um bom exemplo dessa segunda situação pode ser observado em crianças com forte Força de Vontade (a idade em que eles sempre dizem "*Não!*"), porém uma Mente imatura (*Shen*). A situação similar em adultos transforma a direção normal e a determinação da Força de Vontade (*Zhi*) em descuido e exposição a risco excessivo.

Resumo

Força de Vontade (*Zhi*)

- A palavra *Zhi* (志) possui no mínimo três significados:
  – Indica "memória"
  – Significa "força de vontade"
  – É algumas vezes utilizada para indicar os "cinco *Zhi*", isto é, os cinco aspectos mentais de Mente, Alma Etérea, Alma Corpórea, Intelecto e Força de Vontade propriamente dita
- No sentido de *Zhi* como memória, o Rim influencia nossa capacidade para memorizar e armazenar dados
- No segundo sentido de *Zhi* como força de vontade, o Rim abriga a Força de Vontade, que indica direção, determinação, entusiasmo, motivação e um único propósito na busca de objetivos
- Uma deficiência de Rim e Força de Vontade é um importante aspecto da depressão crônica
- Força de Vontade (*Zhi*) deve ser coordenada com a Mente (*Shen*). A Força de Vontade é a base para a Mente, e a Mente dirige a Força de Vontade. Se a Mente estiver clara em seus objetivos e planos e a Força de Vontade estiver forte, o indivíduo terá direção para buscar objetivos. Assim, é necessário que Força de Vontade e Mente sejam fortes

Notas Finais

1. 1981 Ling Shu Jing 灵枢经 [Spiritual Axis]. People's Health Publishing House, Beijing. p. 23. Publicado primeiramente em 100 a.C.
2. 1982 Lei Jing 类经 [Classic of Categories]. People's Health Publishing House, Beijing, p. 49. O *Classic of Categories* foi escrito por Zhang Jie Bin e publicado primeiramente em 1624.
3. Spiritual Axis, p. 71.
4. Classic of Categories, p. 63.
5. 1979 Huang Di Nei Jing So Wen 黄帝内经素问 [The Yellow Emperor's Classic of Internal Medicine – Simple Questions]. People's Health Publishing House, Beijing, p. 58. Publicado primeiramente em 100 a.C.
6. Spiritual Axis, p. 128.
7. Simple Questions, p. 67.
8. Tang Zong Hai 1892 Zhong Xi Hui Tong Yi Jing Jing Yi [The Essence of Medical Classics on the Convergence of Chinese and Western Medicine], citado no Wang Ke Qin 1988 Zhong Yi Shen Zhu Xue Shuo 中医神主学说 [Theory of the Mind in Chinese Medicine]. Ancient Chinese Medical Texts Publishing House, p. 22.
9. Simple Questions, p. 72.
10. Ibid., p. 154.
11. Ren Ying Qiu 1985 Zhong Yi Ge Jia Xue Shuo [Theories of Chinese Medicine Doctors], citado no Theory of the Mind in Chinese Medicine, p. 22.
12. Wang Ken Tang 1602 Zheng Zhi Zhun Sheng [Standards of Diagnosis and Treatment], citado no Theory of the Mind in Chinese Medicine, p. 22.
13. Simple Questions, p. 26.
14. Ibid., p. 78.
15. Yu Chang 1658 Yi Men Fa Lu [Principles of Medical Practice], citado no Theory of the Mind in Chinese Medicine, p. 39.
16. Simple Questions, p. 153.
17. Ibid., pp. 67-68.
18. Ibid., p. 153.
19. Ibid., p. 63.
20. Giles H 1912 Chinese-English Dictionary. Kelly & Walsh, Shanghai, p. 650.
21. Classic of Categories, p. 50.
22. Ibid., p. 50.
23. Spiritual Axis, p. 23.
24. 1979 Xue Zheng Lun 血证论 [Discussion on Blood Patterns]. People's Health Publishing House, Beijing, p. 29. O *Discussion on Blood Patterns* foi escrito por Tang Zong Hai e publicado primeiramente em 1884.
25. Wilhelm R (tradutor) 1962 The Secret of the Golden Flower. Harcourt, Brace & World, New York, p. 26.
26. Ibid., p. 26.
27. Classic of Categories, p. 50.
28. Kong Ying Da Wu Jing Zheng Yi [Five-Channel Righteousness], citado no Theory of the Mind in Chinese Medicine, p. 37.
29. Simple Questions, p. 68.
30. Spiritual Axis, p. 24.
31. Discussion on Blood Patterns, p. 29.
32. Simple Questions, p. 335.
33. The Essence of the Convergence between Chinese and Western Medicine, citado no Theory of the Mind in Chinese Medicine, p. 36.
34. The Secret of the Golden Flower, p. 26.
35. Ibid., p. 36.
36. National Institute of Mental Health. Online. Disponível em: http://www.nimh.nih.gov
37. Redfield Jamison K 1993 Touched with Fire – Manic-Depressive Illness and the Artistic Temperament. Free Press, New York.
38. Jung CG 1961 Modern Man in Search of a Soul. Routledge & Kegan Paul, London.
39. Modern Man in Search of a Soul.
40. Várias peças de música clássica exibem tal alternação de expansão e contração, nenhuma mais que as peças de Beethoven. Vários dos trabalhos de Beethoven são caracterizados por frases musicais

de sentimento romântico, intenso, profundo ("expansão"), sendo rapidamente seguidas por frases de paixão turbulenta e sinistra ("contração"). O melhor exemplo de tal alternância de sentimentos é a Sonata de Violino n. 5 de Beethoven (a Sonata da "Primavera").

41. Giles H 1912 Chinese-English Dictionary, p. 1144.
42. Classic of Categories, p. 63.
43. Eyssalet J-M 1990 Le Secret de la Maison des Ancêtres. Guy Trédaniel Editeur, Paris, p. 30.
44. Ibid., p. 31.
45. Spiritual Axis, p. 23.
46. Classic of Categories, p. 63.
47. Ibid., p. 63.
48. Ibid., p. 63.
49. Zhao You Chen 1979 Liao Ning Zhong Yi 辽宁中医 [Chinese Medicine of Liao Ning], n. 5, p. 24.
50. Simple Questions, p. 58.
51. Ibid., p. 58.
52. Para entender o significado clínico do Pulmão ser como um Primeiro-ministro, deve-se ver essa declaração no contexto da situação social e política da China antiga. Nas sociedades modernas ocidentais, o Primeiro-ministro tem responsabilidade principalmente política, e a administração do governo é delegada aos departamentos de governo (ou Administração Civil, na Inglaterra). Na China antiga, a sociedade era administrada muito firmemente por uma burocracia central, piramidal, com o Primeiro-ministro em seu ápice; o Primeiro-ministro era, portanto, o cabeça de todos os departamentos do governo na administração do país. É nesse contexto que as funções do Pulmão devem ser observadas.
53. Le Secret de la Maison des Ancêtres, p. 31.
54. Simple Questions, p. 77.
55. Classic of Categories, pp. 63-64.
56. Discussion on Blood Patterns, p. 236.
57. Le Secret de la Maison des Ancêtres, p. 441.
58. Ibid., p. 441.
59. The Secret of the Golden Flower, p. 28.
60. Ibid., p. 453.
61. Spiritual Axis, p. 23.
62. Ibid., p. 23.
63. The Essence of Medical Classics on the Convergence of Chinese and Western Medicine, citado no Theory of the Mind in Chinese Medicine, p. 38.
64. Classic of Categories, p. 50.

978-85-7241-817-1

Capítulo 10

七情

Emoções

CONTEÚDO DO CAPÍTULO

Emoções 231

Emoções 235

Raiva *236*

Alegria *238*

Preocupação *239*

Excesso de Pensamento *241*

Tristeza e Aflição *242*

Medo *243*

Choque *244*

Amor *245*

Desejo *245*

Culpa *246*

Vergonha *248*

Patologia do Qi e do Fogo Ministerial nos Problemas Emocionais 249

Efeito das Emoções no *Qi* do Corpo *249*

Patologia do Fogo Ministerial nos Problemas Emocionais *253*

Emoções

Le couer a ses raisons que la Raison ne connait point.
(«O coração tem razões que a Razão desconhece».)
Pascal, *Pensamento*

O termo chinês para o que traduzimos como "emoção" é *qing* (情); ele é composto do radical para "coração" no lado esquerdo e outro componente no lado direito (*qing*), que é, em parte, fonético e, em parte, comunica a ideia de "verde", de cultivar plantas.

> **!**
> ■ A palavra chinesa para "emoção" (*qing*) contém o radical para "coração" no lado esquerdo e para "verde" no lado direito

A própria palavra "emoção" não é, em minha opinião, um termo bom para indicar a visão chinesa das causas "emocionais" de doença. A palavra "emoção" deriva do latim e se refere a "*e-movere*", isto é, "mover para fora", sendo usada para indicar qualquer sentimento da mente "mudando para o exterior" ou "sendo movido", como sendo distinto dos estados cognitivos ou volicionais da consciência.

Nesse sentido, o termo "emoção" pode referir-se a qualquer sentimento, como medo, alegria, esperança, surpresa, desejo, aversão, prazer e dor; não é, portanto, completamente apropriado como um termo que denota as emoções como se pretende na medicina chinesa. De fato, na medicina chinesa, as emoções são consideradas causas de doença, e algumas das emoções, como mencionado (por exemplo, surpresa), não são causas de doença.

É interessante perceber que, originalmente, a palavra empregada para indicar um sofrimento da mente (como ocorre na medicina chinesa) era "paixão", em vez de "emoção". A palavra "paixão" deriva do verbo latino "*patire*", que significa "sofrer", e seria, portanto, uma tradução mais apropriada da palavra chinesa "*qing*" no contexto de emoções como causas de doença.

A palavra "emoção" substituiu "paixão" por volta da época entre Descartes e Rousseau, isto é, entre 1650 e 1750 (uma vez que o primeiro usou a palavra "paixão" e o último, a palavra "emoção").

Assim, a palavra "paixão" transmite melhor a ideia de sofrimento mental que "emoção", porque também sugere a ideia de algo que é "sofrido", algo ao que somos sujeitos. Realmente, sentimentos como tristeza, medo e raiva se tornam causas de doença quando assumirem nossa mente – quando já não os possuímos, porém eles nos "possuem". Realmente, a expressão chinesa que a maioria dos livros chineses usa para descrever a "estimulação" ou "excitação" produzida pelas emoções é *ci ji* (刺激), em que "*ji*" contém o radical para "água" e significa "esguichar, ondular", como faz uma onda, isto é, denota a onda de emoções como uma onda que nos arrebata.

As emoções são estímulos mentais que influenciam nossa vida afetiva. Sob circunstâncias normais, não se constituem causas de doença. Dificilmente o ser humano consegue, em algum momento da vida, evitar a sensação de raiva, tristeza, pesar, preocupação ou medo. Por exemplo, a morte de um parente provoca um sentimento muito natural de pesar.

As emoções se tornam causas de doença apenas quando forem muito prolongadas ou muito intensas. É apenas quando estivermos num estado emocional específico por muito tempo (meses ou anos) que elas se tornam uma causa de doença; por exemplo, se uma situação particular familiar ou de trabalho deixa-nos irritado e frustrado de maneira contínua, isso afetará o Fígado e gerará distúrbio interno. Em alguns casos, as emoções podem se tornar causa de doença em um tempo muito curto se forem bastante intensas: o choque é o melhor exemplo de tal situação.

> **Nota Clínica**
> - As emoções se tornam causas de doença apenas quando forem muito prolongadas ou muito intensas

Cada emoção origina-se de um campo psíquico que pertence ao órgão Yin correspondente. De fato, isso explica por que uma determinada emoção afeta um órgão específico: aquele órgão, em especial, já produz uma determinada energia psíquica com características específicas que, quando sujeita a estímulos emocionais, responde ou "ressoa" com uma emoção particular; por exemplo, um estímulo externo ressoa com a energia psíquica do Fígado, dando origem à raiva (Fig. 10.1). Dessa maneira, emoções não são algo que vem de fora dos órgãos internos para atacá-los; os órgãos internos já têm uma energia psíquica que só se transforma em emoção negativa quando ativada por determinadas circunstâncias externas.

Por exemplo, por que a raiva afeta o Fígado? Ao se considerar as características do Fígado de movimento livre, fácil e rápido, com tendência para seu Qi ascender, sua correspondência com a Primavera quando a força da energia Yang queima para cima e para fora e sua correspondência com a Madeira com seu movimento expansivo, fica fácil compreender que o Fígado é afetado pela raiva. Essa emoção de explosões rápidas, de subida de sangue para a cabeça que se sente quando muito irado, a qualidade destrutiva e expansiva da fúria imita, em um nível afetivo, as características do Fígado e da Madeira descritas anteriormente.

As mesmas qualidades psíquicas e afetivas do Fígado que podem gerar raiva e ressentimento ao longo de muitos anos, sob circunstâncias normais, também são aproveitadas e utilizadas para atividades criativas. A contraparte saudável das emoções será considerada adiante, quando cada emoção for discutida em detalhe.

Na medicina chinesa, as emoções (pretendidas como causas de doença) são estímulos mentais que perturbam Mente (*Shen*), Alma Etérea (*Hun*) e Alma Corpórea (*Po*) e, por meio delas, alteram o equilíbrio dos órgãos internos e a harmonia do *Qi* e do Sangue. Por essa razão, o estresse emocional é uma causa interna de doença, que prejudica os órgãos internos diretamente. Por outro lado, e esta é uma característica muito importante da medicina chinesa, o estado dos órgãos internos afeta nosso estado emocional.

Por exemplo, se o Sangue do Fígado estiver deficiente (talvez por fatores dietéticos) e causar a subida do *Yang* do Fígado, esta pode fazer com que o indivíduo se torne irritável o tempo todo. Contrariamente, se um indivíduo sente-se constantemente irritado mediante uma determinada situação ou em relação a uma pessoa em especial, esse estado emocional pode fazer com que o *Yang* do Fígado suba.

O *Eixo Espiritual* (*Ling Shu*), no capítulo 8, ilustra com clareza a reciprocidade entre as emoções e os órgãos internos. Declara[1]:

Medo, ansiedade e excesso de pensamento do Coração prejudicam a Mente (Shen)... *preocupação do Baço prejudica o Intelecto* (Yi)... *tristeza e choque do Fígado prejudicam a Alma Etérea* (Hun)... *alegria excessiva do Pulmão prejudica a Alma Corpórea* (Po)... *raiva do Rim prejudica o Força de Vontade* (Zhi).

Por outro lado, mais adiante, afirma[2]:

Se o Sangue do Fígado estiver deficiente, há medo; se estiver em excesso, há raiva... se o Qi *do Coração estiver deficiente, há tristeza: se estiver em excesso, há comportamento maníaco.*

Estas duas citações mostram com clareza que, por um lado, o estresse emocional prejudica os órgãos internos e, por outro, a desarmonia dos órgãos internos causa desequilíbrio emocional.

O enfoque das emoções na medicina chinesa tem se modificado com o passar dos anos. Sob a perspectiva dos Cinco Elementos, o *Clássico do Imperador Amarelo* (*Nei Jing*) considerou cinco emoções, cada uma afetando um órgão *Yin* específico:

- Raiva afeta Fígado.
- Alegria afeta Coração.
- Excesso de pensamento afeta Baço.
- Preocupação afeta Pulmão.
- Medo afeta Rim.

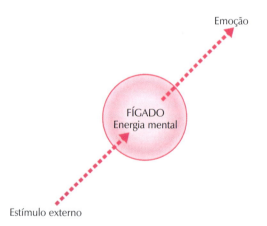

Figura 10.1 – Conversão da energia mental do órgão em "emoção".

> **Resumo**
>
> **As Emoções e os Cinco Elementos**
> - MADEIRA – RAIVA – FÍGADO
> - FOGO – ALEGRIA – CORAÇÃO
> - TERRA – EXCESSO DE PENSAMENTO – BAÇO
> - METAL – PREOCUPAÇÃO – PULMÃO
> - MEDO – ÁGUA – RIM

Embora cada emoção afete um órgão *Yin* em especial de maneira seletiva, a relação entre uma determinada emoção e um órgão específico não deve ser interpretada muito rigidamente. Cada emoção pode e afeta mais do que um órgão e, com frequência, em um padrão que não segue o dos Cinco Elementos. Esse fato será explicado a seguir em mais detalhes.

Passagens do *Eixo Espiritual* e do *Questões Simples* (*Su Wen*) confirmam as ideias do Dr. Zhang. Por exemplo, com respeito ao excesso de alegria, o capítulo 8 do *Eixo Espiritual* declara: *"Excesso de alegria do Pulmão prejudica a Alma Corpórea, e isso pode gerar comportamento maníaco"*[3].

Com respeito à raiva, o capítulo 23 do *Questões Simples* relata: *"Quando a Vesícula Biliar estiver doente, haverá raiva"*[4]. O capítulo 62 do *Questões Simples* afirma: *"Quando o Sangue corre ascendentemente e o Qi, descendentemente, o Coração é molestado e pode causar raiva"*[5]. O capítulo 8 do *Eixo Espiritual* diz: *"Raiva afetando Rim prejudica a Força de Vontade [Zhi]"*[6].

Com referência ao excesso de pensamento, o capítulo 39 do *Questões Simples* comenta: *"Excesso de pensamento faz o Coração [Qi] acumular, fazendo a Mente estagnar; o Qi Correto acalma e não se move e, portanto o Qi se estagna"*[7].

Em relação à preocupação, o capítulo 23 do *Questões Simples* diz: *"Quando o Qi corre ascendentemente, ele afeta o Fígado, causando preocupação"*[8]. O capítulo 8 do *Eixo Espiritual* declara: *"A preocupação do Baço prejudica o Intelecto"*[9].

Com respeito ao medo, o capítulo 4 do *Eixo Espiritual* afirma: *"A preocupação e o medo prejudicam o Coração"*[10]. O capítulo 62 do *Questões Simples* diz: *"Quando o Sangue [do Fígado] está deficiente, há medo"*[11]. O capítulo 19 do *Questões Simples* declara: *"O medo faz o Qi do Baço estagnar"*[12]. O capítulo 23 do *Questões Simples* relata: *"Quando o Qi do Estômago se rebela ascendentemente, há vômito e medo"*[13].

O capítulo 8 do *Eixo Espiritual* trata do efeito mental das emoções muito em detalhe. Diz[14]:

O método de inserção da agulha deve ser em primeiro lugar estabelecido na Mente (Shen). Sangue, vasos sanguíneos, Qi Nutritivo (Ying Qi), Qi e espírito (Jingshen) são armazenados nos cinco Órgãos Yin. Quando eles estão fora de harmonia em decorrência das emoções, a Essência (Jing) se perde, a Alma Etérea [Hun] e a Alma Corpórea [Po] se dispersam, a Força de Vontade (Zhi) e o Intelecto (Yi) apresentam-se caóticos e falta ao indivíduo sabedoria e reflexão: Por que isso acontece? O Céu nos concede Virtude (De), a Terra nos oferece o Qi. Quando a Virtude flui e o Qi pulsa, há vida. Quando as duas Essências [da mãe e do pai] se unem, nasce a

Mente. O que segue a Mente em seu vai e vem é a Alma Etérea, o que segue a Essência em sua entrada e saída é a Alma Corpórea. O Coração dirige as atividades mentais; abriga a memória, que é chamada Intelecto (Yi); o armazenamento [de dados] do Intelecto é chamado de Força de Vontade [ou Memória, Zhi]; a Força de Vontade gera excesso de pensamento; o excesso de pensamento (si, 思) gera reflexão (lu, 慮). Assim, o sábio nutre a vida (yang sheng) seguindo as quatro estações, adaptando-se ao frio e calor, moderando alegria e raiva, regulando Yin e Yang e, dessa maneira, desfruta de longa vida.

Medo, excesso de pensamento e preocupação prejudicam Mente e Espírito. Quando o Espírito estiver prejudicado, o medo pode crescer muito. Quando a tristeza agitar-se interiormente, prejudica a vida. A alegria dispersa o Espírito para fora de sua residência. A preocupação obstrui o Qi, de forma que ele se estagna. A raiva provoca a perda do autocontrole. O medo devasta o Espírito. Medo e excesso de pensamento do Coração prejudicam o Espírito. A preocupação do Baço prejudica o Intelecto. A tristeza do Fígado prejudica a Alma Etérea, podendo gerar comportamento maníaco e confusão mental; há contração dos tendões, o hipocôndrio não pode ser elevado, os cabelos secam. A alegria do Pulmão prejudica a Alma Corpórea; quando a Alma Corpórea estiver ferida, haverá comportamento maníaco e o Yin não poderá se abrigar, a pele se tornará como couro aquecido; os cabelos secarão. A raiva do Rim prejudica a Força de Vontade; quando a Força de Vontade estiver ferida, afetará a memória e o indivíduo não se lembrará do que disse, haverá dor na região dorsal inferior e incapacidade para dobrar ou estender a região dorsal inferior, os cabelos secarãp. O medo prejudica a Essência; o que prejudica os ossos. Assim, o cinco órgãos Yin que armazenam a Essência não devem ser prejudicados; se eles forem, isso resultará em deficiência de Yin e esta, em deficiência de Qi.

Então, ao inserir agulhas, deve-se observar o paciente, a fim de saber a condição da Essência, da Mente, da Alma Etérea, da Alma Corpórea, e se estas foram preservadas ou não.

Fígado armazena Sangue e Sangue abriga Alma Etérea: quando Qi Fígado está deficiente, há medo; quando está em excesso, há raiva. O Baço armazena o alimento, e este abriga o Intelecto: quando Qi do Baço está deficiente, os quatro membros ficam fracos e há desequilíbrio nos cinco órgãos Yin; quando está em excesso, há distensão abdominal e problemas menstruais e urinários. O Coração armazena os vasos sanguíneos, e estes abrigam a Mente: quando o Qi do Coração está deficiente, há tristeza; quando está em excesso, há riso incessante. O Pulmão armazena o Qi, e este abriga a Alma Corpórea: quando o Qi do Pulmão está deficiente, há obstrução nasal; quando está em excesso, há falta de ar e sensação de aperto do tórax. O Rim armazena a Essência, e esta abriga a Força de Vontade: quando o Qi do Rim está deficiente, há colapso: quando está em excesso, há distensão e os cinco órgãos Yin não ficam harmônicos.

Ver a Figura 10.2.

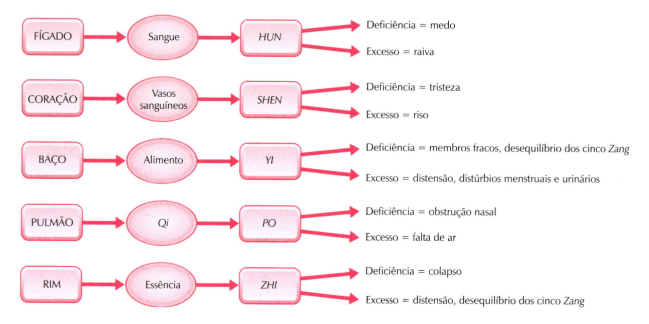

Figura 10.2 – Efeito da desarmonia dos órgãos internos no estado emocional, de acordo com o capítulo 8 do *Eixo Espiritual*.

Um aspecto interessante da citação anterior do *Eixo Espiritual* é a oração: "*O Céu nos concede Virtude (De), a Terra nos oferece o Qi. Quando a Virtude flui e o Qi pulsa, há vida*". Estas duas orações mostram com muita clareza a influência confuciana na medicina chinesa, ou seja, a ideia de que "Céu concede Virtude"; o termo usado para "Virtude" (de [德]) é um termo típico confuciano, indicando as qualidades do sábio confuciano, e a tradução como "virtude" é inevitavelmente inadequada. Isso é discutido de forma mais completa adiante.

O capítulo 5 do *Questões Simples* afirma[15]:

Raiva prejudica o Fígado; tristeza contrapõe-se à raiva... alegria prejudica o Coração, medo contrapõe-se à alegria... excesso de pensamento prejudica o Baço, raiva contrapõe-se ao excesso de pensamento... preocupação prejudica o Pulmão, alegria contrapõe-se à preocupação... medo prejudica o Rim, excesso de pensamento contrapõe-se ao medo.

Uma característica interessante dessa citação é que é dito que cada emoção contrapõe-se à outra ao longo da sequência de controle dos Cinco Elementos (Fig. 10.3). Por exemplo, o medo pertence ao Rim e à Água, a Água controla o Fogo (Coração), a emoção relacionada ao Coração é a alegria, daí o medo contrapor-se à alegria. Esse raciocínio apresenta algumas ideias interessantes, as quais são certamente verdadeiras na prática, por exemplo, que a "raiva contrapõe-se ao excesso de pensamento".

Assim, de acordo com esse esquema, as emoções contrapõem-se umas às outras da seguinte maneira (Fig. 10.3):

- Raiva contrapõe-se ao excesso de pensamento.
- Alegria contrapõe-se à tristeza.
- Excesso de pensamento contrapõe-se ao medo.
- Tristeza contrapõe-se à raiva.
- Medo contrapõe-se à alegria.

Entretanto, as cinco emoções anteriores não são, de maneira alguma, as únicas emoções discutidas no *Clássico do Imperador Amarelo*. Em outras passagens, tristeza e choque são acrescentadas, totalizando sete emoções:

- Raiva afeta Fígado.
- Alegria afeta Coração.
- Preocupação afeta Pulmão e Baço.

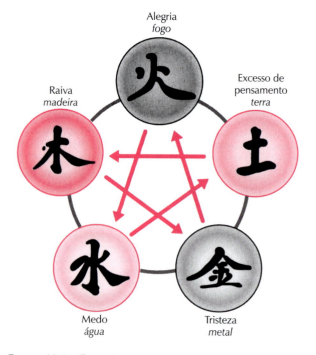

Figura 10.3 – Emoções que se contrapõem umas às outras ao longo da sequência de controle dos Cinco Elementos.

- Excesso de pensamento afeta Baço.
- Tristeza afeta Pulmão e Coração.
- Medo afeta Rim.
- Choque afeta Rim e Coração.

Zhang Jie Bin, na verdade, menciona oito emoções em seu *Classic of Categories*. que são[16]:

- Excesso de alegria.
- Raiva.
- Excesso de pensamento.
- Preocupação.
- Pavor (*kong* [恐]).
- Choque.
- Tristeza.
- Medo (*wei* [畏]).

Além das emoções anteriores, também examinarei algumas emoções que normalmente não são mencionadas nos livros chineses modernos, mas foram mencionadas nos livros antigos. Além disso, também vou tratar um pouco de emoções que nunca são mencionadas nos livros chineses, sejam eles modernos ou antigos. Realmente, a lista de emoções que não são discutidas nos livros chineses é muito longa, e a seguir apresentam-se alguns exemplos:

- Orgulho.
- Vergonha.
- Culpa.
- Inveja.
- Desprezo.
- Ressentimento.
- Anseio.
- Desespero.
- Desesperança.
- Frustração.
- Ódio.
- Rejeição (ser rejeitado).
- Indignação.
- Humilhação.
- Lamento.
- Remorso.
- Desprezo por si.
- Ódio de si.
- Amor próprio (narcisismo).
- Despeito.
- Vaidade.

Além das sete emoções habituais, alguns médicos chineses consideraram outras emoções, tais como aflição, amor, ódio e desejo. A aflição seria naturalmente similar à tristeza. O "amor", neste caso, não significa o amor normal, como aquele da mãe pelo filho ou entre dois amantes, porém, pelo contrário, a condição em que o amor se torna uma obsessão ou em que é mal-direcionado, como no caso de um indivíduo que ama alguém que persistentemente o machuca.

O ódio é uma emoção negativa comum que seria similar à raiva. O "desejo" significa anseio excessivo. A inclusão dessa emoção como causa de doença reflete a influência taoísta, confucionista e budista na medicina chinesa, como as três principais religiões/filosofias chinesas que consideraram o desejo excessivo como raiz de muitos problemas emocionais.

Realmente, de acordo com o pensamento budista, o desejo é a causa máxima de doença, isto é, o apego a objetos externos ou a outras pessoas e à própria vida. De fato, sob o ponto de vista budista, é o mesmo "anseio" pelo calor do útero por uma alma no estado de bardo (o estado entre morte e vida) que nos traz à existência.

Esse desejo excessivo que na medicina chinesa é um aspecto da emoção da "alegria" faz o Fogo Ministerial chamejar ascendentemente e molestar a Mente.

Finalmente, duas emoções que são comuns em pacientes ocidentais, porém não mencionadas nos livros chineses, são a culpa e a vergonha.

Dessa maneira, a lista de emoções pode ser ampliada como se segue, e essas são as emoções que examinarei:

- Raiva (inclusive frustração e ressentimento) afeta o Fígado.
- Alegria afeta o Coração.
- Preocupação afeta o Pulmão.
- Excesso de pensamento afeta o Baço.
- Tristeza e aflição afetam Pulmão e Coração.
- Medo afeta o Rim.
- Choque afeta Rim e Coração.
- Amor afeta o Coração.
- Desejo afeta o Coração.
- Culpa afeta Rim e Coração.
- Vergonha afeta Coração e Baço.

Em primeiro lugar, tratarei dos efeitos das emoções no *Qi* em geral e, então, examinarei cada emoção individualmente. A discussão das emoções será realizada de acordo com os seguintes tópicos:

- Emoções.
- Patologia do *Qi* e do Fogo Ministerial nos problemas emocionais.

978-85-7241-817-1

Emoções

Como mencionado, as emoções discutidas são:

- Raiva.
- Alegria.
- Preocupação.
- Excesso de pensamento.
- Tristeza e aflição.
- Medo.
- Choque.
- Amor.
- Desejo.
- Culpa.
- Vergonha.

Raiva

O termo "raiva", talvez mais que qualquer outra emoção, deve ser interpretado de forma bastante ampla, a fim de incluir vários outros estados emocionais congêneres, tais como ressentimento, raiva reprimida, sensação de mágoa, frustração, irritação, fúria, indignação, animosidade ou amargura.

Qualquer desses estados emocionais pode afetar o Fígado se persistirem por tempo prolongado, causando estagnação do *Qi* do Fígado, estagnação de Sangue do Fígado, subida do *Yang* do Fígado ou explosão do Fogo do Fígado. A raiva (no sentido amplo já descrito) faz normalmente o *Qi* subir, e vários dos sintomas e sinais irão se manifestar na cabeça e no pescoço, tais como dores de cabeça, tinido, tontura, manchas grandes vermelhas na parte anterior do pescoço, face vermelha, sede, sabor amargo e língua Vermelha com laterais vermelhas (Fig. 10.4).

O capítulo 8 do *Eixo Espiritual* declara: *"A raiva provoca a perda do autocontrole"*[17]. O *Questões Simples*, no capítulo 39, diz: *"A raiva faz o* Qi *ascender e causa vômito de sangue e diarreia"*[18]. Causa vômito de sangue porque faz o *Qi* do Fígado e o Fogo do Fígado ascenderem, e causa diarreia porque induz o *Qi* do Fígado a invadir o Baço.

O capítulo 3 do *Questões Simples* relata: *"Raiva intensa rompe corpo e* Qi, *o Sangue estagna na parte superior e o indivíduo pode sofrer uma síncope"*[19].

O efeito da raiva no Fígado depende, por um lado, da reação do indivíduo ao estímulo emocional e, por outro, de outros fatores simultâneos. Se a raiva for reprimida, ela causará estagnação do *Qi* do Fígado; se for expressa, ela causará subida do *Yang* do Fígado ou explosão do Fogo do Fígado (Fig. 10.5). Numa mulher, a estagnação de *Qi* do Fígado pode facilmente gerar estagnação de Sangue do Fígado. Se o indivíduo também sofrer de alguma deficiência do *Yin* do Rim (talvez por excesso de trabalho), ele desenvolverá subida do *Yang* do Fígado. Se, por outro lado, o indivíduo apresentar uma tendência ao Calor (talvez em decorrência do consumo excessivo de alimentos quentes), ele ficará propenso a desenvolver explosão do Fogo do Fígado.

A raiva nem sempre se manifesta externamente com explosões de raiva, irritabilidade, grito, face vermelha, etc. Alguns indivíduos podem interiorizar a raiva durante anos sem nunca manifestá-la. Em particular, uma depressão de longa permanência pode ser resultante de raiva ou ressentimento reprimido. Em virtude de o indivíduo ser muito deprimido, ele pode parecer muito contido e apático, caminhar lentamente e falar com voz baixa, sinais que poderiam ser associados a esgotamento do *Qi* e do Sangue, provenientes de tristeza ou aflição. Entretanto, quando raiva em vez de tristeza for a causa da doença, pulso e língua serão claramente evidentes ao quadro: o pulso estará Cheio e em Corda, e a língua estará Vermelha com as laterais mais vermelhas e com revestimento amarelo e seco. Esse tipo de depressão é mais provavelmente proveniente de um longo ressentimento alimentado em relação a um membro da família desse indivíduo.

Em alguns casos, a raiva encobre outras emoções, como a culpa. Alguns indivíduos podem alimentar culpa por muitos anos e podem não ser capazes de ou ser relutantes em reconhecê-la; tais indivíduos podem usar a raiva como uma máscara para sua culpa. Além disso, há algumas famílias em que todos os membros estão permanentemente irados; esse fato ocorre principalmente nos países mediterrâneos, tais como Itália, Espanha ou Grécia. Nessas famílias, a raiva é usada como uma máscara para ocultar outras emoções, tais como culpa, medo, não gostar de ser controlado, fraqueza ou complexo de inferioridade. Quando este for o caso, é importante estar ciente desta situação, uma vez que pode ser necessário tratar não a raiva, mas as condições psicológica e emocional subjacente.

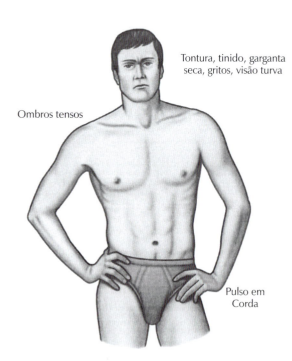

FIGURA 10.4 – Quadro clínico da raiva.

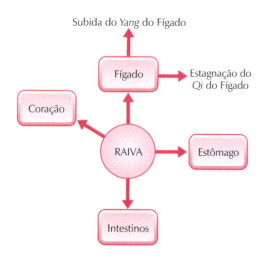

FIGURA 10.5 – Efeitos da raiva.

Em alguns casos, a raiva pode afetar outros órgãos diferentes do Fígado, especialmente o Estômago. Isso pode ser decorrente da estagnação do Qi do Fígado invadindo o Estômago. Tal condição é mais fácil de ocorrer naqueles indivíduos que ficam com raiva na hora das refeições, o que pode acontecer se as refeições familiares se tornarem ocasiões de brigas regulares. Também ocorre quando há uma fraqueza preexistente do Estômago; nesse caso, a raiva pode afetar apenas o Estômago, sem mesmo afetar o Fígado.

Se o indivíduo sente raiva regularmente 1 ou 2h após as refeições, a raiva irá afetar os intestinos, em vez do Estômago. Isso ocorre, por exemplo, quando o indivíduo imediatamente após o almoço retoma um trabalho estressante e frustrante. Nesse caso, a estagnação do Qi do Fígado invade os intestinos e causa dor e distensão abdominal, além de alternância entre obstipação e diarreia.

Finalmente, a raiva, como todas as outras emoções, também afeta o Coração. O Coração é também particularmente propenso a ser afetado pela raiva, pois, a partir da perspectiva dos Cinco Elementos, o Fígado é a mãe do Coração e, muitas vezes, o Fogo do Fígado é transmitido ao Coração, gerando Fogo do Coração. A raiva faz o Coração encher-se com sangue correndo para ele. Com o tempo, essa condição gera Calor no Sangue, que afeta o Coração e, consequentemente, a Mente. A raiva tende a afetar o Coração, especialmente quando o indivíduo pratica excesso de esportes como salto, corrida ou exercícios.

Portanto, a raiva pode causar estagnação do Qi do Fígado ou a subida do Yang do Fígado. Ao aconselhar o paciente a como lidar com sua raiva, deve-se observar se a raiva causou estagnação do Qi do Fígado – pois expressar a raiva pode ser eficaz. Entretanto, se raiva deu origem à subida do Yang do Fígado, expressá-la normalmente não ajudará, já será muito tarde e, ao se forçar expressá-la, pode-se apenas fazer com que o Yang do Fígado suba mais ainda.

Em minha opinião, nos livros chineses, a raiva é excessivamente enfatizada como causa emocional de doença. Sinto que isso acontece muito em decorrência da influência confuciana na medicina chinesa. Um aspecto muito importante do confucionismo é a ênfase colocada na harmonia social que, de acordo com eles, começa com a harmonia familiar, a qual, por sua vez, está baseada no respeito rígido da hierarquia familiar. Por exemplo, o irmão mais jovem obedece ao irmão mais velho, a irmã obedece ao irmão, todas as crianças obedecem aos pais e a esposa obedece ao marido. Quando todos os membros da família e da sociedade ocupam seus próprios lugares e papéis na hierarquia familiar e social, reina a harmonia familiar, social e política. A Figura 10.6 resume os efeitos da raiva e os órgãos afetados por ela.

> ! Em minha opinião, nos livros chineses, a raiva é excessivamente enfatizada como causa emocional de doença

É fácil perceber que a emoção que mais ameaça a ordem estabelecida é a raiva, porque essa emoção pode levar as pessoas a se rebelar. Em virtude da influência

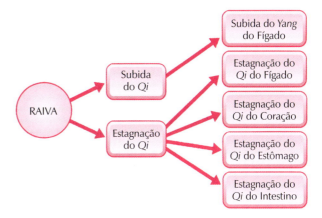

Figura 10.6 – Resumo de efeitos de raiva.

confuciana sobre a medicina chinesa, acredito que é por isso que a raiva desempenha papel tão predominante entre as causas emocionais de doença.

A raiva faz o Qi "se rebelar", isto é, caminhar na direção errada, sendo interessante observar que o caractere chinês para Qi "rebelde" é *ni* (逆), que significa "rebelde", "contrário", "opor-se", "desobedecer", "desafiar", "ir contra"; é fácil perceber a natureza "social" desse movimento patológico do Qi. De fato, o oposto de *ni* é *shun* (順), o qual, na medicina chinesa, denota Qi indo corretamente, de modo apropriado; novamente, é fácil perceber a implicação social desse termo que significa "conformar", "na mesma direção que", "obedecer", "render", "agir em submissão a".

Com respeito à estagnação do Qi do Fígado e à raiva há duas questões a se considerar. Em primeiro lugar, a raiva é, em minha opinião, excessivamente diagnosticada como causa emocional de doença (ver caso clínico a seguir). Em segundo lugar, a estagnação do Qi nem sempre deriva da raiva e, portanto, pode afetar órgãos diferentes do Fígado; em problemas emocionais, a estagnação do Qi pode afetar especialmente Pulmão, Coração e Baço. Segue que quando diagnosticamos estagnação do Qi em um paciente, não devemos assumir que ela é necessariamente decorrente da estagnação do Qi do Fígado e da raiva: preocupação, tristeza, aflição e culpa podem gerar estagnação do Qi no Coração e/ou no Pulmão. Os padrões da estagnação do Qi no Pulmão e no Coração são mencionados adiante.

Como podemos diagnosticar se estagnação do Qi é decorrente do Fígado ou de outro órgão? Além da diferença nos sintomas, o pulso é um fator diagnóstico importante. Geralmente, na estagnação do Qi do Fígado, o pulso apresenta-se em Corda em todas as posições. Na estagnação de Qi resultante de outros órgãos, o pulso está em Corda apenas na posição daquele órgão; além disso, ele pode estar Tenso, em vez de em Corda. O Pulmão é um bom caso nesse quesito: na estagnação do Qi do Pulmão, o pulso do Pulmão apresenta-se muitas vezes muito ligeiramente Tenso (tendo em mente que o pulso do Pulmão deve naturalmente apresentar-se relativamente macio e, portanto, precisa-se de apenas uma pequena mudança para torná-lo "Tenso").

Caso Clínico

Esse caso clínico é apresentado aqui para mostrar como, em minha opinião, os terapeutas ocidentais muitas vezes superestimam a raiva como causa emocional de doença.

Uma mulher 33 anos de idade reclamava de uma variedade de sintomas físicos, como algumas erupções de pele nos braços, ligeira falta de ar, um pouco de distensão abdominal e tensão pré-menstrual.

No nível emocional, estava deprimida e seu problema imediato era a sensação de tristeza resultante do término de um relacionamento. Ela considerava difícil manter um relacionamento a longo prazo e parecia ir de um relacionamento inadequado para outro, acabando por se sentir usada pelos homens.

Essa paciente tinha uma história de abuso sexual de seu padrasto quando adolescente. Estava sob terapia, e seu terapeuta sugeriu que ela reprimia a raiva acerca do abuso sexual e que devia reconhecer essa situação e manifestá-la. Em minha opinião, o pulso e outros sinais contradiziam completamente essa análise.

O pulso dela apresentava-se Fraco e macio no geral, e o pulso mais fraco de todos era o do Pulmão; o pulso do Coração era muito ligeiramente Transbordante. A compleição era muito pálida, e a voz muito fraca.

Com base no pulso, na compleição e na voz, diagnostiquei principalmente deficiência do *Qi* do Pulmão e estagnação do *Qi* do Pulmão e do Coração. Portanto, em minha opinião, no caso dela, a emoção prevalecente resultante de sua história de abuso sexual não era raiva, mas tristeza e pesar.

- A raiva faz o *Qi* subir, e vários dos sinais e sintomas irão se manifestar na cabeça e no pescoço, tais como dores de cabeça, tinido, tontura, manchas grandes vermelhas na parte anterior do pescoço, face vermelha, sede, sabor amargo e língua Vermelha com laterais vermelhas
- Se a raiva for reprimida, causará estagnação do *Qi* do Fígado; se for expressa, causará subida do *Yang* do Fígado ou explosão do Fogo do Fígado
- A raiva, às vezes, pode se disfarçar como depressão
- A raiva pode mascarar a culpa
- A raiva pode afetar órgãos diferentes do Fígado, por exemplo, Estômago e Intestinos
- A raiva, como todas as outras emoções, também afeta o Coração
- Nos livros chineses, a raiva, como uma causa emocional de doença, é provavelmente excessivamente enfatizada em decorrência da influência confuciana sobre a medicina chinesa
- A estagnação do *Qi* nem sempre resulta da raiva, e pode afetar órgãos diferentes do Fígado; em problemas emocionais afeta especialmente Pulmão, Coração e Baço

Alegria

Um estado normal de alegria obviamente não representa em si uma causa de doença; ao contrário, é um estado mental benéfico que favorece um funcionamento uniforme dos órgãos internos e de suas faculdades mentais. O *Questões Simples* (*Su Wen*), no capítulo 39, declara: "*Alegria deixa a Mente calma e relaxada, beneficia o* Qi *Nutritivo e Defensivo e faz o* Qi *relaxar e retardar*"[20]. Por outro lado, no capítulo 2, o *Questões Simples* diz: "*O Coração... controla a alegria, a alegria prejudica o Coração, medo neutraliza a alegria*"[21] (Fig. 10.7).

O significado da "alegria" como causa de doença não é, obviamente, decorrente de um estado de contenta-

---

As contrapartes da raiva em termos de energia mental são força, dinamismo, criatividade e generosidade. A mesma energia que é dissipada em explosões de raiva pode ser aproveitada para atingir os objetivos de vida. É provavelmente por isso que a Vesícula Biliar (intimamente relacionada ao Fígado) é chamada de fonte da coragem. Uma Vesícula Biliar forte proporciona coragem para se tomar decisões e operar mudanças na vida. Este aspecto das funções da Vesícula Biliar está obviamente intimamente ligado ao Fígado e à Alma Etérea. Se o Sangue do Fígado estiver deficiente, haverá medo; portanto, se o Sangue do Fígado estiver abundante, o indivíduo será destemido e decidido.

Resumo

Raiva
- O termo "raiva" deve ser interpretado de forma bastante ampla, a fim de incluir ressentimento, raiva reprimida, sensação de mágoa, frustração, irritação, fúria, indignação, animosidade ou amargura

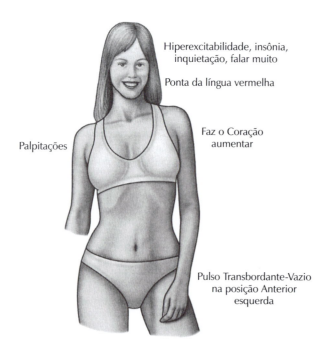

Figura 10.7 – Quadro clínico da alegria.

mento saudável, mas de uma excitação excessiva e ansiosa que pode prejudicar o Coração. Isso acontece com indivíduos que vivem em um estado de contínua estimulação mental (mas agradável) ou excitação excessiva: em outras palavras, uma vida de "jogo duro".

Como mencionado anteriormente, a ansiedade irregular é um aspecto da emoção da "alegria", a qual incita o Fogo Ministerial e superestimula a Mente.

A alegria, no sentido amplo anteriormente descrito, faz o Coração aumentar. Isso gera estimulação excessiva do Coração, que eventualmente pode causar sinais e sintomas relacionados ao Coração (Fig. 10.8). Estes podem ser um pouco diferentes daqueles encontrados nos padrões clássicos do Coração. As principais manifestações seriam palpitações, hiperexcitabilidade, insônia, inquietação, falar muito e ponta da língua vermelha. O pulso fica tipicamente lento, levemente Transbordante, porém Vazio na posição Anterior esquerda.

A alegria pode também ser caracterizada como causa de doença quando for repentina; por exemplo, isso ocorre ao se ouvir boas notícias inesperadamente. Nessa situação, a "alegria" é similar ao choque (embora a primeira aumente o Coração e o choque, diminua). Fei Bo Xiong (1800-1879), no *Medical Collection from Four Families from Meng He*, afirma: *"Alegria prejudica o Coração... [faz] o Yang Qi flutuar e os vasos sanguíneos ficam muito abertos e dilatados..."*[22].

Nos casos de alegria e excitação repentina, o Coração dilata e retarda e o pulso torna-se Lento e ligeiramente Transbordante, porém Vazio. Pode-se compreender o efeito da alegria repentina, posteriormente, quando se pensa em situações em que uma crise de enxaqueca é precipitada por excitação ao se receber boas notícias inesperadamente. Outro exemplo de alegria como causa de doença é o da gargalhada súbita provocando ataque do coração; este exemplo também confirma a relação que existe entre Coração e riso.

Pode-se também compreender a alegria como causa de doença observando as crianças; de fato, nas crianças, alegria e hiperexcitação muitas vezes terminam em lágrimas.

A melhor maneira de entender o que a "alegria" representa na medicina chinesa é levando-se em consideração as três principais religiões chinesas, ou seja, confucionismo, budismo e taoísmo. Essas três religiões (ou melhor, filosofias), por diferentes razões, consideraram "desejo" e "anseio" como as principais raízes de problemas emocionais.

Por exemplo, os taoístas evitavam os relacionamentos sociais e defendiam o "seguimento do *Tao*", "ausência de desejo" (*wu yu*) e "não ação" (*wu wei*). Acreditavam que o "desejo" não permitia que o indivíduo seguisse o *Tao*. Os budistas consideraram o "desejo" como a raiz do sofrimento humano. De acordo com eles, nossa verdadeira existência começa fora do desejo e do anseio, quando a mente, no estado de bardo (o período depois da morte e antes da próxima reencarnação), é atraída pelo calor de um útero e reencarna. Mais tarde na vida, o desejo motiva nossa mente a tentar possuir objetos como um macaco que balança de uma árvore para outra.

Finalmente, os confucionistas acreditavam que o verdadeiro "cavalheiro" (um tradução equivocada do termo *jun zi*, que, de fato, se aplica a homens e mulheres) não é instigado por emoções, porque essas obscurecem a verdadeira natureza do ser.

> **Resumo**
>
> **Alegria**
> - Um estado normal de alegria obviamente não representa, em si, uma causa de doença
> - O significado de "alegria" como causa de doença não é, obviamente, decorrente de um estado de contentamento saudável, mas de uma excitação excessiva e ansiosa, a qual pode prejudicar o Coração
> - A alegria faz o Coração aumentar
> - As três principais religiões chinesas, ou seja, confucionismo, budismo e taoísmo, por diferentes razões, consideraram "desejo" e "anseio" como as principais raízes dos problemas emocionais

Preocupação

A preocupação é uma das causas emocionais de doenças mais comuns em nossa sociedade. A mudança social extremamente rápida e radical que têm ocorrido nas sociedades ocidentais nas últimas décadas vem criando um clima de certa insegurança em todas as esferas da vida; apenas um número de sábios taoístas fica imune à preocupação! Ver Figura 10.9.

Obviamente, há também indivíduos que, possuidores de desarmonia dos órgãos internos preexistente, ficam muito propensos à preocupação, mesmo acerca de incidentes de pouca importância na vida. Por exemplo, alguns indivíduos parecem muito tensos e preocupados. Num interrogatório mais apurado acerca de seu trabalho e de sua vida familiar, muitas vezes, nada de notável emerge. Tais indivíduos simplesmente se preocupam excessivamente com atividades diárias triviais, tendendo a fazer tudo com pressa e serem pressionados pelo tempo. Essa situação pode ser proveniente de fraqueza constitucional de Baço, Coração ou Pulmão ou uma combinação dos três órgãos.

A preocupação prende o *Qi*, causando estagnação do *Qi*, e afeta Pulmão e Baço: afeta o Pulmão, pois quando se está preocupado, a respiração fica superficial; afeta o Baço pelo fato deste órgão ser responsável pelo pensamento e pelas ideias (Fig. 10.10). Assim, sob esse

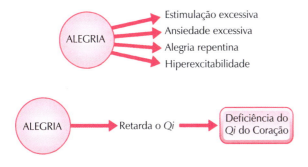

FIGURA 10.8 – Efeito da alegria.

240   Emoções

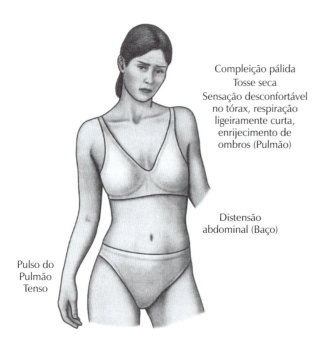

Figura 10.9 – Quadro clínico da preocupação.

ponto de vista, a preocupação é a contraparte patológica da capacidade do Baço de concentração e focalização.

O capítulo 8 do *Eixo Espiritual* confirma que a preocupação prende o *Qi*: *"A preocupação causa obstrução do* Qi*, de forma que o* Qi *estagna"*[23].

A preocupação pode também afetar o Baço, e o capítulo 8 do *Eixo Espiritual (Ling Shu)* confirma: *"Em caso de Baço excessivo, a preocupação prejudica o Intelecto* [Yi]*"*[24].

> **Nota Clínica**
>
> - A preocupação prende o *Qi* do Pulmão, causando estagnação do *Qi* do Pulmão. P-7 (*Lieque*) é o melhor ponto para tratar estagnação do *Qi* do Pulmão decorrente de preocupação

Em minha experiência, em alguns casos, a preocupação pode também afetar diretamente o Fígado, causando estagnação do *Qi* do Fígado ou subida do *Yang* do Fígado. Em ambos os casos, quando a preocupação afeta o Fígado, ela afeta os músculos do ombro, causando rigidez pronunciada e dor do músculo trapézio.

> !
>
> - A preocupação pode afetar diretamente o Fígado, causando estagnação do *Qi* do Fígado ou subida do *Yang* do Fígado; em ambos os casos, ela resulta em dor e rigidez do músculo trapézio

Os sinais e sintomas causados pela preocupação irão variar de acordo com o órgão afetado: Pulmão ou Baço. Se a preocupação afetar o Pulmão, ela causará sensação desconfortável no tórax, ligeira falta de ar, enrijecimento dos ombros, algumas vezes tosse seca e compleição pálida.

O pulso na posição Anterior direita (do Pulmão) pode se apresentar levemente Tenso ou em Corda, indicando a ação da preocupação de prender o *Qi*. Ao se julgar a qualidade do pulso do Pulmão, deve-se ter em mente que, em circunstâncias normais, o pulso deve ser relativamente macio de forma natural (em relação às outras posições de pulso). Portanto, um pulso do Pulmão que for sentido tão duro quanto o pulso do Fígado (normal) pode também se apresentar Tenso ou em Corda.

Se a preocupação afetar o Baço, ela pode causar pouco apetite, leve desconforto epigástrico, alguma dor e distensão abdominal, cansaço e compleição pálida. O pulso na posição Média direita (Baço) ficará ligeiramente Tenso, porém Fraco. Se a preocupação afetar também o Estômago (o que acontece quando o indivíduo se preocupa na hora das refeições), o pulso Médio direito poderá se apresentar Fraco e Flutuante.

Finalmente, como todas as emoções, a preocupação afeta o Coração, causando estagnação do *Qi* do Coração. Esta causará palpitações, ligeira sensação de aperto no tórax e insônia.

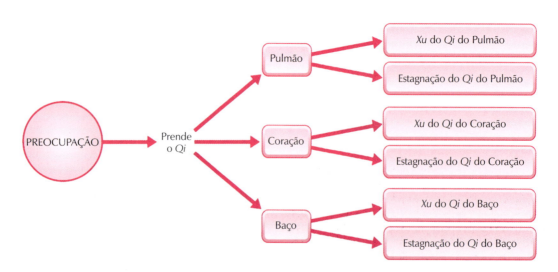

Figura 10.10 – Efeito da preocupação.

Emoções 241

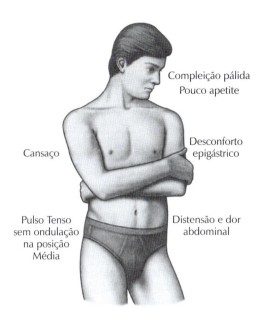

Figura 10.11 – Quadro clínico do excesso de pensamento.

A preocupação é a contraparte emocional da energia mental do Baço, que é responsável pela concentração e pela memorização. Quando o Baço está saudável, podemos nos concentrar e nos focalizar no objeto de nosso estudo ou trabalho; o mesmo tipo de energia mental, quando perturbada pela preocupação, gera pensamento constante, remoer pensamento e preocupar-se com certos eventos da vida.

> **Resumo**
> **Preocupação**
> - A preocupação é uma das causas emocionais de doença mais comuns em nossa sociedade
> - A preocupação prende o *Qi*, o que significa que causa estagnação do *Qi*, e afeta Pulmão e Baço
> - Em alguns casos, a preocupação pode afetar o Fígado
> - Como todas as emoções, a preocupação afeta o Coração, causando estagnação do *Qi* do Coração

Excesso de Pensamento

O excesso de pensamento é muito similar à preocupação em sua característica e em seu efeito. Consiste em remoer pensamento, pensamento constante sobre determinados eventos ou pessoas (embora sejam pensamentos e não preocupações), pensamento nostálgico com relação ao passado e, no geral, pensar intensamente sobre a vida, em vez de vivê-la. Em casos extremos, o excesso de pensamento gera pensamentos obsessivos. Em outro sentido, o excesso de pensamento inclui também atividade mental excessiva durante trabalho ou estudo. Ver Figura 10.11.

O excesso de pensamento afeta o Baço e, da mesma forma que a preocupação, prende o *Qi*. O capítulo 39 do *Questões Simples* afirma: *"O excesso de pensamento faz o Coração [Qi] se acumular, fazendo a Mente se estagnar; o Qi Correto fixa-se e não se movimenta e, portanto, o Qi estagna"*[25].

O excesso de pensamento causará, portanto, sintomas similares aos descritos anteriormente para preocupação, isto é, pouco apetite, leve desconforto epigástrico, alguma dor e distensão abdominal, cansaço e compleição pálida (Fig. 10.12). O pulso na posição Média direita (Baço) pode se apresentar ligeiramente Tenso, porém Fraco.

A única diferença será observada no pulso do lado direito, que, além de levemente Tenso, também não terá ondulação. Pode-se sentir o pulso normal como uma ondulação abaixo dos dedos, movendo-se da posição Posterior para a posição Anterior. O pulso sem ondulação perde esse movimento de fluir da posição Posterior para a posição Anterior; em substituição, o pulso é sentido como se cada posição individual estivesse separada das outras (Fig. 10.13). No caso de excesso de pensamento, o pulso perderá a ondulação apenas na posição Média direita. O pulso sem ondulação nas posições Anterior e Média indica tristeza.

A energia mental positiva que correspondente ao excesso de pensamento é a contemplação quieta e a meditação. A mesma energia mental que nos torna capaz de meditar e contemplar irá, se for excessiva e mal orientada, gerar excesso de pensamento, remoer pensamentos ou mesmo pensamento obsessivo.

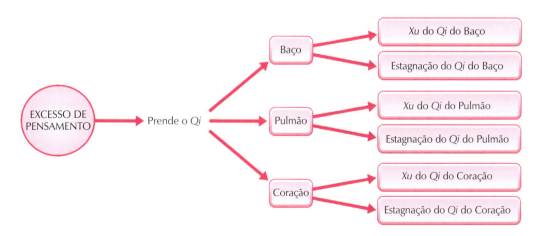

Figura 10.12 – Efeito do excesso de pensamento.

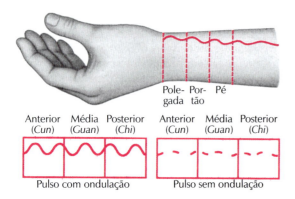

FIGURA 10.13 – Pulso sem ondulação.

> **Resumo**
>
> **Excesso de Pensamento**
> - O excesso de pensamento consiste em remoer pensamento, pensamento constante sobre determinados eventos ou pessoas (embora não seja preocupação), pensamento nostálgico com relação ao passado e, no geral, pensar intensamente sobre a vida, em vez de vivê-la
> - Em casos extremos, excesso de pensamento gera pensamentos obsessivos
> - O excesso de pensamento também inclui trabalho mental excessivo durante trabalho ou estudo
> - O excesso de pensamento afeta o Baço e, da mesma forma que a preocupação, prende o *Qi*

Tristeza e Aflição

Tristeza inclui a emoção do pesar, como quando alguém lastima uma determinada ação ou decisão do passado e a Mente fica constantemente voltada para aquele período. Tristeza e aflição afetam Pulmão e Coração. Ver Figura 10.14.

De fato, de acordo com o *Questões Simples* (*Su Wen*), a tristeza afeta o Pulmão via Coração. Esse livro relata no capítulo 39[26]:

A tristeza torna o Coração confinado e agitado; este pressiona em direção aos lobos do Pulmão, o Aquecedor Superior fica obstruído, o Qi Nutritivo e o Qi *Defensivo não podem circular livremente, o Calor se acumula e dissolve o* Qi.

De acordo com essa citação, a tristeza afeta primeiramente o Coração e, em consequência, o Pulmão sofre, uma vez que está situado no Aquecedor Superior.

O Pulmão governa o *Qi*; tristeza e aflição esgotam-no (Fig. 10.15). Esse fato é muitas vezes manifestado na qualidade Fraca do pulso nas duas posições Anteriores direita e esquerda (Coração e Pulmão). Em particular, o pulso nas duas posições Anteriores fica Curto e sem ondulação, isto é, não flui suavemente para o dedo polegar.

Como indicado anteriormente, pode-se sentir o pulso normal como uma onda abaixo dos dedos movendo-se da posição Posterior para a posição Anterior. O pulso sem ondulação perde esse movimento de fluir da posição Posterior para a posição Anterior; em substituição, o pulso é sentido como se cada posição individual estivesse separada das outras. No caso de tristeza, o pulso perderá a ondulação nas posições Anterior e Média.

> **Nota Clínica**
>
> - A tristeza faz o pulso perder a ondulação; em vez de se sentir uma ondulação fluindo da posição Posterior para a posição Anterior, sente-se como se cada posição do pulso estivesse separada. Tal pulso é um sinal muito fidedigno de tristeza

Outras manifestações provenientes de tristeza e aflição incluem voz fraca, cansaço, compleição pálida, ligeira falta de ar, lamento e ligeira sensação de opressão no tórax. Em mulheres, deficiência do *Qi* do Pulmão em decorrência de tristeza ou aflição gera muitas vezes deficiência de Sangue e amenorreia.

Embora tristeza e aflição esgotem o *Qi*, gerando, portanto, deficiência de *Qi*, elas também podem, depois de certo tempo, gerar estagnação do *Qi*, pois o *Qi* do Pulmão e do Coração deficientes falham em circular corretamente no tórax.

Conforme mencionado anteriormente, cada emoção pode afetar outros órgãos além de seu "específico". Por

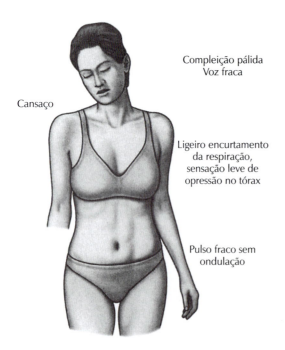

FIGURA 10.14 – Quadro clínico da tristeza e da aflição.

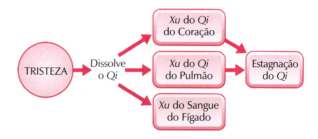

FIGURA 10.15 – Efeito da tristeza e da aflição.

exemplo, o *Eixo Espiritual* (*Ling Shu*), no capítulo 8, menciona o prejuízo do Fígado por ação da tristeza, em lugar da raiva: *"Quando a tristeza afeta o Fígado; ela prejudica a Alma Etérea; isso causa confusão mental... o* Yin *é prejudicado, os tendões ficam contraídos e há desconforto na região do hipocôndrio"*[27]. Isso mostra como os órgãos podem ser afetados por emoções diferentes das suas "específicas". Nesse caso, a tristeza pode naturalmente afetar Alma Etérea e, consequentemente, Yin do Fígado. A tristeza possui um efeito de esgotamento sobre o *Qi* e, portanto, em alguns casos, esgota o *Yin* do Fígado, gerando confusão mental, depressão, perda de sentido de direção e incapacidade para planejar a vida.

Caso Clínico

Uma mulher 40 de anos de idade apresentava-se extremamente estressada em face de seu divórcio, que lhe causava grande tristeza. Chorava muito. Sentia-se desnorteada e contestava seu papel no relacionamento com os homens; estava em um momento crítico de sua vida e não sabia que direção tomar. Dormia mal e seu pulso apresentava-se Áspero.

Este é um exemplo claro de tristeza afetando o Fígado e, consequentemente, a Alma Etérea. A paciente foi tratada com os pontos do Vaso *Yin* de Conexão (*Yin Wei Mai*) (PC-6 [*Neiguan*], no lado direito, e BP-4 [*Gongsun*], no lado esquerdo) e B-23 (*Shenshu*), B-52 (*Zhishi*) e B-47 (*Hunmen*), melhorando tremendamente.

Dr. John Shen considera que a aflição não expressada e suportada sem lágrimas afeta o Rim. De acordo com ele, quando a aflição é contida sem choro, os fluidos não podem sair (na forma de lágrimas) e perturbam o metabolismo dos humores no Rim. Isso aconteceria apenas em situações em que a aflição tenha perdurado por muitos anos[28].

Pessoalmente, considero tristeza e aflição como causas muito comuns e importantes de doenças nos pacientes ocidentais, muito mais que a "raiva". Como comentei anteriormente, sinto que a raiva como causa emocional de doença é excessivamente enfatizada nos livros chineses.

O que causa tristeza e aflição nos pacientes ocidentais? Além das causas óbvias em decorrência da perda, muitos pacientes ocidentais de todas as idades sofrem de tristeza e aflição provenientes do colapso dos relacionamentos ou dos matrimônios. Em outras palavras, tristeza e aflição ocorrem principalmente por *perda*, a perda de um ente querido resultante de morte ou a perda de um parceiro por separação.

É muito importante lembrar que a estagnação do *Qi* não afeta apenas o Fígado; porém, nos problemas emocionais, afeta também especialmente Coração e Pulmão. Tristeza, aflição e preocupação são causas comuns da estagnação de *Qi*, afetando Pulmão e Coração. Por exemplo, nas mulheres, a estagnação do *Qi* do Pulmão afeta tórax e mamas e, em longo prazo, pode dar origem a nódulos mamários (benignos ou malignos). Em minha experiência, esta é a causa mais comum de nódulos mamários provenientes de estagnação do *Qi* do Fígado nas mulheres ocidentais.

Dr. Xia Shao Nong acredita que nódulos mamários e câncer de mama ocorrem em virtude de tristeza e aflição resultantes de viuvez, rompimento de relacionamentos, divórcios, morte de filhos e perda do cônjuge por morte em idade prematura. Esses eventos, especialmente se acontecerem repentinamente, transtornam a Mente e geram estagnação e depleção do *Qi*. É interessante observar que todos os eventos mencionados pelo Dr. Xia envolvem separação e perda.

Resumo

Tristeza e Aflição
- Tristeza e aflição afetam Pulmão e Coração
- Tristeza e aflição esgotam *Qi*
- Muitas vezes, a tristeza causa pulso sem ondulação, isto é, o pulso perde o movimento de fluir da posição Posterior para a posição Anterior; em substituição, ele é sentido como se cada posição individual estivesse separada das outras. No caso de tristeza, o pulso perderá a ondulação nas posições Anterior e Média
- Tristeza e aflição esgotam o *Qi*, mas depois de determinado tempo, também geram estagnação do *Qi*
- Em alguns casos, a tristeza prejudica o Fígado
- De acordo com Dr. John Shen, a aflição não expressada e suportada sem lágrimas afeta o Rim
- Tristeza e aflição são muitas vezes decorrentes do rompimento de matrimônio ou relacionamentos

---

Medo

O medo inclui um estado crônico de medo, ansiedade e susto repentino. O medo esgota o *Qi* do Rim e faz o *Qi* descender. O *Questões Simples*, no capítulo 39, declara: *"O medo esgota a essência e bloqueia o Aquecedor Superior"*[29]. Exemplos de *Qi* descendendo são enurese noturna nas crianças e incontinência urinária ou diarreia nos adultos após um susto repentino. Ver Figura 10.16.

Esta declaração do *Questões Simples* é interessante pelo fato de dizer que o medo bloqueia o Aquecedor Superior (resultando na descendência do *Qi* do Aquecedor Inferior); isso sugeriria que o medo não simplesmente "faz o *Qi* descender" (como se diz normalmente), porém ele também causa alguma estagnação do *Qi* no Aquecedor Superior (Fig. 10.17).

Nota Clínica

- O medo faz o *Qi* descender, bloqueando o Aquecedor Superior. O tratamento do medo, portanto, não deve consistir simplesmente no levantamento do *Qi*, por exemplo, com DU-20 (*Baihui*), mas também no desbloqueamento do *Qi* no Aquecedor Superior, com C-5 (*Tongli*) e P-7 (*Lieque*)

Situações de ansiedade crônica e medo terão efeitos diferentes no *Qi* dependendo do estado do Coração. Se o Coração estiver forte, o medo fará o *Qi* descender;

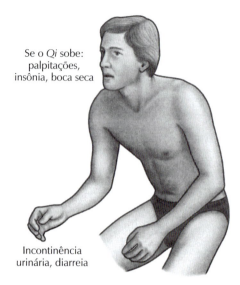

Figura 10.16 – Quadro clínico do medo.

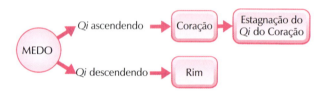

Figura 10.17 – Efeito de medo.

porém, se o Coração estiver fraco, fará o *Qi* ascender sob a forma de Calor por Deficiência. Isso é mais comum em idosos e mulheres, uma vez que medo e ansiedade enfraquecem *Yin* do Rim e geram Calor por Deficiência do Coração com sintomas como palpitações, insônia, transpiração noturna, boca seca, rubor malar e pulso Flutuante-Vazio e Rápido.

Há outras causas de medo não relacionadas com o Rim. Deficiência do Sangue do Fígado e deficiência de Vesícula Biliar também podem tornar o indivíduo medroso. O capítulo 8 do *Eixo Espiritual* (*Ling Shu*) comenta: *"Se o Sangue do Fígado estiver deficiente, haverá medo"*[30].

A contraparte positiva do medo dentro das energias mentais do Rim é a flexibilidade, a complacência em face da adversidade e a tolerância diante do sofrimento.

> **Resumo**
>
> **Medo**
> - O medo inclui um estado crônico de medo, ansiedade e susto repentino
> - O medo esgota o *Qi* do Rim e faz o *Qi* descender
> - Situações de ansiedade crônica e medo terão efeitos diferentes no *Qi* dependendo do estado do Coração: se o Coração estiver forte, o medo fará o *Qi* descender; porém, se o Coração estiver fraco, fará o *Qi* ascender sob a forma de Calor por Deficiência
> - Deficiência do Sangue do Fígado e deficiência da Vesícula Biliar também podem tornar o indivíduo medroso

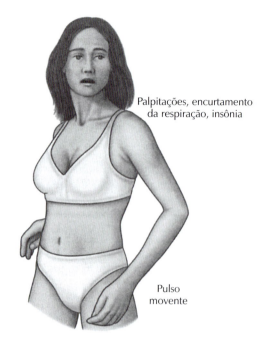

Figura 10.18 – Quadro clínico do choque.

Choque

Choque mental dispersa *Qi* e afeta Coração e Rim. Causa esgotamento repentino do *Qi* do Coração, torna o Coração menor e pode gerar palpitações, falta de ar e insônia. Ver Figura 10.18. É muitas vezes refletido no pulso com qualidade denominada de "movimento", isto é, um pulso que é curto, deslizante, no formato de um feijão, rápido e que dá a impressão de vibrar, uma vez que pulsa.

O *Questões Simples*, no capítulo 39, afirma: *"O choque afeta o Coração, privando-o de moradia; a Mente não tem abrigo e não pode descansar, de forma que o Qi fica caótico"*[31].

O choque também "fecha" o Coração ou o faz diminuir. Isso pode ser observado numa cor azulada na testa e no pulso do Coração, Tenso e Fino (Fig. 10.19).

O choque afeta também o Rim, pois o corpo utiliza a Essência do Rim para suplementar o esgotamento repentino do *Qi*. Por essa razão, o choque pode causar sintomas, tais como sudorese noturna, boca seca, tontura ou tinido.

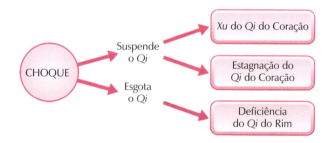

Figura 10.19 – Efeito do choque.

> **Resumo**
>
> **Choque**
> - O choque mental dispersa o *Qi* e afeta Coração e Rim
> - Causa esgotamento repentino do *Qi* do Coração e torna o Coração menor
> - O choque afeta também o Rim, pois o corpo utiliza a Essência do Rim para suplementar o esgotamento repentino do *Qi*

Amor

Neste caso, o "amor" não significa a afeição normal sentida pelos seres humanos uns pelos outros, como, por exemplo, o amor dos pais por seus filhos e vice-versa ou a afeição de um casal enamorado, refere-se, porém, ao amor obsessivo por uma pessoa em particular. O amor também se torna uma causa de doença quando é mal direcionado, como acontece, por exemplo, com o indivíduo que ama alguém que persistentemente o fere, seja física ou mentalmente. Ciúme obsessivo também se classifica nesta ampla categoria (Fig. 10.20).

O amor, no sentido anteriormente descrito, afeta o Coração e acelera o *Qi*. Isso será sentido na posição Anterior esquerda (Coração) do pulso com uma qualidade Transbordante, e ele será também rápido. Pode gerar Fogo do Coração, com sintomas e sinais como palpitações, ponta da língua vermelha, face vermelha, insônia e inquietação mental (Fig. 10.21).

> **Resumo**
>
> **Amor**
> - Neste caso, o "amor" não significa a afeição normal sentida pelos seres humanos uns pelos outros, refere-se, porém, ao amor obsessivo por uma pessoa em particular
> - O amor também se torna uma causa de doença quando é mal-direcionado, como acontece, por exemplo, com o indivíduo que ama alguém que persistentemente o fere, seja física ou mentalmente
> - Ciúme obsessivo também se classifica nesta ampla categoria
> - O amor afeta o Coração e acelera o *Qi*

Desejo

Como explicado anteriormente, "desejo" deve ser visto no contexto das três principais filosofias da China, ou seja, confucionismo, budismo e taoísmo. Todas essas três filosofias consideraram "desejo" e "anseio" como raízes de sofrimento mental e emocional (Fig. 10.22).

No contexto da medicina chinesa, o "desejo" indica um estado de constante desejo que nunca se satisfaz. Pode-se incluir sob a denominação de desejo os objetos materiais ou de reconhecimento social. Embora enraizado nas filosofias chinesas antigas, é interessante observar que o "desejo" como causa emocional de doença é comum em nossas sociedades ocidentais de consumo,

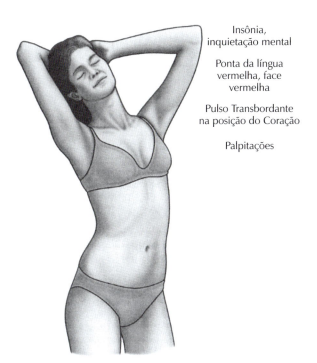

FIGURA 10.20 – Quadro clínico do amor.

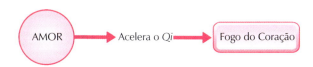

FIGURA 10.21 – Efeito do amor.

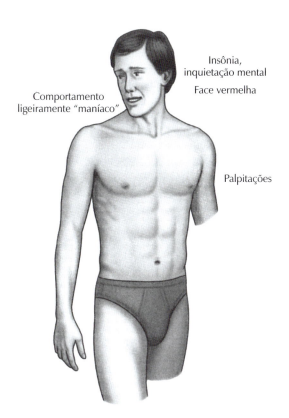

FIGURA 10.22 – Quadro clínico do desejo.

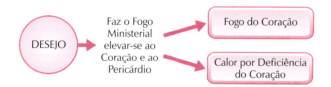

Figura 10.23 – Efeito do desejo.

em que não apenas existe "o desejo" como ele também é estimulado artificialmente pela propaganda.

O desejo afeta o Coração e dispersa o *Qi*. Afeta também o Pericárdio pela agitação do Fogo Ministerial. Na doença, o Fogo Ministerial refere-se a um Fogo patológico excessivo por Deficiência, proveniente do Rim (Fig. 10.23). Origina-se do Rim e afeta o Pericárdio e, consequentemente, a Mente. Por essa razão, o "Fogo Ministerial" refere-se ao Fogo fisiológico ou patológico do Rim e ao Pericárdio. No pulso, essa condição responde pela batida da posição Posterior-Direita, que para alguns profissionais corresponde ao *Yang* do Rim, ou, para outros, ao Pericárdio.

Se a Mente estiver calma, assentada e satisfeita, o Pericárdio segue sua direção proporcionando uma vida feliz e equilibrada. Se a Mente estiver fraca e insatisfeita, o Pericárdio segue as exigências do desejo e o indivíduo anseia constantemente por novos objetos ou novos reconhecimentos que, mesmo quando atendidos, nunca satisfazem, deixando o indivíduo mais frustrado. Por tais razões, confucionismo, taoísmo e budismo enfatizam a redução do desejo para impedir a estimulação do Fogo Ministerial que agita a Mente.

O desejo irá causar Fogo do Coração ou Calor por Deficiência do Coração, dependendo da condição subjacente do indivíduo. Se causar Fogo do Coração, haverá palpitações, face vermelha, sede, insônia, agitação, comportamento levemente "maníaco",

Caso haja tendência para deficiência do *Yin*, o que é comum em indivíduos propensos à sobrecarga de trabalho, irá gerar Calor do Coração por Deficiência. Esse fator causará palpitações, rubor malar, garganta seca, insônia e inquietude mental.

Resumo

Desejo
- O "desejo" deveria ser visto no contexto das três principais filosofias da China, ou seja, confucionismo, budismo e taoísmo
- Essas três filosofias consideram "desejo" e "anseio" como a raízes dos sofrimentos mental e emocional
- No contexto da medicina chinesa, "desejo" indica um estado constante que nunca é satisfeito. Isso pode incluir desejo por objetos materiais ou por reconhecimento social
- Desejo afeta o Coração e dispersa o *Qi*. O desejo também afeta o Pericárdio, agitando o Fogo Ministerial
- Desejo irá gerar Fogo do Coração ou Calor por Deficiência do Coração, dependendo da condição subjacente do indivíduo

---

Culpa

Porque todos pecaram e destituídos estão da glória de Deus[32].
Romanos, 3:23

Nele temos a redenção por meio de seu sangue, o perdão dos pecados, de acordo com as riquezas da graça de Deus, a qual Ele derramou sobre nós com toda a sabedoria e entendimento[33].
Efésios, 1:7

Portanto, cheguemos perto de Deus com um coração sincero e uma fé firme, com a consciência limpa das nossas culpas e com o corpo lavado com água pura[34].
Hebreus, 10:22

Pois quem guardar os preceitos da lei, mas faltar em um só ponto, tornar-se-á culpado por quebrar todos eles.
Tiago, 2:10

Culpa é uma emoção penetrante nos pacientes ocidentais. Está completamente ausente dos livros de medicina chinesa, e pode-se dizer que simplesmente não existe na psique e na alma chinesa. Pode-se discutir que a culpa está intrinsecamente relacionada às religiões judaico-cristãs e, especialmente, a religião cristã, com seu conceito de "pecado original".

Há algumas expressões em chinês para indicar culpa, e todas referem-se a "culpa" em um sentido legal, em vez de um sentimento de culpa. Uma expressão cotidiana para indicar um sentimento de culpa seria *you zui e gan*, que significa "ter um sentimento de culpa", no qual *zui* significa "culpa" ou "crime" em um sentido legal.

Nunca encontrei nos livros chineses modernos expressões que se referem ao "sentimento de culpa". Pode-se discutir que isso é decorrente do fato de que, em sociedades judaico-cristãs, o sentimento de culpa é penetrante, ao passo que nas sociedades orientais tal sentimento está mais ausente. Na realidade, o conceito de culpa está totalmente ausente em todas as três principais religiões chinesas, confucionismo, taoísmo e budismo. De fato, Confúcio nem mesmo fez acreditar no valor de punições por crimes.

Deve-se enfatizar que o que nos interessa ao lidar com emoções não é a culpa, porém o sentimento de culpa que ocorre totalmente sem ligação com um crime real ou uma transgressão. Por exemplo, um indivíduo pode ter cometido um crime, porém pode não se sentir culpado; de maneira oposta, um indivíduo pode não ter cometido nenhum crime ou transgressão, porém sentir-se culpado.

A culpa pode se manifestar de muitas maneiras diferentes, e listo algumas a seguir:

- Sentimento de responsabilidade por circunstâncias negativas que aconteceram a si mesmo ou aos outros.
- Sentimento de pesar por malefício real ou imaginado, tanto no passado como presente.
- Sentimento de responsabilidade (e culpa) por qualquer coisa negativa que ocorre com os membros da família ou com o companheiro.

- Assumir a responsabilidade pelo infortúnio ou pelo problema dos outros.

Aparte dos exemplos anteriores acerca das consequências do sentimento de culpa, isso pode permitir que o indivíduo tome decisões muito importantes, mudando sua vida, como no matrimônio ou no trabalho. Em outras palavras, um sentimento inconsciente de culpa pode desempenhar um papel na escolha do trabalho ou do companheiro.

Os exemplos anteriores são apenas alguns exemplos do tipo de comportamento induzido por sentimentos de culpa. Um sentimento de culpa pode ser decorrente da transgressão de tabus sociais ou religiosos ou de se ter feito algo "errado", o que é depois lamentado. Porém, um sentimento de culpa também pode ser inato e pode não se relacionar a qualquer ação específica. Este último tipo de sentimento é realmente o mais destrutivo.

A culpa forma o centro da psicologia e da teologia judaico-cristã. A culpa também formou uma importante base das teorias de Freud.

É importante distinguir o sentido subjetivo de culpa de suas contrapartes objetivas. Por exemplo, um indivíduo pode ser considerado culpado num tribunal de leis sem se *sentir* culpado; num contexto religioso, um indivíduo pode se julgar culpado frente a Deus, porém sem, contudo, se *sentir* culpado; alguém pode ser culpado de fazer algo repreensível, mas assim mesmo não se *sentir* culpado.

É, portanto, o *sentimento* de culpa que é importante. Pessoas propensas a se culpar por tudo o que acontece de errado também podem sofrer um sentimento injustificado e subjetivo de culpa.

A culpa é a autorreprovação por algum fato real realizado por engano ou um sentimento inato de culpa desconectado de qualquer malefício. A culpa inclui um sentimento de insuficiência e desespero não encontrado na vergonha (ver a seguir). A culpa não requer nenhuma ofensa particular, e a doutrina do pecado original é um exemplo disso. Quando atacado por um sentimento de culpa, um indivíduo é juiz de si mesmo e um juiz mais cruel e menos razoável que qualquer juiz propriamente dito.

A culpa é dirigida para dentro, e seu objeto é o *self*; nesse sentido, é quase a emoção "oposta" à raiva, uma vez que essa última emoção normalmente é dirigida a outro indivíduo.

A culpa está baseada em critérios morais decorrentes de se ter quebrado uma lei de moralidade. A "mitologia" da culpa é a doutrina do pecado original. A "autoridade" que proporciona os critérios é absoluta e inquestionável. A culpa é uma emoção "obscura" sem redenção; é uma emoção muito mais "obscura" que a vergonha.

A culpa pode ter distintos efeitos em diferentes indivíduos. Em primeiro lugar, pode provocar a estagnação do *Qi*; produzir efeito em qualquer órgão, especialmente Pulmão, Coração, Fígado e Rim (Fig. 10.24). Em virtude de sua característica "obscura" e "estagnante", a estagnação do *Qi* pode fácil, causando rapidamente estagnação do Sangue. Estagnação de Sangue pode ocorrer em qualquer parte do corpo e em qualquer órgão, porém particularmente em Pulmão, Coração, Baço e Fígado.

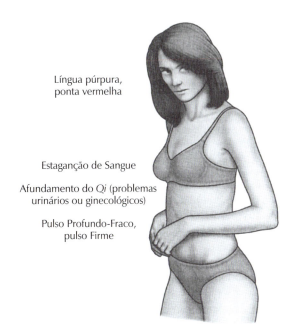

Figura 10.24 – Quadro clínico da culpa.

Sob certas condições, a culpa pode gerar também o afundamento do *Qi* e afetar o Rim, causando alguns problemas urinários ou problemas menstruais de afundamento do *Qi* (Fig. 10.25). A língua apresenta ponta vermelha e, possivelmente, corpo purpúreo. O pulso fica Profundo, Fraco nas posições do Rim e, de maneira factível, ligeiramente Transbordante na posição do Coração e Áspero, sem ondulação. Também pode apresentar-se Firme; quando a culpa for o resultado de raiva reprimida, o pulso será em Corda.

Resumo

Culpa
- A culpa é uma emoção penetrante em pacientes ocidentais, estando completamente ausente nos livros de medicina chinesa
- O que nos interessa ao tratar as emoções não é a culpa, porém o *sentimento* de culpa que está totalmente desconectado de um crime ou transgressão real
- A culpa forma o centro da psicologia e da teologia judaico-cristã. A culpa também formou uma base importante das teorias de Freud
- A culpa é a autorreprovação por algum fato real feito por engano ou um sentimento inato de culpa desconectado de qualquer malefício
- A culpa pode gerar a estagnação do *Qi*; ela afeta qualquer órgão, especialmente Pulmão, Coração, Fígado e Rim
- Em virtude de suas características "obscura" e "estagnante", a estagnação do *Qi* pode fácil e rapidamente causar estagnação do Sangue. (particularmente em Pulmão, Coração, Baço e Fígado)
- A culpa também pode causar afundamento do *Qi* e afetar o Rim, causando alguns problemas urinários ou problemas menstruais em decorrência do afundamento do *Qi*

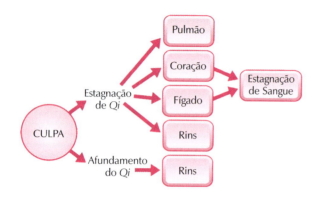

Figura 10.25 – Efeito da culpa.

Vergonha

Vergonha é uma emoção comum em pacientes ocidentais. Ela pode ser causada por sentir-se envergonhado de seu comportamento, mas, em geral, a vergonha é um sentimento inato devido à educação recebida. É um sentimento de inutilidade, a ausência de um sentimento de autoestima. De certo modo, é a emoção oposta à raiva e ao orgulho. A raiva é direcionada para fora ("estou bravo com alguém"), ao passo que a vergonha é direcionada para dentro. É autoacusação; um sentimento em que se tem que *esconder*, o que é um aspecto importante da vergonha. Quando afetado por vergonha, o indivíduo sente-se *julgado* o tempo todo.

De acordo com Salomão, em "doses pequenas", a vergonha pode ser uma afirmação da autonomia, uma confirmação de que se vive por seus modelos e se aceita responsabilidade. De acordo com ele, embora seja oposta ao orgulho, a vergonha é igualmente conducente ao amor-próprio. É fácil se sentir bem consigo quando não se tem nenhum valor, quando o indivíduo se recusa a aceitar responsabilidade por suas ações ou quando considera não ter feito nada de errado. A capacidade para admitir e reparar os erros é essencial à sabedoria e à dignidade pessoal, assim como a capacidade de amar outras pessoas.

Porém, em casos graves (que são os que nos interessam quando a vergonha se torna uma causa de doença), a vergonha é assoberbante e autodestruidora, extremamente defensiva e impotente.

Como uma causa de doença, consideramos a vergonha assoberbante, ou seja, aquela decorrente da educação do indivíduo e que não está relacionada às ações ou por ter feito algo errado. Um indivíduo que sofre dessa vergonha sempre sente como se tivesse feito algo errado e quer se esconder.

Diz-se com frequência que as sociedades ocidentais são "baseadas na culpa" e a as sociedades orientais são "baseadas na vergonha"; desse modo, é útil explorar as diferenças entre vergonha e culpa. A vergonha está mais relacionada ao lugar do indivíduo na sociedade, o que as pessoas pensam sobre ele, o sentimento que se deve ocultar pelo fato de se ter feito algo errado, algo que a sociedade condene, algo "sujo". Em outras palavras, a partir do momento que não se faça nada que a sociedade desaprove ou, de maneira mais importante, contanto que não sejamos *vistos* ou *descobertos* fazendo algo "errado", não sentimos vergonha.

Ao contrário, em tais situações, sentimos culpa mesmo que ninguém nos tenha visto fazendo algo "errado". Pode-se dizer que, na culpa, *ouvimos* uma voz que nos condena; na vergonha, *vemos* as pessoas que nos condenam. A vergonha, portanto, pode ser evitada caso não se seja *visto* fazendo algo errado. A culpa é constante; não se pode evitá-la nem sequer se não formos vistos por ninguém, porque ouvimos a voz do juiz interno que nos condena.

O que é predominante na vergonha é como o indivíduo é percebido pelos outros membros da comunidade, não como o indivíduo se sente interiormente. A culpa é uma emoção mais "obscura", mais interiormente dirigida, uma emoção da qual não se pode fugir; o julgamento existe, quer seja assistido ou não. A grande diferença entre culpa e vergonha é que a culpa não apresenta redenção e "corrói" sempre o indivíduo por dentro; a vergonha apresenta redenção e conserto.

É certamente verdade que as sociedades orientais são baseadas na vergonha, provavelmente devido à forte influência confuciana; porém, isso não significa que a vergonha também não seja uma emoção prevalecente no ocidente.

Como a ética confuciana está por todas as partes das relações sociais e por todo lugar na sociedade, *conformando* as regras rígidas de conduta e hierarquia social, é natural que a vergonha resulte da contravenção das regras estabelecidas pela sociedade. Dessa maneira, fica-se preocupado em não ser *visto* fazendo alguma coisa que a sociedade condena. Essa é a razão pela qual a vergonha algumas vezes pode produzir consequências extremas, como quando homens de negócios japoneses se suicidam quando se desonram socialmente.

Provavelmente, também é por isso que, para o chinês, a raiva represente papel tão proeminente nas causas emocionais de doença. A raiva é provavelmente a mais destruidora das emoções sob o ponto de vista social e uma emoção que potencialmente pode desafiar e romper as ordens social e hierárquica. O cavalheiro confuciano nunca fica irritado, sendo *vergonhoso* ser visto irado.

Entretanto, a vergonha também é comum no ocidente e, eu diria mais, nos países protestantes com uma tradição puritana forte.

A vergonha é direcionada para dentro. Os objetos da vergonha são as próprias ações do indivíduo; ela é ditada por critérios morais e tem avaliação negativa. O indivíduo é responsável e censurável. Como na raiva, a vergonha envolve uma mitologia tribunal, de lei e julgamento, acusação e castigo. Na vergonha, ao contrário da raiva, o indivíduo lança a si mesmo na posição incômoda de acusado, em lugar de juiz, porém um acusado que admitiu abertamente seu crime e está disposto a aceitar castigo para isso.

A vergonha é direcionada para dentro, e faz, portanto, o *Qi* estagnar, porém possivelmente também afundar (Fig. 10.26). De fato, o afundamento do *Qi* é um resul-

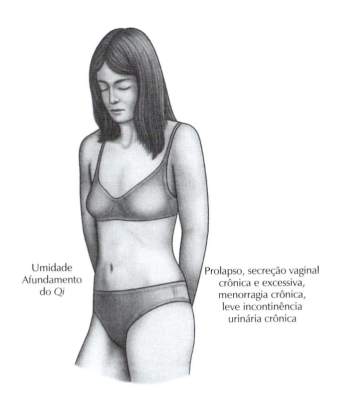

Figura 10.26 – Quadro clínico da vergonha.

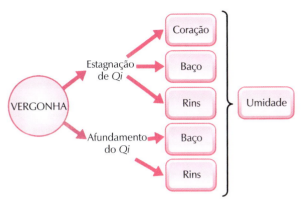

Figura 10.27 – Efeito da vergonha.

tado muito comum da vergonha; muitas vezes, a Umidade também acompanha a vergonha. Ao sentir vergonha, a pessoa se sente "suja", e "sujeira" é característica da Umidade. Em minha experiência, com frequência, a vergonha manifesta-se com afundamento do *Qi* e Umidade, por exemplo, prolapso de órgãos, secreção vaginal crônica e persistente, sangramento menstrual excessivo crônico proveniente do afundamento do *Qi* do Baço e do Rim e leve incontinência urinária crônica (Fig. 10.27).

Resumo

Vergonha
- Vergonha é uma emoção comum nos pacientes ocidentais
- Pode ser causada pelo fato de o indivíduo sentir-se envergonhado de seu comportamento, mas, em geral, a vergonha é um sentimento inato devido à educação recebida
- A vergonha é assoberbante e autodestruidora, extremamente defensiva e impotente
- A vergonha está mais relacionada ao lugar do indivíduo na sociedade, o que as pessoas pensam sobre nós, o sentimento que se deve ocultar pelo fato de se ter feito algo errado, algo que a sociedade condena, algo "sujo". Ao contrário, em tais situações, sentimos culpa mesmo se ninguém nos viu fazendo algo "errado"
- Com culpa, *ouvimos* uma voz que nos condena; com vergonha, *vemos* as pessoas que nos condenam
- A vergonha é direcionada para dentro e faz, portanto, o *Qi* estagnar, porém possivelmente também afundar. De fato, o afundamento do *Qi* é um resultado frequente da vergonha; Umidade também acompanha frequentemente a vergonha
- Quando o indivíduo sente vergonha, ele sente-se "sujo", e a "sujeira" é característica da Umidade

---

Patologia do Qi e do Fogo Ministerial nos Problemas Emocionais

Em primeiro lugar, discutirei o efeito do estresse emocional no *Qi* do corpo e, depois, explorarei a patologia do Fogo Ministerial nos problemas emocionais.

Efeito das Emoções no Qi do Corpo

Desequilíbrio do Qi nos Problemas Emocionais

O primeiro efeito do estresse emocional é afetar a circulação do *Qi*. No Mecanismo do *Qi*, o *Qi* circula na direção correta em cada trajeto determinado. Em cada parte do corpo, o *Qi* sobe ou desce e entra ou sai na devida direção, como apropriado. A ascendência/descendência e entrada/saída corretas de *Qi* no Mecanismo do *Qi* assegura o fluxo uniforme do *Qi*.

A tensão emocional desequilibra a ascendência/descendência e a entrada/saída do *Qi*, e cada emoção afeta a circulação do *Qi* de modo diferente, da seguinte maneira (Fig. 10.28):

- Raiva faz o *Qi* subir.
- Alegria retarda o *Qi*.
- Tristeza dissolve o *Qi*.
- Preocupação prende o *Qi*.
- Excesso de pensamento prende o *Qi*.
- Medo faz o *Qi* descender.
- Choque dispersa o *Qi*.

Na Figura 10.28, as setas sólidas indicam o movimento fisiológico do *Qi*, ao passo que as linhas pontilhadas indicam o movimento patológico do *Qi* induzido pelo estresse emocional.

O *Questões Simples*, no capítulo 39, descreve: *"A raiva faz o* Qi *subir, a alegria retarda o* Qi. *A tristeza dissolve o* Qi, *o medo faz o* Qi *descender... o choque dispersa o* Qi... *o excesso de pensamento prende o* Qi*"*[36]. Porém, a afirmação anterior não representa as únicas palavras usadas no *Clássico do Imperador Amarelo* para descrever o efeito das emoções.

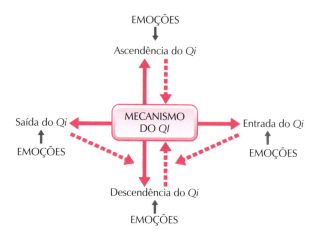

FIGURA 10.28 – Efeito das emoções no *Qi*.

Dr. Chen Yan, em *A Treatise on the Three Categories of Causes of Diseases* (1174), diz: "*A alegria dispersa, a raiva levanta, a preocupação deixa o* Qi *não uniforme, excesso de pensamento prende, a tristeza torna o* Qi *tenso, o medo afunda o* Qi, *o choque o move*"[37].

O efeito de cada emoção no *Qi* não deve ser interpretado muito restritivamente, uma vez que, em certos casos, a pressão emocional pode ter efeito diferente no *Qi* do que aquele esboçado anteriormente. Por exemplo, diz-se que o medo faz o *Qi* descender e pode causar enurese, incontinência urinária ou diarreia, pois o Rim controla os dois orifícios inferiores (uretra e ânus). Esse fato é com certeza verdadeiro para os casos de medo extremo e repentino, o que pode causar incontinência urinária ou diarreia ou, no caso de crianças, quando a ansiedade em uma certa situação familiar pode causar enurese.

Entretanto, o efeito do medo sobre o *Qi* depende também do estado do Coração. Se o Coração estiver forte, o medo fará o *Qi* descender; porém, se o Coração estiver fraco, fará o *Qi* subir na forma de Calor por Deficiência. Isso é mais comum em idosos e mulheres. Em tais casos, medo e ansiedade podem debilitar *Yin* do Rim e gerar Calor por Deficiência do Coração com sintomas como palpitações, insônia, transpiração noturna, boca seca, face vermelha e pulso Rápido.

Nota Clínica

- O efeito de cada emoção na direção do fluxo do *Qi* não deve ser interpretado muito rigidamente, uma vez que ocasionalmente uma emoção pode ter um efeito sobre o *Qi* que é diferente do considerado "normal". Por exemplo, o medo pode provocar a ascendência do *Qi*

Efeitos das Emoções em Órgãos Internos

Como indicado anteriormente, cada emoção afeta um ou mais órgãos da seguinte maneira:

- Raiva (inclusive frustração e ressentimento) afeta o Fígado.
- Alegria afeta o Coração.
- Preocupação afeta Pulmão e Baço.
- Excesso de pensamento afeta Baço.
- Tristeza e aflição afetam Pulmão e Coração.
- Medo afeta o Rim.
- Choque afeta Rim e Coração.
- Amor afeta o Coração.
- Desejo afeta o Coração.
- Culpa afeta Rim e Coração.
- Vergonha afeta Coração e Baço.

Entretanto, o efeito de cada emoção não deve ser interpretado em um órgão correspondente muito restritivamente. Há citações do *Clássico Imperador Amarelo* que atribuem o efeito das emoções a órgãos diferentes daqueles há pouco mencionados. Por exemplo, o *Eixo Espiritual*, no capítulo 28 declara: "*Preocupação e excesso de pensamento agitam o Coração*"[38]. O *Questões Simples*, no capítulo 39, afirma: "*Tristeza agita o Coração*"[39].

Nota Clínica

- O efeito de cada emoção em um órgão correspondente não deve ser interpretado muito restritivamente. Por exemplo, a tristeza (que afeta normalmente o Pulmão) pode afetar o Sangue do Fígado, e a preocupação (que afeta normalmente o Pulmão) pode provocar a subida do *Yang* do Fígado, etc.

Realmente, o capítulo 216 inteiro do *Classic of Categories* (*Lei Jing*, 1624) é dedicado à discussão da influência de cada emoção em grupos de órgãos. O *Classic of Categories* declara[40]:

As cinco emoções interagem entre si causando doença; por exemplo, o excesso de alegria afeta o Coração, porém também pode afetar o Pulmão e prejudicar a Alma Corpórea [Po]. Excesso de alegria deriva do Coração, porém move-se ao Pulmão. Raiva afeta o Fígado, porém também a Vesícula Biliar; Fígado e Vesícula Biliar estão interior-exteriormente relacionados, e quando o Qi *do Fígado fica excessivo, ele afeta a Vesícula Biliar. [Quando houver raiva,] o Sangue corre ascendentemente e o* Qi, *descendentemente, e isso molesta o Coração. Às vezes, a raiva afeta o Rim e prejudica a Força de Vontade. Consequentemente, a raiva pode afetar Fígado, Vesícula Biliar, Coração e Rim. Excesso de pensamento pertence ao Baço, porém também afeta o Coração. O Coração é a Mãe do Baço; quando o* Qi *da Mãe não se mover livremente, ele afetará o Filho e, portanto, Baço e Coração serão afetados por excesso de pensamento. Preocupação pertence ao Pulmão, porém também afeta o Coração. A preocupação faz o* Qi *subir e pode afetar o Fígado; o Fígado se torna excessivamente ativo e invade o Baço. O Baço é, então, afetado pela preocupação, e essa condição prejudica o Intelecto [Yi]. Consequentemente, preocupação afeta Pulmão, Coração, Fígado e Baço.*

Dessa maneira, excesso de alegria, raiva, excesso de pensamento e preocupação afetam os seguintes órgãos:

- *Excesso de Alegria*: Coração e Pulmão.
- *Raiva*: Fígado, Vesícula Biliar, Coração e Rim.
- *Excesso de pensamento*: Baço e Coração.

- *Preocupação*: Pulmão, Coração, Fígado e Baço.
- *Medo*: Rim, Coração, Fígado, Baço e Estômago.

> **Nota Clínica**
>
> **Órgãos Múltiplos Afetados por Emoções**
> - *Excesso de alegria*: Coração e Pulmão
> - *Raiva*: Fígado, Vesícula Biliar, Coração e Rim
> - *Excesso de pensamento*: Baço e Coração
> - *Preocupação*: Pulmão, Coração, Fígado e Baço
> - *Medo*: Rim, Coração, Fígado, Baço e Estômago

O efeito de uma emoção num órgão também depende de outras circunstâncias e do fato de a emoção ser manifestada ou reprimida. Por exemplo, a raiva expressada afeta o Fígado (causando subida do *Yang* do Fígado); porém, a raiva que também é reprimida afeta o Coração. Se o indivíduo se irrita na hora das refeições (como infelizmente ocorre com frequência em certas famílias), a raiva afetará o Estômago e essa condição irá se manifestar com a qualidade do pulso em Corda na posição Média no lado direito.

O efeito de uma emoção também dependerá da característica constitucional do indivíduo. Por exemplo, se um indivíduo tem tendência à fraqueza constitucional do Coração (manifestada com fissura da linha média em toda língua, estendendo-se até a ponta), o medo afetará o Coração, em vez do Rim.

Além disso, todas as emoções, além de afetar diretamente o órgão correspondente, afetam indiretamente o Coração, pois o Coração abriga a Mente. Apenas o Coração, sendo responsável pela consciência e pela cognição, pode reconhecer e sentir o efeito do estresse emocional. Fei Bo Xiong (1800-1879) exprimiu isso muito claramente quando declarou[41]:

As sete emoções prejudicam os cinco órgãos Yin seletivamente, porém todos eles afetam o Coração. Alegria prejudica o Coração... Raiva prejudica o Fígado; o Fígado não pode reconhecer a raiva, porém o Coração sim; por isso, afeta Fígado e Coração. Preocupação prejudica o Pulmão; o Pulmão não pode reconhecê-la, porém o Coração pode; daí, afeta Pulmão e Coração. Excesso de pensamento prejudica o Baço; o Baço não pode reconhecê-lo, porém o Coração pode, consequentemente, afeta Baço e Coração.

Yu Chang, no *Principles of Medical Practice* (1658), afirmou[42]:

A preocupação agita o Coração e tem repercussões no Pulmão; o excesso de pensamento agita o Coração e tem repercussões no Baço; a raiva agita o Coração e tem repercussões no Fígado; o medo agita o Coração e tem repercussões no Rim. Então, todas as cinco emoções [inclusive alegria] afetam o Coração.

O capítulo 28 do *Eixo Espiritual* também diz que todas as emoções afetam o Coração[43]:

O Coração é o Mestre dos cinco órgãos Yin e dos seis Yang... tristeza, choque e preocupação agitam o Coração; quando o Coração estiver agitado, o cinco órgãos Yin e os seis Yang ficarão abalados.

A escrita chinesa confirma claramente a ideia de que todas as emoções afetam o Coração, pois os caracteres de todas as sete emoções são baseados no radical de "coração". Este é provavelmente o aspecto mais importante das funções do Coração e a principal razão para que ele seja comparado ao "monarca".

A maneira pela qual todas as emoções também afligem o Coração explica a razão da ponta da língua vermelha, indicando Calor do Coração, ser comumente observada mesmo em problemas emocionais relacionados a outros órgãos.

Os principais efeitos do estresse emocional são estagnação do Qi, estagnação do Sangue, Calor ou Fogo e Umidade ou Fleuma, os quais são discutidos adiante.

Estagnação do Qi

O primeiro efeito do estresse emocional no corpo é abalar circulação e direção adequadas do Qi. O Qi é não substancial, e a Mente, com suas energias mentais e emocionais, é o tipo mais não material de Qi. Torna-se, assim, natural que o estresse emocional que afeta a Mente prejudique a circulação do Qi e, em primeiro lugar, rompa o Mecanismo do Qi. Embora cada emoção tenha um efeito particular no Qi (por exemplo, a raiva o faz subir, a tristeza o esvazia), depois de certo tempo, todas as emoções têm uma tendência a causar alguma estagnação de Qi (Fig. 10.29).

Mesmo as emoções que esvaziam o Qi, como a tristeza, podem causar alguma estagnação de Qi, pois se o Qi fica deficiente, não pode circular corretamente e, portanto, tende a se estagnar. Por exemplo, a tristeza esvazia o Qi do Pulmão no tórax; o Qi deficiente no tórax não circula corretamente e causa alguma estagnação do Qi no tórax.

Os padrões de estagnação do Qi do Coração e do Qi do Pulmão não são mencionados frequentemente, porém são muito comuns nos problemas mentais e emocionais e, por essa razão, são transmitidos a seguir.

Estagnação do Qi do Coração

Manifestações Clínicas

Palpitações, sensação de distensão ou opressão do tórax, depressão, ligeira sensação de caroço na garganta, respiração curta, suspiro, pouco apetite, distensões torácica e epigástrica superior, aversão a deitar-se, membros fracos e frios, lábios ligeiramente purpúreos, compleição pálida.

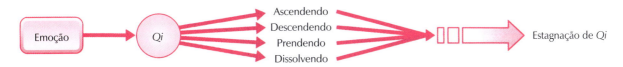

Figura 10.29 – Estagnação do *Qi* por estresse emocional.

Língua: ligeiramente Pálida e Púrpura nas laterais na área do tórax.

Pulso: Vazio, porém muito ligeiramente Transbordante na posição Anterior esquerda.

Acupuntura

PONTOS C-5 (*Tongli*), C-7 (*Shenmen*), PC-6 (*Neiguan*), REN-15 (*Jiuwei*), REN-17 (*Shanzhong*), P-7 (*Lieque*), E-40 (*Fenglong*), IG-4 (*Hegu*).

Fitoterapia

PRESCRIÇÕES

MU XIANG LIU QI YIN – Decocção de *Aucklandia* para o *Qi* Fluir.

BAN XIA HOU PO TANG – Decocção de *Pinellia-Magnolia*.

REMÉDIO DOS TRÊS TESOUROS Abrir o Coração.

Estagnação do Qi do Pulmão

Manifestações Clínicas

Sensação de caroço na garganta, dificuldade para engolir, sensação de opressão ou distensão do tórax, ligeira falta de ar, suspiro, tristeza, ansiedade moderada, depressão.

Língua: ligeiramente Vermelha nas laterais nas áreas do tórax.

Pulso: muito ligeiramente Tenso na posição Anterior direita.

Acupuntura

PONTOS P-7 (*Lieque*), E-40 (*Fenglong*), REN-15 (*Jiuwei*), PC-6 (*Neiguan*).

Fitoterapia

PRESCRIÇÃO BAN XIA HOU PO TANG – Decocção de *Pinellia-Magnolia*.

REMÉDIO DOS TRÊS TESOUROS Abrir o Coração.

Estagnação de Sangue

Quando o *Qi* estagnar, pode, com o passar do tempo, gerar estagnação de Sangue, especialmente em mulheres. Estagnação de Sangue afeta particularmente Coração, Fígado e Útero.

Depois da estagnação do *Qi*, raiva e culpa são particularmente propensas a gerar estagnação de Sangue. Porém, outras emoções, como tristeza, aflição e preocupação, também podem gerar estagnação de Sangue no tórax depois de um período de estagnação de *Qi*. Especialmente nas mulheres, a estagnação do *Qi* nas mamas, proveniente de tristeza e aflição, pode gerar estagnação de Sangue e nódulos mamários.

Calor ou Fogo

A estagnação do *Qi* também pode gerar Calor, e a maioria das emoções pode, depois de um período prolongado, gerar subida do Calor ou do Fogo. Há uma máxima em medicina chinesa: "As cinco emoções podem se transformar em Fogo". Essa afirmação ocorre em virtude de a maioria das emoções poder causar estagnação do *Qi*, e quando o *Qi* é comprimido desse modo durante um determinado tempo, ele cria Calor, da mesma maneira que a temperatura de um gás aumenta quando sua pressão é aumentada.

Por essa razão, muitas vezes, quando alguém sofreu de problemas emocionais por período prolongado, há sinais de Calor, os quais podem se localizar em Fígado, Coração, Pulmão ou Rim (no caso deste último órgão, Calor por Deficiência). Isso é frequentemente observado na língua, que fica vermelha ou vermelho-escura e seca e, em geral, apresenta ponta vermelha. A ponta vermelha da língua é um sinal muito comum na prática, o qual sempre é um indicador seguro de que o paciente está submetido a algum estresse emocional.

Com o passar do tempo, o Calor pode se transformar em Fogo, que é mais intenso, mais secante e afeta mais a Mente. Portanto, o estresse emocional pode, com o tempo, causar Fogo, que, por sua vez, molesta a Mente, causando agitação e ansiedade.

Umidade ou Fleuma

Finalmente, o rompimento do *Qi* no Mecanismo do *Qi* causado por emoções pode, com o tempo, gerar também a formação de Fleuma. Como o movimento apropriado do *Qi* no Mecanismo do *Qi* é essencial para transformar, transportar e excretar os fluidos, o rompimento no movimento do *Qi* pode resultar na formação de Umidade ou Fleuma. A Fleuma, por sua vez, obstrui os orifícios da Mente e se torna causa adicional de perturbações emocional e mental.

A Figura 10.30 resume o efeito das emoções no *Qi* e no Sangue.

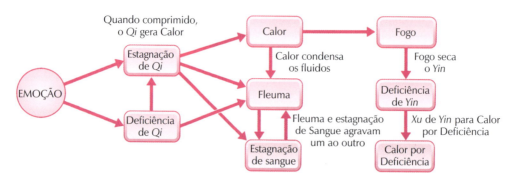

FIGURA 10.30 – Resumo do efeito das emoções no *Qi* e no Sangue.

Nota Clínica

Cinco Pontos para Lembrar
- Não interpretar rigidamente também a relação entre um órgão e uma emoção (por exemplo, a tristeza pode afetar o Fígado)
- Não interpretar também rigidamente a relação entre uma emoção e seu efeito no *Qi* (por exemplo, o medo pode fazer *Qi* ascender)
- Todas as emoções afetam o Coração
- Outros órgãos além do Fígado sofrem de estagnação de *Qi* decorrente do estresse emocional (por exemplo, Coração e Pulmão)
- A estagnação do *Qi* não deriva apenas da raiva, porém pode também ser proveniente de tristeza, aflição, preocupação, excesso de pensamento, culpa e vergonha – na realidade, de qualquer emoção

Resumo

Efeito das Emoções no *Qi* do Corpo
- Emoções rompem a direção apropriada do movimento de *Qi* (por exemplo, a raiva faz o *Qi* ascender, o medo faz o *Qi* descender)
- Cada emoção afeta um determinado órgão (por exemplo, raiva afeta Fígado, medo afeta Rim)
- Todas as emoções afetam o Coração
- Após o rompimento da direção apropriada do fluxo, todas as emoções geram alguma estagnação do *Qi*
- Nos problemas emocionais, a estagnação do *Qi* afeta não apenas o Fígado, mas também outros órgãos (especialmente Pulmão e Coração)
- Outras consequências do rompimento do Mecanismo do *Qi* resultante do estresse emocional são estagnação de Sangue, Calor, Umidade e Fleuma

Patologia do Fogo Ministerial nos Problemas Emocionais

O Fogo Ministerial refere-se ao Fogo fisiológico do Rim. O Fogo Ministerial é a força motriz de todas as atividades funcionais do corpo, sendo o Fogo fisiológico que é essencial à vida.

O Fogo Ministerial deveria ser "ocultado" em seu lugar de descanso no Aquecedor Inferior. Em outras palavras, levando adiante sua função de aquecer o corpo, mas sem a criação de sinais e sintomas visíveis de Calor.

A importância da natureza do Fogo do Fogo Ministerial é que ele proporciona o calor para todas as nossas funções corporais e para a própria Essência do Rim. O Rim é diferente de qualquer outro órgão pelo fato de ser a origem da Água e do Fogo do corpo, *Yin* Primário e *Yang* Primário (Fig. 10.31). O Fogo Ministerial é a incorporação do Fogo dentro do Rim, sendo um tipo especial de Fogo pelo fato de, além de não extinguir a Água, poder realmente produzir Água.

O Fogo Ministerial do Rim complementa a qualidade *Yin* da Essência do Rim (Fig. 10.32).

Esse "Fogo Ministerial" é bastante diferente do "Fogo Ministerial" do Pericárdio, e essas diferenças serão exploradas adiante. A esse respeito, a teoria do Fogo

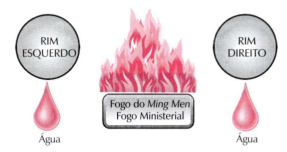

Figura 10.31 – Fogo Ministerial e Rim.

Ministerial discorda da teoria dos Cinco Elementos, de acordo com a qual o "Fogo Ministerial" é o Triplo Aquecedor e o Pericárdio.

Nota Clínica

- O Fogo Ministerial é o Fogo fisiológico do Rim, que proporciona o calor necessário para todos os processos fisiológicos do corpo. Ele deveria ser "ocultado" no Aquecedor Inferior, levando adiante sua função de aquecimento, sem se manifestar
- Embora o ponto DU-4 (*Mingmen*) seja específico para tonificar Fogo da Porta da Vida e Fogo Ministerial (como seu nome sugere), prefiro empregar o ponto REN-4 (*Guanyuan*)

As principais funções do Fogo Ministerial são descritas a seguir:

- É a Raiz do *Qi* Original (*Yuan Qi*).
- É a Fonte do Fogo (fisiológico) para todos os órgãos internos.
- Aquece Aquecedor Inferior e Bexiga.
- Aquece Estômago e Baço para ajudar digestão.
- Harmoniza a função sexual e aquece Essência e Útero.
- Auxilia a função do Rim de recepção de *Qi*.
- Auxilia a função do Coração em abrigar a Mente.

No contexto dos problemas mentais e emocionais, a importância do Fogo Ministerial se refere ao fato de ele ser frequente e facilmente "mexido" pelo estresse emocional, com a criação de Calor e um movimento ascendente do *Qi*, o qual sobe para perturbar Coração e Pericárdio. Como vimos no estresse emocional, o Calor com frequência é o resultado da estagnação do *Qi*; entretanto, em minha experiência, ele pode também surgir independentemente, sem a precedente estagnação do *Qi*.

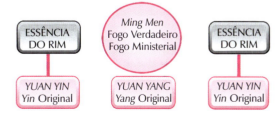

Figura 10.32 – Fogo Ministerial e Essência do Rim.

> **Nota Clínica**
> - Nos problemas mentais e emocionais, o Fogo Ministerial é frequente e facilmente "mexido" pelo estresse emocional, com a criação de Calor e um movimento ascendente do *Qi*, que sobe para perturbar Coração e Pericárdio
> - Para dominar a subida do Fogo Ministerial nos problemas emocionais, devem-se empregar pontos do Coração e do Pericárdio, tais como C-5 (*Tongli*) e PC-7 (*Daling*). Além disso, tonificar o Fogo Ministerial fisiológico com pontos como REN-4 (*Guanyuan*) também ajudará a retornar o Fogo Ministerial a seu lugar "oculto" e, então, acalmar a Mente

Quando o Calor é formado sob a influência do estresse emocional, o Fogo Ministerial torna-se patológico; ele é "mexido" fora de sua residência no Aquecedor Inferior e flui ascendentemente ao Coração e ao Pericárdio (Fig. 10.33). Alguns livros chineses dizem, na verdade, que o Fogo Ministerial fisiológico deve ficar oculto no *Dan Tian* Inferior e não deve ser visível. Quando há Calor, o Fogo Ministerial é visível.

Quando o Fogo Ministerial é mexido em um estado patológico sob a influência do estresse emocional, podem aparecer três padrões de Calor:

- Calor por Excesso.
- Calor por Deficiência (decorrente de deficiência de *Yin*).
- Fogo *Yin*.

Calor por Excesso

O Calor por Excesso como resultado do estresse emocional deriva normalmente da estagnação do *Qi* a longo prazo; quando o *Qi* estagnar durante algum tempo, ele pode dar origem a Calor. Entretanto, no estresse emocional, o Calor pode ser formado também independentemente; por exemplo, ele pode acontecer com raiva, alegria, amor ou desejo.

A principal manifestação de Calor por Excesso apresenta-se na língua: que fica Vermelha e com revestimento amarelo. Se o corpo da língua apresenta-se Vermelho e há revestimento com raiz, existe Calor por Excesso (mesmo se o revestimento não estiver amarelo).

A outra manifestação importante apresenta-se no pulso: no Calor por Excesso, o pulso, em geral, fica Cheio (que pode incluir em Corda, Transbordante, Grande ou Firme). Pode também se apresentar Rápido, porém frequentemente não o é.

Outras manifestações clínicas incluem sensação de calor, sede, boca seca, insônia, agitação, inquietação mental e face vermelha.

O Calor por Excesso de qualquer órgão pode estimular excessivamente o vai e vem da Alma Etérea e conduzir a comportamento "maníaco", agitação, inquietação mental, insônia, hiperatividade e ansiedade.

> **Resumo**
> **Calor por Excesso Decorrente de Problemas Emocionais**
> - Sensação de calor, sede, boca seca, insônia, agitação, inquietação mental e face vermelha, comportamento "maníaco", hiperatividade, ansiedade, língua Vermelha com ponta vermelha e revestimento amarelo, pulso Transbordante-Rápido

Calor por Deficiência

Calor por Deficiência deriva da deficiência do *Yin*. É importante perceber que, embora o Calor por Deficiência derive eventualmente da deficiência do *Yin*, a deficiência do *Yin* pode ocorrer por muitos anos sem o Calor por Deficiência.

O Calor por Deficiência é visto em estresse emocional, quando este é combinado com excesso de trabalho, o qual gera deficiência do *Yin*. É uma situação relativamente comum em pacientes ocidentais. A combinação de excesso de trabalho com estresse emocional causa a deficiência de *Yin* e Calor por Deficiência. Assim, em tal caso, o Calor por Deficiência deriva de deficiência de *Yin*, porém é agravado por estresse emocional, que, em si, gera Calor. A maioria das vezes, o estresse emocional faz o Calor por Deficiência subir mais, causando agitação, face vermelha e sede.

No Calor por Deficiência, a língua apresenta-se Vermelha, porém sem revestimento (total ou parcialmente) ou com revestimento sem raiz. Assim, no Calor por Excesso, a língua é Vermelha com revestimento; no Calor por Deficiência, ela é Vermelha sem revestimento.

No Calor por Deficiência, o pulso apresenta-se Flutuante-Vazio e Rápido. Outras manifestações clínicas incluem sensação de calor à noite, boca seca com desejo de beber em pequenos goles, rubor malar, inquietação mental e insônia.

Como ocorre com Calor por Excesso, o Calor por Deficiência de qualquer órgão também pode estimular excessivamente o vai e vem da Alma Etérea, e gerar, portanto, comportamento "maníaco", vaga inquietação mental, insônia, intranquilidade e ansiedade.

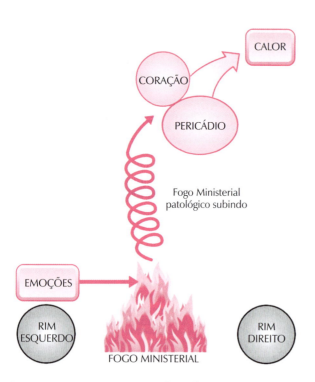

Figura 10.33 – Fogo Ministerial patológico.

A inquietação mental proveniente do Calor por Deficiência manifesta-se de maneira diferente do que a do Calor por Excesso. No Calor por Deficiência, o paciente tem sentimentos vagos de ansiedade e inquietação, que também se manifestam mais à noite.

> **Resumo**
>
> **Calor por Deficiência Decorrente de Problemas Emocionais**
> - Sensação de calor à noite, boca seca com desejo de beber em pequenos goles, rubor malar, insônia, comportamento "maníaco", vaga inquietação mental, intranquilidade, ansiedade, língua Vermelha sem revestimento (ou parcialmente sem revestimento) com ponta vermelha, pulso Flutuante-Vazio e Rápido

Fogo Yin

O conceito de Fogo *Yin* foi introduzido por Li Dong Yuan em seu livro *Discussion of Stomach and Spleen* (*Pi Wei Lun*, 1246). Dr. Li diz que, como resultado de dieta imprópria e sobrecarga de trabalho, o *Qi* Original (*Yuan Qi*) fica fraco no Aquecedor Inferior. Essa situação faz o paciente se sentir cansado e frequentemente frio. Quando o paciente também estiver sujeito a estresse emocional, o Fogo Ministerial é mexido, torna-se patológico e deixa seu lugar "oculto" no *Dan Tian* Inferior.

Além disso, como Fogo Ministerial e *Qi* Original residem no mesmo lugar no *Dan Tian* Inferior, o Fogo Ministerial patológico desloca e enfraquece ainda mais o *Qi* Original (Fig. 10.34). Dr. Li disse que o Fogo Ministerial patológico se torna um "ladrão" do *Qi* original. A estimulação do Fogo Ministerial patológico ascendentemente causa alguns sintomas de Calor na parte superior do corpo, como face vermelha e aftas. A isso, ele chamou "Fogo *Yin*"; o Fogo *Yin* não é nem Calor por Excesso nem Calor por Deficiência, porém simplesmente um tipo diferente de Calor que deriva de deficiência do *Qi* Original. Segue que o Fogo *Yin* não é tratado pela eliminação do Calor ou drenagem do Fogo, mas por tonificar do *Qi* Original e eliminar suavemente o Calor acima.

A patologia do Fogo *Yin* é posteriormente complicada por Umidade e igualmente por uma patologia do Aquecedor Médio (Fig. 10.35). Quando o Baço estiver deficiente, forma-se Umidade, a qual se infunde ao Aquecedor Inferior. No Aquecedor Inferior, ela "submerge" *Qi* Original e Fogo Ministerial, deslocando o Fogo Ministerial do lugar (Aquecedor Inferior) onde deveria ficar "oculto".

O Aquecedor Médio também tem Umidade; o *Qi* do Baço (ou mesmo o *Yang* do Baço) fica deficiente e falha em ascender. Por isso, *Bu Zhong Yi Qi Tang* (Decocção para Tonificar o Centro e Beneficiar o *Qi*) é empregada para elevar o *Qi* do Baço e aquecer o *Yang* do Baço, de maneira que a Umidade já não se infunda para baixo em direção ao Aquecedor Inferior. Quando o Aquecedor Inferior fica aberto e desbloqueado da Umidade, o Fogo Ministerial voltará a seu lugar oculto no Aquecedor Inferior, eliminando os sintomas de Fogo *Yin*.

Bu Zhong Yi Qi Tang elimina o Fogo *Yin* por meio de tonificação do *Qi* Original com *Ren Shen* (*Radix Ginseng*) e elimina suavemente o Calor acima com *Chai Hu* (*Radix Bupleuri*) e *Sheng Ma* (*Rhizoma Cimicifugae*).

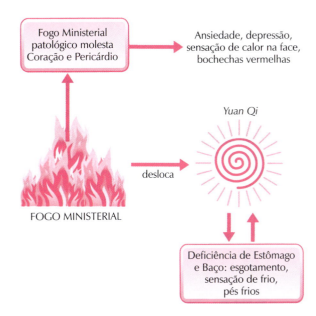

Figura 10.34 – Patologia de Fogo *Yin*.

Qualquer emoção pode gerar Fogo *Yin*, uma vez que todas as emoções podem exteriorizar o Fogo Ministerial de seu lugar de residência no *Dan Tian* Inferior. Todas as emoções causam estagnação do *Qi*, que, por sua vez, gera eventualmente algum Calor. A situação pode ser agravada pela presença de Umidade no Aquecedor Inferior (como acontece com o sentimento de vergonha). Isso responde por sintomas de Calor nos problemas mentais e emocionais, que podem opor-se à classificação de Calor por Excesso ou por Deficiência; isso acontece quando houver sintomas de Calor acima (face vermelha, sede, sensação de calor na face) e Frio abaixo (pés frios, sensação geral de frio); tal situação é decorrente do Fogo *Yin*.

O estresse emocional gera Fogo *Yin*, mais provavelmente quando estiver combinado com excesso de trabalho e irregularidade alimentar.

O tratamento de acupuntura do estresse emocional, manifestando-se com Fogo *Yin*, deve ser baseado nos seguintes passos:

- Tonificar o *Qi* Original: REN-4 (*Guanyuan*).
- Levantar o *Qi*: DU-20 (*Baihui*), REN-6 (*Qihai*).
- Eliminar o Calor na parte superior do corpo: PC-8 (*Laogong*), PC-7 (*Daling*), IG-4 (*Hegu*), P-7 (*Lieque*), REN-15 (*Jiuwei*).
- Acalmar a Mente: DU-24 (*Shenting*), DU-19 (*Houding*), C-5 (*Tongli*).
- Regular o Triplo Aquecedor: TA-6 (*Zhigou*), TA-5 (*Waiguan*).

> **Resumo**
>
> **Fogo *Yin* Decorrente de Problemas Emocionais**
> - Face vermelha; sede; sensação de calor na face; depressão; ansiedade; cansaço geral; pés frios; sensação de frio geral; ponta da língua vermelha, porém língua Pálida; pulso Fraco

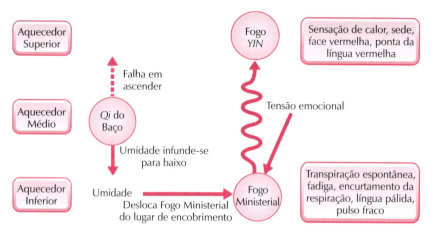

FIGURA 10.35 – Patologia de Fogo *Yin* e Umidade.

O Pericárdio nos Problemas Mentais e Emocionais

No contexto dos problemas mentais e emocionais é importante explorar a natureza do Pericárdio, como ele se relaciona com o "Fogo Ministerial" e que conexão (se houver) há entre este "Fogo Ministerial", no contexto dos Cinco Elementos, e o Fogo Ministerial do Rim.

O *Questões Simples*, no capítulo 8, diz: *"O Pericárdio é o embaixador, e dele deriva alegria e felicidade"*[44]. Como o Coração, o Pericárdio abriga a Mente e, portanto, influencia profundamente nossos estados mental e emocional. Por exemplo, uma deficiência de Sangue afetará o Pericárdio, como também o Coração, tornando o indivíduo deprimido e ligeiramente ansioso. O Calor no Sangue agitará o Pericárdio e deixará o indivíduo agitado e inquieto. A Fleuma que obstrui o Pericárdio também obstruirá a Mente, causando confusão mental.

A função do Pericárdio nos planos mental e emocional pode ser percebida como o equivalente psíquico de sua função física de mover *Qi* e Sangue no tórax; da mesma maneira que o faz nos níveis físico, mental e emocional, o Pericárdio é responsável pelo "movimento" em direção aos outros, isto é, nos relacionamentos (Fig. 10.36).

Uma vez que o Pericárdio está relacionado ao Fígado no canal *Yin* Terminal, esse "movimento" também é relacionado ao "movimento" da Alma Etérea do ego em direção aos outros nos relacionamentos sociais e nas interações familiares. Por isso, nos níveis mental e emocional, o Pericárdio é particularmente responsável por uma interação saudável com outras pessoas em reunião social, no amor e nos relacionamentos familiares.

O lugar singular que o Pericárdio ocupa na patologia e no tratamento dos problemas mentais e emocionais é, em parte, devido à sua participação de Fogo (já que ele é o "Fogo Ministerial" que auxilia o Fogo Imperador do Coração) e Madeira (com o Fígado no *Yin* Terminal). Participando da Madeira e da Alma Etérea, ele proporciona o "movimento" da Mente em relação aos outros, isto é, desempenha um importante papel nos relacionamentos. No nível físico, o Pericárdio move *Qi* e Sangue no tórax (Fig. 10.37).

Além disso, a natureza "movente" do Pericárdio também é aumentada por sua relação com o Triplo Aquecedor como um canal (nos canais do "Fogo Ministerial").

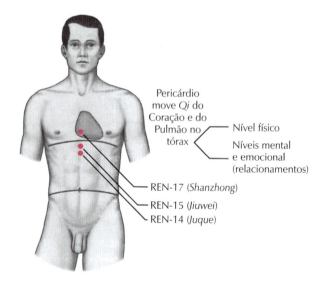

FIGURA 10.36 – Ação movente do Pericárdio. REN = *Ren Mai*.

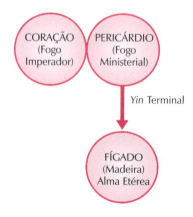

FIGURA 10.37 – Natureza de Fogo e Madeira do Pericárdio.

Como o Triplo Aquecedor é responsável pelo fluxo livre do *Qi* (junto com o Fígado), a relação do Pericárdio com o Triplo Aquecedor responde por sua ação em mover *Qi* e Sangue e por suas funções mental e emocional de "movimento" em relação aos outros (Fig. 10.38).

O Pericárdio abriga a Mente (com o Coração), e sua patologia inclui os aspectos relatados a seguir:

- Deficiência de Sangue do Pericárdio causará depressão e ansiedade leve.
- Calor do Sangue do Pericárdio causará ansiedade, insônia e agitação.
- Fleuma no Pericárdio causará confusão mental e, em casos graves, doença mental.
- Pericárdio afeta problemas emocionais decorrentes de problemas de relacionamento.

"Fogo Ministerial" é o Fogo da Porta da Vida (*Ming Men*). Como vimos anteriormente, esse Fogo é essencial ao funcionamento saudável do corpo.

Embora muitos médicos, como Zhu Zhen Heng (1281-1358), tenham identificado o "Fogo Ministerial" com o Fogo da Porta da Vida (*Ming Men*) (e, portanto, com o Rim), outros, como Zhang Jie Bin (1563-1640), identificaram o "Fogo Ministerial" com os órgãos internos, tais como Rim, Fígado, Triplo Aquecedor, Vesícula Biliar e Pericárdio.

Assim, puramente sob a perspectiva dos Cinco Elementos, o Pericárdio pertence ao Fogo Ministerial (com o Triplo Aquecedor), comparado com o Fogo Imperador do Coração; ao passo que, sob a perspectiva dos órgãos internos, o Fogo Ministerial é o Fogo da Porta da Vida (*Ming Men*) pertencente ao Rim.

Entretanto, há uma conexão entre as duas visões, já que o Fogo Ministerial do Rim flui até Fígado, Vesícula Biliar e Pericárdio. Em patologia, esse fato tem ainda maior relevância, uma vez que o Fogo Ministerial patológico do Rim (impelido por estresse emocional) inflama-se para molestar o Pericárdio, causando inquietação mental, agitação, ansiedade e insônia.

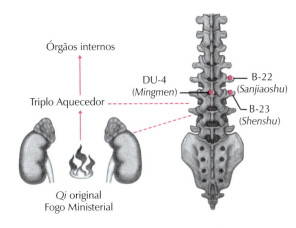

Figura 10.39 – Fogo Ministerial e *Qi* Original que emergem pelo Triplo Aquecedor. B = Bexiga; DU = *Du Mai*.

De fato, é dito que Fogo Ministerial e *Qi* Original emergem entre os Rins pelo "intermediário" do Triplo Aquecedor (Fig. 10.39). Não é por casualidade que o ponto de Transporte Dorsal do Triplo Aquecedor está situado nas costas, no B-22 (*Sanjiaoshu*), num espaço vertebral sobre o ponto de Transporte Dorsal do Rim, B-23 (*Shenshu*), e o ponto DU-4 (*Mingmen*); realmente, isso reflete o fato de que o Fogo Ministerial emerge do espaço entre os Rins pelo Triplo Aquecedor.

Na realidade, é dito que o Fogo Ministerial do Rim vai ascendentemente ao Fígado, à Vesícula Biliar e ao Pericárdio (Fig. 10.40). O Fogo Ministerial subindo é comparado ao "Dragão de Fogo voando ao topo de uma montanha alta" e, descendo ao Rim, é comparado ao "Dragão de Fogo imergindo no mar profundo" (Fig. 10.41).

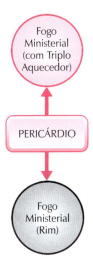

Figura 10.38 – Relação do Pericárdio com Coração e Triplo Aquecedor.

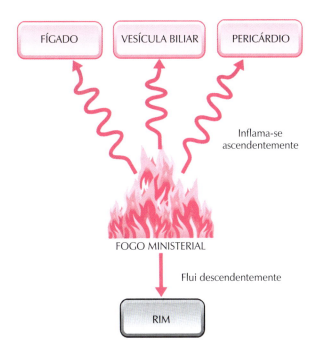

Figura 10.40 – Relação entre Fogo Ministerial, Rim e Pericárdio.

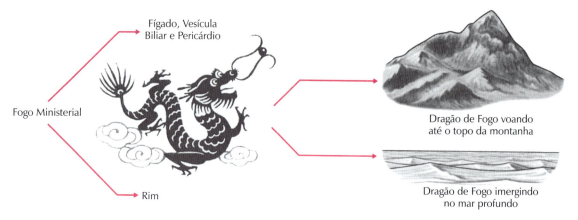

Figura 10.41 – Fogo Ministerial fluindo ascendentemente ao Fígado, à Vesícula Biliar e ao Pericárdio e, descendentemente, ao Rim.

O fato de o Fogo Ministerial do Rim fluir até o Pericárdio pode explicar a tarefa deste órgão em relação ao "Fogo Ministerial" nas relações dos Cinco Elementos.

Resumo

Pericárdio e Fogo Ministerial do Rim
- O Pericárdio pertence ao Fogo Ministerial junto com o Triplo Aquecedor (em termos de canais)
- O Pericárdio pertence ao Fogo Ministerial junto com o Rim, uma vez que o Fogo Ministerial se origina aí
- O Fogo Ministerial inflama-se ascendentemente ao Fígado, à Vesícula Biliar e ao Pericárdio, e flui descendentemente ao Rim
- Sob a perspectiva dos Cinco Elementos, o Pericárdio pertence aos canais de Fogo Ministerial, junto com o Triplo Aquecedor
- Sob a perspectiva do órgão, o Fogo Ministerial origina-se do Rim
- Em problemas emocionais, o Fogo Ministerial patológico agita-se ascendentemente para molestar o Pericárdio

Muitos pontos do canal do Pericárdio têm profunda influência no estado mental e são frequentemente empregados nos problemas mentais e emocionais. Em particular, o Pericárdio influencia os relacionamentos de um indivíduo com outras pessoas, e os pontos em seu canal são muitas vezes utilizados para tratar problemas emocionais causados por dificuldades de relacionamento (por exemplo, PC-7 [*Daling*]).

Nota Clínica

Ação dos pontos do Pericárdio
- PC-6 (*Neiguan*) estimula o vai e vem da Alma Etérea, eleva o humor e trata depressão
- PC-7 (*Daling*) restringe o vai e vem da Alma Etérea, resolve a Alma Etérea, acalma a Mente e resolve a ansiedade
- PC-5 (*Jianshi*) resolve Fleuma do Pericárdio para tratar confusão mental

Pode-se dizer que a função protetora do Pericárdio em relação ao Coração tão frequentemente mencionada é refletida principalmente nas esferas mental e emocional em que o "Fogo Ministerial" do Pericárdio protege o "Fogo Imperador" do Coração.

O uso clínico do ponto PC-6 (*Neiguan*) deve ser explorado posteriormente. PC-6 (*Neiguan*) tem efeito sinérgico nas prescrições dos pontos de acupuntura. A adição do PC-6 para qualquer prescrição aumenta o efeito terapêutico.

Da mesma maneira que o PC-6 tem esse efeito no nível físico, ele tem efeito nos níveis mental e emocional, isto é, pode sustentar o efeito de uma combinação de pontos para tratar problemas mentais e emocionais.

Esse efeito do PC-6 é decorrente de vários fatores. Em primeiro lugar, afeta a Mente, mas como seu efeito na Mente difere do efeito do Coração? O Coração é mais *Yin*; governa o Sangue que abriga a Mente. O Pericárdio é mais *Yang*; é a cobertura externa do Coração e, portanto, controla o movimento do *Qi* nos níveis mental e emocional. Esse efeito no *Qi* também é decorrente de sua relação com o Fígado no *Yin* Terminal (*Jue Yin*).

Em segundo lugar, o canal do Pericárdio, sendo emparelhado com o canal do Fígado no canal *Yin* Terminal afeta o vai e vem da Alma Etérea; em especial, PC-6 pode estimular o vai e vem da Alma Etérea e, portanto, trata depressão.

Em terceiro lugar, o efeito "movente" do PC-6 ocorre também em decorrência do fato de ele ser o ponto de Conexão (*Luo*) do canal do Pericárdio. Como ponto de Conexão, ele afeta o Triplo Aquecedor; pode, portanto, mover o *Qi* do Triplo Aquecedor em todos os três Aquecedores e esse fato também tem efeitos mental e emocional.

Em quarto lugar, o Pericárdio pertence ao *Yin* Terminal, que é a "dobradiça" dos canais *Yin* (entre *Yin* Maior e *Yin* Menor). Sendo o ponto de Conexão e, portanto, a dobradiça entre *Yin* e *Yang*, PC-6 é a "dobradiça" da dobradiça; em sua capacidade como uma "dobradiça", conecta coisas. Nos níveis mental e emocional, isso significa que regula nossa capacidade para relacionamentos. Sua função de "dobradiça" é também relacionada ao fato de ele ser o ponto de abertura do Vaso *Yin* de Conexão (*Yin Wei Mai*), que une todos os canais *Yin*.

Nota Clínica

PC-6 (*Neiguan*)

- Tem efeito sinérgico nas prescrições dos pontos de acupuntura. A adição de PC-6 para qualquer prescrição aumenta o efeito terapêutico
- Em níveis mental e emocional, PC-6 pode apoiar o efeito de uma combinação de ponto para tratar problemas mentais e emocionais
- Move o *Qi* no nível emocional
- Estimula o vai e vem da Alma Etérea e, portanto, trata depressão
- Regula nossa capacidade para relacionamentos

Notas Finais

1. 1981 Ling Shu Jing 灵枢经 [Spiritual Axis]. People's Health Publishing House, Beijing, p. 24. Primeira publicação *c.* 100 a. C.
2. Ibid., p. 24.
3. Ibid., p 24.
4. 1979 Huang Di Nei Jing Su Wen 黄帝内经素问 [The Yellow Emperor's Classic of Internal Medicine – Simple Questions]. People's Health Publishing House, Beijing, pp. 150-151. Primeira publicação *c.* 100 a. C.
5. Ibid., p.339.
6. Spiritual Axis, p. 24.
7. Simple Questions, p. 222.
8. Ibid., p. 151.
9. Spiritual Axis, p. 24.
10. Ibid., p.11.
11. Simple Questions, p. 337.
12. Ibid., pp. 124-125.
13. Ibid., p. 150.
14. Spiritual Axis, p. 2 3.
15. Simple Questions, p. 37.
16. 1982 Lei Jing 类经 [Classic of Categories]. People's Health Publishing House, Beijing, p. 424. O *Classic of Categories* foi escrito por Zhang Jie Bin (também chamado de Zhang Jing Yue) e foi publicado primeiramente em 1624.
17. Spiritual Axis, p. 23.
18. Simple Questions, p. 221.
19. Ibid., p. 17.
20. Ibid., p. 221.
21. Ibid., p. 38.
22. ZhangYuan Kai 1985 Meng He Si Jia Yi Ti 孟河四家医集 [Meng He Medical Collection of Four Doctors]. Jiangsu Province Scientific Publishing House, Nanjing, p. 40.
23. Spiritual Axis, p. 24.
24. Ibid., p. 24.
25. Simple Questions, p. 222.
26. Ibid., p. 221.
27. Spiritual Axis, p. 24.
28. Comunicação pessoal do Dr. John Shen, Londres, 1982.
29. Simple Questions, p. 222.
30. Spiritual Axis, p. 24.
31. Simple Questions, p. 222.
32. International Bible Society 1984 Holy Bible, New International Version. Online. Disponível em: http://wwwbiblegateway.com
33. Ibid.
34. Ibid.
35. Ibid.
36. Simple Questions, p. 221.
37. Chen Yan 1174 San Yin Ji Yi Bing Zheng Fang Lun [ATreatise on the Three Categories of Causes of Diseases], citado no Wang Ke Qin 1988 Zhong Yi Shen Zhu Xue Shou 中医神主学说 [Theory of the Mind in Chinese Medicine]. Ancient Chinese Medical Texts Publishing House, Beijing, p. 55.
38. Spiritual Axis, p. 67.
39. Simple Questions, p. 221.
40. Classic of Categories, p. 424.
41. Medical Collection of Four Doctors, p. 40.
42. Principles of Medical Practice, citado em Theory of the Mind in Chinese Medicine, p. 34.
43. Spiritual Axis, p. 67.
44. Simple Questions, p. 58.

978-85-7241-817-1

Capítulo 11

精神病 病因 *Etiologia dos Problemas Mentais e Emocionais*

CONTEÚDO DO CAPÍTULO

Etiologia dos Problemas Mentais e Emocionais *261*

Constituição **262**

  Tipo Madeira *262*
  Tipo Fogo *262*
  Tipo Terra *263*
  Tipo Metal *264*
  Tipo Água *264*

Dieta **266**

  Consumo Excessivo de Alimentos de Energia
    Quente *266*
  Consumo Excessivo de Alimentos Produtores de
    Umidade *266*
  Consumo Excessivo de Alimentos de Energia
    Fria *266*
  Hábitos Irregulares de Alimentação *266*
  Alimentação Insuficiente *266*

Sobrecarga de Trabalho **266**

Atividade Sexual Excessiva **266**

Drogas **267**

Prevenção dos Problemas Mentais e Emocionais **268**

Etiologia dos Problemas Mentais e Emocionais

Neste capítulo, examinarei a etiologia dos problemas mentais e emocionais de acordo com os seguintes tópicos:

- Constituição.
- Dieta.
- Sobrecarga de trabalho.
- Atividade sexual excessiva.
- Drogas.
- Prevenção dos problemas mentais e emocionais.

Sob o assunto etiologia, examinarei os fatores etiológicos dos problemas mentais e emocionais diferentes do estresse emocional que foram discutidos no Capítulo 10. O estresse emocional é a principal causa dos problemas mentais e emocionais, e os outros fatores etiológicos (por exemplo, dieta) são normalmente apenas fatores contribuintes. Embora esteja discutindo os fatores etiológicos separadamente, com frequência, na prática, eles apresentam-se combinados. Para formular uma ideia dos fatores etiológicos envolvidos, é útil dividir a vida de um indivíduo em fases.

Normalmente é a sobreposição dos diferentes fatores causativos, cada um deles originários de períodos diferentes na vida do indivíduo, que leva ao desenvolvimento de problemas mentais e emocionais. É proveitoso formar uma ideia da origem dos problemas mentais e emocionais em termos de período. Para fazê-lo, pode-se dividir a vida de um indivíduo em três amplos períodos, cada um deles caracterizados por seus próprios fatores etiológicos específicos:

- Período no útero: constituição.
- Infância, até aproximadamente 18 anos: padrões de infância.
- Maioridade: emoções, dieta, excesso de trabalho, sexo, drogas.

Falando em termos gerais, as características herdadas afetam obviamente nossa vida no útero, o desenvolvimento juvenil afeta nossa infância, e os problemas emocionais, dieta, sexo e excesso de trabalho afetam nossa maioridade.

Vários dos padrões emocionais desenvolvidos pelos adultos são muitas vezes estabelecidos durante a infância. Isso pode ser decorrente de muitos fatores diferentes,

262 Etiologia dos Problemas Mentais e Emocionais

como relacionamento com os pais; falta de afeto demonstrado pelos pais; relacionamento com irmãos; briga entre o casal; estresse emocional colocado num filho pelos pais, os quais transferem todas as dificuldades para a criança; uma educação muito rigorosa e rígida; muitas demandas acadêmicas na escola; preferência dos pais por um dos filhos em relação aos irmãos; pressão no filho para cumprir os sonhos não cumpridos por um dos pais; ou um filho(a) que assume quase o papel de marido ou esposa depois da morte do pai ou da mãe, respectivamente.

Dessa maneira, as três fases da vida e seus fatores causativos de problemas mentais e emocionais podem ser resumidos, como mostrado na Tabela 11.1. Há obviamente uma interação entre estes três períodos da vida e suas respectivas causas de doença. Por exemplo, problemas emocionais durante a infância também podem interagir com características constitucionais para causar doenças mais tarde na vida. Por exemplo, se uma menina tem um desequilíbrio constitucional nos Vasos Penetrador e Concepção (*Chong* e *Ren Mai*) e fica sujeita a estresse emocional no período da puberdade, essa condição, muitas vezes, causará problemas mentais e emocionais posteriormente em sua vida.

É importante formar uma ideia da origem do problema, de maneira a se poder dar o conselho correto ao paciente.

Os fatores etiológicos discutidos são:

- Constituição.
- Dieta.
- Sobrecarga de trabalho.
- Atividade sexual excessiva.
- Drogas.

Constituição

A composição constitucional de um indivíduo é um fator etiológico extremamente importante nos problemas mentais e emocionais. Por exemplo, com frequência vejo pacientes que estão extremamente ansiosos sobre as menores coisas da vida, e uma investigação de suas vidas emocionais presentes e a história passada não revelam nenhuma causa para essa situação. Quando tal fato acontecer, ele será geralmente decorrente da composição constitucional do indivíduo.

"Constitucional" refere-se a um fator etiológico que é inato e herdado dos pais ou desenvolvido no útero durante a gravidez. Em qualquer um dos casos, o estado herdado dos sistemas nervosos desempenha um papel importante nos problemas mentais e emocionais depois na vida.

Por exemplo, um choque para a mãe durante a gravidez pode afetar o feto e fazer o recém-nascido dormir intermitentemente, chorar durante o sono, abrir e fechar ligeiramente os olhos durante sono e, às vezes, desenvolver febres de origem inexplicada. Em tal caso, o bebê

tem frequentemente uma mancha de coloração azulada na testa. Se não for tratado, esse quadro terá repercussões depois na vida e afetará Mente e Alma Etérea.

Um sistema nervoso fraco herdado é, muitas vezes, manifestado com uma fissura do Coração na língua (ver Fig. 12.4, Cap. 12). Tal fissura indica que o indivíduo tem uma fraqueza do Coração herdada, a qual predispõe aquele indivíduo ao desenvolvimento de problemas mentais e emocionais. Porém, isso pode nunca se manifestar, a menos que outros fatores causativos intervenham posteriormente na vida.

Tradicionalmente são descritas cinco diferentes formas constitucionais de corpo, uma para cada elemento. Os cinco tipos constitucionais dos elementos são descritos a seguir.

Tipo Madeira

Os indivíduos do tipo Madeira têm um tom sutilmente esverdeado em suas compleições, cabeças relativamente pequenas e faces alongadas, ombros largos, dorsos eretos, corpos altos, musculosos e mãos e pés elegantes.

Em relação à personalidade, desenvolveram inteligência, mas sua força física é pobre. Eles são trabalhadores esforçados, ponderam muito sobre as coisas e tendem a se preocupar (Fig. 11.1).

Do ponto de vista emocional, os indivíduos do tipo Madeira são propensos a sentir preocupação, frustração e raiva. Estas são frequentemente as causas de padrões do Fígado, como estagnação de *Qi* do Fígado ou subida do *Yang* do Fígado.

Resumo

Tipo Madeira
- Compleição esverdeada
- Cabeça pequena
- Face alongada
- Ombros largos
- Dorso ereto
- Corpo musculoso
- Alto
- Mãos e pés elegantes
- Tendência à preocupação, frustração e raiva

Tipo Fogo

Os indivíduos do tipo Fogo têm compleição avermelhada, corada, dentes largos, cabeças pequenas, pontiagudas, possivelmente com queixos pontiagudos, cabelos ondulados ou escassos, músculos dos ombros, dorsos, quadris e cabeças bem-desenvolvidos e mãos e pés relativamente pequenos.

Em relação à personalidade são pensadores perspicazes. Indivíduos do tipo Fogo são rápidos, energéticos e ativos. São irascíveis. Caminham vivamente, e sacodem seus corpos ao caminhar. Tendem a pensar muito e, com frequência, se preocupam. Possuem um bom espírito de observação e analisam profundamente as coisas (Fig. 11.2).

Do ponto de vista emocional, os indivíduos do tipo Fogo são muito energéticos, riem muito e apresentam tendência a comportamento "maníaco". Contudo, no pólo oposto, os indivíduos do tipo Fogo podem ficar propensos à depressão e ansiedade.

Tabela 11.1 – Os três períodos da vida

Herdado ou no útero	Infância	Idade adulta
Sistema nervoso fraco	Padrões de infância	Emoções, dieta, sexo, excesso de trabalho

Etiologia dos Problemas Mentais e Emocionais   263

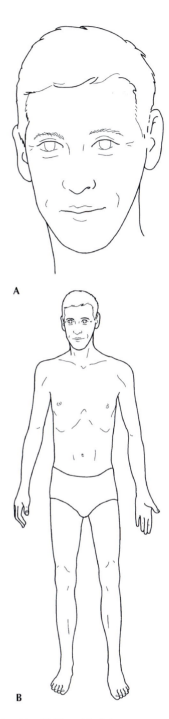

FIGURA 11.1 – (A e B) Tipo Madeira.

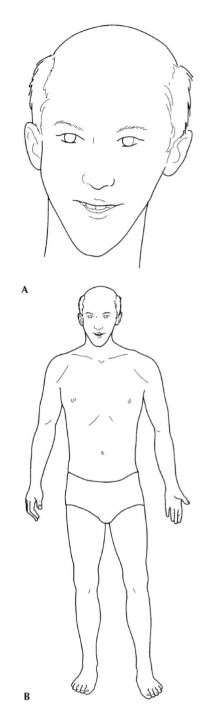

FIGURA 11.2 – (A e B) Tipo Fogo.

Resumo

Tipo Fogo
- Compleição avermelhada
- Dentes largos
- Cabeça pontuda, pequena
- Músculos dos ombros bem desenvolvidos
- Cabelo ondulado ou pouco cabelo
- Mãos e pés pequenos
- Caminha vivamente
- Tendência à depressão e ansiedade

Tipo Terra

Os indivíduos do tipo Terra têm compleição amarelada, faces arredondadas, cabeças relativamente grandes, mandíbulas largas, ombros e dorso bem-desenvolvidos e bonitos, abdômenes largos, músculos de coxas e panturrilhas fortes, mãos e pés relativamente pequenos e músculos do corpo todo bem-torneados. Caminham com passos firmes sem levantar muito seus pés.

Os indivíduos do tipo Terra são tranquilos e generosos, têm caráter estável, gostam de ajudar as pessoas e não são muito ambiciosos. São fáceis de se conviver (Fig. 11.3).

Do ponto de vista emocional, os indivíduos do tipo Terra são generosos e gostam de ajudar os outros. Eles se doam emocionalmente; do lado oposto, eles podem, completamente ao contrário, ser egoístas. Podem ter tendência a sentir culpa e vergonha.

> **Resumo**
>
> **Tipo Terra**
> - Compleição amarelada
> - Face arredondada
> - Mandíbulas largas
> - Cabeça grande
> - Ombros e dorso bem desenvolvidos
> - Abdômen largo
> - Músculos da coxa e da panturrilha largos
> - Músculos bem-torneados
> - Emocionalmente doadores

Tipo Metal

Os indivíduos do tipo Metal têm compleição relativamente pálida, faces quadradas, cabeças relativamente pequenas, ombros e região superior do dorso pequenos, abdômenes relativamente achatados e mãos e pés pequenos. Possuem voz forte, movem-se rapidamente e têm poderes perspicazes de pensamento.

São honestas e justas. São geralmente quietas e calmas de forma sólida, mas também capazes de ações decisivas quando necessário. Possuem aptidão natural para liderança e administração (Fig. 11.4).

Do ponto de vista emocional, os indivíduos do tipo Metal são propensos a sentirem preocupação, tristeza e aflição.

> **Resumo**
>
> **Tipo Metal**
> - Compleição pálida
> - Face quadrada
> - Cabeça pequena
> - Ombros e região superior do dorso pequenos
> - Abdômen achatado
> - Voz forte
> - Propensas à preocupação, tristeza e aflição

Tipo Água

Os indivíduos do tipo Água têm compleição relativamente escura, rugas, cabeças relativamente grandes, faces e corpos arredondados, bochechas largas, ombros estreitos e pequenos e abdômenes grandes. Mantêm seus corpos em movimento ao caminhar e têm dificuldade em ficar parados. Têm colunas longas.

Os indivíduos do tipo Água são simpáticos e ligeiramente desenvoltos. São bons negociadores e leais com seus colegas de trabalho. São atentos e sensíveis (Fig. 11.5).

Do ponto de vista emocional, os indivíduos do tipo Água são muito sensíveis, têm orientação sexual elevada e tendência a sentir culpa.

> **Resumo**
>
> **Tipo Água**
> - Compleição escura
> - Pele enrugada
> - Cabeça grande
> - Bochechas largas
> - Ombros estreitos
> - Abdômen grande
> - Coluna longa
> - Tendência a sentir culpa

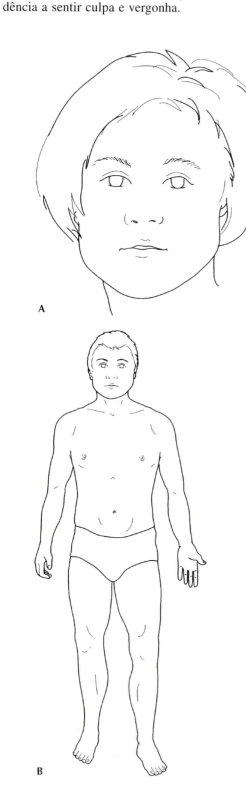

FIGURA 11.3 – (A e B) Tipo Terra.

Etiologia dos Problemas Mentais e Emocionais   265

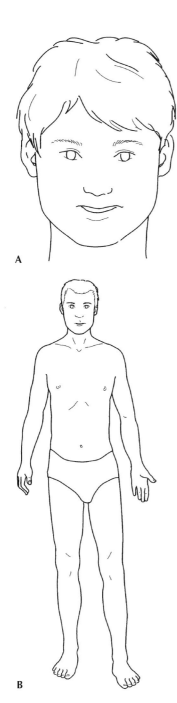

FIGURA 11.4 – (A e B) Tipo Metal.

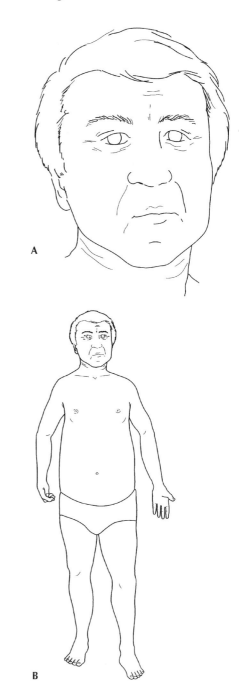

FIGURA 11.5 – (A e B) Tipo Água.

Esta tipologia pode ser usada no diagnóstico e no prognóstico. Estes retratos descrevem um arquétipo; mas, na realidade, devido ao modo que os indivíduos conduzem suas vidas e outros fatores, pode haver variações consideráveis entre os tipos. Por exemplo, embora tipicamente o tipo Madeira tenha um corpo alto e esbelto, se houver tendência a comer em excesso, eles podem obviamente ficar gordos e divergir dos seus tipos.

Os tipos de corpo constitucionais dos Cinco Elementos são úteis na prática, pois explicam diferenças inerentes entre os indivíduos que, caso contrário, poderiam ser consideradas patológicas. Por exemplo, o tipo Fogo é ativo, energético e caminha rapidamente; se não soubéssemos isso sobre o tipo Fogo, poderíamos interpretar estas características como patológicas (isto é, excesso de *Yang*).

Desvios do tipo do elemento também são significativos. Por exemplo, considerando o tipo elemento Fogo, caso todas as características da forma do corpo apontem para o fato de um indivíduo pertencer ao tipo Fogo, mas ele caminhar lentamente, isso indica um problema. Esse conhecimento é útil, já que essa discrepância pode anunciar um problema futuro.

266 Etiologia dos Problemas Mentais e Emocionais

Deve-se ter em mente que um indivíduo pode ser uma mistura de dois ou mais tipos; um indivíduo pode ser, por exemplo, um tipo Terra-Madeira misturado.

Em quinto lugar, o tratamento do tipo constitucional do Elemento é particularmente útil no caso de problemas mentais e emocionais. Por exemplo, um tipo Madeira poderia exibir algumas características emocionais típicas, como indecisão e inabilidade para planejar a própria vida; tratamento do elemento Madeira ajudaria o indivíduo nos níveis mental e emocional, independentemente de qualquer outra desarmonia que o indivíduo pudesse sofrer.

Dieta

A dieta desempenha um papel secundário na contribuição para problemas mentais e emocionais. Há vários aspectos na "alimentação irregular", como descritos nos livros chineses. Os principais aspectos que se aplicam a pacientes ocidentais são:

- Consumo excessivo de alimentos de energia quente.
- Consumo excessivo de alimentos produtores de Umidade.
- Consumo excessivo de alimentos de energia fria.
- Hábitos alimentares irregulares.
- Alimentação insuficiente.

Consumo Excessivo de Alimentos de Energia Quente

O consumo excessivo de alimentos de energia quente (carne vermelha, temperos) e bebidas (inclusive, e especialmente, álcool) gera Calor e Fogo, os quais podem facilmente molestar a Mente. Deve-se observar que o tabaco também tem energia quente e, especialmente combinado com álcool, contribui para formar Calor no corpo.

Calor ou Fogo molesta a Mente e pode, portanto, causar ansiedade, agitação e insônia. Eles também estimulam excessivamente a Alma Etérea, gerando comportamento "maníaco" moderado.

Além disso, o Fogo facilmente danifica o *Yin*, podendo causar deficiência de *Yin*, que, portanto, em si mesma agravaria ansiedade, agitação e insônia.

Consumo Excessivo de Alimentos Produtores de Umidade

Consumo excessivo de alimentos produtores de Umidade (laticínios, alimentos gordurosos, gorduras animais, açúcar) causa formação de Umidade ou Fleuma. Umidade e Fleuma podem obstruir a Mente, o que ocorre mais ainda no caso de Fleuma. Umidade e Fleuma são fatores patogênicos "pesados". Ao passo que, no nível físico, causam sensação de peso do corpo; no nível mental e emocional, também "pesam o indivíduo para baixo" e agravam a sensação de depressão.

Em minha experiência, a vergonha frequentemente gera Umidade. A Umidade é um fator patogênico "sujo" e, da mesma maneira que no nível físico ela causa descargas turvas, nos níveis mental e emocional, a vergonha faz o indivíduo sentir-se "sujo" e desmerecedor.

A Fleuma tem efeito mais obstrutivo na Mente, que, em casos extremos, é a causa de doença mental grave. Porém, acontece em muitos graus de gravidade e, em casos moderados, Fleuma obstruindo a Mente gera alguma confusão mental, que pode agravar a depressão ou a elação excessiva.

Quando a Fleuma que obstrui a Mente se combinar com Calor, ela gera agitação, comportamento maníaco e insônia. Em tal caso, a língua apresenta-se Inchada com fissura de Estômago-Coração e revestimento pegajoso e amarelo nesse quadro (ver Fig. 12.8, Cap. 12).

Consumo Excessivo de Alimentos de Energia Fria

O consumo excessivo de alimentos de energia fria (frutas, a maioria dos legumes, bebidas frias) prejudica o *Yang* e pode causar deficiência de *Yang* do Baço e do Rim. Essa situação agravaria os sentimentos de depressão em pacientes que sofrem de depressão que acontece contra fundo de deficiência do *Yang* do Rim.

Hábitos Alimentares Irregulares

Hábitos "irregulares" de alimentação incluem alimentar-se muito tarde à noite, pular refeições e alimentar-se rapidamente. Todos esses hábitos tendem a causar deficiência do *Qi* do Estômago e/ou do *Yin* do Estômago. Em indivíduos que sofrem de ansiedade que acontece contra fundo de deficiência de *Yin*, o sentimento de ansiedade seria agravado pela deficiência do *Yin* do Estômago.

Alimentação Insuficiente

Pode parecer estranho incluir "alimentação insuficiente" como causa de doença nas abundantes sociedades ocidentais. Porém, sob a perspectiva médica chinesa, nutrição insuficiente pode ser causada por dieta vegetariana insensata (especialmente nas mulheres) ou por dietas emagrecedoras rígidas.

A alimentação insuficiente causa deficiência de Sangue, e essa condição agrava os sentimentos de ansiedade e insônia que acontecem contra fundo de deficiência de Sangue.

Sobrecarga de Trabalho

Por "sobrecarga de trabalho" quero dizer trabalhar longas horas sem descanso adequado (frequentemente combinado com hábitos "irregulares" de alimentação); entendida nesse sentido, a sobrecarga de trabalho esgota o Rim e, especialmente, o *Yin* do Rim. O excesso de trabalho agrava os sentimentos de ansiedade e/ou de depressão que ocorrem contra fundo de deficiência do *Yin* do Rim.

Atividade Sexual Excessiva

A atividade sexual excessiva é uma causa de doença mais nos homens do que nas mulheres. Isso ocorre porque o esperma é uma manifestação direta da Essência do Rim e, nas mulheres, não há perda correspondente da Essência do Rim durante o orgasmo. É difícil definir o que é um nível "excessivo" de atividade sexual, uma vez que isso depende da idade e da condição física do homem; porém, a atividade sexual pode ser definida como "excessiva" quando o homem se sente muito cansado depois do ato.

A atividade sexual excessiva nos homens é uma causa de deficiência do Rim, que pode se manifestar com deficiência do *Yang* ou do *Yin*, as quais dependem da constituição do homem. Tais deficiências do Rim agravariam os sentimentos de depressão, e a deficiência do *Yin* do Rim também agravaria os sentimentos de ansiedade.

Drogas

Drogas como maconha, cocaína, heroína, dietilamida do ácido lisérgico (LSD, *lysergic acid diethylamide*) e outras afetam profundamente a Mente. O uso prolongado dessas drogas gera confusão mental e falta de memória e concentração. Em combinação com outras causas de doença, elas contribuem definitivamente para problemas mentais e emocionais e obscurecimento da Mente. Realmente, há consideráveis e muitas evidências do elo entre uso de maconha e desenvolvimento de esquizofrenia[1].

Vários estudos mostraram uma correlação entre uso de maconha e um risco mais alto de desenvolver esquizofrenia. No nível individual, o uso de maconha confere um aumento global em duas vezes do risco relativo de posterior esquizofrenia. No nível da população, a eliminação do uso da maconha reduziria a incidência da esquizofrenia em aproximadamente 8%, admitindo uma relação causal[2].

A primeira evidência de que o uso da maconha poderia predispor à posterior psicose veio de um estudo de conscritos suecos, os quais foram observados usando técnicas de acoplamento de registro baseados em admissões de paciente para cuidado psiquiátrico.

Uma relação de dose-resposta foi observada entre uso de maconha na conscrição (idade: 18 anos) e diagnóstico de esquizofrenia depois de 15 anos. Os que informaram ser "usuários pesados de maconha" (isto é, que tinham feito uso de maconha mais de 50 vezes) eram seis vezes mais propensos a serem diagnosticados com esquizofrenia 15 anos depois que os não-usuários. Os autores concluíram que os resultados são consistentes com uma relação causal entre uso de maconha e esquizofrenia[3].

O Netherlands Mental Health Survey and Incidence Study examinou o efeito do uso de maconha autoinformado sobre os sintomas psicóticos entre a população geral. Um total de 4.045 indivíduos livres de psicose e 59 que apresentavam distúrbio psicótico foram avaliados na linha de base e foram submetidos depois a novas avaliações de seguimento após um ano e três anos depois da avaliação da linha de base.

Comparado com os não usuários, os indivíduos que usavam maconha na linha de base eram quase três vezes mais propensos a manifestar seguimento de sintomas psicóticos.

O risco mais alto (*odds ratio*: 6,8) está relacionado ao nível mais alto de uso de maconha.

A história de vida de uso de maconha na linha de base, em vez do uso de maconha de seguimento, foi um predisponente mais forte de psicose depois de três anos. Isso sugere que a associação entre uso de maconha e psicose não é meramente o resultado de efeitos a curto prazo do uso de maconha, que gera episódio psicótico agudo.

Os autores concluíram que seus estudos confirmaram que o uso de maconha é um fator de risco independente para o aparecimento de psicose em indivíduos livres de psicose, e que aqueles com vulnerabilidade estabelecida para distúrbios psicóticos ficam particularmente sensíveis a seus efeitos, resultando em consequências desagradáveis[4].

O Christchurch Health and Development Study (Nova Zelândia) examinou um grupo da população geral nascida há mais de 20 anos. Foi examinada a associação entre distúrbio de dependência de maconha e presença de sintomas psicóticos entre as idades de 18 e 21 anos. Os resultados indicaram associações simultâneas entre distúrbio de dependência de maconha e risco de sintomas psicóticos nas idades de 18 e 21 anos.

Os indivíduos que conheciam os critérios diagnósticos para distúrbio de dependência de maconha desde os 18 anos tiveram um aumento de 3,7 vezes nos sintomas psicóticos comparados com aqueles sem problemas de dependência de maconha. O risco de sintomas psicóticos era 2,3 vezes mais alto para aqueles com distúrbio de dependência de maconha desde os 21 anos.

Os autores concluíram que os resultados são claramente consistentes com a visão de que o uso pesado de maconha pode proporcionar uma contribuição causal ao desenvolvimento de sintomas psicóticos, pois mostram que, independentemente dos sintomas psicóticos preexistentes e da ampla gama de fatores sociais e contextuais, os jovens que desenvolvem dependência de maconha demonstram taxa elevada de sintomas psicóticos[5].

Uma proporção apreciável de usuários de maconha informa efeitos efêmeros adversos, incluindo estados psicóticos seguindo consumo pesado da droga, e os usuários regulares estão em risco de dependência. Os indivíduos com doenças mentais maiores, como esquizofrenia, em geral, são especialmente vulneráveis ao fato de que a maconha provoca recaída e agrava os sintomas existentes.

Os efeitos mentais desfavoráveis da maconha incluem respostas psicológicas como pânico, ansiedade, depressão ou psicose. Há boa evidência de que fazer uso de maconha gera efeitos mentais adversos agudos em alta proporção de usuários regulares. Muitos destes efeitos são relacionados à dose, porém sintomas adversos podem ser agravados por fatores constitucionais, inclusive juventude, atributos de personalidade e vulnerabilidade à doença mental grave[6].

Estudos em indivíduos que abusam de cocaína em fichas clínicas relatam que mais da metade de tais indivíduos sofrem paranoia e alucinações[7]. Entre os pacientes assistidos em serviço de emergência psiquiátrica, aqueles não esquizofrênicos que abusam de cocaína são apresentados em relatórios como tendo alucinações graves, da mesma forma que pacientes esquizofrênicos que não abusam de cocaína. Acreditando que seu comportamento usando droga está sendo assistido e que estão sendo acompanhados, as alucinações, de acordo com estas ilusões, são típicas de psicose induzida por cocaína. Isto é tão típico que pode ser usado como ferramenta importante para diferenciá-la da esquizofrenia[8].

A psicose induzida por cocaína mostra sensibilização, isto é, a psicose fica mais grave e ocorre mais rapidamente com uso de cocaína continuado[9]. Curiosamente, a sensibilização só ocorre com psicose e não com outros efeitos de cocaína[10].

O êxtase (um derivado da anfetamina) ficou popular com participantes de *raves*, pois aumenta energia, resistência, sociabilidade e estimulação sexual. O êxtase tem efeitos tóxicos agudos e crônicos sérios, os quais se assemelham aos observados com outras anfetaminas e são causados por excesso das mesmas ações simpatomiméticas para as quais as drogas são avaliadas pelos usuários.

A neurotoxicidade para o sistema serotonérgico no cérebro também pode causar problemas físicos e psiquiátricos permanentes. Uma revisão da literatura revelou mais de 87 fatalidades relacionadas ao êxtase causadas por hiperpirexia, rabdomiólise, coagulopatia intravascular, necrose hepática, arritmias cardíacas, acidentes cerebrovasculares e acidentes relacionados com a droga ou suicídio.

Efeitos psicológicos agudos indesejáveis incluem:

- Hiperatividade, voo de ideias (com incapacidade resultante de focalizar os pensamentos de uma maneira contínua e útil) e insônia.
- Alucinações, despersonalização (sensação de separação do *self* do corpo), ansiedade, agitação e comportamento estranho ou impulsivo.
- Crises de pânico.
- Episódios psicóticos.

Os efeitos adversos a longo prazo surgem de ação neurotóxica dos derivados de dióxido de metileno das anfetaminas. A liberação volumosa de serotonina não só dá origem a sintomas psicóticos agudos, mas também causa dano químico às células que a liberam.

Problemas psiquiátricos a longo prazo incluem:

- Deterioração da memória verbal e visual, com o grau de prejuízo que é aproximadamente proporcional à intensidade do precedente uso de êxtase.
- Prejuízo em tomar decisão, processamento de informação, raciocínio lógico e resolução de problema simples.
- Maior impulsividade e falta de autocontrole.
- Crises de pânico ocorrendo repetidamente quando o indivíduo não está sob a influência da droga, mesmo depois de muitos meses de abstinência.
- Paranoia periódica, alucinações, despersonalização, retrospectiva (*flashback*) e mesmo episódios psicóticos que ocorrem algum tempo depois de o indivíduo deixar de usar êxtase.
- Depressão grave, a qual, às vezes, é resistente a qualquer tratamento diferente dos inibidores seletivos de recaptação da serotonina, ocasionalmente acompanhada por pensamentos suicidas[11].

Prevenção dos Problemas Mentais e Emocionais

A atividade mental é o aspecto mais importante da Mente, e este é afetado por pensamento excessivo ou estresse emocional excessivo. Resulta, então, que as medidas mais importantes que se pode tomar para prevenir problemas mentais e emocionais é restringir a atividade mental e evitar o estresse emocional, o que, evidentemente, em nossos dias modernos estressantes, é muito mais fácil de dizer do que de fazer.

"Restringir a atividade mental" do indivíduo significa evitar completamente não apenas o trabalho mental excessivo, mas evitar também pensar muito. Esses conceitos são muito influenciados pelas ideias taoístas de "nutrir a vida" por meio da tranquilização da Mente e do bloqueio dos pensamentos perturbadores. O primeiro capítulo do *Questões Simples* diz[12]:

Deve-se viver uma vida quieta com poucos desejos, de forma a preservar o Qi e guardar a Mente para evitar adoecimento. Assim, se as emoções estiverem ausentes e o desejo for restringido, o Coração fica calmo e não há medo.

Dessa maneira, para atingir a Mente tranquila, os antigos sábios taoístas defendiam três atitudes básicas:

- Evitar pensamento excessivo.
- Evitar desejo excessivo.
- Evitar distrair os pensamentos.

Restringir o desejo é particularmente aplicável às sociedades industrializadas ocidentais, nas quais o consumismo é excessivo e as pressões da propaganda contribuem para criar "necessidades" novas. Restringir desejo e anseio é muito importante para alcançar a tranquilidade mental, uma vez que desejo excessivo ascende o Fogo Ministerial que molesta Coração e Pericárdio.

Esse ideal taoísta é, de fato, terrivelmente difícil de ser atingido, porém mesmo que o indivíduo se esforce para conseguir apenas parte disso já é um passo na direção correta.

No passado, alguns médicos taoístas até formularam "prescrições", imitando prescrições fitoterápicas, para acalmar a Mente, conter o pensamento e refrear as emoções. Serão apresentados duas delas como exemplos:

- *XIANG SUI WAN* – "Pílula" para a Semelhança da Medula.
  - *Não pensar muito*: nutre o Coração (ingrediente imperador).
  - *Restringir a raiva*: nutre o Fígado.
  - *Restringir o desejo sexual*: nutre o Rim.
  - *Falar com cuidado*: nutre o Pulmão.
  - *Regular a dieta*: nutre o Baço.

- *ZHEN REN YANG ZANG GAO* – "Pasta" dos Sábios para Nutrir os Órgãos Internos.
  - *Permanecer indiferente enquanto concede favores ou está sujeito à humilhação*: torna o Fígado equilibrado.

- *Ser indiferente caso esteja imóvel ou parado*: acalma o Fogo do Coração.
- *Regular a dieta*: não sobrecarrega o Baço.
- *Regular a respiração e moderar a fala*: torna o Pulmão saudável.
- *Acalmar a Mente e prevenir distração de pensamentos*: preenche o Rim.

Notas Finais

1. Byrne P, Jones S, Williams R 2004 The association between cannabis and alcohol use and the development of mental disorder. Current Opinion in Psychiatry 17(4): 255-261.
2. Arseneault L, Cannon M, Witton J et al. 2004 Causal association between cannabis and psychosis: examination of the evidence. British Journal of Psychiatry 184: 110-117. Online. Disponível em: http://bjp.rcpsych.org/cgi/content/full/184/2/110
3. Zammit S, Allebeck P, Andreasson S et al. 2002 Self reported cannabis use as a risk factor for schizophrenia in Swedish conscripts of 1969: historical cohort study. British Medical Journal 325: 1199.
4. Os J, Bak M, Hanssen M et al. 2002 Cannabis use and psychosis: a longitudinal population-based study. American Journal of Epidemiology 156: 319-327.
5. Arseneault L, Cannon M, Witton J et al. 2004 Causal association between cannabis and psychosis: examination of the evidence. British Journal of Psychiatry 184: 110-117.
6. Johns A 2001 Psychiatric effects of cannabis. British Journal of Psychiatry 178: 116-122. Online. Disponível em: http://bjp.rcpsych.org/cgi/content/full/178/2/116 30/Agosto/2006.
7. Brady KT, Lydiard RB, Malcolm R et al. 1991 Cocaine-induced psychosis. Journal of Clinical Psychiatry 52: 509-512.
8. Serper MR, Chou JC, Allen MH et al. 1999 Symptomatic overlap of cocaine intoxication and acute schizophrenia at emergency presentation. Schizophrenia Bulletin 25: 387-394.
9. Brady KT, Lydiard RB, Malcolm R et al. 1991 Cocaine-induced psychosis. Journal of Clinical Psychiatry 52: 509-512.
10. Bartlett E, Hallin A, Chapman B et al. 1997 Selective sensitization to the psychosis inducing effects of cocaine: a possible marker for addiction relapse vulnerability: Neuropsychopharmacology 16: 77-82.
11. Lieb R, Schuetz CG, Pfister H et al. 2002 Mental disorders in ecstasy users: a prospective-longitudinal investigation. Drug and Alcohol Dependence 68: 195-207. Online. Disponível em: http://www.maps.org/research/mdma/litupdates/human/comparisons/09.02/lieb2002-1.html
12. 1979 Huang Di Nei Jing Su Wen 黄帝内经素问 [The Yellow Emperor's Classic of Internal Medicine – Simple Questions]. People's Health Publishing House, Beijing, p. 3. Primeira publicação *c*.100 a.C.

978-85-7241-817-1

Capítulo 12

精神病
诊断

Diagnóstico dos Problemas Mentais e Emocionais

CONTEÚDO DO CAPÍTULO

Diagnóstico dos Problemas Mentais e Emocionais *271*

Compleição *271*

Olhos *272*

Pulso *273*

Pulso e Emoções *273*

Pulso do Coração *274*

Qualidades Gerais do Pulso e Emoções *275*

Língua *276*

Ponta Vermelha *276*

Fissura do Coração *276*

Laterais da Língua *277*

Forma do Corpo *277*

Combinação das Fissuras do Estômago
e do Coração *278*

Diagnóstico dos Problemas Mentais e Emocionais

O diagnóstico dos problemas mentais e emocionais segue a mesma linha de diagnóstico de outros problemas, pois corpo e Mente constituem-se em uma unidade inseparável que, quando estiverem perturbados, dão origem a sintomas e sinais nas esferas física, mental e emocional.

Entretanto, serão discutidos alguns sinais especiais de diagnóstico nos problemas mentais e emocionais. O diagnóstico dos problemas mentais e emocionais será discutido de acordo com os seguintes tópicos:

- Compleição.
- Olhos.
- Pulso.
- Língua.

Compleição

Todos os órgãos podem obviamente influenciar a compleição, mas, seja qual for o órgão, a compleição mostra o estado da Mente e do Espírito. Yu Chang, no *Principles of Medical Practice* (1658), denomina a compleição o "estandarte da Mente e do Espírito", e diz[1]:

Quando Mente e Espírito estiverem florescentes, a compleição será luminosa; quando Mente e Espírito estiverem declinantes, a compleição murchará. Quando a Mente estiver estável, a compleição apresentar-se-á corada...

Mente e Espírito saudáveis aparecem principalmente na compleição com *shen*. O *shen* indica uma qualidade indefinível de estado de compleição brilhante, irradiante, resplandecente e corada, que indica bom prognóstico, mesmo que a coloração em si seja patológica. Shi Pa Nan, no *Origin of Medicine* (1861), relata[2]:

O shen da compleição consiste em resplendor e corpo. O "resplendor" significa que a compleição mostra-se clara e luminosa externamente; "corpo" significa que é úmida e com brilho interno.

Se a compleição contém mais atributos, mesmo a coloração sendo patológica, isso indica que Mente e Espírito estão estáveis e não afetados, proporcionando, portanto, bom prognóstico.

O *Questões Simples* (*Su Wen*), no capítulo 17, descreve a aparência das cores patológicas com ou sem *shen*[3]:

Compleição vermelha deve parecer com vermelhão coberto com branco, não com ocre. Compleição branca deve parecer com penas de ganso, não com sal. Com-

pleição azul deve parecer com jade acinzentado umedecido, não com anil. Compleição amarela deve parecer realçar coberto com névoa fina, não com loess (solo do Norte da China, ao longo da bacia do Rio Amarelo). Compleição preta deve parecer com verniz escuro, não com carvão acinzentado.

As cores apresentam-se resumidas na Tabela 12.1. Então, cada coloração patológica pode ser com *shen* (indicando bom prognóstico) ou sem *shen* (denotando mau prognóstico).

Dr. Chen Shi Duo, no *Secret Records of the Stone Room* (1687), vai ainda mais longe ao dizer[4]:

Se a compleição apresenta-se escura, mas com shen, *o indivíduo irá viver mesmo que a doença seja grave. Se a compleição apresenta-se luminosa, mas sem* shen, *o indivíduo irá morrer, mesmo se não houver nenhuma doença.*

Observação da compleição deve ser intimamente relacionada à sensação do pulso. O pulso mostra o estado do *Qi*, ao passo que a compleição mostra o estado da Mente e do Espírito. Se o pulso mostra alterações, porém a compleição é normal, isso indica que o problema é recente. Se pulso e compleição mostrarem alterações patológicas, o problema é antigo.

O *shen* da compleição deve também ser observado no resplendor dos olhos (ver adiante). Uma alteração na compleição sempre indica um problema mais profundo ou de maior duração. Por exemplo, trabalhar excessivamente e dormir de forma inadequada durante determinado período pode fazer com que os olhos percam o brilho: se a compleição não se altera, o problema não é tão sério e o indivíduo pode se recuperar facilmente por meio de repouso. Entretanto, se os olhos perdem o brilho e a compleição é embotada, sem brilho ou escura, o problema não é momentâneo, porém profundamente enraizado.

Várias emoções podem se apresentar na compleição com sinais específicos. A raiva normalmente se manifesta com mancha esverdeada nas bochechas. Uma mancha esverdeada na testa significa que o *Qi* do Fígado invadiu o Estômago; uma mancha esverdeada na ponta do nariz significa que *Qi* do Fígado invadiu o Baço.

Um caráter propenso à raiva pode também manifestar-se com sobrancelhas que se encontram no centro. Em alguns casos, se a raiva é refreada interiormente sob a forma de ressentimento, gerando depressão de longa permanência, a compleição pode ficar pálida. Essa apresentação é decorrente do efeito depressivo do *Qi* do Fígado estagnado no Baço ou do *Qi* do Pulmão. Em tais casos, a qualidade em Corda do pulso irá revelar a existência da raiva, em vez de tristeza ou aflição (indicados por compleição pálida) como causa de doença.

Excesso de alegria pode manifestar-se com coloração vermelha nas maçãs do rosto. A preocupação causa compleição acinzentada e pele sem brilho. A preocupação prende o *Qi* do Pulmão e afeta a Alma Corpórea, que se manifesta na pele. Por essa razão, a pele se torna acinzentada e sem brilho.

O excesso de pensamento pode se manifestar com compleição pálida, pois esgota o *Qi* do Baço.

O medo causa compleição branca e brilhante nas bochechas e na testa. Se o medo crônico causar deficiência de *Yin* do Rim e a subida do Calor por Deficiência do Coração, haverá rubor malar, com coloração subjacente branca e brilhante.

O choque também causa compleição branca e brilhante. O choque precoce na infância pode se manifestar com mancha azulada na testa. Se houver mancha azulada na testa ou ao redor da boca, isso indica choque pré-natal (enquanto no útero).

Muitas vezes, o ódio apresenta-se com compleição esverdeada nas bochechas. O desejo apresenta-se com coloração avermelhada nas bochechas. A culpa apresenta-se com compleição vermelho-escura. A vergonha manifesta-se com compleição embotada, pálida e sem brilho.

Resumo

Emoções e Coloração da Compleição

- Raiva: mancha esverdeada nas bochechas
- Excesso de alegria: coloração vermelha nas maçãs do rosto
- Preocupação: compleição acinzentada e pele sem brilho
- Excesso de pensamento: compleição pálida
- Medo: compleição branca e brilhante nas bochechas e na testa
- Choque: compleição branca e brilhante
- Choque precoce na infância: mancha azulada na testa
- Choque pré-natal: mancha azulada na testa e ao redor da boca
- Ódio: compleição esverdeada nas bochechas
- Desejo: coloração avermelhada nas bochechas
- Culpa: compleição vermelho-escura
- Vergonha: compleição embotada, pálida e sem brilho

Tabela 12.1 – Bom e mau prognóstico na coloração patológica da compleição

Coloração	Bom prognóstico	Mau prognóstico
Vermelha	Como vermelhão coberto com branco	Como ocre
Branca	Como penas de ganso	Como sal
Azul	Como jade cinzento	Como anil
Amarela	Como realçar coberto com névoa fina	Como *loess* (solo do Norte da China)
Preta	Como verniz escuro	Como carvão acinzentado

Olhos

A observação dos olhos desempenha um papel extremamente importante no diagnóstico dos problemas emocionais e mentais. Assim que o paciente se senta, a primeira coisa que observo cuidadosamente é o brilho dos olhos. Em minha experiência, o brilho dos olhos (ou falta dele) reflete intimamente e com precisão o estado da Mente e do Espírito: nunca tive a experiência deste sinal dando uma informação falsa.

Os olhos refletem o estado da Mente, do Espírito e da Essência. O *Eixo Espiritual* (*Ling Shu*), no capítulo 80, afirma[5]:

A Essência dos cinco órgãos Yin *e dos seis órgãos* Yang *sobe para os olhos... a essência dos ossos vai para a pupila, a essência dos tendões vai para a íris, a essência do Sangue vai para os vasos sanguíneos dos olhos, a essência do Pulmão vai para a esclera...*

Esta citação mostra que a essência de todos os órgãos *Yin* e, portanto, Mente, Alma Etérea, Alma Corpórea, Intelecto e Força de Vontade manifestam-se nos olhos. O mesmo capítulo do *Eixo Espiritual* diz mais adiante[6]:

Os olhos manifestam a essência dos cinco órgãos Yin *e dos seis órgãos* Yang, Qi *Nutritivo e Defensivo, e eles são o lugar em que o* Qi *da Mente é gerado... os olhos são os mensageiros do Coração que abriga a Mente. Se Mente e Essência não estiverem coordenadas e não forem transmitidas, o indivíduo terá alucinações visuais. Mente, Alma Etérea e Alma Corpórea estão dispersas, de forma que o indivíduo apresenta percepções confusas.*

Shi Pa Nan, no *Origin of Medicine* (1861), declara: "*O* Qi *da Mente e do Espírito reside nos olhos*"[7]. Zhou Xue Hai, em *A Simple Guide to Diagnosis from Body and Colour* (1894), diz: "*Mesmo que a doença seja grave, se os olhos possuem bom* shen, *o prognóstico é bom*"[8].

Ao se observar os olhos, é preciso considerar dois aspectos:

- Se possuem ou não brilho.
- Se são ou não "controlados".

Se os olhos estão claros, têm resplendor, vislumbres ou cintilantes e são brilhantes, mostram que Mente e Espírito estão em bom estado de vitalidade. Se forem embotados como se estivessem encobertos por névoa, mostram que Mente ou Espírito estão perturbados por problemas emocionais. Acho que, na prática, esse sinal nunca falha, sendo, portanto, completamente fidedigno. Quanto mais embotados os olhos, mais graves ou crônicos os problemas emocionais.

Olhos "controlados" significam olhar fixo, contínuo e penetrante; isso indica personalidade estável e integrada. Olhos "descontrolados" significam que o olhar é evasivo ou muito fixo.

Caso os olhos possuam olhar descontrolado, isso pode indicar que o indivíduo esteja afetado por raiva. Em termos de personalidade, um olhar descontrolado aponta para um caráter volúvel, um indivíduo irresponsável, dominado por culpa, fanático ou possivelmente destrutivo.

Tristeza, aflição e choque tornam os olhos embotados e sem brilho. O excesso de alegria e culpa tornam o olhar descontrolado e ligeiramente lacrimejante. O medo torna os olhos levemente salientes e mudando constantemente de posição. A culpa torna os olhos evasivos e as pálpebras se fecham em movimentos rápidos durante a fala. A vergonha torna os olhos embotados e "descontrolados", no sentido que o indivíduo não consegue olhar nos olhos dos outros.

A falta de brilho dos olhos reflete, com muita precisão, a presença de estresse emocional, que, entretanto, pode também estar no passado, em vez de no presente. A intensidade do embotamento também está diretamente relacionada à intensidade e duração do estresse emocional: quanto mais embotados os olhos, mais intenso e duradouro o estresse emocional.

Resumo

Olhos e Emoções

- Os olhos refletem o estado de Mente, Espírito e Essência
- Ao observar os olhos, é preciso considerar dois aspectos: se eles têm ou não brilho e se estão ou não "controlados"
- Olhos com *shen* apresentam-se claros; têm lustre, brilho ou resplendor; e são brilhantes: Mente e Espírito estão em bom estado de vitalidade
- Olhos sem *shen* são embotados, como se estivessem encobertos por névoa: Mente ou Espírito estão perturbados por problemas emocionais
- Olhar "controlado" significa olhar fixo, contínuo e penetrante: personalidade estável e integrada
- Olhar "descontrolado" refere-se ao olhar evasivo ou muito fixo: o indivíduo está afetado por raiva, caráter volúvel, culpa, fanatismo
- Tristeza, aflição e choque: olhos embotados e sem brilho
- Excesso de alegria e culpa: olhos descontrolados e ligeiramente lacrimejantes
- Medo: olhos levemente salientes e mudando constantemente de posição
- Culpa: olhos evasivos e as pálpebras se fecham em movimentos rápidos durante a fala
- Vergonha: olhos embotados e "descontrolados", no sentido que o indivíduo não consegue olhar nos olhos dos outros

---

Pulso

O pulso reflete o estado de *Qi*, ao passo que os olhos refletem diretamente o estado da Mente e do Espírito. Evidentemente, por refletir o *Qi*, o pulso reflete também o estado da Mente e do Espírito, mas quando confrontado com um sinal de pulso, é com frequência muito difícil determinar (apenas pelo pulso) se o que se sente é decorrente de problemas emocionais ou de outros fatores causativos.

Por exemplo, tristeza e aflição podem tornar os olhos embotados e sem brilho, o que definitivamente indica perturbação do Espírito. As mesmas emoções podem tornar o pulso do Pulmão Fraco, porém esse pulso pode também ser causado por vários outros fatores. Dessa maneira, pulso, língua e compleição devem sempre estar intimamente integradas ao se diagnosticar corretamente problemas mentais e emocionais. Somente após alguns anos de experiência clínica é possível traçar conclusões acerca da relação entre determinadas qualidades de pulso e problemas mentais e emocionais.

Pulso e Emoções

A raiva torna o pulso em Corda, algumas vezes apenas no lado esquerdo. Uma qualidade em Corda do pulso sempre é um indicador fidedigno para problemas provenientes de raiva, quando outros sinais (como face pálida e voz fraca) parecem apontar para tristeza e aflição.

Diagnóstico dos Problemas Mentais e Emocionais

Se a raiva ocorre na hora das refeições, o pulso manifesta-se com qualidade em Corda na posição do Estômago. Raiva reprimida e ressentimento tornam o pulso "estagnado", uma qualidade que não é uma das 28 qualidades tradicionais de pulso. O pulso estagnado é um pouco tenso, porém não tão duro como o pulso Tenso, e parece fluir relutantemente.

Considero o pulso em Corda uma indicação segura de emoções como raiva, raiva reprimida, frustração, ódio ou ressentimento. Às vezes, pulso em Corda também pode refletir culpa. Porém, há uma consideração importante: no idoso, o pulso fica frequentemente em Corda, pois as artérias endurecem; dessa forma, necessariamente não podemos tirar a conclusão de que estão sofrendo de raiva ou raiva reprimida.

Tristeza e aflição fazem o pulso Áspero ou Curto, fluindo caracteristicamente sem ondulação. O pulso sem ondulação parece fluir distalmente de forma separada para cada posição do pulso, em vez de fluir suavemente da posição Posterior para a posição Anterior (ver Fig. 10.13, Cap. 10).

A qualidade de pulso triste só ocorre na posição Anterior e Média, nunca na posição Posterior. Se apenas uma posição foi afetada (por exemplo, só a posição do Pulmão), a tristeza não permaneceu mais que um ano. Se as posições Anterior e Média esquerda e direita apresentarem a qualidade triste, a tristeza é de longa duração.

Algumas vezes, tristeza e aflição manifestam-se com qualidade muito Fraca nas posições do Pulmão e do Coração. Novamente, esse achado deve ser verificado em comparação com os outros, uma vez que a configuração do pulso pode também ser causada por acidente ao tórax.

A alegria excessiva faz o pulso retardar e ficar levemente Oco ou Transbordante-Vazio na posição do Coração.

O medo e o choque tornam o pulso rápido. Em casos graves, podem conferir ao pulso qualidade Movente; ou seja, um pulso curto, na forma de um feijão, que parece vibrar em vez de pulsar. O choque também torna o pulso do Coração Tenso e Fino.

A culpa torna o pulso rápido; o pulso também dá a impressão de tremer, já que pulsa. A vergonha torna o pulso Deslizante e sem ondulação.

Resumo

Pulso e Emoções

- Raiva: em Corda, às vezes apenas no lado esquerdo
- Raiva reprimida e ressentimento: "estagnado", isto é, um pouco apertado, porém não tão duro como o pulso Tenso, fluindo relutantemente
- Tristeza e aflição: Áspero ou Curto, sem ondulação; também muito Fraco nas posições do Pulmão e do Coração
- Alegria excessiva: Lento e levemente Oco ou Transbordante-Vazio na posição do Coração
- Medo: Rápido
- Choque: Movente, também faz o Coração pulsar Tenso e Fino
- Culpa: Rápido, também dá a impressão de tremer, já que pulsa
- Vergonha: Deslizante e sem ondulação

Pulso do Coração

O pulso de Coração é, evidentemente, muito importante no diagnóstico dos problemas mentais e emocionais, porque o Coração abriga a Mente; suas qualidades de pulso e significado muitas vezes diferem das qualidades tradicionais. A seguir, aparecem algumas qualidades do pulso do Coração e seus significados emocionais de acordo com minha experiência.

Uma qualidade Transbordante no pulso do Coração indica frequentemente problemas emocionais de vários tipos (tristeza, aflição, raiva, culpa, etc.). Perceba que emprego a palavra "Transbordante" em sentido diferente de sua verdadeira qualidade Transbordante. "Transbordante", neste caso, significa que o pulso do Coração apresenta-se levemente mais superficial (e relativamente Cheio) em relação a outras posições; assim, ele realmente não está Transbordando como o verdadeiro pulso Transbordante, porém é maior e mais superficial que os outros pulsos.

Em alguns casos, pode ser que o pulso se apresente no geral Fraco e Áspero e a única posição que se destaque seja a do Coração; pode-se ficar inclinado a pensar que, em tal quadro, apenas a posição do Coração esteja normal; ao passo que, na realidade, é o oposto. Quando todas as posições são Fracas e Ásperas e só o pulso do Coração pode ser claramente sentido, considero a qualidade do pulso do Coração relativamente "Transbordante" e, tal quadro, em geral, indica problemas emocionais profundos.

Uma qualidade *Arredondada* do pulso de Coração indica que o pulso é sentido mais arredondado que normal, um pouco como uma pequena bola, porém ao mesmo tempo bastante curto. Esta qualidade indica estagnação do *Qi* no Coração junto à deficiência de *Qi* do Coração. Então, ele é associado com emoções como tristeza e aflição, especialmente quando não expressado.

Uma qualidade *Áspera* do pulso do Coração indica deficiência de Sangue do Coração proveniente de tristeza, aflição ou preocupação. É muito comum em mulheres, e também pode indicar emoções reprimidas.

Uma qualidade *Vazia* de pulso do Coração indica deficiência do *Qi* do Coração proveniente de tristeza e aflição.

O pulso de Pericárdio também é sentido na posição do Coração, especialmente em problemas emocionais. Uma patologia do Pericárdio é especialmente refletida nos tipos Cheio do pulso de Coração e, particularmente, quando houver sintomas torácicos (opressão, entupimento, tensão, desconforto, dor).

Quando sentimos uma qualidade patológica no pulso do Coração, como sabemos que aquela qualidade particular reflete problemas emocionais, em vez de problemas cardíacos da medicina ocidental?

Geralmente, um problema cardíaco é frequentemente indicado por qualidade de pulso anormal nas posições periféricas do pulso sentidas ao se rodar o dedo proximalmente, distalmente, lateralmente e medialmente às posições do Coração. Essas qualidades são normalmente Deslizante e/ou em Corda. Essas posições periféricas do pulso são relacionadas às válvulas de coração, aorta e veia pulmonar. Uma qualidade Deslizante ou em Corda

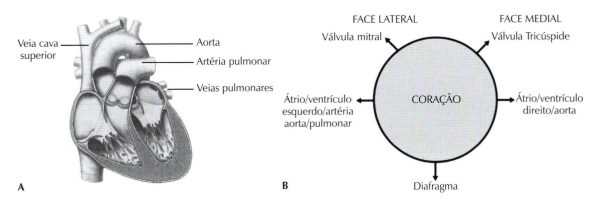

Figura 12.1 – (A e B) Pulso do Coração em problemas cardíacos reais.

de tais posições periféricas do pulso pode indicar aneurisma da aorta, hipertensão, arteriosclerose ou problemas de válvula (Fig. 12.1).

Entretanto, em alguns casos, um problema congênito de válvula pode ser indicado por pulso do Coração Profundo, Fraco e Agitado em combinação, com pulso que se apresenta Fraco e Áspero no geral.

Resumo

Qualidades do Pulso do Coração
- Transbordante: problemas emocionais de vários tipos (tristeza, aflição, raiva, culpa, etc.)
- Arredondado: estagnação do *Qi* no Coração junto com deficiência de *Qi* do Coração; tristeza e aflição, especialmente quando não expressadas
- Áspero: deficiência de Sangue do Coração proveniente de tristeza, aflição ou preocupação
- Vazio: deficiência do *Qi* do Coração proveniente de tristeza e aflição

---

Qualidades Gerais do Pulso e Emoções

A seguir, apresenta-se a discussão das qualidades gerais do pulso nos problemas emocionais.

Áspero

O pulso Áspero apresenta-se fraco, "denteado", macio, vazio e sem ondulação. No contexto dos problemas mentais e emocionais, o pulso Áspero indica principalmente tristeza (normalmente contra fundo de deficiência de Sangue). Realmente, uma das características do pulso Áspero é que falta uma "ondulação", como o que o Dr. Shen chama de pulso Triste faz (ver a seguir).

Triste

O pulso "Triste" foi descrito pelo Dr. Shen. É semelhante ao pulso Áspero pelo fato de não apresentar nenhuma ondulação; porém, não se apresenta necessariamente Áspero. O pulso Triste aparece antes de o pulso ficar Áspero. O pulso normal deve fluir calmamente como uma onda da posição Posterior para a posição Anterior. O pulso Triste não apresenta tal ondulação e flui relutante e "tristemente" (ver Fig. 10.13, Cap. 10).

O pulso Triste é também similar ao pulso Curto, uma vez que não preenche a posição do pulso. O pulso Triste indica tristeza. De acordo com Dr. Shen, pode-se julgar gravidade e duração da tristeza de acordo com quantas posições do pulso têm a qualidade Triste. Geralmente, apenas a primeira ou a primeira e a segunda posições mostram a qualidade Triste; se todas as três posições tiverem essa qualidade, isso indica que a tristeza que o paciente está sofrendo é grave e de longa duração.

Em Corda

Um pulso que está no geral em Corda é uma clara indicação de estagnação (de *Qi* ou de Sangue) e, normalmente, está relacionado à raiva e a outros estados emocionais congêneres (frustração, ressentimento, ódio, fúria) e também à culpa. O pulso em Corda também pode refletir a subida do *Yang* do Fígado ou do Fogo do Fígado, também resultantes de tais emoções.

Entretanto, a estagnação do *Qi* pode afetar outros órgãos além do Fígado (por exemplo, Pulmão, Coração, Estômago, Baço, Intestinos). Quando isso ocorre, o pulso pode ficar em Corda em uma posição específica, por exemplo, na Anterior direita, Anterior esquerda, Média direita e ambas as posições Posteriores, respectivamente. Lembre-se que o pulso do Pulmão "em Corda" nunca será tão em Corda quanto o pulso do Fígado em Corda. Como o pulso normal do Pulmão é macio, ele necessita apenas de uma pequena mudança de qualidade para ficar "em Corda."

Nos problemas emocionais, uma qualidade em Corda no pulso do Pulmão indica normalmente preocupação, ao passo que no pulso do Coração pode indicar várias emoções, como preocupação, medo, culpa, vergonha ou raiva.

Resumo

Qualidades Gerais do Pulso e Emoções
- Áspero: tristeza (normalmente contra fundo de deficiência de Sangue)
- Triste: tristeza.
- Em Corda: estagnação (de *Qi* ou de Sangue) e, normalmente, é relacionado à raiva e a outros estados emocionais congêneres (frustração, ressentimento, ódio, fúria)
- Em Corda na posição do Pulmão: preocupação
- Em Corda na posição do Coração: preocupação, medo, culpa, vergonha, raiva

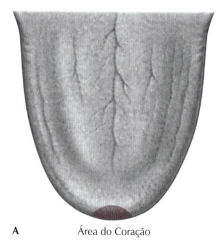 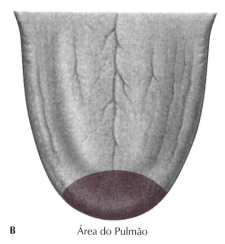

A Área do Coração   B Área do Pulmão

FIGURA 12.2 – (A e B) Comparação das áreas do Coração e do Pulmão na língua.

Língua

Ponta Vermelha

Uma das indicações mais confiáveis da língua que reflete problemas emocionais é a ponta vermelha (Prancha 12.1). Entretanto, embora este seja um sinal fidedigno de problemas emocionais ou mentais, ele não é muito específico, pois pode surgir quase de qualquer problema emocional.

Por que a ponta da língua é afetada e por que fica vermelha? Em primeiro lugar, a ponta da língua é afetada porque corresponde ao Coração, e este órgão, como mencionado anteriormente, é afetado por todas as emoções. Isso ocorre porque o Coração é o local do *insight* e dos sentimentos e, embora cada emoção afete seu órgão correspondente, afeta também o Coração que, por si só, sente cada emoção.

Em segundo lugar, a ponta torna-se vermelha, pois toda emoção, depois de algum tempo, causa certa estagnação de *Qi* e este, por sua vez, com frequência produz Calor. Por isso, a medicina chinesa declara: "Todas as emoções geram Calor".

É importante relembrar que a "ponta", nesse contexto, significa a própria ponta da língua. Se uma área maior na parte da frente da língua estiver vermelha, isso normalmente indica Calor do Pulmão (Fig. 12.2).

Se a ponta da língua apresenta-se Vermelha, como sabemos que ela é decorrente de Calor do Coração resultante de problemas emocionais e não de doença cardíaca no sentido médico ocidental? Em minha experiência, a ponta da língua reflete a condição do Coração, em especial no sentido da Mente (*Shen*) e não realmente do próprio coração. Acredito que as patologias cardíacas reais no sentido ocidental são refletidas nas áreas do tórax/peito da língua (Fig. 12.3).

Por exemplo, quando há estagnação de Sangue no Coração e patologia cardíaca ocidental (como doença coronariana), acredito que as áreas do tórax na língua ficam Roxas, nunca a ponta. Assim, podemos dizer que a ponta da língua reflete a condição da Mente (*Shen*), ao passo que as áreas de tórax na língua refletem a condição do órgão coração.

> ■ A ponta da língua reflete a condição da Mente (*Shen*), ao passo que as áreas de tórax na língua refletem a condição do órgão coração

É interessante observar que essa situação não se aplica a outras áreas da língua; por exemplo, as laterais da língua refletem a condição do Fígado, tanto no sentido médico chinês como no ocidental. Se as laterais da língua apresentam-se Vermelhas, isso pode indicar um problema emocional resultante de raiva e condição de Calor no próprio órgão do Fígado.

Fissura do Coração

Uma fissura do Coração apresenta-se na linha média; é relativamente estreita e se estende da borda da raiz da língua para a margem da ponta (a Fig. 12.4 mostra uma

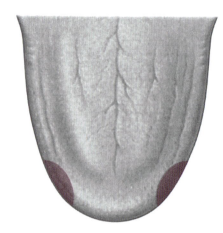

FIGURA 12.3 – Áreas de tórax/peito.

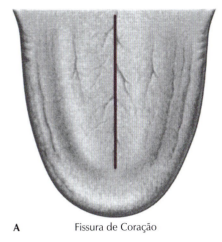
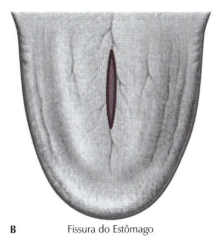

A   Fissura de Coração   B   Fissura do Estômago

Figura 12.4 – (*A* e *B*) Comparação entre fissura do Coração e fissura do Estômago.

fissura do Coração no lado esquerdo e a compara com uma fissura de Estômago) (ver Prancha 12.2).

Se a fissura do Coração é superficial e a cor do corpo normal, isso indica simplesmente uma tendência constitucional a padrões do Coração e a problemas emocionais, porém não tem um significado clínico específico. Entretanto, se um indivíduo tem tal fissura, qualquer estresse emocional que poderia sofrer terá repercussões mais profundas do que em alguém sem fissura do Coração. De acordo com o Dr. J. H. F. Shen, uma fissura superficial do Coração num corpo de cor normal também pode indicar doença cardíaca nos pais ou mesmo nos avós.

O significado clínico da fissura do Coração depende de sua profundidade e da coloração do corpo da língua. Se a fissura do Coração é acompanhada por mudança na coloração do corpo de língua e por ponta vermelha, isso indica problemas mentais e emocionais atuais. Se a fissura do Coração é profunda, indica que o indivíduo pode sofrer de padrão de Coração em decorrência de estresse emocional, mais ainda se a ponta também se apresenta Vermelha: quanto mais profunda a fissura, mais grave o problema emocional.

Podem-se descrever situações diferentes de estresse emocional em ordem de gravidade crescente, como manifestado na língua, da seguinte maneira:

- Fissura do Coração superficial, cor do corpo normal.
- Sem fissura do Coração, ponta Vermelha.
- Fissura do Coração profunda, cor do corpo normal.
- Fissura do Coração superficial, ponta Vermelha.
- Fissura do Coração profunda, ponta Vermelha.
- Fissura do Coração profunda, ponta Vermelha com pontos vermelhos.
- Fissura do Coração profunda, língua Vermelha com ponta mais vermelha e pontos vermelhos.
- Fissura do Coração profunda, língua Vermelha com ponta mais vermelha e inchada e pontos vermelhos.

Considero que uma fissura do Coração na língua é um sinal fidedigno de tendência a estresse emocional (como indicado anteriormente) ou de grave estresse emocional atual.

Laterais da Língua

As laterais da língua refletem o estado do Fígado. Com relação às laterais da língua, deve-se diferenciar claramente entre as áreas que refletem a condição do Fígado e aquelas que refletem a condição do Baço (Fig. 12.5). As áreas na extremidade da língua que se estendem da extremidade da raiz à extremidade da ponta refletem a condição do Fígado; as áreas na língua na seção mediana desta e estendendo mais para o centro da língua refletem a condição do Baço e do Estômago.

A raiva manifesta-se com muita frequência com laterais da língua vermelhas, indicando grave estagnação do *Qi* do Fígado, subida do *Yang* do Fígado ou do Fogo do Fígado (Prancha 12.3). Se laterais e ponta estiverem vermelhas, isso indica normalmente problemas emocionais graves de raiva e frustração que afetam Fígado e Coração (Prancha 12.4).

Forma do Corpo

Há alguns outros sinais de forma do corpo da língua que mostram problemas emocionais ou mentais. Por exemplo, problemas mentais graves, como doença maníaco-depressiva ou psicose, podem se manifestar com forma grotescamente anormal da língua, como é mostrado na Figura 12.6 e na Prancha 12.5. Essa forma consiste em inchaço grande do terço anterior da língua.

Se tal forma é observada em indivíduos que aparentemente não apresentam problema mental, isso indica que eles têm tendência a desenvolver tais problemas se o equilíbrio interno for repentinamente quebrado, como, por exemplo, por um choque ou por um parto traumático. Esses indivíduos quase sempre estão tristes: mesmo que passem por estados de felicidade, estes duram apenas alguns minutos. Se tal língua apresenta-se combinada com olhos muito embotados, este é um sinal muito ruim, o qual indica a possibilidade de doença mental grave.

Outro sinal na forma do corpo da língua que indica tendência a problemas mentais graves é uma língua que se apresenta grotescamente Inchada, quase a ponto de ser redonda (Fig. 12.7).

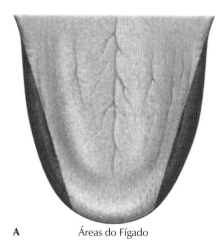
A Áreas do Fígado

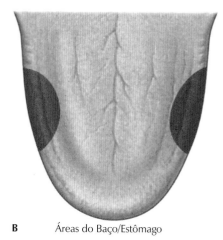
B Áreas do Baço/Estômago

FIGURA 12.5 – (A e B) Comparação das áreas do Fígado e do Baço/Estômago

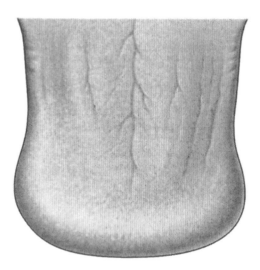

FIGURA 12.6 – Língua inchada indicando tendência à doença mental.

Combinação das Fissuras do Estômago e do Coração

Ainda outro sinal da língua em problemas mentais e emocionais é uma combinação de fissura do Estômago e do Coração; como indicado na Figura 12.8, a fissura do Coração é estreita e se estende quase pelo comprimento inteiro da língua, ao passo que a fissura de Estômago é larga e está concentrada na seção mediana da língua (Prancha 12.6).

Uma combinação de fissura do Estômago e do Coração estende-se pelo comprimento inteiro da língua, sendo larga na seção central (Fig. 12.8). Tal fissura normalmente indica estresse emocional grave, o qual pode resultar de tristeza, aflição, preocupação, culpa ou vergonha.

Se há revestimento pegajoso, áspero, semelhante a cerrados e amarelo dentro da fissura, isso indica presença de Fleuma obscurecendo a Mente. Além disso, se o corpo da língua apresentar-se Vermelho, isso indica a presença de Fleuma e Fogo obstruindo Estômago e Coração e obscurecendo a Mente. É com frequência observado na patologia maníaco-depressiva (Prancha 12.7).

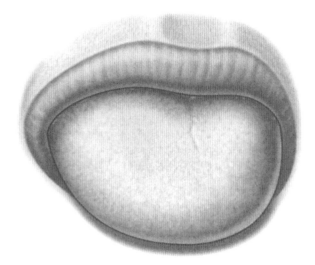

FIGURA 12.7 – Inchaço total da língua, indicando tendência à doença mental.

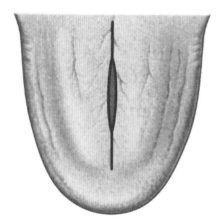

FIGURA 12.8 – Combinação de fissura do Estômago e do Coração.

Resumo

Língua e Emoções

Ponta Vermelha

- Ponta da língua Vermelha: estresse emocional gerando Calor

Fissura do Coração

- Fissura do Coração apresenta-se na linha média; é relativamente estreita e se estende da borda da raiz da língua para a margem da ponta
- Fissura do Coração superficial e cor normal do corpo: tendência constitucional a padrões do Coração e a problemas emocionais
- Fissura do Coração com mudança na cor do corpo da língua e ponta vermelha: problemas mentais e emocionais reais
- Quanto mais profunda a fissura, mais grave o problema emocional

Laterais da Língua

- As laterais da língua refletem o estado do Fígado
- A raiva manifesta-se com frequência com laterais da língua vermelhas, indicando estagnação grave do *Qi* do Fígado, subida do *Yang* do Fígado ou do Fogo do Fígado
- Laterais e ponta vermelhas: problemas emocionais graves de raiva e frustração que afetam Fígado e Coração

Forma do Corpo

- Forma da língua grotescamente anormal com inchaço grande do terço anterior da língua: tendência a problemas mentais
- Língua grotescamente Inchada, quase a ponto de ser redonda: tendência a problemas mentais, obstrução da Mente

Combinação das Fissuras do Estômago e do Coração

- Combinação de fissura do Estômago e do Coração: estresse emocional grave, o qual pode resultar de tristeza, aflição, preocupação, culpa ou vergonha
- Combinação de fissura do Estômago e do Coração com revestimento pegajoso, áspero, semelhante a cerrados e amarelo dentro da fissura: Fleuma obscurecendo a Mente
- Combinação de fissura do Estômago e do Coração com revestimento pegajoso, áspero, semelhante a cerrados e amarelo dentro da fissura, corpo da língua vermelho: Fleuma e Fogo obstruindo Estômago e Coração e obscurecendo a Mente; doença maníaco-depressiva

Notas Finais

1. Yi Men Fa Yu [Principles of Medical Practice], citado no Wang Ke Qin 1988 Zhong Yi Shen Zhu Xue Shuo 中医神主学说 [Theory of the Mind in Chinese Medicine]. Ancient Chinese Medical Texts Publishing House, p. 56.
2. Shi Pa Nan 1861 Yi Yuan [Origin of Medicine], citado no Theory of the Mind in Chinese Medicine, p. 55.
3. 1979 Huang Di Nei Jing Su Wen 黄帝内经素问 [The Yellow Emperor's Classic of Internal Medicine – Simple Questions]. People's Health Publishing House, Beijing, p. 99. Primeira publicação *c*.100 a.C.
4. Chen Shi Duo 1687 Shi Shi Mi Lu [Secret Records of the Stone Room], citado no Theory of the Mind in Chinese Medicine, p. 56.
5. 1981 Ling Shu Jing 灵枢经 [Spiritual Axis]. People's Health Publishing House, Beijing, pp. 151-152. Primeira publicação *c*.100 a.C.
6. Ibid., pp. 151-152.
7. Shi Pa Nan 1861 Yi Yuan [Origin of Medicine], citado no Guo Zhen Qiu 1985 Zhong Yi Zhen Duan Xue 中医诊断学 [Diagnosis in Chinese Medicine]. Hunan Science Publications, p. 33.
8. Zhou Xue Hai 1894 Xing Se Wai Zhen Jian Mo [A Simple Guide to Diagnosis from Body and Colour], citado no Diagnosis in Chinese Medicine, p. 33.

978-85-7241-817-1

Capítulo 13

郁
证

Depressão

CONTEÚDO DO CAPÍTULO

Depressão 282

Definição e Visão da Medicina Ocidental 282

Síndrome de Depressão Maior 283

Patologia da Depressão na Medicina Chinesa 283

Yu como Estagnação 283

Yu como Depressão Mental 284

Depressão e Relação entre Mente (*Shen*) e Alma Etérea (*Hun*) 284

Força de Vontade (*Zhi*) do Rim na Depressão 284

Distinção entre Depressão na Síndrome *Yu* e na Síndrome *Dian* 285

Síndrome de *Lilium* (*Bai He Bing*) 285

Agitação (*Zang Zao*) 286

Síndrome do Caroço de Ameixa (*Mei He Qi*) 286

Etiologia 287

Estresse Emocional 287

Características Constitucionais 288

Dieta Irregular 288

Sobrecarga de Trabalho 288

Identificação de Padrões e Tratamento 288

Estagnação do *Qi* do Fígado 288

Estagnação do *Qi* do Coração e do Pulmão 291

Qi do Fígado Estagnado Transformando-se em Calor 292

Fleuma-Calor Perturbando a Mente 293

Estagnação de Sangue Obstruindo a Mente 294

Estagnação do *Qi* com Fleuma 295

Calor no Diafragma 296

Preocupação Prejudicando a Mente 297

Deficiência do Coração e do Baço 298

Deficiência do *Yang* do Coração 299

Deficiência do *Yin* do Rim e do Coração Agitando Calor por Deficiência 300

Deficiência do *Yang* do Rim 300

Pontos de Acupuntura para Tratar Depressão 301

Ervas para Tratar Depressão 306

Literatura Chinesa Moderna 308

Experiências Clínicas 311

Acupuntura 311

Fitoterapia 314

Estatísticas de Pacientes 321

- Estagnação do *Qi* do Fígado
- Estagnação do *Qi* do Coração e do Pulmão
- *Qi* do Fígado estagnado transformando-se em Calor
- Fleuma-Calor perturbando a Mente
- Estagnação de Sangue obstruindo a Mente
- Estagnação de *Qi* com Fleuma
- Calor no Diafragma

- Preocupação prejudicando a Mente
- Deficiência de Coração e Baço
- Deficiência do *Yang* do Coração
- Deficiência do *Yin* do Rim e do Coração agitando Calor por Deficiência
- Deficiência do *Yang* do Rim

Depressão

As categorias principais de doença mental mencionadas nos clássicos são as seguintes:

- *Bai He Bing* (百合病): síndrome de *Lilium*; este é mencionado no *Essential Prescriptions of the Golden Chest* (*Jin Gui Yao Lue Fang Lun*), capítulo 3-1[1].
- *Yu Zheng* (郁证): depressão.
- *Mei He Qi* (梅核气): síndrome do caroço de ameixa.
- *Zang Zao* (脏躁): agitação.
- *Xin Ji Zheng Chong* (心悸怔忡): palpitações e ansiedade.
- *Dian Kuang* (癫狂): doença maníaco-depressiva.
- *Yi* (癔): histeria.
- *Chi Dai* (痴呆): cretinismo.
- *Dian Xian* (癫痫): epilepsia.

A depressão, como definida na medicina ocidental, tem aspectos das primeiras categorias de doenças mencionadas anteriormente, isto é, síndrome de *Lilium* (*Bai He Bing*), depressão (*Yu Zheng*), síndrome do caroço de ameixa (*Mei He Qi*), agitação (*Zang Zao*) e palpitações e ansiedade (*Xin Ji Zheng Chong*) (Fig. 13.1). A categorização de epilepsia com doença mental pelos médicos chineses antigos é, evidentemente, errada.

A discussão de depressão será conduzida de acordo com os seguintes tópicos.

- Definição e visão da medicina ocidental.
- Patologia da depressão na medicina chinesa.
- Etiologia.
- Identificação de padrões e tratamento.
- Pontos de acupuntura para tratar depressão.
- Ervas para tratar depressão.
- Literatura Chinesa Moderna.
- Experiências clínicas.
- Casos clínicos.
- Estatística dos pacientes.

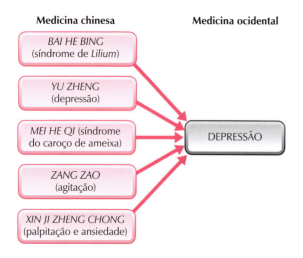

Figura 13.1 – Correspondência entre as condições mentais e emocionais chinesas e a depressão na medicina ocidental.

Definição e Visão da Medicina Ocidental

Uma doença depressiva é primordialmente caracterizada por mudança no humor consistindo em sentimento de tristeza que pode variar do mais leve desânimo ao mais abjeto desespero. Uma mudança no humor é relativamente fixa e persiste por um número de dias, semanas, meses ou anos. Associadas à mudança no humor há mudanças características de comportamento, atitude, pensamentos, eficiência e funcionamento psicológico.

Para distinguir a reação normal de uma reação patológica, deve-se fazer um julgamento quantitativo. Se o precipitante parece inadequado, a depressão muito grave de longa duração, a condição é vista como anormal. Além disso, gravidade e incapacidade na doença depressiva diferem tanto qualitativa quanto quantitativamente de sentimentos depressivos, os quais são parte da nossa experiência normal.

A depressão é responsável por 35 a 40% de todas as doenças psiquiátricas. É duas vezes mais comum nas mulheres do que nos homens. O início da depressão aumenta na idade madura, com seu início máximo no grupo de 55 a 60 anos de idade.

A doença depressiva predominantemente determinada por fatores constitucionais e genéticos é referida como depressão endógena. Caracteriza-se por piorar de manhã. A doença depressiva que é predominantemente uma reação a influências externas é referida como depressão reativa.

Os principais sinais e sintomas de depressão são:

- Pensamentos dolorosos.
- Ansiedade e agitação.
- Perda de interesse.
- Perda de autoestima.
- Desrealização e despersonalização.
- Hipocondríase.
- Distúrbios de percepção.
- Insônia.
- Perda de apetite.
- Variação diurna (piora pela manhã).

De acordo com Bowlby, a depressão como estado de espírito que ocasionalmente a maior parte das pessoas experimenta é um acompanhante inevitável de qualquer estado em que o comportamento se torna desorganizado, como pode acontecer depois de uma perda[2].

Contanto que haja um intercâmbio ativo entre nós mesmos e o mundo exterior, em pensamento ou em ação, nossa experiência subjetiva não é a de depressão: esperança, medo, raiva, satisfação, frustração ou qualquer combinação desses podem ser sentidas. A depressão ocorre apenas quando essa interação cessa e somente até que novos padrões de intercâmbio sejam organizados em direção a um novo objeto ou alvo. É característico de uma pessoa mentalmente saudável que esta possa aguentar essa fase de depressão e desorganização e emergir dela depois de algum tempo, com comportamento, pensamento e sentimento começando a ser reorganizados para um novo tipo de interação. Um indivíduo que fica facilmente deprimido não poderá reorganizar novos padrões de interação entre ele e o mundo exterior.

De acordo com Seligman, a depressão é caracterizada por sensação de desamparo; principalmente, o assunto acerca do qual a pessoa se sente desamparada refere-se à sua habilidade de fazer e manter relações afetivas. A sensação de abandono pode ser atribuída a experiências familiares com origem da infância até a adolescência.

- O indivíduo provavelmente teve uma amarga experiência de nunca ter conseguido atingir um relacionamento estável e seguro com seus pais, apesar de haver tentado várias vezes. Estas experiências infantis resultam no desenvolvimento de um forte viés para interpretar qualquer perda que venha a sofrer mais tarde como um fracasso a mais em fazer ou manter um relacionamento afetivo estável.
- O indivíduo pode ter ouvido repetidamente o quanto é indigno de amor, o quanto é incapaz e/ou incompetente. Essas experiências resultam no desenvolvimento de um modelo de si mesmo como pessoa indigna de amor e não querida, e as figuras de afeto como indisponíveis, repelidas ou punitivas. Quando tal pessoa sofre uma adversidade, em vez de esperar que os outros possam lhe ajudar, espera que sejam hostis e rejeitadores.
- É mais provável que esse indivíduo tenha perdido um dos pais durante sua infância.

Portanto, o padrão particular de doença depressiva que uma pessoa desenvolve vai se referir ao padrão de experiências particulares durante sua infância.

Ficar exposto a tais experiências durante a infância também explica porque, em indivíduos com propensão à depressão, há forte tendência para tristeza, carência e até revolta causada por uma perda, a fim de se tornar desconectada da situação que causou esta tristeza.

Síndrome de Depressão Maior

A síndrome da depressão maior tem quatro aspectos principais:

- Um conjunto específico de sintomas.
- Não apresenta nenhum fator orgânico e não é a reação normal à morte de um membro da família.
- Não há nenhuma desilusão ou alucinação na ausência de sintomas de humor.
- Não está sobreposta à esquizofrenia, a distúrbios de desilusão ou distúrbios psicóticos.

Os principais sintomas da síndrome da depressão maior são:

- Humor depressivo a maior parte do dia durante quase todos os dias.
- Interesse ou prazer marcadamente diminuído em tudo ou quase todas as atividades durante a maior parte do dia quase todos dias.

- Perda (ou ganho) significativa(o) de peso, aumento ou diminuição de apetite.
- Insônia ou sonolência.
- Agitação ou retardo psicomotores todos os dias.
- Fadiga quase todos os dias.
- Sentimento de falta de valor ou de culpa (que pode ser uma ilusão) quase todo dia (não meramente autorrecriminação ou culpa por estar doente).
- Diminuição da habilidade de pensar ou se concentrar, indecisão durante quase todos os dias.
- Pensamentos recorrentes de morte, ideações recorrentes de suicídio sem plano específico, tentativa de suicídio ou plano específico para cometer suicídio.

978-85-7241-817-1

Patologia da Depressão na Medicina Chinesa

O termo chinês para a depressão é *Yu* (郁). *Yu* tem dois sentidos, quer dizer "depressão" e "estagnação".

Yu *como Estagnação*

O capítulo 71 do *Questões Simples* (*Su Wen*) discute as cinco estagnações, da Madeira, do Fogo, da Terra, do Metal e da Água. Diz: *"Quando a Madeira estagna, ela expande; quando o Fogo estagna, ele ascende; quando a Terra estagna, ela se apodera; quando o Metal estagna, ele descarrega; quando a Água estagna, ela jorra"*[3].

O *Essential Method de Dan Xi* (*Dan Xi Xin Fa*, 1347) fala sobre seis estagnações, isto é, a estagnação do *Qi*, do Sangue, da Umidade, da Fleuma, do Calor e do Alimento. Ele diz[4]:

Quando Qi *e Sangue estão harmônicos, não aparece nenhuma doença. Se eles se estagnam, aparece a doença. Muitas doenças são decorrentes da estagnação.... a estagnação faz as coisas se acumularem, de tal forma que elas gostariam de descer, mas não podem; ou gostariam de se transformar, mas não podem... então, aparecem as seis estagnações.*

Zhu Dan Xi formulou uma prescrição para estas seis estagnações chamada *Yue Ju Wan* (Pílula de *Gardenia-Ligusticum*), que é uma fórmula importante para tratar depressão mental resultante da estagnação do *Qi*. Das seis estagnações mencionadas anteriormente, a estagnação do *Qi* é o fator primordial.

O *Complete Book of Jing Yue* (*Jing Yue Quan Shu*, 1624) fornece uma interpretação emocional da estagnação e fala sobre as seis estagnações de forma diferente da colocada por Zhu Dan Xi, isto é, estagnação por raiva, pensamento, preocupação, tristeza, choque e medo. Essa afirmação confirma que todas as emoções podem levar à estagnação do *Qi*, mesmo aquelas (tais como tristeza) que inicialmente levam à depleção do *Qi*. Zhang Jing Yue disse: *"Nas seis estagnações, a estagnação é a causa da doença. Na estagnação emocional, a doença [isto é, a emoção] é a causa da estagnação"*[5].

Resumo

Seis Estagnações de acordo com Zhu Dan Xi (1347)
- *Qi*
- Sangue
- Umidade
- Fleuma
- Calor
- Alimento

Resumo

Seis Estagnações de acordo com Zhang Jing Yue (1624)
- Raiva
- Excesso de pensamento
- Preocupação
- Tristeza
- Choque
- Medo

Yu *como Depressão Mental*

Além de significar "estagnação", *Yu* também quer dizer "depressão mental". Alguns médicos chineses dizem que, no sentido geral, *Yu* indica estagnação, sendo a base patológica para muitas doenças; num sentido mais estrito, *Yu* se refere à categoria de doenças da "depressão mental".

Os livros chineses sempre atribuem a depressão à causas de excesso, pelo menos nos seus estágios iniciais, com estagnação do *Qi* do Fígado sendo a patologia principal e fundamental subjacente à essa doença. Outras patologias de excesso incluem estagnação de *Qi* se transformando em Calor e estagnação da Fleuma e do Sangue. Coloca-se forte ênfase na estagnação do *Qi* do Fígado, pelo menos nos estágios iniciais.

Nos estágios posteriores, o Excesso pode se transformar em deficiência, gerando tipos de depressão mental de deficiência. De fato, o Calor pode lesar o *Yin* e levar à deficiência do *Yin* do Rim. Por outro lado, a Fleuma pode prejudicar a função do Baço, causando a deficiência do Baço. As principais condições de deficiência subjacentes à depressão são deficiência do Sangue do Baço e do Coração, deficiência do *Qi* e do *Yin* do Coração e do Pulmão, deficiência do *Yin* do Fígado e do Rim.

Dessa maneira, na medicina chinesa, estagnação e depressão mental são quase sinônimos, implicando que toda depressão é resultante da estagnação. Isso não é obviamente verdadeiro na prática, pois há muitas condições de deficiência que levam à depressão. No entanto, é verdade que todas as emoções, até aquelas que no começo consomem o *Qi*, levam a algum tipo de estagnação de *Qi*; portanto, o primeiro efeito do estresse emocional é alguma quantidade de estagnação de *Qi*.

Quando discutimos a estagnação de *Qi*, é importante enfatizar que isto afeta não só o Fígado, mas também, especialmente no caso de estresse emocional, Coração, Pulmão e Baço.

> **!**
> - Na medicina cinesa, estagnação (*Yu*) e depressão mental (*Yu*) são quase sinônimos, implicando que toda depressão é (pelo menos inicialmente) resultante deestagnação

Depressão e Relação entre Mente (Shen) e Alma Etérea (Hun)

A relação entre Mente (*Shen*) do Coração e Alma Etérea (*Hun*) do Fígado já foi discutida no Capítulo 9. Como vimos, a Alma Etérea proporciona inspiração, criatividade, ideias, planos, sonhos de vida e aspirações à Mente; esta energia psíquica é o resultado do "vai e vem" da Alma Etérea, sendo a manifestação psíquica do livre fluxo do *Qi* do Rim (e, em especial, da subida fisiológica do *Qi* do Fígado).

Por outro lado, a Mente necessita até certo ponto controlar a Alma Etérea e integrá-la ao material psíquico que deriva dela. É da natureza da Alma Etérea o "vai e vem", isto é, ela está sempre procurando ideias, inspiração, objetivos, etc... É preciso lembrar que a Alma Etérea é o *gui* da nossa natureza humana e tem sua própria existência independente.

A Mente precisa integrar o material que vem da Alma Etérea na psique em geral. A Alma Etérea é a fonte de muitas ideias simultaneamente; a Mente pode lidar só com uma coisa por vez. Portanto, "controle" e "integração" são as palavras-chave para descrever a função da Mente em relação à Alma Etérea (ver Fig. 9.15, Cap. 9).

Quando o "vai e vem" da Alma Etérea estiver deficiente, há falta de inspiração, criatividade, ideias, planos, sonhos de vida e aspirações; isso é uma característica importante da depressão mental. É importante notar que o "vai e vem" psíquico da Alma Etérea pode ser deficiente em virtude de ela própria estar deficiente ou pelo fato de a Mente a estar supercontrolando. Este último caso é comum em indivíduos com crenças fortes e rígidas ("religiosas", num sentido geral), que levam a Mente a suprimir as ideias psíquicas que vêm da Alma Etérea. Esta situação pode também ocorrer como consequência da culpa.

No caso de depressão grave, há desconexão entre Mente (*Shen* do Coração) e Alma Etérea (*Hun*); com a falta para a Alma Etérea de seu "movimento" normal, o indivíduo deixa de apresentar criatividade, ideias, imaginação e, principalmente, plano, projetos, objetivos para a vida e inspiração, ocorrendo depressão.

> **!**
> - Na depressão grave, há desconexão entre Mente (*Shen do Coração*) e Alma Etérea (*Hun*): com a falta para a Alma Etérea de seu "movimento" normal, o indivíduo deixa de apresentar criatividade, ideias, imaginação e, principalmente, planos, projetos, objetivos para a vida e inspiração, ocorrendo depressão

Força de Vontade (Zhi) do Rim na Depressão

O *Zhi* do Rim têm vários significados diferentes: por exemplo, pode significar "memória", refletindo a influência que o Rim exerce no Mar da Medula e no cérebro e, portanto, na memória; *Zhi* também pode significar "Força de Vontade", sendo nesse contexto que ele apresenta um papel importante na depressão. A "Força de Vontade" como tradução de *Zhi* inclui a própria força de vontade, impulso, determinação, firmeza, entusiasmo e poderes físico e mental.

Nota Clínica

Força de Vontade (*Zhi*) do Rim
■ "Força de Vontade" como uma tradução de *Zhi* inclui força de vontade, impulso, determinação, firmeza, entusiasmo e poderes físico e mental

---

Em minha experiência, a depressão sempre envolve um enfraquecimento da "Força de Vontade" no sentido geral descrito anteriormente, isto é, incluindo impulso, determinação, firmeza, entusiasmo e poderes físico e mental. Essas são qualidades que estão faltando em uma pessoa deprimida e, por essa razão, na depressão, sempre tonifico o Rim, mesmo que não haja sintoma ou sinal específico de deficiência de Rim. Assim o faço porque a falta de energia e força de vontade mental e emocional observada na depressão é, de fato, um sintoma, por si só, de deficiência do Rim. Para tonificar a força de vontade e a energia vinda do Rim, geralmente uso B-23 (*Shenshu*) e B-52 (*Zhishi*).

Nota Clínica

Força de Vontade (*Zhi*) do Rim
■ Deficiência da "Força de Vontade" (*Zhi*) do Rim é quase sempre característica da depressão e, por esta razão, na depressão, tonifico a Força de Vontade com B-23 (*Shenshu*) e B-52 (*Zhishi*)

Distinção entre Depressão na Síndrome Yu *e na Síndrome* Dian

Muitos livros chineses modernos discutem com frequência a síndrome de depressão (*Yu Zheng*), como se ela fosse idêntica à fase depressiva de uma doença maníaco-depressiva (*Dian* do *Dian Kuang*). Muitos livros chineses, portanto, ao relatar os sintomas de "depressão", citam os sintomas de *Dian*. Penso que essa explicação não é muito produtiva e não corresponde à prática clínica. A "depressão" na depressão clínica é bem diferente da "depressão" em um distúrbio bipolar (doença maníaco-depressiva), tanto na perspectiva ocidental quanto na chinesa.

Na perspectiva chinesa, as fases depressiva e maníaca de um distúrbio bipolar (*Dian Kuang*) são dois pólos de um espectro patológico dentro da mesma patologia. Uma característica central da patologia de *Dian Kuang* é a Fleuma obstruindo a Mente (*Shen*): esse fator é responsável tanto pela fase depressiva como pela fase maníaca da doença. A Fleuma obstrui a Mente (*Shen*), porém também a Alma Etérea (*Hun*), de tal forma que ela interfere com o "vai e vem", resultando em depressão quando não "vai e vem" o suficiente e em mania quando "vai e vem" em demasia.

Por outro lado, na depressão (*Yu Zheng*), a Fleuma nem sempre está presente e o "vai e vem" da Alma

Etérea está sempre prejudicado (sem uma fase maníaca), resultando em estado depressivo, falta de inspiração, falta de sentido de direção na vida, falta de sonhos e planos de vida, etc.

978-85-7241-817-1

Síndrome de Lilium *(*Bai He Bing*)*

A síndrome de *Lilium* (*Bai He Bing*) é descrita no *Essential Prescriptions of the Golden Chest* (*Jin Gui Yao Lue*, por volta de 220 d.C.), capítulo 3-1. Esta síndrome parece muito com a descrição de um paciente deprimido. Ela diz[6]:

O paciente quer comer, porém não quer engolir o alimento e não tem vontade de falar. Quer se deitar na cama, mas não pode ficar deitado quieto, pois está irrequieto. Quer andar, mas se cansa rapidamente. Às vezes, o paciente pode gostar de comer, mas não tolera o cheiro da alimento. Ele pode se sentir frio ou quente, porém não tem nem febre nem calafrios, gosto amargo ou urina escura [isto é, não é nem Vento externo nem Calor interno]. Nenhuma droga pode curar esta síndrome. Depois de tomar o remédio, o paciente pode vomitar ou ter diarreia. A doença assombra o paciente (hu huo) [hu quer dizer "raposa" e huo quer dizer "desnorteado"] e, apesar de parecer normal, o paciente está sofrendo. O pulso apresenta-se rápido.

Os livros modernos descrevem a síndrome com os seguintes sintomas: "*como se os pacientes estivesse num transe*" ou "*ausentes*" (*huang hu* [恍 惚]), inquietação mental, gosto amargo, urina escura, ansiedade, depressão, língua vermelha (que pode se apresentar com ou sem revestimento) e pulso rápido.

O princípio de tratamento recomendado pelos médicos modernos é umedecer e nutrir Coração e Pulmão, tonificar *Qi*, nutrir *Yin*, limpar o Calor (ou Calor por Deficiência), acalmar a Mente e fortalecer a Força de Vontade (*Zhi*).

Os pontos sugeridos pelo livro *Chinese Acupuncture Therapy* (*Zhong Guo Zhen Jiu Liao Xue*) são os seguintes[7]:

- C-7 (*Shenmen*), R-3 (*Taixi*), P-9 (*Taiyuan*).
- C-5 (*Tongli*), P-7 (*Lieque*), R-4 (*Dazhong*), BP-6 (*Sanyinjiao*).
- C-9 (*Shaochong*), PC-9 (*Zhongchong*), R-7 (*Fuliu*).
- B-15 (*Xinshu*), B-13 (*Feishu*), B-23 (*Shenshu*).
- P-7 (*Lieque*), R-6 (*Zhaohai*), F-3 (*Taichong*).

Para tratar esta síndrome com fitoterápicos, utilizo a fórmula *Bai He Zhi Mu Tang* (Decocção de *Lilium-Anemarrhena*), que é composta apenas das duas ervas *Bai He* (*Bulbus Lilii*) e *Zhi Mu* (*Radix Anemarrhena*). De fato, uso estas duas ervas em qualquer situação em que o paciente esteja deprimido contra fundo de síndrome do Pulmão e do Coração, mas especialmente com deficiência do *Qi* e do *Yin* destes dois órgãos ou do Calor no Coração. A combinação dessas duas ervas é particularmente boa para tratar tristeza e pesar. Em tais casos, acrescento com frequência estas duas ervas na composição de qualquer fórmula que esteja usando.

Resumo

Síndrome de *Lilium* (*Bai He Bing*)
- O paciente quer comer, porém fica relutante em engolir o alimento
- Não tem vontade de falar
- O paciente quer se deitar, mas não pode ficar parado, pois está irrequieto
- O paciente quer andar, mas se cansa rapidamente
- O paciente não tolera o cheiro do alimento
- Sente frio ou calor
- Pulso rápido

Nota Clínica

Bai He (*Bulbus Lilii*) e Zhi Mu (*Radix Anemarrhenae*)
- Utilizo a combinação de *Bai He* (*Bulbus Lilii*) e *Zhi Mu* (*Radix Anemarrhenae*) para tratar a síndrome de *Lilium* (*Bai He Bing*). De fato, utilizo essas duas ervas em qualquer situação em que o paciente esteja deprimido contra fundo de síndrome do Pulmão e do Coração, mas especialmente na deficiência do *Qi* e do *Yin* destes dois órgãos ou de Calor no Coração. A combinação dessas duas ervas é particularmente boa para tratar tristeza e pesar. Em tais casos, acrescento com frequência essas duas na composição de qualquer fórmula que esteja usando

Agitação (*Zang Zao*)

Zang Zao significa literalmente "inquietação visceral", foi mencionado primeiramente no capítulo "Pulse, Syndromes and Treatment" do *Miscellaneous Gynaecological Diseases of the Essential Prescription of the Golden Chest* (*Jin Gui Yao Lue*, por volta de 220 d.C.). O texto diz[8]:

O paciente sofre de agitação [Zhang Zao], sente tristeza e tende a chorar constantemente, como se estivesse assombrado. Espreguiça-se com frequência e boceja repetidamente. A decocção de Fu Xiao Mai, Zhi Gan Cao *e* Da Zao *pode acalmar o paciente.*

A fórmula para tratar agitação (*Zang* Zao) é, portanto, *Gan Mai Da Zao Tang* (Decocção de *Glycyrrhiza-Triticum-Jujuba*). Pessoalmente, utilizo essa fórmula não apenas para a tratar agitação, mas também para tratar depressão que surge num ambiente de deficiência de *Qi* e de Sangue.

Síndrome do Caroço de Ameixa (*Mei He Qi*)

A síndrome do caroço de ameixa foi descrita primeiramente no capítulo "Pulse, Syndromes and Treatment" do *Miscellaneous Gynaecological Diseases of the Essential Prescription of the Golden Chest* (*Jin Gui Yao Lue*, por volta de 220 d.C.). Esse texto diz: "*O paciente apresenta sensação de sufocamento, como se houvesse um pedaço de carne assada preso em sua garganta. Use* Ban Xia Hou Po Tang"[9].

Portanto, como pode ser visto na afirmação anterior, originalmente, o sintoma da síndrome do caroço de ameixa foi comparado à sensação de ter um pedaço de carne (em vez de um caroço de ameixa) na garganta. A etiologia desta síndrome é emocional, sendo resultante da depressão.

Os livros chineses subsequentes atribuíram essa síndrome à combinação de estagnação do *Qi* e da Fleuma obstruindo a garganta. Esse tipo de Fleuma é atualmente chamado Fleuma-*Qi*, sendo o tipo menos substancial de Fleuma.

Apesar de todos os livros chineses modernos atribuírem a síndrome do caroço de ameixa à estagnação do *Qi* do Fígado, a fórmula *Ban Xia Hou Po Tang* (Decocção de *Pinellia-Magnolia*) na verdade atua no *Qi* do Pulmão e do Estômago. Portanto, a utilizo primordialmente para tratar estagnação do *Qi* do Coração e do Pulmão na área do tórax, a qual deriva de tristeza, pesar e preocupação.

Nota Clínica

Síndrome do Caroço de Ameixa
- Apesar de todos os livros chineses modernos atribuírem a síndrome do caroço de ameixa à estagnação do *Qi* do Fígado, a fórmula *Ban Xia Hou Po Tang*, na verdade, atua no *Qi* do Pulmão e do Estômago. Portanto, utilizo-a primordialmente para tratar estagnação do *Qi* do Coração e do Pulmão na área do tórax, a qual é resultante de tristeza, pesar e preocupação

Para concluir, a patologia da depressão poderia ser resumida da seguinte forma, com os pontos de acupuntura sugeridos para cada aspecto e os aspectos mental e emocional principais ou o órgão envolvido.

- A Força de Vontade (*Zhi*) está prejudicada; há falta de força de vontade, impulso, iniciativa e momento para sair da depressão: B-23 (*Shenshu*), DU-4 (*Mingmen*), B-52 (*Zhishi*), R-3 (*Taixi*). FORÇA DE VONTADE (*ZHI*).
- A Alma Etérea não vai e vem o suficiente; há falta de planejamento, ideias, sonhos, esperança, inspiração e senso de direção: VB-40 (*Qiuxu*), F-3 (*Taichong*), VB-13 (*Benshen*), B-18 (*Ganshu*), B-47 (*Hunmen*). ALMA ETÉREA (*HUN*).
- Deficiência da "coragem" da Vesícula Biliar leva à indecisão: VB-40 (*Qiuxu*), VB-13 (*Benshen*), DU-20 (*Baihui*). VESÍCULA BILIAR.
- Angústia, ansiedade e desespero geram tristeza: DU-24 (*Shenting*), REN-15 (*Jiuwei*), C-7 (*Shenmen*). MENTE (*SHEN*).
- Pensamentos mórbidos: DU-24 (*Shenting*), B-13 (*Feishu*) ("suicida"), DU-12 (*Shenzhu*) ("vontade de matar pessoas"), B-42 (*Pohu*) ("três corpos boiando"). ALMA CORPÓREA (*PO*).
- Pensamentos obsessivos, preocupação e estado meditabundo: DU-24 (*Shenting*), VB-13 (*Benshen*), VB-15 (*Toulinqi*), B-20 (*Pishu*), B-49 (*Yishe*). INTELECTO (*YI*).
- Problemas em estabelecer relacionamentos: TA-5 (*Waiguan*), PC-7 (*Daling*), PC-6 (*Neiguan*), REN-17 (*Shanzhong*). PERICÁRDIO E TRIPLO AQUECEDOR (*SAN JIAO*).

Os pontos anteriores não são patologias alternativas de depressão, porém aspectos de sua patologia: embora nem todos estejam presentes, a maioria deles está.

> **Resumo**
>
> **Patologia da Depressão na Medicina Chinesa**
> - *Yu* como estagnação
> - *Yu* como depressão mental
> - Depressão e relação entre Mente e Alma Etérea
> - Força de Vontade (*Zhi*) do Rim na depressão
> - Distinção entre depressão na síndrome *Yu* e na síndrome *Dian*
> - Síndrome *Lilium* (*Bai He Bing*)
> - Agitação (*Zang Zao*)
> - Síndrome do caroço de ameixa (*Mei He Qi*)

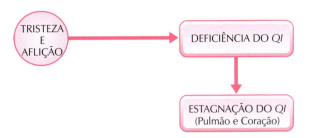

Figura 13.3 – Efeitos da tristeza e do pesar.

Etiologia

Estresse Emocional

Estresse emocional é o principal fator etiológico na depressão. As principais emoções que causam depressão são raiva, tristeza, pesar, preocupação e culpa.

Raiva

A raiva (no sentido amplo, inclui frustração, ressentimento e ódio) causa estagnação do *Qi* do Fígado ou subida do *Yang* do Fígado (Fig. 13.2). Quando ela é reprimida, é mais provável que cause estagnação do *Qi* do Fígado e depressão. A estagnação do *Qi* do Fígado é uma causa frequente de depressão mental, especialmente nos estágios iniciais.

A estagnação do *Qi* do Fígado causa depressão pela restrição do "vai e vem" da Alma Etérea, resultando, portanto, em falta de ideias, projetos, objetivos, inspiração e senso de direção na vida geral.

Um dos mais importantes e significantes sinais de estagnação do *Qi* do Fígado é o pulso em Corda; se o pulso está em corda em todas as posições, isso é sempre um sinal definitivo de que a depressão mental é resultante da estagnação do *Qi* do Fígado. Muitas vezes, o quadro do pulso contradiz a primeira impressão que temos do paciente. De fato, o paciente pode aparecer deprimido, com movimentos vagarosos e apresentar-se pálido com a voz fraca – todos os sinais sugerem deficiência como a causa do problema, mas o pulso está Cheio e em Corda em todas as posições: isso é um sinal seguro de que a depressão é causada por estagnação do *Qi*. De fato, em alguns casos (e, em minha experiência, especialmente em homens), o indivíduo pode procurar tratamento por cansaço como primeiro e mais forte sintoma ou queixa; porém, se o pulso estiver Cheio e em Corda em todas as posições, isso indica quase com certeza que a pessoa está deprimida, com estagnação do *Qi* do Fígado como principal causa desse quadro.

Tristeza e Aflição

Tristeza e pesar inicialmente esgotam o *Qi* e, portanto, causam deficiência do *Qi* do Baço, do Coração e do Pulmão (Fig. 13.3). No entanto, depois de algum tempo, a própria deficiência de *Qi* prejudica sua circulação, gerando também estagnação do *Qi*: essa é uma estagnação do *Qi* que não afeta o Fígado, mas Coração e Pulmão.

A estagnação do *Qi* do Coração e/ou do Pulmão também afeta a Alma Etérea e restringe seu "vai e vem", resultando em falta de ideias, projetos, objetivos, inspiração e sentido de direção na vida geral.

Tristeza e pesar são frequentemente causas de depressão devido à perda de um membro da família ou de um parceiro por morte ou separação: isso é denominado, em psiquiatria, depressão reativa.

Preocupação

A preocupação "amarra" o *Qi*, o que significa que causa estagnação do *Qi*. Ela causa estagnação do *Qi* de Baço, Pulmão e Coração (Fig. 13.4): em minha experiência, a preocupação também afeta o Fígado e pode causar estagnação do *Qi* do Fígado ou subida do *Yang* do Fígado.

A estagnação do *Qi* do Coração e/ou do Pulmão também afeta a Alma Etérea e restringe o "vai e vem", resultando em falta de ideias, projetos, objetivos, inspiração e sentido de direção na vida geral.

Culpa

A culpa é, na minha experiência, uma causa comum de estagnação do *Qi*; ela afeta primariamente Coração e Rim (Fig. 13.5).

A estagnação do *Qi* do Coração também afeta a Alma Etérea e restringe o "vai e vem", resultando em falta de

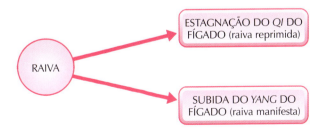

Figura 13.2 – Efeitos da raiva.

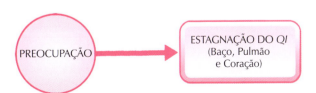

Figura 13.4 – Efeitos da preocupação.

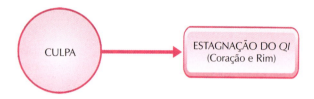

Figura 13.5 – Efeitos da culpa.

ideias, projetos, objetivos, inspiração e sentido de direção na vida geral.

Como a culpa também afeta o Rim, ela enfraquece a Força de Vontade (*Zhi*), e tal enfraquecimento é um fator importante na depressão.

> **Nota Clínica**
>
> **Emoções e Estagnação do *Qi***
> - Todas as emoções levam a algum tipo de estagnação de *Qi* inicialmente (também aquelas que exaurem o *Qi*, tais como tristeza e pesar)
> - Nem toda estagnação de *Qi* estão relacionadas ao Fígado
> - Nos problemas emocionais, outros órgãos sofrem de estagnação do *Qi*, especialmente Pulmão e Coração
> - Observe que a estagnação do *Qi* do Fígado também pode ser proveniente de outras emoções que não sejam "raiva" (por exemplo, preocupação e culpa)

Características Constitucionais

Em minha experiência, as características constitucionais desempenham papel importante na etiologia da depressão. Por exemplo, uma deficiência constitucional do Rim, que resulta em enfraquecimento da Força de Vontade (*Zhi*), é uma causa básica frequente para o desenvolvimento da depressão.

Uma tendência constitucional para padrões do Coração também é um fator importante que contribui para o desenvolvimento da depressão. O sinal mais importante e confiável de uma propensão a ter problemas emocionais é uma fissura central do Coração na língua (ver Fig. 12.4, Cap. 12).

Dieta Irregular

A dieta apresenta um papel secundário na etiologia da depressão; em minha experiência, ela contribui para o desenvolvimento da depressão na presença de estresse emocional.

O consumo excessivo de laticínios, doces, açúcar e pão podem levar à formação de Fleuma. A Fleuma pode se tornar um elemento patológico contribuinte da depressão, pois, em primeiro lugar, prejudica o *Qi* e, portanto, agrava qualquer deficiência e estagnação do *Qi*. Ela também é obstrutiva e pesada e, portanto, obscurece a Mente, gerando confusão mental: esta condição agrava a condição de restrição da Alma Etérea.

Em minha experiência, o fator dietético que contribui para o desenvolvimento da depressão é uma dieta com falta de nutrientes. Esse fato ocorre quando os indivíduos seguem dietas rígidas de emagrecimento ou quando usam uma dieta vegetariana de forma não adequada. Isto leva à deficiência do *Qi* e do Sangue, que são as condições subjacentes dos tipos de depressão por Deficiência.

Sobrecarga de Trabalho

A sobrecarga de trabalho, no sentido de trabalhar longas horas sem descanso adequado por muitos anos, leva à deficiência do *Yin* do Rim; esse fator, muitas vezes, forma a base para a depressão nos idosos.

> **Resumo**
>
> **Etiologia e Patologia**
> - Estresse emocional
>   – Raiva
>   – Tristeza e pesar
>   – Preocupação
>   – Culpa
> - Características constitucionais
> - Dieta irregular
> - Sobrecarga de Trabalho

Identificação de Padrões e Tratamento

Os padrões discutidos serão:

- Estagnação do *Qi* do Fígado.
- Estagnação do *Qi* do Coração e do Pulmão.
- *Qi* do Fígado estagnado transformando-se em Calor.
- Fleuma-Calor perturbando a Mente.
- Estagnação de Sangue obstruindo a Mente.
- Estagnação do *Qi* com Fleuma.
- Calor no diafragma.
- Preocupação prejudicando a Mente.
- Deficiência do Coração e do Baço.
- Deficiência do *Yang* do Coração.
- Deficiência do *Yin* do Rim e do Coração, agitação do Calor por Deficiência.
- Deficiência do *Yang* do Rim.

Estagnação do Qi do Fígado

Manifestações Clínicas

Depressão, mau humor, preocupação, frustração, sentir-se nervoso e tenso, dor e distensão no hipocôndrio, tensão e dor nos músculos do pescoço e da parte superior dos ombros, distensão abdominal, movimento intestinal irregular, menstruação irregular, tensão pré-menstrual.

Língua: a cor do corpo da língua pode ser normal ou levemente vermelha nas laterais.

Pulso: em Corda.

Patologia e Padrões Mental e Emocional

A depressão é caracterizada pelo insuficiente "vai e vem" da Alma Etérea, resultando em falta de sonhos, aspirações, planos, ideias e inspiração. A estagnação do *Qi* do

Fígado é uma das causas mais comuns da restrição do movimento da Alma Etérea.

A estagnação do *Qi* do Fígado pode ser proveniente da raiva num sentido mais amplo (incluindo frustração e ressentimento); a raiva é ainda mais propensa a causar estagnação do *Qi* do Fígado quando ela é reprimida. No entanto, em minha experiência, a estagnação do *Qi* do Fígado pode também ser resultante de preocupação e culpa.

O paciente que é deprimido numa situação de estagnação do *Qi* do Fígado não só estará deprimido, mas também com variação de humor e propenso a ter explosões de raiva. Ele sofrerá de irritabilidade e sensação intensa de frustração.

Um importante sinal da estagnação do *Qi* do Fígado como causa de depressão é o pulso em Corda.

Perfil do Paciente

A estagnação do *Qi* do Fígado é uma causa comum na depressão em jovens, da adolescência até aproximadamente os 35 anos. É geralmente proveniente da raiva reprimida, da frustração ou do ressentimento.

Princípios de Tratamento

Acalmar o Fígado, mover o *Qi*, eliminar a estagnação.

Acupuntura

Pontos

PC-6 (*Neiguan*), F-3 (*Taichong*), VB-34 (*Yanglingquan*), TA-3 (*Zhongzhu*), VB-13 (*Benshen*), B-47 (*Hunmen*), DU-20 (*Baihui*). Utilizar método de sedação ou neutro em todos os pontos, exceto em DU-20, que deve ser tonificado.

EXPLICAÇÃO

- PC-6 é um ponto importante para tratar depressão decorrente da estagnação do *Qi*. Ele move o *Qi* do Fígado em virtude da associação dos canais do Pericárdio e do Fígado com o *Yin* Terminal (*Jue Yin*). Este ponto atua no Fígado e tem um movimento "centrífugo": portanto, estimula o "vai e vem" da Alma Etérea nas depressões causadas por estagnação do *Qi* do Fígado. Como PC-6 está no canal do Pericárdio, ele também atua levantando o humor do Coração. Na China moderna, ele é usado com frequência para esta função.
- F-3 e VB-34 movem o *Qi* do Fígado e, portanto, estimulam o "vai e vem" da Alma Etérea para aliviar a depressão. F-3 também tem um efeito calmante, sendo bom quando o paciente também tem ansiedade.
- TA-3 eleva o humor e estimula o "vai e vem" da Alma Etérea para aliviar a depressão.
- VB-13 eleva o humor, acalma a Mente e estimula o "vai e vem" da Alma Etérea.
- B-47 regula o "vai e vem" da Alma Etérea: pode estimulá-lo quando está deficiente ou acalmá-lo quando está em excesso.
- DU-20 eleva o humor e a depressão.

Nota Clínica

PC-6 (*Neiguan*)

- PC-6 é um importante ponto para tratar depressão proveniente da estagnação do *Qi* de Fígado. Ele combina a função de mover o *Qi* do Fígado, em virtude da associação entre os canais do Pericárdio e do Fígado dentro do *Yin* Terminal (*Jue Yin*), com a de nutrir Coração e mover o *Qi* do Coração, devido à íntima associação entre Coração e Pericárdio. Este ponto atua no Fígado e tem um movimento "centrífugo"; estimula, portanto, o "vai e vem" da Alma Etérea na depressão proveniente da estagnação de *Qi* do Fígado. Como ele está no canal do Pericárdio, o PC-6 atua também no Coração, elevando o humor. Na China moderna, ele é usado com este propósito com frequência

---

Fitoterapia

Prescrição

YUE JU WAN – Pílula de *Gardenia-Ligusticum.*

EXPLICAÇÃO   *Yue Ju Wan* é a fórmula para tratar depressão mental resultante da estagnação do *Qi* do Fígado. Foi formulado por Zhu Dan Xi para tratar as seis estagnações, de *Qi*, Sangue, Umidade, Fleuma, Calor e Alimento. Contém cinco ervas para tratar as seis estagnações, porque *Cang Zhu* trata estagnação de Umidade e Fleuma. Apesar dessa fórmula ser para as seis estagnações, ela é primariamente para estagnação do *Qi* e, portanto, *Xiang Fu* é a erva imperadora.

Essa é uma fórmula intrigante, uma vez que, quando a consideramos individualmente, nenhum de seus ingredientes tem um efeito mental muito forte (de fato, uma delas, *Shen Qu*, é uma erva digestiva), mas, em combinação, eles formam a prescrição que tem um efeito mental indubitável para amenizar a depressão.

Quando essa fórmula é usada como prescrição individualizada (em vez de um remédio), as doses dos ingredientes podem ser modificadas para levar em conta o padrão presente. Por exemplo, se a Fleuma é predominante, a dosagem de *Cang Zhu* é aumentada; se a estagnação de Sangue está presente, *Chuan Xiong* é aumentada, etc.

Um sinal importante para o uso desta fórmula é um pulso em Corda.

Nota Clínica

Yue Ju Wan

- Considero a fórmula *Yue Ju Wan* excelente pata tratar depressão proveniente da estagnação do *Qi* do Fígado. Se o Pulso apresenta-se Cheio e em Corda em todas as posições em uma pessoa deprimida, essa é a primeira fórmula que levo em consideração

---

Prescrição

Variação de *CHAI HU SHU GAN TANG* – Variação da Decocção de *Bupleurum* para Pacificar o Fígado.

EXPLICAÇÃO   Essa fórmula é bem conhecida e muito usada para tratar estagnação do *Qi* do Fígado: ela age

290 Depressão

Tabela 13.1 – Diferenças entre *Xiao Yao San* e *Yue Ju Wan*

	Xiao Yao San	*Yue Ju Wan*
Padrões	Estagnação do *Qi* do Fígado, deficiência do Sangue do Fígado, deficiência do *Qi* do Baço	Estagnação do *Qi* do Fígado
Etiologia	Estresse emocional combinado com sobrecarga de trabalho e dieta irregular	Estresse emocional
Pulso	Fino e levemente em Corda; Fraco em geral e levemente em Corda no lado esquerdo	Cheio e em Corda em todas as posições
Língua	Cor do corpo pode ser normal ou Pálida	Levemente Vermelha nas laterais
Sintomas emocionais	Depressão, tristeza e choro	Depressão, raiva reprimida

primeiramente no Aquecedor Inferior, sendo, portanto, muito adequada se o paciente somatiza suas sensações no abdômen inferior com problemas digestivos, tais como distensão abdominal, dor e irregularidade no movimento dos intestinos.

Qing Pi fortalece o efeito de mover o *Qi*, e ele o dirige para a parte superior do corpo e para a cabeça; *Yu Jin* move o *Qi*, revigora o Sangue e abre os orifícios da Mente. Tem efeito específico no tratamento da depressão mental proveniente da estagnação de *Qi*.

Prescrição

XIAO YAO SAN – Pó do Caminhante Livre e Tranquilo.

Essa fórmula é selecionada quando a estagnação do *Qi* do Fígado ocorre em uma situação em que haja deficiência de Sangue do Fígado, que é mais provável de ocorrer em mulheres. A língua pode ser Pálida e o pulso não se apresenta em Corda em todas as posições (como ocorre para *Yu Ju Wan*), mas apenas levemente em Corda no lado esquerdo e Fino no geral (indicando deficiência de Sangue). Essa situação é mais comum em mulheres e essa fórmula é, portanto, particularmente adequada a elas.

EXPLICAÇÃO Essa fórmula é selecionada quando estagnação do *Qi* do Fígado deriva de ou ocorre numa situação de deficiência de Sangue do Fígado e deficiência do *Qi* do Baço.

Em minha experiência, essa fórmula é provavelmente usada de maneira errada para tratar depressão mental decorrente da estagnação do *Qi* do Fígado: ela é específica para tratar estagnação do *Qi* do Fígado que deriva de ou ocorre numa situação em que há deficiência de Sangue do Fígado. Numa estagnação "pura" do *Qi* de Fígado com pulso Cheio e em Corda em todas as posições, deve-se usar *Yue Ju Wan*, em vez de *Xiao Yao San*.

A Tabela 13.1 ilustra as diferenças entre *Xiao Yao San* e *Yue Ju Wan*.

Prescrição

WU GE KUAN ZHONG SAN – Pó dos Cinco Diafragmas para Relaxar o Centro.

EXPLICAÇÃO Essa fórmula é específica para tratar depressão mental proveniente de estagnação do *Qi*. Ela tem um espectro de efeito maior que a fórmula anterior, sendo particularmente indicada quando a estagnação do *Qi* se manifesta no Aquecedor Médio.

É denominada de Pó dos Cinco Diafragmas para Relaxar o Centro, pois trata cinco condições patológicas diferentes do diafragma, todas elas com uma estagnação de *Qi* como base. As cinco condições são:

- Diafragma da preocupação.
- Diafragma da raiva.
- Diafragma do *Qi*.
- Diafragma do Frio.
- Diafragma do Calor.

Os sintomas de cada uma das cinco condições estão dispostos a seguir.

DIAFRAGMA DA PREOCUPAÇÃO Estagnação do *Qi* no tórax, os fluidos não são transformados, o alimento não desce, há falta de ar.
DIAFRAGMA DA RAIVA Sensação de plenitude abaixo do Coração, o alimento não é digerido, há dificuldade urinária e de defecação.
DIAFRAGMA DO QI Plenitude no tórax e hipocôndrio e sensação de engasgar.
DIAFRAGMA DO FRIO Distensão e plenitude da região do abdômen e do Coração, tosse, chiado, sensação de frio no abdômen, flatulência, dor umbilical, incapacidade para digerir gorduras.
DIAFRAGMA DO CALOR Calor nos cinco palmos, úlceras bucais, queimação e peso nos membros, lábios e bocas secos, sensação de calor no corpo, dor lombar, dor no peito que se irradia para a parte superior das costas e não consegue comer muito.

A Tabela 13.2 compara *Yue Ju Wan*, *Chai Hu Shu Gan Tang*, *Xiao Yao San* e *Wu Ge Kuan Zhong San*.

Remédios dos Três Tesouros

ALIVIAR A REPRESSÃO Esse remédio é uma variação do *Yue Ju Wan* (Pílula de *Gardenia-Ligusticum*), com as mesmas ações e indicações.
LIBERTAR A LUA (TESOURO DAS MULHERES) Esse remédio é uma variação de *Xiao Yao San*, com as mesmas funções, isto é, mover o *Qi* do Fígado, nutrir o Sangue do Fígado e tonificar o *Qi* do Baço.

Tabela 13.2 – Comparação dos *Yue Ju Wan*, *Chai Hu Shu Gan Tang*, *Xiao Yao San* e *Wu Ge Kuan Zhong San*

	Padrões	Pulso	Língua	Sintomas emocionais
Yue Ju Wan	Estagnação do *Qi* do Fígado	Cheio e em Corda em todas as posições	Levemente Vermelha nas laterais	Depressão, raiva reprimida
Chai Hu Shu Gan Tang	Estagnação do *Qi* do Fígado no Aquecedor Inferior	Em Corda, pode ser em Corda só no pulso esquerdo	Levemente Vermelha nas laterais	Depressão, raiva
Xiao Yao San	Estagnação do *Qi* do Fígado, deficiência do Sangue do Fígado, deficiência do *Qi* do Baço	Fino e levemente em Corda; fraco em geral e levemente em Corda no lado esquerdo	Cor do corpo pode ser normal ou Pálida	Depressão, tristeza, choro
Wu Ge Kuan Zhong San	Estagnação do *Qi* do Fígado nos Aquecedores Médio e Superior	Em Corda nas posições de Estômago e Pulmão	Levemente Vermelha nas laterais	Depressão e preocupação

---

Resumo

Estagnação do *Qi* do Fígado

Pontos

- PC-6 (*Neiguan*), F-3 (*Taichong*), VB-34 (*Yanglingquan*), TA-3 (*Zhongzhu*), VB-13 (*Benshen*), B-47 (*Hunmen*), DU-20 (*Baihui*). Utilizar método de sedação ou neutro em todos os pontos, exceto em DU-20, que deve ser tonificado

Fitoterapia

Prescrição
- *YUE JU WAN* – Pílula de *Gardenia-Ligusticum*

Prescrição
- Variação de *CHAI HU SHU GAN TANG* – Variação da Decocção de *Bupleurum* para Acalmar o Fígado

Prescrição
- *XIAO YAO SAN* – Pó do Caminhante Livre e Tranquilo

Prescrição
- *WU GE KUAN ZHONG SAN* – Pó dos Cinco Diafragmas para Relaxar o Centro

Remédios dos Três Tesouros
- Aliviar a Repressão
- Libertar a Lua

Estagnação do Qi do Coração e do Pulmão

Manifestações Clínicas

Depressão, tristeza, leve ansiedade, palpitações, sensação de distensão ou opressão no tórax, leve sensação de caroço na garganta, leve falta de ar, suspiro, pouco apetite, distensão em tórax e epigástrio superior, aversão a se deitar, membros fracos e frios, compleição pálida.

Língua: levemente Vermelha nas laterais e na área do tórax.

Pulso: vazio, mas levemente Transbordante na posição Anterior esquerda e levemente Tenso na posição Anterior direita.

!

- Lembre-se: estagnação do *Qi* ocorre não só no Fígado, mas, especialmente em problemas emocionais, também em Pulmão e Coração

---

Patologia e Padrões Mental e Emocional

Tristeza, aflição e preocupação afetam Coração e Pulmão: ao passo que tristeza e aflição inicialmente esgotam o *Qi* e preocupação prende o *Qi*, todas as três emoções,

depois de algum tempo, levam à estagnação do *Qi* na área do tórax. O Pulmão é particularmente afetado por tristeza e aflição provenientes de separação e perdas: isto é, uma frequente causa de depressão.

A estagnação do *Qi* resultante das emoções descritas anteriormente afeta a circulação do *Qi* do Coração e do Pulmão no tórax e restringe a Alma Corpórea; no nível físico, essa condição causa sensação de distensão ou aperto do peito e suspiros. Nos níveis mental e emocional, o indivíduo fica triste, deprimido e tende a chorar muito.

Perfil do Paciente

Estagnação do *Qi* do Coração e do Pulmão é muito comum em jovens (até 35 anos). Quase sempre advém de tristeza e aflição provenientes de perdas.

Princípio de Tratamento

Mover o *Qi* do Coração e do Pulmão, acalmar a Mente, elevar o espírito e acalmar a Alma Corpórea.

Acupuntura

Pontos

978-85-7241-817-1

C-5 (*Tongli*), C-7 (*Shenmen*), PC-6 (*Neiguan*), REN-15 (*Jiuwei*), REN-17 (*Shanzhong*), P-7 (*Lieque*), E-40 (*Fenglong*), IG-4 (*Hegu*). Utilizar método neutro em todos os pontos.

EXPLICAÇÃO

- C-5, C-7 e PC-6 movem o *Qi* do Coração, elevam o espírito e acalmam a Mente.
- REN-15 acalma Mente e nutre Coração.
- REN-17 e P-7 movem o *Qi* do Pulmão.
- E-40 e IG-4 estimulam a descendência do *Qi*.

Fitoterapia

Prescrição

MU XIANG LIU QI YIN – Decocção de *Aucklandia* para o *Qi* Fluir.

EXPLICAÇÃO   Essa fórmula move o *Qi* no Coração e no Pulmão, acalma o *Qi* rebelde no tórax e tonifica *Qi* e *Yin*.

Prescrição

BAN XIA HOU PO TANG – Decocção de *Pinellia-Magnolia*.

EXPLICAÇÃO   Esta fórmula move o *Qi* no Coração e no Pulmão e melhora a depressão. É usada quando os sintomas físicos estão centrados na área do tórax, com sensação de opressão e distensão no tórax e suspiros.

Remédio dos Três Tesouros

ABRIR O CORAÇÃO   Esse remédio é a variação de *Ban Xia Hou Po Tang*, com as mesmas ações.

Resumo

Estagnação do *Qi* do Coração e do Pulmão

Pontos

■ C-5 (*Tongli*), C-7 (*Shenmen*), PC-6 (*Neiguan*), REN-15 (*Jiuwei*), REN-17 (*Shanzhong*), P-7 (*Lieque*), E-40 (*Fenglong*), IG-4 (*Hegu*). Utilizar método neutro em todos os pontos

Fitoterapia

Prescrição

■ *MU XIANG LIU QI YIN* – Decocção de *Aucklandia* para o *Qi* Fluir

Prescrição

■ *BAN XIA HOU PO TANG* – Decocção de *Pinellia-Magnolia*

Remédio dos Três Tesouros

■ Abrir o Coração

Qi *do Fígado Estagnado Transformando-se em Calor*

Manifestações Clínicas

Depressão, mau humor, preocupação, frustração, sentir-se nervoso e tenso, ansiedade, agitação, perda de paciência, boca seca, gosto amargo, constipação, dor de cabeça, face e olhos vermelhos, dor e distensão do hipocôndrio, tensão e dor nos músculos do pescoço e do topo dos ombros, distensão abdominal, movimentos intestinais irregulares, menstruação irregular, tensão pré-menstrual.

Língua: corpo Vermelho com laterais mais vermelhas ou cor do corpo normal com laterais vermelhas.

Pulso: em Corda e Rápido.

Patologia e Padrões Mental e Emocional

Na estagnação do *Qi* do Fígado, as manifestações clínicas estão centradas primariamente em hipocôndrio e abdômen, ao passo que, na estagnação do *Qi* do Fígado transformando-se em Calor, há também manifestações na cabeça, tais como dor de cabeça, boca seca, olhos e face vermelhos e gosto amargo.

A estagnação do *Qi* do Fígado perturba o "vai e vem" da Alma Etérea, gerando depressão, da mesma maneira daquela descrita anteriormente no padrão de "estagnação do *Qi* do Fígado". Por outro lado, o Calor que advém desta estagnação de *Qi* crônica agita a Mente e gera ansiedade.

Perfil do Paciente

A estagnação do *Qi* do Fígado transformando-se em Calor tende a ser mais comum em pessoas acima de 35 anos. A etiologia deste padrão é normalmente raiva reprimida combinada com sobrecarga de trabalho e consumo de álcool em excesso.

Princípio de Tratamento

Suavizar o Fígado, mover o *Qi*, eliminar estagnação, eliminar Calor do Fígado.

Acupuntura

Pontos

PC-6 (*Neiguan*), F-3 (*Taichong*), F-2 (*Xingjian*), VB-34 (*Yanglingquan*), TA-3, (*Zhongzhu*), VB-43 (*Xiaxi*), VB-13 (*Benshen*), *Taiyang*, B-47 (*Hunmen*), DU-20 (*Baihui*).

Utilizar método de sedação ou neutro em todos os pontos, menos em DU-20, que deve ser tonificado.

EXPLICAÇÃO

- PC-6, F-3, VB-34, TA-3, VB-13, B-47 e DU-20 foram todos explicados no padrão de estagnação do *Qi* do Fígado descrito anteriormente. Como o Calor aqui é proveniente da estagnação do *Qi*, ele deve ser primeiramente retirado, movendo o *Qi* e eliminando a estagnação.
- F-2 elimina o Calor do Fígado.
- VB-43 elimina o Calor do Fígado e trata dores de cabeça. Elimina o Calor da região da cabeça. Ele é adicionado a esta combinação de pontos em virtude de o Calor no Fígado (diferente da simples estagnação de *Qi* de Fígado) fazer com que alguns sintomas apareçam na cabeça (dor de cabeça, boca seca, gosto amargo, olhos e face vermelhos).
- *Taiyang* acalma a Mente.

Fitoterapia   978-85-7241-817-1

Prescrição

DAN ZHI XIAO YAO SAN – Pó do Caminhante Livre e Tranquilo de *Moutan-Gardenia*.

EXPLICAÇÃO   Essa é a fórmula representativa para remover o Calor do Fígado proveniente da estagnação do *Qi* do Fígado. Ela é baseada em *Chiao Yao San*, a fim de mover *Qi* do Fígado e eliminar estagnação, com a adição de *Mu Dan Pi* e *Chan Ji Zhi*, a fim de eliminar o Calor do Fígado.

Prescrição

XIAO YAO SAN com *ZUO JIN WAN* – Pó do Caminhante Livre e Tranquilo mais Pílula do Metal Esquerdo.

EXPLICAÇÃO   Quando o Calor é proveniente da estagnação do *Qi*, o princípio primário é mover o *Qi* e eliminar a estagnação; quando ela é eliminada, o Calor é também automaticamente removido. No entanto, algumas ervas para remover o Calor também são adicionadas, isso explica a adição de *Zhuo Jin Wan* (que remove Calor do Fígado) e *Chiao Yao San* (que move *Qi* do Fígado).

Nota Clínica

■ Quando o Calor é proveniente da estagnação do *Qi*, o princípio primário de tratamento fitoterápico deve ser mover o *Qi* e eliminar a estagnação

---

Remédio dos Três Tesouros

LIBERTAR O SOL Esse remédio é uma variação de *Dan Zhi Xiao Yao San*, sendo específico para tratar Calor do Fígado proveniente da estagnação do *Qi* do Fígado. Comparado com a fórmula original, ele tem ação mais forte de acalmar a Mente.

Resumo

Estagnação do Fígado Transformando-se em Calor

Pontos

- PC-6 (*Neiguan*), F-3 (*Taichong*), F-2 (*Xingjian*), VB-34 (*Yanglingquan*), TA-3 (*Zhongzhu*), VB-43 (*Xiaxi*), VB-13 (*Benshen*), Taiyang, B-47 (*Hunmen*), DU-20 (*Baihui*). Método de sedação ou harmonização em todos os pontos, exceto em DU-20, que deve ser tonificado

Fitoterapia

Prescrição

- *DAN ZHI XIAO YAO SAN* – Pó do Caminhante Livre e Tranquilo de *Moutan-Gardenia*

Prescrição

- *XIAO YAO SAN* mais *ZUO JIN WAN* – Pó do Caminhante Livre e Tranquilo mais Pílula do Metal Esquerdo

Remédio dos Três Tesouros

- Libertar o Sol

Fleuma-Calor Perturbando a Mente

Manifestações Clínicas

Depressão, inquietação mental, ansiedade, agitação, sono perturbado, excesso de sonhos, insônia, palpitações, sensação de peso na cabeça, tontura, sensação de opressão no tórax, expectoração de fleuma, náusea, gosto amargo, gosto pegajoso.

Língua: Vermelha, Inchada, revestimento gorduroso, possivelmente fissura no coração.

Pulso: Deslizante-Rápido.

Patologia e Padrões Mental e Emocional

A Fleuma obstrui a Mente, ao passo que o Calor a agita. Fleuma obstruindo a Mente causa confusão mental e, em casos graves, alguma perda de *insight*: o Calor faz a pessoa se tornar agitada, irrequieta e ansiosa. Em alguns casos, a pessoa pode alternar entre períodos de depressão e confusão (proveniente da Fleuma obstruindo a Mente e também perturbando o "vai e vem" da Alma Etérea e de períodos de elação anormal, agitação e comportamento maníaco [provenientes do Fogo]). Em casos graves, isto leva à doença maníaco-depressiva.

Nota Clínica

- Fleuma obstrui a Mente (causando alguma perda de *insight*) e o Calor a agita (causando ansiedade e inquietação mental)

Perfil do Paciente

O padrão de Fleuma-Calor obstruindo a Mente é mais comum em pessoas acima dos 35 anos e com tendência à obesidade. A etiologia é geralmente de estresse emocional crônico (particularmente, preocupação, culpa e raiva) junto à dieta irregular e a consumo excessivo de alimentos gordurosos e álcool.

Princípio de Tratamento

Resolver Fleuma, eliminar Calor, abrir orifícios da Mente.

Acupuntura

Pontos

REN-12 (*Zhongwan*), B-20 (*Pishu*), E-40 (*Fenglong*), BP-9 (*Yinlingquan*), BP-6 (*Sanyinjiao*), PC-5 (*Jianshi*), PC-7 (*Daling*), E-8 (*Touwei*), DU-24 (*Shenting*), VB-13 (*Benshen*), VB-17 (*Zhengying*), VB-18 (*Chengling*), DU-20 (*Baihui*). Utilizar método de sedação ou neutro em todos os pontos, exceto nos pontos REN-12 e B-20, que devem ser tonificados.

EXPLICAÇÃO

- REN-12, B-20, E-40, BP-9 e BP-6 resolvem Fleuma. Particularmente, E-40 resolve a Fleuma e acalma a Mente e BP-6 acalma a Mente.
- PC-5 e PC-7 acalmam a Mente e abrem os orifícios da Mente.
- E-8 resolve a Fleuma da cabeça.
- DU-24 e VB-13 acalmam a Mente e melhoram o humor.
- VB-17 e VB-18 abrem os orifícios da Mente.
- DU-20 melhora o humor.

Fitoterapia

Prescrições

WEN DAN TANG – Decocção para Aquecer a Vesícula Biliar.

EXPLICAÇÃO Esta fórmula interessante tem duas interpretações principais. Originalmente, ela era usada para tratar deficiência da Vesícula Biliar seguindo doença grave e aguda, sendo que a deficiência da Vesícula Biliar se manifesta com timidez, irritação, insônia (acordar muito cedo de manhã) e inquietação mental. Mais modernamente, ela é usada com mais frequência para tratar Fleuma-Fogo afetando Estômago, Coração ou Pulmão. As principais manifestações para as quais ela é usada nesse contexto são inquietação mental, irritação, insônia, gosto amargo e pegajoso, sensação de agitação na região do coração, náusea, vômito, palpitações, tontura, língua Inchada com revestimento amarelo e gorduroso e pulso em Corda ou Deslizante.

Uma característica da configuração da língua indica fortemente o uso dessa fórmula. É a língua que se apresenta Inchada e com uma combinação de fissura do Coração e Estômago com revestimento amarelo, espesso e ondulado, como as cerdas de uma escova dentro da fissura na região que corresponde ao Estômago. A combinação dessa fissura de Coração e Estômago se estende até a ponta da língua, como faria uma fissura de Coração, mas ela é larga e superficial no centro, como deve ser uma fissura do Estômago (ver Fig. 12.8, Cap. 12).

Wen Dang Tang é uma excelente fórmula para tratar padrão de Fleuma-Calor agitando e obstruindo a Mente e causando depressão: geralmente, modifico-a com a adição de *Yuan Zhi* (*Radix Polygalae*) e *Suan Zao Ren* (*Semen Ziziphi spinosae*).

Remédio dos Três Tesouros

ILUMINAR A ALMA Esse remédio é uma variação de *Wen Dan Tang*, porém com ação mais potente para acalmar a Mente.

TRANQUILIZAR A ALMA Esse remédio drena o Fogo e resolve a Fleuma; possui ação forte para acalmar a Mente e abrir os orifícios da Mente.

Resumo

Fleuma-Calor Perturbando a Mente
Pontos
- REN-12 (*Zhongwan*), B-20 (*Pishu*), E-40 (*Fenglong*), BP-9 (*Yinlingquan*), BP-6 (*Sanyinjiao*), PC-5 (*Jianshi*), PC-7 (*Daling*), E-8 (*Touwei*), DU-24 (*Shenting*), VB-13 (*Benshen*), VB-17 (*Zhengying*), VB-18 (*Chengling*), DU-20 (*Baihui*). Utilizar método de sedação ou neutro em todos os pontos, exceto nos pontos REN-12 e B-20, que devem ser tonificados

Fitoterapia
Prescrição
- *WEN DAN TANG* – Decocção para Aquecer a Vesícula Biliar
Remédio dos Três Tesouros
- Iluminar a Alma
- Tranquilizar a Alma

Estagnação de Sangue Obstruindo a Mente

Manifestações Clínicas

Depressão, inquietação mental, agitação à noite, irritabilidade, sono agitado, muitos sonhos, dor no peito.
    Língua: Púrpura.
    Pulso: em Corda

Patologia e Padrões Mental e Emocional

O Sangue é a "residência" da Mente (*Shen*) e da Alma Etérea, e a deficiência de Sangue afeta, com frequência, tanto a Mente como a Alma Etérea, despejando-as de suas "residências". No entanto, é importante notar que a estagnação de Sangue também afeta Mente e Alma Etérea. Em particular, a estagnação de Sangue tende a obstruir a Mente de maneira similar à da Fleuma e, em casos graves, pode levar a uma determinada perda de *insight*.

    O paciente fica deprimido, mas também ansioso e agitado e pode sonhar bastante, pois a estagnação de Sangue frequentemente causa agravação dos sintomas à noite.

!
- Lembre-se: não apenas a deficiência de Sangue, mas também a estagnação de Sangue afeta a Mente (*Shen*)

Perfil do Paciente

O padrão da estagnação de Sangue obstruindo a Mente é mais comum em pessoas acima dos 40 anos e em mulheres. É, em geral, proveniente da raiva reprimida, preocupação ou culpa de longa duração.

Princípio de Tratamento

Nutrir Sangue, acalmar Mente, eliminar estagnação.

Acupuntura

Pontos

PC-6 (*Neiguan*), B-17 (*Geshu*), BP-10 (*Xuehai*), REN-14 (*Juque*), C-5 (*Tongli*), BP-6 (*Sanyinjiao*), F-3 (*Taichong*), VB-15 (*Toulinqi*), DU-20 (*Baihui*). Utilizar método de sedação ou neutro em todos os pontos, exceto no ponto DU-20, que deve ser tonificado.

EXPLICAÇÃO

- PC-6 nutre Sangue e afeta Aquecedor Superior e, portanto, a cabeça. Ele também acalma a Mente e regula o "vai e vem" da Alma Etérea.
- B-17 e BP-10 nutrem o Sangue. Os dois pontos nutrem Sangue e podem ser usados frequentemente em combinação, já que o primeiro nutre o Sangue no Aquecedor Superior e o segundo, no Aquecedor Inferior.
- REN-14 e C-5 nutrem Sangue do Coração e, portanto, acalmam a Mente quando estiver agitada por estagnação de Sangue. C-5 nutre o Sangue em virtude de ser o ponto de Conexão.
- BP-6 e F-3 acalmam a Mente e nutrem o Sangue.
- VB-15 tem um efeito profundo na vida emocional, sendo particularmente indicado para equilibrar os humores quando a pessoa oscila entre períodos de depressão e períodos de elação[10]. Na minha experiência, esse ponto é efetivo para interromper pensamentos obsessivos e preocupação.
- DU-20 melhora o humor.

Fitoterapia

Prescrição

XUE FU ZHU YU TANG – Decocção para Eliminar Estagnação da Mansão do Sangue.

EXPLICAÇÃO Essa fórmula é muito empregada para tratar estagnação de Sangue no Aquecedor Superior que causa dor no peito. Em virtude de o Sangue ser a residência da Mente, qualquer patologia do Sangue pode afetar a Mente. A estagnação do Sangue agita e obstrui a Mente. Ela agita a Mente pelo fato de o *Qi* e o Sangue não poderem fluir suavemente, e isso é refletido nos níveis mental e emocional. Ela obstrui a Mente porque o fluxo do Sangue impedido retarda a circulação do Sangue para a Mente e, portanto, obscurece orifícios.

    Raiva, frustração, ressentimento, choque e culpa podem todos gerar estagnação do Sangue do Coração. Esse fato ocorre, em geral, apenas depois de um período prolongado, e passa primeiro pelo estágio de estagnação do *Qi*.

    Quando o Sangue estagnado no Coração afeta a Mente, ele pode causar depressão, palpitações, insônia, sensação de sufocação no peito, irritabilidade, mudanças de humor e, em muitos casos, psicose. O sono é muito perturbado, o paciente acorda com frequência durante à noite, debate-se e tem pesadelos.

Shi Chang Pu (*Rizhoma Acori graminei*) e *Yu Jin* (*Tuber Curcumae*) devem ser acrescentados para abrir os orifícios da Mente e nutrir o Sangue.

Remédio dos Três Tesouros

ANIMAR O VERMELHO   Esse remédio é uma variação do *Xue Fu Zhu Yu Tang*, com as mesmas funções, exceto pelo fato de ter forte ação em acalmar a Mente.

Resumo

Estagnação de Sangue Obstruindo a Mente

Pontos

- PC-6 (*Neiguan*), B-17 (*Geshu*), BP-10 (*Xuehai*), REN-14 (*Juque*), C-5 (*Tongli*), BP-6 (*Sanyinjiao*), F-3 (*Taichong*), VB-15 (*Toulinqi*), DU-20 (*Baihui*). Utilizar método de sedação ou neutro em todos os pontos, exceto em DU-20, que deve ser tonificado

Fitoterapia

Prescrição

- *XUE FU ZHU YU TANG* – Decocção para Eliminar Estagnação da Mansão do Sangue

Remédio dos Três Tesouros

- Animar o Vermelho

Estagnação do Qi com Fleuma

Manifestações Clínicas

Depressão; mau humor; sensação desconfortável na garganta, como se houvesse um corpo estranho que não pode nem ser engolido, nem expelido; dificuldade para engolir; suspiros; sensação de opressão no tórax; dor no hipocôndrio; tensão pré-menstrual.

Língua: corpo Inchado, possivelmente vermelho nas laterais, revestimento gorduroso.

Pulso: em Corda ou Deslizante.

Patologia e Padrões Mental e Emocional

Alma Etérea residindo no Fígado é responsável por ideias, projetos, sonhos de vida, objetivos, criatividade, etc. A Alma Etérea proporciona esse "movimento" à Mente (*Shen*) nos níveis mental e psíquico e, por essa razão, a Alma Etérea é considerada o "vai e vem" da Mente.

Quando a Alma Etérea não "vai e vem" o suficiente, o indivíduo não sonha, não tem objetivos, projetos, inspiração e criatividade; falta-lhe direção na vida e ele se sente frustrado. Estes indivíduos estão geralmente numa encruzilhada (que pode ter a ver com seus relacionamentos ou trabalho) na vida e lhes falta um sentido de direção; em outras palavras, o indivíduo fica deprimido.

Quando o *Qi* estagna durante um período prolongado, o fluxo livre do *Qi* no Triplo Aquecedor é perturbado, o que leva à paralisação do metabolismo dos fluidos; depois de algum tempo, isso pode resultar na formação de Fleuma.

O "vai e vem" da Alma Etérea pode ficar restringido tanto pela estagnação do *Qi* como pela Fleuma e, portanto, o paciente é deprimido e lhe falta sentido de direção na vida.

Quando, além da estagnação do *Qi*, há Fleuma, ela obstrui os orifícios da Mente e gera alguma perda de *insight*. A pessoa se sente confusa e estupefata, sem poder dizer qual é o problema.

No nível físico, as manifestações clínicas estão centradas na garganta e no tórax, com sensação de obstrução na garganta (que vai e vem) e sensação de aperto no peito.

Perfil do Paciente

O padrão de estagnação do *Qi* com Fleuma é mais comum em pacientes entre 35 e 45 anos. Ele é geralmente proveniente de tristeza, aflição, preocupação e vergonha.

Princípio de Tratamento

Resolver Fleuma, mover o *Qi*, eliminar a estagnação.

Acupuntura

Pontos

E-40 (*Fenglong*), REN-12 (*Zhongwan*), B-20 (*Pishu*), BP-9 (*Yinlingquan*), BP-6 (*Sanyinjiao*), PC-5 (*Jianshi*), TA-6 (*Zhigou*), PC-6 (*Neiguan*), F-3 (*Taichong*), REN-17 (*Shanzhong*), REN-15 (*Jiuwei*), DU-21 (*Qianding*), DU-20 (*Baihui*). Utilizar método de sedação ou neutro em todos os pontos, exceto em REN-12 e B-20, que devem ser tonificados para tonificar o Baço.

EXPLICAÇÃO

- E-40, REN-12, B-20, BP-9 e BP-6 resolvem Fleuma. Em particular, E-40 resolve Fleuma e acalma Mente e BP-6 acalma Mente.
- PC-5 resolve a Fleuma da Mente e abre os orifícios da Mente.
- TA-6, PC-6, F-3 e REN-17 movem o *Qi* e acalmam a Mente. TA-6 é indicado especialmente se houver dor no hipocôndrio.
- REN-15 e DU-21 abrem os orifícios (da Mente) e acalmam a Mente.
- DU-20 eleva o humor.

Fitoterapia

Prescrição

BAN XIA HOU PO TANG – Decocção de *Pinellia-Magnolia*.

EXPLICAÇÃO   Essa fórmula, do *Discussion of Cold-Induced Diseases*, é geralmente usada para tratar padrão de caroço de ameixa caracterizado por sensação de obstrução na garganta, depressão mental e irritabilidade. Atualmente, esse padrão está relacionado à estagnação do *Qi* do Fígado, para o qual esta fórmula é usada. Uma análise da fórmula, no entanto, revela que ela não contém ervas que movem o *Qi* do Fígado ou que penetrem no Fígado. A ênfase principal da fórmula é de mover o *Qi* estagnado do Coração e do Pulmão.

A estagnação do *Qi* do Coração e do Pulmão é proveniente de tristeza e aflição por um período prolongado. Essas emoções primeiramente consomem o *Qi* do Coração e do Pulmão e deprimem Mente e Alma Corpórea. O consumo do *Qi* do Pulmão proveniente de tristeza e aflição leva ao encurtamento da respiração e à má circulação do *Qi* no tórax e, posteriormente, à estagnação do *Qi* do Pulmão no tórax. Fraqueza e estagnação simultâneas do *Qi* do Pulmão podem também gerar Fleuma. O canal do Pulmão influencia a garganta, e sua estagnação pode causar sensação de obstrução na garganta.

O indivíduo torna-se deprimido, ansioso, triste, suspira com frequência e tem sensação típica de obstrução na garganta e no peito. Isso é causado pela constrição da Alma Corpórea na garganta e no peito. A estagnação crônica do *Qi* do Coração obstrui a Mente e causa confusão grave.

MODIFICAÇÕES

- Similarmente ao usado para tratar estagnação do *Qi* do Fígado, *Shi Chang Pu* (*Rhizoma Acori tatarinowii*) deve ser adicionado para abrir os orifícios da Mente.
- Se houver sensação de opressão muito pronunciada no tórax advinda da estagnação do *Qi* (pulso levemente em Corda), acrescente *Qing Pi* (*Pericarpium Citri reticulatae viridae*) e *Mu Xiang* (*Radix Aucklandiae*).
- Se houver sensação de peso abaixo do Coração, adicione *Zhi Shi* (*Fructus Aurantii immaturus*).
- Se inquietação mental e irritabilidade forem pronunciadas, acrescente *He Huan Pi* (*Cortex Albiziae*).

Prescrição

Variação de *SHI WEI WEN DAN TANG* – Variação da Decocção dos Dez Ingredientes para Aquecer a Vesícula Biliar.

EXPLICAÇÃO Essa fórmula é uma variação de *Wen Dan Tang* (Decocção para Aquecer a Vesícula Biliar). Da prescrição original, ela preserva o elemento que resolve a Fleuma, mas contrariamente a ela, não remove o Calor. Ela move o *Qi*, elimina estagnação, abre os orifícios da Mente, acalma a Mente e melhora depressão.

Prescrição

Variação de *SHUN QI DAO TAN TANG* – Variação da Decocção para Retificar o *Qi* e Resolver Fleuma.

EXPLICAÇÃO Essa fórmula resolve a Fleuma, move o *Qi* e domina o *Qi* rebelde; resolve a Fleuma não apenas pelo uso de ervas que a secam, mas também por usar ervas que fazem o *Qi* fluir na direção correta. *Shi Chang Pu* (*Rhizoma Acori tatarinowii*) e *Yuan Zhi* (*Radix Polygalae*) são acrescentadas para abrir os orifícios da Mente.

Remédio dos Três Tesouros

ABRIR O CORAÇÃO Abrir o Coração trata a estagnação de *Qi* do Pulmão e do Coração, sendo usada quando o paciente é afetado por tristeza, aflição e preocupação, causando estes dois padrões. O paciente apresenta-se deprimido e os sintomas são somatizados na área do tórax, resultando em sensação de opressão ou distensão no tórax e suspiros.

ESPÍRITO BRILHANTE Espírito Brilhante trata especificamente de estagnação do *Qi* e da Fleuma afetando a Mente. Como Abrir o Coração, ele age na área do tórax e trata a depressão, a qual se manifesta com sintomas no tórax, tais como sensação de opressão e distensão no tórax e suspiros; é diferente de Abrir o Coração porque resolve a Fleuma, o que Abrir o Coração não faz.

ILUMINAR A ALMA Iluminar a Alma resolve Fleuma e remove Calor, além de poder tratar a depressão que advém de Fleuma-Calor afetando Coração e Pulmão. Neste caso, os sintomas também manifestam-se na área do tórax com sensação de opressão no tórax, suspiros e, possivelmente, leve expectoração com muco amarelo.

Resumo

Estagnação do *Qi* com Fleuma

Pontos

- E-40 (*Fenglong*), REN-12 (*Zhongwan*), B-20 (*Pishu*), BP-9 (*Yinlingquan*), BP-6 (*Sanyinjiao*), PC-5 (*Jianshi*), TA-6 (*Zhigou*), PC-6 (*Neiguan*), F-3 (*Taichong*), REN-17 (*Shanzhong*), REN-15 (*Jiuwei*), DU-21 (*Qianding*), DU-20 (*Baihui*). Utilizar método de sedação ou neutro em todos os pontos, exceto em REN-12 e B-20, que devem ser tonificados para tonificar o Baço

Fitoterapia

Prescrição

- *BAN XIA HOU PO TANG* – Decocção de *Pinellia-Magnolia*

Prescrição

- Variação de *SHI WEI WEN DAN TANG* – Variação da Decocção dos Dez Ingredientes para Aquecer a Vesícula Biliar

Prescrição

- Variação do *SHUN QI DAO TAN TANG* – Variação da Decocção para Retificar o *Qi* e Resolver Fleuma

Remédio dos Três Tesouros

- Abrir o Coração
- Espírito Brilhante
- Iluminar a Alma

Calor no Diafragma

Manifestações Clínicas

Depressão, inquietação mental, sensação de ansiedade abaixo do Coração, insônia, sensação de opressão no tórax, vômito.

Língua: revestimento amarelo.
Pulso: Rápido e levemente em Corda.

Patologia e Padrões Mental e Emocional

Esse padrão ocorre depois de invasão exterior de Vento-Calor; o Vento-Calor exterior se move para dentro do Interior e se transforma em Calor. Se o paciente não se cuidar, ele pode fazer com que o Calor residual no diafragma ascenda, resultando em depressão e nos outros sintomas físicos listados anteriormente.

Calor agita Mente, e o indivíduo sofre também de ansiedade e insônia. Esse padrão ocorre só depois de invasão de Vento externo, sendo geralmente uma condição que dura pouco tempo. No entanto, se o Calor residual não for removido, ele poderá também gerar consequências a longo prazo e o paciente poderá sofrer de depressão por muitos anos.

> **Nota Clínica**
>
> - A depressão que advém de Calor no diafragma tem instalação aguda, sendo mais comum em jovens e adolescentes. É relativamente fácil de tratar por meio da remoção do Calor residual, da tranquilização da Mente e da melhora do humor

Perfil do Paciente

O padrão de Calor no diafragma como causa de depressão é mais comum em adolescentes e jovens. É proveniente do calor residual depois de doença febril, ocorrendo, porém, num ambiente em que há estresse emocional preexistente de fundo e raiva ou culpa particularmente reprimida.

Princípio de Tratamento

Desobstruir o diafragma, remover o Calor do Pulmão, acalmar a Mente.

Acupuntura

Pontos

TA-5, (*Waiguan*), IG-11 (*Quchi*), REN-15 (*Jiuwei*), B-17 (*Geshu*), DU-9 (*Zhiyang*), PC-6 (*Neiguan*), P-5 (*Chize*). Utilizar método de sedação em todos os pontos, exceto em PC-6 e P-5, que devem ser inseridos com método neutro.

EXPLICAÇÃO

- TA-5 e IG-11 removem Calor residual.
- REN-15, B-17 e DU-9 eliminam Calor do diafragma.
- PC-6 melhora o humor e desobstrui o diafragma.
- P-5 elimina Calor do Pulmão.

Prescrição

ZHI ZI CHI TANG – Decocção de *Gardenia-Semen Sojae*.

EXPLICAÇÃO   Essa é a fórmula padrão para eliminar Calor residual depois de invasão de Vento-Calor. Ela é geralmente modificada com a adição de *Zhi Shi* (*Fructus Immaturus Citri auriantii*).

> **Resumo**
>
> **Calor no Diafragma**
> *Pontos*
> - TA-5 (*Waiguan*), IG-11 (*Quchi*), REN-15 (*Jiuwei*), B-17 (*Geshu*), DU-9 (*Zhiyang*), PC-6 (*Neiguan*), P-5 (*Chize*). Utilizar método de sedação em todos os pontos, exceto em PC-6 e P-5, que devem ser inseridos com método neutro
> **Fitoterapia**
> *Prescrição*
> - *ZHI ZI CHI YANG* – Decocção de *Gardenia-Semen Sojae*

Preocupação Prejudicando a Mente

Manifestações Clínicas

Depressão, confusão mental, sensação de estar ausente, ansiedade, falta de vontade de fazer qualquer coisa, insônia, tristeza, preocupação, choro, espreguiçar e bocejar.
   Língua: Pálida, com revestimento gorduroso e branco.
   Pulso: Fino e levemente em Corda.

Patologia e Padrões Mental e Emocional

O padrão de "preocupação prejudicando a Mente" é um padrão de deficiência que leva à depressão. Ele é causado primariamente por preocupação, que prende o *Qi*, mas também que, a longo prazo, leva à depleção do *Qi* e do Sangue. O Sangue do Coração é a residência da Mente; quando se apresenta deficiente, a Mente fica privada de sua residência, resultando em depressão, ansiedade e insônia.

   O paciente se apresenta com manifestações características de deficiência, isto é, palidez, andar devagar, falar devagar, expressão triste e pulso Fraco. Deficiência causa essa falta de força de vontade; então, ele se sente sem vontade ou incapaz de fazer coisas.

Perfil do Paciente

O padrão de preocupação prejudicando a Mente é mais comum em mulheres jovens.

Princípio de Tratamento

Nutrir o Coração, acalmar a Mente.

978-85-7241-817-1

Acupuntura

Pontos

P-9 (*Taiyuan*), P-3 (*Tianfu*), B-13 (*Feishu*), DU-12 (*Shenzhu*), REN-6 (*Qihai*), C-5 (*Tongli*), E-36 (*Zusanli*), B-20 (*Pishu*), B-49, B-47 (*Hunmen*), DU-20 (*Baihui*).

- Choro: DU-20 e DU-26 (fórmula antiga).
- Letargia mental decorrente de preocupação, pensamento, choque, temor: REN-12 (*Zhongwan*), 50 cones de moxa (fórmula antiga).

Todos os pontos devem ser inseridos com método de tonificação.

EXPLICAÇÃO

- P-9, P-3, B-13 e DU-12 tonificam *Qi* do Pulmão e melhoram humor. P-3 é um ponto Janela do Céu.
- REN-6 tonifica o *Qi* em geral.
- C-5 tonifica o *Qi* do Coração.
- E-36 e B-20 tonificam o *Qi* do Baço.
- B-49 tonifica o Intelecto (*Yi*), que reside no Baço. Ele é usado para iluminar a Mente.
- B-47 estimula o "vai e vem" da Alma Etérea.
- DU-20 melhora o humor.

Fitoterapia

Prescrição

GAN MAI DA ZAO TANG – Decocção de *Glycyrrhiza--Triticum-Jujuba*.

298 Depressão

EXPLICAÇÃO Essa antiga fórmula do *Essential Prescriptions of the Golden Chest* é específica para tratar depressão mental e confusão que ocorre num ambiente de deficiência de *Qi*. É uma fórmula intrigante, por ter efeito mental profundo e, no entanto, é composta por apenas três ervas aparentemente moderadas, duas das quais são itens tanto de alimento como de ervas, isto é, casca de trigo (*Fu Xiao Mai*) e tâmaras pretas (*Da Zao*).

Os livros chineses modernos sempre tendem a enfatizar a estagnação do *Qi* do Fígado em problemas mentais e emocionais; dizem que essa fórmula tonifica o *Qi* do Baço, nutre o Coração, acalma a Mente e pacifica o Fígado por seu sabor doce. A explicação é que o sabor doce (sabor do elemento Terra) pacifica o Fígado (elemento Madeira): essa explicação não me convence e acho que essa fórmula não é para tratar estagnação do *Qi*, mas primariamente para tratar deficiência de *Qi* e Sangue.

Acredito que essa fórmula é excelente quando o paciente não só está deprimido, mas mentalmente confuso e meio "ausente". Frequentemente, isto pode ser o resultado do uso excessivo de maconha no passado. Uso esta fórmula quando esses sintomas mentais e emocionais ocorrem num ambiente de deficiência do *Qi* de Baço, Coração e Pulmão e de deficiência do Sangue do Coração.

Essa fórmula pode também ser efetiva no tratamento de distúrbios de déficit de atenção e hiperatividade em crianças.

Resumo

Preocupação Prejudicando a Mente

Pontos

- P-9 (*Taiyuan*), P-3 (*Tianfu*), B-13 (*Feishu*), DU-12 (*Shanzhu*), REN-6 (*Qihai*), C-5 (*Tongli*), E-36 (*Zusanli*), B-20 (*Pishu*), B-49 (*Yishe*), B-47 (*Hunmen*), DU-20 (*Baihui*). Todos os pontos são inseridos com método de tonificação.

Fitoterapia

Prescrição

- GAN MAI DA ZAO TANG – Decocção de *Glycyrrhiza-Triticum-Jujuba*

Deficiência do Coração e do Baço

Manifestações Clínicas

Depressão, remoer pensamentos, pensamento constante, palpitações, timidez, dificuldade em adormecer, face pálida, tontura, perda de apetite.

Língua: Pálida.
Pulso: Fraco ou Áspero.

Patologia e Padrões Mental e Emocional

O Sangue do Coração é a residência da Mente; quando ele está deficiente, a Mente fica privada de sua residência, resultando em depressão, ansiedade e insônia.

Esse padrão é caracterizado por deficiência de *Qi* e Sangue, e a deficiência de Sangue afeta três órgãos, isto é, Coração, Baço e Fígado. Sangue do Coração abriga a Mente, e sua deficiência causa depressão, ansiedade e insônia; Sangue do Fígado abriga a Alma Etérea, e sua deficiência causa insônia e sono perturbado por sonhos.

Perfil do Paciente

O padrão de deficiência de Coração e Baço é mais comum em mulheres jovens. Ele geralmente é causado por tristeza e aflição.

Princípio de Tratamento

Tonificar *Qi* do Baço, nutrir Sangue do Coração, acalmar Mente.

Acupuntura

Pontos

E-36 (*Zusanli*); BP-6 (*Sanyinjiao*); B-20 (*Pishu*); B-21 (*Weishu*); REN-15 (*Jiuwei*); PC-6 (*Neiguan*); B-15 (*Xinshu*); C-7 (*Shenmen*); DU-14 (*Dazhui*), com cones de moxa; DU-20 (*Baihui*). Utilizar método de tonificação em todos os pontos.

EXPLICAÇÃO

- E-36, BP-6, B-20 e B-21 tonificam Estômago, Baço, *Qi* e Sangue em geral.
- REN-15, PC-6, B-15 e C-7 nutrem Sangue do Coração, acalmam Mente e elevam humor.
- DU-14 tonifica *Yang* do Coração (com cones de moxa direta).
- DU-20 eleva o humor.

978-85-7241-817-1

Fitoterapia

Prescrição

GUI PI TANG – Decocção para Tonificar o Baço.

EXPLICAÇÃO Essa é uma fórmula muito usada, a qual tonifica o *Qi* do Baço, nutre o Sangue do Coração e acalma a Mente. Como é um tônico, também eleva o humor e pode ser usado quando o paciente está deprimido e ansioso. A língua apresenta-se Pálida e o pulso, Áspero ou Fino.

Prescrição

YANG XIN TANG – Decocção para Nutrir o Coração.

EXPLICAÇÃO Essa fórmula é similar a *Gui Pi Tang*, mas difere dela por tonificar também o *Yang* (por conter *Rou Gui*).

Prescrição

Variação de BU XIN DAN – Variação da Pílula para Tonificar o Coração.

EXPLICAÇÃO A fórmula original tonifica o *Qi*, nutre Sangue e *Yin* e acalma a Mente. Ela difere das duas prescrições anteriores, pois também nutre o *Yin. Shi Chang Pu* (*Rhizoma Acori tatarinowii*) e *He Huan Pi* (*Cortex Albizae*) abrem os orifícios da Mente e elevam o humor. Falta revestimento à língua (totalmente ou parcialmente), indicando deficiência de *Yin*.

A Tabela 13.3 compara *Gui Pi Tang, Yang Xin Tang* e *Bu Xin Dan*.

Depressão **299**

Tabela 13.3 – Comparação entre *Gui Pi Tang*, *Yang Xin Tang* e *Bu Xin Dan*

	Gui Pi Tang	**Yang Xin Tang**	**Bu Xin Dan**
Padrões	Deficiência de *Qi* e Sangue de Baço, Fígado e Coração	Deficiência de *Qi*, Sangue e *Yang* de Baço e Coração	Deficiência de Sangue e *Yin* de Fígado e Coração
Sintomas emocionais	Depressão, insônia	Depressão	Depressão, ansiedade, insônia, inquietação mental
Língua	Pálida, com marcas de dentes	Pálida	Pálida ou com coloração normal, sem revestimento
Pulso	Áspero ou Fino	Áspero, Fino, Profundo, Lento	Fino

Remédio dos Três Tesouros

ACALMAR O SHEN Acalmar o *Shen* é uma variação de *Gui Pi Tang*. Difere da fórmula original por ter ação muito mais forte para acalmar a Mente.

Resumo

Deficiência do Coração e do Baço
Pontos
- E-36 (*Zusanli*); BP-6 (*Sanyinjiao*); B-20 (*Pishu*); B-21 (*Weishu*); REN-15 (*Jiuwei*); PC-6 (*Neiguan*); B-15 (*Xinshu*); C-7 (*Shenmen*), DU-14 (*Dazhui*), com cones de moxa; DU-20 (*Baihui*). Utilizar o método de tonificação em todos os pontos

Fitoterapia
Prescrição
- GUI PI TANG – Decocção para Tonificar o Baço

Prescrição
- YANG XIN TANG – Decocção para Nutrir o Coração

Prescrição
- Variação de BU XIN DAN – Variação da Pílula para Tonificar o Coração

Remédio dos Três Tesouros
- Acalmar o *Shen*

Deficiência do Yang do Coração

Manifestações Clínicas

Depressão, sensação der frio com vontade de ficar na posição fetal, não querer fazer nada, palpitações, cansaço, sentir-se facilmente assustado.
Língua: Pálida.
Pulso: Fraco ou Atado.

Patologia e Padrões Mental e Emocional

Coração abriga Mente, e deficiência do *Yang* do Coração afeta a Mente, causando depressão. Como há deficiência de *Yang*, há falta específica de atividade e força de vontade, de tal forma que o paciente não tem vontade de fazer nada e acha tudo um sacrifício.

Perceba que, como há deficiência de *Yang*, em vez de deficiência de Sangue do Coração, não há nenhuma ansiedade nem insônia, mas propensão a ficar assustado.

Perfil do Paciente

O padrão de deficiência do *Yang* do Coração é mais comum em pacientes de meia-idade ou em idosos.

Princípio de Tratamento

Aquecer e tonificar o Coração, acalmar a Mente, melhorar o humor.

Acupuntura

Pontos

C-5 (*Tongli*); DU-14 (*Dazhui*), com cones de moxa; B-15 (*Xinshu*); REN-6 (*Qihai*); E-36 (*Zusanli*); BP-6 (*Sanyinjiao*); DU-20 (*Baihui*). Utilizar método de tonificação em todos os pontos; moxa deve ser usada.

EXPLICAÇÃO
- C-5, DU-14 e B-15 tonificam *Qi* do Coração e *Yang* do Coração.
- REN-6 tonifica *Qi* e *Yang* em geral.
- E-36 e BP-6 tonificam *Qi* do Baço.
- DU-20 eleva o humor.

Fitoterapia

Prescrição

GUI ZHI GAN CAO LONG GU MU LI TANG – Decocção de *Cinnamomum-Glycyrrhiza-Mastodi Ossis fossilia-Ostrea*.

EXPLICAÇÃO Esta fórmula tonifica *Yang* do Coração e acalma fortemente a Mente.

978-85-7241-817-1

Prescrição

ROU FU BAO YUAN TANG – Decocção de *Cinnamomum-Aconitum* para Preservar a Fonte.

EXPLICAÇÃO Essa fórmula tonifica e aquece de maneira potente o *Yang* do Coração: comparado com a fórmula anterior, ela tem ação mais forte na tonificação e no aquecimento do *Yang* do Coração e ação mais fraca para acalmar a Mente. A Língua é muito Pálida e úmida; o pulso é Fraco, Profundo e Lento.

Resumo

Deficiência do *Yang* do Coração
Pontos
- C-5 (*Tongli*); DU-14 (*Dazhui*), com cones de moxa; B-15 (*Xinshu*); REN-6 (*Qihai*); E-36 (*Zusanli*); BP-6 (*Sanyinjiao*); DU-20 (*Baihui*). Utilizar método de tonificação em todos os pontos; moxa deve ser usada

Fitoterapia
Prescrição
- GUI ZHI GAN CAO LONG GU MU LI TANG – Decocção de Cinnamomum-Glycyrrhiza-Mastodi Ossis fossilia-Ostrea

Prescrição
- ROU FU BAO YUAN TANG – Decocção de Cinnamomum-Aconitum para Preservar a Fonte

---

Deficiência do Yin do Rim e do Coração Agitando Calor por Deficiência

Manifestações Clínicas

Depressão, ansiedade ao final de tarde, sensação de calor, rubor malar, tontura, palpitações, acordar à noite, calor nos cinco palmos, transpiração noturna, inquietação mental, emissões noturnas com sonhos, dor nas costas.

Língua: Vermelha sem revestimento.

Pulso: Flutuante e Vazio ou Fino e muito levemente em Corda.

Patologia e Padrões Mental e Emocional

Esse padrão é caracterizado por deficiência de Yin do Rim e do Coração e Calor por Deficiência do Coração. A deficiência de Yin do Rim leva ao Calor por Deficiência, que sobe para afetar o Coração.

Essa combinação de padrões é muito comum em pessoas de meia-idade ou em idosos. A deficiência de Yin causa depressão no paciente, ao passo que o Calor por Deficiência afeta Mente e Alma Etérea, causando no indivíduo ansiedade e agitação.

Um importante sinal para esta combinação de padrões é a língua Vermelha sem revestimento.

> **!**
>
> ■ Lembre-se: a falta de revestimento (e não a vermelhidão) da língua indica deficiência de Yin. A língua sem revestimento indica deficiência de Yin; língua Vermelha sem revestimento indica deficiência de Yin com Calor por Deficiência

---

Perfil do Paciente

O padrão de deficiência de Yin do Coração e do Rim com Calor por Deficiência no Coração é mais comum em pacientes de meia-idade ou idosos. Ocorre geralmente em decorrência de preocupação, temor, tristeza, culpa ou aflição.

Princípio de Tratamento

Nutrir Yin do Rim e do Coração, remover Calor por Deficiência do Coração, acalmar Mente e melhorar humor.

Acupuntura

Pontos

R-3 (Taixi), R-6 (Zhaohai), BP-6 (Sanyinjiao), R-2 (Rangu), R-9 (Zhubin), B-52 (Zhishi), C-6 (Yinxi), PC-7 (Daling), DU-24 (Shenting), DU-19 (Houding), REN-15 (Jiuwei). Utilizar método de tonificação em todos os pontos, exceto em R-2, C-6 e PC-7, que devem ser inseridos com método neutro.

EXPLICAÇÃO

- R-3, R-6 e BP-6 nutrem Yin do Rim.
- R-2 remove Calor por Deficiência.
- R-9 nutre Yin do Rim e acalma Mente.
- B-52 fortalece Força de Vontade.
- C-6 e PC-7 removem Calor por Deficiência do Coração.
- DU-24, DU-19 e REN-15 acalmam a Mente.

Fitoterapia

Prescrição

ZI SHUI QING GAN YIN – Decocção para Nutrir a Água e Desobstruir o Fígado.

EXPLICAÇÃO Essa fórmula nutre Yin do Rim e remove Calor do Fígado. É indicada para pacientes que sofrem de depressão e irritabilidade.

Prescrição

TIAN WANG BU XIN DAN – Pílula do Imperador Celestial para Tonificar o Coração.

EXPLICAÇÃO Esse remédio nutre Yin do Rim e do Coração, elimina Calor por Deficiência do Coração e acalma Mente. A língua é Vermelha sem revestimento.

Prescrição

JIE FAN YI XIN TANG – Decocção para Acalmar Inquietação Mental e Beneficiar o Coração.

EXPLICAÇÃO Esse remédio nutre Yin e acalma Mente, mas também tonifica o Qi.

Remédio dos Três Tesouros

IMPERATRIZ CELESTIAL (TESOURO DAS MULHERES) Imperatriz Celestial é uma variação de Tian Wang Bu Xin Dan, com as mesmas ações da fórmula anterior.

> **Resumo**
>
> **Deficiência do Yin do Rim e do Coração Agitando Calor por Deficiência**
>
> **Pontos**
> ■ R-3 (Taixi), R-6 (Zhaohai), BP-6 (Sanyinjiao), R-2 (Rangu), R-9 (Zhubin), B-52 (Zhishi), C-6 (Yinxi), PC-7 (Daling), DU-24 (Shenting), DU-19 (Houding), REN-15 (Jiuwei). Utilizar método de tonificação em todos os pontos, exceto em R-2, C-6 e PC-7, que devem ser inseridos com método neutro
>
> **Fitoterapia**
> Prescrição
> ■ ZI SHUI QING GAN YIN – Decocção para Nutrir a Água e Desobstruir o Fígado
> Prescrição
> ■ TIAN WANG BU XIN DAN – Pílula do Imperador Celestial para Tonificar o Coração
> Prescrição
> ■ JIE FAN YI XIN TANG – Decocção para Acalmar Inquietação Mental e Beneficiar o Coração
> Remédio dos Três Tesouros
> ■ Imperatriz Celestial (Tesouro das Mulheres)

Deficiência do Yang do Rim

Manifestações Clínicas

Depressão, exaustão, não ter vontade de fazer qualquer coisa ou de sair, desalento, sensação de frio com vontade de ficar enrolado, dor nas costas, frequência urinária, urina pálida, falta de Força de Vontade, falta de iniciativa, falta de impulso e determinação.

Língua: muito Pálida, úmida.

Pulso: Fraco, Profundo e Lento.

Patologia e Padrões Mental e Emocional

O Rim abriga a Força de Vontade (*Zhi*). "Força de Vontade", como uma tradução de *Zhi*, inclui a própria força de vontade, impulso, determinação, perseverança e poderes físico e mental. Como o *Yang* implica atividade e movimentos para fora, nesse padrão de deficiência do *Yang* do Rim, há falta definitiva de impulso, determinação e iniciativa. A pessoa fica profundamente deprimida, falta-lhe entusiasmo e ela sente-se incapaz de achar o impulso para fazer qualquer coisa.

Nota Clínica

- Depressão ocorrendo em ambiente de deficiência do *Yang* do Rim é particularmente caracterizada por fraqueza da Força de Vontade do Rim (*Zhi*) e, portanto, há falta de impulso e iniciativa

---

Perfil do Paciente

O padrão de deficiência do *Yang* do Rim é mais comum em pacientes de meia-idade. É proveniente de preocupação, tristeza, aflição ou medo.

Princípio de Tratamento

Tonificar e aquecer o Rim.

Acupuntura

Pontos

R-7 (*Fuliu*); R-3 (*Taixi*); REN-4 (*Guanyuan*), com cones de moxa; DU-4 (*Mingmen*); B-23 (*Shenshu*); B-52 (*Zhishi*); B-47 (*Hunmen*); DU-20 (*Baihui*). Utilizar método de tonificação em todos os pontos. Moxa deve ser usada.

EXPLICAÇÃO
- R-7 tonifica *Yang* do Rim.
- R-3, ponto Fonte, tonifica *Qi* do Rim.
- REN-4, com cones de moxa, tonifica *Yang* do Rim e *Qi* Original.
- DU-4 tonifica *Yang* do Rim e aquece Fogo da Porta da Vida.
- B-23 tonifica *Yang* do Rim.
- B-52 e B-47, em combinação, fortalecem impulso, determinação e força de vontade e estimulam o "vai e vem" da Alma Etérea.
- DU-20 eleva o humor.

Fitoterapia

Prescrição

YOU GUI WAN – Pílula Restauradora do [Rim] Direito.

EXPLICAÇÃO   Essa fórmula, de Zhang Jing Yue (1624), tonifica o *Yang* do Rim. Essa é minha fórmula preferida para tonificar o *Yang* do Rim, pois é equilibrada pela presença de tônicos do *Yin* do Rim (*Gou Qi Zi* e *Shan Zhu Yu*).

Prescrição

JIN GUI SHEN QI WAN – Pílula do Tórax Dourado do *Qi* do Rim.

EXPLICAÇÃO   Essa fórmula muito conhecida, de Zhang Zhong Jing (em torno de 200 d.C.), tonifica o *Yang* do Rim.

Remédio dos Três Tesouros

FORTALECER A RAIZ   Essa fórmula é uma variação de *You Gui Wan*, com as mesmas ações.

Resumo

Deficiência do *Yang* do Rim

Pontos
- R-7 (*Fuliu*); R-3 (*Taixi*); REN-4 (*Guanyuan*), com cones de moxa; DU-4 (*Mingmen*); B-23 (*Shenshu*); B-52 (*Zhishi*); B-47 (*Hunmen*); DU-20 (*Baihui*). Utilizar método de tonificação em todos os pontos. Moxa deve ser usada

Fitoterapia

Prescrição
- YOU GUI WAN – Pílula Restauradora do [Rim] Direito

Prescrição
- *JIN GUI SHEN QI WAN* – Pílula do Tórax Dourado do *Qi* do Rim

Remédio dos Três Tesouros
- Fortalecer a Raiz

Pontos de Acupuntura para Tratar Depressão

Discutirei os vários pontos de acupuntura que posso usar para tratar depressão sem categorizá-los de acordo com um padrão, como fizemos para as ervas ou fórmulas. Existem importantes diferenças entre o modo de ação da acupuntura e da fitoterapia.

Por exemplo, para tratar depressão advinda da estagnação do *Qi* do Fígado, naturalmente se usa a fórmula da categoria de fórmulas para tratar estagnação do *Qi*: para tratar depressão decorrente de deficiência do Baço e do Sangue do Coração, usamos a fórmula da categoria de fórmulas para tratar deficiência de Sangue.

Embora essa abordagem possa ser seguida de pontos de acupuntura e prescrições de pontos, a acupuntura funciona de forma diferente da fitoterapia. Os pontos de acupuntura não estão relacionados tão intimamente aos padrões como as ervas. Por exemplo, uma erva da categoria de mover o *Qi* (por exemplo, *Xiang Fu* [*Rhizoma Cyperi*]) não pode nutrir o Sangue. Por sua vez, um ponto de acupuntura, tal como F-3 (*Taichong*), pode ser usado para mover o *Qi* do Fígado, porém também pode ser usado para nutrir o Sangue do Fígado (já que ele é ponto Fonte).

Com relação à estagnação de *Qi*, é de minha opinião que *cada* ponto de acupuntura move o *Qi*; pela própria natureza do *Qi* e dos canais, não podemos inserir uma agulha num canal sem mover o *Qi* (e o Sangue). Isso é uma característica muito útil da acupuntura se comparada com a fitoterapia. De fato, com a fitoterapia, se usamos a fórmula para nutrir o Sangue, esta contém ervas que são "adesivas" por natureza e podem ter tendência a causar alguma estagnação de *Qi*; por essa razão, pode ser uma boa ideia adicionar uma ou duas ervas para mover o *Qi* (é por isso que o *Gui Pi Tang* possui

302 Depressão

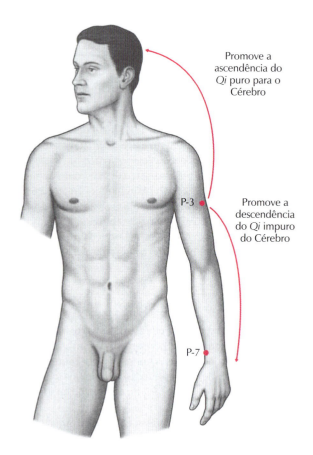

Figura 13.6 – Efeito de P-7 (*Lieque*) e P-3 (*Tianfu*). P = Pulmão.

Mu Xiang). Por outro lado, quando usamos acupuntura para nutrir o Sangue, com pontos como E-36 (*Zusanli*), BP-6 (*Sanyinjiao*) e F-8 (*Ququan*), não há perigo desses pontos gerarem estagnação de *Qi*, pois eles automaticamente movem o *Qi*.

P-7 (*Lieque*)

P-7 leva o *Qi* puro para a cabeça e promove a descendência do *Qi* impuro da cabeça (Fig. 13.6). No nível físico, isto quer dizer que P-7 pode tratar problemas do nariz e dos seios da face. No nível psíquico, ele ilumina a Mente e eleva o humor. Utilizo este ponto para tratar a maior parte dos tipos de depressão, não importando qual o padrão envolvido.

P-3 (*Tianfu*)

Ações e indicações deste ponto estão relacionadas ao fato dele ser um ponto Janela do Céu. Uma das características dos pontos Janela do Céu é que regulam a ascendência e descendência do *Qi* do corpo para e da cabeça; eles cumprem essa função na área crucial do pescoço (que é a passagem entre corpo e cabeça). Portanto, podem tanto acalmar o *Qi* rebelde como promover a ascendência do *Qi* puro para a cabeça (Fig. 13.6).

No nível psíquico, a ação desse ponto para regular a ascendência e descendência do *Qi* da e para a cabeça tem efeitos mental e emocional. Por exemplo, a insônia é proveniente da ascendência de muito *Qi* para a cabeça

(ou de sua não descendência dela), ao passo que a sonolência e a memória debilitada são decorrentes do fato do *Qi* puro não ascender à cabeça.

O *Explanation of Acupuncture Points* diz que P-3 pode fazer o *Qi* subir para tratar memória debilitada, tristeza e choro, devido ao *Qi* não subir à cabeça[11]. Memória debilitada é uma indicação importante para este ponto; essa memória debilitada é decorrente do fato do *Qi* puro não ascender à cabeça. De acordo com o *Explanation of Acupuncture Points*, este ponto trata memória debilitada, pois estimula a ascendência do *Qi*, tanto do Pulmão quanto do Coração[12].

Finalmente, "falar com fantasmas" tem um importante papel na indicação desse ponto. Em geral, quando os livros antigos mencionam tais sintomas como falar ou ver fantasmas entre as indicações de um ponto, quer dizer que o ponto é indicado para tratar problemas mentais e emocionais relativamente graves e, em especial, quando a Mente está obstruída. A obstrução da Mente pode causar potenciais problemas mentais graves, tais como doença maníaco-depressiva ou psicose.

Novamente, este ponto pode abrir os orifícios da Mente, isto é, desobstrui a Mente regulando ascendência e descendência do *Qi* da e para a cabeça; abre os orifícios da Mente pela promoção da descendência do *Qi* impuro da cabeça e da ascendência do *Qi* puro para a cabeça. Esta é, geralmente, a função dos pontos Janela do Céu.

IG-4 (*Hegu*)

Na minha experiência, IG-4 tem forte influência na Mente e pode ser usado para acalmar a Mente e afastar a ansiedade, particularmente se combinado com F-3 (*Taichong*), DU-24 (*Shenting*) e VB-13 (*Benshen*). Emprego essa combinação na depressão acompanhada por ansiedade.

E-36 (*Zusanli*)

E-36 tem fortíssima ação tônica e, no nível psíquico, eleva o humor em pacientes deprimidos contra fundo de deficiência do *Qi* e do Sangue.

E-40 (*Fenglong*)

E-40 tem longa história de uso no tratamento de condições mentais e emocionais; é especialmente indicado para abrir os orifícios da Mente em pessoas que tendem a ter comportamento maníaco.

Este ponto tem ação profunda de "acalmar a Mente"; emprego-o com frequência em pacientes depressivos e ansiosos.

A ação deste ponto em resolver a Fleuma não deve ser superenfatizada sem que se olhe suas outras funções. Além de resolver a Fleuma, E-40 também pode ser utilizado para dominar *Qi* rebelde do Estômago e do Pulmão quando a pessoa está muito ansiosa; a ansiedade se reflete na função do Estômago com sintomas como aperto do epigástrio, sensação de nó no Estômago ou, como algumas pessoas dizem, sensação de "borboletas no Estômago" (Fig. 13.7).

Além do epigástrio, E-40 também tem ação no tórax: relaxa e "abre" o tórax tanto no nível físico, quando ele está obstruído por Fleuma, como do nível psíquico, quando o *Qi* estagna no tórax devido a problemas emocionais.

Depressão **303**

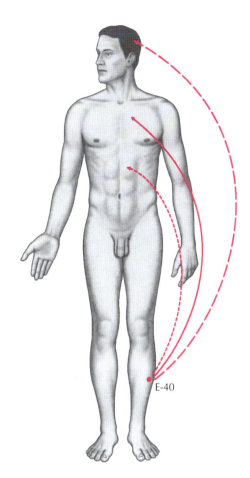

FIGURA 13.7 – Efeito de E-40 (*Fenglong*). E = Estômago.

Nota Clínica

E-40 (*Fenglong*)
- O efeito do E-40 em resolver a Fleuma não deve ser superenfatizado. Este ponto tem muitas outras ações:
  – Acalma a Mente
  – Abre os orifícios da Mente
  – Trata as condições de excesso do Estômago
  – Domina a rebelião do Qi do Estômago
  – Trata o epigástrio
  – Abre o tórax e faz o Qi do Pulmão descender quando o tórax está obstruído por Fleuma
  – Relaxa e abre o tórax quando o Qi se estagna nessa região em decorrência de problemas emocionais

---

BP-6 (Sanyinjiao)

Do ponto de vista emocional, BP-6 ajuda a pacificar o Qi do Fígado para acalmar a Mente e afastar a irritabilidade. Ele pode, portanto, ser utilizado no tratamento de depressão que ocorre em ambiente de estagnação do Qi do Fígado.

No entanto, dos pontos de vista mental e emocional, BP-6 tem amplo raio de ações. Ele pode acalmar a Mente, sendo geralmente usado para tratar insônia, particularmente se esta advém de deficiência de Sangue ou *Yin*. Em especial, é empregado para tratar deficiência do Sangue do Baço e do Coração; quando Baço não está produzindo Sangue suficiente, o Coração não é suprido com bastante Sangue e a Mente perde a residência e flutua à noite, o que causa insônia. BP-6 é o ponto a ser utilizado nesse caso, pois tonifica o Baço enquanto nutre o Sangue e acalma a Mente. Se tal comparação pudesse ser feita, essa ação é comparável à fórmula *Gui Pi Tang* (Decocção para Tonificar o Baço).

C-5 (Tongli)

Utilizo C-5 como principal ponto para tonificar Qi do Coração e Sangue do Coração, sendo, portanto, meu ponto preferido para tratar depressão que ocorre em ambiente de deficiência de Qi e Sangue. Suas indicações incluem tristeza, inquietação mental, raiva, susto, depressão, agitação, palpitações e Qi do Coração fraco.

Meu uso de C-5 na depressão está também associado à natureza deste ponto como ponto de Conexão (*Luo*). Como ponto de Conexão, ele move e remove o Qi no canal; no nível psíquico, quer dizer que ele pode melhorar o humor e estimular o "vai e vem" da Alma Etérea.

C-7 (Shenmen)

Utilizo C-7 como ponto tanto para melhorar o humor na depressão como para acalmar a Mente na ansiedade. Suas indicações incluem insônia, memória debilitada, doença maníaco-depressiva, risos inapropriados, gritar com pessoas, tristeza, medo, inquietação mental, agitação e palpitações.

C-7 nutre primariamente o Sangue do Coração, sendo o ponto preferido para tratar deficiência do Sangue do Coração privando a Mente de sua "residência", o que resulta em ansiedade, insônia, memória debilitada, palpitações e língua Pálida. De novo, esta ação pode ser comparada àquela de *Gui Pi Tang* (Decocção para Tonificar o Qi do Baço). De fato, a combinação dos dois pontos, BP-6, mencionado anteriormente, e C-7, parece muito com a ação de *Gui Pi Tang*.

B-15 (Xinshu)

Indicações para este ponto incluem ansiedade, choro, susto, insônia, excesso de sonhos, doença maníaco-depressiva, desorientação, desenvolvimento retardado da fala, memória debilitada, pouca concentração e confusão mental.

Utilizo B-15 para tonificar Qi e Sangue do Coração na depressão que ocorre em ambiente de deficiência de Qi e Sangue do Coração.

B-42 (Pohu)

As indicações para este ponto incluem tristeza, aflição, sensação de opressão no tórax, depressão, pensamento suicida e "três cadáveres flutuando".

No nível psicológico, B-42 está relacionado à Alma Corpórea (*Po*), que é o aspecto mental e espiritual que reside no Pulmão. Ele fortalece e enraíza a Alma Corpórea no Pulmão. Ele liberta a respiração quando a Alma Corpórea está restringida por preocupação, tristeza ou aflição.

É, portanto, usado para tratar problemas emocionais relacionados ao Pulmão, particularmente tristeza, aflição e preocupação. Ele tem efeito calmante potente no espírito e nutre o *Qi* quando este está disperso por um período prolongado de depressão, tristeza ou aflição.

The Explanation of the Acupunture Points fala da indicação interessante dos "três corpos flutuantes" para este ponto[13]. A associação com corpos e morte deve ser interpretada na maneira que este ponto é indicado para tratar pensamentos de suicídio.

Em razão da conexão entre Alma Corpórea e morte, pontos associados à Alma Corpórea, tais como B-13 (*Feishu*) e B-42 (*Pohu*), são indicados para tratar pensamentos suicidas.

B-44 (Shentang)

As indicações para este ponto incluem depressão, insônia, ansiedade, inquietação mental, tristeza, pesar e preocupação.

B-44 é usado majoritariamente para tratar problemas emocionais e psicológicos relacionados ao Coração. É melhor usado em conjunção com B-15 (*Xinshu*) para tratar ansiedade, insônia e depressão. B-44 fortalece e acalma a Mente. Ele estimula claridade e inteligência da Mente.

B-47 (Hunmen)

As indicações para este ponto incluem medo, depressão, insônia, sonhos excessivos, falta de senso de direção na vida e "possessão por um corpo"[14].

B-47 é usado para tratar problemas emocionais relacionados ao Fígado, tais como depressão, frustração e ressentimento num período prolongado. Este ponto acalma e enraíza a Alma Etérea no Fígado. Ele fortalece a capacidade da Alma Etérea de planejar, dar um objetivo de vida, sonhos e projetos de vida. Ele é uma "porta"; então, este ponto regula o "vai e vem" da Alma Etérea e da Mente, isto é, as relações com outras pessoas e o mundo em geral. Ele tem um movimento em direção ao exterior que pode ser comparado e contrastado com o movimento em direção ao interior de B-42 (*Pohu*).

O *Explanation of Acupuncture Points* (1654) confirma que, em virtude da natureza de "janela", "portão" ou "porta" desse ponto, a Alma Etérea entra e sai através dele. Esse fato confirma a natureza dinâmica desse ponto em estimular o movimento da Alma Etérea e da Mente; no entanto, ele pode também funcionar de outra maneira, isto é, para acalmar o movimento excessivo da Alma Etérea. Em minha experiência, quando utilizado em combinação com B-18 (*Ganshu*), ele tem profunda influência na capacidade do indivíduo planejar sua vida, pois enraíza e estabiliza a Alma Etérea. Este ponto pode ajudar a achar um sentido de direção e propósito na vida. Também pode ajudar a levantar a depressão mental associada a tais dificuldades.

B-52 (Zhishi)

As indicações para este ponto incluem depressão, falta de motivação, falta de impulso e falta de força de vontade.

Este ponto fortalece a força de vontade e a determinação, que são os fenômenos mentais e espirituais correspondentes ao Rim. É um ponto muito útil no tratamento de alguns tipos de depressão, quando o indivíduo não tem motivação nem energia e tem falta

força de vontade e força mental para fazer um esforço para sair da espiral da depressão. Se inserirmos a agulha neste ponto com método de tonificação, especialmente se combinado com B-23, estimula-se a força de vontade e eleva-se o espírito.

B-52 fortalece força de vontade, impulso, determinação, capacidade de perseguir as metas com objetividade, espírito de iniciativa e perseverança. Geralmente, utilizo este ponto se há deficiência do Rim, em combinação com um dos outros quatro pontos que afetam os aspectos espirituais dos órgãos *Yin*, isto é, B-42 (*Pohu*), B-44 (*Shentang*), B-47 (*Hunmen*) e B-49 (*Yishe*), como base sólida mental e emocional para os outros aspectos da psique.

Em especial, para tratra depressão, emprego a seguinte combinação:

- B-23 (*Shenshu*), B-52 (*Zhishi*) e B-47 (*Hunmen*) para fortalecer força de vontade e impulso e para produzir um senso de direção e alvo em nossas vidas. Esta combinação é excelente para tratar exaustão mental, falta de impulso e perspectiva e confusão, os quais são sinais típicos da depressão crônica.

Se analisarmos os nomes dos cinco pontos anteriores, vamos ter o padrão seguinte:

- B-42 (*Pohu*) (*hu* significa "janela"): "Janela de *Po*".
- B-44 (*Shentang*) (*tang* significa "recepção"): "Recepção do *Shen*".
- B-47 (*Hunmen*) (*men* significa "porta"): "Porta do *Hun*".
- B-49 (*Yishe*) (*she* significa "domicílio"): "Abrigo do *Yi*".
- B-52 (*Zhishi*) (*shi* significa "quarto"): "Quarto do *Zhi*" (ver Fig. A5.8, no Apêndice 5).

Podemos detectar um padrão, já que os pontos correspondem a uma casa – uma imagem para a psique – com Mente (*Shen*), Força de Vontade (*Zhi*) e Intelecto (*Yi*) correspondendo à "recepção", ao "quarto" e ao "domicílio", respectivamente, e Alma Etérea (*Hun*) e Alma Corpórea (*Po*) correspondendo à "porta" e à "janela", respectivamente.

As imagens de porta e janela servem muito bem à natureza da Alma Etérea e da Alma Corpórea, que proporcionam movimento para a psique, o primeiro proporciona o "vai e vem" da Mente e o último, a "entrada e saída" da Essência. Por essa razão, B-47 (*Hunmen*) é particularmente importante no tratamento da depressão.

R-3 (Taixi)

R-3 é o ponto Fonte (*Yuan*) do canal do Rim, sendo o melhor ponto para tonificar o Rim. Uso este ponto para tratar depressão por deficiência do Rim, a fim de fortalecer força de vontade, impulso e iniciativa.

R-9 (Zhubin)

As indicações para este ponto incluem ansiedade, insônia, palpitações e comportamento maníaco. R-9 é um excelente ponto para acalmar a Mente em casos de ansiedade profunda e inquietação mental que advém da deficiência do *Yin* do Rim.

Ele também relaxa qualquer tensão ou sensação de opressão no tórax, muitas vezes com palpitações. Pelo fato de tonificar o *Yin* do Rim, acalmar a Mente e tratar palpitações, este ponto é particularmente indicado no tratamento do padrão de "Coração e Rim não harmonizados".

Ele é o ponto de partida do Vaso *Yin* de Conexão (*Yin Wei Mai*), e seu efeito mental e emocional é largamente em decorrência desse fato. O Vaso *Yin* de Conexão nutre o Sangue do Coração e acalma a Mente.

PC-6 (*Neiguan*)

PC-6 é um ponto muito importante para tratar depressão. Ele é sempre usado na China moderna para tratar depressão mental.

PC-6 trata especialmente depressão proveniente da estagnação do *Qi* do Fígado em duas formas. Em primeiro lugar, ele move o *Qi* do Fígado por sua conexão com o canal do Fígado dentro do canal *Yin* Terminal (*Jue Yin*). Em segundo lugar, trata a Mente (*Shen*) por sua íntima conexão com o Coração.

Indicações para este ponto incluem insônia, comportamento maníaco, memória debilitada, ansiedade, susto, tristeza e depressão.

TA-3 (*Zhongzhu*)

Em minha experiência, TA-3 move o *Qi* e elimina a estagnação. Por sua relação com a Vesícula Biliar (dentro do *Yang* Menor) e entre este último órgão e o Fígado, TA-3 indiretamente afeta o Fígado; por isso, pode ser usado para eliminar a estagnação do *Qi* do Fígado manifestando-se com dor no hipocôndrio, depressão e mudanças de humor.

No nível psicológico, ele move o *Qi* e melhora a depressão proveniente da estagnação do *Qi* do Fígado, particularmente em combinação com DU-20 (*Baihui*). Ele é muito efetivo em elevar a Mente quando o indivíduo está deprimido.

VB-13 (*Benshen*)

VB-13 é um ponto importante para tratar problemas mentais e emocionais. Ele é muito usado na prática psiquiátrica para tratar esquizofrenia e dupla personalidade, em combinação com C-5 (*Tongli*) e VB-38 (*Yangfu*)[15]. Ele também é indicado quando a pessoa tem sentimentos persistentes e não razoáveis de ciúme e suspeita.

Além desses traços mentais, ele tem potente efeito em acalmar a Mente e aliviar a ansiedade advinda da preocupação constante e de pensamentos fixos. Seu efeito é aumentado se for combinado com DU-24 (*Shenting*).

No entanto, além de ansiedade, VB-13 pode também ser usado para tratar depressão. De fato, seus profundos efeitos mental e emocional também são provenientes de sua ação como "coletor" da Essência para a cabeça. A Essência do Rim é a raiz do nosso *Qi* Pré-celestial, sendo a fundação para nossas vidas mental e emocional. Uma Essência mais forte é o prerrequisito fundamental para uma Mente clara (*Shen*) e uma vida emocional equilibrada. Este é o significado do nome deste ponto, "Raiz da Mente", isto é, VB-13 coleta a Essência que é a raiz da Mente (*Shen*). A Essência do Rim é a fonte da Medula que preenche o cérebro (chamado Mar da Medula): VB 13 é o ponto em que Essência e Medula se "reúnem".

O Great Dictionary of Acupuncture declara que este ponto *"faz a Mente* [Shen] *voltar a sua raiz"*[16]. A "raiz" da Mente é a Essência, portanto esse ponto "coleta" a Essência do cérebro e afeta a Mente. Como conecta Mente e Essência, ele trata tanto Coração como Rim e, portanto, Mente (*Shen*) e Força de Vontade (*Zhi*); por essa razão, ele é um ponto importante no tratamento da depressão.

Quando combinado com outros pontos para nutrir a Essência (tal como REN-4 [*Guangyuan*]), VB-13 atrai a Essência na direção da cabeça, com o efeito de acalmar a Mente e fortalecer a clareza da Mente, a memória e a força de vontade. A conexão entre VB-13 e Essência é confirmada pelo texto *An Enquiry into Chinese Acupuncture*, que tem entre as indicações desse ponto: *"sangue menstrual excessivo, impotência e emissões seminais"*[17].

F-3 (*Taichong*)

F-3 é um ponto forte para tratar depressão proveniente da estagnação do *Qi* do Fígado. Move o *Qi* do Fígado, estimula o "vai e vem" da Alma Etérea na depressão e também acalma a Mente.

Tem efeito particularmente calmante quando é combinado com IG-4 (*Hegu*).

DU-4 (*Mingmen*)

DU-4 tonifica Fogo da Porta da Vida e *Yang* do Rim. Como é o mar da Força de Vontade (*Zhi*), este ponto tonifica com grande intensidade força de vontade, impulso e determinação em pacientes que sofrem de depressão. No entanto, é importante observar que deve ser usado apenas na presença de deficiência do *Yang* do Rim.

978-85-7241-817-1

DU-11 (*Shendao*)

As indicações para este ponto incluem tristeza, ansiedade, memória debilitada, palpitações, desorientação e timidez.

DU-11 está no mesmo nível que B-15 (*Xinshu*), ponto de Transporte Dorsal do Coração, e a maior parte de sua ação se estende ao Coração. Ele nutre o Coração e acalma a Mente e, portanto, trata depressão, tristeza e ansiedade.

DU-12 (*Shenzhu*)

Indicações para este ponto incluem agitação, andar desvairadamente, falar incoerentemente, ver fantasmas e fúria com vontade de matar as pessoas.

Este ponto é indicado para tratar comportamento maníaco, pensamentos mórbidos e condições em que a Alma Etérea vem e vai em demasia. Ele acalma a Alma Corpórea. Este ponto deve ser visto em combinação com B-13 (*Feishu*) e B-42 (*Pohu*).

É importante notar que *shen* no nome deste ponto significa "corpo" e não o *shen* que significa "Mente", como no ponto anterior, *Shendao*.

DU-14 (Dazhui)

Este ponto fortalece o Coração, tonifica o *Yang*, fortalece a Força de Vontade (*Zhi*), tonifica o *Yang* do Coração e do Rim; é muito efetivo para tratar depressão e falta de força de vontade e direção, com a Alma Etérea não indo e vindo o suficiente.

DU-16 (Fengfu)

Indicações para este ponto incluem comportamento maníaco, fala incessante, andar de um lado para outro, vontade de cometer suicídio, tristeza e medo.

Uso este ponto para tratar depressão e ansiedade com pensamentos mórbidos.

DU-19 (Houding)

Indicações para este ponto incluem andar feito louco e insônia. DU-19 acalma a Mente e nutre o Coração, sendo bom para tratar tristeza e depressão. É bom quando combinado com REN-15 (*Jiuwei*).

DU-20 (Baihui)

Utilizo DU-20 em praticamente todos os casos de depressão, não importa o padrão, a fim de elevar o *Qi*; no nível psíquico, elevar o *Qi* tem o efeito de melhorar o humor.

A ação de elevar o *Yang* tem um efeito mental, pois promove a subida do *Yang* puro para Cérebro e Mente. Em minha experiência, DU-20 tem um efeito potente em eliminar a depressão e iluminar a mente.

DU-24 (Shenting)

Uma importante característica deste ponto que o torna particularmente útil no tratamento de problemas mentais e emocionais é que ele tanto acalma como eleva a mente, e, portanto, não é só usado para tratar ansiedade e insônia, mas também para tratar depressão e tristeza. Ele também é usado na prática psiquiátrica para tratar esquizofrenia e pensamento ambíguo[18].

O nome deste ponto se refere à sua forte influência na Mente e no Espírito. A área do pátio era tradicionalmente considerada parte muito importante da casa, pois era a que dava a primeira impressão aos visitantes; ela é a entrada. Portanto, pode-se dizer que este ponto é a "entrada" para Mente e Espírito; o fato de ele ser o pátio enfatiza sua importância.

Indicações para este ponto incluem doença maníaco-depressiva, depressão, ansiedade, memória debilitada e insônia.

REN-4 (Guanyuan)

Utilizo REN-4 com frequência para tonificar Rim e Força de Vontade em pacientes que sofrem de depressão. Na deficiência do Rim, tendo a usar REN-4 mais que DU-4, pelo fato do primeiro ter efeito mais equilibrado. De fato, ele pode tonificar o *Yang* do Rim com cones de moxa direta, mas, com inserção de agulha, também nutre Sangue e tonifica *Qi* Original (*Yuan*).

REN-4 pode acalmar a Mente (*Shen*) e assentar a Alma Etérea (*Hun*) por intermédio da nutrição do Sangue e do *Yin*. REN-4 pode fortalecer o Aquecedor Inferior em pessoas que são muito ansiosas, especialmente se tal ansiedade for proveniente da deficiência do *Yin*. Este ponto tonifica o *Qi* do Aquecedor Inferior, enraizando o *Qi* para baixo e dominando a ascendência do *Qi* à cabeça, o que acontece na ansiedade intensa. Desta forma, ele tem efeito calmante potente.

REN-4 pode enraizar a Alma Etérea e ser utilizado para tratar vaga sensação de medo à noite, que é dita ser proveniente da flutuação da Alma Etérea.

REN-15 (Jiuwei)

Utilizo REN-15 com muita frequência para nutrir o Coração, acalmar a Mente e melhorar o humor. Prefiro este ponto ao REN-14 (*Juque*). Ren-15 nutre todos os órgãos *Yin* e acalma a Mente, particularmente em casos de deficiência de *Yin* e/ou de Sangue. Tem ação calmante muito potente em ansiedade intensa, preocupação e distúrbios emocionais, medos ou obsessões. Apesar de suas indicações mostrarem que ele pode ser usado para abrir os orifícios da Mente em condições mentais graves decorrentes da condição de Excesso, pessoalmente uso este ponto em estados mentais e emocionais que ocorrem num ambiente de deficiência de Sangue ou *Yin*.

As indicações para este ponto incluem doença maníaco-depressiva, palpitações, ansiedade e insônia.

978-85-7241-817-1

Ervas para Tratar Depressão

Xiang Yuan (Fructus Citri medicae)

Categoria: mover o *Qi*.

Canais afetados: Fígado, Baço, Pulmão.

Sabor e energia: pungente, levemente amarga, azeda, quente.

Xiang Yuan move o *Qi*, elimina estagnação, alivia depressão, resolve Fleuma e beneficia diafragma.

Esta é uma erva muito importante para tratar depressão mental proveniente da estagnação do *Qi* do Fígado, pois ela elimina a estagnação e alivia especificamente a depressão. Ela é especialmente usada porque também resolve Fleuma que com frequencia acompanha estagnação do *Qi*. Ela combina bem com *Fu Shou* (*Fructus Citri sarcodactylis*).

Fo Shou (Fructus Citri sarcodactylis)

Categoria: mover o *Qi*.

Canais afetados: Fígado, Pulmão, Estômago, Baço.

Sabor e energia: pungente, amarga, quente.

Fo Shou é uma erva muito importante para tratar depressão proveniente da estagnação do *Qi* do Fígado. De fato, com frequência, utilizo uma ou duas ervas para mover o *Qi* numa prescrição, mesmo em condições que não envolvam a estagnação do *Qi* do Fígado. Faço assim porque a ação de mover o *Qi* destas ervas estimula o "vai e vem" da Alma Etérea, que, na depressão, está sempre deficiente.

Fo Shou move o *Qi*, harmoniza Estômago e Baço e resolve Fleuma. Como para *Xiang Yuan*, esta última ação é útil porque a Fleuma muitas vezes acompanha a estagnação do *Qi* (em virtude do *Qi* estagnado não conseguir se mover corretamente nas passagens da Água do Triplo Aquecedor, resultando na formação de Fleuma).

Finalmente, dentre as ervas que movem o *Qi*, *Fo Shou* tem efeito mental particularmente forte para melhorar depressão e, com frequência, adiciono-a à fórmula para estimular o "vai e vem" da Alma Etérea.

Qing Pi *(Pericarpium Citri reticulatae viride)*

Categoria: mover o *Qi*.
    Canais afetados: Vesícula Biliar, Fígado, Estômago.
    Sabor e energia: pungente, amarga, morna.
Qing Pi tem forte ação em mover o *Qi* e entra primariamente no Aquecedor Superior. Por essa razão, vai para tórax e cabeça; isto a torna particularmente adequada para tratar depressão. *Qing Pi* tem ação mais forte do que as outras ervas que movem o *Qi*; esta é outra razão pela qual a utilizo com frequência nas fórmulas para tratar depressão mental, pois ela estimula muito o "vai e vem" da Alma Etérea.

Mei Gui Hua *(Flos Rosae rugosae)*

Categoria: mover o *Qi*.
    Canais afetados: Fígado, Baço.
    Sabor e Energia: doce, levemente amarga, morna.
Mei Gui Hua é frequentemente usada para tratar depressão mental que ocorre em ambiente de estagnação do *Qi* do Fígado. Pessoalmente, utilizo com frequência esta erva no tratamento de depressão por estagnação do *Qi*. Comparado com as ervas que movem o *Qi*, especialmente *Qing Pi* (mencionado anteriormente), tem efeito suave na movimentação do *Qi*, em decorrência de seu gosto doce e não pungente.

Outra característica que a torna adequada para tratar depressão mental é o fato de ela ser uma flor: como tal, ela é leve e, portanto, afeta parte superior do corpo e cabeça. Apesar de não ser pungente, ela é altamente aromática, e esta é outra característica que a torna adequada para tratar depressão mental.

He Huan Hua *(Flos Albiziae)*

Categoria: acalmar a Mente.
    Canais afetados: Fígado, Estômago.
    Sabor e energia: doce, neutra.
Apesar de *He Huan Hua* ser categorizada como erva que acalma a Mente, ela também move o *Qi* e elimina a estagnação. Estas duas ações a tornam muito úteis para tratar depressão mental acompanhada por ansiedade e insônia.

Como *Mei Gui Hua*, outra característica que torna *He Huan Hua* adequada para tratar depressão mental é o fato de ela ser uma flor: como tal, ela é leve e, portanto, afeta parte superior do corpo e cabeça. Apesar de não ser pungente, ela é altamente aromática, e esta é outra característica que a torna adequada para tratar depressão mental.

He Huan Pi *(Cortex Albiziae)*

Categoria: acalmar a Mente.
    Canais afetados: Coração, Fígado.
    Sabor e energia: doce, neutra.
He Huan Pi é uma erva importante para o tratamento da depressão mental. Ela combina as ações de mover o *Qi* e eliminar a estagnação com a de acalmar a Mente (de fato, ela penetra em Fígado e Coração).

Ela tem história antiga de uso no tratamento de depressão mental, e suas indicações incluem depressão, mau humor, insônia e irritabilidade. O *Treasury of Words on the Materia Medica* afirma: "He Huan Pi *permite que os cinco espíritos* [Shen, Hun, Po, Yi e Zhi] *se abram e se projetem para fora, eliminando os extremos das cinco emoções*"[19].

978-85-7241-817-1

Yuan Zhi *(Radix Polygalae)*

Categoria: acalmar a Mente.
    Canais afetados: Coração, Pulmão.
    Sabor e energia: picante, pungente, levemente morna.
Yuan Zhi acalma Mente, abre orifícios da Mente e resolve Fleuma. "Acalmar a Mente", na categoria de ervas que acalmam a Mente, não deve ser interpretada literalmente. A categoria de ervas que "acalmam a Mente" inclui ervas que são pungentes no gosto, "estimulam" a Mente e abrem os orifícios da Mente.

A categoria de ervas que "acalmam a Mente" contém duas subcategorias de ervas: uma subcategoria de ervas que são "pesadas" e, portanto, ancoram, assentam e acalmam a Mente (muitas delas são minerais); e outra subcategoria de ervas que nutrem o Coração e acalmam a Mente.

Dentro desta subcategoria, há dois grupos bem distintos de ervas: algumas agridoces, que acalmam especificamente a Mente (tais como *Suan Zao Ren* [*Semen Ziziphi spinosae*] e *Bai Zi Ren* [*Semen Platyclasi*]); e outras pungentes, que abrem os orifícios da Mente, tal como *Yuan Zhi*, ou as que movem o *Qi*, tal como *He Huan Pi*.

Yuan Zhi pertence ao último grupo, e ela é uma erva importante para abrir os orifícios da Mente e estimular o "vai e vem" da Alma Etérea com seu sabor pungente e amargo. Ela é uma erva extremamente importante para tratar depressão.

Yuan Zhi é frequentemente combinada com *Suan Zao Ren*, pois estas duas ervas se complementam muito bem: uma é pungente, a outra, ácida; elas regulam o vai e vem da Alma Etérea (porque o gosto pungente estimula seu vai e vem e o gosto azedo, restringe-a).

Yu Jin *(Tuber Curcumae)*

Categoria: revigorar o Sangue.
    Canais afetados: Coração, Pulmão, Fígado.
    Sabor e energia: pungente, amarga, fria.
Yu Jin move o *Qi*, revigora o Sangue, esfria o Sangue, abre os orifícios da Mente e resolve a Fleuma. Combina várias funções que afetam Mente e Alma Etérea. Pelo fato de mover o *Qi* e revigorar o Sangue, ela estimula

o "vai e vem" da Alma Etérea, quando esta está restrita por estagnação de *Qi* e/ou Sangue. Ao esfriar o Sangue, ela acalma a Mente quando esta está afetada pelo Calor. Por resolver a Fleuma e abrir os orifícios da Mente, ela ilumina a Mente, quando esta está ofuscada por Fleuma, e estimula o "vai e vem" da Alma Etérea, quando esta está restrita por Fleuma.

Utilizo com frequência esta erva no tratamento de depressão, em combinação com *Yuan Zhi* (*Radiz Polygalae*).

Shi Chang Pu (Rhizoma Acori tatarinowii)

Categoria: abrir os orifícios.

Canais afetados: Coração, Estômago.

Sabor e energia: pungente, amarga, morna, aromática.

Shi Chang Pu abre os orifícios e os orifícios da Mente, resolve a Fleuma e acalma a Mente. Utilizo-a com muita frequência em combinação com *Yuan Zhi* (*Radix Polygalae*), a fim de abrir os orifícios da Mente e estimular o "vai e vem" da Alma Etérea quando ela está restrita por Fleuma. *Shi Chang Pu* penetra no Coração, sendo pungente, amarga e aromática: são estas propriedades que a tornam tão valiosa para abrir os orifícios da Mente e mover o *Qi* quando o indivíduo está deprimido.

Literatura Chinesa Moderna

Journal of Chinese Medicine (Zhong Yi Za Zhi), *v. 32, n. 5, 1991, p. 36*

"Clinical observations on the treatment of depression in the elderly with electroacupuncture" *de Liu Guang Zhi* et al.

Trinta pacientes idosos sofrendo de depressão foram tratados com eletroacupuntura. As idades dos pacientes variavam entre 50 e 74 anos e eles compreendiam 16 homens e 14 mulheres (com média de idade de 57,4). A duração média da doença foi de 5,5 anos.

Os pontos utilizados foram DU-20 (*Baihui*) e *Yintang* (ponto extra). Eletroacupuntura foi aplicada a esses pontos com onda densa/dispersa variando de 6V a 1,5V, 8-9mA, 8 × 100Hz O tratamento foi aplicado uma vez por dia, por seis dias na semana, num total de 30 sessões.

Não houve nenhum resultado terapêutico em cinco pacientes. Treze pacientes se curaram completamente. O restante experimentou diversos graus de melhora.

Journal of Chinese Medicine (Zhong Yi Za Zhi), *v. 24, n. 12, 1983, p. 55*

"A brief discussion of herbal prescriptions for depression (Yu Zheng)" *de Jian Ke Ming*

Dr. Jiang enfatiza a natureza dual do *Yu Zheng* como "depressão mental" e "estagnação". De fato, seguindo a afirmação de Zhang Jing Yue, citado no início deste capítulo, Dr. Jiang Yue disse que "a estagnação pode

causar depressão: por outro lado, depressão pode causar estagnação".

Como a maior parte dos médicos chineses, Dr. Jiang diz que a maior parte dos casos de depressão mental começa com a estagnação do *Qi* do Fígado, e as prescrições que administra são as seguintes:

- *Xiao Yao San* (Pó do Caminhante Livre e Tranquilo).
- *Chai Hu Shu Gan Tang* (Decocção de *Bupleurum* para Pacificar o Fígado).
- *Xuan Fu Dai Zhe Tang* (Decocção de *Inula-Haematitum*).
- *Ban Xia Hou Po Tang* (Decocção de *Pinellia-Magnolia*).
- *Su He Xiang Wan* (Pílula *Styrax*).
- *Yue Ju Wan* (Pílula *Gardenia-Ligusticum*).

Com relação à patologia, o Dr. Jiang afirma que, no início, ela começa com estagnação do *Qi* do Fígado, a qual pode, depois, levar à estagnação do Sangue do Fígado. O Fígado pode invadir o Estômago e causar rebelião do *Qi* do Estômago. A disfunção do Estômago pode levar ao aparecimento de Umidade ou Fleuma.

Nos estágios tardios, o Baço se torna deficiente e pode haver estagnação de Sangue, a qual afeta a menstruação em mulheres.

Journal of Chinese Medicine (Zhong Yi Za Zhi), *v. 24, n. 4, 1983, p. 58*

"A brief account on the treatment of depression" *de Tan Jia Ming*

Dr. Tan afirma que a depressão começa com a estagnação do *Qi*, que pode levar à estagnação de Sangue, acúmulo de Fleuma, acúmulo de alimentos, acúmulo de Calor e, em estágios tardios, deficiência de Coração e Baço e deficiência de *Yin* de Fígado e Rim.

Dr. Tan, portanto, resume a patologia da depressão da seguinte maneira:

- Estagnação do *Qi*.
- Sangue (estagnação).
- Umidade.
- Fleuma.
- Calor.
- Alimentos.

Com relação à etiologia da depressão, Dr. Tan acredita que três emoções são as mais importantes, isto é, excesso de pensamentos, preocupação e raiva. A contribuição do Dr. Tan é interessante, pois contrariamente à maior parte de outros médicos chineses, ele não coloca a raiva como causa emocional da depressão no topo da lista, mas coloca o excesso de pensamentos e a preocupação como as causas principais. Em minha experiência com pacientes ocidentais, concordo plenamente com ele e adiciono nesta lista tristeza, aflição e culpa.

Com relação à patologia, Dr. Tan diz que ela começa com estagnação do *Qi* do Fígado; estagnação do *Qi* pode se transformar em Calor ou a estagnação do *Qi* de longa duração pode levar à estagnação do Sangue. Então, *Qi* do Fígado invade o Baço ou ele é diretamente afetado por excesso de pensamentos e preocupação, de tal forma que a deficiência do *Qi* do Baço se desenvolve.

A deficiência do *Qi* do Baço pode gerar Umidade, Fleuma e acúmulo de Alimentos. Umidade e Fleuma podem se combinar com Calor. A depressão de longa data lesa o *Qi* do Coração e o Sangue do Coração, que falha em abrigar corretamente a Mente; essa condição gera insônia e ansiedade.

Portanto, em casos crônicos de depressão, há deficiência de Baço e Coração; se houver Calor, este pode lesar o *Yin* e gerar deficiência de *Yin*.

Dr. Tan sugere algumas prescrições fitoterápicas para tratar condições de excesso e deficiência, as quais estão dispostas a seguir.

Excesso
Estagnação de Qi
- *Chai Hu Shu Gan Tang* (Decocção de *Bupleurum* para Pacificar o Fígado).
- *Yue Ju Wan* (Pílula de *Gardenia-Ligusticum*).

Calor
- *Dan Zhi Xiao Yao San* (Pó do Caminhante Livre e Tranquilo de *Moutan-Gardenia*).

Fleuma
- *Ban Xia Hou Po Tang* (Decocção de *Pinellia--Magnolia*).
- *Tan Yu Tang* (Decocção da Estagnação de Fleuma).

Umidade
- *Shi Yu Tang* (Decocção da Estagnação de Umidade).

Sangue (estagnação)
- *Xue Yu Tang* (Decocção da Estagnação de Sangue).

Alimentos (acúmulo)
- *Shi Yu Tang* (Decocção da Estagnação de Alimentos).

Deficiência
Preocupação perturbando a Mente
- *Gan Mai Da Zao Tang* (Decocção de *Glycyrrhiza--Triticum-Jujuba*).

Deficiência de Coração e Baço
- *Gui Pi Tang* (Decocção para Tonificar o Baço).

Deficiência de Yin *com Calor por Deficiência*
- *Zi Shui Qing Gan Yin* (Decocção para Nutrir a Água e Desobstruir o Fígado).

Journal of Chinese Medicine (Zhong Yi Za Zhi), *v. 41, n. 11, 2000, p. 654*

"The experiência of Zhang Tai Kang in the treatment of depression" *de Zhang Peng*

Dr. Zhang diz que nos estágios iniciais da depressão, ela é caracterizada por estagnação de *Qi* e Fleuma e, geralmente, ocorre em ambiente de condições de excesso; nos estágios tardios, é caracterizada por deficiência de Sangue e *Yin* e, geralmente, ocorre em ambiente de condições de deficiência.

Dr. Zhang distingue apenas dois tipos principais de patologia: a primeira é caracterizada pela estagnação do *Qi* do Fígado, desarmonia de Fígado e Baço, Fleuma e "obstrução do cérebro"; a segunda, por deficiência de *Qi* e Sangue, deficiência da medula e deficiência do cérebro.

Estagnação do Qi *do Fígado, Desarmonia de Fígado e Baço, Fleuma e Obstrução do Cérebro*

Excesso de pensamentos, tristeza, humor depressivo, distensão no hipocôndrio, pulso em Corda.

Dr. Zhang prescreveu *Kai Yu Yue Shen Tang* (Decocção para Abrir a Estagnação e Alegrar a Mente).

Deficiência de Qi *e Sangue, Deficiência da Medula, Deficiência do Cérebro*

Depressão, tristeza, poder mental diminuído, memória debilitada, capacidade diminuída para trabalhar e estudar.

Essa condição é mais frequente nos idosos.

Dr. Zhang distingue duas condições: a primeira é caracterizada por deficiência de Coração e Baço, para a qual ele usa *Yang Xin Jian Pi Tang* (Decocção para Nutrir o Coração e Fortalecer o Baço); a outra é caracterizada por deficiência de Fígado e Rim, para a qual ele usa *Bu Sui Rong Nao Tang* (Decocção para Tonificar a Medula e Nutrir o Cérebro).

Journal of Chinese Medicine (Zhong Yi Za Zhi), *v. 30, n. 2, 1989, p. 10-12*

"Academic thoughts on Ye Tian Shi's diagnosis and treatment of depression" *de Xu Jing Fan*

Dr. Xu Jing Fang confirma as duas visões da síndrome *Yu* mencionadas no início do capítulo. Dr. Xu diz que, num sentido geral, *Yu* indica "estagnação" e inclui muitas condições diferentes; num sentido restrito, *Yu* denota "depressão mental".

Quando ele discute a patologia da depressão, Dr. Xu concorda com muitos outros médicos chineses no fato de que, no começo, a doença afeta primeiro o Fígado e no nível do *Qi*, isto é, estagnação do *Qi* do Fígado. Ele diz que a estagnação do *Qi* do Fígado também afeta a Vesícula Biliar, gerando sintomas físicos relacionados a este órgão e também à timidez e à falta de iniciativa, que é relacionada à desarmonia da Vesícula Biliar.

De acordo com o Dr. Xu, Ye Tian Shi diz "estagnação de longa duração causa estagnação do Coração e do Baço." Essa afirmação é interessante, porque ela confirma que, especialmente em problemas emocionais, a estagnação do *Qi* afeta o Coração (e também outros órgãos, tais como Baço). O Baço é também afetado diretamente pela estagnação do *Qi* no Fígado.

Dr. Xu, portanto, declara que, na depressão, a estagnação do *Qi* afeta Fígado e Coração e que a estagnação do *Qi* neste último órgão afeta a Mente (*Shen*), em virtude de ela ser privada de sua "residência" normal. Esse é outro conceito interessante, de acordo com o qual a Mente é privada de sua residência não apenas quando o Sangue do Coração é deficiente, mas também quando o *Qi* do Coração está estagnado.

Duas consequências patológicas advêm da estagnação do *Qi*: a primeira, a estagnação do *Qi* pode gerar ao Calor; a segunda, a estagnação do *Qi* nas passagens do Triplo Aquecedor prejudica a transformação, o transporte e a excreção dos fluidos corporais, os quais se acumulam sob a forma de Fleuma.

Ye Tian Shi diz que quando Calor patológico é formado, o "Fogo Menor se torna Fogo Exuberante". "Fogo Menor" (*Shao Huo*) é outro nome para Calor fisiológico do Fogo Ministerial, e "Fogo Exuberante" (*Zhuang Huo*) é um Calor patológico que é formado sob a influência de estresse emocional.

Ye Tian Shi comenta que, nos idosos, a depressão muitas vezes ocorre em ambiente de deficiência de *Yin*; ao passo que, em jovens, ela ocorre em ambiente de estagnação de *Qi* e Calor.

A patologia da depressão advinda da estagnação do *Qi* se torna complicada devido a várias consequências patológicas da estagnação do *Qi*. Em primeiro lugar, como indicado anteriormente, pode se formar Fleuma; em segundo lugar, a estagnação do *Qi* pode gerar estagnação do Sangue, a qual interage com a Fleuma, as duas agravando-se mutuamente.

Dessa maneira, a patologia da depressão em estágios tardios pode ser resumida nas três condições do *Qi*, da Fleum e da estagnação (do Sangue). Nos casos crônicos, esses três fatores patogênicos geralmente geram deficiência, que pode ser de *Qi*, *Yang*, Sangue ou *Yin*.

Em virtude da estagnação do *Qi*, da Fleuma e do Sangue poderem obstruir os orifícios, no tratamento, Ye Tian Shi enfatizou a iluminação dos orifícios (que incluem os orifícios da Mente). Ele também colocou ênfase nos métodos de tratamento que movem, eliminam obstruções e drenam.

As palavras-chave usadas por Ye Tian Shi para indicar os métodos de tratamento na depressão são as seguintes:

- *Da* (达): "estender", "relaxar".
- *Xuan* (宣): "difundir", "drenar".
- *Chang* (畅): "libertar".
- *Tong* (通): "remover obstruções".

Em particular, na estagnação de *Qi*, deve-se mover, libertar e relaxar; na estagnação de Sangue, deve-se remover obstruções dos canais de Conexão do Sangue (*Luo*); no Calor (que advém de estagnação do *Qi*), deve-se refrescar com ervas amargas e frescas e remover obstruções com ervas que movem o *Qi*.

Quando os fatores patogênicos anteriores são combinados com deficiência, deve-se combinar tonificação com movimentação e remover obstruções.

Journal of Chinese Medicine (Zhong Yi Za Zhi), v. 42, n. 9, 2001, p. 566

"Development of herbal medicine research in Depression" *de Li Bao Ling*

Patologia e tratamento discutidos por Dr. Li são um pouco diferentes dos discutidos por outros médicos chineses. Dr. Li discute as cinco principais condições patológicas na depressão:

- Estagnação do *Qi* do Fígado gerando Calor: é caracterizada por depressão e irritabilidade; Dr. Li sugere usar *Xiao Chai Hu Tang* (Pequena Decocção de *Bupleurum*) ou *Xiao Yao San* (Pó do Caminhante Livre e Tranquilo).
- Coração não abriga a Mente: é caracterizado por depressão, insônia, sonhos excessivos e inquietação mental; Dr. Li sugere usar *Gan Mai Da Zao Tang* (Decocção de *Glycyrrhiza-Triticum-Jujuba*).
- Deficiência da Vesícula Biliar: é caracterizada por depressão, timidez, falta de iniciativa, dificuldade em tomar decisões e acordar cedo de manhã; Dr. Li sugere usar *Yi Lu Kang Jiao Nang* (Cápsula para Aliviar Depressão e Preocupação).
- Deficiência de *Yin* de Coração e Pulmão: é caracterizada por depressão, confusão mental e não gostar de falar. Dr. Li sugere usar *Bai He Di Huang Tang* (Decocção de *Lilium-Rehmannia*).
- Deficiência de Estômago e Baço: é caracterizada por depressão, cansaço, vontade de deitar, relutância em sair de casa e problemas digestivos. Dr. Li sugere usar a variação de *Er Chen Tang* (Decocção das Duas Antigas) (ver adiante).

Dr. Li sugere várias fórmulas para tratar depressão classificada de acordo com o órgão envolvido, que pode ser Fígado, Coração, Coração e Pulmão, e Baço da seguinte maneira:

Fígado
- *Xiao Chai Hu Tang* (Pequena Decocção de *Bupleurum*).
- *Xiao Yao San* (Pó do Caminhante Livre e Tranquilo).
- *Gan Mai Da Zao Tang* (Decocção de *Glycyrrhiza--Triticum-Jujuba*).
- *Yi Lu Kang Jiao Nang* (Cápsula para Aliviar Depressão e Preocupação).
- *Ping Xin Wang You Tang* (Decocção para Assentar o Coração e Esquecer a Preocupação).

Coração
- *Bao Nao Ning Jiao Nang* (Cápsula para Preservar a Tranquilidade do Cérebro).
- *Huang Lian Wen Dan Tang* (Decocção de *Coptis* para Aquecer a Vesícula Biliar).

Coração e Pulmão
- *Bai He Di Huang Tang* (Decocção de *Lilium--Rehmannia*).

Baço
- Variação de *Er Chen Tang* (Decocção das Duas Antigas).

Dr. Li também sugere os seguintes pontos de acupuntura para tratar depressão: C-7 (*Shenmen*), PC-7 (*Daling*), F-3 (*Taichong*), E-40 (*Fenglong*), E-36 (*Zusanli*), BP-6 (*Sanyinjiao*), PC-5 (*Jianshi*), B-15 (*Xinshu*) e B-18 (*Ganshu*).

Journal of Chinese Medicine (Zhong Yi Za Zhi), v. 46, n. 1, 2005, p. 47

"Research into the criteria for commonly seen patterns in depression" de Chen Ze Qi et al.

Este artigo confirma o que, em minha opinião, é uma ênfase excessiva dos médicos chineses na estagnação do Qi do Fígado como padrão principal na depressão.

Os autores fizeram investigação e classificação multicentrada dos padrões principais diagnosticados na depressão. Dos 1.731 casos, estes foram os cinco padrões principais diagnosticados.

- *Estagnação do* Qi *do Fígado*: 588 (34%).
- *Estagnação do* Qi *do Fígado com deficiência do Baço*: 487 (28%).
- *Estagnação do* Qi *do Fígado com Fleuma*: 264 (15%).
- *Deficiência de Coração e Baço*: 254 (15%).
- *Deficiência de* Yin *de Fígado e Rim*: 138 (8%).

Portanto, de um total de 1.731 casos, a estagnação do Qi do Fígado em todas as suas variantes constituiu em 77% dos casos.

O artigo relata uma correlação interessante entre os sintomas e padrões mais comuns (Tabela 13.4).

Experiências Clínicas

Acupuntura

Does Acupuncture Influence the Cardiac Autonomic Nervous System in Patients with Minor Depression or Anxiety Disorders?

Fortschritte der Neurologie-Psychiatrie, 2003, Março, v. 71, n. 3, p. 141-149.

Agelink MW, Sanner D, Eich H, Pach J, Bertling R, Lemmer W, Klieser E, Lechmann E.

Objetivo

Avaliar os efeitos da acupuntura na função do sistema nervoso autônomo cardíaco em pacientes com depressão menor ou distúrbio de ansiedade.

Método

Pacientes (*n* = 36) foram distribuídos randomicamente em um grupo de acupuntura verdadeira (agulhas foram inseridas nos pontos clássicos de acupuntura C-7 [*Shenmen*], PC-6 [*Neiguan*], DU-20 [*Baihui*], B-62 [*Shenmai*] e ponto extra EX-6 [*Yuyao*]) ou um grupo-placebo (agulhas foram inseridas apenas epidermicamente em pontos que não são de acupuntura). Os dois grupos se submeteram a medidas padronizadas da variabilidade da frequência cardíaca no repouso de 5min, que foram aplicadas antes da primeira e depois da nona sessão de acupuntura de uma série de acupuntura, e também três vezes (antes do começo e depois de 5 e 15min após a inserção da agulha) durante a terceira sessão de acupuntura. Os dados demográficos entre os grupos da acupuntura verdadeira e o grupo-placebo não diferiram.

Resultados

Antes do começo da acupuntura, não existiam também diferenças significativas dos dados na variabilidade da frequência cardíaca entre estes grupos. Comparado com o grupo-placebo, o grupo da acupuntura verdadeira mostrou diminuição significativa na média do ritmo cardíaco em repouso, tanto 5 como 15min depois da aplicação de agulhas, combinado com tendência ao aumento da alta frequência (0,15 a 0,4Hz) e diminuição da baixa frequência (0,04 a 0,15Hz) do poder espectral. Os últimos efeitos resultaram em diminuição significativa geral da média da razão entre baixa e alta frequências na acupuntura verdadeira quando comparados com pacientes no tratamento placebo.

Tabela 13.4 – Correlação entre sintomas e padrões na depressão

Sintoma	Estagnação do *Qi* do Fígado (%)	Estagnação de *Qi* do Fígado e deficiência de *Qi* do Baço (%)	Estagnação de *Qi* do Fígado com Fleuma (%)	Deficiência de Coração e Baço (%)	Deficiência de *Yin* de Fígado e Rim (%)
Humor depressivo	99,7	99,6	99,6	99,6	96,4
Tristeza e humor pessimista	89,1	88,5	91,7	88,6	92
Distúrbio afetivo	95,6	97,1	96,6	98,8	91,3
Cansaço	90,6	95,7	97,7	94,6	98,6
Ansiedade	92,3	88,9	87,5	92,5	93,5
Agitação mental	90,6	83,9	84,5	85,8	91,3
Preocupação	81,5	91,8	84,8	85,8	86,2
Abatimento ou desânimo	81,6	86,5	92,8	90,2	88,4
Indiferença	81,3	94	89,8	91,7	88,4
Insônia	84,3	93,2	89	96,9	94,2
Sonhos excessivos	81	85,2	86	88,6	97,1

Conclusão

Este padrão de achados sugere que, em pacientes com depressão menor ou ansiedade, apenas a acupuntura verdadeira leva a um aumento relativo da modulação cardiovagal do ritmo do coração e facilita a função fisiológica regulatória do sistema nervoso autônomo em resposta a alterações dos ambientes externo e interno.

The Use of Acupuncture in the Treatment of Depression

Zhong Guo Zhong Xi Yi Jie Za Zhi [Chinese Journal of Integrated Traditional and Western Medicine], 2002, Julho, v. 22, n. 7, p. 512-514, 521.
Han C, Li XW, Luo HC.

Objetivo

Comparar o efeito de eletroacupuntura e maprotilina no tratamento da depressão.

Método

Trinta pacientes que sofriam de depressão foram tratados com eletroacupuntura,e 31 pacientes receberam maprotilina por via oral. Os efeitos terapêuticos e colaterais foram avaliados por intermédio da Escala de Avaliação Hamilton para Depressão (HAMD, Hamilton Depression Rating Scale), Escala Autoavaliativa para Depressão, Escala Autoavaliativa para Ansiedade, Escala de Impressão Clínica Global e Escala de Avaliação Asberg para efeitos colaterais antes do tratamento e nos dias 14, 28 e 42 do curso terapêutico.

Resultados

Depois do tratamento, os resultados do HAMD e da Escala Autoavaliativa para Depressão foram significativamente mais baixos do que antes do tratamento, mas com diferença insignificante entre os grupos. Para pacientes com síndrome somática, o índice decrescente da HADM era mais alto no grupo da maprotilina do que no grupo da eletroacupuntura. No entanto, para os pacientes com síndrome de somatização da ansiedade, a Escala Autoavaliativa para Ansiedade a Escala de Avaliação Asberg para os resultados dos efeitos colaterais no grupo da eletroacupuntura eram significativamente menores em relação ao grupo da maprotilina. Além disso, o índice de eficácia foi mais alto no grupo da eletroacupuntura.

Conclusão

Tanto a eletroacupuntura como a maprotilina são efetivos no tratamento da depressão.

Acupuncture in Patients with Minor Depressive Episodes and Generalized Anxiety. Results of an Experimental Study

Fortschritte der Neurologie Psychiatrie, 2000, Março, v. 68, n. 3, p. 137-144.
Eich H, Agelink MW, Lehmann E, Lemmer W, Klieser E.

Objetivo

Assegurar os efeitos da acupuntura em pacientes com depressão menor e ansiedade generalizada.

Método

Num estudo-placebo controlado, randomizado, modificado e duplo-cego, os efeitos da acupuntura foram investigados em 43 pacientes com depressão menor e 13 pacientes com distúrbios de ansiedade generalizada. A gravidade da doença foi medida pela Escala de Impressão Clínica Global. A resposta ao tratamento foi definida como uma melhora significante nos resultados da Escala de Impressão Clínica Global. Foi feita uma análise da intenção de tratamento para comparar as respostas ao tratamento entre acupuntura verdadeira e placebo. Os pontos inseridos foram C-7 (*Shenmen*), PC-6 (*Neiguan*), DU-20 (*Baihui*), B-62 (*Shenmai*) e ponto extra EX-6 (*Yuyao*).

Resultados

Depois de completar um total de 10 sessões de acupuntura, o grupo da acupuntura verdadeira (*n* = 28) mostrou melhora clínica significativamente maior quando comparada com o grupo-placebo (teste Mann-Whitney, *P* < 0,05). Significantemente mais pessoas responderam ao tratamento no grupo verdadeiro, se comparado com o grupo-placebo. Por outro lado, nenhuma diferença nas medidas de resposta foram evidentes após cinco sessões de acupuntura.

Conclusão

A acupuntura nos pontos C-7 (*Shenmen*), PC-6 (*Neiguan*), DU-20 (*Baihui*), B-62 (*Shenmai*) e EX-6 (ponto extra *Yuyao*) levam à melhora clínica significativa, assim como à redução marcante nos sintomas de ansiedade em pacientes com depressão menor ou com distúrbio de ansiedade generalizada. A soma total das sessões de acupuntura e a localização específica das inserções das agulhas de acupuntura podem ser fatores importantes para se ter sucesso terapêutico.

Acupressure and Transcutaneous Eletrical Acupoint Stimulation in Improving Fadigue, Sleep Quality and Depression in Hemodialysis Patients

American Journal of Chinese Medicine, 2004, v. 32, n. 3, p. 407-416.
Tsay SL, Cho YC, Chen ML.

Objetivo

O objetivo desse estudo foi testar a eficácia de acupressão e estimulação elétrica transcutânea em pontos de acupuntura (TEAS, *transcutaneous electrical acupoint stimulation*) em fadiga, qualidade do sono e depressão em pacientes que estão recebendo tratamento rotineiro de hemodiálise.

Método

O estudo foi um ensaio controlado e randomizado; pacientes qualificados foram aleatoriamente indicados para acupressão, TEAS ou grupos-controle. Pacientes nos grupos de acupressão e TEAS receberam 15min de tratamento, três vezes por semana, durante um mês; ao passo que pacientes no grupo-controle receberam apenas um tratamento na unidade de rotina. Um total de 106 pacientes participaram do estudo. Os métodos de medição incluíram Escala de Fadiga de Piper revisada, Índice de Qualidade do Sono de Pittsburgh e Inventário de Depressão de Beck. Os dados foram coletados no início, durante a intervenção e depois do tratamento.

Resultados

Os resultados indicaram que os pacientes nos grupos de acupressão e TEAS haviam diminuído significativamente seus níveis de fadiga, tinham uma qualidade de sono melhor e menos estados depressivos quando comparados a pacientes no grupo-controle baseado nas diferenças dos dados básicos ajustados. No entanto, não houve diferenças entre os grupos de acupressão e TEAS nas medidas finais.

Conclusão

Esse estudo proporciona um método alternativo para provedores de cuidados da saúde no tratamento de pacientes em diálise com sintomas de fadiga, pouco sono ou depressão.

Clinical Study on Electroacupuncture Treatment for 30 Cases of Mental Depression

Journal of Traditional Chinese Medicine, 2004, Setembro, v. 24, n. 3, p. 172-176.
Han C, Li X, Luo H, Zhao X, Li X.

Objetivo

Comparar o efeito de eletroacupuntura e maprotilina no tratamento da depressão mental.

Método

Trinta pacientes foram tratados por eletroacupuntura em DU-20 (*Baihui*) e EX-3 (ponto extra *Yintang*) como os principais pontos e também com outros pontos, de acordo com o padrão. Os outros pontos foram:

- VB-34 (*Yanglingquan*) e BP-6 (*Sanyinjiao*) para casos de desarmonia entre Fígado e Baço.
- PC-6 (*Neiguan*) e BP-6 (*Sanyinjiao*) nos casos de deficiência de Coração e Baço.
- R-3 (*Taixi*) e BP-6 (*Sanyinjiao*) para casos de deficiência de *Yin* de Fígado e Rim.

Maprotilina, que é uma medicação que inibe fortemente o recebimento da noradrenalina (norepinefrina) em cérebro e tecidos periféricos, foi usada no grupo-controle de 31 casos. Os efeitos terapêuticos e colaterais foram avaliados pela medida da HAMD e da Escala de Avaliação de Asberg.

Resultados

Depois do tratamento, os resultados da HAMD para os dois grupos haviam diminuído, mas sem diferenças significativas entre cada grupo. A medida de efetividade total no grupo de tratamento foi de 96,7%, e a do grupo-controle foi de 90,3%, mostrando não haver diferença significante entre os grupos. Os dois grupos apresentaram diminuição nos sintomas da Medicina Tradicional Chinesa, mas o grupo de tratamento mostrou uma diminuição bem maior. As diminuições dos resultados avaliados pela Escala de Avaliação de Asberg foram muito superiores no grupo de tratamento. Depois do tratamento, houve diminuição no conteúdo dos níveis de cortisol e endotelina-1 nos dois grupos, níveis os quais ficaram quase normais, sem diferenças significativas entre os grupos.

Conclusão

A terapia de eletroacupuntura pode produzir o mesmo efeito clínico e terapêutico do efeito produzido pela droga tetraciclica maprotilina, originando menos efeitos colaterais e boa melhora sintomática.

Acupuncture: a Promising Treatment for Depression During Pregnancy

Journal of Affective Disorders, 2004, Novembro, v. 83, n. 1, p. 89-95.
Manber R, Schnyer RN, Allen JJ, Rush AJ, Blasey CM.

978-85-7241-817-1

Objetivo

O objetivo desse estudo-piloto controlado randomizado foi determinar se a acupuntura cumpre a promessa como tratamento para depressão durante a gestação, pois existem poucos tratamentos médicos aceitáveis em prática.

Método

Sessenta e uma mulheres grávidas com distúrbio de depressão maior e Escala de Avaliação de Hamilton para Depressão de 17 itens foram designadas de maneira aleatória a um dos três tratamentos feitos durante oito semanas: acupuntura ativa (20), acupuntura de controle ativo (21) e massagem (20). Tratamentos de acupuntura foram padronizados, mas especificamente individualizados, e foram administrados de maneira duplo-cega. As pessoas tratadas no tratamento da fase aguda continuaram o tratamento até 10 semanas após o parto.

Resultados

Estatisticamente, as taxas de respostas no final da fase aguda foram significantemente mais altas para o grupo de acupuntura ativa (69%) do que para o grupo de massagem (32%), com taxa de resposta intermediária no grupo de acupuntura de controle ativo (47%). O grupo de acupuntura ativa também mostrou taxa média significativamente mais alta de redução nos índices do Inventário de Depressão de Beck desde o início do tratamento até o final do primeiro mês de tratamento comparado com o grupo de massagem. Os indivíduos que responderam à fase aguda de todos os tratamentos combinados tiveram taxas menores de depressão significantes nas 10 semanas pós-parto do que os que não responderam.

Conclusão

Acupuntura mantém a promessa para o tratamento da depressão durante a gestação.

The Benefits of Whole Body Acupuncture in Major Depression

Journal of Affective Disorders, 2000, Janeiro a Março, v. 57, n. 1-3, p. 73-81.
Roschke J. Wolf C. Muller MJ. Wagner P. Mann K, Grozinger M. Bech S.

Objetivo

Investigar a eficácia da acupuntura aplicada além do tratamento com a droga mianserina para tratar depressão maior usando estudo placebo-controlado mono-cego.

Método

Setenta pacientes internados com episódios de depressão maior foram aleatoriamente incluídos em três grupos de tratamento diferentes: acupuntura verdadeira, acupuntura-placebo e grupo-controle. Os três grupos foram farmacologicamente tratados com antidepressivo mianserina. O grupo verdadeiro recebeu acupuntura nos pontos específicos considerados efetivos no tratamento da depressão. O grupo-placebo foi tratado com acupuntura em locais não específicos, e o grupo-controle recebeu tratamento farmacológico além de manejamento clínico. Acupuntura foi aplicada três vezes por semana num período de quatro semanas. A psicopatologia foi avaliada por juízes cegos para as condições do grupo verdadeiro e do grupo-placebo, duas vezes por semanas, durante oito semanas.

Resultados

Os pacientes submetidos à acupuntura melhoram pouco mais que pacientes tratados apenas com mianserina.

Conclusão

A acupuntura aplicada adicionalmente melhorou o curso da depressão mais do que apenas o tratamento farmacológico com mianserina. No entanto, nenhuma diferença foi detectada entre o grupo de acupuntura, o grupo-placebo e grupo de acupuntura verdadeira.

152º Encontro Anual da American Psychiatric Association, Washington, 15-20 de Maio de 1999

Allen JJ, Manber R, Schnyer RN, Hitt SK.

Objetivo

Assegurar a eficácia da acupuntura no tratamento da depressão maior em mulheres.

Método

Trinta e três mulheres com depressão maior foram aleatoriamente designadas a um dos três grupos de tratamento. As mulheres do grupo de tratamento específico receberam tratamento individual de acupuntura para seus sintomas de depressão. As mulheres do grupo não-específico receberam primeiro tratamentos de acupuntura dirigidos a sintomas que não eram claramente parte do episódio depressivo (por exemplo, dor nas costas) e, depois, receberam os tratamentos de acupuntura dirigidos especificamente para seus sintomas de depressão. As mulheres do grupo de espera esperaram sem tratamento por oito semanas antes de receber os tratamentos da acupuntura específica para seus sintomas de depressão.

Resultados

Logo após o tratamento feito especificamente para tratar sintomas de depressão, 64% das mulheres tiveram remissão de sintomas. Comparando os efeitos imediatos das condições desses três tratamentos de oito semanas, os pacientes recebendo tratamentos de acupuntura específicos demonstraram maior melhora que aqueles que receberam tratamentos de acupuntura não-específicos e mostraram melhora marginalmente maior que os pacientes do grupo de espera.

Conclusão

Com base nesta amostra de mulheres com depressão maior, as quais eram pacientes da clínica diária, parece que a acupuntura pode providenciar um alívio significante dos sintomas com taxas comparativas com os tratamentos padrões, tais como psicoterapia ou farmacoterapia. A acupuntura merece a promessa de garantias de experiências clínicas em maior escala.

6-month Depression Relapse Rates Among Women Treated with Acupuncture

Complementary Therapies in Medicine, 2001, Dezembro, v. 9, n. 4, p. 216-218.

Gallagher SM, Allen JJ, Hitt SK, Schnyer RN, Manber R.

Objetivo

Assegurar a eficácia da acupuntura no tratamento de depressão maior em mulheres.

Método

Trinta e oito mulheres foram aleatoriamente designadas a uma das três condições de tratamento num teste duplo-cego, randomizado e controlado de acupuntura na depressão. Todas as participantes receberam oito semanas de tratamento de acupuntura especificamente para depressão.

Resultados

Entre as 33 mulheres que completaram o tratamento, 26 (79%) foram entrevistadas depois de seis meses. As taxas de recaída foram comparáveis com aquelas de tratamentos já estabelecidos, com quatro das dezessete mulheres (24%) que atingiram a remissão total na conclusão do tratamento sentindo uma recaída seis meses depois.

Conclusão

Comparado com outros tratamentos empiricamente validados, a acupuntura designada especificamente para tratar a depressão maior produz resultados que são comparáveis em termos de taxas de resposta e de recaída ou recorrência.

978-85-7241-817-1

Fitoterapia

Changes in Serum Tumor Necrosis Factor (TNF-alfa) with Kami Shoyo San (Jia Wei Xiao Yao San Augmented Free and Easy Wanderer Powder) Administration in Depressed Climateric Patients

American Journal of Chinese Medicine, 2004, v. 32, n. 4, p. 621-629.

Ushiroyama T, Ikeda A, Sakuma K, Ueki M.

Objetivo

Investigar as mudanças séricas no fator de necrose tumoral (TNF-alfa) em pacientes climatéricas deprimidas depois da administração de *Kami Shoyo San* (*Jia Wei Xiao Yao San*, TA-24).

Método

Esse estudo incluiu 113 pacientes deprimidas em menopausa que visitaram clínicas diárias de medicina ginecológicas e de medicina psicossomática no Osaka Medical College Hospital, no Japão. Os níveis séricos do fator de necrose tumoral alfa (TNF-α, *tumor necrosis factor alpha*) foram comparados em dois grupos tratados, com e sem uso concorrente de fitoterapia: 58 pacientes receberam *Kami Shoyo San* e 55 pacientes receberam antidepressivos. Os resultados da Escala de Avaliação Hamilton para Depressão foram determinados no começo e 12 semanas após o começo do tratamento. As concentrações de TNF-α foram analisadas antes e depois das 12 semanas de tratamento.

Resultados

Kami Shoyo San aumentou significativamente a concentração plasmática de TNF-α depois de 12 semanas de tratamento para 17,22 ± 6,13pg/mL, sendo que o nível da linha de base foi de 14,16 ± 6,27pg/mL. A porcentagem de mudança na concentração plasmática do TNF-α diferiu significativamente entre o grupo de terapia com Kami Shoyo San e o grupo de terapia com antidepressivos na 4ª, 8ª e 12ª semanas.

Conclusão

Esse estudo descobriu que *Kami Shoyo San* aumentou os níveis plasmáticos de TNF-α em pacientes deprimidas na menopausa. As citocinas podem desempenhar vários papéis no humor e no estado emocional por intermédio do sistema nervoso central e pode ser regulado com fitoterapia, apesar das interações serem muito complexas.

Saiko Ka Ryukotsu Borei To (Chai Hu Jia Long Gu Mu Li Tang Bupleurum-mastodi Ossis-ostrea Decoction), a Herbal Medicine, Ameliorates Chronic Stress-induced Depressive State in Rotarod Performance

Pharmacological Biochemical Behaviour, 2003, Maio, v. 75, n. 2, p. 419-425.

Mizoguchi K, Yuzurihara M, Ishige A, Aburada M, Tabira T.

Objetivo

Assegurar se a fitoterapia com *Saiko Ka Ryukotsu Borei To* (*Chai Hu Jia Long Mu Li Tang* [Decocção de *Bupleurum-mastodi Ossis-ostrea*]) melhora a depressão crônica induzida pelo estresse em ratos.

Experiência

Considera-se que a exposição ao estresse crônico tem um papel importante na etiologia da depressão. Já foi mostrado que este distúrbio envolve um mau funcionamento do sistema hipotalâmico-pituitário-adrenal (HPA) e a disfunção do córtex pré-frontal (PFC, *prefrontal cortex*). Já foi mostrado que o estresse crônico em ratos induz mau funcionamento similar do HPA ou um estado depressivo causado pela redução da transmissão dopaminérgica e serotoninérgica no PFC. Também foi mostrado que *Saiko Ka Ryukotsu Borei To* previne tais disfunções crônicas induzidas por estresse do HPA. No entanto, as bases comportamentais e neuroquímicas desta droga permanecem um mistério. Neste estudo, foram examinados os efeitos do *Saiko Ka Ryukotsu Borei To* no estado comportamental depressivo e na redução da transmissão resultante do estresse crônico.

Método

O estresse crônico foi induzido por imersão em água e contenção (2h/dia) por quatro semanas seguidas, com dez dias de recuperação. O tratamento com *Saiko Ka Ryukotsu Borei To* (100, 300 ou 1.000mg/kg, por via oral), avaliado pelo desempenho no teste Rota-rod, melhorou o estado depressivo induzido por estresse de maneira dependente da dose.

Resultados

O estudo da microdiálise indicou que o tratamento com a droga preveniu significativamente uma diminuição das concentrações intracelulares de dopamina e serotonina no PFC em estados crônicos induzidos por estresse.

Conclusão

Estes resultados sugerem que Saiko Ka Ryukotsu Borei To melhora o estado depressivo induzido por estresse crônico com base na prevenção da disfunção do PFC.

Casos Clínicos

Caso Clínico

Uma mulher de 43 anos de idade sofria de depressão há alguns anos. Essa condição ficou aparente assim que ela começou a falar. Parecia muito perturbada, com angústia mental e frequentemente caía no choro. Havia sofrido com uma separação e se sentia muito deprimida. Também se sentia confusa sobre seus objetivos de vida, tanto no seu trabalho como nos relacionamentos. Era muito óbvio que apresentava pouca autoestima e que tinha pensamentos suicidas.

Durante a primeira entrevista, mencionou apenas a depressão e o choque que seguiu depois do rompimento de seu relacionamento. Uma semana após a primeira entrevista, recebi um *e-mail* dela. Nele, ela descrevia como foi sexualmente abusada por nove meses quando tinha dez anos de idade por um professor. Para que se calasse, ele lhe falou que ela era muito má, que por sua causa ele havia cometido aquele fato e que ela nunca seria ninguém, exceto uma prostituta ou algo similar. Disse-lhe ainda que ela era estúpida. Convenceu-a de não dizer nada, ameaçando-a com o fato de que, caso o fizesse, as pessoas saberiam o que ela era, isto é, uma "prostituta, má, ardilosa, estúpida e que merecia ser abusada".

No dia de seu 16º aniversário, ela ainda era virgem e assim queria se manter. Ela foi estuprada por seu namorado.

Lutava com esse fato pelos últimos 32 anos. Ingressou na universidade para provar para si mesma que não era burra, mas disse que, até então, estava batalhando para se sentir valiosa. Colocava-se para baixo o tempo todo e culpava-se constantemente. Seu namorado de 11 anos trocou-a por uma mulher mais nova, dizendo a ela que não havia mais ninguém e que a culpa era toda dela.

Quatro anos e meio depois, ela ainda tentava lidar com isso. As palavras do seu namorado a levaram diretamente de volta ao abuso; esse fato foi como se tivesse dado um gatilho aos mesmos sentimentos de vergonha que sentira quando foi abusada. Disse que isso também a fazia se sentir como uma criança, totalmente incapaz de lidar com a situação. Então, quando foi mandada embora 18 meses antes da consulta, ela se sentiu totalmente inútil e não querida.

Sua carta era eloquente e mostrava muito claramente a raiz dos seus problemas emocionais. Tinha um olhar angustiado, parecendo que seus olhos estavam gritando por socorro. Sua menstruação era regular, mas ela sangrava por nove dias e sofria de tensão pré-menstrual logo depois da ovulação.

Sua língua apresentava-se Vermelha, mais vermelha nas laterais e com revestimento gorduroso e amarelo. Seu pulso estava em Corda em todas as posições.

Diagnóstico Obviamente, o abuso sexual que ela sofreu quando tinha dez anos a feriu emocionalmente de uma forma muito profunda. Essa situação provocou-lhe sentimentos profundos de inutilidade e vergonha. O comportamento cruel do seu namorado ressoava com aqueles sentimentos do momento em que tinha dez anos e foi o que deu o início à depressão.

O estresse emocional havia causado estagnação do *Qi*; isto podia ser evidenciado por língua e pulso, que têm um papel muito importante no diagnóstico. Tomando a língua e pulso como base, esta paciente estava numa condição de excesso. A cor mais vermelha nas laterais da língua, o pulso em Corda e a tensão pré-menstrual indicam estagnação do *Qi* do Fígado como patologia principal.

No entanto, o vermelhão da língua indica claramente que o *Qi* estagnado gerou Calor.

Quanto à etiologia emocional, acho que seria errado atribuí-la à "raiva" simplesmente porque há estagnação do *Qi* do Fígado. Considero que o Fígado é afetado também por outras emoções,

no seu caso, vergonha, frustração e sentimento de inutilidade.

A estagnação do *Qi* do Fígado restringe o "vai e vem" da Alma Etérea; esse fato gera depressão e confusão sobre os objetivos de vida.

Tratamento Comecei prescrevendo uma variação de *Yue Ju Wan* (Pílula de *Gardenia-Ligusticum*), primariamente baseado no pulso. Em pacientes deprimidos em decorrência da estagnação do *Qi* do Fígado acompanhado de pulso em Corda, quase sempre utilizo *Yue Ju Wan*, a fórmula de Zhu Dan Xi para as "seis estagnações". Depois disso, meu tratamento variou entre utilizar essa fórmula e *Dan Zhi Xiao Yao San* (Pó do Caminhante Livre e Tranquilo de *Moutan-Gardenia*). Minha variação do *Yue Ju Wan* (na forma de pó concentrado) foi a seguinte:

- *Xiang Fu* (*Rhizoma Cyperi*): 15g.
- *Shen Qu* (*Massa medicata fermentata*): 10g.
- *Chuan Xiong* (*Rhizoma Chuanxiong*): 8g.
- *Cang Zhu* (*Rhizoma Atractylodis*): 10g.
- *Shan Zhi Zi* (*Fructus Gardeniae*): 10g.
- *Mu Dan Pi* (*Cortex Moutan*): 10g.
- *Suan Zao Ren* (*Semen Ziziphi spinosae*): 10g.
- *Yuan Zhi* (*Radix Polygalae*): 15g.
- *Zhi Gan Cao* (*Radix Glycyrrhizae preparata*): 10g.
- *Fu Xiao Mai* (*Fructus Tritici levis*): 10g.
- *Da Zao* (*Fructus Jujubae*): 10g.

Explicação
As dosagens anteriores são para uma mistura de pó concentrado a ser ingerida três vezes ao dia, uma colher de chá.

As primeiras cinco ervas constituem a fórmula base do *Yue Ju Wan* (Pó de *Gardenia-Ligusticum*).

- *Mu Dan Pi* foi adicionada para eliminar o Calor, pois a língua está Vermelha e as laterais mais vermelhas.
- *Suan Zao Ren* e *Yuan Zhi* trabalham em combinação para regular o "vai e vem" da Alma Etérea e tratar a depressão. A primeira é amarga e adstringente e, portanto, "incorpora" a Alma Etérea para dentro do Fígado, ao passo que a segunda é picante e estimula o movimento da Alma Etérea.
- *Zhi Gan Cao, Fu Xiao Mai* e *Da Zao* constituem a fórmula *Gan Mai Da Zao Tang* (Decocção da *Glycyrrhiza-Triticum-Jujuba*). Apesar de geralmente usar esta fórmula para tratar condições depressivas de deficiência, às vezes acrescento a outras fórmulas quando o paciente está muito aflito e angustiado para simplesmente nutrir Coração, Mente e Alma Etérea.

Depois de duas séries dessa fórmula, a paciente se sentiu um tanto melhor e sua língua ficou consideravelmente menos vermelha, mas sua tensão pré-menstrual estava ainda ruim, com distensão pronunciada e dor nos seios. Decidi, portanto, utilizar *Dan Zhi Xiao Yao San* (Pó do Caminhante Livre e Tranquilo de *Moutan-Gardenia*). Dei-lhe a seguinte variação:

- *Bo He* (*Herba Menthae*): 5g.
- *Chai Hu* (*Radix Bupleuri*): 6g.
- *Dan Gui* (*Radix Angelicae sinensis*): 10g.
- *Bai Shao* (*Radix Paeoniae alba*): 10g.
- *Bai Zhu* (*Rhizoma Atractylodis macrocephalae*): 10g.
- *Fu Ling* (*Poria*): 10g.
- *Gan Cao* (*Radix Glycyrrhizae*): 5g.
- *Mu Dan Pi* (*Cortex Moutan*): 10g.
- *Shan Zhi Zi* (*Fructus Gardeniae*): 10g.
- *Yuan Zhi* (*Radix Polygalae*): 10g.
- *Suan Zao Ren* (*Semen Ziziphi spinosae*): 10g.
- *Mei Gui Hua* (*Flos Rosae rugosae*): 10g.
- *He Huan Pi* (*Cortex Albiziae*): 10g.

Explicação
As nove primeiras ervas constituem a fórmula base.

- Os efeitos de *Yuan Zhi* e *Suan Zao Ren* já foram explicados anteriormente.
- *Mei Gui Hua* foi adicionado para mover o *Qi* do Fígado e melhorar o humor.
- *He Huan Pi* nutre o Coração e melhora o humor.

Prescrevi duas séries dessa fórmula e depois voltei para a variação do *Yue Ju Wan*, em virtude de o pulso começar a ficar mais em Corda. Ela tomou cinco séries dessa fórmula e, depois disso, se sentiu muito melhor, arrumou um emprego, estava mais confiante, não chorava tanto e estava muito mais otimista sobre o futuro. Sua língua agora apresentava-se com cor normal e o pulso bem menos em Corda. Seus olhos perderam aquele olhar angustiado.

Caso Clínico

Uma mulher de 38 anos de idade sofria de depressão há vários anos. De acordo com sua opinião, a depressão não tinha causa óbvia, uma vez que, em suas palavras, era feliz no casamento e não tinha nenhum problema financeiro nem de trabalho.

No início, ela não veio reclamando de depressão, mas procurando um tratamento para as feridas de frio, mãos muito frias, lábios azulados e cansaço. Ela sentia muito frio o tempo todo. Na anamnese, descobri que ela também tinha tontura, dor lombar, micção frequente e noctúria.

Sua língua apresentava-se Pálida e Inchada na parte da anterior (área do Pulmão); seu pulso estava Fraco no geral, especialmente nas duas posições Posteriores, mas muito levemente em Corda na esquerda.

Diagnóstico A julgar por seu pulso, sua condição é primariamente de deficiência. Há uma clara deficiência do *Yang* do Rim, evidenciada pela sensação de frio, membros frios, cansaço, tontura, dor lombar, micção frequente, noctúria, língua Pálida e pulso fraco nas duas posições Posteriores.

No entanto, há duas condições de Excesso para as quais ela não tinha nenhum sintoma. Em primeiro lugar, há um pouco de Fleuma, isto pode ser evidenciado pelo inchaço na parte anterior da língua; em segundo lugar, há estagnação do *Qi*, o que pode ser observado pela qualidade levemente em Corda do pulso no lado esquerdo.

Portanto, a sensação de depressão no seu caso tem duas causas, uma de deficiência, outra de excesso, com predominância da primeira. A deficiência do *Yang* do Rim falha em estimular o "vai e vem" da Alma Etérea, resultando em depressão. Por outro lado, esta deficiência também implica em fraqueza da força de vontade do Rim e, portanto, de impulso, determinação e iniciativa, o que contribuiu para sua sensação de depressão.

Tratamento No tratamento, concentrei-me em cuidar da deficiência com uma fórmula para tonificar o *Yang* do Rim, isto é, *You Gui Wan* (Pílula Restauradora do [Rim] Direito). Esta é a variação que utilizei (modificada para tratar estagnação do *Qi* e Fleuma):

- *Rou Gui* (*Cortex Cinnamomi*): 5g.
- *Du Zhong* (*Cortex Eucommiae ulmoidis*): 10g.
- *Shan Zhu Yu* (*Fructus Corni*): 10g.
- *Tu Si Zi* (*Semen Cuscutae*): 10g.
- *Lu Jiao Jiao* (*Gelatinum Cornu Cervi*): 10g.
- *Shu Di Huang* (*Radix Rehmanniae preparata*): 10g.
- *Shan Yao* (*Rhizoma Dioscoreae*): 10g.
- *Gou Qi Zi* (*Fructus Lycii chinensis*): 10g.
- *Dan Gui* (*Radix Angelicae sinensis*): 5g.
- *Xu Duan* (*Radix Dipsaci*): 10g.
- *Gui Zhi* (*Ramulus Cinnamomi cassiae*): 10g.
- *Yuan Zhi* (*Radix Polygalae*): 10g.
- *Xiang Fu* (*Rhizoma Cyperi*): 10g.
- *Ban Xia* (*Rhizoma Pinelliae preparatum*): 10g.

Explicação
- As nove primeiras ervas constituem a fórmula base, menos *Fu Zhi*, que não utilizei.
- *Xu Duan* foi acrescentada para tonificar o *Yang* do Rim.
- *Gui Zhi* foi adicionada para tonificar o *Yang* e estimular a circulação do *Yang* nos membros.
- *Yuan Zhi* foi acrescentada para estimular o "vai e vem" da Alma Etérea e melhorar o humor.
- *Xiang Fu* foi adicionada para mover o *Qi* do Fígado.
- *Ban Xia* foi acrescentada para resolver a Fleuma.

Prescrevi à paciente uma série da fórmula anterior num pó concentrado, uma colher de chá, duas vezes ao dia. Para a segunda série, fiz algu-

318 Depressão

mas modificações para fortalecer a ação de resolução da Fleuma da seguinte maneira:

- *Rou Gui (Cortex Cinnamomi)*: 5g.
- *Du Zhong (Cortex Eucommiae ulmoidis)*: 10g.
- *Shan Zhu Yu (Fructus Corni)*: 10g.
- *Tu Si Zi (Semen Cuscutae)*: 10g.
- *Lu Jiao Jiao (Gelatinum Cornu Cervi)*: 10g.
- *Shu Di Huang (Radix Rehmanniae preparata)*: 10g.
- *Shan Yao (Rhizoma Dioscoreae)*: 10g.
- *Gou Qi Zi (Fructus Lycii chinesis)*: 10g.
- *Dang Gui (Radix Angelicae sinensis)*: 5g.
- *Gui Zhi (Ramulus Cinnamomi cassiae)*: 10g.
- *Yuan Zhi (Radix Polygalae)*: 10g.
- *Xiang Fu (Rhizoma Cyperi)*: 10g.
- *Ban Xia (Rhizoma Pinelliae preparatum)*: 10g.
- *Chen Pi (Pericarpium Citri reticulatae)*: 10g.
- *Fu Ling (Poria)*: 10g.

Após a segunda série, a paciente comentou que não apenas seus membros estavam bem menos frios e sem os cortes de frio (ela estava sendo tratada durante o inverno), mas que sua depressão tinha desaparecido completa e totalmente. Ela saía para comprar roupas novas e falou que se sentia como se "tivesse tomando antidepressivos".

Caso Clínico

Um homem de 48 anos de idade sofria de depressão há mais de dez anos. Ele era bem-sucedido em sua profissão, mas nos últimos dez anos se sentia crescentemente insatisfeito e questionava o sentido da vida. Considerava-se bem casado e não tinha problemas financeiros.

Sua depressão se manifestava com desânimo, sensação de frustração e irritabilidade, falta de iniciativa e sentimento pessimista. Do ponto de vista físico, apresentava alguns problemas, mas sofria de dor lombar e baixa libido.

Seu pulso apresentava-se em Corda, mas Vazio no nível profundo. Sua língua estava Vermelho-púrpura nas laterais e tinha fissura profunda no Coração.

Após a observação da fissura profunda do Coração em sua língua, questionei-lhe sobre sua depressão e sua história pessoal. A fissura profunda do Coração na língua sempre indica que as pessoas estiveram sujeitas a estresse emocional grave por muitos anos ou tiveram um histórico familiar de problemas mentais e emocionais.

Quando lhe perguntei sobre sua família e sua história pessoal, contou-me que, em sua infância e adolescência, seu pai sofrera de depressão por muitos anos. Suas lembranças sobre seu pai eram de um homem com distúrbio depressivo maior e que quase nunca saía do quarto. Isto o havia afetado profundamente (apesar dele não entender).

Portanto, a fissura profunda do Coração refletia essa situação. O significado clínico de uma fissura profunda no Coração sempre é importante para o prognóstico; de fato, tal fissura sempre indica que os resultados vão ser mais difíceis de ser atingidos.

Diagnóstico   O pulso em Corda e a sensação de frustração e irritabilidade indicam estagnação do *Qi* do Fígado. Como as laterais da língua eram púrpuras, essa cor indica que a estagnação do *Qi* gerou estagnação de Sangue. A estagnação do *Qi* do Fígado e do Sangue do Fígado contribui para a depressão, pois restringe o "vai e vem" da Alma Etérea.

Vazio do pulso no nível profundo, dor lombar e libido baixa indicam deficiência do Rim. A deficiência do Rim induz à fraqueza da Força de Vontade (*Zhi*) e, portanto, falta de iniciativa e entusiasmo que contribuem para a sensação de depressão.

Tratamento   O tratamento adotado foi mover o *Qi*, acalmar o Fígado, nutrir o Sangue e tonificar o Rim. Utilizei primariamente acupuntura e alguns remédios dos Três Tesouros.

Para acupuntura, escolhi basicamente os seguintes pontos:

- B-23 (*Shenshu*), REN-4 (*Guanyuan*) e B-52 (*Zhizhi*) para tonificar o Rim e fortalecer a Força de Vontade.
- F-3 (*Taichong*) e B-47 (*Hunmen*) para mover o *Qi* do Fígado, nutrir o Sangue do Fígado e estimular o "vai e vem" da Alma Etérea.
- C-7 (*Shenmen*), C-5 (*Tongli*) e REN-15 (*Jiuwei*) para nutrir o Coração.
- DU-20 (*Baihui*) e DU-24 (*Shenting*) para melhorar o humor.

O remédio dos Três Tesouros usado foi Libertar o Constrangimento, que é baseado no *Yue Ju Wan* (Pílula de *Gardenia-Ligusticum*), de Zhu Dan Xi, para as seis estagnações. Esse remédio foi muito bem indicado, já que o paciente sofria de estagnação do *Qi* e do Sangue do Fígado.

Tratei este paciente com acupuntura apenas uma vez por mês, pelo fato de ele morar muito longe. O paciente começou a melhorar depois de três meses de tratamento com acupuntura e fitoterapia. Depois de 18 meses, ele se sentiu muito melhor, não se sentia tão frustrado e desanimado e apresentava-se muito mais entusiástico pela vida, tanto que encontrou iniciativa mental suficiente para fazer uma mudança radical em sua carreira. Uma fissura profunda no Coração, tal qual a que este paciente possuía, não pode desaparecer completamente, mas ela se torna menos profunda.

Caso Clínico

Uma mulher de 51 anos de idade sofria de depressão havia três anos. Essa depressão coincidia com o início da menopausa. Sentia-se sem energia, insatisfeita com a vida, triste e chorava constantemente. Sentia-se ainda vulnerável e caía em prantos ao simples comentário negativo de algum membro da família. Também não possuía iniciativa nem entusiasmo.

Na anamnese, ficou claro que a paciente sofria de dor lombar e micção frequente; sempre sentia frio. Ocasionalmente, ela sentia catarro na garganta e precisava expectorar.

O pulso apresentava-se em Corda, Escorregadio e Fraco nas duas posições Posteriores. A língua estava Pálida, Inchada, com marcas de dentes e tinha revestimento gorduroso.

Diagnóstico   O pulso em Corda indica que havia estagnação do *Qi* do Fígado; essa estagnação restringe o "vai e vem" da Alma Etérea, gerando depressão. Pulso Fraco nas duas posições Posteriores, dor lombar e micção frequente indicam deficiência do Rim, que é responsável por falta de iniciativa e entusiasmo.

Há também alguma Fleuma, evidenciada por qualidade Escorregadia do pulso, inchaço da língua e expectoração ocasional da Fleuma. A Fleuma também restringe o "vai e vem" da Alma Etérea, contribuindo para a sensação de depressão.

Tratamento   Em virtude da paciente viver longe, tratei-a apenas com fitoterapia e prescrevi o remédio dos Três Tesouros Libertar o Constrangimento para tratar estagnação do *Qi* do Fígado e depressão. Além de mover o *Qi*, esse remédio também resolve a Fleuma, da qual a paciente também sofria.

Combinei esse remédio com a fórmula *Gan Mai Da Zao Tang* (Decocção de *Glycyrrhiza-Triticum--Jujuba*), em forma de pó. Prescrevi essa fórmula para nutrir o Coração e melhorar o humor. Fui induzido a utilizar essa fórmula por seus sintomas emocionais caracterizados de vulnerabilidade, tristeza e choro. Em tais casos, acho que a Mente (*Shen*) precisa ser nutrida, e que a fórmula *Gan Mai Da Zao Tang* é ideal para esse quadro.

Depois de dois anos de tratamento, ela se sentiu completamente diferente e sua depressão estava completamente resolvida.

Caso Clínico

Uma mulher de 48 anos de idade sofria de depressão há 12 anos. Além de se sentir deprimida, sem energia e triste, também estava ansiosa e dormia mal. Descrevia-se como tendo a mente em constante "rebuliço".

Sentia ainda sensação de opressão no peito e palpitações. Sua língua apresentava-se levemente Vermelha nas laterais e Inchada, com fissura do Estômago e Coração e revestimento gorduroso. Seu pulso estava Escorregadio, Fraco nas duas posições Posteriores e levemente Transbordante nas duas posições Anteriores.

Diagnóstico   Língua e pulso são absolutamente cruciais para o diagnóstico deste caso. A vermelhidão da língua indica Calor, ao passo que inchaço e revestimento gorduroso indicam Fleuma; essa condição foi confirmada pela sensação de opressão no peito. A fissura de Estômago e Coração é uma fissura medial comprida e estreita como uma fissura no Coração, porém é também mais larga no centro, na área do Estômago. Inchaço, vermelhidão e fissura indicam presença de Fleuma-Calor em Coração e Pulmão. Esse fato é confirmado pela qualidade levemente Transbordante nas duas posições Anteriores do pulso (Coração e Pulmão). Tal qualidade transbordante é muitas vezes relacionada a estresse emocional afetando estes dois órgãos. Finalmente, a fraqueza do pulso nas duas posições Posteriores indica que há também deficiência do Rim.

Tratamento   Tratei esta paciente apenas com fitoterapia, já que ela morava bastante longe. Na verdade, utilizei três prescrições na forma de um pó.

- *Wen Dan Tang* (Decocção para Aquecer a Vesícula Biliar) para resolver Fleuma, eliminar Calor de Coração e Pulmão e acalmar a Mente.
- *Bai He Zhi Mu Tang* (Decocção de *Lilium-Anemarrhena*) para nutrir *Yin* de Coração e Pulmão e nutrir a Mente.
- *Gan Mai Da Zao Tang* (Decocção de *Glycyrrhiza--Triticum-Jujuba*) para nutrir o Coração e melhorar o humor.

Acrescentei as seguintes ervas à prescrição anterior:

- *Yuan Zhi* (*Radix Polygalae*) e *Shi Chang Pu* (*Rhizoma Acori tatarinowii*) para estimular o "vai e vem" da Alma Etérea e abrir os orifícios da Mente.
- *Tu Si Zi* (*Semen Cuscutae*) e *Gou Qi Zi* (*Fructus Lycii chinensis*) para tonificar Rim.

A paciente tomou esta prescrição por mais de um ano, e sua língua ficou gradualmente menos Vermelha e menos Inchada; seu pulso se tornou mais forte nas posições Posteriores. Depois de 18 meses, ela se sentia muito melhor, menos deprimida e menos triste, mas ainda levemente ansiosa.

Caso Clínico

Um homem de 73 anos de idade sofria de depressão há muitos anos. Queixava-se por se sentir deprimido, irritável e frustrado. Relatou uma situação familiar específica que lhe causava grande frustração e ressentimento, porém não mostrou vontade de trabalhar isso, tampouco queria discutir.

Fisicamente, ele estava notavelmente bem de saúde, queixando-se apenas de alguma constipação e dor abdominal. Na ocasião, não tomava nenhuma medicação.

Sua língua estava bem normal, exceto por ser Vermelha nas laterais. Seu pulso apresentava-se em Corda em todas as posições.

Diagnóstico Este é um claro exemplo de depressão ocorrendo em ambiente de estagnação do *Qi* do Fígado e advindo de raiva reprimida, frustração e ressentimento. A vermelhidão nas laterais da língua reflete o Calor proveniente da estagnação do *Qi* do Fígado, ao passo que a qualidade do pulso em Corda em todas as posições é uma clara indicação de estagnação do *Qi* do Fígado.

A estagnação do *Qi* do Fígado restringe o "vai e vem" da Alma Etérea e causa sensação de depressão.

Tratamento Tratei apenas com o remédio dos Três Tesouros chamado Libertar o Constrangimento, em virtude de sua condição corresponder perfeitamente àquela tratada por *Yue Ju Wan* (Pílula de *Gardenia-Ligusticum*), da qual Libertar o Constrangimento é uma variação.

O paciente não sentiu diferença nos primeiros dois meses (tomando dois comprimidos por dia), mas começou a sentir melhora no terceiro mês. Melhorou gradualmente, sentindo-se menos deprimido e, o mais importante, reconheceu que a raiva reprimida era a causa de sua depressão e iniciou tratamento psicoterápico.

Após 18 meses, sentia-se muito melhor e sua depressão havia desaparecido completamente.

Caso Clínico

Uma mulher de 35 anos de idade sofria de depressão há sete anos. Sentia-se muito deprimida o tempo todo, estava triste e chorava com frequência. O problema se iniciou após terminar um relacionamento oito anos antes. Sentiu essa separação com muita dor, e apresentava um imenso sentimento de rejeição e perda. Nunca se recuperara dessa separação e, a partir daí, não se relacionou com ninguém.

Estava Pálida e possuía expressão triste; falava com a voz bem baixa. Às vezes, ela tinha boca seca, palpitações e um pouco de falta de ar.

A língua apresentava-se Pálida, com áreas em que a revestimento estava descascado. O Pulso estava Fraco na posição Anterior direita e Flutuante-Vazio no lado esquerdo.

Diagnóstico Seus sintomas, pulso e língua apontavam claramente para deficiência do *Qi* do Pulmão e do *Yin* do Pulmão. Os sintomas indicativos de deficiência do Pulmão são choro, rosto pálido, tristeza, voz fraca e leve falta de ar. A perda de revestimento em áreas da língua indica deficiência de *Yin*.

Há também deficiência do Coração, evidenciada por palpitações. Em resumo, há, portanto, deficiência de *Qi* e *Yin*, tanto do Coração como do Pulmão.

Tratamento Tratei esta paciente com fitoterapia. Utilizei a fórmula *Gui Pi Tang* (Decocção para Tonificar o Baço), a fim de nutrir Sangue do Coração e *Yin* do Coração e melhorar o humor, junto com a fórmula *Bai He Zhi Mu Tang* (Decocção de *Lilium-Anemarrhena*), a qual contém apenas duas ervas, a fim de nutrir *Yin* do Coração e *Yin* do Pulmão.

Utilizei estas duas fórmulas num pó concentrado, uma colher de chá, duas vezes por dia. A paciente começou a melhorar depois de tomar a receita por apenas uma semana. Depois de seis meses, ela se senta muito melhor e, significativamente, começou uma outra relação.

Caso Clínico

Uma mulher de 37 anos de idade sofria de depressão há dois anos, após o nascimento de seu quarto filho. Teve quatro crianças uma atrás da outra. Sentia-se deprimida e privada de iniciativa; estava confusa sobre seus objetivos de vida e dividida entre o desejo de voltar a trabalhar ou ficar em casa para cuidar dos filhos. Sentia-se exausta o tempo todo, com vontade de se deitar.

Sua menstruação era regular e indolor, porém sofria de tensão pré-menstrual manifestada com irritabilidade pronunciada e agravação de sua depressão.

Sua língua apresentava-se levemente Vermelha nas laterais, mas Pálida em geral. Seu pulso estava Fraco e Áspero.

Diagnóstico Novamente, língua e pulso são cruciais para esse diagnóstico. A qualidade Áspera do pulso e a cor Pálida da língua indicam deficiência de Sangue. A vermelhidão nas laterais da língua indica estagnação do *Qi* do Fígado. Também há deficiência do Baço, evidenciada por cansaço e desejo de se deitar.

Tratamento Tratei desta paciente apenas com dois remédios dos Três Tesouros. Dei Libertar a

Lua, para ser tomado por dez dias antes da menstruação, e Atravessar Nuvens, para ser tomado todos os dias. O primeiro remédio é uma variação de *Xiao Yao San* (Pó do Caminhante Livre e Tranquilo), que nutre Sangue do Fígado e move *Qi* do Fígado; o último é uma variação de *Bu Zhong Yi Qi Tang* (Decocção para Tonificar o Centro e Beneficiar o *Qi*), que tonifica e aumenta o *Qi* do Baço. Esta última fórmula foi modificada para melhorar o humor e tratar a depressão.

Depois de tomar estes dois remédios por dois meses, a paciente sentiu-se muito mais energética e positiva; depois de 12 meses, ela melhorou completamente e seu pulso ficou muito mais forte.

Caso Clínico

Uma mulher de 48 anos de idade sofria de depressão por mais de dez anos. Sua vida tinha sido difícil durante esse tempo pela perda de um filho e pelo divórcio. Sentia-se deprimida, extremamente cansada e triste e apresentava propensão a chorar.

Estava pálida e falava com voz fraca. Sofria também de dor nas costas; na anamnese, descobri que se sentia quente facilmente e a boca ficava seca à noite. Apresentava sensação de constrição no peito.

A língua estava Pálida, porém com a ponta vermelha; o revestimento não tinha raiz. Seu pulso apresentava-se Fraco na posição Anterior direita e geralmente Vazio no nível profundo.

Diagnóstico Há sintomas de deficiência de *Qi* do Pulmão: face pálida, voz fraca, propensão a chorar e pulso Fraco na posição Anterior direita. A sensação de constrição do peito indica alguma estagnação do *Qi* do Pulmão; em problemas emocionais, esta situação muitas vezes acompanha a deficiência do *Qi* do Pulmão.

Outros sintomas indicam deficiência do *Yin* do Rim: dor lombar, boca seca à noite, pulso Vazio no nível profundo e revestimento lingual sem raiz.

Tristeza e pesar resultantes de sua perda e da separação lesaram *Qi* do Pulmão e *Yin* do Rim, resultando na depressão e na restrição do "vai e vem" da Alma Etérea. A deficiência do Rim envolvia deficiência da Força de Vontade (*Zhi*), o que causou sua falta de iniciativa e entusiasmo.

Tratamento Tratei esta paciente com acupuntura e ervas. Prescrevi o remédio dos Três Tesouros chamado Nutrir a Raiz, que é uma variação de *Zuo Gui Wan* (Pílula Restauradora do [Rim] Esquerdo), para nutrir *Yin* do Rim (no fim da tarde), e o remédio dos Três Tesouros chamado Atravessar Nuvens, que é uma variação de *Bu Zhong Yi Qi Tang* (Decocção para Tonificar o Centro e Benefi-

ciar o *Qi*), para tonificar o *Qi* do Pulmão e melhorar o humor (de manhã).

Para acupuntura, utilizei pontos dos seguintes grupos:

- P-9 (*Taiyuan*), P-3 (*Tianfu*), B-13 (*Feishu*) e B-42 (*Pohu*) para tonificar Pulmão, aliviar Alma Corpórea e melhorar o humor.
- REN-4 (*Guanyuan*), BP-6 (*Sanyinjiao*) e R-3 (*Taixi*) para nutrir *Yin* do Rim.
- B-23 (*Shenshu*) e B-52 (*Zhishi*) para fortalecer Força de Vontade.
- DU-20 (*Baihui*) para melhorar o humor.

A combinação de acupuntura e fitoterapia produziu excelentes resultados em pouco espaço de tempo. Depois de 15 meses de tratamento, a paciente sentia-se muito mais positiva, não chorava e estava radiante com o futuro.

978-85-7241-817-1

Estatísticas de Pacientes

Compilei as estatísticas de 68 pacientes com depressão em minha prática. Eram 47 mulheres (69%) e 21 homens (31%); isto é quase exatamente compatível com a percentagem total de mulheres em minha prática (67%). A distribuição da idade era a seguinte:

- 21 a 30 anos: 1 (1%).
- 31 a 40 anos: 4 (6%).
- 41 a 50 anos: 28 (41%).
- 51 a 60 anos: 13 (19%).
- 61 a 70 anos: 10 (15%).
- 71 a 80 anos: 8 (12%).
- 81 a 90 anos: 3 (5%).
- 91 a 100 anos: 1 (1%).

Portanto, a maior incidência de depressão é na faixa de 41 a 50 anos, e a segunda mais alta é entre 51 e 60 anos. Se juntarmos estas duas faixas, temos 60% dos casos de depressão. Esses achados estão coerentes com a etiologia da depressão e sua incidência na meia-idade. Durante os anos da meia-idade, a construção do ego dos primeiros anos não mais satisfaz o indivíduo, e as demandas da Alma começam a ser sentidas. De uma perspectiva junguiana, a depressão na meia-idade é uma maneira da Alma fazer com que suas demandas sejam sentidas pelo indivíduo.

Com relação a padrões, 33% dos pacientes mostraram condição puramente de excesso; 40%, condição puramente de deficiência; e 27%, uma mistura de excesso-deficiência. É interessante observar os 33% para a condição puramente de excesso, pelo fato de mostrar que a proporção substancial de pacientes com depressão sofre simplesmente de condição puramente de excesso; com relação às manifestações de depressão (movimentos lentos, voz fraca, tristeza, etc.), seria fácil concluir erradamente que ela é sempre causada por uma condição de deficiência.

322 Depressão

Uma porcentagem razoavelmente alta de pacientes (30%) sofre de estagnação do *Qi* do Fígado ou estagnação do Sangue do Fígado, mostrando que a estagnação é um fator importante na patologia da depressão.

Em termos de órgãos internos envolvidos, eles foram os seguintes:

- *Fígado*: 29 (42,6%).
- *Rins*: 26 (38,2%).
- *Baço*: 17 (25%).
- *Coração*: 13 (19,1%).
- *Pulmões*: 9 (13,2%).

Observe que o total dos números anteriores ultrapassa os 68 (o número total de pacientes), e as porcentagens ultrapassam 100%, pois muitos pacientes sofrem de padrões envolvendo mais de um órgão (por exemplo, estagnação do *Qi* do Fígado com deficiência do Rim).

Os padrões do Fígado eram, na maior parte, do tipo excesso, como é possível verificar a seguir:

- *Fígado total*: 29%.
- *Vazio do Sangue do Fígado*: 6 (21%).
- *Estagnação do Sangue do Fígado*: 8 (27%).
- *Fogo do Fígado*: 5 (17%).
- *Vento do Fígado*: 2 (7%).
- *Estagnação do* Qi *do Fígado*: 12 (41%).
- *Subida do* Yang *do Fígado*: 1 (3%).
- *Vazio de* Yin *do Fígado*: 1 (3%).

Observe que os números na esquerda ultrapassam 29 e as porcentagens ultrapassam 100%, pois um paciente pode ter mais do que um padrão (por exemplo, estagnação do *Qi* do Fígado com deficiência do Sangue do Fígado); em outras palavras, alguns pacientes aparecem em mais de uma categoria.

Com relação aos fatores patogênicos, os principais foram aqueles relativos ao Fígado e, especialmente, estagnação do *Qi* do Fígado, estagnação do Sangue do Fígado e Fogo do Fígado. Outro fator patogênico importante foi a Fleuma em 26 pacientes (39%); isso corresponde à incidência de Umidade na língua, isto é, 24 casos (36%).

Quanto à língua, havia mais línguas Vermelhas do que Pálidas, isto é, 42 (63%) contra 14 (21%), respectivamente. Tal fato mostra como o Calor é comum na depressão; este fato é óbvio em decorrência da estagnação do *Qi* proveniente de estresse emocional gerando Calor.

Uma alta porcentagem de línguas era de cor Púrpura (17 ou 25%), mostrando que a estagnação de Sangue é um fator patogênico comum na depressão. Um achado interessante foi a porcentagem de pacientes com fissura do Coração. Foram 9 ou 13%: esta porcentagem é acima do normal, que, para todos os pacientes, é de 7%.

Notas Finais

1. 1981 Jin Gui Yao Lue Fang Xin Jie 金匮要略方新解 [A New Explanation of the Essential Prescriptions of the Golden Chest]. Zhejian Scientific Publishing House, Zhejiang, pp. 24-26. O *The Essential Prescriotions of the Golden Chest* foi escrito por Zhang Zhong Jing e primeiro publicada em 220 d.C.
2. Bowlby J 1980 Loss, Sadness and Depression, Hogarth Press, London, p. 246.
3. 1979 Huang Di Nei Jing Su Wen 黄帝内经素问 [The Yellow Emperor's Classic of Internal Medicine – Simple Questions]. People's Health Publishing House, Beijing, pp. 501-502. Primeira publicação em 100 a.C.
4. Citado no Zhang Bo Yu 1986 Zhong Yi Nei Ke Xue 中医内科学 [Internal Medicine in Chinese Medicine]. Shanghai Science Publishing House, Shanghai, pp. 121.
5. Ibid., p. 121.
6. A New Explanation of the Essential Prescriptions of the Golden Chest, p. 26.
7. Chen You Bang 1990 Zhong Guo Zhen Jiu Zhi Liao Xue 中国针灸治疗学 [Chinese Acupuncture Therapy]. China Science Publishing House, Shanghai, pp. 511-512.
8. A New Explanation of the Essential Prescriptions of the Golden Chest, p. 185.
9. Ibid., p. 185.
10. Dr Zhang Ming Jiu, comunicação pessoal, Nanjing, 1982.
11. Shan Chang Hua 1990 Jing Xue Jie 经穴解 [An Explanation of the Acupuncture Points]. People's Health Publishing House, Beijing, pp. 26-27. *An Explanation of the Acupuncture Points* foi escrito por Yue Han Zhen e publicado pela primeira vez em 1654.
12. Ibid., p. 27.
13. Ibid., p. 207.
14. Ibid., p. 211.
15. Dr Zhang Ming Jiu, comunicação pessoal, Nanjing, 1982.
16. Cheng Bao Shu 1988 Zhen Jiu Da Ci Dian 针灸大辞典 [Great Dictionary of Acupuncture]. Beijing Science Publishing House, Beijing, p. 11.
17. Jiao Shun Fa 1987 Zhong Guo Zhen Jiu Xue Qiu Zhen 中国针灸学求真 [An Enquiry into Chinese Acupuncture], Shanxi Science Publishing House, p. 52.
18. Dr Zhang Ming Jiu, comunicação pessoal, Nanjing, 1982.
19. Citado em Bensky D, Clavey S, Stöger E 2004, Materia Medica, 3rd edn. Eastland Press, Seatlle, p. 936.

978-85-7241-817-1

Capítulo 14

惊悸
怔忡
Ansiedade

CONTEÚDO DO CAPÍTULO

Ansiedade   324

Ansiedade na Medicina Ocidental   323

Ansiedade na Medicina Chinesa   324

Entidades das Doenças Chinesas Correspondentes à Ansiedade   325

Qi Rebelde do Vaso Penetrador (*Chong Mai*)   325

Palpitações nos Diagnósticos Chineses   327

Diferença entre Mente Desalojada e Mente Obstruída na Ansiedade   327

Etiologia   327

Estresse Emocional   327

Constituição   328

Dieta Irregular   328

Perda de Sangue   328

Sobrecarga de Trabalho   328

Patologia e Princípios de Tratamento   328

Coração   329

Pulmão   329

Rim   330

Baço   330

Fígado   331

Tratamento da Ansiedade por Acupuntura   331

Pontos Distais de acordo com o Canal   331

Pontos da Cabeça   332

Identificação dos Padrões e Tratamento   333

Deficiência do Coração e da Vesícula Biliar   333

Deficiência do Sangue do Coração   334

Deficiência de *Yin* do Rim e do Coração com Calor por Deficiência   334

Deficiência do *Yang* do Coração   335

Deficiência do *Qi* do Pulmão e do Coração   335

Estagnação do *Qi* do Pulmão e do Coração   336

Deficiência de *Yin* do Pulmão e do Coração   336

Estagnação do Sangue do Coração   337

Fleuma-Carlor Perturbando o Coração   337

Literatura Chinesa Moderna   338

- Deficiência do Coração e da Vesícula Biliar
- Deficiência do Sangue do Coração
- Deficiência do *Yin* do Rim e do Coração com Calor por Deficiência
- Deficiência do *Yang* do Coração
- Deficiência do *Qi* do Pulmão e do Coração
- Estagnação do *Qi* do Pulmão e do Coração
- Deficiência de *Yin* do Pulmão e do Coração
- Estagnação do Sangue do Coração
- Fleuma-Calor perturbando o Coração

Ansiedade

A ansiedade é uma reação normal ao estresse. Em geral, ela auxilia a competir. Entretanto, quando a ansiedade torna-se apreensão irracional e excessiva diante das situações cotidianas, transforma-se em distúrbio incapacitante.

A discussão sobre ansiedade seguirá os seguintes tópicos:

- Ansiedade na medicina ocidental.
- Ansiedade na medicina chinesa.
- Etiologia.
- Patologia e princípios de tratamento.
- Tratamento da ansiedade por acupuntura.
- Identificação de padrões e tratamento.
- Literatura chinesa moderna.
- Casos clínicos.

Ansiedade na Medicina Ocidental

Os distúrbios de ansiedade discutidos na medicina ocidental são:

- Distúrbio de ansiedade generalizada.
- Distúrbio do pânico.
- Distúrbio obsessivo-compulsivo.
- Distúrbio de estresse pós-traumático.
- Fobia social (ou distúrbio de ansiedade social).
- Fobias específicas.

Cada distúrbio de ansiedade possui sua própria característica distinta, mas tais características estão todas unidas por um tema comum de medo, preocupação e apreensão excessivos e irracionais.

Um estado crônico de ansiedade é geralmente chamado de distúrbio de ansiedade generalizada. A característica essencial do distúrbio de ansiedade generalizada é preocupação excessiva e incontrolável com coisas corriqueiras. Essa preocupação constante afeta o funcionamento diário e pode causar sintomas físicos.

O distúrbio de ansiedade generalizada pode ocorrer com outros distúrbios de ansiedade, distúrbios depressivos ou abuso de substâncias. O distúrbio de ansiedade generalizada é geralmente difícil de diagnosticar, pois faltam alguns dos sintomas dramáticos, tais como ataques de pânico sem provocação, os quais são vistos com outros distúrbios de ansiedade; para se fazer o diagnóstico, a preocupação deve estar presente na maior parte dos dias por pelo menos seis meses.

Os sintomas físicos podem incluir:

- Tensão muscular.
- Suor.
- Náusea.
- Frio, mãos úmidas.
- Dificuldade em engolir.
- Sustos repentinos.
- Desconforto gastrintestinal ou diarreia.
- Irritabilidade, sentir-se por um fio.
- Cansaço.
- Insônia.

Um ataque de pânico é definido como o começo abrupto de um episódio de medo intenso ou desconforto, que chega ao seu auge em aproximadamente 10min e inclui pelo menos quatro dos seguintes sintomas:

- Sensação de perigo ou desgraça iminente.
- Necessidade de escapar.
- Palpitações.
- Suores.
- Tremores.
- Encurtamento da respiração ou sensação de asfixia.
- Sensação de engasgo.
- Dor ou desconforto no tórax.
- Náusea ou desconforto abdominal.
- Tontura ou atordoamento.
- Sensação de que as coisas não são reais, despersonalização.
- Medo de perder o controle ou "ficar louco".

- Medo de morrer.
- Sensações de formigamento.
- Calafrios ou rubores quentes.

O distúrbio do pânico é diagnosticado quando o indivíduo sofre pelo menos dois ataques de pânico inesperados seguidos de pelo menos um mês de preocupação em ter outro ataque. Os portadores deste sofrimento são propensos a crises localmente predispostas. Frequência e gravidade das crises variam de pessoa para pessoa: um individuo pode sofrer crises repetidas por semanas, ao passo que outro vai ter pequenas explosões de ataques muito graves.

O distúrbio do pânico afeta aproximadamente 2,4 milhões de adultos americanos, sendo duas vezes mais comum em mulheres do que em homens[1,2].

Resumo

Ansiedade na Medicina Ocidental

- Os distúrbios de ansiedade discutidos na medicina ocidental são:
  - Distúrbio de ansiedade generalizada
  - Distúrbio do pânico
  - Distúrbio obsessivo-compulsivo
  - Distúrbio de estresse pós-traumático
  - Fobia social (ou distúrbio de ansiedade social)
  - Fobias específicas
- Todos os distúrbios de ansiedade envolvem medo, preocupação e apreensão excessivos e irracionais
- O distúrbio de ansiedade generalizada é uma preocupação excessiva e incontrolável com coisas corriqueiras. Esta preocupação constante afeta o funcionamento diário e pode causar sintomas físicos
- Um ataque de pânico é definido como o começo abrupto de um episódio de medo ou desconforto intenso, que chega ao seu auge em aproximadamente 10min e inclui pelo menos quatro dos seguintes sintomas:
  - Sensação de perigo ou desgraça iminente
  - Necessidade de escapar
  - Palpitações
  - Suores
  - Tremores
  - Encurtamento da respiração ou sensação de asfixia
  - Sensação de engasgo
  - Dor ou desconforto no tórax
  - Náusea ou desconforto abdominal
  - Tontura ou atordoamento
  - Sensação de que as coisas não são reais, despersonalização
  - Medo de perder o controle ou "ficar louco"
  - Medo de morrer
  - Sensações de formigamento
  - Calafrios ou rubores quentes

Ansiedade na Medicina Chinesa

"Ansiedade" é um termo moderno que não possui um termo exato equivalente na medicina chinesa. Discutirei ansiedade do ponto de vista da medicina chinesa de acordo com os seguintes tópicos:

- Entidades das doenças chinesas correspondentes à ansiedade.
- *Qi* rebelde do Vaso Penetrador (*Chong Mai*).
- "Palpitações" no diagnóstico chinês.

- Diferença entre Mente desalojada e Mente obstruída na ansiedade.

Entidades das Doenças Chinesas Correspondentes à Ansiedade

Não há na medicina chinesa um termo que corresponda exatamente ao que chamamos de "ansiedade", mas muitas entidades das doenças chinesas antigas se parecem com a ansiedade. As duas principais entidades de doenças que correspondem à ansiedade são:

- "Medo e palpitações" (*Jing Ji*).
- "Pulsação de pânico" (*Zheng Chong*).

Essas condições envolvem estado de medo, preocupação e ansiedade; a primeira apresenta-se com palpitações e a segunda, com sensação de pulsação no peito e abaixo do umbigo. "Medo e palpitações" são geralmente causados por eventos externos, tais como susto ou choque, e vão e vêm; pertencem, com mais frequência, à natureza de excesso. "Pulsação de pânico" não é causada por eventos externos, sendo contínua; essa condição é geralmente da natureza de deficiência e é mais grave do que a primeira. Em casos crônicos, "medo e palpitações" podem se tornar "pulsações de pânico". Em casos graves, "pulsações de pânico" podem corresponder a ataques de pânico. Apesar do nome "medo e palpitações", tais estados de medo e ansiedade podem ocorrer sem palpitações.

Zhu Dan Xi (1281-1358) afirma[3]:

Tanto em medo e palpitações, como em pulsações de pânico, há deficiência de Sangue. Medo e palpitações ocorrem em crises: são constantes. Pulsações de pânico são provenientes de preocupação e excesso de pensamentos agitando por dentro, causando deficiência e Fleuma-Calor.

Em seu livro *Complete Book of Jing Yue* (*Jing Yue Quan Shu*, 1624), Zhang Jing Yue diz[4]:

Em pulsações de pânico, o coração está tremendo no peito, o paciente sente medo e ansiedade. Há deficiência de Yin e esgotamento; há deficiência de Yin abaixo, de maneira que o Qi da Reunião [Zong Qi] não tem raiz e o Qi não pode retornar à sua origem. Por essa razão, há tremor [ou pulsação] no peito, acima, e também pulsação nas laterais do umbigo.

> **Resumo**
> **Entidades das Doenças Chinesas Correspondentes à Ansiedade**
> - "Medo e palpitações" (*Jing Ji*)
> - "Pulsações de pânico" (*Zheng Chong*)
> - *Qi* rebelde do Vaso Penetrador (*Li Ji*)

Qi *Rebelde do Vaso Penetrador* (Chong Mai)

É a terceira condição chinesa que pode corresponder à ansiedade e, especialmente, a ataques de pânico; essa é a condição do *Qi* rebelde do Vaso Penetrador (*Chong Mai*) causando sintoma de "urgência interna" (*Li Ji*).

Uma das patologias mais comuns do Vaso Penetrador é o *Qi* rebelde e a "urgência interna" (*Li Ji*): essa patologia foi reconhecida desde o tempo do *Clássico das Dificuldades* (*Nan Jing*). O capítulo 29 do *Clássico das Dificuldades* diz: "*A patologia do Vaso Penetrador é o* Qi *rebelde com urgência interna [Li Ji]*"[5].

"Urgência interna" indica sensação de ansiedade e agitação; em casos graves, podem haver ataques de pânico com palpitações. No nível físico, também pode ser interpretada como sensação desconfortável e tensa no abdômen inferior, que se irradia em direção ao coração.

Palpitações são muitas vezes associadas à ansiedade ou a ataques de pânico derivando do *Qi* rebelde do Vaso Penetrador, uma vez que este vaso flui através do coração. Esse tipo de ansiedade ou ataque de pânico pode ser também acompanhado por sensação de pulsação abdominal, que é proveniente do *Qi* rebelde do Vaso Penetrador no abdômen. Sob este ponto de vista, o *Qi* rebelde do Vaso Penetrador, pode ser considerado uma forma de "pulsação de pânico" (*Zheng Chong*).

Li Shi Zhen declara: "*Quando o* Qi *rebelde subir, há urgência interna [Li Ji] e sensação de calor; este é o* Qi *rebelde do Vaso Penetrador*"[6].

O *Qi* rebelde do Vaso Penetrador causa vários sintomas em abdômen e tórax em diferentes níveis. Causa primariamente plenitude, distensão ou dor nestas áreas. Pela representação do trajeto do Vaso Penetrador, podemos listar os possíveis sintomas do *Qi* rebelde do Vaso Penetrador começando na região inferior (Fig. 14.1):

- Pés frios.
- Plenitude, distensão ou dor na região inferior do abdômen.

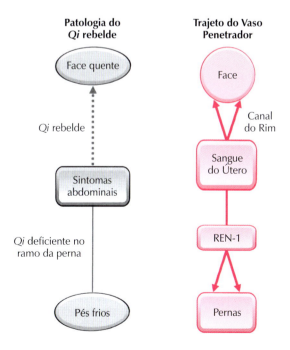

Figura 14.1 – *Qi* rebelde do Vaso Penetrador. REN = *Ren Mai*.

- Plenitude hipogástrica, distensão ou dor.
- Menstruações dolorosas, períodos menstruais irregulares.
- Plenitude, distensão ou dor na área umbilical.
- Plenitude, distensão ou dor no epigástrio.
- Sensação de aperto abaixo do processo xifoide.
- Sensação de aperto no peito.
- Palpitações.
- Sensação de distensão nas mamas em mulheres.
- Leve falta de ar.
- Suspiros.
- Sensação de caroço na garganta.
- Sensação de calor na face.
- Dor de cabeça.
- Ansiedade, agitação mental, "urgência interna" (*Li Ji*) (Fig. 14.2).

Obviamente, nem todos esses sintomas precisam ocorrer simultaneamente para o diagnóstico do *Qi* rebelde do Vaso Penetrador, mas é necessário ter pelo menos três ou quatro sintomas em níveis diferentes (por exemplo, em região inferior do abdômen, epigástrio, tórax ou garganta). Por exemplo, se alguém se apresentar com plenitude, distensão ou dor na região inferior do abdômen, esse sintoma não seria suficiente para diagnosticar a condição de *Qi* rebelde do Vaso Penetrador. A sensação da energia subindo da região inferior do abdômen em direção à garganta seria um forte indicativo do *Qi* rebelde do Vaso Penetrador.

O que faz o *Qi* do Vaso Penetrador se rebelar e subir? Em minha experiência, esse fato pode ocorrer por duas razões que se manifestam com duas condições, uma de excesso, outra mista, de excesso-deficiência. Em primeiro lugar, o *Qi* do Vaso Penetrador pode se rebelar ascendentemente por si, em decorrência do estresse emocional que faz o *Qi* subir ou estagnar (por exemplo, raiva, raiva reprimida, preocupação, frustração ou ressentimento). Nesse caso, o *Qi* se rebela e sobe sozinho e a condição é de excesso; denomino-a de *Qi* rebelde "primário" do Vaso Penetrador.

O *Qi* do Vaso Penetrador pode também se rebelar ascendentemente como consequência de deficiência neste vaso na região inferior do abdômen. Em tais casos, o *Qi* do *Dan Tian* inferior está fraco e o *Qi* do Vaso Penetrador "escapa" para cima; esta é, portanto, uma condição mista de excesso-deficiência; denomino-a de *Qi* rebelde "secundário" do Vaso Penetrador. A condição de deficiência é a deficiência do Sangue e/ou deficiência do Rim (que pode ser *Yin* ou *Yang*). Esta segunda condição é mais comum nas mulheres.

Li Shi Zhen menciona a possibilidade deste padrão quando diz: *"Quando há deficiência de Sangue levando à urgência interna, use Dang Gui"*[7]. O *Clássico das Categorias* também sugere que a deficiência de Sangue pode ser a causa para a rebelião do *Qi* do Vaso Penetrador[8]:

O Qi *do Vaso Penetrador sobe para o tórax, o* Qi *não é regulado e, portanto, rebela-se no diafragma, o Sangue é deficiente e, portanto, há urgência interna em abdômen e tórax.*

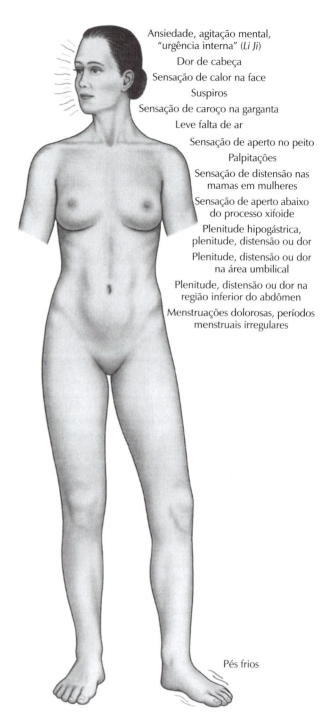

Figura 14.2 – Sintomas do *Qi* rebelde do Vaso Penetrador.

> **Nota Clínica**
>
> - *Qi* rebelde "primário" do Vaso Penetrador: o *Qi* do Vaso Penetrador rebela-se ascendentemente por si, em decorrência de estresse emocional, fazendo com que o *Qi* suba ou estagne; condição de excesso
> - *Qi* rebelde "secundário" do Vaso Penetrador: o *Qi* do Vaso Penetrador rebela-se ascendentemente como consequência de deficiência (de Sangue e Rim) neste vaso na região inferior do abdômen; condição de excesso-deficiência

Um aspecto particular da síndrome da rebelião do *Qi* do Vaso Penetrador é que ela é caracterizada por sensação de calor na face e, simultaneamente, pés frios. Esse fato ocorre em virtude do *Qi* se rebelar e subir em direção à face, causando sensação de calor nessa região; por outro lado, à medida que se rebela e sobe, há proporcionalmente menos *Qi* no ramo descendente do Vaso Penetrador, causando pés frios. De fato, como foi observado anteriormente, o texto antigo diz especificamente que o ramo descendente do Vaso Penetrador aquece os pés.

Essa sensação de calor na face, portanto, não é nem de Calor por Excesso nem de Calor por Deficiência, mas apenas o resultado da desarmonia do *Qi* no Vaso Penetrador, isto é, o *Qi* se rebela ascendentemente nos seus ramos abdominal e da cabeça e se torna deficiente no ramo descendente nas pernas.

Nota Clínica

- A sensação de calor na face causada pela rebelião do *Qi* do Vaso Penetrador não é decorrente nem de Calor por Excesso nem de Calor por Deficiência; é simplesmente decorrente de desarmonia no Vaso Penetrador. É acompanhada de pés frios, pois o *Qi* do Vaso Penetrador escapa para cima e pouca quantidade de *Qi* flui ao ramo descendente. Este aparente quadro contraditório de calor na face e pés frios é particularmente comum nas mulheres

---

Resumo

Qi Rebelde do Vaso Penetrador (*Chong Mai*)
- Pés frios
- Plenitude, distensão ou dor na região inferior do abdômen
- Plenitude, distensão ou dor hipogástrica
- Menstruações dolorosas, períodos menstruais irregulares
- Plenitude, distensão ou dor na área umbilical
- Plenitude, distensão ou dor no epigástrio
- Sensação de aperto abaixo do processo xifoide
- Sensação de aperto no peito
- Palpitações
- Sensação de distensão nas mamas em mulheres
- Leve falta de ar
- Suspiros
- Sensação de caroços na garganta
- Sensação de calor na face
- Dor de cabeça
- Ansiedade, agitação mental, "urgência interna" (*Li Ji*)

Palpitações nos Diagnósticos Chineses

Com referência a "palpitações", é importante explicar o que este termo indica. Se perguntarmos para a maior parte dos pacientes ocidentais se apresentam "palpitações", a grande maioria vai responder que não, pois consideram que "palpitações" refere-se à "taquicardia", ou seja, batimentos rápidos do coração.

Na realidade, o termo "palpitações" denota simplesmente sensação subjetiva desconfortável do coração batendo no peito; nada tem a ver com a velocidade ou ritmo do coração. Portanto, quando pretendo questionar um paciente ocidental sobre este sintoma, não pergunto "você tem palpitações?", mas "você às vezes se conscientiza que seu coração está batendo de forma desconfortável?". Se perguntarmos dessa maneira, perceberemos que palpitações são sintomas mais comuns do que pensávamos.

Nota Clínica

- Na realidade, o termo "palpitações" denota simplesmente sensação subjetiva desconfortável do coração batendo no peito; nada tem a ver com a velocidade ou ritmo do coração. Portanto, quando pretendo questionar um paciente ocidental sobre este sintoma, não pergunto "você tem palpitações?", mas "você às vezes se conscientiza que seu coração está batendo de forma desconfortável?"

Diferença entre Mente Desalojada e Mente Obstruída na Ansiedade

A diferença entre ansiedade e ataque de pânico é uma boa ilustração da diferença entre Mente desalojada e Mente obstruída. Na ansiedade, a Mente está desassossegada por condição de excesso (tal como Calor no Coração) ou por condição de deficiência (tal como deficiência do Sangue do Coração). O indivíduo apresenta-se ansioso e irrequieto, mas a Mente não está obstruída e o *insight* não está afetado. No distúrbio obsessivo-compulsivo, a Mente também fica obstruída.

Quando a Mente fica obstruída, há certa perda de *insight* e racionalidade, como pode ocorrer em ataques de pânico grave, quando o indivíduo pode ter medo irracional da morte. Os principais fatores patogênicos que obstruem a Mente são Fleuma e estagnação de Sangue; a estagnação grave de *Qi* também pode gerar obstrução leve da Mente.

Podemos, portanto, dizer que no cado de "medo e palpitações" (*Jing Ji*), a Mente está desalojada, ao passo que no caso de ataques de pânico graves, que mais provavelmente correspondem a "pulsações de pânico" (*Zheng Chong*), a Mente está desalojada, mas também levemente obstruída.

978-85-7241-817-1

Etiologia

O principal fator etiológico na ansiedade é obviamente o estresse emocional. No entanto, outros fatores apresentam também papel importante; constituição e dieta são importantes fatores etiológicos.

Estresse Emocional

"Ansiedade" é um termo geral que indica um estado crônico de medo e intranquilidade. No entanto, isto não significa que, entre as emoções, apenas o medo gere ansiedade. O estado crônico de ansiedade pode advir de muitas emoções, em especial, preocupação, medo, alegria excessiva, choque, culpa, vergonha ou excesso de pensamentos.

Qualquer das emoções anteriormente citadas pode gerar inicialmente alguma estagnação do *Qi*; o *Qi* estagnado, depois de algum tempo, gera Calor e, com o passar do tempo, essa situação lesa Sangue e *Yin*, causando deficiência de Sangue e/ou de *Yin*. Portanto, o Calor pode agitar a Mente, provocando ansiedade; por outro lado, a deficiência de Sangue e de *Yin* privam a Mente de sua residência e também geram ansiedade (Fig. 14.3).

Estagnação do *Qi* e deficiência do *Qi* resultantes de estresse emocional podem também gerar formação de Fleuma, que pode obstruir a Mente e causar ansiedade ou ataques de pânico mais graves.

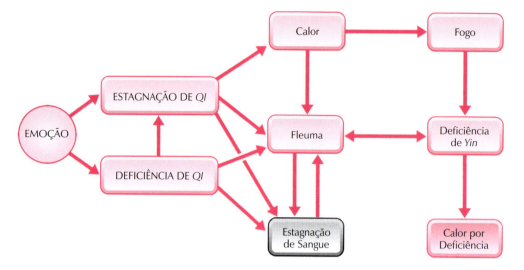

FIGURA 14.3 – Consequências do estresse emocional.

O capítulo 39 do *Questões Simples* (*Su Wen*) diz: *"Quando o choque afeta o Coração, priva-o de sua residência, a Mente não tem lugar para onde voltar, os pensamentos se tornam incessantes* [isto é, ansiedade] *e o* Qi *se torna caótico"*[9].

Constituição

Em minha experiência, tendência constitucional é fator etiológico importante e frequente na ansiedade crônica. Há muitas pessoas que simplesmente têm propensão constitucional a se preocupar e a ter ansiedade sem razão externa aparente; também tenho observado que muitas vezes existe incidência familiar quando tratei de vários membros e até gerações de uma família.

Um sinal importante indicando tendência constitucional ao estresse emocional e ansiedade é a fissura de Coração na língua (ver Fig. 12.4, Cap. 12).

De acordo com o National Institute of Mental Health, o risco de desenvolver distúrbio do pânico parece ser herdado[10]. Esse fato confirma a importância da constituição na etiologia da ansiedade crônica e dos distúrbios do pânico.

Dieta Irregular

Alimentação irregular causa deficiência do *Qi* e do *Yin* do Estômago; com o passar do tempo, isso pode afetar o Coração e gerar deficiência de *Yin* do Coração e ansiedade.

A alimentação irregular e o consumo excessivo de alimentos produtores de umidade geram formação de Fleuma. Isso pode obstruir a Mente e agravar a ansiedade e os distúrbios do pânico.

Perda de Sangue

Uma perda grande de Sangue, como ocorre durante o parto, causa deficiência de Sangue. O Coração governa o Sangue, e essa deficiência pode, portanto, gerar deficiência do Sangue do Coração e ansiedade.

Sobrecarga de Trabalho

A sobrecarga de trabalho no sentido de trabalhar muitas horas sem descanso adequado por muitos anos esgota seriamente o *Yin* do Rim. Depois de algum tempo, a deficiência do *Yin* do Rim afeta o Coração e pode causar ansiedade crônica. A deficiência de *Yin* do Rim pode também causar ansiedade crônica por si só, sem afetar o Coração.

> **Resumo**
> **Etiologia**
> ■ Estresse emocional
> ■ Constituição
> ■ Dieta irregular
> ■ Perda de sangue
> ■ Sobrecarga de trabalho

Patologia e Princípios de Tratamento

Nos livros chineses, a patologia de "medo e palpitações" (*Jing Ji*) e "pulsações de pânico" (*Zheng Chong*) estão sempre ligadas primariamente ao Coração e secundariamente ao Fígado e ao Rim. Essas duas condições estão ligadas principalmente ao Coração, em virtude de estarem intimamente ligadas ao sintoma de "palpitações". Na verdade, todos os livros chineses modernos incluem as entidades de doenças de "medo e palpitações" e "pulsações de pânico" na mesma entidade de doenças de "palpitações" (*Xin Ji*).

Curiosamente, apesar da característica essencial da ansiedade ser a preocupação, os livros chineses não mencionam padrões do Pulmão em relação às duas doenças anteriormente citadas. Entretanto, de acordo com minha experiência clínica, acrescentei padrões do Pulmão.

Os livros chineses atribuem a patologia da ansiedade primariamente a padrões do Coração, que podem incluir qualquer um dos padrões de deficiência (*Qi, Yang*, Sangue e *Yin*), como também os padrões de excesso, tais como Calor no Coração ou estagnação de Sangue no Coração.

Em minha experiência, além do Coração, Pulmão e Rim também estão muito envolvidos na patologia da ansiedade, o Pulmão por ser afetado por preocupação e o Rim por ser afetado por medo.

Zhu Dan Xi recomenda resolver a Fleuma no caso de "medo e palpitações" e transformar Água no caso de "pulsações de pânico".

Zhang Jing Yue diz no *Complet Book of Jing Yue* (*Jing Yue Quan Shu*, 1624)[11]:

Em medo e palpitações estão envolvidos Coração, Baço, Fígado e Rim. Yang está conectado ao Yin e o Coração, ao Rim. [Nessa doença,] a parte superior do corpo está agitada em virtude de não poder se conectar com a parte inferior; o Qi *do Coração fica deficiente e não pode se conectar com a Essência [do Rim]. Em medo e palpitações, os principais princípios de tratamento são nutrir Coração e Mente [Shen], suplementar Fígado e Vesícula Biliar e tonificar* Qi *Original.*

A afirmação anterior de Zhang Jing Yue é interessante, pois confirma minha experiência clínica, de acordo com a qual o medo frequente faz o *Qi* ascender (mais do que descender). De fato, na afirmação anterior, Zhang Jing Yue diz que em "medo e palpitações" há agitação ascendente e desconexão entre Coração e Rim com com *Qi* subindo.

O susto faz o *Qi* subir, sendo necessário fazer o *Qi* afundar com substâncias que afundem, tais como *Long Mu* (*Mastodi Ossis fossilia*) ou *Zhen Zhu Mu* (*Concha Margatiriferae usta*). Como o Fogo seca o Sangue, é também necessário nutrir *Yin*, eliminar Calor do Coração e nutrir Sangue.

O susto também priva a Mente de sua residência no Coração; os fluidos se transformam em Fleuma e entram no espaço que foi deixado vazio, de tal forma que a Mente não pode retornar a ele. Portanto, deve-se resolver a Fleuma com fórmula, tal como *Shi Wei Wen Dan Tang* (Decocção dos Dez Ingredientes para Aquecer a Vesícula Biliar)[12].

Wang Qing Ren (período tardio da dinastia Qing) considerava a estagnação de Sangue como causa principal da ansiedade. Ele achava que nutrir Sangue e acalmar a Mente não dava resultados eficientes na ansiedade, e defendia o uso de seu próprio *Xue Fu Zhu Yu Tang* (Decocção para Eliminar Estagnação da Mansão do Sangue), a fim de nutrir Sangue e eliminar estagnação[13].

Lin Pei Qin (período tardio da dinastia Qing) acreditava que nos casos de medo e palpitações causados por susto, a Mente ficava caótica, sendo necessário tonificar e nutrir com a fórmula *Da Bu Yin Jian* (Grande Decocção para Tonificar o *Yin*). Se houvesse deficiência de *Yin*, defendia o uso de *Zuo Gui Yin* (Decocção Restauradora do [Rim] Esquerdo); se houvesse deficiência de *Yang*, o uso de *You Gui Yin* (Decocção Restauradora do [Rim] Direito)[14].

Além dos padrões com os quais a ansiedade pode se apresentar, é proveitoso diferenciar patologia e sintomas da ansiedade do ponto de vista dos órgãos internos; esta abordagem é também muito relevante para o tratamento da ansiedade com acupuntura.

Em minha experiência, os principais órgãos envolvidos na ansiedade são Coração, Pulmão, Fígado e Rim. Sintomas e características da ansiedade para cada órgão estão indicados a seguir.

Coração

O sintoma cardinal de um padrão do Coração são palpitações (veja descrição anterior); caso haja palpitações, há padrão do Coração.

O paciente que sofre de ansiedade proveniente de desarmonia do Coração sofrerá de palpitações, e a ansiedade será sentida no tórax. Este sintoma pode ser de sensação de aperto, desconforto ou opressão no tórax. Nas condições de excesso, pode haver sensação de aperto no peito; ao passo que nas condições de deficiência, sensação do coração estar "suspenso".

O indivíduo portador de ansiedade com desarmonia do Coração vai parecer perturbado e um pouco "assombrado". Será agitado, inquieto e propenso a se mover com movimentos rápidos (Fig. 14.4).

Haverá insônia, e outros sintomas dependerão da condição ser decorrente de excesso ou deficiência do Coração. A deficiência do Sangue do Coração é mais comum em mulheres que, além de serem ansiosas, tenderão a se sentir tristes e a chorar.

Pulmão

O Pulmão é afetado por tristeza e aflição geralmente provenientes de perdas. O paciente, portanto, vai ser triste e propenso a chorar. Suspirar também é sintoma característico de padrões mentais e emocionais do Pulmão. O indivíduo também tenderá a ser pálido e a falar com voz fraca (Fig. 14.5).

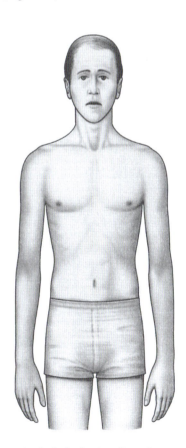

FIGURA 14.4 – Ansiedade do tipo Coração.

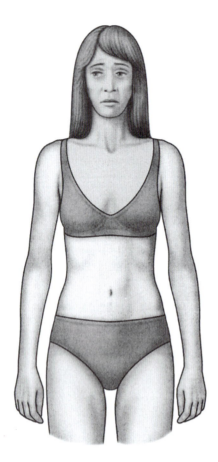

FIGURA 14.5 – Ansiedade do tipo Pulmão.

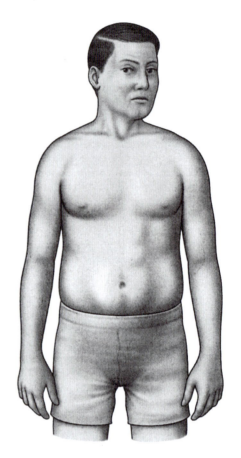

FIGURA 14.7 – Ansiedade do tipo Rim.

Tristeza e aflição esgotam o *Qi* e, portanto, geram deficiência de *Qi*, especialmente de Pulmão e Coração. Esse fato faz o pulso ficar Fraco ou Vazio. No entanto, depois de algum tempo, a deficiência do *Qi* no tórax pode também gerar estagnação do *Qi* nessa região, afetando Coração e Pulmão. Isso poderá fazer o pulso do Pulmão ficar levemente Tenso. Quando o Pulmão for afetado por estagnação do *Qi*, após a tristeza inicial, pode ocorrer leve ansiedade (Fig. 14.6).

A ansiedade do Pulmão frequentemente é proveniente de razões espirituais, do sentido da vida e do padecimento existencial.

Rim

A emoção do Rim é o medo; esta emoção, combinada com preocupação, é a mais próxima da ansiedade. O paciente se mostra esquálido e com medo, com olhar de quase pânico. Pode ter compleição escura. Em qualquer situação, esse indivíduo vai sempre ter medo do pior (Fig. 14.7).

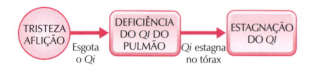

FIGURA 14.6 – Deficiência do *Qi* do Pulmão e estagnação do *Qi* do Pulmão.

O medo do Rim tem qualidade "obscura", sendo diferente da ansiedade relativa aos outros órgãos. A ansiedade do Rim é geralmente sobre situações da vida; o indivíduo fica profundamente pessimista, e a ansiedade vem de tal pessimismo. A ansiedade relativa ao Rim é frequentemente proveniente de culpa.

Apesar de ser dito que o medo faz o *Qi* descender, em minha experiência, o medo crônico e a ansiedade do Rim fazem o *Qi* ascender à cabeça, de tal forma que o indivíduo apresenta a face quente e se sente levemente aturdido e ansioso.

Em minha experiência, o Rim também é afetado por culpa, que pode causar afundamento ou estagnação do *Qi* do Rim. Nos dois casos, o indivíduo pode se tornar ansioso, ficando constantemente assombrado por sentimento de culpa.

Baço

A emoção relativa ao Baço é o excesso de pensamentos; isto é muito similar à preocupação. O excesso de pensamento é encontrado em indivíduos que dão "voltas em círculos" ou têm "discussões mentais"; em casos graves, o excesso de pensamentos pode se tornar obsessivo. Em casos crônicos, excesso de pensamentos pode causar ansiedade, pois o indivíduo está constantemente ansioso a respeito de suas próprias discussões mentais (Fig. 14.8).

A ansiedade do Baço pode também estar relacionada a questões acerca da consolidação do elemento Terra, tais como ser superprotetora em relação aos próprios filhos, ignorar as próprias necessidades e colocar as necessidades dos outros em primeiro lugar ou ainda sofrer de falta de cuidados.

Fígado

A ansiedade relativa ao Fígado é próxima à preocupação. As pessoas do tipo Madeira tendem à se preocupar facilmente; são frequentemente tensas e, às vezes, perfeccionistas. Sua ansiedade vem dos altos padrões que se impõem, sendo, portanto, relacionada à sensação de não conseguir aquilo a que se propôs (Fig. 14.9).

O Fígado abriga a Alma Etérea, que é responsável por nossas ideias, planos, projetos, sonhos de vida e visão. A ansiedade do Fígado é, portanto, também relacionada à insatisfação com as nossas próprias conquistas.

> **Resumo**
> **Patologia e Princípios de Tratamento**
> - As patologias de "medo e palpitações" (*Jing Ji*) e "pulsações de pânico" (*Zheng Chong*) são relativas primariamente ao Coração e secundariamente ao Fígado, Pulmão e Rim

Tratamento da Ansiedade por Acupuntura

Pontos Distais de acordo com o Canal

Examinarei os pontos distais de acordo com os canais, a começar pelos órgãos *Yin*.

Coração

C-7 *(*Shenmen*)*

C-7 é o principal ponto do canal do Coração para acalmar a Mente e melhorar a ansiedade. É efetivo para tratar condições de excesso e deficiência, mas pessoalmente o utilizo mais para tratar condições de deficiência, quando a ansiedade advém da deficiência do Sangue ou do *Yin* do Coração.

C-7 combina bem com REN-15 (*Jiuwei*).

C-8 *(*Shaofu*)*

Utilizo C-8 para acalmar a Mente e aliviar a ansiedade primariamente em condições de excesso, tais como Fogo no Coração.

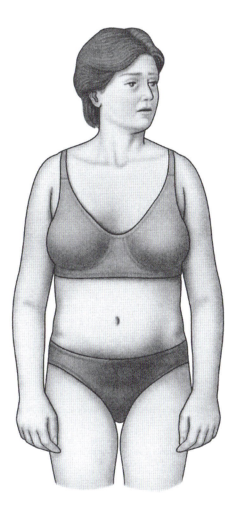

FIGURA 14.8 – Ansiedade do tipo Baço.

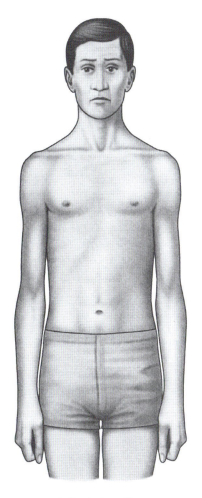

FIGURA 14.9 – Ansiedade do tipo Fígado.

332 Ansiedade

Fígado

F-3 (Taichong)

F-3 é o principal ponto do canal do Fígado para Acalmar a Mente e assentar a Alma Etérea. Combina bem com IG-4 (*Hegu*) para acalmar a Mente.

Também combina bem com VB-13 (*Benshen*) para acalmar a Mente e assentar a Alma Etérea.

Baço

BP-6 (Sanyinjiao)

BP-6 é o principal ponto no canal do Baço para acalmar a Mente. É particularmente indicado quando o indivíduo estiver afetado por preocupação e excesso de pensamentos. Também promove o sono e combina bem com C-7 (*Shenmen*).

Pulmão

P-7 (Lieque)

Utilizo P-7 para acalmar a Mente, especialmente quando o indivíduo estiver afetado por preocupação, tristeza ou pesar. P-7 tem movimento "centrífugo", promovendo a emergência de emoções que podem ter sido reprimidas ou ignoradas.

Rim

R-4 (Dazhong)

Utilizo R-4 para nutrir o Rim e aliviar a ansiedade proveniente da desarmonia do Rim.

R-9 (Zhubin)

Utilizo R-9 para acalmar a Mente e aliviar a ansiedade, especialmente em mulheres que sofrem de deficiência do Rim e do Sangue. Combino, com frequência, este ponto com os pontos de abertura dos vasos de Conexão *Yin*, isto é, PC-6 (*Neiguan*) e BP-4 (*Gongsun*).

Pericárdio

PC-6 (Neiguan)

PC-6 acalma a Mente e alivia a ansiedade. Utilizo-o particularmente quando há ansiedade num ambiente de estagnação de *Qi* (que pode ser de Fígado, Coração ou Pulmão) ou deficiência do Sangue do Coração.

PC-7 (Daling)

Utilizo PC-7 para acalmar a Mente, assentar a Alma Etérea e aliviar a ansiedade mais em condições de Excesso, tais como Fogo do Coração ou Fogo do Fígado.

Intestino Grosso

IG-4 (Hegu)

IG-4 tem ação calmante forte com ou sem F-3 (*Taichong*). Regula ascendência e descendência do *Qi* para a e da cabeça e, portanto, domina o *Qi* na cabeça quando o indivíduo estiver ansioso.

Estômago

E-40 (Fenglong)

E-40 tem forte ação para acalmar a Mente e aliviar a ansiedade. Apresenta ação particular no tórax, sendo, portanto, particularmente indicado para tratar ansiedade relativa ao Coração e/ou Pulmão com sensação de aperto ou opressão no tórax.

Pontos da Cabeça

Para acalmar a Mente e aliviar a ansiedade, é importante combinar pontos distais com pontos da cabeça. A seguir estão os principais pontos da cabeça que utilizo para tratar ansiedade.

DU-24 (Shenting)

As indicações tradicionais para DU-24 incluem doença maníaco-depressiva, depressão, ansiedade, memória debilitada e insônia.

O ponto mais importante da ação energética de DU-24 é seu movimento descendente: faz o *Qi* descender e domina o *Yang* rebelde. Este é um ponto muito importante e poderoso para acalmar a Mente. É muitas vezes combinado com VB-13 (*Benshen*) para tratar ansiedade grave e medo.

Para acalmar a Mente e nutrir o Coração em problemas mentais e emocionais ocorrendo em ambiente de deficiência, combino com frequência DU-24 com REN-15.

Um aspecto importante desse ponto que o faz particularmente útil é que pode tanto acalmar a Mente como elevá-la; portanto, ele é utilizado não apenas para tratar ansiedade e insônia, mas também para tratar depressão e tristeza. É também utilizado na prática psiquiátrica para tratar esquizofrenia e dupla personalidade[15].

O nome deste ponto se refere à sua forte influência na Mente e no Espírito. O pátio era tradicionalmente considerado muito importante, porque era a parte que dava aos visitantes a primeira impressão da casa; é a entrada. Portanto, este ponto poderia ser chamado de "entrada" para Mente e Espírito, e o fato de se chamar pátio enfatiza esta importância.

VB-13 (Benshen)

VB-13 acalma a Mente (*Shen*) e domina o *Yang* do Fígado. Também extingue o Vento, resolve a Fleuma, coleta a Essência (*Jing*) para a cabeça e desobstrui o cérebro. Suas indicações clássicas incluem comportamento maníaco e susto.

VB-13 é um ponto importante para tratar problemas mentais e emocionais e ansiedade. É muito utilizado na prática da psiquiatria para tratar esquizofrenia e dupla personalidade, combinado com C-5 (*Tongli*) e VB-38 (*Yangfu*)[16]. É também indicado quando o indivíduo apresenta sentimentos persistentes e não razoáveis de ciúmes e suspeitas.

Além dessas características mentais, possui efeito intenso em acalmar a Mente e aliviar a ansiedade advinda de preocupação constante e pensamentos fixos. Seu efeito é intensificado se for combinado com DU-24 (*Shenting*).

Seu profundo efeito mental e emocional é também proveniente de sua ação de "reunir" a Essência para a cabeça. A Essência do Rim é a raiz do *Qi* Pré-celestial, sendo a fundação para as vidas mental e emocional. Essência forte é o prerrequisito fundamental para uma mente clara (*Shen*) e vida emocional equilibrada. Esse é o significado do nome deste ponto "Raiz da Mente", isto é, coleta a Essência que é a raiz da Mente (*Shen*).

A Essência do Rim é a fonte da Medula, que preenche o cérebro (chamado de Mar da Medula); VB-13 é o ponto em que Essência e Medula "se reúnem". *O Great Dictionary of Acupuncture* afirma que esse ponto *"faz a Mente (*Shen*) voltar à sua raiz"*[17]; a "raiz" da Mente é a Essência, portanto, este ponto "eleva" a Essência ao cérebro, acalma a Mente e alivia a ansiedade[17].

Quando combinado com outros pontos para nutrir a Essência (tais como REN-4 [*Guanyuan*]), VB-13 atrai a Essência em direção à cabeça, com o efeito de acalmar a Mente e fortalecer clareza da mente, memória e força de vontade. A conexão entre VB-13 e Essência é confirmada pelo texto *An Enquiry into Chinese Acupuncture*, que tem entre as indicações deste ponto *"sangue menstrual excessivo, impotência e emissões seminais"*[18].

Finalmente, VB-13 resolve a Fleuma no contexto de distúrbios mentais e emocionais ou epilepsia, isto é, abre os orifícios da Mente quando estes estão obstruídos por Fleuma. O *Explanation of the Acupuncture Points* declara: *"As indicações de VB-13 mostram que ele elimina os três fatores patogênicos de Vento, Fogo e Fleuma do Yang Menor, caso em que este ponto deve ser sedado"*[19].

DU-19 *(*Houding*)*

DU-19 acalma a Mente e abre os orifícios da Mente. Suas indicações clássicas incluem comportamento maníaco, ansiedade, agitação mental e insônia.

DU-19 tem efeito calmante poderoso na Mente, sendo frequentemente usado para tratar ansiedade grave, especialmente em combinação com REN-15 (*Jiuwei*).

Resumo

Tratamento de Ansiedade por Acupuntura
Pontos Distais de acordo com o Canal

Coração
- C-7 (*Shenmen*)
- C-8 (*Shaofu*)

Fígado
- F-3 (*Taichong*)

Baço
- BP-6 (*Sanyijiao*)

Pulmão
- P-7 (*Lieque*)

Rim
- R-4 (*Dazhong*)
- R-9 (*Zhubin*)

Pericárdio
- PC-6 (*Neiguan*)
- PC-7 (*Daling*)

Intestino Grosso
- IG-4 (*Hegu*)

Estômago
- E-40 (*Fenglong*)

Pontos da Cabeça
- DU-24 (*Shenting*)
- VB-13 (*Benshen*)
- DU-19 (*Houding*)

Identificação dos Padrões e Tratamento

978-85-7241-817-1

Deficiência do Coração e da Vesícula Biliar

Manifestações Clínicas

Palpitações, ansiedade, timidez, facilidade em ficar assustado, falta de autoafirmação, facilidade em ficar desencorajado, impossibilidade de sentar ou deitar, insônia, acordar cedo de manhã.

Língua: Pálida.
Pulso: Fraco.

Perfis Mental e Emocional

Este indivíduo é tímido, acanhado e lhe falta iniciativa. É facilmente desencorajado e acha difícil tomar decisões. A ansiedade é leve.

Princípio de Tratamento

Tonificar Coração e Vesícula Biliar, acalmar a Mente.

Acupuntura

Pontos

C-7 (*Shenmen*), C-5 (*Tongli*), B-15 (*Xinshu*), REN-14 (*Juque*), VB-40 (*Qiuxu*), E-36 (*Zusanli*). Todos os pontos com método de tonificação. Pode-se aplicar moxa se a língua estiver Pálida.

EXPLICAÇÃO
- C-7, C-5, B-15 e REN-14 tonificam o Coração e acalmam a Mente.
- VB-40 tonifica a Vesícula Biliar. Utilizo este ponto em particular para estimular o aspecto psíquico da Vesícula Biliar, isto é, coragem e assertividade.
- E-36 é usado para tonificar o Coração.

Fitoterapia

Prescrição

Variação de *AN SHEN DING ZHI WAN* – Variação da Pílula para Acalmar a Mente e Assentar o Espírito.

EXPLICAÇÃO A fórmula original tonifica o Coração e acalma a Mente. Tem sido modificada com a adição de substâncias que acalmam o Espírito. Observe que o uso de minerais nas prescrições fitoterápicas não é permitido no Reino Unido.

Prescrições

Variação de *PING BU ZHEN XIN DAN* – Variação da Pílula para Acalmar e Tonificar o Coração.

EXPLICAÇÃO Essa fórmula difere da anterior por proporcionar tonificação mais geral do Coração, pois tonifica *Qi* e nutre Sangue.

Prescrição

Variação de *WU WEI ZI TANG* – Variação da Decocção de *Schisandra*.

334 Ansiedade

EXPLICAÇÃO   Esta fórmula tonifica o Coração e acalma a Mente, intensificando a nutrição do *Yin*.

Resumo

Deficiência do Coração e da Vesícula Biliar

Pontos
- C-7 (*Shenmen*), C-5 (*Tongli*), B-15 (*Xinshu*), REN-14 (*Juque*), VB-40 (*Qiuxu*), E-36 (*Zusanli*). Todos os pontos devem ser inseridos com método de tonificação. A moxa é aplicável se a língua estiver Pálida

Fitoterapia
Prescrição
- Variação de *AN SHEN DING ZHI WAN* – Variação da Pílula para Acalmar a Mente e Assentar o Espírito

Prescrição
- Variação de *PING BU ZHEN XIN DAN* – Variação da Pílula para Acalmar e Tonificar o Coração

Prescrição
- Variação de *WU WEI ZI TANG* – Variação da Decoção de Schisandra

---

Deficiência do Sangue do Coração

Manifestações Clínicas

Palpitações, ansiedade, tontura, face pálida, insônia, memória debilitada, cansaço.
Língua: Pálida e Fina.
Pulso: Áspero ou Fino.

Perfis Mental e Emocional

É mais provável que esta pessoa seja mulher, pálida, deprimida e ansiosa. A ansiedade é leve e se esconde bem.

Princípio de Tratamento

Nutrir o Sangue do Coração, acalmar a Mente.

Acupuntura
Pontos

C-7 (*Shenmen*), REN-14 (*Juque*), E-36 (*Zusanli*), BP-6 (*Sanyinjiao*). Todos os pontos devem ser inseridos com método de tonificação. Moxa pode ser utilizada.

EXPLICAÇÃO
- C-7 e REN-14 nutrem o Sangue do Coração e acalmam a Mente.
- E-36 e BP-6 são utiizados para nutrir o Sangue em geral.

Fitoterapia
Prescrição

Variação de *GUI PI TANG* – Variação da Decocção para Tonificar o Baço.

EXPLICAÇÃO   A fórmula original nutre *Qi* e Sangue de Coração, Baço e Fígado e acalma a Mente. Foi modificada apenas levemente pela remoção de *Mu Xiang* (*Radix Aucklandiae*) e o acréscimo de *Bai Zi Ren* (*Semen Platycladi*).

Remédio dos Três Tesouros

ACALMAR O *SHEN*   Acalmar o *Shen* é uma variação do *Gui Pi Tang*; nutre o Sangue do Coração e acalma a Mente.

Resumo

Deficiência do Sangue do Coração

Pontos
- C-7 (*Shenmen*), REN-14 (*Juque*), E-36 (*Zusanli*), BP-6 (*Sanyinjiao*). Todos os pontos devem ser inseridos com método de tonificação. Moxa pode ser utilizada

Fitoterapia
Prescrição
- Variação de *GUI PI TANG* – Variação da Decocção para Tonificar o Baço

Remédio dos Três Tesouros
- Acalmar o *Shen*

Deficiência de **Yin** do Rim e do Coração com Calor por Deficiência

Manifestações Clínicas

Palpitações, ansiedade que piora ao entardecer, agitação mental, insônia, transpiração noturna, sensação de calor ao entardecer, calor nos cinco palmos, tontura, tinidos.
Língua: Vermelha sem revestimento.
Pulso: Flutuante-Vazio e Rápido.

Perfis Mental e Emocional

Este indivíduo é provavelmente de meia-idade. A ansiedade é acentuada e sentida mais ao entardecer. Nas mulheres, este tipo de ansiedade é acentuadamente agravada com o início da menopausa. Há agitação e irrequietação características.

Princípio de Tratamento

Nutrir *Yin* do Coração e do Rim, eliminar Calor por Deficiência, acalmar a Mente.

Acupuntura
Pontos

C-7 (*Shenmen*), REN-14 (*Juque*), R-3 (*Taixi*), REN-4 (*Guanyuan*), BP-6 (*Sanyinjiao*), C-6 (*Yinxi*), R-7 (*Fuliu*). Utilizar método de tonificação.

EXPLICAÇÃO
- C-7 e REN-14 nutrem o *Yin* do Coração.
- R-3, REN-4 e BP-6 nutrem o *Yin* do Rim.
- C-6 elimina o Calor por Deficiência do Coração; em combinação com R-7, trata transpiração noturna.

Fitoterapia
Prescrição

TIAN WANG BU XIN DAN – Pílula do Imperador Celestial para Tonificar o Coração.

EXPLICAÇÃO   Esta fórmula nutre *Yin* do Coração e do Rim, elimina Calor por Deficiência e acalma a Mente.

Ansiedade **335**

Remédio dos Três Tesouros

IMPERATRIZ CELESTIAL (TESOURO DAS MULHERES) Imperatriz Celestial nutre *Yin* do Coração e do Rim, elimina Calor por Deficiência e acalma a Mente. Observe que, apesar desse remédio ser parte do grupo do Tesouro das Mulheres, ele é igualmente adequado aos homens, pois é uma variação do *Tian Wang Bu Xin Dan*, que é a Pílula do Imperador Celestial para Tonificar o Coração.

Resumo

Deficiência de *Yin* do Rim e do Coração com Calor por Deficiência

Pontos

- C-7 (*Shenmen*), REN-14 (*Juque*), R-3 (*Taixi*), REN-4 (*Guanyuan*), BP-6 (*Sanyinjiao*), C-6 (*Yinxi*), R-7 (*Fuliu*). Utilizar método de tonificação

Fitoterapia

Prescrição
- *TIAN WANG BU XIN DAN* – Pílula do Imperador Celestial para Tonificar o Coração

Remédio dos Três Tesouros
- Imperatriz Celestial (Tesouro das Mulheres)

Deficiência do Yang do Coração

Manifestações Clínicas

Palpitações, ansiedade, face pálida, sensação de frio, mãos frias, leve falta de ar, desconforto no tórax.
Língua: Pálida, Úmida.
Pulso: Profundo e Fraco.

Perfis Mental e Emocional

Esse indivíduo é ansioso, mas é também deprimido e indiferente. Tudo exige muito esforço e fala com dificuldade.

Princípio de Tratamento

Tonificar o *Yang* do Coração, acalmar a Mente.

Acupuntura

Pontos

C-5 (*Tongli*), B-15 (*Xinshu*), DU-14 (*Dazhui*), REN-6 (*Qihai*), E-36 (*Zusanli*). Utilizar método de tonificação. Pode-se aplicar moxa.

EXPLICAÇÃO
- C-5, B-15 e DU-14 tonificam *Yang* do Coração e acalmam a Mente.
- REN-6 e E-36 com moxa tonificam *Yang* em geral.

Fitoterapia

Prescrição

Variação de *GUI ZHI GAN CAO LONG GU MU LI TANG* – Variação da Decocção de *Cinammomum-Glycyrrhirza-Mastodi Ossis fossilia-Concha Ostreae*.

EXPLICAÇÃO Essa fórmula tonifica *Yang* do Coração e acalma a Mente. Também impede a sudorese proveniente da deficiência do *Yang* do Coração.

Prescrição

YANG XIN TANG – Decocção para Nutrir o Coração.

EXPLICAÇÃO Esta fórmula tonifica o *Qi* do Coração e acalma a Mente. Seu efeito de acalmar a Mente é mais forte do que o efeito da fórmula anterior.

Resumo

Deficiência do *Yang* do Coração

Pontos

- C-5 (*Tongli*), B-15 (*Xinshu*), DU-14 (*Dazhui*), REN-6 (*Qihai*), E-36 (*Zusanli*). Utilizar método de tonificação. Moxa é aplicável

Fitoterapia

Prescrição
- Variação de *GUI ZHI GAN CAO LONG GU MU LI TANG* – Variação da Decocção de *Cinammomum-Glycyrrhiza-Mastodi Ossis fossilia-Concha Ostreae*

Prescrição
YANG XIN TANG – Decocção para Nutrir o Coração

Deficiência do Qi do Pulmão e do Coração

978-85-7241-817-1

Manifestações Clínicas

Palpitações, ansiedade, timidez, facilidade em ficar assustado, tristeza, tendência a chorar, voz fraca, ligeira falta de ar, propensão a ficar resfriado.
Língua: Pálida.
Pulso: Fraco nas duas Posições Anteriores.

Perfis Mental e Emocional

O indivíduo é ansioso, mas também triste. Geralmente é afetado por pesar seguido de perda. Tenderá a ser pálido e falar com voz fraca. A ansiedade é experimentada na região do peito.

Princípio de Tratamento

Tonificar o *Qi* do Coração e do Pulmão, acalmar a Mente.

Acupuntura

Pontos

C-5 (*Tongli*), C-7 (*Shenmen*), B-15 (*Xinshu*), REN-14 (*Juque*), P-9 (*Taiyuan*), P-7 (*Lieque*), B-13 (*Feishu*), DU-12 (*Shenzhu*), REN-12 (*Zhongwan*), REN-6 (*Qihai*), E-36 (*Zusanli*). Utilizar método de tonificação.

EXPLICAÇÃO
- C-5, C-7, B-15 e REN-14 tonificam o Coração e acalmam a Mente.
- P-9, P-7, B-13 e VG-12 tonificam *Qi* do Pulmão.
- REN-12, REN-6 e E-36 tonificam *Qi* em geral.

Fitoterapia

Prescrição

YANG XIN TANG (I) – Decocção para Nutrir o Coração.

336 Ansiedade

EXPLICAÇÃO   Esta fórmula tonifica o *Qi* do Coração e do Pulmão e acalma a Mente.

Prescrição

Variação de *BU FEI TANG* – Variação da Decocção para Tonificar o Pulmão.

Resumo

Deficiência do *Qi* do Pulmão e do Coração
Pontos
- C-5 (*Tongli*), C-7 (*Shenmen*), B-15 (*Xinshu*), REN-14 (*Juque*), P-9 (*Taiyuan*), P-7 (*Lieque*), B-13 (*Feishu*), DU-12 (*Shenzhu*), REN-12 (*Zhongwan*), REN-6 (*Qihai*), E-36 (*Zusanli*). Utilizar método de tonificação

Fitoterapia
Prescrição
- YANG XIN TANG (I) – Decocção para Nutrir o Coração
Prescrição
- Variação de *BU FEI TANG* – Variação da Decocção para Tonificar o Pulmão

---

Estagnação do Qi do Pulmão e do Coração

Manifestações Clínicas

Palpitações, ansiedade, sensação de distensão ou opressão do tórax, depressão, leve sensação de caroço na garganta, leve falta de ar, suspiros, tristeza, distensão do tórax e do epigástrio superior, lábios levemente purpúreos, compleição pálida.

Língua: levemente Pálida-purpúrea nas laterais na área do tórax.

Pulso: Vazio, mas levemente Transbordante nas duas posições Anteriores.

Perfis Mental e Emocional

Esse indivíduo é ansioso, mas também preocupado e triste. Tenderá a ser pálido e falar com voz fraca. A ansiedade é sentida no peito.

Princípio de Tratamento

Mover o *Qi* no Coração e no Pulmão, relaxar o tórax, acalmar a Mente.

Acupuntura

Pontos

C-5 (*Tongli*), C-7 (*Shenmen*), PC-6 (*Neiguan*), REN-15 (*Jiuwei*), REN-17 (*Shanzhong*), P-7 (*Lieque*), E-40 (*Fenglong*). Utilizar método neutro.

EXPLICAÇÃO

- C-5, C-7 e PC-6 movem *Qi* do Coração e acalmam a Mente.
- REN-15 e REN-17 relaxam o tórax e acalmam a Mente.
- P-7 move o *Qi* do Pulmão.
- E-40, em combinação com P-7 e PC-6, relaxa o tórax e acalma a Mente.

Fitoterapia

Prescrição

BAN XIA HOU PO TANG – Decocção de *Pinellia-Magnolia*.

Remédio dos Três Tesouros

ABRIR O CORAÇÃO   Abrir o Coração move o *Qi* do Coração e do Pulmão e acalma a Mente. Tem ação especial no tórax, sendo, portanto, particularmente indicado quando há sintomas do tórax, como sensação de aperto ou opressão no tórax.

Resumo

Estagnação do *Qi* do Pulmão e do Coração
Pontos
- C-5 (*Tongli*), C-7 (*Shenmen*), PC-6 (*Neiguan*), REN-15 (*Jiuwei*), REN-17 (*Shanzhong*), P-7 (*Lieque*), E-40 (*Fenglong*). Utilizar método neutro
Fitoterapia
Prescrição
- *BAN XIA HOU PO TANG* – Decocção de *Pinellia-Magnolia*
Remédio dos Três Tesouros
- Abrir o Coração

Deficiência de Yin do Pulmão e do Coração

Manifestações Clínicas

Ansiedade, tosse seca ou com catarro escasso e pegajoso, voz fraca e rouca, boca e garganta secas, coceira na garganta, palpitações, insônia, sono perturbado pela presença de sonhos, memória debilitada, propensão a ficar assustado, agitação mental, inquietação, boca e garganta secas à tarde ou ao entardecer, cansaço, não gostar de falar, corpo delgado ou tórax delgado, suores noturnos.

Língua: cor normal, seca e sem revestimento (ou com revestimento sem raiz) na parte anterior.

Pulso: Flutuante-Vazio.

Princípio de Tratamento

Nutrir *Yin* do Pulmão e do Coração e acalmar a Mente.

Acupuntura

Pontos

P-9 (*Taiyuan*), REN-17 (*Shanzhong*), B-43 (*Gaohuangshu*), B-13 (*Feishu*), REN-4 (*Guanyuan*), REN-12 (*Zhongwan*), BP-6 (*Sanyinjiao*), C-7 (*Shenmen*), REN-14 (*Juque*), REN-15 (*Jiuwei*). Utilizar método de tonificação.

EXPLICAÇÃO

- P-9, REN-17, B-43, e B-13 nutrem *Yin* do Pulmão.
- REN-4, REN-12 e BP-6 nutrem *Yin* em geral.
- C-7, REN-14 e REN-15 nutrem *Yin* do Coração e acalmam a Mente.

Fitoterapia

Prescrição

Variação de *BAI HE GU JIN TANG* – Variação da Decocção de *Lilium* para Consolidar o Metal.

Explicação A variação dessa fórmula nutre *Yin* do Coração e do Pulmão e acalma a Mente.

Resumo

Deficiência de *Yin* do Pulmão e do Coração
Pontos
- P-9 (*Taiyuan*), REN-17 (*Shanzhong*), B-43 (*Gaohuangshu*), B-13 (*Feishu*), REN-4 (*Guanyuan*), REN-12 (*Zhongwan*), BP-6 (*Sanyinjiao*), C-7 (*Shenmen*), REN-14 (*Juque*), REN-15 (*Jiuwei*). Utilizar método de tonificação

Fitoterapia
Prescrição
- Variação de *BAI HE GU JIN TANG* – Variação da Decocção de *Lilium* para Consolidar o Metal

---

Estagnação do Sangue do Coração

Manifestações Clínicas

Palpitações, ansiedade, insônia, agitação, memória debilitada, dor no tórax.
Língua: Púrpura nas laterais (área do tórax).
Pulso: em Corda, Áspero ou Firme.

Perfis Mental e Emocional

Esse indivíduo tenderá a ser de meia-idade. A ansiedade é experimentada mais ao entardecer e também frequentemente no meio da noite, quando o indivíduo pode acordar com sensação de pânico.

Princípio de Tratamento

Nutrir o Sangue do Coração, eliminar estagnação, acalmar a Mente.

Acupuntura

Pontos

C-5 (*Tongli*), PC-6 (*Neiguan*), REN-14 (*Juque*), REN-15 (*Jiuwei*), F-3 (Taichong), BP-6 (*Sanyinjiao*). Utilizar método neutro.

Explicação

- C-5, PC-6, REN-14 e REN-15 nutrem Sangue do Coração e acalmam a Mente.
- F-3 nutre Sangue em geral.
- BP-6 nutre Sangue e acalma a Mente.

Fitoterapia

Prescrição

TAO REN HONG HUA JIAN – Decocção de *Persica-Carthamus*.

Explicação Essa fórmula nutre Sangue do Coração e acalma a Mente.

Remédio dos Três Tesouros

Animar o Vermelho Animar o Vermelho nutre Sangue do Coração. Pode ser utilizado para nutrir Sangue do Coração, porém não tem efeito calmante intenso na Mente. Deve ser, portanto, integrado com acupuntura.

Resumo

Estagnação de Sangue do Coração
Pontos
- C-5 (*Tongli*), PC-6 (*Neiguan*), REN-14 (*Juque*), REN-15 (*Jiuwei*), F-3 (*Taichong*), BP-6 (*Sanyinjiao*). Utilizar método neutro

Fitoterapia
Prescrição
- *TAO REN HONG HUA JIAN* – Decocção de *Persica-Carthamus*
Remédio dos Três Tesouros
- Animar o Vermelho

Fleuma-Calor Perturbando o Coração

Manifestações Clínicas

Palpitações, ansiedade, insônia, muitos sonhos, sensação de opressão no tórax, catarro na garganta, comportamento levemente "maníaco".
Língua: Vermelha, Inchada e com revestimento amarelo e pegajoso.
Pulso: Deslizante-Rápido.

Perfis Mental e Emocional

Nesse caso, a ansiedade é acentuada a ponto de chegar à agitação. O indivíduo pode ser hiperativo e levemente caótico.

Princípio de Tratamento

Resolver Fleuma, eliminar Calor do Coração, acalmar a Mente, abrir os orifícios da Mente.

Acupuntura

Pontos

PC-5 (*Jianshi*), C-8 (*Shaofu*), REN-12 (*Zhongwan*), E-40 (*Fenglong*), E-8 (*Touwei*), VB-13 (*Benshen*), REN-15 (*Jiuwei*), DU-24 (*Shenting*). Utilizar método neutro em todos os pontos, exceto o ponto REN-12, que deve ser tonificado.

Explicação

- PC-5 e C-8 eliminam Calor do Coração e resolvem Fleuma do Coração.
- REN-12 e E-40 resolvem Fleuma.
- VB-13, REN-15 e DU-24 acalmam a Mente e resolvem Fleuma da cabeça.

Fitoterapia

Prescrição

WEN DAN TANG – Decocção para Aquecer a Vesícula Biliar.

Explicação Esta fórmula elimina o Calor do Coração, resolve a Fleuma e acalma a Mente.

Prescrição

GUI SHEN TANG – Decocção para Restaurar a Mente.

Explicação Essa fórmula abre os orifícios da Mente, tonifica Coração, resolve Fleuma e acalma a Mente. Seu efeito de eliminar o Calor não é forte.

338 Ansiedade

Observe que a fórmula original contém *Zi He Che* (*Placenta hominis*) e *Zhu Sha* (*Cinnabaris*), que devem ser omitida, pois o uso dessas duas substâncias não é permitido.

Remédio dos Três Tesouros

LIMPAR A ALMA   Limpar a Alma elimina Calor, resolve Fleuma do Coração e do Pulmão e acalma a Mente.

ASSENTAR A ALMA   Assentar a Alma elimina Calor, resolve Fleuma do Coração e do Fígado, acalma a Mente e assenta a Alma Etérea.

Resumo

Fleuma-Calor Perturbando o Coração

Pontos

- PC-5 (*Jianshi*), C-8 (*Shaofu*), REN-12 (*Zhongwan*), E-40 (*Fenglong*), E-8 (*Touwei*), VB-13 (*Benshen*), REN-15 (*Jiuwei*), DU-24 (*Shenting*). Utilizar método neutro em todos os pontos, exceto em REN-12, que deve ser tonificado

Fitoterapia

Prescrição

- WEN DAN TANG – Decocção para Aquecer a Vesícula Biliar

Prescrição

- GUI SHEN TANG – Decocção para Restaurar a Mente

Remédio dos Três Tesouros

- Limpar a Alma
- Assentar a Alma

Literatura Chinesa Moderna

Journal of Chinese Medicine (Zhong Yi Za Zhi), v. 41, n. 2, 2000, p. 95

"The Treatment of Generalized Anxiety Desorder with Variation of Chai Hu Long Gu Mu Li Tang (Bupleurum-Mastodi Ossis Fossilia-Concha Ostreae Decoction)" *de Sun Song*

Setenta e dois casos de distúrbio de ansiedade generalizada foram tratados com a variação da fórmula *Chai Hu Long Gu Mu Li Tang* (Decocção de *Bupleurum-Mastodi Ossis fossilia-Concha Ostreae*).

A distribuição das idades dos pacientes foi:

- De 16-20 anos: 2 casos.
- De 20-40 anos: 38 casos.
- De 41-60 anos: 24 casos.
- Acima de 60 anos: 8 casos.

Havia 29 homens e 43 mulheres. A fórmula utilizada foi:

- *Chai Hu* (*Radix Bupleuri*): 10g.
- *Huang Qin* (*Radix Scutellariae*): 10g.
- *Ban Xia* (*Rhizoma Pinelliae preparatum*): 10g.
- *Gui Zhi* (*Ramulus Cinnamomi cassiae*): 10g.
- *Da Huang* (*Radix et Rhizoma Rhei*): 10g.
- *Long Gu* (*Mastodi Ossis fossilia*): 30g.
- *Mu Li* (*Concha Ostreae*): 30g.

- *Zhen Zhu Mu* (*Concha Margatiriferae usta*): 30g.
- *Fu Xiao Mai* (*Fructus Tritici levis*); 30g.
- *Da Zao* (*Fructus Jujubae*): 5 pedaços.
- *Zhi Gan Cao* (*Radix Glycyrrhiza uralensis preparata*): 10g.
- *Shu Di Huang* (*Radix Rehmanniae preparata*) 10g.

MODIFICAÇÕES

- Em caso de Fleuma, acrescentar *Dan Nan Xing* (*Rhizoma Arisaematis preparatum*) e *Zhu Ru* (*Caulis Bambusae in Taeniam*).
- Em caso de Fogo do Fígado, adicionar *Long Dan Cao* (*Radix Gentianae*) e *Shan Zhi Zi* (*Fructus Gardeniae*).
- Em caso de Calor por Deficiência decorrente da deficiência de *Yin*, remover *Gui Zhi* (*Ramulus Cinnamomi cassiae*) e acrescentar *Zhi Mu* (*Radix Anemarrhenae*) e *Huang Bo* (*Cortex Phellodendri*).
- Em caso de deficiência de *Yin* do Estômago e do Fígado, remover *Gui Zhi* (*Ramulus Cinnamomi cassiae*) e adicionar *Bei Sha Shen* (*Radix Glehniae*) e *Mai Men Dong* (*Radix Ophiopogonis*).

Os resultados foram os seguintes:

- *Cura completa*: 48 casos (68,6%).
- *Melhora significativa*: 13 casos (18,05%).
- *Melhora moderada*: 7 casos (9,72%).
- *Nenhum resultado*: 3 casos (4,17%).

978-85-7241-817-1

Casos Clínicos

Caso Clínico

Uma mulher de 40 anos de idade sofria de ansiedade grave durante muitos anos. Estava constantemente ansiosa e com sensações de pânico, as quais eram sentidas no peito. Tinha olhar assustado e agitado. Sua ansiedade intensa lhe causava grande aflição.

Apesar de ter alguns problemas com seu trabalho e suas finanças, estes não eram sérios o suficiente para levá-la àquele estado de ansiedade. Na anamnese, transpareceu que vinha sendo "preocupada" desde a adolescência.

Sofria ainda de tontura, tinidos ocasionais e transpiração noturna. Quando estava ansiosa, sofria também de palpitações e sudorese. Sua face apresentava-se vermelha e sua língua estava Vermelha, com fissura profunda no Coração e quase totalmente sem revestimento. Seu pulso era Fino e Rápido.

Diagnóstico   Língua e pulso indicam clara condição de deficiência de *Yin* (língua sem revestimento) com Calor por Deficiência (língua vermelha). Fissura no Coração, palpitações e ansiedade indicam que a deficiência de *Yin* está afetando o Coração; tontura, tinidos e sudorese noturna indicam que o Rim também estava afetado.

Em seu caso, portanto, a ansiedade é proveniente não apenas do Coração, mas também do Rim (medo). Sinto que sua ansiedade era majoritariamente de origem constitucional; a fissura profunda no Coração levou-me a tal conclusão. Tais pacientes são muito difíceis de tratar, pois a ansiedade está inserida em suas constituições mental e emocional. Olhar em seus olhos ainda me levou a acreditar que sua ansiedade também podia ser proveniente do sentimento de culpa, porém a paciente não se mostrou com vontade de discutir esse fato.

Tratamento   Escolhi a fórmula *Tian Wang Bu Xin Dan* (Pílula do Imperador Celestial para Tonificar o Coração), pois servia perfeitamente aos padrões de sua configuração, isto é, deficiência de *Yin* do Coração e do Rim com Calor por Deficiência do Coração. Utilizei a seguinte variação desta fórmula:

- *Sheng Di Huang* (*Radix Rehmanniae*): 6g.
- *Mai Men Dong* (*Radix Ophiopogonis*): 6g.
- *Tian Men Dong* (*Radix Asparagi*): 6g.
- *Ren Shen* (*Radix Ginseng*): 6g.
- *Fu Ling* (*Poria*): 9g.
- *Wu Wei Zi* (*Fructus Schisandrae*): 4g.
- *Dang Gui* (*Radix Angeliacae sinensis*): 6g.
- *Dan Shen* (*Radix Salviae miltiorrhizae*): 6g.
- *Suan Zao Ren* (*Semen Ziziphi spinosae*): 6g.
- *Bai Zi Ren* (*Semen Platycladi*): 6g.
- *Yuan Zhi* (*Radix Polygalae*): 6g.
- *Lian Zi Xin* (*Plumula Nelumbinis*): 6g.
- *Jie Geng* (*Radix Platycodi*): 3g.

Também tratei esta paciente com acupuntura e selecionei pontos do seguinte grupo: C-7 (*Shenmen*), PC-7 (*Daling*), DU-24 (*Shenting*), REN-15 (*Jiuwei*), E-36 (*Zusanli*), BP-6 (*Sanyinjiao*), REN-4 (*Guanyuan*) e R-3 (*Taixi*).

Tratei esta paciente por mais de um ano com acupuntura e fitoterapia. Ela teve melhora digna de nota, com redução memorável em seus níveis de ansiedade. No entanto, nunca pôde se livrar completamente da ansiedade. Isso é provavelmente em decorrência do fato desta ser constitucional. Parei, portanto, o tratamento, mas a aconselhei a voltar a cada 3 a 4 meses, a fim de realizar alguns tratamentos, conselho que a paciente aceitou.

Caso Clínico

Uma mulher de 42 anos de idade sofria de ansiedade desde o nascimento de seu segundo filho, cinco anos antes. Sua ansiedade era leve, mas constante e incapacitante. Apresentava vaga sensação de ansiedade sem ser capaz de qualificar a causa ou o seu objeto. Também dormia muito mal.

Sua saúde era boa, sem contar que se queixava de palpitações, visão turva e sensação de formigamento nos membros. Sua língua apresentava-se Pálida e seu pulso, Áspero.

Diagnóstico   Este é um claro exemplo de ansiedade proveniente de deficiência do Sangue do Coração, que foi evidenciado por ansiedade, insônia e palpitações. Havia alguma deficiência do Sangue do Fígado, evidenciada por visão turva e formigamento. Língua e pulso confirmam deficiência do Sangue.

No seu caso, a deficiência de Sangue surgiu depois do nascimento de seu segundo filho; esta é a causa comum de deficiência de Sangue em mulheres, podendo também gerar depressão pós-natal.

Tratamento   Tratei esta paciente primariamente com acupuntura e fitoterapia. Os pontos selecionados utilizados foram os seguintes:

- REN-4 (*Guanyuan*), E-36 (*Zusanli*), F-8 (*Ququan*) e BP-6 (*Sanyinjiao*) para nutrir Sangue do Fígado.
- C-7 (*Shenmen*) para nutrir Sangue do Coração.
- DU-24 (*Shenting*) e REN-15 (*Jiuwei*) para acalmar a Mente.

Além da acupuntura, utilizei o remédio dos Três Tesouros Acalmar o *Shen*, que nutre Sangue do Fígado e do Coração e acalma a Mente.

Tratei-a por nove meses, após os quais sua ansiedade estava completamente aliviada.

Caso Clínico

Uma mulher de 50 anos de idade sofria de ansiedade há muito tempo. Sentia ansiedade durante o dia, e seu sono era bom. Preocupava-se muito facilmente com as menores coisas.

Ela tinha excesso de peso e se sentia facilmente com frio. Sofria de dor lombar e tontura; sua micção era frequente e sua urina, pálida.

Questionei acerca de sua vida profissional, e ela estava com sobrecarga de trabalho há muitos anos, saindo de casa cedo, pela manhã, e voltando à noite. Sua língua apresentava-se Pálida e seu pulso Fraco e Profundo, particularmente nas posições Posteriores.

Diagnóstico   Nesse caso, a ansiedade é claramente proveniente da deficiência do Rim e, especificamente, do *Yang* do Rim. O medo é a emoção que pertence ao Rim.

Tratamento   Tratei esta paciente com combinação de acupuntura e fitoterapia. Os pontos de acupuntura que utiizei foram selecionados entre os seguintes:

- REN-4 (*Guanyuan*) com moxa, B-23 (*Shenshu*), R-7 (*Fuliu*), R-3 (*Taixi*) para tonificar *Yang* do Rim.
- DU-24 (*Shenting*) e REN-15 (*Jiuwei*) para acalmar a Mente.

Também utilizei o remédio dos Três Tesouros Fortalecer a Raiz, que é uma variação do *You Gui Wan* (Pílula Restauradora do [Rim] Direito) para tonificar *Yang* do Rim.

Notas Finais

1. National Institute of Mental Health 2005 Online. Disponível em: http://www.nimh.nih.gov
2. Robins LN, Regier DA (eds) 1991 Psychiatric Disorders in America: the Epidemiologic Catchment Area Study. Free Press, New York.
3. Citado no Wang Yong Yan 2004 Zhong Yi Nei Ke Xue 中医内科学 [Chinese Internal Medicine]. People's Health Publishing House, Beijing, p. 265.
4. Citado em Zhang Bo Yu 1986 Zhing Yi Nei Ke Xue 中医内科学 [Internal Medicine in Chinese Medicine]. Shanghai Science Publishing House, Shanghai, p. 107.
5. Nanjing College of Traditional Chinese Medicine 1979 Nan Jing Jiao Shi 难经校释 [A Revised Explanation of the Classic of Difficulties]. People's Health Publishing House, Beijing, p. 73-74. Publicado pela primeira vez em *c.* 100 d.C.
6. Wang Luo Zhen 1985 Qi Jing Ba Mai Kao Jiao Zhu 奇经八脉考校注 [A Compilation of the Study of the Eight Extraordinary Vessels]. Shanghai Science Publishing House, Shanghai, p. 60. O *Estudo dos Oito Vasos Extraordinários* foi escrito por Li Shi Zhen e foi publicado pela primeira vez em 1578.
7. Ibid., p. 61.
8. 1982 Lei Jing 类经 [Classic of Categories]. People's Health Publishing House, Beijing, p. 281. O *Classic of Categories* foi escrito por Zhang Jie Bin e foi publicado pela primeira vez em 1624.
9. 1979 Huang Di Nei Jing Su Wen 黄帝内经素问 [The Yellow Emperor's Classic of Internal Medicine – Simple Questions]. People's Health Publishing House, Beijing, p. 222. Publicada pela primeira vez em *c.* 100 a. C.
10. National Institute of Mental Health Genetics Workgroup 1998 Genetics and mental disorders. National Institutes of Health Publication n. 98-4268, NIMH, Rockville.
11. Citado no Chinese Internal Medicine, p. 270.
12. Ibid., p. 270.
13. Ibid., p. 270.
14. Ibid., p. 270.
15. Dr Zhang Ming Jiu, comunicação pessoal, Nanjing, 1982.
16. Dr Zhang Ming Jiu, comunicação pessoal, Nanjing, 1982.
17. Cheng Bao Shu 1988 Zhen Jiu Da Ci Dian 针灸大辞典 [Great Dictionary of Acupuncture]. Beijing Science Publishing House, Beijing, p.11.
18. Jiao Shun Fa 1987 Zhong Guo Zhen Jiu Qiu Zhen 中国针灸求真 [An Enquiry into Chinese Acupuncture]. Shanxi Science Publishing House, p. 52.
19. Yue Han Zhen 1990 Jing Xue Jie 经穴解 [An Explanation of the Acupuncture Points]. People's Health Publishing House, Beijing, p. 334. Originalmente publicado em 1654.

978-85-7241-817-1

Capítulo 15

失眠 Insônia (Sonolência, Memória Debilitada)

CONTEÚDO DO CAPÍTULO

Insônia (Sonolência, Memória Debilitada)   342

Etiologia   343
Preocupação   343
Raiva   343
Sobrecarga de Trabalho   343
"Timidez da Vesícula Biliar"   344
Dieta Irregular   344
Parto   344
Calor Residual   344
Atividade Sexual Excessiva   344

Patologia   344

Diagnóstico   346
Sono   346
Sonhos   346
Posições ao Dormir   346
Ronco   347

Identificação de Padrões e Tratamento   347
Agitação do Fogo do Fígado   347
Agitação do Fogo do Coração   348
Fleuma-Calor Perturbando a Mente   349
Estagnação do *Qi* do Coração   350
Estagnação do Sangue do Coração   351
Calor Residual no Diafragma   351
Retenção de Alimento   352
Deficiência do Sangue do Coração e do Baço   352
Deficiência do *Yin* do Coração   354

Coração e Rim Não Harmonizados   354
Deficiência do Coração e da Vesícula Biliar   355
Deficiência do *Yin* do Fígado   356

Literatura Chinesa Moderna   357

Experiências Clínicas   360
Acupuntura   360
Fitoterapia   361

Estatísticas de Pacientes   362

Apêndice 1 do Capítulo: Sonolência   362

Identificação de Padrões e Tratamento   363
Umidade Obstruindo o Cérebro   363
Fleuma Obscurecendo o Cérebro   363
Deficiência do Baço   364
Deficiência do *Yang* do Rim
  (Deficiência do Mar da Medula)   364

Apêndice 2 do Capítulo: Memória Debilitada   365

Etiologia   365
Preocupação e Excesso de Pensamento   365
Sobrecarga de Trabalho e Atividade
  Sexual Excessiva   365
Parto   365
Tristeza   365
Drogas "Recreativas"   366

Identificação de Padrões e Tratamento   366
Deficiência de Baço   366
Deficiência da Essência do Rim   366
Deficiência do Coração   367

> **Insônia**
>
> *Excesso*
> - Agitação do Fogo do Fígado
> - Agitação do Fogo do Coração
> - Fleuma-Calor perturbando a Mente
> - Estagnação do Qi do Coração
> - Estagnação do Sangue do Coração
> - Calor residual no diafragma
> - Retenção de Alimento
>
> *Deficiência*
> - Deficiência do Sangue do Coração e do Baço
> - Deficiência do Yin do Coração
> - Coração e Rim não harmonizados
> - Deficiência do Coração da Vesícula Biliar
> - Deficiência do Yin do Fígado
>
> *Sonolência*
> - Umidade obstruindo o cérebro
> - Fleuma obscurecendo o cérebro
> - Deficiência do Baço
> - Deficiência do Yang do Rim (deficiência do Mar de Medula)
>
> *Memória Debilitada*
> - Deficiência de Baço
> - Deficiência da Essência do Rim
> - Deficiência do Coração

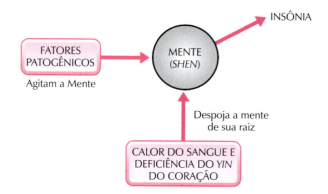

Figura 15.1 – Patologia da insônia.

Insônia (Sonolência, Memória Debilitada)

O termo "insônia" abrange vários problemas diferentes, tais como incapacidade de adormecer com facilidade, acordar durante a noite, sono intranquilo, acordar muito cedo e sono perturbado pela presença de sonhos.

Quantidade e qualidade do sono dependem, evidentemente, do estado da Mente (*Shen*). A Mente está enraizada no Coração, especificamente no Sangue do Coração e no *Yin* do Coração. Se o Coração estiver saudável e o Sangue abundante, a Mente fica devidamente enraizada e o sono será saudável. Se o Coração estiver deficiente ou agitado por fatores patogênicos como o Fogo, a Mente não fica devidamente enraizada e o sono será afetado (Fig. 15.1).

Como sempre ocorre na medicina chinesa, há uma inter-relação entre corpo e Mente. Por um lado, a deficiência do Sangue ou o fator patogênico, como o Fogo, pode afetar a Mente; por outro lado, o estresse emocional afetando a Mente pode causar desarmonia os órgãos internos.

Se a desarmonia dos órgãos internos, em decorrência de deficiência ou excesso, afeta Sangue e Essência, esse fato influencia a Mente. Uma vez que Essência e *Qi* são a raiz da Mente (os "Três Tesouros"), a Mente não terá residência, resultando em insônia. O *Questões Simples* (*Su Wen*), no capítulo 46, declara[1]:

Quando um indivíduo deita e não consegue dormir, [isso significa que] os órgãos Yin estão prejudicados, [de forma que] a Essência não tem residência e não está sossegada e o indivíduo não consegue dormir.

Ver Figura 15.2.

Em se tratando de sono, a Mente não é a única faculdade mental e espiritual envolvida. A Alma Etérea (*Hun*) também desempenha um papel importante na fisiologia e na patologia do sono, e duração e qualidade do sono são relacionadas com seu estado (ver Cap. 9). Em particular, a Alma Etérea controla os sonhos e, portanto, o sono perturbado pela presença de sonhos é, com frequência, decorrente de uma desarmonia da Alma Etérea.

Se a Alma Etérea estiver bem enraizada no Fígado (Sangue do Fígado ou *Yin* do Fígado), o sono é normal, profundo e sem muitos sonhos. Se *Yin* do Fígado ou Sangue do Fígado estiverem deficientes, a Alma Etérea será privada de sua residência e vagueará à noite, causando sono intranquilo acompanhado de muitos sonhos fatigantes. Tang Zong Hai afirma: *"À noite, durante o sono, a Alma Etérea retorna ao Fígado; se a Alma Etérea não estiver em paz, ocorrem muitos sonhos"*[2].

A Alma Etérea é afetada não apenas por deficiência do Fígado, porém também por qualquer fator patogênico (como Fogo ou Vento) agitando o Fígado. O *Complete Book of Jing Yue* (1624) de Zhang Jing Yue diz: *"Estafa, preocupação e pensamento excessivo prejudicam Sangue e fluidos, de tal forma que Mente e Alma Etérea são privadas de residência, resultando em insônia"*[3]. Comenta ainda: *"Preocupação e pensamento excessivo prejudicam o Baço, de tal forma que ele não pode fabricar Sangue, resultando em insônia"*[4].

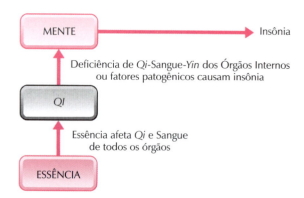

Figura 15.2 – Três Tesouros (*Jing-Qi-Shen*) e sono.

Outro órgão e aspecto mental e espiritual que influenciam o sono são Rim e Força de Vontade (*Zhi*). Traduzo *Zhi* como "Força de Vontade", porém *Zhi* também compreende outros aspectos da psique. *Zhi* é a raiz da Mente (*Shen*), e controla memória e sono. Assim, quando Rim e *Zhi* estiverem deficientes, o indivíduo pode dormir mal; em particular, pode acordar com frequência durante a noite.

> **Nota Clínica**
>
> ▪ O sono depende do seguinte:
>   – Coração e Mente (*Shen*): B-44 (*Shentang*)
>   – Fígado e Alma Etérea (*Hun*): B-47 (*Hunmen*)
>   – Rim e Força de Vontade (*Zhi*): B-52 (*Zhishi*)

Quando o paciente queixa-se de pouco sono, deve-se averiguar se a condição é de fato insônia ou trata-se de incapacidade de dormir bem, devido a outras causas externas ou temporárias. Por exemplo, mudança repentina no clima, *jet lag*, quarto muito quente ou muito frio, beber muito chá ou café, perturbação emocional ou preocupação sobre algo específico podem fazer com que o indivíduo durma mal, porém tal situação não pode ser definida como "insônia". De fato, uma vez eliminada as causas anteriormente descritas, o indivíduo passa a dormir bem. Também, não se pode diagnosticar insônia quando sono for perturbado por outras condições médicas, tais como asma, dor (por exemplo, em ombros, quadris ou costas) ou prurido proveniente de doença cutânea; em tais casos, o sono é resgatado quando a doença correspondente for tratada com sucesso.

Deve ser lembrado que pelo fato de, em idosos, haver declínio fisiológico do *Qi* e do Sangue, eles precisam regularmente de menos sono que os mais jovens. O capítulo 18 do *Eixo Espiritual* declara[5]:

Os jovens têm Qi *e Sangue abundantes... [de forma que] são energéticos durante o dia e dormem bem à noite. Os idosos têm declínio de* Qi *e Sangue... [de forma que] são menos ativos durante o dia e não podem dormir à noite.*

Finalmente, de acordo com a visão da medicina tradicional chinesa, a melhor posição para dormir é deitar sobre o lado direito, com as pernas levemente dobradas, o braço direito dobrado e descansando em frente ao travesseiro, e o braço esquerdo repousando sobre a coxa esquerda. De acordo com esse ponto de vista, esta posição permite que o coração fique em uma posição alta, de tal forma que Sangue possa circular livremente; permite que o fígado fique numa posição mais baixa, de forma que Sangue possa ser coletado, enraizando a Alma Etérea para promover sono; e permite que estômago e duodeno fiquem em posição tal que facilitem o movimento descendente de alimento.

A insônia será discutida de acordo com os seguintes tópicos:

- Etiologia.
- Patologia.
- Diagnóstico.
- Identificação de padrões e tratamento.
- Literatura chinesa moderna.
- Experiências clínicas.
- Estatísticas de pacientes.

Etiologia

Preocupação

Muita preocupação prejudica Baço, Pulmão e Coração. Quando Baço está deficiente, não pode produzir Sangue suficiente, e tal deficiência afeta Coração e Mente, a qual fica privada de sua residência.

A preocupação pode também prejudicar diretamente o Sangue do Coração, fazendo com que a Mente seja privada de sua residência, gerando, portanto, insônia. Em alguns casos, a preocupação pode gerar Calor do Coração (por estagnação do *Qi* do Coração), que perturba a Mente, podendo gerar insônia.

A preocupação causa estagnação do *Qi* do Coração e, com o passar do tempo, pode gerar estagnação de Sangue do Coração. O Sangue do Coração estagnado perturba a Mente, podendo gerar insônia (Fig. 15.3).

Raiva

A raiva tem um sentido amplo, incluindo frustração, ressentimento e irritação, gera a subida do *Yang* do Fígado ou do Fogo do Fígado. Ambos agitam a Alma Etérea, de maneira que esta não fique enraizada à noite no Fígado. Esse fato causa insônia e sono perturbado pela presença de sonhos.

Sobrecarga de Trabalho

Trabalhar muitas horas sem adequado repouso, trabalhar sob condições de estresse intenso, combinados com dieta

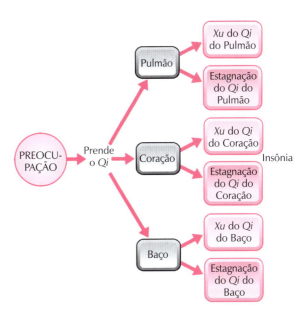

Figura 15.3 – Preocupação e insônia.

irregular, enfraquecem o *Yin* do Rim. Quando *Yin* do Rim apresenta-se deficiente durante longo período, falha em nutrir o *Yin* do Coração, de forma que se desenvolve Calor por Deficiência no Coração. Tal situação ocorre especialmente quando o indivíduo se preocupa muito.

O mesmo padrão pode ser resultado do processo contrário. Estresse emocional intenso por muito tempo pode gerar a formação de Fogo do Coração que se inflama ascendentemente e falha ao se comunicar descendentemente com o Rim. Por outro lado, o Fogo excessivo prejudica o *Yin* e pode gerar deficiência do *Yin* do Rim. O resultado final é uma condição similar: Coração e Rim não harmonizados. Esta é uma causa comum de insônia na velhice.

"Timidez da Vesícula Biliar"

Uma fraqueza constitucional de Coração e Vesícula Biliar pode dar origem a um caráter tímido. A Vesícula Biliar é a mãe do Coração e um indivíduo cuja Vesícula Biliar seja fraca será tímido, medroso, indeciso e com falta de autoassertividade. O idioma chinês confirma essa associação entre Vesícula Biliar e timidez, "Vesícula Biliar grande" significa "corajoso", ao passo que "Vesícula Biliar pequena" significa "tímido" ou "covarde".

Essa deficiência constitucional do Coração e da Vesícula Biliar causa insônia, especialmente fazendo com que o indivíduo acorde cedo.

Dieta Irregular

Dieta irregular, comer em demasia ou comer grandes quantidades de alimentos gordurosos e quentes podem gerar formação de Fleuma-Calor no Estômago, que perturba a Mente, conduzindo à insônia.

Parto

Uma grande perda de sangue durante o parto pode induzir deficiência do Sangue do Fígado. Esta deficiência também pode ocorrer não porque a perda de sangue tenha sido substancial, mas por uma condição preexistente de deficiência de Sangue. Nas duas condições, ela causa deficiência do Sangue do Fígado muito repentina e grave. A Alma Etérea despojada de sua residência, vagueia à noite, causando insônia e excesso de sonhos.

Por outro lado, como o Fígado é a mãe do Coração, uma deficiência do Sangue do Fígado pode induzir à deficiência do Sangue do Coração: a Mente é privada de sua residência e vagueia à noite, causando insônia.

Calor Residual

Durante invasão de Vento-Calor, o fator patogênico pode progredir no Interior e dar origem a Calor interior. Se o Calor não for eliminado devidamente, o indivíduo pode apresentar recuperação aparente, porém o Calor residual fica no corpo. Diz-se que este Calor aloja-se no diafragma, onde perturba o Coração, podendo gerar insônia.

Este Calor residual no diafragma é frequentemente a causa de insônia e inquietação mental em pacientes que sofrem de síndrome da fadiga crônica.

Atividade Sexual Excessiva

Atividade sexual excessiva aplica-se mais aos homens que às mulheres. O esperma (chamado de *Tian Gui*) é a manifestação direta da Essência do Rim. Se a atividade sexual for tão frequente que não permite que a Essência do Rim seja preenchida e forme esperma rápido o suficiente, ela é definida como atividade sexual "excessiva." Esse fato gera deficiência do Rim (que pode ser de *Yang* ou *Yin*) e deficiência da Força de Vontade (*Zhi*): *Zhi* não enraíza a Mente, podendo resultar em insônia.

A atividade sexual excessiva raramente é uma causa de doença nas mulheres, uma vez que, nas mulheres, o *Tian Gui* (uma manifestação da Essência) é o sangue menstrual e os óvulos, e estes não são perdidos durante atividade sexual da mesma maneira como o esperma é perdido nos homens.

> **Resumo**
>
> **Etiologia**
> - Preocupação
> - Raiva
> - Sobrecarga de trabalho
> - "Timidez da Vesícula Biliar"
> - Dieta irregular
> - Parto
> - Calor residual
> - Atividade sexual excessiva

Patologia

A patologia da insônia (como a de muitas outras doenças) gira em torno de excesso e deficiência. Condições de deficiência envolvem normalmente deficiência do Sangue ou do *Yin*, privando Mente e/ou Alma Etérea de sua residência; as condições de excesso envolvem fator patogênico (normalmente Calor/Fogo ou estagnação de Sangue) agitando a Mente e/ou a Alma Etérea. Em outras palavras, Mente e Alma Etérea podem ficar inquietas pelo fato de não estarem enraizadas no Coração e no Sangue do Fígado, respectivamente, ou em virtude de um fator patogênico as estar agitando. Os vários fatores etiológicos e as patologias podem ser resumidos em um diagrama (Fig. 15.4).

Conforme podemos observar no diagrama, as condições de deficiência que causam insônia ocorrem, em sua maioria, em Coração, Baço, Fígado e Rim; ao passo que as condições de excesso ocorrem em Fígado e Estômago.

Preocupação e excesso de pensamento podem enfraquecer Sangue do Coração, de forma que a Mente seja privada de sua residência e o indivíduo não consiga dormir. Em algumas pessoas, preocupação, ansiedade e excesso de pensamento não geram deficiência do Sangue do Coração, porém Fogo do Coração. Isto também é decorrente de tendência constitucional a excesso de *Yang*. Fogo do Coração inflama-se ascendentemente para agitar a Mente, resultando em insônia.

Preocupação, excesso de pensamento, tristeza, aflição e culpa podem gerar estagnação do *Qi* do Coração; estagnação do *Qi* obstrui o Coração, de forma que este não

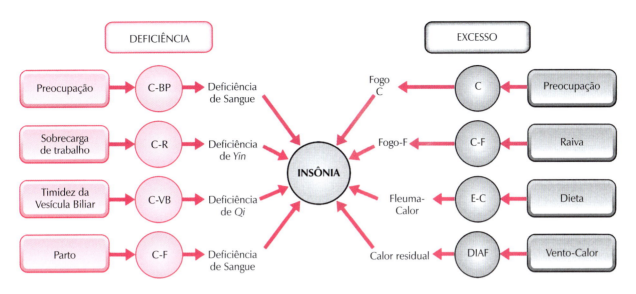

Figura 15.4 – Etiologia e patologia da insônia. BP = Baço-Pâncreas; C = Coração; DIAF = diafragma; E = Estômago; F = Fígado; R = Rim; VB = Vesícula Biliar.

consegue abrigar a Mente, gerando insônia. As mesmas emoções, a longo prazo, podem gerar estagnação do Sangue do Coração; o Sangue estagnado no Coração impede que este abrigue a Mente, resultando em insônia.

Quando *Yin* do Rim estiver deficiente por longo período, ele falha em nutrir *Yin* do Coração, de forma que Coração desenvolve Calor por Deficiência. Esse quadro ocorre especialmente quando o indivíduo se preocupa muito. Esse padrão também é chamado de "Coração e Rim não harmonizados".

O mesmo padrão pode ser resultado do processo contrário. O estresse emocional grave por longo período pode gerar formação de Fogo do Coração, que se inflama ascendentemente e não se comunica descendentemente com o Rim. Por outro lado, o Fogo excessivo prejudica o *Yin*, podendo gerar deficiência do *Yin* do Rim. O resultado final é uma condição similar: Coração e Rim não são harmonizados. Essa é uma causa comum de insônia em idosos.

A subida do *Yang* do Fígado ou do Fogo do Fígado pode causar insônia, especialmente em jovens ou pessoas de meia-idade. Deficiência constitucional de Coração e Vesícula Biliar causa insônia, especialmente acordar muito cedo.

Fleuma-Calor no Estômago perturba a Mente, gerando insônia. Perda de Sangue causa deficiência muito repentina e grave de Sangue do Fígado. Privada de sua residência, a Alma Etérea flutua à noite, causando insônia e sonhos excessivos. Deficiência do Sangue do Fígado muitas vezes induz à deficiência do Sangue do Coração, que também priva a Mente de sua residência e produz insônia.

O Calor residual aloja-se no diafragma, onde perturba o Coração e pode gerar insônia.

Retenção de Alimento no Estômago pode afetar o Coração, em decorrência da íntima relação entre estes dois órgãos, resultando em insônia. Esta é uma causa comum de insônia, especialmente em crianças.

Acupuntura

A partir da perspectiva do sistema de canais, a insônia é decorrente de desequilíbrio da interconexão entre *Yin* e *Yang*. *Yang-Qi* e *Yin-Qi* devem estar harmonizados, fluindo um ao outro em um ciclo diário. *Qi* Defensivo flui no *Yang* durante o dia e no *Yin* durante a noite. Se permanecer no *Yang* durante a noite e também durante o dia, o indivíduo não consegue dormir. O *Eixo Espiritual*, no capítulo 80, comenta[6]:

Se o Qi *Defensivo não penetra no* Yin *à noite e permanece no* Yang, *o* Yang-Qi *torna-se excessivo, e se no Vaso* Yang *do Caminhar (*Yang Qiao Mai*) há excesso, o* Yin *torna-se deficiente e os olhos não podem se fechar.*

Por essa razão, os pontos de partida dos Vasos *Yang* e *Yin* do Caminhar (*Yang* e *Yin Qiao Mai*), ou seja, B-62 (*Shenmai*) e R-6 (*Zhaohai*), respectivamente, podem ser empregados em combinação com B-1 (*Jingming*) para tratar insônia (ver adiante).

> **Resumo**
>
> **Patologia**
> - A patologia da insônia (como a de muitas outras doenças) gira em torno de excesso e deficiência
> - Condições de deficiência envolvem deficiência do Sangue ou do *Yin*
> - Condições de excesso envolvem fator patogênico (normalmente Calor/Fogo ou estagnação de Sangue)
> - Condições de deficiência ocorrem principalmente em Coração, Baço, Fígado e Rim
> - Condições de excesso ocorrem em Fígado e Estômago
> - Deficiência do Sangue do Coração priva a Mente de sua residência e o indivíduo não consegue dormir
> - Estagnação de *Qi* ou estagnação de Sangue do Coração pode causar insônia
> - Fogo do Coração agita a Mente, gerando insônia
> - *Yin* do Rim deficiente falha ao nutrir o *Yin* do Coração, de forma que o Coração desenvolve Calor por Deficiência

346 Insônia (Sonolência, Memória Debilitada)

- Subida do *Yang* do Fígado ou Fogo do Fígado pode causar insônia, especialmente em jovens ou pessoas de meia-idade
- Deficiência constitucional de Coração e Vesícula Biliar causa insônia, especialmente acordar muito cedo
- Fleuma-Calor no Estômago perturba a Mente, gerando insônia
- Perda de Sangue causa deficiência muito repentina e grave de Sangue do Fígado e insônia
- Calor residual aloja-se no diafragma, onde perturba o Coração e pode gerar insônia
- Retenção de Alimento obstrui o Estômago e afeta Coração e Mente, causando insônia

Diagnóstico

Sono

Ao questionar um paciente sobre insônia, é importante estabelecer com clareza qual é o problema principal.

Dificuldade em adormecer geralmente indica deficiência do Sangue, ao passo que adormecer com facilidade, mas acordar muitas vezes durante a noite denota deficiência de *Yin*. Entretanto, esta não é uma regra rígida. É claro que as duas condições podem coexistir; em tal caso, o indivíduo apresenta dificuldade de adormecer e acorda durante a noite.

Acordar muito cedo indica deficiência de Coração e Vesícula Biliar.

Sonhos

No que diz respeito aos sonhos, eles podem ser provenientes do vaguear da Mente e/ou da Alma Etérea à noite. Uma determinada quantidade de sonhos é, portanto, normal. Os livros chineses antigos não definem o que é sonho "normal". Diria que "sonhos excessivos" incluem certamente pesadelos; também considero que envolvem sonhos ansiosos ou sonhos de estar zangado. Finalmente, sonho também é excessivo quando o indivíduo sonha a noite toda e acorda esgotado pela manhã.

Os sonhos podem ser descritos como normais quando não provocam sono intranquilo, não são assustadores, não perturbam a Mente na manhã seguinte e não deixam o indivíduo muito cansado pela manhã; tais sonhos não constituem condição patológica.

Os clássicos antigos descrevem vários tipos de sonhos desagradáveis, tais como pesadelos, acordar gritando, sonambulismo e falar dormindo. Eles relacionaram o sonho com o vaguear da Alma Etérea à noite.

Quando o corpo físico de um indivíduo recebe algo, é real; quando a Mente recebe algo, produz sonhos. Quando a Mente é a escrava de objetos [isto é, objetos perseguidos], Alma Etérea e Alma Corpórea tornam-se inquietas, voam ao redor e, acumulando-se nos olhos, produzem sonhos. Apoderar-se [isto é, excesso de desejo] durante o dia produz sonho à noite.

Os sonhos excessivos podem ser provenientes de deficiência de Sangue ou de *Yin*. Sonhos assustadores, que fazem acordar, denotam deficiência da Vesícula Biliar e do Coração. Sonhos agitados são muitas vezes

provenientes de Fleuma-Calor que afeta Estômago e Coração. A seguir há uma lista de sonhos do *Questões Simples* e do *Eixo Espiritual*:

- Voar: deficiência no Aquecedor Inferior[7].
- Cair: plenitude no Aquecedor Inferior[8].
- Inundações e medo: excesso de *Yin*[9].
- Fogo: excesso de *Yang*[10].
- Matar e destruir: *Yin* e *Yang* ambos em excesso[11].
- Dar coisas: condição de excesso[12].
- Receber coisas: condição de deficiência[13].
- Estar com raiva: Fígado em excesso[14].
- Chorar, lamentar: Pulmão em excesso[15].
- Gritar: lombrigas nos intestinos[16].
- Ataque e destruição: solitária nos intestinos[17].
- Incêndios: deficiência do Coração[18].
- Erupções vulcânicas (se o sonho for no verão): deficiência de Coração[19].
- Rir: Coração em excesso[20].
- Montanhas, fogo e fumaça: deficiência do Coração[21].
- Cogumelos muito aromáticos: deficiência do Fígado[22].
- Deitar debaixo de uma árvore, sentindo-se incapaz de levantar (se o sonho for na primavera): deficiência do Fígado[23].
- Florestas em montanhas: deficiência do Fígado[24].
- Objetos brancos ou matanças sangrentas: deficiência do Pulmão[25].
- Batalhas e guerra (se o sonho for no outono): deficiência do Pulmão[26].
- Preocupação, medo, choro, voo: Pulmão em excesso[27].
- Voar e ver objetos estranhos feitos de ouro ou ferro: deficiência do Pulmão[28].
- Estar faminto: deficiência do Baço[29].
- Construir uma casa (se o sonho for no fim do verão): deficiência de Baço[30].
- Cantar e sentir-se muito peso: Baço em excesso[31].
- Abismos em montanhas e pântanos: deficiência do Baço[32].
- Nadar depois de um naufrágio: deficiência do Rim[33].
- Mergulhando em água e ficar assustado (se o sonho for no inverno): deficiência de Rim[34].
- Espinha sendo separada do corpo: Rim em excesso (isto é, Umidade no Rim)[35].
- Estar imerso em água: deficiência do Rim[36].
- Fazer uma refeição farta: deficiência do Estômago[37].
- Cidades grandes: deficiência de Intestino Delgado[38].
- Campos ao ar livre: deficiência do Intestino Grosso[39].
- Brigas, acusações, suicídio: deficiência da Vesícula Biliar[40].
- Viagens: deficiência da Bexiga[41].
- Atravessar o mar e ficar assustado: excesso de *Yin*[42].

Posições ao Dormir

Caso um indivíduo não consiga dormir em supino (deitar de costas), isso indica condição de excesso, muitas vezes de Pulmão ou Coração. O *Questões Simples*, no capítulo 46, afirma[43]:

O Pulmão é a "tampa" dos outros órgãos, quando o Qi do Pulmão está em excesso [isto é, obstruído por um fator patogênico], *canais e vasos sanguíneos estão cheios e o indivíduo não pode deitar de costas.*

Esta situação ocorre com frequência na asma, por exemplo, quando o Pulmão está obstruído por Fleuma.

Se um indivíduo pode dormir apenas de costas com os braços estendidos, isso indica condição de Calor. Caso durma sempre em posição inclinada, isso indica condição de deficiência, muitas vezes de Estômago.

Caso o indivíduo possa dormir *apenas* de um lado, isso indica que há deficiência de *Qi* e Sangue nesse lado do corpo ou excesso no lado contrário. Isso se aplica, em particular, ao Coração ou ao Pulmão e pode ser verificado no pulso. Rodando o dedo medial e lateralmente no pulso do Pulmão, pode-se sentir o estado do *Qi* no pulmão direito (lateralmente) e no esquerdo (medialmente). Se for sentido um desequilíbrio, o paciente só é capaz de dormir sobre o lado deficiente.

Ronco

Ronco é geralmente proveniente de Fleuma afetando o canal do Estômago e rebelião do *Qi* nos três canais *Yang* da perna. O capítulo 34 do *Questões Simples* declara[44]:

Aqueles que sofrem de Qi *rebelde não conseguem dormir bem e produzem respiração ruidosa* [ronco], *isto é decorrente do* Qi *rebelde dos canais* Yang *Brilhantes. Quando o* Qi *dos três canais* Yang *da perna não pode fluir descendentemente e se rebela ascendentemente, ele causa insônia e ronco.*

Resumo

Diagnóstico

Sono
- Dificuldade em adormecer geralmente indica deficiência de Sangue
- Acordar com frequência durante a noite denota deficiência de *Yin*
- Acordar cedo pela manhã indica deficiência de Coração e Vesícula Biliar

Sonhos
- Sonhos são decorrentes do vaguear da Mente e/ou da Alma Etérea à noite
- Sonhos excessivos podem ser provenientes da deficiência do *Yin*/Sangue do Fígado, do Fogo do Fígado ou do Fogo do Coração
- Sonhos assustadores, que fazem acordar, denotam deficiência de Vesícula Biliar e Coração
- Sonhos agitados são muitas vezes provenientes de Fleuma-Calor que afeta Estômago e Coração

Posições ao Dormir
- Incapacidade para dormir em supino (deitar de costas): condição de excesso
- Dormir de costas com os braços estendidos: condição de Calor
- Dormir em posição inclinada: condição de deficiência, muitas vezes do Estômago
- Dormir apenas em um lado: deficiência de *Qi* e Sangue naquele lado do corpo ou excesso no lado oposto

Ronco
- Ronco é geralmente proveniente de Fleuma afetando o canal do Estômago e da rebelião do *Qi* nos três canais *Yang* da perna

---

Identificação de Padrões e Tratamento

A distinção mais importante de insônia a ser feita é entre os tipos de excesso e deficiência. Os padrões principais são os seguintes:

Excesso
- Agitação do Fogo do Fígado.
- Agitação do Fogo do Coração.
- Fleuma-Calor perturbando a Mente.
- Estagnação do *Qi* do Coração.
- Estagnação do Sangue do Coração.
- Calor residual no diafragma.
- Retenção de Alimento.

Deficiência
- Deficiência do Sangue do Coração e do Baço.
- Deficiência do *Yin* do Coração.
- Coração e Rim não harmonizados.
- Deficiência do Coração e da Vesícula Biliar.
- Deficiência do *Yin* do Fígado.

Agitação do Fogo do Fígado

Manifestações de Clínicas

Sono intranquilo, sonhos desagradáveis, pesadelos, sonho com incêndios, irritabilidade, tendência a explosões de raiva, gosto amargo, dor de cabeça, face vermelha, sede, urina escura, fezes ressecadas e tontura.

Língua: Vermelha, mais vermelha nas laterais, com revestimento seco e amarelo.

Pulso: em Corda e Rápido.

Princípio de Tratamento

Drenar Fogo do Fígado, acalmar a Mente e assentar a Alma Etérea.

Acupuntura

978-85-7241-817-1

Pontos

F-2 (*Xingjian*), F-3 (*Taichong*), VB-44 (*Qiaoyin*), VB-12 (*Wangu*), VB-20 (*Fengchi*), BP-6 (*Sanyinjiao*), B-18 (*Ganshu*), DU-24 (*Shenting*), VB-13 (*Benshen*), VB-15 (*Toulinqi*), B-47 (*Hunmen*), B-62 (*Shenmai*) (sedado), B-1 (*Jingming*) (método neutro) e R-6 (*Zhaohai*) (tonificado). Utilizar método de sedação, não empregar moxa.

EXPLICAÇÃO
- F-2 é o principal ponto para drenar Fogo do Fígado.
- F-3 é acrescentado pelo fato de possuir efeito calmante sobre a Mente melhor que F-2.
- VB-44 elimina Calor do Fígado e da Vesícula Biliar, sendo específico para tratar sono perturbado pela presença de sonhos.
- VB-12 e VB-20 dominam *Qi* rebelde do Fígado e promove sono.
- BP-6 refresca o Sangue e acalma a Mente.
- B-18 regula Fígado e drena Fogo do Fígado.
- DU-24 e VB-13, em combinação, possuem efeito forte para acalmar a Mente e assentar a Alma Etérea em padrões do Fígado.

Insônia (Sonolência, Memória Debilitada)

- VB-15 é usado no lugar de VB-13 caso a Mente esteja demasiadamente ativa e o indivíduo não possa parar de pensar obsessivamente.
- B-47 enraíza a Alma Etérea no *Yin* do Fígado à noite, promovendo, portanto, o sono.
- B-62 (sedado), B-1 (método neutro) e R-6 (como tonificação) harmonizam o fluxo dos Vasos *Yin* e *Yang* do Caminhar (*Yin* e *Yang Qiao Mai*) para os olhos e promovem o sono. O Vaso *Yin* do Caminhar carrega *Yin-Qi*, e o Vaso *Yang* do Caminhar carrega *Yang-Qi* aos olhos. Se o *Yang-Qi* estiver em excesso, ele não poderá fluir de volta ao *Yin* à noite, fazendo com que os olhos permaneçam abertos à noite, resultando em insônia. O oposto causaria sonolência. O *Eixo Espiritual,* no capítulo 21, diz[45]:

Yin e Yang dos Vasos Yin e Yang do Caminhar se interligam: o Yang penetra no Yin, o Yin sai na direção do Yang e os dois se encontram no canto dos olhos. Quando o Yang-Qi está em excesso, os olhos permanecem abertos; quando o Yin-Qi está em excesso, os olhos permanecem fechados.

Estes pontos podem ser utilizados para tratar quaisquer outros tipos de insônia por Excesso.

Fitoterapia

Prescrição

Variação de *LONG DAN XIE GAN TANG* – Variação da Decocção de *Gentiana* para Drenar o Fígado.

Modificações

- Se os sinais e sintomas de Fogo forem tão evidentes (ausência de sede e de gosto amargo, urina não escura, fezes não ressecadas), retirar *Huang Qin* e *Shan Zhi Zi.*
- Caso houver sintomas de subida do *Yang* do Fígado (dores de cabeça frequentes, tontura, tinido), acrescentar *Tian Ma* (*Rhizoma Gastrodiae*).

Remédio dos Três Tesouros

Drenar o Fogo Drenar o Fogo é uma variação de *Long Dan Xie Gan Tang*; ela drena Fogo do Fígado e acalma a Mente. A fórmula original foi modificada para drenar também o Fogo do Coração.

Assentar a Alma *Assentar a Alma* também é uma variação de *Long Dan Xie Gan Tang*; drena o Fogo do Fígado e também resolve a Fleuma.

Resumo

Agitação do Fogo do Fígado

Pontos

- F-2 (*Xingjian*), F-3 (*Taichong*), VB-44 (*Qiaoyin*), VB-12 (*Wangu*), VB-20 (*Fengchi*), BP-6 (*Sanyinjiao*), B-18 (*Ganshu*), DU-24 (*Shenting*), VB-13 (*Benshen*), VB-15 (*Toulinqi*), B-47 (*Hunmen*), B-62 (*Shenmai*) (sedado), B-1 (*Jingming*) (método neutro) e R-6 (*Zhaohai*) (tonificado). Utilizar método de sedação, não empregar moxa

---

Fitoterapia

Prescrição

- Variação de *LONG DAN XIE GAN TANG* – Variação de Decocção de *Gentiana* para Drenar o Fígado

Remédio dos Três Tesouros

- Drenar o Fogo
- Assentar a Alma

Agitação do Fogo do Coração

Manifestações Clínicas

Acordar durante a noite, pesadelos, sonhar com voos, inquietação mental, gosto amargo, sede, úlceras linguais e palpitações.

Língua: Vermelha, mais vermelha na ponta, com pontos vermelhos, revestimento amarelo.

Pulso: Rápido e Transbordante na posição Anterior esquerda.

Princípio de Tratamento

Drenar o Fogo do Coração, acalmar a Mente.

Acupuntura

Pontos

C-8 (*Shaofu*), C-7 (*Shenmen*), BP-6 (*Sanyinjiao*), IG-11 (*Quchi*), REN-15 (*Jiuwei*), DU-19 (*Houding*), B-15 (*Xinshu*), B-44 (*Shentang*). Utilizar método de sedação. Não utilizar moxa.

Explicação

- C-8 drena Fogo do Coração.
- C-7 acalma a Mente e promove o sono.
- BP-6 refresca o Sangue e acalma a Mente.
- IG-11 é usado caso ocorram sinais gerais pronunciados de Fogo.
- REN-15 desobstrui o Coração, acalma a Mente e promove o sono.
- DU-19, em combinação com REN-15, acalma a Mente e promove o sono.
- B-15 drena o Fogo do Coração.
- B-44 acalma a Mente e promove o sono.

Fitoterapia

Prescrição

XIE XIN TANG – Decocção para Drenar o Coração.

Explicação Essa fórmula drena o Fogo do Coração por meio do movimento descendente. É adequada apenas se houver Fogo por Excesso sem quaisquer sinais de deficiência de *Yin*. Uma condição importante para o uso dessa fórmula é que a língua possua revestimento espesso, seco e amarelo.

Prescrição

DAO CHI SAN – Pó para Eliminar a Vermelhidão.

Explicação Essa fórmula difere da anterior, pois além de drenar Fogo do Coração, ainda refresca Sangue e nutre *Yin* (por incluir *Sheng Di Huang*). É adequada, portanto, para tratar casos em que o Fogo tenha começado a prejudicar o *Yin*. A língua seria Vermelha com revestimento amarelo, embora esse revestimento possa ser sem raiz ou ausente em áreas específicas.

MODIFICAÇÕES
- Outras versões dessa fórmula incluem *Deng Xin Cao* (*Medula Junci*) para eliminar Calor do Coração e acalmar a Mente.
- Para aumentar o efeito promotor do sono desta fórmula e da anterior, acrescentar *Ye Jiao Teng* (*Caulis Polygoni multiflori*), *Fu Shen* (*Sclerotium Poriae pararadicis*) e *Yuan Zhi* (*Radix Polygalae*).

Resumo

Agitação do Fogo do Coração

Pontos

- C-8 (*Shaofu*), C-7 (*Shenmen*), BP-6 (*Sanyinjiao*), IG-11 (*Quchi*), REN-15 (*Jiuwei*), DU-19 (*Houding*), B-15 (*Xinshu*), B-44 (*Shentang*). Utilizar método de sedação. Não utilizar moxa

Fitoterapia

Prescrição

- *XIE XIN TANG* – Decocção para Drenar o Coração

Prescrição

- *DAO CHI SAN* – Pó para Eliminar a Vermelhidão

Fleuma-Calor Perturbando a Mente

Manifestações Clínicas

Sono intranquilo, debater-se durante o sono, sonhos desagradáveis, pesadelos, sensação de peso, tontura, sensação de opressão no tórax, náusea, ausência de apetite, palpitações, sensação de calor, catarro na garganta, inquietação mental e gosto pegajoso.

Língua: Vermelha com revestimento pegajoso e amarelo. Fissura do Coração (ou combinação de fissura de Estômago e Coração) com revestimento amarelo pegajoso e áspero dentro dela.

Pulso: Deslizante e Rápido.

Este padrão é decorrente de Fleuma-Calor do Estômago e do Coração com *Qi* do Estômago se rebelando ascendentemente. Quando a Fleuma estiver presente, o *Qi* do Estômago se rebelando para cima levará Fleuma e Calor ao Aquecedor Superior para perturbar Coração e Mente, causando, por conseguinte, insônia. Em casos graves, essa condição causa doença mental. O *Questões Simples*, no capítulo 34, afirma: "*O Estômago é o Mar dos cinco órgãos Yin e dos seis órgãos Yang, seu Qi deve descender; quando o Qi do Estômago rebela-se ascendentemente... não se consegue dormir*"[46].

Princípio de Tratamento

Eliminar Calor, resolver Fleuma e acalmar Mente.

Acupuntura

Pontos

E-40 (*Fenglong*), REN-12 (*Zhongwan*), REN-9 (*Shuifen*), BP-9 (*Yinlingquan*), B-20 (*Pishu*), IG-11 (*Quchi*), E-8 (*Touwei*), VB-12 (*Wangu*), BP-6 (*Sanyinjiao*), E-45 (*Lidui*), BP-1 (*Yinbai*). Utilizar método de sedação, com exceção dos pontos REN-12 e B-20, que devem ser tonificados. Não usar moxa, exceto no ponto E-45 (ver a seguir).

EXPLICAÇÃO
- E-40 resolve Fleuma e acalma Mente.
- REN-12, REN-9 e B-20 tonificam Baço para resolver Fleuma.
- BP-9 e BP-6 resolvem Umidade, o que ajuda a resolver Fleuma. BP-6 também acalma a Mente.
- IG-11 resolve Fleuma e elimina Calor.
- E-8 é o principal ponto local para resolver Fleuma da cabeça e promover o sono.
- VB-12 promove o sono.
- E-45 alivia retenção de alimento, acalma a Mente e promove o sono. Cones de moxa muito pequenos podem ser usados após a inserção da agulha para conduzir o Fogo para baixo. Este é um dos poucos casos em que a moxa é utilizada para neutralizar o Calor.
- BP-1, frequentemente combinado com E-44, elimina Calor de Estômago e Baço, acalma a Mente e promove o sono. Os pontos E-44 e BP-1 também são específicos para tratar sonhos excessivos e desagradáveis.

978-85-7241-817-1

Fitoterapia

Prescrição

SHI WEI WEN DAN TANG – Decocção dos Dez Ingredientes para Aquecer a Vesícula Biliar.

EXPLICAÇÃO Essa prescrição é usada caso haja Fleuma-Calor em Estômago e Coração acompanhada de alguma deficiência de *Qi* e Sangue, uma situação muito comum.

Prescrição

HUANG LIAN WEN DAN TANG – Decocção de *Coptis* para Aquecer a Vesícula Biliar.

EXPLICAÇÃO Essa fórmula é utilizada preferivelmente à anterior caso os sinais e sintomas de Calor sejam mais pronunciados e a língua seja definitivamente Vermelha com revestimento espesso e amarelo.

MODIFICAÇÕES Essas fórmulas possuem efeito potente para acalmar a Mente e promover o sono; poderão ser necessários pequenos acréscimos ou variações.

- Para intensificar o efeito promotor do sono, acrescentar *Ye Jiao Teng* (*Caulis Polygoni multiflori*) e *Yuan Zhi* (*Radix Polygalae*).
- Se houver sintomas de retenção de alimento, acrescentar *Shen Qu* (*Massa medicata fermentata*) e *Lai Fu Zi* (*Semen Raphani*).
- Caso haja maior número de sintomas de retenção de alimento do que de Fleuma-Calor, utilize em substituição *Bao He Wan* (Pílula para Preservar e Harmonizar).

Insônia (Sonolência, Memória Debilitada)

- Se houver constipação, acrescentar *Da Huang* (*Radix et Rhizoma Rhei*).

Remédio dos Três Tesouros

PURIFICAR A ALMA   Purificar a Alma resolve Fleuma-Calor do Pulmão e do Coração, abre os orifícios da Mente e acalma a Mente.

ASSENTAR A ALMA   Assentar a Alma drena Fogo do Fígado e Fogo do Coração, além de resolvee Fleuma-Calor do Fígado e do Coração.

Resumo

Fleuma-Calor Perturbando a Mente

Pontos

- E-40 (*Fenglong*), REN-12 (*Zhongwan*), REN-9 (*Shuifen*), BP-9 (*Yinlingquan*), B-20 (*Pishu*), IG-11 (*Quchi*), E-8 (*Touwei*), VB-12 (*Wangu*), BP-6 (*Sanyinjiao*), E-45 (*Lidui*), BP-1 (*Yinbai*). Utilizar método de sedação, com exceção dos pontos REN-12 e B-20, que devem ser tonificados. Não usar moxa, exceto no ponto E-45

Fitoterapia

Prescrição

- SHI WEI WEN DAN TANG – Decocção dos Dez Ingredientes para Aquecer a Vesícula Biliar

Prescrição

- HUANG LIAN WEN DAN TANG – Decocção de *Coptis* para Aquecer a Vesícula Biliar

Remédio dos Três Tesouros

- Purificar a Alma
- Assentar a Alma

Estagnação do Qi do Coração

Manifestações Clínicas

Palpitações, sensação de distensão ou opressão do tórax, depressão, sensação leve de caroço na garganta, leve encurtamento da respiração, suspiro, pouco apetite, membros fracos e frios, lábios levemente púrpureos, compleição pálida.

Língua: levemente Pálida e Púrpura nas laterais na área do tórax.

Pulso: Vazio, porém muito levemente Transbordante na posição Anterior esquerda.

Princípio de Tratamento

Mover o *Qi* do Coração, abrir o tórax, acalmar a Mente.

Acupuntura

Pontos

PC-6 (*Neiguan*), C-5 (*Tongli*), C-7 (*Shenmen*), REN-15 (*Jiuwei*), REN-17 (*Shanzhong*), P-7 (*Lieque*), E-40 (*Fenglong*), IG-4 (*Hegu*). Utilizar método de sedação ou neutro em todos os pontos.

EXPLICAÇÃO

- PC-6 abre o tórax, move o *Qi* e acalma a Mente.
- C-5 e C-7 movem o *Qi* do Coração e acalmam a Mente.
- REN-15 abre o tórax e acalma a Mente.

- REN-17 move o *Qi* no tórax.
- P-7 move o *Qi* no tórax.
- E-40 é usado neste caso não para resolver a Fleuma, mas para abrir o tórax e movimentar o *Qi* no tórax.
- IG-4 regula a ascendência e descendência do *Qi* e, portanto, move o *Qi*.

Fitoterapia

Prescrição

MU XIANG LIU QI YIN – Decocção de *Aucklandia* para o *Qi* Fluir.

EXPLICAÇÃO   Essa fórmula move o *Qi* do Coração.

Prescrição

BAN XIA HOU PO TANG – Decocção de *Pinellia-Magnolia*.

EXPLICAÇÃO   Essa fórmula move o *Qi* do Coração e do Pulmão e libera garganta e tórax.

Prescrição

YUE JU WAN – Pílula de *Gardenia-Ligusticum* – mais SI NI SAN – Pó de Quatro Rebeliões.

EXPLICAÇÃO   Essas duas fórmulas movem o *Qi* do Fígado e do Coração, aliviam a depressão, acalmam a Mente e assentam a Alma Etérea. Essas duas fórmulas devem ser selecionadas quando a estagnação do *Qi* do Coração estiver acompanhada por estagnação do *Qi* do Fígado.

MODIFICAÇÕES   Essas fórmulas devem ser modificadas com a adição de ervas para promover o sono, como *Ye Jiao Teng* (*Caulis Polygoni multiflori*) e *Suan Zao Ren* (*Semen Ziziphi spinosae*).

Remédio dos Três Tesouros

ABRIR O CORAÇÃO   Abrir o Coração move o *Qi*, elimina estagnação do *Qi* do Coração e acalma Mente.

ALIVIAR O CONSTRANGIMENTO   Aliviar o constrangimento move o *Qi* do Fígado, assenta a Alma Etérea e acalma a Mente. Deve ser selecionado quando houver estagnação do *Qi* do Coração e do Fígado e quando o indivíduo estiver deprimido.

Resumo

- **Estagnação do Qi do Coração**

Pontos

- PC-6 (*Neiguan*), C-5 (*Tongli*), C-7 (*Shenmen*), REN-15 (*Jiuwei*), REN-17 (*Shanzhong*), P-7 (*Lieque*), E-40 (*Fenglong*), IG-4 (*Hegu*). Utilizar método de sedação ou neutro em todos os pontos

Fitoterapia

Prescrição

- MU XIANG LIU QI YIN – Decocção de *Aucklandia* para o *Qi* Fluir

> *Prescrição*
> - *BAN XIA HOU PO TANG* – Decocção de *Pinellia-Magnolia*
>
> *Prescrição*
> - *YUE JU WAN* – Pílula de *Gardenia-Ligusticum* – mais *SI NI SAN* – Pó de Quatro Rebeliões
>
> *Remédio dos Três Tesouros*
> - Abrir o Coração
> - Aliviar o Constrangimento

Estagnação do Sangue do Coração

Manifestações Clínicas

Insônia, sono perturbado pela presença de sonhos, debater-se na cama durante a noite, palpitações, dor torácica, inquietação mental, ansiedade.

Língua: Púrpura (pode ficar Púrpura apenas na área do tórax; ver Fig. 21 4, Cap. 21).

Pulso: Áspero ou Firme.

Princípio de Tratamento

Revigorar o Sangue, acalmar a Mente.

Acupuntura

Pontos

C-7 (*Shenmen*), C-5 (*Tongli*), PC-6 (*Neiguan*), REN-17 (*Shanzhong*), B-17 (*Geshu*), B-44 (*Shentang*). Utilizar método neutro em todos os pontos.

EXPLICAÇÃO

- C-7, C-5 e PC-6 revigoram o Sangue do Coração e acalmam a Mente.
- REN-17 revigora o Sangue do Coração e abre o tórax.
- B-17 revigora o Sangue no Aquecedor Superior.
- B-44 acalma a Mente.

Fitoterapia

Prescrição

Variação de *XUE FU ZHU YU TANG* – Variação da Decocção para Eliminar Estagnação da Mansão do Sangue.

EXPLICAÇÃO   A fórmula original *Xue Fu Zhu Yu Tang* revigora o Sangue no Aquecedor Superior. Ela foi modificada com a adição de ervas que acalmam a Mente (*Ye Jiao Teng* [*Caulis Polygoni multiflori*] e *Suan Zao Ren* [*Semen Ziziphi spinosae*]).

Prescrição

TONG QIAO HUO XUE TANG – Decocção para Abrir os Orifícios e Revigorar o Sangue.

EXPLICAÇÃO   Essa fórmula é específica para eliminar estagnação de Sangue da cabeça. Substituir *She Xiang Moschus* por *Shi Chang Pu* (*Rhizoma Acori tatarinowii*).

Remédio dos Três Tesouros

ANIMAR O VERMELHO   Animar o Vermelho revigora o Sangue do Coração e acalma a Mente.

> **Resumo**
>
> **Estagnação do Sangue do Coração**
>
> ***Pontos***
> - C-7 (*Shenmen*), C-5 (*Tongli*), PC-6 (*Neiguan*), REN-17 (*Shanzhong*), B-17 (*Geshu*), B-44 (*Shentang*). Utilizar método neutro em todos os pontos
>
> ***Fitoterapia***
>
> *Prescrição*
> - Variação de *XUE FU ZHU YU TANG* – Variação da Decocção para Eliminar Estagnação da Mansão do Sangue
>
> *Prescrição*
> - *TONG QIAO HUO XUE TANG* – Decocção para Abrir os Orifícios e Revigorar o Sangue
>
> *Remédio dos Três Tesouros*
> - Animar o Vermelho

Calor Residual no Diafragma

Manifestações Clínicas

Sono intranquilo, acordar durante a noite, inquietação mental, não conseguir deitar ou sentar, sensação de entupimento do tórax, desconforto epigástrico e regurgitação ácida.

Língua: Vermelha na parte anterior ou pontos vermelhos ao redor do centro.

Pulso: Profundo e levemente Rápido.

Esse padrão ocorre após invasão de Vento-Calor que se transformou em Calor Interior e não foi eliminado devidamente, muitas vezes pelo uso inadequado de antibióticos; um pouco de Calor residual permanece no corpo, instalando-se na área do diafragma. Daí, o Calor rebela-se ascendentemente, a fim de perturbar Coração e Mente.

Princípio de Tratamento

Eliminar Calor residual, tranquilizar irritabilidade e acalmar Mente.

Acupuntura

Pontos

P-10 (*Yuji*). C-8 (*Shaofu*). B-17 (*Geshu*), E-40 (*Fenglong*), IG-11 (*Quchi*), BP-6 (*Sanyinjiao*), REN-15 (*Jiuwei*). Utilizar método de sedação, não usar moxa.

EXPLICAÇÃO

- P-10 e C-8 eliminam, respectivamente, Calor do Pulmão e Calor do Coração. São escolhidos pelo fato de, sob o ponto de vista dos canais, o Calor residual no diafragma ficar situado em Pulmão e Coração. Além disso, C-8 também acalma a Mente.
- B-17 relaxa o diafragma.
- E-40 relaxa o diafragma, domina o *Qi* rebelde e acalma a Mente.
- IG-11 elimina o Calor.
- BP-6 acalma a Mente e protege o *Yin* do prejuízo proveniente do Calor.
- REN-15 relaxa o diafragma, desobstrui o Coração e acalma a Mente.

352 Insônia (Sonolência, Memória Debilitada)

Fitoterapia

Prescrição

ZHU YE SHI GAO TANG – Decocção de *Phyllostachys Gypsum*.

EXPLICAÇÃO Essa é uma das fórmulas para eliminar Calor residual, especialmente da área do diafragma.

Prescrição

ZHI ZI CHI TANG – Decocção de *Gardenia-Soja*.

EXPLICAÇÃO Essa fórmula elimina Calor de forma branda, sendo muitas vezes utilizada para eliminar Calor residual.

- Para intensificar o efeito promotor do sono, acrescentar *Fu Shen* (*Sclerotium Poriae pararadicis*), *Deng Xin Cao* (*Medula Junci*) e *Ye Jiao Teng* (*Caulis Polygoni multiflori*).

Resumo

Calor Residual no Diafragma

Pontos

- P-10 (*Yuji*), C-8 (*Shaofu*), B-17 (*Geshu*), E-40 (*Fenglong*), IG-11 (*Quchi*), BP-6 (*Sanyinjiao*), REN-15 (*Jiuwei*). Utilizar método de sedação, não usar moxa

Fitoterapia

Prescrição

- ZHU YE SHI GAO TANG – Decocção de *Phyllostachys Gypsum*

Prescrição

- ZHI ZI CHI TANG – Decocção de *Gardenia-Soja*

Retenção de Alimento

Manifestações Clínicas

Plenitude, dor e distensão do epigástrio (que são aliviados pelo vômito), náusea, vômito de fluidos ácidos, respiração fétida, regurgitação ácida, eructação, insônia, fezes amolecidas ou obstipação, pouco apetite.

Língua: revestimento espesso (podendo ser branco ou amarelo).

Pulso: Cheio e Deslizante.

Princípio de Tratamento

Liberar a Retenção de Alimento, estimular a descendência do *Qi* do Estômago, acalmar a Mente.

Acupuntura

Pontos

REN-13 (*Shangwan*), REN-10 (*Xiawan*), E-21 (*Liangmen*), E-44 (*Neiting*), E-45 (*Lidui*), BP-4 (*Gongsun*), PC-6 (*Neiguan*), E-40 (*Fenglong*), E-19 (*Burong*), R-21 (*Youmen*), REN-12 (*Zhongwan*). Utilizar método de sedação ou método neutro.

EXPLICAÇÃO

- REN-13 domina o *Qi* rebelde do Estômago.
- REN-10 estimula a descendência do *Qi* do Estômago.

- E-21 estimula a descendência do *Qi* do Estômago e libera o alimento estagnado.
- E-44 libera o alimento estagnado e elimina o Calor.
- E-45 libera o alimento estagnado e acalma a Mente (caso haja insônia).
- BP-4 libera o alimento estagnado.
- PC-6 estimula a descendência de *Qi* do Estômago.
- E-40 restabelece a descendência de *Qi* do Estômago.
- E-19 e R-21 restabelecem a descendência de *Qi* do Estômago. E-19 é específico para liberar Retenção de Alimento.
- REN-12 resolve a Retenção de Alimento.

Fitoterapia

Prescrição

BAN XIA SHU MI TANG – Decocção de *Pinellia-Sorghum*.

EXPLICAÇÃO Essa fórmula libera Retenção de Alimento. Deveria ser modificada com o acréscimo de *Ye Jiao Teng* (*Caulis Polygoni multiflori*) para promover sono.

978-85-7241-817-1

Prescrição

ZHI SHI DAO ZHI WAN – Pílula de *Aurantium* para Eliminar Estagnação.

EXPLICAÇÃO Essa fórmula alivia Retenção de Alimento e promove a descendência do *Qi* do Estômago. É indicada quando a Retenção de Alimento é acompanhada por Calor ou Umidade-Calor.

MODIFICAÇÕES Estas duas fórmulas devem ser modificadas com o acréscimo de ervas que promovam o sono, como *Ye Jiao Teng* (*Caulis Polygoni multiflori*) e *Suan Zao Re* (*Semen Ziziphi spinosae*).

Resumo

Retenção de Alimento

Pontos

- REN-13 (*Shangwan*), REN-10 (*Xiawan*), E-21 (*Liangmen*), E-44 (*Neiting*), E-45 (*Lidui*), BP-4 (*Gongsun*), PC-6 (*Neiguan*), E-40 (*Fenglong*), E-19 (*Burong*), R-21 (*Youmen*), REN-12 (*Zhongwan*). Utilizar método de sedação ou método neutro

Fitoterapia

Prescrição

BAN XIA SHU MI TANG – Decocção de *Pinellia-Sorghum*

Prescrição

- ZHI SHI DAO ZHI WAN – Pílula de *Aurantium* para Eliminar Estagnação

---

Deficiência do Sangue do Coração e do Baço

Manifestações Clínicas

Dificuldade em adormecer, palpitações, cansaço, pouco apetite, ansiedade moderada, visão turva, tontura, memória debilitada, face pálida.

Língua: Pálida.

Pulso: Áspero.

Este é um tipo muito comum de insônia proveniente de deficiência do Sangue do Coração e do Baço. Uma vez que o Sangue é deficiente, o indivíduo não consegue adormecer com facilidade, porém uma vez adormecido, pelo fato do *Yin* ser suficiente, fica adormecido.

Princípio de Tratamento

Tonificar Baço, nutrir Sangue, tonificar Coração e acalmar Mente.

Acupuntura

Pontos

E-36 (*Zusanli*), BP-6 (*Sanyinjiao*), C-7 (*Shenmen*), REN-14 (*Juque*), REN-15 (*Jiuwei*), B-20 (*Pishu*), B-15 (*Xinshu*), *Yintang*, PC-6 (*Neiguan*) e BP-4 (*Gongsun*), em combinação com R-9 (*Zhubin*). Utilizar método de tonificação; moxa pode ser usada.

EXPLICAÇÃO

- E-36, BP-6 e B-20 tonificam Baço para produzir Sangue. BP-6 também acalma a Mente.
- C-7, REN-14 e REN-15 nutrem Sangue do Coração e acalmam Mente.
- B-15 nutre Sangue do Coração e acalma Mente.
- *Yintang* acalma a Mente e promove o sono, especialmente em condições de deficiência. O paciente também pode ser aconselhado a aplicar todas as noites moxabustão leve neste ponto, utilizando um bastão de moxa.
- PC-6 e BP-4, em combinação, abrem o Vaso *Yin* de Conexão (*Yin Wei Mai*); R-9 é o ponto de partida deste vaso. Utilizo estes três pontos para nutrir Sangue e acalmar Mente, especialmente em mulheres.

Fitoterapia

Prescrição

GUI PI TANG – Decocção para Tonificar o Baço.

EXPLICAÇÃO   Essa fórmula tonifica *Qi* de Baço e Coração, nutre Sangue do Coração e acalma Mente.

Essa fórmula é específica para este padrão e promove o sono, portanto não é necessária modificação.

Remédio dos Três Tesouros

ACALMAR O *SHEN*   Acalmar o *Shen* é uma variação de *Gui Pi Tang*; tonifica *Qi* e Sangue de Coração e Baço e acalma Mente.

Resumo

Deficiência do Sangue do Coração e do Baço

Pontos

- E-36 (*Zusanli*), BP-6 (*Sanyinjiao*), C-7 (*Shenmen*), REN-14 (*Juque*), REN-15 (*Jiuwei*), B-20 (*Pishu*), B-15 (*Xinshu*), *Yintang*, PC-6 (*Neiguan*) e BP-4 (*Gongsun*), em combinação com R-9 (*Zhubin*). Utilizar método de tonificação; moxa pode ser usada

Fitoterapia

Prescrição

- *GUI PI TANG* – Decocção para Tonificar o Baço

Remédio dos Três Tesouros

- Acalmar o *Shen*

Caso Clínico

Uma mulher de 42 anos de idade sofria de insônia há alguns anos. O problema piorou muito após o nascimento de gêmeos, há 8 anos. Ela também apresentava-se muito ansiosa e revelava estar sofrendo de grande estresse emocional ao longo de sua vida, em decorrência do distúrbio bipolar de sua mãe. Durante a primeira consulta, ela disse sobre a doença da mãe: "Me destruiu". Tomava zopiclona para tratar insônia.

Sofria ainda de cefaleias periódicas que também tinham piorado após o parto. As dores de cabeça ocorriam na testa e eram de natureza surda. Também comentou que sentia sua cabeça "nebulosa". Tinham lhe prescrito Prozac, e ela estava sob seu efeito no momento da consulta.

Os períodos menstruais eram regulares, porém muito abundantes, durando 7-8 dias. Queixava-se ainda de tontura, palpitações e visão turva.

A língua apresentava-se Pálida e Inchada; o pulso estava Fraco, Profundo e especialmente Fraco em ambas as posições Posteriores (Rim).

Diagnóstico   A insônia era proveniente de deficiência do Sangue de Baço, Fígado e Coração (palpitações, visão turva, tontura, língua Pálida). Porém, havia outros fatores em questão. Em primeiro lugar, havia deficiência pronunciada de *Yang* do Rim (pulso muito Fraco em ambas as posições Posteriores), fato comprovado pela agravação da insônia e das cefaleias após o parto.

As dores de cabeça eram em parte decorrentes da deficiência do Sangue e, em parte, da Fleuma na cabeça (sensação "nebulosa", língua Inchada).

Tratamento   Foi tratada apenas com fitoterapia. Para concentrar no tratamento da insônia e dores de cabeça, nutri o Sangue do Coração e acalmei a Mente com uma variação de *Gui Pi Tang*:

- *Bai Zhu* (*Rhizoma Atractylodis macrocephalae*).
- *Huang Qi* (*Radix Astragali*).
- *Dang Gui* (*Radix Angelicae sinensis*).
- *Bai Shao* (*Radix Paeoniae alba*).
- *Gou Teng* (*Ramulus cum Uncis Uncariae*).
- *Yuan Zhi* (*Radix Polygalae*).
- *Suan Zao Ren* (*Semen Ziziphi spinosae*).
- *Bai Zi Ren* (*Semen Platycladi*).
- *Long Yan Rou* (*Arillus Longan*).
- *Ye Jiao Teng* (*Caulis Polygoni multiflori*).
- *Dan Shen* (*Radix Salviae milthiorrizae*).
- *Tu Si Zi* (*Semen Cuscutae*).

Após o primeiro curso de ervas (em forma de pó concentrado), informou sentir-se muito melhor. Informou também uma novidade em sua psicoterapia, dizendo que sentia como tivesse "descartado muita bagagem".

Prossegui seu tratamento com prescrições similares por cerca de oito meses, durante os quais

Insônia (Sonolência, Memória Debilitada)

todos seus problemas obtiveram melhora notável (insônia, dores de cabeça, menstruações abundantes). Também estava apta para interromper a zopiclona e o Prozac.

Após aproximadamente oito meses, direcionei minha atenção à tonificação do Rim e mudei a fórmula, utilizando uma variação de *You Gui Wan* (Pílula Restauradora do [Rim] Direito) modificada com o acréscimo de ervas para acalmar a Mente, uma vez que o sono ainda era um problema:

- *Shu Di Huang* (*Radix Rehmanniae preparata*).
- *Shan Yao* (*Rhizoma Dioscoreae*).
- *Shan Zhu Yu* (*Fructus Corni*).
- *Tu Si Zi* (*Semen Cuscutae*).
- *Gou Qi Zi* (*Fructus Lycii chinensis*).
- *Dang Gui* (*Radix Angelicae sinensis*).
- *Dan Shen* (*Radix Salviae milthiorrizae*).
- *Suan Zao Ren* (*Semen Ziziphi spinosae*).
- *Bai Zi Ren* (*Semen Platycladi*).
- *Ye Jiao Teng* (*Caulis Polygoni multiflori*).
- *Bai Zhu* (*Rhizoma Atractylodis macrocephalae*).
- *Du Zhong* (*Cortex ulmoidis de Eucommiae*)
- *Sheng Di Huang* (*Radix Rehmanniae*).
- *Xu Duan* (*Radix Dipsaci*).

Após mais três meses de tratamento com essa fórmula, ela informou melhora total em todos seus sintomas principais, isto é, insônia, dores de cabeça e menstruações excessivas.

Deficiência do Yin do Coração

Manifestações Clínicas

Acordar muitas vezes durante a noite, garganta seca, inquietação mental, palpitações, transpiração noturna, memória debilitada.

Língua: sem revestimento, fissura do Coração, ponta vermelha. Caso haja Calor por Deficiência, haverá corpo Vermelho.

Pulso: Flutuante e Vazio.

Princípio de Tratamento

Nutrir o *Yin* do Coração e acalmar a Mente.

Acupuntura

Pontos

C-7 (*Shenmen*), B-15 (*Xinshu*), REN-14 (*Juque*), BP-6 (*Sanyinjiao*), E-36 (*Zusanli*), REN-4 (*Guanyuan*). Utilizar método de tonificação.

Explicação

- C-7 nutre o Coração, acalma a Mente e promove o sono.
- B-15 e REN-14, pontos de Transporte Dorsal e de Coleta Frontal do Coração, nutrem o Coração e acalmam a Mente.
- BP-6 e E-36 nutre *Qi* e *Yin* em geral.
- REN-4 nutre *Yin*, em geral, e acalma a Mente.

Fitoterapia

Prescrição

YANG XIN TANG (*II*) – Decocção para Nutrir o Coração.

Explicação   Essa fórmula tonifica *Qi*, Sangue e *Yin* do Coração. Compartilha o mesmo nome que outra fórmula (*Yang Xin Tang I*), que, por sua vez, tonifica *Qi* e Sangue do Coração. Quando utilizada para *Yin* do Coração, pode ser modificada pela redução da dosagem dos tônicos do *Qi* e pelo aumento dos tônicos do *Yin*.

Modificações

- Se os sintomas de deficiência de *Yin* forem pronunciados, acrescentar *Tian Men Dong* (*Radix Asparagi*) e *Sheng Di Huang* (*Radix Rehmanniae*).
- Caso ocorram sintomas pronunciados de Calor por Deficiência, acrescentar *Qing Hao* (*Herba Artemisiae annuae*) e *Mu Li* (*Concha Ostreae*).

Resumo

Deficiência do *Yin* do Coração

Pontos

- C-7 (*Shenmen*), B-15 (*Xinshu*), REN-14 (*Juque*), BP-6 (*Sanyinjiao*), E-36 (*Zusanli*), REN-4 (*Guanyuan*). Utilizar método de tonificação

Fitoterapia

Prescrição

- *YANG XIN TANG (II)* – Decocção para Nutrir o Coração

Coração e Rim Não Harmonizados

Manifestações Clínicas

Acordar muitas vezes durante a noite, dificuldade em adormecer, garganta seca, transpiração noturna, calor dos cinco palmos, memória debilitada, palpitações, tontura, inquietação mental, tinido, dor nas costas.

Língua: Vermelha sem revestimento, com a ponta mais vermelha, fissura do Coração e seca.

Pulso: Flutuante e Vazio e levemente Rápido.

Este padrão consiste na deficiência de *Yin* do Rim, deficiência de *Yin* do Coração e Calor por Deficiência do Coração.

Princípio de Tratamento

Nutrir *Yin*, tonificar Rim e Coração, eliminar Calor por Deficiência e acalmar a Mente.

Acupuntura

Pontos

C-7 (*Shenmen*), C-6 (*Yinxi*), PC-7 (*Daling*), REN-4 (*Guanyuan*), BP-6 (*Sanyinjiao*), R-3 (*Taixi*), R-6 (*Zhaohai*), REN-15 (*Jiuwei*), B-15 (*Xinshu*), B-23 (*Shenshu*), B-44 (*Shentang*), B-52 (*Zhishi*). Utilizar método de tonificação em todos os pontos, exceto ponto C-6 que deve ser sedado.

Explicação

- C-7 acalma Mente e promove sono.
- C-6 elimina Calor por Deficiência do Coração.
- PC-7 acalma a Mente.

Insônia (Sonolência, Memória Debilitada) **355**

- REN-4 nutre *Yin* do Rim e acalma Mente.
- BP-6, R-3 e R-6 nutrem *Yin* do Rim.
- REN-15 nutre Coração e acalma Mente.
- B-15 e B-23 harmoniza Coração e Rim.
- B-44 e B-52 harmoniza Mente e Força de Vontade.

Fitoterapia

Prescrição

TIAN WANG BU XIN DAN – Pílula do Imperador Celestial para Tonificar o Coração.

EXPLICAÇÃO Esta prescrição nutre *Yin* do Rim e do Coração, elimina Calor por Deficiência e acalma Mente.

MODIFICAÇÕES

- Para intensificar o efeito promotor do sono, acrescentar *Ye Jiao Teng* (*Caulis Polygoni multiflori*).
- Se houver sintomas pronunciados de Calor por Deficiência, acrescentar *Mu Li* (*Concha Ostreae*) e *Qing Hao* (*Herba Artemisiae annuae*).

Remédio dos Três Tesouros

IMPERATRIZ CELESTIAL Imperatriz Celestial é uma variação de *Tian Wang Bu Xin Dan*; nutre *Yin* do Coração e do Rim, elimina Calor por Deficiência do Coração e acalma a Mente.

Resumo

Coração e Rim Não Harmonizados
Pontos
- C-7 (*Shenmen*), C-6 (*Yinxi*), PC-7 (*Daling*), REN-4 (*Guanyuan*), BP-6 (*Sanyinjiao*), R-3 (*Taixi*), R-6 (*Zhaohai*), REN-15 (*Jiuwei*), B-15 (*Xinshu*), B-23 (*Shenshu*), B-44 (*Shentang*), B-52 (*Zhishi*). Utilizar método de tonificação em todos os pontos, exceto no ponto C-6, que deve ser sedado

Fitoterapia
Prescrição
- TIAN WANG BU XIN DAN – Pílula do Imperador Celestial para Tonificar o Coração
Remédio dos Três Tesouros
- Imperatriz Celestial

Caso Clínico

Um homem de 58 anos de idade sofria de insônia há dois anos. Adormecia com facilidade, porém acordava várias vezes durante a noite com sensação de secura na garganta. Sofria também de impotência há três anos.

A língua apresentava-se Vermelha, o revestimento era muito fino e havia fissura do Coração. O pulso estava Vazio no nível profundo e extremamente Fraco e Fino nas posições Posterior e Média esquerda.

O paciente nasceu com apenas um rim.

Diagnóstico Neste caso, a insônia era proveniente de deficiência do *Yin* do Rim e de Coração e Rim não harmonizados. Embora apresentasse

comparativamente poucos sintomas julgando pelo pulso, a deficiência do Rim era muito grave, e tal fato tinha obviamente alguma coisa a ver com sua anormalidade anatômica congênita.

Princípio de tratamento Nutrir *Yin* do Rim e *Yin* do Coração e acalmar a Mente.

Acupuntura Os principais pontos usados foram os seguintes:

- ID-3 (*Houxi*) e B-62 (*Shenmai*) para abrir Vaso Governador e fortalecer Rim. Embora esta combinação fortaleça *Yang* do Rim mais que *Yin* do Rim, ela foi utilizada para ajudar na impotência, que preocupava o paciente mais que a insônia.
- REN-4 (*Guanyuan*), BP-6 (*Sanyinjiao*) e R-3 (*Taixi*) nutrem *Yin* do Rim.
- B-23 (*Shenshu*) para fortalecer o Rim.
- C-7 (*Shenmen*), REN-15 (*Jiuwei*) e DU-19 (*Houding*) para acalmar a Mente.
- VB-12 (*Wangu*) e *Yintang* para promover o sono.

Fitoterapia Não foram prescritas ervas, apenas o remédio patenteado *Tian Wang Bu Xin Dan* (Pílula do Imperador Celestial para Tonificar o Coração), a fim de nutrir *Yin* do Rim e do Coração e acalmar a Mente.

O sono do paciente normalizou após seis meses de tratamento, ao passo que a impotência melhorou cerca de 50%.

Deficiência do Coração e da Vesícula Biliar

Manifestações Clínicas

Acordar muito cedo de manhã, sendo incapaz de adormecer novamente; sono leve; grande quantidade de sonhos; tendência a se assustar com facilidade; timidez; perda de iniciativa e positividade; palpitações; falta de ar; cansaço; depressão.

Língua: Pálida, fissura do Coração.
Pulso: Vazio.

Mais que um padrão, este quadro descreve um determinado tipo de perfil de um indivíduo. Esse caráter pode ser constitucional ou originar-se como consequência de doença prolongada, como, por exemplo, febre glandular (mononucleose). Originalmente, a fórmula *Wen Dan Tang* (Decocção para Aquecer a Vesícula Biliar) era utilizada para tratar esse quadro; na atualidade, essa fórmula é mais frequentemente utilizada para tratar Fleuma-Calor.

Princípio de Tratamento

Tonificar Coração e Vesícula Biliar, acalmar a Mente.

Acupuntura

Pontos

C-7 (*Shenmen*), VB-40 (*Qiuxu*). Utilizar método de tonificação.

EXPLICAÇÃO C-7 e VB-40, pontos Fonte, tonificam Coração e Vesícula Biliar, acalmam a Mente e estimulam o direcionamento do indivíduo e a positividade.

356 Insônia (Sonolência, Memória Debilitada)

Fitoterapia

Prescrição

AN SHEN DING ZHI WAN – Pílula para Acalmar a Mente e Assentar o Espírito.

Resumo

Deficiência do Coração e da Vesícula Biliar

Pontos
- C-7 (*Shenmen*), VB-40 (*Qiuxu*). Utilizar método de tonificação

Fitoterapia

Prescrição
- AN SHEN DING ZHI WAN – Pílula para Acalmar a Mente e Assentar o Espírito

---

Deficiência do Yin do Fígado

Manifestações Clínicas

Acordar durante a noite, grande quantidade de sonhos, falar enquanto dorme; em casos graves, sonambulismo, garganta seca, irritabilidade, visão turva, sensação de calor, olhos sensíveis e secos, pele e cabelo secos, tontura.

Língua: sem revestimento.

Pulso: Flutuante e Vazio, especialmente no lado esquerdo.

A deficiência do *Yin* do Fígado faz com que a Alma Etérea seja despojada de sua raiz e "vagueie" à noite durante o sono. Essa situação causa insônia e sonhos excessivos.

Princípio de Tratamento

Nutrir o *Yin* do Fígado, enraizar a Alma Etérea e acalmar a Mente.

Acupuntura

Pontos

F-8 (*Ququan*), REN-4 (*Guanyuan*), *Hunshe* (ponto extra), BP-6 (*Sanyinjiao*), PC-7 (*Daling*), DU-24 (*Shenting*) e VB-15 (*Toulinqi*), B-47 (*Hunmen*), *Anmien*. Utilizar método de tonificação. Não utilizar moxa.

EXPLICAÇÃO
- F-8 nutre Sangue do Fígado e *Yin* do Fígado.
- REN-4 nutre *Yin* do Fígado e do Rim e acalma a Mente.
- *Hunshe* (situado no nível de REN-8 [*Shenque*], 1*cun* lateral a este) enraíza a Alma Etérea no Fígado.
- BP-6 nutre *Yin* do Fígado, acalma a Mente e assenta a Alma Etérea.
- PC-7 harmoniza o Fígado (em decorrência da relação entre Pericárdio e Fígado dentro do *Yin* Terminal), acalma a Mente e assenta a Alma Etérea.
- DU-24 e VB-15 acalma a Mente, especialmente nos padrões do Fígado.
- B-47, chamado de "Porta da Alma Etérea", assenta a Alma Etérea no Fígado à noite. Alguns livros antigos indicam este ponto para tratar sonambulismo.
- *Anmien* acalma Alma Etérea e Mente e promove sono em padrões do Fígado.

Fitoterapia

Prescrição

SUAN ZAO REN TANG – Decocção de *Ziziphus*.

EXPLICAÇÃO Essa é uma fórmula excelente para esse padrão, sendo muito confiável em seu efeito de promover o sono.

978-85-7241-817-1

MODIFICAÇÕES
- Caso haja Calor por Deficiência advindo da deficiência do *Yin* do Fígado, acrescentar *Han Liao Cao* (*Herba Ecliptae*) e *Mu Li* (*Concha Ostreae*).
- Se houver sintomas de subida do *Yang* do Fígado, adicionar *Tian Ma* (*Rhizoma Gastrodiae*) e *Gou Teng* (*Ramulus cum Uncis Uncariae*).

Prescrição

YIN MEI TANG – Decocção para Atrair o Sono.

EXPLICAÇÃO Essa fórmula é específica para nutrir *Yin* do Fígado e promover o sono por enraizar a Alma Etérea no Fígado. Comparada à fórmula anterior, ela é utilizada quando o indivíduo apresenta muitos sonhos desagradáveis.

Remédio dos Três Tesouros

NUTRIR A ALMA Nutrir a Alma é uma variação de *Suan Zao Ren Tang*: nutre *Yin* do Fígado, assenta a Alma Etérea e acalma a Mente.

ENRAIZAR O ESPÍRITO Enraizar o Espírito é uma variação da fórmula *Yin Mei Tang*, mencionada anteriormente. Nutre *Yin* do Fígado, assenta a Alma Etérea e afunda o *Qi* para promover o sono.

Resumo

Deficiência do Yin do Fígado

Pontos
- F-8 (*Ququan*), REN-4 (*Guanyuan*), *Hunshe* (ponto extra), BP-6 (*Sanyinjiao*), PC-7 (*Daling*), DU-24 (*Shenting*) e VB-15 (*Toulinqi*), B-47 (*Hunmen*), *Anmien*. Utilizar método de tonificação. Não utilizar moxa

Fitoterapia

Prescrição
- SUAN ZAO REN TANG – Decocção de *Ziziphus*

Prescrição
- YIN MEI TANG – Decocção para Atrair o Sono

Remédio dos Três Tesouros
- Nutrir a Alma
- Enraizar o Espírito

Caso Clínico

Um homem de 61 anos de idade sofria de insônia há dois anos, desde que sua esposa falecera. Apresentava dificuldade em adormecer e também acordava muitas vezes durante a noite. Emocionalmente sentia-se muito triste pela morte de sua esposa e não se conformava com o fato.

A visão apresentava-se algumas vezes turva e sua memória estava afetada. A língua estava Vermelha, seca e Flácida, e o revestimento estava muito fino (Prancha 15.1). O pulso estava Flutuante e Vazio e muito levemente em Corda no lado esquerdo.

Diagnóstico Neste caso, a tristeza afetou Fígado e Coração, mais que Pulmão e Coração. Em particular, a tristeza enfraqueceu o *Yin* do Fígado, de tal forma que a Alma Etérea foi despojada de sua raiz. Quando isso ocorre, a Alma Etérea vagueia à noite, causando insônia.

O *Eixo Espiritual*, no capítulo 8, afirma claramente que a tristeza pode afetar o Fígado: *"Tristeza e choque do Fígado prejudicam a Alma Etérea..."*. E[47]:
Quando a tristeza afeta o Fígado, prejudica a Alma Etérea; isto causa confusão mental... o Yin *é prejudicado, os tendões se contraem e há desconforto no hipocôndrio.* Esta citação mostra com clareza que o *Yin* do Fígado pode ser prejudicado por tristeza.

A visão turva confirma a deficiência de *Yin* do Fígado.

Princípio de tratamento Nutrir *Yin* do Fígado, enraizar Alma Etérea e acalmar Mente.

Acupuntura Os pontos usados foram:
- F-8 (*Ququan*), BP-6 (*Sanyinjiao*) e REN-4 (*Guanyuan*) para nutrir *Yin* do Fígado.
- C-7 (*Shenmen*) e REN-15 (*Jiuwei*) para acalmar a Mente.
- DU-24 (*Shenting*) e VB-13 (*Benshen*) para acalmar a Mente e enraizar a Alma Etérea.

Fitoterapia Não foram prescritas ervas, porém apenas o remédio patenteado *Suan Zao Ren Tang Pian* (Comprimido da Decocção de *Ziziphus*), que especificamente trata insônia proveniente da deficiência do *Yin* do Fígado.

O sono do paciente foi o primeiro padrão a apresentar melhora, sendo que ele conseguiu adormecer com facilidade, embora ainda acordasse durante a noite. Presumivelmente, isso ocorreu pelo fato do Sangue do Fígado (responsável por ele não conseguir dormir) ter sido ajudado antes do *Yin* do Fígado. Após cerca de seis meses de tratamentos quinzenais, ele passou a dormir a noite inteira.

Caso Clínico

Uma mulher de 53 anos de idade sofria de insônia há mais de dez anos. A insônia começara após ter passado por dois choques nos dois anos que precederam seu início. O problema não era adormecer, mas acordar durante a noite. Ocasionalmente, ela transpirava à noite.

Apresentava erupção cutânea vermelha em face e pescoço; muitas vezes, os olhos ficavam secos. A língua estava levemente Vermelha e sem revestimento, com fissura superficial do Coração. O pulso estava Vazio no nível profundo e muito levemente Transbordante na posição do Fígado.

Diagnóstico Este é um caso claro de deficiência do *Yin* do Fígado com algum Calor por Deficiência. A deficiência do *Yin* é comprovada por falta de revestimento na língua, pulso Vazio no nível profundo e transpiração noturna; o envolvimento do Fígado mostrava-se em decorrência de insônia, olhos secos e erupção cutânea vermelha.

Tratamento Tratei a paciente apenas com dois remédios dos Três Tesouros. O primeiro foi Nutrir a Alma, que é uma variação de *Suan Zao Ren Tang* (Decocção de *Ziziphus*). Essa fórmula nutre o *Yin* do Fígado, elimina Calor por Deficiência, acalma a Mente e assenta a Alma Etérea. A prescrição para este remédio foi de três comprimidos, duas vezes ao dia.

O segundo remédio era Tesouro Feminino, que domina *Yang* do Fígado, elimina Calor por Deficiência e nutre *Yin* do Fígado. Prescrevi apenas dois comprimidos por dia, a serem tomados à noite.

A combinação destes dois remédios teve um efeito muito bom no sono da paciente, e ela passou a dormir melhor gradualmente. A paciente ainda estava sendo tratada no momento em que escrevia este livro.

Literatura Chinesa Moderna

Journal of Chinese Medicine (Zhong Yi Za Zhi), v. 35, n. 3, 1994, p. 180

"What to Do When Suan Zao Ren and Ye Jiao Teng Fail in the Treatment of Insomnia" *do Anwei Province Hospital of Chinese Medicine*

Os autores desse artigo dizem que, na insônia, é essencial distinguir entre condição com fator patogênico (excesso) e condição sem fator patogênico (deficiência).

As condições de deficiência sem fator patogênico são decorrentes de preocupação, excesso de pensamento e sobrecarga de trabalho que prejudicam Baço e Coração, resultando em insônia, ansiedade e palpitações. A fórmula a se usar nesse padrão é *Shou Pi Jian* (Decocção da Longevidade do Baço):

- *Dang Shen* (*Radix Codonopsis*).
- *Bai Zhu* (*Rhizoma Atractylodis macrocephalae*).
- *Shan Yao* (*Rhizoma Dioscoreae*).
- *Zhi Gan Cao* (*Radix Glycyrrhizae uralensis preparata*).
- *Suan Zao Ren* (*Semen Ziziphi spinosae*).
- *Yuan Zhi* (*Radix Polygalae*).
- *Gan Jiang* (*Rhizoma Zingiberis*).
- *Lian Rou* (*Fructus Nelumbinis*).

358 Insônia (Sonolência, Memória Debilitada)

Se o medo prejudicar Rim e Vesícula Biliar, Mente e Alma Etérea são privadas de suas residências e *Yin* e Essência ficam deficientes, resultando em insônia. A fórmula a ser usada é *Da Bu Yuan Jian* (Grande Decocção para Tonificar o [*Qi*] Original):

- *Shu Di Huang* (*Radix Rehmanniae preparata*): 15g.
- *Shan Yao* (*Rhizoma Dioscoreae*): 12g.
- *Shan Zhu Yu* (*Fructus Corni*): 9g.
- *Gou Qi Zi* (*Fructus Lycii chinensis*): 12g.
- *Dang Gui* (*Radix Angelicae sinensis*): 9g.
- *Ren Shen* (*Radix Ginseng*): 12g.
- *Du Zhong* (*Cortex Eucommiae ulmoidis*): 9g.
- *Zhi Gan Cao* (*Radix Glycyrrhizae uralensis preparata*): 6g.

Se a sobrecarga de trabalho prejudica o Coração, o *Yin* do Coração se torna deficiente e o Calor por Deficiência perturba a Mente. A língua perde o revestimento e fica fissurada. Nesse caso, utilizar *Tian Wang Bu Xin Dan* (Pílula do Imperador Celestial para Tonificar o Coração).

Caso a estagnação do *Qi* do Fígado agite a Alma Etérea, Coração e Vesícula Biliar tornam-se deficientes; em tal caso, utilizar *Wen Dan Tang* (Decocção para Aquecer a Vesícula Biliar). Observe que os autores estão utilizando essa fórmula com o propósito para o qual ela foi originalmente projetada, ou seja, "aquecer a Vesícula Biliar", fortalecer resolução e decisão e tratar insônia e ansiedade.

Já para as condições de insônia provenientes de excesso, se o Estômago sofrer de Retenção de Alimento, os autores recomendam usar *Da He Zhong Yin* (Grande Decocção para Harmonizar o Centro).

- *Xing Ren* (*Semen Armeniacae*).
- *Bai Jie Zi* (*Semen Sinapis albae*).
- *Sheng Jiang* (*Rhizoma Zingiberis recens*).

Caso a Fleuma esteja causando insônia, os autores recomendam usar *Dao Tan Tang* (Decocção para Conduzir Fleuma). Se houver Fleuma com Calor, eles recomendam usar *Di Tan Tang* (Decocção para Limpar Fleuma).

Os autores concluem enfatizando a importância da identificação do padrão no tratamento da insônia e não simplesmente a confiança na utilização de *Suan Zao Ken* e *Ye Jiao Teng*. Os autores dizem que essas ervas são usadas para tratar insônia apenas se forem resultantes dos padrões específicos a que são designadas, isto é, deficiência do Sangue do Fígado para *Suan Zao Ken* e deficiência do *Yin* do Fígado para *Ye Jiao Teng*.

Journal of Chinese Medicine (Zhong Yi Za Zhi), *v. 39, n. 11, 1998, p. 658*

"The Treatment of Stubborn Insomnia based on Identification of Patterns" *de Qian Yan Fang*

Dr. Qian discute o que considera ser os principais padrões que causam insônia persistente.

Desarmonia do Qi *Nutritivo e Defensivo*

O primeiro padrão é desarmonia do *Qi* Nutritivo (*Ying*) e Defensivo (*Wei*). O *Qi* Defensivo deveria penetrar no *Yin* à noite; se não o fizer, ele fica no *Yang*, permanece no exterior do corpo e nos olhos, o Vaso *Yang* do Caminhar (*Yang Qiao Mai*) fica cheio e os olhos não podem fechar, resultando em insônia.

Os sintomas deste tipo de insônia são dificuldade em adormecer ou dificuldade em permanecer adormecido, incapacidade para fechar os olhos, sonhar excessivamente, dor de cabeça, sensação que sobe do tórax à cabeça, aversão ao vento e pulso em Corda.

A fórmula que o Dr. Qian sugere é *Gui Zhi Jia Long Gu Mu Li Tang* (Decocção de *Cinnamomum-Mastodi Ossis fossilia-Concha Ostreae*). *Gui Zhi Tang* harmoniza *Qi* Nutritivo e Defensivo, ao passo que *Long Gu* e *Mu Li* acalmam a Mente e assentam a Alma Etérea.

Deficiência de Qi *e* Yin, Desarmonia de Coração e Rim

O segundo padrão discutido é deficiência de *Qi* e *Yin* e desarmonia de Coração e Rim. Sobrecarga de trabalho e excesso de pensamento prejudicam Baço e Coração, gerando deficiência do Sangue ou Calor que pode prejudicar o *Yin* e gerar deficiência do *Yin* do Rim. Isto origina deficiência do *Yin* do Coração e Calor por Deficiência do Coração.

A fórmula a se utilizar é *Sheng Mai San* (Pó para Gerar o Pulso), em combinação com *Huang Lian E Jiao Tang* (Decocção de *Coptis Colla Corii Asini*).

Fleuma-Calor

O terceiro padrão é Fleuma-Calor. Dr. Qian considera os principais sintomas de Fleuma-Calor que deixam a insônia se transformar em insônia crônica: palpitações, sonhos excessivos, sensação de peso na cabeça, ansiedade, expectoração de catarro, gosto amargo, tinido, eructação, náusea, fezes amolecidas, revestimento pegajoso e pulso Deslizante e em Corda.

A fórmula indicada é *Huang Lian Wen Dan Tang* (Decocção de *Coptis* para Aquecer a Vesícula Biliar).

Estagnação do Sangue do Coração

O quarto padrão é a estagnação do Sangue do Coração. As principais manifestações são: incapacidade para fechar os olhos à noite, assustando assim que os olhos se fecham; dor de cabeça; visão turva; memória debilitada; entorpecimento dos membros; dor torácica; língua Púrpura; e pulso em Corda ou Áspero.

A fórmula recomendada é *Tong Qiao Huo Xue Tang* (Decocção para Abrir os Orifícios e Revigorar Sangue).

Journal of Chinese Medicine (Zhong Yi Za Zhi), *v. 34, n. 2, 1993, p. 1170*

"Clinical Significance of Zhang Jing Yue's Treatment Principle of Insomnia According to the Differentiation Between that with and that Without Pathogenic Factors" *de Zhou Jing Ming*

O artigo discute o tratamento de insônia de Zhang Jing Yue (1624). Dr. Zhang diferencia com clareza a insônia com e sem fator patogênico. O autor menciona dois padrões principais com fator patogênicos: Fogo do Fígado e do Coração e Fleuma-Calor.

Padrões com Fatores Patogênicos

FOGO DO FÍGADO E DO CORAÇÃO Para tratar Fogo do Fígado e do Coração, Dr. Zhang usa *Qing Huo An Shen Tang* (Decocção para Eliminar Fogo e Acalmar Mente):

- *Sheng Di Huang (Radix Rehmanniae)*: 12g.
- *Huang Lian (Rhizoma Coptidis)*: 3g.
- *Huang Qin (Radix Scutellariae)*: 6g.
- *Shan Zhi Zi (Fructus Gardeniae)*: 9g.
- *Long Gu (Mastodi Ossis fossilia)*: 15g.
- *Mu Li (Concha Ostreae)*: 15g.
- *Long Dan Cao (Radix Gentianae)*: 3g.
- *Lian Qiao (Fructus Forsythiae suspensae)*: 6g.
- *Gan Cao (Radix Glycyrrhizae uralensis)*: 3g.

FLEUMA-CALOR Para tratar insônia proveniente de Fleuma-Calor, Dr. Zhang usa *He Zhong An Shen Tang* (Decocção para Harmonizar o Centro e Acalmar a Mente):

- *Ban Xai (Rhizoma Pinelliae preparatum)*: 6g.
- *Fu Ling (Poria)*: 9g.
- *Chen Pi (Pericarpium Citri reticulatae)*: 6g.
- *Zhi Shi (Fructus Aurantii immaturus)*: 9g.
- *Huang Lian (Rhizoma Coptidis)*: 3g.
- *Zhu Ru (Caulis Bambusae in Taeniam)*: 6g.
- *Bei Shu Mi (Sorghum)*: 9g.
- *Gan Cao (Radix Glycyrrhizae uralensis)*: 3g.

Padrões sem Fatores Patogênicos

Os três principais padrões sem fatores patogênicos que causam insônia são deficiência de Coração e Baço, deficiência de Coração e Vesícula Biliar e deficiência do *Yin* de Fígado e Rim.

DEFICIÊNCIA DE CORAÇÃO E BAÇO Para tratar deficiência de Coração e Baço, Dr. Zhang usa *Yang Xin An Shen Tang* (Decocção para Nutrir o Coração e Acalmar a Mente):

- *Dang Shen (Radix Codonopsis)*: 9g.
- *Bai Zhu (Rhizoma Atractylodis macrocephalae)*: 9g.
- *Huang Qi (Radix Astragalus)*: 12g.
- *Dang Gui (Radix Angelicae sinensis)*: 12g.
- *Fu Shen (Sclerotium Poriae pararadicis)*: 9g.
- *Yuan Zhi (Radix Polygalae)*: 3g.
- *Long Yan Rou (Arillus Longan)*: 12g.
- *Suan Zao Ren (Semen Ziziphi spinosae)*: 9g.
- *Bai Zi Ren (Semen Platycladi)*: 10g.
- *Bai Shao (Radix Paeoniae alba)*: 12g.
- *Mu Xiang (Radix Aucklandiae)* 3g.
- *Zhi Gan Cao (Radix Glycyrrhizae uralensis preparata)*: 4,5g.

DEFICIÊNCIA DE CORAÇÃO E VESÍCULA BILIAR O segundo padrão de deficiência é a deficiência de Coração e Vesícula Biliar, com as seguintes manifestações: ansiedade, Mente (*Shen*) e Alma Etérea destituídas, ficar triste facilmente, sonhos excessivos, despertar à noite, palpitações, encurtamento da respiração e cansaço.

A fórmula recomendada para este padrão é *Ding Zhi An Shen Tang* (Decocção para Assentar o Espírito e Acalmar a Mente).

- *Dang Shen (Radix Codonopsis)*: 6g.
- *Fu Ling (Poria)*: 9g.
- *Yuan Zhi (Radix Polygalae)*: 3g.
- *Suan Zao Ren (Semen Ziziphi spinosae)*: 9g.
- *Shi Chang Pu (Rhizoma Acori tatarinowii)*: 3g.
- *Long Chi (Fossilia Dentis Mastodi)*: 15g.
- *Zhen Zhu Mu (Concha Margatirifae usta)*: 15g.
- *Fu Xiao Mai (Fructus Tritici levis)* : 15g.
- *Zhi Gan Cao (Radix Glycyrrhizae uralensis preparata)*: 3g.

DEFICIÊNCIA DO *YIN* DE RIM E FÍGADO O terceiro padrão de deficiência na insônia é deficiência do *Yin* de Rim e Fígado, para o qual Dr. Zhang usa *Zi Yin An Shen Tang* (Decocção para Nutrir *Yin* e Acalmar a Mente).

- *Sheng Di Huang (Radix Rehmanniae)*: 9g.
- *Shan Zhu Yu (Fructus Corni)*: 9g.
- *Shan Yao (Rhizoma Dioscoreae)*: 9g.
- *Fu Ling (Poria)*: 10g.
- *Huang Lian (Rhizoma Coptidis)*: 3g.
- *Mu Dan Pi (Cortex Moutan)*: 6g.
- *Bai Shao (Radix Paeoniae alba)*: 9g.
- *E Jiao (Colla Corii Asini)*: 9g.
- *Ze Xie (Rhizoma Alismatis)*: 9g.

De interesse particular nesse artigo é também a dosagem pequena das ervas que são contrárias ao uso moderno.

Journal of Chinese Medicine (Zhong Yi Za Zhi), *v. 45, n. 04, p. 843*

"Clinical Observation on the Treatment of 31 Cases of Insomnia with Jie Yu Wan" *de Hong Yong Bo* et al.

Cinquenta e três pacientes que sofriam de insônia foram divididos aleatoriamente num grupo de tratamento (31) tratado com *Jie Yu Wan* e um grupo-controle (22) tratado com trazodona. Os pacientes foram avaliados antes do tratamento e aos 14º e 28º dias de terapia com Questionário do Sono (SQ, Sleeping Questionnaire), Escala de Autoavalição de Depressão (SDS, Self-rating Depression Scale) e Escala de Autoavaliação de Ansiedade (SAS, Self-rating Anxiety Scale). Efeitos adversos e índice de eficácia foram avaliados pelo método de Impressão Global Clínica.

A taxa de melhora acentuada era de 54,9% no grupo de tratamento e 59,1% no grupo-controle, sem diferença significante entre os grupos (P > 0,05). Depois do tratamento, as contagens para SQ, SDS e SAS diminuíram significativamente nos dois grupos sem diferença significante entre eles, embora os pacientes informassem menos efeitos colaterais no grupo de tratamento.

A fórmula *Jie Yu Wan* (Pílula para Eliminar Estagnação) continha o seguinte (dosagens para um grupo de pílulas):

- *Bai Shao (Radix Paeoniae alba)*: 270g.
- *Chai Hu (Radix Bupleuri)*: 190g.
- *Yu Jin (Radix Curcumae)*: 140g.
- *Fu Ling (Poria)*: 170g.
- *Bai He (Bulbus Lilii)*: 170g.

360 Insônia (Sonolência, Memória Debilitada)

- *He Huan Pi* (*Cortex Albiziae*): 170g.
- *Gan Cao* (*Radix Glycyrrhizae uralensis*): 85g.
- *Fu Xiao Mai* (*Fructus Tritici levis*): 210g.
- *Da Zao* (*Fructus Jujubae*): 140g.

Esta experiência é relatada neste texto como um exemplo típico de um estudo mal projetado do ponto de vista de medicina chinesa. Em primeiro lugar, trata todos os pacientes que sofrem de insônia com a mesma fórmula, algo que nunca faríamos na prática. Uma vez que o principal propósito da fórmula é mover o *Qi* e eliminar a estagnação, ele assume que todos os pacientes com insônia sofrem de estagnação de *Qi*, algo que não é logicamente verdadeiro.

Em segundo lugar, a fórmula parece mais indicada para tratar depressão do que insônia (ver uso de *Yu Jin* e *He Huan Pi*) e, portanto, há um erro básico subjacente à experiência, já que existe diferença está entre insônia secundária à depressão e insônia que acontece por si só.

Chinese Acupuncture and Moxibustion (Zhong Guo Zhen Jiu), *v. 20, n. 2, 2000, p. 90*

"38 Cases of Insomnia Treated with Moxibustion on KI-1 (Yongquan)" *de Ren Jian Jun*

Dr. Ren relata uso de moxabustão no ponto R-1 (*Yongquan*) para tratamento de insônia. O ponto era aquecido com bastão de moxa, uma vez por dia, durante 15 a 20min de cada vez. O tratamento foi administrado em cursos de sete dias.

Dr. Ren informa 100% de sucesso no tratamento de 38 casos de insônia com este método.

Experiências Clínicas

Acupuntura

Intradermal Acupuncture on He-7 (Shenmen) and P-6 (Neiguan) Acupoints in Patients with Insomnia after Stroke

American Journal of Chinese Medicine, 2004, v. 32, n. 5, p. 771-778.

Kim YS, Lee SH, Jung WS, Park SU, Moon SK, Ko CN, Cho KH, Bae HS.

Department of Cardiovascular and Neurological Diseases (Stroke Centre), College of Oriental Medicine, Kryung-Hee University, Seul, Coreia.

Objetivo

Analisar os efeitos da acupuntura intradérmica na insônia após acidente vascular cerebral (AVC).

Método

Pacientes hospitalizados portadores de AVC com insônia foram envolvidos e atribuídos a um grupo de acupuntura intradérmica verdadeira ou um grupo de acupuntura falsa por randomização. O grupo de acupuntura verdadeira recebeu acupuntura intradérmica nos pontos C-7 (*Shenmen*) e PC-6 (*Neiguan*) durante dois dias, e o grupo de acupuntura falsa recebeu acupuntura falsa nos mesmos pontos. A efetividade era medida por Questionário Matutino (MQ, Morning Questionnaire), Índice de Gravidade de Insônia (ISI, Insomnia Severity Index) e Escala de Insônia de Atenas (AIS, Athens Insomnia Scale). Estas escalas foram examinadas por um neurologista independente, cego diante das condições do estudo, antes, um e dois dias depois de tratamento, repetidamente. Trinta indivíduos (15 no grupo de acupuntura verdadeira e 15 no grupo de acupuntura falsa) foram incluídos na análise final.

Resultados

O grupo de acupuntura verdadeira mostrou mais melhora na insônia do que o grupo de acupuntura falsa. Medidas repetidas de análise detectaram que havia efeitos significantes entre os indivíduos em MQ, ISI e AIS.

Conclusão

Em conclusão, sugere-se que acupuntura intradérmica nos pontos C-7 (*Shenmen*) e PC-6 (*Neiguan*) é um tratamento útil para insônia pós-AVC no estágio inicial.

Acupuncture and Insomnia

Forschende Komplementarmedizin, 1999, fevereiro, v. 6 (suppl. 1), p. 29-31.

Monlakab H.

Objetivo

Averiguar o efeito de acupuntura na insônia.

Método

Quarenta pacientes com dificuldades primárias em adormecer ou permanecer adormecido foram diagnosticados de acordo com a Medicina Tradicional Chinesa, alocados em subgrupos de diagnósticos específicos e tratados individualmente por um médico em sua clínica privada. Os pacientes foram randomizados em dois grupos, um grupo recebeu acupuntura verdadeira e o outro foi inserido por agulhas em pontos do corpo não pertencentes ao sistema de acupuntura por três a cinco sessões em intervalos semanais. O resultado da terapia foi avaliado de várias maneiras, primeiramente por uma medida objetiva da qualidade de sono por polissonografia em laboratório de sono especializado, executada uma vez antes e uma vez depois do término das séries de tratamentos. Foram obtidos resultados qualitativos adicionais de vários questionários.

Resultados

A medida objetiva mostrou um efeito estatisticamente significante nos pacientes que receberam acupuntura verdadeira. As avaliações subjetiva e qualitativa foram melhores no grupo de tratamento propriamente dito do que no grupo-controle, porém não se calculou estatisticamente por razões metodológicas.

Conclusão

Com base nos resultados deste estudo pode ser concluído que a acupuntura verdadeira e individualizada realmente mostra eficácia em distúrbios primários do sono. Porém, não se pode excluir uma influência direta do terapeuta.

Effects of Individualized Acupuncture on Sleep Quality in HIV Disease

Journal of Associated Nurses AIDS Care, 2001, janeiro--fevereiro, v. 12, n. 1, p. 27-39.

Phillips KD, Skelton WD.

Department of Administrative and Clinical Nursing, College of Nursing, University of South Carolina, Estados Unidos.

Objetivo

Embora possa começar em qualquer ponto, a perturbação do sono muitas vezes aparece precocemente na doença causada pelo vírus da imunodeficiência humana (HIV, *human immunodeficiency virus*) e contribui na diminuição da qualidade de vida durante o curso da doença. O propósito deste estudo era triplo: explorar a natureza da qualidade do sono na doença causada pelo HIV, testar a relação entre dor e qualidade do sono e testar a efetividade da acupuntura administrada em um grupo para melhorar a qualidade do sono nos indivíduos infectados com HIV.

Método

Foram utilizados um pré-teste, um pós-teste e um esquema pré-experimental para testar os efeitos da acupuntura na qualidade do sono. Vinte e um homens e mulheres infectados com HIV, entre as idades de 29 e 50 anos, participaram do estudo, os quais informaram perturbação do sono três ou mais vezes por semana e que marcavam Índice de Qualidade de Sono de Pittsburgh maior que 5. Para medir a atividade do sono foi utilizado o Pulso Actigráfico, e o Índice de Qualidade de Sono Atual foi usado para medir a qualidade do sono por duas noites antes e depois de uma intervenção de acupuntura de cinco semanas (10 tratamentos). A acupuntura foi individualizada para tratar insônia e outros sintomas informados pelos participantes.

Resultados

Atividade e qualidade do sono melhoraram significativamente depois de cinco semanas de acupuntura individualizada administrada no grupo tratado.

Conclusão

Os resultados sugerem que acupuntura pode ser uma terapia efetiva para tratar problemas de insônia em portadores de HIV.

Acupuncture for Insomnia in Pregnancy – a Prospective, Quasi-randomised, Controlled Study

Acupuncture in Medicine, 2005, junho, v. 23, n. 2, p. 47-51

Da Silva JB, Nakamura MU, Cordeiro JA, Kulay LJ.
Escola de Medicina de São Jose Rio Preto, Brasil

Objetivo

Esse estudo foi empreendido para testar os efeitos da acupuntura na insônia em um grupo de mulheres grávidas sob reais condições de vida e comparar os resultados com as de um grupo de pacientes que receberam apenas tratamento convencional (higiene do sono).

Método

Um total de 30 mulheres grávidas tratadas convencionalmente foi distribuída ao acaso em grupos com ou sem acupuntura. Dezessete pacientes formaram o grupo de estudo e 13 formaram o grupo-controle. A contagem da gravidade da insônia das mulheres grávidas foi avaliada utilizando uma escala de avaliação numérica de 0 a 10. As mulheres foram acompanhadas durante oito semanas e entrevistadas cinco vezes em intervalos de duas semanas.

Resultados

Oito mulheres abandonaram o estudo: cinco no grupo de estudo e três no grupo-controle. O grupo de estudo informou maior redução na insônia avaliada (5,1) do que o grupo-controle (0), uma diferença estatisticamente significante. A contagem média de insônia diminuiu em pelo menos 50% com o passar do tempo em nove (75%) das pacientes no grupo de estudo e em três (30%) das pacientes no grupo-controle.

Conclusão

Os resultados deste estudo sugerem que acupuntura alivia insônia durante gravidez e justifica pesquisa adicional.

Acupuncture Increases Nocturnal Melatonin Secretion and Reduces Insomnia and Anxiety: a Preliminary Report

Journal of Neuropsychiatry and Clinical Neurosciences, 2004, inverno, v. 16, n. 1, p. 19-28.

Spence DW, Kayumov L, Chen A, Lowe A, Jain U, Katzman MA, Shen J, Perelman B, Shapiro CM.

Centre for Addiction and Mental Health, Toronto, Ontário, Canadá.

Sumário

A resposta para acupuntura em 18 indivíduos adultos ansiosos que se queixavam de insônia foi avaliada num estudo preposto aberto de ensaio clínico. Cinco semanas de tratamento de acupuntura foram associadas a um aumento noturno significativo na secreção de melatonina endógena (medido na urina) e melhoras significativas nas medidas polissonográficas de latência de início do sono, índice de estimulação, tempo de sono total e eficiência do sono. Também foram encontradas reduções significativas no estado e contagem de característica da ansiedade. Estes resultados objetivos são consistentes com os relatos clínicos dos efeitos relaxantes da acupuntura. O tratamento de acupuntura pode ser valoroso para algumas categorias de pacientes ansiosos com insônia.

Fitoterapia

TCM Treatment for 63 Cases of Senile Dyssomnia

Journal of Traditional Chinese Medicine, 2005, março, v. 25, n. 1, p. 45-49.

Yang Y, Li H, Zhang S, Li Q, Yang X, Chen X, Zhao D, Wang Y.

Beijing University of Chinese Medicine, Beijing, China.

Objetivo

Averiguar os efeitos terapêuticos da fitoterapia chinesa nos distúrbio do sono senil.

Método

Um total de 121 pacientes senis com distúrbio do sono foi dividido aleatoriamente em um grupo de tratamento de 63 casos (tratados com drogas de Medicina Tradicional Chinesa) e um grupo-controle de 58 casos (tratados com estazolam). As mudanças mostradas na contagem de Social Dysfunction Rating Scale e Escala de Ansiedade de Hamilton (HAMA, Hamilton Ansiety Scale) e o outros índices foram observados nos dois grupos para avaliar os efeitos terapêuticos.

Resultados

Os resultados mostraram que a taxa efetiva era de 76,3% no grupo de tratamento e de 69,1% no grupo-controle, sendo que as drogas da Medicina Tradicional Chinesa tiveram melhores efeitos para aliviar sintomas, tais como letargia, boca seca e remissão de insônia.

Conclusão

Pode ser concluído que o efeito das drogas da Medicina Tradicional Chinesa é melhor para tratar distúrbio do sono senil do que o efeito da droga ocidental estazolam.

The Effects of Yoku Kan San on Undifferentiated Somatoform Disorder with Tinnitus

European Psychiatry, 2005, janeiro, v. 20, n. 1, p. 74-75.
Okamoto H, Okami T, Ikeda M, Takeuchi T.
Department of Psychiatry, Teiko University Ichihara, Ichihara, Chiba, Japão

Sumário

Até o presente, poucas estratégias são totalmente efetivas no tratamento do transtorno somatoforme indiferenciado com tinido. *Yoku Kan San* (TJ-54), um dos fitoterápicos tradicionais do Japão, é um tratamento efetivo para tinido no transtorno somatoforme indiferenciado complicado por dor de cabeça e insônia. TJ-54 também foi usado como tratamento efetivo para insônia e irritabilidade nos últimos séculos, sendo considerado como portador de alguns efeitos na excitabilidade dos nervos. São necessários estudos adicionais para confirmar as eficácias dos fitoterápicos japoneses.

Estatísticas de Pacientes

Compilei uma estatística de 73 pacientes portadores de insônia em minha prática. Havia 45 mulheres (62%) e 28 homens (38%). A distribuição de idade era a seguinte:

- 0 a 10: 3 (4%).
- 11 a 20: 0 (0%).
- 21 a 30: 6 (8%).
- 31 a 40: 20 (27%).
- 41 a 50: 14 (19%).
- 51 a 60: 23 (32%).
- 61 a 70: 7 (10%).

Como se pode observar, a incidência mais alta de insônia está na faixa etária que compreende as idades de 51 a 60 anos, e a maioria assoberbante cai na faixa etária de 31 a 60 anos.

Já para os padrões, eram os seguintes:

- *Padrões puramente de deficiência*: 20 (27%).
- *Padrões puramente de excesso*: 18 (25%).
- *Padrões combinados de excesso-deficiência*: 35 (48%).

A classificação dos principais padrões de deficiência era a seguinte:

- *Deficiência de Sangue (do Coração e/ou do Fígado)*: 22 (30%).
- *Deficiência do Rim*: 33 (45%).
- *Deficiência do Coração (de Sangue,* Qi *ou* Yin*)*: 9 (12%).

Curiosamente, a deficiência do Rim é um padrão mais comum de deficiência na insônia do que a deficiência do Sangue.

- *Fleuma*: 28 (38%).
- *Estagnação de Sangue*: 8 (11 %).
- *Fogo (do Coração e/ou do Fígado)*: 8 (11%).
- *Estagnação de* Qi: 6 (8%).

Novamente, é interessante que a Fleuma (em vez do Fogo) seja o fator patogênico mais comum na insônia. A Fleuma é um fator patogênico na insônia, especialmente no idoso.

As qualidades de pulso mais comuns eram:

- *Em Corda*: 18 (25%).
- *Deslizante*: 24 (34%).
- *Fraco*: 25 (35%).
- *Áspero*: 9 (13%).
- *Profundo*: 12 (17%).
- *Fino*: 12 (17%).

Os principais tipos de língua observados na insônia foram os seguintes:

- *Pálida*: 21 (29%).
- *Vermelha*: 29 (40%).
- *Púrpura*: 10 (14%).
- *Inchada*: 37 (51%).
- *Descascada*: 13 (18%).
- *Ponta vermelha*: 9 (12%).

Uma característica curiosa das línguas observadas na insônia é a alta porcentagem de línguas com ponta vermelha (12%); em meu banco de dados, de 2.786 pacientes, 1,8% apresentam ponta da língua vermelha.

Apêndice 1 do Capítulo: Sonolência

A sonolência indica uma tendência a ser mais sonolento e letárgico. Como a insônia, a sonolência também é pro-

Insônia (Sonolência, Memória Debilitada)   **363**

veniente de fator patogênico obstruindo a Mente ou de *Qi* e Sangue deficientes não atingindo e nutrindo a Mente (*Shen*).

Identificação de Padrões e Tratamento

Umidade Obstruindo o Cérebro

Manifestações Clínicas

Sonolência após o almoço; sensação de peso e atordoamento da cabeça, como se ela estivesse cheia de lã; sensação de plenitude em epigástrio e tórax.

Língua: revestimento espesso e pegajoso.

Pulso: Deslizante ou Encharcado.

Esse padrão é decorrente de Umidade obstruindo cabeça e cérebro e impedindo a ascendência do *Qi* puro para iluminar os orifícios superiores. Outra explicação da sonolência proveniente de Umidade é que este fator patogênico obstrui o espaço entre pele e músculos, onde o *Qi* Defensivo flui. Pelo fato de este espaço ser obstruído, o *Qi* Defensivo, de natureza *Yang*, não pode fluir, de tal forma que permanece no *Yin* e o paciente sente-se sempre sonolento.

O capítulo 80 do *Eixo Espiritual* declara[48]:

O Qi *Defensivo flui no* Yang *durante o dia e no* Yin *à noite: quando o* Yang *retarda, o indivíduo tem sono; quando o* Yin *retarda, o indivíduo fica acordado. Quando Estômago e Intestino são grandes, o* Qi *Defensivo permanece lá por um longo tempo, a pele é obstruída pela Umidade... o* Qi *Defensivo retarda, permanece no* Yin *por longo tempo, o* Qi *não é puro e surge sonolência.*

Princípio de Tratamento

Resolver Umidade e tonificar Baço.

Acupuntura

Pontos

REN-12 (*Zhongwan*), B-20 (*Pishu*), E-36 (*Zusanli*). REN-9 (*Shuifen*), BP-6 (*Sanyinjiao*), B-22 (*Sanjiaoshu*), P-7 (*Lieque*), E-8 (*Touwei*), DU-20 (*Baihui*), DU-24 (*Shenting*). Utilizar método de tonificação nos pontos REN-12, B-20 e E-36. Utilizar método de sedação nos pontos REN-9, BP-6 e B-22. Utilizar método neutro nos pontos P-7, E-8, DU-20 e DU-24.

EXPLICAÇÃO

- REN-12, B-20 e E-36 tonificam o Baço para resolver Umidade.
- REN-9, BP-6 e B-22 drenam a Umidade.
- P-7 remove a obstrução dos canais na cabeça e favorece a ascendência do *Qi* puro à cabeça.
- E-8 e DU-20 são pontos locais para expelir Umidade da cabeça e facilitar a subida do *Yang* puro à cabeça.
- DU-24 desobstrui o cérebro e melhora memória.

Fitoterapia

Prescrição

Variação de *PING WEI SAN* – Variação de Pó para Equilibrar o Estômago.

EXPLICAÇÃO   As primeiras seis ervas constituem o *Ping Wei San*, que drena a Umidade do Aquecedor Médio. *Huo Xiang* (*Herba Pogostemonis*) e *Pei Lan* (*Herba Eupatorii*) resolve Umidade na cabeça (pelo fato de serem aromáticos e suas fragrâncias se estenderem para cima). *Yi Yi Ren* (*Semen Coicis*) drena Umidade pelo Aquecedor Inferior.

Resumo

Umidade Obstruindo o Cérebro

Pontos

- REN-12 (*Zhongwan*), B-20 (*Pishu*), E-36 (*Zusanli*), REN-9 (*Shuifen*), BP-6 (*Sanyinjiao*), B-22 (*Sanjiaoshu*), P-7 (*Lieque*), E-8 (*Touwei*), DU-20 (*Baihui*), DU-24 (*Shenting*). Utilizar o método de tonificação nos pontos REN-12, B-20 e E-36. Utilizar o método de sedação nos pontos REN-9, BP-6 e B-22. Método neutro nos pontos P-7, E-8, DU-20 e DU-24

Fitoterapia

Prescrição

- Variação de *PING WEI SAN* – Variação de Pó para Equilibrar o Estômago

---

Fleuma Obscurecendo o Cérebro

Manifestações Clínicas

Sonolência depois do almoço; sensação de peso; sensação de atordoamento da cabeça, como se ela estivesse cheia de lã; sensação de opressão do tórax; tontura; visão turva; catarro na garganta.

Língua: Inchada e com revestimento pegajoso.

Pulso: Deslizante.

Esse padrão é decorrente de Fleuma obstruindo a cabeça e impedindo o *Qi* puro de subir para iluminar os orifícios superiores. A Fleuma é mais obstrutiva que a Umidade, e ela causa tontura e visão turva (já que a Fleuma obstrui os orifícios da cabeça).

Princípio de Tratamento

Resolver Fleuma e tonificar o Baço.

Acupuntura   978-85-7241-817-1

Pontos

REN-12 (*Zhongwan*), B-20 (Pishu), E-36 (*Zusanli*), REN-9 (*Shuifen*), BP-6 (*Sanyinjiao*), B-22 (*Sanjiaoshu*). E-40 (*Fenglong*), P-7 (*Lieque*), E-8 (*Touwei*), DU-20 (*Baihui*), DU-24 (*Shenting*). Utilizar método de tonificação nos pontos REN-12, B-20 e E-36. Utilizar método de sedação nos pontos REN-9, BP-6, B-22 e E-40. Método neutro nos pontos P-7, E-8, DU-20 e DU-24.

EXPLICAÇÃO

- REN-12, B-20 e E-36 tonificam o Baço para resolver Fleuma.
- REN-9, BP-6 e B-22 resolvem a Umidade.
- E-40 resolve a Fleuma.
- P-7 remove obstrução dos canais na cabeça e favorece a ascendência do *Qi* puro à cabeça.
- E-8 e DU-20 são pontos locais para expelir Fleuma da cabeça e facilitar a subida do *Yang* puro à cabeça.
- DU-24 clareia o cérebro e promove a memória.

364 Insônia (Sonolência, Memória Debilitada)

Fitoterapia

Prescrição

WEN DAN TANG – Decocção para Aquecer a Vesícula Biliar – mais BAN XIA SHU MI TANG – Decocção de Pinellia-Sorghum.

EXPLICAÇÃO   Essas duas fórmulas resolvem a Fleuma da cabeça. Para fortalecer seus efeitos, acrescentar Shi Chang Pu (Rhizoma Acori tatarinowii) para abrir os orifícios da cabeça.

MODIFICAÇÕES

- Para aliviar a sensação de atordoamento da cabeça, acrescentar Shi Chang Pu (Rhizoma Acori tatarinowii).
- Se houver sinais de deficiência do Baço, acrescentar Bai Zhu (Rhizoma Atractylodis macrocephalae) e Huang Qi (Radix Astragalus).

Remédio dos Três Tesouros

MAR PURO   Mar Puro é um remédio geral para resolver Fleuma. É uma variação de Er Chen Tang.

Resumo

Fleuma Obscurecendo o Cérebro

Pontos

- REN-12 (Zhongwan), B-20 (Pishu), E-36 (Zusanli), REN-9 (Shuifen), BP-6 (Sanyinjiao), B-22 (Sanjiaoshu), E-40 (Fenglong), P-7 (Lieque), E-8 (Touwei), DU-20 (Baihui), DU-24 (Shenting). Utilizar método de tonificação em REN-12, B-20 e E-36. Utilizar método de sedação em REN-9, BP-6, B-22 e E-40. Utilizar método neutro em P-7, E-8, DU-20 e DU-24

Fitoterapia

Prescrição

- WEN DAN TANG – Decocção para Aquecer a Vesícula Biliar – mais BAN XIA SHU MI TANG – Decocção de Pinellia-Sorghum

Remédio dos Três Tesouros

- Mar Puro

Deficiência do Baço

Manifestações Clínicas

Sonolência, letargia, cansaço, sensação de peso, leve distensão abdominal e plenitude, pouco apetite, fezes amolecidas.

Língua: Pálida, revestimento pegajoso.
Pulso: Fraco ou Encharcado.
Embora este padrão seja primariamente de deficiência, existe também um pouco de Umidade.

Princípio de Tratamento

Tonificar Baço e resolver Umidade.

Acupuntura

Pontos

E-36 (Zusanli), BP-3 (Taibai), REN-12 (Zhongwan), B-20 (Pishu), BP-6 (Sanyinjiao), B-22 (Sanjiaoshu), E-8 (Touwei), DU-20 (Baihui). Utilizar método de tonificação nos quatro primeiros pontos e método neutro nos outros. Moxa pode ser usada.

EXPLICAÇÃO

- E-36, BP-3, REN-12 e B-20 tonificam Baço.
- BP-6 e B-22 resolvem Umidade.
- E-8 e DU-20 drenam Umidade da cabeça e facilitam a subida do Yang puro à cabeça.

Fitoterapia   978-85-7241-817-1

Prescrição

Variação de LIU JUN ZI TANG – Variação da Decocção dos Seis Cavalheiros.

EXPLICAÇÃO   Essa fórmula tonifica Baço, resolve Umidade e abre orifícios da cabeça.

Prescrição

Variação de BU ZHONG YI QI TANG – Decocção para Tonificar o Centro e Beneficiar o Qi.

EXPLICAÇÃO   Essa fórmula é usada se houver deficiência do Yang do Baço. A fórmula original tonifica o Baço e eleva o Qi.

Remédio dos Três Tesouros

ACALMAR O CENTRO   Acalmar o Centro tonifica Qi do Baço e resolve Umidade.

Resumo

Deficiência do Baço

Pontos

- E-36 (Zusanli), BP-3 (Taibai), REN-12 (Zhongwan), B-20 (Pishu), BP-6 (Sanyinjiao), B-22 (Sanjiaoshu), E-8 (Touwei), DU-20 (Baihui). Utilizar método de tonificação nos quatro primeiros pontos e método neutro nos outros. Moxa pode ser usada

Fitoterapia

Prescrição

- Variação de LIU JUN ZI TANG – Variação da Decocção dos Seis Cavalheiros

Prescrição

- Variação de BU ZHONG YI QI TANG – Variação da Decocção para Tonificar o Centro e Beneficiar o Qi

Remédio dos Três Tesouros

- Acalmar o Centro

Deficiência do Yang do Rim (Deficiência do Mar da Medula)

Manifestações Clínicas

Letargia, cansaço, apatia, perda da força de vontade, memória debilitada, falta de iniciativa, depressão, calafrios, dor na região dorsal inferior, tontura, tinido, urina pálida e micção frequente.

Língua: Pálida.
Pulso: Profundo e Fraco.

Princípio de Tratamento

Tonificar Yang do Rim, nutrir o Mar de Medula e estimular a ascendência do Qi.

Acupuntura

Pontos

R-3 (*Taixi*), B-23 (*Shenshu*), B-52 (*Zhishi*), DU-20 (*Baihui*), DU-24 (*Shenting*), REN-6 (*Qihai*), DU-16 (*Fengfu*). Utilizar método de tonificação.

EXPLICAÇÃO

- R-3, B-23 e B-52 tonificam Rim, fortalecem Força de Vontade, promovem memória e nutrem Medula.
- DU-20 e DU-24 facilitam a subida de *Yang* puro à cabeça.
- REN-6, com moxa direta, tonifica *Yang*.
- DU-16, ponto do Mar da Medula, nutre a Medula.

Fitoterapia

Prescrição

SHI BU WAN – Pílula de Dez Tonificações.

EXPLICAÇÃO   Essa fórmula tonifica o Rim e nutre a Medula.

Resumo

Deficiência do *Yang* do Rim (Deficiência do Mar de Medula)

Pontos
- R-3 (*Taixi*), B-23 (*Shenshu*), B-52 (*Zhishi*), DU-20 (*Baihui*), DU-24 (*Shenting*), REN-6 (*Qihai*), DU-16 (*Fengfu*). Utilizar método de tonificação

Fitoterapia

Prescrição
- SHI BU WAN – Pílula de Dez Tonificações

Apêndice 2 do Capítulo: Memória Debilitada

Na medicina chinesa, a memória depende do estado de Baço, Rim e Coração, e há uma considerável sobreposição entre as funções destes três órgãos.

O Baço abriga o Intelecto e influencia a memória no sentido de memorização, estudo e concentração. Seu aspecto patológico correspondente é o pensamento excessivo e a melancolia.

O Rim abriga a Força de Vontade (*Zhi*) e influencia o cérebro, uma vez que a Essência do Rim produz a Medula, que, por sua vez, nutre o cérebro. Como já mencionado anteriormente, além de significar "força de vontade", *Zhi* também significa "memória". O Rim é responsável pela memória no sentido de memorização dos acontecimentos diários, nomes, rostos, etc.

O Coração controla a memória em virtude de abrigar a Mente (*Shen*). Há considerável sobreposição entre Rim e Coração com relação à memória, porém o Coração é responsável mais pela memória de acontecimentos passados, em vez de ser responsável pelos aspectos diários, como o Rim.

De fato, a memória depende principalmente da comunicação entre Coração e Rim. O Coração está acima e abriga a Mente (*Shen*), e o Rim está abaixo e abriga a Essência (*Jing*) e a memória (*Zhi*). Uma das funções da Mente do Coração é a memória e a consciência, e esta faculdade precisa descer ao Rim. Por outro lado, a Essência do Rim e o *Zhi* necessitam subir ao Coração e ao cérebro. Quando esta comunicação ocorrer, a Essência pode gerar *Qi* e o *Qi*, por sua vez, pode gerar a Mente e a memória é boa.

Assim, o Rim controla a memória de duas maneiras: por seu *Zhi* alcançando o Coração e a Mente, e por sua Essência alcançando o cérebro.

Além do Coração e do Rim, a memória depende também do Baço e de seu Intelecto (*Yi*). O Coração controla a memória ou os acontecimentos passados; o Rim, os acontecimentos diários; e o Baço, a capacidade de memorização no curso do estudo.

O capítulo 8 do *Eixo Espiritual* refere-se claramente à relação entre Coração, Baço e Rim na memória: *"A recordação do Coração é chamada de Intelecto (*Yi do Baço*); o armazenamento da memória pelo Intelecto é chamado de* Zhi *(do Rim)*[49]. O Yi Xue Ji Cheng diz[50]:

Com respeito à memória debilitada no idoso, a Essência seca; no jovem, preocupação, excesso de pensamento e sobrecarga de trabalho enfraquecem o Coração. [Para fortalecer memória,] deve-se promover a comunicação entre Coração e Rim, tonificar Baço e harmonizar Qi *e Sangue.*

978-85-7241-817-1

Etiologia

Preocupação e Excesso de Pensamento

Preocupação e excesso de pensamento afetam Pulmão, Baço e Coração, bem como influenciam a memória simplesmente porque o Baço e a capacidade mental do Coração estão ocupados com a preocupação e com pensamentos obsessivos e não podem ser, portanto, utilizados para memorização.

Sobrecarga de Trabalho e Atividade Sexual Excessiva

Sobrecarga de trabalho e atividade sexual excessiva (principalmente nos homens) enfraquecem *Yin* do Rim e Essência do Rim, que, por sua vez, diminui o poder mental e a memória.

Parto

Sangramento excessivo durante parto enfraquece Sangue e afeta o Coração. O Sangue do Coração deficiente torna-se incapaz de nutrir cérebro e Mente, resultando em memória debilitada.

Tristeza

A tristeza esgota o *Qi* do Coração, não fazendo brilhar a Mente, o que resulta em memória debilitada.

Drogas "Recreativas"

O uso prolongado e contínuo de maconha e outras drogas é uma causa importante de memória e concentração debilitadas. Parece que a conversão da memória de curto para longo prazo é prejudicada pelo uso prolongado de maconha devido à interferência pelo fluxo de impressões sensoriais[51]. Além disso, também tem sido relatada perda de substância do cérebro em usuários pesados de maconha[52]. Certamente, comprovei em minha prática clínica a relação entre uso pesado e prolongado de maconha e memória debilitada.

Resumo

Etiologia de Memória Fraca
- Preocupação e excesso de pensamento
- Sobrecarga de trabalho e atividade sexual excessiva
- Parto
- Tristeza
- Drogas "recreativas"

Identificação de Padrões e Tratamento

Deficiência de Baço

Manifestações Clínicas

Incapacidade de se concentrar no estudo, memória debilitada, cansaço e pouco apetite.
Língua: Pálida.
Pulso: Fraco.

Princípio de Tratamento

Tonificar Baço e fortalecer Intelecto (*Yi*).

Acupuntura

Pontos

E-36 (*Zusanli*); BP-3 (*Taibai*); DU-20 (*Baihui*); B-15 (*Xinshu*); DU-14 (*Dazhui*), com moxa; B-20 (*Pishu*); B-49 (*Yishe*). Utilizar método de tonificação.

EXPLICAÇÃO
- E-36 e BP-3 tonificam Baço e fortalecem Intelecto.
- DU-20 eleva o *Yang* puro à cabeça, a fim de iluminar Mente e Intelecto.
- B-15, ponto de Transporte Dorsal do Coração, fortalece Mente e Intelecto.
- DU-14, com moxa, também facilita a subida do *Yang* puro ao cérebro.
- B-20 e B-49 tonificam Baço e fortalecem Intelecto e memória.

Fitoterapia

Prescrição

GUI PI TANG – Decocção para Tonificar o Baço.

EXPLICAÇÃO   Essa fórmula tonifica *Qi* do Coração e Sangue do Coração e, portanto, fortalece Mente e memória.

Remédio dos Três Tesouros

ACALMAR O SHEN   Acalmar o *Shen* é uma variação de *Gui Pi Tang*; tonifica *Qi* e Sangue do Coração e do Baço.

Resumo

Deficiência de Baço
Pontos
- E-36 (*Zusanli*); BP-3 (*Taibai*); DU-20 (*Baihui*); B-15 (*Xinshu*); DU-14 (*Dazhui*), com moxa; B-20 (*Pishu*); B-49 (*Yishe*). Utilizar método de tonificação

Fitoterapia
Prescrição
- *GUI PI TANG* – Decocção para Tonificar o Baço

Remédio dos Três Tesouros
- Acalmar o *Shen*

Deficiência da Essência do Rim

Manifestações Clínicas

Memória debilitada sobre os acontecimentos diários, tontura, tinido, fraqueza dos joelhos e das costas.
Língua: Pálida, no caso de deficiência do *Yang* do Rim; sem revestimento, no caso de deficiência do *Yin* do Rim.
Pulso: Profundo e Fraco.

Princípio de Tratamento

Tonificar Rim, nutrir Essência e Medula e fortalecer memória.

Acupuntura

Pontos

R-3 (*Taixi*), REN-4 (*Guanyuan*), B-23 (*Shenshu*), B-52 (*Zhishi*), B-15 (*Xinshu*), DU-20 (*Baihui*). Utilizar método de tonificação

EXPLICAÇÃO
- R-3, REN-4 e B-23 tonificam Rim.
- B-52 fortalece Força de Vontade e memória.
- B-15 fortalece Mente e memória.
- DU-20 facilita a subida de *Yang* puro à cabeça.

Fitoterapia

Prescrição

Variação de *LIU WEI DI HUANG WAN* – Variação da Pílula *Rehmannia* dos Seis Ingredientes.

EXPLICAÇÃO   A variação dessa fórmula tonifica o Rim, fortalece a Medula e promove a memória.

MODIFICAÇÕES
- Se houver deficiência de *Yin* e *Yang*, acrescentar *Lu Jiao Jiao* (*Gelatinum Cornu Cervi*), *Ba Ji Tian* (*Radix Morindae officinalis*) e *Zi He Che* (*Placenta hominis*).

Remédio dos Três Tesouros

FORTALECER A RAIZ OU NUTRIR A RAIZ Fortalecer a Raiz pode ser usada se houver deficiência do *Yang* do Rim e Nutrir a Raiz, se houver deficiência do *Yin* do Rim.

Resumo

Deficiência da Essência de Rim

Pontos

- R-3 (*Taixi*), REN-4 (*Guanyuan*), B-23 (*Shenshu*), B-52 (*Zhishi*), B-15 (*Xinshu*), DU-20 (*Baihui*). Utilizar método de tonificação

Fitoterapia

Prescrição
- Variação de *LIU WEI DI HUANG WAN* – Variação da Pílula *Rehmannia* dos Seis Ingredientes

Remédio dos Três Tesouros
- Fortalecer a Raiz ou Nutrir a Raiz

Deficiência do Coração

Manifestações Clínicas

Memória debilitada sobre os acontecimentos passados, esquecimento de nomes, distração, palpitações, falta de ar leve mediante esforço, cansaço.

Língua: Pálida ou Vermelha, dependendo do fato de haver deficiência de *Yang* ou de *Yin*.

Pulso: Fraco.

Princípio de Tratamento

Tonificar Coração, fortalecer Mente e memória.

Acupuntura

Pontos

C-5 (*Tongli*), B-15 (*Xinshu*), B-44 (*Shentang*), REN-6 (*Qihai*) e DU-14 (*Dazhui*) com método de tonificação. Se a Fleuma obstruir o Coração, utilizar E-40 (*Fenglong*) e REN-14 (*Juque*) com método de sedação.

EXPLICAÇÃO

- C-5 e B-15 tonificam *Qi* do Coração e fortalecem a Mente.
- B-44 fortalece Mente e memória.
- REN-6, com moxa, tonifica o *Qi* em geral.
- DU-14, com moxa, tonifica o Coração e ilumina a Mente. É coordenado com REN-6: um está no Vaso Concepção (*Ren Mai*) e o outro, no Vaso Governador (*Du Mai*); ambos fluem pelo Coração.
- E-40 e REN-14 resolvem Fleuma do Coração.

Fitoterapia

Prescrição

ZHEN ZHONG DAN – Pílula à Cabeceira da Cama.

EXPLICAÇÃO Essa fórmula também poderia ser usada para tratar memória debilitada proveniente de outros padrões do Coração, como Calor por Deficiência do Coração.

Resumo

Deficiência do Coração

Pontos

- C-5 (*Tongli*), B-15 (*Xinshu*), B-44 (*Shentang*), REN-6 (*Qihai*) e DU-14 (*Dazhui*) com método de tonificação. Se a Fleuma obstruir o Coração, utilizar E-40 (*Fenglong*) e REN-14 (*Juque*) com método de sedação

Fitoterapia

Prescrição
- *Zhen Zhong Dan* – Pílula à Cabeceira da Cama

Notas Finais

1. 1979 Huang Di Nei Jing Su Wen 黄帝内经素问 [The Yellow Emperor's Classic of Internal Medicine – Simple Questions]. People's Health Publishing House, Beijing, p. 256. Primeira publicação *c.*100 a.C.
2. Tang Zong Hai 1892 Zhong Xi Hui Tong Yi Jing Jing Yi [The Essence of the Convergence between Chinese and Western Medicine], citado no Wang Ke Qin 1988 Zhong Yi Shen Zhu Xue Shuo 中医神主学说 [Theory of the Mind in Chinese Medicine]. Ancient Chinese Medical Texts Publishing House, p. 36.
3. 1986 Jing Yue Quan Shu [The Complete Book of Jing Yue]. Shanghai Scientific Publishing House, Shanghai, p. 329. O *Complete Book of Jing Yue* foi escrito por Zhang Jing Yue e publicado primeiramente em 1624.
4. Ibid., p. 329.
5. 1981 Ling Shu Jing 灵枢经 [Spiritual Axis]. People's Health Publishing House, Beijing, p. 51. Primeira publicação *c.*100 a.C.
6. Ibid., p. 152.
7. Simple Questions, p. 102.
8. Ibid., p. 102.
9. Ibid., p. 102.
10. Ibid., p. 102.
11. Ibid., p. 102.
12. Ibid., p. 102.
13. (bid., p. 102.
14. Ibid., p. 102.
15. Ibid., p. 102.
16. Ibid., p. 102.
17. Ibid., p. 103.
18. Ibid., p. 569.
19. Ibid., p. 569.
20. Spiritual Axis, p. 84.
21. Ibid., p. 84.
22. Simple Questions, p. 569.
23. Ibid., p. 569.
24. Spiritual Axis, p. 85.
25. Simple Questions, p. 569.
26. Ibid., p. 569.
27. Spiritual Axis, p. 85.
28. Ibid., p. 85.
29. Simple Questions, p. 569.
30. Ibid., p. 569.
31. Spiritual Axis, p. 85.
32. Ibid., p. 85.
33. Simple Questions, p. 569.
34. Ibid., p. 569.
35. Spiritual Axis, p. 85.
36. Ibid., p. 85.
37. Ibid., p. 85.
38. Ibid., p. 85.
39. Ibid., p. 85.
40. Ibid., p. 85.
41. Ibid., p. 85.
42. Ibid., p. 85.

43. Simple Questions, p. 256.
44. Ibid., p. 199.
45. Spiritual Axis, p. 56.
46. Simple Questions, p. 199.
47. Spiritual Axis, p. 24.
48. Ibid., p. 152.
49. Ibid., p. 23.

50. Zhou Chao Fan 2000 Li Dai Zhong Yi Zhi Ze Jing Hua 历代中医治则精华 [Essential Chinese Medicine Treatment Principles in Successive Dynasties]. Chinese Herbal Medicine Publishing House, Beijing, p. 456.
51. Laurence DR 1973 Clinical Pharmacology. Churchill Livingstone, Edinburgh, p. 14.29.
52. Ibid., p. 14.30.

978-85-7241-817-1

Capítulo 16

精神
病证
治疗

Padrões nos Problemas Mentais e Emocionais e Seu Tratamento com Fitoterapia e Acupuntura

CONTEÚDO DO CAPÍTULO

Padrões nos Problemas Mentais e Emocionais e Seu Tratamento com Fitoterapia e Acupuntura *370*

Efeito dos Problemas Mentais e Emocionais em **Qi**, *Sangue,* **Yin** *e Fatores Patogênicos* *370*

Efeitos no *Qi* *370*

Efeitos no Sangue *371*

Efeitos no *Yin* *372*

Fatores Patogênicos nos Problemas Mentais e Emocionais *373*

Mente Obstruída, Mente Desalojada, Mente Enfraquecida *374*

Mente Obstruída *374*

Mente Desalojada *374*

Mente Enfraquecida *375*

Métodos Fitoterápicos para Tratar Mente Obstruída, Mente Desalojada ou Mente Enfraquecida *375*

Princípios de Tratamento *376*

Mente Obstruída *376*

Estagnação de *Qi* *377*

Estagnação de Sangue *381*

Fleuma Obscurecendo a Mente *383*

Mente Desalojada *386*

Deficiência de Sangue *386*

Deficiência de *Yin* *387*

Deficiência de *Yin* com Calor por Deficiência *390*

Estagnação de *Qi* *394*

Estagnação de Sangue *394*

Fogo *394*

Fleuma-Fogo *397*

Mente Enfraquecida *399*

Deficiência de *Qi* e Sangue *399*

Deficiência de *Yang* *402*

Deficiência de Sangue *404*

Deficiência de *Yin* *404*

978-85-7241-817-1

Mente Obstruída

Estagnação de Qi
- Estagnação de *Qi* do Fígado
- Estagnação de *Qi* do Coração e do Pulmão

Estagnação de Sangue
- Estagnação do Sangue do Coração
- Estagnação do Sangue do Fígado
- Estagnação do Sangue no Aquecedor Inferior

Fleuma Obscurecendo a Mente
- Fleuma-Calor perturbando a Mente

Mente Desalojada

Deficiência de Sangue
- Deficiência de Sangue do Coração

Deficiência de Yin
- Deficiência de *Yin* do Coração
- Deficiência de *Yin* do Fígado
- Deficiência de *Yin* do Rim

Deficiência de Yin com Calor por Deficiência
- Deficiência de *Yin* do Rim e do Coração com Calor por Deficiência
- Deficiência de *Yin* do Fígado com Calor por Deficiência

Estagnação do Qi

Estagnação de Sangue

Fogo
- Fogo do Coração
- Fogo do Fígado

Fleuma-Fogo
- Fleuma-Fogo do Coração e do Estômago

Mente Enfraquecida

Deficiência de Qi e Sangue
- Deficiência de *Qi*
- Deficiência de *Qi* e Sangue

Deficiência de Yang
- Deficiência do *Yang* do Rim

Deficiência de Sangue

Deficiência de Yin
- Deficiência de *Yin* do Rim
- Deficiência de *Yin* do Rim e do Pulmão
- Deficiência de *Yin* do Rim e do Fígado
- Deficiência da Essência do Rim

Padrões nos Problemas Mentais e Emocionais e Seu Tratamento com Fitoterapia e Acupuntura

Depois de discutir o tratamento de condições específicas como depressão (Cap. 13) e ansiedade (Cap. 14), podemos agora voltar nossa atenção em diferenciar os problemas mentais e emocionais e seus tratamentos de acordo com os padrões. Examinarei a patologia dos problemas mentais e emocionais primeiramente em termos de seus efeitos em *Qi*, Sangue, *Yin* e fatores patogênicos.

Depois, classificarei os padrões mentais e emocionais sob as três amplas categorias de Mente Obstruída, Mente Desalojada e Mente Enfraquecida.

A discussão será administrada de acordo com os seguintes tópicos:

- Efeito dos problemas mentais e emocionais em *Qi*, Sangue, *Yin* e fatores patogênicos.
- Mentes Obstruída, Desalojada e Enfraquecida:
  - Mente Obstruída.
  - Mente Desalojada.
  - Mente Enfraquecida.

978-85-7241-817-1

Efeito dos Problemas Mentais e Emocionais em Qi, Sangue, Yin e Fatores Patogênicos

Os efeitos dos vários fatores etiológicos nos problemas mentais e emocionais podem ser classificados em quatro amplas categorias:

- Efeitos no *Qi*.
- Efeitos no Sangue.
- Efeitos no *Yin*.
- Geração de fatores patogênicos.

Mediante o elo indissolúvel entre corpo e mente sob a perspectiva da medicina chinesa, deve-se relembrar que, da mesma maneira que os problemas emocionais produzem efeito em *Qi*, Sangue ou *Yin*, uma desarmonia desses três aspectos (provenientes de causas não emocionais) irá afetar a Mente. A discussão a seguir acerca das condições geradas por estresse emocional aplica-se igualmente para os problemas mentais e emocionais provenientes de desarmonia de *Qi*, Sangue e *Yin* dos órgãos internos.

Efeitos no Qi

Mente e Espírito são uma forma de *Qi* em seu estado mais sutil. Portanto, o primeiro efeito dos fatores causativos emocionais é perturbar o movimento e a transformação do *Qi*. Como já vimos, cada emoção tem um determinado efeito no *Qi*, elevando-o, esgotando-o, prendendo-o, dispersando-o ou descendendo-o.

Assim, um prejuízo da Mente ou do Espírito pela ação das emoções causa deficiência do *Qi* ou rebelião do *Qi*. *Qi* rebelde, relembremos, indica um movimento contrário ao fluxo do *Qi*, isto é, *Qi* ascendendo quando deveria descender (como no caso do *Qi* do Estômago) ou *Qi* descendendo quando deveria ascender (como no caso do *Qi* do Baço). Entretanto, em última análise, tanto *Qi* deficiente como *Qi* rebelde podem gerar estagnação de *Qi*. Isso acontece em virtude de, especialmente nos problemas emocionais, *Qi* deficiente ou *Qi* rebelde prejudicar a própria circulação e o movimento do *Qi*, causando estagnação. A estagnação do *Qi* proveniente de problemas emocionais afeta vários órgãos, principalmente Fígado, Coração e Pulmão.

Estagnação do Qi do Fígado

Este é o efeito mais comum resultante do estresse emocional no Fígado. É proveniente de raiva, ressentimento, frustração, preocupação e culpa. A raiva causa estagnação do *Qi* do Fígado, especialmente se for reprimida e não for manifestada.

As principais manifestações de estagnação do *Qi* do Fígado são distensão do hipocôndrio, epigástrio ou abdômen; eructação; suspiro; náusea; depressão; mau humor; sensação de mágoa; sensação de caroço na garganta; tensão pré-menstrual; irritabilidade com distensão torácica e pulso em Corda.

Sob a perspectiva emocional, a maioria das características e sinais comuns são: depressão mental, mudança de humor, irritabilidade, "impulsividade" e intenso sentimento de frustração. A estagnação do *Qi* do Fígado afeta o movimento da Alma Etérea (*Hun*), contendo seu "vai e vem"; esse fato causa falta de movimento da Alma Etérea para a Mente (*Shen*), com a resultante falta de ideias, planos, inspiração, criatividade, sonhos de vida, etc.; em resumo, esses fatores geram alguma depressão mental.

Estagnação do Qi *do Coração e do Pulmão*

A estagnação do *Qi* do Coração e do Pulmão deriva de preocupação que prende o *Qi* ou de tristeza e aflição que esgotam o *Qi*, gerando, após algum tempo, estagnação do *Qi* no tórax.

A estagnação do *Qi* do Coração e do Pulmão é caracterizada por sensação de distensão e aperto no peito, palpitações, suspiro, leve falta de ar, sensação de caroço na garganta com dificuldade engolir, voz fraca, compleição pálida e pulso que pode estar levemente Transbordante ou Tenso nas posições do Coração e do Pulmão e sem ondulação.

Do ponto de vista emocional, o indivíduo sente-se muito triste e deprimido e com propensão a chorar. Este estado é decorrente da constrição da Alma Corpórea pela estagnação do *Qi*. O indivíduo ficará também muito sensível às influências psíquicas externas.

Os efeitos dos fatores causais emocionais são confinados, nos estágios iniciais, apenas ao *Qi*. Depois de algum tempo, o rompimento no movimento e na transformação do *Qi* gera necessariamente a formação de fatores patogênicos, tais como Umidade, Fleuma, estagnação de Sangue, Fogo ou Vento, que posteriormente afetam e perturbam Mente e Espírito (ver Fig. 14.3, Cap. 14).

Efeitos no Sangue

Os efeitos dos problemas emocionais no Sangue são mais importantes do que no *Qi*, já que o Sangue proporciona a base material para Mente e Espírito. Sangue, que é *Yin*, abriga e ancora Mente e Espírito, que são de natureza *Yang*. Sangue abraça Mente e Espírito, proporcionando o ancoradouro dentro do qual eles podem florescer. Em especial, o Sangue do Coração abriga a Mente (*Shen*) e o Sangue do Fígado abriga a Alma Etérea (*Hun*).

O *Questões Simples* (*Su Wen*), no capítulo 26, afirma: "*O Sangue é a Mente do indivíduo*"[1]. E o Eixo Espiritual (*Ling Shu*), no capítulo 32, declara: "*Quando o Sangue é harmônico, a Mente possui residência*"[2].

O Sangue é também intimamente relacionado à Mente e ao Espírito por sua relação com Coração e Fígado. O Coração, que abriga a Mente, também governa Sangue e Fígado, que abriga a Alma Etérea, também armazena Sangue. Qualquer estresse emocional que afete Coração ou Fígado influencia Sangue do Coração ou Sangue do Fígado e, consequentemente, Mente ou Alma Etérea.

O Sangue pode ser afetado por problemas emocionais de três formas: pode ficar deficiente, estagnado ou quente.

Deficiência de Sangue

A deficiência de Sangue é um das consequências mais comuns advindas de problemas emocionais. Suas manifestações irão variar de acordo com o comprometimento de Coração ou Fígado.

Deficiência do Sangue do Coração

Se o Coração for afetado (por tristeza e aflição), haverá palpitações, ansiedade moderada, insônia (incapacidade de adormecer), memória debilitada, tontura amena, propensão a susto, compleição pálida e embotada, língua Pálida e Fina e pulso Áspero.

Dos pontos de vista mental e emocional, o indivíduo pode se sentir deprimido, ansioso e cansado, e a Mente pode se apresentar confusa e com falta de concentração. Esse fato é decorrente de enfraquecimento da Mente, a qual é privada de sua residência e, consequentemente, falhando em direcionar todas as atividades mentais.

Deficiência do Sangue do Fígado

Se o Sangue do Fígado for afetado, haverá tontura moderada, entorpecimento dos membros, insônia (inabilidade para adormecer), visão turva, imagens flutuantes no campo visual, menstruação escassa ou amenorreia, compleição pálida e embotada, câimbras musculares, unhas quebradiças, língua Pálida e Fina e pulso Áspero.

Dos pontos de vista mental e emocional, o indivíduo pode sentir-se ansioso e cansado e pode não dormir bem. Esse fato é decorrente da Alma Etérea não estar enraizada no Sangue do Fígado, gerando, consequentemente, ansiedade e insônia.

As duas condições anteriores de deficiência do Sangue são muito mais frequentes nas mulheres, que são mais propensas a distúrbios do Sangue.

Estagnação do Sangue

A estagnação do Sangue também afeta a Mente, embora de um modo diferente. A estagnação do Sangue pode agitar Mente e Espírito, causando ansiedade e insônia. A estagnação do Sangue também obstrui a Mente, e pode gerar alguma perda de *insight*, causando confusão mental.

Estagnação do Sangue do Coração

Se a estagnação de Sangue afetar o Coração, causará dor torácica, sensação de opressão no tórax, ansiedade, insônia, mãos frias, lábios e unhas cianóticos, língua Púrpura e pulso Atado ou Áspero.

Sob os pontos de vista mental e emocional, o indivíduo se sentirá muito ansioso, com sensação aguda de ansiedade no peito, a qual sobe até a garganta. O indivíduo ficará inquieto, com propensão a se assustar com facilidade. Essa condição é decorrente de Sangue estagnado agitando e confundindo a Mente. Em casos graves, se a Mente estiver obstruída, o indivíduo pode perder o *insight* e se tornar psicótico. A psicose pós-natal, que ocorre quando há estagnação de Sangue pós-parto, é um exemplo de tal condição.

Estagnação do Sangue do Fígado

Se o Sangue do Fígado estiver estagnado, haverá vômito de sangue ou epistaxe, menstruações dolorosas com coágulos de sangue escuro, períodos menstruais irregulares, dor abdominal, sensação de massa no abdômen, insônia, língua Púrpura nas laterais e pulso em Corda.

Sob os pontos de vista mental e emocional, o indivíduo estará muito ansioso, inquieto e confuso acerca de seus objetivos de vida. Será também muito irritável e propenso a crises de raiva. Essa condição é decorrente da Alma Etérea sendo agitada e confundida pela estagnação do Sangue. Em casos graves, essa condição pode gerar psicose.

Calor do Sangue

O Calor do Sangue é o terceiro possível efeito proveniente de problemas emocionais que afetam o Sangue; o Calor do Sangue afeta Mente e Espírito em decorrência de agitação e perturbação. O Calor do Sangue afeta também principalmente Coração ou Fígado.

Calor do Sangue do Coração

Se o Calor do Sangue afetar o Coração, haverá palpitações, insônia (incapacidade em permanecer adormecido), ansiedade, inquietação mental, sede, úlceras linguais, sensação de calor, face vermelha, urina escura, possivelmente sangue na urina, gosto amargo, língua Vermelha e pulso Rápido e Transbordante.

Esse indivíduo estará extremamente ansioso e agitado e, em alguns casos, pode ser muito impulsivo e inquieto. Todos esses sintomas e sinais são provenientes do Calor do Sangue que agita a Mente.

Calor do Sangue do Fígado

Se Calor do Sangue afetar Fígado, haverá irritabilidade, propensão a crises de raiva, sede, gosto amargo, tontura, tinido, insônia, sono perturbado pela presença de sonhos, dor de cabeça, face e olhos vermelhos, urina escura, fezes ressecadas, língua Vermelha mais vermelha nas laterais e pulso Rápido e em Corda.

O indivíduo estará muito raivoso e propenso a gritar com outras pessoas. Também pode se tornar violento, bater nas pessoas, sentir raiva e frustração por sua vida e tender a ser impulsivo. Todos esses sinais e sintomas são provenientes do Calor do Sangue perturbando a Alma Etérea, acentuando muito seu caráter essencial de movimento exterior para o mundo e os relacionamentos com outras pessoas.

Efeitos no Yin

O Sangue faz parte do *Yin*, e os efeitos do estresse emocional no *Yin* são similares aos do Sangue. A afecção do *Yin* pode, entretanto, ser considerada um nível mais profundo de problema que a afecção do Sangue.

O *Yin*, assim como o Sangue, é residência e âncora de Mente e Espírito. Os problemas emocionais podem afetar o *Yin* de diferentes órgãos, especialmente de Coração, Fígado, Rim, Pulmão e Baço. O efeito depende do fato de a deficiência de *Yin* gerar ou não Calor por Deficiência. Caso haja apenas deficiência de *Yin* sem Calor por Deficiência, Mente e Espírito tornam-se enfraquecidos e o indivíduo se sente deprimido, cansado e abatido, a Mente fica confusa e memória e concentração ficam fracas. Se a deficiência de *Yin* gerar Calor por Deficiência, este perturba Mente e Espírito, causando ansiedade, insônia e inquietação mental.

Deficiência do Yin do Coração com Calor por Deficiência

O *Yin* do Coração é rapidamente afetado por estresse emocional, uma vez que é a residência da Mente. A deficiência do *Yin* do Coração priva a Mente de sua residência, havendo palpitações, insônia (incapacidade em permanecer dormindo), propensão a ser assustar, memória debilitada, ansiedade, inquietação mental, rubor malar, transpiração noturna, boca seca, calor dos cinco palmos, língua Vermelha (com a ponta mais vermelha) sem revestimento e pulso Rápido e Fino ou Flutuante e Vazio.

O indivíduo sente-se muito ansioso, especialmente à noite, com impressão vaga e inquieta de ansiedade, intranquilidade sem saber o porquê. "Inquietação mental" é uma tradução imprecisa de uma expressão típica chinesa (*xin fan*), que sempre se refere a este padrão e que literalmente significa "o Coração sente-se irritado". O indivíduo também se sente abatido, deprimido e cansado. Memória e concentração ficarão fracas. O sono será perturbado e, tipicamente, o indivíduo acordará muitas vezes durante a noite. Todos esses sinais e sintomas são provenientes da Mente sendo privada de sua residência.

Se Calor por Deficiência for pronunciado, os efeitos sobre a Mente serão mais acentuados: o paciente se sentirá extremamente inquieto e ansioso. No nível mental, o paciente pode ficar agressivo e muito impaciente.

Deficiência do Yin do Fígado com Calor por Deficiência

O *Yin* do Fígado é a residência da Alma Etérea; quando o estresse emocional esgota o *Yin* do Fígado, isso pode causar ansiedade, insônia e inquietação mental. No nível físico, pode causar memória debilitada; tontura; olhos, pele e cabelo secos; períodos menstruais escassos; insônia; calor nos cinco palmos; transpiração noturna; língua vermelha sem revestimento; e pulso Flutuante-Vazio.

Nos níveis mental e emocional, o paciente pode sofrer de ansiedade, insônia com muitos sonhos e inquietação mental. Pode também sentir imediatamente uma sensação de flutuação antes de adormecer.

Deficiência de *Yin* do Fígado e Calor por Deficiência resultante afetam a Alma Etérea. A deficiência de *Yin* do Fígado deixará a Alma Etérea privada de raiz, resultando em ansiedade e insônia. Por outro lado, Calor por Deficiência agitará a Alma Etérea e, se for pronunciado, poderá causar até leve comportamento maníaco.

Deficiência do Yin do Rim com Calor por Deficiência

O *Yin* do Rim é a residência de Força de Vontade e memória. O estresse emocional que afeta o *Yin* do Rim irá causar grande esgotamento, perda da força de vontade e direção, depressão, ansiedade e diminuição da capacidade mental e de memorização. No nível físico, causará tontura, tinido, transpiração noturna, calor dos cinco palmos, dor nas costas, língua Vermelha sem revestimento e pulso Flutuante e Vazio.

O Calor por Deficiência proveniente de deficiência do *Yin* do Rim afetará a Mente, causando insônia e ansiedade pronunciada.

Deficiência do Yin do Pulmão com Calor por Deficiência

O *Yin* do Pulmão é a residência da Alma Corpórea (*Po*). Problemas emocionais que afetam o *Yin* do Pulmão causarão cansaço, tosse seca, leve falta de ar, transpiração noturna, calor dos cinco palmos, garganta seca, língua Vermelha sem revestimento e pulso Flutuante e Vazio.

Nos níveis mental e emocional, o paciente pode apresentar-se ansioso e preocupado. Tenderá a se lamentar muito e a se sentir muito abatido e solitário.

Deficiência do Yin do Baço com Calor por Deficiência

O *Yin* do Baço é a residência do Intelecto (*Yi*), e a deficiência do *Yin* do Baço pode causar boca seca sem desejo de beber, lábios secos, fezes ressecadas, pouco apetite, leve dor abdominal, língua sem revestimento no centro e pulso Flutuante e Vazio na posição Média direita.

Dos pontos de vista mental e emocional, o indivíduo sofrerá de memória e concentração fracas e encontrará muita dificuldade em se aplicar no estudo. O desequilíbrio pode também funcionar no sentido contrário, gerando ansiedade, excesso de pensamento e ideias obsessivas.

Fatores Patogênicos nos Problemas Mentais e Emocionais

Os efeitos do estresse emocional nas substâncias vitais do corpo são resumidos na Tabela 16.1, que mostra os efeitos do estresse emocional nas substâncias vitais na coluna "Efeito". Essas condições se tornam com o tempo uma causa posterior de desarmonia, e os efeitos estão na coluna "Consequência". Por exemplo, o Calor do Sangue pode facilmente gerar formação de Fleuma-Calor, uma vez que o Calor condensa os fluidos corporais sob a forma de Fleuma.

Deficiência do *Qi* de Baço, Pulmão ou Rim facilmente gera formação de Fleuma, uma vez que o *Qi* falha ao transformar, mover e excretar os fluidos, que, consequentemente, se acumulam sob a forma de Fleuma. A estagnação do *Qi* facilmente gera estagnação de Sangue, e a deficiência de *Yin* pode resultar em Calor por Deficiência ou Vento interno.

Todos esses fatores patogênicos, Fleuma, Fleuma-Calor, Calor por Deficiência e Vento interno, perturbam posteriormente a Mente. Examinaremos agora seus efeitos e sintomatologias. A estagnação de Sangue já foi discutida anteriormente.

Tabela 16.1 – O efeito de estresse emocional nas substâncias vitais

Substância vital	Efeito	Consequência
Qi	Deficiência Estagnação	Fleuma Estagnação de Sangue
Sangue	Deficiência Calor Estagnação	– Fleuma-Calor –
Yin	Deficiência	Calor por Deficiência Vento interno

Fleuma

A Fleuma obstrui a Mente (os orifícios do Coração) e pode causar pensamento embotado, cabeça obscurecida, mente confusa e tontura. Nos campos mental e emocional, a Fleuma que obstrui a Mente causa alguma perda de *insight*, a qual, em graus extremos, gera doenças mentais graves, como psicose, esquizofrenia ou distúrbio bipolar.

É importante, porém, observar que há muitos graus diferentes de obstrução da Mente por Fleuma. Em graus moderados, a obstrução da Mente por Fleuma manifesta-se com confusão mental, leve comportamento "maníaco", caso haja também Calor, e comportamento irracional.

A Fleuma obstrui Mente e pensamento, porém não agita a Mente (a menos que seja combinada com Calor). Assim, o indivíduo não ficará inquieto, mas, ao contrário, cansado, dominado, deprimido e quieto.

A Fleuma evidencia-se com o corpo da língua Inchado, revestimento pegajoso e pulso Deslizante. Relaciono o inchaço do corpo de língua mais à Fleuma que à Umidade.

Fogo ou Calor

Fogo ou Calor agita Mente e Espírito. Fogo e Calor pertencem à mesma natureza, porém há algumas diferenças entre os dois. Fogo é um fator patogênico mais "sólido" e mais intenso que o Calor. Ele difere do Calor nos seguintes aspectos:

- É mais intenso (sensação pronunciada de calor, língua Vermelho-viva, pulso Rápido).
- Seca mais os fluidos (sede, urina escassa, fezes ressecadas).
- Afeta mais a Mente (ansiedade pronunciada, insônia).
- Causa facilmente sangramentos.
- Fica situado em camadas energéticas mais profundas.

Portanto, Fogo afeta e agita a Mente mais que o Calor. No tratamento, o Calor é eliminado com ervas picantes e frias; o Fogo é drenado com ervas amargas e frias.

Em termos de sintomas mentais e emocionais, Fogo ou Calor causará ansiedade, insônia e agitação.

Fleuma-Fogo

Na Fleuma-Fogo, a Fleuma obstrui a Mente e o Fogo a agita. A Fleuma-Fogo torna, portanto, o indivíduo agitado, inquieto e ansioso. Em alguns casos, o indivíduo pode alternar períodos de depressão e confusão (em decorrência da Fleuma) e períodos de exaltação anormal, agitação e comportamento maníaco (em decorrência do Fogo). Em casos graves, causa distúrbio bipolar.

Os livros chineses sempre descrevem essa condição como períodos alternantes de depressão grave (fase depressiva chamada de *Dian*) e períodos de comportamento maníaco (fase maníaca chamada de Kuang). A fase maníaca é geralmente descrita com indivíduos que gritam muito, são ranzinzas ou agressivos, escalam montanhas, tiram as roupas, choram ou riem incontrolavelmente.

É importante compreender que, na prática, aparecem muito frequentemente versões bem mais moderadas dessa condição, e não se deve esperar sempre essa sintomatologia violenta para se diagnosticar essa condição.

A Fleuma-Fogo manifesta-se com pulso Deslizante e Rápido e língua Vermelha e Inchada acompanhada de revestimento amarelo, pegajoso e fissura do Coração na linha média.

Calor por Deficiência

Calor por Deficiência agita a Mente e causa ansiedade grave, insônia, agitação, inquietação mental e nervosismo. É, algumas vezes, chamado de subida do Fogo Ministerial, isto é, Fogo por Deficiência proveniente do Rim, o qual perturba Pericárdio e Mente. É, com frequência, causado por alegria excessiva, desejo, raiva, preocupação, culpa, ciúme e amor excessivo (no sentido esboçado anteriormente).

Calor por Deficiência pode agitar Coração (e, portanto, Mente), Fígado (e, portanto, Alma Etérea) e Rim (que também afeta a Mente). Não devemos cometer o erro de pensar que o Calor por Deficiência não é um Calor "real": ele é um Calor "real" que aquece o corpo e afeta a Mente da mesma maneira como o Calor por Excesso faz. De fato, nas esferas mental e emocional, o efeito do Calor por Deficiência pode até ser mais pronunciado que o Calor, pois a deficiência do *Yin* (da qual o Calor por Deficiência é decorrente) despoja Mente e Alma Etérea de suas residências. Este fato agita até mais Mente e Alma Etérea.

Calor por Deficiência manifesta-se com pulso Flutuante e Vazio ou Fino e Rápido e língua Vermelha sem revestimento, possivelmente acompanhada de fissura do Coração na linha média e com ponta mais vermelha.

Vento Interno

O Vento interno agita a Mente de modo similar à subida do *Yang* do Fígado e causa tiques nervosos e tremores.

Resumo

Efeitos dos Problemas Mentais e Emocionais
Efeitos no **Qi**
- Estagnação do *Qi* do Fígado
- Estagnação do *Qi* do Coração e do Pulmão

Efeitos no Sangue
- Deficiência de Sangue
  - Deficiência do Sangue do Coração
  - Deficiência do Sangue do Fígado
- Estagnação de Sangue
  - Estagnação do Sangue do Coração
  - Estagnação do Sangue do Fígado

- Calor do Sangue
  - Calor do Sangue do Coração
  - Calor do Sangue do Fígado

Efeitos no Yin
- Deficiência de *Yin* do Coração com Calor por Deficiência
- Deficiência de *Yin* do Fígado com Calor por Deficiência
- Deficiência de *Yin* do Rim com Calor por Deficiência
- Deficiência de *Yin* do Pulmão com Calor por Deficiência
- Deficiência de *Yin* do Baço com Calor por Deficiência

Fatores patogênicos nos problemas mentais e emocionais
- Fleuma
- Fogo ou Calor
- Fleuma-Fogo
- Calor por Deficiência
- Vento interno

Mente Obstruída, Mente Desalojada, Mente Enfraquecida

Os efeitos mentais e emocionais das emoções e outros fatores patogênicos podem ser resumidos em três amplos tipos:

- *Mente obstruída*: caracterizada por pensamento confuso, comportamento irracional, ofuscação da Mente e, em casos graves, completa perda de *insight*, resultando em doença mental.
- *Mente desalojada*: caracterizada por insônia, agitação, inquietação mental e ansiedade.
- *Mente enfraquecida*: caracterizada por depressão, exaustão mental, melancolia, cansaços mental e físico.

Mente Obstruída

Quando a Mente estiver obstruída, há alguma perda de *insight*, resultando em pensamento confuso, pensamento e comportamento irracionais e, se houver também Calor, comportamento maníaco. Em casos extremos, a obstrução da Mente gera psicose observada no distúrbio bipolar ou na esquizofrenia. Porém, é importante perceber que a obstrução da Mente ocorre em ampla variedade de graus, sendo que a Mente obstruída nem sempre significa doença mental em todos os casos (Fig. 16.1).

A Mente é obstruída por Fleuma ou estagnação de Sangue. Em casos moderados, pode ser obstruída por estagnação grave de *Qi* (Fig. 16.2). A etiologia da Mente Obstruída é ilustrada na Figura 16.3.

Mente Desalojada

Se a Mente estiver desalojada, há perda de *insight*, como quando a Mente está obstruída, porém o indivíduo sofre de insônia, ansiedade e preocupação. Um bom exemplo da diferença entre Mente Obstruída e Mente Desalojada pode ser visto na ansiedade e nos ataques de pânico. Ansiedade e ataques de pânico são um sinal evidente de Mente Desalojada; porém, se o indivíduo tem ataques de pânico muito graves, a ponto de ter medo irracional de morrer, então podemos dizer que a Mente está levemente obstruída.

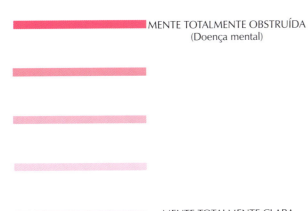

FIGURA 16.1 – Graus de obstrução da Mente.

A Mente fica Desalojada por deficiência do Sangue ou do *Yin* (casos moderados), estagnação de *Qi*, estagnação de Sangue, Fogo, Calor por Deficiência, Fleuma--Fogo e Vento interno (Fig. 16.4).

Mente Enfraquecida

A Mente é enfraquecida por uma deficiência de *Qi* (entendida aqui no sentido geral e incluindo deficiência de *Qi*, *Yang*, Sangue ou *Yin*); o paciente se torna física e mentalmente cansado, deprimido, abatido e com falta de iniciativa e motivação.

Evidentemente, podem haver combinações destas três condições. Por exemplo, deficiência de *Yin* pode gerar Mente Enfraquecida, causando cansaço e depressão, e Calor por Deficiência pode gerar Mente Desalojada (insônia e ansiedade).

Uma combinação de Mente Obstruída e Mente Desalojada também é comum, como, por exemplo, quando a estagnação de Sangue afeta a Mente, causando alguma perda de *insight* (obstrução) e ansiedade. A Mente também pode ser Obstruída e Enfraquecida ao mesmo tempo, e a anorexia é um exemplo dessa situação. De fato, na anorexia, a Mente está obviamente Enfraquecida, resultando em cansaço físico e depressão; porém, a deficiência de Baço pode gerar Fleuma, a qual pode obstruir a Mente, de maneira que a mente do indivíduo fique ofuscada. Realmente, indivíduos que sofrem de anorexia grave podem se olhar no espelho e se verem como sendo genuinamente gordos. Esse é um bom exemplo de alucinação mental que indica obstrução da Mente.

Caso Clínico

Um homem de 51 anos de idade procurou tratamento para asma atópica e eczema. Durante 10 anos, a contar dos 32, ele consumia muita bebida alcoólica e utilizava anfetaminas de forma regular e pesada. Seus olhos apresentavam-se embotados e sem brilho, queixava-se de memória e concentração enfraquecidas. Ao manter um diá-logo, ele parecia sempre ligeiramente ausente e com dificuldade em encontrar as palavras. A língua estava Inchada, com fissura de Estômago e Coração com revestimento pegajoso e amarelo (Prancha 16.1); o pulso apresentava-se ligeiramente Deslizante.

Esse caso é aqui relatado como exemplo de obstrução moderada da Mente, neste contexto, por Fleuma.

Métodos Fitoterápicos para Tratar Mente Obstruída, Mente Desalojada ou Mente Enfraquecida

O princípio de tratamento para problemas mentais e emocionais segue próximo da classificação anteriormente citada e deve ser baseado, como de costume, em uma distinção clara entre deficiência e excesso e entre Raiz e Manifestação. Tal diferenciação é muito importante para escolher a fórmula fitoterápica adequada.

Ao selecionar uma fórmula fitoterápica nos problemas mentais e emocionais, sempre me lembro da diferenciação entre Mente Obstruída, Mente Desalojada e Mente Enfraquecida. Assim o faço pela grande importância que dou ao sabor das ervas (e, portanto, ao sabor predominante da prescrição). Embora uma fórmula contenha várias ervas com sabores diferentes, ainda espero a decocção resultante com sabor predominante de acordo com o efeito desejado.

O sabor que pretendo depende de minha classificação dos problemas mentais e emocionais nas três amplas categorias de Mente Obstruída, Mente Desalojada e Mente Enfraquecida.

Na Mente Obstruída, pretendo que a decocção (ou fórmula pulverizada) tenha predominantemente sabor picante e também aromático. Os sabores picante e aromático movem o *Qi* e abrem os orifícios da Mente. É, portanto, absolutamente essencial que a prescrição tenha predominantemente esses sabores.

Na Mente Desalojada, necessita-se fazer o *Qi* descender com ervas que possuam movimento de afundamento (como muitos minerais o fazem). Se houver Calor, o sabor amargo também tem um movimento descendente. Evidentemente, a Mente Desalojada também pode derivar de deficiência de Sangue e/ou *Yin* e, então, o indivíduo precisa de ervas doces.

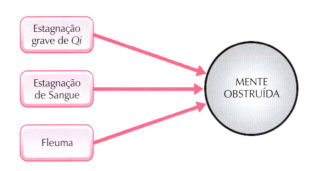

FIGURA 16.2 – Padrões em Mente Obstruída.

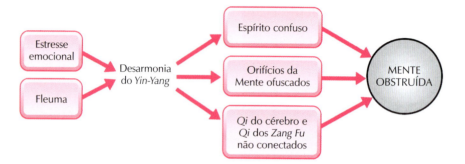

Figura 16.3 – Etiologia da Mente Obstruída.

Na Mente Enfraquecida, necessita-se tonificar *Qi*, Sangue ou *Yin*, e deve-se contar primariamente com o sabor doce (doce e quente, no caso de deficiência de *Qi* e *Yang*; doce e frio, no caso de deficiência de *Yin*).

Princípios de Tratamento

Em mais detalhe, os principais princípios de tratamento nos problemas mentais e emocionais são cinco:

- Nutrir o Coração e acalmar a Mente: este princípio é aplicável às condições de deficiência, isto é, deficiência de *Qi*, Sangue ou *Yin*, que causam Mente Enfraquecida ou Mente Desalojada.
- Eliminar os fatores patogênicos e acalmar a Mente: este princípio é aplicável às condições de excesso, tais como estagnação de *Qi* ou Sangue, Fleuma-Fogo e Fogo, causando Mente Obstruída ou Mente Desalojada.
- Eliminar os fatores patogênicos, nutrir o Coração e acalmar a Mente: este princípio é aplicável à deficiência de *Yin* gerando Calor por Deficiência e causando Mente Desalojada e/ou Mente Enfraquecida.
- Resolver a Fleuma, abrir os orifícios e acalmar a Mente: este princípio é aplicável à Fleuma ou Fleuma-Fogo causando Mente Obstruída.
- Afundar e acalmar a Mente: este princípio consiste no uso de minerais pesados para afundar a ascendência do *Qi*, sendo utilizado como acréscimo aos outros métodos de tratamento para tratar Manifestação quando a Mente estiver muito desalojada; observe atentamente o fato de que o uso de minerais nas prescrições fitoterápicas não é permitido na Europa.

Deve-se observar que "acalmar a Mente" no contexto de métodos fitoterápicos é uma expressão que se repete como método de tratamento em todos os casos de problemas mentais e emocionais. Deve ser interpretado de forma ampla para incluir não apenas o sentido restrito de acalmar a Mente (como na ansiedade), mas também o sentido amplo de melhorar o humor (como na depressão).

As várias patologias e métodos correspondentes de tratamento podem ser resumidos em forma de tabela (Tabela 16.2).

A ação de alguns dos pontos frequentemente utilizados nos problemas mentais e emocionais é mostrada no Apêndice 5.

Podemos agora examinar acupuntura e fitoterapia para cada um dos padrões discutidos anteriormente.

Os padrões mental e emocional para cada uma das síndromes serão mencionados depois da prescrição fitoterápica correspondente; aqueles que usam apenas acupuntura são convidados a lê-los, uma vez que obviamente se aplicam caso se use acupuntura ou ervas. A Figura 16.5 esclarece como a discussão do tratamento para cada padrão é estruturada.

Mente Obstruída

A Mente pode ser obstruída ou "obscurecida" por estagnação de *Qi*, estagnação de Sangue ou Fleuma. Também pode ser obstruída por Calor durante doença febril aguda, como no padrão de "Calor no Pericárdio" no nível do *Qi* Nutritivo, porém esse é um caso especial que não nos interessa neste momento.

A obstrução da Mente causa confusão mental, pois o fator obstrutivo prejudica a atividade da Mente referente a pensamento, memória, *insight*, conceitualização, aplicação e compreensão. Dessa maneira, o indivíduo irá sofrer de confusão mental, memória debilitada, tontura, pouca concentração, incapacidade de achar as palavras certas e pensamento lento. Nos casos graves, pode haver perda completa de *insight*, causando doença mental.

No nível emocional, quando a Mente está obstruída há alguma perda de *insight*, o indivíduo se sente mental-

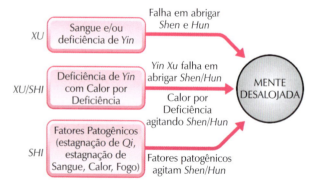

Figura 16.4 – Padrões em Mente Desalojada.

Tabela 16.2 – Patologias da Mente e métodos de tratamento

Aflição da Mente	Patologia	Método de tratamento
Obstruída	Estagnação de *Qi*	Mover o *Qi*, acalmar a Mente
	Estagnação de Sangue	Revigorar o Sangue, acalmar a Mente
	Fleuma	Resolver a Fleuma, abrir os orifícios, acalmar a Mente
Desalojada	Deficiência de Sangue-*Yin*	Nutrir Sangue ou *Yin*, nutrir o Coração e acalmar a Mente
	Deficiência de *Yin* com Calor por Deficiência	Nutrir *Yin*, eliminar Calor por Deficiência e acalmar a Mente
	Estagnação de *Qi*	Mover o *Qi* e acalmar a Mente
	Estagnação de Sangue	Revigorar o Sangue e acalmar a Mente
	Fogo	Drenar o Fogo e acalmar a Mente
	Fleuma-Fogo	Drenar o Fogo, resolver a Fleuma, abrir os orifícios, acalmar a Mente
Enfraquecida	Deficiência de *Qi*	Tonificar o *Qi*, acalmar e desobstruir a Mente
	Deficiência de *Yang*	Tonificar o *Yang*, acalmar e desobstruir a Mente
	Deficiência de Sangue	Nutrir o Sangue e acalmar a Mente
	Deficiência de *Yin*	Nutrir *Yin* e acalmar a Mente

mente confuso e se comporta de maneira um pouco irracional. A obstrução da Mente pode ocorrer em vários graus diferentes, variando de muito moderada e manifestando-se com confusão mental, de leve a muito grave, casos em que pode haver perda completa de *insight* em condições como doença maníaco-depressiva, psicose ou esquizofrenia.

Evidentemente, há diferença de grau em obstrução da Mente por estagnação de *Qi*, estagnação de Sangue ou Fleuma; a estagnação de *Qi* é a mais moderada e a Fleuma, a mais grave.

O princípio de tratamento da obstrução da Mente é eliminar o fator patogênico, abrir os orifícios da Mente e acalmá-la. Como indicado anteriormente, uma fórmula fitoterápica deve ter sabor predominantemente picante e aromático.

As ervas para abrir os orifícios em problemas mentais e emocionais incluem:

- *Shi Chong Pu* (*Rhizoma Acori tatarinowii*).
- *Yu Jin* (*Tuber Curcumae*).
- *Yuan Zhi* (*Radix Polygalae*).
- *He Huan Pi* (*Cortex Albiziae*).
- *Su He* (*Xiang Styrax*).
- *Hu Po* (*Succinum*).

Os pontos de acupuntura que abrem os orifícios da Mente incluem PC-5 (*Jianshi*), DU-20 (*Baihui*), DU-26 (*Renzhong*), E-40 (*Fenglong*), E-25 (*Tianshu*) – todos pontos Nascentes –, VB-18 (*Chengling*), DU-19 (*Houding*) e VB-13 (*Benshen*).

Estagnação de Qi

Estagnação de Qi *do Fígado*

PRINCÍPIO DE TRATAMENTO   Mover o *Qi*, pacificar o Fígado, assentar a Alma Etérea e acalmar a Mente.

Acupuntura

PONTOS   F-3 (*Taichong*), IG-4 (*Hegu*), F-14 (*Qimen*), PC-6 (*Neiguan*), TA-6 (*Zhigou*), DU-24 (*Shenting*), VB-13 (*Benshen*). Utilizar método de sedação ou neutro.

EXPLICAÇÃO

- F-3 é o principal ponto para mover o *Qi* do Fígado e acalmar a Mente simultaneamente. Em combinação com IG-4 (os "Quatro Portões"), este ponto tem efeito calmante muito intenso na Mente.
- F-14, ponto de Coleta Frontal do Fígado, move o *Qi* do Fígado.
- PC-6, conectado indiretamente ao Fígado pelo canal *Yin* Terminal, move o *Qi* do Fígado e acalma a Mente.
- TA-6 move o *Qi* do Fígado.
- DU-24 e VB-13 acalmam intensamente a Mente nos padrões do Fígado.

FÓRMULA ESPECIAL   E-30 (*Qichong*), R-14 (*Siman*), R-13 (*Qixue*), F-3 (*Taichong*), PC-6 (*Neiguan*), B-15 (*Xinshu*), B-18 (*Ganshu*), BP-6 (*Sanyinjiao*).

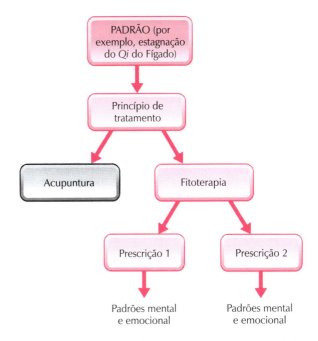

FIGURA 16.5 – Estrutura da discussão de tratamento de padrões.

378 Padrões nos Problemas Mentais e Emocionais e Seu Tratamento com Fitoterapia e Acupuntura

EXPLICAÇÃO Essa fórmula é usada para tratar estagnação do *Qi* do Fígado na região inferior do abdômen e *Qi* do Vaso Penetrador (*Chong Mai*) rebelando-se ascendentemente para perturbar o Coração. Essa condição surge em decorrência de choque ou preocupação prolongada e excesso de pensamento que causam estagnação do *Qi*. Combinadas com outras causas de doença (como, por exemplo, levantamento de peso excessivo, perda de sangue no parto ou declínio do Sangue e do *Yin* durante a menopausa), esses fatores podem causar estagnação do *Qi* do Fígado e rebelião do *Qi* no Vaso Penetrador.

O canal do Fígado atravessa a região inferior do abdômen, estômago, diafragma, pulmões e garganta; o canal de Rim atravessa fígado, diafragma, pulmões e garganta. Assim, os dois canais sobem à garganta, onde podem causar sensação de constrição. Os dois canais também se dirigem ao tórax, onde, com a estagnação de *Qi*, podem causar sensação de opressão e aperto. No tórax, eles afetam Coração e Pulmão e, portanto, Mente e Alma Corpórea, gerando ansiedade, palpitações e infelicidade.

O *Eixo Espiritual*, no capítulo 65, declara: *"Os Vasos Penetrador e Concepção originam-se do útero, sobem pela coluna e formam o Mar dos canais... a partir do abdômen, eles sobem para a garganta"*[3]. O *Questões Simples*, no capítulo 60, afirma: *"O Vaso Penetrador sobe através do E-30* (Qichong)*, segue o canal do Rim para umbigo e tórax, onde se dispersa"*[4]. Dessa maneira, o *Qi* rebelde no Vaso Penetrador afeta o Coração, causando ansiedade, palpitações e confusão mental.

- E-30 é um ponto importante do Vaso Penetrador, o qual emerge nesse ponto, vindo do períneo. O nome do ponto significa "*Qi* impelido" ou "*Qi* penetrante", e o *chong* em seu nome refere-se ao *Chong Mai*, isto é, Vaso Penetrador. Este vaso está também relacionado ao *Yang* Brilhante, e a conexão ocorre nesse ponto. E-30 é utilizado, portanto, para dominar o *Qi* rebelde no Vaso Penetrador afetando não apenas a região inferior do abdômen, mas também toda a extensão deste vaso.
- R-14 também domina o *Qi* rebelde no Vaso Penetrador quando este afeta a região inferior do abdômen. O nome deste ponto significa "quatro plenitudes", referindo-se à sensação de plenitude da região inferior do abdômen que se irradia nas quatro direções; essa sensação de plenitude é proveniente da estagnação do *Qi* no Vaso Penetrador. Outro significado de seu nome é que o ponto trata quatro plenitudes provenientes da estagnação de *Qi*, Sangue, alimento e Umidade.
- R-13 é outro ponto ao longo do Vaso Penetrador, e também regula seu *Qi* pelo fortalecimento da raiz na região inferior do abdômen.
- F-3 domina *Qi* rebelde no canal do Fígado e assenta a Alma Etérea.
- PC-6 também domina *Qi* rebelde no canal do Fígado, relaxa tórax, acalma Mente, assenta Alma Etérea e alivia infelicidade.
- B-15 e B-18 regulam *Qi* do canal do Coração e do Fígado, movem o *Qi*, acalmam a Mente e assentam a Alma Etérea.
- BP-6 ajuda a dominar o *Qi* rebelde fortalecendo a raiz, isto é, Fígado e Rim.

Fitoterapia

PRESCRIÇÃO *YUE JU WAN* – Pílula de *Gardenia-Ligusticum*.
EXPLICAÇÃO Essa fórmula é indicada primariamente para tratar estagnação do *Qi* do Fígado, embora trate também estagnação de Sangue, Retenção de Alimento, estagnação de Fleuma e Umidade e Calor atados. Por essa razão, é chamada de "fórmula para as seis estagnações". É, contudo, extremamente eficaz para mover o *Qi*, pacificar o Fígado e acalmar a Mente. É especialmente eficaz para abrir os orifícios da Mente e melhorar a depressão mental resultante da estagnação do *Qi* do Fígado.

PADRÕES MENTAL E EMOCIONAL Essa fórmula é indicada para tratar as manifestações emocionais e mentais provenientes de estagnação de *Qi* do Fígado quando causa obstrução da Mente: mau humor, depressão mental, tensão pré-menstrual grave, irritabilidade, frustração, comportamento irracional, aborrecimento e impaciência. No nível físico, sensação de distensão, suspiro, eructação, cansaço, dor da região do hipocôndrio, sensação de aperto no peito, períodos menstruais irregulares, inépcia, distensão da mama e pulso em Corda (apenas em Corda no lado esquerdo). Na maioria dos casos, a língua pode não apresentar alteração; nos casos graves, entretanto, pode se apresentar ligeiramente vermelha nas laterais.

Os três sinais mais importantes para uso dessa fórmula são cansaço, depressão e pulso em Corda.

MODIFICAÇÕES

- Para tratar obstrução da Mente, acrescentar *Shi Chang Pu* (*Rhizoma Acori tatarinowii*) para abrir os orifícios da Mente e *Yu Jin* (*Tuber Curcumae*) para abrir os orifícios e mover o *Qi*. *Yu Jin*, em especial, é extremamente efetivo para tratar depressão mental, pois sua forte natureza de movimentação proporciona o "empurrão" necessário para desbloquear os padrões fixos estabelecidos por depressão crônica.
- Se houver estagnação pronunciada de *Qi*, aumentar a dosagem de *Xiang Fu* e, se necessário, acrescentar *Mu Xiang* (*Radix Aucklandiaei*) e *Fo Shou* (*Fructus Citri sarcodactylis*).
- Caso haja depressão pronunciada, acrescentar *He Huan Pi* (*Cortex Albiziae*).
- Se a Umidade for pronunciada, aumentar a dosagem de *Cang Zhu* e, se necessário, acrescentar *Fu Ling* (*Poria*), *Ze Xie* (*Rhizoma Alismatis*) e *Hou Po* (*Cortex Magnoliae officinalis*).
- Caso a estagnação de Sangue seja pronunciada, aumentar a dosagem de *Chuan Xiong* e, se necessário, acrescentar *Hong Hua* (*Flos Carthami tinctorii*) e *Tao Ren* (*Semen Armeniacae*).
- Se Fogo for pronunciado, aumentar a dosagem de *Zhi Zi* e, se necessário, acrescentar *Huang Lian* (*Rhizoma Coptidis*).
- Caso a Fleuma seja pronunciada, acrescentar *Ban Xia* (*Rhizoma Pinelliae preparatum*).
- Se a Retenção de Alimento for pronunciada, aumentar a dosagem de *Shen Qu* e, se necessário, acrescentar *Mai Ya* (*Fructus Hordei germinatus*), *Shan Zha* (*Fructus Crataegi*) e *Sha Ren* (*Fructus Amomi*).
- Se houver confusão emocional, acrescentar *Shi Chang Pu* (*Rhizoma Acori tatarinowii*).

Remédio dos Três Tesouros

LIBERTAR O CONSTRANGIMENTO   Libertar o Constrangimento move o *Qi* do Fígado e estimula o vai e vem da Alma Etérea quando o indivíduo está deprimido.

Resumo

**Mente Obstruída – Estagnação de *Qi* –
Estagnação do *Qi* do Fígado**

Princípio de Tratamento
- Mover o *Qi*, pacificar o Fígado, assentar a Alma Etérea e acalmar a Mente

Pontos
- F-3 (*Taichong*), IG-4 (*Hegu*), F-14 (*Qimen*), PC-6 (*Neiguan*). TA-6 (*Zhigou*), DU-24 (*Shenting*), VB-13 (*Benshen*). Utilizar método de sedação ou neutro

Fitoterapia
Prescrição
- *YUE JU WAN* – Pílula de *Gardenia-Ligusticum*

Remédio dos Três Tesouros
- Libertar o Constrangimento

Caso Clínico

Uma mulher de 38 anos de idade procurou tratamento para infertilidade primária. Vinha tentando engravidar há dois anos. O ginecologista diagnosticara endometriose e aderência na tuba uterina, em razão do que a paciente se submetera a tratamento com *laser*. Os períodos menstruais eram normais e regulares, exceto pelo fato de serem muito escassos (durando três dias). Sofria de distensão abdominal muito pronunciada e plenitude. Apresentava crises de pânico e sentia sensação de opressão torácica e palpitações. Durante tais crises, tinha sensação de sufocamento na garganta. O olhar era vacilante, como se estivesse assustada. A língua apresentava ponta e laterais Vermelhas, porém as demais características eram normais. O pulso estava Deslizante, Curto e Movente (o pulso Movente é curto, no formato de um feijão e vibrante).

Durante a consulta, ao perguntar-lhe sobre possíveis choques, a paciente confessou ter sido estuprada aos 22 anos.

Diagnóstico   Essa é uma condição de estagnação de *Qi* no canal do Fígado e no Vaso Penetrador, afetando o Coração. O choque afeta o Coração, mas também o Rim; nas mulheres, esse fato muitas vezes causa estagnação do *Qi* no Vaso Penetrador e no canal do Fígado. A rebelião do *Qi* na região inferior do abdômen sobe para perturbar Coração e Mente, causando, no caso da paciente, palpitações, sensação de opressão no tórax e ansiedade. A estagnação do *Qi* no Vaso Penetrador na região inferior do abdômen causava sensação de plenitude e distensão. Olhos e pulso mostraram claramente a forte possibilidade de choque no passado, razão esta que me induziu a indagar sobre o assunto. A língua também mostrava estagnação no Fígado e no Coração. Nesse caso, portanto, a infertilidade não era resultante de deficiência, mas da estagnação do *Qi* nos Vasos Penetrador e Concepção, impedindo a concepção.

Tratamento   A paciente foi tratada com acupuntura e ervas. O tratamento com acupuntura não foi constante pelo fato da paciente morar a mais de 100 milhas de distância. Sempre que a tratava, utilizei a fórmula especial indicada anteriormente, praticamente sem nenhuma alteração, ou seja, E-30 (*Qichong*), R-14 (*Siman*), R-13 (*Qixue*), F-3 (*Taichong*), PC-6 (*Neiguan*), B-15 (*Xinshu*), B-18 (*Ganshu*) e BP-6 (*Sanyinjiao*). Essa fórmula foi explicada no padrão "Estagnação do *Qi* do Fígado".

A decocção fitoterápica utilizada foi uma variação de duas fórmulas: *Yue Ju Wan* (Pílula de *Gardenia-Ligusticum*) e *An Shen Ding Zhi* (Pílula para Acalmar a Mente e Assentar o Espírito).

- *Xiang Fu* (*Rhizoma Cyperi*): 9g.
- *Shan Zhi Zi* (*Fructus Gardeniae*): 4g.
- *Chuan Xiong* (*Radix Chuanxiong*): 4g.
- *Shen Qu* (*Massa Fermentata Medicinalis*): 4g.
- *Cang Zhu* (*Rhizoma Atractylodis*): 4g.
- *Dang Shen* (*Radix Codonopsis*): 6g.
- *Fu Shen* (*Sclerotium Poriae cocos pararadicis*): 6g.
- *Yuan Zhi* (*Radix Polygalae*): 6g.
- *Shi Chang Pu* (*Rhizoma Acori tatarinowii*): 4g.
- *Dang Gui* (*Radix Angelicae sinensis*): 6g.
- *Chen Xiang* (*Lignum Aquilariae*): 4g.
- *Suan Zao Ren* (*Semen Ziziphi spinosae*): 4g.
- *Bai Zi Ren* (*Semen Platycladi*): 6g.
- *Zhi Gan Cao* (*Radix Glycyrrhizae uralensis preparata*): 3g.

Explicação
- As cinco primeiras ervas constituem o *Yue Ju Wan* (Pílula de *Gardenia-Ligusticum*), que pacifica o Fígado e elimina estagnação. Priorizou-se a erva *Xiang Fu* (por isso, ela está em dose mais alta), a fim de eliminar estagnação e dominar *Qi* rebelde no Vaso Penetrador.
- As quatro ervas seguintes constituem o *An Shen Ding Zhi Wan* (Pílula para Acalmar a Mente e Assentar o Espírito) – sem *Long Chi* (*Fossilia Dentis Mastodi*) –, que tonifica Coração e acalma Mente, especialmente após choque.
- *Dang Gui* foi acrescentado para nutrir e enraizar Vaso Penetrador na região inferior do abdômen, ajudando a enraizar e dominar o *Qi* rebelde.
- *Chen Xiang* foi acrescentado para dominar *Qi* rebelde no Vaso Penetrador, uma função também atribuída a ela por Li Shi Zhen em seu livro sobre Vasos Extraordinários[5].
- *Suan Zao Ren* e *Bai Zi Ren* foram acrescentados para assentar a Alma Etérea e acalmar a Mente.

Após seis meses de tratamento, a paciente engravidou, porém infelizmente abortou no segundo mês. Reiniciou o tratamento e novamente

380 Padrões nos Problemas Mentais e Emocionais e Seu Tratamento com Fitoterapia e Acupuntura

engravidou depois de seis meses. Na época prescrevi uma decocção logo após a paciente ter engravidado para impedir o aborto.

- *Tu Si Zi* (*Semen Cuscutae*): 6g.
- *Du Zhong* (*Cortex Eucommiae ulmoidis*): 6g.
- *Sha Ren* (*Fructus Amomi*): 4g.
- *Zi Su Ye* (*Folium Perillae*): 4g.
- *Bai Zhu* (*Rhizoma Atractylodis macrocephalae*): 6g.

Todas essas ervas impedem o aborto e, no caso em questão, permitiram que a paciente levasse a gravidez a termo, dando à luz a um bebê.

Estagnação do **Qi** do Coração e do Pulmão

PRINCÍPIO DE TRATAMENTO Mover o *Qi*, estimular a descendência do *Qi* do Coração e do Pulmão, acalmar a Mente e assentar a Alma Corpórea.

Acupuntura

PONTOS P-7 (*Lieque*), C-7 (*Shenmen*), PC-6 (*Neiguan*), REN-15 (*Jiuwei*), REN-17 (*Shanzhong*), E-40 (*Fenglong*), IG-4 (*Hegu*), ID-5 (*Yanggu*). Utilizar método de sedação ou método neutro, caso a condição seja crônica.

EXPLICAÇÃO

- P-7 estimula a descendência do *Qi* do Pulmão e acalma a Alma Corpórea. Possui um efeito mental forte e alivia estagnação de *Qi* no tórax. De acordo com *An Explanation of Acupuntura Points* (1654), este ponto é utilizado quando o indivíduo é triste e chora muito[6].
- C-7 nutre o Coração e acalma a Mente.
- PC-6 estimula a descendência de *Qi* do Coração, abre o tórax, alivia plenitude e estagnação e acalma a Mente.
- REN-15 possui um intenso efeito calmante na Mente. Também alivia plenitude no tórax.
- REN-17 estimula a descendência de *Qi* do Pulmão e alivia plenitude e estagnação no tórax.
- E-40 harmoniza o Estômago, abre tórax e acalma a Mente.
- IG-4 harmoniza a ascendência e descendência do *Qi* no Aquecedor Médio, alivia plenitude e acalma a Mente.
- ID-5 abre os orifícios da Mente e alivia confusão. Ajuda o paciente a enxergar os problemas com clareza.

Fitoterapia

PRESCRIÇÃO *BAN XIA HOU PO TANG* – Decocção de *Pinellia-Magnolia*.

EXPLICAÇÃO Essa fórmula, do *Discussion of Cold-induced Diseases*, é normalmente utilizada para tratar padrão caroço de ameixa caracterizado por sensação de obstrução na garganta, depressão mental e irritabilidade. Na atualidade, esse padrão é relacionado à estagnação do *Qi* do Fígado, para o qual essa fórmula é utilizada. Uma análise da fórmula, entretanto, revela que ela não contém ervas que movam o *Qi* do Fígado ou mesmo penetrem no Fígado. A principal ênfase da fórmula é mover o *Qi* estagnado do Coração e do Pulmão.

A estagnação do *Qi* do Coração e do Pulmão é resultante de tristeza e aflição durante longo período. Essas emoções primeiramente esgotam *Qi* do Coração e *Qi* do Pulmão e deprimem Mente e Alma Corpórea. O esgotamento do *Qi* do Pulmão proveniente de tristeza e aflição gera respiração superficial e circulação enfraquecida do *Qi* no tórax e, eventualmente, estagnação de *Qi* do Pulmão no tórax. Fraqueza e estagnação simultâneas do *Qi* do Pulmão podem também gerar Fleuma. O canal do Pulmão influencia a garganta, e sua estagnação pode causar sensação de obstrução na garganta. Outras manifestações incluem suspiros, dificuldade para engolir, falta de ar moderada, aperto no peito, náusea e vômito. O pulso apresenta-se Fraco nas posições Anteriores esquerda e direita e sem ondulação. A língua estará Inchada se houver alguma Fleuma.

PADRÕES MENTAL E EMOCIONAL A estagnação do *Qi* do Coração e do Pulmão é proveniente de longa permanência de tristeza e aflição, resultando em esgotamento da Mente e da Alma Corpórea. A Alma Corpórea reside no Pulmão e afeta, portanto, a respiração. O indivíduo torna-se ansioso e também triste, suspira com frequência e apresenta sensação típica de obstrução em garganta e tórax. Essa obstrução é causada pela constrição da Alma Corpórea em garganta e tórax. A estagnação crônica do *Qi* do Coração obstrui a Mente e causa confusão intensa.

Quando esse padrão causar obstrução da Mente, o paciente se sente confuso e sofre de obscurecimento mental. Pode também sofrer de crises graves de pânico com medo da morte.

978-85-7241-817-1

MODIFICAÇÕES

- Da mesma maneira que a estagnação do *Qi* do Fígado, *Shi Chang Pu* (*Rhizoma Acori tatarinowii*) deve ser acrescentada para abrir os orifícios da Mente.
- Se houver sensação pronunciada de opressão do tórax proveniente de estagnação do *Qi* (pulso levemente em Corda), acrescentar *Qing Pi* (*Pericarpium Citri reticulatae viride*) e *Mu Xiang* (*Radix Aucklandiae*).
- Se houver vômito, aumentar a dosagem de *Ban Xia* (*Rhizoma Pinelliae preparatum*) e *Sheng Jiang* (*Rhizoma Zingiberis recens*).
- Se houver sensação de peso abaixo do coração, adicionar *Zhi Shi* (*Fructus Aurantii immaturus*).
- Se houver dor epigástrica, acrescentar *Sha Ren* (*Fructus Amomi*).
- Se houver regurgitação ácida acompanhada por revestimento amarelo da língua, acrescentar *Huang Lian* (*Rhizoma Coptidis*).
- Se houver regurgitação ácida com língua Pálida, adicionar *Wu Zei Gu* (*Os Sepiae*).
- Se houver gosto amargo, acrescentar *Huang Qin* (*Radix Scutellariae*).
- Se houver inquietação mental e irritabilidade pronunciadas, acrescentar *He Huan Pi* (*Cortex Albiziae*).

PRESCRIÇÃO ASSOCIADA *SI QI TANG* – Decocção das Quatro Estações para as Sete Emoções.

Essa prescrição consiste em *Ban Xia Hou Po Tang* mais *Da Zao* (*Fructus Ziziphi jujubae*).

Essa fórmula possui a mesma utilização e indicações que *Ban Xia Hou Po Tang*, exceto pelo fato de seu efeito sobre a Mente ser mais intenso. "Sete" e "Quatro" no nome da fórmula representam respectivamente as sete emoções e as quatro estações, indicando uma condição que se estende por pelo menos quatro estações, isto é, uma condição crônica.

Remédio dos Três Tesouros

ABRIR O CORAÇÃO   Abrir o Coração move o *Qi* no Pulmão e no Coração quando o *Qi*, proveniente de problemas emocionais como preocupação, tristeza ou aflição, estagnar no tórax e na garganta.

Resumo

Mente Obstruída – Estagnação do *Qi* do Coração e do Pulmão

Princípio de Tratamento
- Mover *Qi*, estimular descendência do *Qi* do Coração e do Pulmão, acalmar a Mente, assentar a Alma Corpórea

Pontos
- P-7 (*Lieque*), C-7 (*Shenmen*), PC-6 (*Neiguan*), REN-15 (*Jiuwei*), REN-17 (*Shanzhong*), E-40 (*Fenglong*), IG-4 (*Hegu*), ID-5 (*Yanggu*). Utilizar método de sedação ou método neutro se a condição for crônica

Fitoterapia
Prescrição
- *BAN XIA HOU PO TANG* – Decocção de *Pinellia-Magnolia*
Prescrição associada
- *SI QI TANG* – Decocção das Quatro Estações para as Sete Emoções
Remédio dos Três Tesouros
- Abrir o Coração

Estagnação de Sangue

Estagnação de Sangue do Coração

PRINCÍPIO DE TRATAMENTO   Revigorar Sangue, eliminar estagnação, desobstruir Coração, acalmar Mente.

Acupuntura

PONTOS   PC-6 (*Neiguan*), PC-5 (*Jianshi*), REN-14 (*Juque*), B-14 (*Jueyinshu*), B-15 (*Xinshu*), REN-17 (*Shanzhong*), C-7 (*Shenmen*), BP-6 (*Sanyinjiao*), B-17 (*Geshu*), B-44 (*Shentang*), VB-18 (*Chengling*). Utilizar método de sedação ou neutro caso a condição seja crônica.

EXPLICAÇÃO
- PC-6 revigora Sangue do Coração, abre o tórax e acalma a Mente.
- PC-5 abre os orifícios da Mente.
- REN-14, ponto de Coleta Frontal do Coração, revigora o Sangue do Coração e acalma a Mente.
- B-14 e B-15, pontos de Transporte Dorsal do Pericárdio e do Coração, respectivamente, revigoram o Sangue e acalmam a Mente.
- REN-17 move o *Qi* no tórax; movendo o *Qi*, ele ajudará a revigorar o Sangue
- C-7 acalma a Mente.
- BP-6 revigora o Sangue e acalma a Mente.
- B-17, ponto de Reunião do Sangue, revigora o Sangue (se inserido com método de sedação ou neutro)
- B-44 desobstrui o Coração e acalma a Mente
- VB-18 abrem os orifícios da Mente.

Fitoterapia

PRESCRIÇÃO   *XUE FU ZHU YU TANG* – Decocção para Eliminar Estagnação da Mansão do Sangue.

EXPLICAÇÃO   Essa fórmula é amplamente utilizada para tratar estagnação de Sangue no Aquecedor Superior causando dor torácica. A língua é Púrpura e o pulso apresenta-se em Corda ou Áspero.

PADRÕES MENTAL E EMOCIONAL   Como o Sangue é a residência da Mente, qualquer patologia do Sangue pode afetar a Mente. A estagnação do Sangue agita e obstrui a Mente. Agita porque *Qi* e Sangue não podem fluir uniformemente; tal fato é refletido nos níveis mental e emocional com ansiedade, inquietação mental e insônia. Obstrui a Mente, pois o fluxo obstruído de Sangue retarda a circulação deste para a Mente, ofuscando assim seus orifícios.

Raiva, frustração, ressentimento, excesso de alegria, choque, desejo e culpa podem gerar estagnação do Sangue do Coração. A estagnação do Sangue em geral ocorre apenas após longo período, passando primeiro pelo estágio de estagnação do *Qi*.

Quando o Sangue estagnado no Coração afetar a Mente, ele pode causar depressão, ansiedade, palpitações, insônia, sensação de sufocação no tórax, irritabilidade, variações de humor e, em casos graves, comportamento maníaco. O sono é muito perturbado, o paciente acorda com frequência à noite, debate-se e tem pesadelos.

MODIFICAÇÕES
- *Shi Chung Pu* (*Rhizoma Acori tatarinowii*) e *Yu Jin* (*Tuber Curcumae*) devem ser acrescentados para abrir os orifícios da Mente e revigorar o Sangue.

Remédio dos Três Tesouros

ANIMAR O VERMELHO   Animar o Vermelho revigora o Sangue do Coração no tórax e acalma a Mente.

Resumo

Mente Obstruída – Estagnação de Sangue – Estagnação do Sangue do Coração

Princípio de Tratamento
- Revigorar o Sangue, eliminar estagnação, desobstruir o Coração, acalmar a Mente

Pontos
- PC-6 (*Neiguan*), PC-5 (*Jianshi*), REN-14 (*Juque*), B-14 (*Jueyinshu*), B-15 (*Xinshu*), REN-17 (*Shanzhong*), C-7 (*Shenmen*), BP-6 (*Sanyinjiao*), B-17 (*Geshu*), B-44 (*Shentang*), VB-18 (*Chengling*). Utilizar método de sedação ou método neutro caso a condição seja crônica

Fitoterapia
Prescrição
- *XUE FU ZHU YU TANG* – Decocção para Eliminar Estagnação da Mansão do Sangue
Remédio dos Três Tesouros
- Animar o Vermelho

Estagnação do Sangue do Fígado

PRINCÍPIO DE TRATAMENTO   Revigorar o Sangue, pacificar o Fígado, acalmar a Mente e assentar a Alma Etérea.

Acupuntura

PONTOS   F-3 (*Taichong*), F-14 (*Qimen*), B-18 (*Ganshu*), B-17 (*Geshu*), B-47 (*Hunmen*), PC-6 (*Neiguan*), PC-7 (*Daling*), BP-6 (*Sanyinjiao*), DU-24 (*Shenting*) e VB-13 (*Benshen*), VB-18 (*Chengling*). Utilizar método de sedação ou neutro se a condição for crônica, exceto no ponto B-47, que deve ser tonificado.

EXPLICAÇÃO

- F-3 revigora Sangue do Fígado e acalma Mente e Alma Etérea.
- F-14 e B-18, pontos de Coleta Frontal e Transporte Dorsal, respectivamente, revigoram o Sangue do Fígado.
- B-17 envigora o Sangue.
- B-47 assenta Alma Etérea e regula seu vai e vem.
- PC-6 revigora Sangue, pacifica o Fígado e acalma a Mente.
- PC-7 revigora o Sangue, abre os orifícios da Mente e acalma a Mente.
- BP-6 revigora o Sangue e acalma a Mente.
- DU-24 e VB-13 acalmam a Mente nos padrões do Fígado.
- VB-18 abre os orifícios da Mente.

Fitoterapia

PRESCRIÇÃO   *YUE JU WAN* – Pílula de *Gardenia-Ligusticum*.
EXPLICAÇÃO   Essa fórmula já foi discutida na "Estagnação do *Qi* do Fígado". Pode ser adaptada para tratar estagnação de Sangue do Fígado, aumentando-se a dosagem de *Chuan Xiong*.
PADRÕES MENTAL E EMOCIONAL   Raiva, ressentimento, frustração, ciúme e ódio podem gerar estagnação de Sangue do Fígado. Esta estagnação irá causar depressão extrema, oscilações graves no humor, irritabilidade intensa, propensão a crises violentas de raiva, ciúme obsessivo e, em casos graves, comportamento maníaco.

MODIFICAÇÕES

- *Yu Jin* (*Tuber Curcumae*) deve ser acrescentado para revigorar o Sangue do Fígado, abrir os orifícios da Mente e aliviar depressão.
- Em casos de depressão grave, acrescentar *He Huan Pi* (*Cortex Albiziae*).
- Em casos de crises violentas de raiva, acrescentar *Suan Zao Ren* (*Semen Ziziphi spinosae*).

Remédio dos Três Tesouros

MEXER O CAMPO DE ELIXIR   Mexer o Campo de Elixir é uma variação de *Ge Xia Zhu Yu Tang* (Decocção para Eliminar Estagnação Abaixo do Diafragma). Revigora o Sangue do Fígado.

Resumo

Mente Obstruída – Estagnação de Sangue – Estagnação do Sangue do Fígado
Princípio de Tratamento
- Revigorar o Sangue, pacificar o Fígado, acalmar a Mente e assentar a Alma Etérea

---

Pontos
- F-3 (*Taichong*), F-14 (*Qimen*), B-18 (*Ganshu*), B-17 (*Geshu*), B-47 (*Hunmen*), PC-6 (*Neiguan*), PC-7 (*Daling*), BP-6 (*Sanyinjiao*), DU-24 (*Shenting*) e VB-13 (*Benshen*), VB-18 (*Chengling*). Utilizar método de sedação ou neutro se a condição for crônica, exceto no ponto B-47, que deve ser tonificado

Fitoterapia
Prescrição
- *YUE JU WAN* – Pílula de *Gardenia-Ligusticum*

Remédio dos Três Tesouros
- Mexer o Campo de Elixir

Estagnação de Sangue no Aquecedor Inferior

PRINCÍPIO DE TRATAMENTO   Revigorar o Sangue, harmonizar os Vasos Penetrador e Concepção, eliminar estagnação e acalmar a Mente.

Acupuntura

PONTOS   BP-10 (*Xuehai*), BP-6 (*Sanyinjiao*), BP-4 (*Gongsun*) e PC-6 (*Neiguan*), REN-6 (*Qihai*), E-29 (*Guilai*), B-18 (*Ganshu*). B-17 (*Geshu*), BP-1 (*Yinbai*), DU-18 (*Qiangjian*). Utilizar método de sedação.

EXPLICAÇÃO

- BP-10 revigora o Sangue no útero.
- BP-6 revigora o Sangue e acalma a Mente.
- BP-4 e PC-6, em combinação, regulam o Vaso Penetrador e revigoram o Sangue.
- REN-6 move o *Qi* para revigorar o Sangue.
- E-29 revigora o Sangue no útero.
- B-18 e B-17, em combinação, revigoram o Sangue,
- BP-1 revigora o Sangue no útero e acalma a Mente.
- DU-18 abre os orifícios de Mente, acalma Mente e regula Sangue do Fígado. É um ponto forte da cabeça para tratar inquietação mental, comportamento maníaco e agitação.

Fitoterapia

PRESCRIÇÃO   *TAO HE CHENG QI TANG* – Decocção de *Persica* para Conduzir o *Qi*.
EXPLICAÇÃO   Essa fórmula é utilizada para tratar estagnação de Sangue no Aquecedor Inferior. Consta no *Discussion of Cold-induced Diseases*, e revigora o Sangue no Aquecedor Inferior ao movê-lo para baixo com *Da Huang* (*Radix et Rhizoma Rhei*) e *Mang Xiao* (*Natrii Sulfas*).
PADRÕES MENTAL E EMOCIONAL   Esta prescrição consta no *Discussion of Cold-induced Diseases*, e refere-se ao padrão de acúmulo de Sangue do órgão *Yang* Maior. Esse padrão consiste no acúmulo de Sangue no hipogástrio após invasão de Frio. Manifesta-se com febre à noite, delírio, dor intensa na região inferior do abdômen, inquietação mental e comportamento maníaco. Esta é a utilização original da fórmula. Pode ser empregada para tratar problemas mentais e emocionais provenientes de (ou que causam) estagnação de Sangue no Aquecedor Inferior.

Raiva, frustração, ódio, ressentimento e culpa por longo período podem gerar essa condição. A culpa gera, com frequência, estagnação de Sangue no Aquecedor Inferior,

Padrões nos Problemas Mentais e Emocionais e Seu Tratamento com Fitoterapia e Acupuntura **383**

especialmente nas mulheres. Por que, neste caso, essas emoções geram estagnação de Sangue no Aquecedor Inferior e não em outro lugar? Em primeiro lugar, é obviamente mais comum nas mulheres que são propensas à estagnação de Sangue no útero. Entretanto, pode também ser proveniente de outras causas simultâneas de doença, como levantamento excessivo de peso, o que gera estagnação no Aquecedor Inferior.

Uma utilização especial dessa fórmula é para o tratamento de psicose proveniente de estagnação de Sangue no útero pós-parto.

Remédio dos Três Tesouros

ATIVAR O CAMPO DE ELIXIR   Ativar o Campo de Elixir revigora o Sangue no Aquecedor Inferior.

Resumo

Mente Obstruída – Estagnação de Sangue – Estagnação do Sangue no Aquecedor Inferior

Princípio de Tratamento
- Revigora o Sangue, harmoniza os Vasos Penetrador e Concepção, elimina Eestagnação e acalma a Mente

Pontos
- BP-10 (*Xuehai*), BP-6 (*Sanyinjiao*), BP-4 (*Gongsun*) e PC-6 (*Neiguan*), REN-6 (*Qihai*), E-29 (*Guilai*), B-18 (*Ganshu*). B-17 (*Geshu*), BP-1 (*Yinbai*), DU-18 (*Qiangjian*). Utilizar método de sedação

Fitoterapia
Prescrição
TAO HE CHENG QI TANG – Decocção de *Persica* para Conduzir o *Qi*

Remédio dos Três Tesouros
- Ativar o Campo de Elixir

Fleuma Obscurecendo a Mente

Fleuma-Calor Perturbando a Mente

PRINCÍPIO DE TRATAMENTO   Resolver a Fleuma, abrir os orifícios e acalmar a Mente.

Acupuntura

PONTOS   E-40 (*Fenglong*), PC-7 (*Daling*), PC-6 (*Neiguan*), PC-5 (*Jianshi*), DU-14 (*Dazhui*), B-15 (*Xinshu*), B-44 (*Shentang*), DU-20 (*Baihui*), IG-4 (*Hegu*), P-7 (*Lieque*), REN-12 (*Zhongwan*), E-36 (*Zusanli*), B-20 (*Pishu*), IG-7 (*Wenliu*), E-25 (*Tianshu*). Utilizar método de sedação ou método neutro com exceção dos pontos DU-14, DU-20, REN-12, E-36, B-20, B-15 e B-44, que devem ser tonificados.

EXPLICAÇÃO
- E-40 resolve a Fleuma.
- PC-7 resolve a Fleuma do Coração e acalma a Mente.
- PC-6 abre os orifícios da Mente.
- PC-5 resolve a Fleuma do Coração.
- DU-14, com método de sedação, desobstrui o Calor do Coração.
- B-15 e B-44 tonificam o Coração e clareiam a Mente.
- DU-20 clareia a Mente.

- IG-4 e P-7 regulam a ascendência do *Qi* puro e a descendência do *Qi* impuro na cabeça, clareando, dessa maneira, a Mente.
- REN-12, E-36 e B-20 tonificam o Baço para resolver a Fleuma.
- IG-7 abre os orifícios da Mente. O livro *An Explanation of Acupuncture Points* (1654) diz que este ponto é para tratar "demência e visão de fantasma"[7].
- E-25 é um ponto importante para tratar problemas mentais e emocionais provenientes de Fleuma obscurecendo a Mente. Regula o Estômago e abre os orifícios da Mente. O livro *An Explanation of Acupuncture Points* relata que este ponto é utilizado quando "Alma Etérea e Alma Corpórea não têm residência"[8].

Fitoterapia

PRESCRIÇÃO   *WEN DAN TANG* – Decocção para Aquecer a Vesícula Biliar.

EXPLICAÇÃO   Essa fórmula interessante (datada de 1174) contém duas interpretações importantes. Originalmente, ela era utilizada para tratar deficiência da Vesícula Biliar após doença aguda grave, deficiência da Vesícula Biliar manifestando-se com timidez, sobressaltos, insônia (acordar muito cedo pela manhã) e inquietação mental. Sob esse ponto de vista, sua ação era exatamente a descrita por seu nome, ou seja, "Aquecer a Vesícula Biliar": ela tonifica a Vesícula Biliar e estimula a elevação fisiológica do *Qi* do Fígado.

Mais recentemente, essa fórmula passou a ser mais frequentemente utilizada para tratar Fleuma-Calor afetando Estômago, Coração ou Pulmão. As principais manifestações para as quais é empregada nesse contexto são: inquietação mental, sobressaltos, insônia, gosto amargo e pegajoso, sensação de agitação na região do Coração, confusão mental, irritabilidade, comportamento maníaco, náusea, vômito, palpitações, tontura, língua Inchada com revestimento amarelo e pegajoso e pulso em Corda ou Deslizante.

Duas características de pulso e configurações da língua indicam muito a utilização dessa fórmula. Uma delas é a língua que se apresenta Inchada e com a combinação de fissura de Coração e Estômago acompanhada de revestimento áspero, como cerdas amarelas dentro da fissura do Estômago. A combinação de fissura de Coração e Estômago estende-se até a ponta da língua, como faz uma fissura de Coração, porém é larga e superficial no centro, como uma fissura de Estômago (Fig. 16.6).

Outro sinal é o pulso Grande, Deslizante e em Corda nas posições Médias esquerda e direita.

PADRÕES MENTAL E EMOCIONAL   Fleuma-Calor perturba a Mente sob dois aspectos: a Fleuma obstrui os orifícios da Mente e o Calor a agita. A combinação desses dois fatores irá causar inquietação mental, comportamento levemente "maníaco", confusão mental, comportamento irracional, falar muito, rir muito, ficar acordado até tarde da noite para trabalhar e insônia. Em casos graves, esses sintomas correspondem ao distúrbio bipolar ou à esquizofrenia.
PRESCRIÇÃO   *GUI SHEN TANG* – Decocção para Restaurar a Mente.

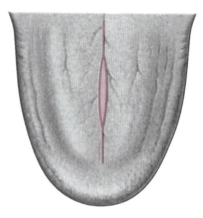

FIGURA 16.6 – Combinação de fissura de Estômago e Coração.

EXPLICAÇÃO Essa fórmula combina a abertura dos orifícios da Mente e a resolução da Fleuma com tonificação de Baço, Coração e Rim. É, portanto, adequada nas condições crônicas, quando a Fleuma obscurecer a Mente num fundo de deficiência de *Qi* e *Yang*.

PADRÕES MENTAL E EMOCIONAL Dos pontos de vista mental e emocional, o paciente será mais tranquilo que nos dois casos anteriores. Sente-se mentalmente muito confuso, exausto e deprimido. A obstrução da Mente pela Fleuma, combinada com a deficiência de Coração e Rim que não nutrem a Mente, tornará o indivíduo muito esquecido e desorientado.

Remédio dos Três Tesouros

ILUMINAR A ALMA Iluminar a Alma resolve Fleuma-Calor do Pulmão e do Coração. É satisfatório para problemas emocionais provenientes de preocupação, tristeza e aflição.

ASSENTAR A ALMA Assentar a Alma resolve Fleuma-Calor do Fígado, acalma a Mente e assenta a Alma Etérea. Contém o vai e vem da Alma Etérea. É satisfatório para tratar problemas emocionais que derivam de raiva reprimida, preocupação e culpa.

Resumo

Mente Obstruída – Fleuma Obscurecendo a Mente – Fleuma-Calor Perturbando a Mente

Princípio de Tratamento
- Resolver a Fleuma, abrir os orifícios e acalmar a Mente

Pontos
- E-40 (*Fenglong*), PC-7 (*Daling*), PC-6 (*Neiguan*), PC-5 (*Jianshi*), DU-14 (*Dazhui*), B-15 (*Xinshu*), B-44 (*Shentang*), DU-20 (*Baihui*), IG-4 (*Hegu*), P-7 (*Lieque*), REN-12 (*Zhongwan*), E-36 (*Zusanli*), B-20 (*Pishu*), IG-7 (*Wenliu*), E-25 (*Tianshu*). Utilizar método de sedação ou neutro, com exceção dos pontos DU-14, DU-20, REN-12, E-36, B-20, B-15 e B-44, que devem ser tonificados

Fitoterapia
Prescrição
- WEN DAN TANG – Decocção para Aquecer a Vesícula Biliar

Prescrição
- GUI SHEN TANG – Decocção para Restaurar a Mente

Remédio dos Três Tesouros
- Iluminar a Alma
- Assentar a Alma

Caso Clínico

Um homem de 39 anos de idade sofria há 8 anos do que foi rotulado como "ansiedade fóbica". Sua história era um tanto complexa, e vários fatores contribuíram para seu problema; assim sendo, em lugar de iniciarmos pela apresentação dos sintomas, descreveremos sua história desde o princípio. Sua infância foi muito problemática, em grande parte pelo desamor de sua mãe que constantemente o repreendia. Aos 28 de idade, trabalhava em Belfast à época de uma situação político-militar muito tensa, a qual lhe causara grande ansiedade. Sofreu um choque ao encontrar uma bomba sob seu carro. Aos 30 anos de idade, sofreu um acidente de carro e teve concussão. Nove meses depois, ele contraiu um tipo extremamente grave de gripe que foi quase fatal. Permaneceu de cama durante um mês com temperatura constante. Alguns meses após o acidente, ele entrou em colapso, chorando histericamente, ficando incapaz de falar, de mover-se e não suportava olhar para a luz. Seu médico geral achava que ele sofrera uma hemorragia cerebral, mas não foi esse o caso. Após o colapso, permaneceu extremamente ansioso, perdeu a autoconfiança, faltava-lhe autoestima, sentia-se extremamente inseguro e com propensão a crises de choro. Na época, começou a se tratar com psicoterapia, ocasião em que o psiquiatra lhe prescrevera tranquilizantes (diazepam e temazepam) e antidepressivos do tipo inibidor de monoamina-oxidase.

Iniciou acupuntura com um colega, que encaminhou-me o paciente para tratamento com ervas. Na época, os principais sintomas eram dor epigástrica, alternância entre obstipação e diarreia, dor nas articulações, ardor nos olhos e sensação de calor na região posterior da cabeça.

No nível mental, suas principais manifestações eram ansiedade grave, insônia, crises de choro, memória e concentração fracas, depressão e perda de autoconfiança e autoestima.

Seus olhos haviam perdido o brilho e pareciam assustados, seu corpo estava acima do peso normal e sua compleição apresentava-se embotada e pálida.

Sua língua estava Vermelho-escura, Inchada, com fissura do Coração, sem revestimento e seca. A ponta da língua apresentava-se mais vermelha e a raiz não tinha vivacidade (Prancha 16.2). O pulso, porém, estava levemente Rápido, muito mais Cheio e Deslizante.

Diagnóstico Este é um quadro extremamente complexo. No que diz respeito aos padrões, há basicamente dois padrões fundamentais: deficiência grave de *Yin* do Coração e do Rim (língua descascada Vermelha com ponta vermelha e raiz sem vivacidade, inquietação mental, ansiedade, insônia, ardor nos olhos, sensação de calor no occipício, perda de autoconfiança e autoestima) e Fleuma-Calor obscurecendo a

Mente (choro sem razão, memória e concentração debilitadas). Outros padrões estão presentes, porém podem ser considerados secundários. Por exemplo, há deficiência do *Yin* do Estômago causando dor epigástrica, Umidade-Calor causando dor nas articulações, alguma estagnação do *Qi* do Fígado causando alternância de obstipação e diarreia e certa deficiência do Baço causando excesso de peso e cansaço frequente. É esta subjacente deficiência de Baço que, com o passar dos anos, gerou formação de Fleuma, mais tarde transformada em Fleuma-Calor.

Se há Fleuma, por que a língua não tem um revestimento espesso e pegajoso? A explicação é que há uma deficiência grave de *Yin* subjacente, a qual fez o revestimento se desprender. Então, embora não evidenciada na coloração do corpo da língua, a Fleuma manifesta-se no inchaço do corpo da língua (que, em casos graves de deficiência de *Yin*, deve ser Fina), nos sintomas e no pulso Cheio e Deslizante.

A deficiência de *Yin* é obviamente proveniente do tempo da gripe grave. A temperatura constante por um mês queimara os fluidos do corpo, prejudicando o *Yin*. A deficiência de *Yin* durante os anos gerou a formação de Calor por Deficiência que, por sua vez, perturba a Mente. Por outro lado, a deficiência de *Yin* em si priva Mente e Alma Etérea de suas raízes e causa perda de autoconfiança e autoestima. A Fleuma-Calor, contrariamente, obstrui a Mente e causa crises de choro.

Obviamente, todo esse quadro é influenciado por suas experiências durante a infância, as quais formaram a base para o desenvolvimento de sua condição, causando-lhe perda de autoconfiança e autoestima pelo fato de nunca ter recebido amor por parte da mãe. Outros fatores etiológicos também desempenharam um papel importante. A concussão sofrida após o acidente de carro afetara-lhe o cérebro, contribuindo para sua doença.

Assim, podemos resumir as causas da doença em três estágios (Fig. 16.7).

Princípio de tratamento O tratamento foi direcionado aos dois padrões principais de deficiência de *Yin* e Fleuma Calor; os princípios de tratamento foram nutrir *Yin* do Coração e do Rim, eliminar Calor por Deficiência, abrir os orifícios da Mente, acalmar a Mente, enraizar Alma Etérea e Alma Corpórea e fortalecer Força de Vontade.

Fitoterapia Este paciente foi tratado durante quatro anos e ainda se encontra em tratamento, portanto, a fórmula utilizada foi obviamente modificada por várias vezes. A fórmula usada com mais frequência foi uma variação de três prescrições:

- *Wen Dan Tang* (Decocção para Aquecer a Vesícula Biliar).

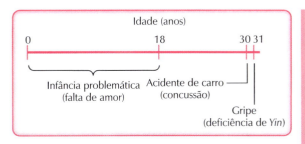

FIGURA 16.7 – Causas da doença em um paciente diagnosticado com "ansiedade fóbica".

- *Tian Wang Bu Xin Dan* (Pílula do Imperador Celestial para Tonificar o Coração).
- *Gan Mai Da Zao Tang* (Decocção de *Glycyrrhiza-Triticum-Jujuba*).

Um exemplo de uma fórmula utilizada foi a seguinte:

- *Zhu Ru* (*Caulis Bambusae em Taeniam*): 6g.
- *Zhi Shi* (*Fructus Aurantii immaturus*): 4g.
- *Ban Xia* (*Rhizoma Pinelliae preparatum*): 6g.
- *Fu Ling* (*Poria*): 6g.
- *Chen Pi* (*Pericarpium Citri reticulatae*): 3g.
- *Sheng Di Huang* (*Radix Rehmanniae glutinosae*): 9g.
- *Mai Men Dong* (*Radix Ophiopogonis*): 6g.
- *Xuan Shen* (*Radix Scrophulariae*): 4g.
- *Ren Shen* (*Radix Ginseng*): 6g.
- *Bai Zi Ren* (*Semen Platycladi*): 6g.
- *Suan Zao Ren* (*Semen Ziziphi spinosae*): 6g.
- *Wu Wei Zi* (*Fructus Schisandrae*): 4g.
- *Yuan Zhi* (*Radix Polygalae*): 9g.
- *Shi Chang Pu* (*Rhizoma Acori tatarinowii*): 4g.
- *Yu Jin* (*Tuber Curcumae*): 4g.
- *Fu Xiao Mai* (*Fructus Tritici levis*): 6g.
- *Zhi Gan Cao* (*Radix Glycyrrhizae uralensis preparata*): 9g.
- *Da Zao* (*Fructus Jujubae*): 10 tâmaras.

Explicação
Esta é uma variação das três fórmulas listada anteriormente.

- *Shi Chang Pu* e *Yu Jin* são as adições principais para abrir os orifícios da Mente. Estas duas ervas não foram utilizadas durante todo o tempo, uma vez que são picantes e, consequentemente, prejudicam o *Yin*.

Modificações As modificações utilizadas em momentos diferentes de acordo com o quadro do paciente foram as seguintes:

- *Du Zhong* (*Cortex Eucommiae ulmoidis*) para fortalecer Rim, Força de Vontade, autoconfiança e autoestima do paciente. Embora essa erva tonifique o *Yang* do Rim, ela pode ser acrescentada à prescrição em combinação com as várias ervas que nutrem o *Yin*.

- *He Huan Pi (Cortex Albizziae)* para abrir os orifícios da Mente e melhorar a depressão.
- *Bai He (Bulbus Lilii)* para nutrir *Yin* do Pulmão e aliviar tristeza e choro.
- *Ju Hua (Flos Chrysanthemi)* para aliviar o ardor dos olhos.
- *Ye Jiao Teng (Caulis Polygoni multiflori)* para promover o sono.
- *Mu Xiang (Radix Aucklandiae)* para mover o *Qi*, ajudando a resolver a Fleuma.
- *Tai Zi Shen (Radix Pseudostellariae)* e *Shan Yao (Rhizoma Dioscoreae)* para nutrir o *Yin* do Estômago.

Recentemente, esse paciente teve uma consulta com o professor Zhou Zhong Ying, um de meus professores de Nanjing, que confirmou o diagnóstico de Fleuma-Calor obscurecendo a Mente e deficiência de *Yin*. Sugeriu uma prescrição que incorpora a fórmula *Bai He Zhi Mu Tang* (Decocção de *Lilium-Anemarrhena*), a qual consta no *Essential Prescriptions from the Golden Chest*[9]. Um quadro mental similar ao deste paciente foi descrito nesse clássico antigo, sendo chamado de "síndrome de *Lilium*". O livro diz[10]:

Sintomas e sinais [da síndrome de Lilium] incluem: o paciente deseja comer, porém não consegue engolir e não consegue falar. Deseja deitar na cama ainda que não consiga aquietar-se, pois está inquieto. Deseja andar, porém logo se torna cansado. Algumas vezes gosta de comer; outras vezes não tolera o cheiro da comida. Sente-se algumas vezes quente e, às vezes, frio, mas sem febre ou calafrios. Sente um gosto amargo e a urina é escura. O paciente parece possuído e seu pulso é rápido.

O tratamento sugerido para esta condição é uma decocção de *Bai He (Bulbus Lilii)* e *Zhi Mu (Radix Anemarrhenae asphodeloidis)*.

Assim, a fórmula sugerida pelo professor Zhou foi a seguinte:

- *Huang Lian (Rhizoma Coptidis)*: 4g.
- *Ban Xia (Rhizoma Pinelliae preparatum)*: 6g.
- *Dan Nan Xing (Rhizoma Arisaematis preparatum)*: 4g.
- *Fu Ling (Poria)*: 9g.
- *Zhi Gan Cao (Radix Glycyrrhizae uralensis preparata)*: 3g.
- *Chen Pi (Pericarpium Citri reticulatae)*: 4g.
- *Zhu Ru (Caulis Bambusae em Taeniam)*: 6g.
- *Dan Shen (Radix Salviae miltiorrhizae)*: 6g.
- *Mai Men Dong (Radix Ophiopogonis)*: 9g.
- *Zhi Mu (Radix Anemarrhenae)*: 9g.
- *Bai He (Bulbus Lilii)*: 9g.
- *Mu Li (Concha Ostreae)*: 15g.

Explicação
- As sete primeiras ervas são uma variação de *Wen Dan Tang* (Decocção para Aquecer a Vesícula Biliar), eliminando-se *Zhi Shi (Fructus Aurantii immaturus)* e acrescentando-se *Huang Lian* e *Nan Xing* para resolver Fleuma-Calor.

- *Dan Shen* penetra no Coração e acalma a Mente.
- *Mai Dong* nutre *Yin* do Coração.
- *Zhi Mu* nutre *Yin* e elimina Calor por Deficiência.
- *Bai He* nutre *Yin* e alivia tristeza e choro.
- *Mu Li* nutre *Yin*.

Após quatro anos de tratamento, este paciente melhorou consideravelmente, embora haja ainda um caminho a percorrer. No nível físico, perdeu todos os sintomas, sua língua apresenta-se consideravelmente menos Vermelha e possui agora um revestimento fino. No nível mental, memória e concentração melhoraram e autoconfiança e autoestima estão bem melhores. O paciente sente-se menos ansioso e encontra-se sem medicação.

Mente Desalojada

Mente (*Shen*), Alma Etérea (*Hun*) e Alma Corpórea (*Po*) podem ficar privadas de residências por deficiência do Sangue-*Yin* ou pela presença de fator patogênico que perturba a Mente. Tais fatores patogênicos podem ser estagnação de *Qi*, estagnação de Sangue, Fogo, Fleuma-Fogo ou Calor por Deficiência. As manifestações serão similares nos dois casos, porém serão mais moderadas se forem provenientes puramente de deficiência sem presença de fator patogênico.

As principais manifestações de Mente desalojada são ansiedade, inquietação mental, insônia e agitação. No caso de Alma Etérea desalojada, haverá também, pesadelos, irritabilidade e distração. Nos casos de Alma Corpórea desalojada, haverá ansiedade com falta de ar e sensação de aperto no tórax, preocupação intensa e alguma somatização das emoções na pele (como erupções cutâneas acompanhadas de prurido).

O princípio de tratamento para Mente desalojada é nutrir Sangue ou *Yin*, eliminar fator patogênico e acalmar a Mente.

978-85-7241-817-1

Deficiência de Sangue

Deficiência do Sangue do Coração

PRINCÍPIO DE TRATAMENTO Tonificar o Coração, nutrir o Sangue e acalmar a Mente.

Acupuntura

PONTOS B-15 (*Xinshu*), B-44 (*Shentang*), REN-14 (*Juque*), C-7 (*Shenmen*), REN-4 (*Guanyuan*), E-36 (*Zusanli*), BP-6 (*Sanyinjiao*), PC-6 (*Neiguan*) e BP-4 (*Gongsun*). Utilizar método de tonificação; moxa pode ser aplicada.

EXPLICAÇÃO
- B-15, ponto de Transporte Dorsal do Coração, tonifica o Coração. Deve ser utilizado apenas com cones de moxa direta.
- B-44 tonifica o Coração e acalma a Mente.
- REN-14, ponto de Coleta Frontal do Coração, e C-7 acalmam a Mente.

Padrões nos Problemas Mentais e Emocionais e Seu Tratamento com Fitoterapia e Acupuntura **387**

- REN-4 nutre Sangue e acalma a Mente.
- E-36 nutre o Sangue.
- BP-6 nutre Sangue e acalma a Mente. É eficaz para tratar insônia proveniente de deficiência do Sangue.
- PC-6 e BP-4 abrem Vaso *Yin* de Conexão (*Yin Wei Mai*), que nutre Sangue e acalma a Mente.

Fitoterapia

PRESCRIÇÃO *YANG XIN TANG* – Decocção para Nutrir o Coração.
EXPLICAÇÃO Essa fórmula é específica para tratar quaisquer efeitos mental e emocional de deficiência do Sangue do Coração, como insônia (dificuldade para adormecer), palpitações, ansiedade moderada e memória debilitada. Outras manifestações incluem compleição pálida e embotada, língua Pálida e Fina e pulso Áspero.
PADRÕES MENTAL E EMOCIONAL Medo, tristeza, aflição e preocupação enfraquecem Sangue do Coração e causam esta condição. O indivíduo fica pálido, com compleição embotada, olhos ansiosos e embotados, ele apresenta-se medroso, levemente ansioso e vagamente deprimido. Neste caso, as manifestações da Mente desalojada (ansiedade e agitação) são mais moderadas, uma vez que há apenas deficiência do Sangue, sem Calor por Deficiência.

O indivíduo pode também se apresentar muito impaciente com outras pessoas e com membros de sua família. Mediante a propensão de mulheres à deficiência do Sangue, esta condição é muito mais comum entre elas. De fato, também pode advir da perda de Sangue no parto. A perda de Sangue dos Vasos Concepção e Penetrador durante o parto pode afetar o Coração, devido à sua conexão com o útero via Vaso do Útero (*Bao Mai*). Quando o Sangue do Coração ficar enfraquecido, a Mente será privada de sua residência e se tornará medrosa e ansiosa.

MODIFICAÇÕES

- Se houver insônia grave, acrescentar *Long Yan Rou* (*Arillus Euphoriae longanae*), que nutre Sangue do Coração e acalma a Mente.

Remédio dos Três Tesouros

ACALMAR O SHEN Acalmar o *Shen* nutre Sangue do Coração e acalmar a Mente. É adequado para tratar depressão, ansiedade e insônia. É uma variação de *Gui Pi Tang*.

Resumo

**Mente Desalojada – Deficiência de
Sangue – Deficiência de Sangue do Coração**
Princípio de Tratamento
■ Tonificar o Coração, nutrir o Sangue e acalmar a Mente
Pontos
■ B-15 (*Xinshu*), B-44 (*Shentang*), REN-14 (*Juque*), C-7 (*Shenmen*), REN-4 (*Guanyuan*), E-36 (*Zusanli*), BP-6 (*Sanyinjiao*), PC-6 (*Neiguan*) e BP-4 (*Gongsun*). Utilizar método de tonificação; moxa pode ser aplicada
Fitoterapia
Prescrição
■ YANG XIN TANG – Decocção para Nutrir o Coração
Remédio dos Três Tesouros
■ Acalmar o *Shen*

Deficiência de Yin

Deficiência do Yin do Coração

PRINCÍPIO DE TRATAMENTO Tonificar Coração, nutrir *Yin* e acalmar a Mente.

978-85-7241-817-1

Acupuntura

PONTOS B-15 (*Xinshu*), B-44 (*Shentang*), REN-14 (*Juque*), C-7 (*Shenmen*), C-6 (*Yinxi*), REN-15 (*Jiuwei*), REN-4 (*Guanyuan*), E-36 (*Zusanli*), BP-6 (*Sanyinjiao*). Utilizar método de tonificação; não utilizar moxa

EXPLICAÇÃO

- B-15, ponto de Transporte Dorsal do Coração, tonifica o Coração.
- B-44 tonifica o Coração e acalma a Mente.
- REN-14, ponto de Coleta Frontal do Coração, e C-7 acalmam a Mente.
- C-6 nutre *Yin* do Coração.
- REN-15 acalma a Mente e alivia ansiedade.
- REN-4 nutre *Yin* e acalma a Mente. Ele nutre *Yin* do Rim, que é frequentemente a base da deficiência do *Yin* do Coração.
- E-36 nutre *Yin* do Estômago.
- BP-6 nutre *Yin* e acalma a Mente.

Fitoterapia

PRESCRIÇÃO *BAI ZI YANG XIN WAN* – Pílula de *Platycladum* para Nutrir o Coração.
EXPLICAÇÃO Essa fórmula é similar à anterior, pois também nutre o Sangue do Coração; difere no sentido de que nutre o *Yin* do Coração. A configuração dos sinais e sintomas é, portanto, diferente, pois nesse caso ocorrem mais manifestações de deficiência de *Yin*: insônia (acordar à noite com frequência), sensação de calor ao entardecer, boca e garganta secas, transpiração noturna, ansiedade mais pronunciada e inquietação mental, rubor malar, palpitações, língua Vermelha sem revestimento com ponta mais vermelha e pulso Flutuante e Vazio.
PADRÕES MENTAL E EMOCIONAL Medo, tristeza, aflição e preocupação, combinados com sobrecarga de trabalho durante muitos anos, podem gerar deficiência do *Yin* do Coração. A deficiência de *Yin* é um nível mais profundo de deficiência do que a deficiência do Sangue: quando ela afetar o Coração, a Mente sera privada de sua residência. Esse fato torna o indivíduo medroso, muito ansioso e inquieto. Esses sintomas são mais graves que na deficiência do Sangue do Coração. Outra diferença reside no fato dos sintomas serem mais pronunciados à noite. Portanto, a deficiência de *Yin* torna a Mente despojada de residência, mesmo sem a presença de Calor por Deficiência.

O indivíduo que sofre desta condição é propenso a ser deprimido e abatido, perde força de vontade e direção, e seu corpo provavelmente apresenta constituição magra.

Resumo

**Mente Desalojada – Deficiência de
Yin – Deficiência do *Yin* do Coração**
Princípio de Tratamento
■ Tonificar o Coração, nutrir o *Yin* e acalmar a Mente

Pontos

- B-15 (*Xinshu*), B-44 (*Shentang*), REN-14 (*Juque*), C-7 (*Shenmen*), C-6 (*Yinxi*), REN-15 (*Jiuwei*), REN-4 (*Guanyuan*), E-36 (*Zusanli*), BP-6 (*Sanyinjiao*). Utilizar método de tonificação; não utilizar moxa

Fitoterapia

Prescrição

- *BAI ZI YANG XIN* – Pílula de *Platycladum* para Nutrir o Coração

Caso Clínico

Um homem de 28 anos de idade queixava-se de nervosismo com tremor das mãos. Sentia-se quase todo o tempo muito nervoso, especialmente no trabalho, e o tremor das mãos lhe causava aflição. Queixava-se também de secura da boca, transpiração, encurtamento da respiração e insônia (acordava durante a noite). Havia também perdido a autoconfiança e sentia-se inseguro, preocupado e ansioso a maior parte do tempo.

A língua apresentava-se sem características, apenas levemente Inchada. O pulso estava Movente; este é um pulso Rápido, Curto, em forma de feijão, dando a impressão de vibrar em vez de pulsar.

Diagnóstico   Os sintomas desse homem fogem um pouco dos padrões regulares. Alguns dos sintomas pareciam apontar para deficiência de *Yin* (acordar à noite e sensação de calor), porém não eram suficientemente graves para justificar tal diagnóstico; além disso, a língua não mostrava deficiência de *Yin*. Há, por outro lado, alguns sinais de deficiência de *Qi* (transpiração, encurtamento da respiração).

Este é um problema causado por medo e preocupação durante muitos anos; o medo afetou Coração e Mente e a preocupação afetou Pulmão e Alma Corpórea. A aflição da Mente causava insônia, e a aflição da Alma Corpórea causava falta de ar, transpiração e tremor nas mãos.

Quando questionado sobre sua infância, confessou ter sido muito preocupado e inseguro em decorrência da preferência declarada de seu pai por sua irmã. O pai constantemente elogiava sua filha por ser muito brilhante na escola e lhe culpava por não seguir o modelo de sua irmã. A censura obstinada de seu pai durante vários anos de desenvolvimento da infância instilou no paciente profunda sensação de insegurança gerando medo e preocupação.

Princípio de tratamento   Tonificar *Qi* e *Yin* do Pulmão e do Coração, nutrir e acalmar a Mente e assentar a Alma Corpórea.

Acupuntura   Foram utilizados, com o método de tonificação, os seguintes pontos:

- C-7 (*Shenmen*), BP-6 (*Sanyinjiao*), B-15 (*Xinshu*), B-44 (*Shentang*) e REN-15 (*Jiuwei*), que nutrem Coração e acalmam a Mente.
- P-9 (*Taiyuan*), B-13 (*Feishu*) e B-42 (*Pohu*), que tonificam o Pulmão e assentam a Alma Corpórea.

Após seis meses de sessões semanais, todos os sintomas desapareceram e suas mãos pararam de tremer. Em conjunção com o aconselhamento que lhe recomendei, o paciente explorou os padrões comportamentais desenvolvidos durante a infância, adquirindo muita autoconfiança e autossegurança.

Deficiência do Yin do Fígado

PRINCÍPIO DE TRATAMENTO   Tonificar Fígado, nutrir *Yin*, acalmar Mente e assentar Alma Etérea.

Acupuntura

PONTOS   F-8 (*Ququan*), BP-6 (*Sanyinjiao*), R-3 (*Taixi*), REN-4 (*Guanyuan*), DU-24 (*Shenting*), VB-13 (*Benshen*), B-18 (*Ganshu*), B-47 (*Hunmen*). Utilizar método de tonificação; não utilizar moxa.

EXPLICAÇÃO

- F-8 nutre *Yin* do Fígado.
- BP-6 nutre *Yin* e fortalece Fígado, Baço e Rim.
- R-3 e REN-4 nutrem *Yin* do Rim. Como *Yin* do Rim é a mãe do *Yin* do Fígado, ele irá indiretamente nutrir *Yin* do Fígado. Além disso, REN-4 possui um efeito forte de assentamento, acalma a Mente e assenta a Alma Etérea.
- DU-24 e VB-13 acalmam a Mente, especialmente em desarmonias do Fígado.
- B-18 e B-47 enraiza a Alma Etérea.

Fitoterapia

PRESCRIÇÃO   *HUANG LIAN E JIAO TANG* – Decocção de *Coptis-Colla Corii Asini*.

EXPLICAÇÃO   Essa prescrição nutre, portanto, o *Yin* do Fígado, elimina qualquer Calor por Deficiência que possa haver, acalma a Mente e assenta a Alma Etérea. As principais manifestações são: sensação de calor ao entardecer, memória debilitada, insônia (acordar à noite), garganta seca, cabelo seco, língua Vermelha sem revestimento e pulso Flutuante e Vazio.

Observe que essa fórmula contém *E Jiao*, que é ilegal na Europa. Pode ser substituída nessa fórmula por *Dang Gui* (*Radix Angelicae sinensis*).

PADRÕES MENTAL E EMOCIONAL   Raiva, frustração e ressentimento combinados com sobrecarga de trabalho e/ou atividade sexual excessiva durante muitos anos podem gerar essa condição. Nas mulheres, um fator contribuinte é a perda excessiva de sangue no parto ou a perda de sangue prolongada e excessiva se os períodos menstruais forem muito intensos.

Deficiência do *Yin* do Fígado priva a Alma Etérea de sua residência, e necessariamente afeta a Mente, uma vez que o *Yin* do Fígado é a mãe do *Yin* do Coração. Os indivíduos que sofrem desta condição sentem-se deprimidos, com perda de sentido de direção na vida e ficam mentalmente inquietos. O sono desses indivíduos é truncado, podendo ser interrompido muitas vezes durante a noite. Podem também apresentar sonhos intranquilos devido ao fato de a Alma Etérea sem raiz vaguear à noite.

A fórmula *Suan Zao Ren Tang* (Decocção de *Ziziphus*) também pode ser utilizada para tratar esse padrão (ver adiante, em "Deficiência do *Yin* do Fígado com Calor por Deficiência").

PRESCRIÇÃO *ZHEN ZHU MU WAN* – Pílula de *Concha Margaritiferae*.
EXPLICAÇÃO Essa fórmula afunda o *Yang* do Fígado, acalma a Mente e assenta a Alma Etérea. Observe que *Zhu Sha* é uma substância tóxica, devendo, portanto, ser removida da fórmula. O uso de *Zhen Zhu Mu* e *Long Chi* não é permitido na Europa.

Essa fórmula, originalmente indicada para tratar o padrão de Vento do Fígado no nível do Sangue na diferenciação de padrões de acordo com os Quatro Níveis, nutre *Yin* do Fígado, domina *Yang* do Fígado, acalma a Mente e assenta a Alma Etérea. Possui uma ação similar a da fórmula anterior, porém difere na medida em que a ênfase está em dominar o *Yang* do Fígado e acalmar a Mente, ao passo que, na fórmula anterior, a ênfase era mais em nutrir o *Yin* e eliminar o Calor.

As principais manifestações que permitem a utilização dessa prescrição são: tontura, tinido, dor de cabeça, insônia, propensão a crises de raiva, memória debilitada, cabelos e olhos secos, entorpecimento dos membros, língua com laterais vermelhas e pulso em Corda e Fino.

PADRÕES MENTAL E EMOCIONAL Raiva, frustração, ressentimento e ódio podem causar essa condição. Em particular, a raiva causará a subida do *Yang* do Fígado ou do Vento do Fígado para as quais esta prescrição é indicada. O indivíduo estará, portanto, muito irado e propenso a crises de raiva. O sono estará muito inquieto e acompanhado por sonhos desagradáveis.
PRESCRIÇÃO *YIN MEI TANG* – Decocção para Atrair o Sono.
EXPLICAÇÃO Essa fórmula restabelece Sangue do Fígado e *Yin* do Fígado, permitindo que a Alma Etérea assente e o indivíduo durma em paz. Quando o *Yin* do Fígado estiver deficiente, a Alma Etérea não terá residência e ocorrerá insônia. Portanto, a fórmula aquieta a Alma Etérea, impedindo-lhe de vaguear durante o sono. Tonifica *Yin* do Fígado e do Coração, acalma a Mente e assenta a Alma Etérea. A apresentação da língua para a utilização dessa fórmula é corpo Vermelho sem revestimento.

O texto original diz que essa fórmula faz com que a Alma Etérea fique em paz de tal forma que não possa "saltar para cima".

PADRÕES MENTAL E EMOCIONAL Frustração, ressentimento, antigos rancores e, algumas vezes, tristeza podem fazer com que o *Yin* do Fígado se torne deficiente. O *Yin* do Fígado do indivíduo foi consumido por raiva reprimida durante muitos anos; o indivíduo sente-se muito tenso, ansioso e dorme muito mal, com sono perturbado pela presença de sonhos desagradáveis. O pulso fica Fino, porém também levemente em Corda no lado esquerdo.

Em alguns casos, a tristeza esgota o *Yin* do Fígado; então, o indivíduo sente-se muito deprimido, triste e dorme mal, porém sem muitos sonhos. O pulso apresenta-se Áspero ou Fino.

Remédio dos Três Tesouros

INVESTIGAR A ALMA Investigar a Alma nutre Sangue do Fígado e *Qi* do Fígado, acalma a Mente e assenta a Alma Etérea.

Resumo

Mente Desalojada – Deficiência de *Yin*, Deficiência do *Yin* do Fígado

Princípio de Tratamento
- Tonificar Fígado, nutrir *Yin*, acalmar Mente e assentar Alma Etérea

Pontos
- F-8 (*Ququan*), BP-6 (*Sanyinjiao*), R-3 (*Taixi*), REN-4 (*Guanyuan*), DU-24 (*Shenting*), VB-13 (*Benshen*), B-18 (*Ganshu*), B-47 (*Hunmen*). Utilizar método de tonificação, não utilizar moxa

Fitoterapia
Prescrição
- *HUANG LIAN E JIAO TANG* – Decocção de *Coptis-Colla Corii Asini*
Prescrição
- *ZHEN ZHU MU WAN* – Pílula de *Concha Margaritiferae*
Prescrição
- *YIN MEI TANG* – Decocção para Atrair o Sono
Remédio dos Três Tesouros
- Investigar a Alma

Deficiência do Yin *do Rim*

PRINCÍPIO DE TRATAMENTO Tonificar Rim, nutrir *Yin*, acalmar a Mente e fortalecer a Força de Vontade.

Acupuntura

PONTOS R-3 (*Taixi*), R-6 (*Zhaohai*), REN-4 (*Guanyuan*), B-23 (*Shenshu*), B-52 (*Zhishi*), C-6 (*Yinxi*), REN-15 (*Jiuwei*). Utilizar método de tonificação, com exceção do ponto C-6, que deve ser sedado ou inserido com método neutro, de acordo com a cronicidade da condição.

EXPLICAÇÃO
- R-3 e R-6 nutrem *Yin* do Rim.
- REN-4 nutre *Yin* do Rim e acalma a Mente.
- B-23 fortalece o Rim.
- B-52 fortalece a Força de Vontade.
- C-6 elimina o Calor por Deficiência do Coração.
- REN-15 acalma a Mente.

Fitoterapia

PRESCRIÇÃO *GUI ZHI GAN CAO LONG GU MU LI TANG* – Decocção de *Cinnamomum-Glycyrrhiza-Mastodi Ossis fossilia-Concha Ostreae*.
EXPLICAÇÃO Essa fórmula aquece e tonifica o Coração, acalma a Mente, nutre o *Yin* do Rim e fortalece a Força de Vontade. *Long Gu* e *Mu Li* auxiliam também a resolver a timidez. Com propriedades adstringentes, elas cessam a transpiração no nível físico, ao passo que no nível mental "absorvem" Mente e Alma Etérea dentro do *Yin*.

Padrões nos Problemas Mentais e Emocionais e Seu Tratamento com Fitoterapia e Acupuntura

As principais manifestações são: palpitações, inquietação mental, propensão a se assustar, transpiração, membros frios e língua Pálida.

Embora contenha *Mu Li*, que basicamente fortalece *Yin* do Rim, essa fórmula pode ser adaptada para tratar deficiência do *Yin* do Rim e do *Yang* do Rim. De fato, seu primeiro objetivo é fortalecer o *Yang* do Coração com *Gui Zhi* e *Zhi Gan Cao* (daí a língua Pálida) e acalmar a Mente com as substâncias de afundamento *Long Gu* e *Mu Li*.

Observe que, nos países de União Europeia, no momento em que escrevia este texto (2006), não havia permissão para o uso de minerais em prescrições fitoterápicas. Não é possível dar os substitutos para *Long Gu* e *Mu Li* nessa fórmula particular, pois elas são parte integrante dela.

PADRÕES MENTAL E EMOCIONAL   Essa fórmula é apropriada, com adaptações, para tratar inquietação mental proveniente de deficiência do *Yin* do Rim e deficiência do Coração. Medo, culpa e choque, talvez combinados com de sobrecarga de trabalho e/ou atividade sexual excessiva, podem gerar esta condição, na qual a culpa desempenha maior responsabilidade. Essa emoção, quando sentida por muito tempo, enfraquece Rim e Força de Vontade e atormenta a Mente, esgotando, portanto, o Coração. Tais pacientes são muito ansiosos e mentalmente inquietos, além de dormir de forma intermitente. Apresentam tendências a magreza (indicando deficiência de *Yin*), são cansados, deprimidos e sem força de vontade.

PRESCRIÇÃO   *ZHEN ZHONG DAN* – Pílula à Cabeceira da Cama.

EXPLICAÇÃO   Essa fórmula nutre o *Yin* do Rim, elimina Calor por Deficiência, acalma a Mente, abre os orifícios da Mente e harmoniza Coração e Rim.

Essa fórmula difere da prescrição anterior no sentido de ser levemente mais direcionada a abrir os orifícios da Mente e desobstruir o Coração, ao passo que a fórmula anterior tonifica o Coração.

No nível físico, as manifestações correspondentes a essa prescrição incluem insônia, ansiedade, dor nas costas, transpiração noturna, tontura, tinido, memória debilitada, língua Vermelha sem revestimento e pulso Flutuante e Vazio.

PADRÕES MENTAL E EMOCIONAL   O indivíduo com essa condição sente a Mente confusa e será incapaz de ver com clareza o que precisa ser feito. Também estará ansioso, deprimido e sem força de vontade, dorme mal e apresenta transpiração noturna. Essa condição também é causada por medo ou culpa.

Remédio dos Três Tesouros

NUTRIR A RAIZ   Nutrir a Raiz nutre o *Yin* do Rim e do Fígado e fortalece a Força de Vontade (*Zhi*).

Resumo

Mente Desalojada – Deficiência de *Yin*, Deficiência de *Yin* do Rim
Princípio de Tratamento
- Tonificar Rim, nutrir *Yin*, acalmar Mente e fortalecer Força de Vontade

---

Pontos
- R-3 (*Taixi*), R-6 (*Zhaohai*), REN-4 (*Guanyuan*), B-23 (*Shenshu*). B-52 (*Zhishi*), C-6 (*Yinxi*), REN-15 (*Jiuwei*). Utilizar método de tonificação, com exceção do ponto C-6, que deve ser sedado ou inserido com método neutro, de acordo com a cronicidade da condição

Fitoterapia
Prescrição
- *GUI ZHI GAN CAO LONG GU MU LI TANG* – Decocção de Cinnamomum-Glycyrrhiza-Mastodi Ossis fossilia-Concha Ostreae

Prescrição
- *ZHEN ZHONG DAN* – Pílula à Cabeceira da Cama

Remédio dos Três Tesouros
- Nutrir a Raiz

Deficiência de Yin *com Calor por Deficiência*

Deficiência do Yin *do Coração e do Rim com Calor por Deficiência do Coração*

PRINCÍPIO DE TRATAMENTO   Nutrir *Yin* do Coração e do Rim, fortalecer a Força de Vontade e acalmar a Mente.

Acupuntura

PONTOS   C-7 (*Shenmen*), C-6 (*Yinxi*), PC-7 (*Daling*), *Yintang*, REN-15 (*Jiuwei*), DU-19 (*Houding*), R-3 (*Taixi*), R-6 (*Zhaohai*), R-10 (*Yingu*), R-9 (*Zhubin*), REN-4 (*Guanyuan*), BP-6 (*Sanyinjiao*). Os três primeiros pontos são inseridos com método de sedação ou método neutro; os pontos *Yintang*, REN-15 e DU-19 são inseridos com método neutro; todos os outros pontos são inseridos com método de tonificação. Não utilizar moxa.

EXPLICAÇÃO
- C-7, C-6 e PC-7 acalmam a Mente. Em combinação com R-7 (*Fuliu*), C-6 também interrompe a transpiração noturna.
- *Yintang*, REN-15 e DU-19 acalmam a Mente.
- R-3, ponto Fonte, nutre o Rim.
- R-6 nutre o *Yin* do Rim, beneficia a garganta, promove fluidos e auxilia o sono.
- R-10 nutre o *Yin* do Rim.
- R-9 tonifica o Rim, acalma a Mente e abre o tórax.
- REN-4 nutre o *Yin* do Rim e enraíza a Mente.
- BP-6 nutre o *Yin*, acalma a Mente e promove o sono.

Fitoterapia

PRESCRIÇÃO   *TIAN WANG BU XIN DAN* – Pílula do Imperador Celestial para Tonificar o Coração.

EXPLICAÇÃO   Essa é a fórmula amplamente utilizada para nutrir o *Yin* do Coração e do Rim (também chamada de "harmonizante do Coração e do Rim"), para eliminar Calor por Deficiência e acalmar a Mente. As principais manifestações são: transpiração noturna, dor nas costas, tontura, tinido, rubor malar, sensação de calor ao entardecer, palpitações, insônia, sono inquieto, boca e garganta secas, memória debilitada, fezes ressecadas, língua Vermelha sem revestimento com a ponta mais vermelha e pulso Rápido e Fino. Essa condição é comum na menopausa; dessa maneira, pode ser utilizada com modificações; também, se houver alguma deficiência do *Yang* do Rim além da deficiência do *Yin* do Rim, modifique com o acréscimo de uma dose pequena (1,5g) de *Rou Gui* (*Cortex Cinnamomi*).

PADRÕES MENTAL E EMOCIONAL Medo, culpa e choque podem causar essa condição. Em geral, a deficiência do *Yin* do Rim é acompanhada de causas simultâneas de doença, como sobrecarga de trabalho, dieta irregular e atividade sexual excessiva. Também é um padrão comum que aparece nos problemas da menopausa.

O indivíduo fica muito ansioso, especialmente ao anoitecer, dorme muito mal e acorda várias vezes. Podem ocorrer sonhos com incêndios ou voos. O indivíduo sente-se totalmente incapaz de relaxar e apresenta palpitações.

PRESCRIÇÃO Variação de *LIU WEI DI HUANG WAN* – Variação da Pílula *Rehmannia* dos Seis Ingredientes.

EXPLICAÇÃO Essa fórmula é utilizada para tratar inquietação mental e insônia proveniente de deficiência de *Yin* e Calor por Deficiência, especialmente nos idosos. É específica para restabelecer a conexão entre Fogo do Coração e Água do Rim: os fluidos do Coração contam com a nutrição da Essência do Rim. Portanto, é necessário nutrir a Água do Rim para dominar o Calor por Deficiência do Coração.

PADRÕES MENTAL E EMOCIONAL É praticamente o mesmo da fórmula anterior, exceto por priorizar a deficiência de *Yin* com consequente depressão e perda de força de vontade, além de ansiedade e insônia. Além disso, pelo fato de atuar no Fígado, é adequada para tratar problemas mentais e emocionais resultantes de ressentimento e amargura guardados por muitos anos.

Remédio dos Três Tesouros

IMPERATRIZ CELESTIAL Imperatriz Celestial nutre *Yin* do Coração e do Rim, elimina Calor por Deficiência do Coração e acalma a Mente. É uma variação de *Tian Wang Bu Xin Dan* (Pílula do Imperador Celestial para Tonificar o Coração).

Resumo

Mente Desalojada – Deficiência do *Yin* com Calor por Deficiência – Deficiência do *Yin* do Coração e do Rim com Calor por Deficiência do Coração

Princípio de Tratamento
- Nutrir *Yin* do Coração e do Rim, fortalecer a Força de Vontade e acalmar a Mente

Pontos
- C-7 (*Shenmen*), C-6 (*Yinxi*), PC-7 (*Daling*), Yintang, REN-15 (*Jiuwei*), DU-19 (*Houding*), R-3 (*Taixi*), R-6 (*Zhaohai*), R-10 (*Yingu*), R-9 (*Zhubin*), REN-4 (*Guanyuan*), BP-6 (*Sanyinjiao*). Os três primeiros pontos são inseridos com método de sedação ou neutro; os pontos Yintang, REN-15 e DU-19 são inseridos com método neutro; todos os outros pontos são inseridos com método de tonificação. Não utilizar moxa

Fitoterapia
Prescrição
- *TIAN WANG BU XIN DAN* – Pílula do Imperador Celestial para Tonificar o Coração

Prescrição
- Variação de *LIU WEI DI HUANG WAN* – Variação da Pílula *Rehmannia* dos Seis Ingredientes

Remédio dos Três Tesouros
- Imperatriz Celestial

Caso Clínico

Uma mulher de 52 anos de idade procurou tratamento para transpiração noturna persistente e rubores quentes. Queixava-se também de distensão abdominal e retenção de água. Seus períodos menstruais haviam cessado há um ano e, desde então, vinha apresentando piora. Além desses sintomas, sentia-se muitas vezes ansiosa ao entardecer e apresentava palpitações. O sono era perturbado por rubores quentes, e sentia-se mentalmente inquieta. Estava além do peso normal, suas bochechas estavam levemente vermelhas e os olhos não tinham brilho e pareciam assustados.

A língua apresentava-se levemente Vermelha, Inchada nas laterais (inchaço do tipo Baço), fissurada e com revestimento sem raiz; apresentava também fissura do Coração na linha média (Prancha 16.3). O pulso estava Fraco nas duas posições Posteriores, a posição do Coração estava Fraca e Curta e o pulso inteiro não apresentava ondulação.

A paciente já havia sido tratada com acupuntura em outro lugar (tonificação do Baço e resolução de Umidade), sem muito resultado. O acupunturista dela encaminhou-a para mim.

Diagnóstico Esta paciente apresentava obviamente uma deficiência de Baço, manifestada por excesso de peso, retenção de água e inchaço nas laterais da língua. Entretanto, há outros fatores envolvidos. Rubores quentes, bochechas vermelhas, insônia, inquietação mental, língua Vermelha com revestimento sem raiz e pulso Fraco nas duas posições do Rim indicam claramente deficiência do *Yin* do Rim. Além disso, há ainda deficiência de Coração, evidenciada pelas palpitações e pelos olhos sem brilho, indicando que a Mente está perturbada.

Quando questionada a esse respeito, confirmou que havia estado sob imensa tensão quando morava no Leste da África, tendo que administrar uma fazenda grande durante dois anos após a morte repentina de seu marido. Portanto, as principais causas da doença foram tristeza, choque (provenientes da perda) e medo. A tristeza era evidenciada pela falta de brilho de seus olhos e o medo, por seu olhar assustado.

Princípio de tratamento Nutrir *Yin* do Rim e *Yin* do Coração, dominar Calor por Deficiência, acalmar a Mente e fortalecer a Força de Vontade.

Fitoterapia A paciente foi tratada apenas com ervas. A principal fórmula utilizada foi uma variação de *Tian Wang Bu Xin Dan* (Pílula do Imperador Celestial para Tonificar o Coração).

- *Sheng Di Hhuang* (*Radix Rehmanniae*): 12g.
- *Mai Men Dong* (*Radix Ophiopogonis*): 6g.

Padrões nos Problemas Mentais e Emocionais e Seu Tratamento com Fitoterapia e Acupuntura

- *Tian Men Dong* (*Radix Asparagi*): 6g.
- *Ren Shen* (*Radix Ginseng*): 6g.
- *Fu Ling* (*Poria*): 6g.
- *Wu Wei Zi* (*Fructus Schisandrae*): 6g.
- *Dang Gui* (*Radix Angelicae sinensis*): 6g.
- *Dan Shen* (*Radix Salviae miltiorrhizae*): 6g.
- *Bai Zi Ren* (*Semen Platycladi*): 6g.
- *Suan Zao Ren* (*Semen Ziziphi spinosae*): 6g.
- *Yuan Zhi* (*Radix Polygalae*): 6g.
- *Jie Geng* (*Radix Platycodi*): 3g.
- *Ze Xie* (*Rhizoma Alismatis*): 4g.
- *Qing Hao* (*Herba Artemisiae annuae*): 3g.
- *Qin Jiao* (*Radix Gentianae macrophyllae*): 3g.
- *Zhi Gan Cao* (*Radix Glycyrrhizae uralensis preparata*): 3g.

Explicação

As doze primeiras ervas constituem a fórmula original que nutre *Yin* do Rim e *Yin* do Coração, elimina Calor por Deficiência e acalma a Mente. *Xuan Shen* foi eliminada da fórmula, pois a deficiência de *Yin* não é ainda muito acentuada.

- *Ze Xie*, *Qing Hao* e *Qin Jiao* foram acrescentados para eliminar Calor por Deficiência e tratar os rubores quentes.
- *Gan Cao* harmoniza.

Essa fórmula, repetidas várias vezes, produziu desde o princípio do tratamento uma melhora intensa no estado mental da paciente, que passou a se sentir muito mais relaxada, tranquila e feliz. Seus olhos também mudaram gradualmente, adquirindo mais brilho.

Deficiência do Yin *do Fígado com Calor por Deficiência*

Princípio de Tratamento   Nutrir *Yin* do Fígado, eliminar Calor por Deficiência, acalmar Mente e assentar Alma Etérea.

Acupuntura

Pontos   F-8 (*Ququan*), BP-6 (*Sanyinjiao*), R-3 (*Taixi*), REN-4 (*Guanyuan*), DU-24 (*Shenting*), VB-13 (*Benshen*), DU-18 (*Qiangjian*), B-18 (*Ganshu*), B-47 (*Hunmen*), R-2 (*Rangu*) e F-3 (*Taichong*). Utilizar método de tonificação, com exceção dos últimos dois pontos, que devem ser sedados.

Explicação

- F-8 nutre *Yin* do Fígado.
- BP-6 nutre *Yin* e fortalece Fígado, Baço e Rim.
- R-3 e REN-4 nutrem *Yin* do Rim. Como o *Yin* do Rim é a mãe do *Yin* do Fígado, ele irá indiretamente nutrir o *Yin* do Fígado. REN-4 possui também um efeito forte de assentamento e acalma a Mente.
- DU-24 e VB-13 acalmam a Mente, especialmente em desarmonias do Fígado.

- DU-18 acalma a Mente e assenta a Alma Etérea. É indicado para tratar inquietação mental, agitação e comportamento maníaco.
- B-18 e B-47 enraízam a Alma Etérea.
- R-2 e F-3 são utilizados apenas se houver Calor por Deficiência.

Fitoterapia

Prescrição   *SUAN ZAO REN TANG* – Decocção de *Ziziphus*.

Explicação   Essa fórmula nutre *Yin* do Fígado, acalma a Mente, assenta a Alma Etérea e elimina Calor por Deficiência.

Padrões Mental e Emocional   Essa fórmula é específica para tratar deficiência do *Yin* do Fígado com seus sintomas e sinais correspondentes, tais como insônia, acordar muitas vezes durante a noite, garganta seca, visão turva, olhos secos, inquietação mental, transpiração noturna, língua Vermelha sem revestimento e pulso Flutuante e Vazio.

Essa situação pode surgir de duas formas. Estresse emocional, como raiva, ressentimento ou frustração, pode causar a subida do Fogo Ministerial que agita Coração e Fígado. Fogo prejudica *Yin*, fazendo com que a Alma Etérea seja privada de sua residência. Alternativamente, o quadro pode advir de um processo contrário; a sobrecarga de trabalho combinada com dieta irregular e atividade sexual excessiva (e, nas mulheres, um número grande de partos ou menorragia crônica) podem esgotar o *Yin* do Fígado e, portanto, privar a Alma Etérea de sua residência.

Não importa como esta situação é gerada, o resultado final é uma condição caracterizada principalmente por insônia. O indivíduo pode também ficar deprimido e sem qualquer sentido de visão na vida. A inquietação mental nesta condição é proveniente da deficiência de *Yin* e se manifesta tipicamente com sensação vaga de ansiedade, inquietação e nervosismo, que piora ao anoitecer.

O Fígado é um órgão harmonizante, e sua harmonia deriva do equilíbrio adequado entre seus aspectos *Yang* (fluxo livre de *Qi* do Fígado) e *Yin* (Sangue e *Yin*). A irritação Mental proveniente do estresse emocional incita o *Yang* do Fígado e prejudica o *Yin* do Fígado, alterando, portanto, o equilíbrio de *Yin* e *Yang* dentro do Fígado.

Esta fórmula é também aplicável em alguns problemas das mulheres, tais como tensão pré-menstrual com distensão das mamas ou nódulos mamários provenientes da estagnação do *Qi* do Fígado em fundo de deficiência do *Yin* do Fígado. Nas mulheres, a deficiência do *Yin* do Fígado é mesmo mais provável de ocorrer devido à perda mensal de sangue menstrual, a qual esgota o Sangue do Fígado. Nesses casos, a estagnação do *Qi* do Fígado, com suas consequências emocionais correlatas, é muitas vezes secundária à deficiência de *Yin* do Fígado. Os aspectos *Yin* e *Yang* do Fígado precisam ser harmonizados e coordenados. Se *Yin* do Fígado estiver deficiente, o aspecto *Yang* do Fígado fica fora de controle, podendo gerar estagnação do *Qi* do Fígado e subida do *Yang* do Fígado. Portanto, esta fórmula pode ser utilizada para tratar tensão pré-menstrual, desde que esta se apresente com as configurações anteriormente descritas.

Finalmente, embora esta fórmula seja específica para tratar deficiência do *Yin* do Fígado com Calor por Deficiência, ela pode também ser utilizada para tratar deficiência do *Yin* do Fígado sem Calor por Deficiência. É também aplicável, portanto, para tratar Mente Desalojada ou Mente Enfraquecida proveniente de deficiência do *Yin*.

MODIFICAÇÕES

- Se as manifestações de Calor por Deficiência forem graves (rubor malar e sensação de calor), diminuir a quantidade de *Chuan Xiong* e acrescentar *Sheng Di Huang* (*Radix Rehmanniae*), *Nu Zhen Zi* (*Fructus Ligustri lucidi*) e *Han Lian Cao* (*Herba Ecliptae*).
- Se a transpiração noturna for profusa, deve-se acrescentar *Di Gu Pi* (*Cortex Lycii*) e *Wu Wei Zi* (*Fructus Schisandrae*).
- Se a insônia for difícil de tratar, deve-se acrescentar *Ye Jiao Teng* (*Caulis Polygoni multiflori*).
- Se o indivíduo estiver muito deprimido, acrescentar *He Huan Pi* (*Cortex Albiziae*).

Remédio dos Três Tesouros

NUTRIR A ALMA   Nutrir a Alma nutre o *Yin* do Fígado, acalma a Mente e assenta a Alma Etérea. É uma variação de *Suan Zao Ren Tang*.

Resumo

Mente Desalojada – Deficiência de *Yin* com Calor por Deficiência – Deficiência do *Yin* do Fígado com Calor por Deficiência

Princípio de Tratamento
- Nutrir *Yin* do Fígado, eliminar Calor por Deficiência, acalmar Mente e assentar Alma Etérea

Pontos
- F-8 (*Ququan*), BP-6 (*Sanyinjiao*), R-3 (*Taixi*), REN-4 (*Guanyuan*), DU-24 (*Shenting*), VB-13 (*Benshen*), DU-18 (*Qiangjian*), B-18 (*Ganshu*), B-47 (*Hunmen*), R-2 (*Rangu*) e F-3 (*Taichong*). Utilizar método de tonificação, com exceção dos últimos dois pontos, que devem ser sedados

Fitoterapia
Prescrição
- SUAN ZAO REN TANG – Decocção de *Ziziphus*
Remédio dos Três Tesouros
- Nutrir a Alma

Caso Clínico

Uma mulher de 63 anos de idade procurou tratamento para hipertensão. A pressão sistólica que oscilava entre 200 e 150 constituía-se um problema maior que a diastólica, que era sempre 95. Seus sintomas físicos principais incluíam rigidez cervical, sensação de pressão na cabeça, cefaleias latejantes no vértice, tontura, tinido, visão turva, olhos secos, insônia (acordando muitas vezes durante a noite) e sensação de calor ao anoitecer. Sua compleição era embotada com manchas vermelhas nas bochechas, e os olhos apresetavam-se muito embotados e sem brilho.

A língua estava Vermelha, mais vermelha nas laterais e levemente Rija; o revestimento estava muito fino. O pulso apresentava-se em Corda, porém Fino.

Diagnóstico   Visão turva, olhos secos, insônia, pulso Fino e língua Rija com revestimento insuficiente indicam deficiência do *Yin* do Fígado; sensação de calor ao anoitecer, bochechas vermelhas e língua Vermelha com revestimento insuficiente indicam Calor por Deficiência.

Devido à deficiência do *Yin* do Fígado, havia também subida do *Yang* do Fígado, manifestada por rigidez cervical, cefaleias latejantes no vértice, tontura, tinido, sensação de pressão na cabeça e pulso em Corda.

A hipertensão, que foi o motivo da paciente ter procurado tratamento, era proveniente da subida do *Yang* do Fígado. Quando a pressão sistólica é alta e a diastólica é próxima do normal, isso geralmente indica subida do *Yang* do Fígado. Além disso, quando a leitura da sistólica oscila consideravelmente dia a dia, isso indica que a tensão nervosa, mais que o endurecimento das artérias, é a causa do problema. Geralmente, isso é decorrente de estresse emocional que afeta o Fígado. No caso da paciente, isto era muito óbvio a partir da compleição (ausência de *Shen*) e dos olhos, que indicam longa permanência de aflição em Mente e/ou Alma Etérea por estresse emocional.

Quando questionada acerca de estresse emocional, confirmou ter vivido grande estresse gerado por problemas conjugais de sua filha. Devido a problemas financeiros, sua filha ficou presa num casamento em que o marido muito cruel a fazia sofrer muito; essa situação deixava sua mãe com muita raiva do genro e, com o passar dos anos, isso causou a subida de *Yang* do Fígado e a deficiência de *Yin* do Fígado.

Princípio de tratamento   Nutrir *Yin* do Fígado, eliminar Calor por Deficiência, dominar *Yang* do Fígado, acalmar Mente e enraizar Alma Etérea.

Acupuntura   Utilizar método de tonificação nos pontos F-8 (*Ququan*), REN-4 (*Guanyuan*), BP-6 (*Sanyinjiao*), R-3 (*Taixi*). Utilizar método neutro em F-3 (*Taichong*), R-2 (*Rangu*), DU-24 (*Shenting*), VB-13 (*Benshen*), PC-7 (*Daling*).

Explicação
- F-8, REN-4, BP-6 e R-3 nutrem *Yin* do Fígado.
- F-3 domina *Yang* do Fígado.
- R-2, em combinação com F-3, elimina Calor por Deficiência proveniente da deficiência do *Yin* do Fígado.
- DU-24 e VB-13 acalmam a Mente e enraízam a Alma Etérea.
- PC-7 acalma a Mente e domina indiretamente o *Yang* do Fígado.

Fitoterapia   Não foram prescritas ervas, apenas o remédio patenteado *Suan Zao Ren Tang Pian*

Padrões nos Problemas Mentais e Emocionais e Seu Tratamento com Fitoterapia e Acupuntura

(Comprimido da Decocção de *Ziziphus*), que se adequou muito bem aos sintomas.

Após vinte tratamentos semanais desse remédio, a maioria dos sintomas desapareceu ou diminuiu em intensidade, e a paciente já era capaz de reagir mais calmamente às dificuldades da filha, não mais permitindo que a raiva dominasse sua vida.

Estagnação de Qi

Este padrão já foi discutido anteriormente em Mente Obstruída. As manifestações da estagnação do *Qi* que tornam a Mente desalojada são similares. A diferença principal reside no fato de que, em vez de confusão mental, as manifestações predominantes serão ansiedade, irritabilidade e inquietação mental.

Princípio de Tratamento

Mover o *Qi*, eliminar estagnação e acalmar a Mente.

São aplicáveis as mesmas prescrições e pontos de acupuntura indicados na Estagnação do *Qi* na Mente Obstruída.

Estagnação de Sangue

Novamente, as manifestações desta condição são similares àquelas já discutidas em Mente Obstruída por estagnação de Sangue. A diferença principal é que, no caso de Mente Desalojada por estagnação de Sangue, há presença de ansiedade intensa e inquietação mental.

Princípio de Tratamento

Revigorar o Sangue, eliminar estagnação e acalmar a Mente.

Neste caso, são aplicáveis as mesmas prescrições e pontos de acupuntura indicados em Mente Obstruída por estagnação de Sangue.

Fogo

Fogo do Coração

PRINCÍPIO DE TRATAMENTO Desobstruir o Coração, drenar o Fogo e acalmar a Mente.

Acupuntura

PONTOS C-8 (*Shaofu*), C-7 (*Shenmen*), PC-7 (*Daling*), REN-15 (*Jiuwei*), BP-6 (*Sanyinjiao*), VB-15 (*Toulinqi*). Utilizar método de sedação em todos os pontos.

EXPLICAÇÃO
- C-8 elimina Fogo do Coração e acalma a Mente.
- C-7 acalma a Mente.
- PC-7 elimina Calor do Coração e acalma a Mente.
- REN-15 acalma a Mente.
- BP-6 nutre *Yin*, que ajuda a refrescar o Fogo, e acalma a Mente.
- VB-15 elimina Calor e acalma a Mente; além disso, equilibra o humor quando este oscilar violentamente. É particularmente indicado se os olhos estiverem vermelhos.

Fitoterapia

PRESCRIÇÃO *DAO CHI SAN* – Pó para Eliminar a Vermelhidão.

EXPLICAÇÃO Essa fórmula drena o Fogo do Coração, causando sintomas como sensação de calor no tórax, sede, face vermelha, úlceras linguais, inquietação mental, olhos vermelhos, urina escassa e escura, queimação ao urinar, língua Vermelha com ponta mais vermelha e revestimento amarelo e pulso Transbordante.

Observe que essa fórmula contém *Mu Tong* (*Caulis Akebiae trifoliatae*), cujo uso não é permitido. Ele pode ser substituído por *Tong Cao* (*Medula Tetrapanacis*).

PADRÕES MENTAL E EMOCIONAL Excesso de alegria, preocupação, raiva, culpa e desejo podem gerar este padrão. Estas emoções agitam a Mente e criam uma implosão do *Qi*, que, por sua vez, gera Fogo. Fogo agita Mente, e o indivíduo se torna muito agitado, inquieto, impaciente e incapaz dormir bem. O sono fica muito intranquilo e perturbado pela presença de sonhos violentos, os quais podem envolver vôo, incêndios e assassinatos.

A inquietação mental proveniente do Fogo é muito diferente daquela proveniente do Calor por Deficiência. O indivíduo com Calor por Deficiência sente-se inquieto e ansioso, especialmente ao anoitecer, porém irá, em geral, suportar essa inquietação em silêncio. O indivíduo com Fogo sente-se inquieto o tempo todo e projeta essa inquietação externamente em direção às outras pessoas, agindo sempre de modo compulsivo. Tais pessoas podem ser bastante criativas e artísticas.

MODIFICAÇÕES
- No caso de ansiedade intensa, acrescentar *Bai Zi Ren* (*Semen Biotae orientalis*), *Suan Zao Ren* (*Semen Ziziphi spinosae*) e *Yuan Zhi* (*Radix Polygalae tenuifoliae*).

Resumo

Mente Desalojada – Fogo, Fogo do Coração
Princípio de Tratamento
- Desobstruir Coração, drenar Fogo e acalmar Mente

Pontos
- C-8 (*Shaofu*), C-7 (*Shenmen*), PC-7 (*Daling*), REN-15 (*Jiuwei*), BP-6 (*Sanyinjiao*), VB-15 (*Toulinqi*). Utilizar método de sedação em todos os pontos

Fitoterapia
Prescrição
- *DAO CHI SAN* – Pó para Eliminar a Vermelhidão

Caso Clínico

Uma mulher de 33 anos de idade procurou tratamento para infertilidade. Vinha tentando engravidar há 8 anos, e não havia anormalidade nos níveis hormonais ou nas tubas uterinas. Os períodos menstruais eram sempre atrasados (ciclo de 32 a 44 dias), o sangue menstrual era vermelho-brilhante, porém com coágulos escuros e as menstruações eram doloridas. Sentia ainda frio durante os períodos menstruais e gostava de colocar bolsa de água quente sobre o abdômen.

Sofria de dor na região dorsal inferior, fezes amolecidas e esgotamento geral. A dor nas costas iniciou-se após uma queda há 10 anos. A memória era debilitada, e a paciente sonhava muito todas as noites. Os sonhos eram sempre desagradáveis, e ela regularmente sonhava com prédios incendiando, acordando muitas vezes chorando ou rindo. Ocasionalmente, experimentava palpitações.

Durante a adolescência, entre os 13 e os 18 anos, era muito nervosa, frequentemente tinha palpitações e desmaios.

O diagnóstico facial revelou superfície irregular, manchada na testa na área correspondente aos anos da adolescência entre 16 e 19 anos (Fig. 16.8) e olhos bastante embotados.

A língua estava Pálida, porém com a ponta Vermelha. O pulso apresentava-se Fraco no lado direito e nas duas posições Posteriores; o pulso do Coração estava relativamente Transbordante e muito ligeiramente Movente, isto é, estava Transbordante em relação às outras posições do pulso que se apresentavam Fracas.

Diagnóstico   À primeira vista, todos os sintomas pareciam apontar para deficiência do *Yang* do Baço e do Rim. Se por um lado certamente havia deficiência do *Yang* do Baço (cansaço, fezes amolecidas, língua Pálida e pulso Fraco no lado direito), não havia muita deficiência do *Yang* do Rim. Os sintomas que pareceriam apontar para deficiência do *Yang* do Rim são ciclo menstrual atrasado, sensação de frio durante o período menstrual, infertilidade, dor nas costas e memória debilitada. Entretanto, numa análise mais profunda, embora houvesse certa deficiência do *Yang* do Rim, alguns desses sintomas poderiam ser explicados diferentemente. Em primeiro lugar, a dor nas costas só se iniciou após uma queda e era, portanto, mais estrutural que um problema energético do Rim.

Quanto aos outros sintomas, estes eram também parcialmente provenientes da influência do Coração sobre o Rim. O Fogo do Coração (no sentido dos Cinco Elementos) precisava se comunicar com a Água do Rim: a Água do Rim precisava fluir para cima, a fim de nutrir *Yin* do Coração, ao passo que o Fogo do Coração precisava fluir para baixo em direção ao Rim e ao Aquecedor Inferior. Neste caso, a paciente havia sido afetada por problemas emocionais profundos durante a adolescência. Era provavelmente uma mistura de choque e tristeza que causara Fogo do Coração (no sentido patológico). Isto foi deduzido a partir da qualidade do pulso do Coração Transbordante e Movente, pela área manchada na testa, pelos olhos embotados e pelos sonhos. Choque e tristeza tinham obviamente afetado Coração (cau-

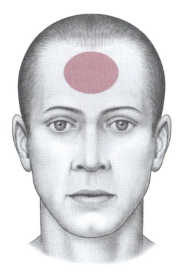

Figura 16.8 – Área correspondente à influência dos pais, dos 16 aos 19 anos de idade.

sando sonhos com incêndios e acordar rindo) e Pulmão (causando sonhos com prédios e acordar chorando). Quando questionada a respeito, confirmou que isto era verdadeiro, porém não quis discutir a respeito. Portanto, o Fogo do Coração foi bloqueado acima, sendo incapaz de se comunicar abaixo com Rim e Aquecedor Inferior, os quais se tornaram frios.

Esta era a causa da infertilidade, ciclo menstrual atrasado, coágulos de sangue e sensação de frio.

Princípio de tratamento   O princípio de tratamento básico adotado consistiu em acalmar a Mente e conduzir o Fogo do Coração para baixo, a fim de que se comunicasse com o Rim. Neste caso, não importava "eliminar" o Fogo do Coração e sim estabelecer uma comunicação entre Fogo do Coração e Rim. O choque "fecha" o Coração, tornando-o menor, ao passo que a tristeza esgota o *Qi* do Coração e do Pulmão. A fórmula necessitava, portanto, de algumas ervas com sabor picante para abrir os orifícios do Coração, algumas com sabor ácido para nutrir Coração e acalmar a Mente e algumas substâncias de afundamento para acalmar a Mente e fazer o *Qi* do Coração descender ao Aquecedor Inferior.

Fitoterapia   A paciente já havia se submetido a tratamento com acupuntura com outro profissional, que a encaminhou a mim para tratamento fitoterápico. A prescrição utilizada não foi uma fórmula clássica, mas uma especial que formulei para este caso, a qual consta a seguir:

- *Dang Shen* (*Radix Codonopsis*): 9g.
- *Fu Shen* (*Sclerotium Poriae cocos pararadicis*): 6g.
- *Yuan Zhi* (*Radix Polygalae*): 9g.

Padrões nos Problemas Mentais e Emocionais e Seu Tratamento com Fitoterapia e Acupuntura

- *Bai Zi Ren* (*Semen Biotae orientalis*): 6g.
- *Suan Zao Ren* (*Semen Ziziphi spinosae*): 3g.
- *Bai He* (*Bulbus Lilii*): 6g.
- *Shi Chang Pu* (*Rhizoma Acori tatarinowii*): 4g.
- *Huang Qin* (*Radix Scutellariae*): 3g.
- *Rou Gui* (*Cortex Cinnamomi cassiae*): 1,5g.
- *Zhi Gan Cao* (*Radix Glycyrrhizae uralensis preparata*): 2g.
- *Hong Zao* (*Fructus Ziziphi jujubae*): 3 tâmaras.

Explicação
- *Dang Shen* e *Fu Shen* tonificam Baço. *Fu Shen* também acalma a Mente.
- *Yuan Zhi, Bai Zi Ren* e *Suan Zao Ren* acalmam a Mente e nutrem o Coração. *Yuan Zhi* é picante e abre os orifícios do Coração, ao passo que *Bai Zi Ren* e *Suan Zao Ren* são doces e ácidas, respectivamente, e, portanto, esta fórmula nutre o Coração e acalma a Mente.
- *Bai He* nutre o Pulmão, especialmente quando afetado por tristeza.
- *Chang Pu* abre os orifícios da Mente e neutraliza os efeitos do choque.
- *Huang Qin* elimina o Calor do Coração e acalma a Mente. É utilizada em dose muito pequena mais para penetrar no Coração do que para desobstruí-lo.
- *Rou Gui* foi utilizado para aquecer Fogo da Porta da Vida, atrai o Fogo do Coração para baixo e restabelece a comunicação entre Rim e Coração.
- *Zhi Gan Cao* e *Hong Zao* harmonizam.

Essa fórmula foi repetida com modificações secundárias durante um período de quatro meses, produzindo melhora acentuada no estado mental da paciente. Os sonhos com incêndio cessaram e o sangue menstrual ficou normal.

Fogo do Fígado

PRINCÍPIO DE TRATAMENTO   Drenar Fogo do Fígado, acalmar a Mente e assentar a Alma Etérea.

Acupuntura

PONTOS   F-2 (*Xingjian*), F-3 (*Taichong*), IG-4 (*Hegu*), B-18 (*Ganshu*), BP-6 (*Sanyinjiao*), DU-18 (*Qiangjian*), DU-24 (*Shenting*), VB-I3 (*Benshen*), VB-15 (*Toulinqi*), C-7 (*Shenmen*), PC-7 (*Daling*), P-3 (*Tianfu*). Todos os pontos devem ser inseridos com método de sedação ou neutro.

EXPLICAÇÃO
- F-2 elimina Fogo do Fígado.
- F-3 pacifica Fígado e acalma a Mente. Em combinação com IG-4, acalma intensamente a Mente e assenta a Alma Etérea.
- B-18, ponto de Transporte Dorsal do Fígado, elimina o Fogo do Fígado.
- BP-6 nutre *Yin* e acalma a Mente.
- DU-18 acalma a Mente, regula o Fígado e assenta a Alma Etérea.

- DU-24 e VB-13 acalmam a Mente e assentam a Alma Etérea em desarmonias do Fígado. Além disso, VB-13 também trata ciúme e suspeita.
- VB-15 elimina Calor, ilumina os olhos e resolvem a Alma Etérea.
- C-7 e PC-7 acalmam a Mente. PC-7 é relacionado ao Fígado via canais *Yin* Terminal.
- P-3 harmoniza Fígado e Pulmão e, de acordo com *An Explanation of Acupuntura Points* (1654), é particularmente indicado quando o Fogo do Fígado obstrui o Pulmão, causando esquecimento. O livro diz ainda que este ponto é indicado quando o indivíduo "conversa com fantasmas"[11].

Fitoterapia

PRESCRIÇÃO   *XIE GAN AN SHEN WAN* – Pílula para Drenar o Fígado e Acalmar a Mente.
EXPLICAÇÃO   Esta fórmula (uma variação de *Long Dan Xie Gan Tang* [Decocção de *Gentiana* para Drenar o Fígado]) drena especificamente o Fogo do Fígado e acalma a Mente. Trata inquietação mental e irritabilidade provenientes do Fogo do Fígado. As principais manifestações são tontura, tinido, face e olhos vermelhos, sede, urina escassa e escura, fezes ressecadas, insônia, sono perturbado por sonhos, propensão a crises de raiva, dor de cabeça, língua Vermelha com laterais mais vermelhas, revestimento amarelo e pulso em Corda e Rápido.

Observe que esta fórmula contém três minerais, cujo uso não é permitido nos países da União Europeia.

PADRÕES MENTAL E EMOCIONAL   Raiva, frustração, ressentimento e ódio podem causar a subida do *Yang* do Fígado e, se permanecerem por longo período, podem causar Fogo do Fígado. Isso ocorre especialmente se o indivíduo come alimentos muito gordurosos e consome bebidas alcoólicas. Tais indivíduos ficam muito irados, propensos a crises de raiva, impacientes, mentalmente inquietos e irritados, e o sono é muito perturbado pela presença de sonhos violentos acerca de brigas. Nesta condição, o Fogo perturba a Alma Etérea e torna o indivíduo destrutivo e inquieto.

Às vezes, esta situação pode gerar depressão, especialmente se a raiva (geralmente dirigida a um membro da família) for interiorizada durante muitos anos. Nesses casos, a aparência do indivíduo, deprimido, contido e falando com voz baixa, pode encobrir a verdadeira origem do problema, dando a impressão que tristeza e aflição são as causas da doença. Entretanto, a língua Vermelha com laterais mais vermelhas e o pulso em Corda e Rápido apontam claramente para a verdadeira origem do problema, isto é, a raiva.

Remédio dos Três Tesouros

DRENAR O FOGO   Drenar o Fogo drena o Fogo do Fígado e do Coração, acalma a Mente e assenta a Alma Etérea. É uma variação de *Long Dan Xie Gan Tang* (Decocção de *Gentiana* para Drenar o Fígado).
RESOLVER A ALMA   Resolver a Alma drena Fogo do Fígado e do Coração, resolve Fleuma, acalma Mente e assenta Alma Etérea. É utilizado no lugar de Drenar o Fogo se houver Fleuma.

Padrões nos Problemas Mentais e Emocionais e Seu Tratamento com Fitoterapia e Acupuntura

Resumo

Mente Desalojada – Fogo, Fogo do Fígado

Princípio de Tratamento

- Drenar Fogo do Fígado, acalmar Mente e assentar Alma Etérea

Pontos

- F-2 (*Xingjian*), F-3 (*Taichong*), IG-4 (*Hegu*), B-18 (*Ganshu*), BP-6 (*Sanyinjiao*), DU-18 (*Qiangjian*), DU-24 (*Shenting*), VB-I3 (*Benshen*), VB-15 (*Toulinqi*), C-7 (*Shenmen*), PC-7 (*Daling*), P-3 (*Tianfu*). Todos os pontos devem ser inseridos com método de sedação ou neutro

Fitoterapia

Prescrição

- *XIE GAN UM SHEN WAN* – Pílula para Drenar o Fígado e Acalmar a Mente

Remédio dos Três Tesouros

- Drenar o Fogo
- Resolver a Alma

Caso Clínico

Uma mulher de 40 anos de idade queixava-se de asma que iniciara aos 20 anos, a partir de "trauma emocional", conforme a própria descrição da paciente. Usava inaladores Ventolin e Becotide diariamente, bem como comprimidos de prednisolona. As crises eram claramente geradas por tensão emocional, e a asma não apresentava nenhuma base alérgica.

Sentia-se muito tensa e irritável e, muitas vezes, sentia dor no hipocôndrio direito. Sofria ainda de tensão pré-menstrual.

A língua apresentava-se Vermelha, mais vermelha nas laterais, com revestimento amarelo (Prancha 16.4). Seu pulso estava Fraco no lado direito e em Corda no lado esquerdo.

Diagnóstico   O problema fundamental neste caso é a estagnação do *Qi* do Fígado, gerando Fogo do Fígado. Estagnação prolongada de *Qi* durante muitos anos frequentemente gera Fogo. Fogo do Fígado pode transbordar no tórax e obstruir a descendência do *Qi* do Pulmão, causando asma. Este tipo de asma inicia-se mais tarde durante a vida (isto é, não durante a infância), sendo claramente relacionado com estresse emocional, como neste caso. Fogo do Fígado é evidente a partir da língua com as laterais Vermelhas, porém não pelos outros sintomas; isto ocorre porque o Fogo do Fígado não se forma independentemente, mas a partir de uma estagnação do *Qi* do Fígado. Daí os sintomas de estagnação do *Qi* do Fígado, tais como dor do hipocôndrio, irritabilidade, tensão pré-menstrual e pulso em Corda no lado esquerdo.

Princípio de tratamento   Quando o Fogo do Fígado se desenvolve a partir da estagnação do *Qi* do Fígado, ele não necessita ser drenado com ervas amargas e frias ou depurativas, mas apenas eliminado com uma combinação de ervas picantes para abrir e mover o *Qi* e algumas ervas levemente amargas para eliminar o Fogo.

Assim sendo, o princípio de tratamento consiste em mover o *Qi*, eliminar o Fogo do Fígado, restabelecer a descendência do *Qi* do Pulmão, acalmar a Mente e assentar a Alma Etérea.

Acupuntura   P-7 (*Lieque*), P-1 (*Zhongfu*), VB-34 (*Yanglingquan*), F-3 (*Taichong*), F-14 (*Qimen*), PC-7 (*Daling*), PC-6 (*Neiguan*), E-40 (*Fenglong*). Todos os pontos devem ser inseridos com método neutro.

Explicação

- P-7 e P-1 restabelecem a descendência de *Qi* do Pulmão.
- B-34, F-3 e F-14 movem o *Qi* do Fígado. F-14, em particular, move o *Qi* do Fígado no tórax.
- PC-7 e PC-6 acalmam a Mente, assentam a Alma Etérea, movem indiretamente o *Qi* do Fígado, restabelecem a descendência do *Qi* do Pulmão e abrem o tórax.
- E-40, especialmente em combinação com PC-6, abrem o tórax e facilitam a respiração.

Fitoterapia   A fórmula utilizada foi uma variação de *Si Ni San* (Pó de Quatro Rebeliões).

- *Chai Hu* (*Radix Bupleuri*): 6g.
- *Bai Shao* (*Radix Paeoniae alba*): 9g.
- *Zhi Shi* (*Fructus Aurantii immaturus*): 6g.
- *Zhi Gan Cao* (*Radix Glycyrrhizae uralensis preparata*): 6g.
- *Huang Qin* (*Radix Scutellariae*): 3g.
- *Shan Zhi Zi* (*Fructus Gardeniae*): 3g.
- *Xing Ren* (*Semen Armeniacae*): 6g.
- *Su Zi* (*Fructus Perillae*): 6g.
- *Suan Zao Ren* (*Semen Ziziphi spinosae*): 4g.
- *He Huan Pi* (*Cortex Albiziae*): 6g.

Explicação

As quatro primeiras ervas constituem *Si Ni San*.

- *Huang Qin* e *Zhi Zi* eliminam levemente o Calor. Em combinção com ervas picantes que movem o *Qi*, eliminam Fogo do Fígado proveniente da estagnação do *Qi* do Fígado.
- *Xing Ren* e *Su Zi* restabelecem a descendência do *Qi* do Pulmão e aliviam a asma.
- *Suan Zao Ren* e *He Huan Pi* acalmam a Mente e assentam a Alma Etérea.

Essa paciente interrompeu toda a medicação após seis meses de tratamento e passou a se sentir muito menos irritada e deprimida.

978-85-7241-817-1

Fleuma-Fogo

Fleuma-Fogo do Estômago e do Coração

PRINCÍPIO DE TRATAMENTO   Resolver Fleuma, harmonizar Estômago, abrir orifícios da Mente, desobstruir Coração e acalmar Mente.

Acupuntura

PONTOS E-40 (*Fenglong*), REN-12 (*Zhongwan*), REN-9 (*Shuifen*), E-25 (*Tianshu*), VB-13 (*Benshen*), E-8 (*Touwei*), VB-18 (*Chengling*), VB-15 (*Toulinqi*), VB-17 (*Zhengying*), B-20 (*Pishu*), B-49 (*Yishe*), PC-7 (*Daling*), DU-20 (*Baihui*). Utilizar método de sedação nos pontos E-40 e PC-7, método de tonificação nos pontos REN-12, B-20 e B-49 e método neutro em todos os outros pontos.

EXPLICAÇÃO

- E-40 resolve Fleuma, harmoniza Estômago e acalma Mente.
- REN-12 e REN-9 tonificam o Baço para resolver a Fleuma.
- E-25 acalma Mente, abre orifícios da Mente e assenta Alma Etérea e Alma Corpórea. É um ponto importante para tratar problemas mentais e emocionais que ocorrem contra um fundo de Fogo de Estômago ou Fleuma-Fogo do Estômago.
- VB-13 desobstrui os orifícios da Mente e acalma inquietação mental.
- E-8 é um ponto local para resolver a Fleuma que afeta a cabeça.
- VB-18 acalma a Mente, interrompe ideias obsessivas e alivia tontura.
- VB-15 acalma a Mente, assenta a Alma Etérea e elimina o Calor.
- VB-17 acalma a Mente e estimula a concentração. Combina-se com E-40 para eliminar a Fleuma da cabeça e iluminar a Mente.
- B-20 tonifica o Baço para resolver a Fleuma.
- B-49 fortalece o Intelecto e ilumina a Mente.
- PC-7 acalma a Mente e resolve Fleuma-Fogo do Coração.
- DU-20 ilumina a Mente.

Fitoterapia

PRESCRIÇÃO *WEN DAN TANG* – Decocção para Aquecer a Vesícula Biliar.

EXPLICAÇÃO Esta fórmula, já discutida anteriormente em "Mente Obstruída", resolve Fleuma-Calor do Estômago e do Coração.

PADRÕES MENTAL E EMOCIONAL Preocupação e excesso de pensamento prendem o *Qi* e, após longo período, o movimento prejudicado do *Qi* gera formação de Fleuma. Por outro lado, o *Qi* atado facilmente se transforma em Fogo após muito tempo. O Fogo, por sua vez, pode gerar formação de mais Fleuma, que queima e condensa os fluidos.

Fleuma-Fogo obscurece e agita a Mente. A Fleuma causa confusão mental, memória debilitada, tontura e, em casos graves, confusão mental total com perda de *insight*. A característica de Fogo causa agitação, inquietação mental, insônia, sensação de agitação no tórax, ansiedade e, em casos graves, comportamento maníaco. Atualmente, essa fórmula é amplamente utilizada para tratar doença maníaco-depressiva.

Fleuma-Fogo, neste caso, afeta Estômago, Coração e Vesícula Biliar. No Coração, obscurece a Mente e causa confusão mental. Na Vesícula Biliar, impede a Alma Etérea de voltar à noite ao Fígado, daí a insônia. A Alma

Etérea perturbada também causa depressão e perda de direção na vida.

Obviamente, alimentação irregular desempenha papel importante no desenvolvimento deste padrão. Tais indivíduos são muitas vezes executivos muito ocupados que se alimentam em horários irregulares, fazem as refeições com pressa, trabalhando ou se alimentando tarde à noite.

MODIFICAÇÕES

- Se o Fogo do Coração for evidente, acrescentar *Huang Lian* (*Rhizoma Coptidis*).
- Se a obstrução da Mente pela Fleuma for pronunciada, adicionar o *Shi Chang Pu* (*Rhizoma Acori tatarinowii*) e *Yuan Zhi* (*Radix Polygalae*).
- Se houver inquietação mental pronunciada e ansiedade, acrescentar *Suan Zao Ren* (*Semen Ziziphi spinosae*).
- Se a insônia for pronunciada, adicionar *Ye Jiao Teng* (*Caulis Polygoni multiflori*).

Remédio dos Três Tesouros

ILUMINAR A ALMA Iluminar a Alma resolve Fleuma-Calor de Pulmão, Estômago e Coração e acalma a Mente. É apropriado para tratar problemas emocionais que derivam de preocupação, tristeza e aflição.

Resumo

Mente Desalojada – Fleuma-Fogo – Fleuma-Fogo do Estômago e do Coração

Princípio de Tratamento

■ Resolver Fleuma, harmonizar Estômago, abrir orifícios da Mente, desobstruir Coração e acalmar Mente

Pontos

■ E-40 (*Fenglong*), REN-12 (*Zhongwan*), REN-9 (*Shuifen*), E-25 (*Tianshu*), VB-13 (*Benshen*), E-8 (*Touwei*), VB-18 (*Chengling*), VB-15 (*Toulinqi*), VB-17 (*Zhengying*), B-20 (*Pishu*), B-49 (*Yishe*), PC-7 (*Daling*), DU-20 (*Baihui*). Utilizar método de sedação nos pontos E-40 e PC-7, método de tonificação nos pontos REN-12, B-20 e B-49 e método neutro em todos os outros pontos

Fitoterapia

Prescrição

■ *WEN DAN TANG* – Decocção para Aquecer a Vesícula Biliar

Remédio dos Três Tesouros

■ Iluminar a Alma

Caso Clínico

Uma mulher de 54 anos de idade queixava-se de depressão e ansiedade desde os 10 anos de idade. Teve uma infância muito infeliz e abrigou sentimentos profundos de ressentimento em relação ao seu pai. Fez uso de antidepressivos (do tipo tricíclico) durante vários anos e só recentemente havia interrompido o uso de tranquilizantes (Valium). Apesar dos antidepressivos, ela ainda se sentia muito deprimida; a paciente descrevia sua condição como se "uma nuvem negra pairasse sobre ela". Sentia-se ainda extremamente ansiosa e seu sono era muito intranquilo. Sofria também de cefaleias intensas, do tipo punhalada na testa, e apresentava propensão à formação de muito catarro. A língua apresentava-se Púrpuro-avermelhada, Rija, Inchada, com fissura do Estômago no centro e revestimento espesso, pegajoso e amarelo (Prancha 16.5). O pulso estava em Corda, Deslizante e Cheio.

Diagnóstico Esta paciente sofria de duas condições principais: Fleuma-Fogo afetando Estômago e Coração e estagnação de Sangue. Fleuma-Fogo e estagnação de Sangue agitam Mente e Alma Etérea, gerando depressão e ansiedade.

Princípio de Tratamento O princípio de tratamento adotado foi resolver a Fleuma, drenar o Fogo, revigorar o Sangue, acalmar a Mente e assentar a Alma Etérea. Foi tratada apenas com ervas, e a fórmula usada foi uma variação de *Wen Dan Tang* (Decocção para Aquecer a Vesícula Biliar).

- *Ban Xia* (*Rhizoma Pinelliae preparatum*): 6g.
- *Fu Ling* (*Poria*): 5g.
- *Chen Pi* (*Pericarpium Citri reticulatae*): 9g.
- *Zhu Ru* (*Caulis Bambusae em Taeniam*): 6g.
- *Zhi Shi* (*Fructus Aurantii immaturus*): 6g.
- *Zhi Gan Cao* (*Radix Glycyrrhizae uralensis preparata*): 3g.
- *Sheng Jiang* (*Rhizoma Zingiberis officinalis recens*): 5 fatias.
- *Da Zao* (*Fructus Jujubae*): 1 tâmara.
- *Yuan Zhi* (*Radix Polygalae*): 6g.
- *Suan Zao Ren* (*Semen Ziziphi spinosae*): 4g.
- *He Huan Pi* (*Cortex Albiziae*): 6g.
- *Yu Jin* (*Tuber Curcumae*): 6g.

Explicação
- As oito primeiras ervas constituem a fórmula básica que resolve Fleuma-Calor do Estômago e do Coração.
- *Yuan Zhi* e *Suan Zao Ren* acalmam a Mente e abrem os orifícios da Mente. Essas duas ervas combinam-se particularmente bem, pois uma é picante e a outra é ácida.
- *He Huan Pi* e *Yu Jin* revigoram o Sangue, abrem os orifícios da Mente e melhoram a depressão.

A paciente foi tratada com variações da prescrição anterior durante nove meses, depois dos quais passou a sentir-se muito melhor, sendo capaz de interromper completamente os antidepressivos.

Mente Enfraquecida

É caracterizada por esgotamentos físico e mental, depressão, perda da força de vontade e iniciativa, insônia (acordar cedo), ansiedade moderada, memória debilitada, sem vontade de falar e pessimismo.

Mais que nos casos de Mente Desalojada e Mente Obstruída, as condições de Mente Enfraquecida são muitas vezes a consequência, em vez de serem a causa, de uma desarmonia de órgãos internos, *Qi* e Sangue. Por exemplo, a Mente pode facilmente se tornar enfraquecida após doença crônica longa, grande número de partos próximos uns aos outros ou após um período de sobrecarga de trabalho, o qual tenha esgotado gravemente *Qi* e Essência.

As condições que causam Mente enfraquecida são: deficiência de *Qi*, deficiência de Sangue ou deficiência de *Yin*.

O princípio de tratamento para Mente enfraquecida é nutrir *Qi*, Sangue ou *Yin*; acalmar a Mente; e fortalecer a Força de Vontade.

Deficiência de Qi *e Sangue*

Deficiência de Qi

PRINCÍPIO DE TRATAMENTO Tonificar o *Qi*, fortalecer a Mente.

978-85-7241-817-1

Acupuntura

PONTOS E-36 (*Zusanli*), BP-3 (*Taibai*), REN-6 (*Qihai*), B-20 (*Pishu*), B-21 (*Weishu*), DU-20 (*Baihui*), C-7 (*Shenmen*), P-3 (*Tianfu*), B-15 (*Xinshu*), B-13 (*Feishu*), B-44 (*Shentang*) e B-42 (*Pohu*). Todos os pontos devem ser inseridos com método de tonificação. Moxa é aplicável.

EXPLICAÇÃO
- E-36, BP-3, B-20 e B-21 tonificam *Qi* do Estômago e do Baço. Como Estômago e Baço são a fonte do *Qi* Pós-natal, eles devem sempre ser tonificados na deficiência do *Qi*.
- REN-6 tonifica o *Qi* Original.
- DU-20 ilumina a Mente e melhora o humor.
- C-7 acalma a Mente.
- P-3 tonifica o *Qi* do Pulmão e estimula a ascendência do *Qi* puro ao cérebro.
- B-15, com moxa direta, tonifica *Qi* do Coração, ilumina a Mente e melhora o humor.
- B-13 tonifica o *Qi* do Pulmão, sendo escolhido caso haja deficiência do Pulmão, o que ocorrerá caso a tristeza seja a causa deste padrão.
- B-44 tonifica o Coração e acalma e ilumina a Mente.
- B-42 tonifica o Pulmão e assenta a Alma Corpórea, que sofre de tristeza e aflição.

Fitoterapia

PRESCRIÇÃO *AN SHEN DING ZHI WAN* – Pílula para Acalmar a Mente e Assentar o Espírito.
EXPLICAÇÃO Esta fórmula tonifica o *Qi*, fortalece o *Qi* Original, acalma e ilumina a Mente e melhora o humor. É utilizada para tratar deficiência crônica de *Qi* afetando a Mente, tornando-a, por um lado, inquieta e, por outro, confusa e deprimida. As principais manifestações são cansaço extremo, falta de vontade de falar, leve falta de ar, ausência de apetite, sono intranquilo acompanhado de sonhos desagradáveis, palpitações, voz fraca, língua Pálida e pulso Vazio ou Fraco.

Observe que esta fórmula contém uma substância mineral (*Long Chi* [*Fossilia Dentis Mastodi*]), cujo uso não é permitido nos países da União Europeia.

PADRÕES MENTAL E EMOCIONAL Esse padrão surge a partir de um esgotamento do *Qi* em decorrência de uma doença crônica ou de problemas emocionais que afetam o *Qi*. A tristeza, a aflição e o pesar são as causas mais prováveis dessa condição: esgotam o *Qi* do Pulmão e do Coração. O indivíduo sente-se muito cansado, deprimido e não dorme bem. Pode também perder a motivação.

PRESCRIÇÃO *DING ZHI WAN* – Pílula para Resolver a Força de Vontade.

EXPLICAÇÃO Esta fórmula é bastante similar à anterior. Difere por não conter um efeito calmante tão forte sobre a Mente, devido à omissão de *Long Chi* (*Dens Draconis*). Esta fórmula tonifica o *Qi*, fortalece o *Qi* Original, acalma e ilumina a Mente e melhora o humor. É utilizada para tratar deficiência crônica do *Qi* que afeta a Mente, tornando-a confusa e deprimida. As principais manifestações são cansaço extremo, falta de vontade de falar, leve falta de ar, ausência de apetite, palpitações, voz fraca, língua Pálida e pulso Vazio ou Fraco.

PADRÕES MENTAL E EMOCIONAL Da mesma forma que no caso anterior, esse padrão surge a partir do consequente esgotamento de *Qi* em uma doença crônica ou de problemas emocionais que afetam o *Qi*. Tristeza, aflição e pesar são as causas mais prováveis desta condição, já que esgotam *Qi* do Pulmão e do Coração. O indivíduo se sente muito cansado, deprimido e também sem motivação.

Resumo

Mente Enfraquecida – Deficiência de *Qi* e Sangue – Deficiência de *Qi*

Princípio de Tratamento
- Tonificar *Qi*, fortalecer a Mente

Pontos
- E-36 (*Zusanli*), BP-3 (*Taibai*), REN-6 (*Qihai*), B-20 (*Pishu*), B-21 (*Weishu*), DU-20 (*Baihui*), C-7 (*Shenmen*), P-3 (*Tianfu*), B-15 (*Xinshu*), B-13 (*Feishu*), B-44 (*Shentang*) e B-42 (*Pohu*). Todos os pontos devem ser inseridos com método de tonificação. Moxa é aplicável

Fitoterapia
Prescrição
- *AN SHEN DING ZHI WAN* – Pílula para Acalmar a Mente e Assentar o Espírito
- *DING ZHI WAN* – Pílula para Resolver a Força de Vontade

Caso Clínico

Uma mulher de 41 anos de idade sofria de distensão abdominal, eructação, obstipação e dor na região do hipocôndrio. Os períodos menstruais começaram hesitantemente e eram doloridos. O sangue menstrual era escuro com alguns coágulos. Queixava-se também de tensão pré-menstrual e irritabilidade.

Apresentava sensação vaga de ansiedade, com sensação de aperto no peito à noite. Alguns anos antes passou por um período emocional difícil, tendo experimentado grande tristeza. A compleição estava pálida e os olhos levemente embotados.

O corpo da língua apresentava coloração normal com marcas de dentes. O pulso estava muito Fraco e Fino na posição do Pulmão e levemente em Corda no lado esquerdo.

Diagnóstico A maioria dos sinais e sintomas apontava para estagnação do *Qi* do Fígado e do Sangue do Fígado: distensão abdominal, eructação, dor na região do hipocôndrio, menstruações doloridas com sangue escuro e tensão pré-menstrual. Entretanto, pulso do Pulmão muito Fino, sensação de ansiedade à noite, compleição pálida e marcas de dentes na língua apontavam para deficiência do *Qi* do Pulmão. Esses sintomas, combinados com a ausência de coloração Vermelha nas laterais da língua, indicavam que o principal problema era *Qi* do Pulmão deficiente não controlando Fígado (Metal insultando Madeira sob a perspectiva dos Cinco Elementos) e gerando estagnação do *Qi* do Fígado. A sensação vaga de ansiedade à noite era proveniente da agitação da Alma Corpórea pela deficiência do *Qi* do Pulmão. A deficiência do *Qi* do Pulmão era obviamente proveniente do período de grande tristeza no passado.

Princípio de tratamento Tonificar *Qi* do Pulmão, assentar Alma Corpórea e Alma Etérea e mover *Qi* do Fígado.

Fitoterapia A prescrição usada não foi uma fórmula clássica, mas uma especialmente formulada para esta paciente.

- *Bai He* (*Bulbus Lilii*): 9g.
- *Mai Men Dong* (*Radix Ophiopogonis*): 6g.
- *Bei Sha Shen* (*Radix Glehniae*): 6g.
- *Huang Qi* (*Radix Astragalus*): 6g.
- *Dang Shen* (*Radix Codonopsis*): 9g.
- *Wu Wei Zi* (*Fructus Schisandraei*): 4g.
- *Shu Di Huang* (*Radix Rehmanniae preparata*): 9g.
- *Bai Shao* (*Radix Paeoniae alba*): 9g.
- *Yi Mu Cao* (*Herba Leonuri*): 4g.
- *Yu Jin* (*Tuber Curcumae*): 6g.
- *Zhi Gan Cao* (*Radix Glycyrrhizae uralensis preparata*): 6g.

Explicação
- *Bai He*, *Mai Men Dong* e *Bei Sha Shen* nutrem *Yin* do Pulmão. Embora a paciente não sofresse de deficiência de *Yin* do Pulmão, essas ervas foram utilizadas para nutrir e assentar a Alma Corpórea e aliviar a tristeza.
- *Huang Qi* e *Dang Shen* tonificam *Qi* do Pulmão e do Baço. É necessário tonificar o *Qi* do Baço de acordo com o princípio de reforçar a Terra para fortalecer o Metal.
- *Wu Wei Zi* tonifica *Qi* do Pulmão e *Yin* do Pulmão e assenta a Alma Corpórea.
- *Shu Di*, *Bai Shao* e *Yi Mu Cao* harmonizam Sangue do Fígado. *Bai Shao* é ácida e absorvente e, em combinação com *Gan Cao*, interrompe a dor, acalma a Mente e abranda a urgência.

Padrões nos Problemas Mentais e Emocionais e Seu Tratamento com Fitoterapia e Acupuntura — 401

- *Yu Jin* revigora o Sangue do Fígado, abre os orifícios da Mente e melhora a depressão.
- *Zhi Gan Cao*, em dose maior que o normal, é combinado com *Bai Shao,* como indicado anteriormente.

Após ter tomado essa prescrição durante duas semanas, a paciente passou a apresentar menos distensão abdominal, menos eructação e nenhuma obstipação. Sentia-se mais calma à noite e mais satisfeita consigo mesma; por outro lado, ela apresentava-se mal-humorada e instável emocionalmente. Atribuí esse fato à presença de *Yu Jin* (*Tuber Curcumae*) na prescrição; esta erva é picante e quente e move fortemente *Qi* do Fígado e Sangue do Fígado. A segunda prescrição foi a seguinte:

- *Bai He* (*Bulbus Lilii*): 9g.
- *Bei Sha Shen* (*Radix Glehniae*): 6g.
- *Mai Men Dong* (*Radix Ophiopogonis*): 6g.
- *Dang Shen* (*Radix Codonopsis*): 6g.
- *Hou Po* (*Cortex Magnoliae officinalis*): 6g.
- *Ban Xia* (*Rhizoma Pinelliae preparatum*): 6g.
- *Su Ye* (*Folium Perillae*): 6g.
- *Fu Ling* (*Poria*): 4g.
- *Xiang Fu* (*Rhizoma Cyperi*): 4g.
- *Suan Zao Ren* (*Semen Ziziphi spinosae*): 3g.
- *Zhi Gan Cao* (*Radix Glycyrrhizae uralensis preparata*): 6g.
- *Bai Shao* (*Radix Paeoniae alba*): 6g.
- *Da Zao* (*Fructus Jujubae*): 5 tâmaras.

Explicação
- As primeiras quatro ervas já foram discutidas anteriormente.
- *Hou Po*, *Ban Xia*, *Su Ye* e *Fu Ling* constituem *Ban Xia Hou Po Tang* (Decocção de *Pinellia-Magnolia),* que move *Qi* do Fígado no tórax e faz *Qi* do Pulmão e *Qi* do Estômago descenderem. Particularmente, alivia depressão, mau humor e tristeza associados ao Pulmão.
- *Xiang Fu* e *Suan Zao Ren* movem *Qi* do Fígado e assentam a Alma Etérea. São ervas coordenadas, uma é picante e movente, ao passo que a outra é ácida e absorvente.
- *Zhi Gan Cao* e *Bai Shao* interrompem a dor, harmonizam o Fígado e moderam a urgência.
- *Da Zao* harmoniza.

Esta prescrição foi repetida três vezes, ela melhorou muito e as menstruações ficaram indolores.

Deficiência de Qi *e Sangue*
Princípio de Tratamento   Tonificar o *Qi*, nutrir o Sangue e acalmar a Mente.

Acupuntura
Pontos   E-36 (*Zusanli*), BP-6 (*Sanyinjiao*), REN-4 (*Guanyuan*), B-20 (*Pishu*), B-21 (*Weishu*), DU-20 (*Baihui*), C-7 (*Shenmen*), REN-15 (*Jiuwei*), B-15 (*Xinshu*) e B-44 (*Shentang*). Utilizar método de tonificação em todos os pontos. Moxa é aplicável.

Explicação
- E-36, BP-6, B-20 e B-21 tonificam *Qi* do Estômago e do Baço. Como Estômago e Baço são a fonte do *Qi* Pós-natal, esses pontos devem ser sempre tonificados na deficiência de *Qi*. BP-6 também nutre o Sangue, acalma a Mente e promove o sono.
- REN-4 tonifica o *Qi* Original e nutre o Sangue.
- DU-20 ilumina a Mente e melhora o humor.
- C-7 acalma a Mente.
- REN-15 acalma a Mente e nutre o Sangue do Coração.
- B-15, com moxa direta, tonifica *Qi* do Coração, ilumina a Mente e melhora o humor.
- B-44 tonifica o Coração e acalma e ilumina a Mente.

Fitoterapia
Prescrição   *GUI PI TANG* – Decocção para Tonificar o Baço.
Explicação   Esta prescrição amplamente testada é excelente para tonificar *Qi* do Baço e Sangue do Coração e acalmar a Mente. Além de acalmar a Mente, ainda ilumina e estimula a Mente, ajudando memória, pensamento e concentração. As principais manifestações são: palpitações, cansaço, compleição pálida, insônia (dificuldade para adormecer), memória debilitada, pouco apetite, menorragia nas mulheres (em decorrência do *Qi* do Baço não segurar o Sangue), língua Pálida e pulso Fraco ou Áspero.
Padrões Mental e Emocional   Preocupação, excesso de pensamento ou vergonha permanecendo por longo período prejudicam Baço e Coração e geram deficiência do *Qi* do Baço e deficiência do Sangue do Coração. Isso debilita a Mente, que é privada de sua residência. Dessa maneira, o paciente se torna cansado e deprimido e apresenta dificuldade para adormecer. A Mente controla memória e pensamento e, consequentemente, memória debilitada, pouca concentração e pensamento lento. Outra característica deste padrão é pensamento obsessivo ou fobias, que são provenientes da deficiência do Sangue e do Baço. O Baço controla pensamento, inteligência e concentração e, quando em desarmonia, estas mesmas qualidades podem gerar pensamento obsessivo ou fobias.

Modificações
- Se a deficiência do Sangue for pronunciada, acrescentar *Shu Di Huang* (*Radix Rehmanniae preparata*). Com a adição dessa erva, essa fórmula é chamada de *Hei Gui Pi Tang* (*Decocção Preta para Tonificar o Baço*).

Prescrição   *SHI WEI WEN DAN TANG* – Decocção dos Dez Ingredientes para Aquecer a Vesícula Biliar.
Explicação   Essa fórmula é uma variação de *Wen Dan Tang* (Decocção para Aquecer a Vesícula Biliar); em relação à prescrição original, resolve a Fleuma, porém não elimina o Calor. Além disso, essa fórmula tonifica *Qi* e Sangue. As principais manifestações são: cansaço, pouco apetite, memória debilitada, timidez, insônia,

palpitações, ansiedade moderada, propensão a se assustar, língua Pálida e pulso Fraco ou Áspero.

Essa fórmula, contrariamente à anterior, também trata qualquer transpiração que pode resultar do Calor por Deficiência desenvolvido a partir da deficiência do Sangue. Isto ocorre mais frequentemente nas mulheres. Na prescrição, *Wu Wei Zi* e *Suan Zao Ren* possuem essa função.

Outra diferença importante em relação à fórmula anterior é que esta também resolve a Fleuma. É adequada, portanto, para tratar confusão mental, bem como ansiedade e inquietação.

PADRÕES MENTAL E EMOCIONAL Preocupação, excesso de pensamento ou vergonha esgotam Baço e Coração, gerando deficiência de *Qi* e Sangue. A Mente é privada de sua residência, e o indivíduo sente-se esgotado, deprimido e ansioso. A deficiência do *Qi* do Baço gera formação de Fleuma que obscurece a Mente, causando pensamentos confusos e obsessivos. A deficiência do Sangue causa insônia, memória debilitada, timidez e propensão a se assustar.
PRESCRIÇÃO *GAN MAI DA ZAO TANG* – Decocção de *Glycyrrhiza-Triticum-Jujuba*.
EXPLICAÇÃO Essa interessante fórmula tem sido assunto de muita especulação e diferentes interpretações. Essencialmente, tonifica *Qi* do Coração e acalma a Mente. Pode também ser utilizada para tratar deficiência do *Yin* do Coração com Calor por Deficiência, apenas quando o Calor por Deficiência não seja tal que necessite do uso de ervas frias e amargas, pois estas iriam posteriormente prejudicar o *Qi*. Por outro lado, a deficiência de *Qi* não é tal que necessite de ervas tonificantes fortes, daí a tonificação suave dessas três ervas.

A marca dessa prescrição é promover a tonificação suficiente, porém não excessiva, a qual faça o Calor por Deficiência piorar. Todas as ervas na fórmula são doces, e este sabor acalma o Fígado. Por essa razão, se diz que essa fórmula também trata a estagnação do *Qi* do Fígado, que pode ser associada à deficiência do *Qi* do Coração.

Utilizo esta fórmula com muita frequência não só para nutrir o Coração e tonificar o *Qi* em casos de Mente Enfraquecida, mas também para tratar Mente Desalojada e Mente Obstruída. Como ela contém apenas três ervas, posso frequentemente combinar essa fórmula com outra para nutrir o Coração e acalmar a Mente. Entretanto, pode ser utilizada para tratar ansiedade e depressão.

PADRÕES MENTAL E EMOCIONAL Todas as manifestações normalmente associadas a esta fórmula são de característica mental ou emocional. Preocupação, excesso de alegria, desejo, amor, culpa e excesso de pensamento podem prejudicar o *Qi* do Coração e gerar essa condição. As principais manifestações são: preocupação, ansiedade, tristeza, choro, insônia, depressão, incapacidade de controlar a si mesmo, bocejos, lamentações, falar consigo mesmo, desorientação, pulso Fraco e língua Pálida. A língua pode ser Vermelha sem revestimento, caso haja deficiência do *Yin* do Coração. Nos casos graves, corresponde à fase depressiva da doença maníaco-depressiva.

Esta fórmula é muitas vezes acrescentada como um todo a outras prescrições para tratar as manifestações anteriormente descritas.

Remédio dos Três Tesouros

ACALMAR O *SHEN* Acalmar o *Shen* nutre Sangue do Coração e acalma a Mente. É apropriado para tratar depressão, ansiedade e insônia. É uma variação de *Gui Pi Tang*.

Resumo

Mente Enfraquecida – Deficiência de *Qi* e Sangue, Deficiência de Sangue

Princípio de Tratamento
- Tonificar *Qi*, nutrir Sangue e acalmar Mente

Pontos
- E-36 (*Zusanli*), BP-6 (*Sanyinjiao*), REN-4 (*Guanyuan*), B-20 (*Pishu*), B-21 (*Weishu*), DU-20 (*Baihui*), C-7 (*Shenmen*), REN-15 (*Jiuwei*), B-15 (*Xinshu*) e B-44 (*Shentang*). Utilizar método de tonificação em todos os pontos. Moxa é aplicável

Fitoterapia
Prescrição

GUI PI TANG – Decocção para Tonificar o Baço

Prescrição

SHI WEI WEN DAN TANG – Decocção dos Dez Ingredientes para Aquecer a Vesícula Biliar

Prescrição
- *GAN MAI DA ZAO TANG* – Decocção de *Glycyrrhiza-Triticum-Jujuba*

Remédio dos Três Tesouros
- Acalmar o *Shen*

Deficiência de Yang

Deficiência de Yang *do Rim*

PRINCÍPIO DE TRATAMENTO Tonificar e aquecer o *Yang*, fortalecer o Rim, acalmar a Mente e melhorar o humor.

Acupuntura

PONTOS B-23 (*Shenshu*), B-52 (*Zhishi*), DU-4 (*Mingmen*), DU-14 (*Dazhui*), REN-4 (*Guanyuan*), R-3 (*Taixi*), R-7 (*Fuliu*), E-36 (*Zusanli*), BP-6 (*Sanyinjiao*), DU-20 (*Baihui*), B-8 (*Luoque*), B-10 (*Tianzhu*). Utilizar método de tonificação, exceto nos pontos da cabeça, que geralmente são inseridos com método neutro. Moxa deve ser utilizada.

EXPLICAÇÃO
- B-23 tonifica o *Yang* do Rim.
- B-52 tonifica o Rim e fortalece a Força de Vontade.
- DU-4, com moxa direta, tonifica fortemente o Fogo da Porta da Vida e melhora o humor.
- DU-14, com moxa direta, tonifica o *Yang* e melhora o humor.
- REN-4 nutre o Rim e acalma a Mente.
- R-3 e R-7 tonificam o *Yang* do Rim. R-7, em particular, resolve edema, que é uma possível consequência da deficiência do *Yang* do Rim.
- E-36 e BP-6 tonificam Estômago e Baço para melhorar a vitalidade em geral. Em particular, BP-6 também nutre o *Yin*, sendo indicado, portanto, em casos complicados de deficiência de *Yang* e *Yin* do Rim.
- DU-20 eleva o *Yang* e melhora memória, concentração e humor.

- B-8 acalma a Mente, melhora o humor e fortalece memória.
- B-10 ilumina a Mente.

Fitoterapia

PRESCRIÇÃO *YOU GUI WAN* – Pílula Restauradora do [Rim] Direito.

EXPLICAÇÃO Essa fórmula é excelente para tonificar o *Yang* do Rim e o Fogo da Porta de Vida com suas manifestações mentais correspondentes. As principais manifestações físicas são dor na região dorsal inferior, joelhos fracos, memória debilitada, esgotamento, pernas e região dorsal frias, micção frequente e urina pálida, língua Pálida e Inchada, pulso Fraco-Profundo.

Prefiro essa fórmula a *Jin Gui Shen Qi Wan* (Pílula do Tórax Dourado do *Qi* do Rim) por duas razões: em primeiro lugar, também nutre o Sangue, o que a torna mais adequada para mulheres (devido à inclusão de *Gou Qi Zi* [*Fructus Lycii chinensis*] e *Dang Gui* [*Radix Angelicae sinensis*]); em segundo lugar, por ser melhor com relação aos aspectos mentais da deficiência de *Yang* do Rim (devido à inclusão de *Du Zhong* [*Cortex Eucommiae*] e *Lu Jiao Jiao* [*Colla Cornu Cervi*]).

Observe que essa fórmula contém *Fu Zi* (*Radix Aconiti lateralis preparata*) e *Lu Jiao Jiao* (*Colla Cornu Cervi*), cujo uso não é permitido nos países da União Europeia. *Fu Zi* simplesmente pode ser eliminada da prescrição, aumentando-se a dosagem de *Rou Gui* (*Cortex Cinnamomi*). *Lu Jiao Jiao* pode ser eliminado da fórmula sem alterá-la substancialmente.

PADRÕES MENTAL E EMOCIONAL Medo, choque e culpa podem prejudicar o Rim e causar essa condição. Entretanto, tais elementos constituem-se muitas vezes na consequência, mais do que na causa, de deficiência de *Yang* do Rim. O *Yang* do Rim pode ser esgotado por doença crônica, sobrecarga de trabalho, trabalho físico excessivo, levantamento de peso e atividade sexual excessiva.

O indivíduo sente-se mental e fisicamente esgotado, deprimido e sem força de vontade e espírito de iniciativa. Perde a esperança de melhorar, de iniciar ou de mudar qualquer coisa na vida. Tudo é sempre muito difícil.

Esta condição é caracterizada não apenas por deficiência de *Yang* do Rim, mas também por esgotamento de Essência. A Essência do Rim é a base material para todas as atividades fisiológicas do Rim. A Essência possui um aspecto *Yin* e um aspecto *Yang* e, neste caso, seu aspecto *Yang* está deficiente. Pelo fato de a Essência ser a base dos Três Tesouros, da Essência, do *Qi* e da Mente, uma deficiência de seu aspecto *Yang* causa esgotamento extremo e desânimo.

MODIFICAÇÕES

- Em casos de sintomas misturados de deficiência de *Yin* e *Yang* do Rim (ocorrência muito frequente), dividir a dosagem de *Fu Zi* e *Rou Gui* para 1,5g cada e substituir *Shu Di Huang* por *Sheng Di Huang* (*Radix Rehmanniae*).

Remédio dos Três Tesouros

FORTALECER A RAIZ Fortalecer a Raiz tonifica o *Yang* do Rim e fortalece a Força de Vontade (*Zhi*).

Resumo

Mente Enfraquecida – Deficiência de *Yang*, Deficiência de *Yang* do Rim

Princípio de Tratamento

- Tonificar e aquecer o *Yang*, fortalecer o Rim, acalmar a Mente e melhorar o humor

Pontos

- B-23 (*Shenshu*), B-52 (*Zhishi*), DU-4 (*Mingmen*), DU-14 (*Dazhui*), REN-4 (*Guanyuan*), R-3 (*Taixi*), R-7 (*Fuliu*), E-36 (*Zusanli*), BP-6 (*Sanyinjiao*), DU-20 (*Baihui*), B-8 (*Luoque*), B-10 (*Tianzhu*). Utilizar método de tonificação, exceto nos pontos da cabeça, que geralmente são inseridos com método neutro. Moxa deve ser utilizada

Fitoterapia

Prescrição

YOU GUI WAN – Pílula Restauradora do [Rim] Direito

Remédio dos Três Tesouros

- Fortalecer a Raiz

Caso Clínico

Uma mulher de 46 anos de idade queixava-se de noctúria; levantava até sete vezes por noite para urinar. A urina era geralmente pálida e quando acordava à noite sentia a boca seca. Apresentava dor na região inferior das costas e sentia-se geralmente com frio, embora ocasionalmente também sentisse calor na face.

A língua apresentava-se levemente Pálida com a ponta Vermelha, acompanhada por pontos vermelhos (Prancha 16.6). O pulso estava Fraco nas posições esquerda e direita do Rim.

Diagnóstico Este é um padrão evidente de deficiência de *Yang* do Rim. Embora esta seja a condição predominante, há também o início de alguma deficiência do *Yin* do Rim, manifestada por boca seca à noite e rubor quente ocasional.

Quando questionada sobre sua infância e como a condição poderia ter se desenvolvido, a paciente relatou que quando criança foi abandonada durante a guerra para ficar com uma família que não lhe tratava bem. Permaneceu com essa família dos 4 aos 8 anos de idade. Era intimidada por seus pais adotivos, sentindo-se muitas vezes assustada. Na época, desenvolveu enurese noturna que não desapareceu antes dos 13 anos. Este é um exemplo muito claro do efeito do medo sobre o Rim na criança, produzindo deficiência de *Yang* do Rim, a qual persistiu durante toda a vida da paciente.

Princípio de Tratamento Tonificar o *Yang* do Rim, consolidar a Essência, fortalecer Força de Vontade e acalmar a Mente.

Acupuntura Os seguintes pontos foram tonificados:

Padrões nos Problemas Mentais e Emocionais e Seu Tratamento com Fitoterapia e Acupuntura

- B-23 (*Shenshu*), DU-4 (*Mingmen*) – com moxa, REN-4 (*Guanyuan*) – com moxa, e R-3 (*Taixi*) para tonificar *Yang* do Rim e fortalecer Força de Vontade.
- PC-7 (*Daling*) e REN-15 (*Jiuwei*) para acalmar a Mente.

Fitoterapia   Não foram utilizadas ervas, mas apenas o remédio patenteado *Jin Suo Gu Jing Wan* (Pílula do Fecho de Metal para Consolidar a Essência):

- *Qian Shi* (*Semen Euryales*).
- *Lian Xu* (*Stamen Nelumbinis*).
- *Long Gu* (*Mastodi Ossis fossilia*) – calcinada.
- *Mu Li* (*Concha Ostreae*) – calcinada.
- *Lian Zi* (*Semen Nelumbinis*).
- *Sha Yuan Ji Li* (*Semen Astragali membranacei*).

Este remédio é mais adstringente que tonificante. Trata a Manifestação por meio da adstringência da urina, porém não trata a Raiz, isto é, a deficiência de *Yang* do Rim. Deve ser utilizado, portanto, em combinação com o tratamento por acupuntura, cujo objetivo é tratar a Raiz.

Deficiência de Sangue

PRINCÍPIO DE TRATAMENTO   Nutrir Sangue e acalmar a Mente.

Fitoterapia

Neste caso, são aplicáveis as mesmas prescrições utilizadas para tratar deficiência do Sangue na Mente Desalojada.

Deficiência de Yin

Deficiência do Yin do Rim

PRINCÍPIO DE TRATAMENTO   Nutrir o *Yin*, acalmar a Mente e melhorar o humor.

Acupuntura

PONTOS   R-3 (*Taixi*), R-6 (*Zhaohai*), BP-6 (*Sanyinjiao*), REN-4 (*Guanyuan*), B-23 (*Shenshu*), B-52 (*Zhishi*), DU-20 (*Baihui*). Utilizar método de tonificação.

EXPLICAÇÃO

- R-3. R-6, BP-6 e REN-4 nutrem *Yin* do Rim e acalmam a Mente.
- B-23 e B-52 tonificam o Rim e fortalecem a Força de Vontade. Embora B-23 seja melhor para tonificar o *Yang* do Rim, ele é acrescentado neste caso por seu efeito mental em melhorar o humor.
- DU-20 melhora o humor e alivia a depressão.

Fitoterapia

Todas as prescrições mencionadas para tratar deficiência de *Yin* que causa Mente Desalojada são aplicáveis neste

caso. Entretanto, na Mente Desalojada, a ênfase das prescrições era acalmar a Mente; ao passo que, no caso de Mente Enfraquecida, a ênfase deve ser dirigida à iluminação da Mente e à melhora do humor. As prescrições devem ser, portanto, adaptadas adequadamente pelo acréscimo de ervas que promovam mais a nutrição do *Yin*, tais como *Sheng Di Huang* (*Radix Rehmanniae*), *Mai Men Dong* (*Tuber Asparagi*).

As fórmulas a seguir nutrem o *Yin*, enfatizando a melhora do humor, em vez de acalmar a Mente.

PRESCRIÇÃO   *LIU WEI DI HUANG WAN* – Pílula *Rehmannia* dos Seis Ingredientes.
EXPLICAÇÃO   Esta é a fórmula mais famosa para nutrir *Yin*. Medo, culpa e choque podem esgotar o Rim. Sensação de culpa, especialmente quando guardada por muitos anos, é muito destrutiva e pode gerar deficiência do Rim. As principais manifestações aplicáveis a essa fórmula são tontura, tinido, dor nas costas, transpiração noturna, boca seca, calor dos cinco palmos, esgotamento, compleição escura, corpo adelgaçado, cabelo seco, língua Vermelha sem revestimento e pulso Flutuante e Vazio.
PADRÕES MENTAL E EMOCIONAL   Novamente, esta condição pode surgir como consequência de problemas emocionais provenientes de choque, medo ou culpa, ou, de modo inverso, pode surgir como resultado do esgotamento do *Yin* do Rim e da Essência do Rim.

O indivíduo sente-se muito esgotado e deprimido, perde força de vontade e espírito de iniciativa. Ao contrário daqueles que sofrem de deficiência de *Yang* do Rim, com características mentais similares, os que sofrem de deficiência do *Yin* do Rim são ligeiramente mais inquietos, agitados e nervosos. Eles também ficam propensos a ser mais queixosos.

A Essência é a base dos Três Tesouros, ou seja, Essência, *Qi* e Mente; quando é esgotada, Mente e Força de Vontade sofrem, causando esgotamento, depressão e desesperança.

978-85-7241-817-1

Remédio dos Três Tesouros

NUTRIR A RAIZ   Nutrir a Raiz nutre o *Yin* do Rim e do Fígado e fortalece a Força de Vontade (*Zhi*).

Resumo

Mente Enfraquecida – Deficiência de Yin – Deficiência de Yin do Rim

Princípio de Tratamento
- Nutrir *Yin*, acalmar a Mente e melhorar o humor

Pontos
- R-3 (*Taixi*), R-6 (*Zhaohai*), BP-6 (*Sanyinjiao*), REN-4 (*Guanyuan*), B-23 (*Shenshu*), B-52 (*Zhishi*), DU-20 (*Baihui*). Utilizar método de tonificação

Fitoterapia
Prescrição
- *LIU WEI DI HUANG WAN* – Pílula *Rehmannia* dos Seis Ingredientes
Remédio dos Três Tesouros
- Nutrir a Raiz

Padrões nos Problemas Mentais e Emocionais e Seu Tratamento com Fitoterapia e Acupuntura

Deficiência do Yin *do Pulmão e do Rim*

PRINCÍPIO DE TRATAMENTO   Nutrir *Yin* do Pulmão e do Rim, fortalecer Força de Vontade e assentar Alma Corpórea.

Acupuntura

PONTOS   P-9 (*Taiyuan*), P-5 (*Chize*), R-3 (*Taixi*), REN-4 (*Guanyuan*), P-7 (*Lieque*) e R-6 (*Zhaohai*), B-23 (*Shenshu*), B-52 (*Zhishi*), B-42 (*Pohu*). Utilizar método de tonificação.

EXPLICAÇÃO

- P-9 tonifica *Yin* do Pulmão.
- P-5 nutre a Água do Pulmão, de acordo com o livro *An Explanation of Acupuncture Points* (1654), quando a tristeza afeta o Pulmão, causando secura deste órgão, e quando o indivíduo chora muito[12].
- R-3 e REN-4 nutrem *Yin* do Rim e acalmam a Mente.
- P-7 e R-6 abrem o Vaso Concepção, nutrem *Yin* do Pulmão e do Rim e beneficiam a garganta.
- B-23 e B-52 tonificam o Rim e fortalecem a Força de Vontade.
- B-42 tonifica o Pulmão e assenta a Alma Corpórea.

Fitoterapia

PRESCRIÇÃO   *MAI WEI DI HUANG WAN* – Pílula de *Ophiopogon-Schisandra-Rehmannia*.

EXPLICAÇÃO   Esta é uma variação da fórmula anterior, com o acréscimo de *Mai Men Dong* (*Radix Ophiopogonis*) e *Wu Wei Zi* (*Fructus Schisandrae*), que nutrem *Yin* do Pulmão. As principais manifestações físicas, além daquelas descritas acerca de *Liu Wei Di Huang Wan*, são, portanto, tosse seca, garganta seca, leve falta de ar e possivelmente raias de sangue no escarro.

PADRÕES MENTAL E EMOCIONAL   Neste caso, são aplicáveis todas as características mentais e emocionais do padrão anterior. A diferença principal reside no fato de que, neste caso, a Alma Corpórea é afetada, e esta condição pode ser causada por emoções que prejudicam o Pulmão, tais como tristeza, preocupação e aflição.

No que se refere às manifestações mentais e emocionais, o indivíduo irá provavelmente somatizar as emoções na pele, a qual se apresentará seca e acompanhada de erupções cutâneas.

O indivíduo também ficará propenso a ser mais melancólico, triste e nostálgico acerca do passado.

PRESCRIÇÃO   *DI PO TANG* – Decocção da Terra para Alma Corpórea.

EXPLICAÇÃO   Essa fórmula nutre *Yin* do Pulmão, enraiza a Alma Corpórea no Pulmão e domina o *Qi* rebelde do Pulmão.

PADRÕES MENTAL E EMOCIONAL   Essa fórmula consta no livro *Discussion on Blood Diseases* (1884), sendo adequada para tratar confusão mental e inquietação provenientes da Alma Corpórea desalojada.

O paciente fica ligeiramente inquieto, deprimido e levemente confuso, apresentando palpitações; tais sintomas ocorrem contra fundo de deficiência de *Yin* do Pulmão não enraízando a Alma Corpórea.

Observe que *Mu Li* (*Concha Ostreae*) pode ser substituído por *Suan Zao Ren* (*Semen Ziziphi spinosae*).

Resumo

Mente Enfraquecida – Deficiência de *Yin*, Deficiência de *Yin* do Pulmão e do Rim

Princípio de Tratamento
- Nutrir *Yin* do Pulmão e do Rim, fortalecer Força de Vontade e assentar Alma Corpórea

Pontos
- P-9 (*Taiyuan*), P-5 (*Chize*), R-3 (*Taixi*), REN-4 (*Guanyuan*), P-7 (*Lieque*) e R-6 (*Zhaohai*), B-23 (*Shenshu*), B-52 (*Zhishi*), B-42 (*Pohu*). Utilizar método de tonificação

Fitoterapia
Prescrição
- *MAI WEI DI HUANG WAN* - Pílula de *Ophiopogon-Schisandra-Rehmannia*

Prescrição
- *DI PO TANG* – Decocção da Terra para Alma Corpórea

Caso Clínico

Um homem de 35 anos de idade apresentava insônia (acordava durante a noite), ansiedade moderada, depressão, falta de concentração, entorpecimento das mãos à noite, boca seca, sensação de calor ao anoitecer e palpitações.

Os olhos haviam perdido o brilho e eram vacilantes; a língua estava Vermelha, com fissura do Coração e sem revestimento suficiente (Prancha 16.7); o pulso apresentava-se Rápido e Movente.

Diagnóstico   O padrão consiste na deficiência do *Yin* do Coração; olhos e pulso (qualidade Movente) apontavam claramente para choque como causa da doença. Quando questionado a respeito, o paciente confirmou que, há alguns anos, havia sofrido um tremendo choque com o assassinato de seu irmão.

Princípio de tratamento   Nutrir Coração, tonificar *Yin*, abrir orifícios do Coração e acalmar a Mente. É necessário abrir os orifícios do Coração, pois o choque "fecha" o Coração.

Acupuntura   Os principais pontos utilizados (com método de tonificação) foram os seguintes:

- C-7 (*Shenmen*), BP-6 (*Sanyinjiao*) e REN-14 (*Juque*) para nutrir Coração e acalmar Mente.
- REN-15 (*Jiuwei*) e B-15 (*Xinshu*) para abrir os orifícios do Coração.
- REN-4 (*Guanyuan*) para nutrir *Yin* e enraizar a Mente.

Fitoterapia   A fórmula usada era uma variação de *Mai Wei Di Huang Wan* (Pílula de *Ophiopogon-Schisandra-Rehmannia*).

- *Shu Di Huang* (*Radix Rehmanniae preparata*): 12g.
- *Ren Shen* (*Radix Ginseng*): 6g.

406 Padrões nos Problemas Mentais e Emocionais e Seu Tratamento com Fitoterapia e Acupuntura

- *Ze Xie (Rhizoma Alismatis):* 6g.
- *Fu Shen (Sclerotium Poriae cocos pararadicis):* 6g.
- *Mai Men Dong (Radix Ophiopogonis):* 9g.
- *Wu Wei Zi (Fructus Schisandrae):* 6g.
- *Yuan Zhi (Radix Polygalae):* 6g.
- *Shi Chang Pu (Rhizoma Acori tatarinowii):* 6g.
- *Zhi Gan Cao (Radix Glycyrrhizae uralensis preparata):* 3g.

Explicação

A fórmula original nutre *Yin* do Pulmão e do Rim, porém, com as modificações anteriores, pode nutrir *Yin* do Coração e acalmar a Mente.

- *Shu Di*, além de tonificar o Rim, também penetra no Coração e, portanto, assenta a Mente.
- *Shan Zhu Yu* e *Mu Dan Pi* foram eliminados; constam da fórmula original para nutrir o Fígado, que neste caso não é deficiente.
- *Shan Yao* foi substituído por *Ren Shen*, a fim de penetrar no Coração. Além disso, em combinação com *Wu Wei Zi* e *Mai Men Dong* (ver adiante), constituem *Sheng Mai Tang*, que nutre *Qi* e *Yin* do Coração.
- *Ze Xie* combina-se com *Shu Di Huang* para clarear qualquer Calor por Deficiência.
- *Fu Ling* foi substituído por *Fu Shen* para acalmar a Mente.
- *Mai Dong* e *Wu Wei Zi* fazem parte da prescrição original; ambas penetram no Coração.
- *Yuan Zhi* e *Chang Pu* abrem os orifícios do Coração; são picantes e, portanto, dispersivas; são coordenados com *Wu Wei Zi*, que é ácida e absorvente.
- *Zhi Gan Cao* harmoniza.

Este paciente foi tratado por nove meses, o que produziu melhora total em seus sintomas físicos e mentais.

Deficiência do Yin *do Rim e do Fígado*

PRINCÍPIO DE TRATAMENTO Nutrir *Yin* do Rim e do Fígado, fortalecer Força de Vontade e assentar Alma Etérea.

Acupuntura

PONTOS R-3 (*Taixi*), R-6 (*Zhaohai*), BP-6 (*Sanyinjiao*), REN-4 (*Guanyuan*), F-8 (*Ququan*), B-23 (*Shenshu*), B-52 (*Zhishi*), B-47 (*Hunmen*). Utilizar método de tonificação.

EXPLICAÇÃO

- R-3. R-6, BP-6, REN-4 e F-8 nutrem *Yin* do Rim e do Fígado.
- B-23 e B-52 fortalecem Rim e Força de Vontade.
- B-47 assenta a Alma Etérea. A combinação dos pontos B-47, B-23 e B-52 é excelente para aliviar depressão mental proveniente de deficiência de Fígado e Rim.

Fitoterapia

PRESCRIÇÃO *DA BU YIN JIAN* – Grande Decocção para Tonificar o *Yin*.

EXPLICAÇÃO Essa fórmula é adequada para tratar deficiência do *Yin* do Rim e do Fígado. As principais manifestações são tontura, tinido, dor nas costas, joelhos fracos, visão turva, olhos secos, transpiração noturna, calor dos cinco palmos, dor de cabeça, língua Vermelha sem revestimento e pulso Flutuante e Vazio.

PADRÕES MENTAL E EMOCIONAL Medo, choque e culpa podem causar deficiência do *Yin* do Rim e do Fígado da mesma maneira descrita anteriormente. Neste caso, Mente, Alma etérea e Força de Vontade são afetadas.

O indivíduo sente-se esgotado e deprimido e sem força de vontade. Como a Alma Etérea é privada de sua residência, o indivíduo também se sente sem objetivo e dorme mal.

PRESCRIÇÃO *ZUO GUI WAN* – Pílula Restauradora do [Rim] Esquerdo.

EXPLICAÇÃO Essa fórmula nutre *Yin* do Fígado e do Rim. Sua ênfase está no fortalecimento dos tendões e dos ossos, tecidos relacionados ao Fígado e ao Rim, respectivamente. Na prescrição, *Niu Xi* e *Lu Jiao* possuem essa função. Há uma correlação entre o aspecto físico do fortalecimento dos tendões e dos ossos por meio das ervas que agem no Fígado e no Rim e o fortalecimento da Alma Etérea e da Força de Vontade relacionadas a esses órgãos.

As principais manifestações físicas para a utilização dessa fórmula são, além dos outros sintomas de deficiência de *Yin* descritos anteriormente, fraqueza; rigidez e dor na região dorsal inferior e nos joelhos; sensação de frio em pernas, joelhos e região dorsal inferior; tontura; e dor de cabeça com sensação de vazio na cabeça.

Observe que essa fórmula contém *Lu Jiao (Cornu Cervi)*, cujo uso não é permitido em países da União Europeia; pode ser removido da fórmula sem alterá-la substancialmente.

PADRÕES MENTAL E EMOCIONAL As mesmas emoções mencionadas nas duas fórmulas anteriores podem gerar esta condição. Alternativamente, fraqueza do Fígado e do Rim proveniente de sobrecarga de trabalho e atividade sexual excessiva ou simplesmente da idade pode causar essa condição.

O indivíduo sente-se exausto e deprimido e sem força de vontade. Da mesma forma que, no nível físico, há rigidez na região dorsal, o indivíduo tende a ser bastante rígido em sua atitude mental.

Remédio dos Três Tesouros

NUTRIR A RAIZ Nutrir a Raiz nutre *Yin* do Rim e do Fígado e fortalece a Força de Vontade (*Zhi*).

Resumo

Mente Enfraquecida – Deficiência de *Yin*, Deficiência de *Yin* do Rim e do Fígado

Princípio de Tratamento
- Nutrir *Yin* do Rim e do Fígado, fortalecer Força de Vontade e assentar Alma Etérea

Pontos
- R-3 (*Taixi*), R-6 (*Zhaohai*), BP-6 (*Sanyinjiao*), REN-4 (*Guanyuan*), F-8 (*Ququan*), B-23 (*Shenshu*), B-52 (*Zhishi*), B-47 (*Hunmen*). Utilizar método de tonificação

Fitoterapia

Prescrição

DA BU YIN JIAN – Grande Decocção para Tonificar o *Yin*

Prescrição

■ *ZUO GUI WAN* – Pílula Restauradora do [Rim] Esquerdo

Remédio dos Três Tesouros

■ Nutrir a Raiz

Caso Clínico

Uma mulher de 39 anos de idade queixava-se de ciclo menstrual irregular (sempre tardio), acompanhado por tensão pré-menstrual, perda da força de vontade e insônia (acordava durante a noite). Os olhos apresentavam-se, com frequência, muito secos. Sentia-se também geralmente muito cansada, tanto física como mentalmente. Tendo vivido uma fase de muito estresse no passado, devido ao divórcio difícil pelo qual passara, sentia-se agora sem objetivo, indecisa acerca de seu relacionamento atual e sem saber que rumo tomar na vida.

A língua apresentava-se Vermelha, com fissura do Coração e quase inteiramente sem revestimento (Prancha 16.8); o pulso estava Vazio no nível profundo no lado esquerdo e Áspero no lado direito. O pulso também estava completamente isento de ondulação.

Diagnóstico Este é um padrão evidente de deficiência do *Yin* do Fígado, embora não haja muitos sintomas. Entretanto, pulso e língua indicam claramente deficiência de *Yin*; insônia, ciclo menstrual tardio e olhos secos nos permitem localizar a deficiência de *Yin* no Fígado. A maioria dos sintomas, sensação de falta de objetivo, indecisão e perda de sentido na vida, aponta claramente para Alma Etérea sendo privada de sua raiz dentro do *Yin* do Fígado. Secundária à deficiência do *Yin* do Fígado havia certa estagnação do *Qi* do Fígado manifestada pela tensão pré-menstrual.

A falta de ondulação do pulso aponta para tristeza como emoção à raiz do problema. Indivíduos diferentes reagem de formas distintas ao estresse da vida. Ao passar por um divórcio sofrido e estressante, alguns podem sentir raiva, outros preocupação, outros se desencorajam, etc. A paciente em questão reagiu sentindo-se muito triste acerca do rompimento de seu matrimônio e a tristeza enfraqueceu Sangue e *Yin* do Fígado.

Princípio de tratamento Nutrir *Yin*, fortalecer Fígado e enraizar Alma Etérea.

Acupuntura A paciente foi tratada com apenas quatro sessões de acupuntura, as quais apresentaram resultados muito bons.

A primeira sessão consistiu apenas na puntura dos pontos de abertura do Vaso *Yin* de Conexão, isto é, PC-6 (*Neiguan*), no lado direito, e BP-4 (*Gongsun*), no lado esquerdo. Esse vaso extraordinário nutre *Yin* e enraíza a Alma Etérea.

Na segunda sessão, a abertura dos pontos do Vaso *Yin* de Conexão foi repetida, com o acréscimo dos pontos BP-6 (*Sanyinjiao*) e REN-15 (*Jiuwei*), ambos tonificados, a fim de ajudar a nutrir *Yin* e enraizar a Alma Etérea. Na terceira e quarta sessões, os pontos anteriores foram novamente inseridos com a adição dos seguintes pontos:

- E-36 (*Zusanli*) e F-8 (*Ququan*) para nutrir o Fígado.
- B-23 (*Shenshu*), B-52 (*Zhishi*) e B-47 (*Hunmen*) para nutrir Rim e Fígado e enraizar a Alma Etérea. O Rim foi tratado não porque havia alguma deficiência do Rim, mas porque Fígado e Rim compartilham uma raiz comum, e os pontos B-52 e B-47, combinados com B-23, fortalecem a Força de Vontade, enraizam a Alma Etérea e ajudam o indivíduo a encontrar o sentido de direção.

Após essas quatro sessões, a paciente passou a se sentir muito melhor e muito mais positiva e decidida, a ponto de resolver romper seu atual relacionamento problemático, sentindo-se agora muito bem.

978-85-7241-817-1

Caso Clínico

Uma mulher de 32 anos de idade queixava-se de cansaço, dor na região do hipocôndrio, sensação de opressão no tórax e dor atrás dos olhos. Os períodos menstruais eram sempre tardios e doloridos, e o sangue menstrual era escuro com coágulos. O sono era intranquilo e perturbado pela presença de muitos sonhos, sentia calor ao anoitecer e sua visão ficava algumas vezes turva.

Sentia-se sem objetivo e faltava-lhe sentido de direção na vida. Estava em uma encruzilhada no trabalho e no relacionamento pessoal, e, muitas vezes, sentia "não ver a luz no fim do túnel". A língua apresentava-se Vermelha e sem revestimento. O pulso era Flutuante, Vazio e Fino, porém também levemente em Corda no lado esquerdo.

Diagnóstico Este é outro exemplo evidente de deficiência do *Yin* do Fígado, como no caso anterior. Neste caso, entretanto, há estagnação muito mais pronunciada do *Qi* do Fígado e do Sangue do Fígado (dor na região do hipocôndrio, sensação de opressão no tórax, períodos menstruais doloridos com coágulos escuros). Também, neste caso, a estagnação do *Qi* do Fígado é secundária à deficiência do *Yin* do Fígado.

O *Yin* deficiente do Fígado falha ao enraizar a Alma Etérea, causando sensação de falta de objetivo na vida e sono perturbado por sonhos.

Princípio de tratamento Nutrir *Yin* do Fígado, mover *Qi* e Sangue do Fígado e enraizar a Alma Etérea.

Acupuntura Os principais pontos utilizados foram os seguintes:

- F-8 (*Ququan*), E-36 (*Zusanli*), REN-4 (*Guanyuan*) e BP-6 (*Sanyinjiao*), tonificados, a fim de nutrir *Yin* do Fígado.
- F-3 (*Taichong*) e VB-34 (*Yanglingquan*), com método neutro, a fim de mover *Qi* do Fígado e Sangue do Fígado.
- REN-15 (*Jiuwei*) e B-47 (*Hunmen*), a fim de enraizar a Alma Etérea.

Fitoterapia A fórmula utilizada foi uma variação de *Da Bu Yin Jian* (Grande Decocção para Tonificar o *Yin*).

- *Shu Di Huang* (*Radix Rehmanniae preparata*): 12g.
- *Shan Yao* (*Radix Dioscoreae*): 9g.
- *Shan Zhu Yu* (*Fructus Corni*): 4g.
- *Gou Qi Zi* (*Fructus Lycii chinensis*): 9g.
- *Dang Gui* (*Radix Angelicae sinensis*): 6g.
- *Dang Shen* (*Radix Codonopsis*): 6g.
- *Du Zhong* (*Cortex Eucommiae*): 6g.
- *Zhi Gan Cao* (*Radix Glycyrrhizae uralensis preparata*): 3g.
- *Chuan Lian Zi* (*Fructus Toosendan*): 4g.
- *Mei Gui Hua* (*Flos Rosae rugosae*): 3g.
- *Yi Mu Cao* (*Herba Leonuri*): 4g.
- *Suan Zao Ren* (*Semen Ziziphi spinosae*): 4g.

Explicação

A fórmula não foi alterada, exceto as dosagens, as quais foram reduzidas. *Du Zhong* poderia ter sido eliminada, já que não havia deficiência do Rim, porém foi mantida por seu efeito mental de fortalecimento da Força de Vontade e por proporcionar uma base forte para a Alma Etérea.

- *Chuan Lian Zi* e *Mei Gui Hua* movem o *Qi* do Fígado sem prejudicar o *Yin*.
- *Yi Mu Cao* revigora o Sangue do Fígado.
- *Suan Zao Ren*, ácido e adstringente, enraíza a Alma Etérea e acalma a Mente.

Após três meses tratamento, além da melhora no ciclo menstrual, a paciente passou a se sentir mais forte, mais focalizada e determinada.

Deficiência da Essência do Rim

PRINCÍPIO DE TRATAMENTO Nutrir o Rim, tonificar a Essência e fortalecer a Força de Vontade.

Acupuntura

PONTOS REN-4 (*Guanyuan*), REN-7 (*Yinjiao*), B-23 (*Shenshu*), B-52 (*Zhishi*), R-3 (*Taixi*), BP-6 (*Sanyinjiao*), VB-13 (*Benshen*), DU-20 (*Baihui*). Utilizar método de tonificação. Esses pontos são adequados para tratar deficiência do *Yang* do Rim e do *Yin* do Rim, dependendo da utilização ou não da moxa.

EXPLICAÇÃO

- REN-4 e REN-7 nutrem a Essência.
- B-23 e B-52 tonificam o Rim e fortalecem a Força de Vontade.
- R-3 e BP-6 nutrem *Yin* do Rim.
- VB-13 concentra a Essência no cérebro.
- DU-20 eleva o *Qi* puro e melhora a depressão.

Fitoterapia

PRESCRIÇÃO *HE CHE DA ZAO WAN* – Grande Pílula para Fortificar a Placenta.

EXPLICAÇÃO A ênfase dessa fórmula está na tonificação da Essência. *Zi He Che*, *Wu Wei Zi*, *Gou Qi Zi* e *Suo Yang* beneficiam a Essência. O segundo objetivo terapêutico dessa fórmula consiste na tonificação do *Yang* do Rim. Essa fórmula é adequada, portanto, para tratar casos complicados de deficiência de todos os aspectos do Rim: *Yin*, Essência e *Yang*.

Deve-se observar que as doses anteriormente descritas servem para produzir uma quantidade de pílulas, não para produzir decocções diárias individuais. As dosagens diárias de uma decocção podem ser adaptadas proporcionalmente.

As principais manifestações para o uso dessa prescrição são: esgotamento, depressão, costas e joelhos fracos, função sexual fraca (perda de desejo ou impotência), emissões noturnas, dentes fracos, encanecimento prematuro ou queda dos cabelos, tontura, tinido, transpiração noturna, corpo magro, língua Vermelha sem revestimento e pulso Flutuante e Vazio.

Observe que o uso de placenta não é permitido em países da União Europeia; tal ingrediente pode ser removido da fórmula.

PADRÕES MENTAL E EMOCIONAL Medo, choque e culpa podem causar deficiência de *Yin* do Rim e da Essência do Rim ou, contrariamente, podem ser o resultado de sobrecarga de trabalho e atividade sexual excessiva. Nas mulheres, pode ser o resultado de um número muito grande de partos ou da perda prolongada de sangue durante muitos anos com os períodos menstruais. O indivíduo sente-se mental e fisicamente esgotado e deprimido, sem força de vontade e iniciativa. Pode sofrer também de certa deficiência na função sexual, como falta de desejo ou impotência.

MODIFICAÇÕES A seguir estão modificações que podem ser aplicadas às quatro fórmulas anteriormente descritas. Deve-se observar, em primeiro lugar, que, ao nutrir *Yin* do Rim em problemas mentais e emocionais, é aconselhável acrescentar um ou dois tônicos do *Yang* do Rim em pequenas dosagens. Este acréscimo é necessário, no sentido de proporcionar mais movimento e dinamismo à fórmula e, assim, afetar Mente e Força de Vontade mais prontamente.

Em especial, na depressão crônica, uma das características claras do quadro é a maneira com que o paciente está "preso" aos padrões mental e emocional, sendo

Padrões nos Problemas Mentais e Emocionais e Seu Tratamento com Fitoterapia e Acupuntura **409**

muito difícil libertá-lo. Certa resistência ao tratamento, desesperança e desespero são emoções típicas da depressão crônica. Nesses casos, admitindo-se que apresentem uma configuração de deficiência de *Yin*, é importante acrescentar alguns tônicos do *Yang* do Rim para revigorar *Yang* e proporcionar movimento à prescrição.

Em particular, devem-se escolher tônicos do *Yang* do Rim de sabor picante, pois esse sabor move e revigora. Dois exemplos são *Du Zhong* (*Cortex Eucommiae ulmoidis*) e *Ba Ji Tian* (*Radix Morindae officinalis*). Obviamente, algumas das prescrições anteriormente descritas já contêm alguns tônicos do *Yang* do Rim.

Outro acréscimo frequente às prescrições anteriores que nutrem *Yin* é *Shi Chang Pu* (*Rhizoma Acori tatarinowii*), a fim de abrir os orifícios da Mente, iluminar a Mente e melhorar o humor. Este seria um acréscimo essencial para as quatro prescrições anteriores. É de sabor picante e, portanto, também possui efeito movente benéfico, igualmente aos tônicos do *Yang* mencionados anteriormente.

> ### Resumo
>
> **Mente Enfraquecida – Deficiência de *Yin*, Deficiência da Essência do Rim**
> *Princípio de Tratamento*
> - Nutrir o Rim, tonificar a Essência e fortalecer a Força de Vontade
>
> *Pontos*
> - REN-4 (*Guanyuan*), REN-7 (*Yinjiao*), B-23 (*Shenshu*), B-52 (*Zhishi*), R-3 (*Taixi*), BP-6 (*Sanyinjiao*), VB-13 (*Benshen*), DU-20 (*Baihui*). Utilizar método de tonificação. Esses pontos são adequados para tratar deficiência do *Yang* do Rim e do *Yin* do Rim, dependendo do uso ou não da moxa
>
> *Fitoterapia*
> *Prescrição*
> - *HE CHE DA ZAO WAN* – Grande Pílula para Fortificar a Placenta

Observação

Como recordação, os principais métodos de tratamento utilizados em problemas mentais e emocionais são cinco:

- Nutrir o Coração e acalmar a Mente.
- Eliminar os fatores patogênicos e acalmar a Mente.
- Eliminar os fatores patogênicos, nutrir o Coração e acalmar a Mente.
- Resolver a Fleuma, abrir os orifícios e acalmar a Mente.
- Afundar e acalmar a Mente.

Os quatro primeiros itens foram discutidos quando tratamos dos vários padrões de problemas mentais e emocionais. Devemos discutir agora o quinto método de tratamento, isto é, afundar e acalmar a Mente. Este método consiste no uso de minerais e conchas que possuem densidade alta e são pesados. A ideia tradicional é que pesam sobre o Coração para afundar a Mente, aliviando consequentemente ansiedade, agitação e insônia quando são causadas por *Qi* rebelde. Isto é geralmente decor-

rente de subida do *Yang* do Fígado, Vento do Fígado ou Calor por Deficiência do Coração.

Essas substâncias podem ser acrescentadas a qualquer uma das fórmulas já discutidas para tratar a Manifestação sempre que os sintomas forem graves, isto é, agitação muito intensa, insônia intratável, ansiedade potente e, em casos graves, comportamento violento.

Todas essas substâncias possuem efeitos colaterais, pois são indigestas e, portanto, seu uso prolongado pode prejudicar Estômago e Baço. Por essa razão, elas são geralmente combinadas com ervas digestivas.

Observe que o uso de minerais não é permitido nos países da União Europeia.

As principais substâncias que promovem afundamento, acalmando a Mente, são:

- *Long Gu* (*Mastodi Ossis fossilia*).
- *Long Chi* (*Fossilia Dentis Mastodi*).
- *Mu Li* (*Concha Ostreae*).
- *Ci Shi* (*Magnetitum*).
- *Zhen Zhu Mu* (*Concha margaritiferae*).
- *Hu Po* (*Succinum*).

Long Chi, *Long Gu* e *Mu Li* são adstringentes e, portanto, também nutrem o *Yin*. *Mu Li* é especialmente eficaz para nutrir o *Yin*, ao passo que *Long Chi* é a melhor das três substâncias para afundar e acalmar a Mente.

Ci Shi e *Zhen Zhu Mu* afundam *Yang* do Fígado e Vento do Fígado.

Hu Po, além do efeito de afundar e acalmar a Mente, também revigora o Sangue e penetra no Fígado, tornando-se útil no tratamento de depressão e ansiedade provenientes de estagnação do *Qi* do Fígado ou de Sangue do Fígado.

No tocante às prescrições que afundam e acalmam a Mente, não foram mencionados anteriormente, pois muitas delas com frequência contêm vários minerais indigeríveis e tóxicos. Sua utilização muitas vezes não é necessária. Grande parte dos problemas mentais e emocionais pode ser tratada por intermédio das prescrições já descritas anteriormente, com o acréscimo de uma ou duas substâncias que promovam afundamento, caso as manifestações solicitem tal utilização.

Notas Finais

1. 1979 Huang Di Nei Jing Su Wen 黄帝内经素问 [The Yellow Emperor's Classic of Internal Medicine – Simple Questions]. People's Health Publishing House, Beijing, p. 168. Publicado primeiramente *c*.100 a. C.
2. 1981 Ling Shu Jing 灵枢经 [Spiritual Axis]. People's Health Publishing House, Beijing, p. 72. Publicado pela primeira vez *c*.100 a. C.
3. Ibid., p. 120.
4. Simple Questions, p. 319.
5. Wang Luo Zhen 1985 Qi Jing Ba Mai Kao Jiao Zhu 奇经八脉考校注 [A Compilation of the Study of the Eight Extraordinary Vessels]. Shanghai Science Publishing House, Shanghai, p. 129. The *Study of the Eight Extraordinary Vessels* foi escrito por Li Shi Zhen e publicado pela primeira vez em 1578.
6. Shan Chang Hua 1990 Jing Xue Jie 经穴解 [An Explanation of the Acupuncture Points]. People's Health Publishing House,

Beijing, p. 31. *An Explanation of the Acupuncture Points* foi escrito por Yue Han Zhen e publicado pela primeira vez em 1654.

7. Ibid., p. 45.
8. Ibid., p. 88.
9. 1981 Jin Gui Yao Lue Fang Xin Jie 金匱要略方新解 [A New Explanation of the Essential Prescriptions of the Golden Chest].

Zhejiang Scientific Publishing House, p. 24. O *Essential Prescriptions of the Golden Chest* foi escrito por Zhang Zhong Jing e publicado pela primeira vez em 220 a. C.

10. Ibid., p. 24.
11. An Explanation of Acupuncture Points, pp. 26-27.
12. Ibid., p. 28.

978-85-7241-817-1

Capítulo 17

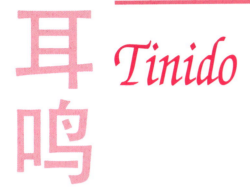

Tinido

CONTEÚDO DO CAPÍTULO

Tinido 411

Etiologia 411
- Tensão Emocional 411
- Sobrecarga de Trabalho 412
- Senilidade 412
- Dieta 412
- Atividade Sexual Excessiva 412
- Exposição a Sons Altos 412

Patologia 412

Identificação de Padrões e Tratamento 414

Excesso 414
- Subida do Yang do Fígado 414
- Subida do Fogo do Fígado e da Vesícula Biliar 415
- Vento do Fígado 416
- Agitação Ascendente de Fleuma-Fogo 416

Deficiência 418
- Deficiência da Essência do Rim 418
- Fraqueza do Qi do Aquecedor Superior 419
- Deficiência de Sangue do Coração 420

Literatura Chinesa Moderna 420

Prognóstico 420

Excesso
- Subida do Yang do Fígado
- Subida do Fogo do Fígado e da Vesícula Biliar
- Vento do Fígado
- Agitação ascendente de Fleuma-Fogo

Deficiência
- Deficiência da Essência do Rim
- Fraqueza do Qi do Aquecedor Superior
- Deficiência de Sangue do Coração

Tinido

O tinido indica uma sensação subjetiva que é sentida ao ouvir um barulho em um ou nos dois ouvidos. O barulho pode ser constante ou vir em crises, podendo variar em intensidade e característica. Pode soar como um assobio de intensidade alta, como sinos, como uma máquina funcionando ou como água escorrendo.

Embora o Rim abra-se nas orelhas, muitos outros órgãos influenciam a audição e podem estar envolvidos, causando tinido. O canal da Vesícula Biliar, por exemplo, flui através da orelha, sendo muito envolvido em problemas auditivos, especialmente de natureza de excesso.

As orelhas também são influenciadas pelo Coração, já que uma das funções da Mente (*Shen*) é a de controlar os orifícios dos sentidos e os sentidos, e pelo Pulmão, uma vez que ele alberga a Alma Corpórea, a qual influencia todos os sentidos.

Observe que a identificação de padrões e o tratamento de tinido aplicam-se em grande parte também à surdez. A discussão do tinido será administrada de acordo com os seguintes tópicos:

- Etiologia.
- Patologia.
- Identificação de padrões e tratamento.
- Literatura chinesa moderna.
- Prognóstico.

978-85-7241-817-1

Etiologia

Tensão Emocional

Problemas emocionais, como raiva, frustração, ressentimento, ódio ou culpa, causam estagnação do Qi do Fígado e, em última análise, Fogo do Fígado, o qual pode se elevar para perturbar as orelhas. Esse fato pode causar tinido com início súbito e produção de som de intensidade alta.

Emoções, tais como tristeza, aflição e preocupação, que enfraquecem Pulmão e Coração também podem gerar tinidos. Isto ocorre quando o *Qi* deficiente do Coração e do Pulmão falha em ascender à cabeça para desobstruir os orifícios da orelha.

Sobrecarga de Trabalho

Sobrecarga de trabalho, no sentido de muitas horas de trabalho sem descanso adequado durante anos, enfraquece o Rim, de tal forma que não garante a nutrição das orelhas, resultando em tinido. Este tipo de tinido é de início gradual, e o barulho produzido é de intensidade baixa. Esta é a causa mais comum de tinido.

Senilidade

A Essência do Rim declina naturalmente à medida que o indivíduo envelhece e, nos idosos, pode falhar em nutrir orelhas e cérebro, gerando tinido. Isto não significa, evidentemente, que todo indivíduo idoso irá inevitavelmente sofrer de tinido. Este tipo de tinido é também de início muito gradual e com produção de som de intensidade baixa.

Dieta

O consumo excessivo de lacticínios e alimentos gordurosos, associado a hábitos alimentares irregulares, pode gerar formação de Fleuma, a qual pode subir à cabeça. Nesta região, a Fleuma impede a ascendência de *Qi* puro à cabeça para desobstruir seus orifícios (que inclui as orelhas), bem como a descendência de *Qi* turvo da cabeça, resultando em tinido e tontura.

Atividade Sexual Excessiva

A atividade sexual excessiva nos homens enfraquece o Rim, uma vez que o esperma é *Tian Gui*, ou seja, uma manifestação direta da Essência do Rim. A Essência do Rim deficiente falha em nutrir as orelhas, gerando tinido (com produção de som de baixa intensidade).

Exposição a Sons Altos

Exposição a sons muito altos durante muito tempo, como em determinadas fábricas ou em discotecas em que se toca *rock* em som de intensidade alta, também pode causar tinido. Sob a perspectiva chinesa, este fato manifesta-se normalmente com condição de excesso.

Resumo

Etiologia
- Tensão emocional
- Sobrecarga de trabalho
- Senilidade
- Dieta
- Atividade sexual excessiva
- Exposição a sons altos

Patologia

Cada um dos cinco Órgãos Internos *Yin* controla um dos sentidos e um orifício dos sentidos, por exemplo, Rim e orelhas, Fígado e olhos. O Rim nutre as orelhas e promove a audição; uma patologia do Rim é a primeira coisa em que se pensa ao se tratar tinido e surdez. Entretanto, outros Órgãos Internos também podem estar envolvidos, como será visto a seguir.

As orelhas dependem da nutrição da Essência para seu próprio funcionamento e estão, portanto, fisiologicamente relacionadas ao Rim. O *Eixo Espiritual (Ling Shu)*, no capítulo 17, diz: *"O Rim abre-se nas orelhas; se o Rim for saudável, as orelhas podem ouvir os cinco sons"*[1].

Outros Órgãos Internos ao lado do Rim influenciam orelhas e audição. Coração controla audição e orelhas simplesmente porque a Mente (*Shen*) controla e coordena todos os sentidos e órgãos dos sentidos. A Mente é responsável por todas as percepções sensórias.

Cada sentido está relacionado a um determinado órgão, ou seja, a olfação está relacionada ao Pulmão; o paladar, ao Baço e ao Coração; a audição, ao Rim; e a visão, ao Fígado. Porém, todos os sentidos também dependem do Coração, pois é a Mente que, em última análise, recebe as percepções sensórias. A audição depende do Rim, entretanto, o Coração também tem influência sobre ela na medida em que conduz *Qi* e Sangue às orelhas. O *Questões Simples (Su Wen)*, no capítulo 4, afirma: *"A cor da direção sul é vermelha; ela está relacionada ao Coração, que se abre nas orelhas"*[2]. Alguns tipos de tinido são resultantes do *Qi* do Coração e/ou do Sangue do Coração deficiente e não atingindo as orelhas.

O Pulmão também influencia as orelhas pelo fato de albergar a Alma Corpórea, que é uma alma física que, além de outras funções, ativa todos os sentidos e os orifícios dos sentidos. Esta é a razão pela qual alguns indivíduos conseguem ainda ouvir as pessoas ao seu redor após desfalecerem; em tal situação, a Mente (*Shen*) está temporariamente inativa, entretanto, a Alma Corpórea não afetada permite que o indivíduo possa ouvir.

A Alma Corpórea também afeta audição e orelhas, em virtude de fazer a Essência funcionar em todos os processos fisiológicos. A Alma Corpórea é chamada de "entrada e saída da Essência (*Jing*)". A Essência é a base para um corpo saudável, e a Alma Corpórea promove sensações e movimentos nítidos e claros. "Pela Alma Corpórea, a Essência entra e sai", o que permite a ela desempenhar um papel em todos os processos fisiológicos e todos os sentidos.

Dessa maneira, Rim, Coração e Pulmão são os três Órgãos Internos que mais afetam orelhas e audição (Fig. 17.1).

Um fator na saúde dos sentidos e orifícios dos sentidos é o equilíbrio do *Yin* e do *Yang* na cabeça. O *Yang* puro sobe à cabeça, onde "desobstrui" os orifícios dos sentidos e permite visão, audição, olfato e paladar normais. Por outro lado, o *Yin* turvo desce da cabeça. Os canais Divergentes desempenham um papel importante

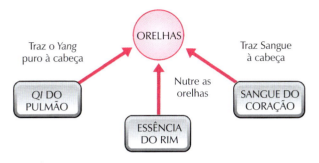

Figura 17.1 – Órgãos Internos que afetam as orelhas.

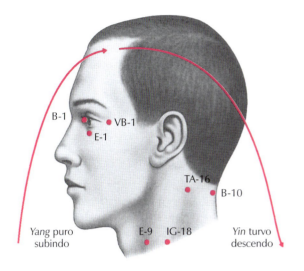

Figura 17.2 – Equilíbrio de *Yin* e *Yang* na cabeça. B = Bexiga; E = Estômago; IG = Intestino Grosso; TA = Triplo Aquecedor; VB = Vesícula Biliar.

na manutenção do equilíbrio do *Yin* e do *Yang* na cabeça, isto é, assegurando a subida do *Yang* puro para a cabeça e a descida do *Yin* turvo da cabeça (Fig. 17.2). Quatro dos pontos de Reunião superiores dos canais Divergentes também são pontos Janela do Céu (TA-16 [*Tianyou*], B-10 [*Tianzhu*], E-9 [*Renying*] e IG-18 [*Futu*]); os pontos Janela do Céu também tem a função de regular a subida do *Yang* puro e a descida de *Yin* turvo para e da cabeça, respectivamente.

Desta maneira, alguns tipos de tinido ocorrem devido ao fracasso do *Yang* puro em subir à cabeça (por exemplo, *Qi* do Pulmão e do Coração não alcançando a cabeça); outros tipos de tinido são decorrentes do fracasso do *Yin* turvo em descer (Fleuma na cabeça); entretanto, outros tipos de tinido ocorrem em virtude da falta de nutrição das orelhas (Essência do Rim não alcançando orelhas e cérebro).

Além dos Órgãos Internos, muitos canais influenciam as orelhas: Vesícula Biliar, Triplo Aquecedor, Intestino Delgado, Bexiga, Estômago e canal de Conexão do Intestino Grosso (Fig. 17.3).

> **Nota Clínica**
> - Canais que influenciam as orelhas:
>   – Vesícula Biliar
>   – Triplo Aquecedor
>   – Intestino Delgado
>   – Bexiga
>   – Estômago
>   – Canal de Conexão do Intestino Grosso

Além de serem afetadas pela falta de nutrição trazida a elas pelos Órgãos Internos, orelhas e audição também são afetadas negativamente quando os canais estiverem obstruídos por fator patogênico. Fleuma é o fator patogênico principal que afeta as orelhas, em virtude deste fator patogênico ser particularmente "obstrutivo" (comparado, por exemplo, com Umidade) e, quando localizada na cabeça, obstrui os orifícios dos sentidos. Nas orelhas, pode causar surdez e/ou tinido. Este tinido não é causado por falta de nutrição, como nas causas de deficiência, mas pela obstrução da Fleuma que impede o *Yang* puro de subir e desobstruir os orifícios e o *Qi* turvo de descender. Incidentemente, quando obstruir os olhos, a Fleuma também é uma causa frequente de visão turva.

Desta maneira, como sempre, a diferenciação mais importante a ser feita é entre os tipos de tinido por Excesso e por Deficiência. Os tipos de tinido por Excesso são causados por agitação ascendente de alguns fatores patogênicos que perturbam a orelha. Estes normalmente são Fogo, Vento, *Yang*, Fleuma ou Fleuma-Fogo. O tinido proveniente da exposição a sons altos é também considerado resultante do tipo Excesso, sendo tratado como tal.

Os tipos de tinido por Deficiência são decorrentes de *Qi* insuficiente (entendido em um sentido amplo, inclusive Sangue e Essência) para alcançar cabeça e orelhas. Os tipos de tinido por Deficiência podem ser decorrentes do *Qi* do Rim, Essência do Rim, *Qi* do Pulmão ou Sangue do Coração.

Do ponto de vista do diagnóstico, o tinido de início súbito e com produção de som de intensidade alta é do

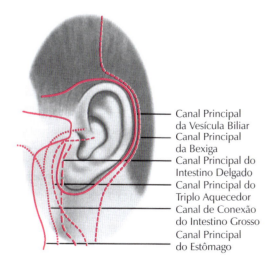

Figura 17.3 – Canais que afetam as orelhas.

414 Tinido

tipo excesso. É ainda mais agravado ao se tapar as orelhas com as mãos. O tinido de início gradual e com produção de som de intensidade baixa é do tipo deficiência. Este tipo de tinido melhora ao se tapar as orelhas com as mãos.

Resumo

Patologia

- Rim nutre as orelhas e promove a audição
- Coração controla audição e orelhas, pois a Mente (*Shen*) controla e coordena todos os sentidos e os órgãos dos sentidos
- Pulmão também influencia as orelhas, pois alberga a Alma Corpórea, que é uma alma física, a qual ativa todos os sentidos e os orifícios dos sentidos
- Assim, Rim, Coração e Pulmão são os três Órgãos Internos que mais afetam orelhas e audição
- Fleuma é o principal fator patogênico que afeta as orelhas, em virtude de este fator patogênico ser particularmente "obstrutivo" e, quando na cabeça, obstruir os orifícios dos sentidos
- Alguns tipos de tinidos são decorrentes do fracasso do *Yang* puro em subir à cabeça; outros, do fracasso do *Yin* turvo em descer da cabeça

---

Identificação de Padrões e Tratamento

Os padrões discutidos serão os seguintes:

Excesso
- Subida do *Yang* do Fígado.
- Subida do Fogo do Fígado e da Vesícula Biliar.
- Vento do Fígado.
- Agitação ascendente de Fleuma-Fogo.

Deficiência
- Deficiência da Essência do Rim.
- Fraqueza do *Qi* do Aquecedor Superior.
- Deficiência do Sangue do Coração.

EXCESSO

Subida do Yang do Fígado

Manifestações Clínicas

Tinido com grau de intensidade alto e início agudo, tontura, surdez, cefaleias latejantes, garganta seca, insônia, irritabilidade.

Língua: laterais normais ou levemente Vermelhas.
Pulso: em Corda.

Princípio de Tratamento

Dominar *Yang* do Fígado, nutrir Fígado e Rim.

Acupuntura

Pontos

TA-5 (*Waiguan*), VB-43 (*Xiaxi*), TA-3 (*Zhongzhu*), F-3 (*Taichong*), VB-2 (*Tinghui*), TA-21 (*Ermen*), TA-17

(*Yifeng*). Utilizar método de sedação ou neutro em todos os pontos.

Outros pontos deveriam ser acrescentados para tratar a Raiz, isto é, a causa da subida do *Yang* do Fígado, que pode ser deficiência do Sangue do Fígado, do *Yin* do Fígado e do *Yin* do Rim e do Fígado. Rever o Capítulo 1 (*Cefaleias*) sobre o padrão de subida do *Yang* do Fígado.

EXPLICAÇÃO

- TA-5 e VB-43 são os principais pontos distais para dominar o *Yang* do Fígado na região da orelha.
- TA-3 domina o *Yang* do Fígado e desobstrui as orelhas.
- F-3 domina o *Yang* do Fígado em geral.
- VB-2, TA-21 e TB-17 são pontos locais para tratar tinido, especialmente tinido relacionado ao canal da Vesícula Biliar. Os médicos chineses enfatizam que, ao selecionar pontos locais para a orelha, é bom combinar pontos na região anterior (por exemplo, VB-2 [*Tinghui*]) com alguns pontos atrás da orelha (por exemplo, TA-17 [*Yifeng*]).

Fitoterapia

Prescrição

TIAN MA GOU TENG YIN – Decocção de *Gastrodia-Uncaria*.

EXPLICAÇÃO   Essa prescrição é muito utilizada para tratar dores de cabeça provenientes da subida do *Yang* do Fígado. Domina *Yang* do Fígado e tonifica Fígado e Rim.

Prescrição

ZHEN GAN XI FENG TANG – Decocção para Pacificar o Fígado e Extinguir o Vento.

EXPLICAÇÃO   A principal diferença entre esta prescrição e a anterior é que esta nutre mais o *Yin*, sendo, portanto, adequada nos casos de deficiência pronunciada de *Yin* do Fígado e do Rim. Observe que *Dai Zhe Shi* não é apropriado para uso prolongado, sendo contraindicado na gravidez. Poderia ser eliminado desta prescrição ou substituído por *Zhen Zhu Mu* (*Concha Margatiriferae usta*), que é uma substância de afundamento que domina o *Yang* do Fígado.

978-85-7241-817-1

Prescrição

LING JIAO GOU TENG TANG – Decocção de *Cornu Saigae-Uncaria*.

EXPLICAÇÃO   Essa fórmula domina o *Yang* do Fígado, nutre o *Yin* e resolve a Fleuma. Seu efeito de nutrição do *Yin* é moderado.

Remédio dos Três Tesouros

CURVAR O BAMBU   Curvar o Bambu domina o *Yang* do Fígado e nutre o Sangue do Fígado.

> **Resumo**
>
> **Subida do *Yang* do Fígado**
> *Pontos*
> - TA-5 (*Waiguan*), VB-43 (*Xiaxi*), TA-3 (*Zhongzhu*), F-3 (*Taichong*), VB-2 (*Tinghui*), TA-21 (*Ermen*), TA-17 (*Yifeng*). Utilizar método de sedação ou neutro em todos os pontos
>
> *Fitoterapia*
> *Prescrição*
> - *TIAN MA GOU TENG YIN* – Decocção de *Gastrodia-Uncaria*
> *Prescrição*
> - *ZHEN GAN XI FENG TANG* – Decocção para Pacificar o Fígado e Extinguir o Vento
> *Prescrição*
> - *LING JIAO GOU TENG TANG* – Decocção de *Cornu Saigae-Uncaria*
> *Remédio dos Três Tesouros*
> - Curvar o Bambu

Subida do Fogo do Fígado e da Vesícula Biliar

Manifestações Clínicas

Tinido com início súbito e som alto e claramente relacionado à tensão emocional, dor de cabeça, irritabilidade, gosto amargo, sede, face vermelha, tontura, obstipação.

Língua: Vermelha com as laterais mais vermelhas, revestimento amarelo.

Pulso: em Corda e Rápido.

Princípio de Tratamento

Drenar Fogo do Fígado, aliviar as orelhas, acalmar a Mente e assentar a Alma Etérea.

Acupuntura

Pontos

F-2 (*Xingjian*), TA-17 (*Yifeng*), VB-2 (*Tinghui*), TA-5 (*Waiguan*), TA-3 (*Zhongzhu*), VB-43 (*Xiaxi*), VB-20 (*Fengchi*), VB-8 (*Shuaigu*). Utilizar método de sedação ou neutro.

EXPLICAÇÃO
- F-2 drena o Fogo do Fígado.
- TA-17 e VB-2 são os principais pontos locais para o tratamento deste tipo de tinido. A agulha deve ser inserida a 1*cun* de profundidade e a sensação de inserção de agulha deve ser bem intensa.
- TA-5 domina o *Yang* do Fígado.
- TA-3 domina o *Yang* do Fígado e alivia as orelhas.
- VB-43 drena o Fogo da Vesícula Biliar e afeta as orelhas.
- VB-20 domina o *Yang* do Fígado e alivia a orelha, caso seja inserido com a ponta da agulha na direção da área entre olho e orelha no mesmo lado. Em outras palavras, a agulha é oblíqua à frente da face.
- VB-8 é um ponto adjacente que alivia a orelha e domina o *Yang* do Fígado.

Fitoterapia

Prescrição
LONG DAN XIE GAN TANG – Decocção de *Gentiana* para Drenar o Fígado.

EXPLICAÇÃO Essa fórmula, que já foi explicada nos Capítulos 1 e 10, é adequada sem modificações para tratar tinido.

MODIFICAÇÕES
- Para direcionar a prescrição às orelhas, acrescentar *Ci Shi* (*Magnetitum*). Especialmente em combinação com *Chai Hu*, esta substância dirige outras ervas à orelha.
- Se ocorrerem sintomas de subida do *Yang* do Fígado ou do Vento do Fígado, acrescentar *Tian Ma* (*Rhizoma Gastrodiae elatae*), *Gou Teng* (*Ramulus Uncariae*) e *Shi Jue Ming* (*Concha Haliotidis*).
- Se houver obstipação e revestimento da língua muito espesso e seco, acrescentar *Da Huang* (*Rhizoma Rhei*).

Remédio dos Três Tesouros

DRENAR O FOGO Drenar o Fogo é uma variação de *Long Dan Xie Gan Tang*; drena Fogo do Fígado e Fogo do Coração.

> **Resumo**
>
> **Subida do Fogo do Fígado e da Vesícula Biliar**
> *Pontos*
> - F-2 (*Xingjian*), TA-17 (*Yifeng*), VB-2 (*Tinghui*), TA-5 (*Waiguan*), TA-3 (*Zhongzhu*), VB-43 (*Xiaxi*), VB-20 (*Fengchi*), VB-8 (*Shuaigu*). Utilizar método de sedação ou método neutro
>
> *Prescrição*
> *Fitoterapia*
> - *LONG DAN XIE GAN TANG* – Decocção de *Gentiana* para Drenar o Fígado
> *Remédio dos Três Tesouros*
> - Drenar o Fogo

Caso Clínico

Um homem de 39 anos de idade sofria de tinido há um ano. O sintoma teve início súbito e o som era de intensidade alta. Melhorava ao descansar e piorava mediante estresse. O paciente não apresentava qualquer outro sintoma.

A língua apresentava-se Vermelha, mais vermelha nas laterais, com revestimento amarelo. O pulso estava muito Cheio e em Corda, sendo ligeiramente Rápido e levemente Fraco nas duas posições Posteriores.

Diagnóstico O tinido era proveniente inicialmente de subida do Fogo do Fígado e da Vesícula Biliar. Embora não apresentasse outros sintomas, a intensidade alta do tinido, que se agravava mediante estresse, e, principalmente, as características da língua, indicavam Fogo do Fígado. Entretanto, havia também leve deficiência subjacente de *Yin* do Rim, evidenciada pelo pulso Fraco nas duas posições Posteriores e ainda pelo fato de o tinido melhorar com descanso.

416 Tinido

Esta é provavelmente a razão do tinido ter se iniciado em uma idade em que o *Qi* do Rim está apenas começando a declinar.

Princípio de tratamento Desobstruir Fígado e Vesícula Biliar, drenar Fogo, beneficiar orelhas e nutrir *Yin* do Rim.

Acupuntura TA-2 (*Yemen*), IG-4 (*Hegu*), F-2 (*Xingjian*), VB-43 (*Xiaxi*), TA-17 (*Yifeng*), VB-2 (*Tinghui*), BP-6 (*Sanyinjiao*) e R-3 (*Taixi*). Os primeiros seis pontos foram sedados, ao passo que os dois últimos foram tonificados.

Explicação
- TA-2 domina Fogo do Fígado e indiretamente beneficia a orelha. É um importante ponto distal para tratar tinido do tipo excesso.
- IG-4 foi utilizado como ponto distal para afetar a orelha e também acalmar a Mente.
- F-2 e VB-43 desobstruem Fogo do Fígado e da Vesícula Biliar, respectivamente. VB-43 também afetam a orelha.
- TA-17 e VB-2 são os principais pontos locais para tratar tinido do tipo excesso.
- BP-6 e R-3 nutrem *Yin* do Rim.

Fitoterapia Não foram prescritas ervas, porém foram utilizados dois remédios patenteados: *Long Dan Xie Gan Wan* (Pílula de *Gentiana* para Drenar o Fígado) – oito pílulas, duas vezes ao dia –, a fim de drenar Fogo do Fígado e da Vesícula Biliar, e *Er Ming Zuo Ci Wan* (Pílula para Tinido Benigna ao [Rim] Esquerdo) – uma pequena dose de seis pílulas ao dia, à noite –, a fim de nutrir *Yin* do Rim.

Vento do Fígado

Manifestações Clínicas

Tinido no idoso, com som de intensidade alta, tontura, vertigem, entorpecimento dos membros, tremores, tiques.
Língua: a coloração do corpo da língua depende da causa subjacente de Vento.
Pulso: em Corda.

Princípio de Tratamento

Extinguir Vento, pacificar Fígado, aliviar orelhas.

Acupuntura

Pontos

F-3 (*Taichong*), BP-6 (*Sanyinjiao*), VB-20 (*Fengchi*), DU-16 (*Fengfu*), VB-2 (*Tinghui*), TA-17 (*Yifeng*). Utilizar método de sedação, exceto no ponto BP-6, que deve ser tonificado.

EXPLICAÇÃO
- F-3 extingue Vento do Fígado.
- BP-6 é tonificado para nutrir *Yin* e Sangue, ponto que é sempre necessário para dominar o Vento interno.

- VB-20 domina o Vento (interno e externo).
- DU-16 extingue Vento interno e alivia dor de cabeça.
- VB-2 e TA-17 são pontos locais para aliviar as orelhas na doença dos canais do Fígado e da Vesícula Biliar.

Fitoterapia

Prescrição

TIAN MA GOU TENG YIN – Decocção de *Gastrodia-Uncaria*.

Prescrição

ZHEN GAN XI FENG TANG – Decocção para Pacificar o Fígado e Extinguir o Vento.
Estas duas prescrições foram discutidas no tópico sobre subida do *Yang* do Fígado.

Resumo

Vento do Fígado
Pontos
- F-3 (*Taichong*), BP-6 (*Sanyinjiao*), VB-20 (*Fengchi*), DU-16 (*Fengfu*), VB-2 (*Tinghui*), TA-17 (*Yifeng*). Utilizar método de sedação, exceto no ponto BP-6, que deve ser tonificado
Fitoterapia
Prescrição
- *TIAN MA GOU TENG YIN* – Decocção de *Gastrodia-Uncaria*
Prescrição
- *ZHEN GAN XI FENG TANG* – Decocção para Pacificar o Fígado e Extinguir o Vento

---

Agitação Ascendente de Fleuma-Fogo

Manifestações Clínicas

Tinido com ruído de cigarra ou grilo, audição diminuída, sensação de opressão do tórax, expectoração, sede, sensação de atordoamento e peso na cabeça, visão turva, tontura, sensação de calor, sede – porém sem desejo de beber, inquietação mental.
Língua: Vermelha, Inchada, com revestimento pegajoso e amarelo.
Pulso: Deslizante e Rápido.

Princípio de Tratamento

Resolver Fleuma, drenar Fogo, dominar *Yang* do Fígado, regular ascendência do *Qi* puro e descendência do *Qi* turvo, tonificar Baço.

Acupuntura

Pontos

TA-21 (*Ermen*), ID-19 (*Tinggong*), VB-2 (*Tinghui*), TA-5 (*Waiguan*), TA-3 (*Zhongzhu*), IG-4 (*Hegu*), REN-9 (*Shuifen*), E-40 (*Fenglong*), BP-9 (*Yinlingquan*), VB-20 (*Fengchi*), REN-12 (*Zhongwan*), B-20 (*Pishu*). Utilizar método de sedação em todos os pontos, exceto nos último dois pontos, que devem ser tonificados.

EXPLICAÇÃO
- TA-21 é o principal ponto local para tratar esse tipo de tinido.

- TA-21, ID-19 e VB-2 podem regular ascendência do *Qi* puro à orelha e descendência do *Qi* turvo para longe da orelha. Alguns médicos recomendam inserir esses três pontos em cinco sessões consecutivas, inserindo de forma simultânea as agulhas horizontalmente do topo à base, isto é, de TA-21 a VB-2; isto faz o *Qi* turvo descender da orelha. Posteriormente, inserir os mesmos três pontos em outras cinco sessões consecutivas horizontalmente para cima, isto é, de VB-2 a TA-21; isto faz o *Qi* puro ascender à orelha.
- TA-5 e TA-3 dominam o *Yang* do Fígado e aliviam a orelha.
- IG-4 regula a ascendência do *Qi* puro e a descendência do *Qi* turvo na cabeça.
- REN-9, E-40 e BP-9 resolvem Fleuma.
- VB-20 domina o *Yang* do Fígado e alivia a orelha caso seja inserido com agulha, com a inclinação explicada no padrão anterior.
- REN-12 e B-20 tonificam Baço para resolver a Fleuma.

Fitoterapia

Prescrição

WEN DAN TANG – Decocção para Aquecer a Vesícula Biliar.

EXPLICAÇÃO Essa fórmula resolve Fleuma-Calor, principalmente no tórax.

MODIFICAÇÕES
- Para direcionar a prescrição às orelhas, acrescentar *Chai Hu* (*Radix Bupleuri*) e *Ci Shi* (*Magnetitum*).
- Se a Fleuma for abundante, acrescentar *Dan Nan Xing* (*Rhizoma Arisaemae*) e *Hai Fu Shi* (*Pumice*).

Remédio dos Três Tesouros

CLAREAR A ALMA Clarear a Alma resolve Fleuma-Calor, principalmente em Coração e Pulmão; é uma variação de *Wen Dan Tang*.

ASSENTAR A ALMA Assentar a Alma resolve Fleuma Calor do Fígado; é uma variação de *Long Dan Xie Gan Tang*. Acalma ainda fortemente a Mente, assenta a Alma Etérea e abre os orifícios da Mente.

Resumo

Agitação Ascendente de Fleuma-Fogo

Pontos
- TA-21 (*Ermen*), ID-19 (*Tinggong*), VB-2 (*Tinghui*), TA-5 (*Waiguan*), TA-3 (*Zhongzhu*), IG-4 (*Hegu*), REN-9 (*Shuifen*), E-40 (*Fenglong*), BP-9 (*Yinlingquan*), VB-20 (*Fengchi*), REN-12 (*Zhongwan*), B-20 (*Pishu*). Utilizar método de sedação em todos os pontos, exceto nos último dois pontos, que devem ser tonificados

Fitoterapia

Prescrição
- *WEN DAN TANG* – Decocção para Aquecer a Vesícula Biliar

Remédio dos Três Tesouros
- Clarear a Alma
- Assentar a Alma

Caso Clínico

Um homem de 39 anos de idade sofria de tinido há 11 anos. O tinido iniciou-se gradualmente e tinha som de um motor a jato. Sofria também de dor na região inferior das costas, tontura, leve perda de audição e impotência moderada com secreção ocasional de substância parecida com muco do pênis.

Queixava-se ainda de diarreia ou fezes amolecidas, um problema que o paciente apresentava desde a adolescência. As fezes eram muitas vezes misturadas com um pouco de muco. Dormia mal, acordava com frequência sentindo a garganta seca.

Apresentava um pouco de edema macio sob a pele nos membros, o qual havia sido diagnosticado como ganglioneuroma. Finalmente, queixava-se também de muco constante no peito e secura na boca.

Língua e pulso estavam bastante complexos. A língua apresentava-se levemente Vermelha, Inchada com as laterais inchadas (tipo Baço). O revestimento era sem raiz, com falhas. Havia fissura profunda do Coração. O pulso estava Fino no lado direito, levemente Deslizante e Cheio no lado esquerdo; na posição Anterior esquerda (Coração), ele estava muito levemente Transbordante, porém Vazio e de forma um pouco pontiaguda.

Diagnóstico Há três problemas principais: o mais duradouro é a deficiência do Baço gerando Fleuma. A deficiência de Baço causa diarreia, fezes amolecidas e pulso Fino no lado direito. A Fleuma é refletida por pulso Deslizante, presença de muco nas fezes, secreção do pênis, ganglioneuromas e inchaço da língua. O segundo problema é a deficiência do *Yin* do Rim refletida em tontura, perda de audição, insônia com garganta seca à noite e impotência. Finalmente, também há um pouco de deficiência do *Yin* do Estômago, a qual provavelmente precedeu a deficiência do *Yin* do Rim. A deficiência do *Yin* do Estômago é evidenciada no revestimento sem raiz e com falhas e na secura da boca. Subjacente a isto tudo havia também certa deficiência de *Qi* do Coração, proveniente de problemas emocionais datados obviamente da infância ou da adolescência. Pode-se detectar tal deficiência a partir da língua com fissura de Coração e no pulso do Coração levemente Transbordante, porém Vazio. Estes dois achados muitas vezes indicam que o Coração está afetado por problemas emocionais. O fato de esses problemas emocionais serem muito antigos é indicado pela profundidade da fissura; quanto mais profunda a fissura, mais antigos os problemas emocionais que causaram o quadro.

Quanto ao tinido, estes são causados por Excesso e por Deficiência: excesso sob a forma de

Fleuma que obstrui os orifícios da cabeça (neste caso, as orelhas) e deficiência sob a forma de deficiência do *Yin* do Rim.

Princípio de tratamento Tonificar Baço, resolver Fleuma, nutrir *Yin* do Rim e acalmar a Mente.

Acupuntura Vários pontos diferentes foram utilizados em momentos diferentes, porém os principais foram os seguintes:

- E-36 (*Zusanli*), REN-12 (*Zhongwan*) e E-40 (*Fenglong*) para tonificar Baço e resolver Fleuma.
- E-25 (*Tianshu*) para interromper a diarreia.
- R-3 (*Taixi*) e REN-4 (*Guanyuan*) para nutrir *Yin* do Rim.
- C-5 (*Tongli*) e C-7 (*Shenmen*) para acalmar a Mente.
- ID-19 (*Tinggong*) e TA-17 (*Yifeng*) como pontos locais para tratar tinido.

Fitoterapia Não forma utilizadas decocções, porém pós de ervas. As fórmulas usadas foram: *Shen Ling Bai Zhu San* (Pó de *Ginseng-Poria--Atractylodes*), a fim de tonificar *Qi* do Baço e *Yin* do Estômago e *Ban Xia Bai Zhu Tian Ma Tang* (Decocção de *Pinellia-Atractylodes-Gastrodia*), a fim de resolver a Fleuma da cabeça.

O paciente está melhorando gradualmente e ainda se encontra em tratamento.

DEFICIÊNCIA

Deficiência da Essência do Rim

Manifestações Clínicas

Tinido com início gradual e produção de som de baixa intensidade, algumas vezes como ruído de água correndo e vindo em crises, tontura moderada, sensação de vazio na cabeça, memória debilitada, visão turva, dor nas costas e nos joelhos, diminuição do desejo sexual ou da *performance*.

Língua: Pálida ou sem revestimento, dependendo do fato de haver deficiência de *Yang* do Rim ou *Yin* do Rim.

Pulso: Profundo e Fraco, se houver deficiência do *Yang* do Rim, e Flutuante e Vazio, no caso de deficiência do *Yin* do Rim.

- Se Rim e Coração não estiverem harmonizados, também haverá palpitações, insônia, inquietação mental e garganta seca.
- Se houver subida do *Yang* do Fígado proveniente da deficiência do *Yin* do Rim, também haverá tontura, irritabilidade e dores de cabeça.

Isto corresponde à deficiência do Mar de Medula e do Cérebro. A Essência do Rim deficiente falha em nutrir Mar da Medula e Cérebro e as orelhas, resultando em tinido, tontura e memória debilitada. A Essência do

Rim tem um aspecto *Yang* e um aspecto *Yin*, e sua deficiência pode manifestar-se, portanto, com sintomas de deficiência de um ou de outro.

Rim e Coração se comunicam um com o outro; a Água do Rim flui ascendentemente ao Coração e o Fogo do Coração flui descendentemente ao Rim. Se o Fogo do Coração não alcança o Rim, o tinido será pior e estarão presentes os sintomas adicionais descritos anteriormente.

Se *Yin* do Rim estiver deficiente, poderá causar subida do *Yang* do Fígado; neste caso, o tinido pode apresentar-se com sinais contraditórios, uma vez que é causado por deficiência do *Yin* do Rim e subida do *Yang* do Fígado. Por exemplo, o tinido com som barulhento e de intensidade alta (o que indica condição de excesso; neste caso, subida do *Yang* do Fígado) pode ter um início gradual (que indica condição de deficiência; neste caso, deficiência de *Yin* do Rim).

Princípio de Tratamento

Nutrir Essência, beneficiar Mar da Medula, tonificar *Yang* do Rim ou nutrir *Yin* do Rim. Se necessário, harmonizar Coração e Rim e dominar *Yang* do Fígado.

Acupuntura

Pontos

VB-2 (*Tinghui*), ID-19 (*Tinggong*), TA-17 (*Yifeng*), R-3 (*Taixi*), REN-4 (*Guanyuan*), B-23 (*Shenshu*), R-3 (*Taixi*), BP-6 (*Sanyinjiao*), C-6 (*Yinxi*), F-3 (*Taichong*). Utilizar método de tonificação em todos os pontos, com exceção dos dois últimos, os quais devem ser inseridos com método neutro. Usar moxa na deficiência do *Yang* do Rim.

978-85-7241-817-1

EXPLICAÇÃO

- VB-2, ID-I9 e TA-17 são pontos locais para tratar este tipo de tinido.
- R-3, REN-4 e B-23 tonificam Rim e Essência.
- BP-6 ajuda a nutrir o Rim.
- C-6, em combinação com R-3, harmoniza Coração e Rim.
- F-3 domina o *Yang* do Fígado.

Fitoterapia

Prescrição

ER LONG ZUO CI WAN – Pílula para Surdez Benigna ao [Rim] Esquerdo.

EXPLICAÇÃO Essa fórmula é selecionada caso a deficiência da Essência do Rim se manifeste com sinais e sintomas de deficiência do *Yin* do Rim. Nutre *Yin* do Rim, domina *Yang* do Fígado e abre orifícios e, portanto, abre orelhas.

Prescrição

YOU GUI WAN – Pílula Restauradora do [Rim] Direito.

EXPLICAÇÃO Essa fórmula tonifica *Yang* do Rim. É adequada para tratar tinido proveniente da deficiência da Essência do Rim, pois ainda contém *Lu Jiao Jiao* e *Gou Qi Zi*, que nutrem a Essência.

MODIFICAÇÕES

- Para direcionar a fórmula para as orelhas e tratar tinido, acrescentar *Chai Hu* (*Radix Bupleuri*) e *Ci Shi* (*Magnetitum*).

Prescrição

TIAN WANG BU XIN DAN – Pílula do Imperador Celestial para Tonificar o Coração.

EXPLICAÇÃO

Essa fórmula é selecionada caso haja deficiência de *Yin* do Rim e do Coração. Nutre *Yin* do Rim e do Coração, elimina Calor por Deficiência do Coração e acalma Mente.

Remédio dos Três Tesouros

NUTRIR A RAIZ Nutrir a Raiz nutre *Yin* do Rim. É uma variação de *Zuo Gui Wan* (Pílula Restauradora do [Rim] Esquerdo).

FORTALECER A RAIZ Fortalecer a Raiz tonifica *Yang* do Rim. É uma variação de *You Gui Wan* (Pílula Restauradora do [Rim] Direito).

IMPERATRIZ CELESTIAL Imperatriz Celestial nutre *Yin* do Rim e do Coração e elimina Calor por Deficiência do Coração. É uma variação de *Tian Wang Bu Xin Dan* (Pílula do Imperador Celestial para Tonificar o Coração).

Resumo

Deficiência da Essência do Rim

Pontos

- VB-2 (*Tinghui*), ID-19 (*Tinggong*), TA-17 (*Yifeng*), R-3 (*Taixi*), REN-4 (*Guanyuan*), B-23 (*Shenshu*), BP-6 (*Sanyinjiao*), C-6 (*Yinxi*), F-3 (*Taichong*). Utilizar método de tonificação em todos os pontos, com exceção dos dois últimos, que devem ser inseridos com método neutro. Usar moxa em casos de deficiência do *Yang* do Rim

Fitoterapia

Prescrição

- ER LONG ZUO CI WAN – Pílula para Tinido Benigna ao [Rim] Esquerdo

Prescrição

- YOU GUI WAN – Pílula para Restaurar o [Rim] Direito

Prescrição

- TIAN WANG BU XIN DAN – Pílula do Imperador Celestial para Tonificar o Coração

Remédio dos Três Tesouros

- Nutrir a Raiz
- Fortalecer a Raiz
- Imperatriz Celestial

Caso Clínico

Um homem de 36 anos de idade queixava-se de tinido há 10 anos. O tinido iniciou-se gradualmente; outros sintomas incluíam dor na parte inferior das costas, tontura, transpiração noturna e cansaço generalizado. O paciente também dormia mal, acordando muitas vezes com a boca seca.

A língua apresentava-se Vermelha com revestimento muito fino, embora não inteiramente. O pulso estava Fraco nas duas posições Posteriores.

Diagnóstico Este é um caso muito claro de deficiência do *Yin* do Rim, evidenciado pelos sintomas e pela língua. Esta ainda apresentava revestimento, embora muito fino, uma vez que o paciente ainda era jovem. Se o quadro permanecesse deteriorando sem tratamento, em poucos anos, a língua gradualmente perderia completamente seu revestimento.

Princípio de tratamento Nutrir *Yin* do Rim e beneficiar as orelhas.

Acupuntura Os principais pontos utilizados foram os seguintes:

- R-3 (*Taixi*) e REN-4 (*Guanyuan*) para fortalecer o Rim.
- E-36 (*Zusanli*) e BP-6 (*Sanyinjiao*) para tonificar *Qi* e Sangue, o que ajuda a nutrir a Essência do Rim.
- TA-7 (*Yifeng*) e ID-19 (*Tinggong*) como pontos locais.

Fitoterapia Não foram prescritas ervas, apenas o remédio patenteado *Er Ming Zuo Ci Wan* (Pílula para Tinido Benigna ao [Rim] Esquerdo).

Esse paciente ainda permanece em tratamento e está melhorando gradualmente. Embora o tinido seja difícil de tratar, o prognóstico neste caso é relativamente bom pelo fato do paciente ser jovem.

Fraqueza do Qi do Aquecedor Superior

Manifestações Clínicas

Tinido intermitente, que é bastante moderado, com produção de som de intensidade baixa e início gradual, cansaço, leve falta de ar, compleição pálida, transpiração espontânea moderada.

Língua: Pálida, marcas de dentes.

Pulso: Vazio, especialmente na posição Anterior direita.

Corresponde à deficiência do *Qi* do Pulmão, com *Qi* do Pulmão deficiente incapaz de subir para a cabeça, causando consequentemente tinido.

Princípio de Tratamento

Tonificar *Qi* do Pulmão, promover a ascendência do *Qi* puro à cabeça.

Acupuntura

Pontos

REN-17 (*Shanzhong*), B-13 (*Feishu*), P-9 (*Taiyuan*), REN-6 (*Qihai*), DU-20 (*Baihui*), TA-16 (*Tianyou*), ID-19 (*Tinggong*). Utilizar método de tonificação. Moxa pode ser utilizada.

EXPLICAÇÃO

- REN-17, B-13 e P-9 tonificam o *Qi* do Pulmão.
- REN-6 tonifica o *Qi* em geral.
- DU-20 e TA-16 elevam o *Qi* puro para a cabeça.

420 Tinido

- TA-16 é um ponto Janela do Céu; como tal, regula a subida do *Yang* puro e a descida de *Yin* turvo para e da cabeça.
- ID-19 é o principal ponto local para tratar este tipo de tinido.

Fitoterapia

Prescrição

BU QI CONG MING TANG – Decocção para Tonificar o *Qi* e Clarear a Audição.

EXPLICAÇÃO Essa fórmula tonifica e eleva o *Qi*, desobstrui os orifícios e faz *Qi* turvo descender. *Huang Bo* faz o *Qi* turvo descer pela urina, e *Bai Shao* direciona *Huang Bo* à porção *Yin* (*Qi* turvo).

MODIFICAÇÕES

- Se ocorrerem sinais de Fleuma na cabeça, acrescentar *Bai Zhu* (*Rhizoma Atractylodis macrocephalae*), *Tian Ma* (*Rhizoma Gastrodiae*) e *Ban Xia* (*Rhizoma Pinelliae preparata*).

Resumo

Fraqueza do *Qi* do Aquecedor Superior

Pontos

- REN-17 (*Shanzhong*), B-13 (*Feishu*), P-9 (*Taiyuan*), REN-6 (*Qihai*), DU-20 (*Baihui*), TA-16 (*Tianyou*), ID-19 (*Tinggong*). Utilizar método de tonificação. Moxa pode ser utilizada

Fitoterapia

Prescrição

- BU QI CONG MING TANG – Decocção para Tonificar o *Qi* e Clarear a Audição

---

Deficiência de Sangue do Coração

Manifestações Clínicas

Tinido intermitente com produção de som baixo e início gradual, compleição pálida e embotada, palpitações, insônia, memória fraca, ansiedade moderada.

Língua: Pálida e Fina.

Pulso: Fraco ou Áspero, especialmente na posição Anterior esquerda.

Este tinido é decorrente de Sangue do Coração deficiente não alcançando a cabeça.

Princípio de Tratamento

Tonificar Coração, nutrir Sangue.

Acupuntura

Pontos

C-5 (*Tongli*), B-15 (*Xinshu*), REN-14 (*Juque*), REN-17 (*Shanzhong*), PC-6 (*Neiguan*), BP-6 (*Sanyinjiao*), ID-19 (*Tinggong*). Utilizar método de tonificação em todos os pontos.

EXPLICAÇÃO

- C-5 tonifica o Coração.
- B-15 e REN-14, respectivamente, pontos de Transporte Dorsal e Coleta Frontal do Coração, tonificam o Coração.

- REN-17 tonifica o *Qi* do Coração.
- PC-6 tonifica Sangue do Coração.
- BP-6 nutre Sangue.
- ID-19 é o ponto local principal para o tratamento deste tipo de tinido.

Fitoterapia

Prescrição

Variação de BU QI CONG MING TANG – Variação da Decocção para Tonificar *Qi* e Clarear a Audição.

EXPLICAÇÃO Essa fórmula tonifica e eleva o *Qi*, desobstrui os orifícios e faz o *Qi* turvo descender. *Huang Bo* faz o *Qi* turvo descender por meio da micção, e *Bai Shao* direciona *Huang Bo* à porção *Yin* (*Qi* turvo).

Dang Gui, *Shu Di* e *Yan Long Rou* foram acrescentados à prescrição original para nutrir o Sangue do Coração.

Resumo

Deficiência de Sangue do Coração

Pontos

- C-5 (*Tongli*), B-15 (*Xinshu*), REN-14 (*Juque*), REN-17 (*Shanzhong*), PC-6 (*Neiguan*), BP-6 (*Sanyinjiao*), ID-19 (*Tinggong*). Utilizar método de tonificação em todos os pontos

Fitoterapia

Prescrição

- Variação de BU QI CONG MING TANG – Variação da Decocção para Tonificar o *Qi* e Clarear a Audição

---

Literatura Chinesa Moderna

Chinese Acupunture e Moxibustion (Zhong Guo Zhen Jiu), v. 20, n. 4, 2000, p. 205

"Clinical Study on Treatment of Tinnitus With Acupuncture" *de Wang Cun* **Ying et al.**

Dr. Wang tratou 60 pacientes portadores de tinido com acupuntura. Havia um grupo de controle tratado com injeções de solução de *Dan Shen* (*Radix Salviae miltiorrhizae*).

Os pontos utilizados foram DU-20 (*Baihui*), ID-4 (*Wangu*), ID-19 (*Tinggong*) e TA-5 (*Waiguan*). As agulhas foram retidas durante 30min, e os pacientes foram tratados uma vez por dia, durante 20 dias.

978-85-7241-817-1

Prognóstico

O tinido é uma condição extremamente difícil de tratar, e os resultados obtidos com acupuntura e/ou fitoterapia não são os melhores. Entretanto, sempre vale a pena a tentativa, uma vez que a medicina ocidental não possui absolutamente nada a oferecer para esta doença. Obviamente, quanto mais velho o paciente e mais antigo o quadro, mais difícil será tratá-lo.

Os resultados obtidos são melhores nos tipos de excesso do que nos tipos de deficiência. Dentre os tipos de excesso, o tinido proveniente de Fogo do Fígado é mais fácil de tratar (ou menos difícil) que o proveniente de Fleuma-Fogo.

Em qualquer caso, no mínimo dez sessões devem ser administradas antes de se decidir se está dando certo ou não.

No tinido proveniente de deficiência do Rim, é essencial que o paciente repouse o suficiente e restrinja a atividade sexual. No tinido proveniente de Fleuma-Fogo, é importante que o paciente evite ingerir lacticínios e alimentos gordurosos e quentes.

No tinido proveniente de Fogo do Fígado, o paciente deve ser encorajado a relaxar e praticar exercícios moderados. Se o Fogo do Fígado for causado por problemas emocionais profundos, pode ser necessário recomendar tratamento psicoterápico.

Notas Finais

1. 1981 Ling Shu Jing 灵枢经 [Spiritual Axis]. People's Health Publishing House, Beijing, p. 50. Publicado pela primeira vez *c.*100 a.C.
2. 1979 Huang Di Nei Jing Su Wen 黄帝内经素问 [The Yellow Emperor's Classic of Internal Medicine – Simple Questions]. People's Health Publishing House, Beijing, p. 26. Publicado pela primeira vez *c.*100 a.C.

978-85-7241-817-1

Capítulo 18

瘿
证

Bócio (Hipotireoidismo, Hipertireoidismo)

CONTEÚDO DO CAPÍTULO

Bócio (Hipotireoidismo, Hipertireoidismo) 424

Etiologia 425
  Tensão Emocional 425
  Dieta 425
  Meio Ambiente 425
  Constituição 425

Patologia 425

Diagnóstico 427

Indicações Gerais de Tratamento 427
  Acupuntura 427
  Fitoterapia de Massas 428

Identificação de Padrões e Tratamento 429
  Estagnação do *Qi* e Fleuma (Também
    Chamada de Bócio de *Qi*) 429
  Estagnação do *Qi* do Fígado, Deficiência
    do *Qi* do Baço e Fleuma 430
  Fleuma e Estagnação de Sangue 430
  Agitação do Fogo do Fígado
    com Fleuma-Calor 431
  Deficiência do *Yin* do Coração e do Fígado
    com Fleuma 432

Prognóstico e Prevenção 433

Bócio na Medicina Ocidental 433

Hipotireoidismo 435

Patologia 435

Manifestações Clínicas 435

Identificação de Padrões e Tratamento 436
  Deficiência do *Yang* do Baço e do Rim 437
  Deficiência de *Qi* e Sangue 437
  Deficiência do *Yin* do Fígado e do Rim 438

Hipertireoidismo 439

Patologia 439

Manifestações Clínicas 439

*Hipertireoidismo na Medicina Chinesa:
Revisão da Literatura Chinesa 440*

Identificação de Padrões e Tratamento 444
  Estagnação do *Qi* do Fígado 445
  Calor em Fígado, Coração e Estômago 445
  Deficiência do *Yin* do Fígado e do Rim
    com Calor por Deficiência 446
  Fleuma-Calor no Fígado 446

Literatura Chinesa Moderna 449

Tireoide
- Estagnação do *Qi* e Fleuma
- Estagnação do *Qi* do Fígado, deficiência do *Qi*
  do Baço e Fleuma
- Fleuma e estagnação de Sangue
- Agitação do Fogo do Fígado com Fleuma-Calor
- Deficiência do *Yin* do Coração e do Fígado com Fleuma

Hipotireoidismo
- Deficiência do *Yang* do Baço e do Rim

- Deficiência de *Qi* e de Sangue
- Deficiência de *Yin* do Fígado e do Rim

Hipertireoidismo
- Estagnação do *Qi* do Fígado
- Calor em Fígado, Coração e Estômago
- Deficiência do *Yin* do Fígado e do Rim com
  Calor por Deficiência
- Fleuma-Calor no Fígado

Bócio (Hipotireoidismo, Hipertireoidismo)

Neste capítulo, em primeiro lugar, tratarei dos sintomas clínicos do bócio, da mesma forma como fazem os livros chineses antigos, e depois da patologia e do tratamento dos problemas da tireoide. Como explicado no prefácio, os sintomas das doenças chinesas antigas não são "doenças" no sentido ocidental, porém sinais clínicos ou sintomas. Por exemplo, "bócio" não é uma "doença" no sentido ocidental, mas simplesmente um sinal clínico; hipo ou hipertireoidismo, por sua vez, são "doenças" no sentido ocidental. No entanto, "bócio" é uma "doença" no contexto da medicina chinesa.

Na medicina chinesa, bócio é denominado *Ying* (瘿). Os livros antigos mencionavam *Shi Ying* (Bócio de Pedra), *Lao Ying* (Bócio de Exaustão), *Tu Ying* (Bócio de Terra), *You Ying* (Bócio de Preocupação) e *Qi Ying* (Bócio de *Qi*).

Há registros de bócio na medicina chinesa desde o século III a.C. O nome *Ying* aparece num livro do período dos Estados Combatentes. O livro diz: *"Há mais pessoas calvas e com bócio em lugares que possuem água leve"*[1]. Esta afirmação mostra que o povo chinês antigo tinha consciência do bócio ambiental.

Outro livro nos relata a seguinte história[2]:

Um homem chamado Jia Gui desenvolveu bócio devido à raiva. O bócio cresceu, e ele queria que um médico o removesse. O ministro Cao Cao o persuadiu a não fazer a cirurgia, relatando que nove entre dez pessoas que a fizeram morreram.

O *Discussion of the Origin of Simptoms in Diseases* (*Zhu Bing Yuan Hou Zhong Lun*, 610 d.C.) ilustra a causa do bócio como sendo decorrente do estresse emocional e do ambiente dizendo[3]:

Bócio resulta da preocupação, levando à estagnação do Qi. *Pode também ser causado pela ingestão de água contendo areia; a areia segue o* Qi *para dentro dos canais e dos vasos e se acumula no pescoço.*

Também dizia: *"Não viva muito tempo em regiões montanhosas com terra preta e água de fonte. Beber tal água por muito tempo pode causar bócio"*[4].

O livro *Thousand Golden Ducat Prescriptions* (*Qian Jin Yao Fang*), de Sun Si Miao, registra dezenas de fórmulas para bócio, recomendando o uso de *Hai Zao*, *Kun Bu* e tireoide de ovelhas e veados. Este registro mostra que os médicos antigos tinham, obviamente, compreensão do papel do iodo na doença da tireoide, mesmo não conhecendo o iodo.

Outros livros classificam o bócio como "*Ying* de Pedra", "*Ying* de Areia", "*Ying* de Exaustão", "*Ying* de Preocupação" e "*Ying* de *Qi*". O livro *Treatise on te Three Categories of Aetiology of Diseases* (*San Yin Ji Yi Bing Zheng Fang Lun*) apresenta uma classificação de bócio diferente[5]:

Bócio duro, resistente e que não se move é chamado de Ying *de Pedra. Bócio que não muda a cor da pele é chamado de* Ying *de Músculo. Aquele que expõe os tendões é chamado de* Ying *dos Tendões. Aquele com vasos expostos é chamado de* Ying *de Sangue. Aquele que muda de tamanho de acordo as emoções é chamado de* Ying *de* Qi.

Também comenta: *"Nos cinco tipos de bócio não drene* [Sangue]*, porque isto pode causar descarga massiva de pus e sangue e morte prematura"*.

Outro livro diz: *"Todas as três ervas,* Hai Zao, Kun Bu *e* Hai Dai, *são marinhas. Coma pelo menos duas delas frequentemente e prevenirá o bócio"*[6]. Outro livro menciona o uso de *Huang Yao Zi* para refrescar o Sangue, drenar o Fogo, dissolver o bócio e dispersar a toxina. O livro também recomenda que as pessoas se olhem no espelho e parem de tomar *Huang Yao Zi* quando o bócio desaparecer ou que meçam o tamanho do bócio com um fio de linha todos os dias para saber qual é exatamente o resultado da tintura.

> **!**
>
> - Os médicos chineses antigos tinham consciência de que as algas marinhas podiam ajudar o bócio, mesmo desconhecendo o papel que o iodo apresenta na fisiologia da tireoide

Outro livro considera estagnação do *Qi*, Fleuma e estagnação de Sangue como os principais fatores patogênicos no bócio simples. Dessa maneira, o método de tratamento deveria ser mover o *Qi*, nutrir o Sangue, resolver a Fleuma e amolecer as massas. O livro menciona a fórmula *Hai Zao Yu Hu Tang*, ainda amplamente utilizada na atualidade. Outro livro afirma[7]:

O bócio simples resulta da estagnação de Qi *e Sangue. É uma doença que se desenvolve devagar durante anos; é denominada* Ying *em virtude da pele aumentar como um caroço de cereja* [Ying Tao].

A discussão do bócio vai ser conduzida de acordo com os seguintes tópicos:

- Etiologia.
- Patologia.
- Diagnóstico.
- Indicações gerais de tratamento.
- Identificação de padrões e tratamento.
- Prognóstico e prevenção.
- Bócio na medicina ocidental.

Hipotireoidismo
- Patologia.
- Manifestações clínicas.
- Identificação de padrões e tratamento.

Hipertireoidismo
- Patologia.
- Manifestações clínicas.
- Hipertireoidismo na medicina chinesa: uma revisão da literatura chinesa.
- Identificação de padrões e tratamento.
- Casos clínicos.
- Literatura chinesa moderna.

Etiologia

Tensão Emocional

Raiva, preocupação e excesso de pensamentos, após um período de tempo podem levar à estagnação do *Qi*. Isto pode afetar não só o Fígado, que perde seu livre fluxo do *Qi*, mas também Pulmão (cujo *Qi* falha em decender, estagnando-se no peito e na garganta), Estômago (cujo *Qi* falha em descender), Coração (cujo *Qi* falha em descender, afetando a garganta) e Baço (cujo *Qi* falha em ascender, dando origem à Fleuma).

A estagnação do *Qi* em vários órgãos afeta o devido funcionamento do Mecanismo do *Qi*, e isto interrompe o movimento correto do *Qi* na direção apropriada. Esse fato, portanto, afeta também o movimento e a transformação dos fluidos, gerando Fleuma.

Estagnação do *Qi* e Fleuma interagem, e os dois se concentram na parte frontal da garganta, onde fluem os canais de Fígado, Pulmão e Coração. Esse tipo de Fleuma é chamado de "Fleuma de *Qi*", sendo o tipo de Fleuma menos substancial. Esse tipo de nódulo do bócio, especialmente nas fases iniciais, quando só há estagnação de *Qi*, pode aumentar ou diminuir de tamanho.

Depois de um período prolongado, a estagnação do *Qi* pode levar à estagnação do Sangue, que, por si, interage com a Fleuma; em tais casos, o nódulo do bócio seria duro, não mudaria de tamanho (aumentando e diminuindo) e seria provavelmente dolorido.

> **Nota Clínica**
>
> - Note que a estagnação do *Qi* derivada do estresse emocional não afeta apenas o Fígado, mas também Pulmão, Coração, Estômago e Baço. A estagnação do *Qi* de todos estes órgãos desempenha papel importante na patologia do bócio

Dieta

Alimentar-se de forma irregular e o consumo excessivo de alimentos gordurosos ou de laticínios enfraquece Baço e Estômago, que não podem transformar e transportar as essências alimentares; a Umidade é formada, gerando posteriormente Fleuma.

A dieta irregular também interrompe o Mecanismo do *Qi* e leva à estagnação do *Qi* e depois à estagnação de Sangue, que contribuem para a formação do bócio.

Meio Ambiente

Pessoas que moram em regiões montanhosas altas têm carência de iodo na água, fato que pode contribuir para o surgimento de bócio. Apesar de não saberem sobre o papel do iodo nos distúrbios da tireoide, os médicos chineses antigos observaram a maior incidência de bócio em pessoas que moravam nas montanhas altas, entretanto, o atribuíram a fatores outros que não o iodo.

Alguns livros antigos falavam sobre um "veneno frio" na água nas montanhas altas no Noroeste da China. Como já indicado anteriormente, outros médicos mencionaram a presença de "areia" na água; outros ainda mencionam "terra preta" e "água de fonte" como causas ambientais de bócio.

Curiosamente, apesar dos médicos chineses antigos não saberem do papel do iodo (ou da falta dele) na patologia do bócio, eles perceberam o efeito benéfico das algas marinhas para tratar bócio.

978-85-7241-817-1

Constituição

As mulheres apresentam mais tendência ao bócio. Este fato ocorre em virtude da relação do canal do Fígado tanto com o bócio quanto com a menstruação. Em razão da menstruação, da gravidez e da lactação, o canal do Fígado está muito mais apto à estagnação do *Qi* ou do Sangue nas mulheres; este fato causa maior incidência de bócio entre elas. Perda excessiva de Sangue depois do parto ou muitos filhos nascidos um perto do outro podem também levar à depleção do Fígado e do Rim nas mulheres e predispô-las ao bócio.

A relação entre útero e Vasos Concepção e Penetrador (*Ren Mai e Chong Mai*) é outro motivo pelo qual as mulheres apresentam mais tendência a desenvolver bócio. O Vaso Concepção flui através do útero, influenciando profundamente menstruação, concepção e gravidez, e sobe à garganta, onde o bócio se forma. Muitos casos de bócio em mulheres são o reflexo da patologia desses dois vasos no útero, transmitida ascendentemente para a garganta através do Vaso Concepção.

Este é o motivo pelo qual há mais mulheres com bócio do que homens, na razão de 8:1.

> **Resumo**
>
> **Etiologia**
>
> *Tensão Emocional*
> - Raiva, preocupação e excesso de pensamentos podem levar à estagnação do *Qi*. O Fígado perde seu livre fluxo do *Qi*, o *Qi* do Pulmão não descende (e estagna na garganta), o *Qi* do Estômago não descende, o *Qi* do Coração não descende (afetando a garganta) e o *Qi* do Baço não ascende (fazendo surgir Fleuma)
>
> *Dieta*
> - Alimentar-se de forma irregular e o consumo excessivo de alimentos gordurosos ou laticínios enfraquece Baço e Estômago, que não podem transformar e transportar as essências alimentares; a Umidade é formada, gerando posteriormente Fleuma
>
> *Meio Ambiente*
> - Pessoas que moram em regiões montanhosas altas apresentam carência de iodo na água, fato que pode contribuir para o bócio
>
> *Constituição*
> - As mulheres apresentam mais propensão ao bócio. Este fato ocorre em virtude da relação do canal do Fígado tanto com o bócio quanto com a menstruação e também em virtude da relação entre garganta e útero por meio dos Vasos Concepção e Penetrador (*Ren Mai e Chong Mai*)

Patologia

No "bócio", a patologia chinesa está essencialmente concentrada apenas na Manifestação do bócio (em vez de na Raiz), isto é, estagnação do *Qi*, estagnação do

Sangue e Fleuma. A Raiz é geralmente deficiência de *Qi*, *Yang* ou *Yin*. No hipotireoidismo, a Raiz é geralmente deficiência do *Yang*, e no hipertireoidismo, Fogo.

Não há nenhuma correspondência direta entre os sintomas das doenças chinesas de "bócio" e os problemas da tireoide na medicina ocidental. Assim, a medicina chinesa discute apenas bócio, ao passo que a medicina ocidental discute muitas disfunções da tireoide, tais como hipotireoidismo, hipertireoidismo, doença de Graves e tireoidite de Hashimoto.

A discussão de hipo e hipertireoidismo neste capítulo está baseada nos livros chineses e nos artigos modernos; o leitor está particularmente convidado a ler os artigos da literatura chinesa moderna no fim deste capítulo.

> **Nota Clínica**
> - As categorias de doença na medicina chinesa incluem apenas "bócio". Portanto, a medicina chinesa antiga não providenciou uma teoria na patologia das disfunções da tireoide

Cada uma destas doenças biomédicas pode se manifestar com ou sem bócio: portanto, a medicina chinesa não tem uma teoria acerca dos problemas da tireoide sem o bócio, e estes devem ser tratados de acordo simplesmente com a identificação normal dos padrões. Por exemplo, na ausência de bócio, na medicina chinesa, hipotireoidismo pode corresponder à exaustão (*Xu Lao*) ou edema, ao passo que hipertireoidismo, à "palpitações e ansiedade" ou "tremores".

> **Nota Clínica**
> - As disfunções da tireoide sem bócio podem corresponder à categoria das doenças chinesas não relacionadas. Por exemplo, na medicina chinesa, o hipotireoidismo pode corresponder à exaustão (*Xu Lao*) ou edema, ao passo que hipertireoidismo, à "palpitações e ansiedade" ou "tremores".

Como a medicina chinesa se concentra apenas e inteiramente no bócio, sua patologia e tratamento são direcionados ao tratamento de massas, isto é, enfatiza os métodos de tratamento em "dissolver as massas", "dissolver os nódulos" e "amolecer a dureza". Os princípios de tratamento devem, portanto, ser adaptados quando houver problemas de tireoide sem bócio: isto é, em tais casos, não é necessário resolver a Fleuma (a não ser que haja sintomas de Fleuma), amolecer massas ou dissolver massas.

Os médicos antigos diferenciavam entre tratamento "interno" e "externo". O tratamento interno consistia na administração de algas marinhas para fornecer iodo e glândulas tireoides de ovelha, veado, porco ou carneiro. O tratamento externo consistia em fitoterapia e acupuntura (e, evidentemente, em cirurgia).

O uso de algas marinhas é interessante, pois foram administradas sem se saber sobre o iodo; no entanto, os médicos antigos perceberam que faltava alguma coisa na água das regiões montanhosas que poderia ser suplementada por algas marinhas. Eram também dadas por sua ação de "amolecer" massas; a este respeito, são administradas para qualquer tipo de massa, não apenas bócio.

A patologia do bócio resume-se em três fatores principais, de acordo com aparência e gravidade:

- Estagnação do *Qi* (o nódulo aumenta e diminui de acordo com problemas emocionais).
- Fleuma (o nódulo é relativamente macio e amplo, não aumenta e nem diminui).
- Estagnação de Sangue (o nódulo é relativamente duro, fixo e provavelmente dolorido).

Outras patologias podem estar envolvidas. Em primeiro lugar, o Fogo do Fígado pode se desenvolver a partir da estagnação do *Qi* do Fígado; o Fogo do Fígado, por sua vez, contribui para a Fleuma, pois o Fogo seca e condensa os fluidos corporais em Fleuma. Em segundo lugar, o Fogo do Fígado pode, com o tempo, lesar o *Yin* e gerar deficiência de *Yin* do Fígado, a qual pode aparecer em casos crônicos em mulheres idosas (Fig. 18.1).

No estágio inicial, o bócio não é diferente da síndrome do caroço de ameixa, que ocorre devido não só à estagnação do *Qi* do Fígado, mas também à estagnação do *Qi* do Pulmão na garganta em decorrência de problemas emocionais (para os quais é utilizada a fórmula *Ban Xia Hou Po Tang* [Decocção de *Pinellia-Magnolia*]).

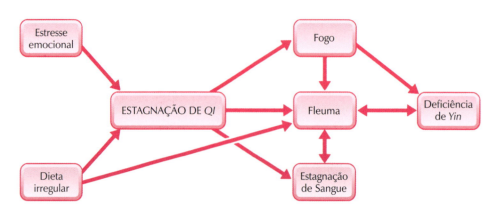

FIGURA 18.1 – Patologia do bócio.

> **Resumo**
>
> **Patologia**
> - Estagnação do *Qi* (o nódulo aumenta e diminui de acordo com os problemas emocionais)
> - Fleuma (o nódulo é relativamente mole, não aumenta e nem diminui)
> - Estagnação do Sangue (o nódulo é relativamente duro, fixo e provavelmente dolorido)
> - Fogo do Fígado (bócio relativamente macio, nódulos)
> - Fleuma-Fogo (bócio grande)
> - Deficiência de *Yin* do Fígado (bócio pequeno)

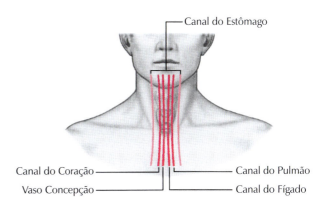

Figura 18.2 – Canais que fluem sobre a tireoide.

Diagnóstico

O inchaço do bócio propriamente dito sempre indica Fleuma; no entanto, pode ser combinado com estagnação de *Qi* ou estagnação de Sangue.

Aqui se apresentam indicações relativas de como o nódulo do bócio se apresenta em relação aos padrões:

- *Bócio mole com bordas indistintas, variando em tamanho de acordo com o estado emocional*: estagnação do *Qi* e Fleuma.
- *Massa grande, macia e lisa*: Fleuma.
- *Massa dura e nodular que não se move e aumenta rapidamente, pele escura sobre o nódulo*: Fleuma com estagnação de Sangue.
- *Bócio pequeno ou de tamanho médio, relativamente macio, escorregadio ao toque*: Fogo do Fígado (com Fleuma).

> **Resumo**
>
> **Diagnóstico**
> - O inchaço do bócio propriamente dito sempre indica Fleuma, que pode estar combinada com estagnação do *Qi* ou estagnação de Sangue
> - *Bócio macio com bordas indistintas, variando em tamanho de acordo com o estado emocional*: estagnação do *Qi* e Fleuma
> - *Massa grande, macia e lisa*: Fleuma
> - *Massa dura, nodular, que não se move e aumenta rapidamente, pele escura sobre o nódulo*: Fleuma com estagnação de Sangue
> - *Bócio pequeno ou de tamanho médio, relativamente macio, escorregadio ao toque*: Fogo do Fígado (com Fleuma)

Indicações Gerais de Tratamento

Acupuntura

Canais Envolvidos no Bócio

Sem contar os padrões predominantes, devemos também prestar atenção ao diagnóstico do canal envolvido.

Em termos de canais, os principais canais envolvidos são os de Coração, Fígado, Pulmão, Estômago e Vaso Concepção, todos que passam na região anterior da garganta. Apesar de outros canais também passarem na região anterior da garganta (por exemplo, Baço e Rim), estes são os cinco principais canais envolvidos na patologia do bócio (Fig. 18.2). Nas mulheres, a patologia dos Vasos Concepção e Penetrador influencia o desenvolvimento do bócio por intermédio das irregularidades menstruais.

Principais Pontos de Acupuntura para Tratar Bócio

Antes de discutir o tratamento de acordo com os padrões, é proveitoso discutir os principais pontos de acupuntura e as prescrições antigas de pontos que são aplicáveis ao tratamento do bócio. Como já mencionado anteriormente, acupuntura e fitoterapia funcionam de maneiras diferentes e, ao passo que o tratamento fitoterápico deve se basear firmemente na identificação de padrões, os pontos de acupuntura são escolhidos primariamente de acordo com o canal envolvido.

Há três principais grupos de pontos:

- Pontos *Ah Shi* para tratar bócio: quatro pontos inseridos em cima, em baixo, à esquerda e à direita da tireoide, inseridos obliquamente em direção ao centro.
- Pontos locais: E-11 (*Qishe*), REN-22 (*Tiantu*), REN-23 (*Lianquan*), IG-17 (*Tianding*), E-9 (*Renying*), IG-18 (*Futu*), ID-17 (*Tianrong*), E-10 (*Shuitu*), *Ping Ying* (ponto extra) – 0,7*cun* lateral ao espaço entre as quarta e quinta vértebras cervicais, *Shangtianzhu* (ponto extra) – 0,5*cun* acima de B-10 (*Tianzhu*); ver Figura 18.3.
- Pontos *Hua Tuo Jia Ji* nas vértebras dorsais T-1 e T-2.

Prescrições de Acupuntura Antiga

- *ABC of Acupuncture* (*Zhen Jiu Jia Yi Jing*, 259 d.C.): ID-17 (*Tianrong*).
- *Great Treatise of Acupuncture* (*Zhen Jiu Da Quan*, 1439): P-7 (*Lieque*), IG-18 (*Futu*), REN-22 (*Tiantu*), IG-17 (*Tianrong*), E-12 (*Quepen*), R-27 (*Shufu*), REN-17 (*Shanzhong*), IG-4 (*Hegu*), *Shixuan* (com sangria).
- *Thousand Golden Ducat Prescriptions* (*Qian Jin Yao Fang*, 682 d.C.): TA-13 (*Naohui*), P-3 (*Tianfu*), E-11 (*Qishe*).

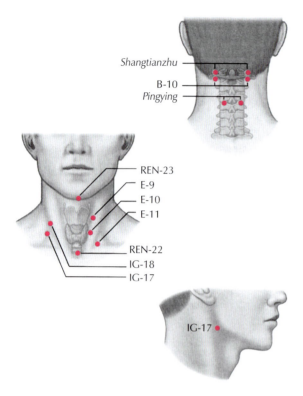

Figura 18.3 – Pontos locais para tratar bócio. B = Bexiga; E = Estômago; IG = Intestino Grosso, REN = Ren Mai.

- *Classic of Acupuncture Endowent* (*Zhen Jiu Zi Sheng Jing*, 1220): VB-10 (*Fubai*) e E-11 (*Qishe*).

Moxabustão

REN-22 (*Tiantu*), B-7 (*Tongtian*), P-2 (*Yunmen*), IG-11 (*Quchi*), REN-17 (*Shanzhong*), F-4 (*Zhongfeng*), VB-20 (*Fengchi*), DU-14 (*Dazhui*), E-11 (*Qishe*), P-3 (*Tianfu*), E-42 (*Chongyang*).

O *Practical Acupuncture* (*Shi Yong Zhen Jiu Xue*) tem dois grupos de pontos para moxabustão[8]:

- VB-20 (*Fengchi*), DU-14 (*Dazhui*), IG-14 (*Binao*), ponto extra lateral ao DU-14 e 1,5 *cun* abaixo dele.
- REN-22 (*Tiantu*), B-7 (*Tongtian*), P-2 (*Yunmen*), IG-14 (*Binao*), F-4 (*Zhongfeng*), REN-17 (*Shanzhong*), VB-20 (*Fengchi*), DU-14 (*Dazhui*), E-11 (*Qishe*), TA-13 (*Naohui*), P-3 (*Tianfu*), E-42 (*Chongyang*).

Acupuntura Auricular

Endócrino, tireoide, *Shenmen*, pescoço.

Fitoterapia de Massas

Antes de discutir o tratamento fitoterápico de acordo com os padrões, é oportuno discutir rapidamente o tratamento fitoterápico de massas. Na medicina chinesa, as massas podem se formar em decorrência de Fleuma ou estagnação de Sangue. As massas de Fleuma são geralmente moles e indolores, e o bócio é uma massa típica de Fleuma (mas, caso se apresente dura, é proveniente da combinação de Fleuma e estagnação de Sangue).

A fim de dissolver massas de Fleuma, são aplicados três métodos de tratamento:

- Resolver a Fleuma.
- Amolecer a dureza.
- Dissolver as massas.

É necessário "amolecer" as massas para dissolvê-las, e algumas ervas chinesas apresentam esta função. As ervas que amolecem as massas são encontradas em várias categorias, de tal forma que possuem suas ações específicas além de amolecerem massas. Apresento uma lista das principais ervas que amolecem massas, com suas respecitvas categorias. Obviamente, apesar de se poder usar qualquer uma dessas ervas para amolecer as massas, é melhor concentrar-se na erva mais adequada para amolecer um tipo específico de massa. Por exemplo, *Mu Li* (*Concha Ostreae*) é melhor para amolecer massa na presença de deficiência de *Yin*, ao passo que *Chuan Shan Jia* (*Squama Manitis Pentadactylae*) é melhor para amolecer massa proveniente da estagnação de Sangue.

No caso específico de bócio, duas das substâncias que amolecem as massas são algas marinhas e, portanto, elas também fornecem uma fonte de iodo.

As principais ervas que amolecem massas são as seguintes:

- *Gui Ban* (*Plastrium Testudinis*): nutre o *Yin*.
- *Mu Li* (*Concha Ostreae*): nutre o *Yin*.
- *Kun Bu* (*Thallus Eckloniae*): resolve a Fleuma.
- *Hai Zao* (*Herba Sargassi*): resolve a Fleuma.
- *Zhe Bei Mu* (*Bulbus Fritillariae thunbergii*): resolve a Fleuma.
- *Jiang Can* (*Bombyx batryticatus*): extingue o Vento interno.
- *Xia Ku Cao* (*Spica Prunellae*): resolve o Calor Tóxico.
- *Chuan Shan Jia* (*Squama Manitis Pentadactylae*): revigora o Sangue.
- *Wa Leng Zi* (*Concha Arcae*): revigora o Sangue.
- *Yi Yi Ren* (*Semen Coicis*): resolve a Umidade.

Das ervas anteriores que amolecem a dureza, *Xia Ku Cao* (*Spica Prunellae*) tem afinidade específica para massas na região do pescoço.

As ervas que "dissolvem" massas ou nódulos são também encontradas distribuídas em várias categorias. Ervas que "drenam o Sangue" são usadas para dissolver massas provenientes da estagnação de Sangue, por exemplo, *E Zhu* (*Rhizoma Curcumae*) e *San Leng* (*Rhizoma Sparganii stoloniferi*).

Exemplos de ervas que dissolvem massas ou nódulos são as seguintes:

- *Mu Li* (*Concha Ostreae*): nutre o *Yin*.
- *Bie Jia* (*Carapax Trionycis*): nutre o *Yin*.
- *Lou Lu* (*Radix Rhapontici*): elimina o Calor.
- *Xuan Shen* (*Radix Scrophulariae*): elimina o Calor.
- *Yu Jin Radix* (*Curcumae*): revigora o Sangue.
- *Tu Bie Chong* (*Eupolyphaga/Steleophaga*): revigora o Sangue.
- *E Zhu* (*Rhizoma Curcumae*): revigora o Sangue.

- *San Leng* (*Rhizoma Sparganii stoloniferi*): revigora o Sangue.
- *Zhe Bei Mu* (*Bulbos Fritillariae thunbergii*): resolve a Fleuma.
- *Fu Shi* (*Pumex*): resolve a Fleuma.
- *Huang Yao Zi* (*Radix Dioscoreae bulbiferae*): resolve a Fleuma.

Das ervas anteriores que dissolvem massas, *Xuan Shen* (*Radix Scrophulariae*) e *Huang Yao Zi* (*Radix Dioscoreae bulbiferae*) possuem afinidade específica para massas na região do pescoço.

Nota

Observe que *Huang Yao Zi* (*Semen Dioscoreae bulbiferae*), presente em algumas fórmulas mencionadas adiante, pode ser tóxica se ingerida por muito tempo. Recomendo não prescrevê-la por mais do que dois meses por tratamento, e numa dosagem não maior do que 6g por dia. Não a use se o paciente tiver função hepática anormal. A função hepática deve ser controlada regularmente em todos os pacientes que tomam esta erva. Os terapeutas devem também verificar a legalidade desta erva em seus países específicos.

Identificação de Padrões e Tratamento

Os principais padrões discutidos são:

- Estagnação do *Qi* e Fleuma.
- Estagnação do *Qi* do Fígado, deficiência do *Qi* do Baço e Fleuma.
- Fleuma e estagnação de Sangue.
- Agitação do Fogo do Fígado com Fleuma-Calor.
- Deficiência de *Yin* do Coração e do Fígado com Fleuma.

Esses padrões são interligados; por exemplo, estagnação do *Qi* e Fleuma geralmente geram Fleuma e estagnação do Sangue, ao passo que Fogo do Fígado normalmente gera deficiência de *Yin* do Coração e do Fígado.

Também, a ordem em que os padrões são apresentados reflete, de maneira geral, a progressão patológica no bócio; isto é, nos estágios iniciais é provável que se manifeste com estagnação do *Qi* e Fleuma e nos estágios tardios, com deficiência de *Yin* e Fleuma.

Estagnação do Qi e Fleuma (Também Chamada de Bócio de Qi)

Manifestações Clínicas

Bócio relativamente macio e não dolorido, dor frequente no pescoço, sensação de opressão do peito, suspiros, distensão do hipocôndrio e dor, a dimensão do bócio pode oscilar de acordo com o estado emocional.

Língua: Inchada com revestimento pegajoso.
Pulso: em Corda.

Coração: palpitações, ansiedade, desconforto no peito, sensação de constrição na garganta.

Pulmão: suspiros, tosse seca, sensação de constrição e ou de caroço na garganta, leve falta de ar, tristeza.

Fígado: irritabilidade, sensação de caroço na garganta, depressão.

Princípio de Tratamento

Regular o *Qi*, eliminar a estagnação, suavizar o Fígado, fazer descender o *Qi* do Pulmão, fazer descender o *Qi* do Coração, resolver a Fleuma, dissolver o bócio.

Acupuntura

Pontos

- Pontos distais: TA-6 (*Zhigou*), VB-34 (*Yanglingquan*), F-3 (*Taichong*), PC-6 (*Neiguan*), E-40 (*Fenglong*), BP-6 (*Sanyinjiao*), REN-12 (*Zhongwan*), P-7 (*Lieque*) e R-6 (*Zhaohai*) – Vaso Concepção, BP-4 (*Gongsun*) e PC-6 (*Neiguan*) – Vaso Penetrador, pontos *Hua Tuo Jia Ji*. Utilizar método de sedação.
- Pontos locais: pontos circunvizinhos ao bócio, REN-22 (*Tiantu*), IG-17 (*Tianding*). Utilizar método neutro.
- Estagnação do *Qi* do Coração: C-5 (*Tongli*), C-7 (*Shenmen*), REN-15 (*Jiuwei*).
- Estagnação do *Qi* do Pulmão: P-7 (*Lieque*), IG-4 (*Hegu*), REN-17 (*Shanzhong*), P-3 (*Tianfu*).
- Estagnação do *Qi* do Fígado: F-3 (*Taichong*), B-18 (*Ganshu*).

EXPLICAÇÃO

- TA-6, VB-34, F-3 e PC-6 movem o *Qi* do Fígado. Em particular, TA-6 afeta o pescoço.
- E-40, BP-6 e REN-12 resolvem a Fleuma.
- C-5, C-7 e REN-15 acalmam a Mente.
- P-7 e R-6 abrem o Vaso Concepção, que regula o útero e flui sobre a garganta.
- BP-4 e PC-6 abrem o Vaso Penetrador, que regula o útero, move *Qi* e Sangue e flui sobre a garganta.
- P-7, IG-4, REN-17 e P-3 são usados caso haja patologia no Pulmão e sudorese excessiva.
- B-18 é adicionado se a estagnação do *Qi* do Fígado for pronunciada.

Fitoterapia

Prescrição

SI HAI SHU YU WAN – Pílula de Quatro Mares para Suavizar a Estagnação.

EXPLICAÇÃO Essa fórmula move o *Qi*, resolve a Fleuma, amolece a dureza e dissolve massas. Do ponto de vista ocidental, as algas marinhas, dentro da fórmula, também proporcionam iodo.

Remédios dos Três Tesouros

ABRIR O CORAÇÃO COM ILUMINAR A ALMA Abrir o Coração move o *Qi* no Coração e do Pulmão e trata peito e garganta; Iluminar a Alma resolve a Fleuma.

ESPÍRITO BRILHANTE Espírito Brilhante move o *Qi* do Coração e do Fígado e resolve a Fleuma.

430 Bócio (Hipotireoidismo, Hipertireoidismo)

> **Resumo**
>
> **Estagnação do *Qi* e Fleuma**
> *Pontos*
> - Pontos distais: TA-6 (*Zhigou*), VB-34 (*Yanglingquan*), F-3 (*Taichong*), PC-6 (*Neiguan*), E-40 (*Fenglong*), BP-6 (*Sanyinjiao*), REN-12 (*Zhongwan*), P-7 (*Lieque*) e R-6 (*Zhaohai*) – Vaso Concepção, BP-4 (*Gongsun*) e PC-6 (*Neiguan*) – Vaso Penetrador, pontos *Hua Tuo Jia Ji*. Utilizar método de sedação.
> - Pontos locais: pontos circunvizinhos ao bócio, REN-22 (*Tiantu*), IG-17 (*Tianding*). Utilizar método neutro
> - Coração: C-5 (*Tongli*), C-7 (*Shenmen*), REN-15 (*Jiuwei*)
> - Pulmão: P-7 (*Lieque*), IG-4 (*Hegu*), REN-17 (*Shanzhong*), P-3 (*Tianfu*)
> - Fígado: F-3 (*Taichong*), B-18 (*Ganshu*)
>
> *Fitoterapia*
> *Prescrição*
> - *SI HAI SHU YU WAN* – Pílula de Quatro Mares para Suavizar a Estagnação
>
> *Remédio dos Três Tesouros*
> - Abrir o Coração com Iluminar a Alma
> - Espírito Brilhante

Estagnação do Qi do Fígado, Deficiência do Qi do Baço e Fleuma

Manifestações Clínicas

Edema, bócio macio, depressão, irritabilidade, sensação de opressão em peito e hipocôndrio, dificuldade de engolir, sensação de caroço na garganta, fezes amolecidas, cansaço, desejo de deitar-se, má digestão, menstruação irregular, tensão pré-menstrual.

Língua: Pálida, é possível que esteja levemente Vermelha nas laterais, Inchada.

Pulso: em Corda, Fraco à direita, Deslizante.

Princípio de Tratamento

Suavizar Fígado, mover *Qi*, tonificar *Qi* do Baço, resolver Fleuma, amolecer massas.

Acupuntura
Pontos
- Pontos distais: TA-6 (*Zhigou*), VB-34 (*Yanglingquan*), F-3 (*Taichong*), PC-6 (*Neiguan*), REN-12 (*Zhongwan*), B-20 (*Pishu*), E-36 (*Zusanli*). Utilizar método neutro em todos os pontos, exceto nos pontos REN-12 e B-20, que devem ser tonificados.
- Pontos locais: REN-22 (*Tiantu*), E-9 (*Renying*), E-10 (*Shuitu*). Utilizar método neutro.

EXPLICAÇÃO
- TA-6, VB-34, F-3 e PC-6 movem o *Qi* do Fígado.
- REN-12, B-20 e E-36 tonificam o Baço e resolvem a Fleuma.

Fitoterapia
Prescrição

Variação de *XIAO YAO SAN* – Variação do Pó do Caminhante Livre e Tranquilo – mais variação de *LIU JUN ZI TANG* – Variação da Decocção dos Seis Cavalheiros.

EXPLICAÇÃO   Essas duas fórmulas combinadas movem o *Qi* do Fígado, tonificam o *Qi* do Baço e resolvem a Fleuma. Elas foram modificadas com o acréscimo de ervas para resolver a Fleuma (*Bai Jie Zi* [*Semen Sinapis albae*] e *Huang Qin* [*Radix Scutellariae*]) e revigorar o Sangue (*Dan Shen* [*Radix Salviae milthiorrizae*]).

Remédio dos Três Tesouros

LIBERTAR A LUA COM SUAVIZAR O CENTRO E MAR LÍMPIDO   Esses três remédios movem *Qi* do Fígado, tonificam *Qi* do Baço e resolvem Umidade e Fleuma.

> **Resumo**
>
> **Estagnação do *Qi* do Fígado, Deficiência do *Qi* do Baço e Fleuma**
> *Pontos*
> - Pontos distais: TA-6 (*Zhigou*), VB-34 (*Yanglingquan*), F-3 (*Taichong*), PC-6 (*Neiguan*), REN-12 (*Zhongwan*), B-20 (*Pishu*), E-36 (*Zusanli*). Utilizar método neutro em todos os pontos, exceto nos pontos REN-12 e B-20, que deverão ser tonificados
> - Pontos locais: REN-22 (*Tiantu*), E-9 (*Renying*), E-10 (*Shuitu*). Utilizar método neutro
>
> *Fitoterapia*
> *Prescrição*
> - Variação de *XIAO YAO SAN* – Variação do Pó do Caminhante Livre e Tranquilo – mais Variação de *LIU JUN ZI TANG* – Variação da Decocção dos Seis Cavalheiros
> *Remédio dos Três Tesouros*
> - Libertar a Lua com Suavizar o Centro e Mar Límpido

Fleuma e Estagnação de Sangue

Manifestações Clínicas

Bócio duro, possivelmente com nódulos, dolorido, com pele escura sobre o bócio, sensação de opressão no peito, insônia, ansiedade.

Língua: Púrpura, Inchada, revestimento pegajoso.
Pulso: em Corda.

Princípio de Tratamento

Regular o *Qi*, revigorar o Sangue, eliminar a estagnação, resolver a Fleuma, amolecer a dureza, dissolver o bócio.

Acupuntura
Pontos
- Pontos distais: TA-6 (*Zhigou*), VB-34 (*Yanglingquan*), F-3 (*Taichong*), PC-6 (*Neiguan*), B-18 (*Ganshu*), BP-10 (*Xuehai*), B-17 (*Geshu*), BP-4 (*Gongsun*) e PC-6 (*Neiguan*) – Vaso Penetrador (*Chong Mai*), E-40 (*Fenglong*), REN-12 (*Zhongwan*), BP-6 (*Sanyinjiao*). Utilizar método neutro, exceto no ponto REN-12, que deverá ser tonificado.
- Pontos locais: REN-22 (*Tiantu*), E-9 (*Renying*), IG-18 (*Futu*), E-10 (*Shuitu*), IG-17 (*Tianding*). Utilizar método neutro.

EXPLICAÇÃO
- TA-6, VB-34, F-3, PC-6 e B-18 movem o *Qi* do Fígado; mover o *Qi* é necessário para revigorar o Sangue (BP-6 e F-3 também revigoram o Sangue).

- BP-10 e B-17 revigoram o Sangue.
- BP-4 e PC-6 abrem o Vaso Penetrador que revigora o Sangue.
- E-40, REN-12 e BP-6 resolvem a Fleuma.

Fitoterapia

Prescrição

HAI ZAO YU HU TANG –Decocção de *Sargassum* do Pote de Jade.

EXPLICAÇÃO   Essa fórmula move o *Qi*, resolve Fleuma, amolece a dureza, dissolve massas e revigora levemente o Sangue.

Prescrição

JIA SHI JIA KANG FANG – Formula do Mestre *Shi* para o Hipertireoidismo.

EXPLICAÇÃO   Essa fórmula move o *Qi*, resolve a Fleuma, amolece dureza, dissolve massas e revigora fortemente o Sangue. Comparado com a fórmula anterior, tem também efeito mais forte para resolver a Fleuma.

MODIFICAÇÕES (PARA AS DUAS PRESCRIÇÕES)
- Para nódulos na tireoide, acrescentar *E Zhu* (*Rhizoma Curcumae*), *Sang Leng* (*Rhizoma Sparganii stoloniferii*) e *Huang Yao Zi* (*Semen Dioscoreae bulbiferae*).
- Se a estagnação do *Qi* fez o Fogo subir, acrescentar *Xia Ku Cao* (*Spica Prunellae*), *Mu Dan Pi* (*Cortex Moutan radicis*) e *Xuan Shen* (*Radix Scrophulariae ningpoensis*).

Remédio dos Três Tesouros

MAR LÍMPIDO MAIS ANIMAR O VERMELHO   Mar Límpido é um remédio geral para tratar Fleuma, e Animar o Vermelho revigora o Sangue e elimina a estagnação no Aquecedor Superior.

Resumo

Fleuma e Estagnação de Sangue

Pontos
- Pontos distais: TA-6 (*Zhigou*), VB-34 (*Yanglingquan*), F-3 (*Taichong*), PC-6 (*Neiguan*), B-18 (*Ganshu*), BP-10 (*Xuehai*), B-17 (*Geshu*), BP-4 (*Gongsun*) e PC-6 (*Neiguan*) – Vaso Penetrador (*Chong Mai*), E-40 (*Fenglong*), REN-12 (*Zhongwan*), BP-6 (*Sanyinjiao*). Utilizar método neutro, exceto no ponto REN-12, que deverá ser tonificado
- Pontos locais: REN-22 (*Tiantu*), E-9 (*Renying*), IG-18 (*Futu*), E-10 (*Shuitu*), IG-17 (*Tianding*). Utilizar método neutro

Fitoterapia

Prescrição
- *HAI ZAO YU HU TANG* – Decocção de *Sargassum* do Pote de Jade

Prescrição
- *JIA SHI JIA KANG FANG* – Formula do Mestre *Shi* para o Hipertireoidismo

Remédio dos Três Tesouros
- Mar Límpido mais Animar o Vermelho

Agitação do Fogo do Fígado com Fleuma-Calor

Manifestações Clínicas

Bócio de tamanho pequeno ou médio, relativamente macio, escorregadio ao toque, agitação mental, insônia, sede, sensação de calor, irritabilidade, olhos vermelhos, tremor das mãos, face vermelha, gosto amargo.

Língua: Vermelha, mais vermelha nas laterais e na ponta, revestimento amarelo e seco.

Pulso: Rápido e em Corda.

Princípio de Tratamento

Drenar o Fogo, desobstruir o Fígado, resolver a Fleuma, amolecer a dureza, dissolver o bócio, acalmar a Mente.

Acupuntura

Pontos
- Pontos distais: F-2 (*Xingjian*), C-8 (*Shaofu*), IG-11 (*Quchi*), IG-4 (*Hegu*), E-40 (*Fenglong*), BP-6 (*Sanyinjiao*), C-7 (*Shenmen*), PC-7 (*Daling*). Utilizar método de sedação.
- Pontos locais: REN-22 (*Tiantu*), IG-17 (*Tianding*), E-9 (*Renying*), IG-18 (*Futu*), E-10 (*Shuitu*). Utilizar método neutro.
- Prescrição pelo Dr. Wang Xue Tai (*Great Treatise of Chinese Acupuncture* [*Zhong Guo Zhen Jiu Da Quan*]): BP-6 (*Sanyinjiao*); R-6 (*Zhaohai*); R-7 (*Fuliu*), que, de acordo com o Dr. Wang, nutre *Yin* e elimina Calor; PC-5 (*Jianshi*); F-3 (*Taichong*)[9].
- Caso haja Calor no Estômago: E-44 (*Neiting*).
- Tremor das mãos: VB-34 (*Yanglingquan*).
- Bócio grande: E-10 (*Shuitu*) e *Pingying* (ponto extra).
- Exoftalmia: *Shangtianzhu* (ponto extra) e VB-20 (*Fengchi*).

EXPLICAÇÃO
- F-2 e C-8 drenam Fogo do Fígado e do Coração.
- IG-11 e IG-4 eliminam Calor e influenciam a área da garganta.
- E-40 e BP-6 resolvem a Fleuma.
- C-7 e PC-7 acalmam a Mente.

Fitoterapia

Prescrição

ZHI ZI QING GAN TANG – Decocção de *Gardenia* para Desobstruir o Fígado – mais Variação de *HAI YAO SAN* – Variação do Pó de *Sargassum-Dioscorea bulbifera*.

EXPLICAÇÃO   Estas duas fórmulas combinadas eliminam Calor, resolvem Fleuma, amolecem a dureza e dissolvem massas. *Niu Bang Zi* foi acrescentada à prescrição original para direcionar esta fórmula à garganta.

Remédios dos Três Tesouros

DRENAR O FOGO MAIS ILUMINAR A ALMA   Drenar o Fogo drena o Fogo do Fígado e do Coração, ao passo que Iluminar a Alma resolve Fleuma-Calor e age em peito e garganta.

Bócio (Hipotireoidismo, Hipertireoidismo)

ASSENTAR A ALMA Assentar a Alma drena Fogo do Fígado e do Coração e resolve Fleuma-Calor. Comparado com Drenar o Fogo, apresenta ação mais forte em acalmar a Mente.

Resumo

Agitação do Fogo do Fígado com Fleuma-Calor

Pontos

- Pontos distais: F-2 (*Xingjian*), C-8 (*Shaofu*), IG-11 (*Quchi*), IG-4 (*Hegu*), E-40 (*Fenglong*), BP-6 (*Sanyinjiao*), C-7 (*Shenmen*), PC-7 (*Daling*). Utilizar método de sedação
- Pontos locais: REN-22 (*Tiantu*), IG-17 (*Tianding*), E-9 (*Renying*), IG-18 (*Futu*), E-10 (*Shuitu*). Utilizar método neutro

Fitoterapia

Prescrição

- ZHI ZI QING GAN TANG – Variação da Decocção de *Gardenia* para Desobstruir o Fígado – mais *HAI YAO SAN* – Variação do Pó de *Sargassum-Dioscorea bulbifera*

Remédio dos Três Tesouros

- Drenar o Fogo e Iluminar a Alma
- Assentar a Alma

Deficiência do Yin do Coração e do Fígado com Fleuma

Manifestações Clínicas

Bócio que pode ser grande ou pequeno, relativamente macio, de início lento, curso crônico, palpitações, insônia, sensação de calor à tarde, sudorese noturna, tremor das mãos, olhos secos, visão turva, cansaço.

Língua: sem revestimento, Inchada; Vermelha caso haja Calor por Deficiência.

Pulso: Flutuante-Vazio, relativamente Transbordante na posição Anterior esquerda.

Princípio de Tratamento

Nutrir *Yin*, nutrir Coração e Fígado, nutrir Sangue do Fígado, acalmar a Mente, resolver a Fleuma, amolecer a dureza, dissolver o bócio.

Acupuntura

Pontos

- Pontos distais: C-7 (*Shenmen*), PC-6 (*Neiguan*), IG-4 (*Hegu*), F-3 (*Taichong*), BP-6 (*Sanyinjiao*), REN-4 (*Guanyuan*), F-8 (*Ququan*), R-6 (*Zhaohai*), P-7 (*Lieque*) e R-6 (*Zhaohai*) – Vaso Concepção (*Ren Mai*). Utilizar método de tonificação em todos os pontos.
- Pontos *Ah Shi* adjacentes ao bócio, IG-17 (*Tianding*). Utilizar método neutro.

EXPLICAÇÃO

- C-7 e PC-6 nutrem o *Yin* do Coração e acalmam a Mente.
- IG-4 e F-3 acalmam a Mente. IG-4 influencia a garganta.
- BP-6, REN-4, F-8 e R-6 nutrem o *Yin* do Fígado.

- P-7 e R-6 abrem o Vaso Concepção e nutrem o *Yin*. Este vaso também influencia a garganta.

Fitoterapia

Prescrição

Variação de *TIAN WANG BU XIN DAN* – Variação da Pílula do Imperador Celestial para Tonificar o Coração.

EXPLICAÇÃO Essa fórmula nutre o *Yin* do Rim e do Coração, elimina Calor por Deficiência e acalma a Mente.

- *Gou Qi Zi* (*Fructus Lycii chinensis*) e *Chuan Lian Zi* (*Fructus Meliae toosendan*) são adicionados para nutrir o *Yin* do Fígado.
- *Gua Lou* (*Fructus Trichosanthis*) é acrescentado para resolver a Fleuma.

Prescrição

PING YING FU FANG – Fórmula para Dissolver o Bócio.

EXPLICAÇÃO Essa fórmula nutre *Yin* do Rim e *Yin* do Fígado, amolece a dureza, dissolve as massas e revigora o Sangue.

Prescrição

FU FANG JIA KANG GAO – Fórmula para Hipertireoidismo.

EXPLICAÇÃO Essa fórmula nutre *Yin* do Rim e do Fígado, tonifica *Qi*, resolve Fleuma e amolece a dureza.

Prescrição

ZHI BO YANG WEI TANG – Decocção de *Anemarrhena-Phellodendron* para Nutrir o Estômago.

EXPLICAÇÃO Essa fórmula nutre *Yin* do Rim e do Fígado, elimina Calor por Deficiência, amolece os nódulos, dissolve as massas e resolve Fleuma.

Prescrição

YU YIN SAN JIE TANG – Decocção para Nutrir o *Yin* e Dissipar Nódulos.

EXPLICAÇÃO Essa fórmula nutre *Yin* do Rim e do Fígado, resolve Fleuma, amolece a dureza e dissolve as massas.

MODIFICAÇÕES (PARA TODAS AS FÓRMULAS)

- Em caso de Vento interno, acrescentar *Gou Teng* (*Ramulus Uncariae*), *Bai Ji Li* (*Fructus Tribuli terrestris*) e *Bai Shao* (*Radix Paeoniae alba*).
- Se houver deficiência do Baço com fezes amolecidas, adicionar *Bai Zhu* (*Rhizoma Atractylodis macrocephalae*), *Yi Yi Ren* (*Semen Coicis*), *Shan Yao* (*Radix Dioscoreae*) e *Mai Ya* (*Fructus Hordei vulgaris germinatus*).
- Se houver deficiência de *Yin* do Rim, acrescentar *Gui Ban* (*Plastrum Testudinis*) e *Tu Si Zi* (*Semen Cuscutae*).

Remédio dos Três Tesouros

NUTRIR A RAIZ MAIS MAR LÍMPIDO   Nutrir a Raiz nutre *Yin* do Rim e do Fígado, e Mar Límpido resolve a Fleuma.

Resumo

Deficiência de *Yin* do Coração e do Fígado com Fleuma

Pontos
- Pontos distais: C-7 (*Shenmen*), PC-6 (*Neiguan*), IG-4 (*Hegu*), F-3 (*Taichong*), BP-6 (*Sanyinjiao*), REN-4 (*Guanyuan*), F-8 (*Ququan*), P-7 (*Lieque*) e R-6 (*Zhaohai*) – Vaso Concepção (*Ren Mai*). Utilizar método de tonificação
- Pontos *Ah Shi* adjacentes ao bócio, IG-17 (*Tianding*). Utilizar método neutro

Fitoterapia

Prescrição
- Variação de TIAN WANG BU XIN DAN – Variação da Pílula do Imperador Celestial para Tonificar o Coração

Prescrição
- PING YING FU FANG – Fórmula para Dissolver o Bócio

Prescrição
- FU FANG JIA KANG GAO – Fórmula para Hipertireoidismo

Prescrição
- ZHI BO YANG WEI TANG – Decocção de Anemarrhena-Phellodendron para Nutrir o Estômago

Prescrição
- YU YIN SAN JIE TANG – Decocção para Nutrir o *Yin* e Dissipar Nódulos

Remédio dos Três Tesouros
- Nutrir a Raiz mais Mar Límpido

Prescrições Empíricas

- *Xuan Shen* (Radix *Scrophulariae*), *Mu Li* (Concha *Ostreae*), *Kun Bu* (Thallus *Eckloniae*), *Hai Zao* (Herba *Sargassi*), *Fu Hai Shi* (Pumice), *Hai Ge Ke* (Concha *Cyclinae sinensis*), *Zhe Bei Mu* (Bulbus *Fritillariae thunbergii*), *E Zhu* (Rhizoma *Curcumae*), *Ze Lan* (Herba *Lycopi lucidi*), *Xia Ku Cao* (Spica *Prunellae*), *Tain Hua Fen* (Radix *Trichosantis*).
- *Huang Yao Zi* (Radix *Dioscoreae bulbiferae*), 300g, macerado em pequenos pedaços, deixe embebido em 1.500mL de água e ponha dentro de um vidro lacrado, aquecido num fogo baixo por 4h e armazenado na geladeira por uma semana. Beba 10mL da bebida alcoólica seis vezes por dia, mas não antes de ir dormir.

Prognóstico e Prevenção

O prognóstico depende da duração da doença e do tamanho do bócio. Se o bócio for pequeno, macio e a duração não for muito longa, o prognóstico é muito bom. Vice-versa, se o bócio for grande, duro e a duração for longa, o prognóstico é não é tão bom. Se o bócio é muito duro, imóvel e cresce rapidamente, o prognóstico é ainda pior. O Bócio de *Qi* reage melhor à acupuntura e às ervas, e o Bócio do Músculo é o que tem a segunda melhor reação.

Para prevenção, deve-se prestar atenção para tratar com estresse emocional e evitar os laticínios e outros alimentos indutores da Fleuma.

Bócio na Medicina Ocidental

A glândula tireoide está situada na parte anterior da garganta, abaixo do osso hioide (pomo de Adão) da laringe. Compreende dois lobos que estão de cada lado da traqueia e são unidos na parte anterior por um istmo (Fig. 18.4).

A glândula tireoide está sob o controle da glândula pituitária (Fig. 18.5). Quando o nível dos hormônios da tireoide (triiodotireonina [T_3] e tiroxina [T_4]) ficam muito baixos, a glândula pituitária produz o hormônio estimulante da tireoide (TSH, *thyroid-stimulating hormone*), que estimula a glândula tireoide a produzir mais hormônios. Sob a influência do TSH, a tireoide fabrica e secreta T_3 e T_4 e, portanto, aumenta seus níveis sanguíneos. A pituitária percebe este processo e responde diminuindo sua produção de TSH.

Podemos imaginar a glândula tireoide como uma caldeira (um forno) e a glândula pituitária, como seu termostato. Assim como o termostato desliga a caldeira quando a temperatura alcança o nível desejado, a glândula pituitária secreta menos TSH, reduzindo, assim, os níveis de T_3 e T_4 quando o nível ótimo é atingido.

A tireoide não pode fabricar seus hormônios sem o iodo dietético suficiente. Se a dieta de um indivíduo for baixa em iodo, a pituitária mantém a propagação de estímulos químicos para a tireoide, mas em vão. A glândula tireoide aumenta na sua tentativa de acatar a demanda da pituitária.

Um bócio é uma expansão da glândula tireoide. Os sintomas do bócio incluem:

- Dilatação da garganta, variando de caroço pequeno até massa enorme.
- Problemas para engolir se o bócio for grande o suficiente para pressionar o esôfago.
- Problemas respiratórios se o bócio for grande o suficiente para pressionar a traqueia.

Os bócios são genericamente classificados em dois grupos, endêmicos e esporádicos.

No *bócio endêmico*, a comunidade inteira é afetada por iodo dietético insuficiente. A razão comum é que o solo em que os alimentos crescem é carente de iodo.

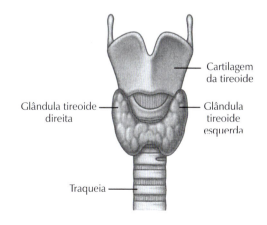

FIGURA 18.4 – Glândula tireoide.

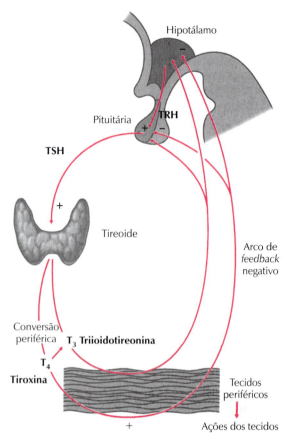

Figura 18.5 – Eixo hipotálamo-pituitária-tireoide. TRH = hormônio liberador de tireotrofina; TSH = hormônio estimulante da tireoide.

- Hipertireoidismo (glândula tireoide superativa).
- Hipotireoidismo (glândula tireoide subativa).

Métodos Diagnósticos

Um bócio, e suas causas subjacentes, é diagnosticado usando um número de testes, incluindo:

- Exame físico.
- Testes sanguíneos de conferência dos níveis dos hormônios da tireoide e anticorpos específicos.
- Ultrassonografia.
- Biópsia com agulha fina.
- Radioscopia.

Tipos de Bócio

Os bócios podem ser difusos ou multinodulares. O bócio multinodular é geralmente o bócio simples, o qual progrediu para a nodularidade.

Opções de Tratamento

O tratamento depende da causa subjacente:

- Bócio causado por deficiência de iodo pode ser tratado com a introdução de alimentos ricos em iodo na dieta, tais como frutos do mar e sal iodado.
- Hipertireoidismo é controlado com drogas que diminuem a atividade da tireoide. Se estas não funcionarem, a glândula tireoide será cirurgicamente removida, em parte ou totalmente. De forma alternativa, algumas ou todas as células que produzem os hormônios da tireoide podem ser destruídas com o tratamento de iodo radioativo.
- Hipotireoidismo é tratado por terapia de reposição do hormônio tireoidiano por toda a vida.
- Nódulos benignos da tireoide são diminuídos com medicações, destruídos com tratamento de iodo radioativo ou removidos cirurgicamente, dependendo do tipo.
- Câncer da tireoide é tratado pela remoção cirúrgica da glândula seguida pelo tratamento do iodo radioativo.

Nódulos da Tireoide

Nódulos da tireoide são caroços que crescem na glândula. Os nódulos são classificados em dois grupos.

- *Quente ou morno*: estes nódulos ocorrem em torno de 15% dos casos e podem causar hipertireoidismo. O risco de câncer é pequeno.
- *Frio*: estes nódulos ocorrem em torno de 85% de casos. Cerca de 20% destes casos são cancerosos.

Câncer da Tireoide

Às vezes, a glândula tireoide cresce em virtude do câncer. Qualquer indivíduo pode desenvolver câncer da tireoide, não importa idade ou sexo. Os níveis de incidência são bem baixos, e o índice de cura é muito bom. Alguns dos fatores de risco incluem:

- Bócio crônico.
- História familiar.
- Gênero feminino.

Algumas áreas da Austrália, incluindo a Tasmânia e áreas ao longo da Grande Cordilheira Divisória (por exemplo, o Território da Capital Australiana), têm baixos níveis de iodo no solo. Há também evidência da reemergência de deficiência de iodo em cidades como Melbourne e Sydney.

Áreas montanhosas e afastadas do mar apresentam maior probabilidade de se apresentarem deficientes de iodo. No entanto, bócios endêmicos tendem a ser mais prevalentes nos países em desenvolvimento. Eles são raros nos países desenvolvidos, em virtude da suplementação generalizada de iodo.

No *bócio esporádico*, apenas o indivíduo é afetado. Fatores de risco para bócio esporádico incluem história familiar, dieta, idade (acima de 40 anos) e sexo (mulheres são mais suscetíveis do que homens).

O bócio pode ser causado por uma variedade de fatores, incluindo:

- Iodo insuficiente na dieta.
- Alto consumo de determinados alimentos que neutralizam o iodo, tais como repolho, brócolis e couve-flor; outros alimentos, como soja, podem também induzir o bócio.
- Algumas drogas, como lítio e fenilbutazona.
- Câncer da tireoide.
- Nódulos crescendo na glândula tireoide.

- Exposição à radiação (altas doses de radiação foram usadas durante os anos 1950 para tratar distúrbios de garganta e pele).

Hipotireoidismo

A tireoide é uma glândula pequena, no formato de borboleta, localizada na face anterior do pescoço, a qual produz os hormônios da tireoide; estes avisam as células por todo o corpo para aumentar a utilização de oxigênio. Os dois hormônios principais da tireoide são T_3 e T_4.

A secreção de T_3 e T_4 é controlada pela glândula pituitária e pelo hipotálamo. Os distúrbios da tireoide podem resultar não apenas de defeitos da própria glândula tireoide, mas também de anormalidades da pituitária ou do hipotálamo (Fig. 18.5).

Patologia

Hipotireoidismo ocorre quando há secreção inadequada dos hormônios da tireoide, resultando na redução do metabolismo corporal. Ao passo que a baixa produção destes hormônios resulta no hipotireoidismo (tireoide subativa), a alta produção destes hormônios resulta no hipertireoidismo (tireoide superativa).

Há várias causas para hipotireoidismo. A primeira é o resultado da prévia inflamação (atualmente em andamento) da glândula tireoide, que lesa (ou mata) grande porcentagem de células da tireoide incapazes de produzir hormônio suficiente.

O tipo mais comum de inflamação da falência da glândula tireoide é a tireoidite autoimune, uma forma de inflamação da tireoide causada pelo sistema imune do próprio paciente.

O hipotireoidismo atrófico (autoimunue) é a causa mais comum de hipotireoidismo e está associado a autoanticorpos antitireoide, gerando infiltração linfoide da glândula e, finalmente, atrofia e fibrose. É seis vezes mais comum em mulheres, e a incidência aumenta com a idade. A condição é associada a outras doenças autoimunes, tais como anemia perniciosa, vitiligo e outras deficiências endócrinas.

A tireoidite de Hashimoto é também uma tireoidite autoimune, novamente mais comum em mulheres e no fim da meia-idade; produz mudanças atróficas com regeneração, gerando a formação do bócio. A glândula é geralmente firme e elástica, mas pode variar de macia para dura.

Os pacientes podem ser hipotireóideos ou eutireóideos, apesar disto poder começar com uma fase tóxica, "toxicidade de Hashi". A terapia com T_4 pode diminuir o bócio, mesmo quando os pacientes não são hipotireóideos, embora isto possa consumir muito tempo.

Outra causa importante do hipotireoidismo é a remoção cirúrgica de uma porção ou de toda a glândula tireoide. Se a massa total das células produtoras de hormônio da tireoide perdidas no corpo não for suficiente para suprir as necessidades do corpo, o paciente irá desenvolver hipotireoidismo. A remoção de toda ou de parte da glândula tireoide é realizada para remover tumores ou nódulos da glândula. Às vezes, o lobo da tireoide restante e o istmo produzirão hormônio suficiente para suprir as necessidades do corpo.

O hipotireoidismo pode também ser proveniente de tratamento com iodo radioativo para o bócio. O objetivo da terapia com iodo radioativo (para condições benignas) é matar uma porção da tireoide para impedir que o bócio cresça mais. Ocasionalmente, o resultado do tratamento com iodo radioativo pode gerar um número muito grande de células lesadas, de tal forma que um ou dois anos mais tarde o paciente desenvolve hipotireiodismo.

A tireoidite pós-parto é geralmente um fenômeno transitório observado após a gravidez e pode envolver hipertireoidismo, hipotireoidismo ou os dois sequencialmente. Acredita-se que seja o resultado das modificações necessárias do sistema imune na gravidez e histologicamente é uma tireoidite linfocítica. O processo é normalmente autolimitante; porém, quando os anticorpos convencionais são encontrados, há grande chance de essa condição gerar o hipotireoidismo permanente.

A deficiência de iodo é causa comum de hipotireoidismo em áreas montanhosas (Alpes, Himalaia, América do Sul e África Central). Nessas regiões, a deficiência dietética de iodo ainda existe e, em algumas áreas, o bócio endêmico também, nas quais o bócio é ocasionalmente compacto. Os pacientes podem ser eutireóideos ou hipotireóideos, dependendo da gravidade da deficiência de iodo. Acredita-se que o mecanismo seja o hipotireoidismo limítrofe gerando a estimulação do TSH e a expansão da tireoide em face à deficiência contínua de iodo.

Resumo

Causas
- Hipotireoidismo atrófico (autoimune)
- Tireoidite de Hashimoto
- Remoção cirúrgica de uma porção ou de toda a glândula tireoide
- Tratamento com iodo radioativo para o bócio
- Tireoidite pós-parto
- Deficiência de iodo

Manifestações Clínicas

O hipotireoidismo pode causar uma variedade de sintomas e afetar todas as funções corporais. A taxa metabólica normal do corpo diminui, causando grande lentidão mental e física. Os sintomas podem variar de moderados a graves, com a forma mais grave chamada de mixedema, uma emergência médica.

Os fatores de risco incluem ter mais de 50 anos de idade, ser do sexo feminino, obesidade, cirurgia na tireoide e exposição do pescoço a raios X ou tratamento por radiação.

Os sinais e sintomas iniciais do hipotireoidismo são (Fig. 18.6):

- Fraqueza.
- Fadiga.
- Intolerância ao frio.

- Constipação.
- Ganho de peso.
- Depressão.
- Dor articular ou muscular.
- Unhas finas e quebradiças.
- Cabelo fino e quebradiço.
- Palidez.
- Baixa libido.

Sinais e sintomas tardios incluem:

- Fala lenta.
- Memória debilitada.
- Pele seca, escamosa.
- Espessamento da pele.
- Face, mãos e pés edemaciados.
- Diminuição do paladar e do olfato.
- Afinamento das sobrancelhas.
- Rouquidão.
- Períodos menstruais anormais, geralmente amenorreia.

O paciente é geralmente pálido com compleição amarelada; há perda da ponta externa da sobrancelha, cabelo fino e quebradiço, traços faciais grosseiros, unhas quebradiças, edema sólido de braços e pernas (edema não periférico) e lentidão mental. Os sinais vitais podem revelar ritmo cardíaco lento, pressão arterial baixa e temperatura baixa.

Raio X torácico pode revelar dilatação do coração. Os testes laboratoriais para determinar a função da tireoide incluem:

- Teste de T_4 (baixo).
- TSH sérico (alto no hipotireoidismo primário, baixo ou baixo para normal no hipotireoidismo secundário).

Na medicina ocidental, o objetivo do tratamento é repor o hormônio deficiente na tireoide. A levotiroxina é a medicação mais comumente usada. Utiliza-se a menor dose efetiva para aliviar os sintomas e normalizar o TSH. De acordo com a diretriz para tratamento, é necessária terapia vitalícia e a medicação deve ser continuada mesmo depois dos sintomas diminuírem.

Os níveis dos hormônios da tireoide devem ser monitorados anualmente após a dose estável da medicação ser determinada.

Conforme discutido anteriormente, não há correspondência direta entre os sintomas da doença chinesa do "bócio" e os problemas da tireoide na medicina ocidental. Portanto, a medicina chinesa discute apenas bócio, ao passo que a medicina ocidental discute muitas disfunções da tireoide, tais como hipotireoidismo, hipertireoidismo, doença de Graves e tireoidite de Hashimoto.

A medicina chinesa não tem uma teoria sobre os problemas da tireoide sem o bócio, e estes devem ser tratados simplesmente de acordo com a identificação normal dos padrões. Por exemplo, se não ocorrer bócio, o hipotireoidismo pode corresponder à "exaustão" (*Xu Lao*) ou "edema" na medicina chinesa.

Como a medicina chinesa concentra-se única e inteiramente no bócio, sua patologia e seu tratamento são direcionados ao tratamento das massas. Os princípios de tratamento devem ser, portanto, adaptados quando houver problemas da tireoide sem bócio; isto é, em tais casos não é necessário resolver a Fleuma (a não ser que haja sintomas de Fleuma-*Qi*), amolecer ou dissolver massas.

Identificação de Padrões e Tratamento

Os principais padrões com os quais o hipotireoidismo pode ser apresentar são:

- Deficiência do *Yang* do Baço e do Rim.
- Deficiência do *Qi* e do Sangue.
- Deficiência de *Yin* do Fígado e do Rim.

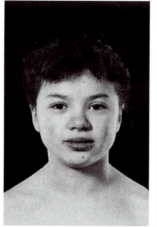
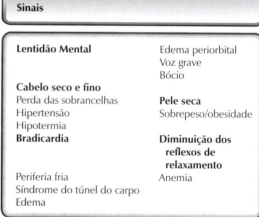

Figura 18.6 – Manifestações clínicas de hipotireoidismo. (De acordo com Kumar PJ, Clark ML 2002 Kumar and Clark Clinical Medicine, 5th edn. Saunders, Edinburgh, com permissão.)

Bócio (Hipotireoidismo, Hipertireoidismo) **437**

Deficiência do Yang do Baço e do Rim

Manifestações Clínicas

Cansaço, sensação de frio, lentidão, membros frios, edema, compleição pálida, face inchada, inchaço embaixo dos olhos, encurtamento da respiração, desejo de se deitar, dor nas costas, tontura, digestão debilitada.

Língua: Pálida, Inchada.

Pulso: Fraco, Profundo e Lento.

Princípio de Tratamento

Aquecer *Yang*, fortalecer Baço e Rim.

Acupuntura

Pontos

B-20 (*Pishu*), REN-12 (*Zhongwan*), E-36 (*Zusanli*), DU-14 (*Dazhui*), B-23 (*Shenshu*), R-7 (*Fuliu*), REN-4 (*Guanyuan*), DU-4 (*Mingmen*), E-40 (*Fenglong*), BP-6 (*Sanyinjiao*), REN-22 (*Tiantu*), P-7 (*Lieque*) e R-6 (*Zhaohai*) – Vaso Concepção (*Ren Mai*). Utilizar método de tonificação. Moxa pode ser usada.

- Edema: B-13 (*Feishu*), B-20 (*Pishu*), B-22 (*Sanjiaoshu*), P-7 (*Lieque*), IG-6 (*Pianli*). Método neutro.

EXPLICAÇÃO

- B-20, REN-12 e E-36 tonificam o *Yang* do Baço.
- DU-14 fortalece o *Yang* do Coração e do Rim.
- B-23, R-7, REN-4 e DU-4 tonificam o *Yang* do Rim.
- E-40 e BP-6 resolvem a Fleuma e são utilizados se houver bócio.
- REN-22 é um ponto local que afeta a tireoide.
- P-7 e R-6 abrem o Vaso Concepção e podem ser utilizados em combinação com REN-4 (com cones de moxa) para tonificar o *Yang* do Rim. O Vaso Diretor também regula o Útero e poderá ser utilizado se houver irregularidades menstruais.

Fitoterapia

Prescrição

ZHANG SHI JIA JIAN FANG – Fórmula do Mestre Zhang para Hipotireoidismo.

EXPLICAÇÃO   Essa fórmula aquece fortemente e tonifica o *Yang* do Baço e do Rim.

Prescrição

JI SHENG SHEN QI TANG acrescido de *SI JUN ZI TANG* – Pílula do *Qi* do Rim da "Fórmula para Ajudar a Subsistência" acrescida de Decocção dos Quatro Cavalheiros.

EXPLICAÇÃO   Essa fórmula aquece fortemente e tonifica o *Yang* do Baço e do Rim. Comparado com a fórmula anterior, resolve também a Umidade.

Remédio dos Três Tesouros

FORTALECER A RAIZ   Fortalecer a Raiz tonifica o *Yang* do Rim.

Resumo

Deficiência do *Yang* do Baço e do Rim

Pontos

- B-20 (*Pishu*), REN-12 (*Zhongwan*), E-36 (*Zusanli*), DU-14 (*Dazhui*), B-23 (*Shenshu*), R-7 (*Fuliu*), REN-4 (*Guanyuan*), DU-4 (*Mingmen*), E-40 (*Fenglong*), BP-6 (*Sanyinjiao*), REN-22 (*Tiantu*), P-7 (*Lieque*) e R-6 (*Zhaohai*) – Vaso Concepção (*Ren Mai*). Método de tonificação. Moxa deve ser utilizada
- Edema: B-13 (*Feishu*), B-20 (*Pishu*), B-22 (*Sanjiaoshu*), P-7 (*Lieque*), IG-6 (*Pianli*). Método neutro

Fitoterapia

Prescrição

- *ZHANG SHI JIA JIAN FANG* – Fórmula do Mestre Zhang para Hipotireoidismo

Prescrição

- *JI SHENG SHEN QI TANG* acrescido de *SI JUN ZI TANG* – Pílulas do *Qi* do Rim da "Fórmula para Ajudar a Subsistência"

Remédio dos Três Tesouros

- Fortalecer a Raiz

Deficiência de Qi e Sangue

Manifestações Clínicas

Cansaço, fraqueza, aversão para falar, lentidão, palpitações, compleição amarelada, fezes amolecidas, pele seca, amenorreia, membros frios.

Língua: Pálida.

Pulso: Áspero.

978-85-7241-817-1

Princípio de Tratamento

Tonificar o *Qi* e nutrir o Sangue.

Acupuntura

Pontos

B-20 (*Pishu*), REN-12 (*Zhongwan*), E-36 (*Zusanli*), BP-6 (*Sanyinjiao*), B-23 (*Shenshu*), REN-4 (*Guanyuan*), DU-20 (*Baihui*), REN-22 (*Tiantu*). Método de tonificação. Moxa pode ser utilizada.

EXPLICAÇÃO

- B-20, REN-12, E-36 e BP-6 tonificam o *Qi* do Baço e nutrem o Sangue.
- B-23 e REN-4 tonificam o Rim e nutrem o Sangue.
- DU-20 eleva o *Qi*.
- REN-22 é um ponto local que afeta a tireoide.

Fitoterapia

Prescrição

DENG SHI JIA YI FANG – Fórmula do Mestre Deng para Tireoide.

EXPLICAÇÃO   Essa formula primariamente tonifica o *Qi* do Baço e, secundariamente, o *Yang* do Rim. Também eleva o *Qi* e pode ser considerada uma variação do *Bu Zhong Yi Qi Tang* (Decocção para Tonificar o Centro e Beneficiar o *Qi*).

Prescrição

XU SHI ZHI JIAN FANG – Fórmula do Mestre Xu para Hipotireoidismo.

438 Bócio (Hipotireoidismo, Hipertireoidismo)

EXPLICAÇÃO Comparada com a fórmula anterior, esta fórmula é mais focalizada em nutrir o Sangue do que em tonificar o *Qi* (apesar de também tonificá-lo). É também dirigida ao tratamento do bócio.

Prescrição

Variação de *SHI QUAN DA BU TANG* – Variação da Decocção das Dez Grandes Tonificações Completas.

EXPLICAÇÃO Essa é uma variação simples da fórmula *Shi Quan Da Bu Tang* (Decocção das Dez Grandes Tonificações Completas), que tonifica o *Qi* e nutre o Sangue.

Remédio dos Três Tesouros

MAR PRECIOSO Mar Precioso tonifica o *Qi* e nutre o Sangue.

Resumo

Deficiência de *Qi* e Sangue

Pontos

■ B-20 (*Pishu*), REN-12 (*Zhongwan*), E-36 (*Zusanli*), BP-6 (*Sanyinjiao*), B-23 (*Shenshu*), REN-4 (*Guanyuan*), DU-20 (*Baihui*), REN-22 (*Tiantu*). Método de tonificação. Moxa pode ser utilizada

Fitoterapia

Prescrição

■ *DENG SHI JIA YI FANG* – Fórmula do Mestre Deng para Tireoide

Prescrição

■ *XU SHI ZHI JIAN FANG* – Fórmula do Mestre Xu para Hipotireoidismo

Prescrição

■ Variação de *SHI QUAN DA BU TANG* – Variação da Decocção das Dez Grandes Tonificações Completas

Remédio dos Três Tesouros

■ Mar Precioso

Caso Clínico

Uma mulher de 47 anos de idade sofria de condição de subatividade da tireoide, diagnosticada um ano antes da consulta. Havia ainda condição de subatividade e não estava tomando T$_4$. Não havia inchaço da tireoide.

Queixava-se principalmente de cansaço, palpitações, sensação de frio, fezes amolecidas, dor nas costas e tontura. Sua língua apresentava-se Pálida com fissura no Coração e seu pulso estava Fraco e Áspero.

Língua e pulso mostram uma condição muito clara de deficiência de *Qi* e de Sangue. A deficiência de *Qi* afeta primariamente Baço e Estômago, e tende à deficiência de *Yang* proveniente da sensação de frio e da língua Pálida; a deficiência de Sangue afeta primariamente o Coração (palpitações).

Tratei a paciente com uma variação de *Deng Shi Jia Yi Fang* (Fórmula do Mestre Deng para Tireoide):

- *Huang Qi (Radix Astragali)*: 30g.
- *Dang Shen (Radix Codonopsis)*: 18g.
- *Bai Zhu (Rizhoma Atractylodis macrocephalae)*: 24g.
- *Dan Gui (Radix Angelicae sinensis)*: 12g.
- *Zhi Gan Cao (Radix Glycyrrhizae uralensis preparata)*: 3g.
- *Chai Hu (Radix Bupleuri)*: 6g.
- *Sheng Ma (Rhizoma Cimicifugae)*: 6g.
- *Ba Ji Tian (Radix Morindae officinalis)*: 9g.
- *Chen Pi (Pericarpium Citri reticulatae)*: 3g.
- *Gou Qi Zi (Fructus Lycii chinensis)*: 6g.
- *Ti Si Zi (Semen Cuscutae)*: 6g.

Acrescentei *Tu Si Zi* à fórmula para tonificar o *Yang* do Rim. Não utilizei erva para resolver a Fleuma ou dissolver massas. A paciente tomou essa fórmula com algumas variações por um período de um ano, e sua função tireoidiana voltou ao normal. Seus sintomas também diminuíram e sentiu muito mais energia.

No entanto, a paciente precisava "renovar" os tratamentos regularmente, a fim de manter a função da tireoide num nível normal.

Deficiência do **Yin** do Fígado e do Rim

Manifestações Clínicas

Cansaço, sensação de calor à tardinha e ao anoitecer, sudorese noturna, dor nas costas, tontura, tinido, tremor das mãos, visão turva, secura na garganta.
   Língua: Vermelha com revestimento
   Pulso: Flutuante e Vazio

Princípio de Tratamento

Nutrir o *Yin*, fortalecer Fígado e Rim.

Acupuntura

Pontos

E-36 (*Zusanli*), BP-6 (*Sanyinjiao*), F-8 (*Ququan*), REN-4 (*Guanyuan*), R-3 (Taixi), R-6 (*Zhaohai*), P-7 (*Lieque*) e R-6 (*Zhaohai*) – Vaso Concepção (*Ren Mai*), REN-22 (*Tiantu*). Método de tonificação.

EXPLICAÇÃO

- E-36, BP-6, F-8 e REN-4 nutrem o *Yin* do Fígado.
- REN-4, R-3 e R-6 nutrem o *Yin* do Rim.
- P-7 e R-6 abrem o Vaso Concepção e nutrem o *Yin*.
- REN-22 é um ponto local que atua na tireoide.

Fitoterapia

Prescrição

Variação de *YOU GUI YIN* – Variação da Decocção Restauradora do [Rim] Direito.

EXPLICAÇÃO   Essa fórmula nutre o *Yin* do Fígado e do Rim.

Remédio dos Três Tesouros

NUTRIR A RAIZ   Nutrir a Raiz nutre o *Yin* do Fígado e do Rim.

Resumo

Deficiência de *Yin* do Fígado e do Rim

Pontos

■ E-36 (*Zusanli*), BP-6 (*Sanyinjiao*), F-8 (*Ququan*), REN-4 (*Guanyuan*), R-3 (*Taixi*), R-6 (*Zhaohai*), P-7 (*Lieque*) e R-6 (*Zhaohai*) – Vaso Concepção (*Ren Mai*), REN-22 (*Tiantu*). Método de tonificação

Fitoterapia

Prescrição

■ Variação de *YOU GUY YIN* – Variação da Decocção Restauradora do [Rim] Direito

Remédio dos Três Tesouros

■ Nutrir a Raiz

Hipertireoidismo

O hipertireoidismo é o desequilíbrio do metabolismo causado pela superprodução do hormônio tireoidiano.

Patologia

As principais causas de hipertireoidismo são:

- Doença de Graves.
- Crescimento não canceroso da glândula tireoide ou da glândula pituitária.
- Tumores dos testículos ou dos ovários.
- Inflamação (irritação e inchaço) da tireoide proveniente de infecções virais ou outras causas.
- Ingestão de quantidades excessivas do hormônio da tireoide.
- Ingestão de iodo em excesso.

A doença de Graves responde por 85% de todos os casos de hipertireoidismo. Esta é a causa mais comum de hipertireoidismo, sendo proveniente de um processo autoimune. Os anticorpos imunoglobulina G (IgG) séricos se unem ao receptor do TSH na tireoide, estimulando a produção do hormônio da tireoide e funcionando como TSH. Estes anticorpos receptores de TSH podem ser medidos no plasma.

A *Yersinia enterocolitica,* assim como a *Escherichia coli* e outros organismos Gram-negativos, contém locais de ligação de TSH. Este fato levanta a possibilidade de que a causa inicial na patogênese possa ser uma infecção com possível "imitação molecular" num indivíduo geneticamente suscetível, mas o mecanismo inicial exato permanece não submetido à prova na maior parte dos casos. A doença ocular tireoidiana acompanha o hipertireoidismo em muitos casos (como se observa adiante),

mas outros componentes da doença de Graves, por exemplo, a dermopatia de Graves, são muito raros. Linfadenopatia e esplenomegalia ocorrem raramente.

A doença de Graves também está associada a outros distúrbios autoimunes, tais como anemia perniciosa, vitiligo e miastenia grave. A história natural é a das flutuações, muitos pacientes mostram padrão alternando com reincidência e remissão; apenas 40% dos indivíduos têm um episódio único. Muitos pacientes acabam tornando-se hipotireóideos.

978-85-7241-817-1

Manifestações Clínicas

Os sinais e sintomas da doença de Graves são (Fig. 18.7.):

- Perda de peso.
- Aumento do apetite.
- Nervosismo.
- Agitação.
- Intolerância ao calor.
- Aumento da sudorese.
- Fadiga.
- Evacuação frequente.
- Irregularidades menstruais nas mulheres.
- Bócio pode estar presente.

Sintomas adicionais que podem ser associados a esta doença são:

- Fraqueza.
- Dificuldade para dormir.
- Pele macilenta.
- Rubor ou vermelhidão.
- Pulso atado.
- Náusea e vômito.
- Amenorreia.
- Prurido no corpo inteiro.
- Palpitações.
- Tremor nas mãos.
- Perda de cabelos.
- Diarreia.
- Desenvolvimento de mama no homem.
- Pressão sanguínea alta.
- Protrusão dos olhos (exoftalmia).

Nos *idosos*, a frequente apresentação é com fibrilação atrial, outras taquicardias e/ou insuficiência cardíaca, geralmente com alguns outros sinais. Os testes de função tireoidiana são essenciais em qualquer paciente com fibrilação atrial. *Crianças* frequentemente se apresentam com excessivo grau de estatura ou com taxa de crescimento excessiva, ou ainda com problemas comportamentais, como hiperatividade. Elas também podem mostrar mais ganho de peso do que perda de peso.

Os sinais clínicos mostram aumento dos batimentos cardíacos, e a pressão sanguínea sistólica pode ficar elevada. O exame físico pode revelar a expansão da tireoide ou bócio.

Bócio (Hipotireoidismo, Hipertireoidismo)

Sintomas		Sinais
Perda de peso		**Tremor**
Aumento do apetite		**Hipercinesia**
Irritabilidade/mudança		Irritabilidade
de comportamento		Eritema palmar
Agitação		
Mal-estar		**Taquicardia ou**
Fraqueza muscular		**fribrilação atrial**
Tremor		**Pulso Cheio**
Falta de ar		**Periferias vasodilatadas**
Palpitações		**e mornas**
Intolerância ao Calor		Hipertensão sistólica
Prurido		Mixedema pré-tibial
Sede		
Vômito		**Exoftalmia**
Diarreia		**Bócio**
Doenças oculares		Perda de peso
Bócio		
Ginecomastia		
Sudorese		

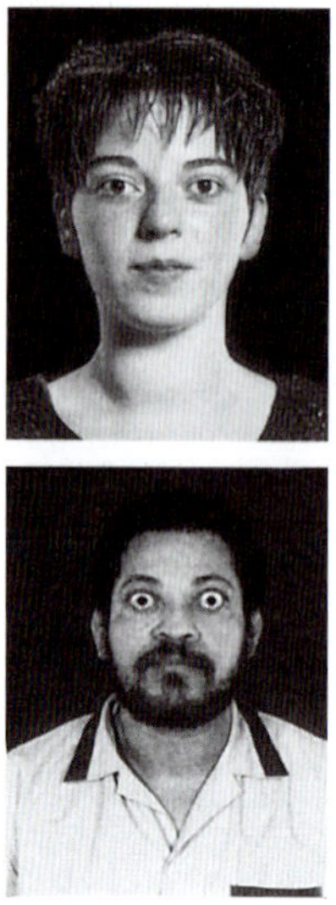

Figura 18.7 – Manifestações clínicas de hipertireoidismo. (De acordo com Kumar PJ, Clark ML 2002 Kumar and Clark Clinical Medicine, 5th edn, Saunders, Edinburgh, com permissão.)

Testes laboratoriais que avaliam a função da tireoide:

- TSH sérico é geralmente diminuído.
- T_3 e T_4 livre são geralmente elevados.

O tratamento da doença de Graves na medicina moderna depende da causa da condição e da gravidade dos sintomas. O hipertireoidismo é geralmente tratado com medicamentos antitireoide, iodo radioativo (que destrói a tireoide e, portanto, interrompe a produção excessiva de hormônios) ou cirurgia para remover a tireoide.

Se houver necessidade de remoção da tireoide com radiação ou cirurgia, prescreve-se reposição de hormônios da tireoide.

O hipertireoidismo causado por doença de Graves é geralmente progressivo e tem muitas complicações associadas, algumas das quais são graves e afetam a qualidade de vida.

Hipertireoidismo na Medicina Chinesa: Revisão da Literatura Chinesa

Do ponto de vista da medicina chinesa, quando confrontados com um paciente que sofre de hipertireoidismo, a primeira questão que devemos fazer é como considerar esta doença sob a perspectiva chinesa. Em outras palavras, deveríamos identificar à qual "doença" chinesa o hipertireoidismo corresponde. Por exemplo, no caso de hipertensão, pode-se seguramente dizer que esta doença corresponde a três "doenças" chinesas: "dor de cabeça", "tontura" e "tinido".

A maioria esmagadora dos médicos chineses diz que o hipertireoidismo corresponde à doença chinesa do "bócio" (*Ying Bing*). Pessoalmente, discordo dessa visão, pois no hipertireoidismo nem sempre o bócio está presente; já que o bócio sempre indica Fleuma, seria errado resolver a Fleuma num paciente sem bócio. Certamente, se o paciente sofrer de hipertireoidismo e possuir bócio, é legítimo presumir que a patologia e os métodos de tratamento do "bócio" são amplamente aplicáveis ao tratamento do hipertireoidismo.

Dos médicos chineses mencionados a seguir, apenas dois (Zhu Ceng Bo e Wei Zi Xiao) são da opinião que o hipertireoidismo não pode ser equiparado com o "bócio". Isto levanta a questão da importância da integração do diagnóstico chinês com o diagnóstico da medicina ocidental. Por exemplo, seria errado tratar um paciente com "palpitações" e "tremores" (entidades das doenças chinesas) sem investigar se esses dois sintomas são provenientes da disfunção da tireoide.

Doutor Wei Zi Xiao

O Dr. Wei Zi Xiao diz que o hipertireoidismo pode corresponder a muitas "doenças" chinesas diferentes, tais como "palpitações" (*Xin Ji*), "insônia", "depressão", "sudorese", "tremores", "diabetes" (*Xiao Ke*), "febre" (de origem interna), "exaustão" (*Xu Lao*) e "fleuma"[10] (Fig. 18.8).

De acordo com o Dr. Wei Zi Xiao, no tratamento do hipertireoidismo é importante distinguir excesso e deficiência e Raiz (*Ben*) e Manifestação (*Biao*). Ele diz que a Raiz é mais frequentemente uma deficiência de *Yin* e que a Manifestação é uma condição de excesso e pode consistir de estagnação de *Qi*, estagnação de Sangue, Fogo ou Fleuma. A presença do bócio indica Fleuma. O Dr. Wei Zi Xiao diz que os três órgãos principais envolvidos na patologia do hipertireoidismo são Coração, Fígado e Rim.

Como mencionado anteriormente, o Dr. Wei Zi Xiao diz que o hipertireoidismo não pode ser comparado ao "bócio" na medicina chinesa; ele diz que o hipertireoidismo pode corresponder a muitas "doenças" chinesas diferentes, tais como "palpitações", "insônia", "depressão", "sudorese" e "tremores". Em sua opinião, o Dr. Wei difere da maior parte dos outros médicos chineses, os quais equiparam o hipertireoidismo com "bócio" (*Ying Bing*) na medicina chinesa; pessoalmente, tendo a concordar com o Dr. Wei que o hipertireoidismo corresponde ao "bócio" apenas quando houver bócio, e muitos pacientes que sofrem de hipertireoidismo não apresentam bócio.

De acordo com o Dr. Wei Zi Xiao, os princípios de tratamento para hipertireoidismo são os seguintes:

- Nutrir o *Yin* (*Sheng Di Huang* [*Radix Rehmanniae*], *Dan Gui* [*Radix Angelicae sinensis*], *Gou Qi Zi* [*Fructus Lycii chinensis*], *Nu Zhen Zi* [*Fructus Ligustri lucidi*], *Han Lian Cao* [*Herba Ecliptae*], *Tian Men Dong* [*Radix Asparagi*], *Mai Men Dong* [*Radix Ophiopogonis*], *Bie Jia* [*Carapax Trionycis*], *Bai Shao* [*Radix Paeoniae alba*], *Ji Xue Teng* [*Caulis Spatholobi*]).
- Eliminar o Calor:
  – Coração (palpitações, insônia, ansiedade): *Huang Lian* (*Rhizoma Coptidis*), *Shan Zhi Zi* (*Fructus Gardeniae*), *Lian Xin* (*Plumula Nelumbinis nuciferae*), *Bai Zi Ren* (*Semen Platycladi*).
  – Estômago (sede e fome): *Shi Gao* (*Gypsum Fibrosum*), *Zhi Mu* (*Radix Anemarrhenae*), *Gan Cao* (*Radix Glycyrrhizae uralensis*), *Huang Lian* (*Rhizoma Coptidis*), *Huang Qin* (*Radix Scutellariae*).
  – Fígado (tontura, visão turva, irritabilidade, tremor): *Huang Qin* (*Radix Scutellariae*), *Long Dan Cao* (*Radix Gentianae*), *Xia Ku Cao* (*Spica Prunellae*), *Ci Shi* (*Magnetitum*), *Mu Li* (*Concha Ostreae*).
- Eliminar estagnação (*Chai Hu* [*Radix Bupleuri*], *Xiang Fu* [*Rhizoma Cyperi*], *Yu Jin* [*Radix Curcumae*], *Fu Ling* [*Poria*], *Bai Zhu* [*Rhizoma Atractylodis macrocephalae*]).

Para tratar bócio, o Dr. Wei Zi Xiao utiliza *Si Qi Tang* (Decocção das Quatro Estações para as Sete Emoções) acrescida de *Gui Zhi* (*Ramulus Cinnamomi cassiae*), *E Zhu* (*Rhizoma Curcumae*), *Chuan Shan Jia* (*Squama Manitis Pentadactylae*), *Bai Jie Zi* (*Semen Sinapis albae*), *Mu Li* (*Concha Ostreae*).

Para tratar exoftalmia, ele drena Umidade, resolve Fleuma, elimina estagnação e expele Vento utilizando *Mu Tong* (*Caulis Akebiae trifoliatae*), *Ze Xie* (*Rhizoma Alismatis*), *Bai Jie Zi* (*Semen Sinapis albae*), *Ban Xia* (*Rhizoma Pinelliae preparatum*), *Zhe Bei Mu* (*Bulbus Fritillariae thunbergii*), *E Zhu* (*Rhizoma Curcumae*), *Chi Shao* (*Radix Paeoniae rubra*), *Yi Mu Cao* (*Herba Leonuri*), *Ju Hua* (*Flos Chrysanthemi*), *Mu Zei Cao* (*Herba Equiseti hiemalis*), *Bai Ji Li* (*Fructus Tribuli*).

Finalmente, ele utiliza 20 a 30g de *Hai Zao* (*Herba Sargassi*) por dia[11].

Shanghai Municipal Acupunture and Channels Research Group

De acordo com o Shanghai Municipal Acupunture and Channels Research Group, a principal patologia do hipertireoidismo é a deficiência de *Yin* do Fígado e do Rim com Calor por Deficiência no Fígado e no Coração.

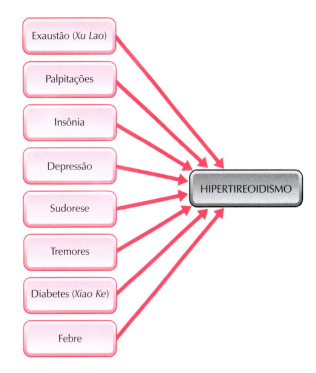

Figura 18.8 – Doenças chinesas correspondentes ao hipertireoidismo.

O pensamento destes médicos segue os Cinco Elementos, e eles dizem que a deficiência do Elemento Água afeta o Filho, isto é, a Madeira, o que, por sua vez, afeta o Fogo. Por esta razão, o princípio de tratamento é nutrir a Água e drenar Madeira e Fogo[12].

Os principais pontos utilizados são R-10 (*Yingu*), R-7 (*Fuliu*), BP-6 (*Sanyinjiao*) e R-3 (*Taixi*) tonificados para nutrir a Água; C-7 (*Shenmen*), PC-7 (*Daling*), PC-8 (*Laogong*) e PC-5 (*Jianshi*) sedados para drenar o Fogo. Outros pontos distais são IG-4 (*Hegu*) e E-40 (*Fenglong*). Pontos locais para tratar bócio são E-10 (*Shuitu*) (o mais importante de acordo com eles) e pontos extras *Pingying* e *Shangtianzhu*.

Doutor Zhao Fen

De acordo com o Dr. Zhao Fen (Fujian College of Traditional Chinese Medicine), a patologia do hipertireoidismo muitas vezes começa com estagnação do *Qi* do Fígado, o que geralmente gera Fogo do Fígado; o Fogo do Fígado lesa os fluidos e gera deficiência do *Yin* do Fígado e do Rim[13].

O Dr. Zhao diferencia, portanto, o desenvolvimento do hipertireoidismo em três estágios: no estágio inicial, o princípio de tratamento é mover o *Qi* do Fígado, remover a estagnação, resolver a Fleuma, dissolver o bócio, e drenar o Fogo; no estágio intermediário, o princípio de tratamento é dominar o *Yang* do Fígado, eliminar o Calor, refrescar o Sangue e nutrir o *Yin*; no estágio tardio, o princípio de tratamento é nutrir o Fígado, tonificar *Qi* e *Yin* e eliminar Calor por Deficiência.

A prescrição para tratar estagnação do *Qi* do Fígado utilizada pelo Dr. Zhao é uma variação de *Xiao Chai Hu Tang* (Pequena Decocção de *Bupleurum*)[14].

Bócio (Hipotireoidismo, Hipertireoidismo)

A prescrição utilizada pelo Dr. Zhao para tratar o estágio intermediário do hipertireoidismo é uma variação de *Zhen Zhu Mu Tang* (Decocção de *Concha Margatiriferae*)[15].

A prescrição utilizada para tratar o estágio tardio do hipertireoidismo é uma variação de *Sheng Mai Tang* (Decocção para Nutrir o Pulso)[16].

Doutor Peng Lu Xiang

De acordo com o Dr. Peng Lu Xiang (Chengdu College of Traditional Chinese Medicine), os principais princípios de tratamento para hipertireoidismo são mover o *Qi* do Fígado, nutrir o *Yin*, eliminar o Calor, amolecer a dureza, dissolver nódulos, resolver a Fleuma e eliminar estagnação. Os principais órgãos envolvidos são Coração, Fígado, Baço e Estômago.

No entanto, o Dr. Peng é único entre os médicos chineses que considera que o Pulmão também está envolvido na patologia do hipertireoidismo. Diz que o Fogo do Fígado pode se rebelar horizontalmente para invadir Coração, Pulmão, Baço e Estômago, lesando o *Yin* destes órgãos. Por essa razão, utiliza uma variação de *Bai He Di Huang Tang* (Decocção de *Lilium-Rehmannia*).

O Dr. Peng fornece duas razões principais para utilizar essa decocção e, em especial, a erva *Bai He* (*Bulbus Lilii*). Comenta que, por penetrar no Pulmão, *Bai He* desobstrui o Metal, de tal forma que a Madeira é regulada, o *Qi* do Fígado se move, o Fogo é dominado e o fluidos *Yin* são nutridos. Por outro lado, *Sheng Di Huang* (*Radix Rehmanniae*) nutre o *Yin*; *Zhi Mu* (*Radix Anemarrhenae*) elimina o Calor do Pulmão e do Estômago. A combinação dessas três ervas desobstrui o Pulmão, drena e domina o Fogo do Fígado, nutre *Yin* e elimina o Calor.

A segunda razão para utilizar *Bai He* é que, como penetra no Pulmão, que controla canais e vasos sanguíneos, esta erva trata canais e vasos sanguíneos, removendo, portanto, obstruções que causam bócio. O Dr. Peng diz que, apesar das condições serem bem diferentes, há similaridades entre hipertireoidismo e síndrome de *Lilium* (*Bai He Bing*), mencionada no *Essential Prescriptions of the Golden Chest* (*Jin Gui Yao Fang*). A prescrição para a síndrome de *Lilium* é *Bai He Zhi Mu Tang* (Decocção de *Lilium-Anemarrhenae*).

O Dr. Peng recomenda as seguintes adições de acordo com os sintomas:

- Para tratar sede e boca seca, acrescentar *Tian Hua Fen* (*Radix Trichosanthis*).
- Para tratar urina escura, acrescentar *Hua Shi* (*Talcum*).
- Para tratar estagnação do *Qi* e estagnação do Sangue, acrescentar *Yu Jin* (*Radix Curcumae*) e *Tao Ren* (*Semen Persicae*).
- Para tratar insônia, acrescentar *Ye Jiao Teng* (*Caulis Polygoni multiflori*) e *Suan Zao Ren* (*Semen Ziziphi spinosae*).
- Para tratar sudorese profusa, acrescentar *Huang Qi* (*Radix Astragali*) e *Gui Zhi* (*Ramulus Cinnamomi cassiae*).

Doutor Ren Duan Xue

De acordo com o Dr. Ren Duan Xue (Changchun College of Traditional Chinese Medicine), a estagnação do *Qi* está na raiz da patologia do hipertireoidismo. Ele relata que a raiz emocional desta doença é raiva gerando estagnação do *Qi*. O *Qi* estagnado do Fígado se transforma em Fogo, que se agita ascendentemente para perturbar o Coração, causando inquietação mental, palpitações e ansiedade. O Fogo do Fígado agita-se para perturbar o Pulmão, causando também sudorese excessiva.

Além disso, o Fogo do Fígado move-se horizontalmente para invadir Estômago e Baço, lesando seus fluidos e causando sede, fome e perda de peso. O Fígado abre-se nos olhos, e a subida do Fogo do Fígado causa exoftalmia (no bulbo do globo ocular).

O Dr. Ren diz, portanto, que os principais princípios de tratamento para o hipertireoidismo são mover o *Qi* do Fígado, dominar o Fogo do Fígado, eliminar o Calor e extinguir o Vento. A prescrição que recomenda é sua própria prescrição empírica baseada nestes princípios de tratamento[17].

Doutor Chen Yuan Sheng

De acordo com o Dr. Chen Yuan Sheng (Chongqing Chinese Medicine Research Group), os principais princípios de tratamento no hipertireoidismo são nutrir o *Yin* do Fígado e do Rim, eliminar o Calor por Deficiência, resolver a Fleuma e dissolver o bócio. Dr. Chen utiliza uma variação de *Chai Shao Long Mu Tang* (Decocção de *Bupleurum-Paeonia-Mastodi Ossis fossilia-Concha Ostreae*)[18].

O Dr. Chen recomenda as seguintes adições de acordo com os sintomas:

- Para tratar deficiência de *Qi*, acrescentar *Huang Qi* (*Radix Astragali*).
- Para tratar bócio, acrescentar *Bie Jia* (*Carapax Trionycis*), *Zhe Bei Mu* (*Bulbus Fritillariae thunbergii*) e *Xia Ku Cao* (*Spica Prunellae*).
- Para tratar insônia, acrescentar *Suan Zao Ren* (*Semen Ziziphi spinosae*).
- Para tratar Calor, acrescentar *Huang Qin* (*Radix Scutellariae*) e *Shan Zhi Zi* (*Fructus Gardeniae*).
- Para tratar sudorese excessiva, acrescentar *Fu Xiao Mai* (*Fructus Tritici levis*).
- Para tratar tremores, acrescentar *Dan Gui* (*Radix Angelicae sinensis*) e *Mu Gua* (*Fructus Chaenomelis*).

Doutor Chen Duan Ming

De acordo com o Dr. Chen Duan Ming (Nantong Hospital of Chinese Medicine), os principais princípios de tratamento para hipertireoidismo são nutrir o *Yin*, drenar e dominar o Fogo, dissolver bócio e nódulos. O Dr. Chen utiliza uma variação de *Dang Gui Liu Huang Tang* (Decocção das Seis Angélicas Amarelas)[19].

Doutor Chen Ze Lin

De acordo com o Dr. Chen Ze Lin (Shanghai Zhongshan Hospital of the University of Medical Science), há dois padrões principais envolvidos no hipertireoidismo: o primeiro é Fogo do Fígado e Calor do Estômago com Vento interno; o segundo é a estagnação do *Qi* do Fígado com Fleuma.

A prescrição que utiliza para drenar o Fogo do Fígado, eliminar o Calor do Estômago e extinguir o Vento in-

Bócio (Hipotireoidismo, Hipertireoidismo)   **443**

terno é uma variação de *Long Dan Xie Gan Tang* (Decocção de *Gentiana* para Drenar o Fígado)[20].

O Dr. Chen sugere as seguintes modificações de acordo com os sintomas:

- Para tratar Fogo no Coração, acrescentar 3g de *Huang Lian* (*Rhizoma Coptidis*).
- Para tratar palpitações, acrescentar 30g de *Zhen Zhu Mu* (*Concha Margatiriferae usta*) e 15g de *Long Chi* (*Mastodi Dens fossilia*).
- Para tratar boca seca, acrescentar 30g de *Tian Hua Fen* (*Radix Trichosantis*) e 30g de *Lu Gen* (*Rhizoma Phragnitis*).
- Para tratar exoftalmia, acrescentar 9g de *Zhe Bei Mu* (*Bulbus Fritillariae thunbergii*), 6g de *Dan Nan Xing* (*Rizoma Arisaematis preparatum*), 15g de *Che Qian Zi* (*Semen Plantaginis*) e 10g de *Ze Xie* (*Rizoma Alismatis*).

A prescrição que o Dr. Chen utiliza para mover o *Qi* do Fígado e resolver a Fleuma é uma variação de *Si Hai Jie Yu Tang* (Decocção dos Quatros Mares para Eliminar Estagnação).

O Dr. Chen recomenda as seguintes modificações de acordo com os sintomas:

- Para tratar sensação de caroço na garganta, acrescentar 9g de *Hou Po* (*Cortex Magnoliae officinalis*) e 9g de *Ban Xia* (*Rhizoma Pinelliae preparatum*).
- Para tratar bócio grande, acrescentar 12g de *San Leng* (*Rhizoma Sparganii stoloniferi*) e 9g de *Chuan Shan Jia* (*Squama Manitis Pentadactylae*).
- Para tratar insônia, acrescentar 9g de *Suan Zao Ren* (*Semen Ziziphi spinosae*) e 9g de *Ye Jiao Teng* (*Caulis Polygoni multiflori*).
- Para tratar Calor, acrescentar 9g de *Shan Zhi Zi* (*Fructus Gardeniae*) e 9g de *Zhi Mu* (*Radix Anemarrhenae*).

O Dr. Chen também recomenda, como um remédio empírico, a utilização de algas marinhas, tais como *Kun Bu* (*Thallus Eckloniae*) e *Hai Zao* (*Herba Sargassi*) em grandes doses (pelo menos 50g de cada).

Doutor Lu Cheng Ren

Dr. Lu Cheng Ren (Beijing Medical College) diz que o hipertireoidismo corresponde à doença chinesa do "bócio". Atribui a etiologia do hipertireoidismo ao estresse emocional e, em particular, à raiva gerando estagnação do *Qi* do Fígado; o *Qi* do Fígado estagnado se transforma em Fogo, o qual seca os fluidos corporais. O *Qi* do Fígado estagnado descontrola o movimento do *Qi* no Mecanismo do *Qi*, e este gera a formação da Fleuma. O Fígado abre-se nos olhos, e a estagnação do *Qi* do Fígado causa exoftalmia.

O Fígado influencia tendões/nervos, e a deficiência do Sangue do Fígado causa tremor das mãos. O Fogo do Fígado lesa os fluidos e gera deficiência de *Yin* do Coração, resultando em insônia, palpitações e sudorese. O

Fogo do Fígado invade o Estômago e causa sede, fome excessiva e perda de peso. Fígado e Rim têm raiz comum, e a deficiência de *Yin* do Fígado induz à deficiência de *Yin* do Rim.

Dr. Lu recomenda os princípios de tratamento de nutrir *Yin* e eliminar Calor para tratar hipertireoidismo. Utiliza uma variação da fórmula *Zi Shui Qing Gan Yin* (Decocção para Nutrir a Água e Desobstruir o Fígado)[21].

O Dr. Lu recomenda as seguintes modificações de acordo com os sintomas:

- Para tratar bócio grande, acrescentar *Hai Fu Shi* (*Pumice*), *Chi Shao* (*Radix Paeoniae rubra*) e *Hai Zao* (*Herba Sargassi*).
- Para tratar gosto amargo, olhos secos e fezes secas provenientes do Fogo do Fígado, acrescentar *Long Dan Cao* (*Radix Gentianae*), *Huang Qin* (*Radix Scutellariae*) e *Da Huang* (*Radix e Rhizoma Rhei*).
- Para tratar tremores decorrentes de Vento do Fígado, acrescentar *Gou Teng* (*Ramulus cum Uncis Uncariae*), *Ling Yang Jiao* (*Cornu Saigae tataricae*) e *Zhen Zhu* (*Mu Concha Margatiriferae usta*).

Doutor Zhu Ceng Bo

Dr. Zhu Ceng Bo (Hubei College of Traditional Chinese Medicine) julga que o hipertireoidismo *não pode* ser comparado à doença chinesa do "bócio". O Dr. Zhu distingue três condições principais no hipertireoidismo.

A primeira é caracterizada por Fogo do Fígado, do Estômago e do Coração com manifestações como propensão a ter acessos de raiva, sensação de calor, sudorese, fome excessiva, perda de peso, sede e insônia. Para essa condição, ele recomenda uma prescrição empírica de acordo com sua experiência[22].

A segunda condição é caracterizada por Fogo do Fígado invadindo o Estômago, o que causa manifestações como sede, boca seca, fome excessiva, perda de peso, insônia e palpitações. Recomenda uma prescrição empírica de acordo com sua experiência clínica (ver *Apêndice 4* ["Prescrições"], prescrição empírica segundo o Dr. Zhu Ceng Bo para estagnação do *Qi* do Fígado transformando-se em Fogo do Fígado).

A terceira condição é caracterizada por deficiência de *Yin*, com manifestações clínicas como exaustão, perda de peso, tontura, palpitações, ansiedade, boca seca, insônia, sensação de calor ao anoitecer e calor nos cinco palmos. O Dr. Zhu recomenda uma prescrição empírica de acordo com sua experiência.

Doutor Zhou Guo Xiong

O Dr. Zhu Guo Xiong distingue três principais condições na patologia do hipertireoidismo: a primeira é caracterizada por estagnação do *Qi* do Fígado, Fogo do Fígado e Fleuma; a segunda, por deficiência de *Yin* com Calor por Deficiência; a terceira, por deficiência de *Qi* e *Yin*.

Para a primeira condição com estagnação do *Qi* do Fígado, Fogo do Fígado e Fleuma, ele utiliza uma variação de *Hai Zao Yu Hu Tang* (Decocção de *Sargassum* do Pote de Jade)[23].

Para a segunda condição com deficiência de *Yin* e Calor por Deficiência, o Dr. Zhou utiliza uma variação do *Qing Gan Lu Hui Wan* (Pílula de *Aloe* para Desobstruir o Fígado) combinada com *Yu Nu Jian* (Decocção de Jade da Mulher).

Para a terceira condição com deficiência de *Qi* e *Yin*, o Dr. Zhou utiliza uma variação de *Huang Qi Tang* (Decocção de *Astragalus*).

Doutor Zhang Zhen Ru

O Dr. Zhang Zhen Ru (Wuhan City College of Traditional Chinese Medicine) indica dois princípios de tratamento principais para hipertireoidismo: o primeiro é para nutrir o *Yin* do Fígado; o segundo é amolecer a dureza e eliminar a estagnação sanguínea. Formulou sua própria prescrição, chamada de *Xiao Ying Zhi Kang Tang* (Decocção para Dissolver Bócio e Reduzir Hipertireoidismo) (ver *Apêndice 4* ["Prescrições"] prescrição empírica do Dr. Zhang Zhen Ru para hipertireoidismo)[24].

Doutor Wang Zhu Bie

O Dr. Wang Zhu Bie (Zhejian Province Public Health Departament) considera que, no hipertireoidismo, os principais padrões são estagnação do *Qi* do Fígado, deficiência de *Yin* e Fleuma. Julga que os dois principais órgãos envolvidos são Fígado e Rim.

O principal princípio de tratamento é nutrir o *Yin*, dominar o Fígado, mover o *Qi* do Fígado, resolver a Fleuma e amolecer a dureza. O Dr. Wang utiliza uma prescrição empírica de acordo com sua experiência[25].

Doutor Xu Feng Gong

De acordo com o Dr. Xu Feng Gong, o hipertireoidismo corresponde à doença chinesa do "bócio"; ele julga que os principais princípios de tratamento são resolver a Fleuma, mover o *Qi* do Fígado, drenar o Fogo do Fígado, eliminar o Calor do Estômago, acalmar a Mente e extinguir o Vento do Fígado[26].

O Dr. Xu utiliza uma prescrição empírica de acordo com sua experiência (ver *Apêndice 4* ["Prescrição"], prescrição empírica do Dr. Xi Feng Gong para hipertireoidismo).

Doutor Xu Qing Cheng

O Dr. Xu Qing Cheng (Wuhan Medical College) julga que as principais condições que aparecem no hipertireoidismo são deficiência de *Yin* do Coração e do Fígado,

Calor e Fleuma. Defende, portanto, o princípio de tratamento de dar suporte ao *Qi* do Coração, nutrir o *Yin* do Fígado, amolecer a dureza e dissolver nódulos[27].

O Dr. Xu utiliza uma prescrição empírica de acordo com sua experiência (ver *Apêndice 4*, *Prescrições*, prescrição empírica do Dr. Xu Qing Cheng para hipertireoidismo).

Doutor Xia Shao Nong

O Dr. Xia Shao Nong (Shanghai College of Traditional Chinese Medicine) julga que o hipertireoidismo corresponde à doença chinesa do "bócio". Afirma que os principais princípios de tratamento são três: nutrir o *Yin* e eliminar o Calor, mover o *Qi* e resolver a Fleuma, e tonificar *Qi* e *Yin*.

O Dr. Xia recomenda sua própria prescrição empírica para tratar hipertireoidismo (ver *Apêndice 4*, *Prescrições*, prescrição empírica segundo o Dr. Xia Shao Nong para hipertireoidismo)[28]. Recomenda as seguintes modificações de acordo com os sintomas:

- Para tratar deficiência do *Qi* do Baço, remover *Sheng Di Huang* (*Radix Rehmanniae*) e acrescentar *Shan Yao* (*Rhizoma Dioscoreae*) e *Bai Zhu* (*Rhizoma Atractylodis macrocephalae*).
- Para tratar Fogo do Coração, acrescentar *Huang Lian* (*Rhizoma Coptidis*).
- Para tratar Fogo do Fígado, acrescentar *Long Dan Cao* (*Radix Gentiannae*).

Com base no descrito anteriormente, podemos construir uma tabela mostrando a frequência com que um método de tratamento específico para hipertireoidismo é mencionado pelos médicos chineses modernos (Tabela 18.1).

978-85-7241-817-1

Identificação de Padrões e Tratamento

Com base na experiência dos médicos citados anteriormente e, parcialmente, em minha própria experiência, os seguintes padrões são os mais comuns no hipertireoidismo:

- Estagnação do *Qi* do Fígado.
- Calor em Fígado, Coração e Estômago.
- Deficiência de *Yin* do Fígado e Rim com Calor por Deficiência.
- Fleuma-Calor no Fígado.

A maior parte dos padrões discutidos adiante considera a ausência de bócio. Se houver bócio com hipertireoidismo, deve-se resolver a Fleuma, amolecer a dureza e dissolver massas com algumas das seguintes ervas:

- *Zhe Bei Mu* (*Bulbus Fritillariae thunbergii*) e *Ban Xia* (*Rhizoma Pinelliae preparatum*) para resolver a Fleuma.
- *Kun Bu* (*Thalus Eckloniae*), *Hai Zao* (*Herba Sargassi*) ou *Zhe Bei Mu* (*Bulbus Fritillariae thunbergii*) para amolecer massas.

Tabela 18.1 – Frequência dos métodos de tratamento para hipertireoidismo mencionados por médicos chineses modernos

Método de tratamento	Frequência de referência
Nutrir *Yin*	14
Eliminar Calor	13
Eliminar estagnação de *Qi*	10
Resolver a Fleuma	9
Amolecer a dureza	3
Dissolver nódulos	3
Extinguir o Vento	3
Eliminar estagnação de Sangue	2
Eliminar Calor por Deficiência	2
Tonificar *Qi* e *Yin*	1

- *Xia Ku Cao* (*Spica Prunella*), *E Zhu* (*Rhizoma Curcumae*) ou *Huang Yao Zi* (*Radix Dioscoreae bulbiferae*) para dissolver massas.

Do ponto de vista do tratamento por acupuntura, se houver bócio, os pontos distais serão selecionados de acordo com os padrões discutidos a seguir, mas os pontos locais indicados anteriormente sob o título de Bócio devem ser adicionados.

Estagnação do Qi do Fígado

Manifestações Clínicas

Hipertireoidismo, estágio inicial, nervosismo, agitação, intolerância ao calor, fadiga, palpitações, irritabilidade, agitação mental, depressão, mau humor, distensão abdominal, irregularidades menstruais na mulher, tensão pré-menstrual.

Língua: levemente Vermelha nas laterais.
Pulso: em Corda.

Princípio de Tratamento

Suavizar o Fígado, mover o *Qi* do Fígado, acalmar a Mente, assentar a Alma Etérea.

Acupuntura

Pontos

TA-6 (*Zhigou*), VB-34 (*Yanglingquan*), F-3 (*Taichong*), PC-6 (*Neiguan*), IG-4 (*Hegu*), REN-22 (*Tiantu*). Utilizar método neutro.

EXPLICAÇÃO

- TA-6, VB-34, F-3 e PC-6 movem *Qi* do Fígado, acalmam a Mente e assentam a Alma Etérea.
- IG-4 trata a área do pescoço e, combinado com F-3, acalma a Mente e assenta a Alma Etérea.
- REN-22 é um ponto local para afetar a função da tireoide.

Fitoterapia

Prescrição

PRESCRIÇÃO EMPÍRICA segundo o Dr. Zhao Fen.

EXPLICAÇÃO   É uma variação de *Xiao Chai Hu Tang* (Pequena Decocção de *Bupleurum*).

Remédio dos Três Tesouros

ABRE O CORAÇÃO   Abre o Coração move o *Qi* do Coração e do Pulmão, sendo utilizado para mover a estagnação de *Qi* nestes dois órgãos.

ILUMINAR O ESPÍRITO   Iluminar o Espírito move o *Qi* do Fígado e resolve a Fleuma de peito e garganta.

ALIVIAR A RESTRIÇÃO   Aliviar a Restrição suaviza o Fígado, move o *Qi*, acalma a Mente e assenta a Alma Etérea.

LIBERTAR A LUA   Libertar a Lua (remédio dos Tesouros das Mulheres) move o *Qi* do Fígado, nutre o Sangue do Fígado, acalma a Mente e assenta a Alma Etérea. É indicada quando a estagnação do *Qi* do Fígado ocorre num ambiente de deficiência do Sangue do Fígado.

> **Resumo**
>
> **Estagnação do *Qi* do Fígado**
> *Pontos*
> - TA-6 (*Zhigou*), VB-34 (*Yanglingquan*), F-3 (*Taichong*), PC-6 (*Neiguan*), IG-4 (*Hegu*), REN-22 (*Tiantu*). Utilizar método neutro
>
> *Fitoterapia*
> *Prescrição*
> - PRESCRIÇÃO EMPÍRICA segundo o Dr. Zhao Fen
> *Remédio dos Três Tesouros*
> - Abre o Coração
> - Iluminar o Espírito
> - Aliviar a Restrição
> - Libertar a Lua

Calor em Fígado, Coração e Estômago

Manifestações Clínicas

Hipertireoidismo, sede, fome excessiva, irritabilidade, sensação de calor, perda de peso, nervosismo, agitação, fadiga, insônia, rubor cutâneo, amenorreia ou períodos excessivos, prurido pelo corpo todo, palpitações, exoftalmia, propensão a ter acessos de raiva, agitação mental, insônia, palpitações, olhos vermelhos.

Língua: Vermelha com laterais mais vermelhas, revestimento amarelo.
Pulso: em Corda-Rápido.

Princípio de Tratamento

Mover *Qi* do Fígado; drenar Fogo do Fígado, Fogo do Coração e Calor no Estômago, acalmar a Mente, assentar a Alma Etérea.

Acupuntura

Pontos

F-2 (*Xingjian*), F-3 (*Taichong*), C-8 (*Shaofu*), C-7 (*Shenmen*), E-44 (*Neiting*), IG-11 (*Quchi*), VB-13 (*Benshen*), DU-24 (*Shenting*), DU-19 (*Houding*), REN-15 (*Jiuwei*), BP-6 (*Sanyinjiao*), REN-22 (*Tiantu*). Utilizar método neutro em todos os pontos.

EXPLICAÇÃO

- F-2 drena o Fogo do Fígado.
- F-3 move o *Qi* do Fígado.
- C-8 e C-7 drenam Fogo do Coração e acalmam a Mente.
- E-44 e IG-11 eliminam Calor no Estômago.
- VB-13, DU-24, DU-19 e REN-15 acalmam a Mente e assentam a Alma Etérea.
- BP-6 ajuda a eliminar Calor e também acalma a Mente.
- REN-22 é um ponto local que afeta a função da tireoide.

Fitoterapia

Prescrição

PRESCRIÇÃO EMPÍRICA segundo o Dr. Zhao Fen.

EXPLICAÇÃO   Essa fórmula elimina Calor em Fígado, Coração e Estômago e resolve Fleuma-Calor. Se não houver bócio, *Zhu Ru* e *Xia Ku Cao* podem ser omitidos.

446 Bócio (Hipotireoidismo, Hipertireoidismo)

Prescrição

PRESCRIÇÃO EMPÍRICA segundo o Dr. Zhu Ceng Bo.

EXPLICAÇÃO Essa fórmula trata Calor em Fígado, Coração e Estômago.

Remédio dos Três Tesouros

DRENAR O FOGO Drenar o Fogo drena o Fogo do Fígado e do Coração.

Resumo

Calor em Fígado, Coração e Estômago
Pontos
- F-2 (*Xingjian*), F-3 (*Taichong*), C-8 (*Shaofu*), C-7 (*Shenmen*), E-44 (*Neiting*), IG-11 (*Quchi*), VB-13 (*Benshen*), DU-24 (*Shenting*), DU-19 (*Houding*), REN-15 (*Jiuwei*), BP-6 (*Sanyinjiao*), REN-22 (*Tiantu*). Utilizar método neutro em todos os pontos

Fitoterapia
Prescrição
- PRESCRIÇÃO EMPÍRICA segundo o Dr. Zhao Fen

Prescrição
- PRESCRIÇÃO EMPÍRICA segundo o Dr. Zhu Ceng Bo

Remédio dos Três Tesouros
- Drenar o Fogo

Deficiência do **Yin** *do Fígado e do Rim com Calor por Deficiência*

Manifestações Clínicas

Hipertireoidismo, agitação mental, sensação de calor ao anoitecer, perda de peso, nervosismo, fadiga, insônia, rubor cutâneo, prurido no corpo todo, palpitações, perda de cabelo, exoftalmia, dor nas costas, tontura, visão turva, olhos secos, tinido, sudorese noturna.

Língua: Vermelha sem revestimento ou parcialmente sem revestimento.

Pulso: Flutuante-Vazio.

Se houver Vento Interno: tremor das mãos.

Princípio de Tratamento

Nutrir *Yin* do Fígado e do Rim, eliminar Calor por Deficiência, acalmar a Mente.

Acupuntura

Pontos

REN-4 (*Guanyuan*), F-8 (*Ququan*), BP-6 (*Sanyinjiao*), R-3 (*Taixi*), P-7 (*Lieque*) e R-6 (*Zhaohai*) – Vaso Concepção (*Ren Mai*), C-7 (*Shenmen*), REN-15 (*Jiuwei*), IG-4 (*Hegu*) com F-3 (*Taichong*), REN-22 (*Tiantu*). Utilizar método de tonificação em todos os pontos, exceto nos pontos F-3, IG-4 e REN-22, que devem ser inseridos com método neutro.

EXPLICAÇÃO

- REN-4, F-8, BP-6 e R-3 nutrem *Yin* do Fígado e do Rim.
- P-7 e R-6 abrem o Vaso Concepção e nutrem o *Yin*.
- C-7 e REN-15 nutrem e acalmam a Mente.

- IG-4 e F-3 são utilizados se houver tremor nas mãos para extinguir o Vento interno.
- REN-22 para afetar a função da tireoide.

Fitoterapia

Prescrição

PRESCRIÇÃO EMPÍRICA segundo o Dr. Zhao Fen.

EXPLICAÇÃO Essa fórmula nutre *Yin* em Fígado, Rim e Coração.

Prescrição

PRESCRIÇÃO EMPÍRICA segundo o Dr. Zhu Ceng Bo.

EXPLICAÇÃO Essa fórmula nutre *Yin* do Fígado e do Rim e acalma a Mente.

Prescrição

PRESCRIÇÃO EMPÍRICA segundo o Dr. Wang Zhu Bie.

EXPLICAÇÃO Essa fórmula nutre *Yin* do Fígado e do Rim, resolve Fleuma e extingue Vento interno; pode, portanto, ser utilizada se houver bócio e o paciente tiver tremor nas mãos.

Remédio dos Três Tesouros

NUTRIR A RAIZ Nutrir a Raiz nutre o *Yin* do Fígado e do Rim.

Resumo

Deficiência de *Yin* do Fígado e do Rim com Calor por Deficiência
Pontos
- REN-4 (*Guanyuan*), F-8 (*Ququan*), BP-6 (*Sanyinjiao*), R-3 (*Taixi*), P-7 (*Lieque*) e R-6 (*Zhaohai*) – Vaso Concepção (*Ren Mai*), C-7 (*Shenmen*), REN-15 (*Jiuwei*), IG-4 (*Hegu*) com F-3 (*Taichong*), REN-22 (*Tiantu*). Utilizar método de tonificação em todos os pontos, exceto nos pontos F-3, IG-4 e REN-22, que devem ser inseridos com método neutro

Fitoterapia
Prescrição
- PRESCRIÇÃO EMPÍRICA segundo o Dr. Zhao Fen
Prescrição
- PRESCRIÇÃO EMPÍRICA segundo o Dr. Zhu Ceng Bo
Prescrição
- PRESCRIÇÃO EMPÍRICA segundo o Dr. Wang Zhu Bie
Remédio dos Três Tesouros
- Nutrir a Raiz

Fleuma-Calor no Fígado

Manifestações Clínicas

Agitação mental, sensação de calor, perda de peso, nervosismo, fadiga, insônia, rubor cutâneo, prurido pelo corpo todo, palpitações, exoftalmia, visão turva, bócio, expectoração de fleuma, sede, gosto pegajoso, sensação de opressão no peito.

Língua: Vermelha com revestimento amarelo e pegajoso.

Pulso: em Corda-Deslizante-Rápido.

Princípio de Tratamento

Drenar Fogo do Fígado, resolver Fleuma, amolecer a dureza, dissolver massas, acalmar a Mente, assentar a Alma Etérea.

Acupuntura

Pontos

F-3 (*Taichong*), F-2 (*Xingjian*), IG-11 (*Quchi*), REN-12 (*Zhongwan*), REN-9 (*Shuifen*), E-40 (*Fenglong*), BP-6 (*Sanyinjiao*), DU-24 (*Shenting*), VB-13 (*Benshen*), REN-22 (*Tiantu*). Utilizar método neutro, exceto no ponto REN-12, que deve ser tonificado.

EXPLICAÇÃO

- F-3 e F-2 drenam Fogo do Fígado, suavizam Fígado, acalmam a Mente e assentam a Alma Etérea.
- IG-11 elimina Calor.
- REN-12, REN-9, E-40 e BP-6 resolvem Fleuma.
- DU-24 e VB-13 acalmam a Mente e assentam a Alma Etérea.
- REN-22 para afetar a função da tireoide.

Fitoterapia

Prescrição

PRESCRIÇÃO EMPÍRICA segundo o Dr. Ren Duan Xue.

EXPLICAÇÃO   Essa fórmula elimina Calor, resolve Fleuma, move *Qi* (necessário para resolver Fleuma), nutre *Yin*, acalma a Mente e assenta a Alma Etérea.

Remédio dos Três Tesouros

ASSENTAR A ALMA   Assentar a Alma drena o Fogo do Fígado e do Coração e resolve Fleuma-Calor.

Resumo

Fleuma-Calor no Fígado

Pontos

- F-3 (*Taichong*), F-2 (*Xingjian*), IG-11 (*Quchi*), REN-12 (*Zhongwan*), REN-9 (*Shuifen*), E-40 (*Fenglong*), BP-6 (*Sanyinjiao*), DU-24 (*Shenting*), VB-13 (*Benshen*), REN-22 (*Tiantu*). Utilizar método neutro, exceto no ponto REN-12, que deve ser tonificado

Fitoterapia

Prescrição

- PRESCRIÇÃO EMPÍRICA segundo o Dr. Ren Duan Xue

Remédio dos Três Tesouros

- Assentar a Alma

Casos Clínicos

Caso Clínico

Uma mulher de 30 anos de idade sofria de hipertireoidismo há mais de um ano; não tinha bócio e não utilizava medicação.

Não apresentava muitos sintomas além de palpitações, sensação de calor e sede. Não tinha nenhuma irregularidade menstrual. A língua estava vermelha, com as laterais e a ponta mais vermelhas e revestimento amarelo. O pulso estava em Corda e Rápido.

Apesar de não ter muitos sintomas, sua língua e seu pulso mostravam a presença clara de Fogo do Fígado e do Coração, sendo a língua vermelha em geral e particularmente mais vermelha nas laterais e na ponta (áreas de Fígado e Coração).

Tratei-a, portanto, com variação de *Long Dan Xie Gan Tang* (Decocção de *Gentiana* para Drenar o Fígado):

- *Long Dan Cao (Radix Gentianae).*
- *Huang Qin (Radix Scutellariae).*
- *Shan Zhi Zi (Fructus Gardeniae).*
- *Ze Xie (Rhizoma Alismatis).*
- *Che Qian Zi (Semen Plantaginis).*
- *Sheng Di Huang (Radix Rehmanniae).*
- *Dan Gui (Radix Angelicae sinensis).*
- *Chai Hu (Radix Bupleuri).*
- *Gan Cao (Radix Glycyrrhizae).*

Utilizei a fórmula integral, removendo apenas *Mu Tong (Caulis Akebiae trifoliatae)*. A paciente começou a melhorar poucas semanas após tomar a medicação. Depois de alguns meses, sua língua estava muito menos vermelha. Em virtude dessa fórmula apresentar natureza amarga e fria, podendo, portanto, lesar o Baço, decidi suspendê-la por um mês após seis meses de utilização contínua. Tratei-a novamente com outra sequência quatro meses depois disso, e sua língua e seus sintomas ficaram normais.

978-85-7241-817-1

Caso Clínico

Uma mulher de 55 anos de idade sofria de hipertireoidismo há dois anos; não havia bócio. Queixava-se de irritabilidade, ansiedade grave, sensação de calor, sudorese, perda de peso, fadiga, insônia, palpitações, tremor nas mãos e olhos levemente protraídos. Seu pulso apresentava-se em Corda e Rápido e levemente Transbordante na posição do Coração; sua língua estava Vermelha com revestimento amarelo e seco.

Diagnostiquei Fogo do Fígado e do Coração e utilizei variação de *Long Dan Xie Gan Tang*:

- *Long Dan Cao (Radix Gentianae): 6g.*
- *Huang Qin (Radix Scutellariae): 9g.*
- *Shan Zhi Zi (Fructus Gardeniae): 9g.*
- *Ze Xie (Rhizoma Alismatis): 9g.*
- *Che Qian Zi (Semen Plantaginis): 9g.*
- *Sheng Di Huang (Radix Rehmanniae): 12g.*
- *Dang Gui (Radix Angelicae sinensis): 9g.*
- *Chai Hu (Radix Bupleuri): 9g.*

- *Suan Zao Ren* (*Semen Ziziphi spinosae*): 6g.
- *Lian Zi Xin* (*Plumula Nenumbinis ruciferae*): 6g.
- *Gan Cao* (*Radix Glycyrrhizae uralensis*): 3g.

Tratei-a com variações da fórmula anterior por seis meses; seus níveis de T_3 e T_4 retrocederam ao normal. Todos os seus sintomas diminuíram.

Caso Clínico

Uma mulher de 44 anos de idade sofria de hipertireoidismo há alguns meses. Havia sido diagnosticada apenas poucos dias antes de sua consulta. Seus sintomas principais eram palpitações, taquicardia, perda de peso, leve tremor das mãos, sudorese noturna, sensação de caroço na garganta, prurido nos olhos e fezes amolecidas. Tinha bócio pequeno e duro. Estava tomando carbimazol.

A paciente havia sido indicada a mim por sua acupunturista e era tratada com acupuntura regularmente.

Sua língua apresentava-se sem revestimento e com fissura do Estômago no centro. Estava levemente Vermelha no centro e tinha pontos vermelhos na ponta. Seu pulso estava Fino e em Corda.

Diagnóstico   Este foi um claro exemplo de hipertireoidismo num ambiente de deficiência de *Yin* de Estômago, Fígado e Coração com algum Calor por Deficiência.

Tratamento   Prescrevi-lhe uma variação de *Sha Shen Mai Dong Tang* (Decocção de *Glehnia-Ophiopogon*):

- *Bei Sha Shen* (*Radix Glehniae*): 9g.
- *Mai Men Dong* (*Radix Ophiopogonis*): 9g.
- *Yu Zhu* (*Rhizoma Polygonati odorati*): 6g.
- *Tian Hua Fen* (*Radix Trichosanthis*): 4,5g.
- *Tian Men Dong* (*Radix Asparagi*): 6g.
- *Sheng Di Huang* (*Radix Rehmanniae*): 6g.
- *Kun Bu* (*Thallus Eckloniae*): 4,5g.
- *Hai Zao* (*Herba Sargassi*): 4,5g.
- *Suan Zao Ren* (*Semen Ziziphi spinosae*): 4,5g.
- *Yuan Zhi* (*Radix Polygalae*): 6g.
- *Zhe Bei Mu* (*Bulbus Fritillariae thunbergii*): 6g.
- *Gou Qi Zi* (*Fructus Lycii chinensis*): 6g.
- *Gan Cao* (*Radix Glycyrrhizae uralensis*): 3g.

Explicação
- As quatro primeiras ervas formam o núcleo do *Sha Shen Mao Dong Tang*, que nutre o *Yin* do Estômago.
- *Tian Men Dong* e *Sheng Di Huang* nutrem o *Yin* do Rim.
- *Kun Bu* e *Hai Zao* regulam a tireoide e amolecem massas.
- *Suan Zao Ren* e *Yuan Zhi* acalmam a Mente.

- *Zhe Bei Mu* amolece massas.
- *Gou Qi Zi* nutre o *Yin* do Fígado.
- *Gan Cao* harmoniza.

Esta paciente continuou também o tratamento com acupuntura; após 14 meses, a função de sua tireoide voltou ao normal e foi possível parar de tomar carbimazol. Seu bócio permaneceu, mas tornou-se menor e macio.

Caso Clínico

Um homem de 50 anos de idade sofria de hipertireoidismo há nove meses. Seus principais sintomas eram palpitações, tremor moderado das mãos, sudorese, sede, ansiedade, insônia, falta de apetite, náusea. Havia sido diagnosticado com doença de Graves e lhe prescreveram carbimazol.

Descreveu também que se sentia "fora de contato" e tinha dificuldade para trabalhar. Disse que se sentia "desconectado do seu trabalho", o qual lhe dava prazer anteriormente. Ocasionalmente, sentia catarro na garganta, gosto amargo, olhos ardentes e constipação.

Sua língua apresentava-se Vermelha, com a ponta e as laterais mais vermelhas; o revestimento era amarelo e pegajoso. Seu pulso estava em Corda e Rápido (100bpm).

Diagnóstico   O paciente mostra sinais claros de Fogo no Fígado: sede, gosto amargo, constipação, olhos ardentes, língua Vermelha e pulso em Corda. Há também Fogo do Coração, evidenciado pelas palpitações, ansiedade e insônia. Apresenta ainda Fleuma, como condição secundária, evidenciado pelo catarro na garganta.

Princípio de tratamento   Drenar Fogo do Fígado e do Coração, resolver Fleuma, acalmar a Mente.

Fitoterapia   Tratei este paciente apenas com fitoterapia. Comecei com uma variação de *Long Dan Xie Gan Tang* (Decocção de *Gentiana* para Drenar o Fígado):

- *Long Dan Cao* (*Radix Gentianae*).
- *Huang Qin* (*Radix Scutellariae*).
- *Shan Zhi Zi* (*Fructus Gardeniae*).
- *Jie Geng* (*Radix Platycodi*).
- *Zhu Ru* (*Caulis Bambusae in Taeniam*).
- *Ban Xia* (*Rhizoma Pinelliae preparatum*).
- *Zhe Bei Mu* (*Bulbus Fritillariae thunbergii*).
- *Lian Zi Xin* (*Plumula Nelumbinis*).
- *Suan Zao Ren* (*Semen Ziziphi spinosae*).

Explicação
- A fórmula básica drena o Fogo do Fígado.
- Acrescentei *Zhu Ru*, *Ban Xia* e *Zhe Bei Mu* para resolver Fleuma.

- *Lian Zi Xin* foi acrescentado para eliminar Fogo do Coração e acalmar a Mente.
- *Suan Zao Ren* foi adicionado para acalmar a Mente e assentar a Alma Etérea.

Nos tratamentos subsequentes, acrescentei *Da Huang* (*Radix et Rhizoma Rhei*) para drenar Fogo pela promoção do movimento descendente dos órgãos *Yang*. O acréscimo de *Da Huang* pareceu melhorar a eficácia da fórmula, e o paciente se sentiu muito melhor, sem palpitações, com sono bom e menos tremor.

Continuei o tratamento por alguns meses com variações da fórmula anterior, com melhora gradual constante em seus sintomas e em seu estado mental. Também foi possível parar de tomar sua medicação.

Literatura Chinesa Moderna

Journal of Chinese Medicine (Zhong Yi Za Zhi), n. 11, 1992, p. 28

"Clinical Observation on the Treatment of 115 Cases of Goitre with Xiao Yin Chong Ji" de Hua Ling Zhen et al.

Cento e quinze casos de nódulos na tireoide com hipertireoidismo, com níveis de T_4 e T_3 elevados. A fórmula utilizada (dosagens para um lote de pílulas): 240g de *Chai Hu* (*Radix Bupleuri*), 300g de *Xia Ku Cao* (*Spica Prunellae*), 200g de *Shan Ci Gu* (*Pseudobulbus Cremastrae/Pleiones*), 200g de *Chen Pi* (*Pericarpium Citri reticulatae*), 200g de *Gui Jian Yu* (*Herba Euonymi alati*), 200g de *Ban Xia* (*Rhizoma Pinelliae preparatum*), 200g de *Zhe Bei Mu* (*Bulbus Fritillariae thunbergii*), 200g de *Hai Zao* (*Herba Sargassi*), 200g de *Kun Bu* (*Tallus Eckloniae*).

Journal of Chinese Medicine (Zhong Yi Za Zhi), v. 25, n. 9, 1984, p. 47

"The Treatament of Hyperthyroidism by Benefiting Qi and Nourishing Yin" de Xia Shao Nong et al.

Noventa e oito casos de hipertireoidismo, com níveis de T_4 e T_3 elevados. O princípio de tratamento adotado foi tonificar *Qi* e nutrir *Yin*. Fórmula: 30 a 45g de *Huang Qi* (*Radix Astragali*), 12g de *Bai Shao* (*Radix Paeoniae alba*), 15g de *Sheng Di Huang* (*Radix Rehmanniae*), 12g de *Xiang Fu* (*Rhizoma Cyperi*), 30g de *Xia Ku Cao* (*Spica Prunellae*) e 20g de *Shou Wu* (*Radix Polygoni multiflori preparata*). Se houver presença de deficiência do *Qi* do Baço: *Shan Yao* (*Rhizoma Dioscoreae*) e *Bai Zhu* (*Rhizoma Atractylodis macrocephalae*). Se houver presença de Fogo no Coração: *Huang Lian* (*Rhizoma Coptidis*). Se houver presença de Fogo no Fígado: *Long Dan Cao* (*Radix Gentianae*).

Journal of Chinese Medicine (Zhong Yi Za Zhi), n. 9, 1993, p. 542

"The Treatment of Hyperthyroidism in Chinese Medicine" de Li Qiu Gui et al.

A fórmula utilizada para hipotireoidismo: *Fu Zi* (*Radix Aconiti lateralis preparata*), *Yin Yang Huo* (*Herba Epimidii*), *Rou Gui* (*Cortex Cinnamomi*), *Fu Ling* (*Poria*), *Bai Zhu* (*Rhizoma Atractylodis macrocephalae*), *Gan Jiang* (*Rhizoma Zingiberis*), *Huang Qi* (*Radix Astragali*), *Dang Gui* (*Radix Angelicae sinensis*), *Sheng Di Huang* (*Radix Rehmanniae*), *Shu Di Huang* (*Radix Rehmanniae preparata*), *Shan Zhu Yu* (*Fructus Corni*) e *Bai Shao* (*Radix Paeoniae alba*).

Chinese Acupuncture and Moxibustion (Zhong Guo Zhen Jiu), n. 5, 1986, p. 15

"Analysis of Clinical Effect of Treatment of Hyperthyroidism with Different Acupuncture Methods" de He Quan Sen et al.

Este estudo envolveu 129 casos de hipertireoidismo. O estudo comparou três grupos de pontos:

- Pontos *Ah Shi* ao redor do bócio e E-10 (*Shuitu*).
- PC-6 (*Neiguan*), PC-5 (*Jianshi*), E-36 (*Zusanli*), BP-6 (*Sanyinjiao*).
- Pontos *Ah Shi* ao redor do bócio, PC-6 (*Neiguan*), PC-5 (*Jianshi*), E-36 (*Zusanli*), BP-6 (*Sanyinjiao*).

Os melhores resultados foram obtidos com o terceiro grupo, isto é, com a combinação de pontos distais e locais.

Journal of Chinese Medicine (Zhong Yi Za Zhi), v. 46, n. 8, 2005, p. 593-594

"Clinical Observation of 22 Cases of Severe Hyperthyroidism Treated By Combination of Western and Chinese medicine" de Chen Jie

Quarenta pacientes com hipotireoidismo grave foram divididos aleatoriamente em dois grupos, 22 sendo tratados com a combinação de T_4 e ervas chinesas e 18 tratados apenas com T_4. O grupo de tratamento foi significativamente superior ao grupo-controle em relação à melhora do T_3 ($P < 0,01$).

A fórmula utilizada tonifica e aquece o *Yang* do Baço e do Rim: *Fu Zi* (*Radix Aconiti lateralis preparata*), *Rou Gui* (*Cortex Cinnamomi*), *Yin Yang Huo* (*Herba Epimidii*), *Shan Zhu Yu* (*Fructus Corni*), *Tu Si Zi* (*Semen Cuscutae*), *Gan Jiang* (*Rhizoma Zingiberis*), *Fu Ling* (*Poria*) e *Zhi Gan Cao* (*Radix Glycyrrhizae uralensis preparata*).

Notas Finais

1. Citado no Zhang Bo Yu 1986 Zhong Yi Nei Ke Xue 中医内科学 [Internal Medicine in Chinese Medicine]. Shanghai Science Publishing House, Shanghai, p. 218

2. Ibid., p. 218.
3. Ding Guang Di 1991 Zhu Bing Yuan Hou Lun 诸病源候论 [Discussion of the Origin of Symptoms and Diseases]. People's Health Publishing House, Beijing, p. 856. O *Discussion of the Origin of Symptoms and Diseases* foi escrito por *Chao Yuan Fang* em 610 d.C.
4. Ibid., p. 856.
5. Citado no Internal Medicine in Chinese Medicine, p. 218.
6. Ibid., p. 218.
7. Ibid., p. 218.
8. Li Wen Chuan, He Bao Yi 1987 Shi Yong Zhen Jiu Xue 实用针灸学 [Practical Acupuncture]. People's Health Publishing House, Beijing, p. 36.
9. Wang Xue Tai 1988 Zhong Guo Zhen Jiu Da Quan 中国针灸大全 [Great Treatise of Chinese Acupuncture]. Henan Science Publishing House, Zhengzhou.
10. Wei Zi Xiao 1995 [Experience of diagnosis and treatment of hiperthyroidism]. Journal of Chinese Medicine (Zhong Yi Za Zhi 中医杂志) 6: 334.
11. Ibid., p. 334.
12. Shanghai Municipal Acupuncture and Research Group 1984 [Experience on acupuncture treatment of hyperthyroidism]. Journal of Chinese Medicine (Zhong Yi Za Zhi) 25(9):58.
13. Zhao Fen et al. 1987 Diagnosis and treatment of hyperthyroidism. Journal of Chinese Medicine (Zhong Yi Za Zhi) 28(1):16.
14. Ibid., p. 16.
15. Ibid., p. 16.
16. Ibid., p. 16.
17. Ibid., p. 16-17.
18. Ibid., p. 17.
19. Ibid., p. 17.
20. Ibid., p. 18.
21. Ibid., p. 18.
22. Ibid., p. 19.
23. Ibid., p. 20.
24. Ibid., p. 20.
25. Ibid., p. 20.
26. Ibid., p. 20.
27. Ibid., p. 20.
28. Xia Shao Nong et al. 1994 Hyperthyoidism treated by the method of nourishing Yin and tonifying Qi. Journal of Chinese Medicine (Zhong Yi Za Zhi) 25(9): 47-49.

978-85-7241-817-1

高血
压病

Capítulo **19**

Hipertensão

CONTEÚDO DO CAPÍTULO

Hipertensão 451

Hipertensão na Medicina Ocidental 451

Causas de Hipertensão 452
Patologia da Hipertensão Essencial 453
Complicações 454
Avaliação 454
Tratamento 454

Hipertensão na Medicina Chinesa 456

Patologia da Hipertensão na Medicina Chinesa 456
Etiologia da Hipertensão na Medicina Chinesa 460
Pensamentos sobre a Hipertensão na Medicina Chinesa 460
Efeitos da Medicação de Hipertensão no Pulso 463

Identificação de Padrões e Tratamento 464

Subida do *Yang* do Fígado 465
Vento do Fígado 466
Fogo do Fígado 467
Estagnação do *Qi* do Fígado, Sangue Se Rebelando para Cima 468
Fígado Invadindo Baço 468
Fleuma Obstruindo Orifícios e Vasos Sanguíneos 469
Estagnação de Sangue nos Canais de Conexão (*Luo*) 470
Deficiência do *Yin* do Fígado e do Rim 470
Deficiência de *Qi* e de *Yin* 471
Deficiência de *Yang* do Baço e do Rim 472
Desarmonia dos Vasos Penetrador e Concepção (*Chong* e *Ren Mai*) 473

Literatura Chinesa Moderna 473

Estatística de Pacientes 476

Experiências Clínicas 477

Acupuntura 477
Fitoterapia 478

- Subida do *Yang* do Fígado
- Vento do Fígado
- Fogo do Fígado
- Estagnação do *Qi* do Fígado, Sangue se rebelando para cima
- Fígado invadindo Baço
- Fleuma obstruindo orifícios e vasos sanguíneos
- Estagnação de Sangue nos canais de Conexão (*Luo*)
- Deficiência de *Yin* do Fígado e do Rim
- Deficiência de *Qi* e de *Yin*
- Deficiência de *Yang* do Baço e do Rim
- Desarmonia dos Vasos Penetrador e Concepção (*Chong* e *Ren Mai*)

Hipertensão

"Hipertensão" não é uma das entidades de doenças tradicionais chinesas, porque, obviamente, os médicos chineses antigos não tinham instrumentos para medir a pressão sanguínea. O livro *Davidson's Principles and Practice of Medicine* descreve hipertensão da seguinte maneira: *"a hipertensão é uma característica e não uma doença específica, representa um desvio da norma quantitativa e não qualitativa. Qualquer definição de hipertensão é, portanto, arbitrária*"[1]. E depois diz: *"Uma definição útil e prática da hipertensão é o nível da pressão sanguínea, na qual o benefício do tratamento é superior aos dos custos e problemas*"[2].

A discussão da hipertensão será conduzida de acordo com os seguintes tópicos:

- Hipertensão na medicina ocidental.
- Hipertensão na medicina chinesa.
- Identificação de padrões e tratamento.
- Literatura chinesa moderna.
- Casos clínicos.
- Estatística dos pacientes.
- Experiências clínicas.

Hipertensão na Medicina Ocidental

A pressão sanguínea é mantida no nível fisiológico pela interação complexa de controle neurossimpático com o sistema renina-angiotensina-aldosterona. O *Textbook of Medicine* diz: "*A ativação dos neurônios simpáticos pré-ganglionares para o coração produz aumento da batida cardíaca e aumento da força de contração. A descarga vasomotora simpática constringe o músculo liso, produzindo vasoconstrição arterial*"[3].

O controle reflexo da circulação sanguínea é feito via barorreceptores arteriais na parede da aorta e nas artérias carótidas. A rapidez deste mecanismo de controle da pressão é ilustrado por seu importante papel em manter a pressão sistêmica durante mudanças posturais abruptas. As influências neurossimpáticas na pressão sanguínea são rápidas, mas passageiras.

O sistema renina-angiotensina-aldosterona (Fig. 19.1) desempenha papel muito importante no controle da pressão sanguínea, no fluxo regional do sangue e no volume de sangue via seu controle do equilíbrio de sódio. A secreção de renina proveniente dos grânulos no aparelho justaglomerular é estimulado por queda no volume plasmático, queda na pressão sanguínea e depleção de sódio. A consequente elevação na produção da angiotensina II e na secreção de aldosterona gera retenção de sódio e de água e, portanto, restauração do equilíbrio de sódio e do volume plasmático.

Sob condições de redução do volume plasmático e depleção de sódio (< 50mmol de sódio/dia), a angiotensina II contribui para a manutenção da pressão sanguínea tanto por vasoconstricção como por interação com o sistema nervoso simpático. No Rim, a angiotensina II apresenta efeito constritor preferencial nas arteríolas eferentes (pós-glomerulares), e isto mantém a pressão da filtração glomerular quando a pressão arterial geral diminui.

O sistema renina-angiotensina apresenta papel crucial no aumento da pressão sanguínea vista com a constrição da artéria renal; esta última causa rápida liberação de renina e angiotensina II e, portanto, aumento na pressão sanguínea. A angiotensina II causa mudanças nos padrões de fluxo intrarrenal e estimula a liberação de aldosterona. A combinação de efeitos hemodinâmicos e diretos nos túbulos renais aumenta a reabsorção de sódio.

A pressão sanguínea arterial elevada é uma causa importante de doença vascular prematura, gerando eventos cerebrovasculares, doença isquêmica cardíaca e doença vascular periférica. A pressão sanguínea em países industrializados aumenta com a idade, certamente até a sétima década. Este aumento é mais acentuado para a pressão sistólica, sendo mais pronunciado no homem.

A hipertensão é muito comum no mundo desenvolvido. Dependendo do critério diagnóstico, a hipertensão está presente em 20 a 30% da população adulta. Os índices da hipertensão são muito mais altos em negros africanos (40 a 45% dos adultos). Valores normais da pressão sanguínea e valores patológicos da hipertensão fornecidos pela British Hipertension Society são descritos na Tabela 19.1.

O risco de mortalidade ou morbidade aumenta progressivamente com o aumento das pressões sistólica e diastólica; por exemplo, a hipertensão sistólica isolada é associada ao aumento duplo ou triplo na mortalidade cardíaca.

Para avaliar a pressão sanguínea, são necessárias duas medidas consistentes da pressão sanguínea, e são mais recomendadas caso haja variação na pressão. Quando estimamos o risco cardiovascular, a média da pressão sanguínea na consulta isolada é mais acurada do que a medição tomada na consulta única.

Tabela 19.1 – Classificação dos níveis de pressão sanguínea da British Hipertension Society

	Sistólica (mmHg)	Diastólica (mmHg)
Pressão sanguínea		
Ótima	< 120	< 80
Normal	< 130	< 85
Alto para normal	130 – 139	85 – 90
Hipertensão		
Grau 1	140 – 149	90 – 99
Grau 2	160 – 179	100 – 109
Grau 3	> 180	> 110
Hipertensão sistólica isolada		
Grau 1	140 – 149	< 90
Grau 2	> 160	< 90

(De acordo com Kumar PJ, Clark ML 2005 Kumar and Clark Clinical Medicine, 6th edn., Saunders, com permissão.)

Causas de Hipertensão

A maioria dos pacientes com hipertensão (80 a 90%) apresenta elevação primária da pressão sanguínea; quando a causa da elevação da pressão sanguínea não é conhecida, ela é chamada de "hipertensão essencial". Noventa e cinco por cento dos casos de hipertensão não são explicados e não tem causa aparente e são, portanto, classificados como "hipertensão essencial".

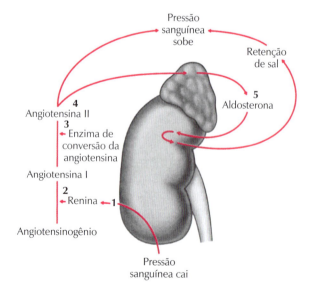

FIGURA 19.1 – Sistema renina-angiotensina-aldosterona para controle da pressão sanguínea.

Nota Clínica

- Até 95% dos casos de hipertensão não são explicados ("hipertensão essencial").

Hipertensão Essencial

A pressão sanguínea alta tende a ser familiar, e os filhos de pais hipertensos tendem a ter pressão sanguínea mais alta do que crianças de igual idade de filhos de pais com pressão sanguínea normal. Esta concordância familiar da pressão sanguínea pode ser explicada, pelo menos em parte, pelas influências ambientais compartilhadas. No entanto, resta ainda o componente genético substancial não identificado.

Peso baixo ao nascer é associado à subsequente pressão sanguínea alta. Esta relação pode ser proveniente de adaptação fetal para subnutrição intrauterina, com mudanças na estrutura dos vasos sanguíneos de longo prazo ou na função de sistemas hormonais cruciais.

Pessoas com sobrepeso possuem pressão sanguínea mais elevada do que pessoas magras. A ingestão elevada de sódio foi sugerida como a maior determinante das diferenças de pressão sanguínea entre e nas populações do mundo inteiro. Populações com ingestão mais elevada de sódio apresentam média de pressão sanguínea mais elevada do que aquelas com ingestão menor de sódio.

A migração de áreas rurais para ambientes urbanos é associada ao aumento na pressão sanguínea que, em parte, está relacionada com a quantidade de sal na dieta. Estudos da restrição da ingestão de sal mostraram efeito benéfico na pressão sanguínea em hipertensos. Há alguma evidência da dieta elevada em potássio poder proteger contra os efeitos da elevada ingestão de sódio.

A maior parte dos estudos mostrou relação muito estreita entre consumo de álcool e nível da pressão sanguínea. No entanto, indivíduos que consomem pequenas quantidades de álcool parecem ter níveis mais baixos de pressão sanguínea do que os que não consomem álcool.

Nota Clínica

Fatores de Risco para Hipertensão
- Incidência familiar
- Baixo peso ao nascer
- Obesidade
- Ingestão elevada de sódio
- Migração do ambiente rural para o ambiente urbano
- Consumo elevado de álcool

Hipertensão Secundária

A hipertensão secundária ocorre quando a elevação da pressão sanguínea é o resultado de uma causa específica e potencialmente tratável. Formas secundárias de hipertensão incluem as seguintes:

Doenças Renais

Respondem por 80% dos casos de hipertensão secundária. As causas comuns são nefropatia diabética, glomerulonefrite crônica, doença policística renal do adulto, nefrite tubulointersticial crônica e doença renovascular. A hipertensão pode por si causar ou piorar a doença renal.

O mecanismo dessa elevação da pressão sanguínea é principalmente proveniente da retenção de sódio e água, embora possa ser decorrente de elevação inadequada dos níveis plasmáticos de renina.

Causas Endócrinas

Incluem:

- Síndrome de Conn.
- Hiperplasia adrenal.
- Feocromocitoma.
- Síndrome de Cushing.
- Acromegalia.

Causas Cardiovasculares Congênitas

A maior causa principal é a coartação da aorta. "Coartação" é o estreitamento da aorta, tipicamente encontrado logo após a aorta emergir do coração. Esse estreitamento causa pressão sanguínea alta pelo fato dos rins continuarem regulando a pressão sanguínea com o sistema renina-angiotensina. Isto leva à liberação de angiotensina, que eleva a pressão, mas só eleva substancialmente na parte da circulação antes, e não após o bloqueio.

Resumo

Causas de Hipertensão Secundária
- Doença renal
- Causas endócrinas
- Doença cardiovascular congênita

Patologia da Hipertensão Essencial

A patogênese da hipertensão essencial permanece obscura. Em alguns pacientes hipertensos jovens, há aumento do débito cardíaco associado ao aumento do batimento do pulso e à circulação de catecolaminas. Isto pode resultar em mudanças na sensitividade dos barorreceptores, que operariam em um nível de pressão sanguínea mais alta.

Na *hipertensão crônica*, o débito cardíaco é normal, sendo a resistência periférica aumentada, o que mantém a pressão sanguínea elevada. Os vasos de resistência (as pequenas artérias e arteríolas) mostram mudanças estruturais na hipertensão. Estas são o aumento na espessura das paredes, com a redução na luz do vaso. Há também alguma evidência para a rarefação (densidade reduzida) destes vasos. Estes mecanismos resultariam num aumento geral da resistência vascular periférica.

A hipertensão também causa mudanças nas grandes artérias. Há espessamento da média, aumento no colágeno e deposição secundária de cálcio. Estas mudanças resultam na perda da complacência arterial, que, por sua vez, gera uma onda de pressão arterial mais pronunciada. O ateroma se desenvolve nas grandes artérias em decorrência da interação destes estresses mecânicos e fatores de crescimento baixos. Parece haver envolvimento da disfunção endotelial com alterações nos agentes, tais como óxido nítrico e endotelinas.

A hipertrofia ventricular esquerda, que resulta do aumento da resistência vascular periférica e do aumento

454 Hipertensão

da carga ventricular esquerda, é um indicador prognóstico significativo de eventos cardiovasculares futuros.

Mudanças nos vasos renais eventualmente levam à perfusão renal diminuída, diminuição da velocidade de filtração glomerular e, finalmente, redução na excreção de sódio e água. A perfusão renal diminuída pode gerar ativação do sistema renina-angiotensina (renina converte angiotensinogênio em angiotensina I, que, por sua vez, é convertida em angiotensina II pela enzima conversora de angiotensina [ECA]), com secreção aumentada de aldosterona e retenção adicional de sódio e água.

Nota Clínica

Mudanças nos Vasos Sanguíneos na Hipertensão
- Aumento na espessura das paredes, com redução na luz do vaso ou pequenos vasos
- Rarefação (densidade diminuída) dos pequenos vasos
- Espessamento da média das artérias
- Aumento no colágeno
- Deposição secundária de cálcio
- Perda da complacência arterial
- Ateromas nas grandes artérias

Complicações

Doença cerebrovascular e doença arterial coronariana são as causas mais comuns de morte, embora os pacientes hipertensos também sejam propensos à insuficiência renal e doença vascular periférica.

Hipertensos têm seis vezes mais chance de ter acidente vascular cerebral (tanto hemorrágico como aterotrombótico). Há aumento de três vezes na morte cardíaca (proveniente de eventos coronarianos ou por insuficiência cardíaca). Além disso, a doença arterial periférica é duas vezes mais comum.

Avaliação

O controle deve ser considerado em três estágios: avaliação, tratamento não farmacológico e tratamento com drogas. Durante o período de avaliação, devem ser excluídas causas secundárias de hipertensão, deve ser avaliada a lesão do órgão-alvo pela pressão sanguínea e deverão ser identificadas quaisquer condições concomitantes (por exemplo, dislipidemia ou diabetes) que podem ser adicionadas à carga cardiovascular.

O paciente com hipertensão moderada é geralmente assintomático. Ocasionalmente, pode haver sudorese, dores de cabeça e palpitações. Altos níveis de pressão sanguínea podem ser associados com rigidez occipital, dores de cabeça, epistaxe ou noctúria. Falta de ar pode estar presente em decorrência da hipertrofia ventricular esquerda ou insuficiência cardíaca, ao passo que angina ou sintomas de doença vascular arterial periférica sugerem diagnóstico de estenose da artéria renal com ateromatose. Isto é geralmente a manifestação local de aterosclerose mais generalizada, e os pacientes são geralmente idosos com doença vascular coexistente.

A hipertensão maligna pode se apresentar com dores de cabeça graves, distúrbios visuais, crises, perda da consciência transitória ou sintomas de insuficiência cardíaca.

Tratamento

A não ser que o paciente tenha hipertensão grave ou maligna, deve haver um período de avaliação com repetidas medições da pressão sanguínea, combinada com conselhos e medidas não farmacológicas, antes da iniciação da terapia com drogas. As recomendações da British Hypertension Society sugerem o seguinte.

Uso da terapia não-farmacológica em todas as pessoas hipertensas e nos hipertensos limítrofes:

- Redução de peso (índice de massa corporal deverá ser $< 25kg/m^2$).
- Dieta com baixa gordura e baixa gordura saturada.
- Dieta com baixo sódio ($< 6g$ de sódio cloreídrico/dia).
- Consumo limitado de álcool (< 21 unidades/semana para o homem e < 14 unidades/semana para a mulher).
- Exercício dinâmico (pelo menos 30min caminhada ativa por dia).
- Aumento do consumo de frutas e vegetais.
- Redução no risco cardiovascular por interrupção do fumo e aumento do consumo de óleo de peixe.

A terapia farmacológica deve ser baseada no seguinte:

- A iniciação da terapia anti-hipertensiva em indivíduos com pressão sanguínea sistólica sustentada (160mmHg) ou pressão sanguínea diastólica sustentada (100mmHg).
- Em paciente com *diabetes mellitus*, a iniciação da terapia com drogas anti-hipertensivas caso a pressão sanguínea sistólica seja sustentada (140mmHg) ou a pressão sanguínea diastólica seja sustentada (90mmHg).
- Em indivíduos hipertensos não diabéticos, o objetivo do tratamento é a pressão sanguínea menor que 140/85mmHg. Em alguns indivíduos hipertensos, estes níveis podem ser difíceis de alcançar.
- A maior parte dos pacientes hipertensos requererem a combinação de drogas anti-hipertensivas para alcançar os objetivos recomendados.

Várias classes de drogas são capazes de tratar a hipertensão. As comuns são:

- Inibidores de ECA ou antagonistas dos receptores de angiotensina.
- Betabloqueadores.
- Bloqueadores do canal de cálcio.
- Diuréticos.

É recomendado que as drogas sejam escolhidas de acordo com o esquema da Figura 19.2.

Diuréticos

Diuréticos tiazídicos, tais como bendroflumetiazida e ciclopentiazida, são agentes bem considerados, que mostraram reduzir o risco de acidente vascular cerebral em pacientes com hipertensão. As doses mais baixas parecem ser tão efetivas quanto as doses mais altas na redução da pressão sanguínea, e a maior parte delas dura até 24h.

A maior preocupação com estes agentes são seus efeitos metabólicos adversos, aumento do colesterol sérico específico, tolerância à glicose prejudicada, hiperuricemia (que pode precipitar gota) e hipocalemia. Estes tendem a ocorrer com doses mais elevadas de diuréticos tiazida.

Diuréticos de alça, como furosemida, tem efeito hipotensor, porém não são utilizados rotineiramente no tratamento da hipertensão essencial. Diuréticos poupadores de potássio, como amilorida ou espironolactona, não são agentes efetivos quando utilizados isoladamente, com exceção da espironolactona no tratamento da hipertensão e da hipopotassemia associada ao hiperaldosteronismo primário.

Bloqueadores Beta-adrenoceptores

Os betabloqueadores também têm mostrado que melhoram o prognóstico dos hipertensos. Sugere-se que exercem seus efeitos pela atenuação dos efeitos do sistema nervoso simpático e do sistema renina-angiotensina. Reduzem a força de contração cardíaca, assim como reduzem o ritmo cardíaco em descanso e no exercício induzido.

Os maiores efeitos colaterais destas classes de agentes são bradicardia, broncospasmo, extremidades frias, fadiga, pesadelos e alucinações. Estes agentes são especialmente úteis no tratamento de pacientes com hipertensão e angina.

Inibidores da Enzima Conversora da Angiotensina

Estas drogas bloqueiam a conversão da angiotensina I para angiotensina II, um vasoconstritor potente. Também bloqueiam a degradação da bradicinina, um vasodilatador potente. Há evidência que pacientes negros africanos não respondem tão bem aos inibidores de ECA, a não ser quando combinados com diuréticos. Eles são particularmente úteis em diabéticos com nefropatia, nos quais mostraram diminuir a progressão da doença, e em pacientes com disfunção ventricular esquerda sintomática ou assintomática, nos quais se mostraram capazes de aumentar a sobrevida.

Os principais efeitos colaterais potenciais são, de um lado, hipotensão profunda seguindo a primeira dose, observada geralmente em pacientes com depleção de sódio ou nos que receberam grandes doses de diuréticos, e deterioração da função renal, nos pacientes com doenças renovasculares bilaterais graves (em que a produção de angiotensina II tem papel importante na manutenção da perfusão renal pelo fato de causar contração arteriolar eferente no glomérulo). Eles também causam leve tosse seca em um número de pacientes, especialmente se prescritos em altas doses, em decorrência do seu efeito na bradicinina.

Antagonistas dos Receptores da Angiotensina II

Este grupo de agentes bloqueia seletivamente os receptores para angiotensina II. Compartilham muitas das ações dos inibidores de ECA, mas, pelo fato de não terem nenhum efeito na bradicinina, não causam tosse. Atualmente, são utilizados para pacientes que não podem tolerar os inibidores de ECA em virtude da tosse persistente.

Os agentes incluem losartana, candesartana, valsartana, irbesartana e telmisartana.

Bloqueadores dos Canais de Cálcio

Estes agentes reduzem efetivamente a pressão sanguínea por causar dilatação arteriolar, e alguns também reduzem a força de contração cardíaca. Assim como os betabloqueadores, eles são especialmente úteis em pacientes com doença isquêmica cardíaca concomitante. Os principais efeitos colaterais são especificamente vistos com os agentes de curta ação e incluem dor de cabeça, sudorese, edema do tornozelo, palpitações e ruborização.

Muitos dos efeitos podem ser amenizados pela coadministração de betabloqueador. Os agentes de curta duração, como nifedipino, estão sendo substituídos por agentes diários, os quais são bem tolerados e incluem anlodipino, felodipino e nifedipino de longa ação.

Bloqueadores Alfa-adrenoceptores

Estes agentes causam bloqueio do receptor alfa 1 pós-sináptico, resultando em vasodilatação e redução da pressão sanguínea. Agentes de curta ação iniciais causaram hipotensão grave na primeira dose, mas os agentes de longa ação mais recentes são muito mais tolerados. Estes incluem doxazosina. Labetalol é um agente que tem combinadas as propriedades dos alfa e betabloqueadores, mas não é comumente utilizado, exceto em casos de hipertensão induzida por gestação.

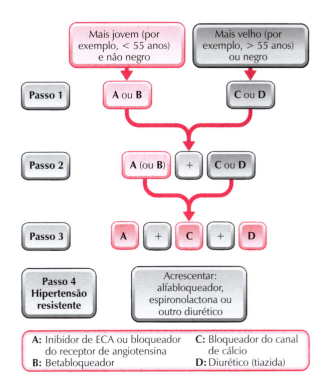

Figura 19.2 – Critério para seleção de drogas para hipertensão. ECA = enzima conversora da angiotensina. (De acordo com Kumar PJ, Clark ML 2005 Kumar and Clark Clinical Medicine, 6th edn., Saunders, Edinburgh, com permissão.)

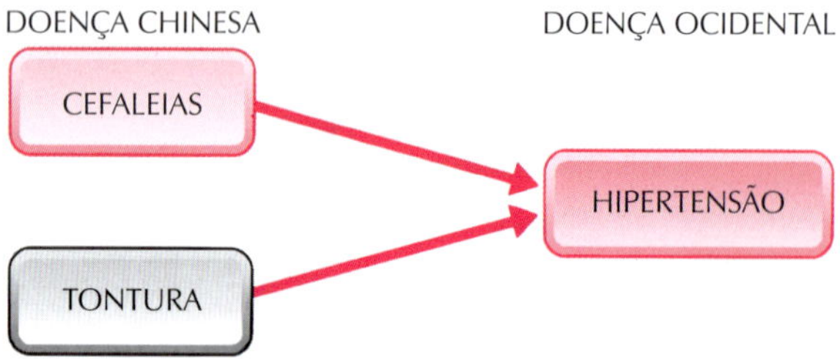

456 Hipertensão

Figura 19.3 – Correspondência entre "cefaleias" e "tontura" e hipertensão.

Hipertensão na Medicina Chinesa

Como foi mencionado anteriormente, não há nenhuma entidade de doença chinesa antiga chamada "hipertensão", pois os médicos chineses antigos não tinham a tecnologia para medir a pressão sanguínea.

Em muitos casos, a hipertensão é totalmente assintomática e, nesses casos, às vezes é difícil descobrir como encaixar os padrões dos pacientes (ou a ausência deles) na medicina chinesa.

Quando há sintomas, a hipertensão pode causar dores de cabeça, tontura, palpitações, insônia ou epistaxe. Acredita-se, na China moderna, que as duas entidades das doenças chinesas que estão mais próximas da hipertensão são "cefaleias" (Cap. 1) e "tontura" (Cap. 2). No entanto, como veremos a seguir, não devemos super enfatizar a correlação entre hipertensão e *subida* do *Qi* causando dor de cabeça e tontura (Fig. 19.3).

Patologia da Hipertensão na Medicina Chinesa

A maior parte dos livros modernos diz que, sob a perspectiva chinesa, os três órgãos que estão mais envolvidos na patologia da hipertensão são Fígado, Rim e Baço[4]. Os livros chineses apontam Fígado, Rim e Baço como os principais órgãos envolvidos na patologia da hipertensão em razão dos principais padrões encontrados nesta doença.

De fato, nas condições crônicas, frequentemente há deficiência de Fígado e/ou Rim, gerando subida do *Yang* do Fígado; em outros casos, pode haver subida do Fogo do Fígado. A deficiência do Baço, por outro lado, gera formação de Fleuma, que também apresenta papel na patologia da hipertensão.

No entanto, sou propenso a discordar que apenas Fígado, Rim e Baço estejam envolvidos na patologia da hipertensão, pois não posso entender como o Coração não está envolvido. Pelo menos no estado crônico, a hipertensão é essencialmente uma patologia dos vasos sanguíneos. Muitos dos padrões discutidos a seguir envolvem a patologia do Coração e dos vasos sanguíneos, mesmo quando outros órgãos estejam envolvidos (por exemplo, subida do *Yang* do Fígado). Em particular, Coração e vasos sanguíneos estão envolvidos nos padrões de Fleuma obstruindo orifícios e vasos sanguíneos e de estagnação de Sangue nos canais de Conexão (*Luo*).

De fato, como foi discutido anteriormente, na hipertensão, as pequenas artérias e arteríolas mostram mudanças estruturais, como aumento na espessura das paredes com redução da luz dos vasos. Há também diminuição da densidade destes vasos. Tais mecanismos resultam em aumento geral da resistência vascular periférica.

A hipertensão também causa mudanças nas grandes artérias, com espessamento da média, aumento no colágeno e deposição secundária de cálcio. Estas mudanças resultam na perda da complacência arterial, que, por sua vez, geram uma onda de pressão arterial mais pronunciada.

Já que o Coração governa os vasos sanguíneos, este órgão deve ter papel importante na patologia (e no tratamento) da hipertensão.

> **!**
>
> - Os livros chineses dizem que os principais órgãos envolvidos na hipertensão são Fígado, Baço e Rim. No entanto, em minha opinião, o Coração também está envolvido, pelo fato de controlar os vasos sanguíneos

Os livros chineses modernos geralmente concordam que os principais padrões envolvidos na patologia da hipertensão são seguintes:

- Deficiência de *Yin* do Fígado e do Rim.
- Subida do *Yang* do Fígado ou Fogo do Fígado.
- Deficiência do Baço.
- Fleuma.
- Estagnação de Sangue (em casos avançados).

> **Resumo**
>
> **Padrões da Hipertensão**
> - Deficiência de *Yin* do Fígado e do Rim
> - Subida do *Yang* do Fígado ou Fogo do Fígado
> - Deficiência do Baço
> - Fleuma
> - Estagnação de Sangue (em casos avançados)

A Figura 19.4 resume etiologia e patologia da hipertensão.

O livro *Identification of Diseases and Patterns in Internal Medicine* identifica três estágios de hipertensão de acordo com os padrões[5]:

- *Estágio 1*: Fogo do Fígado.
- *Estágio 2*: deficiência de *Yin* do Fígado e do Rim, subida do *Yang* do Fígado, deficiência de Baço e Fleuma.
- *Estágio 3*: estagnação de Sangue.

Em casos avançados e crônicos de hipertensão, frequentemente há estagnação de Sangue nos vasos e nos canais de Conexão do Sangue (*Luo*); isto corresponde a mudanças patológicas de gravidade progressiva nos vasos sanguíneos conforme descrito na medicina ocidental, tais como aumento na espessura das paredes com redução na luz dos vasos, redução da densidade dos vasos, espessamento da média das artérias, aumento no colágeno e deposição secundária de cálcio nas

Hipertensão

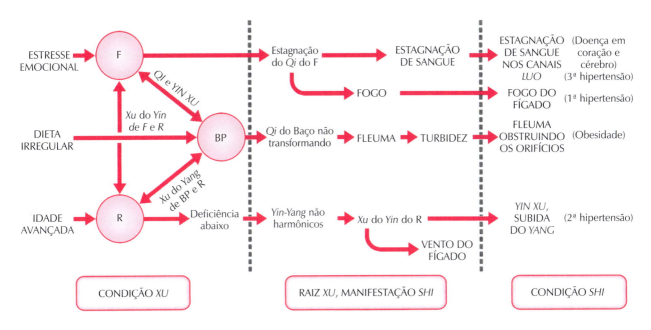

FIGURA 19.4 – Etiologia e patologia da hipertensão na medicina chinesa. BP = Baço-Pâncreas; F = Fígado; R = Rim.

artérias, ateroma nas grandes artérias e mudanças na vasculatura renal.

A hipertensão em mulheres menopausadas é essencialmente proveniente da desarmonia dos Vasos Penetrador e Concepção (*Chong* e *Ren Mai*). Considerando que a Essência do Rim durante a menopausa está em declínio natural, em indivíduos suscetíveis, isto pode agravar a deficiência de *Yin* do Fígado e do Rim e gerar subida do *Yang* do Fígado e hipertensão.

Doutor Xia De Xin

O Dr. Xia De Xin resume os fatores patogênicos da hipertensão como Vento, Fogo e Fleuma. Estes constituem a Manifestação (*Biao*), e a deficiência do Fígado e do Rim constitui a Raiz (*Ben*) da doença[6].

O Dr. Xia De Xin também revela sintomas e tratamento do que denomina "padrões escondidos" na hipertensão. Estes são os seguintes:

- Vento escondido: entorpecimento unilateral de um membro, tremor das pálpebras ou face (utilize *Xi Xian Cao* [*Herba Siegesbeckiae*], *Gou Teng* [*Ramulus cum Uncis Uncariae*] e *Tian Ma* [*Rhizoma Gastrodiae*]).
- Fleuma escondida: sensação de opressão no peito, catarro na garganta, entorpecimento dos membros (com Calor, utilize *Tian Zhu Huang* [*Concretio Silicea Bambusae*], *Gua Lou* [*Fructus Trichosanthis*] e *Zhu Ru* [*Caulis Bambusae in Taeniam*]; com Umidade, utilize *Ban Xia* [*Rhizoma Pinellia preparatum*], *Dan Nan Xing* [*Rhizoma Arisaematis preparatum*] e *Yuan Zhi* [*Radix Polygalae*]).
- Estagnação de Sangue escondida: dor no peito (utilize *Dan Shen* [*Radix Salviae milthiorrizae*], *Chuan Xiong* [*Rhizoma Chuanxiong*], *Tao Ren* [*Semen Persicae*] e *Hong Hua* [*Flos Carthami tinctorii*]).

Doutor Shi Jian Zhong

O Dr. Shi Jian Zhong resume os principais padrões causadores da hipertensão com suas principais ervas. Padrões e ervas principais que ele descreve são os seguintes:

- Deficiência do Rim e subida do *Yang* do Fígado: *He Shou Wu* (*Radix Polygoni multiflori preparata*) e *Bai Ji Li* (*Fructus Tribuli*).
- Fleuma obstruindo os canais: *Jiang Can* (*Bombyx batryticatus*) e *Shan Zha* (*Fructus Crataegi*).
- Fogo do Fígado: *Jin Que Gen* (*Radix Caragamae sinicae*) e *Luo Bu Ma* (*Rhizoma Apocyni veneti*).
- Vento por Deficiência: *Mu Li* (*Concha Ostreae*) e *Zhen Zhu Mu* (*Concha Margatiriferae* usta)[7].

Doutor Weng Wei Liang

O Dr. Weng Wei Liang lista os seguintes principais princípios de tratamento para hipertensão (e, por inferência, os padrões):

- Eliminar Calor e resolver Umidade.
- Resolver Fleuma e Umidade.
- Desobstruir o Interior movendo para baixo.
- Nutrir *Yin* e tonificar Rim.
- Revigorar Sangue e eliminar estagnação.
- Drenar o Fogo do Fígado.

O Dr. Weng também revela os seguintes principais pontos de acupuntura para tratar hipertensão: PC-6 (*Neiguan*), PC-4 (*Ximen*), PC-5 (*Jianshi*), C-7 (*Shenmen*), IG-4 (*Hegu*), IG-11 (*Quchi*), E-18 (*Rugen*), E-36 (*Zusanli*), E-40 (*Fenglong*), C-5 (*Tongli*), VB-34 (*Yanglingquan*), B-13 (*Feishu*), B-14 (*Jueyinshu*), B-15 (*Xinshu*), B-16 (*Dushu*), BP-3 (*Taibai*), BP-6 (*Sanyinjiao*), BP-4 (*Gongsun*), F-3 (*Taichong*), R-1 (*Yongquan*), REN-12 (*Zhongwan*), REN-15 (*Jiuwei*), REN-17 (*Shanzhong*).

O Dr. Weng também indica *Shan Zha* (*Fructus Crataegi*) como principal remédio caseiro para tratar hipertensão[8]. Esta é uma observação interessante, pois o *Crataegus* também é um remédio muito importante para tratar hipertensão na fitoterapia ocidental.

Doutor Chai Rui Ji

O Dr. Chai Rui Ji, em comunhão com a maioria dos outros médicos chineses modernos, considera que a hipertensão é primariamente uma condição de excesso caracterizada por subida do *Yang* do Fígado; o *Yang* pode gerar Fogo e propiciar a subida do Fogo do Fígado, que, por sua vez, pode gerar Vento do Fígado. Por outro lado, o Fogo lesa o *Yin* e pode gerar deficiência de *Yin*. A desarmonia do Fígado prejudica a função do Baço, podendo gerar a formação de Fleuma. Em estágios tardios, pode haver estagnação de Sangue[9].

O Dr. Chai discute o "efeito de reação" que pode ocorrer depois de se iniciar o tratamento, em que a pressão sanguínea sobe mais do que antes. O Dr. Chai revela as várias causas e tratamentos para este fenômeno:

- Estagnação do *Qi* do Fígado (cefaleia, sensação de distensão da cabeça, distensão no hipocôndrio, suspiro, irritabilidade, insônia, distensão nas mamas nas mulheres): *Xiao Yao San* (Pó do Caminhante Livre e Tranquilo) ou *Si Ni San* (Pó de Quatro Rebeliões) acrescido de *Tian Ma* (*Rhizoma Gastrodiae*), *Gou Teng* (*Ramulus cum Uncis Uncariae*), *Ju Hua* (*Flos Chrysanthemi*), *Xia Ku Cao* (*Spica Prunellaei*).
- Estagnação do *Qi* e do Sangue (tontura, cefaleia, dor no hipocôndrio, entorpecimento dos membros, entorpecimento unilateral dos dedos, compleição escura): *Xue Fu Zhu Yu Tang* (Decocção para Eliminar Estagnação da Mansão do Sangue) acrescido de *Tian Ma* (*Rhizoma Gastrodiae*), *Gou Teng* (*Ramulus cum Uncis Uncariae*), *Zhen Zhu Mu* (*Concha Margatiriferae usta*).
- Rebelião do *Qi* do Estômago e rebelião do *Qi* do Vaso Penetrador (*Chong Mai*) (dor de cabeça, tontura, sensação de opressão no peito, eructação, regurgitação ácida, sensação de plenitude do epigástrio, sensação de energia ascendente do abdômen inferior à garganta): *Ben Tun Tang* (Decocção para Porquinho que Corre).
- Estagnação de Frio em Fígado e Estômago (dor de cabeça vertical, tontura, garganta seca, vômito de fluido claro, salivação na boca, sensação de opressão em peito e diafragma, sensação de plenitude no epigástrio, regurgitação ácida): *Wu Zhu Yu Tang* (Decocção de *Evodia*) acrescida de *Ban Xia Bai Zhu Tian Ma Tang* (Decocção de *Pinellia-Atractylodes-Gastrodia*).
- Fleuma-Frio no Aquecedor Médio (tontura, catarro na garganta, sensação de opressão do peito, sensação de plenitude no epigástrio, dores de cabeça que se assemelham à sensação de a cabeça estar embrulhada em lã, palpitações, respiração curta, cansaço, sensação de frio): *Ling Gui Zhu Gan Tang* (Decocção de *Poria-Cinnamomum-Atractylocles-Glycyrriza*).

- Deficiência do *Yang* do Rim, prejuízo da transformação do *Qi* da Bexiga, acúmulo de Água (tontura, dor de cabeça, sensação de frio, membros frios, micção frequente, noctúria, edema dos tornozelos): *Zhen Wu Tang* (Decocção do Verdadeiro Guerreiro)[10].

Doutor Kong Bing Yao

O Dr. Kong Bing Yao apresenta algumas estatísticas interessantes acerca da hipertensão. Apresenta uma classificação interessante da hipertensão de acordo com a parte do corpo envolvida. Classifica 1.239 casos de hipertensão de acordo com a localização da doença, isto é, na cabeça (dor de cabeça e tontura), com 87,33% dos casos; no tronco (palpitações e sensação de opressão do peito), com 50,28% dos casos; e nos membros, com 20,66% dos casos[11].

O Dr. Kong distingue três locais para a hipertensão: a parte superior (cabeça), a parte média (peito) e a parte inferior (membros e parte inferior das costas). Denomina, então, cada padrão para locais específicos: subida do *Yang* do Fígado na parte superior do corpo, deficiência de *Yin* com subida do *Yang* para as partes superior e inferior, deficiência de *Yin* e *Yang* para as partes média e inferior, e Fleuma para as partes média e superior (Fig. 19.5).

O Dr. Kong classifica 229 casos de hipertensão de acordo com os sintomas[12]:

- *Tontura*: 39,3%.
- *Cefaleia e distensão na cabeça*: 30,1%.
- *Palpitações e insônia*: 16,2%.
- *Dor na região dorsal inferior*: 9,6%.
- *Entorpecimento dos membros*: 4,8%.

O Dr. Kong faz algumas observações no diagnóstico do pulso na hipertensão e diz que, em 80% dos pacientes com hipertensão, o pulso apresenta-se em Corda. Ele distingue três graus de Corda do pulso, de acordo com a gravidade da doença.

Doutor Gao Zhen Hua

O Dr. Gao Zhen Hua considera a estagnação do *Qi* do Fígado um dos padrões que causa a hipertensão; aqui, difere de outros médicos chineses. No entanto, diz que este padrão causa hipertensão apenas quando é combinado com a patologia denominada "Sangue rebelde", que significa essencialmente *Qi* rebelde subindo e afetando os vasos sanguíneos. Ele afirma que o "Sangue rebelde" causa hipertensão[13].

O Dr. Gao também considera uma combinação incomum dos padrões como causa de hipertensão. Diz que, pelo fato do Sangue do Fígado e do *Qi* do Baço dependerem um do outro, a desarmonia do Fígado e do Baço pode causar hipertensão. Considera que, em pacientes hipertensos, a subida do *Yang* do Fígado pode gerar também rebelião horizontal do *Qi* do Fígado e enfraquecimento do Baço.

Isto induz deficiência do Baço, Frio no Estômago e prejuízo à ascendência e descendência do *Qi* no Aquecedor Médio[14] (Fig. 19.6).

A combinação destes padrões causa hipertensão.

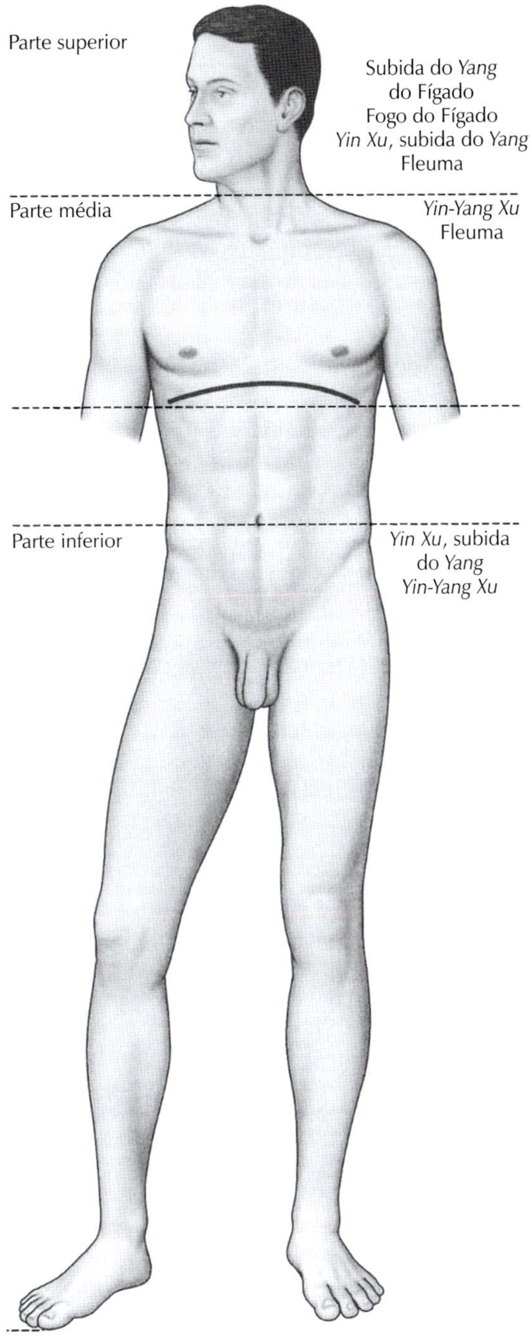

Hipertensão

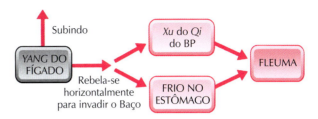

FIGURA 19.6 – Patologia da hipertensão de acordo com Dr. Gao Zhen Hua. BP = Baço-Pâncreas.

cionada com "cefaleias" ou "tontura", apesar de que estes dois sintomas ocorrem com frequência na hipertensão. Considera que o melhor método para tratar a hipertensão é diferenciar os padrões que a causam (subida do *Yang* do Fígado, deficiência do Rim, Fleuma, etc.)[15].

Também, contrariamente a maior parte de outros médicos chineses, o Dr. Deng atribui maior importância ao Estômago, ao Baço e à Fleuma como patologias da hipertensão. Ele lista vários princípios diferentes de tratamento para hipertensão de acordo com o padrão[16]:

- Secar Umidade e resolver Fleuma.
- Fortalecer Baço e harmonizar o centro.
- Eliminar Calor e resolver Fleuma.
- Promover transformação e transporte do Baço e harmonizar Estômago.
- Tonificar Baço e beneficiar *Qi*.
- Aquecer o centro e beneficiar o Baço.

Em outro artigo, o mesmo médico, Deng Xu Guang, integra as patologias ocidental e chinesa para trabalhar a diferenciação e o tratamento de hipertensão[17]. Ele confirma que a hipertensão não pode simplesmente ser comparada às entidades de doenças "cefaleias" e "tontura" na medicina chinesa.

O Dr. Deng recomenda estratégia quádrupla para compreender e tratar a hipertensão da seguinte maneira:

- Devemos primeiro diagnosticar e identificar qualquer doença ocidental subjacente à hipertensão.
- Devemos identificar os padrões sob o ponto de vista da medicina chinesa.
- Devemos constantemente aprender com a experiência clínica.
- Devemos entender a patologia da hipertensão sob o ponto de vista da medicina chinesa.

O Dr. Deng diferencia três estágios da hipertensão com os padrões relevantes da seguinte maneira:

- *Estágio inicial*: desarmonia de *Yin* e *Yang*.
- *Estágio intermediário*: Fleuma e estagnação de Sangue.
- *Estágio tardio*: acidente vascular cerebral, coronariopatias, doença renal.

O Dr. Deng faz um paralelo entre as patologias ocidental e chinesa e diz que o colesterol elevado é a

FIGURA 19.5 – Três localizações da hipertensão de acordo com Dr. Kong *Bing* Yao.

Doutor Deng Xu Guang

Conforme foi mencionado anteriormente, a maior parte dos médicos modernos chineses enfatiza a patologia da subida do *Qi* como padrão na hipertensão, e a maior parte deles correlaciona a moderna doença da hipertensão com as entidades de doenças chinesas de "cefaleias" e "tontura". Vozes discordantes surgem apenas ocasionalmente.

O Dr. Deng Xu Guang é uma destas vozes. Afirma que a hipertensão não pode simplesmente ser correla-

460 Hipertensão

manifestação de Fleuma e a doença coronariana cardíaca (coronariopatia), uma manifestação da estagnação de Sangue. Diz, portanto, que a presença da Fleuma e/ou estagnação de Sangue na hipertensão indica caso avançado ou grave.

> !
> ■ O Dr. Deng diz que colesterol elevado corresponde à Fleuma e a coronariopatia, à estagnação de Sangue na medicina chinesa. Diz, portanto, que a presença de Fleuma e/ou estagnação de Sangue na hipertensão indica caso avançado ou grave

Doutor Liu Hong Wei

O Dr. Liu Hong Wei enfatiza Umidade e estagnação de Sangue no tratamento da hipertensão decorrente de distúrbio do Rim. Apresenta quatro combinações de padrões e seus tratamentos conforme o seguinte[18]:

- Umidade e estagnação de Sangue no Rim: *Dang Gui Shao Yao San* (Pó de *Angelica-Paeonia*) acrescido de *Wu Pi Yin* (Decocção das Cinco Cascas).
- Umidade-Calor com deficiência de *Yin* do Fígado e do Rim: *Zhi Bo Di Huang Tang* (Decocção de *Anemarrhena-Phellodendron-Rehmannia*) acrescido de *Sang Ji Sheng* (*Herba Taxilli*), *Huai Niu Xi* (*Radix Achyranthis bidentatae*), *Tian Ma* (*Rizhoma Gastrodiae*), *Ze Lan* (*Herba Lycopi*) e *Yin Mu Cao* (*Herba Leonuri*).
- Umidade, estagnação de Sangue, deficiência de *Qi* e de *Yin*: *Shen Qi Di Huang Tang* (Decocção de *Pseudostellaria-Astragalus-Rehmannia*).
- Umidade, estagnação de Sangue, deficiência de *Yin* e de *Yang*: *Ji Sheng Shen Qi Tang* (Decocção para o *Qi* do Rim da "Fórmula para Ajudar a Subsistência").

Doutor Fu Ren Jie

O Dr. Fu Ren Jie se especializou no tratamento da hipertensão nos idosos. Distingue três estágios de hipertensão nos idosos:

- O estágio inicial é caracterizado por subida do *Yang* do Fígado.
- O estágio intermediário é caracterizado por deficiência de *Yin* e subida do *Yang*.
- O estágio tardio é caracterizado por deficiência tanto de *Yin* quanto de *Yang*.

Além disso, de acordo com o Dr. Fu, a hipertensão nos idosos é muitas vezes complicada por Fleuma, Vento e estagnação de Sangue[19].

Doutor Wang Zhi Xian

O Dr. Wang Zhi Xian considera três causas principais da tontura sob o ponto de vista da medicina ocidental: pressão sanguínea alta, pressão sanguínea baixa e doença de Ménière. Considera a subida do *Yang* do Fígado, junto com Vento do Fígado e Fogo do Fígado como os padrões principais que ocorrem na hipertensão. A prescrição que recomenda domina o *Yang* do Fígado, drena o Fogo do Fígado e extingue o Vento do Fígado. Sua prescrição é listada adiante no padrão do Vento do Fígado[20].

O Dr. Wang recomenda os seguintes pontos de acupuntura para tratar hipertensão:

- DU-20 (*Baihui*), F-2 (*Xingjian*), BP-6 (*Sanyinjiao*) e R-3 (*Taixi*).

Etiologia da Hipertensão na Medicina Chinesa

Tensão Emocional

Preocupação, raiva, ressentimento ou culpa podem gerar estagnação do *Qi* do Fígado, que, por sua vez, com frequência gera Fogo do Fígado; isto agita para cima e pode causar hipertensão. A estagnação do *Qi* do Fígado pode também ocasionalmente gerar subida do *Yang* do Fígado, que pode ainda causar hipertensão.

Sobrecarga de Trabalho

Sobrecarga de trabalho durante muitos anos esgota o *Yin* do Fígado e do Rim, o que pode gerar subida do *Yang* do Fígado e hipertensão.

Senilidade

O declínio da essência do Rim na senilidade pode gerar *Yang* do Fígado ou Vento do Fígado, que frequentemente causam hipertensão.

Dieta Irregular

Dieta irregular enfraquece o Baço: deficiência de Baço com frequência gera formação de Fleuma, que apresenta papel importante na patologia da hipertensão. A formação da Fleuma também é facilitada pelo excessivo consumo de laticínios, alimentos gordurosos e frituras.

> **Resumo**
> **Etiologia da Hipertensão na Medicina Chinesa**
> ■ Tensão emocional
> ■ Sobrecarga de Trabalho
> ■ Senilidade
> ■ Dieta Irregular

Pensamentos sobre a Hipertensão na Medicina Chinesa

O ponto de vista de hipertensão na medicina chinesa tende fortemente a vê-la como patologia da "subida do *Qi*" sob a forma de subida do *Yang* do Fígado, Fogo do Fígado ou Vento do Fígado, ocorrendo num ambiente de deficiência de *Yin* do Fígado e do Rim. De fato, a maior parte dos livros diz que a hipertensão pode ser comparada às entidades de doenças de "cefaleias" e "tontura" na medicina chinesa, portanto, a ênfase é muito mais na cabeça como sendo a sede da patologia da hipertensão.

Vou propor algumas novas maneiras de olhar a hipertensão na medicina chinesa.

Classificação da Hipertensão de acordo com o Local da Patologia

Inspirando-me nas visões do Dr. Kong Bing Yao mencionado anteriormente, acho que a hipertensão poderia ser classificada de acordo com a localização da patologia, da seguinte maneira:

- Cabeça.
- Peito e Coração.
- Aquecedor Médio.
- Vasos sanguíneos.

Cabeça

A patologia da hipertensão decorrente de subida do *Yang* do Fígado, Fogo do Fígado ou Vento do Fígado causando sintomas na cabeça, tais como dores de cabeça, tontura e rigidez occipital, está localizada na cabeça. Observe, entretanto, que apenas pelo fato de a hipertensão ser decorrente dos padrões do Fígado anteriormente descritos, não significa, necessariamente, que estará localizada na cabeça.

Do ponto de vista da medicina ocidental, isto corresponde às fases iniciais da hipertensão sem mudanças patológicas nos vasos sanguíneos. Quando a patologia da hipertensão está localizada na cabeça, o pulso é em Corda e pode também tender a ser em Corda nas duas posições anteriores; este pulso reflete a patologia do Vaso *Yang* do Caminhar (*Yang Qiao Mai*) com excesso de *Yang* na cabeça (Fig. 19.7).

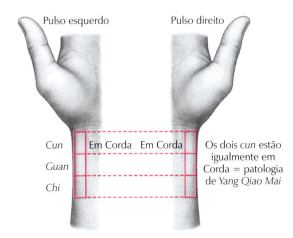

Figura 19.7 – Pulso do Vaso *Yang* do Caminhar (*Yang Qiao Mai*), indicando excesso de *Yang* na cabeça.

Peito e Coração

Muitos pacientes hipertensos não tem qualquer sintoma na cabeça (dor de cabeça, tontura, rigidez occipital), porém sofrem sintomas na área do peito, tais como palpitações e sensação de aperto no peito.

A hipertensão secundária à coartação da aorta é um exemplo de hipertensão localizada no peito e na cabeça. "Coartação" é o estreitamento da aorta, encontrado tipicamente logo após a emergência da aorta fora do coração. Esta é uma causa secundária de pressão sanguínea alta. Este fato pode causar nenhum sintoma e pode ser descoberto como parte da avaliação da pressão sanguínea elevada quando a pessoa está na adolescência, na faixa dos vinte anos de idade ou mais. O achado importante é a pressão sanguínea elevada nos braços, com pressão sanguínea baixa nas pernas.

Os principais padrões que aparecem na hipertensão do peito e do coração são: Fleuma, estagnação de Sangue e estagnação do *Qi* do Fígado com rebelião do Sangue.

Quando a hipertensão está localizada no peito, o pulso pode tender a ser em Corda na posição anterior esquerda (Fig. 19.8). O pulso pode também apresentar-se caracteristicamente em Corda e duro ao redor da posição do Coração no pulso, isto é, sentindo com o dedo medial/lateralmente e proximal/distalmente (Fig. 19.9).

Aquecedor Médio

A Fleuma é um fator patogênico importante na patologia da hipertensão; classifico este tipo de hipertensão como sendo localizada no Aquecedor Médio, em virtude da desarmonia de Baço e Estômago estar na raiz da Fleuma, que causa hipertensão.

Outra característica importante da hipertensão do Aquecedor Médio é uma patologia dos orifícios. A Fleuma obstrui os orifícios em todas as partes do corpo: os orifícios dos sentidos, os orifícios do Coração (Mente, *Shen*) e os orifícios das passagens da Água. A obstrução dos orifícios pela Fleuma causa hipertensão pelo aumento do atrito do fluxo de sangue nos vasos (aumento da resistência periférica que mantém a pressão sanguínea elevada).

Outro fator importante na hipertensão do Aquecedor Médio é o prejuízo do movimento horizontal do *Qi*. Todos os livros chineses enfatizam o prejuízo do movimento vertical do *Qi*, isto é, excessiva subida do *Qi* em direção à cabeça na patologia da hipertensão. No entanto, o prejuízo do movimento horizontal do *Qi* e

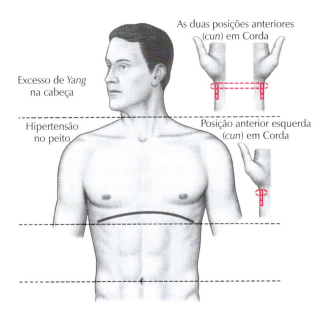

Figura 19.8 – Pulso na hipertensão do peito.

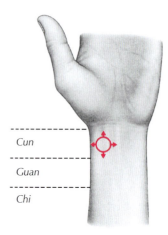

FIGURA 19.9 – Movimento do dedo para sentir o pulso em Corda em problemas do coração.

da entrada e saída do *Qi* é uma característica importante desse tipo de hipertensão (proveniente do Aquecedor Médio).

Na hipertensão do Aquecedor Médio, há prejuízo da entrada e saída do *Qi* no Aquecedor Médio e nas passagens da Água; considerando a troca mútua entre Sangue e Fluidos Corporais, o prejuízo da entrada e saída do *Qi* do Aquecedor Médio vai aumentar o atrito do fluxo de sangue nos vasos e gerar hipertensão (aumento da resistência periférica que mantém a pressão sanguínea elevada). Veja a Figura 19.10.

Os principais padrões que aparecem na hipertensão do Aquecedor Médio são Fígado invadindo Baço, Fleuma e estagnação do *Qi* do Fígado com rebelião do Sangue.

Na hipertensão do Aquecedor Médio, o pulso é Deslizante e o paciente apresenta-se frequentemente obeso.

Vasos Sanguíneos

Em casos avançados de hipertensão crônica, há mudanças patológicas da gravidade progressiva nos vasos sanguíneos, tais como aumento na espessura da parede com redução na luz do vaso, diminuição da densidade dos vasos, espessamento da média das artérias, aumento no colágeno e deposição de cálcio nas artérias, ateroma nas grandes artérias e mudanças na vasculatura renal.

Quando ocorrerem tais mudanças, classifico a hipertensão como "hipertensão dos vasos sanguíneos". Epistaxe é sempre um sinal de que a hipertensão alcançou os vasos sanguíneos. Observe que a epistaxe também indica que a patologia está centrada na área da cabeça. No entanto, do ponto de vista da patologia e do tratamento, o traço essencial é que a hipertensão alcançou os vasos sanguíneos e o nível do Sangue (veja a seguir).

Uma das características deste tipo de hipertensão é o prejuízo da entrada e saída do *Qi* para dentro e para fora dos vasos sanguíneos.

Em cada órgão e em cada parte do corpo, o *Qi* entra e sai de várias estruturas. Por exemplo, em relação aos vasos sanguíneos (relevante para a hipertensão), o *Qi* entra e sai deles. Como pode ser lembrado, Sangue e Fluidos Corporais apresentam relação de troca mútua para manter a devida fluidez do Sangue; a troca entre Sangue e Fluidos Corporais depende da correta entrada e saída do *Qi* para dentro e para fora dos vasos sanguíneos (Fig. 19.11).

Quando a entrada e saída do *Qi* para dentro e para fora dos vasos sanguíneos é prejudicada, o atrito do fluxo de sangue nas artérias é aumentado, o que resulta em pressão sanguínea elevada (aumento da resistência periférica).

Os principais padrões que aparecem na hipertensão dos vasos sanguíneos são estagnação de Sangue e Fleuma. O pulso neste tipo de hipertensão está muito em Corda e Duro.

Para o resumo das quatro localizações da hipertensão, veja a Figura 19.12.

Classificação da Hipertensão de acordo com Qi e Sangue

Outra possibilidade de classificar a hipertensão é de acordo com *Qi* e Sangue. "*Qi*" e "Sangue" são vistos aqui como dois níveis energéticos, o *Qi* sendo mais superficial que o Sangue, da mesma maneira que na teoria dos Quatro Níveis.

A fisiologia do mecanismo que regula a pressão sanguínea parece confirmar a possibilidade de distinguir um componente do *Qi* e do Sangue para este mecanismo. Como foi dito no início do capítulo, parte do sistema que regula a pressão sanguínea está sob o controle do sistema nervoso simpático; pode-se ver esse sistema como sendo a manifestação da regulação pelo *Qi*.

De fato, o controle reflexo da circulação sanguínea é feito via barorreceptores arteriais na parede da aorta e nas artérias carótidas. A velocidade desse mecanismo de controle da pressão é ilustrado por seu importante papel na manutenção da pressão durante mudanças abruptas de postura.

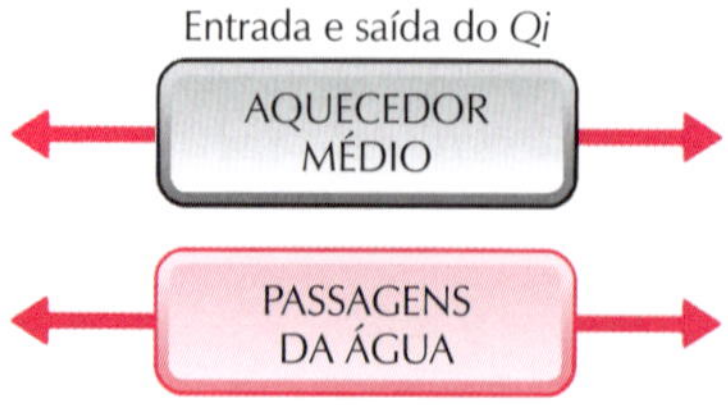

FIGURA 19.10 – Entrada e saída do *Qi* na hipertensão do Aquecedor Médio.

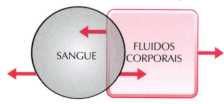

FIGURA 19.11 – Entrada e saída do *Qi* nos vasos sanguíneos.

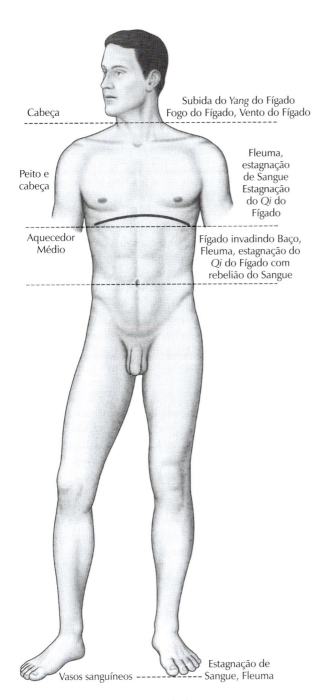

FIGURA 19.12 – Quatro locais da hipertensão.

As influências neurossimpáticas na pressão sanguínea são rápidas, mas transitórias. O controle rápido, porém transitório do sistema neurossimpático da pressão sanguínea parece confirmar que isso é feito pelo mecanismo do *Qi*; o *Qi* pode mudar e mover-se rapidamente, e suas mudanças podem, portanto, também ser transitórias. É por esta razão que muitas vezes a acupuntura reduz bem a pressão sanguínea alta, mas seus efeitos são, com frequência, transitórios.

Por outro lado, o sistema renina-angiotensina-aldosterona (ver Fig. 19.1), que apresenta papel importante no controle da pressão sanguínea, fluxo sanguíneo regional e volume sanguíneo, pode ser considerado um sistema sanguíneo. Por exemplo, a secreção de renina nos grânulos no aparelho justaglomerular é estimulada pela queda no volume sérico, diminuição da pressão sanguínea e depleção de sódio.

Sob condições em que há redução do volume plasmático e depleção de sódio, a angiotensina II contribui para manutenção da pressão sanguínea por vasoconstrição e expressão do sistema sanguíneo (mais do que do sistema do *Qi*). No Rim, também, a angiotensina II age nos vasos sanguíneos, porque apresenta efeito constritor periférico nas arteríolas eferentes pós-glomerulares, e isto mantém a pressão de filtragem glomerular quando a pressão arterial total diminui.

Portanto, a hipertensão do *Qi* é mais superficial energeticamente, menos grave e mais reativa ao tratamento do que a hipertensão do Sangue, energeticamente mais profunda, mais grave e menos reativa ao tratamento.

A hipertensão do *Qi* é caracterizada pelo desequilíbrio na ascendência e descendência (movimento vertical) ou na entrada e saída do *Qi* (movimento horizontal). A hipertensão do *Qi* corresponde ao começo dos estágios inicial ou intermediário da hipertensão sem nenhuma mudança patológica nos vasos sanguíneos. É tratada pela regulação da ascendência e descendência do *Qi* (tal como é feito na dominação do *Yang* do Fígado) ou entrada e saída do *Qi* (tal como é feito para a resolução da Fleuma). A acupuntura pode dar bons resultados no tratamento da hipertensão do *Qi*.

A hipertensão do Sangue corresponde ao estágio crônico de hipertensão com mudanças patológicas nos vasos sanguíneos. É, portanto, tratada para revigorar, esfriar ou nutrir o Sangue, e o tratamento fitoterápico oferece melhores resultados do que a acupuntura (Fig. 19.13).

> **Nota Clínica**
>
> - Hipertensão do *Qi* é energeticamente mais superficial, menos grave e apresenta melhor resposta ao tratamento do que a hipertensão do Sangue, energeticamente mais profunda, mais grave e menos reativa ao tratamento
> - Hipertensão do *Qi* é caracterizada por desequilíbrio na ascendência e descendência (movimento vertical) ou entrada e saída (movimento horizontal) do *Qi*
> - Hipertensão do *Qi* corresponde aos estágios inicial e intermediário de hipertensão sem nenhuma mudança patológica nos vasos sanguíneos. Ela é tratada pela regulação da ascendência e descendência do *Qi* (tal como é feito para dominar o *Yang* do Fígado) ou entrada e saída do *Qi* (tal como é feito para resolver a Fleuma). A acupuntura pode dar bons resultados no tratamento da hipertensão do *Qi*
> - Hipertensão do Sangue corresponde ao estágio crônico de hipertensão com mudanças patológicas nos vasos sanguíneos. É, portanto, tratada para revigorar, resfriar e nutrir o Sangue, e a fitoterapia dá melhores resultados que a acupuntura

Efeitos da Medicação de Hipertensão no Pulso

As drogas utilizadas para hipertensão possuem geralmente efeito acentuado no pulso, mudando a qualidade, a força e o compasso do pulso de maneira significativa.

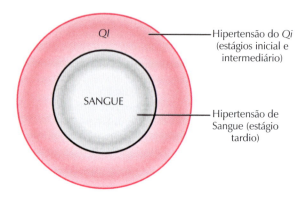

FIGURA 19.13 – Hipertensão do *Qi* e do Sangue.

Diuréticos

Diuréticos tiazidas, como bendrofumetiazida e ciclopentiazida, são comumente utilizados para tratar hipertensão. Esses diuréticos têm efeitos colaterais significativos, tendendo a causar aumento do colesterol plasmático, tolerância à glicose prejudicada, hiperuricemia (que pode precipitar a gota) e hipopotassemia.

Do ponto de vista da medicina chinesa, a utilização prolongada de diuréticos tende a lesar o *Yin* por remover os fluidos de maneira forçada; consequentemente, a utilização prolongada de diuréticos pode tender a tornar o pulso Fino, e deve-se estar alerta a esse efeito colateral ao se avaliar a qualidade do pulso.

Bloqueadores Beta-adrenoceptores

Os bloqueadores beta-adrenoceptores (comumente chamados de "bloqueadores beta") reduzem a força de contração cardíaca, assim como repouso e exercícios induzidos aumentam o batimento cardíaco. Os betabloqueadores utilizados comumente incluem atenolol, bisoprolol, oxprenolol e pindolol.

Os maiores efeitos colaterais dessa classe de agentes são bradicardia, broncospasmo, extremidades frias, fadiga, pesadelos e alucinações. Do ponto de vista da medicina chinesa, estas drogas causam deficiência de *Yang* e Frio e fazem o pulso se tornar Lento, Profundo e um pouco Fraco. Na minha experiência, mudam o pulso tanto em termos de velocidade, profundidade e força que tornam o diagnóstico do pulso completamente não confiável.

Inibidores das Enzimas de Conversão de Angiotensina

Estas drogas bloqueiam a conversão da angiotensina I para angiotensina II, um potente vasoconstritor. Elas também bloqueiam a degradação da bradicinina, um potente vasodilatador.

Os efeitos colaterais potenciais maiores são profunda hipotensão logo após a primeira dose, geralmente vista em pacientes com depleção de sódio ou naqueles que estão em tratamento com grandes doses de diuréticos. Causam também tosse seca moderada em um número de pacientes, especialmente se prescrito em altas doses, devido ao seu efeito na bradicinina.

Do ponto de vista da medicina chinesa, os inibidores de ECA tendem a causar deficiência de *Yin*, especialmente quando combinados a diuréticos. Eles também tendem a lesar o *Yin* do Pulmão e prejudicar a descendência do *Qi* do Pulmão. Os inibidores de ECA tendem a tornar o pulso Fino e Profundo, o que deve ser levado em conta na avaliação do pulso.

Antagonistas dos Receptores de Angiotensina II

Este grupo de agentes bloqueia os receptores para angiotensina II de modo seletivo. Eles compartilham muitas das ações dos inibidores de ECA, porém pelo fato de não terem nenhum efeito na bradicinina, não causam tosse. Os agentes incluem losartana, candesartana, valsartana, irbesartana e telmisartana.

Do ponto de vista da medicina chinesa, os antagonistas dos receptores de angiotensina II não causam deficiência de *Yin* do Pulmão e não tendem a causar tanta deficiência de *Yin* como os inibidores de ECA.

O pulso é, portanto, menos Fino do que com a classe anterior de hipotensores.

Bloqueadores do Canal de Cálcio

Estes agentes (nifedipino, anlodipino, felodipino) reduzem a pressão sanguínea através da dilatação arteriolar, e alguns também reduzem força de contração cardíaca. Os maiores efeitos colaterais podem ser vistos particularmente com agentes de curta ação e incluem dores de cabeça, sudorese, edema dos tornozelos, palpitações e rubor.

A julgar os efeitos colaterais, os bloqueadores do canal de cálcio lesam o *Yang* do Rim e o Sangue do Coração. Eles tendem a tornar o pulso Profundo e Áspero.

Bloqueadores Alfa-adrenoceptores

Estes agentes (doxazosina, labetalol) causam bloqueio do receptor alfa 1 pós-sináptico, o que resulta em vasodilatação e redução da pressão sanguínea. Tendem a tornar o pulso Lento e Vazio.

> **Resumo**
>
> **Efeitos da Medicação de Hipertensão no Pulso**
> - Diuréticos: pulso Fino
> - Bloqueadores beta-adrenoceptores: pulso Lento-Profundo-Fraco
> - Inibidores de enzimas conversoras de angiotensina: pulso Fino-Profundo
> - Antagonistas dos receptores de angiotensina II: Fino
> - Bloqueadores do canal de cálcio: Profundo-Áspero
> - Bloqueadores dos receptores alfa-adrenoceptores: Lento-Vazio

Identificação de Padrões e Tratamento

Os padrões discutidos são:

- Subida do *Yang* do Fígado.
- Vento do Fígado.

Hipertensão **465**

- Fogo do Fígado.
- Estagnação do *Qi* do Fígado, Sangue se rebelando para cima.
- Fígado invadindo Baço.
- Fleuma obstruindo orifícios e vasos sanguíneos.
- Estagnação de Sangue nos canais de Conexão (*Luo*).
- Deficiência de *Yin* do Fígado e do Rim.
- Deficiência de *Qi* e de *Yin*.
- Deficiência do *Yang* do Baço e do Rim.
- Desarmonia dos Vasos Penetrador e Concepção (*Chong* e *Ren Mai*).

Subida do **Yang** *do Fígado*

Manifestações Clínicas

Hipertensão, dor de cabeça, que pode ser nas têmporas, nos olhos e na parte lateral da cabeça; tontura; tinido; surdez; pressão sanguínea sistólica alta; visão turva; boca e garganta secas; insônia; irritabilidade; sensação de agitação; propensão a acesso de raiva; rigidez cervical.

Língua: a apresentação da língua pode variar bastante dependendo da condição subjacente causando subida do *Yang* do Fígado. Se derivar da deficiência do Sangue do Fígado, a cor do corpo da língua será Pálida; se derivar de deficiência de *Yin* do Fígado, a cor do corpo da língua será levemente Vermelha nas laterais e sem revestimento. Em alguns casos, a subida do *Yang* do Fígado pode advir da rebelião do *Qi* do Fígado; neste caso, a cor do corpo da língua pode ser normal ou levemente Vermelha nas laterais.

Pulso: em Corda. No entanto, se houver ambiente de deficiência de Sangue do Fígado ou de *Yin* do Fígado, o pulso pode ser em Corda somente em um lado ou pode ser em Corda e também Fino.

Este é um padrão comum na hipertensão, especialmente nos estágios inicial e intermediário e em pessoas relativamente jovens. É proveniente do prejuízo da ascendência/descendência do *Qi* com *Qi* se rebelando ascendentemente. Corresponde à hipertensão do nível de *Qi* (como definido anteriormente); a localização da doença é em cabeça e pescoço.

Princípio de Tratamento

Dominar *Yang* do Fígado.

Acupuntura

Pontos

F-3 (*Taichong*), TA-5 (*Waiguan*), IG-4 (*Hegu*), VB-20 (*Fengchi*), *Taiyang* (ponto extra), VB-9 (*Tianchong*). Em casos de deficiência do Sangue ou do *Yin* do Fígado: BP-6 (*Sanyinjiao*), F-8 (*Ququan*), E-36 (*Zusanli*), R-3 (*Taixi*), R-6 (*Zhaohai*).

Utilizar método de sedação nos pontos para dominar o *Yang* do Fígado e método de tonificação nos pontos para nutrir *Yin* ou Sangue.

EXPLICAÇÃO

- F-3 domina o *Yang* do Fígado. Este é o principal ponto distal a ser utilizado.

- TA-5 domina o *Yang* do Fígado.
- IG-4 regula ascendência e descendência do *Qi* e, portanto, ajuda a dominar o *Yang* do Fígado.
- VB-20 é um importante ponto adjacente para dominar o *Yang* do Fígado.
- *Taiyang* e VB-9 são pontos locais para dominar o *Yang* do Fígado.
- BP-6, F-8 e E-36 nutrem Sangue do Fígado e *Yin* do Fígado.
- R-3 e R-6 são utilizados se houver deficiência de *Yin* do Rim.

Fitoterapia

Prescrição

ZE XIE JIANG YA TANG – Decocção de *Alisma* para Baixar a Pressão [Sanguínea].

EXPLICAÇÃO   Essa fórmula é de um livro chinês moderno, sendo específica para baixar a pressão sanguínea[21]. Domina o *Yang* do Fígado, elimina Calor e nutre suavemente o Sangue do Fígado. Note que o livro chinês recomenda utilizar 50g de *Ze Xie* (*Rhizoma Alismatis*); pessoalmente, utilizo não mais que 20g (por dia). A dose alta de *Ze Xie* reflete a tendência moderna chinesa de mimetizar a ação de drogas (neste caso diuréticos) no tratamento das doenças modernas.

Prescrição

QI WEI TIAO DA TANG – Decocção de Sete Ingredientes para Regular e Relaxar.

EXPLICAÇÃO   Essa fórmula é de um livro chinês moderno, sendo específica para abaixar a pressão sanguínea[22]. Domina *Yang* do Fígado, nutre *Yin* do Fígado, extingue Vento e acalma a Mente.

Prescrição

Variação de *ZHEN ZHU MU WAN* – Variação das Pílulas de *Concha Margaritiferae*.

EXPLICAÇÃO   Essa fórmula domina o *Yang* do Fígado, nutre Sangue e *Yin* do Fígado e acalma a Mente.

Prescrição

PRESCRIÇÃO EMPÍRICA segundo o Dr. Fu Ren Jie.

EXPLICAÇÃO   Essa fórmula domina o *Yang* do Fígado e nutre o *Yin* do Fígado, com ênfase no primeiro. É específica para tratar hipertensão[23].

MODIFICAÇÕES

- Se houver Calor por Deficiência proveniente da deficiência de *Yin*, acrescentar *Xuan Shen* (*Radix Scrophulariae*), *Tian Men Dong* (*Radix Asparagi*) e *Mai Men Dong* (*Radix Ophiopogonis*).
- Caso os sintomas de subida do *Yang* sejam pronunciados, acrescentar *Shi Jue Ming* (*Concha Haliotidis*) e *Long Chi* (*Fossilia Dentis Mastodi*).

Resumo

Subida do *Yang* do Fígado

Pontos

- F-3 (*Taichong*), TA-5 (*Waiguan*), IG-4 (*Hegu*), VB-20 (*Fengchi*), *Taiyang* (ponto extra), VB-9 (*Tianchong*). Em casos de deficiência do Sangue do Fígado ou *Yin* do Fígado: BP-6 (*Sanyinjiao*), F-8 (*Ququan*), E-36 (*Zusanli*), R-3 (*Taixi*), R-6 (*Zhaohai*). Utilizar método de sedação nos pontos para dominar o *Yang* do Fígado e método de tonificação nos pontos para nutrir *Yin* ou Sangue

Fitoterapia

Prescrição

- ZE XIE JIANG YA TANG – Decocção de *Alisma* para Baixar a Pressão [Sanguínea]

Prescrição

- QI WEI TIAO DA TANG – Decocção de Sete Ingredientes para Regular e Relaxar

Prescrição

- Variação de ZHEN ZHU MU WAN – Variação da Pílula de Concha *Margaritiferae*

Prescrição

- PRESCRIÇÃO EMPÍRICA segundo o Dr. Fu Ren Jie

Vento do Fígado

Manifestações Clínicas

Hipertensão; dor de cabeça, que pode ser nas têmporas, nos olhos ou na parte lateral da cabeça; tontura; vertigem; pressão sanguínea sistólica alta; visão turva; entorpecimento unilateral dos membros; insônia; irritabilidade; rigidez cervical.

Língua: a apresentação da língua pode variar bastante dependendo da condição subjacente causando Vento do Fígado. Se derivar da deficiência do Sangue do Fígado, a cor do corpo da língua será Pálida; se derivar de deficiência de *Yin* do Fígado, a cor do corpo da língua será levemente Vermelha nas laterais e sem revestimento.

Pulso: em Corda. Se houver ambiente de deficiência de Sangue do Fígado ou *Yin* do Fígado, o pulso pode ser em Corda apenas em um lado ou em Corda, porém Fino.

Este é um padrão comum na hipertensão, especialmente nos estágios inicial e intermediário; é mais comum nos idosos. Provém do prejuízo da ascendência/descendência do *Qi* com *Qi* se rebelando ascendentemente. Corresponde à hipertensão ao nível de *Qi* (como definido anteriormente), e a localização da doença é na cabeça e no pescoço.

Princípio de Tratamento

Extinguir Vento do Fígado.

Acupuntura

Pontos

F-3 (*Taichong*), TA-5 (*Waiguan*), IG-4 (*Hegu*), VB-20 (*Fengchi*), DU-16 (*Fengfu*), *Taiyang* (ponto extra), VB-9 (*Tianchong*). Em casos de deficiência de Sangue do Fígado ou *Yin* do Fígado: BP-6 (*Sanyinjiao*), F-8 (*Ququan*), E-36 (*Zusanli*), R-3 (*Taixi*), R-6 (*Zhaohai*). Utilizar método de sedação nos pontos para extinguir Vento do Fígado e método de tonificação nos pontos para nutrir *Yin* ou Sangue.

EXPLICAÇÃO

- F-3 extingue Vento do Fígado. Este é o principal ponto distal a ser utilizado.
- TA-5 extingue Vento do Fígado.
- IG-4 regula ascendência e descendência do *Qi* e, portanto, ajuda a dominar o *Yang* do Fígado.
- VB-20 e DU-16 extinguem Vento do Fígado.
- *Taiyang* e VB-9 são pontos locais para extinguir Vento do Fígado.
- BP-6, F-8 e E-36 nutrem Sangue do Fígado e *Yin* do Fígado.
- R-3 e R-6 são utilizados se houver deficiência de *Yin* do Rim.

Fitoterapia

Prescrição

FU FANG XIA KU CAO TANG – Decocção Revisada de *Prunella*.

EXPLICAÇÃO   Essa fórmula é de um livro chinês moderno, sendo específica para baixar a pressão sanguínea[24]. Extingue Vento do Fígado.

Prescrição

Variação de TIAN MA GOU TENG YIN – Variação da Decocção de *Gastrodia-Uncaria*.

EXPLICAÇÃO   Essa variação de *Tian Ma Gou Teng Yin* domina *Yang* do Fígado, nutre *Yin* do Fígado e extingue Vento do Fígado. Essa variação é de um livro chinês moderno, sendo especificamente dirigida para baixar a pressão sanguínea[25].

Observe que as dosagens reportadas para essa fórmula são de um livro chinês, e pessoalmente utilizo um terço das doses indicadas. Também, note que a fórmula contém *Di Long*, um produto animal, sua utilização não é permitida nos países da União Europeia. Finalmente, a fórmula do livro chinês contém *Ma Dou Ling* (*Fructus Aristolochiae*), que tenho removido em virtude dessa erva conter ácido aristolóquico.

Prescrição

PRESCRIÇÃO EMPÍRICA segundo o Dr. Chai Rui Ji.

EXPLICAÇÃO   Essa fórmula extingue Vento, domina *Yang* do Fígado e nutre *Yin* do Fígado e do Rim. Foi formulada especificamente para tratar hipertensão.

Prescrição

PRESCRIÇÃO EMPÍRICA segundo o Dr. Wang Zhi Xian.

EXPLICAÇÃO   Essa fórmula extingue Vento do Fígado, domina *Yang* do Fígado e drena Fogo do Fígado. Foi especificamente formulada para tratar hipertensão[26].

MODIFICAÇÕES

- Para tratar subida do *Yang* do Fígado, acrescentar *Mu Li* (*Concha Ostreae*), *Shi Jue Ming* (*Concha Haliotidis*) e *Zhen Zhu Mu* (*Concha Margatiriferae usta*).
- Para tratar tremores, acrescentar *Gou Teng* (*Ramulus cum Uncis Uncariae*) e *Ling Yang Jiao* (*Cornu Saigae tataricae*).

Resumo

Vento do Fígado

Pontos

■ F-3 (*Taichong*), TA-5 (*Waiguan*), IG-4 (*Hegu*), VB-20 (*Fengchi*), DU-16 (*Fengfu*), *Taiyang* (ponto extra), VB-9 (*Tianchong*). Em casos de deficiência de Sangue do Fígado ou *Yin* do Fígado: BP-6 (*Sanyinjiao*), F-8 (*Ququan*), E-36 (*Zusanli*), R-3 (*Taixi*), R-6 (*Zhaohai*). Utilizar método de sedação nos pontos para extinguir Vento do Fígado e método de tonificação nos pontos para nutrir *Yin* ou Sangue

Fitoterapia

Prescrição

■ *FU FANG XIA KU CAO TANG* – Decocção Revisada de *Prunella*

Prescrição

■ Variação de *TIAN MA GOU TENG YIN* – Variação da Decocção de *Gastrodia-Uncaria*

Prescrição

■ PRESCRIÇÃO EMPÍRICA segundo o Dr. Chai Rui Ji

Prescrição

■ PRESCRIÇÃO EMPÍRICA segundo o Dr. Wang Zhi Xian

Fogo do Fígado

Manifestações Clínicas

Hipertensão, pressão sanguínea sistólica alta, irritabilidade, propensão a acessos de raiva, tinido, surdez, dor de cabeça temporal, tontura, face e olhos vermelhos, sede, gosto amargo, sono perturbado por sonhos, constipação com fezes ressecadas, urina amarelo-escura, epistaxe, hematêmese, hemoptise.

Língua: corpo Vermelho, mais vermelho nas laterais, revestimento amarelo e seco.

Pulso: Cheio-em Corda-Rápido.

Este não é um padrão comum na hipertensão, ocorre geralmente nos estágios inicial e intermediário. Decorre do prejuízo da ascendência e descendência do *Qi* com *Qi* se rebelando ascendentemente. Corresponde à hipertensão do nível *Qi* (como definido anteriormente), e a localização da doença é na cabeça e no pescoço.

Princípio de Tratamento

Drenar Fogo do Fígado.

Acupuntura

Pontos

F-2 (*Xingjian*), F-3 (*Taichong*), VB-20 (*Fengchi*), *Taiyang*, VB-13 (*Benshen*), IG-11 (*Quchi*), VB-1 (*Tongziliao*), VB-9 (*Tianchong*), VB-8 (*Shuaigu*), VB-6 (*Xuanli*), BP-6 (*Sanyinjiao*), F-1 (*Dadun*).

Utilizar método de sedação em todos os pontos, sem moxa.

EXPLICAÇÃO

- F-2 é o principal ponto a ser utilizado; é específico para drenar Fogo do Fígado.
- F-3 drena Fígado.
- VB-20 drena Fogo do Fígado, domina a subida do *Qi* do Fígado e extingue Vento.
- *Taiyang* (ponto extra) elimina Fogo do Fígado.
- VB-13 domina a subida do *Yang* do Fígado e acalma a Mente.
- IG-11 elimina Calor.
- VB-1, VB-9, VB-8 e VB-6 são pontos locais importantes para tratar Fogo do Fígado subindo para a cabeça.
- BP-6 é utilizado para nutrir *Yin*, o que ajudará a drenar o Fogo.
- F-1 desobstrui o Fígado e domina a subida do *Yang* do Fígado e o Fogo do Fígado.

Fitoterapia

Prescrição

XIAO YAO JIANG YA TANG – Decocção do Caminhante Livre e Tranquilo para Baixar a Pressão [Sanguínea].

EXPLICAÇÃO   Essa fórmula é de um livro moderno chinês, sendo específica para baixar a pressão sanguínea[27]. É uma variação do *Dan Zhi Xiao Yao San* (Pó do Caminhante Livre e Tranquilo de *Moutan-Gardenia*) para drenar Fogo do Fígado decorrente de estagnação do *Qi* do Fígado.

Prescrição

SAN CAO TANG – Decocção de Três "*Cao*".

EXPLICAÇÃO   Essa fórmula é de um livro chinês moderno, sendo específica para baixar a pressão sanguínea[28]. Drena Fogo do Fígado.

Prescrição

PRESCRIÇÃO EMPÍRICA segundo o Dr. Lu Fang – Para tratar hipertensão decorrente do Fogo do Fígado[29].

EXPLICAÇÃO   Essa fórmula (uma variação imprecisa do *Long Dan Xie Gan Tang* [Decocção de *Gentiana* para Drenar o Fígado]) drena Fogo do Fígado, sendo específica para tratar hipertensão do Fogo do Fígado.

Observe que algumas das dosagens indicadas são extremamente altas (50g/dia), e pessoalmente utilizo menos que um terço destas dosagens. Note também que a fórmula contém *Di Long*, um produto animal, e *Shi Jue Ming*, um mineral, e a utilização destes componentes não é permitida nos países da União Europeia.

Prescrição

Variação de *QIAN JIN LONG DAN TANG* – Variação da Decocção de *Gentiana* de Mil Ducados.

EXPLICAÇÃO   Essa fórmula drena Fogo do Fígado e domina *Yang* do Fígado. Ela é específica para tratar hipertensão[30].

Prescrição

PRESCRIÇÃO EMPÍRICA segundo o Dr. Chai Rui Ji.

EXPLICAÇÃO Essa fórmula, uma variação de *Long Dan Xie Gan Tang* (Decocção de *Gentiana* para Drenar o Fígado), drena Fogo do Fígado, extingue Vento e resolve Fleuma. Ela é específica para tratar hipertensão[31].

MODIFICAÇÕES

- Para tratar sintomas de subida do *Yang* do Fígado, acrescentar *Bai Ji Li* (*Fructus Tribulii*) e *Ju Hua* (*Flos Chrysanthemi*).
- Se a urina estiver escura, acrescentar *Huang Bo* (*Cortex Phellodendri*).
- Se houver tremores, acrescentar *Tian Ma* (*Rhizoma Gastrodiae*).

Resumo

Fogo do Fígado

Pontos

- F-2 (*Xingjian*), F-3 (*Taichong*), VB-20 (*Fengchi*), *Taiyang*, VB-13 (*Benshen*), IG-11 (*Quchi*), VB-1 (*Tongziliao*), VB-9 (*Tianchong*), VB-8 (*Shuaigu*), VB-6 (*Xuanli*), BP-6 (*Sanyinjiao*), F-1 (*Dadun*). Utilizar método de sedação em todos os pontos, sem moxa

Fitoterapia

Prescrição

- XIAO YAO JIANG YA TANG – Decocção do Caminhante Livre e Tranquilo para Baixar a Pressão [Sanguínea]

Prescrição

- SAN CAO TANG – Decocção de Três "Cao"

Prescrição

- PRESCRIÇÃO EMPÍRICA segundo o Dr. Lu Fang – Para tratar hipertensão decorrente do Fogo do Fígado

Prescrição

- Variação de QIAN JIN LONG DAN TANG – Variação da Decocção de *Gentiana* dos Mil Ducados

Prescrição

- PRESCRIÇÃO EMPÍRICA segundo o Dr. Chai Rui Ji

Estagnação do Qi do Fígado, Sangue Se Rebelando para Cima

Manifestações Clínicas

Dor de cabeça, pressão sanguínea sistólica alta, tontura, epistaxe, distensão no hipocôndrio, depressão, mau humor, pouco apetite.

Língua: levemente Vermelha nas laterais.

Pulso: em Corda.

Este tipo de hipertensão geralmente ocorre do estágio intermediário para o tardio; é uma hipertensão no nível do Sangue (como definido anteriormente). É caracterizada por falha da ascendência/descendência do *Qi* com *Qi* se rebelando ascendentemente. No entanto, a diferença fundamental neste padrão é que o Sangue também está se rebelando para cima.

Do ponto de vista da localização, este tipo de hipertensão está localizado nas partes superior e média do corpo.

Princípio de Tratamento

Suavizar o Fígado, eliminar a estagnação, dominar o Sangue rebelde.

Acupuntura

Pontos

PC-6 (*Neiguan*), TA-6 (*Zhigou*), VB-34 (*Yanglingquan*), F-3 (*Taichong*), BP-10 (*Xuehai*), IG-4 (*Hegu*).

Utilizar método de sedação ou método neutro em todos os pontos.

EXPLICAÇÃO

- PC-6, TA-6 e VB-34 suavizam Fígado e eliminam estagnação do *Qi*.
- F-3, BP-10 e IG-4 dominam Sangue rebelde.

Fitoterapia

Prescrição

SHU GAN TIAO XUE TANG – Decocção para Tranquilizar o Fígado e Regular o Sangue.

EXPLICAÇÃO Essa fórmula suaviza o Fígado, elimina estagnação e domina o Sangue rebelde. Ela foi especificamente formulada para tratar hipertensão[32].

Resumo

Estagnação do *Qi* do Fígado, Sangue Se Rebelando para Cima

Pontos

- PC-6 (*Neiguan*), TA-6 (*Zhigou*), VB-34 (*Yanglingquan*), F-3 (*Taichong*), BP-10 (*Xuehai*), IG-4 (*Hegu*). Utilizar método de sedação ou método neutro em todos os pontos

Fitoterapia

Prescrição

- SHU GAN TIAO XUE TANG – Decocção para Tranquilizar o Fígado e Regular o Sangue

---

Fígado Invadindo Baço

Manifestações Clínicas

Dor de cabeça, distensão no hipocôndrio, sensação de distensão do peito, irritabilidade, mau humor, cansaço, pouco apetite, catarro na garganta, vontade de se deitar, fezes amolecidas.

Língua: levemente Vermelha nas laterais, porém Pálida no centro.

Pulso: levemente em Corda no lado esquerdo, Fraco no lado direito.

Este não é um padrão comum visto na hipertensão; mais comumente, é um padrão que acompanha Fleuma. Decorre da falha da entrada e saída do *Qi* no Aquecedor Médio. É um tipo de hipertensão do nível do *Qi* e, do ponto de vista das partes do corpo, afeta o Aquecedor Médio.

Princípio de Tratamento

Suavizar o Fígado, eliminar estagnação, mover o *Qi*, tonificar o Baço, resolver a Fleuma.

Acupuntura

Pontos

PC-6 (*Neiguan*), TA-6 (*Zhigou*), VB-34 (*Yanglingquan*), F-3 (*Taichong*), IG-4 (*Hegu*), E-40 (*Fenglong*), REN-12 (*Zhongwan*), E-36 (*Zusanli*), BP-6 (*Sanyinjiao*). Utilizar método neutro nos primeiros seis pontos e método de tonificação nos últimos três pontos.

EXPLICAÇÃO

- PC-6, TA-6, VB-34 e F-3 suavizam o Fígado e eliminam a estagnação do *Qi*.
- IG-4 e E-40 regulam a ascendência e a descendência do *Qi*.
- REN-12, E-36 e BP-6 tonificam Estômago e Baço.

Fitoterapia

Prescrição

PEI TU NUAN GAN TANG – Decocção para Escorar a Terra e Relaxar o Fígado.

EXPLICAÇÃO   Essa fórmula tonifica Estômago e Baço e regula o Fígado. Foi elaborada especificamente para tratar hipertensão[33].

Resumo

Fígado Invadindo Baço

Pontos

- PC-6 (*Neiguan*), TA-6 (*Zhigou*), VB-34 (*Yanglingquan*), F-3 (*Taichong*), IG-4 (*Hegu*), E-40 (*Fenglong*), REN-12 (*Zhongwan*), E-36 (*Zusanli*), BP-6 (*Sanyinjiao*). Utilizar método neutro nos primeiros seis pontos e método de tonificação nos últimos três pontos

Fitoterapia

Prescrição

- *PEI TU NUAN GAN TANG* – Decocção para Segurar a Terra e Relaxar o Fígado

---

Fleuma Obstruindo Orifícios e Vasos Sanguíneos

Manifestações Clínicas

Hipertensão, pressão sanguínea diastólica alta, tontura, atordoamento (entorpecimento) e peso na cabeça, colesterol alto, sensação de opressão no peito, visão turva, tinido, náusea, sensação de peso no corpo, entorpecimento dos membros, obesidade.

Língua: Inchada com revestimento pegajoso.
Pulso: Deslizante.

Este padrão aparece no estágio tardio da hipertensão, sendo do tipo do nível do Sangue (como definido anteriormente). Com frequência, manifesta-se com altos níveis de colesterol. É decorrente da falha da entrada/saída do *Qi* no Aquecedor Médio e na cabeça. É mais comum em pacientes de meia-idade ou idosos. É difícil de tratar.

Princípio de Tratamento

Resolver Fleuma, abrir orifícios da cabeça e do Aquecedor Médio.

Acupuntura

Pontos

PC-6 (*Neiguan*), PC-5 (*Jianshi*), REN-9 (*Shuifen*), E-40 (*Fenglong*), BP-6 (*Sanyinjiao*), IG-4 (*Hegu*), P-7 (*Lieque*), B-20 (*Pishu*), REN-12 (*Zhongwan*), E-8 (*Touwei*).

Utilizar método neutro em todos os pontos, exceto nos pontos B-20 e REN-12, que devem ser tonificados.

EXPLICAÇÃO

- PC-6 e PC-5 abrem os orifícios da Mente.
- REN-9, E-40 e BP-6 resolvem a Fleuma.
- IG-4 e P-7 regulam a ascendência do *Qi* puro e a descendência do *Qi* turvo para e da cabeça e abrem os orifícios da cabeça.
- B-20 e REN-12 tonificam o Baço para resolver a Fleuma.
- E-8 resolve a Fleuma da cabeça.

Fitoterapia

Prescrição

BAN XIA BAI ZHU TIAN MA TANG – Decocção de *Pinellia-Atractylodes-Gastrodia*.

EXPLICAÇÃO   Essa fórmula é específica para tratar Fleuma combinada com subida do *Yang* do Fígado ou Vento do Fígado. A combinação destes dois padrões é muito comum na hipertensão.

978-85-7241-817-1

Prescrição

PRESCRIÇÃO EMPÍRICA segundo o Dr. Lu Fang – Para tratar hipertensão decorrente de Fleuma[34].

EXPLICAÇÃO   Essa fórmula (uma variação imprecisa de *Ban Xia Bai Zhu Tian Ma Tang*) domina *Yang* do Fígado, extingue Vento do Fígado, resolve Fleuma e abre orifícios.

Observe que algumas das dosagens indicadas são extremamente altas (50g/dia), e pessoalmente utilizo menos de um terço desta dosagem.

Prescrição

PRESCRIÇÃO EMPÍRICA segundo o Dr. Fu Ren Jie.

EXPLICAÇÃO   Essa fórmula resolve Umidade e Fleuma e foi formulada especificamente para tratar hipertensão[35].

MODIFICAÇÕES

- Se o revestimento da língua for amarelo (indicando Calor), acrescentar *Long Dan Cao* (*Radix Gentianae*), *Tian Zhu Huang* (*Concretio Silicea Bambusae*) e *Zhu Ru* (*Caulis Bambusae in Taenium*).
- Se o revestimento da língua for branco (indicando Frio), acrescentar *Cang Zhu* (*Rhizoma Atractylodis*) e *Ban Xia* (*Rhizoma Pinelliae preparatum*).
- Para tratar edema das pernas, acrescentar *Ze Xie* (*Rhizoma Alismatis*).

470 Hipertensão

> **Resumo**
>
> **Fleuma Obstruindo Orifícios e Vasos Sanguíneos**
>
> **Pontos**
>
> - PC-6 (*Neiguan*), PC-5 (*Jianshi*), REN-9 (*Shuifen*), E-40 (*Fenglong*), BP-6 (*Sanyinjiao*), IG-4 (*Hegu*), P-7 (*Lieque*), B-20 (*Pishu*), REN-12 (*Zhongwan*), E-8 (*Touwei*). Utilizar método neutro em todos os pontos, exceto nos pontos B-20 e REN-12, que devem ser tonificados
>
> **Fitoterapia**
>
> *Prescrição*
> - *BAN XIA BAI ZHU TIAN MA TANG* – Decocção de Pinellia-Atractylodes-Gastrodia
>
> *Prescrição*
> - PRESCRIÇÃO EMPÍRICA segundo o Dr. Lu Fang – Para tratar hipertensão decorrente de Fleuma
>
> *Prescrição*
> - PRESCRIÇÃO EMPÍRICA segundo o Dr. Fu Ren Jie

Estagnação de Sangue nos Canais de Conexão (Luo)

Manifestações Clínicas

Hipertensão crônica, dor de cabeça, tontura, epistaxe, pressão sanguínea diastólica alta, visão turva, dor no peito, tinido, entorpecimento dos membros, memória debilitada.

Língua: Púrpura

Pulso: em Corda, Áspero ou Firme.

Este padrão é também visto nos estágios intermediário e tardio de hipertensão em pacientes de meia-idade ou idosos. É hipertensão no nível do Sangue, e está localizada na cabeça e no Aquecedor Médio. É frequentemente caracterizada pelo registro diastólico alto, sendo difícil de tratar.

Princípio de Tratamento

Revigorar o Sangue, eliminar estagnação, remover as obstruções dos canais de Conexão (*Luo*), abrir os orifícios.

Acupuntura

Pontos

PC-6 (*Neiguan*), PC-5 (*Jianshi*), F-3 (*Taichong*), BP-10 (*Xuehai*), B-17 (*Geshu*), BP-4 (*Gongsun*) e PC-6 (*Neiguan*), VB-13 (*Benshen*), REN-17 (*Shanzhong*), C-7 (*Shenmen*), C-5 (*Tongli*).

Utilizar método neutro em todos os pontos.

EXPLICAÇÃO

- PC-6 e PC-5 abrem os orifícios da Mente.
- F-3, BP-10 e B-17 revigoram o Sangue e eliminam estagnação.
- BP-4 e PC-6 abrem o Vaso Penetrador (*Chong Mai*) e revigoram o Sangue.
- VB-13 revigora o Sangue na cabeça.
- REN-17 move o *Qi* e revigora o Sangue no peito.
- C-7 e C-5 são utilizados para influenciar o estado dos vasos sanguíneos, a fim de ajudar a reduzir a pressão sanguínea.

Fitoterapia

Prescrição

SHEN TONG ZHU YU TANG – Decocção para Eliminar Dor Corporal da Estagnação.

EXPLICAÇÃO   Essa fórmula revigora o Sangue e elimina estagnação dos canais e dos vasos sanguíneos.

Prescrição

PRESCRIÇÃO EMPÍRICA segundo o Dr. Lu Fang – Para tratar hipertensão decorrente de estagnação de Sangue[36].

EXPLICAÇÃO   Essa fórmula trata hipertensão proveniente de estagnação de Sangue. Observe que algumas das dosagens indicadas são extremamente elevadas (50g/dia), e pessoalmente utilizo menos de um terço desta dosagem.

MODIFICAÇÃO

- Para tratar entorpecimento dos membros, acrescentar *Di Long* (*Pheretima*).
- Para tratar rigidez da língua, acrescentar *Shi Chang Pu* (*Rhizoma Acori tatarinowii*) e *Yu Jin* (*Radix Curcumae*).
- Para tratar palpitações, acrescentar *Gua Lou* (*Fructus Trichosanthis*) e *Gui Zhi* (*Ramulus Cinnamomi cassiae*).
- Para tratar rigidez cervical, acrescentar *Ge Gen* (*Radix Puerariae*).

> **Resumo**
>
> **Estagnação de Sangue nos Canais de Conexão (*Luo*)**
>
> - PC-6 (*Neiguan*), PC-5 (*Jianshi*), F-3 (*Taichong*), BP-10 (*Xuehai*), B-17 (*Geshu*), BP-4 (*Gongsun*) e PC-6 (*Neiguan*), VB-13 (*Benshen*), REN-17 (*Shanzhong*), C-7 (*Shenmen*), C-5 (*Tongli*). Utilizar método neutro em todos os pontos
>
> **Fitoterapia**
>
> *Prescrição*
> - *SHEN TONG ZHU YU TANG* – Decocção para Eliminar Dor Corporal da Estagnação
>
> *Prescrição*
> - PRESCRIÇÃO EMPÍRICA segundo o Dr. Lu Fang

Deficiência do Yin do Fígado e do Rim

Manifestações Clínicas

Hipertensão crônica, tontura, visão turva, tinido, garganta seca, dor na região dorsal inferior, olhos secos, sudorese noturna, memória fraca.

Língua: sem revestimento, Vermelha se houver Calor por Deficiência.

Pulso: Fino ou Flutuante-Vazio.

Este padrão é visto no estágio tardio da hipertensão. Em geral, não ocorre de forma isolada, mas provavelmente vai ser combinado com padrões de excesso, tais como subida do *Yang* do Fígado, Fleuma ou estagnação do Sangue ou a combinação deles.

Princípio de Tratamento

Nutrir *Yin* do Fígado e do Rim, se necessário, eliminar Calor por Deficiência.

Acupuntura

Pontos

F-8 (*Ququan*), REN-4 (*Guanyuan*), BP-6 (*Sanyinjiao*), R-3 (*Taixi*), R-6 (*Zhaohai*). Utilizar método de tonificação em todos os pontos.

Se houver Calor por Deficiência, acrescentar IG-11 (*Quchi*) e PC-3 (*Quze*) com método de sedação.

EXPLICAÇÃO

- F-8 nutre *Yin* do Fígado.
- REN-4, BP-6, R-3 e R-6 nutrem *Yin* do Rim e do Fígado.
- IG-11 e PC-3 eliminam Calor por Deficiência.

Fitoterapia

Prescrição

QI JU DI HUANG WAN – Pílula de *Lycium-Chrysanthemum-Rehmannia*.

EXPLICAÇÃO Essa fórmula, uma variação de *Liu Wei Di Huang Wan* (Pílula *Rehmannia* dos Seis Ingredientes), nutre *Yin* do Fígado e do Rim e afeta especificamente cabeça e olhos.

Prescrição

PRESCRIÇÃO EMPÍRICA segundo o Dr. Lu Fang – Para tratar hipertensão proveniente de deficiência de *Yin* do Fígado e Rim[37].

EXPLICAÇÃO Essa fórmula nutre *Yin* do Fígado e do Rim.

Prescrição

PRESCRIÇÃO EMPÍRICA segundo o Dr. Chai Rui Ji.

EXPLICAÇÃO Essa fórmula nutre *Yin* do Rim e do Fígado e domina *Yang* do Fígado: a ênfase é mais na primeira. Ela foi especificamente formulada para tratar hipertensão[38].

Prescrição

PRESCRIÇÃO EMPÍRICA segundo o Dr. Fu Ren Jie.

EXPLICAÇÃO Essa fórmula nutre *Yin* do Fígado e do Rim e foi especificamente formulada para tratar hipertensão[39].

MODIFICAÇÕES

- Para tratar epistaxe, acrescentar *Bai Mao Gen* (*Rhizoma Imperatae*).
- Para tratar sudorese noturna, acrescentar *Shan Zhu Yu* (*Fructus Corni*).
- Para tratar visão turva, acrescentar *Ju Hua* (*Flos Chrysanthemi*).
- Para tratar insônia, acrescentar *Suan Zao Ren* (*Semen Ziziphi spinosae*) e *Ye Jiao Teng* (*Caulis Polygoni multiflori*).

> **Resumo**
>
> **Deficiência de *Yin* do Fígado e do Rim**
>
> *Pontos*
> - F-8 (*Ququan*), REN-4 (*Guanyuan*), BP-6 (*Sanyinjiao*), R-3 (*Taixi*), R-6 (*Zhaohai*). Utilizar método de tonificação em todos os pontos. Se houver Calor por Deficiência, acrescentar IG-11 (*Quchi*) e PC-3 com método de sedação
>
> *Fitoterapia*
>
> *Prescrição*
> - *QI JU DI HUANG WAN* – Pílula de *Lycium-Chrysanthemum-Rehmannia*
>
> *Prescrição*
> - PRESCRIÇÃO EMPÍRICA segundo o Dr. Lu Fang – Para tratar hipertensão proveniente de deficiência de *Yin* do Fígado e Rim
>
> *Prescrição*
> - PRESCRIÇÃO EMPÍRICA segundo o Dr. Chai Rui Ji
>
> *Prescrição*
> - PRESCRIÇÃO EMPÍRICA segundo o Dr. Fu Ren Jie

Deficiência de Qi *e de* Yin

Manifestações Clínicas

Hipertensão crônica, palpitações, falta de ar, tontura, visão turva, dor de cabeça, tinido, fezes amolecidas, cansaço.

Língua: Pálida ou normal, sem revestimento.

Pulso: Flutuante-Vazio ou Fraco.

Este padrão é visto no estágio tardio da hipertensão. Em geral, não ocorre de forma isolasa, mas provavelmente vai ser combinado com padrões de Excesso, tais como subida do *Yang* do Fígado, Fleuma ou estagnação do Sangue ou uma combinação deles.

Princípio de Tratamento

Nutrir *Yin* (do Fígado e/ou do Rim), tonificar *Qi* (do Baço).

Acupuntura

Pontos

F-8 (*Ququan*), REN-4 (*Guanyuan*), BP-6 (*Sanyinjiao*), R-3 (*Taixi*), R-6 (*Zhaohai*), REN-12 (*Zhongwan*), E-36 (*Zusanli*), B-20 (*Pishu*). Utilizar método de tonificação em todos os pontos.

EXPLICAÇÃO

- F-8 nutre *Yin* do Fígado.
- REN-4, BP-6, R-3 e R-6 nutrem *Yin* do Rim e do Fígado.
- REN-12, E-36 e B-20 tonificam Baço.

Fitoterapia

Prescrição

ZHI GAN CAO TANG – Decocção de *Glycyrrhiza*.

EXPLICAÇÃO Essa fórmula tonifica *Qi* e *Yang* e nutre Sangue e *Yin*. Regula o pulso.

Prescrição

SHENG MAI SAN – Pó para Gerar o Pulso.

EXPLICAÇÃO Essa fórmula nutre o *Yin* e tonifica o *Qi*. Regula o pulso.

472 Hipertensão

Prescrição

PRESCRIÇÃO EMPÍRICA segundo o Dr. Lu Fang – Para tratar hipertensão proveniente de deficiência de *Qi* e *Yin*[40].

EXPLICAÇÃO Essa fórmula tonifica *Qi* e nutre *Yin*, sendo específica para tratar hipertensão. Observe que algumas das dosagens indicadas são extremamente altas (50g/dia), e pessoalmente utilizo menos que um terço desta dosagem.

Prescrição

PRESCRIÇÃO EMPÍRICA segundo o Dr. Chai Rui Ji.

EXPLICAÇÃO Essa fórmula nutre *Yin* do Rim e do Fígado e tonifica *Yang* do Rim. Foi especificamente formulada para tratar hipertensão[41].

Prescrição

PRESCRIÇÃO EMPÍRICA segundo o Dr. Fu Ren Jie.

EXPLICAÇÃO Essa fórmula nutre *Yin*, tonifica *Yang* e revigora Sangue; foi especificamente formulada para tratar hipertensão em idosos[42].

MODIFICAÇÕES

- Para tratar insônia, acrescentar *Suan Zao Ren* (*Semen Ziziphi spinosae*) e *Bai Zi Ren* (*Semen Biotae*).
- Para tratar ansiedade, acrescentar *Long Chi* (*Fossilia Dentis Mastodi*).
- Para tratar hipertensão menopausal, acrescentar *Xian Mao* (*Rhizoma Curculiginis*) e *Yin Yang Huo* (*Herba Epimidii*).

Resumo

Deficiência de *Qi* e de *Yin*

Pontos

■ F-8 (*Ququan*), REN-4 (*Guanyuan*), BP-6 (*Sanyinjiao*), R-3 (*Taixi*), R-6 (*Zhaohai*), REN-12 (*Zhongwan*), E-36 (*Zusanli*), B-20 (*Pishu*). Utilizar método de tonificação

Prescrição

■ *ZHI GAN CAO TANG* – Decocção de *Glycyrrhiza*

Prescrição

■ *SHENG MAI SAN* – Pó para Gerar o Pulso

Prescrição

■ PRESCRIÇÃO EMPÍRICA segundo o Dr. Lu Fang – Para tratar hipertensão do *Qi* e deficiência de *Yin*

Prescrição

■ PRESCRIÇÃO EMPÍRICA segundo o Dr. Chia Rui Ji

Prescrição

■ PRESCRIÇÃO EMPÍRICA segundo o Dr. Fu Ren Jie

Deficiência de Yang do Baço e do Rim

Manifestações Clínicas

Hipertensão crônica, dor na região dorsal inferior, joelhos frios e fracos, sensação de frio, pernas fracas, face branca e brilhante, impotência, redução da libido, cansaço, las-sidão, micção abundante e urina clara, noctúria, edema nas pernas, infertilidade na mulher, fezes amolecidas, depressão, pouco apetite, distensão abdominal moderada, desejo de deitar, diarreia matinal, diarreia crônica.

Língua: Pálida e úmida.
Pulso: Profundo-Fraco.

Este padrão é visto no estágio tardio da hipertensão. Em geral, não ocorre de forma isolada, mas provavelmente vai ser combinado com padrões de excesso, tais como subida do *Yang* do Fígado, Fleuma ou estagnação do Sangue ou a combinação deles.

Princípio de Tratamento

Tonificar e aquecer *Yang* do Baço e do Rim.

Acupuntura

Pontos

B-23 (*Shenshu*), DU-4 (*Mingmen*), REN-4 (*Guanyuan*), REN-6 (*Qihai*), R-3 (*Taixi*), R-7 (*Fuliu*), B-52 (*Zhishi*), *Jinggong* – ponto extra (0,5*cun* lateral a B-52 [*Zhishi*]), REN-12 (*Zhongwan*), E-36 (*Zusanli*), BP-3 (*Taibai*), B-20 (*Pishu*), B-21 (*Weishu*), REN-9 (*Shuifen*), E-37 (*Shangjuxu*), E-25 (*Tianshu*), B-25 (*Dachangshu*).

Utilizar método de tonificação; a moxa deve ser utilizada.

EXPLICAÇÃO

- B-23 tonifica *Yang* do Rim.
- DU-4 fortalece o Fogo do Portão da Vida.
- REN-4 tonifica *Yang* do Rim (com cones de moxa diretos).
- REN-6 tonifica o *Qi* em geral e o *Yang* se utilizado com moxa direta. É um importante ponto para tratar diarreia crônica.
- R-3 tonifica o Rim.
- R-7 tonifica o *Yang* do Rim e resolve edema.
- B-52 e *Jinggong* tonificam o *Yang* do Rim, fortalecendo a Força de Vontade, e nutrem a Essência; esta combinação é boa para tratar depressão decorrente de deficiência do *Yang* do Rim.
- REN-12, E-36 e BP-3 tonificam *Yang* do Baço.
- B-20 e B-21 tonificam *Yang* do Baço.
- REN-9 promove transformação e transporte dos fluidos para resolver Umidade.
- E-37 é o ponto Mar Inferior para o Intestino Grosso, sendo específico para parar a diarreia crônica.
- E-25 interrompe a diarreia.
- B-25 é o ponto de Transporte Posterior para o Intestino Grosso e interrompe a diarreia.

Fitoterapia

Prescrição

YOU GUI YIN – Decocção Restauradora do [Rim] Direito.

EXPLICAÇÃO Essa fórmula tonifica *Yang* do Baço e do Rim.

Prescrição

PRESCRIÇÃO EMPÍRICA segundo o Dr. Lu Fang – Para tratar hipertensão decorrente de deficiência do *Yang* do Baço e do Rim[43].

EXPLICAÇÃO   Essa fórmula tonifica *Yang* do Baço e do Rim e extingue Vento; é específica para tratar hipertensão. Observe que algumas das dosagens indicadas são extremamente altas (50g/dia), e pessoalmente utilizo menos de um terço destas dosagens.

MODIFICAÇÕES

- Para tratar sudorese espontânea, acrescentar *Huang Qi* (*Radix Astragali*).
- Para tratar edema, acrescentar *Ze Xie* (*Rhizoma Alismatis*).
- Para tratar dor nas costas, acrescentar *Du Zhong* (*Cortex Eucommiae ulmoidis*).
- Se os resultados forem lentos, acrescentar *Dan Shen* (*Radix Salviae milthiorrizae*) e *San Qi* (*Radix Notoginseng*).

Resumo

Deficiência de *Yang* do Baço e do Rim

Pontos

- B-23 (*Shenshu*), DU-4 (*Mingmen*), REN-4 (*Guanyuan*), REN-6 (*Qihai*), R-3 (*Taixi*), R-7 (*Fuliu*), B-52 (*Zhishi*), *Jinggong* – ponto extra (0,5*cun* lateral a B-52 [*Zhishi*]), REN-12 (*Zhongwan*), E-36 (*Zusanli*), BP-3 (*Taibai*), B-20 (*Pishu*), B-21 (*Weishu*), REN-9 (*Shuifen*), E-37 (*Shangjuxu*), E-25 (*Tianshu*), B-25 (*Dachangshu*). Utilizar método de tonificação; moxa deve ser utilizada

Fitoterapia

Prescrição

- *YOU GUI YIN* – Decocção Restauradora do [Rim] Direito

Prescrição

- PRESCRIÇÃO EMPÍRICA segundo o Dr. Lu Fang

Desarmonia dos Vasos Penetrador e Concepção (Chong *e* Ren Mai)

Manifestações Clínicas

Hipertensão na mulher iniciando durante a (ou agravada pela) menopausa, dor de cabeça, irritabilidade, dor na região dorsal inferior, sudorese noturna, rubor quente, insônia.

Língua: a cor do corpo da língua depende do fato de haver deficiência de *Yin* do Rim ou do *Yang* do Rim.

Pulso: Flutuante-Vazio, se houver deficiência do *Yin* do Rim, e Fraco-Profundo, se houver deficiência do *Yang* do Rim.

Este padrão é visto no estágio tardio da hipertensão. Em geral, não ocorre de forma isolada, mas provavelmente vai ser combinado com padrões de excesso, tais como subida do *Yang* do Fígado, Fleuma ou estagnação do Sangue ou a combinação deles. Este padrão é mais comum em mulheres, especialmente na idade da menopausa.

Princípio de Tratamento

Tonificar o Rim, nutrir a Essência, consolidar os Vasos Penetrador e Concepção, acalmar a Mente.

Acupuntura

Pontos

P-7 (*Lieque*) no lado direito com R-6 (*Zhaohai*) no lado esquerdo, REN-4 (*Guanyuan*), R-13 (*Qixue*), C-6 (*Yinxi*), F-3 (*Taichong*). Utilizar método neutro em todos os pontos, exceto nos pontos REN-4 e R-13, que devem ser tonificados.

EXPLICAÇÃO

- P-7 e R-6 regulam o Vaso Concepção.
- REN-4 e R-13 tonificam Rim, nutrem Essência e consolidam os Vasos Penetrador e Concepção.
- C-6 ajuda no rubor quente e acalma a Mente.
- F-3 ajuda a dominar o *Qi* rebelde.

Fitoterapia

Prescrição

ER XIAN TANG – Decocção de Dois Imortais.

EXPLICAÇÃO   Essa fórmula tonifica Rim (*Yin* e *Yang*) e nutre Sangue.

MODIFICAÇÕES

- Se houver tontura e visão turva, acrescentar *Xia Ku Cao* (*Spica Prunellae*).
- Se houver Calor por Deficiência, acrescentar *Qing Hao* (*Herba Artemisiae annuae*).
- Se houver insônia, acrescentar *Suan Zao Ren* (*Semen Ziziphi spinosae*).

Resumo

Desarmonia dos Vasos Penetrador e Concepção (*Chong* e *Ren Mai*)

Pontos

- P-7 (*Lieque*) no lado direito com R-6 (*Zhaohai*) no lado esquerdo, REN-4 (*Guanyuan*), R-13 (*Qixue*), C-6 (*Yinxi*), F-3 (*Taichong*). Utilizar método neutro em todos os pontos, exceto nos pontos REN-4 e R-13, que devem ser tonificados

Fitoterapia

Prescrição

- ER XIAN TANG – Decocção de Dois Imortais

Literatura Chinesa Moderna

Jounal of Chinese Medicine (Zhong Yi Za Zhi), v. 24, n. 5, 1983, p. 50

"Clinical Observations on Treatment of 60 Cases of Hypertension with the Method of Draining South and Tonifying North" *de Sun Ming Yi*

Sessenta casos de hipertensão foram tratados com acupuntura. Havia 39 homens e 21 mulheres variando de 38 a 73 anos de idade.

"Drenar o Sul e tonificar o Norte" se refere ao caráter dos Cinco Elementos dos pontos de acupuntura e à relação Mãe-Filho dentro dos Cinco Elementos. "Drenar o Sul" se refere a sedar o Fígado, e "Tonificar o Norte" se refere a tonificar Rim e Água.

Os pontos utilizados foram:

- F-2 (*Xingjian*) e PC-7 (*Daling*) com método de sedação.
- F-8 (*Ququan*), R-3 (*Taixi*) e R-7 (*Fuliu*) com método de tonificação.
- IG-11 (*Quchi*) e E-40 (*Fenglong*) com método de sedação.

Os resultados foram avaliados de acordo o seguinte:

- *Cura*: o nível de pressão sanguínea voltou ao normal.
- *Bons resultados*: pressão sanguínea reduzida em 20mmHg.
- *Alguns resultados*: pressão sanguínea reduzida em menos que 20mmHg.
- *Nenhum resultado*: nenhuma redução na pressão sanguínea.

Com base nestes resultados, 40% de pacientes foram curados, 27% tiveram bons resultados, 31%, alguns resultados e 2%, nenhum resultado.

Os pontos de acupuntura foram selecionados com base num padrão de diferenciação da subida do *Yang* do Fígado e deficiência de *Yin* do Fígado e do Rim.

Journal of Nanjing University of Traditional Chinese Medicine (Nan Jing Zhong Yi Yao Da Xue Xue Bao), v. 12, n. 1, 1996, p. 58

"The Treatment of 122 Cases of Hypertension in the Elderly with Chinese Herbal Medicine" de Wang Shi Hong

Um total de 122 casos de hipertensão foram tratados com fitoterapia chinesa: havia 69 homens e 53 mulheres. A idade variava de 60 a 86 anos.

Os padrões encontrados foram os seguintes:

- Deficiência de *Yin* do Fígado e do Rim (57 casos).
- Deficiência de *Yin* com subida de *Yang* (44 casos).
- Deficiência tanto de *Yin* quanto de *Yang* (21 casos).
- Outros padrões:
  - Vento Interno (23 casos).
  - Fleuma (43 casos).
  - Estagnação de Sangue (71 casos).

As fórmulas utilizadas foram as seguintes:

Deficiência de Yin de Fígado e de Rim
Tian Ma Shou Wu Tang – Decocção de *Gastrodia-Polygonum*.

Deficiência de Yin, Subida do Yang
Yu Yin Qian Yang Tang – Decocção para Gerar *Yin* e Ocultar *Yang*.

Deficiência de Yin e Yang
Di Huang Yin – Decocção de *Rehmannia*.

MODIFICAÇÕES

- Para tratar Vento interno, acrescentar *Ling Yang Jiao* (*Cornu Saigae tataricae*).
- Para tratar Fleuma, acrescentar *Lai Fu Zi* (*Semen Raphani*), *Gua Lou* (*Fructus Trichosanthis*) e *Shan Zha* (*Fructus Crataegi*).
- Para tratar estagnação de Sangue, acrescentar *Dan Shen* (*Radix Salviae milthiorrizae*).

Os resultados foram avaliados conforme o seguinte:

- *Cura*: pressão sanguínea voltando ao normal.
- *Bons resultados*: pressão sanguínea reduzida.
- *Nenhum resultado*: nenhuma mudança na pressão sanguínea.

Os resultados foram os seguintes:

- *Cura*: 39 (32%).
- *Bons resultados*: 72 (59%).
- *Nenhum resultado*: 11 (9%).

Casos Clínicos

Caso Clínico

Uma mulher de 64 anos de idade sofria de hipertensão há muitos anos. Sem medicação, sua pressão sanguínea era 220/110mmHg. Quando a paciente veio para a consulta, estava tomando betabloqueadores, mas estes não conseguiam controlar muito bem a pressão sanguínea.

Sua hipertensão era, pelo menos em parte, causada por arteriosclerose das artérias coronárias. Isto se refletia no seu pulso, que era extremamente em Corda e duro.

Do ponto de vista da medicina chinesa, sua hipertensão parecia se encaixar em dois padrões: subida do *Yang* do Fígado e estagnação de Sangue. Os sintomas da subida do *Yang* do Fígado eram: rigidez occipital, dores de cabeça, tontura e visão turva. O sintoma da estagnação de Sangue era primariamente língua Púrpuro-avermelhada. Conforme mencionado anteriormente, seu pulso era extremamente em Corda e duro. Ela era uma pessoa extremamente tensa.

Quando trato a hipertensão, atribuo grande importância ao pulso e, na minha opinião, quanto mais em Corda e duro for o pulso, pior o prognóstico.

Tratei esta paciente com acupuntura utilizando os seguintes pontos:

- F-3 (*Taichong*), para dominar o Yang do Fígado.
- IG-4 (*Hegu*), para acalmar a Mente (em combinação com F-3).

- DU-24 (*Shenting*) e REN-15 (*Jiuwei*), para acalmar a Mente.
- B-17 (*Geshu*) e BP-10 (*Xuehai*), para revigorar o Sangue e eliminar estagnação.
- VB-20 (*Fengchi*) para dominar *Yang* do Fígado.

Infelizmente, o tratamento não teve nenhum efeito em sua pressão sanguínea, e acho que foi provavelmente decorrente do estado avançado de arterioclerose e estagnação de Sangue.

Caso Clínico

Uma mulher de 49 anos de idade sofria de hipertensão, a qual havia sido diagnosticada alguns meses antes da consulta. Sua pressão sanguínea era 180/117mmHg. Estava tomando antagonistas do canal de cálcio, mas a pressão diastólica ainda estava 100mmHg.

Havia procurado tratamento também para enxaqueca, a qual se manifestava como dores de cabeça de natureza pulsante, próximas ao olho direito, causando lacrimejamento. Queixava-se de tontura, palpitações, dor lombar, tinido e sudorese noturna.

Sua língua apresentava cor normal e estava levemente seca com fissuras pequenas e superficiais. Seu pulso estava em Corda, mas não excessivamente.

Diagnóstico Esta paciente tem sintomas e sinais claros de subida do *Yang* do Fígado (enxaqueca de natureza pulsante ao redor dos olhos, tontura, pulso em Corda). A causa da subida do *Yang* do Fígado é deficiência de *Yin* do Rim (tontura, tinido, dor lombar, sudorese noturna, fissuras na língua).

Concluí, portanto, que a pressão sanguínea era decorrente da subida do *Yang* do Fígado num ambiente de deficiência de *Yin* do Rim.

Tratamento Tratei esta paciente com acupuntura e fitoterapia. Os pontos que utilizei foram selecionados dos seguintes:

- F-3 (*Taichong*) e IG-4 (*Hegu*), para dominar o *Yang* do Fígado e acalmar a Mente.
- TA-5 (*Waiguan*) e PC-6 (*Neiguan*), para dominar *Yang* do Fígado.
- DU-24 (*Shenting*) e REN-15 (*Jiuwei*), para acalmar Mente.
- VB-20 (*Fengchi*), para dominar *Yang* do Fígado.
- BP-6 (*Sanyinjiao*), R-3 (*Taixi*), REN-4 (*Guanyuan*) para nutrir *Yin* do Rim.
- VB-9 (*Tianchong*), VB-1 (*Tongziliao*), como pontos adjacente e local.

Com a fitoterapia, utilizei a variação de *Qi Ju Di Huang Wan* (Pílula de *Lycium-Chrysanthemum-Rehmannia*) para nutrir *Yin* do Rim e dominar *Yang* do Fígado. As ervas adicionais utilizadas foram selecionadas das seguintes (em adição a *Qi Ju Di Huang Wan* padrão).

- *Tian Ma* (*Rhizoma Gastrodiae*), *Gou Teng* (*amulus cum Uncis Uncariae*) e *Shi Jue Ming* (*Concha Haliotidis*) para dominar *Yang* do Fígado e acalmar a Mente.
- *Xia Ku Cao* (*Spica Prunellae*) para reduzir a pressão sanguínea.
- *Yuan Zhi* (*Radix Polygalae*) e *Suan Zao Ren* (*Semen Ziziphi spinosae*) para acalmar a Mente.

Tratei esta paciente por mais de dois anos. Depois de alguns meses de tratamento, a pressão sanguínea diastólica baixou para 90mmHg. Fora a redução da pressão sanguínea, suas crises de enxaqueca diminuíram consideravelmente, de tal forma que apresentava apenas uma moderada a cada poucos meses.

Caso Clínico

Uma mulher de 66 anos de idade sofria de hipertensão há muitos anos: sua pressão sanguínea era 180/110mmHg. Seu principal sintoma era vertigem; assim, neste caso, sua hipertensão parecia corresponder bem à entidade de doença chinesa de "tontura". A vertigem era grave e acompanhada por lampejos luminosos em seus olhos. Seus olhos também se apresentavam muitas vezes secos e sofria de visão turva. Estava tomando diurético de tiazida.

Seu pulso estava em Corda e Deslizante. Sua língua apresentava-se Púrpuro-avermelhada nas laterais, com revestimento muito pegajoso.

Diagnóstico Os sintomas desta paciente pareciam ser claramente decorrentes da subida do *Yang* do Fígado; no entanto, a vertigem grave indicava Vento do Fígado como desenvolvimento da subida do *Yang* do Fígado. Além disso, havia estagnação de Sangue, claramente evidenciada pela língua. Finalmente, apesar de não haver nenhum sintoma, o pulso Deslizante e a língua com revestimento pegajoso indicam Fleuma.

Os três principais fatores patogênicos foram, portanto, Vento, Fleuma e estagnação de Sangue, a combinação perniciosa de fatores nos idosos. De fato, esta combinação de fatores patogênicos nos idosos frequentemente anuncia acidente vascular cerebral.

Tratamento Tratei esta paciente tanto com acupuntura quanto com ervas. Com acupuntura, selecionei os seguintes pontos:

- VB-20 (*Fengchi*), para dominar *Yang* do Fígado e extinguir Vento do Fígado.

476 Hipertensão

- IG-4 (*Hegu*) e F-3 (*Taichong*), para dominar *Yang* do Fígado e acalmar a Mente.
- REN-12 (*Zhongwan*), BP-6 (*Sanyinjiao*), REN-9 (*Shuifen*) e E-40 (*Fenglong*), para resolver a Fleuma.
- PC-6 (*Neiguan*) e BP-10 (*Xuehai*), para revigorar Sangue e eliminar estagnação.

Com fitoterapia, utilizei uma variação de *Ban Xia Bai Zhu Tian Ma Tang* (Decocção de *Pinellia--Atractylodes-Gastrodia*) para extinguir Vento do Fígado e resolver Fleuma; esta fórmula é específica para tratar Vento-Fleuma. As ervas que utilizei em adição à prescrição original foram as seguintes:

- *Gou Teng* (*Ramulus cum Uncis Uncariae*) e *Bai Ji Li* (*Fructus Tribuli*) para aumentar o efeito de dominação do *Yang* do Fígado.
- *Jian Can* (*Bombyx batryticatus*) para extinguir Vento do Fígado.
- *Gua Lou* (*Fructus Trichosanthis*) para resolver Fleuma.
- *Ju Hua* (*Flos Chrysanthemi*) para dominar *Yang* do Fígado e tratar os olhos. Ela também baixa a pressão sanguínea.

Esta paciente reagiu bem ao tratamento, e experimentava grande calma mental após cada sessão. Sua vertigem melhorou muito depois de algumas semanas de tratamento, e sua pressão sanguínea diastólica baixou para 90mmHg depois de alguns meses.

Caso Clínico

Um homem de 59 anos de idade sofria de hipertensão há muitos anos. A pressão sanguínea (sem medicação) era 164/109mmHg. Estava tomando betabloqueadores (5mg), os quais não controlavam completamente sua pressão sanguínea.

Havia também sido diagnosticado como portador de gordura no fígado e altos níveis de ferritina. Apresentava história familiar de doença cardíaca.

Sua digestão era deficiente, e sofria de distensão e plenitude abdominais, flatulência e pouco apetite. Estava frequentemente ansioso e sua libido era baixa. Sentia, com frequência, calor na face, que se tornava vermelha. Sua urina era frequentemente escura.

Sua língua era Púrpuro-avermelhada, Inchada, com fissura na área do Estômago e veias escuras e distendidas na parte de baixo. Seu pulso era Deslizante.

Diagnóstico A língua realmente conta a história verdadeira e o diagnóstico. A própria cor Púrpura do corpo e as veias escuras e distendidas na parte de baixo indicam claramente estagnação de Sangue; o vermelho indica Calor; o edema indica Fleuma. Portanto, é óbvio que a pressão sanguínea deste paciente é decorrente de Fleuma e estagnção de Sangue.

A Fleuma é também a causa da gordura no fígado e dos seus problemas digestivos.

Tratamento Utilizei uma variação de *Wen Dan Tang* (Decocção para Aquecer a Vesícula Biliar):

- *Ban Xia* (*Rhizoma Pinelliae preparatum*): 6g.
- *Fu Ling* (*Poria*): 9g.
- *Chen Pi* (*Pericarpium Citri reticulatae*): 6g.
- *Zhu Ru* (*Caulis Bambusae in Taeniam*): 6g.
- *Zhi Shi* (*Fructus Aurantii immaturus*): 6g.
- *Zhi Gan Cao* (*Radix Glycyrrhizae uralensis preparata*): 3g.
- *Sheng Jiang* (*Rhizoma Zingiberis recens*): 5 fatias.
- *Da Zao* (*Fructus Jujubae*): 1 tâmara.
- *Gua Lou* (*Fructus Trichosanthis*): 6g.
- *Dan Shen* (*Radix Salviae miltiorrhizae*): 6g.
- *Chuan Xiong* (*Rhizoma Chuanxiong*): 6g.
- *Shan Zha* (*Fructus Crataegi*): 6g.

Explicação
- As oito primeiras ervas constituem a fórmula--base.
- *Gua Lou* resolve Fleuma e libera o peito.
- *Dan Shen* e *Chuan Xiong* revigoram o Sangue.
- *Shan Zha* é uma erva digestiva que reduz o colesterol.

Este paciente reagiu bem ao tratamento, pois sua pressão sanguínea tornou-se mais estável. Depois de alguns meses de tratamento, foi possível reduzir a dosagem da sua medicação. Está ainda sob tratamento no momento em que escrevo.

978-85-7241-817-1

Estatística de Pacientes

É útil olhar as estatísticas de 55 pacientes hipertensos da minha prática. Em primeiro lugar, 31 eram mulheres e 24 homens; isto reflete a tendência geral da minha prática, em que a percentagem de pacientes mulheres é de aproximadamente 66%. A distribuição etária é a seguinte:

- 30 a 39 anos: 1.
- 40 a 49 anos: 10.
- 50 a 59 anos: 21.
- 60 a 69 anos: 13.
- 70 a 79 anos: 7.
- 80 anos ou mais: 3.

A distribuição da aparência da língua é a seguinte:

- *Corpo Vermelho*: 29 (52%).
- *Corpo Pálido*: 10 (18%).
- *Inchada*: 24 (44%).
- *Descascada (sem revestimento)*: 11 (20%).

Observe que os números não somam 55 e a percentagem não soma 100, pelo fato da língua poder aparecer duas vezes na distribuição, por exemplo, a língua pode ser Vermelha e Inchada.

Algumas observações interessantes podem ser feitas com base na aparência da língua. Primeiro, a alta percentagem de pacientes com hipertensão sofrem de Calor, geralmente Calor no Fígado. Segundo, há também alta percentagem de línguas Inchadas, isto é, Fleuma é um padrão comum na hipertensão.

Quanto ao pulso, fiz algumas estatísticas de acordo com as cinco principais qualidades do pulso, isto é, em Corda, Deslizante, em Corda-Fraco, Deslizante-Fraco e Fraco/Áspero:

- *Em Corda*: 27 (49%).
- *Deslizante*: 17 (31%).
- *Em Corda-Fraco*: 3 (5%).
- *Deslizante-Fraco*: 4 (7%).
- *Fraco ou Áspero em geral*: 13 (23%).

Observe que os números à direita não somam 55 e as percentagens ultrapassam 100, pelo fato do pulso poder ter mais de uma qualidade (por exemplo, em Corda e Deslizante) e pode, portanto, aparecer duas vezes na estatística.

Algumas observações interessantes podem ser feitas com base na estatística do pulso. Primeiro, é significante (e não surpreendente) que a metade dos pacientes apresente pulso em Corda; esse fato ocorre em virtude da desarmonia no Fígado ser padrão comum na hipertensão e também pelo fato do pulso em Corda refletir endurecimento das artérias.

A segunda observação é a percentagem relativamente alta de pulsos Deslizantes, que novamente confirma a Fleuma como fator patogênico comum na hipertensão. Talvez um achado surpreendente seja a percentagem relativamente alta (23%) de pulsos Fracos em geral ou Ásperos; isto indica que uma deficiência subjacente é um padrão de fundo frequente na hipertensão.

Em relação aos padrões, identifiquei cinco principais: subida do *Yang* do Fígado, Fleuma, Fogo do Fígado, estagnação de Sangue e Vento do Fígado, e as estatísticas são as seguintes:

- *Subida do* Yang *do Fígado*: 24 (43%).
- *Fleuma*: 27 (49%).
- *Fogo do Fígado*: 4 (7%).
- *Estagnação de Sangue*: 4 (7%).
- *Vento do Fígado*: 1 (1,8%).

Em consonância com as estatísticas anteriores, os números na coluna da direita não somam 55 e nem a percentagem soma 100, em virtude de os padrões poderem estar combinados, por exemplo, um paciente pode sofrer tanto de Vento do Fígado como de estagnação de Sangue. Uma observação muito impressionante da tabela anterior é a alta percentagem (49%) de pacientes com Fleuma, mais alta do que a porcentagem de subida do *Yang* do Fígado.

A porcentagem de padrões de Fleuma (49%) é até mais alta do que poderiam indicar as estatísticas do pulso Deslizante (31%) e da língua Inchada (44%). Isto ocorre pelo fato de o diagnóstico de Fleuma ser feito com base em todas as manifestações clínicas e não apenas no pulso e na língua, isto é, o indivíduo pode muito bem ter muitos sinais e sintomas clínicos de Fleuma (sensação de opressão no peito, catarro na garganta, obesidade, etc.) sem que o pulso seja Deslizante ou a língua, Inchada.

As estatísticas de acordo com o caráter de excesso ou deficiência do quadro também são interessantes. Identifiquei quatro tipos principais: condição puramente de excesso (normalmente com dois ou três fatores patogênicos), condição puramente de Deficiência, condição mista com dois ou três fatores patogênicos e uma deficiência, e condição mista de excesso-deficiência:

- *Excesso (com dois ou três fatores patogênicos)*: 8 (14%).
- *Deficiência*: 5 (9%).
- *Misto de excesso-deficiência*: 32 (58%).
- *Excesso (com dois ou três fatores patogênicos) e uma deficiência concomitante*: 13 (23%).

Uma observação interessante pode ser feita acerca das estatísticas anteriores. O número de quadros puramente de excesso (8) e puramente de deficiência (5) são relativamente baixos; isto quer dizer que a maioria esmagadora de pacientes com hipertensão (81%) sofre de condição mista de excesso-deficiência.

978-85-7241-817-1

Experiências Clínicas

Acupuntura

Effect of Needling L.I.-11 Quchi and LIV-3 Taichong Points on Blood Levels of Endothelin and Angiotensin Converting Enzyme in Patients with Hypertension

Zhongguo Zhong Xi Yi Jie He Za Zhi [Chinese Journal of Integrated Traditional e Western Medicine], Dezembro, 2004, v. 24, n. 12, p. 1080-1083.
Wu YH, Zhu GQ, Lin XY, Oyang L, Su H, Wu B.

Objetivo

Observar o efeito e explorar o mecanismo da inserção dos pontos IG-11 (*Quchi*) e F-3 (*Taichong*) no tratamento de pacientes hipertensos e a influência nos níveis sanguíneos dos níveis de ECA e das endotelinas.

Método

Sessenta pacientes hipertensos foram divididos aleatoriamente em grupo (A) de inserção do *Taichong*, grupo (B) de inserção do *Quchi* e grupo-controle (C) tratado por captopril. As mudanças plasmáticas das endotelinas foram determinadas por radioimunoensaio, e o conteúdo sérico de ECA foi medido com um colorímetro químico.

Resultados

O efeito de baixar a pressão sistólica em 15min depois da inserção da agulha no grupo B foi melhor do que no grupo A (*P < 0,01*), mas foi inferior ao último nos 120min depois da retirada da agulha (*P < 0,05*); ao passo que, depois de um curso de tratamento, o efeito nos grupos B e C foi obviamente melhor do que no grupo A (*P < 0,05 e P < 0,01*). O conteúdo sérico de ECA aumentou significantemente no grupo B, e o da endotelina plasmática diminuiu significantemente no grupo A, mostrando uma diferença significativa entre os dois grupos, todos *P < 0,01*.

Conclusão

Inserir *Quchi* e *Taichong* mostra um efeito hipotensivo; o primeiro é obviamente mais alto do que o segundo. Eles poderiam regular o nível sanguíneo de ECA e endotelina, e proteger e reparar as células vasculares endoteliais, mas as conexões básicas do seu mecanismo podem ser diferentes.

Effect of Acupuncture Points Stimulation on Blood Pressure in Hypertensive Subjects: a Preliminary Study

Physical Therapy, 1991, Julho, v. 71, n. 7, p. 523-529.
Willliams T, Mueller K, Cornwall MW.

Resumo

A estimulação elétrica de quatro pontos específicos de acupuntura (F-3 [*Taichong*], E-36 [*Zusanli*], IG-11 [*Quchi*] e a linha da hipertensão na acupuntura escalpeana) foi examinada para determinar o efeito da estimulação na pressão sanguínea diastólica em 10 indivíduos com hipertensão diastólica. Os indivíduos foram divididos aleatoriamente em dois grupos: um grupo de acupuntura com estimulação elétrica (Acu-EE), que recebeu estimulação elétrica aplicada aos quatro pontos anti-hipertensivos de acupuntura, e um grupo de acupuntura em pontos que não são de acupuntura com estimulação elétrica (simulado-EE), que recebeu estimulação elétrica aplicada em pontos ou áreas em que não havia pontos de acupuntura. Uma análise repetida das medidas de variação revelou redução imediata significativa da pressão sanguínea diastólica pós-estimulação para o grupo de Acu-EE em relação ao grupo Simulado-EE. Outros estudos são necessários para determinar se há outros pontos de acupuntura, características de estimulação ou modalidades que possam reforçar esse efeito do tratamento e se o efeito do tratamento pode durar por período de tempo clinicamente significativo.

The Effects of Acupuncture on Cardiac Muscle Cells and Blood Pressure in Spontaneous Hypertensive Rats

Acupuncture Electrotherapy, 2004, v. 29, n. 1-2, p. 83-95.
Wu HC, Lin JG, Chu CH, Chang YH, Chang CG, Hsieh CL, Tsai AH, Ueng KC, Kuo WW, Lin JA, Liu JY, Huang CY.
Department of Acupuncuture, China Medical University Hospital, Taichung 402, Taiwan, República da China.

Objetivo

Se acupuntura é capaz de prevenir a hipertrofia do coração, poderá, portanto, prevenir a sobrecarga do coração e, assim, prevenir a insuficiência cardíaca ou a morte súbita. Os efeitos da acupuntura na pressão sanguínea e nas células musculares cardíacas foram, então, estudados.

Método

Ratos com hipertensão espontânea foram divididos em três grupos de tratamento de acupuntura e um grupo sem tratamento. Os grupos de tratamento foram classificados como pontos de acupuntura simulados e grupos VB-34 (*Yanglingquan*) e IG-11 (*Quchi*). As medidas registradas incluíam mudanças na pressão de cauda, pressão da artéria femoral, peso do ventrículo esquerdo (PVE), peso do coração inteiro (PCI), peso corporal (PC), PVE:PC e PCI:PC e o tamanho das células do músculo cardíaco.

Resultados

Os resultados mostraram que a pressão da artéria femoral caiu nos indivíduos que foram inseridos nos pontos selecionados por três dias. A acupuntura nestes dois pontos de acupuntura parece ter melhorado a condição da hipertensão num curto período de tempo. Foram observadas mudanças significativas na pressão da artéria femoral em todos os indivíduos quando foram tratados durante seis dias. Nos dois grupos de pontos de acupuntura, as médias entre PCI:PC e o PCI:PC não mudaram significativamente. As células musculares cardíacas reduziram em tamanho no grupo de tratamento com VB-34 (*Yanglingquan*).

Conclusão

Esse estudo indica que o ponto VB-34 (*Yanglingquan*) pode não apenas baixar a pressão sanguínea, mas também prevenir a hipertrofia das células musculares cardíacas nos ratos com hipertensão espontânea. Portanto, acupuntura pode ser uma boa modalidade de tratamento para hipertensão e hipertrofia do coração.

978-85-7241-817-1

Fitoterapia

Study on Effect of Jiang Ya Tong Mai Recipe on Vascular Activating Substances in Patients of Hypertension with Left Ventricular Hypertrophy

Zhongguo Zhong Xi Yi Jie He Za Zhi [*Chinese Journal of Integrated Traditional and Western Medicine*], Abril, 2002, v. 22, n. 4, p. 274-276.
Wang S, Wang SR, Zhao YR.
Dongzhimen Hospital afiliado a Beijing TCM University, Beijing, 100700.

Objetivo

Estudo o efeito da receita *Jiang Ya Tong Mai* (RJYTM), uma preparação fitoterápica chinesa para ativar a circulação de sangue, a fim de remover a estagnação, na ativação de substâncias vasculares no tratamento de pacientes hipertensos com hipertrofia ventricular esquerda.

Método

Os 37 pacientes com hipertensão foram aleatoriamente divididos em dois grupos, o grupo de tratamento (n = 21) e o grupo-controle (n = 16). Eles foram tratados com RJYTM e captopril, respectivamente, durante oito semanas. Peso da massa do ventrículo esquerdo, velocidade de fluxo máximo diastólico matinal (E_{max}), velocidade de fluxo máximo da contração atrial (A_{max}), E_{max}/A_{max} e fração de ejeção, assim como níveis plasmáticos de endotelina, peptídeo relacionado ao gene da calcitonina (CGRP, *calcitonin gene-related peptide*) e angiotensina II foram medidos antes e depois do tratamento e comparados.

Resultados

RJYTM intensificou a dilatação do ventrículo esquerdo e as funções contráteis, diminuindo os níveis plasmáticos de endotelina e angiotensina II e aumentando o nível plasmático de CGRP.

Conclusão

RJYTM mostra um bom efeito na melhora da função ventricular esquerda e na regulação de substâncias ativadoras vasculares; pode prevenir e tratar a hipertensão e suas complicações num tratamento prolongado via múltiplos trajetos e conexões.

Clinical Study on Effect of Qing Xin Capsule in Treating Patients with Hypertension of Mild or Moderate Degree

Zhongguo Zhong Xi Yi Jie He Za Zhi [*Chinese Journal of Integrated Traditional and Western Medicine*], Fevereiro, 2005, v. 25, n. 2, p. 114-118.

Lei Y, Lu QS, Ma XC, Chen KJ.

Department of Cardiovascular Diseases, Xiyuan Hospital, China Academy of Traditional Chinese Medicine, Beijing, 1000091.

Objetivo

Observar o efeito terapêutico da cápsula de *Qing Xin* (CQX) no tratamento de pacientes com hipertensão de grau suave ou moderado, e explorar seu mecanismo para baixar a pressão sanguínea.

Método

Adotando um formato de teste clínico aleatório controlado positivamente duplo-cego e duplo-simulado, 98 pacientes foram aleatoriamente divididos em três grupos: tratados por CQX (n = 34), captopril (n = 32) ou CQX acrescido de captopril (n = 32) durante 12 semanas. Nos pacientes foram observados (antes e depois do tratamento): mudanças na pressão sanguínea, sintomas clínicos, qualidade de vida, níveis plasmáticos do peptídeo relacionado ao gene da calcitonina (CGRP), angiotensina II e endotelina, e foram registradas as reações adversas ao tratamento.

Resultados

A taxa acentuadamente efetiva para diminuir a pressão sanguínea dos grupos CQX, captopril e CQX acrescido de captopril foi de 44,1%, 53,1% e 75%, respectiva-mente; a taxa acentuadamente efetiva para melhorar os sintomas foi de 56%, 47% e 50%, respectivamente. Com respeito à redução de números sintomáticos, CQX > captopril > CQX acrescido de captopril; em relação à melhora na qualidade de vida, CQX foi superior ao captopril ($P < 0,05$). A utilização simples ou combinada de CQX e captopril aumentou o nível plasmático de CGRP. CQX também reduziu os níveis plasmáticos de angiotensina II e endotelina, mostrando significância estatística na comparação de níveis antes e depois do tratamento ($P < 0,05$).

Conclusão

CQX pode segura e efetivamente diminuir a pressão sanguínea de pacientes com grau suave ou moderado de hipertensão. CQX sozinho ou combinado com captopril pode melhorar mais fortemente sintomas clínicos e aumentar a qualidade de vida em pacientes do que apenas captopril. O mecanismo de CQX pode estar relacionado à sua inibição da atividade do sistema circulatório angiotensina-renina e ao ajuste do desequilíbrio em endotelina/CGRP.

Effects of Red Ginseng Upon Vascular Endothelial in Patients with Essential Hypertension

American Journal of Chinese Medicine, 2000, v. 28, n. 2, p. 205-216

Sung J, Han KH, Zo JH, Park HJ, Kim CH, Oh BH.

Departament of Internal Medicine, Seoul National University College of Medicine, Coreia.

Objetivo

O objetivo desse estudo foi estimar o efeito do *ginseng* coreano vermelho na disfunção de células vasculares endoteliais em pacientes com hipertensão.

Método

Na experiência, foram incluídos dezessete pacientes com hipertensão divididos em grupo tratado por *ginseng* (7) e grupo não tratado (10), além de 10 indivíduos normotensos. Para avaliar a função das células vasculares endoteliais, as mudanças de fluxo sanguíneo no antebraço para infusão de acetilcolina, nitroprussiato de sódio e bradicina em doses incrementais foram medidas por pletismografia de oclusão venosa

Resultados

No grupo de hipertensos tratados com *ginseng*, o fluxo sanguíneo do antebraço na dose mais alta de acetilcolina e bradicinina foi significantemente mais alto do que o do grupo de hipertensos não-tratados e não foi diferente do fluxo do grupo-controle. No caso da infusão de nitroprussiato de sódio, nenhuma diferença significativa pode ser observada entre grupo-controle, grupo não tratado e grupo tratado.

Conclusão

O *ginseng* coreano vermelho pode melhorar a disfunção vascular endotelial em pacientes hipertensos, possivelmente pelo aumento da síntese de óxido nítrico.

Cost-effectiveness Analysis Comprehensive Evaluation for Western and Traditional Chinese Hypotensive Drugs

Zhongguo Zhong Xi Yi Jie He Za Zhi [Chinese Journal of Integrated Traditional and Western Medicine], Setembro, 2001, v. 21, n. 9, p. 663-666.

Wang Y, Li L, He BR.

Zhejiang Provincial Hospital of Integrated Traditional Chinese Medicine and Western Medicine.

Objetivo

Fazer uma avaliação ampla da análise do custo-benefício para quatro drogas hipotensoras pela observação dos efeitos das drogas na queda da pressão sanguínea, na melhora dos sintomas e nos efeitos adversos e sua influência na qualidade de vida.

Método

Um total de 292 pacientes com hipertensão suave à moderada foi dividido aleatoriamente em quatro grupos e tratados com a mistura da Pílula de *Lingjiao Jiangya*, benazepril, anlodipino e indapamida, respectivamente, com curso terapêutico de seis semanas. A qualidade de vida foi medida com o questionário SF-36 (Short Form Health Survey Questionnaire) e foi aplicado o modelo de eficácia padrão para avaliação compreensiva da análise de custo-benefício.

Resultados

Foi realizada uma ampla avaliação pela análise de custo-benefício: indapamida (3,65), o melhor, e Pílula de *Lingjiao Jiangya* (3,55), anlodipino (2,9) e benazepril (2,35).

Conclusão

As quatro drogas podem não apenas diminuir a pressão sanguínea como também melhorar os sintomas clínicos com menos efeitos adversos. É de grande significado prático a avaliação das drogas hipotensoras pela medição da qualidade de vida. A posição da Pílula de *Lingjiao Jiangya* na análise do custo-benefício sugere que deve ser dada mais atenção às drogas fitoterápicas hipotensoras.

Effect of Songling Xue-maikang Capsule Combined with Captopril on Quality of Life in Primary Hipertension Patients

Zhongguo Zhong Xi Yi Jie He Za Zhi [Chinese Journal of Integrated Traditional and Western Medicine], Setembro, 2001, v. 21, n. 9, p. 660-662.

Chen WQ, Chen FR.

Foshan Municipal TCM Hospital, Guangdong.

Objetivo

Comparar os efeitos hipotensores do captopril e a medicação combinada da cápsula de *Songling Xue-maikang* com captopril na qualidade de vida no tratamento de pacientes com hipertensão primária.

Método

Foi realizado um estudo aleatório duplo-cego perspectivo para 166 pacientes hipertensos, com ambos os sexos, na idade entre 42 e 78 anos; a pressão sanguínea variava entre $\geq 140/90mmHg$ e $\leq 200/110mmHg$. Os pacientes foram aleatoriamente divididos em dois grupos: grupo de captopril e grupo de medicação combinada. Cada paciente deveria responder independentemente ao questionário de qualidade de vida antes e depois do experimento. Sessenta indivíduos normotensos de mesma idade sem nenhuma doença crônica serviram como grupo-controle.

Resultados

Ambos os grupos de hipertensão mostraram melhora na pressão sanguínea e na qualidade de vida após o tratamento, mas o grupo da medicação combinada teve resultado mais alto no sentido de bem-estar, sinais e sintomas físicos, *performance* no trabalho e satisfação com a vida do que o grupo de captopril.

Conclusão

A medicação combinada de captopril com a cápsula de *Songling Xue-maikang* teve um efeito melhor do que o captopril sozinho, tanto para baixar a pressão sanguínea como para melhorar a qualidade de vida em pacientes com hipertensão primária.

Clinical Study on Zhen Jian Granule in Improving Essential Hypertension and Insulin Resistance

Zhongguo Zhong Xi Yi Jie He Za Zhi [Chinese Journal of Integrated Traditional and Western Medicine], Julho, 2000, v. 20, n. 7, p. 511-554.

Tang S, Jiang W, Chen X.

Cardiovascular Department, hospital afiliado da Nanjing University of Traditional Chinese Medicine, Nanjing.

Objetivo

Observar o efeito do grânulo de *Zhen Jian* na diminuição da pressão sanguínea e melhorar a hipertensão essencial e a resistência à insulina.

Método

Cinquenta e dois pacientes hipertensos foram aleatoriamente divididos em grupo de tratamento (30 pacientes) com o grânulo de *Zhen Jian* e grupo-controle (22 pacientes) com captopril, durante quatro semanas; em seguida, a variação dos níveis de pressão sanguínea, glicose sanguínea, insulina sanguínea (radioimunoensaio), índice de sensitividade à insulina e lipídios sanguíneos antes e depois do tratamento foram determinados e comparados com o grupo normal (17 indivíduos saudáveis).

Resultados

A insulina em jejum, a glicose sanguínea e a insulina 2h depois da refeição foram significantemente mais elevadas do que as do grupo-controle, mas o índice de sensitividade à insulina foi significantemente menor que o do controle normal ($P < 0,01$) e houve resistência à insulina; depois do tratamento, não apenas a pressão sanguínea obviamente diminuiu ($P < 0,05$; $P < 0,01$), mas também a insulina em jejum, a glicose sanguínea e a insulina 2h depois da refeição obviamente diminuíram ($P < 0,05$; $P < 0,01$); porém, o índice de sensitividade à insulina aumentou acentuadamente ($P < 0,05$; $P < 0,01$). A resistência à insulina dos dois grupos melhorou; os lipídios sanguíneos do grupo de tratamento também melhoraram.

Conclusão

O grânulo de *Zhen Jian* foi efetivo na redução da pressão sanguínea; apresentou também efeito significativo na melhora do distúrbio metabólico, particularmente na resistência à insulina em pacientes com hipertensão essencial.

Notas Finais

1. Haslett C, Chilvers E, Hunter J, Boon N 1999 Davidson's Principles e Practice of Medicine, Churchill Livingstone, Edinburgh, p. 216.
2. Ibid, p. 216.
3. Souhami R, Moxham J 1994 Textbook of Medicine. Churchill Livingstone, Edinburgh, p. 429.
4. Lu Fang 1981 Nei Ke Bian Bing Yu Bian Zheng 内科辨病与辨证 [Identification of Diseases and Patterns in Internal Medicine]. Heilongjiang People's Publishing House, Harbin, p. 73.
5. Ibid., pp. 72-80.
6. Xia De Xin 1989 Zhong Yi Nei Ke Lin Chuang Shou Ce 中医内科临床手册 [Clinical Manual of Internal Medicine]. Shanghai Science Publishing House, Shanghai, p. 296.
7. Shi Jian Zhong 1989 [An explanation of the experience of Dr Zhou Zhong Yin in the treatment of hypertension]. Journal of Chinese Medicine (Zhong Yi Za Zhi 中医杂志) 30(6): 73.
8. Weng Wei Liang 1985 [The herbal treatment of hypertension]. Journal of Chinese Medicine 26(5): 73.
9. Chai Rui Ji 1996 [Experience of Dr Chai Hao Jian in the treatment of rebound effect in hypertension]. Journal of Chinese Medicine 37(7): 408.
10. Ibid. pp. 409-410.
11. Kong Bing Yao 1996 [Developments in the research on hypertension in Chinese medicine]. Journal of Chinese Medicine 37(7): 435.
12. Ibid, p. 435.
13. Gao Zhen Hua 1997 [The experience of Dr Gao Yong Jiang in the differentiation of hypertension]. Journal of Chinese Medicine 38(11): 654.
14. Ibid, p. 654.
15. Deng Xu Guang 2001 [Approach to some problems of Chinese medicine pathology of hypertension]. Journal of Chinese Medicine 42(4): 197.
16. Ibid, p. 198.
17. Deng Xu Guang 2000 [Thoughts and methods for the diagnosis e treatment of hypertension with integrated Western and Chinese medicine]. Journal of Chinese Medicine 41(2): 113.
18. Liu Hong Wei 1996 [Special considerations in the treatment of hypertension due to the Kidneys]. Journal of Chinese Medicine 37(6): 374.

19. Fu Ren Jie 1993 [The identification of patterns and treatment of hypertension in the elderly]. Journal of Chinese Medicine 34(8): 495.
20. Wang Zhi Xian 1987 San Shi Zhong Bing Zhi Yan Lu 三十种病治验绿 [A Record of the Treatment of 30 Types of Deseases]. Shanxi Science Publishing House, Taiyuan, pp. 79-81.
21. Hu Xi Ming 1989 Zhong Guo Zhong Yi Mi Fang Da Quan 中国中医秘方大全 [Great Treatise of Secret Formulae in Chinese Medicine]. Literary Publishing House, Shanghai, p. 293.
22. Ibid, p. 293.
23. Fu Ren Jie 1993 [The differentiation and treatment of hypertension in the elderly]. Journal of Chinese Medicine 34(8): 495.
24. Ibid, p. 293.
25. Lu Fang 1981 Identification of Diseases and Patterns in Internal Medicine, p. 77.
26. Wang Zhi Xian 1987 A Record of the Treatment of 30 Types of Diseases, p. 80.
27. Hu Xi Ming 1989 Great Treatise of Secret Formulae in Chinese Medicine, p. 293.
28. Ibid, p. 293.
29. Lu Fang 1981 Identification of Deseases and Patterns in Internal Medicine, p. 77.
30. Xia De Xin 1989 Clinical Manual of Internal Medicine, p. 297.
31. Chai Rui Ji 1996 [Experience of Dr Chai Hao Jian in the treatment of rebound effect in hypertension]. Journal of Chinese Medicine 37(7): 408.
32. Gao Zhen Hua 1997 [The experience of Dr Gao Yong Jiang in the differentiation of hypertension]. Journal of Chinese Medicine 38(11): 654.
33. Ibid., p. 655.
34. Fu Ren Jie 1981 Identification of Diseases and Patterns in Internal Medicine, p. 78.
35. Fu Ren Jie 1993 [The differentiation and treatment of hypertension in the elderly]. Journal of Chinese Medicine 34(8): 495.
36. Lu Fang 1981 Identification of Diseases and Patterns in Internal Medicine, p. 78.
37. Ibid., p. 79.
38. Chai Rui Ji 1996 [Experience of Dr Chai Hao Jian in the treatment of rebound effect in hypertension]. Journal of Chinese Medicine 37(7): 408.
39. Fu Ren Jie 1993 [The differentiation and treatment of hypertension in the elderly]. Journal of Chinese Medicine 34(8): 495.
40. Lu Fang 1981 Identification of Diseases and Patterns in Internal Medicine, p. 80.
41. Chai Rui Ji 1996 [Experience of Dr Chai Hao Jian in the treatment of rebound effect in hypertension]. Journal of Chinese Medicine 37(7): 408.
42. Fu Ren Jie 1993 [The differentiation and treatment of hypertension in the elderly]. Journal of Chinese Medicine 34(8): 495.
43. Lu Fang 1981 Identification of Diseases and Patterns in Internal Medicine, p. 80.

978-85-7241-817-1

Capítulo 20

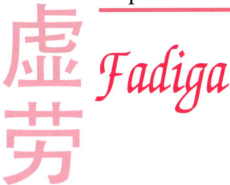

Fadiga

CONTEÚDO DO CAPÍTULO

Fadiga 484

Etiologia 485
  Constituição Fraca 485
  Sobrecarga de Trabalho 485
  Esforço Físico Excessivo 486
  Dieta 486
  Doença Grave 486
  Atividade Sexual Excessiva 487
  Parto 487
  Drogas "Recreativas" 487

Patologia 487

Identificação de Padrões e Tratamento 489

Deficiência 490
Deficiência de *Qi* 490
  Deficiência do *Qi* do Pulmão 490
  Deficiência do *Qi* do Baço 490
  Deficiência do *Qi* do Coração 491
Deficiência de *Yang* 492
  Deficiência do *Yang* do Coração 492
  Deficiência do *Yang* do Baço 493
  Deficiência do *Yang* do Rim 493
Deficiência de Sangue 496
  Deficiência de Sangue do Coração 496
  Deficiência de Sangue do Fígado 496
  Deficiência de Sangue do Baço 497
Deficiência de *Yin* 498
  Deficiência do *Yin* do Pulmão 498
  Deficiência do *Yin* do Coração 499
  Deficiência do *Yin* do Estômago e do Baço 499
  Deficiência do *Yin* do Fígado 501
  Deficiência do *Yin* do Rim 501

Excesso 503
  Estagnação de *Qi* do Fígado 503
  Estagnação de Sangue do Fígado 507
  Subida do *Yang* do Fígado 507
  Agitação do Fogo do Fígado 508
  Vento do Fígado 509
  Fleuma 509
  Umidade 511

Estatísticas de Pacientes 513

Diagnóstico Diferencial Ocidental 514
  Nefrite Crônica 514
  Febre Glandular (Mononucleose) 514
  Síndrome de Fadiga Crônica 514
  Carcinoma 515
  Doença de Addison 515
  Hipotireoidismo 515
  Diabetes mellitus 515

Deficiência
- Deficiência do *Qi* do Pulmão
- Deficiência do *Qi* do Baço
- Deficiência do *Qi* do Coração
- Deficiência do *Yang* do Coração
- Deficiência do *Yang* do Baço
- Deficiência do *Yang* do Rim
- Deficiência de Sangue do Coração
- Deficiência de Sangue do Fígado
- Deficiência de Sangue do Baço
- Deficiência do *Yin* do Pulmão
- Deficiência do *Yin* do Coração
- Deficiência do *Yin* do Estômago e do Baço
- Deficiência do *Yin* do Fígado
- Deficiência do *Yin* do Rim

Excesso
- Estagnação de *Qi* do Fígado
- Estagnação de Sangue do Fígado
- Subida do *Yang* do Fígado
- Agitação do Fogo do Fígado
- Vento do Fígado
- Fleuma
- Umidade

Fadiga

A fadiga é um dos sintomas mais comuns entre os pacientes ocidentais. É, com frequência, o sintoma principal ou o único na queixa de um paciente. A fadiga, como sintoma fundamental, é discutida na medicina chinesa sob o título de "exaustão" (*Xu Lao*), no qual *xu* é o mesmo termo que "deficiência" e *lao* significa "fadiga", e o termo *Xu Lao* significa literalmente "fadiga de deficiência". Embora, no sentido exato, "exaustão" (*Xu Lao*) indique condição mais grave que apenas fadiga, pode-se aplicar a mesma identificação de padrões ao tratamento de "fadiga".

Portanto, em chinês, o mesmo termo "exaustão" descreve não apenas um sintoma, isto é, fadiga, mas também sua causa subjacente, ou seja, deficiência do *Qi* do corpo. Entretanto, a fadiga não é necessariamente sempre causada por deficiência; pode, algumas vezes, ser causada por condição de excesso.

> **!**
> ■ Fadiga nem sempre é causada por condição de deficiência; pode também ser causada por condição de excesso

Um exemplo muito simples é o tipo de fadiga que é experimentada durante o resfriado ou a gripe, isto é, invasão de Vento-Frio ou de Vento-Calor exterior, as quais são, por definição, condições de excesso. Em muitos casos, evidentemente, a fadiga pode ser o resultado de uma interação entre deficiência e excesso. Neste capítulo, portanto, examinaremos algumas causas de fadiga por excesso, além das causas por deficiência, que são geralmente consideradas sob o título "exaustão" (*Xu Lao*).

O *Clássico das Dificuldades* discute os "cinco esgotamentos" (*wu sun*) no capítulo 14 e declara[1]:

No esgotamento da pele [ou seja, Pulmão], *a pele se contrai e os cabelos caem; no esgotamento dos vasos sanguíneos* [ou seja, Coração], *os vasos tornam-se deficientes e o Sangue não pode nutrir os Órgãos Internos; no esgotamento dos músculos* [ou seja, Baço], *os músculos tornam-se finos e o alimento não pode nutri-los; no esgotamento dos tendões* [ou seja, Fígado], *os tendões se enfraquecem e não podem suportar o corpo e as mãos não podem segurar; no esgotamento dos ossos* [ou seja, Rim], *os ossos murcham e o indivíduo não pode levantar da cama... No esgotamento do Pulmão, tonificar o Qi; no esgotamento do Coração, harmonizar Qi Defensivo e Qi Nutritivo; no esgotamento do Baço, regular a alimentação e proteger o corpo do frio e do calor extremos; no esgotamento do Fígado, acalmar o Centro* [com ervas doces]; *no esgotamento do Rim, nutrir a Essência.*

O conceito de "esgotamento" é similar ao de "exaustão".

O *Essential Prescriptions of the Golden Chest* (*Jin Gui Yao Lue Fang*, 200 d.C.), de Zhang Zhong Jing, introduz, pela primeira vez, o termo "exaustão" (*Xu Lao*), no capítulo 6, e afirma: *"Quando o pulso é grande, porém vazio, nos pacientes do sexo masculino, isso indica exaustão extrema por esforço excessivo"*[2].

A referência do Dr. Zhang para um pulso que é "grande, porém vazio" é interessante, uma vez que o encontro em minha prática. Com muita frequência, quando um indivíduo estiver se exercitando demais, o pulso se torna ligeiramente transbordante, mas vazio; isto ocorre particularmente no pulso do Coração.

O *Discussion of the Origin of Symptoms in Diseases* (610 d.C.), de Chao Yuan Fang, desenvolve o conceito de exaustão investigando suas causas. O Dr. Chao considera a exaustão proveniente dos "Seis Extremos" e dos "Sete Prejuízos". Os "Seis Extremos" são decorrentes do esforço excessivo do corpo, gerando esgotamento de *Qi*, Sangue, Tendões, Ossos, Músculos e Essência. Os "Sete Prejuízos" referem-se aos danos infligidos aos Órgãos Internos por vários excessos que prejudicam suas energias. Assim[3]:

- Alimentação excessiva prejudica o Baço.
- Raiva excessiva e prolongada prejudica o Fígado e provoca a subida do *Qi*.
- Levantar excesso de peso ou sentar em chão úmido prejudica o Rim.
- Exposição ao frio e beber líquidos frios prejudica o Pulmão.
- Excesso de preocupação e de pensamentos prejudica o Coração.
- Vento, chuva, frio e calor prejudicam o corpo.
- Medo, ansiedade e choque prejudicam a Mente.

O *Questões Simples* (*Su Wen*), no capítulo 23, lista cinco "excessos" que prejudicam os Órgãos Internos[4]:

O uso excessivo dos olhos prejudica o Sangue [ou seja, o Coração]; *deitar em excesso prejudica o* Qi [ou seja, o Pulmão]; *sentar em excesso prejudica os músculos* [ou seja, o Baço]; *ficar em pé em excesso prejudica os ossos* [ou seja, o Rim]; *exercício em excesso prejudica os tendões* [ou seja, o Fígado].

A associação entre uso excessivo dos olhos e Coração (em vez de Fígado, como era de se esperar) é interessante. Se o uso excessivo dos olhos prejudica o Coração, deve afetar a Mente (*Shen*); pode-se, portanto, imaginar o prejuízo infligido à Mente das crianças (*Shen*) assistindo TV excessivamente, jogando *videogame* e olhando fixamente para a tela do computador.

Durante séculos, vários médicos discutiram o tratamento da Exaustão a partir de suas próprias visões e graus de importância. Por exemplo, *Li Dong Yuan*, autor do famoso *Discussion on Stomach and Spleen* (*Pi Wei Lun*, 1246), considerava a deficiência do Estômago e do Baço como a principal causa de exaustão. Zhu Dan Xi, autor do *Secrets of Dan Xi* (*Dan Xi Xin Fa*, 1347), enfatizou a deficiência do *Yin* do Rim e do Fígado como causa de exaustão, defendendo a nutrição do *Yin* e a eliminação do Calor.

Zhang Jie Bin, autor do *Classic of Categories* (*Lei Jing*,1624) e do *Complete Book of Jing Yue* (*Ding Yue Juan Shu*, 1624), defendeu a tonificação do Rim para o tratamento da Exaustão. *Zhu Qi Shi* (1463-1539) considerou Pulmão, Baço e Rim como os três órgãos mais importantes para tratar na exaustão. Afirmou em seu livro *Original Mirror on Regulation of Exhaustion*[5]:

Para tratar exaustão, há três raízes: Pulmão, Baço e Rim. O Pulmão é como o "céu" dos Órgãos Internos, o Baço é como a "mãe" do corpo e o Rim é como a "raiz" da vida. Cuida-se destes três órgãos para tratar exaustão.

O Dr. Zhu indicou Baço e Pulmão como os dois principais órgãos a serem tratados nos casos de fadiga crônica: o Baço para deficiência do *Yang* e o Pulmão para deficiência do *Yin*. Cada um deles pode eventualmente dar origem à deficiência de *Yin* ou *Yang* do Rim, e a deficiência do *Yang* pode gerar deficiência do *Yin* ou vice-versa. O Dr. Zhu declara[6]:

Para tratar deficiência, há dois sistemas interligados: Pulmão ou Baço. Toda doença [deficiência] conduz à deficiência de Yang ou de Yin. A deficiência de Yang, após longo período, pode gerar deficiência de Yin... Deficiência de Yin, após longo período, pode gerar deficiência de Yang... Na deficiência de Yang, tratar o Baço; na deficiência de Yin, tratar o Pulmão.

A discussão de fadiga será administrada sob os seguintes tópicos:

- Etiologia.
- Patologia.
- Identificação de padrões e tratamento.
- Estatísticas de pacientes.
- Diagnóstico diferencial ocidental.

Etiologia

Constituição Fraca

A fraqueza constitucional hereditária é uma causa óbvia e frequente de fadiga crônica. A constituição do indivíduo é determinada por vários fatores: constituição dos pais em geral, saúde e idade dos progenitores no momento da concepção, condições da gravidez e do desenvolvimento infantil. *Zhu Qi Shi* considerou a constituição inata como uma das causas de fadiga crônica, afirmando[7]:

Causas hereditárias de fadiga são provenientes de um dos pais muito idoso, de exaustão ou doença no momento da concepção. [Pode também ser proveniente] das condições da gravidez...

Causas e manifestações da fraqueza constitucional hereditária já foram discutidas no capítulo *Cefaleias* (Cap. 1). É importante mostrar, porém, que uma fraqueza constitucional herdada pode se manifestar em quaisquer dos cinco principais órgãos *Yin*, não apenas no Rim. Pelo fato do Rim armazenar as Essências Pré-natal e Pós-natal, alguns indivíduos identificam a fraqueza constitucional herdada apenas como fraqueza do Rim. Não é só isso, pode-se herdar uma constituição fraca em qualquer um dos cinco órgãos *Yin*. Os sinais de fraqueza constitucional hereditária para cada órgão são os seguintes:

- *Coração*: nervosismo e sono perturbado na infância, coloração azulada na testa e fissura relativamente profunda na linha média da língua, atingindo a área imediatamente atrás da ponta.

- *Pulmão*: propensão a resfriado e a doenças do peito na infância, tórax magro, compleição pálida, voz fraca e pulso nas duas posições Anteriores sentidos mais medialmente e corridos na direção do polegar (ver Fig. 1.1).
- *Baço*: músculos fracos e cansaço físico na infância, pouco apetite, distúrbios digestivos na infância e compleição amarelada.
- *Fígado*: miopia e cefaleias na infância, compleição esverdeada, infertilidade primária ou amenorreia nas mulheres.
- *Rim*: enurese noturna e temores na infância com coloração azulada no queixo, debilidade óssea ou do desenvolvimento cerebral, infertilidade primária nas mulheres, esterilidade nos homens, envelhecimento prematuro e cabelos grisalhos.

!

Fraqueza Constitucional dos Órgãos Internos

- *Coração*: nervosismo e sono perturbado na infância, coloração azulada na testa e fissura relativamente profunda na linha média da língua, atingindo a área imediatamente atrás da ponta
- *Pulmão*: propensão a resfriado e a doenças do peito na infância, tórax magro, compleição pálida, voz fraca e pulso nas duas posições Anteriores sentidos mais medialmente e corridos na direção do polegar (ver Fig. 1.1)
- *Baço*: músculos fracos e cansaço físico na infância, pouco apetite, distúrbios digestivos na infância e compleição amarelada
- *Fígado*: miopia e cefaleias na infância, compleição esverdeada, infertilidade primária ou amenorreia nas mulheres
- *Rim*: enurese noturna e temores na infância com coloração azulada no queixo, debilidade óssea ou do desenvolvimento cerebral, infertilidade primária nas mulheres, esterilidade nos homens, envelhecimento prematuro e cabelos grisalhos

---

Sobrecarga de Trabalho

A expressão "sobrecarga de trabalho" significa, neste caso, horas excessivas de trabalho sem descanso adequado e trabalho sob condições estressantes. Um equilíbrio apropriado entre repouso e trabalho é essencial para a saúde, e vários quadros de fadiga crônica são simplesmente provenientes de excesso de trabalho sem descanso adequado. Na verdade, em muitos casos, o repouso é o único tratamento necessário para fadiga crônica.

A sobrecarga de trabalho no sentido descrito anteriormente é uma das causas mais comuns de fadiga crônica, especialmente nas sociedades industriais modernas, nas quais o ritmo de vida tem se tornado realmente muito rápido. Pressão, competitividade, demandas financeiras e uma "ética de trabalho" mal orientada contribuem para a criação de condições de sobrecarga de trabalho. Em algumas sociedades, a ideia de repousar parece fora de moda e quase um pecado.

Quando os períodos de trabalho são alternados com descanso adequado, o corpo tem uma chance de se recuperar e nenhuma doença efetiva irá advir do trabalho. Realmente, a inatividade também é uma causa de doença na medicina chinesa, gerando estagnação de *Qi* e, algumas vezes, deficiência do *Qi* do Pulmão. Entretanto, quando um indivíduo trabalha pesado ou trabalha muitas horas sem o devido descanso, o corpo não tem tempo de se recuperar. Tal situação faz com que o corpo utilize as reservas de energia, isto é, a Essência do Rim. Por esta razão, a deficiência do Rim é o resultado frequente de excesso de trabalho.

Na medicina chinesa, desde a Antiguidade, o excesso de trabalho tem sido considerado como causa de doença, o surgimento de doenças a partir de longas horas de trabalho sob condições de estresse não é uma característica exclusiva de nossos tempos, mas também da China antiga durante certos períodos históricos. As condições de vida eram difíceis na China; por exemplo, durante a dinastia Yuan (1271-1368), o povo tinha que trabalhar muito intensamente sob estresse, o que, como sabemos, esgota o *Yin*; alguns médicos acreditam que essa foi a razão do desenvolvimento, naquela época, da Escola de Nutrição do *Yin* (da qual Zhu Dan Xi foi o principal defensor).

Zhang Jie Bin escreveu em seu livro *The Complete Book of Jing Yue* (1624): *"Não conhecer os limites de resistência e esforçar-se cada vez mais resultará em exaustão."*[8] Esta descrição representa de forma admirável o comportamento de muitos indivíduos em nossos tempos.

"Sobrecarga de trabalho" é um termo geral que inclui vários tipos diferentes de trabalho excessivo que geram doença. Por exemplo, o trabalho que exige horas de permanência em pé, sem intervalos para sentar ou deitar, pode prejudicar o Rim. O trabalho mental excessivo e o esforço dos olhos mediante um monitor de computador podem enfraquecer o Sangue do Coração e do Fígado. O trabalho mental durante muitas horas, em condições de grande estresse, combinado com alimentação irregular podem enfraquecer o *Yin* de Estômago e do Rim.

A definição de "sobrecarga de trabalho" também depende da idade do indivíduo; obviamente, um indivíduo de 30 anos de idade pode trabalhar mais pesado que um indivíduo de 65 anos. Pacientes ocidentais parecem achar difícil compreender este axioma muito simples. Observei durante os anos muitos pacientes em seus cinquenta ou sessenta anos que diziam: *"Mas eu podia fazer antes, por que não posso agora?!".*

A importância de aconselhar pacientes sobre a quantidade de trabalho que é suficiente para suas constituição e idade não pode ser subestimada. Em muitos casos, o descanso e o reajustamento de seus horários são o que eles necessitam.

A cultura chinesa coloca grande ênfase na importância de uma rotina de trabalho adequada e de descanso para preservar o *Qi* do indivíduo. Muitos pacientes parecem pensar que uma ou duas semanas de férias por ano podem restabelecer sua energia após um ano inteiro de atividade frenética de trabalho. As coisas não acontecem dessa maneira: o mais importante não é ter uma ou duas semanas de férias por ano, porém organizar seu estilo de vida de determinada maneira que a rotina de trabalho diária não esvazie o *Qi* do indivíduo.

Esforço Físico Excessivo

Esta expressão inclui esforço físico excessivo no curso do trabalho (como cultivo ou trabalho manual) e excesso de exercício ou atividades esportivas. O trabalho físico excessivo sem descanso enfraquece músculos e Baço. Levantamento excessivo de peso prejudica o Rim.

Excesso de atividade física prejudica os tendões, gerando, após alguns anos, deficiência de Sangue do Fígado ou de *Yin* do Fígado. Esse fato se manifesta com rigidez, entorpecimento e espasmos das pernas.

Dieta

Alimentação inadequada é obviamente causa muito importante de fadiga crônica. A alimentação irregular enfraquece direta e muito facilmente Estômago e Baço, causando, por conseguinte, fadiga crônica, uma vez que Estômago e Baço são a origem de *Qi* e Sangue.

Em primeiro lugar, dietas emagrecedoras podem gerar má nutrição do corpo e, obviamente, fadiga, em razão do prejuízo do Baço. Em casos extremos, podem causar anorexia, que obviamente é um caso muito grave de fadiga crônica (além de suas implicações psicológicas óbvias).

Alimentação excessiva pode também gerar fadiga crônica, uma vez que força Estômago e Baço e causa retenção de alimento.

Hábitos alimentares irregulares constituem outra causa muito frequente de enfraquecimento de Estômago e Baço: alimentar-se muito tarde à noite, comer com pressa, discussões sobre negócios durante as refeições, ler ao alimentar-se, fazer uma "alimentação rápida" em pé ou à mesa de trabalho, voltar a trabalhar logo após a refeição, comer muito rápido, alimentar-se em um estado emocional perturbado, etc. Todas estas situações enfraquecem o *Qi* do Estômago e, consequentemente, o *Yin* do Estômago.

Qualquer desequilíbrio no tipo de alimento ingerido pode também enfraquecer Baço e Estômago. O consumo excessivo de alimentos frios e crus enfraquece o *Yang* do Baço; o consumo excessivo de carne, alimentos condimentados e bebidas alcoólicas geram Calor do Estômago; o consumo excessivo de alimentos ácidos (como vinagre, iogurte, maçãs ácidas, toranjas, laranjas, picles) pode incitar o *Yang* do Fígado; o consumo excessivo de laticínios gera Fleuma-Umidade; o consumo excessivo de fritura e alimentos gordurosos gera Umidade-Calor. A primeira condição (deficiência do *Yang* do Baço) é uma causa de um tipo de deficiência muito frequente de fadiga crônica. As demais condições (Calor do Estômago, subida do *Yang* do Fígado, Fleuma-Umidade e Calor-Umidade) podem constituir-se em causas de fadiga crônica do tipo excesso, que serão explicadas brevemente.

Doença Grave

Qualquer doença grave e prolongada pode resultar em deficiência do Baço e, portanto, em fadiga crônica. Exemplos de tais doenças são: gripe, bronquite, pneumonia, coqueluche, sarampo e meningite. Obviamente, o câncer também conduz à fadiga crônica.

Em particular, as doenças do Calor também podem gerar deficiência de *Yin*, uma vez que o Calor apresenta tendência a "queimar" os fluidos corporais. Uma causa cada vez mais comum de fadiga crônica é a deficiência de *Qi* e/ou de *Yin*, que ocorre após invasão de Vento--Calor exterior, isto é, após gripe, resfriado comum ou infecção das vias respiratória superiores. Tal situação muitas vezes resulta em Síndrome de Fadiga Crônica, a qual será discutida separadamente (Cap. 41).

Atividade Sexual Excessiva

Atividade sexual excessiva causa deficiência do Rim. Como causa de doença, é mais comum entre homens do que entre mulheres. Evidentemente é impossível definir um nível "normal" de atividade sexual, uma vez que depende da constituição geral do indivíduo e de sua condição em particular no ato sexual. Quanto mais forte a constituição e mais saudável a condição, mais o indivíduo pode se envolver com sexo sem causar efeitos prejudiciais. Por outro lado, um indivíduo de constituição fraca ou com pouca saúde deve restringir sua atividade sexual. Em quaisquer casos, se o indivíduo sentir fadiga acentuada, dor na região dorsal inferior e tontura após relação sexual, esses sintomas indicam certamente que o nível de atividade sexual é excessivo.

É importante ao profissional que exerce medicina chinesa estar atento a esta causa particular de doença, uma vez que a maioria das pessoas desconhece que a atividade sexual excessiva pode ser nociva ou mesmo que deve abster-se de sexo durante uma doença aguda.

Parto

Logo após o parto, a mulher apresenta-se obviamente muito cansada, tendo em vista que *Qi* e Sangue estão esgotados pelas demandas da gravidez e do parto. Após o parto, a condição do corpo da mulher é muito vulnerável e devem ser tomados alguns cuidados para manter uma alimentação saudável e repouso suficiente. Infelizmente, as exigências das sociedades industriais modernas fazem as mulheres deixar o repouso em seguida ou até mesmo voltarem a trabalhar apenas alguns dias após o parto. Essa situação definitivamente gera deficiência de Sangue do Fígado e, por conseguinte, fadiga crônica. Em alguns casos, pode também causar depressão pós-parto.

Todas as precauções que se aplicam após o parto são válidas também no caso de aborto. O aborto é ainda menos avaliado pelas mulheres; após um aborto, a maioria das mulheres, como de costume, simplesmente segue adiante. Do ponto de vista do *Qi* e do Sangue, um aborto é tão enfraquecedor quanto o parto, pois muitas vezes envolve perda substancial de sangue. De fato, há um ditado que diz: *"Um aborto é mais sério que um parto"*[9].

Drogas "Recreativas"

O uso prolongado e contínuo de drogas como maconha, êxtase, dietilamida do ácido lisérgico (LSD, *lysergic acid diethylamide*), cocaína ou heroína é uma causa moderna e importante de fadiga crônica e letargia. Pesquisadores têm chamado o estado proveniente do uso prolongado de maconha de "síndrome de motivação", consistindo em sensação de intranquilidade, impressão de não ser completamente capaz e total letargia.[10]

Resumo

Etiologia

- Constituição fraca:
  - *Coração*: nervosismo e sono perturbado na infância, coloração azulada na testa e fissura relativamente profunda na linha média da língua, atingindo a área imediatamente atrás da ponta
  - *Pulmão*: propensão a resfriado e a doenças do peito na infância, tórax magro, compleição pálida, voz fraca e pulso nas duas posições Anteriores sentidos mais medialmente e corridos na direção do polegar
  - *Baço*: músculos fracos e cansaço físico na infância, pouco apetite, distúrbios digestivos na infância e compleição amarelada
  - *Fígado*: miopia e cefaleias na infância, compleição esverdeada, infertilidade primária ou amenorreia nas mulheres
  - *Rim*: enurese noturna e temores na infância com coloração azulada no queixo, debilidade óssea ou de desenvolvimento cerebral, infertilidade primária nas mulheres, esterilidade nos homens, envelhecimento prematuro e cabelos grisalhos
- Sobrecarga de trabalho
- Esforço físico excessivo
- Dieta
- Doença grave
- Atividade sexual excessiva
- Parto
- Drogas "recreativas"

Patologia

Embora o termo exaustão (*Xu Lao*) tenha, por definição, o significado de fadiga proveniente de deficiência, a fadiga crônica pode também resultar de condição de excesso, conforme as observações constantes na introdução deste capítulo. Há basicamente três possibilidades:

- Deficiência.
- Combinação de deficiência e excesso (por exemplo, estagnação do *Qi* do Fígado induzindo deficiência de *Qi* do Baço e, consequentemente, fadiga).
- Excesso.

Se por um lado se compreende facilmente como as duas primeiras condições podem resultar em fadiga, por outro lado, pode ser mais difícil entender como uma condição de Excesso pode causar fadiga. Basicamente, isso ocorre pela obstrução do próprio movimento de transformação e circulação do *Qi* e do Sangue. Por exemplo, a estagnação do *Qi* do Fígado é uma causa frequente de fadiga. Como pode causar fadiga mesmo sem deficiência de Estômago e Baço? O Fígado assegura o fluxo homogêneo do *Qi* em todas as partes do corpo e em todos os órgãos, além de regular a entrada/saída e a ascendência/descendência do *Qi*. É fácil de entender, portanto, que, se o *Qi* do Fígado está estagnado, a própria direção do movimento e da circulação do *Qi* fica prejudicada, resultando necessariamente em fadiga.

Pode-se compreender este conceito estudando-se a prescrição da erva *Si Ni San* (Pó das Quatro Rebeliões), composta por *Chai Hu* (*Radix Bupleuri*), *Bai Shao* (*Radix Paeoniae albae*), *Zhi Shi* (*Fructus Aurantii immaturus*) e *Gan Cao* (*Radix Glycyrrhizae uralensis*), que resolve a estagnação do *Qi* do Fígado. Uma das indicações para a utilização desta prescrição é mãos frias: as mãos estão frias não por deficiência de *Yang*, mas porque a estagnação de *Qi* do Fígado obstrui a circulação correta do *Qi*. Exatamente o mesmo pensamento pode ser aplicado ao sintoma de fadiga: ele pode derivar não apenas de deficiência, mas também do prejuízo no movimento e na circulação do *Qi* causado pela estagnação do *Qi* do Fígado.

As condições de excesso que mais facilmente resultam em fadiga crônica são:

- Estagnação do *Q*i do Fígado.
- Estagnação do Sangue do Fígado.
- Subida do *Yang* do Fígado.
- Agitação do Fogo do Fígado.
- Vento do Fígado.
- Fleuma.
- Umidade.

As cinco primeiras condições pertencem ao Fígado e à função do Fígado de assegurar o fluxo homogêneo de *Qi*. As duas últimas condições, Fleuma e Umidade, são causas muito frequentes de fadiga crônica do tipo excesso. Embora ambas sejam provenientes de deficiência do *Qi* do Baço, a qual também, por si, causa fadiga, Fleuma e Umidade causam fadiga por si sós, uma vez que obstruem o movimento e a transformação do *Qi*.

Tendo diferenciado se a fadiga é causada por condição de deficiência ou excesso, no caso de deficiência, o próximo passo lógico é identificar qual o tipo, isto é, se há deficiência de *Qi*, *Yang*, Sangue ou *Yin*. Diferenciar estes quatro tipos de deficiência é extremamente importante para um tratamento de sucesso, particularmente com ervas. Diferenciar estes quatro tipos de deficiência está, entretanto, intimamente ligado a identificar o órgão envolvido, que é o terceiro passo no diagnóstico da causa de fadiga.

Além de diferenciar a deficiência de *Qi*, *Yang*, Sangue e *Yin*, podemos ter uma ideia do Órgão Interno envolvido de acordo com as seguintes manifestações:

- *Pulmão*: tosse, encurtamento da respiração, transpiração espontânea, propensão a pegar resfriado, perda da voz.
- *Baço*: pouco apetite, leve distensão abdominal, fezes amolecidas.
- *Coração*: palpitações, fadiga extrema.
- *Fígado*: cefaleias, visão turva, imagens flutuantes no campo visual, olhos secos, câimbras, dor do hipocôndrio.
- *Rim*: dor na região dorsal inferior, tontura, tinido, micção frequente.

Dentre os órgãos *Yin*, o mais frequentemente responsável por fadiga crônica é evidentemente o Baço. Uma deficiência do Baço é muitas vezes acompanhada por deficiência do Estômago, os dois órgãos são a origem do *Qi* e do Sangue e, portanto, representam causa extremamente frequente de fadiga por Deficiência.

O Baço apresenta um papel proeminente na patologia da fadiga também em virtude de ser o Órgão Interno ao centro da patologia de vários outros órgãos. Por exemplo, a deficiência do *Qi* do Baço está, com muita frequência, associada à deficiência do *Qi* do Estômago. O *Qi* do Baço deficiente falha em produzir Sangue, e este fato pode gerar não apenas deficiência de Sangue do próprio Baço, mas também do Coração ou do Fígado. A deficiência do *Yang* do Baço muitas vezes gera deficiência do *Yang* do Rim (Fig. 20.1).

Uma deficiência de Sangue do Fígado é também uma causa frequente de fadiga crônica. O Fígado regula o volume de Sangue de acordo com a atividade física, fluindo para músculos e tendões durante o exercício e fluindo de volta para o Fígado durante o repouso. O fluxo de Sangue de volta ao Fígado durante o repouso possui um efeito de tonificação sobre o corpo, auxiliando na recuperação da energia. Por esta razão, um breve período de descanso deitando-se durante o dia ajuda o corpo a recuperar a energia. Este conceito aparece, em primeiro lugar, no capítulo 9 do *Questões Simples*, o qual menciona: *"O Fígado tem função reguladora* [literalmente 'representa a Raiz da interrupção dos extremos']..."[11].

A maioria dos médicos concorda que o Fígado é responsável pela resistência quando o Sangue estiver abundante, e pela fadiga quando o Sangue estiver deficiente. O Fígado é também responsável pela fadiga crônica em condições de excesso, tais como estagnação do *Qi* do Fígado, subida do *Yang* do Fígado ou do Fogo do Fígado e Vento do Fígado, como explicado anteriormente.

O Pulmão causa fadiga crônica no caso de deficiência do *Qi* ou do *Yin* do Pulmão. As duas deficiências, muitas vezes, seguem resfriado, gripe ou infecção grave das vias respiratórias superiores.

A deficiência do *Qi* ou do Sangue do Coração causando fadiga é, muitas vezes, resultado de problemas

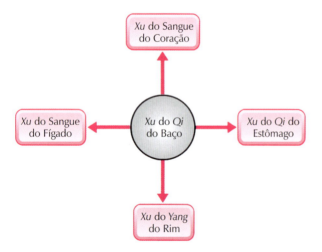

Figura 20.1 – Patologia do Baço na fadiga.

emocionais persistentes, tais como tristeza, aflição ou preocupação.

A deficiência do Rim representa, com frequência, causa de fadiga crônica, particularmente em quadros de longa permanência. De fato, uma deficiência de quaisquer outros órgãos *Yin* pode levar à deficiência de Rim após um longo período. Em particular, deficiência do Baço muitas vezes gera deficiência do *Yang* do Rim, ao passo que deficiência de Sangue do Fígado frequentemente gera deficiência do *Yin* do Rim.

Resumindo, as quatro etapas na identificação da causa de fadiga crônica são:

1. Distinguir Deficiência e Excesso.
2. No caso de Deficiência, distinguir deficiência de *Qi*, *Yang*, Sangue ou *Yin*.
3. No caso de Excesso, distinguir qual fator patogênico está envolvido.
4. Identificar o órgão envolvido.

Resumo

Patologia

■ Há basicamente três possibilidades:
  – Deficiência
  – Combinação de deficiência e excesso (por exemplo, estagnação do *Qi* do Fígado induzindo deficiência de *Qi* do Baço e, consequentemente, fadiga)
  – Excesso
■ As condições de excesso que mais facilmente resultam em fadiga crônica são:
  – Estagnação do *Qi* do Fígado
  – Estagnação do Sangue do Fígado
  – Subida do *Yang* do Fígado
  – Agitação do Fogo do Fígado
  – Vento do Fígado
  – Fleuma
  – Umidade
■ No caso de Deficiência, o próximo passo é identificar o tipo, isto é, se há deficiência de:
  – *Qi*
  – *Yang*
  – Sangue
  – *Yin*
■ Além de diferenciar a deficiência de *Qi*, *Yang*, Sangue e *Yin*, podemos ter uma ideia do Órgão Interno envolvido de acordo com as seguintes manifestações:
  – *Pulmão*: tosse, encurtamento da respiração, transpiração espontânea, propensão a pegar resfriado, perda da voz
  – *Baço*: pouco apetite, leve distensão abdominal, fezes amolecidas
  – *Coração*: palpitações, fadiga extrema
  – *Fígado*: cefaleias, visão turva, imagens flutuantes no campo visual, olhos secos, câimbras, dor do hipocôndrio
  – *Rim*: dor na região dorsal inferior, tontura, tinido, micção frequente
■ Resumindo, as quatro etapas na identificação da causa de fadiga crônica são:
  1. Distinguir deficiência e excesso
  2. No caso de Deficiência, distinguir deficiência de *Qi*, *Yang*, Sangue ou *Yin*
  3. No caso de excesso, distinguir qual fator patogênico está envolvido
  4. Identificar o órgão envolvido

Identificação de Padrões e Tratamento

978-85-7241-817-1

Os padrões analisados serão:

Deficiência

- Deficiência do *Qi* do Pulmão.
- Deficiência do *Qi* do Baço.
- Deficiência do *Qi* do Coração.
- Deficiência do *Yang* do Coração.
- Deficiência do *Yang* do Baço.
- Deficiência do *Yang* do Rim.
- Deficiência do Sangue do Coração.
- Deficiência do Sangue do Fígado.
- Deficiência do Sangue do Baço.
- Deficiência do *Yin* do Pulmão.
- Deficiência do *Yin* do Coração.
- Deficiência do *Yin* do Estômago e do Baço.
- Deficiência do *Yin* do Fígado.
- Deficiência do *Yin* do Rim.

Excesso

- Estagnação do *Qi* do Fígado.
- Estagnação do Sangue do Fígado.
- Subida do *Yang* do Fígado.
- Agitação do Fogo do Fígado.
- Vento do Fígado.
- Fleuma.
- Umidade.

Evidentemente, esses padrões não ocorrem isoladamente, manifestando-se muitas vezes de forma combinada. A seguir, apresentam-se exemplos de combinações comuns:

- Deficiência do *Qi* do Pulmão e do *Qi* do Baço.
- Deficiência do *Yang* do Baço e do *Yang* do Rim.
- Deficiência do Sangue do Baço e do Sangue do Fígado.
- Deficiência do *Yin* do Pulmão e do *Yin* do Rim.

A combinação de padrões de deficiência com padrões de excesso também é comum. Alguns exemplos são:

- Deficiência do *Qi* do Baço com Fleuma ou Umidade.
- Deficiência *Qi* do Baço com estagnação do *Qi* do Fígado.
- Deficiência do Sangue do Fígado com estagnação do *Qi* do Fígado.
- Deficiência do Sangue do Fígado com subida do *Yang* do Fígado ou Vento do Fígado.
- Deficiência do *Yin* do Rim com subida do *Yang* do Fígado.

Em todos esses casos, é necessário diagnosticar o aspecto primário da condição para escolher a prescrição correta. Essa avaliação é especialmente importante nas condições combinadas de deficiência e excesso.

DEFICIÊNCIA

DEFICIÊNCIA DE QI

Deficiência do Qi do Pulmão

Manifestações Clínicas

Fadiga, leve falta de ar, voz fraca, compleição pálida e branca, leve transpiração espontânea, propensão a resfriados, timidez.

Pulso: Fraco ou Vazio particularmente na posição Anterior esquerda.

Língua: levemente Pálida.

Esta condição muitas vezes resulta da invasão de Vento exterior que se dirige ao tórax. Tosse prolongada resultante dessa invasão pode induzir à deficiência do Qi do Pulmão. Isso ocorre com frequência em fundo de deficiência constitucional do Pulmão e, portanto, uma propensão a pegar resfriados. Repetidas crises de resfriados e tosse, em consequência, enfraquecem o Pulmão. A deficiência constitucional do Pulmão (muitas vezes um resultado de coqueluche na infância) pode se manifestar na língua, por meio de duas fissuras transversais na área do Pulmão (Fig. 20.2).

Princípio de Tratamento

Tonificar o Qi do Pulmão.

Acupuntura

Pontos

P-9 (*Taiyuan*), B-13 (*Feishu*), REN-12 (*Zhongwan*), E-36 (*Zusanli*), REN-6 (*Qihai*). Utilizar método de tonificação em todos os pontos. Moxa pode ser utilizada.

Explicação

- P-9 e B-13 tonificam o Qi do Pulmão. Em se tratando de um ponto Fonte, P-9 é o melhor ponto para tonificar um órgão *Yin*.
- E-36 e REN-12 tonificam Estômago e Qi em geral. São utilizados de acordo com o princípio de "reforçar a Terra para tonificar o Metal", uma vez que a Terra é a mãe do Metal no modelo dos Cinco Elementos. Além disso, REN-12 tonifica o Pulmão, pois seus canais começam na área abaixo deste ponto.
- REN-6 tonifica de Qi em geral, e o trajeto profundo do canal Pulmão flui abaixo deste ponto.

Fitoterapia

Prescrição

BU FEI TANG – Decocção para Tonificar o Pulmão.

Explicação

Essa fórmula tonifica o Qi do Pulmão e o Rim, além de promove a descendência do Qi do Pulmão.

Prescrição

YU PING FENG SAN – Pó do Para-brisa de Jade.

Explicação Essa pequena fórmula (de apenas três ingredientes) tonifica o Qi do Pulmão, fortalece o Qi Defensivo e consolida o Exterior. Como consiste em apenas três ervas, pode ser acrescentada a outras fórmulas quando o Qi Defensivo estiver fraco e o indivíduo for propenso a resfriados.

Prescrição

REN SHEN GE JIE SAN – Pó de *Ginseng-Gecko*.

Explicação Essa fórmula é selecionada se houver falta de ar e asma, as quais ocorrem contra fundo de deficiência de Qi do Pulmão e deficiência do *Yang* do Rim.

Modificações

- Caso haja transpiração espontânea intensa, acrescentar *Mu Li* (*Concha Ostreae*) e *Ma Huang Gen* (*Radix Ephedrae*).
- No caso de deficiência de Qi e de *Yin*, acrescentar *Bie Jia* (*Carapax Trionycis*) e *Di Gu Pi* (*Cortex Lycii*).

> **Resumo**
>
> **Deficiência do Qi do Pulmão**
>
> **Pontos**
>
> - P-9 (*Taiyuan*), B-13 (*Feishu*), REN-12 (*Zhongwan*), E-36 (*Zusanli*), REN-6 (*Qihai*). Utilizar método de tonificação em todos os pontos. Moxa pode ser utilizada
>
> **Fitoterapia**
>
> Prescrição
> - BU FEI TANG – Decocção para Tonificar o Pulmão
>
> Prescrição
> - YU PING FENG SAN – Pó do Para-brisa de Jade
>
> Prescrição
> - REN SHEN GE JIE SAN – Pó de *Ginseng-Gecko*

Deficiência do Qi do Baço

Manifestações Clínicas

Pouco apetite, fadiga, fraqueza muscular, leve sensação desagradável no abdômen após a refeição, fezes amolecidas, compleição amarelada.

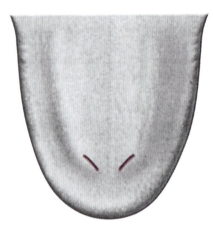

Figura 20.2 – Fissuras do Pulmão.

Língua: Pálida com marcas de dentes.

Pulso: Vazio, especialmente na posição Média direita.

Caso este padrão seja acompanhado por deficiência do *Qi* do Estômago, além das manifestações anteriormente descritas, haverá sensação desconfortável na região epigástrica após ingestão de alimento e o revestimento lingual será sem raiz.

Esta é sem dúvida a causa mais comum de fadiga crônica. O Baço (com o Estômago) é a Raiz do *Qi* Pós-celestial e, como tal, é a origem do *Qi* e do Sangue. Todo *Qi* e Sangue produzido no corpo se originam de Baço e Estômago, e, se estes dois órgãos estiverem fracos, a fadiga será um dos primeiros e mais comuns sintomas a se apresentarem.

A fadiga se apresentará mais pronunciada pela manhã, sendo caracterizada também por sensação de fraqueza dos músculos e lassidão.

Embora este padrão seja caracterizado por perda de apetite, não é incomum nas diferentes sociedades culturais ocidentais que os indivíduos que apresentem deficiência do *Qi* do Baço comam realmente mais que o normal, especialmente pelo hábito constante de "beliscar". Em qualquer caso, ocorrem situações em que o *Qi* do Baço é deficiente e o Estômago apresenta Calor, fazendo com que o indivíduo sinta-se faminto logo após a refeição.

Princípio de Tratamento

Fortalecer o Baço, tonificar o *Qi*.

Acupuntura

Pontos

E-36 (*Zusanli*), BP-3 (*Taibai*), REN-12 (*Zhongwan*), B-20 (*Pishu*), B-21 (*Weishu*). Utilizar método de tonificação em todos os pontos. A moxa é aplicável.

EXPLICAÇÃO

- E-36 e BP-3 tonificam *Qi* do Estômago e do Baço.
- REN-12 é o ponto de Coleta Frontal do Estômago, tonifica Estômago e Baço.
- B-20 e B-21 são pontos de Transporte Dorsal do Baço e do Estômago, respectivamente, e proporcionam estimulação efetiva e forte em casos de deficiência crônica desses dois órgãos. Possuem, em especial, efeito no alívio da fadiga.

Fitoterapia

Prescrição

JIA WEI SI JUN ZI TANG – Variação de Decocção dos Quatro Cavalheiros.

EXPLICAÇÃO Essa fórmula nada mais é que *SI JUN ZI TANG* (Decocção dos Quatro Cavalheiros) com o acréscimo de *Huang Qi* para tonificar o *Qi* e *Bian Dou* para tonificar o *Qi* do Baço e para tratar fezes amolecidas.

Prescrição

SHEN LING BAI ZHU SAN – Pó de *Ginseng-Poria--Atractylodes*.

EXPLICAÇÃO Essa fórmula tonifica o *Qi* do Estômago e do Baço e resolve a Umidade. É selecionada se o revestimento da língua estiver sem raiz.

Prescrição

BU ZHONG YI QI TANG – Decocção para Tonificar o Centro e Beneficiar o *Qi*.

EXPLICAÇÃO Essa fórmula tonifica *Qi* do Baço, eleva *Qi* e humor. É selecionada se o paciente sofrer de depressão.

Remédios dos Três Tesouros

TERRA PRÓSPERA Terra Próspera tonifica o *Qi* do Baço; é uma variação de *Liu Jun Zi Tang*.

MANSÃO CENTRAL Mansão Central é selecionada se, além da deficiência do *Qi* do Baço, houver deficiência do *Qi* do Estômago.

QUEBRAR NUVENS Quebrar Nuvens é uma variação de *Bu Zhong Yi Qi Tang*; tonifica o *Qi* do Baço, eleva *Qi* e melhora o humor. É selecionado se o paciente sofrer de depressão.

> **Resumo**
>
> **Deficiência do *Qi* do Baço**
>
> **Pontos**
> - E-36 (*Zusanli*), BP-3 (*Taibai*), REN-12 (*Zhongwan*), B-20 (*Pishu*), B-21 (*Weishu*). Utilizar método de tonificação em todos os pontos. Moxa é aplicável
>
> **Fitoterapia**
> *Prescrição*
> - *JIA WEI SI JUN ZI TANG* – Variação da Decocção dos Quatro Cavalheiros
>
> *Prescrição*
> - *SHEN LING BAI ZHU SAN* – Pó de *Ginseng-Poria-Atractylodes*
>
> *Prescrição*
> - *BU ZHONG YI QI TANG* – Decocção para Tonificar o Centro e Beneficiar o *Qi*
>
> *Remédios dos Três Tesouros*
> - Terra Próspera
> - Mansão Central
> - Quebrar Nuvens

Deficiência do Qi *do Coração*

Manifestações Clínicas

Fadiga, leve falta de ar mediante exercício, palpitações, transpiração espontânea amena, compleição pálida, depressão.

Língua: Pálida, com fissura na linha média alcançando a ponta.

Pulso: Vazio, especialmente na posição Anterior esquerda.

A fadiga neste padrão é um pouco diferente daquela proveniente de deficiência do *Qi* do Baço. Neste caso, o indivíduo além de se apresentar fisicamente cansado e ligeiramente ofegante, está também mentalmente cansado. Este padrão dificilmente acontece por si só, e pode acompanhar o padrão de deficiência do *Qi* do Baço.

492 Fadiga

Princípio de Tratamento

Fortalecer o Coração, tonificar o *Qi*.

Acupuntura

Pontos

C-5 (*Tongli*), PC-6 (*Neiguan*), B-15 (*Xinshu*), REN-17 (*Shanzhong*), REN-6 (*Qihai*). Utilizar método de tonificação em todos os pontos. Moxa é aplicável.

EXPLICAÇÃO

- C-5 e PC-6 tonificam o *Qi* do Coração.
- B-15 é o ponto de Transporte Dorsal do Coração e tonifica o *Qi* do Coração, especialmente com moxabustão direta.
- REN-17 é o ponto de Coleta Frontal do Aquecedor Superior e tonifica o *Qi* do Pulmão e do Coração.
- REN-6 tonifica o *Qi* em geral.

Fitoterapia

Prescrição

Variação de *SI JUN ZI TANG* – Variação de Decocção dos Quatro Cavalheiros.

EXPLICAÇÃO Essa variação simples da *Decocção dos Quatro de Cavalheiros* apenas consiste no acréscimo de *Wu Wei Zi*, que penetra no Coração.

Resumo

Deficiência do *Qi* do Coração

Pontos

- C-5 (*Tongli*), PC-6 (*Neiguan*), B-15 (*Xinshu*), REN-17 (*Shanzhong*), REN-6 (*Qihai*). Utilizar método de tonificação em todos os pontos. Moxa é aplicável

Fitoterapia

Prescrição

- Variação de *SI JUN ZI TANG* – Variação da Decocção dos Quatro Cavalheiros

---

DEFICIÊNCIA DE YANG

Deficiência do Yang *do Coração*

Manifestações Clínicas

Fadiga, cansaço, encurtamento da respiração mediante exercício, transpiração moderada, sensação de frio, face pálida e brilhante, membros frios (especialmente as mãos), sensação moderada de opressão ou desconforto na região do coração.

Língua: Pálida, úmida, Inchada.

Pulso: Fraco e Profundo. Em casos graves, poderia ser Atado.

Este padrão é similar à deficiência do *Qi* do Coração e pode ser considerada uma progressão dele. Fadiga e cansaço são acentuados e acompanhados por sensação proeminente de frio, isto é, quanto mais cansado o in-divíduo se sentir, mais Frio apresentará. A sensação de fadiga é também acompanhada por um pouco de falta de ar. A sensação desconfortável no tórax é proveniente de estagnação moderada de Sangue no tórax após deficiência de *Yang Qi*.

Princípio de Tratamento

Tonificar o *Qi* do Coração, aquecer o *Yang*.

Acupuntura

Pontos

C-5 (*Tongli*), PC-6 (*Neiguan*), B-15 (*Xinshu*), REN-17 (*Shanzhong*), REN-6 (*Qihai*) e DU-14 (*Dazhui*). Utilizar método de tonificação em todos os pontos. Moxa deve ser utilizada.

EXPLICAÇÃO Os pontos são os mesmos utilizados para tratar deficiência do *Qi* do Coração, com o acréscimo de DU-14, que aquece *Yang* do Coração quando utilizado com moxabustão direta.

Fitoterapia

Prescrição

CHENG YANG LI LAO TANG – Decocção para Regular a Exaustão e Auxiliar o *Yang*.

EXPLICAÇÃO Essa fórmula tonifica o *Qi* do Coração e aquece o *Yang*. Também fortalece o Baço para produzir Sangue. Embora este padrão envolva deficiência de *Yang* e não deficiência de Sangue, é necessário nutrir o Sangue para fortalecer o Coração, uma vez que este governa o Sangue.

Prescrição

GUI ZHI REN SHEN TANG – Decocção de *Ramulus Cinnamomi-Ginseng*.

EXPLICAÇÃO Essa fórmula tonifica o *Yang* do Coração e expele Frio. É selecionada se os sintomas de Frios forem pronunciados.

978-85-7241-817-1

Prescrição

BAO YUAN TANG – Decocção para Proteger o [*Qi*] Original – mais *GUA LOU XIE BAI BAI JIU TANG* – Decocção de *Trichosanthes-Allium*-Vinho Branco.

EXPLICAÇÃO Essas duas fórmulas combinadas tonificam o *Yang* do Coração e expelem o Frio. São selecionadas caso os sintomas de Frio sejam pronunciados e haja também alguma Fleuma.

MODIFICAÇÕES

- Em caso de dor torácica, acrescentar *Yu Jin* (*Tuber Curcumae*) e *Chuan Xiong* (*Radix Chuanxiong*).
- No caso de calafrio pronunciado, acrescentar *Fu Zi* (*Radix Aconiti carmichaeli preparata*). Atenção, pois o uso de *Fu Zi* não é permitido na União Europeia.

> **Resumo**
>
> **Deficiência do *Yang* do Coração**
> ***Pontos***
> - C-5 (*Tongli*), PC-6 (*Neiguan*), B-15 (*Xinshu*), REN-17 (*Shanzhong*), REN-6 (*Qihai*) e DU-14 (*Dazhui*). Utilizar método de tonificação em todos os pontos. Moxa deve ser utilizada
>
> ***Fitoterapia***
> *Prescrição*
> - *CHENG YANG LI LAO TANG* – Decocção para Regular a Exaustão e Auxiliar o *Yang*
>
> *Prescrição*
> - *GUI ZHI REN SHEN TANG* – Decocção de *Ramulus Cinnamomi-Ginseng*
>
> *Prescrição*
> - *BAO YUAN TANG* – Decocção para Proteger o [*Qi*] Original – mais *GUA LOU XIE BAI BAI JIU TANG* – Decocção de *Trichosanthes-Allium*-Vinho Branco

Deficiência do Yang do Baço

Manifestações Clínicas

Fadiga, fraqueza muscular, compleição amarelada, pouco apetite, sensação de frio, membros frios, aversão a falar, fezes amolecidas, dor abdominal moderada.

Língua: Pálida, marcas de dentes, úmida.

Pulso: Fraco, especialmente na posição Média direita.

Este padrão é basicamente o mesmo que o da deficiência do *Qi* do Baço com o acréscimo de sintomas de frio, isto é, sensação de frio e membros frios. A sensação de frio dos membros geralmente se estende para a parte superior dos braços e das coxas e não apenas para mãos e pés.

A fadiga é caracterizada por sensação de fraqueza dos músculos, desejo de deitar e sonolência após as refeições, especialmente no almoço. Na deficiência de *Yang*, a fadiga é mais facilmente manifestada com depressão mental.

A dor abdominal moderada é causada por Frio por deficiência no abdômen. Este padrão é muito comum.

Princípio de Tratamento

Fortalecer o Baço e aquecer o Meio.

Acupuntura

Pontos

E-36 (*Zusanli*), BP-3 (*Taibai*), REN-12 (*Zhongwan*), B-20 (*Pishu*), B-21 (*Weishu*), REN-6 (*Qihai*), DU-20 (*Baihui*). Utilizar método de tonificação em todos os pontos. Moxa deve ser utilizada.

EXPLICAÇÃO
- REN-6, com moxa direta, tonifica o *Yang*.
- DU-20, com moxa, tonifica e eleva o *Yang*. Pode ser utilizado neste caso para tonificar o *Yang* e melhorar o estado de espírito. Este ponto possui um efeito poderoso na melhora do humor do indivíduo e alivia fadiga e depressão. Pode também ser útil se houver diarreia crônica.

- Os demais pontos já foram discutidos no padrão de deficiência do *Qi* do Baço.

Fitoterapia

Prescrição

LI ZHONG WAN – Pílula para Regular o Centro.

EXPLICAÇÃO   Essa é a prescrição clássica do *Discussion of Cold-induced Diseases* para tonificar e aquecer o *Yang* do Baço.

Prescrição

FU ZI LI ZHONG WAN – Pílula de *Aconitum* para Regular o Centro.

EXPLICAÇÃO   Essa fórmula é uma variação de *Li Zhong Wan*, com o acréscimo de *Fu Zi*; é selecionada se os sintomas de Frio forem pronunciados.

MODIFICAÇÕES
- No caso de sintomas pronunciados de Frio interno (tais como, dor abdominal mais grave e diarreia), acrescentar *Gao Liang Jiang* (*Rhizoma Alpiniae officinari*) ou *Ding Xiang* (*Flos Caryophylli*).

> **Resumo**
>
> **Deficiência do *Yang* do Baço**
> ***Pontos***
> - E-36 (*Zusanli*), BP-3 (*Taibai*), REN-12 (*Zhongwan*), B-20 (*Pishu*), B-21 (*Weishu*), REN-6 (*Qihai*), DU-20 (*Baihui*). Utilizar método de tonificação em todos os pontos. Moxa deve ser utilizada
>
> ***Fitoterapia***
> *Prescrição*
> - *LI ZHONG WAN* – Pílula para Regular o Centro
>
> *Prescrição*
> - *FU ZI LI ZHONG WAN* – Pílula de *Aconitum* para Regular o Centro

Deficiência do Yang do Rim

Manifestações Clínicas

Fadiga extrema, exaustão, apatia, depressão mental, perda da força de vontade, ausência de vontade de sair, dor na região dorsal inferior, tontura, tinido, urina pálida e micção frequente, compleição branca brilhante, sensação de frio, membros frios (especialmente as pernas), diarreia, fraqueza nos joelhos, impotência nos homens, perda de desejo sexual em homens e mulheres.

Língua: Pálida, Úmida.

Pulso: Profundo, Lento e Fraco.

Em relação ao padrão deficiência do *Yang* do Baço, este é ainda caracterizado por depressão mental associada à fadiga extrema. O indivíduo sente-se cansado, sem vontade de sair de casa, perde a força de vontade e a iniciativa.

Tendo-se em mente que o Rim é a origem das energias *Yin* e *Yang* do corpo inteiro, é possível, e de fato frequente, que *Yang* e *Yin* do Rim estejam deficientes simultaneamente, embora com predominância de um sobre o outro. Assim, por exemplo, um indivíduo que sofre de deficiência do *Yang* do Rim e manifesta vários dos sintomas anteriormente descritos, pode sofrer também de transpiração noturna, que é um sintoma de deficiência de *Yin* do Rim.

Por esta razão, ao se tonificar o *Yang* do Rim, é necessário acrescentar ervas para tonificar a Essência do Rim (ver adiante); contrariamente, ao se tonificar o *Yin* do Rim, é necessário acrescentar algumas ervas para tonificar o *Yang* do Rim.

Finalmente, a deficiência crônica do *Yang* do Rim quase sempre "inclui" também deficiência do *Yang* do Baço. Baço e Rim são dois órgãos que trabalham intimamente coordenados no movimento, na transformação e na excreção dos fluidos do corpo. Na doença, um afeta o outro, sendo que a deficiência de Baço gera deficiência do Rim ou a deficiência do Rim eventualmente afeta o Baço, especialmente no caso de deficiência de *Yang*. Daí a necessidade de se tonificar Baço e Rim no caso de deficiência do *Yang* do Rim.

Este padrão é uma causa muito comum de fadiga, e frequentemente acontece mais em pessoas de meia-idade; porém, atenção, pois os jovens também podem apresentar este padrão.

Princípio de Tratamento

Aquecer e tonificar o *Yang* do Rim, nutrir a Essência, tonificar o *Yang* do Baço.

Acupuntura

Pontos

R-3 (*Taixi*), R-7 (*Fuliu*), REN-4 (*Guanyuan*), B-23 (*Shenshu*), E-36 (*Zusanli*), B-20 (*Pishu*). Utilizar método de tonificação em todos os pontos. Moxa deve ser utilizada.

EXPLICAÇÃO
- R-3 e R-7, com moxa, tonificam o *Yang* do Rim.
- REN-4, com moxa, tonifica o *Yang* do Rim.
- B-23, ponto de Transporte Dorsal do Rim, com moxa, tonifica o *Yang* do Rim.
- E-36 e B-20 são utilizados para tonificar o Baço, o que é muitas vezes necessário pelos motivos anteriormente descritos.

Fitoterapia

Prescrição
YOU GUI WAN – Pílula Restauradora do [Rim] Direito.

EXPLICAÇÃO   Essa fórmula tonifica o *Yang* do Rim e do Baço.

Remédio dos Três Tesouros

FORTALECER A RAIZ   Fortalecer a Raiz tonifica o *Yang* do Rim e do Baço; é uma variação de *You Gui Wan*.

Resumo

Deficiência do *Yang* do Rim
Pontos
- R-3 (*Taixi*), R-7 (*Fuliu*), REN-4 (*Guanyuan*), B-23 (*Shenshu*), E-36 (*Zusanli*), B-20 (*Pishu*). Utilizar método de tonificação em todos os pontos. Moxa deve ser utilizada

Fitoterapia
Prescrição
- *YOU GUI WAN* – Pílula Restauradora do [Rim] Direito
Remédio dos Três Tesouros
- Fortalecer a Raiz

Caso Clínico

Uma senhora de 61 anos de idade queixava-se de dor na região dorsal inferior desde que tinha 13 anos, seguindo uma crise de poliomielite. A dor melhorava ao repousar, piorava ao ficar em pé. A principal queixa, entretanto, era exaustão intensa. Sentia, ainda, frio com facilidade, tinha que urinar à noite e seus tornozelos apresentavam-se edemaciados. A urina fora sempre pálida, porém recentemente ficava ocasionalmente escura. Sofria também há muito tempo de obstipação. O sono não era tranquilo, e muitas vezes a paciente acordava à noite com boca seca. A memória estava debilitada, e frequentemente sentia-se atordoada e com ruído auditivo. Finalmente, queixava-se também de palpitações moderadas e gosto ligeiramente amargo.

A paciente tinha três filhos. No passado, submeteu-se à miomectomia para remover fibromas do útero, uma cirurgia da bexiga para corrigir um prolapso e finalmente uma histerectomia aos 39 anos.

O pulso estava muito Profundo, Fraco e Lento (60bpm). Nas duas posições Posteriores (Rim), apresentava-se especialmente Fraco e Profundo; nas posições Anteriores (Coração e Pulmão), estava relativamente Transbordante.

A língua apresentava-se Pálida, Inchada e seca (Prancha 20.1).

Diagnóstico   Este caso é um bom exemplo de deficiência simultânea do *Yang* do Rim e do *Yin* do Rim, com predominância de deficiência do *Yang* do Rim. A deficiência do *Yin* do Rim leva ao desenvolvimento de Calor por Deficiência do Coração.

As manifestações de deficiência do *Yang* do Rim são: exaustão, sensação de frio, obstipação (fezes não secas), nictúria com urina pálida, edema dos tornozelos, pulso Profundo, Fraco e Lento e língua Pálida.

As manifestações de deficiência do *Yin* do Rim são: tontura, tinido, urina escura (às vezes), memória debilitada, boca seca e língua seca.

As manifestações de Calor do Coração por Deficiência são: insônia, gosto amargo, palpitações

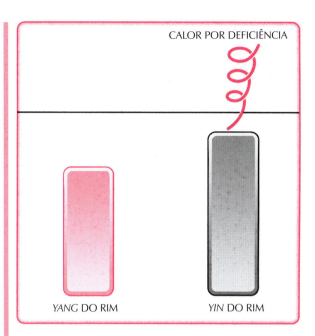

Figura 20.3 – Patologia do caso clínico.

e pulso ligeiramente Transbordante nas duas posições Anteriores.

Esta condição pode ser representada de maneira diagramática na Figura 20.3.

Princípio de tratamento Esta paciente foi tratada com acupuntura e fitoterapia. O princípio de tratamento utilizado foi tonificar primeiramente o *Yang* do Rim e posteriormente o *Yin* do Rim. Não é necessário ocupar-se especificamente com Calor por Deficiência do Coração, uma vez que suas manifestações são brandas e serão simplesmente resolvidas ao se tratar a deficiência do *Yin* do Rim que está causando este Calor.

Acupuntura
- P-7 (*Lieque*) no lado direito e R-6 (*Zhaohai*) no lado esquerdo; pontos de abertura do Vaso Concepção foram utilizados a cada sessão para tonificar o Rim.
- E-36 (*Zusanli*), BP-6 (*Sanyinjiao*) e B-20 (*Pishu*) foram utilizados para tonificar o Baço (é sempre essencial tonificar o Baço em deficiência crônica do Rim).
- B-23 (*Shenshu*) e R-7 (*Fuliu*) foram utilizados para tonificar o *Yang* do Rim e eliminar edema.
- *Shiqizhuixia*, ponto extra abaixo da quinta vértebra lombar, foi utilizado para aliviar a dor nas costas.

Fitoterapia Para o tratamento com ervas foram utilizados apenas remédios patenteados. *Liu Wei Di Huang Wan* (Pílula *Rehmannia* dos Seis Ingredientes) foi prescrita à noite (oito pílulas) para nutrir o *Yin* do Rim, e *Quan Lu Wan* (Pílula do Cervo Inteiro) foi prescrita pela manhã (16 pílulas) para tonificar o *Yang* do Rim.

A paciente apresentou grande melhora em apenas três sessões de acupuntura.

Caso Clínico

Uma mulher de 42 anos de idade sofria de fadiga extrema há muitos anos. Um aspecto interessante de sua condição era que a fadiga melhorou e ela se sentiu muito melhor durante a gravidez, quatro anos antes. Depois do parto, ela voltou a apresentar a mesma fadiga e exaustão.

Queixava-se também de dor na região dorsal inferior, tontura, micção frequente, secura vaginal e, em suas palavras, "libido zero". O pulso apresentava-se muito Fraco, Profundo e Áspero. A língua estava Pálida e a raiz sem vivacidade.

Diagnóstico Este é um exemplo muito claro de deficiência do *Yang* do Rim; também há deficiência geral de *Qi* e Sangue. A deficiência do *Yang* do Rim é evidente em razão de dor nas costas, tontura, micção frequente e baixa libido; língua e pulso também confirmam o padrão.

É interessante o fato de se sentir muito melhor durante a gravidez. Todos os livros chineses tratam gravidez como "causa de doença"; não concordo com essa visão. Acredito que a gravidez pode se tornar causa de doença sob de certas circunstâncias, porém não de forma automática. Realmente, observei que em muitas pacientes os sintomas desapareceram durante gravidez, especialmente as portadoras de asma ou enxaqueca.

Em todo caso, interpreto uma melhora ou uma agravação de sintomas durante gravidez como um sinal da deficiência do Rim; no primeiro, a deficiência do Rim melhorou durante gravidez, no segundo, piorou.

Tratamento Tonificar o *Yang* do Rim com uma variação de *You Gui Wan* (Pílula Restauradora do [Rim] Direito):

- *Rou Gui* (*Cortex Cinnamomi*): 3g.
- *Du Zhong* (*Cortex Eucommiae ulmoidis*): 6g.
- *Shan Zhu Yu* (*Fructus Corni*): 4,5g.
- *Tu Si Zi* (*Semen Cuscutae*): 6g.
- *Shu Di Huang* (*Radix Rehmanniae preparata*): 12g.
- *Shan Yao* (*Rhizoma Dioscoreae*): 6g.
- *Gou Qi Zi* (*Fructus Lycii chinensis*): 6g.
- *Dang Gui* (*Radix Angelicae sinensis*): 4,5g.
- *Huang Jing* (*Rhizoma Polygonati*): 6g.
- *Ba Ji Tian* (*Radix Morindae officinalis*): 6g.
- *Rou Cong Rong* (*Herba Cistanches*): 6g.

Explicação
- As primeiras oito ervas constituem a fórmula raiz menos *Fu Zi* e *Lu Jiao Jiao*.

496 Fadiga

> - *Huang Jing* foi também acrescentada para nutrir do *Yin* do Rim (devido à secura vaginal).
> - *Ba Ji Tian* e *Rou Cong Rong* tonificam o *Yang* do Rim.

DEFICIÊNCIA DE SANGUE

Deficiência de Sangue do Coração

Manifestações Clínicas

Fadiga que piora ao meio-dia, palpitações, memória debilitada, insônia ou sono perturbado pela presença de sonhos, compleição pálida e embotada, tontura, lábios pálidos.

Língua: Pálida e Fina. Pode apresentar fissura do Coração na linha média.

Pulso: Áspero ou Fino.

Este padrão é proveniente de problemas emocionais como tristeza ou aflição, geralmente em fundo de deficiência geral de *Qi* e Sangue. A fadiga é sentida mais ao redor de meio-dia, que é a hora da atividade do Coração (das 11 às 13h). É associada à palpitações e à ligeira ansiedade.

Este padrão é quase sempre enraizado em deficiência do Baço, pois o *Qi* do Baço gera o Sangue. Nas mulheres, é também muitas vezes associado a/ou proveniente de uma deficiência de Sangue do Fígado. Nas mulheres, é comum a combinação de deficiência do *Qi* do Baço e deficiência de Sangue do Coração e do Fígado.

Princípio de Tratamento

Nutrir o Sangue, fortalecer o Coração.

Acupuntura

Pontos

C-7 (*Shenmen*), PC-6 (*Neiguan*), REN-14 (*Juque*), REN-15 (*Jiuwei*), REN-4 (*Guanyuan*), B-17 (*Geshu*) – com moxa, B-20 (*Pishu*), E-36 (*Zusanli*), BP-6 (*Sanyinjiao*). Utilizar método de tonificação em todos os pontos. Pode ser utilizada moxa.

EXPLICAÇÃO
- C-7 nutre o Sangue do Coração e acalma a Mente.
- PC-6 tonifica o *Qi* do Coração e acalma a Mente.
- REN-14 e REN-15 nutrem o Sangue do Coração e acalmam a Mente.
- REN-4 nutre o Sangue e acalma a Mente.
- B-20 e B-17 (apenas com moxa) tonificam o Sangue.
- E-36 e BP-6 tonificam Sangue e *Qi*. BP-6 também acalma a Mente.

Fitoterapia

Prescrição

YANG XIN TANG – Decocção para Nutrir o Coração.

EXPLICAÇÃO Essa fórmula tonifica o *Qi*, nutre o Sangue, fortalece o Coração e acalma a Mente.

Prescrição

GUI PI TANG – Decocção para Tonificar o Baço.

EXPLICAÇÃO Essa fórmula tonifica *Qi* e Sangue do Baço e do Coração e acalma a Mente.

Remédio dos Três Tesouros

ACALMAR O SHEN Acalmar o *Shen* tonifica *Qi* e Sangue do Baço e do Coração e acalma a Mente. É uma variação de *Gui Pi Tang*.

Resumo

Deficiência de Sangue do Coração

Pontos
- C-7 (*Shenmen*), PC-6 (*Neiguan*), REN-14 (*Juque*), REN-15 (*Jiuwei*), REN-4 (*Guanyuan*), B-17 (*Geshu*) – com moxa, B-20 (*Pishu*), E-36 (*Zusanli*), BP-6 (*Sanyinjiao*). Utilizar método de tonificação em todos os pontos. Moxa pode ser utilizada

Fitoterapia

Prescrição
- YANG XIN TANG – Decocção para Nutrir o Coração

Prescrição
- GUI PI TANG – Decocção para Tonificar o Baço

Remédio dos Três Tesouros
- Acalmar o *Shen*

Deficiência de Sangue do Fígado

Manifestações Clínicas

Fadiga, sensação de fraqueza, câimbras, visão turva, tontura, propensão a se assustar com facilidade, entorpecimento ou formigamento dos membros, períodos menstruais escassos, unhas quebradiças, pele e cabelo secos, compleição pálida e embotada, obstipação moderada, dores de cabeça do tipo surda.

Língua: Pálida e Fina, ligeiramente seca.

Pulso: Áspero ou Fino.

Esta é uma causa muito frequente de fadiga nas mulheres. Muitas vezes está associada à deficiência do *Qi* do Baço, o qual é incapaz produzir Sangue.

Nas mulheres, este padrão causa, muitas vezes, fluxo menstrual escasso ou ausência total de menstruação. Pode também se manifestar com cefaleia do vértice do tipo surda ao final do período menstrual. Se houver sintomas menstruais relacionados ao Sangue do Fígado, o Rim estará também, muitas vezes, deficiente, já que o sangue menstrual não é Sangue "comum", mas a expressão de *Tian Gui* proveniente da Essência do Rim.

Uma vez que o Sangue do Fígado é a parte *Yin* do Fígado que necessita "abraçar" e enraizar o *Yang*, uma deficiência de Sangue no Fígado, frequentemente, induz leve estagnação de *Qi* do Fígado, especialmente nas mulheres. Nestes casos, pode ocorrer também tensão pré-menstrual e distensão das mamas, embora os demais sinais e sintomas (incluindo o Pulso que se apresenta Áspero ou Fino e não em Corda) apontem para deficiência do Sangue do Fígado.

A fadiga causada por deficiência de Sangue do Fígado é muito pronunciada e não é facilmente aliviada pelo repouso. Pode resultar de deficiência crônica do *Qi* do Baço, proveniente de sangramento menstrual excessivo durante longo período, de dieta deficiente em alimentos produtores de sangue ou de parto.

O repouso adequado, especialmente deitando-se um pouco durante a tarde, é essencial para restabelecer o Sangue do Fígado. Ao deitar-se, o Sangue flui de volta ao Fígado, propiciando a regeneração de Sangue e *Qi*.

Finalmente, especialmente em mulheres, uma deficiência de Sangue Fígado pode gerar a subida de *Yang* do Fígado.

Princípio de Tratamento

Nutrir o Sangue, tonificar o Fígado.

Acupuntura

Pontos

B-18 (*Ganshu*), B-20 (*Pishu*), B-17 (*Geshu*), F-8 (*Ququan*), E-36 (*Zusanli*), BP-6 (*Sanyinjiao*) e REN-4 (*Guanyuan*). Utilizar método de tonificação em todos os pontos. Moxa pode ser utilizada.

EXPLICAÇÃO

- B-18, B-20 e B-17 nutrem o Sangue do Fígado.
- F-8 nutre o Sangue do Fígado.
- E-36 e BP-6 tonificam o Baço para produzir Sangue.
- REN-4 nutre o Sangue e tonifica o útero.

Fitoterapia

Prescrição

BA ZHEN TANG – Decocção das Oito Preciosidades.

EXPLICAÇÃO Essa prescrição (já discutida no Cap. 1, *Cefaleias*) é a prescrição clássica para nutrir Sangue do Fígado.

MODIFICAÇÕES

- No caso de pele seca, acrescentar *Shou Wu* (*Radix Polygoni multiflori preparata*).
- No caso de visão turva, acrescentar *Gou Qi Zi* (*Fructus Lycii chinensis*).

Remédio dos Três Tesouros

MAR PRECIOSO Mar Precioso é uma variação de *Ba Zhen Tang*: tonifica *Qi* e nutre Sangue em geral.

Resumo

Deficiência de Sangue do Fígado

Pontos

- B-18 (*Ganshu*), B-20 (*Pishu*), B-17 (*Geshu*), F-8 (*Ququan*), E-36 (*Zusanli*), BP-6 (*Sanyinjiao*) e REN-4 (*Guanyuan*). Utilizar método de tonificação em todos os pontos. Moxa pode ser utilizada

Fitoterapia

Prescrição

- *BA ZHEN TANG* – Decocção das Oito Preciosidades

Remédio dos Três Tesouros

- Mar Precioso

Deficiência de Sangue do Baço

Manifestações Clínicas

Fadiga, fezes amolecidas, compleição pálida e embotada, pouco apetite, lábios pálidos, vontade de deitar.

Língua: Pálida, ligeiramente Fina com marcas de dentes.

Pulso: Fraco ou Fino.

Esta situação é essencialmente a mesma daquela proveniente de deficiência do *Qi* do Baço. Entretanto, como o *Qi* do Baço é também a origem do Sangue, uma deficiência do *Qi* do Baço pode gerar, em um período longo, deficiência de Sangue. Daí decorre a língua Fina, que é um sinal de deficiência de Sangue.

Este padrão apresenta-se muitas vezes combinado com deficiência do Sangue do Coração ou do Sangue do Fígado e, em alguns casos, combina-se com os dois. É muito mais frequente em mulheres do que em homens. Quando acompanhado por deficiência do Sangue do Coração, ocorrem palpitações e insônia. Quando acompanhado por deficiência de Sangue do Fígado, os períodos menstruais são escassos, há tontura e visão turva.

Princípio de Tratamento

Tonificar *Qi* e Sangue, fortalecer Baço.

Acupuntura

Pontos

E-36 (*Zusanli*), BP-6 (*Sanyinjiao*), REN-12 (*Zhongwan*), B-20 (*Pishu*), B-21 (*Weishu*), B-17 (*Geshu*) – apenas com moxa. Utilizar método de tonificação em todos os pontos. Moxa é aplicável.

EXPLICAÇÃO

- E-36 e BP-6 tonificam o *Qi* do Estômago e do Baço e nutrem o Sangue.
- REN-12, ponto de Coleta Frontal do Estômago, tonifica Estômago e Baço.
- B-20 e B-21, pontos de Transporte Dorsal do Baço e do Estômago, respectivamente. proporcionam estimulação efetiva e forte na deficiência crônica destes dois órgãos. Apresentam efeito, particularmente no alívio da fadiga.
- B-17, com moxa direta, nutre o Sangue.

Fitoterapia

Prescrição

GUI PI TANG – Decocção para Tonificar o Baço.

EXPLICAÇÃO Essa fórmula tonifica o *Qi*, nutre o Sangue do Baço e do Coração e acalma a Mente.

Remédio dos Três Tesouros

ACALMAR O *SHEN* Acalmar o *Shen* é uma variação de *Gui Pi Tang*; tonifica *Qi* e Sangue do Baço e do Coração e acalma a Mente.

498 Fadiga

> **Resumo**
>
> **Deficiência de Sangue do Baço**
>
> *Pontos*
> - E-36 (*Zusanli*), BP-6 (*Sanyinjiao*), REN-12 (*Zhongwan*), B-20 (*Pishu*), B-21 (*Weishu*), B-17 (*Geshu*) – apenas com moxa. Utilizar método de tonificação em todos os pontos. Moxa é aplicável
>
> *Fitoterapia*
>
> *Prescrição*
> - GUI PI TANG – Decocção para Tonificar o Baço
>
> *Remédio dos Três Tesouros*
> - Acalmar o *Shen*

DEFICIÊNCIA DE YIN

Deficiência do Yin do Pulmão

Manifestações Clínicas

Garganta seca, tosse seca, exaustão, falta de ar, voz rouca, sensação de calor à tarde, transpiração noturna.

Língua: sem revestimento. Poderia estar sem revestimento apenas na parte anterior. Pode apresentar fissuras na área do Pulmão (ver Fig. 20.2).

Pulso: Flutuante-Vazio.

No caso de Calor por Deficiência: calor dos cinco palmos, rubor malar, língua Vermelha sem revestimento, pulso Rápido.

Este padrão pode ocorrer em jovens e idosos. Nos jovens, muitas vezes segue doença febril prolongada, a qual gera exaustão de *Yin* e fluidos corporais. Nas crianças, pode ocorrer rapidamente, apresentando-se em 2 a 3 semanas. Nos adultos jovens, pode ocorrer após febre glandular, ocasião em que o *Yin* está prejudicado pelo Calor prolongado.

Nos idosos, este padrão surge gradualmente como resultado de esgotamento lento e progressivo do *Yin*. Não significa, entretanto, que todo indivíduo idoso sofra de deficiência de *Yin*. No caso de deficiência de *Yin* do Pulmão, ela pode ocorrer apenas contra um fundo de fraqueza constitucional do Pulmão, podendo ser a consequência de uma crise grave de coqueluche durante a infância. Indivíduos com deficiência constitucional do Pulmão são propensos a serem magros, com caixa torácica longa e estreita.

Princípio de Tratamento

Nutrir o *Yin*, gerar fluidos, fortalecer o Pulmão.

Acupuntura

Pontos

P-9 (*Taiyuan*), REN-17 (*Shanzhong*), B-43 (*Gaohuangshu*), B-13 (*Feishu*), DU-12 (*Shenzhu*), REN-12 (*Zhongwan*), E-36 (*Zusanli*), BP-6 (*Sanyinjiao*). Utilizar método de tonificação em todos os pontos. Não usar moxa.

EXPLICAÇÃO

- P-9 e REN-17 tonificam *Qi* do Pulmão e *Yin* do Pulmão (por meio de acupuntura, a tonificação do *Yin* implica também em tonificação do *Qi*).
- B-43 nutre o *Yin* do Pulmão, sendo particularmente indicado para tratar condições crônicas.

- B-13 e DU-12 tonificam o *Qi* do Pulmão.
- REN-12, E-36 e BP-6 tonificam Estômago e Baço e geram fluidos. Em particular, REN-12 tonifica também o Pulmão, pois o trajeto profundo do canal do Pulmão começa nesse ponto.

Fitoterapia

Prescrição

SHA SHEN MAI DONG TANG – Decocção de *Glehnia-Ophiopogon*.

EXPLICAÇÃO Essa fórmula nutre o *Yin* do Estômago e do Pulmão.

978-85-7241-817-1

Prescrição

YANG YIN LI LAO TANG – Decocção para Nutrir *Yin* e Regular a Exaustão.

EXPLICAÇÃO Essa fórmula nutre o *Yin* do Pulmão e o *Yin* do Rim.

Prescrição

BAI HE GU JIN TANG – Decocção de *Lilium* para Consolidar o Metal.

EXPLICAÇÃO Essa fórmula nutre o *Yin* do Pulmão e do Rim. Comparada com a fórmula anterior, sua ação de tonificação do *Yin* é menor.

MODIFICAÇÕES

- No caso de tosse, acrescentar *Bai Bu* (*Radix Stemonae*) ou *Kuan Dong Hua* (*Flos farfarae*).
- No caso de hemoptise, acrescentar *Bai Mao Gen* (*Rhizoma Imperatae cylindricae*).
- No caso de Calor por Deficiência, acrescentar *Di Gu Pi* (*Cortex Lycii*).

Remédio dos Três Tesouros

FONTE DE JADE Fonte de Jade nutre o *Yin* do Pulmão e do Estômago. É uma variação de *Sha Shen Mai Dong Tang*.

> **Resumo**
>
> **Deficiência do *Yin* do Pulmão**
>
> *Pontos*
> - P-9 (*Taiyuan*), REN-17 (*Shanzhong*), B-43 (*Gaohuangshu*), B-13 (*Feishu*), DU-12 (*Shenzhu*), REN-12 (*Zhongwan*), E-36 (*Zusanli*), BP-6 (*Sanyinjiao*). Utilizar método de tonificação em todos os pontos. Não usar moxa
>
> *Fitoterapia*
>
> *Prescrição*
> - SHA SHEN MAI DONG TANG – Decocção de Glehnia-Ophiopogon
>
> *Prescrição*
> - YANG YIN LI LAO TANG – Decocção para Nutrir *Yin* e Regular a Exaustão
>
> *Prescrição*
> - BAI HE GU JIN TANG – Decocção de Lilium para Consolidar o Metal
>
> *Remédio dos Três Tesouros*
> - Fonte de Jade

Deficiência do Yin do Coração

Manifestações Clínicas

Exaustão, inquietação mental, palpitações, insônia, sono perturbado pela presença de sonhos, propensão a se assustar, memória debilitada, ansiedade, intranquilidade, nervosismo, sensação de calor à tarde ou à noite, sentir-se quente e desconfortável, transpiração noturna, boca e garganta secas.

Língua: sem revestimento, mais vermelha na ponta, acompanhada por fissura profunda na linha média, atingindo a extremidade da ponta.

Pulso: Flutuante-Vazio.

No caso de Calor por Deficiência: rubor malar, calor dos cinco palmos, língua Vermelha sem revestimento e pulso Rápido.

Este padrão é mais encontrado em idosos, embora não exclusivamente. É muitas vezes associado a (ou causado por) uma deficiência de Yin do Rim. É, definitivamente, causado por longa permanência de problemas emocionais que afetam o Coração. Tais problemas incluem tristeza (proveniente de separações ou perdas), ansiedade, preocupação constantes e excesso de trabalho.

Este padrão é frequente nas mulheres durante a menopausa, quando o declínio do Yin do Rim, associado a problemas emocionais duradouros como os anteriormente citados, geram deficiência do Yin do Coração.

Princípio de Tratamento

Nutrir Yin, fortalecer o Coração, acalmar a Mente e, se necessário, nutrir Yin do Rim.

Acupuntura

Pontos

C-7 (*Shenmen*), C-6 (*Yinxi*), PC-7 (*Daling*), REN-14 (*Juque*), REN-15 (*Jiuwei*), REN-4 (*Guanyuan*), BP-6 (*Sanyinjiao*), R-6 (*Zhaohai*), R-3 (*Taixi*). Utilizar método de tonificação em todos os pontos; não usar moxa.

Explicação

- C-7, PC-7, REN-14 e REN-15 acalmam a Mente e nutrem o Coração.
- C-6 nutre Yin do Coração e elimina o Calor por Deficiência do Coração. Em combinação com R-7 (*Fuliu*), interrompe a transpiração proveniente da deficiência do Yin do Coração.
- REN-4, BP-6, R-6 e R-3 nutrem Yin do Rim.

Fitoterapia

Prescrição

BAI ZI YANG XIN TANG – Decocção de *Platycladum* para Nutrir o Coração.

Explicação Essa fórmula nutre o Sangue do Coração e do Fígado, acalma a Mente e abre os orifícios da Mente.

Prescrição

TIAN WANG BU XIN DAN – Pílula do Imperador Celestial para Tonificar o Coração.

Explicação Essa fórmula nutre Yin do Coração e do Rim, elimina Calor por Deficiência do Coração e acalma a Mente.

Remédio dos Três Tesouros

Imperatriz Celestial Imperatriz Celestial é uma variação de *Tian Wang Bu Xin Dan*; nutre Yin do Coração e do Rim, elimina Calor por Deficiência do Coração e acalma a Mente. Observe que apesar deste remédio pertencer ao Tesouro das Mulheres, não significa que não possa ser utilizado por homens.

Resumo

Deficiência do Yin do Coração

Pontos
- C-7 (*Shenmen*), C-6 (*Yinxi*), PC-7 (*Daling*), REN-14 (*Juque*), REN-15 (*Jiuwei*), REN-4 (*Guanyuan*), BP-6 (*Sanyinjiao*), R-6 (*Zhaohai*), R-3 (*Taixi*). Utilizar método de tonificação em todos os pontos; não usar moxa

Fitoterapia

Prescrição
- BAI ZI YANG XIN TANG – Decocção de *Platycladum* para Nutrir o Coração

Prescrição
- TIAN WANG BU XIN DAN – Pílula do Imperador Celestial para Tonificar o Coração

Remédio dos Três Tesouros
- Imperatriz Celestial

Deficiência do Yin do Estômago e do Baço

Manifestações Clínicas

Boca e lábios secos, ausência de apetite, fadiga, fezes ressecadas, dor epigástrica moderada, sede com desejo de beber apenas em pequenos goles.

Língua: com coloração do corpo normal, fissura na linha média no centro, revestimento sem raiz ou ausência de revestimento no centro, fissuras transversais nas laterais indicando deficiência crônica do Qi do Baço e do Yin do Baço (Fig. 20.4).

Pulso: Flutuante-Vazio na posição Média direita.

No caso de Calor por Deficiência: calor dos cinco palmos, rubor malar, língua Vermelha sem revestimento e pulso Rápido.

Este padrão é uma combinação de deficiência do Qi do Baço e deficiência do Yin do Estômago. A deficiência

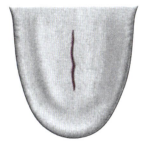 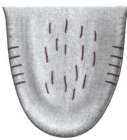

Figura 20.4 – Fissuras na língua proveniente de deficiência de Yin do Estômago e Yin do Baço.

500 Fadiga

do *Yin* do Baço manifesta-se com lábios secos e fezes ressecadas. Este quadro ocorre em indivíduos acima dos 50 anos, após história de vida de excesso de trabalho e alimentação irregular, como, por exemplo, deixar de fazer algumas refeições, alternar dias de alimentação muito escassa com dias de fartos almoços de negócio, alimentar-se muito tarde à noite, comer com pressa, comer em pé e discutir negócios durante as refeições.

Princípio de Tratamento

Nutrir *Yin*, fortalecer Estômago e Baço.

Acupuntura

Pontos

E-36 (*Zusanli*), BP-6 (*Sanyinjiao*), REN-12 (*Zhongwan*), E-44 (*Neiting*). Utilizar método de tonificação em todos os pontos, exceto no ponto E-44, que deve ser inserido com método de sedação. Se o corpo da língua não estiver Vermelho, uma pequena moxa pode ser aplicada no ponto E-36.

EXPLICAÇÃO

- E-36, BP-6 e REN-12 nutrem *Yin* do Estômago.
- E-44 elimina Calor por Deficiência do Estômago.

Fitoterapia

Prescrição

YI WEI TANG – Decocção para Beneficiar o Estômago.

EXPLICAÇÃO   Essa fórmula nutre *Yin* de Estômago, Baço e Rim.

Prescrição

YE SHI YANG WEI TANG – Decocção do Mestre Ye para Nutrir o Estômago.

EXPLICAÇÃO   Essa fórmula nutre *Yin* do Estômago e do Baço.

Remédios dos Três Tesouros

FONTE DE JADE   Fonte de Jade nutre o *Yin* do Estômago e do Baço. É uma variação de *Sha Shen Mai Dong Tang*. MANSÃO CENTRAL   Mansão Central nutre *Yin* do Estômago e tonifica *Qi* do Estômago. É uma variação de *Shen Ling Bai Zhu San*, sendo utilizado quando a deficiência de *Yin* de Estômago e Baço não estiver pronunciada e o revestimento da língua estiver sem raiz (em vez de completamente perdido).

Resumo

Deficiência do *Yin* do Estômago e do Baço
Pontos
- E-36 (*Zusanli*), BP-6 (*Sanyinjiao*), REN-12 (*Zhongwan*), E-44 (*Neiting*). Utilizar método de tonificação em todos os pontos, exceto no ponto E-44, que deve ser inserido com método de sedação. Se o corpo da língua não estiver Vermelho, uma pequena moxa pode ser aplicada no ponto E-36

Fitoterapia
Prescrição
- *YI WEI TANG* – Decocção para Beneficiar o Estômago

Prescrição
- YE SHI YANG WEI TANG – Decocção do Mestre Ye para Nutrir o Estômago
Remédio dos Três Tesouros
- Fonte de Jade
- Mansão Central

Caso Clínico

Um homem de 37 anos de idade sofria de exaustão extrema há muitos anos. Seu apetite estava fraco e, muitas vezes, sentia-se nauseado. A boca era seca e o paciente gostava de beber líquidos em pequenos goles. Frequentemente desenvolvia erupções cutâneas nas pernas, as quais apresentavam muito prurido. O exame de sangue revelou que era portador do vírus da imunodeficiência humana (HIV, *human immunodeficiency virus*). O pulso estava Flutuante-Vazio, e a língua era completamente descascada e tinha fissura do Estômago espalhada no centro e fissuras transversais do Baço nas laterais (Prancha 20.2).

Diagnóstico   Este é um exemplo muito claro de deficiência de *Yin* do Estômago e do Baço: a língua não podia mostrar mais claramente este diagnóstico.

Princípio de tratamento   O princípio de tratamento adotado consistiu em nutrir *Yin* do Estômago e do Baço e eliminar Calor por Deficiência do Estômago. O paciente foi tratado com acupuntura e ervas.

Acupuntura   Os seguintes pontos selecionados foram inseridos com método de tonificação:

- REN-12 (*Zhongwan*), E-36 (*Zusanli*) e BP-6 (*Sanyinjiao*) para nutrir *Yin* do Estômago.
- E-44 (*Neiting*) para eliminar Calor por Deficiência do Estômago e parar o prurido.
- TA-6 (*Zhigou*) e VB-31 (*Fengshi*) para expelir Vento-Calor, a fim de eliminar erupção cutânea e prurido

Fitoterapia   O tratamento com ervas foi baseado em uma variação de *Yi Wei Tang* (Decocção para Beneficiar o Estômago).

- *Bei Sha Shen* (*Radix Glehniae littoralis*): 6g.
- *Mai Men Dong* (*Radix Ophiopogonis*): 6g.
- *Sheng Di Huang* (*Radix Rehmanniae glutinosae*): 9g.
- *Yu Zhu* (*Rhizoma Polygonati odorati*): 6g.
- *Bing Tang* (açúcar mascavo): 3g.
- *Shi Hu* (*Herba Dendrobii*): 4g.
- *Tai Zi Shen* (*Radix Pseudostellariae*): 6g.
- *Bian Dou* (*Semen Dolichoris Lablab*): 6g.

Explicação
- As cinco primeiras ervas constituem o *Yi Wei Tang*, a fim de nutrir *Yin* do Estômago.

- *Shi Hu* elimina Calor por Deficiência do Estômago.
- *Tai Zi Shen* e *Bian Dou* nutrem *Yin* do Estômago e do Baço.

Este paciente apresenta evolução estável, refletida inclusive na contagem de células T. Ele ainda permanece em tratamento.

Deficiência do Yin *do Fígado*

Manifestações Clínicas
Cefaleias no topo da cabeça, fadiga que piora à tarde, tontura, visão turva, olhos secos, pele e cabelo secos, irritabilidade, entorpecimento dos membros, câimbras, períodos menstruais escassos.

Língua: sem revestimento, seca.

Pulso: Flutuante-Vazio.

No caso de Calor por Deficiência: rubor malar, calor dos cinco palmos, língua Vermelha sem revestimento, pulso Rápido.

A deficiência do *Yin* do Fígado é um estágio adicional de deficiência de Sangue do Fígado. A fadiga piora caracteristicamente à tarde, sendo acompanhada por sensação de calor. Indivíduos que sofrem de deficiência de *Yin* do Fígado devem definitivamente repousar à tarde, deitando-se preferencialmente entre 13h e 15h da tarde, que é o período oposto à "hora do Fígado" (11h às 3h da manhã).

Princípio de Tratamento
Nutrir o *Yin*, fortalecer o Fígado.

Acupuntura

Pontos
REN-4 (*Guanyuan*), F-8 (*Ququan*), BP-6 (*Sanyinjiao*), E-36 (*Zusanli*). Utilizar método de tonificação em todos os pontos. Se não ocorrerem sinais de Calor por Deficiência e a língua não estiver muito Vermelha, uma moxa pequena pode ser aplicada no ponto E-36 ou BP-6.

EXPLICAÇÃO
- REN-4 nutre o *Yin* do Rim e do Fígado.
- F-8 nutre o *Yin* do Fígado.
- BP-6 nutre o *Yin* do Fígado, do Rim e do Baço.
- E-36 é acrescentado para tonificar o Sangue, a fim de ajudar a nutrir o *Yin*.

Fitoterapia
Prescrição
BU GAN TANG – Decocção para Tonificar o Fígado.

EXPLICAÇÃO   Essa fórmula nutre Sangue do Fígado e *Yin* do Fígado e assenta a Alma Etérea.

Prescrição
YI GUAN JIAN – Decocção de Uma Ligação.

EXPLICAÇÃO   Essa fórmula nutre *Yin* do Fígado.

Prescrição
QI JU DI HUANG WAN – Pílula de *Lycium-Chrysanthemum-Rehmannia*.

EXPLICAÇÃO   Essa fórmula nutre *Yin* do Fígado e do Rim e domina *Yang* do Fígado. Beneficia os olhos.

Remédio dos Três Tesouros
NUTRIR A ALMA   Nutrir a Alma é uma variação de *Suan Zao Ren Tang*: nutre Sangue do Fígado e *Yin* do Fígado, acalma a Mente e resolve a Alma Etérea.

Resumo

Deficiência do *Yin* do Fígado
Pontos
- REN-4 (*Guanyuan*), F-8 (*Ququan*), BP-6 (*Sanyinjiao*), E-36 (*Zusanli*)
- Utilizar método de tonificação em todos os pontos. Se não ocorrerem sinais de Calor por Deficiência e a língua não estiver muito Vermelha, uma moxa pequena podem ser aplicada no ponto E-36 ou BP-6

Fitoterapia
Prescrição
- BU GAN TANG – Decocção para Tonificar o Fígado

Prescrição
- YI GUAN JIAN – Decocção de Uma Ligação

Prescrição
- QI JU DI HUANG WAN – Pílula de *Lycium-Chrysanthemum--Rehmannia*

Remédio dos Três Tesouros
- Nutrir a Alma

Deficiência do Yin *do Rim*

Manifestações Clínicas
Dor na região dorsal inferior, exaustão, depressão, falta de direção e força de vontade, fraqueza nas pernas e nos joelhos, tontura, tinido, surdez, boca e garganta secas piorando à noite, desejo de beber em pequenos goles, transpiração noturna, sono perturbado (acordar durante a noite), corpo magro.

Língua: sem revestimento.

Pulso: Flutuante-Vazio.

No caso de Calor por Deficiência: rubor malar, calor dos cinco palmos, língua Vermelha sem revestimento, pulso Rápido.

Indivíduos que sofrem de deficiência do *Yin* do Rim sentem-se completamente exaustos. É um tipo de exaustão que não alivia com facilidade pelo repouso curto; só pode ser aliviado regularizando o estilo de vida do indivíduo e descansando-se o suficiente por longo período de tempo. A deficiência do *Yin* do Rim é geralmente causada por excesso de trabalho, alimentação irregular e estresse excessivo por longo período. Nas mulheres, pode ser causado por um número grande de filhos com idade muito próxima. No nível mental, a deficiência do *Yin* do Rim faz com que o indivíduo sinta-se deprimido, perdendo direção e iniciativa, uma vez que o Rim é a morada da Força de Vontade (*Zhi*).

Princípio de Tratamento
Nutrir *Yin*, fortalecer Rim, escorar Força de Vontade.

Acupuntura

Pontos

R-3 (*Taixi*), P-7 (*Lieque*) e R-6 (*Zhaohai*), REN-4 (*Guanyuan*), BP-6 (*Sanyinjiao*), B-23 (*Shenshu*), B-52 (*Zhishi*). Utilizar método de tonificação em todos os pontos; não usar moxa.

EXPLICAÇÃO

- R-3 é o ponto Fonte e nutre o *Yin* do Rim.
- P-7 e R-6, em combinação, abrem o Vaso Concepção (*Ren Mai*), nutrem *Yin* do Rim e umedecem a garganta.
- REN-4 e BP-6 nutrem *Yin* do Rim e beneficia os fluidos.
- B-23 e B-52, em combinação, fortalecem a Força de Vontade e podem melhorar a direção e a determinação do indivíduo.

Fitoterapia

Prescrição

ZUO GUI WAN – Pílula Restauradora do [Rim] Esquerdo.

EXPLICAÇÃO   Essa fórmula nutre *Yin* do Fígado e do Rim.

Prescrição

DA BU YUAN JIAN – Grande Decocção para Tonificar o [*Qi*] Original.

EXPLICAÇÃO   Essa fórmula nutre *Yin* do Rim e tonifica *Qi* Original.

Prescrição

DA BU YIN WAN – Grande Pílula para Tonificar o *Yin*.

EXPLICAÇÃO   Essa fórmula nutre *Yin* do Rim e elimina Calor por Deficiência. É utilizada se a língua estiver Vermelha e sem revestimento.

Remédio dos Três Tesouros

NUTRIR A RAIZ   Nutrir a Raiz nutre *Yin* do Fígado e do Rim; é uma variação de *Zuo Gui Wan*.

Resumo

Deficiência do *Yin* do Rim

Pontos

- R-3 (*Taixi*), P-7 (*Lieque*) e R-6 (*Zhaohai*), REN-4 (*Guanyuan*), BP-6 (*Sanyinjiao*), B-23 (*Shenshu*), B-52 (*Zhishi*). Utilizar método de tonificação em todos os pontos: não usar moxa

Fitoterapia

Prescrição

- ZUO GUI WAN – Pílula Restauradora do [Rim] Esquerdo

Prescrição

- DA BU YUAN JIAN – Grande Decocção para Tonificar o [*Qi*] Original

Prescrição

- DA BU YIN WAN – Grande Pílula para Tonificar o *Yin*

Remédio dos Três Tesouros

- Nutrir a Raiz

Caso Clínico

Uma senhora de 58 anos de idade queixava-se de sentir muita exaustão há 14 anos. Submeteu-se à histerectomia há 15 anos, em virtude de períodos menstruais com fluxo profuso e prolapso de útero. Anteriormente à histerectomia, teve quatro abortos antes de ter um filho. Depois do parto, sofreu de depressão pós-parto, manifestada por crises de choro e intensa depressão. Sentiu-se emocionalmente pior após a histerectomia. Também se apresentava deprimida, transpirava à noite, sentindo-se geralmente quente; além disso, sofria de tontura e tinido. A maior parte do tempo tinha dor na região dorsal inferior. Sofria de dor nas articulações (mãos, pulsos e ombros) há 16 anos.

No geral, o pulso era Fraco e muito Profundo e Fraco nas duas posições Posteriores (Rim). A língua estava levemente Vermelha, porém as laterais estavam Pálidas. O revestimento estava sem raiz e a parte posterior da língua não apresentava vivacidade.

Diagnóstico   Este caso mostra deficiência de Sangue e de Rim. Nas mulheres, deficiência de Sangue coincide, muitas vezes, com deficiência do Rim. Esta coincidência é proveniente, por um lado, do relacionamento entre Sangue e Útero e, por outro, entre Rim e Útero. Em outras palavras, o útero nas mulheres é um elo comum entre Sangue e energia do Rim. Deficiência de Sangue enfraquece, a longo prazo, Sangue do Útero e, de maneira eventual, o Rim. Neste caso, a paciente originariamente sofria de deficiência de Sangue (proveniente de deficiência do *Qi* do Baço, evidenciada pelo prolapso de útero); esta deficiência era também evidente nas laterais Pálidas da língua. A deficiência de Sangue também é um fator contribuinte para dores crônicas nas articulações. A deficiência de Sangue foi agravada após quatro abortos e o parto, levando à depressão pós-parto. A deficiência a longo prazo de Sangue, eventualmente, enfraquece o Rim (principalmente *Yin* do Rim), causando depressão, sensação de calor, transpiração noturna, dor nas costas, tontura e tinido. Esta deficiência é também evidenciada pelo pulso Profundo e Fraco nas posições Posteriores, pela coloração levemente vermelha da língua e pelo revestimento de sem raiz.

Princípio de tratamento   Esta paciente foi tratada durante um período de 12 meses inicialmente com acupuntura. O principal princípio de tratamento consistiu em nutrir Sangue, nutrir *Yin* do Rim e remover obstruções dos canais.

Acupuntura   Os principais pontos utilizados foram BP-6 (*Sanyinjiao*), R-3 (*Taixi*), E-36 (*Zusanli*), R-7 (*Fuliu*), B-23 (*Shenshu*) e REN-4 (*Guanyuan*) com método de tonificação para nutrir Sangue e *Yin*. Vários outros pontos distais e locais foram utilizados em sucessão para remover obstruções dos canais e tratar a Síndrome de Obstrução Dolorosa.

Fitoterapia A ela foi prescrita *Ba Zhen Wan* (Pílula das Oito Preciosidades) para nutrir o Sangue e ajudar a tratar a dor crônica nas articulações.

EXCESSO

Os principais padrões de Excesso que podem causar fadiga são:

- Estagnação do *Qi* do Fígado.
- Estagnação do Sangue do Fígado.
- Subida do *Yang* do Fígado.
- Agitação do Fogo do Fígado.
- Vento do Fígado.
- Fleuma.
- Umidade.

Há outras condições de Excesso que causam fadiga crônica, notavelmente aquelas em que um pouco de Calor (ou Calor-Umidade) permanece no corpo após invasão de Vento-Calor. Denominado "ator patogênico residual", esta é uma das causas principais de fadiga em muitos casos de Síndrome de Fadiga Crônica, a qual será discutida num capítulo separado (Cap. 41).

Outra causa de fadiga é o Calor Latente. Ocorre quando um fator patogênico exterior (que pode ser Vento-Frio ou Vento-Calor) penetra no corpo de forma insidiosa, não causando sintomas no momento da penetração. O fator patogênico exterior esconde-se no Interior, transformando-se em Calor, chamado de Calor Latente. O Calor Latente, por sua vez, ressurge após alguns meses, tipicamente na primavera (porém, não exclusivamente), com sintomas de fadiga extrema, sede e irritabilidade. Esta situação também será discutida no capítulo acerca de Síndrome de Fadiga Crônica (ver Cap. 41).

Estagnação de **Qi** *do Fígado*

Manifestações Clínicas

Fadiga que piora à tarde, depressão, sensação de distensão sob a caixa torácica ou peito, suspiros, náusea, pouco apetite, eructação, distensão abdominal, "sensação de mágoa", tensão pré-menstrual e distensão das mamas nas mulheres.

Língua: com coloração do corpo podendo ser normal ou, em casos graves, levemente Vermelha nas laterais.

Pulso: em Corda, especialmente no lado esquerdo. Nas mulheres, o pulso pode muitas vezes se apresentar Áspero ou Fino. Isto reflete deficiência de Sangue do Fígado, que, nas mulheres, é com frequência a causa subjacente da estagnação do *Qi* do Fígado.

A fadiga resultante da estagnação do *Qi* do Fígado é proveniente do prejuízo do movimento adequado e da direção do *Qi*. O *Qi* do Fígado ajuda o fluxo homogêneo do *Qi* e a ascendência/descendência do *Qi*. A fadiga é proveniente, portanto, não de uma deficiência de *Qi*, mas da obstrução do *Qi*.

Nos homens, a estagnação do *Qi* do Fígado, em geral, é uma condição primária, isto é, surge independentemente a partir de problemas emocionais. É muitas vezes proveniente de um estado de tensão mediante pressões no trabalho ou na família.

Nas mulheres, a estagnação do *Qi* do Fígado é muitas vezes secundária à deficiência de Sangue do Fígado. Sangue do Fígado e *Qi* do Fígado representam os aspectos *Yin* e *Yang* do Fígado, e os dois devem estar harmonizados. Em particular, o Sangue do Fígado precisa "ancorar" ou "abraçar" o *Qi*. Se o Sangue do Fígado estiver deficiente e falhar ao abraçar o *Qi*, o *Qi* do Fígado torna-se estagnado. Uma vez que esta estagnação é secundária à deficiência de Sangue do Fígado, o pulso pode estar Áspero ou Fino, embora as mulheres possam mostrar sintomas característicos e proeminentes de estagnação do *Qi* do Fígado, tais como irritabilidade, tensão pré-menstrual e distensão das mamas.

A principal característica da fadiga proveniente da estagnação do *Qi* do Fígado é que ela apresenta piora à tarde, especialmente entre cerca de 15 e 17h, sendo aliviada com exercício moderado e é associada a certa depressão mental ou irritabilidade.

Nas mulheres que sofrem de deficiência de Sangue do Fígado, é particularmente benéfico deitar entre 13 e 15h. Este repouso traz o Sangue de volta para o Fígado e restabelece a energia.

A fadiga é aliviada por meio de exercício moderado (como pequenas caminhadas ao ar livre), pois o exercício leve temporariamente alivia a estagnação do *Qi* do Fígado. O Fígado influencia os tendões e, ao exercitá-los, pode-se mover o *Qi* do Fígado.

Finalmente, o sinal mais típico da estagnação do *Qi* do Fígado é a depressão mental que pode ocorrer em vários estágios, desde os mais amenos até os mais graves. O indivíduo sente-se também irritado e, no nível físico, esta irritação é refletida por sensação de distensão e desconforto sob a caixa torácica ou o peito. Suspirar com frequência é um sinal de estagnação de *Qi* do Fígado e uma tentativa do corpo em aliviá-lo.

Princípio de Tratamento

Acalmar o Fígado e regular o *Qi*.

978-85-7241-817-1

Acupuntura

Pontos

VB-34 (*Yanglingquan*), F-3 (*Taichong*), F-14 (*Qimen*), F-13 (*Zhangmen*), PC-6 (*Neiguan*), TA-6 (*Zhigou*). Utilizar método de sedação ou neutro em todos os pontos.

EXPLICAÇÃO

- VB-34 move o *Qi* do Fígado e influencia a região do hipocôndrio.
- F-3 é um dos pontos principais para mover o *Qi* do Fígado. Em particular, afeta a garganta e possui forte efeito calmante.
- F-14 alivia a estagnação do *Qi* do Fígado no peito e na caixa torácica, e harmoniza Fígado e Estômago.

- F-13 alivia estagnação do *Qi* do Fígado no abdômen e harmoniza Fígado e Baço.
- PC-6 alivia indiretamente a estagnação do *Qi* do Fígado, sendo particularmente eficaz nas mulheres. Além disso, abre o tórax, acalma a Mente e interrompe a irritabilidade.
- TA-6 regula o *Qi* do Fígado e influencia as laterais do corpo.

Fitoterapia

Prescrição

YUE JU WAN – Pílula de *Gardenia-Ligusticum*.

EXPLICAÇÃO   Essa prescrição utiliza cinco ervas para as "seis estagnações", isto é, estagnação de *Qi*, Sangue, Fogo, Umidade, Fleuma e Alimento. Originariamente, era utilizada para tratar quaisquer destas seis estagnações; atualmente, é mais utilizada para tratar estagnação do *Qi* e depressão mental.

Essa prescrição é muito eficaz no alívio da fadiga proveniente principalmente de estagnação do *Qi* do Fígado, e também de depressão mental resultante da mesma causa. Outros sintomas e sinais podem incluir sensação de aperto do tórax, distensões epigástrica e abdominal, náusea, sensação de "peso" no diafragma, suspiros frequentes e pulso em Corda.

As dosagens individuais das ervas podem ser modificadas de acordo com a predominância de uma das seis estagnações, aumentando a erva relevante que se torna, então, a erva imperadora. Por exemplo, se a estagnação de Sangue for predominante, a dose de *Chuan Xiong* é aumentada, fazendo com que essa erva passe a ser a erva imperadora. As ervas podem também ser acrescentadas de acordo com a estagnação predominante:

- Para tratar estagnação grave de *Qi* (e dor), acrescentar *Mu Xiang* (*Radix Aucklandiae*).
- Para tratar Umidade grave, acrescentar *Fu Ling* (*Poria*), *Ze Xie* (*Rhizoma Alismatis*) e *Hou Po* (*Cortex Magnoliae officinalis*).
- Para tratar estagnação grave de Sangue, acrescentar *Tao Ren* (*Semen Persicae*) e *Hong Hua* (*Flos Carthami tinctorii*).
- Para tratar Fogo grave, acrescentar *Huang Lian* (*Rhizoma Coptidis*).
- Para tratar Fleuma grave, acrescentar *Ban Xia* (*Rhizoma Pinelliae preparatum*).
- Para tratar retenção grave de alimento, acrescentar *Mai Ya* (*Fructus Hordei germinatus*) e *Shan Zha* (*Fructus Crataegi*).

Prescrição

SI NI SAN – Pó de Quatro Rebeliões.

EXPLICAÇÃO   Essa fórmula alivia a estagnação do *Qi* do Fígado, sendo indicada particularmente quando o paciente sofrer de mãos frias (resultante não da deficiência do *Yang*, mas da estagnação do *Qi*).

Prescrição

CHAI HU SHU GAN TANG – Decocção de *Bupleurum* para Pacificar o Fígado.

EXPLICAÇÃO   Essa é uma variação de *Si Ni San*. O impacto dessa prescrição é, portanto, mover o *Qi* do Fígado, eliminar estagnação do *Qi* e estagnação de Sangue, além de interromper a dor. É uma das melhores prescrições para mover o *Qi* do Fígado nos níveis físico e psicológico.

Prescrição

XIAO YAO SAN – Pó do Caminhante Livre e Tranquilo.

EXPLICAÇÃO   Essa é uma das prescrições mais amplamente utilizadas para aliviar a estagnação do *Qi* e acalmar o Fígado. Possui efeito psicológico muito bom no alívio da irritabilidade típica, mau humor ou depressão proveniente da estagnação do *Qi* do Fígado.

No caso de fadiga resultante da estagnação do *Qi* do Fígado, essa prescrição é particularmente útil, pois além de mover o *Qi* do Fígado, tonifica também *Qi* do Baço e Sangue do Fígado.

Essa prescrição é particularmente eficaz e útil para mulheres, uma vez que a estagnação de *Qi* do Fígado nas mulheres é mais provável de resultar de deficiência de Sangue do Fígado.

Prescrição

WU GE KUAN ZHONG SAN – Pó dos Cinco Diafragmas para Relaxar o Centro.

EXPLICAÇÃO   Essa fórmula aromática resolve Umidade, abre o diafragma, relaxa o tórax, harmoniza o Centro, move *Qi* e elimina estagnação.

É utilizada no padrão inclusivo denominado "Cinco Diafragmas", que é composto de cinco padrões em separado:

- "Diafragma perturbado": sensação amarrada no tórax, regurgitação de fluidos, alimento não desce, perda de peso e falta de ar.
- "Diafragma triste": sensação de plenitude abaixo do coração, soluços, regurgitação ácida, diarreia e micção difícil.
- "Diafragma de *Qi*": plenitude em tórax e hipocôndrio, sensação de obstrução e vômito fétido de alimentos.
- "Diafragma de Frio": sensação de plenitude e distensão do abdômen e região do coração, tosse, falta de ar, sensação de frio no abdômen (literalmente "sensação amarga e fria no abdômen"), borborigmo e dor umbilical.
- "Diafragma de Calor": calor dos cinco palmos, boca seca, úlceras bucais, membros quentes, lábios secos, corpo quente, dor nas costas, dor no tórax irradiando para as costas e incapacidade de comer muito.

Fadiga 505

Tabela 20.1 – Fórmulas para tratar fadiga decorrente de estagnação do *Qi* do Fígado

	Sintomas	Língua	Pulso
Yue Ju Wan	Depressão	Laterais Vermelhas	Em Corda em todas as posições
Si Ni San	Mãos frias	Normal	Em Corda
Chai Hu Shu Gan Tang	Dor	Normal	Em Corda
Xiao Yao San	Distensão da mama em mulheres	Normal, até mesmo Pálida	Em Corda à esquerda, Fraco à direita ou Fino-em Corda
Wu Ge Kuan Zhong Tang	Suspiros, depressão	Normal	Em Corda nas duas posições Médias

Essa prescrição possui uma influência profunda no estado mental, sendo muito eficaz quando a fadiga estiver ligada à depressão mental e, no nível físico, quando associada à sensação de aperto no diafragma, como descrito anteriormente.

A Tabela 20.1 compara e contrasta as cinco fórmulas para tratar estagnação do *Qi* do Fígado.

Remédios dos Três Tesouros

LIBERTAR A RESTRIÇÃO   Libertar a Restrição é uma variação de *Yue Ju Wan*; move o *Qi* do Fígado e elimina a estagnação quando o indivíduo estiver deprimido. Muitos pacientes (especialmente os homens) reclamam de fadiga quando, na realidade, estão deprimidos em decorrência da estagnação do *Qi* do Fígado; essa é a melhor fórmula para essa situação.

LIBERTAR A LUA   Libertar a Lua é uma variação de *Xiao Yao San*; é melhor para tratar estagnação do *Qi* do Fígado que ocorre em mulheres contra fundo de deficiência de Sangue do Fígado.

ABRIR UM SORRISO   Abrir um Sorriso é uma variação de *Chai Hu Shu Gan Tang;* move o *Qi* do Fígado, elimina estagnação e interrompe a dor.

Resumo

Estagnação de *Qi* do Fígado

Pontos
- VB-34 (*Yanglingquan*), F-3 (*Taichong*), F-14 (*Qimen*), F-13 (*Zhangmen*), PC-6 (*Neiguan*), TA-6 (*Zhigou*). Utilizar método de sedação ou neutro em todos os pontos

Fitoterapia
Prescrição
- YUE JU WAN – Pílula de *Gardenia-Ligusticum*

Prescrição
- SI NI SAN – Pó de Quatro Rebeliões

Prescrição
- CHAI HU SHU GAN TANG – Decocção de *Bupleurum* para Pacificar o Fígado

Prescrição
- XIAO YAO SAN – Pó do Caminhante Livre e Tranquilo

Prescrição
- WU GE KUAN ZHONG SAN – Pó dos Cinco Diafragmas para Relaxar o Centro

Remédio dos Três Tesouros
- Libertar a Restrição
- Libertar a Lua
- Abrir um Sorriso

Caso Clínico

Um jovem de 28 anos de idade queixava-se de perda de vitalidade e fadiga há dois anos. Sentia diminuição do desejo sexual, emissões noturnas (com sonhos) uma vez por semana e relatava cansaço após as relações sexuais. Apresentava dor moderada na região do hipocôndrio e sensação pronunciada de distensão. Suas mãos estavam geralmente frias. Era alto e magro. Embora se empenhasse muito para parecer tranquilo e relaxado, tornava-se óbvio que se tratava de um indivíduo muito tenso, um tanto austero e exigente. Esta conclusão foi confirmada quando sua namorada buscou tratamento também! A língua apresentava-se muito Vermelha, as laterais e a ponta estavam um pouco mais vermelhas, com revestimento amarelo e espesso (Prancha 20.3). O pulso estava muito Cheio e muito em Corda.

Diagnóstico   Este é um bom exemplo de fadiga proveniente de estagnação do *Qi* do Fígado, manifestada por pulso em Corda, língua Vermelha com as laterais mais vermelhas, dor e distensão na região do hipocôndrio, tensão generalizada e sensação de "aperto". A forma do corpo também era típica do tipo Madeira. Havia, ainda, um pouco de Fogo do Fígado (coloração vermelha da língua, revestimento amarelo e espesso) e Fogo do Coração (ponta da língua vermelha). Entretanto, Fogo do Fígado e Fogo do Coração se desenvolveram a partir da estagnação do *Qi* Fígado, cuja estagnação prolongada implode e gera Calor.

Este caso é também um bom exemplo de uma situação em que os sinais e sintomas parecerem apontar fortemente para determinado padrão, porém pulso e língua contradiziam esse padrão. Em tais casos, analisando mais de perto, estes sintomas e sinais podem geralmente ser explicados de maneira diferente. No caso em questão, fadiga, perda de desejo sexual, emissões noturnas, cansaço após o sexo e mãos frias apontavam para deficiência do *Yang* do Rim. Se esse fosse o caso, o pulso estaria Profundo e Fraco, possivelmente Lento, e a língua estaria Pálida. Como explicar os sinais e sintomas? Neste caso, a estagnação do *Qi* do Fígado e suas consequências podem ser responsáveis pelos sinais e sintomas. A diminui-

506 Fadiga

ção do desejo sexual e o cansaço após o sexo são provenientes da estagnado do *Qi* do Fígado obstruindo o fluxo de *Qi* no Aquecedor Inferior. As emissões noturnas com sonhos são provenientes do Fogo do Coração agitando a Mente. A presença de sonhos indica Fogo. Caso as emissões noturnas sejam provenientes da deficiência do *Yang* do Rim, elas ocorreriam sem a presença de sonhos. As mãos frias não são resultantes de deficiência de *Yang*, mas de estagnação do *Qi* do Fígado obstruindo o fluxo correto do *Qi*. Se a sensação de frio fosse proveniente da deficiência de *Yang*, o frio afetaria também os membros inferiores e seria sentido em todos os membros, e não apenas nas extremidades.

Princípio de tratamento   O princípio de tratamento aplicado foi simplesmente acalmar o Fígado e aliviar a estagnação do *Qi*.

Acupuntura   Já para a acupuntura, foram utilizados os pontos de abertura do Vaso *Yang* do Caminhar (B-62 [*Shenmai*] no lado esquerdo e ID-3 [*Houxi*] no lado direito), e C-7 (*Shenmen*) inserido no lado esquerdo e F-3 (*Taichong*) no lado direito. Assim, apenas quatro agulhas foram utilizadas, duas de um lado e duas do outro. Esta inserção contralateral é particularmente dinâmica e potente, e, por outro lado, minimiza o número de agulhas. O Vaso *Yang* do Caminhar é excelente para aliviar estagnação do *Qi* em homens jovens. C-7 foi utilizado para acalmar a mente em combinação com F-3; este último ponto também aliviou a estagnação do *Qi* do Fígado e acalmou a mente.

Fitoterapia   Para tratamento fitoterápico foi utilizado o remédio patenteado *Yue Ju Wan* (Pílula *Gardenia-Ligusticum*), para aliviar estagnação do *Qi* e Fogo. Esta pílula (ver anteriormente no tópico "Estagnação de *Qi* do Fígado") é excelente para eliminar Calor Atado, isto é, Calor proveniente de estagnação do *Qi*.

Apenas um tratamento de acupuntura e duas séries do remédio patenteado anterior (por dois meses) foram suficientes para restabelecer a vitalidade do homem e melhorar os demais sintomas.

Caso Clínico

Um jovem de 27 anos de idade queixava-se de sensação de fadiga e esgotamento há cinco anos. Sentia o corpo inteiro muito tenso. Apresentava frio e seus joelhos estavam doloridos. A micção era frequente, as fezes estavam amolecidas e a energia sexual fraca. Estava propenso a pegar resfriados e outras infecções respiratórias.

A língua apresentava coloração normal e levemente inchada em geral do lado direito. O pulso estava em Corda no lado esquerdo e Fraco no lado direito (Pulmão) nas posições Anteriores.

Diagnóstico   Este caso é similar ao anterior. Aqui também alguns sinais e sintomas (micção frequente, fezes amolecidas, dor no joelho e energia sexual fraca) parecem apontar para deficiência do *Yang* do Rim. Porém, pulso e língua contradizem esse diagnóstico. Neste caso também a maioria dos sintomas, como no caso anterior, é proveniente da estagnação do *Qi* do Fígado. Além disso, este jovem demonstra um quadro de longa permanência de deficiência subjacente de *Qi* do Pulmão. Essa deficiência é evidenciada pelo pulso Fraco do Pulmão, pela propensão a pegar resfriados e pelo inchaço em geral no lado direito da língua. De fato, durante a anamnese, constatou-se que o paciente havia apresentado, aos 14 anos de idade, crise longa de febre glandular (mononucleose) e, aos 21 anos, tosse que teve duração de seis meses; na época, suspeitou-se que estivesse com tuberculose (fato que não ocorreu). Assim, neste caso, a fadiga é primeiramente proveniente de estagnação do *Qi* do Fígado impedindo o fluxo apropriado do *Qi*. Na tentativa de investigar a causa possível da estagnação do *Qi* do Fígado, o paciente transpareceu "desespero" e "frustração". Seu pai falecera quando ele tinha 14 anos e sua mãe, quando ele tinha 22 anos. Normalmente, as perdas tendem a dissolver o *Qi*, causando deficiência de *Qi*. Entretanto, no nível emocional, as pessoas reagem diferentemente mediante tais acontecimentos da vida. No caso deste jovem, a tristeza causada pela perda tinha provavelmente dado lugar à raiva pelo fato do paciente ter perdido pai e mãe em poucos anos.

Princípio de tratamento   Inicialmente, o tratamento foi direcionado novamente para acalmar o Fígado e aliviar a estagnação e, posteriormente, para tonificar o *Qi* do Pulmão. Foi utilizada apenas fitoterapia.

Fitoterapia   Inicialmente foi prescrita uma decocção de *Yue Ju Wan* (Pílula de *Gardenia-Ligusticum*) com o acréscimo de apenas *Zhi Gan Cao* (*Radix Glycyrrhizae uralensis preparata*) e *Wu Wei Zi* (*Fructus Schisandrae*) para tonificar o *Qi* do Pulmão. O paciente reagiu muito bem a essa decocção, e após repetir outra série, a mesma prescrição foi administrada na forma de remédio patenteado durante três meses, produzindo uma recuperação total.

978-85-7241-817-1

Caso Clínico

Um homem de 74 anos de idade queixava-se de fadiga extrema e pouco apetite. Não apresentava quaisquer outros sintomas e sempre teve boa saúde. No passado fora um excelente jardineiro e sempre cuidava do jardim de sua casa. Entretanto, há um ano sentia-se sempre cansado e, mentalmente, não admitia "ser importunado" para fazer qualquer coisa.

A língua apresentava coloração normal, exceto as laterais que estavam levemente vermelhas. O pulso estava em Corda e Cheio.

Diagnóstico O problema principal neste caso também é a estagnação do *Qi* do Fígado impedindo o fluxo apropriado do *Qi* e prejudicando a função do Estômago (daí o pouco apetite).

Princípio de tratamento O princípio de tratamento aplicado foi acalmar o Fígado e aliviar estagnação.

Acupuntura Os pontos de acupuntura utilizados incluíram: IG-4 (*Hegu*) e F-3 (*Taichong*), em combinação, com a finalidade de acalmar a Mente e o Fígado; E-36 (*Zusanli*), para tonificar o Estômago; DU-20 (*Baihui*), a fim de estimular a Mente; B-18 (*Ganshu*) (com método neutro), para pacificar o Fígado; e B-21 (*Weishu*) (com método de tonificação), para tonificar o Estômago. Após algumas sessões, B-47 (*Hunmen*) foi também inserido com método neutro. Este é o ponto sobre a linha exterior da Bexiga em correspondência com B-18 (*Ganshu*). O ponto B-47 (*Hunmen*) atua no aspecto mental do Fígado, isto é, na Alma Etérea, sendo muito eficaz no alívio da estagnação do *Qi* do Fígado no nível mental em casos de depressão.

Fitoterapia Já para o tratamento fitoterápico foi também prescrito o remédio patenteado *Yue Ju Wan* (Pílula de *Gardenia-Ligusticum*). O tratamento proporcionou a cura completa em seis sessões. O paciente melhorou muito o humor, a disposição, o apetite retornou e retomou novamente o trabalho da casa e do jardim. O estado mental e o vigor melhoraram tanto que após algum tempo o paciente viajou para a Austrália para visitar parentes.

Estagnação de Sangue do Fígado

Manifestações Clínicas

Fadiga à noite, irritabilidade, dor abdominal e, nas mulheres, menstruações dolorosas.

Língua: Púrpura.
Pulso: Em Corda ou Áspero.

Princípio de Tratamento

Revigorar o Sangue do Fígado, eliminar estagnação.

Acupuntura

Pontos

F-3 (*Taichong*), BP-10 (*Xuehai*), R-14 (*Siman*), BP-4 (*Gongsun*) e PC-6 (*Neiguan*). Utilizar método neutro em todos os pontos.

EXPLICAÇÃO
- F-3 revigora o Sangue do Fígado.
- BP-10 revigora o Sangue.
- R-14 revigora o Sangue no Aquecedor Inferior.
- BP-4 e PC-6 regulam o Vaso Penetrador (*Chong Mai*), acalmam a Mente e revigoram o Sangue. PC-6, por si só, também revigora o Sangue.

Fitoterapia

Prescrição

GE XIA ZHU YU TANG – Decocção para Eliminar Estagnação abaixo do Diafragma.

EXPLICAÇÃO Essa fórmula revigora o Sangue no Aquecedor Inferior.

Remédio dos Três Tesouros

MOVIMENTAR O CAMPO DE ELIXIR Movimentar o Campo de Elixir é uma variação de *Ge Xia Zhu Yu Tang*; revigora o Sangue no Aquecedor Inferior.

Resumo

Estagnação de Sangue do Fígado
Pontos
- F-3 (*Taichong*), BP-10 (*Xuehai*), R-14 (*Siman*), BP-4 (*Gongsun*) e PC-6 (*Neiguan*). Utilizar método neutro em todos os pontos

Fitoterapia
Prescrição
- *GE XIA ZHU YU TANG* – Decocção para Eliminar Estagnação Abaixo do Diafragma
Remédio dos Três Tesouros
- Movimentar o Campo de Elixir

Subida do Yang do Fígado

Manifestações Clínicas

Fadiga à tarde, cefaleias do tipo latejante, tontura, tinido, boca e garganta secas, pouca paciência, insônia e irritabilidade.

Língua: laterais Vermelhas.
Pulso: Em Corda, muitas vezes apenas no lado esquerdo.

Nas mulheres, a subida do *Yang* do Fígado é muitas vezes proveniente da deficiência de Sangue do Fígado; neste caso, a língua pode ser Pálida e o pulso, Áspero.

Rigorosamente falando, este não é um padrão de excesso, e sim o resultado de uma combinação de deficiência e excesso. É uma deficiência de Sangue do Fígado, do *Yin* do Fígado ou do *Yin* do Rim (ou uma combinação delas) que gera a subida do *Yang* do Fígado.

A subida do *Yang* do Fígado causa fadiga da mesma maneira que a estagnação do *Qi* do Fígado, isto é, o distúrbio do *Yang* do Fígado prejudica o movimento apropriado e a direção do *Qi*, resultando em fadiga.

Além disso, a subjacente deficiência do Fígado e/ou do Rim também contribui para a sensação de fadiga. A fadiga proveniente da subida do *Yang* do Fígado também apresenta piora à tarde.

Princípio de Tratamento

Dominar o *Yang* do Fígado, nutrir Fígado e/ou Rim.

Acupuntura

Pontos

F-3 (*Taichong*), F-8 (*Ququan*), BP-6 (*Sanyinjiao*), R-3 (*Taixi*), REN-4 (*Guanyuan*), PC-7 (*Daling*), C-7 (*Shenmen*). Inserir F-8, BP-6 e R-3 com método de tonificação; os outros, com método neutro.

EXPLICAÇÃO

- F-3 domina o *Yang* do Fígado.
- F-8, BP-6, R-3 e REN-4 nutrem Fígado e/ou Rim.
- PC-7 e C-7 tranquilizam a Mente.

Fitoterapia

Prescrição

TIAN MA GOU TENG YIN – Decocção de *Gastrodia--Uncaria*.

EXPLICAÇÃO Essa prescrição nutre Fígado e Rim e domina *Yang* do Fígado.

Prescrição

ZHEN GAN XI FENG TANG – Decocção para Pacificar Fígado e Extinguir Vento.

EXPLICAÇÃO Essa prescrição nutre *Yin* do Fígado e do Rim e domina o *Yang* do Fígado. A principal diferença entre esta prescrição e a anterior é que esta nutre mais o *Yin*, sendo, portanto, adequada nos casos de deficiência pronunciada de *Yin* do Fígado e do Rim. Observe que *Dai Zhe Shi* não é apropriada para uso prolongado, sendo contraindicada na gravidez. Poderia ser eliminada da prescrição ou substituída com *Zhen Zhu* (*Margarita*) que também afunda o *Yang* do Fígado. Porém, atenção, pois o uso de todos os minerais não é permitido na União Europeia.

Prescrição

LING JIAO GOU TENG TANG – Decocção de *Cornu Saigae-Uncaria*.

EXPLICAÇÃO Essa prescrição nutre Sangue do Fígado, domina *Yang* do Fígado e resolve Fleuma.

MODIFICAÇÕES

- Se a subida do *Yang* do Fígado originar-se da deficiência de Sangue do Fígado, *Si Wu Tang* (Decocção de Quatro Substâncias) pode ser acrescentada a quaisquer das prescrições anteriores.
- Se a subida do *Yang* do Fígado originar-se da deficiência *Yin* do Fígado, *Yi Guan Jian* (Decocção de Uma Liagação) pode ser acrescentada.
- Caso seja proveniente da deficiência do *Yin* do Rim, é possível acrescentar *Liu Wei Di Huang Wan* (Pílula *Rehmannia* dos Seis Ingredientes) ou *Zuo Gui Wan* (Pílula Restauradora do [Rim] Esquerdo).

Quando as prescrições anteriormente citadas para dominar o *Yang* do Fígado são utilizadas para tratar fadiga, é necessário utilizar prescrições tonificantes ou aumentar a dosagem das ervas tonificantes constantes nas prescrições. Seria possível também, naquelas prescrições, reduzir ou eliminar as ervas que são mais específicas para tratar cefaleias, especificamente se forem de origem mineral, as quais são de difícil digestão: *Shi Jue Ming* (*Concha Haliotidis*), na prescrição *Tian Ma Gou Teng Yin*; *Dai Zhe Shi* (*Haematitum*) e *Long Gu* (*Os Draconis*), na prescrição *Zhen Gan Xi Feng Tang*.

Remédio dos Três Tesouros

CURVAR O BAMBU Curvar o Bambu nutre Sangue do Fígado e domina *Yang* do Fígado.

Resumo

Subida do *Yang* do Fígado

Pontos

- F-3 (*Taichong*), F-8 (*Ququan*), BP-6 (*Sanyinjiao*), R-3 (*Taixi*), REN-4 (*Guanyuan*), PC-7 (*Daling*), C-7 (*Shenmen*). Inserir F-8, BP-6 e R-3 com método de tonificação, os outros, com método neutro

Fitoterapia

Prescrição

- TIAN MA GOU TENG YIN – Decocção de *Gastrodia-Uncaria*

Prescrição

- ZHEN GAN XI FENG TANG – Decocção para Pacificar o Fígado e Extinguir o Vento

Prescrição

- LING JIAO GOU TENG TANG – Decocção de *Cornu Saigae-Uncaria*

Remédio dos Três Tesouros

- Curvar o Bambu

Agitação do Fogo do Fígado

Manifestações Clínicas

Fadiga, irritabilidade, propensão a explosões de raiva, tinido, surdez, cefaleia temporal, tontura, face e olhos vermelhos, sede, gosto amargo, sono perturbado pela presença de sonhos, obstipação com fezes ressecadas, urina amarelo-escura, epistaxe, hematêmese, hemoptise.

Língua: Corpo Vermelho, mais vermelho nas laterais, revestimento amarelo e seco.

Pulso: Cheio, em Corda e Rápido.

A aparência do indivíduo que sofre desta síndrome pode não corresponder à condição interior: o paciente pode queixar-se de fadiga, parecer muito deprimido e triste e com face muito pálida caso o Baço também esteja deficiente. Julgando pela aparência e pelo comportamento, pode-se deduzir, a princípio, que o paciente sofre de condição de Deficiência. Entretanto, uma observação cuidadosa de outras manifestações, como língua Vermelha e pulso Cheio e em Corda, irá claramente indicar a presença do Fogo do Fígado.

Neste caso, a fadiga é proveniente de Fogo do Fígado bloqueando a circulação do *Qi*.

Princípio de Tratamento

Drenar o Fogo, desobstruir o Fígado.

Acupuntura

Pontos

F-2 (*Xingjian*), F-3 (*Taichong*), PC-7 (*Daling*), IG-11 (*Quchi*). Utilizar método neutro em todos os pontos.

EXPLICAÇÃO
- F-2 drena Fogo do Fígado.
- F-3 ajuda a drenar Fogo do Fígado, assenta a Alma Etérea e acalma a Mente.
- PC-7 assenta a Alma Etérea e acalma a Mente.
- IG-11 elimina Calor.

Fitoterapia

Prescrição

LONG DAN XIE GAN TANG – Decocção de *Gentiana* para Drenar o Fígado.

EXPLICAÇÃO   Essa fórmula drena o Fogo do Fígado com ervas amargas e frias.

Remédios dos Três Tesouros

DRENAR O FOGO   Drenar o Fogo é uma variação de *Long Dan Xie Gan Tang*; drena Fogo do Fígado e do Coração, assenta a Alma Etérea e acalma a Mente.

ASSENTAR A ALMA   Assentar a Alma também é uma variação de *Long Dan Gan Tang*; além de drenar o Fogo do Fígado e do Coração, assentar a Alma Etérea e acalmar a Mente, também resolve Fleuma e abre os orifícios da Mente.

Resumo

Agitação do Fogo do Fígado

Pontos
- F-2 (*Xingjian*), F-3 (*Taichong*), PC-7 (*Daling*), IG-11 (*Quchi*). Utilizar método neutro em todos os pontos

Fitoterapia

Prescrição
- LONG DAN XIE GAN TANG – Decocção de *Gentiana* para Drenar o Fígado

Remédio dos Três Tesouros
- Drenar o Fogo
- Assentar a Alma

Vento do Fígado

Manifestações Clínicas

Fadiga, tremores, tiques, entorpecimento dos membros, tontura, vertigem.

Língua: Rija, Desviada ou Móvel.

Pulso: em Corda.

Há três tipos principais de Vento do Fígado de acordo com seu fator de etiológico, isto é, Calor (no curso de uma doença febril), subida do *Yang* do Fígado e deficiência de Sangue do Fígado. O tipo de Vento do Fígado aqui descrito é, em sua maioria, proveniente da subida do *Yang* do Fígado e muitas vezes visto em idosos, nos quais se associa frequentemente com Fleuma; nesse caso, a língua estará Inchada e o pulso, também Deslizante.

A fadiga é resultante do Vento do Fígado obstruindo a livre circulação do *Qi*.

Princípio de Tratamento

Extinguir Vento do Fígado.

978-85-7241-817-1

Acupuntura

Pontos

F-3 (*Taichong*), DU-16 (*Fengfu*), VB-20 (*Fengchi*), ID-3 (*Houxi*) e B-62 (*Shenmai*). Utilizar método de sedação ou método neutro em todos os pontos.

EXPLICAÇÃO
- F-3, DU-16 e VB-20 extinguem Vento do Fígado.
- ID-3 e B-62 regulam Vaso Governador e extinguem Vento.

Fitoterapia

Prescrição

TIAN MA GOU TENG YIN – Decocção de *Gastrodia-Uncaria*.

Prescrição

ZHEN GAN XI FENG TANG – Decocção para Pacificar o Fígado e Extinguir o Vento.

EXPLICAÇÃO   Essas duas prescrições foram discutidas na subida do *Yang* do Fígado.

Resumo

Vento do Fígado

Pontos
- F-3 (*Taichong*), DU-16 (*Fengfu*), VB-20 (*Fengchi*), ID-3 (*Houxi*) e B-62 (*Shenmai*). Utilizar método de sedação ou neutro em todos os pontos

Fitoterapia

Prescrição
- TIAN MA GOU TENG YIN – Decocção de *Gastrodia-Uncaria*

Prescrição
- ZHEN GAN XI FENG TANG – Decocção para Pacificar o Fígado e Extinguir o Vento

---

Fleuma

Manifestações Clínicas

Fadiga, letargia, sensação moderada de tontura, sensação de corpo pesado e obscurecimento da mente, entorpecimento, catarro na garganta, sensação de opressão do tórax, catarro crônico. Outras manifestações dependem do órgão envolvido (que pode ser Pulmão, Estômago ou Coração).

Língua: Inchada, revestimento pegajoso.

Pulso: Deslizante.

A fadiga é um sintoma muito proeminente de Fleuma. É resultante da Fleuma obstruindo a circulação do *Qi*. A Fleuma também prejudica a transformação de *Qi* pelo Baço.

A fadiga é acompanhada por sensação típica de peso e "atordoamento da cabeça". Pensamento, memória e concentração são difíceis.

Princípio de Tratamento

Resolver Fleuma; desobstruir Pulmão, Estômago ou Coração; e tonificar Baço.

Acupuntura

Pontos

REN-12 (*Zhongwan*), E-36 (*Zusanli*), B-20 (*Pishu*), E-8 (*Touwei*), DU-20 (*Baihui*), E-40 (*Fenglong*), P-5 (*Chize*). Utilizar método de tonificação em todos os pontos, exceto nos pontos E-40 e P-5, que devem ser sedados.

EXPLICAÇÃO

- REN-12, E-36 e B-20 tonificam o Baço para resolver a Fleuma.
- E-8 resolve a Fleuma da cabeça e alivia a sensação de atordoamento da cabeça.
- DU-20 promove a subida do *Yang* puro à cabeça e a descendência do *Qi* turvo desta.
- E-40 resolve a Fleuma.
- P-5 resolve a Fleuma do Pulmão.

Fitoterapia

Prescrição

ER CHEN TANG – Decocção de Duas Antigas.

EXPLICAÇÃO Essa é a fórmula padronizada para resolver Fleuma-Umidade. Esta é a prescrição básica para resolver a Fleuma em qualquer parte do corpo e de qualquer órgão. Pode ser adaptada a diversas condições. Várias outras prescrições para resolver Fleuma (por exemplo, *Wen Dan Tang* [Decocção para Aquecer a Vesícula Biliar] e *Qing Qi Hua Tan Tang* [Decocção para Clarear o *Qi* e Desfazer a Fleuma]) são variações de *Er Chen Tang*.

Quando utilizada para tratar fadiga, essa fórmula deve ser adaptada pelo acréscimo de uma ou duas ervas para tonificar o Baço, tais como *Bai Zhu* (*Rhizoma Atractylodis macrocephalae*), *Dang Shen* (*Radix Codonopsis pilosulae*) ou *Huang Qi* (*Radix Astragali Membranacei*).

Prescrição

WEN DAN TANG – Decocção para Aquecer a Vesícula Biliar.

EXPLICAÇÃO Essa fórmula resolve Fleuma-Calor, harmoniza Estômago, acalma a Mente e interrompe o vômito. Essa é uma prescrição excelente para resolver Fleuma-Calor do Pulmão ou do Estômago. É particularmente indicada quando a língua apresentar revestimento pegajoso ao mesmo tempo áspero, seco e amarelo. Muitas vezes, nesse tipo de revestimento pode se observar uma fissura dentro da linha média central (do tipo do Estômago, isto é, na parte central apenas, não se estendendo para a ponta; Fig. 20.5).

Esta prescrição é excelente para aliviar fadiga proveniente da Fleuma-Calor. Também melhora humor e alivia depressão.

Prescrição

QING QI HUA TAN TANG – Decocção para Clarear o *Qi* e Desfazer a Fleuma.

EXPLICAÇÃO Essa fórmula resolve Fleuma-Calor do Pulmão. Essa prescrição é indicada para tratar Fleuma-Calor no Pulmão, com sintomas de tosse com escarro amarelo, falta de ar, fadiga, pulso Deslizante e revestimento lingual pegajoso e amarelo.

No caso de fadiga crônica, ela deve ser combinada com uma ou duas ervas para tonificar o Baço, como *Bai Zhu* (*Rhizoma Atractylodis macrocephalae*), ou com a prescrição *Si Jun Zi Tang* (Decocção dos Quatro Cavalheiros).

Esta prescrição é especialmente útil para tratar a consequência de uma invasão de Vento-Calor que tenha penetrado no Interior, gerando Fleuma-Calor no Pulmão.

Prescrição

BEI MU GUA LOU SAN – Pó de *Fritillaria-Trichosanthes*.

EXPLICAÇÃO Essa prescrição é para tratar Fleuma e secura do Pulmão. Embora estas duas condições pareçam ser mutuamente exclusivas, não são. A Fleuma é um acúmulo *patológico* de fluidos, ao passo que a Secura é uma perda *fisiológica* de fluidos. De fato, em certos casos, a Fleuma crônica pode gerar Secura, precisamente porque os fluidos corporais se acumulam de forma patológica.

Essa prescrição é, portanto, para tratar casos muito crônicos de fadiga proveniente de Fleuma, sendo mais frequentemente utilizada em idosos. As principais manifestações incluem tosse com escarro escasso de difícil expectoração e garganta seca.

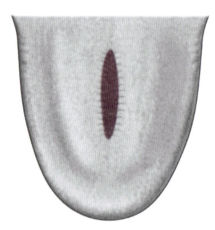

FIGURA 20.5 – Fissura do Estômago com revestimento áspero dentro dela.

Tabela 20.2 – Comparação de fórmulas para resolver Fleuma

	Sinais e sintomas	Língua	Pulso	Padrão
Er Chen Tang	Expectoração de catarro profuso, branco e pegajoso; sensação de opressão no tórax	Inchada, revestimento pegajoso e branco	Deslizante-Cheio	Fleuma-Frio
Wen Dan Tang	Expectoração de catarro amarelo e escasso, sensação de opressão e aperto no tórax, ansiedade	Inchada, revestimento amarelo e pegajoso, fissura de Estômago com revestimento amarelo e áspero	Deslizante e Rápido	Fleuma-Calor
Qing Qi Hua Tan Tang	Expectoração de catarro amarelo e profuso, sensação de opressão no tórax	Inchada, revestimento amarelo e pegajoso	Deslizante e Rápido	Fleuma-Calor
Bei Mu Gua Lou San	Expectoração de catarro muito escasso e seco, boca seca	Inchada, revestimento seco e pegajoso	Levemente Deslizante e Vazio	Fleuma-Secura
Dao Tan Tang	Sensação de opressão do epigástrio, distensão	Inchada, fissura de Estômago	Deslizante e em Corda	Fleuma e estagnação de *Qi*
Di Tan Tang	Expectoração de catarro escasso, fala ininteligível	Inchada, ausência de vigor	Deslizante	Vento e Fleuma

Prescrição

DAO TAN TANG – Decocção para Conduzir Fleuma.

EXPLICAÇÃO   Essa prescrição resolve Fleuma, move *Qi* e elimina estagnação. É particularmente indicada quando Fleuma e *Qi* estiverem estagnados no Aquecedor Médio com sintomas de opressão e plenitude em tórax e epigástrio, náusea, pouco apetite e tosse.

Prescrição

DI TAN TANG – Decocção para Limpar Fleuma.

EXPLICAÇÃO   Essa prescrição é utilizada para tratar Fleuma-Vento, isto é, uma combinação de Vento interno e Fleuma. É utilizada, portanto, apenas em idosos propensos a sofrer de Fleuma-Vento, como pode ocorrer após acidente vascular cerebral. Daí o acréscimo de *Shi Chang Pu*, que abre os orifícios bloqueados por Fleuma. "Abrir os orifícios" neste caso serve, por exemplo, para tratar o sintoma de fala ininteligível.

Outras manifestações incluem entorpecimento e paralisia dos membros, fadiga, língua com revestimento espesso e pegajoso e pulso Deslizante e em Corda.

As fórmulas anteriores para resolver a Fleuma são comparadas e contrastadas na Tabela 20.2.

Remédios dos Três Tesouros

MAR LÍMPIDO   Mar límpido é um remédio geral para resolver Fleuma em qualquer órgão. É uma variação de *Er Chen Tang*.

ILUMINAR A ALMA   Iluminar a Alma é uma variação de *Wen Dan Tang*: resolve Fleuma-Calor do Pulmão e do Coração.

DESOBSTRUIR O *YANG*   Desobstruir o *Yang* é uma variação de *Ban Xia Bai Zhu Tian Ma Tang*: é para tratar Vento-Fleuma.

Resumo

Fleuma

Pontos

■ REN-12 (*Zhongwan*), E-36 (*Zusanli*), B-20 (*Pishu*), E-8 (*Touwei*), DU-20 (*Baihui*), E-40 (*Fenglong*), P-5 (*Chize*). Utilizar método de tonificação em todos os pontos, exceto nos pontos E-40 e P-5, que devem ser sedados

Fitoterapia

Prescrição
■ *ER CHEN TANG* – Decocção dos Dois Velhos

Prescrição
■ *WEN DAN TANG* – Decocção para Aquecer a Vesícula Biliar

Prescrição
■ *QING QI HUA TAN TANG* – Decocção para Clarear o *Qi* e Desfazer a Fleuma

Prescrição
■ *BEI MU GUA LOU SAN* – Pó de *Fritillaria-Trichosanthes*

Prescrição
■ *DAO TAN TANG* – Decocção para Conduzir a Fleuma

Prescrição
■ *DI TAN TANG* – Decocção para Limpar a Fleuma

Remédio dos Três Tesouros
■ Mar Límpido
■ Iluminar a Alma
■ Desobstruir o *Yang*

Umidade

978-85-7241-817-1

Manifestações Clínicas

Fadiga e sonolência, letargia, sensação de peso no corpo ou na cabeça, ausência de apetite, sensação de plenitude do epigástrio, gosto pegajoso, dificuldade urinária, urina turva, secreção vaginal excessiva, muco nas fezes, falta de concentração, sensação de "atordoamento" na cabeça, dor de cabeça do tipo surda.

Língua: com revestimento pegajoso.
Pulso: Deslizante ou Encharcado.

512 Fadiga

Se a Umidade se combinar com Calor, haverá sede, urina escura, secreção vaginal amarela, muco nas fezes com sensação de ardência do ânus ao defecar, possível sangue nas fezes, provável transpiração noturna e língua com revestimento amarelo e pegajoso.

Se a Umidade afetar Vesícula Biliar e Fígado haverá gosto amargo, dor e distensão no hipocôndrio e possível icterícia.

A fadiga proveniente de Umidade possui características típicas. É associada com sensação de peso no corpo ou na cabeça e com sonolência e letargia, especialmente após o almoço. De fato, não é aliviada pelo repouso, pois não deriva de uma deficiência. Pelo contrário, o repouso excessivo pode até mesmo agravá-la; por exemplo, dormir muito tempo após o almoço (por mais de meia hora) tende a aumentar Umidade.

Princípio de Tratamento
Resolver a Umidade, tonificar o Baço.

Acupuntura
Pontos
BP-9 (*Yinlingquan*), BP-6 (*Sanyinjiao*), B-22 (*Sanjiaoshu*), REN-9 (*Shuifen*), P-7 (*Lieque*) e IG-4 (*Hegu*), B-20 (*Pishu*) e REN-12 (*Zhongwan*). Utilizar método neutro em todos os pontos, exceto nos dois últimos pontos que devem ser inseridos com método de tonificação. Estes são os pontos gerais para eliminar Umidade. Outros pontos irão depender da localização da Umidade.

- Na cabeça: E-8 (*Touwei*), DU-20 (*Baihui*) e DU-23 (*Shangxing*) com método neutro.
- No Estômago e no Baço: E-21 (*Liangmen*), REN-10 (*Xiawan*) com método neutro.
- Nos Intestinos: E-25 (*Tianshu*), B-25 (*Dachangshu*), B-27 (*Xiaochangshu*), E-27 (*Daju*) e E-28 (*Shuidao*), todos com método de sedação ou neutro.
- Na Bexiga: B-28 (*Pangguangshu*), REN-3 (*Zhongji*) e B-32 (*Ciliao*) com método de sedação ou neutro.
- Na Vesícula Biliar: VB-34 (*Yanglingquan*) e VB-24 (*Riyue*) com método de sedação.
- No Fígado: F-14 (*Qimen*) com método de sedação.
- Se houver Umidade combinada com Calor: IG-11 (*Quchi*) com método de sedação.

Fitoterapia
Prescrição
PING WEI SAN – Pó para Equilibrar o Estômago.

EXPLICAÇÃO   Esta é a principal prescrição para resolver Umidade no Aquecedor Médio.

Prescrição
HUO XIANG ZHENG OI SAN – Pó de *Agastache* do Qi Correto.

EXPLICAÇÃO   Essa fórmula aromática resolve, harmoniza Estômago e fortalece Baço. É especialmente adequada para resolver Umidade da cabeça, uma vez que contém muitas ervas aromáticas. É mais apropriada para tratar Frio-Umidade (língua com revestimento branco e pegajoso) do que para tratar Calor-Umidade (língua com revestimento amarelo).

Prescrição
LIAN PO YIN – Decocção de *Coptis-Magnolia*.

EXPLICAÇÃO   Essa fórmula resolve Umidade e elimina Calor do Estômago e do Baço. É especialmente adequada para eliminar Calor-Umidade prolongado que causa fadiga crônica. Este quadro muitas vezes ocorre após invasão de Vento-Calor ou Calor-Umidade. Se o fator patogênico exterior não for eliminado corretamente ou se o indivíduo estiver em estado de fraqueza em decorrência de excesso de trabalho, ele poderá permanecer no Interior. Além disso, o Calor-Umidade obstrui o Baço; este, por sua vez, propicia a formação de Umidade e, assim, fica estabelecido um círculo.

Prescrição
HUO PO XIA LING TANG – Decocção de *Pogostemon- -Magnolia-Pinellia-Poria*.

EXPLICAÇÃO   Essa prescrição é mais adequada para tratar os estágios iniciais de Umidade invadindo o corpo e para tratar Umidade sem Calor.

Remédios dos Três Tesouros
ACALMAR O CENTRO   Acalmar o Centro é uma variação de *Xiang Sha Liu Jun Zi Tang*; tonifica o Qi do Baço e resolve Umidade do Aquecedor Médio.

DRENAR OS CAMPOS   Drenar os Campos resolve a Umidade do Aquecedor Médio e dos músculos. É uma variação de *Huo Po Xia Ling Tang*.

ALIVIAR OS MÚSCULOS   Aliviar os Músculos resolve Umidade e elimina Calor do Aquecedor Médio e dos músculos. É uma variação de *Lian Po Yin*.

Resumo

Umidade

Pontos

- BP-9 (*Yinlingquan*), BP-6 (*Sanyinjiao*), B-22 (*Sanjiaoshu*), REN-9 (*Shuifen*), P-7 (*Lieque*) e IG-4 (*Hegu*), B-20 (*Pishu*) e REN-12 (*Zhongwan*). Utilizar método neutro em todos os pontos, exceto nos dois últimos, que devem ser inseridos com método de tonificação
- Na cabeça: E-8 (*Touwei*), DU-20 (*Baihui*) e DU-23 (*Shangxing*) com método neutro
- No Estômago e no Baço: E-21 (*Liangmen*), REN-10 (*Xiawan*) com método neutro
- Nos Intestinos: E-25 (Tianshu), B-25 (*Dachangshu*), B-27 (*Xiaochangshu*), E-27 (*Daju*) e E-28 (*Shuidao*), todos com método de sedação ou neutro
- Na Bexiga: B-28 (*Pangguangshu*), REN-3 (*Zhongji*) e B-32 (*Ciliao*) com método de sedação ou neutro
- Na Vesícula Biliar: VB-34 (*Yanglingquan*) e VB-24 (*Riyue*) com método de sedação
- No Fígado: F-14 (*Qimen*) com método de sedação
- Se houver Umidade combinada com Calor: IG-11 (*Quchi*) com método de sedação

> **Fitoterapia**
>
> *Prescrição*
> - *PING WEI SAN* – Pó para Equilibrar o Estômago
>
> *Prescrição*
> - *HUO XIANG ZHENG QI SAN* – Pó de *Pogostemon* para o *Qi* Correto
>
> *Prescrição*
> - *LIAN PO YIN* – Decocção de *Coptis-Magnolia*
>
> *Prescrição*
> - *HUO PO XIA LING TANG* – Decocção de *Pogostemon--Magnolia-Pinellia-Poria*
>
> *Remédios dos Três Tesouros*
> - Acalmar o Centro
> - Drenar os Campos
> - Aliviar os Músculos

Caso Clínico

Um homem de 34 anos de idade queixava-se de fadiga extrema, náusea, tontura, dores de cabeça, sede, fezes amolecidas, plenitude na região epigástrica e sensação de peso. Sentia-se também irritável e vinha ganhando peso. Todos esses sintomas surgiram após uma estadia prolongada no Sri Lanka.

O pulso apresentava-se Rápido e Deslizante e a língua, levemente Vermelha com pequenas vesículas vermelhas muito elevadas e revestimento pegajoso e amarelo.

Diagnóstico Todas as manifestações apontavam, de forma clara, para a retenção de Calor-Umidade no Interior, obviamente contraído no Sri Lanka, onde o clima é quente e úmido. A irritabilidade é proveniente de Calor e o ganho de peso resulta da Umidade. As vesículas vermelhas na língua indicam Umidade.

Princípio de tratamento O princípio adotado foi eliminar Calor e resolver Umidade do Aquecedor Médio.

Acupuntura Os pontos de acupuntura escolhidos objetivaram, simplesmente, por um lado, tonificar Baço (REN-12 [*Zhongwan*], E-36 [*Zusanli*] e B-20 [*Pishu*], com método de tonificação) e, por outro lado, eliminar Calor-Umidade (BP-9 [*Yinlingquan*], BP-6 [*Sanyinjiao*] e IG-11 [*Quchi*], com método de sedação).

Fitoterapia O uso de três séries de *Lian Po Yin* (Decocção de *Coptis-Magnolia*) sem qualquer variação e de quatro sessões de acupuntura produziu a completa recuperação do paciente.

Caso Clínico

Uma mulher de 42 anos de idade queixava-se de fadiga crônica há quatro anos. Os sintomas haviam surgido após ter contraído uma gripe há quatro anos; sentia ainda cansaço, músculos doloridos e apresentava sensação de peso. No interrogatório, manifestou sintomas de sede, irritabilidade e sensação de calor à noite. O pulso era Rápido (92bpm), ligeiramente Deslizante, porém Fino. A língua estava Vermelha, em parte descascada e em parte com pouco revestimento espesso (Prancha 20.4).

Diagnóstico As manifestações apontavam claramente para retenção de Calor-Umidade na maior parte nos músculos, comprovado pela sensação de peso e dor. Pulso e língua apresentam-se também consistentes com Calor-Umidade. O aspecto de Calor do Calor-Umidade era obviamente causado também por deficiência de *Yin*, manifestando-se por sede, irritabilidade e sensação de calor. A língua mostra de forma clara as duas condições de Calor-Umidade por meio do revestimento pegajoso, e a deficiência de *Yin* é evidenciada por ausência de revestimento em algumas partes.

Princípio de tratamento O princípio de tratamento adotado consistiu inicialmente em eliminar Calor-Umidade e posteriormente nutrir *Yin*.

Acupuntura O tratamento de acupuntura foi direcionado a eliminar Calor-Umidade e tonificar o Baço. Os pontos utilizados foram os seguintes:

- E-36 (*Zusanli*), BP-6 (*Sanyinjiao*), REN-12 (*Zhongwan*) e B-20 (*Pishu*) (com método de tonificação), a fim de tonificar Baço e nutrir *Yin* do Estômago.
- BP-9 (*Yinlingquan*) e IG-11 (*Quchi*) (com método neutro), a fim de eliminar Calor-Umidade.

Fitoterapia A decocção fitoterápica *Lian Po Yin* (Decocção de *Coptis-Magnolia*) foi utilizada com resultados excelentes.

Estatísticas de Pacientes

Um total de 321 pacientes de minha prática apresentou fadiga como queixa principal. Eram 100 homens (31%) e 221 mulheres (69%); esta proporção de minha prática está muito próxima da encontrada na população geral de pacientes, que é de 35% de homens e 65% de mulheres.

Ao dividir os pacientes em faixas etárias, o grupo entre 31 e 40 anos de idade teve a incidência mais alta, isto é, 120, ou seja, 37%. Esta incidência faz sentido, já que reflete o fato que representa a faixa etária em que a maioria das pessoas está sob grande tensão, tentando construir uma carreira ou um negócio e resolvendo as demandas de trabalho para o sustento de uma família e (normalmente) com filhos pequenos.

514 Fadiga

A distribuição exata de fadiga por faixa etária foi a seguinte:

- 0 a 10: 1 (0%).
- 11 a 20: 16 (5%).
- 21 a 30: 46 (14%).
- 31 a 40: 120 (37%).
- 41 a 50: 72 (22%).
- 51 a 60: 49 (15%).
- 61 a 70: 11 (3%).
- 71 a 80: 5 (2%).
- 81 a 90: 1 (0%).

A incidência de padrões classificada por Deficiência ou Excesso mostra algumas observações interessantes. A distribuição era a seguinte:

- *Deficiência*: 93 (29%).
- *Excesso*: 50 (15%).
- *Deficiência/excesso combinados*: 178 (56%).

O fato mais interessante é que a maioria esmagadora de pacientes sofria de combinação de condição de deficiência e excesso como causa de sua fadiga. Também é interessante que uma proporção significativa real de pacientes (15%) exiba uma condição puramente de excesso como causa de sua fadiga.

A distribuição dos Órgãos Internos envolvidos era a seguinte:

- *Baço*: 121 (38%).
- *Rim*: 109 (34%).
- *Fígado*: 85 (26%).
- *Pulmão*: 29 (9%).
- *Coração*: 27 (8%).

Essa distribuição confirma o que foi discutido anteriormente em "Patologia", isto é, que o Baço é o órgão que está mais envolvido na patologia de fadiga. Observe que o total das porcentagens anteriores não soma 100%, pois alguns pacientes podem ter tido padrões de mais de um órgão, e eles aparecem, portanto, distribuídos em mais de um órgão.

No caso de deficiência de *Qi*, *Yang*, Sangue e *Yin*, a distribuição foi a seguinte:

- *Deficiência de* Qi: 117 (36%).
- *Deficiência de* Yang: 80 (25%).
- *Deficiência de Sangue*: 93 (29%).
- *Deficiência de* Yin: 32 (10%).

Se considerarmos as deficiências de *Qi* e *Yang* juntas (uma vez que a deficiência de *Yang* é um tipo de deficiência de *Qi*), o total de pacientes soma 194 (ou 61%), sem dúvida a maior parte dos pacientes.

Das condições de excesso, Umidade e Fleuma são sem dúvida as mais predominantes, com 76 pacientes apresentando Umidade e 78, Fleuma. As quantidades para Umidade são equivalentes a 33% e as para Fleuma,

a 34%; não do número total absoluto de pacientes, mas do total de pacientes que se apresentavam com padrão de excesso (ou um padrão de excesso/deficiência), ou seja, 228. Então, Umidade e Fleuma responderam juntas por 67% dos pacientes que sofrem de condição de excesso (ou excesso/deficiência). Observe que estas figuras incluem pacientes que poderiam ter tido condição de excesso/deficiência combinada com um pouco de Umidade ou Fleuma.

A incidência mais alta de condição de excesso a seguir é a de estagnação do *Qi* do Fígado, com 42 pacientes com este padrão. Isto responde a cerca de 15% dos pacientes com condição excesso (ou excesso/deficiência).

Cento e dezenove (37%) pacientes apresentavam língua Pálida e 140 (44%), língua Vermelha; 31 (10%) apresentavam língua Púrpura. Como os pacientes com algum tipo de padrão de Calor, totalizando 109 (ou 34%), o que significa que pacientes com padrões diferentes de Calor apresentavam língua Vermelha.

Cento e trinta e sete pacientes (ou 43%) apresentavam língua Inchada, ao passo que apenas cinco pacientes (ou 2%) mostravam língua Fina. Isto confirma os padrões gerais em meus pacientes, nos quais a língua Inchada é muito comum e a língua Fina é bastante rara. A língua Fina não é rara pelo fato da deficiência de Sangue ser rara (já que a língua Fina indica geralmente deficiência de Sangue); entretanto, como Umidade e Fleuma são muito prevalecentes, elas tornam a língua Inchada, sendo que a língua não pode se apresentar Inchada e Fina ao mesmo tempo.

978-85-7241-817-1

Diagnóstico Diferencial Ocidental

Fadiga crônica e debilidade podem ser provenientes de várias e diferentes causas, das quais as sete mais comuns serão discutidas a seguir.

Nefrite Crônica

Pode ser pielo ou glomerulonefrite. Consiste na inflamação da pelve, do glomérulo do rim ou de ambos. As principais manifestações são: fadiga intensa, edema, náusea, micção frequente e dor na região dorsal inferior (ver Cap. 37).

Febre Glandular (Mononucleose)

É proveniente de infecção pelo vírus Epstein-Barr. Manifesta-se com debilidade, pouco apetite, febre, glândulas inchadas e, em casos prolongados, depressão.

Em geral, ocorre apenas em adultos jovens e adolescentes.

Síndrome de Fadiga Crônica

Manifesta-se com sensação geral do tipo gripe, muito cansaço, letargia, dor muscular e memória debilitada (ver Cap. 41).

É mais comum em adultos jovens.

Fadiga **515**

Tabela 20.3 – Causas de fadiga na medicina ocidental

Doença	Patologia	Sintomas	Sinais
Nefrite	Inflamação do glomérulo renal	Fadiga, náusea	Poliúria, edema
Febre glandular	Infecção pelo vírus Epstein-Barr	Fadiga, transpiração	Glândulas inchadas, febre
Encefalites miálgica	Desconhecida	Fadiga, dor muscular, sensação de gripe	–
Carcinoma	Malignidade	Fadiga	Perda de peso
Doença de Addison	Hipofunção adrenal	Fadiga, lassidão, ausência de apetite, náusea, vertigem, visão turva, dispneia	Perda de peso, pigmentação da pele, pressão sistólica baixa (menos de 110mmHg)
Hipotireoidismo	Secreção deficiente de tiroxina	Debilidades mental e física, fala lenta, sonolência, dispneia, sensação de frio	Obesidade, face e olhos inchados, pele áspera e seca, cabelo seco, edema, hipotermia
Diabetes mellitus	Deficiência de insulina	Sede, fome, fadiga	Perda de peso ou obesidade, poliúria, furúnculos, língua seca

Carcinoma

Carcinoma em qualquer parte do corpo ou em qualquer órgão pode causar fadiga e debilidade. Fadiga é muitas vezes o primeiro sintoma a se apresentar. Se a fadiga for acompanhada de pouco apetite, perda de peso e compleição amarelada em indivíduos de meia-idade ou em idosos, deve-se suspeitar de carcinoma.

Doença de Addison

É proveniente de hipofunção das glândulas do córtex adrenal. É caracterizada por lassidão intensa, pouco apetite, náusea, vômito, dor abdominal, vertigem, visão turva, dispneia mediante esforço, palpitações, necessidade de sal, pigmentação da pele, perda de peso e pressão sanguínea sistólica baixa.

Hipotireoidismo

É proveniente de secreção insuficiente de tiroxina. É mais comum em mulheres. Os principais sintomas e sinais são: debilidades física e mental, fala lenta, sonolência, dor de cabeça, sensação de frio, dispneia mediante esforço, obesidade, compleição amarelada, olhos inchados, pele áspera e seca, cabelo seco, menstruações escassas ou amenorreia, edema nas pernas, hipotermia e, em casos graves, confusão mental.

Diabetes mellitus

É proveniente da secreção insuficiente de insulina. Em seu início, os principais sinais e sintomas são: poliúria, sede, fome e perda de peso. Urina e sangue contêm glicose. Durante o estágio crônico, outras manifestações incluem obesidade, prurido vulvar, furúnculos, neurite periférica, retinite e língua seca.

As causas médicas ocidentais de fadiga estão resumidas na Tabela 20.3.

Notas Finais

1. Nanjing College of Traditional Chinese Medicine 1979 Nan Jing Jiao Shi 难经校释 [A Revised Explanation of the Classic of Difficulties]. People's Health Publishing House, Beijing, pp. 28-29. Publicado pela primeira vez *c.*100 a.C.
2. Traditional Chinese Medicine Research Institute 1959 Jin Gui Yao Lue Yu Yi 金匮要略喻译 [An Explanation of the Essential Prescriptions of the Golden Chest]. People's Health Publishing House, Beijing, p. 61. O *Essential Prescriptions of the Golden Chest* foi escrito por Zhang Zhong Zing e publicado primeiramente *c.*220 d.C.
3. Chao Yuan Fang 610 d.C. Zhu Bing Yuan Hou Lun [Discussion of the Origin of Symptoms in Disease], citado no Zhang Bo Yu 1986 Zhong Yi Nei Ke Xue 中医内科学 [Chinese Medicine in Internal Medicine]. Shanghai Science Publishing House, Shanghai, p. 281.
4. 1979 Huang Di Nei Zing Su Wen 黄帝内经素问 [The Yellow Emperor's Classic of Internal Medicine – Simple Questions]. People's Health Publishing House, Beijing, p. 154. Publicado primeiramente *c.*100 a.C.
5. 1988 Li Xu Yuan Jian 理虚元鉴 [Original Mirror on the Regulation of Exhaustion]. People's Health Publishing House, Beijing, p. 19. O *Original Mirror on the Regulation of Exhaustion* foi escrito por Zhu Qi Shi e publicado primeiramente *c.*1520.
6. Ibid., p. 21.
7. Ibid., p. 24.
8. Citado no Zhong Bo Yu 1986 Zhong Yi Nei Ke 中医内科 [Chinese Internal Medicine]. Shanghai Scientific Publishing House, Shanghai, p.281.
9. Luo Yuan Qi 1986 Zhong Yi Fu Ke Xue 中医妇科学 [Chinese Medicine Gynaecology]. Shanghai Scientific Publishing House, Shanghai, p. 105.
10. Laurence DR 1973 Clinical Pharmacology. Churchill Livingstone, Edinburgh, p. 14.31.
11. Simple Questions, p. 68.

978-85-7241-817-1

Capítulo 21

胸
痹

Síndrome Dolorosa Obstrutiva do Tórax

CONTEÚDO DO CAPÍTULO

Síndrome Dolorosa Obstrutiva do Tórax   517

Etiologia   518

Fatores Patogênicos Externos   *518*
Dieta   *519*
Problemas Emocionais   *519*
Senilidade   *519*

Patologia   519

Diagnóstico Diferencial   521

Fleuma Fluida em Tórax/Hipocôndrio
(*Xuan Yin*)   *521*
Dor Epigástrica   *521*
Dor Autêntica do Coração   *522*

Estratégias de Tratamento   522

Identificação de Padrões e Tratamento   522

Excesso   522

Estagnação de *Qi* no Tórax   *522*
Estagnação do Sangue do Coração   *523*
Fleuma Turva Estagnando-se no Tórax   *525*
Estagnação de Frio no Tórax   *528*
Fogo do Fígado Perturbando o Coração
no Tórax   *530*

Deficiência   531

Deficiência do *Yang* do Baço e do Coração   *531*
Deficiência do *Qi* e do *Yin*   *532*
Deficiência do *Yin* do Coração e do Rim   *532*

Prognóstico e Prevenção   533

Literatura Chinesa Moderna   534

Experiências Clínicas   544

Acupuntura   *544*
Fitoterapia   *544*

Diagnóstico Diferencial Ocidental   548

Pleurisia   *548*
Embolia Pulmonar   *548*
Carcinoma de Brônquios   *548*
Doença Cardíaca Isquêmica   *548*
Angina do Peito   *548*
Infarto do Miocárdio   *549*
Hérnia de Hiato   *549*
Carcinoma de Esôfago   *549*

Excesso
- Estagnação de *Qi* no tórax
- Estagnação do Sangue do Coração
- Fleuma turva estagnando-se no tórax
- Estagnação de Frio no tórax
- Fogo do Fígado perturbando o Coração no tórax

Deficiência
- Deficiência do *Yang* do Baço e do Coração
- Deficiência do *Qi* e do *Yin*
- Deficiência do *Yin* do Coração e do Rim

Síndrome Dolorosa Obstrutiva do Tórax

A condição denominada "Obstrução Dolorosa do Tórax" (*Bi* Torácico) é caracterizada por sensação de opressão e dor no tórax estendendo-se para os ombros. Em casos

518 Síndrome Dolorosa Obstrutiva do Tórax

graves, a dor é maior que a sensação de opressão e, em casos muito graves, há dor do tipo punhalada na região de coração, no lado esquerdo do tórax, estendendo-se para o ombro esquerdo e para baixo do braço esquerdo.

O *Bi* no "*Bi* Torácico" é composto pelo radical para "doença" e um caractere indicando "obstrução". O fato da palavra *Bi* aqui ser a mesma da colocada na Síndrome *Bi*, isto é, dor nas articulações provenientes da invasão de Vento, Frio e Umidade, não nos deveria induzir a fazer qualquer correlação entre essas duas condições muito diferentes. Na Síndrome *Bi*, apenas canais e articulações são afetados; no *Bi* Torácico, os Órgãos Internos também são afetados. Além disso, *Bi* Torácico pode corresponder a tipos muito diferentes de doenças do que a Síndrome *Bi*, como doença cardíaca, angina do peito, bronquite crônica, enfisema pulmonar ou câncer dos pulmões.

A "obstrução" na Síndrome Dolorosa Obstrutiva do Tórax é obstrução na circulação do *Qi* e do Sangue no tórax por estagnação de *Qi*, estagnação de Sangue, Fleuma ou Frio.

Obstrução Dolorosa do Tórax é mencionada no *Clássico de Medicina Interna do Imperador Amarelo* (*Nei Jing*). O *Questões Simples* (*Su Wen*), no capítulo 22, declara[1]:

Quando o Coração está doente, há dor no centro do tórax, plenitude e dor na região do hipocôndrio, dor envolvendo tórax, costas e escápula e nos dois braços.

O *Eixo Espiritual* (*Ling Shu*), no capítulo 24, afirma: *"Na dor autêntica do Coração, braços e pernas ficam cianóticos e frios, envolvendo cotovelos e joelhos, e há dor intensa na região do coração..."*[2]. Esta citação corresponde a um tipo grave de Obstrução Dolorosa do Tórax.

Durante a dinastia Han, Zhang Zhong Jing, no *Essential Prescriptions from the Golden Chest* (*Jin Gui Yao Lue*), introduziu o termo "Obstrução Dolorosa do Tórax" (*Xiong Bi*) pela primeira vez. No capítulo 9, ele diz[3]:

Na Obstrução Dolorosa do Tórax, há falta de ar, tosse, dor em tórax e costas; o pulso da posição Anterior fica Profundo e Lento e na posição Média, Tenso e Rápido. Use a Decocção de Trichoscanthes-Allium-Vinho Branco.

Neste caso, "Lento" e "Rápido" não se referem à verdadeira qualidade do pulso (que não pode estar Lento em uma posição e Rápido em outra), porém à sensação do pulso.

No mesmo capítulo, ele comenta: *"Na Obstrução Dolorosa do Tórax, quando o paciente não pode deitar e a dor do coração se estende para as costas, use Decocção de Trichoscanthes-Allium-Pinellia"*[4].

O *Causes of the Diseases and Treatment to the Pulse* (1706) diz[5]:

Dor sobre o esterno indica Obstrução Dolorosa do Tórax... as causas internas de Obstrução Dolorosa do Tórax são as sete emoções e os seis desejos excessivos. Eles provocam Fogo do Coração e afetam Pulmão. Podem também causar Qi rebelde para prejudicar as passagens do Pulmão, a Fleuma se acumula e o Qi se estagna. A Obstrução Dolorosa do Tórax pode também ser causada por consumo excessivo de alimentos quentes e picantes que prejudicam o Aquecedor Superior e fazem o Sangue se estagnar. Isto gera sensação de opressão e dor no tórax.

Tradicionalmente, há três tipos de Obstrução Dolorosa do Tórax:

- *Xin Tong* (dor no Coração): dor no tórax.
- *Zhen Xin Tong* (dor autêntica no Coração): dor no tórax com cianose de face, braços e pés.
- *Jue Xin Tong* (dor no Coração de colapso): dor no tórax com membros frios.

Todos estes três tipos são o assunto deste capítulo.

A partir da perspectiva médica ocidental, a Obstrução Dolorosa do Tórax pode corresponder a várias doenças diferentes, pertencentes ao coração ou aos pulmões. Se houver dor no lado esquerdo do tórax, palpitações e encurtamento da respiração, a Obstrução Dolorosa do Tórax pode corresponder a doenças do coração, tais como angina do peito, infarto do miocárdio ou doença coronariana. Caso haja tosse, falta de ar e expectoração de muco, pode corresponder a doenças do pulmão como bronquite crônica, traqueíte crônica, enfisema pulmonar ou câncer dos pulmões. Exemplos de padrões que correspondem a doenças pulmonares podem ser "Fleuma turva estagnando no tórax" ou "deficiência do *Yang* do Baço e do Coração". Em alguns casos, a Obstrução Dolorosa do Tórax pode corresponder à gastrite crônica.

A discussão acerca da Síndrome Dolorosa Obstrutiva do Tórax será mantida de acordo com os seguintes tópicos:

- Etiologia.
- Patologia.
- Diagnóstico diferencial.
- Estratégias de tratamento.
- Identificação de padrões e tratamento.
- Prognóstico e prevenção.
- Literatura chinesa moderna.
- Experiências clínicas.
- Diagnóstico diferencial ocidental.

978-85-7241-817-1

Etiologia

Fatores Patogênicos Externos

O Frio externo pode invadir o tórax e obstruir a circulação de *Yang Qi* no tórax. A obstrução de *Yang Qi* gera Obstrução Dolorosa do Tórax, com resultante sensação de opressão e dor no tórax. O Frio externo é ainda mais fácil de invadir o corpo se houver deficiência de *Yang* preexistente. Em particular, deficiência de *Yang* do Pulmão ou do Coração irá predispor o corpo à invasão do Frio no tórax.

O *Methods and Rules of Medicine* (1658) comenta: *"Na Obstrução Dolorosa do Tórax, a dor na região do coração é causada por deficiência de Yang e invasão de Frio"*[6]; o *Treatment Planning According to Syndrome Categories* (1839) diz: *"Na Obstrução Dolorosa do Tórax, o Yang Qi do tórax não se move; após longo período, o Yin toma lugar do Yang"*[7].

Dieta

A alimentação irregular e o consumo excessivo de alimentos gordurosos, doces, laticínios ou alimentos frios e crus prejudicam Baço e Estômago. Como resultado, estes órgãos não podem transformar o alimento e transportar as essências alimentares, formando Fleuma. A Fleuma, por sua vez, obstrui os vasos sanguíneos, gerando a estagnação de *Qi* e Sangue. A estagnação de Sangue no tórax bloqueia a circulação de *Yang Qi* no tórax, causando Obstrução Dolorosa do Tórax.

Na Síndrome Dolorosa Obstrutiva do Tórax, há, com frequência, interação entre Fleuma e estagnação de Sangue, uma vez que estes dois fatores patogênicos agravam um ao outro.

Problemas Emocionais

Preocupação, remoer pensamentos, excesso de pensamento e vergonha prejudicam Baço e Pulmão. Quando o *Qi* do Baço e do Pulmão estiver fraco, após algum tempo, ele pode se estagnar no tórax. Por outro lado, a estagnação prolongada de *Qi* também pode gerar formação de Fleuma no tórax. Estagnação de *Qi* e Fleuma contribuem para o desenvolvimento da Obstrução Dolorosa do Tórax.

Raiva, ressentimento, frustração e culpa prejudicam o Fígado e impedem o *Qi* de fluir livremente. O *Qi* estagnado do Fígado pode se transformar em Fogo após longo período. O Fogo, por outro lado, queima os fluidos corporais, condensando-os sob a forma de Fleuma. *Qi* estagnado do Fígado e Fleuma geram estagnação de Sangue, que, por sua vez, obstrui o movimento do *Yang Qi*. Essa situação causa Obstrução Dolorosa do Tórax.

Senilidade

O declínio do *Yang* do Rim não aquece os Órgãos Internos e pode gerar deficiência de *Yang* do Coração.

O declínio do *Yin* do Rim deixa de nutrir os Órgãos Internos e pode gerar deficiência do *Yin* do Coração. Se o *Yin* do Coração estiver deficiente, o *Yang* do Coração não pode se movimentar, gerando estagnação de *Qi* e Sangue no tórax e Obstrução Dolorosa do Tórax. Nos dois casos, a Raiz é a deficiência de *Yin* ou *Yang* do Rim e do Coração, e a Manifestação é a estagnação de *Qi* e Sangue no tórax.

Resumo

Etiologia
- Fatores patogênicos externos
- Dieta
- Problemas emocionais
- Senilidade

Patologia

No que se refere à patologia, embora sob o ponto de vista da medicina chinesa o Coração seja fundamental para o quadro de Obstrução Dolorosa do Tórax, outros órgãos, notadamente Pulmão, Estômago, Fígado, Baço e Rim, também desempenham um papel importante.

O Pulmão governa o *Qi* da Reunião (*Zong Qi*) do tórax. Essa função ajuda o Coração a empurrar o Sangue pelos vasos sanguíneos; se o *Qi* da Reunião estiver fraco, o Coração perde a força de bombeamento e o Sangue pode se estagnar no tórax. O *Eixo Espiritual*, no capítulo 75, diz: "*Se o* Zong Qi *não desce, o Sangue irá se estagnar nos vasos*"[8]. Daí a importância do movimento do *Qi*, a fim de revigorar o Sangue: o ponto REN-17 (*Renzhong*), onde o *Qi* da Reunião é coletado, é um ponto importante para mover o *Qi* no tórax, aliviando estagnação de Sangue.

O Estômago afeta ainda Coração e circulação do Sangue: o Grande canal de Conexão do Estômago proporciona ao pulso a força para contração e dilatação. Este canal emerge do Estômago e vai para a área abaixo da mama esquerda; a pulsação que pode ser sentida nessa região, chamada de *Xu Li*, é a pulsação do Grande canal de Conexão do Estômago. Daí a importância de tratar o Estômago para sustentar o Coração e ajudar a revigorar o Sangue; por exemplo, o ponto E-40 (*Fenglong*) é extremamente importante para abrir o tórax e melhorar a circulação de Sangue nessa região.

O ponto E-36 (*Zusanli*) é muito importante para regular o pulso e deve sempre ser inserido caso o pulso seja irregular. A retenção de alimento no Estômago também afeta o desenvolvimento de Obstrução Dolorosa do Tórax: quando o alimento estagna no Aquecedor Médio, ele pode obstruir a circulação de *Qi* e Sangue no tórax, impedindo *Qi* do Coração e *Qi* do Pulmão de descender.

Esta situação é na verdade muito comum nos pacientes ocidentais, nos quais torna-se, com frequência, difícil distinguir entre sintomas torácicos e epigástricos. No tratamento é importante, portanto, observar a condição do Aquecedor Médio e, se houver retenção de alimento (manifestada por regurgitação ácida, eructação, sensação de plenitude, revestimento da língua espesso e pegajoso e pulso Deslizante e Cheio na posição Média direita), esta pode ser tratada com o acréscimo de ervas como *Lai Fu Zi* (*Semen Raphani*), *Ji Nei Jin* (*Endothelium Corneum Gigeriae Galli*) ou *Mai Ya* (*Fructus Hordei germinatus*).

O Fígado influencia a patologia da Síndrome Dolorosa Obstrutiva do Tórax por estagnação de *Qi*. A estagnação de *Qi* geralmente é o primeiro fator patogênico a dar origem à Obstrução Dolorosa do Tórax, causando sensação de distensão no tórax.

O Baço influencia principalmente a patologia da Síndrome Dolorosa Obstrutiva do Tórax por Fleuma. Quando *Qi* do Baço ou *Yang* do Baço estiver deficiente, os fluidos não serão transformados corretamente e poderão se acumular sob a forma de Fleuma. Esta se instala no tórax e obstrui canais e vasos sanguíneos no tórax, causando sensação de opressão no tórax. Sob a perspectiva moderna, o colesterol elevado é considerado frequentemente uma forma de Fleuma.

O Rim desempenha um papel importante na patologia da Síndrome Dolorosa Obstrutiva do Tórax. Coração e Rim precisam se comunicar com e nutrir um ao outro. Uma deficiência do *Yang* do Rim afeta com frequência o Coração, gerando Frio interno, que afeta os vasos sanguíneos do tórax.

A Obstrução Dolorosa do Tórax sempre é caracterizada por combinação de deficiência e excesso. A Raiz da doença geralmente é uma deficiência de Baço, Coração ou Rim ou uma combinação das três. A Manifestação é caracterizada principalmente por estagnação de Sangue, Frio ou Fleuma (Fig. 21.1).

A sintomatologia da Obstrução Dolorosa do Tórax é caracterizada por obstrução dos vasos sanguíneos que geram dor. A estagnação de Sangue está, portanto, quase sempre presente nesta condição, tanto isoladamente como em combinação com outros fatores. Em condições de longa permanência, a Fleuma frequentemente está presente, e se manifesta com sensação de opressão do tórax.

Em condições crônicas, há uma interação entre estagnação de Sangue e Fleuma, uma agravando a outra. O *Eixo Espiritual*, no capítulo 81, relata: *"Quando os fluidos corporais estão harmonizados, eles são transformados em Sangue"*[9]. Já que os fluidos corporais proporcionam a substância para a produção de Sangue, quando são patologicamente transformados em Fleuma, o Sangue não pode ser produzido e não pode se movimentar devidamente e se estagna. Por outro lado, como há um processo de troca mútua entre Sangue e fluidos corporais, quando o Sangue estagnar durante um longo período, irá interferir na transformação dos fluidos e contribuirá para formação de Fleuma. Por esta razão, em condições crônicas de Obstrução Dolorosa do Tórax, especialmente no idoso, estagnação de Sangue e Fleuma estão presentes (Fig. 21.2).

Se o *Yang* do Rim e do Coração estiver deficiente, os fluidos corporais se acumulam em Fleuma, o *Yang* puro não pode subir para abrir os orifícios do Coração e o *Yin* turvo não pode descer, causando dor torácica e sensação de opressão no tórax.

O fator patogênico envolvido na Obstrução Dolorosa do Tórax também pode ser identificado de acordo com a característica da dor:

- Dor em distensão indica estagnação de *Qi*; se acompanhada por sensação de opressão ou aperto do tórax, indica Fleuma.
- Dor em queimação denota Calor (geralmente Fleuma-Calor), ao passo que dor muito intensa indica retenção de Frio nos vasos sanguíneos.
- Dor em punhalada, fixa e sentida como lâmina de faca indica estagnação de Sangue.

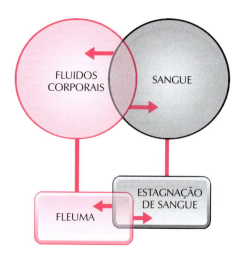

Figura 21.2 – Interação entre Fleuma e estagnação de Sangue.

A deficiência de *Yang* deve ser diferenciada da retenção de Frio (interno):

- *Retenção do Frio*: exposição ao frio agrava o quadro, o paciente não apresenta aversão ao frio e os membros são frios ao toque.
- *Deficiência de* Yang: o paciente tem aversão ao frio, gosta de se encolher e se cobrir, sente frio, a face fica pálida e os membros são frios ao toque.

Canais

Os canais mais importantes na patologia da Síndrome Dolorosa Obstrutiva do Tórax são os canais de Pulmão, Pericárdio e Grande canal Conexão do Estômago (Fig. 21.3).

Sob o ponto de vista dos canais, quando a Síndrome Dolorosa Obstrutiva do Tórax manifesta-se com dor torácica, os canais do Coração e do Pericárdio são envolvidos (especialmente o do Pericárdio).

Como um órgão, o Pericárdio é a cobertura exterior do Coração e suas funções são as mesmas das do Coração; sob o ponto de vista dos canais, o canal de Pericárdio é bastante distinto do canal do Coração e, no nível físico, tem uma esfera diferente de ação, influenciando a área ao centro do tórax. O *Clássico do Imperador Amarelo* frequentemente refere-se ao Pericárdio como

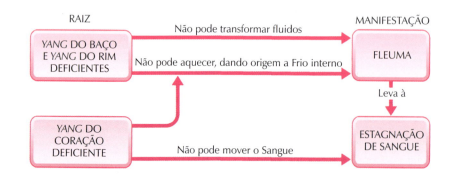

Figura 21.1 – Raiz e Manifestação de Obstrução Dolorosa do Tórax.

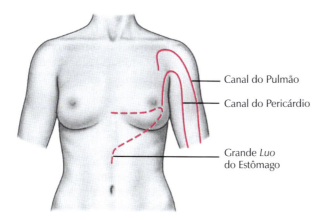

FIGURA 21.3 – Canais do tórax.

"centro do tórax". O canal do Pericárdio vai para o centro do tórax, e esta área, chamada de *Shan Zhong*, está sob a influência do Pericárdio. O capítulo 35 do *Eixo Espiritual* declara: *"O centro do tórax [shan zhong] é o palácio do Pericárdio [Xin Zhu]"*[10]. Daí a ação importante do ponto PC-6 (*Neiguan*) no tórax e do ponto REN-17 (*Shanzhong*) para afetar o canal do Pericárdio.

Estando no centro do tórax, o Pericárdio influencia o *Qi* da Reunião (*Zong Qi*) e, portanto, Coração e Pulmão. O Pericárdio nesta área atua como agente de propulsão para *Qi* e Sangue do Coração e do Pulmão; por isso, os padrões do Pericárdio são caracterizados por manifestações clínicas ao longo dos canais do tórax, causando tensão, entupimento, distensão, opressão ou dor no tórax.

Assim, com relação às funções de órgão, o Pericárdio está obviamente relacionado de maneira íntima com o Coração; já com relação aos canais, ele é interior-exteriormente relacionado ao canal do Triplo Aquecedor, o Pericárdio é *Yin* e o Triplo Aquecedor, *Yang*. Por todas estas razões, o canal do Pericárdio é envolvido na patologia de Síndrome Dolorosa Obstrutiva do Tórax, e deve ser utilizado para o tratamento deste quadro.

Esse é o motivo do REN-17 (*Shanzhong*) e do B-14 (*Jueyinshu*) (ambos afetam o Pericárdio) serem pontos importantes para tratar Síndrome Dolorosa Obstrutiva do Tórax.

Nota Clínica

Dor na Obstrução Dolorosa do Tórax
- Em distensão: estagnação de *Qi*
- Sensação de opressão ou tensão no tórax: Fleuma
- Dor em queimação: Calor (geralmente Fleuma-Calor)
- Dor muito intensa: retenção do Frio nos vasos sanguíneos
- Dor em punhalada que é fixa e sentida como lâmina de faca: estagnação de Sangue
- Deficiência de *Yang* deveria ser diferenciada de retenção de Frio (interno):
  – Retenção de Frio: exposição ao frio a agrava, o paciente não apresenta aversão ao frio e os membros são sentidos frios ao toque
  – Deficiência de *Yang*: o paciente tem aversão ao frio, gosta de se encolher e se cobrir, sente Frio, a face fica pálida e os membros são sentidos frios ao toque

---

Resumo

Patologia

Órgãos Envolvidos
- Pulmão
- Estômago
- Fígado
- Baço
- Rim

Fatores Patogênicos
- Estagnação de Sangue
- Fleuma
- Frio
- Retenção de alimento no Estômago também afeta o desenvolvimento da Obstrução Dolorosa do Tórax
- Obstrução Dolorosa do Tórax é sempre caracterizada por combinação de deficiência e excesso
- A Raiz da doença geralmente é uma deficiência de Baço, Coração ou Rim ou uma combinação destas. A Manifestação é caracterizada principalmente por estagnação de Sangue, Frio ou Fleuma

Diagnóstico
- A sintomatologia da Obstrução Dolorosa do Tórax é caracterizada por obstrução dos vasos sanguíneos que causam dor
  – Em distensão: estagnação de *Qi*
  – Sensação de opressão no tórax: Fleuma
  – Dor muito intensa: retenção do Frio nos vasos sanguíneos
  – Dor em queimação: Calor (geralmente Fleuma-Calor)
  – Dor em punhalada, fixa, como faca: estagnação de Sangue

Canais
- Os canais mais importantes na patologia da Síndrome Dolorosa Obstrutiva do Tórax são os canais de Pulmão, Pericárdio e Grande Canal de Conexão do Estômago
- O Grande canal de Conexão (*Luo*) do Estômago emerge do Estômago e vai para a área abaixo da mama esquerda; a pulsação que pode ser sentida aqui, chamada de *Xu Li*, é a pulsação do Grande canal de Conexão do Estômago

Diagnóstico Diferencial

É importante diferenciar Obstrução Dolorosa do Tórax de outras condições com sintomas semelhantes.

Fleuma Fluida em Tórax/Hipocôndrio (Xuan Yin)

Na Obstrução Dolorosa do Tórax, há uma sensação de opressão e dor no tórax que pode também se estender ao ombro ou mama esquerda. A dor é gerada por fadiga, exposição ao frio, excesso de alimentação ou estresse emocional. Há geralmente uma história de falta de ar.

No caso de Fleuma fluida em tórax e hipocôndrio, há sensação de distensão e dor no tórax e na região do hipocôndrio. A dor é contínua e piora ao respirar e ao virar o corpo. Há também sensação de plenitude sobre as costelas e tosse com escarro profuso, branco e aquoso.

Dor Epigástrica

A dor decorrente de Obstrução Dolorosa do Tórax pode algumas vezes se estender para a região epigástrica e poderia ser confundida com dor epigástrica, isto é, dor

522 Síndrome Dolorosa Obstrutiva do Tórax

proveniente de desarmonia do Estômago. Entretanto, na dor epigástrica há também eructação, soluço, regurgitação ácida e outros sintomas do Estômago ou do Baço, os quais estão ausentes na Obstrução Dolorosa do Tórax.

Dor Autêntica do Coração

A dor autêntica do Coração não corresponde a uma condição em separado, mas ao desenvolvimento adicional e sério da Obstrução Dolorosa do Tórax, quando há estagnação grave de Sangue durante longo período. A dor autêntica do Coração é contínua, sendo acompanhada por transpiração fria, face pálido-púrpura, lábios e membros cianóticos, pulso Mínimo ou Atado e língua Púrpuro-azulada.

> **Resumo**
>
> **Diagnóstico Diferencial**
> - Fleuma fluida em tórax/hipocôndrio (*Xuan Yin*)
> - Dor epigástrica
> - Dor autêntica do Coração

Estratégias de Tratamento

O *Essential Prescriptions from the Golden Chest*, de Zhang Zhong Jing (220 d.C.), defende a "penetração do *Yang*" (*tong Yang*) como o principal tratamento para Obstrução Dolorosa do Tórax. A "penetração do *Yang*" significa mover o *Yang Qi* e penetrar nos vasos sanguíneos com ervas mornas e picantes como *Gui Zhi* (*Ramulus Cinnamomi cassiae*).

O *Efective Formulas Tested by Physicians for Generations* (1349), de Wei Yi Lin, introduziu *Su He Xiang Wan* (Pílula *Styrax*) com ervas aromáticas e mornas para mover o *Yang Qi* nos vasos sanguíneos[11]. Essa fórmula é amplamente utilizada hoje em dia, sob a forma de remédio patenteado para tratar angina do peito.

Nos últimos séculos, muitos médicos recorreram à revigoração do Sangue e à eliminação da estagnação para tratar Obstrução Dolorosa do Tórax. Por exemplo, o *Standards Diagnosis and Treatment* (1607) defendeu a utilização de *Hong Hua* (*Flos Carthami tinctorii*), *Tao Ren* (*Semen Persicae*), *Jiang Xiang* (*Lignum Dalbergiae odoriferae*) e da fórmula *Shi Xiao San* (Pó para Desatar a Rir) para o tratamento de Obstrução Dolorosa do Tórax[12].

O *Collection of Rhymes of Contemporary Formulas* (1801) recomenda o uso de *Dan Shen Yin* (Decocção de Sálvia) para tratar Obstrução Dolorosa do Tórax[13]. Essa fórmula ainda é amplamente utilizada hoje em dia, também sob a forma de remédio patenteado.

O *Correction of Errors in Medicine* (1830), de Wang Qing Ren, introduziu a fórmula *Xue Fu Zhu Yu Tang* (Decocção para Eliminar Estagnação da Mansão do Sangue), que hoje em dia constitui-se em uma das prescrições mais importantes e amplamente utilizadas para revigorar o Sangue e eliminar estagnação, especialmente no tórax[14].

Na Obstrução Dolorosa do Tórax, a Raiz (*Ben*) é geralmente uma deficiência e a Manifestação (*Biao*)

é um excesso. É sempre essencial diferenciar de forma clara a influência relativa da deficiência e do excesso nas manifestações clínicas da Obstrução Dolorosa do Tórax. No caso de deficiência, é necessário diferenciar entre deficiência de *Qi*, *Yang*, Sangue ou *Yin*. No caso de excesso, é necessário distinguir o fator patogênico envolvido, por exemplo, Frio, Fleuma ou estagnação de Sangue.

De modo geral, a melhor conduta é tratar primeiramente a Manifestação, isto é, eliminar o fator patogênico. Essa conduta envolveria expelir o Frio, resolver a Fleuma ou revigorar o Sangue. No tratamento com ervas, em especial, a melhor ação consiste em eliminar a obstrução de um fator patogênico antes de tonificar o *Qi* do corpo. Na acupuntura, é possível tratar efetivamente Raiz e Manifestação ao mesmo tempo, isto é, tonificar o *Qi* do corpo e eliminar o fator patogênico.

Em casos agudos, é necessário concentrar-se sempre apenas no tratamento da Manifestação (ou seja, eliminar o fator patogênico); já na fase crônica entre as crises agudas, deve-se tratar a Raiz (ou seja, tonificar o *Qi* do corpo).

Embora as três principais condições de excesso (estagnação de Sangue, Fleuma e Frio) sejam provenientes de deficiência (de *Yang*), elas serão discutidas separadamente, pois correspondem a estágios agudos, durante os quais deve-se tratar a Manifestação, em vez da Raiz.

Os padrões discutidos são os seguintes:

Excesso
- Estagnação de *Qi* no tórax.
- Estagnação do Sangue do Coração.
- Fleuma turva estagnando-se no tórax.
- Estagnação de Frio no tórax.
- Fogo do Fígado perturbando o Coração no tórax.

Deficiência
- Deficiência do *Yang* do Baço e do Coração.
- Deficiência do *Yin* e do *Qi*.
- Deficiência do *Yin* do Coração e do Rim.

978-85-7241-817-1

Identificação de Padrões e Tratamento

EXCESSO

Estagnação de **Qi** no Tórax

Manifestações Clínicas

Dor em distensão no tórax, a qual se movimenta de um lugar para outro e vai e volta, distensão na região do hipocôndrio.

Língua: não apresenta característica significativa para o diagnóstico deste padrão.

Pulso: em Corda.

Este padrão é proveniente da estagnação do *Qi* do Fígado e do Coração. A sensação de distensão, o movimento da dor de um lugar para outro e o fato de a dor ir e vir são típicos de estagnação de *Qi*.

Princípio de Tratamento

Mover o *Qi*, relaxar o tórax, acalmar Fígado e Coração, interromper a dor.

Acupuntura

Pontos

REN-17 (*Shanzhong*), PC-6 (*Neiguan*), TA-6 (*Zhigou*), VB-34 (*Yanglingquan*), F-3 (*Taichong*), B-17 (*Geshu*), B-15 (*Xinshu*), B-18 (*Ganshu*), B-14 (*Jueyinshu*). Utilizar método de sedação ou neutro.

Explicação

- REN-17 move o *Qi* no tórax. É inserido horizontalmente, em geral no sentido descendente, porém pode ser inclinado na direção da área da dor.
- PC-6 move o *Qi* no tórax, relaxa e abre o tórax, acalma a Mente e assenta a Alma Etérea.
- TA-6 e VB-34 movem o *Qi* na região do hipocôndrio.
- F-3 move o *Qi* do Fígado, relaxa os tendões, acalma a Mente e assenta a Alma Etérea.
- B-17 relaxa diafragma e tórax.
- B-15 e B-18, pontos de Transporte Dorsal do Coração e do Fígado, respectivamente, movem o *Qi* do Coração e do Fígado.
- B-14, ponto de Transporte Dorsal do Pericárdio, move o *Qi* no tórax.

Fitoterapia

Prescrição

XUAN FU HUA TANG – Decocção de *Inula*.

Explicação Essa fórmula move o *Qi*, revigora o Sangue, resolve a Fleuma e restabelece a descendência do *Qi* do Pulmão.

Modificações

- Se houver estagnação do *Qi* do Coração proveniente de problemas emocionais e o paciente estiver infeliz, taciturno e gostar de ficar sozinho, acrescentar *He Huan Pi* (*Cortex Albiziae*).
- Se houver estagnação de *Qi* em fundo de deficiência de *Yin*, acrescentar *Fo Shou* (*Fructus Citri sarcodactylis*) que move o *Qi* sem prejudicar *Yin*.
- Se houver também estagnação de *Qi* do Pulmão, acrescentar *Jie Geng* (*Radix Platycodi*), *Zi Wan* (*Radix Asteris*) e *Xing Ren* (*Semen Armeniacae*).

> **Resumo**
>
> **Estagnação de *Qi* no Tórax**
>
> *Pontos*
> - REN-17 (*Shanzhong*), PC-6 (*Neiguan*), TA-6 (*Zhigou*), VB-34 (*Yanglingquan*), F-3 (*Taichong*), B-17 (*Geshu*), B-15 (*Xinshu*), B-18 (*Ganshu*), B-14 (*Jueyinshu*). Utilizar método de sedação ou neutro
>
> *Fitoterapia*
> *Prescrição*
> - XUAN FU HUA TANG – Decocção de *Inula*

Estagnação do Sangue do Coração

Manifestações Clínicas

Dor em pontada no tórax, a qual é fixa e piora à noite, palpitações.

Língua: Púrpura, especialmente na área do tórax ou nos lados em correspondência com a área do tórax (Fig. 21.4).

Pulso: Profundo e Áspero.

Princípio de Tratamento

Envigorar o Sangue, eliminar a estase, envigorar os canais de Conexão (*Luo*), interromper a dor.

Acupuntura

Pontos

B-13 (*Feishu*), B-14 (*Jueyinshu*), B-15 (*Xinshu*), REN-17 (*Shanzhong*), REN-14 (*Juque*), PC-4 (*Ximen*), PC-6 (*Neiguan*), E-40 (*Fenglong*), BP-10 (*Xuehai*), B-17 (*Geshu*), DU-12 (*Shenzhu*), DU-11 (*Shendao*), DU-10 (*Lingtai*), ID-11 (*Tianzong*). Todos os pontos inseridos com método de sedação ou método neutro, dependendo da gravidade da dor. Os pontos sobre o Vaso Governador (DU-12, DU-11, DU-10) podem ser alternados com os do Vaso Concepção (REN-17, REN-14).

Explicação

- B-13 é utilizado para estimular a descida do *Qi* e revigorar o Sangue pelo movimento do *Qi*.
- B-14, REN-17, B-15 e REN-14 são os pontos de Transporte Dorsais e de Coleta Frontais do Pericárdio e do Coração, respectivamente. Nos casos agudos, são utilizados com método de sedação. Esses são os pontos principais. REN-17 é inserido horizontalmente no sentido descendente. Se a dor torácica se estender para o lado esquerdo, esse ponto pode ser inserido horizontalmente na direção do coração.
- PC-4 é o ponto de Acúmulo e, como tal, interrompe a dor, é especificamente indicado em síndromes agudas.
- PC-6 é o ponto de Conexão e de abertura do Vaso *Yin* de Conexão. Abre o tórax, move *Qi* e Sangue e remove obstruções. Deve ser inserido com método de sedação.
- E-40 abre o tórax (em combinação com PC-6) e domina o *Qi* rebelde.
- BP-10 revigora o Sangue.

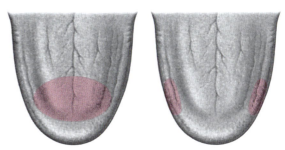

Figura 21.4 – Área do tórax na língua.

524 Síndrome Dolorosa Obstrutiva do Tórax

- B-17 revigora o Sangue e relaxa o diafragma.
- DU-12, DU-11, DU-10 movem *Qi* e Sangue no tórax.
- ID-11 revigora o Sangue no tórax; é escolhido quando a dor torácica se estende à escápula.

Fitoterapia

Prescrição

XUE FU ZHU YU TANG – Decocção para Eliminar Estagnação da Mansão do Sangue.

EXPLICAÇÃO   Essa fórmula revigora o Sangue do Coração e elimina estagnação de Sangue no Aquecedor Superior.

Prescrição

Variação de *TAO HONG SI WU TANG* – Variação da Decocção de *Persica-Carthamus* das Quatro Substâncias.

EXPLICAÇÃO   Essa prescrição é utilizada quando Fleuma e Calor acompanham estagnação de Sangue no tórax. Os sintomas são: sensação de opressão do tórax, sensação de calor, sede e língua Vermelha.

Prescrição

CHEN XIANG JIANG QI TANG – Decocção de *Aquilaria* para Dominar o *Qi* – mais *XUAN FU HUA TANG* – Decocção de *Inula*.

EXPLICAÇÃO   Essas duas fórmulas combinadas movem o *Qi*, revigoram o Sangue, resolvem a Fleuma e restabelecem a descendência do *Qi* do Pulmão. As três fórmulas para tratar Síndrome Dolorosa Obstrutiva do Tórax proveniente da estagnação de Sangue são comparadas e contrastadas na Tabela 21.1.

MODIFICAÇÕES

- Se houver sinais de Calor do Sangue, acrescentar *Mu Dan Pi* (*Cortex Moutan*) e *Chi Shao* (*Radix Paeoniae rubra*).
- Se houver sinais de Frio, acrescentar uma ou duas das seguintes ervas: *Chuan Xiong* (*Rhizoma Chuanxiong*), *Wu Ling Zhi* (*Excrementum Trogopteri*), *Mo Yao* (*Myrrha*) ou *Yan Hu Suo* (*Rhizoma Corydalis*).

Remédio dos Três Tesouros

ANIMAR O VERMELHO   Animar o Vermelho revigora Sangue do Coração e elimina estagnação no Aquecedor Superior.

Tabela 21.1 – Fórmulas para tratar estagnação de Sangue do Coração

Fórmula	Diferenciação
Xue Fu Zhu Yu Tang	Estagnação de Sangue do Coração
Variação de Tao Hong Si Wu Tang	Estagnação de Sangue do Coração com Fleuma-Calor
Chen Xiang Jiang Qi Tang mais Xuan Fu Hua Tang	Estagnação de Qi, estagnação de Sangue, Fleuma, Qi rebelde (tosse, falta de ar)

Resumo

Estagnação do Sangue do Coração

Pontos

- B-13 (*Feishu*), B-14 (*Jueyinshu*), B-15 (*Xinshu*), REN-17 (*Shanzhong*), REN-14 (*Juque*), PC-4 (*Ximen*), PC-6 (*Neiguan*), E-40 (*Fenglong*), BP-10 (*Xuehai*), B-17 (*Geshu*), DU-12 (*Shenzhu*), DU-11 (*Shendao*), DU-10 (*Lingtai*), ID-11 (*Tianzong*). Todos os pontos inseridos com método de sedação ou neutro, dependendo da gravidade da dor. Os pontos sobre o Vaso Governador (DU-12, DU-11, DU-10) podem ser alternados com os do Vaso Concepção (REN-17, REN-14)

Fitoterapia

Prescrição

- *XUE FU ZHU YU TANG* – Decocção para Eliminar Estagnação da Mansão do Sangue

Prescrição

- Variação de *TAO HONG SI WU TANG* – Variação da Decocção de *Persica-Carthamus* das Quatro Substâncias

Prescrição

- *CHEN XIANG JIANG QI TANG* – Decocção de *Aquilaria* para Dominar o *Qi* – mais *XUAN FU HUA TANG* – Decocção de *Inula*

Remédio dos Três Tesouros

- Animar o Vermelho

Caso Clínico

Um homem de 74 anos de idade sofria a um ano do que havia sido diagnosticado como angina do peito. As crises eram geradas por exercício, Frio e alimentação. A dor no tórax era muito intensa. Queixava-se também de sensação de peso nas pernas. No aspecto geral parecia bastante forte e não apresentava outros sintomas. A voz era forte e apresentava boa disposição. A língua estava Avermelhado-púrpura com revestimento amarelo e o pulso, em Corda e Cheio.

Diagnóstico   Primeiramente, a condição é claramente de excesso, conforme as evidências da voz forte, boa disposição, corpo vigoroso, pulso Cheio e língua com revestimento. No tocante à dor torácica, esta era proveniente da estagnação de Sangue no tórax. A estagnação de Sangue é evidente a partir da característica da dor, da coloração púrpura do corpo da língua e do pulso em Corda. A sensação de peso nas pernas era proveniente de Umidade infundindo-se para baixo.

Princípio de tratamento   O princípio de tratamento utilizado foi revigorar o Sangue no tórax. Este paciente foi tratado apenas com acupuntura, com bons resultados.

Acupuntura   Os principais pontos utilizados objetivaram revigorar o Sangue e eliminar a estagnação. Estes foram:

- PC-6 (*Neiguan*), PC-4 (*Ximen*), E-40 (*Fenglong*), REN-17 (*Shanzhong*) e B-14 (*Jueyinshu*) com método neutro. E-40 foi utilizado não por sua capacidade de resolver a Fleuma, mas porque, em combinação com PC-6, relaxa o tórax e regula ascendência e descendência do *Qi* no tórax.

Fleuma Turva Estagnando-se no Tórax

Manifestações Clínicas

Sensação pronunciada de opressão no tórax, dor no tórax que se estende para os ombros ou para a região superior das costas, falta de ar, sensação de peso, tontura, expectoração de escarro branco.

Língua: corpo Inchado, revestimento da língua pegajoso e branco.

Pulso: Deslizante.

A Fleuma obstrui a circulação de *Qi* no tórax e causa sensação típica de opressão no tórax. Alguns pacientes podem descrevê-la como "peso" ou "aperto". A Fleuma causa um pouco de tontura, uma vez que obstrui a subida do *Yang* puro para o tórax. Nesta condição, a sensação de opressão no tórax é predominante a qualquer dor.

Este padrão ocorre muito frequentemente em combinação com o primeiro, isto é, com estagnação de Sangue no tórax. Há uma interação entre Fleuma e estagnação de Sangue, já que uma agrava a outra. A predominância relativa de Fleuma ou estagnação de Sangue pode ser facilmente avaliada de acordo com sintomas, língua e pulso (Tabela 21.2).

Princípio de Tratamento

Revigorar *Yang*, resolver Fleuma, abrir os orifícios.

Acupuntura

Pontos

PC-6 (*Neiguan*), B-14 (*Jueyinshu*), B-15 (*Xinshu*), REN-17 (*Shanzhong*), REN-14 (*Juque*), E-40 (*Fenglong*), REN-12 (*Zhongwan*), REN-9 (*Shuifen*), BP-6 (*Sanyinjiao*), B-13 (*Peishu*), P-7 (*Lieque*), P-9 (*Taiyuan*). Utilizar método de sedação ou neutro com exceção do ponto REN-12, que deve ser tonificado. Moxa pode ser utilizada.

EXPLICAÇÃO

- PC-6 abre o tórax e move o *Yang* no tórax.
- B-14, B-15, REN-17 e REN-14 são os pontos de Transporte Dorsais e de Coleta Frontais do Pericárdio e do Coração, respectivamente. São os principais pontos no tratamento da Obstrução Dolorosa do Tórax, e, neste caso, moxa pode ser utilizada para revigorar o *Yang*.

- E-40, REN-12, REN-9 e BP-6 resolvem a Fleuma. E-40 também abre o tórax e domina o *Qi* rebelde no tórax.
- B-13 e P-7 abrem as passagens do Pulmão para facilitar a eliminação de Fleuma.
- P-9 resolve a Fleuma do Pulmão.

Fitoterapia

Prescrição

GUA LOU XIE BAI BAN JIU TANG – Decocção de *Trichosanthes-Allium-Pinellia*.

EXPLICAÇÃO   Essa é a prescrição clássica para tratar Obstrução Dolorosa do Tórax resultante de Fleuma.

Prescrição

Variação de *JIA WEI GUA LOU XIE BAI TANG* – Variação da Decocção de *Trichosanthes-Allium*.

EXPLICAÇÃO   Essa fórmula é utilizada se a Fleuma estiver combinada com alguma estagnação de Sangue.

978-85-7241-817-1

Prescrição

HUANG LIAN WEN DAN TANG – Decocção de *Coptis* para Aquecer a Vesícula Biliar – com *XIAO XIAN XIONG TANG* – Pequena Decocção para o Afundamento [do *Qi*] Torácico.

EXPLICAÇÃO   Essas duas fórmulas combinadas são utilizadas se a Fleuma estiver combinada com Calor com manifestações como sensação de calor, gosto amargo, língua Vermelha com revestimento pegajoso e amarelo e pulso Rápido.

Prescrição

ZHI SHI XIE BAI GUI ZHI TANG – Decocção *Aurantium--Allium-Cinnamomum*.

EXPLICAÇÃO   Essa fórmula é utilizada se os sintomas de Fleuma forem acompanhados de Frio.

MODIFICAÇÕES

- No caso de sintomas de Fleuma obstruindo a cabeça, tais como tontura pronunciada, sensação de atordoamento da cabeça e visão turva, acrescentar *Shi Chang Pu (Rhizoma Acori tatarinowii)* e *Yu Jin (Radix Curcumae)* para abrir os orifícios.
- Se houver sensação pronunciada de plenitude e opressão no tórax, acrescentar *Hou Po (Cortex Magnoliae officinalis)*.
- Para tratar expectoração de catarro copioso, acrescentar *Dan Nan Xing (Rhizoma Arisaematis preparatum)*.
- Para tratar dor pronunciada no tórax, acrescentar *Dan Shen (Radix Salviae miltiorrhizae)*.

As quatro prescrições anteriores são comparadas na Tabela 21.3.

Tabela 21.2 – Comparação entre Fleuma e estagnação de Sangue a partir de sintomas, língua e pulso

	Fleuma	**Estagnação de Sangue**
Sintomas	Opressão no tórax	Dor torácica
Língua	Corpo Inchado, revestimento pegajoso	Púrpura
Pulso	Deslizante	Áspero ou em Corda

526 Síndrome Dolorosa Obstrutiva do Tórax

Tabela 21.3 – Comparação de fórmulas para tratar Fleuma turva no tórax

Fórmula	Diferenciação
Gua Lou Xie Bai Ban Xia Tang	Fleuma
Jia Wei Gua Lou Xie Bai Tang	Fleuma e estagnação de Sangue
Huang Lian Wen Dan Tang e Xiao Xian Xiong Tang	Fleuma-Calor
Zhi Shi Xia Bai Gui Zhi Tang	Fleuma com Frio

Remédio dos Três Tesouros

ILUMINAR A ALMA   Iluminar a Alma é utilizada se houver Fleuma-Calor no tórax; é uma variação de *Wen Dan Tang* (Decocção para Aquecer a Vesícula Biliar).

Resumo

Fleuma Turva Estagnando-se no Tórax

Pontos

- PC-6 (*Neiguan*), B-14 (*Jueyinshu*), B-15 (*Xinshu*), REN-17 (*Shanzhong*), REN-14 (*Juque*), E-40 (*Fenglong*), REN-12 (*Zhongwan*), REN-9 (*Shuifen*), BP-6 (*Sanyinjiao*), B-13 (*Peishu*), P-7 (*Lieque*), P-9 (*Taiyuan*). Utilizar método de sedação ou neutro, com exceção do ponto REN-12, que deve ser tonificado. Moxa pode ser utilizada

Fitoterapia

Prescrição
- *GUA LOU XIE BAN BAN JIU TANG* – Decocção de *Trichosanthes-Allium-Pinellia*

Prescrição
- Variação de *JIA WEI GUA LOU XIE BAI TANG* – Variação da Decocção de *Trichosanthes-Allium*

Prescrição
- *HUANG LIAN WEN DAN TANG* – Decocção de *Coptis* para Aquecer a Vesícula Biliar – com *XIAO XIAN XIONG TANG* – Pequena Decocção para o Afundamento [do *Qi*] Torácico

Prescrição
- *ZHI SHI XIE BAI GUI ZHI TANG* – Decocção *Aurantium--Allium-Cinnamomum*

Remédio dos Três Tesouros
- Iluminar a Alma

Caso Clínico

Uma mulher de 59 anos de idade queixava-se de sensação de opressão e dor no tórax. Apresentava essa dor desde um ataque do coração ocorrido há cinco anos, a pressão sanguínea era elevada (180/100mmHg).

Sofria também de dor e inchaço em joelhos, tornozelos e pulsos.

A paciente estava muito acima do peso. A língua estava muito Pálida e bastante Inchada (Prancha 21.1). O pulso apresentava-se muito Profundo e Fraco, especialmente nas duas posições Posteriores.

Diagnóstico   Dor e sensação de opressão no tórax são provenientes de combinação de Fleu-

ma e Frio estagnados no tórax, com predominância de Fleuma. A paciente não apresenta muitos sintomas, porém sensação de opressão no tórax, excesso de peso e língua muito Inchada são suficientes para diagnóstico de obstrução por Fleuma. Ocorre em fundo de deficiência grave de *Yang* do Baço e do Rim. Novamente, não apresenta muitos sintomas, porém língua muito Pálida e pulso muito Profundo e Fraco nas duas posições Posteriores são sinais definitivos de deficiência do *Yang* do Rim. Podemos também deduzir a deficiência do *Yang* do Baço a partir da presença de Fleuma. As duas condições, isto é, deficiência de Rim e Fleuma, são fatores contribuintes para o desenvolvimento de Obstrução Dolorosa do Tórax proveniente de Frio e Umidade.

Princípio de tratamento   Este caso (como a maioria dos casos de Obstrução Dolorosa do Tórax) é caracterizado por combinação de deficiência (de *Yang* de Baço e do Rim) e de excesso (combinação de Fleuma e Frio). A abordagem correta para o tratamento é trabalhar com a condição de excesso durante a fase aguda ou subaguda e, posteriormente, com a de deficiência. Neste caso, como a paciente apresentava sensação pronunciada e penosa de opressão e dor no tórax, a atenção foi dirigida ao tratamento da condição de excesso, isto é, resolver Fleuma e dispersar Frio. Foi tratada apenas com acupuntura e nas dez primeiras sessões (semanalmente), o tratamento consistiu em resolver a Fleuma e remover a obstrução do tórax.

Acupuntura

- E-40 (*Fenglong*), PC-6 (*Neiguan*), PC-4 (*Ximen*), REN-17 (*Shanzhong*), B-14 (*Jueyinshu*), REN-9 (*Shuifen*), BP-6 (*Sanyinjiao*), REN-12 (*Zhongwan*) e B-20 (*Pishu*). Todos os pontos foram inseridos com método neutro, exceto os dois últimos, que foram tonificados para tonificar o Baço e resolver a Fleuma.

Após essas dez sessões, a atenção foi dirigida para tonificação do *Yang* do Baço e do Rim. Os principais sinais a serem observados antes da alteração do tratamento de resolução da Fleuma para tonificação seriam redução do inchaço da língua e diminuição acentuada na sensação de opressão e dor no tórax. Os principais pontos usados na tonificação do *Yang* do Baço e do Rim foram:

- B-20 (*Pishu*), B-23 (*Shenshu*), REN-12 (*Zhongwan*), E-36 (*Zusanli*), R-7 (*Fuliu*), e R-3 (*Taixi*). Foram utilizados método de tonificação e moxa.

A paciente foi completamente curada após dez outras sessões, embora ainda esteja em tratamento a cada três meses para prevenir qualquer recorrência.

Caso Clínico

Um homem de 66 anos de idade queixava-se de sensação de opressão, aperto e dor moderada no tórax. Esta sensação iniciara-se há mais de 20 anos, com crises recorrentes e repentinas de pânico caracterizadas por falta de ar e intensa sensação de opressão no tórax, como se tivesse uma "cinta ao redor do tórax". Apresentava também a sensação de querer suspirar, porém não conseguia. Dois anos antes da consulta, sofreu também um infarto cardíaco moderado. Ocasionalmente, sentia atordoamento e crises recorrentes de dor, do tipo punhalada, no lado direito do hipocôndrio. A face estava pálida e a língua Azulado-púrpura nas bordas e Pálida no restante. Estava Inchada e o revestimento lingual era pegajoso. O pulso apresentava-se Deslizante.

Diagnóstico O quadro deste paciente é caracterizado por Fleuma turva obstruindo o tórax (sensação de opressão e aperto no tórax, falta de ar, tontura, língua Inchada com revestimento pegajoso e pulso Deslizante). Além da condição fundamental, há também alguma estagnação de *Qi* do Fígado (sensação de necessidade de suspirar) e do Sangue do Fígado (dor em punhalada no hipocôndrio e coloração Azulado-púrpura das bordas da língua). Finalmente, a condição é caracterizada por Frio (língua Pálida e face pálida).

Princípio de tratamento Apesar da longa duração deste problema, a condição era ainda primariamente de excesso, conforme evidência do pulso. O objetivo do tratamento foi, portanto, resolver Fleuma, movimentar *Qi* e Sangue e expelir Frio. A prescrição fitoterápica escolhida visou, como objetivo primário, resolver a Fleuma, ao passo que alguns pontos de acupuntura foram inseridos com método de tonificação para tonificar o *Qi* do corpo. Foram utilizadas acupuntura e ervas.

Acupuntura Alguns pontos de acupuntura foram inseridos com método neutro:

- PC-6 (*Neiguan*) para mover *Qi* e Sangue no tórax e aliviar sensação de opressão e aperto.
- E-40 (*Fenglong*) para dominar *Qi* rebelde no tórax e resolver Fleuma.
- VB-34 (*Yanglingquan*) para mover *Qi* do Fígado no hipocôndrio.
- F-3 (*Taichong*) para mover *Qi* do Fígado, acalmar a Mente e assentar a Alma Etérea.
- REN-17 (*Shanzhong*) e B-14 (*Jueyinshu*), pontos de Coleta Frontal e de Transporte Dorsal do Pericárdio, respectivamente, para mover *Qi* do tórax e aliviar sensação de opressão e aperto.
- F-14 (*Qimen*) para mover *Qi* do Fígado.
- BP-6 (*Sanyinjiao*) para ajudar a resolver a Fleuma e acalmar a Mente.

- BP-4 (*Gongsun*) no lado esquerdo e PC-6 (*Neiguan*) no lado direito para abrir o Vaso Penetrador. Este vaso é excelente para remover as obstruções e dominar o *Qi* rebelde no tórax.

Alguns pontos foram inseridos com método de tonificação para tonificar o *Qi*:

- E-36 (*Zusanli*) e REN-12 (*Zhongwan*) para tonificar *Qi* do Baço e resolver Fleuma.

Fitoterapia A fórmula utilizada foi uma variação de duas prescrições: *Gua Lou Xie Bai Ban Xia Tang* (Decocção de *Trichosanthes-Allium-Pinellia*) *e Ban Xia Hou Po Tang* (Decocção de *Pinellia-Magnolia*).

- *Gua Lou (Fructus Trichosanthis)*: 6g.
- *Xie Bai (Bulbus Allii macrostemi)*: 4g.
- *Ban Xia (Rhizoma Pinelliae preparatum)*: 6g.
- *Hou Po (Cortex Magnoliae officinalis)*: 6g.
- *Su Ye (Folium Perillae)*: 4g.
- *Fu Ling (Poria)*: 6g.
- *Gui Zhi (Ramulus Cinnamomi cassiae)*: 4g.
- *Zhi Shi (Fructus Aurantii immaturus)*: 4g.
- *Sheng Jiang (Rhizoma Zingiberis recens)*: 3 fatias.

Gui Zhi foi acrescentada para expelir Frio e mover *Yang* no tórax. *Zhi Shi* foi acrescentada para mover *Qi* do Fígado e dominar *Qi* rebelde no tórax.

Em pouco tempo, este paciente mostrou melhora acentuada, a maior parte dos sintomas desapareceu ou reduziu muito em intensidade.

Caso Clínico

Uma mulher de 56 anos de idade queixava-se de palpitações acompanhadas por dor do tipo surda no tórax, que se estendia para cima, na direção da mandíbula, e para baixo, na direção do braço esquerdo. Durante as crises, sentia Frio e transpirava. Essas crises vinham se tornando mais frequentes. Queixava-se também de muita fadiga, falta de apetite, sensação de peso, tontura e visão turva. Apresentava ainda expectoração de escarro branco e profuso.

O pulso estava Deslizante e a língua apresentava revestimento amarelo muito pegajoso.

Diagnóstico Este é um exemplo claro de dor torácica proveniente de Fleuma. As manifestações de Fleuma eram: tontura, visão turva, expectoração de muco, sensação de peso, pulso Deslizante e revestimento da língua pegajoso. A Fleuma é obviamente causada por deficiência do *Qi* do Baço, que é responsável pela fadiga intensa e falta de apetite.

Princípio de tratamento A paciente foi tratada apenas com acupuntura. Inicialmente, o tratamento visou a Manifestação, ou seja, a resolução da Fleuma, e, posteriormente, a Raiz, ou seja, a tonificação do *Qi* do Baço.

Acupuntura Os principais pontos para resolver a Fleuma do tórax foram:

- E-40 (*Fenglong*), P-5 (*Chize*), BP-6 (*Sanyinjiao*), PC-5 (*Jianshi*), PC-4 (*Ximen*), REN-17 (*Shanzhong*), REN-9 (*Shuifen*) com método neutro.
- REN-12 (*Zhongwan*) com método de tonificação.

Os principais pontos usados para tonificar o Baço foram:

- E-36 (*Zusanli*), BP-3 (*Taibai*), B-20 (*Pishu*) e B-21 (*Weishu*) com método de tonificação.

Caso Clínico

Uma mulher de 36 anos de idade havia sofrido uma crise de pericardite viral no ano anterior. Na época, apresentava dor torácica, sentia-se muito fraca, transpirava e apresentava temperatura. Desde então, vinha se sentido muito cansada, algumas vezes atordoada e a memória estava debilitada. O apetite não era muito bom e apresentava constante vontade de deitar. Ocasionalmente, a boca ficava muito seca e ela apresentava propensão à obstipação. O pulso estava Rápido e Deslizante e a língua, Vermelha com revestimento pegajoso e amarelo e com fissura na linha média do tipo Estômago.

Diagnóstico Esta é uma condição combinada de deficiência e excesso. Há certa deficiência de *Qi* e Sangue (fadiga, vontade de deitar, pouco apetite, memória debilitada), já o excesso é caracterizado por Fleuma (pulso Deslizante e revestimento da língua pegajoso) e Calor (boca seca, obstipação, língua Vermelha com revestimento amarelo e pulso Rápido).

Princípio de tratamento Embora a condição seja de deficiência e excesso, a melhor conduta consiste em resolver Fleuma e eliminar Calor *antes* de tonificar *Qi* e Sangue. Especialmente com fitoterapia, a tonificação do *Qi* e do Sangue na presença de Fleuma e Calor pode agravar ainda mais a condição. Isto ocorre em virtude de a maioria dos tônicos do *Qi* e do Sangue serem "pegajosos" (portanto, tendendo a agravar a Fleuma) e de natureza quente (portanto, tendendo a agravar o Calor). Após algumas semanas de tratamento direcionado a resolver a Fleuma e eliminar o Calor, pode-se dirigir a atenção à tonificação do *Qi* e do Sangue.

Fitoterapia De acordo com estes princípios, a primeira prescrição utilizada foi uma variação de *Gua Lou Xie Bai Ban Xia Tang* (Decocção de *Trichosanthes-Allium-Pinellia*):

- *Gua Lou* (*Fructus Trichosanthis*): 9g.
- *Xie Bai* (*Bulbus Allii macrostemi*): 4g.
- *Ban Xia* (*Rhizoma Pinelliae preparatum*): 6g.
- *Bai Jiu* (vinho de arroz): 15mL.
- *Huang Lian* (*Rhizoma Coptidis*): 3g.
- *Dan Nan Xing* (*Rhizoma Arisaematis preparatum*): 4g.
- *Zhu Ru* (*Caulis Bambusae em Taeniam*): 6g.
- *Dan Shen* (*Radix Salviae miltiorrhizae*): 4g.

Explicação
- *Huang Lian* foi acrescentada para eliminar Calor do Estômago.
- *Dan Nan Xing* e *Zhu Ru* resolvem a Fleuma.
- *Dan Shen* revigora o Sangue no tórax e interrompe a dor.

Após a paciente ter tomado essa fórmula durante algumas semanas, o tratamento foi direcionado à tonificação do *Qi* e do Sangue. As principais mudanças a se observar para decidir quando modificar o objetivo do tratamento para tonificação são: diminuição da coloração Vermelha do corpo da língua, diminuição do revestimento lingual, pulso menos Rápido e menos Deslizante e desaparecimento da sede. A fórmula utilizada foi uma variação de *Liu Jun Zi Tang* (Decocção dos Seis Cavalheiros):

- *Bai Zhu* (*Rhizoma Atractylodis macrocephalae*): 9g.
- *Dang Shen* (*Radix Codonopsis*): 6g.
- *Fu Ling* (*Poria*): 6g.
- *Zhi Gan Cao* (*Radix Glycyrrhizae uralensis preparata*): 3g.
- *Ban Xia* (*Rhizoma Pinelliae preparatum*): 9g.
- *Chen Pi* (*Pericarpium Citri reticulatae*): 4g.
- *Huang Lian* (*Rhizoma Coptidis*): 3g.
- *Gua Lou* (*Fructus Trichosanthis*): 6g.

Gua Lou (*Fructus Trichosanthis*) e *Huang Lian* (*Rhizoma Coptidis*) foram acrescentadas para continuar a resolver Fleuma e eliminar Calor.

978-85-7241-817-1

Estagnação de Frio no Tórax

Manifestações Clínicas

Dor intensa do tórax, do tipo câimbra estendendo-se para escápula, sensação de aperto no tórax, palpitações, falta de ar, dificuldade em deitar, compleição pálida, membros frios. A dor torácica é induzida por exposição ao frio e aliviada pelo aquecimento.

Em casos muito graves, pode ocorrer também cianose de lábios e unhas; transpiração fria; dor intensa e contínua, do tipo punhalada no tórax; língua Púrpura; e pulso Atado.

Língua: Pálida, Azulado-púrpura.

Pulso: Profundo, Fraco e Tenso.

Este padrão é caracterizado por Frio obstruindo tórax. Frio interno deriva da deficiência de *Yang*, com a qual este padrão é sempre associado. Entretanto, descreve situação relativamente aguda quando as manifestações do Frio são predominantes e a dor no tórax é intensa. Em tais casos, deve-se tratar a Manifestação (ou seja, o Frio), em vez da Raiz (ou seja, a deficiência de *Yang*).

Princípio de Tratamento

Revigorar o *Yang* (em fitoterapia com ervas mornas-picantes), dispersar Frio, remover obstruções.

Acupuntura

Pontos

B-14 (*Jueyinshu*), B-15 (*Xinshu*), REN-17 (*Shanzhong*), REN-14 (*Juque*), PC-6 (*Neiguan*), DU-20 (*Baihui*), REN-6 (*Qihai*), REN-8 (*Shenque*), E-36 (*Zusanli*). Utilizar método neutro em todos os pontos, exceto nos pontos E-36, REN-6 e REN-8, que devem ser tonificados. Moxa deve ser utilizada.

EXPLICAÇÃO

- B-14, B-15, REN-17, REN-14 e PC-6: o uso destes pontos já foi explicado anteriormente. Devem ser inseridos com método de sedação ou neutro, dependendo da gravidade da dor torácica.
- DU-20 com moxa direta é utilizado para elevar o *Yang*.
- REN-6 e REN-8, com moxa direta, são utilizados para aquecer *Yang* e expelir Frio. São aplicados cones de moxa em REN-8, após se preencher o umbigo com sal.
- E-36 é utilizado com moxa na agulha e com método de tonificação, a fim de tonificar *Yang* e expelir Frio.

Fitoterapia

Prescrição

GUA LOU XIE BAI BAI JIU TANG – Decocção de *Trichosanthes-Allium*-Vinho Branco.

EXPLICAÇÃO Essa fórmula revigora Sangue e expele Frio dos vasos sanguíneos.

Prescrição

ZHI SHI XIE BAI GUI ZHI TANG – Decocção *Aurantium-Allium-Cinnamomum*.

EXPLICAÇÃO Essa fórmula revigora Sangue e expele Frio dos vasos sanguíneos. Essa prescrição é utilizada com mais frequência que a anterior, já que são acrescentados sobre os dois ingredientes principais daquela prescrição *Zhi Shi* (*Fructus Aurantii immaturus*), para mover o *Qi*, e *Gui Zhi* (*Ramulus Cinnamomi cassiae*), para revigorar *Yang* nos vasos sanguíneos.

Prescrição

DANG GUI SI NI TANG – Decocção de *Angelica* dos Quatro Rebeldes.

EXPLICAÇÃO Essa fórmula revigora Sangue e expele Frio. É particularmente utilizada no caso de mãos frias.

Prescrição

LING GUI ZHU GAN TANG – Decocção de *Poria-Cinnamomum-Atractylocles-Glycyrriza*.

EXPLICAÇÃO Essa fórmula trata Fleuma fluida obstruindo região epigástrica e tórax com manifestações como: sensação de plenitude e opressão no tórax; sensação de frio; tosse de escarro branco, aquoso e espumoso (característica da Fleuma fluida); encurtamento da respiração; e tontura. A língua fica Pálida, Inchada, com marcas de dentes e o revestimento, pegajoso e branco.

Prescrição

TONG MAI SI NI TANG – Decocção dos Quatro Rebeldes para Penetrar os Vasos Sanguíneos – e *SU HE XIANG WAN* – Pílula *Styrax*.

EXPLICAÇÃO Essas duas prescrições salvam o *Yang* e dispersam o Frio. Tratam dor no tórax proveniente do Frio. *Su He Xiang Wan* geralmente é usada como remédio patenteado. Uma forma especial de utilização dessa fórmula é um emplastro aplicado sobre o umbigo. Na ausência de emplastro, as ervas da fórmula anterior podem ser fervidas e coadas e o líquido resultante aplicado no umbigo sob a forma de compressa quente. O umbigo localiza-se sobre o Vaso Concepção (*Ren Mai*) e está também relacionado com o Vaso Penetrador (*Chong Mai*) e com o *Qi* Original (*Yuan Qi*). Por essas razões, este método é aplicável para tratar Obstrução Dolorosa do Tórax proveniente de deficiência do Rim.

978-85-7241-817-1

Prescrição

KUAN XIONG WAN – Pílula para Abrir o Tórax.

EXPLICAÇÃO

Essa fórmula elimina o Frio, abre o tórax, revigora o Sangue, resolve a Fleuma e abre os orifícios. Difere da fórmula anterior, na medida em que é de natureza mais quente, sendo indicada, portanto, para tratar sintomas pronunciados de Frio. Essa fórmula também se apresenta como remédio patenteado, maneira pela qual é normalmente utilizada.

As seis prescrições anteriores são comparadas na Tabela 21.4.

Tabela 21.4 – Comparação das fórmulas para tratar Frio no tórax

Fórmula	Diferenciação
Gua Lou Xie Bai Bai Jiu Tang	Frio
Zhi Shi Xie Bai Gui Zhi Tang	Frio com estagnação de Qi
Dang Gui Si Ni Tang	Frio, mãos frias
Ling Gui Zhu Gan Tang	Frio com Fleuma fluida
Tong Mai Si Ni Tang e Su He Xiang Wan	Frio intenso, colapso do Yang
Kuan Xiong Wan	Frio com alguma Fleuma obstruindo os orifícios

530 Síndrome Dolorosa Obstrutiva do Tórax

> **Resumo**
>
> **Estagnação de Frio no Tórax**
>
> *Pontos*
>
> - B-14 (*Jueyinshu*), B-15 (*Xinshu*), REN-17 (*Shanzhong*), REN-14 (*Juque*), PC-6 (*Neiguan*), DU-20 (*Baihui*), REN-6 (*Qihai*), REN-8 (*Shenque*), E-36 (*Zusanli*). Utilizar método neutro em todos os pontos, exceto nos pontos E-36, REN-6 e REN-8, que devem ser tonificados. Moxa deve ser utilizada
>
> *Fitoterapia*
>
> *Prescrição*
>
> - GUA LOU XIE BAI BAI JIU TANG – Decocção de *Trichosanthes-Allium*-Vinho Branco
>
> *Prescrição*
>
> - ZHI SHI XIE BAI GUI ZHI TANG – Decocção de *Aurantium--Allium-Cinnamomum*
>
> *Prescrição*
>
> - DANG GUI SI NI TANG – Decocção de *Angelica* dos Quatro Rebeldes
>
> *Prescrição*
>
> - LING GUI ZHU GAN TANG – Decocção de *Poria-Cinnamomum-Atractylocles-Glycyrriza*
>
> *Prescrição*
>
> - TONG MAI SI NI TANG – Decocção dos Quatro Rebeldes para Penetrar os Vasos Sanguíneos – e SU HE XIANG WAN – Pílula *Styrax*
>
> *Prescrição*
>
> - KUAN XIONG WAN – Pílula para Abrir o Tórax

Caso Clínico

Uma senhora de 70 anos de idade sofria a muitos anos de sensação de opressão e dor no tórax. A dor torácica era iniciada mediante exercício e exposição ao frio. Ficava facilmente ofegante e sua compleição estava pálida.

A língua apresentava-se Pálida no todo, Púrpuro-azulada nas laterais, na área do tórax, e Inchada (Prancha 21.2). Seu pulso estava Deslizante, Profundo e Fraco.

Diagnóstico   Este é um exemplo de estagnação do Frio no tórax ocorrendo contra fundo de deficiência de *Yang*. A língua mostra muito claramente a localização do Frio no tórax.

Princípio de tratamento   O princípio de tratamento seguido foi expelir o Frio do tórax e tonificar o *Yang*.

Acupuntura   Esta paciente foi tratada apenas com acupuntura, e os pontos utilizados foram selecionados dos seguintes:

- PC-6 (*Neiguan*), REN-14 (*Juque*) e B-14 (*Jueyinshu*) para mover *Qi* no tórax e interromper a dor. Foram inseridos com método neutro.
- REN-17 (*Shanzhong*), com moxa, para expelir Frio do tórax.

- REN-6 (*Qihai*), com moxa, para expelir o Frio em geral.
- E-36 (*Zusanli*) e B-20 (*Pishu*), com método de tonificação e moxa na agulha, para tonificar *Yang*.

Esta paciente apresentou melhora gradual num período de nove meses, até que a sensação de opressão e a dor no tórax acalmassem quase completamente.

Fogo do Fígado Perturbando o Coração no Tórax

Manifestações Clínicas

Dor em tórax, palpitações, irritabilidade, propensão a explosões de raiva, sede, sensação de calor, olhos injetados, insônia.

Língua: Vermelha com laterais e ponta mais vermelhas, revestimento seco e amarelo.

Pulso: em Corda e Rápido.

Princípio de Tratamento

Drenar Fogo do Fígado e do Coração, libertar tórax, acalmar a Mente, assentar a Alma Etérea.

Acupuntura

Pontos

F-2 (*Xingjian*), E-40 (*Fenglong*), PC-6 (*Neiguan*), IG-4 (*Hegu*), P-7 (*Lieque*). Utilizar método neutro em todos os pontos.

EXPLICAÇÃO

- F-2 drena Fogo do Fígado.
- E-40 abre o tórax.
- PC-6 ajuda a regular o Fígado, acalmar a Mente, assentar a Alma Etérea e abrir o tórax.
- IG-4 e P-7 regulam a ascendência/descendência do *Qi* e faz o *Qi* descender.

Fitoterapia

Prescrição

Variação de ZHEN ZHU MU WAN – Variação da Pílula de *Concha Margaritiferae*.

EXPLICAÇÃO   Essa fórmula drena o Fogo do Fígado, acalma a Mente, assenta a Alma Etérea, move o *Qi* e restabelece a descedência do *Qi* do Pulmão.

> **Resumo**
>
> **Fogo do Fígado Perturbando o Coração no Tórax**
>
> *Pontos*
>
> - F-2 (*Xingjian*), E-40 (*Fenglong*), PC-6 (*Neiguan*), IG-4 (*Hegu*), P-7 (*Lieque*). Utilizar método neutro em todos os pontos
>
> *Fitoterapia*
>
> *Prescrição*
>
> - Variação de ZHEN ZHU MU WAN – Variação da Pílula de *Concha Margaritiferae*

DEFICIÊNCIA

Os padrões de deficiência sempre são subjacentes aos de excesso. São mais bem-discutidos separadamente, já que correspondem ao estágio crônico da doença, entre crises. Neste estágio, o princípio de tratamento consiste em tonificar a deficiência subjacente.

Os padrões de deficiência são:

- Deficiência do *Yang* do Baço e do Coração.
- Deficiência do *Yin* e do *Qi*.
- Deficiência do *Yin* do Coração e do Rim.

Deficiência do **Yang** *do Baço e do Coração*

Manifestações Clínicas

Sensação de opressão e dor tipo surda no tórax, falta de ar, palpitações, transpiração, sensação de frio, membros frios, compleição pálida e brilhante, cianose em lábios e unhas, fadiga, pouco apetite, insônia.

Língua: Pálida ou Azulado-púrpura.

Pulso: Profundo-Fraco.

Este padrão é proveniente de longa permanência de deficiência do *Yang* do Baço gerando deficiência do *Yang* do Coração. Manifesta-se com sensação de frio, membros frios (especialmente mãos), palpitações, insônia, transpiração, compleição pálida e brilhante e cianose em lábios e unhas. O *Yang* do Coração deficiente falha ao reviogorar o Sangue no tórax. A estagnação de Sangue causa dor e sensação de opressão e língua Púrpura.

Em longo prazo, a deficiência de *Yang* do Baço e do Coração quase sempre tem sua raiz na deficiência do *Yang* do Rim. Esta situação ocorre dessa maneira especialmente nos idosos. Neste caso, além das manifestações anteriores, pode também ocorrer dor nas costas e nos joelhos, tontura, micção frequente e urina pálida.

Princípio de Tratamento

Tonificar o *Qi*, aquecer o *Yang*, revigorar o Sangue e revigorar os canais de Conexão.

Acupuntura

Pontos

B-15 (*Xinshu*), REN-14 (*Juque*), C-5 (*Tongli*), B-20 (*Pishu*), REN-12 (*Zhongwan*), REN-6 (*Qihai*), E-36 (*Zusanli*), BP-6 (*Sanyinjiao*), B-23 (*Shenshu*), DU-4 (*Mingmen*), PC-6 (*Neiguan*), R-25 (*Shencang*), B-13 (*Feishu*). Utilizar método de tonificação em todos os pontos, exceto nos pontos PC-6 e R-25, que devem ser inseridos com método neutro. Moxa é aplicável.

EXPLICAÇÃO

- B-15, REN-14 e C-5, com moxa, tonificam o *Yang* do Coração.
- B-20, REN-12, REN-6, E-36 e BP-6, com moxa, tonificam o *Yang* do Baço.
- B-23 e DU-4, com moxa, aquecem o *Yang* do Rim.
- PC-6 abre o tórax, interrompe a dor e alivia a sensação de opressão.
- R-25 é um ponto local para mover *Qi* e Sangue no tórax quando houver Deficiência subjacente do Rim.

- B-13, com moxa, tonifica o *Yang* do Pulmão e fortalece o *Qi* da Reunião (*Zong Qi*), que proporciona o *Qi* para o Coração, a fim de revigorar o Sangue.

Fitoterapia

Prescrição

SHEN FU TANG – Decocção de *Ginseng-Aconitum* – e *YOU GUI YIN* – Decocção Restauradora do [Rim] Direito.

EXPLICAÇÃO   A fórmula *Shen Fu Tang* (*Decocção de Ginseng-Aconitum*) tonifica e aquece intensamente o *Yang*. É utilizada para tratar colapso de *Yang*. A fórmula *You Gui Yin* (Decocção Restauradora do [Rim] Direito) tonifica e aquece *Yang* do Rim. Esse procedimento é necessário, uma vez que a deficiência crônica de *Yang*, especialmente nos idosos, quase sempre deriva de deficiência de *Yang* do Rim.

Prescrição

SHEN FU TANG – Decocção de *Ginseng-Aconitum* – mais *SI NI TANG* – Decocção de Quatro Rebeliões – mais *SHENG MAI SAN* – Pó para Gerar o Pulso.

EXPLICAÇÃO   Essas três fórmulas combinadas são utilizadas caso a deficiência de *Yang* do Coração seja muito grave, com mãos muito frias e transpiração fria na testa e cianose em lábios, face e unhas, a fim de prevenir o colapso de *Yang* do Coração.

MODIFICAÇÕES

- Se *Yang* e *Yin* estiverem deficientes, acrescentar *Mai Men Dong* (*Radix Ophiopogonis*) e *Wu We Zi* (*Fructus Schisandrae*).
- Se, além da deficiência de *Yang* do Coração e do Baço, houver também sinais pronunciados de deficiência de *Yang* do Rim, acrescentar uma ou duas das seguintes ervas: *Ron Cong Rong* (*Herba Cistanches*), *Ba Ji Tian* (*Radix Morindae officinalis*), *Du Zhong* (*Cortex Eucommiae ulmoidis*), *Xu Duan* (*Radix Dipsaci*) ou *Tu Si Zi* (*Semen Cuscutae*).

Na Tabela 21.5 são comparadas as duas combinações de fórmulas sugeridas anteriormente.

Resumo

Deficiência do *Yang* do Baço e do Coração

Pontos

- B-15 (*Xinshu*), REN-14 (*Juque*), C-5 (*Tongli*), B-20 (*Pishu*), REN-12 (*Zhongwan*), REN-6 (*Qihai*), E-36 (*Zusanli*), BP-6 (*Sanyinjiao*), B-23 (*Shenshu*), DU-4 (*Mingmen*), PC-6 (*Neiguan*), R-25 (*Shencang*), B-13 (*Feishu*). Moxa é aplicável. Utilizar método de tonificação em todos os pontos, exceto nos pontos PC-6 e R-25, que devem ser inseridos com método neutro

Fitoterapia

Prescrição

- *SHEN FU TANG* – Decocção de *Ginseng-Aconitum* – e *YOU GUI YIN* – Decocção Restauradora do [Rim] Direito

Prescrição

- *SHEN FU TANG* – Decocção de *Ginseng-Aconitum* – mais *SI NI TANG* – Decocção de Quatro Rebeliões – mais *SHENG MAI SAN* – Pó para Gerar o Pulso

532 Síndrome Dolorosa Obstrutiva do Tórax

Tabela 21.5 – Comparação das fórmulas para tratar deficiência do *Yang* do Baço e do Coração

Fórmula	Diferenciação
Shen Fu Tang e You Gui Yin	Tonificar *Yang* de Pulmão, Baço e Rim
Shen Fu Tang, Si Ni Tang e Sheng Mai San	Colapso de *Yang* do Coração

Deficiência do Qi *e do* Yin

Manifestações Clínicas

Sensação de opressão e dor no tórax que vai e vem, palpitações, falta de ar, fadiga, aversão a falar, compleição pálida, tontura, visão turva. Todos os sintomas são agravados mediante esforço.

Língua: sem revestimento.

Pulso: Fino ou Fraco.

Trata-se de deficiência de *Qi* e *Yin* de Coração, Pulmão e Baço. A deficiência do Coração causa palpitações, ao passo que a deficiência do Pulmão causa falta de ar e compleição pálida. Quando o *Yin* estiver deficiente, os vasos sanguíneos perdem a nutrição e o Sangue não pode circular devidamente, causando sensação de opressão e dor no tórax. Essa sensação vai e vem, sendo muito mais moderada que nos padrões de excesso.

Princípio de Tratamento

Tonificar o *Qi*, nutrir o *Yin*, mover o Sangue e revigorar os canais de Conexão.

Acupuntura

Pontos

P-9 (*Taiyuan*), C-5 (*Tongli*), REN-17 (*Shanzhong*), B-13 (*Feishu*), B-15 (*Xinshu*), E-36 (*Zusanli*), PC-6 (*Neiguan*), BP-6 (*Sanyinjiao*), REN-4 (*Guanyuan*). Utilizar método de tonificação ou neutro conforme indicado a seguir.

EXPLICAÇÃO

- P-9, B-13, C-5 e B-15 tonificam Pulmão e Coração, respectivamente. Utilizar método de tonificação.
- REN-17 e PC-6 movem *Qi* e Sangue no tórax. Utilizar método neutro.
- E-36, BP-6 e REN-4 tonificam o *Qi* e nutrem o *Yin*. Utilizar método de tonificação.

Fitoterapia

Prescrição

Variação de *SHENG MAI SAN* – Variação do Pó para Gerar o Pulso – e *REN SHEN YANG YING TANG* – Decocção de *Ginseng* para Nutrir o *Qi* Nutritivo.

EXPLICAÇÃO Essas duas prescrições tonificam o *Qi* e nutrem o *Yin*.

MODIFICAÇÃO

- Para tratar dor no tórax, acrescentar *Dan Shen* (*Radix Salviae miltiorrhizae*) e *San Qi* (*Radix Notoginseng*).

Prescrição

ZHI GAN CAO TANG – Decocção de *Glycyrrhiza*.

EXPLICAÇÃO Essa fórmula tonifica *Qi*, *Yang*, Sangue e *Yin*. Também contém ervas mornas e picantes que revigoram o *Yang* nos vasos sanguíneos. Direcionam todos os outros tônicos para os vasos sanguíneos, a fim de regular o pulso. Por esta razão, essa prescrição é utilizada para tratar pulso irregular ou pulso com qualidade Atada (lento e parando em intervalos irregulares).

Prescrição

REN SHEN YANG YING TANG – Decocção de *Ginseng* para Nutrir o *Qi* Nutritivo.

EXPLICAÇÃO Essa fórmula tonifica o *Qi*, nutre o *Yin* e revigora o Sangue.

Resumo

Deficiência do Qi e do Yin

Pontos

- P-9 (*Taiyuan*), C-5 (*Tongli*), REN-17 (*Shanzhong*), B-13 (*Feishu*), B-15 (*Xinshu*), E-36 (*Zusanli*), PC-6 (*Neiguan*), BP-6 (*Sanyinjiao*), REN-4 (*Guanyuan*). Utilizar método de tonificação em todos os pontos, exceto nos pontos REN-17 e PC-6, que devem ser inseridos com método neutro

Fitoterapia

Prescrição

- Variação de *SHENG MAI SAN* – Variação do Pó para Gerar o Pulso – e *REN SHEN YANG YING TANG* – Decocção de *Ginseng* para Nutrir o *Qi* Nutritivo

Prescrição

- *ZHI GAN CAO TANG* – Decocção de *Glycyrrhiza*

Prescrição

- *REN SHEN YANG YING TANG* – Decocção de *Ginseng* para Nutrir o *Qi* Nutritivo

---

Deficiência do Yin *do Coração e do Rim*

Manifestações Clínicas

Sensação de opressão e dor no tórax, palpitações, transpiração noturna, insônia, dor nas costas e nos joelhos, tinido, tontura, sensação de calor à noite.

Língua: sem revestimento com fissura de Coração. Se houver Calor por Deficiência, a língua apresenta-se também Vermelha.

Pulso: Flutuante-Vazio.

Neste caso, bem como em todos os casos de Deficiência, a dor no tórax é menos grave que em condições de excesso. Neste padrão, além da deficiência de *Yin*, também há quase sempre um pouco de Fleuma, o que causa sensação de opressão e dor no tórax.

As demais manifestações são típicas de deficiência de *Yin*.

Princípio de Tratamento

Nutrir o *Yin*, beneficiar o Rim, nutrir o Coração, acalmar a Mente, interromper a dor.

Acupuntura

Pontos

B-14 (*Jueyinshu*), B-23 (*Shenshu*), REN-4 (*Guanyuan*), R-3 (*Taixi*), PC-6 (*Neiguan*), REN-17 (*Shanzhong*), C-6 (*Yinxi*), R-25 (*Shencang*). Utilizar método de tonificação em todos os pontos, exceto nos pontos PC-6 e REN-17, que devem ser inseridos com método neutro.

EXPLICAÇÃO
- B-14, PC-6 e REN-17 movem o *Qi* no tórax e interrompem a dor.
- B-23, REN-4 e R-3 tonificam o Rim.
- C-6 nutre o *Yin* do Coração, acalma a Mente, interrompe a transpiração noturna e alivia dor torácica.
- R-25 é um ponto local para tratar dor torácica associada ao padrão de Rim.

Fitoterapia

Prescrição

ZUO GUI YIN – Decocção Restauradora do [Rim] Esquerdo.

EXPLICAÇÃO   Essa é uma fórmula comum para nutrir *Yin* do Rim.

Prescrição

TIAN WANG BU XIN DAN – Pílula do Imperador Celestial para Tonificar o Coração.

EXPLICAÇÃO   Essa fórmula nutre *Yin* do Coração e do Rim, elimina Calor por Deficiência do Coração e acalma a Mente.

MODIFICAÇÕES   Essas modificações se aplicam às duas prescrições.

- No caso de Fleuma e sensação pronunciada de opressão no tórax, acrescentar *Gua Lou* (*Fructus Trichosanthis*).
- Caso haja sintomas e sinais de subida do *Yang* do Fígado, acrescentar *Gou Teng* (*Ramulus cum Uncis Uncariae*) e *Shi Jue Ming* (*Concha Haliotidis*).
- No caso de dor torácica pronunciada, acrescentar *Dan Shen* (*Radix Salviae miltiorrhizae*) ou aumentá-la em *Tian Wang Bu Xin Dan* (Pílula do Imperador Celestial para Tonificar o Coração).
- Caso haja sinais de deficiência de Sangue, bem como deficiência de *Yin*, acrescentar *Shou Wu* (*Radix Polygoni multiflori preparata*), *Dang Gui* (*Radix Angelicae sinensis*) e *Dan Shen* (*Radix Salviae miltiorrhizae*).
- Caso haja inquietação mental e insônia, acrescentar ou aumentar a dosagem se já constar da prescrição de *Suan Zao Ren* (*Semen Ziziphi spinosae*), *Wu Wei Zi* (*Fructus Schisandrae*) e *Long Chi* (*Fossilia Dentis Mastodi*).
- No caso de sinais de Calor por Deficiência, acrescentar *Gui Ban* (*Plastrium Testudinis*) e *Huang Bo* (*Cortex Phellodendri*).

Tabela 21.6 – Comparação das fórmulas para tratar deficiência do *Yin* do Coração e do Rim

Fórmula	Diferenciação
Zuo Gui Yin	Tonifica *Yin* do Rim
Tian Wang Bu Xin Dan	Tonifica *Yin* do Coração e do Rim

As duas fórmulas anteriores são comparadas na Tabela 21.6.

Remédios dos Três Tesouros

NUTRIR A RAIZ   Nutrir a Raiz nutre *Yin* do Rim e do Fígado; é uma variação de *Zuo Gui Wan* (Pílula Restauradora do [Rim] Esquerdo).

IMPERATRIZ CELESTIAL   Imperatriz Celestial nutre *Yin* do Coração e do Rim, elimina Calor por Deficiência do Coração e acalma a Mente; é uma variação de *Tian Wang Bu Xin Dan*.

Resumo

Deficiência de *Yin* do Coração e do Rim

Pontos
- B-14 (*Jueyinshu*), B-23 (*Shenshu*), REN-4 (*Guanyuan*), R-3 (*Taixi*), PC-6 (*Neiguan*), REN-17 (*Shanzhong*), C-6 (*Yinxi*), R-25 (*Shencang*). Utilizar método de tonificação em todos os pontos, exceto nos pontos PC-6 e REN-17, que devem ser inseridos com método neutro

Fitoterapia
Prescrição
- *ZUO GUI YIN* – Decocção Restauradora do [Rim] Esquerdo
Prescrição
- *TIAN WANG BU XIN DAN* – Pílula do Imperador Celestial para Tonificar o Coração
Remédios dos Três Tesouros
- Nutrir a Raiz
- Imperatriz Celestial

Prognóstico e Prevenção

A acupuntura e as ervas chinesas são efetivas para tratar Obstrução Dolorosa do Tórax, porém o tratamento necessariamente irá demandar muitos meses, se não mais tempo. Os tipos mais difíceis para tratar são os de Fleuma e de estagnação de Sangue. A coloração do corpo da língua fornece boa indicação para o prognóstico: quanto mais púrpura, mais difícil será tratar.

O prognóstico, necessariamente, depende também da diferenciação ocidental: doença isquêmica do coração proveniente de ateroma obstruindo vaso coronário e carcinoma do pulmão são obviamente os mais difíceis, se não impossíveis, de tratar. Entretanto, mesmo se o paciente necessitar de *bypass* por causa de artérias coronárias bloqueadas, a medicina chinesa tem uma função a desempenhar depois da cirurgia.

De fato, a cirurgia pode estabelecer a circulação coronária com sucesso por meio de *bypass*, porém não elimina as causas originais do problema, isto é, não resolve a

Fleuma, não revigora o Sangue, não expele o Frio ou tonifica o *Yang*. Portanto, o uso de medicina chinesa depois de *bypass* ajuda o paciente a melhorar sua qualidade de vida e, além do mais, previne a recorrência da obstrução da coronária.

Ainda para prevenção, é essencial que o paciente faça exercício regular que não seja muito extenuante. A Obstrução Dolorosa do Tórax é causada por estagnação de *Qi*-Sangue-Frio ou por Fleuma, e tais condições melhoram com exercício moderado. Caminhar vigorosamente é um exercício excelente e, para aqueles que têm acesso a um professor, o *Tai Chi Chuan* ou *Qi Gong* é ideal.

Já para a dieta, é extremamente importante não comer laticínios ou alimentos gordurosos e frituras que levam à produção de Fleuma; esta obstrui tórax e interage com estagnação de Sangue.

Se o paciente for um fumante, é absolutamente vital que pare de fumar. Fumar não apenas é prejudicial à Obstrução Dolorosa do Tórax sob o ponto de vista da medicina ocidental, porém também da medicina chinesa. Sob a perspectiva da medicina ocidental, a nicotina contrai os vasos sanguíneos, agravando, portanto, a estagnação de Sangue. Sob o ponto de vista da medicina chinesa, o tabaco é uma substância tóxica que é quente e secante; ele seca o Sangue nos vasos, o que que contribui para o desenvolvimento da estagnação de Sangue.

Literatura Chinesa Moderna

Journal of Chinese Medicine (Zhong Yi Za Zhi), *v. 25, n. 10, 1984, p. 12-13*

"The Clinical Application of the Method of Invigorating Blood and Eliminating Stasis in the Treatment of Angina Pectoris" *de Sha Xing Yuan*

O Dr. Sha Xing Yuan considera que os três principais fatores patogênicos envolvidos na angina do peito são estagnação de Sangue, Fleuma e estagnação de *Qi*, com muita interação entre estes três. Além disso, é importante prestar atenção a qualquer fundo de deficiência, sendo importante distinguir entre estagnação de Sangue decorrente de excesso e de deficiência.

De fato, o Dr. Sha acha que a deficiência de *Yang* é sempre o fundo de deficiência na angina do peito. Se houver Fleuma, ele sugere adotar o método de "penetrar o *Yang* e eliminar a turbidez" com *Gua Lou Xie Bai Bai Jiu Tang* (Decocção de *Trichosanthes-Allium*-Vinho Branco). Ele recomenda o uso de 15 a 30g de *Xie Bai* (*Bulbus Allii macrostemi*).

Se houver estagnação de *Qi*, ele utiliza *Gui Zhi Sheng Jiang Zhi Shi Tang* (Decocção de *Cinnamomum-Zingiber--Aurantium*) combinado com *Yue Ju Wan* (Pílula de *Gardenia-Ligusticum*).

Se houver estagnação de Sangue, ele utiliza *Xue Fu Zhu Yu Tang* (Decocção para Eliminar Estagnação da Mansão do Sangue).

Journal of Chinese Medicine (Zhong Yi Za Zhi), *v. 24, n. 5, 1983, p. 12*

"Dr Fang Yao Zhong's Experience in the Treatment of Angina Pectoris" *de He Zheng Zhi*

O Dr. He Zheng Zhi, informando a experiência e o conhecimento do Dr. Fang Yao Zhong, fornece diretrizes gerais para o tratamento da angina do peito. Dizendo que esta condição é uma forma da Síndrome Dolorosa Obstrutiva do Tórax. O Dr. He oferece três princípios de tratamento gerais:

- Sempre encontra e trata a causa: por isso, ele considera que se deve sempre tratar a angina do peito achando os principais órgãos internos envolvidos, tratando-os adequadamente. Em outras palavras, nunca se deve tratar com base em ideias preconcebidas.
- *Qi* Correto (*Zhong Qi*) sempre é a Raiz da doença: O Dr. He acha que sempre há deficiência subjacente à estagnação de Sangue, à Fleuma e à estagnação de *Qi*, a qual precisa ser apontada.
- Regular *Yin* e *Yang*.

A seguir apresentam-se exemplos de fórmulas utilizadas por Dr. Fang.

Deficiência de Qi *e* Yin *com Estagnação de Sangue*

- *Fu Zi* (*Radix Aconiti lateralis preparata*): 6g.
- *Fu Ling* (*Poria*): 15g.
- *Bai Zhu* (*Rhizoma Atractylodis macrocephalae*): 12g.
- *Chi Shao* (*Radix Paeoniae rubra*): 15g.
- *Gui Zhi* (*Ramulus Cinnamomi cassiae*): 10g.
- *Zhi Gan Cao* (*Radix Glycyrrhizae uralensis preparata*): 3g.
- *Ze Xie* (*Rhizoma Alismatis*): 20g.
- *Dan Shen* (*Radix Salviae miltiorrhizae*): 20g.
- *Yu Jin* (*Radix Curcumae*): 10g.
- *Di Long* (*Pheretima*): 30g.

Deficiência de Qi *e* Yin *de Pulmão, Baço e Rim*

- *Huang Qi* (*Radix Astragali*): 25g.
- *Cang Zhu* (*Rhizoma Atractylodis*): 12g.
- *Bai Zhu* (*Rhizoma Atractylodis macrocephalae*): 12g.
- *Chen Pi* (*Pericarpium Citri reticulatae*): 10g.
- *Sheng Ma* (Rhizoma *Cimicifugae*): 10g.
- *Dang Shen* (*Radix Codonopsis*): 25g.
- *Gan Cao* (*Radix Glycyrrhizae uralensis*): 6g.
- *Dang Gui* (*Radix Angelicae sinensis*): 10g.
- *Chai Hu* (*Radix Bupleuri*): 10g.
- *Jiang Huang* (*Rhizoma Curcumae longae*): 10g.
- *Yu Jin* (*Radix Curcumae*): 10g.
- *Bo He* (*Herba Menthae haplocalycis*): 3g.
- *Sheng Di Huang* (*Radix Rehmanniae*): 30g.
- *Xuan Shen* (*Radix Scrophulariae*): 25g.
- *Mai Men Dong* (*Radix Ophiopogonis*): 12g.
- *Gu Lou* (*Fructus Trichosanthis*): 30g.
- *Zhi Ke* (*Fructus Aurantii*): 10g.

Deficiência do Qi *do Fígado, Deficiência de* Yin *do Coração e do Rim, Fleuma no Pulmão*

Variação de *Wen Dan Tang* (Decocção para Aquecer a Vesícula Biliar).

- *Dang Shen* (*Radix Codonopsis*): 15g.
- *Sheng Di Huang* (*Radix Rehmanniae*): 30g.
- *Shi Chang Pu* (*Rhizoma Acori tatarinowii*): 30g.
- *Yuan Zhi* (*Radix Polygalae*): 15g.
- *Ban Xia* (*Rhizoma Pinelliae preparatum*): 25g.
- *Chen Pi* (*Pericarpium Citri reticulatae*): 12g.
- *Fu Ling* (*Poria*): 20g.
- *Gan Cao* (*Radix Glycyrrhizae uralensis*): 6g.
- *Zhu Ru* (*Caulis Bambusae in Taeniam*): 12g.
- *Zhi Shi* (*Fructus Aurantii immaturus*): 12g.

O Dr. He fornece uma explicação interessante do modo de trabalhar de *Wen Dan Tang* (Decocção para Aquecer a Vesícula Biliar). Ele afirma que esta fórmula desobstrui Pulmão e Estômago, e que Pulmão pode invadir (ciclo de Controle direto dos Cinco Elementos) e Baço pode "insultar" (ciclo de Controle inverso) o Fígado, causando deficiência do *Qi* do Fígado. Desobstruir, portanto, Pulmão e Baço tem também o efeito de apoiar o Fígado; este é o motivo da fórmula ser denominada decocção para "aquecer a Vesícula Biliar". "Aquece" a Vesícula Biliar e tonifica o *Qi* do Fígado.

Journal of Chinese Medicine (Zhong Yi Za Zhi), *v. 42, n. 10, 2001, p. 602*

"Clinical Observation on 36 Cases of Angina Pectoris from Coronary Heart Disease Treated with Guan Xin Tong Formula" *de Zhang Yi e Fan Ping*

Os autores trataram 36 pacientes portadores de angina do peito proveniente de doença coronariana com a fórmula fitoterápica *Guan Xin Tong* (Penetrar as Coronárias). Trinta pacientes em um grupo-controle foram tratados com nitrato.

Os pacientes no grupo de tratamento eram 27 homens e 9 mulheres, variando em idade de 40 a 81 anos, com idade média de 61 anos. Os pacientes no grupo de controle eram 24 homens e 6 mulheres, que também variavam em idade de 40 a 81 anos, com idade média de 60,6 anos.

Os pacientes no grupo de tratamento foram tratados com *Guan Xin Tong*, que continha as seguintes ervas:

- *Ren Shen* (*Radix Ginseng*): 10g.
- *Xie Bai* (*Bulbus Allii macrostemi*): 10g.
- *Huang Qi* (*Radix Astragali*): 30g.
- *Gua Lou* (*Fructus Trichosanthis*): 30g.
- *Ge Gen* (*Radix Puerariae*): 30g.
- *Dan Shen* (*Radix Salviae miltiorrhizae*): 30g.
- *Shi Chang Pu* (*Rhizoma Acori tatarinowii*): 12g.
- *Yu Jin* (*Radix Curcumae*): 12g.
- *Chen Pi* (*Pericarpium Citri reticulatae*): 12g.
- *Fu Ling* (*Poria*): 15g.

Dos 36 pacientes no grupo de tratamento, com base no eletrocardiograma (ECG), 10 (ou 27%) tiveram melhora acentuada; 17 (ou 47%), alguma melhora; e 9 (ou 25%), nenhum resultado. No grupo-controle, 8 (ou 26%) tiveram melhora acentuada; 14 (46%), alguma melhora; e 7 (19%), nenhum resultado. Ao levar em consideração os sintomas clínicos, no grupo de tratamento, 16 (44%) sentiram melhora acentuada; 17 (47%), alguma melhora; e 3 (8%), nenhum resultado. No grupo-controle, 9 (30%) sentiram melhora acentuada; 12 (40%), alguma melhora; e 1 (3%), nenhum resultado.

É, portanto, interessante observar que, embora do ponto de vista do ECG os resultados nos dois grupos tenham sido aproximadamente os mesmos; do ponto de vista das manifestações clínicas, os pacientes no grupo de tratamento sentiram-se muito melhor.

Journal of Chinese Medicine (Zhong Yi Za Zhi), *v. 37, n. 10, 1996, p. 604*

"Clinical Observation on Angina Pectoris from Coronary Heart Disease Reated with Guan Xin Plaster" *de Miao Yang Qian et al.*

Os autores trataram 120 pacientes portadores de angina do peito proveniente de doença coronariana com a aplicação externa de um emplastro. Havia um grupo-controle de 50 pacientes que foram tratados com emplastro de placebo.

O emplastro continha uma pasta feita de *Dan Shen* (*Radix Salviae miltiorrhizae*), *Chuan Xiong* (*Rhizoma Chuanxiong*), *Bing Pian* (*Borneol*) e outros ingredientes indisponíveis. O emplastro com a pasta foi aplicado aos pontos REN-17 (*Shanzhong*) e B-15 (*Xinshu*) e no quinto espaço intercostal abaixo de e ligeiramente lateral ao mamilo (a área do *Xu Li*). O emplastro foi aplicado uma vez por dia, durante duas semanas.

Os resultados são ilustrados na Tabela 21.7.

Journal of Chinese Medicine (Zhong Yi Za Zhi), *v. 37, n. 10, 1996, p. 606*

"Report on 300 Cases of Chest Painful Obstruction Syndrome Treated by Dr Lu Zhi Zheng's Method of Regulating Spleen and Stomach" *de Gao Rong Lin e Li Lian Cheng*

Os autores trataram 300 pacientes portadores da Síndrome Dolorosa Obstrutiva do Tórax. Havia 132 mulheres e 168 homens, cujas idades variavam entre 33 a 89 anos, com média de idade de 59 anos.

As fórmulas utilizadas eram as descritas a seguir.

Tabela 21.7 – Resultados clínicos em experiência com emplastro fitoterápico *Guan Xin*

Grupo	Total	Melhora acentuada	Melhora	Nenhum resultado
Emplastro *Guan Xin*	120	44 (36%)	64 (53%)	12 (10%)
Placebo	50	18 (36%)	26 (52%)	5 (10%)

536 Síndrome Dolorosa Obstrutiva do Tórax

Deficiência de Qi Central

- *Dang Shen (Radix Codonopsis)*: 9g.
- *Bai Zhu (Rhizoma Atractylodis macrocephalae)*: 9g.
- *Fu Ling (Poria)*: 9g.
- *Chen Pi (Pericarpium Citri reticulatae)*: 6g.
- *Sha Ren (Fructus Amomi)*: 1,5g.
- *Mu Xiong (Radix Aucklandiae)*: 3g.
- *Zhi Shi (Fructus Aurantii immaturus)*: 6g.
- *Gui Zhi (Ramulus Cinnamomi cassiae)*: 1,5g.
- *Bai Shao (Radix Paeoniae alba)*: 6g.
- *Dan Shen (Radix Salviae miltiorrhizae)*: 6g.
- *Zhi Gan Cao (Radix Glycyrrhizae uralensis preparata)*: 6g.

Umidade

- *Xing Ren (Semen Armeniacae)*: 6g.
- *Yi Yi Ren (Semen Coicis)*: 10g.
- *Bai Dou Kou (Fructus Amomi rotundus)*: 3g.
- *Huo Xiang (Herba Pogostemonis)*: 6g.
- *Hou Po (Cortex Magnoliae officinalis)*: 6g.
- *Shi Chang Pu (Rhizoma Acori tatarinowii)*: 6g.
- *Ban Xia (Rhizoma Pinelliae preparatum)*: 6g.
- *Fu Ling (Poria)*: 9g.
- *Zhi Ke (Fructus Aurantii)*: 6g.
- *Huang Lian (Rhizoma Coptidis)*: 3g.
- *Liu Yi San (Hua Shi [Talcumi] e Gan Cao [Radix Glycyrrhizae uralensis])*: 6g.

Fleuma

- *Ban Xia (Rhizoma Pinelliae preparatum)*: 6g.
- *Chen Pi (Pericarpium Citri reticulatae)*: 3g.
- *Fu Ling (Poria)*: 9g.
- *Shi Chang Pu (Rhizoma Acori tatarinowii)*: 6g.
- *Yu Jin (Radix Curcumae)*: 6g.
- *Gua Lou (Fructus Trichosanthis)*: 10g.
- *Zhi Shi (Fructus Aurantii immaturus)*: 6g.
- *Huang Lian (Rhizoma Coptidis)*: 1,5g.
- *Zhu Ru (Caulis Bambusae in Taeniam)*: 9g.
- *Kuan Dong Hua (Flos Farfarae)*: 6g.
- *Gan Cao (Radix Glycyrrhizae uralensis)*: 3g.

Os autores forneceram os seguintes resultados:

- *Melhora marcada*: 181 (60%).
- *Alguma melhora*: 105 (35%).
- *Nenhum resultado*: 14 (4%).

Journal of Chinese Medicine (Zhong Yi Za Zhi), v. 30, n. 6, 1989, p. 27-29

"Research on Treatment of Coronary Heart Disease with Kuo Guan Qu Yu Ling Expanding the Coronaries and Eliminating Stasis Formula" *de Guan Man Sheng* et al.

Os autores desse estudo trataram 60 pacientes portadores de doença coronariana, dos quais 50 eram homens e 10, mulheres. Variavam em idade de 44 a 55 anos.

A fórmula utilizada era composta de:

- *Gua Lou (Fructus Trichosanthis)*.
- *Zhi Shi (Fructus Aurantii immaturus)*.

- *Ge Gen (Radix Puerariae)*.
- *Yan Hu Suo (Rhizoma Corydalis)*.

As ervas foram moídas em um pó e transformadas em pílulas de 0,3g cada. Duas a quatro pílulas, duas ou três vezes por dia, durante 30 dias, foram administrados aos pacientes. Sessenta e quatro por cento dos pacientes mostraram melhora nas medidas do eletrocardiograma, ao passo que 61% mostraram melhora clínica.

Journal of Chinese Medicine (Zhong Yi Za Zhi), v. 25, n. 1984, p. 13-14

"Introduction to the Case Records of Coronary Heart Disease Cured by Veteran Physician Wu Sheng Nong" *de Mao Yue Li*

O Dr. Mao informa a experiência clínica do veterano Dr. Wu Sheng Nong no tratamento da doença coronariana. O Dr. Wu considera seis padrões principais como causadores da doença coronariana; em todos eles, a Raiz é uma deficiência: de *Yang* em três casos; de *Qi*, em dois; e de *Yin*, em um. Os padrões e tratamentos são listados a seguir.

Yang do Coração Não Subindo, Fleuma e Estagnação de Sangue

Este padrão pode ser proveniente de obesidade, excesso de alimentação ou de bebida alcoólica. As manifestações clínicas são: palpitações, dor torácica, mãos frias, encurtamento da respiração, pulso Profundo e língua Inchada com revestimento pegajoso.

A fórmula sugerida é a seguinte:

- *Gui Zhi (Ramulus Cinnamomi cassiae)*: 9g.
- *Chen Xiang (Lignum Aquilariae resinatum)*: 6g.
- *Mu Xiang (Radix Aucklandiae)*: 6g.
- *Zhi Ke (Fructus Aurantii)*: 9g.
- *Gua Lou (Fructus Trichosanthis)*: 15g.
- *Hong Hua (Flos Carthami tinctorii)*: 4,5g.
- *Dang Gui (Radix Angelicae sinensis)*: 12g.
- *Chuan Xiong (Rhizoma Chuanxiong)*: 9g.
- *Dan Shen (Radix Salviae miltiorrhizae)*: 15g.
- *Fu Ling (Poria)*: 12g.
- *Ze Xie (Rhizoma Alismatis)*: 15g.

Deficiência do Yang do Coração e do Baço, Deficiência de Qi e de Sangue

Este padrão é proveniente de preocupação, excesso de pensamento e excesso de trabalho. As manifestações clínicas são: fadiga, dor torácica, palpitações, sensação de entupimento do tórax, compleição pálido-amarelada, pulso Fraco e língua Pálida.

A fórmula sugerida é a seguinte:

- *Huang Qi (Radix Astragali)*: 12g.
- *Dang Shen (Radix Codonopsis)*: 9g.
- *Bai Zhu (Rhizoma Atractylodis macrocephalae)*: 9g.
- *Fu Ling (Poria)*: 12g.
- *Dang Gui (Radix Angelicae sinensis)*: 12g.
- *Zhi Gan Cao (Radix Glycyrrhizae uralensis preparata)*: 6g.

- *Lu Lu Tong* (*Fructus Liquidambaris*): 9g.
- *Mu Xiang* (*Radix Aucklandiae*): 6g.
- *Tan Xiang* (*Lignum Santali albi*): 1,5g.
- *Sha Ren* (*Fructus Amomi*): 3g.
- *Gu Ya* (*Fructus Oryzae germinatus*): 12g.

Deficiência de Yang *do Coração e do Rim,* Qi *Rebelde, Estagnação de Sangue*

As manifestações clínicas são: dor torácica tipo punhalada; mãos frias; encurtamento da respiração, o qual piora mediante exercício, palpitações, face pálido-acinzentada, micção frequente, urina pálida, dor nas costas. Pulso Profundo-Fraco e língua Pálido-púrpura.

A fórmula sugerida é a seguinte:

- *Dang Shen* (*Radix Codonopsis*): 30g.
- *Huang Qi* (*Radix Astragali*): 30g.
- *Fu Zi* (*Radix Aconiti lateralis preparata*): 15g.
- *Long Gu* (*Mastodi Ossis fossilia*): 30g.
- *Mu Li* (*Concha Ostreae*): 30g.
- *Zhi Gan Cao* (*Radix Glycyrrhizae uralensis preparata*): 6g.
- *Dan Shen* (*Radix Salviae miltiorrhizae*): 20g.
- *Ze Xie* (*Rhizoma Alismatis*): 12g.
- *Wu Wei Zi* (*Fructus Schisandrae*): 9g.

Deficiência do Qi *Correto no Idoso, Deficiência de* Qi *e de Sangue, Estagnação de Sangue*

As manifestações clínicas são: fadiga, apatia, depressão, palpitações, insônia, dor torácica, encurtamento da respiração, transpiração, transpiração noturna, face pálida e brilhante, pulso Profundo e Fraco e língua Pálido-púrpura.

A fórmula sugerida é a seguinte:

- *Huang Qi* (*Radix Astragali*): 15g.
- *Tai Zi Shen* (*Radix Pseudostellariae*): 30g.
- *Mai Men Dong* (*Radix Ophiopogonis*): 9g.
- *Sheng Di Huang* (*Radix Rehmanniae*): 15g.
- *Zhi Gan Cao* (*Radix Glycyrrhizae uralensis preparata*): 6g.
- *Hong Hua* (*Flos Carthami tinctorii*): 4,5g.
- *Dan Shen* (*Radix Salviae miltiorrhizae*): 15g.
- *Chi Shao* (*Radix Paeoniae rubra*): 12g.
- *Bai Shao* (*Radix Paeoniae alba*): 12g.

Deficiência de Qi *do Coração, Obstrução do Canal do Coração, Estagnação de Sangue*

As manifestações clínicas são dor torácica, sensação de opressão no tórax, encurtamento da respiração, palpitações, pulso Áspero e língua Pálido-púrpura.

A fórmula sugerida é a seguinte:

- *Gui Zhi* (*Ramulus Cinnamomi cassiae*): 6g.
- *Yu Jin* (*Radix Curcumae*): 9g.
- *Chen Xiang* (*Lignum Aquilariae resinatum*): 3g.
- *Dan Shen* (*Radix Salviae miltiorrhizae*): 15g.
- *Hong Hua* (*Flos Carthami tinctorii*): 6g.
- *Bai Shao* (*Radix Paeoniae alba*): 12g.
- *Huang Qi* (*Radix Astragali*): 20g.
- *Yuan Zhi* (*Radix Polygalae*): 4,5g.
- *Zi Shi Ying* (*Fluoritum*): 30g.

Deficiência do Yin *do Coração, Subida do* Yang *do Fígado*

As manifestações clínicas são: dor torácica, palpitações, dores de cabeça, tontura, hipertensão, irritabilidade, transpiração noturna, boca e garganta secas, língua sem revestimento e pulso em Corda.

A fórmula sugerida é a seguinte:

- *Sheng Di Huang* (*Radix Rehmanniae*): 12g.
- *Gou Qi Zi* (*Fructus Lycii chinensis*): 9g.
- *Huang Jing* (*Rhizoma Polygonati*): 9g.
- *Shou Wu* (*Radix Polygoni multiflori preparata*): 12g.
- *Huai Niu Xi* (*Radix Achyranthis bidentatae*): 12g.
- *Huang Bo* (*Cortex Phellodendri*): 9g.
- *Zhi Mu* (*Radix Anemarrhenae*): 9g.
- *Mu Li* (*Concha Ostreae*): 30g.
- *Yuan Zhi* (*Radix Polygalae*): 4,5g.
- *Yi Mu Cao* (*Herba Leonuri*): 15g.

Journal of Chinese Medicine (Zhong Yi Za Zhi), *v. 34, n. 8, 1993, p. 463-465*

"Thou Ci Qing's Experience in the Diagnosis and Treatment of Coronary Heart Disease" *de Lu Guang Chao*

O Dr. Lu informa a experiência de veterano doutor Zhou Ci Qing no tratamento de doença coronariana. O Dr. Zhou tem um interessante ponto de vista acerca da patologia da doença coronariana (e, portanto, Síndrome Dolorosa Obstrutiva do Tórax), o qual difere da maioria dos outros médicos. Na realidade, praticamente todos os médicos dizem que a Raiz desta doença é uma deficiência e a Manifestação é Fleuma e/ou estagnação de Sangue. O Dr. Zhou declara o oposto: ele afirma que, quando a dor da angina do peito é a principal manifestação clínica, a Raiz desta doença é um fator patogênico como estagnação de *Qi*, estagnação de Sangue ou Fleuma, que causa deficiência.

O Dr. Lu diferencia quatro padrões principais de angina do peito com dor torácica.

Estagnação do Qi *do Fígado*

As manifestações clínicas são: distensão e dor em tórax e região do hipocôndrio, irritabilidade, distensão abdominal, depressão e pulso em Corda.

A prescrição representativa para este padrão é *Zhi Re Zhu Jian* (Decocção de *Aurantium*):

- *Zhi Ke* (*Fructus Aurantii*).
- *Chuan Xiong* (*Rhizoma Chuanxiong*).
- *Jie Geng* (*Radix Platycodi*).
- *Xi Xin* (*Herba Asari*) – dose pequena.
- *Fang Feng* (*Radix Saposhnikoviae*).
- *Ge Gen* (*Radix Puerariae*).
- *Gan Cao* (*Radix Glycyrrhizae uralensis*).

Fleuma

As manifestações clínicas são: sensação de opressão do tórax, dor torácica, obesidade, tontura e atordoamento da cabeça, fadiga, gosto pegajoso, língua Inchada, com revestimento pegajoso e pulso Deslizante.

A prescrição representativa é *Gua Lou Bai Ban Xia Tang* (Decocção de *Trichosanthes-Allium-Pinellia*):

- *Gua Lou* (*Fructus Trichosanthis*): 12g.
- *Xie Bai Bulbus* (*Allii macrostemi*): 12g.
- *Ban Xia* (*Rhizoma Pinelliae preparatum*): 12g.
- *Bai Jiu* (vinho de arroz branco): 30mL.

Frio e Estagnação de Sangue

As manifestações clínicas são: dor torácica, mãos frias, língua Azulado-púrpura e pulso Tenso ou em Corda.

A prescrição representativa é a *Er Jiang Wan* (Pílula de Dois *Jiang*):

- *Gao Jiang Jiang* (*Rhizoma Alpiniae officinarum*).
- *Gan Jiang* (*Rhizoma Zingiberis*).

Se os sintomas de Frio forem pronunciados, usar *Fu Jiang Gui Zhi Tang* (Decocção de *Aconitum-Zingiber--Angelica-Cinnamomum*):

- *Fu Zi* (*Radix Aconiti lateralis preparata*): 6g.
- *Gan Jiang* (*Rhizoma Zingiberis*): 6g.
- *Dang Gui* (*Radix Angelicae sinensis*): 9g.
- *Gui Zhi* (*Ramulus Cinnamomi cassiae*): 6g.

Estagnação de Sangue do Coração

As manifestações clínicas são: dor torácica do tipo punhalada, a qual pode piorar à tarde ou à noite, língua Púrpura e pulso em Corda ou Áspero.

A prescrição representativa é *Tong Qiao Huo Xue Tang* (Decocção para Abrir os Orifícios e Revigorar Sangue) (ver *Apêndice 4*).

Se houver estagnação de *Qi* e estagnação de Sangue, usar *Shou Nian San* (Pó Selecionando a Mão):

- *Yan Hu Suo* (*Rhizoma Corydalis*).
- *Wu Ling Zhi* (*Excrementum Trogopteri*).
- *Cao Guo* (*Fructus Tsaoko*).
- *Mo Yao* (*Myrrha*).

Para tratar estagnação de *Qi* e estagnação de Sangue, pode-se também usar *Shou Wan San* (Pilula Selecionando a Mão):

- *Wu Ling Zhi* (*Excrementum Trogopteri*).
- *E Zhu* (*Rhizoma Curcumae*).
- *Mu Xiang* (*Radix Aucklandiae*).
- *Dang Gui* (*Radix Angelicae sinensis*).

Se houver estagnação de Sangue decorrente de Frio, usar *Sheng Jin San* (Pó do Metal Vitorioso):

- *Gui Zhi* (*Ramulus Cinnamomi cassiae*).
- *Yan Hu Suo* (*Rhizoma Corydalis*).
- *Wu Ling Zhi* (*Excrementum Trogopteri*).
- *Dang Gui* (*Radix Angelicae sinensis*).

Neste padrão, pode-se também usar *Xuan Ling San* (Pó de "*Ling*" Preto):

- *Wu Ling Zhi* (*Excrementum Trogopteri*).
- *Yan Hu Suo* (*Rhizoma Corydalis*).

- *E Zhu* (*Rhizoma Curcumae*).
- *Gan Liang Jiang* (*Rhizoma Alpiniae officinarum*).
- *Dang Gui* (*Radix Angelicae sinensis*).

Se a estagnação de Sangue derivar de deficiência de *Qi*, utilizar *Huang Qi Tao Hong Tang* (Decocção de *Astragalus-Persica-Carthamus*):

- *Huang Qi* (*Radix Astragali*).
- *Tao Ren* (*Semen Persicae*).
- *Hong Hua* (*Flos Carthami tinctorii*).

Em tal caso, pode-se também utilizar *Bu Yang Hai Wu Tang* (Decocção para Tonificar o *Yang* e Restaurar os Cinco Décimos) (ver *Apêndice 4*).

Em contraste com a situação em que dor torácica e angina do peito são as principais manifestações, se a manifestação clínica principal for fraqueza do coração que se manifesta subjetivamente com palpitações e/ou objetivamente com irregularidades no eletrocardiograma (mas sem dor torácica), então a deficiência é a Raiz da doença e os fatores patogênicos como estagnação de Sangue e Fleuma são as Manifestações.

O Dr. Zhou distingue dois padrões básicos de deficiência de *Yang* e de *Yin*.

Deficiência do Yang do Coração

As manifestações clínicas são: palpitações, mão fria, sensação de frio, fadiga, depressão, encurtamento da respiração, sensação leve de entupimento do tórax, língua Pálida e pulso Profundo e Fraco.

A prescrição representativa no caso de deficiência de *Qi* é *Bao Yuan Tang* (Decocção para Proteger o [*Qi*] Original) (ver *Apêndice 4*). No caso de deficiência de *Yang*, use *Si Wei Hui Yang Yin* (Decocção de Quatro Ingredientes para Recuperar o *Yang*).

- *Ren Shen* (*Radix Ginseng*).
- *Fu Zi* (*Radix Aconiti lateralis preparata*).
- *Gan Jiang* (*Rhizoma Zingiberis*).
- *Zhi Gan Cao* (*Radix Glycyrrhizae uralensis preparata*).

Se houver deficiência de *Yang* e Fleuma, use *Gua Lou Xie Bai Ban Xia Tang* (Decocção de *Trichosanthes--Allium-Pinellia*) (ver *Apêndice 4*).

Deficiência do Yin do Coração

As manifestações clínicas são: palpitações, leve sensação de entupimento do tórax, transpiração noturna, sensação de calor à noite, boca e garganta secas, insônia, língua sem revestimento e pulso Flutuante-Vazio.

A fórmula sugerida é *Sheng Mai San* (Pó para Gerar o Pulso) (ver *Apêndice 4*) ou *Wu Wei Zi Tang* (Decocção de *Schisandra*).

Caso haja deficiência do Fígado e deficiência do *Yang* do Rim, o Dr. Zhou sugere a utilização de *Bu Shen Jian Xin Tang* (Decocção para Tonificar o Rim e Fortalecer o Coração).

- *Shu Di Huang* (*Radix Rehmanniae preparata*): 9g.
- *Shou Wu* (*Radix Polygoni multiflori preparata*): 6g.
- *Gou Qi Zi* (*Fructus Lycii chinensis*): 6g.

- *Fu Zi* (*Radix Aconiti lateralis preparata*): 3g.
- *Rou Gui* (Cortex *Cinnamomi*): 3g.
- *Bu Gu Zhi* (*Fructus Psoraleae*): 6g.
- *Huang Qi* (*Radix Astragali*): 6g.
- *Dang Shen* (*Radix Codonopsis*): 6g.
- *Zhi Gan Cao* (*Radix Glycyrrhizae uralensis preparata*): 3g.

Se houver deficiência de *Yin* do Fígado e do Rim, ele sugere o uso de *Da Bu Yuan Jian* (Grande Decocção para Tonificar o [*Qi*] Original) (ver *Apêndice 4*).

Journal of Chinese Medicine *(Zhong Yi Za Zhi)*, *v. 34, n. 11, 1993, p. 652-653*

"Six Methods for Treating Coronary Heart Disease Through Identification of Patterns Proposed by Dr Chen Shu Sen" *de Hao Ai Zhen* et al.

O Dr. Hao informa seis padrões e princípios de tratamento para o tratamento de doença coronariana. Estes são os seguintes:

Regular o Qi, *Eliminar a Estagnação, Revigorar o Sangue, Interromper a Dor*

Este princípio é utilizado para tratar estagnação de *Qi* e estagnação de Sangue com ênfase no Fígado. A prescrição representativa de seu caso clínico é a seguinte:

- *Yu Jin* (*Radix Curcumae*): 10g.
- *Chai Hu* (*Radix Bupleuri*): 10g.
- *Qing Pi* (*Pericarpium Citri reticulatae viride*): 10g.
- *Jie Geng* (*Radix Platycodi*): 10g.
- *Chi Shao* (*Radix Paeoniae rubra*): 15g.
- *Dan Shen* (*Radix Salviae miltiorrhizae*): 15g.
- *Chuan Xiong* (*Rhizoma Chuanxiong*): 15g.
- *San Qi* (*Radix Notoginseng*): 6g.
- *Gan Cao* (*Radix Glycyrrhizae uralensis*): 3g.

Penetrar o Yang *com Ervas Mornas e Picantes, Dispersar Frio, Remover Obstruções dos Canais*

Este princípio é utilizado para tratar Síndrome Dolorosa Obstrutiva do Tórax decorrente da estagnação de Sangue proveniente do Frio. A prescrição representativa de seu caso clínico é a seguinte:

- *Gua Lou* (*Fructus Trichosanthis*): 30g.
- *Xie Bai* (*Bulbus Allii macrostemi*): 15g.
- *Ban Xia* (*Rhizoma Pinelliae preparatum*): 15g.
- *Fu Ling* (*Poria*): 15g.
- *Hou Po* (*Cortex Magnoliae officinalis*): 10g.
- *Zhi Shi* (*Fructus Aurantii immaturus*): 10g.
- *Fo Shou* (*Fructus Citri sarcodactylis*): 10g.
- *Cang Zhu* (*Rhizoma Atractylodis*): 9g.
- *Gan Cao* (*Radix Glycyrrhizae uralensis*): 6g.
- *Xi Xin* (*Herba Asari*): 3g.

Resolver a Fleuma, Eliminar Turbidez, Regular o Qi *e Harmonizar o Centro*

Este princípio é utilizado para tratar Síndrome Dolorosa Obstrutiva do Tórax proveniente de Fleuma e *Yang*

não subindo. A prescrição representativa de seu caso clínico é a seguinte:

- *Ban Xia* (*Rhizoma Pinelliae preparatum*): 15g.
- *Shan Zha* (*Fructus Crataegi*): 15g.
- *Shi Chang Pu* (*Rhizoma Acori tatarinowii*): 10g.
- *Yu Jin* (*Radix Curcumae*): 10g.
- *Cang Zhu* (*Rhizoma Atractylodis*): 10g.
- *Fo Shou* (*Fructus Citri sarcodactylis*): 10g.
- *Ze Xie* (*Rhizoma Alismatis*): 10g.
- *Chen Pi* (*Pericarpium Citri reticulatae*): 9g.
- *Zhu Ru* (*Caulis Bambusae em Taeniam*): 9g.
- *He Ye* (*Folium Nelumbinis nuciferae*): 9g.

Beneficiar o Qi, *Revigorar o Sangue, Penetrar os Vasos Sanguíneos e Interromper a Dor*

Este princípio é utilizado para tratar deficiência de *Qi*, estagnação de Sangue e estagnação no canal do Coração. A prescrição representativa de seu caso clínico é a seguinte:

- *Huang Qi* (*Radix Astragali*): 30g.
- *Tai Zi Shen* (*Radix Pseudostellariae*): 15g.
- *Mai Men Dong* (*Radix Ophiopogonis*): 15g.
- *Dan Shen* (*Radix Salviae miltiorrhizae*): 15g.
- *Chuan Xiong* (*Rhizoma Chuanxiong*): 12g.
- *Ge Gen* (*Radix Puerariae*): 12g.
- *Tao Ren* (*Semen Persieae*): 10g.
- *Hong Hua* (*Flos Cartharmi tinctorii*): 10g.
- *Bai Zhu* (*Rhizoma Atractylodis macrocephalae*): 10g.
- *Zhi Gan Cao* (*Radix Glycyrrhizae uralensis preparata*): 6g.
- *Da Zao* (*Fructus jujubae*): 5g.

Beneficiar o Qi, *Nutrir o* Yin, *Resolver a Fleuma, Remover as Obstruções dos Canais*

Este princípio é utilizado para tratar deficiência de *Qi* e de *Yin* com Fleuma e estagnação nos canais. A prescrição representativa de seu caso clínico é a seguinte:

- *Xi Yang Shen* (*Radix Panacis quinquefolii*): 9g.
- *Gua Lou* (*Fructus Trichosanthis*): 15g.
- *Mai Men Dong* (*Radix Ophiopogonis*): 15g.
- *Dan Shen* (*Radix Salviae miltiorrhizae*): 15g.
- *Chi Shao* (*Radix Paeoniae rubra*): 10g.
- *Wu Wei Zi* (*Fructus Schisandrae*): 10g.
- *Hong Hua* (*Flos Cartharni tinctorii*): 10g.
- *Yan Hu Suo* (*Rhizoma Corydalis*): 10g.
- *Yu Jin* (*Radix Curcumae*): 10g.
- *Ge Gen* (*Radix Puerariae*): 10g.

Aquecer o Yang, *Beneficiar o Rim, Revigorar o Sangue, Remover Obstruções dos Canais*

Este princípio é utilizado para tratar deficiência do *Yang* do Coração e do Rim com estagnação de Sangue. A prescrição representativa de seu caso clínico é a seguinte:

- *Huang Qi* (*Radix Astragali*): 15g.
- *Dang Shen* (*Radix Codonopsis*): 15g.
- *Ren Shen* (*Radix Ginseng*): 6g.
- *Dan Shen* (*Radix Salviae miltiorrhizae*): 15g.
- *Bu Gu Zhi* (*Fructus Psoraleae*): 15g.

- *Bai Zhu* (*Rhizoma Atractylodis macrocephalae*): 12g.
- *Mai Men Dong* (*Radix Ophiopogonis*): 12g.
- *Fu Zi* (*Radix Aconiti lateralis preparata*): 9g.
- *Xian Ling Pi* (*Herba Epimidii*): 9g.
- *Ma Huang* (*Herba Ephedrae*): 6g.
- *Gui Zhi* (*Ramulus Cinnamomi cassiae*): 6g.
- *Xi Xin* (*Herba Asari*): 3g.
- *Zhi Can Cao* (*Radix Glycyrrhizae uralensis preparata*): 6g.

Journal of Chinese Medicine (Zhong Yi Za Zhi), v. 46, n. 4, 2005, p. 273-275

"Clinical Study on Modified Ginseng Decoction in the Treatment of 30 Cases of Coronary Heart Disease with Angina Pectoris" *de Fan Bing Jun*

Sessenta pacientes portadores de angina do peito proveniente de doença coronariana foram divididos aleatoriamente em um grupo de tratamento (n = 30) tratado por administração oral de *Ren Shen Tang* modificado (Decocção de *Ginseng*) e um grupo-controle (n = 30) tratado por *Dan Shen Pian* oral (Comprimidos de Sálvia).

Quatro semanas constituíram um curso. Foram registrados: o tempo do paroxismo da angina do peito, dosagem e quantidade de nitroglicerina, contagem cumulativa de síndrome de dor, o tempo de medicamento produzindo ação e as horas de ação médica. Foram medidos: eletrocardiograma (ECG), taxa de lipídeos de sangue e avaliações hematológicas antes e depois de tratamento.

Houve diferenças significativas nos dois grupos nas taxas efetivas do alívio da angina do peito, dor precordial, melhora de ECG, tempo de produção de ação dos medicamentos e horas de ação médica (P < 0,05 ou P < 0,01). Houve também diferenças significativas nas taxas de lipídeos de sangue e avaliações hematológicas entre os dois grupos (P < 0,01).

O *Ren Shen Tang* modificado (Decocção de *Ginseng*) utilizada era a seguinte:

- *Ren Shen* (*Radix Ginseng*): 15g.
- *Gan Jiang* (*Rhizoma Zingiberis*): 15g.
- *Bai Zhu* (*Rhizoma Atractylodis macrocephalae*): 15g.
- *Gan Cao* (*Radix Glycyrrhizae uralensis*): 15g.
- *Gua Lou* (*Fructus Trichosanthis*): 15g.
- *Xie Bai* (*Bulbus macrostemi*): 10g.
- *Dan Shen* (*Radix Salviae miltiorrhizae*): 10g.
- *Chuan Xiong* (*Rhizoma Chuanxiong*): 10g.

Journal of Chinese Medicine (Zhong Yi Za Zhi), v. 31, n. 6, 1990, p. 33

"Clinical Observation of 227 Cases of Coronary Heart Disease Treated by the Application of Guan Xin Plaster to the Umbilicus" *de Ke Qing* et al.

Um total de 227 pacientes portadores de doença coronariana foi tratado com a aplicação de emplastro de *Guan Xin* no umbigo. Havia 107 homens e 120 mulheres, variando em idade de 40 a 62 anos.

O emplastro foi aplicado no umbigo, uma vez a cada dois dias, sete vezes. Os resultados foram os seguintes: 82 (47%) dos pacientes mostraram melhora acentuada; 85 (49%), alguma melhora; e 5 (2,9%), não apresentaram nenhuma melhora. O mesmo tipo de melhora também foi registrado de acordo com o eletrocardiograma antes e depois de tratamento.

O emplastro continha pasta feita de *Dan Shen* (*Radix Salviae miltiorrhizae*), *Chuan Xiong* (*Rhizoma Chuanxiong*), *Bing Pian* (*Borneol*) e outros ingredientes indisponíveis.

A razão da escolha do local de aplicação é interessante. Os médicos explicam que o três vasos extraordinários, Vasos Governador, Concepção e Penetrador (*Du, Ren* e *Chong Mai*), iniciam-se profundamente no abdômen, no nível do umbigo. Os três vasos conectam-se com o Coração, e podem, portanto, influenciar a doença coronariana. Além disso, a aplicação do emplastro para o *Dan Tian* Inferior trata a Manifestação (por meio de ervas para revigorar o Sangue), mas também a Raiz, pelo mesmo fato de ser aplicado no *Dan Tian* Inferior, onde *Qi* Original e Essência residem.

Journal of Chinese Medicine (Zhong Yi Za Zhi), v. 38, n. 8, 1997, p. 460-462

"Patterns and Treatment According to Relationship Between the Liver and Coronary Heart Disease" *de Li Xiang Guo*

Apesar do título deste artigo, o Dr. Li discute na verdade o papel de cada um dos principais órgãos envolvidos na patologia da doença coronariana. Estes são: Fígado, Coração, Baço e Rim.

Fígado

O Fígado apresenta influência no desenvolvimento da doença coronariana, especialmente quando há angina do peito. O Fígado influencia esta patologia por estagnação do *Qi* afetando o tórax.

O Dr. Li dá outra explicação interessante para a importância do Fígado na Síndrome Dolorosa Obstrutiva do Tórax, a qual não vi em outros periódicos ou livros. Afirma que o Fígado controla as "membranas dos tendões" (*jin mo*), como indicado no capítulo 44 do *Questões Simples*. O Dr. Li declara que estas "membranas dos tendões" geram "vasos sanguíneos dos tendões" (*jin mai*) e, por esta razão (como o Coração), o Fígado também controla os vasos sanguíneos e tem, portanto, influência na patologia de Síndrome Dolorosa Obstrutiva do Tórax.

Coração

O Coração está, obviamente, envolvido profundamente não apenas por si, porém também na patologia da doença coronariana, uma vez que controla os vasos sanguíneos. A estagnação de sangue é a principal patologia quando houver angina do peito. Na ausência de angina do peito, a deficiência do Sangue do Coração é uma patologia comum.

Baço

O Baço está envolvido na patologia da doença coronariana de duas maneiras. Em primeiro lugar, o Baço deficiente pode levar à formação de Fleuma obstruindo tórax e vasos sanguíneos.

Em segundo lugar, o Baço deficiente não pode produzir Sangue, e isto pode gerar deficiência do Sangue do Coração.

Rim

O Rim influencia doença coronariana devido à relação com o Coração. Coração e Rim precisam se comunicar e nutrir um ao outro. Uma deficiência de Rim pode gerar deficiência do *Yang* do Coração e estagnação do Sangue.

Em relação aos métodos de tratamento, o Dr. Li distingue dois amplos métodos de tratamento: eliminar o fator patogênico que ele denomina *tong fa*, isto é, "método penetrante" ou "método de remover obstruções", e tonificar o *Qi* do corpo.

Método de Remover Obstruções (Tong Fa)

Consiste em cinco métodos diferentes:

- *Mover o* Qi: utilizado no tratamento de estagnação de *Qi* que se manifesta com distensão. Exemplos de ervas são *Mu Xiang* (*Radix Aucklandiae*), *Xiang Fu* (*Rhizoma Cyperi*), *Wu Yao* (*Radix Linderiae*) e *Sha Ren* (*Fructus Amomi*). Exemplos de fórmulas são *Chai Hu Shu Gan Tang* (Decocção de *Bupleurum* para Pacificar o Fígado) e *Jin Ling Zi Tang* (Decocção de *Melia*).
- *Revigorar o Sangue*: utilizado no tratamento de estagnação de Sangue, manifestando-se com dor torácica. Exemplos de ervas são *Chi Shao* (*Radix Paeoniae rubra*), *Yan Hu Suo* (*Rhizoma Corydalis*), *Dan Shen* (*Radix Salviae miltiorrhizae*) e *Chuan Xiong* (*Rhizoma Chuanxiong*). Exemplos de fórmulas são *Shi Xiao San* (Pó para Desatar a Rir), *Xue Fu Zhu Yu Tang* (Decocção para Eliminar Estagnação da Mansão do Sangue), *Tao Hong Si Wu Tang* (Decocção de *Persica-Carthamus* das Quatro Substâncias) e *Tong Qiao Huo Xue Tang* (Decocção para Abrir os Orifícios e Revigorar Sangue).
- *Resolver a turbidez*: utilizado quando há Fleuma manifestando-se com sensação de opressão no tórax. Exemplos de ervas são *Ban Xia* (*Rhizoma Pinelliae preparatum*) e *Gua Lou* (*Fructus Trichosanthis*). Exemplos de fórmulas são *Gua Lou Xie Bai Ban Xia Tang* (Decocção de *Trichosanthes-Allium-Pinellia*), *Xiao Xian Xiong Tang* (Pequena Decocção para o Afundamento [do *Qi*] Torácico) e *Huang Lian Wen Dan Tang* (Decocção de *Coptis* para Aquecer a Vesícula Biliar).
- *Penetrar o* Yang: usado quando há Frio obstruindo os vasos sanguíneos no tórax manifestando-se com dor torácica e mãos frias. Exemplos de ervas são *Gao Liang Jiang* (*Rhizoma Alpiniae officinarum*), *Gan Jiang* (*Rhizoma Zingiberis*) e *Xi Xin* (*Herba Asari*). Exemplos de fórmulas são *Dang Gui Si Ni Tang* (Decocção de *Angelica* dos Quatro Rebeldes) e *Zhi Shi Xie Bai Gui Zhi Tang* (Decocção de *Aurantium-Allium-Cinnamomum*).
- *Abrir os orifícios*: utilizado quando os orifícios do Coração estão entupidos por Fleuma e estagnação de Sangue manifestando-se com sensação de opres-

são no tórax e dor. Exemplos de ervas são *Shi Chang Pu* (*Rhizoma Acori tatarinowii*), *Su He Xiang* (*Styrax*) e *Yuan Zhi* (*Radix Polygalae*). Exemplos de fórmulas são *Tong Qiao Huo Xue Tang* (Decocção para Abrir os Orifícios e Revigorar Sangue) e *Su He Xiang Wan* (Pílula de *Styrax*).

Método de Tonificação (Bu Fa)

Em vez de diferenciar entre tonificação do *Yang* ou do *Yin*, o Dr. Li diferencia tonificação dos quatro principais órgãos:

- *Regular o Fígado*: usado quando há estagnação do *Qi* do Fígado e deficiência do Sangue do Fígado ou do *Yin* do Fígado. Exemplos de fórmulas para tratar essa condição são: *Liu Wei Di Huang Wan* (Pílula *Rehmannia* dos Seis Ingredientes) e *Yi Guan Jian* (Decocção de Uma Ligação).
- *Nutrir o Coração*: usado quando há deficiência de *Qi* do Coração, *Yang* do Coração ou *Yin* do Coração. Exemplos de fórmulas são *Tian Wang Bu Xin Dan* (Pílula do Imperador Celestial para Tonificar o Coração), *Sheng Mai San* (Pó para Gerar o Pulso) e *Shen Fu Tang* (Decocção de *Ginseng-Aconitum*).
- *Tonificar o Baço*: usado quando há *Qi* do Baço ou deficiência do *Yang* do Baço e Fleuma. Exemplos de fórmulas são *Li Zhong Tang* (Decocção para Regular o Centro), *Liu Jun Zi Tang* (Decocção dos Seis Cavalheiros) e *Huo Po Xia Ling Tang* (Decocção de *Pogostemon-Magnolia-Pinellia-Poria*).
- *Beneficiar o Rim*: usado quando houver deficiência subjacente do *Yang* do Rim ou do *Yin* do Rim. Exemplos de fórmulas são *You Gui Wan* (Pílula Restauradora do [Rim] Direito) e *Zuo Gui Wan* (Pílula Restauradora do [Rim] Esquerdo).

Journal of Chinese Medicine (Zhong Yi Za Zhi), *v. 43, n. 6, 2002, p. 415-422*

"Deng Tie Tao's Experience in the Treatment of Coronary Heart Disease by Regulating the Spleen and Protecting the Heart" de Lin Xiao Zhong et al.

O Dr. Deng considera que os principais órgãos envolvidos na patologia de doença coronariana são Coração e Baço, e que os principais fatores patogênicos são Fleuma e estagnação de Sangue.

Ele acredita que os três principais fatores na etiologia e na patologia da doença coronariana são prejuízo no movimento do *Qi* e Sangue, Fleuma e desarmonia dos Órgãos Internos.

Prejuízo na Circulação de Qi e Sangue

O Dr. Deng considera que a estagnação de *Qi* constitui a raiz do desenvolvimento desta doença, a qual, com o passar do tempo, gera estagnação de Sangue. A estagnação de *Qi* não apenas gera estagnação de Sangue, mas também é o início do processo de muitas desarmonias. Por exemplo, como o *Qi* estagna, o *Qi* do Estômago não desce e o *Qi* do Baço não ascende, o que, em última análise, leva à formação de Fleuma.

Fleuma

Disfunção de Estômago e Baço geralmente é a raiz para a formação da Fleuma. A deficiência do *Qi* do Coração e do *Yang* do Coração significa que o *Yang* puro não sobe ao tórax e o *Yin* turvo não desce; como resultado, Fleuma e "turbidez" se instalam no tórax, gerando doença coronariana que se manifesta com sensação de opressão no tórax.

Desarmonia dos Órgãos Internos

Na patologia da doença coronariana, o *Qi* do Estômago não desce, e o *Qi* do Baço não sobe; o *Qi* do Fígado estagna e pode subir sob a forma de subida do *Yang* do Fígado. Em outras circunstâncias, pode haver subida insuficiente do *Qi* fisiológico do Fígado: o *Qi* do Rim não transforma os fluidos, Coração e Rim não se comunicam.

O Dr. Deng diz que a diferenciação básica na patologia da doença coronariana é a existente entre excesso e deficiência. Condições de deficiência incluem deficiência de *Qi*, *Yang*, Sangue ou *Yin*. Quando o aspecto da deficiência predominar, não há muita dor torácica e geralmente há apenas leve sensação de entupimento do tórax.

Entre as condições de Excesso, a diferenciação principal é a existente entre Umidade e Fleuma. Essa consideração do Dr. Deng é bastante incomum, uma vez que poucos médicos consideram a Umidade como fator importante na patologia de doença coronariana. O Dr. Deng diz que a Umidade na doença coronariana manifesta-se com sensação de opressão e dor do tórax, piorando mediante exposição ao tempo úmido, sensação de plenitude no epigástrio, gosto pegajoso, sensação de peso na cabeça e nos membros, urina turva e revestimento da língua pegajoso.

No tratamento de doença coronariana, o Dr. Deng defende fortalecer o Coração, regular o Baço, beneficiar o *Qi* e resolver a Fleuma. Uma prescrição representativa é a seguinte:

- *Chen Pi* (*Pericarpium Citri reticulatae*): 6g.
- *Ban Xia* (*Rhizoma Pinelliae preparatum*): 10g.
- *Fu Ling* (*Poria*): 12g.
- *Gan Cao* (*Radix Glycyrrhizae uralensis*): 5g.
- *Zhi Ke* (*Fructus Aurantii*): 6g.
- *Zhu Ru* (*Caulis Bambusae em Taeniam*): 10g.
- *Dang Shen* (*Radix Codonopsis*): 15g.
- *Dan Shen* (*Radix Salviae miltiorrhizae*): 12g.
- *Xi Xian Cao* (*Herba Siegesbeckiae*): 10g.

Journal of Chinese Medicine (Zhong Yi Za Zhi), v. 28, n. 6, 1987, p. 64-65

"Advances in Studies on Blood Stasis in Patients with Coronary Heart Disease" *de Weng Wei Liang*

Informo brevemente este artigo apenas para ilustrar algumas das modernas fórmulas utilizadas na China para tratar doença coronariana na atualidade.

Estas são:

- *Guan Xin Er Hao Fang* (Fórmula de Coronárias nº 2): *Chuan Xiong* (*Rhizoma Chuanxiong*), *Dan Shen* (*Radix Salviae miltiorrhizae*), *Chi Shao* (*Radix Paeoniae rubra*), *Hong Hua* (*Flos Carthami tinctorii*), *Chen Xiang* (*Lignum Aquilariae resinatum*).
- *Dan Shen* (*Radix Salviae miltiorrhizae*): por si só.
- *Guan Xin Dan Shen Pian* (Comprimido de Sálvia para as Coronárias): *San Qi* (*Radix Notoginseng*), *Dan Shen* (*Radix Salviae miltiorrhizae*), *Chen Xiang* (*Lignum Aquilariae resinatum*).
- *Chi Shao* (*Radix Paeoniae rubra*): por si só.
- *Yi Mu Cao* (*Herba Leonuri*): por si só.
- *Shan Zha* (*Fructus Crataegi*): por si só.
- *Chuan Xiong* (*Rhizoma Chuanxiong*): por si só.
- *Mao Dong Qing* (*Radix Ilicis pubescentis*): por si só.

Journal of Chinese Medicine (Zhong Yi Za Zhi), v. 34, n. 10, 1993, p. 598

"The Experience of Dr Gao Hui Lian in the Treatment of Coronary Heart Disease with Nourishing the Heart and Settling the Spirit Decoction" *de Xue Zhong Lian*

O Dr. Xue coloca ênfase na Deficiência no tratamento da doença coronariana e, portanto, no tratamento para nutrir o Coração. Defende o uso da variação da fórmula do Dr. Gao Hui Lian, *Yang Xin Ding Zhi Tang* (Decocção para Nutrir o Coração e Acalmar o Espírito).

- *Tai Zi Shen* (*Radix Pseudostellariae*): 10g.
- *Fu Ling* (*Poria*): 10g.
- *Shi Chang Pu* (*Rhizoma Acori tatarinowii*): 10g.
- *Yuan Zhi* (*Radix Polygalae*): 10g.
- *Gui Zhi* (*Ramulus Cinnamomi cassiae*): 10g.
- *Gan Cao* (*Radix Glycyrrhizae uralensis*): 5g.
- *Fu Xiao Mai* (*Fructus Tritici levis*): 15g.
- *Da Zao* (*Fructus Jujubae*): 5 tâmaras.
- *Chuan Xiong* (*Rhizoma Chuanxiong*): 10g.
- *Long Gu* (*Mastodi Ossis fossilia*): 10g.
- *Yan Hu Suo* (*Rhizoma Corydalis*): 10g.

Como pode ser observado da fórmula anterior, a ênfase é colocada na tonificação do Coração e há apenas uma erva para envigorar o Sangue (*Yan Hu Suo*).

Journal of Chinese Medicine (Zhong Yi Za Zhi), v. 32, n. 11, 1991, p. 55

"What Else to do in Coronary Heart Disease when Invigorating Blood, Removing Obstructions from the Channels, Penetrating Yang and Benefiting Qi and Yin does not Yield Results?" *de Niu Yuan Qi*

Este interessante artigo curto, sob a forma de perguntas e respostas, apresenta alguns métodos de tratamento para doença coronariana que são raramente discutidos.

O artigo começa dizendo que os três princípios de tratamento fundamentais na doença coronariana são revigorar o Sangue, remover obstruções dos canais e penetrar o *Yang*, além de beneficiar *Qi* e *Yin*.

Sugere que abordagem usar se assim mesmo não houver resultado. De forma interessante, coloca ênfase na plenitude do Aquecedor Médio como patologia na doença coronariana. Diz que, na doença coronariana, o canal do Coração está bloqueado e este fato é proveniente da disfunção do Mecanismo de *Qi* (*Qi Ji*). O Aquecedor Médio, com sua ascendência e descendência do *Qi*, desempenha um papel importante no funcionamento do Mecanismo do *Qi*. Quando o Mecanismo do *Qi* no Aquecedor Médio for rompido, o *Qi* dos Três Aquecedores fica obstruído e o *Qi* no Aquecedor Superior estagna, causando dor torácica. No tratamento da doença coronariana é importante, portanto, desbloquear Aquecedor Médio, estimulando a descendência do *Qi* com ervas digestivas como *Ji Nei Jin* (*Endothelium Corneum Gigeriae Galli*), *Sha Ren* (*Fructus Amomi*), *Bing Lang* (*Semen Arecae catechu*) e *Lai Fu Zi* (*Semen Raphani*).

O Aquecedor Médio também é desbloqueado pelo uso de ervas com movimento descendente, as quais promovem a movimento intestinal. Estes são utilizados especialmente se houver obstipação com fezes ressecadas.

Journal of Chinese Medicine (Zhong Yi Za Zhi), v. 36, n. 10, 1995, p. 603

"Fifty-four Cases of Coronary Heart Disease Treated with the Application of Herbal Plaster on Acupuncture Points" de Liu Yan Rong et al.

Cinquenta e quatro pacientes portadores de doença coronariana com angina do peito foram tratados com a aplicação de emplastro fitoterápico para pontos de acupuntura.

O emplastro fitoterápico continha *Tan Xiang* (*Lignum Santali albi*), *Chuan Xiong* (*Rhizoma Chuanxiong*), *San Qi* (*Radix Notoginseng*) e *Xi Xin* (*Herba Asari*). Este emplastro era aplicado em dois grupos de pontos em alternância:

- Primeiro grupo: REN-17 (*Shanzhong*), E-18 (*Rugen*), E-16 (*Yingchuang*), REN-18 (*Yutang*) e PC-6 (*Neiguan*).
- Segundo grupo: B-15 (*Xinshu*), B-17 (*Geshu*), DU-9 (*Zhiyang*) e PC-6 (*Neiguan*).

Os resultados foram os seguintes: 25 pacientes (46%) tiveram melhora acentuada; 21 (38.9%), alguma melhora; e 8 (14%), nenhuma melhora.

Chinese Acupuncture and Moxibustion (Zhong Guo Zhen Jiu), v. 3, n. 6, 1983, p. 43-44

"General Situation of Research on Acupuncture Treatment of Coronary Heart Disease" de Peng Yue

O Dr. Peng utiliza os seguintes grupos de pontos para doença coronariana:

- Grupo 1: combinação dos pontos de Coleta Frontais (*Mu*) e de Transporte Dorsais (*Shu* Dorsais) do Coração e do Pericárdio combinados com pontos locais, isto é, REN-17 (*Shanzhong*), B-15 (*Xinshu*), B-14 (*Jueyinshu*), REN-14 (*Juque*), E-18 (*Rugen*), R-21 (*Youmen*), R-27 (*Shufu*), REN-13 (*Shangwan*).
- Grupo 2: pontos dos canais do Pericárdio e do Coração, isto é, PC-6 (*Neiguan*), PC-5 (*Jianshi*), C-7 (*Shenmen*), C-5 (*Tongli*), PC-4 (*Ximen*).
- Grupo 3: outros pontos para tratar padrões (Fleuma, estagnação de *Qi*, estagnação de Sangue), isto é, E-36 (*Zusanli*), E-40 (*Fenglong*), IG-11 (*Quchi*), IG-4 (*Hegu*), BP-6 (*Sanyinjiao*), B-17 (*Geshu*), REN-6 (*Qihai*), REN-4 (*Guanyuan*), VB-34 (*Yanglingquan*), R-3 (*Taixi*).

Chinese Acupuncture and Moxibustion (Zhong Guo Zhen Jiu), v. 7, n. 2, 1987, p. 5

"Clinical Observation on the Acupuncture Treatment of Coronary Heart Disease" de Wang Jia En

O Dr. Wang tratou 160 pacientes portadores de doença coronariana com acupuntura. Os pontos utilizados foram apenas três:

- Quatro pontos *Hua Tuo Jia Ji* acima e abaixo de D5 (ou seja, em linha com o espaço entre D4 e D5 e entre D5 e D6).
- PC-6 (*Neiguan*) e BP-6 (*Sanyinjiao*).

Os pontos *Hua Tuo Jia Ji* foram inseridos bilateralmente e obliquamente para a linha média. Eles foram girados durante 5 a 7min, tentando obter a sensação de inserção para se irradiar para o coração ou para cima e para baixo no canal.

Foram girados PC-6 e BP-6 durante aproximadamente 2min, tentando adquirir a sensação de inserção para irradiar-se para o coração.

Os resultados apresentam-se resumidos na Tabela 21.8. Olhando para os resultados pode-se fazer uma observa-

Tabela 21.8 – Resultados clínicos de experiências de acupuntura para tratar doença coronariana

	Total	Melhora acentuada	Alguma melhora	Nenhum resultado
Manifestações clínicas	160	96 (60%)	51 (31,8%)	8 (5%)
Eletrocardiograma	129	31 (24%)	54 (41,8%)	44 (34,1%)

544 Síndrome Dolorosa Obstrutiva do Tórax

ção interessante. Os resultados de acordo com as manifestações clínicas são muito melhores que os resultados de acordo com eletrocardiograma, sendo paralelos com outras experiências clínicas com medicina chinesa. Em outras palavras, a medicina chinesa pode efetuar melhora acentuada nas manifestações clínicas, mesmo na ausência de melhora nas medidas objetivas.

Experiências Clínicas

Acupuntura

Comparative observation on effect of electric acupuncture of P-6 Neiguan at then time versus xu time on left ventricular function in patients with coronary heart disease

Journal of Tradicional Chinese Medicine, Dezembro, 1994, v. 14, n. 4, p. 262-265.

Li L, Chen H, Xi Y, Wang X, Han G, Zhou Y, Yang D, Zhao W, Feng Z, Jiao B.

Extrato

Observação comparativa sobre o efeito da eletroacupuntura (EA) no ponto PC-6 (*Neiguan*) no horário *chen* (7 às 9 da manhã) *versus* horário *xu* (7 às 9 da tarde) na função ventricular esquerda em pacientes portadores de doença coronariana.

Um esquema experimental emparelhado foi adotado nesta experiência para observação comparativa no efeito da EA no ponto PC-6 (*Neiguan*) no horário *chen versus* horário *xu* na função ventricular esquerda em pacientes com doença coronariana (CHD, *coronary heart disease*). Os resultados mostram que EA executada no horário *chen* pode melhorar a função ventricular esquerda de pacientes com CHD, como indicado pelo encurtamento do índice do período de pré-ejeção (PEPI, *pre-ejection period index*) e diminuição de relação de índice do período de pré-ejeção:tempo de ejeção do ventrículo esquerdo (PEPI:LVETI, *pre-ejection period index and left ventricular ejection time index*); ao contrário, EA executada no horário *xu* prolongou PEPI e elevou a relação de PEPI:LVETI em pacientes de CHD, sugerindo prejuízo da função ventricular esquerda.

The Effects of Acupuncture in Treatment of Coronary Heart Diseases

Tradicional Chinese Medicine, Março, 2004, v. 24, n. 1, p. 16-19.

Meng J.

Institute of Acupuncuture and Moxibustion, China Academy of Traditional Chinese Medicine, Beijing.

Extrato

Um estudo clínico sobre acupuntura no ponto PC-6 (*Neiguan*) foi feito com base no tratamento bem-sucedido de pacientes com angina do peito e infarto de miocárdio agudo. A taxa efetiva encontrada (91,3%,) foi muito superior ao dinitrato de isossorbida e nifedipino ($P < 0,01$). Os estudos experimentais em modelos animais demonstraram que a eletroacupuntura pode diminuir os segmentos ST elevados nos eletrocardiogramas e reduzir as áreas induzidas de infarto por ligação coronária.

Fitoterapia

Efficacy Observation in Treating Patients with Postmenopausal Coronary Heart Disease de Bu Shen Pei Yuan – *Princípio de [Tonificar o Rim e Nutrir o* Qi *Original]*

Zhongguo Zhong Xi Yi Jie He Za Zhi [*Chinese Journal of Integrated Traditional and Western Medicine*], Julho, 2002, v. 22, n. 7, p. 496-498.

Bai P, Ni YQ.

Department of Modern Medicine, Fujian University of Traditional Chinese Medicine, Fuzhou.

Objetivo

Observar o efeito do princípio *Bu Shen Pei Yuan* (BSPY), um princípio de medicina tradicional chinesa de tonificar o Rim e nutrir o *Qi* Original (*Yuan Qi*) no tratamento de pacientes com doença coronariana pós-menopausa (CHD, *coronary heart disease*), em vez de tratamento de hormônio.

Método

Foram selecionadas, para fazer parte do grupo A, vinte e cinco mulheres saudáveis que tinham passado pela menopausa cinco anos antes sem complicação de CHD; para fazer parte do grupo B, foram selecionadas 25 pacientes com complicação de doença coronariana prematura (PCHD, *premature heart coronary disease*) e que apresentavam contraindicações para administração de estrogênio, tais como embolia, miomectomia e adenoma mamário; e, para fazer parte do grupo C, foram alocados 25 pacientes de PCHD sem as complicações citadas anteriormente. Os grupos B e C foram tratados com BSPY e terapia de substituição de hormônio, respectivamente, e as drogas hipolipidêmicas foram retiradas um mês antes do estudo. Todas as pacientes foram observadas durante 3,5 meses, com seus níveis de estradiol (E_2) e lipídeos do sangue determinados antes e depois de tratamento.

Resultados

Antes do tratamento, o nível de E_2 nos dois grupos tratados estava significativamente abaixo do que os do grupo normal e nelas, os parâmetros de lipídios do sangue apresentavam-se anormais. Estas anormalidades foram significativamente melhoradas depois de tratamento. O nível de E_2 aumentou significativamente depois do tratamento no grupo C de pacientes, com eliminação de sangramento vaginal presentes em 90% das pacientes abaixo de 56 anos de idade. No grupo B, depois de tratamento, o nível de E_2 mostrou leve aumento e não houve eliminação de sangramento vaginal. A melhora dos sinais e sintomas foi melhor do que no grupo C.

Conclusão

Utilizar BSPY no tratamento pós-menopausa de CHD exibiu ajuste significativo no desequilíbrio do espectro de lipídeo do sangue e melhora nas manifestações clínicas. Comparado com o efeito terapêutico da terapia de substituição de hormônio, o risco de carcinogênese causado por hiperplasia endometrial poderia ser evitado, pois o nível de sangue de E_2 é aumentado apenas ligeiramente por BSPY.

Effect of Manshuailing Oral Liquid on Left Ventricular Diastolic Dysfunction in Patients With Heart Disease of Xin-Shen [Heart-Kidneys] Yang Deficiency Type

Zhongguo Zhong Xi Yi Jie He Za Zhi [*Chinese Journal of Integrated Traditional and Western Medicine*], Maio, 2003, v. 23, n. 5, p. 344-346.

Yang DY, Wang SW, Zhu OL.

Institute of Geriatric Cardio-vascular Diseases, General Hospital pf PLA, Beijing.

Objetivo

Investigar o efeito de Manshuailing Líquido Oral (MSL) na disfunção diastólica do ventrículo esquerdo (LVDD, *left ventricular diastolic dysfunction*) nos pacientes com doença do coração de *Xin-Shen* [Coração-Rim] tipo deficiência de *Yang*.

Método

Noventa pacientes com LVDD foram divididos aleatoriamente no grupo tratado de forma convencional (grupo A, tratado por tratamento convencional com drogas ocidentais tipo cardiotônicos, diuréticos, dilatador coronário, etc.) e o grupo tratado com droga chinesa (grupo B, tratado por tratamento convencional mais MSL, duas vezes por dia. 100mL de cada vez). Ambos os grupos constituíam-se de 45 pacientes. Depois de quatro meses de tratamento, o coeficiente de insuficiência cardíaca total (HFC, *heart failure coefficient*) e as funções cardíacas foram novamente determinadas.

Resultados

Depois do tratamento, em ambos os grupos, o HFC baixou significativamente – a velocidade de pico ventricular esquerda do rápido enchimento diastólico precoce (EMAS, *early diastolic rapid filling*) acelerou, o pico da velocidade sistólica atrial esquerdo (AMAS, *left atrial systolic peak velocity*) diminuiu, o EMAS/AMAS melhorou e o tempo de relaxamento isovolumétrico encurtou. Porém, a comparação entre os dois grupos mostrou que o grupo B foi superior ao grupo A em cada área. Nos 62 pacientes com insuficiência cardíaca mista, isto é, com disfunções sistólica e diastólica do ventrículo esquerdo, o grupo B foi superior ao grupo A em aumentar a fração de expulsão, produção cardíaca e taxa de espessamento da parede ventricular posterior esquerda.

Conclusão

MSL pode melhorar a função do coração de pacientes com LVDD e aliviar seus sintomas clínicos.

Clinical Study on Sini Decoction in Treating Stenocardia for Coronary Heart Disease

Zhong Yao Cai [*Journal of Chinese Medicinal Materials*], Janeiro, 2003, v. 26, n. 1, p. 71-73.

Jin M, Qin J, Wu W.

Primeiro Hospital Afiliado, Sun Yat-sem University, Guangzhou.

Objetivo

Observar o efeito clínico da decocção de Sini em estenocardia para tratar doença coronariana.

Método

Sessenta e três casos de estenocardia para doença coronariana com deficiência de *Yang* ou síndrome de Frio foram divididos aleatoriamente em grupo da decocção Sini (grupo terapêutico, 35 casos) e grupo de dinitrato de isossorbida (grupo-controle, 28 casos). Os efeitos da droga dos dois grupos foram comparados por meio dos sintomas clínicos, eletrocardiograma (PCG), consumo de oxigênio do miocárdio e função cardíaca.

Resultados

De forma similar ao dinitrato de isossorbida, a decocção Sini pode melhorar os sintomas clínicos e o ECG e diminuir a frequência da estenocardia e a dose de nitroglicerina na estenocardia para doença coronariana Mas a decocção Sini obteve melhores efeitos em reduzir o consumo de oxigênio do miocárdio e melhorar a função cardíaca do que o dinitrato de isosorbida.

Conclusão

Decocção Sini pode tratar estenocardia para doença coronariana com deficiência de *Yang* ou síndrome de Frio.

Effect of Tong Guan Capsule on Coagulant and Fibrinolysis System in Patients with Coronary Heart Disease after Percutaneous Coronary Intervention

Zhongguo Zhong Xi Yi Jie He Za Zhi [*Chinese Journal of Integrated Traditional and Western Medicine*], Dezembro, 2004, v. 24, n. 12, p. 1065-1068.

Zhang XW, Zhang MZ.

Guangdong Provincial Hospital of Traditional Chinese.

Objetivo

Explorar efeito e mecanismo da cápsula de *Tong Guan* (TGC, *Tong Guan capsule*) no sistema de fibrinólise coagulante em pacientes com doença coronariana (CHD) depois de intervenção coronária percutânea (PCI, *percutaneous coronary intervention*).

Método

Um método controlado prospectivo, randomizado, foi adotado para observar os índices relacionados à *coagulação* e *fibrinólise*, incluindo ativador de tecido plasminogênico, inibidor 1 do ativador plasminogênico, fator von Willebrand, antitrombina II e fibrinogênio em pacientes de CHD depois de PCI; havia 26 pacientes no grupo experimental tratado por TGC com medicina ocidental e 26 no grupo-controle tratado apenas por medicina ocidental.

Resultados

Depois de tratamento, todos os índices ficaram melhores nos dois grupos. Como comparação entre os dois grupos, a antitrombina II e o ativador plasminogênico do tecido ficaram mais altos no grupo tratado que os do grupo-controle; os níveis de inibidor 1 do ativador plasminogênico mostraram diferença insignificante um mês depois do tratamento, porém, três meses depois do tratamento, apresentou-se significativamente abaixo no grupo experimental; o fator de von Willebrand não mostrou diferença significativa em 1 a 3 meses após o tratamento; e o fibrinogênio apresentou-se mais baixo no grupo experimental tanto em um quanto em três meses após tratamento.

Conclusão

TGC pode melhorar o estado hipercoagulante e ajustar o equilíbrio entre o sistema de coagulação e fibrinolítico de pacientes de CHD depois de PCI pelo aumento dos níveis de antitrombina II e de ativador de plasminogênio de tecido e pela diminuição dos níveis de inibidor 1 do ativador de fibrinogênio e de plasminogênio no corpo.

Preliminary Exploration on Effect of Yi Qi Wen Yang Huo Xue Li Shui [Benefiting Qi, Warming Yang, Invigorating Blood and Resolving Water] Treatment on Neuroendocrine System in Patients with Congestive Heart Failure

Zhongguo Zhong Xi Yi Jie He Za Zhi [Chinese Journal of Integrated Traditional and Western Medicine], Maio, 2002, v. 22, n. 5, p. 349-352.
An HY, Huang LJ, Jin JS.
Beijing Traditional Chinese Medicine Hospital, Beijing.

Objetivo

Estudar o efeito do princípio de *Yi Qi Wen Yang Huo Xue Li Shui* (YWHL) – um princípio terapêutico com medicina chinesa para beneficiar o *Qi*, aquecer o *Yang*, revigorar o Sangue e resolver a Água – em alguns fatores neuroendócrinos em pacientes com insuficiência cardíaca congestiva (CHF, *congestive heart failure*).

Método

Quarenta e nove pacientes de CHF com função de coração de grau III-IV foram divididos aleatoriamente em dois grupos. Os 29 pacientes no grupo de tratamento foram tratados com YWHL e os 20 pacientes no grupo-controle foram tratados com captopril. Foram observadas mudanças em angiotensina II, peptídeo natriurético atrial, endotelina, óxido nítrico e proteína da membrana alfa-grânulo 140.

Resultados

Depois do tratamento, os níveis de plasma de angiotensina II, peptídeo natriurético atrial, endotelina e óxido nítrico diminuíram nos dois grupos com diferença insignificante, porém a proteína da membrana alfagrânulo 140 reduziu mais significativamente no grupo tratado.

Conclusão

YWHL mostrou efeito regulador do sistema neuroendócrino parcialmente similar ao do inibidor da enzima de conversão da angiotensina. Pode melhorar a remodelação ventricular e seria benéfico para impedir a formação de trombo e melhorar a insuficiência do coração por inibir a atividade plaquetária.

Clinical Study on Treatment of Mild-middle Degree Congestive Heart Failure with Integrated Traditional Chinese and Western Medicine

Zhongguo Zhong Xi Yi Jie He Za Zhi [Chinese Journal of Integrated Traditional and Western Medicine], Maio, 2000, v. 20, n. 5, p. 344-246.
He H, Zhao W, Xu Y.
High School of Medicine, Linyi, Shandong.

Objetivo

Avaliar o efeito do uso combinado de medicina fitoterápica chinesa, captopril e metoprolol no tratamento de grau médio-moderado de insuficiência cardíaca congestiva.

Método

Cento e cinquenta pacientes foram divididos em três grupos. O grupo A foi tratado com medicina fitoterápica chinesa, o grupo B foi tratado com captopril mais metoprolol e o grupo C foi tratado com medicinas chinesa e ocidental. Os parâmetros nas funções cardíacas foram observados e comparados três semanas e três meses depois de tratamento.

Resultados

A taxa de cura nos grupos A, B e C foi de 72, 86 e 94%, respectivamente. Efeito do ecocardiograma: cardiograma de ultrassom mostrou que o diâmetro diastólico do ventrículo esquerdo no grupo C estava significativamente menor que nos grupos A e B. A fração de expulsão no grupo C foi mais elevada do que nos outros dois grupos. O eletrocardiograma dinâmico de 24h demonstrou significante diminuição da ocorrência da contração ventricular prematura no grupo C comparada com os grupos A e B.

Conclusão

Bons efeitos seriam esperados no tratamento da insuficiência cardíaca congestiva de grau médio-moderado com o uso de medicina fitoterápica chinesa combinada com captopril e metoprolol.

Effects of Huang Qi Wu Wu Decoction on Plasma Proteins in 70 Cases of Chronic Pulmonary Heart Disease

Journal of Traditional Chinese Medicine, Dezembro, 2000, v. 20, n. 4, p. 254-257.
Che H, Luo K.
463 PLA Hospital, Shenyang.

Objetivo

Estabelecer os efeitos da decocção *Huang Qi Wu Wu* nas proteínas protoplasmática em 70 casos de doença cardiopulmonar crônica.

Método

Teste de difusão em ágar imune simples foi utilizado para analisar os conteúdos de 12 proteínas protoplasmáticas em 70 pacientes com doença cardiopulmonar crônica tratados com decocção de *Huang Qi Wu Wu*. Setenta pacientes com doença cardiopulmonar crônica que não foram tratados com decocção de *Huang Qi Wu Wu* agiram como grupo-controle.

Resultados

O total de taxa clínica efetiva no grupo de tratamento foi de 90%, ao passo que no grupo-controle foi de 75,7%, com diferença estatisticamente significativa entre os dois grupos. No grupo de tratamento, os níveis de pré-albumina, transferina e fibronectina aumentaram depois do tratamento, e os conteúdos de proteína C-reativa, ceruloplasmina, haptoglobina, alfa-1-antitripsina, alfa-1--glicoproteína ácida diminuíram acentuadamente. No grupo-controle, diminuíram significativamente apenas os níveis de ceruloplasmina e proteína C-reativa.

Conclusão

Demonstrou-se que a decocção de *Huang Qi Wu Wu* pode aumentar os efeitos terapêuticos no tratamento de doença cardiopulmonar, regular o metabolismo de proteínas protoplasmáticas e melhorar a qualidade de vida dos pacientes.

Ganoderma lucidum ("Lingzhi"): Acute and Short-term Biomarker Response to Supplementation

International Journal of Food Sciences and Nutrition, Fevereiro, 2004, v. 55, n. 1, p. 75-83.
Wachtel-Galor S, Szeto YT, Tomlinson B, Benzie IF.

Objetivo

O objetivo deste estudo era investigar a capacidade antioxidante *in vitro* da absorção de *Ling Zhi* (*Ganoderma lucidum*) e da distribuição sistêmica de antioxidantes de *Ling Zhi*, e efeitos a curto prazo (dez dias) da suplementação nos biomarcadores do estado antioxidante, doença coronariana (CHD) e risco e dano do ácido desoxirribonucleico (DNA, *deoxyribonucleic acid*).

Método

Neste estudo de intervenção duplo-cega, controlado por placebo, cruzada, foram coletadas amostras de sangue e de urina de dez voluntários saudáveis 0 (em jejum), 45, 90, 135 e 180min após a ingestão de uma única dose (1,1g) de *Ling Zhi*. Amostras de repetição de jejum foram coletadas depois de suplementação de 10 dias com 0,72g/dia de *Ling Zhi*. Foi também investigada a resposta aguda (até 3h) com dose maior (3,3g) de *Ling Zhi* (n = 7).

Resultados

Os resultados mostraram que a capacidade antioxidante total (como o valor FRAP) de uma suspensão aquosa de Lingzhi foi de 360μmol/g. A ingestão de *Ling Zhi* causou significativo aumento pós-ingestão na capacidade antioxidante de plasma, com resposta de pico a 90min. Foi observado aumento médio de 29 ± 11%, na capacidade antioxidante de urina em 3h de ingestão. Depois da suplementação de 10 dias com 0,72g/dia de *Ling Zhi* aumentaram: lipídeo do plasma em jejum, concentração alfatocoferol padronizada e capacidade antioxidante de urina. As concentrações de ácido ascórbico do plasma em jejum, alfatocoferol total, superóxido dismutase do eritrócito e atividades de glutationa peroxidase aumentaram ligeiramente, porém não de forma significativa com a suplementação. Os lipídeos do plasma e ácido úrico tenderam a diminuir, porém mudanças não foram estatisticamente significativas. Nenhuma diferença discernível foi observada em outras medidas variáveis.

Conclusão

Os resultados indicam que a ingestão de *Ling Zhi* causa aumento agudo na capacidade antioxidante do protoplasma. Não foi observado nenhum efeito colateral nas variáveis medidas. O padrão de resposta de biomarcadores depois da suplementação indicou possível benefício em termos do estado antioxidante e riscos de CHD; é preciso, no entanto, estudo suplementar para elucidar a natureza e o efeito prolongado dos antioxidantes absorvíveis do *Ling Zhi*.

107 Middle-aged and Senile Cases of Coronary Heart Disease with Ventricular Premature Beat Treated by Qing Xin An Shen Fang [Clearing the Heart and Calming the Mind Formula]

Journal of Traditional Chinese Medicine, Dezembro, 2001, v. 21, n. 4, p. 247-251.
Jia Y, Sol X, Jia M, Cui Z, Li C.
Department of Traditional Chinese Medicine, First PLA Military Medical University, Guangzhou.

Objetivo

Averiguar o efeito de *Qing Xin An Shen Fang* (Fórmula para Desobstruir o Coração e Acalmar a Mente) em pacientes idosos com batimento ventricular prematuro de doença coronariana.

Método

Foi adotado o princípio terapêutico de tirar Calor do Coração para induzir a tranquilidade a 107 pacientes de meia-idade e senis com batimento ventricular prematuro de doença coronariana com base na característica patogênica da Fleuma, Calor, estagnação de Sangue e deficiência em sua condição. *Qing Xin An Shen Fang* (Fórmula para Tirar Calor do Coração para Induzir Tranquilidade) foi utilizada no grupo de tratamento e comparada com mexiletina e comprimidos de *Fu Fang Dan Shen* (Comprimido de Composto de Sálvia) utilizados no grupo-controle.

Resultados

Os resultados mostraram que a taxa notadamente efetiva era de 85,1% e a taxa efetiva total, de 96,3% no grupo tratado, melhor que as do grupo-controle, com o primeiro tendo bom efeito anti-hipertensivo e anti-hiperlipidêmico e um efeito na melhora da microcirculação e dos sintomas clínicos.

Conclusão

Qing Xin An Shen Fang pode ser efetivo para pacientes com batimento ventricular prematuro da doença coronariana.

Diagnóstico Diferencial Ocidental

De um ponto de vista médico ocidental, a primeira diferenciação a ser feita em paciente com dor torácica é se a dor é originária de pulmão, coração ou estômago/esôfago.

As principais causas são representadas diagramaticalmente na Figura 21.5.

Pleurisia

Esta é uma inflamação da pleura. Seu diagnóstico deve ser bastante óbvio, uma vez que ocorre apenas durante doença febril aguda que afeta o tórax. A dor é pior abaixo do mamilo e definitivamente pior mediante inspiração e tosse. A respiração do paciente é rápida e superficial. Pode haver tosse improdutiva. A temperatura é elevada.

O diagnóstico de pleurisia pode ser confirmado com o auxílio de estetoscópio. Quando colocado sobre o tórax (nas posições frontais e dorsais), uma fricção típica de "atrito" pode ser ouvida ao final da expiração ou inspiração. Este som é proveniente do atrito junto às duas superfícies pleurais. Esta fricção de atrito pode ser diferenciada de outros sons pulmonares, pois não desaparece após a tosse. Se esse tipo de ruído for detectado acidentalmente, é então aconselhável observar a tosse do paciente: o som produzido por atrito pleural não irá desaparecer, ao passo que os sons gerados por muco nos brônquios irão.

Embolia Pulmonar

Ocorre quando um êmbolo se separa de um trombo e obstrui (parcial ou completamente) uma artéria no pulmão. Os principais fatores que predispõem a embolia pulmonar são os seguintes:

- Circulação lenta proveniente da dilatação e ineficiência das veias, como a que ocorre durante a gravidez ou em pacientes com veias varicosas. Afeta também aqueles indivíduos que ficam incapacitados por muito tempo na cama. É particularmente mais provável de ocorrer nos dez primeiros dias pós-cirúrgicos ou pós-parto.
- Congestão pulmonar resultante de estenose mitral ou insuficiência cardíaca congestiva no idoso.
- Trauma.
- Pílulas anticoncepcionais.

A gravidade das manifestações de embolia pulmonar vai depender do fato de a artéria pulmonar estar total ou parcialmente obstruída. Se estiver completamente obstruída, haverá embolia maciça e o paciente será acometido por dor torácica extremamente grave, parecendo estar sob choque. Haverá intensa falta de ar, palidez, fraqueza e transpiração, podendo ocorrer colapso ou mesmo morte. A pressão sanguínea cairá a níveis muito baixos e a pressão venosa jugular será elevada. Do ponto de vista da medicina chinesa, corresponde ao colapso do *Yang*, sendo extremamente improvável que um acupunturista se depare com tal caso, já que o paciente estaria hospitalizado.

Se a oclusão da artéria pulmonar for apenas parcial e temporária, as manifestações são menos dramáticas. O paciente sente constrição no tórax e falta de ar. O batimento do pulso aumenta, pode ocorrer temperatura e, na percussão e auscultação, há uma área maciça no tórax. Esses sintomas e sinais desaparecerão logo após o êmbolo se mover.

Carcinoma de Brônquios

É mais comum nos homens acima de 40 anos de idade. Pode se manifestar com tosse, dor torácica situada profundamente, falta de apetite e perda de peso.

Doença Cardíaca Isquêmica

O termo doença cardíaca isquêmica indica dano do miocárdio proveniente de fornecimento insuficiente de sangue para as coronárias. Na maioria dos casos, é resultante de estreitamento das artérias coronárias devido à aterosclerose, porém, em alguns casos, pode também resultar de doença de válvula aórtica, anemia grave ou embolia coronária.

A causa mais comum da doença cardíaca isquêmica é obstrução de artéria coronária por ateroma, que se constitui numa placa composta de núcleo rico em colesterol e outros lipídeos cercada por tecido fibroso.

As manifestações clínicas desta condição podem variar muito, gerando diversas consequências. Por exemplo, infarto cardíaco e angina do peito (ver adiante) podem ser consequências de doença cardíaca isquêmica. Outras possíveis consequências de doença cardíaca isquêmica são disfunção do ventrículo esquerdo e arritmia.

Angina do Peito

É proveniente de espasmo recorrente de uma artéria coronária. É mais comum nos homens acima de 50 anos de idade. A dor torácica é gerada mediante exercício, exposição ao frio, refeições pesadas ou excitação.

O principal sintoma é dor torácica recorrente que se apresenta em crises. Pode variar de intensidade, desde

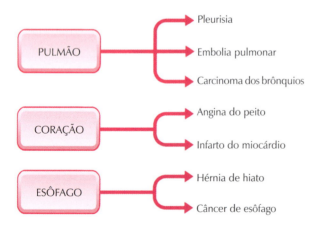

FIGURA 21.5 – Diferenciação da dor torácica.

Tabela 21.9 – Causas da dor torácica na medicina ocidental

Doença	Patologia	Sintomas	Sinais
Pleurisia	Inflamação da pleura	Dor do tipo punhalada ou lancinante abaixo do mamilo, pior na inspiração, respiração superficial	Febre, fricção do tipo atrito na auscultação
Embolia pulmonar	Êmbolos separados do trombo obstruem artéria no pulmão	Sensação de constrição no tórax, dispneia momentânea, hemoptise	Fricção do tipo atrito mediante palpação, respiração e pulso rápidos, edema das pernas
Carcinoma dos brônquios	Malignidade	Tosse seca, dor torácica profundamente assentada, hemoptise, pouco apetite, fadiga	Perda de peso, sibilação, diminuição dos sons da respiração
Angina do peito	Espasmo das artérias coronárias	Crises repentinas de dor torácica grave irradiando-se para o braço esquerdo, sensação de constrição no tórax, náusea, vômito	Palidez, paciente inerte, elevação da pressão sanguínea, ritmo cardíaco não alterado
Infarto do miocárdio	Trombose ateromatosa das artérias coronárias	Dor grave e repentina do tórax em repouso, a qual pode se irradiar para braço esquerdo ou ombro, dispneia, náusea, vômito, transpiração	Palidez, paciente inquieto, cianose de lábios e unhas, choque, pulso fraco e rápido, pressão sanguínea diminuída, temperatura elevada
Hérnia de hiato	Protrusão de cárdia-estômago através do diafragma para a cavidade torácica	Náusea, vômito, dor no esterno, soluço, regurgitação, dispneia	Coração pode ser deslocado para cima do lado afetado
Carcinoma de esôfago	Malignidade	Dor na região retrosternal ao deglutir, podendo se irradiar para as margens costais ou entre a escápula, fadiga	Perda de peso, nódulos linfáticos cervicais aumentados

sensação moderada de pontada até dor intensa do tipo punhalada. A dor pode se irradiar para ombro ou braço esquerdo. É acompanhada de sensação de constrição no tórax, náusea ou vômito. O indivíduo fica pálido e inerte e a pressão sanguínea é elevada. O ritmo cardíaco não é perturbado.

Infarto do Miocárdio

O infarto do miocárdio é geralmente proveniente de trombose coronária ou oclusão de artéria coronária pela liberação de placa ateromatosa. No estágio agudo, trata-se de condição que um acupunturista não encontrará, exceto por casualidade.

A principal manifestação de infarto do miocárdio é dor torácica repentina e intensa, a qual pode se irradiar para braço esquerdo ou pescoço, mandíbula ou abdômen. A dor surge em repouso. Há falta de ar grave, transpiração, náusea e cianose de face, lábios e unhas. Vinte por cento dos casos são fatais. O paciente fica inquieto, o pulso apresenta-se Fino e Rápido e a pressão sanguínea diminui. A temperatura pode ser elevada.

Do ponto de vista da medicina chinesa, corresponde ao colapso do *Yang*.

Hérnia de Hiato

É uma condição comum que os acupunturistas encontram com frequência na prática clínica. Consiste na protrusão da parte superior do estômago através do diafragma para a cavidade torácica. Esta condição pode causar dor torácica. A dor localiza-se diretamente sobre o esterno, sendo gerada pela deglutição ou pelo ato de inclinar-se.

A dor pode irradiar-se à região abaixo das costelas ou ao espaço entre as omoplatas. Há ainda náusea, eructação e soluço.

Na prática clínica, é importante diferenciar a dor torácica deste tipo daquelas causadas pelo coração ou pulmões.

Carcinoma de Esôfago

É mais comum nos homens acima de 40 anos de idade. Causa dor no esterno, a qual é tipicamente agravada pela deglutição. Há ainda salivação excessiva, digestão fraca, debilidade e perda de peso. Os nódulos linfáticos cervicais podem aumentar.

As causas da dor torácica estão resumidas na Tabela 21.9.

Notas Finais

1. 1979 Huang Di Nei Jing So Wen 黄帝内经素问 [The Yellow Emperor's Classic of Internal Medicine – Simple Question] People's Health Publishing House, Beijing, p. 146. Primeiramente publicado *c.*100 a.C.
2. 1981 Ling Shu Jing 灵枢经 [Spiritual Axis]. People's Health Publishing House, Beijing, p. 62. Publicadp pela primeira vez em *c.*100 a.C.
3. He Ren 1979 Jin Gui Yao Lue Tong Su Jiang Hua 金匮要略通俗讲话 [A Popular Guide to the Essential Prescriptions of the Golden Chest]. Shanghai Science Publishing House, p. 51. O *Essential Prescriptions of the Golden Chest* foi escrito por Zhang Zhong Jing e primeiramente publicado *c.* 220 d.C.
4. Traditional Chinese Medicine Research Institute 1959 Jin Gui Yao Lue Yu Yi 金匮要略语译 [An Explanation of the Essential Prescriptions of the Golden Chest]. People's Health Publishing House. Beijing, p. 89. O *Essential Prescriptions of the Golden*

550 Síndrome Dolorosa Obstrutiva do Tórax

Chest foi escrito por Zhang Zhong Jing e primeiramente publicado *c.* 220 d.C.

5. Qin Jing Ming 1706 Zheng Yin Mai Zhi [Causes of Diseases and Treatment According to the Pulse], citado no Zhang Bo Yu 1986 Zhong Yi Nei Ke 中医内科 [Internal Medicine in Chinese Medicine]. Shanghai Science Publishing House, p. 108.

6. Shu Chang 1658 Yi Men Fa Lu [Methods and Rules of Medicine], citado no Internal Medicine in Chinese Medicine, p. 108.

7. Lin Shi Qin 1839 Lei Zheng Zhi Cai [Treatment Planning According to Syndrome Categories], citado no Internal Medicine in Chinese Medicine, p. 108.

8. Spiritual Axis, p. 137.

9. Ibid., p. 153.

10. Ibid., p. 75.

11. Wei Yi Lin 1349 Shi Yi De Xiao Fang [Effective Formulae Tested by Physicians for Generations], citado no Internal Medicine in Chinese Medicine, p. 108.

12. Wang Ken Tang 1607 Zheng Zhi Zhun Sheng [Standards of Diagnosis and Treatment], citado no Internal Medicine in Chinese Medicine, p. 108.

13. Chen Nian Zu 1801 Shi Fang Ger Kuo [Collection of Rhymes of Contemporary Formulae], citado no Internal Medicine in Chinese Medicine, p. 108.

14. Wang Qing Ren 1830 Yi Lin Gai Cuo [Correction of Errors in Medicine], citado no Internal Medicine in Chinese Medicine, p. 108.

978-85-7241-817-1

Capítulo 22

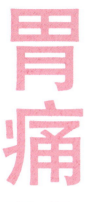

Dor Epigástrica

CONTEÚDO DO CAPÍTULO

Dor Epigástrica 552

Etiologia 552
- Fatores Patogênicos Externos 552
- Dieta 552
- Problemas Emocionais 555
- Excesso de Exercício 555
- Sobrecarga de Trabalho 555
- Fraqueza Constitucional 555
- Tratamento Inadequado 555

Patologia 555

Diagnóstico 556
- Natureza da Dor 556
- Hora da Dor 556
- Melhora ou Agravação da Dor 556
- Sede 557
- Paladar 557
- Eructação 557
- Regurgitação 557
- Náusea e Vômito 557
- Distensão, Opressão, Entupimento e Plenitude 557
- Palpação do Epigástrio 558

Identificação de Padrões e Tratamento 558

Excesso 558
- Frio Invadindo Estômago 558
- Retenção de Alimento 559
- Qi do Fígado Invadindo Estômago 561
- Calor do Estômago 564
- Fogo do Estômago 564
- Fleuma-Fogo do Estômago 566
- Umidade-Calor em Estômago e Baço 566
- Umidade-Calor no Estômago e no Baço 567
- Calor do Fígado e do Estômago 568
- Estagnação de Sangue no Estômago 569
- Fleuma Fluida no Estômago 571

Deficiência 572
- Estômago e Baço Deficientes e Frios 572
- Deficiência do Yin do Estômago 573

Prognóstico e Prevenção 575

Literatura Chinesa Moderna 575

Experiências Clínicas 578
- Acupuntura 578
- Fitoterapia 579

Diagnóstico Diferencial Ocidental 581
- Esôfago 581
- Estômago 581
- Duodeno 581
- Pâncreas 582
- Intestino Grosso 582
- Vesícula Biliar 582

Excesso
- Frio invadindo Estômago
- Retenção de Alimento
- Qi do Fígado invadindo Estômago
- Calor do Estômago
- Fogo do Estômago
- Fleuma-Fogo do Estômago
- Umidade em Estômago e Baço
- Umidade-Calor no Estômago e no Baço
- Calor do Fígado e do Estômago
- Estagnação de Sangue no Estômago
- Fleuma fluida no Estômago

Deficiência
- Estômago e Baço deficientes e frios
- Deficiência do Yin do Estômago

Dor Epigástrica

"Dor epigástrica" indica dor na área abdominal central superior, entre o processo xifoide e o umbigo (Fig. 22.1).

Embora a dor possa se irradiar em direção à margem costal direita ou esquerda, somente será classificada como dor epigástrica se *iniciar* na área epigástrica (isto é, aproximadamente sobre o estômago).

A discussão de dor epigástrica será discutida de acordo com os seguintes tópicos:

- Etiologia.
- Patologia.
- Diagnóstico.
- Identificação de padrões e tratamento.
- Literatura chinesa moderna.
- Experiências clínicas.
- Diagnóstico diferencial ocidental.

Etiologia

Fatores Patogênicos Externos

Frio

O Frio externo pode invadir diretamente o Estômago, passando pelas camadas energéticas de pele e músculo. Como o Frio contrai, causa dor epigástrica aguda e grave geralmente acompanhada de vômito. A língua apresenta revestimento branco e espesso e o pulso fica Tenso. Esta é uma condição aguda.

O *Questões Simples*, no capítulo 39, afirma[1]:

O Frio invade Estômago e Intestinos... o Sangue não pode se mover, os canais de Conexão são bloqueados, o que resulta em dor.

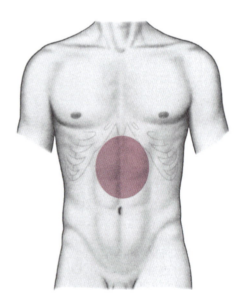

FIGURA 22.1 – Área de dor epigástrica.

Umidade

A Umidade externa também pode invadir diretamente o Estômago. Pode-se combinar com Frio ou Calor, de acordo com a estação. Durante os meses de verão é mais fácil ocorrer Calor-Umidade.

A Umidade obstrui a descendência de *Qi* do Estômago, causando dor surda e náusea. Causa ainda sensação típica de opressão e peso na região epigástrica. A língua apresenta revestimento pegajoso (branco ou amarelo, dependendo do fato de a Umidade se combinar com Frio ou Calor) e o pulso fica Deslizante.

A Umidade é causa mais frequente do que o Frio nos distúrbios agudos do estômago, incluindo intoxicação alimentar e várias infecções bacterianas ou virais afetando o estômago (manifestando-se com dor epigástrica, febre, náusea e vômito).

Dieta

Obviamente, a dieta é o fator mais importante nos distúrbios do Estômago. O Estômago macera e decompõe o alimento, o Baço transforma e transporta a Essência Alimentar refinada na direção do Pulmão e o Estômago envia os resíduos para os Intestinos. O movimento descendente do *Qi* do Estômago é coordenado com o movimento ascendente do *Qi* do Baço, e os dois movimentos combinados são absolutamente cruciais para decompor, transportar e transformar essências e os restos do alimento no Aquecedor Médio.

Estômago, com seu movimento descendente, e Baço, com seu movimento ascendente, assemelham-se a importantes rodovias no Aquecedor Médio. Na doença, o *Qi* flui facilmente na direção errada e, no caso do Estômago, pode fluir para cima, gerando náusea, vômito, soluço ou eructação.

A natureza do alimento e as condições em que é ingerido afetam com muita facilidade o Estômago. Trataremos a seguir, separadamente, da quantidade de alimento, sua natureza e as condições em que é ingerido.

Quantidade de Alimento

Os problemas com a quantidade de alimento ingerido são relacionados à alimentação insuficiente ou excessiva. Mesmo em países ricos e industrializados parece estranho que alguém possa sofrer de ingestão insuficiente de alimento, porém há grupos de extrema pobreza em meio à população que podem, simplesmente, sofrer de deficiências nutricionais por escassez de alimento.

Em segundo lugar, as deficiências nutricionais podem ocorrer quando o indivíduo se sujeita a dietas emagrecedoras muito restritas. Em alguns casos, estas dietas podem levar à anorexia grave. Em terceiro lugar, o indivíduo pode ter uma dieta deficiente não porque não coma o suficiente, mas por comer alimentos desvitalizados, destituídos de qualquer valor nutricional.

Em quarto lugar, embora as dietas vegetarianas, quando devidamente aplicadas, possam ser perfeitamente saudáveis e também ecológica e eticamente corretas, aqueles indivíduos que as seguem podem inadvertidamente privar-se de nutrientes essenciais do ponto de vista dos princípios dietéticos chineses. Por exemplo, alguns vegetarianos são propensos a comer muito queijo (que produz Umidade) ou saladas (que produzem Frio e prejudicam o *Yang* do Baço). Por outro lado, não irão ingerir alimentos quentes produtores de Sangue, como a carne, e poucos alimentos vegetarianos possuem tal qualidade. O indivíduo que sofre, por exemplo, de deficiência grave de Sangue se beneficiaria com pequenas quantidades de carne na dieta. Finalmente, os idosos que vivem sozinhos são, com frequência, propensos a não ingerir o suficiente, pois falta-lhes estímulo em se alimentar em companhia de outros indivíduos e "se aborrecem" ao cozinhar para apenas para uma pessoa.

Comer muito pouco, sob as várias maneiras descritas anteriormente, causa dor epigástrica surda, fadiga e fraqueza muscular.

Comer em demasia, evidentemente, se constitui em causa muito frequente de distúrbios do estômago! Significa ingerir fartas refeições, em vez de uma alimentação constante, o que será discutido a seguir. Comer em demasia simplesmente gera Retenção de Alimento, dificultando a descendência do *Qi* do Estômago. Este fato causa regurgitação ácida, dor e plenitude epigástricas, eructação e respiração fétida.

Obviamente, não há padrão fixo no tocante à quantidade ideal de alimento a ser ingerido; dependendo muito da ocupação que o indivíduo exerça: aqueles indivíduos que são engajados no trabalho físico pesado devem obviamente comer mais que aqueles cujo trabalho é sedentário. Como a quantidade de alimento ingerido deve ser regulada de acordo com a atividade física, nos finais de semana, quando a maioria das pessoas está inativa, deve-se comer *menos* do que durante a semana; na maioria dos países, ocorre justamente o contrário, pois os indivíduos são propensos a fartas refeições nos fins de semana.

Natureza do Alimento

A natureza do alimento ingerido é de máxima importância nos distúrbios do Estômago. Os alimentos são classificados de acordo com sua natureza (quente, morno, frio, fresco ou neutro) e com seu sabor (ácido, amargo, doce, picante ou salgado). O tema alimentar e sua ação na saúde e na doença é vasto e foge do alcance deste livro. No tocante aos distúrbios do Estômago, quatro grandes categorias de alimentos podem ser identificadas.

Alimentos frios: são legumes crus, saladas, fruta, bebidas frias e sorvete. O consumo excessivo de tais alimentos tende a criar Frio em Baço e Estômago, resultando em dor epigástrica.

Alimentos quentes e condimentados: estes incluem caril, condimentos, carnes de cordeiro e de vaca e álcool. O consumo excessivo desses alimentos produz Calor do Estômago, o qual pode se manifestar por meio de dor epigástrica do tipo queimação, sede e revestimento da língua amarela.

Açúcar e doces: o consumo excessivo desses tipos de alimento propicia a produção de Umidade e Calor no Estômago.

Alimentos gordurosos, frituras e laticínios: o consumo excessivo desses alimentos gera a formação de Fleuma ou de Umidade no Estômago.

Os princípios dietéticos chineses são muito antigos e não levam em conta as grandes mudanças que ocorreram no desenvolvimento e na produção de alimento nas últimas décadas. O alimento moderno é submetido a uma considerável manipulação química e uma grande quantidade de aditivos alimentares pode obviamente se constituir em uma causa de problemas do estômago e realmente de vários outros distúrbios. Por exemplo, a correlação entre corantes artificiais e hiperatividade infantil é bem documentada.

Os alimentos modernos não contêm apenas aditivos (aromatizantes, corantes, preservativos e emulsificantes), mas também traços de drogas como antibióticos e hormônios encontrados no leite e na carne. Além disso, alimento e água são muitas vezes contaminados por resíduos de pesticidas e fertilizantes químicos. Obviamente, todos podem causar distúrbios do estômago, porém uma discussão completa de suas funções vai além do propósito deste livro.

Condições da Alimentação

Medicina e cultura chinesas atribuem a mesma importância às condições da alimentação e à natureza dos alimentos ingeridos. O Estômago é o principal órgão *Yang* e todos os órgãos *Yang* enchem e esvaziam de forma rítmica. O *Questões Simples*, no capítulo 11, diz[2]:

Os seis órgãos Yang *transformam, digerem e não armazenam... depois que o alimento entra na boca, o estômago fica cheio e os intestinos, vazios; quando o alimento desce, os intestinos ficam cheios e o estômago, vazio.*

Por essa razão, a medicina chinesa enfatiza a importância da alimentação de acordo com uma rotina, mediante refeições regulares, ingeridas diariamente nos mesmos horários e quantidades análogas para refeições correspondentes a cada dia. Enfatiza ainda a importância de se ingerir refeições substanciais no café da manhã e no almoço e apenas uma refeição leve à noite.

Muitos indivíduos, por hábito ou por pressão no trabalho, se alimentam em condições muito irregulares. A importância de ter refeições regulares é muito clara no caso dos diabéticos que reconhecem a importância e tomam muito cuidado com a manutenção do equilíbrio do açúcar no sangue. Similarmente, indivíduos normais também devem ter refeições regulares para manter um bom equilíbrio de açúcar no sangue ao longo do dia.

Os principais hábitos alimentares que causam distúrbios de estômago são os seguintes:

Comer muito rápido ou com pressa: causa estagnação do *Qi* do Estômago e Retenção de Alimento. No indivíduo que se alimenta nessas condições durante muitos anos, observa-se que o pulso do Estômago na posição Média direita, apenas ligeiramente distal (em direção ao polegar), é sentido muito Tenso. Isto indica estagnação de alimento no esôfago proveniente de alimentar-se muito rapidamente ou com pressa. Comer com pressa significa comer um rápido sanduíche enquanto trabalha, almoçar em apenas alguns minutos ou alimentar-se enquanto dirige.

Comer tarde ao anoitecer ou à noite: o entardecer ou o anoitecer são as horas de predominância do *Yin*. Ali-

554 Dor Epigástrica

mentar-se nesses horários irá, por conseguinte, consumir o *Yin* do Estômago, em vez do *Qi* do Estômago; por essa razão, causa deficiência do *Yin* do Estômago. Essa deficiência pode se manifestar na língua com fissura extensa da linha média ou fissuras dispersas (ver Fig. 20.4). Após alguns anos, a língua pode perder completamente seu revestimento.

No pulso, a deficiência do *Yin* do Estômago pode ser sentida com uma qualidade Flutuante-Vazia e macia posição Média direita.

Discussão de trabalho ao alimentar-se: este é um hábito muito comum nas sociedades modernas industrializadas, nas quais muitos assuntos são conduzidos durante os almoços de negócio. Esta situação também causa estagnação do *Qi* no Estômago, já que o estresse dos negócios prejudica a correta função do Estômago e do Baço.

Voltar a trabalhar imediatamente após as refeições: causa deficiência do *Qi* do Estômago.

Alimentar-se quando emocionalmente perturbado: causa estagnação do *Qi* no Estômago e no Fígado e, em alguns casos, causa também Calor do Estômago. Este aspecto é infelizmente uma ocorrência muito frequente em várias famílias em que a hora das refeições se constitui em uma oportunidade para brigas de família ou silêncios empedernidos. Nas crianças, pode afetar o sistema digestivo durante a vida.

Comer quantidades irregulares de alimento de um dia para outro: isto ocorre, por exemplo, quando o indivíduo em um determinado dia se alimenta de forma farta e rica durante um almoço de negócios e no dia seguinte come um lanche. Este fato causa deficiência do *Qi* do Estômago.

Não tomar café da manhã: o café da manhã é provavelmente a refeição mais importante do dia. O Estômago tem seu pico de atividade entre 7 e 9h; é, portanto, natural ingerir uma refeição substancial pela manhã. Além disso, o café da manhã proporciona nutrição para nos manter ao longo do dia. Não tomar o café da manhã causa deficiência do *Qi* do Estômago e também deficiência de Sangue nas mulheres.

Lambiscar constante: causa estagnação de *Qi* no Estômago e Retenção de Alimento, pois, como explicado anteriormente, o Estômago precisa ser preenchido e esvaziado em intervalos regulares.

Alimentar-se enquanto lê ou assiste televisão: causa estagnação do *Qi* no Estômago e Retenção de Alimento, pois a leitura desvia o *Qi* do Estômago para os olhos. É também uma causa muito frequente de dores de cabeça na fronte.

Mudança repentina nos hábitos alimentares: ocorre, por exemplo, quando o adolescente muda de casa para a faculdade ou quando as circunstâncias do trabalho são alteradas, forçando uma mudança nos hábitos alimentares. Estas mudanças repentinas são causas muito frequentes de distúrbios do estômago e dor epigástrica.

Jejum: o jejum alimentar pode ser benéfico para aqueles que apresentam condição de Excesso e Calor do Estômago, manifestadas por pulso Cheio e Deslizante e revestimento da língua amarelo e espesso. Na maioria dos outros casos, o completo jejum de água ou sucos pode enfraquecer Estômago e Baço e pode gerar deficiência de *Qi* do Estômago. Em particular, aqueles que já sofrem de deficiência do *Qi* do Estômago e do Baço não devem usar o jejum como um método de autotratamento.

Comer muito nos finais de semana: na maioria dos países, os indivíduos tendem a comer mais nos finais de semana, já que têm mais tempo para cozinhar e relaxar. Do ponto de vista da medicina chinesa, tal procedimento não é benéfico, uma vez que é realmente apropriado comer mais durante a semana, quando se está ativo e se precisa do "combustível" proporcionado pelo alimento, e menos nos fins de semana, quando geralmente se tem menos atividade.

Caso Clínico

O caso clínico a seguir, embora não relacionado com dor epigástrica, constitui-se em um bom exemplo de alimentação irregular. Uma mulher de 42 anos de idade sofria de diabetes: quando procurou tratamento, o diabetes tinha apenas começado e ela não era dependente de insulina. Ela era perspicaz, a fim de evitar o começo da utilização de insulina. Fiz meu diagnóstico (de deficiência de *Yin* do Estômago e do Baço) e prescrevi-lhe ervas chinesas. Normalmente, se o tratamento com ervas fosse iniciado imediatamente após o princípio do diabetes e antes da insulina ser prescrita, a doença poderia ser completamente controlada. Neste caso, entretanto, após seis semanas de tratamento, a paciente não apresentou melhora, tendo que recorrer à insulina. Reavaliei meu diagnóstico, princípio de tratamento e a decocção utilizada e não pude compreender porque não havia funcionado.

Havia discutido alimentação com a paciente e lhe aconselhara o que comer: entretanto não lhe perguntei sobre seus hábitos alimentares. Estes se revelaram os piores possíveis: a paciente era uma representante de vendas e seu trabalho exigia dirigir o dia inteiro para visitar vários clientes. Não tomava café da manhã e saía de casa às pressas; ela não tinha um almoço adequado, já que não havia tempo para isso; muitas vezes, seu almoço consistia em um sanduíche que comia enquanto dirigia e sob grande estresse. Voltava para casa por volta das 9h da noite e estava muito cansada para cozinhar, de forma que sua refeição noturna consistia em comida congelada, cozida no microondas, "jantar de TV" ingerido enquanto assistia televisão. Deve ainda ser acrescentado que, com o propósito de combater o cansaço, a paciente tomava diariamente grandes quantidades de café.

Sua alimentação e seus hábitos alimentares proporcionaram a resposta do tratamento não ter funcionado. Ao refletir sobre o assunto, havia sido um erro não perguntar-lhe inicialmente sobre os hábitos alimentares, a fim de aconse-

> lhá-la; tal aconselhamento é muito importante, especialmente nos casos de deficiência de *Yin* do Estômago e do Baço.

Problemas Emocionais

Os problemas emocionais têm influência profunda nos distúrbios de estômago.

Raiva

Este termo inclui estados emocionais como frustração e ressentimento. A raiva causa estagnação de *Qi* do Fígado (se a raiva for reprimida) ou subida do *Yang* do Fígado (se a raiva é manifestada). Nos dois casos, gera a situação descrita em termos dos Cinco Elementos, já que a Madeira atua excessivamente sobre a Terra. Se a emoção predominante for raiva expressa, gerando subida do *Yang* do Fígado, bem como estagnação do *Yang* do Fígado, ela afeta predominantemente o Estômago, impedindo o *Qi* do Estômago de descender. Esta situação causa dor epigástrica, eructação e náusea. Se a emoção predominante for frustração reprimida e ressentimento gerando estagnação do *Yang* do Fígado, afeta predominantemente o Baço, causando diarreia. A influência do *Qi* do Fígado no Estômago é uma causa extremamente frequente de padrões do Estômago. No caso de dor epigástrica, a dor origina-se no centro, mas se estende na direção da região direita ou esquerda do hipocôndrio.

A subida do *Yang* do Fígado e a estagnação do *Yang* do Fígado são geralmente provenientes de deficiência de Sangue do Fígado ou do *Yin* do Fígado. Sobretudo nas mulheres, a subida do *Yang* do Fígado e a estagnação do *Yang* do Fígado derivam mais frequentemente da deficiência de Sangue do Fígado. É importante diferenciar se a condição subjacente é deficiência de Sangue do Fígado ou do *Yin* do Fígado, já que o tratamento com ervas é muito diferente em cada caso, nutrir o Sangue no primeiro caso e nutrir o *Yin* no segundo caso. Nos dois casos, é também importante relembrar que as ervas que mais movem o *Qi* são picantes e mornas e, portanto, tendem a prejudicar Sangue e *Yin*; devem, portanto, ser utilizadas com precaução caso haja deficiência de Sangue ou de *Yin*. Algumas ervas, como *Fo Shou* (*Fructus Citri sarcodactylis*) e *Chuan Lian Zi* (*Fructus Toosendan*), movem *Qi* sem prejudicar Sangue ou *Yin*.

Excesso de Pensamento e Preocupação

Estes afetam Baço, Estômago e Pulmão. No caso do Estômago, eles causam estagnação de *Qi* e Retenção de Alimento.

Excesso de Exercício

Excesso de exercício físico enfraquece Estômago e Baço, podendo gerar dor epigástrica do tipo surda, fadiga e fraqueza muscular. Geralmente, causa deficiência do *Qi* do Estômago.

Sobrecarga de Trabalho

Excesso de trabalho mental, trabalhar durante longas horas e se alimentar irregularmente durante muitos anos causam deficiência do *Yin* do Estômago. Essa deficiên-

cia pode se manifestar com fissuras na língua, como mostrado na Figura 20.4 no Capítulo 20 (*Fadiga*). Depois de muitos anos, a língua perderá completamente seu revestimento.

Fraqueza Constitucional

A fraqueza constitucional do Estômago hereditária é obviamente uma causa potencial de distúrbios de estômago. Essa fraqueza constitucional hereditária se manifesta cedo com problemas digestivos na infância, tais como pouco apetite, vômito ou diarreia, e possivelmente também com músculos fracos e flácidos, energia baixa e língua com fissura, como mostrado na Figura 20.4, mencionada anteriormente.

Tratamento Inadequado

As ervas chinesas, quando utilizadas erroneamente, podem prejudicar Estômago e Baço. O uso excessivo ou inadequado de ervas amargas e frias ou de movimento descendente pode prejudicar *Qi* do Estômago ou *Yin* do Estômago, gerando dor epigástrica.

Obviamente, os efeitos colaterais de muitas drogas ocidentais também se constituem em causa frequente de dor epigástrica. Agentes anti-inflamatórios usados para artrite reumática são um caso especial em questão.

Resumo

Etiologia
- Fatores patogênicos externos
  - Frio
  - Umidade
- Dieta
  - Quantidade de alimento
  - Natureza do alimento
  - Condições da alimentação
- Problemas emocionais
  - Raiva
  - Excesso de pensamento e preocupação
- Excesso de exercício
- Sobrecarga de trabalho
- Fraqueza constitucional
- Tratamento inadequado

Patologia

Os Órgãos Internos que estão mais envolvidos na patologia da dor epigástrica são o próprio Estômago, Baço e Fígado. Estômago e Baço estão muito intimamente ligados em fisiologia e patologia. Eles estão localizados no Aquecedor Médio e suas funções são complementares: maceração e decomposição do Estômago dependem da transformação e do transporte (*Yun Hua*) do Baço.

Estômago e Baço estão situados no Aquecedor Médio e suas descendência e ascendência do *Qi* são essenciais para o funcionamento adequado do Mecanismo de *Qi* (*Qi Ji*). *Qi* do Baço ascende e *Qi* do Estômago descende: quando estes dois movimentos estiverem harmonizados, o Aquecedor Médio pode transformar e transportar e pode macerar e decompor.

Na patologia, a desarmonia de um órgão muito frequentemente envolve o outro. Por exemplo, em condições crônicas de deficiência do *Qi* do Baço, o *Qi* do Estômago muitas vezes fica também deficiente; da mesma maneira, nas condições de excesso, também os dois órgãos estão envolvidos. Por exemplo, caso haja Umidade no Baço, é muito provável que esta envolva também o Estômago.

De fato, nas patologias do Baço, a dor epigástrica é com frequência o sintoma diagnóstico que indica que o Estômago também está envolvido.

O *Qi* do Fígado afeta digestão na fisiologia e na patologia. Na fisiologia, o *Qi* do Fígado estende-se horizontalmente no Aquecedor Médio para ajudar a transformação e o transporte do Baço e a maceração e a decomposição do Estômago. O *Qi* do Fígado funciona dessa maneira para assegurar a ascendência do *Qi* do Baço e a descendência do *Qi* do Estômago.

Na patologia, o *Qi* do Fígado pode se "rebelar horizontalmente" e, de fato, prejudicar a ascendência do *Qi* do Baço e a descendência do *Qi* do Estômago; quando prejudica a descendência do *Qi* do Estômago, haverá eructação, soluço, náusea ou vômito.

Como em todas as condições, é vital uma diferenciação entre as condições de excesso e de deficiência. As principais condições de excesso que causam dor epigástrica são: Frio, Calor, Retenção de Alimento, Umidade, Fleuma, estagnação de *Qi* e estagnação de Sangue. As condições de deficiência incluem deficiência de *Qi*, de *Yang* e de *Yin*.

As condições de excesso causam dor epigástrica grave, ao passo que as condições de deficiência manifestam-se com dor surda. Uma característica comum de dor epigástrica e problemas digestivos no Aquecedor Médio é rebelião do *Qi* do Estômago, isto é, o *Qi* do Estômago rebela-se ascendentemente em vez de descer. A maioria das condições de Excesso pode causar rebelião do *Qi* do Estômago e as manifestações principais são eructação, soluço, regurgitação ácida, náusea e vômito.

Entretanto, o *Qi* do Estômago pode também rebelar-se para cima nas condições de deficiência. Em tais casos, o processo patológico é diferente: nas condições de deficiência, em vez de "se rebelar ascendentemente" de forma produtiva, o *Qi* do Estômago não desce e pode causar sintomas similares à rebelião do *Qi* do Estômago, isto é, eructação, soluço, náusea e vômito. Em tais casos, o caráter dos sintomas corresponde à sua natureza de deficiência: os arrotos terão som baixo, soluço também terá som moderado, náusea será leve e vômito será leve e silencioso.

> **Nota Clínica**
>
> ■ REN-13 domina o *Qi* rebelde do Estômago nas condições de excesso; REN-10 ajuda o *Qi* do Estômago a descender nas condições de deficiência

Alguns livros chineses diferenciam dor epigástrica entre aguda e crônica, em vez de entre excesso e deficiência. As duas diferenciações não são as mesmas, pois, ao passo que uma condição de deficiência for, por definição, crônica, o contrário não será verdadeiro, isto é, nem todas as condições crônicas são de deficiência.

Assim, as condições de deficiência são geralmente crônicas, ao passo que as condições excesso podem ser agudas ou crônicas.

Podemos, então, classificar os padrões de dor epigástrica como mostrado na Quadro 22.1.

> **Resumo**
>
> **Patologia**
>
> ■ Os Órgãos Internos que estão mais envolvidos na patologia da dor epigástrica são o próprio Estômago, Baço e Fígado
>
> ■ Estômago e Baço estão situados no Aquecedor Médio e suas descendência e ascendência do *Qi* são essenciais para o funcionamento adequado do Mecanismo de *Qi* (*Qi Ji*)
>
> ■ Na patologia, a desarmonia de um órgão muito frequentemente envolve o outro
>
> ■ O *Qi* do Fígado afeta digestão em fisiologia e patologia. Na patologia, o *Qi* do Fígado pode se "rebelar horizontalmente" e, de fato, prejudica a ascendência do *Qi* do Baço e a descendência do *Qi* do Estômago; quando prejudica a descendência de *Qi* do Estômago, há eructação, soluço, náusea ou vômito
>
> ■ As principais condições de excesso causando dor epigástrica são Frio, Calor, Retenção de Alimento, Umidade, Fleuma, estagnação de *Qi* e estagnação de Sangue
>
> ■ As condições de Deficiência incluem deficiência de *Qi*, *Yang* e *Yin*

Diagnóstico

Sinais e sintomas diagnósticos na dor epigástrica incluem natureza, hora e melhora ou agravação da dor.

Natureza da Dor

- *Intensa*: condição de excesso.
- *Surda*: condição de deficiência.
- *Punhalada*: estagnação de Sangue.
- *Em distensão*: estagnação de *Qi*.
- *Em queimação*: Calor.
- *Com sensação de plenitude*: Umidade.

Hora da Dor

- *Pela manhã*: deficiência.
- *À tarde*: estagnação de *Qi*.
- *À noite*: estagnção de Sangue.

Melhora ou Agravação da Dor

- *Melhora após comer*: deficiência.
- *Piora após comer*: excesso.
- *Melhora com pressão*: deficiência.
- *Piora com pressão*: excesso.
- *Melhora com aplicação de calor ou ingestão de fluidos quentes*: Frio.
- *Melhora com repouso*: deficiência.
- *Melhora com exercício moderado*: estagnação de *Qi* ou Sangue.
- *Melhora após vomitar*: condição de excesso.
- *Piora após vomitar*: condição de deficiência.

Quadro 22.1 – Padrões da dor epigástrica

- Aguda
  - Frio invadindo Estômago
- Crônica
  - Fogo do Estômago
  - Fogo-Fleuma do Estômago
  - Estagnação de Sangue no Estômago
  - Fleuma fluida no Estômago
  - Deficiência e Frio em Estômago e Baço
  - Deficiência de *Yin* do Estômago
- Aguda ou Crônica
  - Retenção de Alimento
  - *Qi* do Fígado invadindo Estômago
  - Calor do Estômago
  - Calor-Umidade do Estômago

As manifestações de dor epigástrica com respeito à deficiência/excesso e a Calor/Frio podem ser resumidas sob a forma de tabela (Tabela 22.1).

Ao se diagnosticar dor epigástrica, é importante indagar sobre sede, gosto, eructação, regurgitação, vômito, plenitude e distensão.

Sede

- Sede intensa com desejo de beber líquidos frios: Calor por Excesso.
- Boca seca com desejo de beber pequenos goles de líquidos: Calor por Deficiência ou deficiência de *Yin*.
- Ausência de sede: Frio.
- Sede sem desejo de beber: Calor-Umidade.

Paladar

- Gosto pegajoso: Umidade.
- Gosto amargo: Calor.
- Gosto doce: Calor-Umidade.
- Gosto ácido: Retenção de Alimento.
- Ausência de gosto: Deficiência de Baço.

Eructação

- Eructação ruidosa: condição de excesso.
- Eructação silenciosa: condição de deficiência.
- Melhor depois de eructação: estagnação de *Qi*.

Regurgitação

- Regurgitação ácida: Retenção de Alimento ou *Qi* do Fígado estagnado invadindo Estômago.

- Regurgitação de fluidos finos: condição de Frio por Deficiência ou Fleuma fluida no Estômago.

Náusea e Vômito

- *Náusea moderada*: deficiência.
- *Vômito com som alto*: excesso.
- *Vômito com som baixo*: deficiência.
- *Vômito após a refeição*: excesso.
- *Vômito algum tempo após a refeição*: deficiência.
- *Vômito de alimento*: excesso.
- *Vômito de fluidos finos*: deficiência.
- *Vômito ácido*: invasão de Estômago pelo Fígado.
- *Vômito de sangue*: Calor.

Distensão, Opressão, Entupimento e Plenitude

É necessário que essas quatro sensações sejam claramente diferenciadas.

A sensação de *distensão* (*zhang*) indica estagnação de *Qi*. Esse tipo de sensação será raramente referido pelos pacientes ocidentais como "distensão"; mais frequentemente, eles irão se referir a uma sensação de "inchar", "estourar", "estar explodindo", etc. A sensação de distensão é subjetiva e objetiva pelo fato de o profissional poder observá-la e apalpá-la. Na observação, a região epigástrica fica de fato dilatada; na palpação, sente-se a regiao distendida como balão, dura, porém elástica.

A sensação de *opressão* (*men*) denota Fleuma ou também estagnação mais grave de *Qi*. A tradução desse termo não pode transmitir adequadamente a imagem evocada por seu caráter chinês: este representa um coração aprisionado por uma porta e, além da sensação física, implica ainda determinada angústia mental associada a essa sensação. A sensação de opressão é puramente subjetiva e nada pode ser observada ou apalpada pelo profissional.

A sensação de *entupimento* (*pi*) indica deficiência do *Qi* do Estômago ou Calor do Estômago. Contrariamente à distensão que pode ser sentida objetivamente por meio da palpação (por exemplo, abdômen distendido é sentido dessa maneira ao toque), a sensação de entupimento é apenas subjetiva e o abdômen é sentido macio ao toque.

A sensação de *plenitude* (*man*) indica Umidade ou Retenção de Alimento. A sensação de plenitude é subjetiva, porém também objetiva no fato de poder ser sentida por meio da palpação (mas não por meio da observação). Na palpação, o abdômen é sentido endurecido.

Tabela 22.1 – Caráter de dor epigástrica de acordo com Calor-Frio e Deficiência-Excesso

	Deficiência	Excesso
Calor	Dor surda, sensação de queimação moderada, boca seca, desejo de tomar um gole de fluidos, língua Vermelha com fissura grande na linha média, sem revestimento	Intensa dor em queimação, pior após as refeições, sede com desejo de beber fluidos frios, língua Vermelha com revestimento amarelo e seco
Frio	Dor surda, preferência por bebidas mornas e aplicação de calor, ausência de sede, vômito de fluidos finos, pulso Vazio	Dor espasmódica intensa, ausência de sede, vômito, revestimento da língua espesso e branco, pulso Cheio-Tenso

558 Dor Epigástrica

A sensação de massa real (na palpação) indica estagnação de Sangue.

Palpação do Epigástrio

A palpação da região epigástrica revela principalmente a condição do Estômago e do Baço. A região epigástrica normal deve ser sentida elástica, porém nem dura nem muito macia. A área imediatamente abaixo do processo xifoide reflete a condição do Estômago e do Coração e deve ser sentida relativamente mais macia que o resto da região epigástrica: se esta área estiver endurecida na palpação, indica com frequência estagnação de *Qi* ou Sangue do Coração, geralmente em decorrência de problemas emocionais.

Se a região epigástrica estiver endurecida na palpação, isso indica condição de Excesso do Estômago que pode ser estagnação de *Qi*, estagnação de Sangue, Umidade ou Retenção de Alimento. Se a região epigástrica estiver distendida como um tambor, isso indica estagnação de *Qi*. Se o paciente apresentar sensação subjetiva de plenitude, porém a região epigástrica apresentar-se macia na palpação, isso indica condição mista de deficiência e excesso, muitas vezes caracterizada por Calor do Estômago e deficiência do *Qi* do Baço. Se a palpação da região epigástrica aliviar o desconforto do paciente, isso indica condição de deficiência do Estômago.

Resumo

Diagnóstico
- Natureza da dor
- Hora da dor
- Melhora ou agravação da dor
- Sede
- Paladar
- Eructação
- Regurgitação
- Náusea e vômito
- Distensão, opressão, entupimento e plenitude
- Palpação do epigástrio

Identificação de Padrões e Tratamento

Os padrões discutidos serão os descritos a seguir.

Excesso
- Frio invadindo Estômago.
- Retenção de Alimento.
- *Qi* do Fígado invadindo Estômago.
- Calor do Estômago.
- Fogo do Estômago.
- Fleuma-Fogo do Estômago.
- Umidade Calor em Estômago e Baço.
- Calor do Fígado e do Estômago.
- Estagnação de Sangue no Estômago.
- Fleuma-Fluidos no Estômago.

Deficiência
- Estômago e Baço deficientes e Frios.
- Deficiência do *Yin* do Estômago.

EXCESSO

Frio Invadindo Estômago

Manifestações Clínicas

Dor epigástrica aguda, intensa e com início repentino; frio; desejo de aplicação de calor na área do estômago; ausência de sede; vontade de ingerir bebidas mornas; dor que não é aliviada por pressão; náusea; vômito.

Língua: revestimento branco e espesso.
Pulso: Cheio e Tenso.

Esta é uma condição aguda que ocorre quando Frio externo invade diretamente o Estômago, sem primeiramente atravessar pele e músculos. Essa invasão direta de Frio pode afetar apenas Estômago, Intestinos ou Útero.

O Frio provoca contração, que causa dor intensa. Além disso, impede o *Qi* do Estômago de descender, gerando náusea e vômito.

Os demais sintomas (ausência de sede, vontade de ingerir bebidas mornas e melhora com aplicação de calor) são sintomas óbvios de Frio.

Este padrão ocorre apenas como condição aguda.

Princípio de Tratamento

Dispersar o Frio, aquecer o Estômago, interromper a dor.

Acupuntura

Pontos

E-21 (*Liangmen*), E-34 (*Liangqiu*), BP-4 (*Gongsun*), REN-13 (*Shangwan*).

Utilizar método de sedação, a moxa deve ser usada. É particularmente benéfica a aplicação da caixa de moxa sobre a região epigástrica, ao passo que as agulhas são mantidas nos pontos E-21.

EXPLICAÇÃO
- E-21 é utilizado para tratar padrões de excesso do Estômago.
- E-34, como ponto de Acúmulo, interrompe a dor.
- BP-4 remove obstruções na região epigástrica e interrompe a dor.
- REN-13 é utilizado caso haja náusea ou vômito.

Fitoterapia

Prescrição

SHENG JIANG HONG TANG TANG – Decocção de *Zingiber*-açúcar mascavo.

EXPLICAÇÃO É simplesmente uma decocção feita de várias fatias de gengibre fresco com o acréscimo de uma colher de chá cheia de açúcar de Barbados no final. Dispersa o Frio e aquece o Estômago. Esta fórmula é apenas para casos moderados.

978-85-7241-817-1

Prescrição

LIANG FU WAN – Pílula de *Alpinia-Cyperus*.

EXPLICAÇÃO Essa é uma fórmula simples para dispersar Frio e aquecer Estômago, a qual é usada em casos mais graves.

Prescrição

XIANG SU SAN – Pó de *Cyperus-Perilla*.

EXPLICAÇÃO   Essa fórmula simples expele Frio do Estômago. É particularmente adequada se houver também um pouco de Umidade. Também interrompe o vômito.

Prescrição

HUO XIANG ZHENG QI SAN – Pó de *Pogostemon* do *Qi* Correto.

EXPLICAÇÃO   Essa fórmula é adequada para tratar invasão aguda de Frio e Umidade no Estômago. É particularmente apropriada se houver náusea e vômito.

MODIFICAÇÕES

- No caso de sintomas muito graves de Frio, tais como intensa dor e escarro de fluido claro, acrescentar 3g de *Gan Jiang* (*Rhizoma Zingiberis*) e 1,5g de *Wu Zhu Yu* (*Fructus Evodiae*). Essas duas ervas são muito quentes e picantes e devem apenas ser utilizadas por curtos períodos. Sua utilização deve ser interrompida assim que o sintoma de sede aparecer e o escarro fluido cessar.
- Se ocorrerem sintomas de estagnação de *Qi*, tais como distensão pronunciada, adicionar *Chen Pi* (*Pericarpium Citri reticulatae*) e *Mu Xiang* (*Radix Aucklandiae*).
- Se houver sintomas exteriores como presença de febre e aversão ao frio, acrescentar a fórmula *Xiang Su San* (Pó de *Cyperus-Perilla*), que contém *Xiang Fu* (*Rhizoma Cyperi*), *Zi Su Ye* (*Folium Perillae*), *Chen Pi* (*Pericarpium Citri reticulatae*) e *Gan Cao* (*Radix Glycyrrhizae uralensis*).
- Caso haja sensação pronunciada de opressão na região epigástrica, ausência de apetite, eructação e vômito, acrescentar *Zhi Shi* (*Fructus Aurantii immaturus*), *Shen Qu* (*Massa medicata fermentata*), *Ji Nei Jin* (*Endothelium Corneum Gigeraiae Galli*), *Ban Xia* (*Rhizoma Pinelliae preparatum*) e *Sheng Jiang* (*Rhizoma Zingiberis recens*).

Recomendação Alimentar

Em invasões de Frio externo no Estômago é melhor evitar alimentos frios como saladas e frutas e, principalmente, bebidas geladas.

Resumo

Frio Invadindo Estômago

Pontos

- E-21 (*Liangmen*), E-34 (*Liangqiu*), BP-4 (*Gongsun*), REN-13 (*Shangwan*). Utilizar método de sedação, a moxa deve ser usada. É particularmente benéfica a aplicação da caixa de moxa sobre a região epigástrica, ao passo que as agulhas são mantidas nos pontos E-21

Fitoterapia

Prescrição

- *SHENG JIANG HONG TANG TANG* – Decocção de Zinziber-Açúcar Mascavo

Prescrição

- *LIANG FU WAN* – Pílula de *Alpinia-Cyperus*

Prescrição

- *XIANG SU SAN* – Pó de *Cyperus-Perilla*

Prescrição

- *HUO XIANG ZHENG QI SAN* – Pó de *Pogostemon* do *Qi* Correto

---

Retenção de Alimento

Manifestações Clínicas

Dor surda na região epigástrica que piora com a pressão, sensação de distensão e plenitude, eructação, regurgitação ácida, mau hálito, vômito de alimento não digerido, dor epigástrica aliviada após vomitar, fezes amolecidas ou constipação,

Língua: revestimento espesso e pegajoso no centro e na raiz, de coloração branca ou amarela.

Pulso: Deslizante.

Esta condição é simplesmente proveniente do acúmulo de alimento não digerido no estômago. Pode resultar de superalimentação ou de *Qi* do Estômago deficiente incapaz de fazer o alimento descer.

O acúmulo de alimento não digerido no Estômago causa dor surda e sensação característica de distensão e plenitude. O alimento não digerido obstrui o Estômago e impede o *Qi* do Estômago de descender: isto causa eructação, regurgitação ácida, náusea e vômito. O fato de o vômito aliviar a dor indica que a obstrução do Estômago é de natureza substancial, isto é, acumulo de alimento não digerido. Quando a obstrução é de natureza não substancial, como na estagnação de *Qi*, a dor não é aliviada pelo vômito.

A presença de obstipação ou fezes amolecidas depende da força relativa do Baço e do Estômago. Se o Baço estiver deficiente, o alimento acumulado no Estômago impede o Baço de transformar devidamente as essências alimentares, resultando em fezes amolecidas. Se o *Qi* do Baço é relativamente forte, a obstipação pode resultar em decorrência da não descendência do *Qi* do Estômago e do não movimento da digestão para baixo, em direção aos Intestinos.

A língua com revestimento espesso e pegajoso no centro e na raiz reflete o acúmulo de alimento não digerido no Estômago e nos Intestinos. Será branco, se houver Frio, e amarelo, se houver Calor. O pulso Deslizante reflete o acúmulo de alimento não digerido no Estômago.

Este padrão como causa de dor epigástrica é mais comum em crianças.

Princípio de Tratamento

Dissolver acúmulo, eliminar estagnação e restabelecer a descendência do *Qi* do Estômago.

Acupuntura

Pontos

REN-13 (*Shangwan*), REN-10 (*Xiawan*), E-21 (*Liangmen*), E-20 (*Chengman*), E-44 (*Neiting*), E-45 (*Lidui*), BP-4 (*Gongsun*), PC-6 (*Neiguan*), E-25 (*Tianshu*). Utilizar método de sedação ou neutro.

560 Dor Epigástrica

EXPLICAÇÃO

- REN-13 domina o *Qi* rebelde e alivia eructação, regurgitação ácida, náusea e vômito.
- REN-10 estimula a descendência do *Qi* do Estômago.
- E-21 é adequado para tratar padrões de Excesso do Estômago e interromper a dor.
- E-20 dissolve acúmulo de alimento e alivia a plenitude. Seu nome "*Chengman*" significa "recebimento da plenitude".
- E-44 e E-45 são pontos distais adequados para tratar padrões de excesso do Estômago. Interrompem a dor epigástrica. E-44 elimina Calor e E-45 dissolve acúmulo de alimento. Em particular, E-45 alivia insônia causada por Retenção de Alimento.
- BP-4 e PC-6, em combinação, abrem o Vaso Penetrador (*Chong Mai*). Essa combinação é especialmente indicada para tratar padrões de excesso do Estômago com obstruções na região epigástrica e rebelião do *Qi* do Estômago resultando em sensação de distensão e plenitude.
- E-25, ponto de Coleta Frontal do Intestino Grosso, resolve a Retenção de Alimento promovendo os movimentos intestinais.

Fitoterapia

Prescrição

BAO HE WAN – Pílula de Preservação e Harmonização.

EXPLICAÇÃO   Essa fórmula é amplamente utilizada para tratar Retenção de Alimento. Contém ervas digestivas e ervas que resolvem a Umidade.

MODIFICAÇÕES

- Se houver sensação pronunciada de distensão, acrescentar *Zhi Shi* (*Fructus Aurantii immaturus*), *Sha Ren* (*Fructus Amomi*) e *Bing Lang* (*Semen Arecae catechu*).
- Se houver constipação, acrescentar *Da Huang* (*Radix et Rhizoma Rhei*), *Hou Po* (*Cortex Magnoliae officinalis*), *Zhi Shi* (*Fructus Aurantii immaturus*) – essas três ervas constituem *Xiao Cheng Qi Tang* (Pequena Decocção para Conduzir o *Qi*) –, *Mu Xiang* (*Radix Aucklandiae*) e *Xiang Fu* (*Rhizoma Cyperi*).
- Se houver dor intensa que piora com pressão, obstipação e língua com revestimento seco e amarelo, acrescentar *Da Cheng Qi Tang* (Grande Decocção para Conduzir o *Qi*) – *Da Huang* (*Radix et Rhizoma Rhei*), *Mang Xiao* (*Natrii Sulfas*), *Hou Po* (*Cortex Magnoliae officinalis*) e *Zhi Shi* (*Fructus Aurantii immaturus*).
- Se houver acúmulo grave de alimento, acrescentar *Ji Nei* Jin (*Endothelium Corneum Gigeriae Galli*), *Mai Ya* (*Fructus Hordei germinatus*) e *Gu Ya* (*Fructus Oryzae germinatus*).
- Se a estagnação não for aliviada prontamente por meio desse tratamento, o paciente deve ser aconselhado a jejuar durante alguns dias. Mesmo se a estagnação for aliviada, o paciente deverá comer menos e deverá ingerir alimentos de fácil digestão.

Recomendação Alimentar

O paciente deve simplesmente comer menores quantidades e ingeri-las mais lentamente.

Resumo

Retenção de Alimento

Pontos

- REN-13 (*Shangwan*), REN-10 (*Xiawan*), E-21 (*Liangmen*), E-20 (*Chengman*), E-44 (*Neiting*), E-45 (*Lidui*), BP-4 (*Gongsun*), PC-6 (*Neiguan*), E-25 (*Tianshu*). Utilizar método de sedação ou neutro

Fitoterapia

Prescrição

- *BAO HE WAN* – Pílula de Preservação e Harmonização

Caso Clínico

Uma mulher de 45 anos de idade sofria de dor epigástrica há dois anos. A dor era surda, piorava ao deitar, agravava sob pressão na área e era acompanhada de náusea e acidez moderada. Quando a dor piorava, a paciente também se tornava obstipada e seu apetite diminuía. Apresentava ainda ligeira sensação de plenitude.

Além desse problema, apresentava também há quatro meses um leve sangramento entre períodos menstruais com sangue vivo e brilhante.

O pulso estava Deslizante no geral e Fraco no lado direito. A língua apresentava-se Pálida com leve toque Azulado-púrpuro, com marcas de dentes e revestimento pegajoso e branco (Prancha 22.1).

Diagnóstico   Esta é uma condição combinada de deficiência e excesso. Há deficiência de *Qi* do Baço manifestando-se com pouco apetite, dor epigástrica do tipo surda, sangramento entre os períodos menstruais (*Qi* do Baço não segura o Sangue), pulso Fraco e língua Pálida com marcas de dentes. A condição de excesso, proveniente da Retenção de Alimento manifesta-se por obstipação, náusea, dor que piora sob pressão e ao deitar, pulso Deslizante e revestimento da língua pegajoso. Há, portanto, deficiência do *Qi* do Baço e do Estômago, bem como Retenção de Alimento. Além disso, há ainda início de estagnação de Sangue no Estômago evidenciado pelo leve toque Azulado-púrpuro do corpo de língua.

Princípio de tratamento   O princípio de tratamento adotado consistiu em tonificar o *Qi* do Baço e resolver a Retenção de Alimento. Não foi necessário lidar diretamente com a estagnação de Sangue, já que esta seria resolvida por si mesma mediante tonificação do *Qi* do Baço e eliminação da retenção de alimento.

A paciente foi tratada com acupuntura e ervas chinesas.

Acupuntura

Pontos

- REN-12 (*Zhongwan*), E-36 (*Zusanli*), BP-6 (*Sanyinjiao*), B-20 (*Pishu*) e B-21 (*Weishu*), com método de tonificação, para tonificar *Qi* do Estômago e do Baço.
- REN-11 (*Jianli*), E-21 (*Liangmen*) e E-40 (*Fenglong*), com método neutro, para promover a descendência do *Qi* do Estômago, a fim de resolver a Retenção de Alimento.
- PC-6 (*Neiguan*), com método neutro, para dominar o *Qi* rebelde do Estômago (que causa náusea e acidez).

Fitoterapia A decocção utilizada foi uma variação de *Bao He Wan* (Pílula de Preservação e Harmonização):

- *Shan Zha* (*Fructus Crataegi*): 6g.
- *Shen Qu* (*Massa medicata fermentata*): 6g.
- *Lai Fu Zi* (*Semen Raphani*): 4g.
- *Ban Xia* (*Rhizoma Pinelliae preparatum*): 6g.
- *Chen Pi* (*Pericarpium Citri reticulatae*): 3g.
- *Fu Ling* (*Poria*): 6g.
- *Mai Ya* (*Fructus Hordei germinatus*): 4g.
- *Zhi Shi* (*Fructus Aurantii immaturus*): 4g.
- *Bai Shao* (*Radix Paeoniae alba*): 9g.
- *Zhi Gan Cao* (*Radix Glycyrrhizae uralensis preparata*): 4g.
- *Bai Zhu* (*Rhizoma Atractylodis macrocephalae*): 6g.

Explicação

- As seis primeiras ervas constituem *Bao He Wan*, que resolve a Retenção de Alimento. *Lian Qiao* foi eliminada da prescrição, já que neste caso não havia sinais de Calor.
- *Mai Ya* foi acrescentada para resolver a Retenção de Alimento e mover o *Qi* na região epigástrica, a fim de aliviar a dor.
- *Zhi Shi* foi acrescentada para promover a descendência do *Qi* do Estômago, a fim de aliviar a estagnação de alimento.
- *Bai Shao* e *Gan Cao*, em combinação, harmonizam o Centro e interrompem a dor.
- *Bai Zhu* tonifica o *Qi* do Baço.

A dor epigástrica dessa paciente foi completamente curada, após três sessões de acupuntura e três cursos de cinco pacotes de decocções.

Qi *do Fígado Invadindo Estômago*

Manifestações Clínicas

Distensão e dor na região epigástrica irradiando-se para o lado direito e esquerdo do hipocôndrio, eructação, suspiros, irritabilidade, sensação desconfortável de fome. A dor surge em crises, claramente relacionada com tensão emocional.

Língua: cor do corpo normal ou laterais ligeiramente Vermelhas.

Pulso: em Corda. Pode ser em Corda apenas no lado esquerdo.

Esta é uma causa extremamente comum de dor epigástrica. *Qi* do Fígado estagnado "invade" horizontalmente o Estômago e prejudica a descendência do *Qi* do Estômago. Tal situação resulta em estagnação do *Qi* no Estômago e dor epigástrica. Sob a perspectiva dos Cinco Elementos é chamado de "Madeira atuando excessivamente sobre a Terra". A estagnação do *Qi* do Fígado é geralmente proveniente de problemas emocionais como raiva, ressentimento ou frustração.

Princípio de Tratamento

Acalmar o Fígado e regular o *Qi*.

Acupuntura

Pontos

F-14 (*Qimen*), PC-6 (*Neiguan*), E-21 (*Liangmen*), REN-12 (*Zhongwan*), E-36 (*Zusanli*), VB-34 (*Yanglingquan*). Utilizar método de sedação ou neutro.

Explicação

- F-14 é específico para harmonizar Fígado e Estômago.
- PC-6 regula *Qi* do Fígado, harmoniza Estômago, domina *Qi* rebelde do Estômago e acalma a mente.
- E-21 estimula a descendência do *Qi* do Estômago, especialmente em padrões de excesso.
- REN-12 e E-36 tonificam o *Qi* do Estômago. Esse fortalecimento impede o Estômago de ser invadido pelo *Qi* do Fígado.
- VB-34 acalma o Fígado e elimina estagnação. Em combinação com REN-12, elimina a estagnação na região epigástrica.

Nos casos de tensão emocional grave, outros pontos podem ser acrescentados, especialmente a seguinte combinação:

- PC-7 (*Daling*), TA-3 (*Zhongzhu*), DU-24 (*Shenting*) e VB-13 (*Benshen*). PC-7 e TA-3 podem ser utilizados unilateralmente, um no lado esquerdo e outro no lado direito.

Essa combinação de pontos é muito eficaz na eliminação da estagnação do *Qi* do Fígado e para acalmar a Mente quando há problemas emocionais graves, em especial se associados a dificuldades no relacionamento. É particularmente indicada para tratar mulheres. Nos homens, é melhor que se substitua PC-7 por C-7 (*Shenmen*).

Fitoterapia

Prescrição

CHAI HU SHU GAN TANG – Decocção de *Bupleurum* para Pacificar o Fígado.

Explicação Essa fórmula move o *Qi* do Fígado nos Aquecedores Médio e Inferior e interrompe a dor digestiva.

Modificações

- Se a dor for muito intensa, acrescentar *Yan Hu Suo* (*Rhizoma Corydalis*) e *Yu Jin* (*Radix Curcumae*).

562 Dor Epigástrica

- Se houver eructação, acrescentar *Mei Gui Hua* (*Flos Rosae rugosae*) e *Fo Shou* (*Fructus Citri sarcodactylis*).
- Se houver sintomas pronunciados de *Qi* rebelde (tais como eructação, soluço, náusea e vômito), acrescentar *Chen Xiang* (*Lignum Aquilariae resinatum*) e *Xuan Fu Hua* (*Flos Inulae*).
- Se o *Qi* estagnado do Fígado gerar Fogo do Fígado manifestando-se com língua Vermelha com as laterais mais vermelhas, gosto amargo e sede, acrescentar *Mu Dan Pi* (*Cortex Moutan*) e *Shan Zhi Zi* (*Fructus Gardeniae*), remover *Chai Hu* (*Radix Bupleuri*) e aumentar a dosagem de *Bai Shao* (*Radix Paeoniae alba*) e *Gan Cao* (*Radix Glycyrrhizae uralensis*).
- Se o Fogo do Fígado começar a prejudicar o *Yin*, acrescentar *Sheng Di Huang* (*Radix Rehmanniae*), *Mai Men Dong* (*Radix Ophiopogonis*) e *Chuan Lian Zi* (*Fructus Toosendan*). Neste caso, seria muito importante evitar alimentos quentes e condimentados, álcool e fumo.
- Se houver regurgitação ácida, acrescentar *Wa Leng Zi* (*Concha Arcae*) e *Wu Zei Gu* (*Endoconcha Sepiae*).
- Se houver sinais de Fleuma, acrescentar uma pequena dose de *Bai Jie Zi* (*Semen Sinapis albae*) – 2g –, a qual resolve muco da membrana gástrica.
- Se houver distensão epigástrica logo após as refeições, acrescentar *Gu Ya* (*Fructus Oryzae germinatus*), *Mai Ya* (*Fructus Hordei germinatus*) e *Lai Fu Zi* (*Semen Raphani*).
- Em casos de tensão emocional intensa, podem ser acrescentadas as seguintes ervas: *He Huan Pi* (*Cortex Albiziae*), *Suan Zao Ren* (*Semen Ziziphi spinosae*) e *Yu Jin* (*Radix Curcumae*).

Recomendação Alimentar

Na estagnação do *Qi* do Fígado afetando Estômago é importante aconselhar o paciente a comer lentamente, evitar trabalhar ou discutir negócios na hora das refeições e, principalmente, evitar a raiva durante a refeição.

Resumo

Qi do Fígado Invadindo Estômago

Pontos
- F-14 (*Qimen*), PC-6 (*Neiguan*), E-21 (*Liangmen*), REN-12 (*Zhongwan*), E-36 (*Zusanli*), VB-34 (*Yanglingquan*). Utilizar método de sedação ou neutro

Fitoterapia
Prescrição
- CHAI HU SHU GAN TANG – Decocção de *Bupleurum* para Pacificar o Fígado

---

Caso Clínico

Uma mulher de 38 anos de idade sofria de dor epigástrica há cinco anos. A dor se irradiava na região epigástrica para o hipocôndrio direito e era acompanhada de sensação pronunciada de distensão e eructação. Sofria ainda de movimentos intestinais difíceis e as fezes eram muitas vezes como pequenos grânulos. Sentia-se frequentemente deprimida e irritada e encontrava dificuldade em estabelecer relacionamentos permanentes com o sexo oposto. Os períodos menstruais eram regulares e normais sob todos os aspectos, exceto pelo fato de sofrer de irritabilidade e distensão pré-menstrual.

A língua não apresentava características, era apenas levemente Vermelha nas laterais. O pulso estava ligeiramente em Corda no lado esquerdo.

Diagnóstico Esta é uma condição clara de estagnação do *Qi* do Fígado, obviamente proveniente de tensão emocional.

Princípio de tratamento O princípio de tratamento adotado consistiu em mover o *Qi* do Fígado, eliminar estagnação, promover a descendência do *Qi* do Estômago, acalmar a Mente e assentar a Alma Etérea. Ela foi tratada com acupuntura e ervas.

Acupuntura Foram selecionados os seguintes pontos de acupuntura:

- PC-6 (*Neiguan*), com método neutro, para mover *Qi* do Fígado, dominar *Qi* rebelde do Estômago, acalmar a Mente e assentar a Alma Etérea. Este é um ponto excelente, especialmente nas mulheres, para tratar estagnação do *Qi* do Fígado proveniente de tensão emocional, particularmente resultante de dificuldades de relacionamento. Ao mesmo tempo, esse ponto regula os Aquecedores Superior e Médio do Estômago e interrompe a dor epigástrica.
- E-40 (*Fenglong*), com método neutro, para harmonizar o Estômago e dominar o *Qi* rebelde do Estômago. Combina bem com PC-6, um do lado direito e o outro do lado esquerdo, para harmonizar o Aquecedor Médio.
- REN-12 (*Zhongwan*) e E-36 (*Zusanli*), com método de tonificação, para fortalecer o Estômago.
- E-21 (*Liangmen*) e REN-11 (*Jianli*), com método neutro, para promover a descendência do *Qi* do Estômago.
- F-14 (*Qimen*) e VB-34 (*Yanglingquan*), com método neutro, para promover o fluxo livre de *Qi* do Fígado e mover o *Qi*. VB-34, em combinação com REN-12, movem o *Qi* na região epigástrica.

Fitoterapia A decocção utilizada foi uma variação de *Chai Hu Shu Gan Tang* (Decocção de *Bupleurum* para Pacificar o Fígado):

- *Chai Hu* (*Radix Bupleuri*): 4g.
- *Bai Shao* (*Radix Paeoniae alba*): 9g.
- *Zhi Ke* (*Fructus Aurantii*): 6g.
- *Zhi Gan Cao* (*Radix Glycyrrhizae uralensis preparata*): 4,5g.
- *Chen Pi* (*Pericarpium Citri reticulatae*): 4g.
- *Xiang Fu* (*Rhizoma Cyperi*): 4,5g.
- *Chuan Xiong* (*Rhizoma Chuanxiong*): 4,5g.

- *Mu Xiong* (*Radix Aucklandiae*): 3g.
- *He Huan Pi* (*Cortex Albiziae*): 6g.
- *Dang Shen* (*Radix Codonopsis*): 6g.

Explicação
- As primeiras sete ervas constituem *Chai Hu Shu Gan Tang*, que move *Qi* do Fígado, elimina estagnação e interrompe a dor. A dosagem de *Bai Shao* foi aumentada para interromper a dor.
- *Mu Xiang* foi acrescentada para mover o *Qi* na região epigástrica e interromper a dor.
- *He Huan Pi* foi acrescentada para mover o *Qi* do Fígado e aliviar irritabilidade e depressão. Essa erva é particularmente eficaz no tratamento de depressão proveniente de estagnação do *Qi* do Fígado.
- *Dang Shen* foi acrescentada para tonificar o *Qi* do Baço, a fim de impedir seu enfraquecimento pela ação da estagnação do *Qi* do Fígado.

Essa paciente foi tratada durante um ano com pequenas alterações no tratamento anteriormente descrito. Com o auxílio de aconselhamento psicológico, a dor epigástrica desapareceu e a paciente se tornou muito mais feliz consigo mesma.

Caso Clínico

Um homem de 45 anos de idade sofria de dor epigástrica há 22 anos. A dor se irradiava da região epigástrica para a região direita do hipocôndrio. Piorava à noite e melhorava após as refeições. Apresentava muita eructação, as fezes eram ligeiramente secas e sentia-se muito cansado.

No geral, o pulso apresentava-se Fino, levemente Vazio no nível profundo, Flutuante-Vazio e muito levemente em Corda na posição Média direita. A língua estava Vermelha nas laterais, Rígida e com revestimento ligeiramente sem raiz.

Diagnóstico Este caso, igualmente ao anterior, também é um caso de *Qi* do Fígado estagnado invadindo Estômago, porém com quadro mais complexo. A estagnação do *Qi* do Fígado é evidenciada por irradiação da dor para hipocôndrio direito, eructação, laterais Vermelhas da língua e qualidade ligeiramente em Corda do pulso. Devido à longa permanência do quadro, a estagnação do *Qi* do Fígado não só enfraqueceu o *Qi* do Estômago, mas também o *Yin* do Estômago. A deficiência do *Yin* do Estômago é evidenciada por revestimento da língua sem raiz, corpo de língua Rígido, agravação da dor à noite, fezes ressecadas e qualidade Flutuante-Vazia do pulso na posição Média direita. A fadiga era obviamente causada pela longa duração da deficiência do *Qi* do Estômago e do *Yin* do Estômago.

Princípio de tratamento Foi adotada uma estratégia de tratamento de dois estágios: em primeiro lugar, mover o *Qi* do Fígado, com a precaução de não prejudicar o *Yin* do Estômago; posteriormente, tonificar *Yin* do Estômago. Decidiu-se iniciar o tratamento pela movimentação do *Qi* do Fígado antes de tonificar o *Yin* do Estômago, a fim de aliviar a dor epigástrica.

O paciente foi tratado com acupuntura e ervas.

Acupuntura Os pontos de acupuntura utilizados foram selecionados dos seguintes:

- REN-12 (*Zhongwan*), E-36 (*Zusanli*) e BP-6 (*Sanyinjiao*), com método de tonificação, para tonificar *Qi* do Estômago e *Yin* do Estômago.
- VB-34 (*Yanglingquan*) e F-14 (*Qimen*), com método neutro, para mover *Qi* do Fígado.
- E-21 (*Liangmen*) e REN-11 (*Jianli*), com método neutro, para dominar *Qi* rebelde do Estômago e interromper a dor.

Fitoterapia A decocção utilizada primeiramente foi uma variação de *Chai Hu Shu Gan Tang* (Decocção de *Bupleurum* para Pacificar o Fígado):

- *Chai Hu* (*Radix Bupleuri*): 4g.
- *Bai Shao* (*Radix Paeoniae alba*): 9g.
- *Zhi Ke* (*Fructus Aurantii*): 4g.
- *Zhi Gan Cao* (*Radix Glycyrrhizae uralensis preparata*): 4,5g.
- *Chen Pi* (*Pericarpium Citri reticulatae*): 3g.
- *Xiang Fu* (*Rhizoma Cyperi*): 4g.
- *Chuan Xiong* (*Rhizoma Chuanxiong*): 3g.
- *Mei Gui Hua* (*Flos Rosae rugosae*): 4,5g.
- *Fo Shou* (*Fructus Citri sarcodactylis*): 3g.
- *Tai Zi Shen* (*Radix Pseudostellariae*): 6g.
- *Shan Yao* (*Rhizoma Dioscoreae*): 6g.
- *Mai Men Dong* (*Radix Ophiopogonis*): 6g.
- *Yu Zhu* (*Rhizoma Polygonati odorati*): 4g.

Explicação
- As sete primeiras ervas constituem *Chai Hu Shu Gan Tang*, para mover *Qi* do Fígado. As dosagens das ervas que movimentam o *Qi* (que são mornas e picantes) foram todas reduzidas para não prejudicar o *Yin* do Estômago.
- *Mei Gui Hua* e *Fo Shou* foram acrescentadas, pois movem *Qi* sem prejudicar *Yin*.
- *Tai Zi Shen*, *Shan Yao* e *Mai Dong* foram acrescentadas para nutrir *Yin* do Estômago.
- *Yu Zhu* foi acrescentada para eliminar Calor por Deficiência do Estômago.

Após alguns meses, durante os quais a dor foi sendo reduzida, a decocção foi substituída e, a partir de então, foi utilizada uma variação de *Huang Qi Jian Zhong Tang* (Decocção de *Astragalus* para Fortalecer o Centro):

- *Huang Qi* (*Radix Astragali*): 9g.
- *Bai Shao* (*Radix Paeoniae alba*): 18g.
- *Gui Zhi* (*Ramulus Cinnamomi cassiae*): 3g.
- *Zhi Gan Cao* (*Radix Glycyrrhizae uralensis preparata*): 6g.
- *Sheng Jiang* (*Rhizoma Zingiberis recens*): 1 fatia.

Dor Epigástrica

- *Da Zao* (*Fructus Jujubae*): 5 tâmaras.
- *Yi Tang* (*Maltosum*): 30g.
- *Tai Zi Shen* (*Radix Pseudostellariae*): 6g.
- *Mai Men Dong* (*Radix Ophiopogonis*): 6g.
- *Yu Zhu* (*Rhizoma Polygonati odorati*): 6g.
- *Mei Gui Hua* (*Flos Rosae rugosae*): 4g.

Explicação

- As sete primeiras ervas constituem *Huang Qi Jian Zhong Tang*, que tonifica o *Qi* do Estômago e interrompe a dor epigástrica. As dosagens de *Sheng Jiang* e *Gui Zhi* foram reduzidas para não prejudicar o *Yin* do Estômago.
- *Tai Zi Shen*, *Mai Dong* e *Yu Zhu* foram acrescentadas para tonificar *Yin* do Estômago.
- *Mei Gui Hua* foi acrescentada para mover o *Qi*.

Após seis meses de tratamento com variações dessa fórmula, a dor desapareceu, a cor do corpo da língua normalizou e o pulso perdeu a qualidade Flutuante e Vazia.

Calor do Estômago

Manifestações Clínicas

Dor epigástrica tipo queimação, sede, irritabilidade, regurgitação ácida.

Língua: seca, revestimento da língua amarelo. A cor do corpo pode ser Vermelha, se houver presença de Calor pronunciado, caso contrário, será de cor normal.

Pulso: ligeiramente Rápido, levemente Transbordante na posição Média direita.

Este padrão não é uma causa comum de dor epigástrica.

Princípio de Tratamento

Eliminar Calor do Estômago, restabelecer descendência do *Qi* do Estômago.

Acupuntura

Pontos

- E-21 (*Liangmen*), E-44 (*Neiting*). Utilizar método de sedação ou neutro.
- E-21 é um ponto local para tratar todos os padrões de excesso do Estômago.
- E-44 é o principal ponto distal para eliminar Calor do Estômago.

Fitoterapia

Prescrição

BAI HU TANG – Decocção do Tigre Branco.

EXPLICAÇÃO Essa é a famosa fórmula para eliminar Calor do Estômago constante do *Discussion of Cold--Induced Diseases* (*Shang Han Lun*), de Zhang Zhong Jing (200 d.C.).

Prescrição

Variação de *BAN XIA XIE XIN TANG* – Variação da Decocção de *Pinellia* para Drenar o Coração.

EXPLICAÇÃO A variação dessa fórmula elimina Calor do Estômago e do Coração, restabelece a descendência do *Qi* do Estômago e interrompe a dor.

MODIFICAÇÕES

- Para tratar dor epigástrica intensa, adicionar *Bai Shao* (*Radix Paeoniae alba*) e aumentar *Gan Cao* (*Radix Glycyrrhizae uralensis*).

Recomendação Alimentar

No Calor do Estômago, deve-se evitar ingerir grandes quantidades de alimentos de energia quente, tais como carne de caça, de cordeiro, de vaca e condimentos. O consumo de álcool também deve ser reduzido a um mínimo.

Resumo

Calor do Estômago

Pontos
- E-21 (*Liangmen*), E-44 (*Neiting*). Utilizar método de sedação ou neutro

Fitoterapia
Prescrição
- *BAI HU TANG* – Decocção do Tigre Branco

Prescrição
- Variação de *BAN XIA XIE XIN TANG* – Variação da Decocção de *Pinellia* para Drenar o Coração

---

Fogo do Estômago

Manifestações Clínicas

Dor epigástrica tipo queimação, sede com desejo de beber água fria, boca seca, irritabilidade intensa, sangramento gengival, vômito de sangue, face vermelha, obstipação.

Língua: corpo Vermelho ou Vermelho-escuro, revestimento amarelo e seco.

Pulso: Rápido, Profundo, Cheio.

Este padrão pode ser considerado um estágio adicional do Calor do Estômago. Calor e Fogo são de natureza muito similar e compartilham manifestações comuns. O Fogo, entretanto, é um fator patogênico mais substancial que o Calor e difere do Calor em três aspectos:

- Promove maior secura (daí fezes ressecadas, boca e língua secas).
- Causa sangramento pela agitação do Sangue nos vasos (daí sangramento gengival e vômito de sangue).
- Afeta mais a Mente (daí irritabilidade intensa).

O Fogo também difere do Calor em sua profundidade: o Fogo está em um nível energético mais profundo que o Calor, de forma que, ao passo que o Calor pode ser eliminado com ervas picantes e frias (por exemplo, *Shi Gao* [*Gypsum fibrosum*]), o Fogo só pode ser drenado com ervas frias e amargas (por exemplo, *Long Dan Cao* [*Radix Gentianae*]).

Ao se aplicar tratamento com acupuntura, a distinção entre Calor e Fogo não é crucial. No tratamento com ervas, entretanto, essa distinção é importante, pois para eliminar o Calor utilizam-se ervas picantes e frias, ao passo que para eliminar o Fogo são utilizadas ervas amargas e frias.

Este padrão não é uma causa comum de dor epigástrica.

Princípio de Tratamento

Drenar Fogo do Estômago, proteger *Yin* do Estômago, restabelecer a descendência do *Qi* do Estômago.

Acupuntura

Pontos

E-44 (*Neiting*), E-45 (*Lidui*), E-21 (*Liangmen*), BP-6 (*Sanyinjiao*), REN-13 (*Shangwan*), B-21 (*Weishu*). Utilizar método de sedação ou neutro.

EXPLICAÇÃO

- E-44 e B-21 eliminam Fogo do Estômago.
- E-45 elimina Fogo do Estômago e acalma a Mente. É o principal ponto para acalmar a Mente quando esta estiver perturbada por Fogo do Estômago.
- E-21 é utilizado no tratamento de todos os padrões de excesso do Estômago.
- BP-6 é usado para proteger o *Yin* do Estômago, isto é, para impedir o prejuízo do *Yin* pela ação do Fogo.
- REN-13 é utilizado para dominar o *Qi* rebelde do Estômago. Neste caso, o *Qi* do Estômago se rebela ascendentemente devido à subida de Fogo do Estômago.

Fitoterapia

Prescrição

XIE XIN TANG – Decocção para Drenar o Coração.

EXPLICAÇÃO Apesar do nome, essa fórmula pode ser utilizada para eliminar Fogo do Estômago, já que, neste caso, "Coração" refere-se à área abaixo do coração, isto é, à região epigástrica. Drena o Fogo escoando descendentemente via movimentos intestinais: esta é a função de *Da Huang* (*Radix et Rhizoma Rhei*) nessa fórmula.

Prescrição

QING WEI SAN – Pó para Desobstruir o Estômago.

EXPLICAÇÃO Essa fórmula é utilizada em um estágio posterior de Fogo do Estômago. Destina-se à situação em que o Fogo do Estômago tiver penetrado no Sangue, causando sangramento, e tenha começado a prejudicar o *Yin*. Por essas razões, *Mu Dan Pi* (*Cortex Moutan*) e *Sheng Di Huang* (*Radix Rehmanniae*) são colocadas nessa fórmula para esfriar o Sangue e interromper sangramento, ao passo que a última erva ainda nutre o *Yin*. *Dang Gui* (*Radix Angelicae sinensis*) é acrescentada para direcionar as outras ervas para o Sangue, ajudando, dessa maneira, a fórmula a esfriar o Sangue e interromper sangramento.

As manifestações fundamentais desse padrão e dessa fórmula são, portanto, sangramento gengival ou vômito de Sangue (indicando Fogo do Estômago aquecendo Sangue) e língua Vermelho-escura sem revestimento no centro, porém com revestimento amarelo e seco no restante (indicando Calor no Sangue e prejuízo do *Yin* do Estômago pela ação do Fogo).

Prescrição

YU NU JIAN – Decocção de Jade da Mulher.

EXPLICAÇÃO Essa fórmula é similar à anterior, pois também é adequada para tratar Fogo do Estômago prejudicando o *Yin*. Difere dela na medida em que não refresca o Sangue. Ambas interrompem o sangramento, embora de maneira diferente. *Yu Nu Jian* interrompe o sangramento simplesmente por drenar o Fogo: *Niu Xi* (*Radix Achyranthis bidentatae*) é acrescentada para dominar o *Qi* rebelde e, no caso de sangramento ascendente, como sangramento gengival e vômito de sangue, conduzir o Sangue para baixo. *Qing Wei San* interrompe o sangramento refrescando o Sangue.

A diferenciação entre as três fórmulas anteriores é mostrada na Tabela 22.2.

Recomendação Alimentar

A mesma recomendação feita para condições de Calor do Estômago.

Tabela 22.2 – Comparação entre *Xie Xin Tang*, *Qing Wei San* e *Yu Nu Jian*

	Xie Xin Tang	**Qing Wei San**	**Yu Nu Jian**
Sangramento	Vômito de sangue, sangramento gengival	Vômito de sangue, sangramento gengival	Vômito de sangue, sangramento gengival
Sintomas	Irritabilidade intensa, sensação de calor, obstipação, sede com desejo de beber água gelada	Irritabilidade, sede, dor de dente e dor de cabeça, pior à noite	Irritabilidade, dor de dente, dor de cabeça
Sinais	Face e olhos vermelhos, úlceras da língua	Rubor malar	Rubor malar
Língua	Revestimento seco e amarelo, corpo Vermelho	Corpo Vermelho-escuro, sem revestimento no centro	Corpo vermelho, sem revestimento no centro, seco e amarelo no restante
Pulso do Estômago	Rápido e Transbordante	Rápido, Cheio no nível médio	Rápido, Flutuante-Vazio na posição de Estômago

566 Dor Epigástrica

> **Resumo**
>
> **Fogo do Estômago**
> *Pontos*
> - E-44 (*Neiting*), E-45 (*Lidui*), E-21 (*Liangmen*), BP-6 (*Sanyinjiao*), REN-13 (*Shangwan*), B-21 (*Weishu*). Utilizar método de sedação ou neutro
>
> *Fitoterapia*
>
> *Prescrição*
> - *XIE XIN TANG* – Decocção para Drenar o Coração
>
> *Prescrição*
> - *QING WEI SAN* – Pó para Desobstruir o Estômago
>
> *Prescrição*
> - *YU NU JIAN* – Decocção de Jade da Mulher

Fleuma-Fogo do Estômago

Manifestações Clínicas

Quaisquer sinais e sintomas de Fogo do Estômago podem ocorrer também em Fleuma-Fogo do Estômago. Adicionalmente, podem estar presentes as seguintes manifestações clínicas: sensação de opressão da região epigástrica; boca seca, porém sem desejo de beber; muco nas fezes; náusea; vômito; inquietação mental; em casos graves, comportamento maníaco ou doença maníaco-depressiva e insônia.

Língua: Vermelha com revestimento amarelo muito pegajoso ou escorregadio. A língua pode apresentar fissura extensa do tipo Estômago no centro com revestimento áspero, do tipo serda de escova, amarelo e seco no interior (ver Fig. 20.5).

Pulso: Deslizante, Rápido, Transbordante.

Todos os sinais e sintomas anteriormente descritos são provenientes de Fleuma. Uma sensação de opressão no tórax é típica de Fleuma. A boca fica seca por ação do Fogo, porém não há desejo de beber por ação da Fleuma. Como o Estômago é relacionado funcionalmente ao Intestino Grosso (*Yang* Brilhante), pode ocorrer muco nas fezes. Náusea ou vômito são resultantes da Fleuma prejudicando a descendência do *Qi* do Estômago. A fissura da língua ilustrada na Figura 20.5 é típica de Fleuma-Fogo do Estômago; ela quase sempre indica que a Mente é afetada por Fleuma-Fogo, resultando, em casos graves, em patologia maníaco-depressiva.

Princípio de Tratamento

Harmonizar Estômago, eliminar Fogo, resolver Fleuma, acalmar a Mente.

Acupuntura

Pontos

E-21 (*Liangmen*), REN-12 (*Zhongwan*), REN-13 (*Shangwan*), PC-5 (*Jianshi*), E-40 (*Fenglong*), PC-7 (*Daling*), DU-24 (*Shenting*), VB-13 (*Benshen*), E-44 (*Neiting*). Utilizar método de sedação em todos os pontos, exceto no ponto REN-12, que deve ser tonificado.

EXPLICAÇÃO

- E-21 é usado para tratar padrões de excesso de Estômago.
- REN-12 tonifica Estômago e Baço para resolver a Fleuma.

- REN-13 domina *Qi* rebelde do Estômago, sendo utilizado caso haja náusea ou vômito.
- PC-5 resolve Fleuma do Estômago e da Mente.
- E-40 resolve Fleuma.
- PC-7 resolve Fleuma e acalma a Mente.
- DU-24 e VB-13 acalmam a Mente.
- E-44 elimina Calor do Estômago.

Fitoterapia

Prescrição

WEN DAN TANG – Decocção para Aquecer a Vesícula Biliar.

EXPLICAÇÃO   Essa fórmula resolve Fleuma-Calor do Pulmão e do Estômago.

Recomendação Alimentar

O paciente deve evitar o consumo de frituras e alimentos de energia quente, como descritos no tópico "Calor do Estômago".

> **Resumo**
>
> **Fleuma-Fogo do Estômago**
> *Pontos*
> - E-21 (*Liangmen*), REN-12 (*Zhongwan*), REN-13 (*Shangwan*), PC-5 (*Jianshi*), E-40 (*Fenglong*), PC-7 (*Daling*), DU-24 (*Shenting*), VB-13 (*Benshen*), E-44 (*Neiting*). Utilizar método de sedação em todos os pontos, com exceção de REN-12, que deve ser tonificado
>
> *Fitoterapia*
>
> *Prescrição*
> - *WEN DAN TANG* – Decocção para Aquecer a Vesícula Biliar

Umidade em Estômago e Baço

Manifestações Clínicas

Sensação de opressão do tórax, dor epigástrica do tipo surda, boca seca, ausência de desejo de beber, gosto amargo, gosto pegajoso, náusea, vômito. Pode ocorrer ainda cefaleia frontal.

Língua: Vermelha com revestimento pegajoso e amarelo.

Pulso: Deslizante, Rápido.

Esse padrão é muitas vezes decorrente da deficiência de *Qi* do Baço não podendo transformar os fluidos. Esse padrão é uma causa muito comum de dor epigástrica.

Princípio de Tratamento

Resolver Umidade, harmonizar Estômago, restabelecer a descendência do *Qi* do Estômago e a ascendência do *Qi* do Baço.

Acupuntura

Pontos

REN-10 (*Xiawan*), REN-9 (*Shuifen*), E-21 (*Liangmen*), BP-9 (*Yinlingquan*), BP-6 (*Sanyinjiao*), B-20 (*Pishu*), B-21 (*Weishu*), REN-12 (*Zhongwan*). Utilizar método de sedação ou neutro, exceto nos pontos REN-12 e B-20 que devem ser tonificados.

Dor Epigástrica **567**

EXPLICAÇÃO

- REN-10, REN-9 e E-21 promovem a transformação dos fluidos e estimulam a descendência do *Qi* do Estômago.
- BP-9, BP-6 e B-21 resolvem Umidade do Estômago e do Baço.
- REN-12 e B-20 tonificam Baço para resolver a Umidade.

Fitoterapia

Prescrição

XIANG SHA PING WEI SAN – Pó de *Aucklandia-Amomum* para Regular Estômago.

EXPLICAÇÃO   Essa fórmula resolve Umidade do Aquecedor Médio e restabelece a descendência do *Qi* do Estômago.

MODIFICAÇÕES

- Se ocorrerem sinais pronunciados de Umidade, como revestimento da língua muito pegajoso e gosto pegajoso, acrescentar *Huo Xiang* (*Herba Pogostemonis*) e *Pei Lan* (*Herba Eupatorii*).

Prescrição

HUO PO XIA LING TANG – Decocção de *Pogostemon--Magnolia-Pinellia-Poria*.

EXPLICAÇÃO   Essa fórmula é específica para resolver Umidade do Estômago e do Baço.

Remédio dos Três Tesouros

DRENAR OS CAMPOS   Drenar os Campos é uma variação de *Huo Po Xia Ling Tang* e resolve Umidade do Estômago e do Baço.

Recomendação Alimentar

O paciente deve evitar o consumo de muitos alimentos fritos, bananas e amendoins.

Resumo

Umidade em Estômago e Baço

Pontos

- REN-10 (*Xiawan*), REN-9 (*Shuifen*), E-21 (*Liangmen*), BP-9 (*Yinlingquan*), BP-6 (*Sanyinjiao*), B-20 (*Pishu*), B-21 (*Weishu*), REN-12 (*Zhongwan*). Utilizar método de sedação ou neutro, exceto nos pontos REN-12 e B-20, que devem ser tonificados

Fitoterapia

Prescrição

- *XIANG SHA PING WEI SAN* – Pó de *Aucklandia-Amomum* para Regular Estômago

Prescrição

- *HUO PO XIA LING TANG* – Decocção de Pogostemon-Magnolia-Pinellia-Poria

Remédio dos Três Tesouros

- Drenar os Campos

Umidade-Calor no Estômago e no Baço

Manifestações Clínicas

Sensação de opressão do tórax, dor epigástrica do tipo surda, boca seca, ausência de desejo de beber, gosto amargo, gosto pegajoso, náusea, vômito. Pode ocorrer ainda cefaleia frontal.

Língua: Vermelha com revestimento pegajoso e amarelo.

Pulso: Deslizante, Rápido.

Esse padrão é muitas vezes decorrente da deficiência de *Qi* do Baço não podendo transformar fluidos. É uma causa muito comum de dor epigástrica.

Princípio de Tratamento

Eliminar Calor, resolver Umidade, harmonizar Estômago.

Acupuntura

Pontos

REN-10 (*Xiawan*), REN-9 (*Shuifen*), E-21 (*Liangmen*), BP-9 (*Yinlingquan*), BP-6 (*Sanyinjiao*), B-20 (*Pishu*), B-21 (*Weishu*), REN-12 (*Zhongwan*), E-8 (*Touwei*), IG-4 (*Hegu*). Utilizar método de sedação ou neutro, exceto nos pontos REN-12 e B-20 que devem ser tonificados.

EXPLICAÇÃO

- REN-10, REN-9 e E-21 promovem transformação dos fluidos e estimulam a descendência do *Qi* do Estômago.
- BP-9, BP-6 e B-21 resolvem a Umidade do Estômago.
- REN-12 e B-20 tonificam o Baço para resolver a Umidade.
- E-8 e IG-4 resolvem a Umidade da cabeça e são utilizados nos casos de cefaleia frontal.

Fitoterapia

Prescrição

XIANG SHA PING WEI SAN – Pó de *Aucklandia-Amomum* para Regular Estômago.

EXPLICAÇÃO   Essa fórmula resolve Umidade do Aquecedor Médio e restabelece a descendência do *Qi* do Estômago.

MODIFICAÇÕES

- Se houver sinais pronunciados de Calor (gosto amargo, boca seca e revestimento da língua amarelo-escuro), acrescentar *Huang Lian* (*Rhizoma Coptidis*).
- Se houver sinais pronunciados de Umidade, como revestimento da língua muito pegajoso e gosto pegajoso, acrescentar *Huo Xiang* (*Herba Pogostemonis*) e *Pei Lan* (*Herba Eupatorii*).

Prescrição

LIAN PO YIN – Decocção de *Coptis-Magnolia*.

EXPLICAÇÃO   Essa fórmula é específica para resolver Umidade e eliminar Calor do Estômago e do Baço.

Dor Epigástrica

Remédio dos Três Tesouros

ALIVIAR OS MÚSCULOS Aliviar os Músculos é uma variação de *Lian Po Yin*, resolve Umidade e elimina Calor do Estômago e do Baço.

Recomendação Alimentar

O paciente deve evitar o consumo em demasia de alimentos fritos, bananas e amendoins.

Resumo

Umidade-Calor no Estômago e no Baço

Pontos

- REN-10 (*Xiawan*), REN-9 (*Shuifen*), E-21 (*Liangmen*), BP-9 (*Yinlingquan*), BP-6 (*Sanyinjiao*), B-20 (*Pishu*), B-21 (*Weishu*), REN-12 (*Zhongwan*), E-8 (*Touwei*), IG-4 (*Hegu*). Utilizar método de sedação ou neutro, exceto nos pontos REN-12 e B-20, que devem ser tonificados

Fitoterapia

Prescrição

- *XIANG SHA PING WEI SAN* – Pó de *Aucklandia-Amomum* para Regular Estômago

Prescrição

- *LIAN PO YIN* –Decocção de *Coptis-Magnolia*

Remédio dos Três Tesouros

- Aliviar os Músculos

Calor do Fígado e do Estômago

Manifestações Clínicas

Dor epigástrica do tipo queimação, irritabilidade, propensão a crises de raiva, regurgitação ácida, boca seca, sede, gosto amargo.

Língua: Vermelha, mais vermelha nas laterais, revestimento amarelo.

Pulso: em Corda e Rápido.

Esta condição é decorrente de *Qi* estagnado do Fígado transformando-se em Fogo e, muito tempo depois, em Fogo invadindo Estômago. As manifestações que apontam para Calor do Fígado são propensão à raiva, gosto amargo e laterais da língua Vermelhas.

Este padrão é resultante de problemas emocionais de longa permanência, dos mesmos tipos que geram a estagnação do *Qi* do Fígado.

Princípio de Tratamento

Acalmar o Fígado, eliminar o Calor, harmonizar o Estômago.

Acupuntura

Pontos

F-14 (*Qimen*), E-21 (*Liangmen*), VB-34 (*Yanglingquan*), F-2 (*Xingjian*), E-44 (*Neiting*), DU-24 (*Shenting*), VB-13 (*Benshen*). Utilizar método de sedação ou neutro.

EXPLICAÇÃO

- F-14 harmoniza Estômago e Fígado e move *Qi* do Fígado.
- E-21 elimina Calor do Estômago.

- VB-34 movimenta *Qi* do Fígado. Neste caso, tal procedimento é necessário, já que o Fogo do Fígado resulta da longa permanência de estagnação do *Qi* do Fígado.
- F-2 elimina Fogo do Fígado.
- E-44 elimina Calor do Estômago.
- DU-24 e VB-13 acalmam a Mente.

Fitoterapia

Prescrição

HUA GAN JIAN – Decocção para Transformar o Fígado – e *ZUO JIN WAN* – Pílula do Metal Esquerdo.

EXPLICAÇÃO Essas duas fórmulas combinadas eliminam Calor do Fígado e do Estômago.

Prescrição

DAN ZHI XIAO YAO SAN – Pó do Caminhante Livre e Tranquilo de *Moutan-Gardenia* – e *ZUO JIN WAN* – Pílula do Metal Esquerdo.

EXPLICAÇÃO Essas duas fórmulas combinadas eliminam Calor do Fígado e do Estômago. São particularmente utilizadas quando Calor do Fígado derivar de *Qi* do Fígado estagnado.

MODIFICAÇÕES

- Se o Calor estiver começando a prejudicar o *Yin*, acrescentar *Fo Shou* (*Fructus Citri sarcodactylis*) e *Mei Gui Hua* (*Flos Rosae rugosae*), que movem o *Qi* sem prejudicar o *Yin*, já que a maioria das outras ervas que movem o *Qi* prejudica o *Yin*.
- Se a dor epigástrica for muito intensa, acrescentar *Yan Hu Soo* (*Rhizoma Corydalis*).

Recomendação Alimentar

O paciente deve evitar ingerir muita fritura e beber muito álcool; em termos das condições da alimentação, deve evitar ficar com raiva e preocupado durante as refeições.

É ainda aconselhável evitar comer alimentos muito ácidos, os quais incluem iogurte, vinagre, maçãs cozidas, picles, laranjas, toronja e groselhas.

Resumo

Calor do Fígado e do Estômago

Pontos

- F-14 (*Qimen*), E-21 (*Liangmen*), VB-34 (*Yanglingquan*), F-2 (*Xingjian*), E-44 (*Neiting*), DU-24 (*Shenting*), VB-13 (*Benshen*). Utilizar método de sedação ou neutro

Prescrição

- *HUA GAN JIAN* – Decocção para Transformar o Fígado – e *ZUO JIN WAN* – Pílula do Metal Esquerdo

Prescrição

- *DAN ZHI XIAO YAO SAN* – Pó do Caminhante Livre e Tranquilo de *Moutan-Gardenia* – e *ZUO JIN WAN* – Pílula do Metal Esquerdo

---

Estagnação de Sangue no Estômago

Manifestações Clínicas

Dor epigástrica do tipo punhalada, a qual piora com pressão e após as refeições; massas palpáveis na região epigástrica; vômito de sangue escuro que, às vezes, assemelham-se a grãos de café; compleição escura. A dor pode piorar à noite. Pode ocorrer sangue nas fezes.

Língua: Púrpura, possivelmente apenas no centro.

Pulso: Áspero, em Corda ou Firme.

Este quadro pode apenas ser uma condição muito crônica, a qual leva muito tempo para se desenvolver. A estagnação de Sangue geralmente deriva da estagnação de *Qi* depois de longo período. A estagnação de Sangue no Estômago é muitas vezes associada à estagnação de Sangue do Fígado. Pode ser também resultado de outros padrões do Estômago, principalmente Fogo do Estômago, Frio do Estômago ou Retenção de Alimento no Estômago. A dor do tipo punhalada é típica da estagnação de Sangue e, por isso, sua possível agravação ocorre à noite. Por ser uma condição de excesso, a dor piora com a pressão e após as refeição. Pelo fato do Estômago ser relacionado com o Intestino Grosso (*Yang* Brilhante), a estagnação de Sangue pode se estender a esse órgão, causando sangramento nas fezes. Nesse caso, o sangue seria escuro, refletindo estagnação de Sangue. A coloração Púrpura do corpo da língua indica estagnação de Sangue: pode ser Púrpura apenas no centro. A língua será Púrpuro-avermelhada se a estagnação de Sangue estiver associada a Calor e Púrpuro-azulada caso esteja associada ao Frio.

Como esta é uma condição muito crônica, ela é inevitavelmente acompanhada por outros padrões, tais como estagnação de Sangue do Fígado, estagnação do *Qi* do Fígado, retenção de Frio (padrões do tipo excesso) ou deficiência de *Qi* ou *Yin* (padrões do tipo deficiência).

O carcinoma do estômago muitas vezes se manifesta com este padrão.

Princípio de Tratamento

Revigorar o Sangue, eliminar estagnação, harmonizar Estômago, interromper a dor.

Acupuntura

Pontos

REN-10 (*Xiawan*), E-22 (*Guanmen*), E-34 (*Liangqiu*), BP-10 (*Xuehai*), B-17 (*Geshu*), BP-4 (*Gongsun*), PC-6 (*Neiguan*), B-18 (*Ganshu*). Utilizar método de sedação ou neutro.

EXPLICAÇÃO

- REN-10 estimula a descendência do *Qi* do Estômago.
- E-22 restabelece a descendência do *Qi* do Estômago e dissolve acúmulos na região epigástrica.
- E-34, ponto de Acúmulo, interrompe a dor e move *Qi* e Sangue.

- BP-10 e B-17 revigoram o Sangue e eliminam a estagnação.
- BP-4 e PC-6, em combinação, abrem o Vaso Penetrador (*Chong Mai*) e removem obstruções da região epigástrica. O Vaso Penetrador é o "Mar de Sangue", pelo fato de controlar todos os canais de Conexão do Sangue. Seus pontos de abertura podem, portanto, ser utilizados também para revigorar o Sangue e eliminar estagnação.
- B-18 é utilizado se houver estagnação de Sangue do Fígado.

Fitoterapia

A fórmula utilizada dependerá do fato de a condição ser basicamente do tipo excesso ou do tipo deficiência. Quatro prescrições serão discutidas, as três primeiras para padrões de excesso e a quarta, para padrões de deficiência.

Prescrição

978-85-7241-817-1

SHI XIAO SAN – Pó para Desatar a Rir.

EXPLICAÇÃO Essa é uma fórmula básica para tratar estagnação de Sangue que pode ser adaptada para atingir quaisquer órgãos internos. Move o Sangue, elimina estagnação e interrompe sangramento.

Prescrição

DAN SHEN YIN – Decocção de Sálvia.

EXPLICAÇÃO Embora essa fórmula seja fundamentalmente para tratar estagnação de Sangue no tórax, ela pode ser adaptada para tratar estagnação de Sangue do Estômago.

Prescrição

HUO LUO XIAO LING DAN – Pílula Efetiva Miraculosa para Revigorar os Canais de Conexão.

EXPLICAÇÃO Essa é outra fórmula geral para tratar estagnação de Sangue em vários órgãos e também nos membros (como para tratar danos causados pelo esporte). Novamente, será necessário adaptar a prescrição aos padrões do Estômago.

Prescrição

Variação de *GE XIA ZHU YU TANG* –Variação da Decocção para Eliminar Estagnação Abaixo do Diafragma.

EXPLICAÇÃO Essa é uma fórmula para tratar estagnação de Sangue na região epigástrica e no abdômen.

MODIFICAÇÕES As modificações a seguir se aplicam a todas as prescrições anteriores:

- Algumas ervas digestivas devem ser acrescentadas a todas as prescrições anteriormente descritas, pois

570 Dor Epigástrica

algumas das ervas de movem o Sangue (como *Mo Yao* [*Myrrha*], *Ru Xiang* [*Olibanum*] e *Wu Ling Zhi* [*Excrementum Trogopteri*]) são de difícil digestão. Ervas digestivas incluem *Mai Ya* (*Fructus Hordei germinatus*), *Gu Ya* (*Fructus Oryzae germinatus*), *Shan Zha* (*Fructus Crataegi*) ou *Ji Nei Jin* (*Endothelium Corneum Gigeraiae Galli*). Em particular, *Shan Zha* (*Fructus Crataegi*) tostado é eficaz para interromper sangramento do trato digestivo.

- Se houver dor intensa, adicionar *Yan Hu Suo* (*Rhizoma Corydalis*).
- Se houver estagnação de *Qi*, acrescentar *Zhi Ke* (*Fructus Aurantii*), *Qing Pi* (*Pericarpium Citri reticulatue viridae*) e *Mu Xiang* (*Radix Aucklandiae*).
- Se houver retenção de Frio no Estômago, acrescentar *Gui Zhi* (*Ramulus Cinnamomi cassiae*) e/ou *Gan Jiang* (*Rhizoma Zingiberis*) ou *Gao Liang Jiang* (*Rhizoma Alpiniae officinarum*).
- Se houver sangramento proveniente do trato digestivo (vômito de sangue ou sangue nas fezes), acrescentar *San Qi* (*Radix Notoginseng*). Em particular, se houver vômito de sangue, adicionar *Niu Xi* (*Radix Achyranthis bidentatae*) para atrair o Sangue para baixo.
- Se houver vômito de sangue, acidez e regurgitação ácida, acrescentar *Bai Ji* (*Rhizoma Bletillae striatae*) e *Wu Zei Gu* (*Endoconcha Sepiae*). Essas duas ervas reduzem secreções ácidas do estômago e protegem a mucosa do estômago em caso de úlceras.

Prescrição

TIAO YING LIAN GAN YIN – Decocção para Regular *Qi* Nutritivo e Restringir Fígado.

EXPLICAÇÃO   Essa fórmula nutre Sangue do Fígado, move *Qi* do Fígado e revigora suavemente o Sangue do Fígado.

MODIFICAÇÕES

- Se houver vômito de sangue ou sangue nas fezes, acrescentar *Bai Ji* (*Rhizoma Bletillae*) e *Xian He* (Cao *Herba Agrimoniae*).
- Se a estagnação de Sangue derivar de Frio em fundo de deficiência do *Yang* do Baço (manifestando-se com membros frios, língua Pálida, fadiga e pulso Fraco), acrescentar a fórmula *Li Zhong Wan* (Pílula para Regular o Centro).
- Se a estagnação de Sangue ocorrer em fundo de deficiência de *Yin*, o que é muito comum nos idosos, acrescentar *Sha Shen* (*Radix Adenophorae*), *Sheng Di Huang* (*Radix Rehmanniae*), *Mai Men Dong* (*Radix Ophiopogonis*), *Mu Dan Pi* (*Cortex Moutan*) e *E Jiao* (*Colla Corii Asini*) para nutrir *Yin*, refrescar o Sangue e interromper o sangramento.
- Caso tenha ocorrido perda de sangue por muito tempo, resultante da deficiência de Sangue do Coração manifestando-se por insônia, palpitações, compleição pálida e língua Pálida, acrescentar *Gui Pi Tang* (Decocção para Tonificar o Baço).

Recomendação Alimentar

O paciente deve ser aconselhado a evitar comer tarde à noite, bem como alimentar-se muito rapidamente.

Resumo

Estagnação de Sangue no Estômago

Pontos
- REN-10 (*Xiawan*), E-22 (*Guanmen*), E-34 (*Liangqiu*), BP-10 (*Xuehai*), B-17 (*Geshu*), BP-4 (*Gongsun*), PC-6 (*Neiguan*), B-18 (*Ganshu*). Utilizar método de sedação ou neutro

Fitoterapia

Prescrição
- *SHI XIAO SAN* – Pó para Desatar a Rir

Prescrição
- *DAN SHEN YIN* – Decocção de Sálvia

Prescrição
- *HUO LUO XIAO LING DAN* – Pílula Efetiva Miraculosa para Revigorar os Canais de Conexão

Prescrição
- Variação de *GE XIA ZHU YU TANG* – Variação da Decocção para Eliminar Estagnação Abaixo do Diafragma

Prescrição
- *TIAO YING LIAN GAN YIN* – Decocção para Regular *Qi* Nutritivo e Restringir Fígado

---

Caso Clínico

Uma mulher de 45 anos de idade sofria de dor epigástrica há 33 anos. A paciente teve úlcera duodenal aos 12 anos de idade. A dor era do tipo punhalada e se irradiava da região epigástrica para o hipocôndrio direito. Piorava à noite, era acompanhada de náusea e agravada por tensão emocional; a paciente passara recentemente por muito estresse durante o processo de seu amargo divórcio. Os períodos menstruais eram irregulares, doloridos e o sangue era muito escuro com coágulos. Sentia-se geralmente muito cansada. O pulso apresentava-se em Corda e Cheio e a língua estava Púrpuro-Avermelhada, com inchaço do tipo Baço nas laterais e revestimento amarelo.

Diagnóstico   Este é um quadro claro de estagnação de Sangue afetando Fígado e Estômago. Esta conclusão é evidente a partir das seguintes manifestações: característica da dor em punhalada, sua agravação à noite, períodos menstruais doloridos acompanhados de sangue escuro coagulado, pulso em Corda e língua Púrpuro-avermelhada. Estagnação de Sangue do Fígado implica em estagnação do *Qi* do Fígado, cujas manifestações são evidenciadas por náusea e agravação da dor mediante tensão emocional. Obviamente, pelo fato de se tratar de um problema muito antigo, havia também alguma deficiência do *Qi* do Baço evidenciada por inchaço nas laterais da língua e fadiga.

Princípio de tratamento   O princípio de tratamento adotado consistiu em mover *Qi* do Fígado e Sangue do Fígado, acalmar a Mente, assentar a Alma Etérea e tonificar o Baço. A paciente foi tratada com acupuntura e ervas.

Acupuntura   Os pontos de acupuntura utilizados foram selecionados dos seguintes:

- REN-12 (*Zhongwan*), E-36 (*Zusanli*) e BP-6 (*Sanyinjiao*), com método de tonificação, para tonificar *Qi* do Baço. BP-6 também move Sangue e acalma a Mente.
- F-14 (*Qimen*) e VB-34 (*Yanglingquan*), com método neutro, para mover *Qi* do Fígado.
- PC-6 (*Neiguan*), com método neutro, para mover *Qi* do Fígado, mover Sangue, dominar *Qi* rebelde do Estômago, harmonizar os Aquecedores Superior e Médio, acalmar a Mente e assentar a Alma Etérea.
- BP-10 (*Xuehai*) e B-17 (*Geshu*), com método neutro, para mover Sangue.

Fitoterapia   A decocção utilizada foi uma variação de *Tiao Ying Lian Gan Yin* (Decocção para Regular *Qi* Nutritivo e Restringir Fígado):

- *Dang Gui* (*Radix Angelicae sinensis*): 6g.
- *Chuan Xiong* (*Rhizoma Chuanxiong*): 4g.
- *Bai Shao* (*Radix Paeoniae alba*): 9g.
- *Gou Qi Zi* (*Fructus Lycii chinensis*): 6g.
- *Wu Wei Zi* (*Fructus Schisandrae*): 3g.
- *Suan Zao Ren* (*Semen Ziziphi spinosae*): 6g.
- *Fu Ling* (*Poria*): 6g.
- *Chen Pi* (*Pericarpium Citri reticulatae*): 4g.
- *Mu Xiong* (*Radix Aucklandiae*): 3g.
- *Sheng Jiang* (*Rhizoma Zingiberis recens*): 3 fatias.
- *Da Zao* (*Fructus Jujubae*): 3 tâmaras.
- *Dan Shen* (*Radix Salviae miltiorrhizae*): 6g.
- *Yan Hu Suo* (*Rhizoma Corydalis*): 6g.
- *He Huan Pi* (*Cortex Albiziae*): 6g.
- *Dang Shen* (*Radix Codonopsis*): 6g.

Explicação
- As onze primeiras ervas constituem *Tiao Ying Lian Gan Tang*, para harmonizar Fígado e mover Sangue do Fígado. *E Jiao* foi removida, já que não havia deficiência de Sangue.
- *Dan Shen* foi acrescentada para ajudar a mover o Sangue e acalmar a Mente.
- *Yan Hu Suo* foi acrescentada para mover Sangue no Aquecedor Médio e interromper a dor.
- *He Huan Pi* foi acrescentada para mover *Qi* do Fígado, acalmar a Mente e assentar a Alma Etérea. Trata-se de erva muito eficaz para tratar problemas emocionais relacionados a desarmonias Fígado.
- *Dang Shen* foi acrescentada para tonificar o Baço.

Esta paciente, também auxiliada por terapia, vem apresentando melhora gradual, permanecendo ainda em tratamento.

Fleuma Fluida no Estômago

Manifestações Clínicas

Plenitude e distensão epigástrica, náusea, vômito de fluidos aquosos e espumosos, língua e boca secas sem desejo de beber, "ronco" do estômago, sensação de plenitude do tórax, fezes amolecidas, perda de peso, letargia, tontura, cefaleia frontal do tipo surda.

Língua: Inchada com revestimento pegajoso.
Pulso: Profundo-Deslizante ou em Corda-Fino.

Fleuma fluida é uma forma de Fleuma observada apenas em quadros muito crônicos e geralmente entre os idosos. Não é um padrão comum. Caracteriza-se por expectoração (ou vômito, como neste caso) de fluidos brancos, aquosos e espumosos. O "ronco" na região epigástrica é também uma característica da Fleuma fluida. Os demais sinais e sintomas refletem Fleuma. A boca seca em razão do acúmulo de fluidos sob a forma de Fleuma fluida, pois os fluidos normais não alcançam a boca. A perda de peso, normalmente não relacionada aos quadros de Fleuma, é proveniente de disfunção crônica do Estômago e do Baço.

Princípio de Tratamento

Resolver a Fleuma, harmonizar o Estômago, tonificar o Baço.

978-85-7241-817-1

Acupuntura

Pontos

REN-10 (*Xiawan*), REN-12 (*Zhongwan*), REN-9 (*Shuifen*), E-36 (*Zusanli*), E-40 (*Fenglong*), B-20 (*Pishu*), B-21 (*Weishu*). Utilizar método neutro, com exceção dos pontos REN-12, E-36 e B-20, que devem ser tonificados para tonificar o Baço.

EXPLICAÇÃO
- REN-10 estimula a descendência do *Qi* do Estômago.
- REN-9 promove a transformação dos fluidos para resolver a Fleuma.
- REN-12, E-36 e B-20 tonificam o Baço.
- E-40 resolve a Fleuma.
- B-21 regula o Estômago.

Fitoterapia

Prescrição

LING GUI ZHU GAN TANG – Decocção de *Poria-Cinnamomum-Atractylocles-Glycyrriza*.

EXPLICAÇÃO   Essa fórmula resolve Fleuma fluida na região epigástrica e deve ser oportunamente modificada para tratar com dor epigástrica.

MODIFICAÇÕES
- Para plenitude e dor da região epigástrica, acrescentar *Zhi Ke* (*Fructus Aurantii*) e *Hou Po* (*Cortex Magnoliae officinalis*).
- No caso de vômito, acrescentar *Ban Xia* (*Rhizoma Pinelliae preparatum*).

572 Dor Epigástrica

Recomendação Alimentar

O paciente deve evitar o consumo de muitos alimentos de energia fria e especialmente bebidas geladas.

Resumo

Fleuma Fluida no Estômago

Pontos

- REN-10 (*Xiawan*), REN-12 (*Zhongwan*), REN-9 (*Shuifen*), E-36 (*Zusanli*), E-40 (*Fenglong*), B-20 (*Pishu*), B-21 (*Weishu*). Utilizar método neutro, com exceção dos pontos REN-12, E-36 e B-20, que devem ser tonificados para tonificar o Baço

Fitoterapia

Prescrição

- *LING GUI ZHU GAN TAN* – Decocção de Poria-Cinnamomum-Atractylocles-Glycyrriza

---

DEFICIÊNCIA

Estômago e Baço Deficientes e Frios

Manifestações Clínicas

Dor epigástrica do tipo surda que melhora com pressão, após as refeições e mediante a aplicação de calor; vômito de fluidos finos; fadiga; pouco apetite; frio; fezes amolecidas; compleição pálida.

Língua: Pálida, com revestimento branco.

Pulso: Profundo, Fraco.

Algumas das manifestações anteriormente descritas refletem deficiência do *Qi* do Baço (fadiga, pouco apetite e fezes amolecidas), ao passo que outras indicam deficiência de *Qi* do Estômago (dor epigástrica do tipo surda). Neste caso, o *Yang-Qi* também é deficiente, resultando em sensação de frio e membros frios.

Princípio de Tratamento

Aquecer o Meio, fortalecer Baço e Estômago.

Acupuntura

Pontos

REN-12 (*Zhongwan*), PC-6 (*Neiguan*), E-36 (*Zusanli*), REN-6 (*Qihai*), B-20 (*Pishu*), B-21 (*Weishu*). Utilizar método de tonificação em todos os pontos; moxa é aplicável.

EXPLICAÇÃO

- REN-12, E-36, B-20 e B-21 tonificam Baço e Estômago. A moxa deve ser aplicada na agulha no ponto E-36. A caixa de moxa aplicada na região epigástrica é particularmente eficaz para aquecer o Meio e interromper a dor epigástrica.
- PC-6 interrompe náusea e dor.
- REN-6, com moxa, aquece o *Yang* e deve ser utilizado se houver fezes amolecidas.

Fitoterapia

Prescrição

HUANG QI JIAN ZHONG TANG – Decocção de *Astragalus* para Fortalecer o Centro.

EXPLICAÇÃO Essa fórmula é uma variação de *Xiao Jian Zhong Tang* (Pequena Decoção para Fortalecer o Centro), que, por sua vez, é uma variação de *Gui Zhi Tang* (Decocção de *Ramulus Cinnamomi*), com o acréscimo de *Yi Tang* e o dobro da dosagem de *Bai Shao*. *Xiao Jian Zhong Tang* (Pequena Decoção para Fortalecer o Centro) aquece o Centro, dispersa Frio e interrompe a dor. Na decocção, *Yi Tang (Maltosum)* fortalece Estômago e Baço, *Bai Shao (Radix Paeoniae alba)* interrompe a dor e *Gui Zhi (Ramulus Cinnamomi cassiae)* aquece o Centro e dispersa o Frio. *Sheng Jiang (Rhizoma Zingiberis recens)* e *Da Zao (Fructus Jujubae)* aquecem Centro e pacificam Estômago. O acréscimo de *Huang Qi (Radix Astrigali)* intensifica a ação desta fórmula de fortalecimento do Baço.

MODIFICAÇÕES

- Se houver regurgitação ácida, acrescentar *Wu Zhu Yu (Fructus Evodiae)* e *Wu Zei Gu (Endoconcha Sepiae)* e eliminar ou reduzir *Yi Tang (Maltosurn)*.
- Se houver vômito de fluidos finos, acrescentar *Gan Jiang (Rhizoma Zingiberis)*, *Chen Pi (Pericarpium Citri reticulatae)*, *Ban Xia (Rhizoma Pinelliae preparatum)* e *Fu Ling (Poria)* para aquecer Estômago e resolver fluidos.
- Em vez desta fórmula, pode ser utilizada *Li Zhong Wan* (Pílula para Regular o Centro) ou *Liang Fu Wan* (Pílula de *Alpinia-Cyperus*).

Prescrição

DA JIAN ZHONG TANG – Decocção Superior para Fortalecer o Centro.

EXPLICAÇÃO Essa fórmula expele Frio do Estômago, aquece fortemente o Centro, tonifica Estômago e Baço, domina *Qi* rebelde e interrompe a dor. É indicada se houver sintomas pronunciados de Frio, como vômito de fluidos, membros muito frios e língua muito Pálida. É utilizada para tratar deficiência grave do *Yang* do Baço e do Estômago com acúmulo de Frio e fluidos no estômago causando dor epigástrica.

Prescrição

GAN CAO XIE XIN TANG – Decocção de *Glycyrrhiza* para Drenar o Coração.

EXPLICAÇÃO Essa fórmula beneficia o *Qi*, harmoniza o Estômago, alivia a plenitude e interrompe o vômito. Embora seja chamada de Decocção para Drenar o Coração, "Coração" neste caso representa a área abaixo do coração, ou seja, a região epigástrica.

Essa fórmula é utilizada se houver sinais confusos de Frio e Calor, como Frio no Estômago (vômito de fluidos finos, revestimento branco no centro) e Calor nos Intestinos (borborigmo e revestimento amarelo na raiz).

Recomendação Alimentar

O paciente deve evitar ingerir grandes quantidades de alimentos de energia fria, tais como saladas e frutas, embora sejam aceitáveis pequenas quantidades associadas a alimentos cozidos.

O paciente deve também alimentar-se suficientemente em termos de quantidade e não aderindo muito rigidamente a várias dietas ou restrições de alimento por conta de intolerâncias.

Resumo

Estômago e Baço Deficientes e Frios

Pontos
- REN-12 (*Zhongwan*), PC-6 (*Neiguan*), E-36 (*Zusanli*), REN-6 (*Qihai*), B-20 (*Pishu*), B-21 (*Weishu*). Utilizar método de tonificação em todos os pontos; moxa é aplicável

Fitoterapia

Prescrição
- HUANG QI JIAN ZHONG TANG – Decocção de *Astragalus* para Fortalecer o Centro

Prescrição
- DA JIAN ZHONG TANG – Decocção Superior para Fortalecer o Centro

Prescrição
- GAN CAO XIE XIN TANG – Decocção de *Glycyrrhiza* para Drenar o Coração

---

Caso Clínico

Uma mulher de 47 anos de idade sofria de dor epigástrica há alguns meses. A dor era do tipo surda, melhorava com pressão e mediante a aplicação de bolsa de água quente. A paciente apresentava pouco apetite e se sentia geralmente cansada. Ela facilmente sentia frio. A língua apresentava-se muito Pálida, levemente Inchada e com fissuras transversais em um dos lados (Prancha 22.2). O pulso era Fraco e Profundo.

Diagnóstico Este é um quadro claro de deficiência do Baço e do Estômago com Frio interno. As fissuras transversais em um dos lados da língua indicam que a deficiência do Baço é muito antiga.

Princípio de tratamento O princípio de tratamento adotado consistiu em fortalecer Estômago e Baço e aquecer o Centro.

Fitoterapia Essa paciente foi tratada apenas com ervas, a decocção utilizada foi uma variação de *Huang Qi Jian Zhong Tang* (Decocção de *Astragalus* para Fortalecer o Centro):

- Huang Qi (*Radix Astragali*): 9g.
- Bai Shao (*Radix Paeoniae alba*): 18g.
- Gui Zhi (*Ramulus Cinnamomi cassiae*): 6g.
- Zhi Gan Cao (*Radix Glycyrrhizae uralensis preparata*): 6g.
- Sheng Jiang (*Rhizoma Zingiberis recens*): 5 fatias.
- Da Zao (*Fructus Jujubae*): 5 tâmaras.
- Yi Tang (*Maltosum*): 30g.
- Gan Jiang (*Rhizoma Zingiberis*): 3g.

Explicação
- A fórmula original foi deixada quase inalterada, exceto pelo acréscimo de *Gan Jiang*, a fim de fortalecer sua ação de aquecimento do Aquecedor Médio.

Em virtude da curta duração do problema da paciente, este quadro foi curado em algumas semanas.

Deficiência do Yin do Estômago

Manifestações Clínicas

Dor epigástrica do tipo surda, boca seca, desejo de beber pequenos goles de líquidos, garganta seca, fezes ressecadas, náusea moderada, sensação de calor, transpiração noturna.

Língua: coloração normal, seca, sem revestimento, fissuras espalhadas ou uma fissura central extensa, fissura do tipo Estômago (Fig. 22.2).

Pulso: Flutuante-Vazio na posição Média direita.

Se, além da deficiência de *Yin* do Estômago, houver algum Calor por Deficiência, podem ocorrer as seguintes manifestações: rubor malar, calor dos cinco palmos, língua Vermelha, pulso Rápido.

Princípio de Tratamento

Nutrir *Yin*, beneficiar o Estômago, interromper a dor.

Acupuntura

Pontos

REN-12 (*Zhongwan*), E-36 (*Zusanli*), BP-6 (*Sanyinjiao*). Utilizar método de tonificação em todos os pontos.

EXPLICAÇÃO REN-12, E-36 e BP-6 nutrem o *Yin* do Estômago.

Fitoterapia

Prescrição

YI GUAN JIAN – Decocção de Uma Ligação – e *BAI SHAO GAN CAO TANG* – Decocção de *Paeonia-Glycyrrhiza*.

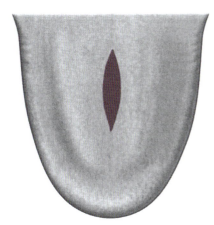

FIGURA 22.2 – Fissura de Estômago.

574 Dor Epigástrica

EXPLICAÇÃO Embora a fórmula *Yi Guan Jian* (Decocção de Uma Ligação) seja basicamente para tratar deficiência do *Yin* do Fígado, ela pode também ser utilizada para tratar deficiência do *Yin* do Estômago. Essas duas fórmulas juntas nutrem *Yin* do Estômago, restabelecem a descendência do *Qi* do Estômago e interrompem a dor.

Prescrição
YI WEI TANG – Decocção para Beneficiar o Estômago.

EXPLICAÇÃO Essa fórmula nutre *Yin* do Estômago.

Prescrição
YANG WEI TANG – Decocção para Nutrir o Estômago.

EXPLICAÇÃO Essa fórmula difere da anterior na medida em que elimina o Calor por Deficiência, além de nutrir o *Yin*. Portanto, o principal sinal que indica o uso dessa fórmula é a língua Vermelha sem revestimento em toda sua extensão ou apenas no centro.

MODIFICAÇÕES

- Se houver regurgitação ácida pronunciada e algum Calor no Fígado, acrescentar *Zuo Jin Wan* (Pílula do Metal Esquerdo), que contém apenas 15g de *Huang Lian* (*Rhizoma Coptidis*) e 6g de *Wu Zhu Yu* (*Fructus Evodiae*). Esta fórmula elimina Calor do Estômago e domina o *Qi* rebelde.
- Se houver dor intensa, acrescentar *Mei Gui Hua* (*Flos Rosae rugosae*) e *Fo Shou* (*Fructus Citri sarcodactylis*), que movem o *Qi* sem prejudicar o *Yin*.
- Se houver obstipação com fezes ressecadas, acrescentar *Huo Ma Ren* (*Semen Cannabis*) e mel.

Recomendação Alimentar
O paciente deve evitar o consumo de alimentos secos, isto é, alimentos assados ou grelhados (inclusive pão). Alimentos mornos e úmidos, tais como sopas e mingau de aveia, são benéficos.

Resumo

Deficiência de *Yin* do Estômago

Pontos
- REN-12 (*Zhongwan*), E-36 (*Zusanli*), BP-6 (*Sanyinjiao*). Utilizar método de tonificação

Fitoterapia
Prescrição
- *YI GUAN JIAN* – Decocção de Uma Ligação – e *BAI SHAO GAN CAO TANG* – Decocção de *Paeonia-Glycyrrhizae*

Prescrição
- *YI WEI TANG* – Decocção para Beneficiar o Estômago

Prescrição
- *YANG WEI TANG* – Decocção para Nutrir o Estômago

Caso Clínico

Um homem de 37 anos de idade sofria de dor epigástrica há muitos anos. A dor era do tipo surda, porém persistente e acompanhada por náusea moderada. A dor melhorava sob pressão. A boca estava sempre seca, porém o paciente gostava de beber líquidos em pequenos goles. Lábios e fezes eram também muitas vezes secos.

A língua apresenta-se levemente Vermelha, sem revestimento suficiente, com fissuras muito evidentes de Estômago e Baço (Prancha 22.3): a fissura do Estômago corria verticalmente na linha média, ao passo que as fissuras do Baço são transversais e nas extremidades. O pulso estava Flutuante e Vazio na posição Média direita.

Diagnóstico Este é um exemplo muito claro de deficiência do *Yin* do Estômago e do Baço. A deficiência do *Yin* do Baço frequentemente acompanha a deficiência do *Yin* do Estômago e seus sintomas são lábios e fezes secos (além das fissuras transversais nas extremidades da língua). Além de deficiência de *Yin*, há ainda algum Calor por Deficiência do Estômago, já que a língua é Vermelha.

Princípio de tratamento O princípio de tratamento seguido consistiu em nutrir *Yin* do Estômago e do Baço e eliminar Calor por Deficiência. Este paciente foi tratado com acupuntura e ervas.

Acupuntura Os pontos selecionados foram os seguintes (todos com método de tonificação, com exceção do ponto E-44 [*Neiting*]):

- E-36 (*Zusanli*), REN-12 (*Zhongwan*) e BP-6 (*Sanyinjiao*) para nutrir *Yin* do Estômago.
- REN-11 (*Jianli*) e E-44 (*Neiting*) para eliminar Calor por Deficiência Estômago.

Fitoterapia A fórmula fitoterápica utilizada foi uma variação de *Yang Wei Tang* (Decocção para Nutrir o Estômago):

- *Bei Sha Shen* (*Radix Glehniae*): 6g.
- *Mai Men Dong* (*Radix Ophiopogonis*): 6g.
- *Yu Zhu* (*Rhizoma Polygonati odorati*): 6g.
- *Bian Dou* (*Semen Dolichoris lablab*): 6g.
- *Shi Hu* (*Herba Dendrobii*): 4g.
- *Zhi Gan Cao* (*Radix Glycyrrhizae uralensis preparata*): 6g.
- *Tai Zi Shen* (*Radix Pseudostellariae*): 6g.
- *Bai Shao* (*Radix Paeoniae alba*): 6g.

Explicação
- As seis primeiras ervas constituem *Yang Wei Tang*, que nutre *Yin* do Estômago. *Sang Ye* (*Folium Mori*) foi eliminada da prescrição, já que o paciente não apresentava garganta seca.
- *Tai Zi Shen* foi acrescentada para nutrir *Yin* do Baço.
- *Bai Shao* foi acrescentada, pois, em combinação com *Gan Cao*, interrompe a dor. Por essa razão, a dosagem de *Gan Cao* foi aumentada para 6g.

978-85-7241-817-1

Prognóstico e Prevenção

Acupuntura e ervas chinesas proporcionaram excelentes resultados no tratamento da dor epigástrica. Dentre todos os padrões discutidos, a estagnação de Sangue no Estômago e Fleuma fluida no Estômago são os mais difíceis de tratar. O mais fácil de tratar, e provavelmente o que melhor reage à acupuntura, é *Qi* do Fígado invadindo Estômago; este também constitui-se um dos padrões mais comumente vistos na dor epigástrica.

Independentemente do diagnóstico ocidental, diagnóstico e tratamento apropriados discutidos neste capítulo irão proporcionar resultados. Por exemplo, se um paciente com dor epigástrica for diagnosticado com úlcera de estômago, esta deve ser tratada de acordo com a identificação de padrões descritos; se diagnóstico e tratamento forem corretos, tanto acupuntura quanto ervas chinesas irão propiciar a cura dessa úlcera.

Obviamente, se um paciente acima de 40 anos sofre de dor epigástrica e má digestão há muitos anos, o diagnóstico ocidental deve sempre ser solicitado para excluir a possibilidade de câncer de estômago. Esse câncer também pode ser tratado com ervas chinesas (embora não com acupuntura), porém de acordo com linhas de conduta diferentes daquelas descritas neste capítulo.

No tocante à prevenção, devem-se obviamente seguir os fatores etiológicos detalhados no curso deste capítulo, particularmente aqueles que recomendam dieta e hábitos alimentares.

Literatura Chinesa Moderna

Journal of Chinese Medicine (Zhong Yi Za Zhi), v. 29, n. 7, 1998, p. 4-6

"Patterns and Treatment of Epigastric Pain" *de Dong De Mao* et al.

Este artigo é uma coleção de experiências de vários médicos chineses modernos.

Doutor Dong De Mao

O Dr. Dong diferencia a dor epigástrica entre as condições de excesso e deficiência. Ele afirma que, nas condições de excesso, predomina uma patologia do Estômago; nas condições de deficiência, predomina uma patologia do Baço.

Para tratar as condições de excesso, ele utiliza REN-12 (*Zhongwan*), E-36 (*Zusanli*), IG-4 (*Hegu*), BP-4 (*Gongsun*) e PC-6 (*Neiguan*). Para tratar condições de deficiência, ele utiliza os pontos de Transporte Dorsais (*Shu* Dorsais): B-20 (*Pishu*), B-21 (*Weishu*), REN-12 (*Zhongwan*), E-36 (*Zusanli*). A moxa é aplicável nas condições de deficiência.

Doutor He Pu Ren

O Dr. He utiliza principalmente REN-12 (*Zhongwan*), PC-6 (*Neiguan*) e E-36 (*Zusanli*) para tratar dor epigástrica. O Dr. He afirma que REN-12 harmoniza Estômago e regula *Qi* no Aquecedor Médio. PC-6 regula ascendência do *Qi* do Baço e descendência do *Qi* do Estômago. E-36, ponto Mar Inferior (*He*) do canal do Estômago, trata Estômago e Baço, sendo específico para tratar problemas digestivos.

Doutor Jia Zhuo Bin

O Dr. Jia utiliza técnica de inserção de agulha particular no ponto REN-12 (*Zhongwan*) para tratar dor epigástrica. Ele insere a agulha em REN-12 e obtém a sensação de inserção. Então, ergue a agulha exatamente abaixo da pele e a insere obliquamente para quatro direções (acima, abaixo, à direita e à esquerda).

Doutor Qu Zu Yi

O Dr. Qu discute a etiologia da dor epigástrica e comenta que há dois fatores etiológicos principais: dieta irregular e tensão emocional. O Dr. Qu diz que a dieta irregular prejudica Estômago e Baço, ao passo que a tensão emocional prejudica o Fígado.

No tratamento, o Dr. Qu utiliza principalmente E-36 (*Zusanli*) e BP-6 (*Sanyinjiao*).

Doutor Zhang He Yuan

O Dr. Zhang enfatiza o uso dos pontos de Coleta Frontal, de Transporte Dorsal e Mar Inferior no tratamento de dor epigástrica. Dois grupos de pontos são utilizados, os quais Dr. Zhang alterna:

- Grupo 1: B-20 (*Pishu*), B-21 (*Weishu*) e B-23 (*Shenshu*).
- Grupo 2: REN-12 (*Zhongwan*), E-36 (*Zusanli*) e REN-4 (*Guanyuan*).

Doutor Gao Zhen Wu

O Dr. Gao utiliza os seguintes pontos para tratar dor epigástrica: REN-12 (*Zhongwan*), E-36 (*Zusanli*), B-20 (*Pishu*), B-21 (*Weishu*), B-18 (*Ganshu*), PC-6 (*Neiguan*), BP-4 (*Gongsun*), F-3 (*Taichong*), E-34 (*Liangqiu*).

Doutor Wang Zong Xue

O Dr. Wang defende o uso de dois grupos de pontos para tratar dor epigástrica acrescentando outros pontos de acordo com padrão:

- Grupo 1: REN-12 (*Zhongwan*), E-36 (*Zusanli*), PC-6 (*Neiguan*),
- Grupo 2: B-20 (*Pishu*), B-21 (*Weishu*) e B-18 (*Ganshu*).
- *Qi* do Fígado invadindo Estômago: F-14 (*Qimen*) e VB-34 (*Yanglingquan*).
- Retenção de Alimento com Calor-Umidade: REN-12 (*Shangwan*), REN-10 (*Xiawan*).
- Deficiência e Frio em Estômago e Baço: E-21 (*Liangmen*).
- Estagnação de Sangue: B-17 (*Geshu*).

Doutor Xiong Yuan Qing

O Dr. Xiong utiliza três principais pontos para tratar dor epigástrica e outros pontos de acordo com padrão. Os três principais pontos são aqueles utilizados por muitos outros médicos, ou seja, REN-12 (*Zhongwan*), E-36 (*Zusanli*) e PC-6 (*Neiguan*). Os outros pontos, de acordo com padrão, são:

- Frio: BP-4 (*Gongsun*) e F-2 (*Xingjian*).

Dor Epigástrica

- Retenção de Alimento: E-44 (*Neiting*) REN-11 (*Jianli*).
- *Qi* do Fígado invadindo Estômago: F-14 (*Qimen*) e VB-34 (*Yanglingquan*).
- Calor do Estômago e do Fígado: F-3 (*Taichong*) e E-44 (*Neiting*).
- Calor do Estômago e estagnação do *Qi*: E-44 (*Neiting*), E-43 (*Xiangu*).
- Fleuma-Umidade: REN-14 (*Juque*) e E-40 (*Fenglong*).
- Estagnação de Sangue: B-17 (*Geshu*) e BP-4 (*Gongsun*).
- Deficiência do Estômago e do Baço: B-20 (*Pishu*) e B-21 (*Weishu*).

Doutora Wang Feng Yi

No tratamento de dor epigástrica, a Dra. Wang diferencia entre casos agudos e crônicos.

Para tratar dor epigástrica aguda, ela utiliza dois grupos de pontos:

- REN-12 (*Zhongwan*), B-18 (*Ganshu*), E-36 (*Zusanli*).
- B-17 (*Geshu*), B-21 (*Weishu*), E-21 (*Liangmen*).

Para tratar dor epigástrica crônica, os dois grupos de pontos são:

- REN-12 (*Zhongwan*), B-20 (*Pishu*).
- B-21 (*Weishu*), DU-12 (*Shenzhu*).

Doutor Zhang Yu Pu

O Dr. Zhang distingue quatro principais padrões que causam dor epigástrica.

- *Qi* do Fígado invadindo Estômago: F-14 (*Qimen*). F-13 (*Zhangmen*) e BP-1 (*Yinbai*).
- Calor do Estômago e do Fígado: F-3 (*Taichong*), BP-3 (*Taibai*) e F-5 (*Ligou*).
- Estagnação de Sangue: REN-12 (*Zhongwan*), REN-13 (*Shangwan*), BP-10 (*Xuehai*) e B-17 (*Geshu*).
- Deficiência do Estômago e do Baço: E-36 (*Zusanli*) e BP-6 (*Sanyinjiao*). Moxa é aplicável.

Doutor Yu Hui Chuan

Para tratar dor epigástrica, o Dr. Yu utiliza uma fórmula denominada "Os Dez Pontos Antigos". Os pontos são: REN-12 (*Zhongwan*), REN-13 (*Shangwan*), REN-10 (*Xiawan*), REN-6 (*Qihai*), E-25 (*Tianshu*), PC-6 (*Neiguan*) e E-36 (*Zusanli*). Esta combinação de pontos regula o Centro, fortalece o Baço, regula o *Qi*, revigora o Sangue, promove a ascendência de *Yang* puro e a descendência do *Yin* turvo.

Journal of Chinese Medicine (Zhong Yi Za Zhi), v. 30, n. 5, 1989, p. 18

"Dr. Gu Pei Rong's Experience in the Treatment of Epigastric Pain" de Tang Shu Liang

O Dr. Tang relata a experiência do veterano Dr. Gu Pei Rong no tratamento da dor epigástrica. O Dr. Gu discute três principais padrões que causam dor epigástrica.

- *Qi* do Fígado invadindo Estômago, Fleuma:
  - *Bai Zhu* (*Rhizoma Atractylodis macrocephalae*): 12g.
  - *Fu Ling* (*Poria*): 10g.
  - *Dang Gui* (*Radix Angelicae sinensis*): 12g.
  - *Bai Shao* (*Radix Paeoniae alba*): 10g.
  - *Chai Hu* (*Radix Bupleuri*): 6g.
  - *Bai Jie Zi* (*Semen Sinapis albae*): 3g.
  - *Zhi Gan Cao* (*Radix Glycyrrhizae uralensis preparata*): 6g.
- Combinação de Frio e Calor: este padrão causa dor epigástrica e vômito; a dor cessa após vomitar. Esta condição ocorre em decorrência do Calor no tórax, causando vômito, e do Frio no Estômago, causando dor. A fórmula que o Dr. Gu utiliza é a seguinte:
  - *Dang Shen* (*Radix Codonopsis*): 12g.
  - *Ban Xia* (*Rhizoma Pinelliae preparatum*): 9g.
  - *Huang Lian* (*Rhizoma Coptidis*): 6g.
  - *Gan Jiang* (*Rhizoma Zingiberis*): 6g.
  - *Gui Zhi* (*Ramulus Cinnamomi cassiae*): 6g.
  - *Bai Shao* (*Radix Paeoniae alba*): 12g.
  - *Zhi Gan Cao* (*Radix Glycyrrhizae uralensis preparata*): 6g.
- Estagnação de Sangue proveniente de Frio:
  - *Wu Ling Zhi* (*Excrementum Trogopteri*): 12g.
  - *Yan Hu Suo* (*Rhizoma Corydalis*): 12g.
  - *Mo Yao* (*Myrrha*): 9g.
  - *Cao Guo* (*Fructus Tsaoko*): 6g.
  - *Chai Hu* (*Radix Bupleuri*): 6g.
  - *Chi Shao* (*Radix Paeoniae rubra*): 9g.
  - *Dang Gui* (*Radix Angelicae sinensis*): 12g.
  - *Tao Ren* (*Semen Persicae*): 12g.
  - *Da Huang* (*Radix et Rhizoma Rhei*): 6g.
  - *E Zhu* (*Rhizoma Curcumae*): 9g.
  - *Gan Cao* (*Radix Glycyrrhizae uralensis*): 6g.

Journal of Chinese Medicine (Zhong Yi Za Zhi), v. 32, n. 3, 1991, p. 27-28

"Analysis of Clinical Data on 642 Cases of Epigastric Pain Treated According to Identification of Patterns" de Wang Xing Hua et al.

O Dr. Wang tratou 642 pacientes portadores de dor epigástrica de acordo com a identificação de padrões. Os padrões principais foram:

- *Qi* do Fígado invadindo Estômago.
- Deficiência do Estômago e do Baço.
- Deficiência do *Yin* do Estômago.

Além de diferenciar esses padrões, os médicos diferenciaram também os pacientes de acordo com fatores patogênicos:

- Frio.
- Calor.
- Umidade.
- Estagnação de Sangue.
- Fleuma fluida.
- Retenção de Alimento.

As fórmulas usadas foram as seguintes:

- *Qi* do Fígado invadindo Estômago:
  - *Xiang Fu (Rhizoma Cyperi)*: 10g.
  - *Zhi Ke (Fructus Aurantii)*: 6g.
  - *Fo Shou (Fructus Citri sarcodactylis)*: 6g.
  - *Zi Su Geng (Caulis Perillae)*: 6g.
  - *Bai Shao (Radix Paeoniae alba)*: 10g.
  - *Chen Pi (Pericarpium Citri reticulatae)*; 6g.
  - *Ji Nei Jin (Endothelium Corneum Gigeriae Galli)*: 5g.
  - *Zhi Gan Cao (Radix Glycyrrhizae uralensis preparata)*: 3g.
- Deficiência do Estômago e do Baço:
  - *Huang Qi (Radix Astragali)*: 10g.
  - *Tai Zi Shen (Radix Pseudostellariae)*: 6g.
  - *Bai Zhu (Rhizoma Atractylodis macrocephalae)*: 10g.
  - *Shan Yao (Rhizoma Dioscoreae)*: 10g.
  - *Fu Ling (Poria)*: 15g.
  - *Mu Xiong (Radix Aucklandiae)*: 6g.
  - *Gan Cao (Radix Glycyrrhizae uralensis)*: 3g.
  - *Hong Zao (Fructus Jujubae)*: 5 tâmaras.
- Deficiência do *Yin* do Estômago:
  - *Bei Sha Shen (Radix Glehniae)*: 10g.
  - *Mai Men Dong (Radix Ophiopogonis)*: 10g.
  - *Bai Shao (Radix Paeoniae alba)*: 10g.
  - *Dang Gui (Radix Angelicae sinensis)*: 10g.
  - *Mu Hu Die (Semen Oroxyli)*: 6g.
  - *Bai Ji (Rhizoma Bletillae)*: 6g.
  - *Gan Cao (Radix Glycyrrhizae uralensis)*: 3g.
  - *Lu Mei Hua (Flos Pruni mume)*: 6g.

As modificações para as fórmulas anteriores de acordo com fatores patogênicos estão indicadas a seguir:

Frio: *Sheng Jiang (Rhizoma Zingiberis recens)*, *Mu Xiang (Radix Aucklandiae)*. No caso de deficiência de *Yang*: *Gan Jiang (Rhizoma Zingiberis)*, *Ron Gui (Cortex Cinnamomi)*.

Calor: *Mu Dan Pi (Cortex Moutan)*, *Zhu Ru (Caulis Bambusae em Taeniam)*, *Huang Qin (Radix Scutellariae)*, *Huang Lian (Rhizoma Coptidis)*, *Shan Zhi Zi (Fructus Gardeniae)*.

Umidade: *Cang Zhu (Rhizoma Atractylodis)*, *Hou Po (Cortex Magnoliae officinalis)*, *Chen Pi (Pericarpium Citri reticulatae)*, *Ban Xia (Rhizoma Pinelliae preparatum)*, *Bai Dou Kou (Fructus Amomi rotundus)*.

Fleuma fluida: *Fu Ling (Poria)*, *Ze Xie (Rhizoma Alismatis)*.

Estagnação de Sangue: *E Zhu (Rhizoma Curcumae)*, *San Leng (Rhizoma Sparganii stoloniferi)*, *Yan Hu Suo (Rhizoma Corydalis)*, *Tao Ren (Semen Persicae)*.

Retenção de Alimento: *Shan Zha (Fructus Crataegi)*, *Shen Qu (Massa medicata fermentata)*, *Gu Ya (Fructus Oryzae germinatus)*.

Os resultados informados pelos autores foram os seguintes:

- *Melhora acentuada*: 73 (11%).
- *Melhora boa*: 220 (34%).

- *Alguma melhora*: 318 (49%).
- *Nenhum resultado*: 31 (4,8%).

978-85-7241-817-1

Journal of Chinese Medicine (Zhong Yi Za Zhi), v. 37, n. 8, 1996, p. 457-458

"The Application of the Theory of the Six Stagnations in the Treatment of Epigastric Pain" de Ma Yu Lan

A teoria das Seis Estagnações foi iniciada por Zhu Dan Xi, o formulador da prescrição *Yue Ju Wan* (Pílula de *Gardenia-Ligusticum*), que trata depressão mental, aliviando as seis estagnações. As seis estagnações são estagnação de *Qi*, Sangue, Umidade, Fleuma, Calor e Alimento.

As ervas para tratar cada estagnação são as seguintes:

- *Qi*: *Xiang Fu (Rhizoma Cyperi)*, *Chuan Xiong (Rhizoma Chuanxiong)*.
- Sangue: *Tao Ren (Semen Persicae)*, *Hong Hua (Flos Carthami tinctorii)*, *Chuan Xiong (Rhizoma Chuanxiong)*.
- Umidade: *Cang Zhu (Rhizoma Atractylodis)*, *Bai Zhi (Radix Angelicae dahuricae)*, *Fu Ling (Poria)*.
- Fleuma: *Hai Fu Shi (Pumice)*, *Dan Nan Xing (Rhizoma Arisaematis preparatum)*, *Gua Lou (Fructus Trichosanthis)*.
- Calor: *Shan Zhi Zi (Fructus Gardeniae)*, *Qing Dai (Indigo naturalis)*.
- Alimento: *Shen Qu (Massa medicata fermentata)*, *Shan Zha (Fructus Crataegi)*.

A dor epigástrica é com frequência causada por estagnação no Aquecedor Médio, e o Dr. Ma fornece sete métodos de tratamento e fórmulas para tratar dor epigástrica:

- Mover *Qi*, regular Baço, harmonizar Estômago: *Yue Ju Wan* (Pílula de *Gardenia-Ligusticum*), *Si Ni San* (Pó de Quatro Rebeliões).
- Eliminar estagnação, resolver Umidade, acalmar Estômago: Pílula de *Gardenia Chuanxiong*, *Huo Xiang Zheng Qi San* (Pó de *Agastache* do *Qi* Correto).
- Resolver Fleuma, fazer a turbidez descer, interromper a dor: *Er Chen Tang* (Decocção das Duas Antigas), *Jin Ling Zi Tang* (Decocção de *Melia*).
- Resolver estagnação, eliminar Calor, interromper a dor: *Hua Gan Jian* (Decocção para Transformar o Fígado) com *Zuo Jin Wan* (Pílula do Metal Esquerdo).
- Regular o *Qi*, resolver a Fleuma, interromper a dor: *Dan Shen Yin* (Decocção de Sálvia), *Shi Xiao San* (Pó para Desatar a Rir).
- Dissolver acúmulo, eliminar estagnação, harmonizar Estômago: *Bao He Wan* (Pílula de Preservação e Harmonização).
- Eliminar as seis estagnações, acalmar Estômago, interromper a dor: *Yue Ju Wan* (Pílula de *Gardenia--Ligusticum*).

Journal of Chinese Medicine (Zhong Yi Za Zhi), v. 35, n. 10, 1994, p. 617-618

"Research on Patterns in Chronic Epigastric Pain" de Zhang Guang Hua et al.

Esse artigo informa uma estatística dos padrões mais comuns que aparecem na dor epigástrica crônica de uma população de 7.315 pacientes. Havia 4.535 (62%) homens e 2.780 (38%) mulheres. A média de idade era a seguinte:

- *Abaixo de 20 anos*: 116 (1,6%).
- *Entre 20 e 30 anos*: 1.153 (15,8%).
- *Entre 30 e 40 anos*: 2.377 (32,5%).
- *Entre 40 e 50 anos*: 2.071 (28,3%).
- *Entre 50 e 60 anos*: 1.214 (16,6%).
- *Mais de 60 anos*: 384 (5,2%).

Os padrões mais comuns no grupo dentre os 7.315 pacientes estão resumidos na Tabela 22.3. Algumas observações interessantes podem ser feitas ao comparar estas estatísticas com minha experiência realizada com pacientes ocidentais. A porcentagem muito baixa (0,5) de padrões de Frio é surpreendente, e eu diria que este padrão é mais alto nos pacientes ocidentais. Também diria que a porcentagem de pacientes com deficiência de *Yin* é mais alta que a encotrada na China (4,4%).

Journal of Chinese Medicine (Zhong Yi Za Zhi), v. 39, n. 4, 1998, p. 209

"Diagnosis and Treatment of Epigastric Pain from Damp Heat" de Tian Lin Chong

O Dr. Tian usa sua própria fórmula *Huo Xiang Cang Zhu Tang* (Decocção de *Pogostemon-Atractylodes*) para tratar dor epigástrica proveniente de Calor-Umidade:

- *Huo Xiang (Herba Pogostemonis)*.
- *Cang Zhu (Rhizoma Atractylodis)*.
- *Fu Ling (Poria)*.
- *Hua Shi (Talcum)*.
- *Jin Qian Cao (Herba Lysimachiae/Desmodii)*.
- *Zhi Shi (Fructus Aurantii immaturus)*.
- *Gan Jiang (Rhizoma Zingiberis)*.

Tabela 22.3 – Distribuição de padrões em 7.315 pacientes com dor epigástrica crônica

Padrão	Número
Estagnação de *Qi*	3.691 (50,5%)
Fogo	2.355 (32,2%)
Deficiência	3.473 (47,5%)
Umidade-Calor	1.445 (19,8%)
Frio	38 (0,5%)
Deficiência de *Yin*	324 (4,4%)
Estagnação de Sangue	459 (6,3%)
Retenção de Alimento	1 (0%)

Experiências Clínicas

Acupuntura

Acupuncture Treatment of Chronic Superficial Gastritis by the Eight Methods of the Intelligent Turtle

Journal of Traditional Chinese Medicine, Dezembro, 2003, v. 23, n. 4, p. 278-279.
Zhao C, Xie G, Weng T, Lu X, Lu M.

Objetivo

Averiguar o efeito de acupuntura pelos Oito Métodos da Tartaruga Inteligente em pacientes que sofrem de gastrite superficial crônica. (Nota: os autores aqui querem dizer o método dos Oito Pontos da Tartaruga Mística, isto é, os pontos de abertura dos Oito Vasos Extraordinários.)

Método

Com as manifestações clínicas e o volume de condução elétrica do ponto como índices, os autores observaram os efeitos imediatos do tratamento de acupuntura nas gastrites superficiais crônicas com os pontos selecionados de acordo com data e hora fixadas pelos Oito Métodos da Tartaruga Inteligente, de Ling Gui Ba Fa, que foram comparados com os efeitos no grupo-controle tratado com os pontos selecionados de acordo com a diferenciação da síndrome.

978-85-7241-817-1

Resultados

Uma taxa mais alta de melhora de sintomas e uma taxa mais alta de equilíbrio-inverso de canal foram notadas no grupo de tratamento tratado de acordo com os Oito Métodos da Tartaruga Inteligente.

Conclusão

O teste indicou que, para gastrites superficiais crônicas, os pontos *Ling Gui Ba Fa* podem dar melhores resultados terapêuticos que os pontos selecionados de acordo com a diferenciação da síndrome.

Effect of Electrical Stimulation on Acupuncture Points in Diabetic Patients with Gastric Dysrhythmia: a Pilot Study

Digestion, 2001, v. 64, n. 3, p. 184-190.
Chang CS, Ko CW, Wu CY, Chen GH.

Objetivo

As frequências anormais de ondas lentas gástricas foram observadas em gastroparese diabética e foram associadas à atividade motora antral prejudicada. O objetivo deste estudo era avaliar o efeito da acupuntura nas ondas lentas gástricas em pacientes diabéticos com sintomas que sugerem disfunção motora gástrica.

Método

Foram envolvidos quinze pacientes com diabetes tipo II, os quais apresentavam sintomas dispépticos por mais de três meses. As agulhas de acupuntura foram inseridas nas pernas dos pacientes nos pontos E-36 (*Zusanli*), bilateralmente, sendo aplicada estimulação elétrica (2Hz pulsos) por 30min. Foi realizada eletrogastrografia cutânea por 30min na linha base, por 30min durante acupuntura e por 30min adicionais depois da acupuntura. Também foram medidos gastrina do soro, motilina e níveis de polipeptídeos pancreáticos humanos.

Resultados

Houve um aumento significativo nas porcentagens da frequência normal durante e depois da acupuntura. Além disso, a porcentagem de frequência taquigástrica ficou significativamente diminuída durante e depois de acupuntura. A amplitude da onda de frequência dominante também mudou significativamente. Houve aumento de polipeptídeo pancreático sérico humano durante acupuntura.

Conclusão

Os resultados deste estudo revelaram que a excitação elétrica no ponto E-36 (*Zusanli*) poderia aumentar a porcentagem da frequência da eletrogastrografia normal e poderia diminuir a porcentagem de frequência taquigástrica em pacientes diabéticos. Os dados indicam que a acupuntura pode aumentar a regularidade de atividade mioelétrica gástrica em pacientes diabéticos.

The Effects of Acupuncture at ST-2 Sibai and ST-44 Neiting Acupoints on Gastric Peristalsis

Journal of Traditional Chinese Medicine, Dezembro, 2001, v. 21, n. 4, p. 286-288.
Chang X, Yan J, Yi S, Lin Y, Yang R.

Extrato

Frequência e amplitude de onda peristáltica gástrica foram significativamente alteradas em 15 indivíduos quando E-2 (*Sibai*) e E-44 (*Neiting*) foram inseridos por agulha. Os resultados demonstram que estes pontos são efetivos para o tratamento de doenças do estômago, proporcionando base experimental para a teoria dos canais e colaterais.

Fitoterapia

Effect of Chinese Herbs on Expression of Aquaporin 3,4 Gene in Gastric Mucosa of Patients with Pi-Wei (Spleen and Stomach) Damp Heat Syndrome

Zhong Guo Zhong Xi Yi Jie He Za Zhi [*Chinese Journal of Integrated Traditional and Western Medicine*], Março, 2005, v. 25, n. 3, p. 199-202.
Chen GX, Lao SX, Huang ZX.

Objetivo

Explorar a relação entre a Síndrome de Calor-Umidade *Pi-Wei* (PWDHS, *Pi-Wei Damp Heat Syndrome*) com expressão do gene de aquaporina 3,4 (AQP) na mucosa gástrica e os efeitos da receita de *Qing Re Hua Shi* (Eliminar Calor e Resolver Umidade) na expressão (QHR).

Método

Sessenta e oito pacientes com gastrite superficial crônica foram diferenciados no grupo da Síndrome de Calor-Umidade do Estômago e do Baço (PWDHS, n = 53: 19 casos com predominância de Umidade, 14 casos com predominância de Calor, 20 casos com Umidade igual ao Calor) e no grupo da síndrome da deficiência do Baço (PDS, n = 15). Os pacientes pertencentes ao grupo do PWDHS foram tratados com QHR. A expressão do gene 3,4 AQP foi determinada nos dois grupos pela fluorescência quantitativa da reação em cadeia de polimerase (FQ-PCR, *fluorescence quantitative polymerase chain reaction*).

Resultados

A expressão do gene no grupo AQP 3 PWDHS foi mais elevada que no grupo com síndrome de deficiência do Pi (PDS, Pi *deficiency syndrome*) e no grupo saudável, porém a diferença não mostrou nenhuma significação estatística. A expressão do gene no grupo AQP 4 PWDHS foi mais elevada que no grupo PDS e no grupo saudável, porém a diferença da expressão do gene AQP 4 entre PDS e o grupo saudável era insignificante. A comparação entre os vários subtipos de PWDHS mostrou que a expressão do gene AQP 4 ocorreu na predominância de Umidade > Umidade igual a Calor > predominância de Calor. A expressão do gene AQP 3,4 PWDHS ficou significativamente diminuída após o tratamento de QHR, especialmente nos casos com síndrome de predominância de Umidade aproximando-se à do grupo saudável e à do grupo PDS.

Conclusão

Como a expressão do gene anormal AQP 3,4 pode ser um dos possíveis mecanismos da patogênese de PWDHS, as ervas chinesas podem influenciar na expressão do gene AQP 3,4 para desempenhar um papel fundamental no tratamento.

Study on Effect of Spleen-invigorating, Qi-benefiting and Dampness-removing Chinese Drugs and Western Medicine on Serum Epidermal Growth Factor in Chronic Atrophic Gastritis Patients

Zhong Guo Zhong Xi Yi Jie He Za Zhi [*Chinese Journal of Integrated Traditional and Western Medicine*], Julho, 2001, v. 21, n. 7, p. 510-512.
Sun LM, Qiao Q, Si JM.

Objetivo

Investigar o efeito de várias combinações de ervas para revigorar o Baço e remover a Umidade e de medicamento ocidental no nível do soro do fator de crescimento epidermal (sEGF, *serum epidermal growth factor*) no soro de pacientes que sofrem de gastrite crônica atrófica (CAG, *chronic atropic gastritis*).

Método

Por meio de diferenciação de síndrome, três grupos de medicamentos chineses foram divididos em grupo I, para revigorar o Baço (SI-I, *Spleen invigoratin I*); grupo II,

580 Dor Epigástrica

para beneficiar o *Qi* (SI-II); e grupo para remover Umidade (DR, *Dampness removing*); tais grupos foram comparados com um grupo de medicamento ocidental (WM, *Western medicine*) e com voluntários saudáveis servindo como grupo-controle. As mudanças de sintomas e o nível de sEGF foram determinados e comparados entre os grupos, tanto antes como depois de tratamento.

Resultados

O sEGF nos vários grupos de CAG era mais elevado que o do grupo-controle. Nos grupos SI-I e II, os sintomas e manifestações patológicas foram significativamente melhoradas e o nível de sEGF caiu notadamente depois do tratamento. O nível de sEGF no DR foi elevado, porém o nível de sEGF no grupo WM foi diminuído de forma insignificante.

Conclusão

A inflamação da mucosa gástrica pode causar elevação responsiva do sEGF nos pacientes com CAG. Depois do tratamento com drogas chinesas para revigorar o Baço e remover Umidade, os sintomas de CAG melhoraram, simultaneamente com a restauração de sEGE. Portanto, o sEGF pode ser usado como índice sensível do prognóstico de CAC.

Effect of He Wei Decoction on Chronic Atrophic Gastritis and Eradication of Helicobacter pylori

World Journal of Gastroenterology, Fevereiro, 2005, v. 11, n. 7, p. 986-989.
Ji WS, Gao ZX, Wu KC, Qiu JW, Shi BL, Fan DM.

Objetivo

Demonstrar o efeito da decocção de *He Wei* (que é uma decocção para regular o Estômago) em casos de gastrite crônica atrófica (CAG) e de *Helicobacter pylori* (HP).

Método

Com base nos principais sinais e sintomas, noventa pacientes com CAG que faziam parte da investigação foram divididos em seis diferenciações de síndromes. A decocção de *He Wei* foi adiministrada oralmente para todos os pacientes durante 4 ou 8 semanas. A eficácia foi avaliada pelo acúmulo composto de redução dos *scores* dos principais sintomas e pela erradicação de HP. O teste *chi*-quadrado foi usado para comparar a eficácia entre casos HP-positivos e negativos, e para descobrir a relação entre eficácia e erradicação de HP.

Resultados

Nos pacientes com seis diferentes tipos de síndromes, a eficácia da decocção de *He Wei* foi da ordem de 91,67% (11/12), 92,86% (13/14), 97,22% (35/36), 87,5% (14/16), 75% (6/8) e 75% (3/4), respectivamente. A taxa altamente eficaz foi de 58,33% (7/12), 50% (7/14), 77,78% (28/36), 62,5% (10/16), 12,5% (1/8) e 25% (1/4), respectivamente. A eficácia total foi da ordem de 91,11% (82/90), e a taxa de um resultado altamente eficaz foi de 60% (54/90). A taxa de erradicação de HP foi de 67,86% (38/56). O efeito terapêutico da decocção de *He Wei* foi melhor nos casos HP-positivos do que nos casos HP-negativos com o efeito total de 96,43% *versus* 82,35%. Nos 56 casos HP-positivos, o efeito terapêutico foi melhor nos casos HP-erradicados do que nos casos HP-existentes, com efeito total de 97,37% *versus* 72,22%.

Conclusão

A decocção de *He Wei* é efetiva na maioria dos casos em todos os tipos de síndromes. Os resultados indicam que a erradicação de HP é um dos mecanismos importantes para alívio de sinais e sintomas. Também, a decocção é eficaz nos casos HP-negativos.

Clinical Study on Treatment of Gastric Ulcer with Qing Wei Zhi Tong Wan (Clearing the Stomach and Stopping Pain Pill)

Zhong Guo Zhong Xi Yi Jie He Za Zhi [*Chinese Journal of Integrated Traditional and Western Medicine*], Junho, 2001, v. 6, n. 21, p. 422-423.
He LZ, Zhang Q, Wang SC.

Objetivo

Observar o efeito da pílula *Qing Wei Zhi Tong* (QWZTP, *Qing Wei Zhi Tong pill*) no tratamento de úlceras gástricas e eliminação do *Helicobacter pylori* (HP).

Método

Cento e vinte pacientes participaram. Os pacientes no grupo tratado (n = 60) e no grupo-controle (n = 60) foram tratados, respectivamente, com QWZTP e tablete de *Si Fang Wei* para observar o efeito terapêutico do tratamento em nicho de úlcera, Síndromes de Medicina Tradicional Chinesa (MTC) e HP.

Resultados

A taxa efetiva em nicho de úlcera avaliada por gastroscópio foi de 86,67% no grupo tratado e 71,67% no grupo-controle; a comparação entre os dois grupos mostrava diferença significativa. A taxa efetiva na melhora na Síndrome de MTC nos dois grupos foi de, respectivamente, 91,67% e 88,33%; a diferença entre os dois grupos foi insignificante. A taxa de eliminação de HP no grupo tratado foi de 47%.

Conclusão

QWZTP apresenta efeito satisfatório no tratamento de úlcera gástrica e eliminação de HP.

Kang Wei Granules in Treatment of Gastropathy Related to Helicobacter pylori Infection

Journal of Traditional Chinese Medicine, Março, 2003, v. 23, n. 1, p. 27-31.
Chen F Wei B, Yao W, Luo X.

Resumo

Grânulos de *Kang Wei*, uma preparação granular para fortalecer o Baço, preencher o *Qi*, eliminar o Calor e resolver a Umidade, foi utilizada no tratamento de 288 casos de gastropatia relacionados à infecção por *Helicobacter pylori*. Os efeitos foram comparados com terapia tripla De Nol no grupo-controle de 74 casos. Os resultados terapêuticos mostraram que grânulos de *Kang Wei* foram superiores às drogas ocidentais, melhorando os principais sintomas de deficiência de Baço e Estômago e retenção de Calor-Umidade no interior.

Clinical Observation on the Method of Supplementing Qi, Clearing Heat and Promoting Blood Circulation for Treating 53 Cases of Gastritis Related to Pyloric Helicobacterium

Journal of Traditional Chinese Medicine, Junho, 2003, v. 23, n. 2, p. 83-86.
Wang Y.

Resumo

A pesquisa clínica mostrou que a cápsula de *Qing You Yang Wei* tem um efeito curativo satisfatório em gastrite crônica relacionada com *Helicobacter pylori* (HP). Entre 53 casos em um grupo de tratamento, a observação clínica mostrou cura em 6 casos, efeito óbvio em 18, um pouco de efeito em 24, nenhum efeito em 5, resultando em taxa efetiva total de 90,5%. Dos 50 casos no grupo-controle, foi encontrada cura em 5 casos, efeito óbvio em 13, pouco de efeito em 20, nenhum efeito em 12, perfazendo a taxa efetiva total de 76%. A taxa efetiva total no grupo de tratamento foi, portanto, mais alta que no grupo-controle. A taxa de eliminação do HP no grupo de tratamento foi de 66,04%, semelhante à do grupo-controle. Em consulta de seguimento seis meses depois, a taxa de retorno no grupo de tratamento foi de 13,33%, abaixo daquela encontrada no grupo-controle, que foi de 41,66%.

Diagnóstico Diferencial Ocidental

Sob a perspectiva médica do diagnóstico ocidental, a tarefa mais importante é diferenciar de quais órgãos a dor epigástrica pode originar-se. Estes podem ser:

- Esôfago (carcinoma de esôfago).
- Estômago (gastrite, úlcera gástrica, úlcera perfurada, carcinoma de estômago).
- Duodeno (úlcera duodenal).
- Pâncreas (pancreatite, carcinoma de pâncreas).
- Intestino Grosso (apendicite, intestino irritável).
- Vesícula Biliar (cálculos biliares).

Esôfago

Carcinoma de Esôfago

Manifesta-se com dor e disfagia na região epigástrica e no esterno (dificuldade em engolir). Nos países ocidentais ocorre principalmente entre idosos, ao passo que na China é o câncer mais comum do tubo digestivo.

Estômago

Gastrite

Esta doença é limitada aos adultos. Consiste na inflamação da mucosa do estômago. Pode ser superficial (afetando apenas as camadas superficiais) ou atrófica (com diminuição da mucosa).

As principais manifestações são: dor epigástrica difusa e constante (que ocorre cerca de uma hora após as refeições), náusea, vômito, regurgitação ácida, eructação e pouco apetite. A língua é revestida e, em casos agudos, pode ocorrer temperatura moderada. Nos casos agudos e graves, podem ocorrer prostração e desmaio, como no choque, com palidez e pulso rápido e fraco.

Úlcera Gástrica

É caracterizada por ulceração da membrana mucosa do estômago. Os estímulos simpáticos inibem as glândulas de Brunner, que secretam um muco protetor da mucosa. Dessa maneira, o revestimento do estômago se torna mais vulnerável aos ácidos.

A úlcera gástrica causa dor epigástrica que se apresenta em crises, permanecendo por algumas semanas em intervalos de meses. A dor ocorre de 30min até 2h após as refeições e não é aliviada pela alimentação. Podem ocorrer também náusea, regurgitação e distensão.

Se a úlcera perfurar, trata-se de emergência séria e o paciente deve ser hospitalizado o mais cedo possível. A úlcera perfurada é caracterizada por dor epigástrica intensa, a qual, em pouco tempo, se difunde por todo o abdômen, sendo agravada mediante a tosse e por respiração profunda. Frequentemente, a dor se irradia para o ombro. O paciente torna-se muito aflito, sob choque e, contrariamente ao quadro de inquietação de cólica renal e da vesícula biliar, fica relutante em se mover. O abdome apresenta-se rígido e não se move com a respiração. A dor pode enganosamente diminuir cerca de 6h após seu início. Este fato pode dar a impressão perigosa de melhora. Porém, essa melhora é seguida por uma elevação na frequência do pulso e o quadro do paciente se torna cada vez mais grave.

Carcinoma de Estômago

Ocorre apenas na meia-idade, normalmente após os 40 anos. A dor epigástrica aumenta gradualmente com o passar dos anos. Há também dificuldade de engolir, perda do apetite e vômito. Nos casos avançados, o paciente pode vomitar sangue, que parece borra de café. O paciente se apresenta gradualmente caquético e sua compleição fica amarelada. Ocorrerá anemia ou melena se houver ulceração crônica. O fígado pode ser aumentado, com a presença de nódulos.

Duodeno

Úlcera Duodenal

É caracterizada por ulceração do duodeno associada ao aumento da secreção ácida. A dor se inicia no centro da região epigástrica e se apresenta em crises. Começa geralmente 2 até 3h após as refeições, sendo aliviada

Pâncreas

Pancreatite

É mais comum nos homens acima de 40 anos. A dor epigástrica tem início súbito, sendo intensa e apresentando piora gradativa. Pode irradiar para as costas. Há ainda náusea, ânsia e vômito, sintomas aliviados ao levantar-se ou inclinar-se para frente.

Os pacientes ficam aflitos e sob choque e, em 25% dos casos, há icterícia devido à compressão da cabeça do pâncreas no duto biliar comum.

Carcinoma do Pâncreas

É mais comum nos homens entre 50 e 70 anos. A dor epigástrica se inicia com característica surda, que piora ao deitar e à noite. O paciente apresenta-se gradualmente mais cansado e há vômito, anorexia e perda de peso.

Intestino Grosso

Apendicite

Em alguns casos, a apendicite pode se iniciar com dor epigástrica. Entretanto, em pouco tempo, ela se estende para a região inferior do abdômen ou para a área umbilical. Para uma descrição dos sinais e sintomas, ver o tópico "Dor Abdominal", no Capítulo 27.

Intestino Irritável

Mais que um diagnóstico, este termo tende a ser a captura total para todos os casos de dor abdominal que não tem outra explicação. É importante relembrar, entretanto, que, em aproximadamente 42% dos casos, o intestino irritável pode se apresentar com dor epigástrica (ver também Cap. 27, "Dor Abdominal"). Entretanto, é igualmente importante se ter em mente que, da perspectiva do diagnóstico da medicina chinesa, se a dor estiver na região epigástrica, isso definitivamente indica uma patologia de Estômago, e, em qualquer caso, o Estômago está intimamente relacionado ao Intestino Grosso, dentro do *Yang* Brilhante.

Vesícula Biliar

Cálculos Biliares

A impactação de um cálculo biliar algumas vezes apresenta-se com dor epigástrica intensa e vômito. Porém, em sua evolução, a dor se concentrará na região do hipocôndrio direito.

Notas Finais

1. 1979 Huang Di Nei Jing Su Wen 黄帝内经素问 [The Yellow Emperor's Classic of Internal Medicine – Simple Questions]. People's Health Publishing House, Beijing, p. 98. Publicado primeiramente *c*.100 a.C.
2. Ibid., p. 77.

Capítulo 23

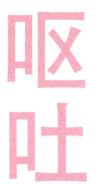

Náusea e Vômito

CONTEÚDO DO CAPÍTULO

Náusea e Vômito 583

Etiologia 584
- Fatores Patogênicos Externos 584
- Dieta Irregular 584
- Tensão Emocional 584
- Sobrecarga de Trabalho 585

Patologia 585

Diagnóstico 586

Identificação de Padrões e Tratamento 586
- Invasão de Frio Externo no Estômago 587
- Qi do Fígado Invadindo Estômago 587
- Frio no Estômago 588
- Frio-Umidade no Estômago 588
- Calor do Estômago 588
- Fleuma Obstruindo Estômago 589
- Calor em Fígado e Vesícula Biliar 589
- Fogo do Estômago e do Fígado 590
- Retenção de Alimento 590
- Estagnação do *Qi* do Coração 591
- Deficiência do *Qi* do Estômago 591
- Estômago Deficiente e Frio 591
- Deficiência do *Yin* do Estômago 592

Experiências Clínicas 592
- Acupuntura 592
- Fitoterapia 593

- Invasão de Frio externo no Estômago
- *Qi* do Fígado invadindo Estômago
- Frio no Estômago
- Frio-Umidade no Estômago
- Calor do Estômago
- Fleuma obstruindo Estômago
- Calor em Fígado e Vesícula Biliar
- Fogo do Estômago e do Fígado
- Retenção de Alimento
- Estagnação do *Qi* do Coração
- Deficiência do *Qi* do Estômago
- Estômago deficiente e frio
- Deficiência do *Yin* do Estômago

Náusea e Vômito

Há vários termos chineses referindo-se à náusea e ao vômito, expressando diferentes características ou graus de gravidade. O termo chinês *e xin* significa "náusea"; *ou* significa vômito acompanhado de som; *tu* significa vômito sem som; *gan ou* indica vômito curto (isto é, um esforço para vomitar, mas sem restos alimentares) com som baixo; *yue* indica vômito longo com som alto (antes da dinastia Ming, este termo indicava "soluço"). Os dois termos chineses *ou* e *tu* são normalmente utilizados juntos para indicar vômito.

> **Resumo**
>
> **Termos que Indicam Náusea e Vômito**
> - *E Xin*: náusea
> - *Ou*: vômito acompanhado de som
> - *Tu*: vômito sem som
> - *Gan Ou*: vômito curto (sem restos alimentares) com som baixo
> - *Yue*: vômito longo com som alto

O *Questões Simples* (*Su Wen*), em várias passagens, discute o vômito diferenciando o padrão causativo. Por exemplo, o *Questões Simples*, no capítulo 71, comenta[1]:

Nas doenças com Calor atado agitando ascendentemente, há tosse e vômito.

No capítulo 74, o *Questões Simples* declara[2]:

Quando a energia do Yin Maior prevalecer, a Umidade subirá, haverá sensação de plenitude e peso do corpo,

584 Náusea e Vômito

o alimento não poderá ser digerido, o Yin Qi [isto é, o Qi *turvo*] *aparecerá anteriormente, haverá desconforto no tórax, os fluidos se acumularão no Centro, causando tosse... então haverá vômito de fluidos claros.*

No capítulo 39, o *Questões Simples* discute o vômito resultante de Frio externo[3]:

Quando o Frio invadir o Estômago, o Qi *se rebelará ascendentemente e haverá vômito com dor epigástrica.*

No capítulo 49, o *Questões Simples* menciona o vômito resultante da Retenção de Alimento[4]:

Vômito após a refeição é decorrente do acúmulo de alimento que transborda causando vômito.

O mesmo capítulo 49 também descreve vômito resultante do *Qi* rebelde com desequilíbrio entre as regiões superior e inferior do corpo[5]:

Vômito com falta de ar é decorrente do Yin Qi *situando-se na região inferior do corpo, do* Yang Qi, *na parte superior, e do* Yang Qi *flutuando sem raízes causando vômito e falta de ar.*

O capítulo 19 do *Eixo Espiritual* (*Ling Shu*) descreve vômito resultante da Vesícula Biliar[6]:

Quando os fatores patogênicos estiverem na Vesícula Biliar, o Qi *se rebela ascendentemente para o Estômago, a Vesícula Biliar secreta seus fluidos, há gosto amargo e o* Qi *do Estômago se rebela ascendentemente causando vômito: isto é chamado de vômito da Vesícula Biliar.*

As passagens anteriores mencionam os principais padrões que causam vômito, isto é, Frio, Calor, Retenção de Alimento, Umidade e Calor da Vesícula Biliar.

A discussão de náusea e vômito será feita de acordo com os seguintes tópicos:

- Etiologia.
- Patologia.
- Diagnóstico.
- Identificação de padrões e tratamento.
- Experiências clínicas.

Etiologia

Fatores Patogênicos Externos

Todo o fator patogênico externo (por exemplo, Vento, Frio, Calor. Calor de Verão e Umidade) pode invadir o Estômago e fazer o *Qi* do Estômago se rebelar de fora ascendente. Isto é particularmente comum nas crianças, nas quais os trajetos do *Qi* ficam facilmente desordenados: por essa razão, bebês e crianças muitas vezes vomitam ao sofrer a invasão de um fator patogênico externo.

Nos adultos, os fatores patogênicos externos mais comum que provocam vômito são Frio e Umidade. Estes dois fatores patogênicos obstruem o Estômago, fazem seu *Qi* se rebelar ascendentemente, resultando em náusea e vômito. O Frio também causa dor epigástrica, ao passo que a Umidade causa plenitude epigástrica e peso.

Dieta Irregular

A dieta, obviamente, desempenha um papel importante na etiologia da náusea e do vômito. Hábitos de alimentação irregular (por exemplo, alimentar-se com pressa, alimentar-se tarde à noite, alimentar-se enquanto trabalha, etc.) geram Retenção de Alimento ou estagnação de *Qi* no Estômago: estes prejudicam a descendência de *Qi* do Estômago, de forma que o *Qi* se rebela ascendentemente, causando náusea e vômito.

O consumo excessivo de alimentos gordurosos e frituras ou laticínios pode gerar formação de Fleuma e/ou de Umidade no Estômago. Umidade ou Fleuma obstrui o Estômago, impede seu *Qi* de descender e pode causar náusea e vômito. A Umidade também causa sensação de plenitude e peso no abdômen, ao passo que a Fleuma causa sensação de opressão e peso do tórax e da região epigástrica.

O consumo excessivo de alimentos frios (fruta, bebidas geladas, sorvetes, etc.) causa Frio no Estômago. O Frio contrai e impede o *Qi* do Estômago de descer, de maneira que este se rebela ascendentemente, causando náusea e vômito.

O consumo excessivo de alimentos quentes (carne vermelha. condimentos, álcool) gera Calor no Estômago. O Calor possui tendência a agitar-se para cima e faz o *Qi* do Estômago se rebelar ascendentemente, causando náusea e vômito.

Alimentar-se irregularmente por muitos anos (como descrito anteriormente) também pode gerar deficiência do *Qi* do Estômago e/ou do *Yin* do Estômago. Quando esta deficiência ocorre, o *Qi* do Estômago não desce (porque está deficiente) e causa náusea e vômito do tipo deficiência.

Tensão Emocional

Muitas emoções diferentes podem afetar o Estômago, fazendo seu *Qi* se rebelar ascendentemente. A raiva é uma das emoções mais comuns, a qual causa rebelião do *Qi* do Estômago. A raiva faz o *Qi* do Fígado se rebelar ascendentemente e este afeta o Estômago, o que também facilmente faz seu o *Qi* se rebelar de forma ascendente; porém, observe o fato de a raiva também poder afetar diretamente o Estômago.

Em minha experiência, a preocupação apresenta também a tendência de fazer o *Qi* ascender, e esta emoção muitas vezes afeta o Estômago, fazendo seu *Qi* se rebelar ascendentemente, resultando em náusea e vômito. Outras emoções que podem fazer o *Qi* do Estômago se rebelar ascendentemente são vergonha e culpa.

Tristeza e aflição esvaziam o *Qi* e afetam o Estômago, causando deficiência do *Qi* do Estômago; neste caso, o *Qi* do Estômago não desce e causa náusea e vômito.

A tensão emocional também pode causar náusea e vômito por afetar a descendência do *Qi* do Coração (ver adiante). Todas as emoções afetam o Coração e algumas delas (por exemplo, raiva, preocupação, culpa) geram a ascendência do *Qi* do Coração e, portanto, potencialmente, geram náusea e vômito.

Sobrecarga de Trabalho

A sobrecarga de trabalho por muitos anos, no sentido de muitas horas de trabalho sem descanso adequado e sob condições estressantes, gera deficiência do *Qi* do Estômago: o *Qi* do Estômago deficiente não desce e isto resulta em náusea e vômito.

Resumo

Etiologia
- Fatores patogênicos externos
- Dieta irregular
- Tensão emocional
- Sobrecarga de trabalho

Patologia

A patologia de náusea e vômito envolve, por definição, o Estômago. De fato, normalmente o *Qi* do Estômago desce; náusea e/ou vômito são, por definição, um sintoma em que o *Qi* do Estômago está subindo.

Assim, náusea e vômito são, por definição, provenientes do *Qi* rebelde do Estômago ascendendo: isto não quer dizer, entretanto, que náusea e vômito sejam sempre decorrentes de condição de excesso, uma vez que náusea e vômito também podem ocorrer devido à deficiência de Estômago.

O mecanismo patológico é diferente em cada caso: por condições de Excesso do Estômago, o *Qi* do Estômago se rebela para cima *ativamente*; ao passo que, nas condições de deficiência, o *Qi* do Estômago não consegue descender. Portanto, embora náusea e vômito sempre envolvam rebelião do *Qi* do Estômago, esta será combinada com várias patologias do Estômago do tipo excesso (como Frio do Estômago ou Calor do Estômago) ou do tipo deficiência (por exemplo, deficiência do *Yin* do Estômago).

O *Complet Book*, de Jing Yue, afirma[7]:

O vômito do tipo Excesso pode ser causado por Frio externo, Retenção de Alimento, Calor do Estômago agitando-se para cima, Qi do Fígado rebelando-se ascendentemente, Fleuma que obstrui o Centro ou por fator patogênico externo que penetrou no interior e se acumulou no Yang Brilhante. Nas condições de deficiência, não há prejuízo interno, não há invasão de fator patogênico externo e o vômito é proveniente da deficiência de Estômago.

Este distinto mecanismo patológico é ilustrado pela ação diferente dos dois pontos REN-13 (*Shangwan*) e REN-10 (*Xiawan*): o primeiro domina ativamente o *Qi* rebelde do Estômago, ao passo que o último auxilia o *Qi* do Estômago a descender.

Nota Clínica

- Nas condições de náusea do tipo Excesso, o *Qi* se rebela para cima ativamente; nas condições de deficiência, não consegue descender. Este distinto mecanismo patológico é ilustrado pela ação diferente dos dois pontos REN-13 (*Shangwan*) e REN-10 (*Xiawan*): o primeiro domina ativamente o *Qi* rebelde do Estômago, ao passo que o último auxilia o *Qi* do Estômago a descender
- É importante salientar que há duas outras condições patológicas que podem causar náusea e vômito. Primeiro, o Coração pode desempenhar um papel na patologia da náusea e do vômito pelo fato do *Qi* do Coração, assim como o *Qi* do Estômago, também descender e afetar o Estômago. Há uma íntima conexão entre Coração e canais do Estômago em virtude dos canais Divergentes (o canal Divergente do Estômago flui pelo Coração) e canais de Conexão (*Luo*) (o Grande canal de Conexão do Estômago vai para o ventrículo esquerdo)
- Portanto, o fracasso do *Qi* do Coração em descender ou a agitação ascendente ativa do *Qi* do Coração pode causar náusea e vômito: curiosamente, esta pode ser a razão pela qual o ponto PC-6 (*Neiguan*) é um ponto importante para tratar náusea e vômito

---

!

- A rebelião ascendente do *Qi* do Coração é uma causa comum de náusea e vômito (razão pela qual PC-6 [*Neiguan*] trata náusea)
- Uma patologia do Vaso Penetrador (*Chong Mai*) é uma segunda causa possível de náusea e vômito. De fato, quando o *Qi* do Vaso Penetrador se rebela ascendentemente, ele pode causar todos os tipos de sintomas da região inferior do abdômen para a cabeça. No tórax, o Vaso Penetrador conecta-se ao Coração e ao Estômago e seu *Qi* rebelde causa, portanto, rebelião ascendente do *Qi* do Estômago, gerando náusea e vômito

---

Nota Clínica

- A patologia do *Qi* rebelde do Vaso Penetrador (*Chong Mai*) é uma possível causa de náusea e vômito. No tórax, o Vaso Penetrador conecta-se ao Coração e ao Estômago e seu *Qi* rebelde causa, portanto, rebelião ascendente do *Qi* do Estômago, gerando náusea e vômito. Empregar BP-4 (*Gongsun*) e PC-6 (*Neiguan*), em combinação, acompanhados de R-21 (*Youmen*), IG-4 (*Hegu*) e F-3 (*Taichong*)

Resumo

Patologia
- A patologia de náusea e vômito envolve, por definição, o Estômago, isto é, o *Qi* do Estômago ascendendo, em vez de descender
- Nas condições de excesso do Estômago, o *Qi* do Estômago se rebela ativamente para cima; nas condições de deficiência, não consegue descender
- O Coração pode desempenhar um papel na patologia da náusea e do vômito pelo fato do *Qi* do Coração, assim como o *Qi* do Estômago, também descender e afetar o Estômago
- Patologia do Vaso Penetrador (*Chong Mai*) é uma possível causa de náusea e vômito
- Este distinto mecanismo patológico de náusea e vômito é ilustrado pela ação diferente dos dois pontos REN-13 (*Shangwan*) e REN-10 (*Xiawan*): o primeiro domina ativamente o *Qi* rebelde do Estômago, ao passo que o último auxilia o *Qi* do Estômago a descender

586 Náusea e Vômito

Diagnóstico

Uma sensação moderada de náusea é geralmente decorrente de deficiência do *Qi* do Estômago, com o *Qi* do Estômago sendo incapaz de descender. Forte sensação de náusea ou vômito é proveniente da ascendência do *Qi* rebelde do Estômago: este fato pode estar associado com estagnação, Frio ou Calor, sendo decorrente de condição de excesso.

Vômitos alimentares profusos e barulhentos após as refeições indicam condição de excesso do Estômago; vômito de fluidos com som baixo algum tempo após as refeições indica condição de deficiência do Estômago.

Vômito de fluidos ácidos indica *Qi* do Fígado estagnado invadindo Estômago. Vômito de fluidos amargos indica Calor no Fígado e na Vesícula Biliar. Vômito de fluidos finos e aquosos indica Frio no Estômago. Vômito logo após a refeição sugere condição de Calor, ao passo que vômito algumas horas após a refeição sugere condição de Frio ou deficiência.

Vômito com um som alto indica condição de excesso, a qual pode ser Retenção de Alimento, Calor do Estômago, Calor do Fígado e do Estômago ou Frio por Excesso no Estômago; ao passo que vômito com som fraco indica condição de deficiência, a qual pode ser deficiência do *Qi* do Estômago, Estômago deficiente e frio ou deficiência do *Yin* do Estômago. Crises de vômito que dependem do estado emocional indicam geralmente rebelião do *Qi* do Fígado invadindo Estômago.

Resumo

Diagnóstico
- *Náusea moderada*: deficiência do *Qi* do Estômago
- *Náusea/vômito intenso*: *Qi* rebelde do Estômago
- *Vômito logo após a refeição*: condição de Excesso do Estômago
- *Vômito de fluidos*: condição de deficiência do Estômago
- *Vômito de fluidos ácidos*: *Qi* do Fígado estagnado invadindo Estômago
- *Vômito de fluidos amargos*: Calor no Fígado e na Vesícula Biliar
- *Vômito de fluidos finos e aquosos*: Frio no Estômago
- *Vômito imediatamente após a refeição*: Calor
- *Vômito algumas horas após a refeição*: Frio
- *Crises de vômito que dependem do estado emocional*: rebelião do *Qi* do Fígado invadindo Estômago

---

Identificação de Padrões e Tratamento

Os padrões discutidos são:

- Invasão de Frio externo no Estômago.
- *Qi* do Fígado invadindo Estômago.
- Frio no Estômago.
- Frio-Umidade no Estômago.
- Calor do Estômago.
- Fleuma obstruindo Estômago.
- Calor em Fígado e Vesícula Biliar.
- Fogo do Estômago e do Fígado.
- Retenção de Alimento.
- Estagnação do *Qi* do Coração.
- Deficiência do *Qi* do Estômago.
- Estômago deficiente e frio.
- Deficiência do *Yin* do Estômago.

Antes de discutir os padrões subjacentes de náusea e vômito, listarei as principais ervas e pontos de acupuntura que interrompem o vômito.

Pontos de Acupuntura que Interrompem o Vômito

- PC-6 (*Neiguan*): domina a rebelião do *Qi* do Estômago e do *Qi* do Coração
- REN-13 (*Shangwan*): domina o *Qi* rebelde do Estômago nas condições de Excesso
- REN-10 (*Shangwan*): restabelece a descendência do *Qi* do Estômago nas condições de deficiência
- REN-12 (*Zhongwan*): restabelece a descendência do *Qi* do Estômago nas condições de deficiência
- B-21 (*Weishu*): restabelece a descendência do *Qi* do Estômago nas condições crônicas
- BP-4 (*Gongsun*) e PC-6 (*Neiguan*) (Vaso Penetrador, *Chong Mai*): dominam o *Qi* rebelde do Vaso Penetrador causando náusea e vômito
- E-34 (*Liangqiu*): domina o *Qi* rebelde do Estômago nas condições de excesso
- E-40 (*Fenglong*): domina o *Qi* rebelde do Estômago nas condições de excesso
- E-36 (*Zusanli*): restabelece a descendência de *Qi* do Estômago nas condições de deficiência
- IG-4 (*Hegu*): restabelece a descendência de *Qi* do Estômago

---

Ervas que Interrompem Vômito

Erva	Categoria
Ban Xia (*Rhizoma Pinelliae preparatum*)	Resolver Fleuma
Cang Zhu (*Rhizoma Atractylodis*)	Resolver Umidade aromaticamente
Cao Guo (*Fructus Tsaoko*)	Resolver Umidade aromaticamente
Chen Pi (*Pericarpium Citri reticulatae*)	Mover *Qi*
Ding Xiang (*Flos Caryophilli*)	Aquecer
Fo Shou (*Fructus Citri sarcodactylis*)	Mover *Qi*
Gao Liang Jiang (*Rhizoma Alpiniae officinarum*)	Aquecer
Hou Po (*Cortex Magnoliae officinalis*)	Resolver Umidade aromaticamente
Huang Lian (*Rhizoma Coptidis*)	Eliminar Calor
Huo Xiang (*Herba Pogostemonis*)	Libertar Exterior
Lu Gen (*Rhizoma Phragmitis*)	Eliminar Calor
Mu Xiang (*Radix Aucklandiaei*)	Mover *Qi*

978-85-7241-817-1

■ *Pei Lan (Herba Eupatorii)*	Resolver Umidade aromaticamente
■ *Sha Ren (Fructus Amomi)*	Resolver Umidade
■ *Sheng Jiang (Rhizoma Zingiberis recens)*	Libertar Exterior
■ *Wu Zhu Yu (Fructus Evodiae)*	Aquecer
✕ *Xiao Hui Xiang (Fructus Foeniculi)*	Aquecer
■ *Zhu Ru (Caulis Bambusae in Taeniam)*	Resolver Fleuma
■ *Zi Su Geng (Caulis Perillae)*	Mover *Qi*
■ *Zi Su Ye (Folium Perillae)*	Libertar Exterior

Invasão de Frio Externo no Estômago

Manifestações Clínicas

Vômito agudo, dor epigástrica, febre, aversão ao frio, dores no corpo.

Língua: revestimento espesso e branco.
Pulso: Tenso e Cheio.
Este padrão só ocorre em situações agudas.

Princípio de Tratamento

Libertar Exterior, expelir Frio, aquecer Estômago, dominar *Qi* rebelde do Estômago.

Acupuntura

Pontos

PC-6 (*Neiguan*), REN-13 (*Shangwan*), E-21 (*Liangmen*), E-34 (*Liangqiu*), IG-4 (*Hegu*). Utilizar método de sedação; a moxa deve ser utilizada (caixa de moxa na região epigástrica).

EXPLICAÇÃO

- PC-6 restabelece a descendência do *Qi* do Estômago.
- REN-13 domina o *Qi* rebelde do Estômago.
- E-21 e E-34 interrompem a dor e tratam padrões agudos do Estômago.
- IG-4 liberta o Exterior e restabelece a descendência do *Qi* do Estômago.

Fitoterapia

Prescrição

HUO XIANG ZHENG QI SAN – Pó de *Pogostemon* do *Qi* Correto.

EXPLICAÇÃO Essa fórmula liberta o Exterior, expele o Frio, elimina a turbidez do Estômago com ervas aromáticas e restabelece a descendência do *Qi* do Estômago.

Resumo

Invasão de Frio Externo no Estômago

Pontos
- PC-6 (*Neiguan*), REN-13 (*Shangwan*), E-21 (*Liangmen*), E-34 (Liangqiu), IG-4 (*Hegu*). Utilizar método de sedação; a moxa deve ser utilizada (caixa de moxa na região epigástrica)

Fitoterapia

Prescrição
- *HUO XIANG ZHENG QI SAN* – Pó de *Pogostemon* do *Qi* Correto

---

Qi *do Fígado Invadindo Estômago*

Manifestações Clínicas

Náusea, vômito, eructação, soluço, irritabilidade, dor e distensão em região epigástrica e hipocôndrio, sensação de distensão do epigástrico, regurgitação ácida, suspiros, membros debilitados.

Língua: de coloração normal (ou, nos casos graves de estagnação do *Qi* do Fígado, ligeiramente Vermelha nas laterais).

Pulso: em Corda no lado esquerdo e Fraco no lado direito.

Este padrão é uma causa comum de náusea: é, com frequência, causado por tensão emocional.

Princípio de Tratamento

Acalmar Fígado, mover *Qi*, eliminar estagnação, dominar *Qi* rebelde do Estômago.

Acupuntura

978-85-7241-817-1

Pontos

PC-6 (*Neiguan*), REN-13 (*Shangwan*), F-14 (*Qimen*), VB-34 (*Yanglingquan*), F-3 (*Taichong*), REN-12 (*Zhongvan*), E-36 (*Zusanli*).

Utilizar método de sedação ou neutro em todos os pontos, exceto nos dois últimos, que devem ser tonificados.

EXPLICAÇÃO

- PC-6 e REN-13 dominam o *Qi* rebelde do Estômago.
- F-14, VB-34 e F-3 acalmam o Fígado e movem o *Qi*. Em particular, F-14 harmoniza Fígado e Estômago.
- REN-12 e E-36 tonificam o Estômago.

Fitoterapia

Prescrição

BAN XIA HOU PO TANG – Decocção de *Pinellia-Magnolia* – mais *ZUO JIN WAN* – Pílula do Metal Esquerdo.

Resumo

Qi do Fígado Invadindo Estômago

Pontos
- PC-6 (*Neiguan*), REN-13 (*Shangwan*), F-14 (*Qimen*), VB-34 (*Yanglingquan*), F-3 (*Taichong*), REN-12 (*Zhongvan*), E-36 (*Zusanli*). Utilizar método de sedação ou método neutro em todos os pontos, exceto nos dois últimos, que devem ser tonificados

Fitoterapia

Prescrição
- *BAN XIA HOU PO TANG* – Decocção de *Pinellia-Magnolia* – mais *ZUO JIN WAN* – Pílula do Metal Esquerdo

588 Náusea e Vômito

Frio no Estômago

Manifestações Clínicas

Náusea, vômito de fluido aquoso e fino; dor epigástrica agravada por ingestão de líquidos frios e aliviada por ingestão de líquidos mornos; babar; soluçar; a sensação piora depois de engolir fluidos frios, que são vomitados rapidamente; dor intensa na região epigástrica; sensação de frio; membros frios; preferência por calor; preferência por líquidos mornos.

Língua: revestimento da língua espesso e branco.
Pulso: Profundo, Tenso e Lento.

Princípio de Tratamento

Expelir Frio, aquecer Estômago, dominar *Qi* rebelde do Estômago.

Acupuntura

Pontos

PC-6 (*Neiguan*), REN-13 (*Shangwan*), REN-12 (*Zhongwan*), E-36 (*Zusanli*), E-34 (*Liangqiu*), E-21 (*Liangmen*). Utilizar método de tonificação nos pontos REN-12 e E-36; os demais pontos com método neutro. Deve-se utilizar moxa.

EXPLICAÇÃO

- PC-6 e REN-13 dominam *Qi* rebelde do Estômago.
- REN-12 e E-36 tonificam Estômago.
- E-34 e E-21 tratam padrões de excesso do Estômago e interrompem a dor.

Fitoterapia

Prescrição

LIANG FU WAN – Pílula de *Alpinia-Cyperus*.

EXPLICAÇÃO   Essa fórmula expele Frio do Estômago. Deveria ser modificada com o acréscimo de ervas que interrompem o vômito, como *Ban Xia* (*Rhizoma Pinelliae preparatum*), *Sha Ren* (*Fructus Amomi*), *Gao Liang Jiang* (*Rhizoma Alpiniae officinarum*) e *Sheng Jiang* (*Rhizoma Zingiberis recens*).

Resumo

Frio no Estômago
Pontos
- PC-6 (*Neiguan*), REN-13 (*Shangwan*), REN-12 (*Zhongwan*), E-36 (*Zusanli*), E-34 (*Liangqiu*), E-21 (*Liangmen*). Utilizar método de tonificação nos pontos REN-12 e E-36; os demais pontos devem ser inseridos com método neutro. Deve-se utilizar moxa

Fitoterapia
Prescrição
- *LIANG FU WAN* – Pílula de *Alpinia-Cyperus*

Frio-Umidade no Estômago

Manifestações Clínicas

Náusea, vômito, pouco apetite, plenitude epigástrica, sensação de cabeça e corpo pesado, sensação de frio, membros frios.

Língua: revestimento da língua pegajoso e branco.
Pulso: Deslizante e Lento.
Este padrão é uma causa comum de náusea.

Princípio de Tratamento

Expelir Frio, resolver Umidade, dominar *Qi* rebelde do Estômago.

Acupuntura

Pontos

PC-6 (*Neiguan*), REN-13 (*Shangwan*), E-21 (*Liangmen*), E-34 (*Liangqiu*), REN-12 (*Zhongwan*), REN-9 (*Shuifen*), BP-6 (*Sanyinjiao*), B-20 (*Pishu*), B-21 (*Weishu*). Utilizar método neutro em todos os pontos, com exceção de B-20 e B-21, que devem ser tonificados.

EXPLICAÇÃO

- PC-6 e REN-13 dominam *Qi* rebelde do Estômago.
- E-21 e E-34 são utilizados nos padrões de excesso do Estômago e interrompem a dor.
- REN-12, REN-9 e BP-6 resolvem Umidade.
- B-20 e B-21 tonificam Estômago e Baço e resolvem Umidade.

978-85-7241-817-1

Fitoterapia

Prescrição

PING WEI SAN – Pó para Equilibrar o Estômago.

EXPLICAÇÃO   Essa fórmula resolve Frio-Umidade do Estômago e do Baço. Deve ser modificada com o acréscimo de ervas que interrompem o vômito, como *Ban Xia* (*Rhizoma Pinelliae preparatum*), *Cang Zhu* (*Rhizoma Atractylodis*) e *Sha Ren* (*Fructus Amomi*).

Resumo

Frio-Umidade no Estômago
Pontos
- PC-6 (*Neiguan*), REN-13 (*Shangwan*), E-21 (*Liangmen*), E-34 (*Liangqiu*), REN-12 (*Zhongwan*), REN-9 (*Shuifen*), BP-6 (*Sanyinjiao*), B-20 (*Pishu*), B-21 (*Weishu*). Utilizar método neutro em todos os pontos, com exceção de B-20 e B-21, que devem ser tonificados

Fitoterapia
Prescrição
- *PING WEI SAN* – Pó para Equilibrar o Estômago

Calor do Estômago

Manifestações Clínicas

Náusea, vômito logo após a refeição, dor epigástrica tipo queimação, sede, regurgitação ácida, fome excessiva, mau hálito, sensação de calor.

Língua: Vermelha com revestimento amarelo.
Pulso: Transbordante e Rápido.

Este padrão é uma causa comum de náusea, mas é menos comum que o padrão de Frio-Umidade no Estômago.

Princípio de Tratamento

Eliminar Calor do Estômago, dominar *Qi* rebelde do Estômago.

Acupuntura

Pontos

PC-6 (*Neiguan*), REN-13 (*Shangwan*), E-34 (*Liangqiu*), E-21 (*Liangmen*), IG-11 (*Quchi*), E-44 (*Neiting*). Utilizar em todos os pontos método de sedação ou neutro.

EXPLICAÇÃO

- PC-6 e REN-13 dominam *Qi* rebelde do Estômago.
- E-34, E-21, IG-11 e E-44 eliminam Calor do Estômago.

Fitoterapia

Prescrição

YU NU JIAN – Decocção de Jade da Mulher.

EXPLICAÇÃO Essa fórmula elimina Calor do Estômago. Deve ser modificada com o acréscimo de ervas que interrompem vômito, como *Lu Gen* (*Rhizoma Phragmitis*) e *Huang Lian* (*Rhizoma Coptidis*).

Resumo

Calor do Estômago

Pontos

■ PC-6 (*Neiguan*), REN-13 (*Shangwan*), E-34 (*Liangqiu*), E-21 (*Liangmen*), IG-11 (*Quchi*), E-44 (*Neiting*). Utilizar em todos os pontos método de sedação ou neutro

Fitoterapia

Prescrição

■ *YU NU JIAN* – Decocção de Jade da Mulher

Fleuma Obstruindo Estômago

Manifestações Clínicas

Náusea, vômito, pouco apetite, sensação de opressão em região epigástrica e tórax, escarro na garganta, gosto pegajoso, tontura.

Língua: Inchada com revestimento pegajoso.

Pulso: Deslizante.

Este padrão ocorre geralmente em pacientes de meia--idade e idosos.

Princípio de Tratamento

Resolver Fleuma, dominar *Qi* rebelde do Estômago, tonificar *Qi* do Baço.

Acupuntura

Pontos

PC-6 (*Neiguan*), REN-13 (*Shangwan*), REN-12 (*Zhongwan*), REN-9 (*Shuifen*), E-40 (*Fenglong*), BP-6 (*Sanyinjiao*), B-20 (*Pishu*). Utilizar método neutro em todos os pontos, com exceção do ponto B-20, que deve ser tonificado.

EXPLICAÇÃO

- PC-6 e REN-13 dominam *Qi* rebelde do Estômago.
- REN-12, REN-9, E-40 e BP-6 resolvem Fleuma.
- B-20 tonifica o Baço.

Fitoterapia

Prescrição

XIAO BAN XIA TANG – Pequena Decocção de *Pinellia* – mais *LING GUI ZHU GAN TANG* – Decocção de *Poria-Cinnamomum-Atractylocles-Glycyrriza.*

EXPLICAÇÃO Essas duas fórmulas combinadas dominam *Qi* rebelde do Estômago e resolvem Fleuma do Estômago. Podem ser modificadas com o acréscimo de ervas que interrompem o vômito, como *Sha Ren* (*Fructus Amomi*) e *Sheng Jiang* (*Rhizoma Zingiberis recens*).

Resumo

Fleuma Obstruindo Estômago

Pontos

■ PC-6 (*Neiguan*), REN-13 (*Shangwan*), REN-12 (*Zhongwan*), REN-9 (*Shuifen*), E-40 (*Fenglong*), BP-6 (*Sanyinjiao*), B-20 (*Pishu*). Utilizar método neutro em todos os pontos, com exceção do ponto B-20, que deve ser tonificado

Fitoterapia

Prescrição

■ *XIAO BAN XIA TANG* – Pequena Decocção de *Pinellia* – mais *LING GUI ZHU GAN TANG* – Decocção de *Poria--Cinnamomum-Atractylocles-Glycyrriza*

Calor em Fígado e Vesícula Biliar

Manifestações Clínicas

Vômito de fluidos amargos, dor de cabeça, sede, tontura, tinido, gosto amargo, garganta seca, irritabilidade, face e orelhas vermelhas, plenitude na região do hipocôndrio.

Língua: revestimento da língua amarelo, uni ou bilateral.

Pulso: em Corda e Rápido.

Este padrão é causa relativamente comum de náusea.

Princípio de Tratamento

Eliminar Calor em Fígado e Vesícula Biliar, dominar *Qi* rebelde do Estômago.

Acupuntura

Pontos

PC-6 (*Neiguan*), REN-13 (*Shangwan*), F-2 (*Xingjian*), VB-44 (*Zuqiaoyin*). Utilizar método de sedação ou neutro em todos os pontos.

EXPLICAÇÃO

- PC-6 e REN-13 dominam *Qi* rebelde do Estômago.
- F-2 e VB-44 eliminam Calor do Fígado e da Vesícula Biliar.

Fitoterapia

Prescrição

LONG DAN XIE GAN TANG – Decocção de *Gentiana* para Drenar o Fígado.

EXPLICAÇÃO Essa fórmula elimina Calor do Fígado e da Vesícula Biliar. Pode ser modificada com o acréscimo de ervas que interrompem o vômito, como *Ban Xia*

590 Náusea e Vômito

(*Rhizoma Pinelliae preparatum*), *Lu Gen* (*Rhizoma Phragmitis*), *Sha Ren* (*Fructus Amomi*) e *Sheng Jiang* (*Rhizoma Zingiberis recens*).

Resumo

Calor em Fígado e Vesícula Biliar
Pontos
■ PC-6 (*Neiguan*), REN-13 (*Shangwan*), F-2 (*Xingjian*), VB-44 (*Zuqiaoyin*). Utilizar método de sedação ou neutro em todos os pontos
Fitoterapia
Prescrição
■ *LONG DAN XIE GAN TANG* – Decocção de *Gentiana* para Drenar o Fígado

---

Fogo do Estômago e do Fígado

Manifestações Clínicas

Vômito, náusea, regurgitação ácida, mau hálito, dor epigástrica tipo queimação, sede intensa com desejo de beber líquidos frios, inquietação mental, boca seca, aftas, sangramento gengival, fezes ressecadas, sensação de calor, dor de cabeça, face vermelha, tontura, tinido, irritabilidade, propensão a crises de raiva, gosto amargo, obstipação, urina escura.

Língua: Vermelha com laterais mais vermelhas e revestimento seco e amarelo.

Pulso: em Corda e Rápido.

Este padrão não é causa comum de náusea.

Princípio de Tratamento

Drenar Fogo do Estômago e do Fígado, dominar *Qi* rebelde do Estômago.

Acupuntura

Pontos

PC-6 (*Neiguan*), REN-13 (*Shangwan*), F-2 (*Xiangjian*), E-44 (*Neiting*), IG-11 (*Quchi*). Utilizar método de sedação.

EXPLICAÇÃO
- PC-6 e REN-13 dominam *Qi* rebelde do Estômago.
- F-2, E-44 e IG-11 drenam Fogo do Fígado e do Estômago.

Fitoterapia

Prescrição

LONG DAN XIE GAN TANG – Decocção de *Gentiana* para Drenar o Fígado – mais *TIAO WEI CHENG QI TANG* – Decocção para Regular o Estômago e Conduzir o *Qi*.

EXPLICAÇÃO Essas duas fórmulas combinadas drenam Fogo do Fígado e do Estômago. Podem ser modificadas com o acréscimo de ervas que interrompem o vômito, como *Ban Xia* (*Rhizoma Pinelliae preparatum*), *Lu Gen* (*Rhizoma Phragmitis*), *Sha Ren* (*Fructus Amomi*) e *Sheng Jiang* (*Rhizoma Zingiberis recens*).

Resumo

Fogo do Estômago e do Fígado
Pontos
■ PC-6 (*Neiguan*), REN-13 (*Shangwan*), F-2 (*Xiangjian*), E-44 (*Neiting*), IG-11 (*Quchi*). Utilizar método de sedação
Fitoterapia
Prescrição
■ *LONG DAN XIE GAN TANG* – Decocção de *Gentiana* para Drenar o Fígado – mais *TIAO WEI CHENG QI TANG* – Decocção para Regular o Estômago e Conduzir o *Qi*

Retenção de Alimento

Manifestações Clínicas

Vômito de fluidos ácidos, náusea, mau hálito, regurgitação ácida, eructação, plenitude, dor e distensão na região epigástrica aliviadas pelo vômito, insônia, fezes amolecidas ou obstipação, pouco apetite, revestimento da língua espesso, pulso Cheio e Deslizante.

Este padrão é mais comum em crianças.

Princípio de Tratamento

Dissolver a Retenção de Alimento, dominar o *Qi* rebelde do Estômago.

Acupuntura   978-85-7241-817-1

Pontos

PC-6 (*Neiguan*), REN-13 (*Shangwan*), REN-11 (*Jianli*), REN-10 (*Xiawan*), E-40 (*Fenglong*), IG-4 (*Hegu*), BP-4 (*Gongsun*) e PC-6 (*Neiguan*), em combinação. Utilizar método de sedação ou neutro em todos os pontos.

EXPLICAÇÃO
- PC-6 e REN-13 dominam *Qi* rebelde do Estômago.
- REN-11, REN-10, E-40 e IG-4 dominam *Qi* rebelde do Estômago e dissolvem Retenção de Alimento.
- BP-4 e PC-6 regulam Vaso Penetrador e dominam *Qi* rebelde do Estômago.

Fitoterapia

Prescrição

BAO HE WAN – Pílula de Preservação e Harmonização.

EXPLICAÇÃO Essa fórmula é específica para dissolver a Retenção de Alimento. Pode ser modificada com o acréscimo de ervas que interrompam o vômito, como *Sha Ren* (*Fructus Amomi*) e *Sheng Jiang* (*Rhizoma Zingiberis recens*).

Resumo

Retenção de Alimento
Pontos
■ PC-6 (*Neiguan*), REN-13 (*Shangwan*), REN-11 (*Jianli*), REN-10 (*Xiawan*), E-40 (*Fenglong*), IG-4 (*Hegu*), BP-4 (*Gongsun*) e PC-6 (*Neiguan*), em combinação. Utilizar método de sedação ou neutro
Fitoterapia
Prescrição
■ *BAO HE WAN* – Pílula de Preservação e Harmonização

Estagnação do Qi do Coração

Manifestações Clínicas

Náusea ou vômito agravado por tensão emocional, palpitações, sensação de opressão no tórax, depressão, sensação moderada de caroço na garganta, leve encurtamento da respiração, suspiros, pouco apetite, distensões torácica e epigástrica, aversão a se deitar, membros fracos e frios, compleição pálida.

Língua: de coloração normal, levemente Pálido-púrpura nas laterais na área do tórax.

Pulso: Vazio, mas muito levemente Transbordante na posição Anterior esquerda.

Este padrão é causa comum de náusea e sempre é decorrente de tensão emocional, como preocupação, aflição, vergonha ou culpa.

Princípio de Tratamento

Restabelecer a descendência do Qi do Coração e do Qi do Estômago, acalmar a Mente.

Acupuntura

Pontos

PC-6 (*Neiguan*), REN-13 (*Shangwan*), C-7 (*Shenmen*), REN-15 (*Jiuwei*). Utilizar método neutro em todos os pontos.

EXPLICAÇÃO

- PC-6 e REN-13 restabelecem a descendência do Qi do Estômago e do Coração.
- C-7 e REN-15 acalmam a Mente.

Fitoterapia

Prescrição

MU XIANG LIU QI YIN – Decocção de *Aucklandia* para o Qi Fluir.

EXPLICAÇÃO   Essa fórmula move Qi do Coração e acalma a Mente. Contém ervas que interrompem o vômito. Preste atenção ao fato de a fórmula original conter *Mu Tong* (*Caulis Akebiae trifoliatae*), que deve ser omitido.

Resumo

Estagnação do Qi do Coração

Pontos
- PC-6 (*Neiguan*), REN-13 (*Shangwan*), C-7 (*Shenmen*), REN-15 (*Jiuwei*). Utilizar método neutro em todos os pontos

Fitoterapia

Prescrição
- MU XIANG LIU QI YIN – Decocção de *Aucklandia* para o Qi Fluir

---

Deficiência do Qi do Estômago

Manifestações Clínicas

Náusea muito leve, especialmente pela manhã; sensação incômoda na região epigástrica; ausência de apetite; perda da sensação do paladar; fezes amolecidas; fadiga, especialmente pela manhã; membros fracos.

Língua: Pálida.
Pulso: Vazio.

Este padrão é causa comum de náusea em condições de deficiência.

Princípio de Tratamento

Restabelecer a descendência do Qi do Estômago, tonificar Qi do Estômago.

978-85-7241-817-1

Acupuntura

Pontos

PC-6 (*Neiguan*), REN-10 (*Xiawan*), REN-12 (*Zhongwan*), E-36 (*Zusanli*), B-21 (*Weishu*). Utilizar método de tonificação em todos os pontos, exceto nos pontos PC-6 e REN-10, que devem ser inseridos com método neutro.

EXPLICAÇÃO

- PC-6 domina Qi rebelde do Estômago.
- REN-10 restabelece a descendência do Qi do Estômago.
- REN-12, E-36 e B-21 tonificam Qi do Estômago.

Fitoterapia

Prescrição

SI JUN ZI TANG – Decocção dos Quatro Cavalheiros.

EXPLICAÇÃO   Essa fórmula tonifica Qi do Estômago e do Baço. Deve ser modificada com o acréscimo de ervas que interrompem o vômito, como *Ban Xia* (*Rhizoma Pinelliae preparatum*) e *Sha Ren* (*Fructus Amomi*).

Resumo

Deficiência do Qi do Estômago

Pontos
- PC-6 (*Neiguan*), REN-10 (*Xiawan*), REN-12 (*Zhongwan*), E-36 (Zusanli), B-21 (Weishu). Utilizar método de tonificação em todos os pontos, exceto nos pontos PC-6 e REN-10, que devem ser inseridos com método neutro

Fitoterapia

Prescrição
- SI JUN ZI TANG – Decocção dos Quatro Cavalheiros

Estômago Deficiente e Frio

Manifestações Clínicas

Náusea; vômito com som baixo ou vômito de fluidos claros; desconforto ou dor surda na região epigástrica, que melhora após ingestão de alimento e com pressão ou massagem; ausência de apetite; preferência por bebidas e alimentos mornos; ausência de sede; membros frios e fracos; fadiga; compleição pálida.

Língua: Pálida e úmida.
Pulso: Profundo, Fraco e Lento.

Princípio de Tratamento

Tonificar e aquecer Estômago, restabelecer a descendência do Qi do Estômago.

Náusea e Vômito

Acupuntura

Pontos

PC-6 (*Neiguan*), REN-10 (*Xiawan*), REN-12 (*Zhongwan*) E-36 (*Zusanli*), B-21 (*Weishu*). Utilizar método de tonificação em todos os pontos, exceto nos pontos PC-6 e REN-10, que devem ser inseridos com método neutro. Moxa deve ser utilizada (caixa de moxa na região epigástrica).

EXPLICAÇÃO

- PC-6 domina *Qi* rebelde do Estômago.
- REN-10 restabelece a descendência do *Qi* do Estômago.
- REN-12, E-36 e B-21 tonificam *Qi* do Estômago.

Fitoterapia

Prescrição

HUANG QI JIAN ZHONG TANG – Decocção de *Astragalus* para Fortalecer o Centro.

EXPLICAÇÃO   Essa fórmula tonifica e aquece o Estômago. Deve ser modificada com o acréscimo de ervas que interrompem o vômito, como *Ban Xia* (*Rhizoma Pinelliae preparatum*), *Sha Ren* (*Fructus Amomi*), *Sheng Jiang* (*Rhizoma Zingiberis recens*) e *Gao Liang Jiang* (*Rhizoma Alpiniae officinarum*).

Resumo

Estômago Deficiente e Frio
Pontos
- PC-6 (*Neiguan*), REN-10 (*Xiawan*), REN-12 (*Zhongwan*) E-36 (*Zusanli*), B-21 (*Weishu*). Utilizar método de tonificação em todos os pontos, exceto nos pontos PC-6 e REN-10, que devem ser inseridos com método neutro. Moxa deve ser utilizada (caixa de moxa na região epigástrica)

Fitoterapia
Prescrição
- *HUANG QI JIAN ZHONG TANG* – Decocção de *Astragalus* para Fortalecer o Centro

---

Deficiência do Yin do Estômago

Manifestações Clínicas

Náusea moderada; ausência de apetite ou pouca fome, mas sem desejo de comer; obstipação (fezes ressecadas); dor epigástrica, tipo surda ou levemente em queimação; boca e garganta secas pela tarde; sede, mas sem desejo de beber ou desejo de beber em pequenos goles; sensação leve de plenitude após a refeição.

Língua: língua de coloração normal, sem revestimento ou sem revestimento no centro.

Pulso: Flutuante e Vazio.

Este padrão é causa comum de náusea em condições crônicas, sendo mais comum em pacientes de meia-idade e idosos.

Princípio de Tratamento

Nutrir *Yin* do Estômago, restabelecer a descendência do *Qi* do Estômago.

Acupuntura

Pontos

PC-6 (*Neiguan*), REN-10 (*Xiawan*), REN-12 (*Zhongwan*), E-36 (*Zusanli*), BP-6 (*Sanyinjiao*). Os primeiros dois pontos são inseridos com método neutro e os demais, com método de tonificação.

EXPLICAÇÃO

- PC-6 e REN-10 restabelecem a descendência do *Qi* do Estômago.
- REN-12, E-36 e BP-6 nutrem *Yin* do Estômago.

Fitoterapia

Prescrição

SHA SHEN MAI DONG TANG – Decocção de *Glehnia-Ophiopogon*.

EXPLICAÇÃO   Essa fórmula nutre *Yin* do Estômago. Deve ser modificada com o acréscimo de ervas que interrompem o vômito, como *Lu Gen* (*Rhizoma Phragmitis*).

Resumo

Deficiência do *Yin* do Estômago
Pontos
- PC-6 (*Neiguan*), REN-10 (*Xiawan*), REN-12 (*Zhongwan*), E-36 (*Zusanli*), BP-6 (*Sanyinjiao*). Os primeiros dois pontos são inseridos com método neutro e os demais, com método de tonificação

Fitoterapia
Prescrição
- *SHA SHEN MAI DONG TANG* – Decocção de Glehnia-Ophiopogon

Experiências Clínicas

Acupuntura

Stimulation of the Wrist Acupuncture Point P-6 Neiguan for Preventing Postoperative Nausea and Vomiting

Cochrane Database Systematic Review, 2004.

Lee A, Done ML.

Anaesthesia and Intensive Care, Chinese University of Hong Kong, Prince of Wales Hospital, Shatin, New Territories, Hong Kong.

Objetivo

Náusea e vômito pós-operatórios (NVPO) são complicações comuns seguindo cirurgia e anestesia. Terapia medicamentosa para prevenir NVPO é apenas parcialmente efetiva. Uma abordagem alternativa é estimular PC-6 (*Neiguan*), um ponto de acupuntura no punho. Embora haja muitas experiências examinando esta técnica, os resultados são conflitantes. Esta revisão sistemática foi realizada para determinar eficácia e segurança da estimulação do ponto de acupuntura PC-6 na prevenção da NVPO.

Estratégia de Investigação

Foram examinado: CENTRAL (Cochrane Library, Assunto l, 2003), MEDLINE (1966 de janeiro a 2003 de janeiro), EMBASE (de janeiro 1988 a janeiro de 2003) e catálogo de publicação de medicina de estudos de acupuntura até e inclusive janeiro de 2003 da National Library of Medicine. Foi consultado o catálogo de referência de documentos e revisões recuperados para referências adicionais.

Critérios de Seleção

Todas as experiências randomizadas de técnicas que estimularam o ponto de acupuntura PC-6 foram comparadas com tratamento simulado ou terapia medicamentosa para a prevenção de NVPO. As intervenções utilizadas nessas experiências incluíram acupuntura, eletroacupuntura, estimulação transcutânea de nervo, estimulação a *laser*, dispositivo de estimulação dos pontos de acupuntura e acupressão.

Coleta de Dados e Análise

Dois revisores independentemente avaliaram a qualidade metodológica e extraíram os dados. Os resultados primários foram a incidência de náusea e vômito. Os resultados secundários foram a necessidade de terapia antiemética de salvamento e efeitos adversos. Um modelo de efeitos aleatórios foi utilizado e o risco relativo (RR) com intervalos de confiança (CI, *conficence interval*) de 95% associados (95% CI) foram informados. O teste de Egger foi utilizado para medir a assimetria do gráfico de funil.

Resultados Principais

Vinte e seis experiências (n = 3347) foram incluídas, nenhuma das quais informou adequado ocultamento da sequência de distribuição. Houve reduções significativas nos riscos de náusea (RR 0,72, 95% CI 0,59 a 0,89), vômito (RR 0,71, 95% CI 0,56 a 0,91) e necessidade para antieméticos de salvamento (RR 0,76, 95% CI 0,58 a 1) no grupo de estimulação do ponto de acupuntura PC-6 comparado com o tratamento simulado, embora muitas das experiências fossem heterogêneas. Não houve evidência de diferença no risco de náusea e vômito no grupo de estimulação do ponto de acupuntura PC-6 contra grupos de antiemético individuais. Entretanto, quando antieméticos diferentes foram agrupados, houve redução significativa no risco de náusea, mas não de vômito, no grupo de estimulação do ponto de acupuntura PC-6 comparado com o grupo de antiemético (RR 0,70, 95% CI 0,5 a 0,98; RR 0,92, 95% CI 0,65 a 1,29, respectivamente). Os efeitos colaterais associados à estimulação do ponto de acupuntura PC-6 foram secundários. Havia alguma evidência de assimetria do *funnel plot*.

Conclusões dos Revisores

Essa revisão sistemática apoiou o uso da estimulação do ponto de acupuntura PC-6 em pacientes sem profi-

laxia antiemética. Comparado com profilaxia antiemética, a estimulação do ponto de acupuntura PC-6 parece reduzir o risco de náusea, mas não de vômito.

Fitoterapia

Effectiveness of Gorei-san (TJ-17) for Treatment of SSRI (Selective Serotonin Re-uptake Inhibitors) Induced Nausea and Dyspepsia: Preliminary Observations

Clinical Neuropharmacology, Maio-Junho, 2003, v. 20, n. 3, p. 112-114.

Yamada K, Yagi G, Kanba S.

Departments of Neuropsychiatry and Clinical Ethics, University of Yamanashi, Faculty of Medicine, Yamanashi, Japão.

Resumo

Inibidores específicos de recaptação da serotonina (ISRS) estão aptos a causar eventos gastrintestinais adversos, como náuseas e dispepsia. *Gorei-san* (TJ-17), que é composto de cinco ervas (*Alismatis rhizoma, Atractylodis lanceae rhizoma, Polyporus, Hoelen, Cinnamomi cortex*), é uma fitoterapia japonesa que tem sido utilizada para tratar náusea, boca seca, edema, dor de cabeça e tontura. Os autores investigaram a eficácia de TJ-17 para pacientes que sentiam náusea ou dispepsia induzida por ISRS. Foram recrutados vinte pacientes externos que sentiam náusea ou dispepsia induzida por ISRS para o estudo. Dezessete pacientes eram do sexo feminino, 3 eram do sexo masculino e a idade dos pacientes variava de 21 a 74 anos (49,8 ± 17 anos). TJ-17 foi acrescentado ao regime anterior. Náusea e dispepsia desapareceram completamente em 9 pacientes, diminuíram em 4 pacientes, diminuíram moderadamente em 2 pacientes, e não mudaram em 5 pacientes. Não se observou evento adverso associado ao acréscimo de TJ-17 em nenhum paciente.

Notas Finais

1. 1979 Huang Di Nei Jing Su Wen 黄帝内经素问 [The Yellow Emperor's Classic of Internal Medicine – Simple Questions]. People's Health Publishing House, Beijing, p. 467. Publicado primeiramente *c.*100 a.C.
2. Ibid., p. 521.
3. Ibid., p. 200.
4. Ibid., p. 271.
5. Ibid., p. 271.
6. 1981 Ling Shu Jing 灵枢经 [Spiritual Axis]. People's Health Publishing House, Beijing, p. 54. Publicado primeiramente *c.*100 a.C.
7. 1986 Jing Yue Quan Shu 京岳全书 [Complete Book of Jing Yue]. Shangai Scientific Publishing House, Shanghai, p. 364. O *Complete Book of Jing Yue* foi escrito por Zhang Jing Yue e publicado pela primeira vez em 1624.

978-85-7241-817-1

Capítulo 24

Doença do Refluxo Gastroesofágico

CONTEÚDO DO CAPÍTULO

Doença do Refluxo Gastroesofágico 595

Doença do Refluxo Gastroesofágico na Medicina Ocidental 596

Doença do Refluxo Gastroesofágico na Medicina Chinesa 596

- Cao Za: Fome de Corroer 596
- Fan Wei: Regurgitação de Alimento 597
- Ye Ge: Disfagia e Bloqueio 597
- E Ni: Soluço 597
- Tun Suan: Regurgitação Ácida 597
- Tu Suan: Vômito Ácido 597

Etiologia da Doença do Refluxo Gastroesofágico 598

- Tensão Emocional 598
- Dieta Irregular 598
- Sobrecarga de Trabalho 598

Patologia da Doença do Refluxo Gastroesofágico 598

Identificação de Padrões e Tratamento 600

- Estagnação de Qi com Fleuma 600
- Calor do Estômago e do Fígado 600
- Estagnação de Sangue 601
- Deficiência do Yin do Estômago com Calor por Deficiência 601
- Deficiência de Yang do Estômago e do Baço 602
- Deficiência do Yang do Rim 603

Literatura Chinesa Moderna 603

- Estagnação de Qi com Fleuma
- Calor do Estômago e do Fígado
- Estagnação de Sangue
- Deficiência do Yin do Estômago com Calor por Deficiência
- Deficiência de Yang do Estômago e do Baço
- Deficiência do Yang do Rim

Doença do Refluxo Gastroesofágico

O esôfago está separado da faringe pelo *esfíncter esofágico superior*, que normalmente fica fechado pela contração contínua do músculo cricofaríngeo. O *esfíncter esofágico inferior* (EEI) consiste em uma área da extremidade distal do esôfago que apresenta alto tônus de descanso, sendo largamente responsável pela prevenção do refluxo gástrico (Figs. 24.1 e 24.2).

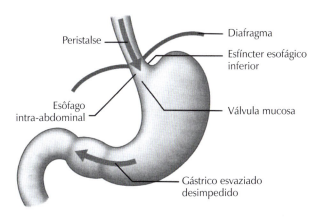

Figura 24.1 – Anatomia de estômago e esôfago.

596 Doença do Refluxo Gastroesofágico

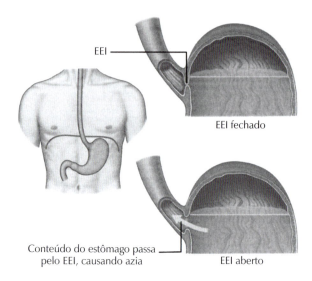

FIGURA 24.2 – Esfíncter esofágico inferior (EEI).

A redução no tônus e o relaxamento do EES que ocorrem ao engolir depende do controle dos neurônios excitatórios colinérgicos e dos neurônios inibidores não adrenérgicos não colinérgicos, como também dos mecanismos hormonais. O neurotransmissor pré-sináptico é a acetilcolina. O neurotransmissor pós-sináptico é o óxido nítrico, com peptídeo intestinal vasoativo e outros peptídeos que também possuem função.

A discussão da doença do refluxo gastroesofágico será feita de acordo com os seguintes tópicos:

- Doença do refluxo gastroesofágico na medicina ocidental.
- Doença do refluxo gastroesofágico na medicina chinesa.
- Etiologia da doença do refluxo gastroesofágico.
- Patologia da doença do refluxo gastroesofágico.
- Identificação de padrões e tratamento.
- Literatura chinesa moderna.

Doença do Refluxo Gastroesofágico na Medicina Ocidental

A doença do refluxo gastroesofágico é uma condição em que o alimento ou o líquido reflui do estômago para o esôfago. Esse conteúdo alimentar parcialmente digerido é geralmente ácido e pode irritar o esôfago, causando, com frequência, azia e outros sintomas.

O refluxo gastroesofágico é uma condição comum que frequentemente ocorre sem sintomas após as refeições. Em alguns indivíduos, o refluxo é relacionado a um problema com o esfíncter esofágico inferior, uma faixa de fibras de músculo que normalmente isola o esôfago do estômago. Se este esfíncter não fechar devidamente, o alimento e o líquido podem voltar para o esôfago e causar sintomas.

As principais manifestações clínicas do refluxo gastroesofágico são:

- Azia, que com frequência pior à noite (intensificada ao dobrar o corpo, inclinar-se, deitar-se ou comer, e aliviada por antiácidos).
- Eructação.
- Regurgitação ácida.
- Dificuldade de engolir.

Os medicamentos normalmente utilizados incluem:

- Antiácidos após as refeições e na hora de dormir.
- Bloqueadores do receptor de histamina 2 (H_2).
- Agentes pró-cinéticos.
- Inibidores de bomba de próton.

O refluxo gastroesofágico pode ser causado por hérnia de hiato. Isto descreve a herniação de parte do estômago no tórax. Na hérnia de hiato por deslizamento, a junção gastroesofágica "desliza" pelo hiato, de forma que se localiza sobre o diafragma (Fig. 24.3). Esse tipo de hérnia ocorre em cerca de 30% dos indivíduos de 50 anos de idade e, por si só, não tem significado diagnóstico. Por si, não produz sintomas: os sintomas ocorrem em razão da presença do refluxo associado.

Os fatores associados com refluxo gastroesofágico são:

- Gravidez.
- Obesidade.
- Consumo de gorduras, chocolate, café ou álcool.
- Refeições fartas.
- Fumo.
- Drogas antimuscarínicas, bloqueadores do canal de cálcio, nitrato.
- Esclerose sistêmica.
- Hérnia de hiato.

Doença do Refluxo Gastroesofágico na Medicina Chinesa

Há várias entidades de doenças chinesas que podem corresponder ao refluxo gastroesofágico: em outras palavras, o refluxo gastroesofágico não pode ser comparado com uma única entidade de doença chinesa, mas ele sobrepõe várias delas. As principais entidades de doença chinesas que se assemelham a alguns dos aspectos do refluxo gastroesofágico são listadas a seguir.

Cao Za: *Fome de Corroer*

"Fome de corroer" é uma tradução do termo chinês *Cao Za*, que literalmente significa "ruidoso", embora os sintomas desse quadro não envolvam realmente nenhum ruído de gorgolejo. Os livros chineses normalmente explicam que essa condição é caracterizada pela sensação desconfortável da região epigástrica que imita dor, sem ser na verdade uma dor, e imita fome, sem ser na verdade uma fome; também inclui uma sensação de irritação e entupimento da região epigástrica. Essa condição também pode ser acompanhada por eructação e regurgitação ácida.

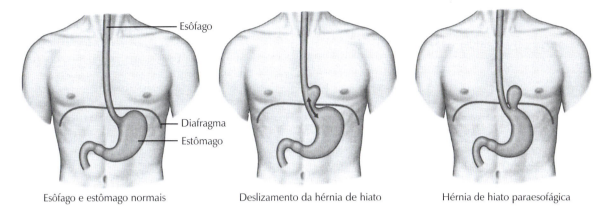

Esôfago e estômago normais — Deslizamento da hérnia de hiato — Hérnia de hiato paraesofágica

Figura 24.3 – Hérnia de hiato.

Fan Wei: *Regurgitação de Alimento*

"Regurgitação de Alimento" indica uma condição em que o paciente repentinamente regurgita o alimento, geralmente várias horas após comer, porém sem o som de vômito e regurgitação alimentar que ocorre no vômito. Também há geralmente sensação de fadiga geral, e esta condição ocorre contra fundo de deficiência.

Uma característica essencial da Regurgitação de Alimento comparada ao vômito é que o alimento é vomitado várias horas após a refeição: os livros chineses antigos dizem "come pela manhã, vomita à noite; come à noite, vomita pela manhã".

Ye Ge: *Disfagia e Bloqueio*

Esta condição é caracterizada por incapacidade de engolir, com o alimento ficando aderido entre a garganta e o diafragma, ou o alimento pode entrar no estômago, porém o paciente rapidamente cospe muco. Geralmente, tal condição é caracterizada por estagnação de *Qi* e Fleuma, sendo uma doença que afeta principalmente os homens idosos.

Na Regurgitação de Alimento (*Fan Wei*), o alimento entra no estômago, sendo, então, regurgitado e vomitado. Contrariamente à Regurgitação de Alimento, na Disfagia e Bloqueio (*Ye Ge*), o paciente não vomita; o alimento vai além da garganta, não consegue ir além do diafragma, porém normalmente não é vomitado.

Esta entidade de doença chinesa é composta de dois termos distintos. *Ye* (Disfagia) indica dificuldade de engolir e regurgitação ácida; *Ge* (Bloqueio), um desenvolvimento patológico posterior ao *Ye*, indica bloqueio do alimento no diafragma e inclui dor torácica, obstipação e perda de peso.

O *Complet Book of Jing Yue* afirma acerca de Disfagia e Bloqueio[1]:

Disfagia e Bloqueio são decorrentes de preocupação, excesso de pensamento, sobrecarga de trabalho e excessivo consumo de álcool. Preocupação e excesso de pensamento fazem o Qi *estagnar. Álcool causa secura e seca Sangue e Essência. Como o* Qi *não pode se mover devidamente, a doença de Disfagia e Bloqueio fica situada na parte superior do corpo; como Sangue e Essência são desidratados, ficam situados na parte inferior do corpo. O alimento fica preso no diafragma, as fezes ficam ressecadas e não podem se mover.*

E Ni: *Soluço*

"Soluço" denota simplesmente as contrações ruidosas e espontâneas do diafragma gerando soluço; não há vômito ou regurgitação de alimento.

Tun Suan: *Regurgitação Ácida*

Esta condição inclui a regurgitação de ácido, fluidos ácidos que surgem gradualmente e refluem ascendentemente na boca antes de serem engolidos. *Tun* no nome desta doença significa "engolir".

Tu Suan: *Vômito Ácido*

Esta condição consiste em vômito repentino de ácido e fluidos ácidos. Difere da regurgitação ácida pelo fato de que os fluidos são de fato vomitados, ao passo que na regurgitação ácida os fluidos ácidos sobem de forma lenta e refluem ascendentemente na boca antes de serem engolidos.

Assim, as manifestações clínicas do refluxo gastroesofágico contêm elementos de todas as entidades anteriores de doenças chinesas; portanto, para tratar refluxo gastroesofágico, devemos recorrer ao tratamento de todas as condições anteriores.

> **Nota Clínica**
>
> - A doença do refluxo gastroesofágico não corresponde a uma única entidade de doença chinesa, mas possui elementos de todas as seguintes:
>   – *Cao Za*: Fome de Corroer
>   – *Fan Wei*: Regurgitação de Alimento
>   – *Ye Ge*: Disfagia e Bloqueio
>   – *E Ni*: Soluço
>   – *Tun Suan*: Regurgitação Ácida
>   – *Tu Suan*: Vômito Ácido

598 Doença do Refluxo Gastroesofágico

Etiologia da Doença do Refluxo Gastroesofágico

Tensão Emocional

A doença do refluxo gastroesofágico é uma doença complexa caracterizada por estagnação de *Qi*, Fleuma e Deficiência. Várias emoções diferentes estão à raiz do desenvolvimento desta doença e sua patologia afeta muitos órgãos diferentes, por exemplo, Estômago, Baço, Fígado, Pulmão, Coração.

Preocupação, excesso de pensamento, vergonha e culpa podem gerar a estagnação de *Qi* que afeta Pulmão, Coração, Estômago, Baço e Fígado. No caso de estagnação do *Qi*, não se deve pensar apenas no Fígado: a estagnação do *Qi* pode afetar a maioria dos órgãos e as emoções citadas anteriormente afetam, em particular, Coração, Estômago e Baço. *Qi* do Estômago não descende, *Qi* do Baço não sobe, *Qi* do Coração não desce e isto resulta em estagnação do *Qi* no Aquecedor Médio, que, por sua vez, pode dar origem a refluxo gastroesofágico.

A estagnação do *Qi* no Aquecedor Médio e o rompimento da ascendência do *Qi* do Baço e a da descendência do *Qi* do Estômago com frequência também geram a formação de Fleuma, o qual é, muitas vezes, outro fator patogênico envolvido na patologia do refluxo gastroesofágico.

A raiva pode causar rebelião do *Qi* do Fígado horizontalmente e invasão do Estômago e do Baço, rompendo a ascendência do *Qi* do Baço e a descendência do *Qi* do Estômago. Isso resulta em estagnação do *Qi* no Centro, que pode gerar refluxo gastroesofágico. A desarmonia anterior também é causa potencial de Fleuma.

Tristeza e aflição esvaziam o *Qi* de Baço, Estômago. Pulmão e Coração. Quando o *Qi* fica deficiente em virtude de tensão emocional, não circula corretamente e pode, portanto, gerar também estagnação secundária de *Qi* no Aquecedor Médio. Uma estagnação secundária do *Qi* no Aquecedor Médio decorrente de tristeza e aflição é causa comum no desenvolvimento de refluxo gastroesofágico no idoso.

Dieta Irregular

Alimentar-se irregularmente (refeição tarde à noite, pular refeições, refeição feita às pressas, alimentar-se trabalhando) durante muitos anos gera deficiência do *Qi* do Estômago e/ou do *Yin* do Estômago, que é a raiz dos casos crônicos de refluxo gastroesofágico. Hábitos irregulares de alimentação também geram estagnação do *Qi* no Aquecedor Médio em curto prazo e potencialmente causa refluxo gastroesofágico.

O consumo excessivo de alimentos gordurosos, frituras e laticínios pode gerar formação de Fleuma e/ou de Umidade no Estômago. Umidade ou Fleuma obstruem o Estômago, impedem seu *Qi* de descender e podem causar refluxo gastroesofágico. A Umidade também irá causar sensação de plenitude e peso no abdômen, ao passo que a Fleuma causa sensação de opressão e peso em tórax e região epigástrica.

O consumo excessivo de alimentos frios (frutas, bebidas geladas, sorvetes, etc.) causa Frio no Estômago: o Frio contrai e impede o *Qi* do Estômago de descender, de forma que este se rebela ascendentemente, causando refluxo gastroesofágico.

O consumo excessivo de alimentos quentes (carne vermelha, condimentos, álcool) gera Calor no Estômago. O Calor apresenta tendência a agitar-se ascendentemente e o *Qi* do Estômago se rebela para cima, causando refluxo gastroesofágico.

O consumo excessivo de alimentos ácidos (por exemplo, laranjas, suco de laranja, toronja, suco de toronja, vinagre, picles, iogurte, etc.) também gera Calor no Estômago e pode causar refluxo gastroesofágico.

Sobrecarga de Trabalho

O excesso de trabalho enfraquece Estômago, Baço e Rim. Quando o Estômago fica deficiente, seu *Qi* não descende; quando o Baço está enfraquecido, não pode transformar e transportar devidamente as essências alimentares; e quando o Rim estiver deficiente, não pode aquecer Estômago e Baço.

A combinação destes fatores mais a estagnação do *Qi* resultante de tensão emocional contribuem para o desenvolvimento da doença do refluxo gastroesofágico. Especialmente nos casos crônicos, uma deficiência sempre é a condição subjacente para esta doença.

A Figura 24.4 resume etiologia e patologia da doença do refluxo gastroesofágico.

978-85-7241-817-1

Patologia da Doença do Refluxo Gastroesofágico

Sob a perspectiva da medicina chinesa, a discussão da patologia do refluxo gastroesofágico está baseada na patologia das seis condições chinesas mencionadas anteriormente, ou seja:

- Fome de corroer (*Cao Za*).
- Regurgitação de alimento (*Fan Wei*).
- Disfagia e bloqueio (*Ye Ge*).
- Soluço (*E Ni*).
- Regurgitação ácida (*Tun Suan*).
- Vômito ácido (*Tu Suan*).

O Estômago é o órgão central na patologia do refluxo gastroesofágico, da mesma maneira como é para náusea e vômito. No refluxo gastroesofágico, há sempre uma ascendência patológica do *Qi* do Estômago (que regularmente descende).

Entretanto, outros órgãos estão envolvidos na patologia do refluxo gastroesofágico. Os livros chineses sempre mencionam, em especial, Baço, Fígado e Rim, entretanto, acrescento ainda Pulmão e Coração.

O Baço está, com frequência, envolvido na patologia do refluxo gastroesofágico, especialmente nas condições caracterizadas por Fleuma. Quando *Qi* do Baço fica enfraquecido e não ascende (proveniente de tensão

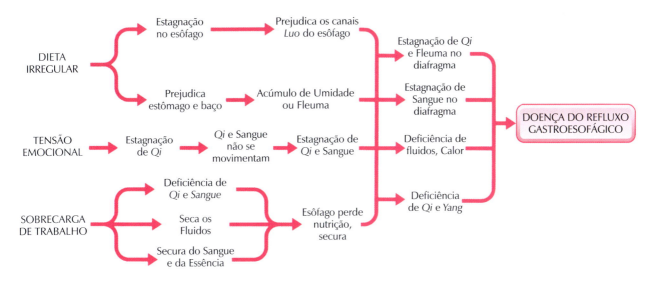

FIGURA 24.4 – Etiologia e patologia da doença do refluxo gastroesofágico.

emocional ou dieta irregular), pode gerar formação de Fleuma. No Aquecedor Médio, a Fleuma prejudica a descendência do Qi do Estômago e pode gerar refluxo gastroesofágico. A Fleuma é um fator patogênico frequente no refluxo gastroesofágico, em especial no idoso.

O Fígado (particularmente afetado por tensão emocional) desempenha um papel na patologia do refluxo gastroesofágico quando se rebela horizontalmente e prejudica a descendência do Qi do Estômago e a ascendência do Qi do Baço.

O Rim também desempenha um papel na patologia do refluxo gastroesofágico. De fato, o canal do Rim ascende pela garganta e influencia o esôfago. Com relação às funções, o Yang do Rim proporciona o calor necessário para o Estômago fazer seu Qi descender. Um envolvimento do Rim indica frequentemente uma fase avançada, crônica do refluxo gastroesofágico.

Pulmão e Coração estão ambos envolvidos na patologia do refluxo gastroesofágico, especialmente quando esta for resultante de tensão emocional. A tensão emocional afeta com frequência o Qi do Pulmão, impedindo-o de descender; como a descendência do Qi do Pulmão indiretamente auxilia o Qi do Estômago a descender, um fracasso do Qi do Pulmão em descender muitas vezes desempenha um papel na patologia do refluxo gastroesofágico. De fato, a fórmula *Ban Xia Hou Po Tang* (Decocção de *Pinellia-Magnolia*), que é utilizada para tratar disfagia e sensação de caroço na garganta, age principalmente no Qi do Estômago e no Qi do Pulmão, restabelecendo seus movimentos descendentes.

Todas as emoções afetam o Coração, e a tensão emocional pode prejudicar a descendência do Qi do Coração; como a descendência de Qi do Coração ajuda indiretamente a descendência de Qi do Estômago, um prejuízo na descendência do Qi do Coração pode gerar refluxo gastroesofágico.

O refluxo gastroesofágico em seu início e estágios intermediários é caracterizado principalmente por patologia do Fígado e do Baço e pela estagnação de Qi, Fleuma e/ou deficiência de Qi do Estômago; em seus estágios tardios, mais sérios, é caracterizado por patologia do Rim (frequentemente deficiência do Yin do Rim), Fleuma e estagnação de Sangue.

No que diz respeito aos fatores patogênicos, é importante diferenciar as condições de refluxo gastroesofágico de excesso das condições de deficiência: as condições de excesso são caracterizadas principalmente por estagnação de Qi, estagnação de Sangue e Fleuma; as condições de deficiência são caracterizadas por deficiência de Qi, Yang ou Yin. Na maioria dos casos, porém, há combinação de excesso e deficiência.

Em geral, nos estágios iniciais e intermediários do refluxo gastroesofágico, predomina excesso; nos estágios tardios, predomina deficiência.

A Figura 24.5 resume a patologia da doença do refluxo gastroesofágico e os principais órgãos envolvidos.

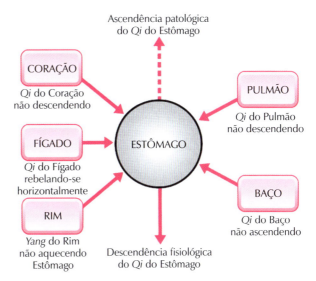

FIGURA 24.5 – Patologia da doença do refluxo gastroesofágico.

600 Doença do Refluxo Gastroesofágico

> ## Resumo
>
> ### Patologia da Doença do Refluxo Gastroesofágico
> - O Estômago é central na patologia do refluxo gastroesofágico, com a ascendência patológica do *Qi* do Estômago
> - O Baço está envolvido na patologia do refluxo gastroesofágico, especialmente nas condições caracterizadas por Fleuma. Quando o *Qi* do Baço fica enfraquecido e não ascende (proveniente de tensão emocional ou dieta irregular), pode gerar formação de Fleuma. No Aquecedor Médio, a Fleuma prejudica a descendência do *Qi* do Estômago e pode gerar refluxo gastroesofágico
> - O Fígado desempenha um papel na patologia do refluxo gastroesofágico quando se rebela horizontalmente e prejudica a descendência do *Qi* do Estômago e a ascendência do *Qi* do Baço
> - O Rim desempenha um papel na patologia do refluxo gastroesofágico. O *Yang* do Rim proporciona o calor necessário para o Estômago fazer seu *Qi* descender
> - A tensão emocional afeta, com frequência, o *Qi* do Pulmão, impedindo-o de descender; como a descendência do *Qi* do Pulmão indiretamente auxilia o *Qi* do Estômago a descender, um fracasso do *Qi* do Pulmão em descender muitas vezes desempenha um papel na patologia do refluxo gastroesofágico
> - Tensão emocional pode prejudicar a descendência de *Qi* do Coração; como a descendência de *Qi* do Coração ajuda indiretamente a descendência de *Qi* do Estômago, um prejuízo na descendência do *Qi* do Coração pode gerar refluxo gastroesofágico
> - O refluxo gastroesofágico em seu início e estágios intermediários é caracterizado principalmente por patologia do Fígado e do Baço e pela estagnação de *Qi*, Fleuma e/ou deficiência de *Qi* do Estômago
> - Em seus estágios tardios, é caracterizado por patologia do Rim (frequentemente a deficiência *Yin* do Rim), Fleuma e estagnação de Sangue
> - As condições de excesso são caracterizadas principalmente por estagnação de *Qi*, estagnação de Sangue e Fleuma; as condições de deficiência são caracterizadas por deficiência de *Qi*, *Yang* ou *Yin*
> - Na maioria dos casos, há combinação de excesso e deficiência
> - Em geral, nos estágios iniciais e intermediários do refluxo gastroesofágico, predomina o excesso; nos estágios tardios, predomina deficiência

Identificação de Padrões e Tratamento

Estagnação de Qi com Fleuma

Manifestações Clínicas

Regurgitação ácida, dificuldade de engolir, distensão epigástrica, sensação de opressão do tórax, náusea, sensação de entupimento no diafragma, o problema varia de acordo com o estado emocional, garganta seca.

Língua: Inchada.
Pulso: em Corda ou Deslizante, ou ambos.

Princípio de Tratamento

Mover *Qi*, acalmar Fígado, resolver Fleuma, restabelecer a descendência do *Qi* do Estômago.

Acupuntura

Pontos

PC-6 (*Neiguan*), IG-4 (*Hegu*), VB-34 (*Yanglingquan*), REN-13 (*Shangwan*), REN-12 (*Zhongwan*), REN-9 (*Shuifen*), E-40 (*Fenglong*), BP-4 (*Gongsun*) em combinação com PC-6 (*Neiguan*), B-17 (*Geshu*). Utilizar método neutro em todos os pontos.

EXPLICAÇÃO
- PC-6 abre o tórax e domina o *Qi* rebelde do Estômago.
- IG-4 restabelece a descendência do *Qi* do Estômago e afeta a garganta.
- VB-34 move o *Qi*.
- REN-13 domina o *Qi* rebelde do Estômago.
- REN-12, REN-9 e E-40 resolvem Fleuma.
- BP-4 e PC-6 regulam Vaso Penetrador (*Chong Mai*) e dominam *Qi* rebelde do Estômago.
- B-17 regula o diafragma e domina o *Qi* rebelde do Estômago.

Fitoterapia

978-85-7241-817-1

Prescrição

QI GE SAN – Pó para abrir o Diafragma.

EXPLICAÇÃO Essa fórmula beneficia os fluidos, move *Qi*, resolve Fleuma e restabelece a descendência do *Qi* do Estômago.

Remédio dos Três Tesouros

ILUMINAR O ESPÍRITO Iluminar o Espírito resolve Fleuma, move *Qi*, abre o tórax e acalma a Mente.

> ## Resumo
>
> ### Estagnação de *Qi* com Fleuma
> **Pontos**
> - PC-6 (*Neiguan*), IG-4 (*Hegu*), VB-34 (*Yanglingquan*), REN-13 (*Shangwan*), REN-12 (*Zhongwan*), REN-9 (*Shuifen*), E-40 (*Fenglong*), BP-4 (*Gongsun*) em combinação com PC-6 (*Neiguan*), B-17 (*Geshu*). Utilizar método neutro em todos os pontos
>
> **Fitoterapia**
> *Prescrição*
> - *QI GE SAN* – Pó para Abrir o Diafragma
> *Remédio dos Três Tesouros*
> - Iluminar o Espírito

Calor do Estômago e do Fígado

Manifestações Clínicas

Regurgitação ácida, gosto amargo, boca seca, vômito de fluidos amargos, dor de cabeça, sede, irritabilidade, face vermelha, mau hálito, dor epigástrica em queimação, sensação de calor.

Língua: Vermelha com revestimento amarelo.
Pulso: Transbordante e Rápido ou em Corda e Rápido.

Princípios de Tratamento

Eliminar Calor do Estômago e do Fígado, restabelecer a descendência do *Qi* do Estômago.

Acupuntura

Pontos

PC-6 (*Neiguan*), REN-13 (*Shangwan*), IG-4 (*Hegu*), E-44 (*Neiting*), F-2 (*Xingjian*), B-17 (*Geshu*). Utilizar método de sedação ou neutro em todos os pontos.

EXPLICAÇÃO

- PC-6, REN-13 e IG-4 dominam *Qi* do rebelde do Estômago.
- E-44 e F-2 eliminam Calor do Estômago e do Fígado.
- B-17 regula o diafragma e domina *Qi* rebelde do Estômago.

Fitoterapia

Prescrição

ZUO JIN WAN – Pílula do Metal Esquerdo – mais *YU NU JIAN* – Decocção de Jade da Mulher.

EXPLICAÇÃO   Essas duas fórmulas combinadas eliminam Calor do Estômago e do Fígado e restabelecem a descendência de *Qi* do Estômago.

Resumo

Calor do Estômago e do Fígado

Pontos

- PC-6 (*Neiguan*), REN-13 (*Shangwan*), IG-4 (*Hegu*), E-44 (*Neiting*), F-2 (*Xingjian*), B-17 (*Geshu*). Utilizar método de sedação ou neutro em todos os pontos

Fitoterapia

Prescrição

- *ZUO JIN WAN* – Pílula do Metal Esquerdo – mais *YU NU JIAN* – Decocção de Jade da Mulher

---

Estagnação de Sangue

Manifestações Clínicas

Regurgitação ácida, dificuldade de engolir até mesmo líquidos, dor na região epigástrica, fezes em pedacinhos, vômito de fluidos escuros do tipo suco de feijões vermelhos, compleição escura, perda de peso, pele seca.

Língua: Púrpura.
Pulso: em Corda, Firme ou Áspero.

Princípio de Tratamento

Revigorar o Sangue, eliminar estagnação, restabelecer a descendência do *Qi* do Estômago.

Acupuntura

Pontos

PC-6 (*Neiguan*), IG-4 (*Hegu*), REN-13 (Shangwan), BP-4 (*Gongsun*) com PC-6 (*Neiguan*), R-21 (*Youmen*), B-17 (*Geshu*), F-3 (*Taichong*). Utilizar método neutro em todos os pontos.

EXPLICAÇÃO

- PC-6 domina o *Qi* rebelde do Estômago e revigora o Sangue.

- IG-4 e REN-13 dominam o *Qi* rebelde do Estômago.
- BP-4 e PC-6 regulam Vaso Penetrador (*Chong Mai*), revigoram Sangue e dominam *Qi* rebelde.
- R-21 é um ponto do Vaso Penetrador que domina o *Qi* rebelde no tórax.
- B-17 e F-3 revigoram Sangue e eliminam estagnação. B-17 também regula o diafragma e domina o *Qi* rebelde do Estômago.

Fitoterapia

Prescrição

TONG YOU TANG – Decocção para Penetrar na Profundidade.

EXPLICAÇÃO   Essa fórmula revigora o Sangue, elimina estagnação e nutre o *Yin*. É, com frequência, modificada para tratar refluxo gastroesofágico com o acréscimo de *San Qi* (*Radix Notoginseng*) e *Dan Zhen* (*Radix Salviae milthiorrizae*), a fim de revigorar Sangue, e de *Zhe Bei Mu* (*Bulbus Fritillariae thunbergii*) e *Kun Bu* (*Thallus Eckloniae*), a fim de amolecer a dureza.

Remédio dos Três Tesouros

ANIMAR O VERMELHO   Animar o Vermelho revigora o Sangue e a elimina estagnação no Aquecedor Superior.

Resumo

Estagnação de Sangue

Pontos

- PC-6 (*Neiguan*), IG-4 (*Hegu*), REN-13 (*Shangwan*), BP-4 (*Gongsun*) com PC-6 (*Neiguan*), R-21 (*Youmen*), B-17 (*Geshu*), F-3 (*Taichong*). Utilizar método neutro em todos os pontos

Fitoterapia

Prescrição

- *TONG YOU TANG* – Decocção para Penetrar na Profundidade

Remédio dos Três Tesouros

- Animar o Vermelho

Deficiência do **Yin** do Estômago com Calor por Deficiência

Manifestações Clínicas

Regurgitação ácida, dificuldade de engolir até mesmo líquidos, corpo magro, boca e garganta secas, fezes ressecadas, sensação de calor à noite, transpiração noturna, calor dos cinco palmos.

Língua: Vermelha sem revestimento, fissuras do Estômago.
Pulso: Flutuante Vazio ou Fino e Rápido.

Princípio de Tratamento

Nutrir *Yin* do Estômago, eliminar Calor por Deficiência, restabelecer a descendência do *Qi* do Estômago.

Acupuntura

Pontos

PC-6 (*Neiguan*), REN-10 (*Xiawan*), IG-4 (*Hegu*), REN-12 (*Zhongwan*), E-36 (*Zusanli*), BP-6 (*Sanyinjiao*), E-44

602 Doença do Refluxo Gastroesofágico

(*Neiting*). Utilizar método neutro nos pontos PC-6, REN-10 e E-44; os demais pontos devem ser inseridos com método de tonificação.

EXPLICAÇÃO

- PC-6, REN-10 e IG-4 restabelecem a descendência do *Qi* do Estômago.
- REN-12, E-36 e BP-6 nutrem *Yin* do Estômago.
- E-44 elimina Calor do Estômago.

Fitoterapia

Prescrição

WU ZHI AN ZHONG YIN – Decocção de Cinco Sucos para Acalmar o Centro.

EXPLICAÇÃO   Essa fórmula nutre *Yin* do Estômago, beneficia fluidos, move *Qi* e restabelece a descendência do *Qi* do Estômago.

MODIFICAÇÕES   A fórmula anterior é raramente utilizada em sua forma original e os acréscimos comuns para este padrão seriam *Bei Sha Shen* (*Radix Glehniae*), *Shi Hu* (*Herba Dendrobii*) e *Sheng Di Huang* (*Radix Rehmanniae*).

Prescrição

SHA SHEN MAI DONG TANG – Decocção de *Glehnia-Ophiopogon*.

EXPLICAÇÃO   Essa fórmula nutre o *Yin* Estômago. Deve ser modificada com o acréscimo de ervas que eliminem o Calor do Estômago, como Shi Hu *Herba Dendrobii* e ervas que restabeleçam a descida do *Qi* do Estômago, como Shi Di Calyx Kaki.

Remédio dos Três Tesouros

FONTE DE JADE MAIS MÃO DE BUDA   Fonte de Jade nutre *Yin* do Estômago e Mão de Buda domina *Qi* rebelde do Estômago.

> **Resumo**
>
> **Deficiência do *Yin* do Estômago com Calor por Deficiência**
> *Pontos*
> - PC-6 (*Neiguan*), REN-10 (*Xiawan*), IG-4 (*Hegu*), REN-12 (*Zhongwan*), E-36 (*Zusanli*), BP-6 (*Sanyinjiao*), E-44 (*Neiting*). Utilizar método neutro nos pontos PC-6, REN-10 e E-44; os demais pontos devem ser inseridos com método de tonificação
> *Fitoterapia*
> *Prescrição*
> - WU ZHI AN ZHONG YIN – Decocção de Cinco Sucos para Acalmar o Centro
> *Prescrição*
> - SHA SHEN MAI DONG TANG – Decocção de Glehnia-Ophiopogon
> *Remédio dos Três Tesouros*
> - Fonte de Jade mais Mão de Buda

Deficiência de Yang do Estômago e do Baço

Manifestações Clínicas

Regurgitação ácida, dificuldade de engolir, condição crônica, compleição pálida, pouco apetite, sensação de frio, fezes amolecidas, depressão, vômito de fluidos claros, distensão abdominal moderada.
  Língua: Pálida.
  Pulso: Fraco e Profundo.

Princípio de Tratamento

Tonificar e aquecer Estômago e Baço, restabelecer a descendência do *Qi* do Estômago.

Acupuntura

Pontos

PC-6 (*Neiguan*), IG-4 (*Hegu*), REN-10 (*Xiawan*), REN-12 (*Zhongwan*), E-36 (*Zusanli*), BP-6 (*Sanyinjiao*), B-20 (*Pishu*), B-21 (*Weishu*). Os primeiros três pontos devem ser inseridos com método neutro e os demais, com método de tonificação. Moxa deve ser utilizada.

EXPLICAÇÃO

- PC-6, IG-4 e REN-10 restabelecem a descendência do *Qi* do Estômago.
- REN-12, E-36, BP-6, B-20 e B-21 tonificam Estômago e Baço.

Fitoterapia

Prescrição

BU QI YUN PI TANG – Decocção para Tonificar o *Qi* e Promover a Função de Transformação do Baço.

EXPLICAÇÃO   Essa fórmula tonifica e aquece Estômago e Baço e restabelece a descendência do *Qi* do Estômago.

Prescrição

DING XIANG TOU GE SAN – Pó de *Caryophillum* para Penetrar o Diafragma.

EXPLICAÇÃO   Essa fórmula tonifica Estômago e Baço e restabelece a descendência do *Qi* do Estômago.

> **Resumo**
>
> **Deficiência de *Yang* do Estômago e do Baço**
> *Pontos*
> - PC-6 (*Neiguan*), IG-4 (*Hegu*), REN-10 (*Xiawan*), REN-12 (*Zhongwan*), E-36 (*Zusanli*), BP-6 (*Sanyinjiao*), B-20 (*Pishu*), B-21 (*Weishu*). Os primeiros três pontos devem ser inseridos com método neutro e os demais, com método de tonificação. Moxa deve ser utilizada
> *Fitoterapia*
> *Prescrição*
> - BU QI YUN PI TANG – Decocção para Tonificar o *Qi* e Promover a Função de Transformação do Baço
> *Prescrição*
> - DING XIANG TOU GE SAN – Pó de *Caryophillum* para Penetrar o Diafragma

Deficiência do Yang do Rim

Manifestações Clínicas

Refluxo ácido, dificuldade de engolir, vômito de fluidos claros, dor na região dorsal inferior, tontura, tinido, fadiga, sensação de frio, membros frios, urina pálida e micção frequente.

Língua: Pálida.
Pulso: Profundo e Fraco.

Princípio de Tratamento

Tonificar e aquecer o Rim, restabelecer a descendência do *Qi* do Estômago.

Acupuntura

Pontos

PC-6 (*Neiguan*), REN-10 (*Xiawan*), IG-4 (*Hegu*), B-23 (*Shenshu*), R-3 (*Taixi*), REN-4 (*Guanyuan*). Os primeiros três pontos devem ser inseridos com método neutro e os demais, com método de tonificação. Moxa deve ser utilizada.

EXPLICAÇÃO

- PC-6, REN-10 e IG-4 restabelecem a descendência do *Qi* do Estômago.
- B-23, R-3 e REN-4 tonificam o Rim.

Fitoterapia

Prescrição

YOU GUI WAN – Pílula Restauradora do [Rim] Direito.

EXPLICAÇÃO   Essa fórmula tonifica o *Yang* do Rim. Deve ser modificada com o acréscimo de ervas que restabelecem a descendência do *Qi* do Estômago, como *Shi Di* (*Calyx Kaki*).

Remédio dos Três Tesouros

FORTALECER A RAIZ MAIS MÃO DE BUDA   Fortalecer a Raiz tonifica *Yang* do Rim e Mão de Buda domina *Qi* rebelde do Estômago.

> **Resumo**
>
> **Deficiência do *Yang* do Rim**
> **Pontos**
> - PC-6 (*Neiguan*), REN-10 (*Xiawan*), IG-4 (*Hegu*), B-23 (*Shenshu*), R-3 (*Taixi*), REN-4 (*Guanyuan*). Os primeiros três pontos devem ser inseridos com método neutro e os demais, com método de tonificação. Moxa deve ser utilizada
>
> **Fitoterapia**
> *Prescrição*
> - *YOU GUI WAN* – Pílula Restauradora do [Rim] Direito
> *Remédio dos Três Tesouros*
> - Fortalecer a Raiz mais Mão de Buda

Literatura Chinesa Moderna

Journal of Chinese Medicine (Zhong Yi Za Zhi), v. 38, n. 1, 1997, p. 32

"Observation on the Effect of Remedy Xin Shen n. 1 in Reflux Oesophagitis Caused by Emotional Stress" *de Tang Yan Ping* et al.

Os autores desse estudo trataram 38 pacientes portadores de esofagite de refluxo resultante de tensão emocional. Os pacientes foram divididos em dois grupos: 20 pacientes foram tratados com medicamento ocidental (Prepulsid) e 18 foram tratados com medicamento de ervas chinesas.

A fórmula utilizada foi chamada de Xin Shen nº 1 (*remédio Corpo-Mente*), que continha *Chen Pi* (*Pericarpium Citri reticulatae*), *Dai Zhe Shi* (*Haematitum*), *Dan Shen* (*Radix Salviae miltiorrhizae*), *Chi Shao* (*Radix Paeoniae rubra*) e outros ingredientes não disponíveis. O princípio de tratamento adotado foi mover *Qi*, dominar *Qi* rebelde e revigorar Sangue.

Os resultados no grupo de tratamento com medicina chinesa foram superiores aos obtidos no grupo-controle.

Notas Finais

1. 1986 Jing Yue Quan Shu 京岳全书 [Complete Book of Jing Yue]. Shanghai Scientific Publishing House, Shanghai, p. 385. O *Complete Book of Jing Yue* foi escrito por Zhang Jing Yue e publicado pela primeira vez em 1624.

978-85-7241-817-1

Capítulo 25

Úlceras Bucais

口
疮

CONTEÚDO DO CAPÍTULO

Úlceras Bucais 605

Úlceras Bucais na Medicina Chinesa 606

Patologia *606*

Diagnóstico *606*

Fogo *Yin* *607*

Identificação de Padrões e Tratamento 610

Calor em Coração e Baço *611*

Calor no Estômago *611*

Calor Tóxico *612*

Deficiência do *Yin* do Estômago com Calor
por Deficiência *612*

Deficiência do *Yin* do Coração e do Rim com Calor
por Deficiência *613*

Deficiência do Estômago e do Baço com
Fogo *Yin* *613*

Estômago Deficiente e Frio *614*

Literatura Chinesa Moderna 614

- Calor em Coração e Baço
- Calor no Estômago
- Calor tóxico
- Deficiência do *Yin* do Estômago com Calor por Deficiência
- Deficiência do *Yin* do Coração e do Rim com Calor por Deficiência
- Deficiência do Estômago e do Baço com Fogo *Yin*
- Estômago deficiente e frio

Úlceras Bucais

Ulceração aftosa recorrente de etiologia desconhecida é um distúrbio comum da mucosa oral, afetando 20% da população. A ulceração oral é vista em distúrbios gastrintestinais, como doença de Crohn, colite ulcerativa e doença celíaca em cerca de 10 a 20% de casos.

Outras doenças associadas à ulceração oral incluem lúpus eritematoso (sistêmico e discoide), doença de Behçet, neutropenia e distúrbios de imunodeficiência. Na doença de Reiter, ocorre ulceração em aproximadamente 25 a 30% dos pacientes.

A ulceração pode ser associada à infecção virótica como o vírus herpes simplex.

Herpes primário simples (normalmente tipo I, porém raramente tipo II) presente com febre e úlceras doloridas circunscritas espalhadas. Após o tratamento, o vírus permanece latente e ocorre periodicamente como herpes labial ("feridas frias").

Doenças de mão, pé e boca e herpangina, resultantes de diferentes *coxsackie* A, ou raramente B, também podem causar úlceras bucais.

Outros vírus também podem causar úlceras bucais. Herpes-zóster e citomegalovírus estão entre muitos vírus que podem produzir ulceração na boca, normalmente durante as fases infectiva e aguda.

A ulceração da boca pode também estar associada à infecção bacteriana. Sífilis e tuberculose podem raramente causar ulcerações orais e podem ser vistas principalmente nos países em desenvolvimento.

Finalmente, ao tratar úlceras bucais, deve-se averiguar se estas são causadas por drogas. Certas drogas podem causar erupções liquenoides orais. Elas incluem antimaláricos, metildopa, tolbutamida, penicilamina, sais de ouro e alguns agentes quimioterápicos usados no tratamento de câncer.

A ulceração da boca também pode ser um sintoma de distúrbios dermatológicos. Estes incluem eritema multiforme maior, necrólise epidérmica tóxica, líquen plano, pênfigo vulgar, penfigoide bolhoso, "epidermólise bolhosa" e dermatite herpetiforme.

Úlceras aftosas menores são as mais comuns. Apresentam menos de 10mm de diâmetro, com centro branco acinzentado com halo eritematoso fino e se curam em um período de 14 dias sem deixar cicatriz. Úlceras aftosas maiores têm mais de 20mm de diâmetro, persistem com frequência durante semanas ou meses e se curam deixando cicatriz. Várias deficiências nutricionais de ferro, ácido fólico ou vitamina B1 (com ou sem distúrbios gastrintestinais) são encontradas ocasionalmente.

606 Úlceras Bucais

A discussão de úlceras bucais será feita de acordo com os seguintes tópicos:

- Úlceras bucais na medicina chinesa.
- Identificação de padrões e tratamento.
- Literatura chinesa moderna.

Úlceras Bucais na Medicina Chinesa

Patologia

Úlceras bucais geralmente ocorrem devido a Calor que pode ser de três tipos: Calor por Excesso, Calor por Deficiência proveniente de deficiência de *Yin* e Fogo *Yin*. Ocasionalmente, as úlceras bucais no ancião podem ocorrer devido à deficiência de *Yang*, porém estes são raros. Os principais órgãos envolvidos são Coração, Estômago, Baço e Rim.

O *Source of Difficult Diseases* (Za Bing Yuan Liu, 1773) diferencia claramente úlceras bucais de Calor por Excesso e por Deficiência quando diz[1]:

Úlceras bucais ocorrem devido a Calor e temos que diferenciar Calor por Deficiência de Calor por Excesso. No Calor por Deficiência, as úlceras são pálidas e bastante rasas, o pulso apresenta-se vazio, há preocupação, inquietude mental e insônia: use Si Wu Tang *mais* Zhi Mu *(Radix Anemarrhenae) e* Huang Bo *(Cortex Phellodendri). No Calor por Excesso, há queimação da boca, língua inchada, sede, pulso Cheio e Fogo do Coração movendo intranquilamente:* use Liang Ge San.

Resumo

Patologia
- *Geralmente devido a quatro tipos de Calor*: Calor por Excesso, Calor por Deficiência proveniente de deficiência de *Yin*, Fogo *Yin* e Calor Tóxico
- Os principais órgãos envolvidos são Coração, Estômago, Baço e Rim

---

Diagnóstico

Calor por Excesso e Calor por Deficiência podem gerar ulceração na boca: no caso de Calor por Excesso, as úlceras apresentam extremidade elevada, vermelhas e são grandes e muito doloridas. No caso de Calor por Deficiência, as úlceras têm margens esbranquiçadas ao redor delas e suas extremidades são menos elevadas; elas podem ser igualmente doloridas. No caso de Fogo *Yin* (ver adiante), as úlceras são vermelho-pálidas, também com margens esbranquiçadas e extremidades um pouco menos elevadas; são crônicas e recorrentes.

Nas úlceras bucais algumas vezes há também Calor Tóxico: este se manifesta com úlceras que são muito doloridas, grandes, vermelhas com centro amarelo, inflamado e notadamente elevado nas extremidades.

Nota Clínica

- *Calor por Excesso*: úlceras grandes e doloridas com extremidade vermelha e elevada
- *Calor por Deficiência*: úlceras com margem esbranquiçada e extremidades menos elevadas
- *Fogo* Yin: úlceras vermelho-pálidas com margens esbranquiçadas e extremidades um pouco menos elevadas; crônicas e recorrentes
- *Calor Tóxico*: úlceras que são muito doloridas, grandes, vermelhas com centro amarelo, inflamado e extremidades notadamente elevadas

---

As úlceras nas gengivas são relacionadas ao Estômago; no interior das bochechas, ao Estômago e ao Baço; na língua, ao Coração, ao Baço e ao Rim. Observe que embora Estômago, Baço, Coração e Rim estejam principalmente envolvidos na patologia das úlceras bucais, isto não significa que outros *canais* não estejam envolvidos. A Tabela 25.1 mostra quais são os órgãos e canais envolvidos nas úlceras bucais de acordo com seus locais.

Nota Clínica

- *Úlceras no interior das bochechas*: Estômago e Baço
- *Úlceras nas gengivas*: Estômago
- *Úlceras na língua*: Coração, Baço e Rim

Antes de proceder com a discussão do tratamento das úlceras bucais, é proveitoso revisar os canais que percorrem boca e língua.

Canal Principal do Intestino Grosso: da fossa supraclavicular, um ramo sobe ao longo do pescoço à bochecha e entra nas gengivas dos dentes inferiores; encurva, então, ao redor da boca e cruza DU-26 (*Renzhong*).

Canal Principal do Estômago: o canal de Estômago percorre várias vezes sobre as bochechas.

Canal Principal do Baço: alcança a raiz da língua e se espalha no lado inferior da língua.

Canal Divergente do Baço: alcança a língua.

Canal Principal do Intestino Delgado: uma ramo da fossa supraclavicular sobe ao pescoço e à bochecha; do pescoço, um ramo vai para a região de infraorbital e para a face lateral do nariz.

Canal de Conexão do Coração: flui à língua e ao olho.

Canal Principal do Rim: do tórax, sobe à garganta e termina na raiz da língua.

Tabela 25.1 – Órgãos e canais envolvidos nas úlceras bucais de acordo com local

Localização	Órgão	Canal
No interior das bochechas	Estômago e Baço	Estômago, Intestino Grosso, Intestino Delgado, Triplo Aquecedor
Língua	Coração, Baço e Rim	Coração, Intestino Delgado, Baço, Rim
Gengivas	Estômago	Estômago, Intestino Grosso

Canal Divergente do Rim: ascende à raiz da língua.
Canal Principal do Triplo Aquecedor: Do tórax, um ramo vai até a fossa supraclavicular, de onde sobe ao pescoço, à região atrás da orelha e ao canto do contorno do couro cabeludo anterior; vira, então, para baixo à bochecha e vai para a região infraorbital.

> **Resumo**
> **Diagnóstico**
> - *Úlceras no interior das bochechas*: Estômago e Baço
> - *Úlceras nas gengivas*: Estômago
> - *Úlceras na língua*: Coração, Baço, Rim
> - *Calor por Excesso*: úlceras grandes, doloridas, com extremidades vermelhas e elevadas
> - *Calor por Deficiência*: úlceras com margem esbranquiçada e extremidades menos elevadas
> - *Fogo* Yin: úlceras vermelho-pálidas com margem esbranquiçada e com extremidades pouco menos elevadas; crônicas e recorrentes
> - *Calor Tóxico*: úlceras que são muito doloridas, grandes, vermelhas com centro amarelo, inflamado e extremidades notadamente elevadas
> - *Canais envolvidos nas úlceras bucais*:
>   – Canal Principal do Intestino Grosso
>   – Canal Principal do Estômago
>   – Canal Principal do Baço
>   – Canal Divergente do Baço
>   – Canal Principal do Intestino Delgado
>   – Canal de Conexão do Coração
>   – Canal Principal do Rim
>   – Canal Divergente do Rim
>   – Canal Principal do Triplo Aquecedor

Fogo Yin

Antes de discutir padrões e tratamento, é importante descrever brevemente a patologia do Fogo *Yin*. Fogo *Yin* foi descrito por *Li Dong Yuan* no famoso clássico *Discussion on Stomach and Spleen* (Pi Wei Lun). Ele afirma que o excesso de trabalho e a dieta irregular enfraquecem o *Qi* do Estômago e do Baço e o *Qi* Original (*Yuan Qi*) que reside no Campo do Elixir Inferior (*Dan Tian*): nesta região, compartilha um lugar com o Fogo Ministerial (fisiológico). Se o Fogo Ministerial é mexido por excesso de trabalho e problemas emocionais, fica patológico, "desloca" o *Qi* Original no Campo do Elixir Inferior e sobe, causando febre baixa ou sensação de calor acima (Fig. 25.1).

Li Dong Yuan chamou este Fogo Ministerial patológico de "ladrão" do *Qi* Original: o Calor gerado pelo Fogo Ministerial patológico (e a deficiência do *Qi* Original) é chamado de "Fogo *Yin*": este não é Calor por Excesso, nem por Deficiência, embora seja mais semelhante ao último, uma vez que é um Fogo que surge da deficiência de *Qi* e da deficiência do *Qi* Original.

Li Dong Yuan comentou que este Fogo *Yin* não é tratado por meio de sua eliminação com ervas amargas e frias, mas pela tonificação do *Qi* Original com ervas doces e mornas, já que Fogo Ministerial e *Qi* Original compartilham o mesmo lugar: ao se tonificar o *Qi* Original, automaticamente desloca-se e domina-se o Fogo Ministerial patológico.

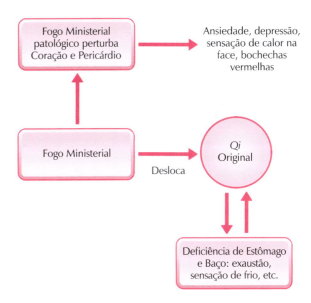

Figura 25.1 – Fogo *Yin*.

A patologia de Fogo *Yin* é, porém, frequentemente mais complexa que a descrita anteriormente, uma vez que é frequentemente agravada pela presença de Calor-Umidade no Aquecedor Inferior. Embora o Fogo *Yin* surja do Aquecedor Inferior, sua patologia está relacionada também ao Aquecedor Médio. Quando houver deficiência de Baço, forma-se Umidade e esta se infunde até o Aquecedor Inferior. Neste local, "submerge" o *Qi* Original e o Fogo Ministerial fisiológico, deslocando o Fogo Ministerial do lugar em que deveria ser escondido (o Aquecedor Inferior)[2].

Quando o Aquecedor Médio está entupido por Umidade, o *Qi* do Baço (ou até o *Yang* do Baço) fica deficiente e não sobe. Por isso, *Bu Zhong Yi Qi Tang* (Decocção para Tonificar o Centro e Beneficiar o *Qi*) é utilizada para aumentar o *Qi* do Baço e aquecer o *Yang* do Baço, de forma que a Umidade já não se infunde para baixo ao Aquecedor Inferior (Fig. 25.2). Quando o Aquecedor Inferior é aberto e desbloqueado da Umidade, o Fogo Ministerial volta a seu lugar de esconderijo no Aquecedor Inferior, eliminando, assim, os sintomas de Fogo *Yin*.

Os sintomas de Fogo *Yin* são: febre baixa ou sensação de calor agravada por excesso de trabalho, sensação de calor na face, face vermelha, sensação de frio, pés frios, úlceras bucais, tontura, cansaço, depressão, inquietação mental, insônia, fraqueza muscular, transpiração espontânea, encurtamento da respiração, fezes amolecidas, pouco apetite, voz fraca, dor de cabeça, sede, língua Pálida, pulso Fraco ou Vazio, podendo estar levemente Transbordante nas posições Anteriores.

As manifestações clínicas de Fogo *Yin* podem ser explicadas da seguinte forma:

- *Deficiência do* Qi *do Baço e/ou* Yang *do Baço*: cansaço, depressão, fraqueza muscular, fezes amolecidas, pouco apetite, língua Pálida, pulso Fraco ou Vazio.

608 Úlceras Bucais

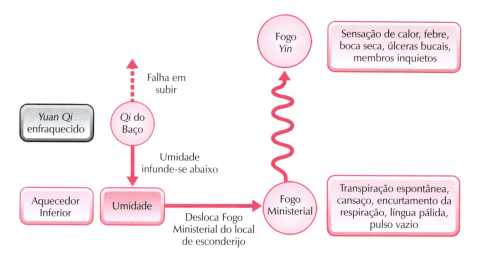

FIGURA 25.2 – Fogo *Yin* e Calor-Umidade em Estômago e Baço.

- *Deficiência do* Yang *do Baço*: sensação de frio em geral, pés frios.
- *Fogo* Yin *que sobe ao Aquecedor Superior*: febre baixa ou sensação de calor acima, a qual é agravada por excesso de trabalho, sensação de calor da face, face vermelha, úlceras bucais, tontura, dor de cabeça, sede, pulso levemente Transbordante nas posições Anteriores.
- *Fogo* Yin *que molesta a Mente*: inquietação mental, insônia.
- *Deficiência do* Qi *do Pulmão*: transpiração espontânea, encurtamento da respiração, voz fraca.

Nota Clínica

Os sintomas de Fogo *Yin* são:

- Febre baixa ou sensação de calor acima, a qual é agravada por excesso de trabalho
- Sensação de calor da face
- Face vermelha
- Sensação frio em geral
- Pés frios
- Úlceras bucais
- Tontura
- Cansaço
- Depressão
- Inquietação mental
- Insônia
- Fraqueza muscular
- Transpiração espontânea
- Encurtamento da respiração
- Fezes amolecidas
- Pouco apetite
- Voz fraca
- Cefaleia
- Sede
- Língua pálida
- Pulso Fraco ou Vazio, mas que pode estar levemente Transbordante nas posições Anteriores

---

Este tipo de febre (caso exista) é causado por deficiência grave de *Qi*, normalmente de Baço, Estômago e Pulmão e deficiência do *Qi* Original.

A prescrição representativa para dominar o Fogo *Yin* é *Bu Zhong Yi Qi Tang* (Decocção para Tonificar o Centro e Beneficiar o *Qi*), na qual *Ren Shen* (*Radix Ginseng*) tonifica o *Qi* Original.

Fogo *Yin* com sua sensação concomitante de calor que deriva da deficiência do *Qi* e de Sangue é hoje em dia muito comum e frequentemente é visto em casos crônicos de síndrome de fadiga pós-virótica e doenças autoimunes modernas, como lúpus ou artrite reumatoide.

Para tratar Fogo *Yin* com acupuntura, utilizo REN-4 (*Guanyuan*) (ponto principal), E-36 (*Zusanli*), BP-6 (*Sanyinjiao*), REN-12 (*Zhongwan*), B-20 (*Pishu*) e B-21 (*Weishu*).

Nota Clínica

Estes são os pontos que utilizo para tratar Fogo *Yin*:

- REN-4 (*Guanyuan*) (ponto principal), E-36 (*Zusanli*), BP-6 (*Sanyinjiao*), REN-12 (*Zhongwan*), B-20 (*Pishu*) e B-21 (*Weishu*)

Para tratar Fogo *Yin* quando este causar perturbação emocional, utilizo os seguintes princípios de tratamento e pontos:

- *Tonificar o Qi Original*: REN-4 (*Guanyuan*)
- *Tonificar e aumentar Qi do Baço*: REN-12 (*Zhongwan*), REN-6 (*Qihai*), E-36 (*Zusanli*), B-20 (*Pishu*)
- *Acalmar a Mente*: DU-24 (*Shenting*), DU-19 (*Houding*), REN-15 (*Jiuwei*), C-5 (*Tongli*)
- *Eliminar Calor acima*: PC-8 (*Laogong*), PC-7 (*Daling*)
- *Regular o Triplo Aquecedor*: TA-6 (*Zhigou*), TA-5 (*Waiguan*)

O segundo capítulo do livro dois do *Discussion on Stomach and Spleen* (*Pi Wei Lun*), de Li Dong Yuan, comenta[3]:

Dieta irregular e exposição ao clima quente e frio prejudicam Estômago e Baço. Quando Qi *do Estômago e do Baço diminuem, o* Qi *Original [Yuan Qi] fica deficiente e o Fogo do Coração, por si, fica excessivo. Este Fogo do*

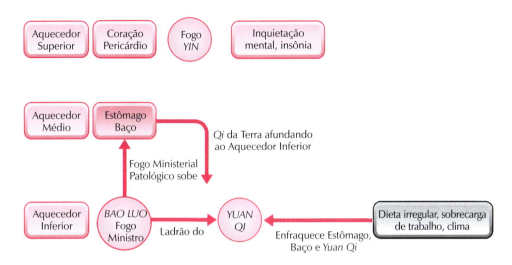

Figura 25.3 – Patologia de Fogo *Yin* de acordo com Li Dong Yuan.

Coração é um Fogo Yin. *Surge do Aquecedor Inferior e flui ao Coração. O Coração não governa diretamente, mas é purificado pelo Fogo Ministerial. O Fogo Ministerial é o Fogo do Bao Luo [Dan Tian] no Aquecedor Inferior, sendo um ladrão do* Qi *Original [Yuan Qi]. Este Fogo e o Qi Original não podem ocupar o mesmo espaço; quando um torna-se vitorioso, os outros declinam. Quando Estômago e Baço estiverem deficientes, seus* Qi *descem ao Rim e o Fogo* Yin *sobrepuja a Terra... como o Fogo* Yin *se rebela ascendentemente, há falta de ar, inquietação mental, sensação de calor, pulso Transbordante e Grande, dor de cabeça e sede. A pele não pode tolerar Vento e Frio e há alternância de sensação de calor e frio.* Qi *do Estômago e do Baço infunde-se para baixo, de forma que o* Qi *do Alimento [Gu Qi] não consegue subir e pode flutuar... Como tratar esta condição? Deve-se tratá-la com ervas picantes, doces e mornas para tonificar o Centro e aumentar o* Yang *em combinação com algumas ervas doces e frias para drenar o Fogo. Exaustão e depleção devam ser tratadas com ervas mornas: as ervas mornas podem eliminar o Calor. Não se deve usar ervas amargas e frias que danificam Baço e Estômago* (Fig. 25.3).

A seguir, o texto continua listando a fórmula *Bu Zhong Yi Qi Tang* (Decocção para Tonificar o Centro e Beneficiar o *Qi*) para tratar a condição do Fogo *Yin*.

O capítulo 4 do livro dois do *Discussion on Stomach and Spleen* explica como Fogo *Yin* afeta Coração e Mente e causa inquietação mental:[4]

Quando Baço e Estômago estiverem deficientes, seus Qi *não conseguem subir e podem flutuar, isto é decorrente do Fogo* Yin *prejudicando geração e difusão de seus Qi [do Estômago e do Baço].* Qi *Nutritivo [Ying Qi] e Sangue ficam muito depauperados e o* Qi *Nutritivo baixa no Aquecedor Inferior [em Fígado e Rim]. O Fogo* Yin *agita-se em chamas, fervendo Sangue e Qi, que se tornam mais depauperados. Coração e Pericárdio governam o Sangue e, quando este é esvaziado, o Coração perde a nutrição: este fato torna o Coração caótico e gera inquietação mental. O Coração sente-se desnorteado, irritado, oprimido e inquieto. O* Qi *puro não consegue ascender e o* Qi *turvo não consegue descender. Puro e turvo estão mutuamente implicados, ficando em caos no centro do tórax; o Sangue fica rebelde e em caos ao longo do corpo. Deve-se usar ervas picantes, doces e mornas para gerar* Yang. *Uma vez que o Yang é gerado, o* Yin *se desenvolve* (Fig. 25.4).

O capítulo 8 do livro dois do *Discussion on Stomach and Spleen* elucida posteriormente a influência do Estômago e do Baço no Coração e na Mente em uma passagem interessante[5]:

Raiva, indignação, tristeza, preocupação, medo e terror podem depauperar o Qi Original. A agitação do Fogo Yin *é decorrente da estagnação no Coração e das sete emoções saindo de controle. O Coração é a residência da Mente; quando o Monarca Coração está inquieto, é transformado em Fogo [patológico]. O Fogo é um ladrão*

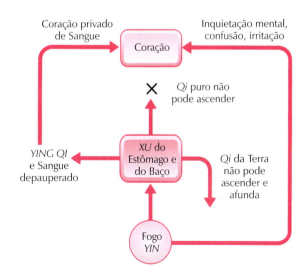

Figura 25.4 – Influência de Fogo *Yin* em Coração e Mente.

610 Úlceras Bucais

dos sete Shen [Alma de Etérea (*Hun*), Alma Corpórea (*Po*), Intelecto (*Yi*) Força de Vontade (*Zhi*), Mente (*Shen*), Essência (*Jing*) e Sabedoria (*Zhi*)]. *Quando Fogo* Yin *estiver vitorioso, o* Qi *Nutritivo* [Yin Qi] *não pode nutrir a* Mente [Shen]. *A* Mente *não é nutrida, os Fluidos Corporais não circulam e não podem gerar os vasos sanguíneos. A* Mente *do Coração é o Verdadeiro* Qi [incluindo Qi *da Reunião* (Zong), *Nutritivo* (Ying) *e Defensivo* (Wei)] *por outro nome. É gerado contanto que seja suplementado com Sangue; quando Sangue é gerado, os vasos se desenvolvem. Os vasos são o domicílio da* Mente; *se houver estagnação nos vasos, os sete* Shen *deixam o corpo e, por conseguinte, não há nada além do Fogo deixado nos vasos.*

O capítulo 2 do livro três do *Discussion on Stomach and Spleen* discute a etiologia do Fogo *Yin*[6]:

Dieta irregular e excesso de trabalho podem conduzir à transpiração espontânea e à micção frequente [devido ao] *Fogo* Yin *subjugando a Terra* [Estômago e Baço], *de forma que* Qi *puro não é gerado,* Yang Qi *não move e* Yin *e Sangue ancoram o Fogo.*

Outros autores além de Li Dong Yuan atribuem a patologia das úlceras bucais à deficiência do Estômago e do Baço. O *Essential Method of Dan Xi* (*Dan Xi Xin Fa*, 1347) diz[7]:

Nas úlceras bucais, quando a administração de ervas frias não produz resultado, ela é decorrente da Terra do Aquecedor Médio ficando deficiente e do Fogo se rebelando ascendentemente sem controle: use Li Zhong Wan.

A recomendação para o uso de *Li Zhong Wan* (Pílula para Regular o Centro) confirma o uso de ervas doces e tônicas mornas para tonificar o *Qi* Original e deslocar o Fogo *Yin*, como Li Dong Yuan recomenda.
Outro texto diz[8]:

Nas úlceras bucais, o Aquecedor Superior tem Calor por Excesso, o Aquecedor Médio está deficiente e frio e o Aquecedor Inferior tem Fogo Yin.

Resumo

Fogo *Yin*

- Excesso de trabalho e dieta irregular enfraquecem *Qi* do Estômago e do Baço e *Qi* Original (*Yuan Qi*), o qual reside no Campo do Elixir Inferior (*Dan Tian*): nesta região, compartilha um lugar com o Fogo Ministerial (fisiológico). Se o Fogo Ministerial é mexido por excesso de trabalho e problemas emocionais, fica patológico, "desloca" o *Qi* Original no Campo do Elixir Inferior e sobe, causando febre baixa ou sensação de calor acima
- O Fogo Ministerial patológico é "ladrão" do *Qi* Original
- O Fogo *Yin* não é tratado por meio de sua eliminação com ervas amargas e frias, mas pela tonificação do *Qi* Original com ervas doces e mornas
- É agravado pela presença de Umidade-Calor no Aquecedor Inferior
- A Umidade infunde-se até o Aquecedor Inferior, onde "submerge" *Qi* Original e Fogo Ministerial fisiológico, deslocando Fogo Ministerial do lugar em que deveria ser escondido (Aquecedor Inferior)

- Os sintomas de Fogo *Yin* são: febre baixa ou sensação de calor agravada por excesso de trabalho, sensação de calor da face, face vermelha, sensação de frio, pés frios, úlceras bucais, tontura, cansaço, depressão, inquietação mental, insônia, fraqueza muscular, transpiração espontânea, encurtamento da respiração, fezes amolecidas, pouco apetite, voz fraca, dor de cabeça, sede, língua Pálida, pulso Fraco ou Vazio, podendo estar levemente Transbordante nas posições Anteriores
- A prescrição representativa para dominar Fogo *Yin* é *Bu Zhong Yi Qi Tang* (Decocção para Tonificar o Centro e Beneficiar o *Qi*), na qual *Ren Shen* (*Radix Ginseng*) tonifica o *Qi* Original
- Os pontos que utilizo para tratar o Fogo *Yin* são: REN-4 (*Guanyuan*) (ponto principal), E-36 (*Zusanli*), BP-6 (*Sanyinjiao*), REN-12 (*Zhongwan*), B-20 (*Pishu*) e B-21 (*Weishu*)

Identificação de Padrões e Tratamento

Antes de discutir padrões e tratamento das úlceras bucais é necessário revisar os pontos de acupuntura e ervas indicados para esta condição.

Como indicado anteriormente, os principais órgãos envolvidos nas úlceras bucais são: Estômago, Baço, Coração e Rim. Entretanto, isso não significa que utilizemos apenas os pontos desses canais. Para tratar úlceras bucais, além de tratar o órgão interno correspondente, também devemos tratar os canais que percorrem a face interior das bochechas, nas gengivas e na língua. Os principais canais envolvidos são, portanto, os três canais *Yang* da mão, isto é, Intestino Delgado, Intestino Grosso e Triplo Aquecedor.

Em minha experiência, os principais pontos distais para tratar úlceras bucais são: IG-5 (*Yanggu*), IG-4 (*Hegu*), TA-5 (*Waiguan*), PC-8 (*Laogong*), C-8 (*Shaofu*), E-44 (*Neiting*), IG-11 (*Quchi*).

Ao modificar as fórmulas fitoterápicas para tratar úlceras bucais, deve-se concentrar particularmente nas ervas que eliminam o Calor (por Excesso ou por Deficiência) do Estômago e do Intestino Grosso:

- Calor por Excesso: *Lu Gen* (*Rhizoma Phragmitis*), *Huang Lian* (*Rhizoma Coptidis*), *Sheng Ma* (*Rhizoma Cimicifugae*), *Shi Gao* (*Gypsum Fibrosum*), *Zhi Mu* (*Radix Anemarrhenae*) – também utilizada para tratar Calor por Deficiência, *Zhu Ye* (*Folium Phyllostachys nigrae*), *Tian Hua Fen* (*Radix Trichosanthis*) – também utilizada para tratar Calor por Deficiência.
- Calor por Deficiência: *Bai Wei* (*Radix Cynanchi atrati*), *Tian Hua Fen* (*Radix Trichosanthis*), *Zhi Mu* (*Radix Anemarrhenae*).
- Calor Tóxico: *Jin Yin Hua* (*Flos Lonicerae japonicae*), *Lian Qiao* (*Fructus Forsythiae*), *Da Qing Ye* (*Folium Daqingye*).

Se as úlceras estiverem na língua, deve-se concentrar em ervas que eliminem Calor do Coração, como *Lian Zi Xin* (*Plumula Nelumbinis*), *Huang Qin* (*Radix Scutellariae*), *Huang Lian* (*Rhizoma Coptidis*) e *Zhu Ye* (*Folium Phyllostachys nigrae*).

Úlceras Bucais **611**

Os padrões discutidos são os seguintes:

- Calor em Coração e Baço.
- Calor do Estômago.
- Calor Tóxico.
- Deficiência do *Yin* do Estômago com Calor por Deficiência.
- Deficiência do *Yin* do Rim e do Coração com Calor por Deficiência.
- Deficiência do Estômago e do Baço com Fogo *Yin*.
- Estômago deficiente e frio.

Calor em Coração e Baço

Manifestações Clínicas

Úlceras em bochechas ou língua, as quais apresentam-se vermelhas e com margens amarelas, são profundas, com extremidade pronunciadamente elevada, muito doloridas e múltiplas (algumas podem fundir-se para formar úlceras muito grandes); sensação de calor, sede com desejo de beber água fria, boca seca, gosto amargo, mau hálito, obstipação.

Língua: Vermelha com revestimento espesso e amarelo.

Pulso: Transbordante e Rápido.

Este padrão é uma causa comum de úlceras bucais.

Princípio de Tratamento

Eliminar Calor do Coração e do Baço.

Acupuntura

Pontos

PC-8 (*Laogong*), C-8 (*Shaofu*), BP-2 (*Dadu*), BP-6 (*Sanyinjiao*). Utilizar método de sedação ou neutro em todos os pontos.

EXPLICAÇÃO
- PC-8 e C-8 eliminam Calor do Coração.
- BP-2 elimina Calor do Baço.
- BP-6 nutre *Yin*, que ajuda a eliminar Calor.

Fitoterapia

Prescrição

LIANG GE SAN – Pó para Esfriar o Diafragma.

EXPLICAÇÃO Essa fórmula drena o Fogo para baixo, movendo as fezes (com *Da Huang* [*Radix et Rhizoma Rhei*] e *Mao Xiao* [*Natrii Sulfas*]). Deve ser modificada com o acréscimo de algumas ervas para eliminar Calor do Coração, tal como *Zhu Ye* (*Folium Phyllostachys nigrae*).

Resumo

Calor em Coração e Baço

Pontos
- PC-8 (*Laogong*), C-8 (*Shaofu*), BP-2 (*Dadu*), BP-6 (*Sanyinjiao*). Utilizar método de sedação ou neutro em todos os pontos

Fitoterapia

Prescrição
- *LIANG GE SAN* – Pó para Esfriar o Diafragma

Calor no Estômago

Manifestações Clínicas

Úlceras nas gengivas, as quais apresentam-se vermelhas e com margens amarelas, são profundas e com extremidades pronunciadamente elevadas, muito doloridas e múltiplas (algumas podem fundir-se para formar úlceras muito grandes); sensação de calor, sede com desejo de beber água fria, boca seca, mau hálito, obstipação.

Língua: Vermelha com revestimento espesso e amarelo.

Pulso: Transbordante e Rápido.

Este padrão é causa comum de úlceras bucais. Frequentemente é visto em crianças.

Princípio de Tratamento

Eliminar Calor do Estômago.

Acupuntura

Pontos

E-44 (*Neiting*), IG- 11 (*Quchi*), IG-4 (*Hegu*), BP-6 (*Sanyinjiao*). Utilizar método de sedação ou neutro nos primeiros três pontos, além de método de tonificação no último ponto.

EXPLICAÇÃO
- E-44, IG-11 e IG-4 eliminam Calor do Estômago. Os dois pontos do Intestino Grosso também tratam as gengivas.
- BP-6 nutre *Yin*, o que ajuda a eliminar Calor.

Fitoterapia

Prescrição

QING WEI SAN – Pó para Desobstruir o Estômago.

EXPLICAÇÃO Essa fórmula elimina Calor do Estômago com *Huang Lian* (*Rhizoma Coptidis*) e *Sheng Ma* (*Rhizoma Cimicifugae*). É, portanto, adequada se houver alguma Umidade-Calor.

978-85-7241-817-1

Prescrição

YU NU JIAN – Decocção de Jade da Mulher.

EXPLICAÇÃO Essa fórmula elimina Calor do Estômago com *Shi Gao* (*Gypsum Fibrosum*) e *Zhi Mu* (*Radix Anemarrhenae*). Pode ser modificada com o acréscimo de *Lu Gen* (*Rhizoma Phragmitis*) e *Shi Hu* (*Herba Dendrobii*).

Prescrição

QING WEI SHENG JIN YIN – Decocção para Desobstruir Estômago e Gerar Fluidos.

EXPLICAÇÃO Essa fórmula elimina Calor do Estômago, gera Fluidos e resolve Calor Tóxico. É aplicável quando as úlceras forem muito doloridas, grandes, vermelhas com centro amarelo, inflamado e extremidades notadamente elevadas.

Pode ser modificada com o acréscimo de *Lu Gen* (*Rhizoma Phragmitis*) e *Shi Hu* (*Herba Dendrobii*).

612 Úlceras Bucais

> **Resumo**
>
> **Calor no Estômago**
> *Pontos*
> - E-44 (*Neiting*), IG-11 (*Quchi*), IG-4 (*Hegu*), BP-6 (*Sanyinjiao*). Utilizar método de sedação ou neutro nos primeiros três pontos, além de método de tonificação no último ponto
>
> *Fitoterapia*
> *Prescrição*
> - *QING WEI SAN* – Pó para Desobstruir o Estômago
>
> *Prescrição*
> - *YU NU JIAN* – Decocção de Jade da Mulher
>
> *Prescrição*
> - *QING WEI SHENG JIN YIN* – Decocção para Desobstruir Estômago e Gerar Fluidos

Calor Tóxico

Manifestações Clínicas

Úlceras bucais grandes, doloridas, profundas e vermelhas com centro amarelo e inflamado, múltiplas e com extremidades notadamente elevadas, as quais podem sangrar; gengivas inchadas; sede; inquietação mental; gosto amargo; mau hálito; urina escura; fezes ressecadas.

Língua: Vermelha com pontos vermelhos e com revestimento espesso, escuro e amarelo.

Pulso: Transbordante e Rápido.

Este padrão não é causa comum de úlceras bucais.

Princípio de Tratamento

Resolver Calor Tóxico.

Acupuntura

Pontos

E-44 (*Neiting*), IG-11 (*Quchi*), IG-4 (*Hegu*), PC-8 (*Laogong*), BP-6 (*Sanyinjiao*), REN-12 (*Zhongwan*), E-40 (*Fenglong*). Utilizar método de sedação ou neutro em todos os pontos.

EXPLICAÇÃO
- E-44, IG-11 e IG-4 eliminam Calor do Estômago e resolvem Calor Tóxico.
- PC-8 resolve Calor Tóxico, sendo indicado particularmente se as úlceras estiverem na língua.
- BP-6 nutre *Yin* para ajudar a eliminar Calor.
- REN-12 e E-40 ajudam a resolver Calor Tóxico (tanto Calor Tóxico como alguns elementos de Fleuma).

Fitoterapia

Prescrição

WU WEI XIAO DU YIN – Decocção de Cinco Ingredientes para Dissolver Toxina.

EXPLICAÇÃO   Essa fórmula resolve Calor Tóxico. Deveria ser modificada com o acréscimo de ervas que objetivam atingir o canal de Estômago, como *Huang Lian* (*Rhizoma Coptidis*) e *Sheng Ma* (*Rhizoma Cimicifugae*).

> **Resumo**
>
> **Calor Tóxico após Doença Febril**
> *Pontos*
> - E-44 (*Neiting*), IG-11 (*Quchi*), IG-4 (*Hegu*), PC-8 (*Laogong*), BP-6 (*Sanyinjiao*), REN-12 (*Zhongwan*), E-40 (*Fenglong*). Utilizar método de sedação ou neutro em todos os pontos
>
> *Fitoterapia*
> *Prescrição*
> - *WU WEI XIAO DU YIN* – Decocção de Cinco Ingredientes para Dissolver Toxina

Deficiência do Yin do Estômago com Calor por Deficiência

Manifestações Clínicas

Úlceras bucais crônicas vermelho-pálidas nas gengivas ou no interior das bochechas, com margens esbranquiçadas, corpo magro, boca seca com desejo de beber em pequenos goles.

Língua: Vermelha sem revestimento no centro, possivelmente fissuras de Estômago.

Pulso: Flutuante-Vazio.

Este padrão é mais comum em pacientes de meia-idade e idosos.

978-85-7241-817-1

Princípio de Tratamento

Nutrir *Yin* do Estômago e eliminar Calor por Deficiência.

Acupuntura

Pontos

E-44 (*Neiting*), IG-4 (*Hegu*), REN-12 (*Zhongwan*), E-36 (*Zusanli*), BP-6 (*Sanyinjiao*). Utilizar método de sedação ou neutro nos dois primeiros pontos, além de método de tonificação nos demais três pontos.

EXPLICAÇÃO
- E-44 e IG-4 eliminam Calor do Estômago.
- REN-12, E-36 e BP-6 nutrem *Yin* do Estômago.

Fitoterapia

Prescrição

QING WEI SAN – Pó para Desobstruir o Estômago.

EXPLICAÇÃO   Essa fórmula elimina Calor do Estômago e nutre *Yin*. Deve ser modificada com o acréscimo de ervas que eliminem Calor por Deficiência do Estômago como *Shi Hu* (*Herba Dendrobii*), *Bai Wei* (*Radix Cynanchi atrati*) e *Hu Huang* (*Lian Rhizoma Picrorhizae*).

> **Resumo**
>
> **Deficiência do Yin do Estômago com Calor por Deficiência**
> *Pontos*
> - E-44 (*Neiting*), IG-4 (*Hegu*), REN-12 (*Zhongwan*), E-36 (*Zusanli*), BP-6 (*Sanyinjiao*). Utilizar método de sedação ou neutro nos dois primeiros pontos, além de método de tonificação nos demais três pontos
>
> *Fitoterapia*
> *Prescrição*
> - *QING WEI SAN* – Pó para Desobstruir o Estômago

Deficiência do Yin do Coração e do Rim com Calor por Deficiência

Manifestações Clínicas

Úlceras bucais em bochechas ou língua, úlceras vermelhas rasas com margem esbranquiçadas acinzentadas, boca seca com desejo de beber em pequenos goles, transpiração noturna, calor dos cinco palmos, sensação de calor à noite, insônia, inquietação mental, tontura, tinido.

Língua: Vermelha sem revestimento.
Pulso: Flutuante, Vazio e Rápido.
Este padrão é mais comum em pacientes idosos.

Princípio de Tratamento

Nutrir *Yin* do Coração e do Rim, eliminar Calor por Deficiência.

Acupuntura

Pontos

C-6 (*Yinxi*), PC-7 (*Daling*), C-7 (*Shenmen*), R-3 (*Taixi*), REN-4 (*Guanyuan*), BP-6 (*Sanyinjiao*). Utilizar método de sedação ou neutro nos dois primeiros pontos, além de método de tonificação nos demais pontos.

EXPLICAÇÃO

- C-6 e PC-7 eliminar Calor por Deficiência do Coração e tranquilizar Mente.
- C-7 nutrir *Yin* do Coração.
- R-3, REN-4 e BP-6 nutrem *Yin* do Rim.

Fitoterapia

Prescrição

TIAN WANG BU XIN DAN – Pílula do Imperador Celestial para Tonificar o Coração.

EXPLICAÇÃO Essa fórmula é específica para nutrir *Yin* do Coração e do Rim e eliminar Calor por Deficiência e acalmar a Mente.

> **Resumo**
>
> **Deficiência do *Yin* do Coração e do Rim com Calor por Deficiência**
> **Pontos**
> - C-6 (*Yinxi*), PC-7 (*Daling*), C-7 (*Shenmen*), R-3 (*Taixi*), REN-4 (*Guanyuan*), BP-6 (*Sanyinjiao*). Utilizar método de sedação ou neutro nos dois primeiros pontos, além de método de tonificação nos demais pontos
>
> **Fitoterapia**
> *Prescrição*
> - *TIAN WANG BU XIN DAN* – Pílula do Imperador Celestial para Tonificar o Coração

Deficiência do Estômago e do Baço com Fogo Yin

Manifestações Clínicas

Úlceras bucais em bochechas ou língua, rasas, vermelho-pálidas, com margens esbranquiçadas, recorrentes e aparecendo quando o indivíduo está muito cansado; sensação de face quente; sensação de frio; pés frios; tontura; cansaço; depressão; inquietação mental; insônia; fraqueza muscular; fezes amolecidas; pouco apetite; dor de cabeça; sede.

Língua: Pálida.
Pulso: Fraco ou Vazio, mas pode apresentar-se levemente Transbordante nas posições Anteriores.

O Fogo *Yin* é causa comum de úlceras bucais em condições crônicas. Normalmente, ele é causado por excesso de trabalho.

Princípio de Tratamento

Tonificar Estômago e Baço, fortalecer *Qi* Original, eliminar Fogo *Yin*.

978-85-7241-817-1

Acupuntura

Pontos

REN-4 (*Guanyuan*) (ponto principal), E-36 (*Zusanli*), BP-6 (*Sanyinjiao*), REN-12 (*Zhongwan*), B-20 (*Pishu*), B-21 (*Weishu*), C-6 (*Yinxi*), PC-7 (*Daling*), TA-5 (*Waiguan*). Utilizar método de tonificação em todos os pontos, exceto nos últimos três pontos, que devem ser inseridos com método de sedação ou neutro.

EXPLICAÇÃO

- REN-4 fortalece *Qi* Original (*Yuan Qi*).
- E-36, BP-6, REN-12, B-20 e B-21 tonificam Estômago e Baço.
- C-6, PC-7 e TA-5 dominam Fogo *Yin*.

Fitoterapia

Prescrição

BU ZHONG YI QI TANG – Decocção para Tonificar o Centro e Beneficiar o *Qi*.

EXPLICAÇÃO Essa fórmula de Li Dong Yuan foi formulada especificamente por ele para tratar Fogo *Yin* por intermédio da tonificação de *Qi* Original, Estômago e Baço. Deve ser modificada com ervas que resolvam a Umidade, como *Huang Qin* (*Radix Scutellariae*).

> **Resumo**
>
> **Deficiência do Estômago e do Baço com Fogo *Yin***
> **Pontos**
> - REN-4 (*Guanyuan*) (ponto principal), E-36 (*Zusanli*), BP-6 (*Sanyinjiao*), REN-12 (*Zhongwan*), B-20 (*Pishu*), B-21 (*Weishu*), C-6 (*Yinxi*), PC-7 (*Daling*), TA-5 (*Waiguan*). Utilizar método de tonificação em todos os pontos, exceto nos últimos três pontos, que devem ser inseridos com método de sedação ou neutro
>
> **Fitoterapia**
> *Prescrição*
> - *BU ZHONG YI QI TANG* – Decocção para Tonificar o Centro e Beneficiar o *Qi*

Caso Clínico

Uma mulher de 52 anos de idade sofria de úlceras bucais recorrentes por toda sua vida. As úlceras bucais apareciam inesperadamente e eram

614 Úlceras Bucais

muito doloridas: apresentavam uma "cratera" pequena e amarela ao redor delas. Era portadora destas úlceras há muitos anos. As úlceras mais doloridas eram as da língua.

Além disso, sofria também de problemas digestivos, distensão abdominal e cansaço. O pulso apresentava-se no geral Fraco e a língua estava sem marcas, com exceção de estar ligeiramente Pálida e com a ponta vermelha.

Durante a consulta, a paciente relatou um episódio que a confundia. Tinha sido convidada a fazer uma refeição num restaurante Szechuan (que utiliza alimentos muito condimentados) num período em que teve um ataque de úlceras bucais e, sabendo algo sobre dieta chinesa, esta paciente estava apreensiva considerando que o alimento picante e quente faria suas úlceras bucais piorarem muito.

Compareceu ao restaurante e comeu; para seu assombro, no dia seguinte suas úlceras bucais estavam muito melhores. Minha explicação foi que suas úlceras bucais não eram provenientes de Calor ou Calor por Deficiência, mas do Fogo *Yin*. Como este Fogo é decorrente de deficiência do *Qi* Original, os alimentos condimentados e quentes tinham, de fato, tonificado *Qi* Original e Fogo Ministerial verdadeiro, dominando, portanto, indiretamente o Fogo Ministerial patológico: realmente, fizeram o Fogo Ministerial voltar a seu lugar normal de "esconderijo" no Inferior Aquecedor.

Tratamento   Tratei esta paciente com variação de *Bu Zhong Yi Qi Tang* (Decocção para Tonificar o Centro e Beneficiar o *Qi*):

- *Huang Qi (Radix Astragali)*: 9g.
- *Ren Shen (Radix Ginseng)*: 6g.
- *Bai Zhu (Rhizoma Atractylodis macrocephalae)*: 6g.
- *Dang Gui (Radix Angelicae sinensis)*: 6g.
- *Chen Pi (Pericarpium Citri reticulatae)*: 6g.
- *Sheng Ma (Rhizoma Cimicifugae)*: 3g.
- *Chai Hu (Radix Bupleuri)*: 3g.
- *Huang Qin (Radix Scutellariae)*: 6g.
- *Zhu Ye (Folium Phyllostachys nigrae)*: 4,5g.
- *Shu Di Huang (Radix Rehmanniae preparata)*: 9g.

Explicação
- As primeiras sete ervas constituem a fórmula raiz.
- *Huang Qin* e *Zhu Ye* foram acrescentadas para eliminar Calor acima e no Coração (que controla a língua).
- Acrescentei *Shu Di Huang* para tonificar *Qi* Original.

Um curso de apenas dez decocções foi o suficiente para fazer com que as úlceras bucais parassem de ocorrer periodicamente.

Estômago Deficiente e Frio

Manifestações Clínicas

Úlceras bucais crônicas no idoso, rasas, não muito doloridas, com margens esbranquiçadas, sensação de frio, cansaço, pouco apetite e dor epigástrica moderada, a qual é aliviada pela aplicação de calor.

Língua: Pálida.
Pulso: Fraco.
Este padrão é causa rara de úlceras bucais.

Princípio de Tratamento

Tonificar e aquecer Estômago.

Acupuntura

Pontos

REN-12 (*Zhongwan*), E-36 (*Zusanli*), BP-6 (*Sanyinjiao*), B-20 (*Pishu*), B-21 (*Weishu*), IG-4 (*Hegu*). Utilizar método de tonificação em todos os pontos, exceto no último ponto, que deve ser inserido com método neutro. Moxa deve ser utilizada.

EXPLICAÇÃO
- REN-12, E-36, BP-6, B-20 e B-21 tonificam Estômago.
- IG-4 é utilizado como ponto distal para tratar úlceras bucais.

978-85-7241-817-1

Fitoterapia

Prescrição

Variação de *REN SHEN YANG YING TANG* – Variação de Decocção de *Ginseng* para Nutrir o *Qi* Nutritivo.

EXPLICAÇÃO   A variação dessa fórmula tonifica e aquece Estômago.

Resumo

Estômago Deficiente e Frio

Pontos
- REN-12 (*Zhongwan*), E-36 (*Zusanli*), BP-6 (*Sanyinjiao*), B-20 (*Pishu*), B-21 (*Weishu*), IG-4 (*Hegu*). Utilizar método de tonificação em todos pontos, exceto no último ponto, que deve ser inserido com método neutro. Moxa deve ser utilizada

Fitoterapia

Prescrição
- Variação de *REN SHEN YANG YING TANG* – Variação de Decocção de *Ginseng* para Nutrir o *Qi* Nutritivo

---

Literatura Chinesa Moderna

Journal of Chinese Medicine (Zhong Yi Za Zhi), *v. 37, n. 6, 1996, p. 342*

"The Experience of Dr Shi Dian Bang in the Treatment of Recurrent Mouth Ulcers"
de Zhou Feng Jian and Zhang Jiao Jing

Dr. Zhou e Dr. Zhang consideram três principais padrões envolvidos na patologia das úlceras bucais crônicas recorrentes: Fogo do Coração e do Estômago, deficiência de *Yin* do Rim e do Baço com Calor por Deficiência e deficiência de *Yin* do Coração e do Rim com Calor por Deficiência.

A seguir estão as fórmulas que foram utilizadas para cada padrão (dosagens dos autores).

Fogo do Coração e do Estômago

- *Huang Lian* (*Rhizoma Coptidis*): 6g.
- *Huang Qin* (*Radix Scutellariae*): 10g.
- *Shi Gao* (*Gypsum Fibrosum*): 30g.
- *Sheng Di Huang* (*Radix Rehmanniae*): 20g.
- *Tian Men Dong* (*Radix Asparagi*): 10g.
- *Shi Hu* (*Herba Dendrobii*): 12g.
- *Xuan Shen* (*Radix Scrophulariae*): 12g.
- *Ma Bo* (*Lasiosphaeral Calvatia*): 6g.
- *Yin Chen Hao* (*Herba Artemisiae scopariae*): 6g.
- *Sheng Ma* (*Rhizoma Cimicifugae*): 6g.
- *Gan Cao* (*Radix Glycyrrhizae uralensis*): 6g.

Deficiência do Yin do Rim e do Baço com Calor por Deficiência

- *Zhi Mu* (*Radix Anemarrhenae*): 10g.
- *Huang Bo* (*Cortex Phellodendri*): 6g.
- *Xuan Shen* (*Radix Scrophulariae*): 10g.
- *Sheng Di Huang* (*Radix Rehmanniae*): 20g.
- *Tian Men Dong* (*Radix Asparagi*): 10g.
- *Shi Hu* (*Herba Dendrobii*): 10g.
- *Ma Bo* (*Lasiosphaeral Calvatia*): 6g.
- *Bei Sha Shen* (*Radix Glehniae*): 6g.
- *Huai Niu Xi* (*Radix Achyranthis bidentatae*): 6g.
- *Sheng Ma* (*Rhizoma Cimicifugae*): 6g.

Deficiência do Yin do Coração e do Rim com Calor por Deficiência

- *Sheng Di Huang* (*Radix Rehmanniae*): 15g.
- *Shu Di Huang* (*Radix Rehmanniae preparata*): 12g.
- *Dang Gui* (*Radix Angelicae sinensis*): 10g.
- *Tian Men Dong* (*Radix Asparagi*): 10g.
- *Mai Men Dong* (*Radix Ophiopogonis*): 10g.
- *Zhi Mu* (*Radix Anemarrhenae*): 12g.
- *Huang Bo* (*Cortex Phellodendri*): 6g.
- *Xuan Shen* (*Radix Scrophulariae*): 12g.
- *Shan Zhi Zi* (*Fructus Gardeniae*): 6g.
- *Mu Tong* (*Caulis Akebiae trifoliatae*): 5g (omiti-lo, já que é potencialmente tóxico).
- *Zhu Ye* (*Folium Phyllostachys nigrae*): 5g.
- *Gan Cao* (*Radix Glycyrrhizae uralensis*): 6g.

Journal of Chinese Medicine (*Zhong Yi Za Zhi*), *v. 39, n. 8, 1998, p. 498*

"Patterns, Formulae and Herbs for Recurrent Mouth Ulcers in Chinese Medicine" *de Zhang Yu*

Dr. Zhang considera que as úlceras bucais crônicas recorrentes são decorrentes dos cinco fatores patogênicos principais de Fogo, Calor, Retenção de Alimento, Umidade e Estagnação, ocorrendo contra fundo de deficiência de Rim e de Baço.

Os principais padrões de excesso são Calor do Baço e do Estômago, Fogo do Coração, Fogo do Fígado e da Vesícula Biliar; os principais padrões de deficiência são deficiência do *Yin* do Baço, deficiência do *Yin* do Rim e do Fígado e deficiência do *Yin* do Coração; os padrões principais de excesso-deficiência são deficiência de Baço com Umidade.

Dr. Zhang identifica seis princípios de tratamento a serem utilizados nas úlceras bucais crônicas periódicas:

- Drenar Fogo (que pode ser de Coração, Baço, Estômago ou Fígado e Vesícula Biliar).
- Nutrir *Yin* e eliminar Calor por Deficiência (*Yin* de Fígado, Rim, Estômago, Baço ou Coração).
- Tonificar e aquecer Baço e Rim.
- Tonificar Baço e resolver Umidade.
- Mover *Qi* do Fígado e eliminar estagnação.
- Tonificar *Qi* e *Yin*.

As principais fórmulas sugeridas para cada princípio de tratamento são apresentadas a seguir.

Drenar Fogo

- *Qing Wei San* (Pó para Desobstruir o Estômago): Estômago.
- *Dao Chi San* (Pó para Eliminar a Vermelhidão): Coração.
- *Liang Ge San* (Pó para Esfriar o Diafragma): Estômago e Coração.
- *Long Dan Xie Gan Tang* (Decocção de *Gentiana* para Drenar o Fígado): Fígado e Vesícula Biliar.

Nutrir Yin e Eliminar Calor por Deficiência

- *Zhi Bo Di Huang Wan* (Pílula de *Anemarrhena- -Phellodendron-Rehmannia*).
- *Yi Guan Jian* (Decocção de Uma Ligação).
- *Yu Nu Jian* (Decocção de Jade da Mulher).
- *Da Bu Yin Wan* (Grande Pílula para Tonificar o *Yin*).

Tonificar e Aquecer Baço e Rim

- *Bu Zhong Yi Qi Tang* (Decocção para Tonificar o Centro e Beneficiar o *Qi*).
- *Li Zhong Wan* (Pílula para Regular o Centro).
- *Huang Qi Jian Zhong Tang* (Decocção de *Astragalus* para Fortalecer o Centro).

Tonificar Baço e Resolver Umidade

- *Huo Po Xia Ling Tang* (Decocção de *Pogostemon- -Magnolia-Pinellia-Poria*).
- *Shen Ling Bai Zhu San* (Pó de *Ginseng-Poria- -Atractylodes*).

Mover Qi do Fígado e Eliminar Estagnação

- *Xiao Yao San* (Pó do Caminhante Livre e Tranquilo).
- *Dan Zhi Xiao Yao San* (Pó do Caminhante Livre e Tranquilo de *Moutan-Gardenia*).
- *Chai Hu Shu Gan Tang* (Decocção de *Bupleurum* para Pacificar o Fígado).

Tonificar Qi e Yin

- *Sheng Mai San* (Pó para Gerar o Pulso).
- *Zhi Gan Cao Tang* (Decocção de *Glycyrrhiza*).

Journal of Nanjing University of Traditional Chinese Medicine, v. 13, n. 5, 1997, p. 295

"The Experience of Dr Zhou Zhong Ying in the Treatment of Recurrent Mouth Ulcers" *de Gu Qin* et al.

Dr. Zhou Zhong Ying considera três principais padrões envolvidos na patologia das úlceras bucais recorrentes, isto é, Umidade-Calor em Estômago e Baço com Fogo *Yin*, deficiência do *Yin* do Rim com Calor por Deficiência, deficiência do *Yin* do Rim e do Fígado com Calor por Deficiência e estagnação de Sangue.

As fórmulas que se recomendam para cada padrão são descritas a seguir.

Umidade-Calor em Estômago e Baço com Fogo Yin

- *Sheng Di* (Huang *Radix Rehmanniae*): 15g.
- *Xuan Shen* (*Radix Scrophulariae*): 12g.
- *Mai Men Dong* (*Radix Ophiopogonis*): 10g.
- *Tian Hua Fen* (*Radix Trichosanthis*): 12g.
- *Zhi Mu* (*Radix Anemarrhenae*): 10g.
- *Jiang Can* (*Bombyx batryticatus*): 10g.
- *Huang Bo* (*Cortex Phellodendri*): 10g.
- *He Zi Rou* (*Fructus Terminaliae chebulae*): 5g.
- *Bai Can Hua* (*Flos Rosae multiflorae*): 6g.

Deficiência do Yin *do Rim com Calor por Deficiência*

- *Huang Lian* (*Rhizoma Coptidis*): 4g.
- *Rou Gui* (*Cortex Cinnamomi*): 2g.
- *Xuan Shen* (*Radix Scrophulariae*): 10g.
- *Ban Xia* (*Rhizoma Pinelliae preparatum*): 10g.
- *Yi Zhi Ren* (*Fructus Alpiniae oxypyllae*): 10g.
- *Bai Can Hua* (*Flos Rosae multiforae*): 5g.
- *He Zi Rou* (*Fructus Terminaliae chebulae*): 3g.
- *Jiang Can* (*Bombyx batryticatus*): 5g.
- *Sheng Di Huang* (*Radix Rehmanniae*): 10g.

- *Shan Zhu Yu* (*Fructus Corni*): 6g.
- *Mu Li* (*Concha Ostreae*): 20g (preparado).
- *Gan Cao* (*Radix Glycyrrhizae uralensis*): 3g.

Deficiência do Yin *do Rim e do Fígado com Calor por Deficiência e Estagnação de Sangue*

- *Huang Lian* (*Rhizoma Coptidis*): 5g.
- *Fu Zi* (*Radix Aconiti Iateralis preparata*): 5g.
- *Bai Wei* (*Radix Cynanchi atrati*): 12g.
- *Sheng Di Huang* (*Radix Rehmanniae*): 12g.
- *Mai Men Dong* (*Radix Ophiopogonis*): 12g.
- *Tai Zi Shen* (*Radix Pseudostellariae*): 12g.
- *He Zi Rou* (*Fructus Terminaliae chebulae*): 3g.
- *Shan Zhi Zi* (*Fructus Gardeniae*): 10g.
- *Bao Jiang* (*Rhizoma Zingiberis*): 3g (tostado).
- *Tian Hua Fen* (*Radix Trichosanthis*): 6g.
- *Jiang Can* (*Bombyx batryticatus*): 10g.
- *Shi Xiao San* (*Wu Ling Zhi* [*Excrementum Trogopteri*] e *Pu Huang* [*Pollen Typhae*]): 10g.
- *Ling Ci Shi* (*Magnetitum*): 20g.

Notas Finais

1. Citado no Li Zheng Quan 1992 Shi Yong Zhong Yi Pi Wei Xue 实用中医脾胃论 [A Practical Study of the Stomach and Spleen in Chinese Medicine]. Chongqing Publishing House, Chongqing, p. 375.
2. Os livros chineses antigos dizem, com frequência, que o Fogo Ministerial fisiológico executa sua função importante de aquecer todos os Órgãos Internos, mas o faz sem ser percebido, isto é, "escondido". Quando ele é patológico, é percebido e manifesta-se com sintomas de Calor.
3. Jia Cheng Wen, 2002 Pi Wei Lun Bai Hua Jie [A Vernacular Explanation of the Discussion on Stomach and Spleen]. San Qin Editora, Xian, p. 110-112. O *Discussion on Stomach and Spleen* (Pi Wei Lun 脾胃论) foi escrito por Lin Doug Yuan e publicado pela primeira vez em 1246.
4. Ibid., p. 158.
5. Ibid., p. 184.
6. Ibid., p. 212.
7. Citado no A Practical Study of the Stomach and Spleen in Chinese Medicine, p. 375.
8. Ibid., p. 375.

978-85-7241-817-1

Capítulo 26

胁痛

Dor na Região do Hipocôndrio (Cálculos Biliares)

CONTEÚDO DO CAPÍTULO

Dor na Região do Hipocôndrio (Cálculos Biliares)   *617*

Dor na Região do Hipocôndrio   *618*

Etiologia e Patologia   *618*
  Tensão Emocional   *618*
  Umidade Externa   *618*
  Dieta   *618*
  Sobrecarga de Trabalho e Atividade Sexual Excessiva   *618*

Identificação de Padrões e Tratamento   *618*

Excesso   *619*
  Estagnação do *Qi* do Fígado   *619*
  Estagnação do Sangue do Fígado   *619*
  Umidade-Calor em Fígado e Vesícula Biliar   *620*

Deficiência   *620*
  Deficiência do Sangue do Fígado   *620*
  Deficiência do *Yin* do Fígado   *621*

Diferenciação Ocidental   *622*
  Dor no Lado Direito do Hipocôndrio   *622*
  Dor no Hipocôndrio Esquerdo   *622*

Apêndice do Capítulo: Cálculos Biliares   *622*

Identificação de Padrões   *622*
  Estagnação do *Qi* do Fígado   *622*
  Umidade-Calor em Fígado e Vesícula Biliar   *622*

Tratamento   *623*
  Estagnação do *Qi* do Fígado   *623*
  Umidade-Calor em Fígado e Vesícula Biliar   *623*

Observações sobre Tratamento por Acupuntura   *623*

Literatura Chinesa Moderna   *624*

Dor do Hipocôndrio

Excesso
- Estagnação do *Qi* do Fígado
- Estagnação do Sangue do Fígado
- Umidade-Calor em Fígado e Vesícula Biliar

Deficiência
- Deficiência do Sangue do Fígado
- Deficiência do *Yin* do Fígado

Vesícula Biliar
- Estagnação do *Qi* do Fígado
- Umidade-Calor em Fígado e Vesícula Biliar

Dor na Região do Hipocôndrio (Cálculos Biliares)

Indica dor abaixo da margem da caixa torácica, bilateralmente ou um apenas em um lado (Fig. 26.1).

A dor na região do hipocôndrio é sempre relacionada à desarmonia do Fígado e/ou da Vesícula Biliar. O *Eixo Espiritual*, no capítulo 20, declara[1]:

Quando a doença está no Fígado, há dor nos dois lados do hipocôndrio.

O *Questões Simples*, no capítulo 22, diz[2]:

Na doença do Fígado, há dor bilateral dos hipocôndrios estendendo-se para a região inferior do abdômen.

É importante observar que a dor na região do hipocôndrio em qualquer lado está relacionada à desarmonia do Fígado, em razão do trajeto bilateral do canal do Fígado.

618 Dor na Região do Hipocôndrio (Cálculos Biliares)

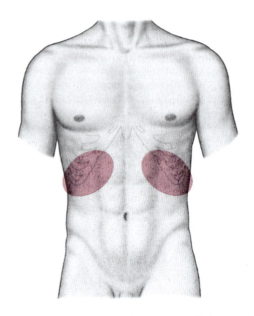

Figura 26.1 – Localização da dor na região do hipocôndrio.

A discussão sobre a dor na região do hipocôndrio e cálculos biliares será conduzida de acordo com os seguintes tópicos:

- Dor na região do hipocôndrio.
  - Etiologia e patologia.
  - Identificação de padrões e tratamento.
  - Diferenciação ocidental.
- Cálculos biliares.
  - Identificação de padrões.
  - Tratamento.
- Notas sobre tratamento por acupuntura.
- Literatura chinesa moderna.

Dor na Região do Hipocôndrio

Etiologia e Patologia

Tensão Emocional

Raiva, ressentimento, frustração, culpa ou ódio podem causar estagnação do *Qi* do Fígado, especialmente quando essas emoções são reprimidas e não exteriorizadas. Esta é a causa mais comum de dor na região do hipocôndrio.

Após longo período, a estagnação do *Qi* do Fígado pode dar origem à estagnação de Sangue do Fígado ou Calor do Fígado.

Umidade Externa

A Umidade externa pode invadir o canal do Fígado e causar dor na região do hipocôndrio. Isto é muito comum nos países tropicais (sob a forma de Umidade-Calor), porém ocorre em países de clima temperados durante o verão.

Dieta

O consumo excessivo de laticínios e alimentos gordurosos e frituras pode gerar a formação de Umidade-Calor no canal do Fígado. Quando a alimentação irregular é associada à tensão emocional, a Umidade-Calor se estabelece no canal do Fígado, em lugar de Estômago e Baço.

Sobrecarga de Trabalho e Atividade Sexual Excessiva

Excesso de trabalho e atividade sexual excessiva enfraquecem *Yin* do Fígado (bem como *Yin* do Rim). Com o passar do tempo, a deficiência do *Yin* do Fígado pode induzir à estagnação secundária do *Qi* do Fígado.

A estagnação secundária do *Qi* do Fígado pode também se originar de deficiência de Sangue do Fígado. Isto é muito comum nas mulheres portadoras de deficiência de Sangue, que, por sua vez, pode ser causada por alimentação insuficiente, parto ou perda de sangue.

No que diz respeito à patologia, a dor na região do hipocôndrio é sempre relacionada à desarmonia do Fígado e/ou da Vesícula Biliar. Sensação de distensão nessa área indica estagnação de *Qi*, ao passo que dor intensa, do tipo punhalada, indica estagnação de Sangue. Sensação de plenitude nesta área indica Umidade.

O pulso típico da estagnação do *Qi* do Fígado é em Corda. Há muitos casos, entretanto, em que os sintomas de estagnação do *Qi* do Fígado são evidentes, porém o pulso não se apresenta em Corda, mas Fraco ou Áspero. Isto indica que, em tal caso, a estagnação do *Qi* do Fígado é secundária à deficiência de Sangue do Fígado ou de *Yin* do Fígado. Em tais casos, embora todos os sintomas apontem para estagnação do *Qi* do Fígado, o pulso, sendo Fraco, Áspero ou Fino, reflete deficiência de Sangue do Fígado ou de *Yin* do Fígado.

É muito comum, especialmente entre as mulheres, que a deficiência do Sangue do Fígado gere estagnação de *Qi* do Fígado.

Resumo

Etiologia e Patologia
- Tensão emocional
- Umidade externa
- Dieta
- Sobrecarga de trabalho e atividade sexual excessiva

Identificação de Padrões e Tratamento

Há três padrões de excesso e dois padrões de deficiência.

Excesso
- Estagnação do *Qi* do Fígado.
- Estagnação do Sangue do Fígado.
- Umidade-Calor em Fígado e Vesícula Biliar.

Deficiência
- Deficiência do Sangue do Fígado.
- Deficiência do *Yin* do Fígado.

EXCESSO

Estagnação do Qi do Fígado

Manifestações Clínicas

Dor e distensão na região do hipocôndrio, que está claramente relacionada ao estado emocional; sensação de distensão ou opressão no tórax; falta de ar moderada; pouco apetite; suspiros frequentes; eructação.

Língua: corpo de coloração normal.

Pulso: em Corda. Pode ser em Corda apenas no lado esquerdo ou apenas na posição Média esquerda.

Princípio de Tratamento

Acalmar Fígado e mover *Qi*.

Acupuntura

Pontos

VB-34 (*Yanglingquan*), PC-6 (*Neiguan*), TA-6 (*Zhigou*). Utilizar método de sedação ou neutro.

Explicação

- VB-34 é o principal ponto para tratar dor e distensão na região do hipocôndrio. Move o *Qi* do Fígado, sendo específico para a área do hipocôndrio.
- PC-6 move indiretamente o *Qi* do Fígado devido à conexão entre Pericárdio e Fígado dentro do *Yin* Terminal, acalma a Mente e assenta a Alma Etérea. É excelente para tratar dor na região do hipocôndrio proveniente de tensão emocional. Possui, em especial, o efeito de estimular o indivíduo a entrar em contato com as emoções reprimidas.
- TA-6 movimenta o *Qi* do Fígado na região do hipocôndrio.

Fitoterapia

Prescrição

CHAI HU SHU GAN TANG – Decocção de *Bupleurum* para Pacificar o Fígado.

Explicação Essa é *a* fórmula para tratar distensão e dor provenientes de estagnação do *Qi* do Fígado. Normalmente proporciona resultados excelentes.

Modificações

- Se a dor for predominante, acrescentar *Qing Pi* (*Pericarpiirm Citri reticulatae viride*) e *Yu Jin* (*Tuber Curcumae*).
- Se a estagnação de *Qi* tiver originado Fogo, eliminar *Chuan Xiong*, reduzir a dosagem de *Xiang Fu* e acrescentar *Mu Dan Pi* (*Cortex Moutan*), *Shan Zhi Zi* (*Fructus Gardeniae*) e *Chuan Lian Zi* (*Fructus Toosendan*).
- Se a estagnação de *Qi* tiver dado origem ao Fogo, que, por sua vez, já tiver começado a prejudicar o *Yin*, eliminar *Chuan Xiong*, reduzir a dosagem de *Xiang Fu* e acrescentar *Dang Gui* (*Radix Angelicae sinensis*), *Gou Qi Zi* (*Fructus Lycii chinensis*), *Mu Dan Pi* (*Cortex Moutan*) e *Mei Gui Hua* (*Flos Rosae rugosae*).

- Se o *Qi* do Fígado se estagnar horizontalmente e invadir o Baço, causando diarreia, acrescentar *Bai Zhu* (*Rhizoma Atractylodis macrocephalae*) e *Fu Ling* (*Poria*).
- Se o *Qi* do Fígado se estagnar horizontalmente e invadir o Estômago, causando náusea, acrescentar *Ban Xia* (*Rhizoma Pinelliae preparatum*), *Sha Ren* (*Fructus Amomi*) e *Huo Xiang* (*Herba Pogostemonis*).

Remédio dos Três Tesouros

Desatar a Rir Desatar a Rir é uma variação de *Chai Hu Shu Gan Tang*: acalma o Fígado e move o *Qi* nos Aquecedores Médio e Inferior.

Resumo

Estagnação do *Qi* do Fígado

Pontos

- VB-34 (*Yanglingquan*), PC-6 (*Neiguan*), TA-6 (*Zhigou*). Utilizar método de sedação ou neutro

Fitoterapia

Prescrição

- *CHAI HU SHU GAN TANG* – Decocção de *Bupleurum* para Pacificar o Fígado

Remédio dos Três Tesouros

- Desatar a Rir

Estagnação do Sangue do Fígado

Manifestações Clínicas

Dor do tipo punhalada ou fixa na região do hipocôndrio, a qual piora à noite; sensação de massa mediante palpação.

Língua: Púrpura.

Pulso: Áspero, em Corda ou Firme.

Princípio de Tratamento

Acalmar Fígado, mover *Qi* e eliminar estagnação do Sangue.

Acupuntura

Pontos

VB-34 (*Yanglingquan*), PC-6 (*Neiguan*), TA-6 (*Zhigou*), F-3 (*Taichong*), BP-10 (*Xuehai*), B-17 (*Geshu*), F-14 (*Qimen*), B-18 (*Ganshu*). Utilizar método de sedação ou neutro.

Explicação

- VB-34 é o principal ponto para tratar dor e distensão da região do hipocôndrio. Move o *Qi* do Fígado, sendo específico para tratar a área da região do hipocôndrio. Movendo o *Qi* do Fígado, ajuda mover o Sangue do Fígado.
- PC-6 move indiretamente o *Qi* do Fígado e o Sangue do Fígado, acalma a Mente e assenta a Alma Etérea. É excelente para tratar dor na região do hipocôndrio proveniente de tensão emocional.
- TA-6 move o *Qi* do Fígado na região do hipocôndrio.
- F-3 revigora o Sangue do Fígado, acalma a Mente e assenta a Alma Etérea.
- BP-10 e B-17 revigoram o Sangue.
- F-14 e B-18, respectivamente pontos de Coleta Frontal e Transporte Dorsal do Fígado, regulam Fígado e movem *Qi* e Sangue.

Fitoterapia

Prescrição

Variação de *CHAI HU SHU GAN TANG* – Variação da Decocção de *Bupleurum* para Pacificar o Fígado.

EXPLICAÇÃO Essa variação de *Chai Hu Shu Gan Tang* acalma o Fígado, move *Qi*, revigora o Sangue e interrompe a dor.

MODIFICAÇÕES

- Se houver obstipação, acrescentar *Da Huang* (*Rhizoma Rhei*).
- Se houver massas, acrescentar *San Leng* (*Rhizoma Sparganii*), *E Zhu* (*Rhizoma Curcumae*) e *Ze Lan* (*Herba Lycopi*).

Resumo

Estagnação do Sangue do Fígado

Pontos

- VB-34 (*Yanglingquan*), PC-6 (*Neiguan*), TA-6 (*Zhigou*), F-3 (*Taichong*), BP-10 (*Xuehai*), B-17 (*Geshu*), F-14 (*Qimen*), B-18 (*Ganshu*). Utilizar método de sedação ou neutro

Fitoterapia

Prescrição

- Variação de *CHAI HU SHU GAN TANG* – Variação da Decocção de *Bupleurum* para Pacificar o Fígado

---

Umidade-Calor em Fígado e Vesícula Biliar

Manifestações Clínicas

Dor do tipo surda e plenitude na região do hipocôndrio, sensação de peso, gosto pegajoso, náusea, esclera amarela, urina escura.

Língua: revestimento da língua pegajoso e amarelo em apenas um dos lados ou nos dois lados (Fig. 26.2).

Pulso: Deslizante e ligeiramente Rápido.

Princípio de Tratamento

Acalmar Fígado, eliminar Calor e resolver Umidade.

Acupuntura

Pontos

VB-34 (*Yanglingquan*), B-19 (*Danshu*), VB-24 (*Riyue*), IG-11 (*Quchi*), BP-9 (*Yinlingquan*), B-20 (*Pishu*) e REN-12 (*Zhongwan*). Utilizar método de sedação ou neutro, exceto nos dois últimos pontos que devem ser tonificados.

EXPLICAÇÃO

- VB-34 move *Qi* do Fígado, acalma a região do hipocôndrio e elimina Umidade-Calor.
- B-19 e VB-24, respectivamente pontos de Coleta Frontal e Transporte Dorsal da Vesícula Biliar, eliminam Calor e resolvem Umidade da Vesícula Biliar.
- IG-11 e BP-9 eliminam Umidade-Calor.
- B-20 e REN-12 tonificam Baço para resolver Umidade.

Fitoterapia

Prescrição

YIN CHEN HAO TANG – Decocção de *Artemisia capilaris*.

EXPLICAÇÃO Esta fórmula resolve Umidade-Calor em Fígado e Vesícula Biliar.

MODIFICAÇÕES

- Se não houver obstipação, utilizar *Da Huang* tratado com vinagre e ferver a decocção por mais de 30min para que *Da Huang* elimine Calor sem promover movimento descendente muito intenso.
- Se houver deficiência de Baço, acrescentar *Bai Zhu* (*Rhizoma Atractylodis macrocephalae*) e *Fu Ling* (*Poria*).
- Se houver cálculos biliares, acrescentar *Jin Qian Cao* (*Herba Lysimachiae/Desmodii*), *Hai Jin Sha* (*Spora Lygodii*) e *Yu Jin* (*Tuber Curcumae*).

Resumo

Umidade-Calor em Fígado e Vesícula Biliar

Pontos

- VB-34 (*Yanglingquan*), B-19 (*Danshu*), VB-24 (*Riyue*), IG-11 (*Quchi*), BP-9 (*Yinlingquan*), B-20 (*Pishu*) e REN-12 (*Zhongwan*). Utilizar método de sedação ou neutro, exceto nos dois últimos pontos, que devem ser tonificados

Fitoterapia

Prescrição

- *YIN CHEN HAO TANG* – Decocção de *Artemisia capilaris*

DEFICIÊNCIA

Deficiência do Sangue do Fígado

Manifestações Clínicas

Dor e distensão moderadas na região do hipocôndrio, tensão pré-menstrual, suspiros frequentes, depressão, mau humor, tontura, insônia, formigamento dos membros, visão turva, períodos menstruais escassos ou amenorreia, fadiga.

Língua: Pálida e Fina.

Pulso: Áspero ou Fino. Pode se apresentar muito levemente em Corda no lado esquerdo ou na posição Média esquerda.

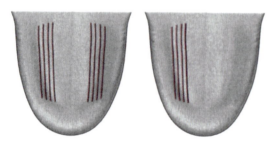

FIGURA 26.2 – Revestimento da língua em casos de Umidade-Calor em Fígado e Vesícula Biliar.

Esta é uma condição muito comum, especialmente nas mulheres, em que a estagnação de *Qi* do Fígado é secundária à deficiência do Sangue do Fígado.

Princípio de Tratamento

Nutrir Sangue, acalmar Fígado e mover *Qi*.

Acupuntura

Pontos

E-36 (*Zusanli*), BP-6 (*Sanyinjiao*), F-14 (*Qimen*), REN-4 (*Guanyuan*), F-8 (*Ququan*), VB-34 (*Yanglingquan*), F-3 (*Taichong*), PC-6 (*Neiguan*), TA-6 (*Zhigou*), VB-41 (*Zulinqi*). Utilizar método de tonificação nos pontos E-36, BP-6, REN-4 e F-8 e método neutro nos demais.

EXPLICAÇÃO

- E-36, BP-6, REN-4 e F-8 nutrem Sangue do Fígado.
- F-14, VB-34, F-3 e TA-6 movem *Qi* do Fígado.
- PC-6 move *Qi* do Fígado, acalma a Mente e assenta a Alma Etérea.
- VB-41 é utilizado nas mulheres caso haja também sensação de distensão das mamas.

Fitoterapia

Prescrição

XIAO YAO SAN – Pó do Caminhante Livre e Tranquilo.

EXPLICAÇÃO   Esta fórmula move *Qi* do Fígado, nutre Sangue do Fígado e tonifica *Qi* do Baço.

MODIFICAÇÕES

- Se os sintomas de deficiência de Sangue forem pronunciados, aumentar a dosagem de *Dang Gui* e acrescentar *Shu Di Huang* (*Radix Rehmanniae preparata*) e *Shen Wu* (*Radix Polygoni multiflori preparata*).
- Se os sintomas de estagnação de *Qi* forem muito pronunciados, acrescentar *Xiang Fu* (*Rhizoma Cyperi*) e *Mu Xiang* (*Radix Aucklandiaei*).
- Se a estagnação de *Qi* afetar as mamas, acrescentar *Qing Pi* (*Pericarpium Citri reticulatae viride*).
- Se a estagnação do *Qi* estiver causando depressão, acrescentar *He Huan Pi* (*Cortex Albiziae*).

Remédio dos Três Tesouros

LIBERTAR A LUA   Libertar a Lua é uma variação de *Mao Yao San*: move *Qi* do Fígado, tonifica *Qi* do Baço e nutre Sangue do Fígado.

> **Resumo**
>
> **Deficiência do Sangue do Fígado**
> *Pontos*
> - E-36 (*Zusanli*), BP-6 (*Sanyinjiao*), F-14 (*Qimen*), REN-4 (*Guanyuan*), F-8 (*Ququan*), VB-34 (*Yanglingquan*), F-3 (*Taichong*), PC-6 (*Neiguan*), TA-6 (*Zhigou*), VB-41 (*Zulinqi*). Utilizar método de tonificação nos pontos E-36, BP-6, REN-4 e F-8 e método neutro nos demais

> **Fitoterapia**
> *Prescrição*
> - *XIAO YAO SAN* – Pó do Caminhante Livre e Tranquilo
> *Remédio dos Três Tesouros*
> - Libertar a Lua

Deficiência do Yin do Fígado

Manifestações Clínicas

Dor moderada na região do hipocôndrio; secura em garganta, olhos, pele e cabelos; fadiga; memória debilitada; insônia; depressão; períodos menstruais escassos; tontura.

Língua: sem revestimento; corpo Vermelho se houver Calor por Deficiência.

Pulso: Flutuante-Vazio.

Princípio de Tratamento

Acalmar Fígado e nutrir *Yin* do Fígado.

Acupuntura

Pontos

E-36 (*Zusanli*), BP-6 (*Sanyinjiao*), REN-4 (*Guanyuan*), F-8 (*Ququan*), R-3 (*Taixi*), VB-34 (*Yanglingquan*), F-3 (*Taichong*), PC-6 (*Neiguan*), TA-6 (*Zhigou*), VB-41 (*Zulinqi*). Utilizar método de tonificação nos pontos E-36, BP-6, REN-4, F-8 e R-3, método neutro nos demais.

EXPLICAÇÃO   São os mesmos pontos utilizados na deficiência de Sangue do Fígado, com a adição de R-3 (*Taixi*) para nutrir o *Yin*.

Fitoterapia

Prescrição

YI GUAN JIAN – Decocção de Uma Ligação.

EXPLICAÇÃO   Esta fórmula nutre o *Yin* do Fígado.

MODIFICAÇÕES

- Para intensificar o efeito de movimentação do *Qi* do Fígado da fórmula, acrescentar *Mei Gui Hua* (*Flos Rosae rugosae*), que move o *Qi* sem prejudicar o *Yin*.

> **Resumo**
>
> **Deficiência do Yin do Fígado**
> *Pontos*
> - E-36 (*Zusanli*), BP-6 (*Sanyinjiao*), REN-4 (*Guanyuan*), F-8 (*Ququan*), R-3 (*Taixi*), VB-34 (*Yanglingquan*), F-3 (*Taichong*), PC-6 (*Neiguan*), TA-6 (*Zhigou*), VB-41 (*Zulinqi*). Utilizar método de tonificação nos pontos E-36, BP-6, REN-4, F-8 e R-3, método neutro nos demais
>
> **Fitoterapia**
> *Prescrição*
> - *YI GUAN JIAN* – Decocção de Uma Ligação

Diferenciação Ocidental

Considerando que na medicina chinesa os dois lados do hipocôndrio são relacionados ao canal do Fígado; na medicina ocidental, obviamente, apenas o lado direito reflete uma possível patologia do fígado. É importante, portanto, a distinção entre a dor nos lados direito e esquerdo do hipocôndrio.

Dor no Lado Direito do Hipocôndrio

Colecistite ou Colelitíase

A colecistite compreende inflamação da Vesícula Biliar com ou sem cálculos. É mais frequente nas mulheres acima de 25 anos. O colesterol é mantido em solução na bile pelos ácidos biliares. Qualquer fator que aumente o colesterol (obesidade, dieta rica em gordura) ou diminua os ácidos biliares (estagnação de bile, doença fígado) pode dar origem à formação de cálculos.

A dor na região do hipocôndrio pode se irradiar para a escápula direita e ser acompanhada por náuseas, vômito e transpiração. O músculo reto direito apresenta-se rígido na palpação e o paciente fica muito inquieto durante crise aguda.

Carcinoma da Vesícula Biliar

O carcinoma da vesícula biliar é mais comum nas mulheres acima de 50 anos, mas no geral é muito raro. A dor na região do hipocôndrio é similar àquela de colecistite e pode ocorrer icterícia. Em casos avançados, o paciente será magro e exausto. A vesícula biliar é palpável e sensível, e sua superfície é irregular. O fígado também fica aumentado e as glândulas acima da clavícula direita podem estar aumentadas.

Hepatite

A hepatite tipo A pode causar dor da região do hipocôndrio direito. O fígado é aumentado e sua superfície é lisa mediante palpação.

Carcinoma do Fígado

O carcinoma do fígado causa dor na região do hipocôndrio. O fígado é aumentado e sua superfície apresenta-se irregular mediante palpação. Podem ocorrer nódulos isolados ou múltiplos.

Dor no Hipocôndrio Esquerdo

Pancreatite Aguda

O início desta doença é repentino, com dor intensa no hipocôndrio esquerdo, a qual se estende para o epigástrio. A dor pode também se irradiar para a escápula esquerda. Podem ocorrer náusea e vômito, e o paciente parece muito debilitado e pálido, como se sofresse de choque.

Pancreatite Crônica

A pancreatite crônica é mais comum nos homens acima de 50 anos. A dor localiza-se no hipocôndrio esquerdo e pode se irradiar ao epigástrio. Curiosamente, a dor pode também ocorrer no hipocôndrio *direito* (sugerindo envolvimento do canal do Fígado sob o ponto de vista da medicina chinesa). A dor é aliviada ao se curvar para frente ou permanecer na postura inclinada. Este é um sinal típico de pancreatite crônica.

Apêndice do Capítulo: Cálculos Biliares

Os cálculos biliares são formados quando houver excesso de colesterol em relação a ácidos biliares. Tais alterações na relação entre colesterol e ácidos biliares precedem a formação de cálculos e são dependentes do fígado. Assim, o livre fluxo de *Qi* do Fígado é o fator mais importante na manutenção dos ácidos biliares normais e, portanto, a estagnação do *Qi* do Fígado é um prerrequisito importante para a formação de cálculos. Quando o *Qi* do Fígado se estagna, a bile não é devidamente secretada ou é secretada insuficientemente. Isto gera acúmulo de Umidade-Calor na Vesícula Biliar. A ação de vaporização do Calor sobre a Umidade por longo período gera formação de cálculos.

Há três tipos de cálculos:

- Cálculos de colesterol são compostos quase inteiramente por colesterol. Correspondem mais frequentemente ao padrão de Umidade-Calor em Fígado e Vesícula Biliar. São geralmente pedras isoladas.
- Cálculos pigmentares, sempre numerosos, são compostos de pigmentos biliares. São menos comuns.
- Cálculos mistos são os tipos mais comuns. Consistem em camadas lamelares de colesterol, cálcio e bilirrubina.

978-85-7241-817-1

Identificação de Padrões

O tratamento deve ser diferenciado de acordo com os dois principais padrões que aparecem nos cálculos biliares, isto é, estagnação do *Qi* do Fígado e Umidade-Calor em Fígado e Vesícula Biliar. Os dois padrões podem, evidentemente, ocorrer de forma simultânea, o que em geral acontece.

Estagnação do Qi do Fígado

Dor e distensão na região do hipocôndrio, sendo a distensão mais acentuada que a dor; depressão; mau humor; eructação; suspiros frequentes; e pulso em Corda.

Umidade-Calor em Fígado e Vesícula Biliar

Dor e plenitude na região do hipocôndrio, gosto amargo e pegajoso, pouco apetite, sensação de plenitude no epigástrio, náusea, vômito, esclera amarela, língua com revestimento amarelo e pegajoso e pulso Deslizante.

A diferenciação entre o padrão de estagnação do *Qi* do Fígado e de Umidade-Calor em Fígado e Vesícula Biliar é ilustrada na Tabela 26.1.

Dor na Região do Hipocôndrio (Cálculos Biliares)   **623**

Tabela 26.1 – Diferenciação entre estagnação do *Qi* do Fígado e Umidade-Calor em Fígado e Vesícula Biliar

	Estagnação do *Qi* do Fígado	Umidade-Calor em Fígado e Vesícula Biliar
Emoções	Intimamente relacionada ao estado emocional	Não tão relacionada ao estado emocional
Sintomas	Ausência de sensação de opressão no tórax	Sensação de opressão e plenitude em tórax e epigástrio
Febre	Ausência de febre	Febre, icterícia
Pulso	Em Corda	Deslizante
Língua	Revestimento não pegajoso	Revestimento pegajoso

Tratamento

Estagnação do Qi do Fígado

Acupuntura

Pontos

F-14 (*Qimen*), F-3 (*Taichong*), VB-34 (*Yanglingquan*), *Dannangxue*. Utilizar método de sedação em todos os pontos.

EXPLICAÇÃO

- F-14 e F-3, ponto de Coleta Frontal e ponto Fonte do Fígado, acalmam o Fígado, movem o *Qi* e interrompem a dor.
- VB-34 e *Dannangxue* regulam a Vesícula Biliar e interrompem a dor.

Fitoterapia

Prescrição

Variação de *CHAI HU SHU GAN TANG* – Variação da Decocção de *Bupleurum* para Pacificar o Fígado.

EXPLICAÇÃO   Esta variação de *Chai Hu Shu Gan Tang* acalma o Fígado, move o *Qi* e dissolve pedras.

Resumo

Estagnação do *Qi* do Fígado
Pontos
- F-14 (*Qimen*), F-3 (*Taichong*), VB-34 (*Yanglingquan*), *Dannangxue*. Utilizar método de sedação em todos os pontos

Fitoterapia
Prescrição
- Variação de *CHAI HU SHU GAN TANG* – Variação da Decocção de *Bupleurum* para Pacificar o Fígado

---

Umidade-Calor em Fígado e Vesícula Biliar

Acupuntura

Pontos

VB-24 (*Riyue*), E-19 (*Burong*), VB-34 (*Yanglingquan*) DU-9 (*Zhiyang*), BP-9 (*Yinlingquan*). Utilizar método de sedação em todos os pontos.

EXPLICAÇÃO

- VB-24 e VB-34 regulam Vesícula Biliar e resolvem Umidade-Calor.

- E-19 regula Vesícula Biliar e interrompe a dor.
- DU-9 resolve Umidade-Calor da Vesícula Biliar.
- BP-9 resolve Umidade-Calor.

Fitoterapia

Prescrição

Variação de *DA CHAI HU TANG* – Variação da Grande Decocção de *Bupleurum*.

EXPLICAÇÃO   Esta variação de *Da Chai Hu Tang* regula *Yang* Menor, resolve Fleuma, resolve Umidade-Calor pelo movimento para baixo e dissolve cálculos.

Prescrição
FÓRMULA EMPÍRICA.

EXPLICAÇÃO   Essa fórmula resolve Umidade-Calor e dissolve cálculos.

Resumo

Umidade-Calor em Fígado e Vesícula Biliar
Pontos
- VB-24 (*Riyue*), E-19 (*Burong*), VB-34 (*Yanglingquan*) DU-9 (*Zhiyang*), BP-9 (*Yinlingquan*). Utilizar método de sedação em todos os pontos

Fitoterapia
Prescrição
- Variação de *DA CHAI HU TANG* – Variação da Grande Decocção de *Bupleurum*
Prescrição
- FÓRMULA EMPÍRICA

Observações sobre Tratamento por Acupuntura

Acupuntura pode ser utilizada para facilitar a expulsão de cálculos biliares; os grupos de pontos constantes nos dois padrões anteriormente descritos podem ser utilizados. É importante, entretanto, obter a sensação de inserção da agulha e manipulá-las muito intensamente com o método de sedação. As agulhas devem ser mantidas por mais de 40min e manipuladas em intervalos. O tratamento deve ser administrado diariamente durante 10 dias.

O estímulo elétrico pode ser utilizado com frequência alta e onda densa-dispersa, conectando um ponto local e um distal, por exemplo, VB-24 e *Dannangxue*,

624 Dor na Região do Hipocôndrio (Cálculos Biliares)

no lado direito apenas. É importante manter as agulhas por mais de 40min, já que a realização da colecistografia durante o tratamento de acupuntura mostra que as contrações da vesícula biliar aos estímulos de acupuntura atingem um pico após 30min. Durante os 30min iniciais, grandes quantidades de bile são acumuladas na vesícula biliar. Então, as contrações cessam por cerca de 10min e, repentinamente, depois de 40min, o orifício da vesícula biliar abre-se e a bile flui.

Se o cálculo estiver na vesícula biliar só poderá ser expelido se tiver menos de 1cm de diâmetro. Se estiver no duto cístico, poderá apenas ser expelido se tiver menos de 1,5cm de diâmetro. Os cálculos grandes e únicos são doloridos, mas relativamente fáceis de excretar; ao passo que os cálculos arenosos são menos doloridos, porém mais difíceis de excretar. Em 70% dos casos, a expulsão é bem-sucedida com o tratamento de acupuntura.

Literatura Chinesa Moderna

Journal of Chinese Medicine *(Zhong Yi Za Zhi), v. 28, n. 12, 1987, p. 13*

"Experience on the Treatment of Cholelithiasis" *de Xu Jing Fan*

O Dr. Xu enfatiza a importância da identificação de padrões no tratamento de cálculos biliares. Em primeiro lugar, identifica quatro combinações de padrões envolvidos em colelitíase:

* *Fígado e Vesícula Biliar*: Fígado e Vesícula Biliar são interior-exteriormente relacionados e influenciam um ao outro. A estagnação do *Qi* do Fígado prejudica a secreção adequada de bile e pode gerar Umidade na Vesícula Biliar; por outro lado, a Umidade na Vesícula Biliar pode prejudicar o livre fluxo de *Qi* do Fígado.
* *Vesícula Biliar e Estômago*: na patologia, o Calor em Estômago e Vesícula Biliar é muito comum.
* *Vesícula Biliar e Baço*: Quando o Baço não transforma e transporta os fluidos no Aquecedor Médio, isto pode gerar Umidade-Calor na Vesícula Biliar.
* *Vesícula Biliar e Coração*: o canal Divergente da Vesícula Biliar atinge o Coração. Por outro lado, o Coração é conectado à Vesícula Biliar pelo Pericárdio e pelo Triplo Aquecedor.

O Dr. Xu defende a interessante observação de que, embora a Umidade-Calor na Vesícula Biliar seja comum, não devemos perder de vista o fato de que também pode ocorrer Umidade sem Calor. Para tratar Umidade-Frio na Vesícula Biliar, o Dr. Xu utiliza 6g de *Fu Zi* (*Radix Aconiti lateralis preparata*) com as seguintes combinações:

* *Chai Hu* (*Radix Bupleuri*) para penetrar no canal do Fígado.

* *Jiang Huang* (*Rhizoma Curcumae longae*) e *Mu Xiang* (*Radix* Aucklandiae) para tratar dor.
* *Bai Zhu* (*Rhizoma Atractylodis macrocephalae*) para tratar Frio no Baço.
* *Cang Zhu* (*Rhizoma Atractylodis*), se o revestimento da língua estiver pegajoso.
* *Yin Che Hao* (*Herba Artemisiae scopariae*), *Ji Nei Jin* (*Endothelium Corneum Gigeriae Galli*), *Hai Jin Sha* (*Spora Lygodii*) e Tong Cao (*Medula Tetrapanacis*) para tratar icterícia.
* *Zao Jiao Ci* (*Spina Gleditsiae*), *San Leng* (*Rhizoma Sparganii stoloniferi*), *San Qi* (*Radix Notoginseng*) e *Chi Shao* (*Radix Paeoniae rubra*), se as pedras forem grandes.

Em relação ao tratamento, os dois principais métodos de tratamento são mover o *Qi* e remover obstruções. Estes dois métodos promovem o livre fluxo do *Qi*, regulam o Mecanismo do *Qi* e resolvem a Umidade.

As principais ervas utilizadas para mover são *Chai Hu* (*Radix Bupleuri*), *Zhi Ke* (*Fructus Aurantii*), *Chen Pi* (*Pericarpium Citri reticulatae*), *Yu Jin* (*Radix Curcumae*), *Yan Hu Suo* (*Rhizoma Corydalis*).

O Dr. Xu nos lembra que a Vesícula Biliar é um órgão *Yang* (*Fu*), e para remover obstruções dela o indivíduo precisa adotar o método de promover o movimento descendente de um órgão *Yang* (*Tong Fu*) com *Da Huang* (*Radix et Rhizoma Rhei*), *Zhi Shi* (*Fructus Aurantii immaturus*), *Hou Po* (*Cortex Magnoliae officinalis*) e *Mang Xiao* (*Natrii Sulfas*).

Journal of Chinese Medicine *(Zhong Yi Za Zhi), v. 42, n. 4, 2001, p. 218*

"Comparative Analysis of Therapeutic Effect of Expelling Gall-Bladder Stones in 584 Cases of Cholelithiasis" *de Chen Wei Min* et al.

Os autores deste estudo trataram 584 pacientes portadores de cálculos biliares. Um dos três grupos (composto de 62 pacientes) recebeu apenas ervas chinesas. A fórmula utilizada foi *Si Jin Pai Shi Tang* (Decocção de Quatro *"Jin"* para Expulsar Cálculos) (ver *Apêndice 4*) em doses bastante altas da seguinte maneira:

* *Jin Qian Cao* (*Herba Lysimachiae/Desmodii*): 30 a 50g.
* *Ji Nei Jin* (*Endothelium Corneum Gigeriae Galli*): 10 a 12g.
* *Hai Jin Sha* (*Spora Lygodii*): 12 a 15g.
* *Yu Jin* (*Radix Curcumae*): 15 a 20g.
* *Zhi Ke* (*Fructus Aurantii*): 15 a 20g.
* *Qing Pi* (*Pericarpium Citri reticulatae viride*): 15 a 20g.
* *San Leng* (*Rhizoma Sparganii stoloniferi*): 12 a 15g.
* *E Zhu* (*Rhizoma Curcumae*): 12 a 15g.
* *Chi Shao* (*Radix Paeoniae rubra*): 15 a 20g.
* *Huang Qi* (*Radix Astragali*): 20 a 30g.
* *Chai Hu* (*Radix Bupleuri*): 9 a 12g.
* *Huang Qin* (*Radix Scutellariae*): 12 a 15g.
* *Mu Xiang* (*Radix Aucklandiaei*): 9 a 12g.

As modificações foram as seguintes:

- A fórmula era como a anterior se os cálculos tivessem tamanho menor que 0,8cm.
- Se as pedras fossem maiores que 0,8cm ou se fossem formadas de areia, *Chai Hu*, *Huang Qin*, *Mu Xiang* e *Huang Qi* eram eliminadas e acrescentavam-se 30 a 40g *Wei Ling Xian* (*Radix Clematidis*), 10 a 12g de *Mang Xiao* (*Natrii Sulfas*), 12 a 15g de *Hai Fu Shi* (*Pumice*) e 15 a 20g de *Ji Nei Jin* (*Endothelium Corneum Gigeriae Galli*).

As ervas foram administradas por 30 dias. Os resultados avaliados foram os seguintes:

- *Cura*: cálculos expelidos.
- *Melhora acentuada*: cálculos reduzidos em tamanho por mais da metade.
- *Alguma melhora*: cálculos reduzidos em tamanho por menos da metade.
- *Nenhum resultado*: cálculos não expelidos nem reduzidos em tamanho.

Os resultados foram os seguintes:

- *Curado*: 7 (11,29%).
- *Melhora marcada*: 16 (25,81%).
- *Alguma melhora*: 19 (30,65%).
- *Nenhum resultado*: 20 (32,25%).

Journal of Chinese Medicine (Zhong Yi Za Zhi), *v. 34, n. 7, 1993, p. 413*

"Studies on Active Stage of Analysis of Cholelithiasis Complicated with Chronic Gastritis with Chinese Medicine" *de Xu You Qi* et al.

Os autores deste estudo trataram 45 pacientes portadores de colelitíase e gastrite: eram 20 homens e 25 mulheres, variando em idade de 24 a 65 anos.

Havia um grupo-controle de 30 pacientes que foram tratados com medicamento ocidental. Os padrões no grupo de tratamento foram os seguintes:

- *Umidade Calor em Fígado e Vesícula Biliar*: 8.
- *Fígado e Estômago não harmonizados*: 25.
- *Estagnação do* Qi *do Fígado e deficiência do Baço*: 12.

A prescrição usada foi a seguinte:

- *Chai Hu* (*Radix Bupleuri*): 10g.
- *Bai Shao* (*Radix Paeoniae alba*): 10g.
- *Xiang Fu* (*Rhizoma Cyperi*): 10g.
- *Fu Ling* (*Poria*): 10g.
- *Zhi Shi* (*Fructus Aurantii immaturus*) : 10g.
- *Ban Xia* (*Rhizoma Pinelliae preparatum*): 10g.
- *Zhu Ru* (*Caulis Bambusae em taeniam*): 10g.
- *Qing Pi* (*Pericarpium Citri reticulatae viride*): 10g.
- *Chen Pi* (*Pericarpium Citri reticulatae*): 10g.

- *Da Huang* (*Radix et Rhizoma Rhei*): 10g.
- *Jin Qiao Cao* (*Herba Lysimachiae/Desmodii*): 10g.
- *Pu Gong Ying* (*Herba Taraxaci*) 10g.

A fórmula foi modificada de acordo com o padrão:

- Umidade-Calor em Fígado e Vesícula Biliar: acrescentar 10g de *Yin Che Hao* (*Herba Artemisiae scopariae*), 15g de *Huang Qin* (*Radix Scutellariae*) e aumentar a dosagem de *Da Huang* para 15g.
- Estagnação do *Qi* do Fígado com deficiência do Baço: remover *Da Huang*, acrescentar 10g de *Dang Shen* (*Radix Codonopsis*) e 10g de *Bai Zhu* (*Rhizoma Atractylodis macrocephalae*).
- Dor no hipocôndrio: acrescentar *Yan Hu Suo* (*Rhizoma Corydalis*): 15g.
- Estagnação de Sangue: acrescentar 10g de *E Zhu* (*Rhizoma Curcumae*) e 10g de *San Leng* (*Rhizoma Sparganii stoloniferi*).

Os resultados foram avaliados de acordo com a redução na inflamação; estes são apresentados a seguir:

- *Curado*: 15 (33,3%).
- *Melhora marcada*: 17 (37,8%).
- *Alguma melhora*: 6 (13,3%).
- *Nenhum resultado*: 7 (15,6%).

Os resultados do grupo-controle foram:

- *Curado*: 3 (10%).
- *Melhora acentuada*: 10 (33,3%).
- *Alguma melhora*: 12 (40%).
- *Nenhum resultado*: 5 (16,7%).

Journal of Chinese Medicine (Zhong Yi Za Zhi), *v. 35, n. 10, 1994, p. 605*

"The Treatment of 200 Cases of Cholecystitis with Chinese Medicine" *de Zhang Qing Zhi*

O Dr. Zhang tratou 200 pacientes portadores de colecistite com idades entre 16 a 76 anos. O Dr. Zhang distinguiu apenas dois padrões:

- Calor em Fígado e Vesícula Biliar (103 pacientes):
  - *Bai Zhu* (*Rhizoma Atractylodis macrocephalae*): 15g.
  - *Yan Hu Suo* (*Rhizoma Corydalis*): 10g.
  - *Chuan Lian Zi* (*Fructus Toosendan*): 10g.
  - *Yu Jin* (*Radix Curcumae*): 12g.
  - *Da Qing Ye* (*Folium Daqingye*): 20g.
  - *Jin Yin Hua* (*Flos Lonicerae japonicae*): 20g.
  - *Shan Zhi Zi* (*Fructus Gardeniae*): 10g.
  - *Jin Qian Cao* (*Herba Lysimachiae/Desmodii*): 30g.
  - *Yin Chen Hao* (*Herba Artemisiae scopariae*): 30g.
  - *Zao Jiao Ci* (*Spina Gleditsiae*): 15g.
- Estagnação de *Qi* e Sangue (97 pacientes):
  - *Bai Shao* (*Radix Paeoniae alba*): 15g.
  - *Yan Hu Suo* (*Rhizoma Corydalis*): 10g.
  - *Wu Yao* (*Radix Linderiae*): 10g.

Dor na Região do Hipocôndrio (Cálculos Biliares)

— *Tao Ren* (*Semen Persicae*): 10g.
— *Li Zhi He* (*Semen Litchi chinensis*): 10g.
— *Ji Nei Jin* (*Endothelium Corneum Gigeriae Galli*): 10g.
— *Shan Zha* (*Fructus Crataegi*): 30g.
— *Jin Qian Cao* (*Herba Lysimachiae/Desmodii*): 30g.
— *Huang Lian* (*Rhizoma Coptidis*) : 15g.

Journal of Chinese Medicine (Zhong Yi Za Zhi), v. 37, n. 12, 1996, p 725

"Clinical Studies of Chronic Cholecystitis from Liver and Gall-bladder Damp Heat Treated with Qing Dan Li Shi Pian" *de She Jing* et al.

Os autores desse estudo trataram 102 pacientes portadores de colecistite: havia 30 homens e 72 mulheres, variando em idade de 20 a 70 anos. Todos os pacientes foram tratados para o padrão Umidade-Calor em Fígado e Vesícula Biliar com a prescrição *Qing Dan Li Shi Tang* (Decocção para Desobstruir Vesícula Biliar e Resolver Umidade):

- *Yin Chen Hao* (*Herba Artemisiae scopariae*).
- *Huang Qin* (*Radix Scutellariae*).
- *Shan Zhi Zi* (*Fructus Gardeniae*).
- *Chai Hu* (*Radix Bupleuri*).
- *Yan Hu Suo* (*Rhizoma Corydalis*).
- *Ban Xia* (*Rhizoma Pinelliae preparatum*).
- *Hou Po* (*Cortex Magnoliae officinalis*).
- *Qing Pi* (*Pericarpium Citri reticulatae viride*).
- *Chen Pi* (*Pericarpium Citri reticulatae*).
- *Yu Jin* (*Radix Curcumae*).
- *Chuan Lian Zi* (*Fructus Toosendan*).
- *Bai Shao* (*Radix Paeoniae Alba*).

O princípio de tratamento da fórmula é resolver Umidade, eliminar Calor, mover *Qi*, revigorar Sangue e nutrir *Yin*.

Os resultados informados pelos autores foram os seguintes:

- *Curado*: 20 (20%).
- *Melhora acentuada*: 48 (47%).
- *Alguma melhora*: 21 (20%).
- *Nenhum resultado*: 13 (13%).

Journal of Chinese Medicine (Zhong Yi Za Zhi), v. 36, n. 11, 1995, p. 671

"Analysis of 94 Cases of Cholecystitis Treated with Qing Dan Ling" *de Xing Ping*

Neste estudo, o Dr. Xing comparou o efeito de sua própria fórmula para colecistite não com um placebo ou um medicamento ocidental, mas com um remédio patenteado padronizado, chamado *Xiao Yan Li Dan Pian* (Comprimido para Eliminar Inflamação e Beneficiar Vesícula Biliar).

Havia 94 pacientes no grupo de tratamento, 41 homens e 53 mulheres; no grupo-controle, havia 80 pacientes, 32 homens e 48 mulheres.

O princípio de tratamento da fórmula *Qing Dan Ling* (Cápsula para Desobstruir Vesícula Biliar) era mover *Qi* do Fígado, eliminar estagnação, eliminar Calor, tonificar Estômago e Baço e secar Umidade:

- Bile de vaca.
- *Chai Hu* (*Radix Bupleuri*): 30g.
- *Yu Jin* (*Radix Curcumae*): 60g.
- *Mu Xiang* (*Radix Aucklandiaei*): 60g.
- *Hu Zhang* (*Rhizoma Polygoni cuspidati*): 60g.
- *Bai Zhu* (*Rhizoma Atractylodis macrocephalae*): 60g.
- *Ban Xia* (*Rhizoma Pinelliae preparatum*): 60g.
- *Bai Shao* (*Radix Paeoniae alba*): 60g.
- *Ji Nei Jin* (*Endothelium Corneum Gigeriae Galli*): 60g.

As dosagens descritas anteriormente permitem fazer um lote de prescrição pulverizado com pílulas de 0,25g cada, administrando cinco pílulas, três vezes por dia.

Os resultados obtidos com a fórmula anterior foram melhores que os obtidos com o remédio patenteado padronizado.

Journal of Chinese Medicine (Zhong Yi Za Zhi), v. 36, n. 5, 1995, p. 307

"How to Treat Asymptomatic Cholecystitis" *de Lin Zong Guang*

O Dr. Lin comenta que para tratar colecistite assintomática deve-se adotar o método de promover o movimento descendente dos Órgãos *Yang* (*tong Fu*), promovendo os movimentos intestinais (*gong xia*); além disso, deve-se mover *Qi*, eliminar estagnação e beneficiar Vesícula Biliar.

A fórmula que ele sugere é a seguinte:

- *Chai Hu* (*Radix Bupleuri*): 10g.
- *Mu Xiang* (*Radix Aucklandiaei*): 10g.
- *Zhi Ke* (*Fructus Aurantii*): 10g.
- *Yu Jin* (*Radix Curcumae*): 10g.
- *Huang Qin* (*Radix Scutellariae*): 10g.
- *Yin Chen Hao* (*Herba Artemisiae scopariae*): 12g.
- *Yan Hu Suo* (*Rhizoma Corydalis*): 6g.
- *Ji Nei Jin* (*Endothelium Corneum Gigeriae Galli*): 10g.

Notas Finais

1. 1981 Ling Shu Jing 灵枢经 [Spiritual Axis]. People's Health Publishing House, Beijing, p. 55. Publicado primeiramente *c*.100 a.C.
2. 1979 Huang Di Nei Jing Su Wen 黄帝内经素问 [The Yellow Emperor's Classic of Internal Medicine – Simple Questions]. People's Health Publishing House, Beijing, Chapter 17, p. 146. Publicado primeiramente *c*.100 a.C.

978-85-7241-817-1

Capítulo 27

腹痛 *Dor Abdominal*

CONTEÚDO DO CAPÍTULO

Dor Abdominal *628*

Etiologia e Patologia *628*
  Fatores Patogênicos Externos *628*
  Tensão Emocional *629*
  Dieta Inadequada *629*

Diagnóstico *629*
  Natureza da Dor *629*
  Reação à Pressão *630*
  Reação ao Alimento ou à Bebida *630*
  Reação ao Movimento Intestinal *630*
  Reação à Atividade ou ao Descanso *630*
  Reação ao Calor *630*
  Sinais da Língua *630*
  Sinais do Pulso *631*
  Palpação do Abdômen *631*

Identificação de Padrões e Tratamento *631*

Excesso *632*
  Frio nos Intestinos *632*
  Umidade-Frio nos Intestinos *632*
  Umidade-Calor nos Intestinos *633*
  Retenção de Alimento *634*
  Estagnação de *Qi* *634*
  Estagnação de *Qi* com Umidade *638*
  Estagnação de *Qi*, Umidade, Deficiência de *Qi* *638*
  Estagnação de Sangue *639*

Deficiência *640*
  Qi do Baço Deficiente e Afundamento *640*
  Deficiência do *Yang* do Baço com Frio por Deficiência no Abdômen *641*
  Deficiência do *Qi* do Baço com Umidade *641*
  Deficiência do *Yang* do Baço e do Rim *642*

Literatura Chinesa Moderna *642*

Estatísticas de Pacientes *643*

Prognóstico e Prevenção *643*

Diferenciação Ocidental *644*
  Rim *644*
  Apêndice *644*
  Intestino Grosso *644*
  Intestino Delgado *645*

Excesso
- Frio nos Intestinos
- Umidade-Frio nos Intestinos
- Umidade-Calor nos Intestinos
- Retenção de Alimento
- Estagnação de *Qi*
- Estagnação de *Qi* com Umidade
- Estagnação de *Qi*, Umidade, deficiência de *Qi*
- Estagnação de Sangue

Deficiência
- *Qi* do Baço deficiente e afundamento
- Deficiência do *Yang* do Baço com Frio por Deficiência no abdômen
- Deficiência do *Qi* do Baço com Umidade
- Deficiência do *Yang* do Baço e do Rim

Dor Abdominal

"Dor abdominal" indica dor em qualquer parte do abdômen abaixo ou exatamente ao redor do umbigo (Fig. 27.1).

Neste capítulo discutirei a dor abdominal de origem intestinal, não a dor abdominal ginecológica ou outras condições. Nas mulheres, nem sempre é fácil distinguir se a dor abdominal é de origem intestinal ou ginecológica, mesmo porque as duas condições podem se coincidentes.

De modo geral, a dor abdominal que for claramente relacionada à ingestão de alimento ou aos movimentos intestinais e for associada à obstipação ou diarreia é puramente de origem intestinal. A dor abdominal que for claramente relacionada ao ciclo menstrual e associada a períodos menstruais irregulares, dismenorreia ou dor entre ciclos é de origem ginecológica. Entretanto, como mencionado anteriormente, as duas condições podem se coincidentes nas mulheres, podendo ser muito difícil distingui-las. De fato, a partir da perspectiva da medicina chinesa, não é tão importante diferenciar as duas condições, já que algumas de suas patologias coincidem: Frio no Aquecedor Inferior, Umidade-Calor, estagnação de *Qi* ou de Sangue. Obviamente, sob outros aspectos, é importante distinguir se a dor é de origem intestinal ou ginecológica, a fim de aconselhar o paciente sobre o estilo de vida e a dieta e ter uma melhor ideia do prognóstico.

A categoria de "dor abdominal" discutida neste ponto pode também coincidir com outras condições, particularmente obstipação, diarreia e massas abdominais. De modo geral, o presente capítulo discutirá a condição quando a dor abdominal for o principal sintoma presente, embora possa ser acompanhada por obstipação ou diarreia. Embora essas duas condições também possam ser acompanhadas por certa dor abdominal, elas são discutidas separadamente nos tópicos *Diarreia* (Cap. 29) e *Obstipação* (Cap. 30) caso a alteração no hábito intestinal seja a principal manifestação presente. No que diz respeito às "massas abdominais", esse quadro pode não se apresentar com dor. Novamente, se a dor for o sintoma principal presente, o leitor deve usar a diferenciação e o tratamento fornecidos neste capítulo. Se a massa abdominal for o principal sinal, deve então utilizar a diferenciação e o tratamento fornecidos no capítulo *Massas Abdominais* (Cap. 28).

Finalmente, a área de dor abdominal ilustrada na Figura 27.1 inclui a região hipogástrica, isto é, a área pequena e circular imediatamente acima do osso púbico (Fig. 27.2). Embora a dor abdominal de origem intestinal possa estar centrada apenas nessa região, a dor hipogástrica pura é mais frequentemente de origem urinária e o leitor deve consultar os capítulos sobre doenças urinárias (Caps. 31 a 34).

A discussão sobre a dor abdominal será administrada de acordo com os seguintes tópicos:

- Etiologia e patologia.
- Diagnóstico.
- Identificação de padrões e tratamento.
- Literatura chinesa moderna.
- Estatísticas de pacientes.
- Prognóstico e prevenção.
- Diferenciação ocidental.

Etiologia e Patologia

Fatores Patogênicos Externos

Frio e Umidade são os dois fatores patogênicos que mais frequentemente causam dor abdominal.

O Frio externo pode invadir diretamente os Intestinos sem primeiramente causar sintomas exteriores. Isto ocorre quando o indivíduo é exposto ao frio, em especial quando o corpo está molhado após a natação. A invasão dos Intestinos pelo Frio é também facilitada pelo consumo excessivo de alimentos frios e, especialmente, bebidas frias. Por essas duas razões (consumo excessivo

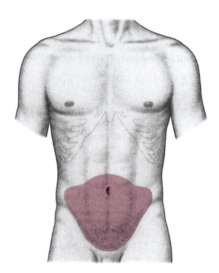

Figura 27.1 – Área de dor abdominal.

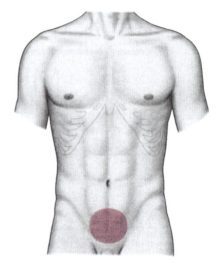

Figura 27.2 – Área hipogástrica.

de bebidas frias e exposição ao frio após nadar), paradoxalmente, a invasão dos Intestinos pelo Frio é mais comum no verão.

As mulheres são mais propensas a invasões dos Intestinos pelo Frio durante e imediatamente após os períodos menstruais e ainda mais após o parto.

O Frio contrai os tecidos e causa retardo do Qi e do Sangue, causando, por conseguinte, dor. A invasão dos Intestinos pelo Frio é caracterizada por dor abdominal de início repentino e diarreia.

A Umidade também invade facilmente os Intestinos, penetrando nos canais da perna e fluindo ascendentemente na direção do abdômen. A Umidade obstrui a circulação de Qi no abdômen e, além dos Intestinos, afeta Baço e Fígado. Este fator causa dor abdominal, sensação de plenitude e peso e, possivelmente, diarreia. O revestimento da língua será espesso e pegajoso e o pulso, Deslizante.

A Umidade pode se combinar com Frio ou Calor. A invasão de Umidade-Calor externa é comum no verão, mesmo nos países do norte, como Inglaterra ou norte dos Estados Unidos, porém é, obviamente, muito mais comum nos países do sul da Europa e no sul dos Estados Unidos.

Tensão Emocional

A tensão emocional tem profunda influência na circulação de Qi e Sangue no abdômen, afetando particularmente Fígado e Baço.

A raiva (utilizando este termo em um sentido amplo, incluindo frustração e ressentimento) pode causar estagnação de Qi do Fígado nos Intestinos e, consequentemente, dor abdominal. Esta é uma causa emocional muito frequente de dor abdominal.

Excesso de pensamento e preocupação afetam Baço e Pulmão. O Baço é responsável por transformação e movimentação das essências alimentares nos Intestinos, ao passo que o Qi do Pulmão ajuda o Qi dos Intestinos a descender. Excesso de pensamento e preocupação prejudicam a correta transformação do Qi do Baço e a descendência do Qi do Pulmão aos Intestinos. Os dois fatores podem causar dor abdominal.

Dieta Inadequada

Obviamente, a dieta possui profunda influência nos Intestinos. O consumo excessivo de alimentos frios e crus, bem como de bebidas geladas, enfraquece *Yang* do Baço e gera formação de Frio interno. O Frio contrai os Intestinos e causa estagnação de Qi e/ou de Sangue, causando dor abdominal.

O consumo excessivo de laticínios e alimentos gordurosos gera formação de Umidade, que obstrui as funções do Baço e dos Intestinos; isto causa dor abdominal. O consumo excessivo de alimentos quentes e condimentados e bebidas alcoólicas pode gerar Calor ou Umidade-Calor nos Intestinos, causando também dor abdominal.

Além da dieta propriamente dita, os hábitos alimentares também apresentam profunda influência na função intestinal. Esses hábitos já foram discutidos em detalhes no capítulo sobre dor epigástrica (Cap. 22). Em primeiro lugar, comer em demasia gera simplesmente a retenção de alimento no Estômago e nos Intestinos e, em consequência, dor abdominal. Alimentação irregular, comer com pressa, pular refeições e alimentar-se enquanto discute negócios são situações que podem influenciar a função dos Intestinos e gerar estagnação de Qi, causando dor abdominal.

Na dor abdominal, com frequência, há distinção a ser feita entre dor substancial e não substancial. A dor abdominal substancial (literalmente chamada de "com forma") é causada por estagnação de Sangue ou Retenção de Alimento. Qualquer outro tipo é não substancial (literalmente chamada de "sem forma"). A dor abdominal substancial melhora após os movimentos intestinais, ao passo que a dor não-substancial não apresenta melhora.

Resumo

Etiologia e Patologia
- Fatores patogênicos externos
- Tensão emocional
- Dieta inadequada

Diagnóstico

Há alguns aspectos do diagnóstico que se aplicam em particular à dor abdominal. Tais aspectos serão discutidos sob os seguintes títulos:

- Natureza da dor.
- Reação à pressão.
- Reação ao alimento ou à bebida.
- Reação ao movimento intestinal.
- Reação à atividade ou ao descanso.
- Reação ao calor.
- Sinais da língua.
- Sinais do pulso.
- Palpação do abdômen.

Natureza da Dor

A dor do tipo surda é proveniente de condição de deficiência, ao passo que a dor intensa é proveniente de condição de excesso.

Dor em distensão indica estagnação de Qi. Os pacientes muitas vezes descrevem isso como uma sensação de "inchaço".

Dor em punhalada, fixa e intensa indica estagnação de Sangue, especialmente se for associada à massa abdominal fixa.

Sensação de plenitude (que é mais intensa que "distensão"), em chinês denominada *man*, indica Umidade ou Retenção de Alimento.

As sensações de distensão (*zhang*) e plenitude (*man*) podem ser observadas objetivamente mediante a palpação, uma vez que o abdômen será sentido distendido como um balão (no caso de "distensão") e duro mediante pressão (no caso de "plenitude"). Além disso, a "distensão" também pode ser observada, uma vez que o abdômen fica de fato dilatado e protraído.

630 Dor Abdominal

Sensação de entupimento (*pi*) indica condição de deficiência associada a um pouco de Umidade ou Calor. Contrariamente às sensações de plenitude e distensão, a sensação de entupimento é completamente subjetiva, já que o abdômen do paciente será sentido macio mediante palpação.

Reação à Pressão

Se a dor abdominal for aliviada pela pressão na área da dor, isso indica condição de deficiência. Se for agravada pela pressão, indica condição de excesso. *O Essential Prescriptions of the Golden Chest* declara[1]:

Se a dor abdominal melhorar com a pressão, isso indica deficiência; se for agravada pela pressão, indica excesso.

Ao se diagnosticar a dor abdominal, é muito importante verificar se a pressão alivia ou piora a dor, pois esse teste é muito seguro. O caso clínico a seguir constitui-se num bom exemplo.

Caso Clínico

Uma mulher de 35 anos de idade sofria de dor abdominal há dois anos. A dor localizava-se no lado direito do abdômen inferior, não sendo relacionada ao ciclo menstrual. Embora a dor fosse muito intensa, a paciente gostava de pressionar a área da dor, o que lhe proporcionava certo alívio. A língua apresentava-se intensamente Púrpura e o pulso estava muito Fino, muito Profundo e, no geral, Fraco.

Como a língua apresentava-se definitivamente Púrpura e a dor era intensa, indicando condição de Excesso, o princípio de tratamento que adotei foi de revigorar o Sangue e eliminar a estagnação; para tanto, utilizei uma variação de *Shao Fu Zhu Yu Tang* (Decocção para Eliminar Estagnação da Região Inferior do Abdômen), acrescentando ervas fortes para "quebrar o Sangue", tais como *Ze Lan* (*Herba Lycopi*). Embora esse tratamento tenha proporcionado certo alívio, não eliminou completamente a dor, fazendo com que a paciente se sentisse ainda mais cansada. Assim sendo, solicitei ao professor Meng Jing Hua, um de meus professores da Nanjing College of Traditional Chinese Medicine, que examinasse a paciente por ocasião de sua visita à Inglaterra. O professor atribuiu importância muito maior ao fato de a dor ser aliviada sob pressão ou, no mínimo, ao fato da paciente gostar de pressionar a área da dor. Também mostrou que o pulso da paciente estava Fino e Fraco. Por isso, adotou primeiramente o princípio de tratamento de tonificação, sugerindo uma prescrição que tonificasse *Qi* e Sangue e movesse apenas moderadamente o Sangue. Tal tratamento proporcionou resultados muito melhores no alívio da dor e a paciente ganhou muito mais energia.

Reação ao Alimento ou à Bebida

A dor abdominal que melhora com bebidas quentes ou é agravada por bebidas geladas indica condição de Frio. Se a dor melhora ao ingerir bebidas frias, ela é proveniente de condição de Calor.

Reação ao Movimento Intestinal

Se a dor abdominal melhorar após o movimento intestinal, diz-se que ela é de natureza substancial e geralmente proveniente de estagnação de Sangue ou Retenção de Alimento. Nos dois casos, trata-se de dor abdominal do tipo Excesso.

A dor abdominal que não é influenciada pelos movimentos intestinais também é do tipo Excesso, porém é de natureza não substancial e pode ser proveniente de Umidade, estagnação de *Qi* ou Frio.

A dor abdominal que piora após os movimentos intestinais indica condição de deficiência.

Reação à Atividade ou ao Descanso

A dor abdominal que melhora através de exercício moderado é proveniente da estagnação de *Qi*. Se melhorar mediante descanso, é proveniente de deficiência.

Reação ao Calor

Se a dor abdominal melhorar com a aplicação de calor, como bolsa de água quente, isso indica que é proveniente de Frio nos Intestinos. Infelizmente, este não é um sinal diagnóstico completamente fidedigno, pois várias outras condições são aliviadas com a aplicação de calor. Estagnação de *Qi*, estagnação do Sangue e Retenção de Alimento, por exemplo, podem melhorar com a aplicação de calor, já que este possui um efeito de movimentação sobre *Qi* e Sangue.

Sinais da Língua

A condição dos Intestinos é refletida na raiz da língua e, especificamente, no revestimento da raiz.

Um revestimento espesso indica a presença de fator patogênico que pode ser Calor, Frio, Umidade ou Retenção de Alimento. Obviamente, um revestimento branco indica Frio, ao passo que um amarelo ou marrom indica Calor. Um revestimento cinza ou preto indica Frio ou Calor, dependendo do fato de ser úmido ou seco.

Um revestimento pegajoso e amarelo com manchas vermelhas na raiz indica Umidade-Calor e alguma estagnação de Sangue nos Intestinos; quanto mais manchas vermelhas, maior o Calor e a estagnação de Sangue. Se a coloração do revestimento na raiz não estiver brilhante, mas embotada e sem vida, isso indica que a condição é crônica.

A ausência completa ou geralmente parcial de revestimento em partes da raiz da língua indica deficiência de *Qi* e de *Yin* do Estômago e dos Intestinos.

A estagnação de *Qi* nos Intestinos não é evidenciada na língua, ao passo que a estagnação de Sangue se manifesta com coloração púrpura nas laterais da língua, na direção da raiz.

Sinais do Pulso

Os Intestinos são refletidos nas duas posições Posteriores do pulso. Embora a posição Posterior esquerda corresponda ao Intestino Delgado e a direita, ao Intestino Grosso (alguns médicos invertem essas posições), muitas vezes uma patologia dos Intestinos (Delgado ou Grosso) é refletida nas duas posições Posteriores, ambas apresentando a mesma qualidade. Se a patologia for de origem ginecológica, um lado ou outro (mais frequentemente o esquerdo) apresenta uma qualidade anormal. Este pode ser também um sinal útil para se distinguir dor de origem intestinal da dor de origem ginecológica nas mulheres.

Portanto, se ambas as posições Posteriores estiverem Tensas e o pulso Lento, isso indica Frio nos Intestinos.

Se as duas posições Posteriores estiverem em Corda, elas indicam estagnação de *Qi* ou estagnação de Sangue nos Intestinos. Se, além de em Corda nessas posições, o pulso estiver também Rápido e Deslizante, isso indica Umidade-Calor nos Intestinos e possivelmente sangramento da mucosa intestinal. Este achado do pulso é muitas vezes visto na doença de Crohn ou na colite ulcerativa.

Se as duas posições Posteriores estiverem em Corda e Superficiais, elas indicam sangramento prolongado do intestino. Se o pulso estiver Rápido e as duas posições Posteriores estiverem apenas levemente Superficiais, isso pode indicar um futuro sangramento no intestino.

Se as duas posições Posteriores estiverem Deslizantes e em Corda, elas indicam Umidade-Calor e estagnação de *Qi* ou de Sangue nos Intestinos.

Palpação do Abdômen

Na dor abdominal, é essencial apalpar cuidadosamente o abdômen inferior. O abdômen inferior deve ser sentido macio, porém firme, relativamente firme, mas elástico. O abdômen inferior reflete, em geral, o estado do Rim, da Essência e do *Qi* Original.

Relembre que a distensão pode ser observada (protrusão do abdômen) e apalpada: o abdômen é sentido duro e distendido, mas elástico como um balão que foi excessivamente inflado. Plenitude não pode ser observada, mas pode ser apalpada: o abdômen é sentido duro.

Diferenciarei quatro áreas:

- Umbilical.
- Abdômen central.
- Abdômen lateral inferior.
- Abdômen central inferior.

Região Umbilical

A região umbilical reflete o estado do Rim e do Vaso Penetrador (*Chong Mai*). Deve ser sentida elástica, mas não dura. Se for sentida dura e cheia mediante palpação, isso indica alguma estagnação de *Qi* ou estagnação de Sangue no Vaso Penetrador. Se estiver dolorida mediante palpação, isso indica estagnação de Sangue no Vaso Penetrador, ao passo que se for sentida muito macia na palpação, isso indica deficiência do Rim e deficiência dos Vasos Penetrador e Diretor.

Abdômen Central

O abdômen central inclui as áreas à direita e à esquerda e imediatamente abaixo da área umbilical. Essas áreas refletem o estado do Estômago, do Baço e dos Intestinos. Se estas áreas forem sentidas duras mediante palpação, isso indica Umidade ou retenção de alimento nos Intestinos. Se estiverem doloridas mediante palpação, isso indica estagnação de Sangue; ao passo que se estiverem distendidas como um tambor, isso indica estagnação de *Qi*. Se o abdômen central estiver macio mediante palpação, isso indica deficiência de Baço.

Abdômen Lateral Inferior

As áreas abdominais laterais inferiores são chamadas de *Shao Fu* e refletem o estado dos Intestinos e do Vaso Penetrador. Se estiverem duras mediante palpação, isso indica alguma Umidade nos Intestinos ou estagnação de Sangue no Vaso Penetrador. Se estiverem doloridas mediante palpação, isso indica estagnação de Sangue no Vaso Penetrador. Uma sensação de massa no abdômen lateral inferior também indica estagnação de Sangue nos Intestinos ou no Vaso Penetrador.

Abdômen Central Inferior

A área abdominal mais central-inferior é chamada de *Xiao Fu e* reflete o estado de Intestinos, Rim e Bexiga. Se essa área estiver dura mediante palpação, pode indicar Umidade nos Intestinos ou na Bexiga; ao passo que se estiver dolorida mediante palpação, pode indicar estagnação de *Qi* ou estagnação de Sangue em Intestinos ou Bexiga.

> **Resumo**
>
> **Diagnóstico**
> - Natureza da dor
> - Reação à pressão
> - Reação ao alimento ou à bebida
> - Reação ao movimento intestinal
> - Reação à atividade ou ao descanso
> - Reação ao calor
> - Sinais da língua
> - Sinais do pulso
> - Palpação do abdômen

Identificação de Padrões e Tratamento

As condições de *excesso* são:

- Frio nos Intestinos.
- Umidade-Frio nos Intestinos.
- Umidade-Calor nos Intestinos.
- Retenção de Alimento.

632 Dor Abdominal

- Estagnação de *Qi*.
- Estagnação de *Qi* com Umidade.
- Estagnação de *Qi*, Umidade, deficiência de *Qi*.
- Estagnação de Sangue.

As condições de *deficiência* são:

- *Qi* do Baço deficiente e afundamento.
- Deficiência do *Yang* do Baço com Frio por Deficiência no abdômen.
- Deficiência do *Qi* do Baço com Umidade.
- Deficiência do *Yang* do Baço e do Rim.

EXCESSO

Frio nos Intestinos

Manifestações Clínicas

Dor abdominal intensa agravada por pressão e consumo de alimentos e bebidas frios, a qual é aliviada por aplicação de calor e ingestão de líquidos quentes; ausência de sede; urina pálida; fezes amolecidas ou obstipação.

Língua: revestimento espesso e branco.
Pulso: Cheio e Tenso.

Este padrão não é uma causa comum de dor abdominal, já que, mais comumente, o Frio é combinado com Umidade (próximo padrão).

Princípio de Tratamento

Aquecer Intestinos e Baço, dispersar Frio e interromper a dor.

Acupuntura

Pontos

E-25 (*Tianshu*), BP-15 (*Daheng*), E-27 (*Daju*), REN-10 (*Xiawan*), BP-6 (*Sanyinjiao*), E-36 (*Zusanli*), E-39 (*Xiajuxu*). Utilizar método de sedação ou neutro em todos os pontos. Moxa deve ser utilizada.

EXPLICAÇÃO

- E-25, ponto de Coleta Frontal do Intestino Grosso, com moxa, dispersa Frio dos Intestinos.
- BP-15, com moxa, dispersa Frio e promove a descendência do *Qi* nos Intestinos.
- E-27, com moxa, expele Frio dos Intestinos e interrompe a dor.
- REN-10 promove a descendência de *Qi* do Estômago.
- BP-6 interrompe a dor abdominal.
- E-36 regula os Intestinos e promove a descendência de *Qi*.
- E-39 trata dor abdominal baixa.

Fitoterapia

Prescrição

LIANG FU WAN – Pílula de *Alpinia-Cyperus* – e *ZHENG QI TIAN XIANG SAN* – Pó da Fragrância Celestial do *Qi* Correto.

EXPLICAÇÃO

- Essas duas fórmulas combinadas aquecem os Intestinos, dispersam Frio, movem o *Qi* e interrompem a dor.

978-85-7241-817-1

MODIFICAÇÕES

- Se a dor for muito intensa, adicionar *Yan Hu Suo* (*Rhizoma Corydalis*).
- Se juntamente com Frio houver Umidade, acrescentar *Fu Ling* (*Poria*) e *Yi Yi Ren* (*Semen Coicis*).

Resumo

Frio nos Intestinos

Pontos

- E-25 (*Tianshu*), BP-15 (*Daheng*), E-27 (*Daju*), REN-10 (*Xiawan*), BP-6 (*Sanyinjiao*), E-36 (*Zusanli*), E-39 (*Xiajuxu*). Utilizar método de sedação ou neutro em todos os pontos. Moxa deve ser utilizada

Fitoterapia

Prescrição

- *LIANG FU WAN* – Pílula de *Alpinia-Cyperus* – e *ZHENG QI TIAN XIANG SAN* – Pó da Fragrância Celestial do *Qi* Correto

---

Umidade-Frio nos Intestinos

Manifestações Clínicas

Dor abdominal agravada por pressão e consumo de alimentos e bebidas frios, a qual é aliviada pela aplicação de calor; ausência de sede; gosto pegajoso; fezes amolecidas ou obstipação; sensação de plenitude; peso no abdômen.

Língua: revestimento branco e pegajoso.
Pulso: Deslizante e Lento.

Este padrão é causa comum de dor abdominal; é, com frequência, visto em crianças.

Princípio de Tratamento

Aquecer Intestinos e Baço, dispersar Frio, resolver Umidade e interromper dor.

Acupuntura

Pontos

E-25 (*Tianshu*), BP-15 (*Daheng*), E-27 (*Daju*), REN-10 (*Xiawan*), BP-6 (*Sanyinjiao*), E-36 (*Zusanli*), E-39 (*Xiajuxu*), E-28 (*Shuidao*), REN-9 (*Shuifen*), B-22 (*Sanjiaoshu*). Utilizar método de sedação ou neutro em todos os pontos. Moxa deve ser utilizada

EXPLICAÇÃO

- E-25, ponto de Coleta Frontal do Intestino Grosso, com moxa, dispersa Frio dos Intestinos.
- BP-15, com moxa, dispersa Frio e promove descendência de *Qi* nos Intestinos.
- E-27, com moxa, expele Frio dos Intestinos e interrompe a dor.
- REN-10 promove a descendência do *Qi* do Estômago.
- BP-6 interrompe a dor abdominal.

Dor Abdominal **633**

- E-36 regula os Intestinos e promove a descendência do *Qi*.
- E-39 trata dor abdominal baixa.
- E-28, REN-9, BP-6 e B-22 resolvem a Umidade do Aquecedor Inferior.

Fitoterapia

Prescrição

MU XIANG ZHENG QI SAN – Pó de *Aucklandia* para o *Qi* Correto.

EXPLICAÇÃO   Essa fórmula dispersa Frio, resolve Umidade e move *Qi*.

Prescrição

MU XIANG SHUN QI SAN – Pó de *Aucklandia* para Retificar o *Qi*.

EXPLICAÇÃO   Essa fórmula resolve Umidade, dispersa Frio e move *Qi*. Comparada à fórmula anterior, a ênfase é mais em resolver a Umidade e mover o *Qi*, em vez de expelir Frio.

Resumo

Umidade-Frio nos Intestinos

Pontos

- E-25 (*Tianshu*), BP-15 (*Daheng*), E-27 (*Daju*), REN-10 (*Xiawan*), BP-6 (*Sanyinjiao*), E-36 (*Zusanli*), E-39 (*Xiajuxu*), E-28 (*Shuidao*), REN-9 (*Shuifen*), B-22 (*Sanjiaoshu*). Utilizar método de sedação ou neutro em todos os pontos. Moxa deve ser utilizada

Fitoterapia

Prescrição

- MU XIANG ZHENG QI SAN – Pó de *Aucklandia* para o *Qi* Correto

Prescrição

- MU XIANG SHUN QI SAN– Pó de *Aucklandia* para Retificar o *Qi*

Umidade-Calor nos Intestinos

Manifestações Clínicas

Dor abdominal que piora com pressão e ingestão de alimentos quentes, fezes amolecidas com odor fétido, sangue e/ou muco nas fezes, sensação de queimação no ânus, sede, transpiração moderada, urina escura, sensação de plenitude e peso no abdômen.

Língua: Corpo Vermelho, revestimento espesso, pegajoso e amarelo.

Pulso: Deslizante e Rápido.

Este padrão é causa comum de dor abdominal. Frequentemente é visto nos casos de colite ulcerativa e na doença de Crohn.

Princípio de Tratamento

Eliminar Calor, resolver Umidade.

Acupuntura

Pontos

E-25 (*Tianshu*), B-25 (*Dachangshu*), IG-11 (*Quchi*), REN-10 (*Xiawan*), BP-9 (*Yinlingquan*), BP-6 (*Sanyin-*

jiao), TA-6 (*Zhigou*), E-37 (*Shangjuxu*), E-39 (*Xiajuxu*). Utilizar método de sedação ou neutro em todos os pontos; não utilizar moxa.

EXPLICAÇÃO

- E-25 e B-25, ponto de Coleta Frontal e de Transporte Dorsal do Intestino Grosso, resolvem a Umidade Calor.
- IG-11 resolve Umidade-Calor.
- REN-10 resolve Umidade e estimula a descendência de *Qi* nos Intestinos.
- BP-9 e BP-6 resolvem Umidade-Calor. BP-6 também é específico para tratar dor abdominal baixa.
- TA-6 elimina Calor dos Intestinos e promove os movimentos intestinais.
- E-37, ponto Mar Inferior do Intestino Grosso, regula Intestino Grosso e interrompe a diarreia.
- E-39 trata dor abdominal baixa.

Fitoterapia

Prescrição

Variação de DA CHENG QI TANG – Variação da Grande Decocção para Conduzir o *Qi*.

EXPLICAÇÃO   Essa fórmula é adequada para tratar casos agudos ou subagudos de dor abdominal proveniente de Umidade--Calor. Como contém *Da Huang*, não deve ser utilizada mais que algumas semanas. Resolve Umidade-Calor pelo movimento descendente. Interrompe dor abdominal com a remoção da obstrução da Umidade--Calor dos Intestinos.

Prescrição

SHAO YAO TANG – Decocção de *Paeonia*.

EXPLICAÇÃO   Essa fórmula é usada para tratar dor abdominal proveniente de Umidade-Calor, causando diarreia com muco e sangue nas fezes.

Prescrição

HUANG QIN TANG – Decocção de *Scutellaria*.

EXPLICAÇÃO   Essa fórmula apresenta ação similar à anterior. É mais simples e adequada para os casos menos graves de dor abdominal.

978-85-7241-817-1

Prescrição

BAI TOU WENG TANG – Decocção de *Pulsatilla*.

EXPLICAÇÃO   Essa prescrição elimina Calor, drena Umidade, resolve Calor Tóxico e interrompe dor abdominal. É adequada no caso de diarreia com muita quantidade de muco e sangue, o pulso é Rápido e Deslizante nas duas posições Anteriores e a língua é Vermelha com pontos vermelhos sobre a raiz e com revestimento pegajoso e amarelo.

MODIFICAÇÕES   Estas modificações se aplicam às quatro prescrições anteriores:

634 Dor Abdominal

- Se houver dor intensa, acrescentar *Yan Hu Suo* (*Rhizoma Corydalis*).
- Se as manifestações de Umidade forem muito pronunciadas, acrescentar (ou aumentar) *Huang Qin* (*Radix Scutellariae baicalensis*), *Huang Bo* (*Cortex Phellodendri*) e *Yi Yi Ren* (*Semen Coicis*).
- Se houver sangue nas fezes, acrescentar *Qian Cao Gen* (*Radix Rubiae cordifoliae*), *Huai Hua* (*Flos Sophorae japonicae immaturus*) ou *Di Yu* (*Radix Sanguisorbae officinalis*). Se o sangramento for profuso e ocorrer diariamente, adotar o tratamento indicado neste capítulo com os princípios descritos no capítulo sobre sangramento (Cap. 46).

Resumo

Umidade-Calor nos Intestinos

Pontos

■ E-25 (*Tianshu*), B-25 (*Dachangshu*), IG-11 (*Quchi*), REN-10 (*Xiawan*), BP-9 (*Yinlingquan*), BP-6 (*Sanyinjiao*), TA-6 (*Zhigou*), E-37 (*Shangjuxu*), E-39 (*Xiajuxu*). Utilizar método de sedação ou neutro em todos os pontos; não utilizar moxa

Fitoterapia

Prescrição

■ Variação de *DA CHENG QI TANG* – Variação da Grande Decocção para Conduzir o *Qi*

Prescrição

■ *SHAO YAO TANG* – Decocção de *Paeonia*

Prescrição

■ *HUANG QIN TANG* – Decocção de *Scutellaria*

Prescrição

■ *BAI TOU WENG TANG* – Decocção de *Pulsatilla*

Retenção de Alimento

Manifestações Clínicas

Dor abdominal que piora mediante pressão e após as refeições, sensação de plenitude no abdômen, eructação, regurgitação ácida, diarreia que alivia a dor abdominal, obstipação.

Língua: revestimento espesso.

Pulso: Deslizante.

Esta condição pode se manifestar com diarreia ou obstipação. Se o Baço estiver fraco, haverá tendência à diarreia. Não é causa comum de dor abdominal, sendo mais comum em crianças.

Princípio de Tratamento

Dissolver acúmulo de alimento, eliminar estagnação, restabelecer a descendência do *Qi* do Estômago.

Acupuntura

Pontos

REN-10 (*Xiawan*), REN-6 (*Qihai*), BP-15 (*Daheng*), BP-16 (*Fuai*), E-27 (*Daju*), TA-8 (*Sanyangluo*), E-36 (*Zusanli*), B-25 (*Dachangshu*), B-27 (*Xiaochangshu*), E-39 (*Xiajuxu*). Utilizar método de sedação ou neutro em todos os pontos. Moxa pode ser usada caso os sintomas de Frio acompanhem a retenção de alimento.

EXPLICAÇÃO

- REN-10 promove a descendência do *Qi* do Estômago.
- REN-6 move o *Qi* no abdômen inferior, ajudando a resolver a estagnação de alimento.
- BP-15 e BP-16 promovem a transformação do Baço, movem os intestinos e aliviam a plenitude abdominal.
- E-27 faz o *Qi* descender e interrompe a dor abdominal.
- TA-8 regula os Três Aquecedores e promove o movimento intestinal.
- E-36 tonifica o Estômago e promove a descendência do *Qi* do Estômago.
- B-25 e B-27, pontos de Transporte Dorsais dos Intestinos Grosso e Delgado, respectivamente, resolvem o acúmulo de alimento nos Intestinos.
- E-39 trata a dor abdominal baixa.

Fitoterapia

Prescrição

BAO HE WAN – Pílula de Preservação e Harmonização.

EXPLICAÇÃO   Essa fórmula é para tratar caso moderado de Retenção de Alimento. Resolve acúmulo de alimento e resolve Umidade.

978-85-7241-817-1

Prescrição

ZHI SHI DAO ZHI WAN – Pílula de *Aurantium* para Eliminar Estagnação.

EXPLICAÇÃO   Essa fórmula é utilizada para tratar caso mais grave de Retenção de Alimento, causando dor abdominal e obstipação com sensação muito pronunciada de plenitude no abdômen.

Resumo

Retenção de Alimento

■ REN-10 (*Xiawan*), REN-6 (*Qihai*), BP-15 (*Daheng*), BP-16 (*Fuai*), E-27 (*Daju*), TA-8 (*Sanyangluo*), E-36 (*Zusanli*), B-25 (*Dachangshu*), B-27 (*Xiaochangshu*), E-39 (*Xiajuxu*). Utilizar método de sedação ou neutro em todos os pontos. Moxa pode ser usada caso sintomas de Frio acompanhem a retenção de alimento

Fitoterapia

Prescrição

■ *BAO HE WAN* – Pílula de Preservação e Harmonização

Prescrição

■ *ZHI SHI DAO ZHI WAN* – Pílula de *Aurantium* para Eliminar Estagnação

---

Estagnação de Qi

Manifestações Clínicas

Dor e distensão abdominais claramente relacionadas ao estado emocional, sensação de inchaço, obstipação, irritabilidade, mau humor, eructação, borborigmo.

Língua: pode não apresentar alterações na coloração do corpo; mas, nos casos mais graves, pode ser Vermelha nas laterais.

Este padrão é proveniente de estagnação de *Qi* do Fígado no abdômen. Se o *Qi* do Fígado invadir o Baço haverá fadiga e alternância entre obstipação e diarreia. Este padrão provavelmente é a causa mais comum de dor abdominal.

Princípio de Tratamento

Pacificar Fígado e mover *Qi*.

Acupuntura

Pontos

REN-6 (*Qihai*), PC-6 (*Neiguan*), PC-7 (*Daling*), TA-6 (*Zhigou*), VB-34 (*Yanglingquan*), F-3 (*Taichong*), B-18 (*Ganshu*), BP-6 (*Sanyinjiao*), E-39 (*Xiajuxu*). Utilizar método de sedação ou neutro em todos os pontos.

EXPLICAÇÃO

- REN-6 move o *Qi* no abdômen, especialmente se combinado com VB-34.
- PC-6 move indiretamente *Qi* do Fígado (graças à relação do Pericárdio com o Fígado dentro do canal *Yin* Terminal), acalma a Mente e assenta a Alma Etérea. É um ponto muito importante e eficaz para esta condição.
- PC-7 é utilizado em lugar de PC-6 se a tensão emocional for mais grave, em especial se ela for proveniente de interrupção nos relacionamentos.
- TA-6 move o *Qi* no abdômen.
- VB-34 move o *Qi* do Fígado. Em combinação com REN-6, move o *Qi* do Fígado no abdômen inferior.
- F-3 e B-18 movem o *Qi* do Fígado, interrompem a dor, acalmam a Mente e assentam a Alma Etérea.
- BP-6 acalma o Fígado, interrompe a dor abdominal e acalma a Mente.
- E-39 trata dor abdominal baixa.

Fitoterapia

Prescrição

CHAI HU SHU GAN TANG – Decocção de *Bupleurum* para Pacificar o Fígado.

EXPLICAÇÃO   Essa fórmula acalma o Fígado, move o *Qi* e interrompe a dor.

MODIFICAÇÕES

- Se o *Qi* estagnado do Fígado invadir o Baço e ocorrerem sintomas pronunciados de deficiência de Baço, especialmente diarreia, acrescentar *Dang Shen* (*Radix Codonopsis pilosulae*) e *Huang Qi* (*Radix Astragali membranacei*).
- Se o *Qi* estagnado do Fígado se transformar em Fogo, acrescentar *Shan Zhi Zi* (*Fructus Gardeniae jasminoidis*) e *Mu Dan Pi* (*Cortex Moutan radicis*).
- Se o *Qi* estagnado do Fígado invadir o Baço, o qual, por sua vez, deu origem à formação de Umidade, acrescentar *Fu Ling* (*Poria*) e *Cang Zhu* (*Rhizoma Atractylodis lanceae*).
- Se a dor for muito intensa, acrescentar *Yan Hu Suo* (*Rhizoma Corydalis*).
- Se a estagnação do *Qi* do Fígado ocorrer contra fundo de deficiência de Sangue do Fígado (comum

nas mulheres), acrescentar *Dang Gui* (*Radix Angelicae sinensis*) e aumentar a dosagem de *Bai Shao* (*Radix Paeoniae alba*).
- Se a estagnação do *Qi* do Fígado ocorrer contra fundo de deficiência do *Yin* do Fígado (também comum nas mulheres), acrescentar *Dang Gui* (*Radix Angelicae sinensis*) e *Gou Qi Zi* (*Fructus Lycii chinensis*) e substituir *Xiang Fu* por *Chuan Lian Zi* (*Fructus Meliae toosendan*).

Prescrição

XIAO YAO SAN – Pó do Caminhante Livre e Tranquilo.

EXPLICAÇÃO   Essa fórmula é utilizada em lugar da anterior quando a estagnação do *Qi* do Fígado ocorrer contra fundo de deficiência de Sangue do Fígado, como frequentemente ocorre nas mulheres. É, também, a principal prescrição para harmonizar Fígado e Baço, quando o *Qi* estagnado do Fígado invadir o Baço. Desse modo, o quadro tratado por essa fórmula é caracterizado por combinação de excesso (estagnação do *Qi* do Fígado) e deficiência (de Sangue do Fígado e *Qi* do Baço). Essa fórmula difere, portanto, da fórmula anterior que trata puramente condição de Excesso, isto é, apenas a estagnação de *Qi* do Fígado. Além de outros sintomas e sinais, a apresentação adequada do pulso para cada uma dessas duas fórmulas pode ser claramente diferenciada: o pulso apropriado para a utilização de *Chai Hu Shu Gan Tang* é em Corda e Cheio em todas as posições; ao passo que o pulso apropriado para a utilização de *Xiao Yao San* é levemente Fraco no lado direito (refletindo deficiência do Baço) e Fino e levemente em Corda no lado esquerdo (refletindo deficiência de Sangue do Fígado e estagnação do *Qi* do Fígado).

Remédio dos Três Tesouros

DESATAR A RIR   Desatar a Rir é uma variação de *Chai Hu Shu Gan Tang*: acalma o Fígado, move o *Qi* e interrompe a dor.

LIBERTAR A LUA   Libertar a Lua é uma variação de *Xiao Yao San*: move o *Qi* do Fígado, tonifica o *Qi* do Baço e nutre o Sangue do Fígado.

Resumo

Estagnação de Qi

Pontos

- REN-6 (*Qihai*), PC-6 (*Neiguan*), PC-7 (*Daling*), TA-6 (*Zhigou*), VB-34 (*Yanglingquan*), F-3 (*Taichong*), B-18 (*Ganshu*), BP-6 (*Sanyinjiao*), E-39 (*Xiajuxu*). Utilizar método de sedação ou neutro em todos os pontos

Fitoterapia

Prescrição

- *CHAI HU SHU GAN TANG* – Decocção de *Bupleurum* para Pacificar o Fígado

Prescrição

- *XIAO YAO SAN* – Pó do Caminhante Livre e Tranquilo

Remédio dos Três Tesouros

- Desatar a Rir
- Libertar a Lua

636 Dor Abdominal

Caso Clínico

Um homem de 44 anos de idade sofria do que fora diagnosticado como síndrome do intestino irritável. Os movimentos intestinais alternavam entre diarreia e obstipação, sendo a obstipação mais frequente. As fezes eram frequentemente pequenas e arredondadas e o paciente sofria de dor abdominal nos dois lados, sem apresentar muita sensação de distensão. Sofria ainda de hérnia de hiato que causava pirose, eructação e vômito seco. O sono era perturbado. A língua apresentava coloração normal e apenas levemente Vermelha nas laterais; era acompanhada de revestimento muito pegajoso em toda a extensão. O pulso era Deslizante e levemente Transbordante na posição de Estômago.

Diagnóstico   Neste caso há *Qi* estagnado do Fígado invadindo Baço e Estômago. Os sintomas de *Qi* estagnado do Fígado invadindo Baço são dor abdominal, diarreia e laterais da língua levemente Vermelhas. Os sintomas de *Qi* estagnado do Fígado invadindo Estômago são azia, eructação, vômito seco e pulso levemente Transbordante na posição de Estômago. A deficiência do *Qi* do Baço também deu origem à Umidade, tornando o pulso Deslizante e a língua com revestimento pegajoso.

Princípio de tratamento   O princípio de tratamento adotado consistiu em tonificar o Baço e mover o *Qi* do Fígado. Este paciente foi tratado apenas com acupuntura.

Acupuntura   Os pontos utilizados foram os seguintes:

- BP-4 (Gongsun) no lado esquerdo com PC-6 (Neiguan) no lado direito, com método neutro, para abrir o Vaso Penetrador. Esse vaso extraordinário domina o Qi rebelde no abdômen e no tórax, sendo, portanto, especialmente indicado para a estagnação do Qi do Fígado no abdômen e no epigástrio.
- REN-13 (Shangwan), com método neutro, para dominar *Qi* rebelde do Estômago.
- E-40 (Fenglong), com método de sedação, para resolver Umidade e Fleuma e dominar *Qi* rebelde do Estômago.
- BP-6 (Sanyinjiao), com método neutro, para resolver Umidade e interromper a dor abdominal.
- BP-15 (Daheng), com método neutro, para mover as fezes e eliminar estagnação no abdômen inferior.
- REN-12 (Zhongwan), com método de tonificação, para tonificar *Qi* do Baço.
- VB-34 (Yanglingquan), com método neutro, para mover *Qi* do Fígado e eliminar estagnação.
- REN-6 (Qihai), com método neutro, para mover *Qi* no abdômen inferior.

- E-37 (Shangjuxu), ponto Mar Inferior do Intestino Grosso, com método neutro, para regular o *Qi* desse órgão.
- E-39 (Xiajuxu), ponto Mar Inferior do Intestino Delgado, com método neutro, para interromper a dor abdominal.
- B-25 (Dachangshu), ponto de Transporte Dorsal do Intestino Grosso, com método neutro, para regular o *Qi* desse órgão e mover as fezes.
- B-20 (Pishu), com método de tonificação, para tonificar *Qi* do Baço.
- B-18 (Ganshu), com método neutro, para mover *Qi* do Fígado e eliminar estagnação.

Após dez tratamentos e aconselhamento sobre dieta, o paciente foi completamente curado. Permanece em acompanhamento a cada três meses e seus sintomas não retornaram.

978-85-7241-817-1

Caso Clínico

Uma mulher de 45 anos de idade sofria de dor umbilical e abdominal há mais de dez anos. A dor abdominal acompanhada de distensão piorava após as refeições, após perturbações emocionais e cansaço. A dor era aliviada mediante pressão, ao deitar e pela aplicação de calor. A dor abdominal também se estendida para a região do hipogástrio e quando a paciente carregava objetos pesados, a dor dessa região se agravava. Os movimentos intestinais estavam levemente constipados. Sua voz era muito fraca e chorosa; seus olhos haviam perdido o brilho e pareciam muito tristes. A língua estava Vermelha, mais vermelha nas laterais e na ponta, acompanhada de revestimento amarelo. A língua apresentava ainda pontos vermelhos ao longo das laterais e na ponta. Seu pulso apresentava-se extremamente Fraco e Mínimo e muito levemente em Corda no lado esquerdo.

Diagnóstico   Esta é uma condição complexa caracterizada por combinação de deficiência e excesso. Em primeiro lugar, há estagnação de *Qi* do Fígado, cujos sintomas são dor e distensão abdominais, as quais são agravadas por tensão emocional e pulso ligeiramente em Corda no lado esquerdo. A estagnação do *Qi* do Fígado havia se transformado em Fogo, cujas manifestações são: coloração Vermelha do corpo de língua, ainda mais vermelha e com pontos vermelhos nas laterais. O Fogo do Fígado também afetara o Coração, gerando Fogo do Coração, evidenciado pela ponta vermelha da língua com pontos vermelhos. A coloração Vermelha da língua e a coloração mais vermelha com pontos vermelhos nas laterais e na ponta mostravam claramente a origem emocional do problema. Se há Fogo, por que a dor abdominal melhorava com a aplicação de calor? Isto ocorre porque o calor melhora não apenas a dor abdominal que é causada por Frio, mas também dor causada por estagnação, já que o calor move *Qi* e Sangue.

A segunda pergunta seria: se há estagnação do *Qi* do Fígado e Fogo do Fígado, duas condições de excesso, por que o pulso é tão Fraco e Mínimo e apenas muito levemente em Corda? A razão é que há deficiência subjacente, de longa permanência, do Pulmão e do Baço. De fato, a deficiência do Pulmão se constituía, em minha opinião, na raiz do problema e era causada por problemas emocionais profundos, tais como tristeza e aflição. Olhar e voz confirmavam tal fato. A tristeza afeta Pulmão e Coração e, após longo tempo, gera estagnação e Fogo. É até possível que a deficiência do Pulmão fosse a origem da estagnação do *Qi* do Fígado: isto acontece quando o Pulmão deficiente falha em controlar o Fígado ou, em termos dos Cinco Elementos, o Metal falha em controlar a Madeira. A deficiência do Pulmão e do Baço é evidente a partir do pulso Fraco e Mínimo, da agravação da dor mediante cansaço e da voz fraca. Finalmente, a dor hipogástrica que a paciente sentia ao carregar peso é proveniente do afundamento do *Qi* do Baço, causando provavelmente prolapso moderado da bexiga.

Princípio de tratamento   O princípio de tratamento adotado consistiu em mover o *Qi* do Fígado, tonificar Baço e fortalecer Pulmão. Não é necessário eliminar Fogo do Fígado, pois quando deriva da estagnação do *Qi* do Fígado, é suficiente para mover o *Qi* do Fígado e eliminar estagnação. Esta paciente foi tratada com acupuntura e remédios patenteados.

Acupuntura   Os pontos de acupuntura (inseridos com método de sedação ou neutro nos pontos que eliminam estagnação ou drenam Fogo, e de tonificação nos pontos do Pulmão e do Baço) foram selecionados dos seguintes:

- REN-6 (*Qihai*) para mover o *Qi* no abdômen inferior.
- P-7 (*Lieque*) para tonificar o Pulmão e assentar a Alma Corpórea. Este ponto é particularmente eficaz quando tristeza e aflição afetam o Pulmão.
- F-3 (*Taichong*), F-14 (*Qimen*) e VB-34 (*Yanglingquan*) para mover o *Qi* do Fígado.
- E-36 (*Zusanli*) e B-20 (*Pishu*) para tonificar o Baço.
- E-39 (*Xiajuxu*) para interromper a dor abdominal.
- BP-6 (*Sanyinjiao*) para regular Fígado e Baço e interromper a dor abdominal.

Fitoterapia   O primeiro remédio patenteado utilizado foi *Yue Ju Wan* (Pílula de *Gardenia-Ligusticum*) para mover *Qi* do Fígado e drenar Fogo. Esta pílula é excelente para tratar estagnação que deriva de tensão emocional. Após algumas se-

manas, o tratamento foi direcionado para a deficiência subjacente de Baço e de Pulmão; para tanto, foram utilizados dois remédios: *Xiao Yao Wan* (Pó do Caminhante Livre e Tranquilo) para mover *Qi* do Fígado e tonificar *Qi* do Baço e *Liu Jun Zi Wan* (Pílula dos Seis Cavalheiros) para tonificar Pulmão e Baço.

A reação da paciente ao tratamento superou minhas expectativas, já que a dor abdominal cessara completamente após apenas dois tratamentos de acupuntura. Entretanto, continuei a tratá-la durante três meses até ocorrer melhora no pulso.

978-85-7241-817-1

Caso Clínico

Um homem de 40 anos de idade sofria de dor e distensão abdominais há "muito tempo". A distensão era particularmente pronunciada e agravada por tensão emocional. Os movimentos intestinais alternavam entre obstipação e diarreia. Sentia-se cansado com facilidade e era muito tenso. A língua apresentava-se levemente Vermelha nas laterais, Inchada e acompanhada de revestimento amarelo (Prancha 27.1). O pulso estava ligeiramente em Corda e Rápido.

Diagnóstico   Este é um caso claro de estagnação do *Qi* do Fígado. O *Qi* estagnado do Fígado acabara de transformar-se em Fogo do Fígado, conforme observado pelas laterais da língua levemente Vermelhas.

Princípio de tratamento   O princípio de tratamento usado consistiu em mover o *Qi* do Fígado e eliminar estagnação. Este paciente foi tratado com ervas e acupuntura.

Acupuntura   Os principais pontos de acupuntura inseridos com método de sedação para eliminar estagnação e método de tonificação para tonificar o Baço foram os seguintes:

- BP-4 (*Gongsun*) e PC-6 (*Neiguan*) para abrir o Vaso Penetrador e regular o *Qi* no abdômen.
- C-7 (*Shenmen*) para acalmar a Mente.
- F-3 (*Taichong*) e VB-34 (*Yanglingquan*) para mover o *Qi* do Fígado.
- REN-6 (*Qihai*) para mover o *Qi* no abdômen inferior.
- B-20 (*Pishu*) e E-36 (*Zusanli*) para tonificar o Baço.
- B-18 (*Ganshu*) para mover o *Qi* do Fígado.
- E-39 (*Xiajuxu*) e BP-6 (*Sanyinjiao*) para mover o *Qi* e interromper a dor abdominal.

Fitoterapia   A prescrição utilizada foi uma variação de *Chai Hu Shu Gan Tang* (Decocção de *Bupleurum* para Pacificar o Fígado):

638 Dor Abdominal

- *Chai Hu (Radix Bupleuri).*
- *Bai Shao (Radix Paeoniae Alba).*
- *Zhi Ke (Fructus Aurantii)*
- *Gan Cao (Radix Glycyrrhizae uralensis).*
- *Chen Pi (Pericarpium Citri reticulatae).*
- *Xiang Fu (Rhizoma Cyperi rotundi).*
- *Chuan Xiong (Radix Chuanxiong).*
- *Shan Zhi Zi (Fructus Gardeniae).*
- *Mu Dan Pi (Cortex Moutan radicis).*

Explicação
- As sete primeiras ervas formam o *Chai Hu Shu Gan Tang* para mover o *Qi* do Fígado, eliminar estagnação e interromper a dor. Essa fórmula é excelente para interromper a dor proveniente de estagnação.
- *Zhi Zi* e *Dan Pi* foram acrescentados para eliminar Calor do Fígado.

Este paciente apresentou melhora de 50% após cinco tratamentos de acupuntura e decocções com ervas; encontra-se ainda em tratamento.

Estagnação de Qi com Umidade

Manifestações Clínicas
Dor e distensão abdominais que são claramente relacionadas ao estado emocional, sensação de inchaço, obstipação, irritabilidade, mau humor, eructação, borborigmo, sensação de plenitude e peso no abdômen.

Língua: não pode haver alteração na coloração do corpo, mas, em casos mais graves, a língua pode ficar Vermelha nas laterais; revestimento pegajoso.

Pulso: Deslizante e em Corda.

Esta combinação de padrões é uma causa muito comum de dor abdominal crônica.

Princípio de Tratamento
Acalmar o Fígado, mover o *Qi*, resolver a Umidade.

Acupuntura
Pontos
REN-6 (*Qihai*), PC-6 (*Neiguan*), PC-7 (*Daling*), TA-6 (*Zhigou*), VB-34 (*Yanglingquan*), F-3 (*Taichong*), B-18 (*Ganshu*), BP-6 (*Sanyinjiao*), REN-9 (*Shuifen*), BP-9 (*Yinlingquan*), E-28 (*Shuidao*), B-22 (*Sanjiaoshu*), E-39 (*Xiajuxu*). Utilizar método de sedação ou neutro em todos os pontos.

EXPLICAÇÃO
- REN-6 move o *Qi* no abdômen, especialmente se combinado com VB-34.
- PC-6 move indiretamente o *Qi* do Fígado (devido à relação do Pericárdio com o Fígado dentro do canal *Yin* Terminal), acalma a Mente e assenta a Alma Etérea. É um ponto muito importante e eficaz para tratar esta condição.
- PC-7 é utilizado no lugar de PC-6 se a tensão emocional for mais intensa, especialmente se esta for proveniente de interrupção nos relacionamentos.
- TA-6 move o *Qi* no abdômen.

- VB-34 move o *Qi* do Fígado. Em combinação com REN-6, move o *Qi* do Fígado no abdômen inferior.
- F-3 e B-18 movem o *Qi* do Fígado, interrompem a dor, acalmam a Mente e assentam a Alma Etérea.
- BP-6 acalma o Fígado, interrompe a dor abdominal e acalma a Mente.
- REN-9, BP-9, E-28 e B-22 resolvem a Umidade do Aquecedor Inferior.
- E-39 trata dor abdominal baixa.

Fitoterapia
Prescrição
Variação de *SI MO TANG* – Variação de Decocção das Quatro Ervas Moídas.

EXPLICAÇÃO   Essa variação de *Si Mo Tang* resolve a Umidade e move o *Qi* no abdômen inferior.

Resumo

Estagnação de *Qi* com Umidade
Pontos
- REN-6 (*Qihai*), PC-6 (*Neiguan*), PC-7 (*Daling*), TA-6 (*Zhigou*), VB-34 (*Yanglingquan*), F-3 (*Taichong*), B-18 (*Ganshu*), BP-6 (*Sanyinjiao*), REN-9 (*Shuifen*), BP-9 (*Yinlingquan*), E-28 (*Shuidao*), B-22 (*Sanjiaoshu*), E-39 (*Xiajuxu*). Utilizar método de sedação ou neutro em todos os pontos

Fitoterapia
Prescrição
- Variação de *SI MO TANG* – Variação de Decocção das Quatro Ervas Moídas

---

Estagnação de Qi, Umidade, Deficiência de Qi

Manifestações Clínicas
Dor e distensão abdominais que aparecem e desaparecem, as quais pioram com cansaço ou sob tensão emocional; sensação de inchaço; obstipação ou fezes amolecidas; irritabilidade; mau humor; eructação; borborigmo; sensação de plenitude e peso no abdômen; fadiga; pouco apetite.

Língua: não pode haver nenhuma mudança na coloração de corpo, mas em casos mais graves, a língua pode ser Vermelha nas laterais; revestimento pegajoso.

Pulso: Encharcado e ligeiramente em Corda.

A combinação destes três padrões, estagnação de *Qi*, Umidade e deficiência de *Qi*, é extremamente comum em pacientes ocidentais que sofrem de dor e distensão abdominais crônicas: estes três padrões estão quase sempre presentes, em combinações variadas, na síndrome do intestino irritável.

Princípio de Tratamento
Acalmar o Fígado, mover o *Qi*, resolver a Umidade, tonificar o *Qi* do Baço.

Acupuntura
Pontos
REN-6 (*Qihai*), PC-6 (*Neiguan*), PC-7 (*Daling*), TA-6 (*Zhigou*), VB-34 (*Yanglingquan*), F-3 (*Taichong*), B-18

(*Ganshu*), BP-6 (*Sanyinjiao*), REN-9 (*Shuifen*), BP-9 (*Yinlingquan*), E-28 (*Shuidao*), B-22 (*Sanjiaoshu*), E-39 (*Xiajuxu*), REN-12 (*Zhongwan*), E-36 (*Zusanli*), B-20 (*Pishu*). Utilizar método de sedação ou neutro em todos os pontos, exceto nos três últimos pontos, que devem ser inseridos com método de tonificação.

EXPLICAÇÃO

- REN-6 move o *Qi* no abdômen, especialmente se combinado com VB-34.
- PC-6 move indiretamente o *Qi* do Fígado (devido à relação do Pericárdio com o Fígado dentro do canal *Yin* Terminal), acalma a Mente e assenta a Alma Etérea. É um ponto muito importante e eficaz para tratar esta condição.
- PC-7 é utilizado em lugar de PC-6 se a tensão emocional for mais intensa, especialmente se esta for proveniente de interrupção nos relacionamentos.
- TA-6 move o *Qi* no abdômen.
- VB-34 move o *Qi* do Fígado. Em combinação com REN-6, move o *Qi* do Fígado no abdômen inferior.
- F-3 e B-18 movem o *Qi* do Fígado, interrompem a dor, acalmam a Mente e assentam a Alma Etérea.
- BP-6 acalma o Fígado, interrompe a dor abdominal e acalma a Mente.
- REN-9, BP-9, E-28 e B-22 resolvem a Umidade do Aquecedor Inferior.
- E-39 trata a dor abdominal baixa.
- REN-12, E-36 e B-20 tonificam o Baço.

Fitoterapia

Prescrição

Variação de *SI MO TANG* – Variação da Decocção das Quatro Ervas Moídas.

EXPLICAÇÃO   A variação dessa fórmula resolve Umidade, move o *Qi* e tonifica o *Qi* do Baço.

Remédio dos Três Tesouros

PASSAGEM SERENA   Passagem Serena resolve a Umidade, move o *Qi* no abdômen inferior e tonifica o *Qi* do Baço.

Resumo

Estagnação de *Qi*, Umidade, Deficiência de *Qi*

Pontos

- REN-6 (*Qihai*), PC-6 (*Neiguan*), PC-7 (*Daling*), TA-6 (*Zhigou*), VB-34 (*Yanglingquan*), F-3 (*Taichong*), B-18 (*Ganshu*), BP-6 (*Sanyinjiao*), REN-9 (*Shuifen*), BP-9 (*Yinlingquan*), E-28 (*Shuidao*), B-22 (*Sanjiaoshu*), E-39 (*Xiajuxu*), REN-12 (*Zhongwan*), E-36 (*Zusanli*), B-20 (*Pishu*). Utilizar método de sedação ou neutro em todos os pontos, exceto nos três últimos pontos, que devem ser inseridos com método de tonificação

Fitoterapia

Prescrição

- Variação de *SI MO TANG* – Variação de Decocção das Quatro Ervas Moídas

Remédio dos Três Tesouros

- Passagem Serena

Estagnação de Sangue

Manifestações Clínicas

Dor abdominal intensa, massas no abdômen, compleição escura.

Língua: Púrpura.
Pulso: Profundo e Áspero ou Profundo e Firme.

Princípio de Tratamento

Revigorar o Sangue e eliminar estagnação.

Acupuntura

Pontos

REN-6 (*Qihai*), PC-6 (*Neiguan*), PC-7 (*Daling*), TA-6 (*Zhigou*), VB-34 (*Yanglingquan*), F-3 (*Taichong*), B-18 (*Ganshu*), BP-6 (*Sanyinjiao*), BP-10 (*Xuehai*), B-17 (*Geshu*), R-6 (*Zhaohai*) e P-7 (*Lieque*), BP-4 (*Gongsun*) e PC-6 (*Neiguan*), E-39 (*Xiajuxu*). Utilizar método de sedação ou neutro em todos os pontos.

EXPLICAÇÃO

- REN-6 move o *Qi* no abdômen, especialmente se combinado com VB-34. A movimentação do *Qi* irá ajudar a revigorar o Sangue.
- PC-6 move indiretamente o *Qi* do Fígado (graças à relação do Pericárdio com o Fígado dentro do canal *Yin* Terminal), acalma a Mente, e assenta a Alma Etérea. É um ponto muito importante e eficaz para tratar esta condição, pois também revigora o Sangue.
- PC-7 é utilizado em lugar de PC-6 se a tensão emocional for mais intensa.
- TA-6 move o *Qi* no abdômen.
- VB-34 move o *Qi* do Fígado. Em combinação com REN-6, move o *Qi* do Fígado no abdômen inferior.
- F-3 e B-18, em combinação com B-17 (veja adiante), move *Qi* do Fígado e Sangue do Fígado, interrompe a dor, acalma a Mente e assenta a Alma Etérea.
- BP-6 acalma o Fígado, interrompe a dor abdominal e acalma a Mente.
- BP-10 e B-17 regulam o Sangue e eliminam estagnação.
- R-6 e P-7, em combinação, abrem o Vaso *Yin* do Caminhar (*Yin Qiao Mai*), que remove obstruções e move *Qi* e Sangue no Aquecedor Inferior.
- BP-4 e PC-6 revigoram o Sangue, já que abrem o Vaso Penetrador, que é o Mar do Sangue.
- E-39 trata dor abdominal baixa.

Fitoterapia

Prescrição

SHAO FU ZHU YU TANG – Decocção para Eliminar Estagnação da Região Inferior do Abdômen.

EXPLICAÇÃO   Essa fórmula aquece o Aquecedor Inferior, dispersa o Frio, revigora o Sangue e elimina estagnação. Essa fórmula é aquecedora, sendo, portanto, adequada para tratar estagnação de Sangue com fundo de Frio e deficiência de *Yang*.

640 Dor Abdominal

Prescrição

FU YUAN HUO XUE TANG – Decocção para Restaurar Fonte e Revigorar Sangue.

EXPLICAÇÃO   Essa fórmula revigora o Sangue no abdômen inferior, movendo descendentemente. É indicado em especial se houver obstipação.

MODIFICAÇÕES

- Se não ocorrerem sinais proeminentes de Frio, eliminar *Gan Jiang* e *Rou Gui* ou reduzir suas dosagens.
- Se ocorrerem sinais de Calor, eliminar *Gan Jiang* e *Rou Gui*, aumentar a dosagem de *Chi Shao* e acrescentar *Mu Dan Pi* (*Cortex Moutan radicis*).
- Se ocorrer dor abdominal após a cirurgia abdominal com consequentes aderências, acrescentar *Ze Lan* (*Herba Lycopi lucidi*), *Hong Hua* (*Flos Carthami tinctorii*) e *Tao Ren* (*Semen Persicae*).
- Se houver sangramento proveniente da estagnação de Sangue, aumentar a dosagem de *Pu Huang* e acrescentar *San Qi* (*Radix Notoginseng*).

Remédio dos Três Tesouros

MOVIMENTAR O CAMPO DE ELIXIR   Movimentar o Campo de Elixir é uma variação de *Ge Xia Zhu Yu Tang* (Decocção para Eliminar Estagnação Abaixo do Diafragma): revigora o Sangue no Aquecedor Inferior.

Resumo

Estagnação de Sangue
Pontos
- REN-6 (*Qihai*), PC-6 (*Neiguan*), PC-7 (*Daling*), TA-6 (*Zhigou*), VB-34 (*Yanglingquan*), F-3 (*Taichong*), B-18 (*Ganshu*), BP-6 (*Sanyinjiao*), BP-10 (*Xuehai*), B-17 (*Geshu*), R-6 (*Zhaohai*) e P-7 (*Lieque*), BP-4 (*Gongsun*) e PC-6 (*Neiguan*), E-39 (*Xiajuxu*). Utilizar método de sedação ou neutro em todos os pontos

Fitoterapia
Prescrição
- *SHAO FU ZHU YU TANG* – Decocção para Eliminar Estagnação da Região Inferior do Abdômen
Prescrição
- *FU YUAN HUO XUE TANG* – Decocção para Restaurar Fonte e Revigorar Sangue
Remédio dos Três Tesouros
- Movimentar o Campo de Elixir

DEFICIÊNCIA

Qi *do Baço Deficiente e Afundamento*

Manifestações Clínicas

Dor abdominal central do tipo surda, a qual aparece e desaparece, piora com cansaço e melhora mediante pressão; sensação de esforço; contração acompanhada de tensão na área abdominal; fadiga; fezes amolecidas; pouco apetite; músculos fracos; depressão.

Língua: Pálida.
Pulso: Fraco.

Princípio de Tratamento

Tonificar o *Qi* do Baço, aumentar o *Qi*.

Acupuntura

Pontos

DU-20 (*Baihui*), REN-12 (*Zhongwan*), REN-6 (*Qihai*), E-36 (*Zusanli*), BP-3 (*Taibai*), B-20 (*Pishu*), E-39 (*Xiajuxu*). Utilizar método de tonificação em todos os pontos.

EXPLICAÇÃO

- DU-20 eleva o *Qi*.
- REN-12 tonifica o *Qi* do Baço e eleva o *Qi*.
- REN-6 tonifica e eleva o *Qi*.
- E-36, BP-3 e B-20 tonificam *Qi* do Baço.
- E-39 trata dor abdominal baixa.

Fitoterapia

Prescrição

Variação de *BU ZHONG YI QI TANG* – Variação da Decocção para Tonificar o Centro e Beneficiar o *Qi*.

EXPLICAÇÃO   A variação dessa fórmula tonifica e eleva o *Qi* e move o *Qi*.

Remédio dos Três Tesouros

TONIFICAR O *QI* E ALIVIAR OS MÚSCULOS   Tonificar o *Qi* e Aliviar os Músculos é uma variação de *Bu Zhong Yi Qi Tang*: tonifica o *Qi* do Baço, eleva o *Qi* e resolve a Umidade.

Resumo

Qi do Baço Deficiente e Afundamento
Pontos
- DU-20 (*Baihui*), REN-12 (*Zhongwan*), REN-6 (*Qihai*), E-36 (*Zusanli*), BP-3 (*Taibai*), B-20 (*Pishu*), E-39 (*Xiajuxu*). Utilizar método de tonificação em todos os pontos.

Fitoterapia
Prescrição
- Variação de *BU ZHONG YI QI TANG* – Variação da Decocção para Tonificar o Centro e Beneficiar o *Qi*
Remédio dos Três Tesouros
- Tonificar o *Qi* e Aliviar os Músculos

Caso Clínico

Uma mulher de 61 anos de idade sofria de dor abdominal há mais de 15 anos. Ela tinha feito todos os tipos de exames e testes e, do ponto de vista da medicina ocidental, nada estava errado.

A dor abdominal era do tipo surda, mas muito constante. Durante a anamnese, comentou que a dor abdominal piorava quando estava cansada, melhorava com descanso e, na maioria das vezes, era acompanhada por sensação de contração e tensão na área abdominal.

A língua estava Pálida e o pulso dela apresentava-se muito Fraco. Concluí que sua dor abdominal era simplesmente proveniente de deficiência e afundamento de *Qi* do Baço.

Dor Abdominal **641**

Tratamento Tratei-a unicamente com acupuntura e utilizei os seguintes pontos: ID-3 (*Houxi*), B-62 (*Shenmai*), P-7 (*Lieque*), R-6 (*Zhaohai*), DU-20 (*Baihui*), REN-6 (*Qihai*).

Explicação
- ID-3 no lado direito, B-62 no lado esquerdo, P-7 no lado esquerdo e R-6 no lado direito abrem simultaneamente os Vasos Governador e Concepção (*Du* e *Ren Mai*). Emprego esses quatro pontos, com frequência, quando utilizo Vaso Governador em uma mulher.
- DU-20 eleva o *Qi*.
- REN-6 tonifica e eleva o *Qi* no abdômen inferior.

Após apenas um tratamento, a dor desapareceu completamente. A paciente retornou após uma semana. Repeti o mesmo tratamento quatro vezes e sua dor abdominal desapareceu completamente.

Deficiência do Yang do Baço com Frio por Deficiência no Abdômen

Manifestações Clínicas

Dor abdominal do tipo surda que aparece em crises e melhora após repouso, aplicação de calor e de pressão; fadiga; sensação de frio; desejo de beber líquidos quentes; fezes amolecidas; depressão; leve falta de ar.
Língua: Pálida.
Pulso: Fraco.
Esta é uma condição de deficiência de *Yang* do Baço com algum Frio interno por Deficiência.

Princípio de Tratamento

Tonificar o *Qi*, aquecer o *Yang*.

Acupuntura

Pontos

E-36 (*Zusanli*), BP-6 (*Sanyinjiao*), E-37 (*Shangjuxu*), E-39 (*Xiajuxu*), REN-6 (*Qihai*), REN-12 (*Zhongwan*), B-20 (*Pishu*), B-21 (*Weishu*), B-25 (*Dachangshu*), E-39 (*Xiajuxu*). Utilizar método de tonificação em todos os pontos. Moxa deve ser utilizada.

Explicação

- E-36 e BP-6 tonificam Estômago e Baço e promovem a transformação e o transporte do *Qi* no abdômen. BP-6 também interrompe a dor abdominal baixa.
- E-37 e E-39 regulam os Intestinos Grosso e Delgado. E-39 é específico para tratar dor abdominal.
- REN-6 move o *Qi* no abdômen. Com moxa, especialmente caixa de moxa, é específico para tratar dor abdominal de Frio por Deficiência.
- REN-12, B-20 e B-21 regulam Estômago e Intestinos.
- B-25, ponto de Transporte Dorsal do Intestino Grosso, fortalece o movimento descendente do Intestino Grosso.
- E-39 trata dor abdominal baixa.

Fitoterapia

Prescrição

XIAO JIAN ZHONG TANG – Pequena Decocção para Fortalecer o Centro.

Explicação Essa fórmula tonifica o *Qi*, interrompe a dor de natureza de deficiência, aquece os canais e expele Frio.

Modificações

- Se o quadro for caracterizado por Deficiência e por Excesso com Frio pronunciado nos Intestinos, acrescentar *Gao Liang Jiang* (*Rhizoma Alpiniae officinarum*) e *Gan Jiang* (*Rhizoma Zingiberis officinalis*).
- Se a deficiência de *Qi* for pronunciada, acrescentar *Huang Qi* (*Radix Astragali*): esse acréscimo transforma a fórmula anterior em *Huang Qi Jian Zhong Tang* (Decocção de *Astragalus* para Fortalecer o Centro).
- Se houver sintomas pronunciados de Umidade, acrescentar *Bai Zhu* (*Rhizoma Atractylodis macrocephalae*), *Fu Ling* (*Poria*) e *Yi Yi Ren* (*Semen Coicis*).
- Se houver sintomas de Retenção de Alimento, acrescentar *Shan Zha* (*Fructus Crataegi*), *Lai Fu Zi* (*Semen Raphani sativi*) e *Shen Qu* (*Massa Fermentata Medicinalis*).

Resumo

Deficiência do *Yang* Baço com Frio por Deficiência no Abdômen

Pontos

- E-36 (*Zusanli*), BP-6 (*Sanyinjiao*), E-37 (*Shangjuxu*), E-39 (*Xiajuxu*), REN-6 (*Qihai*), REN-12 (*Zhongwan*), B-20 (*Pishu*), B-21 (*Weishu*), B-25 (*Dachangshu*), E-39 (*Xiajuxu*). Utilizar método de tonificação em todos os pontos. Moxa deve ser utilizada

Fitoterapia

Prescrição
- *XIAO JIAN ZHONG TANG* – Pequena Decoção para Fortalecer o Centro

---

Deficiência do Qi do Baço com Umidade

Manifestações Clínicas

Dor abdominal central do tipo surda, a qual aparece e desaparece, piora com cansaço e melhora mediante pressão; fadiga; fezes amolecidas; pouco apetite; leve sensação de plenitude; peso no abdômen.
Língua: Pálida, com revestimento pegajoso.
Pulso: Encharcado.

Princípio de Tratamento

Tonificar o *Qi* do Baço, resolver Umidade.

Acupuntura

Pontos

REN-12 (*Zhongwan*), E-36 (*Zusanli*), BP-3 (*Taibai*), B-20 (*Pishu*), REN-6 (*Qihai*), BP-9 (*Yinlingquan*), E-28 (*Shuidao*), REN-9 (*Shuifen*), B-22 (*Sanjiaoshu*), E-39

642 Dor Abdominal

(*Xiajuxu*). Utilizar método de tonificação nos primeiros cinco pontos e método neutro nos demais pontos.

EXPLICAÇÃO
- REN-12, E-36, BP-3 e B-20 tonificam o *Qi* do Baço.
- REN-6 tonifica o *Qi* em geral e move o *Qi* no abdômen inferior.
- BP-9, E-28, REN-9 e B-22 resolvem a Umidade.
- E-39 trata a dor abdominal baixa.

Fitoterapia
Prescrição
Variação de *XIANG SHA LIU JUN ZI TANG* – Variação de Decocção dos Seis Cavalheiros de *Aucklandia--Amomum*.

EXPLICAÇÃO   A variação dessa fórmula tonifica o *Qi* do Baço, move o *Qi* e resolve a Umidade no abdômen inferior.

Remédio dos Três Tesouros
ACALMAR O CENTRO   Acalmar o Centro é uma variação de *Xiang Sha Liu Jun Zi Tang*: tonifica o *Qi* do Baço, move o *Qi* e resolve a Umidade.

Resumo

Deficiência do *Qi* do Baço com Umidade
Pontos
- REN-12 (*Zhongwan*), E-36 (*Zusanli*), BP-3 (*Taibai*), B-20 (*Pishu*), REN-6 (*Qihai*), BP-9 (*Yinlingquan*), E-28 (*Shuidao*), REN-9 (*Shuifen*), B-22 (*Sanjiaoshu*), E-39 (*Xiajuxu*). Utilizar método de tonificação nos primeiros cinco pontos e método neutro nos demais pontos

Fitoterapia
Prescrição
- Variação de *XIANG SHA LIU JUN ZI TANG* – Variação de Decocção dos Seis Cavalheiros de *Aucklandia-Amomum*

Remédio dos Três Tesouros
- Acalmar o Centro

Deficiência do Yang do Baço e do Rim

Manifestações Clínicas
Dor abdominal do tipo surda, que aparece e desaparece, piora com cansaço e melhora mediante pressão e com aplicação de calor, além de melhorar com bebidas quentes; sensação de frio; fadiga; fezes amolecidas; desejo de deitar; membros frios; dor na região inferior das costas; tontura; tinido; micção frequente; urina pálida.
   Língua: Pálida e úmida.
   Pulso: Profundo e Fraco.

Princípio de Tratamento
Tonificar *Yang* do Baço e do Rim, aquecer *Yang*, expelir Frio por Deficiência.

Acupuntura
Pontos
REN-12 (*Zhongwan*), E-36 (*Zusanli*), E-25 (*Tianshu*), B-20 (*Pishu*), REN-6 (*Qihai*), R-3 (*Taixi*), B-23 (*Shenshu*),

REN-4 (*Guanyuan*), E-39 (*Xiajuxu*), E-37 (*Shangjuxu*). Utilizar método de tonificação em todos os pontos; moxa é aplicável, especialmente caixa de moxa no abdômen inferior.

EXPLICAÇÃO
- REN-12, E-36, E-25 e B-20 tonificam o Baço. E-25 também trata fezes amolecidas.
- REN-6 tonifica e move o *Qi* no abdômen inferior.
- R-3, B-2 3 e REN-4 tonificam o *Yang* do Rim (com moxa).
- E-39 trata dor abdominal baixa.
- E-37 é usado se houver fezes amolecidas crônica.

Fitoterapia
Prescrição
Variação de *LI ZHONG WAN* – Variação da Pílula para Regular o Centro.

EXPLICAÇÃO   Essa variação de *Li Zhong Wan* tonifica *Yang* do Baço e do Rim e aquece *Yang* no abdômen inferior.

Resumo

Deficiência do *Yang* do Baço e do Rim
Pontos
- Ren-12 (*Zhongwan*), E-36 (*Zusanli*), E-25 (*Tianshu*), B-20 (*Pishu*), Ren-6 (*Qihai*), R-3 (*Taixi*), B-23 (*Shenshu*), Ren-4 (*Guanyuan*), E-39 (*Xiajuxu*), E-37 (*Shangjuxu*). Utilizar o método de tonificação em todos os pontos; a moxa é aplicável, especialmente caixa de moxa no abdômen inferior

Fitoterapia
Prescrição
- Variação de *LI ZHONG WAN* – Variação da *Pílula* para Regular o Centro

---

Literatura Chinesa Moderna

Journal of Chinese Medicine (Zhong Yi Za Zhi), *v. 39, n. 7, 1998*

"Clinical Observation on the Use of Futong No. 1 Herbal Plaster Applied to the Umbilicus in Children with Abdominal Pain" *de Ge Mei Fei* **et al.**

Os autores desse estudo trataram 130 crianças portadoras de dor abdominal. A distribuição de idade era a seguinte:

- *Abaixo de 5 anos*: 23.
- *Entre 5 e 9 anos*: 64.
- *Mais de 9 anos*: 5.

O emplastro fitoterápico consistiu das seguintes ervas:

- *Gu Ya (Fructus Oryzae germinatus).*
- *Shan Zha (Fructus Crataegi).*
- *Ji Nei Jin (Endothelium Corneum Gigeriae Galli).*
- *Yan Hu Suo (Rhizoma Corydalis).*

Estas ervas estavam na relação de 3:3:3:1. Três gramas da mistura de ervas foram aplicados ao umbigo com emplastro durante 10 a 12h por dia, durante cinco dias.

Um grupo-controle foi tratado com placebo de emplastro fitoterápico. A taxa eficaz total no grupo de tratamento foi de 66%, comparado a 31% no grupo-controle.

Estatísticas de Pacientes

Compilei as estatísticas de 110 pacientes portadores de dor abdominal em minha prática. Havia 94 mulheres (85%) e 16 homens (15%): estes dados mostram que as mulheres são mais propensas à estagnação no Aquecedor Inferior que os homens.

A distribuição de idade é mostrada na Tabela 27.1.

A incidência mais alta de dor abdominal fica, portanto, entre a faixa etária de 31 a 50 anos. Tal fato é provavelmente um reflexo dos principais fatores etiológicos da dor abdominal, ou seja, tensão emocional e dieta irregular. Estes dois fatores etiológicos são predominantes nesta faixa etária, quando demandas maiores são colocadas na vida por se estar desenvolvendo uma carreira.

De novo, como nas outras doenças, a maioria esmagadora dos pacientes sofre de uma mistura de deficiência e excesso. No caso da dor abdominal, o desequilíbrio é o seguinte:

- *Deficiência*: 9 pacientes (8%).
- *Excesso*: 26 pacientes (24%).
- *Deficiência e excesso misturados*: 75 pacientes (68%).

Uma observação interessante que emerge do desequilíbrio anterior constitui-se no número muito pequeno de pacientes (8%) em quem a dor abdominal era proveniente de condição puramente de deficiência. Em contrapartida, em 24% dos pacientes, a dor abdominal era proveniente de condição puramente de excesso.

Em termos de padrões, o desequilíbrio era o seguinte:

- *Umidade*: 38 pacientes (35%). (Destes, 22 pacientes tiveram Umidade-Calor.)
- *Estagnação do* Qi *do Fígado*: 42 pacientes (38%).
- *Deficiência de Rim*: 40 pacientes (36%).
- *Deficiência do* Qi *do Baço*: 41 pacientes (37%).

Observe que o número total de pacientes não representa os 110 nem as porcentagens representam 100, em virtude de cada paciente poder sofrer de mais de um padrão, por exemplo, estagnação do *Qi* do Fígado e deficiência de Baço. Então, cada paciente pode aparecer mais de uma vez no desequilíbrio anterior.

As estatísticas anteriores confirmam minha impressão clínica sobre os principais padrões observados na dor abdominal, que são, em minha opinião, estagnação do *Qi* do Fígado, Umidade e deficiência de Baço. Talvez, o fator surpreendente sobre o desequilíbrio seja a alta porcentagem de pacientes que sofrem de deficiência de Rim (36%).

Tabela 27.1 – Estatísticas da prática: pacientes portadores de dor abdominal

Idade	Número	Porcentagem
0 a 10	1	1
11 a 20	9	8
21 a 30	17	15
31 a 40	30	27
41 a 50	26	24
51 a 60	16	15
61 a 70	9	8
71 a 80	0	0
81 a 90	2	2

Com respeito ao diagnóstico da língua, o desequilíbrio de pacientes de acordo com coloração do corpo da língua era:

- *Vermelho*: 47 pacientes (43%).
- *Pálido*: 37 pacientes (34%).
- *Púrpura (Pálido-púrpura)*: 9 pacientes (8%).

A alta incidência de língua Vermelha é, em geral, decorrente da prevalência de Calor e, em particular, Umidade-Calor. Também nos casos de estagnação grave do *Qi* do Fígado, a língua pode ficar Vermelha.

A incidência de língua Pálida empata quase exatamente com a incidência de deficiência de Baço.

978-85-7241-817-1

Prognóstico e Prevenção

Acupuntura e ervas chinesas são muito eficazes na dor abdominal. A própria acupuntura pode tratar com eficácia os padrões de estagnação de *Qi*, Frio nos Intestinos e deficiência de *Qi* com Frio por Deficiência. Os outros três padrões, Umidade-Calor nos Intestinos, Retenção de Alimento e estagnação de Sangue, também respondem ao tratamento com acupuntura, porém são obtidos melhores resultados com ervas medicinais ou com uma combinação dos dois tratamentos.

O padrão mais fácil para tratar é o de estagnação de *Qi*, e os mais difíceis são os de Umidade-Calor e estagnação de Sangue nos Intestinos.

Outros fatores que influenciam o prognóstico devem ser baseados no diagnóstico ocidental. Se a dor abdominal for causada por colite ulcerativa ou doença de Crohn, o curso de tratamento será realmente muito prolongado, podendo levar mais de dois anos para se obter a cura.

No tocante à prevenção, qualquer paciente que seja propenso à dor abdominal ou tenha sido curado de uma deve tomar certas precauções. Em termos de dieta, devem evitar ingerir quantidades excessivas de alimentos de energia fria, pois eles agravam não apenas o Frio nos Intestinos, mas também estagnação de *Qi*, deficiência de *Qi*, estagnação de Sangue e Retenção de Alimento.

Em particular, devem evitar beber grandes quantidades de bebidas frias.

A prática de exercício moderado é essencial; ela é especialmente importante caso o paciente sofra de dor abdominal proveniente de estagnação de *Qi* ou Sangue, porém alivia também Umidade e Retenção de Alimento. O paciente deve também evitar dormir muito após o almoço (mais de meia hora), pois isso tende a aumentar a Umidade nos Intestinos. Entretanto, um cochilo curto (menos de meia hora) após o almoço (um hábito muito raro nos países anglo-saxônicos, porém muito comum na Ásia) é benéfico ao Estômago. Os pacientes devem evitar também ingerir quantidade excessiva de alimentos ácidos: tais alimentos já foram relacionados no capítulo *Cefaleias* (Cap. 1).

Finalmente, as mulheres que praticam regularmente meditação não devem fazê-la na posição sentada, pois esta posição tende a aumentar (ou causar) estagnação do *Qi* ou de Sangue no Aquecedor Inferior. Entretanto, a prática da meditação em pé é muito benéfica para as mulheres.

Diferenciação Ocidental

Na dor abdominal, *não* de origem ginecológica, o diagnóstico médico ocidental deve identificar o órgão envolvido. Este pode ser:

- Rim.
- Apêndice.
- Intestino Grosso.
- Intestino Delgado.

Rim

Pielonefrite
Pielonefrite é uma inflamação do rim e de sua pelve proveniente de infecção bacteriana. A dor normalmente começa na região lombar, mas pode se irradiar à região abdominal lateral.

Cálculo Renal
Os cálculos renais são formados pela precipitação sob a forma cristalina ou granular dos ácidos na urina. Os cálculos podem ser constituídos de ácido úrico, oxalato de cálcio ou fosfato de cálcio.

A dor geralmente se inicia na região lombar e se irradia à região abdominal lateral, descendo, então, para a virilha. Entretanto, ela pode também se iniciar na região abdominal lateral e se irradiar para as costas. A dor, proveniente de contração violenta da pelve do rim e do ureter, é repentina e muito intensa. Persiste durante 12 a 24h, sendo acompanhada por frequência e dificuldade urinárias, náusea, vômito, transpiração e, às vezes, choque.

A partir da perspectiva da medicina chinesa, isso em geral se manifesta com sintomas de Umidade-Calor e, em condições crônicas, frequentemente ocorre contra fundo de deficiência do *Yin* do Rim.

Apêndice

Apendicite
Apendicite constitui-se em um dos mais difíceis diagnósticos na dor abdominal. A dor geralmente se inicia ao redor do umbigo e se estabelece apenas na região direita do abdômen, de onde a inflamação se difunde. É acompanhada por náusea e vômito e o revestimento da língua é espesso.

Há sensibilidade no quadrante inferior direito sobre o ponto de McBurney (Fig. 27.3).

Do ponto de vista da acupuntura, há também sensibilidade profunda no ponto extra *Lanweixue*, situado aproximadamente na metade da distância entre E-36 (*Zusanli*) e E-37 (*Shangjuxu*).

978-85-7241-817-1

Intestino Grosso

Diverticulite
A diverticulite consiste em bolsas herniais inflamadas no cólon. É mais comum após os 50 anos de idade. A dor é unilateral, mais frequentemente no lado esquerdo, sendo acompanhada por alternância de obstipação e diarreia.

Carcinoma de Cólon ou Reto
Carcinoma do cólon ou do reto é mais comum após os 50 anos de idade. A colite ulcerativa crônica consiste em um fator de predisposição.

Há três sinais e sintomas fundamentais para esta condição:

- Dor abdominal lateral.
- Mudança no hábito intestinal (para obstipação ou diarreia).
- Sangue nas fezes.

Portanto, num paciente acima de 50 anos que apresente os sinais e sintomas anteriormente descritos, é imperativo um diagnóstico ocidental.

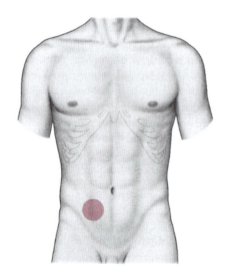

Figura 27.3 – Ponto de McBurney na apendicite.

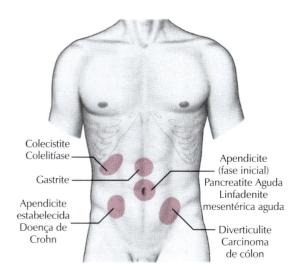

FIGURA 27.4 – Localizações da dor abdominal aguda.

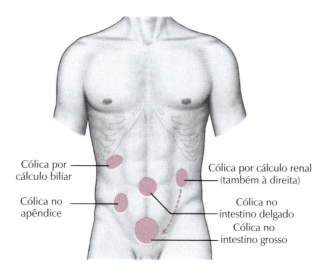

FIGURA 27.5 – Localizações da cólica abdominal.

A dor geralmente é lateral, mas pode também ser umbilical. As fezes podem ser finas e longas. Nos estágios avançados, há debilidade acentuada e perda de peso.

A partir da perspectiva da medicina chinesa, a doença geralmente se manifesta com sintomas de Umidade-Calor e estagnação de Sangue.

Síndrome de Intestino Irritável

Síndrome de intestino irritável consiste na hiperatividade motora secretora do cólon proveniente de excessiva estimulação parassimpática.

A dor é lateral ou difusa em toda região abdominal inferior, e varia desde uma dor vaga arrastada à dor espástica intensa. Sempre é acompanhada por distensão acentuada e geralmente com alternância de obstipação e fezes amolecidas. As fezes são, com frequência, pequenas e arredondadas ou pequenas, finas e na forma de charuto. Há ainda fadiga e ansiedade.

Do ponto de vista da medicina chinesa, esta doença geralmente se manifesta com sintomas de *Qi* estagnado do Fígado invadindo o Baço.

Colite Ulcerativa

A colite ulcerativa consiste em inflamação e ulceração da mucosa intestinal. É mais comum entre as idades de 20 e 40 anos.

As duas manifestações principais são dor abdominal e diarreia com muco e sangue.

Na medicina chinesa, esta doença geralmente manifesta-se com sintomas de Umidade-Calor nos Intestinos.

Intestino Delgado

Doença de Crohn

A doença de Crohn é caracterizada por áreas localizadas de inflamação no Intestino Delgado. Em alguns casos, pode afetar também o Intestino Grosso.

A principal característica clínica é dor abdominal que ocorre mais frequentemente do lado direito. Uma massa abdominal pode ser palpável: consiste na inflamação das alças intestinais agrupadas. Geralmente, diarreia está presente; porém, comparando-se à colite ulcerativa, não há muco ou sangue, a menos que o intestino grosso seja envolvido. Nos casos crônicos também pode ocorrer perda de peso e febre baixa.

A Figura 27.4 resume as localizações comuns de dor abdominal aguda, ao passo que a Figura 27.5 ilustra as localizações de cólica abdominal. Entende-se por cólica uma dor que é intensa e tem ocorrência paroxística. Pode ser aguda ou crônica.

Notas Finais

1. He Ren 1979 Jin Gui Yao Lue Tong Su Jiang Hua 金匮要略通俗讲话 [A Popular Guide to the Essential Prescriptions of the Golden Chest]. Shanghai Science Publications, Shanghai, p. 54. O *Essential Prescriptions of the Golden Chest* foi escrito por Zhang Zhong Jing e primeiramente publicado *c.* 220 d.C.

978-85-7241-817-1

Capítulo 28

症
瘕

Massas Abdominais

CONTEÚDO DO CAPÍTULO

Massas Abdominais 647

Etiologia 648
 Tensão Emocional *648*
 Dieta Irregular *648*
 Fatores Patogênicos Externos *648*

Patologia 648

Identificação de Padrões e Tratamento 649
Massas de Qi *651*
 Estagnação do *Qi* do Fígado *651*
 Retenção de Alimento e Fleuma *652*

Massas de Sangue 653
 Estagnação de *Qi* e Sangue *653*
 Estagnação de Sangue Emaranhada no
  Interior *654*
 Deficiência de *Qi* Correto e Estagnação de
  Sangue *656*

Literatura Chinesa Moderna 656

Prognóstico e Prevenção 660

Diferenciação Ocidental 661

Massas de *Qi*
• Estagnação do *Qi* do Fígado
• Retenção de Alimento e Fleuma
Massas de Sangue
• Estagnação de *Qi* e Sangue
• Estagnação de Sangue emaranhada no Interior
• Deficiência de *Qi* Correto e estagnação de Sangue

Massas Abdominais

As massas abdominais são chamadas de *Ji Ju*. *Ji* indica as massas abdominais verdadeiras, as quais são fixas e imóveis. Se houver dor associada, a massa terá localização fixa. Essas massas são provenientes de estagnação de Sangue. As denominarei "massa de Sangue". *Ju* representa massas abdominais que vão e vêm, não possuem localização fixa e são móveis. Se houver dor associada, a dor também vai e vem e muda de localização. Tais massas são provenientes de estagnação de *Qi*. As denominarei "massas de *Qi*".

Os nódulos abdominais verdadeiros pertencem, portanto, à categoria de doença de "massas abdominais" e, especificamente, massas *ji*, isto é, massas de Sangue.

Outro nome dado às massas abdominais é *Zheng Jia*, *Zheng* sendo equivalente a *Ji*, isto é, massas verdadeiras, fixas, e *Jia*, equivalente a *Ju*, isto é, massas não substanciais provenientes de estagnação de *Qi*. Os dois termos *Zheng Jia* normalmente se referem às massas abdominais que ocorrem apenas nas mulheres; porém, embora sejam mais frequentes nas mulheres, ocorrem também nos homens.

O termo *Ji Ju* aparece no *Clássico das Dificuldades*, que distingue claramente os dois tipos[1]:

As massas Ji *pertencem ao* Yin *e as massas* Ju *pertencem ao* Yang... *Quando o* Qi *se acumula, ele dá origem às massas* Ji; *quando se junta, dá origem às massas* Ju. *As massas* Ji *são provenientes dos órgãos* Yin *e as massas* Ju, *dos órgãos* Yang. *As massas* Ji *possuem localização e dor fixas, e apresentam limites acima e abaixo das margens para a direita e para a esquerda* [isto é, possuem as bordas claramente definidas]. *As massas* Ju *parecem iniciar-se do nada, sem limites acima e abaixo e com dor móvel.*

O Essential Prescriptions of the Golden Chest, de Zhang Zhong Jing, declara[2]:

As massas Ji *são provenientes dos órgãos* Yin *e não podem se mover; as massas* Ju *são provenientes dos órgãos* Yang, *vão e vem; a dor não possui localização fixa, e são mais fáceis de tratar.*

A *Discussion of the Origin of Symptoms in Diseases* (610 d.C.) afirma[3]:

As massas abdominais são provenientes de frio e calor não regulados [isto é, exposição aos extremos do clima], *alimentação irregular e estagnação de Qi dos órgãos Yin. Se elas não se movem, são chamadas de Zheng; se forem móveis, são chamadas de Jia. Jia sugere o significado de "falso", pois as massas podem ir e vir e não são massas verdadeiras.*

A discussão sobre Massas Abdominais será realizada de acordo com os seguintes tópicos:

- Etiologia.
- Patologia.
- Identificação de padrões e tratamento.
  - Massas de *Qi*.
  - Massas de Sangue.
- Literatura chinesa moderna.
- Prognóstico e prevenção.
- Diferenciação ocidental.

Etiologia

Tensão Emocional

A tensão emocional é causa comum de formação de massas abdominais. Raiva, especialmente quando reprimida, frustração, ressentimento e ódio podem gerar estagnação de *Qi* do Fígado e, em longo prazo, estagnação de Sangue do Fígado. O canal do Fígado desempenha papel importante no movimento do *Qi* na região inferior do abdômen e, nas mulheres, o Sangue do Fígado tem papel fundamental na circulação de Sangue nesta área.

Raiva e suas emoções relacionadas não são as únicas a gerarem estagnação do *Qi*. Outras emoções, como preocupação e excesso de pensamento, podem também dar origem à estagnação de *Qi* e Sangue, porém afetam mais intensamente Pulmão e Coração e, portanto, mais o tórax que a região inferior do abdômen.

A culpa também pode causar estagnação de *Qi* e estagnação de Sangue na região inferior do abdômen.

Dieta Irregular

A dieta constitui-se em outro fator etiológico importante na formação de massas abdominais. Alimentação irregular ou consumo excessivo de alimentos frios e crus podem gerar formação de Frio na região inferior do abdômen. O Frio contrai e naturalmente interfere na circulação de *Qi* e Sangue, especialmente de Sangue, podendo gerar estagnação de Sangue.

O consumo excessivo de alimentos gordurosos, por outro lado, prejudica o Baço e pode levar à formação de Fleuma. Se a Fleuma se instala na região inferior do abdômen, ela dará origem à formação de massas abdominais. Há ainda interação entre Fleuma e estagnação de Sangue, de tal forma que uma pode gerar ou agravar a outra.

Fatores Patogênicos Externos

Os fatores patogênicos externos são menos importantes na etiologia das massas abdominais. O fator patogênico mais importante é o Frio externo, que pode invadir a região inferior do abdômen e prejudicar a circulação de Sangue, gerando eventualmente estagnação de Sangue. O *Eixo Espiritual* (*Ling Shu*), no capítulo 66, declara[4]:

As massas Ji são provenientes de Frio.

A Umidade externa pode invadir os canais das pernas e, então, ascender pelas pernas para se instalar na região inferior do abdômen, onde, a logo prazo, transforma-se em Fleuma, podendo dar origem a massas abdominais.

Resumo

Etiologia
- Tensão emocional
- Dieta irregular
- Fatores patogênicos externos

Patologia

No tocante à patologia, as massas abdominais são sempre caracterizadas por estagnação de *Qi* ou estagnação de Sangue, a primeira sendo não-substancial e a segunda, substancial. Além da estagnação, pode haver ainda Fleuma. Entretanto, em todos os casos de massas abdominais, há sempre deficiência subjacente de *Qi*. O *Qi* deficiente falha em transportar e transformar, gerando estagnação de *Qi* e Sangue, o que permite que as massas abdominais se formem.

As massas provenientes de estagnação de *Qi* vão e vêm, são móveis mediante palpação e mudam de localização. Se houver dor, esta não apresenta localização fixa e será acompanhada de sensação pronunciada de distensão.

As massas provenientes de estagnação de Sangue são fixas na localização, não são móveis mediante palpação e são muito duras. Se houver dor, esta será fixa e do tipo punhalada. Um mioma no útero é um bom exemplo de massa de Sangue.

As massas provenientes de Fleuma são macias mediante palpação e possuem localização fixa. Geralmente, não há dor. Cistos ovarianos são, com frequência, causados por Fleuma (embora os cistos endometriais de endometriose em geral sejam causados por estagnação de Sangue).

Com relação à estagnação de Sangue, esta é uma causa comum de massas fixas, verdadeiras no abdômen. É importante observar que a estagnação de Sangue é o resultado de um processo patogênico longo que deriva de outros processos patogênicos.

Os três principais processos patológicos que derivam de estagnação de Sangue são:

- Estagnação de *Qi*.
- Frio no Sangue.
- Calor do Sangue (Fig. 28.1).

Há duas outras causas menos comuns de estagnação de Sangue, que são: deficiência de *Qi* e deficiência de Sangue. Finalmente, embora a Fleuma não cause estagnação de Sangue, agrava-a (ver Fig. 21.2). A Figura 28.2 resume a patologia das Massas Abdominais distinguindo entre Raiz (*Ben*) e Manifestação (*Biao*).

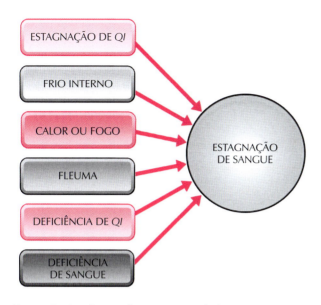

Figura 28.1 – Causas da estagnação de Sangue.

> **Resumo**
> **Patologia**
> - Massas abdominais são sempre caracterizadas por estagnação de *Qi* ou estagnação de Sangue
> - Pode haver também Fleuma
> - Em todos os casos de massas abdominais, há sempre deficiência subjacente de *Qi*
> - Massas provenientes de estagnação de *Qi* vão e vêm, são móveis mediante palpação e mudam de localização
> - Massas provenientes de estagnação de Sangue são fixas na localização, não são móveis mediante palpação e são muito duras
> - Massas provenientes de Fleuma são macias mediante palpação e possuem localização fixa. Geralmente, não há dor

Identificação de Padrões e Tratamento

O tratamento das massas abdominais é sempre baseado em movimentar *Qi* e Sangue e em dissolver massas. Entretanto, há outros fatores a serem levados em conta, dependendo do estágio da doença. No estágio inicial do quadro, o fator patogênico (estagnação de *Qi* ou estagnação de Sangue) é relativamente fraco e o *Qi* do corpo relativamente forte. No estágio intermediário, o *Qi* do corpo está enfraquecendo e o fator patogênico se torna mais proeminente. No estágio avançado, o fator patogênico é muito proeminente e as massas, muito desenvolvidas; ao passo que o *Qi* do corpo é muito fraco. Portanto, independentemente do fator patogênico envolvido, o princípio de tratamento deve ser guiado pelo estágio do quadro.

A maioria dos livros chineses dá as seguintes diretrizes, adaptando o princípio de tratamento ao estágio da doença:

- Nos estágios iniciais, eliminar primeiramente o fator patogênico, isto é, mover *Qi* e Sangue, resolver Fleuma e dissolver massas.
- Nos estágios intermediários, eliminar o fator patogênico e simultaneamente tonificar o *Qi* do corpo.
- Nos estágios avançados, primeiramente tonificar o *Qi* do corpo e posteriormente eliminar o fator patogênico.

> **Nota Clínica**
> **Princípios de Tratamento das Massas de acordo com o Estágio**
> - Nos estágios iniciais, eliminar primeiramente o fator patogênico, isto é, mover *Qi* e Sangue, resolver Fleuma e dissolver massas
> - Nos estágios intermediários, eliminar o fator patogênico e simultaneamente tonificar o *Qi* do corpo
> - Nos estágios avançados, primeiramente tonificar o *Qi* do corpo e posteriormente eliminar o fator patogênico

Entretanto, minha opinião difere das diretrizes descritas anteriormente. Se seguirmos o desenvolvimento de uma massa abdominal de seu estágio inicial ao seu estágio avançado, é possível perceber que, no estágio inicial, o fator patogênico (isto é, a própria massa) ainda é moderado; no estágio avançado, quando a massa abdominal for grande, o fator patogênico é muito proeminente.

Segue, portanto, que no estágio inicial é melhor primeiramente tonificar o *Qi* do corpo (para impedir o desenvolvimento do fator patogênico) e, no estágio

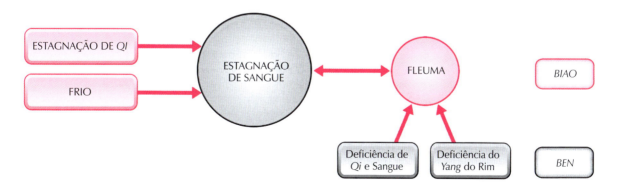

Figura 28.2 – Patologia das massas abdominais.

650 Massas Abdominais

avançado, eliminar primeiramente o fator patogênico e apenas posteriormente tonificar o *Qi* do corpo. Assim, no estágio inicial, escolho uma fórmula que tonifica que o *Qi* do corpo, modificada com o acréscimo de ervas para eliminar o fator patogênico (estagnação de Sangue e/ou Fleuma); no estágio avançado, escolho uma fórmula que elimine o fator patogênico (revigorar o Sangue e/ou resolver Fleuma).

Assim, minhas diretrizes são as seguintes:

- Nos estágios iniciais, primeiramente tonificar o *Qi* do corpo e apenas posteriormente eliminar o fator patogênico, isto é, mover *Qi* e Sangue, resolver Fleuma e dissolver massas.
- Nos estágios intermediários, eliminar o fator patogênico e simultaneamente tonificar o *Qi* do corpo.
- Nos estágios avançados, primeiramente eliminar o fator patogênico e posteriormente tonificar o *Qi* do corpo.

Nota Clínica

Princípios Alternativos de Tratamento das Massas de acordo com o Estágio
- Nos estágios iniciais, primeiramente tonificar o *Qi* do corpo e apenas posteriormente eliminar o fator patogênico, isto é, mover *Qi* e Sangue, resolver Fleuma e dissolver massas
- Nos estágios intermediários, eliminar o fator patogênico e simultaneamente tonificar o *Qi* do corpo
- Nos estágios avançados, primeiramente eliminar o fator patogênico e posteriormente tonificar o *Qi* do corpo

---

Para dar um exemplo, podemos considerar o caso de mioma proveniente de estagnação de Sangue. Nos estágios iniciais, quando o mioma é muito pequeno e talvez diagnosticado apenas por casualidade na ocasião de uma imagem de ressonância magnética, é melhor tonificar o *Qi* do corpo com uma fórmula que tonifica *Qi* e Sangue. Modificaria a fórmula com o acréscimo de uma ou duas ervas para revigorar o Sangue e "fragmentar" o Sangue (ver a seguir).

Caso se permita que o mioma cresça e se torne grande e palpável, selecionaria, então, uma fórmula que revigore fortemente e fragmente o Sangue e dissolva massas; modificaria, portanto, aquela fórmula com o acréscimo de um ou dois tônicos do *Qi*. A fórmula que poderia escolher seria *Gui Zhi Fu Ling Wan* (Pílula de *Cinnamomum-Poria*), modificada com o acréscimo de ervas que fragmentam o Sangue (ver a seguir) e um ou dois tônicos de *Qi* como *Huang Qi* (*Radix Astragali*) e *Ren Shen* (*Radix Ginseng*).

Assim, as fórmulas dadas a seguir são apenas uma diretriz. A abordagem adotada deve ser escolhida de acordo com o padrão da doença, mas as fórmulas devem ser modificadas em qualquer caso de acordo com seu estágio.

Em massas abdominais provenientes de estagnação de Sangue, deve-se revigorar não apenas o Sangue, mas também deve-se usar ervas que "fragmentem" o Sangue. Algumas das ervas na categoria de revigorar o Sangue são particularmente fortes, sendo consideradas "fragmentadoras" do Sangue: elas devem ser utilizadas quando a estagnação de Sangue tiver dado origem a massas verdadeiras.

Ervas que fragmentam o Sangue incluem as seguintes (particularmente, utilizo as três primeiras ervas):

- *E Zhu* (*Rhizoma Curcumae*).
- *San Leng* (*Rhizoma Sparganii stoloniferi*).
- *Ze Lan* (*Herba Lycopi*).
- *Di Bie Chong* (*Eupolyphaga seu Steleophaga*).
- *Shui Zhi* (*Hirudo seu Whitmania*).
- *Meng Chong* (*Tabanus bivittatus*).

Nota Clínica

- Para tratar massas abdominais provenientes de estagnação de Sangue, deve-se revigorar não apenas o Sangue, mas também deve-se usar ervas que "fragmentem" o Sangue: estas são fortes e devem ser utilizadas quando a estagnação de Sangue tiver dado origem a massas verdadeiras

---

Além disso, todas as prescrições indicadas a seguir devem ser modificadas com o acréscimo de ervas "amaciantes", isto é, ervas que amoleçam as massas: esse procedimento é particularmente necessário para tratar massas provenientes de estagnação de Sangue ou Fleuma. As ervas amaciantes são:

- *Yi Yi Ren* (*Semen Coicis*).
- *Zhe Bei Mu* (*Bulbus Fritillariae thunbergii*).
- *Hai Zao* (*Herba Sargassii*).
- *Kun Bu* (*Thallus Algae*).
- *Chuan Shan Jia* (*Squama Manitis pentadactylae*).
- *Xia Ku Cao* (*Spica Prunellae*).
- *Gui Ban* (*Plastrum Testudinis*).
- *Mu Li* (*Concha Ostreae*).
- *Jiang Can* (*Bomobyx batryticatus*).
- *Bie Jia* (*Carapax Trionycis*).
- *Wa Leng Zi* (*Concha Arcae*).
- *Hai Dai* (*Laminaria japonica*).

Nota Clínica

- Ao tratar massas abdominais, deve-se sempre acrescentar ervas "amaciantes" à fórmula, isto é, ervas que amoleçam massas

---

"Massas abdominais" são entidades de doença em medicina chinesa, da mesma maneira como "dor abdominal" ou "dor epigástrica". Muitas "doenças" chinesas não são doenças na medicina ocidental, mas sintomas: por exemplo, "dor abdominal" na medicina ocidental é um sintoma e não uma doença. A úlcera gástrica seria "doença" na medicina ocidental.

Na medicina chinesa, a identificação da doença é denominada "*Bian Bing*" e sempre deve ser feita junto com a identificação do padrão (*Bian Zheng*). No caso de paciente com massa abdominal, o *Bian Bing* refere-se realmente a "massas abdominais" (*Ji Ju*).

Ao tratar massas abdominais, surge a pergunta se é legítimo tratar um paciente com massa não palpável de acordo com as diretrizes fornecidas para massas abdominais. Em outras palavras, um médico chinês antigo diagnosticaria massa abdominal puramente mediante palpação. Não atentaria para massa não palpável, como

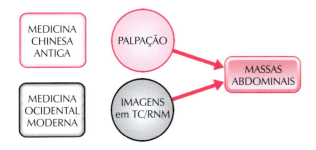

FIGURA 28.3 – Diagnóstico de massas abdominais nas medicinas chinesa e ocidental. RNM = ressonância nuclear magnética; TC = tomografia computadorizada.

mioma muito pequeno, cistos ovarianos pequenos, pequeno pólipo no útero, pequeno pólipo no cólon ou pequeno carcinoma no reto.

Se tais massas não palpáveis forem diagnosticadas com testes ocidentais modernos (tomografia computadorizada ou imagem de ressonância magnética) seria legítimo diagnosticar tais casos classificando-os na categoria de "massas abdominais"? A pergunta tem relevância importante na prática, uma vez que as massas abdominais devem ser tratadas fragmentando o Sangue e amolecendo as massas, um princípio de tratamento que não precisamos seguir se não houver massa abdominal (Fig. 28.3).

Em minha opinião, é realmente legítimo fazer um diagnóstico de medicina chinesa de "massas abdominais" com base nos testes diagnósticos ocidentais. Porém, a escolha do princípio de tratamento e a fórmula também deve ser guiada pela identificação chinesa de padrões. Um caso clínico esclarecerá este fato.

Caso Clínico

Uma mulher de 32 anos de idade sofria de dor abdominal no lado esquerdo; uma imagem de ressonância magnética mostrou a presença de cisto ovariano no lado esquerdo. A dor era do tipo surda e aliviada por pressão. A língua apresentava-se Pálida e o pulso estava Fraco.

Tomando como referência as imagens de ressonância magnética, decidi que, neste caso, a "identificação da doença" (*Bian Bing*) referia-se a "massas abdominais" e resolvi adotar o princípio de tratamento de primeiramente eliminar o fator patogênico; no caso desta paciente, resolver Umidade e Fleuma e revigorar e fragmentar o Sangue. Prescrevi uma variação de *Gui Zhi Fu Ling Wan* (Pílula de *Cinnamomum-Poria*) para revigorar e fragmentar o Sangue e resolver a Fleuma:

- *Gui Zhi* (*Ramulus Cinnamomi cassiae*): 9g.
- *Fu Ling* (*Poria*): 9g.
- *Chi Shao* (*Radix Paeoniae rubra*): 9g.
- *Mu Dan Pi* (*Cortex Moutan*): 9g.
- *Tao Ren* (*Semen Persicae*): 9g.
- *E Zhu* (*Rhizoma Curcumae*): 6g.
- *San Leng* (*Rhizoma Sparganii stoloniferi*): 6g.
- *Yi Yi Ren* (*Semen Coicis*): 12g.

Prescrevi essa fórmula durante aproximadamente três meses sem qualquer melhora na dor abdominal. Pedi, então, ao professor Zhou Zhong Ying, de Nanjing, na ocasião de sua visita à Inglaterra, que desse sua opinião. Ele fez várias perguntas à paciente sobre a natureza da dor e deu grande importância ao fato de a dor abdominal ser aliviada por pressão: juntamente com pulso Fraco, isso mostrou que claramente sua dor era, em primeiro lugar, de natureza de deficiência.

Portanto, embora minha identificação da doença (*Bian Bing*) estivesse correta (isto é, "massas abdominais"), não tinha dado importância suficiente ao fato de a dor ser aliviada por pressão. O professor Zhou sugeriu que eu mudasse a fórmula com o acréscimo de tônicos do Baço, isto é, *Bai Zhu* (*Rhizoma Atractylodis macrocephalae*) e *Huang Qi* (*Radix Astragali*). A adição dessas duas ervas produziu melhora imediata na dor abdominal.

No tocante à aplicação de acupuntura e medicina fitoterápica, especialmente nas massas de Sangue, a fitoterapia é prioritária em relação à acupuntura.

Os padrões discutidos são:

- Massas de *Qi*.
  - Estagnação do *Qi* do Fígado.
  - Retenção de Alimento e Fleuma.
- Massas de Sangue.
  - Estagnação de *Qi* e Sangue.
  - Estagnação de Sangue emaranhada no Interior.
  - Deficiência de *Qi* Correto e estagnação de Sangue.

MASSAS DE QI

Estagnação do Qi do Fígado

Manifestações Clínicas

Massas abdominais móveis que vão e vêm, distensão e dor abdominais que vão e vêm com as massas, sensação de desconforto no hipocôndrio, depressão, mau humor, irritabilidade, alternância entre obstipação e diarreia.

Língua: a coloração de corpo pode ser normal ou levemente Vermelha nas laterais.

Pulso: em Corda.

Princípio de Tratamento

Acalmar o Fígado, eliminar a estagnação, mover o *Qi* e dissolver as massas.

Acupuntura

Pontos

VB-34 (*Yanglingquan*), REN-6 (*Qihai*), F-3 (*Taichong*), PC-6 (*Neiguan*), TA-6 (*Zhigou*), BP-6 (*Sanyinjiao*), P-7 (*Lieque*) e R-6 (*Zhaohai*). Utilizar método de sedação ou neutro em todos os pontos.

652 Massas Abdominais

EXPLICAÇÃO

- VB-34 e REN-6, em combinação, movem o *Qi* do Fígado na região inferior do abdômen.
- F-3 move o *Qi* do Fígado.
- PC-6 move indiretamente o *Qi* do Fígado e acalma a Mente.
- TA-6 move o *Qi* do Fígado.
- BP-6 move o *Qi* e acalma o Fígado. Trata especificamente a região inferior do abdômen.
- P-7 e R-6 são utilizados nas mulheres para abrir o Vaso Concepção (*Ren Mai*) e mover o *Qi* na região inferior do abdômen. O Vaso Concepção é específico para tratar massas abdominais.

Fitoterapia

Prescrição

XIAO YAO SAN – Pó do Caminhante Livre e Tranquilo.

EXPLICAÇÃO   Essa fórmula move o *Qi* do Fígado, tonifica o *Qi* do Baço e nutre o Sangue do Fígado.

Prescrição

CHAI HU SHU GAN TANG – Decocção de *Bupleurum* para Pacificar o Fígado.

EXPLICAÇÃO   Essa fórmula move o *Qi* do Fígado na região inferior do abdômen e interrompe a dor.

Prescrição

MU XIANG SHUN QI SAN – Pó de *Aucklandia* para Retificar o *Qi*.

EXPLICAÇÃO   Essa fórmula move o *Qi*, resolve a Umidade e restabelece a descendência do *Qi* do Estômago.

MODIFICAÇÕES

- Para intensificar o efeito da fórmula de movimentação do *Qi*, acrescentar *Xiang Fu* (*Rhizoma Cyperi*) e *Mu Xiang* (*Radix Aucklandiae*).
- Se a estagnação e as massas forem muito pronunciadas, acrescentar *Yan Hu Suo* (*Rhizoma Corydalis*) e *Yu Jin* (*Tuber Curcumae*).
- Nos idosos, acrescentar *Ren Shen* (*Radix Ginseng*).
- Se além da estagnação do *Qi* houver um pouco de Umidade e Fleuma (o que é muito comum), aumentar a dosagem de *Fu Ling*, reduzir a de *Dang Gui* e acrescentar *Sha Ren* (*Fructus Amomi*), *Cang Zhu* (*Rhizoma Atractylodis lanceae*) e *Huang Bo* (*Cortex Phellodendri*).

Remédio dos Três Tesouros

LIBERTAR A LUA   Libertar a Lua é uma variação de *Xiao Yao San*: move o *Qi* do Fígado, tonifica o *Qi* do Baço e nutre o Sangue do Fígado.

DESATAR A RIR   Desatar a Rir é uma variação de *Chai Hu Shu Gan Tang*: move o *Qi* do Fígado na região inferior do abdômen.

> **Resumo**
>
> **Estagnação do *Qi* do Fígado**
>
> ***Pontos***
>
> - VB-34 (*Yanglingquan*), REN-6 (*Qihai*), F-3 (*Taichong*), PC-6 (*Neiguan*), TA-6 (*Zhigou*), BP-6 (*Sanyinjiao*), P-7 (*Lieque*) e R-6 (*Zhaohai*). Utilizar o método de sedação ou neutro em todos os pontos
>
> ***Fitoterapia***
>
> *Prescrição*
> - XIAO YAO SAN – Pó do Caminhante Livre e Tranquilo
>
> *Prescrição*
> - CHAI HU SHU GAN TANG – Decocção de *Bupleurum* para Pacificar o Fígado
>
> *Prescrição*
> - MU XIANG SHUN QI SAN – Pó de *Aucklandia* para Retificar o *Qi*
>
> *Remédio dos Três Tesouros*
> - Libertar a Lua
> - Desatar a Rir

Retenção de Alimento e Fleuma

Manifestações Clínicas

Massas abdominais macias que podem ter a forma de faixas, distensão abdominal, obstipação ou diarreia, pouco apetite, náusea e sensação de plenitude.

Língua: Inchada com revestimento pegajoso e mais espesso na raiz.

Pulso: Deslizante.

978-85-7241-817-1

Princípio de Tratamento

Resolver retenção de Alimento, regular os intestinos, mover o *Qi* e resolver a Fleuma.

Acupuntura

Pontos

REN-12 (*Zhongwan*), B-20 (*Pishu*), REN-10 (*Xiawan*), REN-6 (*Qihai*), IG-4 (*Hegu*), E-40 (*Fenglong*), E-28 (*Shuidao*), E-36 (*Zusanli*), B-21 (*Weishu*), E-34 (*Lianqiu*), BP-6 (*Sanyinjiao*). Utilizar método de sedação ou neutro em todos os pontos, exceto os pontos REN-12 e B-20, que devem ser tonificados.

EXPLICAÇÃO

- REN-12 e B-20 tonificam o Baço para resolver a Fleuma e promover transformação de alimento.
- REN-10 promove a descendência do *Qi* do Estômago.
- REN-6 move o *Qi* na região inferior do abdômen.
- IG-4 regula a ascendência e descendência do *Qi* no Estômago.
- E-40 e E-28 resolvem a Fleuma na região inferior do abdômen e promovem a descendência do *Qi* do Estômago.
- E-36 promove a descendência do *Qi* do Estômago e alivia a obstipação. Se houver diarreia, substitua-o por E-37 (*Shangjuxu*).
- B-21 e E-34, pontos de Transporte Dorsal e de Acúmulo do Estômago, respectivamente, promovem a descendência do *Qi* do Estômago.
- BP-6 resolve Umidade e move o *Qi* na região inferior do abdômen.

Fitoterapia

Prescrição

LIU MO TANG – Decocção de Seis Ervas Rasteiras.

EXPLICAÇÃO   Essa fórmula move o *Qi* e resolve a Retenção de Alimento na região inferior do abdômen. É particularmente utilizada se houver obstipação.

MODIFICAÇÕES

- Se houver diarreia, eliminar *Da Huang* e acrescentar *Bai Zhu* (*Rhizoma Atractylodis macrocephalae*) e *Sha Ren* (*Fructus Amomi*).
- Para intensificar o efeito de resolução da Fleuma dessa fórmula, acrescentar *Ban Xia* (*Rhizoma Pinelliae preparatum*), *Fu Ling* (*Poria*), *Chen Pi* (*Pericarpium Citri reticulatae*) e *Zhe Bei Mu* (*Bulbus Fritillariae thunbergii*).
- Se a Retenção de Alimento for pronunciada, acrescentar *Ping Wei San* (Pó para Equilibrar o Estômago) mais *Shan Zha* (*Fructus Crataegi*) e *Shen Qu* (*Massa Fermentata Medicinalis*).

Prescrição

Variação de *XIANG SHA LIU JUN ZI TANG* – Variação da Decocção dos Seis Cavalheiros de *Aucklandia-Amomum*.

EXPLICAÇÃO   Esta variação dessa fórmula tonifica o *Qi* do Baço, move o *Qi*, resolve Umidade e resolve Fleuma.

Resumo

Retenção de Alimento e Fleuma
Pontos
- REN-12 (*Zhongwan*), B-20 (*Pishu*), REN-10 (*Xiawan*), REN-6 (*Qihai*), IG-4 (*Hegu*), E-40 (*Fenglong*), E-28 (*Shuidao*), E-36 (*Zusanli*), B-21 (*Weishu*), E-34 (*Lianqiu*), BP-6 (*Sanyinjiao*). Utilizar método de sedação ou neutro em todos os pontos, exceto nos pontos REN-12 e B-20, que devem ser tonificados

Fitoterapia
Prescrição
- *LIU MO TANG* – Decocção de Seis Ervas Rasteiras
Prescrição
- Variação de *XIANG SHA LIU JUN ZI TANG* – Variação da Decocção dos Seis Cavalheiros de *Aucklandia-Amomum*

MASSAS DE SANGUE

Estagnação de Qi e Sangue

Manifestações Clínicas

Massas abdominais duras e imóveis, distensão abdominal e dor.

Língua: Púrpura.
Pulso: em Corda ou Firme.

Princípio de Tratamento

Mover o *Qi*, revigorar e fragmentar o Sangue, remover as obstruções dos canais de Conexão (*Luo*) e dissolver as massas.

Acupuntura

Pontos

VB-34 (*Yanglingquan*), REN-6 (*Qihai*), F-3 (*Taichong*), PC-6 (*Neiguan*), TA-6 (*Zhigou*), BP-6 (*Sanyinjiao*), P-7 (*Lieque*) e R-6 (*Zhaohai*), BP-10 (*Xuehai*), B-17 (*Geshu*), BP-4 (*Gongsun*) e PC-6 (*Neiguan*). Utilizar método de sedação ou neutro em todos os pontos.

EXPLICAÇÃO

- VB-34 e REN-6, em combinação, movem o *Qi* do Fígado na região inferior do abdômen.
- F-3 move *Qi* do Fígado e Sangue do Fígado.
- PC-6 move indiretamente o *Qi* do Fígado e acalma a Mente.
- TA-6 move o *Qi* do Fígado.
- BP-6 revigora o Sangue e acalma o Fígado. Trata especificamente a região inferior do abdômen.
- P-7 e R-6 são utilizados nas mulheres para abrir o Vaso Concepção e mover o *Qi* na região inferior do abdômen. O Vaso Concepção é específico para tratar massas abdominais.
- BP-10 e B-17 revigoram o Sangue.
- BP-4 e PC-6, em combinação, abrem o Vaso Penetrador (*Chong Mai*), que é o Mar do Sangue.

Fitoterapia

Prescrição

JIN LING ZI SAN – Pó de *Melia* – e *SHI XIAO SAN* – Pó para Desatar a Rir.

EXPLICAÇÃO   Essas duas fórmulas combinadas movem *Qi* do Fígado e Sangue do Fígado na região inferior do abdômen.

Prescrição

DA QI QI TANG – Grande Decocção dos Sete *Qi*.

EXPLICAÇÃO   Essa fórmula move o *Qi*, dispersa o Frio, revigora e fragmenta o Sangue e dissolve massas: ela é selecionada se a estagnação de *Qi* e Sangue na região inferior do abdômen derivar do, ou estiver associado a, Frio no abdômen.

Remédio dos Três Tesouros

MEXER O CAMPO DE ELIXIR   Mexer o Campo de Elixir ir é uma variação de *Ge Xia Zhu Yu Tang* (Decocção para Eliminar Estagnação Abaixo do Diafragma): revigora o Sangue no Aquecedor Inferior.

Resumo

Estagnação de *Qi* e Sangue
Pontos
- VB-34 (*Yanglingquan*), REN-6 (*Qihai*), F-3 (*Taichong*), PC-6 (*Neiguan*), TA-6 (*Zhigou*), BP-6 (*Sanyinjiao*), P-7 (*Lieque*) e R-6 (*Zhaohai*), BP-10 (*Xuehai*), B-17 (*Geshu*), BP-4 (*Gongsun*) e PC-6 (*Neiguan*). Utilizar método de sedação ou neutro em todos os pontos

Fitoterapia
Prescrição
- *JIN LING ZI SAN* – Pó de *Melia* – e *SHI XIAO SAN* – Pó para Desatar a Rir

654 Massas Abdominais

Prescrição
■ *DA QI QI TANG* – Grande Decocção dos Sete *Qi*

Remédio dos Três Tesouros
■ Mexer o Campo de Elixir

Estagnação de Sangue Emaranhada no Interior

Manifestações Clínicas

Massas abdominais duras, imóveis e doloridas, compleição escura e murcha, sensação de frio, amenorreia, menstruações doloridas.

Língua: Púrpura.

Pulso: Áspero.

Esta é uma condição de estagnação de Sangue grave e crônica, acompanhada de massas óbvias. A compleição escura e murcha reflete a estagnação de Sangue e a sensação de frio não é proveniente de Frio interno, mas de fraca circulação de Sangue.

Princípio de Tratamento

"Fragmentar" o Sangue, eliminar estagnação, amaciar a dureza, dissolver as massas, regular Baço e Estômago.

Acupuntura

Pontos

VB-34 (*Yanglingquan*), REN-6 (*Qihai*), BP-4 (*Gongsun*) e PC-6 (*Neiguan*), BP-10 (*Xuehai*), B-17 (*Geshu*), E-29 (*Guilai*), F-3 (*Taichong*), BP-6 (*Sanyinjiao*), F-8 (*Ququan*), E-36 (*Zusanli*) e B-20 (*Pishu*). Utilizar método de sedação ou neutro em todos os pontos, exceto nos pontos F-8, E-36 e B-20, que devem ser tonificados.

EXPLICAÇÃO

- VB-34 e REN-6 movem *Qi* e Sangue no abdômen.
- BP-4 e PC-6 abrem o Vaso Penetrador e regulam o Sangue, já que esse vaso extraordinário é o Mar de Sangue e regula todos os canais de Conexão do Sangue.
- BP-10 e B-17 revigoram o Sangue.
- E-29 revigoram o Sangue na região inferior do abdômen.
- F-3 e BP-6 revigoram o Sangue do Fígado.
- F-8, E-36 e B-20 nutrem o Sangue.

Fitoterapia

Prescrição

GE XIA ZHU YU TANG – Decocção para Eliminar Estagnação Abaixo do Diafragma.

EXPLICAÇÃO Essa fórmula é específica para revigorar o Sangue, eliminar estagnação, interromper a dor e dissolver as massas na região inferior do abdômen.

Prescrição

GUI ZHI FU LING WAN – Pílula de *Cinnamomum-Poria*.

EXPLICAÇÃO Essa fórmula revigora o Sangue, elimina estagnação e dissolve as massas.

MODIFICAÇÕES As modificações a seguir se aplicam às duas fórmulas anteriores:

- Para intensificar o efeito de dissolução da massa, acrescentar *San Leng* (*Rhizoma Sparganii*), *E Zhu* (*Rhizoma Curcumae*) e *Ze Lan* (*Herba Lycopi*), ervas que "fragmentam" o Sangue e dissolvem as massas.
- Para amaciar a dureza, método de tratamento necessário para dissolver as massas, acrescentar uma ou duas das seguintes ervas, de acordo com os sinais e sintomas: *Zhe Bei Mu* (*Bulbus Fritillariae thunbergii*), *Bie Jia* (*Carapax Trionycis*), *Mu Li* (*Concha Ostreae*), *Chuan Shan Jia* (*Squama Manitis pentadactylae*), *Yi Yi Ren* (*Semen Coicis*), *Xia Ku Cao* (*Spica Prunellae*), *Hai Zao* (*Herba Sargassii*) ou *Kun Bu* (*Thallus Algae*).
- Se houver deficiência de Sangue, eliminar *Yan Hu Suo*, não utilizar ervas que fragmentem o Sangue, aumentar *Dang Gui* e acrescentar *Shu Di Huang* (*Radix Rehmanniae preparata*).

Remédio dos Três Tesouros

HARMONIZAR A LUA Harmonizar a Lua é uma variação de *Gui Zhi Fu Ling Wan*: revigora e fragmenta o Sangue, elimina estagnação e dissolve as massas.

Resumo

Estagnação de Sangue Emaranhada no Interior

Pontos

■ VB-34 (*Yanglingquan*), REN-6 (*Qihai*), BP-4 (*Gongsun*) e PC-6 (*Neiguan*), BP-10 (*Xuehai*), B-17 (*Geshu*), E-29 (*Guilai*), F-3 (*Taichong*), BP-6 (*Sanyinjiao*), F-8 (*Ququan*), E-36 (*Zusanli*) e B-20 (*Pishu*). Utilizar método de sedação ou neutro em todos os pontos, exceto nos pontos F-8, E-36 e B-20, que devem ser tonificados

Fitoterapia

Prescrição

■ *GE XIA ZHU YU TANG* – Decocção para Eliminar Estagnação Abaixo do Diafragma

Prescrição

■ *GUI ZHI FU LING WAN* – Pílula de *Cinnamomum-Poria*

Remédio dos Três Tesouros

■ Harmonizar a Lua

978-85-7241-817-1

Caso Clínico

Uma mulher de 45 anos de idade sofria de mioma no útero, com diâmetro aproximado de 2cm. A região inferior do abdômen apresentava-se geralmente distendida e os períodos menstruais eram muito excessivos, com coágulos de sangue escuro. Fora esses sintomas, a paciente apresentava boa saúde. As laterais da língua eram levemente Púrpuras e o pulso era ligeiramente Firme (isto é, em Corda no nível profundo).

Diagnóstico O mioma era proveniente de estagnação de Sangue do Fígado: isso pode ser confirmado pela coloração Púrpura nas laterais da língua e pela coloração escura do sangue menstrual.

Princípio de tratamento   O princípio de tratamento seguido consistiu em mover o Sangue do Fígado e eliminar estagnação no útero. A paciente foi tratada apenas com ervas.

Fitoterapia   A fórmula usada foi uma variação de *Ge Xia Zhu Yu Tang* (Decocção para Eliminar Estagnação Abaixo do Diafragma):

- *Dang Gui (Radix Angelicae sinensis)*: 9g.
- *Chuan Xiong (Radix Chuanxiong)*: 3g.
- *Chi Shao (Radix Paeoniae rubra)*: 6g.
- *Hong Hua (Flos Carthami tinctorii)*: 6g.
- *Tao Ren (Semen Persicae)*: 6g.
- *Wu Ling Zhi (Excrementum Trogopteri)*: 4g.
- *Yan Hu Suo (Rhizoma Corydalis)*: 6g.
- *Xiang Fu (Rhizoma Cyperi)*: 3g.
- *Zhi Ke (Fructus Aurantii)*: 6g.
- *Wu Yao (Radix Linderae strychnifoliae)*: 6g.
- *Mu Dan Pi (Cortex Moutan radicis)*: 6g.
- *Gan Cao (Radix Glycyrrhizae uralensis)*: 3g.
- *Yi Yi Ren (Semen Coicis)*: 20g.
- *E Zhu (Rhizoma Curcumae)*: 9g.

Explicação
- Todas as ervas, exceto as duas últimas, formam *Ge Xia Zhu Yu Tang* com dosagens reduzidas de algumas das ervas.
- *Yi Yi Ren* foi acrescentada para amaciar a massa.
- *E Zhu* foi acrescentada para "fragmentar" o Sangue.

Essa fórmula foi prescrita por nove meses, com ligeiras modificações, produzindo dispersão do mioma.

Caso Clínico

Uma mulher de 27 anos de idade foi diagnosticada com um cisto grande num ovário (7,5cm de diâmetro), um mioma entre útero e ovário e endometriose. Esse quadro causava-lhe certa dor e desconforto abdominal. O abdômen apresentava-se duro mediante a palpação. As menstruações eram doloridas, algumas vezes abundantes, outras vezes escassas, algumas vezes interrompidas e iniciadas, e o sangue menstrual era escuro com coágulos. Apresentava secreção vaginal excessiva, de coloração amarela. A língua estava Pálido-púrpura, Inchada, acompanhada de revestimento pegajoso por toda a superfície e amarelo sobre a raiz. O pulso apresentava-se Deslizante, ligeiramente Firme (em Corda ao nível Profundo), Profundo e Fraco em ambas as posições Posteriores.

Diagnóstico   Cisto ovariano e mioma eram provenientes de estagnação de Sangue; porém, havia também Umidade-Calor no Aquecedor Inferior, contribuindo para a estagnação nessa área. Havia ainda deficiência subjacente do Rim.

Princípio de tratamento   O quadro da paciente era muito complexo devido à presença da endometriose, do cisto ovariano e do mioma uterino. O cisto ovariano era muito grande para ser dissolvido com fitoterapia; porém, a paciente não desejava submeter-se à cirurgia. Portanto, concordei em tratá-la direcionando primeiramente o tratamento na tonificação do corpo em geral; posteriormente, no tratamento da endometriose; e, finalmente, na tentativa da diminuição do cisto. O princípio de tratamento consistiu em mover o Sangue do Fígado, eliminar estagnação no útero, resolver Umidade-Calor e tonificar o Rim.

A paciente foi tratada apenas com ervas e a fórmula utilizada foi uma variação das duas fórmulas *Gui Zhi Fu Ling Wan* (Pílula de *Cinnamomum-Poria*) e *Si Miao Tang* (Decocção das Quatro Maravilhas):

- *Gui Zhi (Ramulus Cinnamomi cassiae)*: 6g.
- *Fu Ling (Poria)*: 9g.
- *Chi Shao (Radix Paeoniae rubra)*: 6g.
- *Mu Dan Pi (Cortex Moutan)*: 6g.
- *Tao Ren (Semen Persicae)*: 6g.
- *Huang Bo (Cortex Phellodendri)*: 6g.
- *Cang Zhu (Rhizoma Atractylodis)*: 6g.
- *Yi Yi Ren (Semen Coicis)*: 10g.
- *Chuan Niu Xi (Radix Cyathulae)*: 6g.
- *Dang Gui (Radix Angelicae sinensis)*: 6g.
- *E Zhu (Rhizoma Curcumae)*: 4g.
- *Tu Si Zi (Semen Cuscutae)*: 6g.
- *Lu Lu Tong (Fructus Liquidambaris)*: 4g.

Explicação
- As nove primeiras ervas constituem as duas fórmulas básicas.
- *Dang Gui* foi acrescentada para nutrir e revigorar o Sangue.
- *E Zhu* revigora intensamente o Sangue e dissolve massas.
- *Tu Si Zi* foi acrescentada para tonificar o *Yang* do Rim.
- *Lu Lu Tong* move *Qi* e Sangue, resolve Umidade e dissolve as massas. É específico para tratar cistos ovarianos.

Essa fórmula foi utilizada com algumas modificações durante aproximadamente nove meses. Decorrido esse período, o quadro apresentou melhora à medida que os períodos menstruais se tornaram mais regulares, não apresentavam dor e o sangue não continha coágulos. O cisto ovariano também reduziu de tamanho. Poste-

656 Massas Abdominais

riormente, a prescrição foi modificada, introduzindo-se maior quantidade de ervas tonificantes, tais como *Bai Zhu* (*Rhizoma Atractylodis macrocephalae*) e *Dang Shen* (*Radix Codonopsis*).

Deficiência de Qi Correto e Estagnação de Sangue

Manifestações Clínicas

Massas duras e doloridas, compleição amarelada, perda de peso, falta de apetite, exaustão.

Língua: Púrpura.

Pulso: Fino e Áspero.

Esta é uma condição crônica de estagnação grave de Sangue que dá origem à formação de massas com deficiência subjacente do *Qi* do corpo. Do ponto de vista da medicina ocidental, poderia corresponder ao carcinoma.

Princípio de Tratamento

Tonificar fortemente *Qi* e Sangue, revigorar o Sangue, eliminar estagnação e dissolver as massas.

Acupuntura

Pontos

REN-4 (*Guanyuan*), REN-6 (*Qihai*), REN-8 (*Shenque*), B-23 (*Shenshu*), B-20 (*Pishu*), E-36 (*Zusanli*), BP-6 (*Sanyinjiao*), R-3 (*Taixi*), P-7 (*Lieque*) e R-6 (*Zhaohai*), BP-10 (*Xuehai*), B-17 (*Geshu*). Utilizar método neutro nos últimos dois pontos e método de tonificação em todos os outros pontos. A moxa pode ser utilizada nos pontos REN-4, REN-6 ou REN-8.

EXPLICAÇÃO

- REN-4 nutre Sangue e *Yin* e tonifica *Qi* Original.
- REN-6 tonifica o *Qi*.
- REN-8 tonifica *Qi* Original e Essência.
- B-23, B-20, E-3 6, BP-6 e R-3 tonificam Baço e Rim.
- P-7 e R-6 abrem Vaso Concepção, movem o *Qi* no abdômen e dissolvem as massas abdominais.
- BP-10 e B-17 revigoram o Sangue.

Fitoterapia

Prescrição

BA ZHEN TANG – Decocção das Oito Preciosidades – e *HUA JI WAN* – Pílula para Resolver Massas de Sangue.

EXPLICAÇÃO   Essas duas fórmulas combinadas tonificam o *Qi*, nutrem o Sangue, revigoram e fragmentam o Sangue e dissolvem massas. Observe que *Xiong Huang* é uma substância tóxica e deve ser eliminada. Poderia ser substituída com *Shi Chang Pu* (*Rhizoma Acori tatarinowii*).

MODIFICAÇÕES

- Se houver deficiência de *Yin*, acrescentar *Sheng Di Huang* (*Radix Rehmanniae*) e *Bei Sha Shen* (*Radix Glehniae littoralis*).

Resumo

Deficiência de *Qi* Correto e Estagnação de Sangue

Pontos

- REN-4 (*Guanyuan*), REN-6 (*Qihai*), REN-8 (*Shenque*), B-23 (*Shenshu*), B-20 (*Pishu*), E-36 (*Zusanli*), BP-6 (*Sanyinjiao*), R-3 (*Taixi*), P-7 (*Lieque*) e R-6 (*Zhaohai*), BP-10 (*Xuehai*), B-17 (*Geshu*). Utilizar método neutro nos últimos dois pontos e método de tonificação em todos os outros pontos. A moxa pode ser utilizada nos pontos REN-4, REN-6 ou REN-8

Fitoterapia

Prescrição

- *BA ZHEN TANG* – Decocção das Oito Preciosidades – e *HUA JI WAN* – Pílula para Resolver Massas de Sangue

---

Literatura Chinesa Moderna

Journal of Chinese Medicine (Zhong Yi Za Zhi), v. 36, n. 10, 1995, p. 611-612

"40 Cases of Myoma Treated by Xiao Liu Pian Dissolving Tumour Tablets" de Chen Xue Fen

O Dr. Chen tratou 40 pacientes com mioma uterino com administração interna de ervas chinesas. A variação das idades das mulheres era de 27 a 46 anos e a idade média era de 31 anos. Os padrões observados foram os seguintes:

- Qi *do Fígado invadindo Baço*: 14.
- *Estagnação de* Qi *e Sangue*: 10.
- *Deficiência de* Yin *com Calor por Deficiência*: 16.

O princípio de tratamento adotado foi tonificar o *Qi* Correto, eliminar os fatores patogênicos, revigorar o Sangue, eliminar estagnação, eliminar o Calor e amolecer a dureza.

A fórmula *Xiao Liu Pian* (Comprimidos para Dissolver Tumor) contém:

- *Dang Shen* (*Radix Codonopsis*).
- *Bai Zhu* (*Rhizoma Atractylodis macrocephalae*).
- *Huang Jing* (*Rhizoma Polygonati*).
- *Ban Zhi Lian* (*Herba Lobeliae chinensis*).
- *Shi Jian Chuan* (*Herba Salviae chinensis*).
- *Xia Ku Cao* (*Spica Prunellae*).
- *Hai Zao* (*Herba Sargassi*).
- *E Zhu* (*Rhizoma Curcumae*).
- *San Leng* (*Rhizoma Sparganii stoloniferi*).
- Outros ingredientes indisponíveis.

Os resultados foram os seguintes:

- *Mioma completamente dissolvido*: 5 (12,5%).
- *Mioma reduzido em tamanho*: 23 (57,5%).
- *Nenhum efeito no mioma*: 9 (22,5%).
- *Mioma de tamanho aumentado*: 3 (7,5%).

Journal of Chinese Medicine (Zhong Yi Za Zhi), v. 29, n. 6, 1988, p. 41

"Analysis of Treatment of 34 Cases of Myoma Treated by Softening Hardness, Dissolving Nodules, Invigorating Blood and Dissolving Swelling" *de Yuan Ming Fang*

O Dr. Yuan tratou com ervas chinesas 34 mulheres portadoras de mioma uterino. Um grupo-controle constituído de 15 mulheres foi tratado com placebo. A prescrição usada foi a seguinte:

- *Guan Zhong (Rhizoma Cyrtomii).*
- *Hei Chou (Semen Pharbiditis).*
- *She Mei (Herba Duchesneae indicae).*
- *Hai Zao (Herba Sargassi).*
- *Ban Zhi Lian (Herba Lobeliae chinensis).*
- *Xia Ku Cao (Spica Prunellae).*
- *E Zhu (Rhizoma Curcumae).*
- *San Leng (Rhizoma Sparganii stoloniferi).*
- *Ma Chi Xian (Herba Portulacae).*
- *Tian Kui Zi (Radix Semiaquiligiae).*

De forma interessante, essa fórmula foi adaptada e modificada de maneira a representar os seguintes padrões:

- Deficiência do *Qi* do Baço: *Dang Shen (Radix Codonopsis)*, *Bai Zhu (Rhizoma Atractylodis macrocephalae)*, *Huang Qi (Radix Astragali)* e *Shan Yao (Rhizoma Dioscoreae)*.
- Deficiência de *Yin* com Calor por Deficiência: *Sheng Di Huang (Radix Rehmanniae)*, *Bai Shao (Radix Paeoniae alba)*, *Di Gu Pi (Cortex Lycii)*.
- Deficiência de Rim: *Gou Ji (Rhizoma Cibotii)*, *Shu Di Huang (Radix Rehmanniae preparata)*, *Gou Qi Zi (Fructus Lycii chinensis)* e *Gui Ban (Plastrium Testudinis)*.
- Durante o período de tempo, eliminar *E Zhu*, *San Leng* e *Hei Chou*.

No grupo de tratamento, após o curso de tratamento, o tamanho do útero *reduziu* para 42,9 ± 16,2cm^3 comparado com o grupo-controle, no qual o tamanho do útero *aumentou* para 58,3 ± 29,1cm^3.

Os resultados foram os seguintes:

- *Mioma completamente dissolvido*: 6 (17,6%).
- *Mioma reduzido em tamanho*: 17 (50%).
- *Mioma inalterado*: 2 (5,9%).
- *Mioma aumentado*: 9 (26,5%).

Journal of Chinese Medicine (Zhong Yi Za Zhi), v. 37, n. 4, 1996, p. 206-207

"The Experience of Dr Xu Shou Tian in the Treatment of Uterine Myoma" *de Xu Jing Shen*

Neste artigo, o Dr. Xu apresenta uma identificação de padrões racional de miomas uterino, que, em minha experiência, reflete bem a realidade clínica de nossos pacientes ocidentais.

De acordo com o Dr. Xu, há quatro padrões principais e princípios de tratamento:

- *Estagnação de* Qi *e de Sangue*: mover o *Qi* e revigorar o Sangue.
- *Frio congelando o Sangue*: aquecer o Útero e revigorar o Sangue.
- *Fleuma e estagnação de Sangue*: resolver a Fleuma e revigorar o Sangue.
- *Deficiência de* Qi *com estagnação de Sangue*: tonificar o *Qi* Correto e revigorar o Sangue.

Exemplos de prescrições representativas para cada padrão dos casos relatados do Dr. Xu são os seguintes:

- Estagnação de *Qi* e Sangue:
  - *Chai Bu (Radix Bupleuri)*: 5g.
  - *Chi Shao (Radix Paeoniae rubra)*: 10g.
  - *Bai Shao (Radix Paeoniae alba)*: 10g.
  - *Qing Pi (Pericarpium Citri reticulatae viride)*: 10g.
  - *Zhi Ke (Fructus Aurantii)*: 10g.
  - *Dang Gui (Radix Angelicae sinensis)*: 10g.
  - *Tao Ren (Semen Persicae)*: 10g.
  - *Hong Hua (Flos Carthami tinctorii)*: 10g.
  - *Dan Shen (Radix Salviae miltiorrhizae)*: 15g.
  - *Huang Yao Zi (Radix Dioscoreae bulbiferae)*: 12g.
  - *Ba Yue Zha (Fructus Akebiae)*: 12g.
- Frio congelando Sangue:
  - *Fu Zi (Radix Aconiti Iateralis preparata)*: 10g.
  - *Gui Zhi (Romulus Cinnamomi cassiae)*: 10g.
  - *Dang Gui (Radix Angelicae sinensis)*: 10g.
  - *Tao Ren (Semen Persicae)*: 10g.
  - *Hong Hua (Flos Carthami tinctorii)*: 10g.
  - *Wu Yao (Radix Linderiae)*: 10g.
  - *Huang Yao Zi (Radix Dioscorcae bulbiferae)*: 12g.
  - *Shan Ci Gu (Pseudobulbus Cremastrae/Pleiones)*: 10g.
  - *Gan Cao (Radix Glycyrrhizae uralensis)*: 3g.
  - *Zhe Chong (Eupolyphaga sinensis)*: 6g.
- Fleuma e estagnação de Sangue:
  - *Cang Zhu (Rhizoma Atractylodis)*: 10g.
  - *Bai Zhu (Rhizoma Atractylodis macrocephalae)*: 10g.
  - *Fu Ling (Poria)*: 10g.
  - *Ban Xia (Rhizoma Pinelliae preparatum)*: 10g.
  - *Dan Nan Xing (Rhizoma Arisaematis* preparação)*: 10g.
  - *Xiang Fu (Rhizoma Cyperi)*: 10g.
  - *Tao Ren (Semen Persicae)*: 10g.
  - *Hong Hua (Flos Carthami tinctorii)*: 10g.
  - *Huang Yao Zi (Radix Dioscoreae bulbiferae)*: 10g.
  - *San Leng (Rhizoma Sparganii stoloniferi)*: 10g.
  - *E Zhu (Rhizoma Curcumae)*: 10g.
  - *Dang Gui (Wei) (Radix Angelicae sinensis [*"cauda"*])*: 12g.
  - *Dan Shen (Radix Salviae miltiorrhizae)*: 12g.
  - *Chen Pi (Pericarpium Citri reticulatae)*: 6g.
  - *Gan Cao (Radix Glycyrrhizae uralensis)*: 3g.

658 Massas Abdominais

- Deficiência de *Qi* com estagnação de Sangue:
  - *Dang Shen (Radix Codonopsis)*: 12g.
  - *Huang Qi (Radix Astragali)*: 12g.
  - *Dang Gui (Radix Angelicae sinensis)*: 10g.
  - *Chi Shao (Radix Paeoniae rubra)*: 10g.
  - *Bai Shao (Radix Paeoniae alba)*: 10g.
  - *Hong Hua (Flos Carthami tinctorii)*: 10g.
  - *Dan Shen (Radix Salviae miltiorrhizae)*: 12g.
  - *Zhe Chong (Eupolyphaga sinensis)*: 6g.
  - *Huang Yao Zi (Radix Dioseoreae bulbiferae)*: 10g.
  - *Mu Li (Concha Ostreae)*: 30g.
  - *Zhi Gan Cao (Radix Glycyrrhizae uralensis preparata)*: 3g.

Journal of Chinese Medicine (Zhong Yi Za Zhi), *v. 41, n. 12, 2000, p. 758-759*

"The Prevention and Treatment of Uterine Myoma Through the Directing and Penetrating Vessels" *de Jin Guo Liang*

O Dr. Jin discute a importância dos Vasos Concepção e Penetrador (*Ren* e *Chong Mai*) no tratamento de mioma uterino. Diz que o Vaso Penetrador é o Mar de Sangue, que o Vaso Concepção controla o Útero e que estes dois vasos fluem pelo próprio útero. Considerando que nos miomas uterinos há quase sempre estagnação de Sangue no Útero, estes dois vasos são os mais importantes no tratamento desse problema.

O Vaso Penetrador está sempre envolvido na patologia do mioma, já que é o Mar de Sangue e quase sempre há estagnação de Sangue em casos de mioma. Portanto, a estagnação de Sangue no Útero é, por definição, uma patologia do Vaso Penetrador.

O Vaso Concepção é o Mar do *Yin*. O Sangue faz parte do *Yin*, a estagnação de Sangue é uma patologia do Sangue e dos fluidos e o Vaso Concepção também está, portanto, envolvido na patologia do mioma. Realmente, uma das indicações mais antigas para o Vaso Concepção é para o tratamento dos sete tipos de massas abdominais nas mulheres.

O Dr. Jin trata os Vasos Concepção e Penetrador nos miomas com as seguintes fórmulas para tonificar o *Qi* e fortalecer os Vasos Concepção e Penetrador:

- *Dang Shen (Radix Codonopsis)*.
- *Bai Shao (Radix Paeoniae alba)*.
- *Nu Zhen Zi (Fructus Ligustri lucidi)*.
- *E Zhu (Rhizoma Curcumae)*.
- *Tao Ren (Semen Persicae)*.

- *Chuan Shan Jia (Squama Manitis Pentadactylae)*.
- *Shui Zhi (Hirudo)*.
- *Shi Jian Chuan (Herba Salviae chinensis)*.

Para revigorar o Sangue e dissolver as massas, o autor acrescenta a fórmula *Gui Zhi Fu Ling Wan* (Pílula de *Cinnamomum-Poria*) (ver *Apêndice 4*).

Journal of Chinese Medicine (Zhong Yi Za Zhi), *v. 44, n. 1, 2003, p. 41*

"Clinical and Research Studies on Uterine Myoma Treated by Moving Qi, Invigorating Blood, Softening Hardness and Dissolving Nodules" *de Sang Hai Li*

O Dr. Sang tratou 120 pacientes portadoras de mioma uterino nas idades que variavam entre 23 e 50 anos. Setenta e seis eram intersticiais; 32, submucosos; e 12, subserosos. Os tamanhos dos miomas variavam entre 3,12 e 204cm^3, com tamanho médio variando entre 96 ± 41cm^3.

Havia um grupo-controle de 100 pacientes. O grupo de tratamento foi tratado com a fórmula *Kang Fu Xiao Zheng Pian* (Comprimidos para Dissolver Massas da Mulher Saudável).

- *San Leng (Rhizoma Sparganii stoloniferi)*.
- *Ma Bian Cao (Herba Verbenae)*.
- *Gui Zhi (Ramulus Cinnamomi cassiae)*.
- *Di Long (Pheretima)*.
- *Jiang Can (Bomobyx batryticatus)*.
- *Bai Hua She She Cao (Herba Hedyotidis diffusae)*.
- *Mo Yao (Myrrha)*.
- *Hai Ge Ke (Concha Meretricis seu Cyclinae)*.
- *Bai Zhu (Rhizoma Atractylodis macrocephalae)*.
- *Dang Shen (Radix Codonopsis)*.

O grupo-controle foi tratado com *Gui Zhi Fu Ling Wan* (Pílula de *Cinnamomum-Poria*). Os resultados no grupo de tratamento foram os seguintes:

- *Mioma dissolvido*: 36 (30%).
- *Redução acentuada*: 45 (37,5%).
- *Redução leve*: 34 (28,33%).
- *Nenhuma mudança*: 5 (4,17%).

Os resultados no grupo-controle foram os seguintes:

- *Mioma dissolvido*: 14 (14%).
- *Redução marcada*: 20 (20%).

Tabela 28.1 – Resultados em estudo de mioma decomposto por tipo de mioma

	Total	Dissolvido	Redução acentuada	Redução moderada	Nenhuma mudança
Intersticial	76	23 (30,2%)	31 (40,8%)	21 (27,7%)	1 (1,3%)
Submucoso	32	11 (34,3%)	12 (37,5%)	8 (25%)	1,1 (3,1%)
Subseroso	12	2 (16,6%)	2 (16,6%)	5,4 (41,7%)	3,1 (25%)

Fonte: *Journal of Chinese Medicine*, v. 44, n. 1, 2003.

Redução leve: 48 (48%).
- Nenhuma mudança: 18 (18%).

Os resultados no grupo de tratamento decompostos por tipo de mioma estão resumidos na Tabela 28.1. Uma análise deste desequilíbrio revela a interessante conclusão de que se obteve melhores resultados com miomas submucosos e piores com miomas subserosos.

Journal of Chinese Medicine (Zhong Yi Za Zhi), Maio, n. 51, 1996, p. 15

"30 Cases of Uterine Myoma Treated Primarily by Acupuncture" de Hu Zhen Xia e Chen Zuo Lin

Trinta mulheres com mioma que variavam entre $1,3 \times 1,4 \times 1,8$cm e $8,1 \times 10,5 \times 9$cm foram tratadas com acupuntura. Os principais pontos utilizados foram REN-4 (*Guanyuan*), *Tituo* (ponto extra, 4*cun* lateral a e ao nível de REN-4), *Zigong* (ponto extra, 3*cun* lateral a e ao nível de REN-3 [*Zhongji*]), E-36 (*Zusanli*), BP-6 (*Sanyinjiao*), F-5 (*Ligou*), BP-9 (*Yinlingquan*).

Além da acupuntura, os pacientes foram tratados também com ervas medicinais de acordo com dois padrões principais:

- Estagnação do *Qi* do Fígado e estagnação do Sangue do Fígado:
  - Chai Hu (*Radix Bupleuri*).
  - Qing Pi (*Pericarpium Citri reticulatae viride*).
  - Yu Jin (*Radix Curcumae*).
  - San Leng (*Rhizoma Sparganii stoloniferi*).
  - E Zhu (*Rhizoma Curcumae*).
  - Ba Qia (*Rhizoma Smilacis chinensis*).
  - Shi Jian Chuan (*Herba Salviae chinensis*).
  - Shui Zhi (*Hirudo*).
  - Dang Gui (*Radix Angelicae sinensis*).
  - Chuan Xiong (*Rhizoma Chuanxiong*).
  - Mai Ya (*Fructus Hordei germinatus*).
- Deficiência de *Qi* com estagnação de Sangue:
  - Huang Qi (*Radix Astragali*).
  - Dang Shen (*Radix Codonopsis*).
  - Bai Zhu (*Rhizoma Atractylodis macrocephalae*).
  - Dang Gui (*Radix Angelicae sinensis*).
  - Hong Hua (*Flos Carthami tinctorii*).
  - Tao Ren (*Semen Persicae*).
  - San Leng (*Rhizoma Sparganii stoloniferi*).
  - E Zhu (*Rhizoma Curcumae*).
  - Ba Qia (*Rhizoma Smilacis chinensis*).
  - Shi Jian Chuan (*Herba Salviae chinensis*).
  - Mai Ya (*Fructus Hordei germinatus*).

Os critérios dos resultados foram os seguintes:

- *Cura*: desaparecimento do mioma.
- *Significativamente efetivo*: mioma reduzido em mais de 1,5cm.
- *Efetivo*: mioma reduzido em até 1,5cm.
- *Ineficaz*: mioma não reduzido ou reduzido em menos de 0,3cm.

Os resultados estão resumidos na Tabela 28.2.

Journal of Chinese Medicine (English), Maio, n. 51, 1996, p. 11

"Dr Xu Shou Tian's Experience in the Treatment of Myomas" de Hao Ning

O Dr. Hao Ning relata a experiência do médico veterano Xu Shou Tian, já relatada por outro autor anterior. Os princípios de tratamento defendidos neste artigo são ligeiramente diferentes. Foram adotados cinco princípios de tratamento principais para tratar miomas:

- Revigorar o Sangue e acalmar o Fígado (para tratar estagnação de Sangue do Fígado e estagnação de *Qi*):
  - Chai Hu (*Radix Bupleuri*).
  - Chi Shao (*Radix Paeoniae rubra*).
  - Bai Shao (*Radix Paeoniae alva*).
  - Yu Jin (*Radix Curcumae*).
  - Qing Pi (*Pericarpium Citri reticulatae viride*).
  - Xiang Fu (*Rhizoma Cyperi*).
  - Wu Yao (*Radix Linderiae*).
  - San Leng (*Rhizoma Sparganii stoloniferi*).
  - E Zhu (*Rhizoma Curcumae*).
  - Dang Gui (*Radix Angelicae sinensis*).
  - Chuan Xiong (*Rhizoma Chuanxiong*).
  - Huang Yao Zi (*Radix Dioscoreae bulbiferae*).
  - Shan Ci Gu (*Pseudobulbus Cremastrae/Pleiones*).
  - Chuan Lian Zi (*Fructus Toosendan*).
- Revigorar o Sangue e desobstruir o Útero (para tratar estagnação de Sangue do Fígado e Umidade-Calor no Útero):
  - Cang Zhu (*Rhizoma Atractylodis*).
  - Huang Bo (*Cortex Phellodendri*).
  - Shi Jian Chuan (*Herba Salviae chinensis*).
  - Pu Gongo Ying (*Herba Taraxaci*).
  - Chuan Niu Xi (*Radix Cyathulae*).
  - Yi Yi Ren (*Semen Coicis*).
  - Mu Li (*Concha Ostreae*).
  - Xia Ku Cao (*Spica Prunellae*).
  - Mu Dan Pi (*Cortex Moutan*).

Tabela 28.2 – Resultados em estudo de mioma em acupuntura

Padrão	Curado	Significativamente eficaz	Eficaz	Ineficaz	Total	Taxa de eficácia (%)
Estagnação de Sangue	1	4	10	4	19	79%
Deficiência de *Qi* e	0	2	7	2	11	82%
estagnação de Sangue	1	6	17	6	30	

Fonte: *Journal of Chinese Medicine (English)*, n. 51, Maio, 1996.

660 Massas Abdominais

- Ma Bian Cao (Herba Verbenae).
- Tao Ren (Semen Persicae).
- Dan Shen (Radix Salviae miltiorrhizae).
- Shan Ci Gu (Pseudobulbus Cremastrae/Pleiones).
- Huang Yao Zi (Radix Dioscoreae bulbiferae).
- Revigorar o Sangue e tonificar o Baço (para tratar estagnação de Sangue com deficiência de Qi):
  - Dang Shen (Radix Codonopsis).
  - Huang Qi (Radix Astragali).
  - Bai Zhu (Rhizoma Atractylodis macrocephalae).
  - Dang Gui (Radix Angelicae sinensis).
  - Chuan Xiong (Rhizoma Chuanxiong).
  - Fu Ling (Poria).
  - Tu Bie Chong (Eupolyphaga seu Steleophaga).
  - Chen Pi (Pericarpium Citri reticulatae).
  - San Leng (Rhizoma Sparganii stoloniferi).
  - E Zhu (Rhizoma Curcumae).
  - Chuan Niu Xi (Radix Cyathulae).
  - Dan Shen (Radix Salviae miltiorrhizae).
  - Huang Yao Zi (Radix Dioscoreae bulbiferae).
  - Shan Ci Gu (Pseudobulbus Cremastrae/Pleiones).
- Revigorar o Sangue e tonificar o Rim (para tratar estagnação de Sangue com deficiência de Rim):
  - Xian Ling Pi (Herba Epimidii).
  - Xian Mao (Rhizoma Curculiginis).
  - Bu Gu Zhi (Fructus Psoraleae).
  - Du Zhong (Cortex Eucommiae ulmoidis).
  - Gui Zhi (Ramulus Cinnamomi cassiae).
  - Fu Ling (Poria).
  - Sang Ji Sheng (Herba Taxilli).
  - Ba Ji Tian (Radix Morindae officinalis).
  - Xu Duan (Radix Dipsaci).
  - Rou Cong Rong (Herba Cistanches).
  - San Leng (Rhizoma Sparganii stoloniferii).
  - Huang Yao Zi (Radix Dioscoreae bulbiferae).
  - Dan Shen (Radix Salviae miltiorrhizae).
- Revigorar o Sangue e resolver a Fleuma (para tratar estagnação de Sangue com Fleuma):
  - Dang Gui (Radix Angelicae sinensis).
  - Chi Shao (Radix Paeoniae rubra).
  - Chuan Xiong (Rhizoma Chuanxiong).
  - Cang Zhu (Rhizoma Atractylodis).
  - Ban Xia (Rhizoma Pinelliae preparatum).
  - Dan Nan Xing (Rhizoma Arisaematis preparatum).
  - Chen Pi (Pericarpium Citri reticulatae).
  - Xiang Fu (Rhizoma Cyperi).
  - Gui Zhi (Ramulus Cinnamomi cassiae).
  - Tu Bie Chong (Eupolyphaga seu Steleophaga).
  - Fu Ling (Poria).
  - Chuan Shan Jia (Squama Manitis Pentadaetylae).
  - Huang Yao Zi (Radix Dioscoreae bulbiferae).
  - Chuan Niu Xi (Radix Cyathulae).

Prognóstico e Prevenção

O prognóstico das massas abdominais não pode ser separado do diagnóstico ocidental. No caso de massas abdominais, talvez mais que em quaisquer outros casos, o diagnóstico ocidental é essencial. Embora a medicina chinesa seja eficaz no tratamento das massas, não deve-mos tratá-las às cegas, sem primeiramente estabelecer o que realmente são.

Conforme a explicação a seguir, do ponto de vista ocidental, as massas podem ser provenientes de várias e diferentes patologias: aumento no tamanho dos órgãos, cistos, miomas ("fibroides"), cólon espástico, massas de fezes e tumores malignos. O tratamento e o prognóstico em cada caso são, é óbvio, completamente diferentes. Além dos tipos de massa anteriormente descritos, deve-se acrescentar os tipos não-substanciais, isto é, provenientes de estagnação de Qi.

Primeiramente, para se fazer um prognóstico sob a perspectiva da medicina chinesa, deve-se diferenciar entre as massas provenientes de Qi e as provenientes provenientes de acúmulo de Sangue; as massas de Qi são muito mais fáceis de desfazer do que as massas de Sangue. A acupuntura pode ser utilizada para dispersar as massas de Qi, porém as massas de Sangue só podem ser desfeitas com ervas medicinais.

Sob a perspectiva ocidental, com referência às causas mais comuns de massas, aquelas provenientes de um espasmo no cólon ou as massas de fezes são as mais fáceis de resolver. Os cistos ovarianos e os miomas uterinos podem ser dispersos apenas se forem muito pequenos (não mais que 2cm de diâmetro). Há três tipos de miomas: subseroso (no lado de fora da parede do útero), intersticial (dentro da parede do útero) e submucoso (dentro do útero). Os miomas submucosos são os mais fáceis (ou melhor, os menos difíceis) de dispersar.

Os tumores malignos do abdômen podem também ser tratados com ervas chinesas, e o prognóstico varia de acordo com o órgão envolvido e o estágio do carcinoma; entretanto, a diferenciação e o tratamento traçados neste capítulo não se aplicam aos tumores malignos, já que seus tratamentos necessitam de abordagem diferenciada. De todos os tumores malignos, os linfomas respondem melhor ao tratamento com ervas chinesas.

Finalmente as massas provenientes do aumento dos órgãos podem ser dispersas por uma combinação de acupuntura e ervas. Em todos os casos anteriormente descritos, o tratamento irá necessariamente levar muito tempo e médico e paciente deverão ter paciência.

No tocante à prevenção, qualquer paciente que seja propenso a massas abdominais ou tenha sido curado de uma deve tomar certas precauções. Primeiramente, deve evitar o consumo excessivo de alimentos de energia fria e especialmente bebidas geladas, pois tais alimentos tendem a gerar estagnação na região inferior do abdômen. Esta é uma recomendação importante, especialmente em países como os Estados Unidos, em que a população é propensa a consumir grandes quantidades de bebidas geladas. As mulheres devem tomar cuidado especial durante o período menstrual e após o parto: em tais situações, devem, cuidadosamente, evitar a exposição ao frio ou à umidade (por exemplo, usar, no vento, uma roupa de praia que esteja úmida, sentar na grama úmida, etc.). As mulheres que praticam meditação, concentrando sua respiração na região inferior do abdômen, devem fazê-la em pé, em vez de sentada (ver Cap. 27, Dor Abdominal); nas mulheres, a meditação na posição

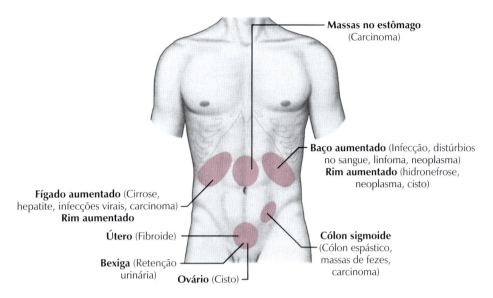

Figura 28.4 – Localização das massas abdominais.

sentada tende a aumentar ou causar estagnação na região inferior do abdômen. O exercício moderado é vital para manter o *Qi* movendo na região inferior do abdômen. Mesmo andar ao ar livre (embora não no centro da cidade!) constitui um exercício eficaz. *Tai Chi Cuan* é um exercício excelente para remover ou impedir estagnação na região inferior do abdômen, sendo particularmente indicado para indivíduos acima de 40 anos.

Finalmente, as mulheres não devem tomar friagem após a atividade sexual, bem como evitar sexo durante os períodos menstruais: as duas situações geram estagnação de Sangue na região inferior do abdômen.

Diferenciação Ocidental

As massas suficientemente grandes ou próximas à parede abdominal causam resistência aumentada na palpação. Obviamente, apenas as massas de Sangue podem corresponder as massas abdominais verdadeiras, sob o ponto de vista da medicina ocidental. As massas de *Qi*, por sua natureza, não são reais e físicas.

Sob a perspectiva do diagnóstico ocidental, é muito importante estabelecer se a massa está localizada na parede abdominal ou na cavidade abdominal. Esta distinção pode ser facilmente realizada por meio de teste simples. Com o paciente em posição supina, solicite que ele levante a cabeça, a fim de enrijecer os músculos abdominais. Se a massa estiver na cavidade abdominal, ela será protegida pelos músculos enrijecidos e deixará de ser palpável. Se a massa estiver na parede abdominal, poderá ser sentida através dos músculos abdominais enrijecidos.

Os tipos mais comuns de massas abdominais são resumidos na Figura 28.4.

Notas Finais

1. Nanjing College of Traditional Chinese Medicine 1979 Nan Jing Jiao Shi 难经校释 [A Revised Explanation of the Classic of Difficulties]. People's Health Publishing House, Beijing, p. 122. Primeira publicação *c.*100 a.C.
2. He Ren 1979 Jin Gui Yao Lue Tong Su Jiang Hua 金匮要略通俗讲话 [A Popular Guide to the Essential Prescriptions of the Golden Chest]. Shanghai Science Publishing House, Shanghai, p. 83. O *Essential Prescriptions of the Golden Chest* foi escrito por Zhang Zhong Jing e publicado pela primeira vez em *c.* 220 d.C.
3. Chao Yuan Fang 610 d. C. Zhu Bing Yuan Hou Zong Lun [Discussion of the Origin of Symptoms in Diseases], citado no Zhang Bo Yu 1986 Zhong Yi Nei Ke Xue 中医内科学 [Internal Medicine in Chinese Medicine]. Shanghai Science Publishing House, Shanghai, p. 187.
4. 1981 Ling Shu Jing 灵枢经 [Spiritual Axis]. People's Health Publishing House, Beijing, p. 122. Primeira publicação *c.*100 a.C.

978-85-7241-817-1

Capítulo 29

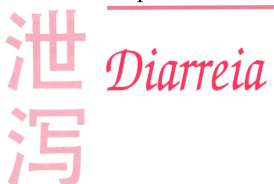

Diarreia

CONTEÚDO DO CAPÍTULO

Diarreia 663

Etiologia e Patologia 663
   Invasão de Fatores Patogênicos Externos 663
   Dieta Irregular 664
   Tensão Emocional 664
   Sobrecarga de Trabalho, Doença Crônica 664
   Sobrecarga de Trabalho, Atividade Sexual Excessiva 664

Diagnóstico 664

Identificação de Padrões e Tratamento 665
  Excesso 665
   Retenção de Umidade-Frio 665
   Retenção de Umidade-Calor 666
   Retenção de Alimento 669
   Estagnação do *Qi* do Fígado 669
   Estagnação de Sangue nos Intestinos 670
  Deficiência 670
   Deficiência do Baço e do Estômago 670
   Deficiência do *Yang* do Baço e do Rim 671

Literatura Chinesa Moderna 672

Prognóstico 675

Diferenciação Ocidental 676
   Causas Inflamatórias de Diarreia Crônica 676
   Causas Não Inflamatórias de Diarreia Crônica 676

Excesso
- Retenção de Umidade-Frio
- Retenção de Umidade-Calor
- Retenção de Alimento
- Estagnação do *Qi* do Fígado
- Estagnação de Sangue nos Intestinos

Deficiência
- Deficiência do Baço e do Estômago
- Deficiência do *Yang* do Baço e do Rim

Diarreia

O termo "diarreia" está definido como a passagem de fezes semiformadas ou aquosas que são geralmente, mas nem sempre, expelidas mais frequentemente que o normal. Em chinês, a palavra "diarreia" (*Xie-Xie*) é composta de dois caracteres, ambos com som *xie*; um com significado de "fezes amolecidas" e o outro, de "fezes como água".

A diarreia sazonal aguda é mais frequente durante o verão e o outono.

A discussão da diarreia será feita de acordo com os seguintes tópicos:

- Etiologia e patologia.
- Diagnóstico.
- Identificação de padrões e tratamento.
- Literatura chinesa moderna.
- Prognóstico.
- Diferenciação ocidental.

978-85-7241-817-1

Etiologia e Patologia

Invasão de Fatores Patogênicos Externos

Os fatores patogênicos externos causando diarreia podem ser Frio, Umidade e Calor de Verão.

O Frio pode invadir diretamente os Intestinos, atravessando a porção do *Qi* Defensivo do corpo. Isto ocorre quando o indivíduo fica exposto ao clima frio. Contrariamente às expectativas, ocorre com mais frequência no verão, época em que o indivíduo se veste com roupas leves. Se ocorrer mudança brusca no clima ou se o indivíduo, depois de nadar, permanecer no vento com o corpo ainda úmido, o Frio pode invadir os Intestinos e causar diarreia e dor abdominal. O *Questões Simples* (*Su Wen*), no capítulo 39, declara[1]:

Quando Frio invade Intestino Delgado, este não pode transformar [o alimento] *devidamente, podendo resultar em diarreia e dor abdominal.*

O *Eixo Espiritual* (*Ling Shu*), no capítulo 29, relata[2]:

Quando Frio invade Estômago, há dor e distensão abdominais; quando invade Intestinos, resulta em diarreia e borborigmo. Quando o Estômago tem Frio, mas os Intestinos têm Calor, isso resulta em distensão e diarreia.

O Calor de Verão também invade Intestinos e Baço, sendo causa frequente de diarreia aguda na época do verão. Nesse caso, o indivíduo também apresentará sintomas de invasão do sistema do *Qi* Defensivo por Calor de Verão, isto é, febre e aversão ao frio. O *Questões Simples*, no capítulo 5, diz[3]:

Quando o Vento prejudica o corpo na Primavera, isso resulta em diarreia no verão.

Dentre os fatores patogênicos externos, a Umidade é uma das causas mais frequentes de diarreia. A Umidade externa penetra nos canais da perna e flui para o Baço, onde obstrui sua função de transformação e transporte gerando diarreia.

Dieta Irregular

A dieta é, obviamente, causa frequente de diarreia aguda ou crônica. A causa mais comum de diarreia aguda é a ingestão de alimentos deteriorados, muito quentes ou muito frios.

A diarreia crônica pode, simplesmente, ser causada pelo consumo excessivo de alimentos doces, frios ou gordurosos. Esses alimentos prejudicam a transformação e o transporte do Baço, de tal forma que o *Qi* do Baço não pode subir, resultando em diarreia.

Zhang Jing Yue diz no *The Complete Book of Jing Yue* (Jing Yue Quan Shu, 1624)[4]:

A diarreia é resultante de alimentação ou invasão de fator patogênico... quando proveniente de alimentação, há acúmulo de Frio.

Tensão Emocional

Preocupação, excesso de pensamento, remoer pensamento e trabalho mental excessivo enfraquecem o Baço e podem causar diarreia crônica. A raiva, que normalmente afeta o Fígado, pode também afetar o Baço quando o indivíduo sentir raiva ou frustração após as refeições. Essas emoções perturbam a transformação e o transporte do Baço, gerando diarreia. Zhang Jing Yue diz no *The Complete Book of Jing Yue*[5]:

... se a raiva ocorrer durante ou após a refeição, prejudica Estômago e Baço... afeta Fígado e Baço e a Madeira invade a Terra...

Sobrecarga de Trabalho, Doença Crônica

O trabalho excessivo associado à alimentação irregular ou ao excesso de atividade física (incluindo excesso de exercícios) enfraquece o Baço e, muitas vezes, gera diarreia. Qualquer doença crônica inevitavelmente também enfraquece o Baço e pode gerar diarreia.

Sobrecarga de Trabalho, Atividade Sexual Excessiva

O trabalho por longas horas sem o adequado descanso e sob condições de tensão pode enfraquecer o Rim. Se o indivíduo apresentar tendência à deficiência de *Yang*, isso irá gerar deficiência do *Yang* do Rim. Quando o *Yang* do Rim falha em nutrir o *Yang* do Baço, o Baço perde o aquecimento necessário para transformar e transportar, podendo resultar em diarreia.

Zhang Jing Yue no *The Complete Book of Jing Yue* diz[6]:

O Rim é a porta do Estômago e controla os dois orifícios [inferiores]. Portanto, a abertura e o fechamento dos dois orifícios [inferiores] dependem do Rim. Se o Yang do Rim estiver deficiente e o Fogo da Porta de Vida estiver declinante... o Yin Qi é vitorioso, resultando em diarreia.

Portanto, entre os órgãos internos, a diarreia é principalmente relacionada ao Baço e, entre os fatores patogênicos, é fundamentalmente relacionada à Umidade. Dos órgãos internos, Fígado e Rim também desempenham um papel. Por essa razão, Zhang Jing Yue diz no *The Complete Book of Jing Yue*[7]:

A raiz da diarreia não pode deixar de estar no Baço e no Estômago.

Em qualquer tipo de diarreia há sempre inversão no movimento do *Qi* do Baço, isto é, o *Qi* do Baço desce, em vez de subir. O *Questões Simples*, no capítulo 5, comenta[8]:

Quando o Qi puro descende... e o Qi turvo ascende, há diarreia.

Resumo

Etiologia e Patologia
- Invasão de fatores patogênicos externos
  - Invasão de Frio
  - Umidade
  - Calor de Verão
- Dieta irregular
  - Alimento deteriorado
  - Alimentação excessiva
  - Consumo excessivo de alimentos frios, gordurosos ou doces
- Tensão emocional
- Sobrecarga de trabalho, doença crônica
- Sobrecarga de trabalho, atividade sexual excessiva

Diagnóstico

Diarreia aguda acompanhada de sintomas exteriores, tais como febre e aversão ao frio, indica invasão de Umidade-Frio ou Umidade-Calor.

Diarreia com odor fétido acompanhada por dor abdominal e borborigmo indica Retenção de Alimento.

Diarreia crônica, acompanhada de distensão abdominal, eructação, flatulência, variação de acordo com o estado emocional, indica que o *Qi* do Fígado está invadindo o Baço.

Diarreia com movimento intestinal frequente e fezes, algumas vezes como água, indica longa permanência de deficiência do Estômago e do Baço.

Diarreia pela manhã, com dor abdominal e borborigmo durante os movimentos intestinais, acompanhada de sensação de frio indica deficiência do *Yang* do Rim.

Fezes pálidas e amareladas indicam Umidade-Calor em Fígado e Vesícula Biliar.

Fezes muito escuras indicam Calor. Fezes muito aquosas indicam Frio. Fezes com odor fétido indicam Calor, ao passo que a ausência de um cheiro forte pode indicar Frio (ou obviamente, normalidade). A sensação de queimação no ânus durante o movimento intestinal indica Calor.

Dor abdominal que piora após a diarreia indica condição de deficiência, ao passo que dor que diminui após a diarreia denota condição de excesso.

Resumo

Diagnóstico
- *Diarreia aguda acompanhada de sintomas exteriores*: invasão externa de Umidade-Frio ou Umidade-Calor
- *Diarreia com odor fétido acompanhada por dor abdominal e borborigmo*: Retenção de Alimento
- *Diarreia crônica, acompanhada de distensão abdominal, eructação, flatulência, variação de acordo com o estado emocional*: Qi do Fígado está invadindo o Baço
- *Diarreia com movimento intestinal frequente e fezes, algumas vezes como água*: longa permanência de deficiência do Estômago e do Baço
- *Diarreia pela manhã, com dor abdominal e borborigmo durante o movimento intestinal, acompanhada de sensação de frio*: deficiência do Yang do Rim
- *Fezes pálidas e amareladas*: Umidade-Calor em Fígado e Vesícula Biliar
- *Fezes muito escuras*: Calor
- *Fezes muito aquosas*: Frio
- *Fezes com odor fétido*: Calor
- *Ausência de cheiro forte*: Frio
- *Sensação de queimação no ânus durante o movimento intestinal*: Calor
- *Dor abdominal que piora após a diarreia*: condição de deficiência
- *Dor abdominal que diminui após e diarreia*: condição de excesso

---

Identificação de Padrões e Tratamento

De acordo com as condutas de diagnóstico traçadas anteriormente, a diferenciação mais importante a ser feita é entre excesso e deficiência e Frio e Calor.

No tocante aos métodos de tratamento utilizados para tratar diarreia com ervas medicinais, o *Essential Readings of Medicine* (1637), de Li Zhong Zi, relaciona nove métodos:

- Nos estágios iniciais, drenagem moderada da Umidade na diarreia proveniente da invasão de Umidade externa: por exemplo, *Fu Ling* (*Poria*).

- Elevar o *Qi* na diarreia proveniente do afundamento do *Qi* do Baço: por exemplo, *Huang Qi* (*Radix Astragali*).
- Expelir Frio na diarreia aguda proveniente de Frio: por exemplo, *Gan Jiang* (*Rhizoma Zingiberis*) e *Gao Liang Jiang* (*Rhizoma Alpiniae officinarum*).
- Mover o *Qi* para tratar diarreia proveniente de estagnação de *Qi* do Fígado: por exemplo, *Xiang Fu* (*Rhizoma Cyperi*).
- "Moderar a urgência" com ervas doces para tratar diarreia aguda com aumento da frequência e dor abdominal: por exemplo, *Gan Cao* (*Radix Glycyrrhizae uralensis*) e *Bai Shao* (*Radix Paeoniae alba*).
- Adstringir com ervas ácidas para tratar diarreia crônica com perda intensa de fluidos: por exemplo, *Qian Shi* (*Semen Euryales*).
- Secar o Baço para tratar diarreia crônica proveniente de Umidade interna e deficiência do Baço: por exemplo, *Bai Zhu* (*Rhizoma Atractylodis macrocephalae*) e *Cang Zhu* (*Rhizoma Atractylodis*).
- Aquecer o Rim para tratar diarreia crônica proveniente de deficiência do *Yang* do Rim e do Baço: por exemplo, *Rou Gui* (*Cortex Cinnamomi*).
- Preencher o Vazio para tratar diarreia crônica proveniente de deficiência grave de Baço e Rim: por exemplo, *Bai Zhu* (*Rhizoma Atractylodis macrocephalae*) e *Xu Duan* (*Radix Dipsaci*).

Estes métodos de tratamento não são mutuamente exclusivos, podendo ser combinados. Por exemplo, pode-se simultaneamente mover o *Qi* e secar o Baço. Os nove métodos de tratamento estão resumidos na Tabela 29.1.

Os padrões discutidos são os seguintes:

Excesso
- Retenção de Umidade-Frio.
- Retenção de Umidade-Calor.
- Retenção de Alimento.
- Estagnação do *Qi* do Fígado.
- Estagnação de Sangue nos Intestinos.

Deficiência
- Deficiência do Baço e do Estômago.
- Deficiência do *Yang* do Baço e do Rim.

EXCESSO

Retenção de Umidade-Frio

Manifestações Clínicas

Diarreia, que nos casos graves pode ser aquosa; dor abdominal; borborigmo; sensação de opressão do tórax; falta de apetite; febre (nem sempre presente); aversão ao frio; obstrução nasal; dor de cabeça; sensação de peso.

Língua: revestimento espesso, pegajoso e branco.

Pulso: Deslizante e Lento.

Pode se constituir em padrão externo quando for causada por Umidade exterior; pode se tornar um padrão interno quando a Umidade for retida por muito tempo.

666 Diarreia

Tabela 29.1 – Nove métodos de tratamento para diarreia

Método	Padrão	Erva representativa
Drenagem moderada da Umidade	Umidade Externa, fase aguda	*Fu Ling (Poria)*
Elevar o *Qi*	Afundamento do *Qi* do Baço, crônico	*Huang Qi (Radix Astragali)*
Expelir o Frio	Invasão de Frio, aguda	*Gan Jian (Rhizoma Zingibens), Gao Liang Jiang (Rhizoma Alpiniae officinarum)*
Mover o *Qi*	Estagnação do *Qi* do Fígado, crônico	*Xiang Fu (Rhizoma Cyperi)*
Urgência moderada com sabor doce	Diarreia aguda, frequência, dor abdominal	*Gan Cao (Radix Glycyrrhizae uralensis), Bai Shao (Radix Paeoniae alba)*
Adstringir com ervas ácidas	Diarreia crônica profusa com perda intensa de fluidos	*Qian Shi (Semen Euryale)*
Secar o Baço	Umidade e deficiência do *Qi* do Baço, crônica	*Bai Zhu (Rhizoma Atractylodis macrocephalae), Cang Zhu (Rhizoma Atractylodis)*
Aquecer o Rim, crônico	Deficiência do *Yang* do Rim e do Baço, crônica	*Rou Gui (Cortex Cinnamomi)*
Preencher o Vazio	Deficiência grave de Baço e Rim, crônica	*Bai Zhu (Rhizoma Atractylodis macrocephalae), Xu Duan (Radix Dipsaci)*

Princípio de Tratamento

Dispersar Frio, resolver Umidade aromaticamente.

Acupuntura

Pontos

REN-12 (*Zhongwan*), B-22 (*Sanjiaoshu*), BP-9 (*Yinling-quan*), BP-6 (*Sanyinjiao*), REN-6 (*Qihai*), com moxa sobre gengibre, e E-25 (*Tianshu*).

Utilizar método de sedação ou neutro em todos os pontos, exceto no ponto em REN-12, que deve ser tonificado.

EXPLICAÇÃO

- REN-12 tonifica o Baço para resolver Umidade.
- B-22, BP-9 e BP-6 resolvem Umidade no Aquecedor Inferior.
- REN-6, com moxa sobre gengibre, expele Frio dos Intestinos.
- E-25 interrompe a diarreia.

Fitoterapia

Prescrição

HUO XIANG ZHENG QI SAN – Pó de *Pogostemon* do *Qi* Correto.

EXPLICAÇÃO Essa fórmula aromática resolve Umidade, harmoniza Estômago, expele Vento, liberta Exterior e resolve Umidade.

Prescrição

Variação da *WEI LING TANG* – Variação de Decocção de *Poria-Polyporus* para o Estômago.

EXPLICAÇÃO A variação dessa fórmula resolve Umidade, expele Frio e restabelece descidência do *Qi* do Estômago.

MODIFICAÇÕES

- Se os sintomas exteriores forem pronunciados, acrescentar *Jing Jie (Herba seu Flos Schizonepetae tenuifoliae)* e *Fang Feng (Radix Saposhnikoviae)*.
- Se os sintomas de Umidade forem predominantes, acrescentar *Rhizoma Atractylodis, Zhu Ling (Polyporus)* e *Yi Yi Ren (Semen Coicis)*.

Resumo

Retenção de Umidade-Frio

Pontos

- REN-12 (*Zhongwan*), B-22 (*Sanjiaoshu*), BP-9 (*Yinlingquan*), BP-6 (*Sanyinjiao*), REN-6 (*Qihai*), com moxa sobre gengibre, e E-25 (*Tianshu*). Utilizar método de sedação ou neutro em todos os pontos, exceto no ponto REN-12, que deve ser tonificado

Fitoterapia

Prescrição

- *HUO XIANG ZHENG QI SAN* – Pó de *Pogostemon* do *Qi* Correto

Prescrição

- Variação da *WEI LING TANG* – Variação de Decocção de *Poria-Polyporus* para o Estômago

---

Retenção de Umidade-Calor

Manifestações Clínicas

Fezes amolecidas amareladas com odor fétido, dor abdominal, aumento na frequência do movimento intestinal, sensação de plenitude e peso no abdômen, sensação de queimação no ânus, sensação de calor, sede, urina escassa e escura.

Língua: revestimento espesso, pegajoso e amarelo.
Pulso: Deslizante e Rápido.

Este pode ser um padrão externo quando causado por Umidade exterior; o padrão pode se tornar interno quando a Umidade ficar retida por muito tempo.

Diarreia **667**

Princípio de Tratamento

Eliminar o Calor e resolver a Umidade.

Acupuntura

Pontos

REN-12 (*Zhongwan*), B-22 (*Sanjiaoshu*), BP-9 (*Yinlingquan*), BP-6 (*Sanyinjiao*), E-25 (*Tianshu*), B-25 (*Dachangshu*), IG-11 (*Quchi*), E-37 (*Shangjuxu*), E-39 (*Xiajuxu*). Utilizar método de sedação ou neutro em todos os pontos; não utilizar moxa.

EXPLICAÇÃO A maioria destes pontos já foi explicada anteriormente, no tópico Umidade-Frio. Sob a perspectiva da acupuntura, o tratamento de Umidade-Frio e Umidade-Calor difere apenas na utilização da moxa.

- IG-11 resolve Umidade-Calor e interrompe a diarreia proveniente de Calor. Por ser um ponto Mar, trata os órgãos *Yang* e especificamente a diarreia (cap. 68 do *Clássico das Dificuldades*).
- E-37 trata diarreia crônica.
- E-39 trata dor abdominal baixa.

Fitoterapia

Prescrição

GE GEN QIN LIAN TANG – Decocção de *Pueraria--Scutellaria-Coptis*.

EXPLICAÇÃO Essa fórmula elimina Calor, resolve Umidade e interrompe diarreia.

Prescrição

BAI TOU WENG TANG – Decocção de *Pulsatilla*.

EXPLICAÇÃO Essa fórmula resolve Umidade-Calor e o Calor Tóxico dos Intestinos. Pessoalmente, quase sempre utilizo essa fórmula (com modificações) para tratar diarreia proveniente de Umidade-Calor.

MODIFICAÇÕES

- Se houver sintomas pronunciados de Umidade, acrescentar *Cang Zhu* (*Rhizoma Atractylodis*) e *Chen Pi* (*Pericarpium Citri reticulatae*).
- Se os sintomas de Calor forem pronunciados, acrescentar *Jin Yin Hua* (*Flos Lonicerae japonicae*) e *Che Qian Zi* (*Semen Plantaginis*).
- Se houver Retenção de Alimento, acrescentar *Shen Qu* (*Massa Fermentata Medicinalis*), *Mai Ya* (*Fructus Hordei vulgaris germinatus*) e *Shan Zha* (*Fructus Crataegi*).
- Se a diarreia ocorrer no verão e houver sintomas de Calor de Verão, tais como fezes aquosas, transpiração, irritabilidade, sede e urina escura, acrescentar *Huo Xiang* (*Herba Pogostemonis*), *Xiang Ru* (*Herba Elsholtziae splendentis*), *Bian Don* (*Semen Dolichoris*) e *He Ye* (*Folium Nelumbinis nuciferae*).

Resumo

Retenção de Umidade-Calor

Pontos

- REN-12 (*Zhongwan*), B-22 (*Sanjiaoshu*), BP-9 (*Yinlingquan*), BP-6 (*Sanyinjiao*), E-25 (*Tianshu*), B-25 (*Dachangshu*), IG-11 (*Quchi*), E-37 (*Shangjuxu*), E-39 (*Xiajuxu*). Utilizar método de sedação ou neutro em todos os pontos; não utilizar moxa

Fitoterapia

Prescrição

- GE GEN QIN LIAN TANG – Decocção de *Pueraria-Scutellaria--Coptis*

Prescrição

- BAI TOU WENG TANG – Decocção de *Pulsatilla*

Caso Clínico

Um homem de 37 anos de idade sofria de diarreia há dois anos. O sintoma iniciara repentinamente há dois anos, no outono: na época, o paciente também apresentara febre e náusea. Foram-lhes prescritos antibióticos, porém em nada ajudaram. Os movimentos intestinais, de 3 a 4 vezes ao dia, apresentavam fezes sempre muito amolecidas, acompanhada de alguma dor em cólica durante a evacuação. Sofria ainda de sensação de plenitude e distensão e apresentava pouco apetite. Sentia-se atordoado, seus pensamentos eram "obscurecidos" e o corpo era pesado. A língua estava Vermelha com revestimento espesso, pegajoso e amarelo (Prancha 29.1). O pulso apresentava-se Deslizante.

Diagnóstico Este é um quadro muito claro de Umidade-Calor afetando Intestinos (diarreia com dor em cólica, sensação de plenitude, língua com revestimento pegajoso e amarelo, pulso Deslizante), músculos (sensação de peso) e cabeça (atordoamento).

Princípio de tratamento O princípio de tratamento adotado consistiu em resolver a Umidade e eliminar o Calor. Este paciente foi tratado com acupuntura e ervas.

Acupuntura Os principais pontos de acupuntura utilizados foram:

- E-25 (*Tianshu*) para interromper a diarreia.
- BP-9 (*Yinlingquan*) para resolver Umidade-Calor.
- E-37 (*Shangjuxu*) para tratar diarreia crônica.
- B-20 (*Pishu*) para tonificar o Baço, a fim de resolver Umidade.
- B-22 (*Sanjiaoshu*) para resolver Umidade do Aquecedor Inferior.
- B-25 (*Dachangshu*) para eliminar Calor nos Intestinos.

Fitoterapia A fórmula fitoterápica usada foi uma variação de combinação de *Ge Gen Qin Lian Tang*

(Decocção de *Pueraria-Scutellaria-Coptis*) e *Bai Tou Weng Tang* (Decocção de *Pulsatilla*):

- *Ge Gen* (*Radix Puerariae*): 9g.
- *Huang Qin* (*Radix Scutellariae*): 4g.
- *Huang Lian* (*Rhizoma Coptidis*): 4,5g.
- *Zhi Gan Cao* (*Radix Glycyrrhizae uralensis preparata*): 3g.
- *Huang Bo* (*Cortex Phellodendri*): 6g.
- *Bai Tou Weng* (*Radix Pulsatillae chinensis*): 9g.
- *Qin Pi* (*Cortex Fraxini*): 6g.
- *Zhi Ke* (*Fructus Aurantii*): 4g.

Explicação
- As primeiras quatro ervas formam *Ge Gen Qin Lian Tang*, que resolve Umidade-Calor dos Intestinos e interrompe a diarreia.
- *Huang Bo*, *Bai Tou Weng* e *Qin Pi* eliminam Calor e interrompem a diarreia.
- *Zhi Ke* foi acrescentada para mover o *Qi*, a fim de ajudar a resolver a Umidade.

Este paciente começou a melhorar após três séries de cinco decocções, quando suas fezes se tornaram normais por pelo menos algum do tempo. Foram necessários outros seis meses para a cura completa do quadro.

Caso Clínico

Um homem de 55 anos de idade sofria de diarreia há três anos. Suas fezes estavam sempre amolecidas, com frequência aquosas e misturadas com muco e sangue. Apresentava diariamente vários movimentos intestinais, a maioria pela manhã, tais movimentos eram muito urgentes. No interrogatório, o paciente confessou que, de fato, apresentava os primeiros sintomas há oito anos, quando seus movimentos intestinais se tornaram mais frequentes, embora sem muco ou sangue. Na realidade, seus sintomas iniciaram logo após uma cirurgia de hemorroidas; a partir de então começou a apresentar movimentos intestinais frequentes com fezes em pedacinhos, flatulência e distensão. Em minha experiência clínica, já havia realmente observado essa conexão entre cirurgia de hemorroida e doenças intestinais.

Sua língua apresentava-se levemente Vermelha, com revestimento fino e amarelo, e o pulso estava ligeiramente Deslizante. Era um homem de constituição forte e não apresentava qualquer outro problema, nem sofrera de outros problemas no passado.

Diagnóstico Como a língua não apresentava revestimento espesso e pegajoso e o pulso estava apenas ligeiramente Deslizante, diagnostiquei a diarreia como proveniente principalmente de deficiência de Baço, sendo o sangramento proveniente de *Qi* deficiente do Baço não segurando

Sangue. Portanto, tratei-o com prescrições que objetivassem tonificar o *Qi* do Baço, primeiramente com *Liu Jun Zi Tang* (Decocção dos Seis Cavalheiros) e, então, com *Bu Zhong Yi Qi Tang* (Decocção para Tonificar o Centro e Beneficiar o *Qi*). Após três meses de tratamento, o paciente não apresentara nenhuma melhora.

Foi nessa época que solicitei a opinião do professor Shan Dao Wei, um de meus mestres em Nanjing. Seu diagnóstico era diferente: afirmara que o problema principal era Umidade-Calor nos Intestinos e que o sangramento era proveniente do Calor, não da deficiência de *Qi*. O professor mostrou que a presença de muco nas fezes indica Umidade; observou ainda que se tratava de um paciente de constituição forte, sem nenhuma história anterior de eventuais problemas e seu pulso não estava Fraco. Concluiu, portanto, que a condição era puramente de excesso, não de deficiência, e que, na medicina chinesa, o quadro ficava compreendido na categoria de disenteria proveniente de Umidade-Calor: Umidade-Calor prejudica as membranas mucosas e os vasos capilares, gerando muco e sangue nas fezes. O professor também disse: "Em tais casos, quanto mais tonificar, pior será". Ele recomendou, então, uma combinação de três fórmulas: *Bai Tou Weng Tang* (Decocção de *Pulsatilla*), *Xiang Lian Wan* (Pílula de *Saussurea-Coptis*) e *Ge Gen Qin Lian Tang* (Decocção de *Pueraria-Scutellaria-Coptis*):

- *Bai Tou Weng* (*Radix Pulsatillae chinensis*): 6g.
- *Qin Pi* (*Cortex Fraxini*): 6g.
- *Huang Bo* (*Cortex Phellodendri*): 6g.
- *Huang Lian* (*Rhizoma Coptidis*): 3g.
- *Ge Gen* (*Radix Puerariae*): 9g.
- *Huang Qin* (*Radix Scutellariae*): 4g.
- *Mu Xiang* (*Radix Aucklandiae*): 6g.
- *Bai Shao* (*Radix Paeoniae alba*): 9g.
- *Yi Yi Ren* (*Semen Coicis*): 12g.
- *Fu Ling* (*Poria*): 9g.
- *Ma Chi Xian* (*Herba Portulacae oleraceae*): 4g.
- *Chuan Xiong* (*Radix Chuanxiong*): 3g.
- *Gan Cao* (*Radix Glycyrrhizae uralensis*): 3g.

Explicação
- As primeiras sete ervas constituem uma combinação das fórmulas anteriormente citadas para drenar Umidade-Calor dos Intestinos, mover o *Qi* e interromper a dor.
- *Bai Shao* foi acrescentada por ser adstringente e absorvente, a fim de ajudar a interromper a diarreia. Em combinação com *Gan Cao*, "modera a urgência", o que significa não apenas interromper a dor, mas também acalmar qualquer urgência, como a urgência do movimento intestinal; neste caso, *Bai Shao* acalma também o Sangue, com a finalidade de interromper o sangramento.
- *Yi Yi Ren* e *Fu Ling* foram acrescentadas para ajudar a drenar Umidade.

Diarreia **669**

- *Ma Chi Xian* é específica para drenar Umidade-
  -Calor dos Intestinos.
- *Chuan Xiong* foi acrescentada para direcionar
  as outras ervas para o Sangue, a fim de inter-
  romper o sangramento.
- *Gan Cao* harmoniza e, acompanhada de *Bai
  Shao*, modera a urgência.

Essa fórmula demonstrou estar correta para o
paciente em questão, que ainda está sendo tratado; em pouco tempo, começou a melhorar
imediatamente, informando a diminuição no
número de movimentos intestinais com fezes
normais. O sangramento do intestino cessou após
dois meses de tratamento. Este caso clínico res-
salta a importância de uma diferenciação correta
entre excesso e deficiência com consequente
princípio de tratamento.

Retenção de Alimento

Manifestações Clínicas

Fezes amolecidas com odor pútrido, dor abdominal
aliviada pelo movimento intestinal, borborigmo, má
digestão, sensação de plenitude, eructação, regurgitação
ácida, mau hálito, ausência de apetite.
Língua: revestimento espesso.
Pulso: Deslizante.

Princípio de Tratamento

Dissolver acúmulo de alimento, eliminar estagnação.

Acupuntura

Pontos

REN-10 (*Xiawan*), E-21 (*Liangmen*), E-44 (*Neiting*).
E-25 (*Tianshu*), BP-4 (*Gongsun*), REN-12 (*Zhongwan*).
Utilizar método de sedação ou neutro em todos os pon-
tos, exceto no ponto REN-12, que deve ser tonificado.

EXPLICAÇÃO

- REN-10 estimula a descendência do *Qi* do Estô-
  mago.
- E-21 resolve a Retenção de Alimento.
- E-44 é usado se a Retenção de Alimento estiver
  associada ao Calor.
- E-25 interrompe a diarreia.
- BP-4 resolve a Retenção de Alimento.
- REN-12 tonifica o Baço para resolver a Retenção
  de Alimento.

Fitoterapia

Prescrição

BAO HE WAN – Pílula de Preservação e Harmonização.

EXPLICAÇÃO   Essa fórmula resolve a Retenção de Alimento.

Prescrição

ZHI SHI DAO ZHI WAN – Pílula de *Aurantium* para
Eliminar Estagnação.

EXPLICAÇÃO   Essa fórmula é usada para tratar diarreia
proveniente de Retenção de Alimento caso haja Calor.
Observe o uso de *Da Huang* para tratar diarreia, em vez
de utilizá-la para tratar obstipação.

Resumo

Retenção de Alimento

Pontos

- REN-10 (*Xiawan*), E-21 (*Liangmen*), E-44 (*Neiting*). E-25
  (*Tianshu*), BP-4 (*Gongsun*), REN-12 (*Zhongwan*). Utilizar
  método de sedação ou neutro em todos os pontos, exceto
  no ponto REN-12, que deve ser tonificado

Fitoterapia

Prescrição

- BAO HE WAN – Pílula de Preservação e Harmonização

Prescrição

- ZHI SHI DAO ZHI WAN – Pílula de *Aurantium* para Eliminar
  Estagnação

Estagnação do Qi do Fígado

Manifestações Clínicas

Diarreia que alterna, com frequência, com obstipação;
distensão abdominal; eructação; pouco apetite; depressão mental; mau humor; tensão nervosa; irritabilidade.
Língua: pode não mostrar alterações ou as laterais
podem estar levemente Vermelhas.
Pulso: em Corda.

Princípio de Tratamento

Pacificar o Fígado, mover o *Qi*, fortalecer o Baço.

Acupuntura

Pontos

REN-12 (*Zhongwan*), B-20 (*Pishu*), E-36 (*Zusanli*), F-13
(*Zhangmen*), VB-34 (*Yanglingquan*), BP-6 (*Sanyinjiao*),
E-39 (*Xiajuxu*). Utilizar método de tonificação nos
pontos REN-12, E-36 e B-20; os demais pontos devem
ser inseridos com método neutro ou sedação.

EXPLICAÇÃO

- REN-12, B-20 e E-36 fortalecem o Baço; utilizar
  método de tonificação.
- F-13 harmoniza Fígado e Baço; método neutro.
- VB-34 move *Qi* e pacifica o Fígado; método de
  sedação.
- BP-6 tonifica o Baço e alivia a dor na região inferior do abdômen; método neutro.
- E-39 interrompe a dor abdominal; método de
  sedação.

978-85-7241-817-1

Fitoterapia

Prescrição

TONG XIE YAO FANG – Fórmula para Diarreia Dolorida.

EXPLICAÇÃO   Essa fórmula tonifica *Qi* do Baço e move
Qi do Fígado: harmoniza Fígado e Baço, sendo especí-
ca para tratar diarreia dolorida. Essa fórmula é específica

670 Diarreia

para tratar diarreia dolorida proveniente da estagnação do *Qi* do Fígado; a condição em que é adequada é caracterizada pelo fato de a dor abdominal *não* ser aliviada pelo movimento intestinal.

Resumo

Estagnação do *Qi* do Fígado
Pontos
- REN-12 (*Zhongwan*), B-20 (*Pishu*), E-36 (*Zusanli*), F-13 (*Zhangmen*), VB-34 (*Yanglingquan*), BP-6 (*Sanyinjiao*), E-39 (*Xiajuxu*). Utilizar método de tonificação nos pontos REN-12, E-36 e B-20; os demais pontos devem ser inseridos com método neutro ou sedação

Fitoterapia
Prescrição
- TONG XIE YAO FANG – Fórmula para Diarreia Dolorida

Estagnação de Sangue nos Intestinos

Manifestações Clínicas

Diarreia crônica, sangue nas fezes, dor abdominal que piora mediante pressão.

Língua: Púrpura.

Pulso: em Corda ou Firme. Frequentemente em Corda em ambas as posições Posteriores (Intestino Delgado e Grosso).

Princípio de Tratamento

Mover o *Qi*, revigorar o Sangue.

Acupuntura

Pontos

BP-4 (*Gongsun*) e PC-6 (*Neiguan*), F-3 (*Taichong*), BP-10 (*Xuehai*), R-14 (*Siman*), E-25 (*Tianshu*), B-25 (*Dachangshu*), E-37 (*Shangjuxu*), E-39 (*Xiaochangshu*). Utilizar método neutro em todos os pontos.

EXPLICAÇÃO

- BP-4 e PC-6 regulam Vaso Penetrador (*Chong Mai*) e revigoram o Sangue nos Intestinos.
- F-3 e BP-10 revigoram o Sangue na região inferior do abdômen.
- R-14 é um ponto do Vaso Penetrador que revigora o Sangue.
- E-25 e B-25, pontos de Coleta Frontal e de Transporte Dorsal do Intestino Grosso, regulam os Intestinos e interrompem a diarreia.
- E-37 e E-39 regulam os Intestinos, interrompem a diarreia e interrompem a dor abdominal.

Fitoterapia

Prescrição

SHAO FU ZHU YU TANG – Decocção para Eliminar Estagnação da Região Inferior do Abdômen.

EXPLICAÇÃO Essa fórmula revigora o Sangue e elimina estagnação de Sangue na região inferior do abdômen, especialmente quando esta deriva de Frio.

Resumo

Estagnação de Sangue nos Intestinos
Pontos
- BP-4 (*Gongsun*) e PC-6 (*Neiguan*), F-3 (*Taichong*), BP-10 (*Xuehai*), R-14 (*Siman*), E-25 (*Tianshu*), B-25 (*Dachangshu*), E-37 (*Shangjuxu*), E-39 (*Xiaochangshu*). Utilizar método neutro em todos os pontos

Fitoterapia
Prescrição
- SHAO FU ZHU YU TANG – Decocção para Eliminar Estagnação da Região Inferior do Abdômen

---

DEFICIÊNCIA

Deficiência do Baço e do Estômago

Manifestações Clínicas

Fezes amolecidas, algumas vezes aquosas; fezes finas, às vezes com muco; aumento da frequência de movimento intestinal; pouco apetite; distensão abdominal moderada; sensação de opressão do tórax; compleição pálida; fadiga.

Língua: Pálida, com marcas de dentes.

Pulso: Fraco

Princípio de Tratamento

Fortalecer o Baço e beneficiar o Estômago.

Acupuntura

Pontos

REN-12 (*Zhongwan*); B-20 (*Pishu*); B-21 (*Weishu*); E-36 (*Zusanli*); BP-6 (*Sanyinjiao*); REN-6 (*Qihai*), com moxa sobre gengibre; E-25 (*Tianshu*); E-37 (*Shangjuxu*); DU-20 (*Baihui*); usar o método de tonificação.

EXPLICAÇÃO

- REN-12, B-20, B-21, E-36 e BP-6 tonificam Estômago e Baço.
- REN-6 tonifica o *Qi*. A moxa colocada sobre gengibre neste ponto é o melhor método para tratar problemas intestinais provenientes de Baço deficiente e frio.
- E-25 e E-37 interrompem a diarreia.
- DU-20 eleva o *Qi* do Baço e ajuda a interromper a diarreia.

Fitoterapia

Prescrição

SHEN LING BAI ZHU SAN – Pó de *Ginseng-Poria-Atractylodes*.

EXPLICAÇÃO Essa é a principal fórmula para tonificar o *Qi* do Baço e interromper a diarreia proveniente de deficiência do Baço e do Estômago.

Prescrição

SHENG YANG YI WEI TANG – Decocção para Aumentar o *Yang* e Beneficiar o Estômago.

EXPLICAÇÃO   Essa fórmula tonifica o *Qi* do Baço, eleva o afundamento do *Qi* e resolve a Umidade.

Resumo

Deficiência do Baço e do Estômago

Pontos

- REN-12 (*Zhongwan*); B-20 (*Pishu*); B-21 (*Weishu*); E-36 (*Zusanli*); BP-6 (*Sanyinjiao*); REN-6 (*Qihai*), com moxa sobre gengibre; E-25 (*Tianshu*); E-37 (*Shangjuxu*); DU-20 (*Baihui*); usar método de tonificação

Fitoterapia

Prescrição

- *SHEN LING BAI ZHU SAN* – Pó de *Ginseng-Poria-Atractylodes*

Prescrição

- *SHENG YANG YI WEI TANG* – Decocção para Aumentar o *Yang* e Beneficiar o Estômago

---

Caso Clínico

Um homem de 37 anos de idade sofria de diarreia há cinco anos. Suas fezes eram sempre amolecidas e ocasionalmente aquosas. Sentia-se geralmente muito cansado e atordoado.

O pulso apresentava-se muito Fraco no lado direito e a língua estava Pálida e Inchada.

Diagnóstico   Este é um caso claro de deficiência do *Qi* do Baço com alguma Umidade e Fleuma. A sensação de atordoamento é causada pela Umidade e pela Fleuma.

Princípio de tratamento   O princípio de tratamento consistiu em tonificar o *Qi* do Baço e resolver a Umidade. Este paciente foi tratado com acupuntura e com um remédio patenteado.

Acupuntura   Os principais pontos de acupuntura utilizados (com método de tonificação) foram:

- E-36 (*Zusanli*), BP-6 (*Sanyinjiao*), B-20 (*Pishu*), B-21 (*Weishu*) e REN-12 (*Zhongwan*) para tonificar Estômago e Baço.
- E-25 (*Tianshu*) e REN-6 (*Qihai*), com moxa sobre o gengibre, para tonificar o *Qi* e interromper a diarreia.
- E-37 (*Shangjuxu*), ponto Mar Inferior do Intestino Grosso, é específico para interromper diarreia crônica.

Fitoterapia   O remédio utilizado foi *Shen Ling Bai Zhu Wan* (Pílula de *Ginseng-Poria-Atractylodes*), que é específica para tonificar o *Qi* do Baço e interromper a diarreia crônica.

Este paciente foi curado após nove meses de tratamento.

Deficiência do Yang do Baço e do Rim

Manifestações Clínicas

Diarreia pela manhã, dor abdominal moderada, borborigmo que cessa após o movimento intestinal, regiões dorsal e dos joelhos fracas, tontura, tinido, sensação de frio, membros frios, micção frequente, urina pálida, fadiga, pouco apetite.

Língua: Pálida, úmida.
Pulso: Fraco e Profundo.

Princípio de Tratamento

Aquecer o Rim, fortalecer o Baço, interromper a diarreia.

Acupuntura

Pontos

REN-12 (*Zhongwan*), B-20 (*Pishu*), E-36 (*Zusanli*), BP-6 (*Sanyinjiao*), B-23 (*Shenshu*), B-25 (*Dachangshu*), E-25 (*Tianshu*), E-37 (*Shangjuxu*), REN-6 (*Qihai*), DU-20 (*Baihui*). Utilizar método de tonificação e moxa.

EXPLICAÇÃO

- REN-12, B-20, E-36 e BP-6 tonificam o Baço.
- B-23 tonifica o *Yang* do Rim.
- B-25 e E-25, pontos de Transporte Dorsal e de Coleta Frontal do Intestino Grosso, tratam a diarreia crônica.
- E-37, ponto Mar Inferior do Intestino Grosso, interrompe a diarreia crônica.
- REN-6, com moxa, tonifica o *Qi* e interrompe a diarreia. Moxabustão indireta sobre gengibre é um método muito eficaz para tratar este tipo de diarreia.
- DU-20 eleva o afundamento *Qi*.

Fitoterapia

Prescrição

SI SHEN WAN – Pílula dos Quatro Espíritos.

EXPLICAÇÃO   Essa fórmula aquece Baço e Rim, fortalece o *Yang* do Rim e interrompe as perdas.

Prescrição

ZHEN REN YANG ZANG TANG – Decocção do Sábio para Nutrir os Orgãos *Yin*.

EXPLICAÇÃO   Essa fórmula tonifica o *Yang* do Rim e interrompe a diarreia.

Modificações

- Se houver sintomas pronunciados de frio, acrescentar *Fu Zi* (*Radix Aconiti lateralis preparata*) e *Gan Jiang* (*Rhizoma Zingiberis officinalis*).
- Nos idosos com diarreia de longa permanência e sintomas de afundamento de *Qi*, acrescentar *Huang Qi* (*Radix Astragali*), *Dang Shen* (*Radix Codonopsis*) e *Bai Zhu* (*Rhizoma Atractylodis macrocephalae*).

672 Diarreia

Remédio dos Três Tesouros

MANSÃO CENTRAL MAIS FORTALECER A RAIZ   Mansão Central tonifica *Qi* do Baço e *Qi* do Estômago, resolve Umidade e interrompe a diarreia; é uma variação de *Shen Ling Bai Zhu San* (Pó de *Ginseng-Poria-Atractylodes*).

Fortalecer a Raiz tonifica e aquece o *Yang* do Rim: é uma variação de *You Gui Wan* (Pílula Restauradora do [Rim] Direito).

Resumo

Deficiência do *Yang* do Baço e do Rim

Pontos

- REN-12 (*Zhongwan*), B-20 (*Pishu*), E-36 (*Zusanli*), BP-6 (*Sanyinjiao*), B-23 (*Shenshu*), B-25 (*Dachangshu*), E-25 (*Tianshu*), E-37 (*Shangjuxu*), REN-6 (*Qihai*), DU-20 (*Baihui*). Utilizar método de tonificação e moxa

Fitoterapia

Prescrição

- SI SHEN WAN – Pílula dos Quatro Espíritos

Prescrição

- ZHEN REN YANG ZANG TANG – Decocção do Sábio para Nutrir os Orgãos *Yin*

Remédio dos Três Tesouros

- Mansão Central mais Fortalecer a Raiz

Caso Clínico

Um homem de 38 anos de idade sofria de diarreia desde os 16 anos. Suas fezes estavam sempre amolecidas e ocasionalmente aquosas, apresentava oito movimentos intestinais diários, todos pela manhã. Dormia mal, acordava frequentemente durante a noite, sentindo a garganta seca. Sofria também de tinido e impotência. O pulso apresentava-se Fino e Profundo, e a língua estava levemente Vermelha e Inchada, com revestimento levemente descascado em algumas partes.

Diagnóstico   Este é um quadro complicado de deficiência de *Yang* do Rim e do *Yin* do Rim. Os sintomas de deficiência do *Yang* do Rim são: impotência, diarreia pela manhã e língua Inchada. Os sintomas de deficiência de *Yin* do Rim são: língua Vermelha, revestimento descascado, tinido, insônia e garganta seca.

Princípio de tratamento   Como a diarreia era a principal queixa do paciente, pois a frequência dos movimentos intestinais pela manhã atrapalhava muito seu trabalho, o tratamento foi direcionado primeiramente em tratá-la. Para tanto, o *Yang* do Rim deveria ser tonificado e aquecido. Entretanto, o paciente sofria de deficiência de *Yin* do Rim e do *Yang* do Rim, e o tratamento com ervas para tonificação e aquecimento do *Yang* do Rim agravaria definitivamente a deficiência de *Yin* do Rim. Nestes casos complexos de deficiência de *Yin* e *Yang*, acupuntura é frequentemente prefe-

rível ao tratamento com ervas, pois, por meio da acupuntura, o Rim pode ser fortalecido no geral, sem qualquer ênfase especial em *Yin* ou *Yang*.

Acupuntura   Os principais pontos utilizados (com método de tonificação) foram:

- E-37 (*Shangjuxu*) e B-25 (*Dachangshu*) para interromper a diarreia crônica.
- B-23 (*Shenshu*), R-7 (*Fuliu*), REN-4 (*Guanyuan*) e REN-6 (*Qihai*) para tonificar o Rim.
- C-7 (*Shenmen*) e R-6 (*Zhaohai*) para acalmar a Mente e promover o sono.

Este paciente precisou de tratamento por mais de um ano para obter a cura, já que o quadro era muito antigo.

978-85-7241-817-1

Literatura Chinesa Moderna

Journal of Chinese Medicine (Zhong Yi Za Zhi), *v. 33, n. 11, 1992, p. 38*

"Experience of Herbs Used for Chronic Diarrhoea" *de Hong Yang Qing*

O Dr. Hong Yang Qing fornece sua experiência no tratamento de diarreia crônica. Afirma que na diarreia crônica há quase sempre uma deficiência do Baço e algumas vezes do *Yang* do Rim. Ele considera quatro ervas essenciais no tratamento de diarreia crônica: *Fu Zi* (*Radix Aconiti lateralis preparata*), *Bai Zhu* (*Rhizoma Atractylodes macrocephalae*), *Cang Zhu* (*Rhizoma Atractylodis*) e *Huang Lian* (*Rhizoma Coptidis*).

- *Fu Zi* (*Radix Aconiti lateralis preparata*): *Fu Zi* é picante e muito fria; expele o Frio e aquece o Centro. Deve ser utilizada no tratamento de diarreia crônica até em doses altas. O Dr. Hong considera 6g uma dose "pequena" e 60g, uma dose grande. Entretanto, comenta ao se usar uma dose alta de *Fu Zi* que nunca se deve começar com uma dose alta. Deve-se começar com uma dose baixa e aumentá-la gradualmente. Ao tratar diarreia crônica, o Dr. Hong combina *Fu Zi* com:
  - *Rou Gui* (*Cortex Cinnamomi*).
  - *Gan Jiang* (*Rhizoma Zingiberis*).
  - *Bai Dou Kou* (*Fructus Amomi rotundus*).
  - *Bai Zhu* (*Rhizoma Atractylodis macrocephalae*).
  - *Yi Yi Ren* (*Semen Coicis*).
  - *Shen Qu* (*Massa Fermentata Medicinalis*).
  - *Mu Xiang* (*Radix Aucklandiae*).
  - *Dang Shen* (*Radix Codonopsis*).
  - *Shan Yao* (*Rhizoma Dioscoreae*).
- *Bai Zhu* (*Rhizoma Atractylodis macrocephalae*) e *Cang Zhu* (*Rhizoma Atractylodis*): essas duas ervas tonificam o Baço e resolvem a Umidade. Se a deficiência de Baço for o problema primário, *Bai Zhu* é a erva imperadora; se a Umidade for o pro-

blema primário, *Cang Zhu* é a erva imperadora. Uma dose pequena constitui 6g, uma dose elevada, até 20g. Se o revestimento da língua for muito espesso, o indivíduo pode tomar 30g de *Cang Zhu*. Uma fórmula típica para tratar diarreia crônica decorrente de deficiência de Baço e Umidade pode ser:

- *Bai Zhu* (*Rhizoma Atractylodis macrocephalae*).
- *Cang Zhu* (*Rhizoma Atractylodis*).
- *Rou Gui* (*Cortex Cinnamomi*).
- *Yi Yi Ren* (*Semen Coicis*).
- *Fu Ling* (*Poria*).
- *Hou Po* (*Cortex Magnoliae officinalis*).
- *Huo Xiang* (*Herba Pogostemonis*).
- *Bian Dou* (*Semen Dolichoris lablab*).
- *Shen Qu* (*Massa medicata fermentata*).

- *Huang Lian* (*Rhizoma Coptidis*): *Huang Lian* é amarga e fria; seca Umidade e elimina Calor. *Huang Lian* é obviamente utilizada para tratar diarreia crônica. Porém, em doses pequenas, pode ser usada também para tratar diarreia crônica proveniente de deficiência e Frio, pois seca a Umidade e tem efeito antibacteriano nos intestinos. Para tratar diarreia crônica proveniente de deficiência e Frio, este é um exemplo de fórmula que pode ser usada:
  - *Fu Zi* (*Radix Aconiti lateralis preparata*).
  - *Gui Zhi* (*Ramulus Cinnamomi cassiae*).
  - *Gan Jiang* (*Rhizoma Zingiberis*).
  - *Bai Don Kou* (*Fructus Amomi rotundus*).
  - *Huang Lian* (*Rhizoma Coptidis*) (apenas 3g).

Journal of Chinese Medicine (Zhong Yi Za Zhi), *v. 24, n. 7, 1983, p. 49*

"Methods of Treatment for Chronic Diarrhoea" *de Zhang Xue Neng*

O Dr. Zhang relaciona cinco métodos de tratamento para tratar diarreia crônica: aumentar o *Yang* e resolver a Umidade; mover o *Qi* do Fígado; promover a difusão e a descendência do *Qi* do Pulmão; aquecer o *Yang* e resolver os fluidos; regular o *Qi* e revigorar o Sangue.

- Aumentar o *Yang* e resolver a Umidade: *Bu Zhong Yi Qi Tang* (Decocção para Tonificar o Centro e Beneficiar o *Qi*). Um exemplo de uma variação dessa fórmula para tratar diarreia crônica é o seguinte:
  - *Cang Zhu* (*Rhizoma Atractylodis*): 9g.
  - *Sheng Ma* (*Rhizoma Cimicifugae*): 9g.
  - *Chai Hu* (*Radix Bupleuri*): 9g.
  - *Qiang Huo* (*Rhizoma seu Radix Notopterygii*): 9g.
  - *Fang Feng* (*Radix Saposhnikoviae*): 9g.
  - *Fu Ling* (*Poria*): 9g.
  - *Zhu Ling* (*Polyporus*): 9g.
  - *Ze Xie* (*Rhizoma Alismatis*): 9g.
  - *Hou Po* (*Cortex Magnoliae officinalis*): 9g.
  - *Mu Xiang* (*Radix Aucklandiae*): 9g.
  - *Chen Pi* (*Pericarpium Citri reticulatae*): 4,5g.

- Mover o *Qi* do Fígado: *Si Ni San* (Pó de Quatro Rebeliões); *Gan Mai Da Zao Tang* (Decocção de *Glycyrrhiza-Triticum-Jujuba*) mais *Tong Xie Yao Fang* (Fórmula para Diarreia Dolorida). Um exemplo de uma variação dessa fórmula para tratar diarreia crônica é o seguinte:
  - *Chai Hu* (*Radix Bupleuri*): 4,5g.
  - *Chi Shao* (*Radix Paeoniae rubra*): 9g.
  - *Bai Shao* (*Radix Paeoniae alba*): 9g.
  - *Zhi Ke* (*Fructus Aurantii*): 9g.
  - *Gan Cao* (*Radix Glycyrrhizae uralensis*): 4,5g.
  - *Fang Feng* (*Radix Saposhnikoviae*): 9g.
  - *Bai Zhu* (*Rhizoma Atractylodis macrocephalae*): 12g.
  - *Fu Xiao Mai* (*Fructus Tritici levis*): 15g.
  - *Hong Zao* (*Fructus Jujubae*): 7 tâmaras.
  - *Huang Qin* (*Radix Scutellariae*): 9g.

- Promover a difusão e a descendência do *Qi* do Pulmão: exemplo de uma variação dessa fórmula para tratar diarreia crônica é o seguinte:
  - *Dang Shen* (*Radix Codonopsis*): 12g.
  - *Shan Yao* (*Rhizoma Dioscoreae*): 12g.
  - *Mu Hu Die* (*Semen Oroxyli*): 3g.
  - *Jie Geng* (*Radix Platycodi*): 9g.
  - *Zhi Ke* (*Fructus Aurantii*): 9g.
  - *Xuan Fu Geng* (*Caulis Inulae*): 9g.
  - *Ge Gen* (*Radix Puerariae*): 9g.
  - *Jin Yin Hua* (*Flos Loniecrae japonicae*): 9g.
  - *Ma Chi Xian* (*Herba Portulacae*): 30g.
  - *Hong Zao* (*Fructus Jujubae*): 7 tâmaras.

- Aquecer o *Yang* e resolver os fluidos: *Si Shen Wan* (Pílula dos Quatro Espíritos); *Fu Zi Li Zhong Tang* (Decocção de *Aconitum* para Regular o Centro). Exemplo de uma variação dessa fórmula para tratar diarreia crônica é o seguinte:
  - *Gua Lou* (*Fructus Trichosanthis*): 9g.
  - *Xie Bai* (*Bulbus AIlii macrostemi*): 9g.
  - *Gui Zhi* (*Ramulus Cinnamomi cassiae*): 9g.
  - *Chen Pi* (*Pericarpium Citri reticulatae*): 4,5g.
  - *Ban Xia* (*Rhizoma Pinelliae preparatum*): 9g.
  - *Gan Jiang* (*Rhizoma Zingiberis*): 3g.
  - *Bai Zhu* (*Rhizoma Atractylodis macrocephalae*): 9g.
  - *Yi Yi Ren* (*Semen Coicis*): 30g.
  - *Fu Ling* (*Poria*): 9g.
  - *Ze Xie* (*Rhizoma Alismatis*): 9g.

- Regular o *Qi* e revigorar o Sangue: *Shao Fu Zhu Yu Tang* (Decocção para Eliminar Estagnação da Região Inferior do Abdômen) mais *Chai Hu Shu Gan Tang* (Decocção de *Bupleurum* para Pacificar o Fígado). Exemplo de uma variação dessa fórmula para tratar diarreia crônica é o seguinte:
  - *Dang Shen* (*Radix Codonopsis*): 12g.
  - *Bai Zhu* (*Rhizoma Atractylodis macrocephalae*): 9g.
  - *Chai Hu* (*Radix Bupleuri*): 4,5g.
  - *Zhi Ke* (*Fructus Aurantii*): 9g.
  - *Xiang Fu* (*Rhizoma Cyperi*): 9g.
  - *Chi Shao* (*Radix Paeoniae rubra*): 9g.
  - *Bai Shao* (*Radix Paeoniae alba*): 9g.
  - *Chuan Xiong* (*Rhizoma Chuanxiong*): 9g.
  - *Wu Ling Zhi* (*Excrementum Trogopteri*): 7g.
  - *Pu Huang* (*Polen Typhae*): 8g.
  - *Ge Gen* (*Radix Puerariae*): 9g.

674 Diarreia

- *Huang Qin (Radix Scutellariae)*: 9g.
- *Huang Lian (Rhizoma Coptidis)*: 3g.
- *Hong Zao (Fructus Jujubae)*: 7 tâmaras.

Journal of Chinese Medicine (Zhong Yi Za Zhi), v. 29, n. 2, 1988, p. 15

"Experience in Treating Chronic Diarrhoea de According to Pattern Identification" *de Huang Yi Feng*

Dr. Huang fornece seis princípios de tratamento para tratar diarreia crônica:

- Aumentar o *Qi* puro e fazer o *Qi* turvo descender.
- Abrir acima e estender para baixo.
- Eliminar Calor e resolver a turbidez.
- Dominar a Madeira e apoiar a Terra.
- Resolver a Umidade e promover a transformação (de *Qi* e fluidos).
- Fortalecer o Baço e promover a transformação de *Qi* e fluidos.

O Dr. Huang apresenta uma abordagem interessante ao tratamento de diarreia crônica na medida em que enfatiza muito o método de regular o *Qi*, isto é, regular sua devida ascendência e descendência em vários órgãos. Considera que o ponto crucial da diarreia crônica é um prejuízo do Mecanismo do *Qi* em vários órgãos e locais. Qualquer que seja o padrão, na diarreia crônica há sempre um prejuízo da direção do movimento do *Qi*. Todas as prescrições do Dr. Huang apresentam uma simplicidade elegante sobre eles.

- Aumentar o *Qi* puro e fazer o *Qi* turvo descender: este método é utilizado quando há Umidade-Frio no Baço e nos Intestinos e afundamento do *Qi* do Baço; elevar o *Qi* puro consiste em promover a ascendência do *Qi* do Baço; fazer descender o *Qi* turvo envolve promover a descendência do *Qi* do Estômago e do Pulmão. Um exemplo da fórmula utilizada é o seguinte:
  - *Sheng Ma (Rhizoma Cimicifugae)*: 6g.
  - *Mu Xiang (Radix Aucklandiae)*: 7g.
  - *Bing Lang (Semen Arecae catechu)*: 8g.
  - *Wu Yao (Radix Linderiae)*: 10g.
  - *Sheng Jiang (bao) (Rhizoma Zingiberis recens)*: frito.
  - *Liu Yi San (Hua Shi [Talcum]* e *Gan Cao [Radix Glycyrrhizae uralensis])*: 15g.
- Abrir acima e estender para baixo: este método é usado quando *Qi* do Pulmão não está descendendo para os Intestinos e há estagnação de *Qi* nos Intestinos. Um exemplo da fórmula utilizada é o seguinte:
  - *Zi Su Geng (Caulis Perillae)*: 10g.
  - *Huo Xiang (Herba Pogostemonis)*: 10g.
  - *Zi Wan (Radix Asteris)*: 3g.
  - *Jie Geng (Radix Platycodi)*: 3g.
  - *Ban Xia (Rhizoma Pinelliae preparatum)*: 10g.
  - *Mu Xiang (Radix Aucklandiae)*: 5g.
  - *Bing Lang (Semen Arecae catechu)*: 5g.
  - *Wu Yao (Radix Linderiae)*: 10g.

- Eliminar o Calor e resolver a turbidez: este método é usado para tratar Umidade-Calor nos Intestinos. Consiste em eliminar o Calor e promover a descendência de *Qi* turvo. Um exemplo da fórmula utilizada é:
  - *Zi Su Geng (Caulis Perillae)*: 10g.
  - *Huo Xiang (Herba Pogostemonis)*: 10g.
  - *Huang Lian (Rhizoma Coptidis)*: 3g.
  - *Huang Qin (Radix Scutellariae)*: 10g.
  - *Ge Gen (Radix Puerariae)*: 10g.
  - *Bai Jiang Cao (Herba Patriniae)*: 15g.
  - *Yi Yi Ren (Semen Coicis)*: 15g.
  - *Shu Yang Quan Solani Lyrati Herba* (se indisponível, substitua por *Bai Tou Weng Radix Pulsatillae)*: 15g.
- Dominar a Madeira e apoiar a Terra: este método é utilizado quando *Qi* estagnado do Fígado invade o Baço. Um exemplo da fórmula utilizada é:
  - *Zi Su Geng (Caulis Perillae)*: 10g.
  - *Fang Feng (Radix Saposhnikoviae)*: 10g.
  - *Bai Shao (Radix Paeoniae alba)*: 15g.
  - *Chen Pi (Pericarpium Citri reticulatae)*: 6g.
  - *Liu Yi San (Hua Shi [Talcum]* e *Gan Cao [Radix Glycyrrhizae uralensis])* 15g.
- Resolver a Umidade e promover a transformação (de *Qi* e fluidos): este método é utilizado quando a Umidade obstruir o *Qi* do Baço que não ascender. Há quatro princípios de tratamento neste caso:
  - Resolver a Umidade aromaticamente: *Huo Xiang (Herba Pogostemonis), Pei Lan (Herba Eupatorii), Bai Don Kou (Fructus Amomi rotundus), Shi Chang Pu (Rhizoma Acori tatarinowii)*.
  - Resolver Umidade abrindo as vias da Água com ervas picantes e fazer o *Qi* descender com ervas amargas: *Huang Lian (Rhizoma Coptidis), Wu Zhu Yu (Fructus Evodiae), Hou Po (Cortex Magnoliae officinalis), Cang Zhu (Rhizoma Atractylodis)*.
  - Secar a Umidade com ervas mornas e amargas: *Zi Su Geng (Caulis Perillae), Huo Xiang (Herba Pogostemonis), Long Dan Cao (Radix Gentianae), Wu Zhu Yu (Fructus Evodiae), Cao Guo (Fructus Tsaoko)*.
  - Resolver a Umidade, aquecer o *Yang* e expelir o Frio: *Fu Zi (Radix Aconiti lateralis preparata), Bao Jiang (Rhizoma Zingiberis recens)* frito, *Fu Ling (Poria), Ron Gui (Cortex Cinnamomi)*.
- Fortalecer o Baço e promover a transformação de *Qi* e fluidos: este método é utilizado para tratar Umidade com deficiência crônica do *Qi* do Baço. Neste caso, o Dr. Huang utiliza uma fórmula de pó concentrada:
  - *Sheng Ma (Rhizoma Cimicifugae)*: 30g.
  - *Dang Shen (Radix Codonopsis)*: 30g.
  - *Bai Zhu (Rhizoma Atractylodis macrocephalae)*: 30g.
  - *Fu Ling (Poria)*: 100g.
  - *Zhi Gan Cao (Radix Glycyrrhizae uralensis preparata)*: 10g.
  - *Fang Feng (Radix Saposhnikoviae)*: 30g.
  - *Qing Pi (Pericarpium Citri reticulatae viride)*: 40g.

- *Chen Pi* (*Pericarpium Citri reticulatae*): 30g.
- *Bai Shao* (*Radix Paeoniae alba*): 100g.
- *Mu Xiang* (*Radix Aucklandiae*): 30g.
- *Shan Yao* (*Rhizoma Dioscoreae*): 300g.
- *Wu Zhu Yu* (*Fructus Evodiae*): 20g.
- *Chen Xiang* (*Lignum Aquilariae resinatum*): 20g.
- *Mu Gua* (*Fructus Chaenomelis*): 30g.
- *Huo Xiang* (*Herba Pogostemonis*): 30g.
- *Gui Zhi* (*Ramulus cassiae de Cinnamomi*): 30g.
- *Wu Yao* (*Radix Linderiae*): 30g.
- *Ji Nei Jin* (*Endothelium Corneum Gigeriae Galli*): 60g.
- *Sha Ren* (*Fructus Amomi*): 20g.
- *Bu Gu Zhi* (*Fructus Psoraleae*): 30g.
- *Mai Ya* (*Fructus Hordei germinatus*): 40g.
- *Zhi Ke* (*Fructus Aurantii*): 30g.

A dosagem é de 6g do pó dissolvidos em água quente, três vezes ao dia.

Journal of Chinese Medicine (Zhong Yi Za Zhi), *v. 31, n. 4, 1990, p. 54*

"The Treatment of Infantile Diarrhoea with the External Application of Chinese Herbs" *de Yang Jian Hua*

O Dr. Yang discute o tratamento de diarreia em crianças e bebês com a aplicação externa de ervas. Estas ervas são aplicadas nas palmas ou no umbigo.

Com aplicação externa para as palmas, o Dr. Yang trata a diarreia infantil proveniente de Umidade-Calor ou Frio, aplica às palmas um cataplasma de *Cang Zhu* (*Rhizoma Atractylodis*) e *Ku Shen* (*Radix Sophorae flavescentis*) na diarreia na proporção de 1:3. Pós concentrados seriam ideais para isso; eles podem ser misturados com uma quantidade muito pequena de água morna e transformados em uma pasta, a fim de ser aplicada com uma gaze às palmas do bebê. As ervas são mantidas no lugar de 4 a 12h, por uma única vez.

Para tratar diarreia decorrente de Frio, o Dr. Yang tritura um dente de alho e o aplica às palmas do bebê.

Com aplicação externa para o umbigo, o Dr. Yang diferencia os quatro padrões de invasão de Vento-Frio, Umidade-Calor, Retenção de Alimento e Frio por Deficiência.

- Invasão de Vento-Frio: o bebê apresenta diarreia aguda acompanhada de dor. O Dr. Yang utiliza *Gao Ben* (*Rhizoma Ligustici*) e *Cang Zhu* (*Rhizoma Atractylodis*) na proporção de 2:1. Ele aplica uma pasta dos pós concentrados ao umbigo e a mantém no local por 24h.
- Umidade-Calor: Dr. Yang usa a seguinte fórmula para aplicação externa sobre o umbigo:
  - *Ge Gen* (*Radix Puerariae*).
  - *Huang Qin* (*Radix Scutellariae*).
  - *Lian Qiao* (*Fructus Forsythiae*).
  - *Dan Dou Chi* (*Semen Sojae preparaturn*).
  - *Mu Xiang* (*Radix Aucklandiae*).
  - *Che Qian Zi* (*Semen Plantaginis*).
  - *Ji Nei Jin* (*Endothelium Corneum Gigeriae Galli*).

- *Zi Su Ye* (*Folium Perillae*).
- *Da Zao* (*Fructus Jujubae*).
- A pasta de pós concentrados é misturada com mel e aplicada ao umbigo durante 6h.
- Retenção de Alimento: para tratar Retenção de Alimento, o Dr. Yang aplica uma pasta de *Cang Zhu* (*Rhizoma Atractylodis*), a qual é mantida no local por 6h.
- Frio por Deficiência: para tratar Frio por Deficiência, o Dr. Yang aplica uma pasta feita de:
  - *Ding Xiang* (*Flos Caryophilli*).
  - *Bai Dou Kou* (*Fructus Amomi rotundus*).
  - *Rou Gui* (*Cortex Cinnamomi*).
  - *He Zi* (*Fructus Chebulae*).
  - *Sheng Jiang* (bao) (*Rhizoma Zingiberis recens*): frito.
  - *Ji Nei Jin* (*Endothelium Corneum Gigeriae Galli*).
  - *Da Zao* (*Fructus Jujubae*).

Estes pós concentrados são transformados em uma pasta, misturado com mel e aplicada ao umbigo por 6h.

Journal of Chinese Medicine (Zhong Yi Za Zhi), *v. 42, n. 11, 2001, p. 189*

"Do not Forget Blood Stasis in Chronic Diarrhoea" *de Tian Zai Quan*

O Dr. Tian enfatiza o papel de estagnação de Sangue na diarreia crônica. Na diarreia crônica, há sempre deficiência de Baço, mas com frequência também estagnação de Sangue. As manifestações clínicas são: diarreia crônica; dor e plenitude abdominais; desejo de evacuar com um pouco de urgência e dor, mas o movimento intestinal não alivia a dor; sensação de peso após a defecação; boca seca com desejo para gargarejar; língua Púrpura; pulso em Corda.

O Dr. Tian usa a seguinte fórmula para este quadro:

- *Shan Zha* (*Fructus Crataegi*).
- *Dang Gui* (*Radix Angelicae sinensis*).
- *Wu Ling Zhi* (*Excrementum Trogopteri*).
- *Bai Shao* (*Radix Paeoniae alba*).
- *Mo Yao* (*Myrrha*).
- *Chen Pi* (*Pericarpium Citri reticulatae*).
- *Gao Liang Jiang* (*Rhizoma Alpiniae officinarum*).
- *Mu Xiang* (*Radix Aucklandiae*).

978-85-7241-817-1

Prognóstico

A diarreia responde muito bem ao tratamento com acupuntura e ervas. A diarreia aguda responde praticamente de imediato e acupuntura e ervas (ou remédios patenteados) constituem-se provavelmente na medicina de escolha desta condição.

Para tratar diarreia crônica, obviamente o tratamento demanda mais tempo e, ocasionalmente, pode ser muito persistente. Se for proveniente de deficiência de *Yang* do Rim, os pacientes do sexo masculino devem reduzir o nível da atividade sexual.

676 Diarreia

> ### Quadro 29.1 – Causas de diarreia na medicina ocidental
>
> - Aguda
>   - *Infecciosa*
>   - Salmonella
>   - Escherichia
>   - Staphilococcus Clostridium
>   - Não infecciosa
>   - Plantas venenosas
>   - Drogas
> - Crônica
>   - Inflamatória
>   - Doença de Crohn
>   - Colite ulcerativa
>   - Síndrome da imunodeficiência adquirida
>   - Não inflamatória
>   - Intestino irritável
>   - Neoplasma

Diferenciação Ocidental

Na medicina ocidental, a diarreia é inicialmente diferenciada entre aguda e crônica. A diarreia aguda é subdividida em infecciosa e não infecciosa. A diarreia infecciosa ("intoxicação gastrintestinal") pode ser proveniente de infecção de vários organismos, tais como *Salmonella*, *Escherichia coli*, *Staphylococcus* ou *Clostridium*. As causas não infecciosas incluem principalmente plantas venenosas (como cogumelos), mas, principalmente, drogas medicinais. As drogas que mais comumente causam diarreia como efeito colateral são os antibióticos, os antimitóticos (contra o câncer) e os digitais.

A diarreia crônica é classificada como inflamatória ou não inflamatória. As duas causas mais comuns de diarreia crônica inflamatória são doença de Crohn e colite ulcerativa. Recentemente, a síndrome da imunodeficiência adquirida também passou a ser uma causa de diarreia crônica.

As causas não inflamatórias incluem intestino irritável e neoplasma.

Causas Inflamatórias de Diarreia Crônica

Doença de Crohn

É caracterizada por espessamento e inflamação crônica do intestino delgado, com estreitamento de seu lúmen e ulceração da mucosa.

Suas principais manifestações são diarreia e dor abdominal com fezes que podem raramente conter muco e sangue.

Do ponto de vista da medicina chinesa, esta doença muitas vezes corresponde à Umidade-Calor nos Intestinos.

Colite Ulcerativa

É caracterizada por ulceração do Intestino Grosso. É frequentemente acompanhada de irite, artrite e eritema nodoso.

As principais manifestações clínicas incluem diarreia com sangue, muco nas fezes e dor abdominal.

Do ponto de vista da medicina chinesa, esta doença muitas vezes corresponde à Umidade-Calor e estagnação de Sangue nos Intestinos.

Síndrome da Imunodeficiência Adquirida

A diarreia é comum nesta doença, sendo causada por infecção secundária do intestino por grande variedade de organismos patogênicos.

Causas Não Inflamatórias de Diarreia Crônica

Intestino Irritável

Este termo é geralmente utilizado na medicina ocidental em todos os casos de dor abdominal e alternância de diarreia e obstipação, para os quais nenhuma anormalidade pode ser encontrada em sigmoidoscopia, colonoscopia ou enema baritado. Em vez de uma "doença" específica, constitui-se em um recurso diagnóstico sempre que uma causa específica não pode ser encontrada.

As manifestações clínicas incluem dor e distensão abdominais e diarreia, a qual muitas vezes alterna-se com obstipação.

Do ponto de vista da medicina chinesa, esta doença corresponde muitas vezes ao *Qi* estagnado do Fígado invadindo Baço.

Neoplasma

Um câncer maligno do cólon ou reto pode causar diarreia. Esta seria acompanhada por dor abdominal.

As causas de diarreia na medicina ocidental estão resumidas no Quadro 29.1.

Notas Finais

1. 1979 (Huang Di Nei Jing Su Wen 黄帝内经素问 [The Yellow Emperor's Classic of Internal Medicine]. People's Health Publishing House, Beijing, p. 220. Primeira publicação *c*.100 a.C.
2. 1981 Ling Shu Jing 灵枢经 [Spiritual Axis]. People's Health Publishing House, Beijing, p. 69. Primeira publicação *c*.100 a.C.
3. Simple Questions, p. 35.
4. 1986 Jing Yue Quan Shu 经岳全枢 [Complete Book of Jing Yue]. Shanghai Scientific Publishing House, Shanghai, p. 415. O *Complete Book of Jing Yue* foi escrito por Zhang Jing Yue e publicado pela primeira vez em 1624.
5. Ibid., p. 415.
6. Ibid., p. 415.
7. Ibid., p. 415.
8. Simple Questions, p. 32.

978-85-7241-817-1

Capítulo 30

便秘

Obstipação

CONTEÚDO DO CAPÍTULO

Obstipação *678*

Etiologia* *678
  Dieta Irregular *678*
  Tensão Emocional *678*
  Falta de Exercício *678*
  Sobrecarga de Trabalho e Parto *678*
  Doença Febril *679*

Patologia* *679
  Estômago *679*
  Intestino Grosso *679*
  Baço *680*
  Fígado *680*
  Rim *680*
  Pulmão *680*

Diagnóstico* *680
  Formato das Fezes *680*
  Hidratação das Fezes *680*
  Dor *681*
  Esforço na Defecação *681*
  Coloração *681*

Identificação de Padrões e Tratamento* *681

Calor Interior Crônico *681*
  Calor em Estômago e Intestino Grosso *681*
  Calor no Fígado *682*

Calor Agudo em Doença Febril *684*
  Fogo Agudo do Estômago
  e do Intestino Grosso *684*

Qi *685*
  Estagnação do *Qi* do Fígado *685*

Deficiência *685*
  Deficiência de *Qi* *685*
  Deficiência de *Yang* *686*
  Deficiência de Sangue *687*
  Deficiência de *Yin* *688*

Frio *689*
  Deficiência do *Yang* do
  Baço e do Rim com Frio *689*

Prognóstico e Prevenção* *690

Literatura Chinesa Moderna* *690

Diferenciação Ocidental* *691
  Apendicite Aguda *691*
  Obstrução Intestinal *691*

Calor
Calor Interior Crônico
• Calor em Estômago e Intestino Grosso
• Calor no Fígado
Calor Agudo em Doença Febril
• Fogo agudo do Estômago e do Intestino Grosso
Qi
• Estagnação do *Qi* do Fígado

Deficiência
• Deficiência de *Qi*
• Deficiência de *Yang*
• Deficiência de Sangue
• Deficiência de *Yin*
Frio
• Deficiência do *Yang* do Baço e do Rim com Frio

Obstipação

O termo "obstipação" é utilizado para descrever o movimento lento de conteúdos excessivamente firmes através do intestino grosso, gerando evacuação esporádica de fezes duras e pequenas. Portanto, "obstipação" pode indicar vários sinais distintos, entre os quais se encontram:

- Movimentos intestinais que não ocorrem diariamente.
- Fezes secas e/ou duras.
- Dificuldade na defecação.
- Formato anormal das fezes.

As opiniões sobre o que se constitui como obstipação variam muito. Não é raro ouvir médicos dizendo, muito erroneamente, que não importa se o indivíduo apresenta movimento intestinal apenas duas vezes por semana. Por outro lado, alguns naturopatas acreditam que é normal e desejável se ter até quatro movimentos intestinais diários.

A quantidade de fezes eliminada varia de uma cultura para outra. Na África rural, cerca de 400 a 500g de fezes são evacuados diariamente por um adulto. Em comparação, nos países ocidentais, um adulto elimina aproximadamente 80 a 120g de fezes diariamente[1]. Da mesma forma, o tempo de trânsito das fezes nos intestinos varia entre a média de 1,5 dias na África rural e 3 dias nos países ocidentais.

Curiosamente, a obstipação tem afetado as sociedades ocidentais há muito tempo. Jonathan Swift (autor do *Viagens de Gulliver*) escreveu um livro intitulado *Human Ordure*, descrevendo vários tipos de fezes que observara em Dublin, em 1733. Comenta[2]:

O quinto tipo [de fezes] *é aquele evacuado na forma de bolas pequenas, firmes, arredondadas. Botões ou Balas... observei esses* [tipos] *florescerem principalmente em universidades, escolas e na maior parte dos locais de educação pública.*

Sua descrição enquadra-se perfeitamente no tipo de fezes eliminadas por aqueles que hoje sofrem de obstipação.

Normalmente, os intestinos devem funcionar diariamente, pelo menos uma vez por dia, e as fezes devem ser de coloração levemente marrom, de formato aproximadamente cilíndrico e com algumas polegadas de comprimento.

A discussão de obstipação será feita de acordo com os seguintes tópicos:

- Etiologia.
- Patologia.
- Diagnóstico.
- Identificação de padrões e tratamento.
- Prognóstico e prevenção.
- Literatura chinesa moderna.
- Diferenciação ocidental.

Etiologia

Os principais fatores etiológicos são os seguintes:

Dieta Irregular

Evidentemente, a dieta é uma causa importante de obstipação. O consumo excessivo de alimentos quentes seca os fluidos do Estômago e dos Intestinos, podendo causar obstipação pela secagem das fezes, de forma a não poderem se mover devidamente.

Contrariamente, o consumo excessivo de alimentos frios pode bloquear a função de transporte do Baço, de forma que as fezes não consigam realizar o movimento descendente.

Além da natureza dos alimentos ingeridos, a falta de fibra no alimento é a causa principal de obstipação nos países industrializados ocidentais. A falta de fibra na dieta é uma causa moderna de doença não contemplada nos clássicos antigos de medicina chinesa, já que não se constituía em um problema quando os livros foram escritos. A importância desse fator, entretanto, tem diminuído consideravelmente nos últimos dez anos, pois a consciência acerca da importância de fibras na dieta tem aumentado consideravelmente.

Tensão Emocional

A tensão emocional afeta os movimentos intestinais, principalmente por intermédio do Fígado e do Baço. Os problemas emocionais, tais como raiva, ressentimento ou frustração, sentidos durante longo período, podem causar estagnação do *Qi* do Fígado. O *Qi* do Fígado estagnado obstrui o fluxo homogêneo de *Qi* no Aquecedor Inferior, gerando obstipação, distensão e dor abdominais. Essa obstipação é de natureza de excesso.

Trabalho mental excessivo, excesso de pensamento, preocupação e remoer pensamentos afetam o Baço e retardam o transporte de alimento nos Intestinos, gerando obstipação. Essa é uma obstipação de natureza deficiente, não sendo acompanhada de distensão e dor.

Falta de Exercício

Nas sociedades industrializadas ocidentais, a falta de exercício constitui-se em outra causa muito importante de obstipação. O exercício estimula o peristaltismo do Intestino Grosso e, sob a perspectiva da medicina chinesa, a falta de exercício enfraquece o *Qi* do Baço e pode também causar estagnação do *Qi* do Fígado. O *Qi* deficiente do Baço durante longo período falha no fornecimento de *Qi* para mover as fezes, podendo resultar em obstipação, ao passo que o *Qi* estagnado do Fígado pode causar obstipação pela falha no movimento do *Qi* nos Intestinos.

Sobrecarga de Trabalho e Parto

O trabalho físico excessivo enfraquece o Baço e prejudica músculos. O *Qi* deficiente do Baço falha ao mover as fezes no Intestino Grosso, podendo causar obstipação. A mesma situação pode ocorrer após o parto nas mulheres que apresentam condição preexistente de deficiência de Baço. A obstipação pós-parto pode também ser causada por deficiência de Sangue.

O trabalho físico excessivo por muitos anos, no sentido de muitas horas de trabalho sem descanso adequado, enfraquece o Rim. Se enfraquecer o *Yin* do Rim, isso poderá causar obstipação por Secura. Se enfraquecer o *Yang* do Rim, poderá causar obstipação por gerar Frio interno.

Doença Febril

Se o Vento-Calor externo não for expelido, progridirá facilmente ao Interior e se transformará em Calor interior, afetando geralmente Pulmão e/ou Estômago. Neste estágio, que corresponde ao estágio do *Yang* Brilhante na identificação de padrões de acordo com os Seis Estágios ou ao nível do *Qi* na identificação de padrões de acordo com os Quatro Níveis, há febre alta e sintomas pronunciados de Calor, tais como sede intensa, transpiração profusa, língua Vermelha e pulso Rápido. Este tipo de Calor durante doença febril tende a prejudicar muito rapidamente os fluidos, causando Secura. Este processo afeta Pulmão, Estômago e Intestinos, secando as fezes e causando obstipação.

O Calor que causa secura e obstipação durante doença febril é chamado de Fogo. A obstipação com dor abdominal e secura pronunciada constitui-se nos principais sintomas que distinguem Fogo do Calor. É por essa razão que, neste estágio de doença febril com obstipação (ou simplesmente com fezes secas), o princípio de tratamento é drenar o Fogo pelo movimento descendente. O Fogo é drenado utilizando ervas amargas e frias.

Na medicina fitoterápica, o médico utiliza uma das três fórmulas que promovem o movimento descendente, isto é, *Da Cheng Qi Tang* (Grande Decocção para Conduzir o *Qi*), *Xiao Cheng Qi* (Pequena Decocção para Conduzir o *Qi*) ou *Tiao Wei Cheng Qi Tang* (Decocção para Regular o Estômago e Conduzir o *Qi*). Na acupuntura, pode-se utilizar a combinação de TA-6 (*Zhigou*) e BP-15 (*Daheng*).

> **Resumo**
> **Etiologia**
> - Dieta irregular
> - Tensão emocional
> - Falta de exercício
> - Excesso de trabalho e parto
> - Doença febril

Patologia

No tocante à patologia, os órgãos mais envolvidos na obstipação são Estômago, Intestino Grosso, Baço, Fígado e Rim; os fatores-chave que proporcionam a função intestinal saudável constituem-se em bom suprimento de fluidos no Estômago e nos Intestinos, e em *Qi* forte para mover as fezes ao longo do sistema digestivo.

Na medicina chinesa, os médicos utilizam frequentemente a analogia de um barco flutuando na água. O "barco" representa as fezes e a "água" representa os fluidos no intestino grosso. O barco pode não se mover por não apresentar vela, o que corresponderia à obstipação proveniente de deficiência de *Qi* ou de *Yang*; o barco pode não se mover, pois não há vento, o que corresponderia à obstipação proveniente de estagnação de *Qi*; finalmente, o barco pode não se mover por não haver bastante água para conduzi-lo, o que corresponderia à obstipação proveniente de deficiência de Sangue e/ou *Yin* (Fig. 30.1).

Estômago

O Estômago é a origem dos fluidos e está intimamente ligado aos Intestinos nos canais *Yang* Brilhante. Se o Estômago for afetado por Calor ou se sofrer de deficiência de *Yin*, os fluidos serão deficientes em Estômago e Intestino Grosso e as fezes secarão, de maneira a não poderem ser movidas devidamente.

Nas doenças febris agudas no nível do *Qi* (identificação de padrões de acordo com os Quatro Níveis) há, com frequência, Fogo que seca os fluidos em Estômago e Intestino Grosso e, consequentemente, as fezes. Isto causa obstipação. Neste caso, as fezes são muito secas.

Intestino Grosso

O Intestino Grosso está funcionalmente relacionado ao Estômago (dentro dos canais *Yang* Brilhante), sendo afetado por Calor do Estômago ou deficiência do *Yin* do Estômago, como descrito anteriormente. Isto causa obstipação proveniente de Calor ou de deficiência de *Yin*.

O Intestino Grosso recebe água do Intestino Delgado, reabsorve um pouco de fluidos e excreta fezes. O Frio

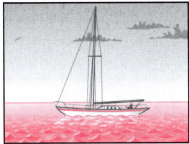
Sem vela = Xu de Qi ou Yang

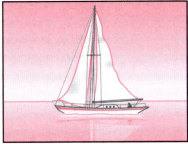
Sem vento = estagnação de Qi

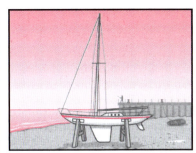
Sem água = Xu de Sangue ou Yin

Figura 30.1 – Imagem de barco para ilustrar as causas da obstipação.

680 Obstipação

é obstrutivo e pode afetar o Intestino Grosso, bloqueando a excreção de fezes. Isto causa obstipação do tipo Frio. Nesse caso, as fezes não são secas.

Baço

Embora o *Qi* do Baço normalmente ascenda e sua patologia geralmente envolva a diarreia, o *Qi* deficiente do Baço pode também causar obstipação. Tal situação pode ocorrer, pois os movimentos dos resíduos e das fezes no Intestino Grosso contam com o *Qi* do Baço. Portanto, se o *Qi* do Baço estiver deficiente e não proporcionar *Qi* suficiente para mover as fezes no intestino, isso pode resultar em obstipação. Nesse caso, as fezes podem ser finas e longas.

Fígado

O *Qi* do Fígado assegura o fluxo homogêneo do *Qi* em todos os órgãos. No Aquecedor Inferior, assegura o movimento homogêneo das fezes no Intestino Grosso. Se o *Qi* do Fígado se estagnar, causará estagnação de *Qi* no Aquecedor Inferior e no Intestino Grosso, fazendo com que as fezes fiquem presas, não conseguindo se movimentar para baixo. Neste caso, as fezes são pequenas e redondas como cristais.

Rim

O Rim controla os dois orifícios inferiores – uretra e ânus – e, portanto, influencia a defecação. A deficiência do *Yin* do Rim envolve a deficiência de fluidos; essa deficiência afeta Intestino Grosso, já que não há fluidos suficientes para umedecer as fezes, que, consequentemente, não podem se mover uniformemente para baixo. Wu Ju Tong (1758-1836), no *Differentiation of Warm Diseases*, declara[3]:

Quando os fluidos são deficientes, não há água suficiente para fazer o barco mover-se.

O "barco" nessa citação representa as fezes; neste caso, as fezes são secas (ver Fig. 30.1).

Embora a deficiência do *Yang* do Rim normalmente cause diarreia, ela pode também causar obstipação. Isso ocorre quando o *Yang Qi* no Aquecedor Inferior é tão deficiente que não consegue mover as fezes. Por outro lado, a deficiência do *Yang* do Rim durante longo período irá gerar Frio no Aquecedor Inferior, que, por sua vez, obstruirá o movimento das fezes. Neste caso, as fezes não são secas e a defecação é muito difícil, ocorrendo apenas mediante grande esforço.

Pulmão

O Pulmão está interior-exteriormente conectado ao Intestino Grosso. O *Qi* do Pulmão descende ao Intestino Grosso, onde promove o movimento das fezes. Se o *Qi* do Pulmão estiver deficiente, pode não descender ao Intestino Grosso, resultando em obstipação. Este tipo de obstipação é geralmente visto apenas no idoso.

Resumindo, assim, a obstipação pode ser causada por:

- Calor.
- Frio.
- Estagnação de *Qi*.
- Deficiência de *Qi* ou de *Yang*.
- Deficiência de Sangue ou de *Yin*.

Já que a estagnação de *Qi* é um padrão de excesso, a obstipação é, portanto, proveniente simplesmente de quatro condições patológicas, isto é, Calor, Frio, Excesso ou Deficiência.

Resumo

Patologia
- Estômago
- Intestino Grosso
- Baço
- Fígado
- Rim
- Pulmão

Para resumir, obstipação pode ser causada por:
- Calor
- Frio
- Estagnação de *Qi*
- Deficiência de *Qi* ou de *Yang*
- Deficiência de Sangue ou de *Yin*

Diagnóstico

Ao diagnosticar as causas e o tipo de obstipação, é importante levar em conta os seguintes fatores:

- Formato das fezes.
- Hidratação das fezes.
- Dor.
- Esforço na defecação.
- Coloração.

Formato das Fezes

As fezes arredondadas e pequenas como pequenos grãos (cristais) indicam Calor se forem muito secas; se não forem secas, indicam estagnação do *Qi* do Fígado.

Fezes longas e finas como lápis indicam deficiência do *Qi* do Baço. Deve-se ter em mente que podem indicar carcinoma do intestino. A Figura 30.2 mostra as fezes normais, fezes na estagnação do *Qi* do Fígado e na deficiência de Baço.

Hidratação das Fezes

Fezes secas indicam Calor ou deficiência de *Yin*. Além de outros sinais e sintomas, sede e secura da boca são sintomas diferenciais importantes. Com o Calor, há sede intensa com desejo de beber grandes quantidades de água fria. Com a deficiência de *Yin* há apenas secura da boca com desejo de beber água em pequenos goles.

As fezes amolecidas, hesitantes e difíceis de serem expelidas indicam deficiência do *Qi* do Baço com estagnação do *Qi* do Fígado.

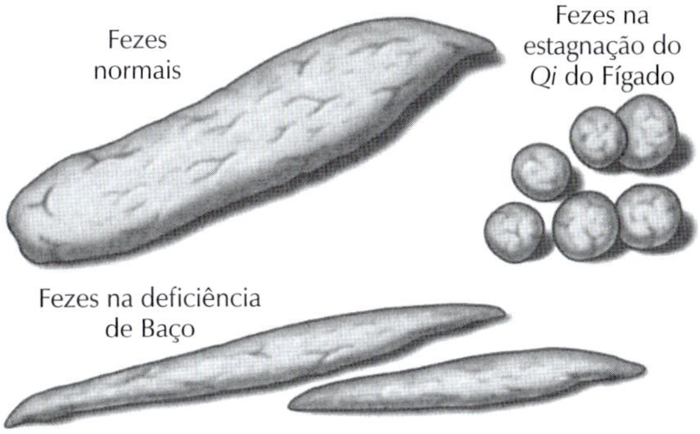

Fezes normais

Fezes na estagnação do *Qi* do Fígado

Fezes na deficiência de Baço

Figura 30.2 – Fezes normais, fezes na estagnação do *Qi* do Fígado e fezes na deficiência de Baço.

As fezes aquosas, explosivas e que espirram em todas as direções indicam Umidade-Calor (nesse caso, as fezes são amarelas e espumantes) ou Umidade-Frio.

Dor

A obstipação acompanhada de dor abdominal aponta para estagnação de *Qi* do Fígado ou Frio. A dor proveniente da estagnação do *Qi* do Fígado não é tão grave, sendo acompanhada de distensão pronunciada. A dor proveniente de Frio é grave e espástica.

Esforço na Defecação

Defecação difícil com grande esforço indica deficiência de *Qi* ou *Yang*. É também confirmada por sensação de exaustão após o movimento intestinal.

Cólicas após a defecação indicam Frio ou estagnação de *Qi*.

Coloração

- Fezes pálidas indicam Umidade-Calor, geralmente Umidade na Vesícula Biliar.
- Fezes escuras indicam Calor.
- Fezes verdes, em crianças, indicam Frio.

Resumo

Diagnóstico

Formato das Fezes
- *Fezes arredondadas e pequenas como pequenos grãos:* Calor ou estagnação do *Qi* do Fígado
- *Fezes longas e finas como lápis:* deficiência do *Qi* do Baço

Hidratação das Fezes
- *Fezes secas:* Calor ou deficiência de *Yin*
- *Fezes amolecidas, hesitantes e difíceis de serem expelidas:* deficiência do *Qi* do Baço com estagnação de *Qi* do Fígado
- *Fezes aquosas, explosivas e que espirram em todas as direções:* Umidade-Calor ou Umidade-Frio

Dor
- *Obstipação com dor abdominal:* estagnação de *Qi* do Fígado ou Frio

Esforço na Defecação
- *Defecação difícil com grande esforço:* deficiência de *Qi* ou de *Yang*
- *Cólicas após a defecação:* Frio ou estagnação de *Qi*

Coloração
- *Fezes pálidas:* Umidade
- *Fezes escuras:* Calor
- *Fezes verdes em crianças:* Frio

Identificação de Padrões e Tratamento

Os padrões que aparecem na obstipação podem ser assim resumidos:

Calor
- Calor interior crônico:
  - Calor em Estômago e Intestino Grosso.
  - Calor no Fígado.
- Calor agudo em doença febril:
  - Fogo agudo do Estômago e do Intestino Grosso.

Qi
- Estagnação do *Qi* do Fígado.

Deficiência
- Deficiência de *Qi*.
- Deficiência de *Yang*.
- Deficiência de Sangue.
- Deficiência de *Yin*.

Frio
- Deficiência do *Yang* do Baço e do Rim com Frio.

CALOR INTERIOR CRÔNICO

Calor em Estômago e Intestino Grosso

Manifestações Clínicas

Fezes secas, movimentos intestinais esporádicos, sede, urina escassa e escura, face vermelha, sensação de calor, dor abdominal, boca seca, mau hálito.

Língua: Vermelha com revestimento amarelo e pontos vermelhos ao redor do centro e na raiz.

Pulso: Rápido e Deslizante.

Princípio de Tratamento

Eliminar Calor, drenar Fogo, umedecer os Intestinos.

Acupuntura

Pontos

IG-4 (*Hegu*), IG-11 (*Quxi*), TA-6 (*Zhigou*), BP-14 (*Fuji*), BP-15 (*Daheng*), E-44 (*Neiting*), E-28 (*Shuidao*), *Waishuidao*, E-29 (*Guilai*), *Waiguilai*. Utilizar método de sedação ou neutro em todos os pontos.

Explicação
- IG-4 elimina o Calor no Intestino Grosso e move as fezes.
- IG-11 elimina o Calor no Intestino Grosso.
- TA-6 elimina o Calor, abre o Triplo Aquecedor e promove o movimento intestinal.

682 Obstipação

- BP-14 e BP-15 promovem o movimento descendente.
- E-44 elimina o Calor do Estômago.
- E-28 e E-29 eliminam o Calor e promovem o movimento intestinal. Quando utilizados para tratar obstipação, devem ser inseridos apenas no lado esquerdo, a fim de afetar o cólon descendente.
- *Waishuidao* e *Waiguilai*, pontos extras localizados, respectivamente, 1*cun* lateral a E-28 e E-29, possuem ações similares a esses dois pontos e promovem o movimento intestinal. Devem também ser inseridos apenas no lado esquerdo.

Fitoterapia

Prescrição

MA ZI REN WAN – Pílula de *Cannabis*.

EXPLICAÇÃO   Essa fórmula umedece os Intestinos, promove o movimento descendente e elimina o Calor.

MODIFICAÇÕES

- Se os fluidos estiverem prejudicados, acrescentar *Sheng Di Huang* (*Radix Rehmanniae*), *Xuan Shen* (*Radix Scrophulariae*) e *Mai Men Dong* (*Radix Ophiopogonis*).

Resumo

Calor em Estômago e Intestino Grosso
Pontos
- IG-4 (*Hegu*), IG-11 (*Quxi*), TA-6 (*Zhigou*), BP-14 (*Fuji*), BP-15 (*Daheng*), E-44 (*Neiting*), E-28 (*Shuidao*), *Waishuidao*, E-29 (*Guilai*), *Waiguilai*. Utilizar método de sedação ou neutro em todos os pontos

Fitoterapia
Prescrição
- MA ZI REN WAN – Pílula de *Cannabis*

Caso Clínico

Uma mulher de 34 anos de idade sofria de obstipação há dez anos. Tinha apenas 2 a 3 movimentos intestinais durante a semana e as fezes eram secas e pequenas. Apresentava mau hálito. Além dessas manifestações, não tinha nenhum outro sintoma. A coloração do corpo da língua estava normal, mas apresentava revestimento seco e amarelo, mais espesso na raiz. O pulso não apresentava características.

Diagnóstico   Este é um caso de Calor nos Intestinos. As fezes secas e pequenas indicam Calor, e este diagnóstico é confirmado pelo revestimento da língua amarelo e pelo mau hálito, que indica que também há Calor no Estômago.

Princípio de tratamento   O princípio de tratamento adotado consistiu em eliminar o Calor nos Intestinos e beneficiar os fluidos. Este paciente foi tratado com acupuntura e ervas.

Acupuntura   Os principais pontos de acupuntura utilizados foram:

- BP-15 (*Daheng*) para eliminar Calor nos Intestinos e mover as fezes.
- E-25 (*Tianshu*) e IG-11 (*Quchi*) para eliminar Calor do Intestino.
- E-44 (*Neiting*) para eliminar Calor do Estômago.
- REN-10 (*Xiawan*) para promover a descendência de *Qi* do Estômago.
- E-36 (*Zusanli*) para promover os movimentos intestinais.

Os pontos foram todos inseridos com método neutro, com exceção do ponto E-36, que foi tonificado.

A fórmula fitoterápica utilizada foi uma variação de *Ma Zi Ren Wan* (Pílula de *Cannabis*):

- *Huo Ma Ren* (*Semen Cannabis sativae*): 9g.
- *Da Huang* (*Radix et Rhizoma Rhei*): 6g.
- *Xing Ren* (*Semen Armeniacae*): 4,5g.
- *Zhi Shi* (*Fructus Aurantii immaturus*): 6g.
- *Hou Po* (*Cortex Magnoliae officinalis*): 4,5g.
- *Bai Shao* (*Radix Paeoniae alba*): 4,5g.
- *Huang Lian* (*Rhizoma Coptidis*): 3g.
- *Ku Shen* (*Radix Sophorae flavescentis*): 4,5g.

Explicação
- As seis primeiras ervas constituem a fórmula original.
- *Huang Lian* foi acrescentada para eliminar Calor do Estômago.
- *Ku Shen* foi acrescentada para eliminar Calor do Intestino.

Após algumas semanas, *Da Huang* foi excluída da fórmula e substituída por *Dang Gui*. Esta paciente apresentou melhora lenta e gradual durante o período de um ano.

Calor no Fígado

Manifestações Clínicas

Fezes secas, movimentos intestinais esporádicos, sede, gosto amargo, urina escura, dor de cabeça, irritabilidade, face vermelha, olhos com raias de sangue.

Língua: Vermelha, mais vermelha nas laterais, revestimento seco e amarelo.

Pulso: em Corda e Rápido.

Princípio de Tratamento

Drenar o Fogo do Fígado, umedecer os Intestinos.

Acupuntura

Pontos

IG-4 (*Hegu*), IG-11 (*Quchi*), TA-6 (*Zhigou*), F-2 (*Xingjian*), BP-6 (*Sanyinjiao*), BP-14 (*Fuji*), BP-15 (*Daheng*), E-44 (*Neiting*), E-28 (*Shuidao*), *Waishuidao*, E-29 (*Guilai*), *Waiguilai*. Utilizar método de sedação ou neutro em todos os pontos.

EXPLICAÇÃO

- IG-4 elimina Calor no Intestino Grosso e move as fezes.
- IG-11 elimina Calor no Intestino Grosso.
- TA-6 elimina Calor, abre Triplo Aquecedor e promove movimento intestinal.
- F-2 drena Fogo do Fígado.
- BP-6 umedece os Intestinos.
- BP-14 e BP-15 promovem o movimento descendente.
- E-44 elimina Calor do Estômago.
- E-28 e E-29 eliminam Calor e promovem o movimento intestinal. Quando utilizado para tratar obstipação, devem ser inseridos apenas no lado esquerdo para afetar o cólon descendente.
- *Waishuidao* e *Waiguilai*, pontos extras localizados, respectivamente, 1*cun* lateral a E-28 e E-29, possuem ações similares a esses dois pontos e promovem o movimento intestinal. Devem também ser inseridos apenas no lado esquerdo.

Fitoterapia

Prescrição

DANG GUI LONG HUI WAN – Pílula de *Angelica- -Gentiana-Aloe.*

EXPLICAÇÃO   Essa fórmula promove o movimento intestinal e drena o Fogo do Fígado. Deve ser utilizada apenas para tratar casos graves de Fogo do Fígado e só durante um tempo relativamente curto. Se os sintomas de Fogo do Fígado não forem muito graves, a fórmula anterior (*Ma Zi Ren Wan*) pode ser utilizada simplesmente com o acréscimo de *Long Dan Cao* para drenar Fogo do Fígado.

MODIFICAÇÕES

- Se os fluidos estiverem prejudicados, acrescentar *Sheng Di Huang* (*Radix Rehmanniae*), *Xuan Shen* (*Radix Scrophulariae*) e *Mai Men Dong* (*Radix Ophiopogonis*).

Resumo

Calor no Fígado

Pontos

■ IG-4 (*Hegu*), IG-11 (*Quchi*), TA-6 (*Zhigou*), F-2 (*Xingjian*), BP-6 (*Sanyinjiao*), BP-14 (*Fuji*), BP-15 (*Daheng*), E-44 (*Neiting*), E-28 (*Shuidao*), *Waishuidao*, E-29 (*Guilai*), *Waiguilai*. Utilizar método de sedação ou neutro em todos os pontos

Fitoterapia

Prescrição

■ *DANG GUI LONG HUI WAN* – Pílula de *Angelica- -Gentiana-Aloe*

Caso Clínico

Uma mulher de 62 anos de idade procurou tratamento para o que fora diagnosticado há quatro anos como doença de Parkinson. Apresentava tremor muito moderado no braço, arrastava um pouco o pé e sua mão direita vinha se tornando progressivamente menor (um sintoma típico dessa doença). Além dessas manifestações, sofria também de obstipação durante aproximadamente "toda a vida". Fazia uso diário de 10 Senokot (um laxante à base de antraquinona). Pelo fato de tomar laxantes diariamente, era difícil saber como suas fezes seriam sem sua utilização. Sofria ainda de dor nas costas, tontura, tinido, transpiração noturna, sono fraco (acordando durante a noite) e garganta seca à noite com desejo de beber pequenos goles de água. Sentia-se geralmente quente. A língua estava Vermelha, mais vermelha nas laterais, com revestimento muito seco, amarelo e preto (Prancha 30.1). O pulso apresentava-se Cheio, em Corda, Deslizante e ligeiramente Rápido.

Diagnóstico   Tratava-se de um quadro muito complexo. Obviamente, há Vento do Fígado, manifestado pelo tremor do braço. Provavelmente, o Vento do Fígado se originara do Fogo do Fígado, evidenciado pelo pulso Rápido e Cheio, pela língua Vermelha com revestimento amarelo, pela obstipação e pela sensação de calor. Havia também alguma Fleuma, evidenciada pelo pulso Deslizante. Neste caso, portanto, Vento, Fogo e Fleuma contribuíram para o quadro da paciente. Os demais sintomas, dor nas costas, tontura, tinido, sono fraco e garganta seca à noite, apontam para uma deficiência de *Yin* do Rim. Em lugar de ser a causa da subida de Vento do Fígado, a deficiência do *Yin* do Rim era provavelmente o resultado do Fogo do Fígado prejudicando o *Yin*. Podemos chegar a essa conclusão a partir da observação da língua e do pulso: a língua mostra a presença do Fogo, em vez de Calor por Deficiência por se apresentar Vermelha com revestimento amarelo (em vez de sem revestimento); o pulso apresenta-se Cheio, Deslizante e em Corda (em vez de Fino ou Flutuante e Vazio).

Princípio de tratamento   O princípio de tratamento é drenar o Fogo do Fígado, extinguir o Vento do Fígado, resolver a Fleuma e nutrir o *Yin* do Rim.

Embora a paciente não considerasse a obstipação como o problema principal, já que buscara consulta para tratar a doença de Parkinson, esta era relacionada à condição subjacente de Fogo do Fígado, sendo necessário drená-lo pelo movimento descendente.

Esta paciente foi tratada apenas com ervas (pois encontrava-se em tratamento de acupuntura com um colega que me encaminhou para tratamento com ervas).

Fitoterapia   Utilizei uma variação de *Ban Xia Bai Zhu Tian Ma Tang* (Decocção de *Pinellia-Atractylodes-Gastrodia*), que é uma fórmula para extinguir o Vento e resolver a Fleuma:

684 Obstipação

- *Ban Xia (Rhizoma Pinelliae preparatum)*: 9g.
- *Bai Zhu (Rhizoma Atractylodis macrocephalae)*: 6g.
- *Tian Ma (Rhizoma Gastrodiae)*: 9g.
- *Chen Pi (Pericarpium Citri reticulatae)*: 4g.
- *Fu Ling (Poria)*: 6g.
- *Zhi Gan Cao (Radix Glycyrrhizae uralensis preparata)*: 3g.
- *Sheng Jiang (Rhizoma Zingiberis officinalis recens)*: 3 fatias.
- *Da Zao (Fructus Jujubae)*: 3 tâmaras.
- *Da Huang (Rhizoma Rhei)*: 6g.
- *Mang Xiao (Mirabilitum)*: 6g.
- *Di Long (Pheretima Aspergillum)*: 6g.
- *Sheng Di Huang (Radix Rehmanniae)*: 9g.

Explicação

- As oito primeiras ervas constituem a fórmula original que extingue Fleuma-Vento.
- *Da Huang* e *Mang Xiao* foram acrescentadas para drenar Fogo pelo movimento descendente.
- *Di Long* foi acrescentada para extinguir Vento e cessar os tremores.
- *Sheng Di Huang* foi acrescentada para nutrir o *Yin*.

Essa fórmula foi administrada durante cerca de três meses com pequenas modificações. Decorridos os três meses, os movimentos intestinais tornaram-se normais e regulares sem a utilização de laxantes e a língua se apresentava menos seca. A partir de então, a fórmula foi alterada por uma variação da mesma prescrição:

- *Ban Xia (Rhizoma Pinelliae preparatum)*: 9g.
- *Bai Zhu (Rhizoma Atractylodis macrocephalae)*: 6g.
- *Tian Ma (Rhizoma Gastrodiae)*: 9g.
- *Chen Pi (Pericarpium Citri reticulatae)*: 4g.
- *Fu Ling (Poria)*: 6g.
- *Zhi Gan Cao (Radix Glycyrrhizae uralensis preparata)*: 3g.
- *Sheng Jiang (Rhizoma Zingiberis officinalis recens)*: 3 fatias.
- *Da Zao (Fructus Jujubae)*: 3 tâmaras.
- *Sheng Di Huang (Radix Rehmanniae)*: 9g.
- *Di Long (Pheretima aspergillum)*: 6g.
- *Gou Teng (Ramulus Uncariae)*: 6g.
- *Ju Hua (Flos Chrysanthemi morifolii)*: 4g.

Explicação

- As oito primeiras ervas constituem a mesma fórmula original *Ban Xia Bai Zhu Tian Ma Tang* para extinguir Fleuma-Vento.
- *Sheng Di Huang* foi acrescentada para nutrir *Yin*.
- *Di Long*, *Gou Teng* e *Ju Hua* foram acrescentadas para extinguir Vento do Fígado.

Esta paciente encontra-se ainda em tratamento, vem fazendo bom progresso, inclusive nos sintomas de Parkinson.

CALOR AGUDO EM DOENÇA FEBRIL

Fogo Agudo do Estômago e do Intestino Grosso

Manifestações Clínicas

Obstipação, fezes secas, dor e plenitude abdominais, face vermelha, sede, boca seca, transpiração profusa, sensação de calor, febre alta.

Língua: Vermelha com revestimento espesso, seco e amarelo.

Pulso: Profundo, Cheio e Rápido.

Este padrão corresponde ao padrão de Calor no padrão dos órgãos *Yang* Brilhante na identificação de padrões de acordo com os Seis Estágios ou ao padrão de Calor-Secura nos Intestinos na identificação de padrões de acordo com os Quatro Níveis. Estes padrões ocorrem durante doença febril aguda e são caracterizados por Fogo (em vez de Calor) em Estômago e Intestino Grosso. O Fogo é mais intenso e encontra-se em um nível energético mais profundo que o Calor. O Calor pode ser eliminado com o uso de ervas picantes e frias (por exemplo, *Shi Gao* [*Gypsum fibrosum*]). O Fogo deve ser drenado com ervas amargas e frias (por exemplo, *Da Huang* [*Radix et Rhizoma Rhei*]).

A presença de obstipação é um dos principais sintomas que ajudam a diferenciar entre Calor e Fogo em doenças febris agudas.

Princípio de Tratamento

Drenar o Fogo e promover sua descendência.

Acupuntura

Pontos

TA-6 (*Zhigou*), BP-15 (*Daheng*), IG-11 (*Quchi*), E-44 (*Neiting*), IG-4 (*Hegu*), E-28 (*Shuidao*) e E-29 (*Guilai*). Utilizar método de sedação em todos os pontos.

EXPLICAÇÃO

- TA-6 drena o Fogo dos Três Aquecedores e, em combinação com BP-15, promove o movimento descendente.
- BP-15 promove o movimento descendente.
- IG-11 elimina Calor nos Intestinos.
- E-44 elimina Calor de Estômago.
- IG-4 elimina Calor nos Intestinos e promove o movimento descendente.
- E-28 e E-29 eliminam Calor e promovem os movimentos intestinais.

Fitoterapia

Prescrição

DA CHENG QI TANG – Grande Decocção para Conduzir o *Qi*.

EXPLICAÇÃO Essa é a principal fórmula para drenar o Fogo e promover o movimento descendente durante doenças febris agudas com Fogo em Estômago e Intestino Grosso. *Da Huang* drena o Fogo promovendo o movimento descendente. É a principal erva para tratar Fogo no

Estômago, que corresponde ao padrão dos órgãos *Yang* Brilhante (na identificação de padrões de acordo com os Seis Estágios) ou ao padrão de Calor-Secura nos Intestinos no nível do *Qi* (na identificação de padrões de acordo com os Quatro Níveis).

> **Resumo**
>
> **Fogo Agudo do Estômago e do Intestino Grosso**
> **Pontos**
> - TA-6 (*Zhigou*), BP-15 (*Daheng*), IG-11 (*Quchi*), E-44 (*Neiting*), IG-4 (*Hegu*), E-28 (*Shuidao*) e E-29 (*Guilai*). Utilizar método de sedação em todos os pontos
>
> **Fitoterapia**
> *Prescrição*
> - *DA CHENG QI TANG* –Grande Decocção para Conduzir o *Qi*

QI

Estagnação do Qi do Fígado

Manifestações Clínicas

Obstipação com fezes na forma de grãos, porém não secas; desejo de fazer os intestinos funcionarem, mas dificuldade em fazê-lo; eructação; distensão abdominal; irritabilidade.

Língua: pode apresentar coloração normal ou ligeiramente Vermelha nas laterais.

Pulso: em Corda. Pode ser em Corda apenas no lado esquerdo.

Princípio de Tratamento

Pacificar o Fígado, regular o *Qi*, fazer o *Qi* descender, eliminar estagnação.

Acupuntura

Pontos

REN-10 (*Xiawan*), VB-34 (*Yanglingquan*), REN-6 (*Qihai*), F-3 (*Taichong*), TA-6 (*Zhigou*), BP-15 (*Daheng*). Utilizar método neutro em todos os pontos.

EXPLICAÇÃO

- REN-10 estimula a descendência do *Qi*.
- VB-34 e REN-6, em combinação, movem o *Qi* do Fígado no abdômen inferior.
- F-3 move o *Qi* e pacifica o Fígado.
- TA-6 regula os Três Aquecedores e move o *Qi*.
- BP-15 promove o movimento descendente.

Fitoterapia

Prescrição

LIU MO TANG – Decocção de Seis Ervas Rasteiras.

EXPLICAÇÃO Essa fórmula regula o *Qi*, elimina estagnação e faz o *Qi* descender.

Prescrição

MA ZI REN WAN – Pílula de *Cannabis* – mais *YUE JU WAN* – Pílula de *Gardenia-Ligusticum*.

EXPLICAÇÃO A combinação dessas duas fórmulas promove o movimento intestinal, umedece os Intestinos, move o *Qi*, elimina estagnação, melhora o humor, acalma a Mente e assenta a Alma Etérea. Essas duas fórmulas são selecionadas particularmente se a estagnação do *Qi* derivar de tensão emocional e se o paciente estiver deprimido.

MODIFICAÇÕES

- Se houver sinais de Calor, acrescentar *Huang Qin* (*Radix Scutellariae*) e *Shan Zhi Zi* (*Fructus Gardeniae*).

> **Resumo**
>
> **Estagnação do *Qi* do Fígado**
> **Pontos**
> - REN-10 (*Xiawan*), VB-34 (*Yanglingquan*), REN-6 (*Qihai*), F-3 (*Taichong*), TA-6 (*Zhigou*), BP-15 (*Daheng*). Utilizar método neutro em todos os pontos
>
> **Fitoterapia**
> *Prescrição*
> - *LIU MO TANG* – Decocção de Seis Ervas Rasteiras
> *Prescrição*
> - *MA ZI REN WAN* – Pílula de *Cannabis* – mais *YUE JU WAN* – Pílula de *Gardenia-Ligusticum*

DEFICIÊNCIA

Deficiência de Qi

Desejo de fazer os intestinos funcionarem, porém dificuldade em fazê-lo; grande esforço para fazer os intestinos funcionarem; sensação de exaustão após a defecação; fezes finas e longas e não secas; compleição pálida; fadiga.

Língua: Pálida

Pulso: Vazio.

Este padrão é proveniente da deficiência de *Qi* do Baço, do Pulmão ou de ambos. Se houver deficiência de Baço também haverá fraqueza muscular e pouco apetite. Caso haja deficiência do Pulmão, haverá moderado encurtamento da respiração e voz fraca.

Neste caso, a obstipação é proveniente de *Qi* deficiente do Baço não movendo as fezes nos Intestinos ou de *Qi* deficiente do Pulmão não fornecendo *Qi* suficiente ao Intestino Grosso para o esforço da defecação. Este último padrão é comum nos idosos, mulheres após o parto ou nos indivíduos que tenham sofrido doença longa, grave.

Princípio de Tratamento

Tonificar o *Qi* e umedecer os Intestinos.

Acupuntura

Pontos

B-21 (*Weishu*), B-25 (*Dachangshu*), BP-15 (*Daheng*), E-36 (*Zusanli*), REN-6 (*Qihai*), BP-6 (*Sanyinjiao*), P-7 (*Lieque*), B-13 (*Feishu*). Utilizar método de tonificação em todos os pontos.

686 Obstipação

EXPLICAÇÃO

- B-21 tonifica o *Qi* do Estômago e também é escolhido devido ao movimento descendente do *Qi* do Estômago, que estimulará o movimento intestinal.
- B-25, ponto de Transporte Dorsal do Intestino Grosso, estimula o movimento intestinal.
- BP-15 estimula o movimento intestinal.
- E-36 e BP-6 tonificam o *Qi* e promovem o movimento intestinal.
- REN-6 tonifica o *Qi* no Aquecedor Inferior.
- P-7 e B-13 são utilizados para tonificar o *Qi* do Pulmão, no caso de deficiência de *Qi* do Pulmão.

Fitoterapia

Prescrição

HUANG QI TANG – Decocção de *Astragalus*.

EXPLICAÇÃO   Essa fórmula tonifica *Qi* do Baço e do Pulmão, resolve Umidade e move descendentemente por umedecer os Intestinos.

MODIFICAÇÕES

- Se houver deficiência de *Qi* muito pronunciada, acrescentar *Dang Shen* (*Radix Codonopsis*) e *Shan Yao* (*Rhizoma Dioscoreae*).
- Se houver sintomas de afundamento do *Qi* e prolapso do ânus, substituir por *Bu Zhong Yi Qi Tang* (Decocção para Tonificar o Centro e Beneficiar o *Qi*), com a dosagem de *Bai Zhu* (*Rhizoma Atractylodis macrocephalae*) aumentada para 30g.

Resumo

Deficiência de *Qi*

Pontos

- B-21 (*Weishu*), B-25 (*Dachangshu*), B-15 (*Daheng*), E-36 (*Zusanli*), REN-6 (*Qihai*), BP-6 (*Sanyinjiao*), P-7 (*Lieque*), B-13 (*Feishu*). Utilizar método de tonificação em todos os pontos

Fitoterapia

Prescrição

- *HUANG QI TANG* – Decocção de *Astragalus*

Deficiência de Yang

Manifestações Clínicas

Dificuldade na defecação, exaustão e transpiração após a defecação, fezes não secas, dor nas costas e nos joelhos, sensação de frio, micção frequente e urina pálida.

Língua: Pálida e úmida.

Pulso: Profundo e Fraco.

Este é um padrão principalmente de deficiência do *Yang* do Rim. Normalmente, quando o *Yang* do Rim está deficiente, as fezes ficam amolecidas. Entretanto, pode também ocorrer o efeito contrário, quando o *Yang* deficiente do Rim falha em mover o *Qi* nos Intestinos, consequentemente os intestinos não se movem. Além disso, quando o *Yang* do Rim está deficiente, isso resulta em Frio interno, que contrai os músculos no Aquecedor Inferior, novamente prejudicando o peristaltismo normal do intestino.

Princípio de Tratamento

Tonificar o Rim, Aquecer o Aquecedor Inferior e umedecer os Intestinos.

Acupuntura

Pontos

E-36 (*Zusanli*), BP-6 (*Sanyinjiao*), B-23 (*Shenshu*), B-25 (*Dachangshu*), REN-4 (*Guanyuan*), R-7 (*Fuliu*). Utilizar método de tonificação em todos os pontos. Moxa deve ser utilizada.

EXPLICAÇÃO

- E-36 e BP-6, com moxa na agulha, tonificam o *Yang*. E-36 promove o movimento intestinal.
- B-23 e R-7 tonificam o *Yang* do Rim. Moxa direta pode ser utilizada no ponto B-23.
- B-25 estimula os Intestinos, promovendo o movimento intestinal.
- REN-4, com moxa direta, tonifica *Yang* do Rim e *Qi* Original.

Fitoterapia

Prescrição

JI CHUAN JIAN – Decocção para Beneficiar o Rio.

EXPLICAÇÃO   Essa fórmula umedece os Intestinos, promove o movimento intestinal, resolve a Umidade e tonifica o *Yang* do Rim. É um do poucos tônicos do *Yang* do Rim que promove o movimento intestinal.

Uma característica interessante dessa fórmula é que ela contém *Sheng Ma*, que possui movimento ascendente e eleva o *Yang* puro para a parte superior do corpo. Isso pode parecer uma contradição quando queremos que o *Qi* descenda, a fim de promover o movimento intestinal. Porém, ao elevar o *Yang* puro para a parte superior do corpo, fica mais fácil o *Qi* impuro fluir para baixo, o que estimula o movimento intestinal.

Resumo

Deficiência de *Yang*

Pontos

- E-36 (*Zusanli*), BP-6 (*Sanyinjiao*), B-23 (*Shenshu*), B-25 (*Dachangshu*), REN-4 (*Guanyuan*), R-7 (*Fuliu*). Utilizar método de tonificação em todos os pontos. Moxa deve ser utilizada

Fitoterapia

Prescrição

- *JI CHUAN JIAN* – Decocção para Beneficiar o Rio

Caso Clínico

Uma mulher de 61 anos de idade sofria de obstipação persistente há muitos anos. Apresentava apenas cerca de dois movimentos intestinais por semana, porém as fezes não eram secas. Geralmente, sentia-se exausta após o movimento intestinal. Outros sintomas incluíam: muito cansaço e exaustão, sensação de frio, perda da força de vontade e do espírito de iniciativa, dor nas costas, tontura e tinido. A língua estava Pálida e Inchada, e o pulso estava Profundo e Fraco.

Obstipação

Diagnóstico Esta paciente sofria de deficiência de *Yang* do Rim, que se constituía também na causa da obstipação. Os sintomas de deficiência do *Yang* do Rim são: dor nas costas, tontura, tinido, sensação de frio, exaustão e língua Pálida e Inchada. A falta de força de vontade e do espírito de iniciativa eram também provenientes da deficiência de *Yang* do Rim e de seu aspecto mental, a Força de Vontade (*Zhi*).

Princípio de tratamento O princípio de tratamento adotado foi tonificar e aquecer o *Yang* do Rim e umedecer os Intestinos. A paciente foi tratada com acupuntura e ervas.

Acupuntura Os principais pontos de acupuntura utilizados (com método de tonificação) incluíram:

- E-36 (*Zusanli*), com moxa, para tonificar *Qi* e *Yang* e mover as fezes.
- REN-4 (*Guanyuan*) e B-23 (*Shenshu*) para tonificar *Yang* do Rim.
- BP-15 (*Daheng*) para mover as fezes.
- BP-6 (*Sanyinjiao*) e R-3 (*Taixi*) para tonificar o Rim e mover as fezes.

Fitoterapia A prescrição fitoterápica utilizada foi uma variação de *Ji Chuan Jian* (Decocção para Beneficiar o Rio):

- *Dang Gui* (*Radix Angelicae sinensis*): 9g.
- *Huai Niu Xi* (*Radix Achyranthis bidentatae*): 6g.
- *Rou Cong Rong* (*Herba Cistanchis*): 6g.
- *Ze Xie* (*Rhizoma Alismatis*): 4,5g.
- *Zhi Ke* (*Fructus Aurantii*): 3g.
- *Sheng Ma* (*Rhizoma Cimicifugae*): 1,5g.
- *Shu Di Huang* (*Radix Rehmanniae preparata*): 9g.
- *Huo Ma Ren* (*Semen Cannabis*): 6g.
- *Hu Tao Rou* (*Semen Juglandis*): 6g.
- *Zhi Gan Cao* (*Radix Glycyrrhizae uralensis preparata*): 3g.

Explicação
- As seis primeiras ervas constituem a fórmula original que tonifica o *Yang* do Rim e move as fezes.
- *Shu Di Huang* tonifica o Rim e fortalece a Força de Vontade.
- *Huo Ma Ren* move as fezes.
- *Hu Tao Rou* tonifica o *Yang* do Rim.
- *Zhi Gan Cao* harmoniza.

Após 18 meses de tratamento, a paciente ganhou muito mais energia e seus movimentos intestinais tornaram-se regulares.

Deficiência de Sangue

Manifestações Clínicas

Fezes secas, dificuldade de defecação, compleição pálida e embotada, tontura, entorpecimento dos membros.
 Língua: Pálida ou normal.
 Pulso: Áspero.

Princípio de Tratamento

Nutrir o Sangue, umedecer os Intestinos.

Acupuntura

Pontos

E-36 (*Zusanli*), BP-6 (*Sanyinjiao*), REN-4 (*Guanyuan*), BP-15 (*Daheng*), B-23 (*Shenshu*), B-20 (*Pishu*), B-25 (*Dachangshu*). Utilizar método de tonificação em todos os pontos.

EXPLICAÇÃO

- E-36 e BP-6 nutrem o Sangue. E-36 também promove o movimento intestinal.
- REN-4 nutre o Sangue.
- BP-15 promove o movimento intestinal.
- B-23 e B-20 nutrem o Sangue.
- B-25, ponto de Transporte Dorsal do Intestino Grosso, promove o movimento intestinal na obstipação crônica.

Fitoterapia

Prescrição

Variação de *RUN CHANG WAN* – Variação da Pílula para Umedecer os Intestinos.

EXPLICAÇÃO Essa fórmula nutre Sangue e *Yin* e umedece os Intestinos.

MODIFICAÇÕES

- Se as fezes forem muito secas, acrescentar *Wu Ren Wan* (Pílula de Cinco Sementes) – *Tao Ren* (*Semen Persicae*), *Xing Ren* (*Semen Armeniacae*), *Bai Zi Ren* (*Semen Platycladi*), *Song Zi Ren* (*Semen Pini tabulaeformis*), *Yu Li Ren* (*Semen Pruni*), *Chen Pi* (*Pericarpium Citri reticulatae*).

Remédio dos Três Tesouros

MAR PRECIOSO Mar Precioso é uma variação de *Ba Zhen Tang*: nutre o Sangue.

Resumo

Deficiência de Sangue

Pontos
- E-36 (*Zusanli*), BP-6 (*Sanyinjiao*), REN-4 (*Guanyuan*), BP-15 (*Daheng*), B-23 (*Shenshu*), B-20 (*Pishu*), B-25 (*Dachangshu*). Utilizar método de tonificação em todos os pontos

Fitoterapia

Prescrição
- Variação de *RUN CHANG WAN* – Variação da Pílula para Umedecer os Intestinos

Remédio dos Três Tesouros
- Mar Precioso

Caso Clínico

Uma mulher de 39 anos de idade sofria de obstipação há 20 anos. Apresentava apenas dois movimentos intestinais por semana, porém suas fezes não eram particularmente nem secas, nem pequenas. Os períodos menstruais eram muito

688 Obstipação

escassos e sofria de tensão pré-menstrual. Sua memória estava debilitada. A língua apresentava-se Pálida e parcialmente descascada (Prancha 30.2); o pulso estava, no geral, Áspero.

Diagnóstico Este é um exemplo claro de obstipação proveniente de deficiência de Sangue: essa deficiência é evidente a partir da língua Pálida, do pulso Áspero, da memória debilitada e dos períodos menstruais escassos. Língua Pálida e descascada (muitas vezes chamada de "língua de galinha depenada", isto é, parecendo galinha crua) indica deficiência grave de Sangue. Há ainda alguma estagnação de *Qi* do Fígado originando-se da deficiência de Sangue do Fígado.

Princípio de tratamento O princípio de tratamento seguido constituía-se em nutrir o Sangue do Fígado e umedecer os Intestinos. Esta paciente foi tratada com ervas.

Fitoterapia . A fórmula utilizada foi uma variação de *Run Chang Wan* (Pílula para Umedecer os Intestinos):

- *Dang Gui* (*Radix Angelicae sinensis*): 9g.
- *Shu Di Huang* (*Radix Rehmanniae preparata*): 12g.
- *Huo Ma Ren* (*Semen Cannabis sativae*): 6g.
- *Tao Ren* (*Semen Persicae*): 4,5g.
- *Zhi Ke* (*Fructus Aurantii*): 6g.
- *Shou Wu* (*Radix Polygoni multiflori preparata*): 9g.
- *Chai Hu* (*Radix Bupleuri*): 4,5g.
- *Yu Li Ren* (*Semen Pruni*): 6g.
- *Zhi Gan Cao* (*Radix Glycyrrhizae uralensis preparata*): 3g.
- *Hong Zao* (*Fructus Jujubae*): 3 tâmaras.

Explicação
- *Dang Gui, Shu Di, Huo Ma Ren e Shou Wu* nutrem o Sangue. *Dang Gui, Huo Ma Ren* e *Shou Wu* também movem as fezes.
- *Tao Ren* umedece os Intestinos e move as fezes.
- *Zhi Ke* move o *Qi* para ajudar a mover as fezes.
- *Chai Hu* move o *Qi* do Fígado.
- *Yu Li Ren* umedece os Intestinos e move as fezes.
- *Zhi Gan Cao* e *Hong Zao* harmonizam. *Hong Zao* nutre também moderadamente o Sangue.

Devido à longa duração deste problema da paciente, o tratamento levou mais de um ano para a normalização dos movimentos intestinais.

Deficiência de Yin

Manifestações Clínicas

Fezes secas; sede, com desejo de beber pequenos goles de água; boca e garganta secas, especialmente ao anoitecer; dor nas costas e nos joelhos; tontura; tinido; transpiração noturna.

Língua: sem revestimento, com fissuras.
Pulso: Flutuante e Vazio.

Este quadro é muito frequente nos idosos com deficiência do *Yin* do Rim. Nos casos avançados, a língua se apresentará completamente sem revestimento; nos casos menos sérios, perderá apenas parcialmente o revestimento ou, nos casos mais moderados, apresentará ainda coloração normal com revestimento seco sem raiz. Se houver Calor por Deficiência, a língua também será Vermelha.

Princípio de Tratamento

Nutrir o *Yin*, tonificar o Rim e umedecer os Intestinos.

Acupuntura

Pontos

E-36 (*Zusanli*), BP-6 (*Sanyinjiao*), REN-4 (*Guanyuan*), R-3 (*Taixi*), R-6 (*Zhaohai*), B-23 (*Shenshu*), B-25 (*Dachangshu*), BP-15 (*Daheng*). Utilizar método de tonificação em todos os pontos; não utilizar moxa.

EXPLICAÇÃO
- E-36 e BP-6 nutrem o *Yin* do Estômago. E-36 também promove o movimento intestinal.
- REN-4, R-3 e R-6 nutrem o *Yin* do Rim. R-6 também promove o movimento intestinal.
- B-23 tonifica o Rim.
- B-25 e BP-15 promovem o movimento intestinal.

Fitoterapia

Prescrição

ZENG YE TANG – Decocção para Aumentar os Fluidos.

EXPLICAÇÃO Essa fórmula nutre o *Yin* do Estômago e do Rim. Essa fórmula era originalmente utilizada para tratar Secura nos Intestinos após condição de padrão do órgão *Yang* Brilhante no curso de uma doença febril. Tal padrão é caracterizado por Fogo que seca completamente os fluidos corporais, causando secura grave nos Intestinos e, consequentemente, obstipação. Além dessa utilização original, essa fórmula pode simplesmente ser empregada para nutrir o *Yin* e umedecer os Intestinos na obstipação crônica proveniente da deficiência de *Yin*.

MODIFICAÇÕES
- Com o propósito de intensificar o efeito dessa fórmula sobre o movimento intestinal, acrescentar *Huo Ma Ren* (*Semen Cannabis sativae*) e *Yu Li Ren* (*Semen Pruni*).

Prescrição

TONG YOU TANG – Decocção para Penetrar na Profundidade.

EXPLICAÇÃO Essa fórmula nutre *Yin* e Sangue e umedece os Intestinos.

Remédio dos Três Tesouros

FONTE JADE Fonte Jade é uma variação de *Sha Shen Mai Dong Tang* (Decocção de *Glehnia-Ophiopogon*): nutre o *Yin* do Pulmão, do Estômago e do Baço.

NUTRIR A RAIZ Nutrir a Raiz é uma variação de *Zuo Gui Wan* (Pílula Restauradora do [Rim] Esquerdo): nutre o *Yin* do Rim.

Obstipação 689

> **Resumo**
>
> **Deficiência de *Yin***
>
> ***Pontos***
> - E-36 (*Zusanli*), BP-6 (*Sanyinjiao*), REN-4 (*Guanyuan*), R-3 (*Taixi*), R-6 (*Zhaohai*), B-23 (*Shenshu*), B-25 (*Dachangshu*), BP-15 (*Daheng*). Utilizar método de tonificação em todos os pontos; não utilizar moxa
>
> ***Fitoterapia***
> *Prescrição*
> - *ZENG YE TANG* – Decocção para Aumentar os Fluidos
>
> *Prescrição*
> - *TONG YOU TANG* – Decocção para Penetrar na Profundidade
>
> *Remédio dos Três Tesouros*
> - Fonte Jade
> - Nutrir a Raiz

FRIO

O Frio interno nos Intestinos pode derivar de invasão de Frio externo ou de deficiência de *Yang*, particularmente do Rim e/ou do Baço. O Frio contrai os músculos e impede o correto movimento e a transformação de *Qi* nos Intestinos. Pode causar, portanto, obstipação. Se derivar de deficiência de *Yang*, então, a obstipação resulta não somente da ação de contração do Frio, mas também do *Yang Qi* deficiente incapaz de empurrar as fezes pelos Intestinos. Em tais casos, o quadro é caracterizado por uma combinação de deficiência e excesso.

A obstipação proveniente do Frio é quase sempre acompanhada de dor abdominal muito grave.

Deficiência do **Yang** do Baço e do Rim com Frio

Manifestações Clínicas

Dificuldade na defecação, fezes não secas, ausência de movimento intestinal durante vários dias, dor abdominal espástica, urina pálida, face pálida, membros frios, sensação de frio.

Língua: Pálida e úmida. Revestimento espesso e branco sobre a raiz.

Pulso: Profundo-Lento-Cheio-Tenso. Se o Frio derivar de deficiência de *Yang*, o pulso será apenas Profundo-Lento-Fraco com qualidade ligeiramente Tensa em ambas as posições Posteriores.

Princípio de Tratamento

Aquecer o *Yang*, dispersar o Frio, promover o movimento intestinal.

Acupuntura

Pontos

REN-6 (*Qihai*), REN-8 (*Shenque*), R-18 (*Shiguan*), B-23 (*Shenshu*), B-25 (*Dachangshu*), B-26 (*Guanyuanshu*). Utilizar método de sedação no caso de condição de excesso com Frio interno ou método de tonificação se houver deficiência de *Yang*. Moxa é aplicável em qualquer caso.

Explicação
- REN-6, com moxa, move o *Qi* e expele o Frio do Aquecedor Inferior.
- REN-8, com cones de moxa indiretos sobre o sal, dispersa o Frio dos Intestinos.
- R-18 expele Frio do abdômen e promove o movimento intestinal.
- B-23, com moxa, tonifica o *Yang* do Rim.
- B-25, ponto de Transporte Dorsal do Intestino Grosso, com moxa, expele o Frio dos Intestinos e promove o movimento intestinal.
- B-26, com moxa, expele o Frio dos Intestinos e promove o movimento intestinal.

Fitoterapia

Prescrição

DA HUANG FU ZI TANG – Decocção de *Rheum-Aconitum*.

Explicação   Essa fórmula trata Frio por Excesso nos Intestinos e deve ser utilizada caso haja qualquer deficiência. Promove a descendência e dispersa o Frio.

Prescrição

WEN PI TANG – Decocção para Aquecer o Baço.

Explicação   Essa fórmula promove a descendência, dispersa o Frio e tonifica o *Qi*.

Essa prescrição é utilizada nos casos de Frio interno nos Intestinos em fundo de deficiência do *Yang* do Baço.

Prescrição

Variação de *JI CHUAN JIAN* – Variação da Decocção para Beneficiar o Rio.

Explicação   A fórmula original *Ji Chuan Jian* tonifica o *Yang* do Rim e promove o movimento intestinal. Com o acréscimo de *Rou Gui*, tonifica o *Yang* do Rim, promove o movimento intestinal e expele Frio interno dos Intestinos. Essa fórmula é, portanto, satisfatória para uma combinação de Frio que obstrui os Intestinos com fundo de deficiência do *Yang* do Rim.

Remédio dos Três Tesouros

Fortalecer a Raiz   Fortalecer a Raiz é uma variação de *You Gui Wan* (Pílula Restauradora do [Rim] Direito): tonifica o *Yang* do Rim.

> **Resumo**
>
> **Deficiência de *Yang* do Baço e do Rim com Frio**
>
> ***Pontos***
> - REN-6 (*Qihai*), REN-8 (*Shenque*), R-18 (*Shiguan*), B-23 (*Shenshu*), B-25 (*Dachangshu*), B-26 (*Guanyuanshu*). Utilizar método de sedação no caso de condição de excesso com Frio interno ou método de tonificação se houver deficiência de *Yang*. Moxa é aplicável em qualquer caso
>
> ***Fitoterapia***
> *Prescrição*
> - *DA HUANG FU ZI TANG* – Decocção de *Rheum-Aconitum*
>
> *Prescrição*
> - *WEN PI TANG* – Decocção para Aquecer o Baço

690 Obstipação

> *Prescrição*
> ■ Variação de *JI CHUAN JIAN* – Variação da Decocção para Beneficiar o Rio
> *Remédio dos Três Tesouros*
> ■ Fortalecer a Raiz

Prognóstico e Prevenção

Acupuntura e ervas chinesas são muito eficazes no tratamento da obstipação. Entretanto, a obstipação crônica pode levar muito tempo para ser curada. Quanto mais crônico e quanto mais o paciente utilizar laxantes, mais irá demorar a cura. Portanto, não será uma surpresa se um caso de obstipação crônica de mais de dez anos de duração levar mais que um ano para ser curado.

Obviamente, é muito importante olhar cuidadosamente para a dieta do paciente e dar recomendações apropriadas. Não há nenhum ponto no tratamento com ervas e acupuntura para tratar obstipação se o problema do paciente for proveniente de não comer bastante fibra.

Literatura Chinesa Moderna

Journal of Chinese Medicine (Zhong Yi Za Zhi), *v. 25, n. 12, 1984, p. 189*

"The Treatment of Constipation with Acupuncture" *de Zhang Wen Jing*

O Dr. Zhang fornece suas prescrições de ponto de acupuntura de acordo com os padrões:

- Calor em Estômago e Intestinos: E-25 (*Tianshu*), B-25 (*Dachangshu*), E-37 (*Shangjuxu*), E-44 (*Neiting*), TA-6 (*Zhigou*), E-45 (*Lidui*). Método de sedação.
- Fogo do Fígado causando Secura nos Intestinos: F-3 (*Taichong*), VB-43 (*Xiaxi*), B-25 (*Dachangshu*). Método de sedação.
- Fleuma-Calor no Pulmão, *Qi* que não desce ao Intestino Grosso: P-7 (*Lieque*), B-13 (*Feishu*), E-40 (*Fenglong*), B-25 (*Dachangshu*). Método de sedação.
- Estagnação de *Qi*: VB-34 (*Yanglingquan*), TA-6 (*Zhigou*), PC-6 (*Neiguan*). Método de sedação.
- Frio nos Intestinos: E-25 (*Tianshu*), B-25 (*Dachangshu*), E-37 (*Shangjuxu*), TA-6 (*Zhigou*). Método de sedação, moxa.
- Deficiência do *Qi* do Pulmão e do Baço: E-36 (*Zusanli*), B-20 (*Pishu*), P-9 (*Taiyuan*), B-13 (*Feishu*). Utilizar método de tonificação em todos os pontos.
- Deficiência de Sangue, secura: B-17 (*Geshu*), BP-6 (*Sanyinjiao*), B-25 (*Dachangshu*). Método neutro.
- Deficiência do *Yang* do Rim: B-23 (*Shenshu*), DU-4 (*Mingmen*), REN-4 (*Guanyuan*). Método de tonificação, moxa.
- Deficiência de *Yin*, Calor por Deficiência, secura: B-25 (*Dachangshu*), E-25 (*Tianshu*), E-37 (*Shangjuxu*), E-44 (*Neiting*) com método de sedação.

R-3 (*Taixi*) e BP-6 (*Sanyinjiao*) com método de tonificação.
- Deficiência de *Qi* e Sangue, estagnação nos Intestinos: B-25 (*Dachangshu*), E-25 (*Tianshu*), E-37 (*Shangjuxu*), E-44 (*Neiting*) com método de sedação. REN-6 (*Qihai*), E-36 (*Zusanli*), BP-6 (*Sanyinjiao*) com método de tonificação.

Journal of Chinese Medicine (Zhong Yi Za Zhi), *v. 26, n. 1, 1985, p. 4-6*

"Patterns and Treatment of Constipation in the Elderly", *Vários Autores*

Este artigo é uma coleção de experiências clínicas de vários médicos no tratamento de obstipação no idoso. Relaciono algumas das fórmulas recomendadas neste artigo de acordo com padrão:

- Deficiência de *Yin* do Rim. Prescrição:
  - *Dang Gui (Radix Angelicae sinensis)*.
  - *Sheng Di Huang (Radix Rehmanniae)*.
  - *Bai Zi Ren (Semen Platycladi)*.
  - *Yu Li Ren (Semen Pruni)*.
  - *Gou Qi Zi (Fructus Lycii chinensis)*.
  - *Rou Cong Rong (Herba Cistanches)*.
  - *Huo Ma Ren (Semen Cannabis)*.
  - *Chen Pi (Pericarpium Citri reticulatae)*.
  - *Gan Cao (Radix Glycyrrhizae uralensis)*.
    Prescrição:
  - *Rou Cong Rong (Herba Cistanches)*: 15g.
  - *Shu Di Huang (Radix Rehmanniae preparata)*: 12g.
  - *Dang Gui (Radix Angelicae sinensis)*: 9g.
  - *Yu Li Ben (Semen Pruni)*: 9g.
  - *Hei Zhi Ma (Semen negrum de Sesarni)*: 9g.
  - *Tao Ben (Semen Persicae)*: 6g.
  - *Zhi Ke (Fructus Aurantii)*: 4,5g.
  - *Yu Zhu (Rhizoma Polllgonati odorati)*: 9g.
  - *Zhi Mu (Radix Anemarrhenae)*: 6g.
  - *Sha Ren (Fructus Amomi)*: 3g.
- Deficiência do *Yin* do Rim e do Pulmão:
  - *Sheng Di Huang (Radix Rehmanniae)*: 30g.
  - *Xuan Shen (Radix Scrophulariae)*: 15g.
  - *Mai Men Dong (Radix Ophiopogonis)*: 10g.
  - *Bai He (Bulbus Lilii)*: 10g.
  - *Bai Shao (Radix Paeoniae alba)*: 10g.
  - *Gan Cao (Radix Glycyrrhizae uralensis)*: 5g.
- Frio em Estômago e Intestino Grosso:
  - *Fu Zi (Radix Aconiti lateralis preparata)*.
  - *Gan Jiang (Rhizoma Zingiberis)*.
  - *Rou Gui (Cortex Cinnamomi)*.
  - *Hou Po (Cortex Magnoliae officinalis)*.
  - *Da Huang (Radix et Rhizoma Rhei)*.
- *Qi* do Pulmão não descendendo:
  - *Su Zi (Fructus Perillae)*.
  - *Chen Pi (Pericarpiun Citri reticulatae)*.
  - *Rou Gui (Cortex Cinnamomi)*.
  - *Hou Po (Cortex Magnoliae officinalis)*.

- *Dang Gui* (*Radix Angelicae sinensis*).
- *Chen Xiang* (*Lignum Aquilariae resinatum*).
- *Ban Xia* (*Rhizoma Pinelliae preparatum*).
- *Qian Hu* (*Radix Peucedani*).
- *Gan Cao* (*Radix Glycyrrhizae uralensis*).
- Deficiência de *Qi*, secura nos Intestinos: utilizar uma variação de *Run Chang Wan* (Pílula para Umedecer os Intestinos [de Pi Wei Lun]):
  - *Shu Di Huang* (*Radix Rehmanniae preparata*).
  - *Sheng Di Huang* (*Radix Rehmanniae*).
  - *Da Huang* (*Radix et Rhizoma Rhei*).
  - *Sheng Ma* (*Rhizoma Cimicifugae*).
  - *Tao Ren* (*Semen Persicae*).
  - *Huo Ma Ben* (*Semen Cannabis*).
  - *Hong Hua* (*Flos Carthami tinctorii*).
- Deficiência do *Qi* do Baço com Retenção de Alimento:
  - *Si Jun Zi Tang* (Decocção dos Quatro Cavalheiros) mais *Bao He Wan* (Pílula de Preservação e Harmonização).

Diferenciação Ocidental

Não há diferenciação médica ocidental de obstipação como tal, já que ela é considerada um sintoma, em vez de "doença". Em nossa prática, as principais possibilidades a serem recordadas são apendicite aguda, obstrução intestinal em obstipação aguda e carcinoma de intestino em obstipação crônica.

Apendicite Aguda

(ver também *Dor Abdominal*, Cap. 27)

Geralmente se apresenta com dor umbilical que se move gradualmente e se estabelece no ponto de McBurney, na fossa ilíaca direita. Há ainda vômito, mau hálito e obstipação. Entretanto, deve-se enfatizar que a obstipação não se constitui em um sinal diferencial absoluto da apendicite aguda, já que a diarreia também pode estar presente.

Obstrução Intestinal

Em todas as idades, as aderências e as hérnias são causas comuns de obstrução. Nas crianças, intussuscepção é uma causa frequente. Consiste no prolapso de uma parte do intestino dentro do lúmen de uma parte imediatamente adjacente. Nos idosos, vólvulo (torção de uma volta de intestino) ou tumor são as causas mais prováveis.

O câncer de intestino se constitui no segundo câncer mais frequente nos homens acima de 50 anos, vindo logo após o câncer do pulmão. Pode se apresentar com obstipação ou diarreia. Em qualquer caso, o quadro é caracterizado por alteração muito repentina no hábito intestinal, sangue nas fezes e dor abdominal (ver também *Dor Abdominal*, Cap. 27).

No tocante à medicação, muitos pacientes que sofrem de diarreia crônica usam laxantes, a maioria deles com base em frutas de sene (*Cassia angustifolia*). Esses laxantes contêm antraquinonas que estimulam o peristaltismo intestinal. Sob a perspectiva da medicina chinesa, tais purgantes são um pouco similares a *Da Huang* (*Rhizoma Rhei*) – que também contém antraquinonas – e realmente são indicados apenas nos quadros de excesso. Eles não devem, portanto, ser empregados em uso prolongado como laxante para tratar obstipação crônica. Seu uso a longo prazo tende a enfraquecer o Baço. Assim, se um paciente vem utilizando tais laxantes durante muitos anos, sua utilização deve ser suspensa gradualmente, já que a decocção fitoterápica com base na diferenciação de padrões é eficaz.

Notas Finais

1. Burkitt D 1980 Don't Forget Fibre in Your Diet. Martin Dunitz, London, p. 47.
2. Ibid., p. 49.
3. Wang Zhen Kun 1995 Wen Bing Tiao Bian Xin Jie 温病条辨新解 [A New Explanation of the Systematic Differentiation of Warm Diseases]. Xue Yuan Publishing House, Beijing, p. 68. O *Systematic Differentiation of Warm Diseases* foi escrito por Wu Ju Tong em 1798.

978-85-7241-817-1

Capítulo 31

淋证 Síndrome Urinária (Cálculos Renais)

CONTEÚDO DO CAPÍTULO

Síndrome Urinária (Cálculos Renais)   694

Patologia   694
Umidade   695
Estagnação de *Qi*   695
Deficiência de *Qi*   695
Deficiência de Rim   695

Avaliação de Padrões   697
Síndrome Urinária por Calor   697
Síndrome Urinária por Cálculo   697
Síndrome Urinária por *Qi*   697
Síndrome Urinária por Sangue   697
Síndrome Urinária por Turbidez   698
Síndrome Urinária por Fadiga   698

Etiologia   699
Umidade Externa   699
Dieta   699
Atividade Sexual Excessiva   699
Senilidade e Doença Crônica   699
Tensão Emocional   700
Carregar Excesso de Peso ou Ficar Muito Tempo
   em Pé   700

Diagnóstico   700
Frequência de Micção   700
Facilidade ou Dificuldade na Micção   700
Coloração da Urina   700
Dor   700
Sensações no Hipogástrio   700
Língua   701
Pulso   701

Identificação de Padrões e Tratamento   701
Síndrome Urinária por Calor   702
Síndrome Urinária por Cálculo   706

Síndrome Urinária por *Qi*   707
Síndrome Urinária por Sangue   710
Síndrome Urinária por Turbidez   711
Síndrome Urinária por Fadiga   713

Literatura Chinesa Moderna   714

Prognóstico e Prevenção   717

Estatísticas de Pacientes   718

Diferenciação Ocidental   718
Cistite   718
Uretrite   718
Prostatite e Hipertrofia Prostática   718
Cálculo Renal   719
Tuberculose dos Rins   719

Experiências Clínicas   719
Acupuntura   719
Fitoterapia   720

Apêndice do Capítulo: Cálculos Renais   720

Etiologia   720
Atividade Sexual Excessiva   720
Dieta   720
Falta de Exercício   721
Perda de Fluidos   721

Patologia   721
Fase Aguda   721
Fase Crônica   721

Tratamento   721
Fase Aguda   721
Fase Crônica   722

Prognóstico   723
Localização   723
Forma e Tamanho   723
Momento do Tratamento   723
Condição do Corpo   723

Síndrome Urinária
- Síndrome Urinária por Calor
- Síndrome Urinária por Cálculo
- Síndrome Urinária por *Qi*
- Síndrome Urinária por Sangue
- Síndrome Urinária por Turbidez
- Síndrome Urinária por Fadiga

Cálculos Renais
- Fase aguda
- Fase crônica
- Umidade-Calor
- Deficiência do *Yin* do Rim
- Deficiência do *Yang* do Rim

Síndrome Urinária (Cálculos Renais)

A Síndrome Urinária, denominada em chinês *Lin*, refere-se ao quadro de disfunções urinárias, caracterizado por frequência miccional, urina escassa ou excessiva, gotejamento, dor, urgência e dificuldade em urinar. Alguns médicos apropriadamente descrevem esta condição como: "O paciente quer urinar, porém a urina não flui livremente e o indivíduo apresenta distensão e dor; quando o paciente não deseja urinar, há um pouco de gotejamento". Observe que a dor nem sempre é uma característica da Síndrome Urinária.

Muitas das sensações descritas neste capítulo (plenitude distensão, dor, sensação de contração da região abdominal) são sentidas na região hipogástrica. Esta é a área abdominal inferior mais central acima da sínfise púbica (Fig. 31.1).

O termo *Lin* foi usado na medicina chinesa desde o tempo do *Clássico de Medicina Interna do Imperador Amarelo* (c.100 a.C.). Aparece pela primeira vez no *Questões Simples* (*Su Wen*), capítulo 71[1]:

As doenças [de uma época particular do ano] serão caracterizadas por sensação de calor, edema de face e olhos, sonolência, secreção nasal, epistaxe, espirros, bocejos, vômito, urina escura ou com sangue e síndrome urinária [Lin].

O *Essential Prescriptions of the Golden Chest*, no capítulo 11, denomina esse quadro de *Lin Bi*, isto é, disfunção urinária obstrutiva[2]:

Calor no Aquecedor Inferior causa sangue na urina e disfunção urinária obstrutiva.

Com o passar dos séculos, a Síndrome Urinária tem sido classificada de várias maneiras. O *Classic of the Secret Transmission*, de Hua Tuo (dinastia Han), no capítulo 44, distingue oito tipos de Síndrome Urinária: por Frio, Calor, *Qi*, fadiga, turbidez, areia, Deficiência e Excesso[3].

O *Discussion of the Origin of Symptoms in Diseases*, de Chao Yuan Fang (610 d.C.), distingue sete tipos de Síndrome Urinária: por cálculo, fadiga, *Qi*, Sangue, turbidez, Frio e Calor[4]. O *Medical Secrets of an Official* (752 d.C.), de Wang Tao, diferencia cinco tipos de Síndrome Urinária, isto é, por cálculo, *Qi*, turbidez, fadiga e Calor[5].

Observe que neste capítulo discutirei apenas Síndrome Urinária (*Lin*), ou seja, uma condição urinária caracterizada por dificuldade ao urinar e, frequentemente, dor. Outros sintomas podem aparecer na Síndrome Urinária, como incontinência ou retenção de urina; ao ocorrer por si (sem disúria), estes dois sintomas constituem doenças chinesas separadas, as quais serão discutidas separadamente, no Capítulo 32 (*Enurese e Incontinência*) e Capítulo 33 (*Retenção Urinária*). O problema comum de cistite intersticial (que pertence à Síndrome Urinária) é discutido separadamente no Capítulo 34.

A Síndrome Urinária será discutida de acordo com os seguintes tópicos:

- Patologia.
- Avaliação de padrões.
- Etiologia.
- Diagnóstico.
- Identificação de padrões e tratamento.
- Literatura chinesa moderna.
- Prognóstico e prevenção.
- Estatísticas de pacientes.
- Diferenciação ocidental.

Patologia

Embora haja vários tipos de Síndrome Urinária, o Calor se apresenta frequentemente na maioria deles. Conforme citado anteriormente, o *Prescriptions of the Golden Chest* (Cap. 11) relaciona Síndrome Urinária ao Calor no Aquecedor Inferior. O *Essencial Methods of Dan Xi* (1481), de Zhu Dan Xi, declara[6]:

Há cinco tipos de Síndrome Urinária, porém todas contêm Calor.

Zhu Dan Xi, citado por Zhou Chao Fan, também afirma[7]:

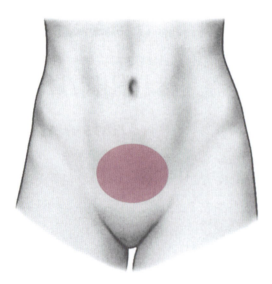

FIGURA 31.1 – Área hipogástrica.

Na doença Lin *com gotejamento de urina e dificuldade de micção há sempre Calor, e deve-se eliminar o Calor para liberar a micção.*

O *Discussion of the Origin of Symptoms in Diseases* citado anteriormente comenta[8]:

A Síndrome Urinária é proveniente de deficiência do Rim e Calor da Bexiga.

O *The Complete Book of Jing Yue* (1624) diz[9]:

Nos estágios iniciais, a Síndrome Urinária não pode ser proveniente de Calor e não há necessidade de se diferenciar... na Síndrome Urinária crônica, há menos dor e dificuldade, porém a Umidade persiste, a urina é turva, o Qi *Central é fraco e o Fogo do Portão da Vida é débil.*

Outro fator patogênico muito frequente implicado na Síndrome Urinária é a Umidade. A Umidade obstrui as vias urinárias, causando dificuldade ao urinar e possivelmente dor. Na Síndrome Urinária, a Umidade combina-se frequentemente com o Calor, porém não se deve admitir que acontece sempre dessa maneira.

A maioria dos médicos da China moderna enfatiza a importância do Calor ou Umidade-Calor na Síndrome Urinária, especialmente no estágio agudo. Embora a Umidade-Calor seja certamente a condição patológica mais comum na Síndrome Urinária, não significa que é a única e, na China moderna, tende talvez a ser supervalorizada.

As principais condições patológicas encontradas na Síndrome Urinária são:

- Umidade e Umidade-Calor.
- Estagnação de *Qi*.
- Deficiência de *Qi*.
- Deficiência de Rim.

Umidade

A Umidade constitui-se no fator patológico mais importante e comum na Síndrome Urinária. Pode ser de origem externa, desenvolvendo-se da Umidade exterior ou gerada interiormente a partir de deficiência de Baço. A Umidade se estabelece no Aquecedor Inferior e obstrui as vias urinárias, causando dificuldade em urinar, possivelmente dor e, em casos extremos, retenção urinária. A Umidade também pode tornar a urina nublada ou turva.

A Umidade combina-se mais frequentemente com o Calor, porém pode também se combinar com o Frio ou simplesmente pode se manifestar como Umidade sem Calor ou sem Frio. Além de causar dificuldade urinária, a Umidade-Calor causa queimação durante a micção.

No estágio agudo, a Umidade é uma condição puramente de excesso, ao passo que nos estágios crônicos ocorre sempre em fundo de deficiência do Baço e/ou Rim.

Estagnação de Qi

A estagnação do *Qi* no Aquecedor Inferior afeta principalmente os canais do Fígado e do Triplo Aquecedor. A estagnação do *Qi* no canal do Fígado, o qual flui pela genitália, interfere na função de transformação do *Qi* na Bexiga e na função de manter as vias da Água abertas

e livres no Triplo Aquecedor. Isto causa disfunção urinária, distensão hipogástrica e dor. Caso haja dor, ela ocorre tipicamente antes de micção.

A distensão hipogástrica é um sintoma importante de estagnação do *Qi* na Síndrome Urinária.

Deficiência de Qi

A deficiência do *Qi* do Baço envolve deficiência do *Qi* Central, isto é, o *Qi* que mantém os órgãos internos na linha média do corpo. O afundamento do *Qi* do Baço causa frequência, incontinência moderada e gotejamento de urina.

A deficiência de *Qi* também afeta a função urinária por intermédio do Pulmão. O *Qi* do Pulmão descende para se comunicar não apenas com o Rim, mas também com a Bexiga, pois proporciona força à Bexiga para a micção. Portanto, o *Qi* deficiente do Pulmão, especialmente nos idosos, pode algumas vezes causar retenção urinária ou Síndrome Urinária.

Finalmente, na Síndrome Urinária, o afundamento do *Qi* sugere também o afundamento do *Qi* do Rim, que acompanha frequentemente o afundamento de *Qi* do Baço.

978-85-7241-817-1

Deficiência de Rim

A deficiência de Rim é uma condição predisponente comum na Síndrome Urinária crônica. O equilíbrio entre *Yang* do Rim e *Yin* do Rim regula a quantidade de urina excretada. Quando o *Yang* do Rim é deficiente, há micção excessiva; quando o *Yin* do Rim é deficiente, a micção fica escassa. Na Síndrome Urinária, a deficiência do *Yang* do Rim causa gotejamento e frequência de micção, ao passo que a deficiência do *Yin* do Rim torna a urina escassa. Além disso, quando o *Yang* deficiente do Rim falha ao transformar os fluidos, pode gerar a formação de Umidade. Portanto, a Umidade no Aquecedor Inferior é muitas vezes encontrada contra um fundo de deficiência do *Yang* do Rim. Deve-se observar que não é incomum ver a Umidade-Calor contra um fundo de deficiência do *Yang* do Rim.

Em quadros crônicos, esta síndrome é encontrada muitas vezes contra fundo de deficiência do *Yin* do Rim; essa situação pode ocorrer quando a deficiência do *Yang* do Rim se transforma em deficiência do *Yin* do Rim ou quando o Calor por Deficiência surgido da deficiência do *Yin* do Rim condensa os fluidos corporais e faz a Umidade se formar.

Por outro lado, a Umidade em si pode induzir à deficiência do Rim. A Umidade-Frio pode enfraquecer o *Yang* do Rim, ao passo que a Umidade-Calor pode prejudicar o *Yin* do Rim.

Finalmente, como indicado anteriormente nos problemas urinários caracterizados por gotejamento, frequência e incontinência moderada, há frequentemente afundamento do *Qi* do Rim.

Os órgãos que são mais frequentemente envolvidos na Síndrome Urinária são: Baço, Rim, Pulmão, Bexiga, Fígado, Triplo Aquecedor e Intestino Delgado. A Figura 31.2 ilustra os últimos estágios da transformação dos fluidos.

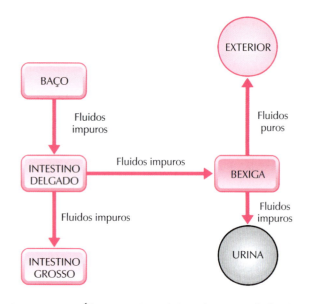

FIGURA 31.2 – Últimos estágios da transformação de fluidos.

Baço
O Baço transforma e transporta os fluidos e sua deficiência gera a formação de Umidade, a qual pode se estabelecer no sistema urinário.

Rim
A influência do Rim na função urinária foi descrita anteriormente.

Pulmão
A relação entre Pulmão e Bexiga também foi descrita anteriormente.

Bexiga
A Bexiga não apenas armazena e excreta a urina, mas também a transforma pela força de seu *Qi*. Este é o último estágio na transformação dos fluidos na função urinária. Entretanto, esta função da Bexiga é subordinada ao *Yang* do Rim, que proporciona o *Qi* para a função de transformação da Bexiga.

Fígado
O Fígado difunde o *Qi* uniformemente em todas as partes do corpo e, portanto, também no Aquecedor Inferior. Seu canal flui especificamente para a genitália e para a uretra. A estagnação do *Qi* do Fígado afeta a Bexiga, de forma a não poder transformar devidamente a urina. Isto gera distensão hipogástrica e dificuldade urinária.

A estagnação de *Qi* do Fígado, a longo prazo, gera, muitas vezes, Fogo do Fígado. Embora o Fogo do Fígado normalmente suba, pode também se infundir descendentemente na direção da Bexiga, causando Síndrome Urinária com dor intensa do tipo queimação. Quando o Fogo do Fígado infunde-se descendentemente, em vez de agitar-se ascendentemente como é de sua natureza fazê-lo? Se alguém permanece em pé por longos períodos ou carrega peso diariamente, o *Qi* se estagna no Aquecedor Inferior e a tensão emocional que normalmente faz o Fogo do Fígado se inflamar irá fazê-lo infundir-se descendentemente.

Triplo Aquecedor
O Triplo Aquecedor é responsável por manter o *Qi* e a abertura das vias da Água em todos os estágios dos processos do *Qi* e do metabolismo dos fluidos. No Aquecedor Inferior, assegura a abertura livre e suave e a desobstrução das vias da Água. "Excreção" e "passagem livre" são as palavras-chave utilizadas no *Questões Simples* para descrever a função do Triplo Aquecedor com referência aos fluidos. O Aquecedor Inferior é comparado a um "fosso" através do qual os fluidos são excretados[10]:

O Triplo Aquecedor é o oficial na incumbência da irrigação e controla as vias da Água.

Estagnação de *Qi* ou Umidade afeta o Aquecedor Inferior, causando disfunção urinária e Síndrome Urinária.

Intestino Delgado
O Intestino Delgado separa fluidos puros dos turvos e envia os fluidos turvos para a Bexiga. Portanto, há uma conexão direta entre Intestino Delgado e Bexiga, também confirmada por meio da conexão de seus canais dentro dos canais *Yang* Maior.

Na doença, o Fogo do Intestino Delgado pode afetar a Bexiga, causando Síndrome Urinária por Calor. O Fogo do Intestino Delgado, por sua vez, pode derivar do Fogo do Coração. Em virtude dessa conexão entre Coração e Intestino Delgado, o Fogo do Coração pode causar alguns tipos de Síndrome Urinária por Calor (Fig. 31.3).

Zhu Dan Xi fornece diretrizes detalhadas relativas aos princípios de tratamento em Síndrome Urinária[11]:

A maioria das fórmulas para liberar a micção contém ervas para eliminar o Calor, mas deve-se também eliminar a estagnação e mover o Qi *ou revigorar o Sangue e nutrir o* Yin. *Fórmulas que eliminam o Calor para liberar a micção tratam apenas Síndrome Urinária por Calor e Síndrome Urinária por Sangue. Na Síndrome Urinária por turbidez e na Síndrome Urinária por cálculo, deve-se eliminar a estagnação e mover o* Qi, *revigorar o Sangue ou nutrir o* Yin. *Para eliminar a estagnação, deve-se usar* Yu Jin *(Radix Curcumae) e* Hu Po *(Succinum); para mover o* Qi, *deve-se usar* Qing Pi *(Pericarpium Citri reticulatae viride) e* Mu Xiang *(Radix Aucklandiae); para revigorar o Sangue, deve-se usar* Pu Huang *(Pollen*

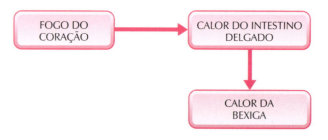

FIGURA 31.3 – Conexão entre Fogo do Coração, Calor do Intestino Delgado e Calor da Bexiga.

Typhae) *e* Chuan Niu Xi *(*Radix Cyathulae*); para nutrir o* Yin, *deve-se usar* Huang Bo *(*Cortex Phellodendri*) e* Sheng Di Huang *(*Radix Rehmanniae*).*

Resumo

Patologia
- Principais condições patológicas:
  - *Umidade e Umidade-Calor*: micção difícil, dor, urina turva
  - *Estagnação de* Qi: distensão hipogástrica, dor antes da micção
  - *Deficiência de Qi*: frequência, incontinência moderada
  - *Deficiência de Rim*: frequência, incontinência moderada
- Principais órgãos envolvidos:
  - Baço
  - Rim
  - Pulmão
  - Bexiga
  - Fígado
  - Triplo Aquecedor
  - Intestino Delgado

Avaliação de Padrões

Há seis tipos de Síndrome Urinária que serão discutidos em detalhes a seguir. Todos os tipos de Síndrome Urinária são manifestados com um ou mais dos seguintes sintomas:

- Dificuldade de micção (disúria).
- Dor ao urinar (que pode se irradiar à região hipogástrica).
- Gotejamento de urina.
- Dor na região sacral.
- Frequência de micção.

Os seis tipos de Síndrome Urinária são os seguintes:

- Síndrome Urinária por Calor.
- Síndrome Urinária por cálculo.
- Síndrome Urinária por *Qi*.
- Síndrome Urinária por Sangue.
- Síndrome Urinária por turbidez.
- Síndrome Urinária por fadiga.

Síndrome Urinária por Calor

O Calor geralmente se manifesta na forma de Umidade-Calor, a qual se origina externa ou internamente a partir da deficiência do Baço. Quando a Umidade persiste durante longo período, tende a se transformar em Umidade-Calor, especialmente naqueles indivíduos que ingerem quantidades excessivas de alimentos condimentados.

A Umidade obstrui as vias da Água e causa dificuldade urinária, o Calor causa queimação ao urinar.

A Síndrome Urinária por Calor pode ser por Excesso ou por Deficiência: as condições de excesso são causadas pelo Calor por Excesso (que pode ser da Bexiga, do Intestino Delgado, do Coração ou do Fígado); as condições de deficiência são caracterizadas por Calor por Deficiência do Rim.

Nas condições de excesso, deve-se eliminar o Calor; ao passo que, nas condições de deficiência da Síndrome Urinária por Calor, deve-se eliminar o Calor por Deficiência e nutrir o *Yin*.

Síndrome Urinária por Cálculo

Quando a Umidade-Calor é retida por muito tempo, o Calor evapora os fluidos, condensa a Umidade e precipita a formação de cálculos ou areia.

Síndrome Urinária por cálculo é sempre, por definição, uma condição de excesso (embora evidentemente a Umidade possa ocorrer contra fundo de deficiência de Baço).

Síndrome Urinária por Qi

Há dois tipos de Síndrome Urinária por *Qi*: um decorrente de estagnação de *Qi* do Fígado (tipo excesso) e o outro decorrente de deficiência e afundamento do *Qi* do Baço (tipo deficiência). A Síndrome Urinária por *Qi* proveniente de excesso é caracterizada por sensação pronunciada de distensão e dor na região hipogástrica antes da micção. A Síndrome Urinária por *Qi* proveniente de deficiência é caracterizada por sensação de "dragagem" e contração acompanhada de tensão na área abdominal, gotejamento de urina, frequência e ocasionalmente incontinência moderada.

A estagnação do *Qi* do Fígado geralmente deriva de tensão emocional e afeta Aquecedor Inferior e Bexiga quando o indivíduo permanece em pé por longos períodos ou quando exerce ocupação muito sedentária sem praticar exercício.

Como para o afundamento do *Qi*, nos problemas urinários, isso geralmente envolve não apenas do *Qi* do Baço, mas também do *Qi* do Rim.

A Síndrome Urinária por *Qi* decorrente de excesso é tratada por movimentação do *Qi*, eliminação da estagnação e pacificação do Fígado. A Síndrome Urinária por *Qi* decorrente de deficiência é tratada pela tonificação e elevação do *Qi*.

Síndrome Urinária por Sangue

A Síndrome Urinária por Sangue é caracterizada por sangue na urina, dificuldade de micção e possivelmente dor ao urinar. A Síndrome Urinária por Sangue pode ser causada por *Qi* deficiente do Baço e/ou do Rim não segurando o sangue nas vias urinárias ou por Calor do Sangue. É proveniente de Calor por Excesso ou Calor por Deficiência, empurrando o Sangue para fora dos vasos. O Calor do Sangue é geralmente relacionado ao Fogo do Fígado, ao passo que o Calor por Deficiência que afeta o Sangue deriva da deficiência de *Yin* do Rim. Nos dois casos, há sangue na urina e queimação ao urinar.

Observe que a Síndrome Urinária por Sangue não é simplesmente caracterizada pela presença de sangue na urina, porém também por dificuldade e dor. O Sangue na urina sem qualquer outro sintoma de dor ou disúria é simplesmente uma "doença" separada na medicina chinesa, chamada de "Sangue na Urina": tal doença não faz parte de Síndrome Urinária *(Lin)*.

A Síndrome Urinária por Sangue proveniente de deficiência de *Qi* é tratada por tonificação do *Qi* e pela interrupção do sangramento. A Síndrome Urinária por Sangue proveniente de Calor do Sangue por Excesso é tratada eliminando Calor, refrescando o Sangue e interrompendo o sangramento; a Síndrome Urinária prove-

698 Síndrome Urinária (Cálculos Renais)

Tabela 31.1 – Síndrome Urinária por Calor proveniente de excesso e deficiência

	Caráter	Padrão	Princípio de tratamento
Calor	Excesso	Calor por Excesso na Bexiga	Eliminar Calor
	Deficiência	Calor por Deficiência na Bexiga	Eliminar Calor por Deficiência, nutrir *Yin*

Tabela 31.3 – Síndrome Urinária por Sangue proveniente de excesso e deficiência

	Caráter	Padrão	Princípio de tratamento
Sangue	Excesso	Calor do Sangue Calor por Deficiência do Sangue	Eliminar Calor, refrescar o Sangue Eliminar Calor por Deficiência, refrescar o Sangue e nutrir *Yin*
	Deficiência	*Xu* de *Qi*	Tonificar o *Qi*

niente de Calor por Deficiência é tratada eliminando o Calor por Deficiência, refrescando o Sangue, nutrindo o *Yin* e interrompendo o sangramento.

Síndrome Urinária por Turbidez

É caracterizada por Umidade impedindo a correta transformação dos fluidos e a separação entre puro e turvo no Aquecedor Inferior. Suas principais manifestações são dificuldades na micção e urina turva.

Este quadro pode se desenvolver a partir de deficiência do Rim e do *Qi* Original sendo incapaz de fornecer *Qi* para separar o puro do turvo no sistema urinário.

A Síndrome Urinária por turbidez decorrente de excesso é tratada resolvendo a Umidade, promovendo a separação entre puro e turvo e abrindo as vias da Água; a Síndrome Urinária por turbidez decorrente de deficiência é tratada resolvendo a Umidade, promovendo a separação entre puro e turvo, abrindo as vias da Água e tonificando o *Qi* (do Baço e do Rim).

Síndrome Urinária por Fadiga

Este é um quadro crônico que pode se desenvolver a partir de quaisquer dos outros tipos de Síndrome Urinária. É proveniente da deficiência do Rim, e suas principais manifestações são dificuldade e frequência de micção sem muita dor, e sensação de exaustão. As crises chegam tipicamente em turnos quando o indivíduo está exaurido.

Síndrome Urinária por Fadiga é sempre proveniente de deficiência, sendo tratada pela tonificação do Rim, resolução da Umidade e abertura das vias da Água.

Portanto, os seis tipos de Síndrome Urinária poderiam ser descritos resumidamente:

- *Síndrome Urinária por Calor*: queimação ao urinar.
- *Síndrome Urinária por cálculo*: cálculos renais ou areia.

- *Síndrome Urinária por* Qi:
  - *Tipo excesso*: distensão hipogástrica.
  - *Tipo deficiência*: frequência de micção com sensação de contração acompanhada por tensão na área abdominal.
- *Síndrome Urinária por Sangue*: sangue na urina.
- *Síndrome Urinária por turbidez*: urina turva.
- *Síndrome Urinária por fadiga*: micção frequente e exaustão.

Síndrome Urinária por cálculo é, por definição, proveniente de excesso; a Síndrome Urinária por fadiga é, por definição, proveniente de deficiência; as outras podem ser provenientes de excesso ou deficiência. As Tabelas 31.1 a 31.4 resumem os padrões e princípios de tratamento de Síndrome Urinária por Calor, Síndrome Urinária por *Qi*, Síndrome Urinária por Sangue e Síndrome Urinária por turbidez.

Sob a perspectiva médica ocidental, a Síndrome Urinária pode corresponder a várias diferentes doenças como cistite, uretrite, retenção urinária, prostatite, hiperplasia prostática, cálculos renais ou tuberculose do rim.

A condição que um acupunturista ou um fitoterapeuta é mais comumente procurado para tratar é a cistite. Acupuntura e medicina fitoterápica, isoladamente ou em combinação, proporcionam excelentes resultados no tratamento de cistite e normalmente não é necessário recorrer a antibióticos.

Quaisquer dos tipos de Síndrome Urinária podem ser encontrados na cistite, mas, dentre elas, Síndrome Urinária por Calor e por Sangue são as manifestações mais típicas. Pode-se dizer que estes dois tipos correspondem às verdadeiras cistites, isto é, uma infecção bacteriana da bexiga. Em tais casos, há intensa queimação ao urinar, frequência e a língua apresenta-se Vermelha com revestimento amarelo e manchas vermelhas sobre a raiz.

Entretanto, vários pacientes queixam-se apenas de frequência, dificuldade urinária e distensão hipogástrica

Tabela 31.2 – Síndrome Urinária por *Qi* proveniente de excesso e deficiência

	Caráter	Padrão	Princípio de tratamento
Qi	Excesso	Estagnação de *Qi*	Mover o *Qi*, pacificar o Fígado
	Deficiência	*Qi* deficiente e afundamento	Tonificar e elevar o *Qi*

Tabela 31.4 – Síndrome Urinária por turbidez proveniente de excesso e deficiência

	Caráter	Padrão	Princípio de tratamento
Turbidez	Excesso	Umidade	Resolver Umidade
	Deficiência	Umidade com *Xu* de *Qi*	Resolver Umidade, tonificar o *Qi*

com pouca ou nenhuma dor; a língua não se apresenta Vermelha e não há revestimento amarelo, espesso e manchas vermelhas sobre a raiz. Além disso, sob o ponto de vista ocidental, nenhuma bactéria pode ser cultivada da urina, embora o paciente seja ainda diagnosticado como portador de "cistite" e antibióticos sejam prescritos. O termo "síndrome uretral" tem sido aplicado a esta categoria de pacientes que predominantemente são mulheres. Tais casos geralmente correspondem a outros tipos de Síndrome Urinária, especialmente o tipo *Qi* ou o tipo fadiga.

Muitas mulheres atualmente sofrem de cistite intersticial, a qual se manifesta com sintomas de Síndrome Urinária por *Qi*: isso é discutido no Capítulo 34.

A utilização de antibióticos geralmente não é necessária no tratamento da Síndrome Urinária; nos casos traçados anteriormente, é ainda menos justificável, já que não há infecção da bexiga. Em outras palavras, o diagnóstico da medicina chinesa pode proporcionar linhas de conduta não apenas para o uso de ervas chinesas e de acupuntura, mas, em certas condições, até para a utilização de drogas ocidentais. A utilização de antibióticos é, portanto, mais justificável (quando geralmente funcionam e causam menos efeitos colaterais) se houver sinais de Calor, Umidade-Calor ou Calor no Sangue da Bexiga, com queimação intensa e língua Vermelha acompanhada de revestimento amarelo e manchas vermelhas sobre a raiz. Se, ao contrário, a "cistite" se manifestar com sinais e sintomas de Síndrome Urinária por *Qi* ou por fadiga, administrar antibióticos chega a ser até mesmo fútil: geralmente, tal administração não funciona ou funciona apenas temporariamente, causando mais efeitos colaterais, tais como infecção por cândida.

Alguns médicos correlacionam diferentes tipos de Síndrome Urinária a diferentes doenças ocidentais:

- *Síndrome Urinária por Calor*: infecção aguda do trato urinário, nefrite aguda, cistite.
- *Síndrome Urinária por Sangue*: tuberculose do rim, carcinoma da bexiga ou do rim.
- *Síndrome Urinária por cálculo*: cálculo renal.
- *Síndrome Urinária por turbidez*: uretrite.
- *Síndrome Urinária por fadiga*: prostatite crônica[12].

Com exceção da Síndrome Urinária por cálculo que, por definição, corresponde a cálculo renal, as correlações anteriormente citadas servem apenas como guia de conduta, já que não há correspondência exata entre sintomas chineses e doenças ocidentais.

Resumo

Avaliação de Padrões
- *Síndrome Urinária por Calor*: queimação ao urinar
- *Síndrome Urinária por cálculo*: cálculo renal ou areia
- *Síndrome Urinária por Qi*:
  - *Tipo excesso*: distensão hipogástrica
  - *Tipo deficiência*: frequência de micção com sensação de contração acompanhada de tensão na área abdominal
- *Síndrome Urinária por Sangue*: sangue na urina
- *Síndrome Urinária por turbidez*: urina turva
- *Síndrome Urinária por fadiga*: micção frequente e esgotamento

---

Etiologia

Umidade Externa

A Umidade externa é um fator etiológico muito comum nas doenças urinárias. A Umidade externa penetra os canais das pernas e, então, flui ascendentemente estabelecendo-se em Bexiga, útero ou Intestinos.

A Umidade externa pode ser contraída ao se sentar em grama úmida, morar em ambiente úmido ou casa úmida, andar em água, manter a roupa de banho molhada após nadar, expor-se à umidade da manhã, correr e transpirar, etc. As mulheres são particularmente propensas à invasão de Umidade durante os períodos menstruais ou após o parto.

978-85-7241-817-1

Dieta

O consumo excessivo de doces, açúcar, laticínios e alimentos gordurosos gera a formação de Umidade, a qual, ao se instalar no sistema urinário, causa Síndrome Urinária.

O consumo excessivo de alimentos condimentados e bebidas alcoólicas pode gerar Calor, que se combina com Umidade, causando Umidade-Calor no Aquecedor Inferior. Este é um fator extremamente importante na Síndrome Urinária, particularmente na Síndrome Urinária por Calor ou por turbidez.

Se a Umidade permanecer por muito tempo, ela pode se condensar sob a ação do Calor para formar cálculos renais ou "areia". É chamada de Síndrome Urinária por cálculo.

A parte de Calor da Umidade-Calor pode prejudicar os vasos sanguíneos no trato urinário, causando sangue na urina. Esta é chamada de Síndrome Urinária por Sangue.

Finalmente, a longa permanência de Umidade pode enfraquecer o *Qi* do Baço, gerando Síndrome Urinária por *Qi*.

Assim, a Umidade-Calor pode ser a origem de diferentes tipos de Síndrome Urinária, isto é, Síndrome Urinária por Calor, turbidez, cálculo, Sangue e *Qi*.

Atividade Sexual Excessiva

O excesso de atividade sexual, nos homens, enfraquece o Rim e gera Síndrome Urinária por turbidez ou fadiga, dependendo do fato do fator resultante predominante ser Umidade ou Deficiência.

O *Yang* deficiente do Rim falha ao fornecer *Qi* à Bexiga, causando gotejamento de urina e Síndrome Urinária por fadiga.

Senilidade e Doença Crônica

Idade avançada e doenças crônicas enfraquecem o *Qi* em geral e podem gerar afundamento do *Qi* do Baço, causando gotejamento de urina ou dificuldade na micção e Síndrome Urinária por *Qi* ou fadiga.

O afundamento do *Qi* do Baço causa Síndrome Urinária por *Qi*, ao passo que a deficiência de Rim causa Síndrome Urinária por fadiga.

Tensão Emocional

A tensão emocional influencia a disfunção urinária, mas sempre com a ação concomitante de outros fatores etiológicos.

Os fatores emocionais que causam estagnação do *Qi* do Fígado (como raiva, frustração e ressentimento) podem causar Síndrome Urinária por *Qi*. A fúria intensa, gerando Fogo do Fígado, pode causar Síndrome Urinária por Calor quando o Fogo do Fígado infunde-se descendentemente.

A longa permanência de sentimentos como aflição, tristeza e ansiedade pode gerar Fogo do Coração. Este, por sua vez, pode ser transmitido ao Intestino Delgado, com o qual o Coração é interior-exteriormente relacionado. Em virtude da conexão entre os canais do Intestino Delgado e da Bexiga (dentro dos canais *Yang* Maior), o Fogo é transmitido para a Bexiga, causando Síndrome Urinária por Calor.

Carregar Excesso de Peso ou Ficar Muito Tempo em Pé

Carregar excesso de objetos pesados ou ficar muito tempo em pé pode causar estagnação do *Qi* no Aquecedor Inferior. Isto impede o Triplo Aquecedor de garantir que as vias da Água sejam abertas, causando estagnação de fluidos no trato urinário. Eventualmente, isso irá gerar Umidade, a qual obstrui o trato urinário e causa Síndrome Urinária por turbidez.

Um caso particular de estagnação de *Qi* no Aquecedor Inferior é o causado por histerectomia. Muito frequentemente, quando o útero é cirurgicamente removido, a estagnação de *Qi* e Sangue é transmitida para seu órgão mais próximo, isto é, a Bexiga. É por essa razão que muitas mulheres sofrem de "cistite" recorrente após histerectomia.

> **Resumo**
>
> **Etiologia**
> - Umidade externa
> - Dieta
> - Atividade sexual excessiva
> - Senilidade e doença crônica
> - Tensão emocional
> - Carregar excesso de peso ou ficar muito em pé

Diagnóstico

No diagnóstico da Síndrome Urinária, devem-se levar em conta os seguintes aspectos:

- Frequência de micção.
- Facilidade ou dificuldade na micção.
- Coloração da urina.
- Dor.
- Sensações no hipogástrio.

Frequência de Micção

Micção frequente indica deficiência do *Yang* do Rim ou afundamento do *Qi* do Baço se a urina estiver pálida. Se a urina estiver escura e a micção for dolorida, a frequência é proveniente de Umidade-Calor.

Micção escassa com urina escura indica deficiência de *Yin* do Rim. Micção escassa com urina pálida pode indicar deficiência grave do *Yang* do Rim.

Facilidade ou Dificuldade na Micção

A dificuldade na micção, de tal forma que o fluxo de urina seja hesitante ou espasmódico, indica Umidade que obstrui as vias da Água.

A micção de fluxo fraco é proveniente de Umidade que obstrui as vias da Água ou de *Yang* deficiente do Rim incapaz de empurrar a urina.

Coloração da Urina

Urina pálida indica deficiência do *Yang* do Rim, ao passo que urina escura indica deficiência de *Yin* do Rim ou Calor na Bexiga.

Urina turva indica Umidade, ao passo que urina de coloração ferrugem indica presença de sangue.

Sangue na urina é proveniente de Calor no Sangue (que pode ser Calor por Excesso ou por Deficiência) ou de deficiência de *Qi*. Se a cor do sangue for escura e houver coágulos pequenos, isso indica estagnação de Sangue. O *Essential Methods of Dan Xi* comenta[13]:

> *Na Síndrome Urinária por Sangue... se a cor do sangue for fresca, isso indica Calor por Excesso do Coração e do Intestino Delgado: se for escura, indica Frio por Deficiência em Rim e Bexiga.*

978-85-7241-817-1

Dor

Dor em queimação na uretra durante a micção é proveniente de Calor ou Umidade-Calor. Dor antes de urinar indica estagnação de *Qi*, ao passo que dor após a micção indica deficiência de *Qi*.

Dor sobre o hipogástrio indica estagnação de *Qi* do Fígado ou Fogo do Fígado.

Dor sobre a região sacral é proveniente de deficiência do Rim.

Sensações no Hipogástrio

Sensação de distensão na área hipogástrica indica estagnação de *Qi* do Fígado. Dor intensa é resultante da estagnação do Sangue do Fígado ou Fogo do Fígado.

Sensação de plenitude sobre a região hipogástrica indica Umidade, ao passo que sensação de "dragagem" e contração acompanhada de tensão na área abdominal indica afundamento do *Qi* do Baço e/ou do *Qi* do Rim.

A área hipogástrica deve ser apalpada e seu tônus e textura avaliados. Se estiver dura e distendida, isso indica estagnação de *Qi* ou Umidade. Se estiver mole e flácida, indica deficiência do Rim e do *Qi* Original.

Língua

A raiz da língua reflete problemas de Bexiga, Intestinos ou Rim. Os problemas de Bexiga ou Intestinos serão refletidos no revestimento da língua. O revestimento, entretanto, apresenta sinais similares para os dois tipos de problema, não sendo possível distingui-los somente a partir da língua. Assim, o revestimento amarelo, espesso e pegajoso com manchas vermelhas sobre a raiz indica Umidade-Calor, a qual pode estar localizada na Bexiga ou nos Intestinos.

Um revestimento pegajoso, e embotado-sujo sobre a raiz indica longa permanência de retenção de Umidade e geralmente Síndrome Urinária por turbidez.

Ausência de revestimento sobre a raiz ou revestimento parcialmente descascados pode indicar deficiência de *Yin* do Rim e Síndrome Urinária por fadiga, porém pode também ser proveniente de patologia dos Intestinos.

Dessa maneira, a observação da raiz da língua nos problemas urinários deve sempre ser intimamente comparada aos resultados das qualidades do pulso. Se as duas posições Posteriores do pulso apresentam a mesma qualidade anormal, então, o problema está provavelmente nos Intestinos. Se apenas a posição Posterior esquerda do pulso apresentar qualidade anormal, então, o problema está provavelmente na Bexiga (Fig. 31.4).

Pulso

No pulso, a Bexiga é refletida na posição Posterior esquerda. Se esta estiver em Corda, indica estagnação de *Qi* do Fígado afetando a Bexiga; se estiver Lenta ou se estiver Rápida, isso indica Calor na Bexiga.

Qualidade Deslizante na posição Posterior esquerda indica Umidade; Umidade-Calor, se estiver Rápida; e Umidade-Frio, se estiver Lenta.

Qualidade Encharcada na mesma posição indica longa permanência de Umidade e deficiência de *Qi*.

Ao rodar o dedo proximalmente na posição Posterior esquerda, o indivíduo pode sentir a posição da próstata. Se estiver Cheia e Deslizante, isso pode indicar hipertrofia prostática. Esta é muitas vezes a causa de Síndrome Urinária, especialmente Síndrome Urinária por *Qi* ou Síndrome Urinária por fadiga.

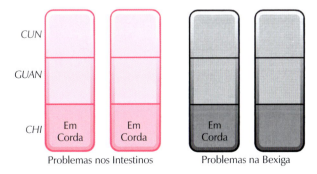

Figura 31.4 – Quadro do pulso em problemas de Intestinos ou Bexiga.

Resumo

Diagnóstico

Frequência de Micção
- *Micção frequente*: deficiência do *Yang* do Rim ou afundamento do *Qi* do Baço
- *Micção escassa com urina escura*: deficiência de *Yin* do Rim
- *Micção escassa com urina pálida*: deficiência grave do *Yang* do Rim

Facilidade ou Dificuldade na Micção
- *Dificuldade em urinar*: Umidade
- *Micção com fluxo fraco*: Umidade ou deficiência do *Yang* do Rim

Coloração da Urina
- *Urina pálida*: deficiência do *Yang* do Rim
- *Urina escura*: deficiência do *Yin* do Rim ou Calor na Bexiga
- *Urina turva*: Umidade
- *Urina de coloração ferrugem*: sangue na urina

Dor
- *Dor em queimação na uretra durante micção*: Calor ou Umidade-Calor
- *Dor antes de urinar*: estagnação de *Qi*
- *Dor após urinar*: deficiência de *Qi*
- *Dor sobre a região hipogástrica*: estagnação de *Qi* do Fígado ou Fogo do Fígado
- *Dor sobre a região sacral*: deficiência do Rim

Sensações no Hipogástrio
- *Sensação de distensão na área hipogástrica*: estagnação de *Qi* do Fígado
- *Dor intensa*: estagnação do Sangue do Fígado ou Fogo do Fígado
- *Sensação de plenitude sobre o hipogástrio*: Umidade
- *Sensação de "dragagem" e contração acompanhada de tensão*: afundamento do *Qi* do Baço e/ou do *Qi* do Rim
- *Área hipogástrica dura e distendida*: estagnação de *Qi* ou Umidade
- *Área hipogástrica mole ou flácida*: deficiência do Rim e do *Qi* Original

Língua
- *Revestimento amarelo, espesso e pegajoso com manchas vermelhas sobre a raiz*: Umidade-Calor
- *Revestimento pegajoso e embotado-sujo sobre a raiz*: longa permanência de Umidade
- *Ausência de revestimento sobre a raiz*: deficiência de *Yin* do Rim e Síndrome Urinária por fadiga

Pulso
- *Posição Posterior esquerda em Corda*: estagnação de *Qi* do Fígado afetando a Bexiga
- *Posição Posterior esquerda em Corda e Rápida*: Calor na Bexiga
- *Posição Posterior esquerda Deslizante*: Umidade
- *Posição Posterior esquerda Deslizante e Rápida*: Umidade-Calor
- *Posição Posterior esquerda Deslizante e Lenta*: Umidade-Frio
- *Posição Posterior esquerda Encharcada*: longa permanência de Umidade e deficiência de *Qi*

Identificação de Padrões e Tratamento

Discutirei seis tipos de Síndrome Urinária:

- Calor.
- Cálculo.

702 Síndrome Urinária (Cálculos Renais)

- *Qi.*
- Sangue.
- Turbidez.
- Fadiga.

Todos os tipos são manifestados com dificuldade e dor na micção (que pode se irradiar ao hipogástrio), gotejamento de urina, dor na região sacral e frequência de micção.

Como sempre, sob a perspectiva da medicina chinesa, é essencial distinguir entre condições de excesso e deficiência. De modo geral, o estágio inicial de Síndrome Urinária é caracterizado por excesso, por exemplo, Umidade-Calor e estagnação de *Qi*. A fase crônica é caracterizada por deficiência, por exemplo, deficiência de *Qi*, afundamento do *Qi* do Baço, deficiência do *Qi* do Pulmão e deficiência do Rim.

Dois dos seis tipos de Síndrome Urinária sempre são decorrentes de excesso ou sempre são decorrentes de deficiência em caráter.

São eles:

- Síndrome Urinária por cálculo – tipo excesso.
- Síndrome Urinária por fatiga – tipo deficiência.

Cada uma das outras quatro categorias de Síndrome Urinária pode ser do tipo excesso ou deficiência. Estes podem ser resumidos em forma de tabela (Tabela 31.5).

Nos estágios iniciais, quando o excesso é evidente, o principal princípio de tratamento é eliminar Calor, resolver Umidade, drenar Água, abrir as vias da Água. Nos estágios avançados, quando a deficiência é predominante, o principal princípio de tratamento é tonificar o *Qi*, drenar a Umidade e abrir as vias da Água.

Síndrome Urinária por Calor

Manifestações Clínicas

Micção frequente, escassa e difícil; dor em queimação ao urinar; urina escura com odor forte; dor hipogástrica; gosto amargo; náusea; dor na região sacral; obstipação; sede.

Língua: revestimento amarelo e pegajoso sobre a raiz com manchas vermelhas.

Pulso: Deslizante na posição Posterior esquerda e ligeiramente Rápido.

Se ocorrer com invasão de Vento exterior: aversão ao frio, calafrios, febre, cefaleias, dores no corpo e pulso Flutuante.

Tabela 31.5 – Síndrome Urinária dos tipos *Qi*, Sangue e turbidez

Síndrome urinária	Tipo excesso	Tipo deficiência
Qi	Estagnação de *Qi*	Afundamento do *Qi*
Sangue	Calor do Sangue	Calor por Deficiência do Sangue
Turbidez	Umidade	Umidade com deficiência de *Qi*
Calor	Calor por Excesso	Calor por Deficiência

Embora este padrão seja denominado Síndrome Urinária por Calor, o quadro é de Umidade-Calor na Bexiga, com Calor predominante. Há duas outras possíveis condições quando o Calor da Bexiga é transmitido a partir do Fogo do Fígado ou do Fogo do Coração. Nesses casos, além das manifestações anteriormente descritas, estarão presentes os sinais e sintomas expostos a seguir.

Fogo do Fígado

Irritabilidade, dor de cabeça, tontura, tinido, língua Vermelha com laterais mais vermelhas e pulso em Corda e Rápido.

Fogo do Coração

Insônia, úlceras na língua, inquietação mental, língua Vermelha com a ponta mais vermelha e pulso Rápido Transbordante na posição Anterior esquerda.

Princípio de Tratamento

- Eliminar Calor, drenar Umidade, abrir as vias da Água.
- Para Fogo do Fígado: acalmar Fígado e drenar Fogo.
- Para Fogo do Coração: drenar Fogo do Coração e acalmar a Mente.
- Com invasão exterior: libertar exterior, expelir Vento e abrir as vias da Água.

Acupuntura

Pontos

REN-3 (*Zhongji*), B-28 (*Pangguangshu*), B-22 (*Sanjiaoshu*), E-28 (*Shuidao*), BP-9 (*Yinlingquan*), B-66 (*Tonggu*), B-63 (*Jinmen*), IG-11 (*Quchi*). Usar método de sedação em todos os pontos; não utilizar moxa.

- Para Fogo do Fígado: F-2 (*Xingjian*) e BP-6 (*Sanyinjiao*) com método de sedação.
- Para Fogo do Coração: C-8 (*Shaofu*), ID-2 (*Qiangu*) com método de sedação.
- Com invasão exterior: IG-4 (*Hegu*), P-7 (*Lieque*) e TA-5 (*Waiguan*) com método de sedação.

EXPLICAÇÃO

- REN-3 e B-28, pontos de Coleta Frontal e Transporte Dorsal da Bexiga, respectivamente, eliminam Calor e drenam Umidade da Bexiga.
- B-22, ponto de Transporte Dorsal do Triplo Aquecedor, drena Umidade do Aquecedor Inferior.
- E-28 e BP-9 drenam Umidade-Calor do Aquecedor Inferior.
- B-66 elimina Calor da Bexiga.
- B-63, ponto de Acúmulo, interrompe a dor no canal da Bexiga.
- IG-11 é usado se os sintomas de Calor (como febre) forem muito pronunciados.
- F-2 drena Fogo do Fígado.
- BP-6 elimina Calor e esfria Sangue, drena Umidade do Aquecedor Inferior e acalma a Mente.
- C-8 drena Fogo do Coração e acalma a Mente.

Síndrome Urinária (Cálculos Renais) **703**

- ID-2 elimina Calor do Intestino Delgado. É utilizado, pois o Fogo é transmitido do Coração para a Bexiga via Intestino Delgado.
- IG-4 e TA-5 libertam o exterior e expelem o Vento.
- P-7 liberta o exterior, expele o Vento e abre as vias da Água.

Fitoterapia

Prescrição

BA ZHENG TANG – Decocção das Oito Retificações.

EXPLICAÇÃO Essa é a principal prescrição para drenar Umidade-Calor da Bexiga.

MODIFICAÇÕES

- Se os sintomas de Umidade forem muito pronunciados, acrescentar *Fu Ling* (*Poria*) e *Zhu Ling* (*Polyporus*).
- Se obstipação for pronunciada, aumentar a dosagem de *Da Huang* (*Radix et Rhizoma Rhei*) e acrescentar *Zhi Shi* (*Fructus Aurantii immaturus*).
- Se houver sintomas de invasão exterior com alternância entre sensações de calor e frio e gosto amargo, acrescentar a fórmula *Xiao Chai Hu Tang* (Pequena Decocção de *Bupleurum*).
- Se o Calor tiver começado a prejudicar o *Yin*, acrescentar *Sheng Di Huang* (*Radix Rehmanniae*), *Zhi Mu* (*Radix Anemarrhenae*) e *Bai Mao Gen* (*Rhizoma Imperatae*), a fim de para prevenir o sangramento decorrente de Calor por Deficiência.

Prescrição

LONG DAN XIE GAN TANG – Decocção de *Gentiana* para Drenar o Fígado.

EXPLICAÇÃO Essa fórmula é usada se Umidade-Calor na Bexiga for decorrente de Fogo do Fígado. A fórmula necessita de uma pequena modificação, pois drena Umidade-Calor na cabeça (como acontece na otite média) e no Aquecedor Inferior (como na Síndrome Urinária). Na realidade *Ze Xie*, *Mu Tong* e *Che Qian Zi* na prescrição drenam a Umidade-Calor da Bexiga; *Shan Zhi Zi* drena Umidade-Calor dos Três Aquecedores. Observe que *Mu Tong* deve ser removido.

Prescrição

DAO CHI SAN – Pó para Eliminar a Vermelhidão.

EXPLICAÇÃO Essa fórmula é usada se Umidade-Calor na Bexiga for proveniente de Fogo do Coração (via Fogo do Intestino Delgado).

Prescrição

Variação de *HUANG LIAN JIE DU TANG* – Variação da Decocção de *Coptis* para Resolver Toxina.

EXPLICAÇÃO Essa fórmula é utilizada se os sintomas de Calor forem muito pronunciados e houver também Calor Tóxico. Este quadro é manifestado por revestimento muito espesso, escuro e amarelo com manchas vermelhas e corpo Vermelho.

Prescrição

ZHU LING TANG – Decocção de *Polyporus*.

EXPLICAÇÃO Essa fórmula é usada se a Umidade predominar sobre o Calor.

Prescrição

WU LIN SAN – Pó de Cinco Ingredientes para Síndrome Urinária.

EXPLICAÇÃO Essa fórmula é usada se, além de Calor, houver um pouco de estagnação de Sangue e Umidade.

Resumo

Síndrome Urinária por Calor

Pontos

- REN-3 (*Zhongji*), B-28 (*Pangguangshu*), B-22 (*Sanjiaoshu*), E-28 (*Shuidao*), BP-9 (*Yinlingquan*), B-66 (*Tonggu*), B-63 (*Jinmen*), IG-11 (*Quchi*). Usar método de sedação em todos os pontos; não utilizar moxa
- Para Fogo do Fígado: F-2 (*Xingjian*) e BP-6 (*Sanyinjiao*) com método de sedação
- Para Fogo do Coração: C-8 (*Shaofu*) e ID-2 (*Qiangu*) com método de sedação
- Com invasão exterior: IG-4 (*Hegu*), P-7 (*Lieque*) e TA-5 (*Waiguan*) com método de sedação

Fitoterapia

Prescrição

- *BA ZHENG TANG* – Decocção das Oito Retificações

Prescrição

- *LONG DAN XIE GAN TANG* – Decocção de *Gentiana* para Drenar o Fígado

Prescrição

- *DAO CHI SAN* – Pó para Eliminar a Vermelhidão

Prescrição

- Variação de *HUANG LIAN JIE DU TANG* – Variação da Decocção de *Coptis* para Resolver Toxina

Prescrição

- *ZHU LING TANG* – Decocção de *Polyporus*

Prescrição

- *WU LIN SAN* – Pó de Cinco Ingredientes para Síndrome Urinária

978-85-7241-817-1

Caso Clínico

Uma mulher de 30 anos de idade sofria do que fora diagnosticado como cistite recorrente. Durante as crises, a micção era muito frequente e escassa, acompanhada de dor em queimação. A urina apresentava-se mais escura que o normal. Foram-lhe prescritos antibióticos que ajudaram por algum tempo; entretanto, as crises retornaram. Havia perdido seu pai há um ano e sentia-se muito triste. A língua estava levemente Vermelha, com a ponta acentuadamente mais vermelha, acompanhada de pontos vermelhos; além disso, a raiz apresentava revestimento amarelo com manchas vermelhas (Prancha 31.1). O pulso es-

704 Síndrome Urinária (Cálculos Renais)

tava ligeiramente Rápido, levemente em Corda na posição Posterior esquerda e levemente Transbordante na posição Anterior esquerda.

Diagnóstico Este é um caso de Síndrome Urinária por Calor proveniente do Fogo do Coração afetando Intestino Delgado, e, a partir deste órgão, infundindo-se até a Bexiga. O Fogo do Coração é evidenciado pela ponta vermelha da língua com pontos vermelhos e pelo pulso Transbordante na posição do Coração. A condição de Fogo do Coração obviamente se desenvolvera a partir da tristeza e da aflição após a morte de seu pai; embora essas duas emoções dissolvam o *Qi*, elas podem também gerar estagnação de *Qi* no tórax e, a longo prazo, o *Qi* estagnado pode implodir, causando Fogo do Coração. O Calor na Bexiga é muito evidente por dor em queimação ao urinar, urina escura, manchas vermelhas e revestimento amarelo sobre a raiz da língua.

Princípio de tratamento O princípio de tratamento adotado consistiu em eliminar o Fogo do Coração, acalmar a Mente, eliminar o Calor da Bexiga, resolver a Umidade, moderar a urgência e interromper a dor. A paciente foi tratada apenas com acupuntura.

Acupuntura Os principais pontos utilizados com método de sedação foram:

- C-8 (*Shaofu*) e ID-2 (*Qiangu*) para eliminar Fogo do Coração e Calor do Intestino Delgado. C-8 também acalma a Mente.
- BP-9 (*Yinlingquan*) para drenar Umidade-Calor e abrir as vias da Água.
- REN-3 (*Zhongji*), ponto de Coleta Frontal da Bexiga, para clarear Calor da Bexiga e abrir as vias da Água.
- B-63 (*Jinmen*), ponto de Acúmulo da Bexiga, para eliminar Calor da Bexiga, moderar a urgência e interromper a dor.

O problema desta paciente foi resolvido após seis tratamentos, mas ela permaneceu recebendo tratamentos em intervalos mais longos por mais seis meses suplementares, a fim de tratar tristeza e aflição seguintes à morte de seu pai.

Caso Clínico

Um homem de 51 anos de idade sofria de micção dolorida há 18 meses. A micção era frequente, acompanhada de dor intensa do tipo queimação ao urinar; a urina era escura com traços de sangue. Poucos dias antes da consulta, o paciente recebera o diagnóstico de carcinoma da bexiga. Além desses sintomas, apresentava sensação pronunciada de calor e sede e, frequentemente, ficava constipado. A língua apresentava-se Aver-

melhado-púrpura com revestimento espesso, amarelo e pegajoso por toda a superfície; porém, ainda mais espesso sobre a raiz. O pulso estava muito Cheio, Deslizante e em Corda.

Diagnóstico Este é, no geral, um exemplo claro de Síndrome Urinária por Calor com Umidade-Calor na Bexiga e Fogo. Há ainda alguma estagnação de Sangue, evidenciada pela coloração Púrpura da língua; o carcinoma da bexiga é evidentemente do tipo de estagnação de Sangue.

Princípio de tratamento Meu tratamento foi combinado e coordenado com o tratamento que vinha recebendo no hospital. Este tratamento consistia na administração de vacina de bacilo de Calmette-Guérin (BCG), a qual promove efeitos sobre a mucosa da bexiga. No momento da consulta, entretanto, ele ainda não havia iniciado o tratamento hospitalar, e meu princípio de tratamento consistiu, então, em drenar o Fogo, resolver a Umidade-Calor, mover o Sangue e amaciar a dureza.

Fitoterapia A fórmula usada foi uma variação de *Ba Zheng Tang* (Decocção das Oito Retificações):

- *Che Qian Zi* (*Semen Plantaginis*): 9g.
- *Bian Xu* (*Herba Polygoni avicularis*): 6g.
- *Da Huang* (*Radix et Rhizoma Rhei*): 6g.
- *Mu Tong* (*Caulis Akebiae trifoliatae*): 3g.
- *Qu Mai* (*Herba Dianthi*): 6g.
- *Zhi Zi* (*Fructus Gardeniae*): 6g.
- *Gan Cao* (*Radix Glycyrrhizae uralensis*): 6g.
- *Huang Bo* (*Cortex Phellodendri*): 6g.
- *Yi Yi Ren* (*Semen Coicis*): 20g.
- *Deng Xin Cao* (*Medula Junci*): 4g.
- *Tian Kui Zi* (*Rhizoma Semiaquiligiae*): 9g.
- *Shi Shang Bai* (*Herba Selaginellae doederleinii*): 9g.
- *Chi Shao* (*Radix Paeoniae rubra*): 6g.
- *Qian Cao Gen* (*Radix Rubiae*): 6g.
- *Bai Shao* (*Radix Paeoniae alba*): 9g.

Explicação

As oito primeiras ervas formam *Ba Zheng San*, com *Huang Bo* que substitui *Hua Shi*, pois a primeira é mais forte em resolver Umidade-Calor.

- *Yi Yi Ren* e *Deng Xin Cao* resolvem Umidade-Calor da Bexiga.
- *Tian Kui Zi* e *Shi Shang Bai* resolvem Umidade-Calor da Bexiga e possuem efeito anticancerígeno.
- *Chi Shao* e *Qian Cao Gen* movem o Sangue e interrompem sangramento.
- *Bai Shao*, em combinação com *Gan Cao*, interrompe a dor e modera a urgência miccional.

O paciente tomou essa prescrição por cerca de um mês, até iniciar o tratamento hospitalar. Quando este foi iniciado, o princípio de tratamento foi

Síndrome Urinária (Cálculos Renais) **705**

alterado: essa alteração foi necessária, pois a droga estava atacando diretamente o carcinoma e havia debilitado o paciente, causando efeitos colaterais. A atenção foi, então, direcionada à tonificação do *Qi* com uma variação de *Bu Zhong Yi Qi Tang* (Decocção para Tonificar o Centro e Beneficiar o *Qi*):

- *Huang Qi* (*Radix Astragali*): 15g.
- *Bai Zhu* (*Rhizoma Atractylodis macrocephalae*): 6g.
- *Dang Shen* (*Radix Codonopsis*): 12g.
- *Dang Gui* (*Radix Angelicae sinensis*): 6g.
- *Chen Pi* (*Pericarpium Citri reticulatae*): 3g.
- *Sheng Ma* (*Rhizoma Cimicifugae*): 3g.
- *Chai Hu* (*Radix Bupleuri*): 3g.
- *Fu Ling* (*Poria*): 6g.
- *Xiao Ji* (*Herba Cirisii*): 6g.

Explicação
- As sete primeiras ervas constituem *Bu Zhong Yi Qi Tang*.
- *Fu Ling* foi acrescentada para resolver Umidade.
- *Xiao Ji* foi acrescentada para interromper sangramento da bexiga, pois o tratamento com drogas causará sangramento profuso.

Enquanto o paciente se submetia ao tratamento com drogas, as ervas chinesas auxiliaram na elevação de sua energia e na minimização dos efeitos colaterais. Decorridos três meses de tratamento com drogas, o revestimento da língua havia reduzido consideravelmente; porém, o corpo da língua permanecia ainda Avermelhado-púrpuro e o pulso ainda estava Cheio, Deslizante e em Corda. Além disso, a língua havia também perdido seu "vigor" sobre a raiz, indicando deficiência de Rim. O carcinoma na bexiga havia desaparecido. Assim, embora sob o ponto de vista da medicina ocidental o paciente estivesse "curado", língua e pulso mostravam o contrário. Em especial, o pulso muito Cheio, Deslizante e em Corda mostrava que os fatores patogênicos (isto é, estagnação de Sangue e Umidade-Calor causando carcinoma) ainda estavam presentes e, além disso, a perda de vigor da raiz da língua mostrava uma deficiência de Rim. Dessa maneira, o princípio de tratamento foi novamente alterado para nutrir o *Yin* do Rim, resolver Umidade-Calor e mover o Sangue. A fórmula utilizada foi uma variação de *Zhi Bo Di Huang Wan* (Pílula de *Anemarrhena-Phellodendron-Rehmannia*):

- *Zhi Mu* (*Radix Anemarrhenae*): 6g.
- *Huang Bo* (*Cortex Phellodendri*): 6g.
- *Sheng Di Huang* (*Radix Rehmanniae*): 9g.
- *Shan Yao* (*Rhizoma Dioscoreae*): 6g.
- *Shan Zhu Yu* (*Fructus Corni*): 4g.
- *Ze Xie* (*Rhizoma Alismatis*): 6g.
- *Fu Ling* (*Poria*): 6g.
- *Mu Dan Pi* (*Cortex Moutan*): 6g.
- *Yi Yi Ren* (*Semen Coicis*): 15g.
- *Tian Kui Zi* (*Rhizoma Semiaquiligiae*): 9g.

- *Shi Shang Bai* (*Herba Selaginellae doederleinii*): 9g.
- *Bai Hua She She Cao* (*Herba Hedyotidis diffusae*): 6g.
- *Huang Qi* (*Radix Astragali*): 12g.
- *E Zhu* (*Rhizoma Curcumae*): 6g.

Explicação
- As oito primeiras ervas constituem a fórmula-raiz.
- *Yi Yi Ren* foi acrescentada para drenar Umidade-Calor e amaciar a dureza.
- *Tian Kui Zi, Shi Shang Bai* e *Bai Hua She She Cao* resolvem Umidade-Calor e possuem efeito anticancerígeno.
- *Huang Qi* tonifica o *Qi*, aumenta a imunidade para combater e prevenir o câncer.
- *E Zhu* quebra o Sangue e tem um efeito anti-cancerígeno.

Este paciente permaneceu durante seis meses recebendo as modificações da prescrição anteriormente citada; decorrido esse período, sua energia geral aumentou e não mais apresentou recorrência do câncer. A língua havia perdido a coloração Púrpura e recuperado o vigor sobre a raiz; o pulso se tornara muito menos Cheio, Deslizante e em Corda. Encontra-se ainda em tratamento e provavelmente necessitará ser tratado ainda por algum tempo até o pulso perder completamente as qualidades Cheia, Deslizante e em Corda. Sob a perspectiva da medicina chinesa, isso indicaria que o câncer desaparecera definitivamente.

978-85-7241-817-1

Caso Clínico

Um homem de 47 anos de idade fora diagnosticado com carcinoma da bexiga há quatro anos. Na época, submetera-se a uma cirurgia e não apresentara sintomas nos três anos subsequentes. A partir de então, desenvolvera papilomas na bexiga. Seus sintomas incluíam: queimação ao urinar, sangue ocasional na urina, frequência e dificuldade urinárias, urina escura, dor nas costas, tontura e tremores moderados. Apresentava micção frequente muitos anos antes de ter desenvolvido câncer. No interrogatório mais cuidadoso, de fato, relatou que apresentava dois tipos de alteração de frequência miccional: algumas vezes, a micção era frequente, profusa e pálida; outras vezes, apresentava vontade frequente de urinar, porém a urina estava escassa e escura.

A língua apresentava coloração normal, ligeiramente Pálida nas laterais e acompanhada de revestimento sujo-pegajoso sobre a raiz. O pulso era levemente Deslizante e Fraco e particularmente Fraco na posição Posterior esquerda.

Diagnóstico A queimação ao urinar, a urina escura com sangramento ocasional e frequência e dificuldade urinárias apontavam para Síndro-

706 Síndrome Urinária (Cálculos Renais)

me Urinária por Calor. Ocorria, entretanto, contra fundo de deficiência de *Yang* do Rim (língua ligeiramente Pálida, tremores, pulso do Rim com qualidade Fraca e frequência de micção desde a infância).

Princípio de tratamento   O princípio de tratamento adotado consistiu primeiramente em resolver Umidade-Calor na Bexiga e, posteriormente, em tonificar o *Yang* do Rim. Este paciente foi tratado apenas com ervas.

Fitoterapia   Inicialmente, a fórmula utilizada foi uma variação de *Ba Zheng Tang* (Decocção das Oito Retificações) e *Xiao Ji Yin Zi* (Decocção de *Cephalanoplos*). Como há sobreposição entre certos ingredientes dessas duas decocções, ambas podem ser administradas em combinação, não resultando em um número excessivo de ervas:

- *Bian Xu (Herba Polygoni avicularis)*: 6g.
- *Che Qian Zi (Semen Plantaginis)*: 6g.
- *Qu Mai (Herba Dianthi)*: 6g.
- *Mu Tong (Caulis Akebiae trifoliatae)*: 6g.
- *Hua Shi (Talcum)*: 9g.
- *Zhi Zi (Fructus Gardeniae)*: 6g.
- *Zhi Gan Cao (Radix Glycyrrhizae uralensis preparata)*: 6g.
- *Xiao Ji (Herba Cirisii)*: 6g.
- *Ou Jie (Rhizomatis Nelumbinis nodus)*: 6g.
- *Zhu Ye (Folium Phyllostachys nigrae)*: 4g.
- *Shu Di Huang (Radix Rehmanniae preparata)*: 9g.
- *Dang Gui (Radix Angelicae sinensis)*: 4g.
- *Tian Kui Zi (Rhizoma Semiaquiligiae)*: 6g.
- *Shi Shang Bai (Herba Selaginellae doederleinii)*: 6g.

Explicação
As sete primeiras ervas constituem *Ba Zheng Tang*, que elimina o Calor e resolve a Umidade da Bexiga. *Da Huang* foi eliminada da prescrição, pois a língua não apresentava revestimento espesso ou seco.

As cinco ervas seguintes fazem parte de *Xiao Ji Yin Zi*, que elimina Calor, esfria Sangue na Bexiga e interrompe a hematúria. *Pu Huang* foi eliminada da prescrição, pois o sangramento urinário não era muito pronunciado; outras ervas foram eliminadas, já que constavam na primeira fórmula. *Sheng Di Huang* foi substituída por *Shu Di Huang*, pois o paciente apresentava deficiência de *Yang* do Rim.

Tian Kui Zi e *Shi Shang Bai* foram acrescentadas, pois são ervas anticancerígenas específicas, as quais penetram na Bexiga.

O paciente utilizou essa fórmula que trata apenas a Manifestação (isto é, Umidade-Calor na Bexiga) durante dois meses. Decorrido esse período, o princípio de tratamento foi direcionado para tratar Raiz e Manifestação simultaneamente, isto é, a tonificação do Rim e a resolução da Umida-

de-Calor da Bexiga. A fórmula utilizada foi uma variação de *Zhi Bo Di Huang Wan* (Pílula de *Anemarrhena-Phellodendron-Rehmannia*):

- *Shu Di Huang (Radix Rehmanniae preparata)*: 24g.
- *Shan Zhu Yu (Fructus Corni)*: 12g.
- *Shan Yao (Rhizoma Dioscoreae)*: 12g.
- *Ze Xie (Rhizoma Alismatis)*: 9g.
- *Fu Ling (Poria)*: 9g.
- *Mu Dan Pi (Cortex Moutan)*: 9g.
- *Zhi Mu (Radix Anemarrhenae)*: 9g.
- *Huang Bo (Cortex Phellodendri)*: 9g.
- *Fu Pen Zi (Fructus Rubi)*: 4g.
- *Tu Si Zi (Semen Cuscutae)*: 6g.
- *Tian Kui Zi (Rhizoma Semiaquiligiae)*: 6g.
- *Shi Shang Bai (Herba Selaginellae doederleinii)*: 6g.

Explicação
- As oito primeiras ervas constituem *Zhi Bo Di Huang Wan*, que tonifica o Rim e resolve Umidade-Calor da Bexiga.
- *Fu Pen Zi* e *Tu Si Zi* foram acrescentadas para tonificar o *Yang* do Rim.
- *Tian Kui Zi* e *Shi Shang Bai* foram acrescentadas, pois possuem efeito anticancerígeno e penetram na Bexiga.

Essa fórmula foi prescrita durante dois meses. Decorrido esse período, o paciente se submetera ao exame cistoscópico, o qual mostrou que os papilomas haviam desaparecido completamente. Nesse ínterim, os demais sintomas também desapareceram.

Síndrome Urinária por Cálculo

Manifestações Clínicas
Cálculos ou areia na urina; micção difícil, que pode cessar repentinamente; dor hipogástrica; dor sacral; sangue na urina.

Língua: Vermelha com revestimento espesso e pegajoso sobre a raiz.

Pulso: em Corda na posição Posterior esquerda e Rápido.

Princípio de Tratamento
Eliminar Calor, drenar Umidade, abrir as vias da Água, expelir os cálculos.

Acupuntura
Pontos

B-22 (*Sanjiaoshu*), E-28 (*Shuidao*), BP-9 (*Yinlingquan*), REN-6 (*Qihai*), REN-3 (*Zhongji*), B-28 (*Pangguangshu*), B-63 (*Jinmen*), B-39 (*Weiyang*), R-2 (*Rangu*). Utilizar método de sedação em todos os pontos; não utilizar moxa.

EXPLICAÇÃO
- B-22 drena Umidade do Aquecedor Inferior.
- E-28 promove a transformação dos fluidos no Triplo Aquecedor.
- BP-9 drena Umidade-Calor do Aquecedor Inferior.

- REN-6 move o *Qi* no Aquecedor Inferior. O movimento do *Qi* ajuda a transformar os fluidos e a drenar Umidade.
- REN-3 e B-28, pontos de Coleta Frontal e Transporte Dorsal da Bexiga, respectivamente, drenam Umidade da Bexiga.
- B-63 remove as obstruções do canal da Bexiga.
- B-39, ponto Mar Inferior do Triplo Aquecedor (especificamente do Aquecedor Inferior), em combinação com R-2, remove as obstruções da Bexiga e libera as vias da Água.

Fitoterapia

Prescrição

SHI WEI SAN – Pó de *Pyrrosia*.

EXPLICAÇÃO   Essa fórmula drena Umidade-Calor, abre as vias da Água e alivia a disfunção urinária.

MODIFICAÇÕES

- Para intensificar o efeito dessa fórmula de dissolução de cálculo, acrescentar *Jin Qian Cao* (*Herba Lysimachiae/Desmodii*), *Hai Jin Sha* (*Spora Lygodii*) e *Ji Nei Jin* (*Endothelium Corneum Gigeriae Galli*).
- Se houver dor na região sacral, acrescentar *Bai Shao* (*Radix Paeoniae alba*) e *Gan Cao* (*Radix Glycyrrhizae uralensis*).
- Se houver sangue na urina, acrescentar *Xiao Ji* (*Herba Cirisii*), *Sheng Di Huang* (*Radix Rehmanniae*) e *Ou Jie* (*Rhizomatis Nelumbinis nodus*).
- Se houver febre, acrescentar *Pu Gong Ying* (*Herba Taraxaci*), *Huang Bo* (*Cortex Phellodendri*) e *Da Huang* (*Radix et Rhizoma Rhei*).
- Em quadro crônico de cálculo renal com Umidade no Aquecedor Inferior e deficiência de *Qi* e Sangue, substituir a fórmula anterior pelas seguintes fórmulas: *Er Shen San* (Pó dos Dois Espíritos), que contém *Hai Jin Sha* (*Spora Lygodii*) e *Hua Shi* (*Talcum*); e *Ba Zhen Tang* (Decocção das Oito Preciosidades).
- Em um quadro crônico com Umidade-Calor no Aquecedor Inferior e deficiência de *Yin*, utilizar *Zhi Bo Di Huang Wan* (Pílula de *Anemarrhena-Phellodendron-Rehmannia*), também chamada de *Zhi Bo Ba Wei Wan*, em combinação com *Shi Wei San* (Pó de *Pyrrosia*).

Prescrição

SAN JIN PAI SHI TANG – Decocção de Três "*Jin*" para Eliminar Cálculo [Urinário].

EXPLICAÇÃO   Essa fórmula drena Umidade da Bexiga e dissolve cálculo renal.

Prescrição

Variação de *SAN JIN PAI SHI TANG* – Variação de Decocção de Três "*Jin*" para Eliminar Cálculo [Urinário].

EXPLICAÇÃO   Essa fórmula drena Umidade da Bexiga e dissolve cálculo renal.

Prescrição

NIAO LU PAI SHI TANG *nº 1* – Decocção para Eliminar Cálculos [Urinários] das Passagens da Micção nº 1.

EXPLICAÇÃO   Essa fórmula moderna é específica para tratar cálculos renais. Resolve Umidade, dissolve cálculos e move o *Qi*.

Prescrição

NIAO LU PAI SHI TANG *nº 2* – Decocção para Eliminar Cálculos [Urinários] das Passagens da Micção nº 2.

EXPLICAÇÃO   Essa é uma fórmula moderna específica para tratar cálculos renais. Resolve Umidade, dissolve cálculos e move o *Qi*. Comparado à fórmula anterior, esta tem ação mais forte na eleiminação do Calor.

Prescrição

ZHI SHI LIN FANG – Fórmula para Tratar Síndrome de Cálculo Urinário.

EXPLICAÇÃO   Essa fórmula tonifica o *Yang* do Rim, resolve Umidade e dissolve os cálculos.

Para uma discussão mais completa sobre o tratamento de cálculos renais com acupuntura ver o "Apêndice" deste capítulo.

Resumo

Síndrome Urinária por Cálculo

Pontos

- B-22 (*Sanjiaoshu*), E-28 (*Shuidao*), BP-9 (*Yinlingquan*), REN-6 (*Qihai*), REN-3 (*Zhongji*), B-28 (*Pangguangshu*), B-63 (*Jinmen*), B-39 (*Weiyang*), R-2 (*Rangu*). Utilizar método de sedação em todos os pontos; não utilizar moxa

Fitoterapia

Prescrição

- SHI WEI SAN – Pó de *Pyrrosia*

Prescrição

- SAN JIN PAI SHI TANG – Decocção de Três "*Jin*" para Eliminar Cálculo [Urinário]

Prescrição

- Variação de *SAN JIN PAI SHI TANG* – Variação da Decocção de Três "*Jin*" para Eliminar Cálculo [Urinário]

Prescrição

- NIAO LU PAI SHI TANG *nº 1* – Decocção para Eliminar Cálculos [Urinários] das Passagens da Micção nº 1

Prescrição

- NIAO LU PAI SHI TANG *nº 2* – Decocção para Eliminar Cálculos [Urinários] das Passagens da Micção nº 2

Prescrição

- ZHI SHI LIN FANG – Fórmula para Tratar Síndrome de Cálculo Urinário

---

Síndrome Urinária por Qi

Manifestações Clínicas

Tipo excesso: micção difícil e dolorida, dor e distensão hipogástricas, irritabilidade, pulso em Corda e Profundo.

Tipo deficiência: micção difícil, fluxo fraco, distensão hipogástrica moderada, fadiga, língua Pálida, pulso Fraco.

Princípio de Tratamento

Tipo excesso: mover o *Qi*, eliminar a estagnação, abrir as vias da Água.

Tipo deficiência: tonificar e elevar o *Qi*, abrir as vias da Água.

Acupuntura

Pontos

REN-3 (*Zhongji*), REN-5 (*Shimen*), B-28 (*Pangguangshu*), F-3 (*Taichong*), F-5 (*Ligou*), F-8 (*Ququan*), B-64 (*Jinggu*), BP-6 (*Sanyinjiao*), E-36 (*Zusanli*), REN-6 (*Qihai*), DU-20 (*Baihui*), P-7 (*Lieque*), R-6 (*Zhaohai*), ID-3 (*Houxi*) e B-62 (*Shenmai*). Utilizar método de sedação ou neutro em todos os pontos para o tipo excesso e método de tonificação e moxa para o tipo deficiência.

Prescrição antiga: R-1 (*Yongquan*), VB-34 (*Yanglingquan*) e REN-5 (*Shimen*) (*Gatherings from Eminent Acupuncturists*, 1529)[14].

Explicação

- REN-3 e B-28, pontos de Coleta Frontal e Transporte Dorsal da Bexiga, respectivamente, regulam o *Qi* na Bexiga.
- REN-5, ponto de Coleta Frontal do Triplo Aquecedor, elimina estagnação no Aquecedor Inferior.
- F-3 move o *Qi* do Fígado e elimina estagnação.
- F-5 move o *Qi* do Fígado no canal de Conexão do Fígado, o qual flui para uretra e genitália.
- F-8 move o *Qi* do Fígado no canal do Fígado na região hipogástrica.
- B-64, ponto Fonte, pode ser utilizado no tipo deficiência, a fim de fortalecer a função da Bexiga.
- BP-6 regula o *Qi*, acalma o Fígado, abre as vias da Água e interrompe a dor.
- E-36 tonifica o *Qi*, sendo usado principalmente para tratar o tipo deficiência.
- REN-6 move o *Qi* no Aquecedor Inferior.
- DU-20 eleva o *Qi* e alivia a estagnação de *Qi* na região hipogástrica: utilizado para o tratamento do tipo deficiência.
- P-7 e R-6, em combinação, abrem o Vaso Concepção (*Ren Mai*). Pode ser utilizado nas mulheres para regular o *Qi* na região hipogástrica se inserido com REN-6 para o tratamento das condições de excesso e com DU-20 para o tratamento das condições de deficiência.
- ID-3 e B-62, em combinação, abrem o Vaso Governador (*Du Mai*). Pode ser utilizado em homens para regular o *Qi* na região hipogástrica com o uso de REN-6, a fim de tratar as condições de excesso, e com o uso de DU-20, a fim de tratar as condições de deficiência.

Fitoterapia

Prescrição

CHEN XIANG SAN – Pó de *Aquilaria*.

EXPLICAÇÃO Essa fórmula é específica para tratar Síndrome Urinária proveniente da estagnação de *Qi*.

Modificações

- Para intensificar o efeito dessa fórmula de movimentação do *Qi*, acrescentar *Xiang Fu* (*Rhizoma Cyperi*), *Wu Yao* (*Radix Linderiae*) e *Xiao Hui Xiang* (*Fructus Foeniculi*).
- Se houver estagnação de Sangue, acrescentar *Hong Hua* (*Flos Carthami tinctorii*), *Tao Ren* (*Semen Persicae*) e *Chuan Niu Xi* (*Radix Cyathulae*).

Prescrição

BU ZHONG YI QI TANG – Decocção para Tonificar o Centro e Beneficiar o *Qi*.

EXPLICAÇÃO Essa fórmula é adequada para tratar Síndrome Urinária por *Qi* proveniente de deficiência e afundamento de *Qi*. Eleva o *Qi* puro e faz o *Qi* turvo descender; assim sendo, separa o puro do turvo no sistema urinário e alivia a Síndrome Urinária.

Resumo

Síndrome Urinária por *Qi*

Pontos

- REN-3 (*Zhongji*), REN-5 (*Shimen*), B-28 (*Pangguangshu*), F-3 (*Taichong*), F-5 (*Ligou*), F-8 (*Ququan*), B-64 (*Jinggu*), BP-6 (*Sanyinjiao*), E-36 (*Zusanli*), REN-6 (*Qihai*), DU-20 (*Baihui*), P-7 (*Lieque*), R-6 (*Zhaohai*), ID-3 (*Houxi*) e B-62 (*Shenmai*). Utilizar método de sedação ou neutro em todos os pontos para tratar o tipo excesso e método de tonificação e moxa para tratar o tipo deficiência
- Prescrição antiga: R-1 (*Yongquan*), VB-34 (*Yanglingquan*) e REN-5 (*Shimen*) (*Gatherings from Eminent Acupuncturists*, 1529)

Fitoterapia

Prescrição

- *CHEN XIANG SAN* – Pó de *Aquilaria*

Prescrição

- *BU ZHONG YI QI TANG* – Decocção para Tonificar o Centro e Beneficiar o *Qi*

978-85-7241-817-1

Caso Clínico

Uma mulher de 30 anos de idade sofria há seis meses do que fora diagnosticado como "cistite". A micção era frequente, acompanhada de dor e distensão na região hipogástrica, porém sem queimação ao urinar. Os exames urinários não mostravam infecção. Além desses sintomas, sentia, com frequência, distensão abdominal e sofria tensão pré-menstrual com irritabilidade e distensão das mamas. No passado, sofrera depressão. Apresentava ainda um pouco de dor na região inferior das costas, tontura e tinido moderado. A língua mostrava coloração normal, exceto nas laterais Vermelhas. O pulso era Fraco nas posições Posteriores e levemente em Corda no lado esquerdo.

Diagnóstico Tratava-se de Síndrome Urinária por *Qi* do tipo excesso, isto é, proveniente de estagnação de *Qi* do Fígado. Os sintomas de tal identificação de padrão são dor e distensão da região hipogástrica; há ainda outros sintomas gerais de estagnação de *Qi* do Fígado, tais como distensão abdominal, tensão pré-menstrual, depressão ocorrida no passado e pulso em Corda. Além disso, a paciente também apresentava um pouco de deficiência do Rim, evidenciada pela dor nas costas, tontura e tinido, sem apresentar sintomas pronunciados de deficiência de *Yin* ou *Yang*.

Princípio de tratamento   O princípio de tratamento adotado consistiu em pacificar o Fígado, eliminar estagnação e tonificar o Rim. Ela foi tratada apenas com acupuntura.

Acupuntura   Os principais pontos utilizados (com método de tonificação para tonificar o Rim e método neutro para pacificar o Fígado) foram:

- P-7 (*Lieque*) e R-6 (*Zhaohai*) para abrir o Vaso Concepção e mover o *Qi* no sistema urinário.
- REN-3 (*Zhongji*) para mover o *Qi* na Bexiga e na região hipogástrica.
- F-5 (*Ligou*) e F-3 (*Taichong*) para mover o *Qi* do Fígado na região hipogástrica.
- BP-6 (*Sanyinjiao*) para pacificar o Fígado.
- R-3 (*Taixi*) e B-23 (*Shenshu*) para tonificar o Rim.

O quadro desta paciente foi resolvido em oito sessões de acupuntura, já que este tipo de Síndrome Urinária, em geral, responde rapidamente ao tratamento. A partir de então, permaneceu recebendo tratamento ocasional para tratar a deficiência subjacente do Rim.

Caso Clínico

Uma mulher de 70 anos de idade sofria de micção dolorida há dois anos. Sentia dor antes ou durante a micção e apresentava ainda dor e distensão na região hipogástrica. A micção era algumas vezes "relutante" e a urina apresentava-se muito escura. Os exames de urina e de sangue possuíam resultados negativos. Um ano antes da consulta, teve um episódio agudo de retenção urinária, tendo sido necessário o encaminhamento a um hospital para cateterização. Sofria ainda de dor na região inferior das costas e garganta dolorida e "cansada", a qual também ficava seca à noite. A língua estava Vermelho-escura, seca, com algumas fissuras e a raiz apresentava manchas vermelhas e revestimento amarelo. O pulso estava Profundo e em Corda, particularmente na posição Posterior esquerda.

Diagnóstico   Este caso consiste na combinação de dois tipos de Síndrome Urinária: Síndrome Urinária por *Qi* (da variedade excesso) e Síndrome Urinária por Calor contra fundo de deficiência do *Yin* do Rim. Os sintomas de Síndrome Urinária por *Qi* são: dor antes de micção, dor e distensão da região hipogástrica e pulso em Corda. Os sintomas de Síndrome Urinária por Calor, neste caso, Umidade-Calor são: dor durante a micção, retenção moderada de urina (proveniente da Umidade obstruindo as vias da Água) e revestimento amarelo com manchas vermelhas sobre a raiz da língua. Os sintomas de deficiência do *Yin* do Rim são: garganta seca à noite, dor nas costas e língua Vermelha, seca e fissurada.

Princípio de tratamento   A paciente foi tratada apenas com acupuntura. O princípio de tratamento adotado consistiu em eliminar Calor da Bexiga, resolver Umidade, mover o *Qi*, eliminar estagnação e nutrir o *Yin* do Rim.

Acupuntura   Os principais pontos utilizados com método de tonificação para nutrir o *Yin* do Rim e método neutro para eliminar Umidade-Calor e mover *Qi* foram:

- BP-9 (*Yinlingquan*) e BP-6 (*Sanyinjiao*) para resolver Umidade-Calor das vias urinárias.
- F-5 (*Ligou*) e F-3 (*Taichong*) para mover o *Qi* e eliminar a estagnação das vias urinárias.
- IG-11 (*Quchi*) e R-2 (*Rangu*) para eliminar o Calor e refrescar o Sangue.
- R-6 (*Zhaohai*) e REN-4 (*Guanyuan*) para nutrir o *Yin* do Rim e suavizar a garganta.
- P-7 (*Lieque*) e R-6 (*Zhaohai*), em combinação, para abrir o Vaso Concepção, tal procedimento irá mover o *Qi* no Aquecedor Inferior, nutrir o *Yin* do Rim e suavizar a garganta.
- B-63 (*Jinmen*) e F-6 (*Zhongdu*), pontos de Acúmulo, para interromper a dor e remover as obstruções dos canais.

A paciente foi tratada durante três meses em intervalos quinzenais. Após seis sessões de acupuntura, houve melhora muito acentuada no quadro; ela permaneceu recebendo tratamento a cada três meses, com o objetivo de manutenção e de nutrição do *Yin* do Rim.

978-85-7241-817-1

Caso Clínico

Um homem de 35 anos de idade sofria de micção dolorida há um ano. Antes da e durante a micção, ele sentia dor em picada, a qual se estendia para a ponta do pênis. Apresentava ainda sensação de distensão na região hipogástrica e formigamento no dedão do pé esquerdo. Uma semana antes do problema urinário iniciar, teve ciatalgia, com dor na parte posterior da perna esquerda. Dois anos antes da consulta, sofrera de depressão, tendo tomado antidepressivos. As laterais da língua estavam levemente Vermelhas e havia revestimento amarelo sobre a raiz. O pulso estava ligeiramente Rápido, em Corda no lado esquerdo e mais em Corda na posição Posterior esquerda, a qual também se apresentava Tensa.

Diagnóstico   Este caso consiste na combinação de Síndrome Urinária por *Qi* e por Calor com predominância do *Qi*. Os sintomas do *Qi* são: dor antes de urinar, a qual se estende ao pênis; sensação de distensão da região hipogástrica; formigamento do dedão do pé esquerdo (canal fígado); e pulso em Corda. Os sintomas da Síndrome Urinária por Calor são: dor durante a

710 Síndrome Urinária (Cálculos Renais)

micção, revestimento amarelo sobre a raiz da língua e pulso em Corda e Tenso na posição Posterior esquerda, indicando Calor na Bexiga. Normalmente, a qualidade Tensa do pulso indica Frio, porém quando combinada com a qualidade em Corda e pulso Rápido, pode indicar Calor em um órgão.

Princípio de tratamento O princípio de tratamento adotado consistiu em pacificar Fígado, eliminar estagnação e Calor da Bexiga. Este paciente foi tratado apenas com acupuntura.

Acupuntura Os pontos utilizados (com método neutro) foram:

- B-62 (*Shenmai*), no lado esquerdo, e ID-3 (*Houxi*), no lado direito, para abrir o Vaso *Yang* do Caminhar e mover o *Qi* na região hipogástrica. O uso deste vaso é indicado pela qualidade em Corda e Tensa na posição Posterior esquerda. Este vaso é utilizado para absorver "*Yang* em excesso"; a estagnação de *Qi* é uma forma de *Yang* em excesso.
- REN-3 (*Zhongji*) para eliminar Calor da Bexiga.
- F-5 (*Ligou*) e F-3 (*Taichong*) para pacificar Fígado e eliminar estagnação de região hipogástrica, uretra e pênis. F-5 é o ponto de Conexão, e o canal de Conexão flui deste ponto para a genitália externa e para o pênis nos homens.
- BP-6 (*Sanyinjiao*) para pacificar o Fígado e moderar a urgência miccional.

O quadro deste paciente foi resolvido em dez sessões de acupuntura; a partir de então, com o objetivo de manutenção, foi prescrito uma série das pílulas *Shu Gan Wan* (Pílula para Pacificar o Fígado), a fim de pacificar o Fígado e eliminar a estagnação. Este remédio patenteado não poderia ter sido utilizado anteriormente, em combinação com acupuntura, já que todos seus ingredientes possuem características mornas, o que agravaria o quadro de Calor da Bexiga.

Caso Clínico

Uma mulher de 47 anos de idade sofria há quatro anos de frequência miccional e dor hipogástrica. A dor era moderada e limitada à região hipogástrica e não havia queimação ao urinar. Apresentava ainda dor na região sacral. A urina estava pálida e ela frequentemente necessitava urinar durante a noite. Esses sintomas haviam iniciado três meses após uma histerectomia. O pulso apresentava-se no geral Fraco, mais Fraco nas posições Posteriores. A língua estava muito Pálida, acompanhada de revestimento branco e pegajoso, e a raiz não tinha vigor (Prancha 31.2).

Diagnóstico Este é um quadro de Síndrome Urinária por *Qi* do tipo de deficiência. Há deficiência e afundamento do *Qi do* Baço e do Rim: este último é evidenciado por micção frequente, urina pálida, nictúria, língua Pálida e pulso Fraco em ambas as posições do Rim. Esse quadro se iniciara após a histerectomia (que foi realizada devido à presença de miomas); após este tipo de cirurgia, muitas vezes a estagnação presente no útero é transferida para o órgão mais próximo, isto é, a bexiga. Assim, havia também um componente de estagnação dentro da deficiência de *Qi*, que era evidenciada pela dor hipogástrica moderada.

Princípio de tratamento O princípio de tratamento adotado consistiu em tonificar e elevar *Qi* do Baço e tonificar e aquecer *Yang* do Rim. Esta paciente foi tratada com acupuntura e dois remédios patenteados.

Acupuntura Os pontos de acupuntura utilizados (com método de tonificação) foram:

- P-7 (*Lieque*) e R-6 (*Zhaohai*) para abrir o Vaso Concepção, tonificar o Rim e, ao mesmo tempo, mover o *Qi* no abdômen inferior.
- DU-20 (*Baihui*) foi usado para elevar o *Qi*.
- R-3 (*Taixi*), com moxa na agulha, para tonificar e aquecer o *Yang* do Rim.
- B-23 (*Shenshu*) para tonificar o *Yang* do Rim.
- REN-4 (*Guanyuan*), com cones de moxa diretos, para aquecer o Útero (ou melhor, a área em que o útero se localiza) e tonificar o *Yang* do Rim. Este ponto combina-se bem com DU-20 para elevar o *Qi* e tonificar o Rim.

Fitoterapia Os remédios patenteados utilizados foram *Bu Zhong Yi Qi Wan* (Pílula para Tonificar o Centro e Beneficiar o *Qi*), a fim de tonificar e elevar o *Qi* do Baço, e *Jin Suo Gu Jing Wan* (Pílula do Fecho de Metal para Consolidar a Essência), a fim de tonificar o Rim e interromper a frequência miccional.

Utilizando esses dois remédios durante apenas duas séries de tratamento, o quadro da paciente foi resolvido completamente. Na verdade, após a primeira série, a urina já se apresentava mais escura e não mais ocorriam frequência miccional ou dor.

978-85-7241-817-1

Síndrome Urinária por Sangue

Manifestações Clínicas

Tipo excesso (Calor no Sangue): micção difícil; dor em queimação ao urinar; sangue na urina, o qual pode ter a forma de pequenos coágulos; plenitude e dor na região hipogástrica; inquietação mental; língua Vermelha; e pulso Rápido apresentando-se Cheio ao nível médio.

Tipo deficiência (Calor por Deficiência do Sangue proveniente de deficiência de *Yin*): sangue pálido na urina, desconforto moderado ao urinar, pouca dor, dor nas costas, depressão, sensação de calor ao anoitecer, língua Vermelha sem revestimento, pulso Rápido e Flutuante-Vazio.

Princípio de Tratamento

Tipo excesso: eliminar o Calor, refrescar o Sangue, interromper o sangramento, abrir as vias da Água.

Tipo deficiência: eliminar o Calor por Deficiência, refrescar o Sangue, nutrir o *Yin*, interromper o sangramento, abrir as vias da Água.

Acupuntura

Pontos

F-3 (*Taichong*), R-2 (*Rangu*), REN-3 (*Zhongji*), B-28 (*Pangguangshu*), B-63 (*Jinmen*), BP-10 (*Xuehai*), B-17 (*Geshu*), BP-6 (*Sanyinjiao*), REN-4 (*Guanyuan*), R-6 (*Zhaohai*). Utilizar método de sedação para o tipo excesso e método de tonificação para o tipo deficiência. Moxa não deve ser utilizada.

Prescrição antiga: R-1 (*Yongquan*), R-6 (*Zhaohai*), R-10 (*Yingu*) e BP-6 (*Sanyinjiao*) (*Compendium of Acupuncture*, 1601)[15].

EXPLICAÇÃO

- F-3 e R-2 refrescam o Sangue e abrem as vias da Água.
- REN-3 e B-28 eliminam Calor da Bexiga.
- B-63 interrompe o sangramento.
- BP-10 e B-17 refrescam o Sangue.
- BP-6 refresca o Sangue, drena a Umidade do Aquecedor Inferior e abre as vias da Água.
- REN-4 e R-6, com método de tonificação, nutrem o *Yin*. Estes dois pontos são utilizados para tratar o tipo de deficiência.

Fitoterapia

Prescrição

XIAO JI YIN ZI – Decocção de *Cephalanoplos*.

EXPLICAÇÃO   Essa prescrição é específica para Síndrome Urinária por Sangue proveniente de Calor do Sangue.

Prescrição

ZHI BO DI HUANG WAN – Pílula de *Anemarrhena--Phellodendron-Rehmannia* (também chamada de *ZHI BO BA WEI WAN* – Pílula de Oito Ingredientes de *Anemarrhenna-Phellodendron*).

EXPLICAÇÃO   Essa fórmula é usada para tratar Síndrome Urinária por Sangue, isto é, Calor por Deficiência do Sangue proveniente de deficiência de *Yin*.

MODIFICAÇÕES   Essas modificações aplicam-se às duas fórmulas anteriores.

- Se o sangramento for profuso, acrescentar *Qian Cao Gen* (*Radix Rubiae*).
- Se houver sinais de estagnação de Sangue, acrescentar *Hong Hua* (*Flos Carthami tinctorii*) e *Tao Ren* (*Semen Persicae*).

Observação

De acordo com a medicina ocidental, o sangue na urina pode ser resultante de várias e diferentes condições. Também deve se ter em mente que a causa mais comum de hematúria nos homens acima de 50 anos é o carcinoma da bexiga. Por essas razões, a hematúria persistente não deve *jamais* ser tratada sem o prévio diagnóstico ocidental.

Resumo

Síndrome Urinária por Sangue

Pontos
- F-3 (*Taichong*), R-2 (*Rangu*), REN-3 (*Zhongji*), B-28 (*Pangguangshu*), B-63 (*Jinmen*), BP-10 (*Xuehai*), B-17 (*Geshu*), BP-6 (*Sanyinjiao*), REN-4 (*Guanyuan*), R-6 (*Zhaohai*). Utilizar método de sedação para o tipo excesso e método de tonificação para o tipo deficiência. Moxa não deve ser utilizada
- Prescrição antiga: R-1 (*Yongquan*), R-6 (*Zhaohai*), R-10 (*Yingu*) e BP-6 (*Sanyinjiao*) (*Compendium of Acupuncture*, 1601)

Fitoterapia

Prescrição
- ✗ XIAO JI YIN ZI – Decocção de *Cephalanoplos*

Prescrição
- ZHI BO DI HUANG WAN – Pílula de *Anemarrhena-Phellodendron-Rehmannia* (também chamada de *ZHI BO BA WEI WAN* – Pílula de Oito Ingredientes de *Anemarrhenna-Phellodendron*)

Síndrome Urinária por Turbidez

Manifestações Clínicas

Tipo Excesso (Umidade): urina turva ou nublada do tipo sopa de arroz (pode se apresentar com manchas de óleo flutuando), possivelmente sangue ou sedimento semelhante à lã de algodão após algum tempo, micção difícil, língua com revestimento pegajoso e pulso Cheio-Deslizante.

Tipo Deficiência (deficiência de *Qi* com alguma Umidade): urina nublada ou turva, dificuldade moderada de urinar, fadiga, tontura, dor na região inferior das costas, língua Pálida com revestimento pegajoso e pulso Encharcado.

Princípio de Tratamento

Tipo excesso: drenar Umidade, eliminar Calor, separar o puro do turvo, abrir as vias da Água.

Tipo deficiência: tonificar *Qi*, fortalecer Rim, separar o puro do turvo, drenar Umidade e abrir as vias da Água.

Acupuntura

Pontos

REN-3 (*Zhongji*), B-22 (*Sanjiaoshu*), B-28 (*Pangguangshu*), B-23 (*Shenshu*), R-7 (*Fuliu*), REN-6 (*Qihai*), REN-9 (*Shuifen*), E-28 (*Shuidao*), BP-9 (*Yinlingquan*), BP-6 (*Sanyinjiao*). Utilizar método de sedação ou neutro em todos os pontos no tipo excesso e método de tonificação no tipo deficiência.

712 Síndrome Urinária (Cálculos Renais)

Prescrição antiga para o tipo deficiência: moxa direta em BP-6 (*Sanyinjiao*), 7 cones (*Great Compendium of Acupuncture*, 1601)[16].

EXPLICAÇÃO

- REN-3 e B-28 drenam Umidade da Bexiga.
- B-22 promove a transformação dos fluidos e a separação entre o puro e o turvo no Aquecedor Inferior.
- B-23 e R-7 devem ser tonificados no tipo deficiência para fortalecer a função de transformação do *Qi* do Rim e da Bexiga.
- REN-6 move o *Qi* no Aquecedor Inferior e auxilia a transformação dos fluidos.
- REN-9 e E-28 promovem a transformação dos fluidos e a separação do puro do turvo.
- BP-9 e BP-6 drenam Umidade do Aquecedor Inferior.

Fitoterapia

Prescrição

CHENG SHI BI XIE YIN – Decocção de *Dioscorea* de Cheng Clan.

EXPLICAÇÃO Essa prescrição é para tratar o tipo excesso de Síndrome Urinária por turbidez com sintomas de Umidade-Calor e revestimento lingual pegajoso e amarelo.

MODIFICAÇÕES

- Se houver distensão da região hipogástrica, acrescentar *Wu Yao* (*Radix Linderiae*) e *Xiang Fu* (*Rhizoma Cyperi*).
- Se houver sangue na urina, acrescentar *Xiao Ji* (*Herba Cirisii*), *Ou Jie* (*Rhizomatis Nelumbinis nodus*) e *Bai Mao Gen* (*Rhizoma Imperatae*).

Prescrição

BI XIE FEN QING YIN – Decocção de *Dioscorea* para Separar o Claro.

EXPLICAÇÃO Essa fórmula é usada para tratar Síndrome Urinária por turbidez proveniente de Umidade-Frio.

Prescrição

GAO LIN TANG – Decocção de Síndrome Urinária por Turbidez.

EXPLICAÇÃO Essa fórmula é adequada para tratar o tipo de deficiência de Síndrome Urinária, isto é, um caso crônico caracterizado por deficiência de *Qi* e alguma Umidade.

Prescrição

BU ZHONG YI QI TANG – Decocção para Tonificar o Centro e Beneficiar o *Qi* – mais *QI WEI DU QI TANG* – Decocção do *Qi* de Sete Ingredientes Importantes.

EXPLICAÇÃO A primeira fórmula tonifica e eleva o afundamento do *Qi*: ajuda elevar o *Qi* puro e, então, fazer o *Qi* turvo descender nas vias urinárias. A segunda fórmula (que é *Liu Wei Di Huang Wan* [Pílula *Rehmannia* dos Seis Ingredientes] mais *Wu Wei Zi* [*Fructus Schisandrae chinensis*]) nutre *Yin* do Rim.

Resumo

Síndrome Urinária por Turbidez

Pontos

- REN-3 (*Zhongji*), B-22 (*Sanjiaoshu*), B-28 (*Pangguangshu*), B-23 (*Shenshu*), R-7 (*Fuliu*), REN-6 (*Qihai*), REN-9 (*Shuifen*), E-28 (*Shuidao*), BP-9 (*Yinlingquan*), BP-6 (*Sanyinjiao*). Utilizar método de sedação ou neutro em todos os pontos no tipo excesso e método de tonificação no tipo deficiência
- Prescrição antiga para o tipo deficiência: moxa direta em BP-6 (*Sanyinjiao*), 7 cones (*Great Compendium of Acupuncture*, 1601)

Fitoterapia

Prescrição
- CHENG SHI BI XIE YIN – Decocção de *Dioscorea* de Cheng Clan

Prescrição
- BI XIE FEN QING YIN – Decocção *Dioscorea* para Separar o Claro

Prescrição
- GAO LIN TANG – Decocção de Síndrome Urinária por Turbidez

Prescrição
- BU ZHONG YI QI TANG – Decocção para Tonificar o Centro e Beneficiar o *Qi* – mais *QI WEI DU QI TANG* – Decocção do *Qi* de Sete Ingredientes Importantes

978-85-7241-817-1

Caso Clínico

Um homem de 65 anos de idade sofria há dois anos de retenção urinária moderada. Embora a micção fosse muito frequente, inclusive à noite, a urina era escassa e hesitante. Além disso, a urina estava turva. Seu clínico geral prescrevera-lhe antibióticos para o tratamento de seu problema, diagnosticado como "cistite"; os antibióticos não ajudaram sua condição. A língua apresentava revestimento pegajoso e amarelo sobre a raiz e o pulso estava, no geral, Deslizante, Cheio e Rápido. Ao se rolar o dedo proximalmente à posição Posterior esquerda, o pulso estava muito Cheio, Tenso e Deslizante. Esta é a posição em que a próstata pode ser sentida.

Diagnóstico Este é um quadro de Síndrome Urinária por turbidez do tipo excesso com Umidade-Calor na Bexiga. A maioria dos sintomas (retenção urinária, frequência miccional aumentada, urina turva, revestimento pegajoso e pulso Deslizante) era proveniente de Umidade. A qualidade Cheia, Tensa e Deslizante na posição do pulso relacionada à próstata indicava a probabilidade de hipertrofia prostática ou carcinoma da próstata. Julgando pela idade e a qualidade muito Cheia, Deslizante e Rápida do pulso, suspeitei a possibilidade de carcinoma da próstata. Aconselhei-o a insistir com seu médico para encaminhá-lo a um especialista para um diagnóstico correto. Enquanto isso, iniciei o tratamento, prescrevendo-lhe uma variação da fórmula *Cheng Shi Bi Xie Yin* (Decocção de *Dioscorea* de Cheng Clan):

- *Bi Xie (Rhizoma Dioscoreae hypoglaucae)*: 9g.
- *Shi Chang Pu (Rhizoma Acori tatarinowii)*: 6g.
- *Che Qian Zi (Semen Plantaginis)*: 6g.
- *Huang Bo (Cortex Phellodendri)*: 6g.
- *Fu Ling (Poria)*: 9g.
- *Bai Zhu (Rhizoma Atractylodis macrocephalae)*: 6g.
- *Lian Zi (Semen Nelumbinis)*: 6g.
- *Dan Shen (Radix Salviae miltiorrhizae)*: 4,5g.
- *Yi Yi Ren (Semen Coicis)*: 15g.
- *Tian Kui Zi (Rhizoma Semiaquiligiae)*: 9g.

Explicação
- As oito primeiras ervas constituem a fórmula raiz.
- *Yi Yi Ren* foi acrescentada para drenar Umidade e amaciar a dureza (isto é, para tratar hipertrofia prostática ou carcinoma).
- *Tian Kui Zi* foi acrescentada para drenar Umidade-Calor, dissolver inchaço e combater câncer.

Por meio da utilização dessa decocção, o paciente pareceu melhorar durante duas ou três semanas, para apenas decair cada vez mais. Decorrido três meses, procurou um especialista e submeteu-se a testes e o diagnóstico de carcinoma da próstata foi confirmado.

Síndrome Urinária por Fadiga

Manifestações Clínicas
Micção difícil apresentando-se em crises, ausência de queimação, frequência miccional aumentada, gotejamento após a micção, sensação de "dragagem" na região hipogástrica, exaustão, dor nas costas, depressão, sensação de frio.
Língua: Pálida.
Pulso: Fraco.
Esta é uma condição crônica com deficiência do *Yang* do Rim.

Princípio de Tratamento
Tonificar e elevar o *Qi*, fortalecer o Rim, abrir as vias da Água.

Acupuntura
Pontos
B-23 (*Shenshu*), REN-4 (*Guanyuan*), B-28 (*Pangguangshu*), DU-20 (*Baihui*), E-36 (*Zusanli*), BP-6 (*Sanyinjiao*), BP-9 (*Yinlingquan*), REN-6 (*Qihai*), R-3 (*Taixi*), DU-4 (*Mingmen*). Utilizar método de tonificação em todos os pontos. Moxa deve ser utilizada.

EXPLICAÇÃO
- B-23 e REN-4 tonificam o Rim. Moxa direta pode ser utilizada em REN-4 para tonificar o *Yang* do Rim.
- B-28 fortalece a função da Bexiga e abre as vias da Água.
- DU-20 eleva o *Qi* puro e separa o puro do turvo.
- E-36 e BP-6 tonificam o *Qi*. Além disso, BP-6 abre as vias da Água e drena a Umidade do Aquecedor Inferior.
- BP-9 drena a Umidade do Aquecedor Inferior.
- REN-6 tonifica o *Qi* no Aquecedor Inferior. Neste caso, combina-se bem com DU-20 (com moxa), a fim de fortalecer o *Qi* no Aquecedor Inferior, elevar o *Qi* e harmonizar os Vasos Governador e Concepção.
- R-3 tonifica o Rim.
- DU-4, com moxa, tonifica o *Yang* do Rim e fortalece o Fogo da Porta da Vida.

Fitoterapia
Prescrição
WU BI SHAN YAO WAN – Pílula Incomparável de *Dioscorea*.

EXPLICAÇÃO   Essa fórmula é adequada para tratar Umidade na Bexiga contra fundo de deficiência do *Yang* do Rim.

Prescrição
BU ZHONG YI QI TANG – Decocção para Tonificar o Centro e Beneficiar o *Qi*.

EXPLICAÇÃO   Essa fórmula é utilizada caso haja deficiência e afundamento do *Qi* do Baço, causando frequência de micção e sensação de "dragagem" na região hipogástrica.

Prescrição
ZHI BO DI HUANG WAN – Pílula de *Anemarrhena-Phellodendron-Rehmannia*.

EXPLICAÇÃO   Essa prescrição é escolhida se houver deficiência de *Yin* do Rim e Calor por Deficiência com sintomas como urina escassa e escura acompanhada de queimação moderada. É adequada para tratar cistite crônica e recorrente que ocorrem contra fundo de deficiência do *Yin* do Rim e Umidade-Calor da Bexiga.
A apresentação da língua é Vermelha sem revestimento e com manchas vermelhas e revestimento pegajoso e amarelo sobre a raiz.

Prescrição
YOU GUI WAN – Pílula para Restauradora do [Rim] Direito.

EXPLICAÇÃO   Essa fórmula é usada se houver deficiência pronunciada do *Yang* do Rim.

Prescrição
QING XIN LIAN ZI YIN – Decocção de *Semen Nelumbinis* para Desobstruir o Coração.

EXPLICAÇÃO   Essa fórmula tonifica *Qi* de Baço, Pulmão e Coração e resolve Umidade. É específica para tratar Síndrome Urinária por fadiga, que ocorre contra fundo de deficiência do *Qi* do Coração com *Qi* do Coração falhando em descender ao Aquecedor Inferior.

714 Síndrome Urinária (Cálculos Renais)

Resumo

Síndrome Urinária por Fadiga

Pontos

- B-23 (*Shenshu*), REN-4 (*Guanyuan*), B-28 (*Pangguangshu*), DU-20 (*Baihui*), E-36 (*Zusanli*), BP-6 (*Sanyinjiao*), BP-9 (*Yinlingquan*), REN-6 (*Qihai*), R-3 (*Taixi*), DU-4 (*Mingmen*). Utilizar método de tonificação em todos os pontos. Moxa deve ser utilizada

Fitoterapia

Prescrição

- *WU BI SHAN YAO WAN* – Pílula Incomparável de *Dioscorea*

Prescrição

- *BU ZHONG YI QI TANG* – Decocção para Tonificar o Centro e Beneficiar o *Qi*

Prescrição

- *ZHI BO DI HUANG WAN* – Pílula de *Anemarrhena--Phellodendron-Rehmannia*

Prescrição

- *YOU GUI WAN* – Pílula Restauradora do [Rim] Direito

Prescrição

- *QING XIN LIAN ZI YIN* – Decocção de *Semen Nelumibinis* para Desobstruir o Coração

---

Caso Clínico

Uma senhora de 45 anos de idade sofria há três anos de dificuldade e frequência miccional. Havia algum gotejamento após a micção e sensação de "dragagem" com dor moderada na região hipogástrica associada à exaustão generalizada, dor nas costas, depressão e sensação de frio. Todos os sintomas eram sempre agravados mediante o excesso do trabalho. Os sintomas urinários iniciaram dois meses após uma cirurgia de histerectomia, a qual fora realizada devido ao sangramento excessivo. A língua estava Pálida e o pulso muito Fraco e Fino, especialmente nas posições Posteriores.

Diagnóstico Este é um quadro de Síndrome Urinária por fadiga contra fundo de deficiência do *Yang* do Rim. Igualmente ao caso clínico apresentado para o paciente anterior no tópico da Síndrome Urinária por *Qi*, os sintomas urinários iniciaram após a histerectomia, em virtude da transferência da estagnação do útero para o órgão mais próximo, isto é, a bexiga. O sangramento menstrual pesado que sugeria a histerectomia era obviamente proveniente da deficiência e do afundamento do *Qi* do Baço e do Rim, as mesmas causas da subsequente Síndrome Urinária.

Princípio de tratamento O princípio de tratamento adotado consistiu em tonificar o *Qi* do Baço e o *Yang* do Rim. Esta paciente foi tratada apenas com acupuntura.

Acupuntura Os pontos usados (com método de tonificação) foram:

- P-7 (*Lieque*) no lado direito e R-6 (*Zhaohai*) no lado esquerdo, a fim de abrir o Vaso Concepção, tonificar o Rim e mover o *Qi* no abdômen inferior.
- REN-4 (*Guanyuan*), com de cones de moxa direta, a fim de tonificar e aquecer o *Yang* do Rim.
- DU-20 (*Baihui*) para elevar o *Qi*; este ponto combina-se bem com REN-4 (*Guanyuan*).
- R-3 (*Taixi*), com moxa na agulha, a fim de tonificar e aquecer o *Yang* do Rim.
- B-20 (*Pishu*) e B-23 (*Shenshu*), a fim de tonificar Baço e *Yang* do Rim.

Esta paciente foi tratada durante mais de nove meses, pois sua energia era muito baixa, e o tratamento proporcionou uma melhora de cerca de 70% dos sintomas.

978-85-7241-817-1

Literatura Chinesa Moderna

Chinese Acupuncture and Moxibustion (Zhong Guo Zhen Jiu), v. 20, n. 4, 2000, p. 197

"The Treatment of 225 Cases of Female Urethral Syndrome with Acupuncture by Tonifying Kidney-Yang and Warming Yang" *de Zheng Hui Tian* et al.

Os autores deste estudo trataram 225 mulheres portadoras da síndrome uretral, a qual se manifesta com frequência miccional, urgência miccional, distensão hipogástrica, incontinência moderada, gotejamento após micção, dificuldade ao urinar. As pacientes selecionadas portadoras destes sintomas não apresentavam qualquer evidência de infecção bacteriana.

As idades das mulheres variaram entre 17 e 75 anos, com idade média de 45 anos. As pacientes foram divididas em três grupos de acordo com a gravidade dos sintomas, isto é, moderado, médio e grave: 22% incluíam-se entre no grupo moderado; 16%, no médio; e 62%, no grave.

Os autores do estudo diagnosticaram que estes problemas urinários eram provenientes de deficiência do *Yang* do Rim e afundamento do *Qi*. Em 86 casos, havia também sinais de Umidade-Calor. Este diagnóstico é muito semelhante a minha própria interpretação da síndrome uretral muito comum em nossos pacientes ocidentais.

O princípio de tratamento adotado foi, então, tonificar e aquecer o *Yang* do Rim, elevar o *Qi* e resolver a Umidade-Calor. Os pontos utilizados foram divididos em dois grupos:

- Grupo 1: REN-6 (*Qihai*), REN-4 (*Guanyuan*), E-28 (*Shuidao*), R-12 (*Dahe*), R-11 (*Henggu*), BP-6 (*Sanyinjiao*), R-3 (*Taixi*).

- Grupo 2: DU-4 (*Mingmen*), B-23 (*Shenshu*), B-24 (*Qihaishu*), B-22 (*Sanjiaoshu*), B-29 (*Zhonglushu*), B-35 (*Huiyang*) e B-39 (*Weiyang*).

Os dois grupos de pontos foram tratados uma vez em dias alternados, três vezes por semana. Cones de moxa foram utilizados em REN-6 (*Qihai*), REN-4 (*Guanyuan*), DU-4 (*Mingmen*) e B-23 (*Shenshu*).
Os resultados foram os seguintes:

- *Cura completa*: 65 (28,9%).
- *Melhora acentuada*: 76 (33,8%).
- *Alguma melhora*: 59 (26,2%).
- *Nenhum resultado*: 25 (11,1%).

Chinese Acupuncture and Moxibustion (Zhong Guo Zhen Jiu), v. 19, n. 11, 1999, p. 680

"The Use of DU-20 Baihui and LU-7 Lieque in the Treatment of 20 Cases of Urinary Difficulty" de Fan Yu Shan

O Dr. Fan tratou 20 casos de dificuldade urinária com os pontos DU-20 (*Baihui*) e P-7 (*Lieque*). DU-20 foi inserido obliquamente para trás e girado 200 vezes. P-7 foi manipulado com método neutro e retido no local durante 15min. Todos os pacientes, exceto um, obtiveram vários graus melhora.

O Dr. Fan explica a escolha destes pontos declarando que o ponto DU-20 é um ponto de reunião do Vaso Governador (*Du Mai*) e do canal da Bexiga; tem a função de "penetrar o *Yang*" e move, portanto, *Qi* e *Yang* nas vias urinárias. Também é escolhido de acordo com o princípio de selecionar pontos do lado oposto do corpo de onde estão os sintomas.

P-7 (*Lieque*) foi selecionado para abrir o Vaso Concepção (*Ren Mai*) e, curiosamente, o Dr. Fan não acha que é necessário também usar R-6 com P-7 (como eu faço). O Vaso Concepção afeta a Bexiga. Além de seu efeito no Vaso Concepção, P-7 estimula a descendência do *Qi* e regula as vias da Água e pode, então, afetar a Bexiga.

Também selecionando estes dois pontos alcança um equilíbrio dos canais *Yin* e *Yang* e coordena a ascendência e a descendência do *Qi*, desbloqueando as vias urinárias. Este fato ocorre em virtude de DU-20 elevar o *Qi* e P-7 fazê-lo descender.

Journal of Chinese Medicine (Zhong Yi Za Zhi), v. 35, n. 8, 1994, p. 489

"Clinical Observation on 30 Cases of Postpartum Dysuria Treated with Chinese Herbs" de Yuan Wei

O Dr. Yuan tratou 30 mulheres que sofriam de dificuldade urinária pós-parto. As manifestações clínicas incluíram dificuldade urinária, espasmo da uretra, micção fraca, distensão hipogástrica.

O princípio de tratamento adotado consistiu em tonificar *Qi*, nutrir Sangue, fortalecer Baço e Rim, promover a transformação do *Qi* e abrir as vias da Água.

A fórmula usada foi:

- *Huang Qi* (*Radix Astragali*): 20g.
- *Dang Gui* (*Radix Angelicae sinensis*): 15g.
- *Lian Qiao* (*Fructus Forsythiae*): 12g.
- *Chi Xiao Dou* (*Semen Phaseoli*): 30g.
- *Fu Ling* (*Poria*): 30g.
- *Zhu Ling* (*Polyporus*): 30g.
- *Ze Xie* (*Rhizoma Alismatis*): 12g.
- *Bai Zhu* (*Rhizoma Atractylodis macrocephalae*): 10g.
- *Gui Zhi* (*Ramulus Cinnamomi cassiae*): 10g.
- *Huai Niu Xi* (*Radix Achyranthis bidentatae*): 15g.
- *Che Qian Zi* (*Semen Plantaginis*): 15g.
- *Che Qian Cao* (*Herba Plantaginis*): 15g.
- *Zhi E* (*Fructus Aurantii*): 15g.

Journal of Chinese Medicine (Zhong Yi Za Zhi), v. 36, n. 4, 1995, p. 234

"Clinical Observation on 78 Cases of Urinary Syndrome Treated with Chinese Herbs" de Li Yuan Wen and Zhou Zhi Qiang

Os autores deste estudo trataram 78 pacientes portadores de Síndrome Urinária com ervas chinesas. Ao grupo de tratamento foram chamados quarenta e oito pacientes e trinta para o grupo-controle, o qual recebeu placebo.

A fórmula usada foi *Du Lin Tang* (Decocção de Síndrome Urinária Tóxica):

- *Huang Bo* (*Cortex Phellodendri*): 10g.
- *Bi Xie* (*Rhizoma Dioscoreae hypoglauca*): 20g.
- *Tu Fu Ling* (*Rhizoma Smilacis glabrae*): 30g.
- *Ye Ju Hua* (*Flos Chrysanthemi indici*): 30g.
- *Yu Xing Cao* (*Herba Houttuniae*): 30g.
- *Di Ding Cao* (*Herba Violae*): 30g.
- *Ma Bian Cao* (*Herba Verbenae*): 30g.
- *Chi Shao* (*Radix Paeoniae rubra*): 15g.
- *Bian Xu* (*Herba Polygoni avicularis*): 10g.
- *Qu Mai* (*Herba Dianthi*): 10g.
- *Dang Gui* (*Radix Angelicae sinensis*): 15g.

Os resultados no grupo de tratamento foram os seguintes:

- *Cura*: 45 (93,8%).
- *Nenhum efeito*: 3 (6,2%).

Os resultados no grupo-controle foram os seguintes:

- *Cura*: 22 (73.3%).

Journal of Chinese Medicine (Zhong Yi Za Zhi), v. 31, n. 6, 1990, p. 22

"The Clinical Experience of Dr Qiu Mao Liang" de Liu Wan Cheng

Este artigo sobre a experiência clínica e casos clínicos do Dr. Qiu Mao Liang contém um caso clínico no tratamento da Síndrome Urinária por Sangue.

Síndrome Urinária (Cálculos Renais)

Um homem de 71 anos de idade sofria de quadro agudo de sangue na urina combinado com dificuldade e desconforto urinários.

O Dr. Qiu utilizou os seguintes pontos: REN-6 (*Qihai*), REN-4 (*Guanyuan*), E-28 (*Shuidao*), E-36 (*Zusanli*), BP-9 (*Yinlingquan*), BP-6 (*Sanyinjiao*) com método de tonificação, uma vez por dia. Ele também usou a seguinte prescrição fitoterápica:

- *Gui Zhi* (*Ramulus Cinnamomi cassiae*): 3g.
- *Fu Ling* (*Poria*): 15g.
- *Ze Xie* (*Rhizoma Alismatis*): 10g.
- *Zhu Ling* (*Polyporus*): 15g.
- *Che Qian Zi* (*Semen Plantaginis*): 10g.
- *Chuan Lian Zi* (*Fructus Toosendan*): 10g.
- *Wu Yao* (*Radix Linderiae*): 10g.
- *Chai Hu* (*Radix Bupleuri*): 6g.

Journal of Chinese Medicine (Zhong Yi Za Zhi), v. 29, n. 12, 1988, p. 45-46

"Clinical Observation on the Treatment of 103 Cases of Urinary Infection with the Method of Clearing Heat and Penetrating Lin" *de Xu Jing Fang* et al.

Os autores desta experiência trataram 103 pacientes portadores de infecção urinária. Eram 8 homens e 95 mulheres que variavam em idade de 23 a 52 anos.

Os pacientes foram tratados no grupo de tratamento com medicina fitoterápica chinesa de acordo com a identificação de padrões. Os padrões e fórmulas utilizadas foram os seguintes:

- Umidade-Calor na Bexiga:
  - *Bi Xie* (*Rhizoma Dioscoreae hypoglauca*).
  - *Wu Yao* (*Radix Linderiae*).
  - *Tu Fu Ling* (*Rhizoma Smilacis glabrae*).
  - *Che Qian Zi* (*Semen Plantaginis*).
  - *Bian Xu* (*Herba Polygoni avicularis*).
  - *Yi Zhi Ren* (*Fructus Alpiniae oxypyllae*).
  - *Hua Shi* (*Talcum*).
  - *Gan Cao* (*Radix Glycyrrhizae uralensis*).
- Calor do Fígado e da Vesícula Biliar:
  - *Chai Hu* (*Radix Bupleuri*).
  - *Huang Qin* (*Radix Scutellariae*).
  - *Che Qian Zi* (*Semen Plantaginis*).
  - *Shan Zhi Zi* (*Fructus Gardeniae*).
  - *Qu Mai* (*Herba Dianthi*).
  - *Bian Xu* (*Herba Polygoni avicularis*).
  - *Hua Shi* (*Talcum*).
  - *Gan Cao* (*Radix Glycyrrhizae uralensis*).
- Deficiência do *Yin* do Fígado e do Rim:
  - *Sheng Di Huang* (*Radix Rehmanniaei*).
  - *Shan Yao* (*Rhizoma Dioscoreae*).
  - *Fu Ling* (*Poria*).
  - *Nu Zhen Zi* (*Fructus Ligustri lucidi*).
  - *Han Lian Cao* (*Herba Ecliptae*).
  - *Zhi Mu* (*Radix Anemarrhenae*).
  - *Huang Bo* (*Cortex Phellodendri*).
  - *Zhu Ling* (*Polyporus*).
  - *Ze Xie* (*Rhizoma Alismatis*).
  - *Tu Fu Ling* (*Rhizoma Smilacis glabrae*).

- Deficiência do *Yang* do Baço e do Rim:
  - *Huang Qi* (*Radix Astragali*).
  - *Cang Zhu* (*Rhizoma Atractylodis*).
  - *Tu Fu Ling* (*Rhizoma Smilacis glabrae*).
  - *Huang Jing* (*Rhizoma Polygonati*).
  - *Gou Qi Zi* (*Fructus Lycii chinensis*).
  - *Chen Pi* (*Pericarpium Citri reticulatae*).
  - *Che Qian Zi* (*Semen Plantaginis*).
  - *Tu Si Zi* (*Semen Cuscutae*).

Os pacientes no grupo-controle receberam medicamento ocidental (Furadantin® [nitrofurantoína], sulfametoxazol ou gentamicina).

Journal of Chinese Medicine (Zhong Yi Za Zhi), v. 25, n. 2, 1984, p. 38

"Clinical Analysis of 129 Cases of Urinary Infection" *de Ye Jing Hua*

O Dr. Ye tratou 129 pacientes portadores de infecção urinária. Havia 18 homens e 111 mulheres, que variavam em idade de 12 a 60 anos. Os pacientes foram tratados de acordo com a identificação de padrões, distinguindo os três padrões básicos de Síndrome Urinária por Calor, Síndrome Urinária por *Qi* e Síndrome Urinária por fadiga.

- Síndrome Urinária por Calor:
  - Calor tóxico: *Ba Zheng San* (Pó das Oito Retificações) ou *Huang Lian Jie Du Tang* (Decocção de *Coptis* para Resolver Toxina).
  - Umidade-Calor: *Er Miao San* (Pó dos Dois Maravilhosos) mais *Bian Xu* (*Herba Polygoni avicularis*), *Qu Mai* (*Herba Dianthi*), *Bai Hua She She Cao* (*Herba Hedyotidis diffusae*), *Gan Cao* (*Radix Glycyrrhizae uralensis*), *Tu Fu Ling* (*Rhizoma Smilacis glabrae*).
- Síndrome Urinária por *Qi*:
  - *Chai Hu Shu Gan Tang* (Decocção de *Bupleurum* para Pacificar o Fígado) ou *Jin Ling Zi Tang* (Pó de *Toosendan*).
- Síndrome Urinária por fadiga:
  - *Bu Zhong Yi Qi Tang* (Decocção para Tonificar o Centro e Beneficiar o *Qi*) ou *You Gui Wan* (Pílula Restauradora do [Rim] Direito).

Os resultados foram os seguintes:

- *Cura*: 103 (79,8%).
- *Melhora acentuada*: 2 (1,6%).
- *Alguma melhora*: 11 (8,5%).
- *Nenhum resultado*: 13 (10,1%).

Journal of Chinese Medicine (Zhong Yi Za Zhi), v. 29, n. 8, 1988, p. 45

"The Use of Yi Shen Hua Tong Tang in the Prevention and Treatment of Urinary Stones" *de Li Ming Ying*

O Dr. Li tratou 40 pacientes portadores de cálculo renal. Eram 28 homens e 12 mulheres. Os cálculos eram menores que 1,5cm em comprimento e que 1cm em diâmetro.

A fórmula usada é chamada de *Yi Shen Hua Tong Tang* (Decocção para Beneficiar o Rim e Promover Transformação e Transporte):

- *Dang Shen* (*Radix Codonopsis*): 15g.
- *Huang Qi* (*Radix Astragali*): 15g.
- *Tu Si Zi* (*Semen Cuscutae*): 9g.
- *Bu Gu Zhi* (*Fructus Psoraleae*): 12g.
- *Shi Hu* (*Herba Dendrobii*): 15g.
- *Chuan Shan Jia* (*Squama Manitis Pentadactylae*): 6g.
- *Wang Bu Liu Xing* (*Semen Vaccariae*): 15g.
- *Fu Ling* (*Poria*): 30g.
- *Dong Kui Zi* (*Fructus Malvae*): 15g.
- *Shi Wei* (*Folium Pyrrosiae*): 30g.
- *Qu Mai* (*Herba Dianthi*): 15g.
- *Yu Jin* (*Radix Curcumae*): 15g.
- *Ji Nei Jin* (*Endothelium Corneum Gigeriae Galli*): 12g.
- *Chi Shao* (*Radix Paeoniae rubra*): 15g.
- *Jin Qian Cao* (*Herba LysimachiaelDesmodii*): 30g.

O princípio de tratamento dessa fórmula é tonificar o *Qi*, fortalecer o Rim, revigorar o Sangue e resolver a Umidade. A fórmula objetivava reduzir o tamanho dos cálculos ou expeli-los. O tempo mais curto para expelir os cálculos era de quatro dias e o mais longo, de seis meses. Considerando o tamanho dos cálculos e sua expulsão, os resultados foram:

- *Cura*: 28 (70%).
- *Melhora*: 4 (10%).
- *Nenhum resultado*: 8 (20%).

Journal of Chinese Medicine (Zhong Yi Za Zhi), *v. 25, n. 10, 1984, p. 36*

"Analysis of 504 Cases of Urinary Calculi Treated with Jin Long Pai Shi Tang" *de Wang Cheng Xun*

O Dr. Wang tratou 504 pacientes com cálculo renal, 351 homens e 153 mulheres. Em 154 casos, os cálculos estavam nos rins e em 350 casos nos ureteres.

A fórmula usada é chamada de *Jin Long Pai Shi Tang* (Decocção de "*Jin*" de *Pheretima* para Expelir Cálculo).

- *Ji Nei Jin* (*Endothelium Corneum Gigeriae Galli*): 6g.
- *Jin Qiao Cao* (*Herba Lysimachaie/Desmodii*): 30g.
- *Pi Shao Zi* (*Herba Sapindi delavayi*): 4g.
- *Mang Xiao* (*Natrii Sulfas*): 3g.
- *Peng Sha* (*Borax*): 6g.
- *Bai Shao* (*Radix Paeoniae alba*): 10g.
- *Huai Niu Xi* (*Radix Achyranthis bidentatae*): 9g.
- *Di Long* (*Pheretima*): 9g.
- *Fu Ling* (*Poria*): 9g.
- *Ze Xie* (*Rhizoma Alismatis*): 9g.
- *Che Qian Zi* (*Semen Plantaginis*): 10g.
- *Hua Shi* (*Talcum*): 10g.
- *Gan Cao* (*Radix Glycyrrhizae uralensis*): 9g.

Essa fórmula foi modificada de acordo com as manifestações clínicas:

- Deficiência do *Yang* do Rim: acrescentar *Yin Yang Huo* (*Herba Epimidii*).
- Deficiência do *Yin* do Rim: acrescentar *Shu Di Huang Radix* (*Rehmanniae preparata*) e *Shan Zhu Yu* (*Fructus Corni*).
- Deficiência de *Qi*: acrescentar *Huang Qi* (*Radix Astragali*) e *Dang Shen* (*Radix Codonopsis*).
- Secura, deficiência de *Yin*, cálculo difícil de expelir: acrescentar *Zhi Mu* (*Radix Anemarrhenae*).

Os resultados foram os seguintes:

- Dos 154 casos de cálculos nos rins, 86 (55,8%) foram expelidos.
- Dos 350 casos de cálculos nos ureteres, 279 (79,9%) foram expelidos.

Prognóstico e Prevenção

A medicina chinesa, por intermédio da acupuntura e das ervas, é extremamente eficaz no tratamento das Síndromes Urinárias aguda e crônica. De fato, nos casos agudos, acupuntura, ervas ou a combinação das duas pode proporcionar alívio quase imediato. Também nos casos crônicos, acupuntura e/ou ervas proporcionam a tonificação necessária para eliminar a causa de problemas urinários recorrentes.

A Síndrome Urinária mais difícil de tratar é a do tipo de cálculo.

Com respeito à prevenção, qualquer paciente que seja propenso a episódios recorrentes de Síndrome Urinária deve ter em mente certas precauções. Os homens devem moderar sua atividade sexual, uma vez que isso esgota o *Qi* do Rim, uma deficiência que está base da maioria dos tipos de Síndrome Urinária crônica. Os homens devem também evitar atividade sexual logo após um período de trabalho físico pesado, especialmente aqueles que envolvam levantar ou carregar pesos, pois este hábito pode gerar Síndrome Urinária por Sangue.

As mulheres devem também moderar sua atividade sexual, porém, por razões diferentes. Nas mulheres, a atividade sexual pode induzir a certo Calor ou à estagnação do *Qi* no Aquecedor Inferior; poderia, portanto, agravar particularmente as Síndromes Urinárias dos tipos Calor ou *Qi*.

Homens e mulheres devem definitivamente evitar o consumo excessivo de alimentos condimentados e muito quentes (incluindo bebida alcoólica), os quais agravariam não apenas o tipo de Calor, mas também outros tipos de Síndrome Urinária. O consumo excessivo de alimentos gordurosos e laticínios agravaria a Síndrome Urinária por turbidez.

Os pacientes que são propensos à Síndrome Urinária do tipo fadiga devem definitivamente evitar levantar pesos (incluindo malas pesadas ou pacotes), pois enfraquecem o *Qi* do Rim e podem gerar até afundamento do *Qi* do Baço: esses dois fatores podem gerar Síndrome Urinária por *Qi* ou por fadiga.

718 Síndrome Urinária (Cálculos Renais)

Fazer sexo quando a bexiga estiver cheia e houver urgência para urinar pode gerar Síndrome Urinária por *Qi* (do tipo excesso, isto é, proveniente de estagnação de *Qi*).

Finalmente, ficar em pé por longas horas pode enfraquecer o *Qi* do Rim e causar estagnação do *Qi* no Aquecedor Inferior, causando Síndrome Urinária por *Qi*.

Estatísticas de Pacientes

Em minha prática, possuo uma estatística compilada de 58 pacientes diagnosticados com Síndrome Urinária (*Lin*). O primeiro achado surpreendente (aparentemente) é o desequilíbrio entre homens e mulheres: 22 homens (38%) e 36 mulheres (62%). O número total de mulheres em minha prática é de 67%; isto parece indicar que a Síndrome Urinária é ligeiramente mais comum em mulheres que em homens: isto pareceria contradizer o fato famoso de que as mulheres são mais propensas à uretrite e à cistite do que os homens.

Entretanto, esta contradição aparente esconde um aspecto muito importante da Síndrome Urinária que não devemos esquecer, isto é, que esta entidade de doença chinesa corresponde, em medicina ocidental, não apenas à doença urinária, mas também à patologia de próstata. Realmente, dos 22 homens diagnosticados com Síndrome Urinária, 16 sofriam de problema de próstata; 3, de carcinoma da bexiga; e 3 outros tiveram problemas urinários. Os problemas de próstata eram principalmente três: hiperplasia prostática, carcinoma da próstata e prostatite, em ordem descendente de frequência.

O desequilíbrio nas faixas etárias é mostrado na Tabela 31.6.

O que emerge deste desequilíbrio é que a distribuição de idade para Síndrome Urinária é bastante homogênea, isto é, pode ocorrer em qualquer idade e nenhuma faixa etária particular mostra incidência notadamente mais alta.

Em termos de condição de excesso e deficiência, a minoria de pacientes (10 ou 17%,) sofreu de condição puramente de deficiência. Dezenove pacientes sofreram de condição puramente de excesso (33%) e 29, de uma mistura de excesso e deficiência (50%). Então, se agruparmos os pacientes que sofrem de condição de excesso com os sofrem de uma mistura de excesso e deficiência, teremos um total de 48 pacientes (83%).

O desequilíbrio de acordo com padrão era o seguinte:

- *Umidade*: 32 pacientes (55%).
- *Deficiência de Rim*: 33 pacientes (57%).
- *Calor* (incluindo *Umidade-Calor*): 32 pacientes (55%).
- *Deficiência de Baço*: 11 pacientes (19%).
- *Estagnação do* Qi *do Fígado*: 9 pacientes (15%).
- *Estagnação de Sangue*: 7 pacientes (12%).

Como descrito anteriormente, observe que o número de pacientes supera 58 e as porcentagens também são mais altas do que 100%, pois cada paciente geralmente tem uma combinação de padrões, por exemplo, deficiência de Rim e Umidade. Do desequilíbrio anterior, percebe-se que a combinação mais comum de padrões é Umidade-Calor com deficiência de Rim.

Tabela 31.6 – Estatísticas da prática: Síndrome Urinária

Idade	Número	Porcentagem
21 a 30	11	19
31 a 40	9	16
41 a 50	13	22
51 a 60	10	17
61 a 70	4	7
71 a 80	9	16
81 a 90	2	3

Dos pacientes com deficiência de Rim, 14 (42%) sofriam de deficiência do *Yin* do Rim; 9 (27%), de deficiência do *Yang* do Rim; e 10 (31%), de combinação de deficiência do *Yin* do Rim e deficiência do *Yang* do Rim.

Diferenciação Ocidental

Sob a perspectiva da medicina ocidental, a Síndrome Urinária pode corresponder à cistite, à uretrite, à prostatite, aos cálculos renais ou à tuberculose do rim.

Cistite

A cistite é provavelmente a condição mais comum de Síndrome Urinária a ser vista pelos acupunturistas e fitoterapeutas. Consiste em infecção bacteriana da bexiga.

As principais manifestações são frequência miccional, disúria, dor em queimação ao urinar e sensibilidade na região hipogástrica. A urina é mais escura que o normal e possui odor forte. Sangue e microorganismos podem ser encontrados no exame de microscópico.

A cistite é mais frequente nas mulheres, sendo muitas vezes induzida por relação sexual; a infecção geralmente é proveniente de *Escherichia coli*, embora em um número alto de pacientes nenhum microrganismo possa ser obtido na cultura da urina.

Sob a perspectiva da medicina chinesa, isso muitas vezes corresponde à Síndrome Urinária por Calor.

Uretrite

A uretrite consiste em inflamação da uretra. Esta condição é também mais comum em mulheres. Suas principais manifestações são dor em queimação ao urinar e possivelmente urina turva.

Sob a perspectiva da medicina chinesa, esta pode se manifestar com sintomas que correspondem à Síndrome Urinária por Calor ou por turbidez.

Prostatite e Hipertrofia Prostática

A prostatite é inflamação da próstata, ao passo que a hipertrofia prostática consiste no aumento do volume da glândula da próstata. Entretanto, há similaridades entre estas duas condições, pois a próstata inflamada também tem seu volume aumentado.

As principais manifestações são dificuldade ao urinar, fluxo fraco, distensão hipogástrica e dor ao urinar.

Sob a perspectiva da medicina chinesa, esta condição pode corresponder à Síndrome Urinária por *Qi*, por turbidez ou por fadiga.

Cálculo Renal

Patologia e sintomatologia do cálculo renal estão descritas no apêndice a seguir e também já foram descritas no Capítulo 27, *Dor Abdominal*.

Sob a perspectiva da medicina chinesa, tal condição corresponde, por definição, à Síndrome Urinária por cálculo.

Tuberculose dos Rins

Tuberculose (TB) do rim é sempre secundária à tuberculose em outro local. Desenvolve-se primeiramente no rim e pode, então, afetar bexiga e próstata. É mais frequente nos jovens.

As principais manifestações são hematúria e disúria provenientes de envolvimento secundário da bexiga. A Síndrome Urinária por Sangue pode ser uma manifestação típica de TB do rim.

Experiências Clínicas

Acupuntura

Can Acupuncture Prevent Cystitis in Women?

Tidsskrift for den Norske laegeforening, Março, 1998, v. 118, n. 9, p. 1370-1372.
Aune A, Alraek T, Huo L, Baerheim A

Objetivo
Averiguar se a acupuntura pode prevenir cistite em mulheres.

Método
Sessenta e sete mulheres adultas com história de infecções do trato urinário (ITU) inferior recorrentes foram randomizadas para tratamento de acupuntura, acupuntura simulada ou nenhum tratamento. A taxa de incidência de ITU nos seis meses seguintes foi anotada.

Resultados
No grupo de acupuntura, um total de 85% ficou livre de cistite durante o período de observação de seis meses, comparado a 58% no grupo de acupuntura simulada e 36% no grupo-controle. Comparado ao grupo de acupuntura, no grupo de acupuntura simulada ocorreu duas vezes mais incidentes de cistite e três vezes mais incidentes ocorreram no grupo-controle.

Conclusão
A acupuntura parece uma alternativa de valor na prevenção da cistite recorrente em mulheres.

The Effect of Prophylactic Acupuncture Treatment in Women with Recurrent Cystitis: Kidney Patients Fare Better

Journal of Alternative Complementary Medicine, Outubro 2003, v. 9, n. 5, p. 651-658.
Alraek T, Baerheim A.

978-85-7241-817-1

Objetivo
Avaliar como o efeito do tratamento de acupuntura na cistite recorrente se relaciona às categorias do diagnóstico e às medidas fisiológicas da Medicina Tradicional Chinesa (MTC).

Método
Noventa e oito mulheres com tendência a desenvolver cistite foram designadas aleatoriamente para o tratamento de acupuntura ou para ficar sem tratamento em duas clínicas privadas de acupuntura em Bergen, Noruega. O parâmetro de efeito principal era o número de crises de cistite em um período de seis meses. Mediu-se a urina residual com um Bladder Scan 2500 automático (Diagnostic Ultrasound Corporation, Bothel, WA) na linha de base nos meses dois, quatro e seis.

Resultados
Vinte e dois pacientes tiveram *Xu* de *Yang/Qi* do Baço (BP); 18, *Xu* do *Yang/Qi* do Rim (R); e 18, estagnação de *Qi* do Fígado (F). Do grupo R, 78% estavam livres de cistite (independentemente de bactérias) durante o período de observação, comparado a 45% no grupo BP; 44%, no grupo F; e 17%, no grupo que não recebeu tratamento. Um sexto a mais de episódios de cistite aguda ocorreu no grupo R, comparado ao grupo que não recebeu tratamento. A análise para cistite com bactérias detectadas produziu resultados comparáveis. Os pacientes do grupo R reduziram significativamente sua urina residual da linha de base por seis meses. A redução foi menor no grupo BP (31,5mL contra 22,2mL) e no grupo F (36,4mL contra 16,7mL). A urina residual permaneceu inalterada no grupo que não recebeu nenhum tratamento.

Conclusão
Os resultados mostram melhor efeito do tratamento de acupuntura do *Xu* de *Yang/Qi* do Rim que em outras síndromes de MTC encontradas em mulheres com cistite recorrente. Esses resultados possuem implicações práticas e realçam a necessidade de se considerar diferentes categorias de diagnóstico da MTC na pesquisa de acupuntura.

"An Empty and Happy Feeling in the Bladder": Health Changes Experienced by Women after Acupuncture for Recurrent Cystitis

Complementary Therapy Medicine, Dezembro, 2001, v. 9, n. 4, p. 219-223.
Alraek T, Baerheim A.

Objetivo
O objetivo deste estudo era explorar as mudanças na saúde informadas por mulheres com propensão à cistite

720 Síndrome Urinária (Cálculos Renais)

após terem recebido tratamento profilático de acupuntura para cistite recorrente.

Método

Mulheres que vivem na área de Bergen, Noruega, foram recrutadas por meio de anúncio em jornais locais, nos quais se incluía a condição de terem sofrido três ou mais episódios de internação em unidade de terapia intensiva (UTI) durante os 12 meses anteriores. Os resultados eram baseados na experiência das mulheres de mudanças na saúde global após completarem o tratamento de acupuntura de MTC. Os dados foram analisados usando a abordagem fenomenológica de Giorgi.

Resultados

Os principais tópicos informados foram relacionados à pressão melhorada durante micção e o esvaziamento mais completo da bexiga; movimento intestinal mais normal e menos desconforto abdominal; mais energia, nível de tensão reduzido e melhora do sono. Apenas algumas sensações informadas pioraram.

Conclusão

Os sintomas melhorados descritos pelas mulheres no estudo parecem ajustar-se à teoria da MTC para diagnósticos de suas vulnerabilidades à cistite. Os métodos qualitativos apresentam um papel na pesquisa de MTC que pode enriquecer nosso conhecimento de formas mais variadas que os métodos quantitativos tradicionais.

Fitoterapia

Clinical Efficacy of Sairei-to in Various Urinary Tract Diseases Centering on Fibrosis

Hinyokika kiyo acta urologica Japonica, Novembro, 1994, v. 40, n. 11, p. 1049-1057.

Shida K, Imamura K, Katayama T, Machida T, OhkawaT, Ishibashi A.

Objetivo

Um estudo multi-instituicional conjunto foi administrado para averiguar a eficácia de *Sairei-to*, objetivando a fibrose no trato urinário.

Método

O estudo consistiu em 18 pacientes com fibrose retroperitoneal (incluindo 3 mulheres), 77 pacientes com induração plástica do pênis, 5 pacientes com lipogranuloma esclerosante (todos homens) e 67 pacientes com cistite hemorrágica (incluindo 6 homens). Como regra, *Sairei-to* foi administrado em monoterapia por períodos de quatro semanas ou mais.

Resultados

A eficácia foi mais pronunciada nos pacientes com lipogranuloma esclerosante e induração plástica do pênis, com taxas de melhora globais (porcentagem de pacientes com avaliações de eficácia ou melhora) de 80% no primeiro grupo e 77,9% no último. A taxa de melhora global nos pacientes com fibrose retroperitoneal foi 61,1%. Nas doenças anteriores, havia simultaneamente

numerosos pacientes recebendo drogas, tais como preparações de enzima, antiinflamatórios e preparações de corticoides; as taxas de melhora foram um pouco mais altas naqueles pacientes tratados simultaneamente com outras drogas. Excelente eficácia foi também vista na cistite hemorrágica. Dividindo os pacientes em grupos de irradiação e não-irradiação, a taxa de melhora global foi de 77,8% e 82,8%, respectivamente, com o grupo de não-irradiação mostrando taxa ligeiramente mais alta. O grupo de não-irradiação mostrou taxa de melhora ligeiramente mais alta nos pacientes tratados simultaneamente com drogas, tais como drogas antibacterianas. Reciprocamente, o grupo de irradiação mostrou taxas significativamente superiores para monoterapia.

Conclusão

Foram observados efeitos colaterais como perturbações gastrintestinais moderadas em apenas 13 dos 167 pacientes (7,8%), e a utilidade desta droga no tratamento das doenças anteriores deve ser levada em conta.

Apêndice do Capítulo: Cálculos Renais

O *Classic of Central Organ* (200 d. C.), de Hua Tuo, no capítulo 44, menciona o cálculo renal[17]:

Dor abdominal surda, dificuldade e dor ao urinar e emaciação indicam cálculo renal... os cálculos são causados por deficiência de Qi e Calor... [sua formação] é similar à evaporação da água do mar pelo fogo para produzir sal.

Portanto, cálculo renal ou areia são provenientes de Umidade, a qual é precipitada (na forma de cristal) em cálculos sólidos sob a ação de condensação do Calor.

Sob a perspectiva da medicina ocidental, os cálculos renais são formados pela precipitação na forma cristalina (cálculos) ou granular (areia) dos ácidos presentes na urina. Tais ácidos são ácido úrico, oxalato ou fosfato. Assim, tipos diferentes de cálculos podem ser formados a partir de ácidos distintos. Os principais componentes podem ser cálcio (encontrado em queijos e leite), oxalato (encontrado em espinafre e ruibarbo), ácido úrico (encontrado em fígado, rim, ovas de peixe e sardinhas) ou fosfato (muito comum em vários alimentos).

Etiologia

Atividade Sexual Excessiva

Atividade sexual excessiva pode enfraquecer o *Yin* do Rim e gerar a concentração de urina que, após anos, pode dar origem a cálculos.

Dieta

O consumo excessivo de queijo, leite, espinafre, ruibarbo, fígado, rim, ovas de peixe e sardinhas pode contribuir para a formação de cálculo renal.

Falta de Exercício

Falta ou exercício gera estagnação no Aquecedor Inferior, o que pode contribuir para a formação de cálculos.

Perda de Fluidos

A perda longa e persistente de fluidos pela transpiração em certos tipos de trabalho pode ser um fator na formação de cálculos.

Patologia

É caracterizada por duas condições: deficiência de Baço e Rim, e Calor.

Baço e Rim deficientes falham em transformar os fluidos no Aquecedor Inferior, resultando no acúmulo de Umidade. Calor, por outro lado, evapora os fluidos e condensa a Umidade na forma de cálculos ou areia.

Fase Aguda

Manifestações Clínicas

As manifestações clínicas dependem da localização dos cálculos no trato urinário. O sintoma principal é a dor. A dor fica situada em região lombar, região abdominal lateral, virilha ou uretra, dependendo da localização do cálculo em rim, pelve renal, ureter ou uretra (Fig. 31.5).

A dor é em cólica, sendo muito intensa, surgindo em ondas. O paciente fica inquieto, transpira e pode parecer estar sob choque.

Outras manifestações incluem dor em queimação ao urinar, fluxo de micção interrompido, frequência miccional, urgência miccional e sangue na urina. A urina pode ser escura.

Outros sintomas e sinais gerais podem incluir tremores, febre, sede, dor lombar e lassidão. A língua terá revestimento espesso e amarelo com manchas vermelhas sobre a raiz. O pulso será Rápido e em Corda na posição Posterior esquerda.

Fase Crônica

Na fase crônica, o cálculo não se move no trato urinário e, portanto, não há dor em cólica. Há três condições, as quais são descritas a seguir.

Umidade-Calor

É caracterizado por queimação ao urinar, dificuldade em urinar, urina escura, língua pegajosa acompanhada de revestimento amarelo sobre a raiz e pulso Rápido e Deslizante.

Deficiência do Yin do Rim

Crises repetidas de dor proveniente de cálculos renais, dor do tipo surda nas costas, urina escura, dor aguda na uretra durante a micção, insônia, boca seca, transpiração noturna, língua Vermelha sem revestimento e pulso Flutuante-Vazio.

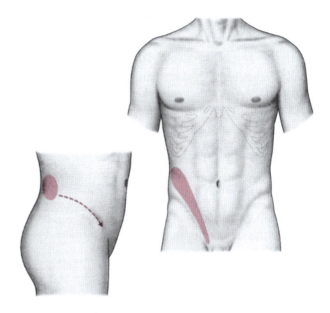

FIGURA 31.5 – Área de dor na cólica renal.

Deficiência do Yang do Rim

Em casos de longa permanência, a deficiência do Yin do Rim pode se transformar em deficiência do Yang do Rim. Nesse caso, haveria uma história longa de crises de cólica repetidas, dor nas costas, tremores, depressão, exaustão e pulso Fraco e Profundo. Se a deficiência do Yang do Rim se desenvolver da deficiência do Yin do Rim, a língua não muda de Vermelha para Pálida, mas permanece Pálida.

Tratamento

Fase Aguda

O tratamento na fase aguda de cólica consiste em expelir os cálculos e interromper a dor.

Acupuntura

Prescrição Principal

B-23 (*Shenshu*), E-25 (*Tianshu*), REN-6 (*Qihai*), BP-9 (*Yinlingquan*), F-3 (*Taichong*) e R-3 (*Taixi*). Utilizar método de sedação. Na fase aguda, a moxa pode ser utilizada para tonificar o Yang e facilitar a movimentação do cálculo, mesmo se houver deficiência do Yin do Rim.

Inserir as agulhas profundamente. Obter a sensação de inserção da agulha, a fim de que a irradiação se propague horizontalmente para E-25 e REN-6 e verticalmente (para cima) para BP-9, F-3 e R-3. O ideal seria que as sensações obtidas pelas inserções das agulhas dos últimos três pontos se irradiassem para todo o abdômen. Se possível, dois acupunturistas podem manipular os pontos nas partes dorsal e frontal ao mesmo tempo. Manter as agulhas durante 1h ou até mais e manipulá-las cada vez que a dor retornar.

722 Síndrome Urinária (Cálculos Renais)

Usar os pontos unilateralmente. Se os cálculos não se moverem após cinco sessões, usar pontos distais bilateralmente e aplicar estimulação elétrica com frequência alta.

Outros Pontos de acordo com a Localização da Dor

Outros pontos são escolhidos de acordo com a localização da dor, a qual segue o movimento dos cálculos ao longo do trato urinário:

- Cálculos no rim (dor na região lombar): B-23 (*Shenshu*), B-22 (*Sanjiaoshu*), VB-25 (*Jingmen*) e B-52 (*Zhishi*).
- Cálculos no ureter superior (dor lombar e na região superior do abdômen): E-25 (*Tianshu*), BP-15 (*Daheng*), B-23 (*Shenshu*) e B-24 (*Qihaishu*).
- Cálculos no ureter médio-inferior (dor no abdômen inferior): E-27 (*Daju*), E-28 (*Shuidao*), E-29 (*Guilai*) e B-26 (*Guanyuanshu*).
- Cálculos na bexiga (dor hipogástrica): REN-3 (*Zhongji*), REN-2 (*Qugu*), B-32 (*Ciliao*) e B-28 (*Pangguangshu*).

Outros Pontos de acordo com o Canal

- Canal do Fígado: F-3 (*Taichong*) e F-8 (*Ququan*).
- Canal do Estômago: E-36 (*Zusanli*).
- Canal do Rim: R-10 (*Yingu*), BP-9 (*Yinlingquan*) e B-39 (*Weiyang*).

Fitoterapia

Prescrição

SHI WEI SAN – Pó de *Pyrrosia*.

EXPLICAÇÃO

Todas as ervas nessa fórmula, a qual já foi explicada neste capítulo, drenam Umidade-Calor, abrem as vias da Água e aliviam disfunção urinária.

MODIFICAÇÕES

- A fórmula anterior pode ser ingerida sob a forma de decocção junto com 3g de *Hu Po* (*Succinum*) e 3g de *Chen Xiang* (*Lignum Aquilariae resinatum*), preparados sob a forma de pó.
- Para intensificar a força de expulsão do cálculo, acrescentar *Jin Qian Cao* (*Herba Lysimachiae/Desmodii*) e *Hai Jin Sha* (*Spora Lygodii*). *Jin Qian Cao* pode ser ingerida diariamente também na forma de infusão, a fim de prevenir a formação de novos cálculos após alguns terem sidos expelidos.
- Se houver estagnação de *Qi*, acrescentar *Xiang Fu* (*Rhizoma Cyperi*), *Wu Yao* (*Radix Linderiae*) e *Yan Hu Suo* (*Rhizoma Corydalis*).
- Se houver estagnação de Sangue com dor do tipo punhalada, acrescentar *Tao Ren* (*Semen Persicae*) e *Yan Hu Suo* (*Rhizoma Corydalis*).
- Se houver hematúria, acrescentar *Da Ji* (*Radix Euphorbiae seu Knoxiae*), *Xiao Ji* (*Herba Cirisii*) e *Qian Cao Gen* (*Radix Rubiae*).

- Se houver sinais de deficiência de *Yin*, acrescentar *Bie Jia* (*Carapax Trionycis*) e *Sheng Di Huang* (*Radix Rehmanniae*).
- Se houver deficiência de *Qi*, acrescentar *Huang Qi* (*Radix Astragali*).
- Se houver deficiência do *Yang* do Rim, acrescentar *Hu Tao Rou* (*Semen Juglandis*) e *Gou Ji* (*Rhizoma Cibotii*). *Hu Tao Rou* (nogueira) é bom para dissolver cálculos renais, também ingerido como uma noz.
- Se houver sinais de Fogo e obstipação, acrescentar *Da Huang* (*Radix et Rhizoma Rhei*).

Resumo

Fase Aguda

Prescrição Principal

- B-23 (*Shenshu*), E-25 (*Tianshu*), REN-6 (*Qihai*), BP-9 (*Yinlingquan*), F-3 (*Taichong*) e R-3 (*Taixi*). Utilizar método de sedação. Na fase aguda, a moxa pode ser utilizada para tonificar o *Yang* e facilitar a movimentação do cálculo, mesmo se houver deficiência do *Yin* do Rim

Fitoterapia

Prescrição

- SHI WEI SAN – Pó de *Pyrrosia*

Fase Crônica

Para o tratamento na fase crônica, deve-se distinguir o padrão.

Acupuntura

978-85-7241-817-1

Umidade-Calor

B-22 (*Sanjiaoshu*), E-28 (*Shuidao*), BP-9 (*Yinlingquan*), E-36 (*Zusanli*), REN-6 (*Qihai*). Utilizar método neutro.

Deficiência de Rim

B-23 (*Shenshu*), REN-6 (*Qihai*), REN-4 (*Guanyuan*), BP-6 (*Sanyinjiao*) e R-3 (*Taixi*). Utilizar método de tonificação em todos os pontos. Moxa para tratar deficiência do *Yang* do Rim; não utilizar moxa para tratar deficiência do *Yin* do Rim.

Fitoterapia

Prescrição

ZHI BO BA WEI WAN – Pílula de Oito Ingredientes de *Anemarrhenna-Phellodendron*.

EXPLICAÇÃO Essa fórmula é adequada para tratar os dois padrões, uma vez que nutre simultaneamente o *Yin* do Rim e resolve Umidade-Calor.

Prescrição

JIN GUI SHEN QI WAN – Pílula do Tórax Dourado do *Qi* do Rim – e WU LING SAN – Pó de Cinco *Ling*.

EXPLICAÇÃO Essas duas fórmulas tonificam e aquecem *Yang* do Rim e resolvem Umidade.

Resumo

Fase Crônica

Umidade-Calor
- B-22 (*Sanjiaoshu*), E-28 (*Shuidao*), BP-9 (*Yinlingquan*), E-36 (*Zusanli*), REN-6 (*Qihai*). Utilizar método neutro

Deficiência de Rim
- B-23 (*Shenshu*), REN-6 (*Qihai*), REN-4 (*Guanyuan*), BP-6 (*Sanyinjiao*) e R-3 (*Taixi*). Utilizar método de tonificação em todos os pontos. Moxa para tratar deficiência do *Yang* do Rim; não utilizar moxa para tratar deficiência do *Yin* do Rim

Fitoterapia
Prescrição
- *ZHI BO BA WEI WAN* – Pílula de Oito Ingredientes de Anemarrhenna-Phellodendron

Prescrição
- *JIN GUI SHEN QI WAN* – Pílula do Tórax Dourado do *Qi* do Rim – e *WU LING SAN* – Pó de Cinco *Ling*

Prognóstico

A expulsão bem-sucedida dos cálculos depende da localização, da forma e do tamanho do cálculo, além de depender da época do tratamento e da condição do corpo.

Localização

Geralmente, quanto mais alta a localização do cálculo, mais difícil expeli-lo. Se o cálculo estiver no ureter superior e houver hidronefrose (inchaço do rim), será difícil expeli-lo. Se estiver no ureter médio inferior ou na bexiga, será mais fácil eliminá-lo.

Forma e Tamanho

Se o cálculo apresentar forma arredondada será mais fácil expeli-lo, mesmo se possuir tamanho grande, desde que não ultrapasse 1cm. Se o cálculo apresentar forma irregular, será difícil de ser eliminado, mesmo que possua pequena dimensão.

Caso o cálculo se mova para baixo, fato que pode ser avaliado com a evolução das características da dor e, então, impactar-se no ureter, bloqueando-o, haverá dor intensa. Neste caso, acrescentar R-7 (*Fuliu*) e R-3 (*Taixi*), manipulados vigorosamente com método de sedação, a fim de mudar a posição do cálculo.

Momento do Tratamento

Melhores resultados serão obtidos se o tratamento for administrado durante a crise de dor. Se houver dor após a inserção da agulha, isso indica que a expulsão do cálculo é iminente.

Condição do Corpo

Quanto mais fraca a condição corpórea do paciente, mais difícil será expelir o cálculo. Se o Rim for muito deficiente, será ainda mais difícil.

O tratamento é eficaz em aproximadamente 70% dos casos. Deve-se aconselhar o paciente a ingerir maior quantidade de líquidos e praticar exercício.

Notas Finais

1. 1979 Huang Di Nei Jing So Wen 黄帝内经素问 [The Yellow Emperor's Classic of Internal Medicine]. People's Health Publishing House, Beijing, p. 464. Primeira publicação *c.* 100 a.C.
2. He Ren 1981 Jin Gut Yao Lue Xin Jie 金匮要略新解 [A New Explanation of the Essential Prescriptions of the Golden Chest]. Zhejiang Science Publishing House, p. 82. O *Essential Prescriptions of the Golden Chest* foi escrito por Zhang Zhong Jing e publicado pela primeira vez em *c.* 220 d. *C*.
3. Wu Chang Guo 1985 Zhong Zang Jing 中藏经 [The Classic of the Secret Transmission]. Jiangsu Science Publishing House, p. 51. O *Classic of the Secret Transmission* foi escrito por Hua Too em *c.* 198 d. *C*.
4. Chao Yuan Fang 610 d. *C.* Zhu Bing Yuan Hou Lun [Discussion of the Origin of Symptoms in Diseases], citado no Zhang Bo Yu 1986 Zhong Yi Nei Ke Xue 中医内科学 [Internal Medicine in Chinese Medicine]. Shanghai Science Publishing House, Shanghai, p. 233.
5. Wang Tao 752 d. *C.* Wai Tai Mi Yao [Medical Secrets of an Official], citado no Internal Medicine in Chinese Medicine, p. 233.
6. Zhu Dan Xi 1481 Dan Xi Xin Fa [Essential Methods of Dan Xi], citado no Internal Medicine in Chinese Medicine, p. 233.
7. Zhou Chao Fan 2000 Li Dai ZhongYi Zhi Ze Jing Hua 历代中医治则精 [Essential Chinese Medicine Treatment Principles in Successive Dynasties]. Chinese Herbal Medicine Publishing House, Beijing, p. 397.
8. Discussion of the Origin of Symptoms in Diseases, citado no Internal Medicine in Chinese Medicine, p. 233.
9. 1986 Jing Yue Quan Shu 京岳全书 [Complete Book of Jing Yue] Shanghai Science Publishing House, Shanghai, p. 505. O *The Complete Book of Jing Yue* foi escrito por Zhang Jing Yue e publicado em 1624.
10. *Simple Questions*, p. 59.
11. *Essential Chinese Medicine Treatment Principles in Successive Dynasties*, p. 397.
12. Dr. Sheng Can Ruo 1982 Advanced International Acupuncture Course no Nanjing College of Traditional Chinese Medicine.
13. Essential Methods of Dan Xi, citado no Internal Medicine in Chinese Medicine, p. 238.
14. Gao Wu 1529 Zhen Jiu Ju Ying [Gatherings from Eminent Acupuncturists], citado no Yang Jia San 1989 Zhen Jiu Xue 针灸学 [A Study of Acupuncture]. Beijing Science Publishing House, Beijing, p. 665.
15. Yang Ji Zhou 1601 Zhen Jiu Da Cheng [Great Compendium of Acupuncture], citado no Yang Jia San 1989 A Study of Acupuncture, p. 665.
16. Ibid., p. 1180.
17. The Classic of the Secret Transmission, p. 51.

978-85-7241-817-1

Capítulo 32

遗尿

Enurese e Incontinência (Sangue na Urina)

CONTEÚDO DO CAPÍTULO

Enurese e Incontinência (Sangue na Urina)   725

Etiologia   726

Constituição Debilitada   *726*
Trauma   *726*
Senilidade   *726*
Atividade Sexual Excessiva   *726*
Tosse Crônica   *726*
Parto   *726*

Patologia   726

Identificação de Padrões e Tratamento   727

Deficiência   727

Deficiência do *Qi* do Pulmão   *727*
Deficiência do *Qi* do Baço   *727*
Deficiência do *Yang* do Rim   *728*
Deficiência do *Yin* do Rim   *729*

Excesso   731

Fogo do Fígado Infundindo-se
Descendentemente   *731*
Fogo do Coração   *732*
Umidade-Calor na Bexiga   *732*

Prognóstico   733

Literatura Chinesa Moderna   733

Apêndice do Capítulo: Sangue na Urina   735

Deficiência
- Deficiência do *Qi* do Pulmão
- Deficiência do *Qi* do Baço
- Deficiência do *Yang* do Rim
- Deficiência do *Yin* do Rim

Excesso
- Fogo do Fígado infundindo-se descendentemente
- Fogo do Coração
- Umidade-Calor na Bexiga

Enurese e Incontinência (Sangue na Urina)

Este capítulo discute sintomas diversos envolvendo a perda de controle da micção.

Enurese indica eliminação involuntária de urina, isto é, o indivíduo excreta urina sem se dar conta. Geralmente acontece na infância, à noite, no caso de enurese noturna. Enurese não deve ser confundida com nictúria, isto é, ter que se levantar muitas vezes durante a noite para urinar.

Incontinência (em chinês, *Yi Niao*) significa incapacidade de controlar a eliminação de urina. A urina é excretada involuntariamente; o indivíduo envolvido tem consciência, porém não consegue retê-la. Tal situação ocorre em idosos ou portadores de certas doenças neurológicas, como esclerose múltipla. Em casos moderados, uma incontinência leve é relativamente comum, sendo vista em *Síndrome Urinária* (Cap. 31) e *Cistite Intersticial* (Cap. 34).

Em casos menos graves, pode ocorrer apenas urgência miccional (isto é, o indivíduo tem que se apressar quando necessita urinar ou apresentará incontinência) ou dificuldade em controlar a urina. Em outros casos ainda, o indivíduo pode ser apenas levemente incontinente, excretando urina apenas ao tossir ou ao pular. Todos esses quadros menos graves compartilham da mesma etiologia, patologia e tratamento que enurese e incontinência verdadeira.

Enurese e Incontinência (Sangue na Urina)

Enurese e incontinência serão discutidas de acordo com os seguintes tópicos:

- Etiologia.
- Patologia.
- Identificação de padrões e tratamento.
- Prognóstico.
- Literatura chinesa moderna.

Etiologia

Constituição Debilitada

Constituição debilitada é causa de enurese noturna na infância. O Rim constitucionalmente deficiente não pode controlar os fluidos e falha ao fornecer *Qi* à Bexiga: isso resulta em enurese noturna.

Trauma

O trauma pré-natal ou perinatal pode se constituir em causa de enurese noturna na infância. Pode ser observado na coloração azulada na testa da criança.

Senilidade

O declínio natural de *Qi*, que ocorre com o envelhecimento, pode causar incontinência nos idosos. A incontinência é proveniente não somente do declínio do *Qi* do Rim, mas também do *Qi* do Pulmão e do Baço.

Atividade Sexual Excessiva

Nos homens, o excesso de atividade sexual enfraquece o *Yang* do Rim e pode gerar inabilidade do Rim para controlar os fluidos e, consequentemente, incontinência moderada.

Tosse Crônica

O esforço persistente causado pela tosse crônica pode gerar incontinência, de forma mecânica, com o esforço na bexiga e, de forma energética, proveniente de *Qi* do Pulmão deficiente não controlando a Bexiga.

Parto

O enfraquecimento da energia do Rim que ocorre em algumas mulheres após o parto pode causar incontinência moderada.

Resumo

Etiologia
- Constituição debilitada
- Trauma
- Senilidade
- Atividade sexual excessiva
- Tosse crônica
- Parto

Patologia

A patologia da enurese e da incontinência é, na maioria dos casos, caracterizada por deficiência. Pode ser decorrente de deficiência de Pulmão, Baço ou Rim. O *Qi* do Pulmão se comunica descendentemente também com a Bexiga; o Pulmão, que governa o *Qi* em geral, também fornece o *Qi* para a Bexiga controlar a urina. Assim, o *Qi* deficiente do Pulmão é incapaz de controlar a Bexiga, permitindo a perda da urina.

O *Qi* do Baço eleva o *Qi* em geral e um afundamento do *Qi* do Baço pode torná-lo incapaz de controlar a urina, que consequentemente escapa. O Rim, obviamente, controla diretamente a micção, pois o equilíbrio do *Yang* do Rim e do *Yin* do Rim influencia a micção e também em virtude de o *Yang* do Rim fornecer o *Qi* para a Bexiga controlar e transformar a urina. Além disso, o Rim controla os dois orifícios inferiores, um deles é a uretra. Portanto, quando houver afundamento do *Qi* nos problemas urinários, este envolve também o afundamento do *Qi* do Rim (além do afundamento do *Qi* do Baço).

Há, entretanto, alguns tipos de enurese provenientes de excesso. Um exemplo de tal padrão ocorre em algumas crianças nas quais a enurese noturna é proveniente não de uma deficiência, mas do Fogo do Fígado infundindo-se descendentemente para a Bexiga. Tais crianças são propensas a serem tensas e hiperativas.

Na realidade, alguns médicos chineses modernos acreditam que a patologia da enurese em crianças modernas é diferente dos tempos antigos. Eles comentam que, nos tempos antigos, muitas vezes a constituição das crianças era fraca em decorrência da dieta deficiente e que a enurese ocorria principalmente devido à constituição debilitada da criança; nas crianças modernas, a constituição é melhor do que no passado, sendo proveniente de condições de subsistência e dieta melhores. Eles acreditam, portanto, que a enurese é frequentemente proveniente de Calor e Fleuma no Coração resultante de disposição nervosa[1].

As entidades de doença chinesas de Enurese e Incontinência devem ser diferenciadas das entidades da Síndrome Urinária (*Lin*) discutidas no capítulo anterior (Cap. 31). Como um *sintoma*, a incontinência é, com frequência, uma característica da Síndrome Urinária; no entanto, esta última é sempre caracterizada por dificuldade na micção e, muitas vezes, dor. Contrariamente, na "Incontinência" (como doença) não há dificuldade, nem dor.

Resumo

Patologia
- A patologia da enurese e da incontinência é sempre caracterizada por deficiência
- Pode ser decorrente de deficiência de Pulmão, Baço ou Rim
- Quando houver afundamento do *Qi* nos problemas urinários, este envolve também afundamento do *Qi* do Rim (além de afundamento do *Qi* do Baço)
- Há tipos de enurese provenientes de excesso (Fogo do Fígado infundindo-se descendentemente para a Bexiga é um exemplo)

> ■ As entidades de doença chinesas de Enurese e Incontinência devem ser diferenciadas das entidades de Síndrome Urinária (*Lin*)
>
> ■ Como um *sintoma*, a incontinência é, com frequência, uma característica da Síndrome Urinária; no entanto, esta última é sempre caracterizada por dificuldade na micção e, muitas vezes, dor. Contrariamente, na "Incontinência" (como doença) não há dificuldade, nem dor

Identificação de Padrões e Tratamento

Os padrões discutidos são:

Deficiência
- Deficiência do *Qi* do Pulmão.
- Deficiência do *Qi* do Baço.
- Deficiência do *Yang* do Rim.
- Deficiência do *Yin* do Rim.

Excesso
- Fogo do Fígado infundindo-se descendentemente.
- Fogo do Coração.
- Umidade-Calor na Bexiga.

DEFICIÊNCIA

Deficiência do Qi do Pulmão

Manifestações Clínicas

Urgência miccional com incapacidade de conter a urina, incontinência moderada muitas vezes ao tossir ou ao espirrar, gotejamento, voz fraca, fadiga, transpiração moderada, encurtamento da respiração.
Língua: Pálida.
Pulso: Fraco.

Princípio de Tratamento

Aquecer e tonificar o *Qi* do Pulmão.

Acupuntura

Pontos

B-13 (*Feishu*), DU-12 (*Shenzhu*), DU-20 (*Baihui*), P-7 (*Lieque*), REN-6 (*Qihai*), B-23 (*Shenshu*), B-28 (*Pangguangshu*), B-53 (*Baohuang*). Utilizar método de tonificação em todos os pontos; moxa é aplicável.

EXPLICAÇÃO
- B-13 e DU-12 tonificam *Qi* do Pulmão. Moxa direta sobre esses pontos é particularmente eficaz para tonificar *Qi* e *Yang*. Neste caso é especialmente proveitoso usar o fogo (moxa) para conter a Água.
- DU-20 é utilizado, com moxa, para elevar o *Qi* e, consequentemente, conter a urina.
- P-7 é o melhor ponto no canal do Pulmão para afetar as vias da Água.
- REN-6 tonifica o *Qi* em geral e especificamente o *Qi* no abdômen inferior.

- B-23, com moxa, tonifica o *Yang* do Rim e reduz a micção.
- B-28 e B-53 fortalecem a função da Bexiga.

Fitoterapia

Prescrição

BU ZHONG YI QI TANG – Decocção para Tonificar o Centro e Beneficiar o *Qi*.

EXPLICAÇÃO   Essa fórmula tonifica e eleva o *Qi*. Por tonificar o *Qi* do Pulmão e elevar o *Qi*, controla a perda da urina.

Remédio dos Três Tesouros

TONIFICAR O *QI* E ALIVIAR OS MÚSCULOS   Tonificar o *Qi* e Aliviar os Músculos é uma variação de *Bu Zhong Yi Qi Tang* (Decocção para Tonificar o Centro e Beneficiar o *Qi*): tonifica e eleva o *Qi*.

> **Resumo**
>
> **Deficiência do *Qi* do Pulmão**
> *Pontos*
> ■ B-13 (*Feishu*), DU-12 (*Shenzhu*), DU-20 (*Baihui*), P-7 (*Lieque*), REN-6 (*Qihai*), B-23 (*Shenshu*), B-28 (*Pangguangshu*), B-53 (*Baohuang*). Utilizar método de tonificação em todos os pontos; moxa é aplicável
> **Fitoterapia**
> *Prescrição*
> ■ *BU ZHONG YI QI TANG* – Decocção para Tonificar o Centro e Beneficiar o *Qi*
> *Remédio dos Três Tesouros*
> ■ Tonificar o *Qi* e Aliviar os Músculos

Deficiência do Qi do Baço

Manifestações Clínicas

Incontinência moderada, urgência miccional, desejo frequente de urinar e incapacidade de controlar a urina, fezes amolecidas, fadiga, pouco apetite.
Língua: Pálida.
Pulso: Fraco.

Princípio de Tratamento

Tonificar e elevar o *Qi* do Baço.

Acupuntura

Pontos

B-20 (*Pishu*), E-36 (*Zusanli*), REN-12 (*Zhongwan*), DU-20 (*Baihui*), REN-6 (*Qihai*), B-23 (*Shenshu*), B-28 (*Pangguangshu*), B-53 (*Baohuang*). Utilizar método de tonificação em todos os pontos; moxa é aplicável.

EXPLICAÇÃO   B-20, E-36 e REN-12 tonificam o *Qi* do Baço. Todos os outros pontos foram explicados anteriormente.

Fitoterapia

Prescrição

BU ZHONG YI QI TANG – Decocção para Tonificar o Centro e Beneficiar o *Qi*.

728 Enurese e Incontinência (Sangue na Urina)

EXPLICAÇÃO Ver no tópico anterior.

Remédio dos Três Tesouros

TONIFICAR O *QI* E ALIVIAR OS MÚSCULOS Tonificar o *Qi* e Aliviar os Músculos é uma variação de *Bu Zhong Yi Qi Tang* (Decocção para Tonificar o Centro e Beneficiar o *Qi*): tonifica e eleva o *Qi*.

Resumo

Deficiência do *Qi* do Baço
Pontos
- B-20 (*Pishu*), E-36 (*Zusanli*), REN-12 (*Zhongwan*), DU-20 (*Baihui*), REN-6 (*Qihai*), B-23 (*Shenshu*), B-28 (*Pangguangshu*), B-53 (*Baohuang*). Utilizar método de tonificação em todos os pontos; moxa é aplicável

Fitoterapia
Prescrição
- *BU ZHONG YI QI TANG* – Decocção para Tonificar o Centro e Beneficiar o *Qi*

Remédio dos Três Tesouros
- Tonificar o *Qi* e Aliviar os Músculos

Deficiência do Yang do Rim

Manifestações Clínicas

Micção frequente, nictúria (levantar à noite para urinar), gotejamento moderado, enurese noturna em crianças, incontinência nos idosos, urina pálida, exaustão, tontura, tinido, fraqueza e dor em costas e joelhos, sensação de frio.

Língua: Pálida e úmida.

Pulso: Fraco e Profundo.

É importante relembrar que as crianças, além da enurese, não apresentarão nenhum dos sintomas anteriores de deficiência de Rim. Em crianças, então, a própria enurese pode ser o único sintoma de deficiência do Rim (constitucional).

Princípio de Tratamento

Tonificar e aquecer o Rim.

Acupuntura

Pontos

B-23 (*Shenshu*), DU-4 (*Mingmen*), R-7 (*Fuliu*), REN-6 (*Qihai*), REN-4 (*Guanyuan*), DU-20 (*Baihui*), B-28 (*Pangguangshu*), B-53 (*Baohuang*), B-32 (*Ciliao*), BP-6 (*Sanyinjiao*), C-7 (*Shenmen*) e *Yintang*. Utilizar método de tonificação e moxa em todos os pontos, exceto nos pontos C-7 e *Yintang*, que devem ser inseridos com método neutro.

EXPLICAÇÃO
- B-23, DU-4, R-7 e REN-4 (com moxa) fortalecem *Yang* do Rim.
- REN-6 tonifica o *Qi* em geral.
- DU-20 eleva o *Qi*.
- B-28 e B-53 tonificam a Bexiga.
- B-32 fortalece a função da Bexiga e também possui algumas propriedades tônicas gerais.
- BP-6 tonifica o Rim.

- C-7 e *Yintang* são utilizados para tratar enurese em crianças para acalmar a Mente. Esse procedimento é necessário, pois as crianças com enurese quase sempre sofrem de medo e insegurança subjacentes.

Prescrição Moderna

Alguns médicos utilizam alternadamente as seguintes combinações de pontos (aplicado com agulha e moxa):

- BP-6 (*Sanyinjiao*), REN-4 (*Guanyuan*) e B-23 (*Shenshu*).
- REN-4 (*Guanyuan*), REN-3 (*Zhongji*), B-23 (*Shenshu*), B-28 (*Pangguangshu*) e R-3 (*Taixi*).

Prescrição Antiga

C-7 (*Shenmen*) e B-40 (*Weizhong*) (*The ABC of Acupuncture*, 282 d.C.)[2]. Esta é uma combinação de pontos interessante, que harmoniza Coração e Rim, regula Aquecedor Inferior e acalma a Mente. É particularmente adequada para tratar crianças nervosas ou ligeiramente hiperativas com enurese noturna.

Fitoterapia

Prescrição

SUO QUAN WAN – Pílula para Fazer Contrato na Primavera – e *JIN GUI SHEN QI WAN* – Pílula do Tórax Dourado do *Qi* do Rim.

EXPLICAÇÃO Essas duas fórmulas combinadas tonificam e aquecem o *Yang* do Rim e interrompem enurese ou incontinência proveniente da deficiência do *Yang* do Rim.

Remédio dos Três Tesouros

FORTALECER A RAIZ Fortalecer a Raiz é uma variação de *You Gui Wan* (Pílula Restauradora do [Rim] Direito): tonifica e aquece *Yang* do Rim.

Resumo

Deficiência do *Yang* do Rim
Pontos
- B-23 (*Shenshu*), DU-4 (*Mingmen*), R-7 (*Fuliu*), REN-6 (*Qihai*), REN-4 (*Guanyuan*), DU-20 (*Baihui*), B-28 (*Pangguangshu*), B-53 (*Baohuang*), B-32 (*Ciliao*), BP-6 (*Sanyinjiao*), C-7 (*Shenmen*) e *Yintang*. Utilizar método de tonificação e moxa em todos os pontos, exceto nos pontos C-7 e *Yintang*, que devem ser inseridos com método neutro

Fitoterapia
Prescrição
- *SUO QUAN WAN* – Pílula para Fazer Contrato na Primavera – e *JIN GUI SHEN QI WAN* – Pílula do Tórax Dourado do *Qi* do Rim

Remédio dos Três Tesouros
- Fortalecer a Raiz

978-85-7241-817-1

Caso Clínico

Uma mulher de 47 anos de idade sofria de frequência urinária há mais de dez anos. A micção era muito frequente durante o dia e levantava duas vezes à noite para urinar. Apresentava ainda incontinência moderada ao pular ou tossir.

Sentia-se sempre muito cansada e facilmente com frio. Mesmo no verão, quando veio para o tratamento, necessitava usar meias para manter os pés aquecidos. Apresentava dor na região dorsal inferior e muitas vezes se sentia atordoada. A memória era debilitada e, algumas vezes, apresentava tinido. A língua estava Pálida e o pulso, Fraco e Profundo.

Diagnóstico   Este é um exemplo claro de Deficiência do *Yang* do Rim e falta de solidez do *Qi* do Rim.

Princípio de tratamento   O princípio de tratamento adotado consistiu em tonificar e elevar o *Qi*, consolidar o *Qi* da Bexiga e tonificar e aquecer o *Yang* do Rim. Foi tratada inicialmente com acupuntura e remédios patenteados.

Acupuntura   Os pontos de acupuntura utilizados (com método de tonificação) foram:

- P-7 (*Lieque*) e R-6 (*Zhaohai*) para abrir o Vaso Concepção e tonificar o Rim.
- DU-20 (*Baihui*) para elevar o *Qi* e interromper a incontinência.
- REN-12 (*Zhongwan*) para tonificar o *Qi* em geral e o *Qi* do Baço em particular.
- REN-6 (*Qihai*) para tonificar e elevar o *Qi* no abdômen inferior. Combina-se bem com DU-20, a fim de tonificar e elevar o *Qi* no tratamento de enurese, incontinência e prolapsos.
- E-36 (*Zusanli*) e BP-6 (*Sanyinjiao*) para tonificar Estômago e Baço.
- R-3 (*Taixi*), com moxa sobre a agulha, para tonificar e aquecer o Rim.
- REN-4 (*Guanyuan*), com caixa de moxa, para tonificar e aquecer o Rim.
- B-23 (*Shenshu*) e B-20 (*Pishu*) para tonificar *Yang* do Rim e *Yang* do Baço, respectivamente.

Fitoterapia   Os remédios patenteados utilizados foram três: 10 pílulas pela manhã de *Jin Gui Shen Qi Wan* (Pílula do Tórax Dourado do *Qi* do Rim) para tonificar o *Yang* do Rim; 10 pílulas na hora do almoço de *Bu Zhong Yi Qi Wan* (Pílula para Tonificar o Centro e Beneficiar o *Qi*) para tonificar e elevar o *Qi*; e 10 pílulas à noite de *Jin Suo Gu Jing Wan* (Pílula do Fecho de Metal para Consolidar a Essência) para absorver as perdas. A combinação de acupuntura com esses remédios proporcionou melhora de cerca de 70% nos sintomas urinários e a paciente passou a se sentir, no geral, muito melhor. Passou por uma consulta com o professor Zhou Zhong Ying, por ocasião de sua visita à Inglaterra; o professor prescreveu-lhe uma variação de *Suo Quan Wan* (Pílula para Fazer Contrato na Primavera), sob a forma de decocção:

- *Shan Yao* (*Rhizoma Dioscoreae*): 10g.
- *Yi Zhi Ren* (*Fructus Alpiniae oxypyllae*): 10g.

- *Wu Yao* (*Radix Linderiae*): 10g.
- *Tu Si Zi* (*Semen Cuscutae*): 10g.
- *Yin Yang Huo* (*Herba Epimedii*): 5g.
- *Shu Di Huang* (*Radix Rehmanniae preparata*): 10g.
- *Huang Qi* (*Radix Astragali*): 12g.
- *Chuan Jiao Zi* (*Semen Zanthoxyli bungeani*): 3g.
- *Fu Pen Zi* (*Fructus Rubi*): 10g.
- *Zhi Gan Cao* (*Radix Glycyrrhizae uralensis preparata*): 3g.

Explicação

- As três primeiras ervas constituem *Suo Quan Wan*, para aquecer o Rim e interromper a incontinência.
- *Tu Si Zi* e *Yin Yang Huo* tonificam e aquecem o *Yang* do Rim.
- *Shu Di Huang* tonifica o Rim. *Huang Qi* tonifica e eleva o *Qi*.
- *Chuan Jiao* aquece o Rim.
- *Fu Pen Zi* aquece o Rim e reduz a micção.
- *Gan Cao* harmoniza.

A administração dos remédios patenteados foi interrompida e, em substituição, a paciente passou a tomar a decocção citada durante dois meses: este tratamento produziu melhora nos sintomas urinários, os quais desapareceram quase completamente. A paciente também sentia muito mais energia. Após três meses da utilização da decocção, a paciente pediu mudança na prescrição para ingeri-la na forma de pó. Fizemos essa alteração, porém, curiosamente, o pó não funcionou tão bem como a decocção, e a paciente decidiu retornar para a decocção por dois meses, após os quais não mais precisou utilizá-la.

Deficiência do Yin do Rim

Manifestações Clínicas

Incontinência urinária, porém com quantidades escassas; gotejamento após a micção; urina escura; garganta seca; tontura; tinido; transpiração noturna; insônia.

Língua: sem revestimento. Se houver Calor por Deficiência, o corpo é Vermelho.

Pulso: Flutuante-Vazio.

Princípio de Tratamento

Tonificar o Rim e nutrir o *Yin*.

Acupuntura

Pontos

REN-4 (*Guangyuan*), R-3 (*Taixi*), BP-6 (*Sanyinjiao*), B-23 (*Shenshu*), B-28 (*Pangguangshu*), P-7 (*Lieque*) e R-6 (*Zhaohai*). Usar método de tonificação em todos os pontos; não utilizar moxa.

EXPLICAÇÃO

- REN-4, R-3 e BP-6 nutrem o *Yin* do Rim.
- B-23 e B-28 tonificam o *Qi* do Rim e fortalecem a função da Bexiga. Os pontos das costas são uti-

730 Enurese e Incontinência (Sangue na Urina)

lizados, pois, embora haja deficiência de *Yin*, é ainda necessário tonificar o *Yang* dentro do *Yin*, a fim de controlar os fluidos.

- P-7 e R-6, em combinação, regulam o Vaso Concepção (*Ren Mai*) e nutrem o *Yin*.

Fitoterapia

Prescrição

SANG PIAO XIAO SAN – Pó de *Ootheca Mantidis*.

EXPLICAÇÃO   Essa fórmula é adstringente e cessa a perda de urina e a enurese. Também nutre o *Yin* do Rim e acalma a Mente.

É necessário acalmar a Mente na enurese ou na incontinência proveniente de deficiência do *Yin* do Rim, pois o Calor por Deficiência que afeta Pericárdio e Triplo Aquecedor (Fogo Ministerial) pode afetar a função da Bexiga.

MODIFICAÇÕES

- Se sinais e sintomas de deficiência de *Yin* e Calor por Deficiência forem muito pronunciados, acrescentar a fórmula *Zhi Bo Di Huang Wan* (Pílula de *Anemarrhena-Phellodendron-Rehmannia*).

Remédio dos Três Tesouros

NUTRIR A RAIZ   Nutrir a Raiz é uma variação de *Zuo Gui Wan* (Pílula Restauradora do [Rim] Esquerdo).

Resumo

Deficiência do *Yin* do Rim

Pontos

- REN-4 (*Guangyuan*), R-3 (*Taixi*), BP-6 (*Sanyinjiao*), B-23 (*Shenshu*), B-28 (*Pangguangshu*), P-7 (*Lieque*) e R-6 (*Zhaohai*). Usar método de tonificação em todos os pontos; não utilizar moxa

Prescrição

- SANG PIAO XIAO SAN – Pó de Ootheca Mantidis

Remédio dos Três Tesouros

- Nutrir a Raiz

Caso Clínico

Uma mulher de 65 anos de idade sofria de incontinência urinária moderada há vários anos. Seis anos antes, ela fez uma cirurgia para corrigir o prolapso da bexiga, porém isso não ajudou o problema da incontinência. O problema urinário era bastante complexo pelo fato de sofrer de incontinência moderada, mas também de micção frequente, infecções urinárias frequentes com ardência na micção e dificuldade de urinar (disúria). Cinco anos antes, ela havia feito uma cirurgia de estiramento da uretra, o que não a ajudou em nenhum dos sintomas. Durante as últimas duas infecções urinárias, a paciente também tivera sangue na urina.

Esta paciente sentia-se ainda exaurida o tempo todo e sofria de dor na região inferior das costas

e tontura. O pulso apresentava-se muito Fraco e Profundo e a língua estava Vermelha e ligeiramente sem revestimento.

Diagnóstico   Em termos de "doença" sob a visão da medicina chinesa (identificação da doença, *Bian Bing*), esta condição pertence à Síndrome Urinária do tipo Sangue e Incontinência Urinária.

Em termos de padrões (identificação de padrões, *Bian Zheng*), há vários padrões. Primeiramente, a incontinência urinária é proveniente do afundamento do *Qi* do Baço e do Rim. Extraordinariamente, isto ocorre contra fundo de deficiência do *Yin* do Rim, a qual é evidenciada pela falta de revestimento na língua (geralmente o afundamento do *Qi* do Rim está associado à deficiência do *Yang* do Rim).

Além disso, a deficiência de *Yin* deu origem ao Calor por Deficiência, comprovado pela vermelhidão da língua. O Calor por Deficiência gerou a Síndrome Urinária por Sangue.

Tratamento   Tratei esta paciente apenas com medicina fitoterápica e lhe recomendei uma fórmula que é uma variação de *Zhi Bo Di Huang Wan* (Pílula de *Anemarrhena-Phellodendron-Rehmannia*):

- *Xiao Ji* (*Herba Cirisii*): 6g.
- *Da Ji* (*Radix Euphorbiae seu Knoxiae*): 6g.
- *Che Qian Zi* (*Semen Plantaginis*): 6g.
- *Qu Mai* (*Herba Dianthi*): 6g.
- *Bian Xu* (*Herba Polygoni avicularis*): 6g.
- *Shu Di Huang* (*Radix Rehmanniae preparata*): 6g.
- *Shan Yao* (*Rhizoma Dioscoreae*): 6g.
- *Shan Zhu Yu* (*Fructus Corni*): 6g.
- *Ze Xie* (*Rhizoma Alismatis*): 6g.
- *Fu Ling* (*Poria*): 9g.
- *Mu Dan Pi* (*Cortex Moutan*): 9g.
- *Zhi Mu* (*Radix Anemarrhenae*): 6g.
- *Huang Bo* (*Cortex Phellodendri*): 6g.
- *Tu Si Zi* (*Semen Cuscutae*): 6g.
- *Gou Qi Zi* (*Fructus Lycii chinensis*): 6g.
- *Huang Qi* (*Radix Astragali*): 6g.

Explicação

- *Xiao Ji* e *Da Ji* resolvem a Umidade das vias urinárias e interrompe sangramento urinário.
- *Che Qian Zi*, *Qu Mai* e *Bian Xu* resolvem Umidade na Bexiga e elimina Calor.
- *Shu Di Huang*, *Shan Yao*, *Shan Zhu Yu*, *Ze Xie*, *Fu Ling*, *Mu Dan Pi*, *Zhi Mu* e *Huang Bo* constituem a fórmula-raiz que tonifica o Rim (*Yin*), resolve Umidade e elimina Calor por Deficiência.
- *Tu Si Zi* e *Gou Qi Zi* tonificam o Rim. *Tu Si Zi* é usado, embora seja um tônico do *Yang* do Rim, a fim de tratar incontinência urinária.
- *Huang Qi* foi acrescentado para elevar o afundamento do *Qi*.

Exatamente após tomar uma série da decocção, a paciente obteve melhora notável em seus sintomas, especialmente na incontinência. Continuei o tratamento com variações da fórmula anterior durante um ano, tempo em que a paciente não apresentou mais as infecções periódicas da bexiga.

EXCESSO

Fogo do Fígado Infundindo-se Descendentemente

Manifestações Clínicas

Enurese noturna em crianças, ranger os dentes à noite, sono inquieto, pesadelos, acordar chorando, sede, gosto amargo, dor no hipocôndrio.

Língua: Vermelha com laterais mais vermelhas, revestimento amarelo.

Pulso: em Corda e Rápido.

A enurese infantil pode ser classificada em grandes grupos: por um lado, crianças quietas e tímidas; por outro, crianças muito hiperativas e nervosas. O padrão de deficiência de Rim pertence ao primeiro grupo, ao passo que o de Fogo do Fígado pertence ao segundo grupo. A enurese noturna em tais crianças é também proveniente da agitação da Alma Etérea (*Hun*) à noite por meio do Fogo do Fígado.

Princípio de Tratamento

Acalmar o Fígado, drenar o Fogo, acalmar a Mente e assentar a Alma Etérea.

Acupuntura

Pontos

F-2 (*Xingjian*), C-7 (*Shenmen*), BP-6 (*Sanyinjiao*), *Yintang*, B-28 (*Pangguangshu*). Utilizar método de sedação em todos os pontos, exceto no ponto B-28, que deve ser tonificado.

EXPLICAÇÃO

- F-2 drena Fogo do Fígado.
- C-7 e *Yintang* acalmam a Mente.
- BP-6 regula as vias da Água e acalma a Mente.
- B-28 fortalece a função de Bexiga.

Fitoterapia

Prescrição

LONG DAN XIE GAN TANG – Decocção de *Gentiana* para Drenar o Fígado.

EXPLICAÇÃO   Essa fórmula drena o Fogo do Fígado.

MODIFICAÇÕES

- Para intensificar a função da Bexiga e interromper a enurese, acrescentar *Sang Piao Xiao* (*Ootheca Mantidis*) e *Ji Nei Jin* (*Endothelium Corneum Gigeraiae Galli*).

Remédio dos Três Tesouros

DRENAR O FOGO   Drenar o Fogo é uma variação de *Long Dan Xie Gan Tang*: além de drenar o Fogo do Fígado, drena também o Fogo do Coração e acalma a Mente.

> **Resumo**
>
> **Fogo do Fígado Infundindo-se Descendentemente**
>
> **Pontos**
> - F-2 (*Xingjian*), C-7 (*Shenmen*), BP-6 (*Sanyinjiao*), *Yintang*, B-28 (*Pangguangshu*). Utilizar método de sedação em todos os pontos, exceto no ponto B-28, que deve ser tonificado
>
> **Fitoterapia**
> *Prescrição*
> - *LONG DAN XIE GAN TANG* – Decocção de *Gentiana* para Drenar o Fígado
> *Remédio dos Três Tesouros*
> - Drenar o Fogo

Caso Clínico

Um menino de 11 anos de idade sofria de enurese noturna desde o nascimento. Nunca ficou uma noite sem urinar na cama. Demonstrava ser uma criança muito tensa, com tiques nervosos nos olhos. A língua apresentava-se Vermelha, com as laterais e a ponta mais vermelhas e pontos vermelhos nas laterais e na ponta, além de apresentar revestimento amarelo. O pulso dele estava Cheio e em Corda.

Diagnóstico   A condição deste menino é claramente de Fogo do Fígado. Isto é visto com muita frequência em crianças tensas e nervosas.

Princípio de tratamento   O princípio de tratamento adotado consistiu em drenar o Fogo do Fígado, absorver as perdas, acalmar a Mente e assentar a Alma Etérea.

O garoto foi tratado com acupuntura e dois remédios patenteados.

Acupuntura   Os pontos de acupuntura utilizados (com método de sedação) foram:

- F-2 (*Xingjian*) para drenar o Fogo do Fígado e resolver a Alma Etérea.
- C-7 (*Shenmen*) para acalmar a Mente.
- BP-6 (*Sanyinjiao*) para pacificar o Fígado.

Fitoterapia   Os remédios patenteados usados foram *Long Dan Xie Gan Wan* (Pílula de *Gentiana* para Drenar o Fígado) e *Jin Suo Gu Jing Wan* (Pílula do Fecho de Metal para Consolidar a Essência) para drenar Fogo do Fígado e absorver as perdas.

Este menino foi tratado semanalmente, durante dez sessões; a partir de então, deixou de urinar à noite na proporção de cinco noites em sete. Encontra-se ainda em tratamento para alcançar a cura completa.

978-85-7241-817-1

Caso Clínico

Uma menina de dez anos de idade sofria de enurese noturna desde o nascimento. Não urinava na cama diariamente, como o menino do caso

732 Enurese e Incontinência (Sangue na Urina)

clínico anterior, porém tal fato ocorria duas vezes na semana. Aos cinco anos de idade, apresentou crise de cistite com queimação durante a micção. Tratava-se de uma criança tímida e quieta, com compleição pálida e mancha azulada na testa. A língua estava Pálida, mas com pontos vermelhos ao longo da lateral esquerda e na raiz. O pulso apresentava-se muito levemente em Corda no lado esquerdo e no restante estava normal.

Diagnóstico Esta criança manifesta sintomas dos tipos excesso e deficiência dos padrões que causam enurese. Há deficiência de Rim, manifestada pela língua Pálida; esta deficiência era provavelmente resultante de medo (que pode ter ocorrido até mesmo no útero), tendo em vista a mancha azulada presente em sua testa. Além disso, há um pouco de Fogo do Fígado e Umidade-Calor na Bexiga, manifestando-se pelos pontos vermelhos ao longo da lateral esquerda e na raiz da língua e pelo pulso em Corda no lado esquerdo. O episódio de cistite que a garota apresentou aos cinco anos confirmava o diagnóstico.

Princípio de tratamento O princípio de tratamento adotado consistiu em tonificar o Rim, absorver as perdas, acalmar a Mente, assentar a Alma Etérea e pacificar o Fígado. A menina foi tratada com acupuntura e remédios patenteados.

Acupuntura Os pontos de acupuntura utilizados (com método neutro para pacificar o Fígado e método de tonificação para tonificar o Rim) foram:

- C-7 (*Shenmen*) para acalmar a Mente.
- F-2 (*Xingjian*) para eliminar o Fogo do Fígado e resolver a Alma Etérea.
- BP-6 (*Sanyinjiao*), R-3 (*Taixi*), REN-4 (*Guanyuan*) e B-23 (*Shenshu*) para tonificar o Rim.

Fitoterapia Os remédios patenteados usados foram *Zhen Zhu San* (Pó da Pérola), para acalmar a Mente e resolver a Alma Etérea, e *Jin Suo Gu Jing Wan* (Pílula do Fecho de Metal para Consolidar a Essência), para absorver as perdas.

Esta menina foi tratada durante três meses (uma vez por semana), o que produziu uma melhora de 80% no quadro. Ficou também mais tranquila e, ao mesmo tempo, mais confiante.

Fogo do Coração

Manifestações Clínicas

Enurese noturna que permanece nos anos subsequente, criança nervosa, palpitações, sede, insônia, choro à noite.

Língua: Vermelha, mais vermelha na ponta, com pontos vermelhos, revestimento espesso e amarelo.

Pulso: Transbordante na posição Anterior esquerda.

Este padrão pode ser combinado com deficiência de Rim. Tal combinação é vista frequentemente na enurese noturna de crianças.

Princípio de Tratamento

Drenar o Fogo do Coração, acalmar a Mente.

Acupuntura

Pontos

C-8 (*Shaofu*), REN-14 (*Juque*), BP-6 (*Sanyinjiao*), R-3 (*Taixi*). Utilizar método neutro em todos os pontos.

EXPLICAÇÃO

- C-8 e REN-14 drenam o Fogo do Coração.
- BP-6 e R-3 tonificam o Rim.

Fitoterapia

Prescrição

DAO CHI SAN – Pó para Eliminar a Vermelhidão.

EXPLICAÇÃO Essa fórmula drena o Fogo do Coração. Observe o fato de essa fórmula conter *Mu Tong*, que deve ser removida.

Remédio dos Três Tesouros

DRENAR O FOGO Drenar o Fogo é uma variação de *Long Dan Xie Gan Tang*: além de drenar Fogo do Fígado, drena também o Fogo do Coração e acalma a Mente.

Resumo

Fogo do Coração
Pontos
- C-8 (*Shaofu*), REN-14 (*Juque*), BP-6 (*Sanyinjiao*), R-3 (*Taixi*). Utilizar método neutro em todos os pontos

Fitoterapia
Prescrição
- *DAO CHI SAN* – Pó para Eliminar a Vermelhidão
Remédio dos Três Tesouros
- Drenar o Fogo

Umidade-Calor na Bexiga

Manifestações Clínicas

Enurese noturna ou incontinência, micção difícil, queimação ao urinar.

Língua: revestimento pegajoso e amarelo.

Pulso: Deslizante.

Princípio de Tratamento

Eliminar o Calor, resolver a Umidade e promover a transformação do *Qi* da Bexiga.

Acupuntura

Pontos

BP-9 (*Yinlingquan*), BP-6 (*Sanyinjiao*), REN-9 (*Shuifen*), E-28 (*Shuidao*), B-22 (*Sanjiaoshu*), REN-3 (*Zhongji*) B-28 (*Pangguangshu*), B-32 (*Ciliao*). Utilizar método neutro em todos os pontos.

EXPLICAÇÃO

- BP-9, BP-6, REN-9, E-28 e B-22 resolvem a Umidade.
- REN-3, B-28 e B-32 promovem a transformação do *Qi* da Bexiga e abrem as vias urinárias.

Fitoterapia

Prescrição
BA ZHENG SAN – Pó das Oito Retificações.

EXPLICAÇÃO Essa fórmula elimina o Calor e resolve a Umidade da Bexiga.

Remédio dos Três Tesouros
SEPARAR PURO E TURVO Separar Puro e Turvo é uma variação de *Bi Xie Fen Qing Tang* (Decocção de *Dioscorea* para Separar o Puro), que resolve a Umidade da Bexiga e abre as vias da Água.

Resumo

Umidade-Calor na Bexiga

Pontos
- BP-9 (*Yinlingquan*), BP-6 (*Sanyinjiao*), REN-9 (*Shuifen*), E-28 (*Shuidao*), B-22 (*Sanjiaoshu*), REN-3 (*Zhongji*), B-28 (*Pangguangshu*), B-32 (*Ciliao*). Utilizar método neutro em todos os pontos

Fitoterapia
Prescrição
- *BA ZHENG SAN* – Pó das Oito Retificações
Remédio dos Três Tesouros
- Separar Puro e Turvo

Prognóstico

Acupuntura e ervas podem dar bons resultados no tratamento da enurese e da incontinência urinária.

No tocante à enurese infantil, se a criança tiver menos de dez anos, um breve tratamento por acupuntura às vezes pode ser suficiente para produzir cura; por outro lado, se a criança tiver mais de dez anos, a enurese é mais difícil de tratar. Dos dois tipos de enurese, o tipo deficiência é mais fácil de tratar que o tipo excesso proveniente do Fogo do Fígado.

Com respeito à incontinência urinária, geralmente responde ao tratamento com acupuntura e ervas em alguns meses, a menos que seja proveniente de doença neurológica, como esclerose múltipla; nesse caso, pode não responder ao tratamento ou responder apenas muito lentamente.

Literatura Chinesa Moderna

Journal of Chinese Medicine (Zhong Yi Za Zhi), v. 33, n. 1, 1992, p. 53

"Recent Progress in the Treatment of Urinary Incontinence" *de Zhu Xian Ping*

O Dr. Zhu menciona oito padrões de incontinência urinária, dos quais cinco são por deficiência e três por excesso.

- Deficiência do *Qi* do Pulmão e do Baço:
  - *Bu Zhong Yi Qi Tang* (Decocção para Tonificar o Centro e Beneficiar o *Qi*).

  - *Mu Li* (*Concha Ostreae*).
  - *Wu Wei Zi* (*Fructus Schisandrae*).
- Deficiência do Coração e do Rim:
  - *Sang Piao Xiao San* (Pó de *Ootheca Mantidis*).
- *Dan Tian* Inferior vazio e frio:
  - *Tu Si Zi Wan* (Pílula de *Cuscuta*).
  - *Shi Quan Da Bu Wan* (Pílula das Dez Grandes Tonificações Completas).
- Deficiência de Fígado, Rim e Vaso Governador:
  - *Tu Si Zi Wan* (Pílula de *Cuscuta*).
  - *Nu Zhen Zi* (*Fructus Ligustri lucidi*).
  - *Han Lian Cao* (*Herba Ecliptae*).
  - *Xu Duan* (*Radix Dipsaci*).
  - *Gou Ji* (*Rhizoma Cibotii*).
- Deficiência do *Yin* do Rim e do Fígado:
  - *Qi Ju Di Huang Wan* (Pílula de *Lycium-Chrysanthemum-Rehmannia*).
- Umidade-Calor na Bexiga:
  - *Ba Zheng San* (Pó das Oito Retificações).
- Estagnação de Sangue:
  - *Dai Di Dang Tang* (Decocção do Substituto que Afasta).
- Estagnação de Sangue com deficiência de *Qi*:
  - *Du Huo Ji Sheng Tang* (Decocção de *Angelica pubescentis-Taxillus*).
  - *Xiao Huo Luo Dan* (Pequena Pílula para Estimular os Canais de Conexão).

Journal of Chinese Medicine (Zhong Yi Za Zhi), v. 30, n. 5, 1989, p. 46

"Ma Huang Yi Zhi Tang" *de Chen Shu Sen*

O Dr. Chen utiliza a fórmula *Ma Huang Yi Zhi Tang* (Decocção de *Ephedra-Alpinia*) para tratar enurese noturna infantil. A fórmula é composta de apenas três ervas:

- *Ma Huang* (*Herba Ephedrae*): 10g.
- *Yi Zhi Ren* (*Fructus Alpiniae oxypyllae*): 10g.
- *Wu Wei Zi* (*Fructus Schisandrae*): 10g.

O Dr. Chen explica que *Ma Huang* é picante e dispersiva, ao passo que *Wu Wei Zi* é ácida e adstringente: a combinação dos sabores picantes e ácidos regula o Mecanismo do *Qi*. Além disso, *Ma Huang* penetra no Pulmão (que controla as vias da Água) e *Wu Wei Zi* penetra no Rim; essas duas ervas combinadas coordenam o movimento dos fluidos nas vias da Água do Pulmão e do Rim e regulam a transformação do *Qi* pela Bexiga. *Yi Zhi Ren* aquece o Rim, adstringe a Essência e reduz a micção.

Journal of Chinese Medicine (Zhong Yi Za Zhi), v. 30, n. 9, 1989, p. 60

"The Use of the Formula Qing Xin Zhi Yi Tang in the Treatment of Nocturnal Enuresis in Children" *de Shen Min Nan*

O Dr. Shen adota o método de desobstruir o Coração para tratar enurese noturna infantil. Esta é uma abordagem interessante que ressoa com minhas próprias ideias sobre enurese infantil, nas quais acredito que o Coração desempenha um papel em sua patologia.

O Dr. Shen utiliza a fórmula chamada *Qing Xin Zhi Yi Tang* (Decocção para Desobstruir o Coração e Interromper a Perda):

- *Huang Lian* (*Rhizoma Coptidis*): 4g.
- *Gan Cao* (*Radix Glycyrrhizae uralensis*): 4g.
- *Zhu Ye* (*Folium Phyllostachys nigrae*): 4g.
- *Lian Qiao* (*Fructus Forsythiae*): 8g.
- *Shi Chang Pu* (*Rhizoma Acori tatarinowii*): 8g.
- *Fu Ling* (*Poria*): 8g.
- *Yuan Zhi* (*Radix Polygalae*): 8g.
- *Suan Zao Ren* (*Semen Ziziphi spinosae*): 8g.
- *Chen Pi* (*Pericarpium Citri reticulatae*): 8g.
- *Dan Nan Xing* (*Rhizoma Arisaematis preparatum*): 8g.

Dr. Shen faz uma observação muito interessante ao explicar a escolha da fórmula. Comenta que a enurese infantil foi discutida por muito tempo nos clássicos antigos, mas acredita que a patologia desta doença nas crianças modernas é diferente dos tempos antigos. Relata que, nos tempos antigos, a enurese ocorria principalmente devido à constituição deficiente da criança; ao passo que, nas crianças modernas, este problema é, com frequência, proveniente de Calor e Fleuma no Coração decorrentes de disposição nervosa. Diz que, em virtude de condições de subsistência e dieta melhores, a constituição das crianças modernas é melhor que a das crianças no passado.

Journal of Chinese Medicine (Zhong Yi Za Zhi), *v. 34, n. 7, 1989, p. 60*

"Clinical Observation on the Treatment of Nocturnal Enuresis with Yi Niao Ting" *de Yu Jing Mao* et al.

Os autores desta experiência trataram 64 crianças portadoras de enurese noturna. As crianças variaram em idade de 3 a 12 anos, com idade média de 6,92. Quarenta e duas crianças foram reunidas ao grupo de tratamento e 22, ao grupo-controle tratado com medicamento ocidental (Ditropan®).

Foram identificados três padrões principais: deficiência do *Qi* do Pulmão e do Baço, deficiência do *Yang* do Rim e do Baço, e Coração e Rim não-harmonizados. A fórmula usada foi *Yi Niao Ting* (Fórmula para Interromper Enurese):

- *Huang Qi* (*Radix Astragali*).
- *Ma Huang* (*Herba Ephedrae*).
- *Jiu Zi* (*Semen Allii tuberosi*).
- *Tu Si Zi* (*Semen Cuscutae*).
- *Wu Wei Zi* (*Fructus Schisandrae*).
- *Sang Piao Xiao* (*Ootheca Mantidis*).
- *Shan Zhi Zi* (*Fructus Gardeniae*).

Os resultados no grupo de tratamento (n = 42) foram:

- *Curado*: 18 (42,9%).
- *Melhora acentuada*: 11 (26,2%).
- *Alguma melhora*: 5 (11,9%).
- *Nenhum resultado*: 8 (19%).

Os resultados no grupo-controle (n = 22) foram:

- *Curado*: 2 (9,1%).
- *Melhora acentuada*: 5 (22,7%).
- *Alguma melhora*: 4 (18,2%).
- *Nenhum resultado*: 11 (50%).

Journal of Chinese Medicine (Zhong Yi Za Zhi), *v. 34, n. 5, 1993, p. 312*

"Why Tonifying the Kidneys Sometimes Helps Nocturnal Enuresis in Children and Sometimes it does not" *de Sun Hao*

Neste curto artigo, o Dr. Sun fornece suas interessantes observações acerca do motivo da tonificação do Rim algumas vezes não ajudar no tratamento da enurese noturna de crianças. Afirma que a abordagem mais comum no tratamento desta condição constitui-se em tonificar o Rim.

Ele acredita que a razão desta abordagem às vezes não produzir resultados é decorrente do envolvimento do Coração na patologia da enurese. Comenta haver dois padrões de Rim e Coração combinados na enurese infantil: um quando o Rim está fraco e o Coração apresenta-se em condição de excesso; o outro quando os dois estão deficientes. Recomenda as seguintes prescrições para estas duas condições.

- Deficiência do Rim e Fogo do Coração:
  - *Fu Pen Zi* (*Fructus Rubi*): 30g.
  - *Yi Zhi Ren* (*Fructus Alpiniae oxypyllae*): 30g.
  - *Rou Cong Rong* (*Herba Cistanches*): 30g.
  - *Wu Wei Zi* (*Fructus Schisandrae*): 15g.
  - *Fu Ling* (*Poria*): 30g.
  - *Cang Zhu* (*Rhizoma Atractylodis*): 30g.
  - *Dan Nan Xing* (*Rhizoma Arisaematis preparatum*): 15g.
  - *Ban Xia* (*Rhizoma Pinelliae preparatum*): 20g.
  - *Shi Chang Pu* (*Rhizoma Acori tatarinowii*): 15g.
  - *Yuan Zhi* (*Radix Polygalae*): 15g.
  - *Yu Jin* (*Radix Curcumae*): 10g.
  - *Lian Zi Xin* (*Plumula Nelumbinis*): 10g.
- Deficiência do Coração e do Rim:
  - *Dang Shen* (*Radix Codonopsis*): 30g.
  - *Huang Qi* (*Radix Astragali*): 30g.
  - *Sang Piao Xiao* (*Ootheca Mantidis*): 30g.
  - *Fu Pen Zi* (*Fructus Rubi*): 30g.
  - *Shan Zhu Yu* (*Fructus Corni*): 30g.
  - *Rou Cong Rong* (*Herba Cistanches*): 20g.
  - *Sheng Di Huang* (*Radix Rehmanniae*): 30g.
  - *Yi Zhi Ren* (*Fructus Alpiniae oxypyllae*): 20g.
  - *Fu Shen* (*Sclerotium Poriae pararadicis*): 20g.
  - *Shi Hu* (*Herba Dendrobii*): 20g.
  - *Shi Chang Pu* (*Rhizoma Acori tatarinowii*): 15g.

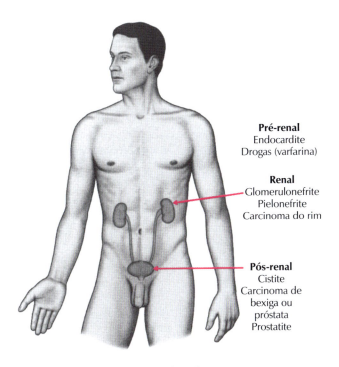

FIGURA 32.1 – Causas de sangue na urina na medicina ocidental.

Apêndice do Capítulo: Sangue na Urina

Os quadros de sangue na urina serão apresentados apenas sob a forma de tabela.

Sangue na urina é caracterizado pela presença de sangue ostensivo ou oculto na urina sem dor. Se for acompanhado por dor e dificuldade ao urinar, classifica-se na categoria de Síndrome Urinária.

Se houver grande quantidade de sangue na urina, a urina será turva e de coloração vermelho-brilhante ou marrom-avermelhada. A hematúria pode ser causada por nefrite, endocardite, poliarterite, lúpus eritematoso sistêmico (se afetar o rim), tuberculose do rim, doença policística, doença hemorrágica, tumor no rim, infecção do trato urinário inferior e carcinoma da próstata ou da bexiga. Quando o sangue estiver presente na urina, uma *causa* deve ser sempre buscada e encontrada na medicina ocidental. É essencial, portanto, obter de um urologista um diagnóstico ocidental apropriado.

É conveniente classificar a hematúria em pré-renal, renal e pós-renal, dependendo do fato de a causa estar nos órgãos acima do rim, no próprio rim ou nos órgãos abaixo do rim, isto é, bexiga ou próstata (Fig. 32.1). A Tabela 32.1 relaciona os aspectos mais comuns destas condições.

Tabela 32.1 – Causas de hematúria

Tipo	Doença	Sintomas	Sinais
Pré-renal	Endocardite Drogas (varfarina, sulfonamidas)	Mal-estar, rigores, fraqueza	Transpiração, petéquias, febre à noite
Renal	Glomerulonefrite Pielonefrite Câncer de rim (raro)	Mal-estar, pouco apetite, dor lombar, cefaleia Mal-estar, frequência, disúria, dor lombar Dor lombar	Palidez, edema de face e pernas, urina escura e escassa, hipertensão, febre Febre Tumor palpável
Pós-renal	Cistite Câncer de bexiga Hipertrofia prostática Câncer de próstata	Frequência, disúria, dor em uretra e região hipogástrica Distensão hipogástrica Retenção e dificuldade urinárias Frequência, nictúria, hesitação, debilidade, dor nas costas	Hematúria Hematúria Hematúria profusa Fluxo fraco, nictúria
Cálculos	Cálculos	*Bexiga*: dor na micção *Ureter*: dor na região do abdômen lateral *Rim*: dor lombar	Hematúria

736 Enurese e Incontinência (Sangue na Urina)

Tabela 32.2 – Padrões de sangue na urina

Tipo	Padrão	Manifestações	Princípio de tratamento	Acupuntura	Ervas
Excesso	Agitação do Fogo do Fígado	Dor em queimação, dor no hipogástrio, gosto amargo, tontura, pulso em Corda, língua Vermelha	Drenar Fogo do Fígado	F-2, BP-6, BP-10, REN-3, método de sedação	*Jia Wei Xiao Yao San* ou *Long Dan Xie Gan Tang*
	Fogo do Intestino Delgado	Queimação ao urinar, insônia, boca seca, ponta da língua vermelha	Desobstruir o Coração, resfriar Sangue	C-8, ID-2, REN-3, IG-11, R-2, método de sedação	*Dao Chi San* mais *Zhi Zi, Qu Mai, Hu Po*
	Calor no Aquecedor Inferior	Queimação ao urinar, dificuldade, revestimento amarelo, pulso em Corda	Desobstruir o Coração, resfriar Sangue, resolver Umidade	BP-6, BP-9, BP-10, IG-11, TA-6, REN-5, REN-3, R-2, F-3, método de sedação	*Xiao Ji Yin Zi*
Deficiência	Deficiência de Rim	Nenhuma dor, exaustão, hesitação, dor nas costas, fluxo fraco	Tonificar Rim	R-3, B-23, REN-4, REN-5, B-28, R-6	Deficiência de *Yin: Liu Wei Di Huang*; deficiência de *Yang: Lu Jia Jiao Tang*
	Deficiência do *Yin* do Pulmão e do Rim	Nenhuma dor, boca seca, hesitação, dor nas costas, voz fraca	Tonificar Pulmão e Rim	P-7, P-9, R-6, R-3, B-23, REN-3, B-28	*Liu Wei Di Huang Wan* e *Sheng Mai San*
	Deficiência do Baço não controlando sangue	Nenhuma dor, cansaço, pouco apetite, sensação de contração abdominal	Tonificar e aumentar o *Qi*	REN-12, E-36, BP-6, DU-20, B-20, REN-3, B-28	*Gui Pi Tang*

B = Bexiga; BP = Baço-Pâncreas; C = Coração; DU = *Du Mai*; F = Fígado; ID = Intestino Delgado; IG = Intestino Grosso; R = Rim; REN = *Ren Mai*; TA = Triplo Aquecedor.

Quando o sangue aparecer no início da micção, a fonte do sangramento está *abaixo* da bexiga. Quando o sangue estiver uniformemente misturado com a urina, pode resultar de qualquer lugar *acima* da uretra.

Os padrões de sangue na urina estão resumidos na Tabela 32.2.

Notas Finais

1. Shen Min Nan 1989 The Use of the Formula Qing Xin Zhi Yi Tang in the Treatment of Nocturnal Enuresis in Children, Journal of Chinese Medicine (*Zhong Yi Za Zhi* 中医杂志), Vol. 30, No. 9, p. 60.
2. Huang Fu Mi AD 282 Zhen Jiu Jia Yi Jing [The ABC of Acupuncture], citado no Chen You Bang 1990 Zhong Guo Zhen Jiu Zhi Liao Xue 中国针灸治疗学 [Chinese Acupuncture Therapy]. China Science Publishing House, p. 458.

978-85-7241-817-1

Capítulo 33

癃闭 *Retenção Urinária*

CONTEÚDO DO CAPÍTULO

Retenção Urinária 737

Patologia 738

Umidade ou Umidade-Calor *738*

Calor no Pulmão *738*

Qi do Baço Não Ascendendo *738*

Deficiência do *Yang* do Rim *738*

Deficiência do *Yin* do Rim *738*

Estagnação do *Qi* do Fígado *738*

Estagnação de Sangue *739*

Identificação de Padrões e Tratamento 739

Umidade-Calor na Bexiga *739*

Calor no Pulmão *739*

Estagnação do *Qi* do Fígado *740*

Estagnação de Sangue *740*

Afundamento do *Qi* do Baço *740*

Deficiência do *Yang* do Rim *741*

Literatura Chinesa Moderna 741

- Umidade-Calor na Bexiga
- Calor no Pulmão
- Estagnação do *Qi* do Fígado
- Estagnação de Sangue
- Afundamento do *Qi* do Baço
- Deficiência do *Yang* do Rim

Retenção Urinária

Traduzo o termo chinês *Long Bi* como "Retenção Urinária", apesar de que *Long* e *Bi* são, na verdade, dois sintomas separados.

Long (癃) indica uma condição crônica de urina escassa e disúria; *Bi* (闭) indica uma condição aguda de retenção urinária completa. Estes dois termos são mui-to antigos e são mencionados no *Clássico de Medicina Interna do Imperador Amarelo*.

O capítulo 23 do *Questões Simples* declara[1]:

Quando a Bexiga não está homogênea [isto é, obstruída], há retenção urinária [long]; quando não é domonada, há incontinência urinária.

O capítulo 65 do *Questões Simples* afirma[2]:

Quando a Bexiga está doente, há retenção urinária [bi].

O capítulo 2 do *Eixo Espiritual* diz[3]:

Quando o Triplo Aquecedor está em excesso, há retenção urinária; quando está deficiente, incontinência da urina. Na incontinência, tonificá-lo [o Triplo Aquecedor]; na retenção urinária, drená-lo.

O capítulo *Urinary Diseases – Urine not flowing* do *Discussion of the Origin of Symptoms in Diseases* (*Zhu Bing Yuan Hou Lun*, 610 d.C.) atribui a retenção urinária primariamente ao Calor[4]:

Quando a urina não flui; isto é decorrente de Calor no Rim e na Bexiga... Quando o Calor for abundante, a urina não escoa e há distensão abdominal e excesso. O Qi da Água se rebela para cima, causando urgência no Coração e excesso abdominal.

Curiosamente, os médicos chineses antigos estavam bem conscientes quando uma situação aguda de retenção urinária requeria cateterização pela uretra. De fato, o *Thousand Golden Ducats Prescriptions* (*Qian Jin Yao Fang*, 652 d.C.) afirma claramente que, em alguns casos de retenção urinária, deve-se inserir a haste de uma cebolinha (cebolinha verde) 3pol dentro da uretra para drenar a urina[5].

Zhang Jing Yue, em seu *Complet Book of Jing Yue* (*Jing Yue Quan Shu*, 1624), considera as quatro principais patologias da retenção urinária listadas a seguir:

- Fogo na Bexiga secando urina e gerando retenção.
- Calor em Fígado e Rim secando Sangue e Essência (*Jing*).
- Deficiência do *Yang* que se torna incapaz de mover os fluidos.
- *Qi* do Fígado rebelde[6].

738 Retenção Urinária

A discussão da retenção urinária seguirá estes tópicos:

- Patologia.
- Identificação de padrões e tratamento.
- Literatura chinesa moderna.

Patologia

Além do envolvimento óbvio do Rim e da Bexiga, vários outros órgãos estão envolvidos na fisiologia e na patologia da micção, e estes foram discutidos no Capítulo 31, *Síndrome Urinária (Lin)*.

Em particular, o Triplo Aquecedor está sempre envolvido na patologia da retenção urinária. Uma das principais funções do Triplo Aquecedor é a de transformar, transportar e excretar os fluidos. Com relação à micção, o Aquecedor Inferior é como uma "vala de drenagem", a qual transforma e excreta os fluidos.

Quando o Aquecedor Inferior está em estado de excesso (tal como quando ele está obstruído por Umidade ou Calor), as vias da Água do Aquecedor Inferior são obstruídas e há retenção urinária; quando o Aquecedor Inferior está em estado de deficiência, as vias da Água estão soltas e há frequência ou incontinência urinária. O ponto B-39 (*Weiyang*), ponto Mar Inferior (*He*) do Aquecedor Inferior, regula esta função do Triplo Aquecedor: quando há excesso e retenção urinária, B-39 deve ser drenado; quando o Aquecedor Inferior está em estado de deficiência e há incontinência urinária, B-39 deve ser tonificado.

O julgamento clínico mais importante ao tratar a retenção urinária é diagnosticar se esta é proveniente de excesso ou deficiência. Há quatro principais condições de excesso que dão origem à retenção urinária:

- Calor.
- Umidade-Calor ou Umidade.
- Estagnação do *Qi*.
- Estagnação do Sangue.

As principais condições de deficiência que originam a retenção urinária são:

- Deficiência do *Qi* do Baço.
- Deficiência do *Yang* do Rim.

Os principais órgãos (sem contar o Triplo Aquecedor) envolvidos nas condições de excesso de retenção urinária são Pulmão, Baço e Fígado; os principais órgãos envolvidos em condições de deficiência são Pulmão e Rim.

Em condições de excesso há retenção urinária pelo fato das vias da Água do Aquecedor Inferior estarem bloqueadas; nas condições de Deficiência, há retenção urinária pelo fato de não haver *Qi* suficiente para transformar e excretar os fluidos.

Umidade ou Umidade-Calor

A Umidade obstrui as vias da Água do Aquecedor Inferior e pode gerar retenção urinária. Quando combinada com Calor, isto é ainda mais provável de acontecer, pois o Calor condensa os fluidos e concentra a urina. O capítulo *Urinary Diseases* do *Urine not flowing* da *Discussion of the Origin of Symptoms in Diseases (Zhu Bing Yuan Hou Lun*, 610 d.C.) atribui a retenção urinária primariamente ao Calor[7]:

Quando a urina não flui, isso é devido de Calor em Rim e Bexiga.

Calor no Pulmão

O Pulmão controla as vias da Água do Aquecedor Superior; seu *Qi* descende ao Rim e à Bexiga; portanto, quando o Pulmão é afetado por Calor, o *Qi* do Pulmão pode não descender ao Rim e à Bexiga e pode haver retenção urinária. No entanto, isto é geralmente uma causa de retenção urinária apenas nos casos agudos, quando o Pulmão é invadido por Calor após invasão de Vento-Calor.

978-85-7241-817-1

Qi *do Baço Não Ascendendo*

Pode parecer estranho que a não ascendência do *Qi* do Baço possa causar retenção urinária, que é uma falha da descendência dos fluidos. No entanto, isto ocorre pelo fato de quando o *Qi* do Baço falhar em ascender, o *Qi* puro não pode ascender e isso não permite que o *Qi* turvo (e, portanto, a urina) descenda.

Esta é normalmente apenas uma causa de retenção urinária nos idosos.

Deficiência do Yang *do Rim*

Quando o *Yang* do Rim estiver deficiente, ele falha em controlar a micção e normalmente causa micção frequente ou até incontinência. No entanto, em casos graves, o *Yang* do Rim pode ser tão deficiente que falha em transformar e mover os fluidos e a urina, resultando na condição oposta, isto é, retenção urinária.

Tal como a não ascendência do *Qi* do Baço, a deficiência do *Yang* do Rim é normalmente uma causa de retenção urinária apenas nos idosos.

Deficiência do Yin *do Rim*

Quando o *Yin* do Rim é deficiente nos idosos, o Calor por Deficiência afeta o Rim; isto queima os fluidos e pode gerar retenção urinária. Na idade avançada, isto também pode ser possível tanto para *Yang* do Rim como para *Yin* do Rim ficarem deficientes, de tal forma que a retenção urinária seja resultado tanto do *Yang* do Rim não transformando os fluidos como do Calor por Deficiência (derivando da deficiência do *Yin* do Rim) queimando os fluidos.

Estagnação do Qi *do Fígado*

O *Qi* do Fígado fornece o livre fluxo do *Qi* necessário para o Triplo Aquecedor manter as vias da Água abertas. Se o *Qi* do Fígado se estagnar, as vias da Água do Aquecedor Inferior podem ficar obstruídas, resultando em retenção urinária. O capítulo 10 do *Eixo Espiritual* declara[8]:

Nas doenças do Fígado há sensação de excesso no peito, vômito, doenças Shan*, incontinência urinária ou retenção urinária.*

Estagnação de Sangue

Estagnação de Sangue (geralmente resultando da estagnação de *Qi*) pode obstruir as vias da Água do Aquecedor Inferior e gerar retenção urinária. A estagnação de Sangue também pode afetar o movimento dos fluidos em razão da troca mútua entre Sangue e fluidos corporais.

O Sangue é geralmente uma causa de retenção urinária apenas nos idosos.

Resumo

Patologia
- Umidade ou Umidade-Calor
- Calor no Pulmão
- *Qi* do Baço não ascendendo
- Deficiência do *Yang* do Rim
- Deficiência do *Yin* do Rim
- Estagnação do *Qi* do Fígado
- Estagnação de Sangue

Identificação de Padrões e Tratamento

Os padrões discutidos são:

- Umidade-Calor na Bexiga.
- Calor no Pulmão.
- Estagnação do *Qi* do Fígado.
- Estagnação de Sangue.
- Afundamento do *Qi* do Baço.
- Deficiência do *Yang* do Rim.

Umidade-Calor na Bexiga

Manifestações Clínicas

Retenção urinária, urina escassa, disúria, micção dolorosa, sensação de excesso no hipogástrio, urina escura, gosto pegajoso.
Língua: revestimento amarelo e pegajoso, que é mais espesso na raiz.
Pulso: Deslizante e Rápido.

Princípio de Tratamento

Resolver Umidade, eliminar Calor, promover a micção.

Acupuntura

Pontos

BP-9 (*Yinlingquan*), BP-6 (*Sanyinjiao*), REN-3 (*Zhongji*), E-28 (*Shuidao*), REN-9 (*Shuifen*), B-22 (*Sanjiaoshu*), B-39 (*Weiyang*). Todos os pontos com método de sedação ou neutro.

EXPLICAÇÃO
- Todos os pontos resolvem Umidade no Aquecedor Inferior.
- B-39, ponto Mar Inferior (*He*) do Aquecedor Inferior, regula a micção. Ele promove a micção quando é drenado nas condições de excesso do Aquecedor Inferior.

Fitoterapia

Prescrição

BA ZHENG SAN – Pó das Oito Retificações.

EXPLICAÇÃO   Essa fórmula resolve Umidade e elimina Calor da Bexiga.

Resumo

Umidade-Calor na Bexiga

Pontos
- BP-9 (*Yinlingquan*), BP-6 (*Sanyinjiao*), REN-3 (*Zhongji*), E-28 (*Shuidao*), REN-9 (*Shuifen*), B-22 (*Sanjiaoshu*), B-39 (*Weiyang*). Todos os pontos com método de sedação ou neutro

Fitoterapia

Prescrição
- *BA ZHENG SAN* – Pó das Oito Retificações

Calor no Pulmão

Manifestações Clínicas

Retenção urinária aguda, disúria, sensação de calor, sede, falta de ar, tosse.
Língua: Vermelha com revestimento amarelo.
Pulso: Transbordante e Rápido.

Princípio de Tratamento

Eliminar Calor no Pulmão, abrir as vias da Água, promover a micção.

Acupuntura

Pontos

P-5 (*Chize*), IG-11 (*Quchi*), P-7 (*Lieque*), B-39 (*Weiyang*). Todos os pontos com método de sedação.

EXPLICAÇÃO
- P-5 e IG-11 eliminam Calor do Pulmão.
- P-7 promove a descendência do *Qi* do Pulmão.
- B-39, ponto Mar Inferior (*He*) do Aquecedor Inferior, regula a micção. Promove micção quando é drenado em condições de excesso do Aquecedor Inferior.

Fitoterapia

Prescrição

QING FEI YIN – Decocção para Desobstruir o Pulmão.

EXPLICAÇÃO   Essa fórmula é específica para eliminar Calor do Pulmão e promover a micção. Note que ela contém *Mu Tong* (*Caulis Akebiae trifoliatae*), que deve ser omitido e substituído por *Bian Xu* (*Herba Polygoni avicularis*) e *Yi Yi Ren* (*Semen Coicis*).

740 Retenção Urinária

> **Resumo**
>
> **Calor no Pulmão**
> **Pontos**
> ■ P-5 (*Chize*), IG-11, P-7 (*Lieque*), B-39 (*Weiyang*). Todos os pontos com método de sedação
> **Fitoterapia**
> *Prescrição*
> ■ QING FEI YIN – Decocção para Desobstruir o Pulmão

Estagnação do Qi do Fígado

Manifestações Clínicas

Retenção urinária, disúria (os dois sintomas podem piorar antes da menstruação), sensação de distensão do hipogástrio, irritabilidade, distensão abdominal, distensão pré-menstrual das mamas.

Língua: levemente Vermelha nas laterais.
Pulso: em Corda.

Princípio de Tratamento

Suavizar Fígado, mover *Qi*, eliminar estagnação, abrir as vias da Água, promover micção.

Acupuntura

Pontos

F-3 (*Taichong*), VB-34 (*Yanglingquan*), REN-3 (*Zhongji*), B-63 (*Jinmen*), B-39 (*Weiyang*). Todos os pontos com método de sedação ou neutro.

EXPLICAÇÃO

- F-3 move o *Qi* e elimina estagnação. Também acalma a Mente.
- VB-34, em combinação com REN-3, move o *Qi* na Bexiga.
- B-63, ponto de Acúmulo, regula o canal da Bexiga.
- B-39, ponto Mar Inferior (*He*) do Aquecedor Inferior, regula a micção. Promove a micção quando é drenado em condições de excesso do Aquecedor Inferior.

Fitoterapia

Prescrição
CHEN XIANG SAN – Pó de *Aquilaria*.

EXPLICAÇÃO   Essa fórmula move o *Qi* e elimina estagnação dos canais do Fígado e da Bexiga.

> **Resumo**
>
> **Estagnação do *Qi* do Fígado**
> **Pontos**
> ■ F-3 (*Taichong*), VB-34 (*Yanglingquan*), REN-3 (*Zhongji*), B-63 (*Jinmen*), B-39 (*Weiyang*). Todos os pontos com método de sedação ou neutro
> **Fitoterapia**
> *Prescrição*
> ■ CHEN XIANG SAN – Pó de *Aquilaria*

Estagnação de Sangue

Manifestações Clínicas

Retenção urinária, disúria, dor em punhalada no hipogástrio.

Língua: Púrpura.
Pulso: em Corda, Firme ou Áspero.

Princípio de Tratamento

Revigorar o Sangue, eliminar estagnação, abrir as vias da Água, promover a micção.

Acupuntura

Pontos

F-3 (*Taichong*), VB-34 (*Yanglingquan*), REN-3 (*Zhongji*), B-63 (*Jinmen*), B-39 (*Weiyang*), BP-10 (*Xuehai*), BP-4 (*Gongsun*) e PC-6 (*Neiguan*). Todos os pontos com método de sedação ou neutro.

EXPLICAÇÃO

- F-3 move *Qi* e Sangue e elimina estagnação. Ele também acalma a Mente.
- VB-34, em conjunção com REN-3, move *Qi* e Sangue na Bexiga.
- B-63, ponto de Acúmulo, regula canal da Bexiga.
- B-39, ponto Mar Inferior (*He*) do Aquecedor Inferior, regula a micção. Ele promove a micção quando é drenado em condições de excesso do Aquecedor Inferior.
- BP-10 revigora o Sangue e elimina a estagnação.
- BP-4 e PC-6 regulam o Vaso Penetrador (*Chong Mai*) e revigora o Sangue.

Fitoterapia

Prescrição
DAI DI DANG WAN – Decocção do Substituto que Afasta.

EXPLICAÇÃO   Esta fórmula revigora o Sangue e elimina estagnação no Aquecedor Inferior. Deve ser modificada com a adição de ervas para abrir as vias da Água, tais como *Wang Bu Liu Xing* (*Semen Vaccariae*), *Bian Xu* (*Herba Polygoni avicularis*) e *Qu Mai* (*Herba Dianthi*).

> **Resumo**
>
> **Estagnação de Sangue**
> **Pontos**
> ■ F-3 (*Taichong*), VB-34 (*Yanglingquan*), REN-3 (*Zhongji*), B-63 (*Jinmen*), B-39 (*Weiyang*), BP-10 (*Xuehai*), BP-4 (*Gongsun*) e PC-6 (*Neiguan*). Todos os pontos com método de sedação ou neutro
> **Fitoterapia**
> *Prescrição*
> ■ DAI DI DANG WAN – Decocção do Substituto que Afasta

Afundamento do Qi do Baço

Manifestações Clínicas

Retenção urinária crônica, disúria, cansaço, fezes amolecidas, pouco apetite, urina pálida, vontade de se deitar.

Língua: Pálida.
Pulso: Fraco.

Princípio de Tratamento

Tonificar e fazer elevar o *Qi* do Baço, fazer ascender o *Qi* puro, fazer o *Qi* turvo descender, abrir as vias da Água, promover a micção.

Acupuntura

Pontos

REN-12 (*Zhongwan*), E-36 (*Zusanli*), BP-6 (*Sanyinjiao*), B-20 (*Pishu*), REN-3 (*Zhongji*), REN-6 (*Qihai*), DU-20 (*Baihui*), B-22 (*Sanjiaoshu*). Todos os pontos com método de tonificação, exceto o último ponto, que deve ser inserido com método neutro.

EXPLICAÇÃO
- REN-12, E-36, BP-6 e B-20 tonificam o *Qi* do Baço.
- REN-3 e REN-6 elevam o *Qi* no Aquecedor Inferior e na Bexiga.
- DU-20 eleva o *Qi*.
- B-22 abre as vias da Água do Aquecedor Inferior.

Fitoterapia

Prescrição

BU ZHONG YI QI TANG – Decocção para Tonificar o Centro e Beneficiar o *Qi* – *CHUN ZE TANG* – Decocção da Fonte da Primavera.

EXPLICAÇÃO A primeira fórmula tonifica e faz ascender o *Qi* do Baço, ao passo que a segunda tonifica o *Qi* e promove a micção.

> **Resumo**
>
> **Afundamento do *Qi* do Baço**
> **Pontos**
> - REN-12 (*Zhongwan*), E-36 (*Zusanli*), BP-6 (*Sanyinjiao*), B-20 (*Pishu*), REN-3 (*Zhongji*), REN-6 (*Qihai*), DU-20 (*Baihui*), B-22 (*Sanjiaoshu*). Todos os pontos com método de tonificação, exceto o último ponto, que deve ser inserido com método neutro
>
> **Fitoterapia**
> *Prescrição*
> - *BU ZHONG YI QI TANG* – Decocção para Tonificar o Centro e Beneficiar o *Qi* – acrescido de *CHUN ZE TANG* – Decocção da Fonte da Primavera

Deficiência do Yang do Rim

Manifestações Clínicas

Retenção urinária, disúria, gotejamento de urina, urina pálida, nictúria, dor na região dorsal inferior, tontura, tinido, sensação de frio, joelhos fracos.
Língua: Pálida.
Pulso: Profundo e Fraco.

Princípio de Tratamento

Tonificar e aquecer *Yang* do Rim, abrir as vias da Água, promover micção.

Acupuntura

Pontos

B-23 (*Shenshu*), R-7 (*Fuliu*), R-3 (*Taixi*), REN-4 (*Guanyuan*), REN-3 (*Zhongji*), B-39 (*Weiyang*), B-22 (*Sanjiaoshu*). Todos os pontos com método de tonificação, exceto os últimos dois pontos, que devem ser inseridos com método de sedação.

EXPLICAÇÃO
- B-23, R-7, R-3 e REN-4 tonificam o *Yang* do Rim.
- REN-3 regula a Bexiga e promove a micção.

- B-39 abre as vias da Água e promove a micção.
- B-22 abre as vias da Água do Aquecedor Inferior.

Fitoterapia

Prescrição

SHEN QI WAN – Pílula do *Qi* do Rim.

EXPLICAÇÃO Essa fórmula tonifica o *Yang* do Rim e abre as vias da Água do Aquecedor Inferior.

> **Resumo**
>
> **Deficiencia do *Yang* do Rim**
> **Pontos**
> - B-23 (*Shenshu*), R-7 (*Fuliu*), R-3 (*Taixi*), REN-4 (*Guanyuan*), REN-3 (*Zhongji*), B-39 (*Weiyang*), B-22 (*Sanjiaoshu*). Todos os pontos com método de tonificação, exceto os últimos dois pontos, que devem ser inseridos com método de sedação
>
> **Fitoterapia**
> *Prescrição*
> - *SHEN QI WAN* – Pílula do *Qi* do Rim

Literatura Chinesa Moderna

Chinese Acupuncture and Moxibustion (Zhong Guo Zhen Jiu), v. 5, n. 1, 1985, p. 8

"Observation on the Use of Acupuncture in the Treatment of 80 Cases of Urinary Retention after Childbirth or Surgery" de Wu Bao Fa

O Dr. Wu tratou 80 pacientes que sofriam de retenção urinária, 65 deles após o parto e 15 após a cirurgia. Os pontos utilizados foram REN-3 (*Zhongji*) e REN-2 (*Qugu*), com inserção horizontal de REN-3 em direção ao REN-2. Dois outros pontos foram utilizados, isto é, BP-6 (*Sanyinjiao*) e BP-8 (*Diji*). Se o paciente estivesse fraco, foram adicionados os pontos REN-6 (*Qihai*), REN-17 (*Shanzhong*) e E-36 (*Zusanli*).

Depois de conseguir a sensação da inserção da agulha, a agulha foi rodada delicadamente e depois deixada no lugar por 15 a 20min. Durante o tempo em que ficou retida, a agulha foi rodada a cada 5min.

Os resultados foram os seguintes:

- *Tratamento efetivo em 1 sessão*: 72 pacientes (90%).
- *Tratamento efetivo em 2 sessões*: 3 pacientes (3,75%).
- *Tratamento efetivo em 3 sessões*: 3 pacientes (3,75%).
- *Tratamento não efetivo*: 2 pacientes (2,5%).

Journal of Chinese Medicine (Zhong Yi Za Zhi), v. 26, n 4, 1985, p. 80

"The Treatment of Urinary Retention During Pregnancy and after Childbirth" de Zhang Hui Xian

O Dr. Zhang discute o tratamento da retenção urinária durante a gravidez e após o parto. Durante a gravidez, ele distingue dois padrões, isto é, deficiência de *Qi* e Sangue e deficiência do *Yang* do Rim.

742 Retenção Urinária

- Deficiência de *Qi* e Sangue (durante a gravidez):
  - *Dang Shen* (*Radix Codonopsis*): 30g.
  - *Huang Qi* (*Radix Astragali*): 20g.
  - *Sheng Ma* (*Rhizoma Cimicifugae*): 10g.
  - *Dang Gui* (*Radix Angelicae sinensis*): 10g.
  - *Bai Shao* (*Radix Paeoniae alba*): 10g.
  - *Shu Di Huang* (*Radix Rehmanniae preparata*): 10g.
  - *E Jiao* (*Colla Corii Asini*): 10g.
  - *Fu Ling* (*Poria*): 10g.
  - *Tong Cao* (*Medula Tetrapanacis*): 6g.
  - *Zhu Ye* (*Folium Phyllostachys nigrae*): 6g.
- Deficiência do *Yang* do Rim (durante a gravidez):
  - *Fu Zhi* (*Radix Aconiti lateralis preparata*): 10g.
  - *Gui Zhi* (*Ramulus Cinnamomi cassiae*): 6g.
  - *Shu Di Huang* (*Radix Rehmanniae preparata*): 20g.
  - *Shan Yao* (*Rhizoma Dioscoreae*): 10g.
  - *Shan Zhu Yu* (*Fructus Corni*): 10g.
  - *Ze Xie* (*Rhizoma Alismatis*): 10g.
  - *Ba Ji Tian* (*Radix Morindae officinalis*): 10g.
  - *Fu Ling* (*Poria*): 10g.

Após o parto, o Dr. Zhang distingue dois padrões de deficiência de *Qi* e deficiência do Rim.

- Deficiência do *Qi* (após o parto):
  - *Ren Shen* (*Radix Ginseng*): 10g.
  - *Huang Qi* (*Radix Astragali*): 20g.
  - *Mai Men Dong* (*Radix Ophiopogonis*): 10g.
  - *Dang Gui* (*Radix Angelicae sinensis*): 10g.
  - *Che Qian Zi* (*Semen Plantaginis*): 10g.
  - *Mu Tong* (*Caulis Akebiae trifoliatae*): 6g.

- *Fu Ling* (*Poria*): 10g.
- *Si Gua Luo* (*Fructus Retinervus Luffae*): 10g.
- Deficiência do *Yang* do Rim (após o parto):
  - *Fu Zi* (*Radix Aconiti lateralis preparata*): 10g.
  - *Gui Zhi* (*Ramulus Cinnamomi cassiae*): 6g.
  - *Shu Di Huang* (*Radix Rehmanniae preparata*): 20g.
  - *Shan Yao* (*Rhizoma Dioscoreae*): 10g.
  - *Shan Zhu Yu* (*Fructus Corni*): 10g.
  - *Ze Xie* (*Rhizoma Alismatis*): 10g.
  - *Mu Dan Pi* (*Cortex Moutan*): 6g.
  - *Fu Ling* (*Poria*): 10g.
  - *Yu Mai Xu* (*Stigma Maydis*): 10g.

Notas Finais

1. 1979 Huang Di Nei Jing Su Wen 黄帝内经素问 [The Yellow Emperor's Classic of Internal Medicine – Simple Questions]. People's Health Publishing House, Beijing, p. 150. Primeira publicação em 100 a.C.
2. Ibid., p. 359.
3. 1981 Ling Shu Jing 灵枢经 [Spiritual Axis]. People's Health Publishing House, Beijing, p. 7. Primeira publicação em 100 a.C.
4. Ding Guan Di 1991 Zhu Bing Yuan Hou Lun 诸病源候论 [Discussion of the Origin of Symptoms in Diseases]. People's Health Publishing House, Beijing, p. 448. O *Discussion of the Origin of Symptoms in Diseases* foi escrito por Chao Yuan Fang em 610 d.C.
5. Citado no Zhang Bo Yu 1986 Zhong Yi Nei Ke Xue 中医内科学 [Internal Medicine in Chinese Medicine]. Shanghai Science Publishing House, Shanghai, p. 239.
6. Citado no Internal Medicine in Chinese Medicine, p. 239.
7. Ding Guang Di 1991 Discussion of the Origin of Symptoms in Diseases, p. 448.
8. Spiritual Axis, p. 36.

978-85-7241-817-1

Capítulo 34

Cistite Intersticial

膀
胱
炎

CONTEÚDO DO CAPÍTULO

Cistite Intersticial   743

Cistite Intersticial na Medicina Chinesa   744

Identificação de Padrões e Tratamento   745

Deficiência do *Qi* do Baço e do *Yang* do Rim com Fogo *Yin*   745

Deficiência do *Qi* do Baço e do *Yang* do Rim com Umidade   745

Deficiência do *Qi* do Baço e do *Yang* do Rim com Estagnação do *Qi*   746

Deficiência do *Qi* do Baço e do *Yang* do Rim com Estagnação de Sangue   747

Deficiência de *Yin* do Rim com Calor por Deficiência   747

Prognóstico e Prevenção   748

- Deficiência do *Qi* do Baço e do *Yang* do Rim com Fogo *Yin*
- Deficiência do *Qi* do Baço e do *Yang* do Rim com Umidade
- Deficiência do *Qi* do Baço e do *Yang* do Rim com estagnação do *Qi*
- Deficiência do *Qi* do Baço e do *Yang* do Rim com estagnação de Sangue
- Deficiência de *Yin* do Rim com Calor por Deficiência

Cistite Intersticial

Cistite indica infecção na Bexiga, que é geralmente decorrente de infecção com bactéria. As bactérias que são normalmente encontradas no trato gastrintestinal, tais como *Escherichia coli*, causam a maior parte das infecções do trato urinário. Outras bactérias que podem causar infecção do trato urinário incluem *Staphylococcus saprophyticus*, *proteus*, *Klebsiella* e *enterococcus*. Nos últimos anos, um aumento do número de infecções da bexiga tanto em homens como em mulheres foi ligado

a dois organismos sexualmente transmissíveis: *Chlamydia trachomatis* e *mycoplasma*.

As mulheres são mais suscetíveis a infecções do trato urinário pelo fato da uretra ser mais curta do que a dos homens. Em virtude de a abertura uretral ser relativamente perto do ânus nas mulheres, as bactérias que estão normalmente presentes no cólon podem facilmente contaminar a uretra feminina. Uma infecção do trato urinário em mulheres jovens é geralmente associada ao aumento da atividade sexual.

Nos homens, uma infecção da bexiga é quase sempre um sintoma mais de distúrbio básico do que de uma "simples" infecção bacteriana. Frequentemente, a infecção migrou da próstata ou de alguma outra parte do corpo, sinalizando problemas naqueles locais. Ou ela pode indicar que um tumor ou outra obstrução está interferindo no trato urinário.

A cistite intersticial (CI) é uma condição que resulta em desconforto recorrente ou dor em bexiga e região pélvica ao redor. Os sintomas variam de caso a caso e até no mesmo indivíduo. Há geralmente leve desconforto, sensação de pressão, sensibilidade ou dor intensa em bexiga e área pélvica. Os sintomas podem incluir urgência, frequência ou uma combinação destes sintomas. A dor pode mudar de intensidade à medida que a Bexiga se enche de urina ou quando ela se esvazia. Os sintomas nas mulheres geralmente ficam piores durante a menstruação. Elas podem ter dor com o intercurso vaginal.

Em virtude da CI variar tanto nos sintomas e na gravidade, a maior parte dos pesquisadores acredita que esta não representa uma, mas muitas doenças. Nos últimos anos, os médicos começaram a utilizar o termo síndrome dolorosa da bexiga (PBS, *painfull bladder syndrome*) para descrever casos com sintomas de dor urinária que não se enquadram na definição estrita de CI. Os termos CI/PBS incluem todos os casos de dor urinária que não podem ser atribuídas a outras causas, tais como infecção ou cálculo urinário.

Alguns dos sintomas de CI/PBS parecem com os de infecção bacteriana, mas testes médicos não revelam organismos na urina de pacientes com CI/PBS. Além disso, pacientes com CI/PBS não respondem à antibioticoterapia.

744 Cistite Intersticial

CI/PBS é muito mais comum nas mulheres do que nos homens. Dos estimados um milhão de americanos com CI, até 90% são mulheres.

O diagnóstico de CI/PBS na população em geral é baseado na presença de dor relacionada à Bexiga. Este quadro é geralmente acompanhado por frequência e urgência na ausência de outras doenças que poderiam causar os sintomas.

As células brancas e vermelhas do Sangue e as bactérias na urina podem indicar infecção do trato urinário, a qual pode ser tratada com antibiótico. Se a urina estiver estéril por semanas ou meses enquanto os sintomas persistem, considera-se o diagnóstico de CI/PBS.

Em CI/PBS, a parede da Bexiga pode estar irritada e se tornar lesionada ou rígida. "Glomerulações" (sangramento pontual causado por irritação recorrente) frequentemente aparecem na parede da bexiga. Úlceras de Hunner estão presentes em 10% dos pacientes com CI. Algumas pessoas com CI/PBS acham que suas bexigas não podem segurar mais a urina, o que aumenta a frequência da micção. Pessoas com casos graves de CI/PBS chegam a urinar até 60 vezes por dia, incluindo micções noturnas frequentes (nictúria).

Não há cura para CI/PBS na medicina ocidental. Os sintomas podem desaparecer sem explicação ou coincidir com um evento, tal como uma mudança na dieta ou no tratamento. Mesmo quando os sintomas desaparecem, podem voltar depois de dias, semanas, meses ou anos.

Polissulfato sódico de pentosana (Elmiron®) é a primeira droga oral desenvolvida para o tratamento de CI e aprovada pelo Food and Drug Administration (FDA) em 1996. Em testes clínicos, a droga melhorou os sintomas em 30% dos pacientes tratados. Elmiron® pode afetar a função do Fígado, a qual deve, portanto, ser monitorada.

> ### Resumo
>
> #### Cistite Intersticial
> - Cistite intersticial (CI) é uma condição que resulta em desconforto ou dor recorrente em Bexiga e região pélvica ao redor
> - Há geralmente desconforto moderado, sensação de pressão, sensibilidade ou dor intensa em bexiga e área pélvica, urgência e/ou frequência
> - O termo síndrome dolorosa da bexiga (PBS, *painful bladder syndrome*) é geralmente utilizado para descrever casos com sintomas de dor urinária que não se encaixam na definição estrita de cistite intersticial
> - Alguns dos sintomas de CI/PBS parecem com aqueles de infecção bacteriana, mas os testes não revelam organismos na urina de pacientes com CI/PBS
> - Pacientes com CI/PBS não respondem à antibioticoterapia
> - Mais comum em mulheres do que em homens: de um milhão de americanos estimados com CI, até 90% são mulheres
> - Testes diagnósticos que ajudam a descartar outras doenças incluem urinálise, cultura da urina, cistoscopia, biópsia da parede da bexiga, distensão da bexiga sob anestesia, citologia da urina e exames laboratoriais das secreções prostáticas
> - Em CI/PBS, a parede da bexiga pode ficar irritada e se tornar lesada ou rígida. "Glomerulações" (sangramentos pontuais causados por irritação recorrente) geralmente aparecem na parede da bexiga. Úlceras de Hunner estão presentes em 10% dos pacientes com CI

A discussão da cistite intersticial será conduzida de acordo com os seguintes tópicos:

- Cistite intersticial na medicina chinesa.
- Identificação de padrões e tratamentos.
- Prognóstico e prevenção.

978-85-7241-817-1

Cistite Intersticial na Medicina Chinesa

A cistite aguda de infecção bacteriana corresponde, na medicina chinesa, claramente à Síndrome Urinária por Calor. A cistite bacteriana crônica corresponde à mistura de padrões e principalmente de três condições, isto é, Síndrome Urinária por Calor, Síndrome Urinária por fadiga e Síndrome Urinária por turbidez.

Neste capítulo, concentrarei-me particularmente na cistite intersticial, mas muitos dos tratamentos e fórmulas para esta doença são aplicáveis também à cistite bacteriana. A principal diferença de como tratar é o fato de que, na cistite bacteriana, devemos sempre adicionar algumas ervas que tenham efeito antibacteriano. Muitas ervas chinesas têm efeito antibacteriano e as principais com efeito na bexiga são:

- *Bian Xu (Herba Polygoni avicularis)*.
- *Chi Xiao Dou (Semen Phaseoli)*.
- *Da Ji (Radix Euphorbiae seu Knoxiae)*.
- *Hua Shi (Talcum)*.
- *Huang Bo (Cortex Phellodendri)*.
- *Qu Mai (Herba Dianthi)*.
- *Shi Wei (Folium Pyrrosiae)*.
- *Xiao Ji (Herba Cirisii)*.
- *Zhi Mu (Radix Anemarrhenae)*.
- *Zhu Ling (Polyporus)*.

A julgar pelas manifestações clínicas descritas anteriormente sob o ponto de vista da medicina chinesa, a cistite intersticial é claramente uma condição caracterizada por excesso e deficiência. Vamos rever e interpretar as manifestações clínicas da cistite intersticial. Elas são:

- *Desconforto moderado na bexiga*: estagnação de *Qi* ou Calor.
- *Sensação de pressão*: Umidade.
- *Sensibilidade*: Umidade ou deficiência de *Qi*.
- *Dor intensa*: Umidade e/ou estagnação de *Qi* com estagnação de Sangue.
- *Urgência*: afundamento de *Qi*.
- *Frequência*: afundamento de *Qi*.
- *Irritação da parede da bexiga*: Calor (excesso, deficiência ou Fogo *Yin*).
- *"Glomerulações" (sangramentos pontuais causados por irritação recorrente) na parede da bexiga*: Calor (excesso, deficiência ou Fogo *Yin*).
- *Úlceras de Hunner*: Calor (excesso, deficiência ou Fogo *Yin*).
- *Nictúria*: deficiência do *Yang* do Rim.

Análise e resumo das manifestações clínicas anteriores nos leva a identificar os principais padrões envolvidos na cistite intersticial como sendo os seguintes:

- Deficiência do *Qi* do Baço e/ou do *Yang* do Rim.
- Afundamento do *Qi* do Baço e/ou do *Qi* do Rim.
- Calor (excesso, deficiência ou Fogo *Yin*).
- Umidade.
- Estagnação de *Qi*.
- Estagnação de Sangue.

Portanto, é óbvio que a patologia da cistite intersticial sempre envolve uma combinação de excesso (Umidade, Calor, estagnação do *Qi*, estagnação de Sangue) e deficiência (deficiência do *Qi* do Baço e/ou do *Yang* do Rim, afundamento do *Qi*).

A condição de Calor na cistite intersticial é mais frequente devido ao Calor por Deficiência ou Fogo *Yin* do que devido ao Calor por Excesso. Note que não é nada incomum haver algum Calor ou Fogo *Yin* em combinação com deficiência do *Yang* do Rim, ao passo que o Calor por Deficiência obviamente sempre deriva da deficiência de *Yin*.

Observe também que, especialmente nas mulheres acima dos 40 anos, não é nada incomum haver tanto deficiência de *Yin* do Rim como de *Yang* do Rim (mesmo em graus diferentes), de tal maneira que ela pode ter Calor por Deficiência decorrente de deficiência de *Yin* do Rim, mas também frequência e leve incontinência em decorrência de deficiência do *Yang* do Rim.

Para uma discussão do Fogo *Yin*, veja o Capítulo 25, *Úlceras bucais*.

Identificação de Padrões e Tratamento

Os principais padrões que aparecem na cistite intersticial são os seguintes:

- Deficiência do *Qi* do Baço e do *Yang* do Rim com Fogo *Yin*.
- Deficiência do *Qi* do Baço e do *Yang* do Rim com Umidade.
- Deficiência do *Qi* do Baço e do *Yang* do Rim com estagnação do *Qi*.
- Deficiência do *Qi* do Baço e do *Yang* do Rim com estagnação de Sangue.
- Deficiência de *Yin* do Rim com Calor por Deficiência.

Deficiência do Qi do Baço e do Yang do Rim com Fogo Yin

Manifestações Clínicas

Frequência miccional, leve incontinência, urgência, leve dor em queimação ou ausência de dor, irritação da parede da bexiga, "glomerulações" ou úlceras de Hunner na parede da bexiga, sintomas agravados com cansaço, fezes amolecidas, vontade de se deitar, dor na região dorsal inferior, tontura, tinido, sensação de frio em geral (mas sensação de calor na face).

Língua: Pálida.
Pulso: Profundo e Fraco

Princípio de Tratamento

Tonificar Baço, tonificar e aquecer *Yang* do Rim, fortalecer *Qi* Original (*Yuan Qi*), dominar Fogo *Yin*.

Acupuntura

Pontos

REN-4 (*Guanyuan*), REN-3 (*Zhongji*), B-23 (*Shenshu*), R-3 (*Taixi*), P-7 (*Lieque*) e R-6 (*Zhaohai*), E-36 (*Zusanli*), BP-6 (*Sanyinjiao*), REN-12 (*Zhongwan*), B-20 (*Pishu*), TA-5 (*Waiguan*), PC-7 (*Daling*) e B-63 (*Jinmen*). Utilizar método de tonificação em todos os pontos, exceto nos três últimos, que devem ser inseridos com método neutro.

978-85-7241-817-1

EXPLICAÇÃO

- REN-4 e REN-3 fortalecem o *Qi* Original.
- B-23 e R-3 tonificam o Rim.
- P-7 e R-6 regulam o Vaso Concepção (*Ren Mai*).
- E-36, BP-6, REN-12 e B-20 tonificam o *Qi* do Baço.
- TA-5 e PC-7 dominam o Fogo *Yin*.
- B-63 regula a Bexiga e interrompe a dor urinária.

Fitoterapia

Prescrição

Variação de *BU ZHONG YI QI TANG* – Variação da Decocção para Tonificar o Centro e Beneficiar o *Qi*.

EXPLICAÇÃO Essa variação de *Bu Zhong Yi Qi Tang* tonifica Baço, Rim e *Qi* Original e domina Fogo *Yin*.

Remédio dos Três Tesouros

TONIFICAR *QI* E RELAXAR MÚSCULOS Tonificar *Qi* e Relaxar Músculos é uma variação de *Bu Zhong Yi Qi Tang*) Decocção para Tonificar o Centro e Beneficiar o *Qi*), que tonifica e eleva o *Qi*, tonifica o *Qi* Original e resolve a Umidade.

Resumo

Deficiência do *Qi* do Baço e do *Yang* do Rim com Fogo *Yin*
Pontos
■ REN-4 (*Guanyuan*), REN-3 (*Zhongji*), B-23 (*Shenshu*), R-3 (*Taixi*), P-7 (*Lieque*) e R-6 (*Zhaohai*), E-36 (*Zusanli*), BP-6 (*Sanyinjiao*), REN-12 (*Zhongwan*), B-20 (*Pishu*), TA-5 (*Waiguan*), PC-7 (*Daling*) e B-63 (*Jinmen*). Utilizar método de tonificação em todos os pontos, exceto nos três últimos, que devem ser inseridos com método neutro

Fitoterapia
Prescrição
■ Variação de *BU ZHONG YI QI TANG* – Variação da Decocção para Tonificar o Centro e Beneficiar o *Qi*
Remédio dos Três Tesouros
■ Tonificar *Qi* e Relaxar Músculos

Deficiência do Qi do Baço e do Yang do Rim com Umidade

Manifestação Clínica

Frequência miccional, urgência, leve dor em queimação ou ausência de dor, sensação de excesso no hipogástrio,

746 Cistite Intersticial

disúria, irritação da parede da bexiga, "glomerulação" ou úlceras de Hunner na parede da bexiga, fezes amolecidas, cansaço, plenitude abdominal, dor na região dorsal inferior, tontura, tinido.

Língua: Pálida com revestimento espesso e pegajoso.
Pulso: Encharcado.

Princípio de Tratamento

Tonificar *Qi* do Baço e *Yang* do Rim, resolver a Umidade.

Acupuntura

Pontos

REN-12 (*Zhongwan*), E-36 (*Zusanli*), BP-6 (*Sanyinjiao*), B-20 (*Pishu*), B-23 (*Shenshu*), R-3 (*Taixi*), REN-4 (*Guanyuan*), B-63 (*Jinmen*), REN-3 (*Zhongji*), BP-9 (*Yinlingquan*), E-28 (*Shuidao*). Utilizar método de tonificação em todos os pontos, exceto nos quatro últimos pontos, que deverão ser inseridos com método neutro.

EXPLICAÇÃO

- REN-12, E-36, BP-6 e B-20 tonificam o Baço.
- B-23, R-3 e REN-4 tonificam o Rim.
- B-63 regula a Bexiga e interrompe a dor urinária.
- REN-3, BP-9 e E-28 resolvem a Umidade nas vias urinárias.

Fitoterapia

Prescrição

Variação de *JIN GUI SHEN QI WAN* – Variação da Pílula do Tórax Dourado do *Qi* do Rim.

EXPLICAÇÃO Essa variação de *Jin Gui Shen Qi Wan* tonifica Rim e Baço e resolve Umidade.

Resumo

Deficiência do *Qi* do Baço e do *Yang* do Rim com Umidade
Pontos

- REN-12 (*Zhongwan*), E-36 (*Zusanli*), BP-6 (*Sanyinjiao*), B-20 (*Pishu*), B-23 (*Shenshu*), R-3 (*Taixi*), REN-4 (*Guanyuan*), B-63 (*Jinmen*), REN-3 (*Zhongji*), BP-9 (*Yinlingquan*), E-28 (*Shuidao*). Utilizar método de tonificação em todos os pontos, exceto nos quatro últimos pontos, que deverão ser inseridos com método neutro

Fitoterapia
Prescrição

- Variação do *JIN GUI SHEN QI WAN* – Variação da Pílula do Tórax Dourado do *Qi* do Rim

---

Caso Clínico

Uma mulher de 34 anos de idade sofria de cistite intersticial há quatro anos. Seus principais sintomas eram: urgência miccional, urina escassa, ausência de dor, ausência de queimação, sensação de plenitude no hipogástrio, dor na região dorsal inferior, tontura, cansaço, fezes amolecidas, sensação de frio.

A língua apresentava-se Pálida, acompanhada de revestimento pegajoso; o pulso estava Fraco e Profundo e ligeiramente Deslizante no lado direito.

Os sintomas indicam claramente Umidade na Bexiga ocorrendo em ambiente de deficiência do *Qi* do Baço e do *Yang* do Rim.

Tratei a paciente apenas com fitoterapia pelo fato de ela morar muito longe. Prescrevi a seguinte variação de *You Gui Wan* (Pílula Restauradora do [Rim] Direito):

- *Shu Di Huang* (*Radix Rehmanniae preparata*): 6g.
- *Shan Yao* (*Rhizoma Dioscoreae*): 6g.
- *Shan Zhu Yu* (*Fructus Corni*): 6g.
- *Tu Si Zi* (*Semen Cuscutae*): 6g.
- *Gou Qi Zi* (*Fructus Lycii chinensis*): 6g.
- *Fu Ling* (*Poria*): 6g.
- *Huang Bo* (*Cortex Phellodendri*): 6g.
- *Bian Xu* (*Herba Polygoni avicularis*): 6g.
- *Qu Mai* (*Herba Dianthi*): 6g.
- *Che Qian Zi* (*Semen Plantaginis*): 6g.
- *Du Zhong* (*Cortex Eucomiae ulmoidis*): 6g.
- *Gan Cao* (*Radix Glycyrrhizae uralensis*): 3g.

Administrei-lhe variações dessa fórmula por mais ou menos seis meses, depois dos quais seus sintomas desapareceram completamente.

Deficiência do Qi do Baço e do Yang do Rim com Estagnação do Qi

Manifestações Clínicas

Frequência miccional, urgência, dor em queimação moderada ou ausência de dor, sensação de distensão no hipogástrio, disúria, sintomas agravados por estresse emocional, irritação da parede da bexiga, "glomerulação" ou úlceras de Hunner na parede da bexiga, distensão abdominal, irritabilidade, fezes amolecidas, cansaço, plenitude abdominal, dor na região dorsal inferior, tontura, tinido.

Língua: levemente Vermelha nas laterais (área do Fígado).
Pulso: em Corda de modo geral. Fraco nas duas posições posteriores.

Princípio de Tratamento

Tonificar *Qi* do Baço e *Yang* do Rim, mover *Qi*, suavizar Fígado, eliminar estagnação, acalmar a Mente.

Acupuntura

Pontos

REN-12 (*Zhongwan*), E-36 (*Zusanli*), BP-6 (*Sanyinjiao*), B-20 (*Pishu*), B-23 (*Shenshu*), R-3 (*Taixi*), REN-4 (*Guanyuan*), B-63 (*Jinmen*), F-3 (*Taichong*), VB-34 (*Yanglingquan*), REN-6 (*Qihai*), REN-3 (*Zhongji*). Utilizar método de tonificação em todos os pontos, exceto nos últimos cinco pontos, que devem ser inseridos com método neutro.

EXPLICAÇÃO

- REN-12, E-36, BP-6 e B-20 tonificam o Baço.
- B-23, R-3 e REN-4 tonificam o Rim.

- B-63 regula a Bexiga e interrompe a dor urinária.
- F-3, VB-34, REN-6 e REN-3 movem o *Qi* e eliminam estagnação em hipogástrio e Bexiga.

Fitoterapia

Prescrição

Variação de *CHEN XIANG SAN* – Variação do Pó de *Aquilaria*.

Explicação Essa variação de *Chen Xiang San* move o *Qi*, elimina estagnação e tonifica *Qi* do Baço e *Yang* do Rim.

> **Resumo**
>
> **Deficiência do *Qi* do Baço e do *Yang*
> do Rim com Estagnação do *Qi***
>
> **Pontos**
> - REN-12 (*Zhongwan*), E-36 (*Zusanli*), BP-6 (*Sanyinjiao*), B-20 (*Pishu*), B-23 (*Shenshu*), R-3 (*Taixi*), REN-4 (*Guanyuan*), B-63 (*Jinmen*), F-3 (*Taichong*), VB-34 (*Yanglingquan*), REN-6 (*Qihai*), REN-3 (*Zhongji*). Utilizar método de tonificação em todos os pontos, exceto nos últimos cinco pontos, que devem ser inseridos com método neutro
>
> **Fitoterapia**
> *Prescrição*
> - Variação de *CHEN XIANG SAN* – Variação do Pó de *Aquilaria*

Deficiência do Qi do Baço e do Yang do Rim com Estagnação de Sangue

Manifestações Clínicas

Frequência miccional, urgência, dor hipogástrica intensa, disúria, sangue na urina, irritação da parede da bexiga, "glomerulação" ou úlceras de Hunner na parede da bexiga, distensão e dor abdominal, irritabilidade, fezes amolecidas, cansaço, excesso abdominal, dor na região dorsal inferior, tontura, tinido.
Língua: Púrpura.
Pulso: Firme ou Áspero.

Princípio de Tratamento

Tonificar o *Qi* do Baço e o *Yang* do Rim, revigorar o Sangue e eliminar estagnação.

Acupuntura

Pontos

REN-12 (*Zhongwan*), E-36 (*Zusanli*), BP-6 (*Sanyinjiao*), B-20 (*Pishu*), B-23 (*Shenshu*), R-3 (*Taixi*), REN-4 (*Guanyuan*), B-63 (*Jinmen*), F-3 (*Taichong*), VB-34 (*Yanglingquan*), REN-6 (*Qihai*), REN-3 (*Zhongji*), BP-10 (*Xuehai*). Os primeiros sete pontos devem ser inseridos com método de tonificação, os outros, com método de neutro.

Explicação
- REN-12, E-36, BP-6 e B-20 tonificam o Baço.
- B-23, R-3 e REN-4 tonificam o Rim.
- B-63 regula a Bexiga e interrompe a dor urinária.
- F-3, VB-34, REN-6, REN-3 e BP-10 movem *Qi* e revigoram Sangue no hipogástrio e na Bexiga.

Fitoterapia

Prescrição

Variação de *CHEN XIANG SAN* – Variação do Pó de *Aquilaria*.

Explicação Esta variação de *Chen Xiang Tang* move *Qi*, elimina estagnação, revigora o Sangue, elimina estagnação e tonifica *Qi* do Baço e *Yang* do Rim.

> **Resumo**
>
> **Deficiência do *Qi* do Baço e do *Yang*
> do Rim com Estagnação de Sangue**
>
> **Pontos**
> - REN-12 (*Zhongwan*), E-36 (*Zusanli*), BP-6 (*Sanyinjiao*), B-20 (*Pishu*), B-23 (*Shenshu*), R-3 (*Taixi*), REN-4 (*Guanyuan*), B-63 (*Jinmen*), F-3 (*Taichong*), VB-34 (*Yanglingquan*), REN-6 (*Qihai*), REN-3 (*Zhongji*), BP-10 (*Xuehai*). Os primeiros sete pontos com método de tonificação, os outros, com método de neutro
>
> **Fitoterapia**
> *Prescrição*
> - Variação de *CHEN XIANG SAN* – Variação do Pó de *Aquilaria*

Deficiência de Yin do Rim com Calor por Deficiência

Manifestações Clínicas

Frequência miccional, urgência, queimação moderada ao urinar, disúria, irritação da parede da bexiga, "glomerulação" ou úlceras de Hunner na parede da bexiga, cansaço, dor na região dorsal inferior, tontura, tinido, sudorese noturna, sensação de calor no final da tarde, calor nos cinco palmos.
Língua: Vermelha sem revestimento.
Pulso: Flutuante-Vazio e Rápido.

Princípio de Tratamento

Nutrir *Yin* do Rim, eliminar Calor por Deficiência.

Acupuntura

Pontos

R-3 (*Taixi*), REN-4 (*Guanyuan*), BP-6 (*Sanyinjiao*), REN-3 (*Zhongji*), B-63 (*Jinmen*), P-7 (*Lieque*) e R-6 (*Zhaohai*), R-2 (*Rangu*). Utilizar método de tonificação em todos os pontos, exceto no último ponto, que deve ser inserido com método neutro.

Explicação
- R-3, REN-4 e BP-6 nutrem o *Yin* do Rim.
- REN-3 e B-63 regulam a bexiga e interrompem a dor urinária.
- P-7 e R-6 regulam o Vaso Concepção (*Ren Mai*) e nutrem *Yin*.
- R-2 elimina Calor por Deficiência.

Fitoterapia

Prescrição

Variação de *ZHI BO DI HUANG WAN* – Variação da Pílula de *Anemarrhena-Phellodendron-Rehmannia* – (ou *ZHI BO BA WEI WAN* – Pílula de Oito Ingredientes de *Anemarrhenna-Phellodendron*).

EXPLICAÇÃO   Esta variação de *Zhi Bo Di Huang Tang* nutre *Yin* do Rim, elimina Calor por Deficiência e elimina Calor da Bexiga.

Resumo

Deficiência de *Yin* do Rim com Calor por Deficiência

Pontos

- R-3 (*Taixi*), REN-4 (*Guanyuan*), BP-6 (*Sanyinjiao*), REN-3 (*Zhongji*), B-63 (*Jinmen*), P-7 (*Lieque*) e R-6 (*Zhaohai*), R-2 (*Rangu*). Utilizar método de tonificação em todos os pontos, exceto no último ponto, que deve ser inserido com método neutro

Fitoterapia

Prescrição

- Variação de *ZHI BO DI HUANG* – Variação da Pílula de *Anemarrhena-Phellodendron-Rehmannia* – (ou *ZHI BO BA WEI WAN* – Pílula de Oito Ingredientes de *Anemarrhenna-Phellodendron*)

Prognóstico e Prevenção

A combinação de acupuntura e ervas pode ser efetiva no tratamento da cistite intersticial, porém demora em produzir efeitos. Como a raiz da condição é sempre a deficiência de Rim e/ou de Baço, a condição é sempre crônica e requer no mínimo nove meses de tratamento.

O padrão mais difícil de tratar é o da deficiência de *Yin* do Rim com Calor por Deficiência. Com relação à prevenção, é importante evitar comer alimentos apimentados e condimentados, que podem agravar os sintomas de Calor. As mulheres devem também evitar o consumo excessivo de alimentos fritos e gordurosos, que geram Umidade.

Ajudaria também se as mulheres reduzissem a frequência do intercurso sexual durante o tratamento.

978-85-7241-817-1

Capítulo 35

前列腺肥大 *Hiperplasia Benigna da Próstata*

CONTEÚDO DO CAPÍTULO

Hiperplasia Benigna da Próstata   749

Próstata e Hiperplasia Benigna da Próstata na Medicina Ocidental   749

Próstata na Medicina Chinesa   750

Patologia da Hiperplasia Benigna da Próstata na Medicina Chinesa   752
   Deficiência de Rim, Baço e Pulmão   752
   Umidade e Fleuma   752
   Estagnação da Essência (*Jing*)   752
   Estagnação de Sangue   754

Estratégias de Tratamento   754
   Estratégia Fitoterápica   754
   Acupuntura   755

Identificação dos Padrões e Tratamento   756
   Estagnação de Sangue   756
   Fleuma-Umidade   757
   Deficiência do *Yang* do Rim e do Baço   757
   Deficiência do *Yin* do Fígado e do Rim   758
   Estagnação da Essência (*Jing*)   758
   Estagnação do *Qi* do Fígado com
      Fleuma-Umidade   759

Literatura Chinesa Moderna   759

Medicina Ocidental   762

- Estagnação de Sangue
- Fleuma-Umidade
- Deficiência do *Yang* do Rim e do Baço
- Deficiência do *Yin* do Fígado e do Rim
- Estagnação da Essência
- Estagnação do *Qi* do Fígado com Fleuma-Umidade

Hiperplasia Benigna da Próstata

A próstata será discutida primeiramente sob o ponto de vista da medicina ocidental e depois explorada como pode ser vista na medicina chinesa. A discussão seguirá estes tópicos:

- Próstata e hiperplasia benigna da próstata na medicina ocidental.
- Próstata na medicina chinesa.
- Patologia da hiperplasia benigna da próstata na medicina chinesa.
- Estratégias de tratamento.
- Identificação de padrões e tratamento.
- Literatura chinesa moderna.
- Medicina ocidental.

Próstata e Hiperplasia Benigna da Próstata na Medicina Ocidental

A próstata é um pequeno órgão do tamanho aproximado de uma noz. Está situada abaixo da bexiga e circunda a uretra (Fig. 35.1). A próstata produz um fluido que se torna parte do sêmen. Problemas prostáticos são comuns em homens com 50 anos ou mais.

Os problemas mais comuns da próstata são prostatites aguda e crônica e hiperplasia benigna da próstata.

A hiperplasia benigna da próstata (HBP) é o termo utilizado para descrever a próstata aumentada; HBP é comum em homens idosos. Com o decorrer do tempo, a próstata aumentada pode bloquear a uretra, gerando dificuldade urinária. Pode causar gotejamento depois da micção ou frequente urgência urinária, especialmente à noite.

O efeito primário da hiperplasia benigna da próstata é a diminuição progressiva na habilidade para esvaziar

Hiperplasia Benigna da Próstata

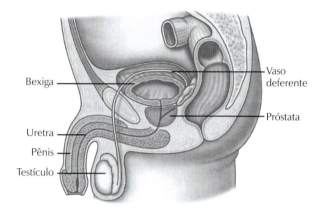

Figura 35.1 – Próstata.

a bexiga, já que a próstata aumenta, aplicando pressão sobre a uretra. A urina retida por esta obstrução no início pode interferir no sono pelo fato do paciente acordar no meio da noite. Em outros momentos, a pressão pode fazer com que seja impossível controlar adequadamente o fluxo urinário (incontinência).

A urina retida na bexiga pode permitir proliferação bacteriana e infecção. A urina pode fluir de volta pelos túbulos para o Rim e causar infecção neste órgão. Em casos graves de retenção, a urina pode até achar seu caminho no Sangue (uremia) com consequências tóxicas.

As manifestações clínicas da hiperplasia benigna da próstata são:

- Sensação de não esvaziar completamente a bexiga.
- Micção frequente.
- Micção que é interrompida e reiniciada.
- Dificuldade de adiar a micção.
- Fluxo urinário fraco.
- Necessidade de fazer pressão para conseguir urinar.
- Nictúria.

Diagnóstico e tratamento da hiperplasia benigna da próstata levantam questões importantes com respeito às conexões entre as medicinas ocidental e chinesa. A hiperplasia benigna da próstata é uma forma de massa abdominal comparável a um mioma no útero na mulher. No entanto, nos tempos antigos, a massa abdominal era diagnosticada apenas com base na palpação, isto é, poderia ser diagnosticada apenas quando se tornava palpável.

Surge, então, a questão: na medicina chinesa, é legítimo considerar (e tratar) massa abdominal que não é palpável como parte da categoria de doenças de Massas Abdominais (*Zhen Jia ou Ji Ju*)? De fato, nos tempos antigos, um médico chinês diagnosticaria "Massas Abdominais" (como entidade de doença na medicina chinesa) apenas pela palpação, ou seja, quando as massas seriam palpáveis.

No entanto, utilizando a tecnologia moderna, podemos atualmente diagnosticar massas muito pequenas antes de elas serem palpáveis: podemos diagnosticar a entidade de doença chinesa de "Massas Abdominais" com base nos testes médicos ocidentais? Por exemplo, serão formas de Massas Abdominais hiperplasia benigna da próstata, cistos ovarianos não palpáveis e mioma não palpável? Alguns dos meus colegas acham que não, isto é, que o diagnóstico de "Massas Abdominais" deve ainda se basear apenas na palpação; ou seja, se as massas abdominais não forem palpáveis, elas não são Massas Abdominais.

Minha opinião pessoal é de que uma massa não palpável (diagnosticada por testes modernos como ressonância nuclear magnética (RNM), tomografia computadorizada (TC) ou exames de ultrassom) pode e deve realmente ser tratada como entidade de doença que pertence à categoria de doença de Massas Abdominais.

> **Nota Clínica**
>
> - Minha opinião pessoal é de que massas não palpáveis (diagnosticadas pela medicina moderna) podem e devem realmente ser tratadas como entidades de doenças pertencentes à categoria de doença chinesa de Massas Abdominais
> - No caso específico de hiperplasia benigna da próstata, tal inchaço, entretanto, é realmente palpável apenas por exame retal. Não há evidência de que os médicos chineses antigos utilizassem tal procedimento, pois nunca mencionaram a próstata

> **Resumo**
>
> **Próstata e Hiperplasia Benigna da Próstata na Medicina Ocidental**
> - A próstata é um pequeno órgão situado abaixo da bexiga, o qual circunda a uretra
> - Problemas da próstata são comuns em homens com 50 anos ou mais; os problemas mais comuns da próstata são prostatites aguda e crônica e hiperplasia benigna da próstata
> - O efeito primário da hiperplasia benigna da próstata é a diminuição progressiva na habilidade de esvaziar a bexiga, pois a próstata aumenta e põe pressão na uretra
> - Massas não palpáveis, tais como hiperplasia benigna da próstata (diagnosticada pela medicina moderna) podem e devem ser tratadas como entidades de doenças pertencentes à categoria de doenças chinesas de Massas Abdominais

Próstata na Medicina Chinesa

Problemas da próstata não foram discutidos na medicina chinesa antiga pelo fato de a próstata não ter sido mencionada. Livros e revistas chinesas modernas discutem, com frequência, o tratamento de prostatite e hiperplasia benigna da próstata.

Ao passo que a medicina chinesa tem rica tradição no diagnóstico e tratamento de problemas ginecológicos, poucos textos antigos ou modernos são dedicados ao diagnóstico e tratamento de problemas masculinos. Por exemplo, a medicina chinesa se refere ao "Útero" em todos os textos clássicos, mas não há nenhuma menção feita à próstata. Dizem que os Vasos Governador (*Du Mai*), Concepção (*Ren Mai*) e Penetrador (*Chong Mai*) surgem no Aquecedor Inferior e fluem através do útero; mas onde é que eles fluem no homem? Os clássicos não dizem.

> **!**
> - Livros de medicina chinesa antigos não mencionam a próstata

Hiperplasia Benigna da Próstata 751

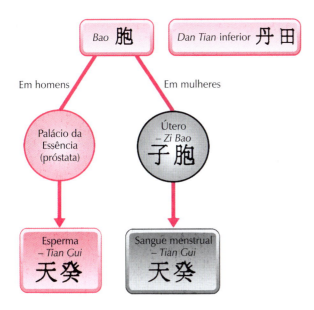

FIGURA 35.2 – *Bao* e próstata.

O capítulo 65 do *Eixo Espiritual* diz[1]:

Os Vasos Concepção e Penetrador se originam no Dan Tian Inferior [literalmente "*Bao*"].

O termo realmente utilizado no *Eixo Espiritual* (*Ling Shu*) é "*Bao*", que é, com frequência, traduzido como "útero". No entanto, ao passo que o termo "*Zi Bao*" se refere ao Útero, a palavra "*Bao*" indica uma estrutura que é comum tanto para homens como mulheres: nas mulheres, é o Útero; nos homens, é o "Palácio do Esperma" (que também pode ser traduzido como "Palácio da Essência"). Ambas as estruturas residem no *Dan Tian* inferior e armazenam a Essência (*Jing*) e, como os Vasos Extraordinários originam-se a partir desta região, eles são muito ligados à Essência (Fig. 35.2).

O *Golden Mirror of Medicine* (*Yi Zong Jin Jian*, 1742) declara[2]:

O Vaso Governador surge dentro da região inferior do abdômen, externamente no abdômen, internamente no "Bao"... também chamado de Dan Tian, tanto no homem como na mulher: na mulher, ele é o útero; no homem, ele é o Palácio do Esperma.

Este texto clássico, portanto, afirma claramente que *Bao* é uma estrutura comum ao homem e à mulher; correspondendo no homem ao "Palácio do Esperma" (ou "Palácio da Essência") e na mulher, ao Útero. O "Palácio do Esperma" está na região inferior do abdômen; no entanto, sabemos que o esperma é produzido nos testículos, nas vesículas seminais e na próstata. Considero, portanto, legítimo assumir que a próstata é uma estrutura equivalente ao útero na mulher e que os Vasos Governador, Concepção e Penetrador fluem pela próstata.

> **Nota Clínica**
>
> ■ É legítimo postular que a próstata é uma estrutura equivalente ao útero na mulher e que os Vasos Governador, Diretor e Penetrador fluem pela próstata

Há realmente várias conexões e equivalências entre a fisiologia do Útero e a da próstata na medicina chinesa. Primeiramente, como os Vasos Governador, Concepção e Penetrador fluem pela próstata, eles são os veículos pelo qual hipotálamo, pituitária e próstata interagem entre si num complexo mecanismo de realimentação, de forma idêntica ao mecanismo envolvendo hipotálamo, pituitária e ovários.

Em segundo lugar, da perspectiva chinesa, há muitas correspondências entre a fisiologia do útero e dos ovários e a da próstata, como mostra a Tabela 35.1.

Os principais órgãos que afetam a próstata são certamente Rim e Fígado, da mesma forma que estes dois órgãos afetam Útero e ovários. A próstata apresenta papel na produção do esperma (*Tian Gui* no homem) e está sob a influência do Rim, que é a origem do *Tian Gui*.

O Coração também influencia a próstata da mesma maneira que influencia o Útero. *Qi* do Coração e Sangue do Coração precisam descender em direção ao Rim para estabelecer a comunicação entre estes dois órgãos. Nas mulheres, a comunicação entre Coração e Rim forma a base para o ciclo menstrual normal e para a ovulação. Nos homens, a comunicação entre estes dois órgãos garante o funcionamento homogêneo da próstata e a

Tabela 35.1 – Correspondências entre a fisiologia de útero e ovários e a da próstata

Útero/Ovários	Próstata
Tecido muscular do útero	Controla o fluxo de saída da urina da bexiga e para a uretra. O tecido fibromuscular da próstata tem cerca de 30% de sua massa tecidual total. Este papel é mais próximo de um órgão do que de uma glândula
Ovários produzem óvulos	As vesículas seminais produzem seu próprio fluido seminal, que nutre e dá volume ao esperma. A próstata adiciona seu próprio fluido prostático a esta mistura
Ovários amadurecem na puberdade	Praticamente todas as massas prostáticas se desenvolvem durante a puberdade, como resposta às mudanças hormonais associadas à maturação. A próstata literalmente dobra de tamanho durante a puberdade
Ovários atingem seu pico durante a adolescência	A testosterona está em seu pico durante a adolescência. Diminui depois e, mais rapidamente, por volta dos 50 anos de idade
Mudança no equilíbrio de *Ren* e *Du Mai* com a menopausa	Durante a andropausa, a razão entre estrogênio e testosterona aumenta, assim como nas mulheres passando pela menopausa – a razão entre testosterona e estrogênio aumenta

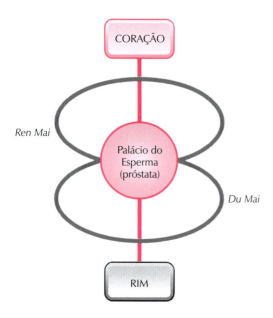

FIGURA 35.3 – Eixo Coração-Rim e próstata.

> **Resumo**
>
> **Próstata na Medicina Chinesa**
> - Problemas na próstata não foram discutidos na medicina chinesa antiga pelo fato de a próstata não ser mencionada
> - *Bao* é uma estrutura comum a homens e mulheres; nos homens, ela correspondente ao "Palácio do Esperma" (ou "Palácio da Essência") e, nas mulheres, ao Útero
> - É, portanto, legítimo acreditar que a próstata é uma estrutura equivalente ao útero nas mulheres e que os Vasos Governador, Concepção e Penetrador fluem pela próstata
> - Há várias conexões e equivalências entre a fisiologia do Útero e a da próstata na medicina chinesa
> - Os principais órgãos que afetam a próstata são Rim e Fígado, de maneira similar como estes dois órgãos afetam Útero e ovários
> - O Coração também influencia a próstata, da mesma maneira que influencia o Útero
> - Os canais que afetam a próstata são os de Rim, Fígado e os Vasos Governador, Concepção e Penetrador
> - As manifestações clínicas da hiperplasia benigna da próstata parecem muito com as da Retenção Urinária (*Long Bi*)

regulação do mecanismo de resposta entre hipotálamo, pituitária e próstata (Fig. 35.3).

Em relação aos canais, os canais que afetam a próstata são os canais de Rim e Vasos Governador, Concepção e Penetrador. A anatomia do sistema genital masculino do ponto de vista da medicina chinesa é ilustrada na Figura 35.4.

Há um complexo mecanismo de resposta entre hipotálamo, pituitária e próstata, o qual pode ser comparado ao fluxo dos Vasos Governador (que flui pelo cérebro) e Concepção (Fig. 35.5).

Do ponto de vista da medicina chinesa, as manifestações clínicas da hiperplasia benigna da próstata se parecem com as da Retenção Urinária (*Long Bi* [癃闭]); no entanto, ao passo que a hiperplasia benigna da próstata causa, com frequência, retenção urinária, nem todos os casos de retenção urinária são decorrentes de hiperplasia prostática.

Patologia da Hiperplasia Benigna da Próstata na Medicina Chinesa

A patologia da hiperplasia benigna da próstata é complexa, sendo sempre caracterizada por deficiência e excesso.

Deficiência de Rim, Baço e Pulmão

A deficiência do Rim é sempre a raiz da hiperplasia benigna da próstata pelo fato de afetar a próstata de duas maneiras. Em primeiro lugar, a deficiência do Rim falha em transformar, transportar e excretar os fluidos no Aquecedor Inferior, resultando no acúmulo de fluidos e, finalmente, em Umidade e Fleuma. Em segundo lugar, o fluido seminal na próstata é uma manifestação do *Tian Gui*, que se origina do Rim.

Além da deficiência do Rim, pode haver também deficiência do Pulmão e/ou do Baço. A deficiência do Pulmão falha em descender os fluidos e a deficiência do Baço falha em transformar os fluidos; tal fato gera formação de Umidade e Fleuma.

Umidade e Fleuma

A deficiência de Rim, Baço e Pulmão gera o prejuízo da transformação, do transporte e da excreção dos fluidos e, portanto, Umidade e Fleuma acumulam-se na próstata.

Os sintomas de acúmulo de Fleuma no sistema genital dos homens são:

- Hipertrofia prostática.
- Doença de Peyronie.
- Priapismo.
- Impotência (só alguns casos de impotência).
- Sudorese genital.

Estagnação da Essência (Jing)

Uma característica importante da hiperplasia benigna da próstata é que há patologia não apenas de fluidos,

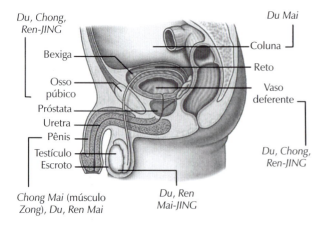

FIGURA 35.4 – Sistema genital masculino sob o ponto de vista da medicina chinesa.

Hiperplasia Benigna da Próstata 753

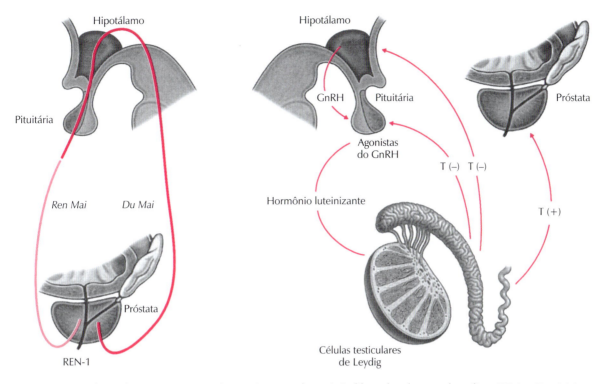

FIGURA 35.5 – Eixo hipotálamo-pituitária-próstata. GnRH = hormônio liberador de gonadotrofina; REN = *Ren Mai*.

mas também da Essência (*Jing*). É interessante que, apesar de os chineses antigos não terem conhecimento da próstata e das vesículas seminais, estavam conscientes da diferença entre as descargas uretrais urinárias e as do esperma. Descargas uretrais urinárias pertencem à patologia da Síndrome de Micção Dolorosa (*Lin*) e, portanto, dos fluidos corporais; ao contrário, as descargas uretrais de esperma pertencem à patologia da Essência (*Jing*) e são geralmente decorrentes de fraqueza do "Portão do Esperma" (*Jing Guan*).

O termo "turbidez" é frequentemente mencionado na medicina chinesa e especialmente no contexto de doenças do Aquecedor Inferior. Nas doenças urinárias, "turbidez" indica estado patológico dos fluidos no Aquecedor Inferior; isto ocorre quando há prejuízo em transformação, transporte e excreção dos fluidos no Aquecedor Inferior. Neste contexto, "turbidez" manifesta-se não apenas com urina turva, mas também com dificuldade urinária.

Nas doenças genitais, tais como prostatite e hiperplasia benigna da próstata, "turbidez" se refere à patologia da Essência (*Jing*); neste contexto, manifesta-se com descargas uretrais de esperma, prostatite e hiperplasia benigna da próstata.

Tanto nas doenças urinárias como nas genitais, "turbidez" também se refere à retenção crônica de Umidade.

Apesar de estarmos acostumados a pensar na Essência como um fluido puro e precioso que é herdado dos nossos pais, a Essência tem um papel na fisiologia e na patologia do sistema genital masculino, da mesma forma que o Sangue tem nas mulheres: como resultado, a Essência nos homens pode se estagnar e ser afetada por "turbidez" (Fig. 35.6).

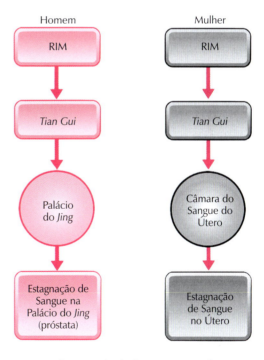

FIGURA 35.6 – Estagnação de Sangue nas mulheres e estagnação da Essência nos homens.

Nota Clínica

- Estagnação da Essência (*Jing*) é uma patologia que afeta homens e ocorre em manifestações genitais; nas mulheres, ela é equivalente à estagnação de Sangue no Útero

Nas mulheres, a estagnação da Essência é, de alguma forma, equivalente à estagnação de Sangue no Útero e suas manifestações clínicas nos homens são as seguintes:

- Dor em facada na região lombar.
- Dor no períneo.
- Dor hipogástrica.
- Dor em testículos e/ou pênis.
- Impotência (apenas alguns casos).
- Ejaculação precoce (apenas alguns casos).
- Priapismo.
- Hipertrofia prostática.
- Encanecimento prematuro dos cabelos.
- Coceira ou dor na região púbica.
- Esperma anormal.
- Descarga uretral de esperma.
- Doença de Peyronie.
- Língua Púrpura.
- Pulso Áspero, em Corda ou Firme.

A deficiência do Rim contribui para o desenvolvimento da estagnação da Essência e o acúmulo de turbidez na próstata; isto gera Umidade e Fleuma acumulando-se na próstata. Umidade e Fleuma na próstata interagem com a estagnação da Essência (*Jing*) e estas duas condições patológicas se agravam mutuamente da mesma forma que Fleuma e estagnação de Sangue o fazem. Em especial, quando a estagnação da Essência interage com a Fleuma, é o sistema genital masculino que é afetado.

Estagnação de Sangue

Estagnação de Sangue resultante de estagnação do *Qi* do Fígado, do Sangue do Fígado e da estagnação da Essência é outro fator na patologia da hiperplasia benigna da próstata.

As manifestações clínicas da estagnação de Sangue no sistema genital dos homens são:

- Dor tipo punhalada na região lombar.
- Dor no períneo.
- Dor hipogástrica.
- Dor em testículos e/ou pênis.
- Priapismo.
- Hipertrofia prostática.
- Esperma anormal, sangue no esperma.
- Doença de Peyronie.
- Língua Púrpura.
- Pulso Áspero, em Corda ou Firme.

Estagnação de Sangue na próstata ocorre nos canais de Conexão do Sangue da próstata (*Luo*). No tratamento é preciso, portanto, de ervas que "penetrem os canais de Conexão" (*tong Luo*), tais como Lu Lu Tong (*Fructus Liquidambaris*), Tong Cao (*Medulla Tetrapanicis*), Ju Luo (*Vascular Citri reticulatae*), Si Gua Luo (*Fructus Retinervus Luffae*), Lou Lu (*Radix Rhapontici*).

Ju Luo é o pericarpo da tangerina vermelha, sendo "pericarpo" o tecido fibroso branco que circunda a polpa e está diretamente abaixo da casca da fruta cítrica. É interessante notar que os canais de Conexão formam uma rede reticular de canais e o pericarpo da tangerina se parece com tal rede.

Antes de discutir o tratamento da hiperplasia benigna da próstata, é necessário descrever uma descoberta sobre o pulso que é encontrado frequentemente na prática. A próstata pode ser sentida na extremidade proximal da posição Posterior esquerda (posição do Rim esquerdo); é sentida ao se rolar o dedo proximalmente, mas muito levemente (Fig. 35.7). Se a próstata está aumentada, o pulso vai ser Deslizante (indicando Fleuma-Umidade como a principal causa do edema) ou em Corda (indicando estagnação de Sangue como a principal causa do edema).

> **Nota Clínica**
> - A próstata pode ser sentida na extremidade proximal da posição Posterior esquerda (posição do Rim esquerdo); é sentido ao se rolar o dedo proximalmente, mas apenas muito levemente. Se a próstata está aumentada, o pulso vai estar Deslizante (indicando Fleuma-Umidade como a principal causa do edema) ou em Corda (indicando estagnação de Sangue como a principal causa do edema).

> **Resumo**
> **Patologia da Hiperplasia Benigna da Próstata**
> - A patologia da hipertrofia prostática benigna é complexa, sendo sempre caracterizada por deficiência e excesso
> - Há deficiência de Rim, Baço e Pulmão
> - Umidade e Fleuma se acumulam na próstata
> - Estagnação da Essência (*Jing*)
> - Estagnação de Sangue
> - Manifestação (*Biao*): Umidade, Fleuma, estagnação da Essência, estagnação de Sangue
> - Raiz (*Ben*): deficiência do Rim (*Yang* ou *Yin*), deficiência do Baço, deficiência do Pulmão
> - Canais: Vasos Governador, Concepção e Penetrador; Rim; Fígado; Coração; Bexiga

Estratégias de Tratamento

Estratégia Fitoterápica

Antes de discutir o tratamento de acordo com os padrões, é útil revisar os princípios gerais que governam as estratégias do tratamento da hipertrofia prostática benigna. As estratégias de tratamento comumente adotadas são as seguintes:

- Revigorar o Sangue: Lu Lu Tong (*Fructus Liquidambaris*), Wang Bu Liu Xing (*Semen Vaccariae*), Mu Dan Pi (*Cortex Mountan*).

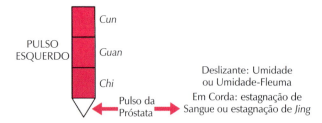

FIGURA 35.7 – Pulso da próstata.

- Resolver a Umidade: *Yi Yi Ren* (*Semen Coicis*), *Bi Xie* (*Rhizoma Dioscoreae hypoglauca*), *Shi Wei* (*Folium Pyrrosiae*), *Hai Jin Sha* (*Spora Lygodii*), *Tian Kui Zi* (*Radix Semiaquiligiae*).
- Resolver a Fleuma: *Zhe Bei Mu* (*Bulbus Fritillariae thunbergii*), *Ban Xia* (*Rhizoma Pinelliae preparatum*), *Xia Ku Cao* (*Spica Prunellae*), *Dan Nan Xing* (*Rhizoma Arisaematis preparatum*), *Si Gua Luo* (*Fructus Retinervus Luffae*).
- Amaciar a dureza: *Yi Yi Ren* (*Semen Coicis*), *Zhe Bei Mu* (*Bulbos Fritillariae thunbergii*), *Kun Bu* (*Thallus Eckloniae*), *Hai Zao* (*Herba Sargassi*).
- Resolver o Calor Tóxico: *Bai Hua She She Cao* (*Herba Hedyotidis diffusae*), *Shan Dou Gen* (*Radix Sophorae tonkinensis*), *Tian Kui Zi* (*Radix Semiaquiligiae*).
- Penetrar os canais de Conexão (*Luo*): *Lu Lu Tong* (*Fructus Liquidambaris*), *Tong Cao* (*Medulla Tetrapanacis*), *Ju Luo* (*Vascular Citri reticulatae*), *Si Gua Luo* (*Fructus Retinervus Luffae*), *Lou Lu* (*Radix Rhapontici*).
- Abrir os orifícios: *Shi Chang Pu* (*Rhizoma Acori tatarinowii*).

O método de "amaciar a dureza" é utilizado para tratar massas abdominais, especialmente as provenientes de estagnação de Sangue.

Acupuntura

Ao tratar problemas da próstata, é importante tratar um dos três Vasos Extraordinários que fluem através dela, ou seja, os Vasos Governador, Concepção ou Penetrador (Fig.35.8).

O Vaso Governador é selecionado quando há deficiência pronunciada do *Yang* do Rim; o Vaso Concepção, se houver deficiência pronunciada de *Yin* do Rim; e o Vaso Penetrador, se houver estagnação de Sangue pronunciada. Em todos os casos, utilizo os pontos de abertura e os pontos complementares dos Vasos Extraordinários correspondentes. Nos homens, utilizo o ponto de abertura no lado esquerdo e seu ponto complementar no lado direito; por exemplo, para o Vaso Governador, ID-3 (*Houxi*) no lado esquerdo e B-62 (*Shenmai*) no lado direito.

Os principais pontos utilizados de acordo com canal e padrões são os seguintes:

- Vaso Governador: ID-3 (*Houxi*) no lado esquerdo e B-62 (*Shenmai*) no lado direito, DU-20 (*Baihui*), VG-26 (*Renzhong*).
- Vaso Concepção: P-7 (*Lieque*) no lado esquerdo e R-6 (*Zhaohai*) no lado direito, REN-2 (*Qugu*), REN-3 (*Zhongji*).
- Vaso Penetrador: BP-4 (*Gongsun*) no lado esquerdo e PC-6 (*Neiguan*) no lado direito, R-14 (*Siman*).
- Canal do Fígado: F-5 (*Ligou*), F-1 (*Dadun*), F-3 (*Taichong*).
- Pontos de Transporte Dorsais: B-32 (*Ciliao*), B-34 (*Xialiao*).
- Fleuma-Umidade: E-40 (*Fenglong*), BP-9 (*Yinlingquan*), BP-6 (*Sanyinjiao*), B-22 (*Sanjiaoshu*), E-28 (*Shuidao*), REN-3 (*Zhongji*), REN-5 (*Shimen*).
- Estagnação de Sangue: F-3 (*Taichong*), BP-10 (*Xuehai*), B-17 (*Geshu*), R-14 (*Siman*).
- Estagnação da Essência: R-14 (*Siman*), REN-5 (*Shimen*).

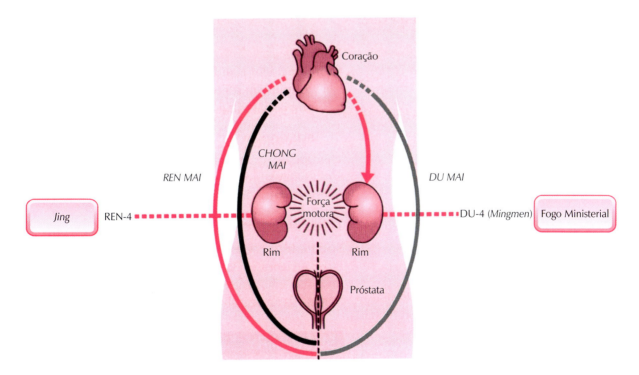

Figura 35.8 – Vasos Extraordinários e próstata. DU = *Du Mai*; REN = *Ren Mai*.

756 Hiperplasia Benigna da Próstata

Resumo

Estratégias de Tratamento

Estratégia Fitoterápica

- Revigorar o Sangue: *Lu Lu Tong (Fructus Liquidambaris)*, *Wang Bu Liu Xing (Semen Vaccariae)*, *Mu Dan Pi (Cortex Mountan)*
- Resolver Umidade: *Yi Yi Ren (Semen Coicis)*, *Bi Xie (Rhizoma Dioscoreae hypoglauca)*, *Shi Wei (Folium Pyrrosiae)*, *Hai Jin Sha (Spora Lygodii)*, *Tian Kui Zi (Radix Semiaquiligiae)*
- Resolver Fleuma: *Zhe Bei Mu (Bulbus Fritillariae thunbergii)*, *Ban Xia (Rhizoma Pinelliae preparatum)*, *Xia Ku Cao (Spica Prunellae)*, *Dan Nan Xing (Rhizoma Arisaematis preparatum)*, *Si Gua Luo (Fructus Retinervus Luffae)*
- Amaciar a dureza: *Yi Yi Ren (Semen Coicis)*, *Zhe Bei Mu (Bulbos Fritillariae thunbergii)*, *Kun Bu (Thallus Eckloniae)*, *Hai Zao (Herba Sargassi)*
- Resolver Calor Tóxico: *Bai Hua She She Cao (Herba Hedyotidis diffusae)*, *Shan Dou Gen (Radix Sophorae tonkinensis)*, *Tian Kui Zi (Radix Semiaquiligiae)*
- Penetrar os canais de Conexão *(Luo)*: *Lu Lu Tong (Fructus Liquidambaris)*, *Tong Cao (Medulla Tetrapanacis)*, *Ju Luo (Vascular Citri reticulatae)*, *Si Gua Luo (Fructus Retinervus Luffae)*, *Luo Lu (Radix Rhapontici)*
- Abrir os orifícios: *Shi Chang Pu (Rhizoma Acori tatarinowii)*

Acupuntura

- O Vaso Governador é selecionado quando há deficiência pronunciada do *Yang* do Rim (ID-3 [*Houxi*] no lado esquerdo e B-62 [*Shenmai*] no lado direito, DU-20 [*Baihui*], DU-26 [*Renzhong*])
- O Vaso Concepção é utilizado se houver deficiência pronunciada do *Yin* do Rim (P-7 [*Lieque*] no lado esquerdo e R-6 [*Zhaohai*] no lado direito, REN-2 [*Qugu*], REN-3 [*Zhongji*])
- O Vaso Penetrador é selecionado se houver estagnação de Sangue pronunciada (BP-4 [*Gongsun*] no lado esquerdo e PC-6 [*Neiguan*] no lado direito, R-14 [*Siman*])
- Canal do Fígado: F-5 (*Ligou*), F-1 (*Dadun*), F-3 (*Taichong*)
- Pontos de Transporte Dorsais: B-32 (*Ciliao*), B-34 (*Xialiao*)
- Fleuma-Umidade: E-40 (*Fenlong*), BP-9 (*Yinlingquan*), BP-6 (*Sanyinjiao*), B-22 (*Sanjiaoshu*), E-28 (*Shuidao*), REN-3 (*Zhongji*), REN-5 (*Shimen*)
- Estagnação de Sangue: F-3 (*Taichong*), BP-10 (*Xuehai*), B-17 (*Geshu*), R-14 (*Siman*)
- Estagnação da Essência: R-14 (*Siman*), REN-5 (*Shimen*)

Identificação dos Padrões e Tratamento

Os padrões discutidos são:

- Estagnação de Sangue.
- Fleuma-Umidade.
- Deficiência do *Yang* do Rim e do Baço.
- Deficiência de *Yin* do Fígado e do Rim.
- Estagnação da Essência.
- Estagnação do *Qi* do Fígado com Fleuma-Umidade.

Estagnação de Sangue

Manifestações Clínicas

Diminuição do fluxo urinário, nictúria, dor hipogástrica, dor no períneo, próstata dura no exame retal.

Língua: Púrpura.

Pulso: em Corda, Áspero ou Firme. Pulso da próstata em Corda.

Princípio de Tratamento

Revigorar o Sangue e eliminar estagnação, amaciar a dureza.

978-85-7241-817-1

Acupuntura

Pontos

F-3 (*Taichong*), BP-10 (*Xuehai*), B-17 (*Geshu*), R-14 (*Siman*), BP-4 (*Gongsun*) no lado esquerdo e PC-6 (*Neiguan*) no lado direito (Vaso Penetrador), REN-2 (*Qugu*), B-32 (*Ciliao*), B-34 (*Xialiao*). Utilizar método neutro em todos os pontos.

EXPLICAÇÃO

- F-3, BP-10, B-17 e R-14 revigoram o Sangue e eliminam estagnação.
- BP-4 e PC-6 regulam o Vaso Penetrador e revigoram o Sangue.
- REN-2, B-32 e B-34 são utilizados como pontos adjacentes para tratar a próstata.

Fitoterapia

Prescrição

HU PO SI WU TANG – Decocção de Quatro Substâncias de *Succinum*.

EXPLICAÇÃO Essa fórmula revigora o Sangue, elimina estagnação e amacia a dureza.

Prescrição

DAI DI DANG TANG – Decocção do Substituto que Afasta.

Note: *Chuan Shan Jia* nesta fórmula pode ser substituída por *Wang Bu Liu Xing (Semen Vaccariae)*.

EXPLICAÇÃO Essa fórmula revigora o Sangue e amacia a dureza. Ela é especialmente adequada se houver Calor no Estômago e nos Intestinos com fezes ressecadas.

Remédio dos Três Tesouros

MOVIMENTAR O CAMPO DE ELIXIR E DESOBSTRUIR A RAIZ Movimentar o Campo de Elixir revigora o Sangue no Aquecedor Inferior; Desobstruir a Raiz também revigora o Sangue e, além disso, drena Umidade e resolve Calor Tóxico.

Resumo

Estagnação de Sangue

Pontos

- F-3 (*Taichong*), BP-10 (*Xuehai*), B-17 (*Geshu*), R-14 (*Siman*), BP-4 (*Gongsun*) no lado esquerdo e PC-6 (*Neiguan*) no lado direito (Vaso Penetrador), REN-2 (*Qugu*), B-32 (*Ciliao*), B-34 (*Xialiao*). Utilizar método neutro em todos os pontos

Fitoterapia

Prescrição

- *HU PO SI WU TANG* – Decocção de Quatro Substâncias de *Succinum*

Prescrição

- *DAI DI DANG TANG* – Decocção do Substituto que Afasta

Remédios dos Três Tesouros

- Movimentar o Campo de Elixir e Desobstruir a Raiz

Fleuma-Umidade

Manifestações Clínicas

Dificuldade urinária, urina turva, dor ao urinar, micção que é interrompida e reiniciada, peso no hipogástrio, sensação de peso no períneo.

Língua: Inchada com revestimento pegajoso.
Pulso: Deslizante, Pulso da próstata Deslizante.

Princípio de Tratamento

Resolver Umidade e Fleuma, tonificar Baço.

Acupuntura

Pontos

P-7 (*Lieque*) no lado esquerdo e R-6 (*Zhaohai*) no lado direito, E-28 (*Shuidao*), B-22 (*Sanjiaoshu*), REN-3 (*Zhongji*), REN-5 (*Shimen*), REN-9 (*Shuifen*), REN-12 (*Zhongwan*), B-20 (*Pishu*). Utilizar método neutro, exceto nos últimos dois pontos, que devem ser inseridos com método de tonificação.

EXPLICAÇÃO

- P-7 e R-6 regulam o Vaso Concepção. O Vaso Concepção é utilizado neste caso pelo fato de ajudar a regular a transformação do Triplo Aquecedor e a excreção dos fluidos.
- E-28 é um importante ponto para resolver Fleuma-Umidade no Aquecedor Inferior.
- B-22, REN-3 e REN-5 resolvem Umidade e Fleuma do Aquecedor Inferior.
- REN-9 é um ponto geral para resolver Umidade e Fleuma.
- REN-12 e B-20 tonificam o Baço.

Fitoterapia

Prescrição

CANG FU DAO TAN WAN – Pílula de *Atractylodes* para Resolver Fleuma.

EXPLICAÇÃO   Essa fórmula resolve Fleuma-Umidade do Aquecedor Inferior. É primariamente para tratar Fleuma-Umidade associada a Frio. A fórmula contém *Fu Zi* (*Radix Aconiti lateralis preparata*), que por ser ilegal em alguns países pode ser substituída por *Rou Gui* (*Cortex Cinnamomi*).

Prescrição

TONG FU ZHI LONG TANG – Decocção para Penetrar nos Órgãos *Yang* e Tratar Retenção Urinária.

EXPLICAÇÃO   Essa fórmula é adequada quando Fleuma-Umidade se combina com Calor e há excesso de Calor no Estômago e nos Intestinos com fezes ressecadas e revestimento amarelo, seco e espesso.

Remédio dos Três Tesouros

SEPARAR O PURO E O TURVO E DESOBSTRUIR A RAIZ   Separar o Puro e o Turvo resolve Umidade das passagens de urina e resolve turbidez; Desobstruir a Raiz resolve Fleuma-Umidade da próstata.

Resumo

Fleuma-Umidade

Pontos

- P-7 (*Lieque*) no lado esquerdo e R-6 (*Zhaohai*) no lado direito, E-28 (*Shuidao*), B-22 (*Sanjiaoshu*), REN-3 (*Zhongji*), REN-5 (*Shimen*), REN-9 (*Shuifen*), REN-12 (*Zhongwan*), B-20 (*Pishu*). Utilizar método neutro, exceto nos últimos dois pontos, que devem ser inseridos com método de tonificação

Fitoterapia

Prescrição

- CANG FU DAO TAN WAN – Pílula de *Atractylodes* para Resolver Fleuma

Prescrição

- TONG FU ZHI LONG TANG – Decocção para Penetrar os Órgãos *Yang* e Tratar Retenção Urinária

Remédio dos Três Tesouros

- Separar o Puro e o Turvo e Desobstruir a Raiz

Deficiência do **Yang** do Rim e do Baço

Manifestações Clínicas

Frequência urinária, incontinência urinária moderada, gotejamento, urgência miccional, pernas e joelhos frios, dor lombar, tontura, tinido, cansaço, depressão, fezes amolecidas.

Língua: Pálida
Pulso: Profundo e Fraco.

Princípio de Tratamento

Tonificar e aquecer Baço e Rim, resolver Umidade do Aquecedor Inferior.

Acupuntura

Pontos

B-20 (*Pishu*), REN-12 (*Zhongwan*), B-23 (*Shenshu*), R-13 (*Qimen*), REN-4 (*Guanyuan*), ID-3 (*Houxi*) com B-62 (*Shenmai*), REN-3 (*Zhongji*), BP-9 (*Yinlingquan*), R-12 (*Dahe*), B-32 (*Ciliao*), B-34 (*Xialiao*). Utilizar método de tonificação em todos os pontos. Moxa pode ser utilizada.

EXPLICAÇÃO

- B-20 e REN-12 tonificam o Baço.
- B-23, R-13 e REN-4 tonificam o Rim.
- ID-3 e B-62 regulam o Vaso Governador.
- REN-3, BP-9 e R-12 resolvem Umidade do Aquecedor Inferior.
- B-32 e B-34 são pontos adjacentes para afetar a próstata.

Fitoterapia

Prescrição

PRESCRIÇÃO EMPÍRICA.

EXPLICAÇÃO   Essa fórmula tonifica *Yang* do Baço e do Rim e resolve Umidade do Aquecedor Inferior.

Prescrição

LAO REN LONG BI TANG – Decocção para Retenção Urinária para o Idoso.

758 Hiperplasia Benigna da Próstata

EXPLICAÇÃO   Essa fórmula tonifica primariamente *Yang* do Baço e resolve Umidade do Aquecedor Inferior.

Prescrição

BAO YUAN TONG BI TANG – Decocção para Proteger a Origem e Penetrar a Retenção Urinária.

EXPLICAÇÃO   Essa fórmula, baseada em apenas três ervas, tonifica o *Yang* do Baço (com 100g de *Huang Qi* [*Radix Astragali*]), resolve Umidade das vias urinárias (com 30g de *Hua Shi* [*Talcum*]), revigora o Sangue e abre os orifícios das vias urinárias (com 30g de *Hu Po* [*Succinum*]). Apesar de a fórmula pedir uma dose diária de 100g para *Huang Qi*, reduzo para 30g e as outras duas ervas para 10g.

Remédios dos Três Tesouros

FORTALECER A RAIZ E DESOBSTRUIR A RAIZ   Fortalecer a Raiz tonifica o *Yang* do Rim e Desobstruir a Raiz resolve Umidade da próstata.

Resumo

Deficiência do *Yang* do Rim e do Baço

Pontos

- B-20 (*Pishu*), REN-12 (*Zhongwan*), B-23 (*Shenshu*), R-13 (*Qimen*), REN-4 (*Guanyuan*), ID-3 (*Houxi*) com B-62 (*Shenmai*), REN-3 (*Zhongji*), BP-9 (*Yinlingquan*), R-12 (*Dahe*), B-32 (*Ciliao*), B-34 (*Xialiao*). Utilizar método de tonificação em todos os pontos. Moxa pode ser aplicada

Fitoterapia

Prescrição

- PRESCRIÇÃO EMPÍRICA

Prescrição

- *LAO REN LONG BI TANG* – Decocção para Retenção Urinária para o Idoso

Prescrição

- *BAO YUAN TONG BI TANG* – Decocção para Proteger a Origem e Penetrar a Retenção Urinária

Remédio dos Três Tesouros

- Fortalecer a Raiz e Desobstruir a Raiz

Deficiência do Yin do Fígado e do Rim

Manifestações Clínicas

Dificuldade urinária; urina escura; micção frequente, porém escassa; sudorese noturna; calor nos cinco palmos; dor lombar; tontura; tinido; olhos secos.

Língua: sem revestimento.
Pulso: Flutuante-Vazio.

Princípio de Tratamento

Nutrir *Yin* do Fígado e do Rim, resolver Umidade do Aquecedor Inferior.

Acupuntura

Pontos

REN-4 (*Guanyuan*), R-13 (*Qimen*), BP-6 (*Sanyinjiao*), F-8 (*Ququan*), P-7 (*Lieque*) no lado esquerdo com R-6 (*Zhaohai*) no lado direito, REN-7 (*Yinjiao*), REN-3 (*Zhongji*), BP-9 (*Yinlingquan*), B-32 (*Ciliao*), B-34 (*Xialiao*). Utilizar método de tonificação em todos os pontos.

EXPLICAÇÃO

- REN-4, R-13, BP-6 e F-8 nutrem *Yin* do Fígado e do Rim.
- P-7 e R-6 regulam Vaso Concepção e nutrem *Yin*.
- REN-7 nutre *Yin*.
- REN-3 e BP-9 resolvem Umidade do Aquecedor Inferior.
- B-32 e B-34 são pontos adjacentes para afetar a próstata.

978-85-7241-817-1

Fitoterapia

Prescrição

Variação de *ZHI BO DI HUANG WAN* – Variação da Pílula de *Anemarrhena-Phellodendron-Rehmannia*.

EXPLICAÇÃO   Essa fórmula nutre *Yin* do Fígado e do Rim e drena Umidade-Calor do Aquecedor Inferior.

Remédios dos Três Tesouros

NUTRIR A RAIZ E DESOBSTRUIR A RAIZ   Nutrir a Raiz nutre *Yin* do Fígado e do Rim e Desobstruir a Raiz resolve Umidade do Aquecedor Inferior e da próstata.

Resumo

Deficiência de *Yin* do Fígado e do Rim

Pontos

- REN-4 (*Guanyuan*), R-13 (*Qimen*), BP-6 (*Sanyinjiao*), F-8 (*Ququan*), P-7 (*Lieque*) na esquerda com R-6 (*Zhaohai*) na direita, REN-7 (*Yinjiao*), REN-3 (*Zhongji*), BP-9 (*Yinlingquan*), B-32 (*Ciliao*), B-34 (*Xialiao*). Utilizar método de tonificação em todos os pontos

Fitoterapia

Prescrição

- Variação de *ZHI BO DI HUANG WAN* – Variação das Pílulas de *Anemarrhena-Phellodendron-Rehmannia*

Remédio dos Três Tesouros

- Nutrir a Raiz e Desobstruir a Raiz

Estagnação da Essência (Jing)

Manifestações Clínicas

Dificuldade urinária, diminuição do fluxo urinário, nictúria, dor hipogástrica, dor no períneo, emissões seminais, descarga uretrais.

Língua: Púrpura
Pulso: em Corda, Áspero ou Firme. Pulso da próstata em Corda.

Princípio de Tratamento

Revigorar o Sangue, eliminar estagnação, amaciar a dureza, eliminar a turbidez.

Acupuntura

Pontos

BP-4 (*Gongsun*) no lado esquerdo com PC-6 (*Neiguan*) no lado direito, F-3 (*Taichong*), F-1 (*Dadun*), REN-3 (*Zhongji*), R-14 (*Siman*), Zigong, B-32 (*Ciliao*), B-34 (*Xialiao*). Utilizar método neutro em todos os pontos.

EXPLICAÇÃO

- BP-4 e PC-6 regulam Vaso Penetrador, revigoram Sangue e eliminam estagnação de Sangue e Essência.

- F-3 revigora o Sangue.
- F-1 afeta a próstata.
- REN-3, R-14 e *Zigong* revigoram o Sangue e eliminam estagnação da próstata.
- B-32 e B-34 são pontos adjacentes para tratar a próstata.

Fitoterapia

Prescrição

Variação de *HUO XUE TONG JING TANG* – Variação da Decocção para Revigorar o Sangue e Penetrar a Essência.

EXPLICAÇÃO Essa fórmula revigora Sangue e resolve turbidez e Umidade no Aquecedor Inferior.

Remédio dos Três Tesouros

DESOBSTRUIR A RAIZ Desobstruir a Raiz resolve Umidade, elimina Calor e resolve Calor Tóxico da próstata.

Resumo

Estagnação da Essência (*Jing*)

Pontos

■ BP-4 (*Gongsun*), na esquerda, com PC-6 (*Neiguan*), na direita; F-3 (*Taichong*); F-1 (*Dadun*); REN-3 (*Zhongji*); R-14 (*Siman*); *Zigong*; B-32 (*Ciliao*); B-34 (*Xialiao*). Utilizar método neutro em todos os pontos

Fitoterapia

Prescrição

■ Variação de *HUO XUE TONG JING TANG* – Variação da Decocção para Revigorar o Sangue e Penetrar a Essência

Remédio dos Três Tesouros

■ Desobstruir a Raiz

Estagnação do Qi do Fígado com Fleuma-Umidade

Manifestações Clínicas

Dificuldade urinária, retenção de urina quando submetido a estresse, distensão hipogástrica, irritabilidade, urina turva, peso no hipogástrio, sensação de peso no períneo.

Língua: Vermelha nas laterais, Inchada e com revestimento pegajoso.

Pulso: Deslizante e em Corda. Pulso da próstata em Corda.

Princípio de Tratamento

Suavizar Fígado, mover *Qi*, resolver Umidade e Fleuma.

Acupuntura

Pontos

BP-4 (*Gongsun*), no lado esquerdo, com PC-6 (*Neiguan*), no lado direita; F-3 (*Taichong*); F-5 (*Ligou*); R-14 (*Siman*); REN-3 (*Zhongji*); BP-9 (*Yinlingquan*); E-40 (*Fenglong*); E-28 (*Shuidao*). Utilizar método neutro em todos os pontos.

EXPLICAÇÃO
- BP-4 e PC-6 regulam Vaso Penetrador.
- F-3 e F-5 movem *Qi* do Fígado.
- R-14 e REN-3 movem *Qi* no Aquecedor Inferior.
- BP-9, E-40 e E-28 resolvem Fleuma-Umidade do Aquecedor Inferior.

Fitoterapia

Prescrição

SHU GAN SAN JIE FANG – Fórmula para Suavizar Fígado e Dispersar Estagnação.

EXPLICAÇÃO Essa fórmula move *Qi* do Fígado, revigora Sangue, resolve Fleuma-Umidade e amacia a dureza.

Remédio dos Três Tesouros

DESOBSTRUIR A RAIZ E DESATAR A RIR Desobstruir a Raiz resolve Fleuma-Umidade da próstata e Desatar a Rir move *Qi* do Fígado no Aquecedor Inferior.

Resumo

Estagnação do *Qi* do Fígado com Fleuma-Umidade

Pontos

■ BP-4 (*Gongsun*), no lado esquerda, com PC-6 (*Neiguan*), no lado direita; F-3 (*Taichong*); F-5 (*Ligou*); R-14 (*Siman*); REN-3 (*Zhongji*); BP-9 (*Yinlingquan*); E-40 (*Fenglong*); E-28 (*Shuidao*). Utilizar método neutro em todos os pontos

Fitoterapia

Prescrição

■ *SHU GAN SAN JIE FANG* – Fórmula para Suavizar Fígado e Dispersar Estagnação

Remédio dos Três Tesouros

■ Desobstruir a Raiz e Desatar a Rir

Literatura Chinesa Moderna

A seguir estão alguns dos artigos que apareceram nas revistas chinesas sobre o tratamento de hiperplasia benigna da próstata.

Journal of Chinese Medicine (Zhong Yi Za Yi Zhi), *v. 35, n. 4, 1994, p. 225*

"58 Cases of Prostatic Hyperplasia Treated by Tonifying Qi, Benefiting the Kidney and Eliminating Stasis" *de Cui Xue Jiao*

Em 58 casos de hiperplasia prostática: foram encontrados entre 45 e 50 anos; 11 entre 50 e 60 anos; 19 entre 60 e 70 anos; 2 acima dos 70 anos.

- *Sensação de distensão entre a micção*: 50.
- *Nictúria mais do que três vezes*: 58.
- *Micção interrompida*: 50.
- *Gotejamento*: 21.
- *Incontinência urinária*: 21.
- *Sangue na urina*: 5.
- *Retenção urinária aguda*: 23.

Princípio de Tratamento

Tonificar *Qi*, beneficiar o Rim, revigorar o Sangue e eliminar estagnação.

Prescrição

- *Huang Qi (Radix Astragali)*: 30g.
- *Dang Shen (Radix Codonopsis)*: 30g.
- *Rou Cong Rong (Herba Cistanches)*: 30g.
- *Shan Zhu Yu (Fructus Corni)*: 12g.

Hiperplasia Benigna da Próstata

- *Wang Bu Liu Xing* (*Semen Vaccariae*): 30g.
- *Lu Lu Tong* (*Fructus Liquidambaris*): 30g.
- *Tao Ren* (*Semen Persicae*): 15g.
- *Chi Shao* (*Radix Paeoniae rubra*): 15g.
- *San Qi* (*Radix Notoginseng*): 3g.

MODIFICAÇÕES

- Dor durante a micção: *Deng Xin Cao* (*Medulla Junci*) e *Chong Wei Zi* (*Fructus Leonuri*).
- Sede, sensação de calor: *Huang Bo* (*Cortex Phellodendri*), *Shan Zhi Zi* (*Fructus Gardeniae*).
- Endurecimento da próstata: *Chuan Shan Jia* (*Squama Manitis Pentadactylae*), *Zhe Bei Mu* (*Bulbus Fritillariae thunbergii*).
- Constipação: *Da Huang* (*Radix et Rhizoma Rhei*), *Mang Xiao* (*Natrii Sulfas*).
- Sede: *Tian Hua Fen* (*Radix Trichosanthis*), *Xuan Shen* (*Radix Scrophulariae*).

Resultados

- *Resultados bons*: nictúria menos do que duas vezes, micção livre, retenção de urina na bexiga abaixo de 60mL.
- *Resultados médios*: redução da nictúria, redução do gotejamento, retenção urinária na bexiga entre 60 e 100mL.
- *Nenhum resultado*: nenhuma mudança observada nos sinais e sintomas.

Com base no critério anterior, 39 pacientes tiveram resultados bons; 17, resultados médios; e 2, nenhum resultado.

Journal of Chinese Medicine (Zhong Yi Za Zhi), v. 29, n. 7, 1988, p. 66

"Experience in Treatment of Prostatic Hyperplasia by Tonifying of Kidneys and Resolving Dampness" de Wang Geng Sheng

Princípio de Tratamento

Tonificar Rim e resolver Umidade.

Prescrição

- *Bi Xie* (*Rhizoma Dioscoreae hypoglauca*): 15g.
- *Tu Si Zi* (*Semen Cuscutae*): 15g.
- *Shan Yao* (*Rhizoma Dioscorae*): 15g.
- *Qian Shi* (*Semen Euryales*): 10g.
- *Yi Zhi Ren* (*Fructus Alpiniae oxyphyllae*): 15g.
- *Shi Chang Pu* (*Rhizoma Acori tatarinowii*): 10g.
- *Huang Bo* (*Cortex Phellodendri*): 10g.
- *Che Qian Zi* (*Semen Plantaginis*): 15g.
- *Mu Dan Pi* (*Cortex Moutan*): 10g.
- *Fu Ling* (*Poria*): 15g.
- *Gan Cao* (*Radix Glycyrrhizae uralensis*): 5g.

MODIFICAÇÕES

- Língua com revestimento amarelo e pegajoso, acrescentar ou aumentar: 15g de *Yi Yi Ren* (*Semen Coicis*), 6g de *Dong Gua Ren* (*Semen Benincasae*), 20g de *Huang Bo* (*Cortex Phellodendri*).

- Língua com revestimento pegajoso e branco, acrescentar ou aumentar: 30g de *Fu Ling* (*Poria*), 30g de *Bi Xie* (*Rhizoma Dioscoreae hypoglauca*).
- Deficiência de *Yin* do Fígado e do Rim: 15g de *Nu Zhen Zi* (*Fructus Ligustri lucidi*),15g de *Han Lian Cao* (*Herba Ecliptae*).
- Deficiência de *Yang* do Baço e do Rim, acrescentar ou aumentar: 30g de *Shan Yao* (*Rhizoma Dioscoreae*), 30g de *Tu Si Zi* (*Semen Cuscutae*).

Journal of Chinese Medicine (Zhong Yi Za Zhi), v. 27, n. 5, 1986, p. 10-11

"Experience in the Treatment of Prostatic Hyperplasia in the Elderly" de Zhang Xi Jun

O tratamento da hiperplasia prostática deve ser baseado no princípio de tratar a Manifestação (*Biao*) nos casos agudos e a Raiz (*Ben*) em casos crônicos.

Eliminar Estagnação, Dissolver Nódulos, Promover a Transformação da Água

A hiperplasia prostática é caracterizada por Umidade, estagnação do *Qi*, estagnação de Sangue e acúmulo de nódulos: esta é a Manifestação (*Biao*).

Antes de tratar de acordo com o padrão de identificação, o Dr. Zhang resolve a Umidade, move o *Qi*, revigora o Sangue e dissolve os nódulos com a fórmula *Shuang Hu Tong Guan Wan* (Pílula do Duplo Tigre que Abre o Portão). Ele utiliza esta pílula por 3 a 5 dias. Esta fórmula elimina estagnação, resolve Umidade e dissolve nódulos por duas excreções (micção e defecação).

Ingredientes do *Shuang Hu Tong Guan Wan*:

- *Hu Po* (*Succinum*): 1g.
- *Hu Zhang* (*Rhizoma Polygoni cuspidati*): 1g.
- *Da Huang* (*Radix et Rhizoma Rhei*): 1g.
- *Dan Gui* (*Wei*) (*Radix Angelicae sinensis*) (pontas): 1g.
- *Tao Ren* (*Semen Persicae*): 1g.
- *Shi Wei* (*Folium Pyrrosiae*): 1g.
- *Hai Jin Sha* (*Spora Lygodii*): 1,5g.
- *Tu Bie Chong* (*Eupolyphaga seu Steleophaga*): 2g.

Tomar uma pílula, três vezes ao dia, com a decocção de 30g de *Lu Cao* (*Herba Lupili scandentis*) e 30g de *Bai Hua She She Cao* (*Herba Hedyotidis diffusae*).

EXPLICAÇÃO

- *Tu Bie Chong, Tao Ren, Dang Gui Wei* e *Hu Po* revigoram Sangue e eliminam estagnação. Promovem a circulação capilar e promovem a reabsorção do edema da próstata. Também promovem os leucócitos.
- *Da Huang, Hu Zhang* e *Hu Po* eliminam estagnação através do movimento descendente e da promoção da transformação da Água.
- *Shi Wei* e *Hai Jin Sha* resolvem Umidade.
- *Lu Cao* e *Bai Hua She She Cao* resolvem Calor Tóxico.
- A pílula de liga de mel funciona como tônico suave de *Qi* e de Sangue.

Tratamento de acordo com a Identificação de Padrões

Estagnação do Qi do Fígado

Dificuldade urinária, distensão hipogástrica.

PRINCÍPIO DE TRATAMENTO   Promover o livre fluxo no Mecanismo do *Qi*, promover a micção.

PRESCRIÇÃO   Variação de *CHEN XIANG SAN* – Variação de Pó de *Aquilaria*:

- *Chen Xiang* (*Lignum Aquilariae resinatum*).
- *Chen Pi* (*Pericarpium Citri reticulatae*).
- *Dang Gui* (*Radix Angelicae sinensis*).
- *Wang Bu Liu Xing* (*Semen Vaccariae*).
- *Shi Wei* (*Folium Pyrrosiae*).
- *Dong Kui Zi* (*Fructus Malvae*).
- *Hua Shi* (*Talcum*).
- *Xiang Fu* (*Rhizoma Cyperi*).
- *Yu Jin* (*Radix Curcumae*).
- *Wu Yao* (*Radix Linderiae*).

Estagnação de Qi e de Sangue

Retenção urinária, gotejamento de urina, fluxo escasso, dor hipogástrica, edema e dor da próstata.

PRINCÍPIO DE TRATAMENTO   Eliminar estagnação, dissolver nódulos, abrir as passagens de Água.

PRESCRIÇÃO   *DAI DI DANG WAN* – Pílula do Substituto que Afasta.

Nota: *Chuan Sha Jia* pode ser substituída por *Wang Bi Liu Xing* (*Semen Vaccariae*).

Umidade-Calor

Gotejamento da urina, dificuldade urinária, micção frequente e escassa, urina turva, plenitude do hipogástrio.

PRINCÍPIO DE TRATAMENTO   Resolver Umidade, eliminar Calor, promover transformação da Água, abrir as vias da Água.

PRESCRIÇÃO   *BA ZHENG SAN* – Pó das Oito Retificações.

Deficiência do Yang do Baço e do Rim

Micção frequente, fluxo fraco, gotejamento da urina, dor lombar.

PRINCÍPIO DE TRATAMENTO   Tonificar e Aquecer Baço e Rim, abrir as vias da Água.

PRESCRIÇÃO   Variação da *LAO REN LONG BI TANG* – Variação da Decocção para Retenção Urinária para o Idoso.

- *Dang Shen* (*Radix Codonopsis*): 6g.
- *Huang Qi* (*Radix Astragali*): 6g.
- *Lian Zi* (*Semen Nelumbinis*): 6g.
- *Huang Jing* (*Rhizoma Polygonati*): 6g.
- *Yin Yang Huo* (*Herba Epimidii*): 6g.
- *Rou Gui* (*Cortex Cinnamomi*): 3g.
- *Bi Xie* (*Rhizoma Dioscoreae hypoglauca*): 6g.
- *Che Qian Zi* (*Semen Plantaginis*): 6g.

- *Wang Bu Liu Xing* (*Semen Vaccariae*): 6g.
- *Wu Zhu Yu* (*Fructus Evodiae*): 6g.
- *Gan Cao* (*Radix Glycyrrhirae uralensis*): 3g.

Deficiência de Yin do Rim

Micção frequente e escassa, gotejamento da urina, micção interrompida e reiniciada.

PRINCÍPIO DE TRATAMENTO   Nutrir *Yin* do Rim, abrir as passagens de Água.

PRESCRIÇÃO   *LIU WEI DI HUANG WAN* – Pílula *Rehmannia* dos Seis Ingredientes.

Journal of Nanjing University of Traditional Chinese Medicine (Nan Jing Zhong Yi Yao Da Xue Xue Bao), v. 12, n. 4, 1996, p. 43-44

"Herbs Affecting the Prostate in 100 Cases of Prostatitis and Prostatic Hyperplasia" de Zhang Ping et al.

O princípio de tratamento adotado para a hiperplasia benigna da próstata foi tonificar e aquecer o Rim; tonificar o *Yang*; mover o *Qi*; remover as obstruções dos canais; remover obstruções com ervas picantes, dispersantes e mornas; revigorar o Sangue; beneficiar a micção. Exemplos de ervas utilizadas: *Ding Xiang* (*Flos Caryophilli*), *Jiu Cai Zi* (*Semen Allii tuberosi*), *She Chuang Zi* (*Fructus Cnidii*).

Journal of Nanjing University of Traditional Chinese Medicine (Nan Jing Zhong Yi Yao Da Xue Xue Bao), v. 13, n. 4, 1997, p. 206-207

"Differentiation Between Full and Empty Patterns in the Treatment of 150 Cases of Benign Hyperplasia Prostatic" de Fang Tie Sheng et al.

Tipo excesso: *Pu Gong Ying* (*Herba Taraxaci*), *Hu Lu Cha* (*Herba Desmodii triqueti*), *Dong Kui Zi* (*Fructus Malvae*), *E Zhu* (*Rhizoma Curcumae*), *Chuan Niu Xi* (*Radix Cyathulae*).

Tipo deficiência: *Kun Bu* (*Thallus Eckloniae*), *Hai Zao* (*Herba Sargassi*), *Shu Di Huang* (*Radix Rehmanniae preparata*), *Shan Zhu Yu* (*Fructus Corni*), *Ze Xie* (*Rhizoma Alismatis*), *Mu Dan Pi* (*Cortex Moutan*), *Dan Shen* (*Radix Salviae milthiorrizae*), *Huang Qi* (*Radix Astragali*), *Chai Hu* (*Radix Bupleuri*).

De acordo com os autores, a hiperplasia benigna da próstata (HBP) corresponde à doença chinesa de "Retenção Urinária" (*Long Bi*). Muitos órgãos são afetados, particularmente Baço, Pulmão, Fígado, Rim, Triplo Aquecedor e Bexiga.

Nas condições de deficiência, há deficiência de Baço e Rim. A deficiência do Baço gera prejuízo da ascen-

762 Hiperplasia Benigna da Próstata

dência do puro e a descendência do turvo e, assim, forma-se Umidade. Quando o Rim apresenta-se deficiente, a transformação do *Qi* é prejudicada, os fluidos não podem ser transformados, lesando a Essência e gerando estagnação de Sangue: a Essência turva obstrui as vias da Água.

Em condições de Excesso, frequentemente há Umidade-Calor e estagnação de Sangue.

Journal of Chinese Medicine (Zhong Yi Za Zhi), v. 41, n. 9, 2000

"Experience of Dr Xu Fu Song in Treatment of Prostatic Diseases with the Method of Transforming Yin with Sour and Sweet Herbs" *de Meng Yu*

O Dr. Meng Yu relata a experiência do Dr. Xu Fu Song no tratamento da doença da próstata por nutrição do *Yin* e transformação dos fluidos. Este tratamento se aplica especialmente aos idosos.

Para a hiperplasia benigna da próstata nos idosos, Dr. Xu utiliza a seguinte fórmula:

- *Wu Wei Zi* (*Fructus Schisandrae*).
- *Wu Mei* (*Fructus Mume*).
- *Chi Shao* (*Radix Paeoniae rubra*).
- *Bai Shao* (*Radix Paeoniae alba*).
- *Mu Gua* (*Fructus Chaenomelis*).
- *Mai Ya* (*Fructus Hordei germinatus*).
- *Long Gu* (*Mastodi Ossis fossilia*).
- *Mu Li* (*Concha Ostreae*).
- *Xu Duan* (*Radix Dipsaci*).
- *Wu Yao* (*Radix Linderiae*).
- *Mu Tong* (*Caulis Akebiae trifoliatae*).
- *Gan Cao* (*Radix Glycyrrhizae uralensis*).

Journal of Chinese Medicine (Zhong Yi Za Zhi), v. 12, n. 8. 1987, p. 225

"63 Cases of Prostatic Hyperplasia Treated by Tonifying the Kidney and Benefiting Urination" *de Shanghai College of Traditional Chinese Medicine*

Sessenta e três casos de hiperplasia benigna da próstata foram tratados de acordo com método de tonificar o Rim e beneficiar a micção. A fórmula utilizada foi a seguinte:

- *Dang Shen* (*Radix Codonopsis*): 15g.
- *Huang Qi* (*Radix Astragali*): 26g.
- *Jie Geng* (*Radix Platycodi*): 5g.
- *Wu Yao* (*Radix Linderiae*): 15g.
- *Shan Yai* (*Rhizoma Dioscoreae*): 15g.
- *Fu Ling* (*Poria*): 10g.
- *Ze Xie* (*Rhizoma Alismatis*): 10g.
- *Mu Dan Pi* (*Cortex Moutan*): 10g.
- *Che Qian Zi* (*Semen Plantaginis*): 15g.

Levando em consideração os princípios de tratamento adotados pelos médicos anteriores, pode-se construir

Tabela 35.2 – Métodos de tratamento mais comuns para hiperplasia benigna da próstata adotados por médicos chineses modernos

Método de tratamento	Número
Nutrir *Yin*	14
Eliminar Calor	13
Eliminar estagnação do *Qi*	10
Resolver Fleuma	9
Amaciar a dureza	3
Dissolver nódulos	3
Extinguir Vento	3
Eliminar estagnação de Sangue	2
Eliminar Calor por Deficiência	2
Tonificar *Qi* e *Yin*	1

a tabela dos métodos de tratamento mais comuns utilizados para tratar hiperplasia benigna da próstata (Tabela 35.2).

978-85-7241-817-1

Medicina Ocidental

O aumento benigno da próstata ocorre mais frequentemente em homens acima de 60 anos. Tal aumento é muito menos comum em indivíduos asiáticos. É desconhecido nos eunucos. A etiologia da condição é desconhecida. Microscopicamente, a hiperplasia afeta os elementos do tecido conectivo e glandular da próstata. O aumento da glândula alonga e distorce a uretra, obstruindo o fluxo de saída da bexiga. A musculatura da bexiga hipertrofia, de tal forma que uma pressão mais alta do que a usual é gerada dentro da bexiga para superar a obstrução e permitir o esvaziamento da urina. Bandas de fibras musculares são vistas na cistoscopia (trabeculação) (Fig. 35.9).

Eventualmente, a bexiga se torna dilatada e o músculo, hipotônico. O mecanismo do esfíncter na junção vesiculouretral pode ser prejudicado e pode ocorrer refluxo da urina da bexiga para dentro dos ureteres e trato urinário superior.

As características clínicas da hiperplasia benigna da próstata são as seguintes:

- Frequência da micção.
- Nictúria.
- Dificuldade ou atraso na iniciação da micção.
- Força reduzida do fluxo urinário.
- Gotejamento pós-esvaziamento.
- Dor suprapúbica.
- Retenção urinária aguda ou retenção com incontinência por transbordamento.
- Ocasionalmente, hematúria.

Tornam-se essenciais exame abdominal para aumento da bexiga junto com exame retal. A próstata sadia é

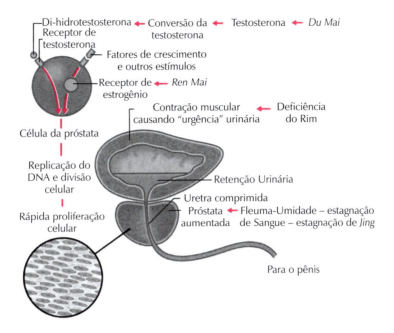

FIGURA 35.9 – Hiperplasia benigna da próstata. DNA = ácido desoxirribonucleico.

sentida homogênea. A impressão acurada do volume prostático não pode ser obtida apenas no exame retal.

As investigações devem incluir cultura de urina, avaliação da função renal por medição das concentrações séricas de ureia e creatinina, medição do antígeno prostático específico (no câncer prostático, ele é acentuadamente elevado), raio-X abdominal e ultrassonografia renal para definir se há dilatação do trato superior. A urografia de excreção não é normalmente necessária.

O grau de esvaziamento completo da bexiga depois do ato de micção pode ser avaliado por ultrassonografia ou inspeção de radiografia após esvaziamento aplicada durante urografia de inspeção, se esta for utilizada. Cistouretroscopia é essencial apenas em pacientes com hematúria.

As escolhas do tratamento para HBP incluem "espera atenta". Se os sintomas não são preocupantes, pode ser aconselhável esperar antes de começar qualquer tratamento. Neste caso, exames minuciosos regulares são necessários para ter certeza que o quadro não piora.

Os alfabloqueadores (alguns nomes genéricos são doxazosina, terazosina) relaxam os músculos próximos da próstata e aliviam os sintomas. Os efeitos colaterais podem incluir dor de cabeça, tontura ou sensação de leveza na cabeça ou cansaço.

Finasterida (Proscar®) é um inibidor competitivo da 5-alfarredutase, que é a enzima envolvida na conversão da testosterona para diidrotestosterona, o andrógeno primariamente responsável por crescimento e aumento prostático. A finasterida diminui o volume prostático com aumento no fluxo urinário. Os efeitos colaterais desta medicação podem incluir diminuição do interesse sexual e problemas com ereção ou ejaculação.

A cirurgia pode aliviar os sintomas, mas causar complicações. Ela também não protege contra câncer de próstata.

Deterioração da função renal ou desenvolvimento da dilatação do trato superior requer cirurgia. A ressecção transuretral é geralmente bem-sucedida, a não ser que a glândula esteja muito avolumada. Apresenta morbidade e mortalidade baixa com período de internação hospitalar menor do que na prostatectomia aberta.

Hipertermia de micro-ondas, balão de dilatação e *stents* prostáticos estão sendo experimentados, mas os resultados dos testes clínicos prospectivos controlados aleatórios de longa duração ainda não foram divulgados. As glândulas muito aumentadas requerem prostatectomia transvesical aberta. Na retenção aguda ou na retenção com transbordamento, as primeiras prioridades são aliviar a dor e estabelecer o cateter de drenagem uretral.

Se a cateterização uretral for impossível, deve-se utilizar um cateter de drenagem suprapúbico. A escolha de futuros procedimentos constitui-se entre prostatectomia imediata, período de cateter de drenagem seguido de prostatectomia ou aceitação de cateter interno permanente suprapúbico ou uretral.

Notas Finais

1. 1981 Ling Shu 灵枢经 [Spiritual Axis], People's Health Publishing House, Beijing, p. 120, publicado primeiramente em 100 a.C.
2. 1977 Yi Zong Jin Jian 医宗金鉴 [Golden Mirror or Medicine]. People's Health Publishing House, Beijing, p. 129. *The Golden Mirror of Medicine* foi escrita por Wu Qian e publicado pela primeira vez em 1742.

Capítulo 36

前列
腺炎

Prostatite e Prostatodinia

CONTEÚDO DO CAPÍTULO

Prostatite e Prostatodinia   765

Prostatite Crônica na Medicina Ocidental   765

Prostatite Crônica na Medicina Chinesa   767

Identificação de Padrões e Tratamento   769

Umidade-Calor no Aquecedor Inferior   769

Umidade-Calor com Calor Tóxico
no Aquecedor Inferior   770

Estagnação do *Qi*, Estagnação de Sangue,
Estagnação da Essência, Estagnação nos
Canais de Conexão do Sangue   770

Deficiência do *Qi* do Rim com Umidade   771

Deficiência do *Yang* do Rim e do Sangue
do Fígado   772

Deficiência do *Yin* do Rim   773

Umidade-Calor e Turbidez no Aquecedor
Inferior, Deficiência da Essência do Rim   773

Deficiência do Coração e do Rim   774

Literatura Chinesa Moderna   774

Experiências Clínicas   777

Acupuntura   777

Fitoterapia   778

- Umidade-Calor no Aquecedor Inferior
- Umidade-Calor com Calor Tóxico no Aquecedor Inferior
- Estagnação de *Qi*, estagnação de Sangue, estagnação da Essência, estagnação nos canais de Conexão do Sangue
- Deficiência do *Qi* do Rim com Umidade
- Deficiência do *Yang* do Rim e do Sangue do Fígado
- Deficiência do *Yin* do Rim
- Umidade-Calor e turbidez no Aquecedor Inferior, deficiência da Essência do Rim
- Deficiência do Coração e do Rim

Prostatite e Prostatodinia

A prostatite crônica é um problema relativamente comum em homens. Começarei por definir esta doença do ponto de vista da medicina ocidental e a discussão será realizada de acordo com os seguintes tópicos:

- Prostatite crônica na medicina ocidental.
- Prostatite crônica na medicina chinesa.
- Identificação de padrões e tratamento.
- Literatura chinesa moderna.
- Experiências clínicas.

Prostatite Crônica na Medicina Ocidental

Prostatite é uma inflamação da próstata que pode envolver dor considerável; ao contrário, a hiperplasia benigna da próstata (HBP) não envolve dor. A prostatite é razoavelmente comum nos homens adultos e foi classificada em quatro grupos:

- Prostatite bacteriana aguda.
- Prostatite bacteriana crônica.
- Prostatite não bacteriana.
- Prostatodinia (dor prostática na ausência de infecção ativa).

No máximo apenas 5% de todos os casos consiste em *prostatites bacterianas aguda ou crônica*. A *prostatite não bacteriana* envolve 64% dos casos e a prostatodinia compõe os outros 31%.

A prostatite bacteriana é uma infecção reincidente que é difícil de tratar. Apresenta-se com dor no períneo, epididimorquite recorrente e sensibilidade prostática, com pus na secreção prostática obtida por expressão. O tratamento é dado durante 4 a 6 semanas, com drogas que penetram na próstata, tais como trimetoprima ou ciprofloxacina. Pode ser necessário tratamento com baixa dose por longo prazo.

766 Prostatite e Prostatodinia

A prostatite bacteriana aguda é o resultado de infecção bacteriana, geralmente *Escherichia coli*, e começa tipicamente com febre, tremores e outros sintomas comuns nas infecções bacterianas. Dor na região dorsal inferior e na área entre escroto e ânus é típica. Há dificuldade e/ou micção dolorosa e aumento da frequência da micção.

A prostatite aguda é mais encontrada em homens jovens sexualmente ativos e pode ser a fonte da infecção, especialmente se houver muitos parceiros sexuais. O tratamento inclui antibióticos, sendo geralmente eficaz.

A prostatite bacteriana crônica pode ser relacionada à falha do tratamento da prostatite aguda ou se desenvolver isoladamente. Envolve com frequência infecção baixa recorrente da próstata, que geralmente envolve a mesma cepa de bactéria. Os sintomas incluem micção frequente e dolorosa e noctúria. Pedras ou cálculos produzidos nos componentes urinários são frequentemente encontrados nos dutos prostáticos, o que implica em refluxo de urina para dentro destas áreas. Os antibióticos falham como tratamento nos casos de prostatite crônica, pelo fato de não poderem eliminar as bactérias que são encontradas nestas pedras e, portanto, há constante fonte presente para reinfecção.

Outro fator frequentemente encontrado é uma carência de zinco nos fluidos prostáticos. O fluido prostático é continuamente liberado e contém um fator antibacteriano potente, que inclui o zinco livre como ingrediente mais ativo. Homens com baixo nível de zinco em seu fluido prostático ficam especialmente predispostos à prostatite crônica.

A prostatite não bacteriana é a mais comum das condições prostáticas. Ela é caracterizada por elevado número incomum e atividade de células inflamatórias na próstata. A inflamação resultante assemelha-se à encontrada na prostatite bacteriana crônica, mas não há histórico de infecções, nem prova positiva de culturas bacterianas. Além dos sintomas encontrados nas infecções bacterianas, a dor pós-ejaculatória e o desconforto são típicos deste tipo de prostatite. Os tratamentos médicos convencionais não oferecem bons resultados.

As manifestações clínicas da prostatite crônica não bacteriana podem ser muito variadas. Alguns homens reportam frequência na micção e outros não. Alguns relatam disfunção sexual e dificuldade erétil, outros não.

Geralmente, quando as culturas são negativas, a prostatite não bacteriana crônica pode ser descrita como dor persistente e recorrente ou desconforto em qualquer das seguintes áreas.

- Uretra.
- Períneo.
- Ponta de pênis (não relacionado à micção).
- Hipogástrio.
- Testículos.

Alguns dos sintomas funcionais são:

- Dor ou ardência durante a micção.
- Dor ou desconforto durante ou após a ejaculação.
- Dor lombar e na parte superior das pernas.
- Dor na virilha e acima da bexiga.

- Ardência profunda na uretra.
- Sensação de não esvaziamento completo da bexiga após terminar a micção.
- Diminuição da libido.

Outros sintomas são:

- Fadiga.
- Sêmen descolorido (amarelado – decorrente das células brancas mortas – um sinal de inflamação).
- Dor depois da ejaculação, durando horas ou até dias.
- Memória prejudicada, dificuldade de concentração.
- Linfonodos dolorosos.

A condição aumenta e diminui. A dor pode desaparecer por horas ou dias, depois retornar inexplicavelmente com força. Além disso, as pessoas experimentam remissão, que pode durar meses ou até anos, e depois apresentam outro episódio.

A prostatite crônica pode ser definida da seguinte forma:

- O sintoma principal é dor ou desconforto na região pélvica que dura três meses ou mais.
- Afeta homens mais jovens do que a hiperplasia benigna da próstata, a média de idade é de 43 anos.
- A dor é o sintoma mais grave e mais comumente relatado.
- Os sintomas são episódicos, e vão e vem com periodicidade variável.
- A localização mais comum da dor é o períneo, mas muitos locais pela região pélvica são relatados como desconfortáveis.
- Os sintomas de esvaziamento e de irritação contribuem mais do que os sintomas de obstrução.
- Função sexual prejudicada, apesar da maioria dos homens ser potente.
- Dor depois da ejaculação é uma queixa muito específica que distingue a prostatite da hiperplasia benigna da próstata.

Nota Clínica

Manifestações Clínicas da Prostatite Crônica

- Dor em uretra, períneo, ponta do pênis, hipogástrio, testículos
- Dor ou ardência durante a micção
- Dor ou desconforto durante ou após a ejaculação
- Dor na região dorsal inferior e na parte superior das pernas
- Dor na virilha e acima da bexiga
- Ardência profunda na uretra
- Sensação de não esvaziamento total da bexiga após terminar a micção
- Diminuição da libido
- Fadiga
- Sêmen descolorido
- Dor após a ejaculação, durando várias horas ou até dias
- Memória prejudicada, dificuldade de concentração
- Linfonodos dolorosos
- Sintomas de esvaziamento ou da micção

Prostatodinia (dor prostática na ausência de infecção ativa) pode ser sequela muito persistente para prostatite bacteriana. Prostatodinia, que é mais comum em homens jovens e de meia-idade, apresenta muitos sintomas similares à prostatite crônica, mas não apresenta um número excessivo de células inflamatórias.

Há dor e/ou desconforto em virilha, períneo, testículos, região dorsal inferior e pênis, a qual é gerada pelos espasmos dos músculos lisos na porção prostática da uretra e no colo da bexiga. O refluxo subsequente de urina nos dutos prostáticos e ejaculatórios causa inflamação induzida quimicamente. A fadiga nos músculos da região pélvica e o estresse emocional parecem ser fatores potentes de contribuição para a prostatodinia.

Em 2003, havia 220.900 novos casos estimados de câncer de próstata nos Estados Unidos. Na Grã-Bretanha, 32.000 casos são diagnosticados todo ano, com 10.000 mortes. O câncer de próstata constitui 12% de todos os cânceres. Numa autópsia, entre 10 e 30% de homens com mais de 50 anos apresentam algumas células malignas na próstata; aos 90 anos de idade, a taxa atinge 100%. Ambiente e dieta parecem ser os fatores causais primários. Os sintomas do câncer da próstata podem ser muito similares aos da hiperplasia prostática benigna ou às quatro formas de prostatite. Com frequência, o câncer de próstata não gera qualquer sintoma. O teste do antígeno prostático específico (PSA, *prostatic specific antigen*) gera muitos resultados falso-positivos e falso-negativos.

Prostatite Crônica na Medicina Chinesa

Do ponto de vista da medicina chinesa, a prostatite pode pertencer à categoria de várias condições diferentes:

- "Espermatorreia" (*Bai Yin*).
- "Turbidez da Essência" (*Jing Zhuo*).
- "Turbidez branca" (*Bai Zhuo*).
- "Turbidez vermelha" (*Chi Zhuo*).
- "Síndrome Urinária" (*Lin* e, especificamente, "Síndrome Urinária por tubidez" e "Síndrome Urinária por fadiga").
- Região dorsal inferior (decorrente da deficiência do Rim).

"Espermatorreia" é caracterizada primariamente por descarga involuntária de esperma (mesmo na prostatite pode não ocorrer descarga espermática); "Turbidez da Essência" (*Jing Zhuo*) é caracterizada por secreção uretral pegajosa e turva, prurido e dor no pênis, podendo dar a sensação de navalha ardente e urina amarelo-escura; "Turbidez branca" é caracterizada por urina turva, secreção uretral branca turva e disúria.

O aspecto essencial da patologia da prostatite é haver patologia não apenas dos fluidos, mas também da Essência (*Jing*).

Nota Clínica

- O aspecto essencial da patologia da prostatite é haver patologia não apenas dos fluidos, mas também da Essência (*Jing*)

É interessante observar que, apesar de os antigos chineses não saberem da existência da próstata e das vesículas seminais, estavam conscientes da diferença entre secreções uretrais de urina e esperma. As secreções uretrais de urina pertencem à patologia da Síndrome Urinária (*Lin*) e, portanto, dos fluidos corporais; ao contrário, as secreções uretrais de esperma pertencem à patologia da Essência (*Jing*) e são geralmente decorrentes de fraqueza do "Portão do Esperma" (*Jing Guan*).

Nota Clínica

- As secreções uretrais de urina pertencem à patologia da Síndrome Urinária (*Lin*) e, portanto, dos fluidos corporais; ao contrário, as secreções de esperma pertencem à patologia da Essência (*Jing*) e são geralmente decorrentes de fraqueza do "Portão do Esperma" (*Jing Guan*)

O Dr. Lin Pei Qin, da dinastia Qing tardia, diz que o Rim tem dois orifícios, um urinário, outro espermático. De acordo com este médico, a Síndrome Urinária (*Lin*) pertence aos orifícios urinários e envolve Fígado e Baço; a Síndrome de turbidez (*Zhuo*) pertence ao orifício espermático e envolve Coração e Rim[1].Ye Tian Shi diz[2]:

Turbidez urinária e turbidez espermática são diferentes.

Ele também confirma que a turbidez espermática envolve Coração e Rim.

O moderno Dr. Xu Fu Song confirma que, apesar da urina e do esperma passarem através da mesma passagem (uretra), a primeira pertence ao sistema urinário e o esperma, ao sistema genital. As doenças do sistema genital e do esperma pertencem ao que os antigos chineses chamavam de Compartimento do Esperma (*Jing Shi*) ou também ao "Palácio do Esperma" (*Jing Gong*). Note que, neste contexto, Jing poderia ser traduzido como "esperma" ou "Essência" (pois esperma é uma manifestação direta da Essência do Rim).

O termo "turbidez" é frequentemente mencionado na medicina chinesa, em especial no contexto das doenças do Aquecedor Inferior. Em doenças urinárias, "turbidez" indica estado patológico dos fluidos no Aquecedor Inferior: isto ocorre quando há prejuízo em transformação, transporte e excreção da urina no Aquecedor Inferior. Neste contexto, "turbidez" manifesta-se não apenas com urina turva, mas também com dificuldade urinária.

Nas doenças genitais, tais como prostatite, "turbidez" se refere à patologia da Essência (*Jing*): neste contexto, manifesta-se com secreções uretrais de esperma e descoloração do esperma (como visto na prostatite). Apesar de estarmos mais acostumados a pensar na Essência como um fluido puro e precioso que é herdado dos nossos pais, a Essência desempenha um papel na fisiologia e na patologia do sistema genital masculino, da mesma maneira que o Sangue desempenha nas mulheres; como resultado, a Essência nos homens pode se tornar estagnada e ser afetada pela "turbidez".

O Dr. Zhou An Fang acha que os dois principais fatores etiológicos da prostatite são higiene genital insatisfatória gerando Umidade-Calor e atividade sexual

768 Prostatite e Prostatodinia

excessiva gerando estagnação da Essência. Umidade-Calor, por outro lado, gera com frequência a formação de Calor Tóxico.

Portanto, de acordo com o Dr. Zhou, os principais princípios de tratamento para prostatite são:

- Eliminar Calor.
- Resolver Umidade.
- Resolver Calor Tóxico.
- Revigorar Sangue e Essência e eliminar estagnação.

De acordo com o Dr. Zhu Yong Jian, a patologia da prostatite crônica é decorrente do acúmulo de Umidade-Calor no Aquecedor Inferior e deficiência da Essência do Rim, ou a Essência do Rim sendo "instável", causando secreção uretral. De acordo com este médico, os três principais princípios de tratamento são:

- Consolidar Essência do Rim.
- Resolver Umidade e eliminar Calor.
- Eliminar turbidez.

O Dr. Xu Fu Song acha que os principais fatores etiológicos da prostatite nos chineses são "retenção de esperma", masturbação excessiva, roupas íntimas sujas, prepúcio longo, dieta irregular e consumo excessivo de alimentos apimentados e oleosos[3].

Estes fatores etiológicos resultam na formação de Umidade-Calor.

O Dr. Xu, portanto, acha que há três principais condições patológicas na prostatite crônica:

- Umidade-Calor.
- Deficiência do Rim.
- Estagnação da Essência.

Umidade-Calor causa secreção uretral; a deficiência de Rim causa dor na região dorsal inferior, tontura e tinido; e estagnação da Essência causa dor em períneo, escroto, pênis e hipogástrio.

O Dr. Mai Guo Jian considera que os três principais padrões aparecendo na prostatite são:

- Estagnação do Sangue e da Essência.
- Umidade-Calor.
- Deficiência do Coração e do Rim[4].

O Dr. Liu You Fang considera que a estagnação de Sangue é a patologia central da prostatite crônica. Ele diz que a estagnação de Sangue na próstata causa dor, e o Sangue estagnado geralmente sobe para perturbar o Coração, causar palpitações e insônia. Por outro lado, o Sangue estagnado no Aquecedor Inferior pode impedir a subida do *Yang* límpido, gerando dor de cabeça e tontura.

O Dr. Liu utiliza, portanto, uma fórmula que revigora o Sangue e elimina estagnação como base para modificações de acordo com os sintomas. A fórmula básica que revigora o Sangue segundo o Dr. Liu You Fang consta nas *Prescrições* (*Apêndice 4*).

Ele modificou esta fórmula de acordo com os sintomas da seguinte maneira:

- Se o Sangue estagnado gerar Calor, acrescentar *Mu Dan Pi* (*Cortex Moutan*) e *Bai Jiang Cao* (*Herba Patriniae*).
- Se a estagnação de Sangue gerar deficiência, acrescentar *Huang Qi* (*Radix Astragali*) e *Dang Gui* (*Radix Angelicae sinensis*).
- Se houver Umidade-Calor, acrescentar *Ze Xie* (*Rhizoma Alismatis*) e *Yi Yi Ren* (*Semen Coicis*).
- Se houver deficiência do Rim, acrescentar *Tu Si Zi* (*Semen Cuscutae*).

Concluindo, o Dr. Liu You Fang considera revigorar o Sangue e eliminar estagnação como o principal princípio de tratamento na prostatite; os princípios de tratamento secundários são mover o *Qi*, resolver Umidade-Calor e resolver Calor Tóxico.

O Dr. Wang Bing Jun difere de outros médicos chineses modernos pelo fato de colocar mais ênfase na deficiência de *Yin* como condição de base na prostatite crônica. O Dr. Wang considera que Umidade-Calor e estagnação de Sangue são as duas principais condições patológicas na prostatite crônica. Diz que Umidade-Calor muitas vezes afeta o canal do Fígado num ambiente de deficiência de *Yin* do Fígado e do Rim. Curiosamente, o Dr. Wang relata que quando há deficiência de *Yin* do Fígado e do Rim, a próstata é sentida pequena no exame retal.

O Dr. Lin Jun Yu recomenda tonificar o Rim e resolver a Umidade como princípio de tratamento principal na prostatite crônica. Ele modifica sua fórmula-base em casos de Umidade-Calor ou estagnação de Sangue.

O Dr. Zhou An Fang tem ideias levemente diferentes sobre a patologia da prostatite crônica. Concorda com a visão geral de que as principais condições patológicas são Umidade-Calor, estagnação de Sangue e deficiência do Rim. No entanto, considera também deficiência e afundamento do *Qi* do Baço como patologia de base importante na prostatite crônica.

O Dr. Zhou difere também da visão geral por recomendar a utilização de pequenas quantidades de ervas mornas que aquecem Baço e Rim, tais como *Rou Gui* (*Cortex Cinnamomi*). Como na prostatite crônica há quase sempre Umidade-Calor, a visão geral recomenda que não deve utilizar ervas mornas. No entanto, o Dr. Zhou acredita que pequenas quantidades de ervas mornas são necessárias para promover a transformação dos fluidos. Pessoalmente, tendo a concordar com essa visão e, muitas vezes, utilizo pequenas quantidades de *Gui Zhi* (*Ramulus Cinnamomi cassiae*) ou *Rou Gui* (*Cortex Cinnamomi*) nas prescrições para prostatite crônica, mesmo que haja Umidade-Calor[5].

Finalmente, deve ser notado que a maior parte das revistas chinesas modernas listam os sintomas de disfunções sexuais (impotência, ejaculação precoce, emissões noturnas, espermatorreia) entre os sintomas de prostatite crônica, ao passo que tais sintomas não são comuns nos pacientes ocidentais com prostatite crônica.

Identificação de Padrões e Tratamento

Antes de discutir o tratamento da prostatite crônica de acordo com os padrões, discutirei os três seguintes tópicos:

- Tratamentos externos.
- Diagnóstico por exame de próstata.
- Tratamento de acupuntura.

Tratamentos Externos

O Dr. Wang Bing Jun recomenda aplicação externa para tratar prostatite crônica. O paciente deve ferver as ervas em grande quantidade de água por 30min, peneirá-las e despejar a decocção dentro de uma banheira rasa, onde deve se sentar por 10 a 15min, duas vezes ao dia. O principal propósito deste tratamento é aplicar as ervas no ponto REN-1 (*Huiyin*), que é o ponto de encontro dos Vasos Governador, Concepção e Penetrador (*Du, Ren e Chong Mai*). As ervas que o Dr. Wang utiliza para aplicação externa são *Huang Bo* (*Cortex Phellodendri*), *Ming Fan* (*Alumen*) e *Dan Shen* (*Radix Salviae milthiorrizae*).

O Dr. Zhou também recomenda três tratamentos externos para prostatite crônica:

- Enema com *Pu Gong Ying* (*Herba Taraxaci*), *Ye Ju Hua* (*Flos Chrysanthemi indici*), *Bai Jiang Cao* (*Herba Patriniae*), *Ku Shen* (*Radix Sophorae flavescentis*), *Hu Zhang* (*Rhizoma Polygoni cuspidati*), *Da Huang* (*Radix et Rhizoma Rhei*), *Hong Teng* (*Caulis Sargentodozae*), *Yan Hu Suo* (*Rhizoma Corydalis*), *Chuan Shan Jia* (*Squama Manitis Pentadactylae*).
- Aplicação externa da decocção no períneo com *Pu Gong* (*Herba Taraxaci*), *Hu Zhang* (*Rhizoma Polygoni cuspidati*), *Bai Jiang Cao* (*Herba Patriniae*), *Sheng Jiang* (*Rhizoma Zingiberis recens*), *San Leng* (*Rhizoma Sparganii stoloniferi*), *E Zhu* (*Rhizoma Curcumae*), *Chuan Shan Jia* (*Squama Manitis Pentadactyle*), *Wei Ling Xian* (*Radix Clematidis*).
- Aplicação de pasta no umbigo (pasta de *Hu Zhang* [*Rhizoma Polygoni cuspidati*], *Da Huang* [*Radix et Rhizoma Rhei*], *Sheng Jiang* [*Rhizoma Zingiberis recens*]).

Diagnóstico por Exame de Próstata

Combinando as experiências do Dr. Wang Bing Jun e Dr. Lin Jun Yu, podemos fazer as seguintes conexões entre sensação da próstata no exame retal e padrões chineses.

- *Próstata sentida pequena*: deficiência de *Yin* do Rim.
- *Próstata sentida grande*: Umidade e/ou Fleuma.
- *Próstata sentida dura*: estagnação de Sangue[6].

Tratamento de Acupuntura

Quando tratamos problemas de próstata é importante tratar um dos três Vasos Extraordinários que fluem através dela, isto é, Vasos Governador (*Du Mai*), Concepção (*Ren Mai*) ou Penetrador (*Chong Mai*) (ver Fig. 35.8).

O Vaso Governador é selecionado quando há deficiência pronunciada do *Yang* do Rim; o Vaso Concepção, se houver deficiência pronunciada de *Yin* do Rim; e o Vaso Penetrador, se houver estagnação de Sangue pronunciada. Em todos os casos, utilizo os pontos de abertura e acoplado correspondente dos Vasos Extraordinários correspondentes. Nos homens, utilizo o ponto de abertura no lado esquerdo e o ponto acoplado correspondente no lado direito, por exemplo, para tratar Vaso Governador, utilizo ID-3 (*Houxi*) no lado esquerdo e B-62 (*Shenmai*) no lado direito.

Os principais pontos utilizados de acordo com o canal e padrões são os seguintes:

- Vaso Governador: ID-3 (*Houxi*) no lado esquerdo e B-62 (*Shenmai*) no lado direito, DU-3 (*Yaoyangguan*).
- Vaso Concepção: P-7 (*Lieque*) no lado esquerdo e R-6 (*Zhaohai*) no lado direito, REN-1 (*Huiyin*), REN-2 (*Qugu*), REN-3 (*Zhongji*), REN-8 (*Shenque*).
- Vaso Penetrador: BP-4 (*Gongsun*) no lado esquerdo e PC-6 (*Neiguan*) no lado direito, R-14 (*Siman*).
- Canal do Fígado: F-5 (*Ligou*), F-1 (Dadun), F-3 (*Taichong*).
- Pontos de Transporte Dorsal: B-32 (*Ciliao*), B-34 (*Xialiao*).
- Umidade-Calor: REN-3 (*Zhongji*), E-28 (*Shuidao*), BP-9 (*Yinlingquan*), B-22 (*Sanjiaoshu*).
- Estagnação de Sangue: F-3 (*Taichong*), BP-10 (*Xuehai*), B-17 (*Geshu*), R-14 (*Siman*).
- Estagnação da Essência: R-14 (*Siman*), REN-5 (*Shimen*).

O ponto REN-1 é particularmente importante para tratar prostatite crônica pelo fato de ser ponto de encontro dos Vasos Governador, Concepção e Penetrador, os quais emergem neste ponto.

Umidade-Calor no Aquecedor Inferior

Manifestações Clínicas

Dor aguda ao urinar; frequência, urgência e dificuldade urinárias; dor na genitália irradiada para a virilha; secreção uretral amarela e pegajosa.

Língua: Vermelha com revestimento amarelo e pegajoso na raiz.

Pulso: Deslizante e Rápido.

Princípio de Tratamento

Eliminar Calor e resolver Umidade.

Acupuntura

Pontos

B-22 (*Sanjiaoshu*), E-28 (*Shuidao*), REN-3 (*Zhongji*), BP-9 (*Yinlingquan*), BP-6 (*Sanyinjiao*), REN-1 (*Huiyin*), B-32 (*Ciliao*), B-34 (*Xialiao*), IG-11 (*Quchi*). Utilizar método neutro em todos os pontos.

EXPLICAÇÃO

- B-22, E-28, REN-3, BP-9 e BP-6 resolvem Umidade.
- REN-1, B-32 e B-34 são utilizados como pontos locais que afetam a próstata.
- IG-11 elimina Calor.

Fitoterapia

Prescrição

PRESCRIÇÃO EMPÍRICA.

EXPLICAÇÃO   Essa fórmula resolve Umidade-Calor e Calor Tóxico.

Prescrição

QIAN LIE XIAN YAN PIAN – Comprimido para Prostatite.

EXPLICAÇÃO   Essa fórmula resolve fortemente Umidade e elimina Calor. Note que ela contém muitas ervas amargas e frias, que a longo prazo pode lesar o Baço.

Prescrição

Variação de *LONG DAN XIE GAN TANG* (Decocção de *Gentiana* para Drenar o Fígado) segundo o Dr. Wang Bing Jun.

EXPLICAÇÃO   Essa fórmula resolve Umidade-Calor no canal do Fígado no Aquecedor Inferior. Foi modificada pelo Dr. Wang com a adição de ervas que resolvem Calor Tóxico. Observe que contém *Mu Tong* (*Caulis Akebiae trifoliatae*), cuja utilização é ilegal na maior parte dos países. Pode ser substituída por *Tong Cao* (*Medulla Tetrapanacis*).

Remédio dos Três Tesouros

DESOBSTRUIR A RAIZ   Desobstruir a Raiz resolve Umidade--Calor e Calor Tóxico.

Resumo

Umidade-Calor no Aquecedor Inferior
Pontos
- B-22 (*Sanjiaoshu*), E-28 (*Shuidao*), REN-3 (*Zhongji*), BP-9 (*Yinlingquan*), BP-6 (*Sanyinjiao*), REN-1 (*Huiyin*), B-32 (*Ciliao*), B-34 (*Xialiao*), IG-11 (*Quchi*). Utilizar método neutro em todos os pontos

Fitoterapia
Prescrição
- PRESCRIÇÃO EMPÍRICA
Prescrição
- *QIAN LIE XIAN YAN PIAN* – Comprimidos para Prostatite
Prescrição
- Variação de *LONG DAN XIE GAN TANG* – Decocção de *Gentiana* para Drenar o Fígado – segundo o Dr. Wang Bing Jun
Remédio dos Três Tesouros
- Desobstruir a Raiz

Umidade-Calor com Calor Tóxico no Aquecedor Inferior

Manifestações Clínicas

Disúria; secreção uretral amarela e pegajosa; gotejamento de urina durante o esforço da defecção; gotejamento de urina; dor em períneo, pênis e hipogástrio; frequência miccional; dor ao urinar.

Língua: Vermelha; Inchada; revestimento amarelo, pegajoso e escuro na raiz; com pontos vermelhos.

Pulso: Deslizante e Rápido.

Princípio de Tratamento

Resolver Umidade-Calor e Calor Tóxico, revigorar Sangue, eliminar estagnação.

Acupuntura

Pontos

BP-4 (*Gongsun*) no lado esquerdo com PC-6 (*Neiguan*) no lado direito, REN-1 (*Huiyin*), B-32 (*Ciliao*), B-34 (*Xialiao*), REN-3 (*Zhongji*), B-22 (*Sanjiaoshu*), E-28 (*Shuidao*), BP-9 (*Yinlingquan*), BP-6 (*Sanyinjiao*). Utilizar método neutro em todos os pontos.

EXPLICAÇÃO

- BP-4 e PC-6 regulam Vaso Penetrador (*Chong Mai*) e revigoram Sangue.
- REN-1, B-32 e B-34 são pontos locais para afetar a próstata.
- REN-3, B-22, E-28, BP-9 e BP-6 resolvem Umidade no Aquecedor Inferior.

Fitoterapia

Prescrição

PRESCRIÇÃO EMPÍRICA segundo o Dr. Liu Chun Ying.

EXPLICAÇÃO   Essa fórmula resolve Umidade-Calor e Calor Tóxico, além de revigorar o Sangue. Observe que contém *Mu Tong* (*Caulis Akebiae trifoliatae*), cuja utilização é ilegal na maior parte dos países. Ela pode ser substituída por *Tong Cao* (*Medulla Tetrapanacis*).

Remédio dos Três Tesouros

DESOBSTRUIR A RAIZ   Desobstruir a Raiz resolve Umidade--Calor e Calor Tóxico.

Resumo

Umidade-Calor com Calor Tóxico no Aquecedor Inferior
Pontos
- BP-4 (*Gongsun*) no lado esquerdo com PC-6 (*Neiguan*) no lado direito, REN-1 (*Huiyin*), B-32 (*Ciliao*), B-34 (*Xialiao*), REN-3 (*Zhongji*), B-22 (*Sanjiaoshu*), E-28 (*Shuidao*), BP-9 (*Yinlingquan*), BP-6 (*Sanyinjiao*). Utilizar método neutro em todos os pontos

Fitoterapia
Prescrição
- PRESCRIÇÃO EMPÍRICA segundo o Dr. Liu Chun Ying
Remédios dos Três Tesouros
- Desobstruir a Raiz

Estagnação do Qi, Estagnação de Sangue, Estagnação da Essência, Estagnação nos Canais de Conexão do Sangue

Manifestações Clínicas

Dor em ânus e períneo, dor hipogástrica, dor no pênis, secreção uretral branca e pegajosa, disúria, gotejamento após micção.

Língua: Púrpura, revestimento amarelo e pegajoso na raiz com pontos vermelhos.

Pulso: em Corda, Firme ou Áspero.

Princípio de Tratamento

Mover o *Qi*, revigorar Sangue e Essência, remover as obstruções dos canais de Conexão.

Acupuntura

Pontos

BP-4 (*Gongsun*) no lado esquerdo com PC-6 (*Neiguan*) no lado direito, REN-6 (*Qihai*), R-14 (*Siman*), BP-10 (*Xuehai*), F-3 (*Taichong*), REN-1 (*Huiyin*), B-32 (*Ciliao*), B-34 (*Xialiao*), REN-3 (*Zhongji*), BP-9 (*Yinlingquan*), BP-6 (*Sanyinjiao*), B-22 (*Sanjiaoshu*), E-28 (*Shuidao*). Utilizar método de sedação ou neutro em todos os pontos.

EXPLICAÇÃO

- BP-4 e PC-6 regulam Vaso Penetrador e revigoram Sangue e Essência.
- REN-6, R-14, BP-10 e F-3 movem *Qi*, envigoram Sangue e Essência.
- REN-1, B-32, B-34 são pontos locais que afetam a próstata.
- REN-3, BP-9, BP-6, B-22 e E-28 resolvem Umidade.

Fitoterapia

Prescrição

PRESCRIÇÃO EMPÍRICA do Dr. Liu Chun Ying.

EXPLICAÇÃO   Essa fórmula move *Qi*, revigora Sangue e Essência e elimina estagnação. Resolve também Umidade. Essa fórmula remove também as obstruções dos canais de Conexão do Sangue da próstata. Os canais de Conexão do Sangue são parte de um sistema de canais de Conexão que são mais profundos do que os canais Principais. Os canais de Conexão do Sangue estão envolvidos caso haja estagnação de Sangue em doenças crônicas.

Prescrição

HUO LUO XIAO LING DAN – Pílula Efetiva Miraculosa para Revigorar os Canais de Conexão.

EXPLICAÇÃO   Essa fórmula revigora o Sangue e elimina estagnação dos canais de Conexão. Ela, em si, não é adequada para tratar prostatite, mas alguns dos seus ingredientes podem ser adicionados para outra fórmula.

Prescrição

PRESCRIÇÃO EMPÍRICA segundo o Dr. Liu You Fang.

EXPLICAÇÃO   Essa fórmula revigora o Sangue e move o *Qi*.

Prescrição

PRESCRIÇÃO EMPÍRICA segundo o Dr. Mai Guo Jian.

EXPLICAÇÃO   Essa fórmula revigora o Sangue, elimina estagnação e amacia a dureza.

Prescrição

PRESCRIÇÃO EMPÍRICA segundo o Dr. Wang Bing Jun.

EXPLICAÇÃO   Esta fórmula revigora o Sangue, elimina estagnação, move o *Qi*, resolve Umidade e amacia a dureza.

Remédio dos Três Tesouros

DESOBSTRUIR A RAIZ   Desobstruir a Raiz resolve Umidade-Calor e Calor Tóxico e revigora o Sangue.

Resumo

Estagnação do *Qi*, Estagnação de Sangue, Estagnação da Essência, Estagnação nos Canais de Conexão do Sangue

Pontos

BP-4 (*Gongsun*) no lado esquerdo com PC-6 (*Neiguan*) no lado direito, REN-6 (*Qihai*), R-14 (*Siman*), BP-10 (*Xuehai*), F-3 (*Taichong*), REN-1 (*Huiyin*), B-32 (*Ciliao*), B-34 (*Xialiao*), REN-3 (*Zhongji*), BP-9 (*Yinlingquan*), BP-6 (*Sanyinjiao*), B-22 (*Sanjiaoshu*), E-28 (*Shuidao*). Utilizar método de sedação ou neutro em todos os pontos

Fitoterapia

Prescrição
- PRESCRIÇÃO EMPÍRICA segundo o Dr. Liu Chun *Ying*

Prescrição
- *HUO LUO XIAO LING DAN* – Pílula Efetiva Miraculosa para Revigorar os Canais de Conexão

Prescrição
- PRESCRIÇÃO EMPÍRICA segundo o Dr. Liu You Fang

Prescrição
- PRESCRIÇÃO EMPÍRICA segundo o Dr. Mai Guo Jian

Prescrição
- PRECRIÇÃO EMPÍRICA segundo o Dr. Wang Bing Jun

Remédios dos Três Tesouros
- Desobstruir a Raiz

Deficiência do Qi do Rim com Umidade

Manifestações Clínicas

Dificuldade urinária crônica; urina turva; frequência, urgência e dor; secreção esbranquiçada no final da micção; dor surda nos genitais irradiando-se para a virilha.
   Língua: Pálida com revestimento pegajoso.
   Pulso: Encharcado.

Princípio de Tratamento

Tonificar e aquecer Rim e Baço e resolver Umidade.

Acupuntura

Pontos

ID-3 (*Houxi*) no lado esquerdo com B-62 (*Shenmai*) no lado direito, REN-4 (*Guanyuan*), B-23 (*Shenshu*), R-7 (*Fuliu*), REN-12 (*Zhongwan*), E-36 (*Zusanli*), B-20 (*Pishu*), REN-3 (*Zhongji*), E-28 (*Shuidao*), BP-9 (*Yinlingquan*), BP-6 (*Sanyinjiao*), B-22 (*Sanjiaoshu*), REN-1 (*Huiyin*), B-32 (*Ciliao*), B-34 (*Xialiao*). Utilizar método de tonificação em REN-4, B-23, R-7, REN-12, E-36, B-20 e REN-3; utilizar método neutro nos demais pontos. A moxa pode ser aplicada.

EXPLICAÇÃO

- ID-3 e B-62 regulam Vaso Governador (*Du Mai*) e tonificam *Yang* do Rim.
- REN-4, B-23 e R-7 tonificam *Yang* do Rim.
- REN-3, E-28, BP-9, BP-6 e B-22 resolvem Umidade.
- REN-1, B-32 e B-34 são utilizados como pontos locais para afetar a próstata.
- REN-12, E-36 e B-20 tonificam o Baço.

772 Prostatite e Prostatodinia

Fitoterapia

Prescrição

PRESCRIÇÃO EMPÍRICA segundo o Dr. Liu Chun Ying.

EXPLICAÇÃO Essa fórmula tonifica *Yang* do Baço e do Rim e resolve Umidade.

MODIFICAÇÕES

- O Dr. Liu modifica essa fórmula básica em casos de Umidade-Calor ou estagnação de Sangue.
- No caso de Umidade-Calor, remover *Sha Yuan Zi* (*Semen Astragali complanati*) e acrescentar *Mu Dan Pi* (*Cortex Moutan*), *Yi Yi Ren* (*Semen Coicis*) e *Dong Gua Ren* (*Semen Benincasae*).
- No caso de estagnação de Sangue, remover *Sha Yuan Zi* (*Semen Astragali complanati*) e *Qian Shi* (*Semen Euryales*) e acrescentar *Chi Shao* (*Radix Paeoniae rubra*), *Tao Ren* (*Semen Persicae*), *Dan Shen* (*Radix Salviae milthiorrizae*) e *Chuan Shan Jia* (*Squama Manitis Pentadactylae*).

Prescrição

PRESCRIÇÃO EMPÍRICA.

EXPLICAÇÃO Essa fórmula tonifica o *Yang* do Rim e resolve Umidade. No entanto, a ênfase é na resolução da Umidade, pelo fato de ela conter apenas um tônico do Rim.

Prescrição

TU SI ZI WAN – Pílula de *Cuscuta* – acrescida de *BI XIE FEN QING YIN* – Decocção *Dioscorea* para Separar o Claro.

EXPLICAÇÃO Essas duas fórmulas combinadas tonificam *Yang* do Rim, resolvem Umidade e eliminam turbidez.

Prescrição

PRESCRIÇÃO EMPÍRICA segundo o Dr. Lin Jun Yu.

EXPLICAÇÃO Essa fórmula tonifica *Yang* do Rim e resolve Umidade.

Remédio dos Três Tesouros

SEPARAR O PURO DO TURVO ACRESCIDO DE FORTALECER A RAIZ Separar o Puro do Turvo resolve Umidade das vias geniturinárias e Fortalecer a Raiz tonifica o *Yang* do Rim.

Resumo

Deficiência do *Qi* do Rim com Umidade

Pontos

- ID-3 (*Houxi*) no lado esquerdo com B-62 (*Shenmai*) no lado direito, REN-4 (*Guanyuan*), B-23 (*Shenshu*), R-7 (*Fuliu*), REN-12 (*Zhongwan*), E-36 (*Zusanli*), B-20 (*Pishu*), REN-3 (*Zhongji*), E-28 (*Shuidao*), BP-9 (*Yinlingquan*), BP-6 (*Sanyinjiao*), B-22 (*Sanjiaoshu*), REN-1 (*Huiyin*), B-32 (*Ciliao*), B-34 (*Xialiao*). Utilizar método de tonificação em REN-4, B-23, R-7, REN-12, E-36, B-20 e REN-3; utilizar método neutro nos demais pontos. Moxa pode ser aplicada

---

Fitoterapia

Prescrição

- PRESCRIÇÃO EMPÍRICA segundo o Dr. Liu Chun Ying

Prescrição

- PRESCRIÇÃO EMPÍRICA

Prescrição

- *TU SI ZI WAN* – Pílula de *Cuscuta* – acrescida de *BI XIE FEN QING YIN* – Decocção de *Discoreae* para Separar o Claro

Prescrição

- PRESCRIÇÃO EMPÍRICA segundo o Dr. Lin Jun Yu

Remédio dos Três Tesouros

- Separar o Puro e o Turvo acrescida de Fortalecer a Raiz

Deficiência do Yang do Rim e do Sangue do Fígado

Manifestações Clínicas

Disúria, gotejamento da micção, micção frequente e urina pálida, secreção uretral branca, dor na região dorsal inferior, fraqueza em região dorsal inferior e joelhos, pernas frias, diminuição do desejo sexual, impotência.

Língua: Pálida.

Pulso: Fraco, Profundo.

Princípio de Tratamento

Tonificar e aquecer o *Yang* do Rim, nutrir Sangue do Fígado.

Acupuntura

Pontos

REN-4 (*Guanyuan*), R-7 (*Fuliu*), B-23 (*Shenshu*), E-36 (*Zusanli*), F-8 (*Ququan*), BP-6 (*Sanyinjiao*), REN-3 (*Zhongji*), E-28 (*Shuidao*), BP-9 (*Yinlingquan*), B-22 (*Sanjiaoshu*), REN-1 (*Huiyin*), B-32 (*Ciliao*), B-34 (*Xialiao*). Utilizar método de tonificação. Moxa pode ser aplicada.

EXPLICAÇÃO

- REN-4, R-7 e B-23 tonificam o Rim.
- E-36, F-8 e BP-6 nutrem o Sangue do Fígado.
- REN-3, E-28, BP-9 e B-22 resolvem a Umidade.
- REN-1, B-32 e B-34 são utilizados como pontos locais para afetar a próstata.

Fitoterapia

Prescrição

PRESCRIÇÃO EMPÍRICA segundo o Dr. Liu Chun Ying.

EXPLICAÇÃO Essa fórmula tonifica de maneira potente, aquece *Yang* do Rim e nutre Sangue do Fígado.

Prescrição

TU SI ZI WAN – Pílula de *Cuscuta*.

EXPLICAÇÃO Essa fórmula tonifica fortemente e aquece o *Yang* do Rim, além de nutrir Sangue.

Remédio dos Três Tesouros

SEPARAR O PURO E O TURVO E FORTALECER A RAIZ Separar o Puro e o Turvo resolve Umidade das vias geniturinárias e Fortalecer a Raiz tonifica o *Yang* do Rim.

Prostatite e Prostatodinia **773**

> **Resumo**
>
> **Deficiência do *Yang* do Rim e do Sangue do Fígado**
> *Pontos*
> - REN-4 (*Guanyuan*), R-7 (*Fuliu*), B-23 (*Shenshu*), E-36 (*Zusanli*), F-8 (*Ququan*), BP-6 (*Sanyinjiao*), REN-3 (*Zhongji*), E-28 (*Shuidao*), BP-9 (*Yinlingquan*), B-22 (*Sanjiaoshu*), REN-1 (*Huiyin*), B-32 (*Ciliao*), B-34 (*Xialiao*). Utilizar método de tonificação. Moxa pode ser aplicada
>
> *Fitoterapia*
> *Prescrição*
> - PRESCRIÇÃO EMPÍRICA segundo o Dr. Liu Chun Ying
>
> *Prescrição*
> - *TU SI WAN* – Pílula de *Cuscuta*
>
> *Remédio dos Três Tesouros*
> - Separar o Puro e o Turvo acrescido de Fortalecer a Raiz

Deficiência do Yin do Rim

Manifestações Clínicas

Dor surda com sensação de peso no períneo, secreção uretral branco-fibrosa, urina escassa e escura, dor na região dorsal inferior, insônia, calor nos cinco palmos, sudorese noturna, tontura, tinido.

Língua: sem revestimento; Vermelha se houver Calor por Deficiência.

Pulso: Flutuante e Vazio; Rápido se houver Calor por Deficiência.

Princípio de Tratamento

Nutrir *Yin* do Rim, resolver Umidade.

Acupuntura

Pontos

P-7 (*Lieque*) no lado esquerdo com R-6 (*Zhaohai*) no lado direito, REN-4 (*Guanyuan*), R-3 (*Taixi*), B-23 (*Shenshu*), REN-3 (*Zhongji*), E-28 (*Shuidao*), BP-9 (*Yinlingquan*), BP-6 (*Sanyinjiao*), B-22 (*Sanjiaoshu*), REN-1 (*Huiyin*), B-32 (*Ciliao*), B-34 (*Xialiao*). Utilizar método de tonificação em todos os pontos.

EXPLICAÇÃO

- P-7 e R-6 regulam o Vaso Concepção (*Ren Mai*) e nutrem o *Yin*.
- REN-4, R-3 e B-23 tonificam o Rim.
- REN-3, E-28, BP-9, BP-6 e B-22 resolvem a Umidade.
- REN-1, B-32 e B-34 são utilizados como pontos locais para afetar a próstata.

Fitoterapia

Prescrição

PRESCRIÇÃO EMPÍRICA segundo o Dr. Liu Chun Ying.

EXPLICAÇÃO Essa fórmula nutre *Yin* do Fígado e do Rim, resolve Umidade e revigora levemente o Sangue.

Prescrição

PRESCRIÇÃO EMPÍRICA segundo o Dr. Wang Bing Jun.

EXPLICAÇÃO Essa fórmula nutre *Yin* do Fígado e do Rim e resolve Umidade. Comparado com as fórmulas anteriores, seu feito de nutrição do *Yin* é mais forte.

Remédio dos Três Tesouros

DESOBSTRUIR A RAIZ E NUTRIR A RAIZ Desobstruir a Raiz resolve Umidade-Calor e Nutrir a Raiz nutre *Yin* do Fígado e do Rim.

> **Resumo**
>
> **Deficiência do *Yin* do Rim**
> *Pontos*
> - P-7 (*Lieque*) no lado esquerdo com R-6 (*Zhaohai*) no lado direito, REN-4 (*Guanyuan*), R-3 (*Taixi*), B-23 (*Shenshu*), REN-3 (*Zhongji*), E-28 (*Shuidao*), BP-9 (*Yinlingquan*), BP-6 (*Sanyinjiao*), B-22 (*Sanjiaoshu*), REN-1 (*Huiyin*), B-32 (*Ciliao*), B-34 (*Xialiao*). Utilizar método de tonificação em todos os pontos
>
> *Fitoterapia*
> *Prescrição*
> - PRESCRIÇÃO EMPÍRICA segundo o Dr. Liu Chun Ying
>
> *Prescrição*
> - PRESCRIÇÃO EMPÍRICA segundo o Dr. Wang Bing Jun
>
> *Remédio dos Três Tesouros*
> - Desobstruir a Raiz e Nutrir a Raiz

Umidade-Calor e Turbidez no Aquecedor Inferior, Deficiência da Essência do Rim

Manifestações Clínicas

Secreção uretral branca e turva; disúria; gotejamento após a micção; dor na região dorsal inferior; dor em hipogástrio períneo e pênis; micção dolorosa; impotência; ejaculação precoce; emissões noturnas; tontura; tinido; memória reduzida.

Língua: Pálida.

Pulso: Fraco, Áspero.

Princípio de Tratamento

Consolidar a Essência do Rim, resolver a Umidade, eliminar a turbidez.

Acupuntura

Pontos

B-23 (*Shenshu*), REN-4 (*Guanyuan*), R-13 (Qixue), REN-3 (*Zhongji*), REN-9 (*Shuifen*), B-22 (*Sanjiaoshu*), BP-9 (*Yinlingquan*), BP-6 (*Sanyinjiao*), REN-5 (*Shimen*). Utilizar método de tonificação nos pontos B-23, REN-4 e REN-3; usar método neutro nos demais pontos.

EXPLICAÇÃO

- B-23, REN-4 e R-13 tonificam Rim e consolidam a Essência.
- REN-3, REN-9, B-22, BP-9, BP-6 e REN-5 resolvem Umidade e eliminam a turbidez.

Fitoterapia

Prescrição

PRESCRIÇÃO EMPÍRICA segundo o Dr. Zhu Yong Jian.

EXPLICAÇÃO Esta fórmula tonifica o Rim, consolida a Essência, resolve Umidade e turbidez.

774 Prostatite e Prostatodinia

Resumo

Umidade-Calor e Turbidez no Aquecedor Inferior, Deficiência da Essência do Rim

Pontos

- B-23 (*Shenshu*), REN-4 (*Guanyuan*), R-13 (*Qixue*), REN-3 (*Zhongji*), REN-9 (*Shuifen*), B-22 (*Sanjiaoshu*), BP-9 (*Yinlingquan*), BP-6 (*Sanyinjiao*), REN-5 (*Shimen*). Utilizar método de tonificação nos pontos B-23, REN-4, R-3 e REN-3; usar método neutro nos demais pontos

Fitoterapia

Prescrição

- PRESCRIÇÃO EMPÍRICA segundo o Dr. Zhu Yong Jian

Deficiência do Coração e do Rim

Manifestações Clínicas

Impotência, ejaculação precoce, ausência de libido, dor na região dorsal inferior, tontura, tinido, palpitações, insônia, cansaço.

Língua: Pálida.
Pulso: Profundo e Fraco.

Princípio de Tratamento

Tonificar *Yang* do Rim, tonificar *Qi* do Coração, nutrir Sangue do Coração, promover descendência do *Qi* do Coração.

Acupuntura

Pontos

BP-4 (*Gongsun*) no lado esquerdo e PC-6 no lado direito, B-23 (*Shenshu*), REN-4 (*Guanyuan*), R-3 (*Taixi*), C-5 (*Tongli*), C-7 (*Shenmen*), REN-1 (*Huiyin*), B-32 (*Ciliao*), B-34 (*Xiliao*). Utilizar método de tonificação em todos os pontos, exceto nos pontos REN-1, B-32 e B-34, que devem ser inseridos com método de harmonização.

EXPLICAÇÃO

- BP-4 e PC-6 regulam Vaso Penetrador (*Chong Mai*). Este vaso trata tanto Rim como Coração, já que nasce do espaço entre o Rim e flui pelo Coração.
- B-23, REN-4 e R-3 tonificam o Rim.
- C-5 e C-7 tonificam o *Qi* do Coração e nutrem Sangue do Coração, além de promover a descendência do *Qi* do Coração.
- REN-1, B-32 e B-34 são pontos locais para afetar a próstata.

Fitoterapia

Prescrição

PRESCRIÇÃO EMPÍRICA do Dr. Mai Guo Jian.

EXPLICAÇÃO Essa fórmula revigora o Sangue, elimina estagnação, tonifica o *Yang* do Rim, nutre o Coração e acalma a Mente.

Remédio dos Três Tesouros

DESOBSTRUIR A RAIZ (DOSE PEQUENA) ACRESCIDA DE PÓ QUE FAZ EMERGIR Desobstruir a Raiz resolve Umidade e revigora Sangue; o Pó que Faz Emergir harmoniza Coração e Rim, tonifica o Rim, promove a descendência do *Qi* do Coração e acalma a Mente.

Resumo

Deficiência do Coração e do Rim

Pontos

- BP-4 (*Gongsun*) no lado esquerdo e PC-6 (*Neiguan*) no lado direito, B-23 (*Shenshu*), REN-4 (*Guanyuan*), R-3 (*Taixi*), C-5 (*Tongli*), C-7 (*Shenmen*), REN-1 (*Huiyin*), B-32 (*Ciliao*), B-34 (*Xiliao*). Utilizar método de tonificação em todos os pontos, exceto nos pontos REN-1, B-32 e B-34, que devem ser inseridos com método de harmonização

Fitoterapia

Prescrição

- PRESCRIÇÃO EMPÍRICA do Dr. Mai Guo Jian

Remédio dos Três Tesouros

- Desobstruir a Raiz (pequena dose) acrescida do Pó que Faz Emergir

---

Literatura Chinesa Moderna

Journal of Chinese Medicine (Zhong Yi Za Zhi), v. 41, n. 9, 2000

"Experience of Dr Xu Fu Song in the Treatment of Prostatic Diseases with the Method of Transforming Yin with Sour and Sweet Herbs" *de Meng Yu*

O Dr. Meng Yu relata experiências do Dr. Xu Fu Song no tratamento de doenças da próstata por nutrição do *Yin* e transformação dos fluidos. Este tratamento aplica-se especialmente aos idosos.

Para tratar prostatite crônica nos idosos, com deficiência de *Yin* do Rim e Umidade no Aquecedor Inferior, o Dr. Xu Fu Song utiliza a seguinte fórmula:

- *Wu Wei Zi* (*Fructus Schisandrae*): 10g.
- *Lian Zi* (*Semen Nelumbinis*): 10g.
- *Wu Mei* (*Fructus Mume*): 10g.
- *Bai Shao* (*Radix Paeoniae alba*): 10g.
- *Wu Bei Zi* (*Galla Chinensis*): 10g.
- *He Zi* (*Fructus Chebulae*): 10g.
- *Bai Lian* (*Radix Ampelopsis*): 10g.
- *Long Gu* (*Mastodi Ossis fossilia*): 15g.
- *Mu Li* (*Concha Ostreae*): 20g.
- *Zhi Gan Cao* (*Radix Glycyrrhizae uralensis preparata*): 5g.

Journal of Chinese Medicine (Zhong Yi Za Zhi), v. 34, n. 3, 1993, p. 165

"Observation on the Treatment of 147 Cases of Chronic Prostatitis with 'Prostatitis Formulae' nº I e nº II" *de Zhou An Fang*

O Dr. Zhou An Fang tratou 147 casos com prostatite crônica nos seguintes grupos etários:

- *Entre 19 e 30 anos de idade*: 74 casos.
- *Entre 31 e 40 anos de idade*: 49 casos.
- *Entre 41 e 50 anos de idade*: 19 casos.
- *Acima dos 50 anos de idade*: 5 casos.

As principais manifestações clínicas eram: secreção uretral branca e pegajosa; gotejamento da urina após a micção; gotejamento da urina como resultado do esforço da defecação; micção frequente; urgência miccional e dor ao urinar; dor em períneo, pênis, testículos, ânus, hipogástrio ou sacro; diminuição do desejo sexual; ejaculação precoce; emissões noturnas; impotência.

De acordo com a identificação dos padrões foram utilizadas duas fórmulas: "Fórmula da Prostatite nº I" para tratar Umidade-Calor e "Fórmula da Prostatite nº II" para tratar Umidade-Calor com estagnação de Essência e Sangue. Essas duas fórmulas estão listadas nas *Prescrições* (*Apêndice 4*).

Os resultados foram que 102 pacientes conseguiram cura completa (69,4%); 34, boa melhora (23,1%); 9, melhora moderada (6,1%); e 2, nenhum resultado (1,4%).

Journal of Chinese Medicine (Zhong Yi Za Zhi), v. 35, n. 11, 1994, p. 679

"Clinical Observations on the Treatment of Chronic Prostatitis by Clearing Heat, Transforming Fluids, Eliminating Stasis and Tonifying the Kidneys" *de Ji Hui Yi*

Foram tratados 312 pacientes que sofriam de prostatite crônica. Os principais sintomas apresentados em cada grupo foram os seguintes:

- *Diminuição da função sexual*: 112.
- *Espermatorreia*: 86.
- *Impotência*: 74.
- *Ejaculação precoce*: 37.
- *Sangue no esperma*: 3.

Os principais padrões encontrados foram Umidade--Calor, estagnação de Sangue e deficiência de Rim; os princípios de tratamento adotados foram eliminar Calor, resolver Umidade, revigorar Sangue, eliminar estagnação, tonificar Rim e simultaneamente sustentar o *Qi* Correto e eliminar os fatores patogênicos.

A fórmula básica utilizada foi:

- *Huang Bo* (*Cortex Phellodendri*): 10g.
- *Ye Ju Hua* (*Flos Chrysanthemi indici*): 10g.
- *Sheng Di Huang* (*Radix Rehmanniae*): 10g.
- *Shu Di Huang* (*Radix Rehmanniae preparata*): 10g.
- *Yi Zhi Ren* (*Fructus Alpiniae oxypyllae*): 10g.
- *Dan Shen* (*Radix Salviae milthiorrizae*): 10g.
- *Da Huang* (*Radix et Rhizoma Rhei*): 10g.

Essa fórmula foi assim modificada:

- No caso de Umidade-Calor, acrescentar *Long Dan Cao* (*Radix Gentianae*), *Yi Yi Ren* (*Semen Coicis*) e *Zi Hua Di Ding* (*Herba Violae*).
- No caso de deficiência pronunciada do Rim, acrescentar *Tu Si Zi* (*Semen Cuscutae*) e *Gou Qi Zi* (*Fructus Lycii chinensis*).
- No caso de estagnação de Sangue, acrescentar *Ze Lan* (*Herba Lycopi*), *Dan Shen* (*Radix Salviae milthiorrizae*) e *Wang Bu Liu Xing* (*Semen Vaccariae*).

Os resultados foram:

- *Curado*: 162 (51,9).
- *Melhora*: 94 (30,1%).
- *Melhora moderada*: 27 (8,7%).
- *Nenhum resultado*: 29 (9,3%).

Journal of the Nanjing University of Chinese Medicine (Nanjing Zhong Yi Da Xue Za Zhi), v. 12, n. 3, 1996, p. 17

"The Treatment of 218 Cases of Chronic Prostatitis with Protecting the Essence Pill" *de Xu Fu Song* et al.

Duzentos e dezoito casos de prostatite crônica foram tratados com a fórmula *Bao Jing Pian* (Comprimidos para Proteger a Essência). As manifestações clínicas foram as seguintes:

- *Manifestações urinárias*: frequência urinária, disúria, ardência ao urinar, gotejamento após a micção.
- *Manifestações gerais*: cansaço, dor na região dorsal inferior, insônia, desconforto no períneo.
- *Manifestações sexuais*: impotência, ejaculação precoce, espermatorreia.

A fórmula utilizada foi:

- *Tu Si Zi* (*Semen Cuscutae*).
- *Yi Zhi Ren* (*Fructus Alpiniae oxypyllae*).
- *Fu Ling* (*Poria*).
- *Dan Shen* (*Radix Salviae milthiorrizae*).
- *Che Qian Zi* (*Semen Plantaginis*).
- *Bi Xie* (*Rhizoma Dioscoreae hipoglauca*).
- *Xiao Hui Xiang* (*Fructus Foeniculi*).
- *Bi Yu San* (*Hua Shi, Gan Cao, Qing Dai*).
- *Xu Duan* (*Radix Dipsaci*).

Os resultados foram:

- *Curado*: 43 (19,72%).
- *Melhora clara*: 125 (57,34%).
- *Melhora*: 31 (14,22%).
- *Nenhum resultado*: 19 (8,72%).

Journal of the Nanjing University of Chinese Medicine (Nanjing Zhong Yi Da Xue Za Zhi), v. 12, n. 4, 1996, p. 43

"The Treatment of 100 Cases of Chronic Prostatitis with Herbal Poultice" *de Zhang Ping* et al.

Cem casos de prostatite crônica foram tratados com aplicação externa de cataplasma de ervas nos pontos de acupuntura.

Os pontos utilizados foram REN-8 (*Shenque*), REN-6 (*Qihai*), REN-4 (*Guanyuan*), REN-3 (*Zhongji*) e B-23 (*Shenshu*).

776 Prostatite e Prostatodinia

A decocção fitoterápica foi colocada num saco de musselina e depois fixada nos pontos de acupuntura e mantida neste local por sete dias. O tratamento foi repetido três vezes.

Os princípios de tratamento adotados foram tonificar e aquecer o *Yang* do Rim; mover o *Qi* com ervas picantes, mornas e dispersantes; revigorar o Sangue; e beneficiar a micção.

A fórmula utilizada foi:

- *Ding Xiang (Flos Caryophilli)*.
- *Jiu Cai Zi (Semen Allii tuberosi)*.
- *She Chuang Zi (Fructus Cnidii)*.
- *Dang Gui (Radix Angelicae sinensis)*.
- *Xi Xin (Herba Asari)*.
- *Feng Fang (Nidus Vespae)*.

Note que a utilização do *Feng Fang* é ilegal e ela deve, portanto, ser eliminada da fórmula.

Journal of Chinese Medicine *(Zhong Yi Za Zhi), v. 36, n. 5, 1995, p. 306*

"External Methods of Treatment for Chronic Prostatitis" *de Zhou An Fang*

O Dr. Zhou discute três métodos externos de tratamento para prostatite crônica. O primeiro é pela forma de enema. O Dr. Zhou diz que este método de tratamento é especialmente adequado para tratar Umidade-Calor, Calor Tóxico e estagnação de Sangue. As ervas utilizadas na decocção para o enema foram:

- *Pu Gong Ying (Herba Taraxaci)*.
- *Ye Ju Hua (Flos Chrysanthemi indici)*.
- *Bai Jiang Cao (Herba Patriniae)*.
- *Ku Shen (Radix Sophorae flavescentis)*.
- *Hu Zhang (Rhizoma Polygoni cuspidati)*.
- *Da Huang (Radix et Rhizoma Rhei)*.
- *Hong Teng (Caulis Sargentodoxae)*.
- *Yan Hu Suo (Rhizoma Corydalis)*.
- *Chuan Shan Jia (Squama Manitis Pentadactylae)*.

O segundo método externo de tratamento consistia em banho de assento (com uma decocção) para ser aplicado no períneo. Dr. Zhou apresenta uma explicação interessante para a teoria da aplicação do banho de assento no períneo. Afirma que REN-1 (*Huiyin*) (no períneo) é o ponto em que os Vasos Governador, Concepção e Penetrador (*Du, Ren* e *Chong Mai*) emergem do interior. Portanto, se aplicamos um banho de assento a este ponto, tratamos os três Vasos Extraordinários. É preciso lembrar que os clássicos antigos dizem que estes três Vasos Extraordinários fluem pelo útero; acredito ser prático assumir que, nos homens, estes vasos fluem pela próstata.

As ervas utilizadas no banho de assento são:

- *Pu Gong Ying (Herba Taraxaci)*.
- *Bai Jiang Cao (Herba Patriniae)*.
- *Hu Zhang (Rhizoma Polygoni cuspidati)*.

- *Jiang Huang (Rhizoma Curcumae longae)*.
- *San Leng (Rhizoma Sparganii stoloniferi)*.
- *E Zhu (Rhizoma Curcumae)*.
- *Chuan Shan Jia (Squama Manitis Pentadactylae)*.

O terceiro método externo de tratamento é um cataplasma aplicado no umbigo. O raciocínio por trás disto é tratar o Vaso Concepção (que flui em direção à próstata) através do umbigo (onde está situado o ponto REN-8 [*Shenque*]). As ervas utilizadas são *Da Huang (Radix et Rhizoma Rhei)*, *Lu Hui (Aloe)* e *Jiang Huang (Rhizoma Curcumae longae)*.

Journal of Chinese Medicine *(Zhong Yi Za Zhi), v. 27, n. 4, 1986, p. 60*

"Present Status of Treatment of Chronic Prostatitis in Chinese Medicine" *de Xu Fu Song e Zhu Yong Jian*

Já relatei algumas das ideias do Dr. Xu Fu Song anteriormente. No entanto, vale a pena relatar seu artigo neste tópico, pois ele oferece algumas ideias interessantes sobre a natureza da próstata e da prostatite na medicina chinesa.

Os autores começam por dizer que não há nenhuma categoria de doenças chamada de "prostatite" na medicina chinesa antiga. A doença moderna da prostatite pode corresponder a várias doenças antigas, entre elas Síndrome Urinária (*Lin*), turbidez (*Zhuo*), impotência (*Yang Wei*), espermatorreia (*Bai Yin*) ou emissões seminais (*Yi Jing*).

Os autores dizem que a prostatite pertence particularmente a duas doenças antigas chamadas de "turbidez branca" (*Bai Yin*) e "Essência túrbida" (*Jing Zhuo*). Estes termos também podem ser traduzidos como "esperma túrbido". *O Complet Book of Jing Yue (Jing Yue Quan Shu*, 1624) descreve "turbidez branca" da seguinte forma:

Na turbidez, há secreção branca e pegajosa como esperma saindo do pênis sem dor: ela mancha a roupa íntima.

Ele descreve a "Essência túrbida" da seguinte forma:

Na Essência túrbida, há dor no pênis que parece uma faca cortante; ela é decorrente do esperma deteriorando e estagnando.

Os autores citam Lin Pei Qin, um médico da dinastia Qing, que claramente distingue problemas urinários dos problemas do esperma. Isto é interessante, pois os dois problemas se manifestam através da uretra e os médicos chineses antigos, apesar de não terem conhecimento da próstata, obviamente compreendiam a diferença entre problemas urinários e prostáticos. Lin Pei Qin diz:

O Rim tem dois orifícios: um é o orifício para [a expulsão da] turbidez; o outro é o orifício da Essência [esperma]. A Síndrome Urinária [Lin] se manifesta pelo orifício da turbidez, sendo decorrente de desarmonia de Baço e Fígado. A turbidez se manifesta pelo orifício da Essência, sendo decorrente de desarmonia de Rim e Coração. Estas duas condições se manifestam pela mesma "porta", mas por "caminhos" separados.

Ye Tian Shi expressa a mesma ideia quando declara:

Turbidez urinária e turbidez do esperma apresentam diferentes "caminhos" [vias].

Os autores concordam que a Essência túrbida é decorrente de desarmonia do Rim e do Coração. Afirmam que tanto a turbidez urinária como a turbidez do esperma se manifestam através da uretra, mas a turbidez urinária é um problema urinário, ao passo que a turbidez do esperma é um problema genital. Na turbidez do esperma, o problema, portanto, reside não nas vias urinárias, mas no que os médicos chineses antigos chamavam de "Residência da Essência" [ou Esperma] ou "Palácio da Essência" [ou Esperma].

Com relação à etiologia da prostatite, os autores acham que os principais fatores etiológicos da prostatite nos chineses são "retenção do esperma", excessiva masturbação, roupas íntimas sujas, prepúcio longo, dieta irregular e excessivo consumo de alimentos gordurosos e quentes. Estes fatores etiológicos resultam na formação da Umidade-Calor e Calor Tóxico.

O Dr. Xu acredita, portanto, que há três principais condições patológicas na prostatite crônica:

- Umidade-Calor e Calor Tóxico.
- Deficiência de Rim.
- Estagnação da Essência.

Umidade-Calor causa secreções uretrais: o Rim deficiente irá causar dor na região dorsal inferior, tontura e tinido; estagnação da Essência causará dor em períneo, escroto, pênis ou hipogástrio.

Com relação ao tratamento, os padrões e a fórmula são:

- Umidade-Calor e Calor Tóxico:
  - *Qian Lie Quan Pian* (Comprimido da Próstata).
  - *Yu Xing Cao* (*Herba Houttuniae*).
  - *Feng Wei Cao* (*Herba Pteridis multifoetidae*).
  - *Tu Fu Ling* (*Rhizoma Smilacis glabrae*).
  - *Pu Gong Ying* (*Herba Taraxaci*).
  - *Di Ding Cao* (*Herba Violae*).
  - *Da Huang* (*Radix et Rhizoma Rhei*).
  - *Ban Zhi Lian* (*Herba Lobeliae chinensis*).
  - *Bai Hua She She Cao* (*Herba Hedyotidis diffusae*).
  - *Long Dan Cao* (*Radix Gentianae*).
  - *Ma Chi Xian* (*Herba Portulacae*).
  Se houver edema do escroto, utilizar a variação de *Bi Xie Fen Qing Yin* (Decocção *Dioscorea* para Separar o Claro):
  - *Bi Xie* (*Rhizoma Dioscoreae hypoglaucae*).
  - *Yi Zhi Ren* (*Fructus Alpiniae oxyphyllae*).
  - *Wu Yao* (*Radix Linderae*).
  - *Shi Chang Pu* (*Rhizoma Acori tatarinowii*).
  - *Hua Shi* (*Talcum*).
  - *Shi Wei* (*Folium Pyrrosiae*).
  - *Bian Xu* (*Herba Polygoni avicularis*).
  - *Qu Mai* (*Herba Dianthi*).
  - *Fu Ling* (*Poria*).
  - *Che Qian Zi* (*Semen Plantaginis*).
  - *Ze Xie* (*Rhizoma Alismatis*).

- Estagnação da Essência: os autores recomendam quaisquer das seguintes prescrições:
  - *Huo Luo Xiao Ling Dan* (Pílula Efetiva Miraculosa para Revigorar os Canais de Conexão).
  - *Di Dang Tang* (Decocção que Lava a Fleuma).
  - *Wang Bu Liu Xing Tang* (Decocção de *Vaccaria*).
  - Fórmula da Prostatite nº 1.
- Deficiência do Rim com Umidade-Calor:
  - *Zhi Bo Di Huang Wan* (Pílula de *Anemarrhena-Phellodendron-Rehmannia*).

Journal of Chinese Medicine (Zhong Yi Za Zhi), v. 29, n. 9, 1988, p. 41

"Report on the Treatment of 133 Cases of Chronic Prostatitis with the Method of Consolidating the Essence and Eliminating Turbidity" de Zhu Yong Jian

O Dr. Zhu tratou 133 homens que sofriam de prostatite crônica entre 17 e 68 anos de idade. O princípio de tratamento adotado foi consolidar Essência e eliminar turbidez com a seguinte fórmula:

- *Bi Xie* (*Rhizoma Dioscoreae hypoglauca*).
- *Tu Si Zi* (*Semen Cuscutae*).
- *Sha Yuan Zi* (*Semen Astragali complanati*).
- *Yi Zhi Ren* (*Fructus Alpiniae oxypyllae*).
- *Shan Yao* (*Rhizoma Dioscoreae*).
- *Huai Niu Xi* (*Radix Achyranthis bidentatae*).
- *Fu Ling* (*Poria*).
- *Ze Xie* (*Rhizoma Alismatis*).
- *Wu Yao* (*Radix Linderiae*).
- *Shi Chang Pu* (*Rhizoma Acori tatarinowii*).
- *Che Qian Zi* (*Semen Plantaginis*).
- *Gan Cao* (*Radix Glycyrrhizae uralensis*).

Os resultados relatados pelo autor foram os seguintes:

- *Curado*: 50 (37,6%).
- *Melhora marcante*: 42 (31,5%).
- *Alguma melhora*: 36 (27,1%).
- *Nenhum resultado*: 5 (3,8%).

Experiências Clínicas

Acupuntura

Acupuncture Ameliorates Symptoms in Men with Chronic Prostatitis/Chronic Pelvic Pain Syndrome

Urology, Junho, 2003, v. 61, n. 6, p. 1156-1159.
  Chen R, Nickel JC.
  Trillium Medical Center, Acupuncture Foundation of Canada, Mississauga, Ontário, Canadá.

Objetivo

Determinar num estudo-piloto se a acupuntura melhora a dor, os sintomas de esvaziamento e a qualidade de

778 Prostatite e Prostatodinia

vida de homens com prostatite crônica/síndrome de dor pélvica crônica.

Método

Homens diagnosticados com prostatite crônica/síndrome de dor pélvica crônica (critérios do National Institutes of Health [NIH]) que eram refratários à terapia-padrão (antibióticos, alfabloqueadores, anti-infamatórios, fitoterapia) foram encaminhados para terapia com acupuntura. O protocolo de tratamento envolvia três grupos de pontos de acupuntura, totalizando 30 pontos (oito pontos foram estimulados eletricamente), aplicados alternativamente, duas vezes por semana, durante seis semanas. Os pacientes completaram o NIH Chronic Prostatitis Symptom Index (CPSI) no início e o CPSI e a avaliação subjetiva global depois de seis semanas (fim do tratamento), 12 semanas e pelo menos seis meses após a primeira avaliação. Doze homens fizeram o tratamento com acupuntura durante, no mínimo, seis semanas.

Resultados

O acompanhamento médio (da linha de base) foi de 33 semanas (variando de 24 a 52). Ocorreu diminuição significativa no total dos números da avaliação do NIH-CPSI (28,2 para 8,5), dor NIH-CPSI (14,1 para 4,8), urinário NIH-CPSI (5,2 para 1,3) e qualidade de vida NIH-CPSI (8,8 para 2,3) após média de 33 semanas de acompanhamento. Dez pacientes (83%) tinham conseguido mais de 50% de diminuição no NIH-CPSI na visita final (média de 33 semanas). Dez pacientes (83%) relataram melhora acentuada na avaliação subjetiva global depois de 12 semanas. Na média de 33 semanas, 8 pacientes (67%) melhoraram acentuadamente na avaliação subjetiva global. Nenhum evento adverso foi relatado neste estudo-piloto.

Conclusão

A acupuntura parece ser um tratamento seguro, efetivo e durável na melhora dos sintomas e da qualidade de vida dos homens com prostatite crônica/síndrome de dor pélvica crônica refratários ao tratamento. Para confirmar estes resultados inicias encorajadores é necessário um estudo controlado maior.

Fitoterapia

Efficacy and Safety of Intraprostatic Injection of Chuan Shen Tong for Chronic Abacterial Prostatitis/Crhonic Pelvic Pain Syndrome

Zhonghua Nan Ke Xue [National Journal of Andrology], Março, 2004, v. 10, n. 3, p. 182-184, 187.

Wang W, He H, Hu W, Zhang X, Wang Y.

Departament of Urology, Guangzhou General Hospital of Guangzhou Command, PLA, Guangzhou, Guangdong 510010, China.

Objetivo

Avaliar a eficácia e a segurança da injeção intraprostática de Chuan Shen Tong no tratamento de prostatite crônica abacteriana (CAP, chronic abacterial prostatitis)/síndrome de dor pélvica crônica (CPPS, chronic pelvic pain syndrome).

Método

Foram efetuados testes randomizados, duplo cego, controlados por placebo de setembro de 2002 até março de 2003. Foram analisados 38 pacientes com diagnóstico de CAP/CPPS, 24 para experiência e 14 para controle. No grupo teste, foram injetados 6mL de solução mista de Chuan Shen Tong com lidocaína transperitonialmente em um dos lóbulos da próstata, uma vez ao dia, durante seis dias. Igualmente, o grupo-controle foi tratado com placebo contendo lidocaína. A eficácia foi avaliada pelo NIH Chronic Prostatitis Symptom Index (CPSI) após o acompanhamento de seis semanas. Foram comparados, antes e depois de um tratamento de três meses, os principais parâmetros do sêmen.

Resultados

No grupo teste, 13 casos (56,5%) foram completamente curados, 5 casos (21,7%) mostraram efeito notável e 4 casos (17,4%) melhoraram. No grupo-controle, a eficácia mostrou-se apenas em 2 casos (15,4%) e a melhora, em 3 casos (23%). Os números CPSI diminuíram significativamente após o tratamento (95% de intervalo de confiança: 17,97–23,08). A solução de Chuan Shen Tong não teve nenhum impacto óbvio nos principais parâmetros do sêmen. Nenhum efeito adverso grave foi observado.

Conclusão

A injeção intraprostática transperineal de Chuan Shen Tong é um método seguro e efetivo para o tratamento de CAP/CPPS.

Clinical Research on Lin Bi Qing Decoction for the Treatment of Chronic Prostatitis Following Sexually Transmited Disease

Zhonghua Nan Ke Xue [National Journal of Andrology], Março, 2005, v. 11, n. 3, p. 235-237.

Jin BF, Yang XY, Shang XJ, Shao CA, Xia XY, Huang YF, Xu FS.

Departament of Andrology, Nanjing General Hospital of Nanjing Comand, Nanjing, Jiangsu 210002, China.

Objetivo

Estudar o efeito terapêutico da decocção de Lin Bi Qing no tratamento de prostatite crônica decorrente de doença sexualmente transmitida (PCDDST).

Método

A decocção de Lin Bi Qing foi administrada oralmente a 36 pacientes com PCDDST, e o efeito terapêutico foi avaliado por meio da observação dos sintomas clínicos e da medição de índices objetivos antes e depois do tratamento.

Resultados

De quatro a oito semanas depois da administração da droga, a taxa de eficácia geral foi de 72,22%, e os resultados de NIH-CPSI diminuíram significativamente.

Conclusão

A decocção de Lin Bi Qing apresenta efeito terapêutico definitivo no PCDDST, e pode ser considerada um meio eficaz para o tratamento da doença.

Efficacy of Traditional Chinese Medicine and Western Medicine in the Treatment of Ureaplasma urealyticum and Chlamydia trachomatis Infectious Chronic Prostatite (Report of 48 Cases)

Zhonghua Nan Ke Xue [*National Journal of Andrology*], Junho, 2003, v. 9, n. 3, p. 202-203, 206.

Chen ZQ, Shang XJ, Ye ZQ, Lu FE, Huang GY.

Departament of Urology, Tongji Hospital, Tongji Medical College, Huazhong University of Science and Technology, Wuhan, Hubei 430030, China.

Objetivo

Elucidar o tratamento da prostatite crônica infecciosa por *Ureaplasma urealyticum* (UU) e *Chlamydia trachomatis* (CT).

Método

Quarenta e oito pacientes portadores de prostatite crônica infecciosa com infecção por UU e CT foram tratados durante seis semanas com minociclina, bloqueador do alfa-adrenoceptor 1A (tansulosina), e os remédios chineses *Qian Lie Shu* e *Le Ke Li*. As alterações dos sintomas, secreção prostática obtidas por expressão de rotina, e os resultados da detecção de UU e CT foram observadas antes e depois do tratamento. A eficácia do tratamento foi avaliada pelos números do CPSI.

Resultados

- *Notavelmente eficaz*: 41 casos (85,4%).
- *Eficaz*: 5 casos (10,4%).
- *Não eficaz*: 2 casos (4,2%).

A pontuação do CPSI reduziram de (22 ± 8) antes do tratamento para (7 ± 3) depois do tratamento $(P < 0.01)$. UU em 20 dos 24 casos (83%) e CT em 25 dos 28 casos (89%) se mostrou negativo após o tratamento.

Conclusão

A terapia combinando medicina chinesa com medicina ocidental para o tratamento da prostatite crônica infecciosa por UU e CT foi bem-sucedida.

Treatment of Nonespecific Chronic Prostatitis with Qian Lie Xian Yan Suppositry in 104 Cases

Journal of Traditional Chinese Medicine, Junho, 2001, v. 21, n. 2, p. 90-92.

Jia Y, Li Y, Li J, Sun M.

Dongzhimen Hospital, Beijing University of Traditional Chinese Medicine and Pharmacy, Beijing 100700.

Resumo

O supositório de *Qian Lie Xian Yan* foi aplicado no reto para tratar 104 pacientes com prostatite crônica não-específica (síndrome de Umidade-Calor com estagnação de Sangue) comparados com 30 pacientes que foram tratados com a droga tradicional chinesa *Ye Ju Hua Shuan* (supositório de *Flos Chrysanthemi indici*). Os resultados mostram que a prostatite crônica é notadamente melhorada com a utilização do supositório de *Qian Lie Xian Yan*, com taxa de cura rápida de 23,1% e taxa de eficácia total de 84,6%, superior àquela do grupo-controle. Os experimentos com animais indicam que o supositório de *Qian Lie Xian Yan* tem melhor efeito anti-inflamatório e analgésico, com a ação de promover a circulação de sangue.

Notas Finais

1. Xu Fu Song 1986 [The Treatment of Chronic Prostatitis in Chinese Medicine] Journal of Chinese Medicine (Zhong Yi Za Zhi 中医杂志) 27(4): 60-61.
2. Citado em Xu Fu Song 1986 [The Treatment of Chronic Prostatitis in Chinese Medicine]. Journal of Chinese Medicine 27(4): 60-61.
3. Ibid., pp. 60-61.
4. Mai Guo Jian [Patterns and Treatment of Prostatitis], Journal of Chinese Medicine 28(6): 19-20.
5. Zhou An Fang [Why Does One Use Warm Herbs in the Treatment of Prostatites?] Journal of Chinese Medicine 36(5): 306.
6. Ibid., p. 20.

978-85-7241-817-1

Capítulo 37

水肿

Edema (Nefrite)

CONTEÚDO DO CAPÍTULO

Edema (Nefrite)   782

Etiologia   782

Vento Exterior   782

Umidade Exterior   782

Dieta Irregular   782

Sobrecarga de Trabalho e Atividade Sexual
Excessiva   782

Calor Tóxico Proveniente de Feridas ou
Carbúnculo   783

Patologia   783

Identificação de Padrões e Tratamento   785

Edema Yang   786

Vento-Água Invadindo a Porção
do *Qi* Defensivo   786

Calor Tóxico   787

Umidade   788

Umidade-Calor   789

Edema Yin   790

Deficiência do *Yang* do Baço   790

Deficiência do *Yang* do Coração   791

Deficiência do *Yang* do Rim   791

Edema de Qi   793

Estagnação do *Qi*   793

Literatura Chinesa Moderna   793

Prognóstico   794

Diferenciação Ocidental   794

Apêndice 1 do Capítulo: Nefrite Aguda   794

Etiologia e Patologia   795

Invasão de Vento Exterior   795

Infecção   795

Umidade Externa   795

Identificação de Padrões e Tratamento   795

Invasão de Vento-Água Externo   795

Umidade   796

Calor Tóxico   796

Apêndice 2 do Capítulo: Nefrite Crônica   797

Identificação de Padrões e Tratamento   798

Deficiência do *Yang* do Baço e do Rim   799

Deficiência do *Yang* do Baço e do Rim com
Transbordamento da Água   800

Deficiência do *Yang* do Baço e do Rim, *Yin*
Rebelando-se Ascendentemente   800

Deficiência do *Yang* do Baço e do Rim com
Perda de Essência   801

Deficiência do *Yang* do Rim e do Coração,
Estagnação do *Qi* e do Sangue   801

Prevenção   802

Dieta   802

Repouso   802

978-85-7241-817-1

Edema (Nefrite)

Edema

***Edema* Yang**
- Vento-Água invadindo a porção do *Qi* Defensivo
- Calor Tóxico
- Umidade
- Umidade-Calor

***Edema* Yin**
- Deficiência do *Yang* do Baço
- Deficiência do *Yang* do Coração
- Deficiência do *Yang* do Rim

Edema de Qi
- Estagnação do *Qi*

Nefrite

Nefrite Aguda
- Invasão de Vento-Água externo
- Umidade
- Calor Tóxico

Nefrite Crônica
- Deficiência do *Yang* do Baço e do Rim
- Deficiência do *Yang* do Baço e do Rim com transbordamento da Água
- Deficiência do *Yang* do Baço e do Rim, *Yin* rebelando-se ascendentemente
- Deficiência do *Yang* do Baço e do Rim com perda de Essência
- Deficiência do *Yang* do Rim e do Coração, estagnação do *Qi* e do Sangue

---

Edema (Nefrite)

O edema consiste na retenção de fluidos sob a pele, podendo acontecer ao redor dos olhos, na face, nos membros e no abdômen. No *Clássico de Medicina Interna do Imperador Amarelo*, o edema é denominado "Água" (*Shui*). Neste contexto, "Água" indica acúmulo patológico de fluidos sob a pele e não deve ser, evidentemente, interpretado como o elemento Água dos Cinco Elementos.

O capítulo 61 do *Questões Simples* (*Su Wen*) discute edema e o relaciona ao Rim e ao Pulmão, dizendo[1]:

O Rim é a raiz e o Pulmão, o final [dessa doença].

No capítulo 74, afirma-se[2]:

Sensação de plenitude, edema e Umidade são provenientes do Baço.

Dessa maneira, o *Questões Simples* identifica Pulmão, Baço e Rim como os três órgãos fundamentalmente responsáveis pelo edema. O *Discussion of the Origin of Symptoms in Diseases* (610 d.C.) também relaciona edema ao Baço e ao Estômago, declarando[3]:

O Rim governa Água; Estômago e Baço governam a Terra. A Terra atua excessivamente sobre a Água; Estômago e Baço estão exterior-interiormente relacionados e o Estômago é o Mar do Alimento. Quando Estômago estiver deficiente, não pode transformar a Água [isto é, os fluidos]. *A Água transborda dos canais... e é retida abaixo da pele, causando edema.*

O Dr. Zhu Dan Xi no *Essential Methods of Dan Xi* (1481) distingue edema *Yang* de edema *Yin*[4]:

O edema Yang *é caracterizado por inchaço, inquietação mental, urina escura e obstipação. O edema* Yin *é caracterizado por inchaço sem inquietação mental ou urina escura, porém com fezes amolecidas.*

Atualmente, a diferenciação entre edema *Yang* e edema *Yin* é muito utilizada, embora com interpretação diferente.

O edema será discutido de acordo com os seguintes tópicos:

- Etiologia:
  - Edema *Yang*.
  - Edema *Yin*.
  - Edema de *Qi*.
- Literatura chinesa moderna.
- Prognóstico.
- Diferenciação da medicina ocidental.

Etiologia

Vento Exterior

Vento-Frio ou Vento-Calor exterior invade a porção do *Qi* Defensivo, onde circulam *Qi* Defensivo e fluidos. O Vento prejudica a circulação do *Qi* do Pulmão na porção do *Qi* Defensivo, de tal forma que o *Qi* do Pulmão não pode dispersar os fluidos; estes, por sua vez, se acumulam sob a pele, causando edema, geralmente da face e das mãos. Este é o edema do tipo excesso com início agudo. Esse tipo de Vento exterior, que pode se apresentar com a característica de Calor ou Frio é denominado "Vento-Água". A nefrite aguda geralmente se inicia com sintomas da invasão exterior de Vento-Água com edema da face.

Umidade Exterior

Umidade-Calor exterior pode invadir Estômago e Baço, prejudicando sua função de transformação e transporte dos fluidos. Os fluidos se estagnam e são retidos sob a pele, causando edema. Esta não é uma causa comum de edema em climas temperados.

Umidade-Frio exterior pode invadir o corpo e ficar retida por muito tempo, interferindo na transformação dos fluidos, podendo gerar edema.

Dieta Irregular

Alimentação irregular e ingestão de grandes quantidades de laticínios e alimentos gordurosos prejudicam a função do Baço de transformação e transporte dos fluidos, gerando edema.

Sobrecarga de Trabalho e Atividade Sexual Excessiva

Excesso de trabalho e atividade sexual excessiva enfraquecem o Rim, prejudicando sua função de transformar os fluidos, gerando, possivelmente, edema.

Calor Tóxico Proveniente de Feridas ou Carbúnculo

Calor Tóxico proveniente de carbúnculos, furúnculos ou feridas pode impedir a limpeza e a excreção de turbidez do espaço entre pele e músculos, gerando, em consequência, retenção de fluidos e edema.

> **Resumo**
> **Etiologia**
> - Vento exterior
> - Umidade exterior
> - Dieta irregular
> - Sobrecarga de trabalho e atividade sexual excessiva
> - Calor Tóxico proveniente de feridas ou carbúnculo

Patologia

Para entender a patologia do edema, é importante recordar a fisiologia de transformação, transporte e excreção dos fluidos. Os fluidos corporais originam-se do alimento e da bebida ingeridos. Estes são transformados e separados pelo Baço: uma pequena quantidade de fluidos "límpidos" sobe do Baço para o Pulmão, que difunde parte deles à pele e envia uma quantia até o Rim: do Baço, uma pequena quantidade de fluidos "sujos" descende ao Intestino Delgado, onde é novamente separada, desta vez, em puro e impuro. Acompanhando esta segunda separação, os fluidos puros vão para a Bexiga e os fluidos impuros vão para o Intestino Grosso, onde uma pequena quantidade de água é reabsorvida. Posteriormente, a Bexiga transforma e separa os fluidos que recebe em puro e impuro. Os fluidos puros fluem ascendentemente e vão para o Exterior do corpo, onde formam suor. Os fluidos impuros fluem para baixo e são transformados em urina (Fig. 37.1).

A Bexiga efetua esta transformação e separação pelo poder do *Qi* que recebe do *Yang* do Rim: esta função da Bexiga é chamada de "função de transformação de *Qi*".

O processo de formação dos fluidos corporais é o resultado de uma série complicada de processos de purificação, cada fase separando, posteriormente, os fluidos em uma porção pura e impura. Por essa razão, a medicina chinesa fala da porção "pura dentro da impura" e da porção "impura dentro da pura". Os fluidos puros precisam ser transportados ascendentemente; os fluidos impuros, descendentemente. Este movimento correto dos fluidos puros e impuros depende da correta ascendência/descendência e entrada/saída do *Qi*, sendo essencial para sua transformação adequada. Muitos órgãos contribuem para transformação, transporte e excreção dos fluidos corporais, porém principalmente Pulmão, Baço e Rim.

A seguir, apresenta-se uma breve descrição do papel desempenhado por vários órgãos no metabolismo de fluidos.

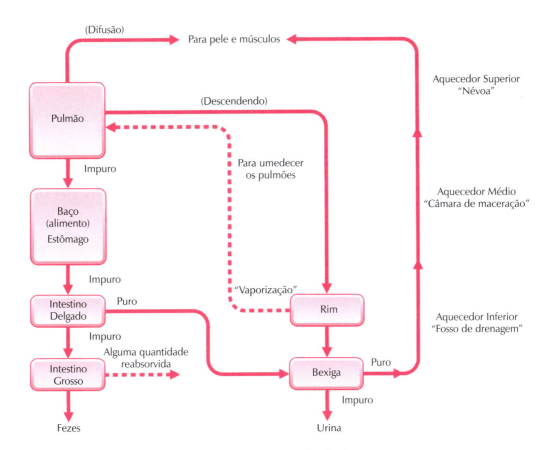

FIGURA 37.1 – Fisiologia de transformação, transporte e excreção dos fluidos.

Baço

Baço é o órgão mais importante com respeito à fisiologia e à patologia dos fluidos corporais. Controla transformação e separação iniciais em uma porção pura e impura, como descrito anteriormente. Também controla a direção crucial de mover respectivamente ascendente e descendentemente os fluidos puros e impuros em todas as fases da produção dos fluidos corporais.

Pulmão

O Pulmão controla a difusão da parte pura dos fluidos corporais, a qual vem do Baço ao espaço abaixo da pele. Este é um aspecto da função de difusão do Pulmão.

O Pulmão também envia certa quantidade dos fluidos até Rim e Bexiga. Este é um aspecto da função descendente do Pulmão.

Por causa destas duas funções, diz-se que o Pulmão regula as "vias da Água".

Rim

O Rim é extremamente importante na fisiologia dos fluidos corporais. Primeiro, vaporiza certa quantidade dos fluidos, recebe e a envia de volta até o Pulmão, a fim de umedecer o Pulmão e impedir que ele se torne muito seco.

Além disso, o Rim, em especial o *Yang* do Rim, controla muitas fases da transformação dos fluidos. Em particular:

- Proporciona o calor necessário para o Baço transformar os fluidos corporais. Por isso, uma deficiência do *Yang* do Rim quase sempre resulta em deficiência de *Yang* do Baço, com consequente acúmulo de fluidos sob a forma de edema.
- Auxilia o Intestino Delgado em sua função de separação dos fluidos corporais em uma parte pura e uma impura.
- Proporciona o *Qi* à Bexiga para sua função de transformação do *Qi*.
- Auxilia o Triplo Aquecedor na transformação e excreção dos fluidos.

Intestino Delgado

O Intestino Delgado separa os fluidos que recebe do Estômago em uma porção "límpida", a qual vai para a Bexiga, a fim de ser excretada como urina, e uma porção "suja", a qual vai, em parte, para o Intestino Grosso, a fim de ser reabsorvida e, em parte, para excreção nas fezes.

Bexiga

A Bexiga separa os fluidos que recebe em uma parte pura e uma parte impura e excreta urina pelo poder de transformação de *Qi*.

Triplo Aquecedor

O Triplo Aquecedor ajuda em transformação, transporte e excreção dos fluidos em todas as fases. O *Questões Simples*, no capítulo 8, comenta[5]:

O Triplo Aquecedor é o oficial encarregado da irrigação e controla as vias da água.

O Aquecedor Superior ajuda o Baço a dirigir os fluidos puros ascendentemente, e o Pulmão a dispersá-los ao espaço abaixo da pele. Por essa razão, o Aquecedor Superior é comparado à "névoa".

O Aquecedor Médio auxilia o Estômago em sua função de revolver os fluidos e dirigir a parte impura descendentemente. Por essa razão, o Aquecedor Médio é comparado a uma "piscina barrenta" (uma referência para a função do Estômago de macerar e decompor).

O Aquecedor Inferior ajuda Intestino Delgado, Bexiga e Rim em suas funções de transformar, separando e excretando os fluidos. Por essa razão, o Aquecedor Inferior é comparado a uma "vala de drenagem".

Estômago

Não obstante o Estômago não pareça desempenhar um papel importante na transformação dos fluidos corporais, ele é a "fonte" dos fluidos corporais. Os fluidos, primeiramente, entram no Estômago e são transformados e separados pelo Baço. O Estômago prefere ficar relativamente úmido, em contraste com o Baço, que prefere a secura, sendo prejudicado por muita umidade.

A distinção mais importante a ser feita no edema, da mesma forma que em quaisquer doenças, é entre tipo excesso e deficiência. O edema do tipo excesso é também denominado edema *Yang*; resulta de Vento-Água externo, Umidade externa ou Calor Tóxico. O edema do tipo deficiência, também denominado edema *Yin*, é proveniente de deficiência do Rim e/ou do Baço.

Os três órgãos *Yin* mais envolvidos no edema são: Pulmão, Baço e Rim, uma vez que esses três órgãos são os responsáveis por difusão, transformação, transporte e excreção dos fluidos. Como mencionado anteriormente, dentre outros órgãos, o Triplo Aquecedor desempenha um papel importante no metabolismo dos fluidos.

> **Nota Clínica**
>
> - A função do Triplo Aquecedor de transformação, transporte e excreção dos fluidos corporais não é ativada por pontos do canal do Triplo Aquecedor, mas principalmente por pontos nos Vasos Concepção e Governador (*Du* e *Ren Mai*). Os principais pontos para ativar os fluidos são:
>   – DU-26 (*Shuigou*) – "Fosso de Água"
>   – REN-9 (*Shuifen*) – "Separação da Água"
>   – REN-5 (*Shimen*)

O edema *Yang* pode se desenvolver a partir de um edema *Yin* ou vice-versa. Por exemplo, após longo período, o edema *Yang* pode se transformar em edema *Yin*, pois os fluidos retidos prejudicam Baço e Rim. Também, depois de repetidas invasões de Umidade externa, o edema *Yang* pode se transformar em edema *Yin*. Por outro lado, a deficiência a longo prazo do *Yang* do Baço e/ou do Rim frequentemente gera Umidade e edema. A Figura 37.2 ilustra algumas das interações entre edema *Yang* e edema *Yin*.

Em qualquer caso, seja edema *Yang* ou edema *Yin*, é importante relembrar que o edema em si é uma condição de excesso ou o aspecto de excesso de um quadro. Por exemplo, embora o edema *Yin* seja proveniente de deficiência do Baço e/ou do Rim, os fluidos retidos na forma de edema constituem-se no aspecto de excesso do quadro.

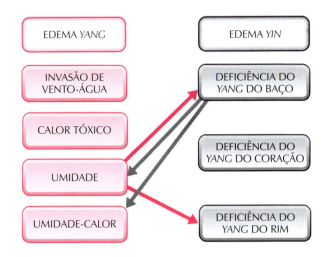

FIGURA 37.2 – Padrões e interação entre edemas Yang e Yin.

Dessa maneira, neste exemplo, a Raiz (*Ben*) do quadro é caracterizada por deficiência do Baço e/ou do Rim, ao passo que a Manifestação (*Biao*) é caracterizada por excesso na forma de edema (Fig. 37.3). Essa diferenciação possui implicações importantes no tratamento do edema, pois a Manifestação necessita de ervas que promovam a drenagem para a resolução do edema ou de pontos de acupuntura de sedação que resolvam o edema.

Do ponto de vista do diagnóstico, o edema *Yin* é caracterizado por depressão acentuada da pele mediante pressão, com a pele voltando ao normal lentamente. No edema *Yang*, há pouca ou nenhuma depressão da pele mediante a pressão.

No tratamento, geralmente o edema *Yang* é tratado cuidando da Manifestação (*Biao*), isto é, expelindo Vento-Água, resolvendo Calor Tóxico ou resolvendo Umidade. O edema *Yin* geralmente é tratado primariamente cuidando da Raiz (*Ben*), mas, secundariamente, também da Manifestação, isto é, por intermédio da tonificação do Baço e/ou *Yang* do Rim e resolvendo Umidade e edema. Dessa maneira, quando trato edema crônico proveniente da deficiência do *Yang* do Rim, por exemplo, prescrevo uma fórmula tônica do *Yang* do Rim, porém sempre a modifico com o acréscimo de ervas que resolvam o edema. Frequentemente, faço isso com o acréscimo da fórmula completa de *Wu Ling San* (Pó de Cinco *Ling*).

É importante diferenciar as três patologias dos fluidos corporais, ou seja, edema, Umidade e Fleuma. O que estas três patologias apresentam em comum é uma disfunção de transformação, transporte e excreção dos fluidos corporais. O que também apresentam em comum é que, com exceção de casos de edema e Umidade de origem exterior, todas as três patologias são provenientes de prejuízo da função de Pulmão, Baço e Rim.

Uma diferença entre edema e Umidade/Fleuma é que o edema é o acúmulo de fluidos fisiológicos sob a pele; Umidade e Fleuma são acúmulos de fluidos patológicos. Uma consequência deste fato é que Umidade e Fleuma, ao contrário do edema, facilmente se tornam causas de posterior patologia.

Porém, o edema frequentemente acompanha a Umidade: realmente, dois tipos de edema *Yang* são caracterizados por acúmulo de Umidade e Umidade-Calor.

Todas as três condições de edema, Umidade e Fleuma são aspectos de excesso de condição patológica.

Em chinês, o edema, que é o assunto deste capítulo, é denominado "inchaço de Água" (*Shui Zhong*). Há outro tipo de edema denominado "inchaço de *Qi*" (*Qi Zhong*): este é principalmente um edema aparente dos membros, que é não depressível e proveniente da estagnação do *Qi*.

> **Resumo**
>
> **Patologia**
> - Edema do tipo excesso, também denominado edema *Yang*, deriva de Vento-Água externo, Umidade externa ou Calor Tóxico
> - Edema do tipo deficiência, também denominado edema *Yin*, é proveniente de deficiência de Baço, Rim e/ou do Coração
> - Os três órgãos *Yin* mais envolvidos no edema são Pulmão, Baço e Rim
> - O edema em si é uma condição de excesso
> - O edema *Yin* é caracterizado por depressão acentuada da pele mediante a pressão, com a pele voltando ao normal lentamente
> - No edema *Yang*, há pouca depressão da pele mediante pressão
> - "Edema de *Qi*" (*Qi Zhong*) é principalmente um edema aparente dos membros, que é não depressível e proveniente da estagnação do *Qi*

Identificação de Padrões e Tratamento

Como um princípio geral, o edema da parte superior do corpo é tratado por diaforese, ao passo que edema da parte inferior é tratado por diurese.

Portanto, para tratar o edema da parte superior do corpo, devem-se utilizar algumas ervas que expelem Vento, tais como *Ma Huang* (Herba Ephedrae), *Fang Feng* (Radix Saposhnikoviae), *Fu Ping* (Herba Spirodelae) e *Bai Zhi* (Radix Angelicae dahuricae), e algumas ervas aromáticas que resolvem Umidade, como *Cang Zhu* (Rhizoma Atractylodis), *Da Fu Pi* (Pericarpium Arecae catechu) e *Hou Po* (Cortex Magnoliae officinalis).

Para tratar edema da parte inferior do corpo, devem-se utilizar ervas que promovam a diurese, tais como *Fu Ling* (Poria), *Zhu Ling* (Polyporus), *Ze Xie* (Rhizoma Alismatis) e *Yi Yi Ren* (Semen Coicis).

No edema *Yin* proveniente de deficiência do *Yang* do Baço e do Rim, devem-se utilizar ervas que tonifiquem o *Yang* e movimentem os fluidos, como *Fu Zi* (Radix Aconiti preparata lateralis), *Ron Gui* (Cortex Cinnamomi) ou *Gui Zhi* (Ramulus Cinnamomi cassiae).

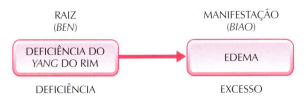

FIGURA 37.3 – Raiz e Manifestação do edema.

Acupuntura

Os principais pontos que promovem transformação, transporte e excreção dos fluidos são:

- DU-26 (*Shuigou*) – "Fosso da Água": este ponto promove a transformação dos fluidos no Aquecedor Superior. Para tratar edema da face e das mãos.
- REN-9 (*Shuifen*) – "Separação da Água": utilizo este ponto como ponto geral para promover transformação dos fluidos em qualquer lugar no corpo. Em qualquer caso de edema, sempre seleciono este ponto.
- REN-5 (*Shimen*): ponto de Coleta Frontal do Aquecedor Inferior e promove transformação e excreção dos fluidos no Aquecedor Inferior. Essencial no tratamento do edema da região inferior do corpo.
- E-28 (*Shuidao*) – "Vias da Água": este é um ponto essencial para promover transformação e excreção dos fluidos no Aquecedor Inferior.
- REN-17 (*Shanzhong*): estimula difusão e transformação dos fluidos no Aquecedor Superior. Para tratar edema das mãos quando o Pulmão estiver envolvido.
- REN-6 (*Qihai*): promove a transformação dos fluidos no Aquecedor Inferior por ativação do *Qi*.
- B-22 (*Sanjiaoshu*): ponto de Transporte Dorsal do Aquecedor Inferior; promove transformação e excreção dos fluidos no Aquecedor Inferior.
- P-7 (*Lieque*): faz o *Qi* do Pulmão descender e difunde e promove a difusão e transformação dos fluidos no Aquecedor Superior na patologia do Pulmão. Para tratar edema de face e mãos.
- BP-6 (*Sanyinjiao*) e BP-9 (*Yinlingquan*): estes dois pontos estimulam transformação e excreção dos fluidos no Aquecedor Inferior. Essencial, especialmente na patologia do Baço.
- R-7 (*Fuliu*) promove transformação e excreção dos fluidos no Aquecedor Inferior. Essencial na patologia do Rim.
- B-13 (*Feishu*), B-20 (*Pishu*) e B-23 (*Shenshu*): estes são, respectivamente, os pontos de Transporte Dorsal de Pulmão, Baço e Rim. Sempre utilizo estes pontos para tonificar Pulmão, Baço ou Rim no edema *Yin* crônico.

Os padrões discutidos são:

Edema *Yang*
- Vento-Água invadindo a porção do *Qi* Defensivo.
- Calor Tóxico.
- Umidade.
- Umidade-Calor.

Edema *Yin*
- Deficiência do *Yang* do Baço.
- Deficiência do *Yang* do Coração.
- Deficiência do *Yang* do Rim.

Edema de *Qi*
- Estagnação do *Qi*.

EDEMA YANG

Vento-Água Invadindo a Porção do Qi Defensivo

Manifestações Clínicas

Edema de olhos e face com início súbito, aversão ao frio, febre, dores nos músculos, retenção de urina.
  Língua: sem alteração na coloração.
  Pulso: Flutuante e Lento.

Princípio de Tratamento

Libertar Exterior, expelir Vento, abrir as vias da Água, estimular difusão dos fluidos do Pulmão.

Acupuntura

Pontos

IG-4 (*Hegu*), TA-5 (*Waiguan*). P-7 (*Lieque*), B-12 (*Fengmen*), B-13 (*Feishu*), IG-6 (*Pianli*), IG-10 (*Shousanli*), DU-26 (*Renzhong*), REN-17 (*Shanzhong*), E-36 (*Zusanli*). Utilizar método de sedação em todos os pontos; pode-se aplicar ventosa nos pontos B-12 e B-13.

Explicação

- IG-4, TA-5, P-7, B-12 e B-13 libertam Exterior, expelem Vento e restabelecem a função de dispersão e descendência do Pulmão.
- IG-6 abre as vias da Água e resolve o edema agudo dos membros superiores e da face.
- IG-10 é um ponto local importante para tratar braços, utilizado, nesse caso, para resolver o edema.
- DU-26 é utilizado como ponto local para tratar edema facial. O nome antigo desse ponto era *Shuigou*, que quer dizer "água de vala".
- REN-17 estimula a descendência do *Qi* do Pulmão.
- E-36 harmoniza *Qi* Nutritivo e Defensivo e remove os fluidos do espaço entre pele e músculos.

Prescrições Antigas

- Edema da face e dos membros com febre: R-6 (*Zhaohai*), DU-26 (*Renzhong*), IG-4 (*Hegu*), E-36 (*Zusanli*), VB-41 (*Zulinqi*), IG-11 (*Quchi*) e E-36 (*Zusanli*) (*Great Compendium of Acupuncture*, *Zhen Jiu Da Cheng*, 1601)[6].
- Edema da região superior do corpo: DU-26 (*Renzhong*) com método de sedação e REN-9 (*Shuifen*) com cones de moxa diretos (*Great Compendium of Acupuncture Zhen Jiu Da Cheng*, 1601)[7].

Fitoterapia

Prescrição

YUE BI JIA ZHU TANG – Decocção Ultrapassando a Criada mais *Atractylodes*.

Explicação   Essa é uma variação da fórmula *Yue Bi Tang*, que, por sua vez, é uma variação de *Ma Xing Shi Gan Tang* (Decocção de *Ephedra-Armeniaca-Gypsum-Glycyrrhiza*) sem *Xing Ren*.
  A fórmula *Yue Bi Tang* é específica para libertar o Exterior, expelir Vento-Água e resolver edema. O acrés-

cimo de *Bai Zhu* proporciona efeito mais intenso na resolução do edema.

A expressão "ultrapassando a criada" constante no nome curioso desta decocção poderia significar os fluidos transbordando no espaço entre pele e músculos. Outros livros traduzem essa expressão como Decocção da Criada a partir do *Yue*, em que "*Yue*" é o sul da China.

MODIFICAÇÕES

- Para intensificar o efeito de resolução do edema, acrescentar *Fu Ping* (*Herba Spirodelae*), *Ze Xie* (*Rhizoma Alismatis*) e *Fu Ling* (*Poria*).
- Se houver sintomas pronunciados de Vento-Frio, eliminar *Shi Gao* e acrescentar *Fang Feng* (*Radix Saposhnikoviae*) e *Gui Zhi* (*Ramulus Cinnamomi cassiae*).

Prescrição

WU LING SAN – Pó de Cinco *Ling* – e *WU PI YIN* – Decocção das Cinco Cascas.

EXPLICAÇÃO   Essas duas fórmulas resolvem Umidade e edema.

Prescrição

FANG JI HUANG QI TANG – Decocção de *Stephania--Astragalus*.

EXPLICAÇÃO   Essa fórmula liberta o Exterior e promove a transformação dos fluidos, principalmente no Aquecedor Superior. É utilizada para tratar edema agudo da face e das mãos provenientes da invasão de Vento-Água.

Prescrição

FANG JI FU LING TANG – Decocção de *Stephania-Poria*.

EXPLICAÇÃO   Essa fórmula liberta o Exterior e promove a transformação dos fluidos no Aquecedor Superior. É utilizada para tratar edema agudo da face e das mãos provenientes de invasão de Vento-Água.

Prescrição

LING GAN WU WEI JIA JIANG XIN BAN XIA XING REN TANG – Decocção de *Poria-Glycyrrhiza-Schisandra-Zingiber-Asarum-Pinellia-Armeniaca*.

EXPLICAÇÃO   Essa fórmula liberta o Exterior, expele Frio, estimula a transformação dos fluidos e restabelece a descendência do *Qi* do Pulmão.

Resumo

Vento-Água Invadindo a Porção do *Qi* Defensivo

Pontos

- IG-4 (*Hegu*), TA-5 (*Waiguan*). P-7 (*Lieque*), B-12 (*Fengmen*), B-13 (*Feishu*), IG-6 (*Pianli*), IG-10 (*Shousanli*), DU-26 (*Renzhong*), REN-17 (*Shanzhong*), E-36 (*Zusanli*). Utilizar método de sedação em todos os pontos; pode-se aplicar ventosa nos pontos B-12 e B-13

Prescrições Antigas

- Edema da face e dos membros com febre: R-6 (*Zhaohai*), DU-26 (*Renzhong*), IG-4 (*Hegu*), E-36 (*Zusanli*), VB-41 (*Zulinqi*), IG-11 (*Quchi*) e E-36 (*Zusanli*) (*Great Compendium of Acupuncture, Zhen Jiu Da Cheng*, 1601)

- Edema da região superior do corpo: DU-26 (*Renzhong*) com método de sedação e REN-9 (*Shuifen*) com cones de moxa diretos (*Great Compendium of Acupuncture, Zhen Jiu Da Cheng*, 1601)

Fitoterapia

Prescrição

- YUE BI JIA ZHU TANG – Decocção Ultrapassando a Criada mais *Atractylodes*

Prescrição

- WU LING SAN – Pó de Cinco *Ling* – e *WU PI YIN* – Decocção das Cinco Cascas

Prescrição

- FANG JI HUANG QI TANG – Decocção de *Stephania--Astragalus*

Prescrição

- FANG JI FU LING TANG – Decocção de *Stephania-Poria*

Prescrição

- LING GAN WU WEI JIA JIANG XIN BAN XIA XING REN TANG – Decocção de *Poria-Glycyrrhiza-Schisandra-Zingiber-Asarum--Pinellia-Armeniaca*

Calor Tóxico

Manifestações Clínicas

Edema de qualquer parte do corpo, feridas, carbúnculos ou furúnculos.

Língua: Vermelha com revestimento espesso, pegajoso e amarelo.

Pulso: Deslizante e Rápido.

Princípio de Tratamento

Tonificar Pulmão e Baço, drenar Umidade, eliminar Calor e resolver Calor Tóxico.

Acupuntura

Pontos

REN-12 (*Zhongwan*), B-20 (*Pishu*), REN-9 (*Shuifen*), E-28 (*Shuidao*), B-22 (*Sanjiaoshu*), BP-9 (*Yinlinquan*), P-7 (*Lieque*), B-13 (*Feishu*), IG-11 (*Quchi*). Utilizar método de sedação, exceto nos pontos REN-12, B-20 e B-13, que devem ser tonificados. Não utilizar moxa.

EXPLICAÇÃO

- REN-12 e B-20 tonificam o Baço para resolver Umidade e edema.
- REN-9, E-28 e B-22 promovem a transformação dos fluidos e resolvem edema.
- BP-9 resolve Umidade.
- P-7 estimula a função do Pulmão de difusão dos fluidos.
- B-13 tonifica *Qi* do Pulmão.
- IG-11 resolve Calor Tóxico.

Fitoterapia

Prescrição

MA HUANG LIAN QIAO CHI XIAO DOU TANG – Decocção de *Ephedra-Forsythia-Phaseolus* – e *WU WEI XIAO DU YIN* – Decocção de Cinco Ingredientes para Dissolver Toxina.

788 Edema (Nefrite)

EXPLICAÇÃO A primeira fórmula elimina Calor, resolve Umidade e estimula difusão e descendência do *Qi* do Pulmão. Drena especificamente a Umidade da pele. A segunda fórmula resolve Calor Tóxico, sendo específica para tratar furúnculos, carbúnculos e úlceras provenientes de Calor Tóxico.

Prescrição

BAI DU TANG – Decocção para Dissolver Toxina.

EXPLICAÇÃO Essa fórmula libera o Exterior e resolve Toxina. É usada em casos agudos de edemas provenientes de Calor Tóxico (infecção).

Prescrição

CHI XIAO DOU TANG – Decocção de *Phaseolus*.

EXPLICAÇÃO Essa fórmula resolve Calor Tóxico, resolve Umidade e revigora Sangue. É utilizada para tratar casos crônicos de edema provenientes de Calor Tóxico.

Prescrição

LONG DAN XIE GAN TANG – Decocção de *Gentiana* para Drenar o Fígado.

EXPLICAÇÃO Essa fórmula drena Fogo do Fígado; ela é utilizada quando o Calor Tóxico ocorrer contra fundo de Fogo do Fígado.

Remédio dos Três Tesouros

DRENAR O FOGO Drenar o Fogo é uma variação de *Long Dan Xie Gan Tang*; drena Fogo do Fígado, sendo adequada para tratar a Raiz (*Ben*) no edema causado por Umidade-Calor em Fígado e Vesícula Biliar.

EXPELIR O CALOR TÓXICO Expelir o Calor Tóxico resolve Calor Tóxico, porém não resolve edema.

Resumo

Calor Tóxico
Pontos
- REN-12 (*Zhongwan*), B-20 (*Pishu*), REN-9 (*Shuifen*), E-28 (*Shuidao*), B-22 (*Sanjiaoshu*), BP-9 (*Yinlinquan*), P-7 (*Lieque*), B-13 (*Feishu*), IG-11 (*Quchi*). Utilizar método de sedação, exceto nos pontos REN-12, B-20 e B-13, que devem ser tonificados. Não utilizar moxa

Fitoterapia
Prescrição
- *MA HUANG LIAN QIAO CHI XIAO DOU TANG* – Decocção de *Ephedra-Forsythia-Phaseolus* – e *WU WEI XIAO DU YIN* – Decocção de Cinco Ingredientes para Dissolver Toxina

Prescrição
- *BAI DU TANG* – Decocção para Dissolver Toxina

Prescrição
- *CHI XIAO DOU TANG* – Decocção de *Phaseolus*

Prescrição
- *LONG DAN XIE GAN TANG* – Decocção de *Gentiana* para Drenar o Fígado

Remédio dos Três Tesouros
- Drenar o Fogo
- Expelir o Calor Tóxico

Umidade

Manifestações Clínicas

Edema do corpo inteiro ou das pernas, urina escassa, sensação de peso, sensação de plenitude, opressão do epigástrio.

Língua: revestimento pegajoso.
Pulso: Deslizante.

Princípio de Tratamento

Fortalecer Baço, resolver Umidade, beneficiar *Yang* e resolver edema.

Acupuntura

Pontos

REN-12 (*Zhongwan*), B-20 (*Pishu*), B-21 (*Weishu*), E-36 (*Zusanli*), REN-9 (*Shuifen*), E-28 (*Shuidao*), REN-6 (*Qihai*), BP-9 (*Yinlingquan*), BP-6 (*Sanyinjiao*), B-22 (*Sanjiaoshu*). Utilizar método de tonificação em REN-12, B-20, B-21 e E-36, e método neutro nos demais pontos. Moxa pode ser aplicada.

EXPLICAÇÃO
- REN-12, B-20, B-21 e E-36 tonificam Estômago e Baço.
- REN-9 e E-28 resolvem edema.
- REN-6, com moxa, tonifica e move *Yang Qi*, procedimento que ajudará a mover e transformar os fluidos, resolvendo edema.
- BP-9 e BP-6 resolvem Umidade.
- B-22 estimula transformação e excreção dos fluidos no Aquecedor Inferior.

Fitoterapia

Prescrição

WU PI SAN – Pó de Cinco Cascas – e *WEI LING TANG* – Decocção de *Poria-Polyporus* para o Estômago.

EXPLICAÇÃO A primeira fórmula é específica para resolver edema proveniente da deficiência de Pulmão e Baço. A segunda fórmula resolve Umidade, harmoniza Estômago, promove diurese e resolve edema.

Prescrição

WU LING SAN – Pó de Cinco *Ling*.

EXPLICAÇÃO Essa é a fórmula padronizada para resolver edema em qualquer parte do corpo associado à Umidade.

Prescrição

WAI TAI FU LING YIN – Decocção de *Poria* Segundo as "Prescrições Secretas do Oficial da Fronteira".

EXPLICAÇÃO Essa fórmula tonifica *Qi*, move *Qi* e resolve Umidade e edema.

Remédio dos Três Tesouros

DRENAR OS CAMPOS Drenar os Campos é uma variação de *Huo Po Xia Ling Tang* (Decocção de *Pogostemon-Magnolia-Pinellia-Poria*); resolve Umidade.

> **Resumo**
>
> **Umidade**
>
> *Pontos*
> - REN-12 (*Zhongwan*), B-20 (*Pishu*), B-21 (*Weishu*), E-36 (*Zusanli*), REN-9 (*Shuifen*), E-28 (*Shuidao*), REN-6 (*Qihai*), BP-9 (*Yinlingquan*), BP-6 (*Sanyinjiao*), B-22 (*Sanjiaoshu*). Utilizar método de tonificação em REN-12, B-20, B-21 e E-36, e método neutro nos demais. Moxa pode ser aplicada
>
> *Fitoterapia*
>
> *Prescrição*
> - WU PI SAN – Pó das Cinco Cascas – e WEI LING TANG – Decocção de *Poria-Polyporus* para o Estômago
>
> *Prescrição*
> - WU LING SAN – Pó de Cinco Ling
>
> *Prescrição*
> - WAI TAI FU LING YIN – Decocção de *Poria* Segundo as "Prescrições Secretas do Oficial da Fronteira"
>
> *Remédio dos Três Tesouros*
> - Drenar o Campo

Umidade-Calor

Manifestações Clínicas

Edema em pernas ou abdômen, pele fina e brilhante, sensação de plenitude do epigástrio, sede sem desejo de beber, urina escassa e escura.

Língua: Revestimento pegajoso e amarelo.
Pulso: Deslizante e Rápido.

Princípio de Tratamento

Eliminar Calor e resolver Umidade.

Acupuntura

Pontos

IG-11 (*Quchi*), BP-9 (*Yinlingquan*), BP-6 (*Sanyinjiao*), REN-9 (*Shuifen*), E-28 (*Shuidao*), B-22 (*Sanjiaoshu*). Utilizar método de sedação em todos os pontos.

EXPLICAÇÃO

- IG-11 resolve Umidade-Calor e elimina Calor.
- BP-9 e BP-6 resolvem Umidade-Calor no Aquecedor Inferior.
- REN-9 promove a transformação dos fluidos e a separação do puro do impuro. Resolve edema.
- E-28 promove a transformação dos fluidos no Aquecedor Inferior e resolve edema.
- B-22, ponto de Transporte Dorsal do Aquecedor Inferior, promove transformação e excreção dos fluidos no Aquecedor Inferior.

Fitoterapia

Prescrição

SHU ZAO YIN ZI – Decocção de Dragagem e Escavação.

EXPLICAÇÃO Essa fórmula é específica para drenar Umidade-Calor e resolver edema promovendo micção e movimentos intestinais.

MODIFICAÇÕES

- Se o edema for grave e houver falta de ar e micção escassa com sintomas de fluidos nos pulmões,

acrescentar *Wu Ling San* (Pó de Cinco *Ling*) e *Wu Pi San* (Pó das Cinco Cascas).
- Se o aspecto Calor da Umidade-Calor estiver prejudicando os fluidos *Yin* e houver quadro complexo de retenção de fluidos na forma de edema e deficiência de fluidos proveniente de deficiência de *Yin*, o método de tratamento de drenagem dos fluidos para resolver o edema pode prejudicar ainda mais o *Yin*. Nesse caso, utilizar *Zhu Ling Tang* (Decocção de *Polyporus*).
- Se a Umidade-Calor tiver afetado a Bexiga e houver sangue na urina, acrescentar *Xiao Ji* (*Herba Cirisii*) e *Bai Mao Gen* (*Rhizoma Imperatae*).

Prescrição

Variação de *TING LI DA ZAO TANG* – Variação de Decocção de *Descurainia seu Lepidius-Jujuba*.

EXPLICAÇÃO Essa fórmula resolve Umidade e desobstrui Pulmão por meio de purgação. Também resolve edema do Aquecedor Superior.

Prescrição

LONG DAN XIE GAN TANG – Decocção de *Gentiana* para Drenar o Fígado.

EXPLICAÇÃO Essa fórmula drena Fogo do Fígado e resolve Umidade-Calor do Fígado e da Vesícula Biliar.

Prescrição

TONG LING SAN – Pó de *Akebia-Poria*.

EXPLICAÇÃO Essa fórmula resolve Umidade, elimina Calor, desobstrui Fígado, resolve edema e tonifica Baço. É adequada para tratar edema crônico proveniente de Umidade-Calor no Fígado, ocorrendo contra fundo de deficiência do Baço.

Prescrição

ZHONG MAN FEN XIAO YIN – Decocção para Dissolver Plenitude no Centro.

EXPLICAÇÃO Essa fórmula resolve Umidade, elimina Calor e resolve edema. Comparada com as fórmulas anteriores tem efeito mais potente de eliminação do Calor.

Remédio dos Três Tesouros

ALIVIAR OS MÚSCULOS Aliviar os Músculos é uma variação de *Lian Po Yin* (Decocção de *Coptis-Magnolia*); resolve Umidade-Calor.

> **Resumo**
>
> **Umidade-Calor**
>
> *Pontos*
> - IG-11 (*Quchi*), BP-9 (*Yinlingquan*), BP-6 (*Sanyinjiao*), REN-9 (*Shuifen*), E-28 (*Shuidao*), B-22 (*Sanjiaoshu*). Utilizar método de sedação em todos os pontos
>
> *Fitoterapia*
>
> *Prescrição*
> - SHU ZAO YIN ZI – Decocção de Dragagem e Escavação
>
> *Prescrição*
> - Variação de TING LI DA ZAO TANG – Variação de Decocção de *Descurainia seu Lepidius-Jujuba*

790 Edema (Nefrite)

Prescrição
- *LONG DAN XIE GAN TANG* – Decocção de *Gentiana* para Drenar o Fígado

Prescrição
- *TONG LING SAN* – Pó de *Akebia-Poria*

Prescrição
- *ZHONG MAN FEN XIAO YIN* – Decocção para Dissolver Plenitude no Centro

Remédio dos Três Tesouros
- Aliviar os Músculos

Caso Clínico

Uma mulher de 46 anos de idade sofria de edema em abdômen e região inferior das pernas desde o nascimento de seu primeiro filho, há oito anos. Transpirava à noite e seus intestinos não funcionavam regularmente, apresentando defecações a cada dois dias. Sofria de plenitude abdominal e peso, além de sentir-se facilmente quente.

A língua apresentava-se Vermelha nas laterais e na ponta, acompanhada de revestimento pegajoso e amarelo. O pulso dela estava Deslizante, porém Fraco em ambas as posições Posteriores.

Diagnóstico Diagnostiquei Umidade-Calor como causa e Manifestação (*Biao*) do edema: isto era evidente por língua, pulso, plenitude abdominal e peso, além de transpiração noturna. O aspecto do Calor da Umidade-Calor era bastante pronunciado, a julgar por língua e sensação de calor.

Pensei também que havia deficiência do *Yang* do Rim, apesar de ter poucos sintomas deste padrão. Em minha visão, o pulso Fraco nas duas posições do Rim e o início do edema depois do parto apontam para deficiência do Rim como a Raiz (*Ben*) da condição.

Princípio de tratamento Decidi primeiro concentrar-me primariamente no tratamento da Manifestação, resolvendo Umidade e eliminando Calor.

Selecionei uma variação de *Wu Ling San* (Pó de Cinco L*ing*):

- *Fu Ling* (*Poria*): 6g.
- *Zhu Ling* (*Polyporus*): 6g.
- *Bai Zhu* (*Rhizoma Atractylodis macrocephalae*): 6g.
- *Ze Xie* (*Rhizoma Alismatis*): 6g.
- *Gui Zhi* (*Ramulus Cinnamomi cassiae*): 6g.
- *Yi Yi Ren* (*Semen Coicis*): 9g.
- *Huang Bo* (*Cortex Phellodendri*): 6g.
- *Mu Dan Pi* (*Cortex Moutan*): 6g.
- *Bu Gu Zhi* (*Fructus Psoraleae*): 6g.

Explicação
- As cinco primeiras ervas constituem *Wu Ling San*, que resolve Umidade e edema.
- *Yi Yi Ren* e *Huang Bo* foram acrescentadas para drenar Umidade-Calor proveniente do Aquecedor Inferior.

- *Mu Dan Pi* foi acrescentada para eliminar Calor do Fígado, já que a língua apresentava-se Vermelha nas laterais.
- *Bu Gu Zhi* foi acrescentada para tonificar *Yang* do Rim.

Essa fórmula e subsequentes variações similares produziram, muito rapidamente, melhora de 50%. A paciente está ainda sendo tratada no momento em que escrevo e considero que após alguns meses de tratamento será necessário mudar o foco, a fim de tratar a Raiz, ou seja, a tonificação do *Yang* do Rim.

978-85-7241-817-1

EDEMA YIN

Deficiência do Yang do Baço

Manifestações Clínicas

Edema das pernas e/ou do abdômen, depressão da pele mediante pressão, sensação de plenitude do epigástrio e do abdômen, fezes amolecidas, face pálida, fadiga, urina escassa.

Língua: Pálida, revestimento pegajoso, marcas de dentes.

Pulso: Fraco e Fino.

Princípio de Tratamento

Tonificar e aquecer o Baço e resolver o edema.

Acupuntura

Pontos

REN-12 (*Zhongwan*), E-36 (*Zusanli*), B-20 (*Pishu*), B-21 (*Weishu*), BP-6 (*Sanyinjiao*), REN-6 (*Qihai*), REN-9 (*Shuifen*), E-28 (*Shuidao*), B-22 (*Sanjiaoshu*). Utilizar método de sedação ou neutro nos pontos REN-9, E-28 e B-22, e método de tonificação nos demais pontos. Deve-se utilizar moxa.

Explicação
- REN-12, E-36, B-20, B-21 e BP-6 tonificam Estômago e Baço.
- REN-6 tonifica o *Qi* em geral e ajuda a resolver o edema, especialmente no abdômen. A moxa direta sobre gengibre é particularmente eficaz.
- REN-9, E-28 e B-22 promovem a transformação dos fluidos e resolvem o edema.

Fitoterapia

Prescrição

SHI PI YIN – Decocção para Fortalecer o Baço.

Explicação Essa fórmula tonifica e aquece o Baço e resolve Umidade e edema.

Modificações
- Se a deficiência de *Qi* for pronunciada, acrescentar *Dang Shen* (*Radix Codonopsis*) e *Huang Qi* (*Radix Astragali*).
- Se a urina estiver escassa, acrescentar *Gui Zhi* (*Ramulus Cinnamomi cassiae*) e *Ze Xie* (*Rhizoma Alismatis*).

Prescrição

SHEN LING BAI ZHU SAN – Pó de *Ginseng-Poria--Atractylodes*.

EXPLICAÇÃO   Essa fórmula tonifica Baço e Estômago e resolve Umidade.

Prescrição

LING GUI ZHU GAN TANG – Decocção de *Poria--Cinnamomum-Atractylocles-Glycyrriza*.

EXPLICAÇÃO   Essa fórmula tonifica *Qi* do Baço, aquece *Yang*, resolve Umidade e edema.

Remédio dos Três Tesouros

MANSÃO CENTRAL   Mansão Central é uma variação de *Shen Ling Bai Zhu San*: tonifica *Qi* do Estômago e do Baço e resolve Umidade.

Resumo

Deficiência do *Yang* do Baço

Pontos

- REN-12 (*Zhongwan*), E-36 (*Zusanli*), B-20 (*Pishu*), B-21 (*Weishu*), BP-6 (*Sanyinjiao*), REN-6 (*Qihai*), REN-9 (*Shuifen*), E-28 (*Shuidao*), B-22 (*Sanjiaoshu*). Utilizar método de sedação ou neutro nos pontos REN-9, E-28 e B-22, método de tonificação nos demais pontos. Deve-se utilizar moxa

Fitoterapia

Prescrição
- SHI PI YIN – Decocção para Fortalecer o Baço

Prescrição
- SHEN LING BAI ZHU SAN – Pó de *Ginseng-Poria-Atractylodes*

Prescrição
- LING GUI ZHU GAN TANG – Decocção de *Poria-Cinnamomum--Atractylocles-Glycyrriza*

Remédio dos Três Tesouros
- Mansão Central

Deficiência do Yang do Coração

Manifestações Clínicas

Edema dos membros, palpitações, encurtamento da respiração em esforço, frio, membros frios, transpiração espontânea.

    Língua: Pálida.

    Pulso: Fraco e Lento ou Nodoso.

Princípio de Tratamento

Tonificar e aquecer *Yang* do Coração, resolver edema, estimular a descendência do *Qi* do Coração.

Acupuntura

Pontos

PC-6 (*Neiguan*), C-5 (*Tongli*), B-15 (*Xinshu*), REN-17 (*Shanzhong*), REN-9 (*Shuifen*), BP-6 (*Sanyinjiao*), R-7 (*Fuliu*). Os primeiros três pontos são inseridos com método de tonificação; os demais pontos, com método neutro. Moxa pode ser aplicada.

EXPLICAÇÃO

- PC-6, C-5 e B-15 tonificam o Coração.

- REN-17 estimula a descendência do *Qi* do Coração e abre as vias da Água do Aquecedor Superior.
- REN-9, BP-6 e R-7 estimulam a transformação dos fluidos e resolvem edema.

Fitoterapia

Prescrição

Variação de *GUI PI TANG* – Variação da Decocção para Tonificar o Baço.

EXPLICAÇÃO   Essa variação de *Gui Pi Tang* tonifica Coração e Baço e resolve edema.

Prescrição

Variação de *ZHEN WU TANG* – Variação da Decocção do Verdadeiro Guerreiro.

EXPLICAÇÃO   Essa variação de *Zhen Wu Tang* tonifica *Yang* do Coração e resolve edema. É utilizada em preferência à fórmula anterior, quando deficiência de *Yang* e Frio forem mais pronunciados.

Resumo

Deficiência do *Yang* do Coração

Pontos

- PC-6 (*Neiguan*), C-5 (*Tongli*), B-15 (*Xinshu*), REN-17 (*Shanzhong*), REN-9 (*Shuifen*), BP-6 (*Sanyinjiao*), R-7 (*Fuliu*). Os primeiros três pontos são inseridos com método de tonificação; os demais pontos, com método neutro. Moxa pode ser aplicada

Fitoterapia

Prescrição
- Variação de *GUI PI TANG* – Variação da Decocção para Tonificar o Baço

Prescrição
- Variação de *ZHEN WU TANG* – Variação de Decocção do Verdadeiro Guerreiro

---

Deficiência do Yang do Rim

Manifestações Clínicas

Edema em corpo inteiro ou pernas; depressão da pele mediante pressão; dor em costas e joelhos; sensação de frio, especialmente em costas e pernas; urina escassa ou profusa, porém muito pálida; fadiga; depressão; compleição branca e brilhante.

    Língua: Pálida, Inchada.

    Pulso: Profundo e Fraco.

Princípio de Tratamento

Tonificar e aquecer o Rim e resolver edema.

Acupuntura

Pontos

REN-4 (*Guanyuan*), B-23 (*Shenshu*), B-20 (*Pishu*), E-36 (*Zusanli*), R-7 (*Fuliu*), B-22 (*Sanjiaoshu*), E-28 (*Shuidao*) Utilizar método de tonificação em todos os pontos, exceto nos dois últimos. Deve-se utilizar moxa.

EXPLICAÇÃO

- REN-4, com moxa, tonifica *Yang* do Rim.
- B-23 e R-7 tonificam *Yang* do Rim.

Edema (Nefrite)

- B-20 e E-36 tonificam Baço. Em casos de edema proveniente da deficiência do *Yang* do Rim é essencial tonificar também o Baço.
- B-22 e E-28 resolvem edema.

Fitoterapia

Prescrição

JI SHENG SHEN QI WAN – Pílula do *Qi* do Rim de "*Ji Sheng Fang*" – e *ZHEN WU TANG* – Decocção do Verdadeiro Guerreiro.

EXPLICAÇÃO   A primeira fórmula tonifica *Yang* do Rim e drena Umidade do Aquecedor Inferior. A segunda fórmula tonifica e aquece o Baço e resolve edema.

MODIFICAÇÕES

- Se a micção for muito copiosa e a urina for muito pálida, eliminar *Ze Xie* e *Che Qian Zi* e acrescentar *Tu Si Zi* (*Semen Cuscutae*) e *Bu Gu Zhi* (*Fructus Psoraleae*).

Resumo

Deficiência do *Yang* do Rim

Pontos

- REN-4 (*Guanyuan*), B-23 (*Shenshu*), B-20 (*Pishu*), E-36 (*Zusanli*), R-7 (*Fuliu*), B-22 (*Sanjiaoshu*), E-28 (*Shuidao*). Método de tonificação deve ser utilizado em todos os pontos, exceto nos dois últimos. Moxa deve ser aplicada

Fitoterapia

Prescrição

- *JIN SHENG SHEN QI WAN* – Pílula de *Qi* do Rim de "*Ji Sheng Fang*" – e *ZHEN WU TANG* – Decocção do Verdadeiro Guerreiro

---

Caso Clínico

Uma mulher de 52 anos de idade sofria de edema dos tornozelos há dois anos. Apresentava também diarreia pela manhã e sempre se sentia com frio. A língua estava Pálida e úmida; o pulso apresentava-se Profundo e Fraco.

Diagnóstico   Este edema é proveniente da deficiência do *Yang* do Rim, que é também confirmada por diarreia matutina e sensação de frio.

Princípio de tratamento   O princípio de tratamento adotado consistiu em tonificar *Yang* do Baço e do Rim e resolver edema. A paciente foi tratada apenas com acupuntura.

Acupuntura   Os pontos utilizados foram (com método de tonificação para tonificar Baço e Rim e método neutro para resolver edema):

- E-36 (*Zusanli*), BP-6 (*Sanyinjiao*), B-20 (*Pishu*) e B-21 (*Weishu*) para tonificar Baço e Estômago. De acordo com o capítulo 35 do *Eixo Espiritual*, o ponto E-36 deve ser sempre utilizado em edema, pois estimula o retorno dos fluidos do espaço entre pele e músculos aos canais[8].

- B-23 (*Shenshu*) e R-7 (*Fuliu*) para tonificar *Yang* do Rim.
- B-22 (*Sanjiaoshu*), REN-9 (*Shuifen*), BP-9 (*Yinlingquan*) e BP-6 (*Sanyinjiao*) para drenar Umidade e resolver edema.

Esta paciente foi tratada semanalmente nos três primeiros meses e, a partir de então, recebeu tratamento quinzenal; após 12 meses, o edema foi completamente eliminado.

Caso Clínico

Uma mulher de 48 anos de idade sofria de edema na região inferior das pernas desde os 15 anos. Tomava Moduretic® (diurético) há 12 anos. Sentia frio generalizado, porém muitas vezes apresentava sensação de queimação nos pés. A urina era às vezes escura. Apresentava ainda dor na região inferior das costas e fezes amolecidas. A língua estava ligeiramente Vermelha e Rígida. O pulso estava muito Fino e extremamente Fraco nas duas posições Posteriores.

Diagnóstico   Este é um caso interessante, pois há alguns sinais de deficiência de *Yin* do Rim e ainda o problema principal é o edema crônico que teoricamente é sempre decorrente da deficiência do *Yang* do Rim. Certamente há deficiência do *Yang* do Rim, evidenciada por sensação generalizada de frio, edema em si, dor nas costas, fezes amolecidas e pulso muito Fraco. Entretanto, há também alguns sinais de deficiência do *Yin* do Rim: língua ligeiramente Vermelha e Rígida (que, exceção feita ao Vento, pode indicar deficiência de *Yin*), sensação de queimação nos pés e urina escura. Obviamente, a condição primária é de deficiência do *Yang* do Rim, porém, como muitas vezes ocorre nas mulheres, essa deficiência pode coincidir com a deficiência do *Yin* do Rim. Como a paciente sofria de deficiência do *Yang* do Rim há muito tempo, seu quadro apresentava-se exatamente no ponto de transição de deficiência de *Yang* para deficiência de *Yin*. Sem tratamento, a língua tornar-se-ia cada vez mais vermelha e desenvolver-se-iam outros sintomas de deficiência de *Yin* como sensação de calor, rubores quentes e transpiração noturna.

Há ainda outra interpretação possível da presença de sintomas de deficiência do *Yin* do Rim: pode ser que o uso prolongado de diuréticos tenha esvaziado o *Yin* do Rim. Ao remover a Água do corpo (substância *Yin*), os diuréticos podem muito possivelmente gerar deficiência do *Yin* do Rim.

Princípio de tratamento   O princípio de tratamento adotado consistiu em tonificar *Yang* do Rim e resolver edema. Como há também deficiência do *Yin* do Rim, a ação das ervas quentes que tonificam *Yang* do Rim foi moderada pelo acréscimo de algumas ervas frescas para nutrir *Yin*.

A paciente foi tratada com acupuntura e ervas.

Acupuntura Os pontos principais utilizados (com método de tonificação para tonificar Rim e método neutro para resolver edema) foram:

- E-36 (*Zusanli*), BP-6 (*Sanyinjiao*), B-20 (*Pishu*) e B-21 (*Weishu*) para tonificar Baço e Estômago.
- B-23 (*Shenshu*) e R-7 (*Fuliu*) para tonificar *Yang* do Rim.
- B-22 (*Sanjiaoshu*), REN-9 (*Shuifen*), BP-9 (*Yinlingquan*) e BP-6 (*Sanyinjiao*) para drenar Umidade e resolver edema.
- R-3 (*Taixi*) e REN-4 (*Guanyuan*), sem moxa, para nutrir *Yin* do Rim.

Fitoterapia A prescrição utilizada foi uma variação de *Zhen Wu Tang* (Decocção do Verdadeiro Guerreiro) e *Wu Ling San* (Pó de Cinco Ling):

- *Fu Zi* (*Radix Aconiti preparata*): 4g.
- *Bai Zhu* (*Rhizoma Atractylodis macrocephalae*): 9g.
- *Fu Ling* (*Poria*): 15g.
- *Bai Shao* (*Radix Paeoniae alba*): 6g.
- *Sheng Jiang* (*Rhizoma Zingiberis officinalis recens*): 3 fatias.
- *Zhu Ling* (*Polyporus*): 6g.
- *Ze Xie* (*Rhizoma Alismatis*): 6g.
- *Gui Zhi* (*Ramulus Cinnamomi cassiae*): 6g.
- *Gou Ji* (*Rhizoma Cibotii*): 6g.
- *Chi Xiao Dou* (*Semen Phaseoli calcarati*): 9g.
- *Tian Men Dong* (*Radix Asparagi*): 6g.

Explicação
- As cinco primeiras ervas constituem *Zhen Wu Tang*, que tonifica *Yang* do Baço e do Rim e resolve edema.
- As três ervas seguintes constituem *Wu Ling San* (sem *Fu Ling* e *Bai Zhu*, que já fazem parte da primeira fórmula), a qual resolve edema.
- *Gou Ji* tonifica *Yang* do Rim.
- *Chi Xiao Dou* drena Umidade.
- *Tian Men Dong* nutre Yin do Rim, sendo acrescentada para equilibrar a energia quente dos tônicos do *Yang*. *Ze Xie* (incluída em *Wu Ling San*) também possui essa função.

Como esta paciente sofria de edema há 33 anos e utilizava diuréticos há 12 anos, o tratamento necessariamente levou muito tempo (dois anos); embora tenha melhorado cerca de 70%, o edema nunca foi completamente eliminado.

EDEMA DE QI

Estagnação do Qi

Manifestações Clínicas

Edema dos membros não depressível, membros magros, distensão abdominal, irritabilidade.

Língua: Normal ou com as laterais ligeiramente Vermelhas.

Pulso: em Corda.

Este é "edema de *Qi*" e sua principal característica que o distingue do edema "real" (*Shui Zhong*) é que o edema é não depressível, ou seja, quando a pele é pressionada para baixo com o dedo polegar, ela volta imediatamente para cima.

Princípio de Tratamento

Mover o *Qi*, eliminar estagnação, pacificar o Fígado.

Acupuntura

Pontos

F-3 (*Taichong*), VB-34 (*Yanglingquan*), TA-6 (*Zhigou*), PC-6 (*Neiguan*), IG-10 (*Shousanli*), E-36 (*Zusanli*). Utilizar método neutro em todos os pontos.

Explicação

- F-3, VB-34, TA-6 e PC-6 movem a estagnação do *Qi*, eliminam estagnação e pacificam o Fígado.
- IG-10 e E-36 removem, respectivamente, as obstruções dos canais dos braços e pernas.

978-85-7241-817-1

Fitoterapia

Prescrição

JIA WEI SHI ZHU TANG – Decocção de *Aurantius-Atractylodes* Aumentada.

Explicação Essa fórmula move o *Qi*, elimina estagnação, pacifica o Fígado e remove obstruções dos canais.

Resumo

Estagnação do *Qi*

Pontos
- F-3 (*Taichong*), VB-34 (*Yanglingquan*), TA-6 (*Zhigou*), PC-6 (*Neiguan*), IG-10 (*Shousanli*), E-36 (*Zusanli*). Utilizar método neutro em todos os pontos

Fitoterapia

Prescrição
- *JIA WEI SHI ZHU TANG* – Decocção de *Aurantius-Atractylodes* Aumentada

---

Literatura Chinesa Moderna

Journal of Chinese Medicine (Zhong Yi Za Zhi), v. 28, n. 5, 1987, p. 70

"My Opinion on the View that Oedema of the Upper Body is Treated by Diaphoresis and Oedema of the Lower Body by Diuresis" de Mei Da Qi

O Dr. Mei declara que o *Essential Prescriptions of the Golden Chest* (*Jin Gui Yao Lue*) prescreve para edema da parte superior do corpo utilizar o método de promover a transpiração e para edema da região inferior do corpo beneficiar a micção (por meio da diurese). O Dr. Mei discorda deste ponto de vista, pois acredita que o edema crônico pode ser sempre tratado pela combinação

Edema (Nefrite)

dos dois métodos. Como exemplo, apresenta a prescrição administrada a um paciente com nefrite crônica e edema. A fórmula é uma variação de duas fórmulas, isto é, *Ma Huang Tang* (Decocção de *Ephedra*) e *Ma Huang Fu Zi Xi Xin Tang* (Decocção de *Ephedra-Aconitum-Asarum*):

- *Fu Ping (Herba Spirodelae).*
- *Fu Zi (Radix Aconiti lateralis preparata).*
- *Rou Gui (Cortex Cinnamomi).*
- *Chuan Niu Xi (Radix Cyathulae).*
- *Ze Xie (Rhizoma Alismatis).*
- *Che Qian Zi (Semen Plantaginis).*
- *Ma Huang (Herba Ephedrae).*
- *Xi Xin (Herba Asari).*

Journal of Chinese Medicine (Zhong Yi Za Zhi), v. 34, n. 10, 1993, p. 610

"Observation of 30 Cases of Stubborn Nephrotic Oedema Treated as Blood Stasis" de Ren Chun Rong e Zhu Pi Jiang

Os autores deste estudo trataram 30 pacientes portadores de edema proveniente de nefrite crônica. Havia 17 homens e 13 mulheres, variando em idade de 8 a 59 anos. Os padrões identificados foram:

- *Deficiência do* Yin *do Baço e do Rim*: 14.
- *Deficiência do* Yin *do Rim e do Fígado*: 6.
- *Deficiência do* Qi *do Rim e do Baço*: 7.
- *Deficiência do* Yang *do Rim e do Baço*: 3.

Além dos padrões anteriores de deficiência, 22 pacientes apresentavam sintomas de Umidade-Calor e 8 apresentavam sintomas de Umidade. O princípio de tratamento adotado foi tonificar o *Qi*, revigorar o Sangue e promover a transformação dos fluidos. A fórmula usada foi:

- *Sheng Di Huang (Radix Rehmanniae)*: 30g.
- *Dang Gui (Radix Angelicae sinensis)*: 12g.
- *Tao Ren (Semen Persicae)*: 10g.
- *Hong Hua (Flos Carthami tinctorii)*: 10g.
- *Chuan Xiong (Rhizoma Chuanxiong)*: 10g.
- *Chi Shao (Radix Paeoniae rubra)*: 10g.
- *Fu Ling (Poria)*: 10g.
- *Che Qian Zi (Semen Plantaginis)*: 10g.
- *She Mei (Herba Duchesneae indicae)*: 30g.
- *Yi Mu Cao (Herba Leonuri)*: 30g.

As seguintes modificações foram aplicadas de acordo com os padrões:

- Deficiência de *Qi*: *Huang Qi (Radix Astragali)*.
- Deficiência do *Qi* do Baço: *Dang Shen (Radix Codonopsis)* e *Bai Zhu (Rhizoma Atractylodis macrocephalae)*.
- Deficiência de *Yin* com Calor por Deficiência: *Zhi Mu (Radix Anemarrhenae)*, *Huang Bo (Cortex Phellodendri)*.
- Deficiência de *Yang*: *Rou Cong Rong (Herba Cistanches)*, *Xian Ling Pi (Herba Epimidii)*.
- Umidade-Calor grave: *Shan Zhi Zi (Fructus Gardeniae)*, *Yin Chen Hao (Herba Artemisiae scopariae)*.

Os resultados foram:

- *Edema completamente resolvido*: 18 (60%).
- *Edema parcialmente resolvido*: 8 (26,66%).
- *Nenhum resultado*: 4 (13,33%).

Prognóstico

O edema agudo pode ser eliminado utilizando acupuntura e/ou ervas, porém o edema crônico normalmente requer tratamento prolongado de, no mínimo, vários meses. O edema proveniente de deficiência do *Yang* do Rim é mais difícil tratar que o edema proveniente da deficiência do *Yang* do Baço.

Diferenciação Ocidental

O edema consiste no acúmulo excessivo de fluidos intersticiais, o qual pode ser localizado ou generalizado.

Sob o ponto de vista da medicina ocidental, há várias causas de edema e as principais estão resumidas na Tabela 37.1.

Apêndice 1 do Capítulo: Nefrite Aguda

A nefrite aguda é uma inflamação do glomérulo do rim. Inicia-se com crise aguda e as duas principais manifestações são edema em face e olhos e sangue na urina.

Tabela 37.1 – Principais causas de edema na medicina ocidental

Localizado		Bilateral		
Inflamatório	**Venoso**	**Acima do diafragma**	**Abaixo do diafragma**	
Furúnculos	Flebites	Nefrite aguda	Cardiovascular	Rim
Carbúnculos	Varicosidade	–	Insuficiência cardíaca congestiva	Nefrite crônica
Celulite	–	–	–	–
Abscessos	–	–	–	–

Outras manifestações incluem sintomas de invasão exterior, tais como aversão ao frio, febre, dor de cabeça e dor de garganta. Outras manifestações incluem náusea e vômito.

Etiologia e Patologia

Invasão de Vento Exterior

Vento externo invade a porção do *Qi* Defensivo do Pulmão, podendo interferir na dispersão do *Qi* do Pulmão nas vias da Água do Aquecedor Superior. Isto faz os fluidos transbordarem no espaço entre pele e músculos. Este tipo de Vento é denominado Vento-Água.

Infecção

A nefrite pode se desenvolver a partir da transmissão de uma infecção para outros locais do corpo. Pode se desenvolver de laringite, faringite, tonsilite, escarlatina e infecções cutâneas provenientes de furúnculos, carbúnculos ou eczema.

Umidade Externa

A invasão de Umidade externa pode prejudicar a função do Baço e gerar acúmulo dos fluidos corporais e edema na nefrite aguda.

A nefrite aguda pertence à categoria de edema *Yang*, sendo caracterizada principalmente por plenitude na forma de Vento-Água, Umidade ou Calor Tóxico. O princípio fundamental de tratamento é expelir os fatores patogênicos.

Identificação de Padrões e Tratamento

O princípio básico de tratamento consiste em expelir os fatores patogênicos predominantes, isto é:

- *Vento-Água*: expelir Vento-Água por libertação do exterior e promoção da transpiração.
- *Umidade*: resolver Umidade, revigorar *Yang* e promover diurese.
- *Calor Tóxico*: drenar Fogo, resolver Toxina e promover diurese. Ocasionalmente, é necessário resolver Calor Tóxico por intermédio da purgação. O princípio de resolver Calor Tóxico não era usado no passado para tratar nefrite. Tal procedimento se desenvolveu nos tempos modernos, com bons resultados no tratamento da nefrite.

Os padrões discutidos são:

- Invasão de Vento-Água externo.
- Umidade.
- Calor Tóxico.

Invasão de Vento-Água Externo

Manifestações Clínicas

Edema em face e olhos de início súbito, difundindo-se gradualmente para os membros; pele brilhante; depressão à compressão, a qual desaparece rapidamente; aversão ao frio; febre; dor de garganta; dor pelo corpo; tosse; respiração áspera.

Língua: revestimento fino e branco se for decorrente de Vento-Frio; ligeiramente Vermelha nas laterais e/ou na frente se for decorrente de Vento-Calor.

Pulso: Flutuante e Tenso se for decorrente de Vento-Frio; Flutuante e Rápido se for decorrente de Vento-Calor.

Princípio de Tratamento

Expelir Vento-Água, libertar exterior, promover transpiração. Embora as ervas utilizadas promovam a transpiração, várias delas abrem também as vias da Água, promovendo diurese. Dessa maneira, o paciente pode não necessariamente transpirar após tomar a decocção.

Acupuntura

Pontos

Ver edema *Yang* proveniente de Vento-Água.

Fitoterapia

Prescrição

LING GUI FU PING TANG – Decocção de *Poria-Cinnamomum-Spirodela*.

EXPLICAÇÃO Essa fórmula é utilizada se houver predominância de Vento-Frio. Liberta o exterior, expele Vento-Frio, drena Umidade e resolve edema.

Prescrição

YUE BI JIA ZHU TANG – Decocção Ultrapassando a Criada mais *Atractylodes*.

EXPLICAÇÃO Essa fórmula, explicada anteriormente, é utilizada caso haja predominância de Vento-Calor.

Prescrição

PRESCRIÇÃO EMPÍRICA segundo o Prof. Zhou Zhong Ying.

EXPLICAÇÃO Essa fórmula liberta o exterior, expele Vento-Água e resolve edema.

MODIFICAÇÕES Essas modificações se aplicam às três fórmulas anteriores:

- Se a micção for escassa, acrescentar *Ze Xie* (*Rhizoma Alismatis*) ou aumentar sua dosagem se esta já constar na prescrição e *Chi Xiao Don* (*Semen Phaseoli*).
- Se os sintomas de Calor forem pronunciados, acrescentar *Lian Qiao* (*Fructus Forsythiae*) e *Chai Hu* (*Radix Bupleuri*).
- Se houver sangue na urina, acrescentar *Xiao Ji* (*Herba Cirisii*) e *Bai Mao Gen* (*Rhizoma Imperatae*).

796 Edema (Nefrite)

- Se a garganta estiver dolorida e inchada, acrescentar *She Gan* (*Rhizoma Belamcandae*) e *Da Qing Ye* (*Folium Daqingye*).
- Se houver deficiência subjacente de *Qi*, acrescentar *Huang Qi* (*Radix Astragali*) e *Fang Ji* (*Radix Stephaniae tetrandrae*).

Resumo

Invasão de Vento-Água Externo

Pontos

- IG-4 (*Hegu*), TA-5 (*Waiguan*), P-7 (*Lieque*), B-12 (*Fengmen*), B-13 (*Feishu*), IG-6 (*Pianli*), IG-10 (*Shousanli*), DU-26 (*Renzhong*), REN-17 (*Shanzhong*), E-36 (*Zusanli*). Utilizar método de sedação em todos os pontos; ventosa pode ser aplicada nos pontos B-12 e B-13

Fitoterapia

Prescrição

- *LING GUI FU PING TANG* – Decocção de *Poria-Cinnamomum- -Spirodela*

Prescrição

- *YUE BI JIA ZHU TANG* – Decocção Ultrapassando a Criada mais *Atractylodes*

Prescrição

- PRESCRIÇÃO EMPÍRICA segundo o Prof. Zhou Zhong Ying

Umidade

Manifestações Clínicas

Edema em pernas, sensação de plenitude do epigástrio, distensão abdominal, náusea, sensação de peso, micção escassa.

Língua: revestimento pegajoso.

Pulso: Deslizante.

Princípio de Tratamento

Resolver Umidade, revigorar o *Yang* e promover a diurese.

Acupuntura

Pontos

Ver edema *Yang* do tipo Umidade.

Fitoterapia

Prescrição

Variação de *WU LING SAN* – Variação do Pó de Cinco *Ling*.

EXPLICAÇÃO   A fórmula *Wu Ling San* resolve edema do Aquecedor Inferior. A variação desta fórmula tonifica o Baço para resolver Umidade e transformar os fluidos. Também revigora o Sangue; em virtude da relação de intercâmbio entre fluidos e Sangue, revigorar o Sangue ajuda a transformar os fluidos e a resolver o edema.

MODIFICAÇÕES

- Se houver falta de ar, acrescentar *Ma Huang* (*Herba Ephedrae*) e *Xing Ren* (*Semen Armeniacae*).
- Se houver calafrio pronunciado, acrescentar *Fu Zi* (*Radix Aconiti preparata*) e *Gui Zhi* (*Ramulus Cinnamomi cassiae*).

- Se ocorrerem também sintomas exteriores e transpiração, acrescentar *Huang Qi* (*Radix Astragali*), *Fang Feng* (*Radix Saposhnikoviae*) e *Fang Ji* (*Radix Stephaniae tetrandae*). *Huang Qi* e *Fang Ji*, em combinação, promovem a diurese.

Resumo

Umidade

Pontos

- REN-12 (*Zhongwan*), B-20 (*Pishu*), B-21 (*Weishu*), E-36 (*Zusanli*), REN-9 (*Shuifen*), E-28 (*Shuidao*), REN-6 (*Qihai*), BP-9 (*Yinlingquan*), BP-6 (*Sanyinjiao*), B-22 (*Sanjiaoshu*). Utilizar método de tonificação nos pontos REN-12, B-20, B-21 e E-36, e o método neutro nos demais. Moxa pode ser aplicada

Fitoterapia

Prescrição

- Variação de *WU LING SAN* – Variação do Pó de Cinco *Ling*

Calor Tóxico

Manifestações Clínicas

Urina escura ou turva e escassa, edema moderado, sangue na urina, sensação de queimação ao urinar, febre, dor de garganta, tosse.

Língua: Vermelha com revestimento pegajoso e amarelo.

Pulso: Deslizante e Rápido.

Corresponde à nefrite aguda proveniente de infecção com hematúria como sua principal manifestação.

Princípio de Tratamento

Eliminar Calor, resolver Toxinas, refrescar Sangue e promover diurese.

Acupuntura

Pontos

Ver em edema *Yang* do Tipo Calor Tóxico.

Fitoterapia

Prescrição

SI MIAO SAN – Pó das Quatro Maravilhas.

EXPLICAÇÃO   Essa fórmula resolve Umidade-Calor e Calor Tóxico do Aquecedor Inferior.

Prescrição

PRESCRIÇÃO EMPÍRICA segundo o Prof. Zhou Zhong Ying.

EXPLICAÇÃO   Essa fórmula abre as vias da Água, resolve edema por intermédio da transpiração, resolve Calor Tóxico, resolve Umidade e promove diurese.

Prescrição

Variação de *XIAO JI YIN ZI* – Variação da Decocção de *Cephalanoplos*.

EXPLICAÇÃO   Essa variação de *Xiao Ji Yin Zi* resolve Umidade, elimina Calor, promove diurese e interrompe o sangramento.

MODIFICAÇÕES Estas modificações se aplicam às três prescrições anteriores:

- Se o edema for muito pronunciado, acrescentar *Fang Feng* (*Radix Saposhnikoviae*) e *Fu Ping* (*Herba Spirodelae*).
- Se houver tonsilite, acrescentar *She Gan* (*Rhizoma Belamcandae*), *Niu Bang Zi* (*Fructus Arctii*) e *Xuan Shen* (*Radix Scrophulariae*).
- Se a urina for muito escura e houver queimação intensa ao urinar, acrescentar *Che Qian Cao* (*Herba Plantaginis*).
- Se houver sangue na urina, acrescentar *Xiao Ji* (*Herba Cirisii*) ou aumentar sua dosagem se tal erva já constar na fórmula, *Shan Zhi Zi* (*Fructus Gardeniae*) e *Yi Mu Cao* (*Herba Leonuri*) para revigorar Sangue, refrescar Sangue, interromper sangramento e promover diurese.

Resumo

Calor Tóxico

Pontos

- REN-12 (*Zhongwan*), B-20 (*Pishu*), REN-9 (*Shuifen*), E-28 (*Shuidao*), B-22 (*Sanjiaoshu*), BP-9 (*Yinlinquan*), P-7 (*Lieque*), B-13 (*Feishu*), IG-11 (*Quchi*). Utilizar método de sedação em todos os pontos, exceto nos pontos REN-12 e B-13, que devem ser tonificados. Não utilizar moxa

Fitoterapia

Prescrição

- SI MIAO SAN – Pó das Quatro Maravilhas

Prescrição

- PRESCRIÇÃO EMPÍRICA segundo Prof. Zhou Zhong Ying

Prescrição

- Variação de XIAO JI YIN ZI – Variação da Decocção de Cephalanoplos

---

Apêndice 2 do Capítulo: Nefrite Crônica

A "nefrite crônica" é um termo médico ocidental, que identifica uma doença caracterizada por inflamação do glomérulo renal. Na medicina chinesa, seu complexo de sinais e sintomas pode pertencer a diferentes categorias, tais como "Edema" ou "Exaustão" (*Xu Lao*). Seus principais sinais são edema dos tornozelos, albuminúria e hipertensão.

A nefrite crônica pode se desenvolver a partir de uma nefrite aguda. Em muitos casos, entretanto, desenvolve-se insidiosamente, sem sintomas aparentes. De modo geral, a nefrite aguda, na medicina chinesa, corresponde à "Água *Yang*" ou a "edema *Yang*"; a nefrite crônica corresponde, de modo geral, à "Água *Yin*", "Água Verdadeira" ou "Água de Cálculo". Conforme explicação anterior, "Água" neste caso não se refere à Água no sentido dado aos Cinco Elementos, porém Água como fator patogênico, isto é, o acúmulo de fluidos corporais sob a forma de edema.

Os três sinais fundamentais de nefrite crônica são edema, proteinúria e hipertensão.

Edema

O edema é proveniente de disfunção de Pulmão, Baço e Rim, conforme explicado anteriormente no tópico "Edema". Zhang Jing Yue (1563-1640) declarou[9]:

O edema é proveniente da transformação da Essência e do Sangue em Água, sendo principalmente de natureza deficiente.

Embora a nefrite crônica, por sua própria natureza, seja sempre proveniente de deficiência de Pulmão, Baço e Rim, quase sempre há também um pouco de Umidade ou Umidade-Calor. Por essa razão, pode não ser suficiente adotar o princípio de tratamento de simplesmente aquecer e tonificar Baço e Rim. Deve-se prestar atenção também à drenagem da Umidade com ervas, tais como *Huang Bo* (*Cortex Phellodendri*), *Hua Shi* (*Talcum*) ou *Che Qian Zi* (*Semen Plantaginis*). Na acupuntura, devem-se utilizar os pontos BP-9 (*Yinlingquan*), BP-6 (*Sanyinjiao*), REN-9 (*Shuifen*), B-22 (*Sanjiaoshu*) e E-28 (*Shuidao*), com método neutro.

De acordo com a gravidade do edema, é possível diferenciar entre as condições de deficiência e as condições de excesso. Se o edema for grave, isso indica predominância de Umidade; portanto, um padrão de excesso. Neste caso, o tratamento consiste em aquecer o *Yang* e resolver Umidade. Se o edema for moderado ou até mesmo ausente, isso denota deficiência de *Yang* do Baço e do Rim, isto é, um padrão de deficiência. Este padrão é tratado por meio da tonificação do Baço e do Rim.

Há, entretanto, outros fatores que também desempenham um papel na patogênese do edema. A estagnação de Sangue pode também ser um fator causal de edema. É proveniente da interação e do intercâmbio entre Sangue e fluidos corporais (ver Fig. 21.2). O *Essential Prescriptions of the Golden Chest* (c. 220 d.C.), de Zhang Zhong Jing, diz[10]:

Quando o sangue não é harmônico, ele dá origem à Água.

O *Discussion on Blood Syndromes* (1884), de Tang Zong Hai, afirma[11]:

Quando o Sangue estagnado fluir [e transbordar], ele dará origem a edema e inchaço; o Sangue se transforma em Água.

Proteinúria

A proteinúria é proveniente da perda da Essência do Rim. O Rim armazena a Essência; se ele estiver deficiente, a Essência pode escapar. Na medicina chinesa, a filtragem de proteína na urina é vista como sinal de tal perda. Isto decorre do ao afundamento do *Qi* do Baço e do Rim.

Para tratar a proteinúria, além do fortalecimento do Baço e do Rim e da utilização de ervas adstringentes que também nutrem a Essência (como *Wu Wei Zi* [*Fructus Schisandra*]), para interromper a perda, alguns médicos defendem também a movimentação do Sangue. Tais médicos se baseiam no fato de que se o *Qi* Original do Rim estiver severamente deficiente, ele não consegue alcançar os vasos sanguíneos, gerando estagnação de

798 Edema (Nefrite)

Sangue[12]. Na acupuntura, é necessário fortalecer a Essência com pontos, tais como REN-4 (*Guanyuan*), B-23 (*Shenshu*), B-52 (*Zhishi*), VB-39 (*Xuanzhong*) e *Jinggong* (ponto extra – 0,5*cun* lateral a B-52), com método de tonificação e moxa.

Hipertensão

A hipertensão pode ser proveniente de deficiência do *Yang* do Rim ou do *Yin* do Rim. Se o *Yang* do Rim estiver deficiente, o *Yin* (Água) se acumula, o *Yang* não se move, os vasos sanguíneos não podem relaxar e o Sangue não pode fluir corretamente, gerando hipertensão.

Se o *Yin* do Rim estiver deficiente, irá falhar em nutrir o *Yin* do Fígado, gerando hiperatividade do *Yang* do Fígado. A subida do *Yang* do Fígado e do Vento do Fígado gera elevação da pressão sanguínea; seus sintomas típicos são dor de cabeça, tontura e tinido. Na acupuntura, é necessário tonificar o Rim com os pontos B-23 (*Shenshu*) e R-3 (*Taixi*) e dominar o *Yang* do Fígado com F-3 (*Taichong*) e VB-20 (*Fengchi*).

A *anemia* muitas vezes está presente devido à deficiência do Baço, que falha ao produzir Sangue, e do Rim, que falha ao nutrir a Medula.

A *hematúria* muitas vezes está presente na nefrite crônica. Geralmente, sua patologia é muito complicada. Três fatores principais podem ser responsáveis, os quais muitas vezes ocorrem simultaneamente. Eles são os seguintes:

- *Qi* deficiente do Baço não consegue manter o Sangue nos Vasos.
- Casos muito crônicos de deficiência de *Yang* podem gerar deficiência de *Yin* com Calor por Deficiência. Calor por Deficiência empurra o sangue para fora dos vasos.
- Estagnação de Sangue nos vasos pode também causar hemorragia.

A coloração da urina irá variar de acordo com a condição predominante. Será vermelho-brilhante se a deficiência do *Qi* do Baço predominar, vermelho-escura se houver Calor por Deficiência e escura com coágulos ou marrom se houver estagnação de Sangue.

Tendo em mente os três fatores causais anteriores, o princípio de tratamento nos casos de hematúria é tonificar *Qi*, nutrir *Yin*, refrescar Sangue e eliminar estagnação. Para tonificar *Qi* e *Yin* do Rim, pode-se utilizar *Shan Zhu Yu* (*Fructus Corni*), *Du Zhong* (*Cortex Eucommiae ulmoidis*), *Shu Di Huang* (*Radix Rehmanniae preparata*), *Gou Qi Zi* (*Fructus Lycii*), *Nu Zhen Zi* (*Fructus Ligustri lucidi*) ou *Xu Duan* (*Radix Dipsaci*). Se houver deficiência pronunciada de *Qi* do Baço, pode-se utilizar *Huang Qi* (*Radix Astragali*).

Nos casos de deficiência de *Yin* com Calor por Deficiência afetando o Sangue, pode-se selecionar *Sheng Di Huang* (*Radix Rehmanniae*), *Mu Dan Pi* (*Cortex Moutan*), *Bai Mao Gen* (*Rhizoma Imperatae*), *Qian Cao Gen* (*Radix Rubiae*) ou *Han Lian Cao* (*Herba Ecliptae*). Se os sinais de Calor forem pronunciados, acrescentar *Huang Bo* (*Cortex Phellodendri*) e *Zhi Mu* (*Radix Anemarrhenae*). Nos casos de estagnação de Sangue, acrescentar *Yi Mu Cao* (*Herba Leonuri*), *San Qi* (*Radix Notoginseng*) ou *Tao Ren* (*Semen Persieae*).

Identificação de Padrões e Tratamento

O tratamento da Manifestação é baseado em três métodos principais: transpiração, promoção da micção e purgação. O tratamento da Raiz é baseado na tonificação.

O método de transpiração é utilizado apenas no tipo de "edema *Yang*", isto é, nefrite aguda caracterizada por invasão do Pulmão por Vento-Água. Em tais casos, método de transpiração é utilizado, pois liberta o exterior e expele Vento, do qual Vento-Água é um tipo.

Promover a micção é um método utilizado na nefrite crônica com edema e Umidade. Nesse método de tratamento é importante distinguir excesso de deficiência e Frio de Calor.

- *Padrão de excesso de Umidade*:
  - *Umidade-Frio*: aquecer *Yang* e promover a micção.
  - *Umidade-Calor*: eliminar Calor e promover a micção.
- *Padrão de deficiência*: aquecer e tonificar Baço e Rim.

O método de purgação é utilizado apenas em casos muito graves de edema, nos quais os métodos de tratamento anteriores foram mal-sucedidos. Para purgação moderada, pode-se utilizar grandes doses de *Bing Lang* (*Semen Arecae catechu*) (30g) e *Yu Li Ren* (*Semen Pruni*) (24g). O método de purgação não deve ser utilizado se o paciente apresentar condição física muito fraca. Em tais casos, deve-se primeiramente tonificar e, em seguida, purgar. Se após a purgação o paciente se sentir melhor, com maior disposição e mais apetite, pode-se continuar utilizando ervas que promovam a purgação combinada com ervas tônicas.

Não se deve jamais utilizar a purgação em pacientes com doença cardíaca (na visão médica ocidental) ou naqueles pacientes que sofrem de sangramento do trato digestivo. Após a purgação e mediante a melhora dos sintomas, pode-se tonificar Baço e Rim, combinando-se ainda ervas tônicas que resolvam moderadamente a Umidade.

Finalmente, se a Umidade se transformar em Fleuma e se combinar com Calor, ela pode se manifestar com náusea, vômito e confusão mental. Nesse caso, são utilizados três métodos distintos de tratamento, os quais dependem da condição:

- Aquecer *Yang* e dominar *Qi* rebelde (que causa náusea e vômito).
- Eliminar Calor e abrir os orifícios.
- Usar a purgação.

Deve-se observar que cada método de tratamento mencionado corresponde a uma determinada categoria de ervas e prescrições na medicina fitoterápica. A definição do método de tratamento proporciona, portanto, uma indicação imediata da categoria de ervas e prescrições a serem utilizadas. Na acupuntura, a associação não é tão direta e outras considerações propiciam a escolha dos pontos (tais como, canal envolvido, equilíbrio entre os pontos, etc.).

Os padrões de nefrite crônica discutidos são:

- Deficiência do *Yang* do Baço e do Rim.
- Deficiência do *Yang* do Baço e do Rim com transbordamento da Água.
- Deficiência do *Yang* do Baço e do Rim, *Yin* rebelando-se ascendentemente.
- Deficiência do *Yang* do Baço e do Rim com perda de Essência.
- Deficiência do *Yang* do Rim e do Coração, estagnação do *Qi* e do Sangue.

Deficiência do **Yang** *do Baço e do Rim*

Em uma doença crônica, como a nefrite, Baço e Rim estão envolvidos. Esses órgãos trabalham de forma intimamente coordenada para transformar, transportar e excretar os fluidos corporais e, em uma doença crônica, a deficiência de um deles frequentemente causa a deficiência do outro.

Manifestações Clínicas
Compleição amarelada, tontura, tinido, apatia, depressão mental, pouco apetite, dor e fraqueza da parte inferior das costas, edema moderado.
Língua: Pálida e Inchada.
Pulso: Profundo e Fraco.

Princípio de Tratamento
Tonificar Baço, fortalecer Rim, aquecer *Yang*.

Acupuntura
Pontos
E-36 (*Zusanli*), R-7 (*Fuliu*), REN-12 (*Zhongwan*), B-20 (*Pishu*) e B-23 (*Shenshu*), com método de tonificação, para tonificar *Yang* do Baço do Rim. Moxa pode ser aplicada. Utilizar método neutro nos pontos BP-6 (*Sanyinjiao*), BP-9 (*Yinlingquan*), B-22 (*Sanjiaoshu*) e REN-9 (*Shuifen*) para eliminar Umidade e edema.

Fitoterapia
Prescrição
Variação de *BU ZHONG YI QI TANG* – Variação da Decocção para Tonificar o Centro e Beneficiar o *Qi*.

EXPLICAÇÃO Todas as ervas, exceto *Lu Jiao* e *Shan Yao*, pertencem à prescrição *Bu Zhong Yi Qi Tang* (Decocção para Tonificar o Centro e Beneficiar o *Qi*), que tonifica *Qi* do Baço e promove a ascendência do *Qi* puro e a descendência do *Qi* impuro. *Lu Jiao* é acrescentada para tonificar o *Yang* do Rim e *Shan Yao* para tonificar Baço e Rim.

MODIFICAÇÕES

- Se a albuminúria for pronunciada e acompanhada de sintomas graves de deficiência de *Qi*, aumentar a dosagem de *Huang Qi* (*Radix Astragali*) e *Dang Shen* (*Radix Codonopsis*).

Prescrição
WEI LING TANG – Decocção de *Poria-Polyporus* para o Estômago.

EXPLICAÇÃO Essa prescrição é uma combinação de *Ping Wei San* (as quatro primeiras ervas) e *Wu Ling San* (as cinco últimas ervas). Essa combinação seca a Umidade (com ervas aromáticas, tais como *Cang Zhu* e *Hou Po*) e drena a Umidade pela micção (com ervas como *Fu Ling*, *Zhu Ling* e *Ze Xie*).

A prescrição da forma em que se apresenta não tonifica Baço e Rim, devendo ser, portanto, modificada, aumentando-se a dosagem de *Bai Zhu* (*Rhizoma Atractylodis macrocephalae*) e acrescentando-se *Xu Duan* (*Radix Dipsaci*).

Prescrição
SHEN LING BAI ZHU SAN – Pó de *Ginseng-Poria-Atractylodes*.

EXPLICAÇÃO Essa prescrição tonifica Baço e Estômago, sendo particularmente utilizada se houver diarreia. Neste caso, outras ervas devem ser acrescentadas para tonificar *Yang* do Rim; *Xu Duan* (*Radix Dipsaci*), por exemplo, ou *Du Zhong* (*Cortex Eucommiae*).

Prescrição
PI SHEN SHUANG BU TANG – Decocção para Tonificar Baço e Rim.

EXPLICAÇÃO Essa fórmula tonifica *Qi* do Baço e *Yang* do Rim. Deve-se acrescentar a essa prescrição algumas ervas para resolver Umidade, como *Yi Yi Ren* (*Semen Coicis*) e *Zhu Ling* (*Polyporus*).

Prescrição
Variação de *SHI PI YIN* – Variação da Decocção para Fortalecer o Baço.

EXPLICAÇÃO Essa fórmula tonifica Baço, resolve Umidade, aquece Baço e Rim e resolve edema.

Resumo

Deficiência do *Yang* do Baço e do Rim
Pontos
- E-36 (*Zusanli*), R-7 (*Fuliu*), REN-12 (*Zhongwan*), B-20 (*Pishu*) e B-23 (*Shenshu*) com método de tonificação para tonificar *Yang* do Baço do Rim. Moxa pode ser aplicada. Utilizar método neutro nos pontos BP-6 (*Sanyinjiao*), BP-9 (*Yinlingquan*), B-22 (*Sanjiaoshu*) e REN-9 (*Shuifen*) para eliminar Umidade e edema

Fitoterapia
Prescrição
- Variação de *BU ZHONG YI QI TANG* – Variação da Decocção para Tonificar o Centro e Beneficiar o *Qi*

Prescrição
- *WEI LING TANG* – Decocção de *Poria-Polyporus* para o Estômago

Prescrição
- *SHEN LING BAI ZHU SAN* – Pó de *Ginseng-Poria-Atractylodes*

Prescrição
- *PI SHEN SHUANG BU TANG* – Decocção para Tonificar Baço e Rim

Prescrição
- Variação de *SHI PI YIN* – Variação da Decocção para Fortalecer o Baço

800 Edema (Nefrite)

Deficiência do Yang do Baço e do Rim com Transbordamento da Água

Este padrão é praticamente o mesmo do anterior, caracterizado por deficiência de *Yang* do Baço e do Rim. A principal diferença reside no fato de que, neste caso, há edema pronunciado (chamado de "transbordamento de Água"). Quando o *Yang* do Baço e do Rim estiver deficiente, esses órgãos falham em transformar, transportar e excretar os fluidos, os quais se acumulam e dão origem ao edema.

A deficiência grave de *Yang* do Rim também envolve a fraqueza no Fogo da Porta da Vida. Quando esse Fogo é deficiente, falha no aquecimento dos órgãos, que contam com o calor para suas funções fisiológicas; dessa maneira, a Bexiga é incapaz de transformar a urina, fica fria, o Aquecedor Inferior falha em transformar e excretar os fluidos e o Intestino Delgado não pode separá-los.

Manifestações Clínicas

Compleição amarelada, anemia, edema do corpo inteiro, dor na parte inferior das costas, plenitude abdominal, calafrios, depressão mental, fezes amolecidas, membros frios, urina escassa ou profusa, albuminúria pronunciada.

Língua: Pálida e Inchada.

Pulso: Profundo e Fraco.

Todos se constituem em sinais e sintomas evidentes de deficiência grave do *Yang* do Baço e do Rim. Quando o *Yang* desses dois órgãos estiver deficiente, geralmente a urina é abundante e clara. Entretanto, em casos graves, o *Yang* do Rim pode ser tão deficiente que não transporta os fluidos à Bexiga, tornando a micção escassa. Pela ausência de sede, essa condição pode ser claramente diferenciada da micção escassa proveniente da deficiência do *Yin* do Rim.

Princípio de Tratamento

Aquecer Rim, fortalecer *Yang*, alimentar Fogo da Porta de Vida, fortalecer Baço, eliminar Água.

Acupuntura

Pontos

O tratamento por acupuntura para este padrão seria quase o mesmo do padrão anterior, apenas com duas diferenças. Em primeiro lugar, deve-se utilizar mais moxa no ponto DU-4 (*Mingmen*) para tonificar e aquecer de forma intensa o Fogo da Porta da Vida.

Em segundo lugar, os pontos utilizados para eliminar edema devem ser inseridos com método de sedação, pois o fator patogênico (neste caso, "Água transbordando") é intenso e predominante.

Fitoterapia

Prescrição

Variação de ZHEN WU TANG – Variação da Decocção do Verdadeiro Guerreiro.

EXPLICAÇÃO Essa fórmula é específica para tratar edema proveniente de deficiência do *Yang* do Baço e do Rim.

Prescrição

ZHEN WU TANG – Decocção do Verdadeiro Guerreiro – e *WU LING SAN* – Pó de Cinco *Ling*.

EXPLICAÇÃO Essas duas fórmulas combinadas tonificam *Yang* do Rim, resolvem edema, resolvem Umidade e promovem diurese.

Prescrição

BU QI YI SHEN TANG – Decocção para Tonificar o *Qi* e Beneficiar o Rim.

EXPLICAÇÃO Essa fórmula tonifica o *Qi* do Baço, resolve edema e tonifica e aquece o *Yang* do Rim.

Prescrição

GUI FU LI ZHONG TANG – Decocção de *Cinnamomum--Aconitum* para Regular o Centro – e JIN GUI SHEN QI WAN – Pílula do Tórax Dourado do *Qi* do Rim.

EXPLICAÇÃO Essas duas fórmulas combinadas tonificam *Yang* do Baço, expelem Frio e tonificam *Yang* do Rim.

Resumo

Deficiência do Yang do Baço e do Rim com Transbordamento de Água

Pontos

- O tratamento por acupuntura para este padrão seria quase o mesmo do padrão anterior, apenas com duas diferenças. Em primeiro lugar, deve-se utilizar mais moxa no ponto DU-4 (*Mingmen*) para tonificar e aquecer de forma intensa o Fogo da Porta da Vida
- Em segundo lugar, os pontos utilizados para eliminar edema devem ser inseridos com método de sedação, pois o fator patogênico (neste caso, "Água transbordando") é intenso e predominante

Fitoterapia

Prescrição

- Variação de ZHEN WU TANG – Variação da Decocção do Verdadeiro Guerreiro

Prescrição

- ZHEN WU TANG – Decocção do Verdadeiro Guerreiro – e WU LING SAN – Pó de Cinco Ling

Prescrição

- BU QI YI SHEN TANG – Decocção para Tonificar o *Qi* e Beneficiar o Rim

Prescrição

- GUI FU LI ZHONG TANG – Decocção de *Cinnamomum--Aconitum* para Regular o Centro – e JIN GUI SHEN QI WAN – Pílula do Tórax Dourado do *Qi* do Rim

---

Deficiência do Yang do Baço e do Rim, Yin Rebelando-se Ascendentemente

Manifestações Clínicas

Este padrão é basicamente o mesmo do anterior, a única diferença reside no fato de ser caracterizado pela subida do *Yin* (ou "Água") no tórax, causando náusea e vômito. Esses dois sintomas diferenciam este padrão do anterior.

Outras manifestações clínicas incluem compleição acinzentada, sensação de opressão no tórax, distensão abdominal, obstipação e urina escassa, além de outros sintomas comuns e sinais de deficiência do *Yang* do Baço e do Rim (ver padrão anterior).

Língua: Pálida e Inchada com revestimento pegajoso e branco.

Pulso: Profundo e Lento.

Princípio de Tratamento

Aquecer *Yang*, tonificar *Yang* do Baço e do Rim, dominar *Yin* rebelde.

Acupuntura

Pontos

B-20 (*Pishu*), B-23 (*Shenshu*), BP-4 (*Gongsun*) e PC-6 (*Neiguan*), REN-13 (*Shangwan*), REN-17 (*Shanzhong*), REN-9 (*Shuifen*), P-5 (*Chize*), DU-4 (*Mingmen*), R-7 (*Fuliu*). Deve-se utilizar moxa.

EXPLICAÇÃO

- B-20, B-23, DU-4 e R-7 tonificam e aquecem Baço e Rim.
- BP-4 e PC-6 são pontos de abertura do Vaso Penetrador (*Chong Mai*) e, como tais, abrem o tórax e aliviam a estagnação da parte superior do corpo. Também dominam o *Qi* rebelde.
- REN-13 domina o *Qi* rebelde do Estômago e interrompe o vômito.
- REN-17 abre o tórax e estimula a descendência do *Qi* do Pulmão.
- REN-9 promove a transformação dos fluidos e resolve edema.
- P-5 resolve Fleuma do Pulmão e estimula a descendência do *Qi* do Pulmão.

Fitoterapia

Prescrição

PRESCRIÇÃO EMPÍRICA.

EXPLICAÇÃO   Essa fórmula tonifica *Yang* do Rim e *Yang* do Baço, resolve Umidade, domina *Qi* rebelde e interrompe náusea e vômito.

Resumo

**Deficiência do *Yang* do Baço e do Rim,
Yin Rebelando-se Ascendentemente**
Pontos
- B-20 (*Pishu*), B-23 (*Shenshu*), BP-4 (*Gongsun*) e PC-6 (*Neiguan*), REN-13 (*Shangwan*), REN-17 (*Shanzhong*), REN-9 (*Shuifen*), P-5 (*Chize*), DU-4 (*Mingmen*), R-7 (*Fuliu*). Deve-se utilizar moxa
Fitoterapia
Prescrição
- PRESCRIÇÃO EMPÍRICA

Deficiência do Yang do Baço e do Rim com Perda de Essência

Manifestações Clínicas

Este padrão é caracterizado por deficiência grave e crônica do Baço e do Rim e por albuminúria pronunciada. Como explicado anteriormente, a presença de

proteína na urina é vista na medicina chinesa como perda da essência do Rim.

Outras manifestações clínicas incluem compleição amarelada e murcha, depressão mental, dor na parte inferior das costas, fraqueza dos joelhos.

Língua: Pálida.

Pulso: Fraco.

Princípio de Tratamento

Fortalecer Baço, tonificar *Yang* do Rim, nutrir *Yin* e Essência.

978-85-7241-817-1

Acupuntura

Pontos

Os mesmos pontos do padrão anterior.

Fitoterapia

Prescrição

Variação de *JIN GUI SHEN QI WAN* – Variação da Pílula do Tórax Dourado do *Qi* do Rim – e Variação de *WU ZI YAN ZONG WAN* – Variação da Pílula dos Antepassados de Cinco Sementes para o Desenvolvimento.

Essas duas fórmulas combinadas nutrem *Yin* do Fígado e do Rim, aquecem *Yang* do Rim, tonificam Baço, resolvem Umidade, consolidam Rim e nutrem Essência.

Resumo

Deficiência do *Yang* do Baço e do Rim com Perda da Essência
Pontos
- Os mesmos pontos do padrão anterior
Fitoterapia
Prescrição
- Variação de *JIN GUI SHEN QI WAN* – Variação da Pílula do Tórax Dourado do *Qi* do Rim – e Variação de *WU ZI YAN ZONG WAN* – Variação da Pílula dos Antepassados de Cinco Sementes para o Desenvolvimento

---

Deficiência do Yang do Rim e do Coração, Estagnação do Qi e do Sangue

Manifestações Clínicas

Este padrão é encontrado apenas em idosos com deficiência grave do *Yang* do Rim e do Coração, fazendo a Fleuma fluida transbordar ascendentemente para o Coração.

Há alguns sinais e sintomas de deficiência do *Yang* do Rim, tais como dor na região inferior das costas, dificuldade para caminhar, calafrio, tinido, tontura, visão turva, micção profusa à noite, língua Pálida e pulso Profundo e Fraco.

Os sinais e sintomas de deficiência do *Yang* do Coração com transbordamento de Fleuma fluida são: palpitações, falta de ar e dor de cabeça do tipo surda. A cefaleia proveniente da falha do *Qi* e do Sangue do Coração para alcançar a cabeça.

Quando o *Yang* estiver deficiente por muito tempo, muitas vezes esta condição dará origem à estagnação de Sangue. Nesse caso, as principais manifestações são: dor nos membros e língua Azulado-púrpura. Em face do

Edema (Nefrite)

intercâmbio entre Sangue e fluidos corporais, a estagnação de Sangue contribui para o prejuízo dos fluidos corporais e para o edema.

Princípio de Tratamento

Tonificar Rim e Coração, aquecer *Yang*, revigorar Sangue.

Acupuntura

Pontos

- Tonificar os pontos E-36 (*Zusanli*), R-7 (*Fuliu*), B-20 (*Pishu*) e B-23 (*Shenshu*) para tonificar *Yang* do Baço e do Rim. Moxa deve ser utilizada.
- Tonificar o ponto B-15 (*Xinshu*) para tonificar o *Yang* do Coração (com moxa).
- Sedar (ou utilizar método neutro) os pontos BP-6 (*Sanyinjiao*), BP-9 (*Yinlingquan*), B-22 (*Sanjiaoshu*), E-28 (*Shuidao*) e REN-9 (*Shuifen*) para eliminar Umidade e edema.

Fitoterapia

Prescrição

YI SHEN TONG MAI TANG – Decocção para Beneficiar o Rim e Penetrar nos Vasos Sanguíneos.

EXPLICAÇÃO Essa fórmula tonifica *Yang* do Baço e do Rim, tonifica Fígado e Rim, resolve Umidade e revigora Sangue.

Resumo

Deficiência do *Yang* do Rim e do Coração, Estagnação do *Qi* e do Sangue

Pontos

- Tonificar os pontos E-36 (*Zusanli*), R-7 (*Fuliu*), B-20 (*Pishu*) e B-23 (*Shenshu*) para tonificar *Yang* do Baço e do Rim. Moxa deve ser utilizada
- Tonificar o ponto B-15 (*Xinshu*) para tonificar *Yang* do Coração (com moxa)
- Sedar (ou utilizar método neutro) os pontos BP-6 (*Sanyinjiao*), BP-9 (*Yinlingquan*), B-22 (*Sanjiaoshu*), E-28 (*Shuidao*) e REN-9 (*Shuifen*) para eliminar Umidade e edema

Fitoterapia

Prescrição

- *YI SHEN TONG MAI TANG* – Decocção para Beneficiar o Rim e Penetrar nos Vasos Sanguíneos

---

Prevenção

Dieta

A precaução dietética mais importante consiste em evitar consumo excessivo de sal e líquidos. Uma quantidade pequena de sal é essencial à saúde e, sob o ponto de vista dietético tradicional chinês, tonifica o Rim. Em excesso, entretanto, o sal agride Rim e Coração e seca o Sangue. Este efeito de secagem pode gerar prejuízo posterior dos fluidos corporais e, consequentemente, agravar o edema.

O consumo excessivo também enfraquece o Rim. Muitos indivíduos, erroneamente, acreditam que a ingestão de grandes quantidades de líquido "lava" os Rins. Tudo o que se faz é colocar tensão extra sobre o Rim; isso eventualmente os enfraquece. Consumir líquido em excesso, especialmente bebidas frias, irá enfraquecer o Rim e poderá agravar o edema. Obviamente, a situação contrária também é verdadeira. Alguns indivíduos que seguem determinadas dietas defendem reduzir drasticamente a quantidade de ingestão de líquido. Tal procedimento também é errôneo e pode ser perigoso.

Repouso

Nenhum método de tratamento é mais óbvio e ainda mais ignorado que repouso simples. O repouso refere-se a períodos breves de descanso, preferencialmente deitando-se, sendo alternados com períodos de trabalho. No caso particular do Rim, deitar-se propicia um aumento do fluxo de sangue pelo glomérulo e, em consequência, ajuda a função do rim.

Sob a perspectiva da medicina chinesa, o repouso é essencial para restabelecer a energia do Rim e do Fígado. Se um indivíduo com deficiência do Rim leva uma vida muito agitada e trabalha excessivamente, nenhuma terapia proporcionará resultados completamente favoráveis sem o repouso adequado. Para uma discussão mais completa sobre a importância do repouso, ver o Capítulo 20, *Fadiga*.

Notas Finais

1. 1979 Huang Di Nei Jing Su Wen 黄帝内经素问 [The Yellow Emperor's Classic of Internal Medicine – Simple Questions] People's Health Publishing House, Beijing, p. 326. Publicado pela primeira vez em *c.* 100 a.C.
2. Ibid., p. 538.
3. Chao Yuan Fang 610 d.C. Zhu Bing Yuan Hou Lun [Discussion of the Origin of Symptoms in Diseases], citado no Zhang Bo Yu 1986 Zhong Yi Nei Ke Xue 中医内科学 [Internal Medicine in Chinese Medicine] Shanghai Science Publishing House, Shanghai, p. 221.
4. Zhu Dan Xi 1481 Dan Xi Xin Fa [Essential Methods of Dan Xi], citado no Internal Medicine in Chinese Medicine, p. 221.
5. Simple Questions, p. 59.
6. Heilongjiang Province National Medical Research Group 1984 Zhen Jiu Da Cheng Jiao Shi 针灸大成校释 [An Explanation of the Great Compendium of Acupuncture]. People's Health Publishing House. Beijing, p. 1081. *The Great Compendium of Acupuncture* foi escrito por Yang Ji Zhou e publicado primeiramente em 1601.
7. Ibid., p. 1081.
8. 1981 Ling Shu Jing 灵枢经 [Spiritual Axis]. People's Health Publishing House, Beijing, p. 75. Primeira publicação em *c.* 100 a.C.
9. Yao Jiu Jiang 1989 no Journal of Chinese Medicine (ZhongYi Za Zhi 中医杂志)
10. Jin Gui Yao Lue Fang Lun [Discussion of the Essential Prescriptions of the Golden Chest], citado no Li Tao Hua 1979 Shen Yu Shen Bing de Zheng Zhi 肾与肾病的证治 [Patterns and Treatment of Kidney Diseases]. Hebei People's Publishing House, Hebei, p. 87.
11. Tang Zong Hai 1884 Xue Zheng Lu [Discussion on Blood Syndromes], citado no Patterns and Treatment of Kidney Diseases, p. 87.
12. Yao Jiu Jiang 1989 Journal of Chinese Medicine 30(8): 16.

978-85-7241-817-1

Capítulo 38

痹症 Síndrome Dolorosa Obstrutiva (Artrite Reumatoide)

CONTEÚDO DO CAPÍTULO

Síndrome Dolorosa Obstrutiva (Artrite Reumatoide) *804*

Canais *805*

Pontos 806

Espaço entre Pele e Músculos (Cou Li) 807

Etiologia 807

Fatores Patogênicos Externos *807*

Exercício Físico Excessivo *807*

Sobrecarga de Trabalho *808*

Parto *808*

Trauma *808*

Tensão Emocional *808*

Patologia 808

Identificação de Padrões 809

Síndrome Dolorosa Obstrutiva do Tipo Vento (ou Síndrome Dolorosa Obstrutiva do Tipo Móvel) *810*

Síndrome Dolorosa Obstrutiva do Tipo Umidade (ou Síndrome Dolorosa Obstrutiva do Tipo Fixa) *810*

Síndrome Dolorosa Obstrutiva do Tipo Frio (ou Síndrome Dolorosa Obstrutiva do Tipo Contínua e Localizada) *810*

Síndrome Dolorosa Obstrutiva do Tipo Calor *810*

Síndrome Dolorosa Obstrutiva do Tipo Óssea *810*

Princípios de Tratamento 811

Tratamento por Acupuntura 813

Pontos Distais *813*

Pontos Locais *815*

Pontos Adjacentes *816*

Pontos de acordo com o Padrão *816*

Fitoterapia 819

Síndrome Dolorosa Obstrutiva do Tipo Vento *821*

Síndrome Dolorosa Obstrutiva do Tipo Frio *822*

Síndrome Dolorosa Obstrutiva do Tipo Umidade *822*

Síndrome Dolorosa Obstrutiva do Tipo Calor *823*

Síndrome Dolorosa Obstrutiva Crônica *825*

Síndrome Dolorosa Obstrutiva Crônica de Tendões e Ossos *826*

Tratamento de Partes Específicas do Corpo 829

Pescoço e Parte Superior dos Ombros *830*

Articulação do Ombro *832*

Cotovelo *835*

Punho *836*

Dedos da Mão *837*

Quadril *839*

Joelho *839*

Tornozelo 842

Dedos do Pé 842

Prognóstico e Prevenção 842

Exercício 843

Dieta 843

Acupuntura 844

Literatura Chinesa Moderna 844

Experiências Clínicas 850

Acupuntura 850

Fitoterapia 852

Diferenciação Ocidental 853

Osteoartrite 853

Artrite Reumatoide 853

Lúpus Eritematoso Sistêmico 854

Artrite Psoriática 855

Fibrosite 855

Bursite 855

Tendinite 855

Síndrome de Reiter 856

Colite Ulcerativa 856

Espondilite Anquilosante 857

Apêndice do Capítulo: Artrite Reumatoide 857

Etiologia 858

Invasão de Fatores Patogênicos Externos 858

Deficiência de Rim, Deficiência do *Qi* Original
(*Yuan Qi*) 858

Calor Latente 858

Imunizações 858

Dieta Irregular 858

Patologia e Princípios de Tratamento 859

Patologia 859

Princípios de Tratamento 859

Identificação de Padrões e Tratamento 860

Umidade-Calor Aguda 860

Umidade-Calor Crônica 861

Vento-Frio-Umidade 862

Vento-Umidade-Calor 863

Frio e Calor Combinados 863

Fleuma e Estagnação de Sangue 864

Umidade-Frio 864

Vento-Umidade 865

Deficiência do *Yin* do Fígado e do Rim 865

Experiências Clínicas 866

Acupuntura 866

Fitoterapia 867

Síndrome Dolorosa Obstrutiva
- Síndrome Dolorosa Obstrutiva do tipo Vento
- Síndrome Dolorosa Obstrutiva do tipo Umidade
- Síndrome Dolorosa Obstrutiva do tipo Frio
- Síndrome Dolorosa Obstrutiva do tipo Calor
- Síndrome Dolorosa Obstrutiva do tipo Óssea
- Síndrome Dolorosa Obstrutiva Crônica
- Deficiência de *Qi* e Sangue
- Fleuma nas Articulações
- Estagnação de Sangue
- Deficiência de Fígado e Rim

Artrite Reumatoide
- Umidade-Calor aguda
- Umidade-Calor crônica
- Vento-Frio-Umidade
- Vento-Umidade-Calor
- Frio e Calor combinados
- Fleuma e estagnação de Sangue
- Umidade-Frio
- Vento-Umidade
- Deficiência do *Yin* do Fígado e do Rim

Síndrome Dolorosa Obstrutiva (Artrite Reumatoide)

A Síndrome Dolorosa Obstrutiva (Síndrome *Bi*) indica dor, sensibilidade ou entorpecimento de músculos, tendões e articulações devido à invasão externa de Vento, Frio ou Umidade. É, em todas as partes do mundo, provavelmente a mais universal de todas as doenças, afetando praticamente todos os indivíduos em algum momento da vida. Proveniente da exposição a fatores climáticos é, provavelmente, também uma das mais antigas aflições da espécie humana.

Embora, no sentido exato, *Bi* refira-se à obstrução dos canais causada por invasão de fator patogênico externo, também inclui obstrução dos canais causada por deslocamento, trauma ou excesso de uso.

A Síndrome Dolorosa Obstrutiva é chamada de "*Bi*", evocando a ideia de "obstrução". Em medicina chinesa, significa dor, sensibilidade ou entorpecimento devido à obstrução da circulação do *Qi* e do Sangue nos canais, causada por invasão exterior de Vento, Frio ou Umidade.

O termo "*Bi*" é muito antigo e foi utilizado primeiramente no *Questões Simples* (*Su Wen*), no capítulo 43. Este texto atribui claramente o desenvolvimento da Síndrome Dolorosa Obstrutiva à invasão de Vento, Frio e Umidade e já menciona os três tipos principais de Síndrome Dolorosa Obstrutiva[1]:

A Síndrome Dolorosa Obstrutiva desenvolve-se quando Vento, Frio e Umidade penetram. Quando predomina Vento, desenvolve-se Síndrome Dolorosa Obstrutiva do tipo móvel; quando predomina Frio, desenvolve-se Síndrome Dolorosa Obstrutiva do tipo contínua e localizada; quando predomina Umidade, desenvolve-se Síndrome Dolorosa Obstrutiva do tipo fixa.

O *Origin of Complicated Diseases* (1773) declara[2]:

Bi significa obstrução. Os três males [Vento. Frio e Umidade] invadem o corpo, obstruem os canais, Qi e Sangue não podem circular... [de forma que] após algum tempo a Síndrome Dolorosa Obstrutiva se desenvolve.

A invasão de fatores climáticos externos ocorre devido à deficiência preexistente e temporária do *Qi* e do Sangue do corpo, permitindo que o Vento, o Frio e a Umidade penetrem.

O *Discussion of the Origin of Symptoms in Diseases* (610 d.C.) afirma[3]:

A Síndrome Dolorosa Obstrutiva é proveniente da invasão de Vento, Frio e Umidade, causando inchaço e dor. Ocorre devido à condição corporal fraca e ao fato do espaço entre pele e músculos ficar aberto, permitindo ao Vento penetrar.

Em outro capítulo diz:

A Síndrome Dolorosa Obstrutiva é proveniente de deficiência de Qi *e de Sangue, permitindo ao Vento penetrar.*

O *Treatment Strategies for Assorted Syndromes* (1839) declara[4]:

A Síndrome Dolorosa Obstrutiva... é proveniente de deficiência de Qi *Nutritivo e Defensivo e devido ao fato do espaço entre pele e músculos ficar aberto, permitindo, assim, ao Vento-Frio-Umidade penetrar na deficiência. O* Qi *se torna obstruído pelos fatores patogênicos, não podendo circular, estagnando-se.* Qi *e Sangue se congelam e, nesse momento, se desenvolve Síndrome Dolorosa Obstrutiva.*

Portanto, num determinado momento, a força relativa do fator climático patogênico e do *Qi* do corpo é crucial para o desenvolvimento da Síndrome Dolorosa Obstrutiva. Esse fato explica a causa de se poder ficar exposto a fatores climáticos diariamente por longos períodos sem desenvolver Síndrome Dolorosa Obstrutiva. Apenas quando os fatores climáticos são temporária e relativamente mais fortes do que o *Qi* de corpo tornam-se patogênicos, causando Síndrome Dolorosa Obstrutiva.

É importante enfatizarmos, entretanto, que a deficiência do *Qi* do corpo necessária para o desenvolvimento da Síndrome Dolorosa Obstrutiva é apenas relativa, isto é, em relação à força dos fatores patogênicos climáticos. Não se trata de deficiência absoluta, pois para o desenvolvimento da Síndrome Dolorosa Obstrutiva não é necessário que o indivíduo sofra de deficiência de *Qi* ou de Sangue.

Na medicina ocidental, a Síndrome Dolorosa Obstrutiva pode corresponder a muitas doenças diferentes, incluindo:

- Osteoartrite.
- Fibrosite.
- Tendinite.
- Bursite.
- Artrite reumatoide.
- Polimialgia reumática.
- Artrite infecciosa.
- Lúpus eritematoso sistêmico.
- Síndrome de Reiter.
- Artrite psoriática.
- Colite ulcerativa.
- Espondilite anquilosante.
- Doença de Crohn.
- Síndrome de Behçet.

Canais

Pode ser importante, nesse momento, revisar a estrutura dos canais principais e secundários e o papel energético dos cinco pontos de Transporte nos membros, uma vez que este assunto será relevante quando se discutir o tratamento da Síndrome Dolorosa Obstrutiva.

Cada canal principal corresponde a uma rede de canais secundários formada por canais de Conexão (*Luo*), canais do Músculo (*Jin*) e Regiões Cutâneas.

Os canais de Conexão (canais *Luo*) conectam os canais *Yin* e *Yang* emparelhados no nível dos membros. Por exemplo, os canais do Pulmão e do Intestino Grosso estão conectados no antebraço por seus pontos Conexão correspondentes, respectivamente, P-7 (*Lieque*) e IG-6 (*Pianli*). No contexto da Síndrome Dolorosa Obstrutiva, é ainda mais importante o fato dos canais de Conexão representarem uma rede que distribui o *Qi* para as partes mais superficiais do corpo não cobertas pelos canais Principais (Fig. 38.1).

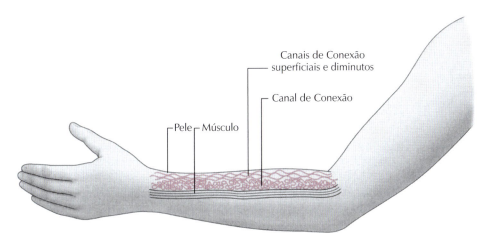

FIGURA 38.1 – Área do canal de Conexão.

Síndrome Dolorosa Obstrutiva (Artrite Reumatoide)

Para cada canal Principal, a área entre canal e pele é irrigada e nutrida pelo canal de Conexão. Por essa razão, os canais de Conexão são denominados *Luo Mai*, em vez de *Jing Mai*, que são os canais Principais. *Luo* transmite a ideia de "rede", ao passo que *Jing* transmite a ideia de linha longitudinal. Assim, os canais Principais são linhas longitudinais, ao passo que os canais de Conexão se constituem em uma rede de canais que irrigam as regiões mais superficiais do corpo.

Os canais de Conexão ramificam-se em uma rede ainda menor de canais minúsculos, entre os quais há dois tipos, os canais de Conexão diminutos (*Sun*) e superficiais (*Fu*). Qualquer manifestação externa sobre a pele é o reflexo do desequilíbrio nesses canais menores. Por exemplo, a descoloração na pele reflete a presença de fator patogênico nos canais superficiais; se a pele estiver azulada ou esverdeada, isso indica Frio; se estiver vermelha, indica Calor. Pequenas vênulas visíveis na pele refletem o estado do Sangue; as vênulas vermelhas indicam Calor no Sangue e as púrpuras, estagnação do Sangue. Tais descolorações aparecem frequentemente nas articulações afetadas pela Síndrome Dolorosa Obstrutiva e constituem-se em significado diagnóstico.

Geralmente, os fatores patogênicos externos invadem primeiro os canais de Conexão; invadem também os canais dos Músculos. Se apenas os canais dos Músculos forem invadidos, os principais sintomas são simplesmente rigidez e dor dos músculos sem qualquer manifestação interna, como dor de garganta, febre, etc. O principal sintoma de invasão dos canais de Conexão por fatores patogênicos externos é dor nas articulações.

> ❗ ■ Os canais de Conexão são os primeiros a serem invadidos pelos fatores patogênicos externos e são veículos pelos quais os fatores patogênicos causam Síndrome Dolorosa Obstrutiva

---

Nos estágios iniciais da invasão de fator patogênico externo, os canais de Conexão ficam cheios (pois ficam entupidos pelos fatores patogênicos); nos estágios posteriores, o fator patogênico move-se dos canais de Conexão (que ficam vazios) para os canais Principais (que ficam em excesso).

Dessa maneira, nos estágios iniciais da invasão de fatores patogênicos, o ponto de Conexão do canal afetado deve ser sedado; nos estágios posteriores, deve ser tonificado.

Os principais fatores patogênicos externos que penetram nos canais de Conexão são Vento, Umidade e Frio.

A estagnação do *Qi* nas articulações, proveniente da invasão de fatores patogênicos externos, ocorre nos canais de Conexão, não no canal Principal. De fato, já que os canais de Conexão são como uma "rede", "captam" facilmente os fatores patogênicos. Além disso, ao passo que os canais Principais podem correr através das grandes articulações, os canais de Conexão não podem e, portanto, seu *Qi* facilmente se estagna nas articulações.

> ❗ ■ A maior parte da estagnação de *Qi* no corpo ocorre nos canais de Conexão

---

O capítulo 10 do *Eixo Espiritual* (*Ling Shu*) afirma[5]:

Os canais de Conexão não podem caminhar através das grandes articulações, de forma a [entrar e] sair, devem se movimentar por rotas alternativas. Entram e saem novamente abaixo da pele e, portanto, podem ser evidenciados do exterior. Para inserir agulha no canal de Conexão, deve-se inseri-la sobre o acúmulo, onde o Sangue está concentrado. Mesmo que não haja acúmulo de sangue, deve-se picar para fazer sangrar rapidamente, a fim de drenar os fatores patogênicos: se isto não for feito, pode-se desenvolver síndrome Bi.

A importância dos canais de Conexão na Síndrome Dolorosa Obstrutiva reside no fato de a maior parte das dores e dos padecimentos experimentados na Síndrome Dolorosa Obstrutiva ocorrer no nível dos canais de Conexão, não dos canais Principais. Por exemplo, a dor de cotovelo proveniente da invasão de Frio e Umidade ocorre em razão de estagnação de *Qi* nos canais de Conexão do cotovelo. Isto ocorre em virtude dos canais de Conexão formarem uma espécie de "rede" ou "malha" de canais pequenos; os fatores patogênicos são facilmente captados em tal rede, resultando em estagnação e dor.

Os *canais dos Músculos* (*Jing Jin*) basicamente integram músculos e tendões no sistema de canais. São também mais superficiais do que os canais Principais e correm ao longo dos músculos. Estão envolvidos em qualquer patologia muscular, tais como fraqueza ou rigidez muscular, as quais podem aparecer na Síndrome Dolorosa Obstrutiva.

As Regiões Cutâneas representam 12 áreas da pele sob a influência dos 12 canais. São as áreas mais superficiais dos canais e as zonas através das quais os fatores patogênicos penetram no corpo para causar Síndrome Dolorosa Obstrutiva. Obviamente, constituem-se também nas áreas através das quais a terapia é efetuada pela inserção das agulhas de acupuntura.

Pontos

Dos pontos de Transporte (*Shu*) ao longo dos canais abaixo dos cotovelos e dos joelhos, três são particularmente importantes na patogênese e no tratamento da Síndrome Dolorosa Obstrutiva.

O ponto *Riacho* (*Shu*) é o ponto em que os fatores patogênico externos como Frio, Umidade e Vento penetram no canal. Constitui-se também no ponto de concentração do *Qi* Defensivo.

O ponto *Rio* (*Jing*) é o ponto pelo qual os fatores patogênicos são desviados para as articulações e para os tendões, onde se fixam. Tal fato explica o motivo dos fatores patogênicos poderem se instalar em uma articulação por longo tempo sem penetrar mais profundamente e afetar os órgãos internos.

O ponto de *Conexão* (*Luo*) é o ponto de partida do canal de Conexão. Tendo em vista que estes canais fluem na superfície, afetando músculos e tendões, o ponto Conexão possui aplicabilidade importante no tratamento da Síndrome Dolorosa Obstrutiva.

Na dinâmica do fluxo do *Qi*, as articulações são áreas importantes de convergência do *Qi* e do Sangue. Através delas, *Yin* e *Yang-Qi* se encontram, exterior e interior convergem e *Qi* e Sangue entram e saem. As articulações também são os locais em que os fatores patogênicos convergem após penetrarem os canais, causando obstrução do fluxo do *Qi* e, consequentemente, estagnação local de *Qi* e Sangue.

Essa estagnação é responsável pela dor causada por fatores patogênicos externos na Síndrome Dolorosa Obstrutiva. A invasão de fatores patogênicos ocorre mais facilmente se a condição corporal estiver fraca, gerando desnutrição das articulações. É também mais fácil se as articulações estiverem enfraquecidas por excesso de uso frente ao trabalho ou determinados esportes. Nesses casos, os fatores patogênicos externos penetram mais facilmente no corpo e se estabelecem nas articulações devido à condição preexistente de deficiência de *Qi* e Sangue.

Espaço entre Pele e Músculos (Cou Li)

Finalmente, deve-se mencionar a entidade anatômica *Cou Li*, descrita nos textos antigos. O termo *Cou Li* é composto de duas partes: *Li* indica as estrias de pele, dos músculos e dos órgãos internos; *Cou* refere-se aos espaços ou cavidades do Triplo Aquecedor. Porém, o significado mais comum de *Cou* é um espaço especial, isto é, o espaço entre pele e músculos. É com este último significado que o termo é utilizado no contexto da Síndrome Dolorosa Obstrutiva. O espaço entre pele e músculos constitui-se no espaço em que os fluidos corporais circulam (dando origem ao suor) e por onde o *Qi* Defensivo se movimenta, protegendo o corpo dos fatores patogênicos externos. Quando *Qi* Defensivo estiver deficiente e a condição corporal estiver debilitada, diz-se que o espaço entre pele e músculos está "aberto" e, dessa maneira, propenso à invasão de Vento, Frio e Umidade.

A Síndrome Dolorosa Obstrutiva será discutida de acordo com os seguintes tópicos:

- Etiologia.
- Patologia.
- Identificação de padrões.
- Princípios de tratamento.
- Tratamento por acupuntura.
- Fitoterapia.
- Tratamento de partes específicas do corpo.
- Prognóstico e prevenção.
- Literatura chinesa moderna.
- Experiências clínicas.
- Diferenciação ocidental.
- Apêndice – artrite reumatoide:
  - Etiologia.
  - Patologia e princípios de tratamento.
  - Identificação de padrões e tratamento.
  - Experiências clínicas.

Etiologia

Fatores Patogênicos Externos

A invasão do fator externo patogênico como Vento, Frio ou Umidade é, por definição, a causa principal da Síndrome Dolorosa Obstrutiva.

Vento

O Vento é o mais pernicioso de todos os fatores patogênicos, sendo quase sempre combinado com outros fatores. A exposição ao vento é uma causa extremamente importante de Síndrome Dolorosa Obstrutiva. Embora nas sociedades industriais modernas as casas sejam geralmente boas e os indivíduos relativamente protegidos dos fatores patogênicos climáticos, as imposições da moda ou simplesmente a ignorância levam muitas pessoas a se exporem a condições climáticas que induzem à doença.

Por exemplo, indivíduos que vivem em países frios e chuvosos podem se entusiasmar ao mais leve sinal de tempo ensolarado, passando a vestir pouca roupa, mesmo se a temperatura ainda estiver baixa. Também não é raro ver indivíduos correndo em clima extremamente frio e úmido com pouca roupa; em tal situação, a transpiração profusa provoca a abertura dos poros, facilitando a invasão externa de Vento, Frio e Umidade.

Alguns médicos entendem que, em vez de vento verdadeiro, na medicina chinesa, o "Vento", como fator etiológico, indica mudança repentina no clima e consequente inabilidade do corpo em se adaptar a ela. O corpo é mais propenso à invasão de Vento durante as alterações intempestivas do clima: isto se aplica apenas quando o tempo está extremamente frio, bem como quando está extremamente quente.

> **!**
> - Alguns médicos entendem que, em vez de vento verdadeiro, na medicina chinesa, o "Vento", como fator etiológico, indica mudança repentina no clima e consequente inabilidade do corpo em se adaptar a ela

Frio

Frio é causa extremamente comum de Síndrome Dolorosa Obstrutiva e não ocorre apenas nos países frios. Por exemplo, a exposição ao frio também pode derivar de exposição a correntes de ar e ao ar condicionado ou do uso de roupas molhadas depois de nadar.

O frio contrai e congela e causa, portanto, estagnação local de *Qi* com dor intensa, em geral, em uma articulação.

Umidade

A Umidade é outra causa extremamente comum de Síndrome Dolorosa Obstrutiva. Pode derivar de exposição ao tempo úmido, de sentar em superfícies úmidas, andar em água, morar em ambiente úmido, etc.

Exercício Físico Excessivo

Exercício moderado é essencial à saúde e, de fato, essencial para a prevenção de Síndrome Dolorosa Obstrutiva. O exercício moderado faz *Qi* e Sangue se moverem e mantém os tendões flexíveis e os músculos fortes, de maneira que se tornem menos propensos à invasão de fatores patogênicos externos.

O exercício excessivo, entretanto, prejudica tendões e músculos e depaupera *Qi* e Sangue; portanto, predispõe o corpo à invasão de fatores patogênicos externos. Esporte ou atividades de trabalho muito excessivas podem predispor o indivíduo ao desenvolvimento de Síndrome Dolorosa Obstrutiva. Por exemplo, corrida ou exercício aeróbico excessivos pode forçar a coluna vertebral, gerando dor nas costas ou nos joelhos, causando desconforto no joelho.

A repetição constante de determinados movimentos no trabalho também se constitui em fator predisponente óbvio, pois causa estagnação do *Qi* e do Sangue na área, tornando-a mais propensa à invasão de fator patogênico exterior; por exemplo, os punhos dos operadores de computador que ficam propensos à estagnação de *Qi* e Sangue mediante movimentos repetitivos.

Sobrecarga de Trabalho

A sobrecarga de trabalho no sentido de trabalhar longas horas sem descanso adequado por vários anos gera deficiência de Sangue ou *Yin* propiciando a má nutrição dos canais, tornando-os propensos à invasão de fatores patogênicos externos. Especialmente na Síndrome Dolorosa Obstrutiva crônica ou no idoso, a deficiência subjacente de Sangue ou de *Yin* constitui-se quase sempre num fator. No tratamento, é importante não apenas expelir Vento, Frio ou Umidade, mas também nutrir Sangue ou *Yin*.

Parto

Se uma mulher perde muito sangue durante o parto ou se sofrer de deficiência de Sangue anterior, ela pode desenvolver deficiência de Sangue após o parto. A deficiência de Sangue do Fígado gera má nutrição de tendões e músculos, permitindo o desenvolvimento da Síndrome Dolorosa Obstrutiva.

Trauma

Os acidentes também predispõem os indivíduos à Síndrome Dolorosa Obstrutiva. Um acidente causa, na área afetada, estagnação de *Qi* (se o acidente for leve) ou de Sangue (se for sério) Embora o indivíduo possa parecer perfeitamente recuperado após determinado acidente, alguma estagnação de Sangue pode permanecer na área afetada. Anos mais tarde, a exposição ao fator patogênico externo gera o desenvolvimento da Síndrome Dolorosa Obstrutiva naquela região em especial. Isto muitas vezes explica o desenvolvimento unilateral de Síndrome Dolorosa Obstrutiva, pois os fatores climáticos Vento, Frio ou Umidade se estabelecem na área em que há condição preexistente de estagnação de Sangue, a qual foi causada pelo acidente.

Tensão Emocional

Finalmente, problemas emocionais também são fatores contribuintes na origem de Síndrome Dolorosa Obstrutiva, causando estagnação de *Qi* (como raiva, culpa ou ressentimento), afetando os canais ou causando esgotamento do *Qi* e do Sangue (como tristeza, aflição e choque), o que gera má nutrição dos canais.

Resumo

Etiologia
- Fatores patogênicos externos
  - Vento
  - Frio
  - Umidade
- Exercício físico excessivo
- Sobrecarga de trabalho
- Parto
- Trauma
- Tensão emocional

Patologia

A Síndrome Dolorosa Obstrutiva é, por definição, uma aflição *apenas dos canais*, não dos órgãos internos. Dor e sensibilidade são causadas pela obstrução na circulação do *Qi* e do Sangue nos canais por ação exterior do Vento, Frio ou Umidade.

Entretanto, embora a Síndrome Dolorosa Obstrutiva seja uma aflição dos canais, sendo resultante da invasão de Vento, Frio e Umidade, a condição dos órgãos internos desempenha papel importante na etiologia e na patologia desta doença. De fato, muitos médicos chineses realmente enfatizam que uma deficiência interna de *Qi* e de Sangue seja a Raiz constituinte da Síndrome Dolorosa Obstrutiva. Em virtude do *Qi* e do Sangue estarem deficientes Vento externo, Frio e Umidade podem penetrar nos canais e no corpo.

Na realidade, a deficiência interna preexistente do paciente predispõe o corpo à invasão de fatores patogênicos externos. Se o Baço estiver deficiente, o paciente é passível de ser invadido por Umidade; se o *Yang* estiver deficiente, o paciente é passível de ser invadido pelo Frio; se o Sangue estiver deficiente, o paciente é passível de ser invadido pelo Vento; e se o *Yin* estiver deficiente, ele pode desenvolver Síndrome Dolorosa Obstrutiva do tipo Calor.

Nota Clínica

- O tipo de Síndrome Dolorosa Obstrutiva desenvolvido é influenciado por deficiência preexistente:
  - *Deficiência de Baço*: Síndrome Dolorosa Obstrutiva do tipo Umidade
  - *Deficiência de* Yang: Síndrome Dolorosa Obstrutiva do tipo Frio
  - *Deficiência de Sangue*: Síndrome Dolorosa Obstrutiva do tipo Vento
  - *Deficiência de* Yin: Síndrome Dolorosa Obstrutiva do tipo Calor

Especialmente na Síndrome Dolorosa Obstrutiva crônica e no idoso, os fatores internos (deficiência de *Qi* e de Sangue) são fatores contribuintes importantes ao desenvolvimento da doença, como será explicado sucintamente. Na verdade, quanto mais crônica a condição, mais os órgãos internos estão afetados e precisam, portanto, ser tratados. Em especial, é necessário nutrir Sangue e nutrir Fígado e Rim para beneficiar tendões e ossos.

Dois importantes fatores patogênicos internos aparecem na Síndrome Dolorosa Obstrutiva crônica: Fleuma e estagnação de Sangue. O distúrbio dos fluidos que ocorrem frequentemente na Síndrome Dolorosa Obstrutiva crônica gera Fleuma, a qual se estagna nas articulações. Esse processo causa inchaço e deformidade óssea (vistos na artrite reumatoide).

Por outro lado, a obstrução crônica de *Qi* nas articulações gera, muitas vezes, estagnação de Sangue: este quadro manifesta-se com rigidez das articulações e dor intensa, que frequentemente piora à noite.

Em terceiro lugar, na Síndrome Dolorosa Obstrutiva crônica, há, com frequência, deficiência do Fígado e do Rim e, como consequência, degeneração de tendões (cartilagens) e ossos.

Além disso, há várias doenças modernas muito complexas manifestando-se com dor na articulação. Em particular, acredito que as doenças autoimunes que se manifestam com dor articular (artrite reumatoide, artrite psoriática e lúpus eritematoso sistêmico) requerem novo raciocínio e que a teoria chinesa tradicional de Síndrome Dolorosa Obstrutiva é inadequada para explicar sua patologia e proporcionar diretrizes para o tratamento.

Considero as três doenças autoimunes mencionadas anteriormente envolvendo uma patologia de Calor Latente, especialmente na forma de Umidade-Calor. Acho a etiologia tradicional chinesa insuficiente para explicar seu desenvolvimento. Acredito que são doenças interiores, surgindo de condição de Calor Latente e sendo os fatores patogênicos externos, no máximo, fatores ativadores, em vez da causa da doença.

A patologia de Calor Latente é explicada em detalhe no Capítulo 41, na Síndrome de Fadiga Crônica, e o leitor é convidado a ler aquele capítulo para entender como se aplica à Síndrome Dolorosa Obstrutiva.

Sucintamente, o Calor Latente é formado quando um fator patogênico externo invade o corpo sem causar sintomas imediatos. O fator patogênico transforma-se em Calor dentro e se "incuba" no Interior para emergir posteriormente (alguns meses ou mesmo anos depois) na forma de Calor Latente. Observe que com frequência o Calor Latente é realmente Umidade-Calor Latente. Também deve-se notar que uma causa moderna de Calor Latente refere-se, em minha opinião, às imunizações.

Se considerarmos os Quatro Níveis energéticos que descrevem os padrões de Calor, as imunizações agem como se o fator patogênico fosse injetado diretamente no nível do Sangue, em vez de penetrar primeiro no nível do *Qi* Defensivo, como ocorre nas infecções naturais. Injetado ao nível do Sangue, o fator patogênico (o vírus atenuado injetado nas imunizações) forma Calor Latente.

Obviamente, isso não significa ser o Calor Latente formado em todos os casos de uma criança imunizada; ocorre dessa maneira apenas nos indivíduos suscetíveis.

Quais os motivos de alguns indivíduos não desenvolverem sintomas quando seus corpos são invadidos por fatores patogênicos externos? Em minha opinião, este fato ocorre principalmente devido à deficiência do Rim, que favorece o desenvolvimento do Calor Latente.

Segue, portanto, que na dor articular causada por doença autoimune, como artrite reumatoide, artrite psoriática e lúpus eritematoso sistêmico, além de expelir Vento e resolver Umidade, é necessário eliminar Calor Latente, geralmente resolver Umidade Calor e tonificar Rim.

> **Resumo**
>
> **Patologia**
> - A Síndrome Dolorosa Obstrutiva é, por definição, uma aflição apenas dos canais, não dos órgãos internos
> - Entretanto, na Síndrome Dolorosa Obstrutiva crônica e no idoso, os fatores internos (deficiência de *Qi* e de Sangue) são contribuintes importantes ao desenvolvimento da doença
> - Fleuma e estagnação de Sangue são dois fatores patogênicos internos importantes na Síndrome Dolorosa Obstrutiva crônica
> - Na Síndrome Dolorosa Obstrutiva crônica há, frequentemente, deficiência do Fígado e do Rim e, como consequência, degeneração de tendões (cartilagens) e ossos
> - As doenças autoimunes que se manifestam com dor articular (artrite reumatoide, artrite psoriática e lúpus eritematoso sistêmico) envolvem patologia de Calor Latente, especialmente na forma de Umidade-Calor
> - Na dor articular causada por doença autoimune, além de expelir Vento e resolver Umidade, é necessário eliminar Calor Latente, geralmente resolver Umidade-Calor e tonificar Rim

Identificação de Padrões

Desde os tempos mais remotos, a Síndrome Dolorosa Obstrutiva tem sido classificada de acordo com o fator patogênico predominante, isto é, Vento, Frio ou Umidade. Por exemplo, o *Questões Simples*, no capítulo 43, declara[6]:

Os três fatores patogênicos de Vento, Frio e Umidade geram Síndrome Dolorosa Obstrutiva.

Zhang Jie Bin (1563-1640) comenta[7]:

A Síndrome Dolorosa Obstrutiva significa obstrução... Vento, Frio e Umidade obstruem canais, Qi *e Sangue, os quais não podem circular devidamente. O Vento move e muda rapidamente, causando Síndrome Dolorosa Obstrutiva do tipo móvel. O Frio (um fator patogênico* Yin*) invade músculos, tendões e ossos. Ele contrai e prende, sendo difícil dispersá-lo; obstrui o movimento do* Yang-Qi*, causando dor intensa e, consequentemente, Síndrome Dolorosa Obstrutiva. A Síndrome Dolorosa Obstrutiva do tipo fixa [é caracterizado por] peso, obstrução da circulação e dor causada por Umidade nos músculos.*

Há, portanto, três principais tipos de síndromes de acordo com fator causal.

Síndrome Dolorosa Obstrutiva do Tipo Vento (ou Síndrome Dolorosa Obstrutiva do Tipo Móvel)

A Síndrome Dolorosa Obstrutiva do tipo móvel é causada por Vento, sendo caracterizada por sensibilidade e dor em músculos e articulações, limitação do movimento e dor movendo-se de uma articulação para outra. Nos casos agudos, o pulso apresenta-se Flutuante e levemente Rápido.

Síndrome Dolorosa Obstrutiva do Tipo Umidade (ou Síndrome Dolorosa Obstrutiva do Tipo Fixa)

A Síndrome Dolorosa Obstrutiva do tipo fixa é causada por Umidade, sendo caracterizada por dor, sensibilidade e inchaço em músculos e articulações, com sensação de peso e entorpecimento dos membros; a dor aparece em localização fixa e é agravada por clima úmido. Nos casos agudos, o pulso apresenta-se Lento e levemente Deslizante.

Síndrome Dolorosa Obstrutiva do Tipo Frio (ou Síndrome Dolorosa Obstrutiva do Tipo Contínua e Localizada)

A Síndrome Dolorosa Obstrutiva do tipo contínua e localizada é causada por Frio, sendo caracterizada por dor intensa em uma articulação ou um músculo com limitação de movimento, geralmente unilateral. Nos casos agudos, o pulso apresenta-se Tenso.

Síndrome Dolorosa Obstrutiva do Tipo Calor

A Síndrome Dolorosa Obstrutiva do tipo Calor origina-se de quaisquer dos três tipos anteriores quando o fator patogênico exterior se transforma em Calor no Interior, dando origem à Síndrome Dolorosa Obstrutiva do tipo Calor. Isto ocorre especialmente com deficiência subjacente de *Yin*.

A Síndrome Dolorosa Obstrutiva do tipo Calor é caracterizada por dor e calor nas articulações, as quais são sentidas quentes ao toque; vermelhidão e inchaço das articulações; limitação dos movimentos; e dor intensa. Nos casos agudos, há sede, febre que não cessa após transpiração e pulso Deslizante e Rápido.

Neste caso, a transpiração não diminui a temperatura, nem reduz a dor, pois é proveniente de Umidade-Calor. Portanto, esta síndrome é caracterizada não apenas por Calor, mas por Umidade-Calor. Na verdade, a Umidade é o aspecto primário desta síndrome e o Calor, o aspecto secundário.

Síndrome Dolorosa Obstrutiva do Tipo Óssea

A Síndrome Dolorosa Obstrutiva do tipo Óssea ocorre somente em casos crônicos e se desenvolve de quaisquer dos quatro tipos anteriores. A obstrução persistente das articulações pelos fatores patogênicos gera retenção de fluidos corporais, transformando-se em Fleuma, a qual, por sua vez, obstrui articulações e canais. Esse quadro gera atrofia muscular, inchaço e deformidades ósseas nas articulações, que se constituem em uma forma extrema de Fleuma. Nesse estágio, a Síndrome Dolorosa Obstrutiva se torna uma síndrome interior, afetando não apenas músculos, articulações e canais, mas também os órgãos internos.

Nos casos prolongados de Síndrome Dolorosa Obstrutiva do tipo Óssea, outras condições patológicas podem tomar parte no desenvolvimento da doença. Em primeiro lugar, a obstrução na circulação de *Qi*, Sangue e fluidos corporais causada por Fleuma pode gerar estagnação de Sangue. A estagnação de Sangue nos canais, por sua vez, obstrui a correta circulação, sendo, portanto, outra causa de dor. Em vários casos crônicos de Síndrome Dolorosa Obstrutiva, a estagnação de Sangue se constitui em um fator contribuinte. Por exemplo, Frio e Umidade são causas frequentes de Síndrome Dolorosa Obstrutiva da parte inferior das costas.

Depois de repetidos episódios de invasão de Frio e Umidade na parte inferior das costas, a retenção prolongada dos fatores patogênicos pode gerar estagnação crônica de Sangue na região. Então, a dor se torna mais ou menos constante e mais intensa. Estagnação de Sangue também causa rigidez pronunciada devido ao Sangue estagnado não nutrindo e umedecendo os tendões. A dor proveniente da estagnação de Sangue frequentemente piora à noite.

Finalmente, outro fator importante na Síndrome Dolorosa Obstrutiva crônica é a deficiência do Fígado e do Rim. É essa deficiência que permite a retenção de Fleuma e a estagnação de Sangue. O Sangue do Fígado nutre os tendões; quando o Fígado fica deficiente, os tendões não são nutridos, gerando dor e rigidez das articulações. O Rim nutre os ossos; quando se torna deficiente, os ossos são destituídos de nutrição, o que permite que a Fleuma se acumule nas articulações sob a forma de inchaços.

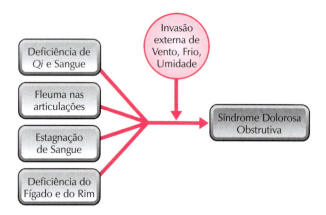

Figura 38.2 – Fatores na Síndrome Dolorosa Obstrutiva crônica.

Em suma, os fatores que podem estar presentes na Síndrome Dolorosa Obstrutiva crônica são (Fig. 38.2):

- Deficiência geral de *Qi* e Sangue, predispondo o corpo a invasões de fatores patogênicos externos.
- Formação de Fleuma nas articulações sob a forma de inchaço decorrente da transformação inadequada dos fluidos corporais.
- Estagnação de Sangue devido à longa permanência de obstrução na circulação de Sangue causada por fator patogênico externo e Fleuma.
- Deficiências de Fígado e Rim, gerando má nutrição de tendões e ossos, a primeira causando dor e rigidez e a segunda contribuindo para o assentamento da Fleuma nas articulações.

Nota Clínica

- Os fatores que podem estar presentes na Síndrome Dolorosa Obstrutiva crônica são:
  - *Deficiência geral de Qi e Sangue*: fraqueza muscular
  - *Fleuma nas articulações*: deformidades ósseas
  - *Estagnação de Sangue*: dor intensa, rigidez de articulações, a dor piora à noite
  - *Deficiência de Fígado e Rim*: má nutrição de tendões (dor e rigidez) e ossos (degeneração de cartilagem e do osso)
- Para resumir os cinco tipos de Síndrome Dolorosa Obstrutiva, pode-se dizer:
  - *Síndrome Dolorosa Obstrutiva do tipo Vento*: dor movendo-se de uma articulação para outra
  - *Síndrome Dolorosa Obstrutiva do tipo Umidade*: dor fixa com sensibilidade, peso, entorpecimento e inchaço das articulações
  - *Síndrome Dolorosa Obstrutiva do tipo Frio*: dor intensa em uma articulação
  - *Síndrome Dolorosa Obstrutiva do tipo Calor*: dor muito intensa e articulações quentes, vermelhas e inchadas
  - *Síndrome Dolorosa Obstrutiva do tipo Óssea*: articulações doloridas com inchaço e deformidades ósseas
- Entretanto, tendo diferenciado a Síndrome Dolorosa Obstrutiva de acordo com o fator patogênico causal, vale ressaltar que a maioria dos médicos concorda que todos os três fatores (Vento, Frio e Umidade) estão presentes em todos os casos, e cada caso pode apenas ser diferenciado de acordo com a predominância de um fator sobre os outros. Esta consideração é importante no tratamento, especialmente no tratamento com ervas. De fato, embora as prescrições fitoterápicas para tratar Síndrome Dolorosa Obstrutiva enfatizem a eliminação de um determinado fator patogênico, várias prescrições incluem ervas que expelem os outros dois

---

!

- A maioria dos médicos concorda que todos os três fatores (Vento, Frio e Umidade) estão presentes em todos os casos de Síndrome Dolorosa Obstrutiva, e cada caso pode apenas ser diferenciado de acordo com a predominância de um fator sobre os outros. Isto significa que, no tratamento, é necessário expelir todos os três fatores patogênicos, embora um seja geralmente predominante

---

Uma classificação diferente de Síndrome Dolorosa Obstrutiva aparece no *Clássico de Medicina Interna do Imperador Amarelo – Questões Simples*. O *Questões Simples*, no capítulo 43, classifica a Síndrome Dolorosa Obstrutiva de acordo com tecido e órgão afetado. Afirma[8]:

Os cinco órgãos Yin estão relacionados aos cinco tecidos em que uma doença crônica pode se alojar. Na Síndrome Dolorosa Obstrutiva dos ossos, o fator patogênico atinge o Rim; na Síndrome Dolorosa Obstrutiva dos tendões, o fator patogênico atinge o Fígado; na Síndrome Dolorosa Obstrutiva dos vasos sanguíneos, o fator patogênico atinge o Coração; na Síndrome Dolorosa Obstrutiva dos músculos, o fator patogênico atinge o Baço; e na Síndrome Dolorosa Obstrutiva da pele, o fator patogênico atinge o Pulmão.

Comenta então[9]:

A Síndrome Dolorosa Obstrutiva dos ossos é séria; a dos vasos sanguíneos gera estagnação de Sangue; a dos tendões causa rigidez; a dos músculos gera fraqueza; e a da pele causa Frio.

O *Questões Simples* classifica a Síndrome Dolorosa Obstrutiva de acordo com o tecido afetado, deduzindo qual tecido é afetado pela manifestação principal, isto é, deformidades ósseas na Síndrome Dolorosa Obstrutiva dos ossos, estagnação de Sangue na Síndrome Dolorosa Obstrutiva dos vasos sanguíneos, rigidez na Síndrome Dolorosa Obstrutiva do tendão, fraqueza na Síndrome Dolorosa Obstrutiva dos músculos e sensação de frio na Síndrome Dolorosa Obstrutiva da pele. Determina também uma diferença na gravidade entre os vários tipos de síndromes. No mesmo capítulo diz[10]:

Quando a Síndrome Dolorosa Obstrutiva afeta os órgãos, ela causa a morte; quando está situada em ossos ou tendões, torna-se crônica; quando se situa em músculos ou pele, desaparece facilmente.

Resumo

Identificação de Padrões

- *Síndrome Dolorosa Obstrutiva do tipo Vento*: dor movendo-se de uma articulação para outra
- *Síndrome Dolorosa Obstrutiva do tipo Umidade*: dor fixa com sensibilidade, peso, entorpecimento e inchaço das articulações
- *Síndrome Dolorosa Obstrutiva do tipo Frio*: dor intensa em uma articulação
- *Síndrome Dolorosa Obstrutiva do tipo Calor*: dor muito intensa e articulações quentes, vermelhas e inchadas
- *Síndrome Dolorosa Obstrutiva do tipo óssea*: articulações doloridas com inchaço e deformidades ósseas

---

Princípios de Tratamento

O objetivo do tratamento consiste simplesmente em expelir os fatores patogênicos que invadiram os canais e em eliminar a estagnação local resultante de *Qi* e Sangue nos canais.

O tratamento da Síndrome Dolorosa Obstrutiva é, por definição, um tratamento de canal, envolvendo apenas o tratamento dos órgãos internos como objetivo secundário. A mais óbvia e notável exceção disso, entretanto,

812 Síndrome Dolorosa Obstrutiva (Artrite Reumatoide)

é a Síndrome Dolorosa Obstrutiva crônica requerendo também o tratamento dos órgãos internos.

Como princípio geral, já que o três fatores patogênicos, Vento, Frio e Umidade, estão normalmente presentes na Síndrome Dolorosa Obstrutiva (embora com predominância de um ou dois), o tratamento é dirigido em expelir Vento, dispersar Frio e resolver Umidade. O *Essential Reading from de Medical Masters* (1637) diz[11]:

Para tratar a Síndrome Dolorosa Obstrutiva do tipo Vento, deve-se fundamentalmente expelir o Vento, porém secundariamente também dispersar o Frio e resolver a Umidade, além de nutrir o Sangue. Para extinguir Vento, trata-se o Sangue; se o Sangue estiver harmônico, o Vento é automaticamente expelido. Para tratar a Síndrome Dolorosa Obstrutiva do tipo Frio é necessário primeiramente dispersar o Frio, mas secundariamente também expelir Vento e secar Umidade, além de tonificar o Fogo. Se o Calor se movimenta, o Frio vai, a circulação correta remove a dor. Para tratar a Síndrome Dolorosa Obstrutiva do tipo Umidade, é necessário secar primeiramente a Umidade, mas secundariamente também expelir o Vento e dispersar o Frio, além de tonificar o Baço. Se a Terra for forte, a Umidade desaparece; se o Qi for forte, não haverá entorpecimento [um sintoma de Umidade].

Essa citação realça dois importantes princípios no tratamento da Síndrome Dolorosa Obstrutiva; primeiramente, em geral, a necessidade é expelir os três fatores patogênicos; posteriormente, a necessidade é tratar também os órgãos internos. Isto significa tratar Sangue (isto é, Fígado) no caso de Vento, tonificar Fogo (isto é, *Yang* do Rim) no caso de Frio e fortalecer Baço no caso de Umidade.

Nota Clínica

- Embora o tratamento da Síndrome Dolorosa Obstrutiva seja baseado em expelir o fator patogênico, é também importante tratar a condição interna:
  - Nutrindo o Sangue (isto é, Fígado), a fim de expelir Vento
  - Tonificando o Fogo (isto é, *Yang* do Rim), a fim de dispersar Frio
  - Tonificando o *Qi* (do Baço), a fim de resolver Umidade

O *Enlightenment of Medical Theory* (1732) confirma tal citação praticamente com as mesmas palavras e acrescenta[12]:

Para tratar problemas exteriores, expelir em primeiro lugar os fatores patogênicos e, então, tratar também órgãos internos e Qi Correto.

O tratamento da Síndrome Dolorosa Obstrutiva crônica, em particular, requer uma abordagem mais ampla. Além de expelir os fatores patogênicos, é necessário nutrir Sangue, Fígado e Rim, resolver Fleuma ou revigorar o Sangue, dependendo da condição subjacente predominante. O professor Qiu Mao Liang defende a ideia de beneficiar o Rim e fortalecer o Vaso Governador (*Du Mai*) para tratar Síndrome Dolorosa Obstrutiva crônica[13]. A principal razão dessa abordagem é o fato

de a penetração dos fatores patogênicos externos causar Síndrome Dolorosa Obstrutiva, a qual é intimamente dependente da força do Rim e do Vaso Governador. O *Qi* Defensivo que protege o corpo da invasão de fatores patogênicos é de natureza *Yang* e possui sua raiz no *Yang* do Rim e no Vaso Governador.

Quando os fatores patogênicos invadem o corpo, causando Síndrome Dolorosa Obstrutiva, tais fatores atravessarão a pele, espaço entre pele e músculos, canais, tendões e ossos. O Fígado nutre os tendões e o Rim, os ossos; assim, a força de tendões e ossos depende da nutrição, não apenas de Sangue e da Essência do Fígado e do Rim, mas também da evaporação dos fluidos pelo *Yang* do Rim, gerando a formação de fluido sinovial.

Quando Fígado e Rim estiverem fracos, Sangue e Essência ficam esgotados, o *Yang* do Rim não pode evaporar os fluidos, o *Qi* Defensivo fica fraco e os fatores patogênicos externos invadem o corpo, causando Síndrome Dolorosa Obstrutiva. Assim, "beneficiar o Rim" envolve a nutrição do Sangue do Fígado e da Essência do Rim, bem como o fortalecimento do *Yang* do Rim e do Vaso Governador. O fortalecimento do Vaso Governador consiste em um procedimento necessário, já que esse Vaso Extraordinário é de natureza *Yang*, surge do Rim e difunde o *Qi* Defensivo para as costas, ao longo dos canais *Yang* Maior; estes formam a primeira linha de defesa à invasão de fatores patogênicos externos, mesmo porque os canais *Yang* Maior "abrem-se para o exterior".

O fortalecimento do Vaso Governador por intermédio da acupuntura consiste simplesmente na tonificação (também com moxa) dos pontos ao longo desse vaso, especialmente DU-4 (*Mingmen*), DU-12 (*Shenzhu*) e DU-14 (*Dazhui*), e na abertura do caso com os pontos ID-3 (*Houxi*) e B-62 (*Shenmai*). A combinação particular para aquecer *Yang* e fortalecer Vaso Governador consiste em aplicar moxa direta em REN-4 (*Guanyuan*) e DU-14 (*Dazhui*).

No tratamento com medicina fitoterápica, o fortalecimento do Vaso Governador é obtido pela utilização de algumas das seguintes substâncias:

- *Lu Rong* (*Cornu Cervi pantotrichum*) – a mais importante.
- *Lu Jiao* (*Cornu Cervi*).
- *Lu Jiao Jiao* (*Gelatinum Cornu Cervi*).
- *Lu Jiao Shuang* (*Cornu Cervi degelatinatum*).
- *Fu Zi* (*Radix Aconiti lateralis preparata*).
- *Rou Gui* (*Cortex Cinnamomi cassiae*).

Finalmente, outra razão para se adotar o princípio de tratamento de beneficiar o Rim e fortalecer o Vaso Governador consiste na possibilidade de reduzir a dosagem de ervas. De fato, muitas fórmulas para tratar Síndrome Dolorosa Obstrutiva contêm ervas picantes e dispersivas não adequadas para o uso a longo prazo. Ao se beneficiar o Rim e fortalecer o Vaso Governador, a resistência do corpo é aumentada, a eficácia das ervas é também intensificada e, portanto, suas dosagens podem ser correspondentemente reduzidas.

> **Resumo**
>
> **Princípios de Tratamento**
> - O tratamento é direcionado para expelir Vento, dispersar Frio e resolver Umidade
> - É necessário expelir os três fatores patogênicos simultaneamente
> - É necessário tratar os órgãos internos
> - Nutrir Sangue (isto é, Fígado), a fim de expelir Vento
> - Tonificar o Fogo (isto é, Yang do Rim), a fim de dispersar Frio
> - Tonificar o *Qi* (do Baço), a fim de resolver Umidade
> - O professor Qiu Mao Liang defende beneficiar o Rim e fortalecer o Vaso Governador (*Du Mai*) para tratar Síndrome Dolorosa Obstrutiva crônica

Tratamento por Acupuntura

No geral, o tratamento de acupuntura da Síndrome Dolorosa Obstrutiva é baseado na escolha de pontos de cinco grupos possíveis:

- Pontos distais.
- Pontos locais (incluindo os pontos *Ah Shi*).
- Pontos adjacentes.
- Pontos de acordo com o padrão.
- Pontos gerais.

Pontos Distais

Estes são os pontos abaixo dos cotovelos e dos joelhos, os quais podem tratar problemas ao longo do canal. Um ou mais desses pontos podem ser sempre utilizados para tratar Síndrome Dolorosa Obstrutiva. Os pontos distais "abrem" o canal, eliminam estagnação de *Qi* e ajudam a expelir fatores patogênicos. São utilizados com método de sedação nos casos agudos e método neutro nos casos crônicos.

Os pontos distais são escolhidos de acordo com canal e área envolvida. É importante fazer esta distinção: deve-se primeiramente avaliar cuidadosamente qual canal está afetado e depois selecionar o ponto distal adequado de acordo com a área afetada. Cada ponto distal afeta uma área particular mais do que outra; isto ocorre em parte conforme os princípios gerais (ver a adiante) e em parte empiricamente. Por exemplo, para tratar dor no ombro ao longo do canal de Intestino Grosso, pode-se aplicar a maioria dos pontos do Intestino Grosso entre cotovelo e dedos. Entretanto, alguns possuem mais afinidade com o ombro e serão selecionados.

Como princípio geral, quanto mais distal ao longo de um canal estiver um ponto, mais distante ao longo do canal sua influência se estenderá. Por exemplo, o ponto VB-34 (*Yanglingquan*) afeta a articulação do ombro, ao passo que o ponto VB-39 (*Xuanzhong*) afeta o pescoço. A Figura 38.3 ilustra este princípio.

Obviamente, esta não é uma regra absoluta, pois há várias exceções. Por exemplo, o ponto VB-41 (*Zulinqi*) (abaixo do ponto VB-39 [*Xuanzhong*] e deveria, portanto, afetar uma área acima do pescoço) pode afetar quadril e mama. Uma vez que os pontos distais são, por definição, aqueles abaixo de cotovelos e joelhos,

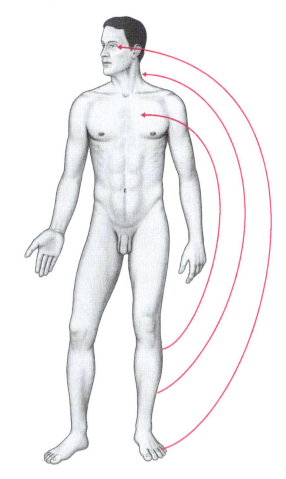

Figura 38.3 – Áreas alcançadas por pontos distais.

no caso de punhos, dedos da mão, tornozelos e dedos do pé, não há pontos distais, com algumas exceções. Colocando-se de outra maneira, nesses casos, pontos distais e locais são coincidentes.

Os pontos distais nem sempre são escolhidos a partir do canal afetado, já que os pontos distais de um canal podem afetar outro canal. Isto se aplica particularmente aos canais da mesma polaridade nos membros superiores e inferiores, especialmente os canais *Yang*, por exemplo, *Yang* Maior (Intestino Delgado e Bexiga), *Yang* Menor (Triplo Aquecedor e Vesícula Biliar) e *Yang* Brilhante (Intestino Grosso e Estômago), conectando-se diretamente na área da face. Com a finalidade de tratamento, como foi explicado no Capítulo 1 sobre cefaleia, pode-se quase sempre considerar os canais *Yang* do braço e da perna como um canal único.

Essa conexão revela possibilidades em termos de tratamento, já que os pontos distais podem ser escolhidos não apenas no canal afetado, mas também em seu canal correspondente de mesma polaridade e de potencial oposto (por exemplo, Intestino Grosso e Estômago dentro do sistema *Yang* Brilhante). Os canais de "potencial oposto" estão um no braço, o outro na perna, por exemplo, Intestino Grosso e Estômago dentro do *Yang* Brilhante; desta forma, um ponto no canal do Intestino Grosso, como IG-4 (*Hegu*), pode tratar problemas do

Síndrome Dolorosa Obstrutiva (Artrite Reumatoide)

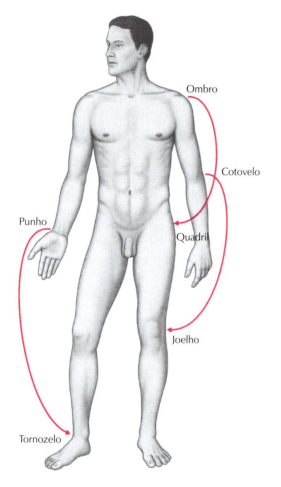

FIGURA 38.4 – Correspondência entre ombro-quadril, cotovelo-joelho e punho-tornozelo.

canal do Estômago na face; vice-versa, E-44 (*Neiting*) pode funcionar como ponto distal para tratar problemas no canal do Intestino Grosso na face.

Os pontos distais dos canais *Yang* relacionados também podem ser escolhidos de acordo com a correspondência das articulações nos membros superiores e inferiores:

- Ombro = quadril.
- Cotovelo = joelho.
- Tornozelo = punho (Fig. 38.4).

Por exemplo, se sensibilidade e inchaço aparecem no punho ao longo do canal do Triplo Aquecedor, pode-se utilizar um ponto distal no canal de mesma polaridade (neste caso, *Yang*) e potencial oposto (isto é, neste caso, da perna), o canal de Vesícula Biliar. Em virtude da correspondência entre punho e tornozelo, o ponto será VB-40 (*Qiuxu*). A correspondência entre pontos do canal *Yang* de acordo com a articulação é ilustrada na Tabela 38.1.

Os principais pontos distais para tratar Síndrome Dolorosa Obstrutiva de acordo com canais são:

- Pulmão: P-7 (*Lieque*).
- Intestino Grosso: IG-4 (*Hegu*) ou IG-1 (*Shangyang*).
- Estômago: E-40 (*Fenglong*) ou E-44 (*Neiting*).
- Baço: BP-5 (*Shangqiu*).
- Coração: C-5 (*Tongli*).
- Intestino Delgado: ID-3 (*Houxi*) ou ID-1 (*Shaoze*).
- Bexiga: B-60 (*Kunlun*).
- Rim: R-4 (*Dazhong*).
- Pericárdio: PC-6 (*Neiguan*).
- Triplo Aquecedor: TA-5 (*Waiguan*) ou TA-1 (*Guanchong*).
- Vesícula Biliar: VB-41 (*Zulinqi*).
- Fígado: F-5 (*Ligou*).

Resumo

Pontos Distais para Tratar Síndrome Dolorosa Obstrutiva
- Pulmão: P-7 (*Lieque*)
- Intestino Grosso: IG-4 (*Hegu*) ou IG-1 (*Shangyang*)
- Estômago: E-40 (*Fenglong*) ou E-44 (*Neiting*)
- Baço: BP-5 (*Shangqiu*)
- Coração: C-5 (*Tongli*)
- Intestino Delgado: ID-3 (*Houxi*) ou ID-1 (*Shaoze*)
- Bexiga: B-60 (*Kunlun*)
- Rim: R-4 (*Dazhong*)
- Pericárdio: PC-6 (*Neiguan*)
- Triplo Aquecedor: TA-5 (*Waiguan*) ou TA-1 (*Guanchong*)
- Vesícula Biliar: VB-41 (*Zulinqi*)
- Fígado: F-5 (*Ligou*)

A escolha dos pontos distais também deve ser feita levando-se em consideração a área envolvida. Os principais pontos distais de acordo com as áreas são:

- Pescoço: VB-39 (*Xuanzhong*), ID-3 (*Houxi*), ID-1 (*Shaoze*), TA-5 (*Waiguan*), TA-8 (*Sanyangluo*),

Tabela 38.1 – Correspondência de pontos nas articulações das regiões superior e inferior do corpo

Articulação	Canal do braço	Ponto do braço	Ponto da perna	Canal da perna	Associado
Ombro	Intestino Grosso	IG-15	E-31	Estômago	Yang Brilhante
	Triplo Aquecedor	TA-14	VB-31	Vesícula Biliar	Yang Menor
	Intestino Delgado	ID-10	B-36	Bexiga	Yang Maior
Cotovelo	Intestino Grosso	IG-11	E-36	Estômago	Yang Brilhante
	Triplo Aquecedor	TA-10	VB-34	Vesícula Biliar	Yang Menor
	Intestino Delgado	ID-8	B-40	Bexiga	Yang Maior
Punho	Intestino Grosso	IG-5	E-41	Estômago	Yang Brilhante
	Triplo Aquecedor	TA-4	VB-40	Vesícula Biliar	Yang Menor
	Intestino Delgado	ID-5	B-60	Bexiga	Yang Maior

B = Bexiga; E = Estômago; ID = Intestino Delgado; IG = Intestino Grosso; TA = Triplo Aquecedor; VB = Vesícula Biliar.

B-60 (*Kunlun*). Pontos secundários: E-40 (*Fenglong*) e R-4 (*Dazhong*).
- Ombro: TA-5 (*Waiguan*), IG-4 (*Hegu*), P-7 (*Lieque*), TA-1 (*Guanchong*), IG-1 (*Shangyang*), E-38 (*Tiaokou*), B-58 (*Feiyang*).
- Cotovelo: IG-4 (*Hegu*), TA-5 (*Waiguan*), IG-1 (*Shangyang*).
- Punho: E-36 (*Zusanli*), BP-5 (*Shangqiu*), VB-40 (*Qiuxu*).
- Dedos da mão: não há pontos distais (ver anteriormente).
- Região inferior das costas: B-40 (*Weizhong*), B-60 (*Kunlun*), B-59 (*Fuyang*), B-62 (*Shenmai*).
- Sacro: B-40 (*Weizhong*), B-58 (*Feiyang*).
- Quadril: VB-41 (*Zulinqi*), B-62 (*Shenmai*).
- Joelho: BP-5 (*Shangqiu*), ID-5 (*Yanggu*).
- Tornozelo: não há pontos distais.
- Dedos do pé: IG-4 (*Hegu*) (Fig. 38.5).

Pontos Locais

Os principais pontos locais de acordo com área são:

- Pescoço: B-10 (*Tianzhu*), VB-20 (*Fengchi*).
- Ombro: IG-15 (*Jianyu*), TA-14 (*Jianliao*), *Jianneiling* (ponto extra).
- Cotovelo: IG-11 (*Quchi*), TA-10 (*Tianjing*), ID-8 (*Xiaohai*).
- Punho: TA-4 (*Yangchi*), IG-5 (*Yangxi*), ID-5 (*Yanggu*), ID-4 (*Wangu*), PC-7 (*Daling*).
- Dedos da mão: TA-3 (*Zhongzhu*), ID-3 (*Houxi*), IG-3 (*Sanjian*), *Baxie* (ponto extra).
- Região inferior das costas: B-23 (*Shenshu*), B-26 (*Guanyuanshu*), B-25 (*Dachangshu*), B-24 (*Qihaishu*), *Shiqizhuixia* (ponto extra), DU-3 (*Yaoyangguan*).
- Sacro: B-32 (*Ciliao*), B-33 (*Zhongliao*), B-34 (*Xialiao*), *Shiqizhuixia*, B-27 (*Xiaochangshu*), B-28 (*Pangguangshu*).
- Quadril: VB-30 (*Huantiao*), VB-29 (*Juliao*), BP-12 (*Chongmen*).
- Joelho: *Xiyan* (ponto extra), E-36 (*Zusanli*), BP-9 (*Yinlingquan*), F-7 (*Xiguan*), F-8 (*Ququan*), R-10 (*Yingu*), VB-34 (*Yanglingquan*), B-40 (*Weizhong*).
- Tornozelo: BP-5 (*Shangqiu*), VB-40 (*Qiuxu*), E-41 (*Jiexi*), B-60 (*Kunlun*).
- Dedos do pé: *Bafeng* (ponto extra), BP-3 (*Taibai*) (Fig. 38.6).

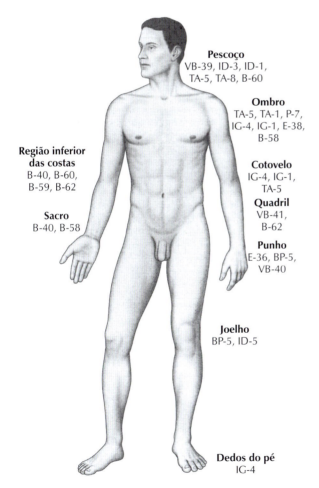

FIGURA 38.5 – Pontos distais para tratar Síndrome Dolorosa Obstrutiva de acordo com área. B = Bexiga; BP = Baço-Pâncreas; E = Estômago; ID = Intestino Delgado; IG = Intestino Grosso; TA = Triplo Aquecedor; VB = Vesícula Biliar.

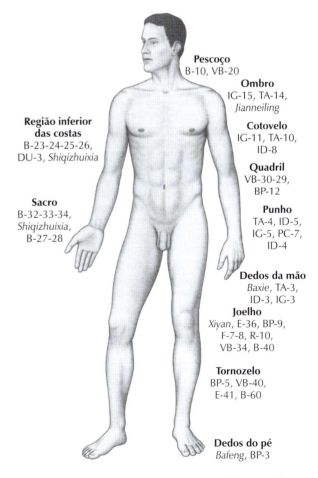

FIGURA 38.6 – Pontos locais para tratar Síndrome Dolorosa Obstrutiva de acordo com área. B = Bexiga; BP = Baço-Pâncreas; DU = *Du Mai*; E = Estômago; F = Fígado; ID = Intestino Delgado; IG = Intestino Grosso; PC = Pericárdio; R = Rim; Ta = Triplo Aquecedor; VB = Vesícula Biliar.

Os pontos *Ah Shi* (pontos sensíveis sob pressão) também são pontos locais e formam uma parte importante do tratamento de acupuntura da Síndrome Dolorosa Obstrutiva. Na maioria dos casos, irão coincidir com os pontos normais de canal, porém se outros pontos estiverem sensíveis mediante pressão, podem ser inseridos em acréscimo aos pontos normais.

Resumo

Pontos Locais para Tratar Síndrome Dolorosa Obstrutiva
- Pescoço: B-10 (*Tianzhu*), VB-20 (*Fengchi*)
- Ombro: IG-15 (*Jianyu*), TA-14 (*Jianliao*), Jianneiling (ponto extra)
- Cotovelo: IG-11 (*Quchi*), TA-10 (*Tianjing*), ID-8 (*Xiaohai*)
- Punho: TA-4 (*Yangchi*), IG-5 (*Yangxi*), ID-5 (*Yanggu*), ID-4 (*Wangu*), PC-7 (*Daling*)
- Dedos da mão: TA-3 (*Zhongzhu*), ID-3 (*Houxi*), IG-3 (*Sanjian*), Baxie (ponto extra)
- Região inferior das costas: B-23 (*Shenshu*), B-26 (*Guanyuanshu*), B-25 (*Dachangshu*), B-24 (*Qihaishu*), Shiqizhuixia (ponto extra), DU-3 (*Yaoyangguan*)
- Sacro: B-32 (*Ciliao*), B-33 (*Zhongliao*), B-34 (*Xialiao*), Shiqizhuixia, B-27 (*Xiaochangshu*), B-28 (*Pangguangshu*)
- Quadril: VB-30 (*Huantiao*), VB-29 (*Juliao*), BP-12 (*Chongmen*)
- Joelho: Xiyan (ponto extra), E-36 (*Zusanli*), BP-9 (*Yinlingquan*), F-7 (*Xiguan*), F-8 (*Ququan*), R-10 (*Yingu*), VB-34 (*Yanglingquan*), B-40 (*Weizhong*)
- Tornozelo: BP-5 (*Shangqiu*), VB-40 (*Qiuxu*), E-41 (*Jiexi*), B-60 (*Kunlun*)
- Dedos do pé: Bafeng (ponto extra), BP-3 (*Taibai*)

Pontos Adjacentes

Os principais pontos adjacentes de acordo com áreas são:

- Pescoço: VB-21 (*Jianjing*), DU-14 (*Dazhui*), B-11 (*Dashu*).
- Ombro: ID-9 (*Jianzhen*), ID-10 (*Naoshu*), ID-11 (*Tianzong*), ID-12 (*Bingfeng*), ID-13 (*Quyuan*), ID-14 (*Jianwaishu*), ID-15 (*Jianzhongshu*), TA-15 (*Tianliao*), VB-21 (*Jianjing*), IG-14 (*Binao*), TA-13 (*Naohui*).
- Cotovelo: IG-13 (*Wuli*), IG-10 (*Shousanli*), IG-14 (*Binao*).
- Punho: TA-5 (*Waiguan*), P-7 (*Lieque*).
- Dedos da mão: TA-5 (*Waiguan*).
- Região inferior das costas: não há ponto adjacente.
- Sacro: B-23 (*Shenshu*).
- Quadril: VB-31 (*Fengshi*).
- Joelho: BP-10 (*Xuehai*), E-34 (*Liangqiu*).
- Tornozelo: R-7 (*Fuliu*), VB-34 (*Yanglingquan*), E-36 (*Zusanli*).
- Dedos do pé: BP-4 (*Gongsun*), E-41 (*Jiexi*), VB-34 (*Yanglingquan*), BP-9 (*Yinlingquan*) (Fig. 38.7).

Resumo

Pontos Adjacentes para Tratar Síndrome Dolorosa Obstrutiva
- Pescoço: VB-21 (*Jianjing*), DU-14 (*Dazhui*), B-11 (*Dashu*)
- Ombro: ID-9 (*Jianzhen*), ID-10 (*Naoshu*), ID-11 (*Tianzong*), ID-12 (*Bingfeng*), ID-13 (*Quyuan*), ID-14 (*Jianwaishu*), ID-15 (*Jianzhongshu*), TA-15 (*Tianliao*), VB-21 (*Jianjing*), IG-14 (*Binao*), TA-13 (*Naohui*)
- Cotovelo: IG-13 (*Wuli*), IG-10 (*Shousanli*), IG-14 (*Binao*)
- Punho: TA-5 (*Waiguan*), P-7 (*Lieque*)
- Dedos da mão: TA-5 (*Waiguan*)
- Região inferior das costas: não há ponto adjacente
- Sacro: B-23 (*Shenshu*)
- Quadril: VB-31 (*Fengshi*)
- Joelho: BP-10 (*Xuehai*), E-34 (*Liangqiu*)
- Tornozelo: R-7 (*Fuliu*), VB-34 (*Yanglingquan*), E-36 (*Zusanli*)
- Dedos do pé: BP-4 (*Gongsun*), E-41 (*Jiexi*), VB-34 (*Yanglingquan*), BP-9 (*Yinlingquan*)

Pontos de acordo com o Padrão

Os principais pontos a serem utilizados de acordo com padrão são descritos a seguir.

Síndrome Dolorosa Obstrutiva do Tipo Vento

B-12 (*Fengmen*), VB-31 (*Fengshi*), VB-39 (*Xuanzhong*), DU-14 (*Dazhui*), TA-6 (*Zhigou*), B-17 (*Geshu*), B-18 (*Ganshu*). Todos esses pontos expelem Vento, exceto os dois últimos, que nutrem Sangue e são escolhidos

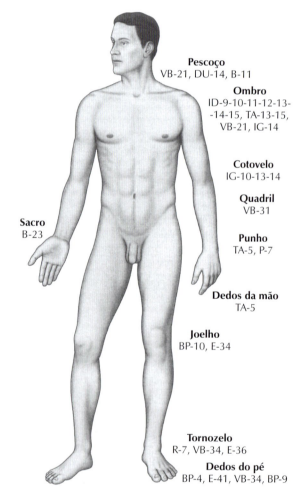

FIGURA 38.7 – Pontos adjacentes para tratar Síndrome Dolorosa Obstrutiva de acordo com a área. B = Bexiga; BP = Baço-Pâncreas; DU = *Du Mai*; E = Estômago; ID = Intestino Delgado; IG = Intestino Grosso; P = Pulmão; R = Rim; TA = Triplo Aquecedor; VB = Vesícula Biliar.

Síndrome Dolorosa Obstrutiva (Artrite Reumatoide) **817**

de acordo com o princípio de "nutrir Sangue para extinguir Vento".

Nos casos agudos, deve-se utilizar método de sedação e, nos casos crônicos, método neutro. No caso de Síndrome Dolorosa Obstrutiva do tipo Vento, é particularmente importante tentar obter a propagação da sensação de inserção da agulha ao longo do canal. O uso de pontos de acordo com a síndrome é especialmente importante para tratar Síndrome Dolorosa Obstrutiva do tipo Vento, pois, nesse caso, a dor se movimenta de uma articulação para outra.

O *Great Compendium of Acupuncture* (1601) sugere a utilização de P-5 (*Chize*) e VB-38 (*Yangfu*) para tratar Síndrome Dolorosa Obstrutiva do tipo Vento[14].

Síndrome Dolorosa Obstrutiva do Tipo Frio

E-36 (*Zusanli*), REN-6 (*Qihai*), ID-5 (*Yanggu*), B-10 (*Tianzhu*), DU-14 (*Dazhui*), DU-3 (*Yaoyangguan*), B-23 (*Shenshu*), REN-4 (*Guanyuan*). Neste caso, deve-se utilizar método de tonificação e moxa. A moxa na agulha é a melhor forma de moxabustão para tratar Síndrome Dolorosa Obstrutiva do tipo Frio. Combina o benefício de inserção da agulha com o calor penetrando no músculo e na articulação pela agulha.

O *Great Compendium of Acupuncture* sugere os seguintes pontos para tratar Síndrome Dolorosa Obstrutiva do tipo Frio: IG-11 (*Quchi*), P-7 (*Lieque*), VB-30 (*Huantiao*), VB-31 (*Fengshi*), B-40 (*Weizhong*), BP-5 (*Shangqiu*), F-4 (*Zhongfeng*), VB-41 (*Zulinqi*).

Síndrome Dolorosa Obstrutiva do Tipo Umidade

BP-9 (*Yinlingquan*), BP-6 (*Sanyinjiao*), VB-34 (*Yanglingquan*), E-36 (*Zusanli*), B-20 (*Pishu*). Utilizar método de sedação nos casos agudos e método neutro nos casos crônicos. O ponto B-20 deve ser tonificado nos dois casos. A moxa também é aplicável. Se as articulações estiverem inchadas (geralmente estão nas Síndromes Dolorosas Obstrutivas do tipo Umidade), deve-se sangrar levemente a articulação afetada com a agulha de flor de ameixeira até que gotículas de sangue muito pequenas apareçam, e direcionar, então, a fumaça da moxa encandescente sobre o local.

O *Great Compendium of Acupuncture* sugere a utilização do ponto B-17 (*Geshu*) para tratar Síndrome Dolorosa Obstrutiva do tipo Umidade.

Síndrome Dolorosa Obstrutiva do Tipo Calor

E-43 (*Xiangu*), IG-4 (*Hegu*), IG-11 (*Quchi*), DU-14 (*Dazhui*). Utilizar método de sedação nos casos agudos e método neutro nos casos crônicos. Positivamente, não utilizar moxa. Observe a utilização do ponto DU-14 (*Dazhui*) para tratar Síndrome Dolorosa Obstrutiva do tipo Frio e Síndrome Dolorosa Obstrutiva do tipo Calor (bem como Síndrome Dolorosa Obstrutiva do tipo Vento). Quando aplicado com moxa, este ponto tonifica *Yang* e, se utilizado apenas com agulha (com método de sedação), elimina Calor.

Síndrome Dolorosa Obstrutiva do Tipo Óssea

B-11 (*Dashu*) e VB-39 (*Xuanzhong*), aplicados com método neutro.

Síndrome Dolorosa Obstrutiva Crônica

- Deficiência de *Qi* e Sangue: tonificar E-36 (*Zusanli*), BP-6 (*Sanyinjiao*), REN-4 (*Guanyuan*), F-8 (*Ququan*), B-20 (*Pishu*) e B-23 (*Shenshu*).
- Fleuma nas articulações: E-40 (*Fenglong*), BP-9 (*Yinlingquan*), BP-6 (*Sanyinjiao*), REN-12 (*Zhongwan*), REN-9 (*Shuifen*), B-20 (*Pishu*). REN-12 e B-20 devem ser tonificados, os demais pontos devem ser sedados ou inseridos com método neutro.
- Estagnação de Sangue: BP-10 (*Xuehai*), B-17 (*Geshu*), PC-6 (*Neiguan*), BP-6 (*Sanyinjiao*), IG-11 (*Quchi*). Todos os pontos devem ser inseridos com método de sedação ou neutro.
- Deficiência do Fígado e do Rim: tonificar F-8 (*Ququan*), R-3 (*Taixi*), BP-6 (*Sanyinjiao*), VB-39 (*Xuanzhong*), B-18 (*Ganshu*), B-23 (*Shenshu*), REN-4 (*Guanyuan*), B-11 (*Dashu*), VB-34 (*Yanglingquan*), E-36 (*Zusanli*).

Resumo

Pontos de acordo com o Padrão

- Síndrome Dolorosa Obstrutiva do tipo Vento: B-12 (*Fengmen*), VB-31 (*Fengshi*), VB-39 (*Xuanzhong*), DU-14 (*Dazhui*), TA-6 (*Zhigou*), B-17 (*Geshu*), B-18 (*Ganshu*)
- Síndrome Dolorosa Obstrutiva do tipo Frio: E-36 (*Zusanli*), REN-6 (*Qihai*), ID-5 (*Yanggu*), B-10 (*Tianzhu*), DU-14 (*Dazhui*), DU-3 (*Yaoyangguan*), B-23 (*Shenshu*), REN-4 (*Guanyuan*)
- Síndrome Dolorosa Obstrutiva do tipo Umidade: BP-9 (*Yinlingquan*), BP-6 (*Sanyinjiao*), VB-34 (*Yanglingquan*), E-36 (*Zusanli*), B-20 (*Pishu*)
- Síndrome Dolorosa Obstrutiva do tipo Calor: E-43 (*Xiangu*), IG-4 (*Hegu*), IG-11 (*Quchi*), DU-14 (*Dazhui*)
- Síndrome Dolorosa Obstrutiva do tipo óssea: B-11 (*Dashu*) e VB-39 (*Xuanzhong*), com método neutro
- Síndrome Dolorosa Obstrutiva crônica:
  - Deficiência de *Qi* e Sangue: tonificar E-36 (*Zusanli*), BP-6 (*Sanyinjiao*), REN-4 (*Guanyuan*), F-8 (*Ququan*), B-20 (*Pishu*) e B-23 (*Shenshu*)
  - Fleuma nas articulações: E-40 (*Fenglong*), BP-9 (*Yinlingquan*), BP-6 (*Sanyinjiao*), REN-12 (*Zhongwan*), REN-9 (*Shuifen*), B-20 (*Pishu*). REN-12 e B-20 devem ser tonificados, os demais pontos devem ser sedados ou inseridos com método neutro
  - Estagnação de Sangue: BP-10 (*Xuehai*), B-17 (*Geshu*), PC-6 (*Neiguan*), BP-6 (*Sanyinjiao*), IG-11 (*Quchi*), todos os pontos inseridos com método de sedação ou neutro
  - Deficiência do Fígado e do Rim: tonificar F-8 (*Ququan*), R-3 (*Taixi*), BP-6 (*Sanyinjiao*), VB-39 (*Xuanzhong*), B-18 (*Ganshu*), B-23 (*Shenshu*), REN-4 (*Guanyuan*), B-11 (*Dashu*), VB-34 (*Yanglingquan*), E-36 (*Zusanli*)

Pontos Gerais

Alguns dos pontos anteriormente mencionados são pontos gerais que tratam a condição subjacente de cada padrão. Eles são:

- *Vento*: nutrir Sangue com B-17 (*Geshu*) (frequentemente tonificado, com moxa direto).
- *Frio*: tonificar *Yang* com DU-14 (*Dazhui*) (moxa direta) e B-23 (*Shenshu*).
- *Umidade*: tonificar Baço com B-20 (*Pishu*).

818 Síndrome Dolorosa Obstrutiva (Artrite Reumatoide)

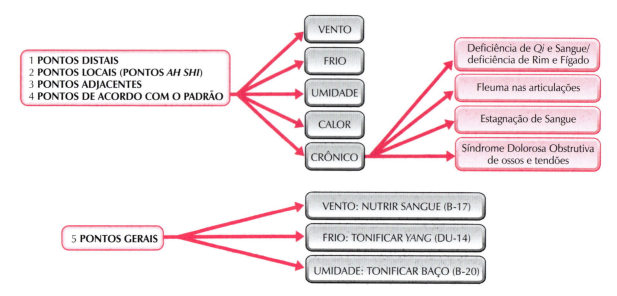

FIGURA 38.8 – Princípios de seleção de pontos. B = Bexiga; DU = *Du Mai*.

Os princípios de seleção de pontos estão resumidos na Figura 38.8.

Caso Clínico

Uma mulher de 42 anos de idade queixava-se de dor intensa nas articulações de dedos, ombro e joelhos. As articulações estavam também inchadas e quentes ao toque. Esse quadro iniciara quatro meses antes da consulta, em fevereiro, após a paciente ter plantado 100 árvores em seu jardim. No início, a dor se apresentava em apenas um dedo da mão, irradiando-se para todos os dedos, os quais também se tornaram inchados. Naquela época, ela sentiu ainda frio, perda da voz, teve dor de garganta, temperatura aumentada e sentia-se com dor generalizada. A partir de então, passou a apresentar dor de garganta recorrente a cada dez dias, acompanhada de dor em todas as articulações. Todos os músculos eram, no geral, doloridos e pesados, apresentava letargia na maior parte do tempo e ganhou peso.

A língua estava Vermelha, acompanhada de revestimento espesso, pegajoso e amarelo. O revestimento encontrava-se mais espesso na área do Pulmão (ou seja, apenas atrás da ponta). O pulso apresentava-se Rápido e Deslizante.

Diagnóstico Este é um caso claro de Síndrome Dolorosa Obstrutiva do tipo Calor. Inicialmente, quando os sintomas surgiram no mês de fevereiro, a paciente sofria de invasão de Vento-Frio-Umidade nas articulações: Vento, pois a dor iniciara em um dedo, movendo-se para outras articulações; Frio, pois a paciente sentia frio; e Umidade, pois as articulações ficaram inchadas. Apresentava também sintomas de invasão de Vento-Frio na porção do *Qi* Defensivo do Pulmão: aversão ao frio, temperatura, dor de garganta e dor muscular. Após certo tempo, o Frio se transformou em Calor, a Umidade se assentou no corpo e a condição se transformou em Síndrome Dolorosa Obstrutiva do tipo Calor, caracterizada por Umidade (inchaço das articulações) e Calor (articulações quentes). Também apresentava sintomas e sinais gerais de Umidade-Calor, tais como, músculos doloridos, sensação de peso, letargia, ganho de peso, língua com revestimento pegajoso e amarelo e pulso Deslizante e Rápido. Apresentava ainda sinais de fator patogênico residual (sob a forma de Vento-Umidade-Calor) evidenciado na dor de garganta recorrente e no revestimento amarelo espesso na área do Pulmão na língua. Este último sinal geralmente indica a presença de fator patogênico residual após invasão exterior não sendo devidamente eliminada.

Princípio de tratamento A paciente foi tratada com acupuntura e o tratamento foi direcionado para eliminar Calor, resolver Umidade e remover obstruções dos canais.

Acupuntura Os principais pontos usados foram:

- IG-11 (*Quchi*), E-43 (*Xiangu*) e DU-14 (*Dazhui*) para eliminar Calor.
- BP-9 (*Yinlingquan*) para resolver Umidade.
- IG-15 (*Jianyu*) e pontos *Baxie* como pontos locais.

Todos os pontos foram inseridos com método de sedação, já que o quadro ainda era muito agudo e o padrão, no geral, de excesso. A paciente apresentou recuperação completa após 21 sessões semanais de acupuntura.

Síndrome Dolorosa Obstrutiva (Artrite Reumatoide)   **819**

Caso Clínico

Uma mulher de 35 anos de idade sofria de artrite reumatoide há quatro anos. Quando o quadro iniciara, todas as pequenas articulações apresentavam-se doloridas, inchadas e quentes. Após alguns meses, algumas articulações desenvolveram deformidades ósseas. A língua estava Vermelha, acompanhada de revestimento amarelo e pegajoso. O pulso apresentava-se Deslizante e Rápido.

Diagnóstico   Trata-se de um exemplo claro de Síndrome Dolorosa Obstrutiva do tipo Calor complicada por Fleuma nas articulações, evidenciada por inchaço e deformidades ósseas.

Princípio de tratamento   O princípio de tratamento adotado consistiu em eliminar Calor, resolver Umidade e remover obstruções dos canais.

Acupuntura   Os principais pontos utilizados foram:

- IG-11 (*Quchi*) para eliminar Umidade-Calor.
- TA-5 (*Waiguan*), TA-6 (*Zhigou*) e E-43 (*Xiangu*) para expelir Vento-Calor e eliminar as obstruções das articulações.
- E-40 (*Fenglong*) e BP-9 (*Yinlingquan*) para resolver Fleuma.
- B-11 (*Dashu*), ponto de Reunião dos ossos, para prevenir a futura deterioração dos ossos.
- DU-14 (*Dazhui*) para eliminar Calor.

Caso Clínico

Uma mulher de 39 anos de idade sofria há dois anos do que fora diagnosticado como artrite reumatoide. Pulsos e pés estavam doloridos e inchados. A dor era agravada mediante clima úmido e chuvoso e melhorava com calor. Este era o problema presente da paciente. No interrogatório, entretanto, relatou sentir também dor na região inferior das costas, frio com facilidade, necessidade de urinar duas vezes durante a noite e frequentemente exaustão. Ocasionalmente, apresentava cefaleias do tipo surda, afetando a cabeça toda e, algumas vezes, transpirava à noite.

A língua estava levemente Pálida, Rígida e um pouco Desviada. O pulso apresentava-se Profundo e Fraco.

Diagnóstico   Dor e inchaço dos punhos e dos pés eram claramente provenientes da invasão de Vento, Frio e Umidade, predominantemente Umidade e Frio. A Umidade é evidenciada pelo inchaço e Frio pelo fato da dor se agravar sob clima chuvoso e melhorar no clima quente.

Este quadro ocorre contra fundo de deficiência do Fígado e do Rim, especialmente do Rim, tendo em vista a dor nas costas, a sensação de frio,

nictúria e exaustão. O pulso Profundo e Fraco também evidencia deficiência de *Yang* do Rim. A língua, Rígida e Desviada, mostra também um quadro inicial de Vento do Fígado. O Vento do Fígado pode se desenvolver a partir da deficiência de longa duração do *Yin* do Fígado e do Rim. Neste caso, como pôde se desenvolver a partir da deficiência do *Yang* do Rim? A explicação reside no fato do *Yin* e do *Yang* do Rim possuírem uma raiz comum e, especialmente nas mulheres, serem muitas vezes deficientes, embora em graus diferentes. Neste caso, o *Yang* do Rim é predominantemente deficiente (sensação de frio, nictúria), porém há ainda deficiência moderada do *Yin* do Rim (transpiração noturna, língua Vermelha e Rígida). Essa deficiência moderada do *Yin* do Rim deu origem a um Vento brando do Fígado, a única evidência deste padrão é Rigidez e Desvio da língua. A língua Rígida pode indicar Vento do Fígado e deficiência.

Princípio de tratamento   O tratamento foi direcionado para remover Umidade e Frio das articulações e, simultaneamente, nutrir Fígado e Rim. A paciente foi tratada apenas com acupuntura.

Acupuntura   Os principais pontos utilizados foram:

- IG-10 (*Shousanli*) (agulha aquecida), E-36 (*Zusanli*) (agulha aquecida) para expelir Umidade e Frio dos canais.
- VB-40 (*Qiuxu*) e BP-5 (*Shangqiu*) (ambos com agulhas aquecidas) como pontos locais para expelir Frio e Umidadede dos canais dos pés.
- R-3 (*Taixi*), R-7 (*Fuliu*), B-23 (*Shenshu*) e B-18 (*Ganshu*) foram tonificados para nutrir Fígado e Rim.

A paciente passou a apresentar melhora após o primeiro tratamento e progrediu continuamente até que a maior parte dos sintomas de dor e inchaço desaparecesse quando completados oito tratamentos. Houve ainda grande melhora na energia e a nictúria diminuiu.

978-85-7241-817-1

Fitoterapia

Os padrões a serem discutidos são:

- Síndrome Dolorosa Obstrutiva do tipo Vento.
- Síndrome Dolorosa Obstrutiva do tipo Frio.
- Síndrome Dolorosa Obstrutiva do tipo Umidade.
- Síndrome Dolorosa Obstrutiva do tipo Calor.
- Síndrome Dolorosa Obstrutiva crônica:
  - Deficiência de *Qi* e Sangue e deficiência do Fígado e do Rim.
  - Fleuma estagnando-se nas articulações.
  - Estagnação de Sangue nas articulações.
- Síndrome Dolorosa Obstrutiva em tendões e ossos.

820 Síndrome Dolorosa Obstrutiva (Artrite Reumatoide)

Com o propósito de recordarmos, listamos a seguir as principais ervas que expelem Vento-Umidade classificadas como mornas ou frias:

Mornas

- *Duo Huo (Radix Angelicae pubescentis).*
- *Wu Shao She (Zaocys Dhumnades).*
- *Hai Feng Teng (Caulis Piperis).*
- *Wu Jia Pi (Cortex Acanthopanacis).*
- *Can Sha (Faeces bombycis).*
- *Mu Gua (Pructus Chaenomelis).*
- *Song Jie (Lignum Pini Nodi).*
- *Wei Ling Xian (Radix Clematidis).*

Frias

- *Xi Xian Can (Herba Siegesbeckiae).*
- *Fang Ji (Radix Stephaniae tetrandrae).*
- *Qin Jiao (Radix Gentianae macrophyllae).*
- *Sang Zhi (Ramulus Mori).*
- *Hai Tong Pi (Cortex Erythrinae).*
- *Si Gua Luo (Fructus Retinervus Luffae).*
- *Kuan Jin Teng (Ramus Tinosporae sinensis).*
- *Luo Shi Teng (Caulis Trachelospermi jasminoidis).*
- *Ren Dong Teng ou Yin Hua Teng (Caulis Lonicerae japonicae).*

A maioria dessas ervas expele Vento-Umidade e apresenta como função principal a de tratar a Síndrome Dolorosa Obstrutiva. Algumas delas também possuem outras funções importantes que devem ser notavelmente levadas em consideração no momento da prescrição:

- *Xi Xian Cao*: acalma a Mente.
- *Fang Ji*: resolve edema.
- *Qin Jiao*: elimina Calor por Deficiência.
- *Mu Gua*: beneficia os fluidos (é adstringente).
- *Si Gua Luo*: revigora o Sangue.

Há outras ervas, não pertencentes ao grupo de ervas da categoria de expelir Vento-Umidade, que são frequentemente utilizadas para tratar Síndrome Dolorosa Obstrutiva:

- *Ji Xue Teng (Caulis Spatholobi)*: nutre e revigora Sangue, sendo utilizada para tratar Síndrome Dolorosa Obstrutiva crônica, com deficiência subjacente e estagnação de Sangue.
- *Fang Feng (Radix Saposhnikoviae)*: resolve Umidade, sendo utilizada para tratar Síndrome Dolorosa Obstrutiva do tipo Umidade, especialmente da parte superior do corpo.
- *Du Zhong (Cortex Eucommiae ulmoidis)*: tonifica *Yang*, sendo utilizada para tratar Síndrome Dolorosa Obstrutiva do tipo Frio, especialmente da parte inferior do corpo.
- *Gui Zhi (Ramulus Cinnamomi cassiae)*: tonifica e move *Yang*, sendo utilizada para tratar Síndrome Dolorosa Obstrutiva do tipo Frio, especialmente da parte superior do corpo.
- *Qiang Huo (Rhizoma seu Radix Notopterygii)*: expele Vento, sendo utilizada para tratar Síndrome Dolorosa Obstrutiva do tipo Vento, especialmente do pescoço.

- *Chuan Niu Xi (Radix Cyathulae)*: revigora Sangue, sendo utilizada para tratar Síndrome Dolorosa Obstrutiva crônica da parte inferior das costas e dos joelhos.
- *Dang Gui (Radix Angelicae sinensis)*: nutre Sangue, sendo utilizada para tratar Síndrome Dolorosa Obstrutiva crônica com subjacente deficiência de Sangue.
- *Sang Ji Sheng (Ramus Loranthi)*: nutre o Sangue do Fígado, sendo utilizada para tratar Síndrome Dolorosa Obstrutiva crônica com subjacente deficiência de Sangue.
- *Bai Zhu (Rhizoma Atractylodis macrocephalae)*: tonifica *Qi* e seca Umidade, sendo utilizada para tratar Síndrome Dolorosa Obstrutiva do tipo Umidade.
- *Cang Zhu (Rhizoma Atractylodis)*: seca Umidade, sendo utilizada para tratar Síndrome Dolorosa Obstrutiva do tipo Umidade.
- *Ru Xiang (Gunimi Olibanum)*: movimenta Sangue, sendo utilizada para tratar Síndrome Dolorosa Obstrutiva crônica com subjacente estagnação de Sangue e articulações muito doloridas e rígidas.
- *Yi Yi Ren (Semen Coicis)*: drena Umidade, sendo utilizada para tratar Síndrome Dolorosa Obstrutiva do tipo Umidade com articulações inchadas.
- *Mu Tong (Caulis Akebiae trifoliatae)*: revigora os canais de Conexão (*Luo*), sendo utilizada para tratar Síndrome Dolorosa Obstrutiva do tipo Calor com entorpecimento dos membros.
- *Lu Jiao (Cornu Cervi)*: tonifica *Yang* do Rim e fortalece o Vaso Governador (*Du Mai*), sendo utilizada para tratar Síndrome Dolorosa Obstrutiva crônica com subjacente deficiência de *Yang* e Frio interno.

Algumas ervas afetam especificamente os membros e são, portanto, utilizadas para tratar Síndrome Dolorosa Obstrutiva de cotovelos, joelhos, punhos, tornozelos, dedos da mão e do pé:

- *Sang Zhi (Ramulus Mori).*
- *Gui Zhi (Ramulus Cinnamomi cassiae)* – membros superiores.
- *Ji Xue Teng (Caulis Spatholobi)* – região inferiores membros.
- *Luo Shi Teng (Caulis Trachelospermi jasminoidis).*
- *Kuan Jin Teng (Ramus Tinosporae sinensis).*
- *Hai Feng Teng (Caulis Piperis).*
- *Ren Dong Teng ou Yin Hua Teng (Caulis Lonicerae japonicae).*

Finalmente, algumas ervas apresentam afinidade por partes específicas do corpo e isso deveria ser levado em conta ao prescrevê-las:

- Membros: *Sang Zhi (Ramulus Mori).*
- Membros superiores: *Gui Zhi (Ramulus Cinnamomi cassiae).*
- Membros inferiores: *Huai Niu Xi (Radix Achyranthis bidentatae)* e *Chuan Niu Xi (Radix Cyathulae).*
- Ombro: *Jiang Huang (Rhizoma Curcumae longae).*
- Parte superior de corpo: *Fang Feng (Radix Saposhnikoviae)*, *Qiang Huo (Rhizoma seu Radix Notopterygii).*

- Região inferior de corpo: *Du Huo* (*Radix Angelicae pubescentis*), *Sang Ji Sheng* (*Herba Taxilli*), *Ji Xue Teng* (*Caulis Spatholobi*), *Wu Jia Pi* (*Cortex Acanthopanacis*).

A maioria das videiras (reconhecidas pelo termo chinês *teng* em seus nomes) afeta os membros, por exemplo, *Hai Feng Teng* (*Caulis Piperis kadsurae*), *Ji Xue Teng* (*Caulis Spatholobi*), etc.

Finalmente, insetos ou substâncias provenientes de animais desempenham um papel importante no tratamento da Síndrome Dolorosa Obstrutiva crônica. Tais quadros podem ser caracterizados por estagnação de Sangue, Fleuma nas articulações e obstrução de longa duração dos canais. Certos insetos ou substâncias provenientes de animais removem turbidez e resolvem Fleuma, revigoram Sangue, eliminam estagnação e removem obstruções dos canais. São particularmente indicadas, portanto, para tratar Síndrome Dolorosa Obstrutiva crônica em idosos. Os vários insetos e substâncias provenientes de animais podem ser diferenciados da seguinte maneira:

- Umidade-Frio: *Wu Shao She* (*Zaocys Dhumnades*) e *Can Sha* (*Faeces bombycis*), combinados com *Fu Zi* (*Radix Aconiti preparata*) e *Cang Zhu* (*Rhizoma Atractylodis*).
- Calor: *Di Long* (*Pheretima*), combinada com *Shi Gao* (*Gypsum fibrosum*).
- Fleuma: *Jiang Can* (*Bombyx batryticatus*), combinada com *Dan Nan Xing* (*Rhizoma Arisaematis preparatum*) e *Ban Xia* (*Rhizoma Pinelliae preparatum*).
- Estagnação de Sangue: *Di Bie* (*Chong Eupolyphaga seu Opisthoplatia*), combinado com *Hong Hua* (*Flos Carthami tinctorii*) e *Tao Ren* (*Semen Persicae*).
- Dor intensa: *Quan Xie* (*Buthus Martensi*) e *Wu Gong* (*Scolopendra subspinipes*), combinado com *Yan Hu Suo* (*Rhizoma Corydalis*).
- Inchaço das articulações: *Feng Fang* (*Polistes mandarinus*) e *Jiang Can* (*Bombyx batryticatus*), combinado com *Yi Yi Ren* (*Semen Coicis*).
- Dor na região inferior das costas: *Wu Shao She* (*Zaocys Dhumnades*), *Feng Fang* (*Polistes mandarinus*) e *Di Bie* (*Chong Eupolyphaga seu Opisthoplatia*).

Há três outros produtos animais usados para tratar Síndrome Dolorosa Obstrutiva (todos de uso ilegal na União Europeia):

- *Zi He Che* (*Placenta hominis*) para nutrir Essência e Medula, a fim de tratar Síndrome Dolorosa Obstrutiva crônica com subjacente deficiência de Rim.
- *Lu Jiao* (*Cornu Cervi*) e *Lu Rong* (*Cornu Cervi pantotrichum*) para fortalecer o Vaso Governador (*Du Mai*), como mencionado anteriormente.
- *Chuan Shan Jia* (*Squama Manitis pentadactylae*) para revigorar Sangue na Síndrome Dolorosa Obstrutiva crônica com subjacente estagnação de Sangue.

Deve-se relembrar que a maioria dos insetos é secante e, especialmente nos idosos, deveriam ser combinados com ervas que promovam a nutrição do *Yin*, tais como *Sheng Di Huang* (*Radix Rehmanniae*), *Mai Men Dong* (*Radix Ophiopogonis*) ou *Shi Hu* (*Herba Dendrobii*).

978-85-7241-817-1

Síndrome Dolorosa Obstrutiva do Tipo Vento

Princípio de Tratamento

Expelir Vento, remover obstruções dos canais.

Prescrição

FANG FENG TANG – Decocção de *Saposhnikovia*.

EXPLICAÇÃO Essa fórmula expele Vento, dispersa Frio, relaxa tendões e resolve Umidade.

Prescrição

DA QIN JIAO TANG – Grande Decocção de *Gentiana macrophylla*.

EXPLICAÇÃO Essa fórmula expele Vento, elimina Calor, resolve Umidade e tonifica Fígado e Rim. É adequada se o Vento se combinar com o Calor e se a invasão de Vento ocorrer contra fundo de deficiência do Fígado e do Rim.

Prescrição

YANG XUE QU FENG TANG – Decocção para Nutrir Sangue e Expelir Vento.

EXPLICAÇÃO Essa fórmula expele Vento dos canais e nutre Sangue. Comparada com as outras fórmulas, ela possui mais ênfase na nutrição do Sangue.

Prescrição

CHUAN BI TANG – Decocção para Eliminar a Síndrome Dolorosa Obstrutiva.

EXPLICAÇÃO Essa fórmula expele Vento, dispersa Frio e revigora Sangue. Em comparação com as outras fórmulas, seu efeito de revigoração do Sangue é pronunciado.

Prescrição

PRESCRIÇÃO EMPÍRICA segundo o Dr. Jiao Shu De.

EXPLICAÇÃO Essa fórmula difere da anterior na medida em que é de energia mais morna, sendo mais específica para tratar a coluna vertebral. Expele Vento, dispersa Frio, resolve Umidade e remove obstruções dos canais.
MODIFICAÇÕES As modificações seguintes aplicam-se a ambas as prescrições:

- Se a dor se localizar na parte superior do corpo, acrescentar ou aumentar a dosagem de uma das seguintes ervas: *Qiang Huo* (*Rhizoma seu Radix Nofopterggii*), *Bai Zhi* (*Radix Angelicae dahuricae*), *Wei Ling Xian* (*Radix Clematidis*), *Jiang Huang* (*Radix Curcumae Longae*) ou *Chuan Xiong* (*Rhizoma Chuanxiong*).
- Se a dor se localizar na região inferior do corpo, escolher uma das seguintes ervas: *Du Huo* (*Radix Angelicae pubescentis*), *Chuan Niu Xi* (*Radix Cyathulae*) ou *Bi Xie* (*Rhizoma Dioscoreae hypoglaucae*).

Síndrome Dolorosa Obstrutiva (Artrite Reumatoide)

- Para tratar dor na região inferior das costas, acrescentar um ou mais das seguintes ervas: *Du Zhong* (*Radix Eucommiae*), *Sang Ji Sheng* (*Ramulus Loranthi*), *Yin Yang Huo* (*Herba Epimedii*), *Ba Ji Tian* (*Radix Morindae*) ou *Xu Duan* (*Radix Dipsaci*).

Resumo

Síndrome Dolorosa Obstrutiva do Tipo Vento

Prescrição
- *FANG FENG TANG* – Decocção de *Saposhnikovia*

Prescrição
- *DA QIN JIAO TANG* – Grande Decocção de *Gentiana macrophylla*

Prescrição
- *YANG XUE QU FENG TANG* – Decocção para Nutrir Sangue e Expelir Vento

Prescrição
- *CHUAN BI TANG* – Decocção para Eliminar Síndrome Dolorosa Obstrutiva

Prescrição
- PRESCRIÇÃO EMPÍRICA segundo o Dr. Jiao Shu De

Síndrome Dolorosa Obstrutiva do Tipo Frio

Princípio de Tratamento

Aquecer canais, dispersar Frio, expelir Vento, eliminar Umidade.

Prescrição

WU TOU TANG – Decocção de *Aconitum*.

EXPLICAÇÃO Essa fórmula aquece canais, dispersa Frio, resolve Umidade e interrompe dor.

Observe que o uso de *Wu Tou* é ilegal no ocidente e ela deve, portanto, ser substituída por *Fu Zi* (*Radix Aconiti lateralis preparata*) – ilegal na União Europeia.

Prescrição

WU FU MA XIN GUI JIANG TANG – Decocção de *Aconitum-Ephedra-Asarum-Cinnamomum-Zingiber*.

EXPLICAÇÃO Essa fórmula aquece canais, dispersa Frio, expele Vento e interrompe dor.

Observe que o uso de *Wu Tou* é ilegal no ocidente e ela deve, portanto, ser substituída por *Fu Zi* (*Radix Aconiti lateralis preparata*), ilegal na União Europeia.

Prescrição

GUI ZHI FU ZI TANG – Decocção de *Cinnamomum--Aconitum*.

EXPLICAÇÃO Essa fórmula aquece canais e dispersa Frio.

Prescrição

YI HUO SAN HAN TANG – Decocção para Beneficiar Fogo e Dispersar Frio.

EXPLICAÇÃO Essa fórmula dispersa Frio, expele Vento e resolve Umidade. É uma fórmula importante considerando ser uma das poucas fórmulas para tratar Síndrome Dolorosa Obstrutiva do tipo Frio sem *Fu Zi* (*Radix Aconiti lateralis preparata*), cujo uso é ilegal na União Europeia.

MODIFICAÇÕES
- Se a dor se localizar em ombros ou cotovelos, acrescentar *Qiang Huo* (*Rhizoma seu Radix Notopterygii*) ou *Jiang Huang* (*Rhizoma Curcumae Jongae*).
- Se a dor se localizar nos joelhos, acrescentar *Huai Niu Xi* (*Radix Achyranthis bidentatae*).
- Se a dor se localizar na coluna vertebral, escolher Du Zhong (*Radix Eucommiae*), *Sang Ji Sheng* (*Ramulus Loranthi*) ou *Xu Duan* (*Radix Dipsaci*).

Resumo

Síndrome Dolorosa Obstrutiva do Tipo Frio

Prescrição
- *WU TOU TANG* – Decocção de *Radix Aconiti*

Prescrição
- *WU FU MA XIN GUI JIANG TANG* – Decocção de *Aconitum-Ephedra-Asarum-Cinnamomum-Zingiber*

Prescrição
- *GUI ZHI FU ZI TANG* – Decocção de *Cinnamomum-Aconitum*

Prescrição
- *YI HUO SAN HAN TANG* – Decocção para Beneficiar Fogo e Dispersar Frio

---

Síndrome Dolorosa Obstrutiva do Tipo Umidade

Princípio de Tratamento

Drenar Umidade, remover obstrução dos canais, expelir Vento, dispersar Frio.

Prescrição

YI YI REN TANG – Decocção de *Coix*.

EXPLICAÇÃO Essa fórmula resolve Umidade, expele Vento, aquece canais, dispersa Frio e revigora Sangue.

MODIFICAÇÕES
- Se houver inchaço pronunciado das articulações, deve-se acrescentar um das seguintes ervas: *Bi Xie* (*Rhizoma Dioscoreae hypoglaucae*), *Mu Tong* (*Caulis Akebiae*) ou *Jiang Huang* (*Rhizoma Curcumae longae*).
- Se houver entorpecimento pronunciado, acrescentar *Hai Tong Pi* (*Cortex Erythrinae*) ou *Xi Xian Cao* (*Herba Siegesbeckiae*).

Prescrição

CHUAN BI TANG – Decocção para Eliminar a Síndrome Dolorosa Obstrutiva.

EXPLICAÇÃO Essa fórmula (adequada também para tratar Síndrome Dolorosa Obstrutiva do tipo Vento) expele Vento, resolve Frio, revigora Sangue, remove obstruções dos canais e interrompe a dor.

Prescrição

Variação de *MA HUANG LIAN QIAO CHI XIAO DOU TANG* – Variação da Decocção de *Ephedra-Forsythia--Phaseolus*.

EXPLICAÇÃO Essa fórmula é utilizada caso a Umidade não seja muito grave e se combine com o Calor, causando, no estágio agudo, articulações vermelhas, inchadas e quentes; febre; sede; e pulso Flutuante e Rápido. Expele Vento-Calor, resolve Umidade e elimina Calor.

Prescrição

GUI SHAO XI CAO TANG – Decocção de *Angelica-Paeonia-Stegesbeckia*.

EXPLICAÇÃO   Essa prescrição é utilizada caso as articulações permaneçam inchadas após a crise aguda e todos os sinais e sintomas agudos tenham desaparecido. Expele Vento, resolve Umidade e remove obstruções dos canais.

Prescrição

SAN MIAO SAN – Pó dos Três Maravilhosos.

EXPLICAÇÃO   Essa prescrição é adequada para tratar Umidade-Calor, afetando as pernas (ou uma perna), tornando a articulação do joelho quente, vermelha, dolorosa e inchada. Resolve Umidade e elimina Calor do Aquecedor Inferior e das pernas.

Prescrição

BU TU ZAO SHI TANG – Decocção para Tonificar a Terra e Secar Umidade.

EXPLICAÇÃO   Essa fórmula tonifica *Qi* do Baço, seca Umidade, resolve Umidade e expele Vento dos canais. Em comparação com as outras fórmulas, sua ação de tonificar o *Qi* é pronunciada.

Prescrição

SHU JIN TANG – Decocção para Relaxar Tendões.

EXPLICAÇÃO   Essa fórmula resolve Umidade, expele Vento, revigora Sangue e tonifica Baço.

Remédio dos Três Tesouros

DESOBSTRUIR OS CANAIS   Desobstruir os Canais é uma variação de *Yi Yi Ren Tang*: resolve Umidade, elimina Calor e remove obstruções dos canais.

Resumo

Síndrome Dolorosa Obstrutiva do Tipo Umidade

Prescrição
- *YI YI REN TANG* – Decocção de *Coix*

Prescrição
- *CHUAN BI TANG* – Decocção para Eliminar Síndrome de Dor Obstrutiva

Prescrição
- Variação de *MA HUANG LIAN QIAO CHI XIAO DOU TANG* – Variação da Decocção de *Ephedra-Forsythia-Phaseolus*

Prescrição
- *GUI SHAO XI CAO TANG* – Decocção de *Angelica-Paeonia-Stegesbeckia*

Prescrição
- *SAN MIAO SAN* – Pó dos Três Maravilhosos

Prescrição
- *BU TU ZAO SHI TANG* – Decocção para Tonificar a Terra e Secar a Umidade

Prescrição
- *SHU JIN TANG* – Decocção para Relaxar Tendões

Remédio dos Três Tesouros
- Desobstruir os Canais

Síndrome Dolorosa Obstrutiva do Tipo Calor

Princípio de Tratamento

Eliminar Calor, remover obstruções dos canais, expelir Vento e drenar Umidade.

Prescrição

BAI HU JIA GUI ZHI TANG – Decocção do Tigre Branco com *Ramulus Cinnamomi*.

EXPLICAÇÃO   Essa fórmula é adequada apenas para tratar o estágio agudo da Síndrome Dolorosa Obstrutiva do tipo Calor. Elimina Calor, promove fluidos do Estômago, expele Vento e remove obstruções dos canais.

Prescrição

XUAN BI TANG – Decocção para Remover Síndrome Dolorosa Obstrutiva.

EXPLICAÇÃO   Essa prescrição é adequada para tratar o estágio subagudo de Síndrome Dolorosa Obstrutiva do tipo Calor. Expele Vento, resolve Umidade, estimula a descendência do *Qi* do Pulmão e elimina Calor.

Prescrição

XI JIAO SAN – Pó de *Cornu Bisontis*.

EXPLICAÇÃO   Essa fórmula é utilizada caso a Síndrome Dolorosa Obstrutiva do tipo Calor se transforme em Fogo, o que prejudica os fluidos corporais, fazendo com que as articulações se tornem vermelhas e inchadas e muito doloridas, piorando à noite e sendo acompanhada por irritabilidade, sede, língua Vermelha sem revestimento e pulso Rápido.

Chifre de rinoceronte nutre *Yin* e esfria Sangue. Considerando serem os rinocerontes espécies protegidas, seus chifres não podem ser usados; desta forma, *Xi Jiao* é sempre substituído por *Shui Niu Jiao*, o chifre de búfalo d'água, em dose mais elevada.

A fórmula elimina Calor, esfria Sangue, resolve Umidade, remove obstruções dos canais e interrompe a dor.

Prescrição

YI REN ZHU YE SAN – Pó de *Coix-Phyllostachys*.

EXPLICAÇÃO   Essa fórmula resolve Umidade, elimina Calor e remove obstruções dos canais. É adequada para tratar Umidade-Calor.

Prescrição

PRESCRIÇÃO EMPÍRICA segundo o Dr. Jiao Shu De (1).

EXPLICAÇÃO   Essa fórmula é adequada para tratar quadros crônicos de Síndrome Obstrução Dolorosa do tipo Calor, ocorrendo contra fundo de deficiência de Sangue. Essa é uma ocorrência muito comum, a qual pode ser observada em pacientes com artrite reumatoide crônica, que apresentam crises ocasionais de inchaço e dor nas articulações. Nutre Sangue para extinguir Vento, resolve Umidade e Fleuma, elimina Calor e expele Vento-Umidade.

824 Síndrome Dolorosa Obstrutiva (Artrite Reumatoide)

Prescrição

PRESCRIÇÃO EMPÍRICA segundo o Dr. Jiao Shu De (2).

EXPLICAÇÃO Essa fórmula é adequada para tratar quadros crônicos de Síndrome Dolorosa Obstrutiva do tipo Calor, com crises ocasionais de inchaço, calor e dor nas articulações ocorrendo contra fundo de deficiência de *Yin*. Nutre Sangue para extinguir Vento, nutre *Yin*, elimina Calor, resolve Umidade e Fleuma e remove obstruções dos canais.

MODIFICAÇÕES As modificações a seguir são aplicáveis a todas as fórmulas anteriores:

- Outras ervas que podem ser acrescentadas são: *Huang Bo* (*Cortex Phellodendri*), para eliminar Calor; *Hai Tong Pi* (*Cortex Erythrinae*); *Wei Ling Xian* (*Radix Clematidis*) ou *Sang Zhi* (*Ramulus Mori*), para expelir Vento e Umidade.
- Se houver mácula vermelha, acrescentar *Mu Dan Pi* (*Cortex Moutan*), *Sheng Di* (*Radix Rehmanniae*), *Chi Shao Yao* (*Radix Paeoniae rubra*) e *Di Fu Zi* (*Fructus Kochiae*).

Para o tratamento da Síndrome Dolorosa Obstrutiva do tipo Calor, alguns médicos aplicam a teoria dos Quatro Níveis, baseada nos padrões de Calor ao nível do *Qi* Defensivo, do *Qi*, do *Qi* Nutritivo e do Sangue. Sucintamente, sintomas e fórmulas para cada nível são descritos a seguir.

Nível do Qi Defensivo

Dor, vermelhidão e inchaço das articulações com início agudo, sensação de pele quente ao toque, febre, dor de garganta, tremores. Corresponde ao estágio agudo inicial da Síndrome Dolorosa Obstrutiva do tipo Calor.

Utilizar *Yin Qiao San* (Pó de *Lonicera-Forsythia*) mais *Luo Shi Teng* (*Caulis Trachelospermi jasminoidis*) e *Si Gua Luo* (*Fructus Retinervus Luffae*). Se os membros superiores forem afetados, acrescentar *Sang Zhi* (*Ramulus Mori*) e *Bo He* (*Herba Menthae*). Se os membros inferiores forem afetados, acrescentar *Chuan Niu Xi* (*Radix Cyathulae*).

Nível do Qi

Articulações doloridas, vermelhas, quentes, inchadas, que pioram com o movimento; sensação de calor; sede; obstipação; urina escura; pulso Rápido e língua Vermelha com revestimento amarelo. Se houver Umidade, as articulações ficam muito inchadas e haverá sensação de peso.

Estas manifestações podem corresponder a crises agudas de quadro crônico Síndrome Dolorosa Obstrutiva do tipo Calor.

A fórmula a ser utilizada para Calor é *Bai Hu Tang* (Decocção do Tigre Branco) mais *Huang Qin* (*Radix Scutellariae*), *Shan Zhi Zi* (*Fructus Gardeniae*), *Lian Qiao* (*Fructus Forsythiae*), *Qin Jiao* (*Radix Gentianae macrophyllae*), *Si Gua Luo* (*Fructus Retinervus Luffae*) e *Ren Dong Teng* (*Caulis Lonicerae*).

Para tratar Calor-Umidade, utilizar *Lian Po Yin* (Decocção de *Coptis-Magnolia*) mais *Huang Qin* (*Radix Scutellariae*), *Huang Bo* (*Cortex Phellodendri*), *Yi Yi Ren* (*Semen Coicis*), *Fu Ling* (*Poria*), *Zhu Ling* (*Polyporus*), *Xi Xian Cao* (*Herba Siegesbeckiae*) e *Ren Dong Teng* (*Caulis Lonicerae*). Se os membros superiores forem afetados, acrescentar *Huo Xiang* (*Herba Pogostemonis*) e *Pei Lan* (*Herba Eupatorii*). Se os membros inferiores forem afetados, acrescentar *Cang Zhu* (*Rhizoma Atractylodis*), *Chuan Niu Xi* (*Radix Cyatulae*) e *Fang Ji* (*Radix Stephaniae tetrandae*).

Nível do Qi Nutritivo

Máculas nas pernas, febre baixa ou sensação de calor, irritabilidade e pulso Rápido e Fino, bem como língua Vermelha sem revestimento.

Utilizar *Qing Ying Tang* (Decocção para Desobstruir o *Qi* Nutritivo) mais *Dang Gui* (*Radix Angeiicae sinensis*), *Sang Zhi* (*Ramulus Mori*), *Ji Xue Teng* (*Caulis Spatholobi*), *Xi Xian Cao* (*Herba Siegesbeckiae*) e *Dan Shen* (*Radix Salviae miltiorrhizae*).

Nível do Sangue

Crise de inchaço e dor nas articulações, as quais não podem ser completamente estendidas, febre baixa ou sensação de calor, palpitações, tontura, pulso Fino, língua Avermelhado-púrpura sem revestimento.

Utilizar a seguinte prescrição: *Dang Gui* (*Radix Angelicae sinensis*), *Chi Shao* (*Radix Paeoniae rubra*), *Dan Shen* (*Radix Salviae miltiorrhizae*), *Di Gu Pi* (*Cortex Lycii*), *Qing Hao* (*Herba Artermisiae annuae*), *Chai Hu* (*Radix Bupleuri*), *Dang Shen* (*Radix Codonopsis*), *Bai Zhu* (*Rhizoma Atractylodis macrocephalae*), *Huang Qi* (*Radix Astragali*), *Sang Zhi* (*Ramulus Mori*), *Qin Jiao* (*Radix Gentianae macrophyllae*), *Bie Jia* (*Carapax Trionycis*) e *Wu Shao She* (*Zaocys dhumnades*).

Se houver estagnação de Sangue, acrescentar *Hong Hua* (*Flos Carthami tinctorii*) e *Tao Ren* (*Semen Persicae*).

Resumo

Síndrome Dolorosa Obstrutiva do Tipo Calor

Prescrição
- *BAI HU JIA GUI ZHI TANG* – Decocção do Tigre Branco com *Ramulus Cinnamomum*

Prescrição
- *XUAN BI TANG* – Decocção para Remover Síndrome Dolorosa Obstrutiva

Prescrição
- *XI JIAO SAN* – Pó de *Cornu Bisontis*

Prescrição
- *YI REN ZHU YE SAN* – Pó de *Coix-Phyllostachys*

Prescrição
- PRESCRIÇÃO EMPÍRICA segundo de Dr. Jiao Shu De (1)

Prescrição
- PRESCRIÇÃO EMPÍRICA segundo de Dr. Jiao Shu De (2)

Caso Clínico

Uma menina de dois anos e meio de idade sofria de artrite juvenil há dois meses da consulta. A crise iníciara-se com inchaço nos joelhos, os quais se tornaram quentes e doloridos; a dor localizara-se no pescoço. Desde então, passou a apresentar crises de dor e inchaço, movendo-se do joelho para o pescoço. Não apresentava outros problemas, seu apetite e movimentos intestinais eram normais. A língua estava ligeiramente Vermelha.

Diagnóstico Trata-se de quadro agudo de Síndrome Dolorosa Obstrutiva do tipo Calor caracterizado por Calor, Umidade e Vento. Calor é evidenciado nas articulações quentes; Umidade, no inchaço das articulações; e Vento, no movimento da dor de uma articulação para a outra.

Princípio de tratamento O princípio de tratamento adotado consistiu em eliminar Calor, resolver Umidade, expelir Vento e remover obstruções dos canais.

Fitoterapia A pequena menina foi tratada apenas com ervas na forma de decocções. A prescrição adotada foi uma variação de *Bai Hu Jia Gui Zhi Tang* (Decocção do Tigre Branco com *Ramulus Cinnamomi*):

- *Shi Gao* (*Gypsum fibrosum*): 15g.
- *Zhi Mu* (*Radix Anemarrhenae*): 6g.
- *Gan Cao* (*Radix Glycyrrhizae uralensis*): 3g.
- *Geng Mi* (*Semen Oryzae sativae*): 6g.
- *Gui Zhi* (*Ramulus Cinnamomi cassiae*): 5g.
- *Cang Zhu* (*Rhizoma Atractylodis*): 4g.
- *Yi Yi Ren* (*Semen Coicis*): 6g.
- *Feng Fang* (*Radix Saposhnikoviae*): 4g.

Explicação
- As cinco primeiras ervas constituem *Bai Hu Jia Gui Zhi Tang,* que elimina Calor e expele Vento.
- *Cang Zhu* e *Yi Yi Ren* foram acrescentadas para drenar Umidade. *Yi Yi Ren* também tem a função de eliminar Calor pela micção.
- *Fang Feng* foi acrescentada para expelir Vento e resolver Umidade.

Essas ervas foram prescritas sob a forma de decocção diluída em água e ingerida em pequenas doses durante o dia. Após dois meses de tratamento com essa decocção, com pequenas modificações, dor e inchaço desapareceram.

Síndrome Dolorosa Obstrutiva Crônica

As prescrições descritas anteriormente são apropriadas para tratar casos agudos ou semiagudos de Síndrome Dolorosa Obstrutiva. A maioria de casos de Síndrome Dolorosa Obstrutiva que se observa na prática é crônica e, portanto, tanto canais como órgãos internos estão envolvidos. Várias condições internas podem derivar de ou acompanhar a invasão dos canais por Vento-Frio-Umidade. Os fatores que contribuem para a Síndrome Dolorosa Obstrutiva crônica estão resumidos na Figura 38.2.

*Deficiência de **Qi** e **Sangue** e **Deficiência do Fígado e do Rim***

Princípio de Tratamento

Expelir fatores patogênicos, tonificar *Qi* e Sangue, nutrir Fígado e Rim.

Prescrição

DU HUO JI SHENG TANG – Decocção de *Angelica pubescens-Taxillus.*

EXPLICAÇÃO Essa fórmula expele Vento-Umidade, beneficia tendões, expele Frio, nutre Fígado e Rim e nutre Sangue. Age principalmente na região inferior do corpo, isto é, região inferior de costas e joelhos.

Esta prescrição trata principalmente a região inferior do corpo. Possui uma energia global quente e deve ser modificada, portanto, no caso de deficiência do *Yin* do Rim ou no caso de alguns sinais de Calor. Por exemplo, as dosagens de *Xi Xin* e *Rou Gui* devem ser diminuídas ou eliminadas. No caso de deficiência do *Yin* do Rim, a dosagem de *Du Zhong* pode ser reduzida.

Prescrição

QIN JIAO SI WU TANG – Decocção de Quatro Substâncias de *Gentiana macrophylla.*

EXPLICAÇÃO Essa prescrição é específica para tratar Síndrome Dolorosa Obstrutiva do tipo Vento, que ocorre contra fundo de deficiência de Sangue. Nutre e harmoniza o Sangue, expele o Vento e resolve a Umidade.

Prescrição

PRESCRIÇÃO EMPÍRICA segundo o Dr. Jiao Shu De.

EXPLICAÇÃO Essa fórmula tonifica *Yang* do Rim, beneficia ossos, expele Vento, resolve Umidade e remove obstruções dos canais. É adequada apenas para tratar condições caracterizadas por deficiência definida de *Yang* e Frio interno.

Prescrição

PRESCRIÇÃO EMPÍRICA segundo Zhu Dan Xi (1281- -1358).

EXPLICAÇÃO Essa fórmula expele Vento do Aquecedor Superior, elimina Calor e resolve Umidade do Aquecedor Inferior, além de mover Sangue e resolver Fleuma no Aquecedor Médio. Trata, portanto, a Síndrome Dolorosa Obstrutiva, que se origina dos três aquecedores.

Remédio dos Três Tesouros

REVIGORAR A RAIZ Revigorar a Raiz é uma variação de *Du Huo Ji Sheng Tang* (Decocção de *Angelica pubescens- -Taxillus*). Expele Vento-Umidade, beneficia tendões, expele Frio, nutre Fígado e Rim e nutre Sangue. Age principalmente na região inferior do corpo, isto é, região inferior de costas e joelhos.

NUTRIR A RAIZ E ELIMINAR O VENTO Nutrir a Raiz e Eliminar o Vento nutre *Yin* do Fígado e do Rim, expele Vento, resolve Umidade e remove obstruções dos canais. É especialmente adequada para tratar idosos nos quais a Síndrome Dolorosa Obstrutiva crônica ocorre contra

826 Síndrome Dolorosa Obstrutiva (Artrite Reumatoide)

fundo de deficiência de *Yin*. É basicamente o equivalente à decocção Revigorar a Raiz (*Du Huo Ji Sheng Tang*), porém usado quando houver deficiência de *Yin*.

TENDÕES DE BROCADO Tendões de Brocado nutre Sangue do Fígado, beneficia tendões, expele Vento, resolve Umidade e remove obstruções dos canais. É apropriado particularmente para mulheres em que a Síndrome Dolorosa Obstrutiva crônica ocorre contra fundo de deficiência de Sangue.

Resumo

Deficiência de *Qi* e Sangue e Deficiência do Fígado e do Rim
Prescrição
- *DU HUO JI SHENG TANG* – Decocção de *Angelica pubescens-Taxillus*

Prescrição
- *QIN JIAO SI WU TANG* – Decocção de Quatro Substâncias de *Gentiana macrophylla*

Prescrição
- PRESCRIÇÃO EMPÍRICA segundo o Dr. Jiao Shu De

Prescrição
- PRESCRIÇÃO EMPÍRICA segundo Zhu Dan Xi (1281-1358)

Remédio dos Três Tesouros
- Revigorar a Raiz
- Nutrir a Raiz e Eliminar o Vento
- Tendões de Brocado

Fleuma Estagnando-se nas Articulações

Princípio de Tratamento

Resolver Fleuma, eliminar Estagnação, expelir Vento, amaciar rigidez, remover obstruções dos canais.

Prescrição

FU LING WAN – Pílula de *Poria*.

EXPLICAÇÃO Essa fórmula resolve Fleuma, amacia rigidez, move *Qi* e remove obstruções dos canais.

Remédio dos Três Tesouros

BENEFICIAR OS TENDÕES Beneficiar os Tendões revigora o Sangue, resolve Fleuma, expele Vento e resolve Umidade. É indicada para tratar Síndrome Dolorosa Obstrutiva crônica com Fleuma e estagnação de Sangue nas articulações.

Resumo

Fleuma Estagnando-se nas Articulações
Prescrição
- *FU LING WAN* – Pílula de *Poria*

Remédio dos Três Tesouros
- Beneficiar os Tendões

Estagnação de Sangue nas Articulações

Princípio de Tratamento

Envigorar o Sangue, eliminar a estase, expelir o Vento-Umidade.

Prescrição

HUO LUO XIAO LING DAN – Pílula Efetiva Miraculosa para Revigorar os Canais de Conexão.

EXPLICAÇÃO Essa fórmula é usada para tratar Síndrome Dolorosa Obstrutiva crônica com estagnação de Sangue nas articulações. Nutre e move Sangue e elimina estagnação nos canais.

Prescrição

Variação de *TAO HONG YIN* – Variação da Decocção de *Persica-Carthamus*.

EXPLICAÇÃO Essa fórmula revigora Sangue, elimina estagnação, penetra nos vasos sanguíneos, expele Vento-Umidade e remove obstruções dos canais.

Remédio dos Três Tesouros

BENEFICIAR OS TENDÕES Beneficiar os Tendões revigora Sangue, resolve Fleuma, expele Vento e resolve Umidade. É indicada para tratar Síndrome Dolorosa Obstrutiva crônica com Fleuma e estagnação de Sangue nas articulações.

Resumo

Estagnação de Sangue nas Articulações
Prescrição
- *HUO LUO XIAO LING DAN* – Pílula Efetiva Miraculosa para Revigorar os Canais de Conexão

Prescrição
- Variação de *TAO HONG YIN* – Variação da Decocção de *Persica-Carthamus*

Remédio dos Três Tesouros
- Beneficiar os Tendões

Síndrome Dolorosa Obstrutiva Crônica de Tendões e Ossos

Este padrão merece ser discutido separadamente, já que se constitui em um dos tipos mais comuns de Síndrome Dolorosa Obstrutiva encontrada na prática ocidental. A Síndrome Dolorosa Obstrutiva de tendões e ossos é um tipo de Síndrome Dolorosa Obstrutiva do tipo Umidade, caracterizada por inchaço das articulações. De um ponto de vista ocidental, corresponde de modo geral à artrite reumatoide crônica.

Os sintomas podem ser diferenciados em três grupos de acordo com o estágio:

- *Estágio inicial*: inchaço nas articulações, entorpecimento e sensação de peso.
- *Estágio intermediário*: inchaço e dor nas articulações, contração de tendões, limitação de movimento nas articulações.
- *Estágio avançado*: dor dos quadris para os calcanhares e da região inferior das costas para o occipúcio.

O princípio tratamento também varia de acordo com o estágio:

- *Estágio inicial*: resolver Umidade, remover obstruções dos canais de Conexão (*Luo*).
- *Estágio intermediário*: resolver Umidade, remover obstruções dos canais de Conexão e tonificar *Qi* e Sangue.

- *Estágio avançado*: resolver Umidade, remover obstruções dos canais de Conexão profundos, revigorar Sangue e expelir Vento (utilizar os insetos).

As fórmulas sugeridas são esboçadas a seguir.

Estágio Inicial

Deve-se diferenciar entre tipo Frio e tipo Calor.

Tipo Frio

- *Bai Zhu (Rhizoma Atractylodis macrocephalae)*: 9g.
- *Cang Zhu (Rhizoma Atractylodis)*: 9g.
- *Qiang Huo (Rhizoma seu Radix Notopterygii)*: 9g.
- *Du Huo (Radix Angelicae pubescentis)*: 9g.
- *Gui Zhi (Ramulus Cinnamomi cassiae)*: 4,5g.
- *Fu Zi (Radix Aconiti preparata)*: 6g.
- *Fang Feng (Radix Saposhnikoviae)*: 6g.

EXPLICAÇÃO   Essa fórmula resolve Umidade, expele Vento, remove obstruções dos canais e dispersa Frio.

Tipo Calor

- *Shi Gao (Gypsum fibrosum)*: 30g.
- *Zhi Mu (Radix Anemarrhenae)*: 9g.
- *Huang Qin (Radix Scutellariae)*: 9g.
- *Yi Yi Ren (Semen Coicis)*: 15g.
- *Gan Cao (Radix Glycyrrhizae uralensis)*: 9g.
- *Fang Ji (Radix Stephaniae tetrandrae)*: 9g.
- *Yin Chen Hao (Herba Artemisiae scopariae)*: 9g.
- *Luo Shi Teng (Caulis Trachelospermi jasminoidis)*: 9g.
- *Dang Gui (Radix Angelicae sinensis)*: 9g.

EXPLICAÇÃO   Essa fórmula elimina Calor, seca Umidade, resolve Umidade por intermédio da micção, interrompe dor, elimina inchaço, expele Vento, remove obstruções dos canais e nutre e revigora Sangue.

Estágio Intermediário

- *Dang Shen (Radix Codonopsis)*: 9g.
- *Huang Qi (Radix Astragali)*: 9g.
- *Dang Gui (Radix Angelicae sinensis)*: 9g.
- *Bai Shao (Radix Paeoniae alba)* : 9g.
- *Chuan Xiong (Rhizoma Chuanxiong)*: 6g.
- *Bai Zhu (Rhizoma Atractylodis)*: 9g.
- *Qin Jiao (Radix Gentianae macrophyllae)*: 9g.
- *Di Long (Pheretima aspergillum)*: 9g.
- *Lao Guan Cao (Herba Erodii/Gerani)*: 12g.
- *Feng Fang (Polistes mandarinus)*: 6g.
- *Xu Duan (Radix Dipsaci)*: 6g.
- *Chuan Niu Xi (Radix Cyathulae)*: 9g.
- *Hong Zao (Fructus Jujubae)*: 3 tâmaras.

EXPLICAÇÃO   Essa fórmula tonifica *Qi* e Sangue, revigora Sangue, expele Vento, remove obstruções dos canais, tonifica Rim e beneficia ossos.

MODIFICAÇÕES

- Se houver sintomas de Frio, acrescentar *Gui Zhi (Ramulus Cinnamomi Cassiae)*.
- Se houver sintomas de Calor, acrescentar *Huang Qin (Radix Scutellariae)*.

- Se houver contração dos tendões, acrescentar maior quantidade de insetos ou produtos de animais como *Jiang Can (Bombyx batryticatus)* ou *Can Sha (Faeces bombycis)*.

Remédio dos Três Tesouros

DESOBSTRUIR OS CANAIS   Desobstruir os Canais é uma variação de *Yi Yi Ren Tang*: resolve Umidade, elimina Calor e remove obstruções dos canais.

Estágio Avançado

- *Shu Di Huang (Radix Rehmanniae preparata)*: 30g.
- *Gou Ji (Rhizoma Cibotii)*: 12g.
- *Huai Niu Xi (Radix Achyranthis bidentatae)*: 9g.
- *Bai Shao (Radix Paeoniae alba)*: 9g.
- *Gui Zhi (Ramulus Cinnamomi cassiae)*: 4,5g.
- *Xi Xin (Herba Asari)*: 3g.
- *Cang Zhu (Rhizoma Atractylodis)*: 9g.
- *Yi Yi Ren (Semen Coicis)*: 15g.
- *Luo Shi Teng (Caulis Trachelospermi jasminoidis)*: 15g.
- *Can Sha (Excrenentum Faeces bombycis)*: 6g.
- *Wu Gong (Scolopendra subspinipes)*: 1 pedaço.

EXPLICAÇÃO   Essa fórmula nutre Fígado e Rim, beneficia tendões e ossos, dispersa Frio, aquece canais, resolve Umidade, resolve inchaço, expele Vento-Umidade e remove obstruções dos canais.

Remédio dos Três Tesouros

REVIGORAR A RAIZ   Revigorar a Raiz é uma variação de *Du Huo Ji Sheng Tang* (Decocção de *Angelica pubescens--Taxillus*). Expele Vento-Umidade, beneficia tendões, expele Frio, nutre Fígado e Rim e nutre Sangue. Age principalmente na região inferior do corpo, isto é, região inferior de costas e joelhos.

NUTRIR A RAIZ E ELIMINAR O VENTO   Nutrir a Raiz e Eliminar o Vento nutre *Yin* do Fígado e do Rim, expele Vento, resolve Umidade e remove obstruções dos canais. É especialmente adequada para tratar idosos em que a Síndrome Dolorosa Obstrutiva crônica ocorre contra fundo de deficiência de *Yin*. É basicamente o equivalente de Revigorar a Raiz (*Du Huo Ji Sheng Tang*), porém usado quando há deficiência de *Yin*.

TENDÕES DE BROCADO   Tendões de Brocado nutre Sangue do Fígado, beneficia tendões, expele Vento, resolve Umidade e remove obstruções dos canais. É apropriado particularmente para tratar mulheres nas quais a Síndrome Dolorosa Obstrutiva crônica ocorre contra fundo de deficiência de Sangue.

Resumo

Síndrome Dolorosa Obstrutiva de Tendões e Ossos
Estágio Inicial

Tipo Frio
- *Bai Zhu (Rhizoma Atractylodis macrocephalae)*: 9g
- *Cang Zhu (Rhizoma Atractylodis)*: 9g
- *Qiang Huo (Rhizoma seu Radix Notopterygii)*: 9g
- *Du Huo (Radix Angelicae pubescentis)*: 9g
- *Gui Zhi (Ramulus Cinnamomi cassiae)*: 4,5g
- *Fu Zi (Radix Aconiti preparata)*: 6g
- *Fang Feng (Radix Saposhnikoviae)*: 6g

Síndrome Dolorosa Obstrutiva (Artrite Reumatoide)

Tipo Calor
- *Shi Gao (Gypsum fibrosum)*: 30g
- *Zhi Mu (Radix Anemarrhenae)*: 9g
- *Huang Qin (Radix Scutellariae)*: 9g
- *Yi Yi Ren (Semen Coicis)*: 15g
- *Gan Cao (Radix Glycyrrhizae uralensis)*: 9g
- *Fang Ji (Radix Stephaniae tetrandrae)*: 9g
- *Yin Chen Hao (Herba Artemisiae scopariae)*: 9g
- *Luo Shi Teng (Caulis Trachelospermi jasminoidis)*: 9g
- *Dang Gui (Radix Angelicae sinensis)*: 9g

Estágio Intermediário
- *Dang Shen (Radix Codonopsis)*: 9g
- *Huang Qi (Radix Astragali)*: 9g
- *Dang Gui (Radix Angelicae sinensis)*: 9g
- *Bai Shao (Radix Paeoniae alba)*: 9g
- *Chuan Xiong (Rhizoma Chuanxiong)*: 6g
- *Bai Zhu (Rhizoma Atractylodis)*: 9g
- *Qin Jiao (Radix Gentianae macrophyllae)*: 9g
- *Di Long (Pheretima aspergillum)*: 9g
- *Lao Guan Cao (Herba Erodii/Gerani)*: 12g
- *Feng Fang (Polistes mandarinus)*: 6g
- *Xu Duan (Radix Dipsaci)*: 6g
- *Chuan Niu Xi (Radix Cyathulae)*: 9g
- *Hong Zao (Fructus Jujubae)*: 3 tâmaras

Remédio dos Três Tesouros
- Desobstruir os Canais

Estágio Avançado
- *Shu Di Huang (Radix Rehmanniae preparata)*: 30g
- *Gou Ji (Rhizoma Cibotii)*: 12g
- *Huai Niu Xi (Radix Achyranthis bidentatae)*: 9g
- *Bai Shao (Radix Paeoniae alba)*: 9g
- *Gui Zhi (Ramulus Cinnamomi cassiae)*: 4,5g
- *Xi Xin (Herba Asari)*: 3g
- *Cang Zhu (Rhizoma Atractylodis)*: 9g
- *Yi Yi Ren (Semen Coicis)*: 15g
- *Luo Shi Teng (Caulis Trachelospermi jasminoidis)*: 15g
- *Can Sha (Faeces bombycis)* : 6g
- *Wu Gong (Scolopendra subspinipes)*: 1 pedaço

Remédio dos Três Tesouros
- Revigorar a Raiz
- Nutrir a Raiz e Eliminar o Vento
- Tendões de Brocado

Caso Clínico

Uma mulher de 36 anos de idade sofria de artrite reumatoide há dois anos. O estágio agudo perdurou duas semanas, durante as quais a paciente teve febre e as pequenas articulações se tornaram inchadas, quentes e doloridas. Após a crise aguda, um pouco da dor e do inchaço diminuíram, porém nunca cessaram completamente. Quando veio para a consulta dois anos depois, as pequenas articulações estavam inchadas e doloridas, porém não estavam muito quentes ao toque. A paciente apresentava dor generalizada e rigidez pela manhã, inclusive na região inferior das costas. Decorrida 1 a 2h, rigidez e dor generalizada normalmente diminuíam, exceto nas mãos. Além desse problema, seus períodos menstruais eram regulares e o fluxo, muito escasso. Ocasionalmente, sentia formigamento das pernas e algumas imagens flutuantes em seu campo de visão. Algumas vezes tinha transpiração noturna e um pouco de tinido. A língua estava levemente Pálida com as laterais inchadas e a raiz não tinha vigor. O pulso apresentava-se no geral Fraco, particularmente nas posições Posteriores.

Diagnóstico A crise original que ocorrera dois anos antes da consulta era um quadro agudo típico de Síndrome Dolorosa Obstrutiva do tipo Calor, caracterizada por invasão de Vento, Umidade e Calor nas articulações. Por ocasião da consulta, o quadro era caracterizado por Síndrome Dolorosa Obstrutiva do tipo Umidade contra deficiência subjacente de *Qi* e Sangue e de *Qi* do Rim. No estágio intermediário, tratava-se de Síndrome Dolorosa Obstrutiva de tendões e ossos. A deficiência do Rim é evidenciada pela dor nas costas nos períodos da manhã, transpiração noturna e tinidos ocasionais, além de perda de vigor na raiz da língua e pulso Fraco nas duas posições do Rim. A deficiência de Sangue causara as imagens flutuantes ocasionais e o formigamento dos membros; a deficiência de *Qi* do Baço é evidenciada pelo inchaço nas laterais da língua.

Princípio de tratamento O princípio de tratamento adotado consistiu em tonificar *Qi* e Sangue, fortalecer *Yang* do Rim, beneficiar tendões e ossos e expelir Vento-Umidade. A paciente foi tratada com acupuntura e ervas.

Acupuntura Os pontos de acupuntura utilizados (com método de tonificação, a fim de tonificar *Qi* e Sangue, e método neutro, a fim de expelir Vento-Umidade) foram:

- TA-5 (*Waiguan*) para expelir Vento.
- IG-11 (*Quchi*) para resolver Umidade e beneficiar tendões.
- BP-9 (*Yinlingquan*), BP-6 (*Sanyinjiao*) e B-22 (*Sanjiaoshu*) para resolver Umidade.
- *Baxie* (ponto extra) para expelir Vento-Umidade dos dedos.
- REN-6 (*Qihai*) e REN-4 (*Guanyuan*) para tonificar *Qi* e Sangue em geral.
- E-36 (*Zusanli*) para tonificar *Qi* do Baço.
- B-11 (*Dashu*), ponto de Reunião para os ossos, para beneficiar os ossos.
- DU-14 (*Dazhui*) e DU-12 (*Shenzhu*) para fortalecer Vaso Governador e *Qi* Defensivo, a fim de expelir os fatores patogênicos.

Fitoterapia A decocção utilizada foi uma variação da combinação de duas prescrições para tratar os estágios intermediário e inicial da Síndrome Dolorosa Obstrutiva de tendões e ossos:

- *Dang Shen (Radix Codonopsis)*: 9g.
- *Huang Qi (Radix Astragali)*: 9g.
- *Bai Zhu (Rhizoma Atractylodis macrocephalae)*: 9g.

- *Dang Gui (Radix Angelicae sinensis)*: 9g.
- *Shu Di Huang (Radix Rehmanniae preparata)*: 30g.
- *Bai Shao (Radix Paeoniae alba)*: 9g.
- *Chuan Xiong (Rhizoma Chuanxiong)*: 6g.
- *Xu Duan (Radix Dipsaci)*: 6g.
- *Gou Ji (Rhizoma Cibotii)*: 15g.
- *Gui Zhi (Ramulus Cinnamomi cassiae)*: 4,5g.
- *Cang Zhu (Rhizoma Atractylodis)*: 9g.
- *Yi Yi Ren (Semen Coicis)*: 15g.
- *Qin Jiao (Radix Gentianae macrophyllae)*: 9g.
- *Can Sha (Faeces bombycis)*: 6g.
- *Hai Feng Teng (Caulis Piperis)*: 6g.
- *Sang Zhi (Ramulus Mori)*: 6g.
- *Hong Zao (Fructus Jujubae)*: 3 tâmaras.

Explicação

- *Dang Shen, Huang Qi* e *Bai Zhu* tonificam o *Qi.*
- *Dang Gui, Shu Di Huang, Bai Shao* e *Chuan Xiong,* que formam o *Si Wu Tang* (Decocção de Quatro Substâncias), nutrem e harmonizam o Sangue.
- *Xu Duan* e *Gou Ji* tonificam o *Yang* do Rim.
- *Gui Zhi* expele o Vento e afeta os membros superiores.
- *Cang Zhu* e *Yi Yi Ren* drenam a Umidade.
- *Qin Jiao, Can Sha, Hai Feng Teng* e *Sang Zhi* expelem Vento-Umidade. *Hai Feng Teng* e *Sang Zhi* afetam os membros.
- *Hong Zao* harmoniza.

A paciente foi tratada durante um ano, com sessões quinzenais de acupuntura e decocções diárias; a dor desapareceu e o inchaço das articulações diminuiu.

Tratamento de Partes Específicas do Corpo

Após detalhar acupuntura e fitoterapia dos vários tipos de Síndromes Dolorosas Obstrutivas de acordo com o fator patogênico (Vento, Frio, Umidade e Calor), pode-se agora discutir o tratamento da Síndrome Dolorosa Obstrutiva de acordo com partes específicas do corpo. A discussão será concentrada principalmente no tratamento de acupuntura, já que é muito mais específica que a terapia fitoterápica em atingir uma área específica do corpo. Se por um lado há certas ervas que possuem afinidade por determinada parte do corpo (por exemplo, *Qiang Huo* [*Rhizoma seu Radix Notopterygii*] para tratar pescoço e parte superior dos ombros, *Gao Ben* [*Rhizoma Ligustici*] para tratar coluna vertebral, etc.), a acupuntura é certamente muito mais específica e direta para tratar áreas individuais.

Simplesmente, se uma articulação for afetada, o tratamento de acupuntura é principalmente aplicado àquela articulação e pode eliminar diretamente os fatores patogênicos. Por exemplo, se o punho esquerdo for afetado, o tratamento será aplicado neste mesmo punho, eliminando diretamente Vento-Frio-Umidade daquela articulação. Nenhuma terapia fitoterápica poderia ser tão específica quanto essa, a menos, obviamente, que se aplique tratamento externo com ervas.

Assim, a fitoterapia é baseada mais no tipo de padrão (Vento, Frio, Umidade ou Calor) e na condição subjacente (deficiência de *Qi* e Sangue, deficiência do Fígado e do Rim, Fleuma, estagnação de Sangue), em vez de se basear na parte do corpo afetada. O tratamento de acupuntura, por sua própria natureza, baseia-se na parte afetada do corpo. Entretanto, há algumas ervas que direcionam as prescrições para partes específicas do corpo; a seguir apresenta-se uma lista parcial de tais ervas:

- Pescoço, parte superior dos ombros: *Qiang Huo* (*Rhizoma seu Radix Notopterygii*), *Gao Ben* (*Rhizoma Ligustici*).
- Articulação do ombro: *Jiang Huang* (*Rhizoma Curcumae longae*).
- Coluna vertebral: *Gao Ben* (*Rhizoma Ligustici*).
- Região dorsal inferior: *Du Huo* (*Radix Angelicae pubescentis*), *Hai Tong Pi* (*Cortex Erythrinae*).
- Perna: *Bi Xie* (*Radix Dioscoreae hypoglaucae*).
- Joelho: *Niu Xi* (*Radix Achyranthis bidentatae seu Cyathulae*), *Hai Tong Pi* (*Cortex Erythrinae*).

Além de ervas isoladas, há ainda algumas prescrições empíricas para partes específicas do corpo. As fórmulas a seguir, todas para tratar casos crônicos, podem ser utilizadas na forma em que se apresentam ou serem extraídas as ervas que expelem Vento-Umidade, a fim de acrescentá-las a outras fórmulas.

Pescoço

- *Ge Gen (Radix Puerariae)*: 6g.
- *Wei Ling Xian (Radix Clematidis)*: 9g.
- *Qin Jiao (Radix Gentianae macrophyllae)*.
- *Qiang Huo (Rhizoma seu Radix Notopterygii)*: 6g.
- *Tou Gu Cao (Herba Speranskiae tuberculatae)*: 9g.
- *Ji Xue Teng (Caulis Spatholobi)*: 9g.
- *Dang Gui (Radix Angelicae sinensis)*: 9g.
- *Sheng Di Huang (Radix Rehmanniae)*: 9g.
- *Bai Shao (Radix Paeoniae alba)*: 9g.
- *Xiang Fu (Rhizoma Cyperi)*: 6g.

Ombro

- *Qiang Huo (Rhizoma seu Radix Notopterygii)*: 9g.
- *Gui Zhi (Ramulus Cinnamomi cassiae)*: 6g.
- *Sheng Di Huang (Radix Rehmanniae)*: 9g.
- *Tou Gu Cao (Herba Speranskiae tuberculatae)*: 9g.
- *Ji Xue Teng (Caulis Spatholobi)*: 9g.
- *Dang Gui (Radix Angelicae sinensis)*: 9g.
- *Dan Shen (Radix Salviae miltiorrhizae)*: 6g.
- *Xiang Fu (Rhizoma Cyperi)*: 6g.

Região Dorsal Inferior

- *Dang Gui (Radix Angelicae sinensis)*: 9g.
- *Ji Xue Teng (Caulis Spatholobi)*: 12g.
- *Tou Gu Cao (Herba Speranskiae tuberculatae)*: 9g.
- *Lao Guan Cao (Herba Erodii/Gerani)*: 6g.
- *Qiang Huo (Rhizoma seu Radix Notopterygii)*: 6g.
- *Sang Ji Sheng (Ramus Loranthi)*: 9g.
- *Xu Duan (Radix Dipsaci)*: 9g.
- *Xiang Fu (Rhizoma Cyperi)*: 6g.

Síndrome Dolorosa Obstrutiva (Artrite Reumatoide)

Membros Superiores

- *Huang Qi (Radix Astragali)*: 12g.
- *Gui Zhi (Ramulus Cinnamomi cassiae)*: 6g.
- *Sang Zhi (Ramulus Mori)*: 9g.
- *Wei Ling Xian (Radix Clematidis)*: 9g.
- *Qin Jiao (Radix Gentianae macrophyllae)*: 6g.
- *Qiang Huo (Rhizoma seu Radix Notopterygii)*: 9g.
- *Dang Gui (Radix Angelicae sinensis)*: 9g.
- *Ji Xue Teng (Caulis Spatholobi)*: 9g.
- *Lao Guan Cao (Herba Erodii/Gerani)*: 9g.
- *Bao Shao (Radix Paeoniae alba)*: 9g.
- *Jiang Huang (Rhizoma Curcurmae)*: 6g.
- *Xiang Fu (Rhizoma Cyperi)*: 6g.

Membros Inferiores

- *Dang Gui (Radix Angelicae sinensis)*: 9g.
- *Dan Shen (Radix Salviae miltiorrhizae)*: 6g.
- *Qiang Huo (Rhizoma seu Radix Notopterygii)*: 9g.
- *Lao Guan Cao (Herba Erodii/Gerani)*: 9g.
- *Bai Zhu (Rhizoma Atractylodis macrocephalae)*: 9g.
- *Huai Niu Xi (Radix Achyranthis bidentatae)*: 9g.
- *Mu Gua (Fructus Chaenomelis lagenariae)*: 6g.
- *Xiang Fu (Rhizoma Cyperi)*: 6g.

A seguir, apresenta-se uma discussão do tratamento de acupuntura de partes específicas do corpo.

Pescoço e Parte Superior dos Ombros

Dor em pescoço e ombros constitui-se em uma queixa muito comum entre pacientes ocidentais. O pescoço é uma parte crucial do corpo que prontamente reflete o estado de tensão e estresse típico do estilo de vida agitado de países industrializados, o qual causa enrijecimento dos músculos do pescoço, empurrando a cabeça para trás.

Basta observarmos a forma graciosa e ágil pela qual uma criança se inclina para pegar algo do chão, a fim de se avaliar a importância do uso correto do pescoço. Uma criança irá flexionar os joelhos e permanecer ereta, mantendo o tempo todo o pescoço livre e a cabeça para frente. A maioria dos adultos empurraria instintivamente a cabeça para trás e retesaria o pescoço, como se estivesse levantando de uma posição sentada.

Obviamente, esta situação se agravaria ainda mais naqueles indivíduos cujo trabalho exija que se mantenha a cabeça fixa, em uma posição de intensa concentração, por longos períodos. É o caso, por exemplo, de datilógrafos, digitadores, desenhistas, montadores de componentes eletrônicos e operários em diversos tipos de fábricas frente a uma linha de produção.

Etiologia

Na discussão da dor do pescoço, é importante se distinguir os casos agudos dos crônicos.

A dor *aguda* do pescoço é proveniente de invasão de Vento-Frio ou distensão. Os sintomas são similares nos dois casos: dor cervical com início súbito, rigidez ou torcicolo; movimento limitado ao tentar girar o pescoço de um lado para outro. Um padrão subjacente do Fígado (deficiência de Sangue do Fígado, subida do *Yang* Fígado ou estagnação do *Qi* do Fígado) constitui-se em fator predisponente deste quadro. Se a dor aguda do pescoço for decorrente da exposição a fatores climáticos, ela é invariavelmente proveniente de Vento, pois este fator patogênico ataca a parte superior do corpo, causando rigidez e torcicolo.

A dor *crônica* do pescoço se desenvolve como consequência de crises agudas repetidas e não tratadas devidamente. Nos casos crônicos, um padrão subjacente do Fígado quase sempre está presente. Nas mulheres, é provável ser deficiência de Sangue do Fígado; nos homens, é provável ser estagnação do *Qi* do Fígado ou subida do *Yang* do Fígado; e no idoso, é mais provável ser Fogo do Fígado ou Vento do Fígado.

Acessos agudos em quadro crônico de dor do pescoço são tipicamente gerados pela exposição ao vento. Não é incomum pacientes queixarem-se de passarem a sentir dor no pescoço durante períodos de vento e até mesmo que o vento leste lhe cause dor.

Tratamento

Há três diferenças fundamentais no tratamento da dor cervical aguda ou crônica:

- Nos casos agudos, as agulhas são manipuladas mais vigorosamente, isto é, com um método de sedação.
- Nos casos agudos, os pontos distais desempenham papel mais importante do que nos casos crônicos.
- Nos casos crônicos, é sempre necessário tratar qualquer condição subjacente que possa contribuir para a dor no pescoço.

Casos Agudos

Nos casos agudos, os pontos distais desempenham um papel fundamental e são inseridos com método de sedação. Os principais pontos distais a serem utilizados são:

- ID-3 (*Houxi*) é o principal ponto distal a ser utilizado quando a dor se localizar no occipúcio e na região dorsal do pescoço, ao longo do canal da Bexiga. Esse ponto expele Vento e trata a parte superior dos canais *Yang* Maior, sendo especialmente utilizado nos casos agudos.
- TA-5 (*Waiguan*) é o ponto distal a ser utilizado quando a dor se localizar na lateral do pescoço; pode ser utilizado unilateralmente apenas no lado afetado.
- VB-39 (*Xuanzhong*) é muito eficaz como ponto distal quando a dor se localizar nos dois lados do pescoço e seu movimento de um lado para outro for restrito. Esse ponto deve ser inserido com método de sedação enquanto o paciente movimenta lentamente o pescoço de lado a lado. É muito eficaz na liberação do pescoço (Fig. 38.9).

Os principais pontos locais a serem utilizados são (Fig. 38.10):

- B-10 (*Tianzhu*) é indicado caso a dor se localize no occipúcio e seja bilateral.
- VB-20 (*Fengchi*) é utilizado caso a dor se localize na base do pescoço e se estenda para a parte supe-

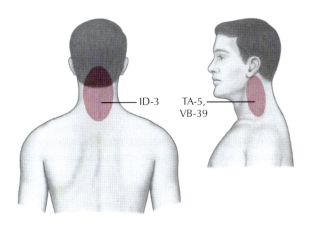

Figura 38.9 – Pontos distais em casos de dor aguda no pescoço. ID = Intestino Delgado; TA = Triplo Aquecedor; VB = Vesícula Biliar.

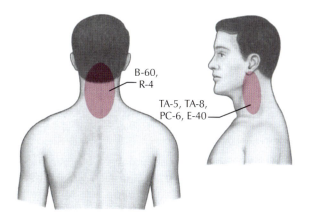

Figura 38.11 – Pontos distais em casos de dor crônica no pescoço. B = Bexiga; E = Estômago; PC = Pericárdio; R = Rim; TA = Triplo Aquecedor.

rior dos ombros. É especialmente indicado se a dor for proveniente de Vento.
- DU-16 (*Fengfu*) é indicado se a dor for proveniente de Vento e se a dor cervical estiver também causando cefaleia.
- VB-21 (*Jianjing*) é um ponto local eficaz a ser utilizado, pois a dor no pescoço é muitas vezes associada com (ou proveniente de) tensão muscular na parte superior dos ombros (músculo trapézio).

Qualquer ponto local sensível à pressão também pode ser utilizado, e o aquecimento da área afetada com bastão de moxa ao longo do canal é muito eficaz.

Casos Crônicos

Os principais pontos distais a serem utilizados nos casos crônicos são:

- B-60 (*Kunlun*) é o principal ponto distal para tratar dor crônica no pescoço. Trata não apenas o pescoço, mas também a parte superior de ombros e costas. É particularmente indicado, é claro, se a dor se localizar ao longo dos canais *Yang* Maior.
- TA-5 (*Waiguan*) é utilizado caso a dor seja unilateral.
- TA-8 (*Sanyangluo*) é utilizado caso a área da dor envolva dois ou três canais *Yang* do braço.
- PC-6 (*Neiguan*) é eficaz nas mulheres. Trata o pescoço em virtude de ser ponto de Conexão (*Luo*) e, consequentemente, por afetar o canal do Triplo Aquecedor. É particularmente eficaz quando a dor cervical estiver associada com tensão nervosa generalizada, tornando os músculos do pescoço retesados.
- R-4 (*Dazhong*) pode ser utilizado como ponto distal pelo fato de ser um ponto de Conexão e, portanto, por sua relação com o canal da Bexiga. É especialmente eficaz quando a dor do pescoço for associada à deficiência de Rim.
- E-40 (*Fenglong*) é o ponto de Conexão e pode ser utilizado para tratar dor no pescoço, já que uma ramificação do canal de Conexão do Estômago se separa no pescoço e flui para a garganta (Fig. 38.11).

Os pontos *locais* a serem utilizados são, obviamente, os mesmos que nos casos agudos (Fig. 38.12). A diferença fundamental consiste no fato de muitas vezes ser necessário utilizar pontos abaixo da parte superior das costas, tais como ID-9 (*Jianzhen*), ID-10 (*Naoshu*), ID-11

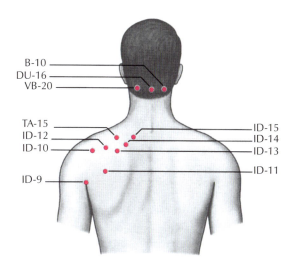

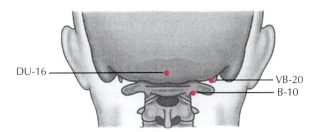

Figura 38.10 – Pontos locais em casos de dor aguda no pescoço. B = Bexiga; DU = *Du Mai*; VB = Vesícula Biliar.

Figura 38.12 – Pontos locais em casos de dor crônica no pescoço. B = Bexiga; DU = *Du Mai*; ID = Intestino Delgado; TA = Triplo Aquecedor; VB = Vesícula Biliar.

(*Tianzong*), ID-12 (*Bingfeng*), ID-13 (*Quyuan*), ID-14 (*Jianwaishu*), ID-15 (*Jianzhongshu*) e TA-15 (*Tianliao*). Esses pontos devem ser sempre verificados por meio de sua sensibilidade e inseridos se estiverem sensíveis. Dentre os pontos citados, ID-11, ID-13 e TA-15 são os mais frequentemente sensíveis. O aquecimento de agulha ou o uso de ventosa são métodos muito eficazes para eliminar a dor e relaxar os músculos.

Resumo

Pescoço e Parte Superior dos Ombros
Dor Aguda
Pontos Distais
- ID-3 (*Houxi*), TA-5 (*Waiguan*), VB-39 (*Xuanzhong*)

Pontos Locais
- B-10 (*Tianzhu*), VB-20 (*Fengchi*), DU-16 (*Fengfu*), VB-21 (*Jianjing*)

Dor Crônica
Pontos Distais
- B-60 (*Kunlun*), TA-5 (*Waiguan*), TA-8 (*Sanyangluo*), PC-6 (*Neiguan*), R-4 (*Dazhong*), E-40 (*Fenglong*)

Pontos Locais
- Os mesmos utilizados nos casos agudos
- ID-9 (*Jianzhen*), ID-10 (*Naoshu*), ID-11 (*Tianzong*), ID-12 (*Bingfeng*), ID-13 (*Quyuan*), ID-14 (*Jianwaishu*), ID-15 (*Jianzhongshu*) e TA-15 (*Tianliao*)

Articulação do Ombro

Dor e rigidez da articulação do ombro consistem em uma queixa extremamente comum no ocidente e na China. Normalmente, a acupuntura proporciona excelentes resultados nos casos agudos e crônicos.

Etiologia

Frio

A invasão dos canais do ombro por Frio externo constitui-se em um dos fatores etiológicos mais comuns. O Frio contrai músculos e tendões, causando dor e rigidez. Tipicamente, a dor é agravada por exposição ao frio ou mediante clima chuvoso e úmido. A invasão local de Frio gera estagnação de *Qi* nos canais do ombro; se o Frio não for expelido, a estagnação pode se tornar crônica. Esta condição também causará dor e irá predispor os canais a futuras invasões de Frio, iniciando um ciclo vicioso.

Sobrecarga de Trabalho ou Excesso de Exercício

A repetição constante de um movimento que envolva a articulação do ombro, ou por meio de um esporte particular ou por trabalho, irá, com o passar dos anos, gerar estagnação local de *Qi* no ombro.

Acidentes

Acidentes de pouca importância causam estagnação local de *Qi*, ao passo que os acidentes sérios causam estagnação local de Sangue. Muito frequentemente, os acidentes ocorridos no passado podem predispor a articulação do ombro (ou qualquer outra articulação) à invasão futura de Frio durante a vida.

Problema na Vesícula Biliar

Em um pequeno número de casos, um problema na Vesícula Biliar (como Umidade-Calor) pode afetar os canais do Intestino Delgado e da Vesícula Biliar no ombro, causando dor na articulação do ombro.

Problema no Intestino Grosso

Em um número igualmente pequeno de casos, a dor no ombro ao longo do canal de Intestino Grosso pode se constituir em manifestação externa de um problema do órgão.

Tratamento

Casos Agudos

Os pontos distais são fundamentais no tratamento de dor aguda do ombro. São manipulados de forma intensa, a fim de remover as obstruções do canal envolvido. Após a manipulação dos pontos distais, podem ser utilizados pontos locais. E-38 (*Tiaokou*) é o principal ponto distal para tratar dor aguda no ombro e rigidez. Este ponto é inserido no mesmo lado do ombro afetado e manipulado vigorosamente durante alguns minutos enquanto o paciente gira suavemente a articulação do ombro. Caso a movimentação da articulação esteja gravemente prejudicada, é preferível uma terceira pessoa segurar o braço do paciente pelo cotovelo, auxiliando-o a girar suavemente o ombro.

Se a área principal da dor se localizar ao longo do canal de Intestino Delgado, o ponto distal a ser utilizado é B-58 (*Feiyang*), utilizando exatamente o mesmo procedimento do ponto E-38.

Procedendo-se a manipulação do ponto distal da maneira anteriormente descrita, os pontos locais podem, então, ser utilizados, aquecendo-se a agulha, se necessário. A escolha dos pontos locais é feita de acordo com a distribuição da dor ao longo de um determinado canal. Se o ombro estiver rígido, o canal envolvido pode também ser identificado mediante a restrição de um determinado movimento. Caso o paciente seja incapaz de erguer o braço para os lados, isso indica o envolvimento do canal do Intestino Grosso (Fig. 38.13).

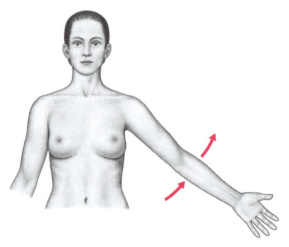

FIGURA 38.13 – Dificuldade em abduzir o braço (canal de Intestino Grosso).

Síndrome Dolorosa Obstrutiva (Artrite Reumatoide) 833

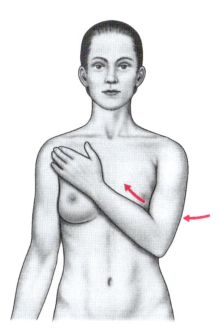

Figura 38.14 – Dificuldade em aduzir o braço (canal do Pulmão).

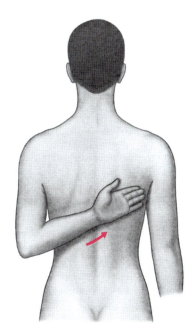

Figura 38.15 – Dificuldade em torcer o braço para trás (Canal do Intestino Delgado).

Se o paciente for incapaz de tocar a articulação do ombro oposto, isso provavelmente indica que o canal do Pulmão está afetado (Fig. 38.14). Se o paciente for incapaz de torcer o braço para trás sobre a escápula, isso denota o envolvimento do canal do Intestino Delgado (Fig. 38.15).

Com o auxílio das técnicas anteriormente descritas e mediante a observação cuidadosa da distribuição da sensibilidade mediante a pressão dos pontos, o canal envolvido pode ser identificado e os pontos locais, escolhidos.

Não se pode deixar de enfatizar a importância da escolha dos pontos locais de acordo com o canal envolvido (identificado mediante inspeção da sensibilidade mediante a pressão) e não de acordo com ideias preconcebidas acerca de determinados pontos. Por exemplo, IG-15 (*Jianyu*) é certamente o ponto local mais importante para tratar articulação do ombro; porém, se apenas o ponto TA-14 (*Jianliao*) estiver sensível à pressão, deve-se utilizar esse ponto e não IG-15. Trata-se de uma regra extremamente simples, porém muitas vezes esquecida na prática.

Os principais pontos locais para cada canal são:

- Intestino Grosso: IG-15 (*Jianyu*), IG-14 (*Binao*).
- Intestino Delgado: ID-9 (*Jianzhen*), ID-10 (*Naoshu*), ID-11 (*Tianzong*), ID-12 (*Bingfeng*), ID-13 (*Quyuan*), ID-14 (*Jianwaishu*) e ID-15 (*Jianzhongshu*). Os dois pontos mais frequentemente sensíveis são ID-11 e ID-13.
- Triplo Aquecedor: TA-14 (*Jianliao*), TA-13 (*Naohui*), TA-15 (*Tianliao*).
- Vesícula Biliar: VB-21 (*Jianjing*).
- Pulmão: P-2 (*Yunmen*).
- Coração: C-1 (*Jiquan*) (Fig. 38.16).

Um importante ponto extra local é *Jianneiling*, situado a meia distância entre a articulação acromioclavicular e a prega axilar anterior (Fig. 38.17). Esse ponto é muito eficaz quando a área principal da dor estiver em frente à articulação do ombro.

Pode-se utilizar agulha aquecida, já que esse tipo de dor e rigidez são geralmente causadas por uma combinação de Vento, Umidade e Frio, com predominância de Frio.

Em minha experiência, a escolha dos pontos locais pode ser orientada não apenas pelo envolvimento dos canais, mas também pelas considerações anatômicas ocidentais. Com o propósito de compreender melhor tal fato, é necessário observar a anatomia das articulações

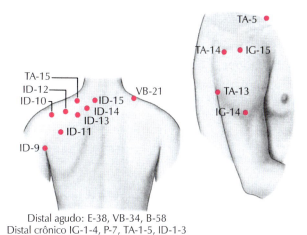

Distal agudo: E-38, VB-34, B-58
Distal crônico IG-1-4, P-7, TA-1-5, ID-1-3

Figura 38.16 – Pontos locais para tratar articulação do ombro. E = Estômago; ID = Intestino Grosso; IG = Intestino Grosso; P = Pulmçao; TA = Triplo Aquecedor; VB = Vesícula Biliar.

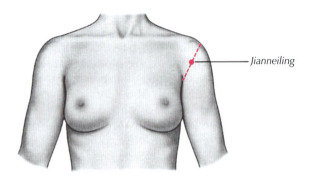

FIGURA 38.17 – Localização do ponto extra *Jianneiling*.

envolvidas na dor do ombro. Há três articulações no ombro: escapuloumeral, acromioclavicular e esternoclavicular; as duas primeiras constituem-se nas articulações mais importantes na dor do ombro (Fig. 38.18).

A articulação escapuloumeral é a articulação propriamente dita do ombro, isto é, aquela que conecta a escápula com o braço; trata-se também da articulação mais envolvida na dor no ombro e na limitação de movimento do braço. Além disso, abdução, flexão e rotação do braço estão sob o controle dos músculos escapuloumerais.

Segue-se a isso que, para atingir a articulação escapuloumeral, é importante tratar os músculos que revestem a escápula; daí a importância dos pontos situados sobre a escápula, isto é, ID-10 (*Naoshu*), ID-11 (*Tianzong*), ID-12 (*Bingfeng*), ID-13 (*Quyuan*) e TA-15 (*Tianliao*). Acredito que, na dor do ombro com limitação de movimento, melhores resultados são obtidos se dois ou três dos pontos descritos anteriormente forem inseridos com moxa na agulha e que a inserção da agulha apenas nos pontos da articulação acromioclavicular (como IG-15 [*Jianyu*] e TA-14 [*Jianliao*]) não é suficiente; a razão disso consiste no fato de a articulação que governa o movimento do braço não ser a articulação acromioclavicular, mas a articulação escapuloumeral.

Casos Crônicos

No tratamento da dor crônica de ombro, os pontos distais são também utilizados, porém são estimulados com pouca ou nenhuma intensidade. A escolha dos pontos distais depende do canal envolvido:

- Intestino Grosso: IG-1 (*Shangyang*) ou IG-4 (*Hegu*), P-7 (*Lieque*) também pode ser utilizado.
- Pulmão: P-7 (*Lieque*).
- Intestino Delgado: ID-3 (*Houxi*) ou ID-1 (*Shaoze*).
- Triplo Aquecedor: TA-1 (*Guanchong*) ou TA-5 (*Waiguan*).

Esses pontos distais devem ser estimulados com intensidade moderada e os pontos locais são inseridos imediatamente após os pontos distais.

Os pontos locais a serem utilizados são os mesmos dos casos agudos. Nos casos crônicos, é normalmente importante utilizar os pontos ao longo do canal do Intestino Delgado se eles estiverem sensíveis à pressão. Assim, embora o paciente possa não se queixar de dor nessa área, esses pontos devem sempre ser inspecionados para verificar a sensibilidade à pressão.

Resumo

Articulação do Ombro

Dor Aguda

Pontos Distais
- E-38 (*Tiaokou*), B-58 (*Feiyang*), VB-34 (*Yanglingquan*)

Pontos Locais
- Intestino Grosso: IG-15 (*Jianyu*), IG-14 (*Binao*), *Jianneiling*
- Intestino Delgado: ID-9 (*Jianzhen*), ID-10 (*Naoshu*), ID-11 (*Tianzong*), ID-12 (*Bingfeng*), ID-13 (*Quyuan*), ID-14 (*Jianwaishu*) e ID-15 (*Jianzhongshu*). Destes, os dois pontos mais frequentemente sensíveis são ID-11 e ID-13
- Triplo Aquecedor: TA-14 (*Jianliao*), TA-13 (*Naohui*), TA-15 (*Tianliao*)
- Vesícula Biliar: VB-21 (*Jianjing*)
- Pulmão: P-2 (*Yunmen*), *Jianneiling*
- Coração: C-1 (*Jiquan*)

Dor Crônica

Pontos Distais
- Intestino Grosso: IG-1 (*Shangyang*) ou IG-4 (*Hegu*), P-7 (*Lieque*)
- Pulmão: P-7 (*Lieque*)
- Intestino Delgado: ID-3 (*Houxi*) ou ID-1 (*Shaoze*)
- Triplo Aquecedor: TA-1 (*Guanchong*) ou TA-5 (*Waiguan*)

Pontos Locais
- Os mesmos utilizados para tratar casos agudos

Caso Clínico

Um homem de 58 anos de idade apresentava dor nas articulações dos dois ombros há quatro anos. Trabalhava como mecânico de automóvel há mais de 25 anos. A dor era agravada mediante a

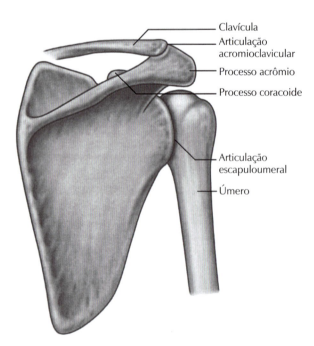

FIGURA 38.18 – Anatomia das articulações do ombro.

exposição ao frio. O ponto IG-15 (*Jianyu*) estava sensível à pressão. Não apresentava outros sintomas e sob outros aspectos tratava-se de um homem saudável e forte.

Diagnóstico   Este é um exemplo de Síndrome Dolorosa Obstrutiva do tipo Frio. Há, entretanto, um componente adicional de estagnação de *Qi* nos ombros, proveniente do uso excessivo das articulações do ombro face ao desempenho da profissão de mecânico. Essa estagnação é evidenciada pelo fato dos dois ombros serem igualmente afetados. Se a dor fosse simplesmente decorrente da Síndrome Dolorosa Obstrutiva, em geral, apenas um ombro seria afetado ou, no mínimo, um ombro se apresentaria definitivamente pior que o outro.

Princípio de tratamento   O princípio de tratamento adotado consistiu em expelir o Frio, aquecer os canais e mover o *Qi*.

Acupuntura   Os principais pontos utilizados foram:

- IG-15 (*Jianyu*) e ID-10 (*Naoshu*), com agulha aquecida, como pontos locais para remover as obstruções dos canais.
- IG-11 (*Quchi*) para beneficiar tendões.

Seis sessões semanais foram suficientes para proporcionar a cura do paciente.

Caso Clínico

Uma mulher de 50 anos de idade sofria de dor no ombro há 14 anos. Utilizara várias injeções de cortisona. A dor localizava-se na articulação do ombro esquerdo e estendia-se para o pescoço, bem como para o braço, ao longo do canal de Intestino Grosso. Às vezes, a dor estendia-se também para a escápula esquerda. Os pontos IG-15 (*Jianyu*), TA-14 (*Jianliao*), *Jianneiling* (ponto extra), ID-11 (*Tianzong*), ID-9 (*Jianzhen*) e ID-10 (*Naoshu*) estavam muito sensíveis à pressão. O ombro apresentava-se muito rígido e o braço estava com dificuldade na abdução. A dor era agravada mediante clima chuvoso e aliviada pelo calor. A paciente estava acima do peso normal e sua língua estava Pálido-arroxeada.

Diagnóstico   Trata-se de um caso de Síndrome Dolorosa Obstrutiva do tipo Frio. Havia também condição interna de deficiência de *Yang* e Frio interno, evidenciada pela língua Pálido-arroxeada. Em tais casos crônicos de dor de ombro, torna-se essencial verificar os pontos sensíveis não apenas ao redor da própria articulação, mas também os pontos sobre a escápula correspondente, ao longo do canal de Intestino Delgado, isto é, deve-se

sempre verificar também a sensibilidade dos pontos ID-9 (*Jianzhen*), ID-10 (*Naoshu*), ID-11 (*Tianzong*), ID-12 (*Bingfeng*), ID-13 (*Quyuan*) e ID-14 (*Jianwaishu*). TA-15 (*Tianliao*) também deve ser checado quanto à sensibilidade.

Princípio de tratamento   O princípio de tratamento adotado foi expelir Frio, aquecer canais e tonificar *Yang*.

Acupuntura   Neste caso, os principais pontos utilizados foram:

- IG-15 (*Jianyu*), VB-21 (*Jianjing*) e *Jianneiling* (ponto extra), como pontos locais.
- IG-1 (*Shangyang*), como ponto distal, para remover obstruções do canal do Intestino Grosso. Esse ponto foi alternado com TA-8 (*Sanyangluo*), ponto de Reunião dos três canais do braço, pois a dor envolvia os três canais.
- De acordo com a sensibilidade à pressão, foram selecionados dois pontos dos seguintes: ID-9 (*Jianzhen*), ID-10 (*Naoshu*), ID-11 (*Tianzong*), ID-12 (*Bingfeng*), ID-13 (*Quyuan*), ID-14 (*Jianwaishu*) e TA-15 (*Tianliao*), inseridos com agulhas aquecidas.

Neste caso, o tratamento foi prolongado e os resultados foram lentos, devido, em parte, ao fato de se tratar de um quadro crônico e, em parte, devido às injeções de cortisona, que, geralmente, retardam os resultados obtidos com acupuntura. Porém, o problema foi resolvido após 18 sessões quinzenais.

Cotovelo

A dor no cotovelo geralmente é causada por combinação de exposição à Umidade e ao Frio com esforço excessivo, resultante de esporte ou trabalho. Sem dúvida, a área mais afetada pela dor localiza-se na lateral do cotovelo, isto é, ao longo do canal do Intestino Grosso; porém, algumas vezes, a dor pode ocorrer imediatamente acima da ponta do olecrano (isto é, ao longo do canal do Triplo Aquecedor) ou entre olecrano e côndilo medial do úmero (isto é, ao longo do canal do Intestino Delgado). Ocasionalmente, a dor pode ocorrer na superfície medial do braço, ao longo do canal do Pulmão.

A dor muitas vezes se irradia para cima ou para baixo, ao longo do canal de Intestino Grosso. Em alguns casos, a dor pode irradiar-se do ponto IG-11 (*Quchi*) para baixo, ao longo do canal de Intestino Grosso. Sensações de entorpecimento e formigamento também podem se apresentar abaixo do braço e nas pontas do dedo.

Tratamento

O tratamento é praticamente o mesmo nos casos agudos ou crônicos, exceto, obviamente, no tocante à intensidade da manipulação da agulha, as quais, de acordo com os princípios gerais, devem se aplicadas de forma mais vigorosa nos casos agudos.

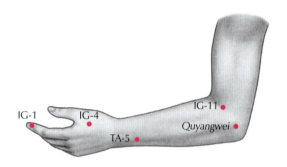

Figura 38.19 – Pontos distais e locais para tratar o cotovelo. IG = Intestino Grosso; TA = Triplo Aquecedor.

Os principais pontos distais escolhidos a partir do canal do Intestino Grosso são: IG-1 (*Shangyang*) ou IG-4 (*Hegu*). Se a área da dor se estender levemente acima da ponta do olécrano, TA-5 (*Waiguan*) pode ser utilizado em acréscimo a um dos pontos citados. Se a área da dor parecer cobrir os canais do Intestino Grosso e do Triplo Aquecedor, seleciona-se o ponto TA-8 (*Sanyangluo*).

Os pontos locais mais importantes são (Fig. 38.19):

- IG-11 (*Quchi*) é um dos pontos locais mais importantes. Neste caso, este ponto funciona tanto como ponto local quanto como ponto sistêmico, já que também beneficia os tendões em geral, ajudando a aliviar a Síndrome Dolorosa Obstrutiva.
- *Quyangwei* é um ponto extra localizado imediatamente adjacente ao epicôndilo quando o cotovelo estiver flexionado (Fig. 38.20). Este ponto é extremamente eficaz, em especial, quando usado com agulha aquecida.
- IG-12 (*Zhouliao*) é particularmente utilizado quando a dor de cotovelo se irradiar para cima.
- TA-10 (*Tianjing*) é utilizado quando a dor se localizar ao redor da ponta do olecrano.
- ID-8 (*Xiaohai*) é utilizado quando a dor se localizar ao redor do côndilo medial do úmero.
- P-5 (*Chize*) relaxa os tendões do braço, sendo utilizado quando o cotovelo se apresentar rígido. O *ABC of Acupuncture* (259 d.C.) comenta[15]:

Quando o braço não pode se erguer para a cabeça ou quando há dor no cotovelo, inserir agulha no ponto P-5.

O *Illustrated Manual of Acupuncture Points as Shown on the Bronze Man* (1026) diz[16]:

P-5 pode tratar Síndrome Dolorosa Obstrutiva do tipo Vento, localizada no cotovelo, e a incapacidade de elevar o braço.

Os resultados obtidos são geralmente muito bons com apenas alguns tratamentos. Ocasionalmente, em casos de longa permanência, os resultados são lentos. Isto ocorre especialmente quando injeções de cortisona são administradas no cotovelo, já que elas são propensas a retardar os efeitos da acupuntura. Nestes casos, pode ser proveitoso tratar o cotovelo do lado saudável, bem como do lado afetado.

Uma forma particularmente eficiente de se proceder é utilizar-se o ponto de Conexão (*Luo*) do canal afetado no lado oposto. Por exemplo, se a dor ocorrer ao longo do canal de Intestino Grosso, no lado esquerdo, IG-6 (*Pianli*) no lado direito, pode ser inserido. Outros pontos podem simplesmente ser utilizados de forma bilateral. Uma maneira mais específica de se proceder seria utilizar o método de sedação nos pontos do lado saudável e o método tonificação (especialmente com agulha aquecida) nos pontos do lado afetado. A razão deste tratamento reside no fato de, nos problemas crônicos de canal, o lado afetado se tornar vazio e o lado saudável, relativamente em excesso.

Resumo

Cotovelo

Pontos Distais
- IG-1 (*Shangyang*), IG-4 (*Hegu*), TA-5 (*Waiguan*), TA-8 (*Sanyangluo*)

Pontos Locais
- IG-11 (*Quchi*), *Quyangwei*, IG-12 (*Zhouliao*), TA-10 (*Tianjing*), ID-8 (*Xiaohai*), P-5 (*Chize*)

Punho

Dor nos punhos é comum nos idosos. É geralmente resultante da invasão de Umidade e Frio, agravada por excesso de utilização da articulação (por exemplo, flautistas).

Tratamento

O tratamento de casos agudos e crônicos não apresenta diferença significativa.

Nos casos agudos, deve-se utilizar primeiramente agulha no ponto distal com método de sedação e, então, nos pontos locais. Como o punho localiza-se quase na extremidade do braço, não há pontos distais ao longo do canal envolvido. Entretanto, em minha experiência, E-36 (*Zusanli*) pode ser utilizado como ponto distal para tratar Síndrome Dolorosa Obstrutiva do punho, especialmente se for proveniente de Umidade. Outros pontos distais podem ser utilizados de acordo com o canal correspondente da mesma polaridade e extremidade oposta (ver Tabela 38.1). Por exemplo, se o canal do Triplo Aquecedor no punho estiver envolvido, pode-se utilizar um ponto no tornozelo no canal da Vesícula

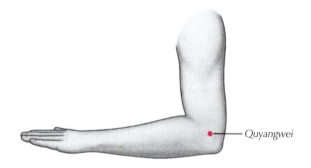

Figura 38.20 – Localização do ponto extra *Quyangwei*.

Biliar, isto é, VB-40 (*Qiuxu*). Esse fato ocorre devido à relação entre os canais do Triplo Aquecedor e da Vesícula Biliar dentro do sistema de *Yang* Menor. Se os canais do Intestino Delgado ou do Intestino Grosso no punho estiverem envolvidos, pode-se utilizar B-60 (*Kunlun*) ou E-41 (*Jiexi*), respectivamente. Se os canais de Pulmão, Pericárdio ou Coração no punho estiverem envolvidos, pode-se utilizar BP-5 (*Shangqiu*). F-4 (*Zhongfeng*) ou R-3 (*Taixi*), respectivamente. Em todos os casos, os pontos distais são inseridos com método de sedação e os pontos locais são inseridos depois (enquanto se retém as agulha nos pontos distais).

Nos casos *crônicos*, o ponto distal é inserido com método neutro. Como a dor geralmente ocorre na superfície *Yang* do punho, os principais pontos locais a serem utilizados são:

- TA-4 (*Yangchi*).
- IG-5 (*Yangxi*) é especialmente adequado, pois é o ponto Rio (*Jing*) a partir do qual os fatores patogênicos são desviados para as articulações.
- ID-5 (*Yanggu*) é também especialmente indicado pela mesma razão anteriormente descrita.
- PC-7 (*Daling*) é indicado se a dor estiver na superfície medial do punho (Fig. 38.21).

A moxa pode ser aplicada caso Frio esteja envolvido. Se o punho estiver inchado, poderá ser sangrado batendo com o martelo sete estrelas (ou com agulha de flor de ameixeira) até que surjam gotículas de sangue, devendo-se dirigir a fumaça de moxa sobre a área.

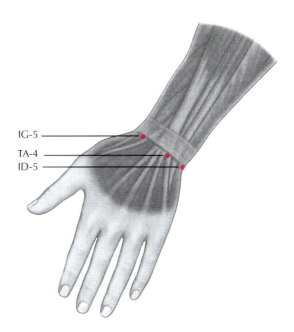

Figura 38.21 – Pontos locais para tratar o punho. ID = Intestino Delgado; IG = Intestino Grosso; TA = Triplo Aquecedor.

Resumo

Punho

Pontos Locais
- TA-4 (*Yangchi*), IG-5 (*Yangxi*), ID-5 (*Yanggu*), C-7 (*Daling*)

Dedos da Mão

Dor e inchaço dos dedos da mão são queixas comuns. É geralmente proveniente de Síndrome Dolorosa Obstrutiva do tipo Frio ou Umidade, sendo frequentemente causada por exposição prolongada à água fria ou chuva durante anos seguidos (por exemplo, no caso dos agricultores ou faxineiros).

Tratamento

Nos casos *agudos*, apenas os pontos locais são utilizados. Os principais pontos são:

- Pontos extras *Baxie*. Há duas localizações alternativas para esses pontos e ambas são eficazes. Estão localizados no dorso da mão, na extremidade das pregas dos dedos quando a mão está fechada, ou a meia distância entre a extremidade das pregas e as articulações metacarpofalângicas (Fig. 38.22). São inseridos obliquamente na direção da palma da mão.
- IG-3 (*Sanjian*) expele Vento, Frio e Umidade dos dedos. Deve ser inserido no mínimo 0,5*cun* perpendicularmente à direção da ulna, isto é, ao longo da palma da mão. É muito eficaz e alguns médicos acreditam que se este ponto for aprofundado o suficiente (até 1*cun*), não há necessidade de se utilizar os pontos *Baxie*.
- TA-3 (*Zhongzhu*) também expele Vento, Frio e Umidade dos dedos. É também eficaz para tratar Síndrome Dolorosa Obstrutiva do tipo Calor.
- ID-3 (*Houxi*) expele Vento dos dedos. Da mesma forma que o ponto IG-3 (*Sanjian*), deve ser inserido pelo menos 0,5*cun*, perpendicularmente, ao longo da palma da mão.

Nos casos *crônicos*, os pontos anteriormente citados também são utilizados e combinados com alguns pontos adjacentes:

- TA-5 (*Waiguan*) é um ponto adjacente importante no tratamento de Síndrome Dolorosa Obstrutiva dos dedos da mão. Expele Vento e estimula circulação de *Qi* e Sangue nos dedos. Deve-se obter a

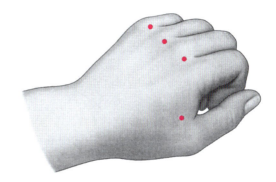

Figura 38.22 – Localização dos pontos extras *Baxie*.

Síndrome Dolorosa Obstrutiva (Artrite Reumatoide)

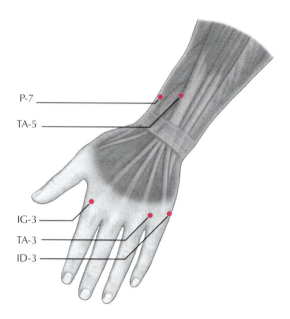

Figura 38.23 – Pontos locais e adjacentes para tratar os dedos. ID = Intestino Delgado; IG = Intestino Grosso; P = Pulmão; TA = Triplo Aquecedor.

sensação de inserção da agulha com irradiação para baixo, na direção dos dedos.
- P-7 (*Lieque*) pode ser utilizado, em especial, se a dor se localizar principalmente ao longo da base do polegar. Isto ocorre frequentemente em idosos, quando a invasão dos fatores patogênicos for combinada com declínio de *Qi*, afetando o canal do Pulmão. Nos jovens pode ocorrer entre pianistas ou flautistas. Este ponto deve ser inserido obliquamente para baixo e a sensação da inserção da agulha deve se irradiar na direção do polegar.
- ID-5 (*Yanggu*) é eficaz para expelir Umidade, sendo proveitoso, portanto, particularmente quando os dedos estiverem inchados (Fig. 38.23).

Se os dedos estiverem inchados, eles poderão ser ligeiramente sangrados batendo-se levemente com o martelo sete estrelas (ou com a agulha flor de ameixeira), devendo-se aplicar fumaça de moxa sobre os dedos.

Resumo

Dedos da Mão

Pontos Locais
- Pontos extras *Baxie*, IG-3 (*Sanjian*), TA-3 (*Zhongzhu*), ID-3 (*Houxi*)

Pontos Adjacentes
- TA-5 (*Waiguan*), P-7 (*Lieque*), ID-5 (*Yanggu*)

Caso Clínico

Uma mulher de 53 anos de idade queixava-se de dor nos dedos da mão há dois anos. Os dedos estavam inchados e já apresentavam deformidades. Anteriormente à dor na mão, havia também sofrido de dor intermitente na região inferior das costas. Apresentara durante o último ano perda grave de cabelo e sentia seus joelhos fracos.

A língua estava Pálida e propensa a ser Descascada, o pulso apresentava-se ligeiramente Flutuante e Vazio.

Diagnóstico A dor nos dedos é claramente resultante da invasão de Frio e Umidade. Havia se transformado em Síndrome Dolorosa Obstrutiva crônica com estagnação de Fleuma nas articulações (evidenciada pelas deformidades ósseas). Inicialmente, ocorria contra fundo de deficiência de Sangue, que começara a se transformar em deficiência de *Yin* (do Rim). A deficiência de Sangue é aparente na língua Pálida, e o início de deficiência de *Yin* é refletido na queda de cabelo, na fraqueza dos joelhos e no pulso Flutuante e Vazio. Este caso mostra claramente, como se pode observar muitas vezes na prática, casos limítrofes entre deficiência de Sangue e de *Yin*, os quais ocorrem mais frequentemente entre as mulheres.

Princípio de tratamento A paciente foi tratada com acupuntura e ervas e o tratamento foi direcionado em remover a obstrução do canal, expelir Frio e Umidade, nutrir Sangue e *Yin*.

Acupuntura Os principais pontos utilizados foram:

- IG-3 (*Sanjian*) e pontos extras *Baxie* para remover Umidade-Frio dos dedos.
- TA-5 (*Waiguan*) para expelir Vento.
- E-36 (*Zusanli*) e BP-6 (*Sanyinjiao*) para nutrir Sangue.
- R-3 (*Taixi*) e B-23 (*Shenshu*) para tonificar Rim.

Fitoterapia A prescrição utilizada foi uma variação de *Qin Jiao Si Wu Tang* (Decocção de Quatro Substâncias de *Gentiana macrophylla*):

- *Dang Gui* (Radix Angelicae sinensis): 6g.
- *Sheng Di Huang* (Radix Rehmanniae): 6g.
- *Bai Shao* (Radix Paeoniae alba): 6g.
- *Chuan Xiong* (Rhizoma Chuanxiong): 6g.
- *Qin Jiao* (Radix Gentianae macrophyllae): 6g.
- *Yi Yi Ren* (Semen Coicis): 6g.
- *Can Sha* (Faeces bombycis): 6g.
- *Gan Cao* (Radix Glycyrrhizae uralensis): 3g.
- *Ban Xia* (Rhizoma Pinelliae preparatum): 6g.
- *Sang Ji Sheng* (Ramus Loranthi): 4g.

Explicação
- *Dang Gui*, *Sheng Di Huang*, *Bai Shao* e *Chuan Xiong* constituem-se em uma versão modificada da Decocção das Quatro de Substâncias; nutrirão Sangue e *Yin*, considerando-se que *Sheng Di Huang* é utilizado, em vez de *Shu Di Huang*.

> - *Qin Jiao* e *Can Sha* expelem Vento-Umidade.
> - *Yi Yi Ren* expele Umidade.
> - *Gan Cao* harmoniza.
> - *Ban Xia* foi acrescentada para resolver Fleuma (na forma de deformidades nas articulações).
> - *Sang Ji Sheng* foi acrescentada para nutrir Sangue do Fígado e simultaneamente expelir Vento-Umidade.
>
> Esta paciente apresentou melhora gradual e encontra-se ainda em tratamento.

Quadril

Geralmente, a dor no quadril é proveniente de invasão de Frio e Umidade. Do ponto de vista da medicina ocidental, pode ser causada por osteoartrite. Nos estágios iniciais, pode ser tratada com sucesso; nos estágios avançados, entretanto, a acupuntura não proporciona a cura. A dor é geralmente unilateral.

Tratamento

A dor no quadril raramente ocorre na forma de episódio agudo. Geralmente se desenvolve muito gradualmente, com o passar dos anos.

Os principais *pontos distais* a serem utilizados são (Fig. 38.24):

- VB-41 (*Zulinqi*) é o principal ponto distal. Afeta quadril e expele Umidade. É o ponto Riacho do canal da Vesícula Biliar e, como tal, expele fator patogênico do canal. É também o ponto de abertura do Vaso de Cintura, fluindo sobre o quadril.
- VB-40 (*Qiuxu*) é o ponto Fonte do canal da Vesícula Biliar, o qual sempre está envolvido na dor do quadril.
- B-62 (*Shenmai*) é o ponto de abertura do Vaso *Yang* do Calcanhar (*Yang Qiao Mai*) fluindo também sobre o quadril. O Vaso *Yang* do Calcanhar promove agilidade e movimento, sendo esse ponto especialmente proveitoso se o quadril estiver muito rígido.
- BP-3 (*Taibai*) também pode ser utilizado como ponto distal, já que o canal do Baço afeta o aspecto interno do quadril. É especialmente eficaz se a dor de quadril se irradiar para a virilha.

Os principais *pontos locais* a serem utilizados são:

- VB-30 (*Huantiao*) constitui-se, sem dúvida, no mais importante ponto local. Expele Umidade e remove obstruções do canal. Deve ser inserido, no mínimo, a 2pol de profundidade, com o paciente deitado sobre lado oposto e a perna ligeiramente flexionada. A utilização de aquecimento da agulha neste ponto é muito eficaz.
- VB-29 (*Juliao*) é um ponto eficaz a ser utilizado em combinação com VB-30.
- BP-12 (*Chongmen*) pode ser utilizado como ponto local, especialmente quando a dor se estender para a virilha.

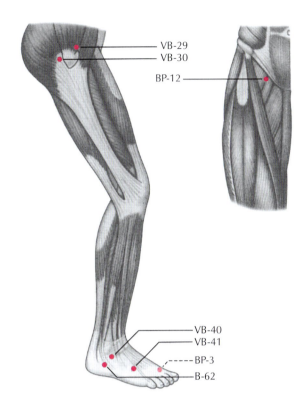

Figura 38.24 – Pontos distais e locais para tratar o quadril. B = Bexiga; BP = Baço-Pâncreas; VB = Vesícula Biliar.

Resumo

Quadril

Pontos Distais
- VB-41 (*Zulinqi*), VB-40 (*Qiuxu*), B-62 (*Shenmai*), BP-3 (*Taibai*)

Pontos Locais
- VB-30 (*Huantiao*), VB-29 (*Juliao*), BP-12 (*Chongmen*)

Joelho

Como os joelhos são influenciados pela energia de Rim, é importante diferenciar a dor de joelho proveniente da deficiência de Rim da dor de joelho proveniente da Síndrome Dolorosa Obstrutiva. Quando for gerada por deficiência de Rim, a dor de joelho é em geral bilateral e se desenvolve muito gradualmente com o passar do tempo. Além disso, os joelhos apresentam-se fracos e possivelmente frios, em especial se o *Yang* do Rim estiver deficiente. Esse tipo de dor do joelho não é afetado pelo clima e os joelhos não se apresentam inchados.

Quando for proveniente da invasão de fatores patogênicos, a dor do joelho é mais frequentemente unilateral (ou é pior em um dos lados) e se inicia de forma repentina. É definitivamente afetada pelo clima (em geral piorando em clima chuvoso ou úmido) e o joelho pode se apresentar inchado (denotando retenção de Umidade).

A Síndrome Dolorosa Obstrutiva do joelho muitas vezes ocorre a partir de uma combinação de fatores, isto é, de uma invasão exterior de Frio e Umidade, bem como de estagnação local prévia de *Qi* devido a um acidente antigo. Outra causa frequente de dor de joelho é, obviamente, estagnação local de *Qi* e Sangue proveniente do excesso de utilização da articulação. Isto ocorre entre pedreiros, corredores, faxineiros, etc. Nesse caso, não se trata rigorosamente de Síndrome Dolorosa Obstrutiva, porém o tratamento é exatamente o mesmo.

Tratamento

O tratamento de casos agudos e crônicos não apresenta diferença significante, podendo, de tal forma, ser discutido em conjunto. O fator mais importante a se ter em mente na seleção de pontos é a identificação clara do canal envolvido de acordo com a localização da dor. A dor no joelho pode ocorrer na frente, ao longo do canal de Estômago; acima do joelho, dentro da própria articulação; no aspecto interno ao longo dos canais do Baço e do Fígado e na parte dorsal do joelho na prega poplítea (Fig. 38.25).

Três pontos distais podem ser utilizados para tratar dor no joelho de acordo com o canal envolvido:

- BP-5 (*Shangqiu*) é o ponto principal a ser utilizado. Expele Umidade e, sendo ponto Rio, afeta as articulações. Pode ser utilizado como ponto distal geral para tratar dor de joelho, independentemente do canal envolvido.
- VB-40 (*Qiuxu*) é utilizado como ponto distal se a dor se localizar ao longo do canal da Vesícula Biliar.
- E-41 (*Jiexi*) é utilizado como ponto distal se a dor se localizar ao longo do canal do Estômago.

No tocante aos pontos locais, sua discussão será baseada de acordo com a área da dor.

Dor Acima do Joelho (Fig. 38.26)

A dor acima do joelho geralmente afeta o canal do Estômago e há algum inchaço, indicando retenção de Umidade. O ponto principal a ser utilizado é:

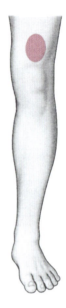

FIGURA 38.26 – Área de dor acima do joelho.

- E-34 (*Liangqiu*) é o principal ponto a ser utilizado. É o ponto de Acúmulo (*Xi*) do canal do Estômago e, como tal, é eficaz para interromper a dor e remover as obstruções do canal. O uso de agulha aquecida é muito eficaz.

Dor na Face Lateral do Joelho (Fig. 38.27)

A dor nessa área afeta o canal do Estômago ou da Vesícula Biliar. Geralmente é associada com rigidez do joelho e dificuldade em flexioná-lo. Os pontos principais a serem utilizados são:

- E-36 (*Zusanli*), o qual constitui-se no ponto principal a ser utilizado. Além de inúmeras outras funções, expele Umidade do joelho.

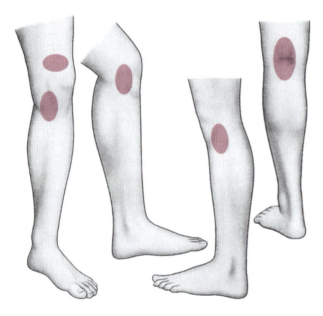

FIGURA 38.25 – Áreas de dor no joelho.

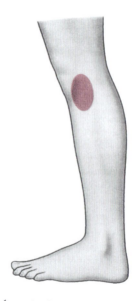

FIGURA 38.27 – Área de dor na face lateral do joelho.

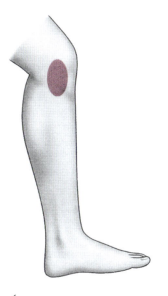

FIGURA 38.28 – Área de dor na face medial do joelho.

- VB-34 (*Yanglingquan*), o qual é o ponto de Reunião dos tendões, sendo, portanto, um ponto muito importante a ser utilizado se o joelho estiver rígido.
- VB-33 (*Xiyangguan*), o qual é um ponto adjacente eficaz, cujo uso também relaxa os tendões.

Dor na Face Interna do Joelho (Fig. 38.28)

A dor nessa área envolve os canais do Baço ou do Fígado. Nos casos crônicos, frequentemente há inchaço dessa área, especialmente entre as mulheres. Os pontos principais a serem utilizados são:

- BP-9 (*Yinlingquan*), que é um dos pontos principais a ser utilizado sobre o canal do Baço. Deve ser sempre inserido se o joelho estiver inchado, já que tal fato indica invasão de Umidade e esse ponto resolve a Umidade.
- F-7 (*Xiguan*), que significa "Portão do Joelho". Trata-se de um ponto especial para expelir Umidade e Frio do joelho. Além disso, relaxa os tendões e alivia rigidez.
- F-8 (*Ququan*), que é um ponto que expele Umidade e nutre Sangue do Fígado; portanto, também alivia a rigidez por meio da promoção da nutrição dos tendões pelo Sangue do Fígado. É particularmente importante no tratamento de idosos com deficiência subjacente de Fígado e Rim.

Caso Clínico

Uma mulher de 82 anos de idade sofria há sete anos de dor e inchaço na face medial dos dois joelhos. Nos demais aspectos, sentia-se muito bem, o único problema adicional era o sono leve. A língua estava Vermelha, sem revestimento e com fissuras. O pulso apresentava-se quase normal e apenas ligeiramente Fino.

Diagnóstico Embora não apresentasse muitos sintomas, pode-se deduzir que a dor nos joelhos era proveniente da invasão de Frio e Umidade (tendo em vista o inchaço) contra fundo de deficiência do *Yin* do Rim, cujo único sinal é evidenciado pela língua Vermelha, Descascada e com fissuras.

Princípio de tratamento O princípio de tratamento adotado foi resolver Umidade, expelir Frio e remover obstruções dos canais. A paciente foi tratada apenas com acupuntura.

Acupuntura Os principais pontos utilizados foram:

- F-8 (*Ququan*), BP-6 (*Sanyinjiao*) e R-3 (*Taixi*) para nutrir *Yin* do Fígado e do Rim. Além disso, F-8 também funciona como ponto local.
- BP-9 (*Yinlingquan*) como ponto local e para resolver Umidade.
- F-7 (*Xiguan*), com agulha aquecida, como ponto local.

Embora a dor nos joelhos não tenha desaparecido completamente, provavelmente devido à idade avançada da paciente, ela diminuiu drasticamente, o que possibilitou que a paciente caminhasse muito mais do que antes do tratamento.

Dor no Interior da Articulação do Joelho

Essa dor é sentida profundamente no interior da articulação. Os principais pontos a serem utilizados são:

- Pontos extras *Xiyan*. Constituem-se em um par de pontos localizados nas duas depressões medial e lateral ao ligamento patelar (Fig. 38.29). *Xiyan*

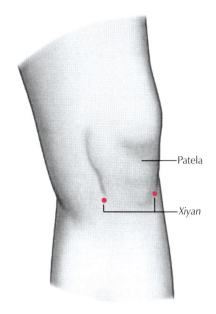

FIGURA 38.29 – Localização dos pontos extras *Xiyan*.

significa "olhos do joelho". São denominados *Xiyan* lateral e medial; o *Xiyan* lateral coincide com o ponto E-35 (*Dubi*). São mais bem inseridos com o joelho levemente flexionado após colocar-se um pequeno bloco abaixo do joelho do paciente. Os pontos *Xiyan* devem ser inseridos em profundidade de, no mínimo, 0,5pol. O aquecimento da agulha pode ser utilizado com bons resultados, a menos que os joelhos se apresentem quente ao toque e esteja inchado (denotando Síndrome Dolorosa Obstrutiva do tipo Calor).

- E-36 (*Zusanli*) expele Umidade, podendo também ser utilizado quando a dor for sentida dentro da articulação de joelho.

Dor na Região Dorsal do Joelho

A dor nessa área ocorre muito menos frequentemente do que a dor na frente ou aos lados do joelho. É proveniente de invasão de Umidade no canal da Bexiga. O ponto principal é:

- B-40 (*Weizhong*), que, além de se constituir em um ponto local adequado para tratar dor na região dorsal do joelho, também expele Umidade e, em particular, Umidade-Calor.

Resumo

Joelho

Pontos Distais
- BP-5 (*Shangqiu*), VB-40 (*Qiuxu*), E-41 (*Jiexi*)

Dor Acima do Joelho
- E-34 (*Liangqiu*)

Dor na Face Lateral do Joelho
- E-36 (*Zusanli*), VB-34 (*Yanglingquan*), VB-33 (*Xiyangguan*)

Dor na Face Interna do Joelho
- BP-9 (*Yinlingquan*), F-7 (*Xiguan*), F-8 (*Ququan*)

Dor no Interior da Articulação de Joelho
- Pontos extras *Xiyan*, E-36 (*Zusanli*)

Dor na Região Dorsal do Joelho
- B-40 (*Weizhong*)

Tornozelo

Geralmente, a dor no tornozelo é proveniente de invasão de Umidade-Frio e de estagnação local de *Qi*, resultante da utilização excessiva da articulação. Os principais pontos a serem utilizados são:

- BP-5 (*Shangqiu*) é um dos dois pontos principais a serem utilizados (acompanhado de VB-40 [*Qiuxu*]). Além de ser um ponto local, expele Umidade e, sendo ponto Rio, afeta as articulações. Normalmente, é inserido em combinação com VB-40 (*Qiuxu*).
- VB-40 (*Qiuxu*) é utilizado caso a dor se localize na face externa do tornozelo, sendo frequentemente utilizado com agulha aquecida.
- E-41 (*Jiexi*) é utilizado caso a dor esteja no peito do pé. Além disso, expele Umidade. Deve ser inserido perpendicularmente em, no mínimo, 0,5pol de profundidade.

Resumo

Tornozelo

Pontos
- BP-5 (*Shangqiu*), VB-40 (*Qiuxu*), E-41 (*Jiexi*)

Dedos do Pé

Os principais pontos a serem utilizados para tratar dor nos dedos do pé são:

- Pontos extras *Bafeng*. Situados no dorso do pé, proximal às margens das membranas interdigitais. Expelem Frio e Umidade do pé.
- E-41 (*Jiexi*) é um ponto adjacente eficaz. Afeta todos os dedos do pé e a sensação da inserção da agulha deve irradiar-se para baixo, na direção dos dedos do pé.
- BP-3 (*Taibai*) é um ponto importante a ser utilizado, particularmente para tratar Síndrome Dolorosa Obstrutiva do tipo Umidade, já que expele Umidade.
- Nos idosos, a Síndrome Dolorosa Obstrutiva dos dedos do pé ocorre frequentemente contra fundo de deficiência do *Yin*. Nesse caso, o paciente apresenta a sensação de calor nos pés, especialmente à noite, ao dormir, necessitando às vezes manter os pés descobertos. Nesses casos, é importante acrescentar pontos para, simultaneamente, nutrir o *Yin* e atuar como pontos adjacentes, tais como:
  – R-3 (*Taixi*) e BP-6 (*Sanyinjiao*). Para inserção desses pontos (especialmente do R-3), a sensação da inserção da agulha deve irradiar-se para os dedos do pé.

Resumo

Dedos do Pé

Pontos
- Pontos extras *Bafeng*, E-41 (*Jiexi*), BP-3 (*Taibai*)
- Contra fundo de deficiência de *Yin*: R-3 (*Taixi*) e BP-6 (*Sanyinjiao*)

Prognóstico e Prevenção

Acupuntura e ervas chinesas são extremamente eficazes no tratamento da Síndrome Dolorosa Obstrutiva. A acupuntura, em especial, é o tratamento de escolha nesta condição, proporcionando excelentes resultados no tratamento dos casos agudos e crônicos. De fato, nos casos agudos, normalmente apenas algumas sessões podem resolver o problema. Entretanto, observa-se que a maioria dos pacientes apresenta quadros muito crônicos. Tais casos também podem ser tratados com sucesso; porém, quanto mais antigo o quadro, mais longo será o tratamento.

A osteoartrite é mais fácil de tratar do que a artrite reumatoide, a qual também pode apresentar melhora, mesmo nos casos em que as deformidades ósseas já tiverem se instalado. Em tais casos, o tratamento pode demandar muito tempo, talvez anos.

Os dois tipos de Síndrome Dolorosa Obstrutiva mais difíceis de tratar são lúpus eritematoso sistêmico e artrite psoriática. Essas duas doenças são doenças autoimunes e são muito difíceis de tratar (ver a seguir).

De modo geral, no tocante à importância relativa da acupuntura e das ervas, quanto mais crônico o quadro, maior a quantidade de ervas (ou remédios patenteados) utilizada. As ervas são particularmente eficazes nos casos crônicos, a fim de resolver Fleuma (e deformidades ósseas), revigorar Sangue e nutrir Fígado e Rim.

No que diz respeito à prevenção, a Síndrome Dolorosa Obstrutiva é provavelmente a queixa mais comum da espécie humana e afeta, em particular, os idosos, pois o declínio de Qi e Sangue e o enfraquecimento do Fígado e do Rim tornam tais pacientes propensos à invasão de fatores patogênicos externos. A Síndrome Dolorosa Obstrutiva, entretanto, não se constitui em uma consequência inevitável entre os indivíduos idosos; algumas medidas podem ser tomadas para minimizá-la ou preveni-la. Os dois procedimentos mais importantes do estilo de vida para prevenir Síndrome Dolorosa Obstrutiva são exercícios e dieta. Examine em detalhes cada um desses tópicos.

Exercício

A quantidade adequada de exercício regular é absolutamente essencial para a preservação da boa saúde e da mobilidade. Exercícios regulares estimulam a circulação de Qi e Sangue, mantendo os tendões flexíveis: esses dois efeitos contribuem para prevenir invasão de fatores patogênicos externos. Nas sociedades industriais modernas, onde muitos indivíduos que trabalham em escritórios possuem um estilo de vida muito sedentário, a prática de exercício adequado constitui-se na conduta mais importante para a manutenção da boa saúde.

A importância de exercício para a manutenção da saúde foi reconhecida pela cultura chinesa desde os tempos mais remotos. Uma citação chinesa antiga declara:

"Água corrente não envelhece; uma dobradiça de porta que se move nunca caruncha"

(na China antiga, as dobradiças das portas eram feitas de madeira e couro).

Um das referências escritas mais antigas no tocante à prática de exercícios para manutenção da saúde é anterior à dinastia Han; escrita pelo famoso doutor Hua Tuo (136-208 d.C.). Ele criou cinco tipos de exercícios baseados na imitação do movimento de cinco animais, isto é, tigre, veado, urso, macaco e garça. Cada um desses cinco exercícios possui um efeito benéfico específico para o corpo.

De modo geral, a cultura chinesa refere-se a dois tipos de exercício, um tipo conhecido como "exercícios externos", e o outro, como "exercícios internos". Os exercícios externos são direcionados ao desenvolvimento de músculos e tendões; todos os tipos de esportes, exercícios e jogos ocidentais podem ser classificados como tais. Os exercícios internos têm o propósito de desenvolver o Qi e "massagear" os órgãos internos através de coordenação de movimentos, respiração e concentração. A prática do Tai Chi Chuan se constitui em um exemplo excelente de exercício interno.

É suave, porém poderoso, exercita todos os músculos e tendões, torna os tendões flexíveis, desenvolve o Qi, massageia os órgãos internos e aquieta a mente.

É importante compreender que aptidão física e saúde não são sinônimos. A maioria dos ocidentais compara aptidão com saúde, porém isso não é verdadeiro. A prática regular de exercícios do tipo ocidental, tais como levantamento de peso ou corrida, pode tornar o indivíduo ajustado, porém não necessariamente o torna saudável, embora o oposto possa ser verdadeiro, conforme será explicado adiante.

No tocante à prevenção da Síndrome Dolorosa Obstrutiva, a prática de exercícios externos e internos é benéfica. De fato, uma combinação dos dois é ideal. Além do Tai Chi Chuan, a ioga é também um tipo excelente de exercício interno que desenvolve a nutrição e "massageia" os órgãos internos. Dentre os exercícios externos, particularmente os únicos não benéficos são corrida, levantamento de peso, squash e exercícios aeróbicos, especialmente quando praticados em excesso.

A prática da corrida força de forma violenta a coluna vertebral e os joelhos, podendo se constituir em um fator contribuinte da Síndrome Dolorosa Obstrutiva dos joelhos ou da região dorsal inferior. O levantamento de peso enfraquece o Qi do Rim; é famoso um axioma da medicina chinesa afirmando que o levantamento excessivo prejudica o Qi do Rim e a região inferior das costas. O squash é bom como exercício, mas, devido a seu ritmo extremamente rápido, com frequência gera ainda mais tensão nervosa em pessoas tensas. É comum encontrar, na prática, executivos tensos e estressados, cuja ideia de relaxamento constitui-se em um jogo frenético de squash. Os exercícios aeróbicos são simplesmente muito violentos e podem prejudicar as costas dos indivíduos fracos.

Os exercícios ocidentais mais benéficos na prevenção da Síndrome Dolorosa Obstrutiva são caminhada, tênis e ciclismo.

978-85-7241-817-1

Dieta

O assunto sobre os princípios dietéticos chineses na saúde e na doença é vasto e poderia se constituir num volume em separado. Neste capítulo, devo limitar-me a uma breve discussão sobre os princípios dietéticos chineses no tocante à prevenção e ao tratamento da Síndrome Dolorosa Obstrutiva. Também devo me limitar na discussão dos princípios dietéticos tradicionais chineses.

Os princípios dietéticos para tratar Síndrome Dolorosa Obstrutiva variam de acordo com o tipo.

Na Síndrome Dolorosa Obstrutiva do tipo Frio, é essencial não ingerir grandes quantidades de alimentos de energia fria, como legumes crus e frutas. Também é imperativo não consumir bebidas geladas. Tal procedimento é importante, pois os alimentos de energia fria e bebidas resfriadas produzem Frio interno, o que causará mais dor nas articulações. Os alimentos benéficos são aqueles de energia quente, como carne (com moderação), gengibre, ovos, alho e especiarias (com moderação). O gengibre, em particular, é benéfico, pois possui energia quente, estimulando a circulação e expelindo Frio. Pode ser ingerido na forma de decocção, fervendo-se três fatias

844 Síndrome Dolorosa Obstrutiva (Artrite Reumatoide)

da raiz fresca durante cerca de 10min, misturando-a com uma colher de chá de açúcar mascavo (também com energia morna).

Uma quantidade muito pequena de álcool (na forma de vinho, *brandy*, conhaque ou vinho de arroz) pode ser benéfica para aqueles indivíduos portadores de Síndrome Dolorosa Obstrutiva do tipo Frio. Obviamente, tal procedimento não se aplica àqueles indivíduos que regularmente ingerem grandes quantidades de bebidas alcoólicas diariamente. De acordo com princípios dietéticos chineses, o álcool pode aquecer Estômago, expelir Frio, expelir Toxina, estimular a descendência do *Qi*, prevenir as doenças epidêmicas e dispersar a preocupação (!). Uma quantidade muito pequena de álcool (de 5 a 15mL ao dia) pode, portanto, ser benéfica nos idosos portadores da Síndrome Dolorosa Obstrutiva do tipo Frio.

De benefício particular são as tinturas (isto é, macerações alcoólicas frias) de ervas que expelem simultaneamente Vento-Umidade e nutrem tendões e ossos, tais como *Wu Jia Pi* (*Cortex Acanthopanacis*), *Ji Xue Teng* (*Caulis Spatholobi*) e *Sang Ji Sheng* (*Ramus Loranthi*). Tais vinhos medicinais indicados para tratar Síndrome Dolorosa Obstrutiva são produzidos na China e podem ser facilmente adquiridos em lojas chinesas no ocidente.

Os pacientes portadores de Síndrome Dolorosa Obstrutiva do tipo Umidade não devem ingerir alimentos produtores de Umidade, tais como leite, queijo, manteiga, nata, sorvete, amendoins, bananas e quaisquer alimentos fritos e gordurosos.

Os portadores de Síndrome Dolorosa Obstrutiva do tipo Vento não devem ingerir alimentos "irritantes", tais como pitus, camarões, caranguejo, lagosta, espinafre, ruibarbo e cogumelos. Devem dar prioridade à ingestão de alimentos moderados, nutridores do Sangue, como galinha, canja de galinha, arroz e cenouras.

Os portadores de Síndrome Dolorosa Obstrutiva do tipo Calor não devem, obviamente, ingerir grandes quantidades de alimentos de energia quente ou morna, como carne de caça, cordeiro, carne de boi, álcool, alho, gengibre e condimentos.

Independentemente do tipo de Síndrome Dolorosa Obstrutiva, os pacientes devem também evitar ingerir alimentos ácidos, os quais perturbam o Fígado e aumentam a dor. Exemplos de alimentos ácidos são: iogurte, vinagre, laranjas, toranja, groselha, picles e ruibarbo.

Acupuntura

A acupuntura pode ser utilizada para prevenir Síndrome Dolorosa Obstrutiva ou impedir sua recorrência, uma vez curada com sucesso. A conduta principal consiste em nutrir o Sangue, de acordo com o princípio "para extinguir o Vento, deve-se nutrir Sangue". Nos idosos pode também ser necessário nutrir *Yin*. Caso o paciente já tenha feito tratamento para Síndrome Dolorosa Obstrutiva do tipo óssea, também é necessário utilizar pontos que tonificam *Qi* e resolvem Fleuma (já que as deformidades ósseas observadas na Síndrome Dolorosa Obstrutiva do tipo óssea são manifestações de Fleuma).

Além desses princípios gerais, devem-se acrescentar determinados pontos para impedir a Síndrome Dolorosa Obstrutiva de acordo com sua localização. Os pontos são tratados com cinco cones de moxa diretos durante o verão. São eles:

- Membros superiores: IG-11 (*Quchi*).
- Membros inferiores: E-36 (*Zusanli*).
- Região dorsal superior: B-43 (*Gaohuangshu*).
- Região dorsal inferior: B-23 (*Shenshu*).

978-85-7241-817-1

Literatura Chinesa Moderna

Journal of Chinese Medicine (Zhong Yi Za Zhi), *v. 33, n. 10, 1992, p. 18*

"10 Prescriptions for Painful Obstruction Syndrome Proposed by Dr Zhang Qi" *de Li Guo Ping e Liu Xiang Yun*

Os autores informam 10 prescrições para tratar dez padrões diferentes de Síndrome Dolorosa Obstrutiva segundo o veterano doutor Zhang Qi. Conforme pode ser observado, as dosagens indicadas pelo Dr. Zhang Qi são muito altas; para os pacientes Ocidentais, reduzo consideravelmente as dosagens, no mínimo pela metade, e, em muitos casos, reduzo mais ainda.

- Deficiência de Fígado e de Rim com Vento, Frio e Umidade:
  - *Du Huo* (*Radix Angelicae pubescentis*): 15g.
  - *Qin Jiao* (*Radix Gentianae macrophyllae*): 15g.
  - *Fang Feng* (*Radix Saposhnikoviae*): 15g.
  - *Chuan Xiong* (*Rhizoma Chuanxiong*): 15g.
  - *Dang Gui* (*Radix Angelicae sinensis*): 20g.
  - *Shu Di Huang* (*Radix Rehmanniae preparata*): 20g.
  - *Bai Shao* (*Radix Paeoniae alba*): 20g.
  - *Gui Zhi* (*Ramulus Cinnamomi cassiae*): 15g.
  - *Dang Shen* (*Radix Codonopsis*): 20g.
  - *Huang Qi* (*Radix Astragali*): 30g.
  - *Huai Niu Xi* (*Radix Achyranthis bidentatae*): 15g.
- Vento, Frio e Umidade combinados com Calor interior:
  - *Qin Jiao* (*Radix Gentianae macrophyllae*): 15g.
  - *Shi Gao* (*Gypsum fibrosum*): 40g.
  - *Du Huo* (*Radix Angelicae: pubescentis*): 10g.
  - *Qiang Huo* (*Rhizoma seu Radix Notopterygii*): 10g.
  - *Huang Qin* (*Radix Scutellariae*): 10g.
  - *Fang Feng* (*Radix Saposhnikoviae*): 10g.
  - *Sheng Di Huang* (*Radix Rehmanniae*): 20g.
  - *Dang Gui* (*Radix Angelicae sinensis*): 15g.
  - *Chuan Xiong* (*Rhizoma Chuanxiong*): 15g.
  - *Chi Shao* (*Radix Paeoniae rubra*): 15g.
  - *Bai Zhi* (*Radix Angelicae dahuricae*): 15g.
  - *Xi Xin* (*Herba Asari*): 5g.
  - *Cang Zhu* (*Rhizoma Atractylodis*): 15g.
- Síndrome Dolorosa Obstrutiva crônica, Vento-Frio-Umidade com estagnação de Sangue:
  - *Chuan Niu Xi* (*Radix Cyathulae*): 15g.
  - *Di Long* (*Pheretima*): 15g.
  - *Qiang Huo* (*Rhizoma seu Radix Notopterygii*): 15g.
  - *Qin Jiao* (*Radix Gentianae macrophyllae*): 15g.

- – *Xiang Fu* (*Rhizoma Cyperi*): 15g.
- – *Dang Gui* (*Radix Angelicae sinensis*): 15g.
- – *Chuan Xiong* (*Rhizoma Chuanxiong*): 10g.
- – *Cang Zhu* (*Rhizoma Atractylodis*): 15g.
- – *Huang Bo* (*Cortex Phellodendri*): 15g.
- – *Wu Ling Zhi* (*Excrementum Trogopteri*): 15g.
- – *Hong Hua* (*Flos Carthami tinctorii*): 15g.
- – *Huang Qi* (*Radix Astragali*): 20g.
- – *Tao Ren* (*Semen Persicae*): 15g.
- Calor-Umidade:
  - – *Chuan Shan Long* (*Rhizoma Dioscoreae nipponicae*): 50g.
  - – *Di Long* (*Pheretima*): 50g.
  - – *Lei Gong Teng* (*Radix Tripterygii wilfordii*): 50g.
  - – *Yi Yi Ren* (*Semen Coicis*): 50g.
  - – *Cang Zhu* (*Rhizoma Atractylodis*): 15g.
  - – *Huang Bo* (*Cortex Phellodendri*): 15g.
  - – *Zhi Mu* (*Radix Anemarrhenae*): 15g.
  - – *Bai Shao* (*Radix Paeoniae alba*): 40g.
  - – *Chuan Niu Xi* (*Radix Cyathulae*): 50g.
  - – *Bi Xie* (*Rhizoma Dioscoreae hypoglauca*): 20g.
  - – *Fu Ling* (*Poria*): 20g.
  - – *Gan Cao* (*Radix Glycyrrhizae uralensis*): 10g.
- Frio-Vento-Umidade, prevalência de Frio:
  - – *Fu Zi* (*Radix Aconiti preparata lateralis*): 15g.
  - – *Ma Huang* (*Herba Ephedrae*): 15g.
  - – *Chi Shao* (*Radix Paeoniae rubra*): 20g.
  - – *Gui Zhi* (*Ramulus Cinnamomi cassiae*): 20g.
  - – *Huang Qi* (*Radix Astragali*): 20g.
  - – *Fu Ling* (*Poria*): 20g.
  - – *Bai Zhu* (*Rhizoma Atractylodis macrocephalae*): 20g.
  - – *Gan Jiang* (*Rhizoma Zingiberis*): 10g.
  - – *Gan Cao* (*Radix Glycyrrhizae uralensis*): 10g.
- Síndrome Dolorosa Obstrutiva crônica, Vento, Calor, Umidade, estagnação de Sangue e Fleuma:
  - – *Cang Zhu* (*Rhizoma Atractylodis*): 15g.
  - – *Huang Bo* (*Cortex Phellodendri*): 15g.
  - – *Gui Zhi* (*Ramulus Cinnamomi cassiae*): 15g.
  - – *Wei Ling Xian* (*Radix Clematidis*): 10g.
  - – *Fang Ji* (*Radix Stephaniae tetrandrae*): 15g.
  - – *Dan Nan Xing* (*Rhizoma Arisaematis preparatum*): 15g.
  - – *Tao Ren* (*Semen Persicae*): 15g.
  - – *Hong Hua* (*Flos Carthami tinctorii*): 15g.
  - – *Long Dan Cao* (*Radix Gentianae*): 10g.
  - – *Qiang Huo* (*Rhizoma seu Radix Notopterygii*): 10g.
  - – *Bai Zhi* (*Radix Angelicae dahuricae*): 10g.
  - – *Chuan Xiong* (*Rhizoma Chuanxiong*): 10g.
- Artrite reumatoide crônica, Calor-Umidade:
  - – *Dang Gui* (*Radix Angelicae sinensis*): 20g.
  - – *Wu Gong* (*Scolopendra*): 2 pedaços.
  - – *Quan Xie* (*Scorpio*): 5g.
  - – *Di Long* (*Pheretima*): 5g.
  - – *Di Bie Chong* (*Eupolyphaga seu Steleophaga*): 5g.
  - – *Chuan Shan Jia* (*Squama Manitis Pentadactylae*): 7,5g.
  - – *Wei Ling Xian* (*Radix Clematidis*): 15g.
  - – *Shu Di Huang* (*Radix Rehmanniae preparata*): 25g.
  - – *Bai Shao* (*Radix Paeoniae alba*): 25g.
  - – *Qin Jiao* (*Radix Gentianae macrophyllae*): 15g.

- Síndrome Dolorosa Obstrutiva do tipo Calor, artrite reumatoide aguda:
  - – *Shi Gao* (*Gypsum fibrosum*): 50g.
  - – *Jin Yin Hua* (*Flos Lonicerae japonicae*): 50g.
  - – *Fang Ji* (*Radix Stephaniae tetrandrae*): 20g.
  - – *Bi Xie* (*Rhizoma Dioscoreae hypoglauca*): 20g.
  - – *Qin Jiao* (*Radix Gentianae macrophyllae*): 15g.
  - – *Yi Yi Ren* (*Semen Coicis*): 30g.
  - – *Gui Zhi* (*Ramulus Cinnamomi cassiae*): 30g.
  - – *Huang Bo* (*Cortex Phellodendri*): 30g.
  - – *Cang Zhu* (*Rhizoma Atractylodis*): 30g.
  - – *Mu Tong* (*Caulis Akebiae trifoliatae*): 30g.
- Vento-Umidade-Calor:
  - – *Dang Gui* (*Radix Angelicae sinensis*): 15g.
  - – *Zhu Ling* (*Polyporus*): 15g.
  - – *Cang Zhu* (*Rhizoma Atractylodis*): 15g.
  - – *Ku Shen* (*Radix Sophorae flavescentis*): 15g.
  - – *Yin Chen Hao* (*Herba Artemisiae scopariae*): 15g.
  - – *Chi Shao* (*Radix Paeoniae rubra*): 15g.
  - – *Zhi Mu* (*Radix Anemarrhenae*): 10g.
  - – *Qiang Huo* (*Rhizoma seu Radix Notopterygii*): 10g.
  - – *Fang Feng* (*Radix Saposhnikoviae*): 10g.
  - – *Ze Xie* (*Rhizoma Alismatis*): 10g.
  - – *Huang Qin* (*Radix Scutellariae*): 10g.
  - – *Gan Cao* (*Radix Glycyrrhizae uralensis*): 10g.
- Deficiência de *Qi* e de Sangue, estagnação de Sangue:
  - – *Huang Qi* (*Radix Astragali*): 75g.
  - – *Bai Shao* (*Radix Paeoniae alba*): 20g.
  - – *Gan Cao* (*Radix Glycyrrhizae uralensis*): 10g.
  - – *Sheng Jiang* (*Rhizoma Zingiberis recens*): 10g.
  - – *Da Zao* (*Fructus Jujubae*): 5 tâmaras.
  - – *Huai Niu Xi* (*Radix Achyranthis bidentatae*): 15g.
  - – *Tao Ren* (*Semen Persicae*): 15g.
  - – *Hong Hua* (*Flos Carthami tinctorii*): 15g.
  - – *Gui Zhi* (*Ramulus Cinnamomi cassiae*): 15g.

Journal of Chinese Medicine (*Zhong Yi Za Zhi*), v. 30, n. 4. 1989, p. 4

"Diagnosis and Treatment of Painful Obstruction Syndrome" *de Jiao Shu De* et al.

Este artigo é uma coleção de experiências de vários médicos chineses modernos.

Doutor Jiao Shu De

Em sua contribuição, o Dr. Jiao, em primeiro lugar, descreve as manifestações clínicas da Síndrome Dolorosa Obstrutiva dos tipos Vento, Frio, Umidade e Calor, bem como as de "*Bi* persistente" (correspondendo amplamente à artrite reumatoide). Recomenda o princípio de tratamento para Síndrome Dolorosa Obstrutiva persistente, consistindo em tonificar Rim, expelir Frio, resolver Umidade, expelir Vento, nutrir Fígado, beneficiar tendões e ossos, revigorar Sangue e remover obstruções dos canais de Conexão (*Luo*).

O Dr. Jiao fornece três fórmulas: uma para tratar Síndrome Dolorosa Obstrutiva do tipo Vento-Frio-Umidade, uma para tratar Síndrome Dolorosa Obstrutiva do tipo Calor e uma para tratar Síndrome Dolorosa Obstrutiva persistente.

- Síndrome Dolorosa Obstrutiva do tipo Vento-Frio--Umidade:
  - *Gui Zhi* (*Ramulus Cinnamomi cassiae*): 9g.
  - *Fu Zi* (*Radix Aconiti preparata lateralis*): 6g.
  - *Bai Zhu* (*Rhizoma Atractylodis macrocephalae*): 9g.
  - *Qiang Huo* (*Rhizoma seu Radix Notopterygii*): 9g.
  - *Du Huo* (*Radix Angelicae pubescentis*): 9g.
  - *Wei Ling Xian* (*Radix Clematidis*): 10g.
  - *Fang Ji* (*Radix Stephaniae tetrandrae*): 9g.
  - *Qian Nian Jian* (*Rhizoma Homalonrenae occultae*): 6g.
  - *Dang Gui* (*Radix Angelicae sinensis*): 9g.
  - *Hai Tong Pi* (*Cortex Erythrinae*): 9g.
  - *Gan Cao* (*Radix Glycyrrhizae uralensis*): 5g.
- Síndrome Dolorosa Obstrutiva do tipo Calor:
  - *Sang Zhi* (*Ramulus Mori*): 30g.
  - *Jing Jie* (*Herba Schizonepetae*): 6g.
  - *Qiang Huo* (*Rhizoma seu Radix Notopterygii*): 6g.
  - *Du Huo* (*Radix Angelicae pubescentis*): 6g.
  - *Ren Dong Teng* (*Caulis Lonicerae*): 6g.
  - *Huang Bo* (*Cortex Phellodendri*): 9g.
  - *Fang Ji* (*Radix Stephaniae tetrandrae*): 9g.
  - *Mu Gua* (*Fructus Chaenomelis*): 10g.
  - *Dan Shen* (*Radix Salviae miltiorrhizae*): 15g.
  - *Chuan Shan Jia* (*Squama Manitis pentadactylae*): 6g.
  - *Fu Ling* (*Poria*): 15g.
  - *Lian Qian Can* (*Herba Glechomae*): 20g.
  - *Shen Jin Cao* (*Herba Lycopodii*): 30g.
- Síndrome Dolorosa Obstrutiva persistente:
  - *Bu Gu Zhi* (*Fructus Psoraleae*): 12g.
  - *Xu Duan* (*Radix Dipsaci*): 15g.
  - *Shu Di Huang* (*Radix Rehmanniae preparata*): 10g.
  - *Gu Sui Bu* (*Rhizoma Drynariae*): 12g.
  - *Yin Yang Huo* (*Herba Epimidii*): 9g.
  - *Gui Zhi* (*Ramulus Cinnamomi cassiae*): 9g.
  - *Fu Zi* (*Radix Aconiti lateralis preparata*): 6g.
  - *Chi Shao* (*Radix Paeoniae rubra*): 9g.
  - *Bai Shao* (*Radix Paeoniae Alba*): 9g.
  - *Du Huo* (*Radix Angelicae pubescentis*): 10g.
  - *Wei Ling Xian* (*Radix Clematidis*): 12g.
  - *Zhi Mu* (*Radix Anemarrhenae*): 9g.
  - *Ma Huang* (*Herba Ephedrae*): 3g.
  - *Song Jie* (*Pini Lignum nodi*): 15g.
  - *Huai Niu Xi* (*Radix Achyranthis bidentatae*): 9g.
  - *Fang Feng* (*Radix Saposhnikoviae*): 6g.
  - *Sheng Jin Cao* (*Herba Lycopodii*): 30g.
  - *Cang Zhu* (*Rhizoma Atractylodis*): 6g.
  - *Chuan Shan Jia* (*Squama Manitis pentadactylae*): 6g.

Doutor Zhu Liang Chun

O Dr. Zhu considera que o principal fator patológico na artrite reumatoide crônica é uma deficiência do *Yang* do Rim e que uma característica dessa doença é a penetração de fatores patogênicos nos canais, resultante de suas deficiências em *Qi* e Sangue. Afirma também sempre haver na artrite reumatoide crônica estagnação de Sangue e Fleuma, o que obstrui os canais.

A doença crônica alcança os canais de Conexão do Sangue (*Luo*) e a dor crônica indica deficiência. Além de deficiência de Rim, o Dr. Zhu acredita também haver deficiência do Vaso Governador, devendo este, então, ser também tonificado. A principal fórmula utilizada é *Yi Shen Juan Bi Wan* (Pílula para Beneficiar o Rim e Eliminar Síndrome Dolorosa Obstrutiva).

Para tonificar Rim, expelir fator patogênico, resolver Fleuma e revigorar Sangue na Síndrome Dolorosa Obstrutiva Persistente crônica, o Dr. Zhu usa as seguintes ervas:

- *Shu Di Huang* (*Radix Rehmanniae preparata*).
- *Dang Gui* (*Radix Angelicae sinensis*).
- *Yin Yang Huo* (*Herba Epimidii*).
- *Rou Cong Rong* (*Herba Cistanches*).
- *Lu Jiao* (*Cornu Cervi*).
- *Cang Er Zi* (*Fructus Xanthii*).
- *Xu Chuag Qing* (*Radix Cynachi paniculati*).
- *Lao Guan Cao* (*Herba Erodii/Gerani*).

O Dr. Zhu acredita ser essencial utilizar insetos para o tratamento de artrite reumatoide, por exemplo, *Quan Xie* (*Scorpio*); *Wu Gong* (*Scolopendra*); *Feng Fang* (*Nidus Vespae*), cujo uso é ilegal; *Di Bie* (*Chong Eupolyphaga seu Steleophaga*); *Jiang Can* (*Bombyx batryticatus*).

Doutor Zhong Yi Tang

O Dr. Zhong distingue o estágio agudo do crônico no tratamento da artrite reumatoide.

Estágio agudo:

- Expelir Vento e eliminar Calor:
  - *Fang Feng* (*Radix Saposhnikoviae*).
  - *Qin Jiao* (*Radix Gentianae macrophyllae*).
  - *Xi Xian Cao* (*Herba Siegesbeckiae*).
  - *Wei Ling Xian* (*Radix Clematidis*).
  - *Wu Jia Pi* (*Cortex Acanthopanacis*).
  - *Jin Yin Hua* (*Flos Lonicerae japonicae*).
  - *Chi Shao* (*Radix Paeoniae rubra*).
  - *Ju Hua* (*Flos Chrysanthemi*).
  - *Mu Dan Pi* (*Cortex Moutan*).

Estágio crônico:

- *Deficiência de* Yin *ou de Sangue.*
- Nutrir *Yin* e/ou Sangue, expelir Vento:
  - *Sheng Di Huang* (*Radix Rehmanniae*).
  - *Chi Shao* (*Radix Paeoniae rubra*).
  - *Bai Shao* (*Radix Paeoniae alba*).
  - Mu Dan Pi (*Cortex Moutan*).
  - Di Gu Pi (*Cortex Lycii*).
  - Du Zhong (*Cortex Eucommiae ulmoidis*).
  - Xu Duan (*Radix Dipsaci*).
  - Qin Jiao (*Radix Gentianae macrophyllae*).
  - Xi Xian Cao (*Herba Siegesbeckiae*).
- No caso de deficiência de Sangue:
  - *Dang Gui* (*Radix Angelicae sinensis*).
  - *Ji Xue Teng* (*Caulis Spatholobi*).
  - *Shou Wu* (*Radix Polygoni multiflori preparata*).
- *Deficiência de* Qi *ou de* Yang.
- Beneficiar *Qi* e aquecer Rim:
  - *Huang Qi* (*Radix Astragali*).
  - *Gui Zhi* (*Ramulus Cinnamomi cassiae*).

- *Bai Shao* (*Radix Paeoniae alba*).
- *Fu Ling* (*Poria*).
- *Yi Yi Ren* (*Semen Coicis*).
- *Du Zhong* (*Cortex Euconuniae ulmoidis*).
- *Xu Duan* (*Radix Dipsaci*).
- *Dan Shen* (*Radix Salviae miltiorrhizae*).
- *Bu Gu Zhi* (*Fructus Psoraleae*).
- *Tu Si Zi* (*Semen Cuscutae*).

Doutor Lou Duo Feng

O Dr. Lou enfatiza a deficiência na patologia da artrite reumatoide. Comenta que a Raiz dessa doença é sempre a deficiência e o objetivo principal do tratamento deve ser tonificação do *Qi* e do Sangue e nutrição do Fígado e do Rim.

O objetivo secundário é expelir os fatores patogênicos, identificados na artrite reumatoide como, primariamente, Vento, Umidade e estagnação de Sangue. Em terceiro lugar, deve-se sempre diferenciar Calor e Frio (além das duas condições anteriores).

Então, se houver Frio, o princípio de tratamento é tonificar *Qi* e Sangue, expelir Frio, resolver Umidade, aquecer Rim, revigorar Sangue e remover obstruções dos canais. Se houver Calor, o princípio de tratamento é eliminar Calor, nutrir Sangue e/ou *Yin*, expelir Vento, resolver Umidade, revigorar Sangue e remover obstruções dos canais.

Journal of Chinese Medicine (Zhong Yi Za Zhi), v. 31, n. 11, 1990, p. 18

"Herbs for Painful Obstruction Syndrome According to my Experience" de Li Ji Ren

Neste artigo, o Dr. Li Ji Ren relata sua experiência com o princípio de tratamento e com as ervas para Síndrome Dolorosa Obstrutiva.

O Dr. Li afirma haver em todos os casos de Síndrome Dolorosa Obstrutiva estagnação (*yu*) e "obstrução" (*bi*); então, um método de tratamento importante é "penetrar" (*tong*), que significa remover as obstruções dos canais.

O Dr. Li distingue dois tipos básicos de Síndrome Dolorosa Obstrutiva, isto é, Síndrome Dolorosa Obstrutiva do tipo Calor ou do tipo Frio. A seguir apresentam-se suas indicações para tratamento.

- Síndrome Dolorosa Obstrutiva do tipo Calor:
  - Prevalência de Calor: *Bai Hu Gui Zhi Tang* (Decocção Tigre Branco-*Cinnamomum*) mais *Di Gu Pi* (*Cortex Lycii*), *Mu Dan Pi* (*Cortex Moutan*) e *Dan Shen* (*Radix Salviae miltiorrhizae*).
  - Prevalência de Vento: *Gui Zhi Shao Yao Zhi Mu Tang* (Decocção de *Cinnamomum-Paeonia-Anemarrhena*) mais *Qiang Huo* (*Rhizoma seu Radix Notopterygii*), *Wei Ling Xian* (*Radix Clematidis*) e *Dang Gui* (*Radix Angelicae sinensis*).
  - Prevalência de Umidade: *Cang Zhu Bai Hu Tang* (Decocção do Tigre Branco de *Atractylodes*) mais *Huang Bo* (*Cortex Phellodendri*), *Shan Zhi Zi* (*Fructus Gardeniae*) e *Fang Ji* (*Radix Stephaniae tetrandrae*).

- Síndrome Dolorosa Obstrutiva do tipo Frio:
  - Prevalência de Frio: *Gui Zhi Fu Zi Tang* (Decocção de *Cinnamomum-Aconitum*) mais *Xian Mao* (*Rhizoma Curculiginis*), *Yin Yang Huo* (*Herba Epimidii*) e *Ba Ji Tian* (*Radix Morindae officinalis*).
  - Prevalência de Vento: *Gui Zhi Fu Zi Tang* (Decocção de *Cinnamomum-Aconitum*) combinada com *Juan Bi Tang* (Decocção para Eliminar Síndrome Dolorosa Obstrutiva).
  - Prevalência de Umidade: *Gui Zhi Fu Zi Tang* (Decocção de *Cinnamomum-Aconitum*) combinada com *Fang Ji Huang Qi Tang* (Decocção de *Stephania-Astragalus*).

O Dr. Li fornece sua escolha sobre ervas de acordo com a localização do problema:

- Braços: *Jiang Huang* (*Rhizoma Curcumae longae*) e *Gui Zhi* (*Ramulus Cinnamomi cassiae*).
- Pernas: *Du Huo* (*Radix Angelicae pubescentis*), *Huai Niu Xi* (*Radix Achyranthis bidentatae*), *Mu Gua* (*Fructus Chaenomelis*) e *Wu Jia Pi* (*Cortex Acanthopanacis*).
- Região inferior das costas: *Xu Duan* (*Radix Dipsaci*), *Du Zhong* (*Cortex Eucommiae ulmoidis*), *Gou Ji* (*Rhizoma Cibotii*).
- Articulações: *Wei Ling Xian* (*Radix Clematidis*), *Bu Gu Zhi* (*Fructtus Psoraleae*).
- Músculos: *Lei Gong Teng* (*Radix Tripterygii wilfordii*).

O Dr. Li relata sua experiência com ervas específicas no tratamento da Síndrome Dolorosa Obstrutiva:

- *Fu Zi* (*Radix Aconiti lateralis preparata*): o Dr. Li considera esta erva essencial no tratamento da Síndrome Dolorosa Obstrutiva do tipo Frio e diz que ela deve ser utilizada em uma dose alta, isto é, acima de 15g. O Dr. Li também usa *Wu Tou* (*Radix Aconiti*), cujo uso não nos é permitido.
- *Ji Xue Teng* (*Caulis Spatholobi*): o Dr. Li declara que esta erva apresenta funções múltiplas, tornando-a muito eficaz no tratamento da Síndrome Dolorosa Obstrutiva. Diz que esta erva revigora e nutre o Sangue, fortalece tendões e ossos, regula canais, revigora canais de Conexão (*Luo*), elimina estagnação e interrompe a dor.
- *Chuan Xiong* (*Rhizoma Chuanxiong*): o Dr. Li acredita que esta é outra erva importante no tratamento da Síndrome Dolorosa Obstrutiva, pois revigora Sangue e, simultaneamente, expele Vento.

Journal of Chinese Medicine (Zhong Yi Za Zhi), v. 32, n. 12, 1991, p. 21

"Experience on the Treatment of Painful Obstruction Syndrome by Five Ancient Needling Techniques" de Wang Fu Chun

O Dr. Wang aplica cinco técnicas de inserção da agulha derivadas do capítulo 7 do *Eixo Espiritual* ao tratamento de cinco tipos de Síndrome Dolorosa Obstrutiva. Como

848 Síndrome Dolorosa Obstrutiva (Artrite Reumatoide)

indicado anteriormente no tópico "Patologia", uma classificação antiga da Síndrome Dolorosa Obstrutiva do *Clássico de Medicina Interna do Imperador Amarelo* diferencia cinco tipos de Síndrome Dolorosa Obstrutiva de acordo com o tecido envolvido, isto é, pele, músculos, tendões, vasos sanguíneos e ossos (em ordem de profundidade energética).

- *Síndrome Dolorosa Obstrutiva da pele*: a primeira técnica é utilizada para tratar Síndrome Dolorosa Obstrutiva da pele, isto é, um estágio agudo e superficial da Síndrome Dolorosa Obstrutiva, em que apenas a pele é afetada. A técnica de inserção da agulha consiste em inserção superficial sem retenção de agulhas.
- *Síndrome Dolorosa Obstrutiva do músculo*: este também é um tipo agudo e superficial de Síndrome Dolorosa Obstrutiva; ocorre quando apenas os músculos são afetados (manifestando-se com dor nos músculos, em vez de nas articulações, e entorpecimento).
  A técnica de inserção da agulha para esse tipo de Síndrome Dolorosa Obstrutiva consiste em inserir a agulha nos músculos (bastante superficialmente dependendo do músculo afetado) e movê-la de um lado para outro. O *Eixo Espiritual* diz: "*movendo a agulha de um lado para outro como o movimento dos pés de uma galinha*".
- *Síndrome Dolorosa Obstrutiva dos tendões*: esta técnica consiste em inserir a agulha na extremidade dos tendões e movê-la de um lado para outro, porém sem causar sangramento.
- *Síndrome Dolorosa Obstrutiva dos vasos sanguíneos*: esta técnica consiste em inserir a agulha e movê-la de um lado para outro e de trás para frente (isto é, nas quatro direções), causando sangramento.
- *Síndrome Dolorosa Obstrutiva do osso*: esta técnica consiste em inserir a agulha rapidamente à profundidade dos ossos e retirá-la rapidamente.

Journal of Chinese Medicine (Zhong Yi Za Zhi), v. 29, n. 12, 1988, p. 47

"Clinical and Experimental Studies on the Use of Gui Zhi as the Main Herb in the Treatment of Painful Obstruction Syndrome of the Limbs" *de Wang Xu Hui*

O Dr. Wang tem uma visão interessante e original no tratamento de Síndrome Dolorosa Obstrutiva. Declara ser *Gui Zhi* (*Ramulus Cinnamomi cassiae*) a erva principal a ser utilizada no tratamento da Síndrome Dolorosa Obstrutiva. Usa *Gui Zhi* em doses altas, isto é, 15 a 20g, como a erva-imperador, combinada com outras ervas de acordo com padrão.

Se houver Frio, acrescentar 4,5g de *Ma Huang* (*Herba Ephedrae*) para tratar Frio externo ou 4,5g de *Fu Zi* (*Radix Aconiti lateralis preparata*) para tratar Frio interno.

Se houver Umidade, acrescentar 4,5g de Dan Nan Xing (*Rhizoma Arisaematis preparatum*) para tratar Umidade externa ou 9g de *Fu Ling* (*Poria*) para tratar Umidade interna.

Se houver Vento, acrescentar 3g de *Xi Xin* (*Herba Asari*). Para todas as fórmulas, acrescentar 9g de *Shen Qu* (*Massa medicata fermentata*) e 3g de *Gan Cao* (*Radix Glycyrrhizae uralensis*).

Journal of Chinese Medicine (Zhong Yi Za Zhi), v. 28, n. 9, 1987, p. 13

"Dr Zhu Liang Chun's Clinical Experience in the Treatment of Stubborn Painful Obstruction Syndrome" *de Zhang Mao Song*

Este artigo apresenta três partes: a importância da tonificação do Rim, a importância de insetos no tratamento de Síndrome Dolorosa Obstrutiva e a importância da identificação de padrão.

- *Importância da tonificação do Rim*: Dr. Zhu acredita que a tonificação do Rim e o fortalecimento do Vaso Governador são o princípio de tratamento mais importante para Síndrome Dolorosa Obstrutiva. Declara que, quando Rim e Vaso Governador estão debilitados, o *Qi* Defensivo falha em se dispersar e circular e Vento, Frio e Umidade penetram no corpo. Quando o *Yang* do Fígado e do Rim está debilitado, estes dois órgãos não nutrem tendões e ossos, permitindo à estagnação e à Fleuma se estabelecerem nesses tecidos.
  Por estas razões, o Dr. Zhu afirma que a tonificação do Rim e o fortalecimento do Vaso Governador são os objetivos principais do tratamento na Síndrome Dolorosa Obstrutiva. Para este propósito, utiliza ervas como *Shu Di Huang* (*Radix Rehmanniae preparata*), *Dang Gui* (*Radix Angelicae sinensis*), *Yin Yang Huo* (*Herba Epimidii*), *Rou Cong Rong* (*Herba Cistanches*), *Ba Ji Tian* (*Radix Morindae officinalis*), *Lu Jiao* (*Cornu Cervi*), *Bu Gu Zhi* (*Fructus Psoraleae*).
  O Dr. Zhu formulou *Yi Shen Juan Bi Wan* (Pílula para Beneficiar o Rim e Eliminar Síndrome Obstrução Dolorosa), a fim de tonificar Rim, fortalecer Vaso Governador, expelir Vento, dispersar Frio, resolver Umidade, remover obstruções dos canais de Conexão, resolver Fleuma e revigorar Sangue.
- *Importância dos insetos no tratamento da Síndrome Dolorosa Obstrutiva*: como muitos outros médicos, o Dr. Zhu acredita ser o uso de insetos importante no tratamento da Síndrome Dolorosa Obstrutiva crônica. Essa importância é proveniente do raciocínio de que na Síndrome Dolorosa Obstrutiva crônica é preciso remover as obstruções dos canais nos quais a "obstrução" ficou persistente e resistente ao tratamento. De acordo com este pensamento, os insetos possuem a capacidade de fazer o que as ervas não fazem, simplesmente pelo fato de os produtos animais possuírem determinadas

qualidades que as ervas não apresentam. Insetos também expelem Vento.

Então, os insetos são particularmente importantes no tratamento da Síndrome Dolorosa Obstrutiva Persistente (crônica, por definição) e, sob o ponto de vista Ocidental, da artrite reumatoide.

O Dr. Zhu menciona algumas combinações de insetos com ervas de acordo com padrão:

- Umidade-Frio: *Wu Shao She* (*Zaocys*) e *Can Sha* (*Faeces bombycis*) com *Fu Zi* (*Radix Aconiti lateralis preparata*) e *Yi Yi Ren* (*Semen Coicis*).
- Calor: *Di Long* (*Pheretima*) com *Han Shui Shi* (*Glauberitum*) e *Lu Cao* (*Herba Lupuli scandentis*).
- Fleuma: *Jiang Can* (*Bombyx batryticatus*) com *Dan Nan Xing* (*Rhizoma Arisaematis preparatum*) e *Bai Jie Zi* (*Semen Sinapis albae*).
- Estagnação de Sangue: *Di Bie Chong* (*Eupolyphaga seu Steleophaga*) com *Tao Ren* (*Semen Persicae*) e *Hong Hua* (*Flos Carthami tinctorii*).
- Dor nos quatro membros: *Quan Xie* (*Scorpio*) ou *Wu Gong* (*Scolopendra*) com *Yan Hu Suo* (*Rhizoma Corydalis*).
- Dor nas costas: *Jiu Xiang Chong* (*Aspongopus chinensis*) com *Ge Gen* (*Radix Puerariae*) e *Qin Jiao* (*Radix Gentianae macrophyllae*).
- Rigidez das articulações: *Jiang Can* (*Bombycis batryticatus*) com *Ze Lan* (*Herba Lycopi*) e *Bai Jie Zi* (*Semen Sinapis albae*).
- Dor na região inferior das costas: *Di Bie Chong* (*Eupolyphaga seu Steleophaga*) ou *Wu Shao She* com *Xu Dan* (*Radix Dipsaci*) e *Gou Ji* (*Rhizoma Cibotii*).

- *Importância da identificação de padrão*: Dr. Zhu enfatiza a importância do padrão e da identificação da doença.

Realça a importância da identificação do padrão no tratamento de Síndrome Dolorosa Obstrutiva persistente. Comenta a ênfase em expelir Vento, dispersar Frio e resolver Umidade com ervas como *Fu Zi* (*Radix Aconiti lateralis preparata*), *Gui Zhi* (*Ramulus Cinnamimi cassiae*), *Wu Shao She* (*Zaocys*), *Xu Chang Qing* (*Radix Cynachi paniculati*), etc. nos estágios iniciais.

No estágio intermediário da Síndrome Dolorosa Obstrutiva persistente, a ênfase deve residir em resolver Fleuma, revigorar Sangue e resolver inchaço com ervas como *Tao Ren* (*Semen Persicae*), *Hong Hua* (*Flos Carthami tinctorii*), *Di Bie* (*Chong Eupolyphaga seu Steleophaga*), *Dan San Xing* (*Rhizoma Arisaematis preparatum*) e *Jiang Can* (*Bombyx batryticatus*). Além disso, o indivíduo também deve tonificar o Rim com ervas como *Xu Duan* (*Radix Dipsaci*), *Du Zhong* (*Cortex Eucommiae ulmoidis*) e *Ba Ji Tian* (*Radix Morindae officinalis*).

Nos estágio avançados da Síndrome Dolorosa Obstrutiva Persistente, a ênfase deveria residir em tonificar a deficiência com *Shu Di Huang* (*Radix Rehmanniae preparata*), *Dang Gui* (*Radix Angelicae sinensis*), *Ron Cong Rong* (*Herba Cistanches*), etc. Além disso, deve-se utilizar os insetos mencionados anteriormente.

Curiosamente, o Dr. Zhu também enfatiza a importância de decidir o tratamento de acordo com a identificação da doença pela visão ocidental e distingue duas doenças: artrite reumatoide e polimialgia reumática.

Na artrite reumatoide, o Dr. Zhu recomenda o uso de *Yin Yang Huo* (*Herba Epimidii*) e *Feng Fang* (*Nidus Vespae*). Na polimialgia reumática, o Dr. Zhu recomenda doses grandes de *Tu Fu Ling* (*Rhizoma Smilacis glabrae*) e *Bi Xie* (*Rhizoma Dioscoreae hypoglauca*).

Journal of Chinese Medicine (*Zhong Yi Za Zhi*), *v. 28, n. 9, 1987, p. 50*

"Treatment of Painful Obstruction Syndrome With Three Acupuncture Points Around the Umbilicus" *de Zhang Shi Xiong*

O Dr. Zhang tratou 74 pacientes portadores da Síndrome Dolorosa Obstrutiva com três pontos acupuntura ao redor do umbigo. Os pontos foram: E-25 (*Tianshu*), REN-9 (*Shuifen*) e REN-7 (*Yinjiao*). As agulhas foram retidas por 15min e o tratamento foi administrado diariamente durante seis dias.

Os resultados estão resumidos na Tabela 38.2.

Journal of Chinese Medicine (*Zhong Yi Za Zhi*), *v. 32, n. 3, 1991, p. 38*

"Observation on the Use of Tong Bi Tang to Treat Painful Obstruction Syndrome" *de Liang An Rong*

O Dr. Liang tratou 467 pacientes portadores da Síndrome Dolorosa Obstrutiva com a fórmula *Tong Bi Tang* (Decocção que Penetra na Síndrome Dolorosa Obstrutiva). Os pacientes eram todos portadores de Síndrome Dolorosa Obstrutiva crônica com deficiência de *Qi* e Sangue, invasão de fator patogênico externo, Fleuma e estagnação de Sangue.

Tabela 38.2 – Resultados clínicos do tratamento de 74 pacientes com Síndrome Dolorosa Obstrutiva tratados com três pontos ao redor do umbigo

	Dor				Mobilidade de articulações			
	Intensa	*Média*	*Moderada*	*Sem dor*	*Intensa*	*Média*	*Moderada*	*Sem dor*
Antes do tratamento	41	33	0	0	19	24	16	15
Após o tratamento	5	5	21	43	8	2	21	43

Fonte: Journal of Chinese Medicine, n. 9, 1987.

850 Síndrome Dolorosa Obstrutiva (Artrite Reumatoide)

A fórmula *Tong Bi Tang* contém:

- *Dang Gui* (*Radix Angelicae sinensis*): 20g.
- *Huang Qi* (*Radix Astragali*): 20g.
- *Zao Jiao Ci* (*Spina Gleditsiae*): 10g.
- *Mo Yao* (*Myrrha*): 10g.
- *Fu Zi* (*Radix Aconiti lateralis preparata*): 10g.
- *Zhi Gan Cao* (*Radix Glycyrrhizae uralensis preparata*): 10g.

Essa fórmula foi modificada de acordo com padrão ou sintomas:

- Vento: *Qin Jiao* (*Radix Gentianae macrophyllae*), *Fang Feng* (*Radix Saposhnikoviae*), *Wei Ling Xian* (*Radix Clematidis*).
- Frio: *Xi Xin* (*Herba Asari*), *Wu Gong* (*Scolopendra*).
- Umidade: *Cang Zhu* (*Rhizoma Atractylodis*), *Yi Yi Ren* (*Semen Coicis*), *Fang Ji* (*Radix Stephaniae tetrandrae*).
- Calor: remover *Fu Zi* e acrescentar *Shi Gao* (*Gypsum fibrosum*), *Zhi Mu* (*Radix Anemarrhenae*), *Huang Bo* (*Cortex Phellodendri*).
- Síndrome Dolorosa Obstrutiva persistente: aumentar a dosagem de *Huang Qi* e *Dang Gui*, acrescentar *Xu Duan* (*Radix Dipsaci*), *Sang Ji Sheng* (*Herba Taxilii*), *Bu Gu Zhi* (*Fructus Psoraleae*), *Wu Gong* (*Scolopendra*) e *Quan Xie* (*Scorpio*).
- Dor nas articulações: *Qiang Huo* (*Rhizoma seu Radix Notopterygii*).
- Dor nas costas: *Du Zhong* (*Cortex Eucommiae ulmoidis*).
- Dor nos membros inferiores: *Huai Niu Xi* (*Radix Achyranthis bidentatae*), *Du Huo* (*Radix Angelicae pubescentis*), *Mu Gua* (*Fructus Chaenomelis*).
- Articulações inchadas, membros inferiores: *Cang Zhu* (*Rhizoma Atractylodis*), *Fang Ji* (*Radix Stephaniae tetrandrae*).
- Dor no dedo da mão: *Song Jie* (*Pini Lignum nodi*), *Qing Feng Teng* (*Caulis Sinomenii*).
- Dor nos pés: *Wu Jia Pi* (*Cortex Acanthopanacis*).
- Articulações inchadas: *Bai Jie Zi* (*Semen Sinapis albae*), *Tao Ren* (*Semen Persicae*).
- Estagnação de Sangue: *Ru Xiang* (*Olibanum*), *Di Bie Chong* (*Eupolyphaga seu Steleophaga*).
- Deficiência grave de Fígado e de Rim: *Bai Shao* (*Radix Paeoniae alba*), *Xu Duan* (*Radix Dipsaci*), *Du Zhong* (*Cortex Eucommiae ulmoidis*).
- Dor intensa: *Quan Xie* (*Scorpio*), *Wu Gong* (*Scolopendra*).
- Manchas vermelhas grandes (máculas) nas articulações: utilizar *Xi Jiao San* (Pó de *Cornu Bisontis*) mais *Pu Gong Ying* (*Herba Taraxaci*) e *Jin Yin Hua* (*Flos Lonicerae japonicae*).

Os resultados foram os seguintes:

- *Cura*: 370 (79,2%).
- *Melhora marcada*: 82 (17,6%).
- *Alguma melhora*: 11 (2,3%).
- *Nenhum resultado*: 4 (0,9%).

Experiências Clínicas

Acupuntura

Acupuncture and Knee Osteoarthritis – a Three-armed Randomized Trial

Annals of Internal Medicine, 2006, Julho, v. 145, n. 1. p. 12-20.

Scharf H-P, Mansmann U, Streitberger K, Witte S, Krämer J, Maier C, Trampisch H-J, Victor N.

Objetivo

Avaliar a eficácia e a segurança da Acupuntura Tradicional Chinesa (ATC) comparada com acupuntura simulada (inserção da agulha em pontos não pertencentes aos pontos de acupuntura) e terapia conservadora em pacientes com dor crônica proveniente de osteoartrite do joelho.

978-85-7241-817-1

Método

Uma experiência randomizada controlada foi realizada em 315 atendimentos por intermédio do pessoal de práticas de cuidados primários, proporcionados por 320 médicos com pelo menos dois anos experiência em acupuntura. Participaram 1.007 pacientes portadores de dor crônica durante pelo menos seis meses, a qual era proveniente de osteoartrite do joelho (critérios do American College of Rheumatology [ACR] e avaliação 2 ou 3 da escala de Kellgren-Lawrence). As intervenções foram:

- Até seis sessões de fisioterapia e necessidade de drogas antiinflamatórias, mais 10 sessões de ATC;
- Ou dez sessões de acupuntura simulada;
- Ou dez consultas médicas durante de seis semanas.

Os pacientes podiam pedir até cinco sessões complementares ou consultas se o tratamento inicial tivesse sucesso parcial.

As medidas foram: taxa de sucesso, definida por pelo menos 36% de melhora no questionário para osteoartrite de Western Ontario and McMaster Universities Osteoarthritis Index (WOMAC), avaliada em 26 semanas. Os pontos finais adicionais foram da contagem WOMAC e avaliação global do paciente.

Resultados

As taxas de sucesso foram de 53,1% para ATC, 51%, para acupuntura simulada e 29,1% para terapia conservadora. Os grupos de acupuntura tiveram taxa mais alta de sucesso do que o grupo de terapia conservadora (o risco relativo para ATC comparado com a terapia conservadora foi de 1,75, o risco relativo para acupuntura simulada comparada com a terapia conservadora foi de 1,73). Não houve diferença entre o grupo ATC e o grupo de acupuntura simulada (risco relativo de 1,01). As limitações foram não haver estudo cego entre acupuntura e terapia tradicional e monitoramento da concordância da acupuntura com o protocolo de estudo. Em geral, os contatos médico-paciente foram menos intensos no grupo de terapia conservadora do que nos de ATC e acupuntura simulada.

Conclusão

Comparado com a fisioterapia e a necessidade de droga anti-inflamatória, o acréscimo de ATC ou acupuntura simulada conduziu uma melhora maior no índice WOMAC em 26 semanas. Nenhuma diferença estatisticamente significante foi observada entre ATC e acupuntura simulada, sugerindo que as diferenças observadas pudessem ocorrer devido a efeitos-placebo, diferenças em intensidade de contato provedor ou efeito fisiológico da inserção da agulha, embora tenha sido administrado de acordo com princípios de ATC.

The Effect of Acupuncture upon Chronic Gouty Polyarthritis

Likars'ka sprava/Ministerstvo okhorony zdorov'ia Ukrainy, 1998, v. 2, p. 151-153.
Zherebkin VV.

Objetivo

Determinar o efeito da acupuntura no tratamento combinado de pacientes com poliartrite gotosa crônica.

Método

Foi examinado um total de 38 pacientes portadores de gota e apresentando-se com sinais clínicos de poliartrite crônica. Destes, 15 indivíduos eram controles, os quais foram tratados com alopurinol, droga anti-inflamatória não-esteroide e administração de glucocorticosteroide intra-articular. No grupo principal foram colocados 23 pacientes que, além do tratamento anterior, receberam várias sessões de acupuntura

Resultados

Ao final do curso de tratamento dos pacientes internados, os valores para o índice articular e a escala visual de dor foram considerados como significativamente mais baixos no grupo principal do que nos que participavam nos grupos-controle.

Conclusão

A conclusão foi de que a acupuntura em tratamento combinado de pacientes com poliartrite do pé crônica ajudará aumentando a eficácia do tratamento com droga.

The Effect of Acupuncture and Naloxone in Patients with Osteoarthritis Pain

Pain Clinic, 1991, v. 4, n. 3, p. 155-161.
Lundeberg T, Erikson SV, Lundeberg S, Thomas M.

Objetivo

Avaliar o efeito da acupuntura e da naloxona em pacientes com dor osteoartrítica.

Método

Cinquenta e oito pacientes com osteoartrite cervical crônica foram randomizados para serem tratados com acupuntura manual, eletroacupuntura com 2 ou 80Hz ou acupuntura simulada. Para acupuntura simulada, as agulhas foram inseridas superficialmente. Foi também avaliado o efeito da naloxona (0,8mg). Em todas as experiências, a dor foi avaliada pela escala analógica visual antes e depois do tratamento. Estas escalas foram usadas separadamente para avaliar a intensidade (componente sensório) e o desconforto (componente afetivo) da dor.

Resultados

Os resultados mostraram que a acupuntura apresenta um efeito mais pronunciado no componente afetivo da dor do que no sensório. Todas as técnicas de acupuntura produziram redução significativa da dor. Naloxona em doses baixas não alterou significativamente a percepção da dor em pacientes portadores de dores provenientes de osteoartrite cervical. Nem reduziu a dor resultante da acupuntura. Não foi possível demonstrar qualquer diferença significativa entre o efeito do tratamento com acupuntura manual *versus* eletroacupuntura ou acupuntura simulada neste grupo de pacientes.

Conclusão

Todas as técnicas de acupuntura são importantes quando se considera o componente afetivo da dor sentida por pacientes com osteoartrite.

Is Acupuncture more Effective than Shan Acupuncture in Reduction of Pain in Persons with Osteoarthritis of the Knee?

Arthritis Care and Research Journal, 1994, Setembro, v. 7, n. 3, p. 118-122.
Takeda W, Wessel J.

Objetivo

O propósito deste estudo foi o de determinar se a acupuntura era mais eficaz do que a acupuntura simulada na redução de dor em pessoas com osteoartrite (OA) do joelho.

978-85-7241-817-1

Método

Quarenta pacientes (20 homens, 20 mulheres) com comprovação radiográfica de OA do joelho foram divididos por sexo e aleatoriamente distribuídos para o grupo experimental (acupuntura verdadeira) ou para o grupo-controle (acupuntura simulada). Os pacientes foram tratados três vezes por semana, durante três semanas, e avaliados em três sessões de teste. As medidas de resultado foram o Índice de Avaliação de Dor do Questionário de Dor de McGill, Westerm Ontario and McMaster Universities Osteoarthritis Index (WOMAC) e o limiar de dor em quatro locais ao joelho.

Resultados

As análises de discrepância mostraram que a acupuntura verdadeira e a simulada reduziram significativamente dor, rigidez e inaptidão física na OA do joelho, porém não houve diferença significante entre os grupos.

Conclusão

Acupuntura não é mais eficaz do que acupuntura simulada no tratamento da dor proveniente da OA.

Assessing whether Demographic, Medical History, or Arthritis Assessment Data may Influence Outcome and Rate of Decay for Patients with Osteoarthritis Treated with Acupuncture

Alternative Therapy Health Medicine, 2001, Julho-Agosto, v. 7, n. 4, p. 58-65.

Singh BB, Berman BM, Hadhazy V, Bareta J, Lao L, Zarow FM, Hochberg M.

Objetivo

Determinar se história médica, demográfica ou os dados de avaliação da artrite podem influenciar no resultado e na taxa de deterioração para pacientes com osteoartrite tratados com acupuntura.

Método

Setenta e três pacientes com osteoartrite sintomática do joelho foram recrutados para esta experiência randomizada controlada. O grupo de tratamento e o grupo-controle receberam tratamentos de acupuntura duas vezes por semana, durante oito semanas. Os pacientes se autoavaliaram mediante o Westerm Ontario and McMaster Universities Osteoarthritis Index (WOMAC) e o Lequesne Algofunctional Index na linha de base e 4, 8 e 12 semanas após o início do tratamento. O tamanho da amostra para esta análise de resultado foi de 60 pacientes em 4 semanas, 58 em 8 semanas e 52 em 12 semanas.

Resultados

As avaliações dos pacientes em ambos os índices melhoraram em 4, 8 e 12 semanas. As avaliações ficaram estáveis apesar da gravidade da linha de base da osteoartrite. Embora tenha havido alguma deterioração nos resultados em 12 semanas, as medidas ficaram significativamente melhoradas na linha de base. Com a avaliação WOMAC divididas em quartis iguais, um forte efeito no resultado ficou aparente em 12 semanas (4 semanas após o tratamento) com relação à avaliação WOMAC inicial. O grupo com menos inaptidão e dor repercutiu nos níveis originais em maior grau do que o grupo inicialmente mais incapacitado. Os grupos dos mais incapacitados retiveram os benefícios de tratamento de acupuntura por um período de 12 semanas.

Conclusão

A acupuntura para pacientes com osteoartrite do joelho pode ser mais bem utilizada prematuramente no plano de tratamento, com diminuição metódica em frequência no tratamento, uma vez que o período de tratamento agudo é completado para evitar um efeito de repercussão. Dados de história médica e demográfica não mediaram variáveis.

Fitoterapia

A Randomized Single Blinded Controlled Trial to Evaluate the Therapeutic Effect of Tong Feng Kang in Treating Acute Gouty Arthritis

Chinese Journal of Integrated Traditional and Western Medicine, 2004, Junho, v. 24. n. 6, p. 488-490.

Ma JY, Liu YZ, Zhou Z.

Objetivo

Avaliar o efeito terapêutico clínico de *Tong Feng Kang* (TFK) no tratamento da artrite gotosa aguda.

Método

Adotar uma experiência controlada, monocega e randomizada, os 40 pacientes foram divididos igualmente em dois grupos. O grupo testado foi tratado com TFK, o grupo-controle foi tratado com indometacina e alopurinol; o curso terapêutico para ambos os grupos foi de 10 dias.

Resultados

A taxa de cura clínica foi de 30% no grupo testado e 35% no grupo-controle; a taxa de eficácia total foi de 90% e 95% respectivamente, sem diferença significante entre os dois grupos. A dosagem de ácido úrico no sangue e os sintomas diminuíram significativamente em ambos os grupos após o tratamento, porém não mostraram diferença significativa entre eles. Três pacientes no grupo-controle mostraram reação adversa ao tratamento.

Conclusão

O efeito terapêutico de TFK é similar ao efeito da administração de indometacina mais alopurinol, porém com menos reação adversa. É um remédio eficaz e seguro para o tratamento de artrite gotosa aguda e merecedor de estudo e desenvolvimento adicionais.

Observation on the Therapeutic Effect of Shu Feng Huo Luo Pian for Treatment of Osteoarthritis

Journal of Traditional Chinese Medicine, 2002, Março, v. 22, n. 1, p. 12-14.

Wu X, Zhou Y.

978-85-7241-817-1

Objetivo

Avaliar o efeito terapêutico do *Shu Feng Huo Luo Pian* (Pílula para Dispersar Vento e Ativar os Colaterais) no tratamento de osteoartrite.

Método

Cinquenta casos de osteoartrite foram divididos aleatoriamente em dois grupos, o grupo *Shu Feng Huo Luo Pian* (grupo experimental), composto de 30 casos (com idades de 63,5 ± 4 anos), o qual foi tratado com duas pílulas, vio oral (VO), duas vezes ao dia; e o grupo-controle, composto de 19 casos (com idades de 63 ± 5 anos), o qual foi tratado com sulindaco, 0,2g, VO, duas vezes ao dia. Os dois grupos foram complementados com 0,6g do medicamento de cálcio Caltrate D, VO, todos os dias. Os medicamentos foram administrados por dois cursos, com duas semanas constituindo um curso.

Resultados

A taxa eficaz total do grupo experimental avaliada pelos médicos foi de 83,3%, e a avaliada pelos pacientes foi de 90%, com efeitos colaterais moderados.

Conclusão

Shu Feng Huo Luo Pian é uma droga chinesa patenteada eficaz para tratar osteoartrite, apenas com efeitos colaterais moderados.

Clinical and Experimental Study on the Treatment of Ankylosing Spondylitis

Chinese Journal of Integrated Traditional and Western Medicine, 1999, Julho, v. 19, n. 7, p. 399-402.
Lu S, Wang C. Yin Y.

Objetivo

Explorar efeito e mecanismo de *Gu Bi Yin* (GBY) no tratamento da espondilite anquilosante (EA).

Método

Os 70 pacientes portadores de EA foram divididos aleatoriamente em dois grupos, 40 pacientes no grupo GBY foram tratados com GBY e 30 pacientes tratados com indometacina no grupo-controle. Foram também realizadas experiências com animais.

Resultados

Observação clínica mostrou taxa notadamente eficaz no grupo GBY (57,5%) mais alta do que no grupo-controle (23,3%), porém a taxa eficaz total dos dois grupos foi similar. Os efeitos do GBY no alívio dos sintomas das articulações, na melhora da função das articulações, na prevenção da degeneração óssea e na melhora dos parâmetros laboratoriais foram melhores do que os da indometacina. Nas experiências com animais, GBY mostrou sua inibição na formação de granuloma, na adjuvância de artrite em ratos, na produção de interleucina 1 (IL-1) do macrofagócito abdominal e na produção de IL-2 da célula de baço em ratos.

Conclusão

GBY tem efeitos anti-inflamatório, analgésico, imunorregulatório e inibidor de mediador de inflamação, além de ter efeito também na melhora da hemorragia.

Diferenciação Ocidental

A Síndrome Dolorosa Obstrutiva pode corresponder a quaisquer das seguintes doenças na medicina ocidental:

- Osteoartrite.
- Artrite reumatoide.
- Lúpus eritematoso sistêmico.
- Artrite psoriática.
- Fibrosite.
- Bursite.
- Tendinite.
- Síndrome de Reiter.
- Colite ulcerativa.
- Espondilite anquilosante.

Osteoartrite

A osteoartrite (OA) é uma das formas mais antigas e mais comuns de artrite. Conhecida como tipo de artrite "do desgaste". A OA é uma condição crônica caracterizada pela degeneração da cartilagem articular. A degeneração da cartilagem faz os ossos se atritarem uns contra os outros, causando rigidez, dor e perda de movimento na articulação.

A osteoartrite é conhecida por muitos nomes diferentes, inclusive doença articular degenerativa, osteoartrose, artrite hipertrófica e artrite degenerativa. Nos Estados Unidos, estima-se que 21 milhões de americanos sejam acometidos por OA.

Há vários estágios de osteoartrite:

- A cartilagem perde elasticidade, sendo mais facilmente danificada por injúria ou pelo uso.
- A degeneração da cartilagem causa mudança subjacente do osso.
- O osso prolifera e podem ocorrer cistos abaixo da cartilagem.
- Crescimentos ósseos, chamados de esporão ou osteófitos, desenvolvem-se próximo da extremidade do osso na articulação afetada.
- Pedaços de osso ou cartilagem flutuam livremente no espaço articular.
- A sinóvia torna-se inflamada devido à degeneração da cartilagem, causando citocinas e enzimas que posteriormente danificam a cartilagem.
- As mudanças na cartilagem e nos ossos das articulações podem gerar dor, rigidez e limitações de uso.

A osteoartrite geralmente ocorre nas articulações que sustentam o peso dos quadris, dos joelhos e da região inferior das costas. Afeta também o pescoço, as pequenas articulações dos dedos da mão, a base dos polegares e o dedão do pé. A OA raramente afeta outras articulações, exceto quando lesão ou tensão estiverem envolvidos.

Artrite Reumatoide

Artrite reumatoide é uma doença crônica, caracterizada principalmente por inflamação da membrana ou sinóvia das articulações. Pode gerar degeneração articular a longo prazo, resultando em dor crônica, perda de função e inaptidão.

Artrite reumatoide (AR) progride em três estágios. O primeiro estágio é a inflamação da membrana sinovial, causando dor, calor, rigidez, vermelhidão e inchaço ao redor da articulação. O segundo estágio é a divisão rápida e o crescimento de células ou pano, o que faz a sinóvia espessar. No terceiro estágio, as células inflamadas liberam enzimas, podendo digerir osso e cartilagem, fazendo frequentemente a articulação envolvida perder sua forma e alinhamento, além de ocorrer dor e perda do movimento (Fig. 38.30).

A AR é uma doença sistêmica, já que pode afetar outros órgãos no organismo. Nos Estados Unidos, a AR afeta 1% da população ou 2,1 milhões de americanos.

A artrite reumatoide pode começar em qualquer articulação, porém geralmente se inicia nas articulações menores dos dedos da mão, mãos e punhos. O envolvimento articular é geralmente simétrico. De modo geral, maior erosão articular indica atividade de doença mais intensa. Outros sintomas físicos comuns incluem fadiga e rigidez, particularmente pela manhã e ao sentar por longos períodos.

Tipicamente, quanto mais longa for a rigidez matutina, mais ativa a doença. Nódulos reumatoides aparecem em

854 Síndrome Dolorosa Obstrutiva (Artrite Reumatoide)

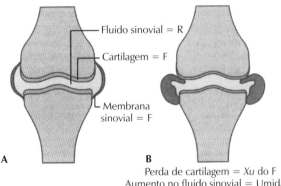
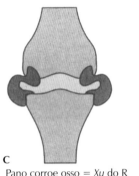
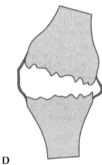
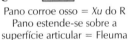

Figura 38.30 – (A-D) Degeneração articular na artrite reumatoide. F = Fígado; R = Rim.

cerca de um quinto dos pacientes com AR. Encontrados tipicamente nos cotovelos, podem indicar atividade de doença mais intensa.

Mudanças avançadas incluem dano em cartilagem, tendões, ligamentos e osso, causando deformidade e instabilidade nas articulações. O dano pode gerar gama limitada de movimento.

Artrite reumatoide é uma doença autoimune. Um exemplo desta má comunicação no sistema imunológico do corpo é conhecido como fator reumatoide (FR). O fator reumatoide é um anticorpo dirigido para regular os anticorpos normais produzidos pelo corpo. Funciona bem em pessoas com pequenas quantidades de fator reumatoide. Entretanto, as pessoas com níveis altos de fator reumatoide podem ter mal funcionamento do sistema imunológico. Em geral, quanto mais alto o nível de fator reumatoide presente no corpo, mais intensa é a atividade da doença.

É importante observar que nem todas as pessoas com AR apresentam fator reumatoide elevado e nem todas as pessoas com fator reumatoide elevado são portadoras de AR. O teste também pode resultar negativo se for realizado muito prematuramente no curso da doença. Cerca de 20% das pessoas com AR apresentarão teste do fator reumatoide negativo e algumas pessoas que não têm AR apresentarão o teste positivo.

O diagnóstico será feito a partir de história médica, exame físico, testes laboratoriais e radiografias. O exame físico buscará características comuns informadas na AR, incluindo: inchaço articular, sensibilidade articular, perda de movimento nas articulações, mal alinhamento articular.

O teste mais comumente utilizado é o hemograma completo (os pacientes com artrite reumatoide apresentam com frequência baixa contagem de glóbulos vermelhos, número alto de leucócitos e contagem de plaquetas elevada). Em cerca de 60% dos casos de AR, a taxa de sedimentação de eritrócito (ESR, *erythrocyte sedimentation rate*) é elevada.

A proteína C-reativa é frequentemente elevada, indicando também inflamação. Aproximadamente 70 a 80% das pessoas com fator reumatoide (FR) também apresentam artrite reumatoide. Os raios-X podem mostrar inchaço dos tecidos moles e perda da densidade de osso ao redor das articulações. Com o progresso da doença, as radiografias podem mostrar pequenos orifícios ou erosões próximas da extremidade dos ossos e estreitamento do espaço articular devido à perda de cartilagem.

Imagem por ressonância nuclear magnética (RNM) pode descobrir inflamação precoce antes de ser visível em radiografia e ser particularmente importante para definir sinovite (inflamação da membrana articular).

Densitometria óssea é um estudo de imagem importante para medir a densidade óssea, utilizada para descobrir principalmente a osteoporose. A osteoporose pode ser especialmente grave em pessoas com AR, devido à imobilização articular, a resposta inflamatória por si e o uso de certas terapias (como glicocorticoide), as quais podem acelerar a perda óssea.

Lúpus Eritematoso Sistêmico

Lúpus eritematoso sistêmico (LES), também denominado lúpus, é um distúrbio autoimune em que o sistema imunológico ataca os próprios tecidos e órgãos do corpo, gerando inflamação e dano. O lúpus atinge mais comumente as mulheres em idade reprodutiva, porém também ocorre em crianças, adolescentes e homens.

A causa do lúpus é desconhecida, porém foi associada com causas genéticas, ambientais e infecciosas. O distúrbio pode afetar quase todos os órgãos no corpo, sendo o rim o mais comumente envolvido. O distúrbio pode ser moderado em alguns casos (por exemplo, envolvendo apenas a pele) e muito intenso em outros (afetando múltiplos órgãos, inclusive o cérebro). O curso da doença é caracterizado por crises e remissão.

Em virtude de o lúpus poder afetar qualquer órgão do corpo, ele causa uma gama extensiva de sintomas. Alguns dos sintomas mais comuns são:

- Fadiga.
- Febre (temperatura máxima, em geral menor do que 39,5°C, 102°F).
- Dor em articulações ou inchaço (geralmente em mãos, punhos e joelhos).
- Dor muscular.
- Perda de cabelo.

- Erupção cutânea (tipicamente em distribuição de "borboleta" em face, bochechas e abaixo dos olhos).
- Úlceras indolores em boca ou nariz.
- Fotossensibilidade.

Artrite Psoriática

A artrite psoriática é um padrão particular de artrite visto em associação com psoríase. Pode haver inflamação de uma das várias articulações das mãos e pés, das articulações maiores ou da coluna vertebral. Apenas um conjunto de articulações fica tipicamente envolvido, embora em casos raros tal condição possa ficar difusa.

Aproximadamente 80% desses portadores desenvolvem inflamação em suas articulações após o início da psoríase; porém, em aproximadamente 20% deles, a artrite pode estar presente antes da psoríase. As articulações afetadas podem ficar sensíveis, inchadas e rígidas.

Em alguns casos, a artrite psoriática pode imitar outras formas de artrite crônica e realmente ser portador de psoríase não impede os indivíduos de desenvolver outras formas de artrite. Porém, tipicamente, o padrão das articulações inflamadas é característico de artrite psoriática. Por exemplo, se um dedo inteiro da mão ou do pé estiver inchado, em vez de uma articulação isolada, este fato é muito sugestivo de artrite psoriática. Outras características típicas podem ser envolvimento do pescoço nos portadores da forma vertebral de artrite ou envolvimento das mesmas articulações da extremidade dos dedos das mãos e dos pés.

A artrite psoriática pode se desenvolver em qualquer faixa etária, do início da infância e adolescência até idade avançada. Homens e mulheres são atingidos quase igualmente e há alguma evidência de que as mulheres depois do parto e durante a menopausa possam apresentar determinadas mudanças relacionadas a hormônios, as quais ativam o início da artrite. Parece também que os homens são mais propensos a desenvolver artrite da coluna vertebral e as mulheres são mais propensas a desenvolver doença mais intensa nas outras articulações.

Não há teste específico para artrite psoriática. A maioria dos médicos busca uma história de psoríase na família juntamente com artrite e inflamação em pelo menos uma articulação. Os exames de sangue para artrite reumatoide são em geral negativos, embora em alguns casos seja difícil distinguir entre artrite psoriática e artrite reumatoide.

A doença psoriática das unhas está presente em cerca de 80% dos portadores de artrite psoriática em oposição a cerca de 30% dos portadores de apenas psoríase. O exame das unhas torna-se, portanto, muito importante. Do ponto de vista chinês, a doença das unhas na artrite psoriática é com frequência decorrente da estagnação de Sangue crônica.

Fibrosite

Fibrosite (síndrome de fibromialgia, síndrome dolorosa miofascial) refere-se a um grupo de distúrbios caracterizados por dores difusas crônicas e dores musculares da bainha dos músculos e dos tecidos conjuntivos de tendões, músculos, ossos e articulações com sensibilidade associada.

Dor e rigidez (fibromialgia) podem afetar o corpo inteiro ou ficar restritas a determinadas partes do corpo, como na síndrome dolorosa miofascial. A fibromialgia ao longo do corpo é mais comum nas mulheres do que nos homens. Os homens são mais propensos a desenvolver dor miofascial ou fibromialgia em uma área especial, por exemplo, ombro ou dor proveniente de lesão de tensão muscular relacionada ao trabalho ou ao esporte.

É uma doença comum observada em 4 a 11% da população, sendo mais predominante nas mulheres. Pode afetar qualquer faixa etária. Não é séria nem ameaça a vida, porém os sintomas persistentes podem ser muito disruptivos.

A fibromialgia pode ser ativada por tensão mental ou física, sono inadequado, lesão, exposição à umidade ou ao frio ou a certas infecções, estando relacionada possivelmente a um desequilíbrio nas substâncias químicas do cérebro ou a um distúrbio autoimune.

Para uma discussão sobre a fibromialgia, ver Capítulo 40.

978-85-7241-817-1

Bursite

A bursa amortece o tendão e ajuda, assim, a prevenir a fricção entre tendão e osso. A fricção constante do tendão sobre o osso com quantidade alta de movimento repetitivo de braço, ombro, quadril, joelho e tornozelo pode gerar muita fricção da própria bursa, causando inflamação e irritação da bursa, denominada bursite.

As áreas tendíneas mais comumente inflamadas são cotovelo, ombro, quadril, joelho, tornozelo e calcanhar.

Os sintomas podem variar de dor constante e rigidez na área local da articulação até queimação envolvendo toda a articulação ao redor da bursa inflamada. Com esta doença, a dor geralmente piora durante e depois de atividade; bursa e área articular circunvizinha podem ficar mais rígidas no dia seguinte.

Tendinite

Tendinite é a inflamação ou a irritação de um tendão. A doença que causa dor e sensibilidade externa a uma articulação é muito comum ao redor dos ombros, cotovelos e joelhos. Mas a tendinite também pode ocorrer em quadris, calcanhares e punhos.

A tendinite produz os seguintes sinais e sintomas próximos de uma articulação, os quais são agravados mediante movimento:

- Dor.
- Sensibilidade.
- Inchaço moderado em alguns casos.

A tendinite em várias localizações do corpo produz os seguintes tipos específicos de dor:

- *Cotovelo de tenista*: dor no cotovelo em rotação ou segurando.

856 Síndrome Dolorosa Obstrutiva (Artrite Reumatoide)

- *Tendinite do tendão de Aquiles (tendão do calcâneo)*: dor exatamente acima do calcanhar.
- *Tendinite do músculo adutor*: dor na virilha.
- *Tendinite patelar*: dor abaixo da patela.
- *Tendinite dos tendões que formam o rotador do ombro*: dor no ombro.

Síndrome de Reiter

A síndrome de Reiter é um distúrbio que causa três sintomas aparentemente sem conexão: artrite, vermelhidão dos olhos e sinais do trato urinário.

Os médicos algumas vezes referem-se à síndrome de Reiter como "espondiloartropatia soronegativa", em virtude de pertencer a um grupo de distúrbios que causa inflamação ao longo do corpo, particularmente em partes da coluna vertebral e em outras articulações onde os tendões se prendem aos ossos. Exemplos de outra espondiloartropatia soronegativa incluem artrite psoriática, espondilite anquilosante e artrite da síndrome inflamatória intestinal.

A síndrome de Reiter também é denominada artrite reativa, significando a artrite ocorrer como uma "reação" a uma infecção iniciada em outro lugar no corpo. Em muitos pacientes, a infecção se inicia na área geniturinária (bexiga, uretra, pênis ou vagina). A infecção geralmente é passada de um indivíduo para o outro por intermédio das relações sexuais. Esta forma de distúrbio algumas vezes é chamada de síndrome de Reiter geniturinária ou urogenital. Outra forma do distúrbio, denominada síndrome de Reiter gastrintestinal ou entérica, desenvolve-se quando o indivíduo ingerir alimento ou manipular substâncias contaminadas com bactérias.

Quando uma infecção precedente é reconhecida, os sintomas da síndrome de Reiter aparecem aproximadamente 1 a 3 semanas após a infecção. A *Chlamydia trachomatis* é frequentemente a bactéria associada à síndrome de Reiter adquirida por contato sexual. Várias bactérias diferentes estão associadas à síndrome de Reiter adquirida pelo trato digestivo, incluindo *Salmonella*, *Shigella*, *Yersinia* e *Campylobacter*. As pessoas podem ficar infectadas com essas bactérias depois de comer ou manipular alimento preparado de maneira imprópria, como carnes não armazenadas em temperatura adequada.

Os sintomas da síndrome de Reiter podem afetar muitas partes diferentes do corpo, porém ela afeta tipicamente área urogenital, articulações e olhos. Sintomas menos comuns são aftas, erupções cutâneas e problemas da válvula cardíaca. Os sinais podem ser tão moderados que os pacientes não os notam. Geralmente, eles aparecem e desaparecem num período de várias semanas a vários meses.

Sintomas do Trato Urogenital

A síndrome de Reiter afeta frequentemente o trato urogenital, inclusive próstata, uretra, e pênis nos homens e tubas uterinas, útero e vagina nas mulheres. Os homens podem perceber a necessidade aumentada de urinar, sensação de queimação ao urinar e secreção do pênis. Alguns homens com síndrome de Reiter desenvolvem prostatite e inflamação da glândula prostática. Os sintomas de prostatite podem incluir febre, calafrios, necessidade aumentada de urinar e sensação de queimação ao urinar.

As mulheres com síndrome de Reiter também desenvolvem sinais na área urogenital, como inflamação do cérvix ou da uretra, podendo causar sensação queimação durante a micção. Além disso, algumas mulheres também desenvolvem salpingite ou vulvovaginite. Estas condições podem ou não causar sintomas.

Sintomas Articulares ou Artrite

A artrite associada tipicamente à síndrome de Reiter afeta joelhos, tornozelos e pés, causando dor e inchaço. Punhos, dedos e outras articulações são afetados com menor frequência. Os pacientes com síndrome de Reiter geralmente desenvolvem inflamação onde o tendão se prende ao osso, uma condição chamada de entesopatia. A entesopatia pode resultar em dor no calcanhar e redução e espessamento dos dedos da mão e do pé. Algumas pessoas com síndrome de Reiter também desenvolvem esporão do calcâneo, crescimento ósseo no calcanhar, causando dor crônica do pé ou de longa duração.

A artrite na síndrome de Reiter também pode afetar as articulações nas costas e causar espondilite ou sacroiliite.

Envolvimento Ocular

A conjuntivite se desenvolve em aproximadamente 50% das pessoas com síndrome de Reiter urogenital e 75% das pessoas com síndrome de Reiter entérica. Algumas pessoas podem desenvolver uveíte, uma inflamação interna do olho. Conjuntivite e uveíte podem causar vermelhidão nos olhos, dor e irritação oculares e visão turva. Tipicamente, o envolvimento ocular ocorre prematuramente no curso da síndrome de Reiter, e os sintomas podem aparecer e desaparecer.

Outros Sintomas

Aproximadamente 20 a 40% dos homens com síndrome de Reiter desenvolvem feridas pequenas, superficiais, indolores ou lesões na extremidade do pênis, denominadas balanite circinata. Uma porcentagem pequena de homens e mulheres desenvolve erupções cutâneas de pequenos nódulos duros nas solas dos pés e, menos frequentemente, nas palmas das mãos ou em outra localização. Estas erupções cutâneas são chamadas de ceratoderma blenorrágico. Além disso, algumas pessoas com síndrome de Reiter desenvolvem aftas, que aparecem e desaparecem. Em alguns casos, essas úlceras são indolores e ficam despercebidas.

Aproximadamente 10% das pessoas com síndrome de Reiter, geralmente aqueles com doença prolongada, desenvolvem problemas cardíacos, inclusive regurgitação aórtica e pericardite.

Da perspectiva da medicina chinesa, a síndrome de Reiter manifesta-se com sintomas de Umidade-Calor e Calor Tóxico.

978-85-7241-817-1

Colite Ulcerativa

A colite ulcerativa é uma doença autoimune que causa inflamação e úlceras no revestimento de reto e cólon.

As úlceras formam-se onde a inflamação matou as células, revestindo geralmente o cólon, que sangra e produz pus. A inflamação no cólon também provoca evacuação frequente, causando diarreia.

Quando a inflamação ocorre no reto e na região inferior do cólon ela é denominada proctite ulcerativa. Se o cólon inteiro estiver afetado, ela é denominada pancolite. Se apenas o lado esquerdo do cólon estiver afetado, ela é chamada de colite limitada ou distal.

A colite ulcerativa é uma doença inflamatória do intestino, o nome geral para doenças que causam inflamação em intestino delgado e cólon. Pode ser difícil de diagnosticar em virtude de seus sintomas serem similares aos de outros distúrbios intestinais e outros tipos de doenças inflamatórias do intestino, isto é, a doença de Crohn. A doença de Crohn difere da colite, pois causa inflamação mais profunda na parede intestinal e pode ocorrer em outras partes do sistema digestivo, inclusive em intestino delgado, boca, esôfago e estômago.

A colite ulcerativa pode ocorrer em pessoas de qualquer faixa etária, porém geralmente se inicia entre as idades de 15 e 30 anos e, menos frequentemente, entre 50 e 70 anos de idade. Afeta igualmente homens e mulheres, e parece ter caráter familiar, com relatos de até 20% das pessoas com colite ulcerativa apresentando um membro familiar ou parente com colite ulcerativa ou doença de Crohn. Observa-se incidência mais alta de colite ulcerativa em brancos e descendentes de judeus.

Colonoscopia ou sigmoidoscopia é o método mais preciso para se fazer o diagnóstico de colite ulcerativa e eliminar outras possíveis condições, como doença de Crohn, doença diverticular ou câncer.

Espondilite Anquilosante

"Anquilosante" significar fundir. "Espondilite" indica inflamação das vértebras. Espondilite anquilosante (EA) descreve a condição pela qual algumas ou todas as articulações e ossos da coluna vertebral se fundem. Fusão da coluna vertebral inteira é incomum. Muitos indivíduos terão apenas fusão parcial, algumas vezes limitada aos ossos pélvicos.

A EA é uma doença reumática, dolorosa e progressiva. Afeta, principalmente, a coluna vertebral, porém pode também afetar outras articulações, tendões e ligamentos. Outras áreas, como olhos, pulmões, intestino e coração, podem também estar envolvidos.

A inflamação ocorre no local em que determinados ligamentos ou tendões ligam-se aos ossos. É seguida por alguma erosão óssea no local da inserção. Uma vez diminuída a inflamação, um processo curativo ocorre e um novo osso se desenvolve. O movimento fica restringido no local em que o osso substitui o tecido elástico dos ligamentos ou tendões. A repetição desse processo inflamatório conduz à formação de osso adicional, e os ossos individuais que compõem a coluna vertebral, as vértebras, podem se fundir. A pélvis é normalmente afetada em primeiro lugar. A região inferior das costas, parede torácica e pescoço podem também ficar envolvidos em épocas diferentes.

Os sintomas típicos de EA incluem:

- Início lento ou gradual de dor e rigidez nas costas durante semanas ou meses, em vez de horas ou dias.
- Rigidez e dor cedo, pela manhã, a qual desaparece ou diminui durante o dia com exercício.
- Persistência por mais de três meses (em vez de aparecer em pequenas crises).
- Melhora após exercício e piora após descanso.
- Perda de peso, especialmente nos estágios iniciais.
- Fadiga.
- Sentir-se febril e transpirar à noite.

Apêndice do Capítulo: Artrite Reumatoide

A descrição da etiologia, da patologia e do tratamento da artrite reumatoide é considerada principalmente a partir de duas fontes:

- Lu Fang, *Identification of Diseases and Patterns in Internal Medicine*[17].
- Huang Tai Tang, *The Treatment of Difficult Diseases in Chinese Internal Medicine*[18].

Patologia e manifestações clínicas da artrite reumatoide foram descritas anteriormente e não serão repetidas neste tópico. É proveitoso relembrar as manifestações clínicas de artrite reumatoide. Estas são:

- *Primeiro estágio*: inchaço da membrana sinovial, causando dor, calor, rigidez, vermelhidão e inchaço ao redor da articulação.
- *Segundo estágio*: divisão rápida e crescimento de células ou pano, fazendo s sinóvia espessar.
- *Terceiro estágio*: as células inflamadas liberam enzimas, podendo degenerar osso e cartilagem, fazendo frequentemente com que a articulação envolvida perca sua forma e alinhamento, causando dor e perda de movimento (ver Fig. 38.30).

Artrite reumatoide pode se iniciar em qualquer articulação, porém geralmente se inicia nas articulações menores dos dedos da mão, mãos e punhos. O envolvimento articular é geralmente simétrico. Em geral, a maior erosão articular indica atividade mais intensa da doença. Outros sintomas físicos comuns incluem fadiga e rigidez, particularmente pela manhã e ao sentar por longos períodos.

Mudanças avançadas incluem lesão da cartilagem, tendões, ligamentos e ossos, causando deformidade e instabilidade nas articulações. O dano pode gerar gama limitada de movimento.

Embora a medicina chinesa antiga não apresentasse uma concepção de doença autoimune, com respeito à Síndrome Dolorosa Obstrutiva, obviamente considerou certas formas de Síndrome Dolorosa Obstrutiva mais sérias que uma simples invasão de fatores patogênicos externos. Estas foram denominadas de maneiras variadas, como "Articulações Múltiplas" (*Li Jie*), "Articulações Múltiplas do Vento" (*Li Jie Feng*) "Síndrome Dolorosa Obstrutiva persistente" (*Wan Bi*). Na medicina chinesa antiga, os nódulos nas articulações observados na artrite reumatoide foram denominados "Escrófula Silenciosa" (*Yin Luo*).

O *Essential Prescriptions of the Golden Chest* menciona dor articular múltipla no capítulo 5[19]:

Quando há dor nas articulações e o corpo está fraco, os pés ficam inchados e entorpecidos.

O aspecto importante desta passagem é o conceito de dor nas articulações ocorrendo contra fundo de deficiência ("o corpo está fraco"): como veremos adiante, esta é a patologia da artrite reumatoide.

O livro *Formulae to Aid the Living* claramente relaciona Síndrome Dolorosa Obstrutiva de "Articulações Múltiplas" (*Li Jie*) à deficiência interna[20]:

Nas Articulações Múltiplas do Tigre Branco [Li Jie] há deficiência interna do corpo com invasão de Vento-Umidade Toxina, fazendo tendões e vasos sanguíneos gelarem e estagnarem. Qi e Sangue estagnam e se acumulam dentro das articulações... há dor nos ossos.

Dois fatores se salientam na citação anterior: o primeiro é o fato de este tipo de Síndrome Dolorosa Obstrutiva ocorrer sempre contra fundo de deficiência: o segundo é o fato de Vento e Umidade invadirem as articulações, o que é descrito como "Vento-Umidade Toxina". O uso deste termo confirma ser o fator patogênico desse tipo de Síndrome Dolorosa Obstrutiva mais do que apenas Vento ou Umidade, pois apresentam a característica de Toxina (*Du*).

O conceito de Toxina pode ser interpretado como equivalente chinês da inflamação que ocorre na artrite reumatoide de um processo autoimune. Por outro lado, o conceito de deficiência e "corpo fraco" associado a "articulações múltiplas" pode ser considerado como o equivalente chinês da disfunção do sistema imunológico que está na base da artrite reumatoide.

Portanto, da perspectiva da medicina chinesa, a artrite reumatoide é realmente um tipo de Síndrome Dolorosa Obstrutiva, porém um tipo especial desta doença, com suas próprias características, as quais escapam daquelas da Síndrome Dolorosa Obstrutiva "comum". Na realidade, a "Síndrome Dolorosa Obstrutiva persistente" (*Wan Bi*) é caracterizada por deformidades articulares, inchaço, rigidez articular, atrofia muscular e contração dos tendões – todas as características da artrite reumatoide.

De uma perspectiva chinesa, as manifestações clínicas da artrite reumatoide indicam, muitas vezes, claramente Umidade-Calor. Na realidade, as articulações pequenas ficam inchadas (Umidade), vermelhas e quentes ao toque (Calor). Já que a dor se move frequentemente de articulação para articulação, nessa doença há também o elemento Vento. Porém, observe que, embora Umidade-Calor seja a manifestação mais comum, também há condições de artrite reumatoide caracterizadas por Umidade-Frio.

A discussão da artrite reumatoide será feita de acordo com os seguintes tópicos:

- Etiologia.
- Patologia e princípios de tratamento.
- Identificação de padrões e tratamento.
- Experiências clínicas.

978-85-7241-817-1

Etiologia

Invasão de Fatores Patogênicos Externos

A invasão exterior de Vento, Frio e Umidade é um fator etiológico na artrite reumatoide, como ocorre na Síndrome Dolorosa Obstrutiva. Entretanto, na artrite reumatoide, estes fatores patogênicos externos são mais ativadores, em vez de serem fatores causativos.

Deficiência de Rim, Deficiência do Qi *Original (*Yuan Qi*)*

Uma deficiência subjacente do Rim e do *Qi* Original (*Yuan Qi*) é um fator etiológico importante na artrite reumatoide desde o princípio da doença. Esta deficiência é o fator que permite ao Calor Latente se desenvolver.

Calor Latente

Causa e patologia do Calor Latente foram descritas anteriormente e também serão descritas no Capítulo 41. Na artrite reumatoide, o Calor Latente toma a forma de Umidade-Calor.

Imunizações

As imunizações (em crianças ou adultos em ocasião de viagem ao estrangeiro) são causa importante do desenvolvimento de Calor Latente. A imunização pela injeção de um vírus atenuado é o equivalente a "injetar" um fator patogênico diretamente no Nível do Sangue, ao passo que os fatores patogênicos externos penetram primeiro no Nível do *Qi* Defensivo, depois no Nível do *Qi*, então no Nível do *Qi* Nutritivo e, finalmente, no Nível do Sangue.

Estando desde o princípio no Nível de Sangue, o fator patogênico transforma-se rapidamente em Calor e esconde-se no Interior durante algum tempo (o qual pode corresponder a meses ou anos) para aparecer depois sob a forma de Calor Latente.

Dieta Irregular

O consumo excessivo de laticínios, alimentos gordurosos e frituras pode gerar formação de Umidade e Fleuma. Estas podem se instalar nas articulações, causando dor crônica.

Resumo

Etiologia
- Invasão de fatores patogênicos externos
- Deficiência de Rim, deficiência do *Qi* Original (*Yuan Qi*)
- Calor Latente
- Imunizações
- Dieta irregular

Patologia e Princípios de Tratamento

Patologia

A invasão de Vento externo, Frio e Umidade é o gatilho para o desenvolvimento da artrite reumatoide. Especialmente nessa doença, Vento e Umidade se instalam nas articulações, fazendo *Qi* e Sangue se estagnarem e causando intensa dor. A Umidade obstrui canais, articulações, tendões e músculos, causando inchaço, dor, entorpecimento e sensação de peso nos membros.

A Umidade gera, com frequência, Calor e Umidade-Calor, que se estabelecem nas articulações, o que causa vermelhidão das articulações e as torna quentes ao toque. É preciso não ser surpreendido se um paciente portador de artrite reumatoide manifestando claramente Umidade-Calor (articulações vermelhas e quentes) apresentar língua Pálida; isso mostra simplesmente que há deficiência subjacente de *Yang* do Rim, permitindo ao Calor Latente se desenvolver.

Em alguns casos, a invasão aguda de Umidade-Calor causa sintomas agudos de invasão externa com início agudo, febre e aversão ao frio. Este quadro ocorre especialmente em crianças que contraíram artrite juvenil.

Embora a Umidade-Calor seja uma manifestação frequente na artrite reumatoide, ela não é o único fator causal. Há casos de artrite reumatoide em que o fator patogênico predominante é a Umidade sem Calor, casos em que as articulações não ficam vermelhas nem quentes ao toque.

Além disso, pode haver até mesmo casos de artrite reumatoide que se manifestam com Umidade e Frio nas articulações. Em tais casos, as articulações ficam pálidas e a pele acima delas fica brilhante. Observe que esse quadro daria origem a uma situação complexa em que há Umidade e Frio nas articulações, porém também Calor Latente.

A retenção crônica de Umidade-Calor pode posteriormente complicar o processo patológico, já que a porção de Calor da Umidade-Calor pode prejudicar o *Yin* e, então, contribuir para a má nutrição de tendões e ossos proveniente da deficiência do *Yin* do Fígado e Rim. Se o paciente tiver condição preexistente de deficiência do *Yang* do Rim, o quadro pode, então, ficar complexo e apresentar manifestações contraditórias de deficiência de *Yin* e *Yang* (por exemplo, língua Vermelha, mas o paciente sentir frio o tempo todo).

Com o tempo, a Umidade pode se transformar em Fleuma; esta obstrui mais as articulações e causa destruição da cartilagem e deformidades ósseas. Fleuma também agrava o entorpecimento dos membros.

Por outro lado, a preexistente deficiência de Fígado e Rim gera má nutrição de tendões e ossos, causando subjacente destruição da cartilagem e formação de deformidades ósseas.

Nos casos crônicos, a estagnação de *Qi* nas articulações pode dar origem à estagnação de Sangue e, neste estágio, a dor nas articulações fica intensa e pode piorar à noite. Estagnação de Sangue também torna as articulações rígidas. O desenvolvimento de estagnação de Sangue também é causado pela presença de Fleuma nas articulações: como estagnação de Sangue e Fleuma são patologias dos fluidos corporais, agravam uma à outra. No caso da artrite reumatoide, a obstrução por Fleuma nas articulações leva à estagnação de Sangue.

Na artrite reumatoide, os nódulos que se formam nas articulações são provenientes da combinação de Fleuma e estagnação de Sangue nas articulações.

A degeneração articular presente na artrite reumatoide e sua interpretação em termos de medicina chinesa é ilustrada na Figura 38.30.

> **Nota Clínica**
>
> **Fatores na Artrite Reumatoide**
> - *Umidade*: articulações inchadas, sensação de peso nos membros, entorpecimento, dor
> - *Calor*: articulações vermelhas sentidas quentes ao toque
> - *Fleuma*: inchaço e deformidades ósseas das articulações, entorpecimento
> - *Estagnação de Sangue*: dor intensa que piora à noite, rigidez das articulações
> - *Deficiência do Fígado e do Rim*: destruição de cartilagens
>
> Assim, embora Umidade-Calor seja uma manifestação frequente na artrite reumatoide, sempre se devem analisar as manifestações de acordo com a classificação tradicional de Vento, Frio e Umidade da seguinte maneira:
> - *Vento*: a dor se move de uma articulação para outra
> - *Frio*: a dor está localizada em uma articulação e é intensa
> - *Umidade*: há inchaço das articulações

Princípios de Tratamento

A partir da discussão sobre a patologia, pode-se deduzir os princípios de tratamento na artrite reumatoide. Estes são:

- Expelir Vento, resolver Umidade ou dispersar Frio de acordo com as manifestações.
- Resolver Fleuma.
- Revigorar Sangue.
- Eliminar Calor Latente.
- Resolver Toxina.
- Nutrir Fígado e Rim (*Yin* ou *Yang*), tonificar *Qi* Original.

Princípios de Tratamento Fitoterápicos

Nos padrões a seguir, discuto o tratamento de artrite reumatoide manifestando-se com Umidade-Calor, Vento-Umidade-Frio, Vento-Umidade-Calor, Frio e Calor combinados, Fleuma e estagnação de Sangue, Umidade-Frio, Vento-Umidade e deficiência do *Yin* do Fígado e do Rim.

Além das prescrições indicadas abaixo, deve-se também aplicar o princípio de tratamento anteriormente descrito, adotando, portanto, as seguintes modificações:

- Resolver Fleuma: *Ban Xia* (*Rhizoma Pinelliae preparatum*) e *Dan Nan Xing* (*Rhizoma Arisaematis preparatum*).
- Revigorar Sangue: *Ru Xiang* (*Olibanum*) ou *Yan Hu Suo* (*Rhizoma Corydalis*).

860 Síndrome Dolorosa Obstrutiva (Artrite Reumatoide)

- Eliminar Calor Latente: *Shan Zhi Zi* (*Fructus Gardeniae*), *Mu Dan Pi* (*Cortex Moutan*), *Di Gu Pi* (*Cortex Lycii*) e *Zhi Mu* (*Radix Anemarrhenae*). *Mu Dan Pi* é particularmente importante para eliminar Calor Latente.
- Resolver Calor Tóxico: *Jin Yin Hua* (*Flos Lonicerae japonicae*) e *Lian Qiao* (*Fructus Forsythiae*).
- Nutrir *Yin* do Fígado e do Rim: *Sang Ji Sheng* (*Herba Taxilli*), *Wu Jia Pi* (*Cortex Acanthopanacis*), *Huai Niu Xi* (*Radix Achyranthis bidentatae*).

Observe que todos os princípios de tratamento anteriormente descritos devem ser adotados simultaneamente e todas as fórmulas devem ser modificadas de acordo com as diretrizes anteriores.

Princípios de Tratamento com Acupuntura

Com acupuntura, devem-se selecionar pontos de acordo com os seguintes princípios:

- Pontos de acordo com os padrões, isto é, expelir Vento, resolve Umidade, etc.
- Utilizar os pontos de Reunião (*Hui*) para tratar tendões e ossos, isto é, VB-34 (*Yanglingquan*) e B-11 (*Dashu*).
- Utilizar os pontos locais e pontos *Ah Shi* das articulações afetadas. Se várias articulações diferentes estiverem afetadas (caso frequente), não tratar todas as articulações ao mesmo tempo, mas selecionar as articulações afetadas mais gravemente. Tratar diferentes articulações em cada tratamento.
- Utilizar alguns pontos do Vaso Governador (*Du Mai*), por exemplo, DU-14 (*Dazhui*), DU-12 (*Shenzhu*) e DU-11 (*Shendao*).

FÓRMULA DE ACUPUNTURA PARA TRATAR SÍNDROME DOLOROSA OBSTRUTIVA PERSISTENTE   O Dr. Zhao Yu Mei da Nanjing University of Traditional Chinese Medicine usa o seguinte protocolo para tratar Síndrome Dolorosa Obstrutiva persistente manifestando-se com artrite reumatoide[21]:

- Pontos gerais: B-17 (*Geshu*), B-20 (*Pishu*) e BP-10 (*Xuehai*), para revigorar Sangue e resolver Fleuma.
- Pontos locais: pontos locais nas articulações deformadas. Inserir a agulha, suavemente movimentando-a para aumentar o buraco; insirir a agulha mais profundamente, com a ponta da agulha próxima ao osso. Erguer e empurrar a agulha levemente e, então, reter. Movimente suavemente a agulha de novo para aumentar o buraco antes de a agulha ser retirada. É necessário sangrar. Não aplicar moxabustão se a pele estiver vermelha.
- Pontos distais ao longo dos canais doentes devem ser inseridos com método de sedação. A agulha de três pontas é utilizada para picar a prega transversal da articulação metacarpofalângica (ponto extra *Sifeng*), a fim de causar sangramento ou drenar o fluido se a articulação estiver inchada.
- Agulha incandescente pode ser aplicada nos pontos locais se houver sintomas de Frio.

> **Resumo**
>
> **Patologia e Princípios de Tratamento**
> - Invasão externa de Vento, Frio e Umidade é o gatilho para o desenvolvimento da artrite reumatoide
> - Umidade, com frequência, gera Calor; Umidade-Calor se estabelece nas articulações, causando vermelhidão das articulações e sensação quente ao toque
> - Há casos de artrite reumatoide em que o fator patogênico predominante é a Umidade sem Calor; em tais casos, as articulações não se apresentam vermelhas nem quentes ao toque
> - Além disso, pode haver casos de artrite reumatoide, manifestando-se até com Umidade e Frio nas articulações
> - Retenção crônica de Umidade-Calor pode posteriormente complicar o processo patológico, já que a porção do Calor da Umidade-Calor pode prejudicar *Yin* e, então, contribuir para a má nutrição de tendões e ossos proveniente da deficiência do *Yin* de Fígado e Rim
> - Umidade pode se transformar em Fleuma, a qual obstrui mais as articulações e começa a causar destruição da cartilagem e deformidades ósseas
> - Deficiência preexistente de Fígado e Rim gera má nutrição de tendões e ossos, causando subjacente destruição da cartilagem e formação de deformidades ósseas
> - Nos casos crônicos, a estagnação de *Qi* nas articulações pode dar origem à estagnação de Sangue; neste estágio, a dor nas articulações fica intensa e pode piorar à noite. Estagnação de Sangue também torna as articulações rígidas
> - Os nódulos que se formam nas articulações na artrite reumatoide são provenientes da combinação de Fleuma e estagnação de Sangue nas articulações
>
> **Princípios de Tratamento**
> - Expelir Vento, resolver Umidade ou dispersar Frio de acordo com as manifestações
> - Resolver Fleuma
> - Revigorar Sangue
> - Eliminar Calor Latente
> - Resolver Toxina
> - Nutrir Fígado e Rim (*Yin* ou *Yang*), tonificar *Qi* Original

Identificação de Padrões e Tratamento

Os padrões considerados são os seguintes:

- Umidade-Calor aguda.
- Umidade-Calor crônica.
- Vento-Umidade-Frio.
- Vento-Umidade-Calor.
- Frio e Calor combinados.
- Fleuma e estagnação de Sangue.
- Umidade-Frio.
- Vento-Umidade.
- Deficiência do *Yin* do Fígado e do Rim.

Umidade-Calor Aguda

Manifestações Clínicas

Dor súbita e inchaço das articulações, as quais são quente ao toque; febre; aversão ao frio; sede; urina escura.

Língua: revestimento amarelo.

Pulso: Flutuante, Rápido e Deslizante.

Princípio de Tratamento

Libertar Exterior, expelir Vento, eliminar Calor, resolver Umidade.

Acupuntura

Pontos

P-7 (*Lieque*), IG-4 (*Hegu*), IG-11 (*Quchi*), TA-5 (*Waiguan*), TA-6 (*Zhigou*), REN-9 (*Shuifen*), BP-9 (*Yinlingquan*), VB-34 (*Yanglingquan*), B-11 (*Dashu*). Utilizar método de sedação em todos os pontos. Além disso, utilize pontos locais e *Ah Shi* das articulações envolvidas.

EXPLICAÇÃO

- P-7, IG-4, IG-11, TA-5 e TA-6 liberam Exterior e expelem Vento-Calor.
- REN-9 e BP-9 resolvem Umidade-Calor.
- VB-34 e B-11, pontos de Reunião (*Hui*) de tendões e ossos, respectivamente, beneficiam tendões e ossos.

Fitoterapia

Prescrição

BAI HU JIA SANG ZHI TANG – Decocção do Tigre Branco com *Ramulus Mori*.

EXPLICAÇÃO   Essa fórmula elimina Calor ao nível de *Qi*; com o acréscimo de *Sang Zhi*, remove obstruções dos canais. Essa fórmula é estritamente para tratar apenas o estágio agudo de artrite reumatoide.

Prescrição

BAI HU JIA GUI ZHI TANG – Decocção do Tigre Branco com *Ramulus Cinnamomi*.

EXPLICAÇÃO   Essa fórmula elimina Calor ao nível de *Qi*; com acréscimo de *Sang Zhi*, remove as obstruções dos canais. Essa fórmula é estritamente para tratar apenas o estágio agudo de artrite reumatoide.

Comparado à fórmula anterior, esta é mais direcionada ao tratamento dos membros superiores.

Prescrição

SI TENG ER LONG TANG – Decocção de Quatro Videiras de Dois Dragões (prescrição empírica do Dr. Lu Fang)[22].

EXPLICAÇÃO   Essa fórmula remove obstruções dos canais e elimina Calor. Observe que as dosagens são as recomendadas pelo autor. Reduzo a um quinto das dosagens indicadas.

Resumo

Umidade-Calor Aguda

Pontos

- P-7 (*Lieque*), IG-4 (*Hegu*), IG-11 (*Quchi*) TA-5 (*Waiguan*), TA-6 (*Zhigou*), REN-9 (*Shuifen*), BP-9 (*Yinlingquan*), VB-34 (*Yanglingquan*), B-11 (*Dashu*). Utilizar método de sedação em todos os pontos. Além disso, utilize pontos locais e *Ah Shi* das articulações envolvidas

Fitoterapia

Prescrição

- BAI HU JIA SANG ZHI TANG – Decocção do Tigre Branco com *Ramulus Mori*

Prescrição

- BAI HU JIA GUI ZHI TANG – Decocção do Tigre Branco com *Ramulus Cinnamomi*

Prescrição

- SI TENG ER LONG TANG – Decocção de Quatro Videiras de Dois Dragões

---

Umidade-Calor Crônica

Manifestações Clínicas

Dor crônica e inchaço das articulações, as quais ficam vermelhas e quentes ao toque; entorpecimento; e sensação de peso dos membros.

Língua: corpo Vermelho, revestimento pegajoso e amarelo.

Pulso: Deslizante e Rápido.

Princípio de Tratamento

Resolver Umidade, eliminar Calor, expelir Vento, remover obstruções dos canais.

Acupuntura

Pontos

REN-9 (*Shuifen*), IG-11 (*Quchi*), BP-9 (*Yinlingquan*), TA-5 (*Waiguan*), TA-6 (*Zhigou*), VB-34 (*Yanglingquan*), B-11 (*Dashu*). Utilizar método neutro em todos os pontos. Além disso, utilize pontos locais e *Ah Shi* das articulações envolvidas.

EXPLICAÇÃO

- REN-9, IG-11 e BP-9 resolvem Umidade-Calor.
- TA-5 e TA-6 expelem Vento.
- VB-34 e B-11, pontos de Reunião (*Hui*) de tendões e ossos, respectivamente, beneficia tendões e ossos na Síndrome Dolorosa Obstrutiva crônica.

Fitoterapia

Prescrição

YI YI REN TANG – Decocção de *Coix*.

EXPLICAÇÃO   Essa fórmula resolve Umidade, elimina Calor, expele Vento e remove obstruções dos canais.

Prescrição

PRESCRIÇÃO EMPÍRICA segundo o Dr. Lu Fang[23].

EXPLICAÇÃO   Essa fórmula resolve Umidade, elimina Calor e revigora Sangue. Por favor, note que as dosagens são as recomendadas pelo autor. Reduziria tais dosagens a um quinto da quantidade indicada.

Prescrição

DANG GUI NIAN TONG SAN – Pó de *Angelica* para Dor em Pontada.

EXPLICAÇÃO   Essa fórmula tonifica *Qi*, nutre Sangue, resolve Umidade-Calor e remove obstruções dos canais.

Remédio dos Três Tesouros

DESOBSTRUIR OS CANAIS   Desobstruir os Canais é uma variação de *Yi Yi Ren Tang*: resolve Umidade, elimina Calor e remove obstruções dos canais.

862 Síndrome Dolorosa Obstrutiva (Artrite Reumatoide)

Resumo

Umidade-Calor Crônica

Pontos

- REN-9 (*Shuifen*), IG-11 (*Quchi*), BP-9 (*Yinlingquan*), TA-5 (*Waiguan*), TA-6 (*Zhigou*), VB-34 (*Yanglingquan*), B-11 (*Dashu*). Utilizar étodo neutro em todos os pontos. Além disso, utilize os pontos locais e *Ah Shi* das articulações envolvidas

Fitoterapia

Prescrição

- *YI YI REN TANG* – Decocção de *Coix*

Prescrição

- PRESCRIÇÃO EMPÍRICA segundo o Dr. Lu Fang

Prescrição

- *DANG GUI NIAN TONG SAN* – Pó de *Angelica* para Dor em Pontada

Remédio dos Três Tesouros

- Desobstruir os Canais

Caso Clínico

Uma menina de 13 anos de idade sofria de artrite juvenil desde os 10 anos. Aos 5 anos de idade, o joelho esquerdo inchou e ficou quente ao toque; após algumas semanas, o tornozelo direito inchou e ela apresentava ainda vermelhidão dos olhos. Fora diagnosticada com artrite juvenil e irite; o envolvimento dos olhos sugere síndrome de Reiter, porém não havia sinal urogenital. A ESR estava elevada. Foi-lhe prescrita indometacina (anti-inflamatório) interiormente e gotas de cortisona para os olhos.

Quando a paciente chegou à consulta, ela ainda tomava indometacina, porém ainda apresentava inchaço e dor em joelho e tornozelo e vermelhidão dos olhos. A língua apresentava-se levemente Inchada com revestimento pegajoso e pontos vermelhos nas laterais (na área do Baço, em vez da área do Fígado). O pulso estava Deslizante.

Diagnóstico Diagnostiquei Síndrome Dolorosa Obstrutiva crônica do tipo Umidade-Calor. Este diagnóstico estava claro a partir do início na região inferior do corpo, inchaço e calor nas articulações, revestimento pegajoso, pontos vermelhos nas laterais da língua e pulso Deslizante.

Tratamento Utilizei apenas medicina fitoterápica, pois ela morava na Alemanha. Utilizei uma variação de *Si Miao San* (Pó das Quatro Maravilhas) em forma de pó concentrado (uma colher de chá, três vezes ao dia):

- *Cang Zhu* (*Rhizoma Atractylodis*): 10g.
- *Huang Bo* (*Cortex Phellodendri*): 10g.
- *Chuan Niu Xi* (*Radix Cyathulae*): 10g.
- *Yi Yi Ren* (*Semen Coicis*): 20g.
- *Hai Tong Pi* (*Cortex Erythrinae*): 10g.
- *Ju Hua* (*Flos Chrysanthemi*): 10g.
- *Huang Qin* (*Radix Scutellariae*): 10g.

- *Mu Dan Pi* (*Cortex Moutan*): 10g.
- *Bai Zhu* (*Rhizoma Atractylodis macrocephalae*): 10g.
- *Gu Ya* (*Fructus Oryzae germinatus*): 10g.

Explicação

- As quatro primeiras ervas constituem *Si Miao San*, que resolve Umidade-Calor no Aquecedor Inferior. Embora neste caso a Umidade-Calor esteja também nos olhos, escolhi esta fórmula porque o processo se iniciou no joelho.
- *Hai Tong Pi* resolve Vento-Umidade das pernas.
- *Ju Hua* foi acrescentada para eliminar Calor dos olhos.
- *Huang Qin* seca Umidade e elimina Calor.
- *Mu Dan Pi* elimina Calor.
- *Bai Zhi* tonifica o Baço para resolver Umidade. Acrescentei um tônico devido à longa duração da doença.
- *Gu Ya* foi acrescentada para ajudar a digerir as ervas.

Resultados

Houve uma reação interessante depois de apenas um curso de pó: os olhos melhoraram muito, porém dor e inchaço do joelho não melhoraram. Continuei a tratá-la durante alguns meses com modificações da mesma fórmula, porém acrescentei mais ervas que expelem Vento-Umidade e tratam a Síndrome Dolorosa Obstrutiva, como *Hai Feng Teng* (*Caulis Piperis kadsurae*) e *Wei Ling Xian* (*Radix Clematidis*); também acrescentei ervas para resolver Umidade, como *Fu Ling* (*Poria*).

Após dois meses, a paciente estava apta a parar de tomar indometacina, pois a dor tinha diminuído muito. Após outro mês, o inchaço do joelho diminuiu. Depois de um ano de tratamento, toda a dor e o inchaço tinham desaparecido, os olhos voltaram ao normal e a ESR também voltou ao normal.

Vento-Frio-Umidade

Manifestações Clínicas

Inchaço e dor nas articulações, dor agravada por exposição ao frio, articulações não vermelhas ou não quentes ao toque.

Língua: revestimento pegajoso e branco.
Pulso: Deslizante e Lento.
Este quadro corresponde ao estágio inicial da artrite reumatoide.

Princípio de Tratamento

Expelir Vento, dispersar Frio, resolver Umidade, remover obstruções dos canais.

Acupuntura

Pontos

TA-5 (*Waiguan*); TA-6 (*Zhigou*); VB-31 (*Fengshi*); REN-6 (*Qihai*), com moxa; REN-9 (*Shuifen*); REN-12 (*Zhongwan*); BP-9 (*Yinlingquan*); VB-34 (*Yanglingquan*);

B-11 (*Dashu*). Além disso, utilize os pontos locais e *Ah Shi* das articulações afetadas. Todos os pontos devem ser inseridos com método de sedação, com exceção de REN-6, que deve ser inserido com método de tonificação.

EXPLICAÇÃO

- TA-5, TA-6 e VB-31 expelem Vento.
- REN-6 move o *Qi*.
- REN-9, REN-12 e BP-9 resolvem Umidade.
- VB-34 e B-11, pontos de Reunião (*Hui*) de tendões e ossos, respectivamente, beneficia tendões e ossos na Síndrome Dolorosa Obstrutiva crônica.

Fitoterapia

Prescrição

Variação de *GUI ZHI SHAO YAO ZHI MU TANG* – Variação da Decocção de *Cinnamomum-Paeonia-Anemarrhena*.

EXPLICAÇÃO   Essa fórmula expele Vento, dispersa Frio, resolve Umidade e remove obstruções dos canais.

Resumo

Vento-Frio-Umidade

Pontos

- TA-5 (*Waiguan*); TA-6 (*Zhigou*); VB-31 (*Fengshi*); REN-6 (*Qihai*), com moxa; REN-9 (*Shuifen*); REN-12 (*Zhongwan*); BP-9 (*Yinlingquan*); VB-34 (*Yanglingquan*); B-11 (*Dashu*). Além disso, utilize os pontos locais e *Ah Shi* das articulações afetadas. Todos os pontos devem ser inseridos com método de sedação, com exceção de REN-6, que deve ser inserido com método de tonificação

Fitoterapia

Prescrição

- Variação de *GUI ZHI SHAO YAO ZHI MU TANG* – Variação da Decocção de *Cinnamomum-Paeonia-Anemarrhena*

Vento-Umidade-Calor

Manifestações Clínicas

Inchaço, vermelhidão e dor nas articulações, articulações quentes ao toque, melhora durante o dia, piora à noite, inquietação mental, sede, sensação de calor.

Língua: revestimento Pegajoso e Amarelo.
Pulso: Deslizante e Rápido.

Princípio de Tratamento

Expelir Vento, resolver Umidade, eliminar Calor, remover obstruções dos canais.

Acupuntura

Pontos

TA-5 (*Waiguan*), TA-6 (*Zhigou*), VB-31 (*Fengshi*), REN-9 (*Shuifen*), REN-12 (*Zhongwan*), BP-9 (*Yinlingquan*), IG-11 (*Quchi*), DU-14 (*Dazhui*), VB-34 (*Yanglingquan*), B-11 (*Dashu*). Além disso, utilizar pontos locais e pontos *Ah Shi* das articulações afetadas. Todos os pontos devem ser inseridos com método de sedação.

EXPLICAÇÃO

- TA-5, TA-6 e VB-31 expelem Vento.
- REN-9, REN-12 e BP-9 resolvem Umidade.
- IG-11 e DU-14 eliminam Calor.
- VB-34 e B-11, pontos de Reunião (*Hui*) de tendões e ossos, respectivamente, beneficia tendões e ossos na Síndrome Dolorosa Obstrutiva crônica.

Fitoterapia

Prescrição

Variação de *MU FANG JI TANG*[24] – Variação da Decocção de *Cocculus*.

EXPLICAÇÃO   Essa fórmula expele Vento, resolve Umidade, elimina Calor e remove obstruções dos canais.

Resumo

Vento-Umidade-Calor

Pontos

- TA-5 (*Waiguan*), TA-6 (*Zhigou*), VB-31 (*Fengshi*), REN-9 (*Shuifen*), REN-12 (*Zhongwan*), BP-9 (*Yinlingquan*), IG-11 (*Quchi*), DU-14 (*Dazhui*), VB-34 (*Yanglingquan*), B-11 (*Dashu*). Além disso, utilizar pontos locais e *Ah Shi* das articulações afetadas. Todos os pontos devem ser inseridos com método de sedação

Fitoterapia

Prescrição

- Variação de *MU FANG JI TANG*[24] – Variação da Decocção de *Cocculus*

Frio e Calor Combinados

Manifestações Clínicas

Deformidades, rigidez, dor nas articulações, piora mediante movimento, vermelhidão da pele sobre as articulações, nódulos nas articulações, unhas púrpuras, inchaço das articulações, sensação de frio, fezes amolecidas, sede, transpiração.

Língua: corpo Inchado, revestimento pegajoso.
Pulso: Deslizante.

Essa é uma condição complexa caracterizada por uma mistura de Frio e Calor: há Fleuma e estagnação de Sangue. Esse quadro corresponde aos estágios avançados da artrite reumatoide.

Princípio de Tratamento

Resolver Fleuma, revigorar Sangue, eliminar estagnação, resolver Umidade, remover obstruções dos canais, tonificar *Qi*, nutrir Sangue.

Acupuntura

Pontos

E-40 (*Fenglong*), REN-12 (*Zhongwan*), BP-6 (*Sanyinjiao*), PC-6 (*Neiguan*), BP-10 (*Xuehai*), F-3 (*Taichong*), REN-9 (*Shuifen*), BP-9 (*Yinlingquan*), E-36 (*Zusanli*), VB-34 (*Yanglingquan*), B-11 (*Dashu*). Utilizar método neutro em todos os pontos, exceto no último, que deve ser inserido com método de tonificação. Além dos pontos anteriores, utilizar os pontos locais e *Ah Shi* das articulações afetadas.

864 Síndrome Dolorosa Obstrutiva (Artrite Reumatoide)

EXPLICAÇÃO
- E-40, REN-12 e BP-6 resolvem Fleuma.
- PC-6, BP-10 e F-3 revigoram Sangue e eliminam estagnação.
- REN-9 e BP-9 resolvem Umidade.
- E-36 tonifica Sangue.
- VB-34 e B-11, pontos de Reunião (*Hui*) de tendões e ossos, respectivamente, beneficia tendões e ossos na Síndrome Dolorosa Obstrutiva crônica.

Fitoterapia

Prescrição

HAN RE CUO ZA XING 3 HAO FANG[25] – Fórmula Tipo Combinação nº 3 para Frio-Calor.

EXPLICAÇÃO   Essa fórmula dispersa Frio, elimina Calor, resolve Umidade e Fleuma, revigora Sangue, elimina estagnação e remove obstruções dos canais.

Resumo

Frio e Calor Combinados

Pontos
- E-40 (*Fenglong*), REN-12 (*Zhongwan*), BP-6 (*Sanyinjiao*), PC-6 (*Neiguan*), BP-10 (*Xuehai*), F-3 (*Taichong*), REN-9 (*Shuifen*), BP-9 (*Yinlingquan*), E-36 (*Zusanli*), VB-34 (*Yanglingquan*), B-11 (*Dashu*). Utilizar método neutro em todos os pontos, menos no último, que deve ser inserido com método de tonificação. Além dos pontos anteriores, utilize os pontos locais e *Ah Shi* das articulações afetadas

Fitoterapia

Prescrição
- *HAN RE CUO ZA XING 3 HAO FANG*[25] – Fórmula Tipo Combinação nº 3 para Frio-Calor

---

Fleuma e Estagnação de Sangue

Manifestações Clínicas

Deformidades, rigidez, dor nas articulações, piora mediante movimento, piora à noite, nódulos nas articulações, unhas púrpuras, inchaço das articulações.
   Língua: Corpo inchado, revestimento pegajoso.
   Pulso: Deslizante.
   Esta é uma condição complexa caracterizada por Fleuma e estagnação de Sangue. Corresponde aos estágios avançados de artrite reumatoide.

Princípio de Tratamento

Resolver Fleuma, dissolver nódulos, revigorar Sangue, eliminar estagnação, remover obstruções dos canais.

Acupuntura

Pontos

E-40 (*Fenglong*), REN-12 (*Zhongwan*), BP-6 (*Sanyinjiao*), REN-9 (*Shuifen*), PC-6 (*Neiguan*), BP-10 (*Xuehai*), F-3 (*Taichong*), VB-34 (*Yanglingquan*), B-11 (*Dashu*). Utilizar método neutro em todos os pontos. Além disso, utilizar pontos locais e *Ah Shi* das articulações afetadas.

EXPLICAÇÃO
- E-40, REN-12, BP-6 e REN-9 resolvem Fleuma.
- PC-6, BP-10 e F-3 revigoram Sangue e eliminam estagnação.

- VB-34 e B-11, pontos de Reunião (*Hui*) de tendões e ossos, respectivamente, beneficia tendões e ossos na Síndrome Dolorosa Obstrutiva crônica.

Fitoterapia

Prescrição

FU LING WAN – Pílula de *Poria*.

EXPLICAÇÃO   Essa fórmula resolve Fleuma, revigora Sangue e remove obstruções dos canais.

Prescrição

TONG BI FANG – Fórmula para Dor Decorrente de Síndrome Dolorosa Obstrutiva.

EXPLICAÇÃO   Essa fórmula resolve Fleuma, revigora Sangue, elimina estagnação, remove obstruções dos canais e tonifica *Yang* do Rim.

Remédio dos Três Tesouros

BENEFICIAR OS TENDÕES   Beneficiar os Tendões resolve Fleuma, revigora Sangue e remove obstruções dos canais.

Resumo

Fleuma e Estagnação de Sangue

Pontos
- E-40 (*Fenglong*), REN-12 (*Zhongwan*), BP-6 (*Sanyinjiao*), REN-9 (*Shuifen*), PC-6 (*Neiguan*), BP-10 (*Xuehai*), F-3 (*Taichong*), VB-34 (*Yanglingquan*), B-11 (*Dashu*). Utilizar método neutro em todos os pontos. Além disso, utilizar pontos locais e *Ah Shi* das articulações afetadas

Fitoterapia

Prescrição
- *FU LING WAN* – Pílula de *Poria*

Prescrição
- *TONG BI FANG* – Fórmula para Dor decorrente de Síndrome Dolorosa Obstrutiva

Remédio dos Três Tesouros
- Beneficiar os Tendões

Umidade-Frio

Manifestações Clínicas

Inchaço e dor crônicos das articulações, sensação de peso, entorpecimento dos membros, articulações não vermelhas e não quentes ao toque, pele pálida sobre as articulações, sensação de frio.
   Língua: Pálida, revestimento branco e pegajoso.
   Pulso: Deslizante e Lento.

Princípio de Tratamento

Resolver Umidade, dispersar Frio, expelir Vento, remover obstruções dos canais.

Acupuntura

Pontos

REN-9 (*Shuifen*), BP-9 (*Yinlingquan*), REN-12 (*Zhongwan*), TA-5 (*Waiguan*), VB-34 (*Yanglingquan*), B-11 (*Dashu*). Utilizar método neutro; moxa é aplicável. Além dos pontos anteriores, utilizar os pontos locais e *Ah Shi* das articulações afetadas.

EXPLICAÇÃO

- REN-9, BP-9 e REN-12 resolvem Umidade.
- TA-5 expele Vento.
- VB-34 e B-11, pontos de Reunião (*Hui*) de tendões e ossos, respectivamente, beneficia tendões e ossos na Síndrome Dolorosa Obstrutiva crônica.

Fitoterapia

Prescrição

PRESCRIÇÃO EMPÍRICA segundo o Dr. Lu Fang.

EXPLICAÇÃO   Essa fórmula resolve Umidade, dispersa fortemente Frio e revigora Sangue.

Remédio dos Três Tesouros

DRENAR OS CAMPOS   Drenar os Campos é uma variação de *Huo Po Xia Ling Tang* (Decocção de *Pogostemon--Magnolia-Pinellia-Poria*).

Resumo

Umidade-Frio

Pontos

- REN-9 (*Shuifen*), BP-9 (*Yinlingquan*), REN-12 (*Zhongwan*), TA-5 (*Waiguan*), VB-34 (*Yanglingquan*), B-11 (*Dashu*). Utilizar método neutro; moxa é aplicável. Além dos pontos anteriores, utilizar pontos locais e *Ah Shi* das articulações afetadas

Fitoterapia

Prescrição

- PRESCRIÇÃO EMPÍRICA segundo o Dr. Lu Fang

Remédio dos Três Tesouros

- Drenar os Campos

Vento-Umidade

Manifestações Clínicas

Inchaço e dor crônicos das articulações, que se movem de uma articulação para outra; grandes articulações também afetadas; entorpecimento dos membros; sensação de peso nos membros.

Língua: revestimento pegajoso.

Pulso: Deslizante.

Princípio de Tratamento

Expelir Vento, Resolver Umidade, remover obstruções dos canais.

Acupuntura

Pontos

TA-5 (*Waiguan*), TA-6 (*Zhigou*), VB-31 (*Fengshi*), REN-9 (*Shuifen*), BP-9 (*Yinlingquan*), VB-34 (*Yanglingquan*), B-11 (*Dashu*). Utilizar método neutro em todos os pontos. Além disso, utilizar pontos locais e *Ah Shi* das articulações afetadas.

EXPLICAÇÃO

- TA-5, TA-6 e VB-31 expelem Vento.
- REN-9 e BP-9 resolvem Umidade.
- VB-34 e B-11, pontos de Reunião (*Hui*) de tendões e ossos, respectivamente, beneficiam tendões e ossos na Síndrome Dolorosa Obstrutiva crônica.

Fitoterapia

Prescrição

XIAO XU TANG – Pequena Decocção de Adição.

EXPLICAÇÃO   Essa fórmula expele Vento, dispersa Frio e remove obstruções dos canais.

Prescrição

FANG FENG TANG – Decocção de *Saposhnikovia*.

EXPLICAÇÃO   Essa fórmula expele Vento, dispersa Frio e remove obstruções dos canais. Comparado à fórmula anterior, apresenta efeito mais intenso em expelir o Vento.

Resumo

Vento-Umidade

Pontos

- TA-5 (*Waiguan*), TA-6 (*Zhigou*), VB-31 (*Fengshi*), REN-9 (*Shuifen*), BP-9 (*Yinlingquan*), VB-34 (*Yanglingquan*), B-11 (*Dashu*). Utilizar método neutro em todos os pontos. Além disso, utilizar pontos locais e *Ah Shi* das articulações afetadas

Fitoterapia

Prescrição

- *XIAO XU TANG* – Pequena Decocção de Adição

Prescrição

- *FANG FENG TANG* – Decocção de *Saposhnikovia*

Deficiência do Yin do Fígado e do Rim

Manifestações Clínicas

Inchaço e dor crônicos das articulações, inchaço muito moderado, entorpecimento de membros, contrações dos tendões, atrofia muscular, rigidez, impossibilidade de estender os membros, tontura, tinido, dor na região inferior das costas, transpiração noturna.

Língua: sem revestimento; corpo Vermelho se houver Calor por Deficiência.

Pulso: Flutuante e Vazio.

Princípio de Tratamento

Nutrir *Yin* do Fígado e do Rim, beneficiar tendões e ossos, remover obstruções dos canais.

Acupuntura

Pontos

BP-6 (*Sanyinjiao*), F-8 (*Ququan*), E-36 (*Zusanli*), R-3 (*Taixi*), REN-4 (*Guanyuan*), VB-34 (*Yanglingquan*), B-11 (*Dashu*). Utilizar método de tonificação. Além disso, utilizar pontos locais e *Ah Shi* nas articulações afetadas.

EXPLICAÇÃO

- BP-6, F-8, E-36, R-3 e REN-4 nutrem *Yin* do Rim e do Fígado.
- VB-34 e B-11, pontos de Reunião (*Hui*) de tendões e ossos, respectivamente, beneficiam tendões e ossos na Síndrome Dolorosa Obstrutiva crônica.

Fitoterapia

Prescrição

HU QIAN WAN – Pílula do Tigre Escondido.

EXPLICAÇÃO   Essa fórmula nutre *Yin* do Fígado e do Rim e beneficia tendões e ossos. Observe que esta fórmula contém o osso de tigre, que é ilegal em todos os países. Pode ser substituído por *Gou Qi Zi* (*Fructus Lycii chinensis*) e *Huang Jing* (*Rhizoma Polygonati*).

Remédio dos Três Tesouros

NUTRIR A RAIZ E ELIMINAR O VENTO   Nutrir a Raiz e Eliminar o Vento beneficia tendões e ossos e remove as obstruções dos canais. Foi formulado especificamente para tratar Síndrome Dolorosa Obstrutiva que ocorre no idoso contra fundo de deficiência do *Yin* do Fígado e do Rim.

Resumo

Deficiência do *Yin* do Fígado e do Rim

Pontos

■ BP-6 (*Sanyinjiao*), F-8 (*Ququan*), E-36 (*Zusanli*), R-3 (*Taixi*), REN-4 (*Guanyuan*), VB-34 (*Yanglingquan*), B-11 (*Dashu*). Utilizar método de tonificação. Além disso, utilizar pontos locais e *Ah Shi* nas articulações afetadas

Fitoterapia

Prescrição
■ *HU QIAN WAN* – Pílula do Tigre Escondido
Remédio dos Três Tesouros
■ Nutrir a Raiz e Eliminar o Vento

Experiências Clínicas

Acupuntura

A Trial to Ascertain the Efficacy of Standard High Frequency (ST-TENS) Compared with Acupuncture TENS (AL-TENS) in Patients with Reumatoide Arthritis

Rheumatism 2003, v. 50, n. 1, p. 18-22.
  Grazio S, Grubisic F, Jajic Z.

Objetivo

Averiguar a eficácia de frequência alta padronizada de estimulação nervosa elétrica transcutânea (ST-TENS, *standard high frequency – transcutaneous electrical nerve stimulation*) comparada com a acupuntura TENS (AL-TENS, *acupuncture-like-transcutaneous electrical nerve stimulation*) em pacientes com artrite reumatoide.

Método

Foram investigados 33 pacientes (26 mulheres e 7 homens) portadores de artrite reumatoide (de acordo com os critérios do American College of Rheumatology [ACR] modificados), com a duração da doença de $10,7 \pm 8,8$ anos. Cada indivíduo recebeu, respectivamente, ST-TENS (75Hz) na articulação selecionada e AL-TENS (4Hz) na articulação contralateral. O principal critério para selecionar a articulação tratada foi a ausência de diferença significativa entre o lado esquerdo e o direito na dor anterior ao tratamento. O tratamento foi executado por mais de 12 dias. Foram medidos: início, duração, nível da hipoalgesia (de acordo com a Escala de Avaliação de Dor de Ritchie e Escala Visual Analógica [EVA]), avaliação global do paciente e possível redução de dosagem de analgésicos/antirreumáticos.

Resultados

Houve redução significante no nível de dor em ST-TENS local (48,6%) e em AL-TENS local (40,8%) medidos na EVA. Os resultados do índice de Ritchie mostraram diferença significante antes e depois da aplicação para cada tipo de TENS. Não houve diferença estatística entre os dois tipos de TENS em relação à redução do nível de dor, como também em relação à iniciação do efeito analgésico; houve ainda um efeito hipoalgésico ligeiramente mais longo, embora estatisticamente não significante do AL-TENS. A avaliação global dos pacientes também não diferiu em relação ao ST-TENS e ao AL-TENS, assim como suas opiniões sobre a possível redução da dosagem de analgésicos/antirreumáticos. Os efeitos colaterais para ambos os tipos de TENS foram desprezíveis.

Conclusão

Os resultados mostraram que ST-TENS e AL-TENS proporcionaram efeito hipoalgésico em grau semelhante em pacientes com artrite reumatoide existente há muito tempo.

A Double Blind Trial Assessing the Efficacy of Auricular Electro-acupuncture (AEP) in Patients Suffering from Reumatoide Arthritis (RA)

Terapevticheskii arkhiv 1987, v. 59, n. 12, p. 26-30.
  Ruchkin EM, Burdeinyi AP

Objetivo

Avaliar a eficácia de eletroacupuntura auricular (AEP, *auricular electro-acupuncture*) em pacientes que sofrem de artrite reumatoide (AR).

Método

Dezesseis pacientes portadores de artrite reumatoide fizeram parte desse estudo duplo-cego. Dez pacientes receberam AEP verdadeira em pontos que tinham sido indicados para cada indivíduo. Para o grupo-controle de seis pacientes, a técnica de estimulação foi desligar o modo eletrônico. A cada paciente foi administrado 10 procedimentos, exceto em um paciente do grupo de estudo, em quem o tratamento teve que ser interrompido após o terceiro procedimento, em virtude do desenvolvimento de flebite da veia crural esquerda.

Resultados

A avaliação subjetiva mostrou melhora em todos os pacientes do grupo de estudo, com melhora considerável em dois pacientes. No grupo-controle, a melhora foi apenas notável em um paciente, não houve nenhum efeito em três pacientes e houve deterioração em dois pacientes. A avaliação objetiva mostrou melhora em seis pacientes do grupo de estudo, com melhora considerável em um paciente, nenhum efeito em dois pacientes e deterioração em um paciente. No grupo-controle, a melhora foi notável em um paciente, não houve efeito em dois pacientes e houve deterioração em três pacientes. No grupo de estudo foi notado um curso de tempo positivo de todos os oito índices que caracterizam grau de dor e atividade inflamatória (estatisticamente significante em oito deles); no grupo-controle foi notado um curso de tempo positivo de três índices, ao passo que cinco índices pioraram. Foi notado diminuição estatisticamente significante no nível inicialmente elevado de alfa-2-globulina de sangue contra fundo de AEP verdadeira.

Conclusão

Acupuntura auricular é uma possível consideração de tratamento para pacientes portadores de artrite reumatoide; no entanto, há necessidade de se empreender estudos mais detalhados.

A Trial to Evaluate the Efficacy and Safety of Electromagnetic Millimetre Waves (MW) Applied to Acupuncture Points in Patients with Reumatoide Arthritis

Acupuncture Electrotherapy Resource, 2003, v. 28, n. 1-2. p. 11-18.
Usichenko TI, Ivashkivsky OI, Gizhko VV.

Objetivo

O objetivo do estudo era avaliar a eficácia e a segurança das ondas eletromagnéticas milimétricas (MW, *milimetre waves*) aplicadas a pontos de acupuntura em pacientes com artrite reumatoide (AR).

Método

Doze pacientes com AR foram expostos a MW com poder de 2,5mW e faixa de frequência de 54 a 64GHz. MW foi aplicado aos pontos de acupuntura das articulações afetadas de maneira duplo-cega. No mínimo dois e no máximo quatro pontos foram expostos consecutivamente a MW durante uma sessão. O tempo de exposição total consistiu em 40min. De acordo com o esquema do estudo, o grupo I recebeu apenas sessões de terapia de onda milimétrica real (MW), o grupo II apenas sessões simuladas. O grupo III foi exposto a MW de maneira cruzada aleatória. Foram registrados: intensidade da dor, rigidez da articulação e parâmetros laboratoriais antes, durante e imediatamente após o tratamento.

Resultados

Quatro pacientes do grupo I informaram alívio significante de dor e rigidez da articulação durante e após o curso da terapia. Quatro pacientes de grupo II não revelaram melhoria durante o estudo. Os pacientes do grupo III informaram as mudanças de dor e rigidez da articulação apenas após as sessões reais de MW.

Conclusão

Depois de amplas investigações clínicas adicionais, a terapia de MW pode se tornar um suplemento não invasivo na terapia de pacientes com AR.

Fitoterapia

Clinical Investigation of Effects of Bi Zhong Xiao Decoction on Reumatoide Arthritis in Active Phase

Bulletin of Hunan Medical University, Outubro, 2000, v. 25, n. 5, p. 449-452.
Liang Q, Tang T, Zhang H.

Objetivo

Averiguar os efeitos da Decocção de *Bi Zhang Xiao* (BZX) na artrite reumatoide.

Método

Noventa e seis pacientes com artrite reumatoide (AR) foram divididos em um grupo de tratamento com BZX (GBZX) e um grupo de tratamento com metotrexato (GMTX).

Resultados

Os resultados mostraram que após um mês de tratamento, sinais e sintomas, como sensibilidade da articulação, artralgia e ruídos articulares de pacientes no GBZX melhoraram notavelmente, ao passo que os dos pacientes no GMTX não melhoraram. Depois de três meses de tratamento, estes sinais e sintomas melhoraram em ambos os grupos, porém os resultados do GBZX foram melhores que no GMTX. ESR, proteína C-reativa (CRP, C-reactive protein), fator reumatoide (FR), complemento (C3), imunoglobulinas G (IgG) e M (IgM) diminuíram significativamente em ambos os grupos após o tratamento, porém ESR e CRP diminuíram mais e mais rapidamente no GMTX. No GBZX, a taxa obviamente eficiente foi de 70% e a taxa de eficácia total foi de 94%; ao passo que no GMTX, as taxas foram de 52 e 87%, respectivamente.

Conclusão

É assinalado que BZX pode melhorar os sinais e sintomas de pacientes com AR, e possui efeitos melhores e mais rápidos na reação do estágio agudo do que MTX. Apresenta efeitos anti-imunológicos similares ao MTX, sem nenhum efeito colateral óbvio.

Study on Abnormality and Regulation of T-lymphocyte Subsets in Peripheral Blood of Reumatoide Arthritis Patients

Chinese Journal of Integrated Traditional and Western Medicine, 2002, v. 22, n. 5, p. 359-361.
Li YN, Zhao YS, Li X.

Objetivo

Investigar a mudança de subconjuntos de linfócito T no sangue periférico de pacientes portadores de artrite reumatoide e analisar os efeitos de Decocção de *Fu Zheng Qu Bi* (DFZQB) em subconjuntos de células T.

Método

Trinta pacientes portadores de AR foram divididos aleatoriamente em dois grupos e tratados respectivamente com DFZQB ou terapia de combinação de medicina ocidental durante um mês. Foram determinados: porcentagem de CD3+, CD4+, CD8+, periférico e níveis de IgG e IgA do soro.

Resultados

A porcentagem de CD4+, CD4+/CD8+ e os níveis de IgG e IgA aumentaram significativamente em pacientes com AR antes do tratamento. Depois de um mês de tratamento com DFZQB, a relação de CD4+/CD8+ diminuiu.

Conclusão

A imunidade celular anormal existe em pacientes com AR, e DFZQB pode ajustar os subconjuntos de linfócito T anormais para normalizá-los.

A Double Blind Observation for the Therapeutic Effects of Tong Luo Kai Bi Tablets on Reumatoide Arthritis

Journal of Traditional Chinese Medicine, Setembro, 1999, v. 19, n. 3, p. 166-172.
   Shi Y, et al.

Objetivo

Averiguar os efeitos terapêuticos de comprimidos de *Tong Luo Kai Bi* na artrite reumatoide.

Método

Cento e vinte pacientes com artrite reumatoide foram observados nesta experiência clínica pelo método duplo-cego randomizado. O grupo observado e o grupo-controle eram compostos de 60 pacientes cada.

Resultados

No grupo observado tratado com comprimidos *Tong Luo Kai Bi*, 1 caso (1,7%) foi clinicamente curado, 27 casos (45%) melhoraram notadamente e 26 casos (43,3%,) melhoraram, com taxa de eficácia total de 90%. No grupo-controle tratado com comprimidos reumáticos de *Semen Strychni*, nenhum caso foi curado, 16 casos (26,7%) melhoraram notadamente e 33 casos (55%) melhoraram, com taxa de eficácia total de 81,7%.

Conclusão

Dados estatísticos mostraram que os comprimidos de *Tong Luo Kai Bi* tiveram efetividade terapêutica clinicamente melhor que os comprimidos reumáticos de *Semen Strychni*.

Notas Finais

1. 1979 Huang Di Nei Jing Su Wen 黄帝内经素问 [The Yellow Emperor's Classic of Internal Medicine – Simple Questions]. People's Health Publishing House. Beijing, p. 240. Primeira publicação em *c.* 100 a.C.
2. Shen Jin Ao 1773 Za Bing Yuan Liu Xi Hu [The Origin of Complicated Diseases], citado no Zhang Bo Yu 1986 Zhong Yi Nei Ke Xue 中医内科学 [Internal Medicine in Chinese Medicine] Shanghai Science Publishing House, Shanghai, p. 269.
3. Chao Yuan Fang 610 d.C. Zhu Bing Yuan Hou Lun [The Discussion of the Origin of Symptoms in Diseases] citado no Internal Medicine in Chinese Medicine, p. 265.
4. Lin Pei Qin 1839 Lei Zheng Zhi Cai [Treatment Strategies for Assorted Syndromes] citado no Internal Medicine in Chinese Medicine, p. 269.
5. 1981 Ling Shu Jing 灵枢经 [Spiritual Axis]. People's Health Publishing House, Beijing, p. 37. Primeira publicação em *c.* 100 a.C.
6. Simple Questions, p. 240.
7. Zhang Jie Bin 1624 Lei Jing [Classic of Categories], citado no Wang Jin Quan 1987 Nei Jing Lei Zhang Lun Zhi 内经类证论治 [Discussion on Categories from the Yellow Emperor's Classic of Internal Medicine] Shanxi Science Publishing House, Xian, p. 227.
8. Simple Questions, p. 241.
9. Ibid., p. 241.
10. Ibid., p. 243.
11. Li Zhong Xin 1637 Yi Zong Bi Du [Essential Readings from Medical Masters], citado no Internal Medicine in Chinese Medicine, p. 265.
12. Cheng Guo Duo 1732 Yi Xue Xin Wu [Enlightenment of Medical Theory], citado no Internal Medicine in Chinese Medicine, p. 266.
13. Shi Yu Guang 1988 Dang Dai Ming Yi Lin Zheng Jing Hua 当代名医临证精华 [Essential Clinical Experience of Famous Modern Doctors]. Artigo do Prof Qiu Mao Liang, Ancient Chinese Medical Texts Publishing House, Beijing, pp. 1-2.
14. Heilongjiang Province National Medical Research Group 1984 Zhen Jiu Da Cheng 针灸大成校释 [An Explanation of the Great Compendium of Acupuncturel]. People's Health Publishing House, Beijing, p. 1084. The *Great Compendium of Acupuncture* foi escrito por Yang Ji Zhou e publicado primeiramente em 1601.
15. Huang Fu Mi 259 d.C. Jia Yi Jing (The ABC of Acupuncture), citado no Li Shi Zhen 1985 Chang Yong Shu Xue Lin Chuang Fa Hui 常用输穴临床发汇 [Clinical Application of Frequently Used Acupuncture Pointsj. People's Health Publishing House, Beijing, p. 41.
16. Wang Wei Yi, 1026 Tong Ren Shu Xue Zhen Jiu Tu Jing [Illustrated Manual of Acupuncture Points as shown on the Bronze Man], citado no Clinical Application of Frequently Used Acupuncture Points, p. 41.
17. Lu Fang 1981 Nei Ke Bian Bing Yu Bian Zheng 内科辨病与辨 [Identification of Diseases and Patterns in Internal Medicine]. Heilongjiang People's Publishing House, Harbin, pp. 235-247.
18. Huang Tai Tang 2001 Nei Ke Yi Nan Bing Zhong Yi Zhe Liao Xue 内科医难病中医治疗学 [The Treatment of Difficult Diseases in Chinese Internal Medicine]. Chinese Herbal Medicine Science Publishing House. Beijing, p. 840-848.
19. 1981 Jin Gui Yao Lue Fang Xin Jie 金匮要略方新解 [A New Explanation of the Essential Prescriptions of the Golden Chest]. Zhejiang Scientific publishing House, Zhejiang, p. 40. *The Essential Prescriptions of the Golden Chest* foi escrito por Zhang Zhong Jing e publicado primeiramente em *c.* 220 d.C.
20. Citado no Huang Tai Tang 2001 Nei Ke Yi Nan Bing Zhong Yi Zhi Liao Xue 内科医难病中医治疗学 [TheTreatment of Difficult Diseases in Chinese Internal Medicine]. Chinese Herbal Medicine Science Publishing House, Beijing, p. 840.
21. Comunicação pessoal do Dr. Zhao Yu Mei.
22. Lu Fang 1981 Identification of Diseases and patterns in Internal Medicine, p. 240.
23. Ibid., p. 240.
24. Huang Tai Tang 2001 The Treatment of Difficult Diseases in Chinese Internal Medicine, p. 844.

978-85-7241-817-1

Capítulo 39

腰痛 *Dor na Parte Inferior das Costas e Ciática*

CONTEÚDO DO CAPÍTULO

Dor na Parte Inferior das Costas e Ciática *870*

Etiologia *871*
Trabalho Físico Excessivo *871*
Atividade Sexual Excessiva *872*
Gravidez e Parto *872*
Invasão Externa de Frio e Umidade *872*
Sobrecarga de Trabalho *872*
Exercício Inadequado *872*

Patologia *873*
Retenção de Umidade-Frio *873*
Estagnação de *Qi* e Sangue *873*
Deficiência do Rim *873*
Estagnação do *Qi* do Fígado *873*

Diagnóstico *874*
Observação *874*
Interrogatório *874*
Palpação *874*
Pulso *875*

Identificação de Padrões e Tratamento Fitoterápico *876*
Invasão de Frio e Umidade *876*
Estagnação de *Qi* e Sangue *877*
Deficiência do Rim *877*
Estagnação do *Qi* do Fígado *878*

Tratamento por Acupuntura da Dor na Parte Inferior das Costas *879*
Quadros Agudos *879*
Quadros Crônicos *882*

Tratamento de Ciática *885*
Acupuntura *885*
Fitoterapia *886*
Umidade-Frio Invadindo os Canais das Costas *886*
Umidade-Calor Invadindo os Canais das Costas *886*
Estagnação de *Qi* e Sangue *887*
Deficiência do Rim *887*

Estatísticas de Pacientes *887*

Prognóstico e Prevenção *888*

Literatura Chinesa Moderna *889*

Experiências Clínicas *889*
Acupuntura *889*

Diferenciação Ocidental *894*
Tensão Crônica dos Ligamentos Lombares Inferiores *894*
Espondilose *895*
Osteoartrite Espinal *895*
Prolapso do Disco Lombar *895*

Dor na Parte Inferior das Costas
- Invasão de Frio e Umidade
- Estagnação de *Qi* e Sangue
- Deficiência do Rim
- Estagnação do *Qi* do Fígado

Ciática
- Umidade-Frio invadindo os canais das costas
- Umidade-Calor invadindo os canais das costas
- Estagnação de *Qi* e Sangue
- Deficiência do Rim

Dor na Parte Inferior das Costas e Ciática

A dor na parte inferior das costas e ciática podem ser discutidas em conjunto, já que compartilham etiologia, patologia e tratamento similares. De todas as queixas musculoesqueléticas, a dor nas costas é a mais comum. As estatísticas mostram que essa patologia vem abalando a sociedade. Estima-se que no mínimo 50% dos indivíduos nos países industrializados ocidentais irão apresentar dor nas costas em algum momento da vida. No Reino Unido, aproximadamente um milhão de pacientes procuram tratamento médico para dor nas costas a cada ano[1].

Muitos milhões de dias de trabalho são perdidos a cada ano por causa de dor nas costas. A medicina chinesa, em particular a acupuntura, proporciona resultados excelentes no tratamento dessa enfermidade.

Entende-se por dor na parte "inferior" das costas a dor que se localiza em qualquer parte das costas (incluindo as nádegas) abaixo da borda inferior da costela, que está aproximadamente nivelada com o ponto B-21 (*Weishu*) (Fig. 39.1).

A área inferior das costas é intensamente influenciada pelos canais da Bexiga e do Rim (Fig. 39.2):

- O canal Principal da Bexiga flui ao longo das costas em duas linhas.
- O canal Muscular da Bexiga segue os músculos ao longo da coluna vertebral.
- O canal Divergente da Bexiga flui ao longo da coluna vertebral.
- O canal Principal do Rim flui a partir do períneo, ao longo da coluna vertebral, e vai para rins e bexiga.
- O canal Muscular do Rim flui ao longo da face anterior da coluna vertebral.
- O canal Divergente do Rim flui para cima com o canal da Bexiga e, no nível do ponto B-23 (*Shenshu*), se junta ao Vaso da Cintura (Fig. 39.3).
- O Vaso Governador (*Du Mai*), intimamente relacionado ao Rim, obviamente flui ao longo da coluna vertebral.
- O Vaso Penetrador (*Chong Mai*), também originando-se entre os Rins, a partir do períneo, envia uma ramificação para cima na coluna vertebral, no nível do ponto B-23 (*Shenshu*) (Fig. 39.4).

O *Questões Simples* (*Su Wen*), no capítulo 17, afirma[2]:

A parte inferior das costas é a residência dos Rins.

O capítulo 41 inteiro do *Questões Simples* é dedicado à dor na parte inferior das costas e aponta os sinais e sintomas de dor nas costas provenientes de cada um dos canais. Declara[3]:

Dor nas costas proveniente do canal da Bexiga envolve pescoço, coluna vertebral e quadril. O paciente sente como se carregasse pesos pesados nas costas. Inserir a agulha no ponto B-40 (Weizhong). Na dor nas costas proveniente do canal da Vesícula Biliar, o paciente sente como se estivesse sendo agulhado na pele. O paciente não pode curvar e levantar a cabeça nem girar corpo. Inserir a agulha no ponto VB-34 (Yanglingquan). Na dor nas costas proveniente do canal do Estômago, o paciente sente dificuldade em virar e fica atordoado ao virar. Inserir a agulha no ponto E-36 (Zusanli). A dor nas costas proveniente do

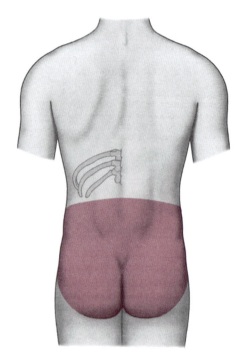

FIGURA 39.1 – Área de dor na parte inferior das costas.

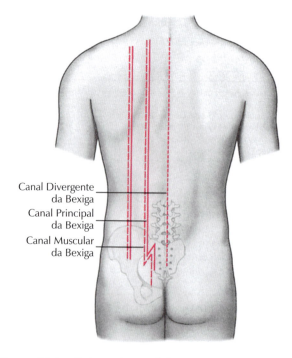

FIGURA 39.2 – Trajetos do canal da Bexiga nas costas.

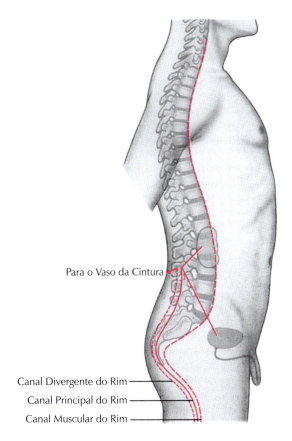

FIGURA 39.3 – Canais Divergente, Principal e Muscular do Rim.

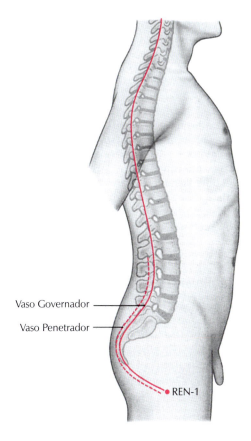

FIGURA 39.4 – Trajetos dos Vasos Governador e Penetrador. REN = *Ren Mai*.

canal do Rim envolve a parte interna da coluna vertebral. Inserir a agulha no ponto R-7 (Fuliu). A dor nas costas proveniente do canal do Fígado deixa a cintura rígida como um arco esticado. Inserir a agulha no ponto F-5 (Ligou).

O *Essential Prescriptions of Golden Chest*, no capítulo 11, descreve os efeitos de Vento, Frio e Umidade na parte inferior das costas[4]:

Quando o Rim for afetado pelo Vento, há sensação de peso no corpo e frio na parte inferior das costas, e o paciente sente como se estivesse sentado na água... não há sede, a micção é normal e o apetite não é afetado; portanto, a doença localiza-se no Aquecedor Inferior [em vez de no próprio Rim]. Isto é proveniente da transpiração durante o trabalho, tornando as roupas úmidas e frias. Se esta condição persistir por longo tempo, a parte inferior das costas irá apresentar dor proveniente do Frio, haverá sensação de peso ao redor da cintura, como se o indivíduo estivessem carregando 1.000 moedas ao redor dela. Nesses casos, deve-se utilizar a Decocção de Glycyrrhiza-Zingiber-Poria-Atractylodes.

O *Discussion of the Origin of Symptoms in Diseases* (610) descreve cinco causas de dor na parte inferior das costas, ou seja, deficiência de Rim, Vento-Frio invadindo as costas, esforço excessivo, queda e dormir em superfícies úmidas[5]. O *Essential Methods of Dan Xi* (1481) descreve cinco tipos de dor nas costas, ou seja, decorrente de deficiência de Rim, Umidade-Calor, estagnação de Sangue, contusão e Fleuma[6].

A dor na parte inferior das costas e a ciática serão discutidas de acordo com os seguintes tópicos:

- Etiologia.
- Patologia.
- Diagnóstico.
- Identificação de padrões e tratamento fitoterápico.
- Tratamento por acupuntura da parte inferior das costas.
- Tratamento da ciática.
- Estatísticas de pacientes.
- Prognóstico e prevenção.
- Literatura chinesa moderna.
- Experiências clínicas.
- Diferenciação ocidental.

Etiologia

Trabalho Físico Excessivo

O excesso de trabalho físico, especialmente ao se carregar objetos com certa regularidade, força de forma intensa os músculos da parte inferior das costas e os Rins.

Carregar excesso de peso, portanto, enfraquece as costas sob dois aspectos; sob o aspecto puramente físico, distende os músculos da parte inferior das costas; e, sob o aspecto energético, enfraquece o *Qi* do Rim. Consequentemente, inicia-se um ciclo vicioso, já que a deficiência do *Qi* do Rim, em si, gera enfraquecimento dos músculos das costas. Por outro lado, na fase aguda, o trabalho físico excessivo também causa estagnação local de *Qi* e Sangue na área das costas, fato que causa dor intensa.

Nas sociedades modernas, esta é uma causa comum de quadro agudo e crônico de dor nas costas. Nos casos agudos, o trabalho físico excessivo constitui-se na causa mais comum de esforço na região das costas. O excesso de esforço físico pode ocorrer em determinados tipos de trabalho, esportes ou exercícios. Alguns exemplos são os indivíduos que trabalham com mudanças, exercícios aeróbicos excessivos, e a prática de balé ou levantamento de peso. Particularmente, no caso dos indivíduos que praticam balé desde a infância, o espaço entre as vértebras lombares irá apresentar grande anormalidade.

Atividade Sexual Excessiva

Nos homens, sob o aspecto energético, o excesso de atividade sexual enfraquece as costas, pois esgota o *Qi* do Rim; o *Qi* deficiente do Rim falha em nutrir e fortalecer os músculos das costas. Este processo causa apenas quadros crônicos, não agudos de dor nas costas.

Gravidez e Parto

Gravidez e parto também enfraquecem as costas sob dois aspectos; sob o aspecto puramente físico, causam esforço excessivo dos músculos das costas; sob o aspecto energético, podem enfraquecer o *Qi* do Rim, que consequentemente falha em fortalecer os músculos das costas.

Entretanto, gravidez e parto não se constituem por si em causas de doença. Só o serão nas mulheres de constituição fraca, naquelas que não se resguardam o suficiente após o parto ou nas multíparas com partos sucessivos. De fato, se a mulher se resguarda após o parto, permanecendo em repouso adequado e ingerindo dieta saudável e nutritiva, sua fraqueza constitucional pode até ser diminuída.

Invasão Externa de Frio e Umidade

A invasão de frio e umidade é causa extremamente comum de dor nas costas. A área das costas que se constitui na residência do *Qi* Original e no Fogo da Porta da Vida deve ser mantida aquecida e protegida. A exposição ao frio e à umidade gera com facilidade a invasão de fatores patogênicos em músculos, tendões e canais das costas.

Embora a maioria dos indivíduos nos países industrializados ocidentais possua roupas adequadas e casas aquecidas, a invasão dos músculos das costas pelo frio e pela umidade constitui-se numa ocorrência comum. Isto ocorre nos indivíduos que se vestem pouca roupa, seguindo as determinações da moda ou por simples ignorância dos efeitos dos fatores climáticos sobre o corpo. Exemplos de exposição ao frio e à umidade são muitos: os indivíduos que praticam corrida pela manhã em clima frio e úmido, expondo o corpo suado aos fatores patogênicos;

os que praticam natação e permanecem com a roupa de banho molhada sob a ação do vento nas praias; as pessoas que se vestem inadequadamente no início da primavera, logo aos raios mais sutis do sol; os pedreiros que trabalham ao ar livre sob a ação da chuva, com as calças de cintura abaixada nos quadris, permitindo a exposição da região lombar; o faz-tudo entusiasta que, num dia ensolarado, despe sua camisa e pinta o exterior de suas janelas, trabalhando com o peito nu na sombra fresca, etc.

A invasão de Frio e Umidade nos músculos das costas pode causar quadros agudos e crônicos de dor nas costas. A retenção prolongada de Frio e Umidade na parte inferior das costas, por outro lado, irá prejudicar e enfraquecer o Rim, gerando quadro complicado de excesso (de Frio e Umidade) e deficiência (do Rim) e dor crônica nas costas. Esta é uma situação extremamente comum.

Ocasionalmente, a dor nas costas, especialmente na ciática, pode ser causada por invasão de Umidade-Calor externa na Bexiga ou no canal de Vesícula Biliar, porém isso não é comum.

Sobrecarga de Trabalho

O trabalho excessivo, praticado por muitos anos e durante longas horas sem o descanso adequado, esgota o *Yin* do Rim. Este falha em nutrir as costas, gerando dor crônica nas costas.

Exercício Inadequado

Além das causas específicas de dor nas costas anteriormente citadas, a opinião de vários especialistas no assunto é que o grande aumento do número de caso nas sociedades industrializadas ocidentais é proveniente da falta de exercício físico, especialmente dentre os inúmeros indivíduos que exercem atividades sedentárias. O enorme aumento do número de veículos nos últimos 40 anos também significa que a maioria dos indivíduos passou a dirigir automóvel; no passado, eles tinham que caminhar ou pedalar, como no caso da China, por exemplo.

A falta de exercício gera o enfraquecimento dos ligamentos e das articulações da coluna vertebral e, consequentemente, predispõe o indivíduo a problemas de disco, especialmente quando combinado com postura inadequada. Portanto, embora os pacientes devam evitar carregar objetos pesados e praticar excesso de exercícios (como os exercícios aeróbicos), eles devem ser aconselhados a praticar exercícios moderados e regulares, a fim de fortalecer as costas e manter músculos e ligamentos flexíveis. A prática do *Tai Chi Chuan* consiste em excelente forma de exercício que fortalece o Rim, mantém os músculos e tendões flexíveis e acalma a Mente.

Resumo

Etiologia
- Trabalho físico excessivo
- Atividade sexual excessiva
- Gravidez e parto
- Invasão externa de Frio e Umidade
- Sobrecarga de trabalho
- Exercício inadequado

Patologia

Os quatro quadros patológicos mais comuns são: retenção de Frio e Umidade, estagnação de *Qi* e Sangue proveniente de entorse, deficiência de Rim e estagnação do *Qi* do Fígado.

Retenção de Umidade-Frio

Umidade-Frio pode causar quadros agudos e crônicos de dor nas costas. A dor piora pela manhã e melhora com exercício moderado. A dor também é aliviada com a aplicação de calor e piora em clima frio e úmido.

Na retenção de Umidade-Frio, há predominância de Frio ou Umidade. Caso haja predominância de Frio, podem ocorrer rigidez e contração dos músculos das costas e a dor é mais intensa, sendo agravada pelo repouso e melhorando mediante o movimento. Também responde à aplicação de calor, como bolsas de água quente. Se houver predominância de Umidade pode ocorrer inchaço, entorpecimento e sensação de peso.

Quando causada por Frio e Umidade, a dor na parte inferior das costas se constitui em uma forma de Síndrome Dolorosa Obstrutiva (ver Cap. 38).

Estagnação de Qi e Sangue

A estagnação de *Qi* e Sangue é caracterizada por dor intensa, tipo punhalada, a qual piora com repouso e melhora com exercício moderado, embora possa piorar com esforço excessivo. A região é mais sensível ao toque, não responde às alterações do clima, e piora muito nas posições em pé ou sentada. Também não é afetada mediante a aplicação de calor. Há ainda tensão e rigidez acentuadas dos músculos das costas e inabilidade para dobrar, estender ou girar a cintura.

A estagnação de *Qi* e Sangue nas costas em caso agudo é proveniente de entorse. Nos casos crônicos, entorses repetidos causam crises recorrentes de dor nas costas, especialmente se houver fundo de deficiência do Rim.

Deficiência do Rim

A deficiência do Rim causa dor crônica nas costas. A dor é do tipo surda e surge em crises. Melhora muito com o repouso e piora mediante cansaço. Também é agravada pela atividade sexual. Se for causada por deficiência do *Yang* do Rim, pode ocorrer sensação de frio nas costas; essa sensação pode apresentar pequena melhora, porém não significante, com a aplicação de calor. A deficiência do Rim representa em si causa de dor crônica nas costas, porém forma também o fundo que facilita as invasões de Umidade-Frio e entorses repetidos. Qualquer deficiência do Rim pode gerar dor nas costas, embora a dor proveniente de deficiência do *Yang* do Rim seja mais comum.

Obviamente, a dor nas costas oriunda de deficiência de Rim é mais comum na meia-idade ou entre idosos. Entretanto, os jovens podem também sofrer desse tipo de dor nas costas; em tais casos, a dor é geralmente proveniente da deficiência hereditária do Rim. Excepcionalmente, pode ocorrer durante a puberdade, nas crianças que praticam excesso de trabalho físico (como as que auxiliam seus pais no trabalho de uma fazenda) ou de exercícios (como o balé). Sob o ponto de vista energético, a puberdade é uma época vulnerável, e o excesso de exercício pode enfraquecer seriamente o Rim e as costas.

Alguns médicos consideram a deficiência do Rim uma condição subjacente sempre presente em qualquer tipo de dor nas costas. O *Standards of Diagnosis and Treatment* (1602), por exemplo, declara[7]:

[Na dor nas costas], Vento, Umidade, Frio, Calor, entorse, estagnação de Sangue, estagnação de Qi *e acúmulos são todos Manifestação [Biao]; a Raiz [Ben] é sempre a deficiência do Rim.*

978-85-7241-817-1

Estagnação do Qi do Fígado

A estagnação do *Qi* do Fígado pode causar dor aguda ou crônica nas costas. O Fígado é envolvido na patologia da dor nas costas de duas maneiras. Primeiramente, o Fígado influencia os tendões e, portanto, a patologia da estagnação do *Qi* do Fígado pode afetar os tendões da coluna vertebral, causando contração, espasmo e rigidez. Em segundo lugar, é preciso lembrar que a esfera de ação do Fígado pode ser colocada nos dois Aquecedores, Médio e Inferior. No Aquecedor Médio, o Fígado afeta Estômago e Baço; porém, sua esfera de ação também se estende ao Aquecedor Inferior, afetando Intestinos e sistema genital em homens e mulheres.

Quando *Qi* do Fígado se estagna no Aquecedor Inferior, pode afetar a parte inferior das costas, causando contração dos tendões, espasmo e rigidez. A provável etiologia da estagnação do *Qi* do Fígado é a tensão emocional, como raiva, ressentimento, frustração e culpa.

A estagnação do *Qi* do Fígado pode causar dor aguda e crônica nas costas; frequentemente ocorre contra fundo de deficiência do Rim.

Há interação considerável entre os quatro quadros anteriormente citados, sendo que um influencia o outro. Por exemplo, invasões repetidas de Umidade-Frio geram retenção permanente de Umidade-Frio nos músculos das costas. Isto, por um lado enfraquece o Rim, já que Umidade-Frio interfere na transformação da Água do Rim, gerando deficiência do Rim; por outro lado, obstrui a circulação de *Qi* e Sangue na área, causando estagnação de *Qi* e Sangue.

Resumo

Patologia

Retenção de Umidade-Frio
- A dor piora pela manhã e melhora com exercício moderado
- A dor alivia com a aplicação de calor e piora em clima frio e úmido

Estagnação de Qi e Sangue
- Dor intensa, tipo punhalada, a qual piora com repouso e melhora com exercício moderado
- Sensível ao toque, não responde às alterações climáticas, piorando muito quando o indivíduo está em pé ou sentado
- A dor não é afetada por aplicação de calor
- Tensão e rigidez acentuadas dos músculos das costas e inabilidade para dobrar, estender ou girar a cintura

> **Deficiência do Rim**
> - Dor crônica nas costas
> - Dor tipo surda que surge em crises
> - Dor que melhora com repouso e piora quando o indivíduo está muito cansado
> - Dor agravada por atividade sexual
>
> **Estagnação do Qi do Fígado**
> - Estagnação do *Qi* do Fígado pode causar dor aguda ou crônica nas costas
> - Estagnação do *Qi* do Fígado afeta tendões da coluna vertebral, causando contração, espasmo e rigidez
> - A provável etiologia da estagnação do *Qi* do Fígado é a tensão emocional, como raiva, ressentimento, frustração e culpa

Diagnóstico

O diagnóstico será discutido de acordo com os seguintes dos títulos:

- Observação.
- Interrogatório.
- Palpação.
- Pulso.

Observação

Cor da face
- Pálida: deficiência do *Yang* do Rim.
- Escura como raiz de beterraba: deficiência do *Yin* do Rim.
- Azulada: estagnação de Sangue, dor crônica.

Costas e pernas
- Vênulas congestionadas na parte posterior das pernas: estagnação de Sangue nos canais de Conexão (*Luo*) das costas.
- Afundamento muscular no ponto R-3 (*Taixi*): deficiência de Rim.

Interrogatório

Inicialmente é muito importante que se estabeleça se a dor nas costas é aguda ou crônica; caso seja aguda, deve-se verificar se é a exacerbação de um quadro crônico.

A dor intensa, do tipo punhalada, sugere estagnação de *Qi* e Sangue na área, por outro lado, a dor surda indica quadro de Deficiência.

Se a dor nas costas melhorar com exercício moderado, ela é proveniente de estagnação local ou Frio; se melhorar com repouso, é proveniente da deficiência do Rim.

Caso a dor nas costas piore no início da manhã e apresente melhora gradativa, isso indica invasão de Frio. Se melhorar pela manhã ao levantar e piorar gradativamente durante o dia, ela é proveniente da deficiência do Rim.

Se a dor nas costas claramente piorar mediante clima frio e úmido, isso sugere invasão externa de Frio e Umidade. Se não sofre alteração mediante a ação climática, ela é proveniente de entorse ou deficiência do Rim.

Palpação

A palpação é absolutamente essencial para o diagnóstico correto.

Caso os músculos das costas estejam tensos, duros e rígidos, isso indica estagnação local de Sangue proveniente de entorse. Se as costas, a região dorsal das pernas ou a própria parte inferior das costas estiverem frias ao toque, isso indica deficiência do *Yang* do Rim.

Se os espaços entre as vértebras lombares estiverem mais largos que o normal, isso denota prática excessiva de exercícios durante infância ou puberdade e deficiência de Rim.

Caso a área de dor seja muito grande, tal fato sugere deficiência do Rim ou invasão de Frio e Umidade. Se a área de dor for pequena, sugere entorse e estagnação de *Qi* e Sangue.

Finalmente, é essencial que se determinem, mediante a palpação, os pontos mais sensíveis, a fim de se identificar o canal envolvido e os pontos *Ah Shi*. Esta é uma fase muito importante no tocante ao tratamento. Os pontos das costas e das pernas mais frequentemente sensíveis são (Fig. 39.5):

- B-26 (*Guanyuanshu*).
- B-25 (*Dachangshu*).
- B-54 (*Zhibian*).
- *Tunzhong* (ponto extra), lateral ao ponto B-54 (*Zhibian*).
- B-36 (*Chengfu*).
- B-37 (*Yinmen*).

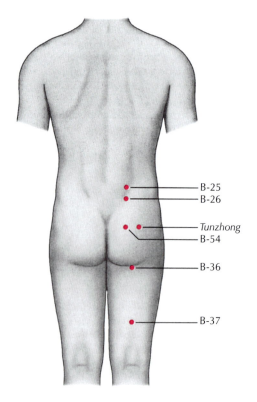

Figura 39.5 – Pontos das costas mais comumente sensíveis. B = Bexiga.

Pulso

O pulso reflete não apenas a condição dos órgãos internos, mas também de determinadas áreas do corpo. A parte inferior das costas é refletida na posição Posterior esquerda do pulso. Esse pulso reflete especialmente os quadros das costas que afetam o canal da Bexiga nas duas pernas. Se esta posição estiver em Corda e Flutuante, isso pode indicar dor aguda nas costas ou exacerbação aguda de um problema crônico das costas.

Se a posição Posterior esquerda estiver Fina, Profunda, porém também ligeiramente em Corda, isso denota dor crônica nas costas em fundo de deficiência de Rim. Se essa posição estiver Tensa, indica invasão de Umidade-Frio no canal da Bexiga.

Se o pulso na posição Posterior esquerda estiver Encharcado, Fino e muito ligeiramente em Corda, tal fato indica dor crônica nas costas proveniente de Umidade nos canais das costas.

Se a posição Posterior esquerda do pulso estiver em Corda e o pulso estiver Rápido, isso pode denotar invasão de Umidade-Calor nos canais das costas (Fig. 39.6).

De acordo com *A Study of the Eight Extraordinary Vessels*, de Li Shi Zhen, quando o pulso esquerdo estiver Flutuante e levemente em Corda nas três posições, ele reflete tensão no Vaso Governador (*Du Mai*) e dor aguda nas costas, proveniente de Vento-Frio[8] (Fig. 39.7).

Obviamente, quaisquer qualidades do pulso anteriormente mencionadas podem também refletir um quadro patológico do órgão Bexiga, em vez de problema do canal. Entretanto, a ausência de sintomas da Bexiga (dificuldade urinária, dor ou gotejamento) pode confirmar a afecção exclusiva do canal.

Finalmente, algo deve ser dito a respeito da diferenciação entre dor nas costas proveniente de problema do canal e dor gerada por problema real do rim. Se o paciente apresentar, por exemplo, dor do tipo surda na região lombar direita, como saberemos se é simplesmente um problema do canal que causa dor nas costas e não a condição do próprio rim?

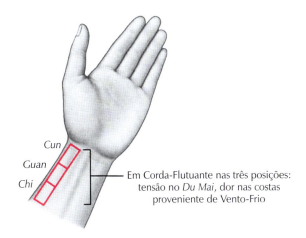

Figura 39.7 – Qualidade do pulso na dor aguda das costas proveniente de Vento-Frio (Li Shi Zhen).

Em casos agudos, a diferenciação é relativamente fácil, já que a patologia real do rim, como pielonefrite aguda, se manifestaria com sintomas e sinais óbvios, tais como febre, edema da face, urina escassa e escura, mal-estar e dor de cabeça. Se o problema for decorrente de cálculos renais, o diagnóstico seria muito óbvio mediante a intensidade da dor em cólica e sua migração gradual da região lombar para a virilha.

Em casos crônicos, a afecção do próprio rim, como a nefrite crônica, seria manifestada com mal-estar generalizado, edema moderado dos tornozelos, exaustão e presença de proteína na urina. Isto pode ser rápida e facilmente confirmado pela história e pelos exames diagnósticos.

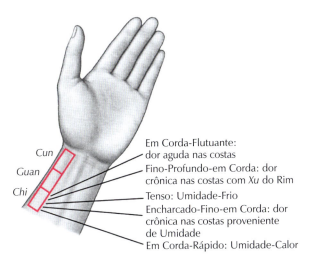

Figura 39.6 – Qualidades do pulso da posição Posterior esquerda na dor nas costas.

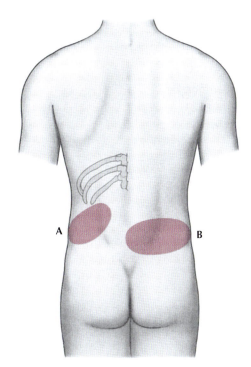

Figura 39.8 – Localização da dor nas costas em doença renal (*A*) e problema do canal (*B*).

876 Dor na Parte Inferior das Costas e Ciática

Além da diferenciação de acordo com sintomas acompanhantes, a dor nas costas proveniente de problema real do rim localiza-se numa região das costas acima daquela oriunda de problema exclusivo do canal (Fig. 39.8). Entretanto, esta não é uma regra absolutamente segura, pois problemas do canal podem causar dor também em localização mais alta nas costas.

Resumo

Diagnóstico

Observação

Cor da Face

- *Pálida*: deficiência do *Yang* do Rim
- *Escura como raiz de beterraba*: deficiência do *Yin* do Rim
- *Azulada*: estagnação de Sangue, dor crônica

Costas e Pernas

- *Vênulas congestionadas na parte posterior das pernas*: estagnação de Sangue nos canais de Conexão (*Luo*) das costas
- *Afundamento muscular no ponto R-3 (Taixi)*: deficiência de Rim

Interrogatório

- *Dor intensa, do tipo punhalada*: estagnação de *Qi* e Sangue
- *Dor surda*: deficiência
- *Melhora com exercício moderado*: estagnação local ou Frio
- *Melhora com repouso*: deficiência do Rim
- *Piora no início da manhã e melhora gradativamente quando a manhã se vai*: invasão de Frio
- *Melhora pela manhã, ao levantar, e piora gradativamente durante o dia*: deficiência do Rim
- *Piora mediante clima frio e úmido*: invasão externa de Frio e Umidade
- *Não relacionada ao clima*: entorse ou deficiência de Rim

Palpação

- *Músculos das costas tensos, duros e rígidos*: estagnação local de Sangue proveniente de entorse
- *Costas ou região dorsal das pernas frias ao toque*: deficiência do *Yang* do Rim
- *Espaços entre as vértebras lombares mais largos que o normal*: prática excessiva de exercícios durante a infância ou puberdade e deficiência de Rim
- *Área de dor muito grande*: deficiência do Rim ou invasão de Frio e Umidade
- *Área de dor pequena*: entorse e estagnação de *Qi* e Sangue
- *Pontos mais frequentemente sensíveis*:
  - B-26 (Guanyuanshu)
  - B-25 (Dachangshu)
  - B-54 (Zhibian)
  - Tunzhong (ponto extra)
  - B-36 (Chengfu)
  - B-37 (Yinmen)

Pulso

- *Posição Posterior esquerda em Corda e Flutuante*: dor aguda nas costas ou exacerbação aguda de um problema crônico das costas
- *Posição Posterior esquerda Fina e Profunda, mas também ligeiramente em Corda*: dor crônica nas costas em fundo de deficiência de Rim
- *Posição Posterior esquerda Tensa*: invasão de Umidade-Frio no canal da Bexiga
- *Pulso esquerdo Flutuante e levemente em Corda nas três posições*: tensão no Vaso Governador (*Du Mai*) e dor aguda nas costas proveniente de Vento-Frio
- *Posição Posterior esquerda Encharcado, Fino e muito ligeiramente em Corda*: dor crônica nas costas proveniente de Umidade nos canais das costas
- *Posição Posterior esquerda em Corda, pulso Rápido*: invasão de Umidade-Calor nos canais das costas

---

Identificação de Padrões e Tratamento Fitoterápico

O tratamento da dor nas costas é baseado na distinção entre casos agudos e crônicos; o aspecto essencial para o tratamento da dor nas costas é a identificação adequada dos canais envolvidos e a técnica correta de inserção da agulha. No tratamento de dor nas costas, estes fatores são mais importantes que o tratamento de acordo com a identificação de padrões (vital no tratamento dos Órgãos Internos).

Porém, ao fornecer as prescrições fitoterápicas, é importante diferenciar a dor nas costas de acordo com padrões. O quatro padrões principais são:

- Invasão de Frio e Umidade.
- Estagnação de *Qi* e Sangue.
- Deficiência do Rim.
- Estagnação do *Qi* do Fígado.

Observe que, na prática, esses padrões são frequentemente combinados. Por exemplo, é muito comum sofrer de dor nas costas proveniente de Umidade-Frio, ocorrendo, entretanto, contra fundo de deficiência do *Yang* do Rim: de maneira similar, ocorre por estagnação de *Qi* e Sangue acompanhada de deficiência do Rim.

O tratamento deve se concentrar em expelir Frio, resolver Umidade, mover *Qi* e revigorar Sangue nos quadros de excesso, e em tonificar o Rim nos quadros de deficiência. Porém, frequentemente, combina-se a tonificação com a eliminação dos fatores patogênicos.

Por exemplo, em um indivíduo que sofre de dor crônica e recorrente nas costas proveniente de Umidade-Frio com fundo de deficiência do *Yang* do Rim, usa-se a fórmula *Shen Zhao Tang* (Decocção para Aquecer o Rim) (ver a seguir) modificada com o acréscimo de tônicos do *Yang* do Rim.

Invasão de Frio e Umidade

Manifestações Clínicas

Dor aguda ou crônica nas costas, a qual piora pela manhã e melhora moderadamente com exercício; melhora com aplicação de calor e piora mediante exposição ao frio e à umidade; área de dor bastante grande; parte inferior das costas fria.

Língua: revestimento espesso e branco.

Pulso: Tenso e Cheio, especialmente na posição Posterior esquerda.

Princípio de Tratamento

Expelir Frio, resolver Umidade, revigorar os canais da parte inferior das costas.

Fitoterapia

Prescrição

SHEN ZHAO TANG – Decocção para Aquecer o Rim.

EXPLICAÇÃO   Essa fórmula expele Frio e resolve Umidade dos canais da Bexiga e do Rim.

Prescrição

Variação de *SHEN SHI TANG* – Variação da Decocção para Drenar Umidade.

EXPLICAÇÃO   Essa fórmula dispersa Frio, resolve Umidade e aquece canais da parte inferior das costas.

Prescrição

WU JI SAN – Pó das Cinco Acumulações.

EXPLICAÇÃO   Essa fórmula dispersa Frio, resolve Umidade, move *Qi*, revigora Sangue e aquece canais da parte inferior das costas

---

Resumo

Invasão de Frio e Umidade

Fitoterapia

Prescrição
- *SHEN ZHAO TANG* – Decocção para Aquecer o Rim

Prescrição
- Variação de *SHEN SHI TANG* – Variação da Decocção para Drenar Umidade

Prescrição
- *WU JI SAN* – Pó das Cinco Acumulações

Estagnação de Qi e Sangue

Manifestações Clínicas

Dor aguda ou crônica nas costas, a qual melhora moderadamente mediante o movimento, mas piora também com exercício excessivo. Dor em área bastante pequena, rigidez nos músculos das costas, história de crises repetidas.

Língua: sem alteração.

Pulso: em Corda, especialmente na posição Posterior esquerda.

Princípio de Tratamento

Mover o *Qi*, eliminar estagnação, revigorar Sangue, eliminar estagnação, revigorar canais da região inferior das costas.

Fitoterapia

Prescrição

SHEN TONG ZHU YU TANG – Decocção para Eliminar Dor Corporal da Estagnação.

EXPLICAÇÃO   Essa fórmula move *Qi* e revigora Sangue e canais, especialmente na parte inferior das costas e das pernas.

Prescrição

Variação de *HUO LUO XIAO LING DAN* – Variação da Pílula Efetiva Miraculosa para Revigorar os Canais de Conexão.

EXPLICAÇÃO   Essa fórmula revigora Sangue nos canais.

Prescrição

HUO XUE TANG – Decocção para Revigorar Sangue.

EXPLICAÇÃO   Essa fórmula move *Qi* e revigora Sangue, movendo-o para baixo. É adequada quando houver estagnação de *Qi* do Fígado e estagnação de Sangue do Fígado com obstipação ou fezes secas.

Prescrição

HEI SHEN SAN – Pó do Espírito Negro.

EXPLICAÇÃO   Essa fórmula move *Qi* do Fígado, revigora Sangue do Fígado e tonifica o Rim.

Prescrição

YUAN CHENG SI WU TANG – Decocção de Sucesso de Origem das Quatro Substâncias.

EXPLICAÇÃO   Essa fórmula revigora o Sangue e tonifica o Rim. É adequada para tratar dor crônica nas costas proveniente de estagnação do *Qi*, estagnação de Sangue e deficiência de Rim.

Resumo

Estagnação de *Qi* e Sangue

Fitoterapia

Prescrição
- *SHEN TONG ZHU YU TANG* – Decocção para Eliminar Dor Corporal da Estagnação

Prescrição
- Variação de *HUO LUO XIAO LING DAN* – Variação da Pílula Efetiva Miraculosa para Revigorar os Canais de Conexão

Prescrição
- *HUO XUE TANG* – Decocção para Revigorar Sangue

Prescrição
- *HEI SHEN SAN* – Pó do Espírito Negro

Prescrição
- *YUAN CHENG SI WU TANG* – Decocção de Sucesso de Origem das Quatro Substâncias

---

Deficiência do Rim

Manifestações Clínicas

História de dor crônica nas costas, dor aliviada por repouso e agravada por exercício; nos homens, dor agravada por atividade sexual; nas mulheres, dor agravada durante gravidez e depois do parto; crises repetidas; fraqueza da parte inferior das costas; sensação de frio da parte inferior das costas; tontura; tinido; fraqueza dos joelhos.

Língua: Pálida (pode estar sem revestimento no caso de deficiência do *Yin* do Rim).

Pulso: Profundo e Fraco.

Princípio de Tratamento

Tonificar e aquecer o *Yang* do Rim, revigorar os canais da parte inferior das costas.

Fitoterapia

Prescrição

YOU GUI WAN – Pílula Restauradora do [Rim] Direito.

EXPLICAÇÃO   Essa fórmula tonifica e aquece *Yang* do Rim. Para tratar dor crônica nas costas, modifico-a com o acréscimo de *Sang Ji Sheng* (*Herba Taxilli*) e *Ji Xue Teng* (*Caulis Spatholobi*).

Prescrição

QING E WAN – Pílula da Criada Jovem.

EXPLICAÇÃO   Essa fórmula tonifica e aquece *Yang* do Rim e revigora canais da parte inferior das costas.

Prescrição

BU SUI DAN – Pílula para Tonificar a Medula.

EXPLICAÇÃO   Essa fórmula tonifica *Yang* do Rim e beneficia a Essência. Também pode ser usada quando houver deficiência tanto do *Yang* do Rim como do *Yin* do Rim.

Prescrição

ZUO GUI WAN – Pílula Restauradora do [Rim] Esquerdo.

EXPLICAÇÃO   Essa fórmula nutre *Yin* do Rim. Para tratar dor crônica nas costas, modifico-a com o acréscimo de *Sang Ji Sheng* (*Herba Taxilli*) e *Ji Xue Teng* (*Caulis Spatholobi*).

Embora também haja deficiência de *Yin* do Rim, acrescento doses pequenas de tônicos do *Yang* do Rim para revigorar os canais da parte inferior das costas, particularmente *Xu Duan* (*Radix Dipsaci*) e *Du Zhong* (*Cortex Eucommiae ulmoidis*).

Prescrição

DA BU YIN WAN – Grande Pílula para Tonificar o *Yin*.

EXPLICAÇÃO   Essa fórmula nutre *Yin* do Rim; ela é adequada quando a deficiência de *Yin* for pronunciada e houver Calor por Deficiência.

Prescrição

WU BI SHAN YAO WAN – Pílula Incomparável de *Dioscorea*.

EXPLICAÇÃO   Essa fórmula nutre Rim (*Yin* e *Yang*) e revigora os canais da parte inferior das costas e das pernas.

Resumo

Deficiência do Rim

Fitoterapia

Prescrição
- *YOU GUI WAN* – Pílula Restauradora do [Rim] Direito

Prescrição
- *QING E WAN* – Pílula da Criada Jovem

Prescrição
- *BU SUI DAN* – Pílula para Tonificar a Medula

Prescrição
- *ZUO GUI WAN* – Pílula Restauradora do [Rim] Esquerdo

Prescrição
- *DA BU YIN WAN* – Grande Pílula para Tonificar o *Yin*

Prescrição
- *WU BI SHAN YAO WAN* – Pílula Incomparável de *Dioscorea*

Estagnação do Qi do Fígado

Manifestações Clínicas

Dor aguda ou crônica nas costas, a qual surge em crises, frequentemente por tensão emocional, espasmo, contração e rigidez dos músculos espinais, irritabilidade e irregularidades menstruais nas mulheres.

Língua: frequentemente sem alteração; em casos graves, pode apresentar-se levemente Vermelha nas laterais.
Pulso: em Corda.

Princípio de Tratamento

Mover *Qi*, acalmar Fígado, eliminar estagnação, acalmar Mente, resolver Alma Etérea, beneficiar tendões.

Fitoterapia

Prescrição

CHEN XIANG JIANG QI SAN – Pó de *Aquilaria* para Dominar o *Qi*.

EXPLICAÇÃO   Essa fórmula move *Qi* do Fígado e faz o *Qi* descender. Deve ser modificada com o acréscimo de ervas que penetram no Fígado e afetam a parte inferior das costas, como *Sang Ji Sheng* (*Herba Taxilli*).

Prescrição

TIAN TAI WU YAO SAN – Pó de *Linderia strychnifolia*.

EXPLICAÇÃO   Essa fórmula move *Qi* do Fígado e expele Frio. É adequada quando a estagnação do *Qi* do Fígado estiver associada ao Frio. Observe que *Ba Don* é tóxico e deve ser removido da fórmula.

Prescrição

QI QI TANG – Decocção dos Sete *Qi*.

EXPLICAÇÃO   Essa fórmula move o *Qi*, revigora intensamente o Sangue e aquece os canais. É adequada quando houver estagnação de *Qi* do Fígado, estagnação de Sangue do Fígado e Frio.

Observe que, na prática, estes padrões são frequentemente combinados. Por exemplo, é muito comum alguém sofrer de dor nas costas proveniente de Umidade-Frio, ocorrendo, entretanto, contra fundo de deficiência do *Yang* do Rim; de maneira similar ocorre com a estagnação do *Qi* e Sangue acompanhada de deficiência de Rim.

O tratamento deve se concentrar em expelir Frio, resolver Umidade, mover *Qi* e revigorar Sangue nos quadros de excesso e na tonificação do Rim nos quadros de deficiência. Entretanto, deve-se frequentemente combinar a tonificação com a eliminação de fatores patogênicos.

Por exemplo, em um indivíduo que sofre de dor crônica e recorrente nas costas proveniente de Umidade-Frio com fundo de deficiência do *Yang* do Rim, deve-se usar a fórmula *Shen Zhao Tang* (Decocção para Aquecer o Rim) (ver anteriormente), e modificá-la com o acréscimo de tônicos do *Yang* do Rim.

Resumo

Estagnação do *Qi* do Fígado

Fitoterapia

Prescrição
- *CHEN XIANG JIANG QI SAN* – Pó de *Aquilaria* para Dominar o *Qi*

Prescrição
- *TIAN TAI WU YAO SAN* – Pó de *Lindera strychnifolia*

Prescrição
- *QI QI TANG* – Decocção de Sete *Qi*

Tratamento por Acupuntura da Dor na Parte Inferior das Costas

Sob a perspectiva da acupuntura, os aspectos mais importantes para o tratamento de sucesso não se constituem na diferenciação de padrões, mas na escolha adequada de pontos distais e locais, acompanhada da correta manipulação e irradiação da sensação da inserção da agulha. A escolha dos pontos não é orientada pela identificação de padrões, mas pela localização e natureza da dor.

Quadros Agudos

Os quadros agudos são provenientes da Umidade-Frio ou da estagnação de *Qi* e Sangue na área afetada.

Pontos Distais

Nos casos agudos, os pontos distais são particularmente importantes. São primeiramente inseridos e manipulados durante certo tempo, antes de inserir os pontos locais.

A escolha de pontos distais depende da localização da dor. Os principais são:

- B-40 (*Weizhong*), se a dor se localizar na parte inferior das costas, exatamente acima das nádegas, seja uni ou bilateral.
- DU-26 (*Renzhong*), caso a dor se localize ou se inicie na linha média, espalhando-se para fora.
- B-10 (*Tianzhu*) possui a mesma utilização que o ponto anterior. A sensação da inserção da agulha deve preferivelmente irradiar-se para baixo, ao longo do canal da Bexiga.
- ID-3 (*Houxi*), caso a dor seja unilateral e ligeiramente mais alta, aproximadamente no nível do umbigo.
- *Yaotongxue* (ponto extra), caso a dor seja unilateral e localizada na parte média das costas, mais acima do nível do umbigo (Fig. 39.9).
- B-58 (*Feiyang*), se houver dor na perna entre os canais da Bexiga e da Vesícula Biliar (isto é, não exatamente sobre um canal ou outro).
- B-62 (*Shenmai*), caso a dor seja unilateral e se irradie para baixo em direção à perna. É também selecionado quando a irradiação descendente da dor em direção à perna afetar mais de um canal.
- B-59 (*Fuyang*), se houver dificuldade para caminhar. A sensação de inserção da agulha a partir deste ponto deve irradiar-se para cima, ao longo do canal da Bexiga.

A conexão entre os pontos distais e a área afetada por eles é mais bem ilustrada pela Figura 39.10.

A técnica utilizada consiste em inicialmente inserir o ponto distal, obter a sensação da inserção da agulha e, então, manipular a agulha de forma vigorosa com método de sedação, enquanto o paciente flexiona e gira suavemente a cintura. Se uma terceira pessoa estiver disponível, ela pode ajudar o paciente a efetuar esses movimentos. Na maioria dos casos, melhores resultados são obtidos com o paciente em pé. Este se constitui no

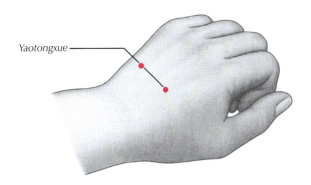

Figura 39.9 – Ponto extra *Yaotongxue*.

único exemplo de tratamento realizado com o paciente em pé. A agulha ou as agulhas distais são mantidas por aproximadamente 15min durante os quais podem ser manipuladas em intervalos. Posteriormente, as agulhas distais são removidas e o paciente deve deitar-se, para que os pontos locais sejam inseridos.

Pontos Locais

Os pontos locais são selecionados de acordo com a sensibilidade mediante a pressão. É muito importante, portanto, pressionar e tentar vários pontos sistematicamente.

Os pontos locais são inseridos com método de sedação e as agulhas são mantidas no lugar por aproximadamen-

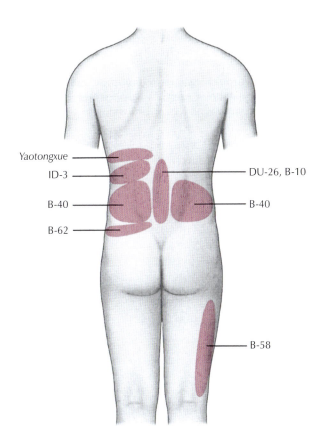

Figura 39.10 – Pontos distais para tratar dor aguda nas costas. B = Bexiga; DU = *Du Mai*; ID = Intestino Delgado.

te 20min, durante os quais podem ser manipuladas em intervalos. Uma forma eficaz de se proceder à sedação dos pontos consiste em adotar a "técnica do relógio", isto é, levantando e empurrando a agulha com movimento horário. Os pontos locais frequentemente mais sensíveis foram mencionados anteriormente (ver Fig. 39.5).

Os principais pontos locais para tratar dor na parte inferior das costas são os seguintes:

- B-26 (*Guanyuanshu*). Este é, em minha opinião, o ponto local mais importante e quase sempre é mais dolorido.
- B-25 (*Dachangshu*), se a dor se localizar em área mais alta que a sacroilíaca.
- B-54 (*Zhibian*), se a dor se localizar nas nádegas.
- *Tunzhong* (ponto extra), lateral ao ponto B-54, se a dor se localizar nas nádegas.
- B-36 (*Chengfu*), caso a dor se irradie descendentemente para a região dorsal da coxa.
- B-37 (*Yinmen*), se a dor se irradiar descendentemente para a região dorsal da coxa.
- DU-3 (*Yaoyangguan*) fortalece costas e pernas. É especialmente utilizado caso a dor se irradie para a perna. A irradiação descendente da sensação da inserção da agulha é difícil de ser obtida; será suficiente que ela se irradie para fora do ponto.
- DU-4 (*Mingmen*) tonifica Yang do Rim e fortalece as costas.
- DU-8 (*Jinsuo*) relaxa os tendões e alivia rigidez e contração da coluna vertebral.
- *Shiqizhuixia* (no Vaso Governador, abaixo da ponta da L5) é um ponto extra extremamente eficaz para tratar dor nas costas localizada na região central da parte inferior.
- B-32 (*Ciliao*). Este ponto é utilizado caso a dor se localize sobre o sacro. A sensação da inserção da agulha deve irradiar-se para fora.

- B-23 (*Shenshu*). Utilizo sempre este ponto em caso de dor crônica das costas que ocorre contra fundo de deficiência do Rim.

Outros pontos do Vaso Governador podem ser escolhidos de acordo com o desvio e a rotação das vértebras. Os pontos do Vaso Governador podem ser combinados com os pontos *Huatuojiaji* correspondentes. Se uma vértebra estiver girada é melhor utilizar o ponto do Vaso Governador abaixo dela, assim como três pares de pontos *Huatuojiaji* em seu nível e imediatamente abaixo e acima dela (Fig. 39.11).

Resumo

Quadros Agudos

Pontos Distais
- B-40 (*Weizhong*)
- DU-26 (*Renzhong*)
- B-10 (*Tianzhu*)
- ID-3 (*Houxi*)
- B-58 (*Feiyang*)
- B-62 (*Shenmai*)
- B-59 (*Fuyang*)

Pontos Locais
- B-26 (*Guanyuanshu*)
- B-25 (*Dachangshu*)
- B-54 (*Zhibian*)
- *Tunzhong* (ponto extra)
- B-36 (*Chengfu*)
- B-37 (*Yinmen*)
- DU-3 (*Yaoyangguan*)
- DU-4 (*Mingmen*)
- DU-8 (*Jinsuo*)
- *Shiqizhuixia*
- B-32 (*Ciliao*)
- B-23 (*Shenshu*)

Caso Clínico

Uma mulher de 44 anos de idade queixava-se de dor aguda nas costas, a qual iniciara após trabalhar em seu jardim. A dor era intensa e centrada ao redor da área sacroilíaca esquerda. Irradiava-se descendentemente, na direção da nádega esquerda e região dorsal da perna. Ela não havia sofrido anteriormente de dor nas costas.

No exame, os músculos do lado esquerdo das costas apresentavam espasmo e toda a área era sentida muito rija. O ponto mais sensível era B-26 (*Guanyuanshu*). Ela era muito tensa e seu pulso era levemente Rápido e em Corda.

Diagnóstico Este é um caso de dor aguda nas costas proveniente de entorse.

Tratamento Ela foi tratada apenas com acupuntura. Os pontos distais utilizados foram:

- B-62 (*Shenmai*) no lado esquerdo, PC-7 (*Daling*) no lado direito e F-3 (*Taichong*) bilateralmente. B-62 foi usado para remover as obstruções do

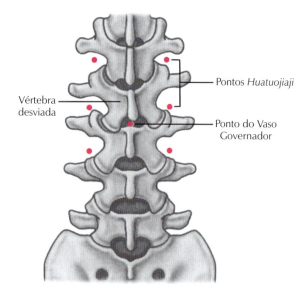

FIGURA 39.11 – Utilização dos pontos do Vaso Governador e *Huatuojiaji* para rotação das vértebras.

canal da Bexiga no lado esquerdo. PC-7 foi selecionado para acalmar a Mente e relaxar os músculos. F-3 foi escolhido para relaxar músculos e tendões. Esses pontos foram aplicados com o método de sedação e mantidos por 45min, sendo manipulados algumas vezes durante esse período.

Os pontos locais, inseridos após a retirada dos pontos distais, foram:

- B-26 (*Guanyuanshu*) no lado esquerdo com agulha (método de sedação) e aplicação de ventosa. A agulha foi manipulada vigorosamente, utilizando-se a técnica de levantar e empurrar para obter a sedação. A agulha foi mantida no local por aproximadamente 10min e, então, retirada; a seguir, a ventosa foi aplicada sobre o ponto por outros 10min.
- *Tunzhong*, o ponto extra lateral ao B-54 (*Zhibian*), foi selecionado por apresentar sensibilidade mediante pressão. Foi inserido à profundidade de 2,5pol, obtendo-se boa sensação de inserção da agulha irradiando descendentemente em direção à região dorsal da perna até o joelho. Uma vez que fora obtida boa sensação de inserção da agulha, nenhum outro ponto foi necessário.

Este tratamento foi repetido mais uma vez no dia seguinte; duas sessões foram suficientes para eliminar completamente o problema. Entretanto, em uma análise adicional, tornou-se evidente que a paciente apresentava deficiência subjacente de *Yin* do Rim; para tanto, foi-lhe prescrito o remédio patenteado *Zhi Bo Ba Wei Wan* (Pílula dos Oito Ingredientes de *Anemarrhenna-Phellodendron*), e a paciente foi aconselhada a ingeri-las apenas durante os meses de inverno. Durante a elaboração deste livro (isto é, três anos mais tarde), não houve qualquer recorrência do quadro.

Caso Clínico

Um homem de 45 anos de idade queixava-se de entorse agudo na parte inferior das costas. Já havia sofrido várias outras crises nos últimos dez anos. A primeira delas ocorreu após ter levantado peso; na época, ele ficou impossibilitado de mover-se durante uma semana. Sua queixa atual também fora gerada ao levantar peso, sentindo dor intensa no lado direito, ao redor da região sacroilíaca direita. A dor irradiava-se descendentemente na direção das nádegas e da região dorsal da perna. O teste clínico realizado mostrou que levantar a perna reta com o joelho esticado provocava dor intensa nas costas, indicando compressão da raiz do nervo lombossacral proveniente de prolapso de disco no nível L4-L5.

Diagnóstico   Este é evidente a partir dos seguintes sintomas: do ponto de vista da medicina chinesa, trata-se de entorse agudo da parte inferior das costas; sob a perspectiva ocidental, trata-se de hérnia de disco de L4-L5. O fato de o paciente apresentar crises repetidas nos últimos 10 anos mostrava que havia também deficiência subjacente do Rim. O pulso, Fraco nas duas posições Posteriores, e alguns dos sintomas, como dor nas costas após atividade sexual, confirmavam esse diagnóstico.

Tratamento   O paciente foi tratado apenas com acupuntura e as sessões foram realizadas em sua residência, já que estava impossibilitado de mover-se da cama. Os pontos distais utilizados foram:

- B-62 (*Shenmai*) no lado direito, C-7 (*Shenmen*) no lado esquerdo, R-4 (*Dazhong*) no lado esquerdo e F-3 (*Taichong*) no lado direito. O ponto B-62 foi utilizado para remover obstruções do canal da Bexiga no lado direito. C-7 foi selecionado para acalmar a Mente e relaxar os nervos. R-4, ponto de Conexão, foi utilizado para simultaneamente tonificar o Rim e revigorar seu canal de Conexão e, por conseguinte, o canal de Bexiga. F-3 foi escolhido para relaxar músculos e tendões. Neste padrão, a inserção unilateral das agulhas é uma forma muito eficaz e dinâmica de combinação de pontos.
- B-40 (*Weizhong*) no lado direito também foi utilizado como ponto distal, a fim de remover as obstruções do canal de Bexiga.

Todos os pontos distais foram inseridos com método de sedação, exceto o ponto R-4, e as agulhas foram mantidas durante 45min.

Os pontos locais foram selecionados de acordo com a sensibilidade:

- B-26 (*Guanyuanshu*), no lado direito, foi manipulado vigorosamente com a técnica de sedação; a seguir foi feita ventosa.
- B-23 (*Shenshu*) foi inserido, pois as crises eram recorrentes há mais de dez anos, indicando deficiência de Rim.
- *Tunzhong* foi inserido com método de sedação a uma profundidade de 2,5pol.

Dez sessões diárias produziram o desaparecimento completo do sintoma. O paciente foi aconselhado, entretanto, a praticar mais exercícios, inclusive de alongamento para as costas, a reduzir a atividade sexual e a evitar levantar peso. Foi-lhe prescrito também o *Jin Gui Shen Qi Wan* (Pílula do Tórax Dourado do *Qi* do Rim) para tonificar o *Yang* do Rim e fortalecer as costas.

Após esta crise, o paciente apresentou outra, porém menos intensa, a qual desapareceu rapidamente com uma ou duas sessões de acupuntura.

Quadros Crônicos

Os quadros crônicos são sempre provenientes de deficiência de Rim, que pode ser combinada com retenção de Umidade-Frio, estagnação de *Qi* e Sangue ou com ambas.

Nos quadros crônicos, os pontos locais são mais importantes que os distais.

Pontos Distais

Os pontos distais a serem utilizados são os mesmos dos casos agudos, com o acréscimo de alguns:

- ID-3 (*Houxi*) e B-62 (*Shenmai*), em combinação, abrem o Vaso Governador, fortalecem a coluna e tonificam o Rim. Constituem-se em tratamento excelente para dor crônica nas costas proveniente de deficiência do Rim. Nos homens, inserir agulha no ponto ID-3 no lado esquerdo e B-62 no lado direito. Nas mulheres, o Vaso Governador é mais bem combinado com o Vaso Concepção. Portanto, na mulher, insira a agulha no ponto ID-3 no lado direito, B-62 no lado esquerdo, P-7 no lado esquerdo e R-6 no lado direito, nesta ordem (Fig. 39.12). Remover as agulhas na ordem inversa. Estes dois tratamentos serão eficazes apenas se a dor nas costas originar-se na linha média, sobre a coluna vertebral. Se a dor iniciar apenas em um lado, então diferentes pontos devem ser utilizados.
- B-62 (*Shenmai*) e ID-3 (*Houxi*), nesta ordem, abrem o Vaso *Yang* do Caminhar e podem ser utilizados se a dor nas costas se irradiar para fora na direção do quadril. Nos homens, inserir B-62 no lado esquerdo e ID-3 no lado direito; nas mulheres, inserir nos lados opostos (Fig. 39.13).
- B-60 (*Kunlun*) é um ponto distal muito importante para tratar dor crônica nas costas. Nos casos crônicos, ele é o ponto de escolha para substituir B-40 (*Weizhong*), que pode, algumas vezes, agravar a dor nas costas quando utilizado em casos crônicos. B-60 também afeta a parte superior das costas e o pescoço.
- R-4 (*Dazhong*) é eficaz se houver deficiência subjacente de Rim, pois simultaneamente tonifica o Rim e afeta o canal da Bexiga em virtude de ser o ponto de Conexão.
- BP-3 (*Taibai*) influencia a coluna vertebral, sendo eficaz nos quadros crônicos de dor nas costas, como escoliose evidente da coluna vertebral. Nestes casos, utilizo muito frequentemente este ponto com bons resultados. O capítulo 4 do *Questões Simples* afirma: "*As doenças do Baço afetam a coluna*"[9].
- DU-20 (*Baihui*) pode ser utilizado como ponto distal para afetar o Vaso Governador quando a dor se localizar na parte inferior da região lombar da coluna vertebral.
- C-7 (*Shenmen*) afeta indiretamente as costas por sua relação com o canal do Rim dentro do *Yin* Menor. Também alivia a dor nas costas por acalmar a Mente e aliviar espasmo. Embora possa parecer estranho, utilizo muito frequentemente este ponto na dor crônica nas costas (adequadamente combinado com outros), obtendo excelentes resultados. É especialmente indicado em homens tensos com pulso em Corda e Fino.

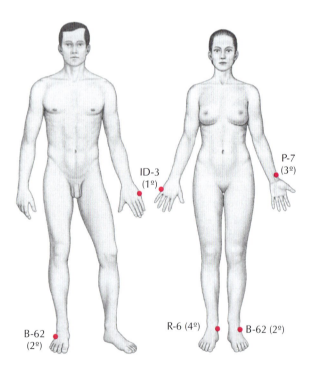

Figura 39.12 – Utilização do Vaso Governador em homens e mulheres. B = Bexiga; ID = Intestino Delgado; P = Pulmão; R = Rim.

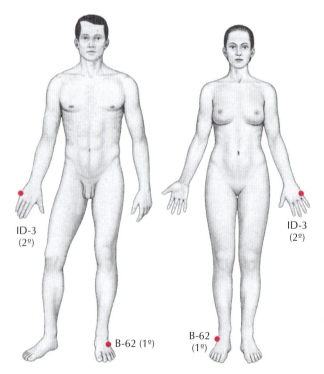

Figura 39.13 – Utilização do Vaso *Yang* do Caminhar em homens e mulheres. B = Bexiga; ID = Intestino Delgado.

Um exemplo de combinação de pontos distais para tratar dor crônica nas costas originando-se na linha média no homem seria:

- ID-3 (*Houxi*) no lado esquerdo e B-62 (*Shenmai*) no lado direito (isto é, pontos do Vaso Governador), C-7 (*Shenmen*) no lado direito e BP-3 (*Taibai*) no lado esquerdo (Fig. 39.14). Esta combinação abre o Vaso Governador e remove obstruções, fortalece Rim e coluna vertebral, expele Vento, acalma a Mente, alivia espasmo e endireita a coluna vertebral. Depois de retirar as agulhas destes pontos, podem ser utilizados os pontos locais.

Em uma mulher, a combinação de pontos seria:

- ID-3 (*Houxi*) no lado direito e B-62 (*Shenmai*) no lado esquerdo (isto é, pontos do Vaso Governador), P-7 (*Lieque*) no lado esquerdo e R-6 no lado direito (isto é, pontos do Vaso Concepção), C-7 (*Shenmen*) no lado direito e BP-3 no lado esquerdo (Fig. 39.14).

Em casos crônicos é importante selecionar outros pontos para tratar a condição subjacente geral do problema das costas. Em particular, deve-se tratar o Baço para afetar os músculos das costas, o Fígado para afetar os ligamentos e as cartilagens das vértebras e o Rim para afetar os ossos. A combinação de pontos Fonte com pontos de Transporte Dorsais pode ser particularmente eficaz:

- BP-3 (*Taibai*) e B-20 (*Pishu*) para o Baço.
- R-3 (*Taixi*) e B-23 (*Shenshu*) para o Rim.
- B-11 (*Dashu*) e VB-39 (*Xuanzhong*) para os ossos.

Pontos Locais

Nos quadros crônicos de dor nas costas, os pontos locais também são selecionados de acordo com sensibilidade mediante pressão, porém B-23 (*Shenshu*) deve ser utilizado em *todos* os casos. Outros pontos locais muito importantes são:

- B-26 (*Guanyuanshu*).
- *Shiqizhuixia*.
- B-54 (*Zhibian*) se a dor se irradiar para as nádegas.
- *Tunzhong*. Este é um ponto extra (Fig. 39.15) lateral ao B-54, localizado na meia distância entre linha média e final da nádega. É também um ponto extremamente eficaz para tratar dor nas nádegas que se irradia para a perna. É mais frequentemente sensível à pressão que o ponto B-54. Se a dor se irradiar para a perna, deve ser obtida boa sensação de inserção da agulha, preferentemente dirigindo-se para baixo em direção à perna.
- *Yaoyan*, ponto extra localizado na depressão lateral ao espaço entre o processo espinhoso de L4 e L5, é um ponto local eficaz para tratar dor crônica nas costas, especialmente na parte inferior. Fica muitas vezes sensível à pressão.

Se houver deficiência do *Yang* do Rim ou Umidade-Frio nas costas, é extremamente eficaz a caixa de moxa colocada sobre a parte inferior das costas, isto é, B-26 e *Shiqizhuixia*.

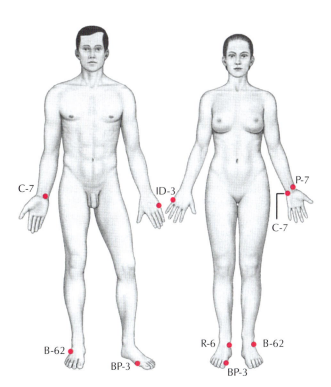

Figura 39.14 – Exemplo de combinação de pontos distais na dor crônica nas costas. B = Bexiga; BP = Baço-Pâncreas; C = Coração; ID = Intestino Delgado; P = Pulmão; R = Rim.

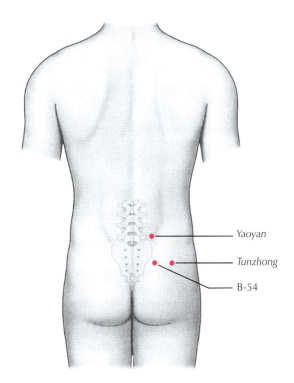

Figura 39.15 – Ponto extra *Tunzhong* e *Yaoyan*. B = Bexiga.

884 Dor na Parte Inferior das Costas e Ciática

Resumo

Quadros Crônicos

Pontos Distais

- ID-3 (*Houxi*) e B-62 (*Shenmai*), em combinação, abrem o Vaso Governador, fortalecem a coluna e tonificam o Rim
- B-62 (*Shenmai*) e ID-3 (*Houxi*), nesta ordem, abrem o Vaso *Yang* do Caminhar e podem ser utilizados se a dor nas costas se irradiar para fora, na direção do quadril
- B-60 (*Kunlun*) é um ponto distal muito importante para tratar dor nas costas crônica
- R-4 (*Dazhong*) é eficaz se houver deficiência subjacente de Rim
- BP-3 (*Taibai*) influencia a coluna vertebral
- DU-20 (*Baihui*) pode ser utilizado como ponto distal para afetar o Vaso Governador quando a dor se localizar na parte inferior da região lombar da coluna vertebral
- C-7 (*Shenmen*) afeta indiretamente as costas por sua relação com o canal do Rim dentro do *Yin* Menor

Pontos Locais

- B-26 (*Guanyuanshu*)
- *Shiqizhuixia*
- B-54 (*Zhibian*) se a dor se irradia às nádegas
- *Tunzhong*
- *Yaoyan*

Caso Clínico

Um homem de 54 anos de idade sofria de dor nas costas há mais de 20 anos. A dor localizava-se sobre a parte inferior das costas originando na linha média, agravava-se mediante por esforço e melhorava com repouso. Outros sinais e sintomas incluíam transpiração noturna, depressão, boca seca à noite, insônia (acordando frequentemente à noite) e língua Vermelha, no geral sem revestimento, exceto sobre a raiz, a qual apresentava revestimento pegajoso e amarelo.

Diagnóstico   Trata-se de um caso muito claro de dor nas costas proveniente de deficiência de *Yin* do Rim, como mostram as demais manifestações. Havia também certa Umidade-Calor no Aquecedor Inferior, evidenciada pelo revestimento pegajoso e amarelo da raiz da língua. Essa Umidade-Calor desempenharia papel na patogênese da dor nas costas do paciente.

Princípio de tratamento   O princípio de tratamento consistiu em nutrir o *Yin* do Rim e fortalecer as costas.

Acupuntura   Os pontos principais utilizados foram:

- R-3 (*Taixi*), R-6 (*Zhaohai*) e REN-4 (*Guanyuan*) para nutrir *Yin* do Rim.
- B-23 (*Shenshu*) para fortalecer as costas.
- B-26 (*Guanyuanshu*) e *Shigizhuixia* como pontos locais, de acordo com a sensibilidade.
- ID-3 (*Houxi*) e B-62 (*Shenmai*) para abrir o Vaso Governador, tonificar o Rim, fortalecer as

costas, impulsionar a Força de Vontade e melhorar a depressão.
- DU-20 (*Baihui*), em combinação com o ponto de abertura do Vaso Governador, para impulsionar a Força de Vontade e melhorar a depressão. Além disso, age como ponto distal para tratar dor na parte inferior das costas, que se origina na linha média.

Fitoterapia   Foi utilizado apenas um remédio patenteado: *Zhi Bo Ba Wei Wan* (Pílula dos Oito Ingredientes de *Anemarrhenna-Phellodendron*), para nutrir *Yin* do Rim e drenar Umidade-Calor no Aquecedor Inferior. Esta pílula é particularmente eficaz para tratar dor localizada na parte inferior das costas contra fundo de deficiência do *Yin* do Rim, pois *Huang Bo* (*Cortex Phellodendri*) e *Zhi Mu* (*Radix Anemarrhenae*) agem no Aquecedor Inferior e no canal da Bexiga, aliviando, por conseguinte, a dor nas costas.

A dor nas costas foi o primeiro sintoma a reagir ao tratamento, melhorando 90% depois de algumas sessões. Os demais sintomas apresentaram melhora gradual durante vários meses de tratamento, pois a deficiência de *Yin* só pode ser suplementada lentamente.

978-85-7241-817-1

Caso Clínico

Uma mulher de 63 anos de idade sofria de dor na parte inferior das costas durante a maior parte de sua vida. Esse sintoma iniciara após ter contraído pólio, aos 13 anos. Sua perna esquerda tornou-se paralisada e a claudicação resultante causara-lhe dor nas costas. Os joelhos também eram doloridos e a micção, muito frequente, inclusive à noite, e pálida. Além disso, sentia-se muito cansada, apresentava tontura e tinido. Sentia frio com facilidade. A língua estava Pálida e Inchada e o pulso, Profundo, Lento (60bpm) e Fraco, especialmente nas duas posições Posteriores.

Diagnóstico   A dor nas costas era originalmente proveniente de paralisia e encurtamento de uma das pernas resultante da pólio. Subsequentemente, a deficiência do *Yang* do Rim contribuíra para o desenvolvimento da dor.

Princípio de tratamento   O princípio de tratamento adotado consistiu em tonificar e aquecer o Rim e fortalecer as costas.

Acupuntura   Os pontos principais utilizados foram:

- B-23 (*Shenshu*) e DU-4 (*Mingmen*) para tonificar e aquecer *Yang* do Rim. Os pontos foram inseridos e aquecidos com bastão de moxa.
- B-26 (*Guanyuanshu*), DU-3 (*Yaoyangguan*) e *Shigizhuixia* foram utilizados como pontos

locais para fortalecer a parte inferior das costas. DU-3 foi selecionado, pois afeta a parte inferior das costas e as pernas, ajudando, portanto, na dor do joelho.
- B-60 (*Kunlun*) foi utilizados como ponto distal para fortalecer o canal da Bexiga. Este ponto foi alternado com B-57 (*Chengshan*).
- E-36 (*Zusanli*), BP-6 (*Sanyinjiao*) e R-7 (*Fuliu*), com aquecimento da agulha, para tonificar e aquecer *Yang* do Baço e do Rim.

Fitoterapia Foi utilizado apenas um remédio patenteado: *Jin Gui Shen Qi Wan* (Pílula do Tórax Dourado do *Qi* do Rim), a fim de tonificar e aquecer o *Yang* do Rim.

A dor nas costas da paciente desaparecera após apenas algumas sessões. A acupuntura pode proporcionar, algumas vezes, resultados excepcionais na dor crônica das costas, mesmo nos casos flagrantes de desequilíbrios estruturais totais. Neste caso, por exemplo, a perna esquerda da paciente apresentava encurtamento de mais de 1pol, resultando em escoliose pronunciada.

Tratamento de Ciática

Se a dor se irradiar das costas até a perna, isso indica condição de excesso, em geral decorrente de Umidade-Frio nos canais de perna. Ocasionalmente, pode também ser proveniente de Umidade-Calor. A dor pode também ocorrer apenas na perna, sem afetar as costas.

Acupuntura

Pontos Distais

Para selecionar os pontos distais, deve-se identificar com precisão o canal envolvido. Os principais pontos distais para o tratamento de ciática são os seguintes:

- B-40 (*Weizhong*), se a dor se localizar no canal da Bexiga. Este ponto é mais bem indicado para tratar casos agudos do que para tratar casos crônicos. Além disso, deve-se ter em mente que este ponto tende a produzir efeito de sedação e resfriamento. Não é adequado, portanto, se houver deficiência de *Yang* do Rim.
- B-60 (*Kunlun*), se a dor se localizar no canal da Bexiga e for crônica.
- B-57 (*Chengshan*) pode ser selecionado como ponto distal, em vez de B-40, quando há deficiência subjacente do *Yang* do Rim.
- B-58 (*Feiyang*), se a dor se localizar entre os canais da Bexiga e da Vesícula Biliar.
- B-62 (*Shenmai*), se a dor iniciar ao redor da área do quadril, irradiando-se para a lateral da coxa e, então, seguir para a região dorsal inferior da perna ao longo do canal da Bexiga.
- VB-41 (*Zulinqi*) ou VB-40 (*Qiuxu*), se a dor ocorrer ao longo do canal da Vesícula Biliar.

- R-4 (*Dazhong*), ponto de Conexão do canal de Rim, é um ponto eficaz a se escolher quando houver deficiência subjacente do Rim, pois simultaneamente tonifica o Rim e revigora seu canal Conexão, consequentemente, o canal da Bexiga.

Obviamente quaisquer dos pontos distais anteriormente citados podem ser utilizados como pontos locais quando a dor se estender à região inferior da perna.

Pontos Locais

Os principais pontos locais são:

- *Tunzhong*, se a dor na perna se iniciar na nádega. Este ponto deve ser inserido no mínimo a 2pol de profundidade; a sensação obtida pela inserção da agulha deve, preferentemente, irradiar-se para a perna.
- B-36 (*Chengfu*) conctitui-se muitas vezes em um ponto sensível; deve, nesse caso, ser selecionado. Novamente, a sensação de inserção da agulha deve irradiar-se para a perna.
- B-37 (*Yinmen*) é utilizado igualmente ao ponto anterior.
- VB-30 (*Huantiao*) é um ponto extremamente importante se a dor na perna ocorrer ao longo do canal da Vesícula Biliar. Este ponto deve ser inserido à profundidade mínima de 2,5pol, com o paciente deitado sobre o lado oposto. A sensação da inserção da agulha deve irradiar-se por todo o membro e, preferentemente, até o tornozelo. Se isto ocorrer, não há necessidade de se utilizar outros pontos locais. Se a sensação da inserção da agulha se irradiar apenas até o joelho, deve-se, então, utilizar o ponto VB-34 (*Yanglingquan*) para estender a sensação da inserção até o pé. A utilização de moxa na agulha no ponto VB-30 é muito benéfica.
- VB-31 (*Fengshi*) é um ponto local importante para tratar ciática ao longo do canal da Vesícula Biliar. A utilização de moxa na agulha é muito eficaz.
- VB-34 (*Yanglingquan*) é selecionado se a dor ocorrer na parte inferior da perna. Além de sua função como ponto local, beneficia os tendões, ajudando, por conseguinte, a relaxá-los.

A utilização de moxa é extremamente benéfica na ciática, exceto nos casos de Umidade-Calor nos canais da Bexiga ou da Vesícula Biliar. Melhores resultados são obtidos aquecendo-se suavemente com bastão de moxa a área ao redor de cada agulha, especialmente em *Tunzhong*, B-36 e B-37. Outro método eficaz consiste no aquecimento moderado do canal da Bexiga por toda a extensão, entre os pontos B-36 a B-40, até que uma linha vermelha apareça.

Resumo

Tratamento da Ciática por Acupuntura

Pontos Distais

- B-40 (*Weizhong*), se a dor se localizar no canal da Bexiga
- B-60 (*Kunlun*), se a dor se localizar no canal da Bexiga e for crônica

886 Dor na Parte Inferior das Costas e Ciática

- B-57 (*Chengshan*), se houver deficiência subjacente do *Yang* do Rim
- B-58 (*Feiyang*), se a dor se localizar entre os canais da Bexiga e da Vesícula Biliar
- B-62 (*Shenmai*), se a dor iniciar ao redor da área do quadril, irradiando-se para a lateral da coxa e, então, seguindo para a região dorsal inferior da perna ao longo do canal da Bexiga
- VB-41 (*Zulinqi*) ou VB-40 (*Qiuxu*), se a dor ocorrer ao longo do canal da Vesícula Biliar
- R-4 (*Dazhong*), se houver deficiência subjacente do Rim

Pontos Locais
- *Tunzhong*, se a dor na perna se iniciar na nádega
- B-36 (*Chengfu*)
- B-37 (*Yinmen*)
- VB-30 (*Huantiao*)
- VB-31 (*Fengshi*)
- VB-34 (*Yanglingquan*), se a dor ocorrer na parte inferior da perna

Fitoterapia

Conforme mencionado anteriormente, a fitoterapia deve ser baseada nos padrões. Os principais padrões são:

- Umidade-Frio invadindo os canais das costas.
- Umidade-Calor invadindo os canais das costas.
- Estagnação de *Qi* e Sangue.
- Deficiência do Rim.

Os três primeiros padrões podem ocorrer nos casos agudos e crônicos, ao passo que o quarto ocorre apenas nos quadros crônicos. Nos casos crônicos, as fórmulas para os três primeiros padrões necessitam ser modificadas com a introdução de ervas que tonificam Baço, Fígado e Rim, dependendo da condição do paciente.

Igualmente, como na prática clínica os padrões são frequentemente combinados, é muito comum observar quadros caracterizados por excesso e deficiência. É muito comum, por exemplo, a combinação do padrão de deficiência do Rim com Umidade-Frio, estagnação de *Qi* e Sangue ou mesmo ambos. Nesses casos, deve-se decidir qual a condição predominantemente, excesso ou deficiência, para selecionar a fórmula adequadamente e modificá-la de acordo com as reais manifestações clínicas.

Umidade-Frio Invadindo os Canais das Costas

Fitoterapia

Prescrição

Variação de *GAN JIANG LING ZHU TANG* – Variação da Decocção de *Glycyrrhiza-Zingiber-Poria-Atractylodes*.

EXPLICAÇÃO Essa fórmula resolve Umidade, dispersa Frio e revigora os canais da parte inferior das costas.

MODIFICAÇÕES

- Se os sinais de Frio forem muito proeminentes, acrescentar *Fu Zi* (*Radix Aconiti lateralis Preparata*).

- Se os sinais de Umidade forem pronunciados, acrescentar *Cang Zhu* (*Rhizoma Atractylodes*).

Prescrição

Variação de *CANG BAI ER CHEN TANG* – Variação da Decocção de Duas Antigas de *Atractylodes* Cinza e Branco.

EXPLICAÇÃO Essa fórmula resolve Umidade, dispersa Frio e revigora os canais da parte inferior das costas. Comparado com a fórmula anterior, esta é utilizada caso haja predominância da Umidade sobre o Frio.

Prescrição

Variação de *ER CHEN TANG* – Variação da Decocção de Duas Antigas.

EXPLICAÇÃO Essa fórmula é usada em pessoas com excesso de peso, com algum edema da parte inferior das costas, geralmente sobre a região sacral. As costas ficam muito macias mediante a pressão e não apresentam dor sob pressão. O pulso é Deslizante.

Resumo

Umidade-Frio Invadindo os Canais das Costas
Fitoterapia
Prescrição
- Variação de *GAN JIANG LING ZHU TANG* – Variação da Decocção de *Glycyrrhiza-Zingiber-Poria-Atractylodes*
Prescrição
- Variação de *CANG BAI ER CHEN TANG* – Variação da Decocção de Duas Antigas de *Atractylodes* Cinza e Branco
Prescrição
- Variação de *ER CHEN TANG* – Variação da Decocção de Duas Antigas

---

Umidade-Calor Invadindo os Canais das Costas

Fitoterapia

Prescrição

Variação de *SI MIAO SAN* – Variação do Pó das Quatro Maravilhas.

EXPLICAÇÃO Essa fórmula resolve Umidade, elimina Calor e revigora os canais da parte inferior das costas.

Prescrição

CHUAN BI TANG – Decocção para Eliminar a Síndrome da Obstrução Dolorosa.

EXPLICAÇÃO Essa fórmula elimina Calor, resolve Umidade e revigra Sangue. É utilizada se houver alguma estagnação de Sangue.

MODIFICAÇÕES

- Se os sinais e sintomas de Calor forem pronunciados, acrescentar *Zhi Zi* (*Fructus Gardeniae*), *Ze Xie* (*Rhizoma Alismatis*) e *Mu Tong* (*Caulis Akebiae trifoliatae*).
- Se a porção de Calor da Umidade-Calor começou a prejudicar os fluidos *Yin*, acrescentar *Zhi Mu* (*Radix Anemarrhenae*) e *Tian Men Dong* (*Radix Asparagi*).

> **Resumo**
>
> **Umidade-Calor Invadindo os Canais das Costas**
> *Fitoterapia*
> *Prescrição*
> - Variação de *SI MIAO SAN* – Variação do Pó das Quatro Maravilhas
>
> *Prescrição*
> - *CHUAN BI TANG* – Decocção para Eliminar a Síndrome da Obstrucção Dolorosa

Estagnação de Qi *e Sangue*

Fitoterapia

Prescrição

Variação de *SHEN TONG ZHU YU TANG* – Variação da Decocção para Eliminar Dor Corporal da Estagnação.

EXPLICAÇÃO Essa fórmula move *Qi*, revigora Sangue e canais da parte inferior das costas.

MODIFICAÇÕES

- Se também houver Umidade-Frio na parte inferior das costas, acrescentar *Du Huo* (*Radix Angelicae pubescentis*).
- Se houver deficiência do *Yang* do Rim, acrescentar *Du Zhong* (*Cortex Eucommiae*) e *Gou Ji* (*Rhizoma Cibotii*).

> **Resumo**
>
> **Estagnação de Qi e Sangue**
> *Fitoterapia*
> *Prescrição*
> - Variação de *SHEN TONG ZHU YU TANG* – Variação da Decocção para Eliminar Dor Corporal da Estagnação

Deficiência do Rim

Fitoterapia

Prescrição

DU HUO JI SHENG TANG – Decocção de *Angelica pubescens-Taxillus*.

EXPLICAÇÃO Essa fórmula tonifica Rim e Fígado e beneficia tendões e ossos. É específica para tratar Síndrome de Dor Obstrutiva crônica da parte inferior das costas e dos joelhos. Entretanto, a fórmula contém várias ervas quentes, sendo primeiramente indicada para tratar deficiência do *Yang* do Rim; não deve ser utilizada nos casos de deficiência do *Yin* do Rim.

Prescrição

ZUO GUI WAN – Pílula Restauradora do [Rim] Esquerdo.

EXPLICAÇÃO Essa fórmula nutre *Yin* do Rim. *Niu Xi* e *Lu Jiao* dentro da fórmula fortalecem as costas.

MODIFICAÇÕES

- Para intensificar o efeito na parte inferior das costas, acrescentar *Wu Jia Pi* (*Cortex Acanthopanacis*) e *Ji Xue Teng* (*Caulis Spatholobi*).

- Se houver sintomas pronunciados de deficiência de *Yin* e Calor por Deficiência, acrescentar *Nu Zhen Zi* (*Fructus Ligustri lucidi*) e *Han Lian Cao* (*Herba Ecliptae*).
- Se houver sintomas de Umidade-Frio na parte inferior das costas, acrescentar *Du Huo* (*Radix Angelicae pubescentis*).
- Se houver sintomas de Umidade-Calor na parte inferior das costas, acrescentar *Huang Bo* (*Cortex Phellodendri*) e *Bi Xie* (*Rhizoma Dioscoreae hypoglaucae*).
- Se houver estagnação de Sangue nas costas, aumentar a dosagem de *Niu Xi* e usar *Chuan Niu Xi* (*Radix Cyathulae*).

Remédio dos Três Tesouros

REVIGORAR A RAIZ Revigorar a Raiz é uma variação de *Du Huo Ji Sheng Tang*, que tonifica *Yang* do Rim, beneficia tendões e ossos e revigora os canais da parte inferior das costas.

NUTRIR A RAIZ E ELIMINAR O VENTO Nutrir a Raiz e Eliminar o Vento é basicamente equivalente a *Du Huo Ji Sheng Tang* (Revigorar a Raiz) para pacientes que sofrem deficiência do *Yin* do Rim. Nutre o *Yin* do Fígado e do Rim, beneficia tendões e ossos e revigora os canais da parte inferior das costas.

> **Resumo**
>
> **Deficiência do Rim**
> *Fitoterapia*
> *Prescrição*
> - *DU HUO JI SHENG TANG* – Decocção *Angelica pubescens--Taxillus*
>
> *Prescrição*
> - *ZUO GUI WAN* – Pílula Restauradora do [Rim] Esquerdo
>
> *Remédio dos Três Tesouros*
> - Revigorar a Raiz
> - Nutrir a a Raiz e Eliminar o Vento

Estatísticas de Pacientes

Compilei, em minha prática, a estatística de 119 pacientes portadores de dor nas costas. Havia 67 mulheres (56%) e 52 homens (44%). Como, em minha prática, a porcentagem total de mulheres é de 67%, esta estatística significa que a incidência de dor nas costas é mais alta em mulheres que em homens (em minha prática).

O desequilíbrio de pacientes de acordo com as faixas etárias é mostrado na Tabela 39.1.

O desequilíbrio de acordo com padrões classificados como excesso ou deficiência é interessante:

- *Excesso*: 21 (18%).
- *Deficiência*: 67 (56%).
- *Excesso-deficiência*: 31 (26%).

É interessante observar que a maioria dos pacientes com dor nas costas exibiu uma condição puramente de deficiência; se acrescentarmos a estes os pacientes com condições de excesso e deficiência combinados, eles

888 Dor na Parte Inferior das Costas e Ciática

Tabela 39.1 – Estatísticas da prática: dor nas costas

Idade	Número	%
21 a 30	8	7
31 a 40	19	16
41 a 50	36	31
51 a 60	28	23
61 a 70	17	14
71 a 80	7	6
81 a 90	4	3

somam 82% dos pacientes. Em outras palavras, poucos pacientes apresentaram a condição puramente de excesso. Acredito que isto reflete o fato de que a maioria de nossos pacientes nos procura quando seu quadro já está na fase crônica, em muitos casos, depois de apresentar o quadro durante anos. Ao contrário, na China, muitíssimos pacientes buscam a acupuntura na fase aguda da dor nas costas.

Em praticamente todos pacientes, a condição puramente de deficiência é a deficiência de Rim. De fato, de todas as condições de deficiência, 65 (55%) eram de deficiência de Rim; isto coincide quase exatamente com o número de pacientes com condição deficiência (67).

Havia mais pacientes com deficiência de *Yin* do Rim que com deficiência de *Yang* do Rim: 16 para a primeira condição (24%) e 12 para a última (18%,). Os outros (39 ou 58%) apresentaram deficiência combinada de *Yin* do Rim e *Yang* do Rim. Isto é interessante, já que mostra que a deficiência combinada de *Yin* do Rim e *Yang* do Rim é muito mais comum que a deficiência de cada um. O desequilíbrio foi, portanto, o seguinte:

- Yin *do Rim*: 16 (24%).
- Yang *do Rim*: 12 (18%).
- *Ambos*: 39 (58%).

Dos fatores patogênicos, os quatro mais comuns foram: Umidade, estagnação de *Qi*, Fleuma e Frio. O desequilíbrio foi o seguinte (*número de pacientes com condição de excesso ou excesso-deficiência = 52*).

- *Umidade*: 18 (35%).
- *Estagnação de* Qi: 15 (29%).
- *Fleuma*: 8 (15%).
- *Frio*: 6 (12%).

Uma observação que pode ser feita é acerca do fato de 15% dos pacientes com dor nas costas apresentarem-se com Fleuma, o que muitas vezes não é mencionado como fator de patogênico desta patologia nos livros chineses.

Prognóstico e Prevenção

A acupuntura pode ser extremamente eficaz, mais que a medicina fitoterápica, no tratamento dos quadros agudos e crônicos de dor nas costas. Algumas vezes, ela pro-

porciona resultados extraordinários em face a todas as vantagens quando houver desequilíbrios estruturais graves na coluna vertebral. A duração da queixa mostra-se menos relevante na dor nas costas que em outras doenças: vários casos de dor muito crônica nas costas, isto é, de duração superior a 20 anos, são, por vezes, resolvidos em algumas sessões.

Crises agudas provenientes de entorse ou invasão de Umidade-Frio podem ser curadas em poucas sessões, algumas vezes em uma única sessão. Se, entretanto, a crise aguda for consequência de recorrência de um problema crônico, o tratamento será mais longo: geralmente irá demorar cerca de 10 a 15 sessões.

Quando a dor nas costas for acompanhada por ciática, o tratamento normalmente será mais longo. Se a língua do paciente se apresentar Vermelha e sem revestimento e o pulso, Rápido, Deslizante e em Corda, o prognóstico será pobre e o tratamento será mal-sucedido ou demandará muito tempo.

Indicações adicionais sobre o prognóstico devem levar em conta o diagnóstico ocidental, distinguindo-se os quatro tipos de quadros crônicos: entorse dos ligamentos lombares, espondilose, osteoartrite e hérnia de disco.

Os quadros crônicos de entorse dos ligamentos lombares e espondilose, respondem extremamente bem ao tratamento, da forma indicada anteriormente.

Obviamente, vários quadros graves de osteoartrite da coluna vertebral reduzem a eficácia da acupuntura; embora esse tratamento possa proporcionar melhora, ele pode não curar completamente. Entretanto, é fundamental não atribuir importância excessiva ao diagnóstico de osteoartrite da coluna vertebral, já que frequentemente ele não possui correlação com sintomas clínicos. Por exemplo, muitos pacientes mostram osteoartrite grave na coluna vertebral sem sofrer de qualquer dor nas costas. Contrariamente, algumas alterações degenerativas muito moderadas nas vértebras podem produzir dor intensa. Este é um paradoxo aparente e pode ser explicado na ótica da patologia chinesa de dor nas costas; há outros fatores em jogo que produzem dor nas costas além da osteoartrite da coluna vertebral, tais como entorse, Umidade-Frio, estagnação de *Qi* e Sangue e deficiência do Rim.

Dessa maneira, se um paciente portador de dor crônica nas costas apresentar osteoartrite pronunciada da coluna vertebral no exame radiográfico, é importante sempre se ter em mente a possibilidade de tais alterações degenerativas poderem não estar relacionadas à dor sentida pelo paciente. Este fato explica como vários pacientes com suposta osteoartrite muito grave da coluna vertebral respondem muito bem ao tratamento por acupuntura. Obviamente, em pacientes idosos, se um quadro grave de osteoartrite da coluna vertebral for a causa da dor, então, a acupuntura será menos eficaz.

Em relação ao prolapso de disco, a acupuntura pode ser muito eficaz no tratamento dos casos agudos e crônicos de hérnia de disco, já que o núcleo pulposo pode ser reabsorvido em anel fibroso. Princípio de tratamento e seleção de pontos não diferem daqueles indicados anteriormente nos casos agudos e crônicos de dor nas costas. Obviamente, nos casos agudos de hérnia de disco, o tratamento deve ser feito diariamente, durante no mínimo uma semana. Posteriormente, as sessões podem ser espaçadas a cada 2 a 3 dias. Nesse momento, o paciente deve manter-se em repouso absoluto.

No tocante à prevenção, conforme explicado anteriormente, provavelmente a causa subjacente principal de dor crônica nas costas em países industrializados ocidentais seja a falta de exercício. Vários indivíduos possuem vida muito sedentária e não praticam exercício. A fim de prevenir dor nas costas, tais indivíduos devem ser encorajados a praticar exercícios regulares, mesmo que seja uma simples caminhada. *Tai Chi Quan* consiste em uma excelente forma de exercício, que fortalece suavemente as costas e mantém todos os tendões e ligamentos flexíveis. Exercícios de alongamento e rotação das costas também são importantes.

Aqueles indivíduos que apresentarem tendência a entorses nas costas não devem jamais levantar pesos, pois tal ação causa não apenas entorses agudos, mas também enfraquecimento do *Qi* do Rim. Os indivíduos que apresentam propensão a problemas nas costas e deficiência de Rim devem também reduzir a atividade sexual. Esta regra se aplica mais aos homens que às mulheres.

Deve-se dizer ainda, no tocante à prevenção, que a prática excessiva de exercício se constitui também em causa frequente de problemas nas costas. Em particular, corridas excessivas ou exercícios aeróbicos podem causar entorse nas costas. Isto é mais provável ocorrer naqueles indivíduos que iniciam a prática de tais atividades muito abruptamente após seus 30 ou 40 anos de idade, depois de vida completamente sedentária.

Literatura Chinesa Moderna

Chinese Acupuncture and Moxibustion (Zhong Guo Zhen Jiu)*, v. 2, n. 2, 1982, p. 6*

"Clinical Observation of 1.000 Cases of Acute Lumbar Sprain Using the Points DU-26 and BL-1" *de Zhang Tai Hua*

Neste estudo interessante, o Dr. Zhang tratou 1.000 pacientes com entorse lombar agudo com os pontos DU-26 (*Renzhong*) e B-1 (*Jingming*). O que é interessante sobre este estudo é que o Dr. Zhang dividiu os pacientes em dois grupos: o primeiro grupo (652 pacientes) foi inserido com esses dois pontos, enquanto o médico movia suavemente as costas do paciente; o segundo grupo (348) foi inserido sem a movimentação do corpo.

A agulha foi inserida horizontalmente no ponto DU-26 e rodada enquanto a mão do médico foi colocada nas costas do paciente, na região entre os pontos F-13 (*Zhangmen*) e VB-25 (*Jingmen*), a fim de que o paciente conseguisse dobrar 20 vezes para frente e para trás. No segundo grupo, foram inseridas as agulhas e rodadas sem qualquer movimento do corpo do paciente.

Melhores resultados foram obtidos no primeiro grupo (isto é, com o movimento do corpo), com taxa de sucesso de 85%, comparado à 77% no segundo grupo.

Experiências Clínicas

Acupuntura

Dor na Parte Inferior das Costas

Importance of Modes of Acupuncture in the Treatment of Chronic Nociceptive Low Back Pain

Acta Anaesthesiologica Scandinavica, 1994, Janeiro, v. 38, n. 1, p. 63-69.

Thomas M, Lundberg T.

OBJETIVO Averiguar os efeitos de três diferentes maneiras do tratamento por acupuntura da dor da parte inferior das costas.

MÉTODO Um estudo controlado de maneiras diferentes de estimulação da acupuntura foi administrado em pacientes, cumprindo critérios clínicos para tratar dor crônica da parte inferior das costas de origem nociceptiva. Quarenta pacientes participaram aleatoriamente do estudo. Trinta pacientes receberam três tratamentos de estudo: com estimulação manual de agulhas (EM); estimulação de baixa frequência elétrica (BF), 2Hz; e estimulação de alta frequência (AF), 80Hz. Tais pacientes continuaram o tratamento com a forma em que sentiram maior benefício. Dez pacientes foram colocados na lista de espera para tratamento; entretanto, serviram como grupo-controle, sem tratamento. Os resultados foram avaliados depois de seis semanas a seis meses para: atividade relacionada à dor; mobilidade; relatos verbais da dor; e avaliação subjetiva do paciente em relação à sua condição.

RESULTADOS Depois de seis semanas, os pacientes que receberam tratamento mostraram melhora significante (P <0,05 para P <0,001) em três das quatro avaliações comparadas ao grupo-controle. Depois de seis meses, uma avaliação similar de melhora significante foi observada nos pacientes que continuaram com acupuntura de baixa frequência, porém não nos grupos que continuam com estimulação manual EM ou com acupuntura de alta frequência.

CONCLUSÃO Os resultados sugerem que estimulação elétrica de 2Hz é o tratamento de escolha ao se usar acupuntura em casos de dor nociceptiva crônica na parte inferior das costas.

A Randomised Trial to Evaluate the Long-term Effects of Acupuncture upon Chronic Lower Back Pain

Clinical Journal of Pain, 2001, Dezembro, v. 17, n. 4, p. 296-305.

Carlsson CP, Sjolund BH.

Department of Rehabilitation, Lund University Hospital, Sweden.

OBJETIVO Determinar se as séries de tratamentos por acupuntura produziram alívio a longo prazo da dor crônica da parte inferior das costas.

MÉTODO Foram incluídos nesse estudo cego, placebo--controlado com observador independente, que era cego ao tratamento dado, cinquenta pacientes (33 mulheres e 17 homens, com média de idade de 49,8 anos) com

890 Dor na Parte Inferior das Costas e Ciática

dor crônica da parte inferior das costas (duração média da dor de 9,5 anos) e sem rizopatia ou história de tratamento por acupuntura.

Os pacientes foram randomizados para receber acupuntura manual, eletroacupuntura ou placebo ativo (estimulação elétrica simulada transcutânea de nervo). O estudo foi realizado em uma clínica de dor de nível terciário em um hospital universitário sueco. Os tratamentos foram administrados uma vez por semana, durante oito semanas. Dois tratamentos adicionais foram administrados durante o período de avaliação de seguimento de seis meses ou mais. O observador independente fez uma avaliação global dos pacientes um, três e seis meses depois do tratamento. Os pacientes mantiveram diários de dor para marcar duas vezes por dia intensidade da dor, consumo de analgésico, qualidade do sono diariamente e nível de atividade semanalmente.
RESULTADOS Ao primeiro mês de avaliação independente, 16 dos 34 pacientes nos grupos de acupuntura e 2 dos 16 pacientes no grupo-placebo mostraram melhora (P <0,05). À avaliação de seguimento de seis meses, 14 dos 34 pacientes nos grupos de acupuntura e 2 dos 16 pacientes no grupo-placebo mostraram melhora (P <0,115). Uma significante diminuição na intensidade da dor ocorreu em 1 e 3 meses nos grupos de acupuntura comparados com o grupo-placebo. Houve melhora significativa no retorno ao trabalho, na qualidade do sono e no consumo de analgésico nos indivíduos tratados por acupuntura.
CONCLUSÃO Um efeito lenitivo a longo prazo, o qual foi evidenciado no grupo tratado por acupuntura comparado com o verdadeiro placebo, em alguns pacientes com dor nociceptiva crônica nas costas.

Correlation Between the Number of Sessions and Therapeutical Effect in Patients Suffering from Low Back Pain Treated with Acupuncture: a Randomized Controlled Blind Study

Minerva Medica, 2003, Agosto, v. 4, n. 4., Suppl. 1, p. 39-44.
Ceccherelli F, Gagliardi G. Barbagli P, Caravello M.

OBJETIVO Verificar o efeito terapêutico da acupuntura no tratamento da dor na parte inferior das costas e testar se o número de sessões pode influenciar nos resultados ao término da terapia.
MÉTODO Trinta e um pacientes portadores de dor na parte inferior das costas foram divididos aleatoriamente em dois grupos: o primeiro grupo (16 pacientes, 5 homens e 11 mulheres, média de idade de $57,17 \pm 13,06$ anos) recebeu cinco sessões de acupuntura somática semanalmente; o segundo grupo (15 pacientes, 4 homens e 11 mulheres, mé dia de idade de $49,36 \pm 11,98$ anos) recebeu 10 sessões de acupuntura somática semanalmente. Os pontos usados foram os mesmos nos dois grupos. A dor foi monitorada diariamente por gráfico de autoavaliação. A dor foi registrada usando cartão preenchido pelo paciente diariamente. No final da terapia, foi considerado bom resultado a avaliação da dor restante entre 0 e 50% da dor original; resultado inadequado, dor entre 51%, e 80%; resultado insuficiente, avaliação de 81% ou mais da dor original.

RESULTADOS No primeiro grupo, 11 pacientes (68,75%) obtiveram bom resultado; 1 paciente (6,25%), resultado inadequado; e 4 pacientes (25%), resultado insuficiente. A dor restante foi de 65,5% da dor original (resultado inadequado). No segundo grupo, 13 pacientes (86,66%) obtiveram bom resultado e 2 pacientes (13,33%), resultado insuficiente. A dor restante foi de 43,9% da dor original (resultado bom).
CONCLUSÃO A acupuntura é eficaz no tratamento da dor na parte inferior das costas. Foram alcançados melhores resultados no grupo que recebeu tratamento por período mais longo.

A Prospective Randomized Study Comparing Acupuncture with Physiotherapy for Low Back and Pelvic Pain in Pregnancy

Acta Obstetricia et Gynecologica Scandinavica, 2000, Maio, v. 79, n. 5, p. 331-335.
Wedenberg K, Moen B, Norling A.

OBJETIVO Descrever os efeitos da acupuntura no tratamento das regiões inferior das costas e pélvica durante a gravidez e compará-la com a fisioterapia.
MÉTODO Sessenta mulheres grávidas foram divididas aleatoriamente em dois grupos de 30 cada para receber acupuntura ou fisioterapia. As mulheres calcularam a intensidade de suas dores usando a Escala Visual Analógica (EVA) de 0 a 10 e a incapacidade de executar 12 atividades diárias comuns, utilizando o índice de taxa de inaptidão (DRI, *disability rating index*) de 0 a 10.
RESULTADOS No grupo de acupuntura, 28 entre as 30 mulheres completaram o estudo; porém, no grupo de fisioterapia, apenas 18. Antes do tratamento, os dois grupos de estudo eram similares com relação à dor e à incapacidade. Depois do tratamento, a EVA média matutina tinha declinado de 3,4 para 0,9 no grupo de acupuntura e de 3,7 para 2,3 (NS) no grupo de fisioterapia. Os valores noturnos correspondentes tinham declinado de 7,4 para 1,7 e 6,6 para 4,5, respectivamente. Os valores médios da EVA foram mais baixos depois da acupuntura do que depois da fisioterapia, tanto o matutino como o noturno. Após o tratamento, os valores do DRI também tinham diminuído significativamente no grupo de acupuntura para 11 das 12 atividades e os valores ficaram significativamente mais baixos para todas as atividades do que no grupo de fisioterapia, o qual não apresentou alteração significativa. A satisfação global foi boa nos dois grupos. Não houve evento adverso sério em quaisquer dos pacientes.
CONCLUSÃO Em comparação com a fisioterapia, a acupuntura aliviou mais a dor e diminuiu a inaptidão com relação à dor na parte inferior das costas durante a gravidez.

Acupuncture Relieves Pelvic and Low-back Pain in Late Pregnancy

Acta Obstetricia et Gynecologica Scandinavica, 2004, Março, v. 83, n. 3, p. 246-250.
Kvorning N, Holmberg C, Grennert L, Aberg A, Akcson J.

Objetivo Avaliar o efeito analgésico e possíveis efeitos adversos de acupuntura em casos de dores pélvica e da parte inferior das costas durante o último trimestre da gravidez.

Método Seguindo consentimento individual em três maternidades no sul da Suécia, 72 mulheres grávidas que relataram dores pélvica e da parte inferior das costas foram randomizadas durante a 24ª a 37ª semanas de gravidez, a fim de constituir um grupo de acupuntura (n = 37) ou um grupo-controle (n = 35). Pontos de acupuntura tradicionais e pontos sensíveis locais (PS) foram escolhidos de acordo com os padrões de dor individual e estimulados algumas vezes por semana até o parto ou a recuperação completa nas pacientes tratadas por acupuntura. Às pacientes de controle foram administradas estimulações simuladas. Durante o período de estudo, cada paciente fez avaliações semanais da intensidade de dor máxima e mínima pela Escala Visual Analógica (EVA), assim como avaliações de três pontos de intensidade de dor durante várias atividades.

Resultados Durante o período de estudo, a avaliação de intensidade de dor da EVA diminuiu com o passar do tempo em 60% das pacientes do grupo tratado por acupuntura e em 14% das pacientes no grupo-controle. Ao término do período de estudo, 43% das pacientes de acupuntura estavam menos importunadas pela dor do que inicialmente durante atividade, comparadas com 9% das pacientes no grupo-controle. Não foi encontrado efeito adverso grave proveniente da acupuntura nas pacientes, e não houve efeito adverso nas crianças.

Conclusão A acupuntura alivia dores pélvica e da parte inferior das costas na fase avançada da gravidez, sem efeitos adversos graves.

To Evaluate the Results of Acupuncture and Antiphlogistic Medication in the Treatment of Acute Low Back Pain

Tidsskrift for den Norske Laegeforening, 2001, Abril, v. 121, n. 10, p. 1207-1210.
Kittang G, Melvaer T, Baerheim A.

Objetivo Comparar os resultados de acupuntura e medicamento antiflogístico no tratamento de dor aguda da parte inferior das costas na prática geral.

Método Sessenta pacientes com dor aguda na parte inferior das costas foram separados aleatoriamente em dois grupos. Trinta pacientes receberam tratamento padronizado por acupuntura por 2 semanas, e 30 pacientes tomaram naproxeno enterossolúvel, 500mg, duas vezes ao dia, durante 10 dias. Os efeitos foram observados por mais de 6 meses, além de serem observados pelos 12 meses posteriores com relação à recaída da dor na parte inferior das costas e ao número de dias de licença tirados por doença.

Resultados Não houve diferença na dor ou na rigidez (EVA, testes físicos) em inclusão, nem na redução da dor ou rigidez na avaliação por mais de 6 meses. Entretanto, os pacientes que receberam acupuntura utilizaram significativamente menos droga analgésica durante a primeira semana depois do início de tratamento do que os pacientes que tomaram naproxeno (2/28 contra 11/29). Os pacientes que receberam acupuntura também

informaram menos episódios novos de dor na parte inferior das costas (11/28 contra 30/29) durante os 6 e 12 meses de seguimento. Efeitos colaterais foram frequentes no grupo de naproxeno, especialmente efeitos gastrentéricos colaterais (0/28 contra 15/29).

Conclusão Na prática geral, o terapia padronizada por acupuntura parece ser segura e eficaz no tratamento de dor aguda na parte inferior das costas.

Does Acupuncture Improve the Orthopaedic Management of Chronic Low Back Pain? A Randomized, Blinded, Controlled Trial with 3 Months Follow-up

Pain, 2002, Outubro, v. 99, n. 3, p. 579-587.
Molsberger AF, Mau J, Pawelec DB, Winkler J.

Objetivo Averiguar se a combinação de acupuntura e tratamento ortopédico conservador melhora o tratamento ortopédico conservador (TOC) da dor crônica na parte inferior das costas.

Método Cento e oitenta e seis pacientes internados com dor na parte inferior das costas (LBP, *lower back pain*) no centro de reabilitação com história de LBP ≥ 6 semanas, EVA ≥ 50mm e nenhuma queixa de compensação pendente foram selecionados para esta experiência randomizada controlada. Eles foram divididos em três grupos paralelos; os pacientes e examinadores eram cegos no que se refere à acupuntura verdadeira e simulada. Cada grupo recebeu 4 semanas de tratamento. Cento e setenta pacientes conheciam os critérios de protocolo e informaram depois do tratamento, 124 informaram depois de 3 meses de seguimento. Os pacientes foram divididos em quatro estratos: LBP crônica ≤ 0,5 anos, de 0,5 a 2 anos, de 2 a 5 anos, ≥ 5 anos. A análise foi por intenção de tratar. O grupo 1 (verdadeiro + TOC) recebeu 12 tratamentos de acupuntura verdadeira e TOC. O grupo 2 (simulado + TOC) recebeu 12 tratamentos de inserção da agulha não-específico e TOC. O grupo 3 (nada + TOC) recebeu apenas TOC. Os objetivos primários eram redução da dor ≥ 50% na EVA e eficácia de tratamento em escala de quatro pontos diretamente depois do final do protocolo de tratamento e eficácia de tratamento depois de três meses.

- *Verdadeira + TOC*: 77%.
- *Simulada + TOC*: 29%.
- *Nada + TOC*: 14%.

Os efeitos são significativos para verdadeira + TOC em comparação à simulada + TOC, e para verdadeira + TOC em comparação a nada + TOC. Nenhuma diferença foi encontrada na mobilidade dos pacientes ou na ingestão de anti-inflamatório não esteroide (AINE) diclofenaco.

Conclusão A conclusão é que a acupuntura pode ser um suplemento importante do tratamento ortopédico conservador na administração de LBP crônica.

Acupuncture for Chronic Low Back Pain in Older Patients: a Randomized, Controlled Trial

Rheumatology, 2003, Dezembro, v. 42, n. 12, p. 1508-1517.
Meng CF, Wang D, Ngeow J, Lao L, Peterson M, Paget S.

892 Dor na Parte Inferior das Costas e Ciática

OBJETIVO Determinar se a acupuntura constitui-se num tratamento complementar seguro e eficaz na terapia padronizada para dor crônica na parte inferior das costas (LBP) em pacientes mais idosos.

MÉTODO Os critérios de inclusão para os indivíduos foram: LBP ≥ 12 semanas e idade ≥ 60 anos; os critérios de exclusão foram tumor na coluna vertebral, infecção ou fratura e sintomas neurológicos associados. Os indivíduos foram randomizados em dois grupos. O grupo-controle continuou seus cuidados habituais dirigidos por seus médicos, isto é, AINE, relaxantes musculares, paracetamol e exercícios para as costas. Os indivíduos no grupo de acupuntura receberam também acupuntura quinzenal com estimulação elétrica por 5 semanas. Os resultado foram medidos pelo Roland Disability Questionnaire (RDQ) modificado nas semanas 0, 2, 6 e 9. A medida de resultado primário foi a mudança na avaliação RDQ entre as semanas 0 e 6. Cinquenta e cinco pacientes foram matriculados, com oito desistentes: 24 indivíduos foram randomizados ao grupo de acupuntura e 23 foram randomizados ao grupo-controle.

RESULTADOS As pessoas tratadas com acupuntura tiveram diminuição significante na avaliação RDQ de 4,1 ± 3,9 na semana 6, comparadas com a diminuição média de 0,7 ± 2,8 no grupo-controle. Este efeito foi mantido por até 4 semanas depois do tratamento na semana 9, com a diminuição em RDQ de 3,5 ± 4,4 da linha de base, comparada com a diminuição de 0,43 ± 2,7 no grupo-controle. A avaliação de transição global média foi mais alta no grupo de acupuntura, 3,7 ± 1,2, indicando maior melhora, comparado com a avaliação no grupo--controle, 2,5 ± 0,9. Menos indivíduos do grupo de acupuntura tiveram efeitos colaterais relacionados aos medicamentos comparados com o grupo-controle.

CONCLUSÃO Acupuntura é um tratamento complementar eficaz e seguro para LBP crônica em pacientes mais idosos.

Randomised Controlled Trial Comparing the Effectiveness of Electroacupuncture and TENS for Low Back Pain: a Preliminary Study for a Pragmatic Trial

Acupuncture in Medicine: Journal of the British Medical Acupuncture Society, 2002, Dezembro, v. 20, n. 4, p. 175-180.

Tsukayama H, Yamashita H, Amagai H, Tanno Y.

OBJETIVO Comparar a eficácia de eletroacupuntura e estimulação nervosa elétrica transcutânea (TENS, *transcutaneous electrical nerve stimulation*) para tratar dor na parte inferior das costas quando a eletroacupuntura é aplicada clinicamente de maneira realística.

MÉTODO O estudo foi projetado como experiência controlada randomizada (ECR) de avaliação cega. O estudo foi executado na Tsukuba College of Technology Clinic, no Japão. Utilizando folhetos na cidade de Tsukuba, foram recrutados vinte indivíduos portadores de dor na parte inferior das costas (LBP) sem ciática. Os indivíduos foram alocados para o grupo de eletroacupuntura (EA) (10 pacientes) ou grupo de TENS (10 pacientes). O procedimento para EA foi de acordo

com a prática padrão de nossa clínica. As principais medidas de resultado foram a escala de alívio de dor (100mm, EVA) e a avaliação da LBP recomendada pela Japanese Orthopaedic Association (JOA Score).

RESULTADOS Os valores médios da EVA durante as duas semanas do período experimental do grupo de EA foram significativamente menores do que os do grupo de TENS (65mm *versus* 86mm). Avaliação JOA no grupo de EA melhorou significativamente, ao passo que no grupo de TENS mostrou-se sem alteração.

CONCLUSÃO Embora algum efeito placebo possa ser incluído, EA parece mais útil que TENS no efeito a curto prazo na dor na parte inferior das costas.

The Short- and Long-term Benefit in Chronic Low Back Pain Through Adjuvant Electrical versus Manual Auricular Acupuncture

Anesthesia and Analgesia, 2004, Maio, v. 98, n. 5, p. 1359-1364.

Sator-Katzenschlager SM, Scharbert G, Kozek-Langenecker SA, Szeles JC, Finster G, Schiesser AW, Heinze G, Kress HG.

OBJETIVO Averiguar se a eletroacupuntura auricular alivia a dor na parte inferior das costas mais eficazmente do que acupuntura auricular convencional.

MÉTODO Nessa experiência randomizada duplo-cega, agulhas de acupuntura foram inseridas nos pontos de acupuntura auricular 29, 40 e 55 dos lados dominante e foram conectadas a um estimulador miniaturizado com força de bateria, desenvolvido recentemente, utilizado atrás da orelha. Os pacientes foram randomizados no grupo receptor de eletroacupuntura auricular (AEP, *auricular electro-acupuncture*) (n = 31) com baixa frequência contínua (1Hz bifásico de corrente constante de 2mA) e o grupo que recebe acupuntura auricular convencional (CO) (n = 30) sem estimulação elétrica (eletroacupuntura simulada). O tratamento foi executado uma vez por semana durante 6 semanas e, em cada grupo, as agulhas eram retiradas 48h após a inserção. Durante o período de estudo e nos 3 meses seguintes foi pedido aos pacientes que completassem o questionário de McGill. Foram avaliados bem-estar psicológico, nível de atividade, qualidade de sono e intensidade de dor por meio de Escala Visual Analógica (EVA); além disso, foi documentada a ingestão de droga analgésica.

RESULTADOS O alívio de dor foi significativamente melhor no grupo AEP durante o estudo e no período de seguimento comparado ao grupo CO. Similarmente, bem-estar psicológico, atividade e sono foram melhorados significativamente no grupo AEP *versus* grupo CO. O consumo de medicamento analgésico foi menor e mais pacientes retornaram aos empregos de tempo integral. A dor neuropática melhorou, em especial nos pacientes tratados com AEP. Não houve efeito colateral adverso.

CONCLUSÃO A estimulação contínua de AEP dos pontos de acupuntura auricular melhora o tratamento da dor crônica da parte inferior das costas em uma população de pacientes externos. A estimulação elétrica contínua de pontos de acupuntura auricular utilizando o novo dispositivo de estimulação de ponto P-stim diminui

significativamente a intensidade de dor e melhorou bem-
-estar psicológico, atividade e sono nos pacientes portadores de dor crônica da parte inferior das costas.

The Effectiveness of Electroacupuncture versus Electrical Heat Acupuncture in the Management of Chronic Low-back Pain

Journal of Alternative and Complementary Medicine (New York, NY), 2004, Outubro, v. 10, n. 5, p. 803-809.
Tsui ML, Cheing GL.

OBJETIVO   Averiguar a eficácia de eletroacupuntura contra acupuntura de calor elétrica na administração em dor crônica na parte inferior das costas.

MÉTODO   Quarenta e dois indivíduos portadores de dor crônica na parte inferior das costas foram emparelhados de acordo com a natureza de suas ocupações e, então, alocados aleatoriamente em: (1) grupo de eletroacupuntura (EA); (2) grupo de acupuntura de calor elétrico (EH, *electrical heat*); (3) grupo-controle. Os indivíduos no grupo de EA e no grupo de EH receberam tratamento durante 20min em um total de seis pontos de acupuntura. O tratamento foi realizado duas vezes por semana durante quatro semanas (um total de oito sessões). A todos os indivíduos foi ensinado exercício para as costas, inclusive para o grupo-controle como programa de casa. Foram registrados: Numerical Pain Rating Scale (NPRS), teste de elevação da perna reta (TEPR) e Roland Disability Questionnaire (RDQ).

RESULTADOS   Houve redução significante da NPRS no grupo de EA, EH e controle por sessões. Diferenças significantes foram mostradas entre os grupos nas sessões 4, 8 e de seguimento após um mês. Os testes mostraram que a NPRS do grupo de EH foi significativamente mais baixa que a do grupo de EA e do grupo-controle na sessão 4. Depois da sessão 8, NPRS do grupo de EA e do grupo de EH foram significativamente mais baixas do que as do grupo-controle. Tal diferença foi mantida no mínimo até o seguimento de 1 mês. Apenas o grupo de EA teve melhora significante na medida de TEPR por sessões. A diferença entre grupos alcançou nível de significação na sessão 8 e no seguimento de 1 mês. Os testes mostraram que o grupo de EA teve significativamente maior ganho que o grupo de EH e o grupo-controle. Para a avaliação do RMDQ, a melhora foi estatisticamente significante com o passar do tempo dentro de cada um dos três grupos. Porém, a diferença entre os grupos não atingiu significação estatística.

CONCLUSÃO   Os resultados sugerem que quatro sessões de tratamento de EH por mais de duas semanas produziram redução significativamente maior no NPRS que a EA ou o controle. Porém, EA produziu mais melhora na avaliação do TEPR e redução em RMDQ que o EH e o controle.

A Randomised Controlled Trial of Acupuncture Care for Persistent Low Back Pain: Cost Effectiveness Analysis

British Medical Journal, 2006, Setembro, v. 333, n. 7569, p. 626.
Ratcliffe J, Thomas KJ, MacPherson H, Brazier J.

OBJETIVO   Avaliar o custo benefício de acupuntura na administração de dor persistente não específica da parte inferior das costas.

MÉTODO   O projeto era analisar custo-benefício da experiência controlada randomizada. A experiência foi realizada por três clínicas privadas de acupuntura e 18 práticas gerais em York, Inglaterra. Participaram duzentos e quarenta adultos com idade entre 18 a 65 anos, com dor não-específica da parte inferior nas costas de 52 semanas de duração. As intervenções foram 10 sessões de acupuntura individualizada durante três meses, recebidas de acupunturistas treinados em Medicina Tradicional Chinesa (n = 160) ou apenas cuidado habitual (n = 81).

A principal medida de resultado foi o custo incremental por ano de vida ajustado por qualidade (QALY, *quality adjusted life year*) ganho em dois anos.

RESULTADOS   Os custos totais para os serviços de saúde do Reino Unido durante o período de estudo de dois anos foram em média mais altos para o grupo de acupuntura (£ 460; $ 859) do que para o grupo de cuidado habitual (£ 345) em virtude dos custos associados ao tratamento inicial. O ganho médio incremental de saúde com acupuntura em 12 meses foi de 0,012 QALY (95% de intervalo de confiança, -0,033 a 0,058) e aos 24 meses foi de 0,027 QALY (-0,056 a 0,110), levando à base de caso de estimativa de £ 4,241 por QALY ganha. Este resultado foi forte para a análise de sensibilidade. A análise de sensibilidade probabilística mostrou que a acupuntura tem mais que 90% de chance de ter custo-
-benefício de £ 20.000 por limiar de QALY.

CONCLUSÃO   Um curso curto de acupuntura tradicional para dor persistente não-específica na parte inferior das costas em cuidado primário confere benefício modesto à saúde por custo menor que o comparado com o cuidado habitual do National Health Service (NHS). Cuidado de acupuntura para dor na parte inferior das costas parece ser válido e eficaz a longo prazo.

Ciática

Acupuncture and Sciatica in the Acute Phase. Double-blind Study of 30 Cases

La semaine des hopitaux: organe fonde par l'Association d'enseignement medical des hopitaux de Paris.
1983, Dezembro, v. 59, n. 45, p. 3109-3114.
Duplan B, Cabanel G, Piton JL, Grauer JL, Phelip X.

OBJETIVO   Averiguar os efeitos da acupuntura na ciática aguda.

MÉTODO   Foram estudadas as respostas para acupuntura em 30 pacientes com ciática aguda. Foram analisados critérios objetivos e subjetivos antes do tratamento e depois de cinco sessões de acupuntura. O estudo foi duplo-cego. Os pacientes foram distribuídos aleatoriamente em dois grupos: 15 pacientes foram tratados em pontos eletricamente detectados e 15 em pontos-placebo.

RESULTADOS   No grupo-placebo, não foi registrado nenhuma melhora significante. De modo contrário, no grupo tratado, o estudo dos critérios objetivos mostrou melhora do sinal de Lasegue. Entre os sintomas subjetivos,

foram registrados respostas positivas na duração da melhora, no grau de melhora ao deitar, depois de 10min em pé e no uso de analgésicos. Comparado ao grupo-placebo, tais mudanças foram estatisticamente significantes.
Conclusão   A acupuntura pode melhorar significativamente os sintomas para pacientes que sofrem de ciática.

Clinical Comparison Between Scalp Acupuncture Combined with a Single Body Acupoint and Body Acupuncture Alone for the Treatment of Sciatica

American Journal of Acupuncture, 1995, v. 23, n. 4, p. 305-307.
Zhi L, Jing S.

Objetivo   Comparar a diferença entre acupuntura escalpeana combinada com um único ponto do corpo e apenas acupuntura somática para o tratamento da ciática.
Método   Um grupo de 90 pacientes diagnosticados com ciática foi dividido em: (1) grupo experimental (n = 60) para tratamento por acupuntura escalpeana e um ponto do corpo e (2) grupo-controle (n = 30) tratado apenas com acupuntura somática. Todos os pacientes foram tratados dentro de uma semana do início da doença e nenhum tinha recebido tratamento anterior para ciática. Os resultados dos grupos experimental e de controle foram avaliados depois de 20 tratamentos.
Resultados   A taxa eficaz total foi de 91,67% e 66,67%, respectivamente, indicando a maior eficácia no grupo experimental.
Conclusão   A acupuntura escalpeana combinada com um único ponto do corpo apresenta significativamente mais efeito na ciática do que apenas a utilização de pontos somáticos.

Diferenciação Ocidental

A dor na parte inferior das costas pode ser perfeitamente tratada de forma adequada e bem-sucedida de acordo com diagnóstico e tratamento da medicina chinesa fornecidos anteriormente, sem qualquer referência à medicina ocidental. Entretanto, é importante para os acupunturistas a compreensão mínima dos fundamentos da patologia ocidental da dor nas costas, apenas com a finalidade de se comunicarem com os pacientes e seus respectivos médicos. Os médicos ocidentais nos têm encaminhado um número cada vez maior de pacientes.

Sob a perspectiva da medicina ocidental, a patologia da dor nas costas não é bem-compreendida. Há muitos casos em que a patogênese da dor nas costas não é clara. A dor nas costas pode ser causada por várias condições, as mais comuns são:

- Tensão crônica dos ligamentos lombares inferiores (ligamentos).
- Espondilose (articulações sinoviais das vértebras).
- Osteoartrite espinal (vértebras).
- Prolapso de disco lombar (disco).

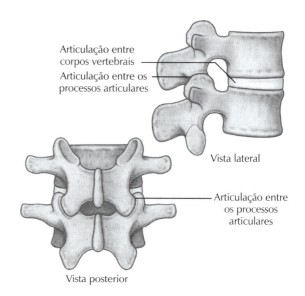

Figura 39.16 – Vértebras lombares. Reprodução com permissão da *Clinical Anatomy of the Lumbar Spine* de N. Bogduk e L. Twomey, Churchill Livingstone, 1987.

Estas quatro condições afetam cada uma das principais estruturas da coluna lombar, indicadas entre parênteses, isto é, ligamentos, articulações zigapofisárias (articulações sinoviais) entre as vértebras, as vértebras propriamente ditas e os discos entre as vértebras. A Figura 39.16 mostra a anatomia de duas vértebras lombares, enquanto a Figura 39.17 mostra as articulações zigapofisárias entre duas vértebras lombares.

Tensão Crônica dos Ligamentos Lombares Inferiores

Este é um termo muito amplo que se aplica a um grupo indefinido de quadros caracterizados por dor nas costas persistente e recorrente sem patologia reconhecida.

É proveniente de falha dos músculos das costas ao proteger os ligamentos e manter a postura. Geralmente, a dor melhora mediante repouso e piora com exercício.

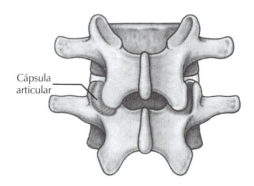

Figura 39.17 – Articulações zigapofisária entre duas vértebras lombares. Reprodução com permissão de *Clinical Anatomy of the Lumbar Spine* de N. Bogduk e L. Twomey, Churchill Livingstone, 1987.

Sob a perspectiva da medicina chinesa, já que este problema pertence aos músculos e ligamentos, é necessário tratar Baço e Fígado com pontos como BP-3 (*Taibai*) e VB-34 (*Yanglingquan*). É interessante observar, como mencionado anteriormente, que o *Questões Simples* diz que a doença do Baço influencia a coluna vertebral. Esta citação refere-se, obviamente, à influência do Baço nos músculos ao longo da coluna vertebral.

Espondilose

Consiste na doença (geralmente anquilose) das articulações zigapofisárias entre as vértebras (ver Fig. 39.17).

Os sintomas consistem em dor nas costas, que piora com o movimento, especialmente extensão e apresenta sensibilidade sobre a articulação afetada. O movimento das articulações é restrito e os músculos ao longo da coluna vertebral estão rijos e sob espasmo.

Como este é um quadro que afeta as articulações sinoviais, com suas cartilagens e ligamentos, deve-se tratar o Fígado com pontos como VB-34 (*Yanglingquan*), F-8 (*Ququan*) e B-18 (*Ganshu*).

Osteoartrite Espinal

Consiste em alterações degenerativas dos corpos vertebrais propriamente ditos. Tais alterações causam estreitamento dos discos e hipertrofia óssea nas margens da articulação, gerando a formação de osteófitos (Fig. 39.18). A osteoartrite espinal pode ser muito grave e não causar qualquer sintoma. Na maioria dos casos, ela gera dor, a qual piora com esforço e pela manhã. Pode haver sensação de rigidez ao levantar da posição sentada.

Como este quadro consiste em degeneração dos corpos vertebrais propriamente ditos, devem-se tratar Rim e ossos com R-3 (*Taixi*), B-23 (*Shenshu*) e B-11 (*Dashu*).

Prolapso do Disco Lombar

Esta é a causa mais comum de compressão da raiz do nervo. É causado pelo *núcleo pulposo* (a bola de material colagenoso no interior do disco) estourando através do *anel fibroso* (anel fibrocartilaginoso viscoso e elástico, o qual constitui a parte exterior do disco). Este quadro, ilustrado na Figura 39.19, é comumente referido como "disco deslocado". Obviamente, trata-se de um termo enganoso, já que o disco propriamente dito não se move, é apenas o núcleo central que rompe através do anel exterior.

Os discos que mais facilmente apresentam prolapso estão em L4/5 e L5/S1. A parte mais fina do anel fibroso localiza-se na região póstero-lateral do disco; portanto, a maioria dos prolapsos ocorre nessa região, onde a interferência nas raízes do nervo é mais provável. O núcleo pulposo pode também apresentar prolapso apenas parcial, dando origem à dor, sem irritação da raiz do nervo. O prolapso do núcleo pulposo é mais frequente em indiví-

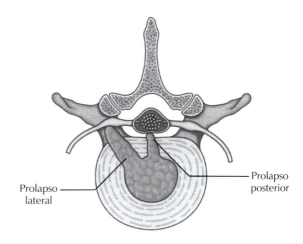

Figura 39.19 – Prolapso do disco lateral posterior.

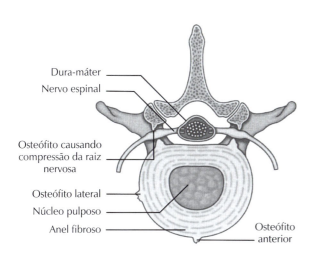

Figura 39.18 – Osteófito.

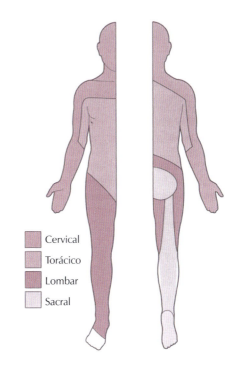

Figura 39.20 – Dermátomos.

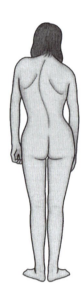

FIGURA 39.21 – Postura de escoliose na hérnia de disco.

duos com 30 ou 40 anos, quando a degeneração do anel fibroso ocorre. É raro ocorrer mais tarde, já que o núcleo pulposo se torna fibroso, dificultando sua herniação.

As principais manifestações clínicas de prolapso do *núcleo pulposo* são: dor aguda repentina e intensa nas costas irradiando-se para uma das pernas (ciática). A irradiação da dor segue a distribuição dos dermátomos (Fig. 39.20).

É interessante observar que a localização da dor na ciática segue a distribuição dos canais de acupuntura e não necessariamente dos dermátomos. Portanto, devemos sempre basear a seleção de pontos na distribuição de canal e não sobre os dermátomos. Entretanto, no caso de prolapso de disco, é também eficaz levar-se em conta a distribuição dos dermátomos e utilizar os pontos situados no Vaso Governador (*Du Mai*) e seus pontos *Huatuojiaji* correspondentes no nível da lesão de disco e no espaço abaixo deste nível. Isto porque sinais e sintomas originam-se da compressão da raiz do nervo espinal abaixo do disco. Por exemplo, a hérnia de disco entre

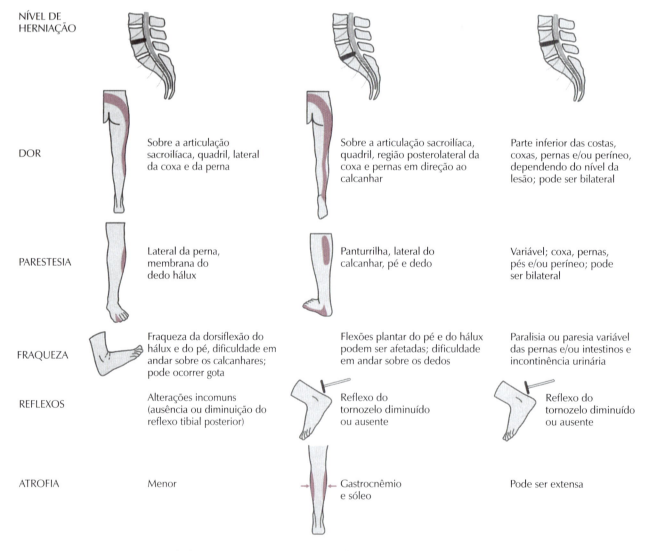

FIGURA 39.22 – Características de hérnia de disco crônica. Reproduzido com permissão de *Close to the Bone* de D. Legge, Sydney College Press, 1990.

L5 e S1 causa sintomas de irritação da raiz do nervo espinal no nível de S1.

Em casos agudos, a dor nas costas é intensa e nenhuma posição é confortável. O paciente instintivamente adota a postura de escoliose, curvando-se para o lado do prolapso, e os movimentos da coluna vertebral ficam extremamente restritos (Fig. 39.21).

A elevação da perna reta fica limitada ao lado da irritação da raiz do nervo, produzindo intensa dor. Este teste é realizado com o paciente em supino (face para cima). Com a manutenção do joelho do paciente reto, pede-se a ele que erga uma perna por vez, flexionando-a ao quadril. O prejuízo acentuado do movimento da perna e a dor provocada quando erguida a mais de 30 graus indica compressão da raiz do nervo lombossacral. Isto é posteriormente confirmado se a dor aumentar mediante dorsiflexão do pé. O formigamento da perna irá aparecer na distribuição do dermátomo.

A dor proveniente de prolapso de disco não é gerada pelo disco propriamente dito, mas pela compressão da raiz do nervo e da dura-máter. O rompimento do *anel fibroso* pode cicatrizar e o *núcleo pulposo* herniado pode ser reabsorvido.

A hérnia de disco pode persistir durante meses ou anos, tornando-se crônica. A área da dor e outros sinais podem ser resumidos na Figura 39.22.

Notas Finais

1. Hickling P, Golding J 1984 An outline of rheumatology, Wright, Bristol, p. 24.
2. 1979 Huang Di Nei Jing Su Wen 黄帝内经素问 [The Yellow Emperor's Classic of Internal Medicine – Simple Questions]. People's Health Publishing House, Beijing, p. 100. Primeira publicação em *c.*100 a.C.
3. Ibid., p. 227-229.
4. He Ren 1981 Jin Gui You Lue Xin Jie 金匮要略新解 [A New Explanation of the Essential Prescriptions of the Golden Chest]. Zhejiang Science Publishing House, p. 80. O *Essential Prescriptions of the Golden Chest* foi escrito por Zhang Zhong Jing e publicado primeiramente em *c.* 220 d.C.
5. Chao Yuan Fang 610 d.C. Zhu Bing Yuan Hou Lun [Discussion of the Origin of Symptoms in Diseases] citado no Zhang Bo Yu 1986 Zhoug Yi Nei Ke Xue 中医内科学 [Internal Medicine in Chinese Medicine]. Shanghai Science Publishing House, Shanghai, p. 245.
6. Zhu Dan Xi 1481 Dan Xi Xin Fa [Essential Methods of Dan Xi] citado no Internal Medicine in Chinese Medicine, p. 245.
7. Wang Ken Tang 1602 Zheng Zhi Zhun Sheng [Standards of Diagnosis and Treatment] citado no Internal Medicine in Chinese Medicine, p. 248.
8. Wang Luo Zhen 1985 Qi Jing Ba Mai Kao Jiao Zhu 奇经八脉考校注 [A Compilation of the Study of the Eight Extraordinary Vessels]. Shanghai Science Publishing House, p. 109. O *Study of the Eight Extraordinary Vessels* foi escrito por Li Shi Zhen e publicado primeiramente em 1578.
9. Simple Questions, p. 23.

978-85-7241-817-1

Capítulo 40

筋
痛

Fibromialgia

CONTEÚDO DO CAPÍTULO

Fibromialgia   900

Fibromialgia na Medicina Ocidental   900
Manifestações Clínicas   900
Diagnóstico de Fibromialgia   901
Causas da Fibromialgia   902
Tratamento de Fibromialgia   902
O Trabalho de Janet Travell nos
  Pontos-gatilho   902

Fibromialgia na Medicina Chinesa   905
Espaço entre Pele e Músculos (*Cou Li*)   905
Canais de Conexão (*Luo*)   906
Canais Musculares   909

Etiologia da Fibromialgia na Medicina Chinesa   910
Invasão de Fatores Patogênicos Externos   910
Tensão Emocional   911
Dieta Irregular   911
Trabalho Físico Excessivo   911

Patologia da Fibromialgia na Medicina Chinesa   911
Excesso   911
Umidade   911
Estagnação do *Qi*   911
Estagnação de Sangue   911
Deficiência   912
Deficiência do *Qi* do Baço ou do *Yang* do
  Baço   912
Deficiência do *Yang* do Baço e do Rim   912
Deficiência do Sangue do Fígado   912
Deficiência do *Yin* do Fígado e do Rim   912

Princípios de Tratamento e Estratégias   912
Resolver a Umidade   912
Mover o *Qi* e Eliminar Estagnação   913

Revigorar Sangue e Eliminar Estagnação   913
Tonificar *Qi* e Sangue   914
Acalmar a Mente   914

Acupuntura no Tratamento de Fibromialgia   915
Pontos Locais   915
Pontos Adjacentes   915
Pontos Distais   917
Condição Subjacente   917

Identificação dos Padrões e Tratamento   918
Umidade por Excesso   918
Umidade com Deficiência Subjacente de *Qi* do
  Baço   919
Umidade, Estagnação de *Qi*, Deficiência do *Qi* do
  Baço   919
Umidade com Deficiência do Sangue do
  Fígado   920
Umidade com Deficiência do *Yin* do Fígado e do
  Rim   920
Estagnação de *Qi*, Estagnação de Sangue com
  Umidade   921

**Tratamento Regional de Acupuntura
para Fibromialgia   921**
Região Dorsal Superior   921
Pescoço   921
Região Dorsal Média   922
Região Dorsal Inferior   922
Braços   922
Pernas   923

Experiências Clínicas   924
Acupuntura   924

**Comparação entre Síndrome da Dor
Miofascial, Fibromialgia e Síndrome
da Fadiga Pós-viral   925**

- Umidade por Excesso
- Umidade com deficiência subjacente do *Qi* do Baço
- Umidade, estagnação do *Qi*, deficiência do *Qi* do Baço
- Umidade com deficiência do Sangue do Fígado
- Umidade com deficiência de *Yin* do Fígado e do Rim
- Estagnação de *Qi*, estagnação de Sangue com Umidade

Fibromialgia

A fibromialgia é uma doença cada vez mais reconhecida de dor crônica, caracterizada como dor musculoesquelética espalhada, dor e rigidez, sensibilidade nos tecidos moles, fadiga geral e distúrbios do sono. Os locais mais comuns de dor incluem pescoço, costas, ombros, cintura pélvica e membros, mas qualquer parte do corpo pode estar envolvida. Os pacientes que sofrem de fibromialgia experimentam uma gama de sintomas de intensidades variadas, os quais aumentam e diminuem com o tempo.

Estima-se que cerca de 3 a 6% da população americana seja portadora de fibromialgia. Embora uma porcentagem maior de mulheres de todas as idades e raças seja afetada, ela afeta também homens e crianças.

A fibromialgia é, de certa forma, um quebra-cabeças para a medicina ocidental, e há algum ceticismo com relação à existência da doença em si. Exemplificando, um livro de medicina clínica considera a fibromialgia como diagnóstico de exclusão, isto é, um "nome" dado à coletânea de sintomas[1]:

Fibromialgia constitui-se em um diagnóstico útil de exclusão, embora não seja universalmente aceito como diagnóstico. Os pacientes valorizam um nome para explicar previamente sintomas descartados ou atribuídos simplesmente a problemas psicológicos ou sociais.

O mesmo livro continua dizendo[2]:

Médicos, inadequadamente, algumas vezes chamam seus pacientes [com fibromialgia] como pacientes "impossíveis de serem ajudados". A frustração dos pacientes é composta pelo fato de que a maior parte dos testes é normal, e temem que os médicos acreditem que está "tudo na mente deles". Quanto ao tratamento, uma abordagem simpática é apropriada, com a reafirmação ao paciente que a fibromialgia frequentemente melhora e não é inevitavelmente incapacitante.

A discussão da fibromialgia vai ser conduzida de acordo com os seguintes tópicos:

- Fibromialgia na medicina ocidental.
- Fibromialgia na medicina chinesa.
- Etiologia da fibromialgia na medicina chinesa.
- Patologia da fibromialgia na medicina chinesa.
- Princípios de tratamento e estratégias.
- Acupuntura no tratamento da fibromialgia.
- Identificação de padrões e tratamento.
- Tratamento de acupuntura regional para fibromialgia.
- Casos clínicos.
- Comparação entre síndrome de dor miofascial, fibromialgia e síndrome de fadiga pós-viral.

Fibromialgia na Medicina Ocidental

Manifestações Clínicas

A fibromialgia é caracterizada pela presença de múltiplos pontos sensíveis e uma constelação de sintomas, conforme o exposto a seguir.

- Dor.
- Pontos sensíveis.
- Fadiga.
- Problemas de sono.

Muitos outros sintomas podem estar presentes, especialmente:

- Depressão.
- Adormecimento ou sensação de formigamento em mãos e pés (parestesia).
- Dificuldade de concentração e memória debilitada.
- Síndrome das pernas inquietas.
- Mudanças de humor.
- Dor no peito.
- Bexiga irritável.
- Períodos menstruais doloridos.
- Tontura.
- Ansiedade.
- Intestino irritável.
- Dor de cabeça e dor facial.

Tabela 40.1 – Sintomas de fibromialgia baseados em várias séries de pacientes atendidos em clínicas de reumatologia

Sintomas	Frequência (média) (%)	Frequência (extensão) (%)
Dor em múltiplos locais	100	100
Rigidez	78	76 – 84
"Dor por toda parte"	64	60 – 69
Sensação de inchado nos tecidos moles	47	32 – 64
Fadiga	86	75 – 92
Pouco sono	65	56 – 72
Parestesia	54	26 – 74
Ansiedade	62	48 – 72
Cefaleias	53	44 – 56
Dismenorreia	43	40 – 45
Intestino irritável	40	30 – 53
Síndrome das pernas inquietas	31	–
Depressão	34	31 – 37
Síndrome de Raynaud	13	9 – 17
Síndrome uretral feminina	12	–

(Com permissão de *Baldry PE 2001 Myofascial Pain and Fibromyalgia Syndrome*. Churchill Livingstone, Edinburgh).

Baldry relata que os sintomas mais comuns de fibromialgia são derivados de várias séries de pacientes que foram atendidos em clínicas de reumatologia (Tabela 40.1)[3].

Dor

A dor da fibromialgia é profunda, difusa e crônica. Afeta diferentes partes do corpo e varia de intensidade. A dor da fibromialgia foi descrita como dor muscular profunda, pulsante, em contração, em punhalada e aguda, o que define a própria existência dos pacientes que sofrem de fibromialgia.

Queixas neurológicas, tais como adormecimento, formigamento e queimação, são frequentemente presentes e contribuem para o desconforto do paciente. A intensidade da dor e a rigidez são geralmente piores de manhã. Os fatores agravantes que afetam a dor incluem clima frio/úmido, sono não reparador, fadigas física e mental, atividade física excessiva, inatividade física, ansiedade e estresse.

Pontos Sensíveis

Pacientes que sofrem de fibromialgia experimentam sensibilidade em múltiplos pontos em diferentes partes do corpo. Esta sensibilidade é espontânea ou é uma sensibilidade por pressão. Para se diagnosticar fibromialgia, é necessário um mínimo de 11 locais no corpo anormalmente sensíveis sob pressão relativamente suave e firme.

Fadiga

A fadiga da fibromialgia é muito mais do que estar cansado. É um esgotamento que engloba tudo o que interfere nas simples atividades diárias. Às vezes, pode deixar o paciente com habilidade limitada para funcionar tanto mental como fisicamente.

Problemas do Sono

Muitos pacientes com fibromialgia apresentam associadamente um distúrbio de sono que os impede de ter um sono profundo, repousante e restaurador. Pacientes com fibromialgia em geral acordam cansados e sem estarem restaurados, mesmo que tenham dormido muito.

Alguns estudos sugerem que este problema do sono é o resultado de um distúrbio do sono chamado padrão de sono com onda alfa interrompida, uma condição em que o sono profundo é frequentemente interrompido por explosões de atividade cerebral similares ao estado de alerta. Como resultado, os pacientes que sofrem de fibromialgia perdem o estágio de sono profundo restaurador (estágio 4). Espasmos musculares nas pernas na hora de dormir (distúrbio de movimento periódico dos membros ou mioclonia noturna) e síndrome das pernas inquietas também podem estar associados à fibromialgia.

Dores de Cabeça e Dor Facial

Muitos pacientes que sofrem de fibromialgia apresentam também dores de cabeça e dor facial, as quais podem estar relacionadas à sensibilidade ou rigidez em pescoço e ombros. Também é comum, em pacientes com fibromialgia, a disfunção da articulação temporomandibular (ATM), que afeta as articulações da maxila e músculos circundantes.

Resumo

Manifestações Clínicas da Fibromialgia
- Dor
- Pontos sensíveis
- Fadiga
- Problemas do sono
- Depressão
- Adormecimento ou sensação de formigamento em mãos e pés (parestesia)
- Dificuldade de concentração e memória debilitada
- Síndrome das pernas inquietas
- Mudanças de humor
- Dor no peito
- Bexiga irritável
- Menstruações dolorosas
- Tontura
- Ansiedade
- Intestino irritável
- Dores de cabeça e dor facial

Diagnóstico de Fibromialgia

Atualmente, não há nenhum teste laboratorial para diagnosticar fibromialgia. Os médicos dependem do histórico dos pacientes, sintomas autorrelatados, exame físico e exame manual muito apurado dos pontos sensíveis. A correta implementação do exame determina a presença de múltiplos pontos sensíveis em locais característicos.

Estima-se que demora uma média de cinco anos para um paciente com fibromialgia ter um diagnóstico correto. Muitos médicos ainda não estão adequadamente informados ou educados sobre fibromialgia. Os testes laboratoriais frequentemente são negativos e muitos sintomas da fibromialgia se sobrepõem a outros de outras síndromes, gerando custos investigativos extensos e frustração tanto para o médico como para o paciente.

Outro ponto essencial que deve ser considerado é que a presença de outras doenças, tais como artrite reumatoide ou lúpus, não descarta um diagnóstico de fibromialgia. A fibromialgia não é um diagnóstico de exclusão e deve ser diagnosticada por seus próprios fatores característicos.

Para receber um diagnóstico de fibromialgia, o paciente deve satisfazer os seguintes critérios diagnósticos:

- Dor difusa em todos os quatro quadrantes do corpo com duração mínima de três meses.
- Dor ou sensibilidade em pelo menos 11 dos 18 pontos sensíveis especificados quando a pressão é aplicada (Fig. 40.1).

O American College of Rheumatology estabeleceu regras de classificação geral para fibromialgia, a fim de ajudar na avaliação e no estudo da síndrome. Essas regras relatam que os critérios para um diagnóstico de fibromialgia são que o paciente tenha sentido dor difusa por pelo menos três meses e apresente no mínimo 11 locais no corpo anormalmente sensíveis sob pressão relativamente suave e firme[4].

Nem todos os médicos concordam com essas linhas gerais. Alguns médicos acreditam que os critérios são muito rígidos e que o indivíduo pode ser portador de fibromialgia mesmo quando não apresenta o número

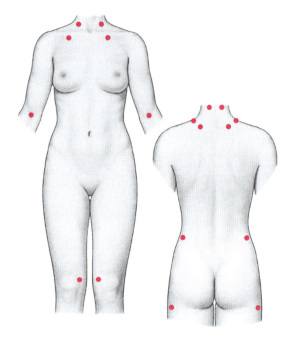

Figura 40.1 – Pontos sensíveis para o diagnóstico de fibromialgia.

específico de pontos sensíveis. Outros questionam a confiabilidade e validez de se usar estes pontos sensíveis como uma ferramenta diagnóstica.

> **Resumo**
>
> **Diagnóstico de Fibromialgia**
> - Dor difusa nos quatro quadrantes do corpo pelo menos durante três meses
> - Sensibilidade ou dor em pelos menos 11 dos 18 pontos sensíveis específicos quando é aplicada pressão (Fig. 40.1)
> - American College of Rheumatology:
>   – O paciente ter sentido dor difusa por pelo menos três meses
>   – O paciente apresentar no mínimo 11 locais de dor anormalmente sensíveis sob pressão relativamente suave e firme

Causas da Fibromialgia

A causa básica ou as causas da fibromialgia ainda não são conhecidas, novas descobertas parecem mostrar que a fibromialgia é um distúrbio do processamento central com desregulação neuroendócrina e de neurotransmissores.

Alguns pacientes com fibromialgia parecem ter alterações na regulação de certos neurotransmissores, tais como a serotonina e a substância P, um elemento químico do cérebro associado à dor, estresse e ansiedade, bem como depressão.

Um número sempre crescente de estudos científicos mostra atualmente múltiplas anormalidades fisiológicas no paciente com fibromialgia, as quais incluem: aumento nos níveis da substância P na medula espinal, baixos níveis de sangue fluindo para a região cerebral do tálamo, hipofunção do eixo hipotalâmico-pituitário-adrenal (HPA), baixos níveis de serotonina e triptofano e anormalidades na função das citocinas[5].

Descondicionamento e fluxo sanguíneo diminuído podem contribuir para força diminuída e fadiga. As diferenças no metabolismo e nas anormalidades nas substâncias hormonais que influenciam a atividade dos nervos (neuroendócrino) podem desempenhar um papel.

Wallace resume os fatores etiológicos e sua incidência na fibromialgia da seguinte forma[6]:

- *Etiologia desconhecida*: 40%.
- *Trauma de um episódio único*: 15%.
- *Mecanismos corporais deficientes*: 15%.
- *Pós-infecção*: 10%.
- *Estresse emocional*: 10%.
- *Secundária à doença autoimune*: 5%.
- *Outras causas*: 5%.

Tratamento de Fibromialgia

O tratamento ocidental de fibromialgia está baseado primariamente na utilização de analgésicos e medicação antidepressiva. Alguns médicos prescrevem anti-inflamatórios não esteoides (AINE) – tais como aspirina, ibuprofeno ou naproxeno sódico – em combinação com outras medicações, mas AINE não provaram ser eficientes para resolver a dor na fibromialgia quando tomados isoladamente.

Um aspecto importante da administração da dor é um programa regular de exercício leve e alongamento, que ajuda a manter o tônus muscular e a reduzir dor e rigidez.

Quando necessário, é administrada medicação para dormir, algumas podem ser especialmente de muita ajuda se o sono do paciente for perturbado por pernas inquietas ou por distúrbio dos movimentos periódicos dos membros.

Sessões de aconselhamento com profissional treinado podem ajudar a melhorar comunicação e compreensão da doença e ajudar a construir uma relação mais saudável dentro da família do paciente.

Um número cada vez maior de médicos entende a importância das terapias complementares no tratamento da fibromialgia. Estas incluem: terapia física, massagem terapêutica, terapia de liberação miofascial, hidroterapia, exercícios aeróbicos leves, acupressão, acupuntura, ioga, exercícios de relaxamento, técnicas respiratórias, aromaterapia, terapia cognitiva, *biofeedback*, ervas, complementos nutricionais e manipulação osteopática ou quiroprática.

O Trabalho de Janet Travell nos Pontos-gatilho

Baldry faz uma descrição extensa e detalhada do trabalho de Travell nos pontos-gatilho em seus dois livros acerca da dor miofascial e da fibromialgia[7].

Fisiologia do Ponto-gatilho

O local em que a contração realmente ocorre numa fibra muscular é uma unidade microscópica chamada sarcômero. Para se realizar mesmo o menor movimento, milhões de sarcômeros têm que se contrair no músculo. Um ponto-gatilho existe quando um sarcômero superestimulado torna-se incapaz de relaxar seu estado de contração (Fig. 40.2).

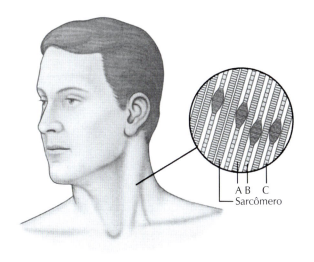

Figura 40.2 – Fisiopatologia dos pontos-gatilho.

Na Figura 40.2, a letra A indica um fibra muscular num estado de repouso normal, nem estirado nem contraído. A distância entre as linhas cruzadas curtas dentro da fibra define o comprimento do sarcômero individual. Os sarcômeros correm ao longo da fibra.

A letra B indica a parte da fibra muscular que se estende do nó da contração ao local de inserção do músculo (neste caso, ao esterno). Observe uma distância maior entre as linhas de cruzamento, mostrando como os sarcômeros estão estirados pela tensão dentro do nó da contração. Estes segmentos estirados da fibra muscular fornecem tensão e rigidez à banda estirada. A terapia deve equalizar o comprimento do sarcômero na fibra.

Normalmente, os sarcômeros funcionam como pequenas bombas, contraindo e relaxando para circular o sangue através dos capilares, que suprem suas necessidades metabólicas. Quando os sarcômeros num ponto-gatilho seguram sua contração, o fluxo sanguíneo essencialmente é interrompido na área imediata. A falta de oxigênio resultante e a acumulação de produtos metabólicos descartados irritam o ponto-gatilho. O ponto-gatilho responde à emergência enviando sinais de dor até o cérebro, a fim de instituir política de repouso para o músculo. Você deixa de utilizar o músculo, que depois começa a ficar encurtado e apertado.

A médica americana Janet Travell (1901-1997) começou primeiramente a se interessar por pontos-gatilho depois de ler como Edeiken e Wolferth (1936) tinham conseguido reproduzir dor espontânea no ombro pela aplicação de pressão aos pontos sensíveis nos músculos ao redor da escápula. A médica leu este relatório quando estava sofrendo de dor no ombro pelo fato de ter forçado alguns músculos durante o período de trabalho.

Ela relata em sua autobiografia[8]:

Pressionando de noite em torno dos músculos sobre minha escápula, tentando fazer uma automassagem, fiquei chocada quando toquei alguns pontos que intensificavam ou reproduziam minha dor como se tivesse ligado um interruptor. Foi minha primeira introdução à área enigmática dos gatilhos. Sabia que não havia nervos que conectassem esses pontos de tiro diretamente ao meu braço. Estava surpresa, mas não descartava a observação baseada simplesmente no fato de não poder explicá-la.

Note a observação de Travell de que "*não havia nervos que conectassem esses pontos de tiro diretamente ao meu braço*"; apesar de não estar consciente disso, o que sentia era a propagação da sensação ao longo de um canal de acupuntura, provavelmente o canal do Intestino Delgado.

Ativação Primária dos Pontos-gatilhos Miofasciais

Baldry explica a ativação primária dos pontos-gatilho miofasciais da seguinte forma[9]:

Uma das razões mais importantes para a ativação primária dos pontos-gatilho miofasciais é o trauma imposto sobre o músculo, na forma de lesão direta ou esforço repentino, ou quando o músculo é submetido a exercício excessivo ou extraordinário. A ativação pode, em outro momento, ocorrer mais gradualmente, como quando o músculo está submetido a episódios repetidos de traumas pequenos ou repetidamente sobrecarregado (esforço repetitivo). O trauma muscular causa reação inflamatória e a lesão celular associada a isto resulta na liberação de várias substâncias químicas, tais como bradicinina, prostaglandinas, histamina, serotonina e íons de potássio capazes de sensibilizar as fibras nervosas sensoriais do tipo A-Delta (Grupo III) e C (Grupo IV). Tais impulsos são transmitidos ao cérebro.

O resultado da sensibilização das fibras A-Delta é o desenvolvimento de dor imediata, curta e aguda, a "primeira" dor. O resultado da sensibilização das fibras aferentes C é o desenvolvimento de dor do tipo persistente, não definida, seca e referida a um local próximo ou, às vezes, a alguma distância do ponto-gatilho autoativado.

Baldry diz[10]:

Um ponto-gatilho deve conter vários tipos de fibras nervosas sensorais, mas como a sensibilização de suas fibras aferentes C permite sua ativação e origina seu "segundo" tipo de dor referida, demorada e potencialmente incapacitante, significa que um ponto-gatilho ativado constitui-se essencialmente em uma coleção densa de nociceptores polimodais C sensibilizados. Os pontos-gatilho podem também se tornar ativados quando os músculos forem mantidos num estado de contração persistente por alguém emocionalmente tenso.

Traduzidos em termos de medicina chinesa, as afirmações anteriores significam que um ponto-gatilho é uma área de estagnação de *Qi* nos músculos (e nos canais Musculares); também significa que o estresse emocional pode ser o fator etiológico causador da estagnação de *Qi* nos músculos.

Outras razões para esta ativação são as condições ambientais adversas, tais como frio excessivo, calor excessivo, umidade ou correntes de ar. Além disso, pode ocorrer como resultado da imobilização prolongada dos músculos, tal como ocorre, por exemplo, com o descanso prolongado na cama, com paralisia de um membro, e quando uma parte do corpo está engessada. Também pode ocorrer durante doença febril. Novamente, a afirmação anterior confirma o ponto de vista da medicina chinesa da retenção de fatores patogênicos externos como causa de dor muscular crônica.

Baldry comenta[11]:

Finalmente, deve-se dizer que os fatores responsáveis pela ativação dos pontos-gatilho/pontos sensíveis na síndrome da fibromialgia primária generalizada não são conhecidos. Há boas razões para se acreditar que este tipo atual criptogênico de ativação será, no final, decorrente de algum distúrbio bioquímico sistêmico não reconhecido até agora.

Ativação Secundária de Pontos-gatilho Miofasciais

Baldry descreve a ativação secundária de pontos-gatilho miofasciais da seguinte forma[12]:

Quando a dor se desenvolve num músculo como resultado da ativação primária de pontos-gatilho, estes também podem sofrer o mesmo processo de um evento secundário em músculos sinérgicos e ainda em músculos que atuam como antagonistas, tornando-se tensos e anulando a tensão no músculo afetado primariamente. Além disso, os pontos-gatilho são capazes também de se tornar ativados como um evento secundário num músculo que está numa área onde a dor está sendo referida. Isto não apenas ocorre com a dor referida de pontos-gatilho miofasciais primários, mas também quando se refere a alguma doença visceral, tal como infarto do miocárdio, ou a algum distúrbio somático, tal como degeneração do disco ou de faceta articular.

Travell e Simmons chamam de "pontos-gatilho satélite" os pontos-gatilho que se tornam ativados secundariamente numa zona de referência. De acordo com Baldry, já que estes podem causar dor referida, ainda que em zonas mais distantes da referência, é óbvio que, por este efeito adicional, a dor às vezes se difunda para uma distância considerável, com os pontos-gatilho se estendendo ao longo de uma linha relativamente reta, a qual geralmente corresponde intimamente ao trajeto de um canal de acupuntura. Não é incomum, por exemplo, que a ativação primária de um ponto-gatilho na parte inferior da região posterior da caixa torácica cause dor que vá se referir nos quadris e que um ponto-gatilho satélite se estenda para baixo, ao longo do canal da Bexiga[13].

Faixas Tensas Palpáveis

A persistência das faixas tensas pode ser explicada pela circulação nas faixas tornando-se parcialmente lesada como resultado da contração sustentada de fibras musculares e parcialmente em virtude de acumulação de metabólitos, causando resposta vasoconstritora reflexa. Este

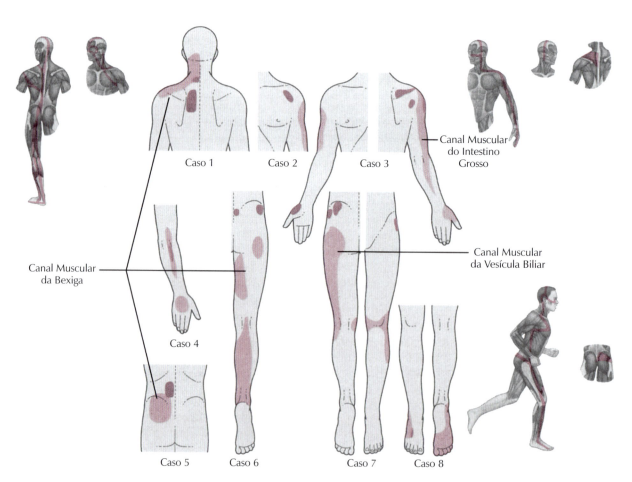

Figura 40.3 – Áreas de dor referida dos pontos-gatilho (áreas dos pontos-gatilho em preto; áreas de dor referida sombreadas).

efeito vascular das faixas tensas é interessante sob o ponto de vista da medicina chinesa, pois implica a existência de estagnação de Sangue nos canais de Conexão do Sangue (*Luo*), que, como sabemos, ocorre nos estágios finais das doenças crônicas (como na fibromialgia crônica).

Isto é referendado pela biópsia de amostras de músculos ao redor dos pontos-gatilho que mostram mudanças nas células endoteliais dos capilares. Baldry observou que os trajetos percorridos pela dor referida dos pontos-gatilho ativados muitas vezes coincidem com canais de acupuntura. MacDonald pediu a 52 pacientes com dor musculoesquelética crônica que desenhassem o mapa de sua dor. Oitenta e cinco por cento desenharam linhas que juntavam as áreas de dor; desta amostra, 96% das linhas correspondiam exatamente aos canais de acupuntura[14] (Fig. 40.3). Nessa figura, as áreas da dor referida dos pontos-gatilho refletem intimamente os trajetos dos canais Musculares.

Fibromialgia na Medicina Chinesa

Para se compreender a patologia da fibromialgia sob o ponto de vista da medicina chinesa, devemos rever rapidamente morfologia, fisiologia e patologia de três estruturas da medicina chinesa:

- Espaço entre pele e músculos (*Cou Li*).
- Canais de Conexão (*Luo*).
- Canais Musculares.

Espaço entre Pele e Músculos (Cou Li)

O capítulo 1 do *Essential Prescriptions of the Golden Chest* menciona o espaço entre pele e músculos (*Cou Li*). Declara[15]:

Deve-se regular a vida sexual, evitar excessos de sabores na dieta; caso contrário, o corpo vai se tornar fraco e os fatores patogênicos vão entrar no Cou Li. Cou *é o espaço do Triplo Aquecedor para onde a* [Essência] *Verdadeira Original converge;* Li *é o padrão da pele e dos Órgãos Internos.*

O *Questões Simples* menciona *Cou Li* no capítulo 5, em que, numa passagem, compara o *Yang* puro com o *Yin* túrbido[16]:

O Yang *puro abre o* Cou Li, *o* Yin *túrbido retorna aos Cinco Órgãos.*

Isto significa que o *Qi* Defensivo, de natureza *Yang*, é difundido nos poros sudoríparos no espaço entre pele e músculos. Quando os poros estão fechados e o espaço entre pele e músculos está bloqueado, o *Qi* Defensivo não pode se difundir e o Aquecedor Superior fica bloqueado. Isto pode gerar febre. Quando o espaço entre pele e músculos está muito "aberto", há sudorese espontânea.

> ■ O *Cou Li* é uma entidade complexa que inclui dois aspectos: *Cou* são os "espaços" no corpo que incluem os espaços do Triplo Aquecedor, dos quais o espaço entre pele e músculos é um deles; *Li* são os "padrões" ou "grãos" da pele, carne e órgãos internos. Estes últimos são, provavelmente, os tecidos conectivos do corpo, os quais pertencem às membranas *Huang*

No contexto da fibromialgia, o espaço *Cou* mais importante é o espaço entre pele e músculos (Fig. 40.4). Neste local, o *Qi* Defensivo circula, o suor é formado e os poros da pele são regulados. Quando o espaço entre pele e músculos está bem regulado, o *Qi* Defensivo se difunde normalmente, protegendo, neste espaço, o corpo dos fatores patogênicos externos, e os poros da pele são regulados, isto é, abrem ou fecham nos momentos certos.

Na patologia, o espaço entre pele e músculos é o local em que a Umidade se assenta causando dor muscular, sensação de peso nos membros e fadiga. Obviamente, a Umidade pode também se assentar na cabeça, causando dores de cabeça do tipo surda, também uma característica da fibromialgia.

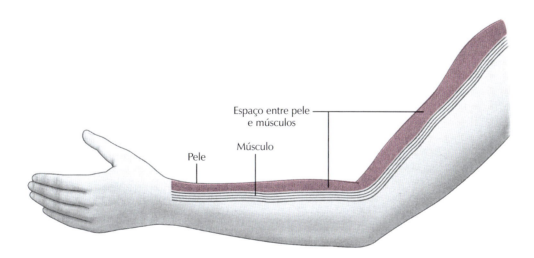

Figura 40.4 – Espaço entre pele e músculos.

> **Resumo**
>
> **Espaço entre Pele e Músculos (Cou Li)**
> - Qi Defensivo, de natureza Yang, é difundido nos poros no espaço entre pele e músculos
> - Cou Li inclui dois aspectos: Cou são os "espaços" no corpo que incluem os espaços do Triplo Aquecedor, dos quais o espaço entre pele e músculos é integrante; Li são os "padrões" ou "grãos" da pele, carne e órgãos internos (tecidos conectivos do corpo ou membranas Huang)
> - No contexto da fibromialgia, o espaço Cou mais importante é o espaço entre pele e músculos
> - Qi Defensivo circula, suor é formado e poros da pele são regulados no espaço entre pele e músculos
> - Na patologia, o espaço entre pele e músculos é o local em que a Umidade se assenta causando dor muscular, sensação de peso dos membros e fadiga

Canais de Conexão (Luo)

Os canais de Conexão são chamados de *Luo Mai*: *Luo* significa "rede". Os canais Principais são chamados de *Jing Mai* e *Jin* significa "linha", "trajetória", "caminho". Portanto, os canais Principais são comparados às trajetórias ou linhas, o que implica no fluxo vertical de *Qi*, ao passo que os canais de Conexão são comparados a uma rede de canais que flui em todas as direções, o que implica no fluxo horizontal de *Qi*.

O capítulo 17 do *Eixo Espiritual* confirma que os canais de Conexão são "horizontais" ou "cruzados"[17] (Fig. 40.5):

Os canais Principais estão no Interior, seus ramos horizontais [ou transversais] são os canais de Conexão.

> ▪ Canais Principais têm o fluxo "vertical" de *Qi*; canais de Conexão, o fluxo "horizontal" de *Qi*

Os canais de Conexão são mais superficiais do que os canais Principais e correm em todas as direções, e não verticalmente, como os canais Principais o fazem. Em particular, preenchem o espaço entre pele e músculos, isto é, o espaço *Cou Li* (Fig. 40.6).

Como os canais de Conexão irrigam a superfície do corpo e o espaço entre pele e músculos protegem o corpo da invasão dos fatores patogênicos externos, eles são os primeiros a ser invadidos pelos fatores patogênicos externos. Por exemplo, quando sofremos a invasão de Vento externo, os canais de Conexão são os primeiros a ser invadidos.

A função protetora dos canais de Conexão está intimamente ligada à circulação do *Qi* Defensivo fora dos canais Principais. O *Eixo Espiritual*, no capítulo 18, comenta[18]:

O ser humano recebe o Qi dos alimentos: este penetra no estômago, é transportado para o Pulmão [isto é, o Qi Nutritivo]... ele é transformado em Qi; a parte refinada se torna o Qi Nutritivo, a parte grosseira se torna o Qi Defensivo. O Qi Nutritivo flui nos vasos sanguíneos [e canais], o Qi Defensivo flui fora dos canais.

O *Questões Simples*, no capítulo 43, diz[19]:

O Qi Defensivo é derivado da parte grosseira dos alimentos e da água, é de natureza escorregadia e, portanto, não pode penetrar nos canais. Circula, portanto, sob a pele, entre os músculos, evapora entre as membranas e se difunde sobre peito e abdômen.

Portanto, a função protetora dos canais de Conexão está intimamente ligada ao *Qi* Defensivo e sua circulação no espaço entre pele e músculos.

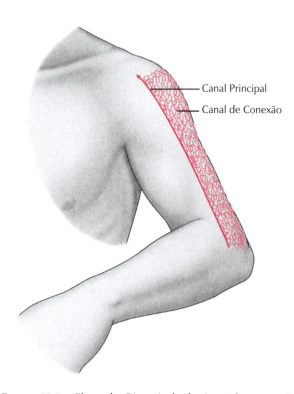

FIGURA 40.5 – Fluxo do *Qi* vertical e horizontal nos canais Principais e de Conexão.

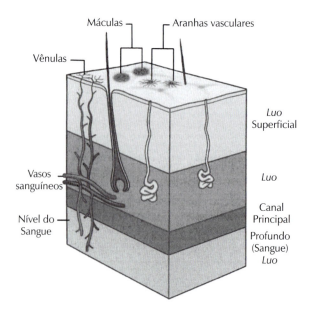

FIGURA 40.6 – Canais de Conexão e espaço entre pele e músculos.

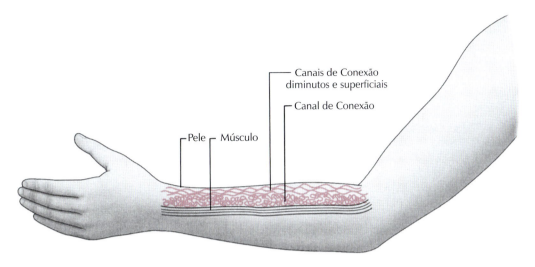

FIGURA 40.7 – Canais de Conexão superficiais e diminutos.

> **Nota Clínica**
>
> - Os canais de Conexão são os primeiros a serem invadidos pelos fatores patogênicos. Na fibromialgia, eles são invadidos por Umidade, a qual se assenta no espaço entre pele e músculos, causando dor muscular e sensação de peso dos membros

O capítulo 66 do *Eixo Espiritual* também descreve a trajetória de penetração dos fatores patogênicos[20]:

Quando os fatores patogênicos invadem o corpo, penetram primeiro na pele; quando a pele está solta, o espaço entre pele e músculos [cou li] fica aberto e os fatores patogênicos vão penetrar nos pêlos, tornando-os eriçados. Os fatores patogênicos, então, penetram nos canais de Conexão, causando dor muscular; os fatores patogênicos irão, então, penetrar nos canais Principais.

Dentro deste espaço entre canais Principais e pele, ocupado pelos canais de Conexão, há também níveis de profundidade. Nas camadas superficiais, logo abaixo a pele, há canais de Conexão menores chamados de diminutos (*Sun*) e canais de Conexão superficiais (*Fu*) (Fig. 40.7).

Há também uma camada mais profunda de canais de Conexão, que está além dos canais Principais. Os canais nesta camada mais profunda podem ser chamados de canais de Conexão profundos e estão energeticamente relacionados aos vasos sanguíneos e ao Sangue em geral (Fig. 40.8). Estes canais de Conexão profundos estão envolvidos na dor crônica da estagnação de Sangue, que, às vezes, ocorre na fibromialgia (Figs. 40.9 e 40.10).

Podemos relacionar as três camadas na rede de canais com os tipos de *Qi*, isto é, *Qi* Defensivo, *Qi* Nutritivo e Sangue, conforme descrio a seguir:

- *Na superfície*: canais de Conexão = nível do *Qi* Defensivo.
- *No centro*: canais Principais = nível do *Qi* e do *Qi* Nutritivo.
- *No interior*: canais de Conexão profundos = nível do Sangue.

O capítulo 66 do *Eixo Espiritual* menciona as diferentes camadas energéticas em conexão com a invasão dos fatores patogênicos externos[21] (Fig. 40.11):

Quando os fatores patogênicos invadem o corpo, invadem primeiro a pele. Quando a pele está relaxada, o espaço entre pele e músculos fica aberto, o que permite que fatores patogênicos se movam do pelo para um nível mais profundo; quando assim o fazem, o pelo fica eriçado, o

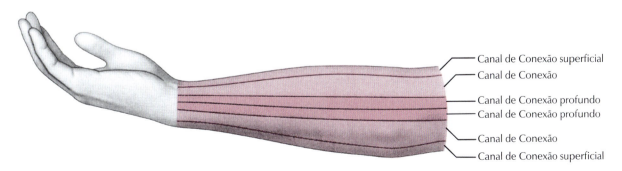

FIGURA 40.8 – Camadas Energéticas dos canais de Conexão.

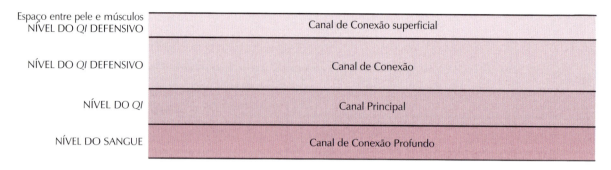

Figura 40.9 – Camadas energéticas dos canais Principal e de Conexão e os tipos de Qi.

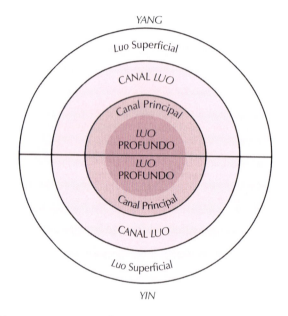

Figura 40.10 – Camadas energéticas dos canais Principal e de Conexão.

paciente treme e há dor na pele. Se o fator patogênico não for expelido, penetra nos canais de Conexão; quando se localiza nessa porção, há dor muscular; quando a dor cessa, são os canais Principais que vão estar doloridos. Se o fator patogênico não for expelido, penetra nos canais Principais; quando se localiza nessa porção, o paciente treme e fica facilmente assustado.

O texto continua com a descrição da progressão do fator patogênico dos canais Principais aos "pontos de acupuntura", a fim de causar dor nos membros e rigidez das costas (como ocorre na fibromialgia); depois, vai para o Vaso Penetrador, causando peso e dor; depois, para Estômago e Intestinos, causando distensão abdominal e diarreia; depois, segue em direção às membranas e, finalmente, aos "vasos sanguíneos", causando massas abdominais (*Ji*) proveniente da estagnação de Sangue.

No contexto da fibromialgia, quando o fator patogênico está nos canais de Conexão do Sangue, há estagnação de Sangue e dor intensa, em vez de dor do tipo surda.

Os fatores patogênicos externos invadem em geral primeiramente os canais de Conexão; também invadem os canais Musculares. Se apenas os canais Musculares forem invadidos, os principais sintomas são simplesmente rigidez e dor dos músculos, sem nenhuma manifestação interna, tais como dor na garganta, febre, etc. Esta é a patologia da fibromialgia, na qual tanto músculo como canais de Conexão são invadidos por Umidade sem sintomas de invasão exterior.

Vento

Quando o Vento penetra num canal de Conexão, causa sintomas típicos iniciais de invasão de Vento, isto é, aversão ao frio, febre (pele quente ao toque), dor na garganta, pulso Flutuante, etc. O Vento geralmente invade os canais de Conexão do Pulmão, do Intestino Grosso e do Estômago.

Na fibromialgia, o principal sintoma indicando invasão de Vento nos músculos é dor errante que se move de um lugar para outro.

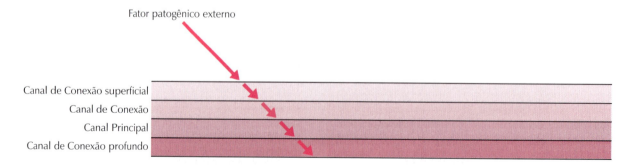

Figura 40.11 – Progressão dos fatores patogênicos externos nos canais.

Umidade

A invasão de Umidade externa nos estágios iniciais também causa aversão ao frio e febre e, além disso, náusea, vômito, diarreia, sensação de peso e gânglios inchados. A Umidade invade primariamente os canais de Intestino Grosso, Estômago, Baço e Fígado.

Se a Umidade não for expelida, torna-se facilmente crônica, estabelecendo-se no espaço entre pele e músculos ou nas articulações. A Umidade assentada no espaço entre pele e músculos (energeticamente corresponde à área própria do canal de Conexão) é vista com frequência na síndrome de fadiga pós-viral e na fibromialgia.

Frio

O Frio externo causa dor e contração. Quando o Frio se assentar em músculos e espaço entre pele e músculos, causa dor mais intensa que a da Umidade e não tão generalizada quanto a dor da Umidade.

Resumo

Canais de Conexão (*Luo*)

- Canais de Conexão são chamados de *Luo Mai*: *Luo* significa "rede"
- Canais de Conexão são como uma rede de canais que fluem em todas as direções, o que implica no fluxo horizontal de *Qi*
- Canais de Conexão são mais superficiais do que canais Principais e correm em todas as direções, em vez de "verticalmente", como os canais Principais o fazem. Em particular, preenchem o espaço entre pele e músculos, isto é, o espaço *Cou Li* (Fig. 40.6)
- Canais de Conexão irrigam a superfície do corpo e o espaço entre pele e músculos, além de proteger o corpo da invasão de fatores patogênicos externos
- Nas camadas superficiais, logo abaixo da pele, há canais de Conexão menores chamados de diminutos (*Sun*) e superficiais (*Fu*)
- Há também uma camada mais profunda de canais de Conexão, que está além dos canais Principais. Os canais nesta camada mais profunda podem ser chamados de canais de Conexão profundos e estão energeticamente relacionados aos vasos sanguíneos e ao Sangue em geral
- Estes canais de Conexão profundos estão envolvidos na dor crônica da estagnação de Sangue, como ocorre às vezes na fibromialgia
- Podemos relacionar as três camadas na rede de canais aos tipos de *Qi*, isto é, *Qi* Defensivo, *Qi* Nutritivo e Sangue da seguinte maneira:
  - Na superfície: canais de Conexão = nível do *Qi* Defensivo
  - No centro: canais Principais = nível do *Qi* e do *Qi* Nutritivo
  - No interior: canais de Conexão profundos = nível do Sangue
- No contexto da fibromialgia, quando o fator patogênico está nos canais de Conexão do Sangue, há estagnação de Sangue e dor intensa, em vez de dor do tipo surda
- Fatores patogênicos externos invadem geralmente primeiro os canais de Conexão

---

Canais Musculares

Os canais Musculares são discutidos no capítulo 13 do *Eixo Espiritual*[22] e são chamados *Jing Jin* (经 筋), o que pode ser traduzido como "músculos que parecem com canais" ou "músculos dos canais": de fato, os canais Musculares são essencialmente os músculos esqueléticos do corpo como vistos na medicina chinesa antiga e, portanto, o termo "músculos como canais" (melhor do que canais Musculares) seria a tradução mais acurada de seu nome.

No entanto, os canais Musculares são muito mais do que apenas músculos da medicina ocidental, pois formam uma parte integral do sistema de canais e apresentam funções específicas importantes na circulação de *Qi* e Sangue e na adaptação do corpo ao ambiente externo. Os canais Musculares têm seis características principais:

- Estão na superfície do corpo.
- Não se conectam com os Órgãos Internos.
- Todos se originam nas extremidades.
- Seguem amplamente o curso dos canais Principais.
- Seguem os contornos dos músculos maiores que estão sobre os canais Principais.
- Estão agrupados em quatro grupos de três canais, cada um com a mesma polaridade (*Yin* ou *Yang*) e a mesma energia potencial (braços ou pernas).

Os canais Musculares estão na superfície do corpo e são, portanto, parte do que chamamos de "exterior" do corpo, contrariamente ao "interior" do corpo, constituído pelos Órgãos Internos. Entretanto, os canais Musculares constituem a parte do "exterior" do corpo numa maneira diferente daquela dos canais de Conexão (*Luo*) (Fig. 40.12).

Os canais de Conexão constituem o "exterior" do corpo mais num sentido energético do que num sentido físico: os canais de Conexão são os canais superficiais correndo em todas as direções, os quais estão entre canais Principais e pele. É por meio deles que os fatores patogênicos penetram inicialmente no corpo e nos canais em que o *Qi* Defensivo circula.

Em virtude de estarem diretamente conectados aos canais Principais, os canais de Conexão formam a trajetória principal pela qual os fatores patogênicos podem penetrar nesses canais Principais. Os canais de Conexão também correm no espaço entre pele e músculos, uma descrição que novamente deverá ser entendida num sentido mais energético do que anatômico. Portanto, nesse contexto, os "músculos", como no "espaço entre pele e músculos", não são os mesmos "músculos" dos canais Musculares. Os "músculos", como no "espaço entre pele e músculos", significam primariamente a camada energética e indicam determinada profundidade energética, isto é, a que está entre os níveis energéticos de pele e tendões; os "músculos" dos canais Musculares são os músculos realmente esqueléticos, alguns dos quais estão próximos da pele e outros mais profundos.

Contrariamente aos canais de Conexão, os canais Musculares são parte do "exterior" do corpo mais no sentido anatômico do que no sentido energético. Os canais Musculares também são facilmente invadidos pelos fatores patogênicos externos; no entanto, tais invasões manifestam-se primariamente com sintomas musculares, tais como ardor, dor ou rigidez, sem os sintomas gerais de invasão da porção do *Qi* Defensivo (aversão ao frio, febre, dor de garganta, etc.), a qual ocorre quando os canais de Conexão são invadidos. Os sintomas de fibromialgia são exemplos bons da invasão dos canais Musculares sem sintomas de invasão externa.

Fibromialgia

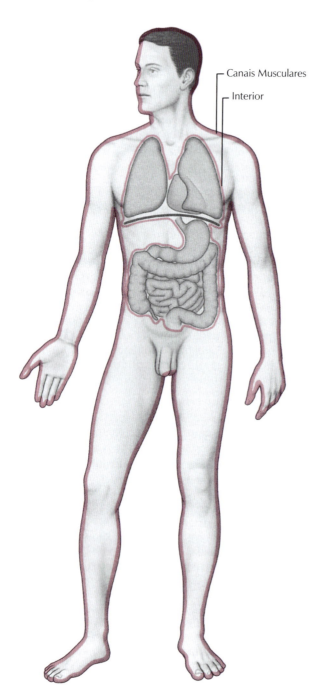

Figura 40.12 – Canais Musculares e exterior do corpo.

> **Resumo**
>
> **Canais Musculares**
> - Canais Musculares têm seis características principais:
>   – Estão na superfície do corpo
>   – Não se conectam aos Órgãos Internos
>   – Todos se originam nas extremidades
>   – Seguem de forma generalizada a trajetória dos canais Principais
>   – Seguem os contornos dos músculos maiores que se assentam sobre os canais Principais
>   – Estão agrupados em quatro grupos de três canais, cada um da mesma polaridade (*Yin* ou *Yang*) e mesma energia potencial (braços ou pernas)
> - Os canais Musculares estão na superfície do corpo e são, portanto, parte do que é denominado "exterior" do corpo, em oposição ao "interior" do corpo, constituído pelos Órgãos Internos
> - Os canais de Conexão constituem o "exterior" do corpo mais no sentido energético do que no físico; são os canais superficiais que correm em todas as direções e que estão entre canais Principais e pele
> - Em contraste, os canais Musculares são parte do "Exterior" do corpo mais no sentido anatômico do que energético
> - A patologia dos canais Musculares envolve duas condições básicas de excesso e de deficiência
> - Excesso manifesta-se com dor, contratura, rigidez e inflexibilidade; deficiência manifesta-se com moleza, flacidez e dor do tipo surda
> - Na fibromialgia, os canais Musculares estão envolvidos com sintomas de dor muscular, os quais podem ser decorrentes de Umidade, Vento, Frio, estagnação de *Qi* ou estagnação de Sangue

A patologia dos canais Musculares envolve duas condições básicas de excesso ou deficiência. A de excesso manifesta-se com dor, contratura, rigidez e inflexibilidade; a de deficiência manifesta-se com moleza, flacidez e dor do tipo surda. Formigamento muscular é decorrente de condições de excesso, tais como Fleuma nos músculos, ou de condições de deficiência, tais como deficiência de Sangue.

Na fibromialgia, os canais Musculares estão envolvidos com sintomas de dor muscular que podem ser decorrentes de Umidade, Vento, Frio, estagnação de *Qi* ou estagnação de Sangue.

Etiologia da Fibromialgia na Medicina Chinesa

Os principais fatores etiológicos na fibromialgia são os seguintes:

- Invasão de fatores patogênicos externos (Umidade, Vento, Frio).
- Tensão emocional.
- Dieta irregular.
- Trabalho físico excessivo.

Invasão de Fatores Patogênicos Externos

Umidade

A Umidade é o fator patogênico externo mais comum na fibromialgia. A Umidade é um fator patogênico "insidioso", que penetra o corpo pelas pernas e flui para a parte superior. Deriva de exposição ao clima úmido, moradia em ambiente úmido, sentar em grama úmida, usar maiô molhado, etc.

A Umidade estabelece-se no espaço entre pele e músculos, causando dor muscular e sensação de peso dos membros. É o fator patogênico mais comum na fibromialgia e o que representa o papel principal na patologia.

Além de causar dor muscular quando se estabelece no espaço entre pele e músculos, também pode se estabelecer na cabeça, causando dores de cabeça do tipo surda, dor facial e sensação de entorpecimento (atordoamento) da cabeça.

Vento

O Vento pode invadir o espaço entre pele e músculos e os próprios músculos. O Vento causa contração e dor. A característica da dor do Vento é que ela é errante e se move de um lugar a outro, de um dia para outro. Note que a dor da Umidade também afeta múltipos locais, mas não *se move* de um dia para outro como a dor do Vento.

Frio

O Vento externo invade os músculos e causa contração e dor. A dor do Frio é mais intensa do que a da Umidade ou a do Vento; é mais localizada e não generalizada, nem móvel. Não é normalmente observada na fibromialgia quando o paciente tem dor em múltiplos locais. No entanto, o Frio, com frequência, combina-se com a Umidade.

Tensão Emocional

O estresse emocional causado por raiva, culpa, vergonha, medo, preocupação, tristeza ou pesar muitas vezes gera inicialmente estagnação do *Qi*. A estagnação do *Qi* pode afetar os músculos, especialmente os do pescoço e dos ombros, e contribui para dor muscular e dor da fibromialgia.

Dieta Irregular

O consumo excessivo de alimentos gordurosos, frituras e laticínios pode gerar Umidade, o mais importante fator patogênico na fibromialgia.

Sem contar o tipo de alimento ingerido, comer de forma irregular também se constitui em causa importante de Umidade. "Comer irregularmente" quer dizer comer com pressa, comer enquanto está trabalhando, comer tarde da noite, saltar refeições, etc.

Trabalho Físico Excessivo

O trabalho físico excessivo enfraquece Baço, Fígado e Rim. Geralmente gera deficiência do *Yang*. Na fibromialgia, há sempre deficiência primária subjacente do Baço e do Rim.

Resumo

Etiologia da Fibromialgia na Medicina Chinesa

Invasão de Fatores Patogênicos Externos

Umidade
- Dor muscular e sensação de peso dos membros, cefaleias do tipo surda, dor facial e sensação de entorpecimento (atordoamento) da cabeça

Vento
- Contração e dor. A dor circula e se move de um lugar para outro, dia a dia

Frio
- A dor é intensa, mais localizada e não generalizada ou móvel

Tensão Emocional
- Raiva, culpa, vergonha, medo, preocupação, tristeza ou pesar

Dieta Irregular
- Consumo excessivo de alimentos gordurosos, frituras e laticínios; comer irregularmente

Excesso de Trabalho Físico
- Trabalho físico excessivo enfraquece Baço, Fígado e Rim

Patologia da Fibromialgia na Medicina Chinesa

A patologia da fibromialgia é sempre caracterizada tanto por condições de excesso como de deficiência. As principais condições de excesso são:

- Umidade.
- Estagnação do *Qi*.
- Estagnação de Sangue.

As principais condições de deficiência são:

- Deficiência do *Qi* do Baço ou do *Yang* do Baço.
- Deficiência do *Yang* do Baço e do Rim.
- Deficiência do Sangue do Fígado.
- Deficiência do *Yin* do Fígado e do Rim.

É importante lembrar que, na prática, na fibromialgia há sempre a combinação de padrões de excesso e deficiência, por exemplo, Umidade com deficiência do *Yang* Baço e do Rim. Não esquecer que os padrões de excesso podem ser combinados entre si, por exemplo, estagnação do *Qi* com Umidade.

EXCESSO

Nos quadros de excesso, a dor é mais intensa, o pulso fica Cheio e a língua apresenta revestimento espesso.

Umidade

A Umidade é o fator patogênico mais importante na patologia da fibromialgia. Causa dor muscular generalizada e sensação de peso nos membros. Afeta os membros inferiores mais do que os superiores, mas não exclusivamente.

A Umidade pode também se estabelecer na cabeça, causando cefaleias do tipo surda, memória debilitada, dificuldade na concentração e sensação de entorpecimento (atordoamento) na cabeça.

A Umidade pode ser combinada com Frio ou Calor.

Estagnação do Qi

Na fibromialgia, a estagnação do *Qi* é a causa tanto da dor muscular quanto da dor articular. A dor é mais intensa do que a da Umidade e se distende por natureza. O paciente também irá sofrer de intestino irritável, com distensão abdominal pronunciada.

Estagnação de Sangue

A estagnação de Sangue na fibromialgia ocorre apenas em casos crônicos de longa duração. Resulta sempre da estagnação do *Qi* de longa permanência e afeta os canais de Conexão (*Luo*) profundos (de Sangue). A estagnação de Sangue causa dor intensa, tipo punhalada, a qual pode ser tanto nos músculos como nas articulações; com frequência piora à noite.

912 Fibromialgia

> **Resumo**
>
> **Excesso**
> - Dor intensa, pulso cheio, língua com revestimento espesso
>
> **Umidade**
> - Dor muscular generalizada e sensação de peso nos membros, dores de cabeça do tipo surda, memória debilitada, dificuldade na concentração e sensação de entorpecimento (atordoamento) na cabeça
>
> **Estagnação do Qi**
> - Dores muscular e articular intensas, com sensação de distensão
>
> **Estagnação de Sangue**
> - Dor intensa, tipo punhalada, que pode ser tanto nos músculos como nas articulações; geralmente piora à noite

DEFICIÊNCIA

Deficiência do Qi do Baço ou do Yang do Baço

Com a deficiência do *Qi* ou do *Yang* do Baço, o paciente irá sentir muito cansaço e sofrer de problemas digestivos, tais como intestino irritável, distensão abdominal, fezes amolecidas e pouco apetite.

Deficiência do Yang do Baço e do Rim

A deficiência do *Yang* do Baço e do Rim representa um caso mais avançado de fibromialgia e os sintomas principais constitui-se em cansaço, vontade de se deitar, sensação de frio, membros frios, dor na região dorsal inferior, micção frequente, tontura e tinido.

Deficiência do Sangue do Fígado

A deficiência do Sangue do Fígado é causa frequente de base na fibromialgia nas mulheres em virtude do Fígado controlar os tendões e a deficiência de Sangue do Fígado frequentemente permite que Umidade e outros fatores patogênicos se estabeleçam nos tendões.

As principais manifestações da deficiência do Sangue do Fígado são menstruações escassas, visão turva, flutuadores no campo visual, tontura, adormecimento e/ou formigamento dos membros, cabelo seco, língua Pálida e pulso Áspero.

Deficiência do Yin do Fígado e do Rim

A deficiência do *Yin* do Fígado e do Rim é vista apenas nos casos crônicos avançados de fibromialgia nos idosos. As manifestações principais são menstruação escassa, visão turva, olhos secos, flutuadores no campo visual, tontura, adormecimento e/ou formigamento dos membros, cabelo seco, tinido, sensação de calor ao entardecer, sudorese noturna, língua sem revestimento, pulso Flutuante e Vazio.

> **Resumo**
>
> **Deficiência**
> **Deficiência do Qi do Baço ou do Yang do Baço**
> - Cansaço, problemas digestivos, intestino irritável, distensão abdominal, fezes amolecidas e pouco apetite

> **Deficiência do Yang do Baço e do Rim**
> - Cansaço, vontade de se deitar, sensação de frio, membros frios, dor na região dorsal inferior, micção frequente, tontura e tinido
>
> **Deficiência do Sangue do Fígado**
> - Menstruações escassas, visão turva, flutuadores no campo visual, tontura, adormecimento e/ou formigamento dos membros, cabelo seco, língua Pálida e pulso Áspero
>
> **Deficiência do Yin do Fígado e do Rim**
> - Menstruações escassas, visão turva, olhos secos, flutuadores no campo visual, tontura, adormecimento e/ou formigamento dos membros, cabelos secos, tinido, sensação de calor ao entardecer, sudorese noturna, língua sem revestimento, pulso Flutuante e Vazio

Princípios de Tratamento e Estratégias

A fibromialgia é um quadro crônico que requer tempo e paciência tanto do paciente como do terapeuta. Os fatores patogênicos de Umidade, estagnação de *Qi* ou estagnação de Sangue constituem a Manifestação (*Biao*) da doença, ao passo que a deficiência de *Qi* e de Sangue constitui a Raiz (*Ben*). Devemos tratar a fibromialgia sempre pela eliminação simultânea dos fatores patogênicos (tratar a Manifestação) e tonificar o *Qi* Correto (tratar a Raiz).

No entanto, é importante mudar a ênfase do tratamento entre eliminar os fatores patogênicos e tonificar o *Qi* de acordo com a condição do paciente. Apesar de haver sempre condições simultâneas de excesso e deficiência, na maior parte dos casos há predominância de um ou outro.

Como para síndrome da fadiga pós-viral (Cap. 41), minha decisão entre primariamente eliminar os fatores patogênicos ou tonificar *Qi* e Sangue depende em grande parte do pulso e da língua, mais do que nos sintomas.

Se o pulso apresenta-se do tipo excesso (Deslizante ou em Corda, por exemplo) e a língua possui revestimento espesso, enfatizo a eliminação dos fatores patogênicos; se o pulso é do tipo deficiente (Fraco, Fino ou Áspero, por exemplo) e a língua possui revestimento fino ou nenhum revestimento, enfatizo a tonificação do *Qi* e do Sangue.

Colocar ênfase na eliminação dos fatores patogênicos significa escolher começar o tratamento com uma fórmula que elimina os fatores patogênicos, por exemplo, resolver a Umidade, e modificá-la com a adição de alguns tônicos. *Colocar ênfase na tonificação do Qi e do Sangue* significa escolher começar o tratamento com uma fórmula que tonifica *Qi* e Sangue, por exemplo, tonificar *Qi* do Baço, e modificá-la com a adição de algumas ervas que eliminem os fatores patogênicos, por exemplo, aquelas que resolvem a Umidade.

Resolver a Umidade

Quando a Umidade predomina, deve-se ter como objetivo resolver a Umidade com ervas aromáticas, isto é, ervas que resolvem a Umidade por estimularem o Baço com sua fragrância. Estas são também as ervas mais importantes a se utilizar em virtude de resolverem a Umidade pela sudorese e, portanto, afetarem o espaço entre pele e músculos, onde a Umidade fica retida.

Fitoterapia

As ervas que aromaticamente resolvem a Umidade são *Cao Guo* (*Fructus Tsaoko*), *Pei Lan* (*Herba Eupatorii*), *Huo Xiang* (*Herba Pogostemonis*), *Cang Zhu* (*Rhizoma Atractylodis*), *Hou Po* (*Cortex Magnoliae officinalis*), etc.

Algumas destas ervas devem ser sempre utilizadas de qualquer forma na fibromialgia para alcançar o espaço entre pele e músculos. As ervas anteriores são geralmente combinadas com ervas neutras, as quais resolvem Umidade por meio da micção, tais como *Fu Ling* (*Poria*), *Zhu Ling* (*Polyporus*), *Yi Yi Ren* (*Semen Coicis*) e *Ze Xie* (*Rhizoma Alismatis*).

Se houver Umidade-Calor, deve-se adicionar às ervas anteriores algumas das ervas frias e amargas que resolvem Umidade-Calor, tais como *Huang Qin* (*Radix Scutellariae*), *Huang Bo* (*Cortex Phellodendri*) ou *Huang Lian* (*Rhizoma Coptidis*).

Outra combinação de ervas que atinge o espaço entre pele e músculos é *Bai Shao* (*Radix Paeoniae alba*) com *Gui Zhi* (*Ramulus Cinnamomi cassiae*).

Note que as ervas da categoria que expelem Vento--Umidade são também muitas vezes utilizadas na fibromialgia. Essas ervas são utilizadas quando houver dor nas articulações, além da dor nos músculos. Algumas dessas ervas são também utilizadas como ervas mensageiras, a fim de para direcionar a fórmula a uma localização específica do corpo. Por exemplo, *Qiang Huo* (*Rhizoma Notopterygii*) pode ser utilizada para direcionar a fórmula ao pescoço e *Du Huo* (*Radix Angelicae pubescentis*) para direcioná-la para a região dorsal inferior.

As principais ervas que expelem Vento-Umidade muitas vezes utilizadas na fibromialgia são: *Wei Ling Xian* (*Radix Clematidis*), *Hai Feng Teng* (*Caulis Piperis kadsurae*) e *Hai Tong Pi* (*Cortex Erythrinae*) – a última especialmente para as pernas.

Acupuntura

REN-12 (*Zhongwan*), REN-9 (*Shuifen*), E-28 (*Shuidao*), BP-9 (*Yinlingquan*), BP-6 (*Sanyinjiao*), R-7 (*Fuliu*), B-22 (*Sanjiaoshu*).

Resumo

Resolver a Umidade

Fitoterapia
- Utilizar ervas aromáticas, isto é, ervas que resolvem a Umidade estimulando o Baço com sua fragrância: *Cao Guo* (*Fructus Tsaoko*), *Pei Lan* (*Herba Eupatorii*), *Huo Xiang* (*Herba Pogostemonis*), *Cang Zhu* (*Rhizoma Atractylodis*), *Hou Po* (*Cortex Magnoliae officinalis*), etc.

Acupuntura
- REN-12 (*Zhongwan*), REN-9 (*Shuifen*), E-28 (*Shuidao*), BP-9 (*Yinlingquan*), BP-6 (*Sanyinjiao*), R-7 (*Fuliu*), B-22 (*Sanjiaoshu*)

Mover o Qi e Eliminar Estagnação

Devemos mover o *Qi* e eliminar estagnação quando houver estagnação do *Qi*. Os sintomas principais da estagnação de *Qi* são dor intensa nas articulações com sensação de distensão acompanhada de distensão abdominal, irritabilidade e pulso em Corda.

As principais ervas que movem o *Qi* utilizadas na fibromialgia são *Xiang Fu* (*Rhizoma Cyperi*), *Mu Xiang* (*Radix Aucklandiae*), *Zhi Ke* (*Fructus Aurantii*) e *Jiang Huang* (*Rhizoma Curcumae longae*).

Acupuntura

VB-34 (*Yanglingquan*), F-3 (*Taichong*), TA-6 (*Zhigou*). No entanto, observe que *cada* ponto de acupuntura move o *Qi*.

Resumo

Mover o *Qi* e Eliminar Estagnação

Fitoterapia
- As principais ervas que movem o *Qi*, utilizadas na fibromialgia, são *Xiang Fu* (*Rhizoma Cyperi*), *Mu Xiang* (*Radix Aucklandiae*), *Zhi Ke* (*Fructus Aurantii*) e *Jiang Huang* (*Rhizoma Curcumae longae*)

Acupuntura
- VB-34 (*Yanglingquan*), F-3 (*Taichong*), TA-6 (*Zhigou*). No entanto, note que *cada* ponto de acupuntura move o *Qi*

Revigorar Sangue e Eliminar Estagnação

Fitoterapia

Precisamos revigorar o Sangue e eliminar estagnação quando houver estagnação de Sangue. Na estagnação de Sangue, o Sangue estagna nos canais de Conexão do Sangue e, além das ervas que revigoram o Sangue, precisamos utilizar ervas que removam obstruções dos canais de Conexão. Estas são *Si Gua Luo* (*Fructus Retinervus Luffae*), *Tong Cao* (*Medulla Tetrapanacis*) e *Lu Lu Tong* (*Fructus Liquidambaris*).

Ervas que revigoram o Sangue e são particularmente indicadas no tratamento de dores muscular e articular na fibromialgia são *Ji Xue Teng* (*Caulis Spatholobi*), *Chuan Niu Xi* (*Radix Cyathulae*), *Huai Niu Xi* (*Radix Achyranthis bidentatae*) e *Ru Xiang* (*Olibanum*).

Acupuntura

B-17 (*Geshu*); BP-10 (*Xuehai*); PC-6 (*Neiguan*); R-14 (*Siman*); BP-4 (*Gongsun*) e PC-6 (*Neiguan*), em combinação.

Resumo

Revigorar Sangue e Eliminar Estagnação

Fitoterapia
- *Si Gua Luo* (*Fructus Retinervus Luffae*), *Tong Cao* (*Medulla Tetrapanacis*) e *Lu Lu Tong* (*Fructus Liquidambaris*). Ervas que revigoram o Sangue e são particularmente indicadas no tratamento de dores muscular e articular na fibromialgia são *Ji Xue Teng* (*Caulis Spatholobi*), *Chuan Niu Xi* (*Radix Cyathulae*), *Huai Niu Xi* (*Radix Achyranthis bidentatae*) e *Ru Xiang* (*Olibanum*)

Acupuntura
- B-17 (*Geshu*); BP-10 (*Xuehai*); PC-6 (*Neiguan*); R-14 (*Siman*); BP-4 (*Gongsun*) e PC-6 (*Neiguan*), em combinação

914 Fibromialgia

Tonificar **Qi** e Sangue

Precisamos sempre tonificar *Qi* e Sangue na fibromialgia, pois há sempre condição subjacente de deficiência, que pode ser de *Qi*, *Yang*, Sangue ou *Yin*. Para tonificar, começamos utilizando uma prescrição tônica (nos casos em que predomina a deficiência) ou adaptando uma prescrição que elimina os fatores patogênicos (nos casos em que predomina o excesso) com a adição de ervas tônicas.

Os principais tônicos de *Qi* para a fibromialgia são os descritos a seguir.

Tônicos de **Qi**

- *Ren Shen (Radix Ginseng).*
- *Huang Qi (Radix Astragali).*
- *Bai Zhu (Rhizoma Atractylodis macrocephalae).*

Acupuntura

E-36 (*Zusanli*), BP-3 (*Taibai*), REN-12 (*Zhongwan*), REN-6 (*Qihai*).

Tônicos do **Yang**

- *Tu Si Zi (Semen Cuscutae).*
- *Ba Ji Tian (Radix Morindae officinalis).*
- *Du Zhong (Cortex Eucommiae ulmoidis).*
- *Xu Duan (Radix Dipsaci).*

Acupuntura

B-20 (*Pishu*); B-23 (*Shenshu*); R-7 (*Fuliu*); REN-4 (*Guanyuan*); REN-6 (*Qihai*), com moxa.

Tônicos de **Sangue**

- *Dang Gui (Radix Angelicae sinensis).*
- *Bai Shao (Radix Paeoniae alba).*
- *Gou Qi Zi (Fructus Lycii chinensis).*
- *Sang Ji Shen (Herba Taxilli).*
- *Shu Di Huang (Radix Rehmanniae preparata).*

Acupuntura

E-36 (*Zusanli*), BP-6 (*Sanyinjiao*), F-8 (*Ququan*), REN-4 (*Guanyuan*).

Tônicos de **Yin**

- *Mai Men Dong (Radix Ophiopogonis).*
- *Gou Qi Zi (Fructus Lycii chinensis).*
- *Sheng Di Huang (Radix Rehmanniae).*

Acupuntura

F-8 (*Ququan*), R-3 (*Taixi*), BP-6 (*Sanyinjiao*), REN-4 (*Guanyuan*).

Resumo

Tonificar *Qi* e Sangue

Tônicos de *Qi*
- Ren Shen (Radix Ginseng)
- Huang Qi (Radix Astragali)
- Bai Zhu (Rhizoma Atractylodis macrocephalae)
Acupuntura
- E-36 (*Zusanli*), BP-3 (*Taibai*), REN-12 (*Zhongwan*), REN-6 (*Qihai*)

Tônicos do Yang
- Tu Si Zi (Semen Cuscutae)
- Ba Ji Tian (Morindae officinalis)
- Du Zhong (Cortex Eucommiae ulmoidis)
- Xi Duan (Radix Dipsaci)
Acupuntura
- B-20 (*Pishu*); B-23 (*Shenshu*); R-7 (*Fuliu*); REN-4 (*Guanyuan*); REN-6 (*Qihai*), com moxa

Tônicos de Sangue
- Dang Gui (Radix Angelicae sinensis)
- Bai Shao (Radix Paeoniae alba)
- Gou Qi Zi (Fructus Lycii chinensis)
- Sang Ji Shen (Herba Taxilli)
- Shu Di Huang (Radix Rehmanniae preparata)
Acupuntura
- E-36 (*Zusanli*), BP-6 (*Sanyinjiao*), F-8 (*Ququan*), REN-4 (*Guanyuan*)

Tônicos de Yin
- Mai Men Dong (Radix Ophiopogonis)
- Gou Qi Zi (Fructus Lycii chinensis)
- Sheng Di Huang (Radix Rehmanniae)
Acupuntura
- F-8 (*Ququan*), R-3 (*Taixi*), BP-6 (*Sanyinjiao*), REN-4 (*Guanyuan*)

Acalmar a Mente

"Acalmar a Mente" deve ser interpretado aqui no sentido mais geral, a fim de incluir a melhora do humor se o paciente estiver deprimido e acalmar a Mente se o paciente sofrer de insônia.

Fitoterapia

Para acalmar a Mente na insônia, as ervas mais importantes são *Bai Zi Ren (Semen Platycladi)*, *Suan Zao Ren (Semen Ziziphi spinosae)* e *Ye Jiao Teng (Caulis Polygoni multiflori)*.

Para melhorar o humor no caso de depressão, utilizo *Yuan Zhi (Radix Polygalae)*, *He Huan Pi (Cortex Albizae)* ou *He Huan Hua (Flos Albiziae)*.

Acupuntura

C-7 (*Shenmen*), DU-24 (*Shenting*), DU-20 (*Baihui*), REN-15 (*Jiuwei*)

Resumo

Acalmar a Mente

Fitoterapia
- Para acalmar a Mente na insônia, as ervas mais importantes são Bai Zi Ren (Semen Platycladi), Suan Zao Ren (Semen Ziziphi spinosae) e Ye Jiao Teng (Caulis Polygoni multiflori)
- Para melhorar o humor no caso da depressão, utilizo Yuan Zhi (Radix Polygalae), He Huan Pi (Cortex Albiziae) ou He Huan Hua (Flos Albiziae)

Acupuntura
- C-7 (*Shenmen*), DU-24 (*Shenting*), DU-20 (*Baihui*), REN-15 (*Jiuwei*)

Resumo

Princípios de Tratamento e Estratégia
- Os fatores patogênicos são Umidade, estagnação de *Qi* ou estagnação de Sangue, os quais constituem a Manifestação (*Biao*)

- A deficiência de *Qi* e Sangue constitui a Raiz (*Ben*)
- Devemos tratar a fibromialgia sempre pela eliminação simultânea dos fatores patogênicos (tratando a Manifestação) e a tonificação do *Qi* Correto (tratando a Raiz)
- Mudar a ênfase do tratamento entre eliminação dos fatores patogênicos e tonificação do *Qi* de acordo com a condição do paciente
- A decisão de eliminar os fatores patogênicos primariamente ou tonificar *Qi* e Sangue depende muito do pulso e da língua, mais que dos sintomas
- Se o pulso for do tipo excesso (Deslizante ou em Corda, por exemplo) e a língua apresentar revestimento espesso, enfatizo a eliminação dos fatores patogênicos; se o pulso for do tipo deficiente (Fraco, Fino ou Áspero, por exemplo) e a língua apresentar revestimento fino ou nenhum revestimento, enfatizo a tonificação do *Qi* e do Sangue

Acupuntura no Tratamento de Fibromialgia

Quando se trata fibromialgia com acupuntura, é importante tratar as áreas afetadas com a combinação correta de pontos locais e distais. Geralmente, o tratamento da acupuntura tem três ramos:

- Tratar a área local com pontos locais e adjacentes.
- Tratar com pontos distais apropriados
- Tratar a condição subjacente, isto é, resolver Umidade, mover *Qi*, revigorar Sangue, tonificar *Qi* (com os pontos fornecidos anteriormente).

Pontos Locais

Na fibromialgia, ao escolher pontos locais, é muito importante escolhê-los de acordo com a sensibilidade à palpação. Em outras palavras, os pontos *Ah Shi* são os pontos locais mais importantes a serem utilizados. Inicie pela palpação dos principais pontos de acupuntura na área, para depois tentar a área ao redor.

Além dos pontos *Ah Shi*, os principais pontos locais de acordo com a área são os seguintes:

- Pescoço: B-10 (*Tianzhu*), VB-20 (*Fengchi*).
- Ombro: IG-15 (*Jianyu*), TA-14 (*Jianliao*), *Jianneiling* (ponto extra).
- Cotovelo: IG-11 (*Quchi*), TA-10 (*Tianjing*), ID-8 (*Xiaohai*).
- Punho: TA-4 (*Yangchi*), IG-5 (*Yangxi*), ID-5 (*Yanggu*), ID-4 (*Wangu*), PC-7 (*Daling*).
- Dedos da mão: TA-3 (*Zhongzhu*), IG-3 (*Sanjian*), *Baxie* (pontos extras).
- Região dorsal inferior: B-23 (*Shenshu*), B-26 (*Guanyuanshu*), B-25 (*Dachangshu*), B-24 (*Qihaishu*), *Shiqizhuixia* (ponto extra), DU-3 (*Yaoyangguan*).
- Sacro: B-32 (*Ciliao*), *Shiqizhuixia*, B-27 (*Xiaochangshu*), B-28 (*Pangguangshu*).
- Quadril: VB-30 (*Huantiao*), VB-29 (*Juliao*).
- Joelho: *Xiyan* (pontos extras), E-36 (*Zusanli*), BP-9 (*Yinlingquan*), F-7 (*Xiguan*), F-8 (*Ququan*), R-10

(*Yingu*), VB-34 (*Yanglingquan*), B-40 (*Weizhong*), BP-10 (*Xuehai*).
- Tornozelo: BP-5 (*Shangqiu*), VB-40 (*Qiuxu*), E-41 (*Jiexi*), B-60 (*Kunlun*).
- Dedos do pé: *Bafeng* (pontos extras), BP-3 (*Taibai*).

Para afetar os canais Musculares quando houver dor muscular e rigidez, inserir a agulha superficialmente. Isto é necessário quando há rigidez muscular pronunciada ao longo do canal Muscular.

Pontos Adjacentes

Os principais pontos adjacentes de acordo com as áreas são os seguintes:

- Pescoço: VB-21 (*Jianjing*), DU-14 (*Dazhui*), B-11 (*Dashu*).
- Ombro: ID-9 (*Jianzhen*), ID-10 (*Naoshu*), ID-11 (*Tianzong*), ID-12 (*Bingfeng*), ID-13 (*Quyuan*), ID-14 (*Jianwaishu*), ID-15 (*Jianzhongshu*), TA-15 (*Tianliao*), VB-21 (*Jianjing*), IG-14 (*Binao*), TA-13 (*Naohui*).
- Cotovelo: IG-13 (*Wuli*), IG-10 (*Shousanli*), IG-14 (*Binao*).
- Punho: TA-5 (*Waiguan*), P-7 (*Lieque*).
- Dedos da mão: TA-5 (*Waiguan*).
- Região dorsal inferior: nenhum ponto adjacente.
- Sacro: B-23 (*Shenshu*).
- Quadril: VB-31 (*Fengshi*).
- Joelho: BP-10 (*Xuehai*), E-34 (*Liangqiu*).
- Tornozelo: R-7 (*Fuliu*), VB-34 (*Yanglingquan*), E-36 (*Zusanli*).
- Dedos dos pés: BP-4 (*Gongsun*), E-41 (*Jiexi*), VB-34 (*Yanglingquan*), BP-9 (*Yinlingquan*).

Além dos pontos anteriores, escolho também pontos adjacentes de acordo com os três canais *Yang* para estimular o fluxo "horizontal" do *Qi* entre *Yang* Maior (*Tai Yang*), *Yang* Brilhante (*Yang Ming*) e *Yang* Menor (*Shao Yang*). Para as áreas *Yin*, estimular o fluxo horizontal de *Qi* entre *Yin* Máximo (*Tai Yin*), *Yin* Mínimo (*Shao Yin*) e *Yin* Terminal (*Jue Yin*).

Há uma variação na profundidade energética entre os canais *Yang*: o *Yang* Maior "abre-se" para o Exterior (isto é, o canal mais superficial dos canais *Yang*), o *Yang* Brilhante "abre-se" para o Interior (isto é, o mais profundo dos canais *Yang*) e o *Yang* Menor é a "dobradiça" ou o "eixo" entre os dois (isto é, fica na profundidade energética intermediária).

Estas três profundidades energéticas são refletidas na localização dos canais *Yang*. Por exemplo, se olharmos nos três *Yang* do braço, é possível observar que o canal do Intestino Delgado (*Yang* Maior) flui no lado externo do braço; o canal do Intestino Grosso (*Yang* Brilhante), no lado interno; e o Triplo Aquecedor, entre os dois (Fig. 40.13).

Pode-se observar as diferentes profundidades energéticas dos canais *Yang* também no ombro (Fig. 40.14). No ombro, o Intestino Delgado está na parte mais *Yang*,

916 Fibromialgia

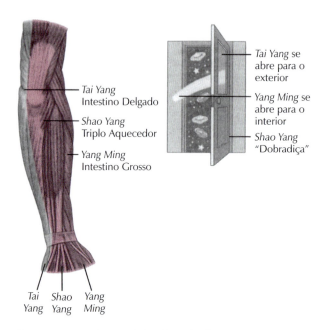

FIGURA 40.13 – Yang Maior, Yang Brilhante e Yang Menor como exterior, interior e dobradiça dos canais Yang.

isto é, o dorso da parte superior do corpo (sobre a escápula) e, portanto, "abre-se para o exterior"; o Intestino Grosso está na "parte menos Yang" do ombro, pelo fato de estar mais perto da região anterior do ombro e do canal do Pulmão (que é Yin) e, portanto, "abre-se para o interior"; o canal do Triplo Aquecedor está entre os dois, sendo, portanto, a "dobradiça".

A figura é ainda mais clara se considerarmos os três Yang das pernas. De fato, o canal da Bexiga (Yang Maior) flui na face posterior das pernas; o canal do Estômago (Yang Brilhante) flui na face medial e, na realidade, no tronco, este canal flui no abdômen e no peito (superfície Yin); o canal da Vesícula Biliar flui entre os dois.

Em cada parte do corpo, portanto, há um movimento do Qi entre os canais Yang Maior, Yang Brilhante e Yang

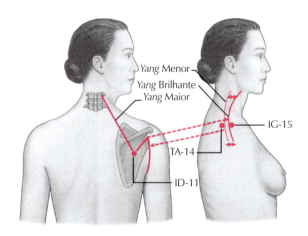

FIGURA 40.14 – Fluxo do Qi entre Yang Maior, Yang Brilhante e Yang Menor no ombro. ID = Intestino Delgado; IG = Intestino Grosso; TA = Triplo Aquecedor.

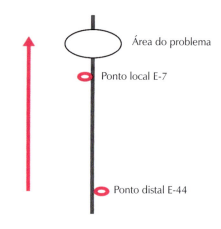

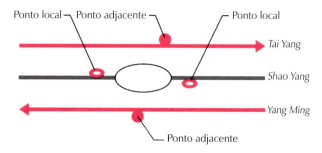

FIGURA 40.15 – Fluxo horizontal versus fluxo vertical do Qi nos canais.

Menor; denomino este movimento de movimento "horizontal" do Qi, quando comparado ao movimento "vertical" do Qi num canal particular. Por exemplo, ao olhar a área do ombro, o movimento ascendente do Qi no canal do Intestino Grosso, Triplo Aquecedor ou Intestino Delgado é um movimento "vertical" do Qi entre os dedos da mão e a cabeça; o movimento do Qi entre os canais do Intestino Delgado (Yang Maior), Intestino Grosso (Yang Brilhante) e Triplo Aquecedor (Yang Menor) é um movimento "horizontal" do Qi (Fig. 40.15).

> **Nota Clínica**
>
> - Em cada parte do corpo, há um movimento do Qi entre os canais Yang Maior, Yang Brilhante e Yang Menor; denomino-o de movimento "horizontal" do Qi, quando comparado ao movimento "vertical" do Qi em um canal particular

Quando os canais são obstruídos, geralmente removemos obstruções pela utilização de um ponto distal e um local; esta combinação promove o movimento vertical do Qi no canal. Para fortalecer o efeito do tratamento, é aconselhável remover as obstruções, explorando também o movimento horizontal do Qi pela promoção da troca do Qi entre os canais Yang Maior, Yang Brilhante e Yang Menor.

Um exemplo vai esclarecer este procedimento. Vamos supor que estejamos tratando um problema no ombro, o qual ocorre claramente ao longo do canal do Intestino Grosso, e utilizamos, portanto, IG-1 (*Shangyang*) como ponto distal e IG-15 (*Jianiu*) como ponto local. Esta combinação tem o efeito de estimular a ascendência e descendência do *Qi* ao longo do canal do Intestino Grosso, resultando na remoção dos fatores patogênicos; denomino isto de movimento "vertical" do *Qi* no corpo.

Para reforçar ainda mais o tratamento, é vantajoso estimular também o que denomino movimento "horizontal" do *Qi*, isto é, aquele ocorrendo entre *Yang* Maior (que se abre para o exterior), *Yang* Brilhante (que se abre para o interior) e *Yang* Menor (a dobradiça). No ombro, isto pode ser simplesmente conseguido pela utilização de pontos adjacentes, TA-14 (*Jianliao*) (*Yang* Menor) e ID-11 (*Tianzong*) (*Yang* Maior). A utilização desses pontos adjacentes vai ter o efeito de estimular a circulação "horizontal" do *Qi* na área do ombro entre *Yang* Maior (na escápula), *Yang* Menor e *Yang* Brilhante; este procedimento vai contribuir para a eliminação dos fatores patogênicos da área (ver Fig. 40.14).

Pontos Distais

Estes são os pontos abaixo dos cotovelos e dos joelhos que podem tratar problemas mais acima ao longo do canal. Um ou mais destes pontos devem ser sempre utilizados para tratar fibromialgia. Pontos distais "abrem" o canal, eliminam a estagnação do *Qi* e ajudam a expelir os fatores patogênicos. São utilizados com método de sedação nos casos agudos e método de harmonização nos casos crônicos.

Os pontos distais são escolhidos de acordo com canal e área envolvida. Como princípio geral, quanto mais distal se localiza o ponto ao longo do canal, mais para cima ao longo deste canal vai estender sua influência. Por exemplo, o ponto VB-34 (*Yanglingquan*) afeta a articulação do ombro, ao passo que o ponto VB-39 (*Xuanzhong*) afeta o pescoço. Obviamente que esta não é regra absoluta, pois apresenta muitas exceções. Por exemplo, o ponto VB-41 (*Zulinqi*) (mais distal do que o ponto VB-39 [*Xuanzhong*], devendo, portanto, afetar a área acima do pescoço) pode afetar quadril e peito. Visto que os pontos distais são por definição aqueles abaixo dos cotovelos e dos joelhos, pode-se dizer que, nestes casos, punho, dedos da mão, tornozelos e dedos dos pés, não há ponto distal, com poucas exceções. Ou, em outras palavras, nestes casos, os pontos distais e os pontos locais coincidem.

Os pontos distais nem sempre devem ser escolhidos de um canal afetado, pois pontos distais num canal podem afetar outros canais. Isto se aplica particularmente aos canais de mesma polaridade nos membros superiores e inferiores, especialmente os *Yang*, por exemplo, *Yang* Maior (Intestino Delgado e Bexiga), *Yang* Menor (Triplo Aquecedor e Vesícula Biliar) e *Yang* Brilhante (Intestino Grosso e Estômago), que se conectam diretamente na área da face. Como foi explicado no Capítulo 1, *Cefaleias*, com finalidade de tratamento, deve-se olhar os canais *Yang* de braço e perna como um único canal. Esta conexão abre possibilidades em termos de tratamento, pois os pontos distais podem ser escolhidos não apenas no canal afetado, mas também no seu canal relacionado de mesma polaridade e potencial oposto (por exemplo, Intestino Grosso e Estômago dentro do sistema *Yang* Brilhante).

Os principais pontos distais para fibromialgia de acordo com os canais são os seguintes:

* Pulmão: P-7 (*Lieque*).
* Intestino Grosso: IG-4 (*Hegu*).
* Estômago: E-40 (*Fenglong*).
* Baço: BP-5 (*Shangqiu*).
* Coração: C-5 (*Tongli*).
* Intestino Delgado: ID-3 (*Houxi*).
* Bexiga: B-60 (*Kunlun*).
* Rim: R-4 (*Dazhong*).
* Pericárdio: PC-6 (*Neiguan*).
* Triplo Aquecedor: TA-5 (*Waiguan*).
* Vesícula Biliar: VB-41 (*Zulinqi*).
* Fígado: F-5 (*Ligou*).

A escolha dos pontos distais deve ainda ser feita com base na área envolvida. Os principais pontos distais de acordo com a área são os seguintes:

* Pescoço: VB-39 (*Xuanzhong*), ID-3 (*Houxi*), TA-5 (*Waiguan*), TA-8 (*Sanyangluo*), B-60 (*Kunlun*). Pontos secundários: E-40 (*Fenglong*) e R-4 (*Dazhong*).
* Ombro: TA-5 (*Waiguan*), IG-4 (*Hegu*), P-7 (*Lieque*), TA-1 (*Guanchong*), IG-1 (*Shangyang*), E-38 (*Tiaokou*), B-58 (*Feiyang*).
* Cotovelo: IG-4 (*Hegu*), TA-5 (*Waiguan*), IG-1 (*Shangyang*).
* Punho: E-36 (*Zusanli*), BP-5 (*Shangqiu*), VB-40 (*Qiuxu*).
* Dedos da mão: nenhum ponto distal (ver explicação anterior).
* Região dorsal inferior: B-40 (*Weizhong*), B-60 (*Kunlun*), B-59 (*Fuyang*), B-62 (*Shenmai*).
* Sacro: B-40 (*Weizhong*), B-58 (*Feiyang*).
* Quadril: VB-41 (*Zulinqi*), B-62 (*Shenmai*).
* Joelho: BP-5 (*Shangqiu*), ID-5 (*Yanggu*).
* Tornozelo: nenhum ponto distal.
* Dedos dos pés: IG-4 (*Hegu*).

978-85-7241-817-1

Condição Subjacente

Finalmente, os pontos de acupuntura são escolhidos também de acordo com as condições subjacentes, que podem ser:

* Umidade.
* Estagnação de *Qi*.
* Estagnação de Sangue.
* Deficiência de *Qi* e Sangue.

Os pontos de acupuntura para tratar condições subjacentes já foram discutidos anteriormente.

918 Fibromialgia

Resumo

Acupuntura no Tratamento de Fibromialgia

Pontos Locais

- Pescoço: B-10 (*Tianzhu*), VB-20 (*Fengchi*)
- Ombro: IG-15 (*Jianyu*), TA-14 (*Jianliao*), *Jianneiling* (ponto extra)
- Cotovelo: IG-11 (*Quchi*), TA-10 (*Tianjing*), ID-8 (*Xiaohai*)
- Punho: TA-4 (*Yangchi*), IG-5 (*Yangxi*), ID-5 (*Yanggu*), ID-4 (*Wangu*), PC-7 (*Daling*)
- Dedos da mão: TA-3 (*Zhongzhu*), IG-3 (*Sanjian*), *Baxie* (pontos extras)
- Região dorsal inferior: B-23 (*Shenshu*), B-26 (*Guanyuanshu*), B-25 (*Dachangshu*), B-24 (*Qihaishu*), *Shiqizhuixia* (ponto extra), DU-3 (*Yaoyangguan*)
- Sacro: B-32 (*Ciliao*), *Shiqizhuixia*, B-27 (*Xiaochangshu*), B-28 (*Pangguangshu*)
- Quadril: VB-30 (*Huantiao*), VB-29 (*Juliao*)
- Joelho: *Xiyan* (pontos extras), E-36 (*Zusanli*), BP-9 (*Yinlingquan*), F-7 (*Xiguan*), F-8 (*Ququan*), R-10 (*Yingu*), VB-34 (*Yanglingquan*), B-40 (*Weizhong*), BP-10 (*Xuehai*)
- Tornozelo: BP-5 (*Shangqiu*), VB-40 (*Qiuxu*), E-41 (*Jiexi*), B-60 (*Kunlun*)
- Dedos do pé: *Bafeng* (pontos extras), BP-3 (*Taibai*)

Pontos Adjacentes

- Pescoço: VB-21 (*Jianjing*), DU-14 (*Dazhui*), B-11 (*Dashu*)
- Ombro: ID-9 (*Jianzhen*), ID-10 (*Naoshu*), ID-11 (*Tianzong*), ID-12 (*Bingfeng*), ID-13 (*Quyuan*), ID-14 (*Jianwaishu*), ID-15 (*Jianzhongshu*), TA-15 (*Tianliao*), VB-21 (*Jianjing*), IG-14 (*Binao*), TA-13 (*Naohui*)
- Cotovelo: IG-13 (*Wuli*), IG-10 (*Shousanli*), IG-14 (*Binao*)
- Punho: TA-5 (*Waiguan*), P-7 (*Lieque*)
- Dedos da mão: TA-5 (*Waiguan*)
- Região dorsal inferior: nenhum ponto adjacente
- Sacro: B-23 (*Shenshu*)
- Quadril: VB-31 (*Fengshi*)
- Joelho: BP-10 (*Xuehai*), E-34 (*Liangqiu*)
- Tornozelo: R-7 (*Fuliu*), VB-34 (*Yanglingquan*), E-36 (*Zusanli*)
- Dedos dos pés: BP-4 (*Gongsun*), E-41 (*Jiexi*), VB-34 (*Yanglingquan*), BP-9 (*Yinlingquan*)

Pontos Distais

- Pulmão: P-7 (*Lieque*)
- Intestino Grosso: IG-4 (*Hegu*)
- Estômago: E-40 (*Fenglong*)
- Baço: BP-5 (*Shangqiu*)
- Coração: C-5 (*Tongli*)
- Intestino Delgado: ID-3 (*Houxi*)
- Bexiga: B-60 (*Kunlun*)
- Rim: R-4 (*Dazhong*)
- Pericárdio: PC-6 (*Neiguan*)
- Triplo Aquecedor: TA-5 (*Waiguan*)
- Vesícula Biliar: VB-41 (*Zulinqi*)
- Fígado: F-5 (*Ligou*)

Os principais pontos distais de acordo com as áreas são:

- Pescoço: VB-39 (*Xuanzhong*), ID-3 (*Houxi*), TA-5 (*Waiguan*), TA-8 (*Sanyangluo*), B-60 (*Kunlun*). Pontos secundários: E-40 (*Fenglong*) e R-4 (*Dazhong*)
- Ombro: TA-5 (*Waiguan*), IG-4 (*Hegu*), P-7 (*Lieque*), TA-1 (*Guanchong*), IG-1 (*Shangyang*), E-38 (*Tiaokou*), B-58 (*Feiyang*)
- Cotovelo: IG-4 (*Hegu*), TA-5 (*Waiguan*), IG-1 (*Shangyang*)
- Punho: E-36 (*Zusanli*), BP-5 (*Shangqiu*), VB-40 (*Qiuxu*)
- Dedos da mão: nenhum ponto distal (ver explicação anterior)
- Região dorsal inferior: B-40 (*Weizhong*), B-60 (*Kunlun*), B-59 (*Fuyang*), B-62 (*Shenmai*)
- Sacro: B-40 (*Weizhong*), B-58 (*Feiyang*)
- Quadril: VB-41 (*Zulinqi*), B-62 (*Shenmai*)
- Joelho: BP-5 (*Shangqiu*), ID-5 (*Yanggu*)
- Tornozelo: nenhum ponto distal
- Dedos dos pés: IG-4 (*Hegu*)

Identificação dos Padrões e Tratamento

Os padrões discutidos são os seguintes.

- Umidade por Excesso.
- Umidade com deficiência subjacente do *Qi* do Baço.
- Umidade, estagnação de *Qi*, deficiência do *Qi* do Baço.
- Umidade com deficiência do Sangue do Fígado.
- Umidade com deficiência do *Yin* do Fígado e do Rim.
- Estagnação do *Qi*, estagnação de Sangue com Umidade.

978-85-7241-817-1

Umidade por Excesso

Manifestações Clínicas

Dor aguda e pronunciada nos músculos, a qual piora após exposição ao clima úmido; sensação de peso; adormecimento dos membros; indiferença.

Língua: revestimento espesso e pegajoso.

Pulso: Deslizante.

Nota: este é um caso de fibromialgia no seu estágio agudo depois da invasão de Umidade externa. Raramente vemos um paciente neste estágio.

Princípio de Tratamento

Resolver Umidade aromaticamente, mover o *Qi*.

Acupuntura

Pontos

REN-12 (*Zhongwan*), REN-9 (*Shuifen*), BP-9 (*Yinlingquan*), R-7 (*Fuliu*), B-22 (*Sanjiaoshu*), IG-10 (*Shousanli*), E-36 (*Zusansli*). Utilizar método de sedação, exceto nos últimos dois pontos, que devem ser inseridos com método de harmonização. Pontos *Ah Shi*.

EXPLICAÇÃO

- REN-12, REN-9, BP-9, R-7 e B-22 resolvem Umidade.
- IG-10 e E-36 revigoram os canais *Yang* Brilhante, que ajudam a eliminar Umidade.

Fitoterapia

Prescrição

HUO PO XIA LING TANG – Decocção de *Pogostemon-Magnolia-Pinellia-Poria*.

EXPLICAÇÃO Essa fórmula resolve Umidade tanto por suas ervas diuréticas suaves, como pelas ervas aromáticas, as quais resolvem Umidade no espaço entre pele e músculos. Em razão das ervas aromáticas, essa fórmula é adequada para o tratamento de fibromialgia.

MODIFICAÇÕES Para tratar fibromialgia mais eficientemente, a fórmula deve ser modificada com a adição de ervas mais aromáticas, resolvendo Umidade, tais como *Pei Lan* (*Herba Eupatorii*), e algumas ervas que expelem Vento Umidade, tais como *Wei Lin Xian* (*Radix Clematidis*).

Se a Umidade estiver combinada com Calor, acrescentar *Huang Lian* (*Rhizoma Coptidis*).

> **Resumo**
>
> **Umidade por Excesso**
> *Pontos*
> - REN-12 (*Zhongwan*), REN-9 (*Shuifen*), BP-9 (*Yinlingquan*), R-7 (*Fuliu*), B-22 (*Sanjiaoshu*), IG-10 (*Shousanli*), E-36 (*Zusanli*). Utilizar método de sedação, exceto nos últimos dois pontos, que devem ser inseridos com método de harmonização. Pontos *Ah Shi*
>
> *Fitoterapia*
> *Prescrição*
> - *HUO PO XIA LING TANG* – Decocção de *Pogostemon-Magnolia-Pinellia-Poria*

Umidade com Deficiência Subjacente de Qi do Baço

Manifestações Clínicas

Dor tipo surda nos músculos, agravada por exercício; sensação de peso; perda de energia; cansaço; pouco apetite; fezes amolecidas; depressão; insônia.

Língua: Pálida com revestimento fino e pegajoso.
Pulso: Encharcado.

Princípio de Tratamento

Resolver Umidade aromaticamente, tonificar *Qi* do Baço.

Acupuntura

Pontos

REN-9 (*Shuifen*), BP-9 (*Yinlingquan*), R-7 (*Fuliu*), B-22 (*Sanjiaoshu*), IG-10 (*Shousanli*), E-36 (*Zusanli*), B-20 (*Pishu*), REN-12 (*Zhongwan*), B-21 (*Weishu*), DU-20 (*Baihui*), DU-24 (*Shenting*), REN-15 (*Jiuwei*). Pontos *Ah Shi*.

Utilizar método de harmonização nos primeiros quatros pontos; todos os demais com método de tonificação.

EXPLICAÇÃO
- REN-9, BP-9, R-7 e B-22 resolvem Umidade.
- IG-10 e E-36 revigoram os canais *Yang* Brilhante, que ajudam a eliminar Umidade.
- B-20, B-21 e REN-12 tonificam *Qi* do Baço.
- DU-20, DU-24 e REN-15 acalmam a Mente e melhoram o humor, a fim de tratar insônia e depressão.

Fitoterapia

Prescrição

Variação de *HUO PO XIA LING TANG* – Variação da Decocção de *Pogostemon-Magnolia-Pinellia-Poria*.

EXPLICAÇÃO Essa variação de *Huo Po Xia Ling Tang* resolve Umidade (tanto por meio da micção quanto aromaticamente no espaço entre pele e músculos) e tonifica *Qi* do Baço.

Se a Umidade estiver combinada com Calor, acrescentar *Huang Lian* (*Rhizoma Coptidis*).

Prescrição

Variação de *LIU JUN ZI TANG* – Variação da Decocção dos Seis Cavalheiros.

EXPLICAÇÃO Essa variação do *Liu Jun Zi Tang* tonifica *Qi* do Baço e resolve Umidade do espaço entre pele e músculos.

> **Resumo**
>
> **Umidade com Deficiência Subjacente de *Qi* do Baço**
> *Pontos*
> - REN-9 (*Shuifen*), BP-9 (*Yinlingquan*), R-7 (*Fuliu*), B-22 (*Sanjiaoshu*), IG-10 (*Shousanli*), E-36 (*Zusanli*), B-20 (*Pishu*), REN-12 (*Zhongwan*), B-21 (*Weishu*), DU-20 (*Baihui*), DU-24 (*Shenting*), REN-15 (*Jiuwei*). Pontos *Ah Shi*. Utilizar método de harmonização nos primeiros quatros pontos; todos os demais com método de tonificação
>
> *Fitoterapia*
> *Prescrição*
> - Variação de *HUO PO XIA LING TANG* – Variação da Decocção de *Pogostemon-Magnolia-Pinellia-Poria*
> *Prescrição*
> - Variação *LIU JUN ZI TANG* – Variação da Decocção dos Seis Cavalheiros

Umidade, Estagnação de Qi, Deficiência do Qi do Baço

Manifestações Clínicas

Dor pronunciada e dor nos músculos; sensação de peso nos membros; dor articular, pior na parte superior do corpo; rigidez e sensação de distensão dos músculos; irritabilidade; propensão a ficar irado; preocupação; depressão; insônia.

Língua: nenhum sinal especial ou, se o caso for grave, levemente vermelha nas laterais e revestimento pegajoso.
Pulso: em Corda ou Deslizante.

Princípio de Tratamento

Mover *Qi*, pacificar Fígado, eliminar estagnação, resolver Umidade, tonificar *Qi* do Baço, acalmar Mente.

Acupuntura

Pontos

VB-34 (*Yanglingquan*), F-3 (*Taichong*), REN-6 (*Qihai*), IG-10 (*Shousanli*), E-36 (*Zusanli*), REN-9 (*Shuifen*), BP-9 (*Yinlingquan*), R-7 (*Fuliu*), B-22 (*Sanjiaoshu*), REN-12 (*Zhongwan*), B-20 (*Pishu*), B-21 (*Weishu*), pontos *Ah Shi*. Utilizar método de harmonização, exceto nos três últimos pontos, que devem ser inseridos com método de tonificação.

EXPLICAÇÃO
- VB-34, F-3 e REN-6 movem *Qi* e eliminam estagnação.
- IG-10 e E-36 revigoram os canais *Yang* Brilhante, que ajudam a resolver Umidade.
- REN-9, BP-9, R-7 e B-22 resolvem Umidade.
- REN-12, B-20 e B-21 tonificam Baço.

Fitoterapia

Prescrição

Variação de *HUO PO XIA LING TANG* – Variação da Decocção de *Pogostemon-Magnolia-Pinellia-Poria*.

EXPLICAÇÃO Esta variação de *Huo Po Xia Ling Tang* resolve Umidade, move *Qi* e tonifica *Qi* do Baço.

920 Fibromialgia

Prescrição

Variação do *XIANG SHA LIU JUN ZI TANG* – Variação da Decocção dos Seis Cavalheiros de *Aucklandia-Amomum*.

EXPLICAÇÃO Essa variação de *Xiang Sha Liu Jun Zi Tang* tonifica *Qi* do Baço, resolve Umidade (também do espaço entre pele e músculos) e move *Qi*.

Resumo

Umidade, Estagnação de *Qi*, Deficiência do *Qi* do Baço
Pontos
- VB-34 (*Yanglingquan*), F-3 (*Taichong*), REN-6 (*Qihai*), IG-10 (*Shousanli*), E-36 (*Zusanli*), REN-9 (*Shuifen*), BP-9 (*Yinlingquan*), R-7 (*Fuliu*), B-22 (*Sanjiaoshu*), REN-12 (*Zhongwan*), B-20 (*Pishu*), B-21 (*Weishu*), pontos *Ah Shi*. Utilizar método de harmonização, exceto nos três últimos pontos, que devem ser inseridos com método de tonificação

Fitoterapia

Prescrição
- Variação de *HUO PO XIA LING TANG* – Variação da Decocção de *Pogostemon-Magnolia-Pinellia-Poria*

Prescrição
- Variação *XIANG SHA LIU JUN ZI TANG* – Variação da Decocção dos Seis Cavalheiros de *Aucklandia-Amomum*

Umidade com Deficiência do Sangue do Fígado

Manifestações Clínicas

Fibromialgia crônica, dor muscular sensação de peso nos membros, adormecimento dos membros, dor articular, menstruações escassas, tontura, visão turva, cabelo seco.
Língua: Pálida e Fina.
Pulso: Áspero ou Fino.

Princípio de Tratamento

Resolver Umidade no espaço entre pele e músculos, nutrir Sangue do Fígado, fortalecer tendões, expelir Vento.

Acupuntura

Pontos

REN-12 (*Zhongwan*), REN-9 (*Shuifen*), BP-9 (*Yinlingquan*), R-7 (*Fuliu*), B-22 (*Sanjiaoshu*), F-8 (*Ququan*), BP-6 (*Sanyinjiao*), REN-4 (*Guanyuan*), IG-10 (*Shousanli*), E-36 (*Zusanli*). Utilizar método de harmonização, exceto nos pontos F-8, BP-6 e REN-4, que devem ser inseridos com método de tonificação.

EXPLICAÇÃO
- REN-12, REN-9, BP-9, R-7 e B-22 resolvem Umidade.
- F-8, BP-6 e REN-4 nutrem Sangue do Fígado.
- IG-10 e E-36 revigoram canais *Yang* Brilhante, os quais ajudam a resolver Umidade.

Fitoterapia

Prescrição

Variação do *SI WU TANG* – Variação da Decocção das Quatro Substâncias.

EXPLICAÇÃO Essa variação de *Si Wu Tang* nutre Sangue do Fígado, resolve Umidade e expele Vento.

Resumo

Umidade com Deficiência do Sangue do Fígado
Pontos
- REN-12 (*Zhongwan*), REN-9 (*Shuifen*), BP-9 (*Yinlingquan*), R-7 (*Fuliu*), B-22 (*Sanjiaoshu*), F-8 (*Ququan*), BP-6 (*Sanyinjiao*), REN-4 (*Guanyuan*), IG-10 (*Shousanli*), E-36 (*Zusanli*). Utilizar método de harmonização, exceto nos pontos F-8, BP-6 e REN-4, que devem ser inseridos com método de tonificação

Fitoterapia

Prescrição
- Variação de *SI WU TANG* – Variação da Decocção das Quatro Substâncias

---

Umidade com Deficiência do Yin do Fígado e do Rim

Manifestações Clínicas

Fibromialgia crônica nos idosos, dor muscular, sensação de peso nos membros, adormecimento dos membros, tontura, tinido, dor na região dorsal inferior, visão turva, olhos secos, sudorese noturna.
Língua: Sem revestimento.
Pulso: Flutuante e Vazio.

Princípio de Tratamento

Resolver Umidade, nutrir *Yin* do Fígado e do Rim, fortalecer tendões.

Acupuntura

Pontos

REN-12 (*Zhongwan*), REN-9 (*Shuifen*), BP-9 (*Yinlingquan*), B-22 (*Sanjiaoshu*), F-8 (*Ququan*), E-36 (*Zusanli*), BP-6 (*Sanyinjiao*), REN-4 (*Guanyuan*), R-3 (*Taixi*). Utilizar método de harmonização nos primeiros quatro pontos e método de tonificação nos demais.

EXPLICAÇÃO
- REN-12, REN-9, BP-9 e B-22 resolvem Umidade.
- F-8, E-36 e BP-6 nutrem Sangue do Fígado e *Yin* do Fígado.
- REN-4 nutre *Yin* do Fígado e *Yin* do Rim.
- R-3 nutre *Yin* do Rim.

Fitoterapia

Prescrição

Variação de *ZUO GUI WAN* – Variação da Pílula Restauradora do [Rim] Esquerdo.

EXPLICAÇÃO Essa variação do *Zuo Gui Wan* nutre *Yin* do Fígado e do Rim e resolve Umidade.

Resumo

Umidade com Deficiência de *Yin* do Fígado e do Rim
Pontos
- REN-12 (*Zhongwan*), REN-9 (*Shuifen*), BP-9 (*Yinlingquan*), B-22 (*Sanjiaoshu*), F-8 (*Ququan*), E-36 (*Zusanli*), BP-6 (*Sanyinjiao*), REN-4 (*Guanyuan*), R-3 (*Taixi*). Utilizar método de harmonização nos primeiros quatro pontos e método de tonificação nos demais

> **Fitoterapia**
> *Prescrição*
> - Variação de *ZUO GUI WAN* – Variação da Pílula Restauradora do [Rim] Esquerdo

Estagnação de Qi, Estagnação de Sangue com Umidade

Manifestações Clínicas

Dor pronunciada nos músculos, que piora depois da exposição ao clima úmido; sensação de peso; adormecimento dos membros; falta de energia; dor muscular intensa, que piora à noite; dor articular; agitação mental.
Língua: Púrpura.
Pulso: em Corda.

Princípio de Tratamento

Mover *Qi*, revigorar Sangue, eliminar estagnação, pacificar Fígado, resolver aromaticamente a Umidade.

Acupuntura
Pontos

VB-34 (*Yanglingquan*), F-3 (*Taichong*), REN-6 (*Qihai*), IG-10 (*Shousanli*), E-36 (*Zusanli*), REN-9 (*Shuifen*), BP-9 (*Yinlingquan*), R-7 (*Fuliu*), B-22 (*Sanjiaoshu*), REN-12 (*Zhongwan*), B-20 (*Pishu*), B-21 (*Weishu*), B-17 (*Geshu*), BP-10 (*Xuehai*), pontos *Ah Shi*.

Utilizar método de tonificação nos pontos REN-12, B-20 e B-21 e método de harmonização nos demais.

EXPLICAÇÃO

- VB-34, F-3 e REN-6 movem *Qi* e eliminam estagnação.
- IG-10 e E-36 revigoram os canais *Yang* Brilhante, que ajudam a resolver a Umidade.
- REN-9, BP-9, R-7 e B-22 resolvem Umidade.
- REN-12, B-20 e B-21 tonificam o Baço.
- B-17 e BP-10 revigoram o Sangue.

Fitoterapia
Prescrição

Variação de *CHAI HU SHU GAN TANG* – Variação da Decocção de *Bupleurum* para Pacificar o Fígado.

EXPLICAÇÃO Essa variação de *Chai Hu Shu Gan Tang* move *Qi*, revigora Sangue e resolve Umidade no espaço entre pele e músculos.

> **Resumo**
>
> **Estagnação de Qi, Estagnação de Sangue com Umidade**
> *Pontos*
> - VB-34 (*Yanglingquan*), F-3 (*Taichong*), REN-6 (*Qihai*), IG-10 (*Shousanli*), E-36 (*Zusanli*), REN-9 (*Shuifen*), BP-9 (*Yinlingquan*), R-7 (*Fuliu*), B-22 (*Sanjiaoshu*), REN-12 (*Zhongwan*), B-20 (*Pishu*), B-21 (*Weishu*), B-17 (*Geshu*), BP-10 (*Xuehai*), pontos *Ah Shi*. Utilizar método de tonificação nos pontos REN-12, B-20 e B-21 e método de harmonização nos demais
>
> *Fitoterapia*
> *Prescrição*
> - Variação de *CHAI HU SHU GAN TANG* – Variação da Decocção de *Bupleurum* para Pacificar o Fígado

Tratamento Regional de Acupuntura para Fibromialgia

Região Dorsal Superior

Os principais canais envolvidos na dor da fibromialgia na região dorsal superior são o do Intestino Delgado e o do Triplo Aquecedor. Os músculos subjacentes dos canais Musculares dos canais do Intestino Delgado e do Triplo Aquecedor na região dorsal superior e do pescoço são os descritos a seguir (Fig. 40.16).

Intestino Delgado

- *Superficial*: trapézio, redondo menor, infraespinal, supraespinal.
- *Profundo*: redondo maior.

Triplo Aquecedor

- *Superficial*: trapézio, romboide, elevador da escápula, esplênio da cabeça.
- *Profundo*: infraespinal.

Em minha experiência, os pontos estratégicos para tratar dor na região dorsal superior são:

- ID-11 (*Tianzong*): este ponto é quase sempre extremamente sensível à palpação e, se for, deve ser inserido com moxa na agulha.
- ID-13 (*Quyuan*): este ponto é também quase sempre muito sensível à pressão. É eficaz também pelo fato de ser um ponto geral para o tratamento de Síndrome Dolorosa Obstrutiva (*Bi*).
- TA-15 (*Tianliao*).

Pescoço

Os principais canais envolvidos na dor da fibromialgia no pescoço são os de Intestino Delgado, Bexiga, Vesícula Biliar e Triplo Aquecedor. Os músculos subjacentes

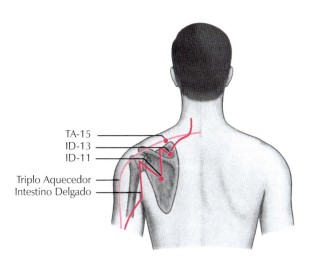

FIGURA 40.16 – Pontos da região dorsal superior para fibromialgia. ID = Intestino Delgado; TA = Triplo Aquecedor.

aos canais Musculares dos canais de Intestino Delgado, Bexiga, Vesícula Biliar e Triplo Aquecedor no pescoço estão descritos a seguir (Fig. 40.17).

Intestino Delgado
- *Superficial*: esternocleidomastóideo, esplênio da cabeça, escaleno médio.
- *Profundo*: elevador da escápula.

Bexiga
- *Superficial*: occipital, trapézio, esplênio da cabeça, esplênio cervical, elevador da escápula.
- *Profundo*: músculo suboccipital, semiespinal da cabeça.

Vesícula Biliar
- *Superficial*: trapézio, esternocleidomastóideo, esplênio da cabeça, elevador da escápula, escalenos, omoióideo.
- *Profundo*: pterigóideo lateral, pterigóideo medial.

Triplo Aquecedor
- *Superficial*: trapézio, esplênio da cabeça.
- *Profundo*: elevador da escápula.

Os pontos estratégicos do pescoço para tratar fibromialgia são:

- B-10 (*Tianzhu*): este é o ponto mais importante, pois afeta o canal da Bexiga tanto ascendente como descendentemente.
- VB-20 (*Fengchi*).
- VB-21 (*Jianjing*).
- DU-16 (*Fengfu*).

Região Dorsal Média

Os principais canais envolvidos na dor da fibromialgia na região dorsal média são os de Bexiga e Vaso Governador. Os músculos subjacentes aos canais Musculares de Bexiga e Vaso Governador na região dorsal média são descritos adiante (Fig. 40.18).

Bexiga
- *Superficial*: grande dorsal, trapézio, longuíssimo espinal.
- *Profundo*: eretor da espinha, serrátil posterior inferior.

Os pontos estratégicos no tratamento da fibromialgia na região dorsal média são:

- B-42 (*Pohu*).
- DU-12 (*Shenzhu*).
- DU-11 (*Shendao*).
- DU-10 (*Lingdai*).
- DU-8 (*Jinsuo*).

Região Dorsal Inferior

O canal Muscular que influencia a região dorsal inferior é o canal Muscular da Bexiga (Fig. 40.19) e os músculos superficiais e profundos são descritos a seguir.

Bexiga
- *Superficial*: latíssimo dorsal, longuíssimo espinal.
- *Profundo*: eretor da espinha.

Os pontos estratégicos na região dorsal inferior para tratamento da fibromialgia são:

- B-23 (*Shenshu*).
- B-25 (*Dachangshu*).
- B-26 (*Guanyuanshu*).

Braços

Os canais Musculares que influenciam os braços são os canais Musculares de Intestino Grosso, Triplo Aquecedor e Intestino Delgado (Fig. 40.20) e os músculos superficiais e profundos são descritos adiante.

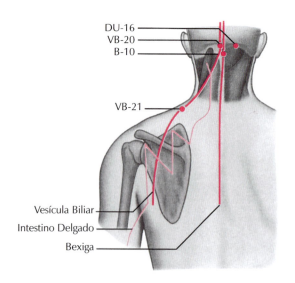

FIGURA 40.17 – Pontos do pescoço para fibromialgia. B = Bexiga; DU = *Du Mai*; VB = Vesícula Biliar.

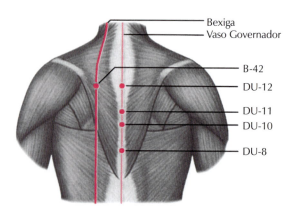

FIGURA 40.18 – Pontos da região dorsal média para fibromialgia. DU = *Du Mai*.

Intestino Delgado
- *Superficial*: extensor ulnar do carpo, tríceps braquial, deltoide.
- *Profundo*: flexor ulnar do carpo, supinador.

Triplo Aquecedor
- *Superficial*: extensor dos dedos, extensor ulnar do carpo, extensor do dedo mínimo, ancôneo, tríceps braquial, deltoide.
- *Profundo*: flexor digital profundo, extensor do índice, abdutor longo do polegar, supinador.

Intestino Grosso
- *Superficial*: extensor dos dedos, extensor radial longo do carpo, extensor radial curto do carpo, abdutor longo do polegar, braquiorradial, braquial, tríceps braquial, deltoide.
- *Profundo*: extensor curto do polegar, extensor longo do polegar, supinador.

Os pontos estratégicos para o tratamento da fibromialgia nos braços são:

- ID-3 (*Houxi*).
- TA-5 (*Waiguan*).
- TA-7 (*Huizong*).
- TA-8 (*Sanyangluo*).
- TA-14 (*Jianliao*).
- IG-4 (*Hegu*).
- IG-10 (*Shousanli*).
- IG14 (*Binao*).
- IG-15 (*Jianyu*).

Pernas

Os canais Musculares que influenciam as pernas são os canais Musculares de Estômago, Baço, Fígado, Rim, Vesícula Biliar e Bexiga (Fig. 40.21). Na fibromialgia, os pontos sensíveis são geralmente nos canais *Yang*, e não nos canais *Yin*. Os músculos superficiais e profundos dos canais *Yang* das pernas são descritos a seguir.

Bexiga
- *Superficial*: glúteo máximo, glúteo médio, bíceps femoral, semitendinoso, semimembranoso, gastrocnêmio, quadrado femoral, plantares, poplíteo, tibial posterior, flexor longo do hálux.
- *Profundo*: piriforme, obturador interno, glúteo mínimo, gêmeos superiores, gêmeos inferiores, solear.

Vesícula Biliar
- *Superficial*: glúteo máximo, glúteo médio, tensor do fáscia lata, fibular longo, fibular curto, fibular anterior, gastrocnêmio.
- *Profundo*: glúteo mínimo, vasto lateral, solear, extensor longo dos dedos.

Estômago
- *Superficial*: reto femoral, vasto intermédio, vasto lateral, pectíneo, adutor longo, sartório, tibial anterior, extensor longo dos dedos.
- *Profundo*: psoas menor, psoas maior, ilíaco, adutor curto, adutor magno, extensor longo do hálux, quadrado lombar.

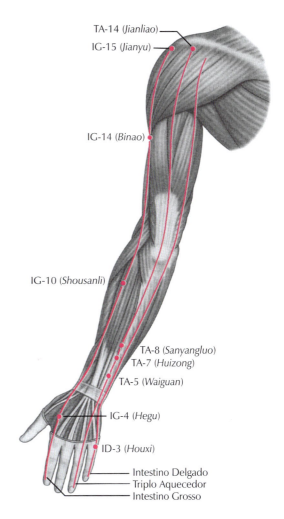

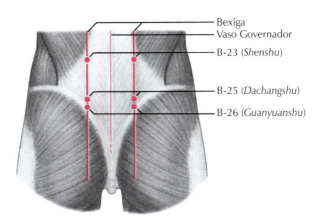

Figura 40.19 – Pontos da região dorsal inferior para fibromialgia. B = Bexiga.

Figura 40.20 – Pontos dos braços para fibromialgia. ID = Intestino Delgado; IG = Intestino Grosso; TA = Triplo Aquecedor.

Fibromialgia

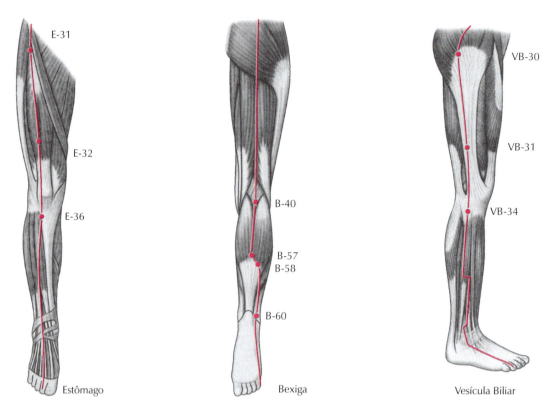

FIGURA 40.21 – Pontos das pernas para fibromialgia. B = Bexiga; E = Estômago; VB = Vesícula Biliar.

Os pontos estratégicos para o tratamento da fibromialgia com dor nas pernas são:

- B-40 (*Weizhong*).
- B-58 (*Feiyang*).
- B-57 (*Chengshan*).
- B-60 (*Kunlun*).
- VB-30 (*Huantiao*).
- VB-31 (*Fengshi*).
- VB-34 (*Yanglingquan*).
- E-31 (*Biguan*).
- E-32 (*Futu*).
- E-36 (*Zusanli*).

Experiências Clínicas

Acupuntura

Microcirculatory Changes over the Tender Points in Fibromyalgia Patients after Acupuncture Therapy Measured with Laser-Doopler Flowmetry

Wiener Klinische Wochenschrift, 2000, Julho, v. 112, n. 13, p. 580-586.
Sprott H, Jeschonneck M, Grohmann G, Hein G.
Rheumaklinik und Institut für Physikalische Medizin, Universitatsspital Zurich, Suíça.

Contexto e Objetivo

Além da dor generalizada, o principal sintoma da fibromialgia, grande variedade de mudanças funcionais e vegetativas ocorre na presença dessa doença. Tais mudanças incluem alterações na microcirculação, as quais podem causar dor. Um estudo preliminar demonstrou redução no fluxo sanguíneo regional sobre pontos sensíveis nos pacientes com fibromialgia, comparado com controles saudáveis. Uma afirmação de consenso do National Institutes of Health (NIH) diz que a acupuntura é um método coadjuvante suficiente para tratar pacientes com fibromialgia. O objetivo do presente estudo foi determinar os parâmetros para medir a eficiência de uma modalidade específica de tratamento (tal como a acupuntura), além da avaliação subjetiva do paciente que recebeu o tratamento com acupuntura.

Método

Vinte pacientes com fibromialgia de acordo com o critério do American College of Rheumatology (ACR) e o Muller/Lautenschlager foram incluídos no estudo. A acupuntura foi aplicada e adaptada às necessidades individuais de acordo com protocolo específico. Cinco pontos sensíveis representativos foram examinados antes e depois da terapia por fluxometria a *laser*, e os dados foram comparados com temperatura medida e dolorimetria.

Resultados

O aumento do fluxo sanguíneo foi registrado sobre todos os pontos sensíveis depois da acupuntura. A temperatura da pele aumentou em 10 dos 12 pontos sensíveis em uma

Tabela 40.2 – Comparação entre síndrome da dor miofascial e fibromialgia

	Síndrome da dor miofascial	**Fibromialgia**
Sexo	Igual em homens e mulheres	Mais nas mulheres
Patogênese	Trauma	Desconhecida
Distribuição da dor	Geralmente localizada	Generalizada
Distúrbio do sono	A dor acorda o paciente	Fadiga ao acordar
Rigidez matinal	Não	Sim (75%)
Fadiga	Não	Sim (75%)
Clima frio	Sim	Sim
Distúrbios psicológicos	Ansiedade ou depressão como um resultado	Sim
Distúrbios associados	Dor de cabeça tensional, parestesia	Intestino irritável, dor de cabeça tensional
Reação aos antidepressivos	Não	Sim
Prognóstico	Muito bom, se os pontos-gatilho forem identificados	Ruim, com curso de tratamento prolongado

(Com permissão de Baldry PE 1994, *Acupuncture, Trigger Points and Musculoskeletal Pain*, Churchill Livingstone, Edinburgh)

média de 0,45 graus centígrados. Depois da terapia, o número de pontos sensíveis foi reduzido de 16,1 para 13,8. O limiar de dor aumentou em 10 dos 12 "pontos sensíveis".

Conclusão

Esses dados sugerem que a acupuntura é método útil para tratar pacientes com fibromialgia. Além da normalização dos parâmetros clínicos, a melhora na microcirculação sobre os pontos sensíveis pode aliviar a dor.

Comparação entre Síndrome da Dor Miofascial, Fibromialgia e Síndrome da Fadiga Pós-viral

Os médicos ocidentais, que estudaram profundamente dor miofascial e fibromialgia, distinguem de maneira clara estas duas síndromes. Nas duas síndromes há ativação dos pontos-gatilho com dor referida e faixa tensa. No entanto, a síndrome da dor miofascial é primariamente um distúrbio de dor regional, isto é, dor, pontos-gatilho e faixa tensa são confinados primariamente a uma região específica do corpo.

Em contraste, a fibromialgia é caracterizada por dor múltipla e difusa ou dor e pontos-gatilho em quatro quadrantes do corpo (ver Fig. 40.1), em combinação com outros sintomas sistêmicos amplos, tais como insônia, cansaço, depressão, intestino irritável, etc. A Tabela 40.2 enfatiza a diferença entre síndrome da dor miofascial e fibromialgia.

A síndrome da fadiga pós-viral, por outro lado, é caracterizada pelo fato do sintoma primário ser o esgotamento; nessa condição, há também dor muscular, mas esta não é normalmente tão difusa como a da fibromialgia. Além disso, na síndrome da fadiga pós-viral, há outros sintomas característicos, tais como dor de garganta, mal-estar (como se o indivíduo estivesse gripado) e gânglios inchados, sintomas ausentes tanto na síndrome da dor miofascial como na fibromialgia. A Tabela 40.3 compara e contrasta as três condições, síndrome de dor miofascial, fibromialgia e síndrome da fadiga pós-viral. No entanto, sob a perspectiva da medicina chinesa, há uma patologia comum às três condições e esta é a invasão da Umidade no espaço entre pele e músculos e nos próprios músculos. Nas três condições há também deficiência subjacente, mas esta tem papel principal na síndrome da fadiga pós-viral e um papel menor na síndrome de dor miofascial.

Do ponto de vista chinês, as três condições, síndrome de dor miofascial, fibromialgia e síndrome da fadiga pós-viral, representam um *continuum* com Umidade

Tabela 40.3 – Comparação entre síndrome de dor miofascial, fibromialgia e síndrome da fadiga crônica

	Dor miofascial	**Fibromialgia**	**Síndrome da fadiga crônica**
Dor muscular	Pronunciada, localizada	Pronunciada, difusa e em múltiplos locais	Menos pronunciada, generalizada
Cansaço	Não é característica proeminente	Proeminente	Mais proeminente
Sensação de gripe	Ausente	Ausente	Presente
Sintomas sistêmicos gerais	Ausente	Presente	Presente
Umidade	Pronunciada	Pronunciada	Pouco pronunciada
Deficiência	Não pronunciada	Pronunciada	Mais pronunciada

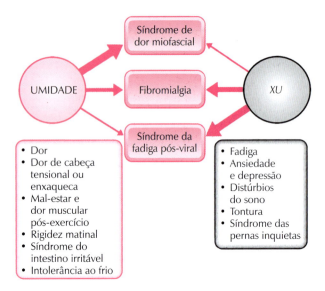

FIGURA 40.22 – Comparação entre síndrome de dor miofascial, fibromialgia e síndrome da fadiga pós-viral.

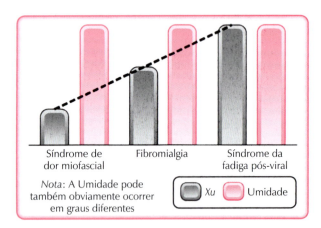

FIGURA 40.23 – Incidência relativa de condições de deficiência e excesso em síndrome de dor miofascial, fibromialgia e síndrome da fadiga pós-viral.

e deficiência no cerne de sua patologia: na primeira condição, há o máximo de Umidade e o mínimo de deficiência; na terceira, o máximo de deficiência e o mínimo de Umidade (Figs. 40.22 e 40.23).

Notas Finais

1. Kumar P. Clark M 2005 Clinical Medicine, Elsevier London, p. 1282.
2. Ibid., p. 1282.
3. Baldry PE 2001 Myofascial Pain and Fibromyalgia Syndromes. Churchill Livingstone, Edinburgh, p. 352.
4. Website of American College of Rheumatology, http://www.rheumatology.org/public/factsheets/fibromya_new.asp?
5. Website of the US Fibromyalgia Association, http://www.fmaware.org/
6. Wallace D, Wallace J 2002 All About Fibromyalgia. Oxford University Press, Oxford, p. 18.
7. Baldry PE 2001 Myofascial Pain and Fibromyalgia Syndromes. Churchill Livingstone, Edinburgh. Baldry PE 1994 Acupuncture, Trigger Points and Musculoskeletal Pain. Churchill Livingstone, Edinburgh.
8. Myofascial Pain and Fibromyalgia Syndromes, p.11.
9. Baldry PE 1994 Acupuncture, Trigger Points and Musculoskeletal Pain. Churchill Livingstone, Edinburgh, p. 76.
10. Ibid., p. 76.
11. Ibid., p. 76.
12. Ibid., p. 76.
13. Ibid., p. 77.
14. Ibid., p. 77.
15. Citado em He Ren 1979 Jin Gui Yao Lue Tong Su Jiang Hua 金匮要略通俗讲话 [A Popular Guide to the Synopsis of Prescriptions of the Golden Cabinet], Shanghai Science Publishing House, Shanghai, pp. 1-2. O *Essential Prescriptions of the Golden Chest* foi escrito por Zhang Zhong Ping e publicado pela primeira vez em 220 d.C.
16. 1979 Huang Di Nei Ping Su Wen 黄帝内经素问 [The Yellow Emperor's Classic of Internal Medicine – Simple Questions], People's Heath Publishing House, Beijing, p. 32. Publicado pela primeira vez em 100 a.C.
17. 1981 Ling Shu Jing 灵枢经 [Spiritual Axis]. People's Health Publishing House, Beijing, p. 50. Publicado pela primeira vez em 100 a.C.
18. Ibid., p. 51.
19. Simple Questions, p. 245.
20. Spiritual Axis, p. 121.
21. Ibid., p. 121.
22. Ibid., p. 43-47.

978-85-7241-817-1

Capítulo 41

慢性疲
劳病

Síndrome de Fadiga Crônica

CONTEÚDO DO CAPÍTULO

Síndrome de Fadiga Crônica   928

Síndrome de Fadiga Crônica na Medicina Ocidental   928

Síndrome de Fadiga Crônica na Medicina Chinesa   932
   Fator Patogênico Residual   932
   Calor Latente   935
   Padrão *Yang* Menor   937
   Fogo *Yin*   938
   Deficiência   941

Etiologia   942
   Sobrecarga de Trabalho   942
   Dieta Irregular   942
   Atividade Sexual Excessiva (em Homens)   942
   Tensão Emocional   943
   Trabalho Físico e Esporte Excessivos   943

Antibióticos (em Caso de Fator Patogênico Residual)   943
Imunizações (em Caso de Calor Latente)   943

Patologia e Princípios de Tratamento   943

Identificação de Padrões e Tratamento   944

Excesso   945
   Umidade nos Músculos   945
   Calor Espreitando no Interior   951
   Padrão *Yang* Menor   952
   Fogo *Yin*   954

Deficiência   955
   Deficiência do *Qi* de Pulmão e Baço   955
   Deficiência de *Yang* do Baço e do Rim   957
   Deficiência do Sangue do Fígado   957
   Deficiência de *Yin*   958

Literatura Chinesa Moderna 960

Estatísticas de Pacientes   960

Excesso
- Umidade nos músculos
- Calor espreitando no interior
- Padrão *Yang* Menor
- Fogo *Yin*

Deficiência
- Deficiência do *Qi* de Pulmão e de Baço
- Deficiência do *Yang* do Baço e do Rim
- Deficiência do Sangue do Fígado
- Deficiência de *Yin*:
  – Deficiência de *Yin* do Pulmão
  – Deficiência de *Yin* do Estômago
  – Deficiência de *Yin* do Rim

Síndrome de Fadiga Crônica

Sob o ponto de vista da medicina ocidental, a Síndrome de Fadiga Crônica, que antigamente era chamada de encefalomielite miálgica (ME, *myalgic encephalomyelitis*), é uma doença relativamente nova. Não está claro o que o agente causal pode ser: na verdade, na medicina ocidental, não há concordância geral que sequer seja alguma "doença" separada. Também não se chega a um acordo sobre como deva se chamar. De fato, é também denominada "síndrome pós-viral", "síndrome de fadiga crônica pós-viral", "mononucleose crônica", "doença crônica do vírus Epstein-Barr" e, especialmente nos Estados Unidos, "síndrome de fadiga crônica e imunodeficiência".

A síndrome de fadiga crônica pode ser discutida de acordo com os seguintes tópicos:

- Síndrome de Fadiga Crônica na medicina ocidental.
- Síndrome de Fadiga Crônica na medicina chinesa.
- Etiologia.
- Patologia e princípios de tratamento.
- Identificação de padrões e tratamento.
- Literatura chinesa moderna.
- Estatística dos pacientes.

Síndrome de Fadiga Crônica na Medicina Ocidental

A Síndrome de Fadiga Crônica, que no Reino Unido era chamada de ME, é uma doença relativamente nova e, de fato, não há nenhum acordo geral que sequer seja uma "doença" na medicina ocidental.

A razão para não haver nenhum acordo geral sobre natureza e agente causal desta doença é que não há teste conclusivo que seja específico para Síndrome de Fadiga Crônica. Não há teste sanguíneo que possa provar conclusivamente que um paciente sofre de Síndrome de Fadiga Crônica da mesma maneira que há, por exemplo, para mononucleose.

As pesquisas atuais mostram, no entanto, que a Síndrome de Fadiga Crônica pode ser causada por um enterovírus, especificamente do subgrupo de enterovírus *coxsackie*[1]. Nos Estados Unidos, a pesquisa parece estar mais orientada para o vírus Epstein-Barr (que causa "febre glandular" ou mononucleose) como causa de Síndrome de Fadiga Crônica.

Os enterovírus são membros da família Picornaviridae e consistem em cerca de 72 sorotipos, incluindo os vírus *coxsackie* A e B, ecovírus e poliovírus. Este grupo de vírus foi associado a doenças, tais como infecções do trato respiratório superior, meningite asséptica e poliomielite paralítica[2]. Como veremos, o enterovírus *coxsackie* é considerado por alguns como responsável pela patologia da Síndrome de Fadiga Crônica.

Os enterovírus entram pela boca, causando dor de garganta e aumento das glândulas. A resposta imunológica pode ser comprometida por estresse físico ou mental, drogas imunossupressoras, gravidez, má nutrição ou cirurgia.

Se a resposta imunológica primária falha, os enterovírus podem passar ao Pulmão ou ao Intestino Grosso, produzindo infecção no peito ou gastrenterite. No interior dos intestinos, os enterovírus fixam-se e multiplicam-se, formando um reservatório de infecção. A partir daí, podem se propagar pela corrente sanguínea para outros tecidos, incluindo nervos, músculos e glândulas endócrinas. Os enterovírus apresentam tropismo particular para tecidos musculares e nervosos: este fato explica as manifestações clínicas de Síndrome de Fadiga Crônica, isto é, dor muscular e mudanças na função cerebral (Fig. 41.1).

Estudos mostraram anormalidade do sistema imunológico na Síndrome de Fadiga Crônica, indicativo de resposta normal para infecção persistente do vírus mais do que na deficiência imunológica (como na síndrome da imunodeficiência adquirida [AIDS, *acquired immune deficiency syndrome*]). Apesar dos vírus terem sido reconhecidos e o sistema imunológico estar reagindo, ele é incapaz de eliminá-lo.

Os fatores que afetam a resposta imunológica na Síndrome de Fadiga Crônica incluem:

- Estresse físico ou mental.
- Drogas imunossupressoras.
- Gravidez.
- Má nutrição.
- Cirurgia.
- Imunizações.
- Esporte e exercícios excessivos.

Para dar suporte à teoria de origem viral da Síndrome de Fadiga Crônica foram detectadas elevadas titulações de

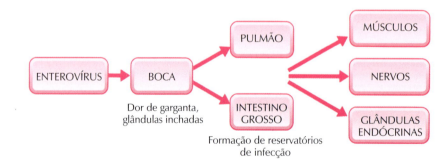

FIGURA 41.1 – Patologia do enterovírus.

anticorpos neutralizantes contra os vírus *coxsackie* B em 50% dos pacientes que sofriam de Síndrome de Fadiga Crônica, comparado com 17% dos indivíduos saudáveis do grupo-controle[3]. Isto é estatisticamente muito significativo. Foi também detectada em 31% dos pacientes a imunoglobulina M (IgM) específica do vírus *coxsackie* B (indicando infecção viral recente ou persistente), comparado com 17% dos indivíduos saudáveis do grupo-controle: as respostas IgM-específicas do vírus foram detectadas em soros sequenciais de pacientes da Síndrome de Fadiga Crônica por um ano ou mais, sugerindo infecção viral persistente[4].

Cunningham, Bowles e Archard estudaram amostras de biópsias de músculos de um total de 140 pacientes que sofriam de Síndrome de Fadiga Crônica, dos quais 34 (24%) foram positivos por hibridização molecular para a presença do ácido ribonucleico (RNA, *ribonucleic acid*) enterovírus. Este é um achado altamente significativo ($P = < 0.00001$) pelo fato do RNA enterovírus não ser detectado em qualquer uma das 152 amostras do grupo-controle dos músculos humanos[5].

Numa série de 96 pacientes com Síndrome de Fadiga Crônica, 20 (21%) apresentaram amostras positivas da biópsia para RNA enterovírus. A duração da doença entre o grupo do enterovírus positivo variou de 2 meses a 20 anos, o que indica que os enterovírus são capazes de permanecer nos músculos por muitos anos[6].

Nota Clínica

Infecção Viral na Síndrome de Fadiga Crônica

- Em 50% dos pacientes que sofriam de Síndrome de Fadiga Crônica foram detectadas elevadas titulações de anticorpos neutralizantes contra os vírus *coxsackie* B, comparado com 17% dos indivíduos saudáveis do grupo-controle
- IgM específica do vírus *coxsackie* B (indicando infecção viral recente ou persistente) foi detectada em 31% dos pacientes comparado com 17% dos indivíduos saudáveis do grupo-controle
- Respostas IgM-específicas do vírus foram detectadas em soros sequenciais de pacientes com Síndrome de Fadiga Crônica por um ano ou mais, sugerindo infecção viral persistente
- Trinta e quatro amostras de biópsias de músculos (24%) de um total de 140 pacientes que sofriam de Síndrome de Fadiga Crônica eram positivas por hibridização molecular para a presença de RNA enterovírus; o RNA enterovírus não foi detectado em qualquer uma das 152 amostras do grupo-controle dos músculos humanos
- Numa série de 96 pacientes com Síndrome de Fadiga Crônica, 20 (21%) apresentaram amostras positivas da biópsia para RNA enterovírus
- Estudos (de IgM e IgG circulante em pacientes com ME) mostram que pacientes com ME reconhecem o vírus e respondem a ele, porém sem eliminá-lo por um período extenso

---

Outros pesquisadores dirigiram suas pesquisas mais para o vírus Epstein-Barr como possível causa da Síndrome de Fadiga Crônica. O vírus Epstein-Barr é um patógeno onipresente, com o qual a maior parte da população se infecta subclinicamente durante a infância. Se a infecção primária ocorrer durante a adolescência, geralmente resulta em mononucleose infecciosa (febre glandular) e pode durar muitos anos[7]. Vários estudos de pacientes com sintomas de Síndrome de Fadiga Crônica encontraram evidência sorológica da infecção persistente do vírus Epstein-Barr, sem levar em consideração a história clínica de mononucleose infecciosa.

Curiosamente, não há característica clínica óbvia que distinga estes pacientes daqueles diagnosticados com Síndrome de Fadiga Crônica decorrente da infecção de enterovírus[8]. Isto é uma verdadeira "dificuldade" na medicina ocidental, pois não se pode ter uma doença clinicamente definida como sendo decorrente de dois patógenos diferentes; é tal a dificuldade em incitar muitos médicos a negarem a existência da Síndrome de Fadiga Crônica como sendo uma "doença".

Vários estudos mostram que a incidência de antígenos de anticorpos contra o enterovírus ou contra o vírus Epstein-Barr é maior em pacientes com fadiga crônica do que em grupos-controle[9]. No entanto, já que os sintomas de Síndrome de Fadiga Crônica podem ser causados por vírus diferentes e já que não há teste sanguíneo conclusivo que seja indicativo da Síndrome de Fadiga Crônica (pois os indivíduos saudáveis podem apresentar a mesma evidência de infecção viral), é difícil para a classe médica aceitar a Síndrome de Fadiga Crônica como uma "doença".

Em 1988, Mowbray e Yousef publicaram os resultados de um sofisticado e novo teste sanguíneo para Síndrome de Fadiga Crônica, chamado de teste VP1. O teste capta uma proteína específica chamada proteína viral 1 (VP1, *viral protein 1*), que ajuda a formar um invólucro protetor ao redor do vírus. O VP1 é comum em todos os 72 tipos de enterovírus e os resultados com os pacientes da Síndrome de Fadiga Crônica foram positivos em 605 casos[10].

O fato é que, no entanto, apesar do enterovírus ser o grupo mais consistente de vírus associado à Fadiga Crônica, há muitos casos em que a doença segue infecções com outros patógenos, tais como herpes-zóster, varicela (catapora), rubéola (sarampo alemão) e citomegalovírus[11]. Em alguns casos, a Síndrome de Fadiga Crônica segue a imunização[12].

De fato, a pesquisa de Síndrome de Fadiga Crônica fez surgir uma forma de pensamento sobre as infecções virais crônicas. Borrow, Oldstone e de la Torre dizem[13]:

Estas observações indicam uma nova forma de virulência. Agem sutilmente numa célula e causam distúrbio em sua função, mas não grave o suficiente para matar a célula que infectam. No entanto, para o hospedeiro, o resultado final é a perturbação da homeostase e a doença.

Mowbray e Yousef descobriram que pacientes com Síndrome de Fadiga Crônica parecem dispor de uma nova patologia quando lidam com os vírus. Os pacientes com Síndrome de Fadiga Crônica reconhecem o vírus e respondem a ele, mas não o eliminam por períodos extensos[14]. Como veremos, sob a perspectiva da medicina chinesa, esta incapacidade do paciente em livrar-se do vírus é decorrente de deficiência do *Qi* corporal.

Muitos médicos acreditam que a Síndrome de Fadiga Crônica está "toda na mente" e não é nada mais do que uma forma de depressão. Enquanto a dicotomia entre corpo e mente é típica de alguns praticantes da medicina ocidental, novas descobertas em imunologia mostram o papel dos fatores psíquicos e emocionais na imunologia: isto produz uma unidade de corpo e mente, similar à da medicina chinesa. Woods e Goldberg declaram[15]:

É evidente que a função imunológica deprimida aumenta a suscetibilidade a certas doenças virais.

Woods e Goldberg também expressam muito bem o enigma gerado pela dicotomia corpo-mente[16]:

*Os pacientes [com Síndrome de Fadiga Crônica] estão presos no mesmo tipo de pensamento "ou-ou" que tem envolvido a classe médica – qualquer dúvida lançada por um médico acerca de nossos sintomas serem **inteiramente** físicos em sua origem implica que são **totalmente** psicológicos, e isto não é aceitável.*

David apresenta quatro modos de interação entre corpo e mente na patologia da Síndrome de Fadiga Crônica. No primeiro modelo, uma lesão física causa incapacidade física e isto afeta a mente (Fig. 41.2). No segundo modelo, uma lesão física causa tanto perturbação psicológica como incapacidade física (Fig. 41.3). No terceiro modelo, uma lesão física causa perturbação psicológica e isto causa incapacidade física (Fig. 41.4). No quarto modelo, há uma interação entre lesões externas (vírus), depressão e fadiga num circuito fechado, sem que seja possível identificar o que é primário (Fig. 41.5). Este último modelo é similar ao do ponto de vista da medicina chinesa do corpo e da mente.

Wallace divulga como manifestações clínicas essenciais para diagnosticar Síndrome de Fadiga Crônica as que seguem adiante:

- Fadiga.
- A fadiga é grave, incapacitante e afeta os funcionamentos físico e mental.
- O sintoma da fadiga deve estar presente por no mínimo seis meses, durante os quais deveria estar presente em pelo menos 30% do tempo.
- Outros sintomas podem estar presentes, particularmente mialgia, perturbação do humor e do sono[17].

> **Nota Clínica**
>
> **Sintomas da Síndrome de Fadiga Crônica de acordo com Wallace**
> - Fadiga
> - A fadiga é grave, incapacitante e afeta os funcionamentos físico e mental
> - O sintoma da fadiga deve estar presente por no mínimo seis meses, durante os quais deveria estar presente em pelo menos 30% do tempo
> - Outros sintomas podem estar presentes, particularmente mialgia, perturbação do humor e do sono

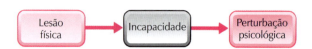

FIGURA 41.2 – Primeiro modelo de interação corpo-mente de David.

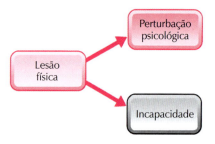

FIGURA 41.3 – Segundo modelo de interação corpo-mente de David.

Behan e Bakheit divulgaram a melhor descrição do modo de apresentação e manifestações clínicas da Síndrome de Fadiga Crônica (a qual atribuem a uma infecção viral aguda e, portanto, chamam de síndrome de fadiga pós-viral). Na análise de 1.000 pacientes que foram tratados por 15 anos, o fator de iniciação mais comum foi infecção viral, apresentando dor de garganta, gastrenterite aguda, labirintite aguda, ou miocardite. Os sintomas incluem dor de cabeça, náusea, tontura, mialgia grave, mal-estar intenso e febre baixa[18]. A fadiga debilitante não é aliviada por descanso e piora com o exercício; o quadro aumenta e diminui, mas o paciente nunca recupera seu estado de saúde anterior[19].

Behan e Bakheit consideram uma infecção viral clínica seguida por fadiga grave as duas características essenciais da Síndrome de Fadiga Crônica (ou síndrome de fadiga pós-viral como a chamam). Outras manifestações clínicas de acordo com estes autores são as seguintes:

- Mialgia.
- Depressão.
- Perturbação do sono.
- Irritabilidade.
- Memória e concentração deficientes.
- Flutuação do peso corporal (pior em mulheres).
- Febre baixa intermitente.
- Apetite deficiente.
- Excesso e distensão abdominal.
- Alternância entre constipação e fezes amolecidas.
- Transpiração noturna.

> **Nota Clínica**
>
> **Sintoma da Síndrome de Fadiga Crônica de acordo com Behan**
> - Infecção viral clínica seguida por:
>   – Fadiga grave
>   – Mialgia
>   – Depressão
>   – Perturbação do sono
>   – Irritabilidade
>   – Memória e concentração deficientes
>   – Flutuação no peso corporal (pior em mulheres)
>   – Febre baixa intermitente
>   – Apetite deficiente
>   – Excesso e distensão abdominais
>   – Alternância entre constipação e fezes amolecidas
>   – Transpiração noturna

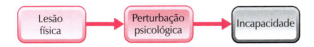

Figura 41.4 – Terceiro modelo de interação corpo-mente de David.

Quanto às causas da Síndrome de Fadiga Crônica, Shepherd considera como as causas dos fatores de risco para Síndrome de Fadiga Crônica:

- Fatores genéticos.
- Pouca idade (a média de idade de início é de 32 anos).
- Sexo feminino.
- Trabalho físico excessivo.
- Estresse mental.

Shepherd considera dois tipos de início para Síndrome de Fadiga Crônica: um início agudo e franco, seguindo infecção evidente e início insidioso sem infecção aparente[20]. O primeiro tipo é mais comum – um indivíduo previamente saudável contrai uma infecção aguda e, depois de uma recuperação aparente, os sintomas persistem e o paciente nunca se recupera (Fig. 41.6).

Quando os sintomas aparecem depois de infecção aguda, tipicamente, isso pode ser decorrente de *influenza*, infecção semelhante à *influenza* ou infecção específica, tal como varicela (catapora), mononucleose aguda ou gastrenterite. Os sintomas neste estágio agudo poderiam incluir febre, calafrios, dores, glândulas inchadas e fadiga. Vários outros sintomas podem estar presentes dependendo do tipo de infecção, tais como vômito, náusea, diarreia, dor de ouvido, tontura, dor de garganta ou tosse. Depois de uma recuperação aparente dos sintomas anteriores, o indivíduo começa a se sentir mal novamente e, depois, vários sintomas persistem para sempre.

Como veremos, sob a perspectiva da medicina chinesa, isto é claramente decorrente de fator patogênico residual na forma de Umidade. Em minha experiência, a história recorrente é aquela de um paciente contraindo infecção aguda num momento de sobrecarga de trabalho e estresse e de um paciente que continua na sobrecarga de trabalho durante ou logo após a infecção.

No segundo tipo de Síndrome de Fadiga Crônica, o início é gradual e insidioso e não surge depois de infecção

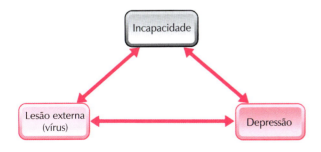

Figura 41.5 – Quarto modelo de interação corpo-mente de David.

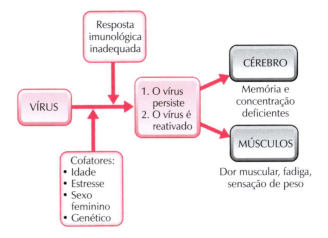

Figura 41.6 – Patologia da Síndrome de Fadiga Crônica em infecções virais.

óbvia. Os sintomas parecem se desenvolver durante um período de tempo maior, com infecções recorrentes e fracas, dor de garganta e glândulas inchadas. Significativamente, Shepherd afirma[21]:

Pode ser que a infecção com o vírus "correto" tenha ocorrido, e que, apesar de não ter causado episódios óbvios da doença no momento, tenha continuado e persisitido no corpo e, no final, feito com que as peculiaridades características de ME aparecessem.

Como veremos a seguir, esta é uma descrição acurada da patologia chinesa de Calor Latente, isto é, "infecção" que afeta o corpo sem causar sintomas imediatos e que se manifesta mais tarde com início insidioso.

Alguns médicos restringem a definição da Síndrome de Fadiga Crônica ao segundo tipo, isto é, aquele que se desenvolve com início gradual e insidioso e é acompanhado pela evidência de infecção persistente por enterovírus. Assim, aceitam uma visão exatamente oposta do relatado anteriormente, isto é, que "a verdadeira" Síndrome de Fadiga Crônica é aquela que se desenvolve posteriormente à infecção viral aguda.

Smith considera a síndrome de fadiga pós-viral de início agudo (AOPVFS, *acute onset postviral fatigue syndrome*) diferente da Síndrome de Fadiga Crônica. Acredita que a Síndrome de Fadiga Crônica verdadeira é insidiosa e tem início lento e gradual, ao passo que AOPVFS tem início óbvio depois de doença viral aguda. Como a AOPVFS é causada por fatores patogênicos residuais, significaria que o Dr. Smith considera verdadeira a Síndrome de Fadiga Crônica apenas quando é causada por Calor Latente[22].

Resumo

Síndrome de Fadiga Crônica na Medicina Ocidental
- A Síndrome de Fadiga Crônica é uma doença relativamente nova
- Pesquisas atuais mostram que a Síndrome de Fadiga Crônica pode ser causada por enterovírus, especificamente pelo subgrupo de enterovírus *coxsackie*

- Nos Estados Unidos, pesquisadores parecem estar mais orientados em direção ao vírus Epstein-Barr
- Os enterovírus entram por via oral, causando dor de garganta e glândulas aumentadas. Se a resposta imunológica primária falhar, os enterovírus podem passar para Pulmão ou Intestino Grosso, produzindo infecção no peito ou gastrenterite. No interior dos intestinos, os enterovírus se fixam e se multiplicam, formando um reservatório de infecção. A partir daí, podem se propagar pela corrente sanguínea para entrar nos tecidos, incluindo nervos, músculos e glândulas endócrinas
- Em 50% dos pacientes que sofriam da Síndrome de Fadiga Crônica foram detectadas elevadas titulações de anticorpos neutralizantes contra vírus *coxsackie* B, comparado com 17% dos indivíduos saudáveis do grupo-controle
- IgM específica do vírus *coxsackie* B (indicando infecção viral recente ou persistente) foi detectada em 31% dos pacientes, comparado com 17% dos indivíduos saudáveis do grupo-controle
- Respostas IgM-específicas do vírus foram detectadas em soros sequenciais de pacientes com Síndrome de Fadiga Crônica por um ano ou mais, sugerindo infecção viral persistente
- Trinta e quatro amostras de biópsias de músculos (24%) de um total de 140 pacientes que sofriam de Síndrome de Fadiga Crônica eram positivas por hibridização molecular para a presença do RNA enterovírus; o RNA enterovírus não foi detectado em qualquer uma das 152 amostras do grupo-controle dos músculos humanos
- Numa série de 96 pacientes com Síndrome de Fadiga Crônica, 20 (21%) apresentaram amostras positivas da biópsia para RNA enterovírus
- Estudos (de IgM e IgG circulante em pacientes com ME) mostram que pacientes com ME reconhecem o vírus e respondem a ele, porém sem eliminá-lo por um período extenso
- Vários estudos de pacientes com sintomas da Síndrome de Fadiga Crônica encontraram evidências sorológicas da infecção persistente do vírus Epstein-Barr, sem levar em consideração a história clínica de mononucleose infecciosa
- Síndrome de Fadiga Crônica pode também seguir infecções com outros patógenos, tais como herpes-zóster, varicela (catapora), rubéola (sarampo alemão) e citomegalovírus
- Numa análise de 1.000 pacientes que foram cuidados durante 15 anos, o fator iniciante mais comum foi infecção viral, apresentando-se com dor de garganta, gastrenterite aguda, labirintite aguda ou miocardite. Os sintomas incluíam dor de cabeça, náusea, tontura, mialgia grave, intenso mal-estar e febre baixa

Síndrome de Fadiga Crônica na Medicina Chinesa

Os livros de medicina chinesa moderna não apresentam capítulos sobre Síndrome de Fadiga Crônica; portanto, a teoria da Síndrome de Fadiga Crônica apresentada a seguir é o resultado de minha experiência no tratamento de muitos pacientes portadores de Síndrome de Fadiga Crônica durante muitos anos.

Embora os livros chineses modernos não discutam Síndrome de Fadiga Crônica, os livros médicos chineses apresentam, desde os tempos antigos, descrições de causa, diagnóstico e tratamento de condições similares à Síndrome de Fadiga Crônica. Por exemplo, as manifestações clínicas da teoria de Li Dong Yuan sobre Fogo *Yin* derivando de deficiência do *Qi* Original se parecem muito com a situação da Síndrome de Fadiga Crônica.

As cinco principais condições com as quais a Síndrome de Fadiga Crônica pode se manifestar são as seguintes.

- Fator patogênico residual.
- Calor Latente.
- Padrão *Yang* Menor.
- Fogo *Yin*.
- Deficiência.

Fator Patogênico Residual

Uma das principais condições que geram fadiga pós-viral é a do "fator patogênico residual". Se o Vento externo invadir o corpo e não for eliminado corretamente ou se o indivíduo falhar em descansar durante invasão aguda de Vento, o fator patogênico pode permanecer no interior (no caso da Síndrome de Fadiga Crônica, geralmente como Umidade).

Depois de invasão do fator patogênico, o desenvolvimento patológico pode ter três possíveis resultados:

- O fator patogênico pode ser completamente expulso.
- O fator patogênico pode se interiorizar.
- O fator patogênico pode parecer ter sido expulso, mas houve a formação de fator patogênico residual.

O fator patogênico residual pode também ser formado depois que um fator patogênico exterior tenha se tornado interior. Assim, um fator patogênico residual pode se formar no estágio exterior ou interior: a partir da perspectiva da diferenciação dos padrões de acordo com os Quatro Níveis, um fator patogênico residual pode ser formado no nível do *Qi* Defensivo ou do *Qi* (Figs. 41.7 e 41.8).

Assim, um fator patogênico residual é simplesmente um produto patológico restante quando o paciente parece ter se recuperado depois de invasão aguda de agente exterior, mas a doença persiste.

Uma vez formado no interior, por um lado, o fator patogênico residual continua a produzir sinais e sintomas,

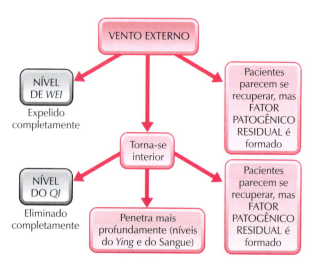

Figura 41.7 – Formação de fator patogênico residual.

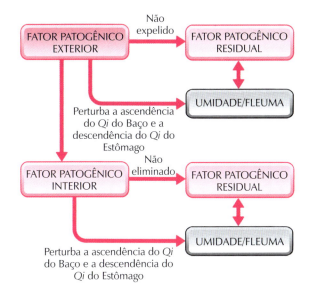

Figura 41.8 – Patologia da formação do fator patogênico residual.

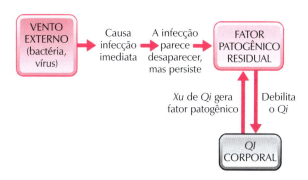

Figura 41.9 – Formação de fator patogênico residual e consequência patológica.

por outro, predispõe o indivíduo a futuras invasões de fatores patogênicos exteriores, pelo fato de obstruir difusão e descendência correta do *Qi* do Pulmão e ascendência e descendência do *Qi* do Baço e do *Qi* do Estômago. Além disso, tenderá também a enfraquecer *Qi* e/ou *Yin*, estabelecendo um ciclo vicioso de fator patogênico e deficiência (Fig. 41.9).

Os fatores patogênicos residuais frequentemente se manifestam com Umidade e/ou Fleuma. Isto ocorre pelo fato do Vento externo e seu fator patogênico residual perturbarem a ascendência do *Qi* do Baço e a descendência do *Qi* do Estômago. Assim, em virtude do *Qi* do Estômago não poder descender, os fluidos turvos não são transformados, e pelo fato do *Qi* do Baço não poder ascender, os fluidos límpidos não podem ser transformados; este processo gera formação de Umidade e/ou Fleuma.

Em segundo lugar, Calor queima os fluidos corporais, que podem, então, se condensar em Umidade ou Fleuma. Uma vez formados, Umidade e/ou Fleuma são mais precisamente autoperpetuantes. De fato, Umidade e Fleuma prejudicam a transformação e o transporte do Baço, que, em si, gera a formação de mais Umidade ou Fleuma, estabelecendo um ciclo vicioso (Fig. 41.10).

O que causa a formação do fator patogênico residual? Por que algumas invasões de Vento são expelidas sem nenhuma consequência adicional e algumas não são? Em minha opinião, há cinco causas principais que favorecem a formação de fator patogênico residual:

- Constituição fraca.
- Exposição ao frio, umidade ou vento logo após invasão de Vento externo.
- Dieta irregular.
- Não se cuidar durante doença aguda.
- Antibióticos (neutralizam as bactérias, mas não resolvem Umidade ou Fleuma. Muito pelo contrário, promovem Umidade ou Fleuma pelo enfraquecimento do *Qi* do Estômago).

> **Nota Clínica**
>
> ■ As cinco principais causas que favorecem a formação de fator patogênico residual são:
>   – Constituição fraca
>   – Exposição ao frio, umidade ou vento logo após invasão de Vento externo
>   – Dieta irregular
>   – Não se cuidar durante doença aguda
>   – Antibióticos

A constituição fraca é um importante fator predisponente para formação de fator patogênico residual; em particular, deficiência constitucional do Pulmão e/ou Baço predispõe a pessoa à formação de fator patogênico residual.

Ficar exposto ao vento, ao frio e ao clima úmido logo após, ou até durante invasão de Vento pode gerar a formação de fator patogênico residual.

O consumo excessivo de alimentos ricos em calorias, gordurosos e doces durante e logo após invasão de Vento pode prejudicar a descendência do *Qi* do Estômago e a ascendência do *Qi* do Baço, e, portanto, predispor o indivíduo à formação de fator patogênico residual (especialmente Umidade ou Fleuma).

A cultura chinesa sempre enfatiza a necessidade de se cuidar durante e imediatamente após invasão de Vento. "Cuidar-se" significa não ter sobrecarga de trabalho, não ficar exposto ao vento e ao frio, comer alimentos simples e nutritivos e não se engajar em atividade sexual excessiva.

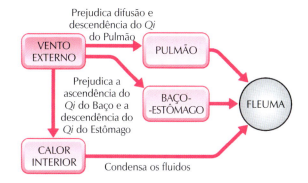

Figura 41.10 – Formação de Umidade/Fleuma como fator patogênico residual.

Finalmente, em nossa sociedade, os antibióticos constituem-se em uma das causas mais comuns da formação de fator patogênico residual. Do ponto de vista da medicina chinesa, enquanto os antibióticos matam as bactérias, tendem a "trancar" o fator patogênico no interior, pelo fato não libertarem o exterior nos estágios iniciais da invasão e nem eliminarem o Calor ou resolverem a Fleuma nos estágios avançados.

O Dr. J.H.F. Shen utiliza excelente metáfora para ilustrar o efeito dos antibióticos. Se ouvíssemos um ladrão entrando em nossa casa no meio da noite, poderíamos reagir de duas formas diferentes: levantamos, fazemos barulho e espantamos o ladrão; ou, se tivéssemos um revólver, atiraríamos para matá-lo. A primeira opção é claramente a preferível: o ladrão abandona a casa antes de ter a oportunidade de roubar qualquer coisa, nossa propriedade e vida ficam seguras e acabamos com o problema. Matar o ladrão claramente permite nos livrarmos dele, mas a custo de criar um problema maior: a dificuldade imediata de restar um cadáver em casa, e a dificuldade, a longo prazo, de complicações com a justiça.

Se considerarmos o ladrão para simbolizar a invasão de fator patogênico externo, a primeira opção corresponde à maneira como a medicina chinesa funciona: livra-se do fator patogênico sem lesar o corpo. A segunda opção corresponde à maneira como os antibióticos funcionam: matam a bactéria, mas não se livram do fator patogênico. O corpo é, portanto, sobrecarregado com fator patogênico residual (o "corpo do ladrão morto"). Os antibióticos também favorecem a formação de Umidade ou Fleuma, já que fator patogênico residual enfraquece o Estômago e, portanto, a transformação dos fluidos.

Além disso, os remédios chineses eliminam o fator patogênico pelo aumento da resposta imunológica e pelo fortalecimento da resistência corporal. Apesar dos antibióticos matarem as bactérias prejudiciais, inevitavelmente matam também as bactérias benéficas e deixam o corpo enfraquecido.

O descrito anteriormente não tem a intenção de ser uma crítica aos antibióticos, mas uma análise objetiva do seu modo de ação comparado aos remédios chineses. Há muitas instâncias em que os antibióticos necessitam ser utilizados quando uma infecção está avançada, difundida e potencialmente perigosa. Em muitos casos, no entanto, os antibióticos são utilizados desnecessariamente e de forma rotineira para tratar infecções relativamente pequenas e frequentemente para tratar infecções virais em que não são eficazes.

Além disso, se necessário, as ervas chinesas podem ser tomadas em combinação com a antibioticoterapia, pois os dois trabalham de formas diferentes. Os antibióticos irão matar a bactéria, enquanto as ervas chinesas vão libertar o exterior e expelir o fator patogênico (no estágio inicial) ou eliminar Calor e resolver Fleuma (no estágio avançado).

Na realidade, as ervas chinesas podem também ajudar a contra-atacar os efeitos colaterais dos antibióticos. Os antibióticos destroem as bactérias benéficas e, do ponto de vista chinês, lesam o *Yin* do Estômago. Estes efeitos podem ser observados pela descamação parcial do revestimento da língua, a qual ocorre depois da antibioticoterapia. O acréscimo de algumas ervas para tonificar o *Yin* do Estômago (tais como, *Zi Shen* [*Radix Pseudostellariae*]) pode ajudar a contra-atacar os efeitos colaterais dos antibióticos e restaurar a flora intestinal.

No caso de Síndrome de Fadiga Crônica, o fator patogênico residual é quase sempre a Umidade (com ou sem Calor). Na Síndrome de Fadiga Crônica, a Umidade está tipicamente em três locais (Fig. 41.11):

- Cabeça (causando memória e concentração deficientes).
- Estômago e Baço (causando problemas digestivos).
- Músculos (causando dor muscular, fadiga e peso).

Umidade na Cabeça

Na cabeça, a Umidade obstrui a Mente e causa memória e concentração deficientes. Em virtude de obstruir os orifícios da cabeça por impedir o *Qi* límpido de ascender e o *Qi* turvo de descender, também causa sensação de peso e atordoamento (confusão) na cabeça. Estes

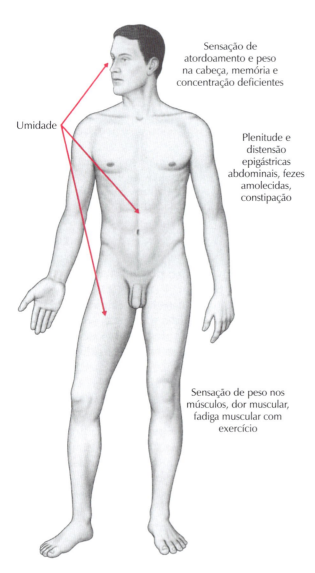

FIGURA 41.11 – Localização de Umidade na Síndrome de Fadiga Crônica.

são sintomas comuns da Síndrome de Fadiga Crônica e, em minha opinião, uma característica essencial do que denomino "verdadeira" Síndrome de Fadiga Crônica (ver a seguir).

Umidade em Estômago e Baço

Em Estômago e Baço, a Umidade causa uma variedade de sintomas digestivos em epigástrio e abdômen, os quais frequentemente acompanham a Síndrome de Fadiga Crônica. O paciente apresenta sensação de plenitude e distensão no epigástrio e/ou abdômen, náusea, apetite deficiente, gosto pegajoso, fezes amolecidas ou constipação. Se a Umidade estiver associada ao Calor, há também gosto amargo e fezes amolecidas com cheiro forte.

Umidade nos Músculos

Finalmente, a Umidade se estabelece nos músculos, onde pode permanecer por muito tempo. Nos músculos, causa sensação de peso nos membros e dor muscular: os músculos ficam também muito facilmente fatigados mediante exercício. Considero a dor muscular também uma característica essencial do que chamo de "verdadeira" Síndrome de Fadiga Crônica. A intensidade da dor muscular é diretamente proporcional à gravidade da Umidade: quanto mais Umidade, maior a intensidade da dor muscular.

Observe que a dor ocorre tipicamente nos músculos dos membros e não nas articulações, embora, em alguns casos, possa se apresentar em ambos. Numa fórmula fitoterápica, a diferenciação do local da dor (em músculos ou articulações) é uma indicação importante para a escolha das ervas. Caso a dor se localize nos músculos, é preciso utilizar ervas que "resolvam a Umidade com fragrância", tais como *Huo Xiang* (*Herba Pogostemonis*), *Pei Lan* (*Herba Eupatorii*), *Sha Ren* (*Fructus Amomi*), *Cang Zhu* (*Rhizoma Atractylodis*), etc. Estas ervas resolvem Umidade dos músculos e do espaço entre pele e músculos (espaço *Cou Li*) pela promoção da transpiração.

Se a dor estiver nas articulações, precisamos selecionar ainda algumas das ervas anteriores, mas também aquelas que expelem Vento e Umidade (que são geralmente utilizadas para tratar Síndrome Dolorosa Obstrutiva [*Bi*]), tais como *Sang Zhi* (*Ramulus Mori*), *Wei Ling Xian* (*Radix Clematidis*), *Hai Feng Ten* (*Caulis Piperis kadsurae*), etc.

Calor Latente

Os sintomas da Síndrome de Fadiga Crônica que aparecem sem infecção aguda podem ser explicados como manifestação de Calor Latente. O conceito de Calor Latente é muito antigo e, originariamente, era utilizado para explicar as manifestações de Calor agudo como uma transformação do Frio.

O *Questões Simples*, no capítulo 3, diz[23]:

Se o Frio penetra no corpo no inverno, sai como Calor na primavera.

Wang Shu He declara:

Em ataques de Frio do inverno causando doença de Shang Hang: se o indivíduo não adoecer, o Frio se esconde sob a pele e, na primavera, muda para Calor.

Ye Tian Shi comenta:

Doença do Calor na primavera é decorrente, em cada caso, do fator patogênico que ficou à espreita no inverno.

Estas citações significam que, sob certas circunstâncias, um fator patogênico (que pode ser Vento-Frio ou Vento-Calor) pode entrar no corpo sem causar sintomas imediatos. Ficam então incubados no interior do corpo por algum tempo, transformando-se em Calor, o qual, mais tarde, emerge em direção ao Exterior, fazendo com que o indivíduo se sinta, de repente, muito cansado, com membros fracos, sede moderada, quente e irritável. Ele não dormirá bem e a urina ficará escura. Neste momento, o pulso apresentar-se-á Fino e levemente Rápido e a língua, Vermelha. Este quadro é denominado de Calor Latente ou Calor da Primavera, embora possa ocorrer em qualquer estação e não apenas na primavera.

> **Nota Clínica**
>
> **Manifestações Clínicas de Calor Latente**
> - Membros fracos
> - Irritabilidade
> - Insônia
> - Sede moderada
> - Leve sensação de calor
> - Lassidão de início repentino
> - Urina escura
> - Língua Vermelha
> - Pulso Rápido-Fino

Portanto, o *Clássico de Medicina Interna do Imperador Amarelo* diz que o Frio pode invadir o corpo no inverno sem causar sintomas; o Frio fica à espreita no Interior, tornando-se Calor e emergindo na Primavera (Fig. 41.12). De acordo com esta teoria, o Calor Latente emerge na primavera por duas razões: ser atraído para fora pela subida do *Yang* na primavera ou em virtude de ser puxado para fora por nova invasão de Vento (Fig. 41.13). Em minha experiência, nos pacientes modernos, três razões principais fazem o Calor Latente emergir:

- Estresse emocional.
- Sobrecarga de trabalho.
- Nova invasão de Vento.

Dessa maneira, no *Clássico de Medicina Interna do Imperador Amarelo*, todas as manifestações de Calor

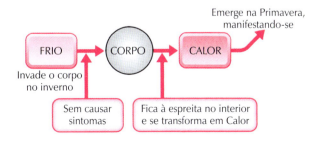

FIGURA 41.12 – Calor Latente no *Clássico de Medicina Interna do Imperador Amarelo*.

936 Síndrome de Fadiga Crônica

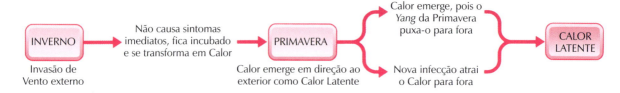

Figura 41.13 – Emergência do Calor Latente no *Clássico de Medicina Interna do Imperador Amarelo*.

agudo são explicadas como transformações do Frio, pois o estudo de doenças exteriores era, na época, dominado por Frio como fator patogênico principal, e mesmo posteriormente, no *Discussion of Cold- Induced Diseases* (*Shang Han Lun*), de Zhang Zhong Jing (200 d.C.)

Apesar dos conceitos básicos expressos no *Questões Simples* serem válidos, o fator patogênico original não é necessariamente Vento-Frio, mas também pode ser Vento-Calor; em segundo lugar, pode, não necessariamente, penetrar no inverno; em terceiro lugar, pode, não necessariamente, exteriorizar-se na primavera. Observe também que o fato do Calor Latente "emergir" mais tarde não quer dizer que está sendo expelido, está simplesmente vindo à superfície e se manifestando depois de ficar "incubado" no Interior.

Além de causar sinais e sintomas anteriores, o Calor Latente também tenderá a lesar Qi e/ou Yin, estabelecendo um ciclo vicioso de Calor e deficiência (Fig. 41.14). O Calor Latente emergente (que não é nada mais do que uma forma de Calor Interior) é um processo inverso àquele da penetração de Calor nos Quatro Níveis. De acordo com a teoria dos Quatro Níveis, o Calor exterior invade o corpo ao nível do *Qi* Defensivo (*Wei*); depois disso, se penetrar no interior, passa pelos níveis do *Qi*, do *Qi* Nutritivo (*Ying*) e do Sangue. O Calor Latente se move na direção inversa; vai do nível do Sangue, para *Qi* Nutritivo, *Qi* e *Qi* Defensivo (Fig. 41.15). Observe, mais uma vez, que este movimento para fora *não* quer dizer que o Calor Latente está sendo expelido, mas simplesmente que está se manifestando externamente.

O fato de um processo de "incubação" de um fator patogênico exterior no interior emergir como Calor Latente explica muitos casos de Síndrome de Fadiga Crônica. O Calor Latente pode emergir na superfície por si, como foi descrito anteriormente, ou pode ser "puxado" para a superfície por nova invasão de Vento externo. Neste caso, além dos sintomas anteriores de Calor interior, haveria também alguns sintomas exteriores, tais como calafrio, febre, cefaleia occipital, dores e espirros. Entretanto, o pulso (Fino e Rápido) e a língua (Vermelha) apontam claramente para Calor interior.

Outro fator que pode puxar o Calor Latente em direção à superfície é a tensão emocional. Especialmente quando afetar o Fígado, causando Calor, ela pode puxar o Calor Latente para fora.

Assim, o Calor Latente ocorre quando um indivíduo sofre invasão de Vento exterior sem desenvolver sintomas imediatos e o fator patogênico vai para o interior, onde se transforma em Calor e exterioriza-se meses mais tarde. A razão subjacente é geralmente a deficiência do Rim. Se a condição corporal e do Rim são relativamente boas, um indivíduo desenvolverá sintomas no momento da invasão do Vento externo. Esta reação é saudável. Se o Rim estiver enfraquecido por sobrecarga de trabalho e atividade sexual excessiva, o *Qi* corporal fica muito fraco até para responder à invasão externa do Vento. Esta é a causa do Vento penetrar ao Interior sem que o indivíduo desenvolva sintomas externos. Uma vez no interior, incuba-se e torna-se Calor, que reemerge alguns meses mais tarde.

Os médicos antigos acreditavam, em particular, que se a Essência estava guardada apropriadamente e não dissipada, os fatores patogênicos não entrariam no corpo e Calor não se desenvolveria. O *Questões Simples*, no capítulo 4, diz[24]:

A Essência é a raiz do corpo; se estiver protegida e guardada, o Calor Latente não aparecerá na primavera.

Também diz[25]:

No inverno, o Frio ataca; na primavera, o Calor ataca.

O Calor Latente é também chamado de Calor da primavera.

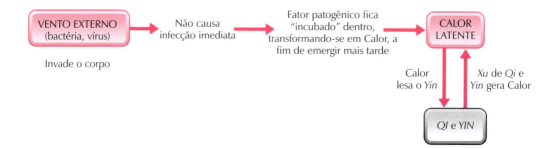

Figura 41.14 – Patologia do Calor Latente.

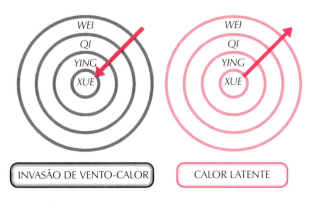

FIGURA 41.15 – Movimento do Calor Latente nos Quatro Níveis.

Esse conceito é muito importante na prática, pois implica que a resistência aos fatores patogênicos não depende apenas do *Qi* do Pulmão (que influencia o *Qi* Defensivo), mas também do *Qi* do Rim e da Essência do Rim. De fato, o *Qi* Defensivo é propagado pelo Pulmão, mas sua raiz está no Rim, especificamente no *Yang* do Rim. Além disso, nas infecções crônicas e recorrentes, tais como Síndrome de Fadiga Crônica, o *Qi* do Rim está muitas vezes deficiente, gerando diminuição da resposta imunológica.

Outra causa possível de Calor Latente pode ser decorrente das imunizações, quando formas atenuadas ou inertes de certos organismos patogênicos são injetadas no corpo, contornando a primeira linha de resistência. De uma perspectiva médica chinesa é como se um fator patogênico externo penetrasse diretamente no Interior do corpo, evitando completamente os níveis exteriores. Isto é exatamente o que ocorre com o Calor Latente.

Se olharmos a Figura 41.6 novamente, com base no ponto de vista de Shepherd acerca da etiologia e da patologia da Síndrome de Fadiga Crônica, podemos ver as similaridades da visão chinesa da Síndrome de Fadiga Crônica. De fato, na Figura 41.6:

- "Vírus persiste" = Fator patogênico residual.
- "Vírus reativado" = Calor Latente.
- "Resposta imunológica inadequada" = Deficiência do Rim.

Para resumir, as duas condições que podem gerar Síndrome de Fadiga Crônica podem ser ilustradas com um diagrama (Fig. 41.16).

Nas duas condições anteriormente descritas, a causa básica é sobrecarga de exercícios e falta de descanso adequado, conforme foi explicado anteriormente. É importante compreender as causas destas condições, de tal modo que se possa aconselhar os pacientes adequadamente. A maior parte dos indivíduos não tem a mínima ideia que precauções especiais devem ser tomadas durante e após a invasão de fator patogênico exterior.

Padrão *Yang* Menor

O Vento-Calor exterior (ou Vento-Frio) pode, algumas vezes, se alojar num nicho energético que está entre interior e exterior (chamado de metade-exterior e metade-interior em chinês). No esquema dos padrões dos Seis Estágios e especificamente dos três estágios *Yang*, o estágio *Yang* Maior (*Tai Yang*) é o mais exterior; o estágio *Yang* Brilhante (*Yang Ming*), o mais interior; e o estágio *Yang* Menor (*Shao Yang*), a "dobradiça" entre os dois (Fig. 41.17).

À vezes, o Vento exterior invade o corpo pelo estágio *Yang* Maior e depois se aloja no estágio *Yang* Menor: quando isto ocorre, o fator patogênico está "preso" entre os estágios *Yang* Maior e *Yang* Brilhante; de alguma forma, ele "salta" entre o exterior (*Yang* Maior) e o interior (*Yang* Brilhante). Quando "salta" em direção ao *Yang* Maior, o paciente sente aversão ao frio; quando

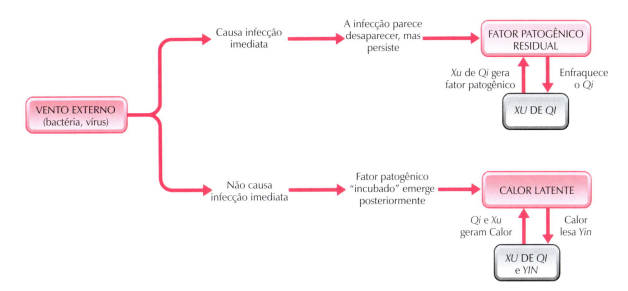

FIGURA 41.16 – Resumo das duas condições que geram Síndrome de Fadiga Crônica (fator patogênico residual e Calor Latente).

938 Síndrome de Fadiga Crônica

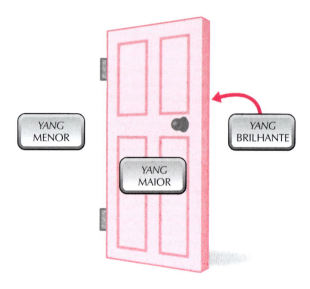

FIGURA 41.17 – *Yang* Menor como "dobradiça".

salta de volta ao *Yang* Brilhante, o paciente sente calor (subjetivamente quente) (Fig. 41.18).

O padrão *Yang* Menor existe também no esquema dos Quatro Níveis, sendo chamado de "Calor na Vesícula Biliar". Este é um padrão que ocorre ao nível do *Qi*, sendo essencialmente o mesmo que o padrão do *Yang* Menor, exceto por ser caracterizado por Calor, em vez de Frio.

As principais manifestações clínicas deste padrão são: sentir calor e frio alternadamente, plenitude da região do hipocôndrio, apetite deficiente, irritabilidade, garganta seca, náusea, sabor amargo, visão turva, revestimento da língua branco e pegajoso de um lado apenas, e pulso em Corda. Estes sintomas descrevem o padrão *Yang* Menor dos Seis Estágios.

No contexto dos Quatro Níveis, o padrão de Calor na Vesícula Biliar (nível do *Qi*) é basicamente o mesmo, a única diferença consiste no fato de ser caracterizado por mais Calor. Assim, haverá prevalência da sensação de calor e o revestimento da língua será amarelo. Da perspectiva dos canais, a maior parte das manifestações do *Yang* Menor são sintomas de Calor no canal da Vesícula Biliar (plenitude do hipocôndrio, garganta seca, náusea, sabor amargo, visão turva e pulso em Corda).

O fator patogênico, neste caso, Calor, pode permanecer alojado entre exterior e interior (no *Yang* Menor) por muito tempo, meses ou até anos. Isto ocorre quando a condição corporal do indivíduo está particularmente fraca no momento da invasão do fator patogênico exterior.

Tanto o fator patogênico residual como o Calor Latente podem assumir a forma do padrão *Yang* Menor (sendo parte dos padrões dos Seis Estágios e dos Quatro Níveis), e apesar de não ser uma terceira forma separada em que a Síndrome de Fadiga Crônica pode se manifestar, esta apresenta características tão especiais e definidas que é melhor discuti-la separadamente.

Fogo Yin

O conceito do Fogo *Yin* foi introduzido por Li Dong Yuan no seu livro *Discussion of Stomach and Spleen* (*Pi Wei Lun*, 1246). O Dr. Li diz que como resultado da dieta imprópria e sobrecarga de trabalho, o *Qi* Original (*Yuan Qi*) se torna fraco no Aquecedor Inferior e Estômago e Baço ficam enfraquecidos no Aquecedor Médio. Isto causa ao paciente cansaço e, com frequência, frio. Quando o paciente também está sujeito ao estresse emocional, o Fogo Ministerial é agitado, torna-se patológico e deixa seu local de "esconderijo" no *Dan Tian* Inferior (Fig. 41.19).

O segundo capítulo do livro dois do *Discussion of Stomach and Spleen* (*Pi Wei Lun*), de Li Dong Yuan, comenta:

Dieta irregular e exposição ao clima quente e frio lesam Estômago e Baço. Quando o Qi *do Estômago e do Baço declinam, o* Qi Original [Yuan Qi] *se torna deficiente e Fogo do Coração se torna excessivo por si. Este Fogo do Coração é um Fogo* Yin. *Surge do Aquecedor Inferior e sobe para o Coração. O Coração não governa diretamente, mas é substituído pelo Fogo Ministerial. O Fogo Ministerial é o Fogo do Bao Luo [Dan Tian] no Aquecedor Inferior, sendo um ladrão do Qi Original [Yuan Qi]. Este Fogo e Qi Original não podem ocupar o mesmo espaço, quando um é vitorioso, o outro declina. Quando Estômago e Baço são deficientes, seu Qi desce ao Rim e o Fogo* Yin *sobrepõe a Terra... como*

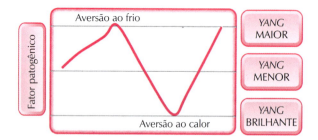

FIGURA 41.18 – Fator patogênico no *Yang* Menor.

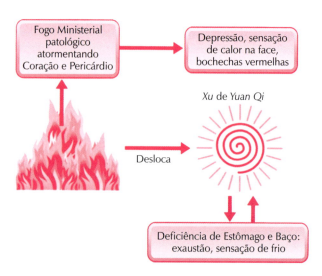

FIGURA 41.19 – Fogo *Yin*.

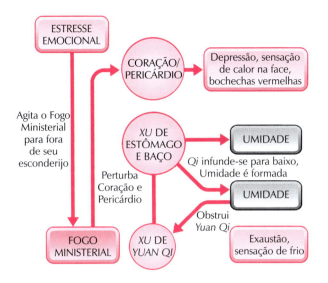

Figura 41.20 – Patologia do Fogo *Yin* com Umidade.

o Fogo Yin *se rebela ascendentemente, há falta de ar, agitação mental, sensação de calor, pulso Transbordante e Grande, dor de cabeça e sede. A pele pode não tolera Vento e Frio e há alternância entre sentir calor e frio. O* Qi *do Estômago e do Baço se propaga descendentemente, de tal forma que o* Qi *dos Alimentos [Gu Qi] não pode ascender e flutuar... Como tratar esta condição? Devemos tratá-la com ervas picantes, doces e mornas para tonificar o Centro e fazer o* Yang *ascender, acompanhadas de algumas ervas doces e frias para drenar Fogo. Exaustão e depleção devem ser tratadas com ervas mornas; ervas mornas podem eliminar o Calor. Não devemos utilizar ervas amargas e frias, as quais poderiam lesar Baço e Estômago.*

Como Fogo Ministerial e *Qi* Original residem no mesmo lugar no *Dan Tian* Inferior, o Fogo Ministerial patológico remove e enfraquece ainda mais o *Qi* Original. O Dr. Li diz que o Fogo Ministerial Patológico se torna um "ladrão" do *Qi* Original. A subida do Fogo Ministerial patológico causa alguns sintomas de Calor na parte superior do corpo, tais como face vermelha e úlceras bucais. Isto se chama "Fogo *Yin*": Fogo *Yin* não se constitui nem no Calor por Excesso nem no Calor por Deficiência, mas simplesmente um tipo diferente de Calor, o qual deriva da deficiência do *Qi* Original e do Estômago e do Baço. Portanto, o Fogo *Yin* não é tratado pela remoção do Calor ou pela drenagem do Fogo, mas pela tonificação do *Qi* Original e pela suave remoção do Calor acima.

A patologia do Fogo *Yin* é, posteriormente, complicada pela Umidade, bem como pela patologia do Aquecedor Médio. Quando o Baço fica deficiente, a Umidade se forma e esta desce ao Aquecedor Inferior. Neste Aquecedor, "encharca" o *Qi* Original e o Fogo Ministerial, deslocando o último do seu lugar (Aquecedor Inferior), onde deveria estar "escondido" (Fig. 41.20).

O Aquecedor Médio apresenta também Umidade, *Qi* do Baço (ou *Yang* do Baço) fica deficiente e falha em ascender. Por esta razão, *Bu Zhong Yi Qi Tang* (Decocção para Tonificar o Centro e Beneficiar o *Qi*) é utilizada para aumentar o *Qi* do Baço e aquecer o *Yang* do Baço para que a Umidade não mais desça ao Aquecedor Inferior. Quando o Aquecedor Inferior fica aberto e desbloqueado da Umidade, o Fogo Ministerial retorna para seu esconderijo no Aquecedor Inferior, eliminando sintomas do Fogo *Yin* (Fig. 41.21).

Bu Zhong Yi Qi Tang elimina Fogo *Yin* pela tonificação do *Qi* Original com *Ren Shen* (*Radix Ginseng*) e por eliminar levemente o Calor ascendente com *Chai Hu* (*Radix Bupleuri*) e *Sheng Ma* (*Rhizoma Cimicifugae*).

Qualquer emoção pode gerar Fogo *Yin* pelo fato de todas as emoções poderem agitar o Fogo Ministerial para fora de seu local de residência no *Dan Tian* Inferior. Todas as emoções geram estagnação do *Qi*, que, por sua vez, geram algum Calor. A situação pode ser agravada pela presença de Umidade no Aquecedor Inferior (como ocorre ao se envergonhar). O Fogo *Yin* responde por sintomas de Calor em problemas mentais e emocionais que podem desafiar a classificação para Calor por Excesso ou por Deficiência; isto ocorre quando houver sintomas de Calor na parte superior (face vermelha, sede, sensação de calor na face) e Frio na parte inferior (pés frios, sensação geral de frio): tal situação é decorrente de Fogo *Yin*.

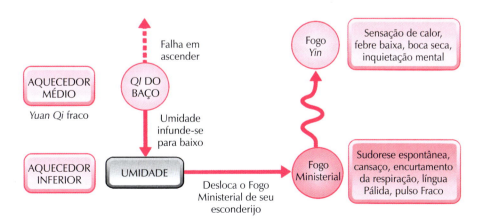

Figura 41.21 – Fogo *Yin* e Umidade.

Síndrome de Fadiga Crônica

A tensão emocional gera mais provavelmente Fogo *Yin* quando combinada com sobrecarga de trabalho e irregularidades dietéticas.

As principais manifestações clínicas do Fogo *Yin* são:

- Sensação de calor na face.
- Face vermelha.
- Úlceras bucais.
- Febre baixa ocasional.
- Tontura.
- Voz fraca.
- Depressão.
- Fraqueza muscular.
- Exaustão.
- Sensação de frio em geral.
- Fezes amolecidas.
- Pés frios.
- Transpiração espontânea.
- Encurtamento da respiração.
- Língua Pálida.
- Pulso Fraco (Fig. 41.22).

> **Nota Clínica**
>
> **Manifestações Clínicas do Fogo *Yin***
> - Sensação de calor na face
> - Face vermelha
> - Úlceras bucais
> - Febre baixa ocasional
> - Tontura
> - Voz fraca
> - Depressão
> - Fraqueza muscular
> - Exaustão
> - Sensação de frio em geral
> - Fezes amolecidas
> - Pés frios
> - Transpiração espontânea
> - Encurtamento da respiração
> - Língua Pálida
> - Pulso Fraco

Esta condição do Fogo *Yin* e da sensação de calor derivando da deficiência do *Qi* e do Sangue é muito comum atualmente, sendo com frequência observada em casos crônicos de Síndrome de Fadiga Crônica e outras doenças autoimunes modernas, tais como lúpus ou artrite reumatoide.

Com relação à Síndrome de Fadiga Crônica, o Fogo *Yin* é uma condição caracterizada por excesso e deficiência: há excesso, já que há Umidade obstruindo os Aquecedores Médio e Inferior e esta Umidade constitui-se comumente em fator patogênico residual. Além disso, o Fogo *Yin*, por si, é também uma condição de excesso. Há deficiência por haver deficiência do *Qi* Original e do Estômago e Baço.

> **Nota Clínica**
>
> - Se um paciente apresentar sintomas de Calor que não podem ser explicados como Calor por Excesso ou por Deficiência e se, além disso, houver algumas sensações de Frio contraditórias, isto é mais provavelmente decorrente de Fogo *Yin*

> **Nota Clínica**
>
> **Tratamento por Acupuntura no Fogo *Yin***
> - Tonificar *Yuan Qi*: REN-4 (*Guanyuan*)
> - Tonificar e elevar *Qi* do Baço: REN-12 (*Zhongwan*), REN-6 (*Qihai*), E-36 (*Zusanli*), DU-20 (*Baihui*)
> - Acalmar a Mente: DU-24 (*Shenting*), DU-19 (*Houding*), REN-15 (*Jiuwei*), C-5 (*Tongli*)
> - Eliminar Calor ascendente e dominar Fogo Ministerial: PC-8 (*Laogong*), PC-7 (*Daling*)
> - Regular o Triplo Aquecedor: TA-6 (*Zhigou*), TA-5 (*Waiguan*)

A seguir, há um caso clínico não da Síndrome de Fadiga Crônica, mas de úlceras bucais crônicas. Ele é apresentado aqui para dar uma ideia sobre a natureza do Fogo *Yin*.

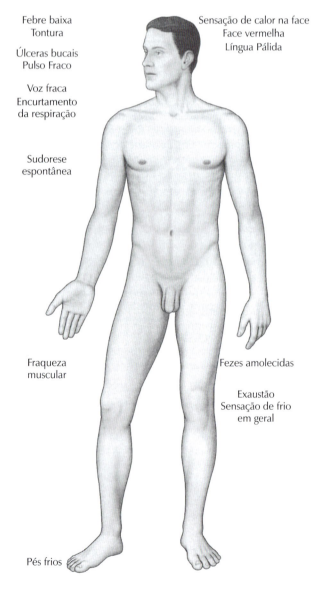

FIGURA 41.22 – Manifestações clínicas do Fogo *Yin*.

Caso Clínico

Uma mulher de 52 anos de idade sofria de úlceras bucais recorrentes por toda sua vida. As úlceras bucais apareciam inesperadamente e eram muito doloridas: apresentavam pequenas crateras amarelas ao seu redor. As mais dolorosas estavam na língua. A patologia mais comum para úlceras bucais é Calor ou Calor por Deficiência (de Estômago, Intestino Grosso, Coração ou Rim).

Esta paciente havia sido convidada para comer num restaurante Szechuan (que utiliza alimentos muito condimentados) num período em que estava numa crise de úlceras bucais e, sabendo um pouco sobre a dieta chinesa, esta paciente estava apreensiva, considerando que o alimento picante e quente poderia piorar suas úlceras bucais.

Compareceu ao restaurante e comeu e, para sua surpresa, no dia seguinte suas úlceras bucais estavam bem melhores. Minha explicação foi de que suas úlceras bucais não eram provenientes de Calor ou Calor por Deficiência, mas de Fogo *Yin*. Como este Fogo é decorrente de deficiência do *Qi* Original, os alimentos condimentados e quentes tinham, na verdade, tonificado *Qi* Original e Fogo Ministerial verdadeiro, dominando indiretamente o Fogo Ministerial patológico: de fato, fizeram o Fogo Ministerial voltar a seu lugar normal de "esconderijo" no Inferior Aquecedor.

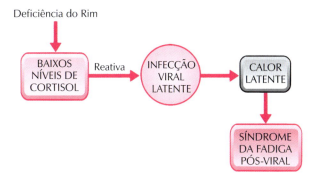

Figura 41.23 – Níveis do cortisol e deficiência do Rim na Síndrome de Fadiga Crônica.

Para resumir, quatro fatores podem dar vazão à Síndrome de Fadiga Crônica:

- Fator patogênico residual (geralmente Umidade) depois da invasão de fator patogênico exterior.
- Calor Latente, da maneira como foi descrito anteriormente.
- Fator patogênico alojado entre exterior e interior, isto é, o padrão *Yang* Menor.
- Fogo *Yin*.

Deficiência

Além dos quatro fatores descritos anteriormente, na Síndrome de Fadiga Crônica há sempre deficiência subjacente do *Qi* corporal, a qual favorece a formação do Calor Latente, do fator patogênico residual ou do Fogo *Yin*.

A deficiência pode ser de *Qi*, *Yang*, Sangue ou *Yin*, apesar de deficiência de *Qi* ser mais comum. Os órgãos envolvidos são principalmente Baço, Pulmão, Fígado e Rim: destes, o Baço é o mais comumente envolvido.

No desenvolvimento do Calor Latente e do Fogo *Yin*, uma deficiência do Rim é particularmente importante. Como vimos anteriormente, no Calor Latente, o indivíduo está sujeito à invasão de Vento sem desenvolver sintomas agudos. O fator patogênico penetra no interior, fica na espreita e emerge depois como Calor Latente: a razão para esta patologia é primariamente a deficiência do Rim.

Como vimos anteriormente, o *Clássico de Medicina Interna do Imperador Amarelo* introduziu a ideia de que se não guardarmos a Essência no inverno, o Calor Latente se desenvolverá na primavera. É interessante notar que, com relação à Síndrome de Fadiga Crônica, um estudo americano relatou anormalidades nos níveis de cortisol num grupo de 30 pacientes com esta síndrome. Tinham uma leve diminuição nos níveis de cortisol sanguíneo. Baixos níveis de cortisol alteram a função imunológica e permitem reações alérgicas exageradas e a reativação de infecções virais dormentes (= Calor Latente), tais como vírus Epstein-Barr[27]. Sob a perspectiva da medicina chinesa, esse fato confirma que deficiência do Rim (como o cortisol está sob a influência do Rim na medicina chinesa) é a base para o desenvolvimento de Calor Latente (Fig. 41.23).

Considero que as manifestações essenciais da Síndrome de Fadiga Crônica verdadeira estão em quatro grupos principais:

- Dor e fadiga musculares pronunciadas.
- Memória e concentração deficientes.
- Exaustão.
- Sensação do tipo gripe persistente, intermitente e geral.

Nota Clínica

- Considero essenciais as manifestações da Síndrome de Fadiga Crônica verdadeira estarem em quatro grupos principais:
  – Dor e fadiga musculares pronunciadas
  – Memória e concentração deficientes
  – Exaustão
  – Sensação do tipo gripe persistente, intermitente e geral

Resumo

Síndrome da Fadiga Crônica na Medicina Chinesa
Fator Patogênico Residual

- Um fator patogênico residual ocorre depois de invasão de Vento, quando o paciente parece se recuperar, mas há fator patogênico escondido no interior
- Em relação à Síndrome de Fadiga Crônica, muito casos são decorrentes de Umidade residual depois de infecção viral
- Na Síndrome de Fadiga Crônica, a Umidade está tipicamente em três locais:
  – Cabeça (memória e concentração deficientes)
  – Estômago e Baço (problemas digestivos)
  – Músculos (dor muscular, fadiga e peso)

942 Síndrome de Fadiga Crônica

Calor Latente

- Sob certas circunstâncias, um fator patogênico (Vento-Frio ou Vento-Calor) pode entrar no corpo sem causar sintomas imediatos. Ele fica incubado no interior do corpo por algum tempo, transformando-se em Calor, que depois emerge em direção ao exterior
- Manifestações clínicas do Calor Latente:
  - Membros cansados
  - Irritabilidade
  - Insônia
  - Sede moderada
  - Leve sensação de calor
  - Lassidão com início repentino
  - Urina escura
  - Língua Vermelha
  - Pulso Fino e Rápido
- Calor Latente também tende à lesão do *Qi* e/ou *Yin*, estabelecendo um ciclo vicioso de Calor e deficiência
- A razão subjacente para o desenvolvimento do Calor Latente é geralmente deficiência do Rim
- Outra possível causa de Calor Latente pode ser as imunizações

Padrão Yang Menor

- Vento-Calor Exterior (ou Vento-Frio) pode algumas vezes se alojar num nicho energético que está entre interior e exterior (chamado, em chinês, de metade exterior e metade interior)
- Algumas vezes, o Vento exterior invade o corpo por meio do estágio *Yang* Maior e depois se aloja no estágio *Yang* Menor; quando isto ocorre, o fator patogênico está "numa armadilha" entre os estágios *Yang* Maior e *Yang* Brilhante; de qualquer maneira, ele "salta" entre exterior (*Yang* Maior) e interior (*Yang* Brilhante)
- Quando salta em direção ao *Yang* Maior, o paciente experimenta aversão ao frio; quando salta de volta em direção ao *Yang* Brilhante, o paciente sente calor (subjetivamente quente)
- As principais manifestações clínicas desse padrão são: sensações de calor e frio alternadamente, plenitude da região do hipocôndrio, pouco apetite, irritabilidade, garganta seca, náusea, sabor amargo, visão turva, língua com revestimento branco e pegajoso num lado apenas e pulso em Corda

Fogo Yin

- O conceito do Fogo *Yin* foi introduzido por Li Dong Yuan em seu livro *Discussion of Stomach and Spleen* (*Pi Wei Lun*, 1246)
- Dr. Li diz que, como resultado de dieta imprópria e sobrecarga de trabalho, o *Qi* Original (*Yuan Qi*) torna-se fraco no Aquecedor Inferior e Estômago e Baço ficam enfraquecidos no Aquecedor Médio. Este fato permite ao paciente se sentir cansado e muitas vezes com frio. Quando o paciente também está sujeito ao estresse emocional, o Fogo Ministerial é agitado, torna-se patológico e sai do seu local de "esconderijo" no *Dan Tian* Inferior
- Dr. Li diz que o Fogo Ministerial Patológico torna-se um "ladrão" do *Qi* Original
- O despertar do Fogo Ministerial patológico em ascendência causa alguns sintomas de Calor na parte superior do corpo, tais como face vermelha e úlceras bucais. Isto foi denominado "Fogo *Yin*": Fogo *Yin* não é nem Calor por Excesso, nem Calor por Deficiência, mas simplesmente um tipo diferente de Calor decorrente de deficiência do *Qi* Original e do Estômago e do Baço
- O Fogo *Yin* não é tratado por eliminação do Calor ou drenagem do Fogo, mas pela tonificação do *Qi* Original e suavemente pela remoção do Calor acima
- O Aquecedor Médio apresenta Umidade, *Qi* do Baço (ou *Yang* do Baço) fica deficiente e falha em ascender

- As principais manifestações clínicas do Fogo *Yin* são:
  - Sensação de calor na face
  - Face vermelha
  - Úlceras bucais
  - Febre baixa ocasional
  - Tontura
  - Voz fraca
  - Depressão
  - Fraqueza muscular
  - Exaustão
  - Sensação de frio em geral
  - Fezes amolecidas
  - Pés frios
  - Transpiração espontânea
  - Encurtamento da respiração
  - Língua Pálida
  - Pulso Fraco

Deficiência

- Na Síndrome de Fadiga Crônica há sempre deficiência subjacente do *Qi* corporal, que favorece a formação do Calor Latente, do fator patogênico residual ou do Fogo *Yin*
- A deficiência pode ser de *Qi*, *Yang*, Sangue ou *Yin*
- Os órgãos envolvidos são principalmente Baço, Pulmão, Fígado e Rim
- No desenvolvimento do Calor Latente e do Fogo *Yin*, uma deficiência do Rim é particularmente importante

Etiologia

Sobrecarga de Trabalho

Por "sobrecarga de trabalho" quero dizer trabalho mental excessivo, trabalhar longas horas sem descanso adequado por muitos anos, trabalhar sob condições de intenso estresse, frequentemente acompanhado por dieta irregular. Estes fatores enfraquecem Rim e Baço e, portanto, tornam-se a base para o desenvolvimento de Calor Latente ou fator patogênico residual depois de infecção.

De fato, em minha experiência, a história clínica recorrente é a de que um indivíduo que trabalhou muito duro contrai uma infecção, a qual desconsidera e continua trabalhando muitas horas e nunca se recupera.

Dieta Irregular

A "dieta irregular" primeiramente significa hábitos alimentares insatisfatórios no sentido de comer sob condições de estresse, comer enquanto trabalha na escrivaninha, comer com pressa, comer tarde da noite, etc. Em segundo lugar, o consumo excessivo de alimentos doces, gordurosos e laticínios pode predispor o paciente à formação da Umidade. Quando sofre invasão de Vento e fator patogênico residual é formado, este muito provavelmente vai tomar a forma de Umidade. Alternativamente, se o paciente desenvolve condições para a formação de Calor Latente, este pode assumir a forma da Umidade-Calor.

Atividade Sexual Excessiva (em Homens)

A atividade sexual excessiva afeta os homens muito mais do que as mulheres, pois o esperma é o *Tian Gui*, uma manifestação direta da Essência. A atividade sexual excessiva enfraquece o Rim, sendo este o ambiente em que o Calor Latente é formado ou um fator patogênico residual permanece depois de uma infecção.

Tensão Emocional

O estresse emocional agita o Fogo Ministerial e pode ser a causa que faz o Calor Latente emergir. O estresse emocional também agita o Fogo Ministerial na patologia do Fogo *Yin*.

Trabalho Físico e Esporte Excessivos

Trabalho físico, exercício e esporte em excesso enfraquecem primariamente Baço e Fígado, assim como lesam músculos e tendões. Em alguns casos, também lesam *Yang* do Rim. Uma deficiência destes três órgãos pode constituir o ambiente em que o Calor Latente se desenvolve ou um fator patogênico residual é formado.

A ideia do exercício físico excessivo ser prejudicial é agora reconhecida na medicina ocidental também, pois se sabe que a atividade esportiva excessiva deprime o sistema imunológico.

Antibióticos (em Caso de Fator Patogênico Residual)

O efeito dos antibióticos do ponto de vista chinês já foi discutido anteriormente. Sob a perspectiva da medicina chinesa, os antibióticos matam as bactérias, mas não previnem a formação de fator patogênico residual. Pelo contrário, eles são frequentemente a causa para a formação de fator patogênico residual, pelo fato de enfraquecerem Estômago e Baço e, portanto, geram facilmente a formação de Umidade ou Fleuma.

Imunizações (em Caso de Calor Latente)

O efeito das imunizações foi também discutido anteriormente. Do ponto de vista dos Quatro Níveis, as imunizações consistem na injeção de um "fator patogênico" diretamente nos níveis do *Qi* Nutritivo e do Sangue (para que se possa produzir uma resposta imunológica artificial). Na maioria dos casos, isto provavelmente não tem consequências, mas, em alguns casos, as imunizações são a causa da morbidade pelo fato de criarem o Calor nos níveis do *Qi* Nutritivo e no Sangue. Em muitos casos, as imunizações são a causa principal do desenvolvimento do Calor Latente. Em minha prática clínica, já ouvi muitas vezes como a Síndrome de Fadiga Crônica se desenvolveu claramente depois de uma série de imunizações nos adultos (geralmente nos preparativos de viagens além-mar).

Patologia e Princípios de Tratamento

Os quatro principais sintomas da Síndrome de Fadiga Crônica são:

- Fadiga e dor musculares pronunciadas.
- Memória e concentração deficientes.
- Exaustão.
- Sensação do tipo gripe persistente, intermitente e geral.

Além desses quatro sintomas essenciais, podem haver muitos outros, tais como cefaleias, problemas digestivos e insônia; no entanto, não considero estes sintomas como sendo características essenciais da Síndrome de Fadiga Crônica.

Em minha experiência, diferencio o que chamo de Síndrome de Fadiga Crônica "verdadeira", caracterizada por infecção viral persistente, de simples condição de cansaço depois de invasão de Vento. Em outras palavras, sentir-se cansado depois de invasão de Vento não constitui em si Síndrome de Fadiga Crônica. A Síndrome de Fadiga Crônica é uma condição muito séria, caracterizada pelos quatro sintomas essenciais anteriores e, do ponto de vista médico ocidental, por infecção viral persistente e de baixo grau.

A maneira principal para distinguir estas duas condições está nos dois sintomas de dor muscular e sensação geral de gripe; na Síndrome de Fadiga Crônica "verdadeira", tais condições são muito pronunciadas e persistentes. Também, na Síndrome de Fadiga Crônica "verdadeira", o pulso tem certa qualidade de excesso, que pode ser Deslizante ou em Corda.

Distingo a Síndrome de Fadiga Crônica "verdadeira" da "não verdadeira", como mostrado na Tabela 41.1.

Diagnóstico e tratamento discutidos neste capítulo podem, no entanto, ser aplicados para qualquer tipo de Síndrome de Fadiga Crônica ou cansaço seguindo invasão de Vento.

O essencial para aplicação de um princípio de tratamento correto é a distinção entre condições de excesso e deficiência da Síndrome de Fadiga Crônica. Na verdade, em minha experiência, *todas* as condições de Síndrome de Fadiga Crônica são caracterizadas pela combinação de condições de excesso e deficiência. A condição de excesso é caracterizada por Umidade (com ou sem Calor)

Resumo

Etiologia
- Sobrecarga de trabalho
- Dieta irregular
- Atividade sexual excessiva (em homens)
- Tensão emocional
- Trabalho físico e esporte excessivos
- Antibióticos (em caso do fator patogênico residual)
- Imunizações (em caso de Calor Latente)

Tabela 41.1 – Sintomas da Síndrome de Fadiga Crônica "verdadeira" e "não verdadeira"

"Verdadeira"	"Não verdadeira"
Fadiga crônica por muito tempo	Cansaço após infecção
Mudanças drásticas na atividade cerebral	Sem muitas mudanças na atividade cerebral
Dor muscular pronunciada	Dor muscular ausente ou fraca
Sensação de gripe recorrente, dor de garganta, glândulas inchadas	Nenhuma sensação tipo gripe

944 Síndrome de Fadiga Crônica

ou Fogo *Yin*, ao passo que a condição de deficiência é caracterizada pela deficiência de *Qi*, *Yang*, Sangue ou *Yin*. Entretanto, nas condições de excesso com Umidade, há sempre deficiência subjacente de *Qi*; e nas condições de deficiência, há sempre alguma Umidade.

No entanto, é ainda necessário distinguir se predomina excesso ou deficiência. Para fazer esta distinção, atribuo grande importância à língua e ao pulso. Se a língua apresentar revestimento espesso e o pulso apresentar-se Cheio e Deslizante, a condição é predominantemente de excesso. É interessante notar que os pacientes ainda tem condição predominantemente de excesso mesmo muitos anos depois do início da Síndrome de Fadiga Crônica.

Se a língua apresentar revestimento fino (ou for destituída de revestimento) e o pulso estiver Fraco em geral, a deficiência predomina. Distingo também excesso de deficiência de acordo com a dor muscular: se for muito pronunciada, o excesso é predominante.

Nota Clínica

- Para distinguir as condições de excesso das de deficiência da Síndrome de Fadiga Crônica, atribuo grande importância à língua e ao pulso. Se a língua apresentar revestimento espesso e o pulso estiver Cheio e Deslizante, a condição é predominantemente de excesso. Se a língua apresentar revestimento fino (ou for destituída de revestimento) e o pulso estiver Fraco, em geral a deficiência é predominante

---

A Tabela 41.2 mostra as características das condições de excesso e deficiência da Síndrome de Fadiga Crônica.

Embora cada caso de Síndrome de Fadiga Crônica se manifeste com combinação de condições de excesso e deficiência, isto nunca é meio a meio: um sempre está predominante ao outro. O que significa que a escolha do tratamento é tonificar o *Qi* corporal (que pode ser *Qi*, *Yang*, Sangue ou *Yin*) ou expelir os fatores patogênicos (na maior parte dos casos significa resolver Umidade, eliminar Calor e dominar Fogo *Yin*).

Como foi explicado anteriormente, se a condição se manifestar com característica essencial de excesso (revestimento lingual espesso, pulso Deslizante, dor muscular intensa), o foco deve se concentrar em resolver Umidade. O princípio de tratamento deve também ser adaptado de acordo com a utilização de fitoterapia ou acupuntura.

Quando utilizo fitoterapia, geralmente me inclino a primeiramente resolver Umidade e, depois, tonificar; inclino-me apenas em escolher tonificar o *Qi* corporal se

houver sinais evidentes de deficiência. Utilizo este procedimento, pois notei que, muitas vezes, pacientes com Síndrome de Fadiga Crônica com frequência decaem quando seu *Qi* é tonificado no início do tratamento. Mesmo que o sintoma mais agudo presente num paciente seja o cansaço, resisto à tentação de tonificar o *Qi* corporal.

A acupuntura trabalha de forma diferente da fitoterapia, pois é baseada puramente na regulação do *Qi*; acho, portanto, que a acupuntura pode ser utilizada para tonificar o *Qi* corporal, mesmo quando a condição é de excesso, sem ter efeitos adversos. Frequentemente, utilizo fitoterapia para resolver Umidade e acupuntura para tonificar *Qi* corporal.

Acupuntura

Os principais pontos que utilizo para tonificar *Qi* na Síndrome de Fadiga Crônica são: E-36 (*Zusanli*), BP-3 (*Taibai*), REN-12 (*Zhongwan*), REN-6 (*Qihai*), B-20 (*Pishu*), B-21 (Weishu), B-13 (*Feishu*). Os pontos para tonificar o *Yang* são os mesmos, exceto pelo fato de utilizar moxa.

Para tonificar o *Yang* do Rim utilizo: B-23 (*Shenshu*); REN-4 (*Guanyuan*), com moxa; R-3 (*Taixi*); R-7 (*Fuliu*). Moxa é aplicável.

Para nutrir o Sangue, utilizo F-8 (*Ququan*), REN-4 (*Guanyuan*), E-36 (*Zusanli*), BP-6 (*Sanyinjiao*). Para nutrir *Yin* do Rim utilizo: REN-4 (*Guanyuan*), R-3 (*Taixi*), R-6 (*Zhaohai*).

Acupuntura é importante para tratar as dores musculares. Os pontos mais importantes são os seguintes.

- Dor no braço: IG-15 (*Jianyu*), IG-14 (*Binao*), TA-13 (*Naohui*).
- Dor no antebraço: IG-10 (*Shousanli*), TA-7 (*Huizong*), TA-5 (*Waiguan*).
- Dor na coxa: E-31 (*Biguan*), E-32 (*Futu*).
- Dor nas pernas: E-36 (*Zusanli*).

Resumo

Acupuntura na Síndrome de Fadiga Crônica
- Tonificar o *Qi*: E-36 (*Zusanli*), BP-3 (*Taibai*), REN-12 (*Zhongwan*), REN-6 (*Qihai*), B-20 (*Pishu*), B-21 (*Weishu*), B-13 (*Feishu*)
- Tonificar o *Yang* do Rim: B-23 (*Shenshu*); REN-4 (*Guanyuan*), com moxa; R-3 (*Taixi*); R-7 (*Fuliu*)
- Nutrir o Sangue: F-8 (*Ququan*), REN-4 (*Guanyuan*), E-36 (*Zusanli*), BP-6 (*Sanyinjiao*)
- Nutrir *Yin* do Rim: REN-4 (*Guanyuan*), R-3 (*Taixi*), R-6 (*Zhaohai*)

Identificação de Padrões e Tratamento

Para tratar corretamente Síndrome de Fadiga Crônica, é muito importante poder distinguir se o aspecto predominante é o fator patogênico (isto é, padrão de excesso) ou a deficiência do *Qi* corporal (isto é, padrão de deficiência). De fato, quase todos os casos são caracterizados por mistura de excesso (de Umidade) e deficiência (geralmente de *Qi* e/ou de *Yin*). Por essa razão, para

---

Tabela 41.2 – As características das condições de excesso e deficiência da Síndrome de Fadiga Crônica

	Excesso	Deficiência
Dor muscular	Intensa	Ausente ou fraca
Revestimento da língua	Espesso	Fino ou sem revestimento
Pulso	Cheio	Fraco
Princípio de tratamento	Resolver a Umidade	Tonificar o *Qi*

tratar Síndrome de Fadiga Crônica precisamos quase sempre combinar o ato de tonificar com o de expelir, e o de expelir com o de tonificar. Uma destas condições, no entanto, é sempre predominante e o tratamento deve ser claramente dirigido para eliminar fator patogênico ou tonificar *Qi* corporal. Se tonificarmos quando o paciente possuir um fator patogênico predominante ou se eliminarmos quando houver deficiência predominante, o paciente irá definitivamente piorar.

Outra consideração importante no tratamento da Síndrome de Fadiga Crônica é que cada esforço deve ser produzido para tratar qualquer nova infecção que o paciente possa desenvolver durante o tratamento. Esta consideração deve-se ao fato de novas infecções virais agudas, tais como resfriado ou gripe, poderem, com frequência, desfazer o trabalho de semanas de tratamento. Por esta razão, é uma boa ideia dar ao paciente um suprimento do *Yin Qiao Wan* (Pílula de *Lonicera-Forsythia*) para ser tomado nos primeiros sinais de infecção com sintomas como calafrios, febre, dor de garganta, dores musculares, dor de cabeça e lassidão generalizada.

Examinemos agora o tratamento de vários padrões com as quais a Síndrome de Fadiga Crônica pode se manifestar.

Os padrões discutidos são os descritos adiante.

Excesso
- Umidade nos músculos.
- Calor espreitando no interior.
- Padrão *Yang* Menor.
- Fogo *Yin*.

Deficiência
- Deficiência de *Qi*.
- Deficiência de *Yang*.
- Deficiência de *Sangue*.
- Deficiência de *Yin*.

EXCESSO

Umidade nos Músculos

Manifestações Clínicas

Dor pronunciada nos músculos, sensação de peso nos membros, fadiga muscular no exercício leve, cansaço e sonolência, sensação de peso em corpo ou cabeça, ausência de apetite, sensação de plenitude em peito ou epigástrio, gosto pegajoso, memória fraca, falta de concentração, sensação de atordoamento do cérebro (confusão), dor de cabeça do tipo surda.

Língua: revestimento pegajoso.

Pulso: Deslizante.

No caso de Umidade-Calor: sensação de calor, sede sem desejo de beber, gosto amargo, urina levemente escura, secreção vaginal amarela, fezes amolecidas com odor forte, revestimento lingual amarelo.

Se a Umidade-Calor afetar Vesícula Biliar e Fígado, ocorrerá gosto amargo, dor e distensão no hipocôndrio e, possivelmente, icterícia. O revestimento lingual amarelo e pegajoso estará concentrado nas laterais.

Se a Umidade-Calor afetar a Bexiga haverá dificuldade urinária, urina turva e queimação ao urinar. A língua terá revestimento amarelo, pegajoso na raiz e com pontos vermelhos.

A Umidade pode transbordar para dentro do espaço entre pele e músculos e causar dor muscular típica, a qual se experimenta na Síndrome de Fadiga Crônica. Causa ainda sensação de peso nos músculos, especialmente nos membros.

A Umidade pode também anuviar o cérebro, causando memória e concentração fracas e sensação geral de atordoamento.

As outras manifestações são, na maioria delas, decorrentes da Umidade obstruindo Estômago e Baço.

Princípio de Tratamento

Resolver Umidade; se necessário, eliminar Calor.

Acupuntura

Pontos

BP-9 (*Yinlingquan*), BP-6 (*Sanyinjiao*), B-22 (*Sanjiaoshu*), REN-12 (*Zhongwan*), REN-9 (*Shuifen*), IG-11 (*Quchi*), BP-3 (*Taibai*), E-8 (*Touwei*), TA-7 (*Huizong*), DU-14 (*Dazhui*); todos com método de sedação ou harmonização.

EXPLICAÇÃO
- BP-9, BP-6 e B-22 resolvem Umidade.
- REN-12 e REN-9 regulam a transformação dos fluidos e, portanto, ajudam a resolver Umidade.
- IG-11 elimina Umidade-Calor.
- BP-3 resolve Umidade, especialmente no cérebro.
- E-8 é um ponto local importante para resolver Umidade na cabeça.
- TA-7 alivia dor muscular, especialmente a que ocorre em ambiente de Calor.
- DU-14 elimina Calor; este é um ponto importante para utilizar, pois é particularmente eficaz para eliminar Calor "escondido" crônico e prolongado, tais como os que ocorrem na Síndrome de Fadiga Crônica.

Fitoterapia

Prescrição

LIAN PO YIN – Decocção de *Coptis-Magnolia*.

EXPLICAÇÃO Essa prescrição é excelente para resolver Umidade e eliminar Calor no Estômago e no Baço. É especialmente eficaz para eliminar Umidade-Calor, que, se prolongada, causa cansaço crônico e dor nos músculos. Essa é a melhor prescrição para eliminar Umidade-Calor remanescente no Interior causando sintomas da Síndrome de Fadiga Crônica. Na prática, a Umidade-Calor provavelmente será acompanhada por deficiência do Baço, e a prescrição deve ser adaptada para cuidar dessa situação. Uma simples mudança seria o mero acréscimo de *Bai Zhu* (*Rhizoma Atractylodis macrocephalae*).

Prescrição

ZHI SHI DAO ZHI WAN – Pílula de *Aurantium* para Eliminar Estagnação.

946 Síndrome de Fadiga Crônica

EXPLICAÇÃO   Ao passo que a prescrição anterior é adequada caso haja fezes amolecidas, essa prescrição é utilizada se as fezes estiveram secas ou normais e houver retenção de alimentos. Os principais sintomas da retenção de alimentos são eructações, regurgitação ácida, pouco apetite, hálito forte e revestimento lingual espesso, pegajoso e amarelo.

Prescrição

HUO PO XIA LING TANG – Decocção de *Pogostemon--Magnolia-Pinellia-Poria.*

EXPLICAÇÃO   Essa prescrição é adequada para tratar Umidade sem Calor. As principais manifestações são sensação de peso, excesso epigástrico, cansaço, sensação de frio, revestimento lingual branco e pegajoso e pulso Deslizante.

Nesta fórmula, *Huo Xiang*, *Bai Dou Kou* e *Hou Po* resolvem Umidade aromaticamente. Ervas aromáticas que resolvem Umidade, fazem-no afetando os músculos e promovendo a sudorese. Este processo ajuda a aliviar a dor muscular.

Prescrição

GAN LU XIAO DU DAN – Pílulas de Orvalho Doce para Dissolver Toxina.

EXPLICAÇÃO   Essa fórmula resolve Umidade pela micção e também aromaticamente através da transpiração do espaço entre pele e músculos (e, portanto, trata dor muscular). É primariamente para usada para tratar Umidade-Calor e pode também ser utilizada quando Umidade-Calor afetar Fígado e Vesícula Biliar.

Prescrição

SI MIAO SAN – Pó das Quatro Maravilhas.

EXPLICAÇÃO   Essa fórmula é selecionada se a Umidade--Calor estiver situada no Aquecedor Inferior e a Bexiga apresentar sintomas urinários.

MODIFICAÇÕES   As seguintes modificações se aplicam a todas as prescrições anteriores:

- Se a dor muscular for pronunciada, acrescentar *Sha Ren* (*Fructus Amomi*) e *Pei Lan* (*Herba Eupatorii*).
- Se os sintomas de Umidade forem muito pronunciados, acrescentar ou aumentar a dosagem de *Fu Ling* (*Poria*), *Cang Zhu* (*Rhizoma Atractylodis*) e *Yi Yi Ren* (*Semen Coicis*).
- Se houver deficiência de *Qi* pronunciada combinada com Umidade (com pulso Deslizante, porém Fraco), acrescentar *Huang Qi* (*Radix Astragali*).

Estas quatro prescrições podem ser utilizadas (com modificações oportunas) por várias semanas, até que os sintomas de Umidade desapareçam ou diminuam acentuadamente. Em particular, procuramos desaparecimento de dor muscular e fadiga, eliminação do revestimento lingual e perda da qualidade deslizante do pulso. Depois de eliminar a Umidade, o princípio de tratamento pode ser mudado para tonificar *Qi* e/ou *Yin*. Assim, a prescrição para tonificar pode ser utilizada e adaptada pelo acréscimo de algumas ervas para continuar a drenar a Umidade.

Remédio dos Três Tesouros

ALIVIAR OS MÚSCULOS   Aliviar os Músculos é utilizado quando houver Umidade-Calor. É uma variação de *Lian Po Yin*. Foi modificada com o acréscimo de ervas que aromaticamente resolvem a Umidade dos músculos.
DRENAR OS CAMPOS   Drenar os Campos é uma variação de *Huo Xia Ling Tang*, que resolve a Umidade no Aquecedor Médio. Foi modificada com o acréscimo de ervas que resolvem a Umidade dos músculos aromaticamente.

Resumo

Umidade nos Músculos

Pontos

- BP-9 (*Yinlingquan*), BP-6 (*Sanyinjiao*), B-22 (*Sanjiaoshu*), REN-12 (*Zhongwan*), REN-9 (*Shuifen*), IG-11 (*Quchi*), BP-3 (*Taibai*), E-8 (*Touwei*), TA-7 (*Huizong*), DU-14 (*Dazhui*); todos com método de sedação ou harmonização

Fitoterapia

Prescrição

- *LIAN PO YIN* – Decocção *Coptis-Magnolia*

Prescrição

- *ZHI SHI DAO ZHI WAN* – Pílula de *Aurantium* para Eliminar Estagnação

Prescrição

- *HUO PO XIA LING TANG* – Decocção de *Pogostemon--Magnolia-Pinellia-Poria*

Prescrição

- *GAN LU XIAO DU DAN* – Pílulas de Orvalho Doce para Dissolver Toxina

Prescrição

- *SI MIAO SAN* – Pó das Quatro Maravilhas

Remédio dos Três Tesouros

- Aliviar os Músculos
- Drenar os Campos

Caso Clínico

Uma mulher de 27 anos de idade contraiu o que foi diagnosticado como meningite viral um ano antes de vir ao tratamento. Na época da infecção, ela apresentava temperatura alta, dor de cabeça intensa, vômito, fotofobia e dor e rigidez no pescoço. Antes disto ocorrer, tivera vesículas em seus pés. Estas coçavam e tinham fluido; depois de algumas semanas, tornaram-se pústulas. Depois da meningite, sentira-se extremamente cansada e apresentou sensação de peso e dor nos membros. A paciente também se sentia quente e com sede. Na anamnese, disse que sentia gosto pegajoso e tinha secreção vaginal excessiva. Também apresentava alguma dor abdominal e suas fezes estavam sempre amolecidas. Memória e concentração estavam deficientes e, algumas vezes, transpirava à noite.

A paciente estava bastante acima do peso, a pele estava oleosa e ela falava pausadamente. O pulso apresentava-se Deslizante e a cor do corpo da língua estava normal, acompanhada de revestimento amarelo e pegajoso por toda a língua. O corpo da língua estava inchado.

A paciente tratara-se com acupuntura com outro terapeuta. Apesar de alguns sintomas terem melhorado, tanto o terapeuta quanto a paciente acharam que eles não haviam melhorado o suficiente. Seu terapeuta a encaminhou para mim.

Diagnóstico A maior parte dos problemas são decorrentes de Umidade-Calor remanescente após doença febril (meningite). As manifestações de Umidade-Calor são cansaço, peso e dor musculares, excesso de peso, pele oleosa (Umidade nos músculos), memória e concentração deficientes, gosto pegajoso (Umidade na cabeça), secreção vaginal excessiva, pústulas nos pés (Umidade no Aquecedor Inferior), transpiração noturna, pulso Deslizante e revestimento lingual pegajoso. Sede, sensação de calor e revestimento amarelo indicam Calor. Neste caso, a Umidade era predominante em relação ao Calor. Senti que a razão principal dela não ter melhorado muito foi o fato de ter sido tratada apenas com tonificação. De fato, vários sinais mostravam que a condição do seu corpo não era deficiente: cor normal do corpo da língua, sem fissuras e pulso Deslizante que não estava Fraco. Uma vez que esta condição era ainda predominantemente de excesso (sendo caracterizada pela presença da Umidade-Calor), o tratamento deveria ter sido dirigido em expelir primeiro a Umidade.

Princípio de tratamento O tratamento foi direcionado primeiramente a expelir Umidade-Calor apenas com ervas.

Fitoterapia A prescrição utilizada foi uma variação do *Lian Po Yin* (Decocção de *Coptis-Magnolia*), adaptada com o acréscimo de apenas três ervas para drenar a Umidade (já que este era o principal problema, em vez de Calor) e de *Bai Zhu* (*Rhizoma Atractylodis macrocephala*), a fim de introduzir alguma tonificação dentro da drenagem. A prescrição utilizada foi:

- *Huang Lian* (*Rhizoma Coptidis*): 4g.
- *Hou Po* (*Cortex Magnoliae officinalis*): 4g.
- *Shi Chang Pu* (*Rhizoma Acori tatarinowii*): 4g.
- *Lu Gen* (*Rhizoma Phragmitis*): 6g.
- *Ban Xia* (*Rhizoma Pinelliae preparatum*): 6g.
- *Zhi Zi* (*Fructus Gardeniae*): 3g.
- *Dan Dou Chi* (*Semen Sojae preparatum*): 4g.
- *Fu Ling* (*Poria*): 4g.
- *Sha Ren* (*Fructus Amomi*): 4g.
- *Yi Yi Ren* (*Semen Coicis*): 4g.
- *Bai Zhu* (*Rhizoma Atractylodis macrocephalae*): 4g.

Quatro cursos (cada curso compreendendo 20 dias) dessa prescrição (com pequenas modificações) produziram recuperação quase completa. Essa prescrição foi então seguida por dois cursos de uma prescrição de tonificação (ainda incorporando alguma drenagem de Umidade). A prescrição foi uma variação de *Liu Jun Zi Tang* (Decocção dos Seis Cavalheiros).

Caso Clínico

Uma mulher de 53 anos de idade queixava-se de exaustão, fadiga e dor musculares, tremor muscular, memória e concentração deficientes, sensação de confusão e peso na cabeça e dores de cabeça. Todos estes sintomas começaram depois de uma infecção viral três anos antes. Seu pulso era Fraco e Fino, mas também Deslizante. Sua língua apresentava-se levemente Vermelha e Inchada e acompanhada de revestimento amarelo e pegajoso.

Diagnóstico Esta condição é também decorrente de Umidade-Calor remanescente depois de infecção viral. É muito similar à anterior, com uma diferença: esta condição é mais deficiente do que a anterior, o que pode ser evidenciado pelo pulso Fraco e Fino. Portanto, subjacente à condição de Umidade-Calor, há deficiência pronunciada do Baço. Apesar disso, no entanto, é ainda melhor eliminar Umidade-Calor antes de tonificar.

Princípio de tratamento O princípio de tratamento adotado foi resolver Umidade-Calor.

Fitoterapia A prescrição utilizada foi novamente uma variação de *Lian Po Yin* (Decocção de *Coptis-Magnolia*).

- *Huang Lian* (*Rhizoma Coptidis*): 4g.
- *Hou Po* (*Cortex Magnoliae officinalis*): 4g.
- *Shi Chang Pu* (*Rhizoma Acori tatarinowii*): 4g.
- *Zhi Zi* (*Fructus Gardeniae*): 3g.
- *Dan Dou Chi* (*Semen Sojae preparatum*): 5g.
- *Ban Xia* (*Rhizoma Pinelliae preparatum*): 6g.
- *Lu Gen* (*Rhizoma Phragmitis*): 6g.
- *Bai Zhu* (*Rhizoma Atractylodis macrocephalae*): 6g.
- *Huang Qi* (*Radix Astragali*): 5g.

Bai Zhu e *Huang Qi* foram acrescentadas para tonificar *Qi* do Baço. Depois de três cursos dessa prescrição, uma variação de *Bu Zhong Yi Qi Tang* (Decocção para Tonificar o Centro e Beneficiar o *Qi*) foi utilizada, com o acréscimo de *Ze Xie* (*Rhizoma Alismatis*), *Yi Yi Ren* (*Semen Coicis*) e *Sha Ren* (*Fructus Amomi*), a fim de continuar a drenar Umidade.

Caso Clínico

Um homem de 33 anos de idade sofria de exaustão nos últimos quatro anos. O paciente sentia-se especialmente cansado depois de comer, transpirava à noite e sentia seus membros pesados, cansados e doloridos. Apresentava também dores de cabeça do tipo surda quando estava cansado. Sua língua estava Vermelha, Inchada e acompanhada de revestimento amarelo e pegajoso (Prancha 41.1). Seu pulso apresentava-se Fraco,

948 Síndrome de Fadiga Crônica

porém Deslizante e levemente Rápido. Todos estes sintomas começaram depois de um episódio de gripe ocorrido há quatro anos, do qual nunca havia se recuperado.

Diagnóstico Neste caso, temos, novamente, uma condição de Umidade-Calor. Neste caso, o Calor é predominante, como foi evidenciado pela língua Vermelha.

Princípio de tratamento O princípio de tratamento adotado foi eliminar Calor e resolver Umidade.

Fitoterapia Novamente, uma variação de *Lian Po Yin* (Decocção de *Coptis-Magnolia*) foi utilizada.

- *Huang Lian* (*Rhizoma Coptidis*): 4g.
- *Hou Po* (*Cortex Magnoliae officinalis*): 4g.
- *Shi Chang Pu* (*Rhizoma Acori tatarinowii*): 4g.
- *Zhi Zi* (*Fructus Gardeniae*): 6g.
- *Dan Dou Chi* (*Semen Sojae preparatum*): 5g.
- *Ban Xia* (*Rhizoma Pinelliae preparatum*): 6g.
- *Lu Gen* (*Rhizoma Phragmitis*): 6g.
- *Bai Zhu* (*Rhizoma Atractylodis macrocephalae*): 6g.
- *Huang Qi* (*Radix Astragali*): 5g.

Bai Zhu e *Huang Qi* foram acrescentadas para tonificar o *Qi*, pois seu pulso estava Fraco. Essa prescrição foi repetida durante cinco cursos e depois foi seguida por uma prescrição para tonificar o *Qi*:

- *Huang Qi* (*Radix Astragali*): 12g.
- *Bai Zhu* (*Rhizoma Atractylodis macrocephalae*): 6g.
- *Fu Ling* (*Poria*): 6g.
- *Chai Hu* (*Radix Bupleuri*): 4g.
- *Qing Hao* (*Herba Artemisiae annuae*): 3g.
- *Zhi Gan Cao* (*Radix Glycyrrhizae uralensis preparata*): 3g.

Esta é uma prescrição simples para tonificar o *Qi* com o acréscimo de *Chai Hu* e *Qing Hao* para drenar qualquer Calor remanescente. De fato, este paciente havia feito um progresso muito bom, mas estava ocasionalmente tendo sensação de calor e sensação parecida com gripe típica de Síndrome de Fadiga Crônica. Tanto *Chai Hu* quanto *Qing Hao* são particularmente bons para eliminar qualquer Calor prolongado ou que esteja escondido, causando sensações de calor.

Caso Clínico

Uma mulher de 28 anos de idade queixava-se de total falta de energia, com dor e fadiga muscular pelos últimos três meses. Sentia ainda frio, seu raciocínio não estava claro e sua cabeça estava confusa e pesada. Suas glândulas estavam incha-

das e sofria de constipação, apesar disso ter sido um problema por muito tempo. Suas fezes não eram secas. Estava pálida e falava com voz muito baixa. Sua língua apresentava-se Pálida com marcas de dentes e tinha pequenas vesículas brancas do tamanho de um alfinete. Seu pulso estava Lento (60bpm), Deslizante e Fraco. Todos os seus sintomas (exceto a constipação) haviam começado depois de receber uma imunização contra a gripe.

Diagnóstico A maior parte dos seus sintomas são decorrentes de Umidade (sem Calor) obstruindo a cabeça (cabeça pesada e confusa, falta de concentração e clareza) e os músculos (cansaço, dor e fadiga muscular). As vesículas brancas do tamanho de um alfinete na língua são típicas da Umidade. O fator residual patogênico neste caso seguiu não uma infecção, mas uma imunização, que do ponto de vista médico chinês é comparável a uma infecção. Isto obviamente ocorreu num ambiente de deficiência do *Yang* do Baço. Esta deficiência é confirmada por sensação de frio, língua Pálida com marcas de dentes e constipação. Esta era decorrente do fato do *Yang* do Baço não poder mover as fezes. O fato das fezes *não* serem secas e a paciente não sentir sede mostra que a constipação é decorrente da deficiência do *Yang* e não do Calor. Claro que poderia ser também decorrente da deficiência do Sangue (que é a causa mais comum de constipação crônica em mulheres), porém a sensação de frio e a língua apontam para deficiência do *Yang*.

Princípio de tratamento O princípio de tratamento foi concentrado inicialmente na drenagem da Umidade.

Acupuntura Os principais pontos de acupuntura utilizados foram:

- BP-9 (*Yinlingquan*), BP-6 (*Sanyinjiao*) e B-22 (*Sanjiaoshu*) com método neutro para drenar Umidade.
- IG-4 (*Hegu*), E-8 (*Touwei*) e DU-20 (*Baihui*) com método neutro para expelir Umidade da cabeça.

Fitoterapia A prescrição fitoterápica utilizada foi uma variação de *Huo Po Xia Ling Tang* (Decocção de *Pogostemon-Magnolia-Pinellia-Poria*).

- *Huo Xiang* (*Herba Pogostemonis*): 6g.
- *Bai Dou Kou* (*Fructus Amomi rotundus*): 2g.
- *Hou Po* (*Cortex Magnoliae officinalis*): 3g.
- *Fu Ling* (*Poria*): 9g.
- *Zhu Ling* (*Polyporus*): 4,5g.
- *Yi Yi Ren* (*Semen Coicis*): 6g.
- *Ze Xie* (*Rhizoma Alismatis*): 4,5g.
- *Ban Xia* (*Rhizoma Pinelliae preparatum*): 4,5g.
- *Xing Ren* (*Semen Armeniacae*): 9g.
- *Bai Zhu* (*Rhizoma Atractylodis macrocephalae*): 5g.
- *Cang Zhu* (*Rhizoma Atractylodis*): 4g.

Essa variação da prescrição acrescenta *Bai Zhu* para tonificar o Baço e *Cang Zhu* para resolver de forma aromática a Umidade, e elimina *Dan Dou Chi*, já que não há Calor.

Essa prescrição foi utilizada por três cursos e foi depois seguida por dois cursos de *Liu Jun Zi Tang* (Decocção dos Seis Cavalheiros) para tonificar o Baço.

Caso Clínico

Um homem de 31 anos de idade sofria da Síndrome de Fadiga Crônica desde a época em que contraiu uma infecção viral, fato que havia ocorrido há dois anos. O paciente tivera outra infecção viral dois meses antes de vir ao tratamento, da qual não havia se recuperado e sentia fadiga intensa e dor muscular. Seus membros eram sentidos pesados e sua concentração estava deficiente. Sentia-se exausto o tempo todo e muitas vezes com tontura. Suas fezes estavam amolecidas e suas glândulas inchadas. Sentia calor com frequência e sede, apresentando dor sob as costelas direitas. Apresentava, ainda, constante sensação de plenitude na área do epigástrio. Na anamnese, relatou ainda infecção de herpes-zóster um ano antes da infecção viral que desencadeou a Síndrome de Fadiga Crônica.

Sua língua apresentava-se Vermelha e acompanhada de revestimento espesso, amarelo e pegajoso, claramente mais espesso no lado direito. Seu pulso estava Deslizante e em Corda no lado esquerdo e Fraco no lado direito.

Diagnóstico   A maior parte dos seus sintomas mostra claramente a presença de Umidade-Calor. Umidade-Calor está presente em quatro áreas:

- Estômago e Baço: fezes amolecidas, plenitude epigástrica.
- Músculos: fadiga e dor muscular, fraqueza dos membros, cansaço, glândulas inchadas.
- Vesícula Biliar: revestimento amarelo e pegajoso no lado direito da língua, dor no hipocôndrio.
- Cabeça: tontura.

Neste caso, o Calor é bem evidente por causa da língua Vermelha, sede e sensação de calor.

Princípio de tratamento   Foi tratado com acupuntura e ervas. O princípio de tratamento foi direcionado primeiramente em eliminar Calor e resolver Umidade.

Acupuntura   Os principais pontos utilizados foram IG-11 (*Quchi*) e BP-9 (*Yinlingquan*) para resolver Umidade-Calor, TA-6 (*Zhigou*) para eliminar Calor da Vesícula Biliar e qualquer outro Calor remanescente, REN-12 (*Zhongwan*) e E-40

(*Fenglong*) para resolver Umidade e Fleuma. Outros pontos utilizados mais tarde no curso de tratamento foram E-36 (*Zusanli*), B-20 (*Pishu*) e B-21 (*Weishu*) para tonificar Estômago e Baço depois que a Umidade for resolvida, e DU-20 (Baihui) para elevar *Yang* e melhorar o humor.

Fitoterapia   A prescrição fitoterápica utilizada foi uma variação do *Lian Po Yin* (Decocção de *Coptis-Magnolia*).

- *Huang Lian* (*Rhizoma Coptidis*): 4g.
- *Hou Po* (*Cortex Magnoliae officinalis*): 4g.
- *Shi Chang Pu* (*Rhizoma Acori tatarinowii*): 4g.
- *Lu Gen* (*Rhizoma Phragmitis*): 4g.
- *Ban Xia* (*Rhizoma Pinelliae preparatum*): 6g.
- *Shan Zhi Zi* (*Fructus Gardeniae*): 3g.
- *Dan Dou Chi* (*Semen Sojae preparatum*): 4g.
- *Fu Ling* (*Poria*): 4g.
- *Yi Yi Ren* (*Semen Coicis*): 4g.
- *Yin Chen Hao* (*Herba Artemisiae scopariae*): 3g.
- *Mu Xiang* (*Radix Aucklandiae*): 3g.
- *Zhi Gan Cao* (*Radix Glycyrrhizae uralensis preparata*): 3g.

Explicação
- *Fu Ling* e *Yi Yi Ren* foram acrescentadas para resolver Umidade pela micção.
- *Yin Chen Hao* foi acrescentada para resolver Umidade da Vesícula Biliar.
- *Mu Xiang* foi acrescentada para mover *Qi* no hipocôndrio, o qual está estagnado pela presença da Umidade.

A combinação da acupuntura e ervas produziu melhora acentuada e gradual. No final do tratamento, a prescrição fitoterápica foi modificada, de tal forma a enfatizar a tonificação do *Qi* mais do que resolver a Umidade. No entanto, dentro da prescrição para tonificação do *Qi* (que foi *Bu Zhong Yi Qi Tang* [Decocção para Tonificar o Centro e Beneficiar o *Qi*]) foram ainda acrescentadas ervas para resolver Umidade.

Caso Clínico

Uma mulher de 59 anos de idade sofria de exaustão, fraqueza e dor muscular, aumento de peso e vontade de comer doces. Todos os sintomas começaram cinco meses antes, logo após voltar da Tailândia. Sua língua apresentava-se Vermelha com revestimento pegajoso e estava parcialmente descascada no centro. Havia também algumas fissuras na área do Estômago. Seu pulso estava Rápido e Deslizante.

Diagnóstico   Este é outro caso de Síndrome de Fadiga Crônica, provavelmente seguindo infecção viral contraída na Tailândia. Antes disto ocorrer,

950 Síndrome de Fadiga Crônica

ela era muito saudável e ativa. O principal padrão apresentado, novamente, foi Umidade-Calor nos músculos. Neste caso, a Umidade-Calor não afetou o cérebro, significando bom prognóstico. O descascado parcial no centro e as fissuras na língua indicam anterior deficiência do *Qi* do Estômago.

Princípio de tratamento O princípio de tratamento adotado foi resolver Umidade-Calor e tonificar *Qi* do Estômago.

Fitoterapia Novamente, a prescrição *Lian Po Yin* (Decocção de *Coptis-Magnolia*) foi utilizada com bons resultados. Inicialmente, ela foi utilizada sem qualquer variação. Depois de três cursos, foi modificada com o acréscimo de *Tai Zi Shen* (*Radix Pseudostellariae*) para tonificar *Yin* do Estômago e *Huang Qi* (*Radix Astragali*) e *Bai Zhu* (*Rhizoma Atractylodis macrocephalae*) para tonificar *Qi* do Baço e resolver Umidade. Depois dos três cursos dessa prescrição, o princípio de tratamento foi mudado para primariamente tonificar o *Qi* com *Liu Jun Zi Tang* (Decocção dos Seis Cavalheiros). Depois dos três cursos dessa prescrição, seus sintomas desapareceram e sua energia foi restaurada.

Caso Clínico

Um homem de 22 anos de idade sofria de Síndrome de Fadiga Crônica desde os 8 anos; não é muito comum uma Síndrome de Fadiga Crônica começar numa idade tão jovem. Quando tinha 8 anos, sofrera crise de disenteria e, depois dessa crise, nunca se recuperou plenamente. Ao fazer 10 anos, sofria de cansaço, tontura, dor muscular, úlceras bucais, prurido anal, insônia, memória deficiente, dor no estômago e atordoamento mental. O paciente veio para a consulta quando tinha 21 anos. Neste momento, seus sintomas principais eram os seguintes:

- Dor muscular.
- Fadiga extrema.
- "Atordoamento cerebral".
- Tontura.
- Visão turva.
- Insônia, irritabilidade.
- Memória e concentração deficientes.
- Úlceras bucais.
- Excesso e dor abdominal.
- Sede, lábios secos.

O pulso apresentava-se Deslizante e Movente; a língua estava Vermelha, com revestimento esbranquiçado, sem raiz.

Diagnóstico Este jovem sofria de um caso claro de Umidade-Calor. Os sintomas de Umidade são: dor muscular, "atordoamento cerebral", memória e concentração deficientes, excesso e dor abdominal, pulso Deslizante.

Os sintomas de Calor são: insônia, irritabilidade, úlceras bucais, sede, lábios secos, língua Vermelha.

A Umidade-Calor está situada em cabeça, Estômago, Baço e músculos. Os sintomas de Calor são muito pronunciados.

O Calor estava situado também no Coração, como pode ser evidenciado por insônia e irritabilidade. Sua mãe contou que algumas vezes ficava tão frustrado que furiosamente socava seu travesseiro.

Uma característica particular de sua condição era o *pulso* Movente: este é o pulso *Lao* em chinês, isto é, um pulso que é deslizante, curto, rápido e que dá a impressão de vibrar, em vez de pulsar. Em minha experiência, este pulso indica choque e o pulso pode manter esta qualidade por muitos anos depois do choque. Senti, portanto, que seu problema não havia sido causado puramente pela infecção sofrida com a disenteria, mas que ele devia ter passado por um choque quando criança. Perguntei a sua mãe se este era o caso e ela confirmou, apesar de não querer discutir o assunto mais profundamente.

Quanto à sua língua, frequentemente interpreto o revestimento esbranquiçado e sem raiz como indicativo de infecção por cândida, que acredito ser o caso deste jovem. Apesar de haver uma escola de pensamento que atribui a etiologia da Síndrome de Fadiga Crônica à infecção por cândida, considero a cândida mais como sintoma da Umidade.

Finalmente, o revestimento sem raiz indica deficiência de *Qi* e *Yin* do Estômago.

Princípio de tratamento Adotei o princípio de tratamento de resolver a Umidade, eliminar o Calor de Estômago, Baço e Coração e acalmar a Mente. Comecei com uma variação do *Lian Po Yin* como pó concentrado:

- *Huang Lian* (*Rhizoma Coptidis*).
- *Hou Po* (*Cortex Magnoliae officinalis*).
- *Lu Gen* (*Rhizoma Phragmitis*).
- *Ban Xia* (*Rhizoma Pinelliae preparatum*).
- *Yi Yi Ren* (*Semen Coicis*).
- *Huang Qi* (*Radix Astragali*).
- *Sheng Ma* (*Rhizoma Cimicifugae*).
- *Bai Tou Weng* (*Radix Pulsatillae*).
- *Shan Zhi Zi* (*Fructus Gardeniae*).
- *Dan Dou Chi* (*Semen Sojae preparatum*).
- *Huang Bo* (*Cortex Phellodendri*).
- *Gan Cao* (*Radix Glycyrrhizae uralensis*).

Adicionei *Sheng Ma* e *Bai Tou Weng* para eliminar Calor do Estômago e resolver Umidade-Calor de Baço e Intestino. Administrei-lhe essa fórmula por dois meses e depois mudei para começar a toni-

Síndrome de Fadiga Crônica **951**

ficar *Qi* e *Yin* do Estômago e acalmar mais a Mente. A fórmula seguinte foi:

- *Huang Lian (Rhizoma Coptidis).*
- *Hou Po (Cortex Magnoliae officinalis).*
- *Lu Gen (Rhizoma Phragmitis).*
- *Huang Qi (Radix Astragali).*
- *Shan Zhi Zi (Fructus Gardeniae).*
- *Dan Dou Chi (Semen Sojae preparatum).*
- *Zhi Gan Cao (Radix Glycyrrhizae uralensis preparata).*
- *Fu Xiao Mai (Fructus Tritici levis).*
- *Da Zao (Fructus Jujubae).*
- *Mai Men Dong (Radix Ophiopogonis).*
- *Tai Zi Shen (Radix Pseudostellariae).*
- *Zhi Mu (Radix Anemarrhenae).*

Continuei tratando-o com modificações da fórmula anterior. Depois de três meses, o paciente começou a melhorar, pois seus problemas digestivos estavam muito melhores, sua dor muscular estava reduzida e tinha um pouco mais de energia. O tratamento está em andamento no momento em que escrevo este texto. Imagino que este tratamento vai durar muito tempo.

Calor Espreitando no Interior

Manifestações Clínicas

Fadiga muscular sem dor ou apenas com dor moderada, sede, insônia, tosse com catarro amarelo e escasso, cansaço, falta de ar mediante exercício, perda de peso, garganta seca.

Língua: Vermelha com revestimento amarelo, mais vermelha na parte anterior.

Pulso: Rápido e levemente em Corda.

Esta condição aparece por apenas uns poucos meses no começo do desenvolvimento da Síndrome de Fadiga Crônica. Depois de alguns meses, desencadeia Umidade-Calor (padrão de Excesso) ou o Calor lesa o *Yin*, gerando deficiência de *Yin* (padrão de Deficiência). No entanto, mesmo no caso do Calor, há sempre alguma Umidade, o que explica a leve dor nos músculos.

O Calor está primariamente em Pulmão (por isso a tosse com catarro amarelo e escasso e a cor vermelha na parte anterior da língua) e Coração (daí advém a insônia). Esta condição se desenvolve quando Calor interior não é eliminado corretamente depois de invasão de Vento-Calor. Ele fica, então, à espreita no Interior por um longo tempo, gerando os sintomas anteriores.

Princípio de Tratamento

Eliminar Calor Interior, restaurar a descendência do *Qi* do Pulmão.

Acupuntura

Pontos

DU-14 (*Dazhui*), TA-5 (*Waiguan*), IG-11 (*Quchi*), P-10 (*Yuji*), P-5 (*Chize*), BP-6 (*Sanyinjiao*).

Todos com método de sedação, exceto BP-6, que deverá ser tonificado.

EXPLICAÇÃO

- DU-14 é o principal ponto, elimina Calor, especialmente aquele que permanece no Interior por muito tempo.
- TA-5 e IG-11 eliminam Calor.
- P-10 e P-5 eliminam Calor do Pulmão.
- BP-6 nutre *Yin*, que ajudará a resfriar o Calor.

Fitoterapia

Prescrição

ZHI SHI ZHI ZI TANG – Decocção de *Aurantium-Gardenia*.

EXPLICAÇÃO Essa é a principal prescrição para eliminar Calor residual depois de invasão de Vento-Calor. Obviamente, essa é uma prescrição-modelo, a qual deve ser devidamente adaptada para o caso em questão. No caso de calor no Pulmão, ela deve, na verdade, ser combinada com:

Prescrição

XIE BAI SAN – Pó para Drenar o Branco.

EXPLICAÇÃO Essa prescrição elimina especificamente Calor residual do Pulmão depois de invasão de Vento-Calor.

No caso do Calor do Estômago, a primeira prescrição deve ser combinada com:

Prescrição

XIE HUANG SAN – Pó para Drenar a Amarelidão.

EXPLICAÇÃO Essa prescrição é específica para eliminar Calor residual escondido em Estômago e Baço depois de invasão de Vento-Calor. Suas manifestações principais são úlceras bucais, mau hálito, sede, boca e lábios secos, língua Vermelha e pulso Rápido.

Resumo

Calor Espreitando no Interior
- DU-14 (*Dazhui*), TA-5 (*Waiguan*), IG-11 (*Quchi*), P-10 (*Yuji*), P-5 (*Chize*), BP-6 (*Sanyinjiao*). Todos com método de sedação, exceto BP-6, que deverá ser tonificado

Fitoterapia
Prescrição
- *ZHI SHI ZHI ZI TANG* – Decocção de *Aurantium-Gardenia*

No caso de Calor no Pulmão, combine com:
- *XIE BAI SAN* – Pó para Drenar o Branco

No caso de Calor no Estômago, combine com:
- *XIE HUANG SAN* – Pó para Drenar a Amarelidão

Caso Clínico

Uma mulher de 47 anos de idade sentia-se extremamente exaurida nos últimos 10 anos. Tratara-se com acupuntura por muito tempo, porém este tratamento não lhe ajudara de forma consistente. Seus outros sintomas incluíam: sensação de peso, sensação de calor, pés quentes na cama à noite, sede, dor muscular moderada, insônia e urina escassa e escura. Seu pulso apresentava-se Cheio, Deslizante, Rápido (88bpm) e ligeiramente Movente (o pulso Movente é curto, rápido, vibrante e na forma de um feijão). Sua língua apresentava-se Vermelha e mais vermelha na ponta.

Diagnóstico Considero este caso um tipo de Síndrome de Fadiga Crônica decorrente de Calor residual, concentrado majoritariamente no Coração. Com o passar dos anos, o Calor lesa os fluidos corporais e condensa-os gerando Umidade. Por essa razão, esta paciente também tinha alguma Umidade-Calor, apesar de não ser pronunciada (havia apenas leve dor muscular indicando Umidade). A maior parte dos outros sintomas indicava Calor no Coração, insônia, língua Vermelha com ponta mais vermelha, sede, sensação de calor. O pulso Rápido mostra claramente o Calor. Sua qualidade Movente indica choque e medo. Na anamnese, ela contou que teve uma infância conturbada e foi abusada por seu pai. Neste caso, havia óbvias razões emocionais profundas por trás da sua condição, além das infecções virais que são geralmente a causa da Síndrome de Fadiga Crônica. Procurou ajuda psicoterapêutica durante anos e estava tratando seu passado.

Princípio de tratamento Apesar da longa duração do problema, senti, com base no pulso, que a condição era ainda de excesso. O princípio de tratamento fundamental adotado foi, portanto, eliminar Calor do Coração e acalmar a Mente. Foram utilizadas apenas ervas.

Fitoterapia A prescrição selecionada foi uma variação da combinação de *Dao Chi San* (Pó para Eliminar a Vermelhidão) e *Zhi Shi Zhi Zi Tang* (Decocção de *Aurantium-Gardenia*):

- *Sheng Di Huang* (*Radix Rehmanniae*): 9g.
- *Zhu Ye* (*Folium Phyllostachys nigrae*): 3g.
- *Mu Tong* (*Caulis Mutong*): 2g.
- *Gan Cao* (*Radix Glycyrrhizae uralensis*): 3g.
- *Zhi Zi* (*Fructus Gardeniae*): 4g.
- *Zhi Shi* (*Fructus Aurantii immaturus*): 4g.
- *Dan Dou Chi* (*Semen Sojae preparatum*): 6g.
- *Mu Xiang* (*Radix Aucklandiae*): 3g.

Mu Xiang foi acrescentada para mover o *Qi*, que ajuda a eliminar o Calor nodoso. *Mu Xiang* também apresenta poderoso efeito na Mente para liberar a tensão emocional.

Essa prescrição produziu melhora intensa e foi repetida várias vezes com pequenas modificações.

Padrão Yang Menor

Manifestações Clínicas

Há dois tipos de padrões pertencentes aos canais *Yang* Menor: um dos Seis Estágios (do *Discussion of Cold-induced Diseases*, de Zhang Zhong Jing, em cerca de

200 d.C.) e outro dos Quatro Níveis (do *Discussion on Warm Diseases*, de Ye Tian Shi, 1742). Descrevem essencialmente o mesmo padrão, a diferença é que apenas o padrão dos Quatro Níveis envolve mais Calor.

SEIS ESTÁGIOS Alternância de calafrios e sensação de calor, plenitude da região do hipocôndrio, apetite deficiente, irritabilidade, garganta seca, náusea, gosto amargo, visão turva, revestimento lingual branco e escorregadio em um lado apenas e pulso em Corda.

QUATRO NÍVEIS Alternância de calafrios e sensação de calor, este último sendo mais marcado; gosto amargo; sede; garganta seca; plenitude e dor na região do hipocôndrio; náusea; língua Vermelha com revestimento amarelo em um lado; e pulso Rápido e em Corda.

EXPLICAÇÃO Os dois padrões descrevem uma condição em que o fator patogênico ocupa um nicho energético que se situa num local dito entre exterior e interior. Já que os canais *Yang* Maior se abrem para o exterior, os canais *Yang* Brilhante se abrem para o interior e os canais *Yang* Menor são a dobradiça entre os dois, este padrão é chamado de padrão *Yang* Menor. Os canais *Yang*, sendo *Yang* e, portanto, mais superficiais, representam a fronteira entre o corpo humano e seu ambiente. Dentro do *Yang*, no entanto, há uma diferença na profundidade energética, o *Yang* Maior localiza-se mais superficialmente; o *Yang* Brilhante, mais profundamente; e o *Yang* Menor é a dobradiça entre os dois. Estes poderiam ser representados graficamente como uma porta, sua superfície externa sendo o *Yang* Maior; sua superfície interna, o *Yang* Brilhante; e a dobradiça, o *Yang* Menor (ver Fig. 41.17).

Quando o fator patogênico está no *Yang* Menor (dentro dos Seis Estágios ou dos Quatro Níveis), ele pode, de alguma forma, "se esconder" lá por muito tempo e se tornar crônico. Isto não pode ocorrer quando o fator patogênico está no *Yang* Maior ou no *Yang* Brilhante, onde vai ser expelido ou vai se desenvolver para gerar outra condição.

O sintoma essencial que indica que o fator patogênico está entre exterior e interior é a alternância entre calafrios e sensação de calor. Observe que esta sensação é subjetiva de calor. É decorrente de o fator patogênico "saltar" entre exterior e interior: o paciente sente frio quando ele está no exterior e calor quando está no interior. Em muitos casos de Síndrome de Fadiga Crônica, quando os pacientes experimentam alternância entre calafrios e sensação de calor por meses ou anos, a temperatura é frequentemente subnormal. Quando a temperatura se torna normal, o indivíduo se sente melhor[28]. O padrão *Yang* Menor, caracterizado pela alternância de calafrios e sensação de calor, é comumente visto em pacientes que sofrem de Síndrome de Fadiga Crônica; como foi explicado anteriormente, este padrão é, em si, um tipo de fator patogênico residual, assim como ocorre com a Umidade. O padrão *Yang* Menor pode mesmo durar anos. Quanto mais tempo ele dura, evidentemente, mais ele está associado à alguma deficiência. Nestes casos, é necessário desobstruir o *Yang* Menor antes de tonificá-lo.

Além da alternância entre calafrios e sensação de calor, outro sinal essencial desta condição é o pulso

Síndrome de Fadiga Crônica **953**

em Corda. Pode ser em Corda apenas no lado esquerdo, ou pode ser levemente em Corda ao mesmo tempo que se apresenta Fino, mas deve ter alguma qualidade de Corda.

Princípio de Tratamento

Desobstruir *Yang* Menor.

Acupuntura

Pontos

TA-5 (*Waiguan*), DU-14 (*Dazhui*). Método neutro.

EXPLICAÇÃO   Estes dois pontos desobstruem o *Yang* Menor e libertam o fator patogênico. Devem ser utilizados muitas vezes em sucessão, obviamente combinados com alguns outros pontos de acordo com a condição.

Fitoterapia

Há três prescrições para tratar o padrão *Yang* Menor: a primeira para um dos Seis Estágios, a segunda e a terceira para um dos Quatro Níveis.

Seis Estágios (Predominância de Frio)

Prescrição

XIAO CHAI HU TANG – Pequena Decocção de *Bupleurum*.

EXPLICAÇÃO   Essa prescrição é ideal para pacientes com Síndrome de Fadiga Crônica que experimentam sensações de calafrios e calor recorrentes por meses ou até anos. É particularmente indicada, já que inclui *Ren Shen*, que tonifica o *Qi*, um importante objetivo no tratamento da Síndrome de Fadiga Crônica.

Quatro Níveis (Predominância de Calor)

Prescrição

HAO QIN QING DAN TANG – Decocção de *Artemisia apiacea-Scutellaria* para Desobstruir a Vesícula Biliar.

EXPLICAÇÃO   Essa prescrição é utilizada quando o padrão *Yang* Menor se apresenta com Calor pronunciado, sendo também caracterizado por Umidade-Calor na Vesícula Biliar. As principais manifestações são alternância entre calafrios e calor, sendo o último mais acentuado; gosto amargo; sensação de opressão no peito; regurgitação ácida; náusea; vômito de fluido amarelo e pegajoso ou vômito seco; plenitude e dor na região do hipocôndrio; língua Vermelha com revestimento amarelo e pegajoso; ou com revestimento meio branco e meio amarelo; e pulso Rápido, Deslizante e em Corda.
MODIFICAÇÕES   Em casos crônicos, as duas prescrições podem ser modificadas por redução das dosagens e acréscimo de alguns tônicos de *Qi* ou *Yin*, tais como *Dang Shen* (*Radix Codonopsis*), *Huang Qi* (*Radix Astragali*) ou *Mai Men Dong* (*Radix Ophiopogonis*).

Prescrição

DA YUAN YIN – Decocção para Estender as Membranas.

EXPLICAÇÃO   Essa prescrição também é utilizada para tratar o padrão do *Yang* Menor com prevalência de Calor. A diferença principal com relação à prescrição anterior

é de que esta é utilizada em casos de Umidade pronunciada. As manifestações principais seriam (além da alternância entre calafrios e calor, com prevalência de calor) sensação de opressão no peito, náusea ou vômito, dor de cabeça, irritabilidade, sensação de excesso no diafragma, suspiros, revestimento lingual muito pegajoso e sujo e pulso em Corda e Deslizante.

A Umidade é uma condição muito frequente associada ao padrão *Yang* Menor em casos crônicos e essa prescrição lida com tal situação.

Resumo

Padrão *Yang* Menor

Pontos
- TA-5 (*Waiguan*), DU-14 (*Dazhui*). Método neutro.

Fitoterapia

Prescrição
- *XIAO CHAI HU TANG* – Pequena Decocção de *Bupleurum*

Prescrição
- *HAO QIN QING DAN TANG* – Decocção de *Artemisia apiacea-Scutellaria* para Desobstruir a Vesícula Biliar

Prescrição
- *DA YUAN YIN* – Decocção para Estender as Membranas

Caso Clínico

Uma menina de 11 anos de idade teve dor de garganta e tonsilite dois meses antes de vir ao tratamento. Suas tonsilas estavam inchadas, inflamadas e levemente purulentas. Durante a fase aguda, ela também apresentava dor de cabeça e glândulas inchadas. Os testes sanguíneos mostraram "infecção viral similar à febre glandular (mononucleose)". No momento da consulta, sentia-se muito cansada; as tonsilas estavam ainda inchadas, apesar de não estarem inflamadas; sua garganta estava dolorida, mas as glândulas não estavam inchadas. Tinha ainda cefaleias do tipo pontada nas têmporas e se sentia quente e fria em alternância. Sentia sede, estava irritável e não dormia bem. Ocasionalmente, tinha dores na região do hipocôndrio direito.

Diagnóstico   A crise original foi decorrente de invasão de Vento-Umidade-Calor com algum Calor Tóxico; a Umidade pode ser vista pelo edema das glândulas e o Calor Tóxico, pelas tonsilas inchadas, inflamadas e purulentas.

Dois meses antes da consulta, o fator patogênico havia se alojado entre interior e exterior, gerando padrão de Calor na Vesícula Biliar dentro do nível do *Qi*. Este padrão é quase o mesmo que o padrão *Yang* Menor da diferenciação de padrões de acordo com os Seis Estágios, exceto pelo fato de haver mais Calor. Os sintomas do padrão de Calor na Vesícula Biliar no nível do *Qi* são: alternância entre sensação de calor e frio, sede, irritabilidade, insônia, dor no hipocôndrio, dor de garganta e cefaleia.

954 Síndrome de Fadiga Crônica

Princípio de tratamento A paciente foi tratada apenas com ervas e o princípio de tratamento adotado foi harmonizar *Yang* Menor, eliminar Calor da Vesícula Biliar e expelir fator patogênico residual.

Fitoterapia A fórmula escolhida foi uma variação de *Hao Qin Qing Dan Tang* (Decocção de Artemisia *apiacea-Scutellaria* para Desobstruir a Vesícula Biliar):

- *Chai Hu* (*Radix Bupeuri*): 6g.
- *Huang Qin* (*Radix Scutellariae*): 4g.
- *Dang Shen* (*Radix Codonopsis*): 6g.
- *Ban Xia* (*Rhizoma Pinelliae preparatum*): 6g.
- *Qing Hao* (*Herba Artemisiae annuae*): 4g.
- *Zhu Hu* (*Caulis Bambusae in taeniam*): 4g.
- *Chen Pi* (*Pericarpium Citri reticulatae*): 3g.
- *Zhi Ke* (*Fructus Aurantii*): 4g.
- *Hua Shi* (*Talcum*): 6g.
- *Da Qing Ye* (*Folium Daqingye*): 6g.
- *Jin Yin Hua* (*Flos Lonicerae japonicae*): 4g.
- *Zhi Gan Cao* (*Radix Glycyrrhizae uralensis preparata*): 3g.

Explicação
- As nove primeiras ervas são parte da fórmula básica para harmonizar *Yang* Menor e eliminar Calor da Vesícula Biliar.
- *Qing Dai* foi eliminada e substituída por *Da Qin Ye*, pelo fato de ser melhor para resolver Calor Tóxico da garganta e ter propriedades antivirais.
- *Jin Yin Hua* foi acrescentada para resolver Calor Tóxico e eliminar Calor residual.
- *Gan Cao* harmoniza.

Esta menina foi muito cuidadosa e cooperativa ao tomar a decocção fitoterápica e, depois de 15 doses, todos os sintomas do padrão *Yang* Menor haviam desaparecido. A paciente ainda se sentia bem cansada; então, prescrevi-lhe o remédio padrão *Bu Zhong Yi Qi Wan* (Pílulas para Tonificar o Centro e Beneficiar o *Qi*), que restaurou sua energia aos níveis normais em um mês.

Caso Clínico

Uma menina de 13 anos de idade apresentou infecção viral do tipo gripe quatro meses antes. A gripe persistiu e não foi tratada por um mês, depois do qual tomou antibióticos. Estes não aliviaram o quadro nem um pouco e provocaram úlceras bucais. Quando veio ao tratamento, seus sinais e sintomas eram os seguintes: sensação de calor e frio em alternância, garganta seca e dolorosa, cefaleia temporal, dor umbilical e no hipocôndrio, prurido nos olhos e pouco apetite. Sua língua apresentava-se Vermelha e levemente descascada no centro. Havia faixa de revestimento branco no lado direito. Seu pulso estava Fino e levemente em Corda.

Diagnóstico Este é um exemplo evidente do padrão *Yang* Menor. Alguns dos sintomas não lhes são típicos (dor umbilical, pouco apetite e centro da língua descascado), mas podem ser explicados pela utilização dos antibióticos. Estes provavelmente lesaram o *Yin* de Estômago e Intestinos, o que causou descamação do centro da língua, falta de apetite e dor umbilical.

Este é um caso claro em que os antibióticos não expeliram o fator patogênico e enfraqueceram a condição do corpo. Este fator patogênico permaneceu "preso" entre o exterior e o interior, sendo, portanto, um padrão *Yang* Menor. Sem tratamento, esta condição poderia durar meses ou até anos.

Princípio de tratamento O princípio de tratamento adotado foi harmonizar *Yang* Menor e nutrir *Yin* do Estômago. Apenas ervas foram administradas.

Fitoterapia Uma combinação de *Xiao Chai Hu Tang* (Pequena Decocção de *Bupleurum*) e *Sha Shen Mai Dong Tang* (Decocção de *Glehnia-Ophiopogon*) foi utilizada. A primeira foi utilizada para desobstruir *Yang Menor* e a segunda, para nutrir *Yin* do Estômago.

- *Chai Hu* (*Radix Bupleuri*): 6g.
- *Huang Qin* (*Radix Scutellariae*): 4g.
- *Dang Shen* (*Radix Codonopsis*): 4g.
- *Ban Xia* (*Rhizoma Pinelliae preparatum*): 5g.
- *Mai Men Dong* (*Radix Ophiopogonis*): 5g.
- *Bei Sha Shen* (*Radix Glehniae*): 5g.
- *Sang Ye* (*Folium Mori*): 3g.
- *Yu Zhu* (*Rhizoma Polygonati odorati*): 4g.
- *Tian Hua Fen* (*Radix Trichosanthis*): 4g.
- *Bian Dou* (*Semen Dolichoris lablab*): 4g.
- *Tai Zi Shen* (*Radix Pseudostellariae*): 4g.
- *Zhi Gan Cao* (*Radix Glycyrrhizae uralensis preparata*): 3g.
- *Da Zao* (*Fructus Jujubae*): 3 tâmaras.
- *Sheng Jiang* (*Rhizoma Zingiberis recens*): 3 fatias.

Explicação
A combinação destas duas prescrições é idealmente adequada ao quadro desta menina. Uma desobstrui *Yang* Menor, a outra nutre *Yin* do Estômago. Em particular, essa prescrição também está bem adequada aos seus sintomas pelo fato de *Sang Ye* não apenas aliviar a garganta, mas também aliviar as dores de cabeça; *Tian Hua Fen* e *Yu Zhu* vão umedecer a secura; *Bian Dou* vai tonificar *Yin* de Estômago e Baço, enquanto *Tai Zi Shen* nutre *Yin* do Estômago.

Esta menina precisou de apenas 20 dias de tratamento, após os quais sua condição estava completamente curada.

Fogo Yin

Manifestações Clínicas
Sensação de calor na face, face vermelha, úlceras bucais, febre baixa ocasionalmente, tontura, voz fraca, depressão,

fraqueza muscular, exaustão, sensação de frio em geral, fezes amolecidas, pés frios, transpiração espontânea, encurtamento da respiração.

Língua: Pálida.

Pulso: Fraco.

Princípio de Tratamento

Tonificar *Qi* Original (*Yuan Qi*), eliminar e dominar Fogo *Yin*, elevar *Qi*, resolver Umidade.

Acupuntura

Pontos

REN-4 (*Guanyuan*), REN-12 (*Zhongwan*), REN-6 (*Qihai*), E-36 (*Zusanli*), DU-20 (*Baihui*), DU-24 (*Shenting*), DU-19 (*Houding*), REN-15 (*Jiuwei*), C-5 (*Tongli*), PC-8 (*Laogong*), PC-7 (*Daling*), TA-6 (*Zhigou*), TA-5 (*Waiguan*), REN-9 (*Shuifen*), BP-6 (*Sanyinjiao*), BP-9 (*Yinlingquan*) e E-28 (*Shuidao*). Utilizar método neutro em todos os pontos, exceto em REN-4, REN-12, REN-6, E-36 e DU-20, que devem ser inseridos com método de tonificação. Moxa pode ser utilizada em REN-4.

EXPLICAÇÃO

- REN-4 tonifica *Qi* Original.
- REN-12, REN-6, E-36 e DU-20 tonificam e elevam *Qi* do Baço.
- DU-24, DU-19, REN-15 e C-5 acalmam a Mente.
- PC-8 e PC-7 eliminam e dominam o Fogo *Yin*.
- TA-6 e TA-5 regulam Triplo Aquecedor. É necessário regular o Triplo Aquecedor para dominar Fogo Ministerial patológico.
- REN-9, BP-6, BP-9 e E-28 resolvem Umidade.

Fitoterapia

Prescrição

Variação de *BU ZHONG YI QI TANG* – Variação da Decocção para Tonificar o Centro e Beneficiar o *Qi*.

EXPLICAÇÃO   Essa é a principal fórmula de Li Dong Yuan para tonificar o *Qi* Original e eliminar o Fogo *Yin*. Como a fórmula não resolve Umidade, ela foi modificada com o acréscimo de ervas para resolver Umidade.

Remédio dos Três Tesouros

TONIFICAR *QI* E ALIVIAR MÚSCULOS   Tonificar *Qi* e Aliviar Músculos é uma variação do *Bu Zhong Yin Qi Tang*; foi modificada com o acréscimo de ervas para resolver Umidade.

Resumo

Fogo *Yin*

Pontos

- REN-4 (*Guanyuan*), REN-12 (*Zhongwan*), REN-6 (*Qihai*), E-36 (*Zusanli*), DU-20 (*Baihui*), DU-24 (*Shenting*), DU-19 (*Houding*), REN-15 (*Jiuwei*), C-5 (*Tongli*), PC-8 (*Laogong*), PC-7 (*Daling*), TA-6 (*Zhigou*), TA-5 (*Waiguan*), REN-9 (*Shuifen*), BP-6 (*Sanyinjiao*), BP-9 (*Yinlingquan*) e E-28 (*Shuidao*). Utilizar método neutro em todos os pontos, exceto em REN-4, REN-12, REN-6, E-36 e DU-20, que devem ser inseridos com método de tonificação. Moxa pode ser utilizada em REN-4

Fitoterapia

Prescrição

- Variação de *BU ZHONG YI QI TANG* – Variação da Decocção para Tonificar o Centro e Beneficiar o *Qi*

Remédio dos Três Tesouros

- Tonificar *Qi* e Aliviar Músculos

DEFICIÊNCIA

Deficiência do Qi de Pulmão e Baço

Manifestações Clínicas

Cansaço que piora pela manhã, dor muscular moderada, fadiga muscular depois de exercício moderado, encurtamento da respiração, voz fraca, transpiração diurna espontânea, apetite deficiente, leves distensões epigástrica e abdominal, fezes amolecidas.

Língua: Pálida.

Pulso: Vazio.

Se o *Qi* do Coração estiver deficiente haverá palpitações.

A deficiência de *Qi* é a consequência final mais comum de invasão de Vento complicada por fator patogênico residual subsequente. Umidade prejudica a ascendência do *Qi* do Baço e gera, portanto, com o tempo, o enfraquecimento do *Qi*.

No entanto, não é provável que a Síndrome de Fadiga Crônica se manifeste puramente com deficiência de *Qi*, pois quase sempre vai haver um fator patogênico residual (especialmente Umidade). No tratamento, é necessário avaliar a importância relativa da deficiência de *Qi* ou a força do fator patogênico. Se a condição é predominantemente deficiente (80%), ela deve ser tratada como deficiência com uma das prescrições indicadas a seguir. Estas prescrições, no entanto, devem ser adaptadas oportunamente para levar em consideração a eliminação de qualquer fator patogênico residual.

Princípio de Tratamento

Primariamente tonificar o *Qi*, secundariamente expelir qualquer fator patogênico remanescente.

Acupuntura

Pontos

REN-12 (*Zhongwan*), E-36 (*Zusanli*), BP-6 (*Sanyinjiao*), B-20 (*Pishu*), B-21 (*Weishu*), REN-6 (*Qihai*), IG-10 (*Shousanli*), P-9 (*Taiyuan*), DU-12 (*Shenzhu*), B-13 (*Feishu*), DU-20 (*Baihui*). Utilizar método de tonificação em todos os pontos. A moxa pode ser utilizada, a não ser que haja algum Calor ou Umidade-Calor.

EXPLICAÇÃO

- REN-12, E-36, BP-6, B-20 e B-21 tonificam Estômago e Baço.
- P-9, DU-12 e B-13 tonificam *Qi* do Pulmão.
- REN-6 tonifica *Qi* em geral.

956 Síndrome de Fadiga Crônica

- IG-10 tonifica *Qi* e, em combinação com E-36, é particularmente eficaz para reduzir dor muscular e fadiga dos membros.
- DU-20 aumenta *Yang* e melhora o humor, uma consideração muito importante nesta condição que pode durar por anos e inevitavelmente tornar o indivíduo deprimido.

Fitoterapia

Prescrição

BU ZHONG YI QI TANG – Decocção para Tonificar o Centro e Beneficiar o *Qi*.

EXPLICAÇÃO   Essa prescrição é a melhor para tonificar o *Qi* em casos de Síndrome de Fadiga Crônica, em virtude de ser específica para eliminar qualquer Calor por Deficiência que possa derivar da deficiência de *Qi*. Este é o papel de *Chai Hu* e *Sheng Ma*. Historicamente, essa prescrição foi utilizada para tratar deficiência de *Qi* extrema decorrente de sobrecarga de trabalho, gerando algum Calor por Deficiência, manifestado com sensação de calor ou até febre baixa. Pacientes que sofrem de Síndrome de Fadiga Crônica frequentemente experimentam sensação de calor, e *Chai Hu* é excelente para expelir qualquer Calor residual escondido. Além disso, *Chai Hu* e *Sheng Ma* também elevam o *Qi*, e este é um efeito muito benéfico em pacientes com Síndrome de Fadiga Crônica que se sentem extremamente cansados e apresentam sensação de peso, como se estivessem sendo puxados para baixo. Finalmente, a ação de elevar o *Qi* funciona também no nível psicológico, e essa prescrição pode melhorar o humor e aliviar a depressão, ajudando, assim, na recuperação.

Prescrição

SHEN LING BAI ZHU SAN – Pó de *Ginseng-Poria--Atractylodes*.

EXPLICAÇÃO   Essa fórmula é selecionada se, além da deficiência do *Qi* do Baço, houver deficiência de *Qi* e *Yin* do Estômago, a qual pode se manifestar pelo revestimento sem raiz e parcialmente descascado.

MODIFICAÇÕES

- No caso de alguma Umidade-Calor residual, acrescentar *Ze Xie* (*Rhizoma Alismatis*), *Sha Ren* (*Fructus Amomi*), *Yi Yi Ren* (*Semen Coicis*) e *Huang Qin* (*Radix Scutellariae*).
- No caso de algum Calor residual, acrescentar *Huang Qin* (*Radix Scutellariae*) para tratar Calor no Pulmão, *Zhu Ye* (*Folium Phyllostachys nigrae*) para tratar Calor no Coração ou *Huang Lian* (*Rhizoma Coptidis*) para tratar Calor no Estômago.

Remédio dos Três Tesouros

TONIFICAR *QI* E ALIVIAR MÚSCULOS   Tonificar *Qi* e Aliviar Músculos é uma variação do *Bu Zhong Yi Qi Tang*: tonifica o *Qi* Original e resolve Umidade.

MANSÃO CENTRAL   Mansão Central é uma variação de *Shen Ling Bai Zhu San*, que tonifica *Qi* e *Yin* de Estômago e Baço.

> **Resumo**
>
> **Deficiência do *Qi* de Pulmão e Baço**
>
> ***Pontos***
> - REN-12 (*Zhongwan*), E-36 (*Zusanli*), BP-6 (*Sanyinjiao*), B-20 (*Pishu*), B-21 (*Weishu*), REN-6 (*Qihai*), IG-10 (*Shousanli*), P-9 (*Taiyuan*), DU-12 (*Shenzhu*), B-13 (*Feishu*), DU-20 (*Baihui*). Utilizar método de tonificação em todos os pontos. Moxa pode ser utilizada, a não ser que haja algum Calor ou Umidade-Calor
>
> ***Fitoterapia***
>
> *Prescrição*
> - *BU ZHONG YI QI TANG* – Decocção para Tonificar o Centro e Beneficiar o *Qi*
>
> *Prescrição*
> - *SHEN LING BAI ZHU SAN* – Pó de *Ginseng-Poria-Atractylodes*
>
> *Remédio dos Três Tesouros*
> - Tonificar *Qi* e Aliviar Músculos
> - Mansão Central

Caso Clínico

Uma mulher de 40 anos de idade sofria do que tinha sido diagnosticado como Síndrome de Fadiga Crônica pelos seis anos anteriores. Todos os seus sintomas começaram após ter contraído uma gripe em sua segunda gravidez. Durante esta infecção aguda, sentia-se completamente exaurida e quase não podia andar. Nunca se recuperara depois desta infecção e continuou a se sentir exaurida, com calafrios e experimentando sensação geral de gripe. Seus músculos doíam e se cansava rapidamente depois do mínimo esforço. Sua cabeça se sentia confusa e sua memória de curto prazo era deficiente. Quatro anos depois da infecção inicial contraiu uma nova infecção, a qual agravou seriamente seus sintomas. Tinha dor na coluna dorsal e no occipital, dormência na face, cefaleia, olhos doloridos, falta de ar, palpitações, fraqueza do braço direito, diarreia e pernas fracas. Sentia calafrios e transpiração.

Esta condição durou cinco meses, durante os quais ficou de cama a maior parte do tempo. No momento da sua consulta, estes sintomas haviam desaparecido, mas ainda se sentia exaurida, com calafrios e com sensação de gripe na maior parte do tempo. A dor muscular havia acalmado, ao passo que a fadiga permanecia. Seu pulso apresentava-se extremamente Fino, aproximadamente Mínimo e Fraco, estando quase inexistente na posição Anterior direita (Pulmão). Sua língua estava Pálida, levemente Inchada, com fissura na linha média (Estômago).

Diagnóstico   A condição presente é claramente de predomínio de deficiência. Há deficiência óbvia de Pulmão e Baço. Os sintomas iniciais mostraram alguma Umidade, evidenciada pela dor nos músculos. A agravação quatro anos mais tarde provavelmente gerou a exaustão do *Qi*.

Princípio de tratamento O princípio de tratamento neste caso é simplesmente tonificar o *Qi* do Pulmão e do Baço.

Acupuntura O tratamento com acupuntura consistiu em tonificar P-9 (*Taiyuan*), E-36 (*Zusanli*), BP-6 (*Sanyinjiao*), IG-10 (*Shousanli*), B-20 (*Pishu*), B-13 (*Feishu*), DU-12 (*Shenzhu*), B-21 (*Weishu*) e DU-20 (*Baihui*).

Fitoterapia A prescrição fitoterápica utilizada foi uma simples variação de *Bu Zhong Yi Qi Tang* (Decocção para Tonificar o Centro e Beneficiar o *Qi*):

- *Huang Qi* (*Radix Astragali*): 15g.
- *Bai Zhu* (*Rhizoma Atractylodis macrocephalae*): 6g.
- *Dang Shen* (*Radix Codonopsis*): 9g.
- *Mai Men Dong* (*Radix Ophiopogonis*): 3g.
- *Chai Hu* (*Radix Bupleuri*): 3g.

Várias vezes durante o tratamento (mais de dois anos), ela precisou de prescrições para eliminar o Calor durante exacerbações agudas de seu quadro. Algumas vezes, tomava *Xiao Chai Hu Tang* (Pequena Decocção de *Bupleurum*) e, em outras vezes, tomava *Xie Bai Tang* (Decocção para Drenar a Brancura). A paciente conseguiu alcançar uma recuperação quase completa depois de dois anos.

Deficiência de Yang *do Baço e do Rim*

Manifestações Clínicas

Cansaço que piora pela manhã, dor muscular moderada, fadiga muscular depois de leve exercício, leves distensões epigástrica e abdominal, fezes amolecidas, dor da região dorsal inferior, joelhos fracos, urina pálida, micção frequente, tontura, tinido, sensação de frio, pés frios.
Língua: Pálida.
Pulso: Fraco e Profundo.

Princípio de Tratamento

Tonificar *Yang* do Baço e do Rim, resolver Umidade.

Acupuntura

Pontos

REN-12 (*Zhongwan*), E-36 (*Zusanli*), BP-6 (*Sanyinjiao*), B-20 (*Pishu*), B-21 (*Weishu*), R-3 (*Taixi*), REN-4 (*Guanyuan*), R-7 (*Fuliu*), B-23 (*Shenshu*), DU-20 (*Baihui*), REN-9 (*Shuifen*), BP-9 (*Yinlingquan*). Utilizar método de tonificação em todos os pontos, exceto nos dois últimos pontos, que devem ser inseridos com método neutro. A moxa pode ser aplicada.

EXPLICAÇÃO

- REN-12, E-36, BP-6, B-20 e B-21 tonificam Baço e Estômago.
- R-3, REN-4, R-7 e B-23 tonificam *Yang* do Rim.
- DU-20 tonifica e eleva *Qi* e humor.
- REN-9 e BP-9 resolvem Umidade.

Fitoterapia

Prescrição

YOU GUI WAN – Pílula Restauradora do [Rim] Direito – acrescido de *LIU JUN ZI TANG* – Decocção dos Seis Cavalheiros.

EXPLICAÇÃO *You Gui Wan* tonifica o *Yang* do Rim, ao passo que *Liu Jun Zi Tang* tonifica *Qi* do Baço e resolve Umidade.

Remédio dos Três Tesouros

FORTALECER A RAIZ ACRESCIDA DE TERRA PRÓSPERA Fortalecer a Raiz é uma variação de *You Gui Wan* para tonificar *Yang* do Rim, e Terra Próspera é uma variação de *Liu Jun Zi Tang* para tonificar *Qi* do Baço e resolver Umidade.

Resumo

Deficiência do *Yang* do Baço e do Rim

Pontos

- REN-12 (*Zhongwan*), E-36 (*Zusanli*), BP-6 (*Sanyinjiao*), B-20 (*Pishu*), B-21 (*Weishu*), R-3 (*Taixi*), REN-4 (*Guanyuan*), R-7 (*Fuliu*), B-23 (*Shenshu*), DU-20 (*Baihui*), REN-9 (*Shuifen*), BP-9 (*Yinlingquan*). Utilizar método de tonificação em todos os pontos, exceto nos dois últimos, que devem ser inseridos com método neutro. Moxa pode ser aplicada

Fitoterapia

Prescrição

- *YOU GUI WAN* – Pílula Restauradora do [Rim] Direito – acrescido de *LIU JUN ZI TANG* – Decocção dos Seis Cavalheiros

Remédio dos Três Tesouros

- Fortalecer a Raiz acrescida de Terra Próspera

Deficiência do Sangue do Fígado

Manifestações Clínicas

Cansaço, fadiga muscular mediante exercício leve, dor muscular moderada, visão turva, dormência dos membros, tontura, menstruação escassa.
Língua: Pálida e Fina.
Pulso: Áspero ou Fino.

Princípio de Tratamento

Nutrir Sangue do Fígado, fortalecer tendões, resolver Umidade.

Acupuntura

Pontos

F-8 (*Ququan*), E-36 (*Zusanli*), BP-6 (*Sanyinjiao*), REN-4 (*Guanyuan*), VB-34 (*Yanglingquan*), REN-9 (*Shuifen*), BP-9 (*Yinlingquan*). Utilizar método de tonificação em todos os pontos, exceto nos últimos dois, que devem se inseridos com método neutro.

EXPLICAÇÃO

- F-8, E-36, BP-6 e REN-4 nutrem Sangue do Fígado.
- VB-34 fortalece tendões.
- REN-9 e BP-9 resolvem Umidade.

Fitoterapia

Prescrição

BU GAN TANG – Decocção para Tonificar o Fígado.

EXPLICAÇÃO Essa fórmula nutre Sangue do Fígado e fortalece tendões. Deve ser modificada com o acréscimo de algumas ervas para resolver Umidade, tais como *Fu Ling* (*Poria*) e *Yi Yi Ren* (*Semen Coicis*).

Remédio dos Três Tesouros

TENDÕES DE BROCADO Tendões de Brocado nutre Sangue do Fígado e fortalece tendões.

Resumo

Deficiência de Sangue do Fígado

Pontos

■ F-8 (*Ququan*), E-36 (*Zusanli*), BP-6 (*Sanyinjiao*), REN-4 (*Guanyuan*), VB-34 (*Yanglingquan*), REN-9 (*Shuifen*), BP-9 (*Yinlingquan*). Utilizar método de tonificação em todos os pontos, exceto nos dois últimos, que devem ser inseridos com método neutro

Fitoterapia

Prescrição

■ BU GAN TANG – Decocção para Tonificar o Fígado

Remédio dos Três Tesouros

■ Tendões de Brocado

Deficiência de Yin

Manifestações Clínicas

Variam de acordo com o órgão envolvido. Os três órgãos que mais frequentemente sofrem de deficiência de *Yin* na Síndrome de Fadiga Crônica são Pulmão, Estômago e Rim. São comuns combinações de dois ou até de três órgãos.

Deficiência de Yin do Pulmão

Garganta seca, tosse seca, exaustão, falta de ar, voz rouca, sensação de calor no final da tarde, transpiração noturna.

Língua: Sem revestimento (possivelmente só na parte anterior). Pode haver fissuras na área do Pulmão (ver Fig. 20.2).

Pulso: Flutuante-Vazio.

Este padrão ocorre frequentemente depois de doença febril, durante a qual o Calor seca os fluidos corporais. Em adultos jovens, pode ocorrer após febre glandular (mononucleose), quando o *Yin* fica lesado pelo Calor prolongado e gera Síndrome de Fadiga Crônica.

Princípio de Tratamento

Nutrir *Yin*, gerar fluidos, fortalecer Pulmão.

Acupuntura

Pontos

P-9 (*Taiyuan*), REN-17 (*Shanzhong*), B-43 (*Gaohuangshu*), B-13 (*Feishu*), DU-12 (*Shenzhu*), REN-12 (*Zhongwan*), E-36 (*Zusanli*), BP-6 (*Sanyinjiao*), DU-20 (*Baihui*). Utilizar método de tonificação em todos os pontos. Não utilizar moxa.

EXPLICAÇÃO

- P-9 e REN-17 tonificam *Yin* do Pulmão e *Qi* do Pulmão, respectivamente.
- B-43 nutre *Yin* do Pulmão, sendo particularmente indicado para tratar condições crônicas.
- B-13 e DU-12 tonificam *Qi* do Pulmão.
- REN-12, E-36 e BP-6 tonificam Estômago e Baço e geram fluidos. Em particular, REN-12 também tonifica o Pulmão, pois o trajeto profundo do canal do Pulmão começa neste ponto.
- DU-20 desobstrui o cérebro e melhora o humor.

Fitoterapia

Prescrição

SHA SHEN MAI DONG TANG – Decocção de *Glehnia--Ophiopogon*.

EXPLICAÇÃO Essa fórmula nutre *Yin* do Pulmão e do Estômago.

MODIFICAÇÕES

- Em caso de tosse, acrescentar *Bai Bu* (*Radix Stemonae*) ou *Kuan Dong Hua* (*Flos Farfarae*).
- Em caso de hemoptise, acrescentar *Bai Mao Gen* (*Rhizoma Imperatae*).
- Em caso de Calor por Deficiência, acrescentar *Di Gu Pi* (*Cortex Lycii*).

Remédio dos Três Tesouros

FONTE DE JADE Fonte de Jade é uma variação de *Sha Shen Mai Dong Tang*: nutre *Yin* do Pulmão e do Estômago.

Deficiência de Yin do Estômago

Boca seca, ausência de apetite, cansaço, fezes secas, dor epigástrica moderada, rubor malar, sede sem vontade de beber ou vontade de beber só em pequenos goles.

Língua: cor do corpo Normal; fissura central; revestimento sem raiz ou sem revestimento no centro; fissuras transversais nas laterais, indicando deficiência crônica do *Qi* e do *Yin* do Baço (ver Fig. 20.4).

Pulso: Flutuante-Vazio na posição Média do lado direito.

O Calor residual que segue doença febril seca os fluidos do Estômago e com frequência causa deficiência de *Yin* do Estômago.

Princípio de Tratamento

Nutrir *Yin*, fortalecer Estômago e Baço.

Acupuntura

Pontos

E-36 (*Zusanli*), BP-6 (*Sanyinjiao*), REN-12 (*Zhongwan*), E-44 (*Neiting*), DU-20 (*Baihui*). Utilizar método de tonificação em todos os pontos. Se o corpo da língua não estiver Vermelho, um pouco de moxa pode ser utilizada em E-36.

EXPLICAÇÃO

- E-36, BP-6 e REN-12 nutrem *Yin* do Estômago.
- E-44 elimina Calor do Estômago ou Calor por Deficiência.
- DU-20 desobstrui o cérebro e melhora o humor.

Fitoterapia

Prescrição

YI WEI TANG – Decocção para Beneficiar o Estômago.

EXPLICAÇÃO   Essa fórmula nutre *Yin* do Estômago.

Remédio dos Três Tesouros

FONTE DE JADE   Fonte de Jade é uma variação de *Sha Shen Mai Dong Tang*: nutre *Yin* do Pulmão e do Estômago.

Deficiência de **Yin** *do Rim*

Sensibilidade na região dorsal inferior; exaustão; depressão; falta de direção e força de vontade; fraqueza em pernas e joelhos; tontura; tinido; surdez; boca e garganta secas, condições que pioram à noite; transpiração noturna; sono perturbado, com o indivíduo acordando durante a noite; corpo esguio.

Língua: Sem revestimento.
Pulso: Flutuante-Vazio.

Febre prolongada pode lesar o *Yin* do Rim em indivíduos que possuem fraqueza do Rim preexistente. A deficiência de *Yin* do Rim faz o paciente se sentir completamente exaurido. Este é um tipo de exaustão que não melhora com descanso curto, mas apenas pela regulação da vida e de um descanso por um longo período de tempo. No nível mental, a deficiência do *Yin* do Rim faz o paciente se sentir deprimido, faltando direção e iniciativa pelo fato de o Rim ser o assento da Força de Vontade (*Zhi*).

Princípio de Tratamento

Nutrir *Yin*, fortalecer o Rim e firmar a Força de Vontade.

Acupuntura

Pontos

R-3 (*Taixi*), P-7 (*Lieque*), R-6 (*Zhaohai*), REN-4 (*Guanyuan*), BP-6 (*Sanyinjiao*), B-23 (*Shenshu*), B-52 (*Zhishi*), DU-20 (*Baihui*). Utilizar método de tonificação em todos os pontos. Não utilizar moxa.

EXPLICAÇÃO

- R-3 é o ponto Fonte e nutre *Yin* do Rim.
- P-7 e R-6, em combinação, abrem o Vaso Concepção, nutrem *Yin* do Rim e umedecem a garganta.
- REN-4 e BP-6 nutrem *Yin* do Rim e beneficiam os fluidos.
- B-23 e B-52, em combinação, fortalecem a Força de Vontade e podem melhorar ânimo e determinação.
- DU-20 desbloqueia o cérebro e melhora o humor.

Fitoterapia

Prescrição

ZUO GUI WAN – Pílula Restauradora do [Rim] Esquerdo.

EXPLICAÇÃO   Essa fórmula nutre *Yin* do Rim e do Fígado.

Remédio dos Três Tesouros

NUTRIR A RAIZ   Nutrir a Raiz é uma variação de *Zuo Gui Wan* e nutre *Yin* do Rim.

MODIFICAÇÕES

- Nos três casos de deficiência de *Yin* vai haver provavelmente alguma Umidade residual. Geral-

mente é melhor combinar a tonificação com alguma eliminação.
- No caso de Umidade-Calor residual, acrescentar *Huang Bo* (*Cortex Phellodendri*) para tratar deficiência de *Yin* do Rim, *Huang Lian* (*Rhizoma Coptidis*) para tratar deficiência de *Yin* do Estômago ou *Huang Qin* (*Radix Scutellariae*) para tratar deficiência de *Yin* do Pulmão.
- No caso de Calor residual, acrescentar *Zhi Mu* (*Radix Anemarrhenae*) para tratar deficiência de *Yin* do Rim, *Shi Hu* (*Herba Dendrobii*) para tratar deficiência de *Yin* do Estômago ou *Di Gu Pi* (*Cortex Lycii*) para tratar deficiência de *Yin* do Pulmão.
- No caso de Umidade sem Calor, acrescentar *Fu Ling* (*Poria*) e *Yi Yi Ren* (*Semen Coicis*).

Resumo

DEFICIÊNCIA DE *YIN*

Deficiência de *Yin* do Pulmão

Pontos

- P-9 (*Taiyuan*), REN-17 (*Shanzhong*), B-43 (*Gaohuangshu*), B-13 (*Feishu*), DU-12 (*Shenzhu*), REN-12 (*Zhongwan*), E-36 (*Zusanli*), BP-6 (*Sanyinjiao*), DU-20 (*Baihui*). Utilizar método de tonificação em todos os pontos. Não utilizar moxa

Fitoterapia

Prescrição
- *SHA SHEN MAI DONG TANG* – Decocção de Glehnia-Ophiopogon

Remédio dos Três Tesouros
- Fonte de Jade

Deficiência de *Yin* do Estômago

Pontos

- E-36 (*Zusanli*), BP-6 (*Sanyinjiao*), REN-12 (*Zhongwan*), E-44 (*Neiting*), DU-20 (*Baihui*). Utilizar método de tonificação em todos os pontos. Se o corpo da língua não está Vermelho, um pouco de moxa pode ser utilizada em E-36

Fitoterapia

Prescrição
- *YI WEI TANG* – Decocção para Beneficiar o Estômago

Remédio dos Três Tesouros
- Fonte de Jade

Deficiência de *Yin* do Rim

Pontos

- R-3 (*Taixi*), P-7 (*Lieque*), R-6 (*Zhaohai*), REN-4 (*Guanyuan*), BP-6 (*Sanyinjiao*), B-23 (*Shenshu*), B-52 (*Zhishi*), DU-20 (*Baihui*). Utilizar método de tonificação em todos os pontos. Não utilizar moxa

Fitoterapia

Prescrição
- *ZUO GUI WAN* – Pílula Restauradora do [Rim] Esquerdo

Remédio dos Três Tesouros
- Nutrir a Raiz

Caso Clínico

Uma mulher de 59 anos de idade havia sido diagnosticada com Síndrome de Fadiga Crônica nos quatro anos anteriores. Não sabia dizer exatamente como tinha começado. Seus sintomas principais quando veio para a consulta eram: sentir-se "achatada", constipação, "sensação de rapidez", palpitações, dor e fadiga musculares após exercício leve, exaustão, "falta de energia e incentivo", micção três vezes por noite, dor nas costas, tontura, tinido, frio, falta de ar com palpitações, mãos frias, sensação de gripe (como se tivesse um "frio ardente"), propensão a contrair resfriados depois de um banho ou lavar a cabeça. A língua era Pálida, com leve descascado no centro e fissura central no Estômago. O pulso era geralmente Fraco.

Diagnóstico A maior parte dos seus sintomas indica deficiência do *Yang* do Rim: dor da região dorsal inferior, tontura, tinido, sentir frio, falta de incentivo, constipação, noctúria. O *Yang* do Rim é a raiz do *Yang* do Coração e a deficiência do primeiro frequentemente gera a deficiência do último, portanto, as palpitações com a sensação de agitação e falta de ar. Há também Umidade residual nos músculos evidenciada pela dor, mas isto é bem secundário em relação à deficiência geral de *Yang*.

Princípio de tratamento O princípio de tratamento fundamental é, portanto, tonificar o *Yang* do Rim e apenas secundariamente resolver a Umidade.

Acupuntura A paciente recebeu acupuntura para tonificar *Yang* do Baço e do Rim e resolver Umidade utilizando principalmente E-36 (*Zusanli*), BP-6 (*Sanyinjiao*), B-20 (*Pishu*) e B-21 (*Weishu*) para tonificar *Yang* do Baço (com moxa); B-23 (*Shenshu*) e R-7 (*Fuliu*) para tonificar *Yang* do Rim (com moxa); e BP-9 (Yinlingquan) para resolver Umidade.

Fitoterapia A prescrição fitoterápica escolhida foi uma variação de *You Gui Yin* (Decocção Restauradora do [Rim] Direito):

- *Shu Di Huang* (*Radix Rehmanniae preparata*): 12g.
- *Shan Zhu Yu* (*Fructus Corni*): 4g.
- *Shan Yao* (*Rhizoma Dioscoreae*): 6g.
- *Gou Qi Zi* (*Fructus Lycii chinensis*): 6g.
- *Du Zhong* (*Cortex Eucommiae ulmoidis*): 6g.
- *Rou Gui* (*Cortex Cinnamimi*): 1,5g.
- *Fu Zi* (*Radix Aconiti lateralis preparata*): 1g.
- *Rou Cong Rong* (*Herba Cistanches*): 6g.
- *Ze Xie* (*Rhizoma Alismatis*): 3g.
- *Zhi Gan Cao* (*Radix Glycyrrhizae uralensis preparata*): 3g.

Explicação
Essa prescrição foi alterada apenas com o acréscimo de *Rou Cong Rong* para tonificar o *Yang* do Rim e mover as fezes, e de *Ze Xie* para moderar o efeito das outras ervas, todas de energia quente.

A combinação de acupuntura e fitoterapia produziu melhora imediata, a qual continuou gradualmente e firmemente durante o tratamento. Todos os seus sintomas foram aliviados depois de seis meses.

Literatura Chinesa Moderna

Journal of Chinese Medicine (Zhong Yi Za Zhi), *v. 45, n. 9, p. 694-695*

"Study of Patterns in 130 Cases of Chronic Fadigue Syndrome" *de Wang Tian Fang* et al.

Os autores deste estudo analisaram 130 pacientes portadores de Síndrome de Fadiga Crônica. Havia 43 homens e 87 mulheres; a média de idade era de 39 anos.

Os padrões observados nesses 130 pacientes estão resumidos na Tabela 41.3. Ao olhar os padrões diagnosticados pelos médicos chineses, há algumas diferenças acentuadas entre os padrões que vemos nos pacientes ocidentais. A diferença maior é que o padrão de Umidade aparece apenas em 6,9% dos pacientes, ao passo que nos pacientes ocidentais a porcentagem seria bem mais alta (ver a seguir). Outra diferença marcante é a alta percentagem de pacientes com estagnação do *Qi* do Fígado (84,6%), que seria bem menor em pacientes ocidentais (ver a seguir).

Em minha opinião, essas discrepâncias, especialmente as altas porcentagens de pacientes com estagnação do *Qi* do Fígado, são decorrentes de ênfase e diagnóstico excessivo de estagnação do *Qi* do Fígado entre os chineses.

Estatísticas de Pacientes

Compilei de minha clínica a estatística de 182 pacientes portadores de Síndrome de Fadiga Crônica. Havia 140 mulheres (76,9%) e 42 homens (23,1%). Como há 67% de mulheres na população total de pacientes, a incidência da Síndrome de Fadiga Crônica é, portanto, maior entre as mulheres. A variação da idade é mostrada na Tabela 41.4.

Tabela 41.3 – Estatística dos padrões em 130 pacientes chineses com Síndrome de Fadiga Crônica

Padrão	Nº	%
Estagnação do *Qi* do Fígado	110	84,6
Deficiência de *Qi*	92	70,8
Deficiência do Coração	92	70,8
Deficiência do Baço	54	41,5
Deficiência do Fígado	52	40
Deficiência de Sangue	46	35,4
Deficiência do Pulmão	23	17,7
Deficiência do Rim	15	11,5
Calor	12	9,2
Fleuma	9	6,9
Umidade	9	6,9
Umidade-Calor	8	6,2
Deficiência de *Yin*	6	4,6
Deficiência de *Yang*	1	0,8

Tabela 41.4 – Estatística prática: Síndrome de Fadiga Crônica

Idade (anos)	Nº	%
1 a 10	2	1
11 a 20	9	5
21 a 30	40	22
31 a 40	62	34
41 a 50	43	24
51 a 60	17	9
61 a 70	6	3
71 a 80	3	2
81 a 90	0	0

Apesar de a Síndrome de Fadiga Crônica ser geralmente percebida como doença de indivíduos jovens, entre meus pacientes é tão comum quanto nos pacientes de meia-idade.

Uma análise do pulso revela que 58 pacientes (28%) apresentavam pulso puramente de excesso, isto é, indicando condição puramente de excesso. É interessante considerar que, em geral, a maioria esmagadora dos meus pacientes com Síndrome de Fadiga Crônica veio para o tratamento anos depois do início da doença. Isto mostra que até em condições muitas crônicas o pulso permanece em excesso, indicando a presença de fator patogênico como patologia principal. Isto de alguma forma contradiz a perspectiva normal da medicina chinesa, de acordo com a qual quanto mais crônica a condição, mais deficiência haverá.

Uma análise da língua revela que mais pacientes tinham língua Vermelha do que Pálida: 58 (32%) comparado com 46 (25%), respectivamente. Este fato é decorrente, em parte, à incidência de Umidade-Calor (35 ou 19%) e, em parte, ao Calor por Deficiência proveniente de deficiência de *Yin* (22 ou 12%).

Quanto aos padrões, para começar, os padrões puramente de deficiência eram 20 (11%), os padrões puramente de excesso eram 45 (25%) e os padrões mistos de excesso-deficiência eram 117 (64%). É interessante, portanto, que, na maioria esmagadora dos casos, haja condição de excesso (apesar de em muitos casos ser combinada com condição de deficiência), e que sejam relativamente poucas as condições puramente de deficiência (11%). Isto é decorrente da predominância de Umidade, Fleuma, Calor e estagnação como fatores patogênicos na Síndrome de Fadiga Crônica.

Entre os fatores patogênicos, os principais foram:

- *Umidade (incluindo Umidade-Calor)*: 76 (42%).
- *Estagnação de Sangue*: 23 (13%).
- *Fleuma*: 21 (12%).

Entre os padrões de deficiência, os principais foram:

- *Deficiência do Rim*: 66 (36%).
- *Deficiência do Baço*: 42 (23%).
- *Deficiência do Sangue do Fígado*: 15 (8%).
- *Deficiência do Estômago*: 10 (5%).

Notas Finais

1. Shepherd C 1989 Living with ME. Cedar, William Heinemann Ltd., London, pp. 14-16.
2. Behan PO, Goldberg DP, Mowbray JF 1991 Postviral fatigue syndrome. British Medical Bulletin 47:853.
3. Ibid., p. 854.
4. Ibid., p. 854.
5. Ibid., p. 856.
6. Ibid., p. 858.
7. Ibid., p. 861.
8. Ibid., p. 863.
9. Ibid., p. 867.
10. Citado em Postviral fatigue syndrome. British Medical Bulletin 47:886.
11. Living with ME, p. 25.
12. Ibid., p. 25.
13. Citado em Postviral fatigue syndrome. British Medical Bulletin 47:838.
14. Ibid., p. 886.
15. Ibid., p. 908.
16. Ibid., p. 908.
17. Ibid., p. 942.
18. Ibid., p. 793.
19. Ibid., p. 793.
20. Living with ME, pp. 45-46.
21. Ibid., p. 46.
22. Smith DG 1989 Understanding ME. Robinson Publishing London, pp. 112-122.
23. 1979 Huang Di Nei Jing Su Wen 黄帝内经素问 [The Yellow Emperor's Classic of Internal Medicine – Simple Questions], People's Health Publishing House, Beijing, p. 21. Publicado pela primeira vez em cerca de 100 a. C.
24. Ibid., p.24.
25. Ibid., p. 24.
26. Jia Cheng Wen 2002 Pi Wei Lun Bai Hua Jie 脾胃论白话解 [A Vernacular Explanation of the Discussion on Stomach and Spleen], San Qin Publishing House, Xian, pp. 110-112. O *Discussion on Stomach and Spleen* foi escrito por Li Dong Yuan e publicado em 1246.
27. Living with ME, pp. 70-71.
28. Understanding ME, p. 128.

978-85-7241-817-1

Capítulo 42

帕金
森病

Doença de Parkinson

CONTEÚDO DO CAPÍTULO

Doença de Parkinson *963*

Etiologia *964*

Sobrecarga de Trabalho e Atividade Sexual
Excessiva *964*

Dieta *964*

Tensão Emocional *964*

Patologia *964*

*Acupuntura no Tratamento da Doença de
Parkinson* *965*

Acupuntura Somática *965*

Acupuntura Escalpeana *965*

Identificação de Padrões e Tratamento *966*

Deficiência de Sangue do Fígado Gerando
Vento *966*

Subida do *Yang* do Fígado Gerando Vento *967*

Fogo do Fígado Gerando Vento *969*

Fleuma-Calor Agitando Vento *969*

Estagnação do *Qi* e do Sangue, Estagnação nos
Canais de Conexão do Sangue *971*

Deficiência do *Yin* do Fígado e do Rim *971*

Prognóstico e Prevenção *972*

Literatura Chinesa Moderna *972*

Experiências Clínicas *976*

Acupuntura *976*

Fitoterapia *977*

- Deficiência de Sangue do Fígado
- Subida do *Yang* do Fígado gerando Vento
  - Subida do *Yang* do Fígado derivando da deficiência do
    Yin do Fígado

- Subida do *Yang* do Fígado derivando da deficiência do
  Yin do Fígado e do Rim
- Subida do *Yang* do Fígado derivando da deficiência de
  Sangue do Fígado
- Fogo do Fígado gerando Vento
- Fleuma-Calor agitando Vento
- Estagnação do *Qi* e do Sangue, estagnação nos canais de
  Conexão do Sangue
- Deficiência de *Yin* do Fígado e do Rim

Doença de Parkinson

A doença de Parkinson é uma síndrome clínica caracterizada por prejuízo de movimento, rigidez e tremor,
resultante de disfunção nos gânglios da base. Sua patologia consiste em perda celular e despigmentação da
substância negra. Este processo é acompanhado de alterações bioquímicas no *striatum corpus*, onde há diminuição de dopamina.

A substância negra e o *striatum corpus* são conectados por fibras, onde dopamina e acetilcolina atuam como
neurotransmissores. Na doença de Parkinson há um
desequilíbrio entre estes dois neurotransmissores, com
decréscimo na contagem de dopamina, responsável
pelos distúrbios de movimento, e com aumento na acetilcolina, responsável pela rigidez e pelo tremor.

O início da doença geralmente ocorre entre os 50 e
60 anos. Normalmente, o primeiro sinal é um tremor na
mão. Este é tremor grosseiro, que ocorre de 4 a 8 vezes
por segundo. A dificuldade no movimento e a rigidez
surgem após o início do tremor. A face também perde
seus movimentos expressivos, proporcionando ao paciente o olhar tipicamente fixo, que é o diagnóstico
desta doença. O balanço automático dos braços ao caminhar fica diminuído ou ausente, e os pacientes caminham com passos curtos e arrastados. A caligrafia fica
progressivamente menor.

O tremor da doença de Parkinson é grosseiro, ao passo
que o proveniente da tireotoxicose ou do alcoolismo é
mais fino e mais rápido.

964 Doença de Parkinson

Na medicina chinesa, a doença de Parkinson aparece sob o sintoma de "Tremores" (*Chan Zheng*), sendo sempre relacionada ao Vento do Fígado. O *Principles of Medicine* (1565) declara[1]:

Os tremores do Vento são [causados por] Vento penetrando no Fígado e por Qi dos canais rebelando-se ascendentemente; isto causa tiques na face e tremores dos membros.

O *Original Theory of Medicine* (dinastia Ming) comenta[2]:

Os tremores podem ser causados por: Qi deficiente incapaz de atrair fluidos e Sangue, a fim de nutrir tendões e canais; fluidos e Sangue deficientes não nutrindo os tendões; Fleuma-Fogo obstruindo canais e tendões, de tal forma que fluidos e Sangue não possam nutri-los; Qi Original deficiente, facilitando a invasão de fatores patogênicos nos canais, de tal forma que o Sangue não possa nutrir tendões e canais. Embora haja várias causas distintas, em todas há deficiência de fluidos e Sangue não nutrindo tendões e canais.

A discussão da doença de Parkinson será feita de acordo com os seguintes tópicos:

- Etiologia.
- Patologia.
- Acupuntura no tratamento da doença de Parkinson.
- Identificação de padrões e tratamento.
- Prognóstico e prevenção.
- Literatura chinesa moderna.
- Experiências clínicas.

Etiologia

Sobrecarga de Trabalho e Atividade Sexual Excessiva

Sobrecarga de trabalho no sentido de muitas horas de trabalho sem o adequado repouso durante vários anos enfraquece o Rim e, especialmente, o *Yin* do Rim. Quando o trabalho excessivo é associado ao excesso de atividade sexual nos homens, ele enfraquece ainda mais o Rim.

Dieta

O consumo excessivo de alimentos gordurosos e frituras ou doces gera a formação de Fleuma. Com o passar do tempo, a Fleuma facilmente se combina com Fogo, especialmente quando o indivíduo consome também bebidas alcoólicas. O Fogo pode levar à formação de Vento interno e tremores.

Tensão Emocional

Raiva, frustração e ressentimento podem causar a subida do *Yang* do Fígado, que, com o tempo, pode gerar Vento no Fígado.

> **Resumo**
>
> **Etiologia**
> - Sobrecarga de trabalho e atividade sexual excessiva
> - Dieta
> - Tensão emocional

Patologia

Por definição, a doença de Parkinson é sempre caracterizada por Vento interno, já que os tremores são sempre sinal de Vento. O Vento interno sempre é uma patologia do Fígado, porém sua raiz também pode residir na patologia de outros órgãos. O capítulo 74 do *Questões Simples* diz: *"Tremores de Vento são decorrentes do Fígado"*[3].

As principais manifestações clínicas proveniente de Vento interior são tremores, tiques, tontura grave, vertigem e entorpecimento. Nos casos graves, as manifestações são: convulsões, inconsciência, opistótonos, hemiplegia e desvio da comissura labial.

O Vento interior é sempre relacionado a uma desarmonia do Fígado, já que as convulsões e os tremores são explicados na medicina chinesa como "tremores" dos tendões controlados pelo Fígado.

> **Nota Clínica**
>
> **Manifestações do Vento Interno**
> - Tremor
> - Tique
> - Entorpecimento/formigamento
> - Tontura
> - Convulsões
> - Paralisia

> **Dica Diagnóstica**
>
> - "Caso se mova involuntariamente, é Vento"

Vento do Fígado pode surgir de quatro condições diferentes:

- Calor.
- Subida do *Yang* do Fígado.
- Fogo do Fígado.
- Deficiência do Sangue do Fígado ou do *Yin* do Fígado.

O Calor extremo pode dar origem a Vento do Fígado. Isto ocorre nos estágios tardios das doenças febris quando o Calor penetrar na porção do Sangue e gerar Vento. Este processo é como o vento gerado pelo fogo de uma floresta grande. As manifestações clínicas são febre alta, delírio, convulsão, coma e opistótonos. Estes sinais são vistos, com frequência, na meningite e são provenientes do Vento no Fígado e do Calor no Pericárdio. Este não é o tipo de Vento envolvido na doença de Parkinson.

Nos casos prolongados, a subida do *Yang* do Fígado pode dar origem ao Vento do Fígado. As manifestações clínicas são: tontura grave, vertigem, dor de cabeça, tremores, tiques e irritabilidade.

O Fogo do Fígado pode dar origem ao Vento do Fígado.

A deficiência de Sangue do Fígado e/ou de *Yin* do Fígado pode dar origem ao Vento do Fígado. Este é proveniente decorrente de deficiência de Sangue, criando um espaço vazio dentro dos vasos sanguíneos carregados pelo Vento interior. Este fenômeno pode ser comparado às correntes de ar geradas, algumas vezes, em determinadas estações subterrâneas (metrô). As manifestações clínicas são entorpecimento, tontura, visão turva, tiques e tremores leves (chamado, em chinês, de "Vento dos pés de galinha", uma vez que os tremores são como os movimentos de sacudidela dos pés de galinha quando buscam comida no solo).

Dessa maneira, o Vento do Fígado pode surgir de quadro de deficiência ou excesso. As causas mais comuns de deficiência de Vento do Fígado são deficiência de Sangue do Fígado, *Yin* do Fígado, *Yin* do Rim ou uma combinação destas.

O Sangue do Fígado deficiente falha em nutrir e umedecer os tendões; o espaço vazio nos vasos é carregado pelo Vento, causando "tremores dos tendões" (tremores). O *Yin* do Rim deficiente falha em nutrir o *Yin* do Fígado e, com o passar do tempo, isto provoca o desenvolvimento do Vento do Fígado, gerando tremores. O *Yin* do Fígado (e, implicitamente, também o Sangue do Fígado) falha em nutrir e umedecer os tendões: esta secura dos tendões, combinada com o Vento do Fígado, gera tremores.

A subida do *Yang* do Fígado causa frequentemente a subida do Vento no idoso. O Fogo do Fígado também pode gerar Vento interno.

A Fleuma combina-se facilmente com o Fogo, especialmente quando o indivíduo consome também bebidas alcoólicas. O Fogo pode levar à formação de Vento Interno e, consequentemente, tremores.

A Fleuma-Fogo por si só não causa doença de Parkinson, porém torna-se causa desta doença quando associada com Vento do Fígado, o que ocorre frequentemente no idoso. Fleuma obstrui canais e impede que fluidos e Sangue os nutram, daí o tremor.

Além das condições patológicas anteriores, como a citação da *Original Theory of Medicine* comentada anteriormente, na doença de Parkinson, o tremor é também decorrente de fluidos e Sangue não nutrindo canais e tendões.

Tendo sido considerada a doença de Parkinson sempre relacionada a uma desarmonia do Fígado, em minha experiência, o Coração também está frequentemente envolvido, especialmente nas condições de deficiência. Portanto, quando há deficiência do Sangue do Fígado ou do *Yin* do Fígado, frequentemente também há deficiência do Sangue do Coração e do *Yin* do Coração. Curiosamente, o ponto extra para tratar tremores, chamado de *Xiaochanxue* (Ponto para Interromper o Tremor), fica situado no canal de Coração (1,5*cun* abaixo de C-3 [*Shaohai*]).

Resumo

Patologia

- Doença de Parkinson é sempre caracterizada por Vento interno
- As principais manifestações clínicas de Vento interior são: tremores, tiques, tontura grave, vertigem e entorpecimento
- Vento interior está sempre relacionado à desarmonia do Fígado
- Vento do Fígado pode surgir de quatro condições diferentes:
  - Calor
  - Subida do *Yang* do Fígado
  - Fogo do Fígado
  - Deficiência do Sangue do Fígado ou do *Yin* do Fígado
- Vento do Fígado pode surgir de condição de deficiência ou excesso:
  - *Deficiência*: deficiência do Sangue do Fígado, *Yin* do Fígado ou *Yin* do Rim
  - *Excesso*: subida do *Yang* do Fígado, Fogo do Fígado, Fleuma-Calor, *Qi* e estagnação de Sangue

---

Acupuntura no Tratamento da Doença de Parkinson

Acupuntura Somática

Os pontos a seguir podem ser utilizados como prescrição geral para extinguir Vento:

VB-20 (*Fengchi*); IG-11 (*Quchi*); *Xiaochanxue* (Ponto para Interromper Tremor), localizado no canal do Coração, 1,5*cun* abaixo de C-3 (*Shaohai*); TA-5 (*Waiguan*); VB-34 (*Yanglingquan*); F-3 (*Taichong*); DU-16 (*Fengfu*).

Utilizar agulha de calibre 30 (0,32mm de diâmetro), com método neutro, e deixá-la durante 30min.

É essencial a utilização de pontos locais no membro afetado por tremor.

Braço: IG-11 (*Quchi*), IG-10 (*Shousanli*), TA-5 (*Waiguan*) e IG-4 (*Hegu*), C-7 (*Shenmen*).

Perna: E-31 (*Biguan*), VB-31 (*Fengshi*), E-36 (*Zusanli*), VB-34 (*Yanglingquan*), E-41 (*Jiexi*), VB-40 (*Qiuxu*), BP-6 (*Sanyinjiao*), R-3 (*Taixi*).

Outros pontos serão escolhidos de acordo com o padrão predominante, tais pontos serão indicados nos tópicos a seguir. Em minha experiência no tratamento de tremores, é importante não empregar muitos pontos *Yang* (já que o *Yang* corresponde ao movimento), e utilizar alguns pontos de canais *Yin* do braço ou da perna. Para este propósito, utilizo geralmente C-7 (*Shenmen*) para tratar o braço e BP-6 (*Yinlingquan*) e R-3 (*Taixi*) para tratar a perna.

Acupuntura Escalpeana

Utilizar a área de coreia no lado oposto do membro trêmulo (Fig. 42.1). A área de coreia é localizada em relação à área motora, e esta, por sua vez, é localizada em relação à linha mediana e à linha sobrancelha-occipúcio. A linha mediana é a linha que se inicia na glabela, entre os olhos, terminando na protuberância occipital. Localizar o ponto médio da linha mediana: a área motora inicia-se 0,5cm atrás do ponto médio, dirigindo-se para o ponto de intersecção entre a linha so-

Doença de Parkinson

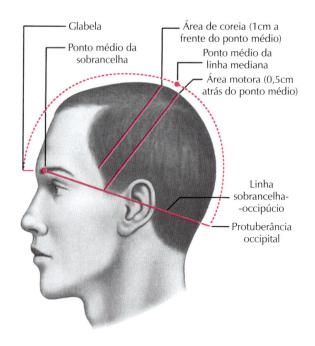

FIGURA 42.1 – Área de coreia na acupuntura escalpeana.

brancelha-occipúcio e a linha do contorno do couro cabeludo. A área de coreia é paralela à área motora e começa 1cm à frente do ponto médio.

Uma agulha é inserida subcutaneamente para cobrir toda a área. Se isto for difícil, três agulhas podem ser utilizadas para cobrir a linha de coreia. Pode ser aplicada eletricidade com baixa frequência em duas agulhas inseridas ao longo da área de coreia.

Identificação de Padrões e Tratamento

Os pontos mencionados anteriormente, em corpo e crânio, são aplicáveis a qualquer tipo de condição. A escolha de outros pontos do corpo e de fórmulas fitoterápicas deve ser baseada na identificação de padrões.

Os principais padrões discutidos são os seguintes:

- Deficiência de Sangue do Fígado gerando Vento.
- Subida do *Yang* do Fígado gerando Vento.
- Fogo do Fígado gerando Vento.
- Fleuma-Calor agitando Vento.
- Estagnação do *Qi* e do Sangue, estagnação nos canais de Conexão do Sangue.
- Deficiência de *Yin* do Fígado e do Rim.

Deficiência de Sangue do Fígado Gerando Vento

Manifestações Clínicas

Tremor de longa duração pronunciado de um membro, compleição pálida, olhar fixo, aversão a falar, rigidez occipital, câimbras nos membros, dificuldade em mover-se, caminhar sem coordenação, tontura, visão turva, transpiração, piora com movimento.

Língua: Pálida, Magra e Trêmula.
Pulso: Fino ou Áspero.

Princípio de Tratamento

Nutrir Sangue, revigorar os canais de Conexão, extinguir Vento.

Acupuntura

Pontos

F-3 (*Taichong*), VB-20 (*Fengchi*), IG-4 (*Hegu*), TA-5 (*Waiguan*), DU-19 (*Houding*), BP-6 (*Sanyinjiao*), E-36 (*Zusanli*), F-8 (*Ququan*), R-3 (*Taixi*), B-17 (*Geshu*), REN-4 (*Guanyuan*).

Utilizar método de sedação nos pontos que extinguem Vento e método de tonificação nos pontos que nutrem Sangue do Fígado. A moxa é aplicável em B-17.

EXPLICAÇÃO

- F-3 e VB-20 extinguem Vento.
- IG-4 ajuda a dominar *Yang* e, portanto, a extinguir Vento.
- TA-5 e DU-19 extinguem Vento do Fígado.
- BP-6, E-36, F-8 e R-3 nutrem Sangue do Fígado.
- REN-4 e B-17 nutre Sangue.

Fitoterapia

Prescrição
PRESCRIÇÃO EMPÍRICA.

EXPLICAÇÃO Essa fórmula nutre Sangue e extingue Vento.

Prescrição
E JIAO JI ZI HUANG TANG – Decocção de *Colla Corii Asini*-Gema de Ovo.

EXPLICAÇÃO Essa fórmula nutre Sangue do Fígado e extingue Vento.

Prescrição
BA ZHENG TANG – Decocção das Oito Retificações – mais TIAN MA GOU TENG YIN – Decocção de *Gastrodia-Uncaria*.

EXPLICAÇÃO Essas duas fórmulas combinadas nutrem Sangue, dominam *Yang* do Fígado e extingue Vento.

Remédio dos Três Tesouros

MAR PRECIOSO MAIS CURVAR BAMBU Mar Precioso nutre Sangue; Curvar Bambu nutre Sangue do Fígado e domina *Yang* do Fígado.

Resumo

Deficiência de Sangue do Fígado Gerando Vento
Pontos
- F-3 (*Taichong*), VB-20 (*Fengchi*), IG-4 (*Hegu*), TA-5 (*Waiguan*), DU-19 (*Houding*), BP-6 (*Sanyinjiao*), E-36 (*Zusanli*), F-8 (*Ququan*), R-3 (*Taixi*), B-17 (*Geshu*), REN-4 (*Guanyuan*). Utilizar método de sedação nos pontos que extinguem Vento e método de tonificação nos pontos que nutrem Sangue do Fígado. Moxa é aplicável em B-17

> **Fitoterapia**
>
> *Prescrição*
> - PRESCRIÇÃO EMPÍRICA
>
> *Prescrição*
> - E JIAO JI ZI HUANG TANG – Decocção de *Colla Corii Asini*-Gema de Ovo
>
> *Prescrição*
> - BA ZHENG TANG – Decocção das Oito Retificações – mais TIAN MA GOU TENG YIN – Decocção de *Gastrodia-Uncaria*
>
> *Remédio dos Três Tesouros*
> - Mar Precioso mais Curvar Bambu

Caso Clínico

Uma mulher de 46 anos de idade sofria de doença de Parkinson há dois anos. O primeiro sintoma foi dificuldade em escrever; desenvolveu, então, tremor leve e rigidez da mão direita e "tremor" da perna direita. Consultou um neurologista que diagnosticou a doença de Parkinson.

Além desses sintomas, sentia também flutuadores no campo de visão, visão turva e alguma perda de cabelo. A língua apresentava-se Pálida e ligeiramente Azulado-púrpura, Inchada e Desviada; o pulso estava em geral Fraco e Áspero, ao passo que a posição do Fígado era muito levemente em Corda.

Diagnóstico Esta paciente exibia sintomas de deficiência de Sangue do Fígado: flutuadores no campo de visão, visão turva, perda de cabelo, língua Pálida e pulso Áspero. A paciente apresenta sintomas evidentes de Vento interno: tremor e língua Desviada.

Neste caso, portanto, o Vento interno desenvolveu-se da deficiência de Sangue do Fígado. Há duas patologias adicionais: estagnação de Sangue (rigidez do braço e língua Azulado-púrpura) e Fleuma (língua Inchada).

Princípio de tratamento Esta paciente foi-me recomendada para fitoterapia, enquanto o colega que a encaminhou administrava acupuntura. Adotei o princípio de tratamento de nutrir Sangue do Fígado, extinguir Vento, resolver Fleuma e revigorar o Sangue. Usei a seguinte fórmula em forma pó (10g de pó cada):

- *Ban Xia* (*Rhizoma Pinelliae preparatum*).
- *Bai Zhu* (*Rhizoma Atractylodis macrocephalae*).
- *Fu Ling* (*Poria*).
- *Chen Pi* (*Pericarpium Citri reticulataei*).
- *Gou Teng* (*Ramulus cum Uncis Uncariae*).
- *Ju Hua* (*Flos Chrysanthemi*).
- *Chan Tui* (*Periostracum Cicadae*).
- *Di Long* (*Pheretima*).
- *Bai Ji Li* (*Fructus Tribuli*).
- *Dang Gui* (*Radix Angelicae sinensis*).
- *Gou Qi Zi* (*Fructus Lycii chinensis*).
- *Bai Shao* (*Radix Paeoniae alba*).

Explicação
- *Ban Xia*, *Bai Zhu*, *Fu Ling* e *Chen Pi* resolvem Fleuma.
- *Gou Teng*, *Ju Hua*, *Chan Tui*, *Di Long* e *Bai Ji Li* extinguem Vento.
- *Dang Gui*, *Gou Qi Zi* e *Bai Shao* nutrem Sangue do Fígado.

Esta paciente foi tratada com variações dessa fórmula por dois anos, enquanto recebia acupuntura do meu colega. Após dois anos, ela está muito melhor em termos de tremor e bem-estar geral. Ela ainda está em tratamento.

Caso Clínico

Uma mulher de 51 anos de idade sofria da doença de Parkinson há dois anos. O problema principal se constituía em tremor da cabeça; na tentativa de interromper o sintoma, mantinha-a inclinada para frente. Algumas vezes, sentia que o tremor iniciava na parte inferior das costas, percorrendo toda a coluna vertebral até a cabeça. Além disso, apresentava alguns outros sintomas. Sentia-se cansada com facilidade e, algumas vezes, sua visão era turva. Utilizava drogas anticolinérgicas, as quais produziam efeitos colaterais, tais como boca seca e visão em túnel. Era muito tensa, com enorme senso de responsabilidade, provavelmente em decorrência de uma educação muito rígida. A língua apresentava-se Pálida e Fina, o pulso estava Áspero.

Diagnóstico A deficiência de *Qi* e Sangue do Fígado gera Vento do Fígado.

Princípio de tratamento Esta paciente foi tratada apenas com acupuntura e o tratamento adotado consistiu em, simplesmente, tonificar *Qi* e Sangue, acalmar a Mente e dominar o Vento do Fígado.

Acupuntura Os principais pontos utilizados foram os seguintes:

- E-36 (*Zusanli*) e BP-6 (*Sanyinjiao*) para tonificar *Qi* e Sangue.
- C-7 (*Shenmen*) ou C-5 (*Tongli*) para acalmar a Mente e relaxar o sistema nervoso.
- F-3 (*Taichong*) e DU-16 (*Fengfu*) para dominar o Vento.

Após alguns meses de tratamento, a paciente pode interromper a utilização das drogas; em um ano, o sintoma de tremor apresentou melhora de 90%.

Subida do **Yang** do Fígado Gerando Vento

Se persistir durante alguns anos, a subida do *Yang* do Fígado pode gerar Vento. Este quadro normalmente

968 Doença de Parkinson

ocorre apenas no idoso. Podem-se distinguir as manifestações clínicas de acordo com a causa da subida do *Yang* do Fígado, isto é:

- Subida do *Yang* do Fígado derivando da deficiência do *Yin* do Fígado.
- Subida do *Yang* do Fígado derivando da deficiência do *Yin* do Fígado e do Rim.
- Subida do *Yang* do Fígado derivando da deficiência do Sangue do Fígado.

Subida do Yang *do Fígado Derivando* da Deficiência do Yin *do Fígado*

Manifestações Clínicas

Tremor, tique facial, tontura grave, tinido, dor de cabeça, hipertensão, garganta seca, olhos secos, visão turva, entorpecimento ou formigamento dos membros, memória debilitada.

Língua: de cor normal sem revestimento.
Pulso: em Corda e Fino.

Princípio de Tratamento

Dominar *Yang* do Fígado, extinguir Vento, nutrir *Yin* do Fígado.

Acupuntura

Pontos

F-3 (*Taichong*), VB-20 (*Fengchi*), IG-4 (*Hegu*), TA-5 (*Waiguan*), DU-19 (*Houding*), BP-6 (*Sanyinjiao*), F-8 (*Ququan*), R-3 (*Taixi*). Utilizar método de sedação nos pontos que extinguem Vento e tonificação nos pontos que nutrem o *Yin* do Fígado.

EXPLICAÇÃO

- F-3 domina *Yang* do Fígado e extingue Vento.
- VB-20 extinguem Vento e dominam *Yang*.
- IG-4 ajudam a dominar o *Yang*.
- TA-5 dominam *Yang* do Fígado.
- DU-19 extingue Vento.
- BP-6, F-8 e R-3 nutrem *Yin* do Fígado.

Fitoterapia

Prescrição

SAN JIA FU MAI TANG – Decocção das Três Carapaças para Restaurar o Pulso.

EXPLICAÇÃO   Essa fórmula nutre Sangue do Fígado e *Yin* do Fígado, domina *Yang* do Fígado e extingue Vento.

Subida do Yang *do Fígado Derivando da* Deficiência do Yin *do Fígado e do Rim*

Manifestações Clínicas

Tremor, tique facial, tontura grave, tinido, dor de cabeça, hipertensão, garganta seca, olhos secos, visão turva, entorpecimento ou formigamento dos membros, memória debilitada, dor nas costas, urina escassa, transpiração noturna.

Língua: de cor normal, sem revestimento.
Pulso: em Corda e Fino.

Princípio de Tratamento

Dominar *Yang* do Fígado, extinguir Vento, nutrir Fígado e *Yin* do Rim.

978-85-7241-817-1

Acupuntura

Pontos

F-3 (*Taichong*), VB-20 (*Fengchi*), IG-4 (*Hegu*), TA-5 (*Waiguan*), DU-19 (*Houding*), BP-6 (*Sanyinjiao*), F-8 (*Ququan*), R-3 (*Taixi*), R-6 (*Zhaohai*), REN-4 (*Guanyuan*). Utilizar método de sedação nos pontos que extinguem Vento e dominam *Yang* e tonificação nos pontos que nutrem *Yin* do Fígado e do Rim.

EXPLICAÇÃO

- Os oito primeiros pontos foram explicados no padrão anterior.
- R-6 e REN-4 nutrem *Yin* do Rim.

Fitoterapia

Prescrição

ZHEN GAN XI FENG TANG – Decocção para Pacificar o Fígado e Extinguir o Vento.

EXPLICAÇÃO   Essa fórmula nutre *Yin* do Fígado e do Rim, domina *Yang* e extingue Vento.

Prescrição

JIAN LING TANG – Decocção para Construir as Telhas do Teto.

EXPLICAÇÃO   Essa fórmula nutre Sangue do Fígado e *Yin* do Fígado, domina *Yang* do Fígado e extingue Vento.

Subida do Yang *do Fígado Derivando* da Deficiência do Sangue *do Fígado*

Manifestações Clínicas

Tremor, tontura, tinido, dor de cabeça, hipertensão, garganta seca, visão turva, entorpecimento ou formigamento dos membros, memória debilitada, insônia.

Língua: Pálida e Fina.
Pulso: em Corda e Fino.

Princípio de Tratamento

Dominar *Yang* do Fígado, extinguir Vento, nutrir Sangue do Fígado.

Acupuntura

Pontos

F-3 (*Taichong*), VB-20 (*Fengchi*), IG-4 (*Hegu*), TA-5 (*Waiguan*), DU-19 (*Houding*), BP-6 (*Sanyinjiao*), F-8 (*Ququan*), R-3 (*Taixi*), B-17 (*Geshu*), REN-4 (*Guanyuan*). Utilizar método de sedação nos pontos que dominam *Yang* e extinguem Vento, tonificação nos pontos que nutrem Sangue do Fígado.

EXPLICAÇÃO

- Os oito primeiros pontos foram explicados no padrão anterior.
- B-17 nutre Sangue.
- REN-4 nutre Sangue.

Fitoterapia

Prescrição

E JIAO JI ZI HUANG TANG – Decocção de *Colla Corii Asini*-Gema de Ovo.

EXPLICAÇÃO   Essa fórmula nutre Sangue do Fígado e extingue Vento.

Resumo

Subida do *Yang* do Fígado Gerando Vento

Subida do Yang do Fígado Derivando da Deficiência do Yin do Fígado

Pontos
- F-3 (*Taichong*), VB-20 (*Fengchi*), IG-4 (*Hegu*), TA-5 (*Waiguan*), DU-19 (*Houding*), BP-6 (*Sanyinjiao*), F-8 (*Ququan*), R-3 (*Taixi*). Utilizar método de sedação nos pontos que extinguem Vento e método de tonificação nos pontos que nutrem *Yin* do Fígado

Fitoterapia

PRESCRIÇÃO
- SAN JIA FU MAI TANG – *Decocção das Três Carapaças para Restaurar o Pulso*

Subida do Yang do Fígado Derivando da Deficiência do Yin do Fígado e do Rim

Pontos
- F-3 (*Taichong*), VB-20 (*Fengchi*), IG-4 (*Hegu*), TA-5 (*Waiguan*), DU-19 (*Houding*), BP-6 (*Sanyinjiao*), F-8 (*Ququan*), R-3 (*Taixi*), R-6 (*Zhaohai*), REN-4 (*Guanyuan*). Utilizar método de sedação nos pontos que extinguem Vento e dominam *Yang* e método de tonificação nos pontos que nutrem *Yin* do Fígado e do Rim

Fitoterapia

PRESCRIÇÃO
- ZHEN GAN XI FENG TANG – Decocção para Pacificar o Fígado e Extinguir o Vento

PRESCRIÇÃO
- JIAN LING TANG – Decocção para Construir as Telhas do Teto

Subida do Yang do Fígado Derivando da Deficiência do Sangue do Fígado

Pontos
- F-3 (*Taichong*), VB-20 (*Fengchi*), IG-4 (*Hegu*), TA-5 (*Waiguan*), DU-19 (*Houding*), BP-6 (*Sanyinjiao*), F-8 (*Ququan*), R-3 (*Taixi*), B-17 (*Geshu*), REN-4 (*Guanyuan*). Utilizar método de sedação nos pontos que dominam *Yang* e extinguem Vento, e método de tonificação nos pontos que nutrem Sangue do Fígado

Fitoterapia

PRESCRIÇÃO
- E JIAO JI ZI HUANG TANG – Decocção de *Colla Corii Asini*-Gema de Ovo

---

Fogo do Fígado Gerando Vento

Manifestações Clínicas

Tremor, irritabilidade, propensão a explosões de raiva, surdez e/ou tinido (com início súbito), cefaleia temporal, tontura, face e olhos vermelhos, sede, gosto amargo, sono perturbado pela presença de sonhos, constipação com fezes secas, urina escura e amarela, epistaxe, hematêmese, hemoptise.

Língua: Vermelha com laterais mais vermelhas e revestimento seco e amarelo.

Pulso: em Corda e Rápido.

Princípio de Tratamento

Desobstruir Fígado, drenar Fogo, extinguir Vento.

Acupuntura

Pontos

F-2 (*Xingjian*), F-3 (*Taichong*), VB-20 (*Fengchi*), IG-11 (*Quchi*), VB-1 (*Tongziliao*), BP-6 (*Sanyinjiao*), F-1 (*Dadun*), DU-8 (*Jinsuo*). Utilizar método de sedação; não usar moxa.

EXPLICAÇÃO

- F-2 drena Fogo do Fígado.
- F-3 extingue Vento do Fígado.
- VB-20 extingue Vento.
- IG-11 drena Fogo.
- VB-1 extingue Vento do Fígado.
- BP-6 é utilizado para nutrir *Yin*, a fim de ajudar a drenar o Fogo.
- F-1 extingue Vento do Fígado.
- DU-8 alivia espasmos e tremores.

Fitoterapia

Prescrição

Variação de *LING JIAO GOU TENG TANG* – Decocção de *Cornu Saigae-Uncaria*.

EXPLICAÇÃO   Essa fórmula drena Fogo do Fígado, domina *Yang* e extingue Vento.

Resumo

Fogo do Fígado Gerando Vento

Pontos
- F-2 (*Xingjian*), F-3 (*Taichong*), VB-20 (*Fengchi*), IG-11 (*Quchi*), VB-1 (*Tongziliao*), BP-6 (*Sanyinjiao*), F-1 (*Dadun*), DU-8 (*Jinsuo*). Utilizar método de sedação; não usar moxa

Fitoterapia

Prescrição
- Variação de LING JIAO GOU TENG TANG – Variação da Decocção de *Cornu Saigae-Uncaria*

Fleuma-Calor Agitando Vento

Manifestações Clínicas

Tremores; obesidade; olhar fixo; aversão a exercitar-se; sensação de opressão do tórax; boca seca; transpiração; tontura; expectoração de muco amarelo; rigidez em pescoço e costas; tremores em um membro, os quais podem ser interrompidos.

Língua: Vermelha com revestimento amarelo e pegajoso.

Pulso: em Corda, Fino e Rápido.

Princípio de Tratamento

Resolver Fleuma, eliminar Calor, extinguir Vento e revigorar canais de Conexão (*Luo*).

970 Doença de Parkinson

Acupuntura

Pontos

E-40 (*Fenglong*), REN-12 (*Zhongwan*), B-20 (*Pishu*), BP-6 (*Sanyinjiao*), BP-9 (*Yinlingquan*), F-3 (*Taichong*). Utilizar método neutro, exceto nos pontos REN-12 e B-20, que devem ser tonificados.

EXPLICAÇÃO

- E-40 resolve Fleuma.
- REN-12 e B-20 tonificam Baço para resolver Fleuma.
- BP-6 e BP-9 ajudam a resolver a Fleuma.
- F-3 domina o Vento.

Fitoterapia

Prescrição

PRESCRIÇÃO EMPÍRICA.

EXPLICAÇÃO   Essa fórmula resolve Fleuma, elimina Calor, extingue Vento e revigora Sangue.

Prescrição

DAO TAN TANG – Decocção para Conduzir Fleuma – mais *TIAN MA GOU TENG YIN* – Decocção de *Gastrodia-Uncaria*.

EXPLICAÇÃO   Essas duas fórmulas combinadas resolvem Fleuma, dominam *Yang* do Fígado e extinguem Vento.

Resumo

Fleuma-Calor Agitando Vento

Pontos

- E-40 (*Fenglong*), REN-12 (*Zhongwan*), B-20 (*Pishu*), BP-6 (*Sanyinjiao*), BP-9 (*Yinlingquan*), F-3 (*Taichong*). Utilizar método neutro, exceto nos pontos REN-12 e B-20, que devem ser tonificados

Fitoterapia

Prescrição

- PRESCRIÇÃO EMPÍRICA

Prescrição

- *DAO TAN TANG* – Decocção para Conduzir Fleuma – mais *TIAN MA GOU TENG YIN* – Decocção de *Gastrodia-Uncaria*

Caso Clínico

Um homem de 53 anos de idade sofria da doença de Parkinson há um ano. Os primeiros sintomas que se apresentaram foram falta de concentração, apatia, fadiga, tontura, pouco sono e náusea. Na época, foi-lhe prescrito Valium. Alguns meses mais tarde, sua caligrafia tornara-se progressivamente menor e desenvolvera tremor da mão esquerda ao segurar objetos. Apresentava ainda rigidez cervical e dificuldade em caminhar. Relata que sentia como se estivesse andando na água. A boca estava seca e, algumas vezes, a visão ficava turva. Apresentava ainda olhar fixo típico associado à doença de Parkinson. Tratava-se de um executivo de Londres, cuja atividade exigia muitas horas de dedicação, percorrendo diariamente um extenso percurso para ir e vir do trabalho.

A língua estava Vermelha, com revestimento amarelo e pegajoso e fissura do Coração. O pulso apresentava-se geralmente Deslizante.

Diagnóstico   Fleuma-Calor combinada com Vento do Fígado. Os sinais de Fleuma são: visão turva, falta de concentração, náusea, pulso Deslizante e revestimento lingual pegajoso. Os sinais de Calor são: boca seca e língua Vermelha. Os sinais de Vento do Fígado são: tremor na mão, tontura e a diminuição da caligrafia.

Princípio de tratamento   Este paciente foi tratado com acupuntura e fitoterapia. O tratamento por acupuntura consistiu principalmente em expelir Vento dos canais; a fitoterapia objetivou resolver Fleuma, eliminar Calor e dominar Vento.

Acupuntura   Os pontos principais utilizados foram os seguintes:

- IG-11 (*Quchi*), VB-20 (*Fengchi*), *Xiaochanxue*, TA-5 (*Waiguan*) e F-3 (*Taichong*) para expelir Vento dos canais.
- F-8 (*Ququan*) para nutrir *Yin* do Fígado, a fim de dominar Vento do Fígado.
- E-40 (*Fenglong*) e BP-6 (*Sanyinjiao*) para resolver Fleuma.
- Acupuntura escalpeana: área de coreia no lado direito.

Fitoterapia   A fórmula fitoterápica utilizada foi uma variação de *Wen Dan Tang* (Decocção para Aquecer a Vesícula Biliar):

- *Zhu Ru* (*Caulis Bambusae in Taeniam*): 6g.
- *Zhi Shi* (*Fructus Aurantii immaturus*): 6g.
- *Ban Xia* (*Rhizoma Pinelliae preparatum*): 6g.
- *Chen Pi* (*Pericarpium Citri reticulataei*): 3g.
- *Fu Ling* (*Poria*): 4g.
- *Gou Qi Zi* (*Fructus Lycii chinensis*): 6g.
- *Tian Ma* (*Rhizoma Gastrodiae*): 6g.
- *Di Long* (*Pheretima aspergillum*): 4,5g.
- *Mai Ya* (*Fructus Hordei vulgaris germinatus*): 6g.
- *Zhi Gan Cao* (*Radix Glycyrrhizae uralensis preparata*): 3g.
- *Da Zao* (*Fructus Jujubae*): 3 tâmaras.
- *Sheng Jiang* (*Rhizoma Zingiberis officinalis recens*): 3 fatias.

Explicação
- As cinco primeiras ervas constituem o *Wen Dan Tang*, que resolve Fleuma-Calor.
- *Gou Qi Zi* nutre *Yin* do Fígado para dominar Vento do Fígado.
- *Tian Ma* e *Di Long* extinguem Vento do Fígado. *Di Long* também extingue Vento dos canais.
- *Mai Ya* é acrescentada como digestivo. Sempre utilizo uma ou duas ervas digestivas quando uma fórmula contém insetos.
- *Zhi Gan Cao*, *Da Zao* e *Sheng Jiang* harmonizam.

> O paciente ainda se encontra em tratamento, melhorando continuamente. O tremor diminuiu 50% e o andar e os movimentos estão muito mais coordenados.

Estagnação do Qi e do Sangue, Estagnação nos Canais de Conexão do Sangue

Manifestações Clínicas

Tremores crônicos, agitação, insônia, compleição escura, rigidez, olhar fixo, entorpecimento dos membros, fala inarticulada, dor de cabeça, unhas escuras.

Língua: Púrpura.
Pulso: em Corda, Firme ou Áspero.

Princípio de Tratamento

Revigorar Sangue, eliminar estagnação, revigorar Sangue nos canais de Conexão.

Acupuntura

Pontos

F-3 (*Taichong*), BP-10 (*Xuehai*), B-17 (*Geshu*), PC-6 (*Neiguan*), BP-4 (*Gongsun*) com PC-6 (*Neiguan*). Utilizar método neutro em todos os pontos.

EXPLICAÇÃO
- F-3, BP-10, B-17 e PC-6 revigoram Sangue.
- BP-4 e PC-6, em combinação, regulam Vaso Penetrador (*Chong Mai*) e revigoram Sangue.

Fitoterapia

Prescrição

Variação de *TONG QIAO HUO XUE TANG* – Variação da Decocção para Abrir os Orifícios e Revigorar Sangue.

EXPLICAÇÃO Essa fórmula revigora Sangue, elimina estagnação e extingue Vento.

> **Resumo**
>
> **Estagnação do *Qi* e do Sangue, Estagnação nos Canais de Conexão do Sangue**
> **Pontos**
> - F-3 (*Taichong*), BP-10 (*Xuehai*), B-17 (*Geshu*), PC-6 (*Neiguan*), BP-4 (*Gongsun*) com PC-6 (*Neiguan*). Utilizar método neutro em todos os pontos
>
> **Fitoterapia**
> *Prescrição*
> - Variação de *TONG QIAO HUO XUE TANG* – Variação da Decocção para Abrir os Orifícios e Revigorar Sangue

---

Deficiência do Yin do Fígado e do Rim

Manifestações Clínicas

Corpo delgado, tontura, tinido, insônia, sono perturbado pela presença de sonhos, cefaleia, transpiração noturna, inquietude mental, dor em costas e joelhos, entorpecimento dos membros, rigidez cervical e nas costas, tremor na cabeça, dentes cerrados e tremor da mandíbula, tremor prolongado de um membro com amplitude acentuada, câimbras nos membros, andar difícil e desajeitado, olhar fixo, memória debilitada.

Língua: Magra, sem revestimento e Móvel. Corpo Vermelho se houver Calor por Deficiência.
Pulso: Fino e Rápido ou Flutuante e Vazio.

Princípio de Tratamento

Nutrir *Yin*, extinguir Vento, revigorar canais de Conexão.

Acupuntura

Pontos

REN-4 (*Guanyuan*), B-23 (*Shenshu*), R-3 (*Taixi*), BP-6 (*Sanyinjiao*), B-18 (*Ganshu*), F-8 (*Ququan*), F-3 (*Taichong*), VB-20 (*Fengchi*). Todos os pontos com método de tonificação, exceto o ponto F-3, que deve ser inserido com método neutro.

EXPLICAÇÃO
- REN-4, B-23, R-3 e BP-6 nutrem *Yin* do Rim.
- B-18 e F-8 nutrem *Yin* do Fígado.
- F-3 e VB-20 dominam Vento do Fígado.

Fitoterapia

Prescrição

PRESCRIÇÃO EMPÍRICA.

EXPLICAÇÃO Essa fórmula nutre Sangue e *Yin*, extingue Vento, revigora Sangue e tonifica o Rim.

Prescrição

Variação de *DA DING FENG ZHU* – Variação da Grande Pérola para Cessar o Vento.

EXPLICAÇÃO Esta variação dessa fórmula nutre *Yin* do Fígado e do Rim, domina *Yang* do Fígado e extingue Vento. Comparada com a fórmula anterior, essa prescrição tem efeito mais intenso em nutrir *Yin*, sendo, portanto, indicada quando a língua estiver completamente sem revestimento e talvez ainda fissurada.

> **Resumo**
>
> **Deficiência do *Yin* do Fígado e do Rim**
> **Pontos**
> - REN-4 (*Guanyuan*), B-23 (*Shenshu*), R-3 (*Taixi*), BP-6 (*Sanyinjiao*), B-18 (*Ganshu*), F-8 (*Ququan*), F-3 (*Taichong*), VB-20 (*Fengchi*). Todos os pontos com método de tonificação, exceto o ponto F-3, que deve ser inserido com método neutro
>
> **Fitoterapia**
> *Prescrição*
> - PRESCRIÇÃO EMPÍRICA
> *Prescrição*
> - Variação de *DA DING FENG ZHU* – Variação da Grande Pérola para Cessar o Vento

---

Caso Clínico

Um homem de 48 anos de idade sofria há três anos da doença de Parkinson. Seus sintomas principais eram tremor na mão esquerda e visão

Doença de Parkinson

turva. Apresentava ainda olhar fixo típico de doença de Parkinson e dificuldade em andar. A língua apresentava-se Vermelha, acompanhada de revestimento destituído de raiz, e o pulso estava Flutuante e Vazio.

Diagnóstico   Este paciente apresentava deficiência de *Yin* do Fígado associada a Vento do Fígado. A deficiência de *Yin* era claramente evidenciada na coloração Vermelha da língua com revestimento destituído de raiz e no pulso Flutuante e Vazio.

Princípio de tratamento   O princípio de tratamento constituiu-se em nutrir *Yin* do Fígado, dominar Vento do Fígado e revigorar canais de Conexão. A acupuntura foi utilizada principalmente para revigorar canais de Conexão e expelir Vento dos canais, ao passo que a fitoterapia foi utilizada para nutrir *Yin* do Fígado e dominar Vento do Fígado.

Acupuntura   Os pontos principais utilizados foram os seguintes:

- IG-11 (*Quchi*), *Xiaochanxue*, TA-5 (*Waiguan*), VB-20 (*Fengchi*) e IG-10 (*Shousanli*) com método neutro para expelir o Vento dos canais.
- F-8 (*Ququan*), BP-6 (*Sanyinjiao*) e R-3 (*Taixi*) com método de tonificação para nutrir *Yin* do Fígado.
- F-3 (*Taichong*) com método neutro para dominar Vento do Fígado.

Fitoterapia   A fórmula fitoterápica utilizada foi uma variação da fórmula mencionada anteriormente para tratar deficiência do *Yin* do Fígado e do Rim:

- *Sheng Di Huang* (*Radix Rehmanniae*): 12g.
- *Shu Di Huang* (*Radix Rehmanniae preparata*): 12g.
- *Shou Wu* (*Radix Polygoni multiflori preparata*): 9g.
- *Gou Qi Zi* (*Fructus Lycii chinensis*): 6g.
- *Sang Ji Sheng* (*Ramulus Loranthi*): 6g.
- *Gou Teng* (*Ramulus Uncariae*): 6g.
- *Tian Ma* (*Rhizoma Gastrodiae*): 6g.
- *Di Long* (*Pheretima aspergillum*): 4,5g.
- *Bai Ji Li* (*Fructus Tribuli terrestris*): 6g.
- *Ling Yang* (*Jiao Cornu Antelopis*): 4,5g.
- *Dan Shen* (*Radix Salviae miltiorrhizae*): 4,5g.
- *Mai Ya* (*Fructus Hordei vulgaris germinatus*): 6g.
- *Zhi Gan Cao* (*Radix Glycyrrhizae uralensis preparata*): 3g.

Explicação
- *Shu Di, Sheng Di*, Shou Wu, *Gou Qi Zi* e *Sang Ji Sheng* nutrem *Yin* do Fígado.
- *Gou Teng, Tian Ma, Di Long, Bai Ji Li* e *Ling Yang Jiao* dominam Vento do Fígado. *Di Long*, em particular, expele Vento dos canais.
- *Dan Shen* move Sangue e acalma Mente.
- *Mai Ya* e *Gan Cao* harmonizam.

Após um ano de tratamento, o paciente apresentou melhora de cerca de 70% no tremor e no andar. Passou a sentir-se muito melhor e a apresentar movimentos mais livres.

Prognóstico e Prevenção

Com a combinação da utilização de acupuntura e fitoterapia, esta doença pode ser controlada, podendo apresentar mehlor prognóstico, sendo possível, entretanto, em minha experiência, não se alcançar a cura completa. Melhores resultados são obtidos nos quadros de doença de Parkinson causados por deficiência de Sangue; em segundo lugar, nos casos provenientes de Fleuma-Fogo; e os piores prognósticos são os gerados por deficiência de *Yin*. Quanto antes se iniciar o tratamento, melhores os resultados.

No geral, a língua constitui um bom indicador do prognóstico; se mostrar sinais avançados de deficiência de *Yin*, como corpo Vermelho, Fino e seco com fissuras, pior será o prognóstico.

De modo geral, acupuntura e fitoterapia podem ser aplicadas em combinação com a medicação ocidental. Esta medicação é baseada em agentes anticolinérgicos, que reduzem o tremor, e/ou levodopa (L-Dopa), que melhoram o movimento e diminuem a rigidez. Após algumas semanas de tratamento, a dosagem das drogas pode ser reduzida, porém muito gradualmente.

No tocante à prevenção, deve-se obedecer à descrição constante da etiologia desta doença. Qualquer indivíduo acima de 50 anos que repentinamente desenvolve sintomas de tontura, rigidez e dificuldade progressiva em andar deve imediatamente alterar seu estilo de vida, diminuindo o ritmo de trabalho, a fim de jamais se sentir exausto, repousando suficientemente, evitando tensão emocional e, para os homens, reduzindo a atividade sexual.

978-85-7241-817-1

Literatura Chinesa Moderna

Chinese Acupuncture and Moxibustion (Zhong Guo Zhen Jiu), *v. 18, n. 4, 1998, p. 252*

"Survey of Treatment of Parkinson's Disease with Acupuncture" *de Huang Wen Yan e Wu Huan Gan*

Os doutores Huang e Wu apresentam uma avaliação de diferentes visões de médicos no tratamento da doença de Parkinson.

Dr. Qin Lian Pu

O Dr. Qin utiliza os seguintes pontos: *Sizhencong* (ponto extra), VB-20 (*Fengchi*), IG-11 (*Quchi*), IG-4 (*Hegu*), VB-34 (*Yanglingquan*), F-3 (*Taichong*), R-3 (*Taixi*), R-7 (*Fuliu*), DU-4 (*Mingmen*), B-23 (*Shenshu*) com método de tonificação.

As agulhas foram retidas por 30min e os pacientes tratados uma vez por dia. Dez dias completaram uma série, e foram determinados três cursos com um descanso de sete dias entre as séries.

De um grupo de 30 pacientes, 5 foram curados. 9 apresentaram melhora acentuada, 10 apresentaram melhora moderada e 6 não apresentaram resultado.

Dr. Wang Xian Feng

O Dr. Wang utiliza os seguintes pontos: DU-20 (*Baihui*), F-3 (*Taichong*), C-3 (*Shaohai*), TA-5 (*Waiguan*), IG-4 (*Hegu*), *Juegu* (ponto extra) com método de sedação.

Os pacientes foram tratados uma vez por dia. Dez dias completaram uma série, e foram determinadas três séries, com descanso de cinco dias entre as séries.

De um grupo de 40 pacientes, 24 foram curados, 14 apresentaram melhora e 2 não apresentaram resultados.

Dr. Zhang Nai Zheng

O Dr. Zhang utiliza os seguintes pontos: VB-34 (*Yanglingquan*), F-3 (*Taichong*), F-2 (*Xingjian*), IG-11 (*Quchi*), IG-2 (*Hegu*), E-36 (*Zusanli*).

Os pacientes foram tratados uma vez por dia. Dez dias completaram uma série, e foram determinadas quatro séries com descanso de 5 dias entre as séries. Os pacientes receberam também ervas chinesas para nutrir o Sangue e o *Yin* e acalmar o Fígado.

De um grupo de 50 pacientes, 14 mostraram melhora acentuada, 27 tiveram alguma melhora e 9 não apresentaram resultados.

Dr. Chen Li Guo

O Dr. Chen utiliza os seguintes pontos: DU-15 (*Yamen*) (curiosamente por ser ponto de Reunião do Vaso Governador e do Vaso *Yang* de Conexão [*Yang Wei Mai*]), VB-20 (*Fengchi*), VB-12 (*Wangu*), B-10 (*Tianzhu*). Estes são chamados de "sete pontos da base do crânio".

Estes foram os principais pontos; outros pontos foram acrescentados de acordo com padrão, como IG-4 (*Hegu*), E-40 (*Fenglong*), BP-6 (*Sanyinjiao*), PC-6 (*Neiguan*).

De um grupo de 40 pacientes, 10 mostraram melhora acentuada, 16 tiveram alguma melhora e 14 não apresentaram resultados.

Dr. Liu Jia Ying

O Dr. Liu utiliza os seguintes pontos: IG-11 (*Quchi*); TA-5 (*Waiguan*); F-3 (*Taichong*); *Xiao Chan Xue* (ponto extra), "Ponto para Interromper o Tremor", no canal do Coração, 1,5*cun* abaixo de C-3 (*Shaohai*), DU-20 (*Baihui*), DU-24 (*Shenting*).

Outros pontos foram utilizados com os seguintes objetivos:

- BP-6 (*Sanyinjiao*) e R-7 (*Fuliu*) para nutrir *Yin* do Fígado e do Rim.
- E-36 (*Zusanli*) e IG-4 (*Hegu*) para tonificar *Qi* e Sangue.
- BP-9 (*Yinlingquan*) e E-40 (*Fenglong*) para resolver Fleuma-Calor.

De um grupo de 159 pacientes, 2 foram curados, 125 mostraram melhora e 32 não apresentaram resultados.

Dr. Cheng Yong De

O Dr. Chen utilizou os seguintes pontos: DU-16 (*Fengfu*), DU-14 (*Dazhui*), DU-20 (*Baihui*), VB-20 (*Fengchi*), B-32 (*Ciliao*), F-3 (*Taichong*), IG-4 (*Hegu*).

Dr. Zhang Pei Lin

O Dr. Zhang diferencia o tratamento de acordo com cinco estágios da doença. No primeiro estágio, o Dr. Zhang nutre *Yin* do Fígado e do Rim e extingue Vento, utilizando pontos principalmente dos canais *Yang* Maior e canal do Rim.

No segundo estágio, o Dr. Zhang nutriu Fígado e Rim e extinguiu Vento com os seguintes pontos: DU-21 (*Qianting*), B-7 (*Tongtian*), DU-20 (*Baihui*), VB-5 (*Xuanlu*), TA-6 (*Zhigou*), VB-35 (*Yangjiao*).

No terceiro estágio, o Dr. Zhang nutriu *Yin* e dominou *Yang* com DU-14 (*Dazhui*), DU-16 (*Fengfu*), DU-13 (*Taodao*), B-8 (*Luoque*), P-7 (*Lieque*), R-6 (*Zhaohai*).

No quarto estágio, o Dr. Zhang revigorou o Sangue e eliminou estagnação. No quinto estágio, nutriu Sangue, tonificou *Qi*, extinguiu Vento e removeu as obstruções dos canais de Conexão (*Luo*).

Dr. Liang Feng Yin

O Dr. Liang trata a doença de Parkinson com três grupos de pontos:

- Grupo 1: BP-9 (*Yinlingquan*), E-36 (*Zusanli*), BP-8 (*Diji*), BP-6 (*Sanyinjiao*), IG-4 (*Hegu*), IG-11 (*Quchi*), E-7 (*Xiaguan*), E-4 (*Dicang*), REN-23 (*Lianquan*).
- Grupo 2: F-8 (*Ququan*), VB-34 (*Yanglingquan*), F-4 (*Zhongfeng*), F-3 (*Taichong*), TA-6 (*Zhigou*), IG-10 (*Shousanli*), E-6 (*Jiache*), REN-24 (*Chengjiang*).
- Grupo 3: R-10 (*Yingu*), B-40 (*Weizhong*), R-3 (*Taixi*), B-58 (*Feiyang*), P-6 (*Kongzui*), PC-6 (*Neiguan*), ID-17 (*Tianrong*), E-5 (*Daying*), ID-18 (*Quanliao*).

Chinese Acupuncture and Moxibustion (Zhong Guo Zhen Jiu), v. 19, n. 12, 1999, p. 799

"Clinical Observation of 29 Cases of Parkinson's Disease Treated with Acupuncture" *de Wang Ling Ling* et al.

Os autores desse estudo trataram 29 pacientes portadores de doença de Parkinson com acupuntura. Havia um grupo-controle que não recebeu tratamento. Eram 16 homens e 13 mulheres, com idade variando de 43 a 81 anos e idade média de 64 anos.

Os pontos utilizados foram divididos em dois grupos, aplicados alternadamente. Faziam parte do primeiro grupo: *Sishencong*, IG-11 (*Quchi*), TA-5 (*Waiguan*), VB-34 (*Yanglingquan*), E-36 (*Zusanli*), E-40 (*Fenglong*). Faziam parte do segundo grupo: VB-13 (*Benshen*), VB-20 (*Fengchi*), DU-20 (*Baihui*), IG-4 (*Hegu*), BP-6 (*Sanyinjiao*), F-3 (*Taichong*) e os pontos *Huatuojiaji* de

974 Doença de Parkinson

Tabela 42.1 – Resultados do estudo de doença de Parkinson com 29 pacientes

	Total	Curados	Melhora acentuada	Alguma melhora	Nenhum resultado
Grupo de tratamento	29	7 (24,1%)	8 (27,6%)	11 (38%)	3 (10,3%)
Grupo-controle	24	0	3 (12,5%)	6 (25%)	15 (62,5%)

Wang Ling Ling *et al*. Clinical observation of 29 cases of Parkinson's disease treated with acupuncture. *Chinese Acupuncture and Moxibustion* (*Zhong Guo Zhen Jiu*), v. 19, n. 12, 1999, p. 709.

T3 a L2. Nos pontos *Sishencong*, VB-13 (*Benshen*) e VB-20 (*Fengchi*) foi aplicada eletricidade.

Os pontos *Huatuojiaji* de T3 a L2 foram divididos em três sessões e utilizados sucessivamente, uma sessão de cada vez. Os pacientes foram tratados uma vez por dia por três meses.

Os resultados estão resumidos em Tabela 42.1.

Chinese Acupuncture and Moxibustion (Zhong Guo Zhen Jiu), v. 19, n. 10, 1999, p. 617

"Clinical and Experimental Studies on Parkinson's Disease Treated with Acupuncture" *de Ren Xiao Qun* et al.

Os autores deste estudo trataram 41 pacientes portadores de doença de Parkinson. Eram 26 homens e 15 mulheres, variando em idade de 43 a 72 anos, com idade média de 62 anos. Havia um grupo-controle de 27 pacientes tratado com medicina ocidental.

Os autores identificaram três padrões principais:

- Deficiência de *Qi* e Sangue.
- Deficiência de Fígado e Rim.
- Fleuma-Calor com Vento.

Os pacientes foram tratados com acupuntura escalpeana na área de coreia. Os principais pontos somáticos de acupuntura foram: *Xiaochanxue* (ponto extra) no canal do Coração, 1,5*cun* abaixo de C-3 (*Shaohai*); TA-5 (*Waiguan*); IG-4 (*Hegu*); VB-34 (*Yanglingquan*); F-3 (*Taichong*).

No caso de deficiência de *Qi* e Sangue, foi acrescentado E-36 (*Zusanli*). No caso de deficiência do *Yin* do Fígado e do Rim foram acrescentados BP-6 (*Sanyinjiao*) e R-7 (*Fuliu*). No caso de Fleuma-Calor foram acrescentados BP-9 (*Yinlingquan*) e E-40 (*Fenglong*).

As agulhas foram manipuladas com método neutro e retidas por 30min. Os pacientes foram tratados uma vez

Tabela 42.2 – Resultados do estudo de doença de Parkinson com 41 pacientes

	Total	Curados	Melhora	Nenhum resultado
Grupo de tratamento	41	9 (21,95%)	24 (58,54%)	8 (19,51%)
Grupo-controle	27	1 (3,7%)	14 (51,86%)	12 (44,44%)

Ren Xiao Qun *et al*. Clinical and experimental studies on Parkinson's disease treated with acupuncture. *Chinese Acupuncture and Moxibustion* (*Zhong Guo Zhen Jiu*), v. 19, n. 10, 1999, p. 617.

por dia; dez dias completaram uma série, tendo sido aplicadas três séries.

Os resultados estão resumidos na Tabela 42.2.

Journal of Chinese Medicine (Zhong Yi Za Zhi), v. 8, n. 8, 1986, p. 22

"Clinical Observation on the Treatment of Parkinson's Disease with Chinese Medicine – An Analysis of 35 Cases" *de Wang Yong Yan* et al.

Os autores deste estudo trataram 35 pacientes portadores da doença de Parkinson. Eram 31 homens e 4 mulheres, variando em idade de 42 a 80 anos, com idade média de 59 anos.

Foram identificados três padrões, e as fórmulas utilizadas foram as que se seguem. Como pode ser observado, o Dr. Wang considera que a estagnação de Sangue está presente em todos os padrões.

- Deficiência de *Qi* e Sangue com estagnação de Sangue e Vento: tonificar *Qi* e Sangue, revigorar Sangue, extinguir Vento.
  - *Huang Qi* (*Radix Astragali*).
  - *Dang Shen* (*Radix Codonopsis*).
  - *Dang Gui* (*Radix Angelicae sinensis*).
  - *Bai Shao* (*Radix Paeoniae alba*).
  - *Tian Ma* (*Rhizoma Gastrodiae*).
  - *Gou Teng* (*Ramulus cum Uncis Uncariae*).
  - *Zhen Zhu Mu* (*Concha Margatiriferae usta*).
  - *Dan Shen* (*Radix Salviae miltiorrhizae*).
  - *Ji Xue Teng* (*Caulis Spatholobi*).
  - *Ling Yang Jiao* (*Cornu Saigae tataricae*).
- Deficiência do Fígado e do Rim, estagnação de Sangue, Vento: nutrir *Yin* do Fígado e do Rim, revigorar Sangue, extinguir Vento.
  - *Sheng Di Huang* (*Radix Rehmanniae*).
  - *Shu Di Huang* (*Radix Rehmanniae preparata*).
  - *Shou Wu* (*Radix Polygoni multiiflori preparata*).
  - *Bai Shao* (*Radix Paeoniae alba*).
  - *Gou Teng* (*Ramulus cum Uncis Uncariae*).
  - *Bai Ji Li* (*Fructus Tribuli*).
  - *Ling Yang Jiao* (*Cornu Saigae tataricae*).
  - *Mu Li* (*Concha Ostreae*).
  - *Dan Shen* (*Radix Salviae miltiorrhizae*).
  - *Chi Shao* (*Radix Paeoniae rubra*).
  - *Du Zhong* (*Cortex Eucommiae ulmoidis*).
- Fleuma-Calor com Vento: resolver Fleuma, eliminar Calor, extinguir Vento.
  - *Gua Lou* (*Fructus Trichosanthis*).
  - *Dan Nan Xing* (*Rhizoma Arisaematis preparatum*).

- *Zhu Li* (*Succus Bambusae*).
- *Gou Teng* (*Ramulus cum Uncis Uncariae*).
- *Tian Ma* (*Rhizoma Gastrodiae*).
- *Ling Yang Jiao* (*Cornu Saigae tataricae*).
- *Zhen Zhu Mu* (*Concha Margatiriferae usta*).
- *Dan Shen* (*Radix Salviae miltiorrhizae*).
- *Chi Shao* (*Radix Paeoniae rubra*).

Os resultados foram os seguintes:

- *Curado*: 1 (2,9%).
- *Melhora acentuada*: 11 (31,4%).
- *Melhora*: 15 (42,9%).
- *Nenhum resultado*: 8 (22,8%).

Journal of Chinese Medicine (Zhong Yi Za Zhi), v. 31, n. 12, 1990, p. 29.

"Observation on the Effect of Acupuncture and Herbs in the Treatment of 113 Cases of Parkinson's Disease" *de Jiang Da Shu* et al.

Os autores desse estudo trataram 113 pacientes portadores de doença de Parkinson com uma combinação de acupuntura e ervas chinesas. Dos 113 pacientes, 81 eram homens e 32 mulheres, variando em idade de 25 a 80 anos, com idade média de 58 anos.

Os autores identificaram três padrões principais que causam doença:

- Deficiência de *Qi* e Sangue.
- Fleuma-Calor acompanhada de Vento do Fígado.
- Deficiência do *Yin* do Fígado e do Rim.

O grupo principal de pontos empregados para todos os pacientes incluíram: VB-20 (*Fengchi*); IG-11 (*Quchi*); *Xiaochanxue* (ponto extra), no canal de Coração, 1,5*cun* abaixo de C-3 (*Shaohai*); TA-5 (*Waiguan*); VB-34 (*Yanglingquan*); F-3 (*Taichong*). As agulhas ficaram retidas durante 30min. Além desses pontos, a área de coreia foi tratada com acupuntura escalpeana com estimulação elétrica.

Outros pontos foram selecionados de acordo com padrão:

- Deficiência de *Qi* e Sangue: E-36 (*Zusanli*), IG-4 (*Hegu*).
- Deficiência do *Yin* do Fígado e do Rim: BP-6 (*Sanyinjiao*), R-7 (*Fuliu*).
- Fleuma-Calor com Vento: BP-9 (*Yinlingquan*), E-40 (*Fenglong*).

Os pacientes foram tratados uma vez por dia, 10 dias completavam uma série. Os pacientes foram tratados por até 10 séries, com média de número de séries de 3,9.

A fórmula fitoterápica utilizada era bastante simples e objetivava principalmente extinguir Vento. Era composta de *Tian Ma* (*Rhizoma Gastrodiae*), *Gou Teng* (*Ramulus cum Uncis Uncariae*), *Zhen Zhu Mu* (*Concha Margatiriferae usta*), *Jiang Can* (*Bombyx batryticatus*). Os resultados foram os seguintes:

- *Curado*: 1 (0,9%).
- *Melhora acentuada*: 10 (8,84%).
- *Melhora*: 79 (69,91%).
- *Nenhum resultado*: 23 (20,35%).

Journal of Chinese Medicine (Zhong Yi Za Zhi), v. 31, n. 12, 1990, p. 29., v. 44, n. 5, 2003, p. 390

"Present Situation and Studies on the Treatment of Parkinson's Disease with Chinese Medicine" *de He Jian Cheng*

Esse artigo é uma revisão de vários artigos e experiências no tratamento da doença de Parkinson com medicina chinesa. Em vez de discutir a caracterização das experiências e dos resultados, concentro-me em realçar a identificação de padrão e o tratamento da doença de Parkinson dos vários médicos.

O Dr. Chen considera que três padrões são os principais, com suas fórmulas, na doença de Parkinson:

- Deficiência do *Yin* do Fígado e do Rim com Vento por Deficiência: *Da Ding Feng Zhu* (Grande Pérola para Cessar o Vento).
- Deficiência de *Qi* e Sangue com Vento por Deficiência: *Ren Shen Yang Ying Tang* (Decocção de *Ginseng* para Nutrir o *Qi* Nutritivo).
- Estagnação de *Qi* e estagnação de Sangue com Vento por Deficiência: *Bu Yang Hai Wu Tang* (Decocção para Tonificar o *Yang* e Restaurar os Cinco Décimos) combinada com *Da Ding Feng Zhu* (Grande Pérola para Cessar o Vento).

O Dr. Huang Jun Shan lista os seis padrões e as fórmulas seguintes:

- Subida do *Yang* do Fígado gerando Vento do Fígado: *Zhen Gan Xi Feng Tang* (Decocção para Pacificar o Fígado e Extinguir o Vento).
- Deficiência de Sangue gerando Vento: *Ding Zhen Wan* (Pílula para Interromper o Tremor).
- Deficiência de *Qi* e estagnação de Sangue: variação de *Bu Yang Hai Wu Tang* (Decocção para Tonificar o *Yang* e Restaurar os Cinco Décimos).
- Estagnação de *Qi* e estagnação de Sangue: variação de *Xue Fu Zhu Yu Tang* (Decocção da Mansão do Sangue para Eliminar Estagnação).
- Fleuma: *Dao Tan Tang* (Decocção para Conduzir Fleuma).
- Fleuma com Vento: variação de *Cui Gan Wan* (Pílula para Urgir o Fígado).

O Dr. Liu Ming Wu lista quatro padrões e fórmulas:

- Deficiência de Fígado e de Rim, deficiência de Sangue, Vento: variação de *Liu Wei Di Huang Wan* (Pílula *Rehmannia* dos Seis Ingredientes).
- Fleuma-Vento: *Dao Tan Tang* (Decocção para Conduzir Fleuma).

976 Doença de Parkinson

- Deficiência de *Qi* e Sangue: *Ba Zheng Tang* (Decocção das Oito Preciosidades).
- Deficiência de *Qi*, deficiência do Coração: *Yang Xin Tang* (Decocção para Nutrir o Coração).

Os autores do artigo revisaram as fórmulas utilizadas por vários médicos; a seguir, apresentam-se alguns exemplos que fornecem os *insights* no pensamento destes médicos ao tratar a doença de Parkinson:

- *Chan Zhen Ping* (Acalmar o Tremor): *Da Huang* (*Radix et Rhizoma Rhei*), *Shui Zhi* (*Hirudo*), *Di Bie Chong* (*Eupolyphaga seu Steleophaga*), *Ling Yang Jiao* (*Cornu Saigae tataricae*).
- *Wu Long Tang* (Decocção de *Zaocys-Mastodi Ossis fossilia*): *Wu Shao She* (*Zaocys*), *Long Gu* (*Mastodi Ossis Fossilia*), *Tian Ma* (*Rhizoma Gastrodiae*), *Gou Teng* (*Ramulus cum Uncis Uncariae*), *Dang Gui* (*Radix Angelicae sinensis*), *Chuan Xiong* (*Rhizoma Chuanxiong*), *Bai Shao* (*Radix Paeoniae alba*), *Shu Di Huang* (*Radix Rehmanniae preparata*), *Wu Gong* (*Scolopendra*), *Gan Cao* (*Radix Glycyrrhizae uralensis*).
- Variação de *Ding Zhen Wan* (Pílula para Interromper o Tremor): *Shu Di Huang* (*Radix Rehmanniae preparata*), *Sheng Di Huang* (*Radix Rehmanniae*), *Dang Gui* (*Radix Angelica sinensis*), *Bai Shao* (*Radix Paeoniae alba*), *Chuan Xiong* (*Rhizoma Chuanxiong*), *Gou Teng* (*Ramulus cum Uncis Uncariae*), *Sou Wu* (*Radix Polygoni multiflori preparata*), *Gou Qi Zi* (*Fructus Lycii chinensis*), *Huang Qi* (*Radix Astragali*), *Bai Zhu* (*Rhizoma Atractylodis macrocephalae*), *Tian Ma* (*Rhizoma Gastrodiae*), *Fang Feng* (*Radix Saposhnikoviae*), *Quan Xie* (*Scorpio*), *Wei Ling Xian* (*Radix Clematidis*), *Wu Gong* (*Scolopendra*), *Hou Po* (*Cortex Magnoliae officinalis*), *Ze Xie* (*Rhizoma Alismatis*).
- *Kang Zhen Zhi Jing I Hao Chong Ji* (Infusão nº 1 para Contra-atacar o Tremor e Interromper as Convulsões): *Shou Wu* (*Radix Polygoni multiflori preparata*), *Bai Shao* (*Radix Paeoniae alba*), *Dan Shen* (*Radix Salviae miltiorrhizae*), *Di Long* (*Pheretima*), *Tian Ma* (*Rhizoma Gastrodiae*), *Gou Qi Zi* (*Fructus Lycii chinensis*), *Rou Cong Rong* (*Herba Cistanches*).

Já para acupuntura, todos os médicos concordam que os pontos na cabeça são mais importantes no tratamento da doença de Parkinson. A seguir, apresentam-se alguns exemplos de combinação de pontos utilizados por vários médicos:

- DU-20 (*Baihui*), DU-14 (*Dazhui*), REN-17 (*Shanzhong*), REN-12 (*Zhongwan*), E-25 (*Tianshu*) e E-36 (*Zusanli*) nos homens e BP-6 (*Sanyinjiao*) nas mulheres.
- DU-14 (*Dazhui*), B-18 (*Ganshu*), B-20 (*Pishu*), B-23 (*Shenshu*), IG-4 (*Hegu*), IG-11 (*Quchi*).
- IG-4 (*Hegu*), PC-6 (*Neiguan*), IG-11 (*Quchi*), C-4 (*Lingdao*), E-36 (*Zusanli*), B-57 (*Chengshan*), B-58 (*Feiyang*), BP-9 (*Yinlingquan*).

Experiências Clínicas

Acupuntura

Acupuncture Therapy for the Symptoms of Parkinson's Disease

Movement Disorder, 2002, Julho, v. 17, n. 4, p. 799-802.

Shulman LM, Wen X, Weiner WJ, Bateman D, Minagar A, Duncan R, Konefal J.

Department of Neurology, University of Maryland School of Medicine, Baltimore, Estados Unidos.

Objetivo

Verificar segurança, tolerabilidade e eficácia de acupuntura (ACUPX) para os sintomas da doença de Parkinson (DP).

Método

Vinte pacientes com DP (idade média de 68 anos; duração da doença de 8,5 anos; estágio Hoehn e Yahr [H&Y], 2,2; Unified Parkinson's Disease Rating Scale [UPDRS], 38.7) receberam tratamentos de acupuntura de acupunturista licenciado. Todos os sete pacientes foram tratados com duas sessões de tratamento de acupuntura por semana. Os primeiros 7 pacientes receberam 10 tratamentos e os últimos 13 pacientes receberam 16 tratamentos. Os pacientes foram avaliados antes e depois da ACUPX com o Sickness Impact Profile (SIP); UPDRS; H&Y; Schwab and England (S&E); Beck Anxiety Inventory (BAI); Beck Depression Inventary (BDI); testes motores quantitativos, incluindo avaliações cronometradas de movimentos de pronação-supinação do braço, destreza de dedos, movimentos de dedos entre dois pontos medidos fixos e teste de ficar de pé-caminhar-sentar; e um questionário de paciente projetado para o estudo.

Resultados

Depois do ACUPX, não houve mudança significativa em UPDRS, H&Y, S&E, BAI, BDI, testes motores quantitativos, SIP total ou nas duas avaliações de dimensão de SIP. A análise das 12 categorias de SIP não corrigidas para comparações múltiplas revelaram apenas melhora no sono e na categoria de repouso pós-ACUPX. No questionário de paciente, 85% dos pacientes relataram melhora subjetiva de sintomas individuais, inclusive tremor, andar, caligrafia, lentidão, dor, sono, depressão e ansiedade. Não houve efeito adverso. A terapia de ACUPX é segura e bem tolerada em pacientes de DP. Uma gama de DP e escalas comportamentais não mostrou melhora após ACUPX além do benefício de sono, embora os pacientes informassem outras melhoras sintomáticas discretas.

Conclusão

Uma ampla bateria de testes em pacientes de DP sugeriram que ACUPX só resultou em melhora do sono e descanso. Este achado precisa ser verificado utilizando avaliação mais detalhada e controlada de ACUPX para perturbação do sono relacionada à DP.

The Effect of Acupuncture on the Auditory Evoked Brain Stem Potential in Parkinson's Disease

Journal of Traditional Chinese Medicine, 2002, Março, v. 22, n.1, p. 15-17.

Wang L, He C, Liu Y, Zhu L.

Sumário

O objetivo era verificar o efeito da acupuntura no potencial auditivo evocado do tronco encefálico na doença de Parkinson. Sob o exame do potencial auditivo evocado do tronco encefálico (PEATE), o período latente de onda V e os períodos intermitentes de pico III-V e pico I-V foram encurtados significativamente nos pacientes com doença de Parkinson do grupo de tratamento (n = 29) após tratamento por acupuntura. A diferença de contagens cumulativas na escala de Webster também ficou diminuída na análise de correlação. O aumento de dopamina no cérebro e a excitabilidade dos neurônios dopaminérgicos podem contribuir aos efeitos terapêuticos, em termos de Medicina Tradicional Chinesa, de dominar o vento patogênico e tranquilizar a mente.

Fitoterapia

Clinical Observation on the Efficacy Enhancing and Toxicity Attenuating Effect of Nuzhen Yangyin Granule to the Anti-parkinsonism Therapy Mainly with Medopa

Chinese Journal of Modern Developments in Traditional Medicine (Zhongguo Zhong Xi Yi Jie He Za Zhi), 2003, Novembro, v. 23, n.11, p. 811-814.

Hu XJ, Yang XS, Yang XG.

Affiliated Hospital to Hunan Provincial Academy of Traditional Chinese Medicine, Changsha.

Objetivo

Observar e avaliar o efeito da eficácia aumentada e da atenuação da toxicidade da terapia de grânulo de *Nuzhen Yangyin* (NYG, *Nuzhen Yangyin Granule*) para o tratamento de antiparkinsonismo (paralisia agitante) com Medopa e Artane®.

Método

Um método duplo-cego randomizado foi adotado e NYG foi administrado a 30 pacientes com doença de Parkinson no grupo tratado. Eles já recebiam tratamento para doença de Parkinson, porém estavam mostrando resposta diminuída e reação adversa à Medopa e Artane®. Trinta pacientes que receberam placebo compuseram o grupo-controle.

Resultados

A taxa efetiva total no grupo tratado e no grupo-controle foi respectivamente de 86,7% e 56,7%; a taxa de melhora da síndrome total foi respectivamente de 90% e 56,7%;

e a taxa de atenuação da toxicidade foi respectivamente de 90% e 43,3%; a comparação entre os dois grupos mostrou diferença significativa. O NYG foi também notadamente eficaz na redução das reações adversas à Medopa e Artane® nos sistemas digestivo, neuropsiquiátrico e cardiovascular.

978-85-7241-817-1

Conclusão

O NYG apresenta efeitos evidentes no aumento da eficácia e na atenuação da toxicidade causada pelo tratamento de doença de Parkinson com Medopa e Artane®.

The Effects of the Traditional Chinese Medicine Banxia Houpo Tang (Hange-Koboku To) on the Swallowing Reflex in Parkinson's Disease

Phytomedicine, 2000, Julho, v. 7, n.4, p. 259-263.

Iwasaki K, Wang Q, Seki H, Satoh K, Takeda A, Arai H, Sasaki H.

Department of Geriatric Medicine, Tohoku University School of Medicine, Sendai, Japão.

Objetivo e Experiência

Estudar a eficácia de *Banxia Houpo Tang* (BHT), um medicamento tradicional chinês, na melhora do reflexo de engolir nos pacientes com doença de Parkinson (DP). O teste do reflexo de engolir é um método simples utilizado para descobrir desequilíbrios nos pacientes com doença cerebrovascular. Previamente tinha sido observado que BHT melhorava significativamente o reflexo de engolir em pacientes com doença cerebrovascular; então, a decisão foi testar se BHT também era eficaz na melhora do desequilíbrio de deglutição em pacientes com DP.

Método

Vinte e três pacientes com DP (13 homens e 10 mulheres, com idade média de 66 ± 9,3, avaliação média de 2,8 em H&Y) foram avaliados no reflexo de deglutição e na concentração de substância P na saliva antes e após 4 semanas de tratamento de BHT. O reflexo de deglutição antes do tratamento estava significativamente atrasado, de acordo com a avaliação H&Y (p de Spearman = 0,014, R2 = 0,463). O reflexo de deglutição antes do tratamento de BHT era de 3,66 ± 0,98s; após tratamento com BHT, melhorou significativamente para 2,27 ± 0,54s (P < 0,0001). A concentração de substância P na saliva de pacientes com DP antes de tratamento era significativamente baixa em relação à do grupo-controle saudável, porém não mostrou nenhuma diferença significante após tratamento de BHT.

Conclusão

A pesquisa mostra que o reflexo de deglutição é um método efetivo para avaliar o desequilíbrio de deglutição em DP. O BHT melhorou significativamente o reflexo de deglutição nos pacientes com DP, e pode, portanto, ser um candidato promissor à prevenção de pneumonia proveniente de aspiração em DP.

Effect of Bushen Yanggan Recipe on Nigrostriatal Function in Parkinsonian Model Rats after Long-term Levodopa Treatment

Chinese Journal of Modern Developments in Traditional Medicine (Zhongguo Zhong Xi Yi Jie He Za Zhi), 2002, Janeiro, v. 22, n. 1, p. 43-46.

Cai DF, Chen XQ, Gao Y.

Institute for Integrated Traditional Chinese and Western Medicine, Huashan Hospital, Fudan University, Shanghai.

Objetivo

Investigar o efeito da receita de *Bushen Yanggan* (BSYGR, *Bushen Yanggan Recipe*) na função e na morfologia do sistema nigrostriatal em modelo de ratos com doença de Parkinson com tratamento de levodopa a longo prazo.

Método

Modelos de rato com doença de Parkinson unilateral eram criados injetando-se 6-hidroxidopamina (6-OHDA) nas paridades compactas da substância negra (SNpc, *substantia nigra pars compacta*) e na área segmentar ventral (VTA, *ventral segmental area*). Os animais foram divididos aleatoriamente em quatro grupos: grupo-controle simulado, grupo-controle modelo, grupo de levodopa, grupo de levodopa mais grupo BSYGR. Foram medidos no mesencéfalo: conteúdo dopa estriatal (DA), ácido acético diidroxifenil (DOPAC, *dihydroxy-phenyl acetic acid*) e ácido homovanílico (HVA, *homovanillic acid*) ou nível de expressão de tirosina hidrosilase do ácido ribonucleico mensageiro (THmRNA, *tyrosine hydroxylase messenger ribonucleic acid*).

Resultados

Níveis estriatais de DA, DOPAC, HVA, DOPAC/DA, HVA/DA diminuíram no grupo-controle modelo em cerca de 90%, comparados com os do grupo-controle simulado. Os parâmetros no grupo de levodopa foram mais altos que os do grupo-controle simulado, ao passo que no grupo levodopa mais BSYGR, eles foram mais baixos que os do grupo de levodopa, aproximando-se dos níveis no grupo-controle simulado.

A atividade estriatal de TH no grupo-controle modelo foi significativamente abaixo do que no grupo-controle simulado, porém mais elevado do que no grupo de levodopa; ao passo que no grupo levodopa mais BSYGR, ela mostrou um nível obviamente mais elevado do que no grupo de levodopa.

O grupo levodopa mais BSYGR teve nível de expressão de THmRNA no mesencéfalo mais elevado do que o grupo de levodopa.

Conclusão

A receita *Bushen Yanggan* pode efetivamente reduzir os efeitos colaterais resultantes do tratamento a longo prazo de levodopa.

Notas Finais

---

1. Lou Ying 1565 Principles of Medicine (Yi Xue Gang Mu), citado no Wang Quan Yan Observation on the treatment of 35 cases of Parkinson disease with Chinese medicine, no Journal of Chinese Medicine (Zhong Yi Za Zhi 中医杂志), 2003, v. 27, n. 8, p. 24.

2. Zhu Ji Original Theory of Medicine (Yi Xue Yuan Li), citado no Wang Quan Yan Observation on the treatment of 35 cases of Parkinson disease with Chinese medicine, no Journal of Chinese Medicine, v. 27, n. 8, p. 24.

3. 1979 Huang Di Nei Jing Su Wen 黄帝内经素问 [The Yellow Emperor's Classic of Internal Medicine – Simple Questions]. People's Health Publishing House, Beijing, p. 538. Publicado primeiramente em *c.*100 a.C.

978-85-7241-817-1

Capítulo 43

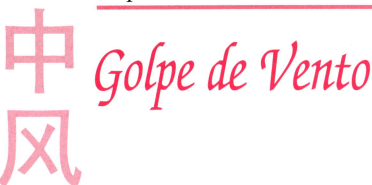

Golpe de Vento

CONTEÚDO DO CAPÍTULO

Golpe de Vento 980

Etiologia 980
- Sobrecarga de Trabalho e Tensão Emocional 980
- Dieta Irregular e Exercício Físico Excessivo 980
- Atividade Sexual Excessiva e Repouso Inadequado 980
- Esforço Físico Excessivo e Repouso Inadequado 980

Patologia 981

Identificação de Padrões 981

Acometimento dos Órgãos Internos (Tipo Grave) 982
- Tipo Tenso (ou Fechado) 982
- Tipo Flácido (ou Aberto) 983
- Sequelas do Acometimento dos Órgãos Internos 983

Acometimento Exclusivo dos Canais (Tipo Brando) 984
- Acometimento dos Canais Principais 984
- Acometimento Exclusivo dos Canais de Conexão (*Luo*) 984

Tratamento 984
- Acometimento dos Órgãos Internos 984
- Tipo Tenso 984
- Tipo Flácido 985

Acometimento Exclusivo dos Canais 985
- Hemiplegia 986
- Afasia (ou Fala Inarticulada) 987
- Hipertensão 988
- Paralisia Facial 988
- Incontinências Urinária e Fecal 990
- Tontura 991
- Rigidez e Contração Musculares 991

Padrões de Sequelas por Estágio 992
- Fleuma-Vento 992
- Fleuma-Umidade 992
- Estagnação de *Qi* e Sangue 993
- Deficiência de *Yin* com Calor por Deficiência 993

Outros Métodos de Tratamento 994
- Eletroacupuntura 994
- Acupuntura Escalpeana 994
- Terapia por Injeção do Ponto 994
- Fisioterapia 994

Prognóstico, Frequência de Tratamento e Prevenção 994

Literatura Chinesa Moderna 995

Acometimento dos Órgãos Internos
- Tipo tenso (ou fechado)
- Tipo flácido (ou aberto)

Acometimento Exclusivo dos Canais
- Hemiplegia
- Afasia (ou fala inarticulada)
- Hipertensão
- Paralisia facial
- Incontinências urinária e fecal
- Tontura
- Rigidez e contração musculares

Padrões no Estágio de Sequelas
- Fleuma-Vento
- Fleuma-Umidade
- Estagnação de *Qi* e Sangue
- Deficiência de *Yin* com Calor por Deficiência

Golpe de Vento

O termo Golpe de Vento (*Zhong Feng*) da medicina chinesa indica apoplexia, isto é, diminuição súbita ou perda de consciência, sensação e/ou dano neurológico. O termo chinês refere-se claramente ao fator patogênico envolvido, já que *Feng* significa Vento: é, portanto, a apoplexia causada por Vento (interno). O termo *Zhong* indica claramente o início súbito deste quadro, já que o caractere *zhong* carrega a ideia de uma seta que acerta no alvo.

Golpe de Vento na medicina chinesa corresponde a quatro possíveis quadros médicos ocidentais:

- Hemorragia cerebral.
- Trombose cerebral.
- Embolia cerebral.
- Espasmo de vaso cerebral.

Na medicina ocidental, esses quatro quadros aparecem sob o termo de acidente vascular cerebral (AVC), isto é, um estado patológico dos vasos sanguíneos no cérebro. A disfunção neurológica súbita causada por um AVC é chamada de "apoplexia" na medicina ocidental e popularmente de "derrame".

A *hemorragia cerebral* consiste no sangramento de uma artéria intracerebral no espaço subaracnoideo.

A *trombose cerebral* é a obstrução total ou parcial de uma artéria cerebral por um trombo, com consequente infarto e anóxia do tecido circunvizinho. O trombo é um coágulo de sangue que se forma na parede de uma artéria e permanece fixo em seu lugar de origem.

A *embolia cerebral* ocorre quando um êmbolo separa-se de um trombo obstruindo uma artéria cerebral com consequente infarto e anóxia do tecido cerebral circunvizinho. Um êmbolo é uma bolha de ar ou um pedaço de um trombo que se destaca, percorrendo o sistema arterial e, eventualmente, obstruindo uma artéria.

O *espasmo de um vaso cerebral* ocorre quando ele temporariamente se contrai. Isto pode também ser proveniente da passagem de um êmbolo, a qual causa estreitamento temporário ou obstrução do lúmen, acarretando, por conseguinte, anóxia temporária do tecido cerebral circunvizinho. Este quadro é o menos grave dos quatro, sendo geralmente curado por completo.

A discussão sobre Golpe de Vento será feita de acordo com os seguintes tópicos:

- Etiologia.
- Patologia.
- Identificação de padrões.
- Tratamento.
- Outros métodos de tratamento.
- Prognóstico, frequência de tratamento e prevenção.
- Literatura chinesa moderna.

Etiologia

A etiologia do Golpe de Vento é muito complexa; embora ocorra subitamente, "forma-se" por muitos anos. Há quatro fatores etiológicos principais, os quais estão descritos a seguir.

Sobrecarga de Trabalho e Tensão Emocional

O trabalho excessivo por muitas horas sob condições estressantes e sem repouso adequado combinado com tensão emocional gera deficiência de *Yin* do Rim. Uma combinação desses dois fatores é a causa mais comum de deficiência de *Yin* do Rim nas sociedades industrializadas.

A deficiência de *Yin* do Rim gera, com frequência, deficiência de *Yin* do Fígado e subida de *Yang* do Fígado. O *Yang* do Fígado, especialmente nos idosos, frequentemente dá origem ao Vento do Fígado. O Vento do Fígado causa apoplexia, coma, obscurecimento mental e paralisia. Há ainda interação entre Vento interno e externo, pois o último pode provocar o primeiro.

Dieta Irregular e Exercício Físico Excessivo

Irregularidade alimentar ou ingestão de quantidades excessivas de gorduras, laticínios, alimentos gordurosos, frituras e doces enfraquece o Baço e gera Fleuma, o que predispõe à obesidade. A Fleuma causa formigamento nos membros, obscurecimento mental, fala inarticulada ou afasia e língua Inchada com revestimento pegajoso.

O excesso de trabalho físico, incluindo exercício excessivo e jogos esportivos, também enfraquece o Baço e pode levar à deficiência de Baço, que, por sua vez, pode gerar Fleuma.

Atividade Sexual Excessiva e Repouso Inadequado

A atividade sexual excessiva nos homens, combinada com repouso inadequado, enfraquece a Essência do Rim e gera deficiência de Medula. A Medula falha em nutrir o Sangue e, eventualmente, pode gerar estagnação de Sangue. Esta estagnação causa rigidez e dor nos membros e língua Púrpura.

Esforço Físico Excessivo e Repouso Inadequado

O excesso de esforço físico, como carregar peso excessivo ou praticar exercício e atividades desportivas em excesso, enfraquece Baço, músculos e canais. O Baço deficiente não produz Sangue suficiente e desenvolve-se uma situação de deficiência de Sangue nos canais. O Vento interno preexistente penetra nos canais, aproveitando-se da deficiência de *Qi* e Sangue nestes. Por outro lado, exposição ao Vento externo interage com o Vento interno nos canais, gerando paralisia dos membros.

Estes quatro fatores etiológicos e suas interações estão resumidos na Figura 43.1.

Resumo

Etiologia
- Sobrecarga de trabalho e tensão emocional
- Dieta irregular e exercício físico excessivo
- Atividade sexual excessiva e repouso inadequado
- Exercício físico excessivo e repouso inadequado

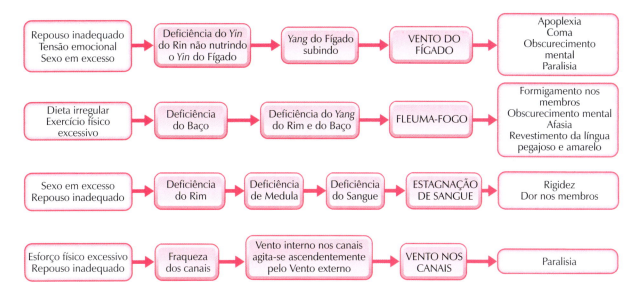

FIGURA 43.1 – Os quatro fatores etiológicos no Golpe de Vento.

Patologia

A patologia do Golpe de Vento pode ser resumida em apenas quatro palavras:

VENTO – FLEUMA – FOGO – ESTAGNAÇÃO.

Estes são os quatro principais fatores patogênicos envolvidos na patogênese do Golpe de Vento. É possível que nem todos estejam presentes, porém, muito comumente, no mínimo três apareçam causando Golpe de Vento. Além disso, podem apresentar-se em diferentes graus de intensidade, dando origem a diversos tipos de Golpe de Vento.

Vento causa perda súbita de consciência decorrente de acometimento agudo por Golpe de Vento e subsequente hemiplegia.

Fleuma contribui para causar perda súbita da consciência por Golpe de Vento agudo. Nos canais, a Fleuma causa formigamento ou formigamento dos membros. Ao obstruir os orifícios, Fleuma causa afasia ou fala inarticulada.

Fogo prejudica *Yin*: este falha em nutrir tendões e canais, gerando má nutrição dos canais, contribuindo para a hemiplegia.

Estagnação de Sangue afeta canais e articulações: isto causa rigidez e dor dos membros, vistas no estágio de sequelas do Golpe de Vento.

Obviamente, estes são os fatores patogênicos que aparecem no Golpe de Vento. Além destes, pode também ocorrer um pouco de deficiência de *Qi*, Sangue ou *Yin*, especialmente do *Yin* do Rim e/ou do Fígado.

A aparência da língua é um indicador importante, especialmente na prevenção do Golpe de Vento. Os quatro fatores patológicos e a maneira como são refletidos na língua são resumidos na Tabela 43.1.

O valor do diagnóstico da língua no Golpe de Vento reside em seu papel preventivo. Se a língua de um indivíduo apresentar aparência descrita na tabela anterior, isso indica fortemente, no mínimo, a possibilidade de Golpe de Vento. Por exemplo, a língua pode ser Avermelhado-púrpura, Rígida e Inchada, indicando Fogo, estagnação, Vento e Fleuma, os quatros fatores patogênicos do Golpe de Vento.

Resumo
Patologia
Tipo Excesso
■ Vento interno
■ Fleuma
■ Fogo
■ Estagnação de Sangue
Tipo Deficiência
■ Deficiência de *Qi* e Sangue
■ Deficiência de *Yin*

Identificação de Padrões

A diferenciação mais importante a ser feita no Golpe de Vento está entre o quadro que acomete órgãos internos e canais e o que acomete exclusivamente canais. De acordo com essa distinção há dois tipos de Golpe de Vento:

- Tipo grave, que acomete Órgãos Internos e canais.
- Tipo moderado, que acomete apenas canais.

Tabela 43.1 – Aparência da língua antes do Golpe de Vento

Fator patogênico	Aparência da língua
Vento	Rígida, Móvel, Desviada
Fleuma	Corpo Inchado, revestimento pegajoso
Fogo	Corpo da língua Vermelho
Estagnação	Corpo da língua Avermelhado-púrpura

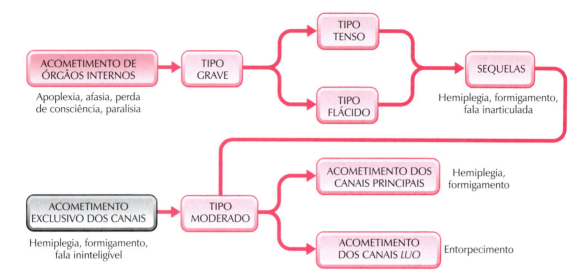

Figura 43.2 – Tipos grave e moderado de Golpe de Vento.

Golpe de Vento que acomete Órgãos Internos e canais é caracterizado por apoplexia, perda de consciência, possível coma, afasia, paralisia e formigamento. Os sinais distintivos de acometimento dos Órgãos Internos por ação do Vento são perda de consciência, coma e afasia.

O Golpe de Vento que acomete exclusivamente os canais é caracterizado por paralisia unilateral, formigamento e fala inarticulada. Não há perda de consciência ou coma.

Seguindo um acometimento do tipo grave de Vento aos Órgãos Internos, o indivíduo que sobrevive entrará no estágio de sequelas, no qual as manifestações clínicas são as mesmas do Golpe de Vento do tipo brando (acometimento exclusivamente dos canais), isto é, paralisia unilateral (hemiplegia), formigamento e fala inarticulada. Portanto, essas manifestações podem ocorrer independentemente de acometimento exclusivo dos canais ou podem se constituir em sequelas de acometimento dos Órgãos Internos (Fig. 43.2).

O tipo grave (acometimento dos órgãos internos e os canais) é, então, subdividido nos tipos tenso (ou fechado) e flácido (ou aberto), de acordo com as manifestações clínicas, como explicado brevemente.

O tipo brando (acometimento exclusivo dos canais) é, posteriormente, subdividido em acometimento dos canais Principais, caracterizado por hemiplegia e formigamento, e acometimento apenas dos canais de Conexão, caracterizado apenas por formigamento.

Esta diferenciação está resumida na Tabela 43.2.

Acometimento dos Órgãos Internos (Tipo Grave)

Como foi considerado anteriormente, o acometimento dos Órgãos Internos e dos canais pelo Vento é caracterizado por apoplexia, perda de consciência, possível coma, afasia, hemiplegia e formigamento. A perda de consciência indica acometimento dos órgãos internos. Há dois tipos de padrões: o chamado tenso (ou fechado), correspondendo ao colapso do *Yin*; e o chamado flácido (ou aberto), correspondendo ao colapso do *Yang*.

Tipo Tenso (ou Fechado)

Corresponde ao colapso do *Yin*.

Manifestações Clínicas

Colapso súbito, perda de consciência, coma, dentes cerrados, punhos fechados, mandíbula travada, face e orelhas vermelhas, expectoração profusa, ruído na garganta, respiração estertorosa, constipação, retenção de urina (Fig. 43.3).

Língua: corpo Vermelho, Rígida, Desviada, revestimento pegajoso e amarelo.

Pulso: em Corda, Cheio, Rápido, Deslizante.

Tabela 43.2 – Diferenciação do Golpe de Vento

Tipo	Órgãos Internos e canais		Canais	
Manifestações	Apoplexia, coma, afasia, hemiplegia		Hemiplegia, formigamento	
Tipo	Tenso	Flácido	Principal	Conexão
Manifestações	Colapso de *Yin*	Colapso de *Yang*	Hemiplegia, formigamento	Entorpecimento
Sequelas	Hemiplegia, formigamento, fala inarticulada	–	–	–

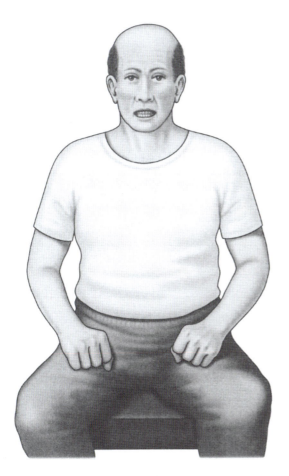

FIGURA 43.3 – Golpe de Vento do tipo tenso.

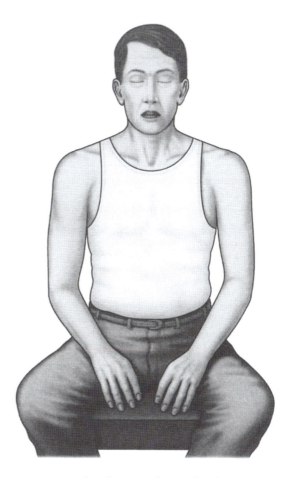

FIGURA 43.4 – Golpe de Vento do tipo flácido.

Tipo Flácido (ou Aberto)

Corresponde ao colapso do *Yang*.

Manifestações Clínicas

Colapso súbito, perda de consciência, coma, mãos e boca abertas, olhos fechados, face pálida, contas oleosas de suor na testa, incontinência de fezes e urina, membros frios (Fig. 43.4).

Língua: Pálida, Inchada.
Pulso: Miúdo, Escondido e Disperso.

As manifestações que determinam os dois tipos são mostradas na Tabela 43.3.

Sequelas do Acometimento dos Órgãos Internos

Golpe de Vento resultante do comprometimento dos Órgãos Internos (seja do tipo tenso ou do tipo flácido) sempre deixa sequelas se o paciente sobrevive. Estas consistem principalmente em:

- Hemiplegia (paralisia unilateral de membros superior e/ou inferior).
- Paralisia facial (desvio da comissura labial e do olho).
- Fala inarticulada.
- Formigamento dos membros.

Em casos prolongados haverá também contração e rigidez dos membros devido à má nutrição dos canais.

Tabela 43.3 – Diferenciação de tipos tenso e flácido em ataque dos Órgãos Internos

Manifestações	Tipo tenso	Tipo flácido
Olhos	Abertos	Fechados
Boca	Cerrada	Aberta
Mãos	Cerradas	Relaxadas
Transpiração	Ausente	Suor oleoso na testa
Urina	Retenção	Incontinência
Fezes	Obstipação	Incontinência
Língua	Vermelho, Rígida, Desviada, revestimento pegajoso e amarelo	Pálida, Inchada
Pulso	Em Corda, Cheio, Rápido e Deslizante	Miúdo, Escondido, Disperso
Tratamento	Salvar *Yin*	Salvar *Yang*

984 Golpe de Vento

> **Resumo**
>
> **Acometimento dos Órgãos Internos (Tipo Grave)**
>
> *Tipo Tenso (ou Fechado)*
> - Colapso súbito, perda de consciência, coma, dentes cerrados, punhos fechados
>
> *Tipo Flácido (ou Aberto)*
> - Colapso súbito, perda de consciência, coma, mãos e boca abertas, olhos fechados
>
> *Sequelas de Acometimento dos Órgãos Internos*
> - Hemiplegia
> - Paralisia facial (desvio dos olhos e da boca)
> - Fala inarticulada
> - Formigamento dos membros

Acometimento Exclusivo dos Canais (Tipo Brando)

Como observado anteriormente, se apenas os canais são acometidos, não há perda de consciência ou coma, somente paralisia unilateral dos membros e desvio da comissura labial e do olho. As manifestações clínicas do acometimento exclusivo dos canais são basicamente as mesmas que ocorrem durante o estágio de sequelas do acometimento dos Órgãos Internos.

As manifestações clínicas variam com base no envolvimento do canal Principal ou de Conexão (*Luo*).

Acometimento dos Canais Principais

Manifestações Clínicas

Paralisia facial, hemiplegia, formigamento dos membros, limitação de movimento, fala inarticulada (nem sempre presente).

Acometimento Exclusivo dos Canais de Conexão (Luo)

Manifestações Clínicas

Formigamento unilateral da face e dos membros, fala inarticulada (nem sempre presente).

> **Resumo**
>
> **Acometimento Exclusivo dos Canais (Tipo Brando)**
>
> *Acometimento dos Canais Principais*
> - Paralisia facial, hemiplegia, formigamento dos membros, limitação de movimento, fala inarticulada
>
> *Acometimento Exclusivo dos Canais de Conexão (Luo)*
> - Formigamento unilateral da face e dos membros, fala inarticulada

Tratamento

A discussão de tratamento será estruturada como se segue.

Acometimento dos Órgãos Internos
- Tipo tenso.
- Tipo flácido.

Acometimento Exclusivo dos Canais
- Hemiplegia.
- Afasia (ou fala inarticulada).
- Hipertensão.
- Paralisia facial.
- Incontinências urinária e fecal.
- Tontura.
- Rigidez e contração musculares.

Padrões no Estágio de Sequelas
- Fleuma-Vento.
- Fleuma-Umidade.
- Estagnação de *Qi* e Sangue.
- Deficiência de *Yin* com Calor por Deficiência.

Acometimento dos Órgãos Internos

Nesta fase aguda, é imperativo que a medicina chinesa seja combinada com tratamento médico hospitalar ocidental.

Os três princípios gerais de tratamento são:

- Aliviar o espasmo.
- Induzir a ressuscitação.
- Abaixar a pressão sanguínea.

Estes são apenas os objetivos gerais de tratamento; os objetivos mais específicos dependem da diferenciação entre os tipos tenso e flácido.

Os pontos de acupuntura que podem ser utilizados para os princípios de tratamento anteriormente citados são:

- Aliviar espasmo: PC-6 (*Neiguan*), BP-6 (*Sanyinjiao*), com método de sedação.
- Induzir a ressuscitação: DU-26 (*Renzhong*), IG-4 (*Hegu*), com método de sedação.
- Abaixar a pressão sanguínea: IG-11 (*Quchi*), E-36 (*Zusanli*), F-3 (*Taichong*), R-3 (*Taixi*), com método de sedação, com exceção de R-3, que deve ser tonificado.

O tratamento deve ser administrado a cada 6h, sem retenção de agulhas.

978-85-7241-817-1

Tipo Tenso

Princípio de Tratamento

Induzir ressuscitação, relaxar espasmo, eliminar Calor, extinguir Vento, resolver Fleuma, abrir orifícios.

Acupuntura

Pontos

DU-26 (*Renzhong*), DU-20 (*Baihui*), DU-16 (*Fengfu*), VB-20 (*Fengchi*), os seis pontos Nascente da mão bilateralmente, R-1 (*Yongquan*), PC-7 (*Daling*) ou PC-8 (*Laogong*), E-40 (*Fenglong*). Utilizar método de sedação em todos os pontos.

EXPLICAÇÃO
- DU-26, inserido obliquamente para cima, promove ressuscitação.

Golpe de Vento **985**

- DU-20 (inserido horizontalmente para frente), DU-16 e VB-20 extinguem Vento interno.
- Seis pontos Nascentes da mão, com método de sangramento, extinguem Vento e eliminam Calor.
- R-1 extingue Vento, abaixa pressão sanguínea e relaxa espasmo.
- PC-7 ou PC-8 abrem orifícios e eliminam Calor.
- E-40 resolve Fleuma.

MODIFICAÇÕES   Outros pontos de acordo com sinais e sintomas:

- Trismo: E-6 (*Jiache*), E-7 (*Xiaguan*) e IG-4 (*Hegu*).
- Expectoração profusa: REN-22 (*Tiantu*), E-40 (*Fenglong*) com método de sedação.
- Afasia: REN-23 (*Lianquan*), C-5 (*Tongli*).

Fitoterapia

Prescrição

Variação de *LING JIAO GOU TENG TANG* – Variação da Decocção de *Cornu Saigae-Uncaria.*

EXPLICAÇÃO   Essa fórmula extingue Vento interno, elimina Calor, nutre *Yin*, domina *Yang*, refresca Sangue e resolve Fleuma.

MODIFICAÇÕES

- Se a Fleuma for predominante, acrescentar *Ban Xia* (*Rhizoma Pinelliae preparatum*), *Gua Lou* (*Semen Trichosanthis*) e *Dan Nan Xing* (*Rhizoma Arisaematis preparata*).
- Se houver coma proveniente de Fleuma, acrescentar *Yu Jin* (*Tuber Curcumae*) e *Shi Chang Pu* (*Rhizoma Acori tatarinowii*).

Tipo Flácido

Princípio de Tratamento

Recapturar *Yang*, induzir ressuscitação.

Acupuntura

Pontos

REN-6 (*Qihai*), REN-4 (*Guanyuan*), REN-8 (*Shenque*), E-36 (*Zusanli*), BP-6 (*Sanyinjiao*), PC-6 (*Neiguan*), DU-4 (*Mingmen*), B-23 (*Shenshu*). Utilizar método de tonificação em todos os pontos e moxabustão de forma vigorosa.

EXPLICAÇÃO

- REN-6, REN-4 e REN-8, com moxa, recapturam o *Yang*. Os pontos REN-6 e REN-4 são mais bem utilizados quando aplicado com cones de moxa sobre uma fatia de acônito (erva que promove a recaptura do *Yang*). Os cones de moxa são aplicados ao REN-8 após preencher o umbigo com sal.
- E-36, BP-6 e PC-6 fortalecem *Yang* do Coração para aliviar colapso de *Yang*.
- DU-4 e B-23, com moxa, fortalecem Fogo da Porta da Vida também para aliviar colapso de *Yang*.

Em alguns casos, a distinção entre os tipos tenso e flácido pode não ser clara ou o padrão pode alterar de tenso para flácido ou vice-versa. Em tais casos, os pontos

DU-26 (*Renzhong*), E-36 (*Zusanli*), BP-6 (*Sanyinjiao*), *Yintang* e PC-6 (*Neiguan*) devem ser inseridos com método neutro para induzir ressuscitação e extinguir Vento.

Fitoterapia

Prescrição

SHEN FU TANG – Decocção de *Ginseng-Aconitum* – e *SHENG MAI SAN* – Pó para Gerar o Pulso.

EXPLICAÇÃO   Essas duas fórmulas, em combinação, tonificam *Qi* e *Yin* e recapturam *Yang*.

MODIFICAÇÕES

- Caso haja transpiração profusa, acrescentar *Huang Qi* (*Radix Astragali*), *Long Gu* (*Mastodi Ossis fossilia*), *Mu Li* (*Concha Ostreae*) e *Shan Zhu Yu* (*Fructus Corni*).

Resumo

Acometimento dos Órgãos Internos

Tipo Tenso

Pontos

- DU-26 (*Renzhong*); DU-20 (*Baihui*); DU-16 (*Fengfu*); VB-20 (*Fengchi*); os seis pontos Nascente da mão, bilateralmente; R-1 (*Yongquan*); PC-7 (*Daling*) ou PC-8 (*Laogong*); E-40 (*Fenglong*). Utilizar método de sedação em todos os pontos

Fitoterapia

PRESCRIÇÃO

- Variação de *LING JIAO GOU TENG TANG* – Variação da Decocção de *Cornu Saigae-Uncaria*

Tipo Flácido

Pontos

- REN-6 (*Qihai*), REN-4 (*Guanyuan*), REN-8 (*Shenque*), E-36 (*Zusanli*), BP-6 (*Sanyinjiao*), PC-6 (*Neiguan*), DU-4 (*Mingmen*), B-23 (*Shenshu*). Utilizar método de tonificação em todos os pontos e moxabustão de forma vigorosa

Fitoterapia

PRESCRIÇÃO

- *SHEN FU TANG* – Decocção de *Ginseng-Aconitum* – e *SHENG MAI SAN* – Pó para Gerar o Pulso

---

Acometimento Exclusivo dos Canais

O tratamento para acometimento exclusivo dos canais é exatamente o mesmo utilizado no estágio de sequelas por acometimento dos órgãos internos. Durante a fase aguda de envolvimento dos órgãos internos por Golpe de Vento, a medicina chinesa desempenha apenas um papel secundário em relação à medicina ocidental; entretanto, durante o estágio de sequelas ou no acometimento exclusivo dos canais, a medicina chinesa desempenha papel primordial. A acupuntura, em especial, proporciona excelentes resultados no tratamento de hemiplegia e paralisia facial. O fator tempo, entretanto, é muito importante: melhores resultados são obtidos se o tratamento for determinado logo no primeiro mês da crise. Se for iniciado seis meses após a ocorrência, os resultados ficarão progressivamente mais difíceis.

Normalmente, a paralisia da perna responde melhor ao tratamento que a do braço, e as articulações grandes respondem melhor que as articulações pequenas.

986 Golpe de Vento

Os princípios gerais de tratamento são:

- Remover obstruções dos canais.
- Extinguir Vento e resolver Fleuma.
- Revigorar canais de Conexão (*Luo*).
- Mover *Qi* e revigorar o Sangue nos canais.

O próximo tópico deste capítulo descreve o tratamento dos sintomas específicos listados a seguir, os quais aparecem após o acometimento dos canais:

- Hemiplegia.
- Afasia (ou fala inarticulada).
- Hipertensão.
- Paralisia facial (desvio da comissura labial e do olho).
- Incontinências urinária e fecal.
- Tontura.
- Rigidez e contração musculares.

Essa descrição é seguida por uma discussão do tratamento de alguns quadros subjacentes frequentemente encontrados durante o estágio de sequelas de Golpe de Vento.

Hemiplegia

A hemiplegia é causada pela obstrução dos canais por ação do Vento e da Fleuma. A rigidez pronunciada das articulações e a contração muscular indicam estagnação de Sangue. Os fatores patogênicos obstruem os canais contra um fundo de deficiência de *Qi*, Sangue ou *Yin*.

Zhu Dan Xi (1281-1358), em seu livro *The Essential Methods of Dan Xi*, faz uma distinção interessante, comparando o comprometimento dos lados esquerdo e direito[1]:

O Golpe de Vento é principalmente proveniente de deficiência de Sangue e Fleuma. Deve-se inicialmente eliminar a Fleuma e, então, nutrir e revigorar o Sangue... A hemiplegia é resultante da Fleuma [em geral]*; se o lado esquerdo for afetado, é resultante de deficiência e estagnação de Sangue; se o lado direito for afetado, é resultado de Fleuma, Fogo e deficiência de* Qi.

No tratamento da paralisia unilateral dos membros, geralmente seleciona-se maior quantidade de pontos dos canais *Yang*, pois o *Yang* corresponde ao movimento e à agilidade.

Em geral, são escolhidos os pontos do lado afetado (paralisado), sendo inseridos com método de sedação (no primeiro mês da ocorrência) ou neutro (após um mês da crise). Os pontos são sedados, pois Vento e Fleuma nos canais causam paralisia. Devem ser utilizadas agulhas relativamente grossas, isto é, de no mínimo 0,34mm de diâmetro (medida 32). É essencial que se obtenha sensação satisfatória de inserção da agulha, de preferência na propagação descendente do canal.

Mediante métodos diferentes, a duração do quadro determina o lado da inserção da agulha, distinguindo-se entre um quadro abaixo de três meses ou superior a três meses de duração.

Se o Golpe de Vento ocorreu nos últimos três meses, os pontos do lado paralisado são inseridos com método de sedação e os pontos correspondentes do lado saudável são inseridos com método de tonificação. A explicação deste procedimento reside no fato de que, nas primeiras semanas após o golpe, os canais do lado afetado correspondem a um quadro de excesso, isto é, estão obstruídos por Vento e Fleuma. Os canais do lado saudável correspondem relativamente a um quadro de deficiência.

Se o Golpe de Vento ocorreu a mais de 3 meses, os pontos do lado afetado são inseridos com o método de tonificação e moxa, e os pontos correspondentes do lado saudável são inseridos com o método de sedação. Deve-se assim proceder, pois após 3 meses, os fatores patogênicos (Vento e Fleuma) nos canais do lado paralisado moveram-se mais profundamente, inclusive para o lado saudável. Além disso, a obstrução dos canais do lado afetado, por ação dos fatores patogênicos gera má nutrição dos canais. Dessa maneira, os canais do lado afetado estão deficientes em relação aos do lado saudável. Em qualquer caso, os pontos escolhidos consistem em dois grupos: pontos gerais para extinguir Vento e pontos para remover obstrução dos canais.

Acupuntura

Pontos

Os pontos para extinguir o Vento em geral são:

- DU-26 (*Renzhong*), DU-20 (*Baihui*) e B-7 (*Tongtian*).

Os pontos para remover obstruções dos canais são:

- Paralisia do braço: IG-15 (*Jianyu*), TA-14 (*Jianliao*), IG-11 (*Quchi*), IG-10 (*Shousanli*), TA-5 (*Waiguan*), IG-4 (*Hegu*), TA-3 (*Zhongzhu*), ID-3 (*Houxi*).
- Paralisia da perna: B-23 (*Shenshu*), VB-30 (*Huantiao*) (ponto muito importante para tratar esta condição), VB-29 (*Juliao*), E-31 (*Biguan*), VB-31 (*Fengshi*), E-32 (*Futu*), B-40 (*Weizhong*), VB-34 (*Yanglingquan*), E-36 (*Zusanli*), B-57 (*Chengshan*), VB-39 (*Xuanzhong*), E-41 (*Jiexi*), B-60 (*Kunlun*), VB-40 (*Qiuxu*).

Apenas três ou quatro pontos devem ser utilizados por vez em cada membro. Os pontos também são selecionados de acordo com a articulação envolvida. Devem ser inseridos mais profundamente e utiliza-se, com frequência, a penetração intramuscular de dois pontos com uma única agulha. Por exemplo:

- IG-15 (*Jianyu*) para IG-14 (*Binao*).
- E-36 (*Zusanli*) para E-37 (*Shangjuxu*).
- TA-5 (*Waiguan*) para PC-6 (*Neiguan*).
- IG-11 (*Quchi*) para C-3 (*Shaohai*).
- VB-34 (*Yanglingquan*) para BP-9 (*Yinlingquan*).
- VB-39 (*Xuanzhong*) para BP-6 (*Sanyinjiao*).

Embora seja utilizado maior número de pontos *Yang*, os pontos dos canais *Yin* não devem ser negligenciados.

Os pontos *Yin* são particularmente indicados em quadros superiores a seis meses de duração, em que há rigidez pronunciada e contração dos membros.

Princípio de Tratamento

Tonificar *Qi*, revigorar Sangue, remover obstruções dos canais e revigorar canais de Conexão.

Fitoterapia

Prescrição

BU YANG HAI WU TANG – Decocção para Tonificar o *Yang* e Restaurar os Cinco Décimos.

EXPLICAÇÃO Essa fórmula tonifica *Qi* e revigora Sangue. Também extingue Vento e remove as obstruções dos canais. Essa fórmula é utilizada para tratar estagnação de Sangue e Vento nos canais contra fundo de deficiência de *Qi*.

Prescrição

Variação de *DA QIN JIAO TANG* – Variação da Grande Decocção de *Gentiana macrophylla*.

EXPLICAÇÃO Essa fórmula expele Vento dos canais, harmoniza Sangue (de acordo com o princípio de "harmonizar Sangue, de maneira a extinguir Vento"), resolve Umidade, elimina Calor e revigora canais de Conexão.

Essa fórmula é utilizada para tratar Vento nos canais contra fundo de deficiência de Sangue.

Prescrição

ZHEN GAN XI FENG TANG – Decocção para Pacificar o Fígado e Extinguir o Vento.

EXPLICAÇÃO Essa fórmula domina *Yang* do Fígado, extingue Vento do Fígado, resolve Fleuma-Calor e expele Vento e Fleuma dos canais. É utilizada para tratar hemiplegia com Vento e Fleuma nos canais contra fundo de deficiência de *Yin*.

Prescrição

XIAO XU TANG – Pequena Decocção de Adição.

EXPLICAÇÃO Essa fórmula dispersa Frio, revigora canais, expele Vento, resolve Umidade e revigora Sangue. É utilizada se houver sinais e sintomas pronunciados de Frio.

MODIFICAÇÕES

- Se os sintomas de Vento nos canais forem pronunciados, acrescentar *Quan Xie* (*Buthus Martensi*) e *Wu Shao She* (*Zaocys Dhumnades*).
- Se a perna for afetada, acrescentar *Sang Ji Sheng* (*Ramulus Loranthi*).
- Se o braço for afetado, acrescentar *Gui Zhi* (*Ramulus Cinnamomi cassiae*) e *Sang Zhi* (*Ramulus Mori*).
- Se o membro estiver inchado, acrescentar *Fu Ling* (*Poria*), *Ze Xie* (*Rhizoma Alismatis*), *Yi Yi Ren* (*Semen Coicis*) e *Fang Ji* (*Radix Stephaniae tetrandae*).
- Se houver fala inarticulada, acrescentar *Yu Jin* (*Tuber Curcumae*), *Shi Chang Pu* (*Rhizoma Acori tatarinowii*) e *Yuan Zhi* (*Radix Polygalae*).
- Se houver paralisia facial, acrescentar *Bai Fu Zi* (*Rhizoma Thyphonii preparatum*), *Quan Xie* (*Buthus Martensi*) e *Jiang Can* (*Bombyx batryticatus*).

- Se o formigamento for pronunciado, acrescentar *Chen Pi* (*Pericarpium Citri reticulatae*), *Ban Xia* (*Rhizoma Pinelliae preparatum*), *Fu Ling* (*Poria*) e *Dan Nan Xing* (*Rhizoma Arisaematis preparatum*).
- Se houver constipação, acrescentar *Huo Ma Ren* (*Semen Cannabis*), *Yu Li Ren* (*Semen Pruni*) e *Rou Cong Rong* (*Herba Cistanchis*).

Resumo

Hemiplegia

Pontos

- Os pontos para extinguir Vento em geral são:
  - DU-26 (*Renzhong*), DU-20 (*Baihui*) e B-7 (*Tongtian*)
  - Paralisia do braço: IG-15 (*Jianyu*), TA-14 (*Jianliao*), IG-11 (*Quchi*), IG-10 (*Shousanli*), TA-5 (*Waiguan*), IG-4 (*Hegu*), TA-3 (*Zhongzhu*), ID-3 (*Houxi*)
  - Paralisia da perna: B-23 (*Shenshu*); VB-30 (*Huantiao*), um ponto muito importante para este quadro; VB-29 (*Juliao*); E-31 (*Biguan*); VB-31 (*Fengshi*); E-32 (*Futu*); B-40 (*Weizhong*); VB-34 (*Yanglingquan*); E-36 (*Zusanli*); B-57 (*Chengshan*); VB-39 (*Xuanzhong*); E-41 (*Jiexi*); B-60 (*Kunlun*); VB-40 (*Qiuxu*)
  - Apenas três ou quatro pontos devem ser utilizados por vez em cada membro. Os pontos também são selecionados de acordo com a articulação envolvida. Devem ser inseridos mais profundamente e utiliza-se, com frequência, penetração intramuscular de dois pontos com única agulha

Fitoterapia

Prescrição

- *BU YANG HAI WU TANG* – Decocção para Tonificar o *Yang* e Restaurar os Cinco Décimos

Prescrição

- Variação de *DA QIN JIAO TANG* – Variação da Grande Decocção de *Gentiana macrophylla*

Prescrição

- *ZHEN GAN XI FENG TANG* – Decocção para Pacificar o Fígado e Extinguir o Vento

Prescrição

- *XIAO XU TANG* – Pequena Decocção de Adição

Afasia (ou Fala Inarticulada)

Acupuntura

Pontos

- REN-23 (*Lianquan*) para aliviar a garganta e promover a fala.
- C-5 (*Tongli*) para resolver a Fleuma e abrir os orifícios. O Coração controla língua e fala.
- R-6 (*Zhaohai*) para beneficiar a garganta.

Esses pontos são inseridos com método de sedação caso o Golpe de Vento tenha ocorrido há um um mês; utilizar método neutro se a doença tiver ocorrido há mais de um mês.

Fitoterapia

Prescrição

JIE YU DAN – Pílula para Suavizar a Fala.

EXPLICAÇÃO Essa fórmula pacifica Fígado, extingue Vento, resolve Fleuma e abre orifícios.

> **Resumo**
>
> **Afasia (ou Fala Inarticulada)**
> *Pontos*
> - REN-23 (*Lianquan*), C-5 (*Tongli*), R-6 (*Zhaohai*). Esses pontos são inseridos com método de sedação caso o Golpe de Vento tenha ocorrido há um mês; utilizar método neutro caso a doença tenha ocorrido há mais de um mês
>
> *Fitoterapia*
> *Prescrição*
> - JIE YU DAN – Pílula para Suavizar a Fala

Hipertensão

Se a pressão sanguínea estiver elevada, é importante tomar medidas para abaixá-la, pois pode se constituir em fator predisponente para futuros golpes.

Acupuntura

Pontos

Uma prescrição geral para abaixar a pressão sanguínea depois de um golpe é:

- IG-4 (*Hegu*) e F-3 (*Taichong*) com método de sedação para dominar *Yang* do Fígado e extinguir Vento do Fígado.
- R-3 (*Taixi*) com método de tonificação para tonificar *Yin* do Rim e do Fígado.
- E-9 (*Renying*) como ponto empírico para reduzir pressão sanguínea.

Outra combinação de pontos é E-36 (*Zusanli*) e VB-39 (*Xuanzhong*), com moxabustão.

Outro método de redução da pressão sanguínea consiste em bater os seguintes pontos com agulha flor de ameixeira:

- E-9 (*Renying*), PC-6 (*Neiguan*) e BP-6 (*Sanyinjiao*).

Fitoterapia

Prescrição

TIAN MA GOU TENG YIN – Decocção de *Gastrodia-Uncaria*.

EXPLICAÇÃO Essa fórmula domina *Yang* do Fígado, extingue Vento e tonifica Rim.

> **Resumo**
>
> **Hipertensão**
> *Pontos*
> - IG-4 (*Hegu*) e F-3 (*Taichong*) com método de sedação. R-3 (*Taixi*) com método de tonificação. E-9 (*Renying*), E-36 (*Zusanli*) e VB-39 (*Xuanzhong*) com moxabustão. E-9 (*Renying*), PC-6 (*Neiguan*) e BP-6 (*Sanyinjiao*) batidos com agulha de flor de ameixeira
>
> *Fitoterapia*
> *Prescrição*
> - TIAN MA GOU TENG YIN – Decocção de *Gastrodia-Uncaria*

Paralisia Facial

Na medicina ocidental, a paralisia facial que segue um golpe é chamada de paralisia facial central, pois surge do sistema nervoso central. A paralisia facial periférica que ocorre sem golpe é proveniente exclusivamente de dano nos nervos periféricos.

Na paralisia facial após Golpe de Vento, os nervos acima os olhos não são afetados, isto é, o movimento das sobrancelhas e dos sulcos da testa é normal (Fig. 43.5). Na paralisia facial periférica, o paciente é capaz de mover apenas uma sobrancelha ao tentar franzi-las, e os sulcos da testa não se formam no lado paralisado. Em outras palavras, os dois sinais mais proeminentes de paralisia facial após golpe são desvios de um olho e da boca (Fig. 43.6).

Embora a etiologia das paralisias faciais, central e periférica, sejam diferentes, o tratamento com medicina chinesa é similar. Portanto, o tratamento recomendado na paralisia facial após golpe se aplica também à paralisia facial periférica (paralisia de Bell). Sob a perspectiva da medicina chinesa, a paralisia facial após golpe é proveniente de Vento interno, ao passo que a paralisia de Bell é resultante de Vento externo.

No exame clínico, deve-se solicitar ao paciente que feche os olhos, distenda as bochechas, sorria e assobie, a fim de se detectar acertadamente a localização e a extensão da paralisia. O olho do lado paralisado não fechará completamente, a boca se desviará na direção do lado não afetado e os lábios no lado paralisado não se moverão mediante a tentativa de sorrir. Esse proce-

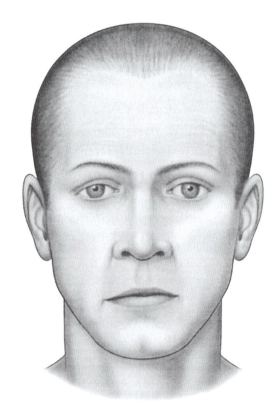

Figura 43.5 – Paralisia facial resultante de Golpe de Vento.

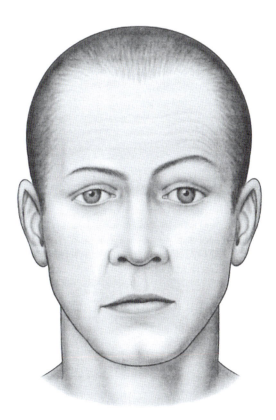

Figura 43.6 – Paralisia facial periférica.

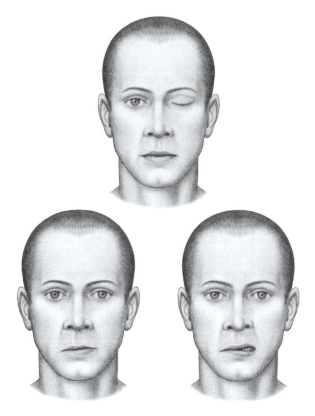

Figura 43.7 – Exame na paralisia facial.

dimento também proporcionará uma diretriz para a seleção de pontos locais (Fig. 43.7).

O tratamento da paralisia facial é baseado nos pontos distais e locais. Os pontos distais são inseridos com método de sedação se a paralisia for inferior a um mês de duração, e com método neutro se ela tiver persistido por mais tempo. Para casos muito prolongados, é possível utilizar moxa com cones pequenos e também pequenas ventosas na bochecha.

Normalmente, apenas um ponto distal e três a cinco pontos locais são selecionados no lado paralisado.

Acupuntura

Pontos Distais

Os dois pontos distais mais comuns são IG-4 (*Hegu*) ou TA-5 (*Waiguan*), dependendo principalmente do canal envolvido.

A combinação de IG-4 (*Hegu*) e F-3 (*Taichong*), chamados de "Quatro Portas", expele o Vento da face.

Pontos Locais

Os pontos locais mais comumente utilizados são:

- VB-14 (*Yangbai*), inserido horizontalmente para baixo.
- B-2 (*Zanzhu*), inserido horizontalmente para baixo ou na direção de *Yuyao*.
- *Yuyao* inserido horizontalmente na direção de B-2 (*Zanzhu*).
- TA-23 (*Sizhukong*), inserido na direção de *Yuyao*.
- VB-1 (*Tongziliao*), inserido na direção de *Yuyao*.
- E-2 (*Sibai*), inserido horizontalmente para baixo.
- ID-18 (*Quanliao*), inserido horizontalmente na direção de IG-20 (*Yingxiang*).
- IG-20 (*Yingxiang*), inserido horizontalmente na direção de ID-18 (*Quanliao*).
- E-7 (*Xiaguan*), inserido horizontalmente na direção de E-4 (*Dicang*).
- E-6 (*Jiache*), inserido obliquamente na direção de E-4 (*Dicang*).
- E-4 (*Dicang*), inserido horizontalmente na direção de E-6 (*Jiache*).
- IG-19 (*Heliao*), inserido horizontalmente na direção de IG-20 (*Yingxiang*).
- REN-24 (*Chengjiang*), inserido horizontalmente na direção de E-4 (*Dicang*).
- DU-26 (*Renzhong*), inserido horizontalmente na direção de IG-19 (*Heliao*).

Pontos Adjacentes

- TA-17 (*Yifeng*), inserido obliquamente na direção do olho oposto, com penetração profunda (no mínimo, 1*cun*). Alguns médicos acreditam que se a inserção deste ponto for suficientemente profunda, obtendo sensação satisfatória da inserção da agulha, outros pontos locais são desnecessários. Acreditam que esse ponto deve ser utilizado caso haja sensibilidade no processo mastoide.
- VB-20 (*Fengchi*), inserido obliquamente na direção do olho do mesmo lado.

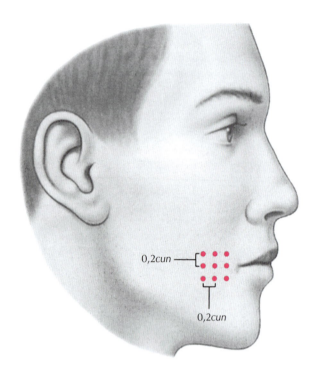

FIGURA 43.8 – Pontos empíricos para tratar paralisia facial.

Pontos Locais
- VB-14 (*Yangbai*) inserido horizontalmente para baixo
- B-2 (*Zanzhu*) inserido horizontalmente para baixo ou na direção de *Yuyao*
- *Yuyao*, inserido horizontalmente na direção de B-2 (*Zanzhu*)
- TA-23 (*Sizhukong*), inserido na direção de *Yuyao*
- VB-1 (*Tongziliao*), inserido na direção de *Yuyao*
- E-2 (*Sibai*), inserido horizontalmente para baixo
- ID-18 (*Quanliao*), inserido horizontalmente na direção de IG-20 (*Yingxiang*)
- IG-20 (*Yingxiang*), inserido horizontalmente na direção de ID-18 (*Quanliao*)
- E-7 (*Xiaguan*), inserido horizontalmente na direção de E-4 (*Dicang*)
- E-6 (*Jiache*), inserido obliquamente na direção de E-4 (*Dicang*)
- E-4 (*Dicang*), inserido horizontalmente na direção de E-6 (*Jiache*)
- IG-19 (*Heliao*), inserido horizontalmente na direção de IG-20 (*Yingxiang*)
- REN-24 (*Chengjiang*), inserido horizontalmente na direção de E-4 (*Dicang*)
- DU-26 (*Renzhong*), inserido horizontalmente na direção de IG-19 (*Heliao*)

Pontos Adjacentes
- TA-17(*Yifeng*), VB-20 (*Fengchi*)

Fitoterapia
Prescrição
- QIAN ZHENG SAN – Pó para Puxar o Correto

Um método empírico para o tratamento de paralisia facial consiste em aplicar determinados pontos na parte interior da bochecha. São os nove pontos extras localizados entre as arcadas dentárias, dispostos em três fileiras de três pontos cada, com 0,2*cun* entre cada fileira e 0,2*cun* entre os pontos situadas em cada fileira (Fig. 43.8).

Esses pontos são inseridos para causar sangramento moderado e, posteriormente, aplica-se ventosa externamente sobre a bochecha. Os pontos são inseridos do topo para a base e da esquerda para a direita.

Fitoterapia

Prescrição

QIAN ZHENG SAN – Pó para Puxar o Correto.

EXPLICAÇÃO   Essa fórmula expele Vento dos canais, alcança a face, resolve Fleuma e revigora canais de Conexão.

Na paralisia facial, os músculos faciais são distendidos na direção do lado saudável, de onde advém o nome da fórmula, isto é, distender os músculos para endireitar a lateral saudável.

MODIFICAÇÕES
- Se houver tique, acrescentar *Tian Ma* (*Rhizoma Gastrodiae*), *Gou Teng* (*Ramulus cum Uncis Uncariae*) e *Shi Jue Ming* (*Concha Haliotidis*).

Resumo
Paralisia Facial
Pontos Distais
- IG-4 (*Hegu*), TA-5 (*Waiguan*), combinação de IG-4 (*Hegu*) e F-3 (*Taichong*)

Incontinências Urinária e Fecal

Acupuntura

Pontos

Uma prescrição geral utilizada para tratar incontinências urinária e fecal é B-33 (*Zhongliao*), B-25 (*Dachangshu*), REN-6 (*Qihai*), REN-4 (*Guanyuan*) e BP-6 (*Sanyinjiao*).

A sensação de inserção da agulha em B-33 deve propagar na direção da cavidade pélvica e nos pontos REN-4 e REN-6 deve propagar para baixo, na direção aos órgãos genitais.

Além dos pontos anteriormente citados, podem-se utilizar ainda DU-4 (*Mingmen*) e B-23 (*Shenshu*) para fortalecer Fogo da Porta da Vida, pois o *Yang* do Rim controla os dois orifícios inferiores (isto é, uretra e ânus).

Fitoterapia

Prescrição

SANG PIAO XIAO SAN – Pó de *Ootheca Mantidis*.

EXPLICAÇÃO   Essa fórmula tonifica o Rim (*Yin* e *Yang*) e interrompe a incontinência urinária.

Prescrição

ZHEN REN YANG ZANG TANG – Decocção do Sábio para Nutrir os Orgãos *Yin*.

EXPLICAÇÃO   Essa fórmula tonifica *Yang* do Baço e do Rim e interrompe diarreia e, com o acréscimo de *Qian Shi* (*Semen Euryales*) e *Lian Zi* (*Semen Nelumbinis*) interrompe incontinência fecal.

Golpe de Vento **991**

> **Resumo**
>
> **Incontinências Urinária e Fecal**
> *Pontos*
> - B-33 (*Zhongliao*), B-25 (*Dachangshu*), REN-6 (*Qihai*), REN-4 (*Guanyuan*), BP-6 (*Sanyinjiao*). A sensação de inserção da agulha em B-33 deve propagar na direção da cavidade pélvica e nos pontos REN-4 e REN-6 deve propagar para baixo, na direção aos órgãos genitais. DU-4 (*Mingmen*) e B-23 (*Shenshu*)
>
> **Fitoterapia**
> *Prescrição*
> - SANG PIAO XIAO SAN – Pó de *Ootheca Mantidis*
>
> *Prescrição*
> - ZHEN REN YANG ZANG TANG – Decocção do Sábio para Nutrir os Orgãos *Yin*

Tontura

Tontura se constitui em um sintoma comum no golpe de Vento. Os resultados obtidos no tratamento da hemiplegia serão mais eficazes se a tontura for tratada ao mesmo tempo. A tontura após Golpe de Vento é proveniente do Vento do Fígado.

Acupuntura

Pontos
- F-3 (*Taichong*) e B-18 (*Ganshu*), com método de sedação, para extinguir Vento do Fígado.
- B-23 (*Shenshu*), R-3 (*Taixi*) e REN-4 (*Guanyuan*), com método de tonificação, para nutrir Rim.
- DU-20 (*Baihui*) e VB-20 (*Fengchi*) para extinguir Vento interno.

Fitoterapia

Prescrição

BAN XIA BAI ZHU TIAN MA TANG – Decocção de *Pinellia-Atractylodes-Gastrodia*.

EXPLICAÇÃO Essa fórmula domina *Yang* do Fígado, extingue Vento do Fígado e resolve Fleuma. É adequada para tratar tontura proveniente de Fleuma-Vento.

> **Resumo**
>
> **Tontura**
> *Pontos*
> - F-3 (*Taichong*) e B-18 (*Ganshu*), com método de sedação; B-23 (*Shenshu*), R-3 (*Taixi*) e REN-4 (*Guanyuan*), com método de tonificação, a fim de nutrir o Rim; DU-20 (*Baihui*) e VB-20 (*Fengchi*), para extinguir Vento interno
>
> **Fitoterapia**
> *Prescrição*
> - BAN XIA BAI ZHU TIAN MA TANG – Decocção de *Pinellia-Atractylodes-Gastrodia*

Rigidez e Contração Musculares

Nos estágios avançados de sequelas de Golpe de Vento, os músculos tornam-se rígidos e contraídos e as articulações, rígidas. Eventualmente, a perda de movimento gera atrofia dos músculos e má nutrição de tendões e canais. Em tais casos, a fisioterapia torna-se uma parte essencial do tratamento.

Acupuntura

Geralmente são escolhidos os pontos de acupuntura dos canais *Yang*; quando houver atrofia dos músculos, deve-se utilizar moxa na agulha.

Pontos
- Articulação do ombro: IG-15 (*Jianyu*), obliquamente, na direção de IG-14 (*Binao*).
- Articulação do cotovelo: IG-11 (*Quchi*), na direção de C-3 (*Shaohai*).
- Articulações dos dedos da mão: IG-3 (*Sanjian*), no mínimo 1*cun* na direção de ID-3 (*Houxi*). ID-3 (*Houxi*), no mínimo 1*cun* na direção de IG-3 (*Sanjian*).

Pontos gerais para extinguir Vento podem ser acrescentados, como:

- IG-4 (*Hegu*), F-3 (*Taichong*), TA-17 (*Yifeng*) e VB-20 (*Fengchi*).

Se os músculos da face lateral da perna estiverem contraídos e rijos, R-6 (*Zhaohai*) deve ser tonificado e B-62 (*Shenmai*) deve ser sedado, isto é, o Vaso *Yin* do Caminhar deve ser tonificado e o Vaso *Yang* do Caminhar deve ser sedado. O procedimento contrário deve ser realizado se os músculos da face medial da perna estiverem contraídos e rijos.

Embora sejam escolhidos principalmente os pontos *Yang*, os pontos *Yin* não devem ser negligenciados. São especialmente eficazes em casos de longa permanência, com má nutrição de canais e tendões e consequente tensão e rigidez. Os principais pontos são:

- C-1 (*Jiquan*) para tratar articulação do ombro.
- P-5 (*Chize*) e PC-3 (*Quze*) para tratar articulação do cotovelo.
- PC-6 (*Neiguan*) para tratar as articulações dos dedos da mão.
- BP-12 (*Chongmen*) para tratar a articulação do quadril.
- F-8 (*Ququan*) para tratar a articulação do joelho.
- BP-5 (*Shangqiu*) e R-3 (*Taixi*) para tratar as articulações do dedo do pé.

Fitoterapia

Prescrição

HUO LUO XIAO LING DAN – Pílula Efetiva Miraculosa para Revigorar Canais de Conexão.

EXPLICAÇÃO Essa fórmula nutre e revigora Sangue nos canais.

MODIFICAÇÕES Para o tratamento de hemiplegia, essa fórmula deve ser adaptada pelo acréscimo de ervas que simultaneamente nutrem Sangue e revigoram canais, como *Sang Ji Sheng* (*Ramulus Loranthi*), *Ji Xue Teng* (*Caulis Spatholobi*) e *Wu Jia Pi* (*Cortex Acanthopanacis*).

Além disso, devem ser acrescentadas algumas ervas que expelem Vento dos canais, como *Sang Zhi* (*Ramulus Mori*) ou *Wei Ling Xian* (*Radix Clematidis*).

992 Golpe de Vento

Resumo

Rigidez e Contração Musculares

Pontos

Articulação do Ombro
- IG-15 (*Jianyu*), obliquamente, na direção de IG-14 (*Binao*)

Articulação do Cotovelo
- IG-11 (*Quchi*), na direção de C-3 (*Shaohai*)

Articulações dos Dedos da Mão
- IG-3 (*Sanjian*), no mínimo 1*cun* na direção de ID-3 (*Houxi*). ID-3 (*Houxi*), no mínimo 1*cun* na direção de IG-3 (*Sanjian*)

Pontos Gerais para Extinguir Vento
- IG-4 (*Hegu*), F-3 (*Taichong*), TA-17 (*Yifeng*) e VB-20 (*Fengchi*)

Pontos dos Canais Yin
- C-1 (*Jiquan*) para tratar a articulação do ombro
- P-5 (*Chize*) e PC-3 (*Quze*) para tratar a articulação do cotovelo
- PC-6 (*Neiguan*) para tratar as articulações dos dedos da mão
- BP-12 (*Chongmen*) para tratar a articulação do quadril
- F-8 (*Ququan*) para tratar a articulação do joelho
- BP-5 (*Shangqiu*) e R-3 (*Taixi*) para tratar as articulações de dedo do pé

Fitoterapia

Prescrição
- *HUO LUO XIAO LING DAN* – Pílula Efetiva Miraculosa para Revigorar os Canais de Conexão

---

Padrões de Sequelas por Estágio

Após ataque de Golpe de Vento, além do tratamento dos sintomas anteriormente descritos, é importante observar os desequilíbrios subjacentes que causaram o golpe pela primeira vez. Obviamente, tais desequilíbrios estão ainda presentes e predispõem o paciente a futuros ataques.

Os padrões mais comumente encontrados serão listados adiante, acompanhados por seus tratamentos.

Fleuma-Vento

Manifestações Clínicas

Contração dos membros, tontura grave, vertigem, rigidez.
Língua: Rígida e Desviada.
Pulso: em Corda.

Princípio de Tratamento

Resolver Fleuma e extinguir Vento.

Acupuntura

Pontos

- DU-20 (*Baihui*), DU-16 (*Fengfu*) e VB-20 (*Fengchi*), utilizando método de sedação ou neutro para extinguir Vento.
- E-40 (*Fenglong*), P-7 (*Lieque*), REN-9 (*Shuifen*) e BP-6 (*Sanyinjiao*), utilizando método de sedação ou neutro para resolver Fleuma.

Fitoterapia

Prescrição

BAN XIA BAI ZHU TIAN MA TANG – Decocção de Pinellia-Atractylodes-Gastrodia.

EXPLICAÇÃO Essa fórmula resolve Fleuma e extingue Vento.

Prescrição

DING XIAN WAN – Pílula para Interromper Epilepsia.

EXPLICAÇÃO Essa fórmula extingue Vento, resolve Fleuma, acalma Mente, abre orifícios e nutre *Yin*.

Essa prescrição é mais forte que a anterior no que se refere ao efeito de resolver Fleuma e extinguir Vento.

Resumo

Padrões de Sequelas – Fleuma-Vento

Pontos
- DU-20 (*Baihui*), DU-16 (*Fengfu*) e VB-20 (*Fengchi*), utilizando método de sedação ou neutro para extinguir Vento. E-40 (*Fenglong*), P-7 (*Lieque*), REN-9 (*Shuifen*) e BP-6 (*Sanyinjiao*), utilizando método de sedação ou neutro para resolver Fleuma

Fitoterapia

Prescrição
- *BAN XIA BAI ZHU TIAN MA TANG* – Decocção de *Pinellia-Atractylodes-Gastrodia*

Prescrição
- *DING XIAN WAN* – Pílula para Interromper Epilepsia

Fleuma-Umidade

Manifestações Clínicas

Sensação de peso no corpo e de opressão no tórax, expectoração profusa, ruído na garganta, visão turva, tontura, obesidade.
Língua: Inchada com revestimento pegajoso.
Pulso: Deslizante.

Princípio de Tratamento

Tonificar Baço, resolver Umidade e Fleuma.

Acupuntura

Pontos

- B-20 (*Pishu*) e REN-12 (*Zhongwan*) com método de tonificação para tonificar Baço, a fim de resolver Fleuma.
- E-40 (*Fenglong*), P-7 (*Lieque*), REN-9 (*Shuifen*) e BP-6 (*Sanyinjiao*), com método neutro, para resolver Fleuma.

Fitoterapia

Prescrição

ER CHEN TANG – Decocção de Duas Antigas.

EXPLICAÇÃO Essa fórmula é muito utilizada para resolver Fleuma-Umidade; muitas vezes, ela é acrescentada como um todo a outras prescrições.

Prescrição

WEN DAN TANG – Decocção para Aquecer a Vesícula Biliar.

EXPLICAÇÃO Essa fórmula é utilizada em lugar da anterior caso haja sintomas de Calor. Resolve Fleuma-Calor.

Remédio dos Três Tesouros

MAR LÍMPIDO Mar Límpido é uma variação de *Er Chen Tang*: resolve Fleuma-Umidade.

Desobstruir a Alma   Desobstruir a Alma é uma variação de *Wen Dan Tang*: resolve Fleuma-Calor.

> **Resumo**
>
> **Padrões de Sequelas – Fleuma-Umidade**
>
> *Pontos*
> - B-20 (*Pishu*) e REN-12 (*Zhongwan*) com método de tonificação para tonificar Baço, a fim de resolver Fleuma. E-40 (*Fenglong*), P-7 (*Lieque*), REN-9 (*Shuifen*) e BP-6 (*Sanyinjiao*) com método neutro para resolver Fleuma
>
> *Fitoterapia*
> *Prescrição*
> - *ER CHEN TANG* – Decocção de Duas Antigas
>
> *Prescrição*
> - *WEN DAN TANG* – Decocção para Aquecer a Vesícula Biliar
>
> *Remédio dos Três Tesouros*
> - Mar Límpido
> - Desobstruir a Alma

Estagnação de Qi e Sangue

Manifestações Clínicas

Hemiplegia, dores em ombro e quadril.
Língua: Púrpura.
Pulso: Firme, Áspero ou em Corda.

Princípio de Tratamento

Mover *Qi* e revigorar Sangue.

Acupuntura

Pontos
- REN-17 (*Shanzhong*), com método neutro, para mover *Qi*, a fim de revigorar Sangue.
- B-17 (*Geshu*) e BP-10 (*Xuehai*), com método neutro, para revigorar Sangue.

Fitoterapia

Prescrição

HUO LUO XIAO LING DAN – Pílula Efetiva Miraculosa para Revigorar os Canais de Conexão.

Explicação   Essa fórmula move *Qi* e revigora Sangue nos canais.

> **Resumo**
>
> **Padrões de Sequelas – Estagnação de *Qi* e Sangue**
>
> *Pontos*
> - REN-17 (*Shanzhong*), com método neutro, para mover *Qi*, a fim de revigorar o Sangue. B-17 (*Geshu*) e BP-10 (*Xuehai*), com método neutro, para revigorar Sangue
>
> *Fitoterapia*
> *Prescrição*
> - *HUO LUO XIAO LING DAN* – Pílula Efetiva Miraculosa para Revigorar os Canais de Conexão

Deficiência de Yin com Calor por Deficiência

Manifestações Clínicas

Sensação de calor à tarde e ao início da noite, tontura, tinido, transpiração noturna, calor dos cinco palmos,

sensação de peso na parte superior do corpo e fraqueza na parte inferior ao caminhar.
Língua: Vermelha sem revestimento.
Pulso: Flutuante e Vazio.

Princípio de Tratamento

Nutrir *Yin* e eliminar Calor por Deficiência.

Acupuntura

Pontos
- R-6 (*Zhaohai*), R-3 (*Taixi*) e REN-4 (*Guanyuan*), com método de tonificação, para nutrir *Yin* do Rim.
- C-6 (*Yinxi*), com método de sedação, para eliminar Calor por Deficiência.
- VB-20 (*Fengchi*), com método de sedação, para extinguir Vento.

978-85-7241-817-1

Fitoterapia

Prescrição

LIU WEI DI HUANG WAN – Pílula *Rehmannia* dos Seis Ingredientes.

Explicação   Essa fórmula nutre *Yin* do Fígado e do Rim.

Prescrição

ZUO GUI WAN – Pílula Restauradora do [Rim] Esquerdo.

Explicação   Essa fórmula também nutre *Yin* do Fígado e do Rim. Comparado com a fórmula anterior, apresenta uma gama mais ampla de ação, por isso nutre Sangue e tonifica suavemente *Yang* do Rim.

Prescrição

Variação de *DI HUANG YIN* – Variação da Decocção de *Rehmannia*.

Explicação   Essa fórmula nutre *Yin* do Fígado e do Rim e abre os orifícios. Comparado com as duas fórmulas anteriores, tem ação de abrir os orifícios, o que as duas fórmulas anteriores não fazem.

Remédio dos Três Tesouros

Nutrir a Raiz   Nutrir a Raiz é uma variação de *Zuo Gui Wan*: nutre *Yin* do Fígado e do Rim.

> **Resumo**
>
> **Padrões de Sequelas – Deficiência de *Yin* com Calor por Deficiência**
>
> *Pontos*
> - R-6 (*Zhaohai*), R-3 (*Taixi*) e REN-4 (*Guanyuan*), com método de tonificação. C-6 (*Yinxi*) e VB-20 (*Fengchi*), com método de sedação
>
> *Fitoterapia*
> *Prescrição*
> - *LIU WEI DI HUANG WAN* – Pílula *Rehmannia* dos Seis Ingredientes
>
> *Prescrição*
> - *ZUO GUI WAN* – Pílula Restauradora do [Rim] Esquerdo
>
> *Prescrição*
> - Variação de *DI HUANG YIN* – Variação da Decocção de *Rehmannia*
>
> *Remédio dos Três Tesouros*
> - Nutrir a Raiz

Outros Métodos de Tratamento

Além da acupuntura e do tratamento fitoterápico, outras técnicas podem ser úteis.

Eletroacupuntura

A estimulação elétrica pode ser utilizada nos membros para tratar hemiplegia. É utilizada uma corrente densa e intermitente, com baixa frequência, conectando-se dois a pontos no mesmo membro. A intensidade da corrente é gradualmente aumentada cada vez que a sensação do paciente diminui. Caso a estimulação elétrica seja utilizada, é necessário selecionar menos pontos. Por exemplo:

- Braço: IG-10 (*Shousanli*) e IG-4 (*Hegu*).
- Perna: VB-30 (*Huantiao*) e VB-34 (*Yanglingquan*).

A estimulação elétrica deve ser mantida por 20min, a cada dois dias. Quanto mais longa a duração, mais forte deverá ser a intensidade da corrente.

Acupuntura Escalpeana

Uma completa discussão sobre a acupuntura escalpeana foge ao propósito deste livro e recomendamos ao leitor que consulte textos especializados[2]. A acupuntura escalpeana proporciona bons resultados se administrada no primeiro mês em que tenha ocorrido Golpe de Vento. Nenhum ponto somático é utilizado ao se aplicar a acupuntura escalpeana, e esta pode ser alternada com acupuntura somática normal.

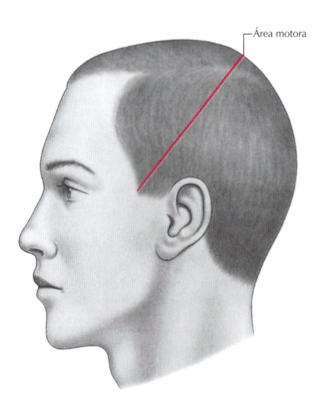

Figura 43.9 – Linha motora para acupuntura escalpeana.

A acupuntura escalpeana consiste em linhas de inserção da agulha no crânio, em vez de pontos, de acordo com a anatomia do cérebro. No caso de hemiplegia, deve-se inserir a agulha na linha motora, seu quinto superior para a perna, dois quintos medianos para o braço e dois quintos inferiores para a face (Fig. 43.9).

Essa linha é inserida subcutaneamente, utilizando-se a agulha para atravessar toda seção da linha requerida (dependendo do fato de o tratamento ser para braço ou perna). Caso a inserção subcutânea da agulha por toda a extensão tornar-se difícil, pode-se utilizar até três agulhas para cobrir uma distância menor, de tal forma que toda a seção da linha seja coberta. A(s) agulha(s) é(são) retida(s) por 20min e também pode ser aplicada estimulação elétrica moderada com baixa frequência.

Terapia por Injeção do Ponto

Consiste em injetar determinadas soluções nos pontos de acupuntura. No caso de hemiplegia, as soluções utilizadas são as de *Angelica sinensis*, *Carthamus tinctorius*, vitamina B6 ou vitamina B12. Os pontos utilizados são:

- IG-4 (*Hegu*), IG-11 (*Quchi*) e IG-I5 (*Jianyu*) para o braço.
- E-31 (*Biguan*), E-36 (*Zusanli*), E-40 (*Fenglong*) e VB-39 (*Xuanzhong*) para a perna.

Deve ser utilizado apenas um ponto de cada membro a cada vez. Cinco doses de 1cc de solução são injetadas a intervalos de dois dias.

Fisioterapia

A fisioterapia é absolutamente essencial; deve ser utilizada na fase de sequelas de Golpe de Vento para ajudar na recuperação. Recomenda-se também a prática de exercício moderado, embora este não deva jamais levar o paciente à exaustão.

Prognóstico, Frequência de Tratamento e Prevenção

Melhores resultados são obtidos se o tratamento for administrado no primeiro mês da ocorrência do Golpe de Vento e bons resultados serão obtidos se o tratamento for administrado nos três meses após a ocorrência. Torna-se difícil o tratamento do Golpe de Vento cuja ocorrência tenha duração de mais de seis meses e mais difícil ainda se decorreu mais de um ano. Entretanto, em minha experiência, é sempre valiosa a tentativa de tratamento, mesmo que o Golpe de Vento tenha ocorrido há mais de um ano.

Se o Golpe de Vento tiver ocorrido nos últimos três meses, o tratamento deve literalmente ser administrado diariamente, inclusive aos domingos. Caso o Golpe de

Vento tenha ocorrido há mais de três meses, o tratamento pode ser administrado em dias alternados. Após um a dois meses de tratamento, é necessário uma interrupção de uma a duas semanas.

Com respeito à prevenção, indivíduos idosos com sintomas de deficiência de *Yin*, Fleuma, Calor e subida do *Yang* do Fígado são mais propensos a serem atacados por Golpe de Vento. Pressão alta e obesidade também se constituem em fatores predisponentes.

Se nos referirmos aos quatro principais fatores patológicos do Golpe de Vento, isto é, Vento, Fogo, estagnação e Fleuma, é fácil observarmos que qualquer idoso que mostre os sinais e sintomas de quatro ou mesmo de três desses fatores pode ser propenso ao Golpe de Vento. A presença desses fatores pode ser claramente observada na língua:

- Vento torna a língua Rígida, Desviada ou Móvel ou faz com que ocorra uma combinação dessas características.
- Fogo torna a língua Vermelha.
- Fogo por Deficiência torna a língua Vermelha sem revestimento.
- Estagnação do Sangue torna a língua Avermelhado-púrpura.
- Fleuma torna a língua Inchada com revestimento pegajoso.

Portanto, se um indivíduo idoso apresenta três ou quatro das características anteriormente descritas na língua, ele deve ser tratado para prevenir a ocorrência de Golpe de Vento. O tratamento consistirá em extinguir Vento; eliminar Calor; nutrir *Yin*, se houver deficiência de *Yin*; mover Sangue; e resolver Fleuma.

Alguns sinais prodrômicos particulares são especialmente indicativos da possibilidade de Golpe de Vento, incluindo formigamento dos três primeiros dedos da mão e fala ligeiramente inarticulada.

Outras medidas preventivas podem ser deduzidas a partir da análise do fator etiológico de Golpe de Vento. Um indivíduo idoso ou de meia-idade com alguns dos sinais e sintomas de língua anteriormente descritos deve imediatamente evitar excesso de trabalho, perder peso se estiver com excesso de peso, repousar adequadamente, reduzir a atividade sexual e evitar comer comida gordurosa e frituras e ingerir bebidas alcoólicas. Em nível emocional, é importante superar raiva, ódio, ressenti-mento ou animosidade reprimida, o que incitaria a subida do *Yang* do Fígado.

Quando os sinais e sintomas anteriormente descritos estão presentes, pode-se utilizar moxabustão direta nos pontos VB-39 (*Xuanzhong*) e também E-36 (*Zusanli*).

Literatura Chinesa Moderna

Chinese Acupuncture and Moxibustion (Zhong Guo Zhen Jiu), *v. 2, n. 5, 1982, p. 11*

"Analysis of Therapeutic Effect of Acupuncture on 94 Cases of Sequelae of Cerebrovascular Accident" *do Acupuncture Department, Second Hospital of Hubei Medical College*

Os autores desse estudo testaram a eficácia de quatro diferentes técnicas de acupuntura no tratamento das sequelas de acidentes vasculares cerebrais (AVC). Os quatro grupos foram os seguintes:

- *Grupo 1*: apenas acupuntura escalpeana na área motora.
- *Grupo 2*: acupunturas somática e escalpeana.
- *Grupo 3*: acupuntura somática com estimulação manual.
- *Grupo 4*: acupuntura somática com estimulação elétrica.

Os resultados em todos os grupos estão resumidos na Tabela 43.4. Melhores resultados foram obtidos com os pacientes tratados nos primeiros três meses do AVC; os piores resultados derivaram dos pacientes tratados após sete meses do AVC.

Os resultados no grupo que recebeu acupunturas somática e escalpeana foram melhores que os do grupo que recebeu apenas acupuntura escalpeana (95%, em vez de 67%). Melhores resultados foram também obtidos quando as agulhas foram estimuladas eletricamente (93%, em vez de 75%).

Os principais pontos utilizados nos braços foram IG-15 (*Jianyu*), IG-11 (*Quchi*), TA-5 (*Waiguan*) e IG-4 (*Hegu*).

Os principais pontos utilizados nas pernas foram VB-30 (*Huantiao*), E-32 (*Futu*), E-36 (*Zusanli*) e E-41 (*Jiexi*).

Tabela 43.4 – Estudo de 94 casos de acidentes vasculares cerebrais tratados com acupuntura

	Resultados terapêuticos			
	Curado	*Melhora acentuada*	*Alguma melhora*	*Nenhum resultado*
Trombose cerebral	5 (6,8%)	25 (34,2%)	30 (41%)	13 (17,8%)
Hemorragia cerebral	1 (8,3%)	3 (25%)	5 (41,6%)	3 (25%)
Embolia cerebral	0	4 (44,4%)	3 (33,3%)	2 (22,2%)
Total	6 (6,4%)	32 (34%)	38 (40,4%)	18 (19,1%)

Chinese Acupuncture and Moxibustion (Zhong Guo Zhen Jiu), v. 2, n. 5, 1982, p. 11.

Chinese Acupuncture and Moxibustion (Zhong Guo Zhen Jiu), v. 4, n. 2; 1984, p. 9

"Clinical Observation on the Treatment of 258 Cases of Wind-stroke and its Sequelae with Acupuncture" de Ma Rui Lin et al.

Os autores desse estudo trataram 258 pacientes que tinham sofrido Golpe de Vento; os pacientes foram tratados na fase aguda e na fase de sequelas.

Os pontos utilizados na fase aguda, tipo grave, foram: DU-26 (*Renzhong*), pontos *Shixuan* da mão, PC-6 (*Neiguan*), IG-4 (*Hegu*), PC-8 (*Laogong*), ID-3 (*Houxi*), F-3 (*Taichong*) com método de sedação. As agulhas foram retidas durante 20 a 30min.

Os pontos utilizados para a fase de sequelas foram os seguintes:

- Afasia ou fala inarticulada: DU-16 (*Fengfu*), VB-20 (*Fengchi*), REN-23 (*Lianquan*), REN-22 (*Tiantu*), P-11 (*Shaoshang*), IG-1 (*Shangyang*), BP-6 (*Sanyinjiao*), R-3 (*Taixi*), *Jinjin* e *Yuye* (pontos extras), no lado inferior da língua.
- Desvio da comissura labial e do olho: VB-14 (*Yangbai*), E-2 (*Sibai*), E-6 (*Jiache*), E-4 (*Dicang*), IG-4 (*Hegu*), DU-26 (*Renzhong*).
- Hemiplegia: IG-15 (*Jianyu*), IG-16 (*Jugu*), ID-9 (*Jianzhen*), IG-11 (*Quchi*), IG-10 (*Shousanli*), IG-4 (*Hegu*), IG-3 (*Sanjian*), TA-5 (*Waiguan*), ID-3 (*Houxi*), BP-1 (*Yinbai*), F-3 (*Taichong*), BP-6 (*Sanyinjiao*), *Juegu*, B-60 (*Kunlun*), VB-34 (*Yanglingquan*), E-36 (*Zusanli*), VB-31 (*Fengshi*), VB-30 (*Huantiao*), B-23 (*Shenshu*), B-32 (*Ciliao*). As agulhas foram retidas durante 20min.

Os resultados estão resumidos na Tabela 43.5, que mostra claramente como são obtidos resultados melhores se o paciente é tratado no primeiro mês de início.

Journal of the Nanjing University of Traditional Chinese Medicine (Nanjing Zhong Yi Yao Da Xue Xue Bao), v. 12, n. 6, 1996, p. 39

"The Treatment of 16 Cases of Aphasia Following Wind-stroke with Acupuncture" de Gan Jun Xue

O autor desse estudo tratou com acupuntura 16 pacientes portadores de afasia resultante de Golpe de Vento. Os pacientes receberam tratamento por acupuntura provido de três aspectos, consistindo de acupuntura somática, acupuntura escalpeana e "acupuntura da língua" (isto é, sangramento dos dois pontos extras nas veias da face inferior da língua, ver a seguir).

O grupo de pacientes (n = 16) e grupo-controle (n = 15) incluíam 21 homens e 10 mulheres, variando em idade de 39 a 79 anos, com média de idade de 58 anos.

Os pontos utilizados foram os seguintes:

- Acupuntura somática: REN-23 (*Lianquan*); *Zengyin* (ponto extra), "som crescente", 0,5*cun* lateral e

inferior a E-9 (*Renying*); DU-15 (*Yamen*); VB-20 (*Fengchi*); C-5 (*Tongli*); R-6 (*Zhaohai*); PC-6 (*Neiguan*); E-40 (*Fenglong*); R-3 (*Taixi*).
- Acupuntura escalpeana: área da fala.
- Acupuntura da língua: pontos extras *Jinjin* e *Yuye* (nas veias no lado inferior da língua).

O grupo-controle recebeu apenas ortofonia. Os resultados são resumidos na Tabela 43.6.

Chinese Acupuncture and Moxibustion (Zhong Guo Zhen Jiu), v. 18, n. 12, 1998, p. 719

"Clinical Observation of 75 Cases of Cerebral Haemorrhage Treated by Clearing, Lowering and Regulating the Governing Vessel with Penetration Needling" de Xing Qing Chun e Zhang Shu Wen

Os autores desse estudo trataram 75 pacientes portadores de hemorragia cerebral aguda com acupuntura, especificamente com "inserção de penetração", isto é, inserção da agulha em dois pontos com agulha inserida para conectar dois pontos oblíqua ou horizontalmente. Os resultados neste grupo foram comparados com os do grupo-controle, que recebeu acupuntura normal. Em outras palavras, o estudo teve a intenção de ver se a inserção da agulha de penetração faz alguma diferença nos resultados clínicos.

Nos dois grupos, havia 92 homens e 58 mulheres, variando em idade de 28 a 82 anos, com quase metade dos pacientes com idade entre 50 e 60 anos. A duração da doença era:

- *Com 24h*: 58.
- *Entre 1 e 2 dias*: 33.
- *Entre 3 e 4 dias*: 31.
- *Mais de 4 dias*: 28.

Os pontos utilizados no grupo de tratamento foram: DU-26 (*Renzhong*); B-1 (*Jingming*); F-3 (*Taichong*), inserido profundamente em direção a R-1 (*Yongquan*); ID-3 (*Houxi*), inserido em direção a PC-8 (*Laogong*); BP-6 (*Sanyinjiao*), inserido em direção a VB-39 (*Xuanzhong*).

Outros pontos de acordo com sintomas foram:

- Inconsciência: DU-20 (*Baihui*).
- Afasia: REN-23 (*Lianquan*), DU-15 (*Yamen*).
- Hemiplegia de membros superiores: IG-15 (*Jianyu*), IG-11 (*Quchi*), PC-6 (*Neiguan*).
- Hemiplegia de membros inferiores: VB-30 (*Huantiao*), VB-34 (*Yanglingquan*), B-60 (*Kunlun*).

Os pacientes no grupo-controle foram tratados da seguinte maneira:

- Acometimento de Órgãos Internos, tipo fechado: pontos *Shixuan* das mãos, DU-26 (*Renzhong*), IG-4 (*Hegu*), F-3 (*Taichong*), DU-15 (*Yamen*), REN-23 (*Lianquan*), C-5 (*Tongli*), E-40 (*Fenglong*), E-7 (*Xiaguan*), E-6 (*Jiache*).

Golpe de Vento **997**

Tabela 43.5 – Estudo de 258 casos de acidente vascular cerebral tratados com acupuntura

	Dentro de 1 mês	Entre 1 e 6 meses	Entre 7 e 12 meses	Acima de 1 ano	Total	Porcentagem de resultados positivos
Curado	80	28	0	1	109	42,2
Melhora acentuada	8	43	17	5	73	28,4
Alguma melhora	14	19	19	16	68	26,4
Nenhum resultado	0	0	5	3	8	3,1
Total	*102*	*90*	*41*	*25*	*258*	
Resultados positivos (%)	100	100	87	88	96	

Ma Rui Lin et al Chinese Acupuncture and Moxibustion (Zhong Guo Zhen Jiu), v. 4, n. 2, 1984, p. 9.

Tabela 43.6 – Estudo de 16 pacientes com afasia seguindo Golpe de Vento

	Total	Curado	Melhora acentuada	Alguma melhora	Nenhum resultado
Grupo-controle	15	1 (6,7%)	3 (20%)	5 (33,3%)	6 (40%)
Grupo de tratamento	16	6 (37,5%)	3 (18,75%)	6 (37,5%)	1 (6,25%)

Gan Jun Xue, Journal of the Nanjing University of Traditional Chinese Medicine (Nanjing Zhong Yi Yao Da Xue Xue Bao), v. 12, n. 6, 1996, p. 39.

Tabela 43.7 – Tratamento de 75 pacientes com hemorragia cerebral

	Total	Curado	Melhora acentuada	Alguma melhora	Nenhum resultado	Mortes
Grupo de tratamento	75	37 (49,3%)	21 (28%)	4 (5,3%)	3 (4%)	10 (13,3%)
Grupo-controle	75	14 (18,6%)	13 (17,3 %)	12 (16%)	15 (20%)	21 (28%)

Xing Qing Chun e Zhang Shu Wen, Chinese Acupuncture and Moxibustion (Zhong Guo Zhen Jiu), v. 18, n. 12, 1998, p. 719.

- Acometimento de Órgãos Internos, tipo aberto: REN-8 (*Shenque*), REN-4 (*Guanyuan*), DU-26 (*Renzhong*).
- Hemiplegia de membros superiores: C-1 (*Jiquan*), IG-15 (*Jianyu*), IG-11 (*Quchi*), IG-10 (*Shousanli*), TA-5 (*Waiguan*), IG-4 (*Hegu*).
- Hemiplegia de membros inferiores: VB-30 (*Huantiao*), VB-34 (*Yanglingquan*), E-36 (*Zusanli*), B-40 (*Weizhong*), VB-39 (*Xuanzhong*), BP-6 (*Sanyinjiao*), VB-40 (*Qiuxu*), F-3 (*Taichong*).
- Afasia: DU-15 (*Yamen*), REN-23 (*Lianquan*), C-5 (*Tongli*). Os resultados estão resumidos na Tabela 43.7.

Chinese Acupuncture and Moxibustion (Zhong Guo Zhen Jiu), *v. 19, n. 10, 1999, p. 635*

"The Use of Head Acupuncture in the Treatment of Wind-stroke" *de Zhou Jian Wei e Xiao Ming*

Os autores tratam Golpe de Vento principalmente com "pontos na cabeça", os quais que incluem pontos dos canais regulares na cabeça e acupuntura escalpeana.

Os pontos da cabeça foram: DU-20 (*Baihui*), VB-7 (*Qubin*), DU-15 (*Yamen*), pontos extras *Sishencong*, VB-20 (*Fengchi*), DU-16 (*Fengfu*), VB-18 (*Chengling*).

A acupuntura escalpeana foi principalmente baseada na utilização das áreas motora e sensória, como também da área da fala no caso de afasia.

Journal of Chinese Medicine (Zhong Yi Za Zhi), *v. 32, n. 11, 1991, p. 34*

"Clinical Observation on the Use of Bu Shen Yi Nao Tang to Treat Diminished Mental Capacity Following Wind-stroke" *de Yuan Ying Jian*

O Dr. Yuan pesquisou a utilização de ervas chinesas para tratar a capacidade mental diminuída que segue o Golpe de Vento nos idosos. Tratou pacientes portadores de perda de orientação, perda de memória e diminuição da capacidade mental após Golpe de Vento. Selecionou um grupo de 20 pacientes, dos quais 18 eram homens e 2 eram mulheres, com idade variando entre 49 a 75 anos e média de idade de 62 anos.

O Dr. Yuan utilizou sua própria fórmula, denominada *Bu Shen Yi Nao Tang* (Decocção para Tonificar o Rim e Beneficiar o Cérebro), contendo:

- *Shou Wu* (*Radix Polygoni multiflori preparata*).
- *Shan Zhu Yu* (*Fructus Corni*).
- *Shan Yao* (*Rhizoma Dioscoreae*).
- *Gou Qi Zi* (*Fructus Lycii chinensis*).
- *Tu Si Zi* (*Semen Cuscutae*).
- *Chi Shao* (*Radix Paeoniae rubra*).
- *Dan Shen* (*Radix Salviae miltiorrhizae*).
- *Shi Chang Pu* (*Rhizoma Acori tatarinowii*).
- *Yuan Zhi* (*Radix Polygalae*).
- *Yu Jin* (*Radix Curcumae*).

Golpe de Vento

O princípio de tratamento adotado foi tonificar Rim, resolver Fleuma, abrir orifícios da Mente, revigorar Sangue. Os resultados foram os seguintes:

- *Melhora acentuada*: 13 (65%).
- *Melhora*: 6 (30%).
- *Nenhum resultado*: 1 (5%).

É interessante notar o princípio de tratamento adotado, isto é, não apenas tonificar Rim para fortalecer Cérebro, mas também resolver Fleuma e revigorar Sangue. Este princípio de tratamento segue o princípio geral de que os idosos não sofrem exclusivamente de deficiência de Rim, mas também de fatores patogênicos e especialmente de Fleuma e estagnação de Sangue. Fleuma obstrui os orifícios de Mente e desempenha um papel importante na capacidade mental diminuída após Golpe de Vento. Revigorar o Sangue também ajudará a função cerebral, por estimular a circulação de sangue nos vasos sanguíneos do cérebro.

Journal of Chinese Medicine (Zhong Yi Za Zhi), *v. 34, n. 8, 1993, p. 460*

"Dr Ding Gan Ren's Method for Treating Wind-stroke" *de Zhi Yan Guang*

O Dr. Zhi informa a experiência do veterano Dr. Ding Gan Ren no tratamento de vítimas de Golpe de Vento. O Dr. Ding lista 14 métodos de tratamento para Golpe de Vento:

- Nutrir *Yin*.
- Extinguir Vento (interno).
- Expelir Vento (externo) (dos canais).
- Abrir orifícios.
- Resolver Fleuma.
- Iluminar a consciência (*Shi Jue Ming* [*Concha Haliotidis*], *Yuan Zhi* [*Radix Polygalae*], *Zhu Li* [*Succus Bambusae*], *Tian Zhu Huang* [*Concretio Silicea Bambusae*], *Shi Chang Pu* [*Rhizoma Acori tatarinowii*], *Ju Hua* [*Flos Chrysanthemi*]).
- Tonificar *Yang* Original (*Ren Shen* [*Radix Ginseng*], *Fu Zi* [*Radix Aconiti lateralis preparata*]).
- Ajudar *Yang* (*Fu Zi* [*Radix Aconiti lateralis preparata*], *Gui Zhi* [*Ramulus Cinnamomi cassiae*], *Huang Qi* [*Radix Astragali*], *Bai Zhu* [*Rhizoma Atractylodis Macrocephalae*], *Lu Rong* [*Cornu Cervi pantotrichum*]).
- Dominar *Yang*.
- Remover obstruções dos canais.
- Tonificar *Qi*.
- Remover as obstruções dos canais de Conexão (*Luo*) (*Gui Zhi* [*Ramulus Cinnamomi cassiae*], *Chuan Xiong* [*Rhizoma Chuanxiong*], *Dang Gui* [*Radix Angelicae sinensis*], *Chuan Niu Xi* [*Radix Cyathulae*], *Sang Zhi* [*Ramulus Mori*], *Qin Jiao* [*Radix Gentianae macrophyllae*], *Zhi Shi* [*Fructus Aurantii immaturus*]).
- Nutrir Sangue.
- Dominar *Qi* rebelde.

Acometimento dos Órgãos Internos

TIPO FECHADO   Nutrir *Yin*, extinguir Vento, abrir orifícios, resolver Fleuma.

- *Mai Men Dong* (*Radix Ophiopogonis*).
- *Sheng Di Huang* (*Radix Rehmanniae*).
- *Xuan Shen* (*Radix Scrophulariae*).
- *Ling Yang Jiao* (*Cornu Saigae tataricae*).
- *Ban Xia* (*Rhizoma Pinelliae preparatum*).
- *Chuan Bei Mu* (*Bulbus Fritillariae cirrhosae*).
- *Tian Zhu Huang* (*Concretio Silicea Bambusae*).
- *Tian Ma* (*Rhizoma Gastrodiae*).
- *Dan Nan Xing* (*Rhizoma Arisaematis preparatum*).
- *Zhu Ru* (*Caulis Bambusae em Taeniam*).
- *Zhu Li* (*Succus Bambusae*).
- *Sheng Jiang* (*Rhizoma Zingiberis recens*).
- *Shi Hu* (*Herba Dendrobii*).
- *Mu Li* (*Concha Ostreae*).
- *Yuan Zhi* (*Radix Polygalae*).
- *Shi Chang Pu* (*Rhizoma Acori tatarinowii*).
- *Gua Lou* (*Fructus Trichosanthis*).
- *Gou Teng* (*Ramulus cum Uncis Uncariae*).
- *Xi Yang Shen* (*Radix Panacis quinquefolii*).
- *Hei Zhi Ma* (*Semen Sesami negrum*).

TIPO ABERTO   Tonificar *Yang* Original, consolidar o *Qi* para interromper o colapso, resolver Fleuma.

- *Ren Shen* (*Radix Ginseng*).
- *Fu Zi* (*Radix Aconiti lateralis preparata*).
- *Zhu Li* (*Succus Bambusae*).
- *Sheng Jiang* (*Rhizoma Zingiberis recens*).

Acometimento dos Canais

Tonificar *Qi*, expelir Vento, remover obstruções dos Canais de Conexão, resolver Fleuma.

- *Huang Qi* (*Radix Astragali*).
- *Fang Feng* (*Radix Saposhnikoviae*).
- *Bai Zhu* (*Rhizoma Atractylodis macrocephalae*).
- *Dang Gui* (*Radix Angelicae sinensis*).
- *Chuan Xiong* (*Rhizoma Chuanxiong*).
- *Qin Jiao* (*Radix Gentianae macrophyllae*).
- *Zhu Li* (*Succus Bambusae*).
- *Ban Xia* (*Rhizoma Pinelliae preparatum*).
- *Zhi Shi* (*Fructus Aurantii immaturus*).
- *Zhu Ru* (*Caulis Bambusae in Taeniam*).
- *Jiang Can* (*Bombyx batryticatus*).
- *Dan Nan Xing* (*Rhizoma Arisaematis preparatum*).
- *Sang Zhi* (*Ramulus Mori*).

Hemiplegia

Tonificar *Qi*, nutrir Sangue, resolver Fleuma, remover obstruções dos canais de Conexão.

- *Dang Shen* (*Radix Codonopsis*).
- *Huang Qi* (*Radix Astragali*).
- *Bai Zhu* (*Rhizoma Atractylodis macrocephalae*).
- *Zhi Gan Cao* (*Radix Glycyrrhizae uralensis preparata*).
- *Fu Zi* (*Radix Aconiti lateralis preparata*).

- *Gui Zhi (Ramulus Cinnamomi cassiae).*
- *Dang Gui (Radix Angelicae sinensis).*
- *Bai Shao (Radix Paeoniae alba).*
- *Chuan Xiong (Rhizoma Chuanxiong).*
- *Huai Niu Xi (Radix Achyranthis bidentatae).*
- *Du Zhong (Cortex Eucommiae ulmoidis).*
- *Sang Zhi (Ramulus Mori).*

Journal of Chinese Medicine (Zhong Yi Za Zhi), *v. 36, n. 6, 1995, p. 372*

"Treating Blood in Patients with Wind-stroke" *de Ke Xin Qiao*

O Dr. Ke discute o método de "tratar Sangue" nos pacientes acometidos por Golpe de Vento. "Tratar Sangue" inclui quatro métodos de tratamento separados:

- Atrair o Sangue para baixo.
- Refrescar o Sangue.
- Revigorar o Sangue.
- Tonificar *Qi* e nutrir o Sangue.

Atrair o Sangue para Baixo

Este método é utilizado quando há *Qi* rebelde, o qual atrai o Sangue para cima; esta condição manifesta-se com tontura, tinido, dor de cabeça e hipertensão. O *Qi* rebelde leva o Sangue para cima consigo.

O método de tratamento consiste em nutrir *Yin*, dominar *Yang*, dominar *Qi* rebelde e atrair o Sangue para baixo. A fórmula utilizada é *Zhen Gan Xi Feng Tang* (Decocção para Pacificar o Fígado e Extinguir o Vento), na qual *Huai Niu Xi* tem a função de atrair o Sangue para baixo. O Dr. Ke comenta que se pode gastar 100g de *Huai Niu Xi* para atrair o Sangue para baixo.

Refrescar o Sangue

Esse método é utilizado quando há Calor no Sangue manifestando-se com sensação de calor, hipertensão, tontura, face vermelha e língua Vermelha. O método de tratamento adotado é dominar *Yang*, extinguir Vento, refrescar Sangue, atrair o Sangue para baixo, resolver Fleuma e abrir orifícios.

As ervas utilizadas incluem *Sheng Di Huang (Radix Rehmanniae)*, *Shui Niu Jiao (Cornu Bubali)*, *Da Huang (Radix et Rhizoma Rhei)*, *Shi Gao (Gypsum fibrosun)*, *Mu Dan Pi (Cortex Moutan)*.

Revigorar o Sangue

Esse método é utilizado quando há estagnação de Sangue, a qual se manifesta com rigidez dos membros e língua Púrpura. As fórmulas utilizadas incluem *Tao Hong Si Wu Tang* (Decocção de *Persica-Carthamus* das Quatro Substâncias) ou *Tong Qiao Huo Xue Tang* (Decocção para Abrir os Orifícios e Revigorar Sangue).

Deve-se observar que, além de mencionar as ervas habituais que revigoram o Sangue, neste contexto, ele menciona também *Wu Gong (Scolopendra)*, *Di Long (Pheretima)*, *Quan Xie (Scorpio)*.

Tonificar o Qi e Nutrir o Sangue

Esse método é utilizado durante a fase de sequelas do Golpe de Vento, especialmente quando houver hemiplegia. Observe que, além de mencionar as ervas habituais que tonificam *Qi* e nutrem Sangue, o Dr. Ke também menciona neste contexto ervas como *Dan Shen (Radix Salviae miltiorrhizae)*, *San Qi (Radix Notoginseng)* e *Ji Xue Teng (Caulis Spatholobi)* que simultaneamente nutrem e revigoram Sangue.

Journal of Chinese Medicine (Zhong Yi Za Zhi), *v. 34, n. 10, 1993, p. 607*

"Clinical Observation on 124 Cases of Wind-stroke (Attack of Internal Organs)" *de Han Chen Zi* et al.

Os autores deste estudo trataram 124 pacientes acometidos por Golpe de Vento com ervas e acupuntura. O Golpe de Vento era do tipo acometimento dos Órgãos Internos, fechado ou aberto. Oitenta e dois pacientes foram designados para o grupo de medicina chinesa e tratados com ervas e acupuntura; 42 formaram um grupo-controle, o qual recebeu medicamento ocidental.

Quatro padrões principais foram identificados:

- Vento e Fogo obscurecendo os orifícios desobstruídos da Mente.
- Fleuma-Umidade obstruindo a Mente.
- Fleuma-Calor obstruindo os orifícios do Coração.
- Colapso do *Qi* Original, Coração-Mente disperso.

Os três primeiros deram origem ao tipo fechado (punhos cerrados, olhos abertos e mandíbula cerrada), ao passo que o quarto deu origem ao tipo Aberto (palmas abertas, olhos fechados, boca aberta).

As fórmulas utilizadas para cada padrão foram as seguintes:

- Vento e Fogo obscurecendo os claros orifícios da Mente:
  - *Dang Sui (Radix Angelicae sinensis)*: 10g.
  - *Shi Chang Pu (Rhizoma Acori tatarinowii)*: 10g.
  - *Yu Jin (Radix Curcumae)*: 10g.
  - *Da Huang (Radix et Rhizoma Rhei)*: 10g.
  - *Hong Hua (Flos Carthami tinctorii)*: 12g.
  - *Long Dan Cao (Radix Gentianae)*: 12g.
  - *Shan Zhi Zi (Fructus Gardeniae)*: 12g.
  - *Huang Lian (Rhizoma Coptidis)*: 12g.
  - *Huang Bo (Cortex Phellodendri)*: 12g.
  - *Chi Shao (Radix Paeoniae rubra)*: 15g.
  - *Shui Niu Jiao (Cornu Bubali)*: 6g.

Após o paciente recuperar a consciência, prescrever 30g de *Xuan Shen (Radix Scrophulariae)*, 24g de *Mai Men Dong (Radix Ophiopogonis)* e 20g de *Sheng Di Huang (Radix Rehmanniae)*.

- Fleuma-Umidade obstruindo a Mente:
  - *Ban Xia (Rhizoma Pinelliae preparatum)*: 15g.

1000 Golpe de Vento

Tabela 43.8 – Tratamento de 124 pacientes com Golpe de Vento, acometimento dos Órgãos Internos

	Número	Cura	Melhora acentuada	Alguma melhora	Nenhum resultado
Grupo de tratamento	82	6 (7,3%)	10 (12,2%)	55 (67,1%)	0
Grupo-controle	42	0	1 (2,4%)	17 (40,5%)	7 (16,6%)

Han Chen Zi et al. *Journal of Chinese Medicine* (*Zhong Yi Za Zhi*), v. 34, n. 10, 1993, p. 607.

Tabela 43.9 – Tratamento de 101 pacientes com paralisia facial seguindo Golpe de Vento

	Número	Cura	Melhora acentuada	Alguma melhora	Nenhum resultado
Grupo de tratamento	101	36 (35,6%)	54 (53,5%)	7 (6,9%)	4 (4%)
Grupo-controle	38	6 (15,8%)	11 (29%)	13 (34,2%)	8 (21%)

Liang Chen, *Journal of Chinese Medicine* (*Zhong Yi Za Zhi*), v. 33, n. 5, 1992, p. 28.

- *Huang Qi* (*Radix Astragali*): 15g.
- *Zhi Shi* (*Fructus Aurantii immaturus*): 10g.
- *Dan Nan Xing* (*Rhizoma Arisaematis preparatum*): 10g.
- *Fu Ling* (*Poria*): 10g.
- *Ren Shen* (*Radix Ginseng*): 10g.
- *Dang Gui* (*Radix Angelicae sinensis*): 10g.
- *Chi Shao* (*Radix Paeoniae rubra*): 10g.
- *Dan Shen* (*Radix Salviae miltiorrhizae*): 10g.
- *Shi Chang Pu* (*Rhizoma Acori tatarinowii*): 6g.
- *Zhu Ru* (*Caulis Bambusae in Taeniam*): 6g.
- *Gan Cao* (*Radix Glycyrrhizae uralensis*): 6g.
- *Fu Zi* (*Radix Aconiti lateralis preparata*): 4g.
- *Sheng Jiang* (*Rhizoma Zingiberis recens*): 3g.
- *Da Zao* (*Fructus Jujubae*): 7 tâmaras.
- *Zhu Li* (*Succus Bambusae*): 20mL.

- Fleuma-Calor obstruindo os orifícios do Coração:

Utilizar a fórmula *An Ying Niu Huang Wan* (Pílula de *Calculus Bovis* para Acalmar o [Nível do] *Qi* Nutritivo) mais 10g de *Da Huang* (*Radix et Rhizoma Rhei*).

- Colapso do *Qi* Original, Coração-Mente disperso
  Utilizar variações de *Shen Fu Tang* (Decocção de *Ginseng-Aconitum*) mais *Sheng Mai San* (Pó para Gerar o Pulso).
  - *Huang Qi* (*Radix Astragali*): 24g.
  - *Ren Shen* (*Radix Ginseng*): 20g.
  - *Fu Zi* (*Radix Aconiti lateralis preparata*): 12g.
  - *Mai Men Dong* (*Radix Ophiopogonis*): 30g.
  - *Dang Gui* (*Radix Angelicae sinensis*): 10g.
  - *Chuan Xiong* (*Rhizoma Chuanxiong*): 10g.
  - *Hong Hua* (*Flos Carthami tinctorii*): 10g.
  - *Long Gu* (*Mastodi Ossis fossilia*): 60g.
  - *Mu Li* (*Concha Ostreae*): 60g.

A acupuntura foi também determinada, diferenciando entre tipos fechado e aberto de Golpe de Vento.

- Tipo fechado: ponto *Shixuan* da mão (sangramento), DU-26 (*Renzhong*), F-3 (*Taichong*), E-40 (*Fenglong*), PC-8 (*Laogong*).
- Tipo aberto: DU-4 (*Mingmen*) com moxabustão de forma vigorosa, REN-4 (Guanyuan), REN-8 (*Shenque*), C-6 (*Yinxi*).

Os resultados estão resumidos na Tabela 43.8.

Journal of Chinese Medicine (Zhong Yi Za Zhi*), v. 33, n. 5, 1992, p. 28*

"The Treatment of 101 Cases of Facial Paralysis Following Wind-stroke with the Points Shengen" *de Liang Chen*

O Dr. Liang tratou 101 casos de paralisia facial seguindo Golpe de Vento com o ponto extra *Shengen*. Este ponto está situado no canal do Fígado, no pé, meio caminho entre F-2 (*Xingjian*) e F-3 (*Taichong*). Havia 60 homens e 41 mulheres, com idade variando de 22 a 76 anos e média de idade de 55 anos.

O ponto extra *Shengen* foi inserido oblíqua e profundamente com agulha de dimensão 28 na direção do ponto R-1 (*Yongquan*). O autor usou outros pontos: BP-6 (*Sanyinjiao*), BP-9 (*Yinlingquan*), P-10 (*Yuji*), PC-6 (*Neiguan*) e P-5 (*Chize*) ou C-3 (*Shaohai*).

Os outros pontos também foram inseridos profundamente com a seguinte inserção de penetração:

- BP-6, na direção do maléolo interno.
- BP-9, na direção de VB-34 (*Yanglingquan*).
- P-10, na direção de Pc-8 (*Laogong*).
- PC-6, na direção de TA-5 (*Waiguan*).
- P-5, em volta, na direção de IG-11 (*Quchi*) e C-3 (*Shaohai*).

Na face, usou E-4 (*Dicang*) na direção de E-6 (*Jiache*). Havia um grupo-controle de 38 pacientes que receberam fisioterapia e foram assistidos no departamento de neurologia do hospital.

Os resultados são resumidos na Tabela 43.9.

Notas Finais

1. Zhu Dan Xi 1481 Dan Xi Xin Fa [The Essential Methods of Dan Xi], citado no Zhong Bo Yu 1986 Zhong Yi Nei Ke Xue 中医内科学 [Internal Medicine in Chinese Medicine]. Shanghai Science Publishing House, Shanghai, p. 213.
2. Yau Ps (ed) 1975 Scalp-Needling Therapy. Medicine and Health Publishing, Hong Kong.

978-85-7241-817-1

Capítulo 44

Síndrome Atrófica

CONTEÚDO DO CAPÍTULO

Síndrome Atrófica *1001*

Etiologia *1001*

Vento-Calor Proveniente de Doença do Calor *1002*

Umidade Externa *1002*

Dieta Irregular *1002*

Atividade Sexual Excessiva e Sobrecarga de Trabalho *1002*

Traumas *1002*

Choque *1002*

Patologia *1002*

Identificação de Padrões e Tratamento *1004*

Calor no Pulmão Prejudicando os Fluidos *Yin* *1005*

Invasão de Umidade-Calor *1006*

Invasão de Umidade-Frio *1007*

Deficiência do Estômago e do Baço *1007*

Colapso do Baço e do Coração *1008*

Deficiência do *Yin* do Fígado e do Rim *1009*

Estagnação de Sangue nos Canais *1009*

Literatura Chinesa Moderna *1010*

Prognóstico e Diferenciação Ocidental *1012*

Poliomielite *1013*

Miastenia Grave *1013*

Doença Neuromotora *1013*

Esclerose Múltipla *1013*

Distrofia Muscular *1013*

- Calor no Pulmão prejudicando os fluidos *Yin*
- Invasão de Umidade-Calor
- Invasão de Umidade-Frio
- Deficiência do Estômago e do Baço
- Colapso do Baço e do Coração
- Deficiência do *Yin* do Fígado e do Rim
- Estagnação de Sangue nos canais

Síndrome Atrófica

A primeira discussão acerca de Síndrome Atrófica aparece no capítulo 44 das *Questões Simples*. Neste capítulo, ela é chamada de *Wei Bi* [萎闭]. O termo chinês *Wei* significa "murcho" e, na medicina chinesa, o quadro refere-se a uma condição caracterizada por "músculos e tendões murchos, proveniente de falta de nutrição dos canais". O termo *Bi* (caractere diferente do "*Bi*" de "Síndrome *Bi*") sugere inabilidade ao andar, pois o pé não pode ser levantado corretamente.

Dessa maneira, a Síndrome Atrófica consiste em um quadro caracterizado por fraqueza dos quatro membros, gerando atrofia progressiva, estado flácido de músculos e tendões, incapacidade de andar corretamente e eventualmente paralisia. Esse enfraquecimento geralmente ocorre sem dor. Esclerose múltipla e paralisia após acometimento de poliomielite são exemplos de Síndrome Atrófica.

A discussão da Síndrome Atrófica será administrada de acordo com os seguintes tópicos:

- Etiologia.
- Patologia.
- Identificação de padrões e tratamento.
- Literatura chinesa moderna.
- Prognóstico e diferenciação ocidental.

978-85-7241-817-1

Etiologia

O *Questões Simples*, no capítulo 44, descreve cinco tipos de Síndrome Atrófica, uma para cada órgão *Yin* e seu tecido correspondente, isto é, Síndrome Atrófica da pele (Pulmão), dos músculos (Baço), dos vasos sanguíneos (Coração), dos tendões (Fígado) e dos ossos (Rim)[1]. O livro atribui cada uma delas ao Calor secando completamente os fluidos do corpo e gerando secura de pele, músculos, vasos sanguíneos, tendões, e ossos. Embora essa classificação da Síndrome Atrófica não seja normalmente utilizada, ela é ainda significante; por exemplo, nos estágios iniciais, a Síndrome Atrófica é caracterizada por dano em pele e músculos (portanto, em Pulmão e Baço) e, nos estágios avançados, pela deterioração de tendões e ossos (portanto, de Fígado e Rim).

A ideia de Calor secando fluidos corporais e prejudicando músculos e tendões também é importante. A poliomielite se constitui em um exemplo, pois a paralisia surge após o estágio febril, quando o Calor seca completamente os fluidos, gerando má nutrição de músculos, tendões e canais. Deve-se ainda observar que, nos portadores de esclerose múltipla, com frequência, o quadro é agravado por doença febril. Entretanto, nem todo tipo de Síndrome Atrófica é causado por Calor.

O *Questões Simples* descreve também um tipo de Síndrome Atrófica proveniente de invasão de Umidade nos canais *Yang* Brilhante[2]. Este é um tipo muito comum de Síndrome Atrófica.

Os seis principais fatores etiológico são descritos a seguir.

Vento-Calor Proveniente de Doença do Calor

Doença do Calor é decorrente da invasão de Vento-Calor quando o fator patogênico for particularmente virulento e infeccioso. Embora toda doença do Calor seja proveniente de Vento-Calor, nem toda a invasão de Vento-Calor é uma doença do Calor. Tal doença é resultante de fator patogênico infeccioso que penetra pelo nariz e pela boca, sendo particularmente intenso. Sarampo e poliomielite são exemplos de doenças do Calor (ver Cap. 48).

Vento-Calor decorrente de doença do Calor é, então, particularmente forte, invade o corpo rapidamente e tem tendência forte a secar fluidos corporais e *Yin*. Penetra pelo nariz e pela boca e afeta Pulmão e Estômago. Após o estágio inicial, rapidamente transforma-se em Calor interior, queimando *Yin* do Pulmão e do Estômago. A secagem completa dos fluidos gera má nutrição de músculos, tendões e canais e, consequentemente, paralisia. A poliomielite é um exemplo desse processo patológico, pois, de fato, a paralisia aparece após o estágio febril.

Umidade Externa

A Umidade externa é um fator etiológico muito importante e comum, especialmente na Síndrome Atrófica. Essa pode ser uma explicação da causa da incidência de esclerose múltipla ser uma das mais altas no mundo nas Ilhas Britânicas, onde o clima é extremamente úmido.

O capítulo 44 do *Questões Simples* diz[3]:

Quando o ar é muito úmido e o indivíduo possui predisposição à Umidade, o ar úmido irá invadir o corpo e lá se assentar. Se o indivíduo também morar em um lugar úmido, os músculos serão invadidos por Umidade, gerando formigamento e, consequentemente, Síndrome Atrófica.

A Umidade é contraída ao se habitar uma casa úmida ou ao se expor a clima úmido por longos períodos; a Umidade invade músculos e tendões, causando sensação de peso e formigamento e, com o passar do tempo, tornando-os secos e paralisados.

Dieta Irregular

O consumo excessivo de laticínios e alimentos gordurosos ou a alimentação irregular podem prejudicar a função do Baço, gerando formação de Umidade. Se essa Fleuma se assentar nos músculos, cuja tendência é natural, causará formigamento e enfraquecimento progressivo dos músculos.

978-85-7241-817-1

Atividade Sexual Excessiva e Sobrecarga de Trabalho

A atividade sexual excessiva nos homens e o trabalho muito árduo esgotam Rim e Fígado e, consequentemente, enfraquecem ossos e tendões. Quando ossos e tendões ficam destituídos de nutrição pela Essência do Rim e pelo Sangue do Fígado, tornam-se fracos e podem eventualmente gerar Síndrome Atrófica.

Traumas

Os traumas na região da cabeça podem causar estagnação de *Qi* e Sangue na área que controla os nervos motores, gerando formigamento, adormecimento e fraqueza de um membro.

Choque

Os choques emocionais esgotam Coração e Baço. O Baço controla os músculos e o Coração controla os vasos sanguíneos e a circulação. Quando Coração e Baço estão esgotados, os músculos tornam-se fracos e a circulação de Sangue para os membros fica deficiente. Esse quadro pode causar ou contribuir para o desenvolvimento da Síndrome Atrófica. Em minha experiência, frequentemente encontro um choque precedendo o início da esclerose múltipla.

Resumo

Etiologia
- Vento-Calor proveniente de doença do Calor
- Umidade externa
- Dieta irregular
- Atividade sexual excessiva e sobrecarga de trabalho
- Traumas
- Choque

Patologia

Geralmente, Síndrome Atrófica não é causada por fator isolado, porém pelo resultado de uma combinação de fatores, por exemplo, invasão de Umidade externa associada à alimentação irregular e choque. Outro exemplo de combinação de fatores seria a invasão de Umidade externa combinada à atividade sexual excessiva, sobrecarga de trabalho e trauma.

Os padrões principais que aparecem na Síndrome Atrófica são:

- Calor no Pulmão prejudicando os fluidos *Yin* (tipo excesso).

- Invasão de Umidade-Calor (tipo excesso).
- Invasão de Umidade-Frio (tipo excesso).
- Deficiência do Estômago e do Baço (tipo deficiência).
- Colapso do Baço e do Coração (tipo deficiência).
- Deficiência do Fígado e do Rim (tipo deficiência).
- Estagnação de Sangue nos canais (tipo excesso-deficiência).

A patologia da Síndrome Atrófica é caracterizada por excesso nos estágios iniciais e deficiência ou uma combinação de excesso e deficiência nos estágios intermediários e avançados. Dessa maneira, os três primeiros padrões anteriores aparecem geralmente nos estágios iniciais da doença e os demais, nos estágios intermediários. Os padrões de excesso, com o tempo, inevitavelmente transformam-se em padrões de deficiência.

Por exemplo:

- Calor do Pulmão transforma-se em deficiência do Rim e do Fígado.
- Umidade-Calor transforma-se em deficiência do Estômago e do Baço.
- Umidade-Frio transforma-se em deficiência do Estômago e do Baço.

O contrário também é possível, isto é, padrões de deficiência podem dar origem a padrões de excesso. Por exemplo:

- Deficiência do Estômago e do Baço pode gerar Umidade.
- Deficiência do Fígado e do Rim pode gerar estagnação de Sangue.

Os padrões de excesso e deficiência da Síndrome Atrófica são diferenciados na Tabela 44.1.

É muito comum, especialmente nos estágios intermediários e avançados da doença, observar a combinação de padrões de excesso e deficiência, por exemplo:

- Umidade-Calor e deficiência do Estômago e do Baço.
- Umidade-Frio e deficiência do Estômago e do Baço.
- Deficiência do Estômago e do Baço e colapso do Coração e do Baço.
- Deficiência do Estômago e do Baço e deficiência do Rim e do Fígado.
- Deficiência do Rim e do Fígado e Estagnação de Sangue nos canais.

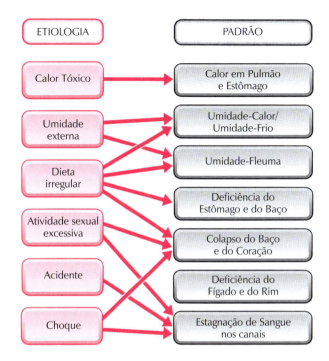

Figura 44.1 – Relação entre fatores etiológicos e padrões na Síndrome Atrófica.

Há uma correspondência entre fatores etiológicos e padrões:

- *Vento-Calor em doença do Calor* causa apenas um padrão, isto é, Calor do Pulmão prejudicando os fluidos *Yin*.
- *Umidade externa* gera Umidade-Calor ou Umidade-Frio.
- *Dieta irregular* causa os padrões de Umidade-Calor, Umidade-Frio e deficiência do Estômago e do Baço.
- *Atividade sexual excessiva e sobrecarga de trabalho* causam os padrões de deficiência do Rim e do Fígado e estagnação de Sangue nos canais.
- *Trauma* causa o padrão de estagnação de Sangue nos canais.
- *Choque* gera padrão de colapso do Coração e do Baço.

As relações entre os fatores etiológicos e os padrões são ilustradas na Figura 44.1.

Tabela 44.1 – Padrões de excesso e deficiência da Síndrome Atrófica

	Excesso	Deficiência
Duração	Curta	Longa
Início	Abrupto, desenvolvimento rápido	Gradual
História	História de invasão de Umidade externa ou de moradia em lugar úmido	Desenvolve-se a partir do tipo excesso em pacientes com constituição fraca
Sintomas principais	Fraqueza dos membros, dificuldade no movimento, ausência de atrofia	Membros fracos, atrofia
Outros sintomas	Formigamento, dor, convulsões (por exemplo, pólio)	Ausência de dor (exceto na estagnação de Sangue nos canais)

1004 Síndrome Atrófica

Tabela 44.2 – Comparação entre Síndrome Atrófica, Síndrome Dolorosa Obstrutiva e Golpe de Vento

	Síndrome atrófica	Síndrome dolorosa obstrutiva	Golpe de vento
Etiologia	Externa e interna	Externa	Desarmonias internas, Vento, Fleuma, Fogo, estagnação
Localização	Músculos, tendões, canais	Nas articulações, mais que nos músculos; dificuldade em flexão e extensão	Hemiplegia, movimento do outro lado livre
Dor	Ausente, exceto nos estágios avançados	Dor local pronunciada nas articulações	Apenas no movimento da articulação do lado afetado

Os sinais e sintomas da Síndrome Atrófica podem conter certas similaridades com os da Síndrome Dolorosa Obstrutiva e do Golpe de Vento. Embora esses três quadros, sob o ponto de vista de medicina ocidental, possuam patologias muito diferentes, na medicina chinesa há semelhanças. Em especial, se consideramos os estágios iniciais e intermediários da Síndrome Atrófica e comparamos seus sintomas aos da Síndrome Dolorosa Obstrutiva e do Golpe de Vento, observamos que três quadros são caracterizados por obstrução de músculos, tendões e canais pelos fatores patogênicos.

Entretanto, há também diferenças entre Síndrome Atrófica, Síndrome Dolorosa Obstrutiva e Golpe de Vento, as quais são resumidas na Tabela 44.2.

Resumo

Patologia
- Calor no Pulmão prejudicando os fluidos *Yin* (tipo excesso)
- Invasão de Umidade-Calor (tipo excesso)
- Invasão de Umidade-Frio (tipo excesso)
- Deficiência do Estômago e do Baço (tipo deficiência)
- Colapso do Baço e do Coração (tipo deficiência)
- Deficiência do *Yin* do Fígado e do Rim (tipo deficiência)
- Estagnação de Sangue nos canais (tipo excesso-deficiência)

Identificação de Padrões e Tratamento

De modo geral, a acupuntura é mais importante que a medicina fitoterápica no tratamento da Síndrome Atrófica, uma vez que proporciona estimulação direta e imediata do *Qi* e do Sangue nos canais. A fitoterapia, entretanto, proporciona um adjuvante útil à terapia. Antes de comentar o tratamento individual dos padrões, discutiremos o tratamento geral dos canais com acupuntura, já que é basicamente o mesmo para todos os padrões, exceto pelas diferenças do método de inserção da agulha utilizado.

O *Questões Simples*, no capítulo 44, sugere predominantemente a utilização dos pontos dos canais *Yang* Brilhante (Estômago e Intestino Grosso).

Os principais pontos que proporcionam a estimulação do *Qi* e do Sangue e a eliminação dos fatores patogênicos dos canais na Síndrome Atrófica são:

- Braço: IG-15 (*Jianyu*), IG-14 (*Binao*), IG-11 (*Quchi*), IG-10 (*Shousanli*), TA-5 (*Waiguan*), IG-4 (*Hegu*) e ID-3 (*Houxi*).

- Perna: VB-30 (*Huantiao*), VB-31 (*Fengshi*), E-31 (*Biguan*), E-32 (*Futu*), VB-34 (*Yanglingquan*), E-36 (*Zusanli*), E-41 (*Jiexi*) e VB-40 (*Qiuxu*).
- Outros pontos: B-32 (*Ciliao*), DU-3 (*Yaoyangguan*), DU-12 (*Shenzhu*), DU-14 (*Dazhui*) e pontos *Huatuojiaji* correspondentes, E-30 (*Qichong*).

Explicação

- IG-15 e IG-14 são pontos locais importantes para remover as obstruções do canal ou para tonificar *Qi* e Sangue no canal. Deve-se obter sensação satisfatória da inserção da agulha, preferivelmente seguindo para baixo, no mínimo, até o cotovelo.
- IG-11 beneficia os tendões.
- IG-10 é um ponto local importante para o antebraço, similar ao IG-15 para o braço. Entretanto, possui também propriedades tônicas gerais um tanto similares (porém, mais fracas) as de E-36 (*Zusanli*).
- TA-5 remove as obstruções dos canais e expele Vento. É utilizado também, portanto, nos estágios avançados, em que há espasmos nos músculos. TA-5 é indiretamente relacionado à Vesícula Biliar (dentro do *Yang* Menor) e, portanto, influencia os tendões.
- IG-4 e ID-3 são pontos locais que produzem efeito na mão e nos dedos. Além disso, ID-3 expele Vento, sendo, portanto, eficaz nos estágios avançados da doença, quando os espasmos da mão podem dificultar a caligrafia e a retenção de objetos.
- VB-30 é um ponto muito importante na tonificação do *Qi* e do Sangue do canal ou na remoção de obstruções. Além disso, possui propriedades tônicas gerais. Deve ser inserido com o paciente deitado sobre o lado oposto, sendo essencial que se obtenha sensação satisfatória de inserção da agulha, propagando-se preferivelmente por toda a extensão até o pé ou, no mínimo, até o joelho.
- VB-31 é um ponto local para estimular *Qi* e Sangue e também beneficiar tendões e expelir Vento.
- E-31 é um ponto importante para tonificar *Qi* e Sangue no canal e, em particular, facilitar o levantamento da perna, procedimento muito importante quando o indivíduo apresenta dificuldade para andar.
- E-32 é um ponto local para tratar canal do Estômago e afeta os vasos sanguíneos.
- VB-34 é utilizado por seu efeito local, bem como por seu efeito geral nos tendões.
- E-36 é provavelmente o ponto mais importante para tonificar o canal e tonificar Estômago e Baço em geral.

- E-41 e VB-40 são utilizados como pontos locais para o pé. Em especial, estes pontos facilitam o levantamento do pé, tão importante quando o pé é caído e arrastado, tornando o andar muito difícil.
- B-32 e DU-3 estimulam a circulação de *Qi* e Sangue para as pernas.
- DU-12, DU-14 e seus pontos *Huatuojiaji* correspondentes podem ser escolhidos para atingir os nervos espinais de acordo com a distribuição de sintomas. Além isso, DU-12 tonifica o *Qi* em geral e DU-14 expele Vento.
- E-30 fortalece o canal do Estômago e promove a circulação de substâncias nutrientes do Estômago para os membros.

O capítulo 44 do *Questões Simples* prescreve o utilização do canal *Yang* Brilhante para tratar Síndrome Atrófica. Diz[4]:

O Yang *Brilhante é o Mar dos cinco órgãos* Yin *e dos seis* Yang*, irriga os tendões originais, que correm ao osso púbico e para cima da coluna vertebral nas costas.*

Dessa maneira, existem várias razões para a escolha dos pontos do canal do Estômago: primeiramente, possuem propriedades tônicas gerais, pois o Estômago é a fonte do *Qi* Pós-natal; em segundo lugar, os canais *Yang* Brilhante são ricos em *Qi* e Sangue; em terceiro lugar, o ponto E-30 também é um ponto de cruzamento com o Vaso Penetrador (*Chong Mai,*) de tal forma que sua tonificação fortalece Estômago e Vaso Penetrador, bem como o denominado "Músculo Ancestral" (*Zong Jin*), que se reúne ao redor do osso púbico e atravessa o ponto E-30, dirigindo-se até a coluna.

De fato, o *Questões Simples* segue dizendo[5]:

O Vaso Penetrador é o Mar dos Doze Canais, irriga os rios e os vales [isto é, canais e músculos] *e se encontra com o* Yang *Brilhante no Músculo Ancestral; os canais* Yin *e* Yang *aí se encontram e convergem no E-30, que se localiza no* Yang *Brilhante. O Vaso da Cintura [Dai Mai] e o Vaso Governador [Du Mai] também convergem nesse ponto. Portanto, quando o* Yang *Brilhante é deficiente, os Músculos Ancestrais ficam enfraquecidos, o Vaso de Cintura não firma, o que resulta em Síndrome Atrófica.*

Resumindo, a tonificação do ponto E-30 promoverá a circulação de substâncias nutrientes do Estômago descendentemente para as pernas e ascendentemente para tendões e ligamentos ao longo da coluna vertebral.

Todos os pontos anteriormente descritos podem ser utilizados de acordo com sintomas em qualquer tipo de Síndrome Atrófica, independentemente do padrão. Obviamente, a escolha de outros pontos e prescrições fitoterápicas depende do padrão envolvido.

Os padrões discutidos são:

- Calor no Pulmão prejudicando os fluidos *Yin*.
- Invasão de Umidade-Calor.
- Invasão de Umidade-Frio.
- Deficiência do Estômago e do Baço.

- Colapso do Baço e do Coração.
- Deficiência do *Yin* do Fígado e do Rim.
- Estagnação de Sangue nos canais.

Calor no Pulmão Prejudicando os Fluidos Yin

Manifestações Clínicas

Febre, fraqueza e flacidez dos membros seguindo desaparecimento da febre, pele seca, inquietação mental, sede, tosse, garganta seca, urina escassa e escura, fezes secas.

Língua: Vermelha, sem revestimento.
Pulso: Fino e Rápido.

São manifestações de Calor do Pulmão prejudicando o *Yin* após invasão de Vento-Calor durante doença do Calor. A poliomielite seria um exemplo típico; porém, na infância, a fraqueza muscular e o prejuízo do movimento podem também ocorrer após outras doenças febris infecciosas.

Princípio de Tratamento

Eliminar Calor, refrescar Sangue e nutrir *Yin* do Pulmão e do Estômago.

Acupuntura

Pontos

DU-14 (*Dazhui*), B-13 (*Feishu*), P-1 (*Zhongfu*), P-5 (*Chize*), E-44 (*Neiting*), E-36 (*Zusanli*), BP-6 (Sanyinjiao) e R-3 (*Taixi*). Utilizar método de sedação em todos os pontos, exceto nos últimos três pontos, os quais devem ser tonificados. Não utilizar moxa. Trata-se de um quadro agudo e, portanto, o tratamento deverá ser dado diariamente.

EXPLICAÇÃO
- DU-14 elimina Calor.
- B-13, P-1 e P-5 eliminam Calor do Pulmão.
- E-44 elimina Calor do Estômago.
- E-36, BP-6 e R-3 nutrem *Yin* e promovem fluidos.

Fitoterapia

Prescrição

QING ZAO JIU FEI TANG – Decocção para Liberar Secura e Resgatar Pulmão.

EXPLICAÇÃO Essa fórmula é específica para eliminar Calor residual no Pulmão após doença do Calor, nutre *Yin* após dano de Calor e beneficia fluidos.

Prescrição

QING ZAO TANG – Decocção para Desobstruir a Secura.

EXPLICAÇÃO Essa fórmula nutre fluidos, umedece secura, resolve Umidade e elimina Calor. É satisfatória quando o Calor residual for pronunciado e houver um pouco de Umidade.

Prescrição

MAI MEN DONG QING FEI YIN – Decocção de *Ophiopogon* para Desobstruir o Pulmão.

Síndrome Atrófica

EXPLICAÇÃO Essa fórmula nutre *Yin* do Pulmão. Comparado com as fórmulas anteriormente descritas, não elimina Calor.

Prescrição

YI WEI TANG – Decocção para Beneficiar o Estômago.

EXPLICAÇÃO Essa fórmula nutre *Yin* do Estômago, sendo, portanto, utilizada quando o Calor tiver prejudicado os fluidos do Estômago.

MODIFICAÇÕES

- Para fortalecer canais e beneficiar tendões na Síndrome Atrófica, acrescentar *Chuan Niu Xi* (*Radix Cyathulae*), *Ji Xue Teng* (*Caulis Spatholobi*) e *Wu Jia Pi* (*Cortex Acanthopanacis*).
- Se os sintomas de Calor ainda estiverem pronunciados, acrescentar *Zhi Mu* (*Radix Anemarrhenae*), *Lian Qiao* (*Fructus Porsythiae*) e *Jin Yin Hua* (*Flos Lonicerae japonicae*).
- Se houver tosse, acrescentar *Gua Lou* (*Fructus Trichosanthis*), *Sang Bai Pi* (*Cortex Mori*) e *Pi Pa Ye* (*Folium Eriobotryae*).
- Se os sintomas de secura forem pronunciados, acrescentar *Tian Hua Fen* (*Radix Trichosanthis*), *Yu Zhu* (*Rhizoma Polygonati odorati*) e *Bai He* (*Bulbus Lilii*).

Resumo

Calor no Pulmão Prejudicando os Fluidos *Yin*

Pontos

- DU-14 (*Dazhui*), B-13 (*Feishu*), P-1 (*Zhongfu*), P-5 (*Chize*), E-44 (*Neiting*), E-36 (*Zusanli*), BP-6 (*Sanyinjiao*) e R-3 (*Taixi*). Utilizar método de sedação em todos os pontos, exceto nos últimos três pontos, que devem ser tonificados. Não utilizar moxa. Trata-se de um quadro agudo e, portanto, o tratamento deverá ser dado diariamente

Fitoterapia

Prescrição

- *QING ZAO JIU FEI TANG* – Decocção para Liberar Secura e Resgatar Pulmão

Prescrição

- *QING ZAO TANG* – Decocção para Desobstruir a Secura

Prescrição

- *MAI MEN DONG QING FEI YIN* – Decocção de *Ophiopogon* para Desobstruir o Pulmão

Prescrição

- *YI WEI TANG* – Decocção para Beneficiar o Estômago

Invasão de Umidade-Calor

Manifestações Clínicas

Febre baixa constante que não cede com transpiração, fraqueza, peso e inchaço nas pernas, formigamento, sensação de plenitude no epigástrio, urina turva, sensação de peso no corpo, compleição amarela, sensação de calor nos pés.

Língua: revestimento pegajoso e amarelo.

Pulso: Deslizante e Rápido.

Princípio de Tratamento

Eliminar Calor, resolver Umidade.

Acupuntura

Pontos

DU-14 (*Dazhui*), IG-11 (*Quchi*), BP-9 (*Yinlingquan*), BP-6 (*Sanyinjiao*), REN-9 (*Shuifen*), B-22 (*Sanjiaoshu*), E-36 (*Zusanli*). Utilizar método de sedação, não utilizar moxa. Na fase aguda, o tratamento deve ser administrado diariamente. Se este quadro aparecer nos estágios intermediários ou avançados de Síndrome Atrófica, geralmente será associado com deficiência subjacente do Estômago e do Baço, a qual deverá ser tratada.

EXPLICAÇÃO

- DU-14 e IG-11 resolvem Umidade-Calor.
- BP-9, BP-6, REN-9 e B-22 resolve Umidade, principalmente do Aquecedor Inferior.
- E-36 é tonificado para fortalecer Baço e Estômago, a fim de resolver Umidade.

Fitoterapia

Prescrição

SI MIAO SAN – Pó das Quatro Maravilhas.

EXPLICAÇÃO Essa fórmula drena Umidade-Calor do Aquecedor Inferior.

Prescrição

Variação de *ER MIAO SAN* – Variação do Pó dos Dois Maravilhosos.

EXPLICAÇÃO Essa variação de *Er Miao San* resolve Umidade-Calor do Aquecedor Inferior, tonifica Rim e beneficia tendões e ossos.

MODIFICAÇÕES

- Para fortalecer canais e beneficiar tendões na Síndrome Atrófica, acrescentar *Chuan Niu Xi* (*Radix Cyathulae*), *Can Sha* (*Excrementum Bombycis mori*) e *Mu Gua* (*Fructus Chaenomelis lagenariae*).
- Se os sintomas de Umidade forem pronunciados, acrescentar *Bi Xie* (*Rhizoma Dioscoreae hypoglaucae*) e *Fang Ji* (*Radix Stephaniae tetrandae*).
- Se houver Umidade em epigástrio e tórax (sensação de plenitude e peso), acrescentar *Hou Po* (*Cortex Magnoliae officinalis*).
- Se a parte Calor da Umidade-Calor tiver começado a prejudicar o *Yin* e os músculos estiverem começando a enfraquecer, acrescentar *Sheng Di Huang* (*Radix Rehmanniae*) e *Mai Men Dong* (*Radix Ophiopogonis*).
- Se houver estagnação de Sangue (dor nas articulações e língua Púrpura), acrescentar *Chi Shao* (*Radix Paeoniae rubra*), *Tao Ren* (*Semen Persicae*) e *Hong Hua* (*Flos Carthami tinctorii*).
- Se a Umidade-Calor ficar retida por muito tempo, ela facilmente prejudica *Yin* do Rim, gerando um quadro complicado de excesso (Umidade-Calor) e deficiência (deficiência do *Yin* do Rim). Nesse caso, utilizar uma variação de *Zhi Bo Di Huang Wan* (Pílula de *Anemarrhena-Phellodendron-Rehmannia*).

Resumo

Invasão de Umidade-Calor

Pontos
- DU-14 (*Dazhui*), IG-11 (*Quchi*), BP-9 (*Yinlingquan*), BP-6 (*Sanyinjiao*), REN-9 (*Shuifen*), B-22 (*Sanjiaoshu*), E-36 (*Zusanli*). Utilizar método de sedação, não utilizar moxa. Na fase aguda, o tratamento deve ser administrado diariamente. Se este quadro aparecer nos estágios intermediários ou avançados de Síndrome Atrófica, geralmente será associado à deficiência subjacente do Estômago e do Baço, devendo, portanto, ser tratada

Fitoterapia

Prescrição
- *SI MIAO SAN* – Pó das Quatro Maravilhas

Prescrição
- Variação de *ER MIAO SAN* – Variação do Pó dos Dois Maravilhosos

Invasão de Umidade-Frio

Manifestações Clínicas

Tontura, sensação de peso, sensação de plenitude no epigástrio, dor nas costas e nos ombros, formigamento nas costas, fraqueza, flacidez e frieza dos membros.
Língua: Pálida, revestimento pegajoso e branco.
Pulso: Deslizante e Profundo.

Princípio de Tratamento

Resolver Umidade e aquecer Baço.

Acupuntura

Pontos

BP-9 (*Yinlingquan*), BP-6 (*Sanyinjiao*), REN-9 (*Shuifen*), B-22 (*Sanjiaoshu*), E-8 (*Touwei*), REN-12 (*Zhongwan*), B-20 (*Pishu*), E-36 (*Zusanli*), DU-4 (*Mingmen*). Utilizar técnica de sedação nos quatro primeiros pontos, método neutro em E-8 e método de tonificação nos pontos REN-12, B-20, E-36 e DU-4. Moxa é aplicável.

EXPLICAÇÃO
- BP-9, BP-6, REN-9 e B-22 resolvem Umidade.
- E-8 elimina Umidade da cabeça.
- REN-12, B-20 e E-36 tonificam *Qi* do Baço.
- DU-4 tonifica Fogo do Portão de Vida.

Fitoterapia

Prescrição

LIU HE TANG – Decocção de Seis Harmonizadores.

EXPLICAÇÃO   Essa fórmula tonifica *Qi* do Baço, resolve Umidade aromaticamente, beneficia músculos, expele Vento-Umidade e beneficia tendões.

MODIFICAÇÕES
- Para tratar Síndrome Atrófica, acrescentar ervas que beneficiem os canais, tais como *Ji Xue Teng* (*Caulis Spatholobi*) e *Wu Jia Pi* (*Cortex Acanthopanacis*), para os membros inferiores, e *Gui Zhi* (*Ramulus Cinnamomi cassiae*), para os membros superiores.

- Se houver Umidade pronunciada nos músculos (manifestada com formigamento e sensação de peso), acrescentar *Fang Ji* (*Radix Stephaniae tetrandae*), para os membros superiores, e *Bi Xie* (*Rhizoma Dioscoreae hypoglaucae*), para as pernas.

Resumo

Invasão de Umidade-Frio

Pontos
- BP-9 (*Yinlingquan*), BP-6 (*Sanyinjiao*), REN-9 (*Shuifen*), B-22 (*Sanjiaoshu*), E-8 (*Touwei*), REN-12 (*Zhongwan*), B-20 (*Pishu*), E-36 (*Zusanli*), DU-4 (*Mingmen*). Utilizar a técnica de sedação nos quatro primeiros pontos, método neutro no E-8 e método de tonificação nos pontos REN-12, B-20, E-36 e DU-4. Moxa é aplicável

Fitoterapia

Prescrição
- *LIU HE TANG* – Decocção de Seis Harmonizadores

Deficiência do Estômago e do Baço

Manifestações Clínicas

Fraqueza muscular, sensação de fraqueza nos membros, fadiga, cansaço fácil, pouco apetite, fezes amolecidas, compleição pálida.
Língua: Pálida.
Pulso: Fraco.

Esse padrão aparece nos estágios intermediários e avançados da Síndrome Atrófica e pode se desenvolver a partir de um dos dois padrões anteriores, isto é, aqueles caracterizados por Umidade. Nesses casos, o quadro será de deficiência (do Estômago e do Baço) com excesso (Umidade), e o tratamento deverá ser adaptado adequadamente, de tal forma que tonifique Estômago e Baço e resolva Umidade de maneira simultânea.

Deve ser relembrado que o padrão de deficiência do *Qi* do Baço é muito frequentemente combinado com o de Umidade-Calor ou Umidade-Frio. É necessário avaliar se o quadro é principalmente de excesso ou deficiência e escolher a prescrição adequada para resolver Umidade ou tonificar Estômago e Baço. A prescrição escolhida deve, portanto, ser modificada com ervas para tonificar Baço ou resolver Umidade, respectivamente.

Princípio de Tratamento

Tonificar Estômago e Baço, fortalecer músculos. Se necessário, resolver Umidade.

Acupuntura

Pontos

E-36 (*Zusanli*), BP-3 (*Taibai*), B-20 (*Pishu*), B-21 (*Weishu*), REN-12 (*Zhongwan*). Utilizar método de tonificação em todos os pontos; moxa é aplicável.

EXPLICAÇÃO   Todos os pontos tonificam Estômago e Baço.

Fitoterapia

Prescrição

SHEN LING BAI ZHU SAN – Pó de *Ginseng-Poria-Atractylodes*.

1008 Síndrome Atrófica

EXPLICAÇÃO   Essa fórmula tonifica *Qi* do Estômago e do Baço, resolve Umidade e interrompe diarreia.

Prescrição

LIU JUN ZI TANG – Decocção dos Seis Cavalheiros.

EXPLICAÇÃO   Essa fórmula tonifica *Qi* e resolve Umidade. É adequada se houver sintomas acentuados de Umidade.

Prescrição

BU ZHONG YI QI TANG – Decocção para Tonificar o Centro e Beneficiar o *Qi*.

EXPLICAÇÃO   Essa fórmula é utilizada se houver sintomas de afundamento do *Qi*.

MODIFICAÇÕES

- Quaisquer das três prescrições anteriores devem ser modificadas com o acréscimo de ervas para beneficiar canais e tendões.
- Se principalmente as pernas forem afetadas, acrescentar *Ji Xue Teng* (*Caulis Spatholobi*) e *Huai Niu Xi* (*Radix Achyranthis bidentatae*).
- Se os braços estiverem fracos, acrescentar *Gui Zhi* (*Ramulus Cinnamomi cassiae*) e *Sang Zhi* (*Ramulus Mori*).
- Se houver formigamento dos membros, acrescentar *Wei Ling Xian* (*Radix Clematidis*).
- Se a parte inferior das costas estiver fraca, acrescentar *Du Zhong* (*Cortex Eucommiae*) e *Wu Jia Pi* (*Cortex Acanthopanacis*).

Remédio dos Três Tesouros

MANSÃO CENTRAL   Mansão Central é uma variação de *Shen Ling Bai Zhu San*: tonifica *Qi* do Estômago e do Baço, nutre *Yin* do Estômago e resolve Umidade.

TERRA PRÓSPERA   Terra Próspera é uma variação de *Liu Jun Zi Tang*: tonifica *Qi* do Baço e resolve suavemente a Umidade.

TONIFICAR *QI* E ALIVIAR MÚSCULOS   Tonificar *Qi* e Aliviar Músculos é uma variação de *Bu Zhong Yi Qi Tang*: tonifica e eleva o *Qi* do Baço e resolve Umidade. Comparado com a fórmula original, apresenta efeito mais intenso de resolver a Umidade.

ACALMAR O CENTRO   Acalmar o Centro é uma variação de *Xiang Sha Liu Jun Zi Tang*: tonifica *Qi* do Baço, resolve Umidade e move *Qi*. É utilizado em vez de *Liu Jun Zi Tang* (ou Terra Próspera) quando a Umidade for pronunciada.

Resumo

Deficiência do Estômago e do Baço

Pontos

- E-36 (*Zusanli*), BP-3 (*Taibai*), B-20 (*Pishu*), B-21 (*Weishu*), REN-12 (*Zhongwan*). Utilizar método de tonificação em todos os pontos; moxa é aplicável

Fitoterapia

Prescrição

- *SHEN LING BAI ZHU SAN* – Pó de *Ginseng-Poria-Atractylodes*

Prescrição

- *LIU JUN ZI TANG* – Decocção dos Seis Cavalheiros

Prescrição

- *BU ZHONG YI QI TANG* – Decocção para Tonificar o Centro e Beneficiar o *Qi*

Remédio dos Três Tesouros

- Mansão Central
- Terra Próspera
- Tonificar *Qi* e Aliviar Músculos
- Acalmar o Centro

Colapso do Baço e do Coração

Manifestações Clínicas

Fraqueza muscular de início súbito após choque, palpitações, insônia, pouco apetite, compleição branca, fezes amolecidas.

Língua: Pálida.

Pulso: Fraco ou ligeiramente Flutuante e Vazio. Pode ser também Movente.

Este quadro ocorre após choque que esgota repentinamente Coração e Baço. Em minha experiência essa situação não é normalmente suficiente para causar Síndrome Atrófica por si; pelo contrário, é frequentemente o gatilho para o desenvolvimento da Síndrome Atrófica.

Princípio de Tratamento

Tonificar *Qi* do Baço e do Coração e nutrir Sangue.

Acupuntura

Pontos

DU-14 (*Dazhui*), C-5 (*Tongli*), C-7 (*Shenmen*), B-15 (*Xinshu*), B-20 (*Pishu*), E-36 (*Zusanli*), BP-6 (*Sanyinjiao*), REN-4 (*Guanyuan*). Utilizar método de tonificação em todos os pontos; moxa é aplicável.

EXPLICAÇÃO

- DU-14, com moxa direta, tonifica o Coração.
- C-5, C-7 e B-15 tonificam *Qi* e Sangue do Coração e acalmam a Mente.
- B-20, E-36 e BP-6 tonificam Estômago e Baço e nutrem o Sangue.
- REN-4 nutre o Sangue e acalma a Mente.

Fitoterapia

Prescrição

DING ZHI WAN – Pílula para Resolver a Força de Vontade.

EXPLICAÇÃO   Essa fórmula tonifica *Qi* do Baço, acalma Mente e abre orifícios do Coração. É utilizada para tratar os efeitos pós-choque que deixam o *Shen* não enraizado. Tonifica o *Qi* do Coração e do Baço.

MODIFICAÇÕES

- Para tratar Síndrome Atrófica, adotar modificações similares àquelas indicadas no padrão anterior.

Remédio dos Três Tesouros

ACALMAR O *SHEN*   Acalmar o *Shen* é uma variação de *Gui Pi Tang*: tonifica *Qi* e Sangue do Baço e do Coração e acalma a Mente.

Síndrome Atrófica 1009

> **Resumo**
>
> **Colapso do Baço e do Coração**
>
> *Pontos*
>
> ■ DU-14 (*Dazhui*), C-5 (*Tongli*), C-7 (*Shenmen*), B-15 (*Xinshu*), B-20 (*Pishu*), E-36 (*Zusanli*), BP-6 (*Sanyinjiao*), REN-4 (*Guanyuan*). Utilizar método de tonificação em todos os pontos; moxa é aplicável
>
> *Fitoterapia*
>
> *Prescrição*
>
> ■ *DING ZHI WAN* – Pílula para Resolver a Força de Vontade
>
> *Remédio dos Três Tesouros*
>
> ■ Acalmar o *Shen*

Deficiência do **Yin** *do Fígado e do Rim*

Manifestações Clínicas

Fraqueza e atrofia dos músculos da perna, dor nas costas, tontura, tinido, visão turva, olhos secos, gotejamento de urina, exaustão.

Língua: sem revestimento.
Pulso: Fino e Profundo.

Consiste em deficiência de *Yin* do Fígado e do Rim e enfraquecimento e má nutrição de tendões e ossos. Este padrão aparece apenas nos estágios avançados da Síndrome Atrófica e sinais e sintomas se desenvolvem gradualmente. Pode também desenvolver-se a partir de quaisquer dos padrões anteriores em seus estágios avançados.

Princípio de Tratamento

Nutrir Fígado e Rim, fortalecer tendões e ossos.

Acupuntura

Pontos

B-18 (*Ganshu*), B-23 (*Shenshu*), DU-3 (*Yaoyangguan*), VB-34 (*Yanglingquan*), VB-39 (*Xuanzhong*), F-8 (*Ququan*), R-3 (*Taixi*), REN-4 (*Guanyuan*). Utilizar método de tonificação em todos os pontos. Embora haja deficiência de *Yin*, uma pequena quantidade de moxa na agulha pode ser utilizada em certos pontos (pontos gerais para os canais indicados anteriormente), desde que não haja sinais de Calor por Deficiência.

EXPLICAÇÃO

- B-18, F-8, B-23 e R-3 tonificam Fígado e Rim.
- DU-3 tonifica o Rim e estimula a circulação de *Qi* e Sangue para as pernas.
- VB-34 e VB-39 nutrem, respectivamente, tendões e medula óssea.
- REN-4 tonifica *Yin* do Rim.

Fitoterapia

Prescrição

HU QIAN WAN – Pílula do Tigre Escondido.

EXPLICAÇÃO   Essa fórmula fortalece ossos e tendões, nutre Essência e Medula, nutre Sangue e *Yin*.

Essa fórmula é específica para tratar Síndrome Atrófica proveniente de deficiência do *Yin* do Fígado e do Rim. Nutre *Yin* do Fígado e do Rim, elimina Calor por

Deficiência e fortalece tendões e ossos. Observe que *Hu Gu* (osso de tigre) deveria ser omitido, já que sua utilização é ilegal.

Prescrição

LIU WEI DI HUANG WAN – Pílula *Rehmannia* dos Seis Ingredientes.

EXPLICAÇÃO   Essa fórmula nutre *Yin* do Fígado e do Rim.

Prescrição

ZI YIN DA BU WAN – Grande Pílula de Tonificação para Nutrir *Yin*.

EXPLICAÇÃO   Essa fórmula nutre *Yin* do Fígado e do Rim e beneficia tendões e ossos.

MODIFICAÇÕES

- Se também houver sintomas de deficiência de Sangue, acrescentar *Huang Qi* (*Radix Astragali*), *Dang Shen* (*Radix Codonopsis*), *Dang Gui* (*Radix Angelicae sinensis*) e *Ji Xue Teng* (*Caulis Spatholobi*).
- Se a doença for muito antiga e, além dos sintomas de deficiência do *Yin* do Rim, aparecerem sintomas de deficiência do *Yang* do Rim (como incontinência urinária), reduzir a dosagem de *Huang Bo* e *Zhi Mu* e acrescentar *Lu Jiao* (*Cornu Cervi*), *Bu Gu Zhi* (*Fructus Psoraleae*), *Ba Ji Tian* (*Radix Morindae officinalis*) e *Rou Gui* (*Cortex Cinnamomi cassiae*).

> **Resumo**
>
> **Deficiência do *Yin* do Fígado e do Rim**
>
> *Pontos*
>
> ■ B-18 (*Ganshu*), B-23 (*Shenshu*), DU-3 (*Yaoyangguan*), VB-34 (*Yanglingquan*), VB-39 (*Xuanzhong*), F-8 (*Ququan*), R-3 (*Taixi*), REN-4 (*Guanyuan*). Utilizar método de tonificação em todos os pontos. Embora haja deficiência de *Yin*, uma pequena quantidade de moxa na agulha pode ser utilizada em certos pontos (pontos gerais para tratar os canais indicados anteriormente), desde que não haja sinais de Calor por Deficiência
>
> *Fitoterapia*
>
> *Prescrição*
>
> ■ *HU QIAN WAN* – Pílula do Tigre Escondido
>
> *Prescrição*
>
> ■ *LIU WEI DI HUANG WAN* – Pílula *Rehmannia* dos Seis Ingredientes
>
> *Prescrição*
>
> ■ *ZI YIN DA BU WAN* – Grande Pílula de Tonificação para Nutrir *Yin*

Estagnação de Sangue nos Canais

Manifestações Clínicas

Formigamento, fraqueza e dor nos membros, lábios murchos, coloração azulado dos membros, dor ao flexionar os membros.

Língua: Púrpura.
Pulso: Profundo, Fino e Áspero.

Este padrão também aparece nos estágios avançados de Síndrome Atrófica, sendo o único caracterizado por dor. Está, com frequência, associado ao padrão anterior de deficiência de Rim e do Fígado.

Síndrome Atrófica

Princípio de Tratamento

Nutrir e revigorar o Sangue e eliminar estagnação.

Acupuntura

Pontos

B-17 (*Geshu*), B-11 (*Dashu*), BP-10 (*Xuehai*), DU-9 (*Zhiyang*), DU-8 (*Jinsuo*), E-36 (*Zusanli*) e BP-6 (*Sanyinjiao*). Utilizar método neutro, exceto nos pontos E-36 e BP-6, que devem ser tonificados.

EXPLICAÇÃO

- B-17 e BP-10 revigoram o Sangue e eliminam estagnação.
- B-11 nutre o Sangue.
- DU-9 e DU-8 relaxam os tendões.
- E-36 e BP-6 nutrem o Sangue.

Fitoterapia

Prescrição

BU YANG HAI WU TANG – Decocção para Tonificar o *Yang* e Restaurar os Cinco Décimos.

EXPLICAÇÃO Essa fórmula tonifica o *Qi*, revigora o Sangue, extingue Vento interno e revigora os canais. É utilizada para tratar estagnação de Sangue ocorrendo contra fundo de deficiência de *Qi*. Neste caso, a língua estaria Pálido-purpúrea.

Prescrição

HUO LUO XIAO LING DAN – Pílula Efetiva Miraculosa para Revigorar os Canais de Conexão.

EXPLICAÇÃO Essa fórmula nutre e revigora Sangue: é utilizada no tratamento de estagnação de Sangue, afetando os canais, sendo adequada, portanto, para tratar Síndrome Atrófica.

Prescrição

SHENG YU TANG – Decocção do Sábio para Cicatrização.

EXPLICAÇÃO Essa fórmula revigora Sangue, tonifica *Qi* e fortalece o Rim.

MODIFICAÇÕES

- Normalmente, na Síndrome Atrófica, o padrão de estagnação de Sangue ocorre em combinação com o padrão de deficiência do Fígado e do Rim; portanto, as duas fórmulas anteriormente descritas devem ser modificadas com o acréscimo de ervas que promovam a nutrição do Fígado e do Rim e beneficiem tendões e ossos, tais como: *Huai Niu Xi* (*Radix Achyranthis bidentatae*), *Wu Jia Pi* (*Cortex Acanthopanacis*), *Ji Xue Teng* (*Caulis Spatholobi*), *Shu Di Huang* (*Radix Rehmanniae preparata*) e *Du Zhong* (*Cortex Eucommiae ulmoidis*).
- Em vez das duas fórmulas anteriores, pode-se utilizar a prescrição indicada para tratar deficiência do Fígado e do Rim com acréscimo de ervas para revigorar o Sangue e eliminar estagnação.

Resumo

Estagnação de Sangue nos Canais

Pontos

- B-17 (*Geshu*), B-11 (*Dashu*), BP-10 (*Xuehai*), DU-9 (*Zhiyang*), DU-8 (*Jinsuo*), E-36 (*Zusanli*) e BP-6 (*Sanyinjiao*). Utilizar método neutro, exceto nos pontos E-36 e BP-6, que devem ser tonificados

Fitoterapia

Prescrição

- BU YANG HAI WU TANG – Decocção para Tonificar *Yang* e Restaurar os Cinco Décimos

Prescrição

- HUO LUO XIAO LING DAN – Pílula Efetiva Miraculosa para Revigorar os Canais de Conexão

Prescrição

- SHENG YU TANG – Decocção do Sábio para Cicatrização

Literatura Chinesa Moderna

Journal of Chinese Medicine (Zhong Yi Za Zhi), v. 24, n. 11, 1983, p. 50

"Clinical Observation on the Treatment of 81 Cases of Atrophy Syndrome" de Xie Liu Jun

A Dra. Xie tratou 81 pacientes portadores de Síndrome Atrófica. O mais jovem tinha 11 anos e o mais velho, 71. Ela identificou os seguintes padrões principais:

- *Calor invadindo o Pulmão*: 25 casos.
- *Umidade nos músculos*: 21 casos.
- *Deficiência do Estômago e do Baço*: 17 casos.
- *Deficiência do Rim e do Fígado*: 16 casos.
- *Estagnação do* Qi *do Fígado*: 2 casos.

Os pontos utilizados foram os seguintes:

- Membros superiores: DU-14 (*Dazhui*), B-11 (*Dashu*), IG-15 (*Jianyu*), IG-11 (*Quchi*), IG-5 (*Yangxi*), IG-4 (*Hegu*), Jianneiling, ID-9 (*Jianzhen*), IG-10 (*Shousanli*), P-5 (*Chize*), TA-5 (*Waiguan*).
- Membros inferiores: B-23 (*Shenshu*), B-25 (*Dachangshu*), DU-3 (*Yaoyangguan*), VB-30 (*Huantiao*), E-31 (*Biguan*), E-32 (*Futu*), E-36 (*Zusanli*), VB-34 (*Yanglingquan*), BP-6 (*Sanyinjiao*), VB-39 (*Xuanzhong*), E-41 (*Jiexi*), B-32 (*Ciliao*), B-54 (*Zhibian*), VB-31 (*Fengshi*), B-40 (*Weizhong*), B-57 (*Chengshan*), B-60 (*Kunlun*).

Os pontos também foram diferenciados de acordo com o padrão:

- Calor invadindo o Pulmão: DU-14 (*Dazhui*), IG-11 (*Quchi*), B-13 (*Feishu*), IG-4 (*Hegu*).
- Umidade nos músculos: BP-6 (*Sanyinjiao*), BP-9 (*Yinlingquan*).
- Deficiência do Estômago e do Baço: B-20 (*Pishu*), B-21 (*Weishu*), REN-12 (*Zhongwan*), F-13 (*Zhangmen*), E-36 (*Zusanli*), REN-4 (*Guanyuan*), B-17 (*Geshu*).

Síndrome Atrófica

Tabela 44.3 – Tratamento de 81 casos de Síndrome Atrófica

Padrão	Número	Resultados		
		Curado	*Melhora*	*Nenhum resultado*
Calor invadindo o Pulmão	25	8 (28,6%)	14 (35,9%)	3 (21,4%)
Umidade nos músculos	21	10 (35,7%)	8 (20,5%)	3 (21,4%)
Deficiência do Estômago e do Baço	17	6 (21,4%)	9 (23%)	2 (14,3%)
Deficiência do Fígado e do Rim	16	3 (10,7%)	7 (17,9%)	6 (42,8%)
Estagnação do *Qi* do Fígado	2	1 (3,6%)	1 (2,6%)	–
Total	81	28	39	14

Xie Liu Jun, *Journal of Chinese Medicine* (*Zhong Yi Za Zhi*), v. 24, n. 11, 1983, p. 50

- Deficiência do Rim e do Fígado: B-23 (*Shenshu*), B-18 (*Ganshu*), B-11 (*Dashu*), VB-34 (*Yanglingquan*), DU-4 (*Mingmen*), REN-4 (*Guanyuan*), BP-6 (*Sanyinjiao*), R-3 (*Taixi*).

Os resultados foram os seguintes:

- *Curado*: 28 (34,57%).
- *Melhora*: 39 (48,15%).
- *Nenhum resultado*: 14 (17,28%).

Os resultados por padrão são resumidos na Tabela 44.3.

Journal of Chinese Medicine (Zhong Yi Za Zhi), v. 36, n. 9, 1995, p. 522

"The Experience of Dr Shang Er Shou in the Treatment of Atrophy Syndrome" de Yu Zhen Xuan

O Dr. Yu informa a experiência do veterano doutor Shang Er Shou no tratamento de Síndrome Atrófica. O Dr. Shang adota abordagem ligeiramente diferente de outros médicos na medida em que enfatiza o Vento interno na patologia de Síndrome Atrófica.

O Dr. Shang adota o princípio de tratamento de dominar *Yang* do Fígado, extinguir Vento, tonificar Fígado e Rim, fortalecer Estômago e Baço, resolver Fleuma e remover as obstruções dos canais de Conexão.

O Dr. Shang utiliza três principais fórmulas para tratar Síndrome Atrófica de acordo com padrão:

- Cápsulas de *Fu Ji Ning* nº 1: domina o *Yang* do Fígado, extingue Vento, tonifica Fígado e Rim, fortalece Estômago e Baço:
  - *Quan Xie* (*Scorpio*).
  - *Wu Gong* (*Scolopendra*).
  - *Di Long* (*Pheretima*).
  - *Tian Ma* (*Rhizoma Gastrodiae*).
  - *Du Zhong* (*Cortex Eucommiae ulmoidis*).
  - *Huai Niu Xi* (*Radix Achyranthis bidentatae*).
  - *Huang Qi* (*Radix Astragali*).

- Cápsulas de *Fu Ji Ning* nº 2: fortalece Estômago e Baço, tonifica *Qi*:
  - *Ren Shen* (*Radix Ginseng*).
  - *Shan Yao* (*Rhizoma Dioscoreae*).
  - Carne de cordeiro.
  - Outros ingredientes não disponíveis.
- Decocção para Restabelecer os Músculos de *Fu Ji Tang*:
  - *Zhen Zhu Mu* (*Concha Margatiriferae usta*).
  - *Mu Li* (*Concha Ostreae*).
  - *Jiang Can* (*Bombyx batryticatus*).
  - *Gou Teng* (*Ramulus cum Uncis Uncariae*).
  - *Gou Qi Zi* (*Fructus Lycii chinensis*).
  - *Du Zhong* (*Cortex Eucommiae ulmoidis*).
  - *Dang Shen* (*Radix Codonopsis*).
  - *Huang Qi* (*Radix Astragali*).
  - *Fo Shou* (*Fructus Citri sarcodactylis*).
  - *Fu Ling* (*Poria*).
  - *Ban Xia* (*Rhizoma Pinelliae preparatum*).
  - *Dan Nan Xing* (*Rhizoma Arisaematis preparatuni*).
  - *Shi Chang Pu* (*Rhizoma Acori tatarinowii*).
  - *Shen Jin Cao* (*Herba Lycopodii*).
  - *Mai Men Dong* (*Radix Ophiopogonis*).

Journal of Chinese Medicine (Zhong Yi Za Zhi), v. 29, n. 8, 1988, p. 35

"Clinical Observation on the Treatment of 67 Cases of Atrophy Syndrome by Tonifying the Kidneys" de Xu Qing You

O Dr. Xu tratou 67 pacientes portadores de Síndrome Atrófica. Havia 59 homens e 8 mulheres, variando em idade de 20 a 51 anos.

O principal tratamento adotado foi tonificar o Rim em todas as suas variações, as quias poderiam incluir:

- Tonificar *Yang* do Rim.
- Nutrir *Yin* do Rim.
- Tonificar *Yang* do Rim e *Yin* do Rim.
- Nutrir *Yin* do Rim e extinguir Vento do Fígado.
- Tonificar Essência do Rim.
- Tonificar Rim e resolver Umidade.
- Nutrir Medula.
- Tonificar Vaso Governador.

Síndrome Atrófica

Houve três princípios de tratamento fundamentais adotados:

- Tonificar Rim e nutrir Cérebro:
  - *Zi He Che (Placenta hominis)*.
  - *Long Yan Rou (Arillus Longan)*.
  - *Sang Shen (Fructus Mori)*.
  - *Shu Di Huang (Radix Rehmanniae preparata)*.
  - *Tai Zi Shen (Radix Pseudostellariae)*.
  - *Bai Shao (Radix Paeoniae alba)*.
  - *Dan Shen (Radix Salviae miltiorrhizae)*.
  - *Dang Gui (Radix Angelicae sinensis)*.
  - *Yu Jin (Radix Curcumae)*.
  - *Shi Chang Pu (Rhizoma Acori tatarinowii)*.
  - *Fu Ling (Poria)*.
  - *Yuan Zhi (Radix Polygalae)*.
  - *Pu Huang (Pollen Tryphae)*.
- Tonificar Rim, fortalecer Vaso Governador, revigorar Sangue:
  - *Lu Rong (Cornu Cervi pantotrichum)*.
  - *Hai Ma (Hippocampus)*.
  - *Di Bie Chong (Eupolyphaga seu Steleophaga)*.
  - *San Qi (Radix Notoginseng)*.
  - *Chi Shao (Radix Paeoniae rubra)*.
  - *Qiang Huo (Rhizoma seu Radix Notopterygii)*.
  - *Ge Gen (Radix Puerariae)*.
  - *Sheng Ma (Rhizoma Cimicifugae)*.
  - Carne de boi.
  - Rim de bode.
- Tonificar Rim, nutrir Essência, revigorar Sangue:
  - *Shu Di Huang (Radix Rehmanniae preparata)*.
  - *Shan Yao (Rhizoma Dioscoreae)*.
  - *Shan Zhu Yu (Fructus Corni)*.
  - *Gou Qi Zi (Fructus Lycii chinensis)*.
  - *Huang Jing (Rhizoma Polygonati)*.
  - *Gui Ban (Plastrium Testudinis)*.
  - *Chi Shao (Radix Paeoniae rubra)*.
  - *Sang Shen (Fructus Mori)*.
  - *Chuan Xiong (Rhizoma Chuanxiong)*.

Os resultados foram os seguintes:

- *Bom resultado*: 14 (20,9%).
- *Algum resultado*: 36 (53,7%).
- *Nenhum resultado*: 17 (25,41%).

Journal of Chinese Medicine (Zhong Yi Za Zhi), v. 29, n. 12, 1988, p. 51

"Analysis of 617 Cases of Atrophy Syndrome of Children Treated by Acupuncture" *de Shi Bing Pei* et al.

Os autores deste estudo trataram 617 crianças portadoras de Síndrome Atrófica. Havia 427 meninos e 190 meninas, variando em idade de 1 mês a 13 anos. A duração da doença variou de 2 dias a 12 anos.

Os pontos utilizados foram selecionados de acordo com membro envolvido.

Membros Superiores

- Dificuldade em levantar os braços: DU-14 (*Dazhui*), VB-21 (*Jianjing*), ID-11 (*Tianzong*), IG-15 (*Jianyu*), TA-14 (*Jianliao*), IG-14 (*Binao*).
- Dificuldade em estender os braços: ID-9 (*Jianzhen*), IG-11 (*Quchi*).
- Dificuldade em dobrar os braços: IG-11 (*Quchi*), P-5 (*Chize*), PC-3 (*Quze*).
- Paralisia do pulso: IG-11 (*Quchi*), IG-10 (*Shousanli*), TA-5 (*Waiguan*).
- Paralisia dos dedos: PC-5 (*Jianshi*), PC-6 (*Neiguan*), C-7 (*Shenmen*), IG-4 (*Hegu*), TA-5 (*Waiguan*), *Baxie*.

Membros Inferiores

- Dificuldade em levantar as pernas: B-25 (*Dazhangshu*), B-23 (*Shenshu*), VB-30 (*Huantiao*), BP-12 (*Chongmen*), E-31 (*Biguan*), E-32 (*Futu*).
- Fraqueza da face lateral do quadril: *Tiaoqiao* (ponto extra), 2*cun* abaixo de e atrás do ponto mais alto do trocanter maior.
- Fraqueza da face medial do quadril: BP-10 (*Xuehai*), F-11 (*Yinlian*).
- Dificuldade em dobrar o joelho: B-36 (*Chengfu*), B-40 (*Weizhong*), VB-30 (*Huantiao*).
- Dificuldade em estender o joelho: BP-12 (*Chongmen*), E-31 (*Biguan*), E-32 (*Futu*).
- Pé caído: E-36 (*Zusanli*), E-37 (*Shangjuxu*), E-39 (*Xiajuxu*), E-41 (*Jiexi*), F-3 (*Taichong*).
- Pés arqueados para fora: BP-9 (*Yinlingquan*), BP-6 (*Sanyinjiao*), R-3 (*Taixi*).
- Pés arqueados para dentro: VB-34 (*Yanglingquan*), VB-39 (*Xuanzhong*), E-39 (*Xiajuxu*), VB-40 (*Qiuxu*).
- Dificuldade em estender os pés: E-41 (*Jiexi*), F-3 (*Taichong*), *Bafeng*, B-40 (*Weizhong*), B-57 (*Chengshan*).

Os resultados foram os seguintes:

- *Curado*: 210 (34%).
- *Melhora acentuada*: 200 (32,4%).
- *Alguma melhora*: 180 (29,2%).
- *Nenhum resultado*: 27 (4,4%).

Prognóstico e Diferenciação Ocidental

No caso de Síndrome Atrófica, é essencial que o paciente obtenha o diagnóstico ocidental de um neurologista, pois o prognóstico depende muito do tipo de doença envolvida.

Em primeiro lugar, de acordo com a medicina ocidental, a paralisia pode ocorrer devido ao dano da coluna vertebral, dos nervos motores ou dos músculos. A teoria chinesa de Síndrome Atrófica não diferencia esses dois casos.

Dessa maneira, a Síndrome Atrófica pode aparecer em quaisquer das seguintes doenças:

- Poliomielite.
- Miastenia grave.
- Doença neuromotora.
- Esclerose múltipla.
- Distrofia muscular.

Poliomielite

Trata-se de infecção causada pelo vírus da pólio. Inicia com sintomas de infecção respiratória com febre e dor de cabeça. Em alguns casos, após remissão de cerca de uma semana, a febre inicia novamente e, como enfraquece, é seguida pela paralisia de um membro.

Miastenia Grave

Consiste em fadiga anormal dos músculos. Os primeiros sintomas são fraqueza ao mastigar, engolir e falar. Qualquer músculo pode ser afetado, porém os dos ombros são os mais frequentemente envolvidos.

Doença Neuromotora

É proveniente do comprometimento dos neurônios motores na medula espinal ou no tronco cerebral. Geralmente aparece entre os 50 e 70 anos. Os principais sintomas e sinais são fraqueza e debilidade dos músculos. No tipo bulbar (quando os neurônios motores da medula e a ponte são afetados), a fala fica gravemente prejudicada e a deglutição é dificultada.

Esclerose Múltipla

Consiste na desmielinização da bainha de mielina (ver Cap. 45, *Esclerose Múltipla*).

Distrofia Muscular

Consiste em degeneração progressiva dos músculos sem envolvimento do sistema nervoso. Debilidade e fraqueza são simétricas e não há perda sensorial. Há diferentes tipos dessa doença, porém todos são genéticos e normalmente iniciam-se dentro dos três primeiros anos de vida.

Acupuntura e ervas chinesas podem ser eficazes no tratamento da paralisia após acometimento de poliomielite, porém apenas se o tratamento for instituído tão cedo quanto possível, logo após o início dos sintomas. São também eficazes no tratamento da esclerose múltipla (ver Cap. 45). No tratamento de miastenia grave, os resultados obtidos são menos eficazes ou mesmo nenhum resultado é obtido; geralmente, na doença neuromotora e na distrofia muscular, não há resposta clínica.

Entretanto, há muitos casos de Síndrome Atrófica que não correspondem a qualquer "doença" ocidental reconhecida. Esses casos geralmente podem ser muito bem assistidos. Por exemplo, os sinais e sintomas da Síndrome Atrófica podem aparecer após qualquer doença febril, não apenas poliomielite. O caso clínico a seguir é um exemplo de tal quadro.

Caso Clínico

Uma senhora de 52 anos de idade sentiu-se doente, com infecção virótica repentina. Apresentava febre alta, rigidez cervical e dor de cabeça intensa. Seus sintomas assemelhavam-se aos de meningite. Após uma semana, na qual a temperatura permaneceu constantemente alta, desenvolveu fraqueza extrema dos dois braços e da perna no lado esquerdo. Na época, conseguia andar com dificuldade. Foi o momento em que procurou tratamento.

Diagnóstico Este era um caso muito claro de doença do Calor com invasão de Vento-Calor transformando-se em Calor interior, o que prejudicou os fluidos *Yin*. Isto gerou má nutrição de tendões e canais e, portanto, Síndrome Atrófica afetando braço e perna.

Princípio de tratamento O princípio de tratamento aplicado consistiu em eliminar Calor residual em Pulmão e Estômago, nutrir *Yin*, beneficiar fluidos e nutrir canais. Foi tratada apenas com acupuntura.

Acupuntura Os principais pontos utilizados foram:

- P-10 (*Yuji*), E-44 (*Neiting*), IG-11 (*Quchi*), DU-14 (*Dazhui*), REN-12 (*Zhongwan*), BP-6 (*Sanyinjiao*), E-36 (*Zusanli*) e R-3 (*Taixi*). Os quatro primeiros pontos foram sedados para eliminar o Calor, os demais foram tonificados para nutrir *Yin* e beneficiar fluidos.

Além dos pontos anteriores, outros pontos foram tonificados para beneficiar os canais. Estes foram: IG-10 (*Shousanli*) e TA-5 (*Waiguan*), para o braço; e E-31 (*Biguan*) e E-34 (*Liangqiu*), para a perna.

Oito sessões foram suficientes para restabelecer sua força muscular e para a marcha retornar ao normal.

Notas Finais

1. 1979 Huang Di Nei Jing Su Wen 黄帝内经素问 [The Yellow emperor's Classic of Internal Medicine – Simple Questions], People's Health Publishing House, Beijing, p. 246. Primeira publicação em *c.* 100 a.C.
2. Ibid., p. 249.
3. Ibid., p. 248.
4. Ibid., p. 249.
5. Ibid., p. 249.

978-85-7241-817-1

Capítulo 45

Esclerose Múltipla

CONTEÚDO DO CAPÍTULO

Esclerose Múltipla *1015*

Etiologia *1017*

  Invasão de Umidade Externa *1017*

  Dieta Irregular *1017*

  Atividade Sexual Excessiva *1017*

  Choque *1017*

Patologia *1017*

Tratamento por Acupuntura *1018*

  Manipulação da Inserção da Agulha *1018*

  Pontos Locais *1018*

  Pontos do Vaso Governador (*Du Mai*) *1019*

  Outros Vasos Extraordinários *1020*

  Acupuntura Escalpeana *1020*

Identificação de Padrões e Tratamento *1020*

  Umidade nos Canais *1020*

  Umidade-Fleuma com Deficiência do Baço *1021*

  Deficiência do Estômago e do Baço *1023*

  Deficiência do Fígado e do Rim *1023*

  Deficiência do *Yin* do Fígado e do Rim
    com Vento do Fígado *1024*

  Estagnação de Sangue *1025*

Prognóstico *1025*

Literatura Chinesa Moderna *1025*

- Umidade nos canais
- Umidade-Fleuma com deficiência do Baço
- Deficiência do Estômago e do Baço
- Deficiência do Fígado e do Rim
- Deficiência do *Yin* do Fígado e do Rim com Vento do Fígado
- Estagnação de Sangue

Esclerose Múltipla

A esclerose múltipla é a doença neurológica mais comum no hemisfério norte. Nos Estados Unidos, aproximadamente 1 entre 700 indivíduos ou 0,14% da população (equivalente a aproximadamente 388.571 indivíduos) sofre de esclerose múltipla. No Reino Unido, a incidência é praticamente a mesma: no momento em que escrevia este texto (2006), foram diagnosticados aproximadamente 85.000 indivíduos com esclerose múltipla (o equivalente a 1 entre 700 indivíduos).

A esclerose múltipla consiste predominantemente em uma doença de latitudes temperadas e do hemisfério ocidental. É principalmente uma doença prevalente na Europa, América do Norte, Austrália e Nova Zelândia. Embora a esclerose múltipla seja encontrada em Japão, China e alguns outros países temperados orientais, ela é muito mais rara do que no ocidente.

As regiões do norte de grau de latitude 40 apresentam notadamente uma incidência mais alta do que as do sul. Na Europa, Escandinávia, Ilhas Britânicas, Países Baixos e Alemanha, as taxas são muito altas. Canadá, norte dos Estados Unidos e Nova Zelândia possuem equivalentemente alta prevalência. Dentro destas áreas, certas localidades como as áreas dos limites da Escócia (203 por 100.000), Crowsnest Pass em Alberta, Canadá (217 por 100.000), a província de Northernmost na Suécia (253 por 100.000) e outros apresentam incidências extremamente altas da doença[1].

A esclerose múltipla é mais comum entre caucasianos (particularmente aqueles de ascendência europeia do norte), em comparação com outros grupos étnicos, sendo quase desconhecida em algumas populações, como *inuits*, *yakutes*, *hutterites*, húngaros romanos, noruegueses *lapps*, aborígines australianos e maoris da Nova Zelândia. Dessa maneira, etnia e geografia parecem interagir de algum modo complexo para impactar o quadro de prevalência em diferentes partes do mundo[2].

Uma teoria explica a distribuição desigual de esclerose múltipla, focalizando as diferenças no agente patogênico (vírus, bactérias, etc.) que afeta as pessoas nos trópicos, em comparação ao que afeta as pessoas em territórios temperados. Uma teoria atual para doenças autoimunes é chamada de imitação molecular ou epítopo. Essa teoria sugere que as pessoas com esclerose múltipla foram previamente infectadas com um agente patogênico muito comum. A resposta imunológica que desenvolveram contra esse agente também se torna reativa contra alguma parte do complexo mielinoligodendrócito e, como consequência, aumentam o ataque imunológico contra si, causando esclerose múltipla.

Muitos agentes patogênicos foram examinados, inclusive vírus Epstein-Barr (EBV, *Epstein-Barr virus*), vírus herpes humano 6 (VHH-6, *human herpes virus 6*) e vários outros vírus, embora, como em todos os trabalhos de agente patogênico relacionado à esclerose múltipla, nada foi conclusivamente provado. Outras teorias direcionaram-se aos hábitos dietéticos.

Um estudo mostrou que a incidência da esclerose múltipla nas regiões litorâneas da Noruega é inferior à do resto da população norueguesa[3]. Alguns autores discutiram que esse fato é resultante dos níveis mais altos de consumo de peixe nas regiões litorâneas. O mesmo estudo também mostrou incidência mais alta de esclerose múltipla em áreas urbanas e grau de agrupamento nas áreas rurais, o que leva outros comentaristas a sugerir o envolvimento de agente infeccioso. Peixe é um alimento rico em vitamina D3 e os óleos de peixe, em ômega 3, sendo possível que qualquer um ou ambos destes possam desempenhar papel na proteção contra esclerose múltipla.

Outros estudos acharam incidência de esclerose múltipla mais alta em áreas de alto consumo de laticínios[4].

Vários estudos mostraram que as pessoas que migram de uma área do globo a outra em alguma fase antes da puberdade adquirem a incidência da área para a qual migraram. Por outro lado, pessoas que mudam após a puberdade levam consigo a incidência da área da qual migraram. Países como Israel e África do Sul apresentam incidência muito mais alta do que seria esperado em relação à sua latitude, presumivelmente porque promoveram níveis elevados de imigração das primeiras gerações europeias. Contrariamente, a primeira geração africana, afro-caribenha e imigrantes índios na Inglaterra apresentam incidência de esclerose múltipla muito inferior do que as segundas contrapartes de sua geração.

A migração de uma área geográfica para outra parece alterar o risco de um indivíduo desenvolver esclerose múltipla. Estudos indicam que imigrantes e seus descendentes tendem a assumir o nível de risco – mais alto ou mais baixo – da área para a qual eles mudam. A mudança no risco, entretanto, pode não aparecer imediatamente. Os que se mudam antes dos 15 anos de idade tendem a assumir o risco novo para si. Para os que se mudam depois dos 15, a mudança em nível de risco pode não aparecer até a próxima geração.

Ao sublinhar a complexa relação entre os fatores ambientais e genéticos que determinam o desenvolvimento da esclerose múltipla, estes estudos também proporcionaram apoio pela opinião de que esta doença é causada pela exposição precoce a algum gatilho ambiental em indivíduos geneticamente suscetíveis[5]. A patologia da esclerose múltipla consiste na destruição parcial das bainhas de mielina ao redor de medula espinal, cérebro e nervos óticos (Fig. 45.1). As lesões são disseminadas em intervalos e os vários sintomas dependem do local das lesões (Fig. 45.2). Pelo fato de as lesões poderem se curar parcialmente, esta doença passa por estágios característicos de remissão e exacerbação.

Nos indivíduos jovens, o primeiro sintoma apresentado é, com frequência, neurite retrobulbar, que causa visão dupla ou turva; ao passo que nos idosos, é fraqueza de uma perna.

Como mencionado anteriormente, esta doença é caracterizada por vários sintomas diferentes, de acordo com o local das lesões na bainha de mielina. Estes incluem:

- Visão turva.
- Fraqueza e peso de uma ou nas duas pernas.
- Contratura muscular nas pernas.
- Visão dupla (normalmente em um olho de cada vez).
- Vertigem.
- Vômito.
- Esquecimento, dificuldade em concentrar-se.
- Perda de coordenação.
- Movimentos rápidos e descontrolados do olho.
- Sensação nos braços e nas pernas como se sofresse um choque elétrico.
- Adormecimento ou formigamento dos membros.
- Urgência ou hesitação urinária.
- Impotência.
- Fala inarticulada.
- Incontinência urinária.

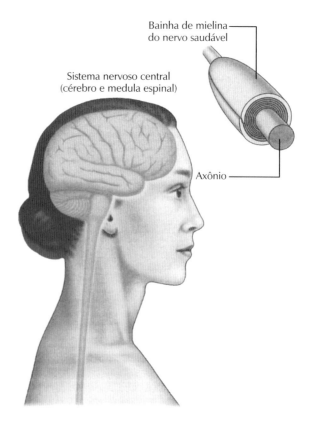

Figura 45.1 – Sistema nervoso central.

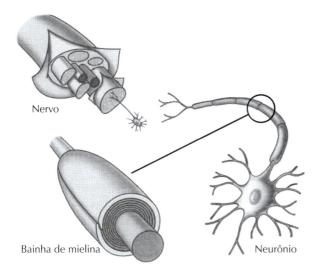

Figura 45.2 – Bainha de mielina.

Com a degeneração progressiva da bainha de mielina, há uma perda de coordenação crescente e fraqueza em pernas e braços. Nos estágios avançados, há paralisia completa, normalmente do tipo espasmódico, acompanhada de incontinência urinária e perturbação cerebelar total com marcha atáxica.

A maioria das pessoas experimenta seus primeiros sintomas de esclerose múltipla entre as idades de 20 e 40 anos; os sintoma iniciais de esclerose múltipla são frequentemente visão nublada ou dupla, distorção das cores vermelha e verde ou mesmo cegueira em um olho. Na medicina chinesa, esclerose múltipla é um tipo de Síndrome Atrófica. A discussão de esclerose múltipla será administrada de acordo com os seguintes tópicos:

- Etiologia.
- Patologia.
- Tratamento por acupuntura.
- Identificação de padrões e tratamento.
- Prognóstico.
- Literatura chinesa moderna.

Etiologia

Invasão de Umidade Externa

A invasão de Umidade externa é uma causa importante da doença nos estágios iniciais. A Umidade externa invade primeiramente os canais das pernas, deslocando-se gradativamente para cima. Essa invasão é contraída ao se habitar locais úmidos, sentar-se na grama úmida, permanecer molhado após a natação, mediante exposição ao clima úmido, vestir roupas insuficientes ou ficar exposto à cerração. As mulheres são particularmente propensas à invasão de Umidade durante o ciclo menstrual e após o parto.

A Umidade obstrui os canais e causa sensação de peso nas pernas, adormecimento e formigamento.

Dieta Irregular

O consumo excessivo de alimento gordurosos, frituras ou alimentos frios prejudica o Baço, gerando a formação de Umidade. O consumo de laticínios, como leite, queijo, manteiga e nata, é a causa mais comum de Umidade nos países ocidentais.

Atividade Sexual Excessiva

O excesso de atividade sexual enfraquece Rim e Fígado, sendo particularmente responsável pelas manifestações de esclerose múltipla dos estágios intermediários aos avançados, tais como tontura, visão nublada, urgência ou hesitação urinária e fraqueza extrema das pernas.

Choque

O choque causa esgotamento repentino do Qi do Baço e do Coração. O Baço influencia os músculos; dessa maneira, esse esgotamento priva os músculos de nutrição. O Coração controla a circulação do Sangue, de tal forma que esse esgotamento gera pouca circulação de Qi e Sangue para os membros. Esses dois fatores podem causar fraqueza das pernas, tontura e vertigem.

Resumo

Etiologia
- Invasão de Umidade externa
- Dieta irregular
- Atividade sexual excessiva
- Choque

Patologia

Ao se analisar as manifestações clínicas da esclerose múltipla, pode-se observar que, em seus estágios iniciais, a Umidade é a patologia primária: esta também pode ser combinada com Fleuma.

De fato, o primeiro sintoma de esclerose múltipla é formigamento de um membro: tal sintoma normalmente é resultante de Umidade. Normalmente é de origem interna e externa: o paciente apresenta Umidade interna agravada pela invasão de Umidade externa.

Se além de Umidade houver também Fleuma, a doença pode começar com problemas de visão como visão nublada ou dupla (já que a Fleuma obstrui os orifícios). Dessa maneira, nos estágios iniciais da doença, o quadro é principalmente de excesso, sendo caracterizado pela presença de Fleuma e/ou Umidade.

Nos estágios intermediários da doença há deficiência progressiva do Estômago e do Baço com sintomas de fraqueza das pernas, arrastar de pés e dificuldade em caminhar. Essa deficiência é normalmente associada à Fleuma e/ou Umidade, a qual causa memória debilitada, dificuldade em concentração e formigamento dos membros.

Nos estágios intermediários e avançados há deficiência de Fígado e Rim com sintomas como tontura, vertigem, visão nublada, fraqueza progressiva das pernas, perda de coordenação, sensação de choque elétrico nos

1018 Esclerose Múltipla

Tabela 45.1 – Padrões e sintomas em esclerose múltipla

Estágio inicial	Estágio intermediário	Estágio avançado	
Umidade/Fleuma	Deficiência do Estômago e do Baço	Deficiência do Fígado e do Rim	Vento do Fígado
Peso das pernas, tontura, adormecimento, formigamento, visão nublada	Fraqueza das pernas, arrastar de pés, dificuldade em andar (Umidade/Fleuma: memória debilitada, dificuldade na concentração, formigamento dos membros)	Tontura, vertigem, visão nublada, fraqueza progressiva das pernas, perda de coordenação, sensação nos braços e nas pernas como se sofresse um choque elétrico, urgência ou hesitação urinária, impotência, incontinência urinária, paraplegia	Tremor, movimento do olho rápido e descontrolado, espasmos

braços e nas pernas, urgência ou hesitação urinária, impotência e incontinência urinária.

Os estágios avançados de esclerose múltipla proveniente de Vento do Fígado desenvolvem-se em decorrência da deficiência do *Yin* do Fígado e do Rim, causando vertigem mais intensa, vômito, movimento do olho rápido e descontrolado, tremor e espasmos graves nas pernas.

Finalmente, nos estágios avançados, pode ocorrer estagnação de Sangue, causando rigidez e dor das pernas. A estagnação de Sangue não ocorre por si, porém acompanha os padrões de deficiência do Estômago e do Baço ou de deficiência do Fígado e do Rim.

Os sintomas de esclerose múltipla nos vários estágios estão resumidos na Tabela 45.1. Dessa maneira, podem-se identificar cinco estágios principais na progressão da esclerose múltipla:

- *Estágio 1 – Umidade/Fleuma*: formigamento/peso no membro, visão nublada/dupla.
- *Estágio 2 – deficiência do Estômago e do Baço*: fraqueza nas pernas, arrastar de pés, dificuldade em caminhar (com Umidade/Fleuma: memória debilitada, dificuldade em se concentrar, formigamento dos membros).
- *Estágio 3 – deficiência do Fígado e do Rim*: tontura, vertigem, visão nublada, fraqueza progressiva das pernas, perda de coordenação, sensação de choque elétrico nos braços e nas pernas, urgência ou hesitação urinária, impotência, incontinência urinária.
- *Estágio 4 – deficiência do* Yin *do Fígado e do Rim com Vento do Fígado*: vertigem intensa, vômito, tremor, movimento rápido e descontrolado do olho, e espasmos graves das pernas.
- *Estágio 5 – estagnação de Sangue*: rigidez e dor nas pernas.

Observe que o último "estágio" de estagnação de Sangue não é realmente um estágio adicional, porém um padrão que pode acompanhar os estágios 2, 3 ou 4.

Resumo

Estágios da Esclerose Múltipla
- *Estágio 1 – Umidade/Fleuma*: formigamento/peso do membro, visão de nublada/dupla
- *Estágio 2 – deficiência do Estômago e do Baço*: fraqueza das pernas, arrastar de pés, dificuldade em caminhar (com Umidade/Fleuma: memória debilitada, dificuldade em se concentrar, formigamento dos membros)

- *Estágio 3 – deficiência do Fígado e do Rim*: tontura, vertigem, visão nublada, fraqueza progressiva das pernas, perda de coordenação, sensação de choque elétrico nos braços e nas pernas, urgência ou hesitação urinária, impotência, incontinência urinária
- *Estágio 4 – deficiência do Yin do Fígado e do Rim com Vento do Fígado*: vertigem intensa, vômito, tremor, movimento rápido e descontrolado do olho, espasmos graves nas pernas
- *Estágio 5 – estagnação de Sangue*: rigidez e dor nas pernas

Tratamento por Acupuntura

Além dos pontos de acupuntura indicados para cada padrão a seguir, há algumas diretrizes gerais para o tratamento da esclerose múltipla com acupuntura.

Manipulação da Inserção da Agulha

Em primeiro lugar, é absolutamente imperativo utilizar pontos locais nos membros (especialmente nas pernas) para promover a circulação do *Qi* e do Sangue e remover obstruções dos canais (principalmente Umidade). Para este propósito, é essencial obter a sensação satisfatória da inserção da agulha, a qual se irradia para baixo ao longo do canal. Utilizar agulhas de um mínimo de 0,34mm de diâmetro (medida 32).

Os pacientes portadores de esclerose múltipla diminuíram as sensações nas pernas e, com frequência, é necessário manipular a agulha por muito tempo para se obter a sensação da inserção. Para induzir a sensação da inserção da agulha que se irradia para baixo, geralmente manipulo a agulha com movimento simultâneo de rotação e de levantar e empurrar, enquanto, com meu dedo polegar esquerdo, aperto o canal acima do ponto a ser inserido (Fig. 45.3).

Pontos Locais

No tratamento da esclerose múltipla é essencial inserir a agulha nos pontos locais, especialmente nos das pernas. É dada preferência para inserção da agulha nos pontos dos canais *Yang* e, em especial, nos canais do Estômago e da Vesícula Biliar. O canal do Estômago é especialmente importante, uma vez que é rico em *Qi* e Sangue. Na realidade, o *Questões Simples*, no capítulo 44, sugere a utilização dos pontos dos canais *Yang* Brilhante (Estômago e Intestino Grosso) de forma predominante.

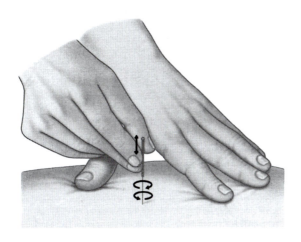

Figura 45.3 – Manipulação da inserção da agulha na esclerose múltipla.

Na esclerose múltipla, os pontos principais para estimular *Qi* e Sangue e eliminar os fatores patogênicos dos canais são os seguintes:

- Braço: IG-15 (*Jianyu*), IG-14 (*Binao*), IG-11 (*Quchi*), IG-10 (*Shousanli*), TA-5 (*Waiguan*), IG-4 (*Hegu*) e ID-3 (*Houxi*).
- Perna: VB-30 (*Huantiao*), VB-31 (*Fengshi*), E-31 (*Biguan*), E-32 (*Futu*), VB-34 (*Yanglingquan*), E-36 (*Zusanli*), E-41 (*Jiexi*) e VB-40 (*Qiuxu*).
- Outros pontos: B-32 (*Ciliao*), DU-3 (*Yaoyangguan*), DU-12 (*Shenzhu*), DU-14 (*Dazhui*) e pontos *Huatuojiaji* correspondentes, E-30 (*Qichong*).

Explicação

- IG-15 e IG-14 são pontos locais importantes para remover as obstruções do canal ou para tonificar *Qi* e Sangue no canal. Deve-se obter sensação satisfatória da inserção da agulha, de preferência correndo para baixo, no mínimo, para o cotovelo.
- IG-11 beneficia os tendões.
- IG-10 é um ponto local importante para o antebraço, similar ao IG-15 para o braço. Porém, apresenta também propriedades tônicas gerais um pouco similares (no entanto, mais fracas) às do E-36 (*Zusanli*).
- TA-5 remove as obstruções dos canais e expele Vento. É, então, utilizado também nos estágios avançados, quando há espasmos nos músculos.
- IG-4 e ID-3 são pontos locais para afetar mão e dedos. ID-3 também expele Vento, sendo, então, útil nos estágios avançados da doença, quando os espasmos da mão tornam muito difícil escrever e segurar as coisas.
- VB-30 é um ponto muito importante para tonificar *Qi* e Sangue do canal ou remover suas obstruções. Também apresenta propriedades tônicas gerais. Deve ser inserido com o paciente deitado do lado oposto à aplicação, sendo essencial obter sensação satisfatória da inserção da agulha, de preferência correndo para baixo, até o pé ou, no mínimo, até o joelho.
- VB-31 é um ponto local para estimular *Qi* e Sangue e também beneficiar tendões e expelir Vento.
- E-31 é um ponto importante para tonificar *Qi* e Sangue no canal e, em particular, facilitar o levantamento da perna, tão importante quando o indivíduo tem dificuldade em caminhar.
- E-32 é um ponto local para tratar canal de Estômago e afeta vasos sanguíneos.
- VB-34 é utilizado por seu efeito local, bem como por seu efeito geral nos tendões.
- E-36 é provavelmente o ponto mais importante para tonificar o canal e tonificar o Estômago e o Baço, em geral.
- E-41 e VB-40 são utilizados como pontos locais para o pé. Em particular, facilitam o levantamento do pé, tão importante quando este é caído e se arrasta, tornando muito difícil o andar.
- B-32 e DU-3 estimulam a circulação do *Qi* e do Sangue nas pernas.
- DU-12, DU-14 e seus pontos *Huatuojiaji* correspondentes podem ser escolhidos para afetar os nervos espinais de acordo com a distribuição dos sintomas. Além isso, DU-12 tonifica o *Qi* em geral e DU-14 expele o Vento.
- E-30 fortalece o canal do Estômago e promove a circulação das substâncias nutrientes do Estômago para os membros.

Nos estágios avançados de esclerose múltipla, podem ser acrescentados pontos gerais para extinguir o Vento como:

- F-3 (*Taichong*), DU-16 (*Fengfu*) e VB-20 (*Fengchi*).

Embora principalmente se escolham os pontos *Yang*, os pontos *Yin* não devem ser negligenciados. Eles são especialmente eficazes nos casos de longa duração com má nutrição dos canais e dos tendões e consequente rigidez e inflexibilidade. Os principais pontos são:

- C-1 (*Jiquan*), para tratar a articulação do ombro.
- P-5 (*Chize*) e PC-3 (*Quze*), para tratar o cotovelo.
- PC-6 (*Neiguan*), para tratar as articulações do dedo da mão.
- BP-12 (*Chongmen*), para tratar o quadril.
- F-8 (*Ququan*), para tratar a articulação do joelho.
- BP-5 (*Shangqiu*) e R-3 (*Taixi*), para tratar as articulações do dedo do pé.

Pontos do Vaso Governador (Du Mai)

Além de pontos locais, é importante utilizar os pontos no Vaso Governador (*Du Mai*) e os pontos *Huatuojiaji*, pois as lesões da bainha de mielina ficam localizadas em torno da coluna. Os pontos mais frequentemente utilizados no Vaso Governador são: DU-3 (*Yaoyangguan*), que afeta a circulação do *Qi* nas pernas; DU-4 (*Mingmen*), que tonifica o Fogo da Porta da Vida e o *Yang* do Rim; DU-12 (*Shenzhu*); DU-14 (*Dazhui*); e DU-20 (*Baihui*). Os pontos *Huatuojiaji* correspondentes também devem ser utilizados.

O Vaso Governador é muito importante no tratamento da esclerose múltipla, pois fortalece Rim e coluna. Para abrir o Vaso Governador, deve-se utilizar a agulha no

1020 Esclerose Múltipla

ponto ID-3 (*Houxi*), no lado esquerdo para os homens e no lado direito nas mulheres, e B-62 (*Shenmai*), no lado contrário. Ao se utilizar o Vaso Governador nas mulheres, é melhor combiná-lo com o Vaso Concepção. Dessa maneira, deve-se inserir agulha em ID-3 (*Houxi*), no lado direito, e B-62 (*Shenmai*), no lado esquerdo; P-7 (*Lieque*), no lado esquerdo, e R-6 (*Zhaohai*), no lado direito, nessa ordem.

Finalmente, o Vaso Governador é também utilizado nos estágios avançados de esclerose múltipla para extinguir o Vento.

Outros Vasos Extraordinários

Os Vasos Extraordinários são muitas vezes eficazes no tratamento da esclerose múltipla. O Vaso da Cintura (*Dai Mai*) circunda os canais da perna e uma disfunção desse vaso pode prejudicar a circulação de *Qi* e Sangue nos canais da perna. Esse vaso é frequentemente afetado pela Umidade, e o paciente pode sentir como se estivesse sentado na água, sensação que os portadores de esclerose múltipla algumas vezes sentem.

O Vaso da Cintura pode também ser afetado por deficiência do canal do Estômago, de tal forma que não pode circundar devidamente. O *Questões Simples*, no capítulo 44, declara[6]:

Quando os canais Yang Brilhante *apresentam-se deficientes, o Vaso da Cintura não pode circundar, podendo resultar em atrofia das pernas.*

Nesses casos, pode-se utilizar o Vaso da Cintura, isto é, VB-41 no lado esquerdo, para homens, e no lado direito, para as mulheres, e TA-5 no lado oposto, junto com E-36 (*Zunsanli*), a fim de fortalecer o *Yang* Brilhante, e B-23 (*Shenshu*), a fim de fortalecer os canais da perna. Deve-se lembrar que o canal divergente do Rim faz intersecção com o Vaso da Cintura no ponto B-23 (*Shenshu*).

Se os músculos das faces laterais das pernas estiverem rígidos e tensos, deve-se tonificar o Vaso *Yin* do Caminhar e sedar o Vaso *Yang* do Caminhar, isto é, tonificar R-6 (*Zhaohai*) e sedar B-62 (*Shenmai*) na mesma perna. Se os músculos da face medial da perna estiverem rígidos e tensos, deve-se tonificar o Vaso *Yang* do Caminhar e sedar o Vaso *Yin* do Caminhar, isto é, tonificar B-62 (*Shenmai*) e sedar R-6 (*Zhaohai*) na mesma perna.

O *Clássico do Pulso* de Wang Shu (280) comenta[7]:

Quando o Yang Qiao *está doente, os músculos da face medial da perna ficam frouxos e os músculos da face lateral tensos; quando o* Yin Qiao *está doente, os músculos mediais apresentam-se tensos e os laterais são frouxos.*

Acupuntura Escalpeana

Finalmente, a acupuntura escalpeana é muito eficaz no tratamento da esclerose múltipla. Deve-se utilizar a área motora, a parte superior para a perna e a parte inferior para o braço (ver Fig. 43.9). A técnica de inserção da agulha é a mesma que a indicada para doença de Parkinson (Cap. 42) e Golpe de Vento (Cap. 43).

> **Resumo**
>
> **Acupuntura**
>
> **Manipulação da Inserção da Agulha**
>
> *Pontos Locais*
> - Braço: IG-15 (*Jianyu*), IG-14 (*Binao*), IG-11 (*Quchi*), IG-10 (*Shousanli*), TA-5 (*Waiguan*), IG-4 (*Hegu*) e ID-3 (*Houxi*)
> - Perna: VB-30 (*Huantiao*), VB-31 (*Fengshi*), E-31 (*Biguan*), E-32 (*Futu*), VB-34 (*Yanglingquan*), E-36 (*Zusanli*), E-41 (*Jiexi*) e VB-40 (*Qiuxu*)
> - Outros pontos: B-32 (*Ciliao*), DU-3 (*Yaoyangguan*), DU-12 (*Shenzhu*), DU-14 (*Dazhui*) e pontos *Huatuojiaji* correspondente, E-30 (*Qichong*)
>
> *Pontos do Vaso Governador (Du Mai)*
> - DU-3 (*Yaoyangguan*), DU-4 (*Mingmen*), DU-12 (*Shenzhu*), DU-14 (*Dazhui*) e DU-20 (*Baihui*)
>
> *Outros Vasos Extraordinários*
> - Vaso da Cintura
> - Vaso *Yin* do Caminhar e Vaso *Yang* do Caminhar
>
> *Acupuntura Escalpeana*

Identificação de Padrões e Tratamento

Acupuntura é o tratamento de escolha para esclerose múltipla.

Há seis padrões:

- Umidade nos canais.
- Umidade-Fleuma com deficiência do Baço.
- Deficiência do Estômago e do Baço.
- Deficiência do Fígado e do Rim.
- Deficiência do *Yin* do Fígado e do Rim com Vento do Fígado.
- Estagnação de Sangue.

Umidade nos Canais

Manifestações Clínicas

Formigamento nos membros, sensação de peso nos membros, visão nublada.

Língua: revestimento pegajoso.
Pulso: Deslizante.

Princípio de Tratamento

Resolver Umidade, revigorar canais.

Acupuntura

Pontos

REN-9 (*Shuifen*), BP-9 (*Yinlingquan*), BP-6 (*Sanyinjiao*), B-22 (*Sanjiaoshu*), E-28 (*Shuidao*), IG-10 (*Shousanli*), E-36 (*Zusanli*). Utilizar método neutro, exceto nos pontos IG-10 e E-36, que devem ser inseridos com método de tonificação.

EXPLICAÇÃO

- REN-9, BP-9, BP-6, B-22 e E-28 resolvem Umidade.
- IG-10 e E-36 revigoram os canais dos membros.

Fitoterapia

Prescrição

Variação de *ER MIAO SAN* – Variação do Pó dos Dois Maravilhosos.

EXPLICAÇÃO   Esta é a mesma variação de *Er Miao San* utilizada para o padrão de Umidade-Calor na Síndrome Atrófica (Cap. 44).

Resumo

Umidade nos Canais

Pontos

- REN-9 (*Shuifen*), BP-9 (*Yinlingquan*), BP-6 (*Sanyinjiao*), B-22 (*Sanjiaoshu*), E-28 (*Shuidao*), IG-10 (*Shousanli*), E-36 (*Zusanli*). Utilizar método neutro, exceto nos pontos IG-10 e E-36, que devem ser inseridos com método de tonificação

Fitoterapia

Prescrição

- Variação de *ER MIAO SAN* – Variação do Pó dos Dois Maravilhosos

---

Caso Clínico

Uma senhora de 37 anos de idade sofria de esclerose múltipla há dez anos. Seu primeiro sintoma foi formigamento da mão direita; este formigamento foi seguido de formigamento das mãos e da perna esquerda e por visão dupla no olho direito. Depois deste episódio, ela ficou livre dos sintomas há três anos, quando pegou uma gripe grave. Imediatamente após esta gripe, o formigamento da mão direita voltou. Sentia também muito cansaço, sensação de peso nas pernas e flutuadores no campo visual.

Além destes sintomas, sofria ainda de dor na região inferior das costas, sensação de frio, tontura e fezes amolecidas.

A língua apresentava-se Pálida e inchada nas laterais. O pulso estava Movente.

Diagnóstico   Embora o tratamento desta paciente tivesse apenas começado na hora de escrever, foi inserido neste texto com propósito de diagnose. Os sintomas iniciais estavam claramente relacionados à esclerose múltipla proveniente de Umidade; do ponto de vista da esclerose múltipla, os sintomas permaneceram os mesmos após sete anos. Isto indica que, no que concerne ao estágio da doença até agora, esta permanece ainda na fase inicial, isto é, Umidade.

Apresenta sintomas de deficiência do *Yang* do Rim (dor nas costas, sensação de frio, tontura) e de deficiência do *Qi* do Baço (fezes amolecidas), entretanto estes estão separados dos sintomas de esclerose múltipla

Um aspecto interessante dessa patologia e etiologia da paciente é o pulso Movente (*Dong*). Este pulso denota choque, o que me levou a pensar que o início da esclerose múltipla foi precipitado por choque como ocorre algumas vezes. Ela confirmou esta suspeita.

Umidade-Fleuma com Deficiência do Baço

Manifestações Clínicas

Formigamento, sensação de peso nas pernas, entorpecimento, tontura, fadiga, fezes amolecidas, pouco apetite.

Língua: Inchada, com marcas de dentes e acompanhada de revestimento pegajoso.

Pulso: Encharcado.

Princípio de Tratamento

Resolver Umidade, tonificar Baço e revigorar canais de Conexão.

978-85-7241-817-1

Acupuntura

Pontos

REN-12 (*Zhongwan*), B-20 (*Pishu*), REN-9 (*Shuifen*), BP-9 (*Yinlingquan*), BP-6 (*Sanynjiao*), B-22 (*Sanjiaoshu*), E-40 (*Fenglong*). Utilizar método de sedação ou neutro, dependendo da agudez do quadro.

EXPLICAÇÃO

- REN-12 e B-20 tonificam Baço.
- REN-9, BP-9, BP-6 e B-22 resolvem Umidade.
- E-40 resolve Fleuma.

Fitoterapia

Prescrição

Variação de *SI MIAO SAN* – Variação do Pó das Quatro Maravilhas.

EXPLICAÇÃO   Essa fórmula resolve Umidade-Calor no Aquecedor Inferior, tonifica *Qi* do Baço, expele Vento-Umidade do Triplo Aquecedor e revigora canais de Conexão. Essa fórmula é utilizada se Umidade for acompanhada de Calor.

Prescrição

LIU HE TANG – Decocção de Seis Harmonizadores.

EXPLICAÇÃO   Essa fórmula tonifica *Qi* do Baço, resolve Umidade aromaticamente, beneficia músculos, expele Vento-Umidade e beneficia tendões.

MODIFICAÇÕES

- Se o quadro for muito antigo e a Umidade for muito pronunciada, acrescentar *Huo Xiang* (*Herba Pogostemonis*) e *Pei Lan* (*Herba Eupatorii*).
- Se houver muito formigamento e adormecimento, acrescentar *Sha Ren* (*Fructus Amomi*) e *Wei Ling Xian* (*Radix Clematidis*).

Resumo

Umidade-Fleuma com Deficiência do Baço

Pontos

- REN-12 (*Zhongwan*), B-20 (*Pishu*), REN-9 (*Shuifen*), BP-9 (*Yinlingquan*), BP-6 (*Sanynjiao*), B-22 (*Sanjiaoshu*), E-40 (*Fenglong*). Utilizar método de sedação ou neutro, dependendo da agudez do quadro

Esclerose Múltipla

> **Fitoterapia**
> *Prescrição*
> - Variação de *SI MIAO SAN* – Variação do Pó das Quatro Maravilhas
>
> *Prescrição*
> - *LIU HE TANG* – Decocção de Seis Harmonizadores

Caso Clínico

Um homem de 45 anos de idade fora diagnosticado há apenas alguns meses como sendo portador de esclerose múltipla. Os primeiros sintomas do quadro foram adormecimento do braço esquerdo, formigamento dos membros e ao redor da boca, tontura e sensação de peso em cabeça e pernas. Sentia também muito cansaço. O pulso estava Deslizante, porém também Fraco, e a língua apresentava-se Inchada com revestimento pegajoso e amarelo no interior da fissura do Estômago.

Diagnóstico Este quadro é claramente proveniente de Umidade e Fleuma obstruindo os canais e também a cabeça. Havia também deficiência subjacente do Baço e do Estômago, evidenciada por cansaço, pulso Fraco e fissura na língua na área do Estômago.

Princípio de tratamento O princípio de tratamento aplicado consistiu em tonificar Baço e resolver Umidade, bem como remover obstrução dos canais e revigorar canais de Conexão.

Acupuntura O tratamento por acupuntura foi baseado principalmente nos seguintes pontos:

- E-36 (*Zusanli*), BP-3 (*Taibai*), REN-12 (*Zhongwan*), B-20 (*Pishu*) e B-21 (*Weishu*) para tonificar Estômago e Baço. Utilizar método de tonificação.
- BP-9 (*Yinlingquan*), BP-6 (*Sanyinjiao*), E-40 (*Fenglong*) e B-22 (*Sanjiaoshu*) para resolver Umidade. Utilizar método neutro.
- IG-10 (*Shousanli*), TA-5 (*Waiguan*) e E-31 (*Biguan*) para expelir Umidade dos canais e revigorar os canais de Conexão.
- P-7 (*Lieque*) e R-6 (*Zhaohai*), em combinação, para abrir o Vaso Concepção para aliviar adormecimento e formigamento ao redor dos lábios.

Fitoterapia A fórmula fitoterápica utilizada foi uma variação de *Si Miao San* (Pó das Quatro Maravilhas).

- *Huang Bo* (*Cortex Phellodendri*): 6g.
- *Cang Zhu* (*Rhizoma Atractylodis*): 6g.
- *Yi Yi Ren* (*Semen Coicis*): 9g.
- *Chuan Niu Xi* (*Radix Cyathulae*): 6g
- *Bai Zhu* (*Rhizoma Atractylodis macrocephalae*): 6g.
- *Wei Ling Xian* (*Radix Clematidis*): 4,5g.
- *Sha Ren* (*Fructus Amomi*): 4g.

Explicação

As quatro primeiras ervas resolvem Umidade no Aquecedor Inferior.

- *Bai Zhu* tonifica Baço e drena Umidade.
- *Wei Ling Xian* e *Sha Ren* eliminam obstruções dos canais, resolvem Umidade e fortalecem canais de Conexão.

Caso Clínico

Uma mulher de 36 anos de idade sofria de esclerose múltipla há três anos. Seus principais sintomas eram sensação de peso nas pernas, falta de equilíbrio, fraqueza nas pernas, dificuldade em andar e incontinência urinária. Ela tinha um filho de dois anos de idade e os sintomas melhoraram durante a gravidez. A língua apresentava-se ligeiramente Pálida, porém com a ponta Vermelha. Estava Inchada e apresentava fissura do Coração. O revestimento era pegajoso. O pulso estava Fraco e Fino e, na posição do Coração, estava particularmente Fraco.

Diagnóstico As principais manifestações eram claramente provenientes da Umidade invadindo o Aquecedor Inferior e os canais de perna. Entretanto, a causa da doença tinha sua raiz não apenas no Baço, mas também no Coração. O pulso Fraco do Coração e a fissura da língua na área do Coração apontavam para um choque, prejudicando Baço e Coração. Durante a anamnese, a paciente confirmou que sofrera um choque grave um ano antes do início dos sintomas.

Princípio de tratamento O princípio de tratamento adotado foi resolver Umidade do Aquecedor Inferior, tonificar Baço e fortalecer Coração.

A paciente foi tratada basicamente com acupuntura.

Acupuntura Os pontos utilizados foram escolhidos a partir de:

- E-36 (*Zusanli*), BP-6 (*Sanyinjiao*), REN-12 (*Zhongwan*) e B-20 (*Pishu*) para tonificar o Estômago e o Baço. Utilizar o método de tonificação.
- BP-9 (*Yinlingquan*) e B-22 (*Sanyinjiao*) para resolver Umidade. Utilizar método neutro.
- C-5 (*Tongli*) para acalmar a Mente.
- E-31 (*Biguan*), E-34 (*Liangqiu*), E-41 (*Jiexi*) e VB-40 (*Qiuxu*) para remover as obstruções dos canais e revigorar os canais de Conexão. Os dois últimos pontos E-41 e VB-40 são particularmente eficazes para levantar os pés, eliminando o cambalear e tornando o andar mais fácil.
- B-28 (*Pangguangshu*) e B-32 (*Ciliao*) para tonificar a Bexiga e interromper a incontinência.

> Esta paciente ainda está sendo tratada; o quadro dela mostrou melhora de uns 60% e permanece estável.

Deficiência do Estômago e do Baço

Manifestações Clínicas

Fraqueza das pernas, dificuldade em caminhar, arrastar de pés, fadiga, fezes amolecidas, pouco apetite.

Língua: Pálida.
Pulso: Fraco.

Princípio de Tratamento

Tonificar Estômago e Baço, revigorar canais *Yang* Brilhante.

Acupuntura

Pontos

E-36 (*Zusanli*), BP-6 (*Sanyinjiao*), B-20 (*Pishu*), B-21 (*Weishu*), REN-12 (*Zhongwan*), IG-10 (*Shousanli*), E-31 (*Biguan*), E-30 (*Qichong*). Utilizar método de tonificação em todos os pontos.

EXPLICAÇÃO

- E-36, BP-6, B-20, B-21 e REN-12 tonificam Estômago e Baço.
- IG-10 e E-31 revigoram os canais *Yang* Brilhante.
- E-30 fortalece o canal *Yang* Brilhante e facilita a circulação do *Qi* para as pernas.

Fitoterapia

Prescrição

SHEN LING BAI ZHU SAN – Pó de *Ginseng-Poria--Atractylodes*.

EXPLICAÇÃO Essa fórmula tonifica *Qi* do Baço e do Estômago, resolve Umidade e interrompe diarreia.

Prescrição

LIU JUN ZI TANG – Decocção dos Seis Cavalheiros.

EXPLICAÇÃO Essa fórmula tonifica *Qi* e resolve Umidade. É eficaz se houver sintomas acentuados de Umidade.

Prescrição

BU ZHONG YI QI TANG – Decocção para Tonificar o Centro e Beneficiar o *Qi*.

EXPLICAÇÃO Essa fórmula é utilizada se houver sintomas de afundamento do *Qi*.

MODIFICAÇÕES Qualquer uma das três prescrições anteriores deve ser modificada com o acréscimo de ervas para beneficiar canais e tendões.

- Se principalmente as pernas forem afetadas, acrescentar *Ji Xue Teng* (*Caulis Spatholobi*) e *Huai Niu Xi* (*Radix Achyranthis bidentatae*).
- Se os braços estiverem fracos, acrescentar *Gui Zhi* (*Ramulus Cinnamomi cassiae*) e *Sang Zhi* (*Ramulus Mori*).
- Se houver formigamento dos membros, acrescentar *Wei Ling Xian* (*Radix Clematidis*).

- Se a parte inferior das costas estiver fraca, acrescentar *Du Zhong* (*Cortex Eucommiae ulmoidis*) e *Wu Jia Pi* (*Cortex Acanthopanacis*).

Remédio dos Três Tesouros

MANSÃO CENTRAL Mansão Central é uma variação de *Shen Ling Bai Zhu San*, que tonifica *Qi* do Estômago e do Baço, nutre *Yin* do Estômago e resolve Umidade.

TERRA PRÓSPERA Terra Próspera é uma variação de *Liu Jun Zi Tang*: tonifica *Qi* do Baço e resolve suavemente a Umidade.

TONIFICAR *QI* E ALIVIAR MÚSCULOS Tonificar *Qi* e Aliviar Músculos é uma variação de *Bu Zhong Yi Qi Tang*: tonifica e eleva *Qi* do Baço e resolve Umidade. Comparado com a fórmula original, apresenta efeito mais forte em resolver a Umidade.

ACALMAR O CENTRO Acalmar o Centro é uma variação de *Xiang Sha Liu Jun Zi Tang*: tonifica *Qi* do Baço, resolve Umidade e move *Qi*. É utilizado, em vez de *Liu Jun Zi Tang* (ou Terra Próspera), quando Umidade for pronunciada.

Resumo

Deficiência do Estômago e do Baço

Pontos

- E-36 (*Zusanli*), BP-6 (*Sanyinjiao*), B-20 (*Pishu*), B-21 (*Weishu*), REN-12 (*Zhongwan*), IG-10 (*Shousanli*), E-31 (*Biguan*), E-30 (*Qichong*). Utilizar método de tonificação em todos os pontos.

Fitoterapia

Prescrição

- SHEN LING BAI ZHU SAN – Pó de *Ginseng-Poria-Atractylodes*

Prescrição

- LIU JUN ZI TANG – Decocção dos Seis Cavalheiros

Prescrição

- BU ZHONG YI QI TANG – Decocção para Tonificar o Centro e Beneficiar o *Qi*

Remédio dos Três Tesouros

- Mansão Central
- Terra Próspera
- Tonificar *Qi* e Aliviar Músculos
- Acalmar o Centro

Deficiência do Fígado e do Rim

Manifestações Clínicas

Fraqueza progressiva nas pernas, costas e joelhos fracos, tontura, memória debilitada, visão nublada, hesitação ou urgência urinária.

Língua: Pálida, caso haja deficiência de *Yang*; sem revestimento, se houver deficiência de *Yin*.

Pulso: Flutuante e Vazio, na deficiência de *Yin*; Fraco e Profundo, na deficiência de *Yang*.

Princípio de Tratamento

Tonificar Rim e Fígado e fortalecer ossos e tendões.

Acupuntura

Pontos

R-3 (*Taixi*), REN-4 (*Guanyuan*), B-23 (*Shenshu*), BP-6 (*Sanyinjiao*), F-8 (*Ququan*), B-18 (*Ganshu*), ID-3 (*Houxi*) e B-62 (*Shenmai*), VB-20 (*Fengchi*). Utilizar método de

1024 Esclerose Múltipla

tonificação, exceto nos últimos dois pontos, os quais devem ser inseridos com método neutro. Moxa deve ser utilizada se houver deficiência do *Yang*; caso contrário, não.

EXPLICAÇÃO

- R-3, REN-4, B-23 e BP-6 tonificam Rim.
- F-8 e B-18 tonificam Fígado.
- ID-3 e B-62 fortalecem Vaso Governador e coluna vertebral.
- VB-20 ilumina os olhos no caso de visão nublada ou dupla.

Fitoterapia

Prescrição

Variação de *LIU WEI DI HUANG WAN* – Variação da Pílula *Rehmannia* dos Seis Ingredientes.

EXPLICAÇÃO   Essa fórmula nutre *Yin* do Rim e do Fígado, expele Vento-Umidade dos canais do Aquecedor Inferior e revigora canais de Conexão.

Prescrição

HU QIAN WAN – Pílula do Tigre Escondido.

EXPLICAÇÃO   Essa fórmula fortalece ossos e tendões, nutre Essência e Medula, nutre Sangue e nutre *Yin*.

Essa fórmula é específica para tratar Síndrome Atrófica proveniente de deficiência do *Yin* do Fígado e do Rim. Nutre *Yin* do Fígado e do Rim, elimina Calor por Deficiência e fortalece tendões e ossos. Observe que *Hu Gu* (osso de tigre) deve ser omitido, uma vez que sua utilização é ilegal.

Prescrição

ZI YIN DA BU WAN – Grande Pílula de Tonificação para Nutrir *Yin*.

EXPLICAÇÃO   Essa fórmula nutre *Yin* do Fígado e do Rim e beneficia tendões e ossos.

Prescrição

DU HUO JI SHENG TANG – Decocção de *Angelica pubescens-Taxillus*.

EXPLICAÇÃO   Essa fórmula tonifica *Yang* do Rim, revigora canais das pernas e beneficia tendões e ossos; é utilizada se houver deficiência do Fígado e do Rim contra fundo de deficiência de *Yang*.

MODIFICAÇÕES

- Se houver estagnação de Sangue evidenciada por dor nos membros, acrescentar *Hong Hua* (*Flos Carthami tinctorii*), *Tao Ren* (*Semen Persicae*) e *Chuan Niu Xi* (*Radix Cyathulae*).
- Se ocorrerem espasmos, acrescentar *Jiang Can* (*Bombyx batryticatus*) e *Di Long* (*Pherethima aspergillum*).
- Em caso muito crônico, se houver deficiência de *Yin* e *Yang* do Rim (deficiência de *Yang* aparecendo mais tarde, ao passo que a língua se apresenta Vermelha), acrescentar *Lu Jiao* (*Cornu Cervi*) para tonificar *Yang* do Rim e fortalecer a coluna.

> **Resumo**
>
> **Deficiência do Fígado e do Rim**
>
> ***Pontos***
>
> ■ R-3 (*Taixi*), REN-4 (*Guanyuan*), B-23 (*Shenshu*), BP-6 (*Sanyinjiao*), F-8 (*Ququan*), B-18 (*Ganshu*), ID-3 (*Houxi*) e B-62 (*Shenmai*), VB-20 (*Fengchi*). Utilizar método de tonificação, exceto nos últimos dois pontos, que devem ser inseridos com método neutro. Moxa deve ser utilizada se houver deficiência do *Yang*, caso contrário não
>
> ***Fitoterapia***
>
> *Prescrição*
>
> ■ Variação de *LIU WEI DI HUANG WAN* – Variação da Pílula *Rehmannia* dos Seis Ingredientes
>
> *Prescrição*
>
> ■ *HU QIAN WAN* – Pílula do Tigre Escondido
>
> *Prescrição*
>
> ■ *ZI YIN DA BU WAN* – Grande Pílula de Tonificação para Nutrir *Yin*
>
> *Prescrição*
>
> ■ *DU HUO JI SHENG TANG* – Decocção de *Angelica pubescens-Taxillus*

Deficiência do Yin do Fígado e do Rim com Vento do Fígado

Manifestações Clínicas

Estágio avançado de esclerose múltipla, grande dificuldade em caminhar, arrastar de pés, espasmos das pernas, atrofia dos músculos, tontura, tinido, transpiração noturna.

Língua: sem revestimento. Corpo Vermelho caso haja Calor por Deficiência.

Pulso: Flutuante e Vazio ou em Couro.

Princípio de Tratamento

Nutrir *Yin* do Fígado e do Rim; extinguir Vento; se necessário, eliminar Calor por Deficiência.

Acupuntura

Pontos

F-8 (*Ququan*), REN-4 (*Guanyuan*), R-3 (*Taixi*), BP-6, (*Sanyinjiao*), F-3 (*Taichong*), DU-16 (*Fengfu*), VB-20 (*Fengchi*), ID-3 (*Houxi*) e B-62 (*Shenmai*). Utilizar método de tonificação nos quatro primeiros pontos e de sedação nos demais.

EXPLICAÇÃO

- F-8, REN-4, R-3 e BP-6 nutrem *Yin* do Fígado e do Rim.
- F-3, DU-16 e VB-20 extinguem Vento do Fígado.
- ID-3 e B-62 regulam Vaso Governador (*Du Mai*) e extinguem Vento.

Fitoterapia

Prescrição

ZHEN GAN XI FENG TANG – Decocção para Pacificar o Fígado e Extinguir o Vento.

EXPLICAÇÃO   Essa fórmula domina *Yang* do Fígado, extingue Vento do Fígado, resolve Fleuma-Calor e expele

Vento e Fleuma dos canais. É utilizada para tratar hemiplegia com Vento e Fleuma nos canais contra fundo de deficiência de *Yin*.

Prescrição

LING JIAO GOU TENG TANG – Decocção de *Cornu Saigae-Uncaria*.

EXPLICAÇÃO   Essa fórmula nutre *Yin* do Fígado e do Rim e extingue Vento.

Resumo

Deficiência do *Yin* do Fígado e do Rim com Vento do Fígado

Pontos

- F-8 (*Ququan*), REN-4 (*Guanyuan*), R-3 (*Taixi*), BP-6 (*Sanyinjiao*), F-3 (*Taichong*), DU-16 (*Fengfu*), VB-20 (*Fengchi*), ID-3 (*Houxi*) e B-62 (*Shenmai*). Utilizar método de tonificação nos quatro primeiros pontos e de sedação nos demais

Fitoterapia

Prescrição

- *ZHEN GAN XI FENG TANG* – Decocção para Pacificar o Fígado e Extinguir o Vento

Prescrição

- *LING JIAO GOU TENG TANG* – Decocção de *Cornu Saigae-Uncaria*

Estagnação de Sangue

Manifestações Clínicas

Fase crônica e avançada de esclerose múltipla, grande dificuldade em caminhar, espasmos das pernas, rigidez das articulações, dor nas pernas.

Língua: Púrpura.
Pulso: Áspero ou em Corda.

Observe que este padrão não ocorre por si, mas acompanha um dos padrões anteriores, especialmente aqueles de deficiência do Rim e do Fígado.

Princípio de Tratamento

Revigorar Sangue e eliminar estagnação.

Acupuntura

Pontos

BP-10 (*Xuehai*), B-17 (*Geshu*), PC-6 (*Neiguan*), F-3 (*Taichong*). Utilizar método neutro em todos os pontos.

EXPLICAÇÃO   Todos os pontos anteriores revigoram Sangue e eliminam estagnação.

Fitoterapia

Prescrição

HUO LUO XIAO LING DAN – Pílula Efetiva Miraculosa para Revigorar os Canais de Conexão.

EXPLICAÇÃO   Essa fórmula nutre e revigora Sangue nos canais.

Resumo

Estagnação de Sangue

Pontos

- BP-10 (*Xuehai*), B-17 (*Geshu*), PC-6 (*Neiguan*), F-3 (*Taichong*). Utilizar método neutro em todos os pontos

Fitoterapia

Prescrição

- *HUO LUO XIAO LING DAN* – Pílula Efetiva Miraculosa para Revigorar os Canais de Conexão

---

Prognóstico

Ainda que a medicina chinesa não possa curar completamente esse quadro, ela pode oferecer ajuda considerável no alívio dos sintomas e no retardo do progresso da doença. A acupuntura auxilia consideravelmente a eliminação da sensação de peso e do formigamento dos membros, facilitando o andar.

Quanto mais cedo o tratamento iniciar, melhores serão os resultados. Se o paciente ainda estiver andando, podem-se esperar alguns resultados, entretanto se estiver permanentemente em uma cadeira de rodas, os resultados serão muito pobres ou inexistentes. Se o tratamento começar na fase bem inicial da doença, os sintomas podem ser eliminados completamente e a progressão da doença pode ser detida indefinidamente. É mais provável que isto aconteça desde que o paciente cooperar na mudança do estilo de vida, passando a fazer mais repouso, ajustando a alimentação e e reduzindo a atividade sexual.

Inicialmente, o tratamento deverá ser administrado duas a três vezes por semana. Decorridas algumas semanas, poderá ser espaçado para uma vez para por semana e, posteriormente, uma vez por quinzena. Se o paciente estiver melhorando satisfatoriamente, poderá passar a ser tratado mensalmente.

978-85-7241-817-1

Literatura Chinesa Moderna

Journal of Chinese Medicine (Zhong Yi Za Zhi), *v. 36, n. 7, 1995, p. 417*

"Research on the Prevention of Multiple Sclerosis Relapses with Chinese Medicine" *de Li Zhi Wen* et al.

Os autores deste interessante estudo trataram 30 pacientes portadores de esclerose múltipla com o objetivo de reduzir o número de recaídas. O estudo é interessante, pois os pacientes foram acompanhados durante vários anos. Eram 15 homens e 15 mulheres, variando de 23 a 56 anos de idade e com média de idade de 37,9 anos. A duração da doença variou de 4 meses a 15 anos. Antes do tratamento, sua taxa média de recaída era de 1,07 vezes por ano.

Os pacientes no grupo de tratamento foram tratados com decocção fitoterápica chamada de *Ping Fu Tang* (Decocção para Equilibrar e Restabelecer) por uma média de seis anos, depois dos quais a taxa diminuiu para apenas 0,01 por ano (P < 0,001).

Havia um grupo-controle de 15 pacientes que não recebeu tratamento com ervas e cuja taxa de recaída depois de uma média de 2,9 anos foi de 1,01 por ano. Houve, portanto, diferença muito significativa na taxa de recaída entre o grupo de tratamento e o grupo-controle.

A decocção *Ping Fu Tang* (Decocção para Equilibrar e Restabelecer) continha as seguintes ervas:

- *Huang Qi* (*Radix Astragali*): 12g.
- *Bie Jia* (*Carapax Trionycis*): 12g.
- *Dang Shen* (*Radix Codonopsis*): 10g.
- *Nu Zhen Zi* (*Fructus Ligustri lucidi*): 10g.
- *Bai Shao* (*Radix Paeoniae alba*): 10g.
- *Mai Men Dong* (*Radix Ophiopogonis*): 10g.
- *Fu Ling* (*Poria*): 10g.
- *Sheng Di Huang* (*Radix Rehmanniae*): 10g.
- *Gou Qi Zi* (*Fructus Lycii chinensis*): 10g.
- *Zhi Mu* (*Radix Anemarrhenae*): 10g.
- *Chai Hu* (*Radix Bupleuri*): 9g.
- *Huang Qin* (*Radix Scutellariae*): 9g.
- *Dang Gui* (*Radix Angelicae sinensis*): 8g.
- *Bai Zhu* (*Rhizoma Atractylodis macrocephalae*): 8g.
- *Ban Xia* (*Rhizoma Pinelliae preparatum*): 8g.
- *Zhi Gan Cao* (*Radix Glicyrrhizae uralensis preparata*): 3g.
- *Da Zao* (*Fructus Jujubae*): 8 tâmaras.

Journal of Chinese Medicine (Zhong Yi Za Zhi), *v. 38, n. 2, 1997, p. 113*

"Research on the Treatment and Prevention of Multiple Sclerosis with Chinese Medicine" *de Sun Yi*

O Dr. Sun Yi identifica quatro padrões principais em esclerose múltipla:

- Deficiência do *Yang* do Rim.
- Deficiência do *Yin* do Fígado e do Rim.
- Umidade-Calor.
- Deficiência do *Yin* e do Sangue com Vento interno.

Os princípios de tratamento adotados e as fórmulas são descritos a seguir:

- Tonificar e aquecer *Yang* do Rim: variações de *Er Xian Tang* (Decocção de Dois Imortais).
- Tonificar e aquecer *Yang* do Rim, beneficiar *Qi*, remover obstruções dos canais de Conexão:
  - *Fu Zi* (*Radix Aconiti lateralis preparata*).
  - *Rou Gui* (*Cortex Cinnamomi*).
  - *Rou Cong Rong* (*Herba Cistanches*).
  - *Shu Di Huang* (*Radix Rehmanniae preparata*).
  - *Gu Sui Bu* (*Rhizoma Drynariae*).
  - *Huang Qi* (*Radix Astragali*).

- *Shi Jue Ming* (*Concha Haliotidis*).
- *Yi Mu Cao* (*Herba Leonuri*).
- *E Zhu* (*Rhizoma Curcumae*).
- Tonificar Rim, nutrir Essência, remover obstruções dos canais de Conexão:
  - *Shu Di Huang* (*Radix Rehmanniae preparata*).
  - *Rou Cong Rong* (*Herba Cistanches*).
  - *Shou Wu* (*Radix Polygoni multiflori preparata*).
  - *Chuan Xiong* (*Rhizoma Chuanxiong*).
  - *Dang Gui* (*Radix Angelicae sinensis*).
  - *Bu Gu Zhi* (*Fructus Psoraleae*).
  - *Du Zhong* (*Cortex Eucommiae ulmoidis*).
  - *Gou Qi Zi* (*Fructus Lycii chinensis*).
  - *Shan Zhu Yu* (*Fructus Corni*).
  - *Wu Gong* (*Scolopendra*).
- Tonificar o Rim e beneficiar o *Qi*:
  - *Huang Qi* (*Radix Astragali*).
  - *Bai Ji Tian* (*Radix Morindae officinalis*).
  - *Gou Qi Zi* (*Fructus Lycii chinensis*).
  - *Tu Si Zi* (*Semen Cuscutae*).
  - *Ge Gen* (*Radix Puerariae*).
  - *Mu Gua* (*Fructus Chaenomelis*).
  - *Huai Niu Xi* (*Radix Achyranthis bidentatae*).
  - *Gui Ban Jiao* (*Colla Plastri Testudinis*).
  - *Ji Xue Teng* (*Caulis Spatholobi*).
- Nutrir *Yin* do Fígado e do Rim: variações de *Zuo Gui Yin* (Decocção Restauradora do [Rim] Esquerdo) ou de *Qi Ju Di Huang Wan* (Pílula de *Lycium-Chrysanthemum-Rehmannia*).
- Resolver Umidade-Calor: *Huang Lian Wen Dan Tang* (Decocção de *Coptis* para Aquecer a Vesícula Biliar) mais *San Miao San* (Pó dos Três Maravilhosos).
- Nutrir *Yin* e Sangue, extinguir Vento, remover obstruções dos canais de Conexão:
  - *Dang Gui* (*Radix Angelicae sinensis*).
  - *Yu Jin* (*Radix Curcumae*).
  - *Shu Di Huang* (*Radix Rehmanniae preparata*).
  - *Fu Ling* (*Poria*).
  - *Shi Chang Pu* (*Rhizoma Acori tatarinowii*).
  - *Jiang Can* (*Bombyx batryticatus*).
  - *Shou Wu* (*Radix Polygoni multiflori preparata*).
  - *Dan Shen* (*Radix Salviae miltiorrhizae*).
  - *Mu Gua* (*Fructus Chaenomelis*).
  - *Bai Shao* (*Radix Paeoniae alba*).
  - *Chuan Xiong* (*Rhizoma Chuanxiong*).
  - *Ji Xue Teng* (*Caulis Spatholobi*).
  - *Sha Ren* (*Fructus Amomi*).

Journal of Chinese Medicine (Zhong Yi Za Zhi), *v. 38, n. 3, 1997, p. 161*

"Report on the Long-term Treatment of 16 Cases of Multiple Sclerosis with Chinese Medicine" *de Fan Ying*

O Dr. Fan apresenta uma visão diferente da esclerose múltipla na medicina chinesa: enquanto a maioria dos médicos modernos considera a esclerose múltipla um tipo de Síndrome Atrófica (*Wei*), o Dr. Fan a compreende como um tipo de Golpe de Vento (*Zhong Feng*) e, portanto, enfatiza o aspecto do Vento da esclerose múltipla.

No estágio agudo, ele faz a mesma diferenciação como no Golpe de Vento, isto é, entre o acometimento dos Órgãos Internos e acometimento dos canais. No estágio crônico, diferencia entre deficiência do Fígado e do Rim e deficiência do Vaso Governador (*Du Mai*). Em todos os casos, há Fleuma.

Uma característica interessante deste estudo é que os pacientes foram tratados por muito tempo, variando de seis meses a quatro anos.

Os padrões e fórmulas utilizadas pelo Dr. Fan estão desritos a seguir.

- Acometimento dos Órgãos Internos, Vento interno, Fleuma obscurecendo os orifícios: extinguir Vento, resolver Fleuma, iluminar os orifícios. Variação de *Chang Pu Yu Jin Tang* (Deccoção de *Acorus-Curcuma*):
  - *Shi Chang Pu* (*Rhizoma Acori tatarinowii*): 10g.
  - *Yu Jin* (*Radix Curcumae*): 10g.
  - *Gua Lou* (*Fructus Trichosanthis*): 10g.
  - *Dan Nan Xing* (*Rhizoma Arisaematis preparatum*): 10g.
  - *Chuan Xiong* (*Rhizoma Chuanxiong*): 10g.
  - *Qiang Huo* (*Rhizoma seu Radix Notopterygii*): 10g.
  - *Ban Xia* (*Rhizoma Pinelliae preparatum*): 10g.
  - *Chen Pi* (*Pericarpium Citri reticulataei*): 10g.
  - *Fu Ling* (*Poria*): 10g.
  - *Zhu Li* (*Succus Bambusae*): 10mL.
- Acometimento dos canais, Vento interno, Fleuma obstruindo os canais: expelir Vento, resolver Fleuma, revigorar Sangue, remover obstruções dos canais de Conexão:
  - *Qin Jiao* (*Radix Gentianae macrophyllae*): 6g.
  - *Fang Feng* (*Radix Saposhnikoviae*): 6g.
  - *Chuan Xiong* (*Rhizoma Chuanxiong*): 6g.
  - *Xi Xin* (*Herba Asari*): 3g.
  - *Qiang Huo* (*Rhizoma seu Radix Notopterygii*): 10g.
  - *Du Huo* (*Radix Angelicae pubescentis*): 10g.
  - *Gui Zhi* (*Ramulus Cinnamomi cassiae*): 6g.
  - *Jiang Can* (*Bombyx batryticatus*): 10g.
  - *Fu Zi* (*Radix Aconiti lateralis preparata*): 6g.
  - *Huang Qin* (*Radix Scutellariae*): 6g.
  - *Jin Yin Hua* (*Flos Lonicerae japonicae*): 10g.
- Deficiência do Fígado e do Rim, Fleuma: nutrir *Yin*, eliminar Calor por Deficiência, resolver Fleuma, beneficiar canais de Conexão. Utilizar variação de Zhi Bo Di Huang Tang (Decocção de *Anemarrhena-Phellodendron-Rehmannia*):
  - *Zhi Mu* (*Radix Anemarrhenae*): 6g.

- *Sheng Di Huang* (*Radix Rehmanniae*): 30g.
- *Shi Gao* (*Gypsum fibrosum*): 30g.
- *Jue Ming Zi* (*Semen Cassiae*): 12g.
- *Shan Zhu Yu* (*Fructus Corni*): 10g.
- *Shan Yao* (*Rhizoma Dioscoreae*): 12g.
- *Mu Dan Pi* (*Cortex Moutan*): 10g.
- *Dan Shen* (*Radix Salviae miltiorrhizae*): 10g.
- *Jiang Can* (*Bombyx batryticatus*): 10g.
- *Di Bie Chong* (*Eupolyphaga seu Steleophaga*): 10g.
- *Quan Xie* (*Scorpio*) 3g.
- *Wu Gong* (*Scolopendra*) 2g.
- Deficiência do Vaso Governador (*Du Mai*), Fleuma obstruindo os canais de Conexão: aquecer Rim, fortalecer Vaso Governador, resolver Fleuma, revigorar Sangue. Utilizar variação de *Yang He Tang* (Decocção para Harmonizar o *Yang*):
  - *Lu Jiao Jiao* (*Gelatinum Cornu Cervi*): 10g.
  - *Sheng Di Huang* (*Radix Rehmanniae*): 15g.
  - *Shu Di Huang* (*Radix Rehmanniae preparata*): 15g.
  - *Shan Zhu Yu* (*Fructus Corni*): 10g.
  - *Ba Ji Tian* (*Radix Morindae officinalis*): 10g.
  - *Rou Cong Rong* (*Herba Cistanches*): 15g.
  - *Bai Shao* (*Radix Paeoniae alba*): 15g.
  - *Ma Huang* (*Herba Ephedrae*): 6g.
  - *Gui Zhi* (*Ramulus Cinnamomi cassiae*): 10g.
  - *Di Bie Chong* (*Eupolyphaga seu Steleophaga*): 10g.
  - *Bai Jie Zi* (*Semen Sinapis albae*): 10g.

Os resultados informados são os seguintes:

- *Curado*: 4 (25%).
- *Melhora acentuada*: 3 (18,7%).
- *Alguma melhora*: 8 (50%).
- *Nenhum resultado*: 1 (6,3%).

Notas Finais

1. *All about Multiple Sclerosis*: www.mult-sclerosis.org
2. *National Multiple Sclerosis Society*: www.nationalmssociely.org
3. *All about Multiple Sclerosis*: www.mult-sclerosis.org
4. *All about Multiple Sclerosis*: www.mult-sclerosis.org
5. *National Multiple Sclerosis Society*: www.nationalmssociely.org
6. 1979 Huang Di Nei Jing Su Wen 黄帝内经素问 [The Yellow Emperor's Classic of Internal Medicine – Simple Questions]. People's Health Publishing House, Beijing, p. 249. Publicado primeiramente em *c.* 100 a.C.
7. Shandong College of Traditional Chinese Medicine 1984 Mai Jing Jiao Shi 脉经校释 [An Explanation of the Pulse Classic], People's Health Publishing House. Beijing, p. 88. O *Pulse Classic* foi escrito por Wang Shu He e publicado pela primeira vez em *c.* 280 d.C.

978-85-7241-817-1

Capítulo 46

Sangramento

CONTEÚDO DO CAPÍTULO

Sangramento *1030*

Etiologia *1030*
  Fatores Patogênicos Externos *1030*
  Dieta Irregular *1030*
  Tensão Emocional *1030*
  Sobrecarga de Trabalho *1030*
  Doença Crônica e Parto *1030*
  Consequência de Doença de Calor *1030*

Patologia *1030*
  Deficiência de *Qi* *1031*
  Calor do Sangue *1031*
  Calor por Deficiência do Sangue *1031*
  Estagnação de Sangue *1031*

Princípios de Tratamento *1032*
  Harmonizar o Sangue *1033*
  Tratar a Causa-Raiz do Sangramento *1035*
  Adstringir *1035*
  Tratar o *Qi* *1036*

Tosse com Sangue *1037*
  Vento-Secura-Calor *1037*
  Fogo do Fígado Invadindo o Pulmão *1038*
  Deficiência do *Yin* do Pulmão
    com Calor por Deficiência *1038*

  Qi do Baço e do Pulmão Deficiente
    Não Segurando o Sangue *1039*

Sangue nas Fezes *1040*
  Umidade-Calor nos Intestinos *1040*
  Estagnação de *Qi* e Sangue *1041*
  Deficiência do Estômago e do Baço *1042*

Sangue na Urina *1043*
  Calor da Bexiga *1043*
  Deficiência do *Yin* do Rim
    com Calor por Deficiência *1044*
  Baço Deficiente Não Controlando o Sangue *1045*
  Qi do Rim não Firme *1045*
  Estagnação de *Qi* e Sangue *1046*

Sangramento sob a Pele *1046*
  Calor do Sangue *1046*
  Deficiência de *Yin* com
    Calor por Deficiência *1047*
  Qi Deficiente Não Segurando o Sangue *1048*

Sangramento Gengival *1048*
  Calor do Estômago *1048*
  Deficiência do *Yin* do Estômago
    com Calor por Deficiência *1049*
  Deficiência do Estômago e do Baço *1049*

Prognóstico e Prevenção *1050*

Literatura Chinesa Moderna *1050*

Tosse com Sangue
- Vento-Secura-Calor
- Fogo do Fígado invadindo o Pulmão
- Deficiência do *Yin* do Pulmão com Calor por Deficiência
- *Qi* do Baço e do Pulmão deficiente não segurando o Sangue

Sangue nas Fezes
- Umidade-Calor nos Intestinos
- Estagnação de *Qi* e Sangue
- Deficiência do Estômago e do Baço

Sangue na Urina
- Calor da Bexiga
- Deficiência do *Yin* do Rim com Calor por Deficiência

- Baço deficiente não controlando o Sangue
- *Qi* do Rim não firme
- Estagnação de *Qi* e Sangue

Sangramento sob a Pele
- Calor do Sangue
- Deficiência de *Yin* com Calor por Deficiência
- *Qi* deficiente não segurando o Sangue

Sangramento Gengival
- Calor do Estômago
- Deficiência do *Yin* do Estômago com Calor por Deficiência
- Deficiência do Estômago e do Baço

Sangramento

Este capítulo discutirá primeiramente as causas e os padrões de sangramento e a abordagem geral para o tratamento e, posteriormente, discutirá o tratamento específico do sangramento de várias partes do corpo. Acupuntura e fitoterapia chinesa são extremamente eficazes para interromper o sangramento, tanto nos quadros agudos como nos crônicos.

A discussão do sangramento será administrada de acordo com os seguintes tópicos:

- Etiologia.
- Patologia.
- Princípios de tratamento.
- Tosse com sangue.
- Sangue nas fezes.
- Sangue na urina.
- Sangramento sob a pele.
- Sangramento gengival.
- Prognóstico e prevenção.
- Literatura chinesa moderna.

Etiologia

Fatores Patogênicos Externos

Vento-Calor, quando particularmente intenso, pode prejudicar os canais de Conexão do Sangue do Pulmão, causando sangramento do nariz ou via tosse.

Umidade-Calor externa pode invadir Intestinos ou Bexiga e prejudicar os canais de Conexão do Sangue, gerando sangramento nas fezes ou na urina.

Dieta Irregular

O consumo excessivo de alimentos quentes ou alimentos gordurosas quentes e bebidas alcoólicas gera Calor ou Umidade-Calor. O Calor invade a porção do Sangue, fazendo com que o este seja empurrado para fora dos vasos. Este é o sangramento proveniente de Calor do Sangue.

O consumo excessivo de alimentos gordurosos e laticínios pode enfraquecer o Baço; o *Qi* deficiente do Baço pode falhar em manter o Sangue nos vasos, gerando sangramento. Este é o sangramento proveniente da deficiência de *Qi*.

Tensão Emocional

A tensão emocional é uma causa importante de sangramento. Toda emoção, quando excessiva e prolongada, prejudica o movimento correto do *Qi*, gerando estagnação de *Qi*. O *Qi* estagnado durante longo tempo pode, muitas vezes, gerar Fogo. O Fogo, por sua vez, penetra na porção do Sangue e torna o Sangue "impulsivo", causando sangramento.

O sangramento proveniente de tensão emocional é especialmente associado ao *Qi* se rebelando ascendentemente, como ocorre no Fogo do Fígado. Nesse caso, o sangramento ocorre para cima, isto é, por meio de vômito, tosse ou nariz. Em casos mais graves nos idosos com patologia mais complexa, isso pode gerar também sangramento ascendente atingindo o cérebro, causando hemorragia cerebral.

Sobrecarga de Trabalho

O excesso de trabalho também se constitui em causa extremamente comum de sangramento, especialmente nos casos crônicos. Trabalhar longas horas sem adequado repouso, ano após ano, enfraquece *Qi* do Baço e *Yin* do Rim. Isto pode gerar sangramento de duas maneiras diferentes. *Qi* ou *Yin* deficiente pode falhar em segurar o Sangue, causando sangramento. Além disso, a deficiência de *Yin* durante longo período gera Calor por Deficiência, o que pode agitar o Sangue e causar sangramento.

Doença Crônica e Parto

Doença crônica de longa duração causa inevitavelmente deficiência do Baço, que pode causar sangramento da maneira descrita anteriormente.

Nas mulheres de constituição fraca, o parto pode esgotar o Rim, causando sangramento proveniente de deficiência de *Qi*, *Yin* ou Calor por Deficiência.

Consequência de Doença de Calor

Vento-Calor possui forte tendência a causar secura interna, pois seca os fluidos corporais, e também pode rapidamente se transformar em Calor interior. O Calor pode danificar os canais de Conexão do Sangue e causar sangramento, especialmente de pulmões, estômago ou intestinos.

> **Resumo**
>
> **Etiologia**
> - Fatores patogênicos externos
> - Dieta irregular
> - Tensão emocional
> - Sobrecarga de trabalho
> - Doença crônica e parto
> - Consequência de doença de Calor

Patologia

Há quatro condições patológicas principais envolvidas no sangramento:

- Deficiência de *Qi*.
- Calor do Sangue.
- Calor por Deficiência do Sangue.
- Estagnação de Sangue.

Os dois primeiros padrões são os mais comuns. Antes de discutir a patologia do sangramento é oportuno recordar brevemente fisiologia e patologia dos canais de Conexão (*Luo*).

Os canais de Conexão são chamados de *Luo Mai*: *Luo* significa "rede". Os canais Principais são chamados de *Jing Mai* e *Jing* significa "linha", "rota", "caminho". Portanto, os canais Principais são comparados a rotas ou linhas, o que implica no fluxo vertical do *Qi*; ao passo que os canais de Conexão são comparados a uma rede de canais que fluem em todas as direções, o que implica num fluxo horizontal do *Qi* (ver Fig. 40.5).

Os canais de Conexão são mais superficiais que os canais Principais e correm em todas as direções, em vez de "verticalmente", como os canais Principais. Em especial, preenchem o espaço entre pele e músculos, ou seja, o espaço *Cou Li* (ver Fig. 40.4).

Há também uma camada mais profunda de canais de Conexão que se situa além dos canais Principais. Os canais nessa camada mais profunda podem ser chamados de canais de Conexão profundos ou canais de Conexão do Sangue e, em geral, estão relacionados energeticamente aos vasos sanguíneos e ao Sangue (ver Fig. 40.8).

O *Eixo Espiritual*, no capítulo 81, declara:

Se os fluidos estiverem harmonizados... no Aquecedor Médio, eles são transformados em Sangue; quando o Sangue estiver harmonizado, ele primeiro preenche e irriga os Canais de Conexão do Sangue e, então, se infiltra nos canais de Conexão e finalmente nos canais Principais.

Dessa maneira, ao se pensar, por exemplo, no corte transversal de um membro, os níveis dos canais de Conexão são os seguintes:

* Canais de Conexão superficiais e diminutos.
* Canais de Conexão propriamente ditos.
* Canal Principal.
* Canal de Conexão profundo (Sangue).

Nas doenças crônicas com estagnação de Sangue, os canais de Conexão do Sangue estão envolvidos. Também, no sangramento proveniente do Calor do Sangue, o Calor está no nível dos canais de Conexão do Sangue, sendo essa a razão dos livros chineses frequentemente recomendarem esfriar os canais de Conexão do Sangue. Também é por essa razão que os pontos de Conexão podem ser utilizados para interromper o sangramento.

Deficiência de Qi

Uma das funções do *Qi* é controlar o Sangue, mantendo-o nos vasos. Se o *Qi* for deficiente, ele pode falhar em manter o Sangue nos vasos, gerando sangramento. Este é um sangramento do tipo deficiência, sendo principalmente proveniente da deficiência do *Qi* do Baço. Entretanto, é preciso lembrar que o *Qi* do Rim também mantém o Sangue nos vasos e sua deficiência e afundamento estão implicados no sangramento do útero ou da bexiga. Quando a deficiência de *Qi* causa sangramento descendente (do útero, da bexiga e dos intestinos), também há um elemento de afundamento de *Qi*.

Isto não significa, obviamente, que a deficiência de *Qi* sempre gera sangramento. O sangramento proveniente de deficiência de *Qi* é muitas vezes (porém, não exclusivamente) caracterizado por um movimento descendente, isto é, uma forma de afundamento do *Qi* do Baço e/ou *Qi* do Rim. Portanto, frequentemente causa sangramento dos orifícios inferiores. Exemplos típicos seriam sangramento menstrual excessivo ou sangramento nas fezes ou na urina proveniente de *Qi* deficiente do Baço não segurando o Sangue.

O sangramento proveniente da deficiência de *Qi* é um processo "passivo", isto é, o Sangue "extravasa" dos vasos, uma vez que o *Qi* não pode contê-lo.

O sangramento proveniente de deficiência de *Qi* é caracterizado por aparência fresca e coloração vermelho-brilhante do sangue, acompanhadas, evidentemente, por sintomas e sinais de deficiência de *Qi*.

Calor do Sangue

O Calor causa sangramento pela invasão da porção de Sangue e pelo prejuízo dos Canais de Conexão do Sangue. O Calor torna o Sangue impulsivo, fazendo-o extravasar. Em contraste com sangramento proveniente da deficiência de *Qi*, o sangramento proveniente do Calor do Sangue é um processo "ativo", por meio de qual o Sangue é agitado por Calor, fica "impulsivo" e extravasa dos vasos sanguíneos.

O sangramento proveniente do Calor pode ser ascendente ou descendente. Por exemplo, sangramento menstrual excessivo e sangramento nas fezes ou da bexiga mencionados anteriormente podem também ser causados por Calor no Sangue. O sangramento ascendente é geralmente típico de Calor do Sangue, sendo sempre caracterizado por rebelião do *Qi*. Um exemplo deste processo é o sangramento do nariz e o vômito ou tosse com sangue. Esse tipo do sangramento está associado com o *Qi* se rebelando ascendentemente, "carregando" o Fogo e prejudicando os canais de Conexão do Sangue para cima. Ao aplicar medicina fitoterápica, deve-se utilizar *Chuan Niu Xi* (*Radix Cyathulae*) para atrair o Sangue para baixo.

No sangramento proveniente do Calor, o sangue pode ser vermelho-brilhante ou vermelho-escuro e o fluxo é geralmente profuso.

Calor por Deficiência do Sangue

O Calor por Deficiência proveniente da deficiência de *Yin* gera sangramento de duas maneiras. Em primeiro lugar, o *Yin Qi* é um tipo de *Qi* e, da mesma maneira que o *Qi* deficiente falha em segurar o Sangue, o *Yin* deficiente pode também falhar em segurar o Sangue. Em segundo lugar, o Calor por Deficiência proveniente da deficiência de *Yin* pode invadir a porção do Sangue, da mesma maneira como faz o Calor por Excesso, tornando o Sangue impulsivo, de maneira que o empurra para fora dos vasos sanguíneos.

O sangramento proveniente do Calor por Deficiência é geralmente escasso (pois há deficiência de *Yin* e o Sangue constitui a parte do *Yin*). A coloração do sangue é vermelho-viva ou vermelho-escarlate. Pode ocorrer na tosse, no nariz, sob a pele (petéquias), nas fezes, no útero ou na urina.

Estagnação de Sangue

A estagnação de Sangue também pode gerar sangramento. Isto pode parecer estranho, já que a estagnação implica em congelamento do Sangue. Entretanto, quando o Sangue se estagna nos vasos e nos canais de Conexão do Sangue, ele os obstrui de tal forma que o Sangue novo formado continuamente não pode penetrar nos vasos e extravasa (Fig. 46.1).

O sangramento proveniente de estagnação de Sangue é caracterizado por sangue escuro com coágulos e dor. Pode ocorrer em útero, intestinos, bexiga ou sob a pele. A estagnação de Sangue não é geralmente uma causa de sangramento por si, porém apresenta-se frequentemente associada a outras causas do sangramento (isto é, deficiência de Qi ou Calor do Sangue).

As condições de Excesso que causam sangramento facilmente se transformam em condições de Deficiência. Por exemplo, a perda prolongada de sangue devido ao Calor do Sangue pode gerar deficiência de Sangue e Qi (o que, em si mesmo, se constitui em causa adicional do sangramento). Pode também ocorrer que o sangramento prolongado proveniente do Calor do Sangue gere deficiência de Yin, já que o Sangue faz parte do Yin. A deficiência de Yin, por sua vez, pode gerar Calor por Deficiência, que pode se tornar causa adicional do sangramento, dando origem, portanto, a um quadro patológico complexo. Uma terceira possibilidade é a do sangramento proveniente da deficiência de Qi gerando deficiência de Sangue; como o Sangue faz parte do Yin, este processo pode gerar deficiência de Yin e Calor por Deficiência do Sangue, o qual se torna, por si, causa adicional de sangramento (Fig. 46.2).

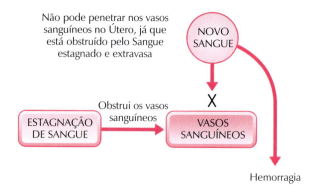

FIGURA 46.1 – Sangramento proveniente de estagnação de Sangue.

> **Resumo**
>
> **Patologia**
> *Deficiência de Qi*
> ▪ O sangramento proveniente da deficiência de Qi é um processo "passivo", isto é, o Sangue "extravasa" dos vasos, uma vez que o Qi não pode contê-lo. O sangramento proveniente de deficiência de Qi é caracterizado por aparência fresca e coloração vermelho-brilhante do sangue, acompanhadas, evidentemente, por sintomas e sinais de deficiência de Qi
>
> *Calor do Sangue*
> ▪ Calor causa sangramento pela invasão da porção de Sangue e pelo prejuízo dos canais de Conexão do Sangue. O Calor torna o Sangue impulsivo, fazendo-o extravasar. No sangramento proveniente de Calor, o sangue pode ser vermelho-brilhante ou vermelho-escuro e o fluxo é geralmente profuso
>
> *Calor por Deficiência do Sangue*
> ▪ Calor por Deficiência proveniente da deficiência de Yin gera sangramento de duas maneiras. Em primeiro lugar, o Yin deficiente falha em segurar o Sangue. Em segundo lugar, o Calor por Deficiência proveniente da deficiência de Yin pode invadir a porção do Sangue, tornando o Sangue impulsivo, de maneira que o empurra para fora dos vasos sanguíneos
> ▪ O sangramento proveniente do Calor por Deficiência é geralmente escasso. A coloração do sangue é vermelho-viva ou vermelho-escarlate
>
> *Estagnação de Sangue*
> ▪ O sangramento proveniente de estagnação de Sangue é caracterizado por sangue escuro com coágulos e dor

Princípios de Tratamento

O sangramento deve sempre ser tratado com base na causa subjacente, isto é, Calor, Calor por Deficiência, deficiência de Qi ou estagnação de Sangue, e *jamais* simplesmente utilizando ervas que interrompam o sangramento.

Os princípios de tratamento do sangramento foram descritos em detalhes pelo Dr. Tang Zong Hai em seu livro *Discussion on Blood Patterns* (*Xue Zheng Lun*, 1884). Neste livro, o autor descreve uma estratégia quádrupla para tratar o sangramento[2]. Os quatro princípios de tratamento que objetivam a interrupção do sangramento são:

- Harmonizar o Sangue.
- Tratar a causa-Raiz do sangramento.
- Adstringir.
- Tratar o Qi.

O primeiro destes objetivos, por sua vez, é composto de quatro etapas:

- Interromper o sangramento.
- Revigorar o Sangue.
- Acalmar o Sangue.
- Nutrir o Sangue.

Estes quatro princípios de tratamento são adotados simultaneamente em qualquer tipo de sangramento (Fig. 46.3).

A razão dos quatro objetivos de tratamento é explicada brevemente a seguir:

- *Harmonizar o Sangue*: este procedimento é necessário para mover, acalmar e nutrir o Sangue depois de cessar o sangramento.
- *Tratar a causa-Raiz*: este procedimento é essencial para tratar o sangramento. A causa-Raiz pode ser Calor do Sangue, Calor por Deficiência do Sangue, deficiência de Qi ou estagnação de Sangue, como explicado anteriormente. Raramente, o sangramento pode ser resultante do Frio.

- *Adstringir*: este é um método adjuvante para interromper o sangramento. Consiste na utilização de ervas adstringentes que, embora isoladamente não interrompam o sangramento, auxiliam as ervas que interrompem o sangramento.
- *Tratar o* Qi: consiste na tonificação do *Qi* no sangramento proveniente de deficiência do *Qi* do Baço, na elevação do *Qi* para sangramento proveniente do afundamento do *Qi* ou na dominação do *Qi* rebelde para sangramento ascendente (como epistaxe ou hemoptise).

Estes quatro princípios de tratamento são adotados simultaneamente em qualquer tipo do sangramento.

Discutiremos agora em detalhes cada um dos quatro objetivos de tratamento.

Harmonizar o Sangue

Seja qual for a causa, o sangramento deve ser tratado pela harmonização do Sangue de acordo com as quatro etapas indicadas anteriormente, em parte para cessar o próprio sangramento e em parte para tratar as consequências da perda de sangue. Essas quatro etapas são:

- Interromper sangramento.
- Revigorar o Sangue.
- Acalmar o Sangue.
- Nutrir o Sangue.

Analisemos agora em detalhes.

Interromper Sangramento

A primeira etapa consiste simplesmente na utilização de ervas que interrompam o sangramento. Essas ervas cessam o sangramento, seja qual for a causa. Como explicado anteriormente, não devem *jamais* ser utilizadas

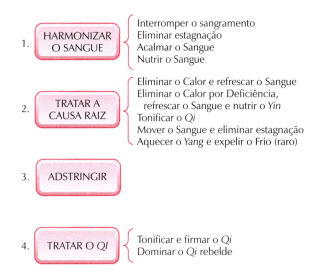

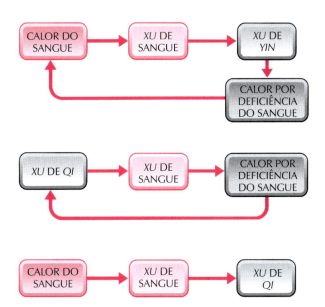

Figura 46.2 – Três consequências de sangramento.

Figura 46.3 – Os quatro objetivos de tratamento no sangramento.

isoladamente, porém devem ser *sempre* combinadas com ervas que tratam a causa subjacente do sangramento.

Exemplos de ervas que interrompem o sangramento são:

- *Pu Huang* (*Pollen Typhae*).
- *Xian He Cao* (*Herba Agrimoniae*).
- *San Qi* (*Radix Notoginseng*).
- *Bai Ji* (*Rhizoma Bletillae*).
- *Xiao Ji* (*Herba Cirisii*).
- *Da Ji* (*Radix Euphorbiae seu Knoxiae*).
- *Di Yu* (*Radix Sanguisorbae*).
- *Huai Hua* (*Flos Sophorae*).
- *Qian Cao Gen* (*Radix Rubiae*).
- *Ce Bai Ye* (*Cacumen Blotae*).
- *Ai Ye* (*Folium Artemisiae*).
- *Ou Jie* (*Rhizomatis Nelumbinis nodus*).
- *Bai Mao Gen* (*Rhizoma Imperatae*).
- *Zao Xin Huang Tu*, também chamada de *Fu Long Gan* (*Terra Flava usta*).

Embora todas essas ervas interrompam o sangramento, elas deveriam ser selecionadas cuidadosamente, tendo-se em mente suas propriedades auxiliares. Podemos classificá-las sob três aspectos, a fim de que se possa selecioná-las de forma racional:

- De acordo com suas naturezas (quente ou fria).
- De acordo com a parte do corpo e o órgão atingido.
- De acordo com o fato de revigorarem ou não o Sangue.

De acordo com suas Naturezas

- Fria: *Bai Ji, Da Ji, Xiao Ji, Di Yu, Huai Hua, Qian Cao Gen, Ce Bai Ye* e *Bai Mao Gen*.
- Quente: *San Qi, Ai Ye* e *Zao Xin Huang Tu*.

As ervas não mencionadas são de natureza neutra.

1034 Sangramento

De acordo com a Parte do Corpo e o Órgão Atingido
- Pulmão: *Xian He Cao, Bai Ji, Ou Jie, Xiao Ji, Ce Bai Ye* e *San Qi*.
- Intestinos: *Di Yu, Huai Hua* e *San Qi*.
- Estômago: *Bai Ji, Di Yu, Xian He Cao, Ou Jie* e *Zao Xin Huang Tu*.
- Nariz: *Xiao Ji*.
- Bexiga: *Xiao Ji, Da Ji, Huai Hua, Bai Mao Gen, Pu Huang* e *Qian Cao Gen*.
- Útero: *Pu Huang, Xian He Cao, Di Yu, Qian Cao Gen* e *Ai Ye*.

De acordo com o Fato de Revigorem ou Não o Sangue

As ervas que interrompem o sangramento podem, por sua própria natureza, apresentar uma tendência a congelar o Sangue; portanto, as ervas que cessam o sangramento e revigoram o Sangue são particularmente eficazes. As ervas que interrompem o sangramento e revigoram o Sangue são: *Pu Huang, San Qi* e *Qian Cao Gen*.

Além das ervas que pertencem à categoria de ervas que interrompem o sangramento, várias ervas de outras categorias também cessam o sangramento. Tais ervas, entretanto, são mais seletivas, pois apenas interrompem o sangramento em condições pertencentes a sua categoria em particular. Por exemplo, o *Gan Jiang* pode cessar o sangramento apenas quando este for causado por Frio (que é um caso raro), ao passo que uma erva como *Xian He Cao* (da categoria de ervas que interrompem o sangramento) irá parar o sangramento proveniente de qualquer causa.

As ervas que interrompem o sangramento e pertencem a outras categorias diferentes são:

Expelir Vento-Frio
- *Jing Jie (Herba Schizonepetae)*.
- *Sheng Jiang (Rhizoma Zingiberis officinalis recens)*.

Expelir Vento-Calor
- *Chai Hu (Radix Bupleuri)*.
- *Sheng Ma (Rhizoma Cimicifugae)*.
- *Qing Hao (Herba Artemisiae annuae)*.

Eliminar o Calor
- *Huang Qin (Radix Scutellariae)*.
- *Huang Lian (Rhizoma Coptidis)*.
- *Shi Gao (Gypsum fibrosum)*.
- *Shan Zhi Zi (Fructus Gardeniae)* – uma erva importante.

Refrescar o Sangue
- *Shui Niu Jiao (Cornu Bufali)*.
- *Sheng Di Huang (Radix Rehmanniae)*.
- *Dan Pi (Cortex Moutan)*.
- *Chi Shao (Radix Paeoniae rubra)*.

Resolver o Calor Tóxico
- *Qing Dai (Indigo naturalis)*.
- *Ma Chi Xian (Herba Portulacae oleraceae)*.

Aquecer
- *Gan Jiang (Rhizoma Zingiberis officinalis)*.

Promover o Movimento Descendente
- *Da Huang (Rhizoma Rhei)*.

Resolver a Umidade-Calor
- *Hai Jin Sha (Spora Lygodii japonici)*.
- *Mu Tong (Caulis Akebiae)*.

Revigorar o Sangue
- *Pu Huang (Pollen Typhae)*.
- *San Qi (Radix Notoginseng)*.
- *Chuan Niu Xi (Radix Cyathulae)*.

Nutrir o Sangue
- *E Jiao (Colla Corii Asini)*.

Tonificar o *Yang*
- *Du Zhong (Cortex Eucommiae)*.
- *Xu Duan (Radix Dipsaci)*.

Nutrir o *Yin*
- *Gui Ban (Plastrum Testudinis)*.
- *Han Lian Cao (Herba Ecliptae)*.

Adstringir
- *Shan Zhu Yu (Fructus Corni)*.
- *Wu Zei Gu (Os Sepiae)*.
- *Chi Shi Zhi (Halloysitum rubrum)*.

Acalmar a Mente
- *Long Gu (Os Draconis)*.

Extinguir o Vento
- *Bai Shao (Radix Paeoniae alba)*.

Digestivas
- *Shan Zha (Fructus Crataegi)*.

Revigorar o Sangue

Esta é a segunda das quatro etapas da harmonização do Sangue. Esta segunda etapa é necessária por duas razões. Em primeiro lugar, após o sangramento, como o sangue sai dos vasos sanguíneos, há sempre algum sangue que fica sobre a pele, nos músculos, no espaço entre pele e músculos e nos canais de Conexão. A eliminação da estagnação irá ajudar o corpo a se desfazer desse sangue acumulado. Em segundo lugar, as ervas que interrompem o sangramento podem apresentar a tendência de congelar o Sangue, sendo melhor combiná-las com algumas ervas que promovam a movimentação do sangue.

Nessa segunda etapa, pode ser utilizada qualquer erva que revigore o Sangue, tais como *Hong Hua (Flos Carthami)* ou *Chuan Xiong (Radix Chuanxiong)*. Entretanto, as melhores ervas a serem utilizadas são as que simultaneamente revigoram o Sangue e interrompem o sangramento, como *Pu Huang (Pollen Typhae), San Qi (Radix Notoginseng)* e *Qian Cao Gen (Radix Rubiae)*.

Acalmar o Sangue

Esta é a terceira etapa da harmonização do Sangue. Em qualquer tipo de sangramento, o Mar de Sangue do Vaso Penetrador é agitado pelo *Qi* rebelde. A rebelião do *Qi* no Vaso Penetrador penetra nos canais de Conexão do Sangue e incita o Mar de Sangue, tornando o Sangue impulsivo e fazendo com que ele deixe os vasos sanguíneos. Dessa maneira, para impedir a recorrência do sangramento, deve-se não apenas interromper o sangramento e revigorar o Sangue, mas também "acalmar" o Sangue. Portanto, "acalmar o Sangue" significa dominar o *Qi* rebelde do Vaso Penetrador e acalmar seu Mar de Sangue.

As ervas que acalmam o Sangue são as que penetram no Sangue e são refrescantes e absorventes. Exemplos de ervas para acalmar sangue são:

- *Bai Shao* (*Radix Paeoniae alba*).
- *Sheng Di Huang* (*Radix Rehmanniae*).
- *Han Lian Cao* (*Herba Ecliptae*).
- *Mu Dan Pi* (*Cortex Moutan*).

Nutrir o Sangue

Esta é a última etapa na harmonização do Sangue. Após uma perda de sangue, seja aguda e volumosa ou escassa, mas prolongada, há naturalmente uma tendência à deficiência de Sangue. É necessário, portanto, nutrir o Sangue. Quaisquer ervas que promovam a nutrição do sangue são aplicáveis, tais como *Dang Gui* (*Radix Angelicae sinensis*), *Shu Di Huang* (*Radix Rehmanniae preparata*) ou *Gou Qi Zi* (*Fructus Lycii chinensis*).

Portanto, em poucas palavras, as razões para se adotar as quatro etapas de harmonização do Sangue no sangramento são as seguintes:

- *Interromper o sangramento*: para cessar a perda de sangue.
- *Revigorar o Sangue*: para impedir o Sangue de congelar.
- *Acalmar o Sangue*: para impedir a recorrência do sangramento.
- *Nutrir o Sangue*: para restabelecer o Sangue após perda de sangue.

As quatro etapas de harmonização do Sangue devem sempre ser combinadas com os outros três princípios de tratamento, isto é, tratar a causa subjacente do sangramento, adstringir e tratar o *Qi*.

Tratar a Causa-Raiz do Sangramento

A causa subjacente do sangramento *deve* sempre ser claramente identificada e tratada de maneira adequada. O sangramento *jamais* é tratado apenas pelo acréscimo de uma ou duas ervas que interrompam o sangramento a uma fórmula.

As causas principais do sangramento são as seguintes:

- Calor do Sangue.
- Calor do Sangue por Deficiência.
- Deficiência de *Qi*.
- Estagnação de Sangue.
- Deficiência de *Yang* e Frio (isto é raro).

Calor do Sangue

Algumas ervas utilizadas neste caso são as que eliminam Calor e drenam Fogo e outras são as que eliminam Calor e refrescam Sangue.

- *Eliminar Calor e drenar Fogo*: nesta categoria, a erva mais importante de todas é *Shan Zhi Zi* (*Fructus Gardeniae*), especialmente se for tostada. Outras ervas que ajudam interromper o sangramento pela eliminação do Calor são *Shi Gao* (*Gypsum fibrosum*), *Huang Qin* (*Radix Scutellariae*) e *Huang Lian* (*Rhizoma Coptidis*).
- *Eliminar Calor e refrescar Sangue*: nesta categoria, as ervas mais importante são as que interrompem o sangramento proveniente de Calor do Sangue. As três mais importantes são *Sheng Di Huang* (*Radix Rehmanniae*), *Chi Shao* (*Radix Paeoniae rubra*) e *Mu Dan Pi* (*Cortex Moutan*). *Di Gu Pi* (*Cortex Lycii*) também interrompe o sangramento, especialmente aquele proveniente de Calor do Sangue no Pulmão.

Calor do Sangue por Deficiência

As duas principais ervas que interrompem o sangramento por intermédio da eliminação do Calor por Deficiência são *Qing Rao* (*Herba Artemisiae annuae*) e *Han Lian Cao* (*Herba Ecliptae*).

Deficiência de Qi

Qualquer tônico do *Qi* interrompe o sangramento proveniente de deficiência de *Qi*, porém o mais eficaz é *Huang Qi* (*Radix Astragali*). A fórmula principal para interromper o sangramento proveniente da deficiência de *Qi* é *Dang Gui Bu Xue Tang* (Decocção de *Angelica* para Tonificar o Sangue), que é composta apenas de *Huang Qi* (*Radix Astragali*) e *Dang Gui* (*Radix Angelicae sinensis*) nas proporções de 5:1.

Estagnação de Sangue

Qualquer erva que revigore o Sangue pode interromper o sangramento proveniente da estagnação de Sangue, porém as mais eficazes são as que revigoram o Sangue e interrompam o sangramento, como *Pu Huang* (*Pollen Typhae*), *San Qi* (*Radix Notoginseng*) e *Qian Cao Gen* (*Radix Rubiae*).

Deficiência de Yang e Frio

Esta é uma causa muito rara de sangramento. Ocorre quando o *Yang Qi* estiver deficiente e não segurar o Sangue. Trata-se de um caso raro, já que o Frio interno proveniente de deficiência de *Yang* apresenta a tendência de coagular o Sangue. As ervas que podem interromper o sangramento por intermédio do aquecimento dos canais são *Gan Jiang* (*Rhizoma Zingiberis officinalis*) ou *Sheng Jiang* (*Rhizoma Zingiberis officinalis recens*), *Ai Ye* (*Folium Artemisiae*) e *Zao Xin Huang Tu* (*Terra Flava usta*).

Adstringir

Adstringir é o terceiro objetivo do tratamento no sangramento. As ervas adstringentes são utilizadas como adjuvantes para as ervas que interrompem o sangramento. Como promovem a adstringência, absorvem e retêm os fluidos, auxiliam obviamente a interromper o sangramento.

As principais ervas utilizadas neste contexto são *Shan Zhu Yu* (*Fructus Corni*), *Wu Wei Zi* (*Fructus Schisandrae*), *Bai Shao* (*Radix Paeoniae alba*), *Wu Zei Gu* (*Os Sepiae*), *Lian Zi* (*Semen Nelumbinis*) e *Chi Shi Zhi* (*Halloysitum rubrum*).

Dentre as ervas que interrompem sangramento, três também são adstringentes. Estas são *Di Yu (Radix Sanguisorbae)*, *Ce Bai Ye (Cacumen Biotae)* e *Ou Jie (Rhizomatis Nelumbinis nodus)*.

Tratar o Qi

Tratar o *Qi* consiste em dois objetivos separados de tratamento que serão descritos a seguir.

Tonificar e Firmar o Qi

Tonificar e firmar o *Qi* em caso de sangramento proveniente de deficiência de *Qi*. As principais ervas são *Huang Qi (Radix Astragali)*; *Ren Shen (Radix Ginseng)*; *Fu Zi (Radix Aconiti lateralis preparata)*, se houver deficiência de *Yang*; *Long Gu (Os Draconis)*; *Mu Li (Concha Ostreae)*; e *Zhi Gan Cao (Radix Glycyrrhizae uralensis preparata)*.

Neste objetivo de tratamento, inclui-se também a subida do *Qi* para o sangramento descendente do afundamento do *Qi* do Baço. Para tanto, utilizam-se duas ervas: *Chai Hu (Radix Bupleuri)* e *Sheng Ma (Rhizoma Cimicifugae)*.

Dominar o Qi Rebelde

Dominar o *Qi* rebelde em casos de sangramento proveniente de *Qi* que se rebela ascendentemente. A erva principal é *Chuan Niu Xi (Radix Cyathulae)*, que atrai o Sangue para baixo.

Se os quatro objetivos de tratamento forem seguidos (incluindo as quatro etapas anteriores do primeiro objetivo), qualquer fórmula pode ser adaptada para tratar o sangramento de qualquer parte do corpo. Da perspectiva destes princípios de tratamento, pode parecer que uma quantidade muito grande de ervas seja necessária, porém observando-se melhor, algumas ervas possuem mais que uma das funções anteriores. Por exemplo, *Bai Shao* acalma o Sangue (terceira etapa do primeiro objetivo de tratamento) e adstringe (terceiro objetivo do tratamento). *Sheng Di Huang* possui três das funções anteriormente descritas: refresca o Sangue e interrompe o sangramento (segundo objetivo do tratamento), acalma o Sangue (terceira etapa do primeiro objetivo de tratamento) e nutre o Sangue (quarta etapa do primeiro objetivo do tratamento). *Qian Cao Gen* interrompem o sangramento (primeira etapa do primeiro objetivo de tratamento), revigora o Sangue (segunda etapa do primeiro objetivo do tratamento) e refresca o Sangue (segundo objetivo do tratamento).

Podemos analisar duas fórmulas que interrompem sangramento, a fim de ilustrar os princípios de tratamento anteriormente descritos.

Xiao Ji Yin Zi (Decocção de Cirisum)

- *Xiao Ji (Herba Cirisii)*.
- *Ou Jie (Rhizomatis Nelumbinis nodus)*.
- *Pu Huang (Pollen Typhae)*.
- *Hua Shi (Talcum)*.
- *Mu Tong (Caulis Akebiae)*.
- *Zhu Ye (Folium Phyllostachys nigrae)*.
- *Shan Zhi Zi (Fructus Gardeniae)*.
- *Sheng Di Huang (Radix Rehmanniae)*.
- *Dang Gui (Radix Angelicae sinensis)*.
- *Gan Cao (Radix Glycyrrhizae uralensis)*.

Essa fórmula trata o sangramento na urina proveniente de Calor do Sangue, afetando a Bexiga. Neste caso, a causa-Raiz do sangramento é, portanto, o Calor por Excesso afetando o Sangue.

Podemos agora listar as ervas dessa fórmula, com base nos princípios de tratamento descritos anteriormente:

- Harmonizar o Sangue:
  - Interromper o sangramento: *Xiao Ji*, *Ou Jie* e *Pu Huang*.
  - Revigorar o Sangue: *Pu Huang*.
  - Acalmar o Sangue: *Sheng Di Huang*.
  - Nutrir o Sangue: *Dang Gui* e *Sheng Di Huang*.
- Tratar a causa-Raiz do sangramento (neste caso, Calor do Sangue): *Sheng Di Huang*, *Shan Zhi Zi*, *Mu Tong*, *Zhu Ye* e *Hua Shi*.
- Adstringir: *Ou Jie*.
- Tratar o *Qi*: *Gan Cao*.

Qian Gen San (Pó de Rubia)

- *Qian Cao Gen (Radix Rubiae)*.
- *Ce Bai Ye (Cacumen Blotae)*.
- *Huang Qin (Radix Scutellariae)*.
- *Sheng Di Huang (Radix Rehmanniae)*.
- *E Jiao (Colla Corii Asini)*.
- *Gan Cao (Radix Glycyrrhizae uralensis)*.

Essa fórmula trata epistaxe proveniente de Calor do Sangue. Podemos agora analisá-la de acordo com os objetivos do tratamento.

- Harmonizar o Sangue:
  - Interromper o sangramento: *Qian Cao Gen* e *Ce Bai Ye*.
  - Revigorar o Sangue: *Qian Cao Gen*.
  - Acalmar o Sangue: *Sheng Di Huang*.
  - Nutrir o Sangue: *E Jiao* e *Sheng Di Huang*.
- Tratar a causa-Raiz do sangramento (neste caso, Calor do Sangue): *Sheng Di Huang* e *Huang Qin*.
- Adstringir: *Ce Bai Ye*.
- Tratar o *Qi*: *Gan Cao*.

No tocante à acupuntura, embora se constitua em um tratamento eficaz para cessar o sangramento, seus pontos possuem ação menos específica que as ervas anteriores. Embora para interromper o sangramento com acupuntura deva-se seguir o protocolo das quatro etapas descritas anteriormente, não há ponto "adstringente" como as ervas, tampouco pontos que "acalmem o Sangue" (embora BP-6 [*Sanyinjiao*] aproxime-se de ser tal ponto). É ainda válido, entretanto, o princípio geral de tratamento da causa-Raiz do sangramento, da harmonização do Sangue e de interrupção do sangramento.

Os pontos de Acúmulo (*Xi*), especialmente os dos canais *Yin*, são específicos para interromper o sangramento. Por exemplo:

- P-6 (*Kongzui*): para tosse com sangue.
- IG-7 (*Wenliu*): para sangramentos nasal e gengival.
- E-34 (*Liangqiu*): para sangramentos nasal e gengival, vômito com sangue.
- BP-8 (*Diji*): para sangramento uterino.

- C-6 (*Yinxi*): para vômito com sangue e epistaxe.
- ID-6 (*Yanglao*): para olhos injetados.
- B-63 (*Jinmen*): para sangramento urinário.
- R-5 (*Shuiquan*): para sangramentos urinário e uterino.
- PC-4 (*Ximen*): para vômito com sangue, tosse com sangue, sangramento sob a pele.
- TA-7 (*Huizong*): para sangramento do tímpano.
- VB-36 (*Waiqiu*): não é específico para sangramento.
- F-6 (*Zhongdu*): para sangramentos urinário e uterino.
- R-8 (*Jiaoxin*) – ponto de Acúmulo do Vaso *Yin* do Caminhar: leucorreia sangrenta e sangramento uterino.

Outros pontos afetam especificamente o Mar de Sangue e podem, portanto, ser utilizados para direcionar o efeito do tratamento para a porção do Sangue, com o propósito de interromper o sangramento. Estes pontos são:

- B-17 (*Geshu*) e BP-10 (*Xuehai*).

Os pontos de Conexão, especialmente os dos canais *Yin*, podem também interromper o sangramento. Isto ocorre em virtude destes pontos controlarem os canais de Conexão do Sangue. Os canais de Conexão do Sangue estão particularmente envolvidos nas condições crônicas com estagnação de Sangue. Os pontos de Conexão, especialmente os dos canais *Yin*, podem ser, portanto, utilizados para interromper o sangramento nos casos crônicos, particularmente se houver alguma estagnação de Sangue. Por exemplo:

- P-7 (*Lieque*): para tosse com sangue, sangramento nasal.
- C-5 (*Yinxi*): tosse ou vômito com sangue.
- BP-4 (*Gongsun*): sangramento sob a pele.
- R-4 (*Dazhong*): sangramento uterino ou urinário.
- PC-6 (*Neiguan*): tosse com sangue e sangramento sob a pele.
- F-5 (*Ligou*): sangramento urinário ou uterino e sangramento sob a pele.

Podemos agora discutir o tratamento de localizações específicas do sangramento. Tais localizações são os seguintes:

- Tosse com sangue.
- Sangue nas fezes.
- Sangue na urina.
- Sangramento sob a pele (petéquias).
- Sangramento gengival.

Cada uma das fórmulas mencionadas para esses quadros trata, por definição, a causa-Raiz do sangramento (de acordo com o objetivo do tratamento), e deve ser modificada com base nos princípios indicados anteriormente para os outros três objetivos de tratamento. Isto significa harmonizar o Sangue, adstringir e tratar o *Qi*. Esse procedimento será discutido para cada fórmula com ervas para harmonizar o Sangue, adstringir e tratar o *Qi* especificamente aplicáveis para cada padrão.

Tosse com Sangue

Neste caso, a tosse pode apresentar grandes quantidades de sangue ou escarro que contenha apenas ligeiras raias de sangue.

Resumo

Princípios de Tratamento
- Harmonizar o Sangue:
  – Interromper o sangramento
  – Revigorar o Sangue
  – Acalmar o Sangue
  – Nutrir o Sangue
- Tratar a causa-Raiz do sangramento:
  – Calor do Sangue
  – Calor do Sangue por Deficiência
  – Deficiência de *Qi*
  – Estagnação de Sangue
  – Deficiência de *Yang* e Frio
- Adstringir
- Tratar o *Qi*
  – Tonificar e firmar o *Qi*
  – Dominar o *Qi* rebelde

Os padrões discutidos são:

- Vento-Secura-Calor.
- Fogo do Fígado invadindo o Pulmão.
- Deficiência do *Yin* do Pulmão com Calor por Deficiência.
- *Qi* do Baço e do Pulmão deficiente não segurando o Sangue.

Vento-Secura-Calor

Manifestações Clínicas

Prurido na garganta, tosse com escarro apresentando raias de sangue, sangramento nasal, boca e nariz secos, aversão ao frio.

Língua: Vermelha nas laterais e na parte Anterior, seca.

Pulso: Flutuante e Rápido.

Princípio de Tratamento

Eliminar Calor, expelir Vento, umedecer Pulmão, interromper sangramento.

Acupuntura

Pontos

P-11 (*Shaoshang*), IG-4 (*Hegu*), B-12 (*Fengmen*), P-6 (*Kongzui*), P-9 (*Taiyuan*), REN-12 (*Zhongwan*), BP-6 (*Sanyinjiao*). Utilizar método de sedação para os primeiros quatro pontos e o método de tonificação nos demais. Não utilizar moxa.

EXPLICAÇÃO
- P-11, IG-4 e B-12 expelem Vento e eliminam Calor.
- P-6, ponto de Acúmulo do Pulmão, interrompe sangramento do canal do Pulmão.
- P-9, REN-12 e BP-6 nutrem os fluidos do Pulmão.

1038 Sangramento

Fitoterapia

Prescrição

SANG XING TANG – Decocção de Morus-Prunus.

EXPLICAÇÃO Essa fórmula expele Vento-Secura-Calor da porção do *Qi* Defensivo do Pulmão.

Prescrição

Variação de *QING ZAO JIU FEI TANG* – Variação da Decocção para Liberar Secura e Resgatar Pulmão.

EXPLICAÇÃO Essa fórmula é utilizada para o resultado de invasão de Vento-Secura-Calor com Secura no Pulmão e Calor residual.

MODIFICAÇÕES

- Para harmonizar o Sangue (interromper o sangramento, eliminar estagnação, acalmar e nutrir o Sangue), acrescentar *Bai Ji* (*Rhizoma Bietillae*), *Ou Jie* (*Rhizomatis Nelumbinis nodus*), *San Qi* (*Radix Notoginseng*), *Bai Shao* (*Radix Paeoniae alba*) e *Dang Gui* (*Radix Angelicae sinensis*).
- Se Vento-Calor tiver começado a prejudicar o *Yin*, acrescentar *Mai Men Dong* (*Radix Ophiopogonis*) e *Tian Hua Fen* (*Radix Trichosantis*).

Resumo

Vento-Secura-Calor

Pontos

■ P-11 (*Shaoshang*), IG-4 (*Hegu*), B-12 (*Fengmen*), P-6 (*Kongzui*), P-9 (*Taiyuan*), REN-12 (*Zhongwan*), BP-6 (*Sanyinjiao*). Utilizar método de sedação para os primeiros quatro pontos e método de tonificação nos demais. Não utilizar moxa

Fitoterapia

Prescrição

■ SANG XING TANG – Decocção de Morus-Prunus

Prescrição

■ Variação de QING ZAO JIU FEI TANG –Variação da Decocção para Liberar Secura e Resgatar Pulmão

---

Fogo do Fígado Invadindo o Pulmão

Manifestações Clínicas

Tosse com escarro de sangue vermelho-vivo, dor no hipocôndrio, irritabilidade, propensão a explosões de raiva, gosto amargo.

    Língua: Vermelha com revestimento amarelo.

    Pulso: em Corda e Rápido.

Princípio de Tratamento

Drenar Fogo do Fígado, desobstruir Pulmão, refrescar Sangue e interromper sangramento.

Acupuntura

Pontos

F-2 (*Xingjian*), IG-11 (*Quchi*), BP-10 (*Xuehai*), B-17 (*Geshu*), P-10 (*Yuji*), P-6 (*Kongzui*). Utilizar método de sedação ou neutro.

EXPLICAÇÃO

- F-2 drena Fogo do Fígado.
- IG-11, BP-10 e B-17 refrescam Sangue e interrompem sangramento.
- P-10 elimina Calor do Pulmão.
- P-6, ponto de Acúmulo, interrompe sangramento do canal do Pulmão.

Fitoterapia

Prescrição

XIE BAI SAN – Pó para Drenar o Branco – e *QING DAI SAN* – Pó de Índigo.

EXPLICAÇÃO Essas duas fórmulas combinadas eliminam Calor do Pulmão, interrompem sangramento e drenam Fogo do Fígado.

Prescrição

Variação de *HUA TAN WAN* – Variação da Pílula para Resolver a Fleuma.

EXPLICAÇÃO Essa fórmula drena Fogo do Fígado, resolve Fleuma, nutre *Yin* e interrompe sangramento do Pulmão.

MODIFICAÇÕES

- Para harmonizar o Sangue (interromper sangramento, eliminar estagnação, acalmar e nutrir Sangue), acrescentar *Bai Ji* (*Rhizoma Bletillae*), *Ou Jie* (*Rhizomatis Nelumbinis nodus*), *San Qi* (*Radix Notoginseng*), *Sheng Di Huang* (*Radix Rehmanniae*) e *Dang Gui* (*Radix Angelicae sinensis*).
- Para promover a adstringência, acrescentar *Wu Wei Zi* (*Fructus Schisandrae*).
- Para tratar *Qi*, acrescentar *Mu Li* (*Concha Ostreae*), a fim de firmar o *Qi*, e *Chuan Niu Xi* (*Radix Cyathulae*), a fim de conduzir o Sangue para baixo.
- Se os sintomas de Fogo do Fígado forem pronunciados, acrescentar *Mu Dan Pi* (*Cortex Moutan*), *Shan Zhi Zi* (*Fructus Gardeniae*) e *Huang Qin* (*Radix Scutellariae*).

Resumo

Fogo do Fígado Invadindo o Pulmão

Pontos

■ F-2 (*Xingjian*), IG-11 (*Quchi*), BP-10 (*Xuehai*), B-17 (*Geshu*), P-10 (*Yuji*), P-6 (*Kongzui*). Utilizar método de sedação ou neutro

Fitoterapia

Prescrição

■ XIE BAI SAN – Pó para Drenar o Branco – e QING DAI SAN – Pó de Índigo

Prescrição

■ Variação de HUA TAN WAN – Variação da Pílula para Resolver a Fleuma

---

Deficiência do Yin do Pulmão com Calor por Deficiência

Manifestações Clínicas

Tosse com escarro escasso tingido de sangue, garganta seca, febre vespertina ou sensação de calor, transpiração noturna, calor dos cinco palmos.

Língua: Vermelha sem revestimento, seca.
Pulso: Flutuante, Vazio e Rápido.

Princípio de Tratamento

Nutrir *Yin* do Pulmão, eliminar Calor por Deficiência, interromper sangramento.

Acupuntura

Pontos

P-9 (*Taiyuan*), REN-12 (*Zhongwan*), BP-6 (*Sanyinjiao*), E-36 (*Zusanli*), R-3 (*Taixi*), P-10 (*Yuji*), P-6 (*Kongzui*). Utilizar método de sedação nos pontos P-10 e P-6, método de tonificação nos demais. Não utilizar moxa.

EXPLICAÇÃO

- P-9 nutre *Yin* do Pulmão.
- REN-12, BP-6 e E-36 fortalecem a Terra para nutrir o Metal. O Estômago é também a origem dos fluidos, por isso a tonificação desses pontos irá beneficiar fluidos e *Yin*.
- R-3 nutre *Yin*.
- P-10 elimina Calor do Pulmão.
- P-6 interrompe sangramento.

Fitoterapia

Prescrição

BAI HE GU JIN TANG – Decocção de *Lilium* para Consolidar o Metal.

EXPLICAÇÃO   Essa fórmula nutre *Yin* do Pulmão e elimina Calor.

Prescrição

YUE HUA WAN – Pílula da Glória da Lua.

EXPLICAÇÃO   Essa fórmula nutre *Yin* do Pulmão e interrompe sangramento do Pulmão.

Prescrição

Variação de *ZHENG YIN LI LAO TANG* – Variação da Decocção para Recuperar o *Yin* e Regular a Exaustão.

EXPLICAÇÃO   Essa fórmula nutre *Yin* do Pulmão, elimina Calor por Deficiência, resolve Umidade e interrompe sangramento do Pulmão.

Resumo

Deficiência do *Yin* do Pulmão com Calor por Deficiência

Pontos

- P-9 (*Taiyuan*), REN-12 (*Zhongwan*), BP-6 (*Sanyinjiao*), E-36 (*Zusanli*), R-3 (*Taixi*), P-10 (*Yuji*), P-6 (*Kongzui*). Utilizar método de sedação nos pontos P-10 e P-6, método de tonificação nos demais. Não utilizar moxa

Fitoterapia

Prescrição

- *BAI HE GU JIN TANG* – Decocção de *Lilium* para Consolidar o Metal

Prescrição

- *YUE HUA WAN* – Pílula da Glória da Lua

Prescrição

- Variação de *ZHENG YIN LI LAO TANG* – Variação da Decocção para Recuperar o *Yin* e Regular a Exaustão

---

Qi *do Baço e do Pulmão Deficiente Não Segurando o Sangue*

Manifestações Clínicas

Tosse crônica com sangue, cor pálida, voz fraca, falta de ar moderada, propensão para contrair resfriado, fadiga, depressão, fezes amolecidas, pouco apetite.
Língua: Pálida.
Pulso: Fraco.

978-85-7241-817-1

Princípio de Tratamento

Tonificar *Qi* do Baço e do Pulmão, interromper sangramento.

Acupuntura

Pontos

B-13 (*Feishu*), P-9 (*Taiyuan*), B-20 (*Pishu*), REN-12 (*Zhongwan*), E-36 (*Zusanli*), P-6 (*Kongzui*), P-7 (*Lieque*). Utilizar método de tonificação em todos os pontos, exceto nos últimos dois pontos, que devem ser inseridos com método neutro.

EXPLICAÇÃO

- B-13, P-9, B-20, REN-12 e E-36 tonificam *Qi* do Pulmão e do Baço.
- P-6 e P-7 interrompem sangramento do Pulmão.

Fitoterapia

Prescrição

Variação de *GUI PI TANG* – Variação da Decocção para Tonificar o Baço.

EXPLICAÇÃO   A variação dessa fórmula tonifica *Qi* do Baço e do Pulmão e interrompe o sangramento.

Prescrição

Variação de *ZHENG YANG LI LAO TANG* – Variação de Decocção para Recuperar o *Yang* e Regular a Exaustão.

EXPLICAÇÃO   Essa fórmula tonifica *Qi* do Pulmão e do Baço e interrompe o sangramento do Pulmão.

MODIFICAÇÕES

- Para harmonizar Sangue (interromper sangramento, eliminar estagnação, acalmar e nutrir Sangue), acrescentar *Bai Ji* (*Rhizoma Bletillae*), *Ou Jie* (*Rhizomatis Nelumbinis nodus*) e *San Qi* (*Radix Notoginseng*). Nenhum acréscimo é necessário para acalmar e nutrir o Sangue, pois a fórmula contém *Sheng Di Huang* e *Dang Gui*.
- Para promover a adstringência, acrescentar *Wu Wei Zi* (*Fructus Schisandrae*). Este acréscimo também ajudará a nutrir o *Yin* do Pulmão.
- Tratar o *Qi*, acrescentar *Mu Li* (*Concha Ostreae*). Este acréscimo também ajudará a nutrir o *Yin*.
- Se os sintomas de Calor por Deficiência forem pronunciados, acrescentar *Qing Hao* (*Herba Artemisiae annuae*) e *Di Gu Pi* (*Cortex Lycii*), que também auxiliam a interromper o sangramento.

1040 Sangramento

> **Resumo**
>
> **Qi do Baço e do Pulmão Deficiente Não Segurando o Sangue**
> *Pontos*
> - B-13 (*Feishu*), P-9 (*Taiyuan*), B-20 (*Pishu*), REN-12 (*Zhongwan*), E-36 (*Zusanli*), P-6 (*Kongzui*), P-7 (*Lieque*). Utilizar método de tonificação em todos os pontos, exceto nos últimos dois pontos, que devem ser inseridos com método neutro
>
> *Fitoterapia*
> *Prescrição*
> - Variação de *GUI PI TANG* – Variação da Decocção para Tonificar o Baço
>
> *Prescrição*
> - Variação de *ZHENG YANG LI LAO TANG* – Variação de Decocção para Recuperar o *Yang* e Regular a Exaustão

Caso Clínico

Uma mulher de 65 anos de idade sofria de falta de ar há muitos anos. Teve tuberculose nos pulmões há 40 anos. No momento da consulta, sua queixa principal era falta de ar mediante esforço, exaustão generalizada e tosse com escarro e raias de sangue. Sofria também de transpiração noturna, garganta seca e sensação de calor ao entardecer. Era muito propensa a contrair resfriados, os quais afetavam imediatamente o tórax e causavam bronquite com expectoração profusa de escarro amarelo-esverdeado. A paciente estava acima do peso normal. A língua apresentava-se ligeiramente Vermelha, Inchada e acompanhada de revestimento sem raiz na parte anterior. O pulso estava Deslizante.

Diagnóstico Esta paciente apresentava duas condições que causavam sinais muito contraditórios. Na verdade, há sintomas evidentes de deficiência do *Yin* do Pulmão: transpiração noturna, garganta seca, falta de ar, sensação de calor ao anoitecer e tosse com escarro tingido de sangue. Entretanto, língua e pulso mostram um quadro diferente. Embora a língua apresentasse um revestimento sem raiz na parte anterior, o que evidencia deficiência do *Yin* do Pulmão, nesse quadro, ela deveria estar Fina, em vez de Inchada. O pulso deveria apresentar-se Flutuante e Vazio, em vez de Deslizante. Esses dois achados são explicados pelo fato de haver também deficiência do *Qi* do Baço, gerando Fleuma. Este diagnóstico pode ser confirmado também pela expectoração profusa de escarro, juntamente com a bronquite, e pelo fato de estar acima do peso normal.

Princípio de tratamento O princípio de tratamento adotado consistiu em nutrir *Yin* do Pulmão, eliminar Calor por Deficiência, tonificar *Qi* do Baço e resolver Fleuma. Esta paciente foi tratada apenas com acupuntura.

Acupuntura Os principais pontos utilizados (todos com método de tonificação, exceto aqueles para resolver Fleuma) foram os seguintes:

- REN-12 (*Zhongwan*), E-36 (*Zusanli*) e BP-6 (*Sanyinjiao*) para tonificar Baço e resolver Fleuma. REN-12 também tonifica Pulmão.
- P-9 (*Taiyuan*) para nutrir *Yin* do Pulmão.
- B-13 (*Feishu*), B-43 (*Gaohuangshu*) e DU-12 (*Shenzhu*) para fortalecer o Pulmão. B-43 é particularmente indicado para nutrir *Yin* do Pulmão em quadros crônicos.
- P-10 (*Yuji*), com método neutro, para eliminar Calor por Deficiência do Pulmão e interromper o sangramento do Pulmão.
- E-40 (*Fenglong*), com método neutro, para resolver Fleuma.

O sangramento do Pulmão foi cessado depois de seis sessões de acupuntura; a paciente, porém, foi tratada por mais de dois anos, a fim de fortalecer a longo prazo Pulmão e Baço.

Sangue nas Fezes

Quanto mais escuro for o sangue, mais alta a localização do sangramento no trato digestivo. Portanto, sangue muito escuro nas fezes pode indicar sangramento do estômago, ao passo que sangue vermelho-vivo denota sangramento dos intestinos. As causas mais comuns de sangramento nas fezes são úlcera péptica, diverticulite, colite ulcerativa e carcinoma do intestino. Qualquer paciente acima de 40 anos de idade que apresente com regularidade sangue nas fezes deve ser submetido a um diagnóstico ocidental completo, a fim de excluir a possibilidade de carcinoma do intestino. Obviamente, deve-se também excluir a causa mais evidente de sangramento, isto é, hemorroida.

Do ponto de vista da medicina chinesa, a coloração do sangue é interpretada em termos do padrão subjacente, em vez da localização do sangramento. Portanto, sangue vermelho-vivo ou sangue vivo, porém ligeiramente escuro, indica que o sangramento é causado por Calor do Sangue. Sangue vermelho-vivo e muito profuso indica deficiência de *Qi*, ao passo que o sangue muito escuro indica estagnação de Sangue.

Os padrões discutidos serão os seguintes:

- Umidade-Calor nos Intestinos.
- Estagnação de *Qi* e de Sangue.
- Deficiência do Estômago e do Baço.

Umidade-Calor nos Intestinos

Manifestações Clínicas

Sangue vivo (vermelho-brilhante ou ligeiramente vermelho-escuro) nas fezes, fezes amolecidas e frequentemente com muco, dor abdominal.

Língua: Vermelha com revestimento amarelo e pegajoso na raiz com manchas vermelhas.

Pulso: Deslizante e Rápido.

Princípio de Tratamento

Eliminar Calor, resolver Umidade, interromper sangramento.

Acupuntura

Pontos

BP-9 (*Yinlingquan*), BP-6 (*Sanyinjiao*), REN-9 (*Shuifen*), REN-10 (*Xiawan*), E-25 (*Tianshu*), B-25 (*Dachangshu*), B-20 (*Pishu*), B-22 (*Sanjiaoshu*), E-37 (*Shangjuxu*), IG-11 (*Quchi*) e BP-10 (*Xuehai*). Utilizar método de tonificação no ponto B-20, método neutro nos demais.

EXPLICAÇÃO

- BP-9, BP-6, REN-9 e B-22 resolvem Umidade-Calor do Aquecedor Inferior.
- REN-10 ajuda a resolver Umidade no Aquecedor Inferior.
- E-25, e B-25, respectivamente, pontos de Coleta Frontal e de Transporte Dorsal do Intestino Grosso, eliminam Calor, resolvem Umidade e interrompem diarreia.
- B-20 tonifica o Baço para resolver Umidade.
- E-37 interrompe diarreia crônica.
- IG-11 e BP-10 refrescam Sangue e interrompem sangramento. IG-11 resolve também Umidade-Calor no Intestino Grosso.

Fitoterapia

Prescrição

DI YU SAN – Pó de *Sanguisorba* – mais *ER MIAO SAN* – Pó dos Dois Maravilhosos.

EXPLICAÇÃO Essas duas fórmulas combinadas são específicas para sangramento do Intestino causado por Umidade-Calor.

Prescrição

ZANG LIAN TANG – Decocção de *Viscus-Coptis*.

EXPLICAÇÃO Essa fórmula resolve Umidade, elimina Calor, resolve Toxina e interrompe sangramento.

MODIFICAÇÕES

- Para harmonizar o Sangue (interromper sangramento, eliminar estagnação, acalmar e nutrir o Sangue), acrescentar *Bai Shao* (*Radix Paeoniae alba*) e *Dang Gui* (*Radix Angelicae sinensis*). Nenhum acréscimo é necessário para interromper o sangramento ou mover o Sangue, pois *Di Yu*, *Qian Cao Gen* e *Zhi Zi* interrompem o sangramento e *Qian Cao Gen* revigora o Sangue também.
- Para promover a adstringência, acrescentar *Lian Zi* (*Semen Nelumbinis*), que também interrompe a diarreia.
- Para tratar o *Qi*, acrescentar *Sheng Ma* (*Rhizoma Cimicifugae*), a fim de elevar o *Qi*.

- Se o quadro for muito crônico e houver sinais de deficiência do Baço, acrescentar *Bai Zhu* (*Rhizoma Atractylodis macrocephalae*).
- Se a dor abdominal for intensa, acrescentar *Yan Hu Suo* (*Rhizoma Corydalis*).

Resumo

Umidade-Calor nos Intestinos

Pontos

- BP-9 (*Yinlingquan*), BP-6 (*Sanyinjiao*), REN-9 (*Shuifen*), REN-10 (*Xiawan*), E-25 (*Tianshu*), B-25 (*Dachangshu*), B-20 (*Pishu*), B-22 (*Sanjiaoshu*), E-37 (*Shangjuxu*), IG-11 (*Quchi*) e BP-10 (*Xuehai*). Utilizar método de tonificação no ponto B-20, método neutro nos demais

Fitoterapia

Prescrição

- *DI YU SAN* – Pó de *Sanguisorba* – mais *ER MIAO SAN* – Pó dos Dois Maravilhosos

Prescrição

- *ZANG LIAN TANG* – Decocção de *Viscus-Coptis*

Estagnação de Qi e Sangue

Manifestações Clínicas

Sangramento crônico nas fezes com sangue muito escuro, distensão abdominal e dor, constipação, depressão, irritabilidade.

Língua: Púrpura.

Pulso: Áspero, em Corda ou Firme.

Princípio de Tratamento

Mover *Qi*, eliminar estagnação, envigorar Sangue, eliminar estase, interromper sangramento.

Acupuntura

Pontos

BP-4 (*Gongsun*) e PC-6 (*Neiguan*), R-14 (*Siman*), E-25 (*Tianshu*), BP-10 (*Xuehai*), F-3 (*Taichong*), BP-8 (*Diji*). Utilizar método neutro.

EXPLICAÇÃO BP-4 e PC-6 regulam Vaso Penetrador (*Chong Mai*), que é o Mar do Sangue. Revigoram o Sangue nos Intestinos e regulam os canais de Conexão do Sangue:

- R-14 revigora o Sangue.
- E-25 regula os Intestinos.
- BP-10 e F-3 revigoram o Sangue.
- BP-8 interrompe o sangramento.

Fitoterapia

Prescrição

Variação de *GE XIA ZHU YU TANG* – Variação da Decocção para Eliminar Estagnação Abaixo do Diafragma.

EXPLICAÇÃO Essa fórmula revigora o Sangue e elimina estagnação no Aquecedor Inferior e interrompe o sangramento.

1042 Sangramento

> **Resumo**
>
> **Estagnação de *Qi* e Sangue**
> ***Pontos***
> - BP-4 (*Gongsun*) e PC-6 (*Neiguan*), R-14 (*Siman*), E-25 (*Tianshu*), BP-10 (*Xuehai*), F-3 (*Taichong*), BP-8 (*Diji*). Utilizar método neutro
> ***Fitoterapia***
> *Prescrição*
> - Variação de *GE XIA ZHU YU TANG* – Variação da Decocção para Eliminar Estagnação Abaixo do Diafragma

Deficiência do Estômago e do Baço

Manifestações Clínicas

Sangue fresco e profuso nas fezes, dor abdominal moderada, face pálida, exaustão, depressão, fezes amolecidas e frequentes com muco.

Língua: Pálida com laterais inchadas.
Pulso: Fraco.

Princípio de Tratamento

Fortalecer Baço, aquecer Centro, interromper sangramento.

Acupuntura

Pontos

REN-12 (*Zhongwan*), REN-6 (*Qihai*), E-25 (*Tianshu*), BP-6 (*Sanyinjiao*), B-20 (*Pishu*), B-21 (*Weishu*), E-36 (*Zusanli*), E-37 (*Shangjuxu*), BP-10 (*Xuehai*), DU-20 (*Baihui*). Utilizar método de tonificação, exceto no ponto BP-10, que deve ser inserido com método neutro.

EXPLICAÇÃO

- REN-12, B-20, B-21, e E-36 tonificam Estômago e Baço.
- REN-6 e E-25 tonificam o *Qi* e interrompem a diarreia. A aplicação de moxa sobre o gengibre pode ser utilizada sobre o ponto REN-6.
- BP-6 resolve Umidade do Aquecedor Inferior.
- E-37 interrompe diarreia crônica.
- BP-10 interrompe sangramento.
- DU-20, com moxa direta, eleva o *Qi*.

Fitoterapia

Prescrição

LI ZHONG WAN – Pílula para Regular o Centro.

EXPLICAÇÃO Essa fórmula tonifica *Qi* e *Yang* do Baço e interrompe a dor abdominal. *Gan Jiang* interrompe o sangramento proveniente de deficiência de *Qi* e *Yang*.

Prescrição

Variação do *HUANG TU TANG* – Variação da Decocção da Terra Amarela.

EXPLICAÇÃO Essa fórmula tonifica e aquece o Baço e interrompe sangramento dos Intestinos.

Prescrição

Variação de *BU ZHONG YI QI TANG* – Variação da Decocção para Tonificar o Centro e Beneficiar o *Qi*.

EXPLICAÇÃO Essa fórmula é utilizada no sangramento crônico nas fezes com sinais de afundamento do *Qi*.

MODIFICAÇÕES

- Para harmonizar o Sangue (interromper sangramento, eliminar estagnação, acalmar e nutrir o Sangue), acrescentar uma ou duas das seguintes ervas: *Zao Xin Huang Tu* (*Terra Flava usta*), *Xian He Cao* (*Herba Agrimoniae*), *San Qi* (*Radix Notoginseng*), *Bai Shao* (*Radix Paeoniae alba*) ou *Dang Gui* (*Radix Angelicae sinensis*).
- Para promover a adstringência, acrescentar *Lian Zi* (*Semen Nelumbinis*).
- Tratar o *Qi*, acrescentar *Sheng Ma* (*Rhizoma Cimicifugae*) para elevar o *Qi*.

> **Resumo**
>
> **Deficiência do Estômago e do Baço**
> ***Pontos***
> - REN-12 (*Zhongwan*), REN-6 (*Qihai*), E-25 (*Tianshu*), BP-6 (*Sanyinjiao*), B-20 (*Pishu*), B-21 (*Weishu*), E-36 (*Zusanli*), E-37 (*Shangjuxu*), BP-10 (*Xuehai*), DU-20 (*Baihui*). Utilizar método de tonificação, exceto no ponto BP-10, que deve ser inserido com método neutro
> ***Fitoterapia***
> *Prescrição*
> - *LI ZHONG WAN* – Pílula para Regular o Centro
> *Prescrição*
> - Variação do *HUANG TU TANG* – Variação da Decocção da Terra Amarela
> *Prescrição*
> - Variação de *BU ZHONG YI QI TANG* – Decocção para Tonificar o Centro e Beneficiar o *Qi*

Caso Clínico

Um homem de 60 anos de idade apresentava sangue nas fezes há dois anos. Não havia dor abdominal e os movimentos intestinais eram soltos e muito frequentes. O sangue era vermelho-vivo e as hemorroidas foram excluídas como causa do sangramento. A maior parte do tempo sentia-se muito cansado e apresentava muito frio. Mesmo nos dias mais quentes de verãocomo na ocasião da consulta, vestia blusão e jaqueta. A língua estava Pálida, Inchada e acompanhada de revestimento branco e pegajoso. O pulso apresentava-se no geral Fraco, especialmente na posição Média direita.

Diagnóstico Este é um quadro evidente de deficiência do *Yang* do Baço com certo Frio interno, e o sangramento é proveniente do *Qi* do Baço não segurando o Sangue.

Princípio de tratamento O princípio de tratamento adotado consistiu em tonificar e aquecer o *Yang* do Baço e expelir o Frio. Este paciente foi tratado apenas com ervas.

Fitoterapia A fórmula utilizada foi uma combinação de *Li Zhong Wan* (Pílula para Regular o Centro) e *Gui Pi Tang* (Decocção para Tonificar o Baço). A primeira prescrição tonifica o *Yang* do Baço e expele o Frio, e a segunda prescrição tonifica a função de Baço de segurar o Sangue. A segunda prescrição que também acalma a Mente ajustou-se bem ao quadro, pois, durante a consulta, o paciente relatara que o problema tinha iniciado após profundo transtorno emocional com o filho.

- *Ren Shen* (*Radix Ginseng*): 6g.
- *Bai Zhu* (*Rhizoma Atractylodis macrocephalae*): 9g.
- *Gan Jiang* (*Rhizoma Zingiberis officinalis*): 5g.
- *Zhi Gan Cao* (*Radix Glycyrrhizae uralensis preparata*): 3g.
- *Huang Qi* (*Radix Astragali*): 9g.
- *Fu Ling* (*Poria*): 6g.
- *Suan Zao Ren* (*Semen spinosae de Ziziphi*): 4g.
- *Yuan Zhi* (*Radix Polygalae*): 4g.
- *Dang Gui* (*Radix Angelicae sinensis*): 6g.
- *Mu Xiang* (*Radix Aucklandiae*): 3g.
- *Xian He Cao* (*Herba Agrimoniae*): 6g.
- *Pu Huang* (*Pollen Typhae*): 4g.
- *Bai Shao* (*Radix Paeoniae alba*): 9g.

Explicação
Long Yan Rou foi eliminada, já que o paciente não sofra de insônia, e *Fu Shen* foi substituído por *Fu Ling* pela mesma razão.

- *Xian He Cao* foi acrescentada para interromper o sangramento.
- *Pu Huang* foi acrescentada para revigorar o Sangue.
- *Bai Shao* acalma e nutre o Sangue.

Ao analisar esta prescrição, é possível observar que os quatro objetivos de tratamento para interromper o sangramento foram cumpridos:

- Harmonizar o Sangue:
  – Interromper o sangramento: *Xian He Cao*.
  – Revigorar o Sangue: *Pu Huang*.
  – Acalmar o Sangue: *Bai Shao*.
  – Nutrir o Sangue: *Dang Gui*.
- Tratar a causa-Raiz: *Huang Qi, Ren Shen* e *Bai Zhu* (tonificam o *Qi*).
- Adstringir: *Suan Zao Ren*.
- Tratar o *Qi*: *Huang Qi* (eleva o *Qi*).

O quadro deste paciente apresentou melhora gradual após um ano de tratamento;a partir de então, o sangramento cessou e o paciente passou a se sentir muito melhor.

Sangue na Urina

Consiste em sangramento na urina sem dor ao urinar. Caso haja dor ao urinar, o leitor deve buscar o tópico Síndrome Urinária por Sangue (Cap. 31).

O sangue na urina pode variar de sangramento profuso ostensivo a traços microscópicos invisíveis a olho nu.

Os padrões a serem discutidos serão os seguintes:

- Calor da Bexiga.
- Deficiência do *Yin* do Rim com Calor por Deficiência.
- Baço deficiente não controlando o Sangue.
- *Qi* do Rim não firme.
- Estagnação de *Qi* e Sangue.

Calor da Bexiga

Manifestações Clínicas

Urina escassa e escura com sangue fresco, inquietação mental, sede, insônia, face vermelha, úlceras linguais, gosto amargo.

Língua: Vermelha com ponta mais vermelha, revestimento amarelo com manchas vermelhas na raiz.

Pulso: Rápido, Transbordante ligeiramente em Corda na posição Posterior esquerda.

Este quadro consiste em Calor na Bexiga proveniente de Calor no Intestino Delgado e Fogo do Coração.

Princípio de Tratamento

Eliminar Calor da Bexiga e do Intestino Delgado, drenar Fogo do Coração, acalmar Mente, refrescar Sangue e interromper sangramento.

Acupuntura

Pontos

C-8 (*Shaofu*), ID-2 (*Qiangu*), B-66 (*Tonggu*), REN-3 (*Zhongji*), B-28 (*Pangguangshu*), IG-11 (*Quchi*), BP-10 (*Xuehai*), B-63 (*Jinmen*). Utilizar método de sedação em todos os pontos.

EXPLICAÇÃO

- C-8 drena Fogo do Coração.
- ID-2 elimina Calor no Intestino Delgado.
- B-66 elimina Calor na Bexiga.
- REN-3 e B-28, pontos de Coleta Frontal e Transporte Dorsal da Bexiga, respectivamente, eliminam Calor da Bexiga.
- IG-11 e BP-10 refrescam Sangue e interrompem sangramento.
- B-63, ponto de Acúmulo, interrompe o sangramento do canal de Bexiga.

Fitoterapia

Prescrição

XIAO JI YIN ZI – Decocção de *Cephalanoplos*.

EXPLICAÇÃO Essa fórmula, já explicada anteriormente como exemplo da aplicação dos quatro objetivos de tratamento em cessar o sangramento, é específica para interromper o sangramento na urina proveniente de Calor do Sangue.

Essa prescrição não necessita de variação para interromper o sangramento, pois já contém todos os ingredientes de acordo com os quatro objetivos de tratamento indicados anteriormente.

1044 Sangramento

> **Resumo**
>
> **Calor da Bexiga**
> *Pontos*
> - C-8 (*Shaofu*), ID-2 (*Qiangu*), B-66 (*Tonggu*), REN-3 (*Zhongji*), B-28 (*Pangguangshu*), IG-11 (*Quchi*), BP-10 (*Xuehai*), B-63 (*Jinmen*). Utilizar método de sedação em todos os pontos
> *Fitoterapia*
> *Prescrição*
> - *XIAO JI YIN ZI* – Decocção de *Cephalanoplos*

Deficiência do Yin do Rim com Calor por Deficiência

Manifestações Clínicas

Urina escassa e escura com sangue, tontura, tinido, dor nas costas, exaustão, sensação de calor ao entardecer, transpiração noturna.

Língua: Vermelha sem revestimento.
Pulso: Flutuante, Vazio e Rápido.

Princípio de Tratamento

Nutrir *Yin* do Rim, eliminar Calor por Deficiência, refrescar Sangue, interromper sangramento.

Acupuntura

Pontos

R-3 (*Taixi*), R-6 (*Zhaohai*), REN-4 (*Guanyuan*), BP-6 (*Sanyinjiao*), R-5 (*Shuiquan*), REN-3 (*Zhongji*), B-28 (*Pangguangshu*), R-2 (*Rangu*), BP-10 (*Xuehai*).

Utilizar método de tonificação nos pontos R-3, R-6, REN-4 e BP-6 e método neutro nos demais.

EXPLICAÇÃO

- R-3, R-6, REN-4 e BP-6 nutrem *Yin* do Rim.
- R-5 (*Shuiquan*), ponto de Acúmulo, interrompe sangramento urinário.
- REN-3 e B-28 eliminam Calor na Bexiga.
- R-2 elimina Calor por Deficiência do Rim.
- BP-10 refresca Sangue e interrompe sangramento.

Fitoterapia

Prescrição

ZHI BO DI HUANG WAN – Pílula de *Anemarrhena--Phellodendron-Rehmannia*.

EXPLICAÇÃO   Essa fórmula é específica par nutrir *Yin* do Rim e eliminar Calor por Deficiência.

MODIFICAÇÕES

- Para harmonizar o Sangue (interromper o sangramento, eliminar a estase, acalmar e nutrir o Sangue), acrescentar *Xiao Ji* (*Herba Cirisii*), *Qian Cao Gen* (*Radix Rubiae*), *Sheng Di Huang* (*Radix Rehmanniae*) e *Gou Qi Zi* (*Fructus Lycii chinensis*).
- Para promover adstringência: não é necessário acrescentar nenhuma erva adstringente, uma vez que a fórmula já contém *Shan Zhu Yu*.
- Tratar o *Qi*, acrescentar *Mu Li* (*Concha Ostreae*).

- Se os sintomas de Calor por Deficiência forem muito pronunciados, acrescentar *Han Lian Cao* (*Herba Ecliptae*) e *Qing Hao* (*Herba Artemisiae annuae*), que também interrompem o sangramento.

> **Resumo**
>
> **Deficiência do *Yin* do Rim com Calor por Deficiência**
> *Pontos*
> - R-3 (*Taixi*), R-6 (*Zhaohai*), REN-4 (*Guanyuan*), BP-6 (*Sanyinjiao*), R-5 (*Shuiquan*), REN-3 (*Zhongji*), B-28 (*Pangguangshu*), R-2 (*Rangu*), BP-10 (*Xuehai*). Utilizar método de tonificação nos pontos R-3, R-6, REN-4 e BP-6 e método neutro nos demais
> *Fitoterapia*
> *Prescrição*
> - *ZHI BO DI HUANG WAN* – Pílula de *Anemarrhena--Phellodendron-Rehmannia*

Caso Clínico

Um homem de 75 anos de idade apresentava sangramento urinário há três meses. Não havia dor ao urinar e o sangue era escuro, às vezes com pequenos coágulos. Sentia-se geralmente quente e sua boca era muito seca e quente. A língua apresentava-se Vermelha, seca e quase completamente descascada. O pulso estava Flutuante e Vazio.

Diagnóstico   Embora este paciente apresentasse relativamente poucos sintomas, a língua mostrava muito claramente deficiência de *Yin* do Rim com Calor por Deficiência. Esta era a causa do sangramento do trato urinário. Aconselhei-o a se submeter a um diagnóstico ocidental, pois tal procedimento é sempre necessário em um homem acima de 50 anos com esse tipo de sintoma, o que pode indicar câncer da bexiga. Entretanto, o paciente decididamente se recusou a realizar os testes hospitalares. Concordei em tratá-lo e utilizei uma variação de *Zhi Bo Ba Wei Tang* (Decocção dos Oito Ingredientes de *Anemarrhena-Phellodendron*):

- *Sheng Di Huang* (*Radix Rehmanniae*): 6g.
- *Shan Zhu Yu* (*Fructus Corni*): 3g.
- *Shan Yao* (*Radix Dioscoreae*): 6g.
- *Ze Xie* (*Rhizoma Alismatis*): 4g.
- *Fu Ling* (*Poria*): 6g.
- *Mu Dan Pi* (*Cortex Moutan*): 6g.
- *Zhi Mu* (*Radix Anemarrhenae*): 4g.
- *Huang Bo* (*Cortex Phellodendri*): 4g.
- *Xiao Ji* (*Herba Cirisii*): 6g.
- *Pu Huang* (*Pollen Typhae*): 4g.
- *Dang Gui* (*Radix Angelicae sinensis*): 6g.
- *Mu Li* (*Concha Ostreae*): 12g.

Explicação

As oito primeiras ervas constituem a fórmula-Raiz (substituindo *Sheng Di* por *Shu Di* para nutrir

Yin, mais especificamente para nutrir *Yin* do Rim e eliminar Calor por Deficiência da Bexiga).

- *Xiao Ji* foi acrescentada para interromper o sangramento do trato urinário.
- *Pu Huang* foi acrescentada para mover o Sangue e interromper o sangramento.
- *Dang Gui* foi acrescentada para nutrir o Sangue.
- *Mu Li* foi acrescentada para firmar o *Qi*.

Ao analisar essa prescrição, é possível perceber que os quatro objetivos de tratamento para interromper o sangramento foram cumpridos:

- Harmonizar o Sangue:
  – Interromper o sangramento: *Xiao Ji*.
  – Mover o Sangue: *Pu Huang*.
  – Acalmar o Sangue: *Sheng Di*.
  – Nutrir o Sangue: *Dang Gui*.
- Tratar a causa-Raiz: fórmula-raiz (nutre *Yin* e elimina Calor por Deficiência).
- Adstringir: *Shan Zhu Yu*.
- Tratar o *Qi*: *Mu Li* (firma o *Qi*).

Essa prescrição interrompeu o sangramento quase imediatamente. Entretanto, o sangramento apresentou recorrência após três meses; outra vez, utilizei uma fórmula similar e novamente o sangramento foi interrompido, iniciando de novo apenas depois de dois meses. Nesse momento, tinha quase certeza que se tratava de carcinoma da bexiga. Ficou claro também que o próprio paciente suspeitava do diagnóstico, porém ainda recusava se submeter a uma avaliação ocidental. Gradualmente, tornou-se óbvio que se tratava de um indivíduo tão cansado da vida que desejava morrer. Ele veio a falecer quatro meses mais tarde.

Baço Deficiente Não Controlando o Sangue

Manifestações Clínicas

Sangramento urinário crônico, fadiga, face pálida, ausência de apetite, tontura, tinido, dor na região inferior das costas, depressão.
> Língua: Pálida.
> Pulso: Fraco.

Princípio de Tratamento

Tonificar Baço e Rim para controlar Sangue, interromper sangramento.

Acupuntura

Pontos

E-36 (*Zusanli*), BP-6 (*Sanyinjiao*), REN-12 (*Zhongwan*), B-20 (*Pishu*), B-21 (*Weishu*), REN-6 (*Qihai*), BP-10 (*Xuehai*), B-63 (*Jinmen*), B-23 (*Shenshu*), B-28 (*Pangguangshu*), DU-20 (*Baihui*). Utilizar método de tonificação em todos os pontos. Moxa pode ser utilizada.

Explicação

- E-36, BP-6, REN-12, B-20 e B-21 tonificam Estômago e Baço.

- REN-6 consolida o *Qi* na região inferior do abdômen para interromper o sangramento.
- BP-10 interrompe o sangramento.
- B-63 interrompe o sangramento do canal de Bexiga.
- B-23 e B-28 fortalecem Rim e Bexiga para interromper o sangramento.
- DU-20, com moxa direta, eleva o *Qi*.

Fitoterapia

Prescrição

GUI Pl TANG – Decocção para Tonificar o Baço.

Explicação Essa prescrição é específica para interromper o sangramento proveniente da deficiência do *Qi* do Baço.

Modificações

- Para harmonizar o Sangue (interromper sangramento, eliminar estagnação, acalmar e nutrir Sangue), acrescentar *Xiao Ji* (*Herba Cirisii*), *Hong Hua* (*Flos Carthami tinctorii*) e *Bai Shao* (*Radix Paeoniae alba*). Não é necessário o acréscimo de qualquer erva que nutra o Sangue, pois a fórmula contém *Dang Gui*.
- Para promover a adstringência não é necessário também acrescentar um adstringente, uma vez que a fórmula já contém *Suan Zao Ren*.
- Para tratar o *Qi*, acrescentar *Sheng Ma* (*Rhizoma Cimicifugae*) e *Chai Hu* (*Radix Bupleuri*) para elevar o *Qi*.

Prescrição

Variação de *BU ZHONG YI QI TANG* – Variação da Decocção para Tonificar o Centro e Beneficiar o *Qi*.

Explicação Essa fórmula tonifica e eleva o *Qi* e interrompe o sangramento. Os problemas urinários crônicos nas mulheres são, com muita frequência, caracterizados por deficiência e afundamento do *Qi*.

Resumo

Baço Deficiente Não Controlando o Sangue
Pontos
- E-36 (*Zusanli*), BP-6 (*Sanyinjiao*), REN-12 (*Zhongwan*), B-20 (*Pishu*), B-21 (*Weishu*), REN-6 (*Qihai*), BP-10 (*Xuehai*), B-63 (*Jinmen*), B-23 (*Shenshu*), B-28 (*Pangguangshu*), DU-20 (*Baihui*). Utilizar método de tonificação em todos os pontos. Moxa pode ser utilizada

Fitoterapia
Prescrição
- GUI Pl TANG – Decocção para Tonificar o Baço
Prescrição
- Variação de *BU ZHONG YI QI TANG* – Variação da Decocção para Tonificar o Centro e Beneficiar o *Qi*

Qi do Rim Não Firme

Manifestações Clínicas

Sangramento urinário crônico com sangue pálido, tontura, tinido, exaustão, depressão, dor nas costas.
> Língua: Pálida e Inchada.
> Pulso: Fraco.

1046 Sangramento

Princípio de Tratamento

Tonificar *Yang* do Rim, interromper sangramento.

Acupuntura

Pontos

B-23 (*Shenshu*), B-28 (*Pangguangshu*), B-20 (*Pishu*), B-17 (*Geshu*), BP-10 (*Xuehai*), R-3 (*Taixi*). Utilizar método de tonificação em todos os pontos. Moxa pode ser utilizada.

EXPLICAÇÃO

- B-23, B-28 e B-20 tonificam Rim, Bexiga e Baço. A tonificação do Baço ajuda a segurar o Sangue.
- B-17 e BP-10 interrompem o sangramento.
- R-3, com moxa, tonifica *Yang* do Rim.

Fitoterapia

Prescrição

WU BI SHAN YAO WAN – Pílula Incomparável de *Dioscorea*.

EXPLICAÇÃO   Essa fórmula tonifica *Yang* do Rim e reduz a micção.

MODIFICAÇÃO

- Para harmonizar o Sangue (interromper sangramento, eliminar estagnação, acalmar e nutrir Sangue), acrescentar *Xiao Ji* (*Herba Cirisii*), *Pu Huang* (*Pollen Typhae*), *Bai Shao* (*Radix Paeoniae alba*) e *Dang Gui* (*Radix Angelicae sinensis*).
- Para promover adstringência não é necessário o acréscimo de ervas, pois a fórmula contém *Shan Zhu Yu*, *Wu Wei Zi* e *Chi Shi Zhi*.
- Para tratar o *Qi*, acrescentar *Sheng Ma* (*Rhizoma Cimicifugae*), a fim de elevar o *Qi*.
- Se os sintomas de Calor por Deficiência forem muito pronunciados, acrescentar *Han Lian Cao* (*Herba Ecliptae*) e *Qing Hao* (*Herba Artemisiae annuae*), que também interrompem o sangramento.

> **Resumo**
>
> **Qi do Rim Não Firme**
> **Pontos**
> - B-23 (*Shenshu*), B-28 (*Pangguangshu*), B-20 (*Pishu*), B-17 (*Geshu*), BP-10 (*Xuehai*), R-3 (*Taixi*). Utilizar método de tonificação em todos os pontos. Moxa pode ser utilizada
>
> **Fitoterapia**
> *Prescrição*
> - *WU BI SHAN YAO WAN* – Pílula Incomparável de *Dioscorea*

Estagnação de Qi e Sangue

Manifestações Clínicas

Sangramento urinário crônico, dor hipogástrica antes de urinar, pequenos coágulos de sangue escuro na urina, irritabilidade.

Língua: Púrpura.
Pulso: Áspero, em Corda ou Firme.

Princípio de Tratamento

Mover *Qi*, revigorar Sangue, interromper sangramento.

Acupuntura

Pontos

P-7 (*Lieque*) e R-6 (*Zhaohai*), REN-3 (*Zhongji*), B-28 (*Pangguangshu*), R-14 (*Siman*), BP-10 (*Xuehai*), B-63 (*Jinmen*). Utilizar método neutro em todos os pontos.

EXPLICAÇÃO

- P-7 e R-6 regulam Vaso Concepção (*Ren Mai*) e influenciam a micção.
- REN-3 e B-28 regulam a Bexiga.
- R-14 e BP-10 revigoram o Sangue.
- B-63 interrompe o sangramento urinário.

Fitoterapia

Prescrição

Variação de *SHAO FU ZHU YU TANG* – Variação da Decocção para Eliminar Estagnação da Região Inferior do Abdômen.

EXPLICAÇÃO   Essa fórmula revigora o Sangue no Aquecedor Inferior e elimina estagnação proveniente do Frio. Foi modificado para interromper o sangramento.

> **Resumo**
>
> **Estagnação de *Qi* e Sangue**
> **Pontos**
> - P-7 (*Lieque*) e R-6 (*Zhaohai*), REN-3 (*Zhongji*), B-28 (*Pangguangshu*), R-14 (*Siman*), BP-10 (*Xuehai*), B-63 (*Jinmen*). Utilizar método neutro em todos os pontos
>
> **Fitoterapia**
> *Prescrição*
> - Variação de *SHAO FU ZHU YU TANG* – Variação da Decocção para Eliminar Estagnação da Região Inferior do Abdômen

Sangramento sob a Pele

O sangramento sob a pele consiste em equimose, sendo comum nos idosos. Nos jovens, ocorre em casos de leucemia. O sangramento sob a pele também ocorre no estágio do nível do Sangue no curso de doença febril aguda quando esta indica Calor do Sangue.

Os padrões discutidos são:

- Calor do Sangue.
- Deficiência de *Yin* com Calor por Deficiência.
- *Qi* deficiente não segurando o Sangue.

Calor do Sangue

Manifestações Clínicas

Manchas de coloração púrpuro-brilhante sob a pele; sangramento de outras áreas, como nariz, intestinos ou bexiga; inquietação mental; febre à noite; sede.

Língua: Vermelha sem revestimento, pontos vermelhos por toda a superfície.

Pulso: Rápido e Fino.

Representa a fase do nível do Sangue no curso de doença febril aguda, indicando Calor do Sangue. Trata-se sempre de um quadro sério. Entretanto, também pode ocorrer na forma crônica em indivíduos idosos com Calor do Sangue, geralmente proveniente de Fogo do Fígado. Em tais casos, não haverá febre.

Princípio de Tratamento

Refrescar Sangue, resolver Toxina, interromper sangramento.

Acupuntura

Pontos

IG-11 (*Quchi*), BP-10 (*Xuehai*), R-2 (*Rangu*), F-3 (*Taichong*), BP-6 (*Sanyinjiao*), BP-4 (*Gongsun*), F-5 (*Ligou*). Utilizar método de sedação.

EXPLICAÇÃO

- IG-11 e BP-10 esfriam Sangue e interrompe sangramento.
- R-2 e F-3 esfriam Sangue. F-3 também domina Vento, o qual provavelmente aparace no nível do Sangue de doença febril.
- BP-6 refresca Sangue e nutre *Yin*.
- BP-4 controla os canais de Conexão do Sangue e interrompe sangramento sob a pele.
- F-5 também interrompe o sangramento sob a pele.

Fitoterapia

Prescrição

XI JIAO DI HUANG TANG – Decocção de *Cornus Rhinoceri-Rehmannia*.

EXPLICAÇÃO   Essa fórmula é específica para refrescar Sangue, agindo no nível do Sangue no curso de doenças febris. Além disso, interrompe sangramento. Observe que *Xi Jiao* (chifre de rinoceronte) sempre é substituído por *Shui Niu Jiao* (chifre de búfalo d'água).

MODIFICAÇÕES

- Para harmonizar o Sangue (interromper sangramento, eliminar estagnação, acalmar e nutrir Sangue), *Qian Cao Gen* (*Radix Rubiae*), a fim de interromper sangramento e mover Sangue; *Di Yu* (*Radix Sanguisorbae*); e *Gou Qi Zi* (*Fructus Lycii chinensis*). Não é necessário o acréscimo de ervas que acalmem Sangue, pois a fórmula contém *Sheng Di Huang*.
- Para promover a adstringência, acrescentar *Shan Zhu Yu* (*Fructus Corni*).
- Para tratar o *Qi*, acrescentar *Mu Li* (*Concha Ostreae*).
- Se Calor do Sangue for muito pronunciado, acrescentar *Zi Cao* (*Radix Lithospermi seu Arnebiae*).

Resumo

Calor do Sangue

Pontos

- IG-11 (*Quchi*), BP-10 (*Xuehai*), R-2 (*Rangu*), F-3 (*Taichong*), BP-6 (*Sanyinjiao*), BP-4 (*Gongsun*). Utilizar método de sedação

---

Fitoterapia

Prescrição

- *XI JIAO DI HUANG TANG* – Decocção de *Cornus Rhinoceri-Rehmannia*

Deficiência de Yin com Calor por Deficiência

Manifestações Clínicas

Manchas de coloração vermelho-escarlate sob a pele, sangramento de outras áreas como nariz e gengivas, rubor malar, inquietação mental, boca seca, calor dos cinco palmos, sensação de calor ao entardecer, transpiração noturna.

Língua: Vermelha, sem revestimento, pontos vermelhos por toda a superfície.

Pulso: Flutuante, Vazio e ligeiramente Rápido.

Trata-se de um quadro crônico, o qual ocorre em idosos com deficiência de *Yin* do Rim e Calor por Deficiência que agitam o Sangue.

Princípio de Tratamento

Nutrir *Yin*, eliminar Calor por Deficiência, interromper sangramento.

Acupuntura

Pontos

R-3 (*Taixi*), R-6 (*Zhaohai*), REN-4 (*Guanyuan*), BP-6 (*Sanyinjiao*), R-2 (*Rangu*), F-3 (*Taichong*), IG-11 (*Quchi*), BP-10 (*Xuehai*). Utilizar método de sedação ou neutro, exceto nos quatro primeiros pontos, os quais devem ser tonificados. Não utilizar moxa.

EXPLICAÇÃO

- R-3, R-6, REN-4 e BP-6 nutrem *Yin*.
- R-2 e F-3 refrescam Sangue.
- IG-11 e BP-10 refrescam Sangue e interrompem sangramento.

Fitoterapia

Prescrição

QIAN GEN SAN – Pó de *Rubia*.

EXPLICAÇÃO   Essa fórmula já foi analisada anteriormente na forma de exemplo da aplicabilidade dos quatro objetivos do tratamento na interrupção do sangramento. Cessa o sangramento proveniente de Calor por Deficiência que agita o Sangue.

MODIFICAÇÕES

- Essa fórmula não necessita de modificação para interromper o sangramento, uma vez que já contém ervas de acordo com os quatro objetivos do tratamento.
- Se houver sinais pronunciados de Calor por Deficiência, acrescentar *Han Lian Cao* (*Herba Ecliptae*) e *Qing Hao* (*Herba Artemisiae annuae*), que também interrompem o sangramento.

1048 Sangramento

> **Resumo**
>
> **Deficiência de *Yin* com Calor por Deficiência**
>
> *Pontos*
>
> - R-3 (*Taixi*), R-6 (*Zhaohai*), REN-4 (*Guanyuan*), BP-6 (*Sanyinjiao*), R-2 (*Rangu*), F-3 (*Taichong*), IG-11 (*Quchi*), BP-10 (*Xuehai*). Utilizar método de sedação ou neutro, exceto nos quatro primeiros pontos, que devem ser tonificados. Não utilizar moxa
>
> *Fitoterapia*
>
> *Prescrição*
>
> - *QIAN GEN SAN* – Pó de *Rubia*

Qi *Deficiente Não Segurando o Sangue*

Manifestações Clínicas

Manchas de coloração vermelho-pálida sob a pele, exaustão, depressão, face pálida, ausência de apetite.
Língua: Pálida.
Pulso: Fraco.

Princípio de Tratamento

Tonificar *Qi* do Baço para controlar o Sangue.

Acupuntura

Pontos

E-36 (*Zusanli*), BP-6 (*Sanyinjiao*), REN-12 (*Zhongwan*), B-20 (*Pishu*), B-21 (*Weishu*), REN-6 (*Qihai*), BP-10 (*Xuehai*), P-9 (*Taiyuan*), BP-4 (*Gongsun*). Utilizar método de tonificação em todos os pontos.

EXPLICAÇÃO

- E-36, BP-6, REN-12, B-20 e B-21 tonificam Estômago e Baço.
- REN-6 consolida o *Qi* na região inferior do abdômen para interromper o sangramento.
- BP-10 interrompe o sangramento.
- P-9 tonifica o *Qi*.
- BP-4 interrompe o sangramento sob a pele.

Fitoterapia

Prescrição

GUI PI TANG – Decocção para Tonificar o Baço.

EXPLICAÇÃO   Essa fórmula é específica para interromper o sangramento proveniente da deficiência de *Qi* e suas modificações são as mesmas que as descritas para o tópico "Sangue na Urina".

> **Resumo**
>
> **Qi Deficiente Não Segurando o Sangue**
>
> *Pontos*
>
> - E-36 (*Zusanli*), BP-6 (*Sanyinjiao*), REN-12 (*Zhongwan*), B-20 (*Pishu*), B-21 (*Weishu*), REN-6 (*Qihai*), BP-10 (*Xuehai*), P-9 (*Taiyuan*), BP-4 (*Gongsun*). Utilizar método de tonificação em todos os pontos
>
> *Fitoterapia*
>
> *Prescrição*
>
> - *GUI PI TANG* – Decocção para Tonificar o Baço

Sangramento Gengival

Os padrões discutidos são:

- Calor do Estômago.
- Deficiência do *Yin* do Estômago com Calor por Deficiência.
- Deficiência do Estômago e do Baço.

Calor do Estômago

Manifestações Clínicas

Sangramento profuso, gengivas doloridas e inchadas, cefaleia frontal, sede.
Língua: Vermelha com revestimento seco e amarelo.
Pulso: Rápido, Transbordante na posição Média do lado direito.

Princípio de Tratamento

Eliminar Calor do Estômago, refrescar Sangue, interromper sangramento.

Acupuntura

Pontos

IG-4 (*Hegu*), IG-11 (*Quchi*), IG-7 (*Wenliu*), E-21 (*Liangmen*), E-34 (*Lianqiu*), E-44 (*Neiting*). Utilizar método de sedação em todos os pontos. Não utilizar moxa.

EXPLICAÇÃO

- IG-4 elimina Calor do Estômago e afeta o canal de Estômago na face.
- IG-11 elimina Calor e esfria o Sangue.
- IG-7, ponto de Acúmulo, interrompe o sangramento ao longo da área de canal do Intestino Grosso.
- E-21 elimina Calor do Estômago.
- E-34, ponto de Acúmulo, interrompe o sangramento da área de canal de Estômago.
- E-44 elimina Calor do Estômago e afeta o canal de Estômago na face.

Fitoterapia

Prescrição

YU NU JIAN – Decocção de Jade da Mulher.

EXPLICAÇÃO   Essa fórmula elimina Calor do Estômago, nutre *Yin* e atrai Calor para baixo. Também tem a função de atrair Sangue para baixo, a fim de interromper o sangramento das gengivas, que é um sinal característico para o uso dessa fórmula.

MODIFICAÇÕES

- Para harmonizar o Sangue (interromper sangramento, eliminar estagnação, acalmar e nutrir o Sangue), acrescentar *Di Yu* (*Radix Sanguisorbae*), *San Qi* (*Radix Notoginseng*) e *Bai Shao* (*Radix Paeoniae alba*). Não é necessário o acréscimo de ervas que nutram o Sangue, pois a fórmula contém *Shu Di Huang*.
- Para promover a adstringência, acrescentar *Lian Zi* (*Semen Nelumbinis*).

Sangramento **1049**

- Para tratar o *Qi* não é necessário o acréscimo de ervas, uma vez que a fórmula contém Niu Xi, que atrai o Sangue para baixo.
- Se o Calor do Estômago tiver se transformado em Fogo do Estômago, manifestando-se com obstipação, fezes secas, dor abdominal e inquietação mental, acrescentar *Da Huang* (*Rhizoma Rhei*).

Resumo

Calor do Estômago

Pontos

- IG-4 (*Hegu*), IG-11 (*Quchi*), IG-7 (*Wenliu*), E-21 (*Liangmen*), E-34 (*Lianqiu*), E-44 (*Neiting*). Utilizar método de sedação em todos os pontos. Não utilizar moxa

Fitoterapia

Prescrição

- YU NU JIAN – Decocção de Jade da Mulher

Deficiência do **Yin** do Estômago com Calor por Deficiência

Manifestações Clínicas

Sangramento moderado das gengivas, inquietação mental, gengivas doentes e dentes soltos.

Língua: Vermelha sem revestimento no centro.
Pulso: Flutuante e Vazio na posição Média direita.

Princípio de Tratamento

Nutrir *Yin* do Estômago, eliminar Calor por Deficiência, refrescar Sangue e interromper sangramento.

Acupuntura

Pontos

E-36 (*Zusanli*), BP-6 (*Sanyinjiao*), REN-12 (*Zhongwan*), E-44 (*Neiting*), IG-4 (*Hegu*), E-34 (*Liangqiu*), IG-11 (*Quchi*), BP-10 (*Xuehai*). Utilizar método de tonificação nos três primeiros pontos e método neutro nos demais. Não utilizar moxa.

EXPLICAÇÃO

- E-36, BP-6 e REN-12 nutrem *Yin* do Estômago.
- E-44 e IG-4 eliminam Calor do Estômago ou Calor por Deficiência e afetam o canal do Estômago na face.
- E-34 interrompe o sangramento do canal de Estômago.
- IG-11 e BP-10 refrescam o Sangue e interrompem o sangramento.

Fitoterapia

Prescrição

QING WEI SAN – Pó para Desobstruir o Estômago.

EXPLICAÇÃO   Essa fórmula elimina Calor e refresca Sangue no Estômago.

MODIFICAÇÕES

- Para harmonizar o Sangue (interromper sangramento, eliminar estagnação, acalmar e nutrir Sangue),

acrescentar *Di Yu* (*Radix Sanguisorbae*) e *San Qi* (*Radix Notoginseng*). Não é necessário o acréscimo de ervas para acalmar e nutrir o Sangue, pois a fórmula já contém *Sheng Di Huang* e *Dang Gui*.

- Para promover a adstringência, acrescentar *Lian Zi* (*Semen Nelumbinis*).
- Para tratar o *Qi*, acrescentar *Chuan Niu Xi* (*Radix Cyathulae*) para conduzir o Sangue para baixo.
- Se os sintomas de deficiência de *Yin* do Estômago forem pronunciados, acrescentar *Mai Men Dong* (*Radix Ophiopogonis*) e *Tai Zi Shen* (*Radix Pseudostellariae*).
- Se houver sintomas pronunciados de secura decorrente de deficiência de *Yin* e Calor por Deficiência, acrescentar *Tian Hua Fen* (*Radix Trichosanthis*) e *Yu Zhu* (*Rhizoma Polygonati odorati*).

Resumo

Deficiência do *Yin* do Estômago com Calor por Deficiência

Pontos

- E-36 (*Zusanli*), BP-6 (*Sanyinjiao*), REN-12 (*Zhongwan*), E-44 (*Neiting*), IG-4 (*Hegu*), E-34 (*Liangqiu*), IG-11 (*Quchi*), BP-10 (*Xuehai*). Utilizar método de tonificação nos três primeiros pontos e método neutro nos outros. Não utilizar moxa

Fitoterapia

Prescrição

- QING WEI SAN – Pó para Desobstruir o Estômago

Deficiência do Estômago e do Baço

Manifestações Clínicas

Sangramento crônico, porém moderado das gengivas; gengivas e lábios pálidos; fadiga; pouco apetite; fezes amolecidas.

Língua: Pálida.
Pulso: Fraco.

Princípio de Tratamento

Tonificar Estômago e Baço para segurar o Sangue.

Acupuntura

Pontos

E-36 (*Zusanli*), BP-6 (*Sanyinjiao*), REN-12 (*Zhongwan*), B-20 (*Pishu*), B-21 (*Weishu*), IG-4 (*Hegu*), E-34 (*Liangqiu*), B-17 (*Geshu*). Utilizar método de tonificação, exceto nos pontos E-34 e B-17, que devem ser inseridos com método neutro.

EXPLICAÇÃO

- E-36, BP-6, REN-12, B-20 e B-21 tonificam Estômago e Baço.
- IG-4 é utilizado para afetar o canal de Estômago na face.
- E-34 e B-17, em combinação, interrompem o sangramento do canal do Estômago.

Fitoterapia

Prescrição

GUI PI TANG – Decocção para Tonificar o Baço.

EXPLICAÇÃO Essa fórmula é específica para interromper o sangramento proveniente de deficiência do Baço.

MODIFICAÇÕES

- Para harmonizar o Sangue (interromper sangramento, eliminar estagnação, acalmar e nutrir o Sangue), acrescentar *Ou Jie* (*Rhizomatis Nelumbinis nodus*), *San Qi* (*Radix Notoginseng*) e *Bai Shao* (*Radix Paeoniae alba*). Não é necessário o acréscimo de ervas para nutrir o Sangue, pois a fórmula já contém *Dang Gui*.
- Para promover a adstringência, acrescentar *Lian Zi* (*Semen Nelumbinis*).
- Para tratar o *Qi*, não é necessário o acréscimo de ervas, uma vez que a fórmula contém *Huang Qi* e *Ren Shen*.

Resumo

Deficiência do Estômago e do Baço

Pontos

- E-36 (*Zusanli*), BP-6 (*Sanyinjiao*), REN-12 (*Zhongwan*), B-20 (*Pishu*), B-21 (*Weishu*), IG-4 (*Hegu*), E-34 (*Liangqiu*), B-17 (*Geshu*). Utilizar método de tonificação, exceto nos pontos E-34 e B-17, que devem ser inseridos com método neutro

Fitoterapia

Prescrição

- *GUI PI TANG* – Decocção para Tonificar o Baço

Prognóstico e Prevenção

Acupuntura e ervas são eficazes no tratamento do sangramento, embora a medicina fitoterápica seja ligeiramente mais eficaz.

O sangramento agudo pode ser cessado eficientemente com uma combinação de acupuntura e medicina fitoterápica. O remédio patenteado *Yunnan Bai Yao* (Fitoterápico Branco de *Yunnan*), contendo *San Qi* (*Radix Notoginseng*) e outros ingredientes indisponíveis, é muito eficaz na interrupção do sangramento agudo. Em sangramentos muito graves, deve-se tomar a pequena pílula vermelha contida na garrafa de *Yunnan Bai Yao*. O sangramento crônico é provavelmente melhor tratado com ervas e também responde bem ao tratamento.

No tocante à prevenção, dois fatores são particularmente importantes para qualquer paciente que tenha sido curado de sangramento. Primeiramente, evitar o consumo excessivo de alimento de energia quente, tais como carne de cordeiro, carne de vaca, temperos, carril e bebidas alcoólicas. A explicação desse procedimento reside no fato de que os alimentos quentes podem criar Calor no Sangue, o que poderá empurrar o sangue para fora dos vasos. Esta precaução se aplica mesmo nos casos em que o sangramento do qual o paciente se curou tenha sido do tipo deficiente, isto é, proveniente de *Qi* do Baço não segurando o Sangue. O segundo fator a se recordar é o excesso de trabalho, que esgota o *Yin* e gera Calor por Deficiência. A deficiência de *Yin-Qi* e o Calor por Deficiência pode gerar sangramento.

Literatura Chinesa Moderna

Journal of Chinese Medicine (Zhong Yi Za Zhi), v. 31, n. 7, 1990, p. 17

"Dr Yan De Xin's Method in Differentiating and Treating Bleeding" *de Zhou Chao Jin*

O Dr. Zhou informa a experiência do veterano médico Yan De Xin ao tratar sangramento. O artigo informa cinco métodos de tratamento para sangramento:

- Fogo subindo e fazendo o Sangue transbordar: drenar o Fogo e acalmar o Sangue. Utilizar variações de *Zi Xue Dan* (Pílula da Neve Púrpura).
- *Qi* estagnado transformando-se em Fogo: regular o *Qi* e harmonizar o Sangue.
  - *Long Dan Cao* (*Radix Gentianae*): 9g.
  - *Shi Jue Ming* (*Concha Haliotidis*): 30g.
  - *Mu Dan Pi* (*Cortex Moutan*): 6g.
  - *Shan Zhi Zi* (*Fructus Gardeniae*): 9g.
  - *Chai Hu* (*Radix Bupleuri*): 6g.
  - *Gou Teng* (*Ramulus cum Uncis Uncariae*): 12g.
  - *Chen Xiang* (*Lignum Aquilariae resinatum*): 3g.
  - *Sheng Di Huang* (*Radix Rehmanniae*): 12g.
  - *Yu Jin* (*Radix Curcumae*): 6g.
  - *Huang Qin* (*Radix Scutellariae*): 6g.
  - *Nu Zhen Zi* (*Fructus Ligustri lucidi*): 15g.
  - *Han Lian Cao* (*Herba Ecliptae*): 15g.
- Estagnação de Sangue: revigorar o Sangue e interromper o sangramento.
  - *Hu Zhang* (*Rhizoma Polygoni cuspidate*): 30g.
  - *Dan Shen* (*Radix Salviae miltiorrhizae*): 15g.
  - *Sheng Ma* (*Rhizoma Cimicifugae*): 6g.
  - *Hong Hua* (*Flos Carthami tinctorii*): 9g.
  - *Tao Ren* (*Semen Persicae*): 9g.
  - *Sheng Di Huang* (*Radix Rehmanniae*): 9g.
  - *Chi Shao* (*Radix Paeoniae rubra*): 9g.
  - *Dang Gui* (*Radix Angelicae sinensis*): 9g.
  - *Chuan Xiong* (*Rhizoma Chuanxiong*): 3g.
- Deficiência de *Qi*, colapso de Sangue: tonificar *Qi* e interromper o sangramento. Utilizar *Hui Yang Tang* (Decocção para Salvar o *Yang*).
  - *Dang Shen* (*Radix Codonopsis*).
  - *Fu Zi* (*Radix Aconiti lateralis preparata*).
  - *Gan Jiang* (*Rhizoma Zingiberis*).
  - *Bai Zhu* (*Rhizoma Atractylodis macrocephalae*).
  - *Gan Cao* (*Radix Glycyrrhizae uralensis*).
  - *Tao Ren* (*Semen Persicae*).
  - *Hong Hua* (*Flos Carthami tinctorii*).
- *Qi* deficiente do Baço não segurando o Sangue: fortalecer Baço e controlar Sangue.
  - *Huang Qi* (*Radix Astragali*).
  - *Dang Shen* (*Radix Codonopsis*).
  - *Sheng Ma* (*Rhizoma Cimicifugae*).
  - *Cang Zhu* (*Rhizoma Atractylodis*).
  - *Bai Zhu* (*Rhizoma Atractylodis macrocephalae*).

Journal of Chinese Medicine (Zhong Yi Za Zhi), v. 40, n. 7, 1999, p. 441

"How to Stop Bleeding from Bowel Cancer" de Lin Zong Guang

O Dr. Lin identifica três principais padrões causadores de sangramento no câncer de intestino: Umidade-Calor, deficiência de *Qi* e estagnação de Sangue.

- Umidade-Calor: utilizar *Di Yu San* (Pó de *Sanguisorba*) mais *Bai Tou Weng Tang* (Decocção de *Pulsatilla*).
- Deficiência de *Qi*: utilizar *Gui Pi Tang* (Decocção para Tonificar o Baço) e *Huang Tu Tang* (Decocção da Terra Amarela).
- Estagnação de Sangue: utilizar *Ge Xia Zhu Yu Tang* (Decocção para Eliminar Estagnação Abaixo do Diafragma) mais *Bai Tou Weng Tang* (Decocção de *Pulsatilla*).

Journal of Nanjing University of Traditional Chinese Medicine (Nanjing Zhong Yi Yao Da Xue Xue Bao), v. 12, n. 4, 1996, p. 6

"The Treatment of Bleeding" de Zhou Zhong Ying

Neste artigo, o Dr. Zhou coloca muito ênfase no Fogo (ou Calor por Deficiência) como a principal patologia do sangramento. De forma interessante, este pode ser combinado com uma patologia do *Qi*. A estrutura do artigo é a seguinte:

- Tratar o Sangue.
- Tratar o Fogo.
- Tratar o *Qi*.

Tratar o Sangue

Ervas Ácido-adstringentes para Interromper Sangramento

Embora se deva sempre tratar o sangramento pelo tratamento de sua causa-Raiz, por exemplo, refrescar Sangue e tonificar *Qi*, é também importante utilizar algumas ervas ácido-adstringentes para aumentar o efeito de interrupção do sangramento da fórmula.

ERVAS TOSTADAS PARA INTERROMPER SANGRAMENTO A utilização de ervas tostadas para interromper o sangramento é comum, uma vez que tostar aumenta o efeito hemostático de uma erva. As ervas tostadas geralmente utilizadas que interrompem o sangramento são: *Di Yu* (*Radix Sanguisorbae*), *Ce Bai Ye* (*Cacumen Blotae*), *Jing Jie* (*Herba Schizonepetae*), *Da Ji* (*Radix Euphorbiae seu Knoxiae*), etc.

ERVAS ÁCIDAS PARA INTERROMPER SANGRAMENTO É muito importante utilizar ervas adstringentes para interromper o sangramento. Exemplos de ervas adstringentes para interromper o sangramento são: *Wu Wei Zi* (*Fructus Schisandrae*) e *Shan Zhu Yu* (*Fructus Corni*).

ERVAS CONSOLIDANTES PARA INTERROMPER SANGRAMENTO Ervas consolidantes para interromper o sangramento normalmente são minerais, como: *Long Gu* (*Mastodi Ossis fossilia*), *Mu Li* (*Concha Ostreae*), *Chi Shi Zhi* (*Halloysitum rubrum*), *Wu Zei Gu* (*Endoconcha Sepiae*).

ERVAS PEGAJOSAS PARA INTERROMPER SANGRAMENTO Ervas enjoativas como *Bai Ji* (*Rhizoma Bletillae*) e *E Jiao* (*Colla Corii Asini*) ajudam a interromper o sangramento.

Refrescar Sangue e Interromper Sangramento

Quando o sangramento é causado por Calor no Sangue, é essencial utilizar ervas que penetrem na porção do Sangue, isto é, ervas da categoria de refrescar o Sangue, tais como *Mu Dan Pi* (*Cortex Moutan*), *Chi Shao* (*Radix Paeoniae rubra*), *Sheng Di Huang* (*Radix Rehmanniae*), *Xiao Ji* (*Herba Cirisii*) e *Da Ji* (*Radix Euphorbiae seu Knoxiae*).

Revigorar Sangue e Interromper Sangramento

A estagnação de sangue pode ser uma causa que contribui para o sangramento, uma vez que o sangue estagnado obstrui os vasos sanguíneos, o sangue novo não tem para onde ir e extravasa. As ervas particularmente úteis são as que simultaneamente revigoram o Sangue e eliminam estagnação, como: *Pu Huang* (*Pollen Typhae*), *San Qi* (*Radix Notoginseng*) e *Qian Cao Gen* (*Radix Rubiae*).

Nutrir Sangue e Interromper Sangramento

Ao tratar o sangramento, é necessário também nutrir o Sangue para preencher o sangue perdido no sangramento. As principais ervas são: *Dang Gui* (*Radix Angelicae sinensis*), *Bai Shao* (*Radix Paeoniae alba*), *Shu Di Huang* (*Radix Rehmanniae preparata*) e *E Jiao* (*Colla Corii Asini*).

Tratar Fogo

Quando o sangramento é causado por Calor ou Fogo, é essencial eliminar o Calor ou drenar o Fogo. Observe que o Calor por Deficiência pode provavelmente causar sangramento, assim como o Calor por Excesso.

Eliminar Calor e Drenar Fogo

As ervas que drenam o Fogo são amargas e frias e os exemplos são: *Da Huang* (*Radix et Rhizoma Rhei*), *Huang Qin* (*Radix Scutellariae*), *Huang Lian* (*Rhizoma Coptidis*), *Huang Bo* (*Cortex Phellodendri*), *Long Dan Cao* (*Radix Gentianae*) e *Shan Zhi Zi* (*Fructus Gardeniae*).

Nutrir Yin, Eliminar Calor por Deficiência, Conduzir Calor para Baixo

O Calor por Deficiência que deriva da deficiência de *Yin* é uma causa frequente de sangramento crônico, especialmente nos idosos. As principais ervas que refrescam Calor por Deficiência no Sangue são: *Han Lian Cao* (*Herba Ecliptae*), *Sheng Di Huang* (*Radix Rehmanniae*), *Gui Ban Jiao* (*Colla Plastri Testudinis*).

Tratar o Qi

"Tratar o *Qi*" é importante não apenas no sangramento proveniente da deficiência de *Qi*, porém também no sangramento decorrente de outras causas. É necessário

1052 Sangramento

tratar o *Qi* em virtude de o *Qi* ser o comandante do Sangue e o Sangue seguir o *Qi*. Portanto, se havia, por exemplo, uma situação de *Qi* rebelde, o Sangue seguiria o *Qi* ascendentemente, causando sangramento na parte superior do corpo.

Tratar o *Qi* inclui quatro diferentes métodos de tratamento, os quais são descritos a seguir.

Purificar o Qi *(Calor no Nível do* Qi)

"Purificar o *Qi*" significa liberar o Calor no nível do *Qi* no contexto do curso das doenças febris e dos Quatro Níveis. Isto é utilizado para sangramento agudo durante o nível de *Qi* no curso de uma doença febril.

Exemplos de ervas que eliminam Calor no nível do *Qi* são: *Shi Gao (Gypsum fibrosum), Zhi Mu (Radix Anemarrhenae)* e *Lu Gen (Rhizoma Phragmitis)*.

Fazer o Qi *Descender*

Fazer o *Qi* descender constitui-se num método de tratamento importante quando houver *Qi* se rebelando ascendentemente e sangramento no topo do corpo (sangramento nasal, tosse ou vômito com sangue, sangramento gengival).

Exemplos de ervas que fazem o *Qi* descender e interrompem o sangramento são: *Di Gu Pi (Cortex Lycii), Sang Bai Pi (Cortex Mori), Xuan Fu Hua (Flos Inulae), Su Zi (Fructus Periliae), Zhu Ru (Caulis Bambusae in Taeniam)* e *Chen Xiang (Lignum Aquilariae resinatum)*.

Tonificar o Qi

Os tônicos do *Qi* são utilizados quando o sangramento é causado por *Qi* deficiente não segurando o Sangue. As principais ervas são: *Huang Qi (Radix Astragali), Ren Shen (Radix Ginseng), Dang Shen (Radix Codonopsis)* e *Bai Zhu (Rhizoma Atractylodis macrocephalae)*.

Aquecer o Qi

Em casos raros, o sangramento é causado por deficiência de *Yang* e Frio. As principais ervas são: *Fu Zi (Radix Aconiti lateralis preparata), Gan Jiang (Rhizoma Zingiberis), Rou Gui (Cortex Cinnamomi)* e *Ai Ye (Folium Artemisiae argyi)*.

Notas Finais

1. 1981 Lang Shu Jing 灵枢经 [Spiritual Axis]. People's Health Publishing House, Beijing, p. 153. Publicado primeiramente em *c.*100 a.C.
2. Pei Zheng Xue 1979 Xue Zheng Lun Ping Shi 血证论评释 [A Commentary on the Discussion on Blood Patterns], People's Health Publishing House, Beijing, pp. 6-7. O *Discussion on Blood Pattern* foi escrito por Tang Zong Hai e publicado primeiramente em 1884.

978-85-7241-817-1

Capítulo 47

阳
痿

Disfunção Erétil

CONTEÚDO DO CAPÍTULO

Disfunção Erétil *1054*

Disfunção Erétil na Medicina Chinesa *1055*

Sistema Genital Masculino na
Medicina Chinesa *1055*

Músculo Ancestral, Vaso Penetrador e Pênis *1056*

Vaso Penetrador e Sistema Genital
Masculino *1057*

Canais que Influenciam a Genitália
nos Homens *1059*

Fatores que Afetam a Ereção *1060*

**Etiologia da Disfunção Erétil
na Medicina Chinesa** *1061*

Idade Avançada *1061*

Atividade Sexual Excessiva *1061*

Dieta Irregular *1061*

Tensão Emocional *1061*

Atividade Física Excessiva *1061*

Sobrecarga de Trabalho *1061*

**Patologia da Disfunção
Erétil na Medicina Chinesa** *1062*

Condições de Excesso e
Deficiência na Impotência *1062*

Fatores Patogênicos: Umidade, Estagnação
de Sangue, Estagnação de Essência, Fleuma *1063*

Identificação de Padrões e Tratamento *1063*

Deficiência do *Yang* do Rim *1064*

Deficiência do *Yin* do Rim *1065*

Deficiência do Sangue do Fígado *1065*

Deficiência do Sangue do Coração *1066*

Deficiência do *Qi* do Coração e
da Vesícula Biliar *1066*

Coração e Rim não se Comunicando
(Deficiência de *Qi* do Coração e do Rim) *1067*

Coração e Rim não se Comunicando
(Deficiência de *Yin* do Coração e do Rim) *1067*

Estagnação do *Qi* do Fígado *1068*

Umidade-Calor no Aquecedor Inferior *1068*

Umidade-Calor no Canal do Fígado *1069*

Estagnação de Essência (*Jing*) e Fleuma *1070*

Literatura Chinesa Moderna *1070*

Experiências Clínicas *1073*

Acupuntura *1073*

Fitoterapia *1074*

- Deficiência do *Yang* do Rim
- Deficiência do *Yin* do Rim
- Deficiência do Sangue do Fígado
- Deficiência do Sangue do Coração
- Deficiência do *Qi* do Coração e da Vesícula Biliar
- Coração e Rim não se comunicando (deficiência de *Qi* do Coração e do Rim)

- Coração e Rim não se comunicando (deficiência de *Yin* do Coração e do Rim)
- Estagnação do *Qi* do Fígado
- Umidade-Calor no Aquecedor Inferior
- Umidade-Calor no canal do Fígado
- Estagnação de Essência (*Jing*) e Fleuma

Disfunção Erétil

A disfunção erétil, às vezes chamada de "impotência", é a impossibilidade repetida de obter ou manter a ereção firme o suficiente para o intercurso sexual.

A disfunção erétil, ou DE, pode ser a total impossibilidade para completar a ereção, a habilidade inconsistente de fazê-lo ou a tendência a manter apenas ereções breves. Estas variações fazem com que a definição de DE e a estimativa de sua incidência sejam difíceis. As estimativas variam entre 15 a 30 milhões de homens (nos Estados Unidos), dependendo da definição utilizada. De acordo com National Ambulatory Medical Care Survey (NAMCS), em 1985, para cada 1.000 homens nos Estados Unidos, 7,7 visitas aos consultórios médicos ocorreram por DE. Até 1999, aquela taxa havia quase triplicado, indo para 22,3.

Nos homens mais velhos, DE geralmente apresenta causa física, tais como doença, lesão ou efeitos colaterais de drogas. Qualquer distúrbio causando lesão aos nervos ou prejudicando o fluxo de sangue no pênis possui o potencial de causar DE. A incidência da disfunção erétil aumenta com a idade: cerca de 5% de homens na idade dos 40 anos e entre 15 e 25% de homens na idade dos 65 anos experimenta DE. No entanto, DE não é parte inevitável do envelhecimento. O pênis contém duas câmaras chamadas corpos cavernosos, as quais correm ao longo do órgão (Fig. 47.1). Um tecido esponjoso preenche estas câmaras. Os corpos cavernosos são envolvidos por uma membrana, chamada de túnica albugínea. O tecido esponjoso contém músculos lisos, tecidos fibrosos, espaços, veias e artérias. A uretra, sendo o canal para urina e a ejaculação, corre ao longo da parte inferior dos corpos cavernosos e é envolvida pelo corpo esponjoso.

A ereção começa com a estimulação sensorial ou mental, ou ambas. Impulsos do cérebro e nervos locais geram relaxamento dos músculos dos corpos cavernosos, permitindo ao sangue fluir e preencher os espaços. O sangue cria pressão nos corpos cavernosos, fazendo o pênis se expandir. A túnica albugínea ajuda a prender o sangue nos corpos cavernosos, sustentando, portanto, a ereção. Quando os músculos do pênis se contraem para parar a entrada de sangue e abrir os canais de saída, a ereção é anulada.

Uma vez que a ereção requer uma sequência precisa de eventos, a DE pode ocorrer quando qualquer um dos eventos é prejudicado. A sequência inclui impulsos nervosos no cérebro, na espinha dorsal e na área ao redor do pênis, além de respostas em músculos, tecidos fibrosos, veias e artérias dentro e perto dos corpos cavernosos.

A lesão de nervos, artérias, músculos lisos e tecidos fibrosos, geralmente como resultado de doença, é a causa mais comum de DE. Doenças como diabetes, doença renal, alcoolismo crônico, esclerose múltipla, aterosclerose, doenças vasculares e neurológicas respondem por cerca de 70% dos casos de DE. Entre 35 e 50% dos homens com diabetes experimentam DE[1].

Os mesmos hábitos de vida que contribuem para doenças do coração e problemas vasculares também aumentam o risco de disfunção erétil. Fumar, estar acima do peso, e evitar o exercício são possíveis causas de DE.

A cirurgia (especialmente a cirurgia radical de próstata e bexiga por câncer) pode lesar nervos e artérias próximas ao pênis, causando DE. As lesões do pênis, da medula espinal, da próstata, da bexiga e da pelve podem gerar DE por lesar nervos, músculos lisos, artérias e tecidos fibrosos do corpo cavernoso.

Além disso, muitos medicamentos comuns, tais como drogas da pressão sanguínea, anti-histamínicos, antidepressivos, tranquilizantes, supressores do apetite e cimetidina, podem produzir DE como efeito colateral.

Especialistas acreditam que os fatores psicológicos, tais como estresse, ansiedade, culpa, depressão, baixa autoestima e medo de falhar sexualmente, causam de 10 a 20% dos casos de DE.[2] Outras causas possíveis são fumar, o que afeta o fluxo sanguíneo nas veias e artérias, e anormalidades hormonais, tais como testosterona insuficiente.

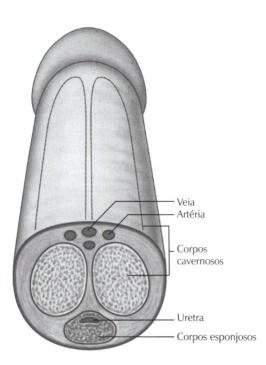

FIGURA 47.1 – Anatomia do pênis.

Resumo

Disfunção Erétil

- Disfunção erétil (DE) é a inabilidade repetida de obter ou manter a ereção firme o suficiente para o intercurso sexual
- Entre 15 e 30 milhões de homens (nos Estados Unidos) sofrem de disfunção erétil
- Em homens mais velhos, a DE geralmente apresenta causa física, tais como doença, lesão ou efeitos colaterais de drogas
- A ereção começa com a estimulação sensorial ou mental, ou ambas. Impulsos do cérebro e dos nervos locais geram o relaxamento dos músculos dos corpos cavernosos, permitindo ao sangue fluir para dentro e preencher os espaços. O sangue cria pressão nos corpos cavernosos, fazendo o pênis se expandir. A túnica albugínea ajuda a prender o sangue nos corpos cavernosos e, portanto, a sustentar a ereção. Quando os músculos do pênis se contraem para parar o influxo de sangue e abrir os canais de saída, a ereção é anulada

- A lesão de nervos, artérias, músculos lisos e tecidos fibrosos, geralmente como resultado de doença, é a causa mais comum da disfunção erétil
- Doenças como diabetes, doença renal, alcoolismo crônico, esclerose múltipla, aterosclerose, doença vascular e doença neurológica respondem por cerca de 70% dos casos de DE
- Fumar, estar acima do peso e evitar o exercício são possíveis causas de disfunção erétil
- A cirurgia (especialmente a cirurgia radical da próstata e da bexiga por câncer) pode lesar nervos e artérias próximas do pênis, causando disfunção erétil
- As lesões do pênis, da medula espinal, da próstata, da bexiga e da pelve podem gerar DE por lesar nervos, músculos lisos, artérias e tecidos fibrosos do corpo cavernoso
- Drogas da pressão sanguínea, anti-histamínicos, antidepressivos, tranquilizantes, supressores do apetite e cimetidina podem produzir DE como efeito colateral
- Fatores psicológicos, tais como estresse, ansiedade, culpa, depressão, baixa autoestima e medo de fracassar sexualmente, causam de 10-20% dos casos de DE

A discussão da disfunção erétil vai ser conduzida de acordo com os seguintes tópicos.

- Disfunção erétil na medicina chinesa.
- Etiologia da disfunção erétil na medicina chinesa.
- Patologia da disfunção erétil na medicina chinesa.
- Identificação de padrões e tratamento.
- Literatura Chinesa Moderna.
- Casos clínicos.

Disfunção Erétil na Medicina Chinesa

A disfunção erétil é chamada de *Yang Wei* (阳痿) na medicina chinesa.

- *Yang* (阳) significa "*Yang*".
- *Bing* (疒) é o radical que indica "doença".
- *Wei* (痿) significa "apatia" ou "murchar".

Portanto, o termo *Yang Wei* indica doença caracterizada pela "apatia do *Yang*". Curiosamente, o termo antigo para impotência era realmente *Yin Wei* (阳痿), no qual *Yin* se refere ao "*Yin*" como no "*Yin-Yang*". Esta diferença na terminologia é provavelmente decorrente do fato de o *Yin* no *Yin Wei* se referir ao pênis, chamado de *Yin Jing* (阴茎) em chinês, significando literalmente "Tronco do *Yin*".

Antigamente, a impotência era também às vezes chamada de *Jin Wei* (筋痿), significando "apatia dos tendões". Este nome é provavelmente relacionado ao termo *Zong Jin* (宗筋) (Músculos ou Tendões Ancestrais), outro termo para o pênis (ver a seguir).

O capítulo 70 do *Questões Simples* menciona a impotência (chamando-a de *Yin Wei*)[3]:

Quando a energia do Yin *Maior predomina... há impotência decorrente de grande declínio do* Qi *com inabilidade para elevar.*

O capítulo 44 do *Questões Simples* declara[4]:

Quando alguém está afetado pelo desejo sem a satisfação e persegue excessivos alvos externos ou quando o indivíduo se empenha na atividade sexual excessiva, o pênis [Zong Jin, Músculo Ancestral] vai se tornar frouxo, causando impotência [Jin Wei] e emissões seminais.

O capítulo 5 do *Questões Simples* diz[5]:

Aos 60 anos há impotência, grande deficiência de Qi *e os orifícios estão obstruídos.*

O capítulo 13 do *Eixo Espiritual* (nos canais Musculares) comenta[6]:

Quando o canal muscular do Yin *Terminal das pernas [Fígado] está doente... o órgão sexual não pode ser utilizado.*

O *Secret Formulae of the Border Official* (*Wai Tai Mi Yao*, 752 d.C.) relaciona claramente a impotência ao Rim[7]:

O Rim controla os orifícios inferiores, o excesso de exercício lesa o Rim, a deficiência do Rim não pode controlar os orifícios inferiores, o que resulta em impotência.

O *Discussion of the Origin of Simptoms in Diseases* (*Zhu Bing Yuan Hou Lun*, 610 d.C.) relaciona claramente a impotência ao Rim[8]:

Os genitais são os orifícios do Rim; quando estes são lesados por sobrecarga de trabalho, o Rim deficiente não pode nutrir os genitais, o que resulta em impotência.

O *Complet Book of Jing Yue* (*Jin Yue Quan Shu*, 1624) relaciona a etiologia da impotência ao estresse emocional[9]:

Preocupação e excesso de pensamentos depauperam o [Qi]; a preocupação excessiva gera impotência.

A disfunção erétil na medicina chinesa vai ser discutida de acordo com os seguintes tópicos:

- Sistema genital masculino na medicina chinesa.
- Músculo Ancestral, Vaso Penetrador e pênis.
- Vaso Penetrador e sistema genital masculino:
  - Pênis.
  - Ereção.
- Canais que influenciam a genitália masculina.
- Fatores que afetam a ereção:
  - Vaso Governador – *Yang* do Rim – Fogo Ministerial – Fogo da Porta da Vida.
  - Sangue – Sangue do Coração.
  - Vaso Penetrador.
  - Canal do Fígado.

Sistema Genital Masculino na Medicina Chinesa

Apesar de a medicina chinesa apresentar rica tradição no diagnóstico e tratamento dos problemas ginecológicos, poucos textos antigos ou modernos estão dedicados ao diagnóstico e tratamento dos problemas masculinos. Por exemplo, a medicina chinesa se refere ao "Útero" em todos os textos clássicos, mas não menciona nada sobre a próstata. É dito que Vaso Governador (*Du Mai*), Vaso Concepção (*Ren Mai*) e Vaso Penetrador (*Chong Mai*) nascem no Aquecedor Inferior e fluem através do útero: mas por onde eles fluem nos homens? Os clássicos não dizem.

Antes de discutir o tratamento da disfunção erétil, devemos olhar os canais que afetam o sistema genital masculino e como pênis, testículos, vesículas seminais e próstata se ajustam na medicina chinesa.

O capítulo 65 do *Eixo Espiritual* diz[10]:

Os Vasos Concepção e Penetrador se originam do Dan Tian Inferior [literalmente *'Bao'*].

O termo verdadeiro utilizado pelo *Eixo Espiritual* é "*Bao*", frequentemente traduzido como "útero". No entanto, enquanto o termo "*Zi Bao*" se refere ao Útero, a palavra "*Bao*" indica estrutura, comum tanto para homens quanto para mulheres; nas mulheres é o Útero, nos homens é a "Compartimento do Esperma". Estas duas estruturas residem no *Dan Tian* Inferior e armazenam a Essência, e, como os Vasos Extraordinários se originam neste local, estão intimamente conectados à Essência.

O *Golden Mirror of Medicine* (*Yi Zong Jin Jian*, 1742) comenta[11]:

O Vaso Governador nasce dentro do abdômen inferior, externamente no abdômen, internamente no 'Bao'... também chamado de Dan Tian, *tanto nos homens como nas mulheres: nas mulheres, ele é o útero; nos homens, ele é o Compartimento do Esperma.*

Este texto clássico afirma claramente, portanto, ser *Bao* a estrutura comum para homens e mulheres; nos homens, corresponde à "Compartimento do Esperma" (ou "Compartimento da Essência"), e nas mulheres, ao Útero. O "Compartimento do Esperma" está no abdômen inferior, mas sabemos ser o esperma feito em testículos, vesículas seminais e próstata. Considero, portanto, legítimo presumir ser a próstata uma estrutura equivalente ao útero nas mulheres e, portanto, os Vasos Governador, Concepção e Penetrador fluírem através da próstata.

> **Nota Clínica**
>
> - *Bao* é uma estrutura comum tanto para homens como para mulheres; nos homens, corresponde ao "Compartimento do Esperma" (ou "Compartimento da Essência"), e nas mulheres, ao Útero. É legítimo presumir ser a próstata uma estrutura equivalente ao útero nas mulheres e os Vasos Governador, Concepção e Penetrador fluírem através da próstata

Músculo Ancestral, Vaso Penetrador e Pênis

O termo *Zong Jin* é mencionado nos clássicos geralmente em conexão com o Vaso Penetrador. O significado do termo *Zong Jin* (literalmente "Músculo Ancestral") é sujeito a uma variedade de interpretações. As duas principais perspectivas são que este termo se refere aos músculos retos abdominais (o músculo, estendendo-se do outro lado da linha média) ou ao pênis. Há passagens no texto antigo referendando as duas opiniões.

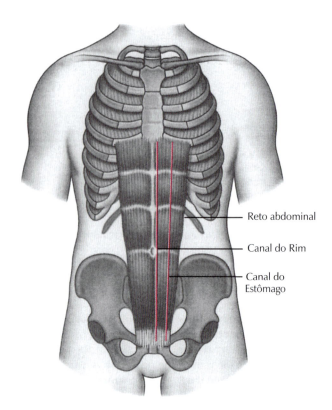

Figura 47.2 – Localização dos canais do Rim e do Estômago em relação ao músculo reto abdominal.

Os *músculos retos abdominais* são músculos estendendo-se verticalmente no abdômen em cada lado da linha central, ligados ao processo xifoide e às costelas inferiores, na parte superior, e à sínfise púbica (osso púbico), na parte inferior. O capítulo 44 do *Questões Simples* menciona o Músculo Ancestral[12]:

O Vaso Penetrador é o Mar dos Canais, irriga os rios e vales e se conecta ao Yang Brilhante *[canal do Estômago] no Músculo Ancestral. Assim,* Yin *e* Yang *se encontram no Músculo Ancestral e se conectam com as avenidas do abdômen, que estão sob o controle do Estômago: são todos restritos pelo Vaso da Cintura [Dai Mai] e se conectam com o Vaso Governador [Du Mai].*

Na passagem anterior, "*rios e vales*" se referem aos "pontos de encontro dos grandes e pequenos músculos": "*Yin e Yang*" se referem ao Vaso Penetrador e ao canal do Estômago, respectivamente. Como o Vaso Penetrador se estende ao longo de todos os pontos do Rim, localizando-se a 0,5*cun* da linha central, e dos pontos do Estômago, localizando-se a 2*cun* da linha central, eles, de forma geral, guarnecem os músculos retos abdominais entre eles. De fato, o canal do Rim está na borda medial do reto abdominal e o canal do Estômago está no músculo em si, mas em direção à sua borda lateral (Fig. 47.2).

O reto abdominal se origina no processo xifoide e se insere no osso púbico: portanto, os pontos R-11 (*Henggu*) e E-30 (*Qichong*) estão diretamente sobre a inserção dos retos abdominais, o que corresponde à outra razão pela qual os canais do Rim e do Estômago controlam o Músculo Ancestral.

Nota Clínica

- Os pontos R-11 (*Henggu*) e E-30 (*Qichong*) situam-se diretamente sobre a inserção do reto abdominal, e os canais do Rim e do Estômago, de maneira geral, guarnecem os retos abdominais: o Rim é a morada do *Qi* Pré-natal e o Estômago, do *Qi* Pós-natal, sendo provavelmente por esta razão que este músculo foi chamado de Músculo Ancestral

O capítulo 44 do *Questões Simples* menciona o Músculo Ancestral em outra passagem[13]:

O Yang Brilhante é o Mar dos cinco órgãos Yin e dos seis órgãos Yang, irriga o Músculo Ancestral, que se estende do osso púbico até a espinha no dorso.

Esta afirmação é interessante, pois é a única em que o Músculo Ancestral está descrito como se estendendo não apenas ao longo do abdômen, do osso púbico até o processo xifoide, mas também subindo no dorso ao longo da espinha: a partir desta passagem, portanto, parece que o Músculo Ancestral não corresponde apenas ao músculo reto abdominal, mas também aos músculos espinhais (eretor da espinha).

O Vaso Penetrador está relacionado ao estado do Músculo Ancestral no abdômen: se o Vaso Penetrador não está florescendo, o Músculo Ancestral (reto abdominal) está frouxo. Uma frouxidão do Músculo Ancestral pode causar prolapso do útero nas mulheres e algum tipo de atrofia da perna.

Ao se observar a anatomia do músculo reto abdominal, vê-se que seu ponto de origem fica no processo xifoide e na região anterior das costelas, e sua inserção no osso púbico situa-se logo acima da raiz do pênis (Fig. 47.3). Portanto, é fácil ver como o "Músculo Ancestral" (*Zong Jin*) pode ser tanto o reto abdominal como o pênis. Como vimos anteriormente, o capítulo 44 do *Questões Simples* equaciona claramente o Músculo Ancestral com o pênis quando diz[14]:

Quando algum indivíduo se empenha na atividade sexual excessiva, o pênis [Zong Jin, Músculo Ancestral] vai se tornar frouxo, causando impotência [Jin Wei] e emissões seminais.

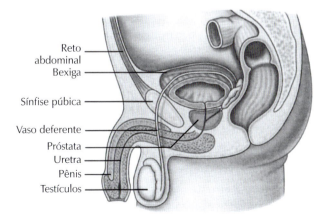

FIGURA 47.3 – Músculo reto abdominal em relação ao pênis.

Se tomarmos o "Músculo Ancestral" (*Zong Jin*) como significando o pênis, o Vaso Penetrador influencia o pênis e, em particular, *corpo esponjoso* e *corpo cavernoso*. Como a ereção depende do corpo cavernoso estar preenchido por sangue, o Vaso Penetrador, sendo o Mar do Sangue e influenciando o Músculo Ancestral, apresenta papel na ereção e, portanto, nas disfunções eréteis (impotência e priapismo).

Nota Clínica

- Os pontos utilizados para tratar disfunção erétil decorrente de distúrbio do Vaso Penetrador são BP-4 (*Gongsun*) no lado esquerdo e PC-6 (*Neiguan*) no lado direito, combinados com R-13 (*Qixue*), R-11 (*Henggu*) e REN-4 (*Guanyuan*)

Resumo

"Músculo Ancestral" e Vaso Penetrador (*Zong Jin*)
- O termo *Zong Jin* (literalmente "Músculo Ancestral") refere-se aos músculos retos abdominais ou ao pênis
- O Vaso Penetrador está relacionado ao estado do Músculo Ancestral do abdômen: se o Vaso Penetrador não está florescendo, o Músculo Ancestral fica frouxo. Uma frouxidão do Músculo Ancestral pode causar prolapso do útero nas mulheres e algum tipo de atrofia da perna
- O Vaso Penetrador influencia o pênis e, em particular, *corpo esponjoso* e *corpo cavernoso*, e, portanto, a ereção

Vaso Penetrador e Sistema Genital Masculino

Todos os textos chineses antigos dizem que os Vasos Governador, Concepção e Penetrador começam no Útero ou fluem através do Útero; nenhum destes livros diz onde estes vasos fluem nos homens. Como vimos anteriormente, pode ser postulado que a próstata é o órgão masculino correspondente ao Útero, sua localização anatômica e suas funções dão suporte a esta hipótese.

Pênis

Como foi discutido anteriormente, o Músculo Ancestral (*Zong Jin*), influenciado pelo Vaso Penetrador, pode ser interpretado como sendo o pênis; de fato, mesmo se interpretado como sendo o músculo reto abdominal, o termo provavelmente se refere às duas estruturas, pelo fato de os músculos se inserirem no osso púbico, na raiz do pênis. A anatomia do pênis sustenta esta hipótese.

- O "Músculo Ancestral" pode ser interpretado como pênis

De fato, a raiz do pênis (*radix penis*) fica no períneo, entre a fáscia inferior do diafragma urogenital e a fáscia de Colles. Além de estar preso à fáscia e ao ramo púbico, está preso à parte anterior da sínfise púbica pelos ligamentos fundiformes e suspensórios. Os ligamentos fundiformes nascem da parte anterior da bainha do reto abdominal e da linha alba; dividem-se em dois fascículos, circundando a raiz do pênis (Fig. 47.4).

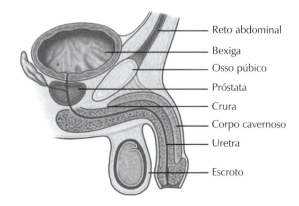

FIGURA 47.4 – Relação entre raiz do pênis e reto abdominal.

Além disso, o corpo do pênis (além da sua raiz) está intimamente ligado ao osso púbico e ao reto abdominal. De fato, o corpo cavernoso do pênis forma a maior parte da substância do pênis. Pelo seus três quartos anteriores, eles estão em íntima aposição entre si, mas por trás divergem na forma de dois processos se afunilando, conhecido como crura, firmemente conectados aos ramos do arco púbico.

O Vaso Penetrador controla o pênis de outra forma: ele é o Mar de Sangue e o corpo cavernoso é ricamente abastecido por sangue, do qual depende para ocorrer ereção normal (Fig. 47.5). Portanto, a ereção normal depende do estado normal do Mar de Sangue e do Vaso Penetrador. Uma deficiência de Sangue ou estagnação de Sangue do Vaso Penetrador pode prejudicar a ereção.

O Vaso Penetrador influencia o pênis numa terceira forma. Como vimos, este vaso controla todos os canais de conexão, e a anatomia do pênis é tal, que ele é ricamente dotado com canais de conexão, pelo fato de ser estrutura situada fora do corpo e, portanto, "superficial" (Fig. 47.5).

Na quarta forma, o Vaso Penetrador influencia o pênis pelo fato de controlar as Membranas (*Huang*). De fato, a maior parte dos tecidos no pênis se constitui de tecidos conectivos, os quais, do ponto de vista da medicina chinesa, são parte das Membranas. O corpo cavernoso do pênis é circundado por um envelope fibroso forte, formado por fibras superficiais e profundas, que, do ponto de vista da medicina chinesa, são Membranas (Fig. 47.5).

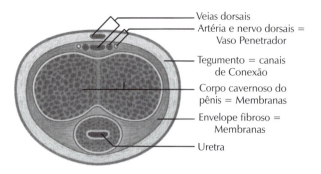

FIGURA 47.5 – Vasos sanguíneos no pênis.

Curiosamente, os médicos antigos estavam conscientes da conexão hormonal entre testículos e crescimento da barba, relacionando-a aos Vasos Penetrador e Concepção. De fato, *The ABC of Acupuncture* (*Jia Yi Jing* 282 d.C.) declara[15]:

Se há lesão nos órgãos sexuais no homem, a energia sexual é depauperada e o homem não pode ter ereção, mas a barba não cai. Ao contrário, nos eunucos, a barba cai, por quê? [Isto ocorre pelo fato de nos] eunucos o Músculo Ancestral [pênis] ser cortado, o que lesa o Vaso Penetrador, fazendo o Sangue esgotar e causando acúmulo sob a pele; boca e lábios não recebem nutrição e, portanto, a barba não cresce. Nos que são transformados em eunucos no nascimento, os Vasos Concepção e Penetrador não florescem, o Músculo Ancestral [pênis] não se desenvolve, há Qi, mas nenhum Sangue, boca e lábios não recebem nutrição e, portanto, a barba não cresce.

> **Resumo**
>
> **Vaso Penetrador e Sistema Genital Masculino**
> - O Músculo Ancestral (*Zong Jin*), influenciado pelo Vaso Penetrador, pode ser interpretado como o pênis
> - O Vaso Penetrador controla o Mar do Sangue e o corpo cavernoso é ricamente suprido pelo sangue, do qual depende para ocorrer ereção normal
> - O Vaso Penetrador controla todos os canais de conexão, e a anatomia do pênis é tal, que ele é ricamente dotado com canais de conexão
> - O Vaso Penetrador influencia o pênis pelo fato de controlar as Membranas (*Huang*); a maior parte dos tecidos no pênis são tecidos conectivos, que, do ponto de vista da medicina chinesa, são parte das Membranas

Ereção

O Vaso Penetrador influencia a ereção de sete maneiras:

- Sendo o Mar do Sangue, responsável pelo preenchimento de sangue no corpo cavernoso, o que determina a ereção.
- O Vaso Penetrador está conectado ao *Qi* Pós-natal (através do seu ponto E-30 [*Qichong*], localizado perto da raiz do pênis) e, portanto, fornece o *Qi* necessário para ocorrer a ereção.
- O Vaso Penetrador está conectado ao *Qi* Pré-natal (no REN-1 [*Huiyin*], R-13 [*Qixue*] e REN-4 [*Guanyuan*]) e, portanto, fornece a Essência para ocorrer ereção.
- O Vaso Penetrador controla as Membranas (*Huang*) e, como vimos, a maior parte dos tecidos no pênis faz parte das Membranas.
- O Vaso Penetrador controla o Músculo Ancestral (*Zong Jin*), que é o pênis.
- O Vaso Penetrador controla os canais de Conexão no pênis, o que permite ao pênis se encher de sangue quando está ereto.
- O Vaso Penetrador apresenta papel importante na permissão da comunicação entre Coração e Rim e, portanto, na descendência do Sangue do Coração ao pênis.

Resumindo, a ereção do pênis depende tanto do *Qi* como do Sangue. Depende do *Qi* pelo fato de precisar do *Qi* para o pênis subir (da mesma maneira que, nas mulheres, a lactação depende do *Qi* para a ação de bombear). Depende do Sangue pelo fato de o corpo cavernoso precisar se preencher com sangue para ocorrer ereção (da mesma maneira que, nas mulheres, a lactação depende do Sangue, pois este é a origem do leite).

Portanto, o Vaso Penetrador pode ser utilizado para tratar a disfunção erétil. Quando houver distúrbio entre Coração e Rim com *Qi* do Coração e Sangue do Coração não descendendo ao pênis, utilizo os pontos de Abertura e Associado do Vaso Penetrador (BP-4 [*Gongsun*] no lado esquerdo e PC-6 [*Neiguan*] no lado direito) combinado com R-12 (*Dahe*), REN-4 (*Guanyuan*), REN-6 (*Qihai*), R-16 (*Huangmen*), B-17 (*Geshu*), B-15 (*Xinshu*) e B-23 (*Shenshu*). Utilizo o ponto B-15 (ponto de Transporte Posterior do Coração) para tonificar e revigorar o Sangue (já que o Coração governa o Sangue) e para promover a descendência do Sangue do Coração ao pênis. Como vimos anteriormente, a descendência do *Qi* e do Sangue do Coração para se comunicar com o Rim possui papel na função sexual.

Utilizo os pontos R-16 e B-17 pelo fato de se comunicarem entre si, o primeiro estando relacionado ao Rim e o segundo, ao Coração: fortalecem, portanto, a comunicação entre Coração e Rim. Eles o fazem através do Vaso Penetrador (R-16 está neste vaso), pelo fato deste se originar do Rim e alcançar o Coração.

> **Nota Clínica**
>
> - O Vaso Penetrador pode ser utilizado para tratar disfunção erétil quando houver distúrbio entre Coração e Rim. Utilizo os pontos de Abertura e Associado do Vaso Penetrador (BP-4 [*Gongsun*] no lado esquerdo e PC-6 [*Neiguan*] no lado direito), combinados com R-12 (*Dahe*), REN-4 (*Guanyuan*), REN-6 (*Qihai*), R-16 (*Huangmen*), B-17 (*Geshu*), B-15 (*Xinshu*) e B-23 (*Shenshu*)

> **Resumo**
>
> **Ereção e Vaso Penetrador**
> O Vaso Penetrador influencia a ereção de sete maneiras:
> - Sendo o Mar do Sangue, ele é responsável pelo preenchimento de sangue ao corpo cavernoso, o que determina a ereção
> - O Vaso Penetrador está conectado ao *Qi* Pós-natal e, portanto, fornece o *Qi* necessário para ocorrer ereção
> - O Vaso Penetrador está conectado ao *Qi* Pré-natal e, portanto, fornece Essência para ocorrer ereção
> - O Vaso Penetrador controla as Membranas (*Huang*), e a maior parte dos tecidos no pênis faz parte das Membranas
> - O Vaso Penetrador controla o Músculo Ancestral (*Zong Jin*), que é o pênis
> - O Vaso Penetrador controla os canais de Conexão no pênis, o que permite ao pênis ser preenchido com sangue quando fica ereto
> - O Vaso Penetrador possui papel importante na permissão da comunicação entre Coração e Rim e, portanto, na descendência do Sangue do Coração ao pênis

Canais Que Influenciam a Genitália nos Homens

Os genitais estão relacionados primariamente aos canais do Fígado e do Rim; o canal de Conexão do Fígado (*Luo*) circunda a genitália. A genitália também está intimamente ligada aos Vasos Concepção, Penetrador e Governador (*Ren, Chong e Du Mai*). Enquanto a influência do Vaso Concepção na genitália é óbvia, a do Vaso Governador é frequentemente desprezada.

O *Questões Simples* (Cap. 60) descreve um ramo anterior do Vaso Governador fluindo à genitália externa, tanto nos homens como nas mulheres, para o osso púbico e de lá ascende para o abdômen, fazendo o mesmo trajeto do Vaso Concepção (Fig. 47.6). Declara[16]:

Ele começa no abdômen inferior, desce ao osso púbico; nas mulheres, desce à vagina. Seu canal de Conexão vai circundando a vagina, passa ao períneo e, depois, ao quadril, desce para encontrar-se com os canais do Rim e da Bexiga nas partes superior e interna da coxa, ascende pela espinha e circunda o Rim... nos homens, circunda o pênis e, depois, o períneo... o vaso principal começa no abdômen inferior, sobe ao umbigo, passa Coração, garganta, queixo, ao redor dos lábios e depois atinge os olhos.

> **Nota Clínica**
>
> Pontos distais afetando a genitália masculina:
> - R-4 (*Dazhong*)
> - F-1 (*Dadun*)
> - F-5 (*Ligou*)
> - DU-20 (*Baihui*)

As trajetórias dos canais que fluem através da genitália são as seguintes:

- Um ramo do Vaso Governador flui em direção à genitália.

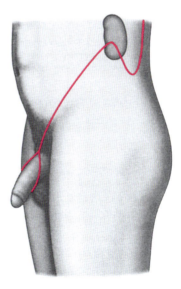

FIGURA 47.6 – Ramo genital anterior do Vaso Governador.

1060 Disfunção Erétil

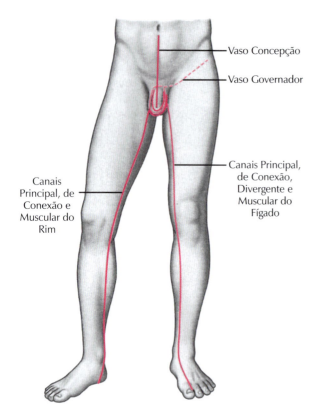

FIGURA 47.7 – Canais influenciando a genitália.

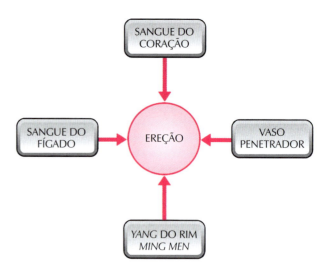

FIGURA 47.8 – Fatores que afetam a ereção.

- O Vaso Concepção (*Ren Mai*) flui sobre a genitália.
- O canal Principal do Rim, os canais de Conexão e Muscular fluem através da genitália.
- Os canais principal, de Conexão, Divergente e Muscular do Fígado circundam a genitália (Fig. 47.7).

Resumo

Canais Que Influenciam a Genitália nos Homens
- Um ramo do Vaso Governador flui em direção à genitália
- Vaso Concepção (*Ren Mai*) flui sobre a genitália
- Canais Principal, de Conexão e Muscular do Rim fluem através da genitália
- Canais Principal, de Conexão, Divergente e Muscular do Fígado circundam a genitália

Fatores Que Afetam a Ereção

Os principais fatores que afetam a ereção na medicina chinesa são os seguintes:

- Vaso Governador – *Yang* do Rim – Fogo Ministerial – Fogo do *Ming Men*.
- Sangue – Sangue do Coração.
- Vaso Penetrador em sete maneiras:
  – Mar do Sangue.
  – *Qi* Pós-natal.
  – *Qi* Pré-natal.
  – Vaso Penetrador controla Membranas (*Huang*).
  – Vaso Penetrador influencia o Músculo Ancestral (*Zong Jin*).
  – Vaso Penetrador controla canais de Conexão no pênis.
  – Comunicação entre Coração e Rim.
- Canal do Fígado (Fig. 47.8).

Vaso Governador, **Yang** *do Rim, Fogo Ministerial, Fogo da Porta da Vida (***Ming Men***)*

A ereção precisa de movimento e ação, fenômenos com características *Yang*. A ereção, portanto, precisa do *Yang Qi* derivado do *Yang* do Rim, o Fogo da Porta da Vida. Deficiência do *Yang* do Rim e do Fogo Ministerial é uma causa comum de disfunção erétil, tanto nos jovens como nos idosos.

Sangue, Sangue do Coração

O pênis precisa da ação do Coração para a ereção de duas maneiras. Em primeiro lugar, o *Qi* do Coração precisa descender ao pênis para promover a ereção (que precisa de *Qi*), da mesma forma como o *Qi* do Coração descende para o Útero para promover a menstruação.

Em segundo lugar, o Coração governa o Sangue e o pênis precisa se preencher com sangue para atingir a ereção.

Vaso Penetrador

A ereção depende do Vaso Penetrador de sete maneiras:

- Vaso Penetrador é o Mar do Sangue e fornece Sangue ao pênis para ocorrer ereção (no sentido de que esta função do Vaso Penetrador ocorre em sinergia com a função do Coração).
- Vaso Penetrador é o Mar dos Canais e está ligado de perto ao *Qi* Pós-natal do Estômago através do ponto E-30 (*Qichong*). Portanto, o Vaso Penetrador também fornece o *Qi* necessário para ocorrer ereção.
- Vaso Penetrador também está conectado ao *Qi* Pré-natal do Rim, e isto é outra forma pela qual o *Qi* ajuda a ereção. Em outras palavras, para a ereção ocorrer, é necessário tanto o *Qi* Pós-natal do Estômago como o *Qi* Pré-natal do Rim.

- Vaso Penetrador controla as Membranas (*Huang*) e, como vimos, a maior parte dos tecidos no pênis faz parte das Membranas.
- Vaso Penetrador influencia o Músculo Ancestral, discutido anteriormente, que, como vimos, é o pênis.
- Vaso Penetrador controla canais de Conexão no pênis, permitindo que fiquem preenchidos com sangue quando o pênis está ereto.
- Vaso Penetrador possui um papel importante na permissão da comunicação entre Coração e Rim e, portanto, na descendência do Sangue do Coração ao pênis.

Canal do Fígado

O canal do Fígado apresenta influência importante no pênis, pois todos os seus canais (Principal, de Conexão, Muscular e Divergente) envolvem o pênis. Portanto, o canal do Fígado apresenta papel na patologia da ereção, por exemplo, quando sofre de estagnação de *Qi* ou Umidade.

Resumo

Fatores Que Afetam a Ereção

Os principais fatores que afetam a ereção na medicina chinesa são:

- Vaso Governador – *Yang* do Rim – Fogo Ministerial – Fogo do *Ming Men*
- Sangue – Sangue do Coração
- Vaso Penetrador de sete formas:
  - Mar do Sangue
  - *Qi* Pós-natal
  - *Qi* Pré-natal
  - Vaso Penetrador controla Membranas (*Huang*)
  - Vaso Penetrador influencia o Músculo Ancestral (*Zong Jin*)
  - Vaso Penetrador controla canais de Conexão no pênis
  - Comunicação entre Coração e Rim
- Canal do Fígado (Principal, de Conexão, Muscular e Divergente) envolve o pênis

---

Etiologia da Disfunção Erétil na Medicina Chinesa

Os livros chineses geralmente discutem os seguintes fatores etiológicos para tratar impotência:

- Idade avançada.
- Atividade sexual excessiva.
- Dieta irregular.
- Tensão emocional.
- Atividade física excessiva.
- Sobrecarga de trabalho.

Idade Avançada

À medida que o homem se torna mais idoso, a Essência do Rim naturalmente declina e o Fogo da Porta da Vida (*Ming Men*) gradualmente diminui. Isso causa, em particular, o declínio do Fogo da Porta da Vida, que causa impotência nos idosos.

Atividade Sexual Excessiva

Os livros chineses sempre mencionam atividade sexual excessiva como causa de impotência. Atividade sexual excessiva causa declínio tanto da Essência do Rim como do Fogo da Porta da Vida; o declínio do último pode causar impotência.

Os livros chineses modernos sempre fazem questão de mencionar que a masturbação excessiva também se constitui em atividade sexual excessiva.

Um nível de atividade sexual pode ser definido como "excessivo" apenas em relação à idade do homem: obviamente, o nível excessivo de atividade sexual num homem de 50 anos pode ser normal num homem de 20 anos. Um guia geral grosseiro pode ser conseguido por meio da divisão da idade de um homem por 5, a fim de indicar a frequência da atividade sexual. Por exemplo, para um homem de 40 anos de idade, a frequência ideal poderia ser uma vez a cada oito dias (40:5 = 8). No entanto, tenha em mente que esse cálculo é considerado para um homem de boa saúde: se este sofrer de deficiência do Rim, a frequência da atividade sexual deve ser reduzida.

Finalmente, "atividade sexual" num homem inclui ejaculação; ou seja, é a excessiva frequência de ejaculação que enfraquece o Rim, e não a atividade sexual sem ejaculação.

978-85-7241-817-1

Dieta Irregular

O consumo excessivo de alimentos gordurosos, fritos e de laticínios pode gerar Umidade ou Fleuma. Tanto Umidade como Fleuma podem afetar o sistema genital masculino e gerar impotência.

Tensão Emocional

Estresse emocional é uma causa importante de impotência nos pacientes dos países ocidentais.

Como vimos no Capítulo 10, todas as emoções podem gerar estagnação do *Qi*, e isto inicia um processo patológico que posteriormente envolve algum Calor e frequentemente Umidade ou Fleuma.

Em particular, preocupação, pesar e tristeza afetam Baço e Coração, e podem gerar impotência por deficiência do Sangue do Coração. Medo e ansiedade afetam o Rim e podem gerar impotência por deficiência do Rim. Raiva reprimida e culpa podem gerar estagnação do *Qi* e estagnação de Sangue, podendo também causar disfunção erétil.

Atividade Física Excessiva

Atividade física excessiva (que pode incluir corrida excessiva ou musculação numa academia) enfraquece o *Yang* do Baço e do Rim e pode gerar impotência por deficiência de Rim.

Sobrecarga de Trabalho

Sobrecarga de trabalho é outra causa muito importante de impotência nos pacientes ocidentais. Por "sobrecarga de trabalho" queremos dizer longas horas de trabalho sem

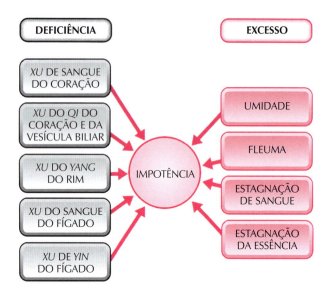

FIGURA 47.9 – Condições de excesso e deficiência na disfunção erétil.

Condições de Excesso e Deficiência na Impotência

Como vimos, a impotência pode ser decorrente de condições de excesso ou deficiência. As causas de excesso da impotência incluem (Fig.47.9):

- Umidade.
- Fleuma.
- Estagnação de Sangue.
- Estagnação da Essência.

As causas de deficiência da impotência incluem:

- Deficiência do Sangue do Coração.
- Deficiência do *Qi* do Coração e da Vesícula Biliar.
- Deficiência do *Yang* do Rim.
- Deficiência do Sangue do Fígado.
- Deficiência do *Yin* do Rim.

Podemos identificar as patologias mais comuns da impotência de acordo com a idade (Tabela 47.1).

Os principais órgãos envolvidos na patologia da impotência são: Rim, Fígado e Coração. O Rim está envolvido pelo fato de armazenar Essência e Fogo da Porta da Vida. O Fígado está envolvido na patologia da impotência de duas formas: em primeiro lugar, todos os seus canais circundam o pênis; segundo lugar, o Fígado armazena o Sangue e fornece o Sangue necessário ao pênis para ocorrer ereção.

O Coração possui um papel na ereção de maneira similar ao da menstruação na mulher. O *Qi* do Coração precisa descender ao pênis e se comunicar com o Rim para ocorrer a ereção. Em segundo lugar, o Sangue do Coração também precisa descender ao pênis e se coordenar com o Rim para ocorrer a ereção. O Sangue do Coração possui papel similar ao do Sangue do Fígado no fornecimento de Sangue ao pênis para ocorrer ereção.

Na China, como causa de impotência, a importância primária é sempre dada à deficiência do Rim (e, particularmente, ao *Yang* do Rim). Em minha experiência com pacientes ocidentais, em homens jovens e de meia-idade, a patologia do Coração é a causa mais comum de impotência. Isto é decorrente do estresse emocional causando estagnação do *Qi* do Coração ou deficiência do Sangue do Coração, de tal forma que o *Qi* do Coração

descanso por muitos anos, geralmente também sob condições de estresse. Isto enfraquece o Rim e, particularmente, o *Yin* do Rim, sendo causa importante de impotência nos homens de meia-idade.

> **Resumo**
> **Etiologia da Disfunção Erétil na Medicina Chinesa**
> - Idade avançada
> - Atividade sexual excessiva
> - Dieta irregular
> - Tensão emocional
> - Atividade física excessiva
> - Sobrecarga de trabalho

Patologia da Disfunção Erétil na Medicina Chinesa

Discutirei a importância da diferenciação entre as condições de excesso e deficiência na impotência e os principais fatores patogênicos envolvidos na impotência.

Tabela 47.1 – Frequência das condições patológicas da impotência de acordo com a idade

Idade (anos)	Umidade	Fleuma	Estagnação de Sangue	Estagnação da Essência	Deficiência do Sangue do Coração	Deficiência do *Yang* do Rim	Deficiência do *Yin* do Rim	Deficiência do Sangue do Fígado
20 – 30	√				√	√		√
31 – 40	√				√	√		√
41 – 50	√	√	√	√	√	√		√
51 – 60		√	√	√			√	
61 – 70		√	√	√			√	
71 – 80		√	√	√			√	

e o Sangue do Coração falham em descender ao pênis e o Sangue do Coração falha em preencher o pênis com sangue para ocorrer ereção.

> **Nota Clínica**
>
> - Em minha experiência com pacientes ocidentais, em homens jovens e de meia-idade, a patologia do Coração por estresse emocional é causa mais comum de impotência do que a deficiência do Rim. Há estagnação do *Qi* do Coração ou deficiência do Sangue do Coração, de tal forma que *Qi* e Sangue do Coração falham em descender ao pênis e o Sangue do Coração falha em preencher o pênis com sangue para ocorrer ereção

Em condições de Excesso, a ereção se torna difícil pelo fato de haver fatores patogênicos obstruindo o processo que gera a ereção. Umidade e Fleuma (geralmente derivando de dieta irregular) obstruem os canais de Conexão do pênis e impedem a ereção.

A estagnação de Sangue e Essência (geralmente derivada de estresse emocional e sobrecarga de trabalho) também obstrui os canais de Conexão do pênis e, em particular, os canais de Conexão do Sangue (profundos), dificultando a ereção.

Fatores Patogênicos: Umidade, Estagnação de Sangue, Estagnação de Essência, Fleuma

Umidade, estagnação de Sangue, estagnação da Essência (*Jing*) e Fleuma são os principais fatores patogênicos que afetam, de forma adversa, a ereção.

A Umidade que afeta o pênis deriva geralmente dos canais de Baço, Rim e Fígado. A estagnação de Sangue afeta o pênis por meio do canal do Fígado e do Vaso Penetrador.

Como estamos acostumados a pensar na Essência (*Jing*) como substância vital prévia, residindo no Aquecedor Inferior, e fonte da vitalidade, nos problemas genitais masculinos ocorre a patologia da estagnação da Essência no Aquecedor Inferior. A estagnação da Essência nos homens é equivalente à estagnação de Sangue nas mulheres.

As manifestações clínicas da estagnação da Essência são: dor tipo facada na região lombar, dor no períneo, dor hipogástrica, dor em testículos e/ou pênis, impotência, ejaculação precoce, priapismo, hipertrofia prostática, cabelo grisalho prematuro, prurido ou dor na região púbica, esperma anormal, doença de Peyronie, língua Púrpura, pulso Áspero ou Firme.

> **Nota Clínica**
>
> **Manifestações Clínicas da Estagnação da Essência no Sistema Genital Masculino**
> As manifestações clínicas da estagnação da Essência são:
> - Dor lombar tipo facada
> - Dor no períneo
> - Dor hipogástrica
> - Dor em testículos e/ou pênis
> - Impotência
> - Ejaculação precoce
> - Priapismo
> - Hipertrofia prostática
> - Cabelo grisalho prematuro
> - Prurido ou dor na região púbica
> - Esperma anormal
> - Doença de Peyronie
> - Língua Púrpura
> - Pulso Áspero ou Firme

A Fleuma é uma patologia comum no sistema genital masculino, da mesma forma que é para o Útero. No homem, as principais condições genitais manifestadas com Fleuma são as seguintes:

- Hipertrofia prostática.
- Doença de Peyronie.
- Priapismo.
- Impotência.
- Sudorese nos genitais.
- Pulso Deslizante.

> **Nota Clínica**
>
> **Manifestações Clínicas de Fleuma no Sistema Genital Masculino**
> - Hipertrofia prostática
> - Doença de Peyronie
> - Priapismo
> - Impotência
> - Sudorese nos genitais
> - Pulso Deslizante

> **Resumo**
>
> **Patologia da Disfunção Erétil na Medicina Chinesa**
> *Condições de Excesso e Deficiência na Impotência*
> - Condições de excesso:
>   - Umidade
>   - Fleuma
>   - Estagnação de Sangue
>   - Estagnação da Essência
> - Condições de deficiência:
>   - Deficiência do Sangue do Coração
>   - Deficiência do *Qi* do Coração e da Vesícula Biliar
>   - Deficiência do *Yang* do Rim
>   - Deficiência do Sangue do Fígado
>   - Deficiência do *Yin* do Rim
> - Os principais órgãos envolvidos na patologia da impotência são Rim, Fígado e Coração
> - Em condições de excesso, a ereção torna-se difícil pelo fato de haver fatores patogênicos obstruindo os processos geradores da ereção
> - Fatores patogênicos: Umidade, estagnação de Sangue, estagnação de Essência, Fleuma

Identificação de Padrões e Tratamento

Os padrões discutidos são os seguintes:

- Deficiência do *Yang* do Rim.
- Deficiência do *Yin* do Rim.

1064 Disfunção Erétil

- Deficiência do Sangue do Fígado.
- Deficiência do Sangue do Coração.
- Deficiência do *Qi* do Coração e da Vesícula Biliar.
- Coração e Rim não se comunicando (deficiência de *Qi* do Coração e do Rim).
- Coração e Rim não se comunicando (deficiência de *Yin* do Coração e do Rim).
- Estagnação do *Qi* do Fígado.
- Umidade-Calor no Aquecedor Inferior.
- Umidade-Calor no canal do Fígado.
- Estagnação de Essência (*Jing*) e Fleuma.

Antes de discutir o tratamento de acordo com os padrões, relatarei o tratamento externo para a impotência de um livro moderno chinês[17]. O tratamento é baseado em pomadas para serem friccionadas no pênis uma vez por dia.

Fórmula de Tratamento Externo

- Seis gramas de *Wu Wei Zi* (*Fructus Schisandrae*), 6g de *Huang Qi* (*Radix Astragali*), 3g de *Liu Huang* (*Sulfur*), 2g de *Chuan Shan Jia* (*Squama Manitis Pentadactylae*), 3g de *Fu Zi* (*Radix Aconiti lateralis preparata*), 0,3g de *She Xiang* (*Moschus*).
- Quarenta e cinco gramas de *Fu Zi* (*Radix Aconiti lateralis preparata*), 3g de *Chuan Shan Jia* (*Squama Manitis Pentadactylae*), 6g de *Liu Huang* (*Sulfur*), 1,5g de *E Jiao* (*Colla Corii Asini*), 0,3g de *She Xiang* (*Moschus*).
- Nove gramas de *Gu Jing Zi* (*Flos Eriocauli*), 9g de *Tian Men Dong* (*Radix Asparagi*), 9g de *Yuan Zhi* (*Radix Polygalae*), 9g de *Sheng Di Huang* (*Radix Rehmanniae*), 9g de *Shu Di Huang* (*Radix Rehmannniae preparata*), 9g de *Chuan Niu Xi* (*Radix Cyathulae*), 9g de *She Chuang Zi* (*Fructus Cnidii*), 9g de *Tu Si Zi* (*Semen Cuscutae*), 9g de *Lu Rong* (*Herba Cistanches*), 9g de *Xu Duan* (*Radix Dipsaci*), 9g de *Xing Ren* (*Semen Armeniacae*).

Deficiência do Yang do Rim

Manifestações Clínicas

Impotência, baixa libido, ejaculação precoce, dor na região dorsal inferior, tontura, tinido, micção frequente e pálida, noctúria, sensação de frio, frio na região dorsal inferior e nos joelhos.

Língua: Pálida.
Pulso: Profundo e Fraco.

Princípio de Tratamento

Tonificar e aquecer o *Yang* do Rim, fortalecer o Vaso Governador.

Acupuntura

Pontos

B-23 (*Shenshu*), B-20 (*Pishu*), ID-3 (*Houxi*) com B-62 (*Shenmai*), DU-20 (*Baihui*), REN-6 (*Qihai*), REN-4 (*Guanyuan*), REN-3 (*Zhongji*), R-3 (*Taixi*). Utilizar método de tonificação em todos os pontos.

EXPLICAÇÃO

- B-23 e B-20 tonificam Rim e Baço.
- ID-3 e B-62 abrem e regulam o Vaso Governador.

- DU-20 e REN-6 levantam o *Qi* para ajudar a ereção (que está sob a influência do Vaso Governador no pênis).
- REN-4 e REN-3 tonificam o *Bao*, isto é, o sistema genital no homem.
- R-3 tonifica o Rim.

Fitoterapia

Prescrição

GUI LU BU SHEN TANG – Decocção de *Plastrium Testudinis-Cornu Cervi* para Tonificar o Rim.

EXPLICAÇÃO   Essa fórmula tonifica e aquece o *Yang* do Rim. A presença de ingredientes animais direciona esta fórmula ao sistema genital e aos Vasos Extraordinários. *Lu Jiao* nutre o Vaso Governador (*Du Mai*) e *Gui Ban Jiao*, os Vasos Concepção e Penetrador (*Ren e Chong Mai*).

Prescrição

YOU GUI WAN – Pílula Restauradora do [Rim] Direito.

EXPLICAÇÃO   Essa fórmula tonifica o *Yang* do Rim e fortalece o Vaso Governador.

Prescrição

FU MING SHENG HUO DAN – Pílula para Gerar Fogo e Auxiliar o *Ming Men*.

EXPLICAÇÃO   Essa fórmula tonifica e aquece fortemente o *Yang* do Rim. É muito mais quente em energia do que as duas fórmulas anteriores[18]. Note que contém *Fu Zi* (*Radix Aconiti lateralis preparata*), cuja utilização não é permitida em países da União Europeia.

Prescrição

ZAN YU TANG – Decocção para Manter a Fertilidade.

EXPLICAÇÃO   Essa fórmula tonifica e aquece *Yang* do Rim e nutre Sangue do Fígado: é específica para o sistema genital[19].

Prescrição

WU ZI YAN ZONG WAN – Pílula dos Antepassados de Cinco Sementes para o Desenvolvimento.

EXPLICAÇÃO   Essa fórmula tonifica o Rim e beneficia a Essência; é balanceada entre *Yin* do Rim e *Yang* do Rim[20]. É também adstringente, sendo, portanto, adequada para tratar ejaculação precoce, assim como a impotência.

Prescrição

ZHUANG HUO DAN – Pílula para Fortalecer o Fogo.

EXPLICAÇÃO   Essa fórmula tonifica e aquece *Yang* do Rim, fortalece Fogo da Porta da Vida e acalma a Mente[21].

Remédio dos Três Tesouros

FORTALECER A RAIZ OU PÉROLA DO UNICÓRNIO (TESOURO DAS MULHERES)   Tanto Fortalecer a Raiz como Pérola do Unicórnio tonificam *Yang* do Rim; o último é mais direcionado ao tratamento das manifestações genitais e nutre os vasos extraordinários.

Disfunção Erétil **1065**

> **Resumo**
>
> **Deficiência do *Yang* do Rim**
>
> *Pontos*
> - B-23 (*Shenshu*), B-20 (*Pishu*), ID-3 (*Houxi*) com B-62 (*Shenmai*), DU-20 (*Baihui*), Ren-6 (*Qihai*), REN-4 (*Guanyuan*), REN-3 (*Zhongji*), R-3 (*Taixi*). Todos com método de tonificação
>
> **Fitoterapia**
> *Prescrição*
> - GUI LU BU SHEN TANG – Decocção de *Plastrium Testudinis-Cornu Cervi* para Tonificar o Rim
>
> *Prescrição*
> - YUO GUI WAN – Pílula Restauradora do [Rim] Direito
>
> *Prescrição*
> - FU MING SHENG HUO DAN – Pílula para Gerar Fogo e Auxiliar o *Ming Men*
>
> *Prescrição*
> - ZAN YU TANG – Decocção para Manter a Fertilidade
>
> *Prescrição*
> - WU ZI YAN ZONG WAN – Pílula dos Antepassados de Cinco Sementes para o Desenvolvimento
>
> *Prescrição*
> - ZHUANG HUO DAN – Pílula para Fortalecer o Fogo
>
> *Remédio dos Três Tesouros*
> - Fortalecer a Raiz ou Pérola do Unicórnio (Tesouro das Mulheres)

Deficiência do Yin do Rim

Manifestações Clínicas

Impotência nos idosos, dor na região dorsal inferior, tontura, tinido, urina escassa e escura, sudorese noturna, insônia.

Língua: Sem revestimento; também Vermelha se houver Calor por Deficiência.

Pulso: Flutuante e Vazio.

Princípio de Tratamento

Nutrir *Yin* do Rim, fortalecer os Vasos Concepção e Penetrador (*Ren e Chong Mai*).

Acupuntura

Pontos

B-23 (*Shenshu*), B-18 (*Ganshu*), ID-3 (*Houxi*) com B-62 (*Shenmai*), DU-20 (*Baihui*), REN-6 (*Qihai*), REN-4 (*Guanyuan*), REN-3 (*Zhongji*), R-3 (*Taixi*), P-7 (*Lieque*) com R-6 (*Zhaohai*). Utilizar método de tonificação em todos os pontos.

Explicação
- B-23 e B-18 tonificam Rim e Fígado.
- ID-3 e B-62 abrem e regulam Vaso Governador.
- DU-20 e REN-6 levantam o *Qi* para ajudar na ereção (que está sob a influencia do Vaso Governador no pênis).
- REN-4 e REN-3 tonificam o *Bao*, isto é, o sistema genital masculino.
- R-3 tonifica o Rim.
- P-7 e R-6 abrem e regulam o Vaso Concepção, nutrindo o *Yin*. Estes podem ser alternados com o Vaso Governador (ID-3 e B-62).

Fitoterapia

Prescrição

DI LONG TANG – Decocção de *Pheretima*.

Explicação   Essa fórmula nutre o *Yin* do Rim e os Vasos Concepção e Penetrador (*Ren e Chong Mai*). *Di Long* trata a impotência, sendo particularmente indicada para os idosos.

Prescrição

ZUO GUI WAN – Pílula Restauradora do [Rim] Esquerdo.

Explicação   Essa fórmula nutre o *Yin* do Rim e do Fígado.

Remédio dos Três Tesouros

Nutrir a Raiz ou Jade Crescente (Tesouro das Mulheres)   Tanto Nutrir a Raiz como Jade Crescente nutrem o *Yin* do Rim: o último também nutre os Vasos Diretor e Penetrador.

> **Resumo**
>
> **Deficiência do *Yin* do Rim**
>
> *Pontos*
> - B-23 (*Shenshu*), B-18 (*Ganshu*), ID-3 (*Houxi*) com B-62 (*Shenmai*), DU-20 (*Baihui*), REN-6 (*Qihai*), REN-4 (*Guanyuan*), REN-3 (*Zhongji*), R-3 (*Taixi*), P-7 (*Lieque*) com R-6 (*Zhaohai*). Utilizar método de tonificação em todos os pontos
>
> **Fitoterapia**
> *Prescrição*
> - DI LONG TANG – Decocção de *Pheretima*
>
> *Prescrição*
> - ZUO GUI WAN – Pílula Restauradora do [Rim] Esquerdo
>
> *Remédio dos Três Tesouros*
> - Nutrir a Raiz ou Jade Crescente (Tesouro das Mulheres)

Deficiência do Sangue do Fígado

Manifestações Clínicas

Impotência, ejaculação precoce, tontura, visão turva, depressão, insônia, adormecimento dos membros.

Língua: Pálida e Fina.

Pulso: Áspero ou Fino.

Princípio de Tratamento

Nutrir o Sangue do Fígado.

Acupuntura

Pontos

P-7 (*Lieque*) com R-6 (*Zhaohai*), B-18 (*Ganshu*), REN-4 (*Guanyuan*), F-8 (*Ququan*), E-36 (*Zusanli*), BP-6 (*Sanyinjiao*), REN-3 (*Zhongji*), B-34 (*Xialiao*). Aplicar o método de tonificação em todos os pontos.

Explicação
- P-7 e R-6 abrem e regulam o Vaso Concepção (*Ren Mai*).
- B-18, REN-4, F-8, E-36 e BP-6 nutrem Sangue do Fígado.

1066 Disfunção Erétil

- REN-3 e B-34 tratam o canal do Fígado no sistema genital.

Fitoterapia

Prescrição

SHAO YAO GAN CAO TANG JIA WEI – Decocção Aumentada de *Paeonia-Glycyrrhiza*.

EXPLICAÇÃO   Essa fórmula nutre Sangue do Fígado.

Remédio dos Três Tesouros

MAR PRECIOSO   Mar Precioso nutre Sangue do Fígado e tonifica *Qi* e Sangue em geral.

Resumo

Deficiência do Sangue do Fígado

Pontos
- P-7 (*Lieque*) com R-6 (*Zhaohai*), B-18 (*Ganshu*), REN-4 (*Guanyuan*), F-8 (*Ququan*), E-36 (*Zusanli*), BP-6 (*Sanyinjiao*), REN-3 (*Zhongji*), B-34 (*Xialiao*). Utilizar método de tonificação em todos os pontos

Fitoterapia

Prescrição
- *SHAO YAO GAN CAO TANG JIA WEI* – Decocção Aumentada de *Paeonia-Glycyrrhiza*

Remédio dos Três Tesouros
- Mar Precioso

Deficiência do Sangue do Coração

Manifestações Clínicas

Impotência, ejaculação precoce, palpitações, tontura, depressão, insônia.
   Língua: Pálida.
   Pulso: Áspero.

Princípio de Tratamento

Nutrir Sangue do Coração, acalmar a Mente.

Acupuntura

Pontos

C-7 (*Shenmen*), C-5 (*Tongli*), B-15 (*Xinshu*), ID-3 (*Houxi*) com B-62 (*Shenmai*), DU-24 (*Shenting*), REN-15 (*Jiuwei*), REN-4 (*Guanyuan*), REN-6 (*Qihai*), REN-3 (*Zhongji*), B-34 (*Xialiao*). Aplicar método de tonificação em todos os pontos.

EXPLICAÇÃO
- C-7, C-5 e B-15 tonificam Coração e acalmam a Mente.
- ID-3 e B-62 abrem e regulam o Vaso Governador.
- DU-24 e REN-15 acalmam a Mente.
- REN-4 e REN-6 tonificam *Qi* e Sangue e acalmam a Mente.
- REN-3 e B-34 tratam o sistema genital.

Fitoterapia

Prescrição

GUI PI TANG – Decocção para Tonificar o Baço.

EXPLICAÇÃO   Essa fórmula nutre o Sangue do Coração e acalma a Mente.

Prescrição

QI FU YIN – Decocção das Sete Felicidades.

EXPLICAÇÃO   Essa fórmula tonifica *Qi* do Coração e Sangue do Coração e acalma a Mente.

Remédio dos Três Tesouros

ACALMAR O SHEN   Acalmar o *Shen* nutre o Sangue do Coração e acalma a Mente; é uma variação de *Gui Pi Tang* (Decocção para Tonificar o Baço).

Resumo

Deficiência do Sangue do Coração

Pontos
- C-7 (*Shenmen*), C-5 (*Tongli*), B-15 (*Xinshu*), ID-3 (*Houxi*) com B-62 (*Shenmai*), DU-24 (*Shenting*), REN-15 (*Jiuwei*), REN-4 (*Guanyuan*), REN-6 (*Qihai*), REN-3 (*Zhongji*), B-34 (*Xialiao*). Aplicar método de tonificação em todos os pontos

Fitoterapia

Prescrição
- *GUI PI TANG* – Decocção para Tonificar o Baço

Prescrição
- *QI FU YIN* – Decocção das Sete Felicidades

Remédio dos Três Tesouros
- Acalmar o *Shen*

Deficiência do Qi do Coração e da Vesícula Biliar

Manifestações Clínicas

Impotência, ejaculação precoce, depressão, timidez, suspiro, insônia, palpitações, assustar-se facilmente.
   Língua: Pálida.
   Pulso: Fraco.

Princípio de Tratamento

Tonificar Coração e Vesícula Biliar, elevar humor, acalmar a Mente.

Acupuntura

Pontos

C-7 (*Shenmen*), C-5 (*Tongli*), B-15 (*Xinshu*), VB-40 (*Qiuxu*), REN-6 (*Qihai*), DU-20 (*Baihui*), E-36 (*Zusanli*), BP-6 (*Sanyinjiao*), ID-3 (*Houxi*) com B-62 (*Shenmai*), REN-3 (*Zhongji*), B-34 (*Xialiao*). Aplicar método de tonificação em todos os pontos.

EXPLICAÇÃO
- C-7, C-5 e B-15 tonificam o Coração, elevam o humor e acalmam a Mente.
- VB-40 fortalece a Vesícula Biliar.
- REN-6 e DU-20 tonificam e elevam o *Qi* e melhoram o humor.
- E-36 e BP-6 tonificam *Qi* e Sangue em geral.
- ID-3 e B-62 abrem e regulam o Vaso Governador e elevam o humor.
- REN-3 e B-34 tratam o sistema genital.

Fitoterapia

Prescrição

DA BU YUAN JIAN – Grande Decocção para Tonificar o [*Qi*] Original.

EXPLICAÇÃO Essa fórmula fortalece *Qi* Original e tonifica Coração, Fígado e Rim.

Remédio dos Três Tesouros

QUEBRANDO AS NUVENS Quebrando as Nuvens tonifica e aumenta o *Qi* e eleva o humor.

Resumo

Deficiência do *Qi* do Coração e da Vesícula Biliar

Pontos

- C-7 (*Shenmen*), C-5 (*Tongli*), B-15 (*Xinshu*), VB-40 (*Qiuxu*), REN-6 (*Qihai*), DU-20 (*Baihui*), E-36 (*Zusanli*), BP-6 (*Sanyinjiao*), ID-3 (*Houxi*) com B-62 (*Shenmai*), REN-3 (*Zhongji*), B-34 (*Xialiao*). Aplicar método de tonificação em todos os pontos

Fitoterapia

Prescrição

- *DA BU YUAN JIAN* – Grande Decocção para Tonificar o [*Qi*] Original

Remédio dos Três Tesouros

- Quebrando as Nuvens

Coração e Rim Não Se Comunicando (Deficiência de **Qi** do Coração e do Rim)

Manifestações Clínicas

Impotência, ejaculação precoce, tontura, tinido, palpitações, dor na região dorsal inferior, depressão, face pálida.

Língua: Pálida.

Pulso: Profundo e Fraco.

Princípio de Tratamento

Tonificar *Qi* do Coração e do Rim, acalmar a Mente.

Acupuntura

Pontos

C-7 (*Shenmen*), C-5 (*Tongli*), B-15 (*Xinshu*), R-7 (*Fuliu*), R-3 (*Taixi*), B-23 (*Shenshu*), REN-4 (*Guanyuan*), REN-15 (*Jiuwei*), DU-24 (*Shenting*), DU-20 (*Baihui*), ID-3 (*Houxi*) com B-62 (*Shenmai*). Aplicar método de tonificação em todos os pontos.

EXPLICAÇÃO

- C-7, C-5 e B-15 tonificam o Coração.
- R-7, R-3, B-23 e REN-4 tonificam o Rim.
- REN-15 e DU-24 acalmam a Mente.
- DU-20 eleva o *Qi*.
- ID-3 e B-62 abrem e regulam o Vaso Governador.

Fitoterapia

Prescrição

GUI PI TANG – Decocção para Tonificar o Baço – acrescido de *JIN SUO GU JING WAN* – Pílula do Fecho de Metal para Consolidar a Essência.

EXPLICAÇÃO A primeira fórmula tonifica o Coração e a última tonifica o Rim e estabiliza a Essência.

Prescrição

XUAN ZHI TANG – Decocção para Difundir a Força de Vontade.

EXPLICAÇÃO Essa fórmula tonifica o Rim, permite a descendência do *Qi* do Coração, estabelece a comunicação entre Coração e Rim e acalma a Mente[22].

Observe que traduzi *Zhi* como "Força de Vontade", de acordo com o que fiz no Capítulo 9. No entanto, note que, neste contexto, *Zhi* pode também ser traduzido como "Mente".

Prescrição

QI YANG YU XIN DAN – Pílula para Abrir o *Yang* e Agradar o Coração.

EXPLICAÇÃO Essa fórmula tonifica o Rim, faz o *Qi* do Coração descender e acalma a Mente[23].

Remédio dos Três Tesouros

ACALMAR O *SHEN* ACRESCIDO DE FORTALECER A RAIZ Acalmar o *Shen*, uma variação do *Gui Pi Tang*, tonifica o Coração e acalma a Mente. Fortalecer a Raiz tonifica o *Yang* do Rim.

Resumo

Coração e Rim Não Se Comunicando (Deficiência de *Qi* do Coração e do Rim)

Pontos

- C-7 (*Shenmen*), C-5 (*Tongli*), B-15 (*Xinshu*), R-7 (*Fuliu*), R-3 (*Taixi*), B-23 (*Shenshu*), REN-4 (*Guanyuan*), REN-15 (*Jiuwei*), DU-24 (*Shenting*), DU-20 (*Baihui*), ID-3 (*Houxi*) com B-62 (*Shenmai*). Aplicar método de tonificação em todos os pontos

Fitoterapia

Prescrição

- *GUI PI TANG* – Decocção para Tonificar o Baço – acrescido de *JIN SUO GU JING WAN* – Pílula do Fecho de Metal para Consolidar a Essência

Prescrição

- *XUAN ZHI TANG* – Decocção para Difundir a Força de Vontade

Prescrição

- *QI YANG YU XIN DAN* – Pílula para Abrir o *Yang* e Agradar o Coração

Remédio dos Três Tesouros

- Acalmar o *Shen* acrescido de Fortalecer a Raiz

Coração e Rim Não Se Comunicando (Deficiência de **Yin** do Coração e do Rim)

Manifestações Clínicas

Impotência nos idosos, calor nos cinco palmos, tontura, tinido, sudorese noturna, palpitações, dor na região dorsal inferior, depressão, insônia, memória deficiente.

Língua: Sem revestimento, também Vermelha se há Calor por Deficiência.

Pulso: Flutuante-Vazio.

Princípio de Tratamento

Nutrir *Yin* do Coração e do Rim, acalmar a Mente.

1068 Disfunção Erétil

Acupuntura

Pontos

C-7 (*Shenmen*), REN-15 (*Jiuwei*), ID-3 (*Houxi*) com B-62 (*Shenmai*), B-23 (*Shenshu*), REN-4 (*Guanyuan*), R-3 (*Taixi*), BP- (*Sanyinjiao*). Aplicar método de tonificação em todos os pontos.

EXPLICAÇÃO
- C-7 e REN-15 nutrem *Yin* do Coração e acalmam a Mente.
- ID-3 e B-62 abrem e regulam o Vaso Governador.
- B-23 fortalece o Rim.
- REN-4, R-3 e BP-6 nutrem *Yin* do Rim.

Fitoterapia

Prescrição

ZHI BO DI HUANG WAN – Pílula de *Anemarrhena-Phellodendron-Rehmannia* – acrescido de *JIN SUO GU JING WAN* – Pílula do Fecho de Metal para Consolidar a Essência.

EXPLICAÇÃO A primeira fórmula nutre *Yin* do Rim e elimina Calor por Deficiência; a segunda firma e estabiliza a Essência.

Remédio dos Três Tesouros

IMPERATRIZ CELESTE (TESOURO DAS MULHERES) Imperatriz Celeste nutre *Yin* do Rim e do Coração e acalma a Mente.

> **Resumo**
>
> **Coração e Rim não se Comunicando
> (Deficiência de *Yin* do Coração e do Rim)**
> **Pontos**
> - C-7 (*Shenmen*), REN-15 (*Jiuwei*), ID-3 (*Houxi*) com B-62 (*Shenmai*), B-23 (*Shenshu*), REN-4 (*Guanyuan*), R-3 (*Taixi*), BP-6 (*Sanyinjiao*). Aplicar método de tonificação em todos os pontos
> **Fitoterapia**
> *Prescrição*
> - *ZHI BO DI HUANG WAN* – Pílula de *Anemarrhena-Phellodendron-Rehmannia* – acrescido de *JIN SUO GU JING WAN* – Pílula do Fecho de Metal para Consolidar a Essência
> *Remédio dos Três Tesouros*
> - Imperatriz Celeste (Tesouro das Mulheres)

Estagnação do Qi do Fígado

Manifestações Clínicas

Impotência nos jovens que flutua de acordo com o estado emocional, ejaculação precoce, distensão abdominal, irritabilidade, mau humor, depressão.
Língua: cor Normal ou levemente Vermelha nas laterais.
Pulso: em Corda.

Princípio de Tratamento

Pacificar o Fígado, mover o *Qi*, eliminar estagnação.

Acupuntura

Pontos

F-3 (*Taichong*), VB-34 (*Yanglingquan*), PC-6 (*Neiguan*), REN-6 (*Qihai*), REN-3 (*Zhongji*), F-5 (*Ligou*), VB-13

(*Benshen*), DU-24 (*Shenting*). Aplicar método de sedação ou harmonização em todos os pontos.

EXPLICAÇÃO
- F-3, VB-34 e PC-6 pacificam Fígado, movem *Qi* e eliminam estagnação.
- REN-6 move *Qi* no abdômen inferior.
- REN-3 trata o sistema genital.
- F-5 trata o canal do Fígado no pênis.
- VB-13 e DU-24 acalmam a Mente e assentam a Alma Etérea nos padrões do Fígado.

Fitoterapia

Prescrição

Variação de *XIAO YAO SAN* – Variação do Pó do Caminhante Livre e Tranquilo.

EXPLICAÇÃO Esta variação do *Xiao Yao San* pacifica o Fígado, move *Qi* e elimina estagnação. Foi modificada para lidar com a estagnação do *Qi* do Fígado no Aquecedor Inferior.

Remédio dos Três Tesouros

LIBERTAR O CONSTRANGIMENTO Libertar o Constrangimento pacifica o Fígado, move o *Qi*, elimina estagnação, acalma a Mente e assenta a Alma Etérea.

> **Resumo**
>
> **Estagnação do *Qi* do Fígado**
> **Pontos**
> - F-3 (*Taichong*), VB-34 (*Yanglingquan*), PC-6 (*Neiguan*), REN-6 (*Qihai*), REN-3 (*Zhongji*), F-5 (*Ligou*), VB-13 (*Benshen*), DU-24 (*Shenting*). Aplicar método de sedação ou harmonização em todos os pontos
> **Fitoterapia**
> *Prescrição*
> - Variação de *XIAO YAO SAN* – Variação do Pó do Caminhante Livre e Tranquilo
> *Remédio dos Três Tesouros*
> - Libertar o Constrangimento

Umidade-Calor no Aquecedor Inferior

Manifestações Clínicas

Impotência, micção difícil e dolorosa, urina turva, prurido nos genitais, secreção uretral.
Língua: revestimento amarelo e pegajoso com pontos vermelhos na raiz.
Pulso: Deslizante.

Princípio de Tratamento

Resolver Umidade e eliminar Calor do Aquecedor Inferior.

Acupuntura

Pontos

BP-4 (*Gongsun*) com PC-6 (*Neiguan*), P-7 (*Lieque*) com R-6 (*Zhaohai*), F-5 (*Ligou*), F-3 (*Taichong*), F-1 (*Dadun*), BP-9 (*Yinlingquan*), BP-6 (*Sanyinjiao*), REN-9 (*Shuifen*), B-22 (*Sanjiaoshu*), REN-2 (*Qugu*), REN-3 (*Zhongji*), B-34 (*Xialiao*). Aplicar método de harmonização em todos os pontos.

Disfunção Erétil 1069

EXPLICAÇÃO

- BP-4 e PC-6 abrem e regulam Vaso Penetrador (*Chong Mai*).
- P-7 e R-6 abrem e regulam Vaso Concepção (*Ren Mai*); este pode ser alternado com o Vaso Penetrador.
- F-5, F-3 e F-1 eliminam Umidade do sistema genital.
- BP-9, BP-6, REN-9 e B-22 eliminam Umidade do Aquecedor Inferior.
- REN-2, REN-3 e B-34 resolvem Umidade do sistema genital.

Fitoterapia

Prescrição

BI XIE FEN QING YIN – Decocção da *Dioscorea* Para Separar o Claro.

EXPLICAÇÃO   Essa fórmula resolve Umidade no Aquecedor Inferior e no sistema genital.

Prescrição

ZHI BO DI HUANG WAN – Pílula de *Anemarrhena--Phellodendron-Rehmannia.*

EXPLICAÇÃO   Essa fórmula resolve Umidade-Calor do Aquecedor Inferior e tonifica o Rim. É, portanto, indicada em casos crônicos, quando a Umidade está associada à deficiência do Rim de fundo.

Remédio dos Três Tesouros

SEPARAR O PURO E O TURVO   Separar o Puro e o Turvo é uma variação do *Bi Xie Fen Qing Yin* que resolve a Umidade do Aquecedor Inferior e do sistema genital.

Resumo

Umidade-Calor no Aquecedor Inferior

Pontos
- BP-4 (*Gongsun*) com PC-6 (*Neiguan*), P-7 (*Lieque*) com R-6 (*Zhaohai*), F-5 (*Ligou*), F-3 (*Taichong*), F-1 (*Dadun*), BP-9 (*Yinlingquan*), BP-6 (*Sanyinjiao*), REN-9 (*Shuifen*), B-22 (*Sanjiaoshu*), REN-2 (*Qugu*), REN-3 (*Zhongji*), B-34 (*Xialiao*). Aplicar método de harmonização em todos os pontos

Fitoterapia
Prescrição
- *BI XIE FEN QING YIN* – Decocção da *Dioscorea* Separando o Límpido

Prescrição
- *ZHI BO DI HUANG WAN* – Pílula de *Anemarrhena--Phellodendron-Rehmannia*

Remédio dos Três Tesouros
- Separar o Puro e o Turvo

Umidade-Calor no Canal do Fígado

Manifestações Clínicas

Impotência, dificuldade urinária e dor ao urinar, assadura na genitália externa, irritabilidade.

Língua: Vermelha nas laterais e revestimento amarelo e pegajoso com pontos vermelhos na raiz.

Pulso: em Corda.

Princípio de Tratamento

Resolver a Umidade e eliminar o Calor do Aquecedor Inferior, desobstruir o Fígado.

Acupuntura

Pontos

BP-4 (*Gongsun*) com PC-6 (*Neiguan*), P-7 (*Lieque*) com R-6 (*Zhaohai*), BP-9 (*Yinlingquan*), BP-6 (*Sanyinjiao*), REN-9 (*Shuifen*), B-22 (*Sanjiaoshu*), REN-2 (*Qugu*), REN-3 (*Zhongji*), B-34 (*Xialiao*), F-5 (*Ligou*), F-1 (*Dadun*), F-3 (*Taichong*). Aplicar método de sedação ou harmonização em todos os pontos.

EXPLICAÇÃO

- BP-4 e PC-6 abrem e regulam Vaso Penetrador (*Chong Mai*).
- P-7 e R-6 abrem e regulam Vaso Concepção (*Ren Mai*); pode ser alternado com o Vaso Penetrador.
- BP-9, BP-6, REN-9 e B-22 resolvem Umidade do Aquecedor Inferior.
- REN-2, REN-3 e B-34 resolvem Umidade do sistema genital.
- F-5, F-1 e F-3 resolvem Umidade do canal do Fígado no sistema genital.

Fitoterapia

Prescrição

QING GAN LI SHI TANG – Decocção para Desobstruir Fígado e Eliminar Umidade.

EXPLICAÇÃO   Essa fórmula elimina Umidade-Calor do Aquecedor Inferior e especificamente do canal do Fígado.

Prescrição

LONG DAN XIE GAN TANG – Decocção de *Gentiana* para Drenar o Fígado.

EXPLICAÇÃO   Essa fórmula resolve Umidade-Calor do canal do Fígado no Aquecedor Inferior.

Remédio dos Três Tesouros

DRENAR O FOGO   Drenar o Fogo resolve Umidade-Calor do canal do Fígado no Aquecedor Inferior.

Resumo

Umidade-Calor no Canal do Fígado

Pontos
- BP-4 (*Gongsun*) com PC-6 (*Neiguan*), P-7 (*Lieque*) com R-6 (*Zhaohai*), BP-9 (*Yinlingquan*), BP-6 (*Sanyinjiao*), REN-9 (*Shuifen*), B-22 (*Sanjiaoshu*), REN-2 (*Qugu*), REN-3 (*Zhongji*), B-34 (*Xialiao*), F-5 (*Ligou*), F-1 (*Dadun*), F-3 (*Taichong*). Aplicar método de sedação ou harmonização em todos os pontos

Fitoterapia
Prescrição
- *QING GAN LI SHI TANG* – Decocção para Desobstruir o Fígado e Eliminar Umidade

Prescrição
- *LONG DAN XIE GAN TANG* – Decocção de *Gentiana* para Drenar o Fígado

Remédio dos Três Tesouros
- Drenar o Fogo

978-85-7241-817-1

1070 Disfunção Erétil

Estagnação de Essência (Jing) e Fleuma

Manifestações Clínicas

Impotência, dor nos testículos e períneo, dor hipogástrica, cabelo grisalho prematuro, esperma anormal (motilidade, forma, etc.), sensação de opressão do peito, descarga uretral.

Língua: Púrpura e Inchada com revestimento pegajoso.
Pulso: Firme e Deslizante.

Princípio de Tratamento

Revigorar Sangue e Essência, eliminar estagnação, resolver Fleuma.

Acupuntura

Pontos

BP-4 (*Gongsun*) com PC-6 (*Neiguan*), R-14 (*Siman*), E-28 (*Shuidao*), REN-3 (*Zhongji*), B-34 (*Xialiao*), F-5 (*Ligou*), F-3 (*Taichong*), BP-10 (*Xuehai*), E-40 (*Fenglong*), BP-9 (*Yinlingquan*), REN-9 (*Shuifen*), B-22 (*Sanjiaoshu*). Aplicar método de sedação em todos os pontos.

EXPLICAÇÃO

- BP-4 e PC-6 abrem e regulam Vaso Penetrador (*Chong Mai*). O Vaso Penetrador é o Mar de Sangue e controlar a Essência, sendo, portanto, importante para revigorar o Sangue e a Essência.
- R-14 é um ponto do Vaso Penetrador que revigora Sangue e Essência.
- E-28 resolve Fleuma do Aquecedor Inferior e do sistema genital.
- REN-3 e B-34 tratam o sistema genital.
- F-5 revigora o Sangue no canal do Fígado no sistema genital.
- F-3 revigora Sangue e Essência.
- BP-10 revigora o Sangue.
- E-40, REN-9, BP-9 e B-22 resolvem Fleuma do Aquecedor Inferior.

Fitoterapia

Prescrição

HUO XUE TONG JING TANG – Decocção para Revigorar o Sangue e Penetrar a Essência.

EXPLICAÇÃO   Essa fórmula revigora Sangue e Essência.

Remédio dos Três Tesouros

DESOBSTRUIR A RAIZ   *Desobstruir a Raiz* resolve Fleuma, drena Fogo e revigora Sangue no sistema genital.

Resumo

Estagnação de Essência (*Jing*) e Fleuma
Pontos
- BP-4 (*Gongsun*) com PC-6 (*Neiguan*), R-14 (*Siman*), E-28 (*Shuidao*), REN-3 (*Zhongji*), B-34 (*Xialiao*), F-5 (*Ligou*), F-3 (*Taichong*), BP-10 (*Xuehai*), E-40 (*Fenglong*), BP-9 (*Yinlingquan*), REN-9 (*Shuifen*), B-22 (*Sanjiaoshu*). Aplicar método de sedação em todos os pontos

---

Fitoterapia
Prescrição
- *HUO XUE TONG JING TANG* – Decocção para Revigorar o Sangue e Penetrar a Essência
Remédio dos Três Tesouros
- Desobstruir a Raiz

Literatura Chinesa Moderna

New Chinese Medicine (Xin Zhong Yi), v. 36, n. 2, 1989

Cento e cinquenta e seis casos de impotência foram tratados com a fórmula *Zhuang Yang Qi Wei Wan* (Pílula para Fortalecer o *Yang* e Combater a Impotência):

- *Dang Shen (Radix Codonopsis).*
- *Bai Zhu (Rhizoma Atractylodis macrocephalae).*
- *Gou Qi Zi (Fructus Lycii chinensis).*
- *Dong Chong Xia Cao (Cordyceps).*
- *Shu Di Huang (Radix Rehmanniae preparata).*
- *Yang Qi Shi (Actinolitum).*
- *Jiu Cai Zi (Semen Allii tuberose).*
- *Bie Jia (Carapax Trionycis).*
- *Gui Ban (Plastrium Testudinis).*
- *Du Zhong (Cortex Eucommiae ulmoidis).*
- *Suo Yang (Herba Cynomorii).*
- *Yin Yang Huo (Herba Epimidii).*
- *Dang Gui (Radix Angelicae sinensis).*
- *Xu Duan (Radix Dipsaci).*
- *Rou Cong Rong (Herba Cistanches).*
- *Bu Gu Zhi (Fructus Psoralelae).*
- *Zi He Che (Placenta hominis).*

Os resultados foram os seguintes: 96 foram curados (61%), 36 sentiram melhora (23%) e 18 não sentiram melhora (16%).

Journal of Chinese Medicine (Zhong Yi Za Zhi), v. 43, n. 6, 2002, p. 446

"Clinical Observations on the Treatment of 180 Cases of Erectile Dysfunction from Psychological Problems with the Formula Sheng Jing Zhu Yu Tang" *de Li Jin Kun* et al.

Cento e oitenta homens portadores de disfunção erétil derivando de problemas psicológicos foram tratados com a fórmula *Sheng Jing Zhu Yu Tang* (Decocção para Gerar a Essência e Ajudar a Fertilidade):

- *Ren Shen (Radix Ginseng):* 10g.
- *Huang Qi (Radix Astragali):* 12g.
- *E Jiao (Colla Corii Asini):* 9g.
- *Xian Mao (Rhizoma Curculiginis):* 12g.
- *Yin Yang Huo (Herba Epimidii):* 12g.
- *Shan Yao (Rhizoma Dioscoreae):* 15g.
- *Sheng Di Huang (Radix Rehmanniae):* 20g.

Tabela 47.2 – Cento e oitenta casos de disfunção erétil por problemas psicológicos tratados com a fórmula *Sheng Jing Zhu Yu Tang*

Padrão	Número	Cura	Melhora	Nenhum resultado
Deficiência do *Qi* do Rim	84	35	38	11
Deficiência do Fogo da Porta da Vida	78	30	37	11
Deficiência do Coração e do Baço	11	2	5	4
Deficiência do Rim por medo	7	0	2	5

Li Jin Kun *et al, Journal of Chinese Medicine (Zhong Yi Za Zhi)*, v. 43, n. 6, 2002, p. 446.

- *Fu Ling* (*Poria*): 12g.
- *Gui Ban* (*Plastrium Testudinis*): 6g.
- *Mu Dan Pi* (*Cortex Moutan*): 12g.
- *Nu Zhen Zi* (*Fructus Ligustri lucidi*): 12g.
- *Fu Pen Zi* (*Fructus Rubi*): 10g.
- *Dan Shen* (*Radix Salviae milthiorrizae*): 12g.

Os casos de disfunção erétil encaixavam-se nos seguintes padrões:

- *Deficiência do* Qi *do Rim*: 84 casos (46,66%).
- *Deficiência do Fogo da Porta da Vida (*Ming Men*)*: 78 casos (43,33%).
- *Deficiência do Coração e do Baço*: 11 casos (6,11%).
- *Deficiência do Rim devido ao medo e à ansiedade*: 7 casos (3,88%).

Os resultados, analisados de acordo com os padrões, são mostrados na Tabela 47.2.

Journal of Chinese Medicine (Zhong Yi Za Zhi), *v. 29, n. 3, 1988, p. 54*

"The Treatment of 100 Cases of Erectile Dysfunction with Acupuncture" *de Wu Fang Chun et al.*

Cem casos de disfunção erétil foram tratados com acupuntura. A idade dos pacientes variava de 24 a 53 anos.

Os principais pontos utilizados foram: B-32 (*Ciliao*), REN-2 (*Qugu*), F-11 (*Yinlian*), F-1 (*Dadun*). Pontos adicionais de acordo com os sintomas foram:

- *Insônia*: DU-20 (*Baihui*), PC-6 (*Neiguan*).
- *Cansaço*: E-36 (*Zusanli*).

Os pacientes foram tratados uma vez a cada dois ou três dias para um curso de dez tratamentos. Depois houve descanso de cinco a sete dias, um segundo curso foi dado, até um número de cinco cursos.

Os resultados foram os seguintes:

- *Cura*: 63 casos.
- *Melhora*: 10 casos.
- *Melhora moderada*: 14 casos.
- *Nenhum resultado*: 13 casos.

Journal of Chinese Medicine (Zhong Yi Za Zhi), *v. 35, n. 6, 1994, p. 375*

"A Discussion on Impotence" *do Chinese Medicine Research Institute*

Os autores distinguem a disfunção erétil decorrente de lesão do pênis da disfunção erétil decorrente do desequilíbrio funcional. Declaram que "a estrutura depende dos tendões, e a função depende do *Qi* e Sangue". Os autores mencionam os "tendões" pelo fato de antigamente a impotência ser também chamada de *Jin Wei*, isto é, "Flacidez dos Tendões".

De acordo com os autores, a disfunção erétil funcional depende primariamente do Rim e do Fígado e, em específico, da deficiência do Rim ou estagnação do Fígado. No entanto, esclarecem que por "Estagnação do *Qi* do Fígado" pretendem um amplo sentido, a fim de incluir Umidade, Fleuma e estagnação da Essência (todos envolvendo o canal do Fígado no pênis).

Os autores do artigo observam de forma interessante haver ervas direcionando o *Qi* e o Sangue ao pênis para promover sua nutrição. Estas são as seguintes:

- *Chuan Niu Xi* (*Radix Cyathulae*).
- *Wu Gong* (*Scolopendra*).
- *Lu Lu Tong* (*Fructus Liquidambaris*).
- *Chuan Shan Jia* (*Squama Manitis Pentadactylae*).
- *Cong Jing Caulis* (*Allii fistulosi*).

A prescrição utilizada pelos autores para tratar disfunção erétil é chamada de *Tong Jing San* (Pó Penetrando o Pênis).

- *Chuan Niu Xi* (*Radix Cyathulae*): 15g.
- *Wu Gong* (*Scolopendra*): 1 pedaço.
- *Bai Shao* (*Radix Paeoniae alba*): 15g.
- *Yin Yang Huo* (*Herba Epimidii*): 15g.
- *She Chuang Zi* (*Fructus Cnidii*): 10g.

Journal of Chinese Medicine (Zhong Yi Za Zhi), *v. 42, n. 10, 2001, p. 632*

"The Treatment of 100 Cases of Impotence with Bu Shen Qi Wei Jiao Nang" *de Liu Xin Hong e Shi Zong Qiang*

Cem homens portadores de impotência foram tratados com a fórmula *Bu Shen Qi Wei Jiao Nang* (Cápsula para Tonificar o Rim e Combater a Impotência) e um grupo-controle de 50 pacientes receberam placebo.

Os padrões no grupo de tratamento foram os seguintes:

- *Deficiência do* Yang *do Rim*: 50 casos.
- *Deficiência de* Yin *do Rim*: 20 casos.

Disfunção Erétil

Tabela 47.3 – Cem casos de impotência tratados com *Bu Shen Qi Wei Jiao Nang*

	Cura	Boa melhora	Melhora moderada	Nenhum resultado
Grupo de tratamento	54 (54%)	16 (16%)	10 (10%)	20 (20%)
Grupo-controle	11 (22%)	3 (6%)	9 (18%)	27 (54%)

Liu Xin Hong e Shi Zong Qiang, *Journal of Chinese Medicine (Zhong Yi Za Zhi)*, v. 42, n.10, 2001, p. 632

- *Deficiência do Baço e Coração*: 20 casos.
- *Estagnação do Qi do Fígado*: 3 casos.
- *Umidade-Calor*: 7 casos.

Os padrões no grupo-controle foram os seguintes:

- *Deficiência do* Yang *do Rim*: 25 casos.
- *Deficiência de* Yin *do Rim*: 10 casos.
- *Deficiência do Baço e do Coração*: 10 casos.
- *Estagnação do* Qi *do Fígado*: 2 casos.
- *Umidade-Calor*: 3 casos.

Portanto, os grupos de tratamento e controle foram bem combinados em termos de padrões. A fórmula utilizada foi *Bu Shen Qi Wei Jiao Nang* (Cápsula para Tonificar o Rim e Combater a Impotência):

- *Yin Yang Huo (Herba Epimidii)*.
- *Shu Di Huang (Radix Rehmanniae preparata)*.
- *He Shou Wu (Radix Polygoni multiflori preparata)*.
- *Shan Zhu Yu (Fructus Corni)*.
- *Tu Si Zi (Semen Cuscutae)*.
- *Gou Qi Zi (Fructus Lycii chinensis)*.
- *Rou Cong Rong (Herba Cistanches)*.
- *Lu Jiao Jiao (Gelatinum Cornu Cervi)*.
- *Gui Ban (Plastrium Testudinis)*.
- *Chai Hu (Radix Bupleuri)*.
- *Chi Shao (Radix Paeoniae rubra)*.
- *Bai Shao (Radix Paeoniae alba)*.
- *Huang Bo (Cortex Phellodendri)*.

Os resultados são mostrados na Tabela 47.3.

Journal of Chinese Medicine (Zhong Yi Za Zhi), v. 45, n. 11, 2004, p. 841

"Clinical Research on 40 Cases of Erectile Dysfunction with the Method of Tonifying the Kidneys and Moving Liver-Qi" *de Xie Pin Qi*

Quarenta casos de disfunção erétil foram tratados com método de tonificação do Rim e movimentação do *Qi* do Fígado. A idade dos pacientes variava de 32 a 68 anos. A idade dos 40 pacientes no grupo-controle variou de 32 a 65 anos.

O grupo de tratamento foi tratado com a fórmula *Bu Shen Shu Gan Wan* (Pílula para Tonificar o Rim e Suavizar o Fígado):

- *Sheng Di Huang (Radix Rehmanniae)*: 30g.
- *Shan Yao (Rhizoma Dioscoreae)*: 30g.
- *Shan Zhu Yu (Fructus Corni)*: 15g.
- *Ze Xie (Rhizoma Alismatis)*: 10g.
- *Fu Ling (Poria)*: 10g.
- *Mu Dan Pi (Cortex Moutan)*: 10g.
- *Rou Gui (Cortex Cinnamomi)*: 10g.
- *Fu Zi (Radix Aconiti lateralis preparata)*: 10g.
- *Chai Hu (Radix Bupleuri)*: 10g.
- *Dang Gui (Radix Angelicae sinensis)*: 10g.
- *Bai Shao (Radix Paeoniae alba)*: 10g.
- *Bai Zhu (Rhizoma Atractylodis macrocephalae)*: 10g.
- *Zhi Gan Cao (Radix Glycyrrhizae uralensis preparata)*: 6g.
- *Bo He (Herba Menthae haplocalycis)*: 6g.
- *Ren Shen (Radix Ginseng)*: 10g.
- *Chuan Shan Jia (Squama Manitis Pentadactylae)*: 10g.
- *Hai Ma (Hippocampus)*: 10g.

O grupo-controle foi tratado com o remédio padrão *Jin Gui Shen Qi Wan* (Pílula do Tórax Dourado do *Qi* do Rim).

Todos os pacientes foram tratados por três meses e determinou-se o International Index of Erection Function (IIEF) no começo do tratamento e no final de cada mês durante três meses.

Os resultados no grupo de tratamento foram os seguintes:

- *Melhora clara*: 14 casos (35%).
- *Alguma melhora*: 17 casos (42,5%).
- *Nenhuma melhora*: 9 casos (22,5%).

Os resultados no grupo-controle foram os seguintes.

- *Melhora clara*: 8 casos (20%).
- *Alguma melhora*: 13 casos (32,5%).
- *Nenhuma melhora*: 19 casos (47,5%).

Este estudo mostra que o método de tonificar o Rim, suavizar o Fígado e mover o *Qi* no tratamento da impotência dá resultados melhores do que o método de tonificar o *Yang* do Rim.

Journal of Chinese Medicine (Zhong Yi Za Zhi), v. 24, n. 9, 1983, p. 55

"A Case of Erectile Dysfunction treated with Moxabustion" *do Henan Province Kaifeng City Hospital of Chinese Medicine*

Um homem de 40 anos que sofria de impotência foi tratado com moxabustão. Havia tentado vários tratamentos fitoterápicos sem sucesso. Suas manifestações clínicas eram: impotência, cansaço, dor na região dorsal inferior, sensação de frio, tontura, tinido e língua Pálida.

Foi tratado com moxabustão em REN-6 (*Qihai*), REN-4 (*Guanyuan*) e BP-6 (*Sanyinjiao*). Moxabustão foi aplicada com bastão de moxa por 10min por tratamento, uma vez por dia, por três meses. Depois de três meses, ele estava completamente curado.

Journal of Chinese Medicine (Zhong Yi Za Zhi), v. 28, n. 7, 1987, p. 17

"Experience in the Treatment of Erectile Dysfunction by Regulating the Liver" de Liu Ye Yi

Dr. Liu Ye Yi dá quatro exemplos clínicos de tratamento da disfunção erétil tratados pela regulação do Fígado.

O primeiro caso é estagnação do *Qi* do Fígado com Calor, para o qual o Dr. Liu utiliza a variação de *Xiao Chai Hu Tang* (Pequena Decocção de *Bupleurum*):

- *Chai Hu* (*Radix Bupleuri*): 10g.
- *Huang Qin* (*Radix Scutellariae*): 10g.
- *Ban Xia* (*Rhizoma Pinelliae preparatum*): 10g.
- *Dang Shen* (*Radix Codonopsis*): 10g.
- *Zhi Gan Cao* (*Radix Glycyrrhizae uralensis preparata*): 5g.
- *Bai Shao* (*Radix Paeoniae alba*): 12g.
- *Zhi Ke* (*Fructus Aurantii*): 7g.
- *Chuan Xiong* (*Rhizoma Chuanxiong*): 7g.
- *Xiang Fu* (*Rhizoma Cyperi*): 10g.
- *Chen Pi* (*Pericarpium Citri reticulatae*): 7g.
- *Shen Jiang* (*Rhizoma Zigiberis recens*): 5g.
- *Da Zao* (*Fructus Jujubae*): 10g.

O segundo caso é de Umidade-Calor no canal do Fígado, para o qual o Dr. Liu utiliza a variação de *Long Dan Xie Gan Tang* (Decocção de *Gentiana* para Drenar o Fígado):

- *Sheng Ma* (*Rhizoma Cimicifugae*): 9g.
- *Chai Hu* (*Radix Bupleuri*): 6g.
- *Qiang Huo* (*Rhizoma seu Radix Notopterygii*): 6g.
- *Ze Xie* (*Rhizoma Alismatis*): 9g.
- *Shen Gan Cao* (*Radix Glycyrrhizae uralensis*): 6g.
- *Huang Bo* (*Cortex Phellodendri*): 9g.
- *Long Dan Cao* (*Radix Gentianae*): 6g.
- *Dang Gui* (*Radix Angelicae sinensis*): 6g.
- *Ha Fang Ji* (*Radix Stephaniae tetrandrae*): 10g.
- *Fu Ling* (*Poria*): 10g.
- *Wu Wei Zi* (*Fructus Schisandrae*): 5g.
- *Wu Jia Pi* (*Cortex Acanthopanacis*): 10g.
- *Yin Yang Huo* (*Herba Epimidii*): 10g.
- *Gou Ji* (*Rhizoma Cibotii*): 10g.

O terceiro caso é de estagnação do *Qi* do Fígado com deficiência do Sangue do Fígado, para o qual o Dr. Liu utiliza *Xiao Yao San* (Pó do Caminhante Livre e Tranquilo):

- *Dang Gui* (*Radix Angelicae sinensis*): 10g.
- *Bai Shao* (*Radix Paeoniae alba*): 10g.
- *Chai Hu* (*Radix Bupleuri*): 10g.
- *Fu Ling* (*Poria*): 10g.
- *Bai Zhu* (*Rhizoma Atractylodis macrocephalae*): 10g.
- *Zhi Gan Cao* (*Radix Glycyrrhizae uralensis preparata*): 6g.
- *Gou Qi Zi* (*Fructus Lycii chinensis*): 10g.
- *Yu Jin* (*Radix Curcumae*): 10g.
- *Huang Jing* (*Rhizoma Polygonati*): 10g.

- *Dan Shen* (*Radix Codonopsis*): 10g.
- *Shan Yao* (*Rhizoma Dioscoreae*): 10g.
- *Wu Wei Zi* (*Fructus Schisandrae*): 6g.

O quarto caso é de estagnação de Frio no canal do Fígado e a fórmula utilizada pelo Dr. Liu é uma variação de *Nuan Gan Jian* (Decocção para Aquecer o Fígado):

- *Dang Gui* (*Radix Angelicae sinensis*): 10g.
- *Gou Qi Zi* (*Fructus Lycii chinensis*): 10g.
- *Xiao Hui Xiang* (*Fructus Foeniculi*): 5g.
- *Rou Gui* (*Cortex Cinnamomi*): 5g.
- *Wu Yao* (*Radix Lideriae*): 6g.
- *Fu Ling* (*Poria*): 10g.
- *Chai Hu* (*Radix Bupleuri*): 6g.
- *Yin Yang Huo* (*Herba Epimidii*): 10g.
- *Xiang Fu* (*Rhizoma Cyperi*): 10g.

Journal of Chinese Medicine (Zhong Yi Za Zhi), v. 42, n. 1, 2001, p. 18

"The Experience of Dr Liu Yong Nian in the Treatment of Erectile Dysfunction by Soothing the Liver and Eliminating Stagnation" de Tao Huan

O Dr. Tao Huan relata a experiência do Dr. Liu Yong Nian no tratamento da disfunção erétil. O Dr. Liu acredita ser a causa principal da impotência em homens jovens não a deficiência do Rim, mas a estagnação do *Qi* do Fígado derivada de estresse emocional.

O Dr. Liu utiliza a fórmula chamada de *Jiu Xiang Shu Gan Tang* (Decocção de *Aspongopus* para Suavizar o Fígado). Seu ingrediente imperial é um inseto chamado de *Jiu Xiang Chong* (*Aspongopus*) e a fórmula é a seguinte:

- *Jiu Xiang Chong* (*Aspongopus*).
- *Chai Hu* (*Radix Bupleuri*).
- *Yu Jin* (*Radix Curcumae*).
- *Long Gu* (*Mastodi Ossis fossilia*).
- *Mu Li* (*Concha Ostreae*).
- *Bai Shao* (*Radix Paeoniae alba*).
- *Dang Gui* (*Radix Angelicae sinensis*).
- *Gan Cao* (*Radix Glycyrrhizae uralensis*).

978-85-7241-817-1

Experiências Clínicas

Acupuntura

Acupuncture in the Treatment of Psychogenic Erectile Dysfunction: First Results of a Prospective Randomized Placebo-controlled Study

International Journal of Impotence Research, Outubro de 2003, v. 15, n. 5, p. 343-346. Engelhardt PF, Daha LK, Zils T, Simak R, Konig K, Pfluger H.

Departament of Urology and Ludwig-Boltzmann Institut of Andrology and Urology, Lainz Hospital, Viena, Áustria.

Objetivo

Avaliar o efeito da acupuntura na disfunção erétil psicogênica.

Método

Num estudo prospectivo, foi investigado o efeito curativo potencial da acupuntura em pacientes com disfunção erétil psicogênica (PED, *psychogenic erectile dysfunction*). Um total de 22 pacientes com PED foi aleatoriamente dividido em dois grupos. Foram tratados com acupuntura específica contra disfunção erétil (grupo de tratamento) ou acupuntura específica contra dor de cabeça (grupo-placebo). Os sem resposta do grupo-placebo foram passados para o grupo de tratamento. Antes da acupuntura foram avaliados: níveis séricos do hormônio sexual, taxas IIEF, testes de tumescência peniana noturna por três noites (RigiScan) e resposta erétil a 50mg de sildenafila.

Resultados

Dos 21 pacientes, 20 completaram o estudo, incluindo 10 pacientes depois da mudança. Uma resposta satisfatória foi conseguida em 68,4% do grupo de tratamento e em 9% do grupo-placebo (P = 0.0017). Outros 21,05% de pacientes tiveram ereções melhores, isto é, rigidez suficiente sob tratamento simultâneo com 50mg de sildenafila.

Conclusão

Os resultados do estudo-piloto indicam a acupuntura como opção de tratamento efetivo em mais de dois terços dos pacientes com disfunção erétil psicogênica.

Fitoterapia

Study of Shy Gan Yi Yang Capsule on Erectile Dysfunction

Zhongguo Zhong Yao Za Zhi (China Journal of Chinese Materia Medica), Janeiro, 2005, v. 30, n. 1, p. 58-63.

Wang Q, Ni P, Wu WP, Xia ZY

School of Basic Medicine, Beijing University of Traditional Chinese Medicine, Beijing, China.

Objetivo

Estudar o efeito farmacológico da cápsula *Shu Gan Yi Yang* (SGYY).

Método

Camundongos Kongming e ratos Wistar foram utilizados para observar os efeitos da cápsula de SGYY no desejo sexual, ereção, ejaculação e fadiga. Foram medidos: peso da próstata, da vesícula seminal, dos testículos, elevadores e também o nível sérico de testosterona e do timo. Além disso, macacos Rhesus foram utilizados para construir um modelo animal de disfunção erétil. Foram observados: efeitos da cápsula de SGYY no comportamento sexual e no fluxo sanguíneo peniano, além da eletromiografia.

Resultados

A cápsula de SGYY pode reduzir notavelmente o período de incubação da ereção, ejaculação e inovar desejo sexual, ereção e ejaculação tanto em ratos quanto em macacos Rhesus. O peso de próstata, vesícula seminal, testículos e elevadores em camundongos e o nível sérico de testosterona dos ratos aumentaram, enquanto o peso do timo diminuiu. Podem também diminuir a luz da veia e reduzir o fluxo venoso de saída, ao passo que a transmissão do sistema nervoso periférico permanece estável.

Conclusão

A cápsula de SGYY pode melhorar notavelmente atividade erétil, desejo sexual e atividade ejaculatória. O mecanismo da cápsula de SGYY pode ser relacionado ao aumento dos níveis dos hormônios andrógenos e adrenocorticoides, assim como a redução do fluxo venoso de saída peniano.

Notas Finais

1. Nacional Kidney and Urologic Diseases Information Clearing House: http://kidney.niddk.nih.gov/kudiseases/pubs/impotence/index.htm
2. Ibid.
3. 1979 Huang Di Nei Jing Su Wen 黄帝内经素问 [The Yellow Emperor's Classic of Internal Medicine – Simple Questions]. Peoples's Health Publishing House, Beijing, p. 448. Publicado pela primeira vez em *c.* 100 a.C.
4. Ibid., pp. 247-248.
5. Ibid., p. 43.
6. 1981 Ling Shu Jing 灵枢经 [Spiritual Axis]. Peoples's Health Publishing House, Beijing, p. 45. Publicado pela primeira vez em *c.* 100 a.C.
7. Citado em Wang Yong Yan 2004 Zhong Yi Nei Ke Xue 中医内科学 [Chinese Internal Medicine]. Peoples's Health Publishing House, Beijing, p. 701.
8. Ding Guang Di 1991 Zhu Bing Yuan Hou Lun 诸病源候论 [Discussion of the Origin of Symptoms in Diseases]. Peoples's Health Publishing House, Beijing, p. 137. *The Discussion of the Origin of Symptoms in Diseases* foi escrito por Chao Yuan Fang em 610 d.C.
9. Citado em Chinese Internal Medicine, p. 701.
10. Spiritual Axis, p. 120.
11. 1977 Yi Zong Jin Jian 医宗金鉴 [Golden Mirror of Medicine]. Peoples's Health Publishing House, Beijing, p. 129. *Golden Mirror of Medicine* foi escrito por Wu Qian e publicado pela primeira vez em 1742.
12. Simple Questions, p. 249.
13. Ibid., p. 249.
14. Ibid., p. 248.
15. Shandong College of Tradicional Chinese Medicine 1979 Zhen Jiu Jia Yi Jing 针灸甲乙经 [The ABC of Acupuncture]. Peoples's Health Publishing House, Beijing, pp. 259-260. *The ABC of Acupuncture* foi escrito por Huang Fu Mi e publicado pela primeira vez em 282 d.C.
16. Simple Questions, p. 320.
17. Wang Zhong Heng 1995 Nei Ke Za Bing Zheng Zhi Ji Jin 内科杂病证治集锦 [Collection of Patterns and Treatment of Difficult Diseases in Internal Medicine]. Chinese Medicine Ancient Texts Publishing House, Beijing, p. 315.
18. Ibid., p. 312.
19. Ibid., p. 312.
20. Ibid., p. 313.
21. Ibid., p. 313.
22. Ibid., p. 313.
23. Ibid., p. 313.

978-85-7241-817-1

Capítulo 48

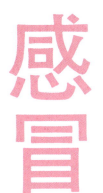

Resfriado Comum e Gripe

CONTEÚDO DO CAPÍTULO

Resfriado Comum e Gripe 1075

Introdução 1075
    Conceito de Vento na Medicina Chinesa 1075
    Conceito de Doença do Calor (*Wen Bing*) 1076

Etiologia e Patologia 1078
    Os Seis Estágios 1078
    Os Quatro Níveis 1079

Identificação de Padrões e Tratamento 1081

Nível do Qi *Defensivo* 1082
    Vento-Frio com Predominância de Frio 1082
    Vento-Frio com Predominância de Vento 1083
    Vento-Calor 1084
    Vento-Umidade-Calor 1086
    Vento-Secura-Calor 1087

Nível do Qi 1088
    Calor do Pulmão 1088
    Fleuma-Calor do Pulmão 1089
    Calor do Estômago 1090
    Calor-Secura do Estômago e dos Intestinos 1091
    Calor da Vesícula Biliar 1091
    Padrão *Yang* Menor 1092
    Umidade-Calor em Estômago e Baço 1092

Prognóstico e Prevenção 1093

Nível do *Qi* Defensivo
- Vento-Frio, predominância de Frio
- Vento-Frio, predominância de Vento
- Vento-Calor
- Vento-Umidade-Calor
- Vento-Secura-Calor

Nível do *Qi*
- Calor do Pulmão
- Fleuma-Calor do Pulmão
- Calor do Estômago
- Calor-Secura do Estômago e dos Intestinos
- Calor da Vesícula Biliar
- Padrão *Yang* Menor
- Umidade-Calor em Estômago e Baço

Resfriado Comum e Gripe

O resfriado comum e a gripe são infecções viróticas do trato respiratório superior. O resfriado comum pode ser causado por uma variedade de vírus, incluindo adenovírus, ecovírus, vírus da *parainfluenza*, vírus de sincicial respiratório e rinovírus. A gripe pode ser causada pelos vírus de gripe A, B ou C.

Na medicina chinesa, o resfriado comum e a gripe correspondem a invasões de Vento exterior que podem se manifestar como Vento-Frio, Vento-Calor, Vento-Umidade-Calor ou Vento-Secura-Calor. Entretanto, Vento-Frio e Vento-Calor são os dois tipos mais comuns e, de modo geral, são também os dois tipos que encerram a maioria das manifestações exteriores.

A discussão do resfriado comum e da gripe será feita de acordo com os seguinte tópicos:

- Introdução.
- Etiologia e patologia.
- Identificação de padrões e tratamento.
- Prognóstico e prevenção.

978-85-7241-817-1

Introdução

Conceito de Vento na Medicina Chinesa

O Vento externo invade a porção do *Qi* Defensivo do Pulmão (o "Exterior" do corpo), causando sintomas exteriores, tais como aversão ao frio, febre, rigidez occi-

Resfriado Comum e Gripe

pital, dor de cabeça e pulso Flutuante. O Vento externo pode ser combinado com Frio, Calor, Umidade, Secura e Água.

O Vento exterior penetra pela pele e interfere na circulação do *Qi* Defensivo no espaço entre pele e músculos. Uma vez que o *Qi* Defensivo aquece os músculos, quando sua circulação é prejudicada pela presença de Vento, o indivíduo sente frio e apresenta aversão ao frio. A "aversão ao frio ou ao vento" é um sintoma característico e essencial de invasão de Vento exterior e não consiste apenas na sensação de frio e tremores, mas também na relutância em sair no frio. Esta aversão ao frio *não* é aliviada ao se cobrir.

O Pulmão controla a propagação de *Qi* Defensivo (*Wei Qi*) no exterior do corpo e também a abertura e o fechamento dos poros. A presença de Vento no espaço entre pele e músculos interfere na difusão e descendência do *Qi* do Pulmão, causando possivelmente espirro e tosse. O prejuízo da difusão e descendência de *Qi* do Pulmão impede a propagação e descida dos fluidos do Pulmão, resultando em corrimento nasal com secreção branca e profusa.

A luta entre Vento patogênico e *Qi* Defensivo em pele e músculos pode causar febre, a qual necessariamente não é febre real, mas a sensação objetiva de calor do corpo no paciente mediante a palpação. É a ocorrência simultânea de "aversão ao frio" (subjetiva) e "emissão de calor" (febre, objetiva) que marca a invasão de Vento externo.

Primeiramente, o Vento ataca os canais mais superficiais, que são os canais *Yang* Maior (Intestino Delgado e Bexiga), obstruindo a circulação do *Qi* Defensivo dentro deles; essa obstrução causa rigidez e dor ao longo desses canais e, particularmente, na região cervical dorsal.

O Vento ataca a parte de topo do corpo e frequentemente se aloja na garganta, causando sensação de prurido na garganta.

Se o Vento se combinar com o Frio com predominância de Frio, não haverá transpiração em virtude de o Frio contrair os poros. O pulso estará Tenso, o que corresponde ao ataque do Frio no estágio do *Yang* Maior dentro dos seis estágios. Este padrão é mais provável de ocorrer em indivíduos de constituição relativamente forte e propensão a padrões de excesso; então, o *Qi* Defensivo do corpo reage fortemente, os poros são fechados e não há transpiração. Este é um padrão exterior de excesso.

Se o Frio não é tão predominante, porém predomina o Vento, os poros ficam abertos, o indivíduo transpira levemente e o pulso ficará lento; isto corresponde ao padrão de ataque de Vento no estágio do *Yang* Maior dentro da diferenciação de padrões de acordo com os seis estágios. Este padrão é mais provável de ocorrer em indivíduos com constituição relativamente fraca e propensão a padrões de deficiência; consequentemente, o *Qi* Nutritivo (*Ying Qi*) é fraco, os poros ficam abertos e haverá leve transpiração. Este é um padrão exterior de deficiência.

Com a invasão exterior de Vento, o *Qi* Defensivo reage apressando-se ao exterior do corpo, o que é refletido no pulso, que fica mais superficial (pulso Flutuante).

> **Resumo**
>
> **Sinais e Sintomas de Invasão de Vento Exterior**
> - Aversão ao frio ou ao vento
> - "Febre" (ou "emissão de calor")
> - Espirro, tosse
> - Corrimento nasal
> - Rigidez e dor na região occipital
> - Prurido na garganta
> - Transpiração ou não (dependendo de o Vento ou o Frio ser predominante)
> - Pulso flutuante

O Vento externo combina-se com outros fatores patogênicos, principalmente, Frio, Calor, Umidade e Água. Portanto, esboçarei a manifestação clínica de cinco tipos de Vento exterior:

- Vento-Frio.
- Vento-Calor.
- Vento-Umidade.
- Vento-Secura.
- Vento-Água.

Vento-Frio

Aversão ao frio, espirro, tosse, corrimento nasal com expectoração branca e aquosa, febre, rigidez e dor occipital grave, ausência de transpiração, ausência de sede, pulso Flutuante e Tenso, coloração inalterada do corpo da língua, revestimento fino e branco.

Vento-Calor

Aversão ao frio, febre, espirro, tosse, corrimento nasal com expectoração ligeiramente amarela, rigidez e dor occipital, transpiração moderada, prurido na garganta, tonsilas inchadas, sede, pulso Flutuante e Rápido, corpo da Língua Vermelho na ponta ou nas laterais, revestimento fino e branco.

Vento-Umidade

Aversão ao frio, febre, gânglios inchados do pescoço, náusea, transpiração, rigidez occipital, dores pelo corpo, dor muscular, sensação de peso do corpo, articulações inchadas, pulso Flutuante e Deslizante.

Vento-Secura

Febre, leve aversão ao frio, transpiração moderada, pele, boca e garganta seca, nariz seco, tosse seca, dor de garganta, língua seca com revestimento fino e branco, pulso Flutuante e Rápido.

Vento-Água

Aversão ao frio; febre; edema, especialmente na face; face e olhos inchados; tosse com expectoração branca, profusa e aquosa; transpiração; ausência de sede; pulso Flutuante.

Conceito de Doença do Calor (Wen Bing)

O *Discussion of Cold-induced Diseases* (*Shang Han Lun*), de Zhang Zhong Jing, estabeleceu a primeira estruturação para diagnóstico e tratamento de doenças provenientes de Vento-Frio exterior. Embora este famoso clássico também discuta as invasões de Vento-Calor e seus tratamentos, uma teoria compreensível das doenças exteriores de Vento-Calor não foi desenvolvida até o final dos anos 1600 pela Escola das Doenças do Calor (*Wen Bing*).

Assim, na medicina chinesa, as duas escolas de pensamento que formam os pilares para o diagnóstico e o tratamento de doenças exteriores estão separadas por cerca de 15 séculos, são elas: a Escola das Doenças Induzidas pelo Frio (Escola de *Shang Han*), baseada no *Discussion of Cold-induced Diseases* (*Shang Han Lun*), de Zhang Zhong Jing (c. 220 d.C.); e a Escola das Doenças do Calor (Escola de *Wen Bing*), que se iniciou no final de 1600 e começo de 1700. Seus principais defensores foram Wu You Ke (1582-1652), Ye Tian Shi (1667-1746) e Wu Ju Tong (1758-1836).

O que significa "doença do Calor"? Esta é minha tradução do termo chinês *wen bing*. Os médicos citados anteriormente, pertencentes a essa escola de pensamento, introduziram inovações importantes para a teoria de Vento na medicina chinesa. A Escola das Doenças do Calor postulou que alguns fatores patogênicos exteriores vão além das características naturais do "Vento"; eles são tão virulentos e fortes, que não importa se o *Qi* do corpo do indivíduo está extremamente forte, homens, mulheres e crianças cairão doentes às dúzias. Ainda mais importante que isso, pela primeira vez na história de medicina chinesa, esses médicos reconheceram que alguns fatores patogênicos externos são *infecciosos*.

Essa é uma ideia extremamente importante e inovadora na medicina chinesa e que precedeu a introdução da medicina ocidental na China. Anteriormente, acreditava-se que o indivíduo sentia-se doente por uma doença exterior em virtude do desequilíbrio relativo entre fator patogênico externo e *Qi* do corpo. Os médicos da Escola das Doenças do Calor, ao contrário, se deram conta que alguns fatores patogênicos, embora ainda pertencentes à categoria de "Vento", eram infecciosos. De fato, alguns deles, chamados de "fatores patogênicos epidêmicos do Calor" (*Wen Yi*), são tão infecciosos que comunidades inteiras caem doentes.

Outra ideia inovadora que se origina desta escola é a de que fatores patogênicos que causam doenças do Calor, todos eles pertencentes à categoria de Vento-Calor, penetram por nariz e boca, em vez de pela pele, como ocorre com Vento-Frio.

As características essenciais das doenças do Calor são, portanto, as seguintes:

- Manifestam-se com sinais e sintomas generalizados de Vento-Calor nos estágios iniciais (Vento-Calor é compreendido aqui no sentido amplo, uma vez que também podem se manifestar como Umidade Calor, Calor de Verão, Calor de Inverno, Calor de Primavera e Calor-Secura).
- Há sempre febre.
- São infecciosos.
- Vento-Calor penetra por nariz e boca.
- Fator patogênico é particularmente forte.

Dessa maneira, embora todos os fatores patogênicos contemplados pela Escola das Doenças do Calor estejam compreendidos na definição ampla de Vento-Calor, nem todas as doenças causadas por Vento-Calor são doenças do Calor. Algumas das doenças exteriores que se iniciam com sintomas de Vento-Calor são doenças do Calor (com todas as características mencionadas anteriormente) e algumas não são. Exemplos de doenças do Calor são: sarampo, varicela, rubéola, poliomielite, varíola, escarlatina, coqueluche ou meningite.

Exemplos de doenças de Vento-Calor que *não* são doenças de Calor são resfriado comum (do tipo de Vento-Calor), gripe, febre ganglionar (mononucleose) e qualquer infecção respiratória do trato superior não-específica, manifestando-se com sintomas de Vento-Calor. Esta é uma consideração muito importante na prática: as doenças provenientes de "simples" Vento-Calor podem ser interrompidas nos estágios iniciais; entretanto, embora as verdadeiras doenças do Calor possam ser aliviadas nos estágios iniciais, elas não podem ser completamente interrompidas.

Teoricamente, como o Vento é o fator patogênico nos estágios iniciais de qualquer doença exterior (seja doença do Calor ou não), libertando o Exterior e expelindo o Vento, podemos interromper qualquer invasão exterior em seu início. Embora isso seja possível para tratar invasões simples de Vento-Calor, não é possível para doenças do Calor. Exemplificando, portanto, se uma criança é infectada com a bactéria *Bordetella pertussis* (causando coqueluche), não seremos capazes de interromper completamente a doença nos seus estágios iniciais.

Nos estágios iniciais, todas as doenças exteriores manifestam-se com sintomas similares aos de Vento-Frio ou Vento-Calor e, neste momento, não é possível afirmar se o paciente está sofrendo de invasão simples de Vento-Calor ou de doença do Calor. É importante tratá-las de acordo com o princípio de tratamento das doenças exteriores, pois embora as doenças do Calor possam não ser completamente interrompidas no estágio inicial, a medicina chinesa pode aliviar os sintomas, encurtar o curso da doença e impedir complicações.

Resfriado comum e gripe são invasões simples de Vento que podem ser interrompidas nos estágios iniciais. Uma vez que os resfriados comuns e a gripe se constituem em doenças relativamente amenas e auto-limitantes, por que a teoria de seu diagnóstico e tratamento toma lugar proeminente na medicina chinesa? A medicina chinesa vê essas doenças de maneira diferente da medicina ocidental, acreditando que se o Vento externo penetrar no Interior, ele pode causar o início de muitas doenças diferentes; é importante, portanto, eliminar o fator patogênico o quanto antes possível. Invasões simples de Vento-Calor podem ser interrompidas na fase inicial. As doenças do Calor podem ser aliviadas, seus cursos encurtados e quaisquer complicações evitadas.

O tratamento de invasões externas é também importante em virtude de poder gerar consequências muito sérias em crianças e idosos. Nas crianças, várias doenças graves iniciam-se com sintomas de invasão de Vento-Calor; nos estágios iniciais, não é possível afirmar que doença tais sintomas irão acarretar, sendo importante, portanto, tratar rapidamente as manifestações. Exemplificando, sarampo, difteria, coqueluche, poliomielite, nefrite aguda, escarlatina e meningite podem se manifestar com sintomas de Vento-Calor nos estágios iniciais. Nos idosos, o Vento exterior pode facilmente penetrar no Interior, causando bronquite e pneumonia, as quais são, muitas vezes, fatais em idade avançada.

A infecção proveniente do vírus do resfriado comum ou da gripe sucede pelo trato respiratório superior, podendo ocorrer em qualquer estação, porém mais frequentemente no Inverno ou na Primavera. Sob o ponto de vista da medicina chinesa, pode-se manifestar com sintomas de Vento-Frio ou Vento-Calor.

Etiologia e Patologia

A invasão de um fator patogênico exterior é proveniente do desequilíbrio temporário e relativo entre fator patogênico e *Qi* do corpo (Fig. 48.1).

Esse desequilíbrio pode ocorrer graças à fraqueza *temporária* e *relativa* do *Q*i do corpo ou porque o fator patogênico é muito forte. Enfatizo os termos "temporariamente" e "relativamente", pois o *Qi* do corpo não é fraco em termos absolutos, porém apenas em relação ao fator patogênico externo num dado momento. O *Qi* do corpo pode ser temporariamente e relativamente fraco devido à sobrecarga de trabalho, atividade sexual excessiva, dieta irregular e tensão emocional ou a combinação de todas. Dessa maneira, quando o corpo está enfraquecido, mesmo um fator patogênico moderado pode causar invasão externa de Vento (Fig. 48.2).

Por outro lado, o fator patogênico particularmente forte pode causar invasão exterior de Vento, não importando se o *Qi* do corpo é forte. O indivíduo que cai no gelo ao cruzar um lago congelado na Finlândia, no meio de inverno, sofrerá invasão de Vento, não importando se a condição do corpo é extremamente forte (Fig. 48.3)!

O termo "Vento" indica fator de etiológico e condição patológica. Como fator etiológico, literalmente, refere-se às influências climáticas e especialmente as alterações climáticas repentinas, às quais o corpo não consegue se adaptar. Como condição patológica, "Vento" refere-se ao complexo de sinais e sintomas manifestados na forma de Vento-Frio ou Vento-Calor. Na prática clínica, este é o aspecto mais importante do conceito de Vento.

Dessa maneira, o diagnóstico de invasão de "Vento" não é realizado com base na história (não é necessário perguntar ao paciente se ele ficou exposto ao vento), porém com base nos sinais e sintomas. Se o indivíduo apresenta todos os sinais e sintomas de "Vento" (aversão ao frio, tremores, febre, espirro, corrimento nasal, dor de cabeça e pulso Flutuante), então o quadro é de Vento exterior, não importando a que condições climáticas o indivíduo tenha ficado exposto em horas ou dias anteriores.

De fato, há ainda quadros crônicos que se manifestam com sintomas de "Vento" e são tratados como tais, embora não tenham nenhuma relação com os fatores climáticos. Por exemplo, rinite alérgica (gerada por casas empoeiradas ou pólen) manifesta-se com sintomas e sinais de "Vento", sendo tratada como tal.

Resfriado comum e gripe podem se manifestar basicamente com sintomas de Vento-Frio ou Vento-Calor. São os dois tipos mais importantes de Vento e a maioria dos outros tipos pode ser tratada modificando-se as fórmulas básicas para Vento-Frio ou Vento-Calor.

Os Seis Estágios

A sintomatologia de Vento-Frio foi discutida por Zhang Zhong Jing no *Discussion of Cold-induced Diseases* (*Shang Han Lun*, c. 220 d.C.), em que o autor, pela

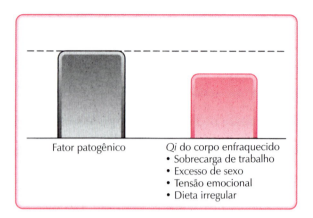

Figura 48.2 – Invasão externa num corpo enfraquecido.

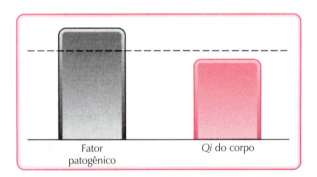

Figura 48.1 – Desequilíbrio entre fatores patogênicos exteriores e *Qi* do corpo.

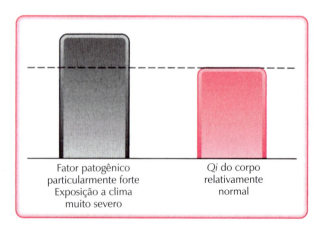

Figura 48.3 – Invasão externa por fator patogênico particularmente forte.

primeira vez, elaborou a teoria dos Seis Estágios. Estes estágios são:

- *Yang* Maior:
  - Vento-Frio com predominância de Frio.
  - Vento-Frio com predominância de Vento.
- *Yang* Brilhante:
  - Padrão de canal (Calor do Estômago).
  - Padrão de órgão (Fogo do Estômago).
- *Yang* Menor.
- *Yin* Maior.
- *Yin* Menor.
- *Yin* Terminal.

O primeiro estágio, *Yang* Maior, é o único exterior. Nesse estágio, o Vento-Frio está no exterior e apenas a porção do *Qi* Defensivo do Pulmão é afetada, não o interior. A difusão e a descendência do *Qi* do Pulmão ficam prejudicadas e o Vento externo é alojado no espaço entre pele e músculos, prejudicando a circulação do *Qi* Defensivo.

Os sintomas essenciais no estágio do *Yang* Maior são:

- Aversão ao frio e tremores.
- Cefaleia occipital e/ou rigidez cervical.
- Pulso Flutuante.

A "aversão ao frio" denota sensação subjetiva típica de frio e tremor, a qual surge em ondas nos estágios iniciais de resfriado ou gripe. Trata-se de um sintoma característico, na medida em que não é aliviado, mesmo que o indivíduo se agasalhe ou se cubra. A maioria dos indivíduos sente frio desagradável ou calafrios decorrentes de gripe, mesmo na cama sob as mantas.

A "febre" ocorre devido à luta entre Vento externo e *Qi* Correto. Observe, entretanto, que a "febre" não indica necessariamente temperatura elevada, porém refere-se à sensação objetiva quente do paciente ao toque pelo médico (especialmente na testa e no dorso de mãos).

A cefaleia occipital ou rigidez é proveniente da obstrução da circulação do *Qi* Defensivo no canal *Yang* Maior (Intestino Delgado e Bexiga), que flui nessa área.

O pulso Flutuante reflete a investida do *Qi* Defensivo em direção ao Exterior, a fim de lutar contra o fator patogênico.

Além destes quatro sintomas cardeais há também outros, tais como corrimento nasal, espirro, tosse, dores pelo corpo, prurido na garganta, etc. Todos esses sintomas são decorrentes do prejuízo da difusão e descendência do *Qi* do Pulmão e da obstrução da circulação do *Qi* Defensivo nos músculos.

Para a descrição dos sintomas dos seis estágios, ver Apêndice 1.

Os Quatro Níveis

A sintomatologia do Vento-Calor foi elaborada em detalhes pela Escola de Doenças do Calor mencionada anteriormente. Em particular, Ye Tian Shi (1667-1746) formulou a teoria dos Quatro Níveis para descrever a sintomatologia das invasões de Vento-Calor. Os Quatro Níveis são os seguintes:

- Nível do *Qi* Defensivo:
  - Vento-Calor.
  - Umidade-Calor.
  - Calor de Verão.
  - Vento-Secura-Calor.
- Nível do *Qi*:
  - Calor do Pulmão.
  - Calor do Estômago.
  - Calor-Secura do Estômago e dos Intestinos.
  - Calor da Vesícula Biliar.
  - Umidade-Calor em Estômago e Baço.
- Nível de *Qi* Nutritivo:
  - Calor no Pericárdio.
  - Calor no *Qi* Nutritivo.
- Nível do Sangue:
  - Calor vitorioso agita Sangue.
  - Calor vitorioso movimenta o Vento.
  - Vento por Deficiência agita no Interior.
  - Colapso de *Yin*.
  - Colapso de *Yang*.

O primeiro nível é concernente ao estágio exterior da invasão de Vento-Calor, os outros três níveis descrevem quadros patológicos que surgem quando o fator patogênico penetra no Interior e se transforma em Calor. Os Quatro Níveis representam níveis diferentes de profundidade energética, o primeiro sendo o exterior e os outros três sendo o interior. A parte interessante dessa teoria é a distinção, dentro do interior, dos três diferentes níveis, o nível do *Qi* sendo o mais superficial (dentro do interior) e o nível do Sangue, o mais profundo.

O nível do *Qi* Defensivo dos Quatro Níveis corresponde de forma ampla ao Estágio do *Yang* Maior dos Seis Estágios. O primeiro lida com Vento-Calor e o último, com Vento-Frio. Embora as manifestações clínicas sejam diferentes, elas compartilham características comuns, pois ambas são caracterizadas pela invasão de fator patogênico exterior, pelo prejuízo da difusão e descendência do *Qi* do Pulmão e pela obstrução do *Qi* Defensivo no espaço entre pele e músculos. Por essa razão, neste capítulo, devo referir-me a ambos, ao estágio *Yang* Maior dos Seis Estágios e ao nível *Qi* Defensivo dos Quatro Níveis como "nível do *Qi* Defensivo".

Os principais sintomas de invasão de Vento-Calor são aversão ao frio, tremores, febre, dor de garganta, tonsilas inchadas, dor de cabeça e dores pelo corpo, espirro, tosse, corrimento nasal com secreção amarela, urina levemente escura, laterais da língua ligeiramente Vermelhas e pulso Flutuante e Rápido. É importante observar que no Vento-Calor também há aversão ao frio, pois esta é resultante do Vento-Calor obstruindo o *Qi* Defensivo, que consequentemente falha em aquecer os músculos.

A Tabela 48.1 compara as manifestações e a patologia das invasões de Vento-Frio e Vento-Calor.

Dessa maneira, resfriado comum e gripe sempre irão começar com manifestações similares ao estágio *Yang* Maior dos Seis Estágios ou no nível do *Qi* Defensivo dos Quatro Níveis, dependendo do fato de o fator patogênico ser Vento-Frio ou Vento-Calor. Se o fator patogê-

Tabela 48.1 – Comparação de Vento-Frio e Vento-Calor

	Vento-Frio	**Vento-Calor**
Patologia	Vento-Frio obstruindo *Qi* Defensivo	Vento-Calor prejudicando *Qi* Defensivo e descendência do *Qi* do Pulmão
Penetração do fator patogênico	Via pele	Via nariz e boca
Febre	Fraca	Alta
Aversão ao frio	Pronunciada	Moderada
Dores pelo corpo	Intensas	Moderadas
Sede	Ausente	Moderada
Urina	Pálida	Ligeiramente escura
Cefaleia	Occipital	Em toda a cabeça
Transpiração	Ausente ou transpiração moderada na cabeça	Transpiração moderada
Língua	Sem alteração	Ligeiramente Vermelha na frente e/ou nas laterais
Pulso	Flutuante e Tenso	Flutuante e Rápido
Tratamento	Ervas picantes e mornas para causar transpiração	Ervas picantes e frias para libertar o exterior

nico não for expelido nos estágios iniciais, ele irá se transformar em Calor e penetrará no interior.

Quando o fator patogênico penetra no interior, o *Qi* do corpo continua sua luta contra este no interior, o que causa febre alta e sensação de calor, em contraste acentuado com aversão ao frio e tremores, os quais ocorrem quando o *Qi* do corpo luta com o fator patogênico no exterior. No nível exterior, os órgãos internos não são afetados e apenas a porção do *Qi* Defensivo do Pulmão fica envolvida. Quando o fator patogênico se torna interior, os órgãos são afetados, especialmente Pulmão e/ou Estômago (ver adiante).

Esse estágio de desenvolvimento na patologia dessas doenças é crucial, pois, se o fator patogênico não for eliminado, pode penetrar mais profundamente, causando problemas sérios (no nível do *Qi* Nutritivo ou no nível do Sangue) ou dando origem a Calor residual, que, muitas vezes, é a causa de quadros crônicos de síndrome da fadiga pós-viral. A Tabela 48.2 compara e contrasta os níveis do *Qi* Defensivo e de *Qi* da diferenciação de padrões de acordo com os Quatro Níveis.

No Interior, os principais padrões que aparecem são o padrão de *Yang* Brilhante dos Seis Estágios ou, mais comumente, um dos padrões de nível do *Qi* dentro dos Quatro Níveis. Em geral, no nível do *Qi*, Estômago, Pulmão ou ambos são afetados. *Wu Ju Tong* explicou claramente este fator[1]:

Vento-Calor exterior penetra via boca e nariz; a boca se abre no Estômago e o nariz se abre no Pulmão; se Vento-Calor não for expelido [enquanto estiver] no Aquecedor Superior, irá penetrar no Aquecedor Médio.

Os vários padrões dos Seis Estágios e dos Quatro Níveis são ilustrados na Figura 48.4.

Os padrões do canal *Yang* Brilhante e do órgão *Yang* Brilhante do estágio *Yang* Brilhante são, no nível do *Qi*, exatamente os mesmos que Calor do Estômago e Calor-Secura do Estômago e dos Intestinos, respectivamente. Por essa razão, neste capítulo, devo referir-me ao estágio do *Yang* Brilhante dos Quatro Estágios e ao nível do *Qi* dos Quatro Níveis como "nível do *Qi*".

O padrão *Yang* Menor dos Seis Estágios é quase o mesmo (porém, não totalmente) que o padrão de Calor da Vesícula Biliar da diferenciação de padrões de acordo com os Quatro Níveis.

Tabela 48.2 – Comparação entre os níveis de *Qi* Defensivo e *Qi*

Nível	Diferenciação dos Oito Princípios	Diferenciação dos Órgãos Internos	Condição do *Qi* do corpo	Localização
Qi Defensivo	Exterior, Calor, excesso	Não afetado	Relativamente forte	*Qi* do Corpo luta no exterior
Qi	Interior, Calor, excesso	Afetado	Relativamente forte	*Qi* do Corpo luta no interior

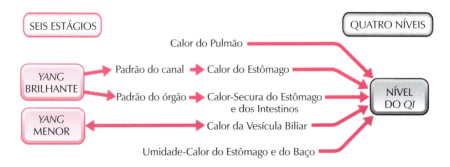

FIGURA 48.4 – Padrões *Yang* Brilhante, *Yang* Menor e do nível do *Qi*.

Resfriado Comum e Gripe **1081**

Tabela 48.3 – Comparação dos Quatro Níveis

Sintomas	Nível do *Qi* Defensivo	Nível do *Qi*	Nível do *Qi* Nutritivo e do Sangue
Febre	Leve, aversão ao frio	Alta, aversão ao Calor	Alta, à noite
Sede	Moderada	Intensa	Boca seca, sem desejo de beber
Estado mental	Inalterado; em crianças, ligeira irritabilidade	Mente geralmente clara; se a febre for alta, delírio	Irritabilidade, delírio, inquietação, coma
Transpiração	Ausente ou moderada	Profusa	Ausente ou à noite
Língua	Ligeiramente Vermelha nas laterais e/ou na frente	Corpo vermelho, revestimento amarelo, marrom ou preto	Vermelha, sem revestimento
Pulso	Flutuante	Rápido, Cheio	Rápido-Fino ou Flutuante-Vazio e Rápido
Patologia	Padrão exterior	Padrão interior, *Qi* do corpo forte	Padrão interior, *Qi* do corpo fraco

A Tabela 48.3 ilustra as diferenças entre os Quatro Níveis.

Resumindo os Quatro Níveis, pode-se dizer:

- *Nível do* Qi *Defensivo*: aversão ao frio.
- *Nível do* Qi: aversão ao calor.
- *Nível do* Qi *Nutritivo*: irritabilidade, febre à noite.
- *Nível do Sangue*: sangramento e máculas.

Para a descrição dos sintomas dos Quatro Níveis, ver *Apêndice 2*.

Neste capítulo, será discutido a sintomatologia e o tratamento do resfriado comum e da gripe não apenas nos estágios iniciais, porém também no seu segundo estágio, isto é, nível do *Qi*. É importante ser capaz de diferenciar e tratar os padrões do nível do *Qi*, pois a maioria dos acupunturistas normalmente vê os pacientes após a invasão inicial de Vento, quando o fator patogênico está no nível do *Qi*. Não discutiremos o nível do *Qi* Nutritivo ou do Sangue, já que dificilmente vemos os pacientes nesse estágio.

Obviamente, o ideal é interromper a invasão do fator patogênico exterior nos estágios iniciais. Isto nem sempre é possível por várias razões: o tratamento nem sempre é eficaz, o paciente pode não se resguardar durante a invasão aguda, a utilização desnecessária de antibióticos pode agravar e prolongar o quadro ou pode tratar-se de doença do Calor, a qual não pode ser completamente detida no estágio inicial. Finalmente, é possível que só vejamos o paciente quando o fator patogênico já estiver no interior.

Por quaisquer razões anteriores, mesmo se não for possível interromper a invasão no estágio exterior, ainda é importante cessá-la no nível do *Qi*, pois, nesse nível, o quadro pode tornar-se crônico, gerando o desenvolvimento de síndromes de fadiga pós-viral ou síndrome de fadiga crônica.

Identificação de Padrões e Tratamento

O princípio de tratamento no resfriado comum e na gripe deve ser solidamente baseado na diferenciação entre os níveis do *Qi* Defensivo e do *Qi*. No nível do *Qi* Defensivo é imperativo libertar o exterior e expelir o Vento. No nível do *Qi*, o princípio do tratamento é liberar o *Qi*. Em maior detalhe, os princípios de tratamento dos dois níveis são os seguintes.

Nível do **Qi** *Defensivo (Estágio* **Yang Maior***)*

Libertar Exterior, expelir Vento e restabelecer difusão e descendência do *Qi* do Pulmão. Esse objetivo é alcançado usando ervas picantes e flutuantes, as quais libertam o exterior. Além disso, temos:

- *Vento-Frio*: expelir Vento-Frio com ervas picantes e mornas. Exemplos: *Ma Huang (Herba Ephedrae)* e *Gui Zhi (Ramulus Cinnamomi cassiae)*. A fórmula representativa é *Ma Huang Tang* (Decocção de *Ephedra*).
- *Vento-Calor*: expelir Vento e eliminar Calor com ervas picantes e frescas. Exemplos: *Sang Ye (Folium Mori albae)*, *Bo He (Herba Menthae)* e *Ju Hun (Flos Chrysanthemi rnorifolii)*. As fórmulas representativas são *Yin Qiao San* (Pó de *Lonicera-Forsythia*) e *Sang Ju Yin* (Decocção de *Morus-Chrysanthemum*).
- *Vento-Umidade-Calor*: expelir Vento, resolver Umidade, eliminar Calor e harmonizar o Centro com ervas que aromaticamente resolvam a Umidade e libertem o exterior. Exemplos: *Huo Xiang (Herba Pogostemonis)*, *Pei Lan (Herba Eupatorii)*, *Cao Guo (Fructus Tsaoko)* e *Zi Su Ye (Folium Perillae)*. A fórmula representativa é *Huo Xiang Zheng Qi San* (Pó de *Agastache d*o Qi Correto).
- *Vento-Secura-Calor*: expelir Vento, nutrir fluidos e eliminar Calor com ervas picantes e frescas e doces e frescas. Exemplos: *Sang Ye (Folium Mori)* e *Tian Hua Fen (Radix Trichosanthis)*. A fórmula representativa é *Sang Xing Tang* (Decocção de *Morus-Prunus*).

Nível do **Qi**

Eliminar Calor ao nível do *Qi*. Além disso:

- *Calor do Pulmão*: eliminar Calor do Pulmão, restabelecer a descendência do *Qi* do Pulmão e interromper tosse e asma com ervas picantes e frescas que promovam o afundamento. Exemplos: *Shi Gao (Gypsum fibrosun)* e *Xing Ren (Semen Armeniacae)*. A fórmula representativa é *Ma Xing Shi Gan Tang* (Decocção de *Ephedra-Armeniaca-Gypsum-Glycyrrhiza*).

1082 Resfriado Comum e Gripe

- *Calor do Estômago*: eliminar Calor do Estômago e promover a descendência do *Qi* do Estômago com ervas picantes e frescas. Exemplos: *Shi Gao (Gypsum fibrosum)* e *Zhi Mu (Radix Anemarrhenae)*. A fórmula representativa é *Bai Hu Tang* (Decocção do Tigre Branco).
- *Calor-Secura do Estômago e dos Intestinos*: drenar Fogo do Estômago por intermédio de purgação e nutrição dos fluidos, se necessário. Exemplos: *Da Huang (Rhizoma Rhei)* e *Mang Xiao (Mirabilitum)*. A fórmula representativa é um das três variações de *Cheng Qi Tang* (Decocção para Conduzir o *Qi*).
- *Calor na Vesícula Biliar*: harmonizar o *Yang* Menor e eliminar o Calor da Vesícula Biliar com ervas amargas, frias e picantes e frescas. Exemplos: *Chai Hu (Radix Bupleuri)* e *Huang Qin (Radix Scutellariae)*. A fórmula representativa é *Hao Qin Qing Dan Tang* (Decocção de *Artemisia apiacea-Scutellaria* para Desobstruir a Vesícula Biliar) e *Xiao Chai Hu Tang* (Pequena Decocção de *Bupleurum*).
- *Umidade-Calor do Estômago e do Baço*: eliminar Calor, resolver Umidade, restabelecer a descendência do *Qi* do Estômago e harmonizar o Centro com ervas amargas e frias para fazer o *Qi* descender, com ervas picantes e frescas para abrir o *Qi*, ervas que resolvam aromaticamente a Umidade e ervas insípidas que drenem a Umidade. Exemplos: *Huang Lian (Rhizoma Coptidis)*, *Zi Su Ye (Folium Perillae)*, *Hou Po (Cortex Magnoliae officinalis)*, *Cang Zhu (Rhizoma Atractylodis)*, *Fu Ling (Poria)* e *Yi Yi Ren (Semen Coicis)*. A fórmula representativa é *Lian Po Yin* (Decocção de *Coptis-Magnolia*).

Discutiremos os seguintes padrões exteriores:

- Vento-Frio com predominância de Frio.
- Vento-Frio com predominância de Vento.
- Vento-Calor.
- Vento-Umidade-Calor.
- Vento-Secura-Calor.

Além destes, discutirei o tratamento de alguns dos padrões interiores ao nível de *Qi*:

- Calor do Pulmão.
- Fleuma-Calor do Pulmão.
- Calor do Estômago.
- Calor-Secura do Estômago e dos Intestinos.
- Calor da Vesícula Biliar.
- Padrão *Yang* Menor.
- Umidade-Calor em Estômago e Baço.

NÍVEL DO QI DEFENSIVO

Vento-Frio com Predominância de Frio

Manifestações Clínicas

Aversão ao frio, tremores, febre, ausência de transpiração, cefaleia occipital, rigidez cervical, dores pelo corpo, tosse moderada, corrimento nasal com secreção branca, espirro.

Língua: sem alteração nos estágios iniciais.
Pulso: Flutuante e Tenso.

Este é o padrão clássico do *Yang* Maior com predominância de Frio. A ausência de transpiração indica a predominância de Frio. Trata-se de padrão do tipo excesso, o qual ocorre em indivíduos que apresentam o *Qi* do corpo relativamente forte.

Princípio de Tratamento

Libertar exterior, expelir Vento, dispersar Frio, restabelecer a difusão e descendência do *Qi* do Pulmão.

Acupuntura

Pontos

P-7 (*Lieque*), IG-4 (*Hegu*), B-12 (*Fengmen*), VB-20 (*Fengchi*), DU-16 (*Fengfu*), B-13 (*Feishu*), IG-20 (*Yingxiang*), DU-23 (*Shangxing*), DU-20 (*Baihui*), R-7 (*Fuliu*). Utilizar método de sedação, aplicação de ventosa no ponto B-12. Pode ser utilizada moxa direta após a retirada das agulhas; por exemplo, nos pontos B-12 ou B-13. Alguns médicos procedem inicialmente à tonificação dos pontos e, posteriormente, à sedação, com o objetivo de primeiramente concentrar o *Qi* Defensivo e, então, expelir os fatores patogênicos. Tais médicos utilizam esse método tanto para Vento-Frio como para Vento-Calor.

EXPLICAÇÃO

- P-7, IG-4 e B-12 são os três pontos mais importantes para expelir Vento-Frio. A aplicação de ventosa no ponto B-12 é extremamente eficaz. Na maioria dos casos, apenas estes três pontos são suficientes para elucidar o quadro. Outros pontos podem ser selecionados de acordo com os sinais e sintomas.
- VB-20 e DU-16 expelem Vento e são selecionados se cefaleia e rigidez cervical forem pronunciadas.
- B-13 restabelece a difusão e descendência do *Qi* do Pulmão, sendo selecionado se a tosse for pronunciada.
- IG-20 e DU-23 expelem Vento e desobstruem o nariz, sendo utilizados se espirro e corrimento nasal forem pronunciados.
- DU-20 expele Vento e alivia dor de cabeça.
- R-7 é utilizado em combinação com IG-4 para causar transpiração. Deve ser tonificado enquanto IG-4 deve ser sedado.

Fitoterapia

Prescrição

MA HUANG TANG – Decocção de *Ephedra*.

EXPLICAÇÃO Essa é a fórmula clássica do *Discussion of Cold-induced Diseases* para tratar o padrão *Yang* Maior com predominância de Frio. Liberta exterior, expele Vento, dispersa Frio e restabelece a difusão e descendência do *Qi* do Pulmão.

Prescrição

JING FANG JIE BIAO TANG – Decocção de *Schizonepeta-Saposhnikovia* para Libertar o Exterior.

EXPLICAÇÃO Essa fórmula expele Vento-Frio e liberta Exterior. Essa fórmula é selecionada se as dores pelo corpo forem pronunciadas, em vez de tosse e espirro.

Prescrição

CHUAN XIONG CHA TIAO SAN – Pó Regulador de *Lingusticum* e Chá Verde.

EXPLICAÇÃO   Essa fórmula é específica para aliviar a dor de cabeça proveniente de Vento-Frio exterior. Também liberta o Exterior, porém sua ação nesse sentido é mais fraca que as duas fórmulas anteriores.

MODIFICAÇÕES   Estas modificações aplicam-se a todas as três fórmulas.

- Se as dores no corpo forem pronunciadas, acrescentar (ou aumentar a dosagem, caso a erva conste na prescrição) *Qiang Huo* (*Rhizoma seu Radix Notopterygii*) e *Du Huo* (*Radix Angelicae pubescentis*).
- Se a dor de cabeça for pronunciada, acrescentar *Gao Ben* (*Rhizoma Ligustici*), *Bo He* (*Herba Menthae*) e *Chuan Xiong* (*Radix Chuanxiong*).
- Se corrimento nasal e espirro forem pronunciados, acrescentar *Bai Zhi* (*Radix Angelicae dahuricae*), *Xin Yi Hua* (*Flos Magnoliae*) e *Cang Er Zi* (*Fructus Xanthii*).
- Se resfriado comum ocorrer no verão, acrescentar *Xiang Ru* (*Herba Elsholtziae splendentis*), a qual expele Calor de Verão, porém lida também com invasão de Vento-Frio no verão. Ela é chamada de "*Ma Huang* do verão". Se *Ma Huang Tang* for utilizada, substituir *Ma Huang* por *Xiang Ru* (transformando a prescrição em fórmula diferente, pois a erva imperadora não pode ser substituída na prescrição) ou reduzir a dosagem de *Ma Huang* e acrescentar *Xiang Ru*.

Remédio dos Três Tesouros

EXPELIR VENTO-FRIO   Expelir Vento-Frio é uma variação de *Jing Fang Jie Biao Tang*: liberta exterior, expele Vento-Frio e restabelece a difusão e descendência do *Qi* do Pulmão.

Resumo

Vento-Frio, Predominância de Frio

Pontos

■ P-7 (*Lieque*), IG-4 (*Hegu*), B-12 (*Fengmen*), VB-20 (*Fengchi*), DU-16 (*Fengfu*), B-13 (*Feishu*), IG-20 (*Yingxiang*), DU-23 (*Shangxing*), DU-20 (*Baihui*), R-7 (*Fuliu*). Utilizar método de sedação, aplicação de ventosa no ponto B-12. Pode ser utilizada moxa direta após a retirada das agulhas; por exemplo, nos pontos B-12 ou B-13

Fitoterapia

Prescrição

■ *MA HUANG TANG* – Decocção de *Ephedra*

Prescrição

■ *JING FANG JIE BIAO TANG* – Decocção de *Schizonepeta-Saposhnikovia* para Libertar o Exterior

Prescrição

■ *CHUAN XIONG CHA TIAO SAN* – Pó Regulador de *Chianxiong* e Chá Verde

Remédio dos Três Tesouros

■ Expelir Vento-Frio

Caso Clínico

Um homem de 42 anos de idade encontrava-se sob tratamento para asma quando pegou um resfriado. Seus sintomas incluíam tremores, cefaleia occipital, espirro, tosse e falta de ar. O pulso estava Flutuante. A língua apresentava-se geralmente muito Inchada e a asma era proveniente de Fleuma-Umidade obstruindo o Pulmão.

Diagnóstico   Este é um exemplo claro de invasão de Vento-Frio sobre condição preexistente de deficiência do *Qi* do Pulmão e *Qi* do Baço com Fleuma.

Princípio de tratamento   O princípio de tratamento adotado constituiu em libertar o exterior, restabelecer a dispersão e descendência do *Qi* do Pulmão e expelir Vento-Frio.

Fitoterapia   A fórmula utilizada foi uma variação de *Ma Huang Tang* (Decocção de *Ephedra*):

- *Ma Huang* (*Herba Ephedrae*): 9g.
- *Gui Zhi* (*Ramulus Cinnamomi cassiae*): 4g.
- *Xing Ren* (*Semen Armeniacae*): 6g.
- *Zhi Gan Cao* (*Radix Glycyrrhizae uralensis preparata*): 3g.
- *Bai Qian* (*Rhizoma Cynanchi stauntonii*): 6g.
- *Qian Hu* (*Radix Peucedani*): 6g.
- *Pi Pa Ye* (*Folium Eriobotryae*): 6g.

Explicação

- As quatro primeiras ervas constituem o *Ma Huang Tang*, que liberta exterior, restabelece a dispersão e descendência do *Qi* do Pulmão e expele Vento-Frio.
- *Bai Qian* e *Qian Hu* restabelecem a descendência do *Qi* do Pulmão, interrompem a tosse e resolvem a Fleuma.
- *Pi Pa Ye* restabelece a descendência do *Qi* do Pulmão e interrompe a tosse. As três últimas ervas foram acrescentadas para restabelecer a descendência do *Qi* do Pulmão, a fim de garantir que a asma do paciente não se agravasse em consequência da invasão de Vento-Frio.

Essa fórmula eliminou o resfriado em dois dias.

Vento-Frio com Predominância de Vento

Manifestações Clínicas

Aversão ao frio, tremores, febre, transpiração moderada, cefaleia occipital, rigidez cervical, dores pelo corpo, tosse moderada, corrimento nasal com secreção branca, espirro.

Língua: sem alteração nos estágios iniciais.

Pulso: Flutuante e Lento.

Este é um padrão clássico do *Yang* Maior quando há predominância de Vento. Ocorre quando o *Qi* do corpo é relativamente fraco e *Qi* Defensivo e *Qi* Nutritivo não

1084 Resfriado Comum e Gripe

estão harmonizados. O *Qi* Nutritivo deficiente não contém os fluidos, causando transpiração moderada.

Princípio de Tratamento

Aliviar exterior, expelir Vento-Frio e harmonizar *Qi* Nutritivo e Defensivo.

Acupuntura

Pontos

P-7 (*Lieque*); IG-4 (*Hegu*); B-12 (*Fengmen*), com aplicação de ventosa; E-36 (*Zusanli*); VB-20 (*Fengchi*); DU-16 (*Fengfu*); B-13 (*Feishu*); IG-20 (*Yingxiang*); DU-23 (*Shangxing*); B-18 (*Ganshu*). Utilizar método de sedação, exceto nos pontos E-36 e B-18, que devem ser inseridos com método neutro.

EXPLICAÇÃO

- P-7, IG-4 e B-12 são os três pontos mais importantes para expelir Vento-Frio. A aplicação de ventosa no ponto B-12 é extremamente eficaz. Na maioria dos casos, apenas estes três pontos são suficientes para elucidar o quadro. Outros pontos podem ser selecionados de acordo com os sinais e sintomas, e tais pontos já foram explicados no padrão anterior.
- E-36 harmoniza *Qi* Nutritivo e Defensivo.
- B-18: alguns médicos utilizam este ponto para nutrir *Qi* Nutritivo e Sangue e, consequentemente, harmonizar *Qi* Nutritivo e Defensivo.

Fitoterapia

Prescrição

GUI ZHI TANG – Decocção de *Ramulus Cinnamomi*.

EXPLICAÇÃO   Essa fórmula libera exterior, expele Vento-Frio e harmoniza *Qi* Nutritivo e Defensivo.

MODIFICAÇÕES

- Se houver rigidez pronunciada do pescoço e de outros músculos, acrescentar *Ge Gen* (*Radix Puerariae*). Esse acréscimo forma *Gui Zhi Jia Ge Gen Tang* (Decocção de *Ramulus Cinnamomi* mais *Pueraria*).
- Se houver tosse e falta de ar, acrescentar *Hou Po* (*Cortex Magnoliae officinalis*) e *Xing Ren* (*Semen Armeniacae*). Esse acréscimo forma *Gui Zhi Jia Hou Po Xing Zi Tang* (Decocção de *Ramulus Cinnamomi* mais *Magnolia* e *Prunus*).

Resumo

Vento-Frio, Predominância de Vento

Pontos

- P-7 (*Lieque*); IG-4 (*Hegu*); B-12 (*Fengmen*), com aplicação de ventosa; E-36 (*Zusanli*); VB-20 (*Fengchi*); DU-16 (*Fengfu*); B-13 (*Feishu*); IG-20 (*Yingxiang*); DU-23 (*Shangxing*); B-18 (*Ganshu*). Utilizar método de sedação, exceto nos pontos E-36 e B-18, que devem ser inseridos com método neutro.

Fitoterapia

Prescrição

- *GUI ZHI TANG* – Decocção de *Ramulus Cinnamomi*

Vento-Calor

Manifestações Clínicas

Aversão ao frio, tremores, febre, transpiração moderada, corrimento nasal com secreção amarelada, dor de cabeça, dores pelo corpo, tosse, dor de garganta, tonsilas inchadas, sede moderada, urina levemente escura.

Língua: ligeiramente Vermelha nas laterais e/ou na frente.

Pulso: Flutuante e Rápido.

Princípio de Tratamento

Libertar exterior, expelir Vento-Calor e restabelecer a difusão e descendência do *Qi* do Pulmão.

Acupuntura

Pontos

IG-4 (*Hegu*); IG-11 (*Quchi*); TA-5 (*Waiguan*); B-12 (*Fengmen*), com aplicação de ventosa; B-13 (*Feishu*); DU-14 (*Dazhui*); P-11 (*Shaoshang*); VB-20 (*Fengchi*); DU-16 (*Fengfu*). Utilizar método de sedação em todos os pontos.

EXPLICAÇÃO

- IG-4, IG-11 e TA-5 são os três principais pontos para expelir Vento-Calor. Outros pontos são selecionados de acordo com sinais e sintomas.
- B-12 liberta exterior e expele Vento.
- B-13 estimula a dispersão e descendência do *Qi* do Pulmão e interrompe a tosse.
- DU-14 é selecionado se os sintomas de Calor forem pronunciados (por exemplo, febre alta). Deve-se inserir a agulha obliquamente para baixo e obter, de preferência, a sensação forte da inserção da agulha se propagando para baixo.
- P-11, com método de sangramento, expele Vento-Calor e acalma a garganta, sendo selecionado se a garganta e as tonsilas estiverem doloridas, inchadas e inflamadas.
- VB-20 e DU-16 expelem Vento e são selecionados se a dor de cabeça for intensa.

Fitoterapia

Prescrição

YIN QIAO SAN – Pó de *Lonicera-Forsythia*.

EXPLICAÇÃO   Essa fórmula liberta exterior e expele Vento-Calor. Essa fórmula é mais eficaz para tratar casos moderados de invasão de Vento-Calor. É excelente para tratar garganta e tonsilas doloridas e inchadas, sendo particularmente eficaz em crianças. Deve ser utilizada o mais cedo possível nos estágios iniciais da invasão de Vento-Calor. Se houver qualquer dúvida acerca do quadro ser de Vento-Frio ou Vento-Calor, é preferível tratá-lo como Vento-Calor com *Yin Qiao San*.

Tradicionalmente, essa fórmula era ingerida na forma de pó com chá de raiz de lótus. Se for utilizada na forma de decocção, deve ser fervida em fogo baixo durante pouco tempo (menos de 15min), a fim de que penetre no Aquecedor Superior e vá para o exterior. Se for fervida por muito tempo, ela penetrará no Aquecedor Médio. Wu Ju Tong, o criador desta fórmula, declara[2]:

Tabela 48.4 – Comparação entre *Yin Qiao San* e *Sang Ju Yin*

Yin Qiao San	Sang Ju Yin
Não tão eficaz para restabelecer a descendência do *Qi* do Pulmão	Mais eficaz para restabelecer a descendência do *Qi* do Pulmão
Ação forte para expelir Vento-Calor	Ação menos forte para expelir Vento-Calor
Resolve Calor Tóxico	Resolve Calor Tóxico apenas moderadamente
Para casos graves	Para casos mais moderados
Melhor para libertar exterior e tratar dores pelo corpo	Não tão eficaz para tratar dores pelo corpo
Não tão eficaz para tratar tosse	Específica para tratar tosse

Tratar o Aquecedor Superior como uma pena, muito levemente, mas nem tanto, a fim de provocar distúrbio nele.

Em casos moderados, ela deve ser ingerida duas vezes ao dia. Em casos graves, pode ser ingerida quatro vezes ao dia.

Prescrição
SANG JU YIN – Decocção de *Morus-Chrysanthemum*.

EXPLICAÇÃO   Essa fórmula liberta exterior, expele Vento-Calor e restabelece a descendência do *Qi* do Pulmão. É particularmente utilizado se houver tosse. Essa fórmula é similar à anterior, porém é mais eficaz para restabelecer a descendência do *Qi* do Pulmão e interromper a tosse. Sua ação é mais moderada que a de *Yin Qiao San*. A Tabela 48.4 compara e contrasta *Yin Qiao San* e *Sang Ju Yin*.

Remédio dos Três Tesouros
EXPELIR VENTO-CALOR   Expelir Vento-Calor é variação de *Yin Qiao San*: liberta exterior e expele Vento-Calor.

Resumo

Vento-Calor

Pontos
- IG-4 (*Hegu*); IG-11 (*Quchi*); TA-5 (*Waiguan*); B-12 (*Fengmen*), com aplicação de ventosa; B-13 (*Feishu*); DU-14 (*Dazhui*); P-11 (*Shaoshang*); VB-20 (*Fengchi*); DU-16 (*Fengfu*). Utilizar método de sedação em todos os pontos

Fitoterapia
Prescrição
- *YIN QIAO SAN* – Pó de *Lonicera-Forsythia*

Prescrição
- *SANG JU YIN* – Decocção de *Morus-Chrysanthemum*

Remédio dos Três Tesouros
- Expelir Vento-Calor

Caso Clínico

Um menino de seis anos de idade adoeceu com infecção respiratória das vias aéreas superiores no dia anterior à consulta. Seus sintomas incluíam febre, tosse, tremores, dor de garganta, tonsilas inchadas, dor de cabeça e erupções cutâneas. Essas erupções consistiam em pápulas pequenas, esparsas e vermelhas. A língua apresentava-se Vermelha na parte anterior, com pontos vermelhos na frente e nas laterais (Prancha 48.1).

Diagnóstico   Trata-se de invasão de Vento-Calor com alguns sintomas de Calor Tóxico (tonsilas inchadas). As erupções cutâneas indicam invasão da porção do *Qi* Defensivo do Pulmão por Vento-Calor. A posição dos pontos vermelhos na frente e nas laterais da língua mostra claramente a localização do fator patogênico no exterior.

Princípio de tratamento   O princípio de tratamento adotado consistiu em expelir Vento-Calor, libertar exterior, restabelecer a descendência do *Qi* do Pulmão e resolver Calor Tóxico. Este pequeno paciente foi tratado apenas com ervas e, mediante a paciência e a criatividade de sua mãe, foi capaz de ingeri-las.

Fitoterapia   A fórmula utilizada foi uma variação de *Yin Qiao San* (Pó de *Lonicera-Forsythia*), e as dosagens utilizadas não foram muito mais baixas que as utilizadas para um adulto. A razão para tal abordagem é que crianças raramente irão tomar cada dose da decocção até o final, portanto, a dosagem para crianças ficará em concordância com a dosagem levemente reduzida.

- *Jin Yin Hua* (*Flos Lonicerae japonicae*): 6g.
- *Lian Qiao* (*Fructus Forsythiae*): 6g.
- *Jie Geng* (*Radix Platycodi grandiflori*): 4g.
- *Niu Bang Zi* (*Fructus Arctii*): 6g.
- *Bo He* (*Herba Menthae*): 4g.
- *Jing Jie* (*Herba Schizonepetae*): 5g.
- *Zhu Ye* (*Folium Phyllostachys nigrae*): 4g.
- *Dan Dou Chi* (*Semen Sojae praeparatum*): 5g.
- *Gan Cao* (*Radix Glycyrrhizae uralensis*): 3g.
- *Kuan Dong Hua* (*Flos Farfarae*): 4g.
- *Huang Qin* (*Radix Scutellariae*): 4g.
- *Da Qing Ye* (*Folium Daqingye*): 6g.

Explicação
- As nove primeiras ervas constituem o *Yin Qiao San*, que liberta exterior, expele Vento-Calor e resolve Calor Tóxico.
- *Kuan Dong Hua* restabelece a descendência do *Qi* do Pulmão e interrompe a tosse.
- *Huang Qin* elimina Calor interior. Esta erva foi acrescentada, em primeiro lugar, para intensificar o efeito da prescrição em eliminar o Calor e, em segundo lugar, pelo fato do Vento-Calor apresentar a tendência de se transformar muito rapidamente em Calor interior, especialmente nas crianças. Assim sendo, especialmente para crianças, com frequência, acrescento essa erva, a qual elimina Calor interior nas prescrições que expelem Vento-Calor.

1086 Resfriado Comum e Gripe

- *Da Qing Ye* foi acrescentada para resolver Calor Tóxico da garganta. Sob a perspectiva da medicina ocidental, essa erva possui propriedades antibacterianas e antivirais.

Essa fórmula elucidou o problema em dois dias.

Caso Clínico

Uma mulher de 51 anos de idade vinha sendo tratada de infecção crônica de herpes quando contraiu infecção aguda manifestada com sintomas de Vento-Calor. Os principais sintomas incluíam tremores, febre, dor de garganta, tonsilas muito inchadas e purulentas, cefaleia, dores pelo corpo e tosse. A língua apresentava-se Vermelha na parte anterior, com revestimento espesso, amarelo e pontos vermelhos. O pulso estava Flutuante e levemente Rápido.

Diagnóstico Trata-se de invasão grave de Vento-Calor, acompanhada de sintomas de Calor Tóxico. Além desses sintomas, a coloração definitivamente Vermelha da língua com pontos vermelhos e revestimento espesso e amarelo indica a gravidade da crise. Em condições exteriores, a espessura do revestimento da língua reflete de forma precisa a intensidade do fator patogênico.

Princípio de tratamento O princípio de tratamento adotado consistiu em libertar exterior, expelir Vento-Calor, restabelecer a descendência do *Qi* do Pulmão e resolver Calor Tóxico.

Fitoterapia A prescrição utilizada foi uma variação de *Yin Qiao San* (Pó de *Lonicera-Forsythia*):

- *Jin Yin Hua (Flos Lonicerae japonicae)*: 9g.
- *Lian Qiao (Fructus Forsythiae)*: 9g.
- *Jie Geng (Radix Platycodi grandiflori)*: 4g.
- *Niu Bang Zi (Fructus Arctii)*: 6g.
- *Bo He (Herba Menthae)*: 4g.
- *Jing Jie (Herba Schizonepetae)*: 5g.
- *Zhu Ye (Folium Phyllostachys nigrae)*: 9g.
- *Dan Dou Chi (Semen Sojae preparatum)*: 5g.
- *Gan Cao (Radix Glycyrrhizae uralensis)*: 3g.
- *Da Qing Ye (Folium Daqingye)*: 6g.
- *She Gan (Rhizoma Belamcandae)*: 4g.
- *Huang Qin (Radix Scutellariae)*: 4g.

Explicação
- As nove primeiras ervas constituem a raiz da fórmula que liberta exterior, expele Vento-Calor e resolve Calor Tóxico.
- *Da Qing Ye* e *She Gan* resolvem Calor Tóxico na garganta; foram acrescentadas para intensificar essa ação particular dentro da fórmula.
- *Huang Qin* foi acrescentada para eliminar Calor, pois Vento-Calor intenso facilmente se transforma em Calor interior.

A maioria dos sintomas desapareceu após dois dias de tratamento com essa decocção sendo ingerida duas vezes ao dia. Decorridos três dias, a paciente passou a apresentar tontura, secreção nasal amarela e dor nos seios paranasais, além de sensação de peso na cabeça, tosse seca e fadiga. A língua retomou a coloração normal, embora ainda apresentasse revestimento fino, seco e amarelo. Esses são sintomas de Secura no Pulmão com certo Calor do Pulmão residual; trata-se de uma consequência muito comum após invasão grave de Vento-Calor. Prescrevi a variação da fórmula *Qing Zao Jiu Fei Tang* (Decocção para Liberar Secura e Resgatar Pulmão):

- *Sang Ye (Folium Mori)*: 9g.
- *Shi Gao (Gypsum fibrosum)*: 7,5g.
- *Mai Men Dong (Radix Ophiopogonis)*: 3,6g.
- *Ren Shen (Radix Ginseng)*: 2g.
- *Hu Ma Ren* ou *Hei Zhi Ma (Semen Sesami indici)*: 3g.
- *Xing Ren (Semen Armeniacae)*: 2g.
- *Pi Pa Ye (Folium Eriobotryae)*: 3g.
- *Gan Cao (Radix Glycyrrhizae uralensis)*: 3g.
- *Bai Zhi (Radix Angelicae dahuricae)*: 3g.
- *Jin Yin Hua (Flos Lonicerae japonicae)*: 4g.
- *Zhi Zi (Fructus Gardeniae jasminoidis)*: 4g.
- *Dan Dou Chi (Semen Sojae preparatum)*: 4g.

Explicação
- As oito primeiras ervas constituem a raiz da fórmula que umedece Secura, elimina Calor residual do Pulmão e nutre *Yin* do Pulmão. *E Jiao* foi omitido.
- *Bai Zhi* e *Jin Yin Hua* foram acrescentadas para resolver Calor Tóxico nos seios paranasais.
- *Zhi Zi* e *Dan Dou Chi* eliminam Calor residual.

A paciente foi completamente curada após quatro doses desta decocção.

Vento-Umidade-Calor

Manifestações Clínicas

Aversão ao frio, tremores, febre, sensação de peso em cabeça e corpo, náusea, vômito, gânglios inchados, dor de cabeça, sensação de piora à tarde, sensação de opressão em tórax e epigástrio, gosto pegajoso.

Língua: revestimento pegajoso e amarelo.

Pulso: Deslizante e Flutuante.

Este quadro corresponde aos estágios iniciais da invasão de Vento-Calor combinado com Umidade exterior. Em virtude do Vento-Calor afetar Aquecedor Superior e a Umidade atingir principalmente Aquecedor Médio, além dos sintomas habituais, há também náusea, gosto pegajoso e sensação de opressão no epigástrio. A obstrução dos músculos pela Umidade causa sensação de peso. A mononucleose aguda apresenta-se muitas vezes com sintomas de Vento-Umidade-Calor.

Princípio de Tratamento

Libertar exterior, expelir Vento-Calor e resolver Umidade.

Acupuntura

Pontos

IG-4 (*Hegu*), IG-11 (*Quchi*), BP-9 (*Yinlingquan*), REN-9 (*Shuifen*), REN-13 (*Shangwan*), TA-5 (*Waiguan*), DU-14 (*Dazhui*), P-11 (*Shaoshang*). Utilizar método de sedação em todos os pontos.

EXPLICAÇÃO

- IG-4 e IG-11 libertam exterior, expelem Vento--Calor e resolvem Umidade-Calor.
- BP-9 resolve Umidade-Calor.
- REN-9 e REN-13 resolvem Umidade, harmonizam o Centro e dominam *Qi* rebelde do Estômago.
- TA-5 expelem Vento-Calor.
- DU-14 elimina Calor, sendo selecionado se o Calor for pronunciado (febre alta).
- P-11, com método de sangramento, expele Vento--Calor e trata tonsilas inflamadas.

Fitoterapia

Prescrição

HUO PO XIA LING TANG – Decocção de *Pogostemon--Magnolia-Pinellia-Poria*.

EXPLICAÇÃO   Essa fórmula resolve aromaticamente Umidade e drena Umidade por meio da micção.

Prescrição

HUO XIANG ZHENG QI SAN – Pó de *Pogostemon* do *Qi* Correto.

EXPLICAÇÃO   Essa fórmula resolve Umidade e liberta exterior. A fórmula anterior é mais eficaz na liberação do exterior, ao passo que esta é mais eficaz para resolver Umidade.

Os padrões fundamentais para a utilização desta fórmula são invasão exterior de Vento-Frio com retenção interior de Umidade no Estômago. Os sintomas principais são aversão ao frio, febre, náusea, vômito e diarreia. É também muitas vezes utilizada para tratar intoxicação gastrintestinal ou qualquer infecção sazonal que afete Estômago e Baço, causando vômito e diarreia.

Resumo

Vento-Umidade-Calor

Pontos

- IG-4 (*Hegu*), IG-11 (*Quchi*), BP-9 (*Yinlingquan*), REN-9 (*Shuifen*), REN-13 (*Shangwan*), TA-5 (*Waiguan*), DU-14 (*Dazhui*), P-11 (*Shaoshang*). Utilizar método de sedação em todos os pontos

Fitoterapia

Prescrição

- *HUO PO XIA LING TANG* – Decocção de *Pogostemon--Magnolia-Pinellia-Poria*

Prescrição

- *HUO XIANG ZHENG QI SAN* – Pó de *Pogostemon* do *Qi* Correto

---

Caso Clínico

Uma menina de oito anos de idade foi trazida por sua mãe, queixando-se de tremores, vômito, cefaleia frontal do tipo surda, plenitude epigástrica e mal-estar generalizado. Esses sintomas haviam surgido há dois dias da consulta. A língua apresentava revestimento pegajoso e alguns pontos vermelhos ao redor da região central.

Diagnóstico   Trata-se da invasão externa de Umidade-Calor (com Umidade predominando sobre o Calor) no nível do *Qi* Defensivo. O nível do *Qi* Defensivo é indicado pelos tremores.

Princípio de tratamento   O princípio de tratamento adotado consistiu em libertar exterior, resolver Umidade, restabelecer a descendência do *Qi* do Estômago e eliminar Calor.

Fitoterapia   A fórmula utilizada foi uma variação de *Huo Xiang Zheng Qi San* (Pó de *Agastache* do *Qi* Correto):

- *Huo Xiang* (*Herba Pogostemonis*): 6g.
- *Zi Su Ye* (*Folium Perillae*): 3g.
- *Ban Xia* (*Rhizoma Pinelliae preparatum*): 6g.
- *Chen Pi* (*Pericarpium Citri reticulataei*): 3g.
- *Fu Ling* (*Poria*): 6g.
- *Hou Po* (*Cortex Magnoliae officinalis*): 4g.
- *Da Fu Pi* (*Pericarpium Arecae catechu*): 3g.
- *Sheng Jiang* (*Rhizoma Zingiberis officinalis recens*): 3 fatias.
- *Da Zao* (*Fructus Jujubae*): 3 tâmaras.
- *Zhi Gan Cao* (*Radix Glycyrrhizae uralensis preparata*): 3g.

Explicação

Esta é a fórmula raiz que resolve Umidade no nível do *Qi* Defensivo e restabelece a descendência do *Qi* do Estômago. As ervas *Bai Zhi* (*Radix Angelicae dahuricae*), *Bai Zhu* (*Rhizoma Atractylodis macrocephalae*) e *Jie Geng* (*Radix Platycodi grandiflori*) foram eliminadas da prescrição por não corresponder aos sintomas da paciente.

Essa fórmula foi ingerida na forma de decocção por cinco dias, após os quais o problema foi resolvido.

Vento-Secura-Calor

Manifestações Clínicas

Aversão ao frio; febre; transpiração moderada; secura em nariz, boca e garganta; tosse seca.

Língua: ligeiramente Vermelha na ponta, seca.
Pulso: Flutuante.

Este padrão ocorre em locais de clima muito seco, tais como Arizona ou Novo México. Entretanto, pode-se manifestar também quando o indivíduo que tenha sido invadido por Vento venha subsequentemente a perma-

1088 Resfriado Comum e Gripe

necer em casa ou local de trabalho muito seco e com aquecimento central.

Princípio de Tratamento

Libertar exterior, expelir Vento, restabelecer a descendência do *Qi* do Pulmão, beneficiar fluidos.

Acupuntura

Pontos

P-7 (*Lieque*), IG-4 (*Hegu*), P-11 (*Shaoshang*), REN-12 (*Zhongwan*), BP-6 (*Sanyinjiao*), R-6 (*Zhaohai*). Utilizar método de sedação nos três primeiros pontos e tonificação nos demais.

EXPLICAÇÃO

- P-7. IG-4 e P-11 libertam Exterior e expelem Vento-Calor. P-11 será sangrado se houver dor de garganta.
- REN-12, BP-6 e R-6 promovem fluidos. R-6, em particular, acalma a garganta.

Fitoterapia

Prescrição

SANG XING TANG – Decocção de *Morus-Prunus*.

EXPLICAÇÃO   Essa fórmula liberta exterior, expele Vento--Calor, interrompe tosse e restabelece a descendência do *Qi* do Pulmão.

Resumo

Vento-Secura-Calor

Pontos

- P-7 (*Lieque*), IG-4 (*Hegu*), P-11 (*Shaoshang*), REN-12 (*Zhongwan*), BP-6 (*Sanyinjiao*), R-6 (*Zhaohai*). Utilizar método de sedação nos três primeiros pontos e tonificação nos demais

Fitoterapia

Prescrição

- *SANG XING TANG* – Decocção de *Morus-Prunus*

No contexto das invasões de Vento no nível do *Qi* Defensivo, podemos agora discutir brevemente o tratamento de determinados sintomas que podem ser proveniente de Vento-Frio ou Vento-Calor.

Voz Rouca

A rouquidão pode ser causada por Vento-Frio ou Vento--Calor, sendo proveniente da obstrução da porção do *Qi* Defensivo do Pulmão por ação do Vento. O Pulmão é algumas vezes comparado a um sino; ele deve estar vazio e proporcionar uma badalada nítida, refletida por som alto e claro. Se o sino estiver cheio, não poderá soar; similarmente, quando o Pulmão estiver obstruído por fator patogênico, a voz pode ser afetada e tornar-se rouca ou completamente ausente.

Os pontos a serem utilizados, com método de sedação, são os seguintes:

- REN-23 (*Lianquan*) para beneficiar a garganta.
- DU-14 (*Dazhui*) para eliminar Calor e expelir Vento.

- IG-11 (*Quchi*) e IG-4 (*Hegu*) para expelir Vento--Calor.
- P-7 (*Lieque*) para promover a descendência do *Qi* do Pulmão e desobstruir a garganta.
- C-5 (*Tongli*) para beneficiar a garganta.

Tonsilite Aguda

A tonsiite aguda é causada por Vento-Calor e, se for grave, Calor Tóxico. Os pontos a serem utilizados, todos com método de sedação, são:

- IG-11 (*Quchi*), IG-4 (*Hegu*) e E-44 (*Neiting*) para expelir Vento-Calor e eliminar Calor do Estômago (o qual, muitas vezes, causa tonsilite).
- REN-22 (*Tiantu*), P-11 (*Shaoshang*) e P-10 (*Yuji*) expelem Vento-Calor, resolvem Calor Tóxico e acalmam a garganta. Se houver febre, sangrar P-11. Se a febre for alta, acrescentar DU-14 (*Dazhui*).

Dor de Garganta

A dor de garganta é geralmente proveniente de Vento--Calor. Os pontos a serem utilizados, todos com método de sedação, são:

- P-11 (*Shaoshang*) e IG-4 (*Hegu*) para expelir Vento-Calor e beneficiar a garganta.
- E-43 (*Xiangu*) para eliminar Calor do Estômago, o qual, muitas vezes, causa dor de garganta, especialmente nas crianças.

978-85-7241-817-1

NÍVEL DO QI

Calor do Pulmão

Manifestações Clínicas

Febre alta, sensação de calor, tosse, falta de ar, tosse de expectoração amarela, sede, inquietação, transpiração.

Língua: Vermelha com revestimento amarelo.

Pulso: Transbordante e Rápido.

Este padrão ocorre quando as mudanças de Vento--Calor exteriores se transformam em Calor interior e penetram no Pulmão. Sob o ponto de vista da medicina ocidental, a bronquite aguda que ocorre após resfriado comum ou gripe constitui um exemplo de tal padrão.

Princípio de Tratamento

Eliminar Calor do Pulmão, impedir o prejuízo do *Yin* pela ação do Calor.

Acupuntura

Pontos

P-10 (*Yuji*), P-5 (*Chize*), P-1 (*Zhongfu*), DU-14 (*Dazhui*), BP-6 (*Sanyinjiao*). Utilizar método de sedação em todos os pontos.

EXPLICAÇÃO

- P-10 elimina Calor do Pulmão.
- PC-5 resolve Fleuma-Calor do Pulmão.
- P-1 elimina Calor do Pulmão.

Resfriado Comum e Gripe **1089**

- DU-14 elimina Calor.
- BP-6 interromper transpiração e impede o prejuízo do *Yin* pela ação do Calor.

Fitoterapia
Prescrição
MA XING SHI GAN TANG – Decocção de *Ephedra-Armeniaca-Gypsum-Glycyrrhiza*.

EXPLICAÇÃO Essa fórmula é utilizada para tratar quadro combinado de padrões *Yang* Maior e *Yang* Brilhante. Entretanto, reduzindo-se a dosagem de *Ma Huang* e aumentando-se a de *Shi Gao*, esta prescrição pode ser utilizada para tratar Calor do Pulmão no nível do *Qi*.

Resumo

Calor do Pulmão
Pontos
- P-10 (*Yuji*), P-5 (*Chize*), P-1 (*Zhongfu*), DU-14 (*Dazhui*), BP-6 (*Sanyinjiao*). Utilizar método de sedação em todos os pontos

Fitoterapia
Prescrição
- *MA XING SHI GAN TANG* – Decocção de *Ephedra-Armeniaca-Gypsum-Glycyrrhiza*

Fleuma-Calor do Pulmão

Manifestações Clínicas
Febre alta, sensação de calor, inquietação, sede, vômito após ingerir líquidos, tosse, falta de ar, dor no tórax, tosse com quantidades profusas de expectoração amarela e pegajosa, sensação de opressão no tórax, náusea, fezes secas, urina escura.

Língua: Vermelha com revestimento pegajoso e amarelo.

Pulso: Deslizante e Rápido.

Este padrão é similar ao anterior; há Calor do Pulmão, mas também Fleuma-Calor.

Princípio de Tratamento
Eliminar Calor do Pulmão, resolver Fleuma, restabelecer a descendência do *Qi* do Pulmão e impedir o prejuízo do *Yin*.

Acupuntura
Pontos
P-5 (*Chize*), P-1 (*Zhongfu*), E-40 (*Fenglong*). REN-22 (*Tiantu*), PC-6 (*Neiguan*), BP-6 (*Sanyinjiao*), DU-14 (*Dazhui*). Utilizar método de sedação, exceto no ponto BP-6, que deve ser tonificado.

EXPLICAÇÃO
- P-5 resolve Fleuma-Calor do Pulmão.
- P-1 elimina Calor do Pulmão.
- E-40 resolve Fleuma e estimula a descendência do *Qi* do Pulmão.
- PC-6 abre o tórax.
- BP-6 ajuda a eliminar o Calor por intermédio da nutrição do *Yin*.
- DU-14 elimina Calor, sendo utilizado se houver febre alta.

Fitoterapia
Prescrição
QING QI HUA TAN TANG – Decocção para Clarear o *Qi* e Desfazer a Fleuma.

EXPLICAÇÃO Essa é a fórmula típica para resolver Fleuma-Calor no Pulmão no nível do *Qi* no curso de uma doença febril. Clareia Calor do Pulmão, restabelece a descendência do *Qi* do Pulmão, interrompe tosse e resolve Fleuma.

Prescrição
XIAO XIAN XIONG TANG JIA ZHI SHI – Pequena Decocção para o Afundamento [do *Qi*] Torácico mais *Fructus Aurantii immaturus*.

EXPLICAÇÃO Essa fórmula consta no livro *Differentiation of Warm Diseases*, escrito por Wu Ju Tong, sendo específica para tratar Fleuma-Calor no Pulmão no nível do *Qi*. Comparada com a anterior, esta fórmula é utilizada quando Calor é mais evidente e quando há sensação pronunciada de opressão do tórax.

MODIFICAÇÃO Esta modificação se aplica as duas fórmulas anteriores:

- Se os sinais do prejuízo do *Yin* do Pulmão estiverem começando a ficar evidentes, acrescentar *Mai Men Dong* (*Tuber Ophiopogonis japonici*) e *Zhi Mu* (*Radix Anemarrhenae*).

Resumo

Fleuma-Calor do Pulmão
Pontos
- P-5 (*Chize*), P-1 (*Zhongfu*), E-40 (*Fenglong*), REN-22 (*Tiantu*), PC-6 (*Neiguan*), BP-6 (*Sanyinjiao*), DU-14 (*Dazhui*). Utilizar método de sedação, exceto no ponto BP-6, que deve ser tonificado

Fitoterapia
Prescrição
- *QING QI HUA TAN TANG* – Decocção para Clarear o *Qi* e Desfazer a Fleuma

Prescrição
- *XIAO XIAN XIONG TANG JIA ZHI SHI* – Pequena Decocção para o Afundamento [do *Qi*] Torácico mais *Fructus Aurantii immaturus*

Caso Clínico

Um menino de sete anos de idade pegara um resfriado, o qual se manifestara com os seguintes sintomas: tremores, febre, tosse, dor de garganta e dor de cabeça (invasão de Vento-Calor). Entretanto, quando sua mãe o trouxe à consulta, cinco dias após os sintomas anteriores terem iniciado, o quadro havia se modificado. Apresentava calor, sede, irritação, tosse produtiva com expectoração amarela e febre. A língua estava Vermelha por toda a extensão, com pontos vermelhos na parte da frente e no centro (Prancha 48.2).

1090 Resfriado Comum e Gripe

Diagnóstico Originalmente, tratava-se da invasão de Vento-Calor; no momento da consulta, essa invasão havia se movimentado para o nível do *Qi*. Os dois principais sintomas que indicavam tal diagnóstico eram sensação de calor com sede e coloração completamente vermelha da língua, com pontos vermelhos no centro. Especificamente, tratava-se de Fleuma-Calor no Pulmão no nível do *Qi* e também Calor do Estômago (evidenciado por sede, irritabilidade e pontos vermelhos no centro da língua).

Princípio de tratamento O princípio de tratamento adotado consistiu em eliminar Calor do Pulmão, resolver Fleuma e restabelecer a descendência do *Qi* do Pulmão.

Fitoterapia A fórmula utilizada foi uma variação de *Qing Qi Hua Tan Tang* (Decocção para Clarear o *Qi* e Desfazer a Fleuma):

- *Dan Nan Xing* (*Rhizoma Arisaematis preparatum*): 6g.
- *Gua Lou* (*Fructus Trichosanthis*): 6g.
- *Huang Qin* (*Radix Scutellariae*): 4g.
- *Zhi Shi* (*Fructus Aurantii immaturus*): 4g.
- *Chen Pi* (*Pericarpium Citri reticulataei*): 3g.
- *Fu Ling* (*Poria*): 6g.
- *Xing Ren* (*Semen Armeniacae*): 6g.
- *Ban Xia* (*Rhizoma Pinelliae preparatum*): 6g.
- *Shi Gao* (*Gypsum fibrosum*): 12g.
- *Zhi Mu* (*Radix Anemarrhenae*): 6g.
- *Dan Dou Chi* (*Semen Sojae preparatum*): 6g.

Explicação
- As oito primeiras ervas constituem a raiz da fórmula, que elimina Calor do Pulmão, resolve Fleuma e restabelece a descendência do *Qi* do Pulmão.
- *Shi Gao* e *Zhi Mu* eliminam Calor do Estômago ao nível do *Qi*.
- *Dan Dou Chi* elimina Calor e acalma irritabilidade em crianças.

O problema deste menino foi resolvido em cinco dias.

Calor do Estômago

Manifestações Clínicas

Febre alta, sede intensa, sensação de calor, inquietação, transpiração profusa, respiração ruidosa.

Língua: Vermelha com revestimento seco e amarelo.
Pulso: Transbordante ou Grande.

Este é o padrão clássico de Calor do Estômago no nível de *Qi*; ele é idêntico ao padrão do canal *Yang* Brilhante dos Seis Estágios. É muitas vezes resumido como os "Quatro Grandes", isto é, febre alta, sede intensa, transpiração profusa e pulso Grande. Como se trata do estágio após invasão exterior de Vento, é mais comum nas crianças do que nos adultos.

Princípio de Tratamento

Eliminar Calor do Estômago, impedir o prejuízo do *Yin*.

Acupuntura

Pontos

E-44 (*Neiting*), IG-11 (*Quchi*), DU-14 (*Dazhui*). Utilizar método de sedação em todos os pontos.

EXPLICAÇÃO
- E-44 elimina Calor do Estômago.
- IG-11 e DU-14 eliminam Calor.

Fitoterapia

Prescrição

BAI HU TANG – Decocção do Tigre Branco.

EXPLICAÇÃO Essa é a fórmula clássica para tratar o padrão de Calor do Estômago, contrário ao Fogo do Estômago. Embora muito similares na natureza, Calor e Fogo diferem em alguns aspectos. O Calor é um pouco mais superficial que o Fogo, e necessita ser *eliminado* com ervas picantes e frias, como *Shi Gao*. O sabor picante dessa erva irá empurrar o Calor para fora, na direção da superfície, libertando, portanto, o corpo do Calor.

No caso de Calor do Estômago, *Bai Hu Tang* é a prescrição clássica para eliminá-lo. O Fogo, ao contrário, é mais profundo dentro do corpo, sendo preso no Interior. O Fogo é também mais secante que o Calor e, portanto, seca completamente as fezes nos Intestinos. Dessa maneira, ele necessita ser *drenado* por intermédio da purgação com ervas como *Da Huang* (*Rhizoma Rhei*). A prescrição clássica para drenar Fogo do Estômago por intermédio da purgação é *Cheng Qi Tang* (Decocção para Conduzir o *Qi*) (ver próximo padrão).

Wu Ju Tong lista quatro contra-indicações para a utilização de *Bai Hu Tang*:

- Pulso não Transbordante.
- Pulso Profundo.
- Ausência de sede.
- Ausência de transpiração.

MODIFICAÇÕES
- Se houver sinais do início de prejuízo do *Yin* do Estômago, acrescentar *Lu Gen* (*Rhizoma Phragmitis communis*), *Tian Hua Fen* (*Radix Trichosanthis*) e *Mai Men Dong* (*Radix Ophiopogonis*).
- Se houver sangramento gengival e gengivas doloridas, acrescentar *Sheng Ma* (*Rhizoma Cimicifugae*) e *Huang Lian* (*Rhizoma Coptidis*).

Resumo

Calor do Estômago
Pontos
- E-44 (*Neiting*), IG-11 (*Quchi*), DU-14 (*Dazhui*). Utilizar método de sedação em todos os pontos
Fitoterapia
Prescrição
- *BAI HU TANG* – Decocção do Tigre Branco

Calor-Secura do Estômago e dos Intestinos

Manifestações Clínicas

Febre alta que piora à tarde; obstipação; fezes secas; sensação de queimação no ânus; dor e plenitude abdominais, as quais pioram com pressão; inquietação; sede; sensação de desmaio; delírio.

Língua: Vermelha, com revestimento muito seco, espesso e amarelo, marrom ou preto.

Pulso: Profundo, Cheio e Rápido.

Este é o padrão clássico de Fogo do Estômago, contrário ao Calor do Estômago no padrão anterior. O Fogo localiza-se mais profundamente dentro do corpo e seca completamente os fluidos nos Intestinos, gerando obstipação e dor e plenitude abdominais. O Fogo do Estômago é tratado por intermédio de purgação.

Como se trata do estágio após a invasão exterior de Vento, ele é mais comum em crianças do que em adultos.

Princípio de Tratamento

Drenar Fogo do Estômago por intermédio de purgação, beneficiar os fluidos.

Acupuntura

Pontos

IG-11 (*Quchi*), E-25 (*Tianshu*), BP-15 (*Daheng*), E-44 (*Neiting*), E-45 (*Lidui*), B-25 (*Dachangshu*), TA-8 (*Sanyangluo*) e R-6 (*Zhaohai*). Utilizar método de sedação.

EXPLICAÇÃO

- IG-11 elimina Calor do Estômago e dos Intestinos.
- E-25 e BP-15 regulam Intestinos, eliminam Calor do Estômago e promovem movimento intestinal.
- E-44 e E-45 eliminam Calor do Estômago; E-45 é particularmente indicado se houver inquietação mental.
- B-25 drena Fogo do Estômago, promovendo o movimento intestinal.
- TA-8 e R-6 promovem movimento intestinal nas doenças do Calor.

Fitoterapia

Prescrição

TIAO WEI CHENG QI TANG – Decocção para Regular o Estômago e Conduzir o *Qi*.

EXPLICAÇÃO Essa é um das três decocções de condução do *Qi* para o Fogo do Estômago ao nível do *Qi* com obstipação, porém sem muita dor ou plenitude abdominal.

MODIFICAÇÕES

- Se houver sinais de prejuízo do *Yin*, acrescentar *Sheng Di Huang* (*Radix Rehmanniae*) e *Mai Men Dong* (*Radix Ophiopogonis*).
- Se houver dor e plenitude abdominais, utilizar *Da Cheng Qi Tang* (Grande Decocção para Conduzir o *Qi*), em vez da fórmula anterior. *Da Cheng Qi Tang* contém *Da Huang*, *Mang Xiao*, *Hou Po* (*Cortex Magnoliae officinalis*) e *Zhi Shi* (*Fructus Aurantii immaturus*).

> **Resumo**
>
> **Calor-Secura do Estômago e dos Intestinos**
> **Pontos**
> - IG-11 (*Quchi*), E-25 (*Tianshu*), BP-15 (*Daheng*), E-44 (*Neiting*), E-45 (*Lidui*), B-25 (*Dachangshu*), TA-8 (*Sanyangluo*) e R-6 (*Zhaohai*). Utilizar método de sedação
>
> **Fitoterapia**
> *Prescrição*
> - *TIAO WEI CHENG QI TANG* – Decocção para Regular o Estômago e Conduzir o *Qi*

Calor da Vesícula Biliar

Manifestações Clínicas

Alternância de sensação de calor e frio, mais calor que frio, gosto amargo, sede, garganta seca, irritabilidade, dor no hipocôndrio, náusea, sensação de plenitude no epigástrio.

Língua: Vermelha, com revestimento amarelo no lado direito.

Pulso: em Corda e Rápido.

Este quadro é similar ao padrão de *Yang* Menor dos Seis Estágios (ver adiante) com mais sinais de Calor no canal da Vesícula Biliar, combinado com certa Fleuma-Calor e Umidade-Calor.

Princípio de Tratamento

Eliminar Calor da Vesícula Biliar e harmonizar *Yang* Menor.

Acupuntura

Pontos

TA-5 (*Waiguan*), VB-41 (*Zulinqi*), VB-43 (*Xiaxi*), IG-11 (*Quchi*), DU-14 (*Dazhui*), B-22 (*Sanjiaoshu*). Utilizar método de sedação em todos os pontos.

EXPLICAÇÃO

- TA-5 e VB-41 harmonizam o *Yang* Menor.
- VB-43 elimina Calor da Vesícula Biliar.
- IG-11 e DU-14 eliminam Calor.
- B-22 resolve a Umidade que frequentemente acompanha este padrão.

Fitoterapia

Prescrição

HAO QIN QING DAN TANG – Decocção de *Artemisia apiacea-Scutellaria* para Desobstruir a Vesícula Biliar.

EXPLICAÇÃO Essa fórmula elimina Calor da Vesícula Biliar, resolve Fleuma-Calor e Umidade-Calor e regula *Yang* Menor.

> **Resumo**
>
> **Calor da Vesícula Biliar**
> **Pontos**
> - TA-5 (*Waiguan*), VB-41 (*Zulinqi*), VB-43 (*Xiaxi*), IG-11 (*Quchi*), DU-14 (*Dazhui*), B-22 (*Sanjiaoshu*). Utilizar método de sedação em todos os pontos

1092 Resfriado Comum e Gripe

> **Fitoterapia**
> *Prescrição*
> ■ *HAO QIN QING DAN TANG* – Decocção de *Artemisia apiacea-Scutellaria* para Desobstruir a Vesícula Biliar

Padrão Yang Menor

Manifestações Clínicas

Alternância de sensação de frio e calor, mais frio que calor, gosto amargo, garganta seca, visão nublada, dor no hipocôndrio, ausência de sede, irritabilidade, vômito.

Língua: revestimento branco no lado direito.

Pulso: em Corda e Fino

Este é o padrão *Yang* Menor dos Seis Estágios. Difere do padrão anterior, pois há mais Frio que Calor e não há muita Fleuma ou Umidade. Este padrão e o anterior podem aparecer no curso de síndromes de fadiga crônica.

Princípio de Tratamento

Harmonizar *Yang* Menor, desobstruir a Vesícula Biliar.

Acupuntura

Pontos

TA-5 (*Waiguan*), VB-41 (*Zulinqi*), DU-13 (*Taodao*), E-36 (*Zusanli*). Utilizar método de sedação exceto no ponto E-36 que deve ser tonificado.

EXPLICAÇÃO

- Os três primeiros pontos harmonizam o *Yang* Menor.
- E-36 é inserido com o método de tonificação para tonificar o *Qi* Nutritivo, o qual, por sua vez, ajudar a expelir o fator patogênico.

Fitoterapia

Prescrição

XIAO CHAI HU TANG – Pequena Decocção de *Bupleurum*.

EXPLICAÇÃO Essa é a prescrição clássica para harmonizar *Yang* Menor do *Discussion of Cold-induced Diseases*. Regula *Yang* Menor, harmoniza Estômago e tonifica *Qi*.

> **Resumo**
> **Padrão *Yang* Menor**
> ***Pontos***
> ■ TA-5 (*Waiguan*), VB-41 (*Zulinqi*), DU-13 (*Taodao*), E-36 (*Zusanli*). Utilizar método de sedação, exceto no ponto E-36, que deve ser tonificado
> **Fitoterapia**
> *Prescrição*
> ■ *XIAO CHAI HU TANG* – Pequena Decocção de *Bupleurum*

Umidade-Calor em Estômago e Baço

Manifestações Clínicas

Febre contínua, a qual diminui após transpiração, mas retorna; sensação de peso em corpo e cabeça; sensação de opressão em tórax e epigástrio; náusea; fezes amolecidas; gosto pegajoso.

Língua: Vermelha com revestimento pegajoso e amarelo.

Pulso: Deslizante e Rápido.

Este tipo de padrão é o resultado frequente da invasão de Vento-Calor quando esta atinge o nível do *Qi*. Umidade-Calor no Centro pode facilmente se tornar crônica na forma de fator patogênico residual, dando origem a algumas formas de síndromes de fadiga crônica.

Princípio de Tratamento

Resolver Umidade, harmonizar Estômago, fortalecer Baço.

Acupuntura

Pontos

BP-9 (*Yinlingquan*), BP-6 (*Sanyinjiao*), REN-12 (*Zhongwan*), REN-13 (*Shangwan*), REN-10 (*Xiawan*), E-36 (*Zusanli*), B-20 (*Pishu*). Utilizar método de sedação, exceto nos últimos dois pontos, que devem ser tonificados.

EXPLICAÇÃO

- BP-9 e BP-6 resolvem Umidade.
- REN-12 resolve Umidade.
- REN-13 domina *Qi* rebelde do Estômago.
- REN-10 estimula a descendência do *Qi* do Estômago.
- E-36 e B-20 tonificam Baço para resolver Umidade.

Fitoterapia

Prescrição

LIAN PO YIN – Decocção de *Coptis-Magnolia*.

EXPLICAÇÃO Essa fórmula é adequada para tratar Umidade-Calor no Centro com Calor pronunciado.

Prescrição

LEI SHI XIANG HUA ZHUO FANG – Fórmula Fragrante para Resolver Turbidez Segundo Mestre Lei.

EXPLICAÇÃO Essa fórmula é utilizada se houver Umidade sem muito Calor.

Prescrição

FU LING PI TANG – Decocção de *Poria* para Pele.

EXPLICAÇÃO Essa fórmula é selecionada se Umidade-Calor se dispersar ao Aquecedor Inferior e afetar a micção.

Prescrição

BAI HU JIA CANG ZHU TANG – Decocção do Tigre Branco com *Rhizoma Atractylodis*.

EXPLICAÇÃO Esta fórmula, uma variação de *Bai Hu Tang*, a qual elimina Calor do Estômago, é utilizada se houver predominância acentuada de Calor sobre Umidade.

MODIFICAÇÕES As modificações a seguir se aplicam às quatro fórmulas apresentadas anteriormente.

- Se a Umidade afetar a cabeça, causando sensação pronunciada de peso e atordoamento, acrescentar (ou aumentar a dosagem de) *Shi Chang Pu* (*Rhizoma Acori tatarinowii*), *Yuan Zhi* (*Radix Polygalae*) e *Bai Zhi* (*Radix Angelicae dahuricae*).

- Se os sintomas de Calor forem pronunciados, acrescentar (ou aumentar a dosagem de) *Zhi Zi* (*Fructus Gardeniae*) e *Huang Qin* (*Radix Scutellariae*).
- Se houver dor nos músculos, acrescentar (ou aumentar a dosagem de) *Pei Lan* (*Herba Eupatorii*), *Sha Ren* (*Fructus Amomi*) e *Bai Don Kou* (*Fructus Amomi rotundus*).
- Se a urina estiver escura, acrescentar *Ze Xie* (*Rhizoma Alismatis*), *Che Qian Zi* (*Semen Plantaginis*) e *Yi Yi Ren* (*Semen Coicis*).
- Se houver sintomas de Fleuma, acrescentar *Ban Xia* (*Rhizoma Pinelliae preparatum*) e *Gua Lou* (*Fructus Trichosanthis*).

Resumo

Umidade-Calor em Estômago e Baço

Pontos

- ■ BP-9 (*Yinlingquan*), BP-6 (*Sanyinjiao*), REN-12 (*Zhongwan*), REN-13 (*Shangwan*), REN-10 (*Xiawan*), E-36 (*Zusanli*), B-20 (*Pishu*). Utilizar método de sedação, exceto nos últimos dois pontos, que devem ser tonificados

Fitoterapia

Prescrição
- ■ LIAN PO YIN – Decocção de *Coptis-Magnolia*

Prescrição
- ■ LEI SHI XIANG HUA ZHUO FANG – Fórmula Fragrante para Resolver Turbidez Segundo Mestre Lei

Prescrição
- ■ FU LING PI TANG – Decocção de *Poria* para Pele

Prescrição
- ■ BAI HU JIA CANG ZHU TANG – Decocção do Tigre Branco com *Rhizoma Atractylodis*

Caso Clínico

Um homem de 42 anos de idade apresentava diarreia aguda com fezes e cheiro fétido, sensação de peso, febre moderada, sensação de plenitude do epigástrio e pouco apetite. O pulso estava Deslizante e levemente Rápido e a língua apresentava-se Vermelha com revestimento pegajoso e amarelo. No ano anterior, tinha tratado este paciente com sucesso num caso de colite ulcerativa crônica.

Diagnóstico   Este é um exemplo claro de Umidade-Calor em Estômago e Intestinos ao nível do *Qi*. Tratava-se obviamente de um paciente propenso a esse padrão face ao seu problema anterior nos Intestinos.

Princípio de tratamento   O princípio de tratamento adotado foi restabelecer a descendência do *Qi* do Estômago e a ascendência do *Qi* do Baço, resolver Umidade e eliminar Calor.

Fitoterapia   A fórmula utilizada foi uma variação de *Lian Po Yin* (Decocção de *Coptis-magnólia*):

- *Huang Lian* (*Rhizoma Coptidis*): 4g.
- *Hou Po* (*Cortex officinalis Magnoliae*): 6g.
- *Ban Xia* (*Rhizoma Pinelliae preparatum*): 6g.
- *Lu Gen* (*Rhizoma Phragmitis*): 6g.
- *Zhi Zi* (*Fructus Gardeniae*): 4g.
- *Dan Dou Chi* (*Semen Sojae preparatum*): 6g.
- *Shi Chang Pu* (*Rhizoma Acori tatarinowii*): 6g.
- *Qin Pi* (*Cortex Fraxini*): 6g.
- *Bai Tou Weng* (*Radix Pulsatillae*): 6g.
- *Huang Bo* (*Cortex Phellodendri*): 6g.
- *Ge Gen* (*Radix Peurariae*): 6g.
- *Shan Zha* (*Fructus Crataegi*): 6g.
- *Shen Qu* (*Massa Fermentata Medicinalis*): 6g.
- *Zhi Gan Cao* (*Radix Glycyrrhizae uralensis preparata*): 3g.

Explicação
- As sete primeiras ervas constituem *Lian Po Yin*, que resolve Umidade-Calor do Estômago e do Baço.
- *Qin Pi*, *Bai Tou Weng* e *Huang Bo* resolvem Umidade-Calor e Calor Tóxico dos Intestinos.
- *Ge Gen* elimina Calor e interrompe diarreia.
- *Shan Zha* e *Shen Qu* também resolvem acúmulo de alimento. *Shan Zha* interrompe a diarreia.
- *Gan Cao* harmoniza.

Este paciente informou melhora acentuada logo após a primeira dose da decocção, que foi ingerida diariamente durante dez dias, a fim de eliminar o problema completamente.

978-85-7241-817-1

Prognóstico e Prevenção

A combinação de acupuntura e medicina fitoterápica é muito eficaz no tratamento de invasões exteriores de Vento. A beleza da medicina chinesa no tratamento de resfriados e gripe reside no fato de que, se o tratamento for absolutamente correto, o exterior é libertado e o fator patogênico, completamente expelido. Além disso, abrevia o curso da doença e previne complicações e prejuízo do *Qi* ou do *Yin*.

É totalmente desaconselhável a utilização de antibióticos durante invasão exterior de Vento ou ao nível de *Qi*, exceto em infecções graves. Embora resfriado comum e gripe sejam causados por vírus, contra os quais os antibióticos são ineficazes, estes são muitas vezes prescritos para tratar infecções bacterianas secundárias de garganta ou tonsilas. Em vários casos, o uso de antibióticos em tais condições gera o desenvolvimento de fator patogênico residual, além de enfraquecer o *Qi* do Estômago, que é a fonte do *Qi* e do Sangue do corpo, de tal forma que as defesas do corpo ficam enfraquecidas, em vez de fortalecidas.

Obviamente, em algumas situações, a intervenção com antibiotiterapia é necessária, como nos casos em que a medicina chinesa pode ser muito lenta para agir.

Por exemplo, se uma criança pequena desenvolve pneumonia após a gripe, é obviamente importante administrar antibióticos, a fim de que ajam rapidamente e impeçam o prejuízo do *Yin* pelo Calor ou o desenvolvimento do Vento por Calor. Além disso, uma criança pequena com pneumonia apresentará febre alta e provavelmente delírio, tornando-se muito difícil a administração de ervas.

No nível do *Qi* Defensivo, a acupuntura é tão efetiva quanto a medicina fitoterápica, porém o tratamento precisa ser definitivamente administrado todos os dias e, em casos graves, até duas vezes por dia. Dessa maneira, o tratamento com ervas ou remédios patenteados é mais fácil, já que o paciente pode se tratar em casa.

Ao nível do *Qi*, a medicina fitoterápica (com ervas ou remédios patenteados) é mais eficaz que a acupuntura, especialmente no caso de Fogo, que deve ser drenado por intermédio de purgação. Por exemplo, para tratar Fogo do Estômago afetando Intestinos e causando obstipação e dor abdominal, a medicina fitoterápica é mais efetiva e mais segura que a acupuntura.

É essencial que o paciente seja aconselhado a se resguardar e descansar durante a invasão de Vento. Deve também evitar atividade sexual durante esse período. Falta de cuidado e esforço excessivo no momento em que o corpo for atacado por Vento patogênico constituem-se na causa mais comum para o avanço do fator patogênico para o Interior e para o desenvolvimento de Calor residual.

Calor residual ou Umidade-Calor é uma das causas do desenvolvimento da síndrome de fadiga pós-viral.

Se o indivíduo é particularmente propenso a adquirir resfriados e gripes devido à deficiência de *Qi* Defensivo, podem-se tonificar, com moxa, os seguintes pontos:

- B-12 (*Fengmem*), B-13 (*Feishu*), DU-12 (*Shenzu*) e E-36 (*Zusanli*).

Este tratamento deve ser feito três vezes por semana, durante um mês; a melhor época para administrá-lo é entre o meio de agosto e meio de setembro.

Além da acupuntura, o indivíduo pode utilizar *Yu Ping Feng San* (Pó do Para-brisa de Jade) para tonificar o *Qi* Defensivo.

Notas Finais

1. Nanjing College of Traditional Chinese Medicine – Warm Diseases Research Group 1959 Wen Bing Xue Jiao Xue Can Kao Zi Liao 温病学教学参考资料 [material pedagógico de referência na Escola das Doenças do Calor]. Jiangsu People's Publishing House, p. 49.
2. Ibid., p. 50.

978-85-7241-817-1

Apêndice 1

Identificação de Padrões de acordo com os Seis Estágios

Os padrões discutidos são:

Estágio do *Yang* Maior
Padrões do Canal
- Invasão de Vento-Frio com predominância de Frio.
- Invasão de Vento-Frio com predominância de Vento.
- Invasão de Vento-Calor.

Padrões dos Órgãos
- Acúmulo de Água.
- Acúmulo de Sangue.

Estágio do *Yang* Brilhante
- Padrão do canal *Yang* Brilhante.
- Padrão do órgão *Yang* Brilhante.

Estágio do *Yang* Menor
Estágio do *Yin* Maior
Estágio do *Yin* Menor
- Transformação do Frio.
- Transformação do Calor.

Estágio do *Yin* Terminal

Estágio do Yang Maior

Padrões do Canal

Invasão de Vento-Frio com Predominância de Frio (Ataque de Frio)

Aversão ao frio, febre baixa, ausência de transpiração, dor de cabeça, rigidez cervical, espirros, corrimento nasal com secreção branca, dispneia.
  Pulso: Flutuante-Tenso.

Acupuntura

B-12 (*Fengmen*), com aplicação de ventosa; P-7 (*Lieque*); IG-4 (*Hegu*). Moxa é aplicável.

Prescrição
MA HUANG TANG – Decocção de *Ephedra*.

Invasão de Vento-Frio com Predominância de Vento (Ataque de Vento)

Leve aversão ao frio, aversão ao vento, febre baixa, transpiração moderada, dor de cabeça, rigidez cervical, espirros.
  Pulso: Flutuante-Lento.

Acupuntura

B-12 (*Fengmen*), com aplicação de ventosa; P-7 (*Lieque*); IG-4 (*Hegu*); VB-20 (*Fengchi*); E-36 (*Zusanli*).

Prescrição
GUI ZHI TANG – Decocção de *Ramulus Cinnamomi*.

Invasão de Vento-Calor

Aversão ao frio, febre, espirros, tosse, corrimento nasal com muco ligeiramente amarelo, rigidez occipital e dor, transpiração moderada, prurido na garganta, dor de garganta, tonsilas inflamadas, dor no corpo, pouca sede.
  Pulso: Flutuante e Rápido.

Acupuntura

IG-4 (*Hegu*), IG-11 (*Quchi*), P-7 (*Lieque*), B-12 (*Fengmen*), TA-5 (*Waiguan*).

Prescrição
YIN QIAO SAN – Pó de *Lonicera-Forsythia*.

Padrões dos Órgãos

Acúmulo de Água

Tremor, febre, aversão ao frio, retenção de urina, pouca sede, vômito de líquidos logo após tê-los ingerido.
  Pulso: Flutuante e Rápido.

Acupuntura

REN-9 (*Shuifen*), REN-3 (*Zhongji*), P-7 (*Lieque*), B-22 (*Sanjiaoshu*), B-39 (*Weiyang*).

Prescrição

WU LING SAN – Pó de Cinco Li*ng*.

Acúmulo de Sangue

Plenitude, distensão e urgência hipogástricas, incontinência urinária, sangue na urina, inquietude mental.
   Língua: Vermelho-Purpúrea, sem revestimento.
   Pulso: Profundo, Fino e Rápido.

Acupuntura

B-62 (*Shenmai*) e ID-3 (*Houxi*), em combinação; B-39 (*Weiyang*); ID-5 (*Yanggu*); B-22 (*Sanjiaoshu*); BP-10 (*Xuehai*); F-1 (*Dadun*).

Prescrição

TAO HE CHENG QI TANG – Decocção da *Persica* para Conduzir o *Qi*.

Estágio do Yang Brilhante

Padrão do Canal Yang Brilhante

Febre alta, transpiração profusa, sede intensa, face vermelha, sensação de calor, irritabilidade, delírio.
   Língua: Vermelha com revestimento amarelo.
   Pulso: Transbordante e Rápido.

Acupuntura

IG-11 (*Quchi*), DU-14 (*Dazhui*), PC-3 (*Quze*), E-44 (*Neiting*), E-43 (*Xiangu*).

Prescrição

BAI HU TANG – Decocção do Tigre Branco.

Padrão do Órgão Yang Brilhante

Febre alta, a qual piora à tarde; transpiração profusa; transpiração nos membros; plenitude e dor abdominais; constipação; fezes ressecadas; sede; urina escura.
   Língua: Vermelha com revestimento espesso, amarelo e seco.
   Pulso: Profundo, Cheio, Deslizante e Rápido.

Acupuntura

IG-11 (*Quchi*), DU-14 (*Dazhui*), PC-3 (*Quze*), E-44 (*Neiting*), E-43 (*Xiangu*), E-25 (*Tianshu*), BP-15 (*Daheng*), E-37 (*Shangjuxu*), BP-6 (*Sanyinjiao*).

Prescrição

TIAO WEI CHENG QI TANG – Decocção para Regular o Estômago e Conduzir o *Qi*.

Estágio do Yang Menor

Alternância de calafrios e febre, gosto amargo, garganta seca, visão turva, plenitude e distensão do hipocôndrio,
ausência de vontade de comer ou beber, irritabilidade, náusea, vômito.
   Língua: Revestimento branco, unilateral e fino.
   Pulso: em Corda e Fino.

Acupuntura

TA-5 (*Waiguan*), TA--6 (*Zhigou*), VB-41 (*Zulinqi*), DU-13 (*Taodao*).

Prescrição

XIAO CHAI HU TANG – Pequena Decocção de *Bupleurum*.

Estágio do Yin Maior

Plenitude abdominal, sensação de frio, vômito, falta de apetite, diarreia, ausência de sede, cansaço.
   Língua: Pálida com revestimento branco e pegajoso
   Pulso: Profundo, Fraco e Lento.

Acupuntura

REN-12 (*Zhongwan*), B-20 (*Pishu*), E-36 (*Zusanli*), BP-9 (*Yinlinquan*). Moxa é aplicável.

Prescrição

LI ZHONG TANG – Decocção para Regular o Centro.

Estágio do Yin Menor

Transformação do Frio

Calafrios, sensação de frio, deitar com o corpo encolhido, apatia, desejo de dormir, membros frios, diarreia, ausência de sede, micção frequente e urina pálida.
   Língua: Pálida e úmida com revestimento branco.
Pulso Profundo-Fraco-Lento.

Acupuntura

B-23 (*Shenshu*), REN-4 (*Guanyuan*), REN-6 (*Qihai*), REN-8 (*Shenque*), R-7 (*Fuliu*), R-3 (*Taixi*). Moxa é aplicável.

Prescrição

SI NI TANG – Decocção de Quatro Rebeliões.

Transformação do Calor

Sensação de calor, irritabilidade, insônia, boca e garganta secas à noite, urina escura, transpiração noturna.
   Língua: Vermelha sem revestimento.
   Pulso: Fino e Rápido.

Acupuntura

REN-4 (*Guanyuan*), REN-6 (*Qihai*), R-3 (*Taixi*), R-6 (*Zhaohai*), BP-6 (*Sanyinjiao*).

Prescrição

HUANG LIAN E JIAO TANG – Decocção de *Coptis Colla Corii Asini*.

Estágio do Yin Terminal

Sede persistente, sensação de energia subindo ao tórax, dor e sensação de calor na região do coração, fome sem vontade de comer, membros frios, diarreia, vômito, vômito de nematódeos (ascarídeos).

Pulso: em Corda.

Acupuntura

F-3 (*Taichong*), IG-4 (*Hegu*), BP-4 (*Gongsun*) e PC-6 (*Neiguan*).

Prescrição

WU MEI WAN – Pílula de *Prunus Mume*.

Apêndice 2

Identificação de Padrões de acordo com os Quatro Níveis

Os padrões discutidos são os seguintes:

Nível do *Qi* Defensivo
- Vento-Calor.
- Calor de Verão.
- Umidade-Calor.
- Calor-Secura.

Nível do *Qi*
- Calor no Pulmão (Calor em Tórax e Diafragma).
- Calor no Estômago.
- Calor-Secura nos Intestinos.
- Calor na Vesícula Biliar.
- Umidade-Calor no Estômago e no Baço.

Nível do *Qi* Nutritivo (*Ying*)
- Calor no nível do *Qi* Nutritivo.
- Calor no Pericárdio.

Nível do Sangue
- Calor vitorioso movendo Sangue.
- Calor vitorioso estimulando Vento.
- Vento por Deficiência agitando interior.
- Colapso do *Yin*.
- Colapso do *Yang*.

Nível do Qi Defensivo

Vento-Calor

Febre, aversão ao frio, dor de cabeça, dor de garganta, transpiração moderada, corrimento nasal com secreção amarela, tonsilas inchadas, dores no corpo, pouca sede.

Língua: Vermelha na ponta ou nas laterais, com revestimento fino e branco. O revestimento da língua é branco, pois o fator patogênico está no exterior.

Pulso: Flutuante-Rápido.

Acupuntura

IG-4 (*Hegu*); IG-11 (*Quchi*); TA-5 (*Waiguan*); DU-14 (*Dazhui*); B-12 (*Fengmen*), com aplicação de ventosa; P-11 (*Shaoshang*).

Prescrição

YIN QIAO SAN – Pó de *Lonicera-Forsythia*.
SANG JU YIN – Decocção de *Morus-Chrysanthemum*.

Calor de Verão

Febre, aversão ao frio, ausência de transpiração, dor de cabeça, sensação de peso, sensação epigástrica desconfortável, irritabilidade, sede.

Língua: Vermelha na ponta ou nas laterais com revestimento branco e pegajoso. O revestimento da língua é branco, pois o fator patogênico está no exterior.

Pulso: Encharcado e Rápido.

Acupuntura

IG-4 (*Hegu*), IG-11 (*Quchi*), TA-5 (*Waiguan*), DU-14 (*Dazhui*), PC-9 (*Zhongchong*).

Prescrição

QING LUO YIN – Decocção para Desobstruir os Canais de Conexão.

Umidade-Calor

Febre, a qual piora à tarde; corpo quente ao toque; aversão ao frio; gânglios inchados; dor de cabeça; sensação de peso; sensação de opressão do epigástrio; gosto pegajoso; sede sem vontade de beber.

Língua: revestimento lingual pegajoso e branco, o qual é branco, pois o fator patogênico situa-se no exterior.

Pulso: Encharcado e Lento (Lento por influência da Umidade).

Identificação de Padrões de acordo com os Quatro Níveis

Acupuntura

IG-4 (*Hegu*), IG-11 (*Quchi*), BP-9 (*Yinlingquan*), BP-6 (*Sanyinjiao*), REN-12 (*Zhongwan*).

Prescrição

HUO XIANG ZHENG QI SAN – Pó de *Agastache* do *Qi* Correto.

Calor-Secura

Febre; leve aversão ao frio; calafrios; transpiração moderada; pele, nariz, boca e garganta secos; tosse seca; dor de garganta.
   Língua: Seca com revestimento branco e fino, o qual é branco, pois o fator patogênico situa-se no exterior.
   Pulso: Flutuante e Rápido.

Acupuntura

IG-4 (*Hegu*), IG-11 (*Quchi*), TA-5 (*Waiguan*), BP-6 (*Sanyinjiao*), P-9 (*Taiyuan*), E-36 (*Zusanli*).

Prescrições

XING SU SAN – Pó de folha de *Armeniaca-Perilla*.
   SANG XING TANG – Decocção de *Morus-Prunus*.

Nível do Qi

Calor no Pulmão (Calor em Tórax e Diafragma)

Febre alta, sensação de calor, ausência de aversão ao frio, sede, tosse com secreção amarela e fina, encurtamento da respiração, transpiração.
   Língua: Vermelha com revestimento amarelo.
   Pulso: Deslizante e Rápido.

Acupuntura

P-5 (*Chize*), P-10 (*Yuji*), DU-14 (*Dazhui*), IG-11 (*Quchi*), P-1 (*Zhongfu*), B-13 (*Feishu*).

Prescrições

MA XING SHI GAN TANG – Decocção de *Ephedra-Armeniaca-Gypsum-Glycyrrhiza*.
   XIE BAI SAN – Pó para Drenar o Branco.
   QING QI HUA TAN TANG – Decocção para Clarear o *Qi* e Desfazer a Fleuma (se também existir Fleuma).
   WU HU TANG – Decocção dos Cinco Tigres.

Calor no Estômago

Febre alta, a qual piora à tarde; ausência de aversão ao frio; sensação de calor; sede intensa; transpiração profusa.
   Língua: Vermelha com revestimento amarelo.
   Pulso: Transbordante e Rápido.

Acupuntura

E-44 (*Neiting*), E-34 (*Liangqiu*), E-21 (*Liangmen*), E-43 (*Xiangu*), IG-11 (*Quchi*), E-25 (*Tianshu*).

Prescrição

BAI HU TANG – Decocção do Tigre Branco.

Calor-Secura nos Intestinos

Febre alta, a qual fica mais elevada à tarde; constipação; fezes secas; queimação no ânus; plenitude e dor abdominais; irritabilidade; delírio.
   Língua: Vermelha com revestimento amarelo e seco.
   Pulso: Profundo-Cheio-Rápido.

Acupuntura

IG-11 (*Quchi*), E-25 (*Tianshu*), BP-15 (*Daheng*), E-37 (*Shangjuxu*), E-39 (*Xiajuxu*).

Prescrição

TIAO WEI CHENG QI TANG – Decocção para Regular o Estômago e Conduzir o *Qi*.

Calor na Vesícula Biliar

Sensação alternada de calor e frio, com predominância de calor; gosto amargo; sede; garganta seca; dor do hipocôndrio; náusea; sensação de plenitude no epigástrio.
   Língua: Vermelha com revestimento unilateral pegajoso e amarelo.
   Pulso: em Corda e Rápido.

Acupuntura

VB-34 (*Yanglingquan*), VB-43 (*Xiaxi*), TA-6 (*Zhigou*), TA-5 (*Waiguan*).

Prescrição

HAO QIN QING DAN TANG – Decocção de *Artemisia apiacea-Scutellaria* para Desobstruir a Vesícula Biliar.

Umidade-Calor no Estômago e no Baço

Febre persistente, a qual diminui depois de transpiração, mas logo aumenta novamente; sensação de corpo e cabeça pesados; sensação de opressão em tórax e epigástrio; náusea; fezes amolecidas.
   Língua: Vermelha com revestimento amarelo e pegajoso.
   Pulso: Encharcado e Rápido.

Acupuntura

REN-12 (*Zhongwan*), BP-9 (*Yinlinquan*), BP-6 (*Sanyinjiao*), REN-9 (*Shuifen*), E-36 (*Zusanli*), IG-11 (*Quchi*).

Prescrição

LIAN PO YIN – Decocção de *Coptis-Magnolia*.

Nível do Qi Nutritivo (Ying)

Calor no Nível do Qi Nutritivo

Febre à noite; boca seca, mas sem vontade de ingerir líquidos; inquietude mental; insônia; delírio; discurso incoerente ou afasia; máculas.

Língua: Vermelha sem revestimento.
Pulso: Fino-Rápido.

Acupuntura

PC-9 (*Zhongchong*), PC-8 (*Laogong*), C-9 (*Shaochong*), R-6 (*Zhaohai*).

Prescrição

QING YING TANG – Decocção para *Desobstruir o Qi Nutritivo*.

Calor no Pericárdio

Febre alta, confusão mental, discurso incoerente ou afasia, delírio, corpo quente, mãos e pés frios, máculas.
Língua: Vermelha sem revestimento.
Pulso: Fino e Rápido.

Acupuntura

PC-9 (*Zhongchong*), PC-8 (*Laogong*), C-9 (*Shaochong*), R-6 (*Zhaohai*).

Prescrição

QING YING TANG – Decocção para *Desobstruir o Qi Nutritivo*.

Nível do Sangue

Calor Vitorioso Movendo Sangue

Febre alta, irritabilidade, comportamento maníaco, máculas escuras, vômito de sangue, epistaxe, sangue nas fezes, sangue na urina.
Língua: Vermelho-escura sem revestimento.
Pulso: em Corda e Rápido.

Acupuntura

BP-10 (*Xuehai*), IG-11 (*Quchi*), F-2 (*Xingjian*), R-6 (*Zhaohai*), C-9 (*Shaochong*).

Prescrição

XI JIAO DI HUANG TANG – Decocção de *Cornus Rhinoceri-Rehmannia*.

Calor Vitorioso Estimulando Vento

Febre alta, desmaio, contração dos membros, convulsões, rigidez do pescoço, opistótonos, globo ocular saliente, trismo.
Língua: Vermelho-escura sem revestimento.
Pulso: em Corda e Rápido.

Acupuntura

BP-10 (*Xuehai*), IG-11 (*Quchi*), F-2 (*Xingjian*), R-6 (*Zhaohai*), C-9 (*Shaochong*), F-3 (*Taichong*), DU-16 (*Fengfu*), VB-20 (*Fengchi*), ID-3 (*Houxi*) e B-62 (*Shenmai*), em combinação.

Prescrição

LING JIAO GOU TENG TANG – Decocção de *Cornu Saigae-Uncaria*.

Vento por Deficiência Agitando no Interior

Febre baixa, tremor dos membros, contração, perda de peso, rubor malar, apatia.
Língua: Vermelho-escura sem revestimento e Seca.
Pulso: Fino e Rápido.

Acupuntura

F-3 (*Taichong*); DU-16 (*Fengfu*); VB-20 (*Fengchi*); ID-3 (*Houxi*) e B-62 (*Shenmai*), em combinação; F-8 (*Ququan*); R-6 (*Zhaohai*); R-3 (*Taixi*); BP-6 (*Sanyinjiao*).

Prescrição

ZHEN GAN XI FENG TANG – Decocção para Pacificar o Fígado e Extinguir o Vento.

Colapso do Yin

Febre baixa, transpiração noturna, inquietude mental, boca seca com desejo de beber líquidos em pequenos goles, calor dos cinco palmos, rubor malar, emagrecimento.
Língua: Vermelho-escura e Seca sem revestimento.
Pulso: Fino e Rápido.

Acupuntura

E-36 (*Zusanli*), R-3 (*Taixi*), BP-6 (*Sanyinjiao*), R-6 (*Zhaohai*), REN-4 (*Guanyuan*).

Prescrição

DA BU YIN WAN – Grande Pílula para Tonificar o *Yin*.

Colapso do Yang

Sensação de frio, membros frios, compleição branco-brilhante, transpiração profusa na testa, apatia.
Língua: Pálido-Inchada e Curta.
Pulso: Escondido, Lento e Disperso.

Acupuntura

E-36 (*Zusanli*), REN-6 (*Qihai*), REN-4 (*Guanyuan*), REN-8 (*Shenque*). Moxa é aplicável.

Prescrição

SHEN FU TANG – Decocção de *Ginseng-Aconitum*.

Apêndice 3

Identificação de Padrões de acordo com os Três Aquecedores

Os padrões discutidos de acordo com os Três Aquecedores são:

Aquecedor Superior
- Vento-Calor na porção do *Qi* Defensivo do Pulmão.
- Calor no Pulmão (nível do *Qi*).
- Calor no Pericárdio (nível do *Qi* Nutritivo).

Aquecedor Médio
- Calor no *Yang* Brilhante.
- Umidade-Calor no Baço.

Aquecedor Inferior
- Calor no Rim.
- Calor do Fígado incitando Vento.
- Vento por Deficiência do Fígado.

Aquecedor Superior

Vento-Calor na Porção do Qi *Defensivo do Pulmão*

Febre, aversão ao frio, dor de cabeça, dor de garganta, transpiração moderada, corrimento nasal com secreção amarelada, tonsilas inchadas, dores no corpo, sede moderada.
  Língua: Vermelha na ponta ou nas laterais com revestimento branco e fino, o qual é branco, pois o fator patogênico está no exterior.
  Pulso: Flutuante e Rápido.

Acupuntura

IG-4 (*Hegu*); IG-11 (*Quchi*); TA-5 (*Waiguan*); DU-14 (*Dazhui*); B-12 (*Fengmen*), com aplicação de ventosa; P-11 (*Shaoshang*).

Prescrições

YIN QIAO SAN – Pó de *Lonicera-Forsythia*.
  SANG JU YIN – Decocção de *Morus-Chrysanthemum*.

Calor no Pulmão (Nível do Qi)

Febre, transpiração, tosse, dispneia, sede, sensação de opressão e dor no tórax.
  Língua: Vermelha com revestimento amarelo.
  Pulso: Rápido e Transbordante.

Acupuntura

P-5 (*Chize*), P-10 (*Yuji*), P-1 (*Zhongfu*), IG-11 (*Quchi*), B-13 (*Feishu*).

Prescrições

MA XING SHI GAN TANG – Decocção de *Ephedra-Armeniaca-Gypsum-Glycyrrhiza*.
  WU HU TANG – Decocção dos Cinco Tigres.
  XIE BAI SAN – Pó para Drenar o Branco.
  QING QI HUA TAN TANG – Decocção para Clarear o *Qi* e Desfazer a Fleuma (se também houver Fleuma).

Calor no Pericárdio (Nível do Qi *Nutritivo*)

Febre alta à noite, sensação de queimação no epigástrio, membros frios, delírio, afasia.

Língua: Vermelho-escura e Rígida, sem revestimento.
Pulso: Fino e Rápido.

Acupuntura
PC-9 (*Zhongchong*), PC-3 (*Quze*), IG-11 (*Quchi*).

Prescrição
QING YING TANG – Decocção para Desobstruir o *Qi* Nutritivo.

Aquecedor Médio

Calor no Yang Brilhante

Febre alta, a qual piora à tarde; ausência de aversão ao frio; sensação de calor; sede intensa; transpiração profusa.
Língua: Vermelha com revestimento amarelo.
Pulso: Transbordante e Rápido.

Acupuntura
E-44 (*Neiting*), E-34 (*Liangqiu*), E-21 (*Liangmen*), E-43 (*Xiangu*), IG-11 (*Quchi*), E-25 (*Tianshu*).

Prescrição
BAI HU TANG – Decocção do Tigre Branco.

Umidade-Calor no Baço

Febre, plenitude epigástrica, sensação de peso em corpo e cabeça, náusea, vômito.
Língua: Vermelha com revestimento amarelo e espesso.
Pulso: Encharcado e Rápido.

Acupuntura
BP-9 (*Yinlingquan*), BP-6 (*Sanyinjiao*), REN-12 (*Zhongwan*), REN-9 (*Shuifen*), B-22 (*Sanjiaoshu*).

Prescrição
LIAN PO YIN – Decocção de *Coptis-Magnolia*.

Aquecedor Inferior

Calor no Rim

Febre à tarde e no cair da noite, calor dos cinco palmos, boca e garganta secas, transpiração noturna, surdez, lassidão.

Língua: Vermelho-escura sem revestimento.
Pulso: Flutuante-Vazio e Rápido.

Acupuntura
R-3 (*Taixi*), R-6 (*Zhaohai*), BP-6 (*Sanyinjiao*), R-2 (*Rangu*), IG-11 (*Quchi*).

Prescrição
XI JIAO DI HUANG TANG – Decocção de *Cornus Rhinoceri-Rehmannia*.

Calor do Fígado Incitando Vento

Febre alta à noite, coma, convulsões, trismos.
Língua: Vermelho-escura sem revestimento.
Pulso: em Corda, Fino e Rápido.

Acupuntura
F-3 (*Taichong*); F-2 (*Xingjian*); VB-20 (*Fengchi*); DU-16 (*Fengfu*); ID-3 (*Houxi*) e B-62 (*Shenmai*), em combinação.

Prescrição
LING JIAO GOU TENG TANG – Decocção de *Cornu Saigae-Uncaria*.

Vento por Deficiência do Fígado

Febre baixa, membros frios, dentes secos e escuros, lábios secos e rachados, convulsões, tremor dos membros.
Língua: Vermelho-escura sem revestimento.
Pulso: Profundo, Fino e Rápido.

Acupuntura
F-3 (*Taichong*); F-2 (*Xingjian*); VB-20 (*Fengchi*); DU-16 (*Fengfu*); ID-3 (*Houxi*) e B-62 (*Shenmai*), em combinação; R-3 (*Taixi*); R-6 (*Zhaohai*); BP-6 (*Sanyinjiao*).

Prescrição
ZHEN GAN XI FENG TANG – Decocção para Pacificar o Fígado e Extinguir o Vento.
SAN JIA FU MAI TANG – Decocção das Três Carapaças para Restaurar o Pulso.
DA DING FENG ZHU – Grande Pérola para Cessar o Vento.

978-85-7241-817-1

Apêndice 4

Prescrições

AI FU NUAN GONG WAN – Pílula para Aquecer o Útero com *Artemisia-Cyperus*.

- *Ai Ye (Folium Artemisiae argy)*: 9g.
- *Wu Zhu Yu (Fructus Evodiae)*: 4,5g.
- *Rou Gui (Cortex Cinnamomi)*: 4,5g.
- *Xiang Fu (Rhizoma Cyperi)*: 9g.
- *Dang Gui (Radix Angelicae sinensis)*: 9g.
- *Chuan Xiong (Rhizoma Chuanxiong)*: 6g.
- *Bai Shao (Radix Paeoniae alba)*: 6g.
- *Huang Qi (Radix Astragali)*: 6g.
- *Sheng Di Huang (Radix Rehmanniae)*: 9g.
- *Xu Duan (Radix Dipsaci)*: 6g.

AN SHEN DING ZHI WAN – Pílula para Acalmar a Mente e Assentar o Espírito.

- *Ren Shen (Radix Ginseng)*: 9g.
- *Fu Ling (Poria)*: 12g.
- *Fu Shen (Sclerotium Poriae paradicis)*: 9g.
- *Long Chi (Fossilia Dentis Mastodi)*: 15g.
- *Yuan Zhi (Radix Polygalae)*: 6g.
- *Shi Chang Pu (Rhizoma Acori tatarinowii)*: 8g.

Variação de *AN SHEN DING ZHI WAN* (Cap. 14, *Ansiedade*, Deficiência do Coração e da Vesícula Biliar) – Variação da Pílula para Acalmar a Mente e Assentar o Espírito.

- *Ren Shen (Radix Ginseng)*: 9g.
- *Fu Ling (Poria)*: 12g.
- *Fu Shen (Sclerotium Poriae paradicis)*: 9g.
- *Long Chi (Fossilia Dentis Mastodi)*: 15g.
- *Yuan Zhi (Radix Polygalae)*: 6g.
- *Shi Chang Pu (Rhizoma Acori tatarinowii)*: 8g.
- *Ci Shi (Magnetitum)*: 15g.
- *Ho Po (Succinum)*: 9g.
- *Suan Zao Ren (Semen Ziziphi spinosae)*: 6g.
- *Bai Zi Ren (Semen Platycladi)*: 9g.

AN YING NIU HUANG WAN – Pílula de *Calculus Bovis* para Acalmar o [Nível] do *Qi* Nutritivo.

- *Niu Huang (Calculus Bovis)*: 3g.
- *Yu Jin (Radix Curcumae)*: 9g.
- *Shui Niu Jiao (Cornu Bubali)*: 6g.
- *Huang Lian (Rhizoma Coptidis)*: 6g.
- *Zhu Sha (Cinnabaris)*: 1,5g.
- *Shan Zhi Zi (Fructus Gardeniae)*: 6g.
- *Xiong Huang (Realgar)*: 0,15g.
- *Huang Qin (Radix Scutellariae)*: 9g.
- *Zhen Zhu Mu (Concha Margatiriferae usta)*: 12g.
- *Bing Pian (Borneolum)*: 3g.
- *She Xiang (Moschus)*: 1g.

NOTA: observe que esta fórmula contém muitas substâncias proibidas, isto é, *Niu Huang*, *Zhu Sha*, *Bing Pian* e *He Xiang*. Elas deveriam ser substituídas por *Shi Chang Pu (Rhizoma Acori tatarinowii)*.

BA XIAN CHANG SHOU WAN – Pílula da Longevidade dos Oito Imortais.

- *Shu Di Huang (Radix Rehmanniae preparata)*: 24g.
- *Shan Zhu Yu (Fructus Corni)*: 12g.
- *Shan Yao (Radix Dioscoreae)*: 12g.
- *Ze Xie (Rhizoma Alismatis)*: 9g.
- *Mu Dan Pi (Cortex Moutan)*: 9g.
- *Fu Ling (Poria)*: 9g.
- *Mai Men Dong (Radix Ophiopogonis)*: 9g.
- *Wu Wei Zi (Fructus Schisandrae)*: 6g.

BA ZHEN TANG – Decocção das Oito Preciosidades.

- *Dang Gui (Radix Angelicae sinensis)*: 10g.
- *Chuan Xiong (Rhizoma Chuanxiong)*: 5g.
- *Bai Shao (Radix Paeoniae alba)*: 8g.
- *Shu Di Huang (Radix Rehmanniae preparata)*: 15g.
- *Ren Shen (Radix Ginseng)*: 3g.
- *Bai Zhu (Rhizoma Atractylodis macrocephalae)*: 10g.
- *Fu Ling (Poria)*: 8g.
- *Zhi Gan Cao (Radix Glycyrrhizae uralensis preparata)*: 5g.

1106 Prescrições

BA ZHEN YI MU TANG – Decocção de Oito Preciosidades de *Leonurus*.

- *Dang Gui* (*Radix Angelicae sinensis*): 10g.
- *Chuan Xiong* (*Rhizoma Chuanxiong*): 5g.
- *Bai Shao* (*Radix Paeoniae alba*): 8g.
- *Shu Di Huang* (*Radix Rehmanniae preparata*): 15g.
- *Ren Shen* (*Radix Ginseng*): 3g.
- *Bai Zhu* (*Rhizoma Atractylodis macrocephalae*): 10g.
- *Fu Ling* (*Poria*): 8g.
- *Zhi Gan Cao* (*Radix Glycyrrhizae uralensis preparata*): 5g.
- *Yi Mu Cao* (*Herba Leonuri*): 9g.

BA ZHENG TANG – Pó das Oito Retificações.

- *Bian Xu* (*Herba Polygoni avicularis*): 6g.
- *Che Qian Zi* (*Semen Plantaginis*): 9g.
- *Qu Mai* (*Herba Dianthi*): 6g.
- *Mu Tong* (*Caulis Akebiae*): 6g.
- *Hua Shi* (*Talcum*): 9g.
- *Da Huang* (*Radix et Rhizoma Rhei*): 6g.
- *Shan Zhi Zi* (*Fructus Gardeniae*): 6g.
- *Zhi Gan Cao* (*Radix Glycyrrhizae uralensis preparata*): 6g.

BAI DU TANG – Decocção para Dissolver Toxina.

- *Qiang Huo* (*Rhizoma seu Radix Notopterygii*): 6g.
- *Du Huo* (*Radix Angelicae pubescentis*): 6g.
- *Chuan Xiong* (*Rhizoma Chuanxiong*): 6g.
- *Chai Hu* (*Radix Bupleuri*): 6g.
- *Qian Hu* (*Radix Peucedani*): 6g.
- *Zhi Ke* (*Fructus Aurantii*): 6g.
- *Jie Geng* (*Radix Platycodi*): 6g.
- *Fu Ling* (*Poria*): 6g.
- *Gan Cao* (*Radix Glycyrrhizae uralensis*): 3g.
- *Bo He* (*Herba Menthae haplocalycis*): 6g.
- *Sheng Jiang* (*Rhizoma Zingiberis recens*): 6g.

BAI HE DI HUANG TANG – Decocção de *Lilium- -Rehmannia*.

- *Bai He* (*Bulbus Lilii*): 9g.
- *Sheng Di Huang* (*Radix Rehmanniae*): 9g.
- *Mai Men Dong* (*Radix Ophiopogonis*): 6g.
- *Wu Wei Zi* (*Fructus Schisandrae*): 6g.
- *Gan Cao* (*Radix Glycyrrhizae uralensis*): 3g.

BAI HE GU JIN TANG – Decocção de *Lilium* para Consolidar o Metal.

- *Bai He* (*Bulbus Lilli*): 15g.
- *Mai Men Dong* (*Tuber Ophiopogonis*): 9g.
- *Xuan Shen* (*Radix Scrophulariae*): 9g.
- *Sheng Di Huang* (*Radix Rehmanniae*): 9g.
- *Shu Di Huang* (*Radix Rehmanniae preparata*): 9g.
- *Dang Gui* (*Radix Angelicae sinensis*): 6g.
- *Bai Shao* (*Radix Paeoniae alba*): 9g.
- *Jie Geng* (*Radix Platycodi*): 6g.

- *Chuan Bei Mu* (*Bulbus Fritillariae cirrhosae*): 6g.
- *Gan Cao* (*Radix Glycyrrhizae Glycyrrhizae uralensis*): 3g.

Variação de *BAI HE GU JIN TANG* (Cap. 14, *Ansiedade*, Deficiência de *Yin* do Pulmão e do Coração) – Variação da Decocção de *Lilium* para Consolidar o Metal.

- *Bai He* (*Bulbus Lilli*): 15g.
- *Mai Men Dong* (*Radix Ophiopogonis*): 9g.
- *Sheng Di Huang* (*Radix Rehmanniae*): 9g.
- *Dang Gui* (*Radix Angelicae sinensis*): 6g.
- *Bai Shao* (*Radix Paeoniae alba*): 9g.
- *Jie Geng* (*Radix Platycodi*): 6g.
- *Chuan Bei Mu* (*Bulbus Fritillariae cirrhosae*): 6g.
- *Suan Zao Ren* (*Semen Ziziphi spinosae*): 6g.
- *Bai Zi Ren* (*Semen Platycladi*): 6g.
- *Wu Wei Zi* (*Fructus Schisandrae*): 6g.
- *Zhi Mu* (*Radix Anemarrhenae*): 6g.
- *Gan Cao* (*Radix Glycyrrhizae uralensis*): 3g.

BAI HE ZHI MU TANG – Decocção de *Lilium-Anemarrhena*.

- *Bai He* (*Bulbus Lilii*): 9g.
- *Zhi Mu* (*Rhizoma Anemarrhenae*): 6g.

BAI HU JIA CANG ZHU TANG – Decocção do Tigre Branco com *Rhizoma Atractylodis*.

- *Shi Gao* (*Gypsum Fibrosum*): 30g.
- *Zhi Mu* (*Rhizoma Anemarrhenae*): 15g.
- *Gan Cao* (*Radix Glycyrrhizae uralensis*): 4,5g.
- *Geng Mi* (*Semen Oryzae sativae*): 9g.
- *Cang Zhu* (*Rhizoma Atractylodis*): 12g.

BAI HU JIA GUI ZHI TANG – Decocção do Tigre Branco com *Ramulus Cinnamomum*.

- *Shi Gao* (*Gypsum Fibrosum*): 30g.
- *Zhi Mu* (*Rhizoma Anemarrhenae*): 9g.
- *Gan Cao* (*Radix Glycyrrhizae uralensis*): 3g.
- *Geng Mi* (*Semen Oryzae sativae*): 6g.
- *Gui Zhi* (*Ramulus Cinnamomi cassiae*): 5g.

BAI HU JIA SANG ZHI TANG – Decocção do Tigre Branco com *Ramulus Mori*.

- *Shi Gao* (*Gypsum Fibrosum*): 30g.
- *Zhi Mu* (*Rhizoma Anemarrhenae*): 15g.
- *Gan Cao* (*Radix Glycyrrhizae uralensis*): 4,5g.
- *Geng Mi* (*Semen Oryzae sativae*): 9g.
- *Sang Zhi* (*Ramulus Mori cassiae*): 6g.

BAI HU TANG – Decocção do Tigre Branco.

- *Shi Gao* (*Gypsum Fibrosum*): 30g.
- *Zhi Mu* (*Radix Anemarrhenae asphodeloidis*): 15g.
- *Gan Cao* (*Radix Glycyrrhizae uralensis*): 4,5g.
- *Geng Mi* (*Semen Oryzae sativae*): 9g.

BAI SHAO GAN CAO TANG – Decocção *Paeonia-Glycyrrhiza*.

- *Bai Shao* (*Radix Paeoniae albae*): 9g.
- *Zhi Gan Cao* (*Radix Glycyrrhizae uralensis preparata*): 6g.

BAI TOU WENG TANG – Decocção de *Pulsatilla*.

- *Bai Ton Weng* (*Radix Pulsatillae*): 15g.
- *Huang Bo* (*Cortex Phellodendri*): 12g.
- *Huang Lian* (*Rhizoma Coptidis*): 4g.
- *Qin Pi* (*Cortex Fraxini*): 12g.

BAI ZI YANG XIN WAN – Pílula de *Platycladum* para Nutrir o Coração.

- *Bai Zi Ren* (*Semen Platycladi*): 120g.
- *Fu Shen* (*Sclerotium Poriae pararadicis*): 30g.
- *Gou Qi Zi* (*Fructus Lycii chinensis*): 90g.
- *Shu Di Huang* (*Radix Rehmanniae preparata*): 60g.
- *Dang Gui* (*Radix Angelicae sinensis*): 30g.
- *Xuan Shen* (*Radix Scrophulariae*): 60g.
- *Mai Men Dong* (*Radix Ophiopogonis*): 30g.
- *Shi Chang Pu* (*Rhizoma Acori tatarinowii*): 30g.
- *Gan Cao* (*Radix Glycyrrhizae uralensis*): 15g.

BAN XIA BAI ZHU TIAN MA TANG – Decocção de *Pinellia-Atractylodes-Gastrodia*.

- *Ban Xia* (*Rhizoma Pinelliae preparatum*): 9g.
- *Tian Ma* (*Rhizoma Gastrodiae*): 6g.
- *Bai Zhu* (*Rhizoma Atractylodis macrocephalae*): 15g.
- *Fu Ling* (*Poria*): 6g.
- *Chen Pi* (*Pericarpium Citri reticulatae*): 6g.
- *Gan Cao* (*Radix Glycyrrhizae uralensis*): 4g.
- *Sheng Jiang* (*Rhizoma Zingiberis recens*): 1 fatia.
- *Da Zao* (*Fructus Jujubae*): 2 tâmaras.

BAN XIA HOU PO TANG – Decocção de *Pinellia-Magnolia*.

- *Ban Xia* (*Rhizoma Pinelliae preparatum*): 12g.
- *Hou Po* (*Cortex Magnoliae officinalis*): 9g.
- *Zi Su Ye* (*Folium Perillae*): 6g.
- *Fu Ling* (*Poriae*): 12g.
- *Sheng Jiang* (*Rhizoma Zingiberis recens*): 9g.

BAN XIA SHU MI TANG – Decocção de *Pinellia-Sorghum*.

- *Ban Xia* (*Rhizoma Pinelliae preparatum*): 10g.
- *Fu Ling* (*Poria*): 10g.
- *Shan Zha* (*Fructus Crataegi*): 6g.
- *Mai Ya* (*Fructus Hordei germinatus*): 6g.
- *Shen Qu* (*Massa medicata fermentata*): 6g.
- *Cang Zhu* (*Rhizoma Atractylodis*): 6g.
- *Shan Yao* (*Rhizoma Dioscoreae*): 6g.
- *Shu Mi* (*Sorghum husks*): 5g.

BAN XIA XIE XIN TANG – Decocção de *Pinellia* para Drenar o Coração.

- *Ban Xia* (*Rhizoma Pinelliae preparatum*): 9g.
- *Huang Qin* (*Radix Scutellariae*): 6g.
- *Huang Lian* (*Rhizoma Coptidis*): 3g.
- *Gan Jiang* (*Rhizoma Zingiberis*): 6g.
- *Dang Shen* (*Radix Codonopsis*): 6g.
- *Gan Cao* (*Radix Glycyrrhizae uralensis*): 3g.
- *Da Zao* (*Fructus Jujubae*): 3g.

Variação de *BAN XIA XIE XIN TANG* (Cap. 22, *Dor Epigástrica*, Calor do Estômago) – Variação da Decocção de Pinellia para Drenar o Coração.

- *Ban Xia* (*Rhizoma Pinelliae preparatum*): 9g.
- *Huang Qin* (*Radix Scutellariae*): 6g.
- *Huang Lian* (*Rhizoma Coptidis*): 3g.
- *Gan Jiang* (*Rhizoma Zingiberis*): 6g.
- *Dang Shen* (*Radix Codonopsis*): 6g.
- *Gan Cao* (*Radix Glycyrrhizae uralensis*): 3g.
- *Da Zao* (*Fructus Jujubae*): 3g.
- *Zhu Ru* (*Caulis Bambusae in Taeniam*): 6g.
- *Gua Lou* (*Fructus Trichosanthis*): 6g.
- *Lu Gen* (*Rhizoma Phragmitis*): 9g.

BAO HE WAN – Pílula de Preservação e Harmonização.

- *Shan Zha* (*Fructus Crataegi*): 9g.
- *Shen Qu* (*Massa medicata Fermentata*): 6g.
- *Lai Fu Zi* (*Semen Raphani*): 6g.
- *Ban Xia* (*Rhizoma Pinelliae preparatum*): 6g.
- *Chen Pi* (*Pericarpium Citri reticulatae*): 3g.
- *Fu Ling* (*Poria*): 6g.
- *Lian Qiao* (*Fructus Forsythiae*): 6g.

BAO NAO NING JIAO NANG – Cápsula para Preservar a Tranquilidade do Cérebro.

- *Dan Nan Xing* (*Rhizoma Arisaematis preparatum*): 6g.
- *Hu Po* (*Succinum*): 6g.
- *Fu Shen* (*Sclerotium Poriae pararadicis*): 6g.
- *Shi Chang Pu* (*Rhizoma Acori tatarinowii*): 6g.
- *Huang Qin* (*Radix Scutellariae*): 6g.
- *Dang Shen* (*Radix Codonopsis*): 6g.

BAO YIN JIAN – Decocção para Proteger o *Yin*.

- *Sheng Di Huang* (*Radix Rehmanniae*): 6g.
- *Shu Di Huang* (*Radix Rehmanniae preparata*): 6g.
- *Bai Shao* (*Radix Paeoniae alba*): 6g.
- *Shan Yao* (*Radix Dioscoreae*): 3g.
- *Xu Duan* (*Radix Dipsaci*): 3g.
- *Huang Qin* (*Radix Scutellariae*): 3g.
- *Huang Bo* (*Cortex Phellodendri*): 3g.
- *Gan Cao* (*Radix Glycyrrhizae uralensis*): 3g.

BAO YUAN TANG – Decocção para Proteger o [*Qi*] Original.

- *Fu Zi* (*Radix Aconiti lateralis preparata*): 6g.
- *Rou Gui* (*Cortex Cinnamomi*): 3g.

1108 Prescrições

- *Huang Qi (Radix Astragali)*: 9g.
- *Dang Shen (Radix Codonopsis)*: 9g.
- *Dang Gui (Radix Angelicae sinensis)*: 9g.
- *Bai Shao (Radix Paeoniae alba)*: 6g.
- *Zhi Gan Cao (Radix Glycyrrhizae uralensis preparata)*: 3g.

BAO YUAN TONG BI TANG – Decocção para Proteger a Origem e Penetrar a Retenção Urinária.

- *Huang Qi (Radix Astragali)*: 100g.
- *Hua Shi (Talcum)*: 30g.
- *Hu Po (Succinum)*: 30g.

BEI MU GUA LOU SAN – Pó de *Fritillaria-Trichosanthes*.

- *Chuan Bei Mu (Bulbus Fritillariae cirrhosae)*: 5g.
- *Gua Lou (Fructus Trichosanthis)*: 3g.
- *Tian Hua Fen (Radix Trichosanthis)*: 2,5g.
- *Fu Ling (Poria)*: 2,5g.
- *Chen Pi (Pericarpium Citri reticulatae)*: 2,5g.
- *Jie Geng (Radix Platycodi)*: 2,5g.

BEN TUN TANG – Decocção para Porquinho que Corre.

- *Gan Cao (Radix Glycyrrhizae uralensis)*: 6g.
- *Chuan Xiong (Rhizoma Chuanxiong)*: 6g.
- *Dang Gui (Radix Angelicae sinensis)*: 6g.
- *Ban Xia (Rhizoma Pinelliae preparatum)*: 6g.
- *Huang Qin (Radix Scutellariae)*: 6g.
- *Ge Gen (Radix Puerariae)*: 6g.
- *Bai Shao (Radix Paeoniae alba)*: 6g.
- *Sheng Jiang (Rhizoma Zingiberis recens)*: 3 fatias.
- *Chun Gen Bai Pi (Cortex Ailanthi)*: 6g.

BEN TUN WAN – Pílula para Porquinho que Corre.

- *Chuan Lian Zi (Fructus Toosendan)*: 9g.
- *Fu Ling (Poria)*: 6g.
- *Ju He (Semen Citri reticulatae)*: 6g.
- *Li Zhi He (Semen Litchi chinensis)*: 6g.
- *Xiao Hui Xiong (Fructus Foeniculi)*: 4,5g.
- *Mu Xiang (Radix Aucklandiae)*: 4,5g.

BI XIE FEN QING YIN – Decocção *Dioscorea* para Separar o Claro.

- *Bi Xie (Rhizoma Dioscoreae hypoglaucae)*: 12g.
- *Yi Zhi Ren (Fructus Alpiniae oxyphyllae)*: 9g.
- *Wu Yao (Radix Linderae)*: 9g.
- *Shi Chang Pu (Rhizoma Acori tatarinowii)*: 9g.

BI XIE SHEN SHI TANG – Decocção de *Dioscorea* para Drenar Umidade.

- *Bi Xie (Rhizoma Dioscoreae hypoglaucae)*: 6g.
- *Yi Yi Ren (Semen Coicis)*: 12g.
- *Huang Bo (Cortex Phellodendri)*: 6g.
- *Fu Ling (Poria)*: 6g.

- *Mu Dan Pi (Cortex Moutan)*: 6g.
- *Ze Xie (Rhizoma Alismatis)*: 6g.
- *Hua Shi (Talcum)*: 12g.
- *Mu Tong (Caulis Akebiae)*: 3g.

BU FEI TANG – Decocção para Tonificar o Pulmão.

- *Ren Shen (Radix Ginseng)*: 9g.
- *Huang Qi (Radix Astragali membranacei)*: 12g.
- *Shu Di Huang (Radix Rehmanniae preparata)*: 12g.
- *Wu Wei Zi (Fructus Schisandrae)*: 6g.
- *Zi Wan (Radix Asteris tatarici)*: 9g.
- *Sang Bai Pi (Cortex Mori albae radicis)*: 6g.

Variação de *BU FEI TANG* (Cap. 14, *Ansiedade*, Deficiência do *Qi* do Pulmão e do Coração) – Variação de Decocção para Tonificar o Pulmão.

- *Ren Shen (Radix Ginseng)*: 9g.
- *Huang Qi (Radix Astragali)*: 12g.
- *Shu Di Huang (Radix Rehmanniae preparata)*: 12g.
- *Wu Wei Zi (Fructus Schisandrae)*: 6g.
- *Sang Bai Pi (Cortex Mori)*: 6g.
- *Bai He (Bulbus Lilii)*: 6g.
- *Bai Zi Ren (Semen Platycladi)*: 6g.
- *Suan Zao Ren (Semen Ziziphi spinosae)*: 6g.

BU GAN TANG – Decocção para Tonificar o Fígado.

- *Shu Di Huang (Radix Rehmanniae preparata)*: 12g.
- *Dang Gui (Radix Angelicae sinensis)*: 10g.
- *Bai Shao (Radix Paeoniae alba)*: 12g.
- *Chuan Xiong (Radix Chuanxiong)*: 8g.
- *Mu Gua (Fructus Chaenomelis)*: 6g.
- *Zhi Gan Cao (Radix Glycyrrhizae uralensis preparata)*: 3g.
- *Mai Men Dong (Radix Ophiopogonis)*: 6g.
- *Suan Zao Ren (Semen Ziziphi spinosae)*: 3g.

BU QI CONG MING TANG – Decocção para Tonificar o *Qi* e Clarear a Audição.

- *Huang Qi (Radix Astragali)*: 12g.
- *Ren Shen (Radix Ginseng)*: 9g.
- *Sheng Ma (Rhizoma Cimicifugae)*: 3g.
- *Ge Gen (Radix Puerariae)*: 3g.
- *Man Jing Zi (Fructus Viticis)*: 3g.
- *Bai Shao (Radix Paeoniae alba)*: 6g.
- *Huang Bo (Cortex Phellodendri)*: 6g.
- *Zhi Gan Cao (Radix Glycyrrhizae uralensis preparata)*: 3g.

Variação de *BU QI CONG MING TANG* (Cap. 17, *Tinido*, Deficiência de Sangue do Coração) – Variação da Decocção para Tonificar o *Qi* e Clarear a Audição.

- *Huang Qi (Radix Astragali)*: 12g.
- *Ren Shen (Radix Ginseng)*: 9g.
- *Sheng Ma (Rhizoma Cimicifugae)*: 3g.

- *Ge Gen* (*Radix Puerariae*): 3g.
- *Man Jing Zi* (*Fructus Viticis*): 3g.
- *Bai Shao* (*Radix Paeoniae alba*): 6g.
- *Huang Bo* (*Cortex Phellodendri*): 6g.
- *Zhi Gan Can* (*Radix Glycyrrhizae uralensis preparata*): 3g.
- *Dang Gui* (*Radix Angelicae sinensis*): 6g.
- *Shu Di Huang* (*Radix Rehmanniae preparata*): 6g.
- *Long Yan Rou* (*Arillus Longan*): 6g.

BU QI YI SHEN TANG – Decocção para Tonificar o *Qi* e Beneficiar o Rim.

- *Dang Shen* (*Radix Codonopsis*): 30g.
- *Huang Qi* (*Radix Astragali*): 15g.
- *Fu Zi* (*Radix Aconiti lateralis preparata*): 10g.
- *Yin Yang Hun* (*Herba Epimedii*): 9g.
- *Chai Hu* (*Radix Bupleuri*): 6g.
- *Chi Shao* (*Radix Paeoniae rubra*): 12g.
- *Chuan Xiong* (*Rhizoma Chuanxiong*): 6g.
- *Yi Mu Cao* (*Herba Leonuri*): 9g.
- *Da Huang* (*Radix et Rhizoma Rhei*): 3g.
- *San Qi* (*Radix Notoginseng*): 3g.

BU QI YUN PI TANG – Decocção para Tonificar o *Qi* e Promover a Função de Transformação do Baço.

- *Ren Shen* (*Radix Ginseng*): 9g.
- *Huang Qi* (*Radix Astragali*): 9g.
- *Bai Zhu* (*Rhizoma Atractylodis macrocephalae*): 6g.
- *Fu Ling* (*Poria*): 6g.
- *Ban Xia* (*Rhizoma Pinelliae preparatum*): 6g.
- *Chen Pi* (*Pericarpium Citri reticulatae*): 6g.
- *Sha Ren* (*Fructus Amomi*): 4,5g.
- *Zhi Gan Cao* (*Radix Glycyrrhizae uralensis preparata*): 3g.
- *Da Zao* (*Fructus Jujubae*): 3g.
- *Sheng Jiang* (*Rhizoma Zingiberis recens*): 3 fatias.

BU SHEN JIAN XIN TANG – Decocção para Tonificar o Rim e Fortalecer o Coração.

- *Shu Di Huang* (*Radix Rehmanniae preparata*): 9g.
- *Shou Wu* (*Radix Polygoni multiflori preparata*): 6g.
- *Gou Qi Zi* (*Fructus Lycii chinensis*): 6g.
- *Fu Zi* (*Radix Aconiti lateralis preparata*): 3g.
- *Rou Gui* (*Cortex Cinnamomi*): 3g.
- *Bu Gu Zhi* (*Fructus Psoraleae*): 6g.
- *Huang Qi* (*Radix Astragali*): 6g.
- *Dang Shen* (*Radix Codonopsis*): 6g.
- *Zhi Gan Cao* (*Radix Glycyrrhizae uralensis preparata*): 3g.

BU SUI DAN – Pílula para Tonificar a Medula.

- *Du Zhong* (*Cortex Eucommiae ulmoidis*): 6g.
- *Bu Gu Zhi* (*Fructus Psoraleae*): 6g.
- *Lu Rong* (*Cornu Cervi pantotrichum*): 6g.
- *Wu Yao* (*Radix Linderiae*): 6g.
- *Hu Tao Rou* (*Semen juglandis*): 6g.

BU SUI RONG NAO TANG – Decocção para Tonificar a Medula e Nutrir o Cérebro.

- *Shu Di Huang* (*Radix Rehmanniae preparata*): 9g.
- *Dang Gui* (*Radix Angelicae sinensis*): 6g.
- *Bai Shao* (*Radix Paeoniae alba*): 9g.
- *Nu Zhen Zi* (*Fructus Ligustri lucidi*): 6g.
- *Gou Qi Zi* (*Fructus Lycii chinensis*): 6g.
- *Wu Wei Zi* (*Fructus Schisandrae*): 6g.
- *Sang Shen* (*Fructus Mori*): 6g.

BU TU ZAO SHI TANG – Decocção para Tonificar a Terra e Secar Umidade.

- *Bai Zhu* (*Rhizoma Atractylodis macrocephalae*): 9g.
- *Fu Ling* (*Poria*): 6g.
- *Shan Yao* (*Rhizoma Dioscoreae*): 6g.
- *Zhi Gan Cao* (*Radix Glycyrrhizae uralensis preparata*): 3g.
- *Qiang Huo* (*Rhizoma seu Radix Notopterygii*): 6g.
- *Fang Feng* (*Radix Saposhnikoviae*): 6g.
- *Qin Jiao* (*Radix Gentianae macrophyllae*): 6g.
- *Fang Ji* (*Radix Stephaniae tetrandrae*): 6g.
- *Cang Zhu* (*Rhizoma Atractylodis*): 6g.

BU XIN DAN – Pílula para Tonificar o Coração.

- *Sheng Di Huang* (*Radix Rehmanniae*): 9g.
- *Wu Wei Zi* (*Fructus Schisandrae*): 6g.
- *Dang Gui* (*Radix Angelicae sinensis*): 6g.
- *Tian Men Dong* (*Radix Asparagi*): 6g.
- *Mai Men Dong* (*Radix Ophiopogonis*): 6g.
- *Bai Zi Ren* (*Semen Platycadi*): 6g.
- *Suan Zao Ren* (*Semen Ziziphi spinosae*): 6g.
- *Dang Shen* (*Radix Codonopsis*): 6g.
- *Xuan Shen* (*Radix Scrophulariae*): 6g.
- *Dan Shen* (*Radix Salviae miltiorrhizae*): 6g.
- *Fu Ling* (*Poria*): 6g.
- *Yuan Zhi* (*Radix Polygalae*): 6g.
- *Jie Geng* (*Radix Platycodi*): 3g.

Variação de *BU XIN DAN* (Cap. 13, *Depressão*, Deficiência do Coração e do Baço) – Variação de Pílula para Tonificar o Coração.

- *Sheng Di Huang* (*Radix Rehmanniae*): 9g.
- *Wu Wei Zi* (*Fructus Schisandrae*): 6g.
- *Dang Gui* (*Radix Angelicae sinensis*): 6g.
- *Tian Men Dong* (*Radix Asparagi*): 6g.
- *Mai Men Dong* (*Radix Ophiopogonis*): 6g.
- *Bai Zi Ren* (*Semen Platycadi*): 6g.
- *Suan Zao Ren* (*Semen Ziziphi spinosae*): 6g.
- *Dang Shen* (*Radix Codonopsis*): 6g.
- *Xuan Shen* (*Radix Scrophulariae*): 6g.
- *Dan Shen* (*Radix Salviae miltiorrhizae*): 6g.
- *Fu Ling* (*Poria*): 6g.
- *Yuan Zhi* (*Radix Polygalae*): 6g.
- *Jie Geng* (*Radix Platycodi*): 3g.
- *Shi Chang Pu* (*Rhizoma Acori tatarinowi*): 6g.
- *He Huan Pi* (*Cortex Albiziae*): 6g.

Prescrições

BU YANG HAI WU TANG – Decocção para Tonificar o *Yang* e Restaurar os Cinco Décimos.

- *Huang Qi (Radix Astragali)*: 18g.
- *Dang Gui (Wei) (Radix Angelicae sinensis)* – apenas a "cauda": 6g.
- *Chuan Xiong (Rhizoma Chuanxiong)*: 3g.
- *Tao Ren (Semen Persicae)*: 3g.
- *Hong Hua (Flos Carthami tinctorii)*: 3g.
- *Chi Shao (Radix Paeoniae rubra)*: 4,5g.
- *Di Long (Pheretima)*: 3g.

BU ZHONG YI QI TANG – Decocção para Tonificar o Centro e Beneficiar o *Qi*.

- *Huang Qi (Radix Astragali membranacei)*: 12g.
- *Ren Shen (Radix Ginseng)*: 9g.
- *Bai Zhu (Rhizoma Atractylodis macrocephalae)*: 9g.
- *Dang Gui (Radix Angelicae sinensis)*: 6g.
- *Chen Pi (Pericarpium Citri reticulatae)*: 6g.
- *Sheng Ma (Rhizoma Cimicifugae)*: 3g.
- *Chai Hu (Radix Bupleuri)*: 3g.

Variação de *BU ZHONG Yl QI TANG* (Cap. 15, *Insônia*, Deficiência de Baço) – Variação da Decocção para Tonificar o Centro e Beneficiar o *Qi*.

- *Huang Qi (Radix Astragali)*: 12g.
- *Ren Shen (Radix Ginseng)*: 9g.
- *Bai Zhu (Rhizoma Atractylodis macrocephalae)*: 9g.
- *Dang Gui (Radix Angelicae sinensis)*: 6g.
- *Chen Pi (Pericarpium Citri reticulatae)*: 6g.
- *Sheng Ma (Rhizoma Cimicifugae)*: 3g.
- *Chai Hu (Radix Bupleuri)*: 3g.
- *Zhi Gan Cao (Radix Glycyrrhizae uralensis preparata)*: 3g.
- *Gan Jiang (Rhizoma Zingiberis)*: 3g.

Variação de *BU ZHONG Yl QI TANG* (Cap. 27, *Dor Abdominal*, *Qi* do Baço Deficiente e Afundado) – Variação da Decocção para Tonificar o Centro e Beneficiar o *Qi*.

- *Huang Qi (Radix Astragali)*: 12g.
- *Ren Shen (Radix Ginseng)*: 9g.
- *Bai Zhu (Rhizoma Atractylodis macrocephalae)*: 9g.
- *Dang Gui (Radix Angelicae sinensis)*: 6g.
- *Chen Pi (Pericarpium Citri reticulatae)*: 6g.
- *Sheng Ma (Rhizoma Cimicifugae)*: 3g.
- *Chai Hu (Radix Bupleuri)*: 3g.
- *Mu Xiang (Radix Aucklandiae)*: 6g.
- *Xiang Fu (Rhizoma Cyperi)*: 6g.

Variação de *BU ZHONG Yl QI TANG* (Cap. 34, *Cistite Intersticial*, Deficiência de *Qi* do Baço e *Yang* do Rim com Fogo *Yin*) – Variação de Decocção para Tonificar o Centro e Beneficiar o *Qi*.

- *Huang Qi (Radix Astragali)*: 12g.
- *Ren Shen (Radix Ginseng)*: 9g.
- *Bai Zhu (Rhizoma Atractylodis macrocephalae)*: 9g.

- *Dang Gui (Radix Angelicae sinensis)*: 6g.
- *Chen Pi (Pericarpium Citri reticulatae)*: 6g.
- *Sheng Ma (Rhizoma Cimicifugae)*: 3g.
- *Chai Hu (Radix Bupleuri)*: 3g.
- *Huang Bo (Cortex Phellodendri)*: 6g.
- *Zhi Mu (Radix Anemarrhenae)*: 6g.
- *Ze Xie (Rhizoma Alismatis)*: 6g.
- *Qu Mai (Herba Dianthi)*: 6g.

Variação de *BU ZHONG Yl QI TANG* (Cap. 37, *Edema*, Nefrite Crônica, Deficiência do *Yang* do Baço e do Rim) – Variação da Decocção para Tonificar o Centro e Beneficiar o *Qi*.

- *Huang Qi (Radix Astragali)*: 15g.
- *Dang Shen (Radix Codonopsis)*: 15g.
- *Bai Zhu (Rhizoma Atractylodis macrocephalae)*: 15g.
- *Fu Ling (Poria)*: 10g.
- *Shan Yao (Rhizoma Dioscoreae)*: 15g.
- *Chai Hu (Radix Bupleuri)*: 6g.
- *Zhi Gan Cao (Radix Glycyrrhizae uralensis preparata)*: 3g.
- *Lu Jiao (Cornu Cervi)*: 10g.

Variação de *BU ZHONG Yl QI TANG* (Cap. 41, *Síndrome da Fadiga Crônica*, Fogo *Yin*) – Variação de Decocção para Tonificar o Centro e Beneficiar o *Qi*.

- *Huang Qi (Radix Astragali)*: 12g.
- *Ren Shen (Radix Ginseng)*: 9g.
- *Bai Zhu (Rhizoma Atractylodis macrocephalae)*: 9g.
- *Dang Gui (Radix Angelicae sinensis)*: 6g.
- *Chen Pi (Pericarpium Citri reticulatae)*: 6g.
- *Sheng Ma (Rhizoma Cimicifugae)*: 3g.
- *Chai Hu (Radix Bupleuri)*: 3g.
- *Cang Zhu (Rhizoma Atractylodis)*: 6g.
- *Fu Ling (Poria)*: 9g.
- *Sha Ren (Fructus Amomi)*: 4,5g.

Variação de *BU ZHONG Yl QI TANG* (Cap. 46, *Sangramento*, Perda de Sangue nas Fezes, Estômago e Baço) – Variação da Decocção para Tonificar o Centro e Beneficiar o *Qi*.

- *Huang Qi (Radix Astragali)*: 12g.
- *Ren Shen (Radix Ginseng)*: 9g.
- *Bai Zhu (Rhizoma Atractylodis macrocephalae)*: 9g.
- *Dang Gui (Radix Angelicae sinensis)*: 6g.
- *Chen Pi (Pericarpium Citri reticulatae)*: 6g.
- *Sheng Ma (Rhizoma Cimicifugae)*: 3g.
- *Chai Hu (Radix Bupleuri)*: 3g.
- *Huai Hua (Flos Sophorae)*: 6g.
- *Di Yu (Radix Sanguisorbae)*: 6g.
- *Bao Jiang (Rhizoma Zingiberis)* - frito: 6g.

Variação de *BU ZHONG Yl QI TANG* (Cap. 46, *Sangramento*, Perda de Sangue na Urina, Baço não Controlando Sangue) – Variação da Decocção para Tonificar o Centro e Beneficiar o *Qi*.

- *Huang Qi (Radix Astragali)*: 12g.
- *Ren Shen (Radix Ginseng)*: 9g.
- *Bai Zhu (Rhizoma Atractylodis macrocephalae)*: 9g.
- *Dang Gui (Radix Angelicae sinensis)*: 6g.
- *Chen Pi (Pericarpium Citri reticulatae)*: 6g.
- *Sheng Ma (Rhizoma Cimicifugae)*: 3g.
- *Chai Hu (Radix Bupleuri)*: 3g.
- *Xiao Ji (Herba Cirisii)*: 6g.
- *San Qi (Radix Notoginseng)*: 6g.

CANG BAI ER CHEN TANG – Decocção de Duas Antigas de *Atractylodes* Cinza e Branco.

- *Cang Zhu (Rhizoma Atractylodis)*: 6g.
- *Bai Zhu (Rhizoma Atractylodis macrocephalae)*: 6g.
- *Chen Pi (Pericarpium Citri reticulatae)*: 4,5g.
- *Ban Xia (Rhizoma Pinelliae preparatum)*: 9g.
- *Fu Ling (Poria)*: 6g.
- *Zhi Gan Cao (Radix Glycyrrhizae uralensis preparata)*: 3g.
- *Sheng Jiang (Rhizoma Zingiberis recens)*: 3 fatias.

Variação de *CANG BAI ER CHEN TANG* (Cap. 39, *Dor na Parte Inferior das Costas e Ciática*, Umidade-Frio Invadindo os Canais das Costas) – Variação da Decocção de Duas Antigas de *Atractylodes* Cinza e Branco.

- *Cang Zhu (Rhizoma Atractylodis)*: 6g.
- *Bai Zhu (Rhizoma Atractylodis macrocephalae)*: 6g.
- *Chen Pi (Pericarpium Citri reticulatae)*: 4,5g.
- *Ban Xia (Rhizoma Pinelliae preparatum)*: 9g.
- *Fu Ling (Poria)*: 6g.
- *Zhi Gan Cao (Radix Glycyrrhizae uralensis preparata)*: 3g.
- *Sheng Jiang (Rhizoma Zingiberis recens)*: 3 fatias.
- *Du Huo (Radix Angelicae pubescentis)*: 6g.

CANG ER BI DOU YAN FANG – Fórmula de *Xanthium* para Sinusite.

- *Cang Er Zi (Fructus Xanthii)*: 9g.
- *Huang Qin (Radix Scutellariae)*: 9g.
- *Pu Gong Ying (Herba Taraxaci)*: 6g.
- *Ge Gen (Radix Puerariae)*: 9g.
- *Jie Geng (Radix Platycodi)*: 6g.
- *Bai Zhi (Radix Angelicae dahuricae)*: 3g.
- *Che Qian Zi (Semen Plantaginis)*: 9g.
- *Gan Cao (Radix Glycyrrhizae uralensis)*: 3g.

CANG ER ZI SAN – Pó de *Xanthium*.

- *Cang Er Zi (Fructus Xanthii)*: 7,5g.
- *Xin Yi Hua (Flos Magnoliae)*: 15g.
- *Bai Zhi (Radix Angelicae dahuricae)*: 30g.
- *Bo He (Herba Menthae haplocalycis)*: 1,5g.

CANG FU DAO TAN WAN – Pílula de *Atractylodes* para Resolver Fleuma.

- *Cang Zhu (Rhizoma Atractylodis)*: 6g.
- *Fu Zi (Radix Aconiti lateralis preparata)*: 3g.

- *Ban Xia (Rhizoma Pinelliae preparatum)*: 6g.
- *Chen Pi (Pericarpium Citri reticulatae)*: 6g.
- *Fu Ling (Poria)*: 9g.
- *Dan Nan Xing (Rhizoma Arisaematis preparatum)*: 6g.
- *Zhi Shi (Fructus Aurantii immaturus)*: 6g.
- *Yi Yi Ren (Semen Coicis)*: 12g.
- *Huang Bo (Cortex Phellodendri)*: 6g.
- *Gan Cao (Radix Glycyrrhizae uralensis)*: 3g.

CANG ZHU BAI HU TANG – Decocção do Tigre Branco de *Atractylodes*.

- *Shi Gao (Gypsum fibrostum)*: 30g.
- *Zhi Mu (Rhizoma Anemarrhenae)*: 15g.
- *Gan Cao (Radix Glycyrrhizae uralensis)*: 4,5g.
- *Geng Mi (Semen Oryzae sativae)*: 9g.
- *Cang Zhu (Rhizoma Atractylodis)*: 9g.

CHAI GE JIE JI TANG – Decocção de *Bupleurum-Pueraria* para Relaxar os Tendões.

- *Ge Gen (Radix Puerariae)*: 9g.
- *Chai Hu (Radix Bupleuri)*: 6g.
- *Qiang Huo (Rhizoma seu Radix Notopterygii)*: 3g.
- *Bai Zhi (Radix Angelicae dahuricae)*: 3g.
- *Huang Qin (Radix Scutellariae baicalensis)*: 6g.
- *Shi Gao (Gypsum fibrosum)*: 5g.
- *Jie Geng (Radix Platycodi grandiflori)*: 3g.
- *Bai Shao (Radix Paeoniae alba)*: 6g.
- *Gan Cao (Radix Glycyrrhizae uralensis)*: 3g.

CHAI HU SHU GAN TANG – Decocção de *Bupleurum* para Pacificar o Fígado.

- *Chai Hu (Radix Bupleuri)*: 6g.
- *Bai Shao (Radix Paeoniae alba)*: 4,5g.
- *Zhi Ke (Fructus Aurantii)*: 4,5g.
- *Zhi Gan Cao (Radix Glycyrrhizae uralensis preparata)*: 1,5g.
- *Chen Pi (Pericarpium Citri reticulatae)*: 6g.
- *Xiang Fu (Rhizoma Cyperi)*: 4,5g.
- *Chuan Xiong (Rhizoma Chuanxiong)*: 4,5g.

Variação de *CHAI HU SHU GAN TANG* (Cap. 13, *Depressão*, Estagnação do *Qi* do Fígado) – Variação da Decocção de *Bupleurum* para Pacificar o Fígado.

- *Chai Hu (Radix Bupleuri)*: 6g.
- *Bai Shao (Radix Paeoniae alba)*: 4,5g.
- *Zhi Ke (Fructus Aurantii)*: 4,5g.
- *Zhi Gan Cao (Radix Glycyrrhizae uralensis preparata)*: 1,5g.
- *Chen Pi (Pericarpium Citri reticulatae)*: 6g.
- *Xiang Fu (Rhizoma Cyperi)*: 4,5g.
- *Chuan Xiong (Rhizoma Chuanxiong)*: 4,5g.
- *Yu Jin (Radix Curcumae)*: 6g.
- *Qing Pi (Pericarpium Citri reticulatae viride)*: 6g.

Variação de *CHAI HU SHU GAN TANG* (Cap. 26, *Dor na Região do Hipocôndrio*, Estagnação do *Qi* do Fígado) – Variação da Decocção de *Bupleurum* para Pacificar o Fígado.

1112 Prescrições

- *Chai Hu (Radix Bupleuri)*: 6g.
- *Bai Shao (Radix Paeoniae alba)*: 4,5g.
- *Zhi Ke (Fructus Aurantii)*: 4,5g.
- *Zhi Gan Cao (Radix Glycyrrhizae uralensis preparata)*: 1,5g.
- *Chen Pi (Pericarpium Citri reticulatae)*: 6g.
- *Xiang Fu (Rhizoma Cyperi)*: 4,5g.
- *Chuan Xiong (Rhizoma Chuanxiong)*: 4,5g.
- *Jin Qian Cao (Herba Desmodii styracifolii)*: 9g.
- *Hai Jin Sha (Spora Lygodii japonici)*: 9g.

Variação de *CHAI HU SHU GAN TANG* (Cap. 26, *Dor na Região do Hipocôndrio*, Estagnação do Sangue do Fígado) – Variação da Decocção de *Bupleurum* para Pacificar o Fígado.

- *Chai Hu (Radix Bupleuri)*: 6g.
- *Bai Shao (Radix Paeoniae alba)*: 4,5g.
- *Zhi Ke (Fructus Aurantii)*: 4,5g.
- *Zhi Gan Cao (Radix Glycyrrhizae uralensis preparata)*: 1,5g.
- *Chen Pi (Pericarpium Citri reticulatae)*: 6g.
- *Xiang Fu (Rhizoma Cyperi)*: 4,5g.
- *Chuan Xiong (Rhizoma Chuanxiong)*: 4,5g.
- *Yu Jin (Tuber Curcumae)*: 6g.
- *Yan Hu Suo (Rhizoma Corydalis)*: 6g.

Variação de *CHAI HU SHU GAN TANG* (Cap. 40, *Fibromialgia*, Estagnação do *Qi*, Estagnação de Sangue, Umidade) – Variação da Decocção de *Bupleurum* para Pacificar o Fígado.

- *Chai Hu (Radix Bupleuri)*: 6g.
- *Bai Shao (Radix Paeoniae alba)*: 4,5g.
- *Zhi Ke (Fructus Citri Aurantii)*: 4,5g.
- *Zhi Gan Cao (Radix Glycyrrhizae uralensis preparata)*: 1,5g.
- *Chen Pi (Pericarpium Citri reticulatae)*: 6g.
- *Xiang Fu (Rhizoma Cyperi)*: 4,5g.
- *Chuan Xiong (Rhizoma Chuanxiong)*: 4,5g.
- *Cang Zhu (Rhizoma Atractylodis)*: 6g.
- *Fu Ling (Poria)*: 6g.
- *Ji Xue Teng (Cardis Spatholobi)*: 6g.
- *Sha Ren (Fructus Amomi)*: 4,5g.
- *Yan Huo Suo (Rhizoma Corydalis)*: 6g.

CHAI SHAO LONG MU TANG – Decocção de *Bupleurum-Paeonia-Mastodi Ossis fossilia-Concha Ostreae.*

- *Chai Hu (Radix Blupleuri)*: 6g.
- *Bai Shao (Radix Paeoniae alba)*: 15g.
- *Long Gu (Mastodi Ossis fossilia)*: 18g.
- *Mu Li (Concha Ostreae)*: 24g.
- *Yu Zhu (Rhizoma Polygonati odorati)*: 15g.
- *Fu Ling (Poria)*: 12g.
- *Gan Cao (Radix Glycyrrhizae uralensis)*: 3g.
- *Sang Shen Zi (Fructus Mori)*: 20g.

CHEN XIANG JIANG QI SAN – Pó de *Aquilaria* para Dominar o *Qi*.

- *Chen Xiang (Lignum Aquilariae resinatum)*: 3g.
- *Sha Ren (Fructus Amomi)*: 4g.

- *Xiang Fu (Rhizoma Cyperi)*: 6g.
- *Zhi Gan Cao (Radix Glycyrrhizae uralensis preparata)*: 3g.
- *Sheng Jiang (Rhizoma Zindiberis recens)*: 3 fatias.

CHEN XIANG SAN – Pó de *Aquilaria*.

- *Chen Xiang (Lignum Aquilariae resinatrum)*: 9g.
- *Shi Wei (Folium Pyrrosiae)*: 6g.
- *Hua Shi (Talcum)*: 6g.
- *Dong Kui Zi (Fructus Malvae)*: 6g.
- *Dang Gui (Radix Angelicae sinensis)*: 6g.
- *Wang Bu Liu Xing (Semen Vaccariae)*: 6g.
- *Bai Shao (Radix Paeoniae alba)*: 6g.
- *Chen Pi (Pericarpium Citri reticulatae)*: 4,5g.
- *Gan Cao (Radix Glycyrrhizae uralensis)*: 3g.

Variação de *CHEN XIANG SAN* (Cap. 34, *Cistite Intersticial*, Deficiência do *Qi* do Baço e do *Yang* do Rim com Estagnação do *Qi*) – Variação do Pó de *Aquilaria*.

- *Chen Xiang (Lignum Aquilariae resinatrum)*: 9g.
- *Shi Wei (Folium Pyrrosiae)*: 6g.
- *Hua Shi (Talcum)*: 6g.
- *Dong Kui Zi (Fructus Malvae)*: 6g.
- *Dang Gui (Radix Angelicae sinensis)*: 6g.
- *Wang Bu Liu Xing (Semen Vaccariae)*: 6g.
- *Bai Shao (Radix Paeoniae alba)*: 6g.
- *Chen Pi (Pericarpium Citri reticulatae)*: 4,5g.
- *Gan Cao (Radix Glycyrrhizae uralensis)*: 3g.
- *Bai Zhu (Rhizoma Atractylodis macrocephalae)*: 6g.
- *Tu Si Zi (Semen Cuscutae)*: 6g.
- *Xu Duan (Radix Dipsaci)*: 6g.
- *Xiang Fu (Rhizoma Cyperi)*: 6g.

Variação de *CHEN XIANG SAN* (Cap. 34, *Cistite Intersticial*, Deficiência do *Qi* do Baço e do *Yang* do Rim com Estagnação do Sangue) – Variação do Pó de *Aquilaria*.

- *Chen Xiang (Lignum Aquilariae resinatrum)*: 9g.
- *Shi Wei (Folium Pyrrosiae)*: 6g.
- *Hua Shi (Talcum)*: 6g.
- *Dong Kui Zi (Fructus Malvae)*: 6g.
- *Dang Gui (Radix Angelicae sinensis)*: 6g.
- *Wang Bu Liu Xing (Semen Vaccariae)*: 6g.
- *Bai Shao (Radix Paeoniae alba)*: 6g.
- *Chen Pi (Pericarpium Citri reticulatae)*: 4,5g.
- *Gan Cao (Radix Glycyrrhizae uralensis)*: 3g.
- *Bai Zhu (Rhizoma Atractylodis macrocephalae)*: 6g.
- *Tu Si Zi (Semen Cuscutae)*: 6g.
- *Xu Duan (Radix Dipsaci)*: 6g.
- *Yan Hu Suo (Rhizoma Corydalis)*: 6g.

CHENG SHI BI XIE YIN – Decocção de *Dioscorea* de Cheng Clan.

- *Bi Xie (Rhizoma Dioscoreae hypoglaucae)*: 9g.
- *Shi Chang Pu (Rhizoma Acori tatarinowii)*: 6g.
- *Che Qiang Zi (Semen Plantaginis)*: 6g.
- *Huang Bo (Cortex Phellodendri)*: 6g.

- *Fu Ling (Poria)*: 9g.
- *Bai Zhu (Rhizoma Atractylodis macrocephalae)*: 6g.
- *Lian Zi (Semen Nelumbinis)*: 6g.
- *Dan Shen (Radix Salviae miltiorrhizae)*: 4,5g.

CHENG YANG LI LAO TANG – Decocção para Regular a Exaustão e Auxiliar o *Yang*.

- *Ren Shen (Radix Ginseng)*: 9g.
- *Huang Qi (Radix Astragali)*: 9g.
- *Wu Wei Zi (Fructus Schisandrae)*: 4,5g.
- *Zhi Gan Cao (Radix Glycyrrhizae uralensis preparata)*: 3g.
- *Gui Zhi (Ramulus Cinnamomi cassiae)*: 4,5g.
- *Sheng Jiang (Rhizoma Zingiberis recens)*: 3 fatias.
- *Bai Zhu (Rhizoma Atractylodis macrocephalae)*: 6g.
- *Chen Pi (Pericarpium Citri reticulatae)*: 3g.
- *Dang Gui (Radix Angelicae sinensis)*: 6g.
- *Da Zao (Fructus Jujubae)*: 3 tâmaras.

CHI XIAO DOU TANG – Decocção de *Phaseolus*.

- *Chi Xiao Dou (Semen Phaseoli)*: 9g.
- *Dang Gui (Radix Angelicae sinensis)*: 6g.
- *Shang Lu (Radix Phytolaccae)*: 6g.
- *Ze Xie (Rhizoma Alismatis)*: 6g.
- *Lian Qiao (Fructus Forsythiae)*: 6g.
- *Chi Shao (Radix Paeoniae rubra)*: 6g.
- *Fang Ji (Radix Stephaniae tetrandrae)*: 6g.
- *Zhu Ling (Polyporus)*: 6g.
- *Sang Bai Pi (Cortex Mori)*: 6g.
- *Ze Xie (Rhizoma Alismatis)*: 6g.
- *Sheng Jiang (Rhizoma Zingiberis recens)*: 3g.

CHU SHI WEI LING TANG – Decocção "*Ling*" para Eliminar Umidade do Estômago.

- *Cang Zhu (Rhizoma Atractylodis)*: 6g.
- *Hou Po (Cortex Magnoliae officinalis)*: 4g.
- *Mu Tong (Caulis Akebiae)*: 2g.
- *Zhu Ling (Polyporus)*: 6g.
- *Ze Xie (Rhizoma Alismatis)*: 6g.
- *Hua Shi (Talcum)*: 6g.
- *Yi Yi Ren (Semen Coicis)*: 12g.
- *Shan Zhi Zi (Fructus Gardeniae)*: 4g.

CHUAN BI TANG – Decocção para Eliminar a Síndrome Dolorosa Obstrutiva.

- *Qiang Huo (Rhizoma seu Radix Notopterggii)*: 6g.
- *Du Huo (Radix Angelicae pubescentis)*: 6g.
- *Qin Jiao (Radix Gentianae macrophyllae)*: 6g.
- *Hai Feng Teng (Caulis Piperis kadsurae)*: 3g.
- *Gui Zhi (Ramulus Cinnamomi cassiae)*: 3g.
- *Dang Gui (Radix Angelicae sinensis)*: 6g.
- *Chuan Xiong (Rhizoma Chuanxiong)*: 3g.
- *Ru Xiang (Olibanum)*: 3g.
- *Mu Xiang (Radix Aucklandiae)*: 3g.
- *Sang Zhi (Ramulus Mori)*: 6g.
- *Gan Cao (Radix Glycyrrhizae uralensis)*: 3g.

CHUAN XIONG CHA TIAO SAN – Pó Regulador de *Ligusticum* e Chá Verde.

- *Chuan Xiong (Rhizoma Chuanxiong)*: 6g.
- *Qiang Huo (Rhizoma seu Radix Notopterygii)*: 6g.
- *Bai Zhi (Radix Angelicae dahuricae)*: 6g.
- *Jing Jie (Herba Schizonepetae)*: 6g.
- *Xi Xin (Herba Asari)*: 3g.
- *Fang Feng (Radix Saposhnikoviae)*: 6g.
- *Bo He (Herba Menthae haplocalycis)*: 3g.
- *Gan Cao (Radix Glycyrrhizae uralensis)*: 3g.
- *Qing Cha* (Chá Verde) *(Folia Camelliae sinensis)*.

CHUN ZE TANG – Decocção da Fonte da Primavera.

- *Bai Zhu (Rhizoma Atractlllodis macrocephalae)*: 9g.
- *Ren Shen (Radix Ginseng)*: 9g.
- *Gui Zhi (Ramulus Cinnamomi cassiae)*: 4,5g.
- *Fu Ling (Poria)*: 6g.
- *Zhu Ling (Polyporus)*: 6g.
- *Ze Xie (Rhizoma Alismatis)*: 9g.

CI ZHU WAN – Pílula de *Magnetitum-Cinnabar*.

- *Ci Shi (Magnetitum)*: 6g.
- *Zhu Sha (Cinnabaris)*: 3g.
- *Shen Qu (Massa medicata fermentata)*: 9g.

DA BU YIN WAN – Grande Pílula para Tonificar o *Yin*.

- *Zhi Mu (Radix Anemarrhenae)*: 9g.
- *Huang Bo (Cortex Phellodendri)*: 9g.
- *Shu Di Huang (Radix Rehmanniae preparata)*: 12g.
- *Gui Ban (Plastrum Testudinis)*: 9g.
- Medula de osso de porco: 20g.

DA BU YUAN JIAN – Grande Decocção para Tonificar o [*Qi*] Original.

- *Shu Di Huang (Radix Rehmanniae preparata)*: 15g.
- *Shan Yao (Radix Dioscoreae)*: 12g.
- *Shan Zhu Yu (Fructus Corni)*: 9g.
- *Gou Qi Zi (Fructus Lycii chinensis)*: 12g.
- *Dang Gui (Radix Angelicae sinensis)*: 9g.
- *Ren Shen (Radix Ginseng)*: 12g.
- *Du Zhong (Cortex Eucommiae ulmoidis)*: 9g.
- *Zhi Gan Cao (Radix Glycyrrhizae uralensis preparata)*: 6g.

DA CHAI HU TANG – Grande Decocção de *Bupleurum*.

- *Chai Hu (Radix Bupleuri)*: 15g.
- *Huang Qin (Radix Scutellariae)*: 9g.
- *Ban Xia (Rhizoma Pinelliae preparatum)*: 9g.
- *Bai Shao (Radix Paeoniae alba)*: 9g.
- *Da Huang (Radix et Rhizoma Rhei)*: 6g.
- *Zhi Shi (Fructus Aurantii immaturus)*: 9g.
- *Sheng Jiang (Rhizoma Zingiberis recens)*: 15g.
- *Da Zao (Fructus Jujubae)*: 5 tâmaras.

1114 Prescrições

Variação de *DA CHAI HU TANG* (Cap. 26, *Dor da Região do Hipocôndrio*, Umidade-Calor em Fígado e Vesícula Biliar) – Variação da Grande Decocção de *Bupleurum*.

- *Chai Hu (Radix Bupleuri)*: 15g.
- *Huang Qin (Radix Scutellariae)*: 9g.
- *Ban Xia (Rhizoma Pinelliae preparatum)*: 9g.
- *Bai Shao (Radix Paeoniae alba)*: 9g.
- *Da Huang (Radix et Rhizoma Rhei)*: 6g.
- *Zhi Shi (Fructus Aurantii immaturus)*: 9g.
- *Sheng Jiang (Rhizoma Zingiberis recens)*: 15g.
- *Da Zao (Fructus Jujubae)*: 5 tâmaras.
- *Jin Qian Cao (Herba Lysimachiae/Desmodii)*: 9g.
- *Hai Jin Sha (Spora Lygodii)*: 9g.

DA CHENG QI TANG – Grande Decocção para Conduzir o *Qi*.

- *Da Huang (Radix et Rhizoma Rhei)*: 12g.
- *Mang Xiao (Natrii Sulfas)*: 9g.
- *Hou Po (Cortex Magnoliae officinalis)*: 15g.
- *Zhi Shi (Fructus Aurantii immaturus)*: 12g.

Variação de *DA CHENG QI TANG* (Cap. 27, *Dor Abdominal*, Umidade-Calor) – Variação da Grande Decocção para Conduzir o *Qi*.

- *Da Huang (Radix et Rhizoma Rhei)*: 12g.
- *Mang Xiao (Natrii Sulfas)*: 9g.
- *Hou Po (Cortex Magnoliae officinalis)*: 15g.
- *Zhi Shi (Fructus Aurantii immaturus)*: 12g.
- *Shan Zhi Zi (Fructus Gardeniae)*: 6g.

DA DING FENG ZHU – Grande Pérola para Cessar o Vento.

- *Bai Shao (Radix Paeoniae alba)*: 9g.
- *E Jiao (Gelatinum Corii Asini)*: 6g.
- *Gui Ban (Plastrum Testudinis)*: 9g.
- *Sheng Di Huang (Radix Rehmanniae)*: 9g.
- *Huo Ma Ren (Semen Cannabis)*: 6g.
- *Wu Wei Zi (Fructus Schisandrae)*: 6g.
- *Mu Li (Concha Ostreae)*: 12g.
- *Mai Men Dong (Tuber Ophiopogonis)*: 6g.
- *Zhi Gan Cao (Radix Glycyrrhizae uralensis preparata)*: 3g.
- *Ji Zi Huang (Gema de ovo)*: 2 gemas.
- *Bie Jia (Carapax Trionycis)*: 9g.

Variação de *DA DING FENG ZHU* (Cap. 42, *Doença de Parkinson*, Deficiência do *Yin* do Fígado e do Rim) – Variação da Grande Pérola para Cessar o Vento.

- *Bai Shao (Radix Paeoniae alba)*: 9g.
- *Gui Ban (Plastrum Testudinis)*: 9g.
- *Sheng Di Huang (Radix Rehmanniae)*: 9g.
- *Wu Wei Zi (Fructus Schisandrae)*: 6g.

- *Mai Men Dong (Tuber Ophiopogonis)*: 6g.
- *Zhi Gan Cao (Radix Glycyrrhizae uralensis preparata)*: 3g.
- *Bie Jia (Carapax Trionycis)*: 9g.
- *Huai Niu Xi (Radix Achyranthis bidentatae)*: 6g.
- *Sang Ji Sheng (Herba Taxilli)*: 6g.
- *Du Zhong (Cortex Eucommiae ulmoidis)*: 6g.
- *Gou Teng (Ramulus cum Uncis Uncariae)*: 9g.

DA HUANG FU ZI TANG – Decocção de *Rheum-Aconitum*.

- *Da Huang (Radix et Rhizoma Rhei)*: 9g.
- *Fu Zi (Radix Aconiti lateralis preparata)*: 9g.
- *Xi Xin (Herba Asari)*: 3g.

DA JIAN ZHONG TANG – Decocção Superior para Fortalecer o Centro.

- *Chuan Jiao (Pericarpium Zanthoxyli)*: 3g.
- *Gan Jiang (Rhizoma Zingiberis)*: 6g.
- *Ren Shen (Radix Ginseng)*: 6g.
- *Yi Tang (Maltosum)*: 6g.

DA QI QI TANG – Grande Decocção dos Sete *Qi*.

- *Qing Pi (Periarpium Citri reticulatae viride)*: 6g.
- *Chen Pi (Pericarpium Citri reticulatae)*: 4,5g.
- *Xiang Fu (Rhizoma Cyperi)*: 6g.
- *Jie Geng (Radix Platycodi)*: 3g.
- *Huo Xiang (Herba Pogostemonis)*: 6g.
- *Rou Gui (Cortex Cinnamomi)*: 3g.
- *Yi Zhi Ren (Fructus Alpiniae oxyphyllae)*: 6g.
- *San Leng (Rhizoma Sparganii)*: 6g.
- *E Zhu (Rhizoma Curcumae)*: 6g.
- *Zhi Gan Cao (Radix Glycyrrhizae uralensis preparata)*: 3g.
- *Sheng Jiang (Rhizoma Zingiberis recens)*: 3 fatias.
- *Da Zao (Fructus Jujubae)*: 3 tâmaras.

DA QIN JIAO TANG – Grande Decocção de *Gentiana macrophylla*.

- *Qin Jiao (Radix Gentianae macrophyllae)*: 9g.
- *Dang Gui (Radix Angelicae sinensis)*: 6g.
- *Gan Cao (Radix Glycyrrhizae uralensis)*: 6g.
- *Qiang Huo (Rhizoma seu Radix Notopterygii)*: 3g.
- *Fang Feng (Radix Saposhnikoviae)*: 3g.
- *Bai Zhi (Radix Angelicae dahuricae)*: 3g.
- *Shu Di Huang (Radix Rehmanniae preparata)*: 3g.
- *Fu Ling (Poria)*: 3g.
- *Shi Gao (Gypsum Fibrosum)*: 6g.
- *Chuan Xiong (Rhizoma Chuanxiong)*: 6g.
- *Bai Shao (Radix Paeoniae alba)*: 6g.
- *Du Huo (Radix Angelicae pubescentis)*: 6g.
- *Huang Qin (Radix Scutellariae)*: 3g.
- *Sheng Di Huang (Radix Rehmanniae)*: 3g.
- *Bai Zhu (Rhizoma Atractylodis macrocephalae)*: 3g.
- *Xi Xin (Herba Asari)*: 1,5g.

Variação de *DA QIN JIAO TANG* (Cap. 43, *Golpe de Vento*, Acometimento Exclusivo dos Canais, Hemiplegia) – Variação da Grande Decocção de *Gentiana macrophylla*.

- *Qin Jiao* (*Radix Gentianae macrophyllae*): 9g.
- *Qiang Huo* (*Rhizoma seu Radix Notopterygii*): 6g.
- *Fang Feng* (*Radix Saposhnikoviae*): 6g.
- *Bai Zhi* (*Radix Angelicae dahuricae*): 4g.
- *Xi Xin* (*Herba Asari*): 1,5g.
- *Dang Gui* (*Radix Angelicae sinensis*): 6g.
- *Sheng Di Huang* (*Radix Rehmanniae*): 9g.
- *Chuan Xiong* (*Rhizoma Chuanxiong*): 4g.
- *Chi Shao Yao* (*Radix Paeoniae rubra*): 6g.
- *Bai Zhu* (*Rhizoma Atractylodis macrocephalae*): 6g.
- *Fu Ling* (*Poria*): 6g.
- *Shi Gao* (*Gypsum Fibrosum*): 15g.
- *Huang Qin* (*Radix Scutellariae*): 4g.
- *Bai Fu Zi* (*Rhizoma Typhonii preparatum*): 3g.
- *Quan Xie* (*Buthus Martensi*): 1,5g.
- *Gan Cao* (*Radix Glycyrrhizae uralensis*): 3g.

DA YUAN YIN – Decocção para Estender as Membranas.

- *Bing Lang* (*Semen Arecae*): 6g.
- *Hou Po* (*Cortex Magnoliae officinalis*): 3g.
- *Cao Guo* (*Fructus Tsaoko*): 1,5g.
- *Zhi Mu* (*Rhizoma Anemarrhenae*): 3g.
- *Bai Shao* (*Radix Paeoniae alba*): 3g.
- *Huang Qin* (*Radix Scutellariae*): 3g.
- *Gan Cao* (*Radix Glycyrrhizae uralensis*): 1,5g.

DAI DI DANG TANG – Decocção do Substituto que Afasta.

- *Da Huang* (*Radix et Rhizoma Rhei*): 9g.
- *Mang Xiao* (*Natrii Sulfas*): 6g.
- *Tao Ren* (*Semen Persicae*): 6g.
- *Dang Gui* (*Radix Angelicae sinensis*): 6g.
- *Sheng Di Huang* (*Radix Rehmanniae*): 12g.
- *Shan Jia* (*Squama Manitis*): 6g.
- *Rou Gui* (*Cortex Cinnamomi*): 3g.

DAI GE SAN – Pó de *Indigo-Concha Cyclinae*.

- *Qing Dai* (*Indigo naturalis*): 6g.
- *Hai Ge Ke* (*Concha Meretricis seu Cyclinae*): 9g.

DAN SHEN YIN – Decocção de Sálvia.

- *Dan Shen* (*Radix Salviae miltiorrhizae*): 30g.
- *Tan Xiang* (*Lignum Santali albi*): 5g.
- *Sha Ren* (*Fructus Amomi*): 5g.

DAN ZHI XIAO YAO SAN – Pó do Caminhante Livre e Tranquilo de *Moutan-Gardenia*.

- *Bo He* (*Herba Menthae haplocalycis*): 3g.
- *Chai Hu* (*Radix Bupleuri*): 9g.
- *Dang Gui* (*Radix Angelicae sinensis*): 9g.
- *Bai Shao* (*Radix Paeoniae alba*): 12g.

- *Bai Zhu* (*Rhizoma Atractylodis macrocephalae*): 9g.
- *Fu Ling* (*Poria*): 15g.
- *Gan Cao* (*Radix Glycyrrhizae uralensis*): 6g.
- *Sheng Jiang* (*Rhizoma Zingiberis recens*): 3 fatias.
- *Mu Dan Pi* (*Cortex Moutan*): 6g.
- *Shan Zhi Zi* (*Fructus Gardeniae*): 6g.

DANG GUI BU XUE TANG – Decocção de *Angelica* para Tonificar o Sangue.

- *Huang Qi* (*Radix Astragali*): 30g.
- *Dang Gui* (*Radix Angelicae sinensis*): 6g.

DANG GUI LONG HUI WAN – Pílula de *Angelica-Gentiana-Aloe*.

- *Dang Gui* (*Radix Angelicae sinensis*): 30g.
- *Long Dan Cao* (*Radix Gentianae*): 15g.
- *Lu Hui* (*Aloe*): 15g.
- *Shan Zhi Zi* (*Fructus Gardeniae*): 6g.
- *Huang Lian* (*Rhizoma Coptidis*): 4g.
- *Huang Bo* (*Cortex Phellodendri*): 6g.
- *Huang Qin* (*Radix Scutellariae*): 6g.
- *Da Huang* (*Radix et Rhizoma Rhei*): 9g.
- *Mu Xiang* (*Radix Aucklandiae*): 5g.
- *She Xiang* (*Moschus*): 1,5g.
- *Qing Dai* (*Indigo naturalis*): 6g.

DANG GUI NIAN TONG SAN – Pó de *Angelica* para Dor em Pontada.

- *Dang Gui* (*Radix Angelicae sinensis*): 3g.
- *Fang Feng* (*Radix Saposlmikoviae*): 3g.
- *Huang Qi* (*Radix Astragali*): 3g.
- *Gan Cao* (*Radix Glycyrrhizae uralensis*): 1,5g.
- *Huang Bo* (*Cortex Phellodendri*): 4,5g.
- *Xuan Shen* (*Radix Scrophulariae*): 4,5g.
- *Ren Shen* (*Radix Ginseng*): 4,5g.
- *Fu Ling* (*Poria*): 4,5g.
- *Bai Zhu* (*Rhizoma Atractylodis macrocephalae*): 4,5g.
- *Cang Zhu* (*Rhizoma Atractylodis*): 4,5g.
- *Ge Gen* (*Radix Puerariae*): 4g.
- *Sheng Ma* (*Rhizoma Cimicifugae*): 4g.
- *Zhi Mu* (*Radix Anemarrhenae*): 4g.
- *Yin Chen Hao* (*Herba Artemisiae scopariae*): 4g.
- *Qiang Huo* (*Rhizoma seu Radix Notopterygii*): 4g.

DANG GUI SHAO YAO SAN – Pó de *Angelica-Paeonia*.

- *Dang Gui* (*Radix Angelicae sinensis*): 9g.
- *Bai Shao* (*Radix Paeoniae alba*): 48g.
- *Fu Ling* (*Poria*): 12g.
- *Bai Zhu* (*Rhizoma Atractylodis macrocephalae*): 12g.
- *Ze Xie* (*Rhizoma Alismatis*): 24g.
- *Chuan Xiong* (*Rhizoma Chuanxiong*): 9g.

DANG GUI SI NI TANG – Decocção de *Angelica* dos Quatro Rebeldes.

- *Dang Gui* (*Radix Angelicae sinensis*): 12g.
- *Bai Shao* (*Radix Paeoniae alba*): 9g.

1116 Prescrições

- *Gui Zhi* (*Ramulus Cinnamomi cassiae*): 9g.
- *Xi Xin* (*Herba Asari*): 1,5g.
- *Zhi Gan Cao* (*Radix Glycyrrhizae uralensis preparata*): 5g.
- *Da Zao* (*Fructus Jujubae*): 8 tâmaras.
- *Mu Tong* (*Caulis Akebiae*): 3g.

DAO CHI SAN – Pó para Eliminar a Vermelhidão.

- *Sheng Di Huang* (*Radix Rehmanniae*): 15g.
- *Mu Tong* (*Caulis Akebiae*): 3g.
- *Gan Cao* (*Radix Glycyrrhizae uralensis*): 6g.
- *Zhu Ye* (*Folium Phyllostachys nigrae*): 3g.

DAO TAN TANG – Decocção para Conduzir Fleuma.

- *Ban Xia* (*Rhizoma Pinelliae preparatum*): 6g.
- *Dan Nan Xing* (*Rhizoma Arisaematis preparatum*): 3g.
- *Zhi Shi* (*Fructus Aurantii immaturus*): 3g.
- *Fu Ling* (*Poria*): 3g.
- *Chen Pi* (*Pericarpium Citri reticulatae*): 3g.
- *Zhi Gan Cao* (*Radix Glycyrrhizae uralensis preparata*): 2g.
- *Sheng Jiang* (*Rhizoma Zingiberis recens*): 3g.

DENG SHI JIA YI FANG – Fórmula do Mestre Deng para Tireoide.

- *Huang Qi* (*Radix Astragali*): 30g.
- *Dang Shen* (*Radix Codonopsis*): 18g.
- *Bai Zhu* (*Rhizoma Atractylodis macrocephalae*): 24g.
- *Dang Gui* (*Radix Angelicae sinensis*): 12g.
- *Zhi Gan Cao* (*Radix Glycyrrhizae uralensis preparata*): 3g.
- *Chai Hu* (*Radix Bupleuri*): 6g.
- *Sheng Ma* (*Rhizoma Cimicifugae*): 6g.
- *Ba Ji Tian* (*Radix Morindae officinalis*): 9g.
- *Gou Qi Zi* (*Fructus Lycii chinensis*): 9g.
- *Chen Pi* (*Pericarpium Citri reticulatae*): 3g.

DI HUANG YIN – Decocção de *Rehmannia*.

- *Shu Di Huang* (*Radix Rehmanniae preparata*): 9g.
- *Shan Zhu Yu* (*Fructus Corni*): 6g.
- *Mai Men Dong* (*Radix Ophiopogonis*): 6g.
- *Shi Hu* (*Herba Dendrobii*): 6g.
- *Wu Wei Zi* (*Fructus Schisandrae*): 6g.
- *Fu Zi* (*Radix Aconiti lateralis preparata*): 6g.
- *Rou Gui* (*Cortex Cinnamomi*): 3g.
- *Du Zhong* (*Cortex Eucommiae ulmoidis*): 6g.
- *Chuan Niu Xi* (*Radix Cyathulae*): 6g.
- *Shi Chang Pu* (*Rhizoma Acori tatarinowii*): 6g.
- *Ge Gen* (*Radix Puerariae*): 6g.

Variação de *DI HUANG YIN* (Cap. 43, *Golpe de Vento*, Padrões de Sequela por Estágio, Deficiência de *Yin* com Calor por Deficiência) – Variação da Decocção de *Rehmannia*.

- *Sheng Di Huang* (*Radix Rehmanniae*): 9g.
- *Shan Zhu Yu* (*Fructus Corni*): 6g.

- *Shi Hu* (*Herba Dendrobii*): 6g.
- *Wu Wei Zi* (*Fructus Schisandrae*): 6g.
- *Shi Chang Pu* (*Rhizoma Acori tatarinowii*): 6g.
- *Wu Wei Zi* (*Fructus Schisandrae*): 6g.
- *Yuan Zhi* (*Radix Polygalae*): 6g.
- *Xing Ren* (*Semen Armeniacae*): 6g.
- *Jie Geng* (*Radix Platycodi*): 3g.
- *Mu Hu Die* (*Semen Oroxyli*): 6g.
- *Gou Qi Zi* (*Fructus Lycii chinensis*): 6g.
- *Nu Zhen Zi* (*Fructus Ligustri lucidi*): 6g.

DI LONG TANG – Decocção de *Pheretima*.

- *Di Long* (*Pheretima*): 6g.
- *Shan Yao* (*Rhizoma Dioscoreae*): 6g.
- *Shan Zhu Yu* (*Fructus Corni*): 6g.
- *Tu Si Zi* (*Semen Cuscutae*): 6g.
- *Tian Men Dong* (*Radix Asparagi*): 6g.
- *Gou Qi Zi* (*Fructus Lycii chinensis*): 6g.
- *Gui Ban Jiao* (*Colla Plastri Testudinis*): 6g.
- *Shu Di Huang* (*Radix Rehmanniae preparata*): 9g.
- *Mu Li* (*Concha Ostreae*): 12g.
- *Mu Dan Pi* (*Cortex Moutan*): 6g.

DI PO TANG – Decocção da Terra para Alma Corpórea.

- *Mai Men Dong* (*Radix Ophiopogonis*): 9g.
- *Bai Shao* (*Radix Paeoniae alba*): 9g.
- *Wu Wei Zi* (*Fructus Schisandrae*): 3g.
- *Xuan Shen* (*Radix Scrophulariae*): 9g.
- *Mu Li* (*Concha Ostreae*): 9g.
- *Ban Xia* (*Rhizoma Pinelliae preparatum*): 9g.
- *Gan Cao* (*Radix Glycyrrhizae uralensis*): 3g.

DI TAN TANG – Decocção para Limpar Fleuma.

- *Ban Xia* (*Rhizoma Pinelliae preparatum*): 8g.
- *Dan Nan Xing* (*Rhizoma Arisaematis preparatum*): 8g.
- *Zhu Ru* (*Caulis Bambusae in Taeniam*): 2g.
- *Chen Pi* (*Pericarpium Citri reticulatae*): 6g.
- *Fu Ling* (*Poria*): 6g.
- *Zhi Shi* (*Fructus Aurantii immaturus*): 6g.
- *Shi Chang Pu* (*Rhizoma Acori tatarinowii*): 3g.
- *Ren Shen* (*Dang Shen*) (*Radix Ginseng* [*Radix Codonopsis*]): 3g.
- *Zhi Gan Cao* (*Radix Glycyrrhizae uralensis preparata*): 2g.
- *Sheng Jiang* (*Rhizoma Zingiberis recens*): 3 fatias.
- *Da Zao* (*Fructus Jujubae*): 3 tâmaras.

DI YU SAN – Pó de *Sanguisorba*.

- *Di Yu* (*Radix Sanguisorbae*): 9g.
- *Qian Cao Gen* (*Radix Rubiae*): 6g.
- *Huang Qin* (*Radix Scutellariae*): 6g.
- *Huang Lian* (*Rhizoma Coptidis*): 4,5g.
- *Shan Zhi Zi* (*Fructus Gardeniae*): 6g.
- *Fu Ling* (*Poria*): 6g.

DIAN KUANG MENG XING TANG – Decocção para Doença Maníaco-depressiva para Recobrar a Consciência após o Sonho.

- *Tao Ren* (*Semen Persicae*): 6g.
- *Chai Hu* (*Radix Bupleuri*): 6g.
- *Xing Fu* (*Rhizoma Cyperi*): 9g.
- *Mu Tong* (*Caulis Akebiae trifoliatae*): 3g.
- *Chi Shao* (*Radix Paeoniae rubra*): 6g.
- *Ban Xia* (*Rhizoma Pinelliae preparatum*): 9g.
- *Da Fu Pi* (*Pericarpium Arecae*): 6g.
- *Qing Pi* (*Pericarpium Citri reticulatae viride*): 6g.
- *Chen Pi* (*Pericarpium Citri reticulatae*): 6g.
- *Sang Bai Pi* (*Cortex Mori*): 6g.
- *Su Zi* (*Fructus Perillae*): 6g.
- *Gan Cao* (*Radix Glycyrrhizae uralensis*): 3g.

DING CHUAN SAN – Pó para Interromper a Falta de Ar.

- *Ren Shen* (*Radix Ginseng*) – vermelho: 6g.
- *Ge Jie* (*Gecko*): 6g.
- *Bei Sha Shen* (*Radix Glehniae*): 6g.
- *Wu Wei Zi* (*Fructus Schisandrae*): 4g.
- *Mai Men Dong* (*Radix Ophiopogonis*): 6g.
- *Chen Pi* (*Pericarpium Citri reticulatae*): 3g.
- *Zi He Che* (*Placenta Hominis*): 9g.

DING CHUAN TANG – Decocção para Interromper a Falta de Ar.

- *Ma Huang* (*Herba Ephredrae*): 9g.
- *Huang Qin* (*Radix Scutellariae*): 6g.
- *Sang Bai Pi* (*Cortex Mori*): 9g.
- *Xing Ren* (*Semen Armeniacae*): 9g.
- *Ban Xia* (*Rhizoma Pinelliae preparatum*): 9g.
- *Kuan Dong Hua* (*Flos Farfarae*): 9g.
- *Su Zi* (*Fructus Perillae*): 6g.
- *Bai Guo* (*Semen Ginkgo bilobae*): 9g.
- *Gan Cao* (*Radix Glycyrrhizae uralensis*): 3g.

DING KUANG ZHU YU TANG – Decocção para Acalmar Mania e Eliminar Estagnação.

- *Dan Shen* (*Radix Salviae milthiorrizae*): 9g.
- *Chi Shao* (*Radix Paeoniae rubra*): 6g.
- *Tao Ren* (*Semen Persicae*): 6g.
- *Hong Hua* (*Flos Carthami tinctorii*): 6g.
- *Chai Hu* (*Radix Bupleuri*): 6g.
- *Xiang Fu* (*Rhizoma Cyperi*): 6g.
- *Shi Chang Pu* (*Rhizoma Acori tatarinowii*): 6g.
- *Yu Jin* (*Radix Curcumae*): 6g.
- *Hu Po* (*Succinum*): 6g.
- *Da Huang* (*Radix et Rhizoma Rhei*): 6g.
- *Zhi Gan Cao* (*Radix Glycyrrhizae uralensis preparata*): 3g.

DING XIAN WAN – Pílula para Interromper Epilepsia.

- *Tian Ma* (*Rhizoma Gastrodiae*): 9g.
- *Dan Nan Xing* (*Rhizoma Arisaematis preparatum*): 9g.
- *Quan Xie* (*Scorpio*): 1,5g.
- *Jiang Can* (*Bombyx batryticatus*): 4g.

- *Chuan Bei Mu* (*Bulbus Fritillariae cirrhosae*): 9g.
- *Ban Xia* (*Rhizoma Pinelliae preparatum*): 9g.
- *Zhu Li* (*Succus Bambusae*): 10mL.
- *Fu Ling* (*Poria*): 6g.
- *Chen Pi* (*Pericarpium Citri reticulatae*): 4g.
- *Fu Shen* (*Sclerotium Poria pararadicis*): 6g.
- *Shi Chang Pu* (*Rhizoma Acori tatarinowii*): 6g.
- *Yuan Zhi* (*Radix Polygalae*): 6g.
- *Dan Shen* (*Radix Salviae miltiorrhizae*): 6g.
- *Deng Xin Cao* (*Medulla Junci*): 6g.
- *Hu Po* (*Succinum*): 6g.
- *Mai Men Dong* (*Radix Ophiopogonis*): 6g.
- *Gan Cao* (*Radix Glycyrrhizae uralensis*): 3g.
- *Sheng Jiang* (*Rhizoma Zingiberis recens*): 3 fatias.

DING XIANG TOU GE SAN – Pó de *Caryophillum* para Penetrar o Diafragma.

- *Ren Shen* (*Radix Ginseng*): 9g.
- *Bai Zhu* (*Rhizoma Atractylodis macrocephalae*): 6g.
- *Mu Xiang* (*Radix Aucklandiae*): 3g.
- *Sha Ren* (*Fructus Amomi*): 4,5g.
- *Ding Xiang* (*Flos Caryophilli*): 4,5g.
- *Chen Xiang* (*Lignum Aquilariae resinatum*): 4,5g.
- *Shen Qu* (*Massa medicata Fermentata*): 6g.
- *Mai Ya* (*Fructus Hordei germinatus*): 6g.

DING ZHEN WAN (também chamada de *MI FANG DING XIN WAN* – Pílula Secreta para Acalmar o Coração) – *Pílula para Interromper* o *Tremor*.

- *Tian Ma* (*Rhizoma Gastrodiae*): 9g.
- *Qin Jiao* (*Radix Gentianae macrophyllae*): 6g.
- *Quan Xie* (*Scorpio*): 3g.
- *Xi Xin* (*Herba Asari*): 3g.
- *Shu Di Huang* (*Radix Rehmanniae preparata*): 9g.
- *Sheng Di Huang* (*Radix Rehmanniae*): 9g.
- *Dang Gui* (*Radix Angelica Sinensis*): 9g.
- *Chuan Xiong* (*Rhizoma Chuanxiong*): 6g.
- *Bai Shao* (*Radix Paeoniae alba*): 9g.
- *Fang Feng* (*Radix Saposhnikoviae*): 6g.
- *Jing Jie* (*Herba Schizonepetae*): 6g.
- *Bai Zhu* (*Rhizoma Atractylodis macrocephalae*): 6g.
- *Wei Ling Xian* (*Rhizoma Clematis*): 6g.

DING ZHI WAN – Pílula Resolver a Força de Vontade.

- *Ren Shen* (*Radix Ginseng*): 9g.
- *Fu Ling* (*Poria*): 6g.
- *Shi Chang Pu* (*Rhizoma Acori tatarinowii*): 6g.
- *Yuan Zhi* (*Radix Polygalae*): 6g.

DU HUO JI SHENG TANG – Decocção de *Angelica pubescens-Taxillus*.

- *Du Huo* (*Radix Angelicae pubescentis*): 9g.
- *Xi Xin* (*Herba Asari*): 3g.
- *Fang Feng* (*Radix Saposhnikoviae*): 6g.
- *Qin Jiao* (*Radix Gentianae macrophyllae*): 6g.
- *Sang Ji Sheng* (*Herba Taxilli*): 6g.
- *Du Zhong* (*Cortex Eucommiae ulmoidis*): 6g.
- *Niu Xi* (*Radix Achyranthis bidentatae*): 6g.

1118 Prescrições

- *Dang Gui (Radix Angelica sinensis)*: 6g.
- *Chuan Xiong (Rhizoma Chuanxiong)*: 6g.
- *Sheng Di Huang (Radix Rehmanniae)*: 6g.
- *Bai Shao (Radix Paeoniae alba)*: 6g.
- *Ren Shen (Radix Ginseng)*: 6g.
- *Fu Ling (Poria)*: 6g.
- *Rou Gui (Cortex Cinnamomi)*: 6g.
- *Gan Cao (Radix Glycyrrhizae uralensis)*: 6g.

E JIAO JI ZI HUANG TANG – Decocção de *Colla Corii Asini*-Gema de Ovo.

- *E Jiao (Colla Corii Asini)*: 6g.
- *Ji Zi Huang* (gema de ovo): 2 gemas.
- *Sheng Di Huang (Radix Rehmanniae)*: 12g.
- *Bai Shao (Radix Paeoniae alba)*: 9g.
- *Zhi Gan Cao (Radix Glycyrrhizae uralensis preparata)*: 1,5g.
- *Gou Teng (Romulus Uncariae)*: 6g.
- *Shi Jue Ming (Concha Haliotidis)*: 15g.
- *Mu Li (Concha Ostreae)*: 12g.
- *Fu Shen (Sclerotium Poriae pararadicis)*: 12g.
- *Luo Shi Teng (Caulis Trachelospermi jasminoides)*: 9g.

ER CHEN TANG – Decocção de Duas Antigas.

- *Ban Xia (Rhizoma Pinelliae preparatum)*: 15g.
- *Chen Pi (Pericarpium Citri reticulatae)*: 15g.
- *Fu Ling (Poria)*: 9g.
- *Zhi Gan Cao (Radix Glycyrrhizae uralensis preparata)*: 5g.
- *Sheng Jiang (Rhizoma Zingiberis recens)*: 3g.
- *Wu Mei (Fructus Pruni mume)*: 1 ameixa.

Variação de *ER CHEN TANG* (Cap. 13, *Depressão*, Literatura Chinesa Moderna, Deficiência de Estômago e Baço) – Variação da Decocção de Duas Antigas.

- *Ban Xia (Rhizoma Pinelliae preparatum)*: 15g.
- *Chen Pi (Pericarpium Citri reticulatae)*: 15g.
- *Fu Ling (Poria)*: 9g.
- *Zhi Gan Cao (Radix Glycyrrhizae uralensis preparata)*: 5g.
- *Sheng Jiang (Rhizoma Zingiberis recens)*: 3g.
- *Wu Mei (Fructus Pruni mume)*: 1 ameixa.
- *Zi Su Geng (Caulis Perillae)*: 4g.
- *Xiang Fu (Rhizoma Cyperi)*: 6g.
- *Huang Qi (Radix Astragali)*: 6g.
- *Dang Gui (Radix Angelica Sinensis)*: 6g.
- *Bai Zhu (Rhizoma Atractylodis macrocephalae)*: 6g.
- *Tian Ma (Rhizoma Gastrodiae)*: 6g.
- *Yuan Zhi (Radix Polygalae)*: 6g.
- *Shi Chang Pu (Rhizoma Acori tatarinowii)*: 6g.
- *Ye Jiao Teng (Caulis Polygoni multiflori)*: 6g.

Variação de *ER CHEN TANG* (Cap. 39, *Dor na Parte Inferior das Costas e Ciática*, Frio-Umidade Invadindo os Canais das Costas) – Variação da Decocção de Duas Antigas.

- *Ban Xia (Rhizoma Pinelliae preparatum)*: 15g.

- *Chen Pi (Pericarpium Citri reticulatae)*: 15g.
- *Fu Ling (Poria)*: 9g.
- *Zhi Gan Cao (Radix Glycyrrhizae uralensis preparata)*: 5g.
- *Sheng Jiang (Rhizoma Zingiberis recens)*: 3g.
- *Wu Mei (Fructus Pruni mume)*: 1 ameixa.
- *Bai Zhu (Rhizoma Atractylodis macrocephalae)*: 6g.
- *Bi Xie (Rhizoma Dioscoreae hypoglaucae)*: 6g.
- *Bai Jie Zi (Semen Sinapis albae)*: 4,5g.
- *Zhu Li (Succus Bambusae)*: 10mL.

ER JIANG WAN – Pílula de Dois *Jiang*.

- *Gao Liang Jiang (Rhizoma Alpiniae officinarum)*: 6g.
- *Gan Jiang (Rhizoma Zingiberis)*: 6g.

ER LONG ZUO CI WAN – Pílula para Surdez Benigna ao [Rim] Esquerdo.

- *Shu Di Huang (Radix Rehmanniae preparata)*: 24g.
- *Shan Zhu Yu (Fructus Corni)*: 12g.
- *Shan Yao (Rhizoma Dioscoreae)*: 12g.
- *Ze Xie (Rhizoma Alismatis)*: 9g.
- *Mu Dan Pi (Cortex Moutan)*: 9g.
- *Fu Ling (Poria)*: 9g.
- *Ci Shi (Magnetitum)*: 24g.
- *Shi Chang Pu (Rhizoma Acori tatarinowii)*: 9g.
- *Wu Wei Zi (Fructus Schisandrae)*: 6g.

ER MA SI REN TANG – Decocção de Quatro Sementes de Dois Linhos.

- *Ma Huang (Herba Ephedrae)*: 4,5g.
- *Ma Huang Gen (Radix Ephedrae)*: 4,5g.
- *Tao Ren (Semen Persicae)*: 9g.
- *Xing Ren (Semen Armeniacae)*: 9g.
- *Sang Bai Ren (Fructus Mori)*: 9g.
- *Yu Li Ren (Semen Pruni)*: 9g.

ER MIAO SAN – Pó dos Dois Maravilhosos.

- *Huang Bo (Cortex Phellodendri)*: 9g.
- *Cang Zhu (Rhizoma Atractylodis)*: 9g.

Variação de *ER MIAO SAN* (Cap. 44, *Síndrome Atrófica*, Umidade-Calor; e Cap. 45, *Esclerose Múltipla*, Umidade nos Canais) – Variação do Pó dos Dois Maravilhosos.

- *Huang Bo (Cortex Phellodendri)*: 9g.
- *Cang Zhu (Rhizoma Atractylodis)*: 9g.
- *Dang Gui (Radix Angelicae sinensis)*: 6g.
- *Huai Niu Xi (Radix Achyranthis bidentatae)*: 6g.
- *Fang Ji (Radix Stephaniae tetrandrae)*: 6g.
- *Bi Xie (Rhizoma Dioscoreae hypoglaucae)*: 6g.
- *Gui Ban (Plastrium Testudinis)*: 6g.

ER SHEN SAN – Pó dos Dois Espíritos.

- *Hai Jin Sha (Spora Lygodii)*: 9g.
- *Hua Shi (Talcum)*: 9g.

ER XIAN TANG – Decocção de Dois Imortais.

- *Xian Mao* (*Rhizoma Curculiginis*): 6g.
- *Yin Yang Huo* (*Herba Epimidii*): 9g.
- *Ba Ji Tian* (*Radix Morindae officinalis*): 9g.
- *Huang Bo* (*Cortex Phellodendri*): 4,5g.
- *Zhi Mu* (*Radix Anemarrhenae*): 4,5g.
- *Dang Gui* (*Radix Angelicae sinensis*): 9g.

ER YIN JIAN – Decocção de Dois *Yin*.

- *Sheng Di Huang* (*Radix Rehmanniae*): 15g.
- *Mai Men Dong* (*Radix Ophiopogonis*): 12g.
- *Suan Zao Ren* (*Semen Ziziphi spinosae*): 9g.
- *Xuan Shen* (*Radix Scrophulariae*): 6g.
- *Huang Lian* (*Rhizoma Coptidis*): 3g.
- *Fu Ling* (*Poria*): 9g.
- *Mu Tong* (*Caulis Akebiae trifoliatae*): 3g.
- *Deng Xin Cao* (*Medulla Junci*): 6g.
- *Gan Cao* (*Radix Glycyrrhizae uralensis*): 3g.

ER ZHI WAN – Pílula dos Dois Solstícios.

- *Nu Zhen Zi* (*Fructus Ligustri lucidi*): 12g.
- *Han Lian Cao* (*Herba Ecliptae*): 9g.

FANG FENG TANG – Decocção de *Saposhnikovia*.

- *Fang Feng* (*Radix Saposhnikoviae*): 6g.
- *Ma Huang* (*Herba Ephedrae*): 3g.
- *Qin Jiao* (*Radix Gentianae macrophyllae*): 3g.
- *Xing Ren* (*Semen Armeniacae*): 2g.
- *Ge Gen* (*Radix Puerariae*): 3g.
- *Rou Gui* (*Cortex Cinnamomi*): 1,5g.
- *Fu Ling* (*Poria*): 3g.
- *Dang Gui* (*Radix Angelicae sinensis*): 3g.
- *Huang Qin* (*Radix Scutellariae*): 2g.
- *Gan Cao* (*Radix Glycyrrhizae uralensis*): 2g.
- *Sheng Jiang* (*Rhizoma Zingiberis recens*): 3 fatias.
- *Da Zao* (*Fructus Jujubae*): 3 tâmaras.

FANG JI FU LING TANG – Decocção de *Stephania-Poria*.

- *Fang Ji* (*Radix Stephaniae tetrandrae*): 6g.
- *Fu Ling* (*Poria*): 9g.
- *Gui Zhi* (*Ramulus Cinnamomi cassiae*): 6g.
- *Huang Qi* (*Radix Astragali*): 6g.

FANG JI HUANG QI TANG – Decocção de *Stephania-Astragalus*.

- *Fang Ji* (*Radix Stephaniae tetrandrae*): 6g.
- *Huang Qi* (*Radix Astragali*): 9g.
- *Bai Zhu* (*Rhizoma Atractylodis macrocephalae*): 9g.
- *Gan Cao* (*Radix Glycyrrhizae uralensis*): 3g.
- *Sheng Jiang* (*Rhizoma Zingiberis recens*): 6g.
- *Da Zao* (*Fructus Jujubae*): 3g.

FU FANG JIA KANG GAO – Fórmula para Hipertireoidismo.

- *Huang Qi* (*Radix Astragali*): 6g.
- *Dang Shen* (*Radix Codonopsis*): 6g.
- *Mai Men Dong* (*Radix Ophiopogonis*): 6g.
- *Bai Shao* (*Radix Paeoniae alba*): 6g.
- *Xia Ku Cao* (*Spica Prunellae*): 6g.
- *Sheng Di Huang* (*Radix Rehmanniae*): 6g.
- *Dan Shen* (*Radix Salviae miltiorrhizae*): 6g.
- *Mu Li* (*Concha Ostreae*): 9g.
- *Su Zi* (*Fructus Perillae*): 6g.
- *Wu Wei Zi* (*Fructus Schisandrae*): 6g.
- *Xiang Fu* (*Rhizoma Cyperi*): 6g.
- *Bai Jie Zi* (*Semen Sinapis albae*): 3g.

FU FANG XIA KU CAO TANG – Decocção Revisada de *Prunella*.

- *Xia Ku Cao* (*Spica Prunellae*): 10g.
- *Ju Hua* (*Flos Chrysanthemi*): 10g.
- *Shi Jue Ming* (*Concha Haliotidis*): 15g.
- *Gou Teng* (*Ramulus cum Uncis Uncariae*): 15g.

FU JIANG GUI ZHI TANG – Decocção de *Aconitum-Zingiber-Angelica-Cinnamomum*.

- *Fu Zi* (*Radix Aconiti lateralis preparata*): 6g.
- *Gan Jiang* (*Rhizoma Zingiberis*): 6g.
- *Dang Gui* (*Radix Angelicae sinensis*): 9g.
- *Gui Zhi* (*Ramulus Cinnamomi cassiae*): 6g.

FU LING PI TANG – Decocção de *Poria* para Pele.

- *Fu Ling Pi* (*Cutis Poriae*): 15g.
- *Yi Yi Ren* (*Semen Coicis*): 15g.
- *Zhu Ling* (*Polyporus*): 9g.
- *Tong Cao* (*Medulla Tetrapanacis*): 9g.
- *Da Fu Pi* (*Pericarpium Arecae*): 9g.
- *Zhu Ye* (*Folium Phyllostachys nigrae*): 6g.

FU LING WAN – Pílula de *Poria*.

- *Fu Ling* (*Poria*): 9g.
- *Ban Xia* (*Rhizoma Pinelliae preparatum*): 9g.
- *Zhi Ke* (*Fructus Aurantii*): 6g.
- *Mang Xiao* (*Natrii Sulfas*): 6g.
- *Qiang Huo* (*Rhizoma seu Radix Notopterygii*): 6g.
- *Bai Jie Zi* (*Semen Sinapis albae*): 4,5g.
- *Cang Zhu* (*Rhizoma Atractylodis*): 6g.

FU MING SHENG HUO DAN – Pílula para Gerar Fogo e Auxiliar o *Ming Men*.

- *Ren Shen* (*Radix Ginseng*): 6g.
- *Ba Ji Tian* (*Radix Morindae officinalis*): 6g.
- *Shan Zhu Yu* (*Fructus Corni*): 6g.
- *Shu Di Huang* (*Radix Rehmanniae preparata*): 6g.
- *Fu Zi* (*Radix Aconiti lateralis preparata*): 3g.
- *Rou Gui* (*Cortex Cinnamomi*): 3g.

1120 Prescrições

- *Huang Qi (Radix Astragali)*: 6g.
- *Lu Rong (Cornu Cervi pantotrichum)*: 6g.
- *Long Gu (Mastodi Ossis fossilia)*: 9g.
- *Suan Zao Ren (Semen Ziziphi spinosae)*: 6g.
- *Bai Zhu (Rhizoma Atractylodis macrocephalae)*: 6g.
- *Wu Wei Zi (Fructus Schisandrae)*: 6g.
- *Rou Cong Rong (Herba Cistanches)*: 6g.
- *Du Zhong (Cortex Eucommiae ulmoidis)*: 6g.

FU YUAN HUO XUE TANG – Decocção para Restaurar Fonte e Revigorar Sangue.

- *Dang Gui (Radix Angelicae sinensis)*: 9g.
- *Tao Ren (Semen Persicae)*: 9g.
- *Hong Hua (Flos Carthami tinctorii)*: 6g.
- *Chuan Shan Jia (Squama Manitis Pentadactylae)*: 6g.
- *(Zhi) Da Huang (Radix et Rhizoma Rhei)* – cozido no vinho: 30g.
- *Tian Hua Fen (Radix Trichosanthis)*: 9g.
- *Chai Hu (Radix Bupleuri)*: 15g.
- *Zhi Gan Cao (Radix Glycyrrhizae uralensis preparata)*: 6g.

FU ZI LI ZHONG WAN – Pílula de *Aconitum* para Regular o Centro.

- *Ren Shen (Radix Ginseng)*: 6g.
- *Bai Zhu (Rhizoma Atractylodis macrocephalae)*: 9g.
- *Gan Jiang (Rhizoma Zingiberis)*: 5g.
- *Zhi Gan Cao (Radix Glycyrrhizae uralensis preparata)*: 6g.
- *Fu Zi (Radix Aconiti lateralis preparata)*: 6g.

GAN CAO XIE XIN TANG – Decocção de *Glycyrrhiza* para Drenar o Coração.

- *Ban Xia (Rhizoma Pinelliae preparatum)*: 9g.
- *Gan Jiang (Rhizoma Zingiberis)*: 6g.
- *Huang Qin (Radix Scutellariae)*: 6g.
- *Huang Lian (Rhizoma Coptidis)*: 3g.
- *Zhi Gan Cao (Radix Glycyrrhizae uralensis preparata)*: 12g.
- *Da Zao (Fructus Jujubae)*: 4 tâmaras.

GAN JIANG LING ZHU TANG – Decocção de *Glycyrrhiza-Zingiber-Poria-Atractylodes*.

- *Zhi Gan Cao (Radix Glycyrrhizae uralensis preparata)*: 6g.
- *Gan Jiang (Rhizoma Zingiberis)*: 6g.
- *Fu Ling (Poria)*: 9g.
- *Bai Zhu (Rhizoma Atractylodis macrocephalae)*: 9g.

Variação de *GAN JIANG LING ZHU TANG* (Cap. 39, *Dor na Parte Inferior das Costas e Ciática*, Frio-Umidade Invadindo os Canais das Costas) – Variação da Decocção de *Glycyrrhiza-Zingiber-Poria-Atractylodes*.

- *Zhi Gan Cao (Radix Glycyrrhizae uralensis preparata)*: 6g.
- *Gan Jiang (Rhizoma Zingiberis)*: 6g.

- *Fu Ling (Poria)*: 9g.
- *Bai Zhu (Rhizoma Atractylodis macrocephalae)*: 9g.
- *Gui Zhi (Ramulus Cinnamomi cassiae)*: 3g.
- *Niu Xi (Radix Achyranthis bidoitatae seu Cyathulae)*: 9g.
- *Du Zhong (Cortex Eucommiae)*: 6g.
- *Sang Ji Sheng (Ramus Loranthi)*: 6g.
- *Xu Duan (Radix Dipsaci)*: 6g.

GAN LU XIAO DU DAN – Pílula de Orvalho Doce para Dissolver Toxina.

- *Lian Qiao (Fructus Forsythiae)*: 6g.
- *Huang Qin (Radix Scutellariae)*: 6g.
- *Bo He (Herba Menthae haplocalycis)*: 6g.
- *She Gan (Rhizoma Belmacandae)*: 6g.
- *Chuan Bei Mu (Bulbus Fritillariae cirrhosae)*: 12g.
- *Hua Shi (Talcum)*: 9g.
- *Mu Tong (Caulis Mutong)*: 3g.
- *Yin Chen Hao (Herba Artemisiae scopariae)*: 6g.
- *Huo Xiang (Herba Pogostemonis)*: 9g.
- *Shi Chang Pu (Rhizoma Acori tatarinowii)*: 6g.
- *Bai Dou Kou (Fructus Amomi rotundus)*: 6g.

GAN MAI DA ZAO TANG – Decocção de *Glycyrrhiza-Triticum-Jujuba*.

- *Fu Xiao Mai (Fructus Tritici levis)*: 15g.
- *Gan Cao (Radix Glycyrrhizae uralensis)*: 9g.
- *Da Zao (Fructus Jujubae)* 7 tâmaras.

GAO LIN TANG – Decocção de Síndrome Urinária por Turbidez.

- *Shan Yao (Rhizoma Dioscoreae)*: 12g.
- *Qian Shi (Semen Euryales)*: 6g.
- *Sheng Di Huang (Radix Rehmanniae)*: 9g.
- *Long Gu (Mastodi Ossis fossilia)*: 12g.
- *Mu Li (Concha Ostreae)*: 12g.
- *Bai Shao (Radix Paeoniae alba)*: 6g.
- *Dang Shen (Radix Codonopsis)*: 6g.

GE GEN QIN LIAN TANG – Decocção de *Pueraria-Scutellaria-Coptis*.

- *Ge Gen (Radix Puerariae)*: 9g.
- *Huang Qin (Radix Scutellariae)*: 9g.
- *Huang Lian (Rhizoma Coptidis)*: 4,5g.
- *Gan Cao (Radix Glycyrrhizae uralensis)*: 3g.

GE XIA ZHU YU TANG – Decocção para Eliminar Estagnação Abaixo do Diafragma.

- *Dang Gui (Radix Angelicae sinensis)*: 9g.
- *Chuan Xiong (Radix Chuanxiong)*: 3g.
- *Chi Shao (Radix Paeoniae rubra)*: 6g.
- *Hong Hua (Flos Carthami tinctorii)*: 9g.
- *Tao Ren (Semen Persicae)*: 9g.
- *Wu Ling Zhi (Excrementum Trogopteri)*: 9g.
- *Yan Hu Suo (Rhizoma Corydalis)*: 3g.
- *Xiang Fu (Rhizoma Cyperi)*: 3g.

- *Zhi Ke* (*Fructus Aurantii*): 5g.
- *Wu Yao* (*Radix Linderae*): 6g.
- *Mu Dan Pi* (*Cortex Moutan*): 6g.
- *Gan Cao* (*Radix Glycyrrhizae uralensis*): 9g.

Variação de *GE XIA ZHU YU TANG* (Cap. 22, *Dor Epigástrica*, Estagnação de Sangue no Estômago) – Variação da Decocção para Eliminar Estagnação Abaixo do Diafragma.

- *Dang Gui* (*Radix Angelicae sinensis*): 9g.
- *Chuan Xiong* (*Rhizoma Chuanxiong*): 3g.
- *Chi Shao* (*Radix Paeoniae rubra*): 6g.
- *Mu Dan Pi* (*Cortex Moutan*): 6g.
- *Hong Hua* (*Flos Carthami tinctorii*): 9g.
- *Tao Ren* (*Semen Persicae*): 9g.
- *Wu Ling Zhi* (*Excrementum Trogopteri*): 9g.
- *Pu Huang* (*Pollen Typhae*): 6g.
- *Yan Hu Suo* (*Rhizoma Corydalis*): 3g.
- *Xiang Fu* (*Rhizoma Cyperi*): 3g.
- *Zhi Ke* (*Fructus Aurantii*): 5g.
- *Wu Yao* (*Radix Linderae*): 6g.
- *Gan Cao* (*Radix Glycyrrhizae uralensis*): 9g.

Variação de *GE XIA ZHU YU TANG* (Cap. 46, *Sangramento*, Sangue nas Fezes, Estagnação de *Qi* e Sangue) – Variação da Decocção para Eliminar Estagnação Abaixo do Diafragma.

- *Dang Gui* (*Radix Angelicae sinensis*): 9g.
- *Chuan Xiong* (*Rhizoma Chuanxiong*): 3g.
- *Chi Shao* (*Radix Paeoniae rubra*): 6g.
- *Mu Dan Pi* (*Cortex Moutan*): 6g.
- *Hong Hua* (*Flos Carthami tinctorii*): 9g.
- *Tao Ren* (*Semen Persicae*): 9g.
- *Wu Ling Zhi* (*Excrementum Trogopteri*): 9g.
- *Pu Huang* (*Pollen Typhae*): 6g.
- *Yan Hu Suo* (*Rhizoma Corydalis*): 3g.
- *Xiang Fu* (*Rhizoma Cyperi*): 3g.
- *Zhi Ke* (*Fructus Aurantii*): 5g.
- *Wu Yao* (*Radix Linderae*): 6g.
- *Gan Cao* (*Radix Glycyrrhizae uralensis*): 9g.
- *San Qi* (*Radix Notoginseng*): 9g.
- *Xian He Cao* (*Herba Agrimoniae*): 6g.

GU BEN ZHI BENG TANG – Decocção para Consolidar a Raiz e Interromper a Menorragia.

- *Huang Qi* (*Radix Astragali*): 15g.
- *Ren Shen* (*Radix Ginseng*): 12g.
- *Bai Zhu* (*Rhizoma Atractylodis macrocephalae*): 18g.
- *Shu Di Huang* (*Radix Rehmanniae preparata*): 9g.
- *Dang Gui* (*Radix Angelicae sinensis*): 6g.
- *Pao Jiang* (*Rhizoma Zingiberis recens*) – cozido: 6g.

GUA LOU XIE BAI BAI JIU TANG – Decocção de *Trichosanthes-Allium*-Vinho Branco.

- *Gua Lou* (*Fructus Trichosanthis*): 12g.
- *Xie Bai* (*Bulbus Allii macrostemi*): 12g.
- *Bai Jiu* (vinho branco de arroz): 30mL.

GUA LOU XIE BAI BAN XIA TANG – Decocção de *Trichosanthes-Allium-Pinellia*.

- *Gua Lou* (*Fructus Trichosanthis*): 12g.
- *Xie Bai* (*Bulbus Allii macrostemi*): 12g.
- *Ban Xia* (*Rhizoma Pinelliae preparatum*): 12g.
- *Bai Jiu* (vinho branco de arroz): 30mL.

GUI FU LI ZHONG TANG – Decocção de *Cinnamomum-Aconitum* para Regular o Centro.

- *Gan Jiang* (*Rhizoma Zingiberis*): 9g.
- *Ren Shen* (*Radix Ginseng*): 9g.
- *Bai Zhu* (*Rhizoma Atractylodis macrocephalae*): 9g.
- *Zhi Gan Cao* (*Radix Glycyrrhizae uralensis preparata*): 3g.
- *Rou Gui* (*Cortex Cinnamomi*): 3g.
- *Fu Zi* (*Radix Aconiti lateralis preparata*): 6g.

GUI LU BU SHEN TANG – Decocção de *Plastrium Testudinis-Cornu Cervi* para Tonificar o Rim.

- *Lu Jiao Jiao* (*Gelatinum Cornu Cervi*): 9g.
- *Gui Ban Jiao* (*Colla Plastri Testudinis*): 9g.
- *Gou Qi Zi* (*Fructus Lycii chinensis*): 6g.
- *Rou Cong Rong* (*Herba Cistanches*): 6g.
- *Huang Qi* (*Radix Astragali*): 9g.
- *Shu Di Huang* (*Radix Rehmanniae preparata*): 6g.
- *Yin Yang Huo* (*Herba Epimidii*): 6g.
- *Yi Zhi Ren* (*Fructus Alpiniae oxypyllae*): 6g.
- *Ba Ji Tian* (*Radix Morindae officinalis*): 6g.

GUI PI TANG – Decocção para Tonificar o Baço.

- *Ren Shen* (*Radix Ginseng*): 6g.
- *Huang Qi* (*Radix Astragali*): 15g.
- *Bai Zhu* (*Rhizoma Atractylodis macrocephalae*): 12g.
- *Dang Gui* (*Radix Angelicae sinensis*): 6g.
- *Fu Shen* (*Sclerotium Poriae pararadicis*): 9g.
- *Suan Zao Ren* (*Semen Ziziphi spinosae*): 9g.
- *Long Yan Rou* (*Arillus Longan*): 12g.
- *Yuan Zhi* (*Radix Polygalae*): 9g.
- *Mu Xiang* (*Radix Aucklandiae*): 3g.
- *Zhi Gan Cao* (*Radix Glycyrrhizae uralensis preparata*): 4g.
- *Sheng Jiang* (*Rhizoma Zingiberis recens*): 3 fatias.
- *Hong Zao* (*Fructus Jujubae*): 5 tâmaras.

Variação de *GUI PI TANG* (Cap. 14, *Ansiedade*, Deficiência do Sangue do Coração) – Variação da Decocção para Tonificar o Baço.

- *Ren Shen* (*Radix Ginseng*): 6g.
- *Huang Qi* (*Radix Astragali*): 15g.
- *Bai Zhu* (*Rhizoma Atractylodis macrocephalae*): 12g.
- *Dang Gui* (*Radix Angelicae sinensis*): 6g.
- *Fu Shen* (*Sclerotium Poriae pararadicis*): 9g.
- *Suan Zao Ren* (*Semen Ziziphi spinosae*): 9g.
- *Long Yan Rou* (*Arillus Longan*): 12g.
- *Yuan Zhi* (*Radix Polygalae*): 9g.
- *Bai Zi Ren* (*Semen Platycladi*): 9g.

- *Zhi Gan Cao (Radix Glycyrrhizae uralensis preparata)*: 4g.
- *Sheng Jiang (Rhizoma Zingiberis recens)*: 3 fatias.
- *Hong Zao (Fructus Jujubae)*: 5 tâmaras.

Variação de *GUI PI TANG* (Cap. 37, *Edema*, Edema *Yin*, Deficiência do *Yang* do Coração) – Variação da Decocção para Tonificar o Baço.

- *Ren Shen (Radix Ginseng)*: 6g.
- *Huang Qi (Radix Astragali)*: 15g.
- *Bai Zhu (Rhizoma Atractylodis macrocephalae)*: 12g.
- *Dang Gui (Radix Angelicae sinensis)*: 6g.
- *Fu Shen (Sclerotium Poriae pararadicis)*: 9g.
- *Suan Zao Ren (Semen Ziziphi spinosae)*: 9g.
- *Long Yan Rou (Arillus Longan)*: 12g.
- *Yuan Zhi (Radix Polygalae)*: 9g.
- *Mu Xiang (Radix Aucklandiae)*: 3g.
- *Zhi Gan Cao (Radix Glycyrrhizae uralensis preparata)*: 4g.
- *Sheng Jiang (Rhizoma Zingiberis recens)*: 3 fatias.
- *Hong Zao (Fructus Jujubae)*: 5 tâmaras.
- *Zhu Ling (Polyporus)*: 6g.
- *Ze Xie (Rhizoma Alismatis)*: 6g.
- *Che Qian Zi (Semen Plantaginis)*: 6g.

Variação de *GUI PI TANG* (Cap. 46, *Sangramento*, Tosse com Sangue, *Qi* do Baço e do Pulmão Deficiente não Segurando o Sangue) – Variação da Decocção para Tonificar o Baço.

- *Ren Shen (Radix Ginseng)*: 6g.
- *Huang Qi (Radix Astragali)*: 15g.
- *Bai Zhu (Rhizoma Atractylodis macrocephalae)*: 12g.
- *Dang Gui (Radix Angelicae sinensis)*: 6g.
- *E Jiao (Colla Corii Asini)*: 6g.
- *Yuan Zhi (Radix Polygalae)*: 6g.
- *Shou Wu (Radix Polygoni multiflori preparata)*: 6g.
- *Xian He Cao (Herba Agrimoniae)*: 6g.
- *Bai Ji (Rhizoma Bletillae)*: 6g.
- *San Qi (Radix Notoginseng)*: 6g.
- *Zhi Gan Cao (Radix GIycyrrhizae uralensis preparata)*: 4g.
- *Sheng Jiang (Rhizoma Zingiberis recens)*: 3 fatias.
- *Hong Zao (Fructus Jujubae)*: 5 tâmaras.

GUI SHAO XI CAO TANG – Decocção de *Angelica-Paeonia-Siegesbeckia*.

- *Dang Gui (Radix Angelicae sinensis)*: 15g.
- *Chi Shao (Radix Paeoniae rubra)*: 15g.
- *Bai Shao (Radix Paeoniae alba)*: 15g.
- *Xi Xian Cao (Herba Siegesbeckiae)*: 30g.
- *Qin Jiao (Radix Gentianae macrophyllae)*: 10g.
- *Wei Ling Xian (Rhizoma Clematis)*: 15g.
- *Di Long (Pheretima)*: 10g.
- *Fang Feng (Radix Saposhnikoviae)*: 10g.
- *Sheng Di Huang (Radix Rehmanniae)*: 30g.
- *Ru Xiang (Olibanum)*: 6g.

- *Mo Yao (Myrrha)*: 6g.
- *Sang Zhi (Ramulus Mori)*: 15g.

GUI SHEN TANG – Decocção para Restaurar a Mente.

- *Ren Shen (Radix Ginseng)*: 15g.
- *Bai Zhu (Rhizoma Atractylodis macrocephalae)*: 30g.
- *Ba Ji Tian (Radix Morindae officinalis)*: 30g.
- *Fu Shen (Sclerotium Poriae pararadicis)*: 15g.
- *Zi He Che (Placenta Hominis)*: 6g.
- *Ban Xia (Rhizoma Pinelliae preparatum)*: 9g.
- *Chen Pi (Pericarpium Citri reticulatae)*: 3g.
- *Bai Jie Zi (Semen Sinapis albae)*: 9g.
- *Shi Chang Pu (Rhizoma Acori tatarinowii)*: 3g.
- *Zhu Sha (Cinnabaris)*: 3g.
- *Mai Men Dong (Radix Ophiopogonis)*: 6g.
- *Bai Zi Ren (Semen Platycladi)*: 6g.
- *Zhi Gan Cao (Radix Glycyrrhizae uralensis preparata)*: 3g.

GUI ZHI FU LING WAN – Pílula de *Cinnamomum-Poria*.

- *Gui Zhi (Ramulus Cinnamomi cassiae)*: 9g.
- *Fu Ling (Poria)*: 9g.
- *Chi Shao (Radix Paeoniae rubra)*: 9g.
- *Mu Dan Pi (Cortex Moutan)*: 9g.
- *Tao Ren (Semen Persicae)*: 9g.

GUI ZHI FU ZI TANG – Decocção de *Cinnamomum-Aconitum*.

- *Fu Zi (Radix Aconiti lateralis preparata)*: 3g.
- *Gui Zhi (Ramulus Cinnamomi cassiae)*: 6g.
- *Gan Cao (Radix Glycyrrhizae uralensis)*: 3g.
- *Sheng Jiang (Rhizoma Zingiberis recens)*: 3 fatias.
- *Da Zao (Fructus Jujubae)*: 3 tâmaras.

GUI ZHI GAN CAO LONG GU MU LI TANG – Decocção de *Cinnamomum-Glycyrrhiza-Mastodi Ossis fossilia-Concha Ostreae*.

- *Gui Zhi (Ramulus Cinnamomi cassiae)*: 9g.
- *Zhi Gan Cao (Radix Glycyrrhizae uralensis preparata)*: 18g.
- *Long Gu (Mastodi Ossis fossilia)*: 30g.
- *Mu Li (Concha Ostreae)*: 30g.

Variação de *GUI ZHI GAN CAO LONG GU MU LI TANG* (Cap. 14, *Ansiedade*, Deficiência do *Yang* do Coração) – Variação da Decocção de *Cinnamomum-Glycyrrhiza-Mastodi Ossis fossilia-Concha Ostreae*.

- *Gui Zhi (Ramulus Cinnamomi cassiae)*: 9g.
- *Zhi Gan Cao (Radix Glycyrrhizae uralensis preparata)*: 18g.
- *Long Gu (Mastodi Ossis fossilia)*: 30g.
- *Mu Li (Concha Ostreae)*: 30g.
- *Rou Gui (Cortex Cinnamomi)*: 3g.

- *Ren Shen (Radix Ginseng)*: 9g.
- *Bai Zi Ren (Semen Platycladi)*: 6g.

GUI ZHI JIA HOU PO XING ZI TANG – Decocção de *Ramulus Cinnamomi* mais *Magnolia* e *Prunus*.

- *Gui Zhi (Ramulus Cinnamomi cassiae)*: 9g.
- *Bai Shao (Radix Paeoniae alba)*: 9g.
- *Zhi Gan Cao (Radix Glycyrrhizae uralensis preparata)*: 6g.
- *Sheng Jiang (Rhizoma Zingiberis recens)*: 9g.
- *Da Zao (Fructus Jujubae)*: 3 tâmaras.
- *Hou Po (Cortex Magnoliae officinalis)*: 4g.
- *Xing Ren (Semen Armeniacae)*: 6g.

GUI ZHI JIA LONG GU MU LI TANG – Decocção de *Cinnamomum-Mastodi Ossis fossilia-Concha Ostreae*.

- *Gui Zhi (Ramulus Cinnamomi cassiae)*: 9g.
- *Bai Shao (Radix Paeoniae alba)*: 9g.
- *Sheng Jiang (Rhizoma Zingiberis recens)*: 9g.
- *Da Zao (Fructus Jujubae)*: 3 tâmaras.
- *Zhi Gan Cao (Radix Glycyrrhizae uralensis preparata)*: 6g.
- *Long Gu (Mastodi Ossis fossilia)*: 18g.
- *Mu Li (Concha Ostreae)*: 18g.

GUI ZHI REN SHEN TANG – Decocção de *Ramulus Cinnamomi-Ginseng*.

- *Gui Zhi (Ramulus Cinnamomi cassiae)*: 12g.
- *Zhi Gan Cao (Radix Glycyrrhizae uralensis preparata)*: 12g.
- *Ren Shen (Radix Ginseng)*: 15g.
- *Bai Zhu (Rhizoma Atractylodis macrocephalae)*: 9g.
- *Gan Jiang (Rhizoma Zingiberis)*: 9g.

GUI ZHI SHAO YAO ZHI MU TANG – Decocção de *Cinnamomum-Paeonia-Anemarrhena*.

- *Gui Zhi (Ramulus Cinnamomi cassiae)*: 12g.
- *Bai Shao (Radix Paeoniae alba)*: 9g.
- *Zhi Mu (Radix Anemarrhenae)*: 12g.
- *Ma Huang (Herba Ephedrae)*: 6g.
- *Fu Zi (Radix Aconiti lateralis preparata)*: 6g.
- *Bai Zhu (Rhizoma Atractylodis macrocephalae)*: 15g.
- *Fang Feng (Radix Saposhnikoviae)*: 12g.
- *Sheng Jiang (Rhizoma Zingiberis recens)*: 15g.
- *Gan Cao (Radix Glycyrrhizae uralensis)*: 6g.

Variação de *GUI ZHI SHAO YAO ZHI MU TANG* (Cap. 38, *Síndrome Dolorosa Obstrutiva*, Vento-Frio--Umidade) – Variação da Decocção de *Cinnamomum--Paeonia-Anemarrhena*.

- *Gui Zhi (Ramulus Cinnamomi cassiae)*: 10g.
- *Bai Shao (Radix Paeoniae alba)*: 10g.
- *Zhi Mu (Radix Anemarrhenae)*: 10g.
- *Fu Zi (Radix Aconiti lateralis preparata)*: 10g.
- *Fang Feng (Radix Saposhnikoviae)*: 10g.

- *Qiang Huo (Rhizoma seu Radix Notopterygii)*: 10g.
- *Du Huo (Radix Angelicae pubescentis)*: 10g.
- *Bai Zhu (Rhizoma Atractylodis macrocephalae)*: 15g.
- *Yi Yi Ren (Semen Coicis)*: 30g.
- *Bai Jie Zi (Semen Sinapis albae)*: 5g.
- *Xi Xin (Herba Asari)*: 3g.
- *Zhi Gan Cao (Radix Glycyrrhizae uralensis preparata)*: 5g.

GUI ZHl SHENG JIANG ZHI SHI TANG – Decocção de *Cinnamomum-Zingiber-Aurantium*.

- *Gui Zhi (Ramulus Cinnamomi cassiae)*: 9g.
- *Sheng Jiang (Rhizoma Zingiberis recens)*: 6g.
- *Zhi Shi (Fructus Aurantii immaturus)*: 6g.

GUI ZHI TANG – Decocção de *Ramulus Cinnamomi*.

- *Gui Zhi (Ramulus Cinnamomi cassiae)*: 9g.
- *Bai Shao (Radix Paeoniae alba)*: 9g.
- *Sheng Jiang (Rhizoma Zingiberis recens)*: 9g.
- *Da Zao (Fructus Ziziphi jujubae)*: 3 tâmaras.
- *Zhi Gan Cao (Radix Glycyrrhizae uralensis preparata)*: 6g.

GUN TAN WAN – Pílula para Afugentar a Fleuma.

- *Da Huang (Radix et Rhizoma Rhei)*: 15g.
- *Mang Xiao (Natrii Sulfas)*: 3g.
- *Huang Qin (Radix Scutellariae)*: 15g.
- *Chen Xiang (Lignum Aquilariae resinatum)*: 3g.

HAI YAO SAN – Pó de *Sargassum-Dioscorea bulbifera*.

- *Hai Zao (Sargassum)*: 6g.
- *Huang Yao Zi (Rhizoma Dioscoreae bulbiferae)*: 6g.

HAI ZAO YU HU TANG – Decocção de *Sargassum* do Pote de Jade.

- *Hai Zao (Sargassum)*: 6g.
- *Kun Bu (Thallus Eckloniae)*: 6g.
- *Hai Dai (Thallus Laminariae)*: 6g.
- *Qing Pi (Pericarpium Citri reticulatae viride)*: 3g.
- *Chen Pi (Pericarpium Citri reticulatae)*: 3g.
- *Ban Xia (Rhizoma Pinelliae preparatum)*: 6g.
- *Zhe Bei Mu (Bulbus Fritillariae thunbergii)*: 6g.
- *Lian Qiao (Fructus Forsythiae)*: 6g.
- *Gan Cao (Radix Glycyrrhizae uralensis)*: 3g.
- *Dang Gui (Radix Angelicae sinensis)*: 6g.
- *Chuan Xiong (Rhizoma Chuanxiong)*: 6g.

Variação de *HAI ZAO YU HU TANG* segundo Dr. Zhou Guo Xiong (Cap. 18, *Bócio*, Hipertireoidismo, Revisão da Literatura Chinesa) – Variação *da Decocção de Sargassum do Pote de Jade.*

- *Hai Zao (Sargassum)*: 6g.
- *Kun Bu (Thallus Eckloniae)*: 6g.
- *Hai Dai (Thallus Laminariae)*: 6g.

Prescrições

- *Qing Pi (Pericarpium Citri reticulatae viride)*: 3g.
- *Chen Pi (Pericarpium Citri reticulatae)*: 3g.
- *Ban Xia (Rhizoma Pinelliae preparatum)*: 6g.
- *Zhe Bei Mu (Bulbus Fritillariae thunbergii)*: 6g.
- *Lian Qiao (Fructus Forsythiae)*: 6g.
- *Gan Cao (Radix Glycyrrhizae uralensis)*: 3g.
- *Dang Gui (Radix Angelicae sinensis)*: 6g.
- *Chuan Xiong (Rhizoma Chuanxiong)*: 6g.
- *Dan Shen (Radix Salviae miltiorrhizae)*: 6g.
- *Ji Xue Teng (Caulis Spatholobi)*: 6g.

HAN RE CUO ZA XING 3 HAO FANG – Fórmula Tipo Combinação nº 3 para Frio-Calor.

- *Tu Fu Ling (Rhizoma Smilacis glabrae)*: 20g.
- *Yi Yi Ren (Semen Coicis)*: 20g.
- *Huang Bo (Cortex Phellodendri)*: 10g.
- *Fu Zi (Radix Aconiti lateralis preparata)*: 10g.
- *Zhi Mu (Radix Anemarrhenae)*: 10g
- *Gui Zhi (Ramulus Cinnamomi cassiae)*: 10g.
- *Gan Jiang (Rhizoma Zingiberis)*: 10g.
- *Bai Jie Zi (Semen Sinapis albae)*: 10g.
- *Chuan Shan Jia (Squama Manitis Pentadactylae)*: 10g.
- *Bai Shao (Radix Paeoniae alba)*: 30g.
- *Huang Qi (Radix Astragali)*: 30g.
- *Chuan Xiong (Rhizoma Chuanxiong)*: 30g.
- *Tao Ren (Semen Persicae)*: 30g.
- *Ji Xue Teng (Caulis Spatholobi)*: 15g.
- *Sang Ji Sheng (Herba Taxilli)*: 15g.
- *Huai Niu Xi (Radix Achyrantliis bidentatae)*: 15g.

HAO QIN QING DAN TANG – Decocção de *Artemisia apiacea-Scutellaria* para Desobstruir a Vesícula Biliar.

- *Qing Hao (Herba Artemisiae annuae)*: 6g.
- *Huang Qin (Radix Scutellariae)*: 6g.
- *Zhu Ru (Caulis Bambusae in Taeniam)*: 9g.
- *Ban Xia (Rhizoma Pinelliae preparatum)*: 5g.
- *Chen Pi (Pericarpium Citri reticulatae)*: 5g.
- *Zhi Ke (Fructus Aurantii)*: 5g.
- *Fu Ling (Poria)*: 9g.
- *Hua Shi (Talcum)*: 3g.
- *Gan Cao (Radix Glycyrrhizae uralensis)*: 3g.
- *Qing Dai (Indigo naturalis)*: 3g.

HE CHE DA ZAO WAN – Grande Pílula para Fortificar a Placenta.

- *Zi He Che (Placenta Hominis)*: 1 placenta.
- *Shu Di Huang (Radix Rehmanniae preparata)*: 60g.
- *Sheng Di Huang (Radix Rehmanniae)*: 45g.
- *Gou Qi Zi (Fructus Lycii chinensis)*: 45g.
- *Tian Men Dong (Radix Asparagi)*: 20g.
- *Wu Wei Zi (Fructus Schisandrae)*: 20g.
- *Dang Gui (Radix Angelicae sinensis)*: 20g.
- *Niu Xi (Radix Achyranthis bidentatae)*: 20g.
- *Du Zhong (Cortex Eucommiae ulmoidis)*: 30g.
- *Suo Yang (Herba Cynomorii)*: 20g.
- *Rou Cong Rong (Herba Cistanches)*: 20g.
- *Huang Bo (Cortex Phellodendri)*: 20g.

HEI SHEN SAN – Pó do Espírito Negro.

- *Shu Di Huang (Radix Rehmanniae preparata)*: 9g.
- *Dang Gui (Wei) (Radix Angelicae sinensis)*: 6g.
- *Chi Shao (Radix Paeoniae rubra)*: 6g.
- *Gui Zhi (Ramulus Cinnamomi cassiae)*: 6g.
- *Gan Cao (Radix Glycyrrhizae uralensis)*: 3g.
- *Hei Dou (Semen Glycinis)*: 6g.
- *Pu Huang (Pollen Typhae)*: 6g.

HU PO SI WU TANG – Decocção de Quatro Substâncias de *Succinum*.

- *Hu Po (Succinum)*: 6g.
- *Shu Di Huang (Radix Rehmanniae preparata)*: 6g.
- *Bai Shao (Radix Paeoniae alba)*: 6g.
- *Chuan Xiong (Rhizoma Chuanxiong)*: 6g.
- *Dang Gui (Radix Angelicae sinensis)*: 9g.
- *Tao Ren (Semen Persicae)*: 6g.
- *Hong Hua (Flos Carthami tinctorii)*: 6g.
- *Chuan Niu Xi (Radix Cyathulae)*: 6g.
- *Dan Shen (Radix Salviae milthiorrizae)*: 6g.
- *Chuan Shan Jia (Squama Manitis Pentadactylae)*: 6g (substituído com *Ze Be Mu*).
- *Rou Gui (Cortex Cinnamomi)*: 3g.
- *Wang Bu Liu Xing (Semen Vaccariae)*: 6g.

HU QIAN WAN – Pílula do Tigre Escondido.

- *Hu Gu (Os Tigris)*: 6g.
- *Suo Yang (Herba Cynomorii)*: 4,5g.
- *Niu Xi (Radix Achyranthis bidentatae)*: 6g.
- *Dang Gui (Radix Angelicae sinensis)*: 6g.
- *Huang Bo (Cortex Phellodendri)*: 15g.
- *Zhi Mu (Rhizoma Anemarrhenae)*: 6g.
- *Shu Di Huang (Radix Rehmanniae preparata)*: 6g.
- *Gui Ban (Plastrum Testudinis)*: 12g.
- *Bai Shao (Radix Paeoniae alba)*: 6g.

HUA GAI SAN – Decocção do Tampo Glorioso.

- *Ma Huang (Herba Ephedrae)*: 6g.
- *Xing Ren (Semen Armeniacae)*: 9g.
- *Su Zi (Fructus Perillae)*: 9g.
- *Sang Bai Pi (Cortex Mori)*: 6g.
- *Chen Pi (Pericarpium Citri reticulatae)*: 6g.
- *Fu Ling (Poria)*: 9g.
- *Gan Cao (Radix Glycyrrhizae uralensis)*: 3g.

HUA GAN JIAN – Decocção para Transformar o Fígado.

- *Chen Pi (Pericarpium Citri reticulatae)*: 6g.
- *Qing Pi (Pericarpium Citri reticulatae viride)*: 4g.
- *Bai Shao (Radix Paeoniae alba)*: 9g.
- *Mu Dan Pi (Cortex Moutan)*: 6g.
- *Shan Zhi Zi (Fructus Gardeniae)*: 6g.
- *Ze Xie (Rhizoma Alismatis)*: 6g.
- *Zhe Bei Mu (Bulbus Fritillariae thunbergii)*: 6g.

HUA JI WAN – Pílula para Resolver Massas de Sangue.

- *San Leng (Rhizoma Sparganii)*: 6g.
- *E Zhu (Rhizoma Curcumae)*: 6g.

- *Wu Ling Zhi* (*Excrementum Trogopteri*): 6g.
- *Su Mu* (*Lignum Sappan*): 4,5g.
- *Xiang Fu* (*Rhizoma Cyperi*): 6g.
- *Bing Lang* (*Semen Arecae*): 6g.
- *Xiong Huang* (*Realgar*): 1,5g.
- *Wa Leng Zi* (*Concha Arcae*): 15g.
- *A Wei* (*Herba Ferulae assafoetidae*): 6g.
- *Hai Fu Shi* (*Pumice*): 15g.

HUA TAN WAN – Pílula para Resolver a Fleuma.

- *Tian Men Dong* (*Radix Asparagi*): 9g.
- *Gua Lou* (*Fructus Trichosanthis*): 6g.
- *Lian Qiao* (*Fructus Forsythiae*): 6g.
- *Xiang Fu* (*Rhizoma Cyperi*): 6g.
- *Huang Qin* (*Radix Scutellariae*): 6g.
- *Hai Fu Shi* (*Pumice*): 9g.
- *Qing Dai* (*Indigo naturalis*): 6g.
- *Jie Geng* (*Radix Platycodi*): 3g.

Variação de *HUA TAN WAN* (Cap. 46, *Sangramento*, Tosse com Sangue, Fogo do Fígado Invadindo o Pulmão) – Variação da Pílula para Resolver a Fleuma.

- *Tian Men Dong* (*Radix Asparagi*): 9g.
- *Gua Lou* (*Fructus Trichosanthis*): 6g.
- *Lian Qiao* (*Fructus Forsythiae*): 6g.
- *Xiang Fu* (*Rhizoma Cyperi*): 6g.
- *Huang Qin* (*Radix Scutellariae*): 6g.
- *Hai Fu Shi* (*Pumice*): 9g.
- *Qing Dai* (*Indigo naturalis*): 6g.
- *Ce Bai Ye* (*Cacumen Platycladi*): 6g.
- *Bai Mao Gen* (*Rhizoma Imperatae*): 6g.

HUANG LIAN E JIAO TANG – Decocção de *Coptis Colla Corii Asini*.

- *Huang Lian* (*Rhizoma Coptidis*): 3g.
- *Huang Qin* (*Radix Scutellariae*): 9g.
- *Bai Shao* (*Radix Paeoniae alba*): 9g.
- *Ji Zi Huang* (gema de ovo): 2 gemas.
- *E Jiao* (*Colla Corii Asini*): 9g.

HUANG LIAN JIE DU TANG – Decocção de *Coptis* para Resolver Toxina.

- *Huang Lian* (*Rhizoma Coptidis*): 3g.
- *Huang Qin* (*Radix Scutellariae*): 6g.
- *Huang Bo* (*Cortex Phellodendri*): 6g.
- *Shan Zhi Zi* (*Fructus Gardeniae*): 6g.

Variação de *HUANG LIAN JIE DU TANG* (Cap. 31, *Síndrome Urinária*, Síndrome Urinária por Calor) – Variação da Decocção de *Coptis Colla Corii Asini*.

- *Huang Lian* (*Rhizoma Coptidis*): 3g.
- *Huang Qin* (*Radix Scutellariae*): 6g.
- *Huang Bo* (*Cortex Phellodendri*): 6g.
- *Shan Zhi Zi* (*Fructus Gardeniae*): 6g.

- *Bian Xu* (*Herba Polygoni avicularis*): 6g.
- *Qu Mai* (*Herba Dianthi*): 6g.
- *Hua Shi* (*Talcum*): 6g.

HUANG LIAN WEN DAN TANG – Decocção de *Coptis* para Aquecer a Vesícula Biliar.

- *Huang Lian* (*Rhizoma Coptidis*): 4,5g.
- *Ban Xia* (*Rhizoma Pinelliae preparatum*): 6g.
- *Fu Ling* (*Poria*): 5g.
- *Chen Pi* (*Pericarpium Citri reticulatae*): 9g.
- *Zhu Ru* (*Caulis Bambusae in Taeniam*): 6g.
- *Zhi Shi* (*Fructus Aurantii immaturus*): 6g.
- *Zhi Gan Cao* (*Radix Glycyrrhizae uralensis preparata*): 3g.
- *Sheng Jiang* (*Rhizoma Zingiberis recens*): 5 fatias.
- *Da Zao* (*Fructus Jujubae*): 1 tâmara.

HUANG QI JIAN ZHONG TANG – Decocção de *Astragalus* para Fortalecer o Centro.

- *Huang Qi* (*Radix Astragali*): 9g.
- *Bai Shao* (*Radix Paeoniae alba*): 18g.
- *Gui Zhi* (*Ramulus Cinnamomi cassiae*): 9g.
- *Zhi Gan Cao* (*Radix Glycyrrhizae uralensis preparata*): 6g.
- *Sheng Jiang* (*Rhizoma Zingiberis recens*): 10g.
- *Da Zao* (*Fructus Jujubae*): 12 tâmaras.
- *Yi Tang* (*Maltosum*): 30g.

HUANG QI TANG – Decocção de *Astragalus*.

- *Huang Qi* (*Radix Astragali*): 9g.
- *Chen Pi* (*Pericarpium Citri reticulatae*): 4,5g.
- *Huo Ma Ren* (*Semen Cannabis*): 6g.
- *Feng Mi* (mel): 1 colher de chá cheia.

Variação de *HUANG QI TANG* segundo o Dr. Zhou Guo Xiong (Cap. 18, *Bócio*, Hipertireoidismo, Revisão da Literatura Chinesa) – Variação da Decocção de *Astragalus*.

- *Huang Qi* (*Radix Astragali*): 9g.
- *Chen Pi* (*Pericarpium Citri reticulatae*): 4,5g.
- *Huo Ma Ren* (*Semen Cannabis*): 6g.
- *Feng Mi* (mel): 1 colher de chá cheia.
- *Dang Shen* (*Radix Codonopsis*): 6g.
- *Tian Hua Fen* (*Radix Trichosanthis*): 6g.
- *Sheng Di Huang* (*Radix Rehmanniae*): 6g.
- *Bai Shao* (*Radix Paeoniae alba*): 6g.
- *Tian Men Dong* (*Radix Asparagi*): 6g.
- *Fu Shen* (*Sclerotium Poriae pararadicis*): 6g.
- *Wu Wei Zi* (*Fructus Schisandrae*): 6g.
- *Gan Cao* (*Radix Glycyrrhizae uralensis*): 3g.

HUANG QI TAO HONG TANG – Decocção de *Astragalus-Persica-Carthamus*.

- *Huang Qi* (*Radix Astragali*): 15g.
- *Tao Ren* (*Semen Persicae*): 6g.
- *Hong Hua* (*Flos Carthami tinctorii*): 6g.

1126 Prescrições

HUANG QIN QING FEI YIN – Decocção de *Scutellaria* para Desobstruir o Pulmão.

- *Huang Qin (Radix Scutellariae)*: 9g.
- *Di Gu Pi (Cortex Lycii)*: 6g.
- *Sang Bai Pi (Cortex Mori)*: 6g.
- *Geng Mi (Semen Oryzae sativae)*: 6g.
- *Gan Cao (Radix Glycyrrhizae uralensis)*: 3g.

HUANG QIN TANG – Decocção de *Scutellaria*.

- *Huang Qin (Radix Scutellariae)*: 9g.
- *Bai Shao (Radix Paeoniae alba)*: 9g.
- *Zhi Gan Cao (Radix Glycyrrhizae uralensis preparata)*: 3g.
- *Da Zao (Fructus Jujubae)*: 4 tâmaras.

HUANG TU TANG – Decocção da Terra Amarela.

- *Zao Xin Tu (Terra Flava usta)*: 18g.
- *Sheng Di Huang (Radix Rehmanniae)*: 9g.
- *E Jiao (Colla Corii Asini)*: 9g.
- *Bai Zhu (Rhizoma Atractylodis macrocephalae)*: 9g.
- *Gan Cao (Radix Glycyrrhizae uralensis)*: 9g.
- *Fu Zi (Radix Aconiti lateralis preparata)*: 9g.
- *Huang Qin (Radix Scutellariae)*: 9g.

Variação de *HUANG TU TANG* (Cap. 46, *Sangramento*, Sangue nas Fezes, Deficiência do Estômago e do Baço) – Variação da Decocção da Terra Amarela.

- *E Jiao (Colla Corii Asini)*: 10g.
- *Bai Zhu (Rhizoma Atractylodis macrocephalae)*: 10g.
- *Fu Zi (Radix Aconiti lateralis preparata)*: 5g.
- *Dang Shen (Radix Codonopsis)*: 15g.
- *Huang Qin (Radix Scutellariae)*: 3g.
- *Huang Tu (Terra Flava usta)*: 20g.
- *Sheng Di Huang (Radix Rehmanniae)*: 6g.
- *Wu Zei Gu (Endoconcha Sepiae)*: 10g.
- *San Qi (Radix Notoginseng)*: 9g.
- *Bai Ji (Rhizoma Bletillae)*: 6g.

HUO LUO XIAO LING DAN – Pílula Efetiva Miraculosa para Revigorar os Canais de Conexão.

- *Dang Gui (Radix Angelicae sinensis)*: 15g.
- *Dan Shen (Radix Salviae, miltiorrhizae)*: 15g.
- *Ru Xiang (Olibanum)*: 15g.
- *Mo Yao (Myrrha)*: 15g.

Variação de *HUO LUO XIAO LING DAN* (Cap. 39, *Dor na Parte Inferior das Costas e Ciática*, Estagnação de *Qi* e Sangue) – Variação da Pílula Efetiva Miraculosa para Revigorar os Canais de Conexão.

- *Dang Gui (Radix Angelicae sinensis)*: 15g.
- *Dan Shen (Radix Salviae miltiorrhizae)*: 15g.
- *Ru Xiang (Olibanum)*: 15g.
- *Mo Yao (Myrrha)*: 15g.
- *Yan Huo Suo (Rhizoma Corydalis)*: 6g.
- *Gui Zhi (Ramulus Cinnamomi cassiae)*: 6g.
- *Chuan Xiong (Rhizoma Chuanxiong)*: 6g.

HUO PO XIA LING TANG – Decocção de *Pogostemon-Magnolia-Pinellia-Poria*.

- *Huo Xiang (Herba Pogostemonis)*: 6g.
- *Bai Dou Kou (Fructus Amomi rotundus)*: 2g.
- *Hou Po (Cortex Magnoliae officinalis)*: 3g.
- *Fu Ling (Poria)*: 9g.
- *Zhu Ling (Polyporus)*: 4,5g.
- *Yi Yi Ren (Semen Coicis)*: 12g.
- *Ze Xie (Rhizoma Alismatis)*: 4,5g.
- *Ban Xia (Rhizoma Pinelliae preparatum)*: 4,5g.
- *Dan Dou Chi (Semen Sojae preparatum)*: 9g.
- *Xing Ren (Semen Armeniacae)*: 9g.

Variação de *HUO PO XIA LING TANG* (Cap. 40, *Fibromialgia*, Umidade com Deficiência Subjacente de *Qi* do Baço) – Variação da Decocção de *Pogostemon-Magnolia-Pinellia-Poria*.

- *Huo Xiang (Herba Pogostemonis)*: 6g.
- *Bai Dou Kou (Fructus Amomi rotundus)*: 2g.
- *Hou Po (Cortex Magnoliae officinalis)*: 3g.
- *Fu Ling (Poria)*: 9g.
- *Yi Yi Ren (Semen Coicis)*: 12g.
- *Ze Xie (Rhizoma Alismatis)*: 4,5g.
- *Ban Xia (Rhizoma Pinelliae preparatum)*: 4,5g.
- *Bai Zhu (Rhizoma Atractylodis macrocephalae)*: 6g.
- *Ren Shen (Radix Ginseng)*: 6g.
- *Pei Lan (Herba Eupatorii)*: 4,5g.
- *Wei Ling Xian (Radix Clematidis)*: 6g.

Variação de *HUO PO XIA LING TANG* (Cap. 40, *Fibromialgia*, Umidade, Estagnação de *Qi*, Deficiência do *Qi* do Baço) – Variação da Decocção de *Pogostemon-Magnolia-Pinellia-Poria*.

- *Huo Xiang (Herba Pogostemonis)*: 6g.
- *Bai Dou Kou (Fructus Amomi rotundus)*: 2g.
- *Hou Po (Cortex Magnoliae officinalis)*: 3g.
- *Fu Ling (Poria)*: 9g.
- *Yi Yi Ren (Semen Coicis)*: 12g.
- *Ze Xie (Rhizoma Alismatis)*: 4,5g.
- *Ban Xia (Rhizoma Pinelliae preparatum)*: 4,5g.
- *Bai Zhu (Rhizoma Atractylodis macrocephalae)*: 6g.
- *Ren Shen (Radix Ginseng)*: 6g.
- *Pei Lan (Herba Eupatorii)*: 4,5g.
- *Wei Ling Xian (Radix Clematidis)*: 6g.
- *Xiang Fu (Rhizoma Cyperi)*: 6g.
- *Mu Xiang (Radix Aucklandiae)*: 4,5g.

HUO XIANG ZHENG QI SAN – Pó de *Pogostemon* do *Qi* Correto.

- *Huo Xiang (Herba Pogostemi)*: 9g.
- *Zi Su Ye (Folium Perillae frutescentis)*: 3g.
- *Bai Zhi (Radix Angelicae dahuricae)*: 6g.
- *Ban Xia (Rhizoma Pinelliae preparatum)*: 6g.
- *Chen Pi (Pericarpium Citri reticulatae)*: 6g.
- *Bai Zhu (Rhizoma Atractylodis macrocephalae)*: 6g.
- *Fu Ling (Poria)*: 3g.

978-85-7241-817-1

- *Hou Po (Cortex Magnoliae officinalis)*: 6g.
- *Da Fu Pi (Pericarpium Arecae)*: 3g.
- *Jie Geng (Radix Platycodi)*: 6g.
- *Sheng Jiang (Rhizoma Zingiberis recens)*: 3 fatias.
- *Da Zao (Fructus Jujubae)*: 3 tâmaras.
- *Zhi Gan Cao (Radix Glycyrrhizae uralensis preparata)*: 3g.

HUO XUE TANG – Decocção para Revigorar Sangue.

- *Chai Hu (Radix Bupleuri)*: 6g.
- *Tian Hua Fen (Radix Trichosanthis)*: 6g.
- *Dang Gui (Wei) (Radix Angelicae sinensis)* – cauda: 9g.
- *Hong Hua (Flos Carthami tinctorii)*: 6g.
- *Gan Cao (Radix Glycyrrhizae uralensis)*: 3g.
- *Chuan Shan Jia (Squama Manitis Pentadactylae)*: 6g.
- *Da Huang (Radix et Rhizoma Rhei)*: 6g.
- *Tao Ren (Semen Persicae)*: 6g.

HUO XUE TONG JING TANG – Decocção para Revigorar o Sangue e Penetrar a Essência.

- *Dang Gui (Radix Angelicae sinensis)*: 6g.
- *He Shou Wu (Radix Polygoni multiflori preparata)*: 6g.
- *Yi Mu Cao (Herba Leonuri)*: 6g.
- *Ji Xue Teng (Caulis Spatholobi)*: 6g.
- *Chuan Niu Xi (Radix Cyathulae)*: 6g.
- *Gou Qi Zi (Fructus Lycii chinensis)*: 6g.
- *Xue Jie (Resina Demonoropis)*: 6g.
- *Pu Huang (Pollen Typhae)*: 6g.
- *Tao Ren (Semen Persicae)*: 6g.
- *Wang Bu Liu Xing (Semen Vaccariae)*: 6g.

Variação de *HUO XUE TONG JING TANG* (Cap. 35, *Hiperplasia Benigna da Próstata*, Estagnação da Essência) – Variação da Decocção para Revigorar o Sangue e Penetrar a Essência.

- *Dang Gui (Radix Angelicae sinensis)*: 6g.
- *Yi Mu Cao (Herba Leonuri)*: 6g.
- *Ji Xue Teng (Caulis Spatholobi)*: 6g.
- *Chuan Niu Xi (Radix Cyathulae)*: 6g.
- *Gou Qi Zi (Fructus Lycii chinensis)*: 6g.
- *Xue Jie (Resina Demonoropis)*: 6g.
- *Pu Huang (Pollen Typhae)*: 6g.
- *Tao Ren (Semen Persicae)*: 6g.
- *Wang Bu Liu Xing (Semen Vaccariae)*: 6g.
- *Fu Ling (Poria)*: 6g.
- *Huang Bo (Cortex Phellodendri)*: 6g.
- *Ze Xie (Rhizoma Alismatis)*: 6g.

JI CHUAN JIAN – Decocção para Beneficiar o Rio.

- *Dang Gui (Radix Angelicae sinensis)*: 9g.
- *Niu Xi (Radix Achyranthis bidentatae)*: 6g.
- *Rou Cong Rong (Herba Cistanches)*: 6g.
- *Ze Xie (Rhizoma Alismatis)*: 4,5g.
- *Zhi Ke (Fructus Aurantii)*: 3g.
- *Sheng Ma (Rhizoma Cimicifugae)*: 1,5g.

Variação de *JI CHUAN JIAN* (Cap. 30, *Obstipação, Frio*) – Variação da Decocção para Beneficiar o Rio.

- *Dang Gui (Radix Angelicae sinensis)*: 9g.
- *Niu Xi (Radix Achyranthis bidentatae)*: 6g.
- *Rou Cong Rong (Herba Cistanches)*: 6g.
- *Ze Xie (Rhizoma Alismatis)*: 4,5g.
- *Zhi Ke (Fructus Aurantii)*: 3g.
- *Sheng Ma (Rhizoma Cimicifugae)*: 1,5g.
- *Rou Gui (Cortex Cinnamomi)*: 3g.

JI SHENG SHEN QI TANG – Decocção para o *Qi* do Rim da "Fórmula para Ajudar a Subsistência".

- *Fu Zi (Radix Aconiti lateralis preparata)*: 3g.
- *Gui Zhi (Ramulus Cinnamomi cassiae)*: 4g.
- *Gan Jiang (Rhizoma Zingiberis)*: 4g.
- *Huang Qi (Radix Astragali)*: 6g.
- *Shu Di Huang (Radix Rehmanniae preparata)*: 6g.
- *Sha Ren (Fructus Amomi)*: 3g.
- *Yin Yang Huo (Herba Epimedii)*: 6g.
- *Tu Si Zi (Semen Cuscutae)*: 6g.
- *Ze Xie (Rhizoma Alismatis)*: 6g.

JIA JIAN YU ZHU TANG – Variação da Decocção de *Polygonatum*.

- *Yu Zhu (Rhizoma Polygonati odorati)*: 12g.
- *Dan Dou Chi (Semen Sojae preparatum)*: 9g.
- *Cong Bai (Bulbus Allii fistulosi)*: 15g.
- *Bo He (Herba Menthae haplocalycis)*: 6g.
- *Jie Geng (Radix Platycodi)*: 6g.
- *Bai Wei (Radix Cynanchi atrati)*: 6g.
- *Gan Cao (Radix Glycyrrhizae uralensis)*: 3g.
- *Da Zao (Fructus Jujubae)*: 3g.

JIA SHI JIA KANG FANG – Fórmula do Mestre Shi para Hipertireoidismo.

- *Huang Yao Zi (Rhizoma Dioscoreae bulbiferae)*: 6g.
- *Hai Zao (Sargassum)*: 6g.
- *Kun Bu (Thallus Eckloniae)*: 6g.
- *Hai Fu Shi (Pumice)*: 6g.
- *Hai Ge Ke (Concha Meretricis seu Cyclinae)*: 6g.
- *Mu Li (Concha Ostreae)*: 9g.
- *Lou Lu (Radix Rhapontici seu Echinops)*: 6g.
- *Mu Xiang (Radix Aucklandiae)*: 3g.
- *San Leng (Rhizoma Sparganii)*: 6g.
- *E Zhu (Rhizoma Curcumae)*: 6g.
- *Chen Pi (Pericarpium Citri reticulatae)*: 3g.
- *Da Huang (Radix et Rhizoma Rhei)*: 6g.

Variação de *JIA WEI GUA LOU XIE BAI TANG* (Cap. 21, *Síndrome Dolorosa Obstrutiva*, Fleuma Turva estagnando-se no Tórax) – Variação da Decocção de *Trichosanthes-Allium*.

- *Gua Lou (Fructus Trichosanthis)*: 15g.
- *Xie Bai (Bulbus Allii macrostemi)*: 9g.
- *Chi Shao (Radix Paeoniae rubra)*: 6g.
- *Hong Hua (Flos Carthami tinctorii)*: 6g.
- *Chuan Xiong (Rhizoma Chuanxiong)*: 6g.
- *Jiang Huang (Rhizoma Curcumae longae)*: 6g.

JIA WEI SHI ZHU TANG – Decocção de *Aurantium-*
-Atractylodes Aumentada.

- *Zhi Shi* (*Fructus Aurantii immaturus*): 9g.
- *Mu Xiang* (*Radix Aucklandiae*): 6g.
- *Zi Su Geng* (*Caulis Perillae*): 9g.
- *Bing Lang* (*Semen Arecae catechu*): 9g.
- *Qing Pi* (*Pericarpium Citri reticulatae viride*): 4,5g.
- *Ban Xia* (*Rhizoma Pinelliae preparatum*): 9g.
- *Gui Zhi* (*Ramulus Cinnamomi cassiae*): 3g.
- *Bai Zhu* (*Rhizoma Atractylodis macrocephalae*): 9g.
- *Fu Ling* (*Poria*): 9g.
- *Jie Geng* (*Radix Platycodi*): 3g.
- *Sheng Jiang Pi* (*Rhizoma Zingiberis recens*) – casca: 1,5g.

Variação de *JIA WEI SI JUN ZI TANG* (Cap. 20, *Fadiga*, Deficiência do *Qi* do Baço) – Variação da Decocção dos Quatro Cavalheiros.

- *Ren Shen* (*Radix Ginseng*): 9g.
- *Huang Qi* (*Radix Astragali*): 9g.
- *Bai Zhu* (*Rhizoma Atractylodis macrocephalae*): 6g.
- *Zhi Gan Cao* (*Radix Glycyrrhizae uralensis preparata*): 3g.
- *Fu Ling* (*Poria*): 6g.
- *Bian Dou* (*Semen Dolichoris lablab*): 6g.

JIA WEI WU LIN SAN – Pó Aumentado em Cinco para Síndrome Dolorosa Obstrutiva Urinária.

- *Fu Ling* (*Poria*): 12g.
- *Dang Gui* (*Radix Angelicae sinensis*): 6g.
- *Gan Cao* (*Radix Glycyrrhizae uralensis*): 3g.
- *Chi Shao* (*Radix Paeoniae rubra*): 9g.
- *Shan Zhi Zi* (*Fructus Gardeniae*): 9g.
- *Sheng Di Huang* (*Radix Rehmanniae*): 12g.
- *Ze Xie* (*Rhizoma Alismatis*): 6g.
- *Che Qian Zi* (*Semen Plantaginis*): 9g.
- *Hua Shi* (*Talcum*): 9g.
- *Mu Tong* (*Caulis Akebiae*): 6g.

JIA WEI XIANG SU SAN – Pó da Nova *Cyperus-Perilla*.

- *Zi Su Ye* (*Folium Perillae*): 5g.
- *Jing Jie* (*Herba Schizonepetae*): 3g.
- *Fang Feng* (*Radix Saposhnikoviae*): 3g.
- *Qin Jiao* (*Radix Gentianae macrophyllae*): 3g.
- *Man Jing Zi* (*Fructus Viticis*): 3g.
- *Xiang Fu* (*Rhizoma Cyperi*): 4g.
- *Chuan Xiong* (*Rhizoma Chuanxiong*): 1,5g.
- *Chen Pi* (*Pericarpium Citri reticulatae*): 4g.
- *Gan Cao* (*Radix Glycyrrhizae uralensis*): 2,5g.

JIA WEI XIAO YAO SAN – Pó Aumentado do Caminhante Livre e Tranquilo.

- *Bo He* (*Herba Menthae haplocalycis*): 3g.
- *Chai Hu* (*Radix Bupleuri*): 9g.
- *Dang Gui* (*Radix Angelica sinensis*): 9g.
- *Bai Shao* (*Radix Paeoniae alba*): 12g.
- *Bai Zhu* (*Rhizoma Atractylodis macrocephalae*): 9g.

- *Fu Ling* (*Poria*): 15g.
- *Gan Cao* (*Radix Glycyrrhizae uralensis*): 6g.
- *Sheng Jiang* (*Rhizoma Zingiberis recens*): 3 fatias.
- *Mu Dan Pi* (*Cortex Moutan*): 6g.
- *Shan Zhi Zi* (*Fructus Gardeniae*): 6g.

JIAN LING TANG – Decocção para Construir as Telhas do Teto.

- *Shan Yao* (*Radix Dioscoreae*): 30g.
- *Huai Niu Xi* (*Radix Achyranthis bidentatae*): 30g.
- *Dai Zhe Shi* (*Haematitum*): 24g.
- *Long Gu* (*Mastodi Ossis fossilia*): 18g.
- *Mu Li* (*Concha Ostreae*): 18g.
- *Sheng Di Huang* (*Radix Rehmanniae*): 18g.
- *Bai Shao* (*Radix Paeoniae alba*): 12g.
- *Bai Zi Ren* (*Semen Biotae orientalis*): 12g.

JIE FAN YI XIN TANG – Decocção para Acalmar Inquietação Mental e Beneficiar o Coração.

- *Ren Shen* (*Radix Ginseng*): 6g.
- *Huang Lian* (*Rhizoma Coptidis*): 3g.
- *Suan Zao Hen* (*Semen Ziziphi spinosae*): 9g.
- *Bai Zhu* (*Rhizoma Atractylodis macrocephalae*): 3g.
- *Fu Shen* (*Sclerotium Poriae pararadicis*): 6g.
- *Xuan Shen* (*Radix Scrophulariae*): 15g.
- *Gan Cao* (*Radix Glycyrrhizae uralensis*): 3g.
- *Zhi Ke* (*Fructus Aurantii*): 0,5g.
- *Tian Hua Fen* (*Radix Trichosanthis*): 6g.

JIE YU DAN – Pílula para Suavizar a Fala.

- *Tian Ma* (*Rhizoma Gastrodiae*): 6g.
- *Quan Xie* (*Scorpio*): 1,5g.
- *Dan Nan Xing* (*Rhizoma Arisaematis preparatum*): 6g.
- *Bai Fu Zi* (*Rhizoma Thyphonii*): 3g.
- *Yuan Zhi* (*Radix Polygalae*): 6g.
- *Shi Chang Pu* (*Rhizoma Acori tatarinowii*): 6g.
- *Mu Xiang* (*Radix Aucklandiae*): 4g.
- *Qiang Huo* (*Radix seu Rhizoma Notopterygii*): 3g.

JIN GUI SHEN QI WAN – Pílula do Tórax Dourado do *Qi* do Rim.

- *Fu Zi* (*Radix Aconiti lateralis preparata*): 3g.
- *Gui Zhi* (*Ramulus Cinnamomi cassiae*): 3g.
- *Shu Di Huang* (*Radix Rehmanniae preparata*): 24g.
- *Shan Zhu Yu* (*Fructus Corni*): 12g.
- *Shan Yao* (*Radix Dioscoreae*): 12g.
- *Ze Xie* (*Rhizoma Alismatis*): 9g.
- *Mu Dan Pi* (*Cortex Moutan*): 9g.
- *Fu Ling* (*Poria*): 9g.

Variação de *JIN GUI SHEN QI WAN* (Cap. 34, *Cistite Intersticial*, Deficiência do *Qi* do Baço e do *Yang* do Rim com Umidade) – Variação da Pílula do Tórax Dourado do *Qi* do Rim.

- *Rou Gui* (*Cortex Cinnamomi*): 2g.
- *Gui Zhi* (*Ramulus Cinnamomi cassiae*): 3g.

- *Shu Di Huang (Radix Rehmanniae preparata)*: 12g.
- *Shan Zhu Yu (Fructus Corni)*: 6g.
- *Shan Yao (Rhizoma Dioscoreae)*: 6g.
- *Ze Xie (Rhizoma Alismatis)*: 9g.
- *Mu Dan Pi (Cortex Moutan)*: 9g.
- *Fu Ling (Poria)*: 9g.
- *Qu Mai (Herba Dianthi)*: 6g.
- *Yi Yi Ren (Semen Coicis)*: 12g.

Variação de *JIN GUI SHEN QI WAN* e *WU ZI YAN ZONG WAN* (Cap. 37, *Edema*, Nefrite Crônica, Deficiência do *Yang* do Baço e do Rim com Perda de Essência) – Variação da Pílula do Tórax Dourado do *Qi* do Rim e Pílula dos Antepassados de Cinco Sementes para o Desenvolvimento.

- *Sheng Di Huang (Radix Rehmanniae)*: 12g.
- *Shu Di Huang (Radix Rehmanniae preparata)*: 12g.
- *Shan Zhu Yu (Fructus Corni)*: 6g.
- *Shan Yao (Radix Dioscoreae)*: 12g.
- *Rou Gui (Cortex Cinnamomi)*: 3g.
- *Huang Qi (Radix Astragali)*: 12g.
- *Dang Shen (Radix Codonopsis)*: 15g.
- *Bai Zhu (Rhizoma Atractylodis macrocephalae)*: 9g.
- *Fu Ling (Poria)*: 15g.
- *Gou Qi Zi (Fructus Lycii chinensis)*: 12g.
- *Tu Si Zi (Semen Cuscutae)*: 15g.
- *Jin Ying Zi (Fructus Rosae laevigatae)*: 9g.
- *Lu Jiao Shuang (Cornu Cervi degelatinatum)*: 15g.

JIN LING ZI SAN – Pó de *Melia*.

- *Jin Ling Zi (Chuan Lian Zi) (Fructus Toosendan)*: 30g.
- *Yan Hu Suo (Rhizoma Corydalis)*: 30g.

JIN SUO GU JING WAN – Pílula do Fecho de Metal para Consolidar a Essência.

- *Sha Yuan Ji Li (Semen Astragali complanati)*: 60g.
- *Qian Shi (Semen Euryales ferocis)*: 60g.
- *Lian Xu (Stamen Nelumbinis nuciferae)*: 60g.
- *Long Gu (Os Draconis)*: 30g.
- *Mu Li (Concha Ostreae)*: 30g.
- *Lian Zi (Semen Nelumbinis nuciferae)*: 120g.

JING FANG JIE BIAO TANG – Decocção de *Schizonepeta-Saposhnikovia* para Libertar o Exterior.

- *Jing Jie (Herba Schizonepetae)*: 9g.
- *Fang Feng (Radix Saposhnikoviae)*: 9g.
- *Zi Su Ye (Folium Perillae)*: 6g.
- *Qian Hu (Radix Peucedani)*: 9g.
- *Jie Geng (Radix Platycodi)*: 6g.

JU HUA CHA TIAO SAN – Pó para Regular *Chrysanthemum* e Chá Verde.

- *Chuan Xiong (Rhizoma Chuanxiong)*: 6g.
- *Qiang Huo (Rhizoma seu Radix Notopterygii)*: 6g.
- *Bai Zhi (Radix Angelicae dahuricae)*: 6g.
- *Jing Jie (Herba Schizonepetae)*: 6g.
- *Xi Xin (Herba Asari)*: 3g.

- *Fang Feng (Radix Saposhnikoviae)*: 6g.
- *Bo He (Herba Menthae haplocalycis)*: 3g.
- *Gan Cao (Radix Glycyrrhizae uralensis)*: 3g.
- *Qing Cha (Folia Camelliae sinensis)* – Chá verde.
- *Ju Hua (Flos Chrysanthemi)*: 6g.
- *Jiang Can (Bombyx batryticatus)*: 6g.

JUAN BI TANG – Decocção para Eliminar Síndrome Dolorosa Obstrutiva.

- *Dang Gui (Radix Angelicae sinensis)*: 9g.
- *Qiang Huo (Rhizoma seu Radix Notopterygii)*: 9g.
- *Jiang Huang (Rhizoma Curcumae longae)*: 6g.
- *Bai Shao (Radix Paeoniae alba)*: 9g.
- *Huang Qi (Radix Astragali)*: 6g.
- *Fang Feng (Radix Saposhnikoviae)*: 6g.
- *Zhi Gan Cao (Radix Glycyrrhizae uralensis preparata)*: 3g.

KAI YU YUE SHEN TANG – Decocção para Abrir a Estagnação e Alegrar a Mente.

- *Chai Hu (Radix Bupleuri)*: 6g.
- *Xiang Fu (Rhizoma Cyperi)*: 9g.
- *Qing Pi (Pericarpium Citri reticulatae viride)*: 6g.
- *Dan Shen (Radix Salviae miltiorrhizae)*: 6g.
- *Chi Shao (Radix Paeoniae rubra)*: 6g.
- *Chen Pi (Pericarpium Citri reticulatae)*: 3g.
- *Ban Xia (Rhizoma Pinelliae preparatum)*: 6g.
- *Shi Chang Pu (Rhizoma Acori tatarinowii)*: 6g.
- *Yuan Zhi (Radix Polygalae)*: 6g.
- *Huang Qin (Radix Scutellariae)*: 6g.
- *Huang Lian (Rhizoma Coptidis)*: 3g.
- *Shan Zhi Zi (Fructus Gardeniae)*: 6g.
- *Suan Zao Ren (Semen Ziziphi spinosae)*: 6g.
- *Fu Ling (Poria)*: 6g.
- *He Huan Pi (Cortex Albiziae)*: 6g.
- *Zhen Zhu Mu (Concha Margaritiferae usta)*: 15g.

KUAN XIONG WAN – Pílula para Abrir o Tórax.

- *Gao Liang Jiang (Rhizoma Alpiniae officinarum)*: 6g.
- *Yan Hu Suo (Rhizoma Corydalis)*: 6g.
- *Tan Xiang (Lignum Santali albi)*: 6g.
- *Bi Ba (Fructus Piperis longi)*: 6g.
- *Xi Xin (Herba Asari)*: 1,5g.
- *Bing Pian (Borneolum)*: 3g.

LAO REN LONG BI TANG – Decocção para Retenção Urinária para o Idoso.

- *Dang Shen (Radix Codonopsis)*: 9g.
- *Huang Qi (Radix Astragali)*: 12g.
- *Fu Ling (Poria)*: 6g.
- *Lian Zi (Semen Nelumbinis)*: 6g.
- *Bai Guo (Semen Ginkgo)*: 4g.
- *Bi Xie (Rhizoma Dioscoreae hypoglauca)*: 6g.
- *Che Qian Zi (Semen Plantaginis)*: 6g.
- *Wang Bu Liu Xing (Semen Vaccariae)*: 6g.
- *Wu Zhu Yu (Fructus Evodiae)*: 3g.
- *Rou Gui (Cortex Cinnamomi)*: 3g.
- *Gan Cao (Radix Glycyrrhizae uralensis)*: 3g.

LEI SHI XIANG HUA ZHUO FANG – Fórmula Fragrante para Resolver Turbidez Segundo Mestre Lei.

- *Huo Xiang* (*Herba Pogostemonis*): 3g.
- *Pei Lan* (*Herba Eupatorii*): 3g.
- *Chen Pi* (*Pericarpium Citri reticulatae*): 4,5g.
- *Ban Xia* (*Rhizoma Pinelliae preparatum*): 4,5g.
- *Da Fu Pi* (*Pericarpium Arecae*): 3g.
- *Hou Po* (*Cortex Magnoliae officinalis*): 2g.
- *Bo He* (*Herba Menthae haplocalycis*): 3g.

LI ZHONG WAN – Pílula para Regular o Centro.

- *Ren Shen* (*Radix Ginseng*): 6g.
- *Bai Zhu* (*Rhizoma Atractylodis macrocephalae*): 9g.
- *Gan Jiang* (*Rhizoma Zingiberis*): 5g.
- *Zhi Gan Cao* (*Radix Glycyrrhizae uralensis preparata*): 6g.

Variação de *LI ZHONG WAN* (Cap. 27, *Dor Abdominal*, Deficiência do *Yang* do Baço e do Rim) – Variação da Pílula para Regular o Centro.

- *Ren Shen* (*Radix Ginseng*): 6g.
- *Bai Zhu* (*Rhizoma Atractylodis macrocephalae*): 9g.
- *Gan Jiang* (*Rhizoma Zingiberis*): 5g.
- *Zhi Gan Cao* (*Radix Glycyrrhizae uralensis preparata*): 6g.
- *Fu Ling* (*Poria*): 6g.
- *Chen Pi* (*Pericarpium Citri reticulatae*): 3g.
- *Mu Xiang* (*Radix Aucklandiae*): 3g.
- *Sha Ren* (*Fructus Amomi*): 3g.
- *Yin Yang Huo* (*Herba Epimidii*): 6g.

LIAN PO YIN – Decocção de *Coptis-Magnolia*.

- *Huang Lian* (*Rhizoma Coptidis*): 3g.
- *Hou Po* (*Cortex Magnoliae officinalis*): 3g.
- *Shan Zhi Zi* (*Fructus Gardeniae*): 9g.
- *Dan Dou Chi* (*Semen Sojae praeparatum*): 9g.
- *Shi Chang Pu* (*Rhizoma Acori tatarinowii*): 3g.
- *Ban Xia* (*Rhizoma Pinelliae preparatum*): 3g.
- *Lu Gen* (*Rhizoma Phragmitis*): 15g.

LIANG DI TANG – Decocção dos Dois "*Di*".

- *Sheng Di Huang* (*Radix Rehmanniae*): 18g.
- *Di Gu Pi* (*Cortex Lycii*): 9g.
- *Xuan Shen* (*Radix Scrophulariae*): 12g.
- *Mai Men* (*Dong Radix Ophiopogonis*): 9g.
- *Bai Shao* (*Radix Paeoniae alba*): 12g.
- *E Jiao* (*Colla Corii Asini*): 9g.

LIANG FU WAN – Pílula de *Alpinia-Cyperus*.

- *Gao Liang Jiang* (*Rhizoma Alpiniae officinarum*): 6g.
- *Xiang Fu* (*Rhizoma Cyperi*): 6g.

LIANG GE SAN – Pó para Esfriar o Diafragma.

- *Da Huang* (*Radix et Rhizoma Rhei*): 600g.
- *Mang Xiao* (*Mirabilitum*): 600g.

- *Gan Cao* (*Radix Glycyrrhizae uralensis*): 600g.
- *Huang Qin* (*Radix Scutellariae*): 300g.
- *Shan Zhi Zi* (*Fructus Gardeniae*): 300g.
- *Lian Qiao* (*Fructus Forsythiae*): 1.200g.
- *Bo He* (*Herba Menthae haplocalycis*): 300g.

LING GAN WU WEI JIA JIANG XIN BAN XIA XING REN TANG – Decocção de *Poria-Glycyrrhiza-Schisandra-Zingiber-Asarum-Pinellia-Armeniaca*.

- *Fu Ling* (*Poria*): 9g.
- *Gan Cao* (*Radix Glycyrrhizae uralensis*): 3g.
- *Wu Wei Zi* (*Fructus Schisandrae*): 6g.
- *Gan Jiang* (*Rhizoma Zingiberis*): 3g.
- *Xi Xin* (*Herba Asari*): 3g.
- *Ban Xia* (*Rhizoma Pinelliae preparatum*): 6g.
- *Xing Ren* (*Semen Armeniacae*): 6g.

LING GAN WU WEI JIANG XIN TANG – Decocção de *Poria-Ghycyrrhiza-Schisandra-Zingiber-Asarum*.

- *Fu Ling* (*Poria*): 12g.
- *Zhi Gan Cao* (*Radix Glycyrrhizae uralensis preparata*): 9g.
- *Gan Jiang* (*Rhizoma Zingiberis*): 9g.
- *Xi Xin* (*Herba Asari*): 9g.
- *Wu Wei Zi* (*Fructus Schisandrae*): 6g.

LING GUI FU PING TANG – Decocção de *Poria-Cinnamomum-Spirodela*.

- *Fu Ling* (*Poria*): 9g.
- *Gui Zhi* (*Ramulus Cinnamomi cassiae*): 6g.
- *Fu Ping* (*Herba Spirodelae*): 9g.
- *Xing Ren* (*Semen* Armeriiacae): 9g.
- *Ze Xie* (*Rhizoma Alismatis*): 9g.
- *Ban Xia* (*Rhizoma Pinelliae preparatum*): 9g.
- *Zhi Gan Cao* (*Radix Glycyrrhizae uralensis preparata*): 3g.

LING GUI ZHU GAN TANG – Decocção de *Poria-Cinnamomum-Atractylocles-Glycyrriza*.

- *Fu Ling* (*Poria*): 12g.
- *Gui Zhi* (*Ramulus Cinnamomi cassiae*): 9g.
- *Bai Zhu* (*Rhizoma Atractylodis macrocephalae*): 6g.
- *Zhi Gan Cao* (*Radix Glycyrrhizae uralensis preparata*): 3g.

LING GUI ZHU GAN TANG – Decocção de *Poria-Cinnamomum-Atractylodes-Glycyrriza*, *LING GAN WU WEI JIANG XIN TANG* – Decocção de *Poria-Glycyrrhiza-Schisandra-Zingiber-Asarum* e *ZHEN WU TANG* – Decocção do Verdadeiro Guerreiro.

- *Fu Ling* (*Poria*): 12g.
- *Gui Zhi* (*Ramulus Cinnamomi cassiae*): 9g.
- *Bai Zhu* (*Rhizoma Atractylodis macrocephalae*): 6g.
- *Zhi Gan Cao* (*Radix Glycyrrhizae uralensis preparata*): 3g.

- *Gan Jiang (Rhizoma Zingiberis)*: 9g.
- *Xi Xin (Herba Asari)*: 9g.
- *Wu Wei Zi (Fructus Schisandrae)*: 6g.
- *Fu Zi (Radix Aconiti lateralis preparata)*: 10g.
- *Bai Shao (Radix Paeoniae alba)*: 6g.
- *Sheng Jiang (Rhizoma Zingiberis recens)*: 3 fatias.
- *Dan Shen (Radix Salviae miltiorrhizae)*: 6g.
- *Chuan Xiong (Radix Chuanxiong)*: 6g.
- *Sang Bai Pi (Cortex Mori)*: 6g.
- *Su Zi (Fructus Perillae)*: 6g.

LING JIAO GOU TENG TANG – Decocção de *Cornu Saigae-Uncaria*.

- *Ling Yang Jiao (Cornu Saigae tataricae)*: 4,5g.
- *Gou Teng (Ramulus cum Uncis Uncariae)*: 9g.
- *Sang Ye (Folium Mori)*: 6g.
- *Ju Hua (Flos Chrysanthemi)*: 9g.
- *Bai Shao (Radix Paeoniae alba)*: 9g.
- *Sheng Di Huang (Radix Rehmanniae)*: 15g.
- *Fu Shen (Sclerotium Poriae pararadicis)*: 9g.
- *Chuan Bei Mu (Bulbus Fritillariae cirrhosae)*: 12g.
- *Zhu Ru (Caulis Bambusae in Taeniam)*: 15g.
- *Gan Cao (Radix Glycyrrhizae uralensis)*: 2,5g.

Variação de *LING JIAO GOU TENG TANG* (Cap. 42, *Doença de Parkinson*, Fogo do Fígado Gerando Vento) – Variação da Decocção de *Cornu Saigae-Uncaria*.

- *Ling Yang Jiao (Cornu Saigae tataricae)*: 4,5g.
- *Gou Teng (Ramulus cum Uncis Uncariae)*: 9g.
- *Sang Ye (Folium Mori)*: 6g.
- *Ju Hua (Flos Chrysanthemi)*: 9g.
- *Bai Shao (Radix Paeoniae alba)*: 9g.
- *Sheng Di Huang (Radix Rehmanniae)*: 15g.
- *Fu Shen (Sclerotium Poriae pararadicis)*: 9g.
- *Chuan Bei Mu (Bulbus Fritillariae cirrhosae)*: 12g.
- *Zhu Ru (Caulis Bambusae in Taeniam)*: 15g.
- *Gan Cao (Radix Glycyrrhizae uralensis)*: 2,5g.
- *Long Dan Cao (Radix Gentianae)*: 6g.

Variação de *LING JIAO GOU TENG TANG* (Cap. 43, *Golpe de Vento*, Acometimento dos Órgãos Internos, Tipo Tenso) – Variação da Decocção de *Cornu Saigae--Uncaria*.

- *Ling Yang Jiao (Cornu Saigae tataricae)*: 4,5g.
- *Gou Teng (Ramulus cum Uncis Uncariae)*: 9g.
- *Ju Hua (Flos Chrysanthemi)*: 9g.
- *Xia Ku Cao (Spica Prunellae)*: 6g.
- *Chan Tui (Periostracum Cicadae)*: 6g.
- *Bai Shao (Radix Paeoniae alba)*: 9g.
- *Gui Ban (Plastrium Testudinis)*: 15g.
- *Shi Jue Ming (Concha Haliotidis)*: 15g.
- *Sheng Di Huang (Radix Rehmanniae)*: 15g.
- *Mu Dan Pi (Cortex Moutan)*: 6g.
- *Chuan Bei Mu (Bulbus Fritillariae cirrhosae)*: 12g.
- *Zhu Ru (Caulis Bambusae in Taeniam)*: 15g.
- *Gan Cao (Radix Glycyrrhizae uralensis)*: 2,5g.

LIU HE TANG – Decocção de Seis Harmonizadores.

- *Ren Shen (Radix Ginseng)*: 6g.
- *Bai Zhu (Rhizoma Atractylodis macrocephalae)*: 6g.
- *Sha Ren (Fructus Amomi)*: 3g.
- *Huo Xiang (Herba Pogostemonis)*: 6g.
- *Hou Po (Cortex Magnoliae* officinalis): 2,4g.
- *Fu Ling (Poria)*: 6g.
- *Bian Dou (Semen Dolichoris lablab)*: 6g.
- *Ban Xia (Rhizoma Pinelliae preparatum)*: 6g.
- *Xing Ren (Semen Armeniacae)*: 6g.
- *Mu Gua (Fructus Chaenomelis)*: 4,5g.
- *Gan Cao (Radix Glycyrrhizae uralensis)*: 1,5g.

LIU JUN ZI TANG – Decocção dos Seis Cavalheiros.

- *Ren Shen (Radix Ginseng)*: 10g.
- *Bai Zhu (Rhizoma Atractylodis macrocephalae)*: 9g.
- *Fu Ling (Poria)*: 9g.
- *Zhi Gan Cao (Radix Glycyrrhizae uralensis preparata)*: 6g.
- *Chen Pi (Pericarpium Citri reticulatae)*: 9g.
- *Ban Xia (Rhizoma Pinelliae preparatum)*: 12g.

Variação de *LIU JUN ZI TANG* (Cap. 15, *Insônia, Sonolência*, Deficiência do Baço) – Variação da Decocção dos Seis Cavalheiros.

- *Ren Shen (Radix Ginseng)*: 10g.
- *Bai Zhu (Rhizoma Atractylodis macrocephalae)*: 9g.
- *Fu Ling (Poria)*: 9g.
- *Zhi Gan Cao (Radix Glycyrrhizae uralensis preparata)*: 6g.
- *Chen Pi (Pericarpium Citri reticulatae)*: 9g.
- *Fa Ban Xia (Rhizoma Pinelliae preparatum)*: 12g.
- *Mai Ya (Fructus Hordei Vulgaris germinatus)*: 9g.
- *Shen Qu (Massa Fermentata Medicinalis)*: 9g.
- *Shan Zha (Fructus Crataegi)*: 6g.
- *Shi Chang Pu (Rhizoma Acori tatarinowii)*: 6g.

Variação de *LIU JUN ZI TANG* (Cap. 40, *Fibromialgia*, Umidade com Deficiência subjacente de *Qi* do Baço) – Variação da Decocção dos Seis Cavalheiros.

- *Ren Shen (Radix Ginseng)*: 10g.
- *Bai Zhu (Rhizoma Atractylodis macrocephalae)*: 9g.
- *Fu Ling (Poria)*: 9g.
- *Zhi Gan Cao (Radix Glycyrrhizae uralensis preparata)*: 6g.
- *Chen Pi (Pericarpium Citri reticulatae)*: 9g.
- *Ban Xia (Rhizoma Pinelliae preparatum)*: 12g.
- *Cang Zhu (Rhizoma Atractylodis)*: 6g.
- *Sha Ren (Fructus Amomi)*: 4,5g.
- *Ze Xie (Rhizoma Alismatis)*: 6g.

LIU MO TANG – Decocção de Seis Ervas Rasteiras.

- *Mu Xiang (Radix Aucklandiae)*: 6g.
- *Wu Yao (Radix Linderae)*: 6g.
- *Chen Xiang (Lignum Aquilariae resinatum)*: 4,5g.

1132 Prescrições

- *Da Huang (Radix et Rhizoma Rhei)*: 6g.
- *Bing Lang (Semen Arecae)*: 6g.
- *Zhi Shi (Fructus Aurantii immaturus)*: 6g.

LIU WEI DI HUANG WAN – Pílula *Rehmannia* dos Seis Ingredientes.

- *Shu Di Huang (Radix Rehmanniae preparata)*: 24g.
- *Shan Zhu Yu (Fructus Corni)*: 12g.
- *Shan Yao (Rhizoma Dioscoreae)*: 12g.
- *Ze Xie (Rhizoma Alismatis)*: 9g.
- *Mu Dan Pi (Cortex Moutan)*: 9g.
- *Fu Ling (Poria)*: 9g.

Variação de *LIU WEI DI HUANG WAN* (Cap. 15, *Insônia*, Memória Debilitada, Deficiência da Essência do Rim) – Variação da Pílula *Rehmannia* dos Seis Ingredientes.

- *Shu Di Huang (Radix Rehmanniae preparata)*: 24g.
- *Shan Zhu Yu (Fructus Corni)*: 12g.
- *Shan Yao (Rhizoma Dioscoreae)*: 12g.
- *Ze Xie (Rhizoma Alismatis)*: 9g.
- *Mu Dan Pi (Cortex Moutan)*: 9g.
- *Fu Ling (Poria)*: 9g.
- *Bai Shao (Radix Paeoniae alba)*: 15g.
- *Chai Hu (Radix Bupleuri)*: 1,5g.
- *Mai Men Dong (Radix Ophiopogonis)*: 15g.
- *Wu Wei Zi (Fructus Schisandrae)*: 3g.
- *Suan Zao Ren (Semen Ziziphi spinosae)*: 15g.
- *Ju Hua (Flos Chrysanthemi)*: 9g.

Variação de *LIU WEI DI HUANG WAN* (Cap. 16, *Padrões nos Problemas Mentais e Emocionais*, Deficiência de *Yin* com Calor por Deficiência) – Variação da Pílula *Rehmannia* dos Seis Ingredientes.

- *Shu Di Huang (Radix Rehmanniae preparata)*: 24g.
- *Shan Zhu Yu (Fructus Corni)*: 12g.
- *Shan Yao (Rhizoma Dioscoreae)*: 12g.
- *Ze Xie (Rhizoma Alismatis)*: 9g.
- *Mu Dan Pi (Cortex Moutan)*: 9g.
- *Fu Ling (Poria)*: 9g.
- *Bai Shao (Radix Paeoniae albae)*: 15g.
- *Chai Hu (Radix Bupleuri)*: 1,5g.
- *Mai Men Dong (Radix Ophiopogonis)*: 15g.
- *Wu Wei Zi (Fructus Schisandrae)*: 3g.
- *Suan Zao Ren (Semen Ziziphi spinosae)*: 15g.
- *Ju Hua (Flos Chrysanthemi)*: 9g.

Variação de *LIU WEI DI HUANG WAN* (Cap. 45, *Esclerose Múltipla*, Deficiência do Fígado e do Rim) – Variação da Pílula *Rehmannia* dos Seis Ingredientes.

- *Shu Di Huang (Radix Rehmanniae preparata)*: 24g.
- *Shan Zhu Yu (Fructus Corni)*: 12g.
- *Shan Yao (Rhizoma Dioscoreae)*: 12g.
- *Ze Xie (Rhizoma Alismatis)*: 9g.
- *Mu Dan Pi (Cortex Moutan)*: 9g.
- *Fu Ling (Poria)*: 9g.
- *Du Huo (Radix Andelicae pubescentis)*: 4g.

- *Sang Ji Sheng (Ramus Loranthi)*: 6g.
- *Ji Xue Teng (Caulis Spatholobi)*: 6g.
- *Wu Jia Pi (Cortex Acanthopanacis)*: 6g.
- *Du Zhong (Cortex Eucommiae)*: 4,5g.

LONG DAN BI YUAN FANG – Fórmula de *Gentiana* do "Nariz Empoçado".

- *Long Dan Cao (Radix Gentianae)*: 6g.
- *Huang Qin (Radix Scutellariae)*: 6g.
- *Xia Ku Cao (Spica Prunellae)*: 6g.
- *Yu Xing Can (Herba Houttuyniae cordatae)*: 9g.
- *Ju Hua (Flos Chrysanthemi)*: 6g.
- *Bai Zhi (Radix Angelicae dahuricae)*: 6g.
- *Cang Er Zi (Fructus Xanthii)*: 6g.
- *Hun Xiang (Herba Pogostemonis)*: 4,5g.
- *Yi Yi Ren (Semen Coicis)*: 15g.
- *Che Qian Zi (Semen Plantaginis)*: 6g.
- *Jie Geng (Radix Platycodi)*: 6g.

LONG DAN XIE GAN TANG – Decocção de *Gentiana* para Drenar o Fígado.

- *Long Dan Cao (Radix Gentianae)*: 6g.
- *Huang Qin (Radix Scutellariae)*: 9g.
- *Shan Zhi Zi (Fructus Gardeniae)*: 9g.
- *Ze Xie (Rhizoma Alismatis)*: 9g.
- *Mu Tong (Caulis Akebiae)*: 9g.
- *Che Qian Zi (Semen Plantaginis)*: 9g.
- *Sheng Di Huang (Radix Rehmanniae)*: 12g.
- *Dang Gui (Radix Angelicae sinensis)*: 9g.
- *Chai Hu (Radix Bupleuri)*: 9g.
- *Gan Cao (Radix Glycyrrhizae uralensis)*: 3g.

Variação de *LONG DAN XIE GAN TANG* (Cap. 15, *Insônia*, Agitação do Fogo do Fígado) – Variação da Decocção de *Gentiana* para Drenar o Fígado.

- *Long Dan Cao (Radix Gentianae)*: 6g.
- *Huang Qin (Radix Scutellariae)*: 9g.
- *Shan Zhi Zi (Fructus Gardeniae)*: 9g.
- *Ze Xie (Rhizoma Alismatis)*: 9g.
- *Mu Tong (Caulis Akebiae)*: 9g.
- *Che Qian Zi (Semen Plantaginis)*: 9g.
- *Sheng Di Huang (Radix Rehmanniae)*: 12g.
- *Dang Gui (Radix Angelicae sinensis)*: 9g.
- *Chai Hu (Radix Bupleuri)*: 9g.
- *Gan Cao (Radix Glycyrrhizae uralensis)*: 3g.
- *Fu Shen (Sclerotium Poriae pararadicis)*: 6g.
- *Ye Jiao Teng (Caulis Polygoni multiflori)*: 9g.
- *Long Chi (Fossilia Dentis Mastodi)*: 15g.

Variação de *LONG DAN XIE GAN TANG* segundo o Dr. Chen Ze Lin (Cap. 18, *Bócio*, Hipertireoidismo) – Variação da Decocção de *Gentiana* para Drenar o Fígado.

- *Long Dan Cao (Radix Gentianae)*: 6g.
- *Huang Qin (Radix Scutellariae)*: 9g.
- *Shan Zhi Zi (Fructus Gardeniae)*: 9g.
- *Mu Tong (Caulis* Akebiae)*: 9g.

- *Sheng Di Huang (Radix Rehmanniae)*: 12g.
- *Chai Hu (Radix Bupleuri)*: 9g.
- *Gan Cao (Radix Glycyrrhizae uralensis)*: 3g.
- *Nu Zhen Zi (Fructus Ligustri lucidi)*: 15g.
- *Gou Teng (Ramulus cum Uncis Uncariae)*: 15g.
- *Shi Jue Ming (Concha Haliotidis)*: 30g.

Variação de *LONG DAN XIE GAN TANG* segundo o Dr. Wang Bing Jun (Cap. 36, *Prostatite*, Umidade-Calor no Aquecedor Inferior) – Variação da Decocção de *Gentiana* para Drenar o Fígado.

- *Long Dan Cao (Radix Gentianae)*: 6g.
- *Huang Qin (Radix Scutellariae)*: 9g.
- *Shan Zhi Zi (Fructus Gardeniae)*: 9g.
- *Bian Xu (Herba Polygoni avicularis)*: 9g.
- *Mu Tong (Caulis Akebiae)*: 9g.
- *Da Huang (Radix et Rhizoma Rhei)*: 6g.
- *Tu Fu Ling (Rhizoma Smilacis glabrae)*: 6g.
- *Chai Hu (Radix Bupleuri)*: 9g.
- *Chuan Niu Xi (Radix Cyathulae)*: 6g.
- *Ban Zhi Lian (Herba Lobeliae chinensis)*: 6g.
- *Pu Gong Ying (Herba Taraxaci)*: 6g.
- *Gan Cao (Radix Glycyrrhizae uralensis)*: 3g.

LU JIAO JIAO TANG – Decocção de *Gelatinum Cornu Cervi*.

- *Lu Jiao Jiao (Gelatinum Cornu Cervi)*: 9g.
- *Lu Jiao Shuang (Cornu Cervi degelatinatum)*: 6g.
- *Shu Di Huang (Radix Rehmanniae preparata)*: 12g.
- *Niu Xi (Radix Achyranthis bidentatae)*: 6g.
- *Fu Ling (Poria)*: 6g.
- *Tu Si Zi (Semen Cuscutae)*: 6g.
- *Ren Shen (Radix Ginseng)*: 6g.
- *Dang Gui (Radix Angelicae sinensis)*: 6g.
- *Bai Zhu (Rhizoma Atractylodis macrocephalae)*: 6g.
- *Du Zhong (Cortex Eucommiae ulmoidis)*: 6g.
- *Gui Ban (Plastrum Testudinis)*: 12g.

MA HUANG FU ZI XI XIN TANG – Decocção de *Ephedra-Aconitum-Asarum*.

- *Ma Huang (Herba Ephedrae)*: 6g.
- *Fu Zi (Radix Aconiti lateralis preparata)*: 9g.
- *Xi Xin (Herba Asari)*: 6g.

MA HUANG LIAN QIAO CHI XIAO DOU TANG – Decocção de *Ephedra-Forsythia-Phaseolus*.

- *Ma Huang (Herba Ephedrae)*: 9g.
- *Xing Ren (Semen Armeniacae)*: 6g.
- *Sang Bai Pi (Cortex Mori)*: 6g.
- *Lian Qiao (Fructus Forsythiae)*: 6g.
- *Chi Xiao Dou (Semen Phaseoli)*: 9g.
- *Zhi Gan Cao (Radix Glycyrrhizae uralensis preparata)*: 3g.
- *Sheng Jiang (Rhizoma Zingiberis recens)*: 3 fatias.
- *Da Zao (Fructus Jujubae)*: 3 tâmaras.

Variação de *MA HUANG LIAN QIAO CHI XIAO DOU TANG* (Cap. 38, *Síndrome Dolorosa Obstrutiva*, Síndrome Dolorosa Obstrutiva do Tipo Umidade) – Variação da Decocção de *Ephedra-Forsythia-Phaseolus*.

- *Ma Huang (Herba Ephedrae)*: 5g.
- *Lian Qiao (Fructus Forsythiae suspensae)*: 15g.
- *Chi Xiao Don (Semen Phaseoli calcarati)*: 30g.
- *Fang Feng (Radix Saposhnikoviae)*: 10g.
- *Gui Zhi (Ramulus Cinnamomi cassiae)*: 5g.
- *Chi Shao (Radix Paeoniae rubra)*: 10g.
- *Gan Cao (Radix Glycyrrhizae uralensis)*: 3g.
- *Hai Feng Teng (Caulis Piperis)*: 6g.
- *Qiang Huo (Radix et Rhizoma Notopterygii)*: 15g.
- *Sheng Jiang (Rhizoma Zingiberis recens)*: 3 fatias.

MA HUANG TANG – Decocção de *Ephedra*.

- *Ma Huang (Herba Ephedrae)*: 6g.
- *Gui Zhi (Ramulus Cinnamomi cassiae)*: 4g.
- *Xing Ren (Semen Armeniacae)*: 9g.
- *Zhi Gan Cao (Radix Glycyrrhizae uralensis preparata)*: 3g.

MA HUANG YI ZHI TANG – Decocção de *Ephedra-Alpinia*.

- *Ma Huang (Herba Ephedrae)*: 10g.
- *Yi Zhi Ren (Fructus Alpiniae oxypyllae)*: 10g.
- *Wu Wei Zi (Fructus Schisandrae)*: 10g.

MA XING SHI GAN TANG – Decocção de *Ephedra-Armeniaca-Gypsum-Glycyrrhiza*.

- *Ma Huang (Herba Ephedrae)*: 5g.
- *Xing Ren (Semen Armeniacae)*: 9g.
- *Shi Gao (Gypsum Fibrosum)*: 18g.
- *Zhi Gan Cao (Radix Glycyrrhizae uralensis preparata)*: 6g.

MA ZI REN WAN – Pílula de *Cannabis*.

- *Huo Ma Ren (Semen Cannabis)*: 9g.
- *Da Huang (Radix et Rhizoma Rhei)*: 6g.
- *Xing Ren (Semen Armeniacae)*: 4,5g.
- *Zhi Shi (Fructus Aurantii immaturus)*: 6g.
- *Hou Po (Cortex Magnoliae officinalis)*: 4,5g.
- *Bai Shao (Radix Paeoniae alba)*: 4,5g.

MAI MEN DONG QING FEI YIN – Decocção de *Ophiopogon* para Desobstruir o Pulmão.

- *Mai Men Dong (Radix Ophiopogonis)*: 9g.
- *Zi Wan (Radix Asteris)*: 6g.
- *Huang Qi (Radix Astragali)*: 6g.
- *Bai Shao (Radix Paeoniae alba)*: 9g.
- *Gan Cao (Radix Glycyrrhizae uralensis)*: 3g.
- *Ren Shen (Radix Ginseng)*: 9g.
- *Wu Wei Zi (Fructus Schisandrae)*: 6g.
- *Dang Gui (Radix Angelicae sinensis)*: 6g.

Prescrições

MAI MEN DONG TANG – Decocção de *Ophiopogon*.

- *Mai Men Dong* (*Radix Ophiopogonis*): 60g.
- *Ban Xia* (*Rhizoma Pinelliae preparatum*): 9g.
- *Ren Shen* (*Radix Ginseng*): 6g.
- *Zhi Gan Cao* (*Radix Glycyrrhizae uralensis preparata*): 4g.
- *Geng Mi* (*Semen Oryzae sativae*): 6g.
- *Da Zao* (*Fructus Jujubae*): 5 tâmaras.

MAI WEI DI HUANG WAN (*BA XIAN CHANG SHOU WAN*) – Pílula de *Ophiopogon-Schisandra-Rehmannia* (Pílula da Longevidade dos Oito Imortais).

- *Shu Di Huang* (*Radix Rehmanniae preparata*): 24g.
- *Shan Zhu Yu* (*Fructus Corni*): 12g.
- *Shan Yao* (*Rhizoma Dioscoreae*): 12g.
- *Ze Xie* (*Rhizoma Alismatis*): 9g.
- *Mu Dan Pi* (*Cortex Moutan*): 9g.
- *Fu Ling* (*Poria*): 9g.
- *Mai Men Dong* (*Radix Ophiopogonis*): 6g.
- *Wu Wei Zi* (*Fructus Schisandrae*): 6g.

MU FANG JI TANG – Decocção de *Cocculus*.

- *Mu Fang Ji* (*Radix Cocculi*): 4,5g.
- *Tong Cao* (*Medulla Tetrapanacis*): 3g.
- *Yi Yi Ren* (*Semen Coicis*): 12g.
- *Gui Zhi* (*Ramulus Cinnamomi cassiae*): 3g.
- *Hua Shi* (*Talcum*): 15g.
- *Si Gua Luo* (*Fructus Retinervus Luffae*): 6g.
- *Sang Zhi* (*Ramulus Mori*): 9g.

Variação de *MU FANG JI TANG* (Cap. 38, *Síndrome Dolorosa Obstrutiva*, Artrite Reumatoide, Vento-Umidade--Calor) – Variação da Decocção de *Cocculus*.

- *Mu Gua* (*Fructus Chaenomelis*): 10g.
- *Mu Fang Ji* (*Radix Cocculi*): 15g.
- *Tong Cao* (*Medulla Tetrapanacis*): 10g.
- *Qin Jiao* (*Radix Gentianae macrophyllae*): 10g.
- *Gui Zhi* (*Ramulus Cinnamomi cassiae*): 10g.
- *Shi Gao* (*Gypsum fibrosum*): 30g.
- *Yi Yi Ren* (*Semen Coicis*): 30g.
- *Yin Hua Teng* (*Caulis Lonicerae*): 30g.
- *Hua Shi* (*Talcum*): 30g.
- *Bi Xie* (*Rhizoma Dioscoreae hypoglaucae*): 15g.
- *Gan Cao* (*Radix Glycyrrhizae uralensis*): 6g.

MU XIANG LIU QI YIN – Decocção de *Aucklandia* para o *Qi* Fluir.

- *Mu Xiang* (*Radix Aucklandiae*): 6g.
- *Ban Xia* (*Rhizoma Pinelliae preparatum*): 6g.
- *Chen Pi* (*Pericarpium Citri reticulatae*): 3g.
- *Hou Po* (*Cortex Magnoliae officinalis*): 4,5g.
- *Qing Pi* (*Pericarpium Citri reticulatae viride*): 3g.
- *Gan Cao* (*Radix Glycyrrhizae uralensis*): 3g.
- *Xiang Fu* (*Rhizoma Cyperi rotundi*): 6g.
- *Zi Su Ye* (*Folium Perillae frutescentis*): 3g.
- *Ren Shen* (*Radix Ginseng*): 6g.
- *Fu Ling* (*Poria*): 6g.

- *Mu Gua* (*Fructus Chaenomelis lagenariae*): 3g.
- *Shi Chang Pu* (*Rhizoma Acori tatarinowii*): 3g.
- *Bai Zhu* (*Rhizoma Atractylodis macrocephalae*): 4,5g.
- *Bai Zhi* (*Radix Angelicae dahuricae*): 3g.
- *Mai Men Dong* (*Radix Ophiopogonis*): 6g.
- *Cao Guo* (*Fructus Amomi Tsaoko*): 3g.
- *Rou Gui* (*Cortex Cinnamomi cassiae*): 1,5g.
- *E Zhu* (*Rhizoma Curcumae zedoariae*): 3g.
- *Da Fu Pi* (*Pericarpium Arecae catechu*): 3g.
- *Ding Xiang* (*Flos Caryophylli*): 3g.
- *Bing Lang* (*Semen Arecae catechu*): 3g.
- *Huo Xiang* (*Herba Pogostemonis*): 3g.
- *Mu Tong* (*Caulis Mutong*): 1,5g.

MU XIANG SHUN QI SAN – Pó de *Aucklandia* para Retificar o *Qi*.

- *Mu Xiang* (*Radix Aucklandiae*): 6g.
- *Chen Pi* (*Pericarpium Citri reticulatae*): 3g.
- *Qing Pi* (*Pericarpium Citri reticulatae viride*): 6g.
- *Gan Cao* (*Radix Glycyrrhizae uralensis*): 3g.
- *Zhi Ke* (*Fructus Aurantii*): 6g.
- *Hou Po* (*Cortex Magnoliae officinalis*): 6g.
- *Wu Yao* (*Radix Linderiae*): 6g.
- *Xiang Fu* (*Rhizoma Cyperi*): 6g.
- *Cang Zhu* (*Rhizoma Atractylodis*): 6g.
- *Sha Ren* (*Fructus Amomi*): 6g.
- *Rou Gui* (*Cortex Cinnamomi*): 3g.
- *Chuan Xiong* (*Rhizoma Chuanxiong*): 6g.

MU XIANG ZHENG QI SAN – Pó de *Aucklandia* para o *Qi* Correto.

- *Mu Xiang* (*Radix Aucklandiae*): 6g.
- *Gan Jiang* (*Rhizoma Zingiberis*): 3g.
- *Zi Su Ye* (*Folium Perillae*): 6g.
- *Wu Yao* (*Radix Linderiae*): 6g.
- *Xiang Fu* (*Rhizoma Cyperi*): 6g.
- *Chen Pi* (*Pericarpium Citri reticulatae*): 3g.
- *Gao Liang Jiang* (*Rhizoma Alpiniae officinarum*): 3g.

NIAO LU PAI SHI TANG nº 1 – Decocção para Eliminar Cálculos [Urinários] das Passagens da Micção nº 1.

- *Jin Qian Cao* (*Herba Lysimachiae/Desmodii*): 9g.
- *Hai Jin Sha* (*Spora Lygodii*): 6g.
- *Che Qian Zi* (*Semen Plantaginis*): 6g.
- *Mu Tong* (*Caulis Akebiae trifoliatae*): 3g.
- *Hua Shi* (*Talcum*): 6g.
- *Chi Shao* (*Radix Paeoniae rubra*): 6g.
- *Wu Yao* (*Radix Linderiae*): 6g.
- *Chuan Lian Zi* (*Fructus Toosendan*): 3g.
- *Chuan Niu Xi* (*Radix Cyathulae*): 6g.
- *Gan Cao* (*Radix Glycyrrhizae uralensis*): 3g.

NIAO LU PAI SHI TANG nº 2 – Decocção para Eliminar Cálculos [Urinários] das Passagens da Micção nº 2.

- *Jin Qian Cao* (*Herba Lysimachiae/Desmodii*): 9g.
- *Shi Wei* (*Folium Pyrrosiae*): 6g.
- *Che Qian Zi* (*Semen Plantaginis*): 6g.

- *Mu Tong* (*Caulis Akebiae trifoliatae*): 3g.
- *Qu Mai* (*Herba Dianthi*): 6g.
- *Bian Xu* (*Herba Polygoni avicularis*): 6g.
- *Shan Zhi Zi* (*Fructus Gardeniae*): 6g.
- *Da Huang* (*Radix et Rhizoma Rhei*): 6g.
- *Hua Shi* (*Talcum*): 6g.
- *Gan Cao* (*Radix Glycyrrhizae uralensis*): 3g.
- *Chuan Niu Xi* (*Radix Cyathulae*): 6g.
- *Zhi Shi* (*Fructus Aurantii immaturus*): 6g.

PEI TU NUAN GAN TANG – Decocção para Escorar a Terra e Relaxar o Fígado.

- *Tai Zi Shen* (*Radix Pseudostellariae*): 10g.
- *Fu Ling* (*Poria*): 10g.
- *Bai Zhu* (*Rhizoma Atractylodis macrocephalae*): 10g.
- *Shan Yao* (*Rhizoma Dioscoreae*): 10g.
- *Chen Pi* (*Pericarpium Citri reticulatae*): 10g.
- *Mu Gua* (*Fructus Chaenomelis*): 10g.
- *Wu Mei* (*Fructus Mume*): 10g.
- *Bai Shao* (*Radix Paeoniae alba*): 10g.

PI SHEN SHUANG BU TANG – Decocção para Tonificar Baço e Rim.

- *Dang Shen* (*Radix Codonopsis*): 12g.
- *Bai Zhu* (*Rhizoma Atractylodis macrocephalae*): 12g.
- *Fu Ling* (*Poria*): 15g.
- *Zhi Gan Cao* (*Radix Glycyrrhizae uralensis preparata*): 6g.
- *Du Zhong* (*Cortex Eucommiae ulmoidis*): 9g.
- *Tu Si Zi* (*Semen Cuscutae*): 12g.
- *Shan Zhu Yu* (*Fructus Corni*): 6g.
- *Shu Di Huang* (*Radix Rehmanniae preparata*): 12g.

Variação de *PING BU ZHEN XIN DAN* (Cap. 14, *Ansiedade*, Deficiência do Coração e da Vesícula Biliar) – Variação da Pílula para Acalmar e Tonificar o Coração.

- *Ren Shen* (*Radix Ginseng*): 9g.
- *Mai Men Dong* (*Radix Ophiopogonis*): 6g.
- *Wu Wei Zi* (*Fructus Schisandrae*): 6g.
- *Shan Yao* (*Rhizoma Dioscoreae*) 6g.
- *Sheng Di Huang* (*Radix Rehmanniae*): 6g.
- *Shu Di Huang* (*Radix Rehmanniae preparata*): 9g.
- *Rou Gui* (*Cortex Cinnamomi*): 3g.
- *Yuan Zhi* (*Radix Polygalae*): 6g.
- *Long Gu* (*Mastodi Ossis fossilia*): 9g.
- *Mu Li* (*Concha Ostreae*): 9g.
- *Suan Zao Ren* (*Semen Ziziphi spinosae*): 6g.
- *Fu Shen* (*Sclerotium Poriae pararadicis*): 6g.
- *Zhi Gan Cao* (*Radix Glycyrrhizae uralensis preparata*): 3g.

PING WEI SAN – Pó para Equilibrar o Estômago.

- *Cang Zhu* (*Rhizoma Atractylodis*): 9g.
- *Chen Pi* (*Pericarpium Citri reticulatae*): 6g.
- *Hou Po* (*Cortex Magnoliae officinalis*): 6g.
- *Zhi Gan Cao* (*Radix Glycyrrhizae uralensis preparata*): 3g.

- *Sheng Jiang* (*Rhizoma Zingiberis recens*): 3g.
- *Da Zao* (*Fructus Jujubae*): 3 tâmaras.

Variação de *PING WEI SAN* (Cap. 15, *Insônia*, Sonolência, Umidade Obstruindo o Cérebro) – Variação do Pó para Equilibrar o Estômago.

- *Cang Zhu* (*Rhizoma Atractylodis*): 9g.
- *Chen Pi* (*Pericarpium Citri reticulatae*): 6g.
- *Hou Po* (*Cortex Magnoliae officinalis*): 6g.
- *Zhi Gan Cao* (*Radix Glycyrrhizae uralensis preparata*): 3g.
- *Sheng Jiang* (*Rhizoma Zingiberis recens*): 3g.
- *Da Zao* (*Fructus Jujubae*): 3 tâmaras.
- *Huo Xiang* (*Herba Pogostemonis*): 4,5g.
- *Pei Lan* (*Herba Eupatorii fortunei*): 4,5g.
- *Yi Yi Ren* (*Semen Coicis*): 15g.

PING XIN WANG YOU TANG – Decocção para Assentar o Coração e Esquecer a Preocupação.

- *Ci Shi* (*Magnetitum*): 9g.
- *Qing Meng Shi* (*Lapis Chloriti*): 9g.
- *Zhi Shi* (*Fructus Aurantii immaturus*): 6g.
- *Huang Bo* (*Cortex Phellodendri*): 6g.
- *Ban Xia* (*Rhizoma Pinelliae preparatum*): 6g.
- *Hou Po* (*Cortex Magnoliae officinalis*): 6g.
- *Fu Ling* (*Poria*): 6g.
- *Shen Qu* (*Massa medicata fermentata*): 6g.
- *Rou Gui* (*Cortex Cinnamomi*): 3g.
- *Zi Su Ye* (*Folium Perillae*): 6g.
- *Shi Chang Pu* (*Rhizoma Acori tatarinowii*): 6g.
- *Sheng Jiang* (*Rhizoma Zingiberis recens*): 3 fatias.

PING YING FU FANG – Fórmula para Dissolver o Bócio.

- *Xuan Shen* (*Radix Scrophulariae*): 6g.
- *Bai Shao* (*Radix Paeoniae alba*): 6g.
- *Mu Dan Pi* (*Cortex Moutan*): 6g.
- *Sheng Di Huang* (*Radix Rehmanniae*): 6g.
- *Dang Gui* (*Radix Angelicae sinensis*): 6g.
- *Fu Ling* (*Poria*): 6g.
- *Shan Zhu Yu* (*Fructus Corni*): 6g.
- *Mu Li* (*Concha Ostreae*): 9g.
- *Xia Ku Cao* (*Spica Prunellae*): 6g.
- *Zhe Bei Mu* (*Bulbus Fritillariae thunbergii*): 6g.
- *Wa Leng Zi* (*Concha Arcae*): 9g.
- *Qing Pi* (*Pericarpium Citri reticulatae viride*): 3g.
- *San Leng* (*Rhizoma Sparganii*): 6g.
- *E Zhu* (*Rhizoma Curcumae*): 6g.

FÓRMULA DA PROSTATITE nº 1 segundo o Dr. Zhou An Fang (Cap. 36, *Prostatite*, Literatura Chinesa Moderna).

- *Huang Qi* (*Radix Astragali*): 20g.
- *Bai Hua She She Cao* (*Herba Hedyotidis diffusae*): 30g.
- *Pu Gong Ying* (*Herba Taraxaci*): 20g.
- *Tu Fu Ling* (*Rhizoma Smilacis glabrae*): 20g.

1136 Prescrições

- *Da Huang (Radix et Rhizoma Rhei)*: 10g.
- *Hu Zhang (Rhizoma Polygoni cuspidati)*: 15g.
- *Bai Jiang Cao (Herba Patriniae)*: 15g.
- *Huang Bo (Cortex Phellodendri)*: 10g.
- *Bian Xu (Herba Polygoni avicularis)*: 15g.
- *Gan Cao (Radix Glycyrrhizae uralensis)*: 10g.

FÓRMULA DA PROSTATITE nº 2 segundo o Dr. Zhou An Fang (Cap. 36, *Prostatite*).

- *Huang Qi (Radix Astragali)*: 20g.
- *Bai Hua She She Cao (Herba Hedyotidis diffusae)*: 30g.
- *Pu Gong Ying (Herba Taraxaci)*: 20g.
- *Tu Fu Ling (Rhizoma Smilacis glabrae)*: 20g.
- *(Zhi) Da Huang (Radix et Rhizoma Rhei)* – preparada: 10g.
- *Hu Zhang (Rhizoma Polygoni cuspidati)*: 15g.
- *Chi Shao (Radix Paeoniae rubra)*: 20g.
- *Yan Hu Suo (Rhizoma Corydalis)*: 20g.
- *Chuan Lian Zi (Fructus Toosendan)*: 10g.
- *Wu Yao (Radix Linderiae)*: 10g.

PU HUANG SAN – Pó de *Typha*.

- *Pu Huang (Pollen Typhae)*: 9g.
- *Yu Jin (Radix Curcumae)*: 6g.

Variação de *PU HUANG SAN* (Cap. 46, *Sangramento, Sangue na Urina, Estagnação de Qi e Sangue*) – Variação do Pó de *Typha*.

- *Pu Huang (Pollen Typhae)*: 9g.
- *Yu Jin (Radix Curcumae)*: 6g.
- *San Qi (Radix Notoginseng)*: 6g.
- *Qian Cao Gen (Radix Rubiae)*: 6g.
- *Hu Po (Succinum)*: 6g.
- *Xiao Ji (Herba Cirisii)*: 6g.

QI FU YIN – Decocção das Sete Felicidades.

- *Ren Shen (Radix Ginseng)*: 9g.
- *Bai Zhu (Rhizoma Atractylodis macrocephalae)*: 6g.
- *Zhi Gan Cao (Radix Glycyrrhizae uralensis preparata)*: 3g.
- *Shu Di Huang (Radix Rehmanniae preparata)*: 9g.
- *Dang Gui (Radix Angelicae sinensis)*: 9g.
- *Suan Zao Ren (Semen Ziziphi spinosae)*: 6g.
- *Yuan Zhi (Radix Polygalae)*: 6g.

QI GE SAN – Pó para Abrir o Diafragma.

- *Dan Shen (Radix Salviae milthiorrizae)*: 6g.
- *Yu Jin (Radix Curcumae)*: 6g.
- *Sha Ren (Fructus Amomi)*: 4,5g.
- *Bei Sha Shen (Radix Glehniae)*: 6g.
- *Chuan Bei Mu (Bulbus Fritillariae cirrhosae)*: 6g.
- *Fu Ling (Poria)*: 6g.
- *He Ye Di (Calyx Nelumbinis nuciferae)*: 6g.
- *Chu Ton Kang*: 6g.

QI JU DI HUANG WAN – Pílula de *Lycium-Chrysanthemum-Rehmannia*.

- *Gou Qi Zi (Fructus Lycii chinensis)*: 9g.
- *Ju Hua (Flos Chrysanthemi)*: 6g.
- *Shu Di Huang (Radix Rehmanniae preparata)*: 24g.
- *Shan Zhu Yu (Fructus Corni)*: 12g.
- *Shan Yao (Rhizoma Dioscoreae)*: 12g.
- *Ze Xie (Rhizoma Alismatis)*: 9g.
- *Mu Dan Pi (Cortex Moutan)*: 9g.
- *Fu Ling (Poria)*: 9g.

Variação de *QI JU DI HUANG WAN* (Cap. 7, *Sinusite, Deficiência do Yin do Fígado e do Rim*) – Variação da Pílula de *Lycium-Chrysanthemum-Rehmannia*.

- *Gou Qi Zi (Fructus Lycii chinensis)*: 9g.
- *Ju Hua (Flos Chrysanthemi)*: 6g.
- *Shu Di Huang (Radix Rehmanniae preparata)*: 24g.
- *Shan Zhu Yu (Fructus Corni)*: 12g.
- *Shan Yao (Rhizoma Dioscoreae)*: 12g.
- *Mu Dan Pi (Cortex Moutan)*: 9g.
- *Fu Ling (Poria)*: 9g.
- *Huai Niu Xi (Radix Achyranthis bidentatae)*: 12g.
- *Han Lian Cao (Herba Ecliptae)*: 12g.
- *Wu Wei Zi (Fructus Schisandrae)*: 10g.
- *Yi Yi Ren (Semen Coicis)*: 20g.
- *Che Qian Zi (Semen Plantaginis)*: 10g.
- *Shi Chang Pu (Rhizoma Acori tatarinowii)*: 6g.
- *Cang Er Zi (Fructus Xanthii)*: 10g.

QI QI TANG – Decocção dos Sete *Qi*.

- *San Leng (Rhizoma Sparganii stoloniferi)*: 6g.
- *E Zhu (Rhizoma Curcumae)*: 6g.
- *Qing Pi (Pericarpium Citri reticulatae viride)*: 6g.
- *Chen Pi (Pericarpium Citri reticulatae)*: 6g.
- *Huo Xiang (Herba Pogostemonis)*: 6g.
- *Jie Geng (Radix Platycodi)*: 3g.
- *Rou Gui (Cortex Cinnamomi)*: 3g.
- *Yi Zhi Ren (Fructus Alpiniae oxypyllae)*: 6g.
- *Xiang Fu (Rhizoma Cyperi)*: 6g.
- *Gan Cao (Radix Glycyrrhizae uralensis)*: 3g.

QI WEI DU QI TANG – Decocção do *Qi* de Sete Ingredientes Importantes.

- *Wu Wei Zi (Fructus Schisandrae)*: 6g.
- *Shu Di Huang (Radix Rehmanniae preparata)*: 24g.
- *Shan Zhu Yu (Fructus Corni)*: 12g.
- *Shan Yao (Rhizoma Dioscoreae)*: 12g.
- *Ze Xie (Rhizoma Alismatis)*: 9g.
- *Mu Dan Pi (Cortex Moutan)*: 9g.
- *Fu Ling (Poria)*: 9g.

QI WEI TIAO DA TANG – Decocção de Sete Ingredientes para Regular e Relaxar.

- *Xing Ben (Semen Armeniacae)*: 12g.
- *Bai Ji Li (Fructus Tribuli)*: 15g.

- *Xuan Shen* (*Radix Scrophulariae*): 15g.
- *Dan Shen* (*Radix Salviae milthiorrizae*): 15g.
- *Bing Lang* (*Semen Arecae catechu*): 6g.
- *Che Qian Zi* (*Semen Plantaginis*): 15g.
- *Hu Po* (*Succinum*): 1g.

QI YANG YU XIN DAN – Pílula para Abrir o *Yang* e Agradar o Coração.

- *Ren Shen* (*Radix Ginseng*): 6g.
- *Yuan Zhi* (*Radix Polygalae*): 6g.
- *Fu Shen* (*Sclerotium Poriae pararadicis*): 6g.
- *Shi Chang Pu* (*Rhizoma Acori tatarinowii*): 6g.
- *Gan Cao* (*Radix Glycyrrhize uralensis*): 3g.
- *Chen Pi* (*Pericarpium Citri reticulatae*): 4,5g.
- *Sha Ren* (*Fructus Amomi*): 4,5g.
- *Chai Hu* (*Radix Bupleuri*): 4,5g.
- *Tu Si Zi* (*Semen Cuscutae*): 6g.
- *Bai Zhu* (*Rhizoma Atractylodis macrocephalae*): 6g.
- *Suan Zao Ren* (*Semen Ziziphi spinosae*): 6g.
- *Dang Gui* (*Radix Angelicae sinensis*): 6g.
- *Bai Shao* (*Radix Paeoniae alba*): 6g.
- *Shan Yao* (*Rhizoma Dioscoreae*): 6g.
- *Shen Qu* (*Massa medicata fermentata*): 6g.

QIAN GEN SAN – Pó de *Rubia*.

- *Qian Cao Gen* (*Radix Rubiae*): 9g.
- *Ce Bai Ye* (*Cacumen Platycladi*): 9g.
- *Huang Qin* (*Radix Scutellariae*): 6g.
- *Sheng Di Huang* (*Radix Rehmanniae*): 12g.
- *E Jiao* (*Colla Corii Asini*): 6g.
- *Gan Cao* (*Radix Glycyrrhize uralensis*): 3g.

Variação de *QIAN JIN LONG DAN TANG* (Cap. 19, *Hipertensão*, Fogo do Fígado) – Variação da Decocção de *Gentiana* de Mil Ducados.

- *Long Dan Cao* (*Radix Gentianae*): 10g.
- *Gou Teng* (*Ramulus cum Uncis Uncariae*): 10g.
- *Huang Qin* (*Radix Scutellariae*): 6g.
- *Xia Ku Cao* (*Spica Prunellae*): 9g.
- *Gao Ben* (*Rhizoma Ligustici*): 9g.
- *Chuan Xiong* (*Rhizoma Chuanxiong*): 3g.
- *Ci Shi* (*Magnetitum*): 20g.
- *Mu Li* (*Concha Ostreae*): 20g.

QIAN LIE XIAN YAN PIAN – Comprimido para Prostatite.

- *Yu Xing Cao* (*Herba Houttuniae*): 6g.
- *Feng Wei Cao* (*Herba Pteridis multifoetidae*): 6g.
- *Tu Fu Ling* (*Rhizoma Smilacis glabrae*): 6g.
- *Pu Gong Ying* (*Herba Taraxaci*): 6g.
- *Zi Hua Di Ding* (*Herba Violae*): 6g.
- *Da Huang* (*Radix et Rhizoma Rhei*): 6g.
- *Ban Zhi Lian* (*Herba Lobeliae chinensis*): 6g.
- *Bai Hua She She Cao* (*Herba Hedyotidis diffusae*): 6g.
- *Long Dan Cao* (*Radix Gentianae*): 6g.
- *Ma Chi Xian* (*Herba Portulacae*): 6g.

QIAN ZHENG SAN – Pó para Puxar o Correto.

- *Bai Fu Zi* (*Rhizoma Thyphonii*): 6g.
- *Jiang Can* (*Bombyx batryticatus*): 6g.
- *Quan Xie* (*Scorpio*): 1,5g.

QIANG HUO SHENG SHI TANG – Decocção de *Notopterygium* para Expelir Umidade.

- *Qiang Huo* (*Rhizoma seu Radix Notopterygii*): 6g.
- *Du Huo* (*Radix Angelicae pubescentis*): 6g.
- *Fang Feng* (*Radix Saposhnikoviae*): 6g.
- *Gao Ben* (*Rhizoma Ligustici*): 6g.
- *Chuan Xiong* (*Rhizoma Chuanxiong*): 3g.
- *Man Jing Zi* (*Fructus Viticis*): 6g.
- *Zhi Gan Cao* (*Radix Glycyrrhize uralensis preparata*): 3g.

QIN JIAO SI WU TANG – Decocção de Quatro Substâncias de *Gentiana macrophylla*.

- *Dang Gui* (*Radix Angelicae sinensis*): 6g.
- *Sheng Di Huang* (*Radix Rehmanniae*): 6g.
- *Bai Shao* (*Radix Paeoniae alba*): 6g.
- *Chuan Xiong* (*Rhizoma Chuanxiong*): 6g.
- *Qin Jiao* (*Radix Gentianae macrophyllae*): 6g.
- *Yi Yi Ren* (*Semen Coicis*): 6g.
- *Can Sha* (*Faeces Bombycis*): 6g.
- *Gan Cao* (*Radix Glycyrrhize uralensis*): 3g.

QING DAI SAN – Pó de Índigo.

- *Qing Dai* (*Indigo naturalis*): 9g.
- *Hai Ge Ke* (*Concha Meretricis seu Cyclinae*): 12g.

QING E WAN – Pílula da Criada Jovem.

- *Hu Tao Rou* (*Semen Juglandis*): 6g.
- *Bu Gu Zhi* (*Fructus Psoraleae*): 6g.
- *Du Zhong* (*Cortex Eucommiae ulmoidis*): 6g.

QING FEI YIN – Decocção para Desobstruir o Pulmão.

- *Huang Qin* (*Radix Scutellariae*): 9g.
- *Sang Bai Pi* (*Cortex Mori*): 9g.
- *Fu Ling* (*Poria*): 6g.
- *Mai Men Dong* (*Radix Ophiopogonis*): 6g.
- *Che Qian Zi* (*Semen Plantaginis*): 6g.
- *Shan Zhi Zi* (*Fructus Gardeniae*): 6g.
- *Mu Tong* (*Caulis Akebiae trifoliatae*): 4,5g.

QING GAN LI SHI TANG – Decocção para Desobstruir Fígado e Eliminar Umidade.

- *Huang Bo* (*Cortex Phellodendri*): 9g.
- *Huang Qin* (*Radix Scutellariae*): 6g.
- *Qu Mai* (*Herba Dianthi*): 6g.
- *Bian Xu* (*Herba Polygoni avicularis*): 6g.
- *Hua Shi* (*Talcum*): 6g.
- *Shan Zhi Zi* (*Fructus Gardeniae*): 6g.

1138 Prescrições

- *Che Qian Zi (Semen Plantaginis)*: 6g.
- *Mu Tong (Caulis Akebiae trifoliatae)*: 3g.
- *Chai Hu (Radix Bupleuri)*: 6g.
- *Yin Chen Hao (Herba Artemisiae scopariae)*: 6g.
- *She Chuang Zi (Fructus Cnidii)* 6g.
- *Wang Bu Liu Xing (Semen Vaccariae)*: 6g.
- *Jin Qian Cao (Herba Lysimachiae/Desmodii)*: 6g.

QING GAN LU HUI WAN – Pílula de *Aloe* para Desobstruir o Fígado.

- *Chuan Xiong (Rhizoma Chuanxiong)*: 6g.
- *Dang Gui (Radix Angelicae sinensis)*: 6g.
- *Bai Shao (Radix Paeoniae alba)*: 6g.
- *Sheng Di Huang (Radix Rehmanniae)*: 6g.
- *Qing Pi (Pericarpium Citri reticulatae viride)*: 3g.
- *Lu Hui (Aloe)*: 6g.
- *Kun Bu (Thallus Eckloniae)*: 9g.
- *Hai Zao (Sargassum)*: 9g.
- *Gan Cao (Radix Glycyrrhizae uralensis)*: 3g.
- *Huang Lian (Rhizoma Coptidis)*: 3g.

QING GAN TOU DING TANG – Decocção para Desobstruir Fígado e Penetrar a Coroa (da Cabeça).

- *Ling Yang Jiao (Cornu Saigae tataricae)*: 4,5g.
- *Shi Jue Ming (Concha Haliotidis)*: 12g.
- *Chan Tui (Periostracum Cicadae)*: 4,5g.
- *Sang Ye (Folium Mori)*: 6g.
- *Bo He (Herba Menthae haplocalycis)*: 3g.
- *Xia Ku Cao (Spica Prunellae)*: 6g.
- *Mu Dan Pi (Cortex Moutan)*: 4,5g.
- *Xuan Shen (Radix Scrophulariae)*: 3g.
- *Jie Geng (Radix Platycodi)*: 3g.
- *Chen Pi (Pericarpium Citri reticulatae)*: 3g.

QING JIN HUA TAN TANG – Decocção para Desobstruir Metal e Resolver Fleuma.

- *Huang Qin (Radix Scutellariae)*: 9g.
- *Shan Zhi Zi (Fructus Gardeniae)*: 6g.
- *Zhi Mu (Rhizoma Anemarrhenae)*: 6g.
- *Zhe Bei Mu (Bulbus Fritillariae thunbergii)*: 6g.
- *Gua Lou (Fructus Trichosanthis)*: 9g.
- *Sang Bai Pi (Cortex Mori)*: 6g.
- *Chen Pi (Pericarpium Citri reticulatae)*: 4,5g.
- *Fu Ling (Poria)*: 6g.
- *Jie Geng (Radix Platycodi)*: 4,5g.
- *Mai Men Dong (Radix Ophiopogonis)*: 6g.
- *Gan Cao (Radix Glycyrrhizae uralensis)*: 3g.

QING JIN XIAO KE TANG – Decocção para Desobstruir Metal e Interromper Tosse.

- *Jin Yin Hua (Flos Lonicerae japonicae)*: 10g.
- *Chai Hu (Radix Bupleuri)*: 10g.
- *Huang Qin (Radix Scutellariae)*: 12g.
- *Shi Gao (Gypsum Fibrosum)*: 20g.
- *Da Huang (Radix et Rhizoma Rhei)*: 6g.
- *Sang Bai Pi (Cortex Mori)*: 12g.

- *Xing Ren (Semen Armeniacae)*: 10g.
- *Jie Geng (Radix Platycodi)*: 10g.
- *Ma Huang (Herba Ephedrae)* – cozido com mel: 3g.
- *Lu Gen (Rhizoma Phragmitis)*: 12g.
- *Mai Men Dong (Radix Ophiopogonis)*: 10g.
- *Sheng Di Huang (Radix Rehmanniae)*: 10g.
- *Ju Hua (Flos Chrysanthemi)*: 10g.
- *Bo He (Herba Menthae haplocalycis)*: 6g.
- *Gan Cao (Radix Glycyrrhizae uralensis)*: 6g.

QING QI HUA TAN TANG – Decocção para Clarear o *Qi* e Desfazer a Fleuma.

- *Dan Nan Xing (Rhizoma Arisaematis preparatum)*: 12g.
- *Gua Lou (Fructus Trichosanthis)*: 9g.
- *Huang Qin (Radix Scutellariae)*: 9g.
- *Zhi Shi (Fructus Aurantii immaturus)*: 9g.
- *Chen Pi (Pericarpium Citri reticulatae)*: 9g.
- *Fu Ling (Poria)*: 9g.
- *Xing Ren (Semen Armeniacae)*: 9g.
- *Ban Xia (Rhizoma Pinelliae preparatum)*: 12g.

QING RE LI SHI TANG – Decocção para Desobstruir Calor e Resolver Umidade.

- *Bi Xie (Rhizoma Dioscoreae hypoglaucae)*: 12g.
- *Qu Mai (Herba Dianthi)*: 12g.
- *Shan Zhi Zi (Fructus Gardeniae)* – chamuscado: 9g.
- *Huang Qin (Radix Scutellariae)*: 9g.
- *Huang Lian (Rhizoma Coptidis)*: 6g.
- *Zhi Mu (Rhizoma Anemarrhenae)*: 9g.
- *Mu Dan Pi (Cortex Moutan)*: 6g.
- *Ou Jie (Rhizomatis Nelumbinis nodus)*: 15g.
- *Bai Mao Gen (Rhizoma Imperatae)*: 30g.

QING RE SHEN SHI TANG – Decocção para Eliminar Calor e Drenar Umidade.

- *Huang Qin (Radix Scutellariae)*: 3g.
- *Huang Bo (Cortex Phellodendri)*: 3g.
- *Ku Shen (Radix Sophorae flavescentis)*: 3g.
- *Bai Xian Pi (Cortex Dictamni)*: 3g.
- *Ban Lan Gen (Radix Isatidis seu Baphicacanthis)*: 5g.
- *Sheng Di Huang (Radix Rehmanniae)*: 5g.
- *Fu Ling (Poria)*: 3g.
- *Hua Shi (Talcum)*: 5g.
- *Zhu Ye (Folium Phyllostachys nigrae)*: 3g.

QING RE TIAO XUE TANG – Decocção para Eliminar Calor e Regular Sangue.

- *Mu Dan Pi (Cortex Moutan)*: 6g.
- *Sheng Di Huang (Radix Rehmanniae)*: 9g.
- *Huang Lian (Rhizoma Coptidis)*: 4,5g.
- *Dang Gui (Radix Angelicae sinensis)*: 9g.
- *Bai Shao (Radix Paeoniae alba)*: 9g.
- *Chuan Xiong (Rhizoma Chuanxiong)*: 6g.
- *Hong Hua (Flos Carthami tinctorii)*: 6g.
- *Tao Ren (Semen Persicae)*: 6g.

Prescrições **1139**

- *E Zhu (Rhizoma Curcumae)*: 6g.
- *Xiang Fu (Rhizoma Cyperi)*: 6g.
- *Yan Hu Suo (Rhizoma Corydalis)*: 6g.

QING RE ZHI BENG TANG – Decocção para Desobstruir Calor e Interromper Inundação.

- *Shan Zhi Zi (Fructus Gardeniae)*: 9g.
- *Huang Qin (Radix Scutellariae)*: 9g.
- *Huang Bo (Cortex Phellodendri)*: 6g.
- *Sheng Di Huang (Radix Rehmanniae)*: 24g.
- *Mu Dan Pi (Cortex Moutan)*: 9g.
- *Di Yu (Radix Sanguisorbae)*: 12g.
- *Ce Bai Ye (Cacumen Platycladi)*: 12g.
- *Chun Gen Bai Pi (Cortex Ailanthi)*: 12g.
- *Gui Ban (Plastrum Testudinis)*: 15g.
- *Bai Shao (Radix Paeoniae alba)*: 24g.

QING WEI SAN – Pó para Desobstruir o Estômago.

- *Huang Lian (Rhizoma Coptidis)*: 5g.
- *Sheng Di Huang (Radix Rehmanniae)*: 12g.
- *Mu Dan Pi (Cortex Moutan)*: 9g.
- *Dang Gui (Radix Angelicae sinensis)*: 6g.
- *Sheng Ma (Rhizoma Cimicifugae)*: 6g.

QING WEI SHENG JIN YIN – Decocção para Desobstruir Estômago e Gerar Fluidos.

- *Sheng Di Huang (Radix Rehmanniae)*: 9g.
- *Mai Men Dong (Radix Ophiopogonis)*: 9g.
- *Huang Lian (Rhizoma Coptidis)*: 4,5g.
- *Shi Gao (Gypsum Fibrosum)*: 9g.
- *Pu Gong Ying (Herba Taraxaci)*: 6g.
- *Jin Yin Hua (Flos Lonicerae japonicae)*: 6g.
- *Mu Dan Pi (Cortex Moutan)*: 9g.
- *Yu Zhu (Rhizoma Polygonati odorati)*: 6g.
- *Gu Ya (Fructus Oryzae gerininatus)*: 6g.
- *Liu Yi San (Hua Shi [Talcum] e Gan Cao [Radix Glycyrrhizae uralensis])*: 18g.

QING XIN LIAN ZI YIN – Decocção de *Semen Nelumbinis* para Desobstruir o Coração.

- *Huang Qi (Radix Astragali)*: 9g.
- *Huang Qin (Radix Scutellariae)*: 6g.
- *Lian Zi (Semen Nelumbinis)*: 6g.
- *Fu Ling (Poria)*: 6g.
- *Dang Shen (Radix Codonopsis)*: 6g.
- *Mai Men Dong (Radix Ophiopogonis)*: 6g.
- *Gan Cao (Radix Glycyrrhizae uralensis)*: 3g.
- *Di Gu Pi (Cortex Lycii)*: 6g.
- *Che Qian Zi (Semen Plantaginis)*: 6g.

QING XIN ZHI YI TANG – Decocção para Desobstruir o Coração e Interromper a Perda.

- *Huang Lian (Rhizoma Coptidis)*: 4g.
- *Gan Cao (Radix Glycyrrhizae uralensis)*: 4g.
- *Zhu Ye (Folium Phyllostachys nigrae)*: 4g.

- *Lian Qiao (Fructus Forsythiae)*: 8g.
- *Shi Chang Pu (Rhizoma Acori tatarinowii)*: 8g.
- *Fu Ling (Poria)*: 8g.
- *Yuan Zhi (Radix Polygalae)*: 8g.
- *Suan Zao Ren (Semen Ziziphi spinosae)*: 8g.
- *Chen Pi (Pericarpium Citri reticulatae)*: 8g.
- *Dan Nan Xing (Rhizoma Arisaematis preparatum)*: 8g.

QING YING TANG – Decocção para Desobstruir o *Qi* Nutritivo.

- *Shui Niu Jiao (Cornu Bubali)*: 9g.
- *Sheng Di Huang (Radix Rehmanniae)*: 12g.
- *Xuan Shen (Radix Scrophulariae)*: 9g.
- *Zhu Ye (Folium Phyllostachys nigrae)*: 3g.
- *Mai Men Dong (Radix Ophiopogonis)*: 9g.
- *Dan Shen (Radix Salviae miltiorrhizae)*: 6g.
- *Huang Lian (Rhizoma Coptidis)*: 5g.
- *Jin Yin Hua (Flos Lonicerae)*: 9g.
- *Lian Qiao (Fructus Forsythiae)*: 6g.

QING ZAO JIU FEI TANG – Decocção para Liberar Secura e Resgatar Pulmão.

- *Sang Ye (Folium Mori)*: 9g.
- *Shi Gao (Gypsum fibrosum)*: 7,5g.
- *Mai Men Dong (Radix Ophiopogonis)*: 3,6g.
- *Ren Shen (Radix Ginseng)*: 2g.
- *Hu Ma Ren (Hei Zhi Ma) (Semen Sesami indici)*: 3g.
- *E Jiao (Colla Corii Asini)*: 2,4g.
- *Xing Ren (Semen Armeniacae)*: 2g.
- *Pi Pa Ye (Folium Eriobotryae)*: 3g.
- *Gan Cao (Radix Glycyrrhizae uralensis)*: 3g.

Variação de *QING ZAO JIU FEI TANG* (Cap. 46, *Sangramento*, Tosse com Sangue, Vento-Secura-Calor) – Variação da Decocção para Liberar Secura e Resgatar Pulmão.

- *Sang Ye (Folium Mori)*: 9g.
- *Shi Gao (Gypsum Fibrosum)*: 7,5g.
- *Mai Men Dong (Radix Ophiopogonis)*: 3,6g.
- *Ren Shen (Radix Ginseng)*: 2g.
- *Hu Ma Ren (Hei Zhi Ma) (Semen Sesami indici)*: 3g.
- *E Jiao (Colla Corii Asini)*: 2,4g.
- *Xing Ren (Semen Armeniacae)*: 2g.
- *Pi Pa Ye (Folium Eriobotryae)*: 3g.
- *Gan Cao (Radix Glycyrrhizae uralensis)*: 3g.
- *Sheng Di Huang (Radix Rehmanniae)*: 6g.
- *Ou Jie (Rhizomatis Nelumbinis nodus)*: 6g.
- *Qian Cao Gen (Radix Rubiae)*: 6g.

QING ZAO TANG – Decocção para Desobstruir a Secura.

- *Huang Qi (Radix Astragali)*: 9g.
- *Cang Zhu (Rhizoma Atractylodis)*: 6g.
- *Bai Zhu (Rhizoma Atractylodis macrocephalae)*: 6g.
- *Chen Pi (Pericarpium Citri reticulatae)*: 3g.
- *Ze Xie (Rhizoma Alismatis)*: 6g.

- *Ren Shen (Radix Ginseng)*: 9g.
- *Fu Ling (Poria)*: 6g.
- *Sheng Ma (Rhizoma Cimicifugae)*: 3g.
- *Dang Gui (Radix Angelicae sinensis)*: 6g.
- *Sheng Di Huang (Radix Rehmanniae)*: 9g.
- *Mai Men Dong (Radix Ophiopogonis)*: 6g.
- *Shen Qu (Massa medicata fermentata)*: 6g.
- *Huang Bo (Cortex Phellodendri)*: 6g.
- *Huang Lian (Rhizoma Coptidis)*: 3g.
- *Zhu Ling (Polyporus)*: 6g.
- *Chai Hu (Radix Bupleuri)*: 3g.
- *Wu Wei Zi (Fructus Schisandrae)*: 6g.
- *Gan Cao (Radix Glycyrrhizae uralensis)*: 3g.

REN SHEN BAI DU SAN – Pó de *Ginseng* para Expelir Veneno.

- *Ren Shen (Radix Ginseng)*: 9g.
- *Fu Ling (Poria)*: 9g.
- *Zhi Gan Cao (Radix Glycyrrhizae uralensis preparata)*: 3g.
- *Qiang Huo (Rhizoma seu Radix Notopterygii)*: 3g.
- *Du Huo (Radix Angelicae pubescentis)*: 6g.
- *Chuan Xiong (Rhizoma Chuanxiong)*: 6g.
- *Sheng Jiang (Rhizoma Zingiberis recens)*: 3 fatias.
- *Chai Hu (Radix Bupleuri)*: 6g.
- *Bo He (Herba Menthae haplocalycis)*: 3g.
- *Qian Hu (Radix Peucedani)*: 9g.
- *Zhi Ke (Fructus Aurantii)*: 6g.
- *Jie Geng (Radix Platycodi)*: 4g.

REN SHEN GE JIE SAN – Pó de *Ginseng-Gecko*.

- *Ge Jie (Gecko)*: 9g.
- *Zhi Gan Cao (Radix Glycyrrhizae uralensis preparata)*: 9g.
- *Ren Shen (Radix Ginseng)*: 6g.
- *Fu Ling (Poria)*: 6g.
- *Chuan Bei Mu (Bulbus Fritillariae cirrhosae)*: 6g.
- *Sang Bai Pi (Cortex Mori)*: 6g.
- *Xing Ren (Semen Armeniacae)*: 9g.
- *Zhi Mu (Rhizoma Anemarrhenae)*: 6g.

REN SHEN HU TAO TANG – Decocção de *Ginseng--Juglans*.

- *Ren Shen (Radix Ginseng)*: 4,5g.
- *Hu Tao Ren (Semen Juglandis)*: 5 peças.
- *Sheng Jiang (Rhizoma Zingiberis recens)*: 5 fatias.

REN SHEN YANG YING TANG – Decocção de *Ginseng* para Nutrir o *Qi* Nutritivo.

- *Ren Shen (Radix Ginseng)*: 9g.
- *Bai Zhu (Rhizoma Atractylodis macrocephalae)*: 9g.
- *Huang Qi (Radix Astragali)*: 9g.
- *Dang Gui (Radix Angelicae sinensis)*: 9g.
- *Bai Shao (Radix Paeoniae alba)*: 18g.
- *Shu Di Huang (Radix Rehmanniae preparata)*: 9g.
- *Rou Gui (Cortex Cinnamomi)*: 9g.

- *Wu Wei Zi (Fructus Schisandrae)*: 6g.
- *Yuan Zhi (Radix Polygalae)*: 4,5g.
- *Fu Ling (Poria)*: 6g.
- *Chen Pi (Pericarpium Citri reticulatae)*: 9g.
- *Zhi Gan Cao (Radix Glycyrrhizae uralensis preparata)*: 6g.

Variação de *REN SHEN YANG YING TANG* (Cap. 21, *Síndrome Dolorosa Obstrutiva do Tórax*, Deficiência do *Qi* e do *Yin*) – Variação da Decocção de *Ginseng* para Nutrir o *Qi* Nutritivo.

- *Ren Shen (Radix Ginseng)*: 9g.
- *Mai Men Dong (Radix Ophiopogonis)*: 9g.
- *Wu Wei Zi (Fructus Schisandrae)*: 6g.
- *Sheng Di Huang (Radix Rehmanniae)*: 9g.
- *Dang Gui (Radix Angelicae sinensis)*: 6g.
- *Bai Shao (Radix Paeoniae alba)*: 6g.
- *Chen Pi (Pericarpium Citri reticulatae)*: 4,5g.
- *Gan Cao (Radix Glycyrrhizae uralensis)*: 3g.
- *Fu Ling (Poria)*: 6g.
- *Huang Qi (Radix Astragali)*: 12g.
- *Shan Yao (Rhizoma Dioscoreae)*: 9g.
- *Dan Shen (Radix Salviae miltiorrhizae)*: 6g.
- *Hong Hua (Flos Carthami tinctorii)*: 6g.

Variação de *REN SHEN YANG YING TANG* (Cap. 25, *Úlceras Bucais*, Estômago Deficiente e Frio) – Variação da Decocção de *Ginseng* para Nutrir o *Qi* Nutritivo.

- *Ren Shen (Radix Ginseng)*: 9g.
- *Bei Sha Shen (Radix Glehniae)*: 9g.
- *Huang Qi (Radix Astragali)*: 9g.
- *Bai Zhu (Rhizoma Atractylodis macrocephalae)*: 6g.
- *Jin Yin Hua (Flos Lonicerae japonicae)*: 6g.
- *Yin Yang Huo (Herba Epimidii)*: 6g.
- *Ju Hua (Flos Chrysanthemi)*: 6g.
- *Dan Shen (Radix Salviae milthiorrizae)*: 6g.
- *Chi Shao (Radix Paeoniae rubra)*: 6g.
- *Rou Gui (Cortex Cinnamomi)*: 3g.
- *Lu Jiao Shuang (Cornu Cervi degelatinatum)*: 6g.

ROU FU BAO YUAN TANG – Decocção de *Cinnamomum-Aconitum* para Preservar a Fonte.

- *Rou Gui (Cortex Cinnamomi)*: 1,5g.
- *Fu Zi (Radix Aconiti lateralis preparata)*: 3g.
- *Huang Qi (Radix Astragali)*: 6g.
- *Ren Shen (Radix Ginseng)*: 6g.
- *Zhi Gan Cao (Radix Glycyrrhizae uralensis preparata)*: 3g.

RUN CHANG WAN (de "*Pi Wei Lun*") – Pílula para Umedecer os Intestinos.

- *Da Huang (Radix et Rhizoma Rhei)*: 15g.
- *Dang Gui (Radix Angelicae sinensis)*: 15g.
- *Qiang Huo (Rhizoma seu Radix Notopterygii)*: 15g.
- *Tao Ren (Semen Persicae)*: 30g.
- *Huo Ma Ren (Semen Cannabis)*: 37,5g.

RUN CHANG WAN (de "*Sheng Shi Zun Sheng Shu*") – Pílula para Umedecer os Intestinos.

- *Sheng Di Huang* (*Radix Rehmanniae*): 30g.
- *Dang Gui* (*Radix Angelicae sinensis*): 9g.
- *Tao Ren* (*Semen Persicae*): 9g.
- *Huo Ma Ren* (*Semen Cannabis*): 15g.
- *Zhi Ke* (*Fructus Aurantii*): 9g.

Variação de *RUN CHANG WAN* (Cap. 30, *Obstipação*, Deficiência de *Yang*) – Variação da Pílula para Umedecer os Intestinos.

- *Dang Gui* (*Radix Angelicae sinensis*): 9g.
- *Sheng Di Huang* (*Radix Rehmanniae*): 12g.
- *Huo Ma Ren* (*Semen Cannabis*): 6g.
- *Tao Ren* (*Semen Persicae*): 4,5g.
- *Zhi Ke* (*Fructus Aurantii*): 6g.

SAN AO TANG – Decocção de Três Desataduras.

- *Ma Huang* (*Herba Ephedrae*): 6g.
- *Xing Ren* (*Semen Armeniacae*): 9g.
- *Zhi Gan Cao* (*Radix Glycyrrhizae uralensis preparata*): 3g.

SAN CAO TANG – Decocção dos Três "*Cao*".

- *Xia Ku Cao* (*Spica Prunellae*): 12g.
- *Long Dan Cao* (*Radix Gentianae*): 6g.
- *Yi Mu Cao* (*Herba Leonuri*): 9g.
- *Bai Shao* (*Radix Paeoniae alba*): 9g.
- *Gan Cao* (*Radix Glycyrrhizae uralensis*): 6g.

SAN FENG CHU SHI TANG – Decocção para Eliminar Umidade Dispersar Vento.

- *Huang Bo* (*Cortex Phellodendri*): 6g.
- *Cang Zhu* (*Rhizoma Atractylodis*): 6g.
- *Fang Feng* (*Radix Saposhnikoviae*): 6g.
- *Xi Xian Cao* (*Herba Siegesbeckiae*): 4g.
- *Cang Er Zi* (*Fructus Xanthii*): 4g.
- *Fu Ping* (*Herba Spirodelae*): 4g.
- *Bai Man Pi* (*Cortex Dictamni*): 6g.
- *She Chuang Zi* (*Fructus Cnidii*): 4g.

SAN JIA FU MAI TANG – Decocção das Três Carapaças para Restaurar o Pulso.

- *Zhi Gan Cao* (*Radix Glycyrrhizae uralensis preparata*): 18g.
- *Sheng Di Huang* (*Radix Rehmanniae*): 18g.
- *Bai Shao* (*Radix Paeoniae alba*): 18g.
- *Mai Men Dong* (*Tuber Ophiopogonis*): 15g.
- *Huo Ma Ren* (*Semen Cannabis*): 9g.
- *E Jiao* (*Colla Corii Asini*): 9g.
- *Mu Li* (*Concha Ostreae*): 15g.
- *Bie Jia* (*Carapax Amydae sinensis*): 24g.
- *Gui Ban* (*Plastrum Testudinis*): 30g.

SAN JIN PAI SHI TANG – Decocção de Três "*Jin*" para Eliminar Cálculo (Urinário).

- *Jin Qian Cao* (*Herba Lysymachiae seu Desmodii*): 15g.
- *Hai Jin Sha* (*Spora Lygodii*): 9g.
- *Ji Nei Jin* (*Endothelium Corneum Gigeriae Galli*): 6g.
- *Dong Kui Zi* (*Fructus Malvae*): 6g.
- *Shi Wei* (*Folium Pyrrosiae*): 6g.
- *Qu Mai* (*Herba Dianthi*): 6g.

Variação de *SAN JIN PAI SHI TANG* (Cap. 31, *Síndrome Urinária*, Síndrome Urinária por Turbidez) – Variação da Decocção de Três "*Jin*" para Eliminar Cálculo (Urinário).

- *Jin Qian Cao* (*Herba Lysymachiae seu Desmodii*): 15g.
- *Hai Jin Sha* (*Spora Lygodii*): 9g.
- *Ji Nei Jin* (*Endothelium Corneum Gigeriae Galli*): 6g.
- *Dong Kui Zi* (*Fructus Malvae*): 6g.
- *Shi Wei* (*Folium Pyrrosiae*): 6g.
- *Qu Mai* (*Herba Dianthi*): 6g.
- *Che Qian Zi* (*Semen Plantaginis*): 6g.
- *Tong Tian Cao* (Herba Heleocharis dulcis): 6g.
- *Liu Yi San* (*Hua Shi* [*Talcum*] e *Gan Cao* [*Radix Glycyrrhizae uralensis*]): 18g.

SAN MIAO SAN – Pó dos Três Maravilhosos.

- *Cang Zhu* (*Rhizoma Atractylodis*): 15g.
- *Huang Bo* (*Cortex Phellodendri*): 12g.
- *Niu Xi* (*Radix Achyranthis bidentatae*): 6g.

SAN ZI YANG QIN TANG – Decocção das Três Sementes para Nutrir os Pais.

- *Su Zi* (*Fructus Perillae*): 9g.
- *Bai Jie Zi* (*Semen Sinapis albae*): 6g.
- *Lai Fu Zi* (*Semen Raphani*): 9g.

SANG BAI PI TANG – Decocção de *Cortex Mori*.

- *Sang Bai Pi* (*Cortex Mori*): 9g.
- *Huang Qin* (*Radix Scutellariae*): 6g.
- *Huang Lian* (*Rhizoma Coptidis*): 3g.
- *Shan Zhi Zi* (*Fructus Gardeniae*): 4g.
- *Chuan Bei Mu* (*Bulbus Fritillariae cirrhosae*): 4g.
- *Xing Ren* (*Semen Armeniacae*): 6g.
- *Su Zi* (*Fructus Perillae*): 6g.
- *Ban Xia* (*Rhizoma Pinelliae preparatum*): 6g.

SANG JU YIN – Decocção de *Morus-Chrysanthemum*.

- *Sang Ye* (*Folium Mori*): 6g.
- *Ju Hua* (*Flos Chrysanthemi*): 3g.
- *Bo He* (*Herba Menthae haplocalycis*): 3g.
- *Xing Ren* (*Semen Armeniacae*): 6g.
- *Jie Geng* (*Radix Platycodi*): 6g.
- *Lian Qiao* (*Fructus Forsythiae*): 6g.
- *Lu Gen* (*Rhizoma Phragmitis*): 6g.
- *Gan Cao* (*Radix Glycyrrhizae uralensis*): 3g.

1142 Prescrições

Variação de *SANG JU YIN* (Cap. 8, *Tosse*, Invasão de Vento-Calor) – Variação da Decocção de *Morus-Chrysanthemum*.

- *Sang Ye* (*Folium Mori*): 6g.
- *Ju Hua* (*Flos Chrysanthemi*): 3g.
- *Bo He* (*Herba Menthae haplocalycis*): 3g.
- *Xing Ren* (*Semen Armeniacae*): 6g.
- *Jie Geng* (*Radix Platycodi*): 6g.
- *Lian Qiao* (*Fructus Forsythiae*): 6g.
- *Niu Bang Zi* (*Fructus Arctii*): 6g.
- *Qian Hu* (*Radix Peucedani*): 6g.
- *Gan Cao* (*Radix Glycyrrhizae uralensis*): 3g.

SANG PIAO XIAO SAN – Pó de *Ootheca Mantidis*.

- *Sang Piao Xiao* (*Ootheca Mantidis*): 9g.
- *Long Gu* (*Mastodi Ossis fossilia*): 15g.
- *Gui Ban* (*Plastrum Testudinis*): 15g.
- *Dang Gui* (*Radix Angelicae sinensis*): 9g.
- *Ren Shen* (*Radix Ginseng*): 9g.
- *Fu Shen* (*Sclerotium Poriae paradicis*): 6g.
- *Yuan Zhi* (*Radix Polygalae*): 6g.
- *Shi Chang Pu* (*Rhizoma Acori tatarinowii*): 6g.

SANG XING TANG – Decocção de *Morus-Prunus*.

- *Sang Ye* (*Folium Mori*): 9g.
- *Xing Ren* (*Semen Armeniacae*): 9g.
- *Dan Dou Chi* (*Semen Sojae praeparatum*): 9g.
- *Shan Zhi Zi* (*Fructus Gardeniae*): 6g.
- *Zhe Bei Mu* (*Bulbus Fritillariae thunbergii*): 6g.
- *Nan Sha Shen* (*Radix Adenophorae*): 6g.
- *Li Pi* (*Pericarpium Fructi Pyri*): 6g.

SHA SHEN MAI DONG TANG – Decocção de *Glehnia-Ophiopogon*.

- *Bei Sha Shen* (*Radix Glehniae*): 9g.
- *Mai Men Dong* (*Radix Ophiopogonis*): 9g.
- *Yu Zhu* (*Rhizoma Polygonati odorati*): 6g.
- *Tian Hua Fen* (*Radix Trichosanthis*): 4,5g.
- *Sang Ye* (*Folium Mori*): 4,5g.
- *Bian Dou* (*Semen Dolichoris lablab*): 4,5g.
- *Gan Cao* (*Radix Glycyrrhizae uralensis*): 3g.

SHAO FU ZHU YU TANG – Decocção para Eliminar Estagnação da Região Inferior do Abdômen.

- *Xiao Hui Xiang* (*Fructus Foeniculi*): 6g.
- *Gan Jiang* (*Rhizoma Zingiberis*): 2g.
- *Rou Gui* (*Cortex Cinnamomi*): 1,5g.
- *Yan Hu Suo* (*Rhizoma Corydalis*): 6g.
- *Mo Yao* (*Myrrha*): 6g.
- *Pu Huang* (*Pollen Typhae*): 6g.
- *Wu Ling Zhi* (*Excrementum Trogopteri*): 4,5g.
- *Dang Gui* (*Radix Angelicae sinensis*): 9g.
- *Chuan Xiong* (*Rhizoma Chuanxiong*): 4,5g.
- *Chi Shao Yao* (*Radix Paeoniae rubrae*): 6g.

Variação de *SHAO FU ZHU YU TANG* (Cap. 46, *Sangramento*, Sangue na Urina, Estagnação de *Qi* e Sangue) – Variação da Decocção para Eliminar Estagnação da Região Inferior do Abdômen.

- *Xiao Hui Xiang* (*Fructus Foeniculi*): 6g.
- *Gan Jiang* (*Rhizoma Zingiberis*): 2g.
- *Rou Gui* (*Cortex Cinnamomi*): 1,5g.
- *Yan Hu Suo* (*Rhizoma Corydalis*): 6g.
- *Mo Yao* (*Myrrha*): 6g.
- *Pu Huang* (*Pollen Typhae*): 6g.
- *Wu Ling Zhi* (*Excrementum Trogopteri*): 4,5g.
- *Dang Gui* (*Radix Angelicae sinensis*): 9g.
- *Chuan Xiong* (*Rhizoma Chuanxiong*): 4,5g.
- *Chi Shao* (*Radix Paeoniae rubrae*): 6g.
- *San Qi* (*Radix Notoginseng*): 6g.
- *Qian Cao Gen* (*Radix Rubiae*): 6g.

SHAO YAO GAN CAO TANG JIA WEI – Decocção Aumentada de *Paeonia-Glycyrrhiza*.

- *Bai Shao* (*Radix Paeoniae alba*): 9g.
- *Zhi Gan Cao* (*Radix Glycyrrhizae uralensis preparata*): 6g.
- *Dang Gui* (*Radix Angelicae sinensis*): 9g.
- *Shu Di Huang* (*Radix Rehmanniae preparata*): 9g.
- *Huang Jing* (*Rhizoma Polygonati*): 6g.
- *Shan Zhu Yu* (*Fructus Corni*): 6g.
- *Wu Wei Zi* (*Fructus Schisandrae*): 4,5g.
- *Gou Qi Zi* (*Fructus Lycii chinensis*): 6g.

SHAO YAO TANG – Decocção de *Paeonia*.

- *Bai Shao* (*Radix Paeoniae alba*): 20g.
- *Dang Gui* (*Radix Angelicae sinensis*): 9g.
- *Zhi Gan Cao* (*Radix Glycyrrhizae uralensis preparata*): 5g.
- *Huang Lian* (*Rhizoma Coptidis*): 5g.
- *Huang Qin* (*Radix Scutellariae*): 9g.
- *Da Huang* (*Radix et Rhizoma Rhei*): 9g.
- *Mu Xiang* (*Radix Aucklandiae*): 5g.
- *Bing Lang* (*Semen Arecae*): 5g.
- *Rou Gui* (*Cortex Cinnamomi*): 2g.

SHE GAN MA HUANG TANG – Decocção de *Belamcanda-Ephedra*.

- *She Gan* (*Rhizoma Belamcandae*): 6g.
- *Ma Huang* (*Herba Ephedrae*): 9g.
- *Gan Jiang* (*Rhizoma Zingiberis*): 3g.
- *Xi Xin* (*Herba Asari*): 3g.
- *Ban Xia* (*Rhizoma Pinelliae preparatum*): 9g.
- *Zi Wan* (*Radix Asteris*): 6g.
- *Kuan Dong Hua* (*Flos Farfarae*): 6g.
- *Gan Cao* (*Radix Glycyrrhizae uralensis*): 3g.
- *Wu Wei Zi* (*Fructus Schisandrae*): 3g.
- *Da Zao* (*Fructus Jujubae*): 3 tâmaras.

SHEN FU TANG – Decocção de *Ginseng-Aconitum*.

- *Ren Shen* (*Radix Ginseng*): 9g.
- *Fu Zi* (*Radix Aconiti lateralis preparata*): 6g.

SHEN LING BAI ZHU SAN – Pó de *Ginseng-Poria--Atractylodes*.

- *Ren Shen* (*Radix Ginseng*): 6g.
- *Bai Zhu* (*Rhizoma Atractylodis macrocephalae*): 9g.
- *Fu Ling* (*Poria*): 12g.
- *Zhi Gan Cao* (*Radix Glycyrrhizae uralensis preparata*): 6g.
- *Bian Dou* (*Semen Dolichoris lablab*): 12g.
- *Shan Yao* (*Rhizoma Dioscoreae*): 12g.
- *Lian Zi* (*Semen Nelumbinis*): 12g.
- *Sha Ren* (*Fructus Amomi*): 4,5g.
- *Yi Yi Ren* (*Semen Coicis*): 10g.
- *Jie Geng* (*Radix Platycodi*): 6g.

SHEN QI DI HUANG TANG – Decocção de *Pseudostellaria-Astragalus-Rehmannia*.

- *Tai Zi Shen* (*Radix Pseudostellariae*): 9g.
- *Huang Qi* (*Radix Astragali*): 9g.
- *Shu Di Huang* (*Radix Rehmanniae preparata*): 24g.
- *Shan Zhu Yu* (*Fructus Corni*): 12g.
- *Shan Yao* (*Rhizoma Dioscoreae*): 12g.
- *Ze Xie* (*Rhizoma Alismatis*): 9g.
- *Mu Dan Pi* (*Cortex Moutan*): 9g.
- *Fu Ling* (*Poria*): 9g.

Variação de *SHEN QI DI HUANG TANG* segundo o Dr. Liu Hong Wei (Cap. 19, *Hipertensão*) – Variação da Decocção de *Pseudostellaria-Astragalus-Rehmannia*.

- *Tai Zi Shen* (*Radix Pseudostellariae*): 9g.
- *Huang Qi* (*Radix Astragali*): 9g.
- *Sheng Di Huang* (*Radix Rehmanniae*): 12g.
- *Shan Yao* (*Rhizoma Dioscoreae*): 12g.
- *Ze Xie* (*Rhizoma Alismatis*): 9g.
- *Fu Ling* (*Poria*): 9g.
- *Sang Ji Sheng* (*Herba Taxilli*): 6g.
- *Chuan Niu Xi* (*Radix Cyathulae*): 6g.
- *Yi Mu Cao* (*Herba Leonuri*): 6g.
- *Shi Wei* (*Follium Pyrrosiae*): 6g.
- *Dan Shen* (*Radix Salviae miltiorrhizae*): 6g.
- *Che Qian Zi* (*Semen Plantaginis*): 6g.
- *Sang Ye* (*Folium Mori*): 6g.
- *Tian Ma* (*Rhizoma Gastrodiae*): 6g.

SHEN QI WAN – Pílula do *Qi* do Rim.

- *Fu Zi* (*Radix Aconiti lateralis preparata*): 3g.
- *Gui Zhi* (*Ramulus Cinnamomi cassiae*): 3g.
- *Shu Di Huang* (*Radix Rehmanniae preparata*): 24g.
- *Shan Zhu Yu* (*Fructus Corni*): 12g.
- *Shan Yao* (*Rhizoma Dioscoreae*): 12g.
- *Ze Xie* (*Rhizoma Alismatis*): 9g.
- *Mu Dan Pi* (*Cortex Moutan*): 9g.

- *Fu Ling* (*Poria*): 9g.
- *Chuan Niu Xi* (*Radix Cyathulae*): 6g.
- *Che Qian Zi* (*Semen Mantaginis*): 6g.

SHEN SHI TANG – Decocção para Drenar Umidade.

- *Cang Zhu* (*Rhizoma Atractylodis*): 6g.
- *Fu Ling* (*Poria*): 9g.
- *Bai Zhu* (*Rhizoma Atractylodis macrocephalae*): 6g.
- *Gan Jiang* (*Rhizoma Zingiberis*): 4,5g.
- *Gan Cao* (*Radix Glycyrrhizae uralensis*): 3g.
- *Chen Pi* (*Pericarpium Citri reticulatae*): 4,5g.
- *Ding Xiang* (*Flos Caryophilli*): 6g.

Variação de *SHEN SHI TANG* (Cap. 39, *Dor na Parte Inferior das Costas e Ciática*, Invasão Externa de Frio e Umidade) – Variação da Decocção para Drenar Umidade.

- *Cang Zhu* (*Rhizoma Atractylodis*): 6g.
- *Fu Ling* (*Poria*): 9g.
- *Bai Zhu* (*Rhizoma Atractylodis macrocephalae*): 6g.
- *Gan Jiang* (*Rhizoma Zingiberis*): 4,5g.
- *Gan Cao* (*Radix Glycyrrhizae uralensis*): 3g.
- *Chen Pi* (*Pericarpium Citri reticulatae*): 4,5g.
- *Ding Xiang* (*Flos Caryophilli*): 6g.
- *Ma Huang* (*Herba Ephedrae*): 3g.
- *Bai Zhi* (*Radix Angelicae dahuricae*): 6g.
- *Rou Gui* (*Cortex Cinnamomi*): 3g.

SHEN SU YIN – Decocção de *Ginseng-Perilla*.

- *Ren Shen* (*Radix Ginseng*): 9g.
- *Zi Su Ye* (*Folium Perillae*): 3g.
- *Ge Gen* (*Radix Puerariae*): 9g.
- *Qian Hu* (*Radix Peucedani*): 3g.
- *Ban Xia* (*Rhizoma Pinelliae preparatum*): 6g.
- *Fu Ling* (*Poria*): 9g.
- *Chen Pi* (*Pericarpium Citri reticulatae*): 3g.
- *Zhi Ke* (*Fructus Aurantii*): 6g.
- *Jie Geng* (*Radix Platycodi*): 6g.
- *Zhi Gan Cao* (*Radix Glilcyrrhizae uralensis preparata*): 3g.
- *Sheng Jiang* (*Rhizoma Zingiberis recens*): 3g.
- *Da Zao* (*Fructus Jujubae*): 4 tâmaras.

SHEN TONG ZHU YU TANG – Decocção para Eliminar Dor Corporal da Estagnação.

- *Dang Gui* (*Radix Angelicae sinensis*): 9g.
- *Chuan Xiong* (*Rhizoma Chuanxiong*): 6g.
- *Tao Ren* (*Semen Persicae*): 9g.
- *Hong Hua* (*Flos Carthami tinctorii*): 9g.
- *Mo Yao* (*Myrrha*): 6g.
- *Wu Ling Zhi* (*Excrementum Trogopteri*): 6g.
- *Xiang Fu* (*Rhizoma Cyperi*): 3g.
- *Chuan Niu Xi* (*Radix Cyathulae*): 9g.
- *Di Long* (*Pheretima*): 6g.
- *Qin Jiao* (*Radix Gentianae macrophyllae*): 3g.
- *Qiang Huo* (*Rhizoma seu Radix Notopterygii*): 3g.
- *Gan Cao* (*Radix Glycyrrhizae uralensis*): 3g.

Prescrições

Variação de *SHEN TONG ZHU YU TANG* (Cap. 39, *Dor na Parte Inferior das Costas e Ciática*, Estagnação de *Qi* e Sangue) – Variação da Decocção para Eliminar Dor Corporal da Estagnação.

- *Dang Gui (Radix Angelicae sinensis)*: 9g.
- *Chuan Xiong (Radix Chuanxiong)*: 6g.
- *Tao Ren (Semen Persicae)*: 9g.
- *Hong Hua (Flos Carthami tinctorii)*: 9g.
- *Mo Yao (Myrrha)*: 6g.
- *Wu Ling Zhi (Excrementum Trogopteri)*: 6g.
- *Xiang Fu (Rhizoma Cyperi)*: 3g.
- *Niu Xi (Radix Achyranthis bidentatae seu Cyathulae)*: 9g.
- *Di Long (Pheretima Aspergillum)*: 6g.
- *Gan Cao (Radix Glycyrrhizae uralensis)*: 3g.

SHEN ZHAO TANG – Decocção para Aquecer o Rim.

- *Gui Zhi (Ramulus Cinnamomi cassiae)*: 9g.
- *Bai Zhu (Rhizoma Atractylodis macrocephalae)*: 6g.
- *Fu Ling (Poria)*: 9g.
- *Gan Cao (Radix Glycyrrhizae uralensis)*: 3g.
- *Ze Xie (Rhizoma Alismatis)*: 9g.
- *Huai Niu Xi (Radix Achyranthis bidentatae)*: 6g.
- *Gan Jiang (Rhizoma Zingiberis)*: 3g.
- *Du Zhong (Cortex Eucommiae ulmoidis)*: 9g.

SHENG JIN SAN – Pó do Metal Vitorioso.

- *Gui Zhi (Ramulus Cinnamomi cassiae)*: 6g.
- *Yan Hu Suo (Rhizoma Corydalis)*: 9g.
- *Wu Ling Zhi (Excrementum Trogopteri)*: 6g.
- *Dang Gui (Radix Angelicae sinensis)*: 9g.

SHENG MAI SAN – Pó para Gerar o Pulso.

- *Ren Shen (Radix Ginseng)*: 9g.
- *Mai Men Dong (Radix Ophiopogonis)*: 9g.
- *Wu Wei Zi (Fructus Schisandrae)*: 3g.

SHENG TIE LUO YIN – Decocção de *Frusta Ferri*.

- *Sheng Tie Luo (Frusta Ferri)*: 60g.
- *Dan Nan Xing (Rhizoma Arisaematis preparatum)*: 9g.
- *Zhe Bei Mu (Bulbus Fritillariae thunbergii)*: 9g.
- *Xuan Shen (Radix Scrophulariae)*: 9g.
- *Tian Men Dong (Radix Asparagi)*: 9g.
- *Mai Men Dong (Radix Ophiopogonis)*: 9g.
- *Lian Qiao (Fructus Forsythiae)*: 9g.
- *Dan Shen (Radix Salviae miltiorrhizae)*: 12g.
- *Fu Ling (Poria)*: 12g.
- *Chen Pi (Pericarpium Citri reticulatae)*: 6g.
- *Shi Chuang Pu (Rhizoma Acori tatarinowii)*: 6g.
- *Yuan Zhi (Radix Polygalae)*: 6g.
- *Zhu Sha (Cinnabaris)*: 1,8g.

SHENG YANG YI WEI TANG – Decocção para Aumentar o *Yang* e Beneficiar o Estômago.

- *Huang Qi (Radix Astragali)*: 9g.
- *Ren Shen (Radix Ginseng)*: 9g.

- *Bai Zhu (Rhizoma Atractylodis macrocephalae)*: 6g.
- *Ban Xia (Rhizoma Pinelliae preparatum)*: 6g.
- *Zhi Gan Cao (Radix Glycyrrhizae uralensis preparata)*: 3g.
- *Du Huo (Radix Angelicae pubescentis)*: 6g.
- *Fang Feng (Radix Saposhnikoviae)*: 6g.
- *Bai Shao (Radix Paeoniae alba)*: 6g.
- *Qiang Huo (Rhizoma seu Radix Notopterygii)*: 6g.
- *Chen Pi (Pericarpium Citri reticulatae)*: 3g.
- *Fu Ling (Poria)*: 6g.
- *Ze Xie (Rhizoma Alismatis)*: 6g.
- *Chai Hu (Radix Bupleuri)*: 3g.
- *Huang Lian (Rhizoma Coptidis)*: 3g.
- *Sheng Jiang (Rhizoma Zingiberis recens)*: 6g.
- *Da Zao (Fructus Jujubae)*: 6g.

SHENG YU TANG – Decocção do Sábio para Cicatrização.

- *Ren Shen (Radix Ginseng)*: 12g.
- *Huang Qi (Radix Astragali)*: 18g.
- *Dang Gui (Radix Angelicae sinensis)*: 15g.
- *Chuan Xiong (Rhizoma Chuanxiong)*: 8g.
- *Shu Di Huang (Radix Rehmanniae preparata)*: 18g.
- *Bai Shao (Radix Paeoniae alba)*: 12g.

SHI BU WAN – Pílula de Dez Tonificações.

- *Fu Zi (Radix Aconiti lateralis preparata)*: 3g.
- *Gui Zhi (Ramulus Cinnamomi cassiae)*: 3g.
- *Shu Di Huang (Radix Rehmanniae preparata)*: 24g.
- *Shan Zhu Yu (Fructus Corni officinalis)*: 12g.
- *Shan Yao (Radix Dioscoreae oppositae)*: 12g.
- *Ze Xie (Rhizoma Alismatis orientalis)*: 9g.
- *Mu Dan Pi (Cortex Moutan radicis)*: 9g.
- *Fu Ling (Poria)*: 9g.
- *Lu Rong (Cornu Cervi parvum)*: 6g.
- *Wu Wei Zi (Fructus Schisandrae chinensis)*: 6g.

SHI PI YIN – Decocção para Fortalecer o Baço.

- *Fu Zi (Radix Aconiti lateralis preparata)*: 6g.
- *Gan Jiang (Rhizoma Zingiberis)*: 6g.
- *Fu Ling (Poria)*: 6g.
- *Mu Gua (Fructus Chaenomelis)*: 6g.
- *Bai Zhu (Rhizoma Atractylodis macrocephalae)*: 6g.
- *Hou Po (Cortex Magnoliae officinalis)*: 6g.
- *Mu Xiang (Radix Aucklandiae)*: 6g.
- *Da Fu Pi (Pericarpium Arecae)*: 6g.
- *Cao Guo (Fructus Tsaoko)*: 6g.
- *Zhi Gan Cao (Radix Glycyrrhizae uralensis preparata)*: 3g.

SHI QUAN DA BU TANG – Decocção das Dez Grandes Tonificações Completas.

- *Ba Zhen Tang* (Decocção das Oito Preciosidades).

Mais:

- *Huang Qi (Radix Astragali)*: 8g.
- *Rou Gui (Cortex Cinnamomi)*: 4g.

Variação de *SHI QUAN DA BU TANG* (Cap. 18, *Bócio*, Hipotireoidismo, Deficiência de *Qi* e Sangue) – Variação da Decocção das Dez Grandes Tonificações Completas.

- *Dang Shen* (*Radix Codonopsis*): 10g.
- *Bai Zhu* (*Rhizoma Atractylodis macrocephalae*): 6g.
- *Fu Ling* (*Poria*): 6g.
- *Zhi Gan Cao* (*Radix Glycyrrhizae uralensis preparata*): 3g.
- *Shu Di Huang* (*Radix Rehmanniae preparata*): 6g.
- *Bai Shao* (*Radix Paeoniae alba*): 6g.
- *Dang Gui* (*Radix Angelicae sinensis*): 6g.
- *Chuan Xiong* (*Rhizoma Chuanxiongi*): 6g.
- *Huang Qi* (*Radix Astragali*): 6g.
- *Rou Gui* (*Cortex Cinnamomi*): 3g.
- *Dan Shen* (*Radix Salviae milthiorrizae*): 6g.
- *Sha Ren* (*Fructus Amomi*): 6g.
- *Shan Yao* (*Rhizoma Dioscoreae*): 6g.

SHI WEI SAN – Pó de *Pyrrosia*.

- *Shi Wei* (*Folium Pyrrosiae*): 9g.
- *Dong Kui Zi* (*Fructus Malvae*): 6g.
- *Qu Mai* (*Herba Dianthi*): 6g.
- *Che Qian Zi* (*Semen Plantaginis*): 6g.
- *Hua Shi* (*Talcum*): 6g.

SHI WEI WEN DAN TANG – Decocção dos Dez Ingredientes para Aquecer a Vesícula Biliar.

- *Ban Xia* (*Rhizoma Pinelliae preparatum*): 6g.
- *Chen Pi* (*Pericarpium Citri reticulatae*): 6g.
- *Fu Ling* (*Poria*): 4,5g.
- *Zhi Shi* (*Fructus Aurantii immaturus*): 6g.
- *Ren Shen* (*Radix Ginseng*): 3g.
- *Shu Di Huang* (*Radix Rehmanniae preparata*): 9g.
- *Suan Zao Ren* (*Semen Ziziphi spinosae*): 3g.
- *Yuan Zhi* (*Radix Polygalae*): 3g.
- *Zhi Gan Cao* (*Radix Glycyrrizae uralensis preparata*): 1,5g.
- *Sheng Jiang* (*Rhizoma Zingiberis recens*): 5 fatias.
- *Hong Zao* (*Fructus Jujubae*): 1 tâmara.

Variação de *SHI WEI WEN DAN TANG* (Cap. 13, *Depressão*, Estagnação do *Qi* com Fleuma) – Variação da Decocção dos Dez Ingredientes para Aquecer a Vesícula Biliar.

- *Chen Pi* (*Pericarpium Citri reticulatae*): 3g.
- *Ban Xia* (*Rhizoma Pinelliae preparatum*): 9g.
- *Fu Ling* (*Poria*): 9g.
- *Zhi Ke* (*Fructus Aurantii*): 6g.
- *Qian Hu* (*Radix Peucedani*): 6g.
- *Zhu Ru* (*Cardis Bambusae in Taeniam*): 6g.
- *Gan Cao* (*Radix Glycyrrhizae uralensis*): 3g.
- *Yuan Zhi* (*Radix Polygalae*): 6g.
- *Shi Chang Pu* (*Rhizoma Acori tatarinowii*): 6g.
- *Yu Jin* (*Radix Curcumae*): 6g.
- *Gua Lou* (*Fructus Trichosanthis*): 6g.
- *Dan Nan Xing* (*Rhizoma Arisaematis preparatum*): 6g.

- *Shan Zhi Zi* (*Fructus Gardeniae*): 6g.
- *He Huan Pi* (*Cortex Albiziae*): 6g.

SHI XIAO SAN – Pó para Desatar a Rir.

- *Pu Huang* (*Pollen Typhae*): 9g.
- *Wu Ling Zhi* (*Excrementum Trogopteri*): 9g.

SHI YU TANG – Decocção da Estagnação de Umidade.

- *Cang Zhu* (*Rhizoma Atractylodis*): 9g.
- *Bai Zhu* (*Rhizoma Atractylodis macrocephalae*): 9g.
- *Xiang Fu* (*Rhizoma Cyperi*): 6g.
- *Chen Pi* (*Pericarpium Citri reticulatae*): 3g.
- *Qiang Huo* (*Rhizoma seu Radix Notopterygii*): 3g.
- *Du Huo* (*Radix Angelicae pubescentis*): 6g.
- *Chuan Xiong* (*Rhizoma Chuanxiong*): 6g.
- *Ban Xia* (*Rhizoma Pinelliae preparatum*): 6g.
- *Hou Po* (*Cortex Magnoliae officinalis*): 6g.
- *Fu Ling* (*Poria*): 6g.
- *Sheng Jiang* (*Rhizoma Zingiberis recens*): 3 fatias.
- *Gan Cao* (*Radix Glycyrriizae uralensis*): 3g.

SHI YU TANG – Decocção da Estagnação de Alimentos.

- *Cang Zhu* (*Rhizoma Atractylodis*): 9g.
- *Hou Po* (*Cortex Magnoliae officinalis*): 6g.
- *Chuan Xiong* (*Rhizoma Chuanxiong*): 6g.
- *Chen Pi* (*Pericarpium Citri reticulatae*): 3g.
- *Shen Qu* (*Massa medicata fermentata*): 6g.
- *Shan Zhi Zi* (*Fructus Gardeniae*): 6g.
- *Zhi Ke* (*Fructus Aurantii*): 6g.
- *Zhi Gan Cao* (*Radix Glycyrrhizae uralensis preparata*): 3g.
- *Xiang Fu* (*Rhizoma Cyperi*): 6g.
- *Shan Ren* (*Fructus Amomi*): 3g.

SHOU NIAN SAN – Pó Selecionando a Mão.

- *Yan Hu Suo* (*Rhizoma Corydalis*): 9g.
- *Wu Ling Zhi* (*Excrementum Trogopteri*): 6g.
- *Cao Guo* (*Fructus Tsaoko*): 6g.
- *Mo Yao* (*Myrrha*): 6g.

SHOU NIAN WAN – Pílula Selecionando a Mão.

- *Wu Ling Zhi* (*Excrementum Trogopteri*): 6g.
- *E Zhu* (*Rhizoma Curcumae*): 6g.
- *Mu Xiang* (*Radix Aucklandiae*): 3g.
- *Dang Gui* (*Radix Angelicae sinensis*): 9g.

SHU GAN SAN JIE FANG – Fórmula para Suavizar Fígado e Dispersar Estagnação.

- *Chai Hu* (*Radix Bupleuri*): 6g.
- *Dan Shen* (*Radix Salviae milthiorrizae*): 6g.
- *Chi Shao* (*Radix Paeoniae rubra*): 6g.
- *Dang Gui* (*Radix Angelicae sinensis*): 6g.
- *Chuan Niu Xi* (*Radix Cyathulae*): 6g.
- *Mu Li* (*Concha Ostreae*): 9g

1146 Prescrições

- *Xuan Shen (Radix Scrophulariae)*: 6g.
- *Zhe Bei Mu (Bulbus Fritillariae thunbergii)*: 6g.
- *Xia Ku Cao (Spica Prunellae)*: 6g.
- *Hai Zao (Herba Sargassi)*: 6g.
- *Kun Bu (Thallus Eckloniae)*: 6g.
- *Hai Fu Shi (Pumice)*: 6g.

SHU GAN TIAO XUE TANG – Decocção para Tranquilizar o Fígado e Regular o Sangue.

- *Chai Hu (Radix Bupleuri)*: 10g.
- *Xiang Fu (Rhizoma Cyperi)*: 10g.
- *Yu Jin (Radix Curcumae)*: 10g.
- *Su Geng (Caulis Perillae)*: 10g.
- *Chuan Xiong (Rhizoma Chuanxiong)*: 10g.
- *Dang Gui (Radix Angelicae sinensis)*: 10g.
- *Bai Shao (Radix Paeoniae alba)*: 10g.
- *Bo He (Herba Menthae haplocalycis)*: 6g.

SHU JIN TANG – Decocção para Relaxar Tendões.

- *Qiang Huo (Rhizoma seu Radix Notopterygii)*: 6g.
- *Hai Tong Pi (Cortex Erythrinae)*: 6g.
- *Jiang Huang (Rhizoma Curcumae longae)*: 6g.
- *Dang Gui (Radix Angelicae sinensis)*: 6g.
- *Chi Shao (Radix Paeoniae rubra)*: 6g.
- *Gan Cao (Radix Glycyrrhizae uralensis)*: 3g.
- *Bai Zhu (Rhizoma Atractylodis macrocephalae)*: 6g.

SHU ZAO YIN ZI – Decocção de Dragagem e Escavação.

- *Shang Lu (Radix Phytolaccae)*: 6g.
- *Qiang Huo (Rhizoma seu Radix Notopterygii)*: 6g.
- *Qin Jiao (Radix Gentianae macrophyllae)*: 6g.
- *Da Fu Pi (Pericarpium Arecae)*: 6g.
- *Fu Ling Pi (Cutis Poriae)*: 6g.
- *Sheng Jiang Pi (Cortex Rhizomae Zingiberis recens)*: 6g.
- *Ze Xie (Rhizoma Alismatis)*: 6g.
- *Mu Tong (Caulis Akebiae)*: 3g.
- *Jiao Mu (Semen Zanthoxyli)*: 1,5g.
- *Chi Xiao Dou (Semen Phaseoli)*: 6g.
- *Bing Lang (Semen Arecae)*: 6g.

SHUANG HU TONG GUAN WAN – Pílula dos Duplos "*Hu*" para Abrir os Tubos.

- *Hu Po (Succinum)*: 1g.
- *Hu Zhang (Rhizoma Polygoni cuspidati)*: 1g.
- *Da Huang (Radix et Rhizoma Rhei)*: 1g.
- *Dang Gui (Wei) (Radix Angelicae sinensis)* – cauda: 1g.
- *Tao Ren (Semen Persicae)*: 1g.
- *Shi Wei (Folium Pyrrosiae)*: 1g.
- *Hai Jin Sha (Spora Lygodii)*: 1,5g.
- *Tu Bie Chong (Eupolyphaga seu Steleophaga)*: 2g.

SHUI NIU JIAO DI HUANG TANG – Decocção de Cornu Bubali-Rehmannia.

- *Shui Niu Jiao (Cornu Bubali)*: 30g.
- *Sheng Di Huang (Radix Rehmanniae)*: 30g.

- *Chi Shao (Radix Paeoniae rubra)*: 12g.
- *Mu Dan Pi (Cortex Moutan)*: 9g.

SHUI NIU JIAO SAN – Decocção de *Cornu Bubali*.

- *Sheng Di Huang (Radix Rehmanniae)*: 9g.
- *Shui Niu Jiao (Cornu Bubali)*: 12g.
- *Xuan Shen (Radix Scrophulariae)*: 6g.
- *Mai Men Dong (Radix Ophiopogonis)*: 6g.
- *Fang Ji (Radix Stephaniae tetrandrae)*: 6g.
- *Jiang Huang (Rhizoma Curcumae longae)*: 6g.
- *Qin Jiao (Radix Gentianae macrophyllae)*: 6g.
- *Hai Tong Pi (Cortex Erythrinae)*: 3g.

SHUN QI DAO TAN TANG – Decocção para Retificar o *Qi* e Resolver Fleuma.

- *Chen Pi (Pericarpium Citri reticulatae)*: 3g.
- *Fu Ling (Poria)*: 3g.
- *Ban Xia (Rhizoma Pinelliae preparatum)*: 6g.
- *Gan Cao (Radix Glycyrrhizae uralensis)*: 1,5g.
- *Dan Nan Xing (Rhizoma Arisaematis preparatum)*: 6g.
- *Mu Xiang (Radix Aucklandiae)*: 3g.
- *Xiang Fu (Rhizoma Cyperi)*: 6g.
- *Zhi Shi (Fructus Aurantii immaturus)*: 6g.

Variação de *SHUN QI DAO TAN TANG* (Cap. 13, *Depressão*, Estagnação do *Qi* com Fleuma) – Variação da Decocção para Retificar o *Qi* e Resolver Fleuma.

- *Chen Pi (Pericarpium Citri reticulatae)*: 3g.
- *Fu Ling (Poria)*: 3g.
- *Ban Xia (Rhizoma Pinelliae preparatum)*: 6g.
- *Gan Cao (Radix Glycyrrhizae uralensis)*: 1,5g.
- *Dan Nan Xing (Rhizoma Arisaematis preparatum)*: 6g.
- *Mu Xiang (Radix Aucklandiae)*: 3g.
- *Xiang Fu (Rhizoma Cyperi)*: 6g.
- *Zhi Shi (Fructus Aurantii immaturus)*: 6g.
- *Shi Chang Pu (Rhizoma Acori tatarinowii)*: 6g.
- *Yuan Zhi (Radix Polygalae)*: 9g.

Variação de *SI HAI JIE YU TANG* segundo o Dr. Chen Ze Lin (Cap. 18, *Bócio*, Hipertireoidismo, Revisão da Literatura Chinesa) – Variação da Decocção dos Quatro Mares para Eliminar Estagnação.

- *Chai Hu (Radix Bupleuri)*: 6g.
- *Xiang Fu (Rhizoma Cyperi)*: 9g.
- *Zhi Ke (Fructus Aurantii)*: 9g.
- *Chen Pi (Pericarpium Citri reticulatae)*: 3g.
- *Kun Bu (Thallus Eckloniae)*: 6g.
- *Hai Zao (Sargassum)*: 6g.
- *Hai Piao Xiao (Endoconcha Sepiae)*: 6g.
- *Hai Ge Ke (Concha Meretricis seu Cyclinae)*: 9g.
- *E Zhu (Rhizoma Curcumae)*: 9g.
- *Mu Li (Concha Ostreae)*: 30g.
- *Zhe Bei Mu (Bulbus Fritillariae thunbergii)*: 9g.

SI HAI SHU YU WAN – Pílula de Quatro Mares para Suavizar a Estagnação.

- *Mu Xiang* (*Radix Aucklandiae*): 3g.
- *Chen Pi* (*Pericarpium Citri reticulatae*): 3g.
- *Kun Bu* (*Thallus Eckloniae*): 6g.
- *Hai Dai* (*Thallus Laminariae*): 6g.
- *Hai Zao* (*Sargassum*): 6g.
- *Hai Piao Xiao* (*Endoconcha Sepiae*): 6g.
- *Hai Ge Ke* (*Concha Meretricis seu Cyclinae*): 9g.

SI JIN PAI SHI TANG – Decocção de Quatro "*Jin*" para Expulsar Cálculos.

- *Jin Qian Cao* (*Herba Lysimachiae/Desmodii*): 9g.
- *Ji Nei Jin* (*Endothelium Corneum Gigeriae Galli*): 9g.
- *Hai Jin Sha* (*Spora Lygodii*): 9g.
- *Yu Jin* (*Radix Curcumae*): 6g.
- *Zhi Ke* (*Fructus Aurantii*): 6g.
- *Qing Pi* (*Pericarpium Citri reticulatae viride*): 4,5g.
- *San Leng* (*Rhizoma Sparganii stoloniferi*): 6g.
- *E Zhu* (*Rhizoma Curcumae*): 6g.
- *Chi Shao* (*Radix Paeoniae rubra*): 6g.
- *Huang Qi* (*Radix Astragali*): 6g.
- *Chai Hu* (*Radix Bupleuri*): 4,5g.
- *Huang Qin* (*Radix Scutellariae*): 6g.
- *Mu Xiang* (*Radix Aucklandiae*): 3g.

SI JUN ZI TANG – Decocção dos Quatro Cavalheiros.

- *Ren Shen* (*Radix Ginseng*): 9g.
- *Bai Zhu* (*Rhizoma Atractylodis macrocephalae*): 6g.
- *Fu Ling* (*Poria*): 6g.
- *Zhi Gan Cao* (*Radix Glycyrrhizae uralensis preparata*): 3g.

Variação de *SI JUN ZI TANG* (Cap. 20, *Fadiga*, Deficiência do *Qi* do Coração) – Variação da Decocção dos Quatro Cavalheiros.

- *Ren Shen* (*Radix Ginseng*): 9g.
- *Bai Zhu* (*Rhizoma Atractylodis macrocephalae*): 6g.
- *Fu Ling* (*Poria*): 6g.
- *Zhi Gan Cao* (*Radix Glycyrrhizae uralensis preparata*): 3g.
- *Wu Wei Zi* (*Fructus Schisandrae chinensis*): 4,5g.

SI MIAO SAN – Pó das Quatro Maravilhas.

- *Cang Zhu* (*Rhizoma Atractylodis*): 6g.
- *Huang Bo* (*Cortex Phellodendri*): 9g.
- *Niu Xi* (*Radix Achyranthis bidentatae*): 6g.
- *Yi Yi Ren* (*Semen Coicis*): 9g.

Variação de *SI MIAO SAN* (Cap. 39, *Dor na Parte Inferior das Costas e Ciática*, Umidade-Calor Invadindo os Canais das Costas) – Variação do Pó das Quatro Maravilhas.

- *Cang Zhu* (*Rhizoma Atractylodis*): 9g.
- *Huang Bo* (*Cortex Phellodendri*): 9g.
- *Niu Xi* (*Radix Achyranthis bidentatae seu Cyathulae*): 9g.

- *Yi Yi Ren* (*Semen Coicis*): 9g.
- *Wei Ling Xian* (*Rhizoma Clematis*): 6g.
- *Hai Tong Pi* (*Cortex Erythrinae*): 6g.

Variação de *SI MIAO SAN* (Cap. 45, *Esclerose Múltipla*, Umidade-Fleuma com Deficiência do Baço) – Variação do Pó das Quatro Maravilhas.

- *Cang Zhu* (*Rhizoma Atractylodis*): 6g.
- *Huang Bo* (*Cortex Phellodendri*): 9g.
- *Niu Xi* (*Radix Achyranthis bidentatae seu Cyathulae*): 6g.
- *Yi Yi Ren* (*Semen Coicis*): 9g.
- *Bi Xie* (*Rhizoma Dioscoreae hypoglaucae*): 6g.
- *Bai Zhu* (*Rhizoma Atractylodis macrocephalae*): 6g.
- *Du Huo* (*Radix Angelicae pubescentis*): 6g.

SI MO TANG – Decocção das Quatro Ervas Moídas.

- *Ren Shen* (*Radix Ginseng*): 3g.
- *Bing Lang* (*Semen Arecae catechu*): 9g.
- *Chen Xiang* (*Lignum Aquilariae*): 3g.
- *Wu Yao* (*Radix Linderae strychnifoliae*): 9g.

Variação de *SI MO TANG* (Cap. 27, *Dor Abdominal*, Estagnação de *Qi* com Umidade) – Variação da Decocção das Quatro Ervas Moídas.

- *Ren Shen* (*Radix Ginseng*): 3g.
- *Bing Lang* (*Semen Arecae catechu*): 9g.
- *Chen Xiang* (*Lignum Aquilariae*): 3g.
- *Wu Yao* (*Radix Linderae strychnifoliae*): 9g.
- *Zhi Shi* (*Fructus Aurantii immaturus*): 6g.
- *Chen Pi* (*Pericarpium Citri reticulatae*): 3g.
- *Ban Xia* (*Rhizoma Pinelliae preparatum*): 6g.
- *Fu Ling* (*Poria*): 6g.
- *Sha Ren* (*Fructus Amomi*): 6g.

Variação de *SI MO TANG* (Cap. 27, *Dor Abdominal*, Estagnação de *Qi*, Umidade, Deficiência de *Qi*) – Variação da Decocção das Quatro Ervas Moídas.

- *Ren Shen* (*Radix Ginseng*): 3g.
- *Bing Lang* (*Semen Arecae catechu*): 9g.
- *Chen Xiang* (*Lignum Aquilariae*): 3g.
- *Wu Yao* (*Radix Linderae strychnifoliae*): 9g.
- *Zhi Shi* (*Fructus Aurantii immaturus*): 6g.
- *Chen Pi* (*Pericarpium Citri reticulatae*): 3g.
- *Ban Xia* (*Rhizoma Pinelliae preparatum*): 6g.
- *Fu Ling* (*Poria*): 6g.
- *Sha Ren* (*Fructus Amomi*): 6g.
- *Bai Zhu* (*Rhizoma Atractylodis macrocephalae*): 6g.
- *Xiang Fu* (*Rhizoma Cyperi*): 6g.

SI NI SAN – Pó de Quatro Rebeliões.

- *Chai Hu* (*Radix Bupleuri*): 6g.
- *Bai Shao* (*Radix Paeoniae alba*): 9g.
- *Zhi Shi* (*Fructus Aurantii immaturus*): 6g.
- *Zhi Gan Cao* (*Radix Glycyrrhizae uralensis preparata*): 6g.

1148 Prescrições

SI NI TANG – Decocção de Quatro Rebeliões.

- *Fu Zi (Radix Aconiti lateralis preparata)*: 6g.
- *Gan Jiang (Rhizoma Zingiberis)*: 4,5g.
- *Zhi Gan Cao (Radix Glycyrrhizae uralensis preparata)*: 6g.

SI QI TANG – Decocção de Quatro Estações para as Sete Emoções.

- *Hou Po (Cortex Magnoliae officinalis)*: 9g.
- *Ban Xia (Rhizoma Pinelliae preparatum)*: 9g.
- *Fu Ling (Poria)*: 12g.
- *Sheng Jiang (Rhizoma Zingiberis recens)*: 15g.
- *Zi Su Ye (Folium Perillae)*: 6g.
- *Da Zao (Fructus Jujubae)*: 5 tâmaras.

SI SHEN WAN – Pílula dos Quatro Espíritos.

- *Bai Dou Kou (Fructus Amomi rotundus)* 6g.
- *Bu Gu Zhi (Fructus Psoraleae)*: 12g.
- *Wu Wei Zi (Fructus Schisandrae)*: 6g.
- *Wu Zhu Yu (Fructus Evodiae)*: 3g.
- *Sheng Jiang (Rhizoma Zingiberis recens)*: 3 fatias.
- *Hong Zao (Fructus Jujubae)*: 3 tâmaras.

SI TENG ER LONG TANG – Decocção de Quatro Videiras de Dois Dragões.

- *Qing Feng Teng (Caulis Sinomenii)*: 50g.
- *Hai Feng Teng (Caulis Piperis kadsurae)*: 50g.
- *Ji Xue Teng (Caulis Spatholobi)*: 50g.
- *Tian Xian Teng (Caulis Aristolochiae debilis)*: 50g.
- *Shan Long (Radix Gentianae)*: 25g.
- *Di Long (Pheretima)*: 25g.

NOTA: observe que não nos permitem usar algumas espécies, então *Aristolochia* e *Tian Man Teng* deveriam ser omitidos e substituídas por *Hai Tong Pi (Cortex Erythrinae)*.

SI WEI HUI YANG YIN – Decocção de Quatro Ingredientes para Recuperar o *Yang*.

- *Ren Shen (Radix Ginseng)*: 9g.
- *Fu Zi (Radix Aconiti lateralis preparata)*: 6g.
- *Gan Jiang (Rhizoma Zingiberis)*: 4,5g.
- *Zhi Gan Cao (Radix Glycyrrhizae uralensis preparata)*: 3g.

SI WU TANG – Decocção de Quatro Substâncias.

- *Shu Di Huang (Radix Rehmanniae preparata)*: 12g.
- *Dang Gui (Radix Angelicae sinensis)*: 10g.
- *Bai Shao (Radix Paeoniae alba)*: 12g.
- *Chuan Xiong (Rhizoma Chuanxiong)*: 8g.

Variação de *SI WU TANG* (Cap. 40, *Fibromialgia*, Umidade com Deficiência do Sangue do Fígado) – Variação da Decocção das Quatro Substâncias.

- *Shu Di Huang (Radix Rehmanniae preparata)*: 12g.
- *Dang Gui (Radix Angelicae sinensis)*: 10g.

- *Bai Shao (Radix Paeoniae alba)*: 12g.
- *Chuan Xiong (Rhizoma Chuanxiong)*: 8g.
- *Cang Zhu (Rhizoma Atractylodis)*: 6g.
- *Sha Ren (Fructus Amomi)*: 4,5g.
- *Sang Ji Sheng (Herba Taxilli)*: 6g.
- *Wei Ling Xian (Radix Clematidis)*: 6g.
- *Fu Ling (Poria)*: 6g.

SU HE XIANG WAN – Pílula *Styrax*.

- *Su He Xiang (Styrax)*: 30g.
- *She Xiang (Moschus)*: 60g.
- *Bing Pian (Borneolum)*: 30g.
- *An Xi Xiang (Benzoinum)*: 60g.
- *Mu Xiang (Radix Aucklandiae)*: 60g.
- *Tan Xiang (Lignum Santali albi)*: 60g.
- *Chen Xiang (Lignum Aquilariae resinatum)*: 60g.
- *Ru Xiang (Olibanum)*: 30g.
- *Ding Xiang (Flos Caryophylli)*: 60g.
- *Xiang Fu (Rhizoma Cyperi)*: 60g.
- *Bi Ba (Fructus Piperis longi)*: 60g.
- *Shui Niu Jiao (Cornu Bubali)*: 60g.
- *Zhu Sha (Cinnabaris)*: 60g.
- *Bai Zhu (Rhizoma Atractylodis macrocephalae)*: 60g.
- *He Zi (Fructus Chebulae)*: 60g.

SU ZI JIANG QI TANG – Decocção de Semente de *Perilla* para Abaixar o *Qi*.

- *Su Zi (Fructus Perillae)*: 9g.
- *Ban Xia (Rhizoma Pinelliae)*: 9g.
- *Hou Po (Cortex Magnoliae)*: 6g.
- *Qian Hu (Radix Peucedani)*: 6g.
- *Rou Gui (Cortex Cinnamomi)*: 3g.
- *Dang Gui (Radix Angelicae sinensis)*: 6g.
- *Sheng Jiang (Rhizoma Zingiberis recens)*: 2 fatias.
- *Zi Su Ye (Folium Perillae)*: 5 folhas.
- *Zhi Gan Cao (Radix Glycyrrhizae uralensis preparata)*: 6g.
- *Da Zao (Fructus Jujubae)*: 1 tâmara.

SUAN ZAO REN TANG – Decocção de *Ziziphus*.

- *Suan Zao Ren (Semen Ziziphi spinosae)*: 18g.
- *Chuan Xiong (Rhizoma Chuanxiong)*: 6g.
- *Fu Ling (Poria)*: 12g.
- *Zhi Mu (Rhizoma Anemarrhenae)*: 9g.
- *Gan Cao (Radix Glycyrrhizae uralensis)*: 3g.

SUO QUAN WAN – Pílula para Fazer Contrato na Primavera.

- *Yi Zhi Ren (Fructus Alpiniae oxyphyllae)*: 9g.
- *Wu Yao (Radix Linderae)*: 6g.
- *Shan Yao (Rhizoma Dioscoreae)*: 9g.

TAN YU TANG – Decocção da Estagnação de Fleuma.

- *Su Zi (Fructus Perillae)*: 9g.
- *Ban Xia (Rhizoma Pinelliae preparatum)*: 9g.

- *Qian Hu (Radix Peucedani)*: 6g.
- *Zhi Gan Cao (Radix Glycyrrhizae uralensis preparata)*: 3g.
- *Dang Gui (Radix Angelicae sinensis)*: 6g.
- *Chen Pi (Pericarpium Citri reticulatae)*: 3g.
- *Chen Xiang (Lignum Aquilariae resinatum)*: 6g.
- *Gua Lou (Fructus Trichosanthis)*: 9g.
- *Dan Nan Xing (Rhizoma Arisaematis preparatum)*: 6g.
- *Zhi Shi (Fructus Aurantii immaturus)*: 6g.
- *Xiang Fu (Rhizoma Cyperi)*: 6g.
- *Hua Shi (Talcum)*: 6g.

TAO HE CHENG QI TANG – Decocção de *Persica* para Conduzir o *Qi*.

- *Tao Ren (Semen Persicae)*: 12g.
- *Da Huang (Radix et Rhizoma Rhei)*: 12g.
- *Gui Zhi (Ramulus Cinnamomi cassiae)*: 6g.
- *Mang Xiao (Mirabilitum)*: 6g.
- *Zhi Gan Cao (Radix Glycyrrhizae uralensis preparata)*: 6g.

TAO HONG SI WU TANG – Decocção de *Persica-Carthamus* das Quatro Substâncias.

- *Dang Gui (Radix Angelicae sinensis)*: 9g.
- *Chuan Xiong (Rhizoma Chuanxiong)*: 6g.
- *Shu Di Huang (Radix Rehmanniae preparata)*: 12g.
- *Bai Shao (Radix Paeoniae alba)*: 9g.
- *Tao Ren (Semen Persicae)*: 6g.
- *Hong Hua (Flos Carthami tinctorii)*: 6g.

Variação de *TAO HONG SI WU TANG* (Cap. 21, *Síndrome Dolorosa Obstrutiva do Tórax*, Estagnação do Sangue do Coração) – Variação da Decocção de *Persica-Carthamus* das Quatro Substâncias.

- *Dang Gui (Radix Angelicae sinensis)*: 9g.
- *Shu Di Huang (Radix Rehmanniae preparata)*: 12g.
- *Bai Shao (Radix Paeoniae alba)*: 6g.
- *Chuan Xiong (Radix Chuanxiong)*: 6g.
- *Hong Hua (Flos Carthami tinctorii)*: 6g.
- *Tao Ren (Semen Persicae)*: 6g.
- *Huang Lian (Rhizoma Coptidis)*: 3g.
- *Dan Nan Xing (Rhizoma Arisaematis preparatum)*: 6g.
- *Zhu Ru (Caulis Bambusae in Taeniam)*: 6g.
- *San Qi (Radix Notoginseng)*: 3g.
- *Dan Shen (Radix Salviae miltiorrhizae)*: 9g.
- *Jiang Huang (Rhizoma Curcumae longae)*: 3g.

TAO HONG YIN – Decocção de *Persica-Carthamus*.

- *Tao Ren (Semen Persicae)*: 6g.
- *Hong Hua (Flos Carthami tinctorii)*: 6g.
- *Chuan Xiong (Rhizoma Chuanxiong)*: 6g.
- *Dang Gui (Wei) (Radix Angelicae sinensis)* – apenas a "cauda": 6g.
- *Wei Ling Xian (Rhizoma Clematis)*: 6g.

Variação de *TAO HONG YIN* (Cap. 38, *Síndrome Dolorosa Obstrutiva*, Síndrome Dolorosa Obstrutiva Crônica, Estagnação do Sangue nas Articulações) – Variação da Decocção de *Persica-Carthamus*.

- *Tao Ren (Semen Persicae)*: 6g.
- *Hong Hua (Flos Carthami tinctorii)*: 6g.
- *Chuan Xiong (Rhizoma Chuanxiong)*: 6g.
- *Dang Gui (Wei) (Radix Angelicae sinensis)* – apenas a "cauda": 6g.
- *Wei Ling Xian (Rhizoma Clematis chinensis)*: 6g.
- *Ban Xia (Rhizoma Pinelliae preparatum)*: 6g.
- *Dan Nan Xing (Rhizoma Arisaematis preparata)*: 6g.

TAO REN HONG HUA JIAN – Decocção de *Persica-Carthamus*.

- *Tao Ren (Semen Persicae)*: 6g.
- *Hong Hua (Flos Carthami tinctorii)*: 6g.
- *Chuan Xiong (Rhizoma Chuanxiong)*: 9g.
- *Yan Hu Suo (Rhizoma Corydalis)*: 6g.
- *Gua Lou (Fructus Trichosanthis)*: 6g.
- *Qing Pi (Pericarpium Citri reticulatae viride)*: 6g.
- *Tan Xiang (Lignum Santali albi)*: 3g.
- *Dang Gui (Radix Angelicae sinensis)*: 6g.
- *Long Chi (Fossilia Dentis Mastodi)*: 9g.
- *Gui Zhi (Ramulus Cinnamomi cassiae)*: 6g.

TIAN MA GOU TENG YIN – Decocção de *Gastrodia-Uncaria*.

- *Tian Ma (Rhizoma Gastrodiae)*: 9g.
- *Gou Teng (Ramulus cum Uncis Uncariae)*: 9g.
- *Shi Jue Ming (Concha Haliotidis)*: 6g.
- *Sang Ji Sheng (Herba Taxilli)*: 9g.
- *Du Zhong (Cortex Eucommiae ulmoidis)*: 9g.
- *Chuan Niu Xi (Radix Cyathulae)*: 9g.
- *Shan Zhi Zi (Fructus Gardeniae)*: 6g.
- *Huang Qin (Radix Scutellariae)*: 9g.
- *Yi Mu Cao (Herba Leonuri)*: 9g.
- *Ye Jiao Teng (Caulis Polygoni multiflori)*: 9g.
- *Fu Shen (Sclerotium Poriae paradicis)*: 6g.

Variação de *TIAN MA GOU TENG YIN* (Cap. 19, *Hipertensão*, Vento do Fígado) – Variação da Decocção de *Gastrodia-Uncaria*.

- *Xuan Shen (Radix Scrophulariae)*: 30g.
- *Mu Dan Pi (Cortex Moutan)*: 15g.
- *Huai Niu Xi (Radix Achyranthis bidentatae)*: 50g.
- *Huang Bo (Cortex Phellodendri)*: 15g.
- *Gou Teng (Ramulus cum Uncis Uncariae)*: 50g.
- *Di Long (Pheretima)*: 30g.
- *Ze Xie (Rhizoma Alismatis)*: 30g.
- *Sang Ji Sheng (Herba Taxilli)*: 50g.
- *Shan Zha (Fructus Crataegi)*: 15g.

TIAN MA SHOU WU TANG – Decocção de *Gastrodia-Polygonum*.

- *Tian Ma (Rhizoma Gastrodiae)*: 9g.
- *Shou Wu (Radix Polygoni multiflori preparata)*: 9g.

1150 Prescrições

- *Shu Di Huang (Radix Rehmanniae preparata)*: 6g.
- *Shan Zhu Yu (Fructus Corni)*: 6g.
- *Bai Shao (Radix Paeoniae alba)*: 6g.
- *Du Zhong (Cortex Eucommiae ulmoidis)*: 6g.
- *Sang Ji Sheng (Herba Taxilli)*: 6g.
- *Huai Niu Xi (Radix Achyranthis bidentatae)*: 6g.
- *Yi Mu Cao (Herba Leonuri)*: 6g.
- *Suan Zao Ren (Semen Ziziphi spinosae)*: 6g.

TIAN TAI WU YAO SAN – Pó de *Linderia strychnifolia*.

- *Tian Tai Wu Yao (Semen Linderiae strychnifolia)*: 3g.
- *Mu Xiang (Radix Aucklandiae)*: 6g.
- *Xiao Hui Xiang (Fructus Foeniculi)*: 6g.
- *Qing Pi (Pericarpium Citri reticulatae viride)*: 6g.
- *Gao Liang Jiang (Rhizoma Alpiniae officinarum)*: 6g.
- *Bing Lang (Semen Arecae catechu)*: 6g.
- *Chuan Lian Zi (Fructus Toosendan)*: 3g.
- *Ba Dou (Semen Croton Tiglii)*: 0,1g.

NOTA: *Ba Don* é tóxico e pode ser removido da fórmula. Ocasionalmente, a condenada forma *Crotonis Fructus pulveratum* é usada numa dosagem de 0,3g.

TIAN WANG BU XIN DAN – Pílula do Imperador Celestial para Tonificar o Coração.

- *Sheng Di Huang (Radix Rehmanniae)*: 6g.
- *Xuan Shen (Radix Scrophulariae)*: 6g.
- *Mai Men Dong (Radix Ophiopogonis)*: 6g.
- *Tian Men Dong (Radix Asparagi)*: 6g.
- *Ren Shen (Radix Ginseng)*: 6g.
- *Fu Ling (Poria)*: 9g.
- *Wu Wei Zi (Fructus Schisandrae)*: 4g.
- *Dang Gui (Radix Angelica Sinensis)*: 6g.
- *Dan Shen (Radix Salviae miltiorrhizae)*: 6g.
- *Suan Zao Ren (Semen Ziziphi spinosae)*: 6g.
- *Bai Zi Ren (Semen Platycladi)*: 6g.
- *Yuan Zhi (Radix Polygalae)*: 6g.
- *Jie Geng (Radix Platycodi)*: 3g.

TIAO GAN TANG – Decocção para Regular o Fígado.

- *Dang Gui (Radix Angelicae sinensis)*: 9g.
- *Bai Shao (Radix Paeoniae alba)*: 9g.
- *Shan Yao (Rhizoma Dioscoreae)*: 12g.
- *E Jiao (Colla Corii Asini)*: 9g.
- *Shan Zhu Yu (Fructus Corni)*: 6g.
- *Ba Ji Tian (Radix Morindae officinalis)*: 9g.
- *Zhi Gan Cao (Radix Glycyrrhizae uralensis preparata)*: 3g.

TIAO WEI CHENG QI TANG – Decocção para Regular o Estômago e Conduzir o *Qi*.

- *Da Huang (Radix et Rhizoma Rhei)*: 12g.
- *Mang Xiao (Natrii Sulfas)*: 9g.
- *Zhi Gan Cao (Radix Glycyrrhizae uralensis preparata)*: 6g.

TIAO YING LIAN GAN YIN – Decocção para Regular *Qi* Nutritivo e Restringir Fígado.

- *Dang Gui (Radix Angelicae sinensis)*: 6g.
- *Chuan Xiong (Rhizoma Chuanxiong)*: 6g.
- *E Jiao (Colla Corii Asini)*: 6g.
- *Bai Shao (Radix Paeoniae alba)*: 9g.
- *Gou Qi Zi (Fructus Lycii chinensis)*: 6g.
- *Wu Wei Zi (Fructus Schisandrae)*: 3g.
- *Suan Zao Ren (Semen Ziziphi spinosae)*: 3g.
- *Fu Ling (Poria)*: 6g.
- *Chen Pi (Pericarpium Citri reticulatae)*: 4g.
- *Mu Xiang (Radix Aucklandiae)*: 3g.
- *Sheng Jiang (Rhizoma Zingiberis recens)*: 3 fatias.
- *Da Zao (Fructus Jujubae)*: 3 tâmaras.

TING LI DA ZAO TANG – Decocção de *Descurainia seu Lepidius-Jujuba*.

- *Ting Li Zi (Semen Descurainiae seu Lepidii)*: 6g.
- *Da Zao (Fructus Jujubae)*: 6 tâmaras.

Variação de *TING LI DA ZAO TANG* (Cap. 37, *Edema*, Edema *Yang*, Umidade-Calor) – Variação da Decocção de *Descurainia seu Lepidius-Jujuba*.

- *Ting Li Zi (Semen Descurainiae seu Lepidii)*: 6g.
- *Da Zao (Fructus Jujubae)*: 6 tâmaras.
- *Xing Ren (Semen Armeniacae)*: 6g.
- *Mu Tong (Caulis Akebiae trifoliatae)*: 3g.
- *Fang Ji (Radix Stephaniae tetrandrae)*: 6g.
- *Fu Ling (Poria)*: 6g.
- *Zhu Ling (Polyporus)*: 6g.
- *Bai Zhu (Rhizoma Atractylodis macrocephalae)*: 6g.
- *Ze Xie (Rhizoma Alismatis)*: 6g.
- *Gui Zhi (Ramulus Cinnamomi cassiae)*: 6g.

TONG BI FANG – Fórmula para Dor Decorrente de Síndrome Dolorosa Obstrutiva.

- *Cang Zhu (Rhizoma Atractylodis)*: 10g.
- *Fang Feng (Radix Saposhnikoviae)*: 10g.
- *Qiang Huo (Rhizoma seu Radix Notopterygii)*: 10g.
- *Bai Zhi (Radix Angelicae dahuricae)*: 10g.
- *Gui Zhi (Ramulus Cinnamomi cassiae)*: 10g.
- *Tao Ren (Semen Persicae)*: 10g.
- *Hong Hua (Flos Carthami tinctorii)*: 10g.
- *Huang Bo (Cortex Phellodendri)*: 6g.
- *Dan Nan Xing (Rhizoma Arisaematis preparatum)*: 10g.
- *Chuan Xiong (Rhizoma Chuanxiong)*: 20g.
- *Wei Ling Xian (Rhizoma Clematis)*: 20g.
- *Wu Shao She (Zaocys)*: 20g.
- *Ba Ji Tian (Radix Morindae officinalis)*: 20g.
- *Yin Yang Huo (Herba Epimidii)*: 20g.

TONG FU ZHI LONG TANG – Decocção para Penetrar nos Órgãos *Yang* e Tratar Retenção Urinária.

- *Da Huang (Radix et Rhizoma Rhei)*: 30g.
- *Tian Hua Fen (Radix Trichosanthis)*: 12g.

- *Mang Xiao* (*Natrii Sulfas*): 12g.
- *Lian Qiao* (*Fructus Forsythiae*): 12g.
- *Zhi Shi* (*Fructus Aurantii immaturus*): 9g.
- *Shan Zhi Zi* (*Fructus Gardeniae*): 9g.
- *Gan Cao* (*Radix Glycyrrhizae uralensis*): 9g.
- *Huang Lian* (*Rhizoma Coptidis*): 9g.
- *Lai Fu Zi* (*Semen Raphani*): 24g.
- *Lu Don* (*Semen Phaseoli radiati*): 45g.

TONG GUAN WAN – Pílula para Abrir o Portão.

- *Huang Bo* (*Cortex Phellodendri*): 30g.
- *Zhi Mu* (*Rhizoma Anemarrhenae*): 30g.
- *Rou Gui* (*Cortex Cinnamomi*): 1,5g.

TONG LING SAN – Pó de *Akebia-Poria*.

- *Mu Tong* (*Caulis Akebiae trifoliatae*): 3g.
- *Fu Ling* (*Poria*): 9g.
- *Bai Zhu* (*Rhizoma Atractylodis macrocephalae*): 6g.
- *Zhu Ling* (*Polyporus*): 6g.
- *Ze Xie* (*Rhizoma Alismatis*): 6g.
- *Che Qian Zi* (*Semen Plantaginis*): 6g.
- *Yin Chen Hao* (*Herba Artemisiae scopariae*): 3g.
- *Qu Mai* (*Herba Dianthi*): 6g.

TONG MAI SI NI TANG – Decocção dos Quatro Rebeldes para Penetrar os Vasos Sanguíneos.

- *Fu Zi* (*Radix Aconiti lateralis preparata*): 15g.
- *Gan Jiang* (*Rhizoma Zingiberis*): 9g.
- *Zhi Gan Cao* (*Radix Glycyrrhizae uralensis preparata*): 6g.

TONG QIAO HUO XUE TANG – Decocção para Abrir os Orifícios e Revigorar Sangue.

- *Chi Shao* (*Radix Paeoniae rubra*): 3g.
- *Chuan Xiong* (*Rhizoma Chuanxiong*): 3g.
- *Tao Ren* (*Semen Persicae*): 9g.
- *Hong Hua* (*Flos Carthami tinctorii*): 9g.
- *She Xiang* (*Moschus*): 15g.
- *Cong Bai* (*Bulbus Allii fistulosi*): 3g.
- *Hong Zao* (*Fructus Jujubae*): 7 tâmaras vermelhas.
- *Sheng Jiang* (*Rhizoma Zingiberis recens*): 3 fatias.
- Vinho de arroz.

Variação de *TONG QIAO HUO XUE TANG* (Cap. 42, *Doença de Parkinson*, Estagnação do *Qi* e do Sangue, Estagnação nos Canais de Conexão do Sangue) – Variação da Decocção para Abrir os Orifícios e Revigorar Sangue.

- *Chi Shao* (*Radix Paeoniae rubra*): 3g.
- *Chuan Xiong* (*Rhizoma Chuanxiong*): 3g.
- *Tao Ren* (*Semen Persicae*): 9g.
- *Hong Hua* (*Flos Carthami tinctorii*): 9g.
- *Cong Bai* (*Bulbus Allii fistulosi*): 3g.
- *Hong Zao* (*Fructus Jujubae*): 7 tâmaras vermelhas.
- *Sheng Jiang* (*Rhizoma Zingiberis recens*): 3 fatias.

- *Chai Hu* (*Radix Bupleuri*): 6g.
- *Tian Ma* (*Rhizoma Gastrodiae*): 6g.
- *Di Long* (*Pheretima*): 6g.
- *Wu Gong* (*Scolopendra*): 6g.
- Vinho de arroz.

TONG XIE YAO FANG – Fórmula para Diarreia Dolorida.

- *Bai Zhu* (*Rhizoma Atractylodis macrocephalae*): 9g.
- *Bai Shao* (*Radix Paeoniae alba*): 6g.
- *Chen Pi* (*Pericarpium Citri reticulatae*): 4,5g.
- *Fang Feng* (*Radix Saposhnikoviae*): 6g.

TONG XUAN LI FEI TANG – Decocção para Penetrar, Difundir e Regular o Pulmão.

- *Zi Su Ye* (*Folium Perillae*): 6g.
- *Ma Huang* (*Herba Ephedrae*): 6g.
- *Xing Ren* (*Semen Armeniacae*): 6g.
- *Zhi Ke* (*Fructus Aurantii*): 6g.
- *Jie Geng* (*Radix Platycodi*): 4g.
- *Qian Hu* (*Radix Peucedani*): 4g.
- *Chen Pi* (*Pericarpium Citri reticulatae*): 3g.
- *Fu Ling* (*Poria*): 6g.
- *Ban Xia* (*Rhizoma Pinelliae preparatum*): 6g.
- *Huang Qin* (*Radix Scutellariae*): 3g.
- *Gan Cao* (*Radix Glycyrrhizae uralensis*): 3g.

TONG YOU TANG – Decocção para Penetrar na Profundidade.

- *Sheng Di Huang* (*Radix Rehmanniae*): 12g.
- *Shu Di Huang* (*Radix Rehmanniae preparata*): 12g.
- *Dang Gui* (*Radix Angelicae sinensis*): 12g.
- *Tao Ren* (*Semen Persicae*): 4,5g.
- *Hong Hua* (*Flos Carthami tinctorii*): 4,5g.
- *Sheng Ma* (*Rhizoma Cimicifugae*): 3g.
- *Zhi Gan Cao* (*Radix Glycyrrhizae uralensis preparata*): 3g.

TU SI ZI WAN – Pílula de *Cuscuta*.

- *Tu Si Zi* (*Semen Cuscutae*): 9g.
- *Ze Xie* (*Rhizoma Alismatis*): 6g.
- *Lu Rong* (*Cornu Cervi pantotrichum*): 6g.
- *Rou Gui* (*Cortex Cinnamomi*): 3g.
- *Fu Zi* (*Radix Aconiti lateralis preparata*): 6g.
- *Shi Hu* (*Herba Dendrobii*): 6g.
- *Shu Di Huang* (*Radix Rehmanniae preparata*): 6g.
- *Fu Ling* (*Poria*): 9g.
- *Huai Niu Xi* (*Radix Achyranthis bidentatae*): 6g.
- *Xu Duan* (*Radix Dipsaci*): 6g.
- *Shan Zhu Yu* (*Fructus Corni*): 6g.
- *Rou Cong Rong* (*Herba Cistanches*): 6g.
- *Fang Feng* (*Radix Saposhnikoviae*): 4g.
- *Du Zhong* (*Cortex Eucommiae ulmoidis*): 6g.
- *Bu Gu Zhi* (*Fructus Psoralelae*): 6g.
- *Chen Xiang* (*Lignum Aquilariae resinatum*): 3g.

1152 Prescrições

- *Ba Ji Tian* (*Radix Morindae officinalis*): 6g.
- *Xiao Hui Xiang* (*Fructus Foeniculi*): 4g.
- *Wu Wei Zi* (*Fructus Schisandrae*): 6g.
- *Sang Piao Xiao* (*Ootheca Mantidis*): 6g.
- *Chuan Xiong* (*Rhizoma Chuanxiong*): 6g.
- *Fu Pen Zi* (*Fructus Rubi*): 6g.

WAI TAI FU LING YIN – Decocção de *Poria* segundo as "Prescrições Secretas do Oficial da Fronteira".

- *Dang Shen* (*Radix Codonopsis*): 6g.
- *Bai Zhu* (*Rhizoma Atractylodis macrocephalae*): 9g.
- *Chen Pi* (*Pericarpium Citri reticulatae*): 4,4g.
- *Fu Ling* (*Poria*): 9g.
- *Zhi Shi* (*Fructus Aurantii immaturus*): 6g.
- *Sheng Jiang* (*Rhizoma Zingiberis recens*): 3g.

WANG BU LIU XING TANG – Decocção de *Vaccaria*.

- *Wang Bu Liu Xing* (*Semen Vaccariae*): 9g.
- *Gan Sui* (*Radix Kansui*): 3g.
- *Tian Kui Zi* (*Radix Semiaquilegiae*): 6g.
- *Che Qian Zi* (*Semen Plantaginis*): 6g.
- *Mu Tong* (*Caulis Akebiae trifoliatae*): 3g.
- *Hua Shi* (*Talcum*): 9g.
- *Chi Shao* (*Radix Paeoniae rubra*): 6g.
- *Gui Zhi* (*Ramulus Cinnamomi cassiae*): 4,5g.
- *Pu Huang* (*Pollen Typhae*): 6g.
- *Dang Gui* (*Radix Angelicae sinensis*): 6g.

WEI LING TANG – Decocção de *Poria-Polyporus* para o Estômago.

- *Cang Zhu* (*Rhizoma Atractylodis*): 6g.
- *Hou Po* (*Cortex Magnoliae officinalis*): 6g.
- *Chen Pi* (*Pericarpium Citri reticulatae*): 4g.
- *Gan Cao* (*Radix Glycyrrhizae uralensis*): 3g.
- *Bai Zhu* (*Rhizoma Atractylodis macrocephalae*): 6g.
- *Fu Ling* (*Poria*): 6g.
- *Zhu Ling* (*Polyporus*): 6g.
- *Ze Xie* (*Rhizoma Alismatis*): 6g.
- *Gui Zhi* (*Ramulus Cinnamomi cassiae*): 3g.

Variação de *WEI LING TANG* (Cap. 29, *Diarreia*, Retenção de Umidade-Frio) – Variação da Decocção de *Poria-Polyporus* para o Estômago.

- *Cang Zhu* (*Rhizoma Atractylodis*): 6g.
- *Hou Po* (*Cortex Magnoliae officinalis*): 6g.
- *Chen Pi* (*Pericarpium Citri reticulatae*): 4g.
- *Gan Cao* (*Radix Glycyrrhizae uralensis*): 3g.
- *Bai Zhu* (*Rhizoma Atractylodis macrocephalae*): 6g.
- *Fu Ling* (*Poria*): 6g.
- *Zhu Ling* (*Polyporus*): 6g.
- *Ze Xie* (*Rhizoma Alismatis*): 6g.
- *Gui Zhi* (*Ramulus Cinnamomi cassiae*): 3g.
- *Sheng Jiang* (*Rhizoma Zingiberis recens*): 6g.
- *Huo Xiang* (*Herba Pogostemonis*): 6g.
- *Ban Xia* (*Rhizoma Pinelliae preparatum*): 6g.
- *Bai Dou Kou* (*Fructus Amomi rotundus*): 6g.

WEN DAN TANG – Decocção para Aquecer a Vesícula Biliar.

- *Ban Xia* (*Rhizoma Pinelliae preparatum*): 6g.
- *Fu Ling* (*Poria*): 5g.
- *Chen Pi* (*Pericarpium Citri reticulatae*): 9g.
- *Zhu Ru* (*Caulis Bambusae in Taeniam*): 6g.
- *Zhi Shi* (*Fructus Aurantii immaturus*): 6g.
- *Zhi Gan Cao* (*Radix Glycyrrhizae uralensis preparata*): 3g.
- *Sheng Jiang* (*Rhizoma Zingiberis recens*): 5 fatias.
- *Da Zao* (*Fructus Jujubae*): 1 tâmara.

WEN FEI HUA YU TANG – Decocção para Aquecer o Pulmão e Eliminar Estagnação.

- *Huang Qi* (*Radix Astragali*): 30g.
- *Dong Chong Xia Cao* (*Cordyceps*): 10g.
- *Xi Xin* (*Herba Asari*): 3g.
- *Bai Zhi* (*Radix Angelicae dahuricae*): 12g.
- *Fang Feng* (*Radix Saposhnikoviae*): 12g.
- *Xin Yi Hua* (*Flos Magnoliae*): 6g.
- *Dang Gui* (*Radix Angelicae sinensis*): 15g.
- *Chuan Xiong* (*Rhizoma Chuanxiong*): 12g.
- *Tao Ren* (*Semen Persicae*): 10g.
- *Hong Hua* (*Flos Carthami tinctorii*): 10g.
- *Gan Cao* (*Radix Glycyrrhizae uralensis*): 3g.

WEN FEI ZHI LIU DAN – Pílula para Aquecer o Pulmão e Interromper a Secreção.

- *Dang Shen* (*Radix Codonopsis*): 20g.
- *Jing Jie* (*Herba Schizonepetae*): 10g.
- *Xi Xin* (*Herba Asari*): 3g.
- *He Zi* (*Fructus Chebulae*): 10g.
- *Yu Nao Gu* (*Pseudosciaena crocea*): 10g.
- *Gan Cao* (*Radix Glycyrrhizae uralensis*): 6g.

WEN JING TANG – Decocção para Aquecer a Menstruação.

- *Wu Zhu Yu* (*Fructus Evodiae*): 9g.
- *Gui Zhi* (*Ramulus Cinnamomi cassiae*): 9g.
- *Sheng Jiang* (*Rhizoma Zingiberis recens*): 6g.
- *Dang Gui* (*Radix Angelicae sinensis*): 9g.
- *Chuan Xiong* (*Rhizoma Chuanxiong*): 4,5g.
- *Bai Shao* (*Radix Paeoniae alba*): 9g.
- *Dang Shen* (*Radix Codonopsis*): 12g.
- *Mai Men Dong* (*Radix Ophiopogonis*): 6g.
- *E Jiao* (*Colla Corii Asini*): 9g.
- *Mu Dan Pi* (*Cortex Moutan*): 4,5g.
- *Ban Xia* (*Rhizoma Pinelliae preparatum*): 6g.
- *Zhi Gan Cao* (*Radix Glycyrrhizae uralensis preparata*): 3g.

WEN PI TANG – Decocção para Aquecer o Baço.

- *Da Huang* (*Radix et Rhizoma Rhei*): 9g.
- *Fu Zi* (*Radix Aconiti lateralis preparata*): 6g.
- *Gan Jiang* (*Rhizoma Zingiberis*): 4,5g.
- *Ren Shen* (*Radix Ginseng*): 9g.

- *Zhi Gan Cao* (*Radix Glycyrrhizae uralensis preparata*): 3g.

WU BI SHAN YAO WAN – Pílula Incomparável de *Dioscorea*.

- *Shan Yao* (*Rhizoma Dioscoreae*): 15g.
- *Rou Cong Rong* (*Herba Cistanches*): 9g.
- *Tu Si Zi* (*Semen Cuscutae*): 9g.
- *Ba Ji Tian* (*Radix Morindae officinalis*): 6g.
- *Du Zhong* (*Cortex Eucommiae ulmoidis*): 6g.
- *Shu Di Huang* (*Radix Rehmanniae preparata*): 9g.
- *Shan Zhu Yu* (*Fructus Corni*): 6g.
- *Huai Niu Xi* (*Radix Achyranthis bidentatae*): 6g.
- *Wu Wei Zi* (*Fructus Schisandrae*): 4,5g.
- *Chi Shi Zhi* (*Halloysitum rubrum*): 6g.
- *Ze Xie* (*Rhizoma Alismatis*): 6g.
- *Fu Shen* (*Sclerotium Poriae pararadicis*): 6g.

WU FU MA XIN GUI JIANG TANG – Decocção de Aconitum-Ephedra-Asarum-Cinnamomum-Zingiber.

- *Wu Tou* (*Radix Aconiti carmichaeli*): 3g.
- *Fu Zi* (*Radix Aconiti lateralis preparata*): 1,5g.
- *Ma Huang* (*Herba Ephedrae*): 3g.
- *Xi Xin* (*Herba Asari*): 1,5g.
- *Gui Zhi* (*Ramulus Cinnamomi cassiae*): 3g.
- *Gan Jiang* (*Rhizoma Zingiberis*): 1,5g.
- *Gan Cao* (*Radix Glycyrrhizae uralensis*): 2g.

WU GE KUAN ZHONG SAN – Pó dos Cinco Diafragmas para Relaxar o Centro.

- *Bai Dou Kou* (*Fructus Amomi rotundus*): 1,5g.
- *Hou Po* (*Cortex Magnoliae officinalis*): 9g.
- *Sha Ren* (*Fructus Amomi*): 4,5g.
- *Mu Xiang* (*Radix Aucklandiae*): 3g.
- *Xiang Fu* (*Rhizoma Cyperi*): 9g.
- *Qing Pi* (*Pericarpium Citri reticulatae viride*): 4,5g.
- *Chen Pi* (*Pericarpium Citri reticulatae*): 4,5g.
- *Ding Xiang* (*Flos Caryophylli*): 3g.
- *Zhi Gan Cao* (*Radix Glycyrrhizae uralensis preparata*): 6g.
- *Sheng Jiang* (*Rhizoma Zingiberis recens*): 3 fatias.

WU HU TANG – Decocção dos Cinco Tigres.

- *Ma Huang* (*Herba Ephedrae*): 2,1g.
- *Shi Gao* (*Gypsum Fibrosum*): 4,5g.
- *Xing Ren* (*Semen Pruni armeniacae*): 3g.
- *Gan Cao* (*Radix Glycyrrhizae uralensis*): 1,2g.
- *Sheng Jiang* (*Rhizoma Zingiberis officinalis recens*): 3 fatias.
- *Da Zao* (*Fructus Ziziphi jujubae*): 1 tâmara.
- *Xi Cha* (chá verde selecionado): 2,4g.

WU JI SAN – Pó das Cinco Acumulações.

- *Ma Huang* (*Herba Ephedrae*): 4g.
- *Bai Zhi* (*Radix Angelicae dahuricae*): 3g.
- *Cong Bai* (*Bulbus Allii fistulosi*): 4g.

- *Sheng Jiang* (*Rhizoma Zingiberis recens*): 3 fatias.
- *Cang Zhu* (*Rhizoma Atractylodis*): 12g.
- *Hou Po* (*Cortex Magnoliae officinalis*): 3g.
- *Chen Pi* (*Pericarpium Citri reticulatae*): 4g.
- *Gan Cao* (*Radix Glycyrrhizae uralensis*): 3g.
- *Ban Xia* (*Rhizoma Pinelliae preparatum*): 3g.
- *Fu Ling* (*Poria*): 3g.
- *Jie Geng* (*Radix Platycodi*): 6g.
- *Zhi Ke* (*Fructus Aurantii*): 4g.
- *Gan Jiang* (*Rhizoma Zingiberis*): 2g.
- *Rou Gui* (*Cortex Cinnamomi*): 2g.
- *Dang Gui* (*Radix Angelicae sinensis*): 3g.
- *Bai Shao* (*Radix Paeoniae alba*): 3g.
- *Chuan Xiong* (*Rhizoma Chuanxiong*): 3g.

WU LIN SAN – Pó de Cinco Ingredientes para Síndrome Urinária.

- *Fu Ling* (*Poria*): 9g.
- *Chi Shao* (*Radix Paeoniae rubra*): 6g.
- *Shan Zhi Zi* (*Fructus Gardeniae*): 6g.
- *Dang Gui* (*Radix Angelicae sinensis*): 6g.
- *Gan Cao* (*Radix Glycyrrhizae uralensis*): 3g.

WU LING SAN – Pó de Cinco *Ling*.

- *Fu Ling* (*Poria*): 6g.
- *Zhu Ling* (*Polyporus*): 6g.
- *Bai Zhu* (*Rhizoma Atractylodis macrocephalae*): 6g.
- *Ze Xie* (*Rhizoma Alismatis*): 6g.
- *Gui Zhi* (*Ramulus Cinnamomi cassiae*): 6g.

Variação de *WU LING SAN* (Cap. 37, *Edema*, Nefrite Aguda, Umidade) – Variação do Pó de Cinco *Ling*.

- *Fu Ling* (*Poria*): 6g.
- *Zhu Ling* (*Polyporus*): 6g.
- *Bai Zhu* (*Rhizoma Atractylodis macrocephalae*): 6g.
- *Ze Xie* (*Rhizoma Alisinatis*): 6g.
- *Gui Zhi* (*Ramulus Cinnamomi cassiae*): 6g.
- *Dang Shen* (*Radix Codonopsis*): 6g.
- *Huang Qi* (*Radix Astragali*): 9g.
- *Chuan Xiong* (*Rhizoma Chuanxiong*): 4,5g.
- *Yi Mu Cao* (*Herba Leonuri*): 4,5g.

WU MO YIN ZI – Decocção de Cinco Pós.

- *Chen Xiang* (*Lignum Aquilariae resinatum*): 6g.
- *Mu Xiang* (*Radix Aucklandiae*): 3g.
- *Bing Lang* (*Semen Arecae*): 6g.
- *Wu Yao* (*Radix Linderae*): 6g.
- *Zhi Shi* (*Fructus Aurantii immaturus*): 6g.
- Vinho branco.
- *Bai He* (*Bulbus Lilii*): 6g.
- *He Huan Pi* (*Cortex Albiziae*): 6g.
- *Suan Zao Ren* (*Semen Ziziphi spinosae*): 6g.
- *Yuan Zhi* (*Radix Polygalae*): 6g.

WU PI SAN – Pó das Cinco Cascas.

- *Sheng Jiang Pi* (*Cortex Rhizomae Zingiberis recens*): 9g.

1154 Prescrições

- *Sang Bai Pi (Cortex Mori)*: 9g.
- *Chen Pi (Pericarpium Citri reticulatae)*: 9g.
- *Da Fu Pi (Pericarpium Arecae)*: 9g.
- *Fu Ling Pi (Cutis Poriae)*: 9g.

WU PI YIN – Decocção das Cinco Cascas.

- *Sheng Jiang Pi (Cortex Rhizomae Zingiberis recens)*: 9g.
- *Di Gu Pi (Cortex Lycii)*: 9g.
- *Wu Jia Pi (Cortex Acanthopanacis)*: 6g.
- *Da Fu Pi (Pericarpium Arecae)*: 9g.
- *Fu Ling Pi (Cutis Poriae)*: 9g.

WU REN WAN – Pílula de Cinco Sementes.

- *Tao Ren (Semen Persicae)*: 6g.
- *Xing Ren (Semen Armeniacae)*: 6g.
- *Bai Zi Ren (Semen Platycladi)*: 6g.
- *Song Zi Ren (Semen Pini tabulaeformis)*: 6g.
- *Yu Li Ren (Semen Pruni)*: 6g.
- *Chen Pi (Pericarpium Citri reticulatae)*: 3g.

WU TOU TANG – Decocção de *Aconitum*.

- *Wu Tou (Radix Aconiti)*: 3g.
- *Ma Huang (Herba Ephedrae)*: 3g.
- *Bai Shao (Radix Paeoniae alba)*: 3g.
- *Gan Cao (Radix Glycyrrhizae uralensis)*: 3g.
- *Huang Qi (Radix Astragali)*: 3g.

WU WEI XIAO DU YIN – Decocção de Cinco Ingredientes para Dissolver Toxina.

- *Jin Yin Hua (Flos Lonicerae)*: 9g.
- *Pu Gong Ying (Herba Taraxaci)*: 3,5g.
- *Zi Hua Di Ding (Herba Violae)*: 3,5g.
- *Ju Hua (Flos Chrysanthemi)*: 3,5g.
- *Zi Bei Tian Kui (Herba Begoniae fimbristipulatae)*: 3,5g.

WU WEI ZI TANG – Decocção de *Schisandra*.

- *Wu Wei Zi (Fructus Schisandrae)*: 9g.
- *Huang Qi (Radix Astragali)*: 6g.
- *Ren Shen (Radix Ginseng)*: 9g.
- *Mai Men Dong (Radix Ophiopogonis)*: 6g.
- *Zhi Gan Cao (Radix Glycyrrhizae uralensis preparata)*: 3g.

Variação de *WU WEI ZI TANG* (Cap. 14, *Ansiedade*, Deficiência do Coração e da Vesícula Biliar) – Variação da Decocção de *Schisandra*.

- *Wu Wei Zi (Fructus Schisandrae)*: 9g.
- *Huang Qi (Radix Astragali)*: 6g.
- *Ren Shen (Radix Ginseng)*: 9g.
- *Mai Men Dong (Radix Ophiopogonis)*: 6g.
- *Yu Zhu (Rhizoma Polygonati odorati)*: 6g.
- *Bei Sha Shen (Radix Glehniae)*: 6g.

- *Suan Zao Ren (Semen Ziziphi spinosae)*: 6g.
- *Bai Zi Ren (Semen Platycladi)*: 6g.
- *He Huan Pi (Cortex Albiziae)*: 6g.
- *Zhi Gan Cao (Radix Glycyrrhizae uralensis preparata)*: 3g.

WU ZHI AN ZHONG YIN – Decocção de Cinco Sucos para Acalmar o Centro.

- *Li Ye* (suco de pêra).
- *Ou Ye* (suco de lótus).
- Leite de vaca.
- *Sheng Jiang Ye* (suco de gengibre).
- *Jiu Ye* (suco de alho).

WU ZHU YU TANG – Decocção de *Evodia*.

- *Wu Zhu Yu (Fructus Evodiae)*: 3g.
- *Ren Shen (Radix Ginseng)*: 6g.
- *Sheng Jiang (Rhizoma Zingiberis recens)*: 18g.
- *Da Zao (Fructus Jujubae)*: 4 tâmaras.

WU ZI YAN ZONG WAN – Pílula dos Antepassados de Cinco Sementes para o Desenvolvimento.

- *Tu Si Zi (Semen Cuscutae)*: 12g.
- *Wu Wei Zi (Fructus Schisandrae)*: 3g.
- *Gou Qi Zi (Fructus Lycii chinensis)*: 6g.
- *Fu Pen Zi (Fructus Rubi)*: 6g.
- *Che Qian Zi (Semen Plantaginis)*: 3g.

XI JIAO SAN – Pó de *Cornu Bisontis*.

- *Sheng Di Huang (Radix Rehmanniae)*: 9g.
- *Xi Jiao (Cornu Bisontis)*: 12g (substituido por *Shui Niu Jiao [Cornu Bufali]*).
- *Xuan Shen (Radix Scrophulariae ningpoensis)*: 6g.
- *Mai Men Dong (Radix Ophiopogonis)*: 6g.
- *Fang Ji (Radix Stephaniae tetrandrae)*: 6g.
- *Jiang Huang (Rhizoma Curcumae longae)*: 6g.
- *Qin Jiao (Radix Gentianae macrophyllae)*: 6g.
- *Hai Tong Pi (Cortex Erythrinae variegatae)*: 3g.

XIANG LIAN WAN – Pílula de *Aucklandia-Coptis*.

- *Huang Lian (Rhizoma Coptidis)*: 6g.
- *Mu Xiang (Radix Aucklandiae)*: 13g.

XIANG SHA LIU JUN ZI TANG – Decocção dos Seis Cavalheiros de *Aucklandia-Amomum*.

- *Ren Shen (Radix Ginseng)*: 10g.
- *Bai Zhu (Rhizoma Atractylodis macrocephalae)*: 9g.
- *Fu Ling (Poria)*: 9g.
- *Zhi Gan Cao (Radix Glycyrrhizae uralensis preparata)*: 3g.
- *Chen Pi (Pericarpium Citri reticulatae)*: 4,5g.
- *Ban Xia (Rhizoma Pinelliae preparatum)*: 12g.
- *Mu Xiang (Radix Aucklandiae)*: 6g.
- *Sha Ren (Fructus Amomi)*: 6g.

978-85-7241-817-1

Variação de *XIANG SHA LIU JUN ZI TANG* (Cap. 27, *Dor Abdominal*, Deficiência do *Qi* do Baço com Umidade) – Variação da Decocção dos Seis Cavalheiros de *Aucklandia-Amomum*.

- *Ren Shen* (*Radix Ginseng*): 10g.
- *Bai Zhu* (*Rhizoma Atractylodis macrocephalae*): 9g.
- *Fu Ling* (*Poria*): 9g.
- *Zhi Gan Cao* (*Radix Glycyrrhizae uralensis preparata*): 3g.
- *Chen Pi* (*Pericarpium Citri reticulatae*): 4,5g.
- *Ban Xia* (*Rhizoma Pinelliae preparatum*): 12g.
- *Mu Xiang* (*Radix Aucklandiae*): 6g.
- *Sha Ren* (*Fructus Amomi*): 6g.
- *Zhi Ke* (*Fructus Aurantii*): 6g.
- *Shan Zha* (*Fructus Crataegi*): 6g.

Variação de *XIANG SHA LIU JUN ZI TANG* (Cap. 28, *Massas Abdominais*, Retenção de Alimento e Fleuma) – Variação da Decocção dos Seis Cavalheiros de *Aucklandia-Amomum*.

- *Ren Shen* (*Radix Ginseng*): 10g.
- *Bai Zhu* (*Rhizoma Atractylodis macrocephalae*): 9g.
- *Fu Ling* (*Poria*): 9g.
- *Zhi Gan Cao* (*Radix Glycyrrhizae uralensis preparata*): 3g.
- *Chen Pi* (*Pericarpium Citri reticulatae*): 4,5g.
- *Ban Xia* (*Rhizoma Pinelliae preparatum*): 12g.
- *Mu Xiang* (*Radix Aucklandiae*): 6g.
- *Sha Ren* (*Fructus Amomi*): 6g.
- *Xiang Fu* (*Rhizoma Cyperi rotundi*): 6g.
- *Zhe Bei Mu* (*Bulbus Fritillariae thunbergii*): 6g.

Variação de *XIANG SHA LIU JUN ZI TANG* (Cap. 40, *Fibromialgia*, Umidade, Estagnação de *Qi*, Deficiência do *Qi* do Baço) – Variação da Decocção dos Seis Cavalheiros de *Aucklandia-Amomum*.

- *Ren Shen* (*Radix Ginseng*): 10g.
- *Bai Zhu* (*Rhizoma Atractylodis macrocephalae*): 9g.
- *Fu Ling* (*Poria*): 9g.
- *Zhi Gan Cao* (*Radix Glycyrrhizae uralensis preparata*): 3g.
- *Chen Pi* (*Pericarpium Citri reticulatae*): 4,5g.
- *Ban Xia* (*Rhizoma Pinelliae preparatum*): 12g.
- *Mu Xiang* (*Radix Aucklandiae*): 6g.
- *Sha Ren* (*Fructus Amomi*): 6g.
- *Xiang Fu* (*Rhizoma Cyperi*): 4,5g.
- *Yi Yi Ren* (*Semen Coicis*): 12g.
- *Cang Zhu* (*Rhizoma Atractylodis*): 6g.
- *Shan Yao* (*Rhizoma Dioscoreae*): 6g.

XIANG SHA PING WEI SAN – Pó de *Aucklandia-Amomum* para Regular Estômago.

- *Cang Zhu* (*Rhizoma Atractylodis lanceae*): 12g.
- *Hou Po* (*Cortex Magnoliae officinalis*): 9g.
- *Chen Pi* (*Pericarpium Citri reticulatae*): 9g.

- *Zhi Gan Cao* (*Radix Glycyrrhizae uralensis preparata*): 3g.
- *Mu Xiang* (*Radix Aucklandiae*): 6g.
- *Sha Ren* (*Fructus seu Semen Amomi*): 6g.

XIANG SHA ZHI ZHU WAN – Pílula de *Aucklandia-Amomum-Citrus-Atractylodis*.

- *Mu Xiang* (*Radix Aucklandiae*): 4,5g.
- *Sha Ren* (*Fructus Amomi*): 4,5g.
- *Zhi Shi* (*Fructus Aurantii immaturus*): 4,5g.
- *Chen Pi* (*Pericarpium Citri reticulatae*): 3g.
- *Ban Xia* (*Rhizoma Pinelliae preparatum*): 6g.
- *Bai Zhu* (*Rhizoma Atractylodis macrocephalae*): 6g.
- *Bo He* (*Herba Menthae haplocalycis*): 3g.

XIANG SU SAN – Pó de *Cyperus-Perilla*.

- *Xiang Fu* (*Rhizoma Cyperi*): 9g.
- *Zi Su Ye* (*Folium Perillae*): 6g.
- *Chen Pi* (*Pericarpium Citri reticulatae*): 6g.
- *Gan Cao* (*Radix Glycyrrhizae uralensis*): 3g.

XIAO BAN XIA TANG – Pequena Decocção de *Pinellia*.

- *Ban Xia* (*Rhizoma Pinelliae preparatum*): 9g.
- *Sheng Jiang* (*Rhizoma Zingiberis recens*): 6g.

XIAO CHAI HU TANG – Pequena Decocção de *Bupleurum*.

- *Chai Hu* (*Radix Bupleuri*): 12g.
- *Huang Qin* (*Radix Scutellariae*): 9g.
- *Ban Xia* (*Rhizoma Pinelliae preparatum*): 9g.
- *Ren Shen* (*Radix Ginseng*): 6g.
- *Zhi Gan Cao* (*Radix Glycyrrhizae uralensis preparata*): 5g.
- *Sheng Jiang* (*Rhizoma Zingiberis recens*): 9g.
- *Da Zao* (*Fructus Jujubae*): 4 tâmaras.

XIAO FENG CHONG JI – Decocção para Desobstruir o Vento.

- *Jing Jie* (*Herba Schizonepetae*): 6g.
- *Chan Tui* (*Periostracum Cicadae*): 6g.
- *Niu Bang Zi* (*Fructus Arctii*): 4g.
- *Dang Gui* (*Radix Angelicae sinensis*): 9g.
- *Hei Zhi Ma* (*Semen Sesami nigrum*): 6g.
- *Sheng Di Huang* (*Radix Rehmanniae*): 9g.
- *Ku Shen* (*Radix Sophorae flavescentis*): 6g.
- *Cang Zhu* (*Rhizoma Atractylodis*): 4g.
- *Mu Tong* (*Caulis Akebiae*): 2g.
- *Zhi Mu* (*Rhizoma Anemarrhenae*): 4g
- *Shi Cao* (*Gypsum fibrosum*): 12g.
- *Gan Cao* (*Radix Glycyrrhizae uralensis*): 3g.

XIAO FENG SAN – Pó para Desobstruir o Vento.

- *Jing Jie* (*Herba Schizonepetae*): 3g.
- *Fang Feng* (*Radix Saposhnikoviae*): 3g.

Prescrições

- *Chan Tui (Periostracum Cicadae)*: 3g.
- *Niu Bang Zi (Fructus Arctii)*: 3g.
- *Ku Shen (Radix Sophorae favescentis)*: 3g.
- *Mu Tong (Caulis Akebiae)*: 1,5g.
- *Cang Zhu (Rhizoma Atractylodis)*: 3g.
- *Sheng Di Huang (Radix Rehmanniae)*: 5g.
- *Shi Gao (Gypsum fibrosum)*: 10g.
- *Zhi Mu (Rhizoma Anemarrhenae)*: 3g.
- *Dang Gui (Radix Angelica Sinensis)*: 3g.
- *Hei Zhi Ma (Semen Sesami nigrum)*: 3g.
- *Gan Cao (Radix Glycyrrhizae uralensis)*: 3g.

XIAO HUO LUO DAN – Pequena Pílula para Estimular os Canais de Conexão.

- *Wu Ton (Radix Aconiti)*: 6g.
- *Di Long (Pheretima)*: 6g.
- *Tian Nan Xing (Rhizoma Arisaematis)*: 6g.
- *Ru Xiang (Olibanum)*: 6g.
- *Mo Yao (Myrrha)*: 6g.

XIAO JI YIN ZI – Decocção de *Cephalanoplos*.

- *Xiao Ji (Herba Cirisii)*: 30g.
- *Ou Jie (Rhizomatis Nelumbinis nodus)*: 6g.
- *Pu Huang (Pollen Typhae)*: 9g.
- *Hua Shi (Talcum)*: 15g.
- *Mu Tong (Caulis Akebiae)*: 9g.
- *Zhu Ye (Folium Phyllostachys nigrae)*: 9g.
- *Shan Zhi Zi (Fructus Gardeniae)*: 9g.
- *Sheng Di Huang (Radix Rehmanniae)*: 30g.
- *Dang Gui (Radix Angelicae sinensis)*: 6g.
- *Gan Cao (Radix Glycyrrhizae uralensis)*: 6g.

Variação de *XIAO JI YIN ZI* (Cap. 37, *Edema*, Nefrite Aguda, Calor Tóxico) – Variação de Decocção de *Cephalanoplos*.

- *Xiao Ji (Herba Cirisii)*: 30g.
- *Ou Jie (Rhizomatis Nelumbinis nodus)*: 6g.
- *Pu Huang (Pollen Typhae)*: 9g.
- *Hua Shi (Talcum)*: 15g.
- *Mu Tong (Caulis Akebiae)*: 9g.
- *Zhu Ye (Folium Phyllostachys nigrae)*: 9g.
- *Huang Bo (Cortex Phelodendri)*: 6g.
- *Lian Qiao (Fructus Forsythiae)*: 6g.
- *Chi Xiao Dou (Semen Phaseoli)*: 6g.
- *Bai Mao Gen (Rhizoma lmperatae)*: 6g.
- *Gan Cao (Radix Glycyrrhizae uralensis)*: 6g.

XIAO JIAN ZHONG TANG – Pequena Decocção para Fortalecer o Centro.

- *Yi Tang (Maltosum)*: 30g.
- *Bai Shao (Radix Paeoniae alba)*: 18g.
- *Gui Zhi (Ramulus Cinnamomi cassiae)*: 9g.
- *Sheng Jiang (Rhizoma Zingiberis recens)*: 10g.
- *Zhi Gan Cao (Radix Glycyrrhizae uralensis preparata)*: 6g.

- *Da Zao (Fructus Jujubae)*: 12 tâmaras.

XIAO QING LONG TANG – Decocção do Pequeno Dragão Verde.

- *Ma Huang (Herba Ephedrae)*: 9g.
- *Gui Zhi (Ramulus Cinnamomi cassiae)*: 6g.
- *Xi Xin (Herba Asari)*: 3g.
- *Gan Jiang (Rhizoma Zingiberis)*: 3g.
- *Ban Xia (Rhizoma Pinelliae preparatum)*: 9g.
- *Bai Shao (Radix Paeoniae alba)*: 9g.
- *Wu Wei Zi (Fructus Schisandrae)*: 3g.
- *Zhi Gan Cao (Radix Glycyrrhizae uralensis preparata)*: 6g.

XIAO XIAN XIONG TANG – Pequena Decocção para o Afundamento [do *Qi*] Torácico.

- *Huang Lian (Rhizoma Coptidis)*: 6g.
- *Ban Xia (Rhizoma Pinelliae preparatum)*: 12g.
- *Gua Lou (Fructus Trichosanthis)*: 30g.

XIAO XU TANG – Pequena Decocção de Adição.

- *Ma Huang (Herba Ephedrae)*: 9g.
- *Fang Ji (Radix Stephaniae tetrandrae)*: 6g.
- *Ren Shen (Radix Ginseng)*: 6g.
- *Huang Qin (Radix Scutellariae)*: 6g.
- *Gui Zhi (Ramulus Cinnamomi cassiae)*: 6g.
- *Gan Cao (Radix Glycyrrhizae uralensis)*: 3g.
- *Chi Shao (Radix Paeoniae rubra)*: 6g.
- *Chuan Xiong (Rhizoma Chuanxiong)*: 6g.
- *Xing Ren (Semen Armeniacas)*: 6g.
- *Fu Zi (Radix Aconiti lateralis preparata)*: 6g.
- *Fang Feng (Radix Saposhnikoviae)*: 6g.
- *Sheng Jiang (Rhizoma Zingiberis recens)*: 3g.

XIAO YAO SAN – Pó do Caminhante Livre e Tranquilo.

- *Bo He (Herba Menthae haplocalycis)*: 3g.
- *Chai Hu (Radix Bupleuri)*: 9g.
- *Dang Gui (Radix Angelicae sinensis)*: 9g.
- *Bai Shao (Radix Paeoniae alba)*: 12g.
- *Bai Zhu (Rhizoma Atractylodis macrocephalae)*: 9g.
- *Fu Ling (Poria)*: 15g.
- *Gan Cao (Radix Glycyrrhizae uralensis)*: 6g.
- *Sheng Jiang (Rhizoma Zingiberis recens)*: 3 fatias.

Variação de *XIAO YAO SAN* (Cap. 47, *Disfunção Erétil*, Estagnação do *Qi* do Fígado) – Variação do Pó do Caminhante Livre e Tranquilo.

- *Chai Hu (Radix Bupleuri)*: 9g.
- *Dang Gui (Radix Angelicae sinensis)*: 9g.
- *Bai Shao (Radix Paeoniae alba)*: 12g.
- *Bai Zhu (Rhizoma Atractylodis macrocephalae)*: 9g.
- *Fu Ling (Poria)*: 15g.
- *Zhi Ke (Fructus Aurantii)*: 6g.
- *Yu Jin (Radix Curcumae)*: 6g.
- *Qing Pi (Pericarpium Citri reticulatae viride)*: 4,5g.
- *Chen Pi (Pericarpium Citri reticulatae)*: 6g.

Prescrições **1157**

- *Xiang Fu* (*Rhizoma Cyperi*): 6g.
- *Chuan Lian Zi* (*Fructus Toosendan*): 3g.
- *Gan Cao* (*Radix Glycyrrhizae uralensis*): 6g.
- *Sheng Jiang* (*Rhizoma Zingiberis recens*): 3 fatias.

XIAO YAO JIANG YA TANG – Decocção do Caminhante Livre e Tranquilo para Baixar a Pressão (Sanguínea).

- *Mu Dan Pi* (*Cortex Moutan*): 12g.
- *Shan Zhi Zi* (*Fructus Gardeniae*): 12g.
- *Huang Qin* (*Radix Scutellariae*): 12g.
- *Ju Hua* (*Flos Chrysanthemi*): 12g.
- *Chai Hu* (*Radix Bupleuri*): 6g.
- *Bai Shao* (*Radix Paeoniae alba*): 30g.
- *Fu Ling* (*Poria*): 15g.
- *Gou Teng* (*Ramulus cum Uncis Uncariae*): 15g.
- *Xia Ku Cao* (*Spica Prunellae*): 15g.
- *Dang Gui* (*Radix Angelicae sinensis*): 9g.
- *Bo He* (*Herba Menthae haplocalycis*): 3g.

XIE BAI SAN – Pó para Drenar o Branco.

- *Di Gu Pi* (*Cortex Lycii*): 9g.
- *Sang Bai Pi* (*Cortex Mori*): 9g.
- *Zhi Gan Cao* (*Radix Glycyrrhizae uralensis preparata*): 3g.
- *Geng Mi* (*Semen Oryzae sativae*): 6g.

XIE GAN AN SHEN WAN – Pílula para Drenar o Fígado e Acalmar a Mente.

- *Long Dan Cao* (*Radix Gentianae*): 9g.
- *Shan Zhi Zi* (*Fructus Gardeniae*): 6g.
- *Huang Qin* (*Radix Scutellariae*): 6g.
- *Bai Ji Li* (*Fructus Tribuli*): 4g.
- *Shi Jue Ming* (*Concha Haliotidis*): 12g.
- *Ze Xie* (*Rhizoma Alismatis*): 6g.
- *Che Qian Zi* (*Semen Plantaginis*): 6g.
- *Dang Gui* (*Radix Angelicae sinensis*): 6g.
- *Sheng Di Huang* (*Radix Rehmanniae*): 9g.
- *Mai Men Dong* (*Radix Ophiopogonis*): 6g.
- *Zhen Zhu Mu* (*Concha Margaritiferae usta*): 12g.
- *Long Gu* (*Mastodi Ossis fossilia*): 12g.
- *Mu Li* (*Concha Ostreae*): 12g.
- *Fu Shen* (*Sclerotium Poriae pararadicis*): 6g.
- *Yuan Zhi* (*Radix Polygalae*): 6g.
- *Bai Zi Hen* (*Semen Platycladi*): 6g.
- *Suan Zao Hen* (*Semen Ziziphi spinosae*): 6g.
- *Gan Cao* (*Radix Glycyrrhizae uralensis*): 3g.

XIE HUANG SAN – Pó para Drenar a Amarelidão.

- *Shi Gao* (*Gypsum Fibrosum*): 15g.
- *Shan Zhi Zi* (*Fructus Gardeniae*): 6g.
- *Fang Feng* (*Radix Saposhnikoviae*): 12g.
- *Huo Xiang* (*Herba Pogostemonis*): 21g.
- *Gan Cao* (*Radix Glycyrrhizae uralensis*): 9g.

XIE XIN TANG – Decocção para Drenar o Coração.

- *Da Huang* (*Radix et Rhizoma Rhei*): 9g.

- *Huang Lian* (*Rhizoma Coptidis*): 6g.
- *Huang Qin* (*Radix Scutellariae*): 9g.

XIN YI QING FEI YIN – Decocção de Magnólia para Desobstruir o Pulmão.

- *Xin Yi Hua* (*Flos Magnoliae*): 9g.
- *Huang Qin* (*Radix Scutellariae*): 9g.
- *Shan Zhi Zi* (*Fructus Gardeniae*): 6g.
- *Shi Gao* (*Gypsum fibrosum*): 12g.
- *Zhi Mu* (*Rhizoma Anemarrhenae*): 6g.
- *Jin Yin Hua* (*Flos Lonicerae*): 6g.
- *Yu Xing Cao* (*Herba Houttuniae*): 6g.
- *Mai Men Dong* (*Radix Ophiopogonis*): 6g.

XING SU SAN – Pó de Folha de *Armeniaca-Perilla*.

- *Xing Ren* (*Semen Armeniacae*): 9g.
- *Zi Su Ye* (*Folium Perillae*): 6g.
- *Jie Geng* (*Radix Matycodi*): 4,5g.
- *Chen Pi* (*Pericarpium Citri reticulatae*): 3g.
- *Ban Xia* (*Rhizoma Pinelliae preparatum*): 6g.
- *Fu Ling* (*Poria*): 6g.
- *Zhi Ke* (*Fructus Aurantii*): 6g.
- *Qian Hu* (*Radix Peucedani*): 6g.
- *Sheng Jiang* (*Rhizoma Zingiberis recens*): 3 fatias.
- *Gan Cao* (*Radix Glycyrrhizae uralensis*): 3g.
- *Da Zao* (*Fructus Jujubae*): 3 tâmaras.

Variação de *XING SU SAN* (Cap. 8, *Tosse*, Invasão de Vento-Frio) – Variação do Pó de Folha de *Armeniaca-Perilla*.

- *Xing Ren* (*Semen Armeniacae*): 9g.
- *Zi Su Ye* (*Folium Perillae*): 6g.
- *Jing Jie* (*Herba Schizonepetae*): 6g.
- *Chen Pi* (*Pericarpium Citri reticulatae*): 3g.
- *Ban Xia* (*Rhizoma Pinelliae preparatum*): 6g.
- *Fu Ling* (*Poria*): 6g.
- *Qian Hu* (*Radix Peucedani*): 6g.
- *Sheng Jiang* (*Rhizoma Zingiberis recens*): 3 fatias.
- *Gan Cao* (*Radix Glycyrrhizae uralensis*): 3g.
- *Da Zao* (*Fructus Jujubae*): 3 tâmaras.

XU SHI ZHI JIAN FANG – Fórmula do Mestre Xu para Hipotireoidismo.

- *Mu Li* (*Concha Ostreae*): 30g.
- *Dang Shen* (*Radix Codonopsis*): 12g.
- *Bai Zhu* (*Rhizoma Atractylodis macrocephalae*): 12g.
- *Niu Xi* (*Radix Achyranthis bidentatae*): 12g.
- *Bai Shao* (*Radix Paeoniae alba*): 12g.
- *Mu Gua* (*Fructus Chaenomelis*): 12g.
- *Fu Ling* (*Poria*): 12g.
- *Yu Jin* (*Radix Curcumae*): 12g.
- *Dang Gui* (*Radix Angelicae sinensis*): 9g.
- *Hong Hua* (*Flos Carthami tinctorii*): 6g.
- *Zhi Gan Cao* (*Radix Glycyrrhizae uralensis preparata*): 3g.

XUAN BI TANG – Decocção para Remover Síndrome Dolorosa Obstrutiva.

1158 Prescrições

- *Fang Ji (Radix Stephaniae tetrandrae)*: 6g.
- *Can Sha (Faeces Bombycis)*: 6g.
- *Xing Ren (Semen Armeniacae)*: 3g.
- *Hua Shi (Talcum)*: 12g.
- *Lian Qiao (Fructus Forsythiae)*: 6g.
- *Shan Zhi Zi (Fructus Gardeniae)*: 6g.
- *Yi Yi Hen (Semen Coicis)*: 6g.
- *Chi Xiao Dou (Semen Phaseoli)*: 6g.
- *Ban Xia (Rhizoma Pinelliae preparatum)*: 6g.

XUAN FU DAI ZHE TANG – Decocção de *Inula--Hematitum*.

- *Xuan Fu Hua (Flos Inulae)*: 9g.
- *Dai Zhe Shi (Haematitum)*: 9g.
- *Ban Xia (Rhizoma Pinelliae preparatum)*: 9g.
- *Sheng Jiang (Rhizoma Zingiberis recens)*: 6g.
- *Ren Shen (Radix Ginseng)*: 6g.
- *Zhi Gan Cao (Radix Glycyrrhizae uralensis preparata)*: 3g.
- *Da Zao (Fructus Jujubae)*: 4 tâmaras.

XUAN FU HUA TANG – Decocção de *Inula*.

- *Xuan Fu Hua (Flos Inulae)*: 9g.
- *Xiang Fu (Rhizoma Cyperi)*: 6g.
- *Su Geng (Radix Perillae frutescentis)*: 6g.
- *Yu Jin (Radix Curcumae)*: 6g.
- *Zhi Ke (Fructus Aurantii)*: 6g.
- *Si Gua Luo (Fructus Luffae retinervus)*: 6g.

XUAN LING SAN – Pó de "*Ling*" Preto.

- *Wu Ling Zhi (Excromentum Trogopteri)*: 6g.
- *Yan Hu Suo (Rhizoma Corydalis)*: 9g.
- *E Zhu (Rhizoma Curcumae)*: 6g.
- *Gao Liang Jiang (Rhizoma Alpiniae officinarum)*: 4,5g.
- *Dang Gui (Radix Angelicae sinensis)*: 9g.

XUAN ZHI TANG – Decocção para Difundir a Força de Vontade.

- *Fu Ling (Poria)*: 6g.
- *Shi Chuang Pu (Rhizoma Acori tatarinowii)*: 6g.
- *Gan Cao (Radix Glycyrrhizae uralensis)*: 6g.
- *Bai Zhu (Rhizoma Atractylodis macrocephalae)*: 6g.
- *Suan Zao Ren (Semen Ziziphi spinosae)*: 6g.
- *Yuan Zhi (Radix Polygalae)*: 6g.
- *Chai Hu (Radix Bupleuri)*: 4,5g.
- *Dang Gui (Radix Angelicae sinensis)*: 6g.
- *Ren Shen (Radix Ginseng)*: 6g.
- *Shan Yao (Rhizoma Dioscoreae)*: 6g.
- *Ba Ji Tian (Radix Morindae officinalis)*: 6g.

XUE FU ZHU YU TANG – Decocção para Eliminar Estagnação da Mansão do Sangue.

- *Dang Gui (Radix Angelicae sinensis)*: 9g.
- *Sheng Di Huang (Radix Rehmanniae)*: 9g.

- *Chi Shao (Radix Paeoniae rubra)*: 6g.
- *Chuan Xiong (Rhizoma Chuanxiong)*: 5g.
- *Tao Ren (Semen Persicae)*: 12g.
- *Hong Hua (Flos Carthami tinctorii)*: 9g.
- *Chai Hu (Radix Bupleuri)*: 3g.
- *Zhi Ke (Fructus Aurantii)*: 6g.
- *Huai Niu Xi (Radix Achyranthis bidentatae)*: 9g.
- *Jie Geng (Radix Platycodi)*: 5g.
- *Gan Cao (Radix Glycyrrhizae uralensis)*: 3g.

Variação de *XUE FU ZHU YU TANG* (Cap. 15, *Insônia*, Estagnação do Sangue do Coração) – Variação da Decocção para Eliminar Estagnação da Mansão do Sangue.

- *Dang Gui (Radix Angelicae sinensis)*: 9g.
- *Sheng Di Huang (Radix Rehmanniae)*: 9g.
- *Chi Shao (Radix Paeoniae rubra)*: 6g.
- *Chuan Xiong (Rhizoma Chuanxiong)*: 5g.
- *Tao Ren (Semen Persicae)*: 12g.
- *Hong Hua (Flos Carthami tinctorii)*: 9g.
- *Chai Hu (Radix Bupleuri)*: 3g.
- *Zhi Ke (Fructus Aurantii)*: 6g.
- *Niu Xi (Radix Achyranthis bidentatae)*: 9g.
- *Jie Geng (Radix Platycodi)*: 5g.
- *Ye Jiao Teng (Caulis Polygoni multiflori)*: 9g.
- *Suan Zao Ren (Semen Ziziphi spinosae)*: 6g.
- *Gan Cao (Radix Glycyrrbizae uralensis)*: 3g.

XUE YU TANG – Decocção para Estagnação do Sangue.

- *Xiang Fu (Rhizoma Cyperi)*: 9g.
- *Mu Dan Pi (Cortex Moutan)*: 9g.
- *Su Mu (Lignum Sappan)*: 6g.
- *Shan Zha (Fructus Crataegi)*: 6g.
- *Tao Ren (Semen Persicae)*: 6g.
- *Shen Qu (Massa medicata fermentata)*: 6g.
- *Chuan Shan Jia (Squama Manitis Pentadactylae)*: 6g.
- *Chen Xiang (Lignum Aquilariae resinatum)*: 6g.
- *Tong Cao (Medulla Tetrapanacis)*: 3g.
- *Mai Ya (Fructus Hordei germinatus)*: 6g.

YANG WEI TANG – Decocção para Nutrir o Estômago.

- *Bei Sha Shen (Radix Glehniae)*: 9g.
- *Mai Men Dong (Radix Ophiopogonis)*: 6g.
- *Yu Zhu (Rhizoma Polygonati odorati)*: 6g.
- *Bian Dou (Semen Dolichoris lablab)*: 6g.
- *Sang Ye (Folium Mori)*: 4g.
- *Shi Hu (Herba Dendrobii)*: 6g.
- *Zhi Gan Cao (Radix Glycyrrhizae uralensis preparata)*: 3g.

YANG XIN DING ZHI TANG – Decocção para Nutrir o Coração e Acalmar o Espírito.

- *Tai Zi Shen (Radix Pseudostellariae)*: 10g.
- *Fu Ling (Poria)*: 10g.
- *Shi Chang Pu (Rhizoma Acori tatarinowii)*: 10g.
- *Yuan Zhi (Radix Polygalae)*: 10g.
- *Gui Zhi (Ramulus Cinnamomi cassiae)*: 10g.

- *Gan Cao (Radix Glycyrrhizae uralensis)*: 5g.
- *Fu Xiao Mai (Fructus Tritici levis)*: 15g.
- *Da Zao (Fructus Jujubae)*: 5 tâmaras.
- *Chuan Xiong (Rhizoma Chuanxiong)*: 10g.
- *Long Gu (Mastodi Ossis fossilia)*: 10g.
- *Yan Hu Suo (Rhizoma Corydalis)*: 10g.

YANG XIN JIAN PI TANG – Decocção para Nutrir o Coração e Fortalecer o Baço.

- *Huang Qi (Radix Astragali)*: 6g.
- *Suan Zao Ren (Semen Ziziphi spinosae)*: 6g.
- *Bai Zi Ren (Semen Platycladi)*: 6g.
- *Ye Jiao Teng (Caulis Polygoni multiflori)*: 6g.
- *He Huan Pi (Cortex Albiziae)*: 6g.
- *Wu Wei Zi (Fructus Schisandrae)*: 6g.
- *Long Gu (Mastodi Ossis fossilia)*: 9g.
- *Mu Li (Concha Ostreae)*: 9g.
- *Gui Zhi (Ramulus Cinnamomi cassiae)*: 4g.
- *Gan Cao (Radix GIycyrrizae uralensis)*: 3g.
- *Shi Chang Pu (Rhizoma Acori tatarinowii)*: 6g.
- *Yuan Zhi (Radix Polygalae)*: 6g.

YANG XIN TANG (I) – Decocção para Nutrir o Coração (I).

- *Ren Shen (Radix Ginseng)*: 6g.
- *Huang Qi (Radix Astragali)*: 9g.
- *Fu Ling (Poria)*: 6g.
- *Zhi Gan Cao (Radix Glycyrrhizae uralensis preparata)*: 4,5g.
- *Dang Gui (Radix Angelicae sinensis)*: 6g.
- *Chuan Xiong (Rhizoma Chuanxiong)*: 4,5g.
- *Wu Wei Zi (Fructus Schisandrae)*: 4,5g.
- *Bai Zi Ren (Semen Platycladi)*: 6g.
- *Suan Zao Ren (Semen Ziziphi spinosae)*: 4,5g.
- *Yuan Zhi (Radix Polygalae)*: 6g.
- *Rou Gui (Cortex Cinnamomi)*: 1,5g.
- *Ban Xia (Rhizoma Pinelliae preparatum)*: 4,5g.

YANG XIN TANG (II) – Decocção para Nutrir o Coração (II).

- *Huang Qi (Radix Astragali)*: 6g.
- *Ren Shen (Radix Ginseng)*: 6g.
- *Bai Zi Ren (Semen Platycladi)*: 9g.
- *Fu Shen (Sclerotium Poriae pararadicis)*: 6g.
- *Chuan Xiong (Rhizoma Chuanxiong)*: 3g.
- *Yuan Zhi (Radix Polygalae)*: 6g.
- *Mai Men Dong (Radix Ophiopogonis)*: 6g.
- *Wu Wei Zi (Fructus Schisandrae)*: 6g.
- *Zhi Gan Cao (Radix Glycyrrhizae uralensis preparata)*: 3g.
- *Sheng Jiang (Rhizoma Zingiberis recens)*: 1 fatia.

YANG XUE DING FENG TANG – Decocção para Nutrir Sangue e Desobstruir Vento.

- *Sheng Di Huang (Radix Rehmanniae)*: 12g.
- *Dang Gui (Radix Angelicae sinensis)*: 9g.
- *Chi Shao (Radix Paeoniae rubra)*: 6g.

- *Chuan Xiong (Rhizoma Chuanxiong)*: 4g.
- *Tian Men Dong (Radix Asparagi)*: 6g.
- *Mai Men Dong (Radix Ophiopogonis)*: 6g.
- *Jiang Can (Bombyx batryticatus)*: 3g.
- *Shou Wu (Radix Polygoni multiflori preparata)*: 9g.
- *Shan Zhi Zi (Fructus Gardeniae)*: 4g.
- *Mu Dan Pi (Cortex Moutan)*: 4g.

YANG XUE QU FENG TANG – Decocção para Nutrir Sangue e Expelir Vento.

- *Dang Gui (Radix Angelicae sinensis)*: 9g.
- *Bai Shao (Radix Paeoniae alba)*: 9g.
- *Shu Di Huang (Radix Rehmanniae preparata)*: 6g.
- *Qin Jiao (Radix Gentianae macrophyllae)*: 6g.
- *Fang Feng (Radix Saposhnikoviae)*: 6g.
- *Du Huo (Radix Angelicae pubescentis)*: 6g.
- *Qiang Huo (Rhizoma seu Radix Notopterygii)*: 6g.
- *Gui Zhi (Ramulus Cinnamomi cassiae)*: 6g.
- *Song Jie (Lignum Pini Nodi)*: 6g.
- *Chen Pi (Pericarpium Citri reticulatae)*: 3g.

YANG YIN LI LAO TANG – Decocção para Nutrir *Yin* e Regular a Exaustão.

- *Ren Shen (Radix Ginseng)*: 12g.
- *Mai Men Dong (Radix Ophiopogonis)*: 9g.
- *Wu Wei Zi (Fructus Schisandrae)*: 6g.
- *Dang Gui (Radix Angelicae sinensis)*: 6g.
- *Bai Shao (Radix Paeoniae alba)*: 9g.
- *Sheng Di Huang (Radix Rehmanniae)*: 9g.
- *Gui Ban (Plastrum Testudinis)*: 6g.
- *Nu Zhen Zi (Fructus Ligustri lucidi)*: 6g.
- *Yi Yi Ren (Semen Coicis)*: 9g.
- *Chen Pi (Pericarpium Citri reticulatae)*: 3g.
- *Mu Dan Pi (Cortex Moutan)*: 6g.
- *Lian Zi (Semen Nelumbinis)*: 6g.
- *Bai He (Bulbus Lilii)*: 6g.
- *Zhi Gan Cao (Radix Glycyrrhizae uralensis preparata)*: 3g.

YE SHI YANG WEI TANG – Decocção do Mestre Ye para Nutrir o Estômago.

- *Bei Sha Shen (Radix Glehniae)*: 9g.
- *Yu Zhu (Rhizoma Polygonati odorati)*: 9g.
- *Bian Dou (Semen Dolichoris lablab)*: 6g.
- *Mai Men Dong (Radix Ophiopogonis)*: 9g.
- *Sang Ye (Folium Mori)*: 6g.

YI DU YANG YUAN TANG – Decocção para Beneficiar Vaso Governador e Nutrir *Qi* Original.

- *Gui Ban (Plastrum Testudinis)*: 15g.
- *Shu Di Huang (Radix Rehmanniae preparata)*: 9g.
- *Rou Cong Rong (Herba Cistanches)*: 9g.
- *Bu Gu Zhi (Fructus Psoraleae)*: 6g.
- *Lu Jiao Jiao (Gelatinum Cornu Cervi)*: 3g.
- *Wu Wei Zi (Fructus Schisandrae)*: 3g.

- *Zhi Mu (Rhizoma Anemarrhenae)*: 3g.
- *Huang Bo (Cortex Phellodendri)*: 3g.

YI GUAN JIAN – Decocção de Uma Ligação.

- *Bei Sha Shen (Radix Glehniae)*: 10g.
- *Mai Men Dong (Radix Ophiopogonis)*: 10g.
- *Dang Gui (Radix Angelicae sinensis)*: 10g.
- *Sheng Di Huang (Radix Rehmanniae)*: 30g.
- *Gou Qi Zi (Fructus Lycii chinensis)*: 12g.
- *Chuan Lian Zi (Fructus Toosendan)*: 5g.

YI HUO SAN HAN TANG – Decocção para Beneficiar Fogo e Dispersar Frio.

- *Rou Gui (Cortex Cinnamomi)*: 3g.
- *Gan Jiang (Rhizoma Zingiberis)*: 6g.
- *Gui Zhi (Ramulus Cinnamomi cassiae)*: 6g.
- *Qiang Huo (Rhizoma seu Radix Notopterygii)*: 6g.
- *Cang Zhu (Rhizoma Atractylodis)*: 6g.
- *Qin Jiao (Radix Gentianae macrophyllae)*: 6g.
- *Fang Feng (Radix Saposhnikoviae)*: 6g.
- *Chen Pi (Pericarpium Citri reticulatae)*: 4,5g.
- *Gan Cao (Radix Glycyrrhizae uralensis)*: 3g.

YI LU KANG JIAO NANG – Cápsula para Aliviar Depressão e Preocupação.

- *Chen Xiang (Lignum Aquilariae resinatum)*: 6g.
- *Mu Xiang (Radix Aucklandiae)*: 6g.
- *Fo Shou (Fructus Citri sarcodactylis)*: 6g.
- *Shan Yao (Rhizoma Dioscoreae)*: 6g.
- *Shi Chang Pu (Rhizoma Acori tatarinowii)*: 6g.
- *Niu Huang (Calculus Bovis)*: 3g.
- *Zhu Sha (Cinnabaris)*: 2g.
- *Hu Po (Succinum)*: 6g.
- *Yu Jin (Radix Curcumae)*: 6g.
- *Chai Hu (Radix Bupleuri)*: 3g.
- *Suan Zao Ren (Semen Ziziphi spinosae)*: 6g.
- *Yuan Zhi (Radix Polygalae)*: 6g.

YI REN ZHU YE SAN – Pó de *Coix-Phyllostachys*.

- *Yi Yi Ren (Semen Coicis)*: 18g.
- *Zhu Ye (Folium Phyllostachys nigrae)*: 6g.
- *Lian Qiao (Fructus Forsythiae)*: 6g.
- *Hua Shi (Talcum)*: 6g.
- *Tong Cao (Medulla Tetrapanacis)*: 6g.
- *Fu Ling (Poria)*: 6g.

YI SHEN JUAN BI TANG – Decocção para Beneficiar o Rim e Eliminar Síndrome Dolorosa Obstrutiva.

- *Sheng Di Huang (Radix Rehmanniae)*: 6g.
- *Shu Di Huang (Radix Rehmanniae preparata)*: 6g.
- *Dang Gui (Radix Angelica Sinensis)*: 6g.
- *Yin Yang Huo (Herba Epimidii)*: 6g.
- *Rou Cong Rong (Herba Cistanches)*: 6g.
- *Ba Ji Tian (Radix Morindae officinalis)*: 6g.
- *Lu Xian Cao (Herba Pyrolae)*: 6g.
- *Ji Xue Teng (Caulis Spatholobi)*: 6g.
- *Xu Chang Qing (Radix Cynachi paniculati)*: 6g.

- *Lao Guan Cao (Herba Erodii/Gerani)*: 6g.
- *Quan Xie (Scorpio)*: 3g.
- *Wu Gong (Scolopendra)*: 6g.
- *Jiang Can (Bombyx batryticatus)*: 6g.
- *Wu Shao She (Zaocys)*: 6g.
- *Di Long (Pheretima)*: 6g.
- *Di Bie Chong (Eupolyphaga seu Steleophaga)*: 6g.
- *Gan Cao (Radix Glycyrrhizae uralensis)*: 3g.

YI SHEN TONG MAI TANG – Decocção para Beneficiar o Rim e Penetrar nos Vasos Sanguíneos.

- *Hong Shen (Ginseng)*: 6g.
- *Gou Qi Zi (Fructus Lycii chinensis)*: 10g.
- *Shan Zhu Yu (Fructus Corni)*: 6g.
- *Fu Ling (Poria)*: 15g.
- *Dang Gui (Radix Angelicae sinensis)*: 12g.
- *Chi Shao (Radix Paeoniae rubra)*: 6g.
- *Hong Hua (Flos Carthami tinctorii)*: 6g.
- *Ze Lan (Herba Lycopi)*: 6g.
- *Wang Bu Liu Xing (Semen Vaccariae)*: 15g.
- *Chuan Xiong (Rhizoma Chuanxiong)*: 12g.
- *Dan Shen (Radix Salviae miltiorrhizae)*: 12g.
- *Gui Zhi (Ramulus Cinnamomi cassiae)*: 6g.

YI WEI TANG – Decocção para Beneficiar o Estômago.

- *Bei Sha Shen (Radix Glehniae)*: 9g.
- *Mai Men Dong (Radix Ophiopogonis)*: 9g.
- *Sheng Di Huang (Radix Rehmanniae)*: 12g.
- *Yu Zhu (Rhizoma Polygonati odorati)*: 6g.
- *Bing Tang (açúcar mascavo)*: 3g.

YI YI REN TANG – Decocção de *Coix*.

- *Yi Yi Ren (Semen Coicis)*: 6g.
- *Cang Zhu (Rhizoma Atractylodis)*: 6g.
- *Qiang Huo (Rhizoma seu Radix Notopterygii)*: 3g.
- *Du Huo (Radix Angelicae pubescentis)*: 6g.
- *Fang Feng (Radix Saposhnikoviae)*: 6g.
- *Wu Tou (Radix Aconiti carmichaeli)*: 1,5g.
- *Ma Huang (Herba Ephedrae)*: 3g.
- *Gui Zhi (Ramulus Cinnamomi cassiae)*: 3g.
- *Dang Gui (Radix Angelicae sinensis)*: 6g.
- *Chuan Xiong (Rhizoma Chuanxiong)*: 3g.
- *Sheng Jiang (Rhizoma Zingiberis recens)*: 3 fatias.
- *Gan Cao (Radix Glycyrrhizae uralensis)*: 3g.

YI YIN JIAN – Uma Decocção de *Yin*.

- *Sheng Di Huang (Radix Rehmanniae)*: 6g.
- *Shu Di Huang (Radix Rehmanniae preparata)*: 9g.
- *Bai Shao (Radix Paeoniae alba)*: 6g.
- *Mai Men Dong (Radix Ophiopogonis)*: 6g.
- *Gan Cao (Radix Glycyrrhizae uralensis)*: 3g.
- *Huai Niu Xi (Radix Achyranthis bidentatae)*: 4,5g.
- *Dan Shen (Radix Salviae miltiorrhizae)*: 6g.

YIN CHEN HAO TANG – Decocção de *Artemisia capillaris*.

- *Yin Chen Hao (Herba Artemisiae scopariae)*: 30g.

- *Shan Zhi Zi* (*Fructus Gardeniae*): 15g.
- *Da Huang* (*Radix et Rhizoma Rhei*): 9g.

YIN CHEN WU LING SAN – Pó de Cinco *Ling* de *Artemisia scopariae*.

- *Yin Chen Hao* (*Herba Artemisiae scopariae*): 10g.
- *Wu Ling San* (Pó de Cinco *Ling*): 5g.

YIN MEI TANG – Decocção para Atrair o Sono.

- *Bai Shao* (*Radix Paeoniae alba*): 30g.
- *Dang Gui* (*Radix Angelicae sinensis*): 15g.
- *Long Chi* (*Fossilia Dentis Mastodi*): 6g.
- *Tu Si Zi* (*Semen Cuscutae*): 9g.
- *Mai Men Dong* (*Radix Ophiopogonis*): 15g.
- *Bai Zi Ren* (*Semen Platycladi*): 6g.
- *Suan Zao Ren* (*Semen Ziziphi spinosae*): 9g.
- *Fu Shen* (*Sclerotium Poriae pararadicis*): 9g.

YIN QIAO SAN – Pó de *Lonicera-Forsythia*.

- *Jin Yin Hua* (*Flos Lonicera*): 9g.
- *Lian Qiao* (*Fructus Forsythiae*): 9g.
- *Jie Geng* (*Radix Platycodi*): 6g.
- *Niu Bang Zi* (*Fructus Arctii*): 9g.
- *Bo He* (*Herba Menthae haplocalycis*): 6g.
- *Jing Jie* (*Herba Schizonepetae*): 5g.
- *Zhu Ye* (*Folium Phyllostachys nigrae*): 4g.
- *Dan Dou Chi* (*Semen Sojae praeparatum*): 5g.
- *Gan Cao* (*Radix Glycyrrhizae uralensis*): 5g.

YOU GUI WAN – Pílula Restauradora do [Rim] Direito.

- *Fu Zi* (*Radix Aconiti lateralis preparata*): 3g.
- *Rou Gui* (*Cortex Cinnamomi*): 3g.
- *Du Zhong* (*Cortex Eucommiae ulmoidis*): 6g.
- *Shan Zhu Yu* (*Fructus Corni*): 4,5g.
- *Tu Si Zi* (*Semen Cuscutae*): 6g.
- *Lu Jiao Jiao* (*Gelatinum Cornu Cervi*): 6g.
- *Shu Di Huang* (*Radix Rehmanniae preparata*): 12g.
- *Shan Yao* (*Rhizoma Dioscoreae*): 6g.
- *Gou Qi Zi* (*Fructus Lycii chinensis*): 6g.
- *Dang Gui* (*Radix Angelicae sinensis*): 4,5g.

YOU GUI YIN – Decocção Restauradora do [Rim] Direito.

- *Shu Di Huang* (*Radix Rehmanniae preparata*): 15g.
- *Shan Zhu Yu* (*Fuctus Corni*): 3g.
- *Shan Yao* (*Rhizoma Dioscoreae*): 6g.
- *Du Zhong* (*Cortex Eucommiae ulmoidis*): 6g.
- *Rou Gui* (*Cortex Cinnamomi*): 3g.
- *Fu Zi* (*Radix Aconiti lateralis preparata*): 3g.
- *Gou Qi Zi* (*Fructus Lycii chinensis*): 6g.
- *Zhi Gan Cao* (*Radix Glycyrrhizae uralensis preparata*): 3g.

Variação de *YOU GUI YIN* (Cap. 18, *Bócio*, Hipotireoidismo, Deficiência do *Yin* do Fígado e do Rim) – Variação da Decocção Restauradora do [Rim] Direito.

- *Shu Di Huang* (*Radix Rehmanniae preparata*): 6g.
- *Shan Yao* (*Rhizoma Dioscoreae*): 6g.
- *Shan Zhu Yu* (*Fructus Corni*): 6g.
- *Gou Qi Zi* (*Fructus Lycii chinensis*): 6g.
- *Tu Si Zi* (*Semen Cuscutae*): 6g.
- *Lu Jiao Jiao* (*Gelatinum Cornu Cervi*): 6g.
- *Huang Qi* (*Radix Astragali*): 6g.
- *Dan Shen* (*Radix Salviae miltiorrhizae*): 6g.
- *Bai Shao* (*Radix Paeoniae alba*): 6g.
- *Suan Zao Ren* (*Semen Ziziphi spinosae*): 6g.
- *Gan Cao* (*Radix Glycyrrhizae uralensis*): 3g.
- *Ju Hua* (*Flos Chrysanthemi*): 6g.
- *Chai Hu* (*Radix Bupleuri*): 3g.

YU NU JIAN – Decocção de Jade da Mulher.

- *Shi Gao* (*Gypsum fibrosum*): 30g.
- *Zhi Mu* (*Rhizoma Anemarrhenae*): 4,5g.
- *Shu Di Huang* (*Radix Rehmanniae preparata*): 9g.
- *Mai Men Dong* (*Radix Ophiopogonis*): 6g.
- *Niu Xi* (*Radix Achyranthis bidentatae*): 4,5g.

YU PING FENG SAN – Pó do Para-brisa de Jade.

- *Huang Qi* (*Radix Astragali*): 30g.
- *Bai Zhu* (*Rhizoma Atractylodis macrocephalae*): 60g.
- *Fang Feng* (*Radix Saposhnikoviae*): 30g.

YU YIN QIAN YANG TANG – Decocção para Gerar *Yin* e Ocultar *Yang*.

- *Gou Qi Zi* (*Fructits Lycii chinensis*): 9g.
- *Ju Hua* (*Flos Chrysanthemi*): 6g.
- *Sheng Di Huang* (*Radix Rehmanniae*): 9g.
- *Mai Men Dong* (*Radix Ophiopogonis*): 6g.
- *Mu Dan Pi* (*Cortex Moutan*): 6g.
- *Shan Zhu Yu* (*Fructus Corni*): 6g.
- *Che Qian Zi* (*Semen Plantaginis*): 6g.
- *Chuan Niu Xi* (*Radix Cyathulae*): 6g.
- *Gou Teng* (*Ramulus cum Uncis Uncariae*): 6g.

YU YIN SAN JIE TANG – Decocção para Nutrir o *Yin* e Dissipar Nódulos.

- *Bei Sha Shen* (*Radix Glehniae*): 6g.
- *Tian Men Dong* (*Radix Asparagi*): 6g.
- *Mai Men Dong* (*Radix Ophiopogonis*): 6g.
- *Sheng Di Huang* (*Radix Rehmanniae*): 6g.
- *Tian Hua Fen* (*Radix Trichosanthis*): 6g.
- *Kun Bu* (*Thallus Eckloniae*): 6g.
- *Hai Zao* (*Sargassum*): 6g.
- *Wu Wei Zi* (*Fructus Schisandrae*): 6g.
- *Zhe Bei Mu* (*Bulbus Fritillariae thunbergii*): 6g.

YUAN CHENG SI WU TANG – Decocção de Sucesso de Origem das Quatro Substâncias.

- *Dang Gui* (*Radix Angelicae sinensis*): 9g.
- *Sheng Di Huang* (*Radix Rehmanniae*): 6g.
- *Chuan Xiong* (*Rhizoma Chuanxiong*): 6g.
- *Chi Shao* (*Radix Paeoniae rubra*): 6g.

1162 Prescrições

- *Tao Ren (Semen Persicae)*: 6g.
- *Hong Hua (Flos Carthami tinctorii)*: 6g.
- *Gui Zhi (Ramulus Cinnamomi cassiae)*: 6g.
- *Su Mu (Lignum Sappan)*: 6g.
- *Ru Xiang (Olibanum)*: 6g.
- *Mo Yao (Myrrha)*: 6g.
- *Yan Hu Suo (Rhizoma Corydalis)*: 6g.

YUE BI JIA ZHU TANG – Decocção Ultrapassando a Criada mais *Atractylodes*.

- *Ma Huang (Herba Ephedrae)*: 9g.
- *Shi Gao (Gypsum fibrosum)*: 18g.
- *Sheng Jiang (Rhizoma Zingiberis recens)*: 9g.
- *Gan Cao (Radix Glycyrrhizae uralensis)*: 5g.
- *Da Zao (Fructus Jujubae)*: 5 tâmaras.
- *Bai Zhu (Rhizoma Atractillodis macrocephalae)*: 9g.

YUE HUA WAN – Pílula da Glória da Lua.

- *Tian Men Dong (Radix Asparagi)*: 6g.
- *Mai Men Dong (Radix Ophiopogonis)*: 6g.
- *Shu Di Huang (Radix Rehmanniae preparata)*: 6g.
- *Sheng Di Huang (Radix Rehmanniae)*: 6g.
- *Shan Yao (Rhizoma Dioscoreae)*: 6g.
- *Bai Bu (Radix Stemonae)*: 6g.
- *Bei Sha Shen (Radix Glehniae)*: 6g.
- *Chuan Bei Mu (Bulbus Fritillariae cirrhosae)*: 6g.
- *Fu Ling (Poria)*: 6g.
- *E Jiao (Colla Corii Asini)*: 6g.
- *San Qi (Radix Notoginseng)*: 6g.
- *Ju Hua (Flos Chrysanthemi)*: 6g.
- *Sang Ye (Folium Mori)*: 6g.

YUE JU WAN – Pílula de *Gardenia-Ligusticum*.

- *Cang Zhu (Rhizoma Atractylodis)*: 6g.
- *Chuan Xiong (Rhizoma Chuanxiong)*: 6g.
- *Xiang Fu (Rhizoma Cyperi)*: 6g.
- *Shan Zhi Zi (Fructus Gardeniae)*: 6g.
- *Shen Qu (Massa medicata fermentata)*: 6g.

ZAI ZAO SAN – Pó da Renovação.

- *Dang Shen (Radix Codonopsis)*: 12g.
- *Huang Qi (Radix Astragali)*: 15g.
- *Fu Zi (Radix Aconiti lateralis preparata)*: 6g.
- *Qiang Huo (Rhizoma seu Radix Notopterygii)*: 6g.
- *Fang Feng (Radix Saposhnikoviae)*: 6g.
- *Chuan Xiong (Rhizoma Chuanxiong)*: 6g.
- *Xi Xin (Herba Asari)*: 3g.
- *Gui Zhi (Ramulus Cinnamomi cassiae)*: 6g.
- *Bai Shao (Radix Paeoniae alba)*: 6g.
- *Gan Cao (Radix Glycyrrhizae uralensis)*: 3g.
- *Sheng Jiang (Rhizoma Zingiberis recens)*: 6g.
- *Da Zao (Fructus Jujubae)*: 3 tâmaras.

ZAN YU TANG – Decocção Manter a Fertilidade.

- *Shu Di Huang (Radix Rehmanniae preparata)*: 9g.
- *Bai Zhu (Rhizoma Atractylodis macrocephalae)*: 6g.

- *Dang Gui (Radix Angelicae sinensis)*: 6g.
- *Gou Qi Zi (Fructus Lycii chinensis)*: 6g.
- *Du Zhong (Cortex Eucommiae ulmoidis)*: 6g.
- *Xian Mao (Rhizoma Curculiginis)*: 6g.
- *Xian Ling Pi (Herba Epimidii)*: 6g.
- *Ba Ji Tian (Radix Morindae officinalis)*: 6g.
- *Shan Zhu Yu (Fructus Corni)*: 6g.
- *Rou Cong Rong (Herba Cistanches)*: 6g.
- *She Chuang Zi (Fructus Cnidii)*: 4,5g.
- *Rou Gui (Cortex Cinnamomi)*: 3g.
- *Jiu Cai Zi (Semen Allii tuberosi)*: 6g.

ZANG LIAN TANG – Decocção de *Viscus-Coptis*.

- *Zhu Da Chang* (intestino de porco).
- *Huang Lian (Rhizoma Coptidis)*: 6g.
- *Chi Shao (Radix Paeoniae rubra)*: 6g.
- *Dang Gui (Radix Angelicae sinensis)*: 6g.
- *Huai Hua (Flos Sophorae)*: 6g.
- *E Jiao (Colla Corii Asini)*: 6g.
- *Huai Shi (Fructus Sophorae)*: 6g.
- *Di Yu (Radix Sanguisorbae)*: 6g.
- *Jing Jie (Herba Schizonepetae)*: 6g.
- *Sheng Di Huang (Radix Rehmanniae)*: 6g.

ZE XIE JIANG YA TANG – Decocção de Alisma para Baixar a Pressão [Sanguínea].

- *Ze Xie (Rhizoma Alismatis)*: 50g.
- *Yi Mu Cao (Herba Leouuri)*: 9g.
- *Che Qian Zi (Semen Plantaginis)*: 9g.
- *Xia Ku Cao (Spica Prunellae)*: 6g.
- *Shi Jue Ming (Concha Haliotidis)*: 9g.
- *Gou Teng (Ramulus cum Uncis Uncariae)*: 9g.
- *Sang Ji Sheng (Herba Taxilli)*: 6g.
- *Mu Dan Pi (Cortex Moutan)*: 9g.
- *Ju Hua (Flos Chrysanthemi)*: 6g.

ZENG YE TANG – Decocção para Aumentar os Fluidos.

- *Xuan Shen (Radix Scrophulariae)*: 18g.
- *Mai Men Dong (Radix Ophiopogonis)*: 12g.
- *Sheng Di Huang (Radix Rehmanniae)*: 12g.

ZHANG SHI JIA JIAN FANG – Fórmula do Mestre Zhang para Hipotireoidismo.

- *Fu Zi (Radix Aconiti lateralis preparata)*: 6g.
- *Gan Jiang (Rhizoma Zingiberis)*: 3g.
- *Rou Gui (Cortex Cinnamomi)*: 2,1g.
- *Dang Shen (Radix Codonopsis)*: 15g.
- *Fu Ling (Poria)*: 9g.
- *Bai Zhu (Rhizoma Atractylodis macrocephalae)*: 9g.
- *Zhi Gan Cao (Radix Glycyrrhizae uralensis preparata)*: 3g.

ZHEN GAN XI FENG TANG – Decocção para Pacificar o Fígado e Extinguir o Vento.

- *Huai Niu Xi (Radix Achyrantis bidentatae)*: 15g.
- *Dai Zhe Shi (Haematitum)*: 15g.

- *Long Gu* (*Mastodi Ossis fossilia*): 12g.
- *Mu Li* (*Concha Ostreae*): 12g.
- *Gui Ban* (*Plastrum Testudinis*): 12g.
- *Xuan Shen* (*Radix Scrophulariae*): 12g.
- *Tian Men Dong* (*Radix Asparagi*): 12g.
- *Bai Shao* (*Radix Paeoniae alba*): 12g.
- *Yin Chen Hao* (*Herba Artemisiae scopariae*): 6g.
- *Chuan Lian Zi* (*Fructus Toosendan*): 6g.
- *Mai Ya* (*Fructus Hordei germinatus*): 6g.
- *Gan Cao* (*Radix Glycyrrhizae uralensis*): 6g.

ZHEN REN YANG ZANG TANG – Decocção do Sábio para Nutrir os Órgãos *Yin*.

- *Bai Zhu* (*Rhizoma Atractylodis macrocephalae*): 9g.
- *Ren Shen* (*Radix Ginseng*): 9g.
- *Bai Dou Kou* (*Fructus Amomi rotundus*): 6g.
- *He Zi* (*Fructus Chebulae*): 6g.
- *Bai Shao* (*Radix Paeoniae alba*): 6g.
- *Dang Gui* (*Radix Angelica Sinensis*): 6g.
- *Rou Gui* (*Cortex Cinnamomi*): 3g.
- *Mu Xiang* (*Radix Aucklandiae*): 6g.
- *Ying Su Ke* (*Semen Papaveris somniferi*): 6g.
- *Zhi Gan Cao* (*Radix Glycyrrhizae uralensis preparata*): 3g.

ZHEN WU TANG – Decocção do Verdadeiro Guerreiro.

- *Fu Zi* (*Radix Aconiti lateralis preparata*): 10g.
- *Bai Zhu* (*Rhizoma Atractylodis macrocephalae*): 12g.
- *Fu Ling* (*Poria*): 15g.
- *Bai Shao* (*Radix Paeoniae alba*): 6g.
- *Sheng Jiang* (*Rhizoma Zingiberis recens*): 3 fatias.

Variação de *ZHEN WU TANG* (Cap. 3, *Falta de Ar*, Deficiência do *Yang* do Pulmão e do Rim, Transbordamento de Fluidos para Coração e Pulmão) – Variação da Decocção do Verdadeiro Guerreiro.

- *Fu Zi* (*Radix Aconiti lateralis preparata*): 10g.
- *Bai Zhu* (*Rhizoma Atractylodis macrocephalae*): 12g.
- *Fu Ling* (*Poria*): 15g.
- *Bai Shao* (*Radix Paeoniae alba*): 6g.
- *Sheng Jiang* (*Rhizoma Zingiberis recens*): 3 fatias.
- *Gui Zhi* (*Ramulus Cinnamomi cassiae*): 6g.
- *Huang Qi* (*Radix Astragali*): 12g.
- *Fang Ji* (*Radix Stephaniae tetrandrae*): 9g.
- *Xing Ren* (*Semen Armeniacae*): 6g.

Variação de *ZHEN WU TANG* (Cap. 37, *Edema*, Edema *Yin*, Deficiência do *Yang* do Coração) – Variação da Decocção do Verdadeiro Guerreiro.

- *Fu Zi* (*Radix Aconiti lateralis preparata*): 10g.
- *Bai Zhu* (*Rhizoma Atractylodis macrocephalae*): 12g.
- *Fu Ling* (*Poria*): 15g.
- *Bai Shao* (*Radix Paeoniae alba*): 6g.
- *Sheng Jiang* (*Rhizoma Zingiberis recens*): 3 fatias.
- *Ting Li Zi* (*Semen Descurainiae seu Lepidii*): 6g.
- *Ze Xie* (*Rhizoma Alismatis*): 6g.

- *Ren Shen* (*Radix Ginseng*): 6g.
- *Zhu Ling* (*Polyporus*): 6g.

Variação de *ZHEN WU TANG* (Cap. 37, *Edema*, Nefrite Crônica, Deficiência do *Yang* do Baço e do Rim com Transbordamento da Água) – Variação da Decocção do Verdadeiro Guerreiro.

- *Fu Zi* (*Radix Aconiti preparata*): 10g.
- *Bai Zhu* (*Rhizoma Atractylodis macrocephalae*): 12g.
- *Fu Ling* (*Poria*): 15g.
- *Bai Shao* (*Radix Paeoniae alba*): 6g.
- *Sheng Jiang* (*Rhizoma Zingiberis recens*): 3 fatias.
- *Ze Xie* (*Rhizoma Alismatis*): 12g.
- *Dong Gua Pi* (*Cortex Fructi Benincasae hispidae*): 12g.
- *Yu Mi Xu* (*Stylus Zeae mays*): 30g.

ZHEN ZHONG DAN – Pílula à Cabeceira da Cama.

- *Gui Ban* (*Plastrum Testudinis*): 10g.
- *Long Gu* (*Mastodi Ossis fossilia*): 10g.
- *Yuan Zhi* (*Radix Polygalae*): 10g.
- *Shi Chang Pu* (*Rhizoma Acori tatarinowii*): 10g.

ZHEN ZHU MU WAN – Pílula de *Concha Margaritiferae*.

- *Zhen Zhu Mu* (*Concha Margaritiferae usta*): 30g.
- *Long Chi* (*Fossilia Dentis Mastodi*): 18g.
- *Chen Xiang* (*Lignum Aquilariae resinatum*): 3g.
- *Zhu Sha* (*Cinnabaris*): 1,5g.
- *Shu Di Huang* (*Radix Rehmanniae preparata*): 12g.
- *Dang Gui* (*Radix Angelica sinensis*): 6g.
- *Ren Shen* (*Radix Ginseng*): 6g.
- *Suan Zao Ren* (*Semen Ziziphi spinosae*): 6g.
- *Bai Zi Ren* (*Semen Platycladi*): 6g.
- *Fu Shen* (*Sclerotium Poriae pararadicis*): 6g.
- *Shui Niu Jiao* (*Cornu Bubali*): 6g.

Variação de *ZHEN ZHU MU WAN* (Cap. 19, *Hipertensão*, Subida do *Yang* do Fígado) – Variação da Pílula de *Concha Margaritiferae*.

- *Zhen Zhu Mu* (*Concha Margaritiferae usta*): 30g.
- *Mu Li* (*Concha Ostreae*): 15g.
- *Sheng Di Huang* (*Radix Rehmanniae*): 12g.
- *Dang Gui* (*Radix Angelicae sinensis*): 6g.
- *Suan Zao Ren* (*Semen Ziziphi spinosae*): 6g.
- *Bai Zi Ren* (*Semen Platycladi*): 6g.
- *Gou Qi Zi* (*Fructus Lycii chinensis*): 12g.

Variação de *ZHEN ZHU MU WAN* (Cap. 21, *Síndrome Dolorosa Obstrutiva do Tórax*, Fogo do Fígado Perturbando Coração no Tórax) – Variação da Pílula de *Concha Margaritiferae*.

- *Zhen Zhu Mu* (*Concha Margaritiferae usta*): 30g.
- *Long Chi* (*Fossilia Dentis Mastodi*): 18g.
- *Chen Xiang* (*Lignum Aquilariae resinatum*): 3g.
- *Shu Di Huang* (*Radix Rehmanniae preparata*): 12g.

- *Dang Gui* (*Radix Angelicae sinensis*): 6g.
- *Suan Zao Ren* (*Semen Ziziphi spinosae*): 6g.
- *Bai Zi Ren* (*Semen Platycladi*): 6g.
- *Fu Shen* (*Sclerotium Poriae pararadicis*): 6g.
- *Long Dan Cao* (*Radix Gentianae*): 6g.
- *Chai Hu* (*Radix Bupleuri*): 3g.
- *Ling Yang Jiao* (*Cornu Saigae tataricae*): 6g.
- *Zhi Ke* (*Fructus Aurantii*): 6g.
- *Huang Qin* (*Radix Scutellariae*): 6g.
- *Shan Zhi Zi* (*Fructus Gardeniae*): 6g.

ZHENG QI TIAN XIANG SAN – Pó da Fragrância Celestial do *Qi* Correto.

- *Xiang Fu* (*Rhizoma Cyperi*): 6g.
- *Wu Yao* (*Radix Linderae*): 6g.
- *Gan Jiang* (*Rhizoma Zingiberis*): 3g.
- *Zi Su Ye* (*Folium Perillae*): 6g.
- *Chen Pi* (*Pericarpium Citri reticulatae*): 4,5g.

ZHENG YANG LI LAO TANG – Decocção para Recuperar o *Yang* e Regular a Exaustão.

- *Ren Shen* (*Radix Ginseng*): 9g.
- *Huang Qi* (*Radix Astragali*): 9g.
- *Bai Zhu* (*Rhizoma Atractylodis macrocephalae*): 6g.
- *Zhi Gan Cao* (*Radix Glycyrrhizae uralensis preparata*): 3g.
- *Rou Gui* (*Cortex Cinnamomi*): 3g.
- *Dang Gui* (*Radix Angelicae sinensis*): 6g.
- *Wu Wei Zi* (*Fructus Schisandrae*): 6g.
- *Chen Pi* (*Pericarpium Citri reticulatae*): 4,5g.

Variação de *ZHENG YANG LI LAO TANG* (Cap. 46, *Sangramento*, Tosse com Sangue, *Qi* do Baço e do Pulmão Deficiente Não Segurando Sangue) – Variação da Decocção para Recuperar o *Yin* e Regular a Exaustão.

- *Ren Shen* (*Radix Ginseng*): 9g.
- *Huang Qi* (*Radix Astragali*): 9g.
- *Bai Zhu* (*Rhizoma Atractylodis macrocephalae*): 6g.
- *Zhi Gan Cao* (*Radix Glycyrrhizae uralensis preparata*): 3g.
- *Rou Gui* (*Cortex Cinnamomi*): 3g.
- *Dang Gui* (*Radix Angelicae sinensis*): 6g.
- *Wu Wei Zi* (*Fructus Schisandrae*): 6g.
- *Chen Pi* (*Pericarpium Citri reticulatae*): 4,5g.
- *Bai Ji* (*Rhizoma Bletillae*): 6g.
- *San Qi* (*Radix Notoginseng*): 6g.
- *Xian He Cao* (*Herba Agrimoniae*): 6g.

ZHENG YIN LI LAO TANG – Decocção para Recuperar o *Yin* e Regular a Exaustão.

- *Ren Shen* (*Radix Ginseng*): 9g.
- *Mai Men Dong* (*Radix Ophiopogonis*): 9g.
- *Wu Wei Zi* (*Fructus Schisandrae*): 6g.
- *Dang Gui* (*Radix Angelicae sinensis*): 6g.
- *Bai Shao* (*Radix Paeoniae alba*): 6g.
- *Sheng Di Huang* (*Radix Rehmanniae*): 6g.
- *Mu Dan Pi* (*Cortex Moutan*): 9g.

- *Yi Yi Ren* (*Semen Coicis*): 15g.
- *Chen Pi* (*Pericarpium Citri reticulatae*): 4,5g.

Variação de *ZHENG YIN LI LAO TANG* (Cap. 46, *Sangramento*, Tosse com Sangue, Deficiência do *Yin* do Pulmão com Calor por Deficiência) – Variação da Decocção para Recuperar o *Yin* e Regular a Exaustão.

- *Ren Shen* (*Radix Ginseng*): 9g.
- *Mai Men Dong* (*Radix Ophiopogonis*): 9g.
- *Wu Wei Zi* (*Fructus Schisandrae*): 6g.
- *Dang Gui* (*Radix Angelicae sinensis*): 6g.
- *Bai Shao* (*Radix Paeoniae alba*): 6g.
- *Sheng Di Huang* (*Radix Rehmanniae*): 6g.
- *Mu Dan Pi* (*Cortex Moutan*): 9g.
- *Yi Yi Ren* (*Semen Coicis*): 15g.
- *Chen Pi* (*Pericarpium Citri reticulatae*): 4,5g.
- *Xian He Cao* (*Herba Agrimoniae*): 6g.
- *Bai Ji* (*Rhizoma Bletillae*): 6g.
- *E Jiao* (*Colla Corii Asini*): 6g.

ZHI BO DI HUANG WAN – Pílula de *Anemarrhena-Phellodendron-Rehmannia* (ou *ZHI BO BA WEI WAN* – Pílula de Oito Ingredientes de *Anemarrhena-Phellodendron*).

- *Shu Di Huang* (*Radix Rehmanniae preparata*): 24g.
- *Shan Zhu Yu* (*Fructus Corni*): 12g.
- *Shan Yao* (*Rhizoma Dioscoreae*): 12g.
- *Ze Xie* (*Rhizoma Alismatis*): 9g.
- *Fu Ling* (*Poria*): 9g.
- *Mu Dan Pi* (*Cortex Moutan*): 9g.
- *Zhi Mu* (*Rhizoma Anemarrhenae*): 9g.
- *Huang Bo* (*Cortex Phellodendri*): 9g.

Variação de *ZHI BO DI HUANG WAN* (ou Variação de *ZHI BO BA WEI WAN*) (Cap. 34, *Cistite Intersticial*, Deficiência do *Yin* do Rim com Calor por Deficiência) – Variação da Pílula de *Anemarrhena-Phellodendron-Rehmannia* (ou Variação da Pílula de Oito Ingredientes de *Anemarrhenna-Phellodendron*).

- *Shu Di Huang* (*Radix Rehmanniae preparata*): 12g.
- *Shan Zhu Yu* (*Fructus Corni*): 6g.
- *Shan Yao* (*Rhizoma Dioscoreae*): 6g.
- *Ze Xie* (*Rhizoma Alismatis*): 9g.
- *Fu Ling* (*Poria*): 9g.
- *Mu Dan Pi* (*Cortex Moutan*): 9g.
- *Zhi Mu* (*Rhizoma Anemarrhenae*): 9g.
- *Huang Bo* (*Cortex Phellodendri*): 9g.
- *Shi Wei* (*Folium Pyrrosiae*): 6g.
- *Bian Xu* (*Herba Polygoni avicularis*): 6g.

Variação de *ZHI BO DI HUANG WAN* (ou Variação de *ZHI BO BA WEI WAN*) (Cap. 35, *Hiperplasia Benigna da Próstata*, Deficiência do *Yin* do Fígado e do Rim) – Variação da Pílula de *Anemarrhenna-Phellodendron-Rehmannia* (Variação da Pílula de Oito Ingredientes de *Anemarrhenna-Phellodendron*).

- *Sheng Di Huang* (*Radix Rehmanniae*): 12g.

- *Shan Zhu Yu* (*Fructus Corni*): 6g.
- *Shan Yao* (*Rhizoma Dioscoreae*): 6g.
- *Ze Xie* (*Rhizoma Alismatis*): 9g.
- *Fu Ling* (*Poria*): 9g.
- *Mu Dan Pi* (*Cortex Moutan*): 9g.
- *Zi Mu* (*Rhizoma Anemarrhenae*): 9g.
- *Huang Bo* (*Cortex Phellodendri*): 9g.
- *Yi Yi Ren* (*Semen Coicis*): 15g.
- *Shi Wei* (*Folium Pyrrosiae*): 9g.

ZHI BO YANG WEI TANG – Decocção de *Anemarrhena-Phellodendron* para Nutrir o Estômago.

- *Zhi Mu* (*Rhizoma Anemarrhenae*): 6g.
- *Huang Bo* (*Cortex Phellodendri*): 6g.
- *Mu Dan Pi* (*Cortex Moutan*): 6g.
- *Ze Xie* (*Rhizoma Alismatis*): 6g.
- *Shi Hu* (*Herba Dendrobii*): 6g.
- *Yu Zhu* (*Rhizoma Poligonati odorati*): 6g.
- *Shan Yao* (*Rhizoma Dioscoreae*): 6g.
- *Fu Ling* (*Poria*): 6g.
- *Mai Men Dong* (*Radix Ophiopogonis*): 6g.
- *Hai Zao* (*Sargassum*): 6g.
- *Kun Bu* (*Thallus Eckloniae*): 6g.
- *Sheng Di Huang* (*Radix Rehmanniae*): 6g.
- *Dan Shen* (*Radix Salviae miltiorrhizae*): 6g.
- *Huang Yao Zi* (*Rhizoma Dioscoreae bulbiferae*): 6g.

ZHI GAN CAO TANG – Decocção de *Glycyrrhiza*.

- *Zhi Gan Cao* (*Radix Glycyrrhizae uralensis preparata*): 12g.
- *Ren Shen* (*Radix Ginseng*): 6g.
- *Da Zao* (*Fructus Jujubae*): 10 tâmaras.
- *Sheng Di Huang* (*Radix Rehmanniae*): 30g.
- *Mai Men Dong* (*Radix Ophiopogonis*): 10g.
- *E Jiao* (*Colla Corii Asini*): 6g.
- *Hu Ma Ren* (*Semen Sesami indici*): 10g.
- *Sheng Jiang* (*Rhizoma Zingiberis recens*): 9g.
- *Gui Zhi* (*Ramulus Cinnamomi cassiae*): 9g.
- *Qing Jiu* (vinho de arroz): 10mL (acrescentado no final).

ZHI SHI DAO ZHI WAN – Pílula de *Aurantium* para Eliminar Estagnação.

- *Da Huang* (*Radix et Rhizoma Rhei*): 15g.
- *Zhi Shi* (*Fructus Aurantii immaturus*): 12g.
- *Huang Lian* (*Rhizoma Coptidis*): 6g.
- *Huang Qin* (*Radix Scutellariae*): 6g.
- *Fu Ling* (*Poria*): 6g.
- *Ze Xie* (*Rhizoma Alismatis*): 6g.
- *Bai Zhu* (*Rhizoma Atractylodis macrocephalae*): 6g.
- *Shen Qu* (*Massa Medicata fermentata*): 12g.

ZHI SHI LIN FANG – Fórmula para Tratar Síndrome de Cálculo Urinário.

- *Shu Di Huang* (*Radix Rehmanniae preparata*): 9g.

- *Shan Zhu Yu* (*Fructus Corni*): 6g.
- *Ze Xie* (*Rhizoma Alismatis*): 6g.
- *Yi Yi Ren* (*Semen Coicis*): 18g.
- *Che Qian Zi* (*Semen Plantaginis*): 6g.
- *Qian Shi* (*Semen Euryales*): 6g.
- *Fu Ling* (*Poria*): 6g.
- *Mai Men Dong* (*Radix Ophiopogonis*): 6g.
- *Qing Yan* (sal): 3g.
- *Gu Sui Bu* (*Rhizoma Gusuibu*): 6g.
- *Rou Gui* (*Cortex Cinnamomi*): 3g.

ZHI SHI XIE BAI GUI ZHI TANG – Decocção *Aurantium-Allium-Cinnamomum*.

- *Zhi Shi* (*Fructus Aurantii immaturus*): 12g.
- *Xie Bai* (*Bulbus Allii macrostemi*): 9g.
- *Gui Zhi* (*Ramulus Cinnamomi cassiae*): 6g.
- *Gua Lou* (*Fructus Trichosanthis*): 12g.
- *Hou Po* (*Cortex Magnoliae officinalis*): 12g.

ZHI SHI ZHI ZI TANG – Decocção de *Aurantium-Gardenia*.

- *Zhi Shi* (*Fructus Aurantii immaturus*): 6g.
- *Shan Zhi Zi* (*Fructus Gardeniae*): 9g.
- *Dan Dou Chi* (*Semen Sojae preparatum*): 9g.

ZHI SOU SAN – Pó para Interromper a Tosse.

- *Jing Jie* (*Herba Schizonepetae*): 6g.
- *Jie Geng* (*Radix Platycodi*): 4,5g.
- *Bai Qian* (*Radix et Rhizoma Cynanchii stautoni*): 6g.
- *Chen Pi* (*Pericarpium Citri reticulatae*): 3g.
- *Bai Bu* (*Radix Stemonae*): 6g.
- *Zi Wan* (*Radix Asteris*): 6g.
- *Gan Cao* (*Radix Glycyrrhizae uralensis*): 3g.

ZHI ZI CHI TANG – Decocção de *Gardenia-Semen Sojae*.

- *Shan Zhi Zi* (*Fructus Gardeniae*): 9g.
- *Dan Dou Chi* (*Semen Sojae preparatum*): 9g.

ZHI ZI QING GAN TANG – Decocção de *Gardenia* para Desobstruir o Fígado.

- *Shan Zhi Zi* (*Fructus Gardeniae*): 6g.
- *Chai Hu* (*Radix Bupleuri*): 3g.
- *Bai Shao* (*Radix Paeoniae alba*): 6g.
- *Fu Ling* (*Poria*): 6g.
- *Gan Cao* (*Radix Glycyrrhizae uralensis*): 3g.
- *Dang Gui* (*Radix Angelicae sinensis*): 6g.
- *Chuan Xiong* (*Rhizoma Chuanxiong*): 6g.
- *Mu Dan Pi* (*Cortex Moutan*): 6g.

ZHONG MAN FEN XIAO YIN – Decocção para Dissolver Plenitude no Centro.

- *Hou Po* (*Cortex Magnoliae officinalis*): 9g.

Prescrições

- *Zhi Shi (Fructus Aurantii immaturus)*: 6g.
- *Huang Qin (Radix Scutellariae)*: 6g.
- *Huang Lian (Rhizoma Coptidis)*: 3g.
- *Zhi Mu (Radix Anemarrhenae)*: 6g.
- *Ban Xia (Rhizoma Pinelliae preparatum)*: 6g.
- *Ren Shen (Radix Ginseng)*: 6g.
- *Gan Cao (Radix Glycyrrhizae uralensis)*: 3g.
- *Chen Pi (Pericarpium Citri reticulatae)*: 4,5g.
- *Fu Ling (Poria)*: 6g.
- *Ze Xie (Rhizoma Alismatis)*: 6g.
- *Sha Ren (Fructus Amomi)*: 4,5g.
- *Gan Jiang (Rhizoma Zingiberis)*: 3g.
- *Jiang Huang (Rhizoma Curcumae longae)*: 6g.
- *Bai Zhu (Rhizoma Atractylodis macrocephalae*: 6g.

ZHU LING TANG – Decocção de *Polyporus*.

- *Zhu Ling (Polyporus)*: 9g.
- *Fu Ling (Poria)*: 6g.
- *Ze Xie (Rhizoma Alismatis)*: 6g.
- *E Jiao (Colla Corii Asini)*: 6g.
- *Hua Shi (Talcum)*: 6g.

ZHU SHA AN SHEN WAN – Pílula de *Cinnabar* para Acalmar a Mente.

- *Huang Lian (Rhizoma Coptidis)*: 3g.
- *Sheng Di Huang (Radix Rehmanniae)*: 12g.
- *Dang Gui (Radix Angelicae sinensis)*: 6g.
- *Fu Ling (Poria)*: 6g.
- *Suan Zao Ren (Semen Ziziphi spinosae)*: 6g.
- *Zhu Sha (Cinnabaris)*: 3g.
- *Yuan Zhi (Radix Polygalae)*: 6g.
- *Gan Cao (Radix Glycyrrhizae uralensis)*: 3g.

ZHU YE SHI GAO TANG – Decocção de *Phyllostachys Gypsum*.

- *Zhu Ye (Folium Phyllostachys nigrae)*: 15g.
- *Shi Gao (Gypsum fibrosum)*: 30g.
- *Ban Xia (Rhizoma Pinelliae preparatum)*: 9g.
- *Mai Men Dong (Radix Ophiopogonis)*: 15g.
- *Ren Shen (Radix Ginseng)*: 5g.
- *Gan Cao (Radix Glycyrrhizae uralensis)*: 3g.
- *Geng Mi (Semen Oryzae sativae)*: 15g.

ZHUANG HUO DAN – Pílula para Fortalecer o Fogo.

- *Ren Shen (Radix Ginseng)*: 6g.
- *Ba ji Tian (Radix Morindae officinalis)*: 6g.
- *Bai Zhu (Rhizoma Atractylodis macrocephalae)*: 6g.
- *Shu Di Huang (Radix Rehmanniae preparata)*: 6g.
- *Shan Zhu Yu (Fructus Corni)*: 6g.
- *Rou Cong Rong (Herba Cistanches)*: 6g.
- *Gou Qi Zi (Fructus Lycii chinensis)*: 6g.
- *Fu Zi (Radix Aconiti lateralis preparata)*: 3g.
- *Rou Gui (Cortex Cinnamomi)*: 3g.
- *Fu Ling (Poria)*: 6g.
- *Wu Wei Zi (Fructus Schisandrae)*: 6g.

- *Suan Zao Ren (Semen Ziziphi spinosae)*: 6g.
- *Bai Zi Ren (Semen Platycladi)*: 6g.
- *Shan Yao (Rhizoma Dioscoreae)*: 6g.
- *Huang Bo (Cortex Phellodendri)*: 6g.
- *Long Gu (Mastodi Ossis fossilia)*: 9g.

ZI SHUI QING GAN YIN – Decocção para Nutrir a Água e Desobstruir o Fígado.

- *Sheng Di Huang (Radix Rehmanniae)*: 6g.
- *Shan Zhu Yu (Fructus Corni)*: 6g.
- *Shan Yao (Rhizoma Dioscoreae)*: 6g.
- *Fu Ling (Poria)*: 6g.
- *Mu Dan Pi (Cortex Moutan)*: 6g.
- *Ze Xie (Rhizoma Alismatis)*: 6g.
- *Dang Gui (Radix Angelicae sinensis)*: 6g.
- *Bai Shao (Radix Paeoniae alba)*: 6g.
- *Chai Hu (Radix Bupleuri)*: 6g.
- *Shan Zhi Zi (Fructus Gardeniae)*: 6g.
- *Suan Zao Ren (Semen Ziziphi spinosae)*: 6g.

Variação de *ZI SHUI QING CAN YIN* segundo o Dr. Lu Cheng Ren (Cap. 18, *Bócio*, Hipertireoidismo, Revisão da Literatura Chinesa) – Variação da Decocção para Nutrir a Água e Desobstruir o Fígado.

- *Sheng Di Huang (Radix Rehmanniae)*: 6g.
- *Shan Zhu Yu (Fructus Corni)*: 6g.
- *Shan Yao (Rhizoma Dioscoreae)*: 6g.
- *Fu Ling (Poria)*: 6g.
- *Mu Dan Pi (Cortex Moutan)*: 6g.
- *Bai Shao (Radix Paeoniae alba)*: 6g.
- *Chai Hu (Radix Bupleuri)*: 6g.
- *Shan Zhi Zi (Fructus Gardeniae)*: 6g.
- *Qing Pi (Pericarpium Citri reticulatae viride)*: 6g.
- *Mu Li (Concha Ostreae)*: 9g.
- *Ye Jiao Teng (Caulis Polygoni multiflori)*: 6g.

ZI XUE DAN – Pílula da Neve Púrpura.

- *Shi Gao (Gypsum fibrosum)*: 1.500g.
- *Han Shui Shi (Calcitum)*: 1.500g.
- *Hua Shi (Talcum)*: 1.500g.
- *Shui Niu Jiao (Cornu Bubali)*: 150g.
- *Ling Yang Jiao (Cornu Saigae tataricae)*: 150g.
- *She Xiang (Moschus)*: 37,5g.
- *Xuan Shen (Radix Scrophulariae)*: 500g.
- *Ci Shi (Magnetitum)*: 1.500g.
- *Sheng Ma (Rhizoma Cimicifugae)*: 500g.
- *Zhi Gan Cao (Radix Glycyrrhizae uralensis preparata)*: 240g.
- *Qing Mu Xiang (Radix Aristolochiae Qingmuxiang)*: 150g.
- *Chen Xiang (Lignum Aquilariae resinatum)*: 150g.
- *Ding Xiang (Flos Caryophilli)*: 30g.
- *Zhu Sha (Cinnabaris)*: 90g.
- *Mang Xiao (Natrii Sulfas)*: 5.000g.
- *Xiao Shi (Nitrato)*: 96g.
- *Huang Jin (Ouro)*: 3.000g.

NOTA: esta fórmula contém algumas substâncias proibidas, ou seja, *She Xiang*, *Qing Mu Xiang*, *Zhu Sha*, *Xiao Shi* e *Huang Jin*. Ela foi listada apenas pelo interesse histórico como uma das fórmulas para o tratamento do nível do Sangue no contexto dos Quatro Níveis.

ZI YIN DA BU WAN – Grande Pílula de Tonificação para Nutrir *Yin*.

- *Shu Di Huang* (*Radix Rehmanniae preparata*): 9g.
- *Shan Yao* (*Rhizoma Dioscoreae*): 6g.
- *Huai Niu Xi* (*Radix Achyranthis bidentatae*): 6g.
- *Shan Zhu Yu* (*Fructus Corni*): 6g.
- *Du Zhong* (*Cortex Eucommiae ulmoidis*): 6g.
- *Fu Ling* (*Poria*): 6g.
- *Shi Chang Pu* (*Rhizoma Acori tatarinowii*): 6g.
- *Gou Qi Zi* (*Fructus Lycii chinensis*): 9g.
- *Da Zao* (*Fructus Jujubae*): 6g.

ZUO GUI WAN – Pílula Restauradora do [Rim] Esquerdo.

- *Shu Di Huang* (*Radix Rehmanniae preparata*): 15g.
- *Shan Yao* (*Rhizoma Dioscoreae*): 9g.
- *Shan Zhu Yu* (*Fructus Corni*): 9g.
- *Gou Qi Zi* (*Fructus Lycii chinensis*): 9g.
- *Chuan Niu Xi* (*Radix Cyathulae*): 6g.
- *Tu Si Zi* (*Semen Cuscutae*): 9g.
- *Lu Jiao* (*Cornu Cervi*): 9g.
- *Gui Ban Jiao* (*Colla Plastri Testudinis*): 9g.

Variação de *ZUO GUI WAN* (Cap. 40, *Fibromialgia*, Umidade com Deficiência do *Yin* do Fígado e do Rim) – Variação da Pílula Restauradora do [Rim] Esquerdo.

- *Shu Di Huang* (*Radix Rehmanniae preparata*): 15g.
- *Shan Yao* (*Rhizoma Dioscoreae*): 9g.
- *Shan Zhu Yu* (*Fructus Corni*): 9g.
- *Gou Qi Zi* (*Fructus Lycii chinensis*): 9g.
- *Chuan Niu Xi* (*Radix Cyathulae*): 6g.
- *Tu Si Zi* (*Semen Cuscutae*): 9g.
- *Lu Jiao* (*Cornu Cervi*): 9g.
- *Gui Ban Jiao* (*Colla Plastri Testudinis*): 9g.
- *Cang Zhu* (*Rhizoma Atractylodis*): 6g.
- *Sha Ren* (*Fructus Amomi*): 4,5g.
- *Wei Ling Xian* (*Radix Clematidis*): 6g.

ZUO GUI YIN – Decocção Restauradora do [Rim] Esquerdo.

- *Shu Di Huang* (*Radix Rehmanniae preparata*): 12g.
- *Shan Zhu Yu* (*Fructus Corni*): 6g.
- *Gou Qi Zi* (*Fructus Lycii chinensis*): 6g.
- *Shan Yao* (*Rhizoma Dioscoreae*): 6g.
- *Fu Ling* (*Poria*): 6g.
- *Zhi Gan Cao* (*Radix Glycyrrhizae uralensis preparata*): 3g.

ZUO JIN WAN – Pílula do Metal Esquerdo.

- *Huang Lian* (*Rhizoma Coptidis*): 15g.
- *Wu Zhu Yu* (*Fructus Evodiae*): 2g.

Prescrições Empíricas

PRESCRIÇÃO EMPÍRICA segundo o Dr. Dong Jian Hua (Cap. 3, *Falta de Ar*, Deficiência do *Yin* do Pulmão e do Rim).

- *Dong Chong Xia Cao* (*Cordyceps*): 5g.
- *Sheng Di Huang* (*Radix Rehmanniae*): 12g.
- *Shu Di Huang* (*Radix Rehmanniae preparata*): 12g.
- *Shan Zhu Yu* (*Fructus Corni*): 6g.
- *Zi Shi Ying* (*Fluoritum*): 15g.
- *Chen Xiang* (*Lignum Aquilariae*): 0,9g.
- *Chuan Xiong* (*Rhizoma Chuanxiong*): 6g.
- *Wu Wei Zi* (*Fructus Schisandrae*): 6g.
- *Xing Ren* (*Semen Armeniacae*): 6g.
- *Sha Ren* (*Fructus Amomi*): 3g.

PRESCRIÇÃO EMPÍRICA (Cap. 5, *Asma Alérgica*, Fogo do Fígado Insultando Pulmão).

- *Ma Huang* (*Herba Ephedrae*): 3g.
- *Zi Wan* (*Radix Asteris tatarici*): 9g.
- *Pi Pa Ye* (*Folium Eriobotryae japonicae*): 9g.
- *Zhe Bei Mu* (*Bulbus Fritillariae thunbergii*): 9g.
- *Xing Ren* (*Semen Armeniacae*): 6g.
- *Qian Hu* (*Radix Peucedani*): 9g.
- *Sang Bai Pi* (*Cortex Mori*): 6g.
- *Ban Xia* (*Rhizoma Pinelliae preparatum*): 6g.
- *Chen Pi* (*Pericarpium Citri reticulatae*): 4,5g.
- *Yu Jin* (*Tuber Curcumae*): 6g.
- *Shan Zhi Zi* (*Fructus Gardeniae*): 6g.
- *Lian Qiao* (*Fructus Forsythiae*): 6g.

PRESCRIÇÃO EMPÍRICA nº 1 (Cap. 7, *Sinusite*, Vento-Calor).

- *He Ye* (*Folium Nelumbinis nuciferae*): 6g.
- *Niu Bang Zi* (*Fructus Arctii*): 6g.
- *Bo He* (*Herba Menthae*): 6g.
- *Shi Chang Pu* (*Rhizoma Acori tatarinowii*): 6g.
- *Shi Gao* (*Gypsum fibrosum*): 12g.
- *Lian Qiao* (*Fructus Forsythiae*): 6g.
- *Xuan Shen* (*Radix Scrophulariae*): 4,5g.
- *Jie Geng* (*Radix Platycodi*): 4,5g.
- *Xin Yi Hua* (*Flos Magnoliae*): 4,5g.

PRESCRIÇÃO EMPÍRICA nº 2 (Cap. 7, *Sinusite*, Vento-Calor).

- *Xin Yi Hua* (*Flos Magnoliae*): 9g.
- *Bai Zhi* (*Radix Angelicae dahuricae*): 9g.
- *Chai Hu* (*Radix Bupleuri*): 6g.
- *Jing Jie* (*Herba Schizonepetae*): 4,5g.
- *Bo He* (*Herba Menthae*): 6g.
- *Jie Geng* (*Radix Platycodi*): 6g.
- *Ma Huang* (*Herba Ephedrae*): 6g.
- *Huang Qin* (*Radix Scutellariae*): 6g.
- *Shan Zhi Zi* (*Fructus Gardeniae*): 6g.
- *Long Dan Cao* (*Radix Gentianae*): 6g.
- *Yu Xing Cao* (*Herba Houttuniae*): 9g.
- *Jin Yin Hua* (*Flos Lonicerae japonicae*): 9g.

1168 Prescrições

- *Gua Lou (Semen Trichosanthis)*: 6g.
- *Chuan Xiong (Rhizoma Chuanxiong)*: 4,5g.

PRESCRIÇÃO EMPÍRICA segundo o Dr. Zhao Fen (Cap. 18, *Bócio*, Hipertireoidismo, Estagnação do *Qi* do Fígado).

- *Chai Hu (Radix Bupleuri)*: 6g.
- *Huang Qin (Radix Scutellariae)*: 9g.
- *Ban Xia (Rhizoma Pinelliae preparatum)*: 6g.
- *Dang Shen (Radix Codonopsis)*: 15g.
- *Zi Su Geng (Caulis Perillae)*: 6g.
- *Hou Po (Cortex Mtigrioliae oficinalis)*: 9g.
- *Lai Fu Zi (Semen Raphani)*: 9g.
- *Chen Pi (Pericarpium Citri reticulatae)*: 6g.
- *Yu Jin (Radix Curcumae)*: 9g.
- *Ku Ding Cha (Herba Ilecis cornutae)*: 6g.
- *Gan Cao (Radix Glycyrrhizae uralensis)*: 3g.

PRESCRIÇÃO EMPÍRICA segundo o Dr. Zhao Fen (Cap. 18, *Bócio*, Hipertireoidismo; Calor em Fígado, Coração e Estômago; Fleuma-Calor no Fígado).

- *Zhen Zhu Mu (Concha Margaritiferae usta)*: 60g.
- *Gou Teng (Ramulus cum Uncis Uncariae)*: 9g.
- *Jiang Can (Bombyx batryticatus)*: 9g.
- *Shan Zhi Zi (Fructus Gardeniae)*: 9g.
- *Huang Qin (Radix Scutellariae)*: 9g.
- *Xia Ku Cao (Spica Prunellae)*: 12g.
- *Zhu Ru (Caulis Bambusae in Taeniam)*: 15g.
- *Dan Shen (Radix Salviae miltiorrhizae)*: 15g.
- *Chi Shao (Radix Paeoniae rubra)*: 9g.
- *Ye Jiao Teng (Caulis Polygoni multiflori)*: 15g.
- *Bi Yu San (Hua Shi, Gan Cao, Qing Dai)*: 24g.

PRESCRIÇÃO EMPÍRICA segundo o Dr. Zhu Ceng Bo (Cap. 18, *Bócio*, Hipertireoidismo; Calor em Fígado, Coração e Estômago; Fleuma-Calor no Fígado).

- *Xuan Shen (Radix Scrophulariae)*: 9g.
- *Mai Men Dong (Radix Ophiopogonis)*: 9g.
- *Shi Gao (Gypsum fibrosum)*: 20g.
- *Xia Ku Cao (Spica Prunellae)*: 6g.
- *Wu Mei (Fructus Mume)*: 6g.
- *Bai Zi Ren (Semen Platycladi)*: 9g.
- *Shan Zhi Zi (Fructus Gardeniae)*: 6g.
- *Bai Shao (Radix Paeoniae alba)*: 9g.
- *Gan Cao (Radix Glycyrrhizae uralensis)*: 3g.

PRESCRIÇÃO EMPÍRICA segundo o Dr. Zhao Fen (Cap. 18, *Bócio*, Hipertireoidismo, Deficiência do *Yin* do Fígado e do Rim com Calor por Deficiência).

- *Tai Zi Shen (Radix Pseudostellariae)*: 15g.
- *Mai Men Dong (Radix Ophiopogonis)*: 15g.
- *Wu Wei Zi (Fructus Schisandrae)*: 9g.
- *Gou Qi Zi (Fructus Lycii chinensis)*: 15g.
- *Shou Wu (Radix Polygoni multiflori preparata)*: 15g.
- *Shan Yao (Rhizoma Dioscoreae)*: 15g.
- *Zhen Zhu Mu (Concha Margaritiferae usta)*: 30g.
- *Yu Zhu (Rhizoma Poligonati odorati)*: 15g.

- *Bai Wei (Radix Cynanchi atrati)*: 9g.
- *Chi Shao (Radix Paeaniae rubra)*: 9g.
- *Gan Cao (Radix Glycyrrhizae urolensis)*: 5g.

PRESCRIÇÃO EMPÍRICA segundo o Dr. Zhu Ceng Bo (Cap. 18, *Bócio*, Hipertireoidismo, Deficiência do *Yin* do Fígado e do Rim com Calor por Deficiência).

- *Shan Zhu Yu (Fructus Corni)*: 6g.
- *Gui Ban (Plastrum Testudinis)*: 9g.
- *Wu Wei Zi (Fructus Schisandrae)*: 6g.
- *Bai Shao (Radix Paeoniae alba)*: 6g.
- *Mai Men Dong (Radix Ophiopogonis)*: 6g.
- *Shan Yao (Rhizoma Dioscoreae)*: 6g.
- *Shi Hu (Herba Dendrobii)*: 6g.
- *Bei Sha Shen (Radix Glehniae)*: 6g.
- *Shu Di Huang (Radix Rehmanniae preparata)*: 6g.
- *Long Yan Rou (Arillus Longan)*: 6g.
- *Huang Jing (Rhizoma Polygonati)*: 6g.
- *Gan Cao (Radix Glycyrrhizae uralensis)*: 3g.

PRESCRIÇÃO EMPÍRICA segundo o Dr. Wang Zhu Bie (Cap. 18, *Bócio*, Hipertireoidismo, Deficiência do *Yin* do Fígado e do Rim com Calor por Deficiência).

- *Sheng Di Huang (Radix Rehmanniae)*: 30g.
- *Xuan Shen (Radix Scrophulariae)*: 12g.
- *Gou Teng (Ramulus cum Uncis Uncariae)*: 15g.
- *Shi Jue Ming (Concha Haliotidis)*: 30g.
- *Tian Kui Zi (Radix Semiaquilegiae)*: 10g.
- *Fo Shou (Fructus Citri sarcodactylis)*: 6g.
- *Bei Sha Shen (Radix Glehniae)*: 15g.
- *Zhe Bei Mu (Bulbus Fritillariae thunbergii)*: 10g.

PRESCRIÇÃO EMPÍRICA segundo o Dr. Ren Duan Xue (Cap. 18, *Bócio*, Hipertireoidismo, Fleuma-Calor no Fígado).

- *Sheng Di Huang (Radix Rehmanniae)*: 15g.
- *Bai Shao (Radix Paeoniae alba)*: 15g.
- *Huang Yao Zi (Rhizoma Dioscoreae bulbiferae)*: 10g.
- *Tian Zhu Huang (Concretio Silicea Bambusae)*: 10g.
- *Bai Ji Li (Fructus Tribuli)*: 25g.
- *Chen Xiang (Lignum Aquilariae resinatum)*: 15g.
- *Xiang Fu (Rhizoma Cyperi)*: 10g.
- *Lian Zi Xin (Plumula Nelumbinis nuciferae)*: 15g.
- *Zhen Zhu Mu (Concha Margaritiferae usta)*: 15g.

PRESCRIÇÃO EMPÍRICA segundo o Dr. Zhu Ceng Bo (Cap. 18, *Bócio*, Hipertireoidismo, Estagnação do *Qi* do Fígado Transformando-se em Fogo).

- *Shan Yao (Rhizoma Dioscoreae)*: 6g.
- *Zhi Mu (Rhizoma Anemarrhenae)*: 6g.
- *Xuan Shen (Radix Scrophulariae)*: 6g.
- *Yu Jin (Radix Curcumae)*: 6g.
- *Chuan Lian Zi (Fructus Toosendan)*: 6g.
- *Tian Hua Fen (Radix Trichosanthis)*: 6g.
- *Fu Ling (Poria)*: 6g.
- *Nu Zhen Zi (Fructus Ligustri lucidi)*: 6g.
- *Bei Sha Shen (Radix Glehniae)*: 6g.

978-85-7241-817-1

- *Xiang Fu* (*Rhizoma Cyperi*): 6g.
- *Shi Gao* (*Gypsum fibrosum*): 9g.
- *Gan Cao* (*Radix Glycyrrhizae uralensis*): 3g.

PRESCRIÇÃO EMPÍRICA (*XIAO YING ZHI KANG TANG* – Decocção para Dissolver Bócio e Reduzir Hipertireoidismo) segundo o Dr. Zhang Zhen Ru (Cap. 18, *Bócio*, Hipertireoidismo).

- *Sheng Di Huang* (*Radix Rehmanniae*): 6g.
- *Xuan Shen* (*Radix Scrophulariae*): 6g.
- *Mai Men Dong* (*Radix Ophiopogonis*): 6g.
- *Kun Bu* (*Thallus Eckloniae*): 9g.
- *Hai Zao* (*Sargassum*): 9g.
- *Huang Yao Zi* (*Rhizoma Dioscoreae bulbiferae*): 6g.
- *Hai Piao Xiao* (*Endoconcha Sepiae*): 9g.
- *Hai Fu Shi* (*Pumice*): 9g.
- *Yu Jin* (*Radix Curcumae*): 6g.
- *Mu Li* (*Concha Ostreae*): 9g.
- *Zhe Bei Mu* (*Bulbus Fritillariae thunbergii*): 6g.
- *Gui Ban* (*Plastrum Testudinis*): 6g.

PRESCRIÇÃO EMPÍRICA segundo o Dr. Xu Feng Gong (Cap. 18, *Bócio*, Hipertireoidismo).

- *Kun Bu* (*Thallus Eckloniae*): 9g.
- *Hai Zao* (*Sargassum*): 9g.
- *Xuan Shen* (*Radix Scrophulariae*): 6g.
- *Fu Ling* (*Poria*): 6g.
- *He Huan Pi* (*Cortex Albiziae*): 6g.
- *Hai Fu Shi* (*Pumice*): 9g.
- *Xia Ku Cao* (*Spica Prunellae*): 6g.
- *Suan Zao Ren* (*Semen Ziziphi spinosae*): 6g.
- *Yuan Zhi* (*Radix Polygalae*): 6g.
- *Zhe Bei Mu* (*Bulbus Fritillariae thumbergii*): 6g.
- *Ju Hua* (*Flos Chrysanthemi*): 6g.
- *Chen Pi* (*Pericarpium Citri reticulatae*): 3g.
- *Mu Li* (*Concha Ostreae*): 9g.

PRESCRIÇÃO EMPÍRICA segundo o Dr. Xu Qing Cheng (Cap. 18, *Bócio*, Hipertireoidismo).

- *Tai Zi Shen* (*Radix Pseudostellariae*): 30g.
- *Mai Men Dong* (*Radix Ophiopogonis*): 12g.
- *Wu Wei Zi* (*Fructus Schisandrae*): 10g.
- *Bai Shao* (*Radix Paeoniae alba*): 15g.
- *Sheng Di Huang* (*Radix Rehmanniae*): 20g.
- *Suan Zao Ren* (*Semen Ziziphi spinosae*): 12g.
- *Hai Ge Ke* (*Concha Meretricis seu Cyclinae*): 10g.
- *Mu Li* (*Concha Ostreae*): 30g.
- *Zhe Bei Mu* (*Bulbus Fritillariae thunbergii*): 10g.
- *Xia Ku Cao* (*Spica Prunellae*): 30g.
- *Hai Zao* (*Sargassum*): 10g.
- *Kun Bu* (*Thallus Eckloniae*): 10g.

PRESCRIÇÃO EMPÍRICA segundo o Dr. Xia Shao Nong (Cap. 18, *Bócio*, Hipertireoidismo).

- *Huang Qi* (*Radix Astragali*): 30 a 45g.
- *Bai Shao* (*Radix Paeoniae alba*): 12g.
- *Sheng Di Huang* (*Radix Rehmanniae*): 15g.
- *Xiang Fu* (*Rhizoma Cyperi*): 12g.

- *Xia Ku Cao* (*Spica Prunellae*): 30g.
- *Shou Wu* (*Radix Polygoni multiflori preparata*): 20g.

PRESCRIÇÃO EMPÍRICA segundo o Dr. Lu Fang (Cap. 19, *Hipertensão*, Fogo do Fígado).

- *Shi Jue Ming* (*Concha Haliotidis*): 50g.
- *Huang Qin* (*Radix Scutellariae*): 15g.
- *Shan Zhi Zi* (*Fructus Gardeniae*): 15g.
- *Ju Hua* (*Flos Chrysanthemi*): 15g.
- *Chai Hu* (*Radix Bupleuri*): 15g.
- *Di Long* (*Pheretima*): 30g.
- *Xia Ku Cao* (*Spica Punellae*): 15g.
- *Gou Teng* (*Ramulus cum Uncis Uncariae*): 50g.
- *Mu Dan Pi* (*Cortex Moutan*): 25g.

PRESCRIÇÃO EMPÍRICA segundo o Dr. Lu Fang (Cap. 19, *Hipertensão*, Fleuma Obstruindo Orifícios e Vasos Sanguíneos).

- *Tian Ma* (*Rhizoma Gastrodiae*): 15g.
- *Shi Chang Pu* (*Rhizoma Acori tatarinowii*): 15g.
- *Yuan Zhi* (*Radix Polygalae*): 15g.
- *Gua Lou* (*Fructus Trichosanthis*): 50g.
- *Ju Hua* (*Flos Chrysanthemi*): 30g.
- *Gou Teng* (*Ramulus cum Uncis Uncariae*): 50g.
- *Kun Bu* (*Thallus Eckloniae*): 15g.
- *Xia Ku Cao* (*Spica Prunellae*): 25g.

PRESCRIÇÃO EMPÍRICA segundo o Dr. Lu Fang (Cap. 19, *Hipertensão*, Estagnação de Sangue nos Canais de Conexão).

- *Dan Shen* (*Radix Salviae milthiorrizae*): 50g.
- *Yi Mu Cao* (*Herba Leonuri*): 50g.
- *Chuan Xiong* (*Rhizoma Chuanxiong*): 50g.
- *Huai Hua* (*Flos Sophorae*): 50g.
- *Hong Hua* (*Flos Carthami tinctorii*): 15g.
- *Ji Xue Teng* (*Caulis Spatholobi*): 25g.
- *Shan Zha* (*Fructus Crataegi*): 15g.

PRESCRIÇÃO EMPÍRICA segundo o Dr. Lu Fang (Cap. 19, *Hipertensão*, Deficiência do *Yin* do Fígado e do Rim).

- *He Shou Wu* (*Radix Polygoni multiflori preparata*): 25g.
- *Xuan Shen* (*Radix Scrophulariae*): 50g.
- *Gou Qi Zi* (*Fructus Lycii chinensis*): 25g.
- *Sang Ji Sheng* (*Herba Taxilli*): 25g.
- *Wu Wei Zi* (*Fructus Schisandrae*): 15g.
- *Jue Ming Zi* (*Semen Cassiae*): 50g.
- *Di Gu Pi* (*Cortex Lycii*): 25g.
- *Qing Xiang Zi* (*Semen Celosiae*): 15g.

PRESCRIÇÃO EMPÍRICA segundo o Dr. Lu Fang (Cap. 19, *Hipertensão*, Deficiência de *Qi* e de *Yin*).

- *Dang Shen* (*Radix Codonopsis*): 15g.
- *Ren Shen* (*Radix Ginseng*): 10g.
- *Huang Qi* (*Radix Astragali*): 50g.
- *Du Zhong* (*Cortex Eucommiae ulmoidis*): 30g.

Prescrições

- *Bai Zhu (Rhizoma Atractylodis macrocephalae)*: 15g.
- *Bai Shao (Radix Paeoniae alba)*: 50g.
- *Wu Wei Zi (Fructus Schisandrae)*: 10g.
- *He Shou Wu (Radix Polygoni multiflori preparata)*: 25g.

PRESCRIÇÃO EMPÍRICA segundo o Dr. Lu Fang (Cap. 19, *Hipertensão*, Deficiência de *Yang* do Baço e do Rim).

- *Dang Shen (Radix Codonopsis)*: 20g.
- *Cang Zhu (Rhizoma Atractylodis)*: 25g.
- *Tian Ma (Rhizoma Gastrodiae)*: 15g.
- *Xian Mao (Rhizoma Curculiginis)*: 25g.
- *Yin Yang Huo (Herba Epimidii)*: 25g.
- *Ba Ji Tian (Radix Morindae officinalis)*: 25g.
- *Tu Si Zi (Semen Cuscutae)*: 25g.
- *Ge Gen (Radix Puerariae)*: 50g.

PRESCRIÇÃO EMPÍRICA segundo o Dr. Chai Rui Ji (Cap. 19, *Hipertensão*, Fogo do Fígado).

- *Long Dan Cao (Radix Gentianae)*: 6g.
- *Ju Hua (Flos Chrysanthemi)*: 9g.
- *Gou Teng (Ramulus cum Uncis Uncariae)*: 12g.
- *Zhu Ru (Caulis Bambusae in Taeniam)*: 15g.
- *Di Long (Pheretima)*: 9g.
- *Sheng Di Huang (Radix Rehmanniae)*: 15g.
- *Jue Ming Zi (Semen Cassiae)*: 15g.
- *Shan Zhi Zi (Fructus Gardeniae)*: 9g.
- *Huang Qin (Radix Scutellariae)*: 6g.
- *Xuan Shen (Radix Scrophulariae)*: 9g.
- *Gan Cao (Radix Glycyrrhizae uralensis)*: 6g.

PRESCRIÇÃO EMPÍRICA segundo o Dr. Chai Rui Ji (Cap. 19, *Hipertensão*, Vento do Fígado).

- *Zhen Zhu Mu (Concha Margatiriferae usta)*: 24g.
- *Shi Jue Ming (Concha Haliotidis)*: 24g.
- *Bai Shao (Radix Paeoniae alba)*: 15g.
- *Xia Ku Cao (Spica Prunellae)*: 15g.
- *Tian Ma (Rhizoma Gastrodiae)*: 6g.
- *Gou Teng (Ramulus cum Uncis Uncariae)*: 12g.
- *Ci Shi (Magnetitum)*: 15g.
- *Mu Li (Concha Ostreae)*: 15g.
- *Gui Ban (Plastrum Testudinis)*: 15g.
- *Gan Cao (Radix Glycyrrhizae uralensis)*: 6g.

PRESCRIÇÃO EMPÍRICA segundo o Dr. Chai Rui Ji (Cap. 19, *Hipertensão*, Deficiência do *Yin* do Fígado e do Rim).

- *Shou Wu (Radix Polygoni multiflori preparata)*: 18g.
- *Nu Zhen Zi (Fructus Ligustri lucidi)*: 9g.
- *Sheng Di Huang (Radix Rehmanniae)*: 9g.
- *Ju Hua (Flos Chrysanthemi)*: 9g.
- *Han Lian Cao (Herba Ecliptae)*: 9g.
- *Sang Ji Sheng (Herba Taxilli)*: 9g.
- *Huai Niu Xi (Radix Achyranthis bidentatae)*: 9g.
- *Zhen Zhu Mu (Concha Margatiriferae usta)*: 15g.

- *Gui Ban (Plastrium Testudinis)*: 9g.
- *Gou Qi Zi (Fructus Lycii chinensis)*: 9g.
- *Zhi Gan Cao (Radix Glycyrrhizae uralensis preparata)*: 3g.

PRESCRIÇÃO EMPÍRICA segundo o Dr. Chai Rui Ji (Cap. 19, *Hipertensão*, Deficiência do *Yin* do Fígado e do Rim).

- *Shu Di Huang (Radix Rehmanniae preparata)*: 15g.
- *Shan Zhu Yu (Fructus Corni)*: 6g.
- *Xian Ling Pi (Herba Epimidii)*: 9g.
- *Du Zhong (Cortex Eucommiae ulmoidis)*: 9g.
- *Sang Ji Sheng (Herba Taxilli)*: 9g.
- *Ba Ji Tian (Radix Morindae officinalis)*: 9g.
- *Huai Niu Xi (Radix Achyranthis bidentatae)*: 9g.
- *Gui Ban (Plastrum Testudinis)*: 12g.
- *Zhen Zhu Mu (Concha Margatiriferae usta)*: 15g.
- *Zhi Gan Cao (Radix Glycyrrhizae uralensis preparata)*: 3g.

PRESCRIÇÃO EMPÍRICA segundo o Dr. Fu Ren Jie (Cap. 19, *Hipertensão*, Subida do *Yang* do Fígado).

- *Tian Ma (Rhizoma Gastrodiae)*: 9g.
- *Gou Teng (Ramulus cum Uncis Uncariae)*: 6g.
- *Ju Hua (Flos Chrysanthemi)*: 6g.
- *Bai Shao (Radix Paeoniae alba)*: 9g.
- *Shi Jue Ming (Concha Haliotidis)*: 9g.
- *Huang Qin (Radix Scutellariae)*: 6g.
- *Man Jing Zi (Fructus Viticis)*: 6g.
- *Long Dan Cao (Radix Gentianae)*: 6g.
- *Xuan Shen (Radix Scrophulariae)*: 6g.

PRESCRIÇÃO EMPÍRICA segundo o Dr. Fu Ren Jie (Cap. 19, *Hipertensão*, Deficiência do *Yin* do Fígado e do Rim).

- *Sheng Di Huang (Radix Rehmanniae)*: 6g.
- *Shu Di Huang (Radix Rehmanniae preparata)*: 6g.
- *Ju Hua (Flos Chrysanthemi)*: 6g.
- *Luo Bu Ma (Rhizoma Apocyni veneti)*: 6g.
- *Gou Qi Zi (Fructus Lycii chinensis)*: 6g.
- *Shou Wu (Radix Polygoni multiflori preparata)*: 6g.
- *Bai Ji Li (Fructus Tribuli)*: 6g.
- *Shan Zha (Fructus Crataegi)*: 6g.
- *Nu Zhen Zi (Fructus Ligustri lucidi)*: 6g.
- *Han Lian Cao (Herba Ecliptae)*: 6g.
- *Gu Ya (Fructus Oryzae germinatus)*: 6g.

PRESCRIÇÃO EMPÍRICA segundo o Dr. Fu Ren Jie (Cap. 19, *Hipertensão*, Fleuma Obstruindo Orifícios e Vasos Sanguíneos).

- *Huang Qi (Radix Astragali)*: 60g.
- *Ban Xia (Rhizoma Pinelliae preparatum)*: 9g.
- *Chen Pi (Pericarpium Citri reticulatae)*: 6g.
- *Fu Ling (Poria)*: 6g.
- *Jiang Can (Bombyx batryticatus)*: 6g.
- *Shan Zha (Fructus Crataegi)*: 6g.
- *Ju Hua (Flos Chrysanthemi)*: 6g.

- *Yin Yang Huo* (*Herba Epimidii*): 6g.
- *Xi Xian Cao* (*Herba Siegesbeckiae*): 6g.
- *Lu Ti Cao* (*Herba Pyrolae*): 6g.

PRESCRIÇÃO EMPÍRICA segundo o Dr. Fu Ren Jie (Cap. 19, *Hipertensão*, Deficiência de *Qi* e de *Yin*).

- *Dang Shen* (*Radix Codonopsis*): 9g.
- *Huang Qi* (*Radix Astragali*): 9g.
- *Chi Shao* (*Radix Paeoniae rubra*): 6g.
- *Dan Shen* (*Radix Salviae milthiorrizae*): 6g.
- *Yin Yang Huo* (*Herba Epimidii*): 6g.
- *Nu Zhen Zi* (*Fructus Ligustri lucidi*): 6g.
- *Han Lian Cao* (*Herba Ecliptae*): 6g.
- *Chen Pi* (*Pericarpium Citri reticulatae*): 6g.
- *Gu Ya* (*Fructus Oryzae germinatus*): 6g.

PRESCRIÇÃO EMPÍRICA segundo o Dr. Lu Fang (Cap. 19, *Hipertensão*, Estagnação de Sangue nos Canais de Conexão).

- *Dan Shen* (*Radix Salviae miltiorrhizae*): 50g.
- *Yi Mu Cao* (*Herba Leonuri*): 50g.
- *Chuan Xiong* (*Rhizoma Chuanxiong*): 50g.
- *Mei Gui Hua* (*Flos Rosae rugosae*): 50g.
- *Hong Hua* (*Flos Carthami tinctorii*): 15g.
- *Ji Xue Teng* (*Caulis Spatholobi*): 25g.
- *Shan Zha* (*Fructus Crataegi*): 15g.

PRESCRIÇÃO EMPÍRICA segundo o Dr. Lu Fang (Cap. 19, *Hipertensão*, Deficiência do *Yin* do Fígado e do Rim).

- *Shou Wu* (*Radix Polygoni multiflori preparata*): 25g.
- *Xuan Shen* (*Radix Scrophulariae*): 50g.
- *Gou Qi Zi* (*Fructus Lycii chinensis*): 25g.
- *Sang Ji Sheng* (*Herba Taxilli*): 25g.
- *Wu Wei Zi* (*Fructus Schisandrae*): 15g.
- *Shi Jue Ming* (*Concha Haliotidis*): 50g.
- *Di Gu Pi* (*Cortex Lycii*): 25g.
- *Qing Xiang Zi* (*Semen Celosiae*): 15g.

PRESCRIÇÃO EMPÍRICA segundo o Dr. Lu Fang (Cap. 19, *Hipertensão*, Deficiência de *Qi* e de *Yin*).

- *Dang Shen* (*Radix Codonopsis*): 15g.
- *Ren Shen* (*Radix Ginseng*): 10g.
- *Huang Qi* (*Radix Astragali*): 50g.
- *Du Zhong* (*Cortex Eucommiae ulmoidis*): 30g.
- *Bai Zhu* (*Rhizoma Atractylodis macrocephalae*): 15g.
- *Bai Shao* (*Radix Paeoniae alba*): 50g.
- *Wu Wei Zi* (*Fructus Schisandrae*): 10g.
- *Shou Wu* (*Radix Polygoni multiflori preparata*): 50g.

PRESCRIÇÃO EMPÍRICA segundo o Dr. Lu Fang (Cap. 19, *Hipertensão*, Deficiência de *Yang* do Baço e do Rim).

- *Dang Shen* (*Radix Codonopsis*): 25g.
- *Cang Zhu* (*Rhizoma Atractylodis*): 20g.
- *Tian Ma* (*Rhizoma Gastrodiae*): 15g.

- *Xian Mao* (*Rhizoma Curculiginis*): 25g.
- *Yin Yang Huo* (*Herba Epimidii*): 25g.
- *Ba Ji Tian* (*Radix Morindae officinalis*): 25g.
- *Tu Si Zi* (*Semen Cuscutae*): 25g.
- *Ge Gen* (*Radix Puerariae*): 50g.

PRESCRIÇÃO EMPÍRICA segundo o Dr. Wang Zhi Xian (Cap. 19, *Hipertensão*, Vento do Fígado).

- *Bai Shao* (*Radix Paeoniae alba*): 20g.
- *Zhen Zhu Mu* (*Concha Margatiriferae usta*): 10g.
- *Xia Ku Cao* (*Spica Prunellae*): 20g.
- *Tian Ma* (*Rhizoma Gastrodiae*): 10g.
- *Gou Teng* (*Ramulus cum Uncis Uncariae*): 20g.
- *Mu Dan Pi* (*Cortex Moutan*): 10g.
- *Ju Hua* (*Flos Chrysanthemi*): 20g.
- *Chong Wei Zi* (*Semen Leonuri*): 10g.
- *Di Long* (*Pheretima*): 15g.
- *Chuan Niu Xi* (*Radix Cyathulae*): 20g.
- *Bai Ji Li* (*Fructus Tribuli*): 10g.

PRESCRIÇÃO EMPÍRICA (Cap. 26, *Dor na Região do Hipocôndrio*, Cálculos Biliares, Umidade-Calor em Fígado e Vesícula Biliar).

- *Jin Qian Cao* (*Herba Lysimachiae/Desmodii*): 30g.
- *Yin Chen Hao* (*Herba Artemisiae scopariae*): 15g.
- *Yu Jin* (*Tuber Curcumae*): 15g.
- *Zhi Ke* (*Fructus Aurantii*): 9g.
- *Mu Xiang* (*Radix Aucklandiae*): 9g.
- *Da Huang* (*Radix et Rhizoma Rhei*): 9g.

PRESCRIÇÃO EMPÍRICA (Cap. 35, *Hiperplasia Benigna da Próstata*, Deficiência do *Yang* do Rim e do Baço).

- *Huang Qi* (*Radix Astragali*): 6g.
- *Dang Shen* (*Radix Codonopsis*): 6g.
- *Shan Yao* (*Rhizoma Dioscoreae*): 6g.
- *Xu Duan* (*Radix Dipsaci*): 6g.
- *Sang Ji Sheng* (*Herba Taxilli*): 6g.
- *Fu Ling* (*Poria*): 6g.
- *Ze Xie* (*Rhizoma Alismatis*): 6g.
- *Mu Dan Pi* (*Cortex Moutan*): 6g.
- *Wu Yao* (*Radix Linderiae*): 6g.
- *Fu Pen Zi* (*Fructus Rubi*): 6g.
- *Huang Bo* (*Cortex Phellodendri*): 6g.

PRESCRIÇÃO EMPÍRICA (Cap. 36, *Prostatite e Prostatodinia*, Umidade-Calor no Aquecedor Inferior).

- *Wang Bu Liu Xing* (*Semen Vaccariae*): 6g.
- *Huang Bo* (*Cortex Phellodendri*): 6g.
- *Bai Jiang Cao* (*Herba Patriniae*): 6g.
- *Pu Gong Ying* (*Herba Taraxaci*): 6g.
- *Chi Shao* (*Radix Paeoniae rubra*): 6g.
- *Yan Hu Suo* (*Rhizoma Corydalis*): 6g.
- *Mu Dan Pi* (*Cortex Moutan*): 6g.
- *Chuan Shan Jia* (*Squama Manitis Pentadactylae*): 6g.
- *Mu Xiang* (*Radix Aucklandiae*): 6g.
- *Gan Cao* (*Radix Glycyrrhizae uralensis*): 3g.

1172 Prescrições

PRESCRIÇÃO EMPÍRICA segundo o Dr. Liu Chun Ying (Cap. 36, *Prostatite e Prostatodinia*, Umidade-Calor com Calor Tóxico no Aquecedor Inferior).

- *Bai Jiang Cao (Herba Patriniae)*: 15g.
- *Hu Zhang (Rhizoma Polygoni cuspidati)*: 10g.
- *Chi Shao (Radix Paeoniae rubra)*: 20g.
- *Wang Bu Liu Xing (Semen Vaccariae)*: 10g.
- *Yi Yi Ren (Semen Coicis)*: 30g.
- *Bi Xie (Rhizoma Dioscoreae hypoglauca)*: 15g.
- *Huang Bo (Cortex Phellodendri)*: 10g.
- *Shi Chang Pu (Rhizoma Acori tatarinowii)*: 10g.
- *Shi Wei (Folium Pyrrosiae)*: 10g.
- *Mu Tong (Caulis Akebiae trifoliatae)*: 10g.
- *Pu Gong Ying (Herba Taraxaci)*: 15g.

PRESCRIÇÃO EMPÍRICA segundo o Dr. Liu Chun Ying (Cap. 36, *Prostatite e Prostatodinia*, Estagnação do *Qi*, Estagnação de Sangue, Estagnação da Essência, Estagnação nos Canais de Conexão do Sangue).

- *Dang Gui (Radix Angelicae sinensis)*: 10g.
- *Dan Shen (Radix Salviae milthiorrizae)*: 20g.
- *Wang Bu Liu Xing (Semen Vaccariae)*: 10g.
- *Chi Shao (Radix Paeoniae rubra)*: 15g.
- *Chai Hu (Radix Bupleuri)*: 5g.
- *Yan Hu Suo (Rhizoma Corydalis)*: 10g.
- *Chuan Lian Zi (Fructus Toosendan)*: 10g.
- *Bai Jiang Cao (Herba Patriniae)*: 15g.
- *Xiang Fu (Rhizoma Cyperi)*: 10g.

PRESCRIÇÃO EMPÍRICA segundo o Dr. Liu You Fang (Cap. 36, *Prostatite e Prostatodinia*, Estagnação do *Qi*, Estagnação de Sangue, Estagnação da Essência, Estagnação nos Canais de Conexão do Sangue).

- *Dan Shen (Radix Salviae milthiorrizae)*: 9g.
- *Hong Hua (Flos Carthami tinctorii)*: 6g.
- *Qing Pi (Pericarpium Citri reticulatae viride)*: 6g.
- *Xiang Fu (Rhizoma Cyperi)*: 6g.
- *Mu Xiang (Radix Aucklandiae)*: 6g.
- *Chuan Lian Zi (Fructus Toosendan)*: 3g.

PRESCRIÇÃO EMPÍRICA segundo o Dr. Mai Guo Jian (Cap. 36, *Prostatite e Prostatodinia*, Estagnação do *Qi*, Estagnação de Sangue, Estagnação da Essência, Estagnação nos Canais de Conexão do Sangue).

- *Tao Ren (Semen Persicae)*: 6g.
- *Ze Lan (Herba Lycopi)*: 6g.
- *Chi Shao (Radix Paeoniae rubra)*: 6g.
- *Dan Shen (Radix Salviae milthiorrizae)*: 6g.
- *Wang Bu Liu Xing (Semen Vaccariae)*: 6g.
- *Bai Jiang Cao (Herba Patriniae)*: 6g.
- *Chuan Lian Zi (Fructus Toosendan)*: 3g.
- *Ru Xiang (Olibanum)*: 6g.
- *Pu Gong Ying (Herba Taraxaci)*: 6g.

PRESCRIÇÃO EMPÍRICA segundo o Dr. Wang Bing Jun (Cap. 36, *Prostatite e Prostatodinia*, Estagnação do *Qi*, Estagnação de Sangue, Estagnação da Essência, Estagnação nos Canais de Conexão do Sangue).

- *Wang Bu Liu Xing (Semen Vaccariae)*: 9g.
- *Xiang Fu (Rhizoma Cyperi)*: 6g.
- *Chuan Lian Zi (Fructus Toosendan)*: 3g.
- *San Leng (Rhizoma Sparganii stoloniferi)*: 6g.
- *E Zhu (Rhizoma Curcumae)*: 6g.
- *Chi Shao (Radix Paeoniae rubra)*: 6g.
- *Mu Dan Pi (Cortex Moutan)*: 6g.
- *Hong Hua (Flos Carthami tinctorii)*: 6g.
- *Dan Shen (Radix Salviae milthiorrizae)*: 6g.
- *Huang Bo (Cortex Phellodendri)*: 6g.
- *Chuan Shan Jia (Squama Manitis Pentadactylae)*: 6g.

PRESCRIÇÃO EMPÍRICA segundo o Dr. Liu Chun Ying (Cap. 36, *Prostatite e Prostatodinia*, Deficiência do *Qi* do Rim com Umidade).

- *Bi Xie (Rhizoma Dioscoreae hypoglauca)*: 15g.
- *Yi Yi Ren (Semen Coicis)*: 30g.
- *Fu Ling (Poria)*: 10g.
- *Shi Chang Pu (Rhizoma Acori tatarinowii)*: 10g.
- *Yi Zhi Ren (Fructus Alpiniae oxypyllae)*: 10g.
- *Wu Yao (Radix Linderiae)*: 10g.
- *Cang Zhu (Rhizoma Atractylodis)*: 15g.
- *Tu Si Zi (Semen Cuscutae)*: 15g.

PRESCRIÇÃO EMPÍRICA (Cap. 36, *Prostatite e Prostatodinia*, Deficiência do *Qi* do Rim com Umidade).

- *Bi Xie (Rhizoma Dioscoreae hypoglauca)*: 6g.
- *Tu Si Zi (Semen Cuscutae)*: 10g.
- *Huai Niu Xi (Radix Achyranthis bidentatae)*: 6g.
- *Fu Ling (Poria)*: 15g.
- *Ze Xie (Rhizoma Alismatis)*: 15g.
- *Che Qian Zi (Semen Plantaginis)*: 10g.
- *Wu Yao (Radix Linderiae)*: 10g.
- *Shi Chang Pu (Rhizoma Acori tatarinowii)*: 6g.
- *Ma Pian Cao (Herba Verbenae)*: 6g.
- *Sha Yuan Zi (Semen Astragali)*: 10g.
- *Yi Zhi Ren (Fructus Alpiniae oxypyllae)*: 10g.
- *Shan Yao (Rhizoma Dioscoreae)*: 10g.
- *Gan Cao (Radix Glycyrrhizae uralensis)*: 5g.

PRESCRIÇÃO EMPÍRICA segundo o Dr. Lin Jun Yu (Cap. 36, *Prostatite e Prostatodinia*, Deficiência do *Qi* do Rim com Umidade).

- *Bi Xie (Rhizoma Dioscoreae hypoglauca)*: 9g.
- *Tu Si Zi (Semen Cuscutae)*: 9g.
- *Sha Yuan Zi (Semen Astragali complanati)*: 6g.
- *Shan Yao (Rhizoma Dioscoreae)*: 9g.
- *Fu Ling (Poria)*: 6g.
- *Shi Chang Pu (Rhizoma Acori tatarinowii)*: 6g.
- *Huang Bo (Cortex Phellodendri)*: 6g.
- *Qian Shi (Semen Euryales)*: 6g.
- *Che Qian Zi (Semen Plantaginis)*: 6g.
- *Gan Cao (Radix Glycyrrhizae uralensis)*: 3g.

PRESCRIÇÃO EMPÍRICA segundo o Dr. Liu Chun Ying (Cap. 36, *Prostatite e Prostatodinia*, Deficiência do *Yang* do Rim e do Sangue do Fígado).

- *Chai Hu (Radix Bupleuri)*: 5g.
- *Dang Gui (Radix Angelicae sinensis)*: 10g.
- *Bai Shao (Radix Paeoniae alba)*: 10g.
- *Wu Gong (Scolopendra)*: 3 pedaços.
- *Gan Cao (Radix Glycyrrhizae uralensis)*: 10g.
- *Yin Yang Huo (Herba Epimidii)*: 10g.
- *Tu Si Zi (Semen Cuscutae)*: 15g.
- *Gou Qi Zi (Fructus Lycii chinensis)*: 10g.
- *Ba Ji Tian (Radix Morindae officinalis)*: 10g.
- *Zi Wei Hua (Flos Campsis)*: 6g.
- *Dang Shen (Radix Codonopsis)*: 20g.

PRESCRIÇÃO EMPÍRICA segundo o Dr. Liu Chun Ying (Cap. 36, *Prostatite e Prostatodinia*, Deficiência do *Yin* do Rim).

- *Shu Di Huang (Radix Rehmanniae preparata)*: 10g.
- *Shan Zhu Yu (Fructus Corni)*: 10g.
- *Mu Dan Pi (Cortex Moutan)*: 10g.
- *Fu Ling (Poria)*: 10g.
- *Ze Xie (Rhizoma Alismatis)*: 10g.
- *Bi Xie (Rhizoma Dioscoreae hypoglauca)*: 10g.
- *Huang Bo (Cortex Phellodendri)*: 10g.
- *Lian Zi Xin (Plumula Nelumbinis)*: 10g.
- *Nu Zhen Zi (Fructus Ligustri lucidi)*: 10g.
- *Wang Bu Liu Xing (Semen Vaccariae)*: 10g.

PRESCRIÇÃO EMPÍRICA segundo o Dr. Wang Bing Jun (Cap. 36, *Prostatite e Prostatodinia*, Deficiência do *Yin* do Rim).

- *Sheng Di Huang (Radix Rehmanniae)*: 9g.
- *Nu Zhen Zi (Fructus Ligustri lucidi)*: 6g.
- *Gou Qi Zi (Fructus Lycii chinensis)*: 9g.
- *Bai Shao (Radix Paeoniae alba)*: 6g.
- *Tu Si Zi (Semen Cuscutae)*: 6g.
- *Chuan Lian Zi (Fructus Toosendan)*: 3g.
- *Huang Bo (Cortex Phellodendri)*: 6g.
- *Zhi Mu (Radix Anemarrhenae)*: 6g.
- *Mu Dan Pi (Cortex Moutan)*: 6g.

PRESCRIÇÃO EMPÍRICA segundo o Dr. Zhu Yong Jian (Cap. 36, *Prostatite e Prostatodinia*, Umidade-Calor e Turbidez no Aquecedor Inferior, Deficiência da Essência do Rim).

- *Tu Si Zi (Semen Cuscutae)*: 10g.
- *Sha Yuan Zi (Semen Astragali complanati)*: 10g.
- *Yi Zhi Ren (Fructus Alpiniae oxypyllae)*: 6g.
- *Shan Yao (Rhizoma Dioscoreae)*: 6g.
- *Bi Xie (Rhizoma Dioscoreae hypoglauca)*: 9g.
- *Fu Ling (Poria)*: 9g.
- *Ze Xie (Rhizoma Alismatis)*: 6g.
- *Che Qian Zi (Semen Plantaginis)*: 6g.
- *Huai Niu Xi (Radix Achyranthis bidentatae)*: 6g.
- *Wu Yao (Radix Linderiae)*: 6g.
- *Shi Chang Pu (Rihizoma Acori tatarinowii)*: 6g.
- *Gan Cao (Radix Glycyrrhizae uralensis)*: 3g.

PRESCRIÇÃO EMPÍRICA segundo o Dr. Mai Guo Jian (Cap. 36, *Prostatite e Prostatodinia*, Deficiência do Coração e do Rim).

- *Tao Ren (Semen Persicae)*: 6g.
- *Ze Lan (Herba Lycopi)*: 6g.
- *Chi Shao (Radix Paeoniae rubra)*: 6g.
- *Dan Shen (Radix Salviae milthiorrizae)*: 6g.
- *Wang Bu Liu Xing (Semen Vaccariae)*: 6g.
- *Chuan Lian Zi (Fructus Toosendan)*: 3g.
- *Yuan Zhi (Radix Polygalae)*: 6g.
- *Long Gu (Mastodi Ossis fossilia)*: 12g.
- *Mu Li (Concha Ostreae)*: 12g.
- *Wu Wei Zi (Fructus Schisandrae)*: 6g.
- *Tu Si Zi (Semen Cuscutae)*: 9g.
- *Zhi Mu (Radix Anemarrhenae)*: 6g.

PRESCRIÇÃO EMPÍRICA segundo Prof. Zhou Zhong Ying (Cap. 37, *Edema*, Nefrite Aguda, Invasão de Vento--Água Externo).

- *Fu Ping (Herba Spirodelae)*: 9g.
- *Fang Feng (Radix Saposhnikoviae)*: 9g.
- *Zi Su Ye (Folium Perillaes)*: 6g.
- *Ma Huang (Herba Ephedrae)*: 9g.
- *Xing Ren (Semen Armeniacae)*: 6g.
- *Sheng Jiang Pi (Cortex Rhizomae Zingiberis recens)*: 6g.

PRESCRIÇÃO EMPÍRICA segundo Prof. Zhou Zhong Ying (Cap. 37, *Edema*, Nefrite Aguda, Calor Tóxico).

- *Ma Huang (Herba Ephedrae)*: 3g.
- *Lian Qiao (Fructus Forsythiae)*: 9g.
- *Huang Bo (Cortex Phellodendri)*: 9g.
- *Jin Yin Hua (Flos Lonicerae japonicae)*: 9g.
- *Zi Hua Di Ding (Herba Violae cum radice)*: 9g.
- *Pu Gong Ying (Herba Taraxaci)*: 9g.
- *Yi Yi Ren (Semen Coicis)*: 15g.
- *Chi Xiao Dou (Semen Phaseoli)*: 9g.

PRESCRIÇÃO EMPÍRICA (Cap. 37, *Edema*, Nefrite Crônica, Deficiência do *Yang* do Baço e do Rim, *Yin* Rebelando-se Ascendentemente).

- *Fu Zi (Radix Aconiti lateralis preparata)*: 9g.
- *Dang Shen (Radix Codonopsis)*: 15g.
- *Fu Ling (Poria)*: 15g.
- *Chen Pi (Pericarpium Citri reticulatae)*: 6g.
- *Hou Po (Cortex Magnoliae officinalis)*: 3g.
- *Ban Xia (Rhizoma Pinelliae preparatum)*: 9g.
- *Da Huang (Radix et Rhizoma Rhei)*: 9g.
- *Sheng Jiang (Rhizoma Zingiberis recens)*: 9g.

PRESCRIÇÃO EMPÍRICA segundo o Dr. Jiao Shu De (Cap. 38, *Síndrome Dolorosa Obstrutiva*, Síndrome Dolorosa Obstrutiva do Tipo Vento).

- *Gui Zhi (Ramulus Cinnamomi cassiae)*: 9g.
- *Fu Zi (Radix Aconiti lateralis preparata)*: 6g.
- *Bai Zhu (Rhizoma Atractylodis macrocephalae)*: 9g.

1174 Prescrições

- *Qiang Huo (Rhizoma seu Radix Notopterygii)*: 9g.
- *Du Huo (Radix Angelicae pubescentis)*: 9g.
- *Wei Ling Xian (Rhizoma Clematidis chinensis)*: 10g.
- *Fang Ji (Radix Stephaniae tetrandrae)*: 9g.
- *Dang Gui (Radix Angelicae sinensis)*: 9g.
- *Gan Cao (Radix Glycyrrhizae uralensis)*: 5g.

PRESCRIÇÃO EMPÍRICA (1) segundo o Dr. Jiao Shu De (Cap. 38, *Síndrome Dolorosa Obstrutiva*, Síndrome Dolorosa Obstrutiva do Tipo Calor).

- *Dang Gui (Radix Angelicae sinensis)*: 9g.
- *Yi Yi Ren (Semen Coicis)*: 12g.
- *Ku Shen (Radix Sophorae flavescentis)*: 6g.
- *Hua Shi (Talcum)*: 12g.
- *Ban Xia (Rhizoma Pinelliae preparatum)*: 9g.
- *Huang Qin (Radix Scutellariae baicalensis)*: 9g.
- *Lian Qiao (Fructus Forsythiae suspensae)*: 6g.
- *Fang Feng (Radix Saposhnikoviae)*: 9g.
- *Qin Jiao (Radix Gentianae macrophyllae)*: 6g.
- *Hai Tong Pi (Cortex Erythrinae variegatae)*: 9g.
- *Gan Cao (Radix Glycyrrhizae uralensis)*: 6g.

PRESCRIÇÃO EMPÍRICA (2) segundo o Dr. Jiao Shu De (Cap. 38, *Síndrome Dolorosa Obstrutiva*, Síndrome Dolorosa Obstrutiva do Tipo Calor).

- *Dang Gui (Radix Angelicae sinensis)*: 9g.
- *Sheng Di Huang (Radix Rehmanniae)*: 12g.
- *Zhi Mu (Rhizoma Anemarrhenae)*: 6g.
- *Huang Qin (Radix Scutellariae)*: 6g.
- *Lian Qiao (Fructus Forsythiae)*: 6g.
- *Yi Yi Ren (Semen Coicis)*: 12g.
- *Ku Shen (Radix Sophorae flavescentis)*: 6g.
- *Hua Shi (Talcum)*: 9g.
- *Ban Xia (Rhizoma Pinelliae preparatum)*: 9g.
- *Fang Ji (Radix Stephaniae tetrandrae)*: 6g.
- *Fang Feng (Radix Saposhnikoviae)*: 6g.
- *Hai Tong Pi (Cortex Erythrinae variegatae)*: 6g.
- *Gan Cao (Radix Glycyrrhizae uralensis)*: 6g.

PRESCRIÇÃO EMPÍRICA segundo o Dr. Jiao Shu De (Cap. 38, *Síndrome Dolorosa Obstrutiva*, Síndrome Dolorosa Obstrutiva Crônica, Deficiência de *Qi* e Sangue e Deficiência do Fígado e do Rim).

- *Xu Duan (Radix Dipsaci)*: 6g.
- *Bu Gu Zhi (Fructus Psoraleae corylifoliae)*: 6g.
- *Gu Sui Bu (Rhizoma Gusuibu)*: 6g.
- *Yin Yang Huo (Herba Epimedii)*: 6g.
- *Gui Zhi (Ramulus Cinnamomi cassiae)*: 4g.
- *Fang Feng (Radix Saposhnikoviae)*: 6g.
- *Ma Huang (Herba Ephedrae)*: 3g.
- *Du Huo (Radix Angelicae pubescentis)*: 6g.
- *Wei Ling Xian (Rhizoma Clematidis chinensis)*: 9g.
- *Kuan Jin Teng (Ramus Tinosporae sinensis)*: 9g.
- *Song Jie (Lignum Pini Nodi)*: 6g.
- *Zhi Mu (Rhizoma Anemarrhenae)*: 6g.
- *Cang Zhu (Rhizoma Atractylodis)*: 6g.
- *Niu Xi (Radix Achyranthis bidentatae seu Cyathulae)*: 6g.

- *Shan Jia (Squama Manitis Pentadactylae)*: 6g.
- *Chi Shao (Radix Paeoniae rubra)*: 6g.
- *Bai Shao (Radix Paeoniae alba)*: 9g.

PRESCRIÇÃO EMPÍRICA segundo Zhu Dan Xi (1281-1358) (Cap. 38, *Síndrome Dolorosa Obstrutiva*, Síndrome Dolorosa Obstrutiva Crônica, Deficiência de *Qi* e Sangue e Deficiência do Fígado e do Rim).

- *Cang Zhu (Rhizoma Atractylodis)*: 6g.
- *Huang Bo (Cortex Phellodendri)*: 6g.
- *Fang Ji (Radix Stephaniae tetrandrae)*: 6g.
- *Qiang Huo (Rhizoma seu Radix Notopterygii)*: 6g.
- *Wei Ling Xian (Rhizoma Clematis)*: 9g.
- *Gui Zhi (Ramulus Cinnamomi cassiae)*: 4g.
- *Bai Zhi (Radix Angelicae dahuricae)*: 6g.
- *Chuan Xiong (Rhizoma Chuanxiong)*: 6g.
- *Tao Ren (Semen Persicae)*: 6g.
- *Hong Hua (Flos Carthami tinctorii)*: 6g.
- *Dan Nan Xing (Rhizoma Arisaematis preparata)*: 6g.
- *Long Dan Cao (Radix Gentianae scabrae)*: 6g.
- *Shen Qu (Massa Fermentata Medicinalis)*: 9g.

PRESCRIÇÃO EMPÍRICA (Cap. 38, *Síndrome Dolorosa Obstrutiva*, Síndrome Dolorosa Obstrutiva de Tendões e Ossos, Estágio Inicial, Tipo Frio).

- *Bai Zhu (Rhizoma Atractylodis macrocephalae)*: 9g.
- *Cang Zhu (Rhizoma Atractylodis)*: 9g.
- *Qiang Huo (Rhizoma seu Radix Notopterygii)*: 9g.
- *Du Huo (Radix Angelicae pubescentis)*: 9g.
- *Gui Zhi (Ramulus Cinnamomi cassiae)*: 4,5g.
- *Fu Zi (Radix Aconiti lateralis preparata)*: 6g.
- *Fang Feng (Radix Saposhnikoviae)*: 6g.

PRESCRIÇÃO EMPÍRICA (Cap. 38, *Síndrome Dolorosa Obstrutiva*, Síndrome Dolorosa Obstrutiva de Tendões e Ossos, Estágio Inicial, Tipo Calor).

- *Shi Gao (Gypsum Fibrosum)*: 30g.
- *Zhi Mu (Radix Anemarrhenae)*: 9g.
- *Huang Qin (Radix Scutellariae)*: 9g.
- *Yi Yi Ren (Semen Coicis)*: 15g.
- *Gan Cao (Radix Glycyrrhizae uralensis)*: 9g.
- *Fang Ji (Radix Stephaniae tetrandrae)*: 9g.
- *Yin Chen Hao (Herba Artemisiae scopariae)*: 9g.
- *Luo Shi Teng (Caulis Trachelospermi jasminoidis)*: 9g.
- *Dang Gui (Radix Angelicae sinensis)*: 9g.

PRESCRIÇÃO EMPÍRICA (Cap. 38, *Síndrome Dolorosa Obstrutiva*, Síndrome Dolorosa Obstrutiva de Tendões e Ossos, Estágio Intermediário).

- *Dang Shen (Radix Codonopsis)*: 9g.
- *Huang Qi (Radix Astragali)*: 9g.
- *Dang Gui (Radix Angelicae sinensis)*: 9g.
- *Bai Shao (Radix Paeoniae alba)*: 9g.
- *Chuan Xiong (Rhizoma Chuanxiong)*: 6g.
- *Bai Zhu (Rhizoma Atractylodis macrocephalae)*: 9g.
- *Qin Jiao (Radix Gentianae macrophyllae)*: 9g
- *Di Long (Pheretima)*: 9g.

- *Lao Guan Cao (Herba Geranii milfordii)*: 12g.
- *Feng Fang (Nidus Vespae)*: 6g.
- *Xu Duan (Radix Dipsaci)*: 6g.
- *Chuan Niu Xi (Radix Cyathulae)*: 9g.
- *Hong Zao (Fructus Jujubae)*: 3 tâmaras.

PRESCRIÇÃO EMPÍRICA (Cap. 38, *Síndrome Dolorosa Obstrutiva*, Síndrome Dolorosa Obstrutiva de Tendões e Ossos, Estágio Avançado).

- *Shu Di Huang (Radix Rehmanniae preparata)*: 30g.
- *Gou Ji (Rhizoma Cibotii barometz)*: 15g.
- *Huai Niu Xi (Radix Achyranthis bidentatae)*: 9g.
- *Bai Shao (Radix Paeoniae alba)*: 9g.
- *Gui Zhi (Ramulus Cinnamomi cassiae)*: 4,5g.
- *Xi Xin (Herba Asari)*: 3g.
- *Cang Zhu (Rhizoma Atractylodis)*: 9g.
- *Yi Yi Ren (Semen Coicis)*: 15g.
- *Luo Shi Teng (Caulis Trachelospermi jasminoidis)*: 15g.
- *Can Sha (Faeces Bombycis)*: 6g.
- *Wu Gong (Scolopendra)*: 1 pedaço.

PRESCRIÇÃO EMPÍRICA segundo o Dr. Lu Fang (Cap. 38, *Síndrome Dolorosa Obstrutiva*, Artrite Reumatoide, Umidade-Calor).

- *Yi Yi Ren (Semen Coicis)*: 50g.
- *Chi Shao (Radix Paeoniae rubra)*: 25g.
- *Cang Zhu (Rhizoma Atractylodis)*: 25g.
- *Gui Zhi (Ramulus Cinnamomi cassiae)*: 25g.
- *Fu Ling (Poria)*: 50g.
- *Qiang Huo (Rhizoma seu Radix Notopterygii)*: 25g.

PRESCRIÇÃO EMPÍRICA segundo o Dr. Lu Fang (Cap. 38, *Síndrome Dolorosa Obstrutiva*, Artrite Reumatoide, Umidade-Frio).

- *Fu Zi (Radix Aconiti lateralis preparata)*: 15g.
- *(Zhi) Ma Huang (Herba Ephedrae)*: 15g (preparada).
- *Chi Shao (Radix Paeoniae rubra)*: 50g.
- *Huang Qi (Radix Astragali)*: 50g.
- *Gan Cao (Radix Glycyrrhizae uralensis)*: 15g.

PRESCRIÇÃO EMPÍRICA (Cap. 42, *Doença de Parkinson*, Deficiência do *Qi* e do Sangue).

- *Huang Qi (Radix Astragali)*: 9g.
- *Dang Shen (Radix Codonopsis)*: 6g.
- *Dang Gui (Radix Angelicae sinensis)*: 9g.
- *Bai Shao (Radix Paeoniae alba)*: 6g.
- *Ji Xue Teng (Caulis Spatholobi)*: 6g.
- *Tian Ma (Rhizoma Gastrodiae)*: 9g.
- *Gou Teng (Ramulus Uncariae)*: 6g.
- *Zhen Zhu Mu (Concha margaritiferae)*: 12g.
- *Ling Yang Jiao (Cornu Antelopis)*: 4,5g.
- *Dan Shen (Radix Salviae miltiorrhizae)*: 4g.

PRESCRIÇÃO EMPÍRICA (Cap. 42, *Doença de Parkinson*, Fleuma-Calor Agitando Vento).

- *Gua Lou (Fructus Trichosanthis)*: 9g.
- *Dan Nan Xing (Rhizoma Arisaematis preparatum)*: 6g.
- *Zhu Li (Succus Bambusae)*: 6g.
- *Gou Teng (Ramulus Uncariae)*: 6g.
- *Tian Ma (Rhizoma Gastrodiae)*: 6g.
- *Ling Yang Jiao (Cornu Antelopis)*: 4,5g.
- *Zhen Zhu Mu (Concha margaritiferae)*: 12g.
- *Dan Shen (Radix Salviae miltiorrhizae)*: 4,5g.
- *Chi Shao (Radix Paeoniae rubra)*: 4g.

PRESCRIÇÃO EMPÍRICA (Cap. 42, *Doença de Parkinson*, Deficiência do *Yin* do Fígado e do Rim).

- *Sheng Di Huang (Radix Rehmanniae)*: 12g.
- *Shu Di Huang (Radix Rehmanniae preparata)*: 12g.
- *Shou Wu (Radix Polygoni multiflori preparata)*: 9g.
- *Xuan Shen (Radix Scrophulariae)*: 6g.
- *Gou Teng (Ramulus Uncariae)*: 6g.
- *Bai Ji Li (Fructus Tribuli)*: 6g.
- *Ling Yang Jiao (Cornu Antelopis)*: 4,5g.
- *Mu Li (Concha Ostreae)*: 15g.
- *Dan Shen (Radix Salviae miltiorrhizae)*: 4,5g.
- *Chi Shao (Radix Paeoniae rubra)*: 4,5g.
- *Du Zhong (Cortex Eucommiae)*: 6g.

978-85-7241-817-1

Apêndice 5

Pontos de Acupuntura para o Tratamento de Problemas Mentais e Emocionais

Este apêndice ilustra com figuras (Figs. A5.1-A5.18) os principais pontos para o tratamento de problemas mentais e emocionais.

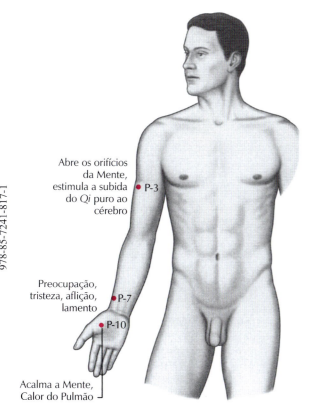

FIGURA A5.1 – Pontos do Canal do Pulmão (P).

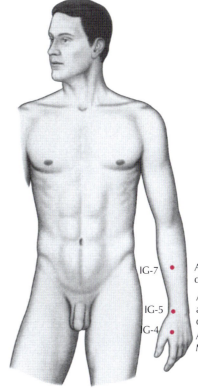

FIGURA A5.2 – Pontos do Canal do Intestino Grosso (IG).

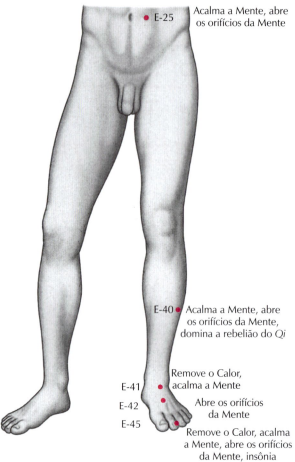

Figura A5.3 – Pontos do Canal do Estômago (E).

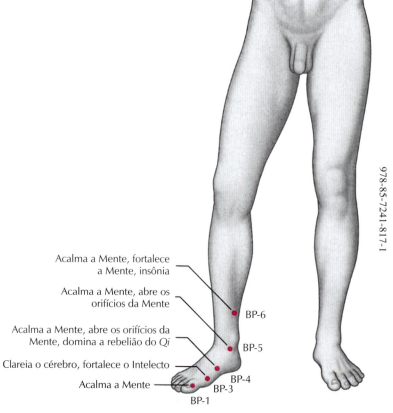

Figura A5.4 – Pontos do Canal do Baço. BP = Baço-Pâncreas.

Pontos de Acupuntura para o Tratamento de Problemas Mentais e Emocionais **1179**

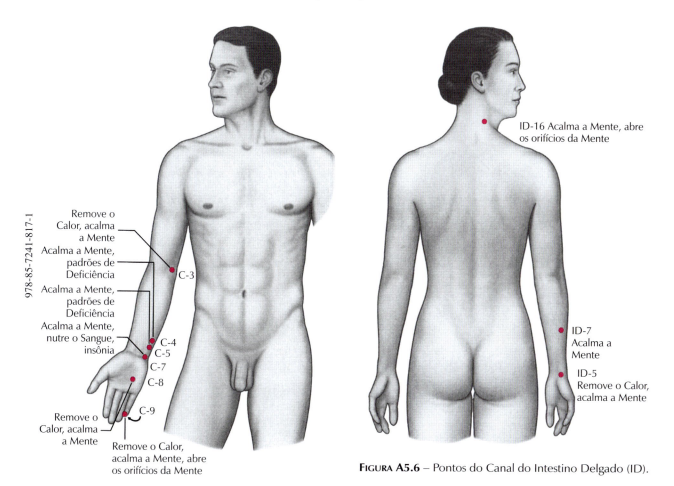

Figura A5.5 – Pontos do Canal do Coração (C).

Figura A5.6 – Pontos do Canal do Intestino Delgado (ID).

1180 Pontos de Acupuntura para o Tratamento de Problemas Mentais e Emocionais

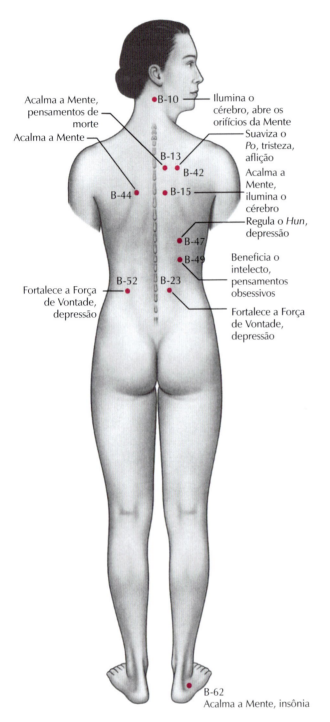

FIGURA A5.7 – Pontos do Canal da Bexiga (B).

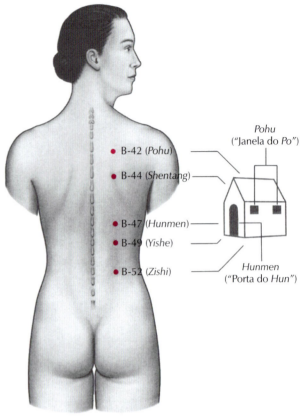

FIGURA A5.8 – Pontos para os Cinco Aspectos Intelectuais no Canal da Bexiga (B).

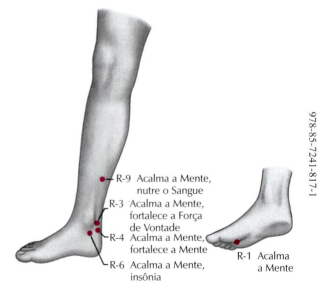

FIGURA A5.9 – Pontos do Canal do Rim (R).

Pontos de Acupuntura para o Tratamento de Problemas Mentais e Emocionais 1181

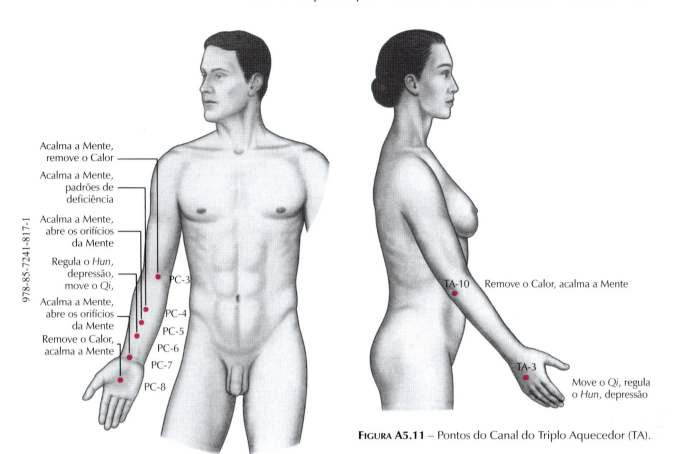

FIGURA A5.10 – Pontos do Canal do Pericárdio (PC).

FIGURA A5.11 – Pontos do Canal do Triplo Aquecedor (TA).

1182 Pontos de Acupuntura para o Tratamento de Problemas Mentais e Emocionais

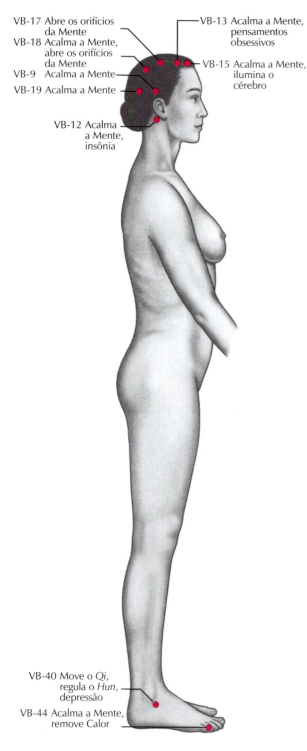

FIGURA A5.12 – Pontos do Canal da Vesícula Biliar (VB).

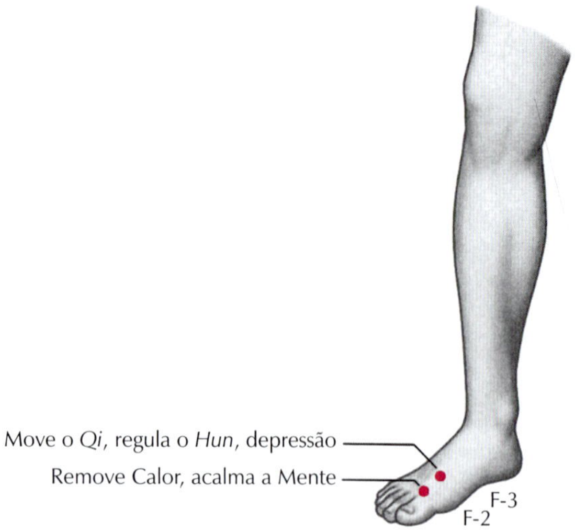

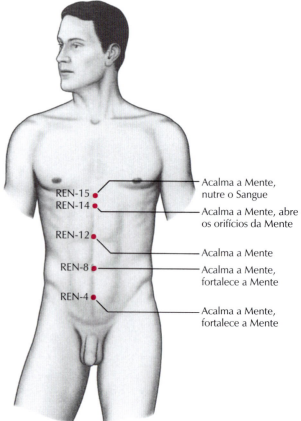

FIGURA A5.13 – Pontos do Canal do Fígado (F).

FIGURA A5.14 – Pontos do Ren Mai (REN) – Vaso Concepção.

Pontos de Acupuntura para o Tratamento de Problemas Mentais e Emocionais **1183**

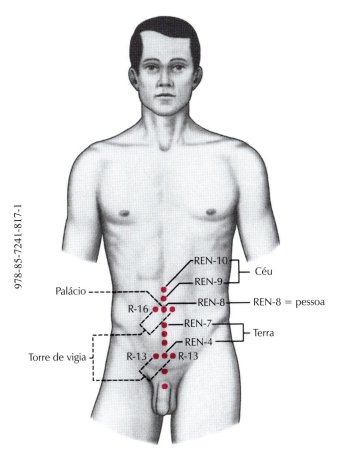

Figura A5.15 – REN-8 (*Shenque*). R = Rim; REN = *Ren Mai*.

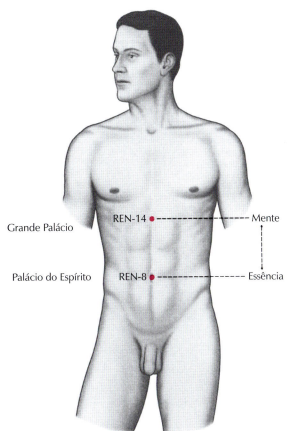

Figura A5.16 – Relação entre REN-8 (*Shenque*) e REN-14 (*Juque*). REN = *Ren Mai*.

1184 Pontos de Acupuntura para o Tratamento de Problemas Mentais e Emocionais

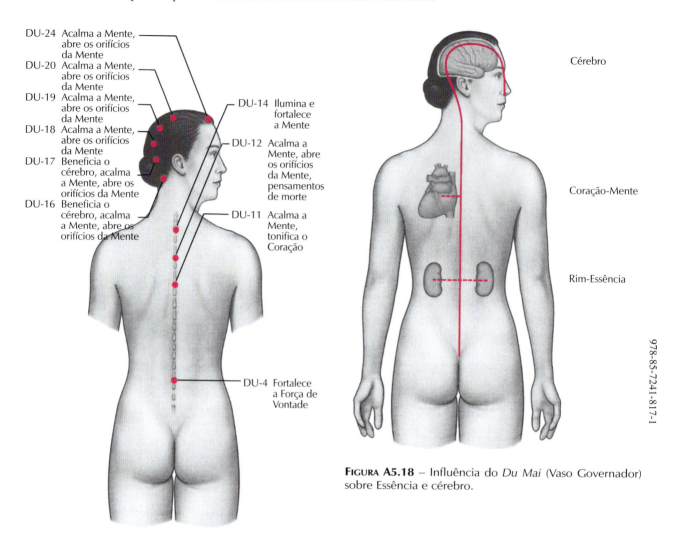

FIGURA A5.17 – Pontos do *Du Mai* (DU) – Vaso Governador.

FIGURA A5.18 – Influência do *Du Mai* (Vaso Governador) sobre Essência e cérebro.

Apêndice 6

Substituições Sugeridas de Ervas Chinesas

A seguir, apresenta-se uma lista parcial de substituições sugeridas para as ervas chinesas cujo uso é proibido nos países ocidentais. Esta proibição pode ser estabelecia em virtude delas serem substâncias animais ou minerais, por serem tóxicas ou por originarem-se de espécies protegidas.

Observe que algumas ervas podem ser proibidas em determinados países e podem não ser proibidas em outros. Note também que se acredita injustamente que algumas ervas chinesas são tóxicas e sua inclusão nesta lista não significa minha concordância com tal visão. De fato, em alguns casos, algumas ervas (por exemplo, *Fang Ji* [*Radix Stephaniae tetrandrae*]) não são proibidas por serem tóxicas, mas pela possibilidade de identificação errada da erva. Na realidade, (*Han*) *Fang Ji* (*Radix Stephaniae tetrandrae*) não é tóxica; porém, quando prescrita, ela pode ser substituída por (*Guang*) *Fang Ji* (*Radix Aristolochiae Faugchi*), a qual é potencialmente tóxica; (*Han*) *Fang Ji* também é proibida.

Evidentemente, várias ervas chinesas apresentam mais de uma ação, sendo, portanto, impossível recomendar uma única substituição em tais casos. Por exemplo, Chuan *Shan Jia* (*Squama Manitis Pentadactylae*) pode ser utilizada para revigorar o Sangue ou amolecer massas. Em alguns casos, uma erva não pode ser substituída por uma única erva, precisando de duas ervas para que sua ação seja reproduzida.

Questão de Toxicidade
- *Fang Ji* (*Radix Stephaniae tetrandrae*) – ver anteriormente.

- *Fu Zi* (*Radix Aconiti lateralis preparata*).
- *Huang Yao Zi* (*Radix Dioscoreae bulbiferae*).
- *Mu Tong* (*Caulis Akebiae trifoliatae*).

Produtos Animais
- *Bie Jia* (*Carapax Trionycis*).
- *Chuan Shan Jia* (*Squama Manitis Pentadactylae*).
- *Gui Ban* (*Plastrium testudinis*).
- *Long Chi* (*Fossilia Dentis Mastodi*).
- *Long Gu* (*Mastodi Ossis fossilia*).
- *She Xiang* (*Moschus*).
- *Xi Jiao* (*Cornu Rhinoceri*).

Produtos Minerais
- *Ci Shi* (*Magnetitum*).
- *Mu Li* (*Concha Ostreae*).
- *Shi Jue Ming* (*Concha Haliotidis*).
- *Zhen Zhu Mu* (*Concha Margatiriferae usta*).

Questão de Espécies Protegidas
- *Bai Ji* (*Rhizoma Bletillae*).
- *Gou Ji* (*Rhizoma Cibotii*).
- *Shi Hu* (*Herba Dendrobii*).
- *Tian Ma* (*Rhizoma Gastrodiae*).

A Tabela A6.1 lista as ervas anteriores e suas substituições na mesma ordem, como apresentado anteriormente.

1186 Substituições Sugeridas de Ervas Chinesas

Tabela A6.1 – Substituições fitoterápicas

Erva	Ação de substituição 1	Ação de substituição 2
FANG JI (*Radix Stephaniae tetandrae*)	*Fu Ling* (*Poria*) com *Huang Bo* (*Cortex Phellodendri*) – para resolver Umidade-Calor no Aquecedor Inferior	*Yi Yi Ren* (*Semen Coicis*) com *Cang Zhu* (*Rhizoma Atractylodis*) – para resolver Umidade e remover as obstruções dos canais na Síndrome Dolorosa Obstrutiva (*Bi*)
FU ZI (*Radix Aconiti lateralis preparata*)	*Rou Gui* (*Cortex Cinnamomi*) – para tonificar Yang e Fogo da Porta da Vida	*Gui Zhi* (*Ramulus Cinnamomi cassiae*) – para aquecer os canais em casos de Síndrome Dolorosa Obstrutiva
HUANG YAO ZI (*Radix Dioscoreae bulbiferae*)	*Ban Xia* (*Rhizoma Pinelliae preparatum*) com *Bai Hua She She Cao* (*Herba Hedyotidis diffusae*)	–
MU TONG (*Caulis Akebiae trifoliatae*)	*Tong Cao* (*Medula Tetrapanacis*) – para remover obstruções dos canais de Conexão	*Fu Ling* (*Poria*) com *Huang Bo* (*Cortex Phellodendri*) – para resolver Umidade-Calor
BIE JIA (*Carapax Trionycis*)	*Huang Jing* (*Rhizoma Polygonati*) com *Gou Qi Zi* (*Fructus Lycii chinensis*) – para nutrir Yin	*Yi Yi Ren* (*Semen Coicis*) – para amolecer massas
CHUAN SHAN JIA (*Squama Manitis Pentadactylae*)	*Wang Bu Liu Xing* (*Semen Vaccariae*) – para revigorar o Sangue	*Yi Yi Ren* (*Semen Coicis*) – para amolecer massas
GUI BAN (*Plastrium Testudinis*)	*Huang Jing* (*Rhizoma Polygonati*) com *Gou Qi Zi* (*Fructus Lycii chinensis*)	–
LONG CHI (*Fossilia Dentis Mastodi*)	*Suan Zao Ren* (*Semen Ziziphi spinosae*)	–
LONG GU (*Mastodi Ossis fossilia*)	*Suan Zao Ren* (*Semen Ziziphi spinosae*) – para acalmar a Mente	*Yi Yi Ren* (*Semen Coicis*) – para amolecer massas
SHE XIANG (*Moschus*)	*Shi Chang Pu* (*Rhizoma Acori tatarinowii*)	–
XI JIAO (*Cornu Rhinoceri*)	*Shui Niu Jiao* (*Cornu Bubali*)	–
CI SHI (*Magnetitum*)	*Suan Zao Ren* (*Semen Ziziphi spinosae*)	–
MU LI (*Concha Ostreae*)	*Suan Zao Ren* (*Semen Ziziphi spinosae*)	*Yi Yi Ren* (*Semen Coicis*) – para amolecer massas
SHI JUE MING (*Concha Haliotidis*)	*Gou Teng* (*Ramulus cum Uncis Uncariae*)	–
ZHEN ZHU MU (*Concha Margatiriferae usta*)	*Gou Teng* (*Ramulus cum Uncis Uncariae*) – para dominar Yang do Fígado	*Suan Zao Ren* (*Semen Ziziphi spinosae*) – para acalmar a Mente
BAI JI (*Rhizoma Bletillae*)	*Xian He Cao* (*Herba Agrimoniae*)	–
GOU JI (*Rhizoma Cibotii*)	*Du Zhong* (*Cortex Eucommiae ulmoidis*)	–
SHI HU (*Herba Dendrobii*)	*Yu Zhu* (*Rhizoma Polygonati odorati*)	–
TIAN MA (*Rhizoma Gastrodiae*)	*Gou Teng* (*Ramulus cum Uncis Uncariae*)	–

978-85-7241-817-1

Glossário de Termos Chineses

Glossário Português-Pinyin

Geral

Área abaixo do processo xifoide	*Xin Xia* 心下
Área abdominal central inferior	*Xiao Fu* 小腹
Área abdominal lateral inferior	*Shao Fu* 少腹
Camada profunda de pele	*Ge* 革
Camada superficial da pele	*Fu* 肤
Campo do Elixir	*Dan Tian* 丹田
Canal do Útero	*Bao Luo* 胞络
Cavidades e Textura (também espaço entre pele e músculos)	*Cou Li* 腠理
Centro do tórax	*Shan Zhong* 膻中
Cinco Rodas	*Wu Lun* 五轮
Compartimento do Esperma	*Jing Shi* 精室
Cun (unidade de medida de acupuntura)	*Cun* 寸
Difusão (do *Qi* do Pulmão)	*Xuan Fa* 宣发
Emoção	*Qing* 情
Fator patogênico	*Xie* 邪
Fator patogênico	*Xie Qi* 邪气
Fogo Exuberante	*Zhuang Huo* 状火
Fogo Menor	*Shao Huo* 少火
Gordura e Músculos	*Fen Rou* 分肉
Grande canal de Conexão do Estômago (que se manifesta no pulso apical)	*Xu Li* 虚里
Hipocôndrio	*Xie Lei* 胁肋

Identificação da doença	*Bian Bing* 辨病
Identificação de padrões	*Bian Zheng* 辨证
Imagem	*Xiang* 象
Inserção contralateral de agulhas	*Miu Ci* 缪刺
Inserção oposta de agulhas	*Ju Ci* 巨刺
Manifestação	*Biao* 标
Mecanismo do *Qi*	*Qi Ji* 气机
Membranas	*Huang* 肓
Músculos ancestrais	*Zong Jin* 宗筋
Músculos ou carne	*Rou* 肉
Músculos subcutâneos	*Ji* 肌
Oito Baluartes	*Ba Kuo* 八廓
Palácio do Esperma (ou Palácio da Essência)	*Jing Gong* 精宫
Pênis	*Yin Jing* 阴茎
Poros (incluindo as glândulas sebáceas)	*Xuan Fu* 玄府
Porta do Esperma	*Jing Guan* 精宫
Qi rebelde	*Ni Qi* 逆气
Raiz	*Ben* 本
Retificar o *Qi*	*Shun Qi* 顺气
"Ruas", "avenidas", "encruzilhadas" (símbolos para canais do abdômen controlados pelo Vaso Penetrador)	*Jie* 街
Seis Climas	*Liu Qi* 六气
Seis Excessos (climas excessivos)	*Liu Yin* 六淫
Seis Males (fatores patogênicos exteriores)	*Liu Xie* 六邪

1188 Glossário de Termos Chineses

Sistema do olho	*Mu Xi* 目系
Tecido adiposo	*Gao* 膏
Tendões	*Jin* 筋
Trajetos do *Qi*	*Qi Jie* 气街
Transformação e transporte (do Baço)	*Yun Hua* 运化
Útero	*Zi Bao* (algumas vezes chamado de *Bao*) 子包
Vaso do Útero	*Bao Mai* 胞脉

Sinais e Sintomas

Acúmulo (ou nódulos)	*Jie* 结
Alopecia	*Tou Fa Tuo Luo* 头发脱落
Alternância entre calafrios e febre	*Han Re Wang Lai* 寒热往来
Ansiedade, urgência interna (no contexto do *Qi* rebelde do Vaso Penetrador)	*Li Ji* 里急
Aversão ao frio	*Wu Han* 恶寒
Aversão ao frio e febre (simultaneamente)	*Wu Han Fa Re* 恶寒发热
Aversão ao Vento	*Wu Feng* 恶风
Aversão aos alimentos	*Yan Shi* 厌食
Azulado-esverdeado (cor)	*Qing* 青
Cabeça caída	*Tou Qing* 头倾
Calafrios	*Han Zhan* 汗颤
Calor dos cinco palmos	*Wu Xin Fa Re* 五心发热
Calor Tóxico	*Re Du* 热毒
Cheio, Excesso	*Shi* 实
Cinco Retardamentos	*Wu Chi* 五迟
Cinco Tipos de Flacidez	*Wu Ruan* 五软
Colapso	*Jue* 厥
Colapso	*Tuo* 脱
Contração dos dedos	*Shou Zhi Luan* 手指挛
Coração com sensação de aflição	*Xin Zhong Ao Nong* 心中懊
Deficiência	*Xu* 虚
Depressão	*Yu Zheng* 郁症
Desvio de olho e boca	*Kou Yan Wai Xie* 口眼歪斜
Diarreia	*Xie Xie* 泄泻
Dificuldade de defecação	*Li Ji Hou Zhong* 里急后重
Distensão, sensação de	*Zhang* 胀
Dor do hipocôndrio	*Xie Tong* 胁痛
Eczema	*Shi Zhen* 湿疹
Edema	*Shui Zhong* 水肿

Edema de *Qi*	*Qi Zhong* 气肿
Emissão de calor, febre	*Fa Re* 发热
Emissão seminal	*Yi Jing* 遗精
Encanecimento dos cabelos	*Tou Fa Bian Bai* 头发变白
Encurtamento da respiração	*Duan Qi* 短气
Entorpecimento/formigamento	*Ma Mu* 麻木
Entupimento, sensação de	*Pi* 痞
Erupção	*Zhen* 疹
Erupção oculta por Vento (urticária)	*Feng Yin Zhen* 风阴疹
Erupção por Vento (sarampo alemão)	*Feng Zhen* 风疹
Estremecimento do globo ocular	*Mu Chan* 目颤
Excesso	*Shi* 实
Falta de ar	*Chuan* 喘
Febre ondulante	*Hu Re* 湖热
Feto = *Qi* se rebelando ascendentemente	*Tai Qi Shang Ni* 胎气上逆
Fleuma fluida (ou Fleuma fluida em Estômago e Intestinos)	*Tan Yin* 痰饮
Fleuma fluida acima do diafragma	*Zhi Yin* 支饮
Fleuma fluida no hipocôndrio	*Xuan Yin* 玄饮
Fleuma fluida nos membros	*Yi Yin* 溢饮
Fome que corrói	*Cao Za* 嘈杂
Hemiplegia	*Ban Shen Bu Sui* 半身不遂
Imagens flutuantes no campo visual	*Mu Hua* 目花
Incontinência de urina	*Yi Niao* 遗尿
Inquietude mental	*Xin Fan* 心烦
Inquietude mental e agitação (inquietude dos membros)	*Fan Zao* 烦燥
Lacrimejamento	*Liu Lei* 流泪
"Lago do nariz" (sinusite)	*Bi Yuan* 鼻渊
Mácula (no diagnóstico pela língua, manchas vermelhas)	*Ban* 斑
Manifestação	*Biao* 标
Mariposa de leite (tonsilas inchadas)	*Ru E* 乳蛾
Mariposa de pedra (tonsilas inchadas)	*Shi E* 石蛾
Massas de *Qi*	*Jia* 瘕
Massas de *Qi*	*Ju* 聚

978-85-7241-817-1

Massas de Sangue	*Ji* 积	Transpiração por calafrios	*Zhan Han* 颤汗
Massas de Sangue	*Zheng* 症	Tremor das mãos	*Shou Chan* 手颤
Medo de frio (nas invasões de Vento exterior)	*Wei Han* 畏寒	Tremor dos pés	*Zu Chan* 足颤
Medo e palpitação	*Jing Ji* 惊悸	Úlceras bucais (aftas)	*Kou Chuang* 口疮
Náusea	*E Xin* 恶心	Urgência interna	*Li Ji* 里急
Nódulos de Fleuma	*Tan He* 痰核	Vacuidade	*Xu* 虚
Opressão, sensação de	*Men* 闷	Varicela (catapora)	*Shui Dou* 水痘
Palpitação	*Xin Ji* 心悸	Vazio (deficiência)	*Xu* 虚
Palpitações por pânico	*Zheng Chong* 怔忡	Vergão	*Feng Tuan* 风团
Pápula	*Qiu Zhen* 丘疹	Vesícula	*Pao* 泡
Período menstrual reverso	*Ni Jing* 逆经	Vesícula	*Shui Pao* 水泡
Peso da cabeça, sensação de	*Tou Zhong* 头重	Visão nublada	*Mu Hun* 目昏
Peso do corpo, sensação de	*Shen Zhong* 身重	Visão turva e imagens flutuantes no campo visual	*Mu Hua* 目花
Peso, sensação de	*Zhong* 重	Visão turva	*Mu Yun* 目晕
Plenitude	*Shi* 实	Vômito	*Ou Tu* 呕吐
Plenitude, sensação de	*Man* 满	Vômito (com som)	*Ou* 呕
Pústula	*Nong Pao* 脓泡	Vômito (sem som)	*Tu* 吐
Qi da perna	*Jiao Qi* 脚气	Vômito curto com som baixo	*Gan Ou* 干呕
Quatro Rebeliões	*Si Ni* 四逆	Vômito prolongado com som elevado	*Yue* 哕
Regurgitação de alimento	*Fan Wei* 反胃		
Respiração decorrente de rebelião do *Qi*	*Shang Qi* 上气		

978-85-7241-817-1

Sintomas de Doenças

Respiração dificultosa e ruidosa	*Xiao* 哮	Ansiedade	*Zang Zao* 脏躁
Respiração fraca	*Qi Shao* 气少	Articulações múltiplas (Vento)	*Li Jie (Feng)* 历节 (风)
Roubo do *Qi* (voz muito fraca com fala interrompida)	*Duo Qi* 夺气	Ausência de menstruação	*Bi Jing* 闭经
		Bócio	*Ying* 瘿
Ruído no cérebro	*Nao Ming* 脑鸣	Catapora	*Shui Dou* 水痘
Sarampo	*Ma Zhen* 麻疹	Cinco Retardamentos	*Wu Chi* 五迟
Secreção ocular	*Yan Chi* 眼眵	Cinco Tipos de Flacidez	*Wu Ruan* 五软
Sensação de distensão	*Zhang* 胀	Convulsões	*Jing Bing* 痉病
Sensação de entupimento	*Pi* 痞	Cretinismo	*Chi Dai* 痴呆
Sensação de opressão	*Men* 闷	Depressão	*Yu Zheng* 郁症
Sensação de peso na cabeça	*Tou Zhong* 头重	Descarga cerebral	*Nao Lou* 脑漏
Sensação de peso no corpo	*Shen Zhong* 身重	Desequilíbrios hernial e geniturinário	*Shan* 疝
Sensação de peso	*Zhong* 重	Desnutrição infantil	*Gan* 疳
Sensação de plenitude	*Man* 满	Diarreia	*Xie Xie* 泄泻
Soluço	*E Ni* 呃逆	Disenteria	*Li Ji* 痢疾
Tontura	*Tou Yun* 头晕	Disfagia e bloqueio	*Ye Ge* 噎膈
Tontura	*Xuan Yun* 眩晕	Disfunção erétil	*Yang Wei* 阳痿
Tosse	*Ke Sou* 咳嗽	Distúrbio de acúmulo (em crianças)	*Ji Dai* 积滞
Transpiração de colapso	*Jue Han* 厥汗		
Transpiração noturna	*Dao Han* 盗汗		

Glossário de Termos Chineses

Doença do Calor	*Wen Bing* 温病		Obstrução nasal	*Bi Qiu* 鼻鼽	
Doença maníaco-depressiva	*Dian Kuang* 癫狂		Obstrução nasal e espirro	*Qiu Ti* 鼽嚏	
Dor cardíaca	*Xin Tong* 心痛		Palpitação de pânico	*Zheng Chong* 怔忡	
Dor cardíaca de colapso	*Jue Xie Tong* 厥心痛		Palpitação e ansiedade	*Xin Ji Zheng Chong* 心悸怔	
Dor cardíaca verdadeira	*Zhen Xin Tong* 真心痛		Palpitações	*Xin Ji* 心悸	
Dor no hipocôndrio	*Xie Tong* 胁痛		Paralisia	*Tan Huan* 瘫缓	
Eczema (dermatite)	*Shi Zhen* 湿疹		Paralisia facial	*Mian Tan* 面瘫	
Edema	*Shui Zhong* 水肿		Regurgitação ácida	*Tun Suan* 吞酸	
Edema da gravidez	*Zi Zhong* 子肿		Regurgitação de alimento	*Fan Wei* 反胃	
Edema de *Qi*	*Qi Zhong* 气肿		Retenção Urinária	*Long Bi* 癃闭	
Emissões seminais	*Yi Jing* 遗精		Sangramento entre as menstruações	*Jing Jian Qi Chu Xue* 经间期出血	
Epilepsia	*Dian Xian* 癫痫		Sarampo	*Ma Zhen* 麻疹	
Escrófula	*Luo Li* 瘰疬		Sarampo alemão	*Feng Zhen* 风疹	
Escrófula silenciosa	*Yin Luo* 阴瘰		Síndrome da Atrofia	*Wei Zheng* 痿症	
Espermatorreia	*Bai Yin* 白淫		Síndrome de colapso	*Jue Zheng* 厥症	
Exaustão do Pulmão	*Fei Xu Lao* 肺虚劳		Síndrome de *Lilium*	*Bai He Bing* 百合病	
Exaustão	*Xu Lao* 虚劳		Síndrome do porquinho que corre	*Ben Tun* 奔豚	
Exaustão	*Xu Sun* 虚损		Síndrome Dolorosa Obstrutiva	*Bi Zheng* 痹症	
Fator patogênico epidêmico do Calor	*Wen Yi* 温疫		Síndrome Dolorosa Obstrutiva Persistente	*Wan Bi* 頑痹	
Fluxo abundante e gotejamento	*Beng Lou* 崩漏		Síndrome Urinária	*Lin Zheng* 淋症	
Fome que corrói	*Cao Za* 嘈杂		Síndrome Urinária da Gravidez	*Zi Lin* 子淋	
Golpe de Vento (acidente vascular cerebral)	*Zhong Feng* 中风		Síndrome Urinária de Sangue	*Xue Lin* 血淋	
Histeria	*Yi* 癔		Síndrome Urinária por cálculo	*Shi Lin* 石淋	
Impotência (disfunção erétil)	*Yang Wei* 阳痿		Síndrome Urinária por Calor	*Re Lin* 热淋	
Incontinência urinária	*Yi Niao* 遗尿		Síndrome Urinária por fadiga	*Lao Lin* 劳淋	
"Lago do nariz" (sinusite)	*Bi Yuan* 鼻渊		Síndrome Urinária por *Qi*	*Qi Lin* 气淋	
Malária	*Nue Ji* 疟疾		Síndrome Urinária por turbidez	*Gao Lin* 膏淋	
Massas abdominais	*Ji Ju* 积聚		Soluço	*E Ni* 呃逆	
Massas abdominais (em mulheres)	*Zheng Jia* 症瘕		Tontura da gravidez	*Zi Yun* 子晕	
Massas *Pi*	*Pi Kuai* 痞块		Tosse	*Ke Sou* 咳嗽	
Medo e palpitações	*Jing Ji* 惊悸		Tremores	*Chan Zheng* 颤证	
Menstruação adiantada	*Yue Jing Xian Qi* 月经先其		Turbidez	*Zhuo* 浊	
Menstruação atrasada	*Yue Jing Hou Qi* 月经后期		Turbidez branca	*Bai Zhuo* 白浊	
Menstruação excessiva	*Yue Jing Guo Duo* 月经过多		Turbidez da Essência	*Jing Zhuo* 精浊	
Menstruação irregular	*Yue Jing Xian Hou Wu Ding Qi* 月经先后无定期		Turbidez vermelha	*Chi Zhuo* 赤浊	
Menstruações escassas	*Yue Jing Guo Shao* 月经过少		Vômito ácido	*Tu Suan* 吐酸	
Nódulos de Fleuma	*Tan He* 痰核				
Nódulos mamários	*Ru Pi* 乳癖				

Glossário de Termos Chineses **1191**

Substâncias Vitais

Alma Corpórea	*Po* 魄
Alma Etérea	*Hun* 魂
Canal de *Qi*	*Jing Qi* 经气
Espírito (complexo de *Shen* do Coração, Alma Corpórea, Alma Etérea, Intelecto e Força de Vontade)	*Shen* 神
Essência	*Jing* 精
Fogo da Porta da Vida	*Ming Men Huo* 命门火
Fogo exuberante (patológico)	*Zhuang Huo* 壮火
Fogo fisiológico do corpo	*Shao Huo* 少火
Fogo Ministerial	*Xiang Huo* 相火
Fogo Monarca	*Jun Huo* 君火
Força de Vontade	*Zhi* 志
Gui Celestial	*Tian Gui* 天癸
Intelecto	*Yi* 意
Medula	*Sui* 髓
Mente (o *Shen* do Coração)	*Shen* 神
Porta da Vida	*Ming Men* 命门
Qi central	*Zhong Qi* 中气
Qi Correto	*Zheng Qi* 正气
Qi da Reunião (do tórax)	*Zong Qi* 宗气
Qi Defensivo	*Wei Qi* 卫气
Qi Nutritivo	*Ying Qi* 营气
Qi Original	*Yuan Qi* 原气
Qi Pós-natal	*Hou Tian Zhi Qi* 后天之气
Qi Pré-natal	*Xian Tian Zhi Qi* 先天之气
Qi Verdadeiro	*Zhen Qi* 真气
Saliva	*Tuo* 唾
Saliva	*Xian* 涎

Emoções

Alegria	*Xi* 喜
Choque	*Jing* 惊
Excesso de pensamento	*Si* 思
Medo	*Kong* 恐
Preocupação	*You* 忧
Raiva	*Nu* 怒
Tristeza	*Bei* 悲

Canais e Pontos

Canal de Conexão	*Luo Mai* 络脉
Canal de Conexão diminuto	*Sun Luo* 孙络
Canal de Conexão superficial	*Fu Luo* 浮络
Canal Divergente	*Jing Bie* 经别
Canal do Útero	*Bao Luo* 胞络
Canal Muscular	*Jing Jin* 经筋
Canal Principal	*Jing Mai* 经脉
Cavidades e textura	*Cou Li* 腠理
Cinco pontos de Transporte	*Wu Shu Xue* 五输穴
Espaço entre pele e músculos	*Cou Li* 腠理
Inserção contralateral das agulhas	*Miu Ci* 缪刺
Inserção oposta de agulhas	*Ju Ci* 巨刺
Origem e concentração (dos canais)	*Gen Jie* 根结
Ponto *Ah Shi*	*Ah Shi Xue* 阿是穴
Ponto de Acúmulo	*Xi Xue* 郄穴
Ponto de Conexão	*Luo Xue* 络穴
Ponto de Reunião	*Hui Xue* 会穴
Ponto Fonte	*Yuan Xue* 原穴
Ponto Manancial	*Ying Xue* 荥穴
Ponto Mar	*He Xue* 合穴
Ponto Nascente	*Jing Xue* 井穴
Ponto Riacho	*Shu Xue* 输穴
Ponto Rio	*Jing Xue* 经穴
Pontos de Coleta Frontal	*Mu Xue* 慕穴
Pontos de Transporte Dorsal	*Bei Shu Xue* 背俞穴
Raiz e Ramo (do canal)	*Ben Biao* 本标
Trajetos do *Qi*	*Qi Jie* 气街
Vaso Ancestral	*Zong Mai* 宗脉
Vaso Concepção	*Ren Mai* 任脉
Vaso da Cintura	*Dai Mai* 带脉
Vaso do Útero	*Bao Mai* 胞脉
Vaso Governador	*Du Mai* 督脉
Vaso Penetrador	*Chong Mai* 冲脉
Vaso *Yang* de Conexão	*Yang Wei Mai* 阳维脉
Vaso *Yang* do Caminhar	*Yang Qiao Mai* 阳跷脉
Vaso *Yin* de Conexão	*Yin Wei Mai* 阴维脉
Vaso *Yin* do Caminhar	*Yin Qiao Mai* 阴跷脉
Yang Brilhante	*Yang Ming* 阳明
Yang Maior	*Tai Yang* 太阳
Yang Menor	*Shao Yang* 少阳
Yin Maior	*Tai Yin* 太阴
Yin Menor	*Shao Yin* 少阴
Yin Terminal	*Jue Yin* 厥阴

978-85-7241-817-1

Glossário de Termos Chineses

Posições do Pulso

Anterior (posição do pulso)	*Cun* 寸
Média (posição do pulso)	*Guan* 关
Posterior (posição do pulso)	*Chi* 尺

Qualidades do Pulso

Acelerado	*Ji* 急
Apressado	*Cu* 促
Áspero	*Se* 涩
Atado	*Jie* 结
Cheio	*Shi* 实
Curto	*Duan* 短
Deslizante	*Hua* 滑
Disperso	*San* 散
Em Corda	*Xian* 弦
Em Couro	*Ge* 革
Encharcado	*Ru* 濡
Encharcado	*Ruan* 软
Escondido	*Fu* 伏
Fino	*Xi* 细
Firme	*Lao* 牢
Flutuante	*Fu* 浮
Fraco	*Ruo* 弱
Grande	*Da* 大
Irregular ou Intermitente	*Dai* 代
Lento	*Chi* 迟
Longo	*Chang* 长
Mínimo	*Wei* 微
Movente	*Dong* 动
Oco	*Kou* 芤
Profundo	*Chen* 沉
Rápido	*Shu* 数
Retardado	*Huan* 缓
Tenso	*Jin* 紧
Transbordante	*Hong* 洪
Vazio	*Xu* 虚

Diagnóstico pela Língua

Bolorenta	*Fu* 腐
Corpo da língua	*She Zhi* 舌质
Desviada	*Bian Wai* 偏歪
Escorregadio (revestimento da língua)	*Hua* 滑
Fissurada	*Lie Wen* 裂纹
Forma do corpo da língua	*She Ti* 舌体
Inchada	*Zhong* 肿
Manchas	*Ban* 斑
Marcas de dentes	*Chi Gen* 齿痕
Movente	*Nong* 弄
Pálida	*Dan Bai* 淡白
Pegajoso (revestimento da língua)	*Ni* 腻
Pontos vermelhos (sobre a língua)	*Dian* 点
Púrpura	*Zi* 紫
Revestimento lingual	*She Tai* 舌苔
Rígida	*Qiang Geng* 强硬
Trêmula	*Zhan* 颤
Vermelha	*Hong* 红

Método de Tratamento

Abrir (o tórax)	*Tong Yang* 通畅 (胸)
Abrir a passagens da Água pela promoção da diurese	*Tong Li* 通利
Abrir o nariz	*Xuan Tong Bi* 宣通鼻窍
Abrir os orifícios	*Kai Qiao* 开窍
Abrir os orifícios	*Tong Qiao* 通窍
Acalmar o feto	*An Tai* 安胎
Acalmar o Fígado	*Ping Gan* 平肝
Aquecer a menstruação	*Wen Jing* 温经
Beneficiar a garganta	*Li Hou* 利喉
Circular o *Qi* Defensivo	*Liu Wei* 疏卫
Consolidar	*Gu* 固
Consolidar o colapso	*Gu Tuo* 固脱
Consolidar o Exterior	*Gu Bia* 固表
Dispersar estagnação (do Sangue)	*Gong Yu* 功瘀
Dispersar o Frio	*San Han* 散寒
Dissipar acúmulo	*San Jie* 散结
Dissipar nódulos	*San Jie* 散结
Dividir o Sangue	*Po Xue* 破血
Drenar (Fogo)	*Xie* 泻
Drenar (método de tratamento contrário a tonificar, *Bu* 补)	*Xie* 泻
Eliminar (Calor)	*Xie* 泄
Eliminar estagnação (de *Qi*)	*Jie Yu* 解郁
Eliminar estagnação (de Sangue)	*Hua Yu* 化瘀

Eliminar estagnação (de Sangue)	*Qu Yu* 去瘀
Eliminar o Calor	*Qing (Re)* 清热
Expelir Frio	*San Han* 散寒
Expelir Vento (externo)	*Qu Feng* 去风
Extinguir Vento (interno)	*Xi Feng* 熄风
Harmonizar *Qi* Nutritivo e *Qi* Defensivo	*Tiao He Ying Wei* 调和营卫
Iluminar os olhos	*Li Mu* 利目
Libertar (o exterior)	*Jie Biao* 解表
Moderar a urgência	*Huan Ji* 缓急
Mover o *Qi*	*Li Qi* 理气
Mover para baixo	*Gong Xia* 功下
Mover para baixo	*Xie Xia* 泻下
Nutrir (Sangue)	*Yang (Xue)* 养血
Obter sensação de inserção da agulha	*De Qi* 得气
Pacificar (o Fígado)	*Shu (Gan)* 疏肝
Penetrar os Órgãos *Yang*	*Tong Fu* 通腑
Promover a cura dos tecidos	*Sheng Xin* 生新
Promover a ressuscitação	*Xing Zhi* 醒志
Promover a transformação da Água	*Li Shui* 利水
Regular as passagens da Água	*Li Shui Dao* 理水道
Regular menstruação	*Tiao Jing* 调经
Relaxar os tendões	*Shu Jin* 舒筋
Remover obstruções dos canais de Conexão do peito	*Tong Ru Luo* 通乳络
Remover obstruções dos canais de Conexão	*Tong Luo* 通络
Remover obstruções por intermédio da restauração da direção correta do fluxo do *Qi*	*Tong Shun* 通顺
Remover obstruções por intermédio do movimento descendente	*Tong Xia* 通下
Resolver Fleuma	*Hua Tan* 化痰
Resolver Umidade	*Hua Shi* 化湿
Resolver Umidade	*Li Shi* 利湿
Restabelecer a difusão do *Qi* do Pulmão	*Xuan Fei* 宣肺
Retificar o *Qi*	*Shun Qi* 顺气
Revigorar o Sangue	*Huo Xue* 活血
Sedar (como uma técnica de inserção de agulha)	*Xie* 泻
Tonificar (como uma técnica de inserção de agulha)	*Bu* 补

Tonificar (ou reforçar, como uma técnica de inserção de agulha)	*Bu* 补
Usar ervas picantes para abrir e ervas amargas para fazer o *Qi* descender	*Xin Kai Ku Jiang* 辛开苦降

978-85-7241-817-1

Fatores Patogênicos

Calor de Verão	*Shu* 署
Calor	*Re* 热
Calor Tóxico	*Re Du* 热毒
Fator patogênico epidêmico do Calor	*Wen Yi* 温疫
Fator patogênico	*Xie* 邪
Fator patogênico	*Xie Qi* 邪气
Fleuma	*Tan* 痰
Fleuma fluida em geral e também Fleuma fluida no Estômago	*Tan Yin* 痰饮
Fleuma fluida no diafragma	*Zhi Yin* 支饮
Fleuma fluida no hipocôndrio	*Xuan Yin* 悬饮
Fleuma fluida nos membros	*Yi Yin* 溢饮
Fogo	*Huo* 火
Frio	*Han* 寒
Secura	*Zao* 燥
Umidade	*Shi* 湿
Vento-Calor	*Feng Re* 风热
Vento-Frio	*Feng Han* 风寒

Glossário Pinyin-*Português*

Geral

Ba Kuo 八廓	Os Oito Baluartes
Bao 胞	Útero em mulheres e Compartimento do Esperma em homens
Bao Luo 胞络	Canal do Útero
Bao Mai 胞脉	Vaso do Útero
Ben 本	Raiz
Bian Bing 辨病	Identificação da doença
Bian Zheng 辨证	Identificação de padrões
Biao 标	Manifestação
Cou Li 腠理	Cavidades e Textura (também espaço entre pele e músculos)

Glossário de Termos Chineses

Cun 寸	(unidade de medida de acupuntura)
Dan Tian 丹田	Campo do Elixir
Fen Rou 分肉	Gordura e Músculos
Fu 肤	Camada superficial da pele
Gao 膏	Tecido adiposo
Ge 革	Camada profunda da pele
Huang 肓	Membranas
Ji 肌	Músculos subcutâneos
Jie 街	"Ruas", "avenidas", "encruzilhadas" (símbolos para os canais do abdômen controlados pelo Vaso Penetrador)
Jin 筋	Tendões
Jing Gong 精宫	Palácio do Esperma (ou Palácio da Essência)
Jing Guan 精关	Porta do Esperma
Jing Shi 精室	Compartimento do Esperma (ou Essência)
Ju Ci 巨刺	Inserção oposta de agulhas
Liu Qi 六气	Seis Climas
Liu Xie 六邪	Seis Males (fatores patogênicos exteriores)
Liu Yin 六淫	Seis Excessos (climas excessivos)
Miu Ci 缪刺	Inserção contralateral de agulhas
Mu Xi 目系	Sistema do olho
Ni (Qi) 逆气	*Qi* rebelde
Qi Ji 气机	Mecanismo do *Qi*
Qi Jie 气街	Trajetos do *Qi*
Qing 情	Emoção
Rou 肉	Músculos ou carne
Shan Zhong 膻中	Centro do tórax
Shao Fu 少腹	Área abdominal lateral inferior
Shao Huo 少火	Fogo Menor
Shun (Qi) 顺气	*Qi* na Corrente (como oposto a *Qi* Contracorrente)
Wu Lun 五轮	Cinco Rodas
Xiang 象	Imagem
Xiao Fu 小腹	Área abdominal central inferior
Xie 邪	Fator patogênico
Xie Lei 胁肋	Hipocôndrio
Xie Qi 邪气	Fator patogênico
Xin xia 心下	Área abaixo do processo xifoide
Xu Li 虚里	Grande canal de Conexão do Estômago (manifestando-se em pulso apical)
Xuan Fa 宣发	Difusão (do *Qi* do Pulmão)
Xuan Fu 玄府	Poros (inclusive glândulas sebáceas)
Yin Jing 阴茎	Pênis
Yun Hua 运化	Transformação e transporte (do Baço)
Zhuang Huo 状火	Fogo Exuberante
Zi Bao 子包	Útero
Zong Jin 宗筋	Músculos ancestrais

978-85-7241-817-1

Sinais e Sintomas

Ban 斑	Mácula (no diagnóstico pela língua, manchas vermelhas)
Ban Shen Bu Sui 半身不遂	Hemiplegia
Bi Yuan 鼻渊	"Lago do nariz" (sinusite)
Cao Za 嘈杂	Fome que corrói
Chuan 喘	Falta de ar
Dao Han 盗汗	Transpiração noturna
Duan Qi 短气	Encurtamento da respiração
Duo Qi 夺气	Roubo do *Qi* (voz muito fraca com fala interrompida)
E Ni 呃逆	Soluço
E Xin 恶心	Náusea
Fa Re 发热	Emissão de calor, febre
Fan Wei 反胃	Regurgitação de alimento
Fan Zao 烦燥	Inquietude mental e agitação (inquietude dos membros)
Feng Tuan 风团	Vergão
Feng Yin Zhen 风阴疹	Erupção oculta por Vento (urticária)
Feng Zhen 风疹	Erupção por Vento (sarampo alemão)
Gan Ou 干呕	Vômito curto com som baixo
Han Re Wang Lai 寒热往来	Alternância entre calafrios e febre
Han Zan 汗颤	Calafrios
Hu Re 湖热	Febre ondulante
Ji 积	Massas de Sangue
Jia 瘕	Massas de *Qi*
Jiao Qi 脚气	*Qi* da perna
Jie 结	Acúmulo (ou nódulos)
Jing Ji 惊悸	Palpitações de medo

Glossário de Termos Chineses   1195

Ju 聚	Massas de *Qi*
Jue 厥	Colapso
Jue Han 厥汗	Transpiração por colapso
Ke Sou 咳嗽	Tosse
Kou Chuang 口疮	Úlceras bucais (aftas)
Kou Yan Wai Xie 口眼歪斜	Desvio de olho e boca
Li Ji 里急	Ansiedade, urgência interna (no contexto do *Qi* rebelde do Vaso Penetrador)
Li Ji Hou Zhong 里急后重	Dificuldade de defecação
Liu Lei 流泪	Lacrimejamento
Ma Mu 麻木	Entorpecimento e/ou formigamento
Ma Zhen 麻疹	Sarampo
Man 满	Sensação de plenitude
Men 闷	Sensação de opressão
Mu Chan 目颤	Estremecimento do globo ocular
Mu Hua 目花	Visão turva e imagens flutuantes no campo visual
Mu Hun 目昏	Visão nublada
Mu Yun 目晕	Visão turva
Nao Ming 脑鸣	Ruído do cérebro
Ni Jing 逆经	Período menstrual reverso
Nong Pao 脓泡	Pústula
Ou 呕	Vômito (com som)
Ou Tu 呕吐	Vômito
Pao 泡	Vesícula
Pi 痞	Sensação de entupimento
Qi Shao 气少	Respiração fraca
Qi Zhong 气肿	Edema de *Qi*
Qing 青	Azulado-esverdeado (cor)
Qiu Zhen 丘疹	Pápula
Re Du 热毒	Calor Tóxico
Ru E 乳蛾	Mariposa de leite (tonsilas inchadas)
Shang Qi 上气	Respiração decorrente de rebelião do *Qi*
Shen Zhong 身重	Sensação de peso do corpo
Shi 实	Cheio, plenitude, excesso
Shi E 石蛾	Mariposa de pedra (tonsilas inchadas)
Shi Zhen 湿疹	Eczema
Shou Chan 手颤	Tremor das mãos
Shou Zhi Luan 手指挛	Contração dos dedos
Shui Dou 水痘	Varicela (catapora)
Shui Pao 水泡	Vesícula
Shui Zhong 水肿	Edema
Si Ni 四逆	Quatro Rebeliões
Tai Qi Shang Ni 胎气上逆	Feto = rebelião ascendente do *Qi*
Tan He 痰核	Nódulos de Fleuma
Tan Yin 痰饮	Fleuma fluida (ou Fleuma fluida em Estômago e Intestinos)
Tou Fa Bian Bai 头发变白	Encanecimento dos cabelos
Tou Fa Tuo Luo 头发脱落	Alopecia
Tou Qing 头倾	Cabeça caída
Tou Yun 头晕	Tontura
Tou Zhong 头重	Sensação de peso na cabeça
Tu 吐	Vômito (sem som)
Tuo 脱	Colapso
Wei Han 畏寒	Medo de frio (nas invasões exteriores de Vento)
Wu Chi 五迟	Cinco Retardamentos
Wu Feng 恶风	Aversão ao vento
Wu Han 恶寒	Aversão ao frio
Wu Han Fa Re 恶寒发热	Aversão ao frio e febre (simultaneamente)
Wu Ruan 五软	Cinco Tipos de Flacidez
Wu Xin Fa Re 五心发热	Calor dos cinco palmos
Xiao 哮	Respiração dificultosa e ruidosa
Xie Tong 胁痛	Dor no hipocôndrio
Xie Xie 泄泻	Diarreia
Xin Fan 心烦	Inquietude mental
Xin Ji 心悸	Palpitação
Xin Zhong Ao Nong 心中懊	Coração com sensação de aflição
Xu 虚	Vazio, vacuidade, deficiência
Xuan Yin 玄饮	Fleuma fluida no hipocôndrio
Xuan Yun 眩晕	Tontura
Yan Chi 眼眵	Secreção ocular
Yan Shi 厌食	Aversão aos alimentos
Yi Jing 遗精	Emissão seminal
Yi Niao 遗尿	Incontinência urinária
Yi Yin 溢饮	Fleuma fluida nos membros
Yu Zheng 郁症	Depressão
Yue 哕	Vômito prolongado com som elevado

Glossário de Termos Chineses

Zhan Han 颤汗	Transpiração por calafrios
Zhang 胀	Sensação de distensão
Zhen 疹	Erupção
Zheng 症	Massas de Sangue·
Zheng Chong 怔忡	Palpitações por pânico
Zhi Yin 支饮	Fleuma fluida acima do diafragma
Zhong 重	Sensação de peso
Zu Chan 足颤	Tremor dos pés

Sintomas de Doenças

Bai He Bing 百合病	Síndrome de *Lilium*
Bai Yin 白淫	Espermatorreia
Bai Zhuo 白浊	Turbidez branca
Ben Tun 奔豚	Síndrome do porquinho que corre
Beng Lou 崩漏	Fluxo abundante e gotejamento
Bi Jing 闭经	Ausência de menstruação
Bi Qiu 鼻鼽	Obstrução Nasal
Bi Yuan 鼻渊	"Lago do nariz" (sinusite)
Bi Zheng 痹症	Síndrome Dolorosa Obstrutiva
Cao Za 嘈杂	Fome que corrói
Chan Zheng 颤证	Tremores
Chi Dai 痴呆	Cretinismo
Chi Zhuo 赤浊	Turbidez vermelha
Dian Kuang 癫狂	Doença maníaco-depressiva
Dian Xian 癫痫	Epilepsia
E Ni 呃逆	Soluço
Fan Wei 反胃	Regurgitação de alimento
Fei Xu Lao 肺虚劳	Exaustão do Pulmão
Feng Zhen 风疹	Sarampo alemão
Gan 疳	Desnutrição infantil
Gao Lin 膏淋	Síndrome Urinária por turbidez
Ji Dai 积滞	Distúrbios de Acúmulo (em crianças)
Ji Ju 积聚	Massas abdominais
Jing Bing 痉病	Convulsões
Jing Ji 惊悸	Medo e palpitações
Jing Jian Qi Chu Xue 经间期出血	Sangramento entre as menstruações
Jing Zhuo 精浊	Turbidez da Essência
Jue Xin Tong 厥心痛	Dor cardíaca de colapso
Jue Zheng 厥症	Síndrome do colapso

Ke Sou 咳嗽	Tosse
Lao Lin 劳淋	Síndrome Urinária por fadiga
Li Ji 痢疾	Disenteria
Li Jie (Feng) 历节〔风〕	Articulações múltiplas (Vento)
Lin Zheng 淋症	Síndrome Urinária
Long Bi 癃闭	Retenção Urinária
Luo Li 瘰疬	Escrófula
Ma Zhen 麻疹	Sarampo
Mian Tan 面瘫	Paralisia facial
Nao Lou 脑漏	Descarga cerebral
Nue Ji 疟疾	Malária
Pi Kuai 痞块	Massas *Pi*
Qi Lin 气淋	Síndrome Urinária por *Qi*
Qi Zhong 气肿	Edema de *Qi*
Qiu Ti 鼽嚏	Obstrução nasal e espirro
Re Lin 热淋	Síndrome Urinária por Calor
Ru Pi 乳癖	Nódulos mamários
Shan 疝	Distúrbios hernial e geniturinário
Shi Lin 石淋	Síndrome Urinária por cálculo
Shi Zhen 湿疹	Eczema (dermatite)
Shui Dou 水痘	Catapora
Shui Zhong 水肿	Edema
Tan He 痰核	Nódulos de Fleuma
Tan Huan 瘫缓	Paralisia
Tu Suan 吐酸	Vômito ácido
Tun Suan 吞酸	Regurgitação ácida
Wan Bi 顽痹	Síndrome Dolorosa Obstrutiva Persistente
Wei Zheng 痿症	Síndrome da Atrofia
Wen Bing 温病	Doença do Calor
Wen Yi 温疫	Fator patogênico epidêmico do Calor
Wu Chi 五迟	Cinco Retardamentos
Wu Ruan 五软	Cinco Tipos de Flacidez
Xie Tong 胁痛	Dor no hipocôndrio
Xie Xie 泄泻	Diarreia
Xin Ji 心悸	Palpitações
Xin Ji Zheng Chong 心悸怔忡	Palpitação e ansiedade
Xin Tong 心痛	Dor cardíaca
Xu Lao 虚劳	Exaustão
Xu Sun 虚损	Exaustão
Xue Lin 血淋	Síndrome Urinária por Sangue
Yang Wei 阳痿	Impotência (disfunção erétil)

Glossário de Termos Chineses 1197

Ye Ge 噎膈	Disfagia e bloqueio
Yi 癔	Histeria
Yi Jing 遗精	Emissão seminal
Yi Niao 遗尿	Incontinência de urina
Yin Luo 阴瘰	Escrófula silenciosa
Ying 瘿	Bócio
Yu Zheng 郁症	Depressão
Yue Jing Guo Duo 月经过多	Menstruação excessiva
Yue Jing Guo Shao 月经过少	Menstruação escassa
Yue Jing Hou Qi 月经后期	Menstruação atrasada
Yue Jing Xian Hou Wu Ding Qi 月经先后无定期	Menstruação irregular
Yue Jing Xian Qi 月经先其	Menstruação adiantada
Zang Zao 脏躁	Ansiedade
Zhen Xin Tong 真心痛	Dor cardíaca verdadeira
Zheng Chong 怔忡	Palpitação de pânico
Zheng Jia 症瘕	Massas abdominais (em mulheres)
Zhong Feng 中风	Golpe de Vento (acidente vascular cerebral)
Zhuo 浊	Turbidez
Zi Lin 子淋	Síndrome Urinária da gravidez
Zi Yun 子晕	Vertigem da gravidez
Zi Zhong 子肿	Edema da gravidez

Substâncias Vitais

Hou Tian Zhi Qi 后天之气	*Qi* Pós-natal
Hun 魂	Alma Etérea
Jing 精	Essência
Jing Qi 经气	Canal de *Qi*
Jun Huo 君火	Fogo Monarca
Ming Men 命门	Porta da Vida
Ming Men Huo 命门火	Fogo da Porta da Vida
Po 魄	Alma Corpórea
Shao Huo 少火	Fogo fisiológico do corpo
Shen 神	Mente (o *Shen* do Coração) ou Espírito (o complexo de *Shen* do Coração, Alma Corpórea, Alma Etérea, Intelecto e Força de Vontade)
Sui 髓	Medula

Tian Gui 天癸	*Gui* Celestial
Tuo 唾	Saliva
Wei Qi 卫气	*Qi* Defensivo
Xian 涎	Saliva
Xian Tian Zhi Qi 先天之气	*Qi* Pré-Natal
Xiang Huo 相火	Fogo Ministerial
Yi 意	Intelecto
Ying Qi 营气	*Qi* Nutritivo
Yuan Qi 原气	*Qi* Original
Zhen Qi 真气	*Qi* Verdadeiro
Zheng Qi 正气	*Qi* Correto
Zhi 志	Força de Vontade
Zhong Qi 中气	*Qi* Central
Zhuang Huo 壮火	Fogo Exuberante (patológico)
Zong Qi 宗气	*Qi* da Reunião (do tórax)

978-85-7241-817-1

Emoções

Bei 悲	Tristeza
Jing 惊	Choque
Kong 恐	Medo
Nu 怒	Raiva
Si 思	Excesso de pensamento
Xi 喜	Alegria
You 忧	Preocupação

Canais e Pontos

Ah Shi Xue 阿是穴	Ponto *Ah Shi*
Bao Luo 胞络	Canal do Útero
Bao Mai 胞脉	Vaso do Útero
Ben Biao 本标	Raiz e Ramo (do canal)
Chong Mai 冲脉	Vaso Penetrador
Cou Li 腠理	Espaço entre pele e músculos (também Cavidades e Textura)
Dai Mai 带脉	Vaso da Cintura
Du Mai 督脉	Vaso Governador
Fu Luo 浮络	Conexão Superficial
Gen Jie 根结	Origem e concentração (dos canais)
He Xue 合穴	Ponto Mar
Hui Xue 会穴	Ponto de Reunião
Jing Bie 经别	Canal Divergente
Jing Jin 经筋	Canal Muscular

Glossário de Termos Chineses

Jing Mai 经脉	Canal Principal
Jing Xue 井穴	Ponto Nascente
Jing Xue 经穴	Ponto Rio
Ju Ci 巨刺	Inserção oposta das agulhas
Jue Yin 厥阴	*Yin* Terminal
Luo Mai 络脉	Canal de Conexão
Luo Xue 络穴	Ponto de Conexão
Miu Ci 缪刺	Inserção contralateral das agulhas
Mu Xue 慕穴	Pontos de Coleta Frontais
Qi Jie 气街	Trajetos do *Qi*
Ren Mai 任脉	Vaso Concepção
Shao Yang 少阳	*Yang* Menor
Shao Yin 少阴	*Yin* Menor
Shu Xue 输穴	Ponto Riacho
(Bei) Shu Xue 背俞穴	Pontos de Transporte Dorsais
Sun Luo 孙络	Canal de Conexão diminuto
Tai Yang 太阳	*Yang* Maior
Tai Yin 太阴	*Yin* Maior
Wu Shu Xue 五输穴	Cinco pontos de Transporte
Xi Xue 郗穴	Ponto de Acúmulo
Yang Ming 阳明	*Yang* Brilhante
Yang Qiao Mai 阳跷脉	Vaso *Yang* do Caminhar
Yang Wei Mai 阳维脉	Vaso *Yang* de Conexão
Yin Qiao Mai 阴跷脉	Vaso *Yin* do Caminhar
Yin Wei Mai 阴维脉	Vaso *Yin* de Conexão
Ying Xue 荣穴	Ponto Manancial
Yuan Xue 原穴	Ponto Fonte
Zong Mai 宗脉	Vaso Ancestral

Posições do Pulso

Chi 尺	Posterior (posição do pulso)
Cun 寸	Anterior (posição do pulso)
Guan 关	Média (posição do pulso)

Qualidades do Pulso

Chang 长	Longo
Chen 沉	Profundo
Chi 迟	Lento
Cu 促	Apressado
Da 大	Grande
Dai 代	Irregular ou Intermitente

Dong 动	Movente
Duan 短	Curto
Fu 浮	Flutuante
Fu 伏	Escondido
Ge 革	Em Couro
Hong 洪	Transbordante
Hua 滑	Deslizante
Huan 缓	Retardado
Ji 急	Acelerado
Jie 结	Atado
Jin 紧	Tenso
Kou 芤	Oco
Lao 牢	Firme
Ru 濡	Encharcado
Ruan 软	Encharcado
Ruo 弱	Fraco
San 散	Disperso
Se 涩	Áspero
Shi 实	Cheio
Shu 数	Rápido
Wei 微	Mínimo
Xi 细	Fino
Xian 弦	Em Corda
Xu 虚	Vazio

978-85-7241-817-1

Diagnóstico pela Língua

Ban 斑	Manchas
Bian Wai 偏歪	Desviada
Chi Gen 齿痕	Marcas de dentes
Dan Bai 淡白	Pálida
Dian 点	Pontos vermelhos (sobre a língua)
Fu 腐	Bolorenta
Hong 红	Vermelha
Hua 滑	Escorregadio (revestimento da língua)
Lie Wen 裂纹	Fissurada
Ni 腻	Pegajoso (revestimento da língua)
Nong 弄	Movente
Qiang Geng 强硬	Rígida
She Tai 舌苔	Revestimento da língua
She Ti 舌体	Forma do corpo da língua
She Zhi 舌质	Corpo da língua

Glossário de Termos Chineses **1199**

Zhan 颤	Trêmula
Zhong 肿	Inchada
Zi 紫	Púrpura

Métodos de Tratamento

An Tai 安胎	Acalmar do Feto
Bu 补	Tonificar (ou reforçar como uma técnica de inserção de agulha)
De Qi 得气	Obter a sensação de inserção da agulha
Gong Xia 功下	Mover para baixo
Gong Yu 功瘀	Dispersar estagnação (de Sangue)
Gu 固	Consolidar
Gu Biao 固表	Consolidar o exterior
Gu Tuo 固脱	Consolidar o colapso
Hua Shi 化湿	Resolver Umidade
Hua Tan 化痰	Resolver Fleuma
Hua Yu 化瘀	Eliminar estagnação (de Sangue)
Huan Ji 缓急	Moderar a urgência
Huo Xue 活血	Revigorar o Sangue
Jie Biao 解表	Liberar o exterior
Jie Yu 解郁	Eliminar a estagnação (do *Qi*)
Kai Qiao 开窍	Abrir os orifícios
Li Hou 利喉	Beneficiar a garganta
Li Mu 利目	Iluminar os olhos
Li Qi 理气	Mover o *Qi*
Li Shi 利湿	Resolver Umidade
Li Shui 利水	Promover a transformação da Água
Li Shui Dao 理水道	Regular as passagens da Água
Liu Wei 疏卫	Circular o *Qi* Defensivo
Ping Gan 平肝	Acalmar o Fígado
Po Xue 破血	Separar o Sangue
Qing Re 清热	Eliminar Calor
Qu Feng 去风	Expelir Vento (externo)
Qu Yu 去瘀	Eliminar estagnação (do Sangue)
San Han 散寒	Expelir (ou dispersar) o Frio
San Jie 散结	Dissipar o acúmulo ou dissipar nódulos
Sheng Xin 生新	Promover a cicatrização dos tecidos

Shu (Gan) 疏肝	Pacificar (o Fígado)
Shu Jin 舒筋	Relaxar os tendões
Shun Qi 顺气	Retificar o *Qi*
Tiao He Ying Wei 调和营卫	Harmonizar *Qi* Nutritivo e *Qi* Defensivo
Tiao Jing 调经	Regular a menstruação
Tong Fu 通腑	Penetrar os Órgãos *Yang*
Tong Li 通利	Abrir a passagens da Água pela promoção da diurese
Tong Luo 通络	Remover a obstrução dos canais de Conexão
Tong Qiao	Abrir os orifícios
Tong Ru Luo 通乳络	Remover obstruções dos canais de Conexão das mamas
Tong Shun 通顺	Remover obstruções por intermédio da restauração da direção correta do fluxo do *Qi*
Tong Xia 通下	Remover obstruções por intermédio do movimento descendente
Tong Yang 通畅 (胸)	Abrir (o tórax)
Wen Jing 温经	Aquecer a menstruação
Xi Feng 熄风	Extinguir Vento (interno)
Xie 泻	Sedar (como técnica de inserção de agulhas)
Xie 泄	Eliminar (Calor)
Xie 泻	Drenar (Fogo)
Xie 泻	Drenar (método de tratamento oposto a *Bu* [补], tonificar)
Xie Xia 泻下	Mover para baixo
Xin Kai Ku Jiang 辛开苦降	Usar ervas picantes para abrir e ervas amargas para fazer o *Qi* descender
Xing Zhi 醒志	Promover ressuscitação
Xuan Fei 宣肺	Restaurar a difusão do *Qi* do Pulmão
Xuan Tong Bi 宣通鼻窍	Abrir o nariz
Yang (Xue) 养血	Nutrir (o Sangue)

978-85-7241-817-1

Fatores Patogênicos

Feng Han 风寒	Vento-Frio
Feng Re 风热	Vento-Calor
Han 寒	Frio
Huo 火	Fogo
Re 热	Calor

1200 Glossário de Termos Chineses

Re Du 热毒	Calor Tóxico
Shi 湿	Umidade
Shu 署	Calor de Verão
Tan 痰	Fleuma
Tan Yin 痰饮	Fleuma fluida em geral e também Fleuma fluida no Estômago

Wen Yi 温疫	Aquecer o fator patogênico
Xie 邪	Fator patogênico
Xie Qi 邪气	Fator patogênico
Xuan Yin 悬饮	Fleuma fluida no hipocôndrio
Yi Yin 溢饮	Fleuma fluida nos membros
Zao 燥	Secura
Zhi Yin 支饮	Fleuma fluida no diafragma

978-85-7241-817-1

Bibliografia

Clássicos Antigos

(Listados em ordem cronológica)

1. 1979 Huang Di Nei Jing Su Wen 黄帝内经素问 [The Yellow Emperor's Classic of Internal Medicine – Simple Questions]. People's Health Publishing House, Beijing. Publicado pela primeira vez em *c.*100 a.C.
2. 1981 Ling Shu Jing 灵枢经 [Spiritual Axis]. People's Health Publishing House. Beijing. Publicado pela primeira vez em *c.*100 a.C.
3. Nanjing College of Traditional Chinese Medicine 1979 Nan Jing Jiao Shi 难经校释 [A Revised Explanation of the Classic of Difficulties]. People's Health Publishing House, Beijing. Publicado pela primeira vez em *c.* 100 d.C.
4. Wu Chang Guo 1985 Zhong Zang Jing 中藏经 [The Classic of the Central Organ]. Jiangsu Scientific Publishing House, Nanjing. O *Classic of the Central Organ* foi escrito por Hua Tuo *c.* 198 d.C.
5. Nanjing College of Traditional Chinese Medicine, Shang Han Lun Research Group 1980 Shang Han Lun 伤寒论 [Discussion on Cold-induced Diseases]. Shanghai Scientific Publishing House, Shanghai. O *Shang Han Lun* foi escrito por Zhang Zhong Jing e publicado pela primeira vez em *c.* 220 d.C.
6. Duan Guang Zhou et al 1986 Jin Gui Yao Lue Shou Ce 金匮要略手册 [A Manual of the Essential Prescriptions of the Golden Chest]. Science Publishing House. O *Essential Prescriptions of the Golden Chest* foi escrito por Zhang Zhong Jing e publicado pela primeira vez em *c.* 220 d.C.
7. Traditional Chinese Medicine Research Institute 1959 Jin Gui Yao Lue Yu Yi 金匮要略喻译 [An Explanation of the Essential Prescriptions of the Golden Chest]. People's Health Publishing House, Beijing, p. 61. O *Essential Prescriptions of the Golden Chest* foi escrito por Zhang Zhong Jing e publicado pela primeira vez em *c.* 220 d.C.
8. He Ren 1979 Jin Gui Yao Lue Tong Su Jiang Hua 金匮要略通俗讲话 [A Popular Guide to the Essential Prescriptions of the Golden Chest]. Shanghai Science Publishing House, Shanghai. O *Essential Prescriptions of the Golden Chest* foi escrito por Zhang Zhong Jing e publicado pela primeira vez em *c.* 220 d.C.
9. 1981 Jin Gui Yao Lue Fang Xin Jie 金匮要略方新解 [A New Explanation of the Essential Prescriptions of the Golden Chest]. Zhejiang Scientific Publishing House, Zhejiang. O *Essential Prescriptions of the Golden Chest* foi escrito por Zhang Zhong Jing e publicado pela primeira vez em *c.* 220 d.C.
10. Fuzhou City People's Hospital 1984 Mai Jing 脉经 [The Pulse Classic]. People's Health Publishing House, Beijing. O *Pulse Classic* foi escrito por Wang Shu He e publicado pela primeira vez em *c.* 280 d.C.
11. Shandong College of Traditional Chinese Medicine 1984 Mai Jing Jiao Shi 脉经校释 [An Explanation of the Pulse Classic]. People's Health Publishing House, Beijing. O *Pulse Classic* foi escrito por Wang Shu He e publicado pela primeira vez em *c.* 280 d.C.
12. Shandong College of Traditional Chinese Medicine 1979 Zhen Jiu Jia Yi Jing 针灸甲乙经 [The ABC of Acupuncture]. People's Health Publishing House, Beijing. O *ABC of Acupuncture* foi escrito por Huang Fu Mi e publicado pela primeira vez em 282 d.C.
13. 1981 Huang Di Nei Jing Tai Su 黄帝内经太素 [An Elucidation of the Yellow Emperor's Classic of Internal Medicine]. People's Health Publishing House, Beijing. O *Elucidation of the Yellow Emperor's Classic of Internal Medicine* foi escrito por Yang Shang Shan e publicado pela primeira vez em 581-618 d.C.
14. Ding Guang Di 1991 Zhu Bing Yuan Hou Lun 诸病源候论 [Discussion of the Origin of Symptoms in Diseases], People's Health Publishing House, Beijing. O *Discussion of the Origin of Symptoms in Diseases* foi escrito por Chao Yuan Fang em 610 d.C.
15. 1982 Qian Jin Yao Fang 千金要方 [Thousand Golden Ducats Prescriptions]. People's Health Publishing House, Beijing. O *Thousand Golden Ducats Prescriptions* foi escrito por Sun Si Miao em 652 d.C.
16. 1976 Pi Wei Lun 脾胃论 [Discussion on Stomach and Spleen]. People's Publishing House, Beijing. O *Discussion on Stomach and Spleen* foi escrito por Li Dong Yuan e publicado pela primeira vez em 1249.
17. Jia Cheng Wen 2002 Pi Wei Lun Bat Hua Jie 脾胃论白话解 [A Vernacular Explanation of the Discussion on Stomach and Spleen]. San Qin Publishing House, Xian. O *Discussion on Stomach and Spleen* foi escrito por Li Dong Yuan e publicado pela primeira vez em 1249.
18. Kang Suo Bin 2002 Quan Xin Zhen Jing Zhi Nan 诠新针经指南 [A New Explanation of the Guide to Acupuncture Channels]. Hebei Science and Technology Publishing House, Hebei, Shijiazhuang. O *Guide to Acupuncture Channels* foi escrito por Han Dou em 1295.
19. 1988 Li Xu Yuan Jian 理虚元鉴 [Original Mirror on Regulating Exhaustion]. People's Health Publishing House, Beijing. O *Original Mirror on Regulating Exhaustion* foi escrito por Zhu Qi Shi e publicado pela primeira vez em *c.*1520.
20. 1991 Zhen Jiu Ju Ying 针灸聚英 [Gatherings from Eminent Acupuncturists]. Shanghai Science and Technology Publishing House, Shanghai. O *Gatherings from Eminent Acupuncturists* foi escrito por Gao Wu e publicado pela primeira vez em 1529.
21. Wang Luo Zhen 1985 Qi Jing Ba Mai Kao Jiao Zhu 奇经八脉考校注 [A Compilation of the Study of the Eight Extraordinary Vessels]. Shanghai Science Publishing House, Shanghai. O *Study of the Eight Extraordinary Vessels* foi escrito por Li Shi Zhen e publicado pela primeira vez em 1578.
22. Heilongjiang Province National Medical Research Group 1984 Zhen Jiu Da Cheng Jiao Shi 针灸大成校释 [An Explanation of the Great Compendium of Acupuncture]. People's Health Publishing House, Beijing. O *Great Compendium of Acupuncture* foi escrito por Yang Ji Zhou e publicado pela primeira vez em 1601.

Bibliografia

23. Wu Zhan Ren, Yu Zhi Gao 1987 Yi Lin Zheng Yin 医林正印 [Correct Seal of Medical Circles]. Jiangsu Science Publishing House, Nanjing, O *Correct Seal of Medical Circles* foi escrito por Ma Zhao Strong e publicado pela primeira vez em 1605.
24. 1982 Lei Jing 类经 [Classic of Categories]. People's Health Publishing House, Beijing. O *Classic of Categories* foi escrito por Zhang lie Bin (também conhecido como Zhang Jing Yue) e publicado pela primeira vez em 1624.
25. 1986 Jing Yue Quart Shu 京岳全书 [Complete Book of Jing Yue]. Shangai Scientific Publishing House, Shanghai. O *Complete Book of Jing Yue* foi escrito por Zheng Jing Yue e publicado pela primeira vez em 1624.
26. Chinese Medicine Research Group of the Zhejiang Province 1985 Wen Yi Lun Ping Zhu 温疫论评注 [A Discussion of Epidemic Warm Diseases with Notes and Commentary]. People's Health Publishing House, Beijing. A *Discussion of Epidemic Warm Diseases* foi escrito por Wit You Ke em 1642.
27. Shan Chang Hua 1990 Jing Xue Jie 经穴解 [An Explanation of the Acupuncture Points]. People's Health Publishing House, Beijing. O *Explanation of the Acupuncture Points* foi escrito por Yue Han Zhen e publicado pela primeira vez em 1654.
28. 1977 Yi Zong Jin Jian 医宗金鉴 [Golden Mirror of Medicine] People's Health Publishing House, Beijing. O *Golden Mirror of Medicine* foi escrito por Wu Dian e publicado pela primeira vez em 1742.
29. Nanjing College of Traditional Chinese Medicine 1978 Wen Bing Xue 温病学 [A Study of Warm Diseases]. Shanghai Science Publishing House, Shanghai. O *Study of Warm Diseases* foi escrito por Ye Tian Shi em 1746.
30. Wang Zhen Kurt 1995 Wen BingTiao Bian Xin Jie 温病条辨新解 [A New Explanation of the Systematic Differentiation of Warn Diseases]. XueYuan Publishing House, Beijing. O *Systematic Differentiation of Warm* Diseases foi escrito por Wu Ju Tong em 1798.
31. 1973 Fu Qing Zhu Nu Ke 傅青主女科 [Fu Qing Zhu's Gynaecology]. Shanghai People's Publishing House, Shanghai. Fu Qing Zhu nasceu em 1607 e morreu em 1684. *Fu Qing Zhu's Gynaecology* foi publicado pela primeira vez em 1827.
32. Pei Zheng Nile 1979 Rue Zheng Lun Ping Shi 血证论评释 [A Commentary on the Discussion on Blood Patterns]. People's Health Publishing House, Beijing. O *Discussion on Blood Patterns* foi escrito por Tang Zong Hai e publicado pela primeira vez em 1884.
33. 1988 Bing Yuan Ci Dian 病源辞典 [Origin of Diseases Dictionary]. Tianjin Ancient Texts Publishing House, Tianjin. A *Origin of Diseases Dictionary* foi escrito por Wu Ke Qian.

Textos Modernos

(As publicações sem autor são listadas em ordem cronológica. As publicações com autor são listadas em ordem alfabética)

Textos em Ordem Cronológica

1. Nanjing College of Traditional Chinese Medicine – Warm Diseases Research Group 1959 Wen Bing Xue Jiao Xue Can Kao Zi Liao 温病学教学参考资料 [Teaching Reference Material on the School of Warm Diseases]. Jiangsu People's Publishing House, Nanjing.
2. Guangdong College of Traditional Chinese Medicine 1964 Zhong Yi Zhen Duan Xue 中医诊断学 [A Study of Diagnosis in Chinese Medicine]. Shanghai Scientific Publishing House, Shanghai.
3. Guangzhou Army Health Department 1974 Xin Bian Zhong Yi Xue Gai Yao 新编中医学概要 [A New General Outline of Chinese Medicine]. People's Health Publishing House, Beijing.
4. Shanghai College of Traditional Chinese Medicine 1974 Zhen Jiu Xue 针灸学 [A Study of Acupuncture]. People's Health Publishing Hous Beijing.
5. 1978 ZhongYi Ji Chu Xue 中医基础学 [Fundamentals of Chinese Medicine]. Shandong Scientific Publishing House, Jinan.

6. 1979 Shen Yu Shen Bing de Zheng Zhi 肾与肾病的证治 [Patterns and Treatment of Kidney Diseases]. Hebei People's Publishing House, Hebei.
7. Anwei College of Traditional Chinese Medicine 1979 Zhong Yi Lin Chuang Shou Ce 中医临床手册 [Clinical Manual of Chinese Medicine]. Anwei Scientific Publishing House, Anwei.
8. Acupuncture Research Group 1980 Zhen Jiu Xue Jian Bian 针灸学简编 [A Simple Compilation of Acpuncttire]. People's Health Publishing House, Beijing.
9. Beijing College of Traditional Chinese Medicine 1980 Shi Yong Zhong Yi Xue 实用中医学 [Practical Chinese Medicine]. Beijing Publishing House, Beijing.
10. 1980 Jian Ming Zhong Yi Ci Dian 简明中医辞典 [Concise Dictionary of Chinese Medicine]. People's Health Publishing House, Beijing.
11. 1981 Nei Ke Bian Bing Yu Bian Zheng 内科辨病与辨证 [Differentiation of Diseases and Patterns in Internal Medicine]. Heilongjiang People's Publishing House, Harbin.
12. 1981 Zang Fu Zheng Zhi 脏腑证治 [Syndromes and Treatment of the Internal Organs]. Tianjin Scientific Publishing House, Tianjin. Scientific Publishing House, Tianjin.
13. Anwei College of Traditional Chinese Medicine and Shanghai College of Traditional Chinese Medicine 1987 Zhen Jiu Xue Ci Dian 针灸学辞典 [Dictionary of Acupuncture]. Shanghai Scientific Publishing House, Shanghai.
14. All-China Research Group in Chinese Medicine 1995 Zhong Yi Da Ci Dian 中医大辞典 [Great Dictionary of Chinese Medicine]. People's Health Publishing Company, Beijing.

978-85-7241-817-1

Textos por Autor

15. Chen Jin Guang Xi 1992 Man Dai Zhong Yi Liu Zheng Quan Shu 现代中医临证全书 [Complete Textbook of Chinese Patterns in Contemporary Chinese Medicine]. Beijing Publishing House, Beijing.
16. Chen You Bang 1990 Zhong Guo Zhen Jiu Zhi Liao Xue 中国针灸治疗学 [Chinese Acupuncture Therapy]. China Science Publishing House Shanghai.
17. Cheng Bao Shu 1988 Zhen Jiu Da Ci Dian 针灸大辞典 [Great Dictionary of Acupuncture]. Beijing Science Publishing House, Beijing.
18. Fang Wen Xian 1989 Zhong Yi Nei Ke Zheng Zhuang Xin Zhi Shou Ce 中医内科证状新治手册 [A Manual of New Treatment of Internal Medicine Diseases in Chinese Medicine]. China Standard Publishing House, Beijing.
19. Go He Dao 1979 Zhong Guo Yi Xue Lue 中国医学史略 [History of Chinese Medicine]. Shanxi People's Publishing House, Taiyuan.
20. Guo Zhen Qiu 1985 Zhong Yi Zhen Duan Xue 中医诊断学 [Diagnosis in Chinese Medicine]. Hunan Science and Technology Press, Changsha.
21. Guo Zi Guang 1985 Zhong Yi Qi Zheng Xin Bian 中医奇证新编 [A New Compilation of Difficult Syndromes in Chinese Medicine]. Hunan Science Publishing House, Changsha.
22. Hu Xi Ming 1989 Zhong Guo Zhong Yi Mi Fang Da Quan 中国中医秘方大全 [Great Treatise of Secret Formulae in Chinese Medicine]. Literary Publishing House, Shanghai.
23. Huang Long Xiang 1997 Zhen Jiu Ming Zhu Ji Cheng 针灸名著集成 [Collected Works of Famous Outstanding Acupuncturists]. Hua Xia Publishing House, Beijing.
24. Huang Tai Tang 2001 Nei Ke Yi Nan Bing Zhong Yi Zhi Liao Xue 内科医难病中医治疗学 [The Treatment of Difficult Diseases in Chinese Internal Medicine]. Chinese Herbal Medicine Science Publishing House, Beijing.
25. Ji Jie Yin 1984 Tai Yi Shen Zhen Jiu Lin Zheng Lu 太乙神针灸临证录 [Clinical Records of Tai Yi Shen Acupuncture]. Shanxi Province Scientific Publishing House, Shanxi.
26. Jiao Shun Fa 1987 Zhong Guo Zhen Jiu Xue Qiu Zhen 中国针灸学求真 [An Enquiry into Chinese Acupuncture]. Shanxi Science Publishing House, Taiyuan.
27. Li Shi Zhen 1985 Chang Yong Shu Xue Lin Chuang Fa Hui 常用输穴临床发挥 [Clinical Application of Frequently Used Acupuncture Points]. People's Health Publishing House, Beijing.

28. Li Wen Chuan, He Bao Yi 1987 Shi Yong Zhen Jiu Xue 实用针灸学 [Practical Acupuncture]. People's Health Publishing House, Beijing.

29. Li Zheng Quan 1992 Shi Yong Zhong Yi Pi Wei Xue 实用中医脾胃学 [A Practical Study of the Stomach and Spleen in Chinese Medicine]. Chongqing Publishing House, Chongqing.

30. Liu Guan Jun 1990 Zhen Jiu Ming Li Yu Lin Zheng 针灸明理与临证 [Acupuncture Theory and Clinical Patterns]. People's Health Publishing House, Beijing.

31. Liu Han Yin 1988 Shi Yong Zhen Jiu Da Quan 实用针灸大全 [Practical Treatise of Acupuncture]. Beijing Publishing House, Beijing.

32. Lu Fang 1981 Nei Ke Bian Bing Yu Bian Zheng 内科辨病与辨证 [Identification of Diseases and Patterns in Internal Medicine]. Heilongjiang People's Publishing House, Harbin.

33. Luo Yuan Qi 1986 Zhong Yi Pu Ke Xue 中医妇科学 [Gynaecology in Chinese Medicine]. Shanghai Science and Technology Press, Shanghai.

34. Shan Yu Dang 1984 Shang Han Lun Zhen Jiu Pei Xue Xuan Zhu 伤寒论针灸配穴选注 [Selection of Acupuncture Point Combinations from the Discussion on Cold-induced Diseases]. People's Health Publishing House, Beijing.

35. Shi Yu Guang 1988 Dang Dai Ming Yi Lin Zheng Jing Hua 当代名医临证精华 [Essential Clinical Experience of Famous Modern Doctors]. Ancient Chinese Medical Texts Publishing House, Beijing.

36. Wang Jin Quan 1987 Nei Jing Lei Zheng Lun Zhi 内经类证论指 [Discussion on Categories of Syndromes from the Yellow Emperor's Classic of Internal Medicine]. Shanxi Science Publishing House, Xian.

37. Wang Ke Qin 1988 Zhong Yi Shen Zhu Xue Shuo 中医神主学说 [Theory of the Mind in Chinese Medicine]. Ancient Chinese Medical Texts Publishing House, Beijing.

38. Wang Li Cao 1997 Zhong Guo Zhen Jiu Chu Fang Da Cheng 中国针灸处方大成 [A Collection of Chinese Acupuncture Prescriptions]. Shanxi Science Publishing House, Taiyuan.

39. Wang Xin Hua 1983 Zhong Yi Li Dai Yi Lun Xuan 中医历代医论选 [Selected Historical Theories of Chinese Medicine]. Jiangsu Scientific Publishing House, Nanjing.

40. Wang Xue Tai 1988 Zhong Guo Zhen Jiu Da Quan 中国针灸大全 [Great Treatise of Chinese Acupuncture]. Henan Science Publishing House.

41. Wang Yong Yan 2004 Zhong Yi Nei Ke Xue 中医内科学 [Chinese Internal Medicine]. People's Health Publishing House, Beijing.

42. Wang Zhi Xian 1987 San Shi Zhong Bing Zhi Yan Lu 三十种病治研绿 [A Record of the Treatment of 30 Types of Diseases]. Shanxi Science Publishing House, Taiyuan.

43. Wang Zhong Heng 1995 Nei Ke Za Bing Zheng Zhi Ji Jin 内科杂病证治集锦 [Collection of Patterns and Treatment of Difficult Diseases in Internal Medicine]. Chinese Medicine Ancient Texts Publishing House, Beijing.

44. Xia De Xin 1989 Zhong Yi Nei Ke Lin Chuang Shou Ce 中医内科临床手册 [Clinical Manual of Internal Medicine]. Shanghai Science Publishing House, Shanghai.

45. Xu Ben Ren 1986 Lin Chuang Zhen Jiu Xue 临床针灸学 [Clinical Acupuncture]. Liaoning Scientific Publishing House, Liaoning.

46. Xu Rong Juan 2004 Nei Ke Xue 内科学 [Internal Medicine]. Chinese Herbal Medicine Publishing House, Beijing.

47. Yang Jia San 1988 Zhong Guo Zhen Jiu Da Ci Dian 中国针灸大辞典 [Great Dictionary of Chinese Acupuncture]. Beijing Sports College Publishing House, Beijing.

48. Yang Jia San 1989 Zhen Jiu Xue 针灸学 [A Study of Acupuncture]. Beijing Science Publishing House, Beijing.

49. Ye Ren Gao 2003 Zhong Yi Nei Ke Zhang Hou 中医内科证候 [Patterns of Internal Chinese Medicine]. People's Health Publishing House, Beijing.

50. Yu Zhong Quan 1988 Jing Xue Bian Zheng Yun Yong Xue 经穴临床基础 [A Practical Study of the Differentiation of Acupuncture Points]. Sichuan Science Publishing House, Chengdu.

51. Zhai Ming Yi 1979 Zhong Yi Lin Chuang Ji Chu 中医临床集础 [Clinical Chinese Medicine]. Henan Publishing House, Henan.

52. Zhang Bo Yu 1986 Zhong Yi Nei Ke Xue 中医内科学 [Internal Medicine in Chinese Medicine]. Shanghai Science Publishing House, Shanghai.

53. Zhang Fa Rong 1989 Zhong Yi Nei Ke Xue 中医内科学 [Chinese Internal Medicine]. Sichuan Science Publishing House, Chengdu.

54. Zhang Qi Wen 1995 Yue Jing Bing Zheng 月经病证 [Menstrual Diseases]. People's Hygiene Publishing House, Beijing.

55. Zhang Shan Chen 1982 Zhen Jiu Jia Yi Jing Shu Xue Zhong Ji 针灸甲乙经腧穴重集 (Essential Collection of Acupuncture Points from the ABC of Acupuncture]. Shandong Scientific Publishing House, Shandong.

56. Zhang Shan You 1980 Nei Jing Zhen Jiu Lei Fang Yu Shi 内经针灸类方语释 [An Explanation of Passages Concerning Acupuncture from the Yellow Emperor's Classic of Internal Medicine]. Shandong Scientific Publishing House, Shandong.

57. Zhang Sheng Xing 1984 Jing Xue Shi Yi Hui Jie 经穴释义汇解 [A Compilation of Explanations of the Meaning of the Acupuncture Points Names]. Shanghai Science Publishing House, Shanghai.

58. Zhang Yuan Kai 1985 Meng He Si Jia Yi Ji 孟河四家医集 [Meng He Medical Collection of Four Doctors]. Jiangsu Province Scientific Publishing House, Nanjing.

59. Zhou Chao Fan 2000 Li Dai Zhong Yi Zhi Ze Jing Hua 历代中医治则精华 [Essential Chinese Medicine Treatment Principles in Successive Dynasties]. Chinese Herbal Medicine Publishing House, Beijing.

Jornais

1. Zhong Yi Za Zhi 中医杂志 [Journal of Traditional Chinese Medicine]. China Association of Traditional Chinese Medicine and China Academy of Traditional Chinese Medicine, Beijing.

2. Nanjing Zhong Yi Yao Da Xue Xue Bao 南京中医药大学学报 [Journal of Nanjing University of Traditional Chinese Medicine]. Nanjing University of Traditional Chinese Medicine, Nanjing.

Textos em Língua Inglesa

(Listados em ordem alfabética)

1. Beaven DW, Brooks SE 1988 Colour Atlas of the Tongue in Clinical Diagnosis. Wolfe Medical Publications Ltd, London.

2. Beijing, Shanghai and Nanjing College of Traditional Chinese Medicine 1980 Essentials of Chinese Acupuncture. Foreign Languages Press, Beijing.

3. Bensky D, O'Connor J 1981 Acupuncture, a Comprehensive Text. Eastland Press, Seattle.

4. Bensky D, Clavey S, Stöger E 2004 Materia Medica, 3rd edition. Eastland Press, Seattle.

5. Chen Xin Nong 1987 Chinese Acupuncture and Moxibustion. Foreign Languages Press, Beijing.

6. Clavey S 2003 Fluid Physiology and Pathology in Traditional Chinese Medicine. Churchill Livingstone, Edinburgh.

7. Deadman P, Al-Khafaji M 1998 A Manual of Acupuncture. Journal of Chinese Medicine Publications, Hove, England.

8. Giles H 1912 Chinese-English Dictionary. Kelly & Walsh, Shanghai.

9. Helms JM 1995 Acupuncture Energetics – A Clinical Approach for Physicians. Medical Acupuncture Publishers, California.

10. Jung CG 1961 Modern Man in Search of a Soul. Routledge & Kegan Paul, London.

11. Kaptchuk T 2000 The Web that has no Weaver – Understanding Chinese Medicine. Contemporary Books, Chicago.

12. Liu Bing Quan 1988 Optimun Time for Acupuncture – A Collection of Traditional Chinese Chronotherapeutics. Shandong Science and Technology Press, Jinan.

13. Maciocia G 2005 The Foundations of Chinese Medicine, 2nd edition. Churchill Livingstone. Edinburgh.

14. Matsumoto K, Birch S 1998 Hara Diagnosis: Reflections on the Sea. Paradigm Publications, Brookline.

15. Needham J 1977 Science and Civilization in China. Cambridge University Press, Cambridge.

16. Needham J, Lu G D 1980 Celestial Lancets. Cambridge University Press, Cambridge.

1204 Bibliografia

17. Ni Yitian 1996 Navigating the Channels of Traditional Chinese Medicine. Complementary Medicine Press, San Diego.
18. Qiu Mao Liang 1993 Chinese Acupuncture and Moxibustion. Churchill Livingstone. Edinburgh.
19. Redfield Jamison K 1993 Touched with Fire – Manic-depressive Illness and the Artistic Temperament. Free Press, New York.
20. Redfield Jamison K 1995 An Unquiet Mind. Picador, London.
21. Unschuld P 1995 Medicine in China – A History of Ideas. University of California Press, Berkeley.
22. Wang Ai He 1999 Cosmology and Political Culture in Early China. Cambridge University Press, Cambridge.
23. Wilhelm R (translator) 1962 The Secret of the Golden Flower. Harcourt, Brace & World, New York.
24. Scalp-Needling, Therapy 1975 Medicine and Health Publishing Co., Hong Kong.

Textos de Medicina Ocidental

1. Baldry PE 2001 Myofascial Pain and Fibromyalgia Syndromes. Churchill Livingstone, Edinburgh.
2. Baldry PE 1994 Acupuncture, Trigger Points and Musculoskeletal Pain. Churchill Livingstone, Edinburgh.
3. Bowlby J 1980 Loss, Sadness and Depression. Hogarth Press, London.
4. Burkitt D 1980 Don't Forget Fibre in Your Diet. Marlin Dunitz. London.
5. Everard ML, 1998 Respiratory Syncytial Virus, Bronchiolitis and Pneumonia. In: Taussig L, Landau L (eds) Textbook of Paediatric Respiratory Medicine, Mosby, St Louis.
6. Grahame-Smith D, Aronson J 1995 Clinical Pharmacology and Drug Therapy. Oxford University Press, Oxford.
7. Haslett C, Chilvers E, Hunter J, Boon N 1999 Davidson's Principles and Practice of Medicine. Churchill Livingstone, Edinburgh.
8. Hickling P, Golding J 1984 An Outline of Rheumatology. Wright, Bristol.
9. Kay AB 1989 Allergy and Asthma. Blackwell Scientific Publications, Oxford.
10. Kumar P, Clark M 2005 Clinical Medicine. Elsevier, London.
11. Lane DJ 1996 Asthma: the Facts. 3rd edition. Oxford University Press, Oxford.
12. Laurence DR 1973 Clinical Pharmacology. Churchill Livingstone. Edinburgh.
13. Mygind N et al 1990 Rhinitis and Asthma. Munksgaard, Lund, Sweden.
14. Kumar PJ. Clark ML 1987 Clinical Medicine. Baillière Tindall, London.
15. Robins LN, Regier DA (eds) 1991 Psychiatric Disorders in America: the Epidemiologic Catchment Area Study. Free Press, New York.
16. Shepherd C 1989 Living with ME. Cedar, William Heinemann Ltd., London.
17. Smith DG 1989 Understanding ME. Robinson Publishing. London.
18. Souhami R, Moxham J 1994 Textbook of Medicine. Churchill Livingstone, Edinburgh.
19. Wallace D. Wallace J 2002 All About Fibromyalgia. Oxford Universily Press, Oxford.

Outros Textos

1. Eyssalet J-M 1990 Le Secret de la Maison des Ancêtres. Guy Trédaniel Editeur, Paris.
2. Middleton E et al 1991 Treatise of Allergology, Italian Edition. Momento Medico.

978-85-7241-817-1

Cronologia das Dinastias Chinesas

Xia: séculos XXI a XVI a.C.

Shang: séculos XVI a XI a.C.

Zhou: século XI a 771 a.C.

Período da Primavera e do Outono: 770-476 a.C.

Período dos Estados Combatentes: 475-221 a.C.

Qin: 221-207 a.C.

Han: 206 a.C.-220 d.C.

Período dos Três Reinos: 220-280

Jin: 265-420

Dinastias do Norte e do Sul: 420-581

Sui: 581-618

Tang: 618-907

Cinco Dinastias: 907-960

Song: 960-1279

Liao: 906-1125

Jin: 1115-1234

Yuan: 1271-1368

Ming: 1368-1644

Qing: 1644-1911

República da China: 1912-1949

República Popular da China: 1949-presente

978-85-7241-817-1

Índice Remissivo

A

Abdômen, tumores malignos, 660
Acidente, 832
  vascular cerebral, estudo, 995t, 997t
Acupuntura, 370, 844
  escalpeana, 965, 994, 1020
  somática, 965
  tradicional chinesa, 850
Afasia, 987
  estudo, 997t
Aflição, 3, 287
  efeito, 242f
  quadro clínico, 242f
Água
  acúmulo, 1095
  transformação, 760
Alegria, 238
  efeito, 239f
  quadro clínico, 238f
Alfabloqueadores, 763
Alimentação
  condições, 553
  hábitos irregulares, 266
  insuficiente, 266
Alimentos
  energia
    fria, consumo excessivo, 266
    quente, consumo excessivo, 266
  gordurosos, consumo excessivo, 629
  natureza, 553
  quantidade, 552
  retenção, 36, 590
Alma
  corpórea (po), 220, 221-224f, 226f
    comparação, 210f, 225t
    gravidez, 222f
    gui, 227f
    morte, 226f
    movimento contrátil, 226f
    relação, 224
    verticalidade, 227f
  etérea (hun), 208-210, 213f, 224f, 226f,
    284
    atividade, 216f
    comparação, 210f, 225t

Alma
  etérea (hun) (Cont.)
    contração, 218f
    doença mental, 218f
    expansão, 218f
    gui, 227f
    horizontalidade, 227f
    inconsciente universal, 217f
    movimento, 220f
      deficiente, 215f, 217f
      excessivo, 215f, 217f
      expansivo, 226f
    na "visão", três influências, 214f
    relação, 209f, 212f, 214f, 217f, 218f, 224
    subindo, 226f
Amor
  efeito, 245f
  quadro clínico, 245f
Anemia, 82
Angina do peito, 548
Ansiedade, 323, 327
  acupuntura, tratamento, 331
  cabeça, pontos, 332
  constituição, 328
  doenças chinesas, entidades, 325
  fóbica, causas, 385f
  identificação dos padrões, 333
  na medicina
    chinesa, 324
    ocidental, 324
  sintomas físicos, 324
Antibióticos, 943
Apêndice, 644
Apendicite, 644
  aguda, 691
  ponto de McBurney, 644f
Aquecedor
  inferior, 738, 1103, 1104
    calor tóxico, 770
    qi do fígado estagnado, 873
    sangue, estagnação, 382
    turbidez, 773
    umidade-calor, 769, 770, 773, 1068
  médio, 1103, 1104
    hipertensão, 462f

Aquecedor (Cont.)
  superior, 1103
    qi, fraqueza, 419
  três, padrões de identificação, 1103
Área hipogástrica, 628f, 694f
Arteriosclerose, 62
Articulações
  correspondência de pontos, 814t
  do ombro, 832
  dor, 850
  enfraquecidas, 807
  inchaço, 819, 822
  inchadas, 850
Artrite, 852
  gotosa aguda, 852
  infecciosa, 805
  psoriática, 805, 855
  reumatoide, 804, 819, 849, 853, 854f, 857
Asma (xiao), 82t, 94, 97f, 120, 124, 131,
  137, 139
  acupuntura, 117q, 128, 129
  aguda, substâncias de inseto, 129
  alérgica, 69, 97, 100f, 102, 103q, 114
    acupuntura, 130
    crianças, 129
    ervas chinesas, 130
    fator patogênico, 106
    fleuma, 105
    infância, 141
    moxabustão, 132
    patologia, 98f
    pontos, 130
    processos inflamatórios, 98f
    típica, 102
  antibióticos, 101
  atópica, 101
  comparação, 115t
  crise, 99
  de início
    precoce, 100
    tardio, 102
      não alérgica, 108
  em crianças, 114, 127
    massagem, 132
  em paroxismo, 103
  fator patogênico, 115q

As letras f, t e q que se seguem aos números de páginas significam, respectivamente, figura, tabela e quadro.

1208 Índice Remissivo

Asma (*xiao*) (*Cont.*)
  focos de tratamento, 118
  fórmulas, 131
  infância, 101
  inflamação, 99*f*
  manipulação da agulha, 128
  martelo "flor de ameixa", 133
  moxabustão, 132
  muco, 106
  prescrição, 129
  teoria, 127
  ventosa, 133
Ataque de pânico, sintomas, 324
Atividade
  física excessiva, 1061
  sexual excessiva, 4, 56, 105, 266, 344,
    365, 412, 487, 618, 664, 699, 720,
    726, 782, 872, 964, 980, 1002, 1017,
    1061
    em homens, 942
Atopia, 128
  progressiva, 1001

B

Baço, 330, 332, 540, 680, 784
  água, transbordamento, 800
  ansiedade, 331*f*
  áreas, 248*f*
  calor, 150, 611
    -umidade, 172, 608*f*, 1100, 1104
  canal, pontos, 1178*f*
  colapso, 1008
  deficiência, 89, 150, 151, 173, 359,
    364, 366, 430, 490, 610, 726, 752,
    1007, 1021, 1023, 1042, 1049
    do *qi*, 534, 640, 641, 727, 745-747,
      912, 919, 955
    do sangue, 352, 497
    do *yang*, 437, 472, 493, 531, 536,
      602, 641, 642, 671, 689, 757, 761,
      790, 799, 800, 912, 957
      perda de essência, 801
    do *yin*, 373, 499, 534
  deficiente, 572, 1045
  falta de ar, 67*f*
  fleuma-umidade, 177
  fogo
    invadindo, 468
    yin, 608*f*
  fortalecer, 58
  frio, 572
  patologia, 488*f*
  qi, 738, 1039
    afundamento, 740
  umidade, 935
    -calor, 566, 567, 1092
    subjacente do *qi*, 919
Bainha de mielina, 1017*f*
  lesões, 1016
Bexiga, 784
  calor, 696*f*, 1043
  canal, 16
    cinco aspectos intelectuais, 1180*f*
    nas costas, 870
    pontos, 1180*f*, 1182*f*
  infecção, 743
  problemas, pulso, 701*f*
  síndrome dolorosa, 743
  umidade-calor, 732

Bi, 804
  qiu, teoria chinesa, 150
  yuan, 150
    diferenças, 150
    teoria chinesa, 149
Bloqueio, 597
Boca
  canais, 606
  ulceração, 605
Bochechas, úlceras, 606
Bócio, 423, 424, 429
  acupuntura auricular, 428
  canais envolvidos, 427
  medicina ocidental, 433
  patologia, 426*f*
  pontos, 427, 428*f*
  tipos, 434*f*
Brocado, tendões, 826
Broncoconstrição, 100, 128
Broncodilatadores, 143
Broncospasmo, 98
Bronquiectasia, 104, 201
Bronquiolite, 104
Bronquite
  aguda, 94, 200
  crônica, 82*t*, 94, 103, 200
    muco, 106
Bursite, 805, 855

C

Cabeça
  área
    lateral, 11*f*
    temporal, 12*f*
  canais, 9*f*
  dores, 901
Cálculos
  biliares, 617, 622, 623
  expulsão, 623
  mistos, 622
  pigmentares, 622
  renais, 644, 694, 719, 875
Calor, 62, 252, 292, 373, 745, 850, 863
  agudo, doença febril, 684
  de verão, 1099
  doença, 1002, 1076
    características, 1077
  espreitando no interior, 951
  -frio, 557
  interior, 70
    crônico, 681
  latente, 809, 858, 935*f*, 937*f*, 943
    emergência, 936*f*
    movimento, quatro níveis, 937*f*
    patologia, 936*f*
  no diafragma, 290, 296, 351, 1100
  no tórax, 1100
  por deficiência, 254, 300, 334, 372-374,
    390, 392, 446, 601, 606, 612, 747,
    993, 1038, 1044, 1047, 1049
  por excesso, 254, 606
  residual, 344, 351
  retido, 44
  sangramento, consequência, 1030
  -secura, 1100
  tóxico, 612, 787, 796
    carbúnculo, 783
    feridas, 783

Calor (*Cont.*)
  transformação, 1096
  -umidade, 1099
    eczema, 124*q*, 124*t*
      crônico, 126
    vitorioso, 1101
Canal
  acometimento, 984, 985
  de conexão (*luo*), 805, 906
    acometimento exclusivo
      níveis, 1031
      obstruções, 845
  de energia, 6
    diagnóstico, 10
  desobstruir, 861
  muscular, 805, 909
  padrões, 1095
Carcinoma, 515
  dos brônquios, 82, 201, 548
  de esôfago, 549
Cefaleia, 1, 2, 21*f*, 456*f*
  causas, 50*f*
  diagnóstico diferencial, medicina
    ocidental, 49
  extracraniana, 52
  interior
    etiologia, 20*f*
    patologia, 20*f*
  intracraniana inflamatória, meningite, 49
  localização, 51*f*, 52*f*
  manifestação, 15
  não inflamatória
    hipertensiva, 51
    neoplásica, 50
    vascular, 50
  seleção de pontos, princípios, 15*f*
Cérebro, 363
Cérvix, inflamação, 856
Choque, 3, 1002, 1017
  efeito, 244*f*
  quadro clínico, 244*f*
Chuan, padrões, 108
Ciática, 871, 888
  acupuntura
    escalpeana, 894
    tratamento, pontos, 884, 885
  aguda, 893
  dor, 870, 896
Cinco elementos, sequência de controle,
  emoções, 234*f*
Cistite, 718
  intersticial, 743
    na medicina chinesa, 744
Cistos ovarianos, 660, 750
Citomegalovírus, 605
Colecistite, 622
Colelitíase, 622
Colesterol, cálculos, 622
Cólica
  abdominal, 645*f*
  renal, área, 721*f*
Colite ulcerativa, 645, 676, 805, 856
Cólon
  carcinoma, 644
  espástico, 660
Compleição, coloração patológica,
  prognóstico, 272*t*
Condições mentais chinesas, 282*f*
Conjuntivite, 856

978-85-7241-817-1

Índice Remissivo **1209**

Consciente, 218*f*
Constituição
  debilitada, 726
  tipo
    água, 264, 265*f*
    madeira, 262, 263*f*
    metal, 264, 265*f*
    terra, 263, 264*f*
Contração muscular, 991
Coordenação, perda, 1017
Coqueluche, 200
Coração, 329, 331, 540, 1067
  ansiedade, 329*f*
  áreas, 276*f*
  calor, 445, 611, 726
    do sangue, 372
    ervas que eliminam, 610
  canal
    obstrução, 537
    pontos, 1179*f*
  colapso, 1008
  deficiência, 333, 355, 359, 367, 774
    de calor, 390
    de *qi*, 335, 491, 537, 1066, 1067
    de sangue, 334, 352, 371, 386, 420,
      496, 1066
    de *yang*, 79, 299, 335, 492, 531,
      536-538, 791, 801
    de *yin*, 300, 334, 336, 354, 372, 387,
      390, 404-406, 432, 470, 501, 532,
      613, 1044, 1067
    fórmulas, 533*t*
  desarmonia, 358
  doença, 201
  dor autêntica, 522
  esquerdo, insuficiência, 82
  estagnação
    de sangue, 337, 351, 358, 371, 381,
      523, 538
    do *qi*, 251, 291, 336, 350, 371, 380,
      591
  fissura, 277*f*, 278*f*
    combinação, 384*f*
    língua, 276
  fleuma, 726
    -calor, 337
    -fogo, 397
  fluidos, transbordamento, 79
  fogo, 359, 394, 696*f*, 732
    yin, 609
  não harmonizado, 354
  problemas, 462*f*
  pulso, 274, 275*f*
  relação, 257*f*
  -rim, eixo, 725*f*
  transbordamento, 78
  yang não subindo, 536
Corpo
  cavernoso, 1054
  condição, 723
    de fraqueza, 86, 105
Corticosteroides, 144
Costas
  dor, 819, 850, 870, 877, 884
    aguda, 873, 875, 880
    crônica, 873
    parte inferior, 870
    tipo punhalada, 874
  músculos, 874
    rigidez, 873
    tensão, 873

Costas (*Cont.*)
  observação, 874
  palpação, 874
  pontos sensíveis, 874
  pulso, posição, 875
  umidade
    -calor, invadindo, 886
    -frio, 883
      invadindo, 886
Cotovelo, dor, 806, 835
Cou li, 807
Culpa, 3, 246, 287
  efeito, 248*f*, 288*f*
  quadro clínico, 247*f*

D

Dedos
  da mão, inchaço, dor, 837, 850
  do pé, dor, 842
Defecação, esforço, 681
Deficiência, 531, 572, 620, 685, 912
  constitucional, 2
  -excesso, 557
  padrões, 618
Deformidades ósseas, 819
Degeneração articular, 854*f*
Depressão, 284
  acupuntura, pontos, 301
  características constitucionais, 288
  ervas, 306
  medicina
    chinesa, patologia, 283
    ocidental, 282*f*
  mental, 284
  síndrome
    dian, 285
    yu, 285
Dermátomos, 895*f*
Desejo
  efeito, 246*f*
  quadro clínico, 245*f*
Diabetes mellitus, 515
Diafragma, cinco condições, 290
Diarreia, 663, 665, 667, 668, 672
  acupuntura e ervas, 675
  aguda, 664, 676
  com movimento intestinal frequente, 665
  crônica, 672, 676
    causas
      inflamatórias, 676
      não inflamatórias, 676
    tratamento
      métodos, 673
      princípios, 674
  em crianças e bebês, 675
  infecciosa, 676
  pela manhã, dor abdominal e
    borborigmo, 665
Dieta, 412, 618, 720, 843, 964
  inadequada, 629
  irregular, 4, 56, 288, 328, 344, 460,
    584, 598, 607, 648, 664, 678, 782,
    858, 911, 942, 980, 1002, 1017, 1061
Disco lombar, prolapso, 895
Disfagia, 597
Disfunção erétil, 1054, 1071
  na medicina chinesa, 1055
Distensão abdominal, 637

Distrofia muscular, 1013
Diverticulite, 644
Doença
  autoimune, 809
  cardíaca isquêmica, 548
  coronariana, acupuntura, 543*t*
  crônica, 664, 699
  de Addison, 515
  de Crohn, 645, 676, 805
  de Ménière, 63
  de Parkinson, 963
  em medicina chinesa, 97*f*
  febril, 679, 684
  mental, língua inchada, 278*f*
  neuromotora, 1013
  renal, 875*f*
Dor, 700, 901
  abdominal, 628, 629, 636, 637, 640,
    665, 681
    agravada por bebidas geladas, 630
    aguda, 645*f*
    aliviada pela pressão, 630
    aplicação de calor, 630
    atividade, 630
    condição
      de calor, 630
      de deficiência, 630
    deficiência, 630
    descanso, 630
    em crianças, 642
    ervas chinesas, 643
    melhora com bebidas quentes, 630
    movimentos intestinais, 630
    natureza substancial, 630
    palpação, 631
    pulso, 631
    região umbilical, 631
  agravação, 556
  agravada
    durante gravidez, 877
    por exercício, 877
  aliviada por repouso, 877
  analgésico, 891
  crônica, 873
    falta de exercício, 889
    tratamento ortopédico conservador,
      891
  de cabeça, áreas, 11*f*
  em distensão, 13, 629
  em punhalada, 629
  epigástrica, 521
    área, 552
    caráter, 557
    causas, 577
    crônica, 578
    fatores patogênicos externos,
      dieta, 552
    fraqueza constitucional, 555
    padrões, 557
    problemas emocionais, 555
    tratamento inadequado, 555
  facial, 901
  generalizada, 828, 924
  hora, 556
  interromper, 539
  melhora, 556
  na gravidez, 891
  nas costas, 819, 850, 870, 875*f*, 877,
    884, 888
    aguda, 873, 875, 880

978-85-7241-817-1

1210 Índice Remissivo

Dor
  nas costas (*Cont.*)
    condições, 894
    identificação, 876
    intensa, 897
    parte inferior, 870, 871, 894
      acupuntura
        auricular convencional, 892
        de calor elétrica, 893
      aguda, medicamento antiflogístico, 891
      alívio, 889
      crônica, 873, 892
        eletroacupuntura, 893
        pontos, 883
      estimulação nervosa elétrica transcutânea, 892
      quadros
        agudos, pontos, 879
        crônicos, pontos, 882
      resultados da terapia, 890
      tratamento, 889
    piora, 874
    quadros, 888
    tipo punhalada, 874
    tratamento fitoterápico, 876
  natureza, 556, 629
  osteoartrítica, 851
  pélvica, 891
  persistente não específica, 893
  surda, 13, 629, 875
  tipo punhalada, 873
  torácica
    causas, 549*t*
    diferenciação, 548*f*
  umbilical, 636
Dormir, posições, 346
Drogas
  antialérgicas, 143
  ocidentais, 143
  "recreativas", 366, 487

E

Eczema, 118, 124, 136
  atópico, 96, 107, 122, 222*f*
  crônico
    aplicação de ervas, 127
    fórmula, 127
  em bebês, 123
Edema, 782, 794, 797
  identificação de padrões, 785
  manifestação, 785*f*
  medicina ocidental
    diferenciação, 794
    principais causas, 794*t*
  patologia, 783
  prognóstico, 794
  raiz, 785*f*
  tratamento, 785
Eixo hipotálamo-pituitária
  -próstata, 753*f*
  -tireoide, 434*f*
Eletroacupuntura, 892, 994
  auricular, 866
Embolia pulmonar, 548
Emoções, 223*f*, 231, 235, 273
  conversão, 232*f*
  efeito, corpo, 249

Emoções (*Cont.*)
  energia mental, equilíbrio, 212
  órgãos internos, efeitos, 250
Encefalite, 63
Energia, potencial, 7*f*, 8*f*
Enfisema, 82*t*, 104
Enterovírus, patologia, 928*f*
Entesopatia, 856
Entorse, 873, 888
  agudo, parte inferior das costas, 881
  lombar agudo, 889
Enurese, 725
  infantil, 731
  noturna, 732
Enxaqueca, 50
  localização, 51*f*
Epigástrio, palpação, 558
Ereção, 1054, 1058
  fatores que afetam, 1060
Eructação, 557
Ervas
  amaciantes, 650
  chinesas, substituições, 1185
  frias, 820
  -imperador, 848
  mornas, 820
Escápula, dor, 835
Esclerose múltipla, 1013, 1015
  padrões e sintomas, 1018*t*
  pontos locais, 1018
Esfíncter esofágico, 595
Esforço físico excessivo, 486, 980
Esofagite de refluxo, 603
Esôfago, 595
Espasmo vascular, 63
Esperma, compartimento, 1056*q*
Espondilite, 856
  anquilosante, 805, 853, 857
Espondilose, 888, 895
  cervical, 52
Esporte, excesso, 943
Essência, 205*f*
  comparação, 210*f*
  compartimento (*jing*), 221, 1056*q*
  entrada, 221*f*
  estagnação, 752, 753*f*, 758, 770, 1063, 1070
  saída, 221*f*
  união, 204*f*
Estado emocional, órgãos internos, desarmonia, efeito, 234*f*
Estimulação nervosa elétrica transcutânea, 866
Estômago, 332, 679, 784
  áreas, 278*f*
  calor, 39, 150, 445, 564, 568, 588, 600, 611, 681, 1048, 1090, 1100
    -secura, 1091
    -umidade, 172, 608*f*, 1100
  canal, 6*f*, 16, 1056*f*
    pontos, 1178*f*
  deficiência, 610, 613, 1007, 1023, 1042, 1049
    de *yang*, 602
  deficiente, 572, 614
  estagnação de sangue, 569
  excesso, 585
  fissura, 277*f*, 278*f*, 510*f*, 573
    combinação, 384*f*

Estômago (*Cont.*)
  fleuma
    fluida, 571
    -fogo, 397, 566
    obstruindo, 589
  fogo, 590, 564
    agudo, 684
    subida, 415
    yin, 608*f*
  frio, 572, 588, 591
    externo, invasão, 587
    invadindo, 558
    -umidade, 588
  harmonizar, 58
  qi
    deficiência, 591
    do fígado invadindo, 587
    invadindo, 561
    rebelião, 585
  umidade, 935
    -calor, 566, 567, 1092
  yin, deficiência, 119, 499, 573, 592, 601, 612, 958, 1049
Estresse emocional, 3, 287, 327
  consequências, 328*f*
  efeito, 373*t*
  qi, estagnação, 251*f*
Exaustão, 819
Excesso, 503, 558, 619, 911
  de exercício, 832
  de pensamento, 3, 241, 365, 555, 629
    efeito, 241*f*
    quadro clínico, 241*f*
  de trabalho, 607
  padrões, 618
Exercício, 843
  excesso, 555, 832
  falta, 678, 721
  físico excessivo, 807, 980
  inadequado, 872

F

Face, cor, 874
Fadiga, 484, 488*f*, 901
  atividade sexual excessiva, 487
  constituição fraca, 485
  dieta, 486
  doença grave, 486
  drogas "recreativas", 487
  esforço físico excessivo, 486
  estagnação de *qi*, 505*t*
  medicina ocidental, causas, 515*t*
  parto, 487
  sobrecarga de trabalho, 485
Faixas tensas palpáveis, 904
Fala inarticulada, 987
Falta de ar (*chuan*), 65
  causas, 83*t*
    gerais, 82
    pulmonares, 82
  diagnóstico diferencial ocidental, 81
  dieta, 66, 81
  doença crônica, 67
  etiologia, 68*f*
  fatores patogênicos externos, 66
  fleuma, 114
  hábitos de vida, 81
  identificação de padrões, 68
  na medicina ocidental, causas, 81*f*

978-85-7241-817-1

Falta de ar (*chuan*) (*Cont.*)
  patologia, 68*f*
  prevenção, 80
  problemas emocionais, 67
  prognóstico, 80
  sobrecarga de trabalho, 67
  tratamento, 68, 81
Fator
  climático, invasão, 805
  patogênico
    externo, 5
      invasão, 663, 806
    residual, 937*f*, 943
      formação, 66*f*, 932*f*
        causas, 933
        consequência patológica, 933*f*
        patologia, 933*f*
Febre, 608, 1079
  glandular, 514
Fezes
  amolecidas, 671
    com odor pútrido, 669
  coloração, 681
  formato, 680
  hidratação, 680
  muito escuras, 665
  pálidas e amareladas, 665
Fibromialgia, 900, 925*t*
  causas, 902
  diagnóstico, 901
  etiologia, 910
  na medicina
    chinesa, 905
    ocidental, 900
  patologia, 911
  sintomas, 900*t*
  tratamento, 902
    acupuntura, 915, 921
Fibrosite, 805, 855
Ficar muito tempo em pé, 700
Fígado, 258*f*, 331, 332, 540, 680
  ansiedade, 331f
  áreas, 278*f*
  asma, 120
  calor, 149, 445, 568, 589, 600, 682
    incitando vento, 1104
    retido, 44
    dor de cabeça, área, 11*f*
    frio, estagnação, 30
    pontos, 1182*f*
    topo da cabeça, 10
  carcinoma, 622
  deficiência, 811, 819, 825, 850, 1023, 1104
  estagnação, 503
  fleuma-calor, 446
  fogo, 26, 57, 121, 171, 359, 396, 467, 508, 590, 731, 969
    agitação (*zang zao*), 286, 347, 431
    constituição, 262, 263*f*
    drenar, 57
    perturbando coração no tórax, 530
    pontos, 57, 59
  qi
    coordenação, 68*f*
    estados patológicos, 213*f*
    estagnação, 29, 121, 288, 370, 430, 445, 468, 537, 619, 622, 623, 648, 651, 669, 685, 738, 740, 759, 761, 873, 878, 1068

Fígado
  qi (*Cont.*)
    estagnado, 292
    movimento ascendente, 220*f*
    rebelião, 68*f*
  sangue
    calor, 372
    deficiência, 496, 620, 912, 957, 966, 968, 1065
    estados patológicos, 213*f*
    estagnação, 372, 507, 619
    umidade, 920
  umidade-calor, 620, 622, 623, 1069
  vento, 28, 57, 62, 416, 466, 509, 964, 1024
  yang, 57
    deficiência, 772
    subida, 19, 35, 57, 59, 62, 414, 465, 507, 537, 967, 968
      causas, 20*f*
  yin
    deficiência, 150, 174, 356, 359, 372, 388, 392, 406, 432, 438, 446, 470, 501, 621, 758, 865, 912, 968, 971, 1009, 1024
    umidade, 920
Fisioterapia, 851, 994
Fitoterapia, 370
Fleuma, 33, 252, 363, 373, 429, 430, 432, 509, 520*f*, 525*t*, 536, 537, 542, 600, 648, 752, 809-811, 864, 1063
  asma alérgica, 105
  -calor, 87, 349, 358, 359, 383, 431, 969
    perturbando a mente, 293
  eliminar, 58
  estagnação, 1070
  falta de ar, 114
  fator patogênico residual, formação, 66*f*, 933*f*
  -fogo, 373
    agitação, 416
  fórmulas, comparação, 511*f*
  fluida
    hipocôndrio, 521
    tórax, 521
  -frio, 87
  interior, 70
  na cabeça, 35, 59
  nas articulações, 826
  obstruindo
    orifícios, 469
    vasos sanguíneos, 469
  resolver, 539
  turva
    cabeça, 58
    tórax
      estagnação, 525
      fórmulas, 526*t*
  -umidade, 757, 759, 992
    estagnação, 176
  -vento, 992
Fluidos
  excreção, fisiologia, 783*f*
  transbordamento, 78
  transformação
    estágios, 696*f*
    fisiologia, 783*f*
  transporte, fisiologia, 783*f*
Fogo, 252, 373, 394
  ministerial, 253*f*, 257*f*, 258*f*, 730
    patológico, 254*f*

Fogo
  ministerial (*Cont.*)
    problemas emocionais, patologia, 253
    relação, 257*f*
  natureza, 256*f*
  yin, 607, 613, 745, 938*f*, 939*f*, 954
    deslocar, 610
    etiologia, 610
    manifestações clínicas, 607, 940*f*
    mente, 609
    patologia, 255*f*, 256*f*, 609*f*
      umidade, 939*f*
    prescrição, dominar, 608
Fome de corroer, 596
Força de vontade (*zhi*), 228*f*
  relação, 229*f*
    memória, 227*f*
Formigamento, 1017
Fraqueza, 1017
  do vaso governador, 151
Frio, 538, 614, 689, 807, 819, 850, 863, 909, 911, 1035, 1095
  aversão, 1079
  dispersar, 539
  estagnação, tórax, 528
  exterior, 70
  externo, 648
  invasão, 832, 858, 876
    externa, 804, 872
  no diafragma, 290
  por deficiência, abdômen, 641
  síndrome dolorosa obstrutiva, 810
  transformação, 1096
  tratar fórmulas, 529*t*

G

Garganta, dor, 1088
Gengivas, úlceras, 606
Genitália, canais, homens, 1059
Glândula prostática, inflamação, 856
Glaucoma, 52
  cefaleia, localização, 52*f*
Gravidez, 872
  dor, 890
Gripe, 1075
  tratamento, 1081
Gui, 221*f*, 224*f*, 226*f*
  caractere chinês antigo, partes, 208*f*
  expansão, 219*f*

H

Hábitos alimentares, 629
Hematúria, 735
  causas, 735*t*
Hemiplegia, 986
Hemorragia cerebral
  subaracnóidea, 50
  tratamento, 997*t*
Hepatite, 622
Hérnia
  de disco, 888, 897
  de hiato, 549, 596
Herpes-zóster, 605
Hesitação urinária, 1018
Hipertensão, 56, 456*f*, 798
  antagonistas dos receptores da angiotensina II, 455, 464

1212 Índice Remissivo

Hipertensão (*Cont.*)
   bloqueadores
      alfa-adrenoceptores, 455, 464
      beta-adrenoceptores, 455, 464
      dos canais de cálcio, 455, 464
   causas, 452
   cefaleia, localização, 51*f*
   diuréticos, 464
   drogas, seleção, 455*f*
   essencial, 51
   inibidores da enzima conversora da
      angiotensina, 455, 464
   locais, 459*f*, 463*f*
      classificação, 461
   medicação, 463
   medicina
      chinesa
         etiologia, 457*f*, 460
         patologia, 456, 457*f*
         pensamentos, 460
      ocidental, 451
   patologia, 453, 459*f*
   pulso, 461*f*, 463
   secundária, 51, 453
Hipertireoidismo, 423, 424, 439
   doenças chinesas correspondentes, 441*f*
   manifestações clínicas, 440*f*
   medicina chinesa, 440
   métodos de tratamento, frequência, 444*t*
Hipertrofia prostática, 718
   benigna, tratamento, 754
Hipocôndrio, dor, 617, 618
   no lado
      direito, 622
      esquerdo, 622
Hipotireoidismo, 423, 424, 435, 515
   manifestações clínicas, 436*f*

I

Idade avançada, 1061
Impotência, 1062
   condições patológicas, 1062*t*
Imunizações, 858, 943
Inconsciente, 218*f*
Incontinência, 725
   fecal, 990
   urinária, 733, 990, 1018
Infarto do miocárdio, 549
Infecção, 795
Inflamação, 128
Influência dos pais, área, 395*f*
Inquietação mental, 609
Insônia, 342, 343*f*
   diagnóstico, 346
   etiologia, 345*f*
   identificação de padrões, 347
   patologia, 342*f*, 345*f*
   tratamento, 347
Intelecto (*yi*), 227
   fonte, ideias, 228*f*
   memória, relação, 227*f*
Interação corpo-mente, modelo, 930*f*, 931*f*
Intestino
   calor, 696*f*
      -secura, 1091
   delgado, 645, 784
      canal, pontos, 1179*f*
   estagnação de sangue, 670

Intestino (*Cont.*)
   frio, 632
      externo, invadir, 628
      invasões, 629, 663
   grosso, 332, 644, 679
      calor, 681
      canal, 6*f*
         pontos, 1177*f*
      fogo agudo, 684
      problema, 832
   irritável, 676
   problemas, pulso, 701*f*
   umidade
      -calor, 633, 1040
      -frio, 632
      penetrando, 629

J

Joelho, dor, 839, 840
   na face
      interna, 841
      lateral, 840
   na região dorsal, 842
   no interior da articulação, 841
   osteoartrite, 851

L

Labirintite aguda, 63
Laticínios, consumo excessivo, 629
Leucotrienos, 144
Ligamentos lombares
   entorse, 888
   inferiores, tensão crônica, 894
Linfócito T, mudança de subconjuntos, 867
Língua
   canais, 606
   desviada, 819
   forma do corpo, 277
   laterais, 277
   pálida, 819, 828
   ponta vermelha, 276
   raiz, 630
   revestimento, 630
   rígida, 819
   úlceras, 610
   vermelha, 818
Lúpus eritematoso sistêmico, 805, 854

M

Madeira, natureza, 256*f*
Manchas vermelhas, 850
Mar inferior, ponto, 738
Massas
   abdominais, 647, 750
      diagnóstico, 651*f*
      localização, 661*f*
   de fezes, 660
   fitoterapia, 428
Medo, 3, 243
   quadro clínico, 244*f*
Medula
   mar, deficiência, 62, 364
   tronco, células, 110*f*
Membros
   fraqueza, 1001
   inferiores, dor, 850

Memória, 228*f*
   debilitada, 342, 365
      diagnóstico, 346
      identificação de padrões, 347, 366
      tratamento, 347, 366
Meningite, 63
   aguda, 63
   cefaleia, localização, 50*f*
Mente (*shen*), 204*f*, 205*f*, 224*f*, 226*f*, 284,
      294, 297, 349, 383
   acalmar, 914
   aspectos
      espirituais, 207
      mentais, 207
   comparação, 210*f*
   desalojada, 327, 374, 386
      métodos fitoterápicos, 375
      padrões, 376*f*
   doença mental, 218*f*
   enfraquecida, 374, 375
      métodos fitoterápicos, 375
   memória, relação, 227*f*
   natureza, medicina chinesa, 203
   obstruída, 327, 374, 376
      etiologia, 376*f*
      métodos fitoterápicos, 375
      padrões, 375*f*
   patologias, métodos de tratamento, 377*t*
   relação, 209*f*, 212*f*, 214*f*, 217*f*, 218*f*, 229*f*
   tonificação, 541
   tratamento, 377*t*
Miastenia grave, 1013
Micção
   dificuldade, 700
   facilidade, 700
   frequência, 700
Microcirculação, alterações, 924
Mioma, 657
Mononucleose, 514
Movimentos intestinais, 678
Moxa, 837
Moxabustão, 817
Mucosa
   edematosa, 99
   inflamada, 99
Músculo
   aliviar, 640
   ancestral, 1056
   bronquial, contração, 106
   enfraquecimento, 1001
   reto abdominal, 1056*f*, 1057*f*

N

Nádegas, dor, 870
Naloxona, 851
Náusea, 557, 583
   pós-operatória, 592
Nefrite, 782
   aguda, 794
      etiologia, 795
      identificação de padrões, 795
      patologia, 795
      tratamento, 795
   crônica, 514, 794, 797, 875
      identificação de padrões, 798
      prevenção
         dieta, 802
         repouso, 802
      tratamento, 798

978-85-7241-817-1

Índice Remissivo **1213**

Neoplasma, 676
Nervos cranianos, 50*f*
Nictúria, 819
Nistagmo, 63
Nódulos, dissolver, 760

O

Obstipação, 678
Obstrução, 804
 do canal, remover, 539
 dolorosa do tórax, raiz e manifestação, 520*f*
 intestinal, 691
 nasal, 150
"Oito trigramas", massagem, 197*f*
Ombro, dor aguda, tratamento, 832
Ondas eletromagnéticas milimétricas, 867
Orelhas, canais, 413*f*
Órgão
 aumento no tamanho, 660
 interno, 413*f*
  acometimento, 984, 1000*t*
   sequelas, 983
   tipo
    flácido, 983
    tenso, 983*t*
  desarmonia, 234*f*, 542
 padrões, 1095
Osteoartrite, 805, 842, 852, 853
 espinal, 895
 pronunciada da coluna vertebral, 888
Osteófito, 895*f*
Otite média, 51
 cefaleia, localização, 52*f*
Ovários, fisiologia, 751*t*

P

Paladar, 557
Palpitações nos diagnósticos chineses, 327
Pancreatite
 aguda, 622
 crônica, 622
Paralisia facial, 988
 exame, 989*f*
 periférica, 989*f*
 tratamento, 1000*t*
 tratar pontos empíricos, 990*f*
Parto, 5, 344, 365, 487, 678, 808, 872, 1030
Passagem serena, 639
Peito, áreas, 276*f*
Pele, 112*f*, 223*f*
 descoloração, 806
 sangramento, 1046
Pênis, 1056, 1057
 anatomia, 1054*f*
 raiz, 1058*f*
 secreção, 856
 vasos sanguíneos, 1058*f*
Perda
 de audição, 63
 de fluidos, 721
Pericárdio, 258*f*, 332
 ação movente, 256*f*
 calor, 1101
  nível do *qi* nutritivo, 1103
 canal, pontos, 1181*f*
 natureza, 256*f*
 problemas mentais, 256

Pernas
 relação, 257*f*
 observação, 874
 pontos sensíveis, 874
Pés, dor, 850
Pesar, efeitos, 287*f*
Pescoço, dor, 830
Peso
 excesso, carregar, 700
 sensação, 13
Pielonefrite, 644
 aguda, 875
Pleurisia, 200, 548
Pneumonia, 200
Poliartrite gotosa crônica, 851
Polimialgia reumática, 805, 849
Poliomielite, 884, 1013
Pólipos nasais, 167, 175*f*
 tratamento de medicina chinesa, 176
Pontos
 adjacentes, 816
 ah shi, 816
 das costas, mais sensíveis, 874*f*
 de acordo com o padrão, 816
 de conexão, 806
 distais, 813
 -gatilho, 902
 gerais, 817
 injeção, terapia, 994
 riacho, 806
 rio, 806
 transporte, 806
 seleção, princípio, 14, 818*f*
 sensíveis, 901
Preocupação, 3, 239, 287, 297, 343*f*, 365, 555
 efeito, 240*f*, 287*f*
 excesso, 629
 quadro clínico, 240*f*
Pressão sanguínea
 controle, sistema renina-angiotensina-aldosterona, 452*f*
 níveis, classificação, 452*f*
Problemas
 cardíacos reais, 275*f*
 emocionais
  compleição, 271
  diagnóstico, 271
  dieta, 266
  etiologia, 261
  fatores patogênicos, 370, 373
  olhos, 272
  prevenção, 268
  pulso, 273
  tratamento, acupuntura, 1177
 mentais
  acupuntura, 370
  compleição, 271
  diagnóstico, 271
  dieta, 266
  drogas, 267
  etiologia, 261
  fatores patogênicos, 370, 373
  fitoterapia, 370
  olhos, 272
  padrões, 370
  prevenção, 268
  pulso, 273
  tratamento, acupuntura, 1177
Prolapso de disco, 888
 dor, 897

Próstata, 749, 750*f*, 755*f*
 aumento benigno, 762
 cirurgia, 763
 eixo, 752*f*
 exame diagnóstico, 769
 fisiologia, 751*t*
 hiperplasia benigna, 749, 763*f*
  tratamento, 762*t*
 na medicina chinesa, 750
 pulso, 754*f*
Prostatite, 718, 765, 856
 crônica, identificação de padrões, 769
  medicina
   chinesa, 767
   ocidental, 765
  tratamento, 769
Prostatodinia, 765
Proteinúria, 797
Psique na medicina chinesa, 203
Pulmão, 110, 329, 332, 680, 784
 ansiedade, 330*f*
 áreas, língua, 276*f*
 calor, 150, 171, 188, 738, 739, 1005, 1088, 1100
  estagnação, 176
  nível do *qi*, 1103
 canal, pontos, 1177*f*
 deficiência, 75*q*, 89, 726, 752
  dos sistemas, 109
  do *yang*, 78, 79
 doenças cutâneas, 123
 estagnação, 380
 falta de ar, 67*f*
 fissuras, 490*f*
 fleuma
  -calor, 71, 189, 191, 1089
  fluida, 193
  turva, 71
  -umidade, 191
 fogo, 121, 193
  do fígado, 1038
   insultando, 122
   invadindo, 73
 fraqueza hereditária, pulso, 3*f*
 pele, 123
 qi, 121, 1039
  coordenação, 68*f*
  defensivo, 123, 818
   porção, 1103
  sistemas, deficiência, 155
  tonificar, 118
  deficiência, 74, 119, 150, 151, 173, 194, 335, 490, 534, 727, 955
  descendência, 68*f*
  estagnação, 252, 291, 336, 371
  obstrução, 72
 secura, 195
 vento
  -calor, 149
  -frio, 149
  invadindo, 69
 yin, deficiência, 74, 77, 119, 336, 373, 405, 498, 534, 958, 1038
Pulso, 273
 deslizante, 818
 em corda, movimento do dedo, 462*f*
 fraco, 828
 ondulação, 242*f*
 rápido, 818
 sinais, 631
Punho, dor, 836
Puxão, 13

978-85-7241-817-1

1214 Índice Remissivo

Q

Qi, 205f, 224f, 685
  beneficiar, 539
  circulação, 7f, 8f
    canais, 8f
    prejuízo, 541
  com umidade, estagnação, 638
  correto, deficiência, 656
    no idoso, 177, 537
  defensivo, 807, 1076
    asma, 113
      alérgica, 110
    deficiência sistemas, 109, 155
    desarmonia, 358
    eczema atópico, 112
    edema, 793
    fraqueza, 151
    nível, 824, 1082, 1099
    porção, vento-água, 786
    rebelde, 325f
    sintomas, 325, 326f
    vasos, 109f
  deficiência, 39, 60, 151, 358, 399, 401,
    437, 471, 532, 534, 536, 537, 638,
    685, 811, 825, 1031, 1035
    central, 536
    grave, 608
  deficiente, 1048
    cabeça, 62
  diafragma, 290
  efeitos, 370
    das emoções, 250f, 252f
  entrada, 462f
  estagnação, 44, 150, 172, 251, 394,
    429, 600, 634, 638, 653, 695, 745,
    746, 761, 770, 793, 801, 807, 835,
    873, 877, 887, 911, 919, 921, 971,
    993, 1041, 1046
    com fleuma, 295
    no tórax, 522
    fadiga, fórmulas, 505t
  firmar, 1036
  fluxo, 807
  hipertensão, 464f
  massas, 651
  mover, 913
  não ascendência, 738
  nível, 1088, 1100
    calor, 1100
  nutritivo, 824
    desarmonia, 358
  original, 257f
    deficiência, 858
    tonificar, ervas, 610
  problemas
    desequilíbrio, 249
    emocionais, efeitos, 249, 370
    mentais, efeitos, 370
  rebelde
    deficiência de yang, 537
    dominar, 1036
  regular, 539
  saída, 462f
  síndrome urinária, 697, 702t, 707
    deficiência, 698t
    excesso, 698t
  tonificar, 640, 914, 1036
  tratar, 1036
Quadril, dor, 839

Quatro níveis, 1079
  energéticos, 809
  padrões, identificação, 1099
Queimação ao urinar, 856

R

Raiva, 3, 236, 287, 343, 555, 629
  efeitos, 236f, 237f, 287f
  quadro clínico, 236f
Raiz
  fortalecer, 61
  nutrir, 61, 825, 866, 887
  revigorar, 825, 887
  tratamento, 15, 154
Refluxo gastroesofágico, 595
  etiologia, 598
  na medicina
    chinesa, 596
    ocidental, 596
  patologia, 598
Região
  cutânea, 805, 806
  lombar direita, dor, 875
Regurgitação
  ácida, 597
  de alimento, 597
Remover obstruções, método, 541
Repouso inadequado, 980
Resfriado comum, 1075
  tratamento, 1081
Retenção
  de alimento, 352, 559, 634
  urinária, 737, 762
Reto, carcinoma, 644
Rigidez, 13
  muscular, 991
Rim, 110, 253f, 258f, 330, 332, 541, 644,
  680, 784, 1067
  ansiedade, 330f
  asma alérgica, 109
  beneficiar, 539
  calor, 1104
  canal, 1056f
    costas, 870
    pontos, 1181f
  deficiência, 41, 44, 75q, 91, 695, 726,
    752q, 774, 811q, 819, 825, 828, 850,
    858, 873, 877, 1023
    do qi, 534, 771, 1067
    do yang, 41, 78, 79, 119, 151, 300,
      334, 364, 389, 390, 404-406, 437,
      470, 501, 537, 603, 642, 671, 689,
      728, 738, 745-747, 757, 761, 772,
      791, 799-801, 912, 957, 1044, 1064
    do yin, 42, 77, 119, 150, 174, 300,
      334, 359, 373, 389, 390, 404-406,
      438, 446, 470, 501, 532, 534, 613,
      729, 738, 747, 758, 761, 773, 865,
      912, 959, 968, 971, 1009, 1024,
      1065, 1044, 1067
    dos sistemas, 109
    fitoterapia, 887
    fórmulas, 533t
    perda de essência, 801
  desarmonia, 358
  essência, 253f
    deficiência, 60, 366, 408, 418, 773
  falta de ar, 67f

Rim (Cont.)
  força de vontade, 284
  não harmonizado, 354
  pele, 112f
  qi defensivo
    não firme, 1045
    sistemas, deficiência, 155
    tonificar, 118
  relação, 257f
  síndrome de fadiga crônica, 941f
  sistema imunológico, 110
  tonificação, 131, 846, 848
  transbordamento da água, 800
  yang, costas, 883
  yin, umidade, 920
Rinite alérgica, 114, 150
  diferenças, 150
  estudo, protocolo, 161t
  medicina
    chinesa, 150f
    ocidental, 147
  nova teoria, 151
  perene, 156
  reação alérgica, 148f
  sinusite secundária, 149f
  sazonal, 153
  tratamento, 153
    protocolo, 158f
Ronco, 347
Rouquidão, 1088

S

Sacroiliite, 856
Salpingite, 856
Sangramento
  causa-raiz, tratar, 1035
  consequências, 1033f
  etiologia
    dieta irregular, 1030
    doença crônica, 1030
    fatores patogênicos externos, 1030
    parto, 1030
    sobrecarga de trabalho, 1030
    tensão emocional, 1030
  gengival, 1048
  interrupção, 1032, 1033
  padrões causadores, 1051
  patologia, 1030
  prevenção, 1050
  prognóstico, 1050
  tratamento
    adstringir, 1035
    métodos, 1050
    objetivos, 1033f
    princípios, 1032
Sangue, 371, 1045, 1048, 1101
  acalmar, 1034
  acúmulo, 1096
  calor, 372, 1031, 1035, 1046
    deficiência, 1031, 1035
  canais de conexão, 470, 971
    estagnação, 770
  circulação, prejuízo, 541
  deficiência, 40, 44, 60, 126, 371, 399,
    401, 404, 437, 536, 537, 687, 811,
    825, 828, 846
  emoções, efeito, 252f

978-85-7241-817-1

Índice Remissivo **1215**

Sangue (*Cont.*)
  estagnação, 37, 44, 150, 151, 172, 252, 294, 371, 381, 394, 430, 520f, 525t, 534, 536-538, 601, 639, 653, 654, 656, 739, 740, 745, 747, 753f, 754, 756, 761, 770, 801, 807, 809-811, 850, 864, 873, 877, 887, 911, 921, 971, 993, 1009, 1025, 1031, 1041, 1046, 1063
    articulações, 826
    causas, 649f
    diarreia, 675
    eliminar, 539, 760, 913
    sangramento, 1032f
    tratar, ervas, 577
    útero, 658
  harmonizar, 1033
  hipertensão, 464f
  mar, 658
  massas, 653
  na urina, 725, 735f
    padrões, 736t
  nas fezes, 1040
  nível, 824, 1101
  no pênis, 1054
  nutrir, 1035
  perda, 328
  problemas
    emocionais, efeitos, 370
    mentais, efeitos, 370
  rebelando para cima, 468
  revigorar, 539, 913, 1034
    asma, 129
  síndrome urinária, 697, 702t, 710
    deficiência, 698t
    excesso, 698t
  tonificar, 914
  tosse, 1037
Sede, 557
Seio
  esfenoidal, 167f
  frontal, 167f
    localização, 168f
  maxilar, 168f
    localização, 168f
Seis estágios, 1079
  identificação, 1095
  padrões, 1095
Senilidade, 412, 460, 699, 726
Sensação
  distensão, 557, 629
  entupimento, 557
  hipogástrio, 700
  opressão, 557
  plenitude, 557, 629
Serotonina, inibidores específicos de recaptação, 593
Shen
  contração, 219f
  significados, 207f
Shi, manuscrito chinês antigo, 204f
Sibilação (*xiao*), 85, 115
  dieta irregular, 86
  diferenciação ocidental, 93
  fatores patogênicos externos, 86
  identificação de padrões, 86
  prevenção, 92
  prognóstico, 92
  tratamento, 86
  teorias tradicionais, 109
Sífilis, 605

978-85-7241-817-1

Síndrome
  atrófica, 1001
    padrões de excesso e deficiência, 1003t
  da dor miofascial, 925t
  de Behçet, 805
  de depressão maior, 283
  de fadiga crônica, 514, 934f
    condições, 937f
    deficiência
      características, 944t
      vazão, fatores, 941
    estatística prática, 961t
    excesso, características, 944t
    fatores de risco, causas, 931
    manifestações clínicas, 930
    medicina
      chinesa, 932
      ocidental, 928
    não verdadeira, sintomas, 943t
    níveis do cortisol, 941f
    padrões
      estatística, 960t
      identificação, 944
    patologia, 943
      infecções virais, 931f
    pós-viral, 925
    princípios, 943
    resposta imunológica, fatores, 928
    sintomas, 943
    tratamento, 943, 944
    verdadeira
      manifestações, 941
      sintomas, 943t
  de *lilium*, 285
  de Reiter, 805, 856
  do caroço de ameixa (*mei he qi*), 286
  do intestino irritável, 636, 645
  dolorosa obstrutiva, 804, 810, 847, 1004
    crônica
      de tendões e ossos, 826
      tratamento, 812, 821
        insetos, 848
    do tórax, 517
      dieta, 519
      fatores patogênicos externos, 518
      prevenção, 533
      problemas emocionais, 519
      prognóstico, 533
      senilidade, 519
      tratamento, estratégias, 522
    ervas, 847
    frio, 810
    óssea, 810
    padrões, 844
    produtos animais, 821
    tratamento, 821, 847
      princípios, 811
    persistente, 850
  urinária, 694, 697, 698, 702, 706, 710, 726, 744
    cálculo, 697
    deficiência, 698t
    estatísticas, 718t
    excesso, 698t
    fadiga, 698
    padrões de identificação, 701
    prognóstico, 723
    tratamento, 701
    turbidez, 698, 702t, 711
      deficiência, 698t
      excesso, 698t

Sinusite, 51, 167, 168
  cefaleia, localização, 51f
  na medicina chinesa, 150f
  padrões, classificação, 169f, 170t
  pontos, 170f
Sistema
  genital masculino, 1055, 1057
  imunológico, células-tronco, 110f
  nervoso central, 1016f
Sobrecarga de trabalho, 67, 288, 328, 343, 365, 412, 460, 664, 832, 980, 1002, 1030
Soluço, 597
Sonhos, 346
Sono, 210f, 342f, 346
  problemas, 901
Sonolência, 342
  diagnóstico, 346
  identificação de padrões, 347, 362
  tratamento, 347, 362
Sons altos, exposição, 412
Striatum corpus, 963
Substância negra, 963
Substituições fitoterápicas, 1186t
Surdez, 61

T

Tendinite, 805, 855
Tendões
  beneficiar, 826, 864
  enfraquecimento, 1001
Tensão emocional, 56, 105, 411, 460, 584, 598, 618, 629, 648, 664, 678, 700, 808, 911, 943, 964, 980, 1030, 1061
Teoria do *xiao-chuan*, 108
  dieta, 105
Tinido, 411
  identificação de padrões, 414
  moderado, 61
  tratamento, 414
Tireoide, 423, 433f
  canais, 427f
  câncer, 434
  nódulos, 434
Tonsilite aguda, 1088
Tontura, 55, 456f, 991, 1017
  grave, 61
  idosos, 62
  padrões, 57
    principais, 61
Tórax
  aperto, 118
  área, 276f
    língua, 523f
  canais, 521
Tornozelo, dor, 842
Tosse
  aguda, 184
    exterior, 185
    interior, 188
    padrões, 186f
  classificação, 183f
  crônica, 190, 726
    por deficiência, 194
    por excesso, 191
  diagnóstico, 183f, 184f
  dieta, 181
  diferenciação ocidental, 200
  doença crônica, 181

1216 Índice Remissivo

Tosse (*Cont.*)
  escarro, 184
  fatores patogênicos externos, 180
  massagem pediátrica, 196*f*
  padrões
    deficiência, 182*f*
    exterior, 183*f*
    identificação, 184
    interior, 183*f*
  período do dia, 184
  prognóstico, 200
  som, 184
  tensão emocional, 180
  tratamento, 184
Trabalho
  físico excessivo, 871, 911, 943
  sobrecarga, 4, 56, 105, 266, 585, 598,
    618, 664, 678, 782, 808, 872, 942,
    964, 1061
Traqueíte, 200
Tratamento
  de padrões, discussão, estrutura, 377*f*
  de partes específicas do corpo, 829
  estratégias, 14
  identificação, 16
  ortopédico conservador, 891
Trato urinário, infecções, 743
Trauma, 5, 63, 726, 808, 1002
Tremor, 963, 1018
Três
  portas", massagem, 197*f*
  tesouros, 205*f*, 342*f*
Trigêmeo, nevralgia, 52
  localização, 52*f*
Triplo aquecedor, 257*f*, 738, 784, 807
  canal, pontos, 1181*f*
  relação, 257*f*
Tristeza, 3, 287, 365
  efeito, 242*f*, 287*f*
  quadro clínico, 242*f*
Tuberculose, 605
  dos pulmões, 201
  dos rins, 719
Tumor, 63
  cerebral, 50
    cefaleia, localização, 51*f*
Túnica albugínea, 1054
Turbidez, 753

U

Úlceras
  aftosas, 605
  bucais, 605, 606, 610, 613
    crônicas, 614
      recorrentes, 615, 616
    pontos distais, 610
    tratamento, 610
Umbigo, pontos ao redor, 849*t*
Umidade, 31, 43, 252, 363, 511, 536,
  552, 638, 641, 695, 738, 745, 752, 771,
  788, 796, 807, 810, 850, 909-911, 921,
  934*f*, 939*f*, 1020, 1063
  alimentos produtores, consumo
    excessivo, 266
  -calor, 738, 761, 789, 1069
    aguda, 860
    crônica, 861
    invasão, 1006
    retenção, 666

Umidade (*Cont.*)
  exterior, 782
  externa, 618, 648, 699, 795, 1002,
    1017
  fator patogênico residual, formação, 66*f*,
    933*f*
  -fleuma, 1021
  -frio, 864
    invasão, 873, 888, 1007
    nos músculos das costas, 873
    retenção, 665, 873
  invasão, 858, 876
    externa, 804, 872
  na cabeça, 934
  nos músculos, 935, 945
  patologia, 256*f*
  por excesso, 918
  resolver, 912
  secar, 58
Uretra, inflamação, 856
Uretrite, 718
Urgência
  miccional, 725
  urinária, 1018
Urina
  coloração, 700
  retida, 750
Útero
  fisiologia, 751*t*
  tempo, 111*f*

V

Vaso
  concepção (*ren mai*), 658
    pontos, 1182*f*
  desarmonia, 473
  extraordinário, 755*f*
    outros, 1020
  governador (*du mai*), 1059*f*
    fortalecimento, 812
    influência, nariz, rinite alérgica, 152*f*
    pontos, 1019, 1184*f*
      cérebro, influência, 1184*f*
      essência, influência, 1184*f*
  penetrador, 658, 1056, 1057
    desarmonia, 473
    pontos, 1182*f*, 1184*f*
  sanguíneo, penetrar, 539
  yang do caminhar, pulso, 461*f*
Vazio, sensação, 13
Vento, 113, 807, 850, 908, 911, 967, 969,
  1095, 1101, 1104
  -água, 1076
    externo, invasão, 795
  asma alérgica, 106
  brônquios, 113
  -calor, 18, 117, 124*q*, 153, 170, 1002,
    1076, 1080*t*, 1084, 1099
    eczema
      agudo, 124
      crônico, 126
    invasão, 186, 1095
  conceito, 1075
  deficiência
    interior, 1101
    sangue, 966
  eliminar, 825, 866, 887
  exterior, 782
    invasão, 795
      sinais e sintomas, 1076*q*

Vento (*Cont.*)
  golpe, 1004
    acometimento
      de órgãos internos
        grave, 982
        tenso, 982
      exclusivo dos canais
        brando, 984, 985
        flácido, 985
        tenso, 984
    língua, aparência, 981*t*
    paralisia facial, 988*f*
    sequelas
      estágio, padrões, 992
      flácido, 983*f*
      grave, 982*f*
      moderado, 982*f*
      tenso, 983*f*
  -fleuma turvo, 34
  -frio, 17, 153, 1076, 1080*t*, 1082, 1083
    asma, 113
    com transpiração, 116
    exterior, 70
    invasão, 185, 818, 1095
    sem transpiração, 116
    -umidade, 862
  interno, 374
  invasão, 858
    externa, 804
    quatro níveis, padrões, 185*f*
    repetida, 168
  patogênico, 1076
  -secura, 1076
    -calor, 1037, 1087
    invasão, 187
  síndrome dolorosa obstrutiva, 810
  -umidade, 18, 820, 865, 1076
    -calor, 863, 1086
Vênulas visíveis, 806
Vergonha, 4, 248
  efeito, 249*f*
  quadro clínico, 249*f*
Vertigem, 58, 63, 1017
  causas, 63
  oitavo nervo craniano, 63
  orelha, 63
  passageira, 63
Vesícula biliar, 258*f*
  cabeça, pontos locais, 23*f*
  calor, 149, 589, 1091, 1100
    retido, 44
  canal, 16
    cabeça
      dor, pontos, 16*f*
      laterais, 10
      têmporas, 11
  carcinoma, 622
  deficiência, 333, 355, 359
    do *qi*, 1066
  fogo, 171
    agitação, 348
    problema, 832
    subida, 415
    timidez, 344
    umidade-calor, 620, 622, 623
Vias aéreas
  estreitamento, 106
  do lúmen, 99*f*
  inflamação, 98
  obstrução, 97*f*

978-85-7241-817-1

Vida, períodos, 262t
Vírus
  coxsackie, 605
  herpes simplex, 605
Visão nublada, 1017
Vômito, 557, 583, 1018
  ácido, 597
  ervas que interrompem, 586q
  pontos de acupuntura que interrompem, 586q
  pós-operatório, 592
Vulvovaginite, 856

X

Xiao
  -*chuan*, 104
    patologia, 107
    padrões, 108

Y

Yang
  aquecer, 539

Yang (Cont.)
  brilhante
    calor, 1104
    canal, padrão, 1096
    órgão, padrão, 1096
  canais divergentes, conexão, 9f
  colapso, 1101
  deficiência, 9, 686, 1035
  edema, 786
    interação, 785f
    padrões, 785f
  equilíbrio, cabeça, 413f
  maior, 1096
  mar da medula, 364
  menor, 1096
    dobradiça, 938f
    fator patogênico, 938f
    padrão, 937, 1092
  na cabeça, excesso, 461f
  penetrar, 539
  purificar, 59
Yin
  canais divergentes, conexão, 9f
  colapso, 1101
  deficiência, 10, 194, 358, 471, 532, 534, 688, 958, 993, 1047

Yin (Cont.)
  edema, 790
    interação, 785f
    padrões, 785f
  efeitos, 372
  equilíbrio, cabeça, 413f
  excesso, 10
  fluidos, 1005
  maior, 1096
  mar, 658
  menor, 1096
  nutrir, 539
  problemas
    emocionais, efeito, 370
    mentais, efeito, 370
  rebelando-se ascendentemente, 800
  terminal, 1097
Yu
  depressão mental, 284
  estagnação, 283

Z

Zhi
  força de vontade, 228f
  memória, 228f

Índice de Fórmulas

AI FU NUAN GONG WAN – Pílula para Aquecer o Útero com *Artemisia-Cyperus*, 1105

AN SHEN DING ZHI WAN – Pílula para Acalmar a Mente e Assentar o Espírito, 333, 356, 379, 399, 1105
Variação, 1105

AN YING NIU HUANG WAN – Pílula de *Calculus Bovis* para Acalmar o [Nível do] Qi Nutritivo, 1000, 1105

BA XIAN CHANG SHOU WAN – Pílula da Longevidade dos Oito Imortais, 78, 91, 1105

BA ZHEN TANG – Decocção das Oito Preciosidades, 40, 497, 656, 1105

BA ZHEN YI MU TANG – Decocção de Oito Preciosidades de *Leonurus*, 1106

BA ZHENG SAN – Pó das Oito Retificações, 43, 716, 733, 739, 761

BA ZHENG TANG – Decocção das Oito Retificações, 703, 704, 706, 966, 1106

BAI DU TANG – Decocção para Dissolver Toxina, 788, 1106

BAI HE DI HUANG TANG – Decocção de *Lilium-Rehmannia*, 310, 1106

BAI HE GU JIN TANG – Decocção de *Lilium* para Consolidar o Metal, 120, 336, 498, 1039, 1106
Variação, 1106

BAI HE ZHI MU TANG – Decocção de *Lilium-Anemarrhena*, 319, 320, 1106

BAI HU JIA CANG ZHU TANG – Decocção do Tigre Branco com *Rhizoma Atractylodis*, 1092, 1106

BAI HU JIA GUI ZHI TANG – Decocção do Tigre Branco com *Ramulus Cinnamomi*, 823, 861, 1106

BAI HU JIA SANG ZHI TANG – Decocção do Tigre Branco com *Ramulus Mori*, 861, 1106

BAI HU TANG – Decocção do Tigre Branco, 564, 1082, 1090, 1096, 1104, 1106

BAI SHAO GAN CAO TANG – Decocção de *Paeonia-Glycyrrhiza*, 573, 1107

BAI TOU WENG TANG – Decocção de *Pulsatilla*, 633, 667, 1051, 1107

BAI XIAN CHANG SHOU WAN – Pílula da Longevidade dos Oito Imortais, 78

BAI ZI YANG XIN TANG – Decocção de *Platycladum* para Nutrir o Coração, 499

BAI ZI YANG XIN WAN – Pílula de *Platycladum* para Nutrir o Coração, 387, 1107

BAKUMONDO-TO – *Mai Men Dong Tang*, 199

BAN XIA BAI ZHU TIAN MA TANG – Decocção de *Pinellia-Atractylodes--Gastrodia*, 26, 34, 35, 59, 458, 469, 476, 991, 992, 1107

BAN XIA HOU PO TANG – Decocção de *Pinellia-Magnolia*, 252, 286, 291, 295, 309, 336, 350, 380, 401, 587, 1107

BAN XIA SHU MI TANG – Decocção de *Pinellia-Sorghum*, 352, 364, 1107

BAN XIA XIE XIN TANG – Decocção de *Pinellia* para Drenar o Coração, 564, 1107
Variação, 1107

BAO HE WAN – Pílula de Preservação e Harmonização, 36, 561, 577, 590, 634, 669, 1107

BAO NAO NING JIAO NANG – Cápsula para Preservar a Tranquilidade do Cérebro, 310, 1107

BAO YIN JIAN – Decocção para Proteger o Yin, 1107

BAO YUAN TANG – Decocção para Proteger o [Qi] Original, 492, 1107

BAO YUAN TONG BI TANG – Decocção para Proteger a Origem e Penetrar a Retenção Urinária, 758, 1108

BEI MU GUA LOU SAN – Pó de *Fritillaria--Trichosanthes*, 510, 1108

BEN TUN TANG – Decocção para Porquinho que Corre, 458, 1108

BEN TUN WAN – Pílula para Porquinho que Corre, 1108

BI XIE FEN QING TANG – Decocção de *Dioscorea* para Separar o Puro, 733

BI XIE FEN QING YIN – Decocção de *Dioscorea* para Separar o Claro, 712, 772, 777, 1069, 1108

BI XIE SHEN SHI TANG – Decocção de *Dioscorea* para Drenar Umidade, 125, 1108

BO BA WEI WAN – Pílula de Oito Ingredientes de *Anemarrhenna--Phellodendron*, 711

BU FEI TANG – Decocção para Tonificar o Pulmão, 74, 336, 490, 1108
Variação, 1108

BU GAN TANG – Decocção para Tonificar o Fígado, 501, 958, 1108

BU QI CONG MING TANG – Decocção para Tonificar o Qi e Clarear a Audição, 420, 1108
Variação, 1108

BU QI YI SHEN TANG – Decocção para Tonificar o Qi e Beneficiar o Rim, 800, 1109

BU QI YUN PI TANG – Decocção para Tonificar o Qi e Promover a Função de Transformação do Baço, 602, 1109

BU SHEN JIAN XIN TANG – Decocção para Tonificar o Rim e Fortalecer o Coração, 1109

BU SUI DAN – Pílula para Tonificar a Medula, 878, 1109

BU SUI RONG NAO TANG – Decocção para Tonificar a Medula e Nutrir o Cérebro, 309, 1109

BU TU ZAO SHI TANG – Decocção para Tonificar a Terra e Secar Umidade, 823, 1109

BU XIN DAN – Pílula para Tonificar o Coração, 298, 299t, 1109
Variação, 1109

BU YANG HAI WU TANG – Decocção para Tonificar o Yang e Restaurar os Cinco Décimos, 987, 1010, 1110

BU ZHONG YI QI TANG – Decocção para Tonificar o Centro e Beneficiar o Qi, 40, 151, 177, 321, 364, 491, 613, 640, 673, 705, 712, 713, 716, 727, 741, 799, 947, 949, 955-957, 1008, 1023, 1042, 1045, 1110
Variação, 1110

BU ZHONG YI QI WAN – Pílula para Tonificar o Centro e Beneficiar o Qi, 954

CANG BAI ER CHEN TANG – Decocção de Duas Antigas de *Atractylodes* Cinza e Branco, 886, 1111
Variação, 1111

1220 Índice de Fórmulas

CANG ER BI DOU YAN FANG – Fórmula de *Xanthium* para Sinusite, 172, 1111

CANG ER ZI SAN – Pó de *Xanthium*, 153, 173, 176, 1111

CANG FU DAO TAN WAN – Pílula de *Atractylodes* para Resolver Fleuma, 757, 1111

CANG ZHU BAI HU TANG – Decocção do Tigre Branco de *Atractylodes*, 1111

CHAI GE JIE JI TANG – Decocção de *Bupleurum-Pueraria* para Relaxar os Tendões, 154, 1111

CHAI HU LONG GU MU LI TANG – Decocção de *Bupleurum-Mastodi Ossis fossilia-Concha Ostreae*, 338

CHAI HU SHU GAN TANG – Decocção de *Bupleurum* para Pacificar o Fígado, 289, 309, 504, 561-563, 619, 620, 623, 635, 652, 673, 716, 921, 1111
Variação, 1111, 1112

CHAI SHAO LONG MU TANG – Decocção de *Bupleurum-Paeonia-Mastodi Ossis fossilia-Concha Ostreae*, 1112

CHEN XIANG JIANG QI SAN – Pó de *Aquilaria* para Dominar o *Qi*, 30, 121, 878, 1112

CHEN XIANG JIANG QI TANG – Decocção de *Aquilaria* para Dominar o *Qi*, 524

CHEN XIANG SAN – Pó de *Aquilaria*, 740, 761, 1112
Variação, 747, 1112

CHENG QI TANG – Decocção para Conduzir o *Qi*, 1082, 1090

CHENG SHI BI XIE YIN – Decocção de *Dioscorea* de Cheng Clan, 712, 713, 1112

CHENG YANG LI LAO TANG – Decocção para Regular a Exaustão e Auxiliar o *Yang*, 492, 1113

CHI XIAO DOU TANG – Decocção de *Phaseolus*, 788, 1113

CHU SHI WEI LING TANG – Decocção "Ling" para Eliminar Umidade do Estômago, 125, 1113

CHUAN BI TANG – Decocção para Eliminar a Síndrome da Obstrução Dolorosa, 821, 822, 886, 1113

CHUAN XIONG CHA TIAO SAN – Pó Regulador de *Ligusticum* e Chá Verde 17, 1083, 1113

CHUN ZE TANG – Decocção da Fonte da Primavera, 741, 1113

CI ZHU WAN – Pílula de *Magnetitum--Cinnabar*, 1113

DA BU YIN JIAN – Grande Decocção para Tonificar o *Yin*, 406, 408

DA BU YIN WAN – Grande Pílula para Tonificar o *Yin*, 502, 878, 1101, 1113

DA BU YUAN JIAN – Grande Decocção para Tonificar o [*Qi*] Original, 358, 502, 1067, 1113

DA CHAI HU TANG – Grande Decocção de *Bupleurum*, 623, 1113
Variação, 1114

DA CHENG QI TANG – Grande Decocção para Conduzir o *Qi*, 560, 633, 679, 684, 1114
Variação, 1114

DA DING FENG ZHU – Grande Pérola para Cessar o Vento, 971, 1104, 1114
Variação, 1114

DA HE ZHONG YIN – Grande Decocção para Harmonizar o Centro, 358

DA HUANG FU ZI TANG – Decocção de *Rheum-Aconitum*, 689, 1114

DA JIAN ZHONG TANG – Decocção Superior para Fortalecer o Centro, 572, 1114

DA QI QI TANG – Grande Decocção dos Sete *Qi*, 653, 1114

DA QIN JIAO TANG – Grande Decocção de *Gentiana macrophylla*, 821, 987, 1114
Variação, 1114

DA YUAN YIN – Decocção para Estender as Membranas, 953, 1115

DAI DI DANG TANG – Decocção do Substituto que Afasta, 733, 756, 1115

DAI DI DANG WAN – Decocção do Substituto que Afasta, 740, 761

DAI GE SAN – Pó de *Indigo-Concha Cyclinae*, 194, 1115

DAN SHEN YIN – Decocção de Sálvia, 569, 577, 1115

DAN XIE GAN TANG – Decocção de *Gentiana* para Drenar o Fígado, 73

DAN ZHI XIAO YAO SAN – Pó do Caminhante Livre e Tranquilo de *Moutan-Gardenia*, 292, 309, 316, 317, 568, 1115

DANG GUI BU XUE TANG – Decocção de *Angelica* para Tonificar o Sangue, 1115

DANG GUI LONG HUI WAN – Pílula de *Angelica-Gentiana-Aloe*, 683, 1115

DANG GUI NIAN TONG SAN – Pó de *Angelica* para Dor em Pontada, 861, 1115

DANG GUI SHAO YAO SAN – Pó de *Angelica-Paeonia*, 460, 1115

DANG GUI SI NI TANG – Decocção de *Angelica* dos Quatro Rebeldes, 529, 1115

DAO CHI SAN – Pó para Eliminar a Vermelhidão, 348, 394, 703, 952, 1116

DAO TAN TANG – Decocção para Conduzir Fleuma, 176, 358, 511, 970, 1116

DENG SHI JIA YI FANG – Fórmula do Mestre Deng para Tireoide, 437, 1116

DI DANG TANG – Decocção que Lava a Fleuma, 777

DI HUANG YIN – Decocção de *Rehmannia*, 993, 1116
Variação, 1116

DI LONG TANG – Decocção de *Pheretima*, 1065, 1116

DI PO TANG – Decocção da Terra para Alma Corpórea, 405, 1116

DI TAN TANG – Decocção para Limpar Fleuma, 358, 511, 1116

DI YU SAN – Pó de Sanguisorba, 1041, 1051, 1116

DIAN KUANG MENG XING TANG – Decocção para Doença Maníaco--depressiva para Recobrar a Consciência após o Sonho, 1117

DING CHUAN SAN – Pó para Interromper a Falta de Ar, 119, 1117

DING CHUAN TANG – Decocção para Interromper a Falta de Ar, 88, 117, 1117

DING KUANG ZHU YU TANG – Decocção para Acalmar Mania e Eliminar Estagnação, 1117

DING XIAN WAN – Pílula para Interromper Epilepsia, 992, 1117

DING XIANG TOU GE SAN – Pó de *Caryophillum* para Penetrar o Diafragma, 602, 1117

DING ZHEN WAN – Pílula para Interromper o Tremor, 1117

DING ZHI AN SHEN TANG – Decocção para Assentar o Espírito e Acalmar a Mente, 359

DING ZHI WAN – Pílula para Resolver a Força de Vontade, 400, 1008, 1117

DU HUO JI SHENG TANG – Decocção de *Angelica pubescens-Taxillus*, 733, 825, 887, 1024, 1117

E JIAO JI ZI HUANG TANG – Decocção de *Colla Corii Asini*-Gema de Ovo, 966, 969, 1118

ER CHEN TANG – Decocção das Duas Antigas, 72, 177, 191, 310, 510, 577, 886, 992, 1118
Variação, 1118

ER JIANG WAN – Pílula de Dois *Jiang*, 1118

ER LONG ZUO CI WAN – Pílula para Surdez Benigna ao [Rim] Esquerdo, 418, 1118

ER MA SI REN TANG – Decocção de Quatro Sementes de Dois Linhos, 1118

ER MIAO SAN – Pó dos Dois Maravilhosos, 716, 1006, 1021, 1041, 1118
Variação, 1118

ER MING ZUO CI WAN – Pílula para Tinido Benigna ao [Rim] Esquerdo, 416

ER SHEN SAN – Pó dos Dois Espíritos, 1118

ER XIAN TANG – Decocção de Dois Imortais, 473, 1119

ER YIN JIAN – Decocção de Dois *Yin*, 1119

ER ZHI WAN – Pílula dos Dois Solstícios, 1119

FANG FENG TANG – Decocção de *Saposhnikovia*, 821, 865, 1119

FANG JI FU LING TANG – Decocção de *Stephania-Poria*, 787, 1119

FANG JI HUANG QI TANG – Decocção de *Stephania-Astragalus*, 787, 1119

FEN QING YIN – Decocção de *Dioscorea* para Separar o Claro, 772

FÓRMULA DA PROSTATITE segundo o Dr. Zhou An Fang
nº 1, 777, 1135
nº 2, 1136

FU FANG DAN SHEN – Comprimido de Composto de Sálvia, 547

FU FANG JIA KANG GAO – Fórmula para Hipertireoidismo, 432, 1119

FU FANG XIA KU CAO TANG – Decocção Revisada de *Prunella*, 466, 1119

FU JIANG GUI ZHI TANG – Decocção de *Aconitum-Zingiber-Angelica-Cinnamomum*, 1119

FU LING PI TANG – Decocção de *Poria* para Pele, 1092, 1119

FU LING WAN – Pílula de *Poria*, 826, 1119

FU MING SHENG HUO DAN – Pílula para Gerar Fogo e Auxiliar o *Ming Men*, 1064, 1119

FU YUAN HUO XUE TANG – Decocção para Restaurar Fonte e Revigorar Sangue, 640, 1120

978-85-7241-817-1

Índice de Fórmulas 1221

FU ZI LI ZHONG TANG – Decocção de *Aconitum* para Regular o Centro, 673
FU ZI LI ZHONG WAN – Pílula de *Aconitum* para Regular o Centro, 493, 1120

GAN CAO XIE XIN TANG – Decocção de *Glycyrrhiza* para Drenar o Coração, 572, 1120
GAN JIANG LING ZHU TANG – Decocção de *Glycyrrhiza-Zingiber-Poria-Atractylodes*, 886, 1120
Variação, 1120
GAN LU XIAO DU DAN – Pílula de Orvalho Doce para Dissolver Toxina, 946, 1120
GAN MAI DA ZAO TANG – Decocção de *Glycyrrhiza-Triticum-Jujuba*, 286, 297, 309, 310, 319, 385, 402, 673, 1120
GAO LIN TANG – Decocção de Síndrome Urinária por Turbidez, 712, 1120
GE GEN QIN LIAN TANG – Decocção de *Pueraria-Scutellaria-Coptis*, 667, 1120
GE XIA ZHU YU TANG – Decocção para Eliminar Estagnação Abaixo do Diafragma, 382, 507, 569, 653-655, 1041, 1051, 1120
Variação, 1121
GUA LOU XIE BAI BAI JIU TANG – Decocção de *Trichosanthes-Allium*-Vinho Branco, 492, 529, 534, 1121
GUA LOU XIE BAI BAN JIU TANG – Decocção de *Trichosanthes-Allium--Pinellia*, 525, 528, 1121
GU BEN ZHI BENG TANG – Decocção para Consolidar a Raiz e Interromper a Menorragia, 1121
GUI FU LI ZHONG TANG – Decocção de *Cinnamomum-Aconitum* para Regular o Centro, 800, 1121
GUI LU BU SHEN TANG – Decocção de *Plastrium Testudinis-Cornu Cervi* para Tonificar o Rim, 1064, 1121
GUI PI TANG – Decocção para Tonificar o Baço, 60, 298, 309, 320, 334, 353, 366, 496, 497, 570, 791, 1039, 1043, 1048, 1049, 1051, 1066, 1067, 1121
Variação, 1121, 1122
GUI SHAO XI CAO TANG – Decocção de *Angelica-Paeonia-Siegesbeckia*, 823, 1122
GUI SHEN TANG – Decocção para Restaurar a Mente, 337, 383, 1122
GUI ZHI FU LING WAN – Pílula de *Cinnamomum-Poria*, 650, 654, 655, 658, 1122
GUI ZHI FU ZI TANG – Decocção de *Cinnamomum-Aconitum*, 822, 1122
GUI ZHI GAN CAO LONG GU MU LI TANG – Decocção de *Cinammomum--Glycyrrhirza-Mastodi Ossis fossilia-Concha Ostreae*, 299, 335, 389, 1122
Variação, 1122
GUI ZHI JIA HOU PO XING ZI TANG – Decocção de *Ramulus Cinnamomi* mais *Magnolia* e *Prunus*, 69, 117, 1084, 1123
GUI ZHI JIA LONG GU MU LI TANG – Decocção de *Cinnamomum-Mastodi Ossis fossilia-Concha Ostreae*, 1123
GUI ZHI REN SHEN TANG – Decocção de *Ramulus Cinnamomi-Ginseng*, 157, 492, 1123

GUI ZHI SHAO YAO ZHI MU TANG – Decocção de *Cinnamomum-Paeonia--Anemarrhena*, 863, 1123
Variação, 1123
GUI ZHI SHENG JIANG ZHI SHI TANG – Decocção de *Cinnamomum-Zingiber--Aurantium*, 534, 1123
GUI ZHI TANG – Decocção de *Ramulus Cinnamomi*, 117, 572, 1084, 1095, 1123
GUN TAN WAN – Pílula para Afugentar a Fleuma, 189, 1123

HAI YAO SAN – Pó de *Sargassum--Dioscorea bulbifera*, 431, 1123
HAI ZAO YU HU TANG – Decocção de *Sargassum* do Pote de Jade, 431, 443, 1123
Variação segundo o Dr. Zhou Guo Xiong, 1123
HAN RE CUO ZA XING 3 HAO FANG – Fórmula Tipo Combinação nº 3 para Frio-Calor, 864, 1124
HAO QIN QING DAN TANG – Decocção de *Artemisia apiacea-Scutellaria* para Desobstruir a Vesícula Biliar, 953, 954, 1082, 1091, 1100, 1124
HE CHE DA ZAO WAN – Grande Pílula para Fortificar a Placenta, 408, 1124
HE ZHONG AN SHEN TANG – Decocção para Harmonizar o Centro e Acalmar a Mente, 359
HEI SHEN SAN – Pó do Espírito Negro, 877, 1124
HU PO SI WU TANG – Decocção de Quatro Substâncias de *Succinum*, 756, 1124
HU QIAN WAN – Pílula do Tigre Escondido, 865, 1009, 1024, 1124
HUA GAI SAN – Pó do Tampo Glorioso, 116, 1124
HUA GAN JIAN – Decocção para Transformar o Fígado, 568, 577, 1124
HUA JI WAN – Pílula para Resolver Massas de Sangue, 656, 1124
HUA TAN WAN – Pílula para Resolver a Fleuma, 1038, 1125
Variação, 1125
HUANG LIAN E JIAO TANG – Decocção de *Coptis Colla Corii Asini*, 358, 388, 1096, 1125
Variação, 1125
HUANG LIAN JIE DU TANG – Decocção de *Coptis* para Resolver Toxina, 703, 716, 1125
HUANG LIAN WEN DAN TANG – Decocção de *Coptis* para Aquecer a Vesícula Biliar, 310, 349, 358, 525, 1125
HUANG QI JIAN ZHONG TANG – Decocção de *Astragalus* para Fortalecer o Centro, 563, 572, 592, 1125
HUANG QI TANG – Decocção de *Astragalus*, 444, 686, 1125
HUANG QI TAO HONG TANG – Decocção de *Astragalus-Persica-Carthamus*, 1125
HUANG QIN QING FEI YIN – Decocção de *Scutellaria* para Desobstruir o Pulmão, 176, 1126
HUANG QIN TANG – Decocção de *Scutellaria*, 633, 1126
Variação segundo o Dr. Zhou Guo Xiong, 1125

HUANG TU TANG – Decocção da Terra Amarela, 1042, 1051, 1126
Variação, 1126
HUO LUO XIAO LING DAN – Pílula Efetiva Miraculosa para Revigorar Canais de Conexão, 569, 771, 777, 826, 877, 991, 993, 1010, 1025, 1126
Variação, 1126
HUO PO XIA LING TANG – Decocção de *Pogostemon-Magnolia-Pinellia-Poria*, 512, 567, 788, 918, 919, 946, 1087, 1126
Variação, 1126
HUO XIANG ZHENG QI SAN – Pó de *Pogostemon* do *Qi* Correto, 512, 559, 587, 666, 1081, 1087, 1100, 1126
HUO XUE TANG – Decocção para Revigorar Sangue, 877, 1127
HUO XUE TONG JING TANG – Decocção para Revigorar o Sangue e Penetrar a Essência, 759, 1070, 1127
Variação, 1127

JI CHUAN JIAN – Decocção para Beneficiar o Rio, 686, 687, 689, 1127
Varição, 1127
JI SHENG SHEN QI TANG – Decocção para o *Qi* do Rim da "Fórmula para Ajudar a Subsistência", 437, 460, 1127
JI SHENG SHEN QI WAN – Pílula do *Qi* do Rim de "Ji Sheng Fang", 792
JIA JIAN YU ZHU TANG – Variação da Decocção de *Polygonatum*, 157, 1127
JIA SHI JIA KANG FANG – Fórmula do Mestre Shi para Hipertireoidismo, 431, 1127
JIA WEI GUA LOU XIE BAI TANG – Decocção de *Trichosanthes-Allium*, 525
Variação, 1127
JIA WEI SHI ZHU TANG – Decocção de *Aurantium-Atractylodes* Aumentada, 793, 1128
JIA WEI SI JUN ZI TANG – Decocção dos Quatro Cavalheiros, 491
Variação, 1128
JIA WEI WU LIN SAN – Pó Aumentado em Cinco para Síndrome Dolorosa Obstrutiva Urinária, 1128
JIA WEI XIANG SU SAN – Pó da Nova *Cyperus-Perilla*, 153, 1128
JIA WEI XIAO YAO SAN – Pó Aumentado do Caminhante Livre e Tranquilo, 1128
JIAN LING TANG – Decocção para Construir as Telhas do Teto, 968, 1128
JIANG YA WAN – Pílula da Pressão [Sangue] Baixa, 58
JIE FAN YI XIN TANG – Decocção para Acalmar Inquietação Mental e Beneficiar o Coração, 300, 1128
JIE YU DAN – Pílula para Suavizar a Fala, 987, 1128
JIE YU WAN – Pílula para Eliminar Estagnação, 359
JIN GUI SHEN QI WAN – Pilula do Tórax Dourado do *Qi* do Rim, 41, 75, 91, 151, 301, 722, 728, 800, 801, 1128
Variação, 1128, 1129
JIN LING ZI SAN – Pó de *Melia*, 653, 1129
JIN LING ZI TANG – Decocção de *Melia*, 577, 716
JIN LONG PAI SHI TANG – Decocção de "Jin" de *Pheretima* para Expelir Cálculo, 717

978-85-7241-817-1

1222 Índice de Fórmulas

JIN SUO GU JING WAN – Pílula do Fecho de Metal para Consolidar a Essência, 404, 731, 732, 1067, 1068, 1129

JING FANG JIE BIAO TANG – Decocção de *Schizonepeta-Saposhnikovia* para Libertar o Exterior, 1082, 1129

JIU XIANG SHU GAN TANG – Decocção de *Aspongopus* para Suavizar o Fígado, 1073

JU HUA CHA TIAO SAN – Pó para Regular *Chrysanthemum* e Chá Verde, 18, 1129

JUAN BI TANG – Decocção para Eliminar Síndrome Dolorosa Obstrutiva, 1129

KAI YU YUE SHEN TANG – Decocção para Abrir a Estagnação e Alegrar a Mente, 309, 1129

KANG FU XIAO ZHENG PIAN – Comprimidos para Dissolver Massas da Mulher Saudável, 658

KUAN XIONG WAN – Pílula para Abrir o Tórax, 529, 1129

LAO REN LONG BI TANG – Decocção para Retenção Urinária para o Idoso, 757, 761, 1129

LEI SHI XIANG HUA ZHUO FANG – Fórmula Fragrante para Resolver Turbidez Segundo Mestre Lei, 1092, 1130

LI ZHONG TANG – Decocção para Regular o Centro, 1096

LI ZHONG WAN – Pílula para Regular o Centro, 493, 570, 572, 642, 1042, 1043, 1130
Variação, 1130

LIAN PO YIN – Decocção de *Coptis--Magnolia*, 512, 567, 789, 945, 947--950, 1082, 1092, 1100, 1104, 1130

LIANG DI TANG – Decocção dos Dois "Di", 1130

LIANG FU WAN – Pílula de *Alpinia-Cyperus*, 558, 572, 588, 632, 1130

LIANG GE SAN – Pó para Esfriar o Diafragma, 611, 1130

LING GAN WU WEI JIA JIANG XIN BAN XIA XING REN TANG – Decocção de *Poria--Glycyrrhiza-Schisandra-Zingiber-Asarum--Pinellia-Armeniaca*, 787, 1130

LING GAN WU WEI JIANG XIN TANG – Decocção de *Poria-Ghycyrrhiza--Schisandra-Zingiber-Asarum*, 80, 193, 1130

LING GUI FU PING TANG – Decocção de *Poria-Cinnamomum-Spirodela*, 795, 1130

LING GUI ZHU GAN TANG – Decocção de *Poria-Cinnamomum-Atractylocles--Glycyrriza*, 80, 458, 529, 571, 589, 791, 1130

LING JIAO GOU TENG TANG – Decocção de *Cornu Saigae-Uncaria*, 23, 57, 414, 508, 969, 985, 1025, 1101, 1104, 1131

LIU HE TANG – Decocção de Seis Harmonizadores, 1007, 1021, 1131
Variação, 1131

LIU JUN ZI TANG – Decocção dos Seis Cavalheiros, 89, 190, 364, 430, 528, 919, 947, 949, 957, 1008, 1023, 1131
Variação, 1131

LIU MO TANG – Decocção de Seis Ervas Rasteiras, 653, 685, 1131

LIU WEI DI HUANG WAN – Pílula *Rehmannia* dos Seis Ingredientes, 42, 366, 391, 404, 495, 712, 761, 993, 1009, 1024, 1132
Variação, 1132

LONG DAN BI YUAN FANG – Fórmula de *Gentiana* do "Nariz Empoçado", 172, 1132

LONG DAN XIE GAN TANG – Decocção de *Gentiana* para Drenar o Fígado, 27, 57, 62, 73, 121, 415, 443, 509, 589, 590, 703, 731, 770, 788, 789, 1069, 1132
Variação, 1132, 1133
Segundo o Dr. Chen Ze Lin, 1132

LONG DAN XIE GAN WAN – Pílula de *Gentiana* para Drenar o Fígado, 416, 731

LU JIAO JIAO TANG – Decocção de *Gelatinum Cornu Cervi*, 1133

MA HUANG FU ZI XI XIN TANG – Decocção de *Ephedra-Aconitum-Asarum*, 151, 157, 794, 1133

MA HUANG LIAN QIAO CHI XIAO DOU TANG – Decocção de *Ephedra-Forsythia--Phaseolus*, 787, 1133
Variação, 822

MA HUANG TANG – Decocção de *Ephedra*, 116, 153, 186, 794, 1081, 1082, 1095, 1133

MA HUANG YI ZHI TANG – Decocção de *Ephedra-Alpinia*, 1133

MA XING SHI GAN TANG – Decocção de *Ephedra-Armeniaca-Gypsum-Glycyrrhiza*, 71, 92, 189, 198, 786, 1089, 1100, 1103, 1133

MA ZI REN WAN – Pílula de *Cannabis*, 682, 685, 1133

MAI MEN DONG QING FEI YIN – Decocção de *Ophiopogon* para Desobstruir o Pulmão, 1005, 1133

MAI MEN DONG TANG – Decocção de *Ophiopogon*, 88, 119, 1134

MAI WEI DI HUANG WAN – Pílula de *Ophiopogon-Schisandra-Rehmannia*, 91, 405, 1134

MI FANG DING XIN WAN – Pílula Secreta para Acalmar o Coração, 1117

MU FANG JI TANG – Decocção de *Cocculus*, 863, 1134

MU XIANG LIU QI YIN – Decocção de *Aucklandia* para o *Qi* Fluir, 252, 291, 350, 591, 1134

MU XIANG SHUN QI SAN – Pó de *Aucklandia* para Retificar o *Qi*, 633, 652, 1134

MU XIANG ZHENG QI SAN – Pó de *Aucklandia* para o *Qi* Correto, 1134

NIAO LU PAI SHI TANG – Decocção para Eliminar Cálculos [Urinários] das Passagens da Micção
nº 1, 707, 1134
nº 2, 707, 1134

PEI TU NUAN GAN TANG – Decocção para Escorar a Terra e Relaxar o Fígado, 469, 1135

PI SHEN SHUANG BU TANG – Decocção para Tonificar Baço e Rim, 799, 1135

PING BU ZHEN XIN DAN – Pílula para Acalmar e Tonificar o Coração, 333
Variação, 1135

PING WEI SAN – Pó para Equilibrar o Estômago, 512, 588, 1135

PING XIN WANG YOU TANG – Decocção para Assentar o Coração e Esquecer a Preocupação, 310, 1135

PING YING FU FANG – Fórmula para Dissolver o Bócio, 432, 1135

PRESCRIÇÃO EMPÍRICA, 1171, 1174
Dr. Chai Rui Ji, 466, 468, 471, 472, 1170
Dr. Dong Jian Hua, 78, 1167
Dr. Fu Ren Jie, 465, 469, 471, 472, 1170, 1171
Dr. Jiao Shu De, 1173, 1174
Dr. Lin Jun Yu, 772, 1172
Dr. Liu Chun Ying, 770, 772, 773, 1172, 1173
Dr. Liu You Fang, 771, 1172
Dr. Lu Fang, 469-472, 1169-1171, 1175
Dr. Mai Guo Jian, 771, 774, 1172, 1173
Dr. Ren Duan Xue, 447, 1168
Dr. Wang Bing Jun, 771, 773, 1172, 1173
Dr. Wang Zhi, 1171
Dr. Wang Zhi Xian, 466
Dr. Wang Zhu Bie, 446, 1168
Dr. Xia Shao Nong, 1169
Dr. Xu Feng Gong, 1169
Dr. Xu Qing Cheng, 1169
Dr. Zhao Fen, 445, 446, 1168
Dr. Zhu Ceng Bo, 446, 1168
Dr. Zhu Yong Jian, 773, 1173
nº 1, 171, 1167
nº 2, 171, 1167
Prof. Zhou Zhong Ying, 795, 796, 1173
segundo Zhu Dan Xi, 1174

PU HUANG SAN – Pó de *Typha*, 1136
Variação, 1136

QI GE SAN – Pó para abrir o Diafragma, 600, 1136

QI FU YIN – Decocção das Sete Felicidades, 1066, 1136

QI JU DI HUANG WAN – Pílula de *Lycium--Chrysanthemum-Rehmannia*, 42, 174, 471, 475, 501, 733, 1136

QI QI TANG – Decocção dos Sete *Qi*, 878, 1136

QI WEI DU QI TANG – Decocção do *Qi* de Sete Ingredientes Importantes, 712, 1136

QI WEI TIAO DA TANG – Decocção de Sete Ingredientes para Regular e Relaxar, 465, 1136

QI YANG YU XIN DAN – Pílula para Abrir o Yang e Agradar o Coração, 1067, 1137

QIAN GEN SAN – Pó de *Rubia*, 1036, 1047, 1137

QIAN JIN LONG DAN TANG – Decocção de *Gentiana* de Mil Ducados, 467
Variação, 1137

QIAN LIE QUAN PIAN – Comprimido da Próstata, 777

QIAN LIE XIAN YAN PIAN – Comprimido para Prostatite, 770, 1137

QIAN ZHENG SAN – Pó para Puxar o Correto, 990, 1137

QIANG HUO SHENG SHI TANG – Decocção de *Notopterygium* para Expelir Umidade, 32, 151, 1137
Variação, 19

Índice de Fórmulas   1223

QIN JIAO SI WU TANG – Decocção de Quatro Substâncias de *Gentiana macrophylla*, 825, 1137

QING DAI SAN – Pó de Índigo, 1038, 1137

QING E WAN – Pílula da Criada Jovem, 878, 1137

QING FEI YIN – Decocção para Desobstruir o Pulmão, 739, 1137

QING GAN LI SHI TANG – Decocção para Desobstruir Fígado e Eliminar Umidade, 1069, 1137

QING GAN LU HUI WAN – Pílula de *Aloe* para Desobstruir o Fígado, 444, 1138

QING GAN TOU DING TANG – Decocção para Desobstruir Fígado e Penetrar a Coroa da Cabeça, 172, 1138

QING HUO AN SHEN TANG – Decocção para Eliminar Fogo e Acalmar Mente, 359

QING JIN HUA TAN TANG – Decocção para Desobstruir Metal e Resolver Fleuma, 192, 1138

QING JIN XIAO KE TANG – Decocção para Desobstruir Metal e Interromper Tosse, 197, 1138

QING LUO YIN – Decocção para Desobstruir os Canais de Conexão, 1099

QING QI HUA TAN TANG – Decocção para Clarear o *Qi* e Desfazer a Fleuma, 189, 190, 510, 1089, 1090, 1100, 1103, 1138

QING RE LI SHI TANG – Decocção para Desobstruir Calor e Resolver Umidade, 1138

QING RE SHEN SHI TANG – Decocção para Eliminar Calor e Drenar Umidade, 125, 1138

QING RE TIAO XUE TANG – Decocção para Eliminar Calor e Regular Sangue, 1138

QING RE ZHI BENG TANG – Decocção para Desobstruir Calor e Interromper Inundação, 1139

QING WEI SAN – Pó para Desobstruir o Estômago, 611, 612, 1049, 1139

QING WEI SHENG JIN YIN – Decocção para Desobstruir Estômago e Gerar Fluidos, 611, 1139

QING XIN AN SHEN FANG – Fórmula para Desobstruir o Coração e Acalmar a Mente, 547

QING XIN LIAN ZI YIN – Decocção de *Semen Nelumbinis* para Desobstruir o Coração, 713, 1139

QING XIN ZHI YI TANG – Decocção para Desobstruir o Coração e Interromper a Perda, 734, 1139

QING YING TANG – Decocção para Desobstruir o *Qi* Nutritivo, 1101, 1104, 1139

QING ZAO JIU FEI TANG – Decocção para Liberar Secura e Resgatar Pulmão, 1005, 1038, 1139
Variação, 1139

QING ZAO TANG – Decocção para Desobstruir a Secura, 1005, 1139

QUAN LU WAN – Pílula do Cervo Inteiro, 495

REN SHEN BAI DU SAN – Pó de *Ginseng* para Expelir Veneno, 156, 1140

REN SHEN GE JIE SAN – Pó de *Ginseng-Gecko*, 75, 119, 490, 1140, 1143

REN SHEN HU TAO TANG – Decocção de *Ginseng-Juglans*, 119, 1140

REN SHEN YANG YING TANG – Decocção de *Ginseng* para Nutrir o *Qi* Nutritivo, 532, 614, 1140
Variação, 1140

ROU FU BAO YUAN TANG – Decocção de *Cinnamomum-Aconitum* para Preservar a Fonte, 299, 1140

RUN CHANG WAN – Pílula para Umedecer os Intestinos, 687, 1140
Variação, 1141

SAN AO TANG – Decocção de Três Desataduras, 186, 1141

SAN CAO TANG – Decocção de Três "Cao", 467, 1141

SAN FENG CHU SHI TANG – Decocção para Eliminar Umidade e Dispersar Vento, 126, 1141

SAN JIA FU MAI TANG – Decocção das Três Carapaças para Restaurar o Pulso, 968, 1104, 1141

SAN JIN PAI SHI TANG – Decocção de Três "Jin" para Eliminar Cálculo Urinário, 707, 1141
Variação, 1141

SAN MIAO SAN – Pó dos Três Maravilhosos, 823, 1141

SAN ZI YANG QIN TANG – Decocção das Três Sementes para Nutrir os Pais, 72, 88, 191, 1141

SANG BAI PI TANG – Decocção de *Cortex Mori*, 71, 1141

SANG JU YIN – Decocção da *Morus-Chrysanthemum*, 18, 117, 154, 187, 1081, 1085, 1099, 1103, 1141
Variação, 1142

SANG PIAO XIAO SAN – Pó de *Ootheca Mantidis*, 730, 990, 1142

SANG XING TANG – Decocção de *Morus-Prunus*, 187, 188, 1038, 1081, 1088, 1100, 1142

SHA SHEN MAI DONG TANG – Decocção de *Glehnia-Ophiopogon*, 119, 195, 498, 592, 602, 688, 954, 958, 1142

SHAO FU ZHU YU TANG – Decocção para Eliminar Estagnação da Região Inferior do Abdômen, 639, 670, 673, 1046, 1142
Variação, 1142

SHAO YAO GAN CAO TANG JIA WEI – Decocção Aumentada de *Paeonia-Glycyrrhiza*, 1066, 1142

SHAO YAO TANG – Decocção de *Paeonia*, 633, 1142

SHE GAN MA HUANG TANG – Decocção de *Belamcanda-Ephedra*, 87, 1142

SHEN DING ZHI WAN – Pílula para Acalmar a Mente e Assentar o Espírito, 379

SHEN FU TANG – Decocção de *Ginseng-Aconitum*, 531, 985, 1101, 1142

SHEN LING BAI ZHU SAN – Pó de *Ginseng-Poria-Atractylodes*, 173, 491, 670, 791, 799, 956, 1007, 1023, 1143

SHEN QI DI HUANG TANG – Decocção de *Pseudostellaria-Astragalus-Rehmannia*, 460, 1143
Variação, 1143

SHEN QI WAN – Pílula do *Qi* do Rim, 741, 1143

SHEN SHI TANG – Decocção para Drenar Umidade, 877, 1143
Variação, 1143

SHEN SU YIN – Decocção de *Ginseng--Perilla*, 156, 1143

SHEN TONG ZHU YU TANG – Decocção para Eliminar Dor Corporal da Estagnação, 470, 877, 887, 1143
Variação, 1144

SHEN ZHAO TANG – Decocção para Aquecer o Rim, 876, 1144

SHENG JIANG HONG TANG TANG – Decocção de *Zingiber*-Açúcar Mascavo, 558

SHENG JIN SAN – Pó do Metal Vitorioso, 1144

SHENG MAI SAN – Pó para Gerar o Pulso, 74, 89, 119, 195, 358, 471, 531, 532, 985, 1144

SHENG TIE LUO YIN – Decocção de *Frusta Ferri*, 1144

SHENG YANG YI WEI TANG – Decocção para Aumentar o *Yang* e Beneficiar o Estômago, 670, 1144

SHENG YU TANG – Decocção do Sábio para Cicatrização, 1010, 1144

SHI BU WAN – Pílula de Dez Tonificações, 365, 1144

SHI PI YIN – Decocção para Fortalecer o Baço, 790, 799, 1144

SHI QUAN DA BU TANG – Decocção das Dez Grandes Tonificações Completas, 40, 438, 1144
Variação, 1145

SHI QUAN DA BU WAN – Pílula das Dez Grandes Tonificações Completas, 733

SHI WEI SAN – Pó de *Pyrrosia*, 1145

SHI WEI WEN DAN TANG – Decocção dos Dez Ingredientes para Aquecer a Vesícula Biliar, 349, 401, 1145
Variação, 1145

SHI XIAO SAN – Pó para Desatar a Rir, 569, 577, 653, 1145

SHI YU TANG – Decocção da Estagnação de Alimentos, 309, 1145

SHOU NIAN SAN – Pó Selecionando a Mão, 1145

SHOU NIAN WAN – Pílula Selecionando a Mão, 1145

SHOU PI JIAN – Decocção da Longevidade do Baço, 357

SHU FENG HUO LUO PIAN – Pílula para Dispersar Vento e Ativar os Colaterais, 852

SHU GAN SAN JIE FANG – Fórmula para Suavizar Fígado e Dispersar Estagnação, 759, 1145

SHU GAN TIAO XUE TANG – Decocção para Tranquilizar o Fígado e Regular o Sangue, 468, 1146

SHU GAN WAN – Pílula para Pacificar o Fígado, 710

SHU JIN TANG – Decocção para Relaxar Tendões, 823, 1146

SHU ZAO YIN ZI – Decocção de Dragagem e Escavação, 789, 1146

SHUANG HU TONG GUAN WAN – Pílula dos Duplos "Hu" para Abrir os Tubos, 1146

SHUI NIU JIAO DI HUANG TANG – Decocção de *Cornu Bubali-Rehmannia*, 1146

SHUI NIU JIAO SAN – Decocção de *Cornu Bubali*, 1146

1224 Índice de Fórmulas

SHUN QI DAO TAN TANG – Decocção para Retificar o *Qi* e Resolver Fleuma, 296, 1146
Variação, 1146
SI HAI JIE YU TANG – *Decocção dos Quatro Mares para Eliminar Estagnação, 1146*
Variação, 1146
SI HAI SHU YU WAN – Pílula de Quatro Mares para Suavizar a Estagnação, 429, 1147
SI JIN PAI SHI TANG – Decocção de Quatro "*Jin*" para Expulsar Cálculos, 624, 1147
SI JUN ZI TANG – Decocção dos Quatro Cavalheiros, 437, 492, 591, 1147
Variação, 1147
SI MIAO SAN – Pó das Quatro Maravilhas, 796, 886, 946, 1006, 1021, 1147
Variação, 1147
SI MIAO TANG – Decocção das Quatro Maravilhas, 655
SI MO TANG – Decocção das Quatro Ervas Moídas, 638, 639, 1147
Variação, 1147
SI NI SAN – Pó de Quatro Rebeliões, 350, 458, 504, 577, 673, 1147
SI NI TANG – Decocção de Quatro Rebeliões, 531, 1096, 1148
SI QI TANG – Decocção das Quatro Estações para as Sete Emoções, 380, 1148
SI SHEN WAN – Pílula dos Quatro Espíritos, 671, 673, 1148
SI TENG ER LONG TANG – Decocção de Quatro Videiras de Dois Dragões, 861, 1148
SI WEI HUI YANG YIN – Decocção de Quatro Ingredientes para Recuperar o *Yang*, 1148
SI WU TANG – Decocção de Quatro Substâncias, 44, 920, 999, 1148
Variação, 1148
SU HE XIANG WAN – Pílula *Styrax*, 529, 1148
SU ZI JIANG QI TANG – Decocção de Semente de *Perilla* para Abaixar o *Qi*, 75, 87, 120, 1148
SUAN ZAO REN TANG – Decocção de *Ziziphus*, 356, 357, 389, 392, 1148
SUAN ZAO REN TANG PIAN – Comprimido da Decocção de *Ziziphus*, 357, 393
SUO QUAN WAN – Pílula para Fazer Contrato na Primavera, 1148

TAN YU TANG – Decocção da Estagnação de Fleuma, 309, 1148
TAO HE CHENG QI TANG – Decocção da *Persica* para Conduzir o *Qi*, 382, 1096, 1149
TAO HONG SI WU TANG – Decocção de *Persica-Carthamus* das Quatro Substâncias, 37, 38, 524, 1149
Variação, 1149
TAO HONG YIN – Decocção de *Persica--Carthamus*, 1149
Variação, 826, 1149
TAO REN HONG HUA JIAN – Decocção de *Persica-Carthamus*, 337, 1149
TIAN MA GOU TENG YIN – Decocção de *Gastrodia-Uncaria*, 29, 57, 414, 416, 466, 508, 509, 966, 970, 988, 1149
Variação, 1149

TIAN MA SHOU WU TANG – Decocção de *Gastrodia-Polygonum*, 1149
TIAN TAI WU YAO SAN – Pó de *Linderia strychnifolia*, 878, 1150
TIAN WANG BU XIN DAN – Pílula do Imperador Celestial para Tonificar o Coração, 300, 334, 335, 339, 355, 358, 385, 390, 391, 419, 432, 533, 613, 1150
TIAO WEI CHENG QI TANG – Decocção para Regular o Estômago e Conduzir o *Qi*, 590, 679, 1091, 1096, 1100, 1150
TIAO YING LIAN GAN YIN – Decocção para Regular *Qi* Nutritivo e Restringir Fígado, 570, 1150
TING LI DA ZAO TANG – Decocção de *Descurainia seu Lepidius-Jujuba*, 789, 1150
Variação, 1150
TONG BI FANG – Fórmula para Dor Decorrente de Síndrome Dolorosa Obstrutiva, 1150
TONG FU ZHI LONG TANG – Decocção para Penetrar nos Órgãos *Yang* e Tratar Retenção Urinária, 757, 1150
TONG GUAN WAN – Pílula para Abrir o Portão, 1151
TONG LING SAN – Pó de *Akebia-Poria*, 789, 1151
TONG LUO KAI BI – Comprimidos, 868
TONG MAI SI NI TANG – Decocção dos Quatro Rebeldes para Penetrar os Vasos Sanguíneos, 529, 1151
TONG QIAO HUO XUE TANG – Decocção para Abrir os Orifícios e Revigorar Sangue, 37, 173, 351, 358, 971, 999, 1151
Variação, 1151
TONG XIE YAO FANG – Fórmula para Diarreia Dolorida, 669, 673, 1151
TONG XUAN LI FEI TANG – Decocção para Penetrar, 153, 1151
TONG YOU TANG – Decocção para Penetrar na Profundidade, 601, 688, 1151
TU SI ZI WAN – Pílula de *Cuscuta*, 733, 772, 1151

WAI TAI FU LING YIN – Decocção de *Poria* segundo as "Prescrições Secretas do Oficial da Fronteira", 788, 1152
WANG BU LIU XING TANG – Decocção de *Vaccaria*, 777, 1152
WEI DI HUANG WAN – Pílula *Rehmannia* dos Seis Ingredientes, 61
WEI LING TANG – Decocção de *Poria--Polyporus* para o Estômago, 666, 788, 799, 1152
Variação, 1152
WEN DAN TANG – Decocção para Aquecer a Vesícula Biliar, 90, 293, 319, 337, 358, 364, 383, 385, 386, 398, 399, 476, 510, 535, 566, 992, 1152
WEN FEI HUA YU TANG – Decocção para Aquecer o Pulmão e Eliminar Estagnação, 151, 1152
WEN FEI ZHI LIU DAN – Pílula para Aquecer o Pulmão e Interromper a Secreção, 1152
WEN JING TANG – Decocção para Aquecer a Menstruação, 1152
WEN PI TANG – Decocção para Aquecer o Baço, 689, 1152

WU BI SHAN YAO WAN – Pílula Incomparável de *Dioscorea*, 713, 878, 1046, 1153
WU FU MA XIN GUI JIANG TANG – Decocção de *Aconitum-Ephedra-Asarum--Cinnamomum-Zingiber*, 822, 1153
WU GE KUAN ZHONG SAN – Pó dos Cinco Diafragmas para Relaxar o Centro, 290, 504, 1153
WU HU TANG – Decocção dos Cinco Tigres, 1100, 1103, 1153
WU JI SAN – Pó das Cinco Acumulações, 157, 877, 1153
WU LIN SAN – Pó de Cinco Ingredientes para Síndrome Urinária, 703, 1153
WU LING SAN – Pó de Cinco Ling, 722, 785, 787, 788, 790, 793, 796, 800, 1096, 1153
Variação, 1153
WU MEI WAN – Pílula de *Prunus Mume*, 1097
WU MO YIN ZI – Decocção de Cinco Pós, 72, 1153
WU PI SAN – Pó das Cinco Cascas, 788, 1153
WU PI YIN – Decocção das Cinco Cascas, 460, 787, 1154
WU REN WAN – Pílula de Cinco Sementes, 1154
WU TOU TANG – Decocção de *Aconitum*, 822, 1154
WU WEI XIAO DU YIN – Decocção de Cinco Ingredientes para Dissolver Toxina, 612, 787, 1154
WU WEI ZI TANG – Decocção de *Schisandra*, 333, 1154
Variação, 1154
WU ZHI AN ZHONG YIN – Decocção de Cinco Sucos para Acalmar o Centro, 602, 1154
WU ZHU YU TANG – Decocção de Evodia, 30, 458, 1154
WU ZI YAN ZONG WAN – Pílula dos Antepassados de Cinco Sementes para o Desenvolvimento, 801, 1064, 1154
Variação, 1129
XI JIAO DI HUANG TANG – Decocção de *Cornus Rhinoceri-Rehmannia*, 1047, 1101, 1104
XI JIAO SAN – Pó de *Cornu Bisontis*, 823, 1154
XIANG LIAN WAN – Pílula de *Aucklandia--Coptis*, 1154
XIANG SHA LIU JUN ZI TANG – Decocção dos Seis Cavalheiros de *Aucklandia--Amomum*, 642, 653, 920, 1154
Variação, 1155
XIANG SHA PING WEI SAN – Pó de *Aucklandia-Amomum* para Regular Estômago, 567, 1155
XIANG SHA ZHI ZHU WAN – Pílula de *Aucklandia-Amomum-Citrus-Atractylodis*, 36, 1155
XIANG SUI WAN – "Pílula" para a Semelhança da Medula, 268
XIANG SU SAN – Pó de *Cyperus-Perilla*, 559, 1155
XIAO BAN XIA TANG – Pequena Decocção de *Pinellia*, 589, 1155

978-85-7241-817-1

Índice de Fórmulas 1225

XIAO CHAI HU TANG – Pequena Decocção de *Bupleurum*, 310, 953, 954, 1082, 1092, 1096, 1155

XIAO CHENG QI – Pequena Decocção para Conduzir o *Qi*, 679

XIAO FENG CHONG JI – Decocção para Desobstruir o Vento, 126, 1155

XIAO FENG SAN – Pó para Desobstruir o Vento, 125, 1155

XIAO HUO LUO DAN – Pequena Pílula para Estimular os Canais de Conexão, 733, 1156

XIAO JI YIN ZI – Decocção de *Cephalanoplos*, 706, 711, 796, 1036, 1043, 1156
Variação, 1156

XIAO JIAN ZHONG TANG – Pequena Decoção para Fortalecer o Centro, 572, 641, 1156

XIAO LIU PIAN – Comprimidos para Dissolver Tumor, 656

XIAO QING LONG TANG – Decocção do Pequeno Dragão Verde, 70, 92, 131, 153, 1156

XIAO XIAN XIONG TANG – Pequena Decocção para o Afundamento do *Qi* Torácico, 525, 1156

XIAO XIAN XIONG TANG JIA ZHI SHI – Pequena Decocção para o Afundamento do *Qi* Torácico mais *Fructus Aurantii immaturus*, 1089

XIAO XU TANG – Pequena Decocção de Adição, 865, 987, 1156

XIAO YAO JIANG YA TANG – Decocção do Caminhante Livre e Tranquilo para Baixar a Pressão Sanguínea, 467, 1157

XIAO YAO SAN – Pó do Caminhante Livre e Tranquilo, 29, 290, 310, 321, 430, 458, 504, 621, 635, 1068, 1156
Variação, 1156

XIAO YING ZHI KANG TANG – Decocção para Dissolver Bócio e Reduzir Hipertireoidismo, 444, 1169

XIE BAI SAN – Pó para Drenar o Branco, 194, 951, 1038, 1100, 1103, 1157

XIE GAN AN SHEN WAN – Pílula para Drenar o Fígado e Acalmar a Mente, 396, 1157

XIE HUANG SAN – Pó para Drenar a Amarelidão, 951, 1157

XIE XIN TANG – Decocção para Drenar o Coração, 348, 565, 1157

XIN YI QING FEI YIN – Decocção de Magnólia para Desobstruir o Pulmão, 171, 1157

XING SU SAN – Pó de folha de *Armeniaca-Perilla*, 186, 188, 1100, 1157
Variação, 1157

XU SHI ZHI JIAN FANG – Fórmula do Mestre Xu para Hipotireoidismo, 437, 1157

XUAN BI TANG – Decocção para Remover Síndrome Dolorosa Obstrutiva, 823, 1157

XUAN FU DAI ZHE TANG – Decocção de *Inula-Hematitum*, 1158

XUAN FU HUA TANG – Decocção de *Inula*, 523, 524, 1158

XUAN LING SAN – Pó de "*Ling*" Preto, 1158

XUAN ZHI TANG – Decocção para Difundir a Força de Vontade, 1067, 1158

XUE FU ZHU YU TANG – Decocção para Eliminar Estagnação da Mansão do Sangue, 45, 294, 351, 534, 381, 458, 524, 1158
Variação, 1158

XUE YU TANG – Decocção para Estagnação de Sangue, 309, 1158

YANG WEI TANG – Decocção para Nutrir o Estômago, 574, 1158

YANG XIN AN SHEN TANG – Decocção para Nutrir o Coração e Acalmar a Mente, 359

YANG XIN DING ZHI TANG – Decocção para Nutrir o Coração e Acalmar o Espírito, 1158

YANG XIN JIAN PI TANG – Decocção para Nutrir o Coração e Fortalecer o Baço, 309, 1159

YANG XIN TANG – Decocção para Nutrir o Coração, 298, 335, 354, 387, 496, 1159

YANG XUE DING FENG TANG – Decocção para Nutrir Sangue e Desobstruir Vento, 126, 1159

YANG XUE QU FENG TANG – Decocção para Nutrir Sangue e Expelir Vento, 821, 1159

YANG YIN LI LAO TANG – Decocção para Nutrir *Yin* e Regular a Exaustão, 498, 1159

YE SHI YANG WEI TANG – Decocção do Mestre Ye para Nutrir o Estômago, 500, 1159

YI DU YANG YUAN TANG – Decocção para Beneficiar Vaso Governador e Nutrir *Qi* Original, 155, 157, 164, 1159

YI GUAN JIAN – Decocção de Uma Ligação, 122, 501, 573, 574, 621, 1160

YI HUO SAN HAN TANG – Decocção para Beneficiar Fogo e Dispersar Frio, 822, 1160

YI LU KANG JIAO NANG – Cápsula para Aliviar Depressão e Preocupação, 310, 1160

YI REN ZHU YE SAN – Pó de *Coix--Phyllostachys*, 823, 1160

YI SHEN HUA TONG TANG – Decocção para Beneficiar o Rim e Promover Transformação e Transporte, 717

YI SHEN JUAN BI TANG – Decocção para Beneficiar o Rim e Eliminar Síndrome Dolorosa Obstrutiva, 1160

YI SHEN TONG MAI TANG – Decocção para Beneficiar o Rim e Penetrar nos Vasos Sanguíneos, 802, 1160

YI WEI TANG – Decocção para Beneficiar o Estômago, 500, 574, 959, 1006, 1160

YI YI REN TANG – Decocção de *Coix*, 822, 861, 1160

YI YIN JIAN – Uma Decocção de *Yin*, 1160

YIN CHEN HAO TANG – Decocção de *Artemisia capilaris*, 620, 1160

YIN CHEN WU LING SAN – Pó de Cinco *Ling* de *Artemisia scoparia*, 32, 1161

YIN MEI TANG – Decocção para Atrair o Sono, 356, 389, 1161

YIN QIAO SAN – Decocção de *Lonicera--Forsythia*, 1099

YIN QIAO SAN – Pó de *Lonicera-Forsythia*, 1081, 1084, 1085, 1095, 1103, 1161

YOU GUI YIN – Decocção Restauradora do [Rim] Direito, 1161
Variação, 1161

YOU GUI WAN – Pílula Restauradora do [Rim] Direito, 41, 61, 301, 317, 340, 354, 403, 418, 438, 472, 494, 495, 531, 603, 689, 713, 716, 728, 877, 957, 960, 1064, 1161

YU NU JIAN – Decocção de Jade da Mulher, 444, 589, 601, 611, 1048, 1161

YU PING FENG SAN – Pó do Para-brisa de Jade, 119, 156, 490, 1161

YU YIN QIAN YANG TANG – Decocção para Gerar *Yin* e Ocultar *Yang*, 1161

YU YIN SAN JIE TANG – Decocção para Nutrir o *Yin* e Dissipar Nódulos, 432, 1161

YUAN CHENG SI WU TANG – Decocção de Sucesso de Origem das Quatro Substâncias, 877, 1161

YUE BI JIA ZHU TANG – Decocção Ultrapassando a Criada mais *Atractylodes*, 786, 795, 1162

YUE HUA WAN – Pílula da Glória da Lua, 1039, 1162

YUE JU WAN – Pílula de *Gardenia--Ligusticum*, 289, 309, 316, 350, 379, 382, 504, 506, 534, 577, 685, 1162

YUNNAN BAI YAO – Fitoterápico Branco de Yunnan, 1050

ZAI ZAO SAN – Pó da Renovação, 157, 1162

ZAN YU TANG – Decocção para Manter a Fertilidade, 1064, 1162

ZANG LIAN TANG – Decocção de *Viscus--Coptis*, 1041, 1162

ZE XIE JIANG YA TANG – Decocção de Alisma para Baixar a Pressão Sanguínea, 465, 1162

ZENG YE TANG – Decocção para Aumentar os Fluidos, 688, 1162

ZHANG SHI JIA JIAN FANG – Fórmula do Mestre Zhang para Hipotireoidismo, 437, 1162

ZHEN GAN XI FENG TANG – Decocção para Pacificar Fígado e Extinguir Vento, 23, 29, 57, 414, 416, 508, 509, 968, 987, 1024, 1101, 1104, 1162

ZHENG QI TIAN XIANG SAN – Pó da Fragrância Celestial do *Qi* Correto, 632, 1164

ZHENG YANG LI LAO TANG – Decocção para Recuperar o *Yang* e Regular a Exaustão, 1039, 1164

ZHENG YIN LI LAO TANG – Decocção para Recuperar o *Yin* e Regular a Exaustão, 1039, 1164

ZHEN REN YANG ZANG GAO – "Pasta" dos Sábios para Nutrir os Órgãos Internos, 268

ZHEN REN YANG ZANG TANG – Decocção do Sábio para Nutrir os Orgãos *Yin*, 671, 990, 1163

ZHEN WU TANG – Decocção do Verdadeiro Guerreiro, 79, 80, 458, 791-793, 800, 1130, 1163
Variação, 1163

ZHEN ZHONG DAN – Pílula à Cabeceira da Cama, 367, 390, 1163

ZHEN ZHU MU WAN – Pílula de *Concha Margaritiferae*, 389, 465, 530, 1163
Variação, 1163

ZHEN ZHU SAN – Pó da Pérola, 732

1226 Índice de Fórmulas

ZHI BO BA WEI WAN – Pílula de Oito Ingredientes de *Anemarrhena--Phellodendron*, 43, 747, 1044, 1164

ZHI BO DI HUANG TANG – Decocção de *Anemarrhena-Phellodendron-Rehmannia*, 460

ZHI BO DI HUANG WAN – Pílula de *Anemarrhena-Phellodendron-Rehmannia*, 706, 711, 713, 758, 777, 1044, 1068, 1069, 1164
Variação, 747, 1164

ZHI BO YANG WEI TANG – Decocção de *Anemarrhena-Phellodendron* para Nutrir o Estômago, 432, 1165

ZHI GAN CAO TANG – Decocção de *Glycyrrhiza*, 471, 1165

ZHI RE ZHU JIAN – Decocção de *Aurantium*, 537

ZHI SHI DAO ZHI WAN – Pílula de *Aurantium* para Eliminar Estagnação, 352, 634, 669, 945, 1165

ZHI SHI LIN FANG – Fórmula para Tratar Síndrome de Cálculo Urinário, 707, 1165

ZHI SHI XIE BAI GUI ZHI TANG – Decocção *Aurantium-Allium--Cinnamomum*, 525, 529, 1165

ZHI SHI ZHI ZI TANG – Decocção de *Aurantium-Gardenia*, 951, 952, 1165

ZHI SOU SAN – Pó para Interromper a Tosse, 186, 1165

ZHI ZI CHI TANG – Decocção de *Gardenia-Soja*, 352, 1165

ZHI ZI QING GAN TANG – Decocção de *Gardenia* para Desobstruir o Fígado, 431, 1165

ZHONG MAN FEN XIAO YIN – Decocção para Dissolver Plenitude no Centro, 789, 1165

ZHU LING TANG – Decocção de *Polyporus*, 703, 1166

ZHU SHA AN SHEN WAN – Pílula de *Cinnabar* para Acalmar a Mente, 1166

ZHU YE SHI GAO TANG – Decocção de *Phyllostachys Gypsum*, 352, 1166

ZHUANG HUO DAN – Pílula para Fortalecer o Fogo, 1064, 1166

ZI SHUI QING GAN YIN – Decocção para Nutrir a Água e Desobstruir o Fígado, 300, 309, 1166
Variação segundo o Dr. Lu Cheng Ren, 1166

ZI XUE DAN – Pílula da Neve Púrpura, 1050, 1166

ZI YIN AN SHEN TANG – Decocção para Nutrir *Yin* e Acalmar a Mente, 359

ZI YIN DA BU WAN – Grande Pílula de Tonificação para Nutrir *Yin*, 1009, 1024, 1167

ZUO GUI WAN – Pílula Restauradora do [Rim] Esquerdo, 42, 61, 406, 502, 730, 878, 920, 959, 993, 1065, 1167
Variação, 1167

ZUO GUI YIN – Decocção Restauradora do [Rim] Esquerdo, 533, 1167

ZUO JIN WAN – Pílula do Metal Esquerdo, 568, 577, 587, 601, 1167